Hilke Hammel

H. Lippert

Lehrbuch Anatomie

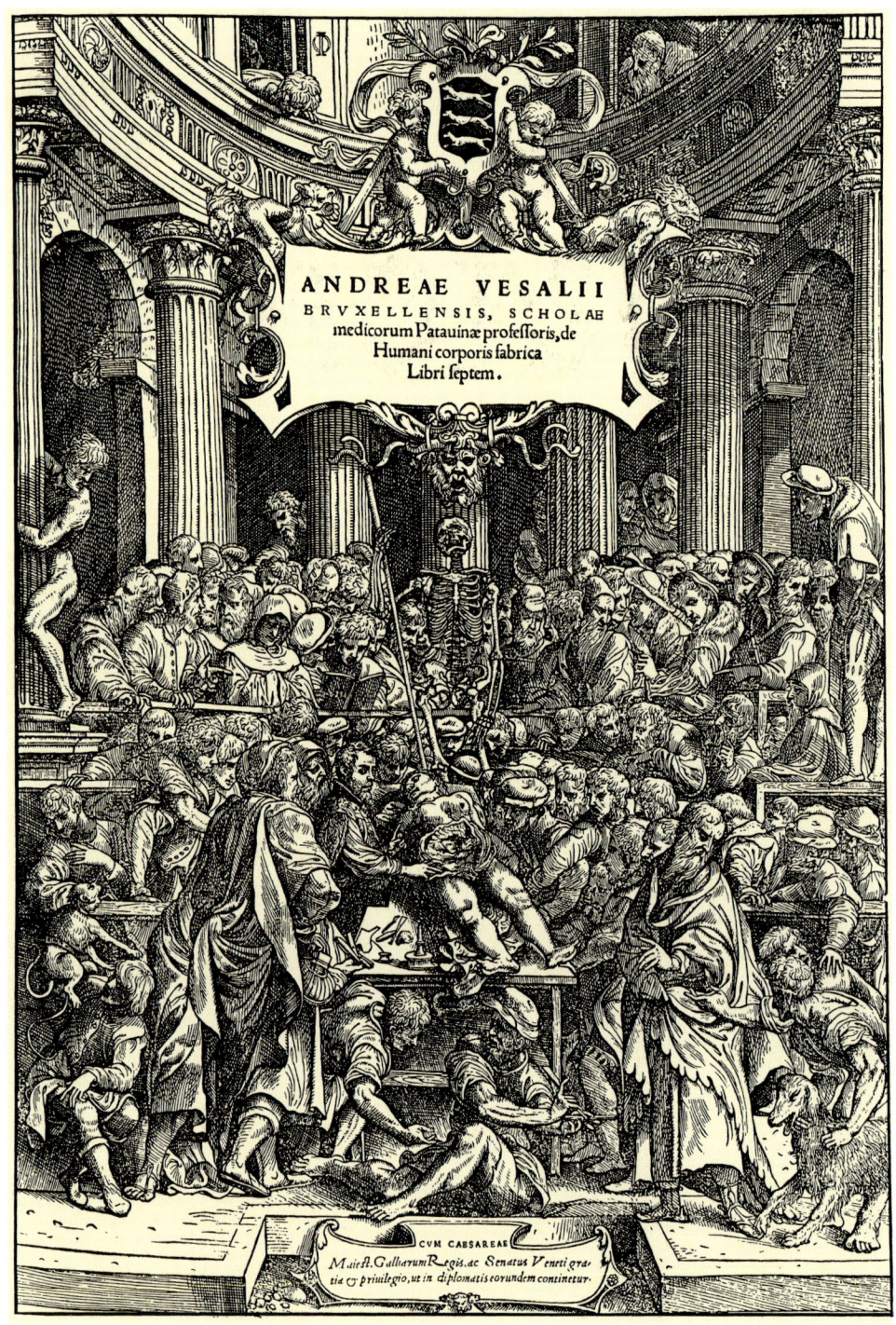

Titelblatt des Hauptwerks von Andreas Vesal: „Vom Bau des menschlichen Körpers" aus dem Jahre 1543. Es ist das erste umfassende gedruckte Werk über die menschliche Anatomie. Mit ihm hielt die naturwissenschaftliche Betrachtungsweise ihren Einzug in die Medizin. [ve]

Herbert Lippert

Lehrbuch
Anatomie

5., völlig überarbeitete Auflage
1186, meist mehrfarbige Abbildungen
und 184 Tabellen

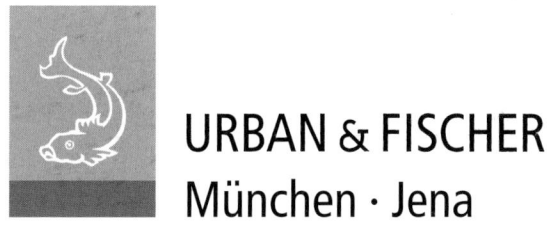

URBAN & FISCHER
München · Jena

Zuschriften und Kritik an:
Urban & Fischer, Lektorat Medizinstudenten, Karlstraße 45, 80333 München

Anschrift des Verfassers:
Prof. Dr. med. Dr. phil. Herbert Lippert
Schneeren, Am großen Horn 1
D-31535 Neustadt
und
Abteilung für Funktionelle und Angewandte Anatomie der
Medizinischen Hochschule Hannover
D-30623 Hannover

Die 1. Auflage erschien 1982 unter dem Titel:
„Lehrbuch der Anatomie nach dem Gegenstandskatalog".
Ab 2. Auflage (1990) Titel „Lehrbuch Anatomie".
3. Auflage 1993.
4. Auflage 1996.

Spanische Ausgabe: Anatomia. Texto y Atlas.
Madrid, Marban Libros 1999.
Polnische Ausgabe: Anatomia. Tomy I i 2. Wroclaw,
Wydawnictwo Medyczne Urban & Partner 1998.

CIP erhältlich bei British Library

Alle Rechte vorbehalten
5. Auflage Januar 2000
© 2000 Urban & Fischer Verlag München · Jena

00 01 02 03   5 4 3 2 1

Das Werk einschließlich aller seiner Teile ist urheberrechtlich geschützt.
Jede Verwertung außerhalb der engen Grenzen des Urheberrechtsgesetzes
ist ohne Zustimmung des Verlages unzulässig und strafbar. Das gilt insbesondere für Vervielfältigungen, Übersetzungen, Mikroverfilmungen und
die Einspeicherung und Verarbeitung in elektronischen Systemen.
Um den Textfluß nicht zu stören, wurde bei Patienten und Berufsbezeichnungen die grammatikalisch maskuline Form gewählt.
Selbstverständlich sind in diesen Fällen immer Frauen und Männer
gemeint.

Lektorat: Dr. med. Dorothea Hennessen, München
Redaktion: Alexander Gattnarzik, München
Herstellung: Renate Hausdorf, München
Druck und Bindung: Appl, Wemding
Umschlaggestaltung: prepress ulm GmbH, Ulm

Printed in Germany

ISBN 3-437-42360-6

Aktuelle Informationen finden Sie im Internet unter der Adresse:
http://www.urbanfischer.de

Vorwort

Die Mehrzahl der Medizinstudenten beginnt ihr Studium mit hoher Motivation. Sie wird nicht nur von wissenschaftlichem Interesse, sondern auch von humanitärer Gesinnung getragen. Der Medizinstudent will Wissen erwerben, um leidenden Menschen helfen zu können. Um dieses Zieles willen ist er bereit, schon während des Studiums hart zu arbeiten. Er weiß, daß er auch später seinen Beruf kaum in einer 35-Stunden-Woche ausüben kann. Während des vorklinischen Studiums fühlt er sich dann frustriert, weil er in dem ihm vorgetragenen Stoff der Grundlagenfächer sehr häufig keinen Bezug zu seinem Ziel sieht. Anstelle sinnvollen Lernens tritt dann stures „Pauken" unverstandenen Einzelwissens.

Die Anatomie steht bei vielen Studenten in dem Ruf, ein Paukfach zu sein. Man müsse eben die vielen Bezeichnungen wie Vokabeln einer Fremdsprache auswendig lernen. Vokabeln lernt man aber nicht um ihrer selbst willen, sondern um des Gesprächs, das man in der fremden Sprache führen will. Undenkbar wäre ein Sprachstudium, in dem man zwei Jahre lang nur Vokabeln und Grammatik lernt, ohne zwischendurch schon Texte zu lesen. Dem Medizinstudenten wird dies aber abverlangt: In zwei Jahren vorklinischem Studium erfährt er kaum einen Bezug zur Klinik. Anatomie müßte man nicht pauken. Man kann sie zwar nicht verstehen wie die Mathematik, aber man kann die Einzelheiten zu einem sinnvollen Ganzen zusammenfügen und das Zweckmäßige des Gefüges erfassen. Häufig wird dies erst aus den Funktionsstörungen bei Erkrankungen deutlich. Der Ausblick in die Klinik bringt daher beim Studium der Anatomie nicht eine Belastung durch weiteren Wissensstoff, sondern eine Erleichterung, weil er das Verständnis fördert.

Bei den meisten Anatomen besteht in diesem Gedankengang grundsätzliche Übereinstimmung. Sehr unterschiedlich wird hingegen das Ausmaß beurteilt, in dem man klinische Aspekte in die Vorklinik einbringen solle. Das von mir begründete „hannoversche Modell" des Unterrichts in der makroskopischen Anatomie geht dabei sehr weit: Präparierkurs und Hauptvorlesung werden ergänzt durch Röntgenanatomie, Patientenvorstellungen, klinisches Filmprogramm und „Anatomie am Lebenden" (einen Untersuchungskurs, in dem die Studenten am eigenen Körper klinisch relevante Anatomie erarbeiten). Dieses Lehrbuch ist aus einem Vierteljahrhundert Lehrtätigkeit des Verfassers in Hannover erwachsen. Es ist das Ergebnis vieler Gespräche mit Studenten, gezielter Befragungen und spontaner Äußerungen. Da sich die Stoffauswahl in ihm sehr von der konventioneller Lehrbücher unterscheidet, ist wohl eine Begründung der einzelnen Besonderheiten nötig:

- Der anatomische Lehrstoff sollte nicht am mehr oder weniger zufälligen Interesse des Autors, sondern am klinischen Bedarf orientiert werden. Dazu wurden empirische Grundlagen geschaffen. In rund einem Dutzend Dissertationen wurden klinische Lehrbücher und Fachzeitschriften durchgearbeitet und die darin vorkommenden anatomischen Begriffe quantitativ erfaßt. Aufgenommen wurden alle Begriffe, die für das sinnvolle Studium eines klinischen Lehrbuchs nötig sind. Leider schießt der Gegenstandskatalog für die ärztliche Vorprüfung weit über dieses Ziel hinaus. Deshalb mußte an vielen Stellen der ausgewählte Lehrstoff nach dem Gegenstandskatalog ergänzt werden.

- Alle anatomischen Begriffe werden mit den offiziellen lateinischen Bezeichnungen der internationalen Nomenklatur in der bei Abschluß des Manuskripts letzten Fassung (*Terminologia Anatomica* von 1998 sowie 3. Auflage der *Nomina histologica* und *Nomina embryologica* von 1989) gebracht. Alle wichtigeren Begriffe werden darüber hinaus im Text (nicht in den Abbildungsbeschriftungen) auch mit deutschen Bezeichnungen verwendet. Der praktisch tätige Arzt muß sehr viel häufiger den Patienten ärztliche Sachverhalte erklären als seinen Fachkollegen. Mit lateinischen Bezeichnungen kommt er dabei nicht weit. Das Unvermögen des Arztes, mit dem Patienten in dessen Sprache zu reden, ist eine der wesentlichen Wurzeln eines getrübten Arzt-Patient-Verhältnisses. Der angehende Arzt sollte sich daher von Anfang an in der Anatomie zweisprachig ausbilden. Nur wenn man selbst auch in deutschsprachigen Begriffen denken kann, wird das Gespräch mit dem Patienten „selbst"-verständlich. Zudem wird auch im klinischen Alltag im Gespräch unter Ärzten kaum die Terminologia Anatomica verwendet, sondern verkürzte und eingedeutschte Bezeichnungen. Leider meinen manche Kollegen, durch eine für den Patienten unverständliche Redeweise das Elitäre ihres Standes betonen zu müssen.

- Das Buch ist auf Verständnis angelegt. Wenn man lateinische Bezeichnungen gebraucht, so sollte man wissen, was sie bedeuten. Deshalb wird in diesem Buch auf die Etymologie besonderer Wert gelegt. Dabei werden die unmittelbaren Ableitungen ergänzt durch Ausblicke in die klinische Terminologie, um eine Motivationshilfe zum Erlernen der Begriffe zu geben. Die meisten lateinischen Begriffe der Anatomie sagen etwas über die Struktur oder die Funktion aus. Sie sind daher leichter zu merken, wenn man sie versteht.

- Für eine ganz kleine Gruppe der wichtigsten Begriffe werden auch die landessprachlichen Bezeichnungen in den Sprachen der Europäischen Gemeinschaft aufgeführt. Einerseits soll damit das Verbindende der europäischen Sprachen auch in den anatomischen Bezeichnungen gezeigt werden, zum anderen wird der Arzt mit dem zunehmenden Zusammenwachsen der Europäer immer häufiger die Freude haben, auch fremdsprachige Patienten behandeln zu dürfen. Die biographischen Anmerkungen zu den mit Eigennamen verbundenen Begriffen (Eponyme) zeigen zudem, daß die Schwerpunkte der anatomischen Forschung in den Ländern der Europäischen Gemeinschaft lagen, die klassische Anatomie also eine wahrhaft europäische Wissenschaft ist.

- Mühen sind leichter zu ertragen, wenn man das Ziel nicht aus den Augen verliert. Deshalb sind in diesem Buch die anatomischen Ausführungen in einem sonst in anatomischen Lehrbüchern nicht üblichem Ausmaß durch Ausblikke in die Klinik ergänzt. Damit wird der Grundgedanke des „hannoverschen Modells" auch auf der Ebene des Lehrbuchs ausgeführt. Diese „Ausblicke" können natürlich nicht mehr als nur eine erste flüchtige Bekanntschaft mit klinischen Problemen vermitteln. Sie wollen die ausführlichen Lehrbücher der klinischen Medizin keineswegs ersetzen. Häufig sind nur einzelne Aspekte herausgehoben, die für das Verständnis der Anatomie hilfreich sind. Es handelt sich in der Regel um besonders häufige Krankheiten, mit denen der Student schon während seines Krankenpflegepraktikums konfrontiert wird. Das Wissen der klinischen Medizin ist viel weniger im naturwissenschaftlichen Sinn gesichert als das der vorklinischen Grundlagenfächer. Deshalb spielen, vor allem in Fragen der Behandlung, persönliche Erfahrungen und Gewohnheiten eine große Rolle. Sie werden oft als Lehrmeinung einer „Schule" weitergegeben. Die Beschreibungen in diesem Buch sind orientiert an den neuesten Auflagen von Lehrbüchern der klinischen Medizin. Dabei konnten jedoch nicht alle Lehrmeinungen berücksichtigt werden.

- Im „hannoverschen Modell" stehen die Präparierübungen an der Leiche als Pflichtveranstaltung im Mittelpunkt, um den die Vorlesungen, Demonstrationen und Übungen am Lebenden als freiwillige Zusatzveranstaltungen angeordnet sind. Auch in diesem Buch wird zwischen anatomischen Kernbereichen und Zusatzinformationen zur Wahl unterschieden. Die anatomischen Texte im engeren Sinn sind durch größere Schrift von den Zusatztexten abgehoben. Die Zusatztexte sind zudem farbig unterlegt. Dem Leser soll dadurch die Entscheidung erleichtert werden, wieviel er an zusätzlicher Mühe auf sich nehmen will.

Auch wenn nur ein Autor auf dem Titelblatt erscheint, so ist jedes Lehrbuch ein Gemeinschaftswerk, weil kein Fachwissenschaftler sein Fachgebiet neu erfindet, sondern aus dem Wissen schöpft, das Generationen von Vorgängern angesammelt haben. In der funktionellen Betrachtungsweise fühle ich mich als Nachfahre von Hermann Braus und Alfred Benninghoff. In der Sicht der Anatomie unter dem Blickwinkel der ärztlichen Praxis wurde mir mein Lehrer Titus von Lanz zum Vorbild. Wesentliche Anregungen für die „Anatomie am Lebenden" verdanke ich meinem „geistigen Großvater" (dem Lehrer meines Lehrers) Siegfried Mollier. Die ständige Konfrontation mit klinischen Fragen brachte die zwanzigjährige Nebentätigkeit als Mitschriftleiter der damals allgemeinärztlichen Wochenschrift „Medizinische Klinik". Das didaktische Konzept reifte in nahezu einem halben Jahrhundert eigener Lehre (wenn man den Beginn mit der Tätigkeit als Hilfsassistent in den Präparierkursen bei von Lanz ansetzen darf).

Die erste Auflage dieses Buches war völlig unbebildert und als Textbuch zu einem Atlas gedacht. Die nahezu einhellige Meinung der Studenten hierzu war, daß es praktischer sei, wenn man die Abbildungen nicht aus einem zweiten Buch zusammensuchen müsse, sondern gleich beim Text vorfände. Die zweite Auflage wurde daher bebildert. In die dritte Auflage wurden auf Wunsch zahlreicher Leser Schemata der Verzweigungen von Gefäßen und Nerven aufgenommen. Zusammengefaßt zu sechs großformatigen Postern sind die „Tafeln Leitungsbahnen des Menschen" auch gesondert im Buchhandel erhältlich. Der dritten Auflage war ein Fragebogen mit der Bitte um Anregungen für eine Neuauflage beigelegt worden. Erfreulich viele Leser haben ihn ausgefüllt eingesandt. Entsprechend deren Anregungen wurden in der vierten Auflage die bislang fehlenden Kapitel über die allgemeine Zytologie und Histologie und die Frühentwicklung nachgetragen und zahlreiche Ultraschallbilder aufgenommen.

Auch die fünfte Auflage wurde nach den am häufigsten geäußerten Leserwünschen bearbeitet:

- *Muskeltabellen:* Nahezu alle Skelettmuskeln werden nach Ursprung, Ansatz, Innervation und Funktion aufgelistet. Die Muskulatur war bisher, überwiegend an der Funktion orientiert, im Text beschrieben worden, wobei für den Allgemeinarzt und den nichtorthopädischen Facharzt unwesentliche Einzelheiten weggelassen worden waren. Viele Studierende beklagten sich, daß dies an ihrer Universität bei Prüfungen nicht ausreiche. Mancherorts wird Wissen verlangt, das zwar theoretisch interessant ist, aber keinen Bezug zum ärztlichen Alltag besitzt. Die Muskeltabellen sind ein Zugeständnis an den Wunsch der Studierenden auf lückenlose Prüfungsvorbereitung. Es wäre jedoch schade, wenn sie nur auswendig gelernt würden und dabei das Bemühen um das funktionelle Verständnis zu kurz käme.

- *Neue Verzweigungsschemata der Leitungsbahnen mit mehr topographischer Information:* Am häufigsten war der Wunsch geäußert worden, die Austrittsstellen der Hirnnerven aus dem Schädel anzugeben. Dies wurde zum Anlaß genommen, die Schemata neu zu zeichnen und dabei möglichst alle markanten benannten, von Gefäßen und Nerven durchquerten Strukturen darzustellen, also die Foramina, Canales, Canaliculi, Fissurae, Hiatus, Lacunae, Meatus usw. Außerdem wurden die bislang in einem Anhang zusammengefaßten Schemata in die zugehörigen Textabschnitte eingegliedert.

- *Mehr Latein:* Mein Bemühen um die zweisprachige lateinische und deutsche Ausbildung in der Anatomie wurde von der weitaus überwiegenden Mehrheit der Leser anerkannt. Allerdings wurde mir zu bedenken gegeben, daß der Student zunächst einmal die vorklinischen Prüfungen zu bestehen habe, in denen auf die lateinische Nomenklatur Wert gelegt wird. Deshalb wurde in der fünften Auflage – bei grundsätzlicher Beibehaltung des zweisprachigen Konzepts – die lateinische Terminologia Anatomica noch stärker in den Vordergrund gerückt.

Über diese unmittelbaren Leserwünsche hinaus wurde das ganze Buch gründlich durchgearbeitet:

- *Freundlicheres Ambiente:* Wissen hat zwar primär mit dem Verstand zu tun, die Motivation zum Erwerb von Wissen hängt aber sehr wesentlich von Stimmungen ab. Ein Buch, das freundlich anmutet, wird man lieber aufschlagen als ein häßliches. Da die Gefühlswelt stark von Farben bestimmt wird, hat der Verlag keine Kosten gescheut, das Buch farbiger werden zu lassen: Zahlreiche Schwarzweißabbildungen wurden koloriert, viele Farbabbildungen durch übersichtlichere ersetzt. Weitere Textbereiche wurden farbig unterlegt, um den Text auch optisch noch weiter zu differenzieren (siehe Zeichenerklärung).

- *Neue Terminologia Anatomica von 1998:* Die 2. bis 4. Auflage dieses Buches benutzte die Bezeichnungen der 6. Auflage der Nomina anatomica von 1989. Diese Version der anatomischen Nomenklatur war auf erhebliche Kritik gestoßen, weil sich deren Bearbeiter der internationalen Kontrolle entzogen und eigenmächtig reformiert hatten.

Deshalb hat der internationale Dachverband der Anatomenvereinigungen der Welt (International Federation of Associations of Anatomists) eine neue Nomenklaturkommission gebildet (Federative Committee on Anatomical Terminology), in die alle nationalen anatomischen Gesellschaften Vertreter entsandten und deren Nomenklaturentwurf weltweit allen Anatomen zur Diskussion zugänglich gemacht wurde. Die endgültige Fassung wurde 1997 beschlossen und 1998 als „Terminologia Anatomica" veröffentlicht. Die Mehrzahl der Begriffe wurde zwar unverändert aus der 6. Auflage der Nomina anatomica übernommen, doch wurden auch manche Veränderungen der letzten Auflagen der Nomina anatomica rückgängig gemacht. Viele Begriffe sind entsprechend dem Fortschritt des Wissens neu hinzugekommen, vor allem im Bereich der Neuroanatomie. Der Verfasser mußte im Laufe seines Lebens acht anatomische Terminologien erlernen. Er hofft, daß mit der Terminologia Anatomica für einige Zeit Ruhe wenigstens bei den Begriffen der makroskopischen Anatomie einkehrt. Allerdings ist die Bearbeitung der Nomina histologica und embryologica durch die internationale Nomenklaturkommission noch im Gang.

- Daß auch dem Fortschritt der Wissenschaft Rechnung getragen und der Text vor allem in den klinischen Bezügen entsprechend aktualisiert wurde, dürfte selbstverständlich sein.
- Lehrbücher neigen dazu, von Auflage zu Auflage an Seitenzahl zuzunehmen. Dieser Gefahr bewußt, habe ich den gesamten Text gestrafft und auch einige weniger wichtige Abbildungen weggelassen. So war es möglich, den Gesamtumfang gegenüber der 4. Auflage sogar um zehn Seiten zu vermindern.

Eine didaktische Idee kann nur im Zwiegespräch von Schülern und Lehrern weiterentwickelt werden. Deshalb richte ich die herzliche Bitte an alle Benutzer dieses Buches: Schreiben Sie bitte, was Ihnen nicht gefällt oder was man besser machen könnte. Ich werde für jede Zuschrift dankbar sein und die Anregung bei einer evtl. Neuauflage berücksichtigen!

Hannover, im Sommer 1999
Herbert Lippert

Dank

Der Neuauflage dieses Lehrbuchs ging eine intensive gemeinsame Planung durch Lektorin und Verfasser voraus. Dabei war die Auswertung der der 4. Auflage beiliegenden Fragebogen besonders maßgebend. Sie gab eine statistische Basis für die Leserwünsche. Darüber hinaus erhielten wir zahlreiche spontane Zuschriften und Anrufe, in denen Leser sich mit dem Buch auseinandersetzten. Besonders gefreut haben wir uns über das Echo bei klinisch tätigen Ärzten und Fachkollegen. Sehr eingehend hat sich Frau Dr. med. Désirée Herbold mit dem Buch beschäftigt und in vielen Gesprächen mit dem Verfasser diesem die Sichtweise der modernen funktionellen Orthopädie verdeutlicht. Allen, die so in Gesprächen und Zuschriften zur Gestaltung der Neuauflage beigetragen haben, sei herzlich gedankt.

Dankbar gedenken wir all derer, die Bilder für dieses Buch überlassen oder deren Nachdruck gestattet haben. Ihre Namen gehen aus dem Bildnachweis am Ende des Buches hervor.

Beglückend für den Verfasser war wieder die Zusammenarbeit mit seiner Tochter Dr. med. Wunna Lippert-Burmester. Er hatte seinerzeit, als sie das Medizinstudium begann, die erste Auflage dieses Buches für sie geschrieben. Die fünfte Auflage „ihres" Buches ist durch viele Hinweise bereichert, die sie ihm aus der Sicht der klinisch tätigen Ärztin gab.

Unser Dank gilt auch den Mitarbeiter(inne)n des Verlags Urban & Fischer, die an Redaktion und Herstellung des Buches mitgewirkt haben, vor allem Frau Renate Hausdorf und Herrn Alexander Gattnarzik.

Nicht zuletzt bedanken wir uns gegenseitig für die – trotz heftiger Diskussionen – harmonische Zusammenarbeit bei inzwischen schon elf Büchern und hoffen, noch weitere Bücher gemeinsam zu schaffen.

Dorothea Hennessen
Herbert Lippert

Inhalt

1 Allgemeine Anatomie **1**
   1.1 Grundbegriffe 1
   1.2 Zelle (Cellula) und Gewebe (Textus) 15
   1.3 Bewegungsapparat.. 28
   1.4 Kreislauforgane (Systema cardiovasculare)........... 46
   1.5 Blut (Sanguis [Haema]).. 57
   1.6 Lymphatisches System (Systema lymphoideum).... 66
   1.7 Drüsen, Schleimhäute und seröse Höhlen 75
   1.8 Nervensystem (Systema nervosum)....................... 82
   1.9 Haut (Integumentum commune)............................ 93

2 Leibeswand **105**
   2.1 Wirbelsäule (Columna vertebralis)....................... 105
   2.2 Rückenmark (Medulla spinalis)............................ 120
   2.3 Brustwand 131
   2.4 Zwerchfell (Diaphragma) und Atmung 140
   2.5 Brustdrüse (Mamma) 147
   2.6 Bauchwand 155
   2.7 Becken (Pelvis) 170
   2.8 Beckenboden 175

3 Brusteingeweide **183**
   3.1 Mediastinum 183
   3.2 Luftröhre (Trachea) 184
   3.3 Lunge (Pulmo) 187
   3.4 Pleurahöhle (Cavitas pleuralis)............................. 198
   3.5/6 Herz (Cor) 203
   3.7 Speiseröhre (Oesophagus) 230
   3.8 Thymus 236
   3.9 Leitungsbahnen 238

4 Baucheingeweide **251**
   4.1 Bauchfell (Peritoneum) 251
   4.2 Magen (Gaster) 261
   4.3 Dünndarm (Intestinum tenue).............................. 271
   4.4 Dickdarm (Intestinum crassum)........................... 280
   4.5 Leber (Hepar) 291
   4.6 Milz (Splen [Lien]) 307
   4.7 Bauchspeicheldrüse (Pancreas) + Nebennieren (Glandulae suprarenales) 313
   4.8 Niere (Ren [Nephros])... 323
   4.9 Leitungsbahnen 340

5 Beckeneingeweide **357**
   5.1 Harnblase (Vesica urinaria) 357
   5.2 Mastdarm (Rectum) und Afterkanal (Canalis analis).................................... 363
   5.3 Weibliche Geschlechtsorgane I: Entwicklung, Eierstock (Ovarium), Eileiter (Tuba uterina) 368
   5.4 Weibliche Geschlechtsorgane II: Gebärmutter (Uterus) 379
   5.5 Weibliche Geschlechtsorgane III: Scheide (Vagina) und Vulva 388
   5.6 Schwangerschaft (Graviditas) und Entwicklung 397
   5.7/8 Männliche Geschlechtsorgane 411
   5.9 Leitungsbahnen 431

6 Kopf (Caput) I **441**
   6.1 Gliederung und Entwicklung 441
   6.2 Schädel (Cranium)... 449
   6.3 Hirnhäute (Meninges) und Liquorräume 459
   6.4 Hirnstamm (Truncus encephali) und Kleinhirn (Cerebellum) 474
   6.5 Zwischenhirn (Diencephalon) 486
   6.6 Großhirn (Telencephalon) 494
   6.7 Ohr (Auris) 508
   6.8 Augapfel (Bulbus oculi) 524
   6.9 Augenhöhle (Orbita).. 536

7 Kopf (Caput) II und Hals (Collum [Cervix]) **549**
   7.1 Gebiß (Dentes) und Kiefergelenk (Articulatio temporomandibularis).................... 549
   7.2 Mundhöhle (Cavitas oris) 559
   7.3 Nasenhöhle (Cavitas nasi) 571
   7.4 Rachen (Pharynx) und Abkömmlinge.................. 578
   7.5 Kehlkopf (Larynx) 591
   7.6 Muskeln 601
   7.7 Blutgefäße und Lymphbahnen 610
   7.8 Nerven 622
   7.9 Hals- und Kopfregionen 637

8 Arm (Membrum superius) **649**
   8.1 Schultergürtel (Cingulum pectorale).................... 649
   8.2 Schultergelenk (Articulatio humeri) und Achselgegend (Regio axillaris) 655
   8.3 Oberarm (Brachium) und Ellbogenbereich (Cubitus) 665
   8.4 Unterarm (Antebrachium) und Hand (Manus): Knochen und Gelenke 674
   8.5 Unterarm und Hand: Muskeln 680
   8.6 Unterarm und Hand: Leitungsbahnen 690
   8.7 Hand und Arm als Ganzes 696

9 Bein (Membrum inferius) **703**
   9.1 Hüftgelenk (Articulatio coxae) 703
   9.2 Leitungsbahnen von Gesäßgegend (Regio glutealis) und Oberschenkel (Femur) 713
   9.3 Knie (Genu) 719
   9.4 Unterschenkel (Crus) und Fuß (Pes): Knochen und Gelenke 727
   9.5 Unterschenkel und Fuß: Muskeln, Blutgefäße, Nerven 734
   9.6 Bein als Ganzes 746

Bildnachweis 755

Schlüssel zum Gegenstandskatalog 757

Sachverzeichnis 759

Zeichenerklärung

❶ **Abschnittnumerierung**: Das Buch ist nach der Dezimalklassifikation gegliedert. Es enthält 9 Bereiche mit je 6-9 Kapiteln mit bis zu 9 Abschnitten. Die bei der Dezimalklassifikation übliche Schreibung der Ziffern mit Punkten wurde vereinfacht: aus 7.3.4 wurde 734. Um die Verwechslung mit Seitenzahlen auszuschließen, wurde ein # (für Abschnitt) vorangestellt: #734 bedeutet also 7. Bereich, 3. Kapitel, 4. Abschnitt. Die Gliederung des Stoffs erfolgte nicht nach wissenschaftstheoretischen, sondern nach didaktischen Gesichtspunkten. Ein Abschnitt = 1 Lerneinheit sollte im Idealfall etwa 1-2 Seiten umfassen (schwankt aber, um sinnvolle Zusammenhänge zu wahren, zwischen ½ und 3 Seiten). Die Abbildungen und Tabellen tragen die gleichen Nummern wie die Abschnitte, zu denen sie gehören. Abb. 734 gehört also zu #734.

❷ **Schriftgröße**: Im Text werden 3 Schriftgrößen verwendet:
- Der anatomische Haupttext ist durch die größte Schrift (9 Punkt) herausgehoben.
- In mittlerer Schrift (8 Punkt) sind Ergänzungstexte gesetzt, vor allem Erläuterungen zur Entwicklungsgeschichte (Embryologie) und klinische Bezüge.
- Die kleinste Schrift (7,5 Punkt) wird für Anmerkungen verwendet. Es handelt sich hauptsächlich um etymologische, didaktische und kulturgeschichtliche Hinweise. Diese Anmerkungen werden jedoch nicht als Fußnoten am Fuß der Seite zusammengefaßt, sondern in den Text eingegliedert, weil dies erfahrungsgemäß den Lesefluß weniger stört. Außerdem wirken gesondert stehende Fußnoten auf Seiten mit Abbildungen und Tabellen leicht etwas verloren.

❸ **Farbige Unterlegung**: Zur rascheren Orientierung sind bestimmte Textarten farbig markiert:
- Grün: körperliche Untersuchungsverfahren, Röntgenanatomie, Anatomie am Lebenden.
- Rot: Krankheitslehre, Laboruntersuchung, Therapie, ärztliche Eingriffe, Mißbildungen.
- Blau: Terminologie, Kulturgeschichte, Hinweise zur Didaktik.
- Gelb: Tabellen.

❹ **Lateinische Bezeichnungen in Klammern**: Alle anatomischen Bezeichnungen wurden möglichst buchstabengetreu der international vereinbarten *Terminologia Anatomica* von 1998 sowie den *Nomina histologica* und *Nomina embryologica* in der Fassung von 1989 (6. Auflage) entnommen, wobei allerdings offensichtliche Druckfehler korrigiert wurden.
- *Eckige Klammern*: In manchen Fällen läßt die internationale Nomenklatur Alternativen zu. Diese wurden in eckiger Klammer aufgeführt, z.B. M. fibularis [peroneus] longus. Hier läßt die Terminologia Anatomica sowohl M. fibularis longus als auch M. peroneus longus zu.
- *Runde Klammern*: Manchmal sind Ergänzungen zu den Nomina anatomica nötig, z.B. Condylus lateralis (femoris). In der Terminologia Anatomica heißt es nur Condylus lateralis, weil durch die Überschrift Femur klar ist, welcher Condylus gemeint ist. Wird hingegen der Begriff gebraucht, ohne daß die Zuordnung zum Femur eindeutig zu erkennen ist, empfiehlt die Terminologia Anatomica (femoris) zu ergänzen, weil es auch einen Condylus lateralis (tibiae) gibt.
- *Spitze Klammern*: In diesen erscheinen einige wenige Begriffe, die in der Terminologia Anatomica (noch) fehlen, aber zweckmäßig und üblich sind, z.B. <A. mediana>, eine häufige Arterienvarietät am Unterarm.

❺ **Reihenfolge der Ziffern in Abbildungen**: Lehrbuchabbildungen haben eine Doppelaufgabe: Beim ersten Studium sollen sie das Erarbeiten des Stoffs erleichtern. Später sollen sie das rasche Auffinden von Einzelheiten ermöglichen. Als Lernhilfe müßte sich die Beschriftung auf das Wesentliche beschränken, als Nachschlagewerk aber viele Einzelheiten bringen. Als Lernhilfe sollten die Ziffern in den Abbildungen dem Gang des Erarbeitens entsprechen, für das rasche Nachschlagen aber möglichst kontinuierlich laufen. Da an einer Abbildung immer nur ein Weg zu verwirklichen ist, wurde in diesem Buch als Kompromiß ein Teil der Abbildungen nach der empfohlenen Reihenfolge des Aufsuchens, ein Teil hingegen kontinuierlich beziffert. Dort, wo die Reihenfolge des Aufsuchens als Prinzip gewählt worden war, wurden die Hinweise für wichtige Bezeichnungen in halbfette Ziffern gesetzt, um sie besonders zu kennzeichnen.

❻ **Herkunftsangaben der Abbildungen**: Am Ende der Abbildungslegende findet man in kursiven eckigen Klammern ein Kürzel, das auf die vollständige Herkunftsangabe im Bildnachweis (Seite 755-756) verweist, z.B. *[ve]* = Vesalius, A.: De humani corporis fabrica libri septem. Basel 1543.

❼ **Abkürzungen**: Der Terminologia Anatomica entsprechend werden einige sehr häufig verwendete Wörter als Bestandteil von anatomischen Namen abgekürzt. Um die Mehrzahl anzugeben, wird der letzte Buchstabe der Abkürzung verdoppelt:

A.	= Arteria	Aa.	= Arteriae
Lig.	= Ligamentum	Ligg.	= Ligamenta
M.	= Musculus	Mm.	= Musculi
N.	= Nervus	Nn.	= Nervi
R.	= Ramus	Rr.	= Rami
V.	= Vena	Vv.	= Venae

In den terminologischen Erläuterungen werden die in etymologischen Wörterbüchern der deutschen Sprache (z.B. Duden) üblichen Abkürzungen gebraucht:

ahd.	= althochdeutsch	niederl.	= niederländisch
engl.	= englisch	poln.	= polnisch
frz.	= französisch	port.	= portugiesisch
gr.	= griechisch	russ.	= russisch
it.	= italienisch	schwed.	= schwedisch
lat.	= lateinisch	span.	= spanisch
mhd.	= mittelhochdeutsch	tschech.	= tschechisch

Zum anatomischen Lehrwerk des Verfassers gehören folgende Teile:

❶ *Lehrbuch Anatomie* (Urban & Fischer, 5. Auflage 1999): das hier vorliegende, auf Verständnis angelegte, an der ärztlichen Praxis orientierte Lehrbuch mit ausführlichen Erläuterungen der medizinischen Terminologie und Lesetexten zur Einführung in die klinische Medizin.

❷ *Tafeln Leitungsbahnen des Menschen* (Urban & Schwarzenberg, 2. Auflage 1998): 6 Farbposter (50 × 69 cm), Verzweigungsschemata aller benannten Arterien, Venen, Lymphbahnen und Nerven mit Versorgungsgebieten.

❸ *Anatomie kompakt* (Springer, 1994): 480 Seiten, die gesamte Anatomie in Tabellen, das übersichtliche Nachschlagewerk mit vielen klinischen Bezügen.

❹ *Anatomie am Krankenbett* (Springer, 2. Aufl. 1997): 347 Seiten, 210 Abbildungen, 30 Tabellen, 40 Protokollschemata, eine Anleitung zur Untersuchung des Patienten und zum Studium des eigenen Körpers.

❺ *Anatomie in Frage und Antwort* (Urban & Fischer, 3. Auflage 1999): 278 Seiten, 141 Abbildungen, 182 Tabellen, das Wiederholungsbuch zu diesem Lehrbuch mit 750 Fragen und Antworten.

❻ *Anatomie* (Urban & Schwarzenberg, 6. Auflage 1995): 597 Seiten, 1231 Abbildungen, Text und Atlas für Schüler(innen) der Pflegeberufe und medizinischen Assistenzberufe, Studierende der Tiermedizin, Pharmazie, Biologie, Sportwissenschaft und Psychologie, als Einführung für Medizinstudenten.

❼ Olson, T. R.: *A.D.A.M. Anatomie-Atlas* (Mediscript-Verlag, 1999), deutsche Ausgabe herausgegeben und bearbeitet von H. Lippert, 468 Seiten, 816 Abbildungen, 51 Tabellen, Atlas der makroskopischen Anatomie mit Bildern der A.D.A.M.-Datenbank, Präparatefotos und Röntgenbildern, besonders geeignet zur Verwendung im Kursus der makroskopischen Anatomie.

❽ Wheater, P. R., H. G. Burkitt, V. G. Daniels: *Funktionelle Histologie* (Urban & Schwarzenberg, 2. Auflage 1987), deutsche Übersetzung von H. Lippert: 352 Seiten, 769 Abbildungen, Atlas der mikroskopischen Anatomie mit kurzen erläuternden Texten (vergriffen).

1 Allgemeine Anatomie

1.1 Grundbegriffe

#111 Was ist Anatomie? Geschichte, Gliederung
#112 Anatomische Nomenklatur, Aussprache, Betonung
#113 Lage- und Richtungsbezeichnungen
#114 Gestalt: Begriff, Asymmetrien, Geschlechtsunterschiede, Metamerie, Norm, Variabilität, Körperbautypen, Gestaltwandel im Laufe des Lebens
#115 *Sterbephasen: Agonie, Individualtod, intermediäres Leben; Hirntod, Reanimation, Todeszeichen: Abkühlung, Totenflecken, Totenstarre, Fäulnis*

#111 Was ist Anatomie?

■ **Worterklärung**: Das Wort Anatomie leitet sich vom griechischen „anatémnein" = „auseinander schneiden, zergliedern" ab. Anatomie hieße dann etwa „Zergliederungskunst". In der Anatomie geht es aber primär nicht um das Aufschneiden, sondern um das Zusammenfügen der Teile zu einem funktionsfähigen Ganzen. Wir können dies mit der Berufsbezeichnung „Schneider" vergleichen. Das Zerschneiden des Stoffes ist zwar auch nötig, aber Ziel ist das Zusammennähen zu einem passenden Kleidungsstück.

■ **Historische Entwicklung**: Die Anatomie ist eine sehr alte Wissenschaft. Nach schon weitgehenden Erkenntnissen in der Antike trat, wie in allen Naturwissenschaften, im Mittelalter ein Rückschlag ein. Damals herrschte die Lehre von Galen, der seine anatomischen Kenntnisse an Affen und nicht an Menschen gewonnen hatte. Im 13. Jahrhundert begann dann für die Anatomie bereits die Renaissance. Man führte, zunächst zögernd, dann immer häufiger, Sektionen des Menschen durch.
In der Mitte des 16. Jahrhunderts erlebte die Anatomie eine unerhörte Blüte. Bereits 1543 erschien ein umfassendes Werk über die menschliche Anatomie von Andreas Vesal (Abb. 111a), Leibarzt Karl V., das die Grundlage für die weitere Entwicklung der gesamten naturwissenschaftlichen Medizin bildete. Die Anatomie ist damit als die erste anerkannte Naturwissenschaft zu bezeichnen. Andere Naturwissenschaften hatten es schwerer, sich durchzusetzen. 57 Jahre nach Erscheinen von Vesals Anatomie wurde Giordano Bruno wegen neuer wissenschaftlicher Ansichten verbrannt und 90 Jahre später mußte Galilei noch seiner Lehre vom Sonnensystem abschwören. Vesal sah sich lediglich genötigt, eine Pilgerfahrt in das heilige Land anzutreten. Auf der Rückreise kam er um.
Vom 16. bis zum 18. Jahrhundert war die Anatomie die Naturwissenschaft vom Menschen schlechthin, und der Arzt studierte im wesentlichen 4 Fächer: Anatomie, Chirurgie, (innere) Medizin und Botanik.
Im 19. Jahrhundert verselbständigten sich dann in rascher Folge Teilgebiete der „Lehre vom Körperbau":
• Die „vergleichende Anatomie", die den Bau des Menschen mit dem der Tiere vergleicht, wurde zu einem Teil der Zoologie.
• Die „pathologische Anatomie", mit den krankhaften Veränderungen des Körpers befaßt, wurde zu einem selbständigen Fach der klinischen Medizin.
• Tief einschneidend wurde die Spaltung der Lehre vom gesunden Menschen in „Anatomie" und „Physiologie". Physiologie bedeutet, wörtlich übersetzt, Naturlehre (gr. phýsis = Natur, lógos = Wort, Lehre); sie befaßt sich jedoch vorwiegend mit den Lebensvorgängen (Kreislauf, Atmung, Verdauung, Fortpflanzung usw.). Für die Anatomie blieb damit die Untersuchung des Baues und der Strukturgesetzlichkeiten des menschlichen Körpers übrig. Aber auch in diesem Bereich mußte sie sich noch einschränken:
• Die Lehre von den Unterschieden der Menschenrassen und der Konstitutionstypen wurde zu einem Teilgebiet der „Anthropologie" („Lehre vom Menschen", gr. ánthropos = Mensch).
• Trotzdem bleibt für die Anatomie als Lehr- und als Forschungsgebiet eine Fülle von Problemen übrig, zumal gerade in letzter Zeit die scharfen Grenzen zwischen den einzelnen Fächern wieder fließender werden. Durch die modernen bildgebenden Untersuchungsverfahren (Ultraschall = Sonographie, Computertomographie = CT, Kernspintomographie = Magnetresonanztomographie = MRT, Positronenemissionstomographie = PET) hat die Anatomie verstärkte klinische Aktualität gewonnen.

Anatomie = Lehre vom Bau des gesunden menschlichen Körpers

■ **Heutige Anatomie**: Die Anatomie beschränkt sich nicht mehr auf die Beschreibung, sondern sieht Form und Funktion in Wechselwirkung („funktionelle Anatomie"). Der menschliche Körper ist ein funktionelles Ganzes, bei dem die einzelnen Teile nicht ohne das Ganze zweckmäßig arbeiten können. Trotzdem ist es nötig, zum Studium die einzelnen Teile und Aspekte gesondert zu betrachten. Man muß sich nur hüten, das Ganze einfach als Summe der Teile verstehen zu wollen. Dies wird bei der „Baustofflehre" deutlich. Ein Gewebe ist mehr als die Summe der Zellen, ein Organ mehr als die Summe der Gewebe. Erst das sinnvolle Gefüge, die Abstimmung der Funktionen der einzelnen Teile, macht das Ganze aus.

Der menschliche Körper ist aber nicht ein für allemal unverändert da. Aus mikroskopischen Anfängen reift er durch Differenzierungs- und Wachstumsvorgänge zur selbständigen Lebensfähigkeit heran, ist auf dem Höhepunkt seiner körperlichen Entwicklung selbst fortpflanzungsfähig und verfällt danach, erst fast unmerklich, dann in immer schnelleren Schritten, bis die Lebensfähigkeit erlischt.

■ **Gliederung der Anatomie**: Den Körperbau des Menschen kann man unter 3 Hauptaspekten sehen (Tab. 111a): den Bausteinen, den Lagebeziehungen, der Entwicklung.

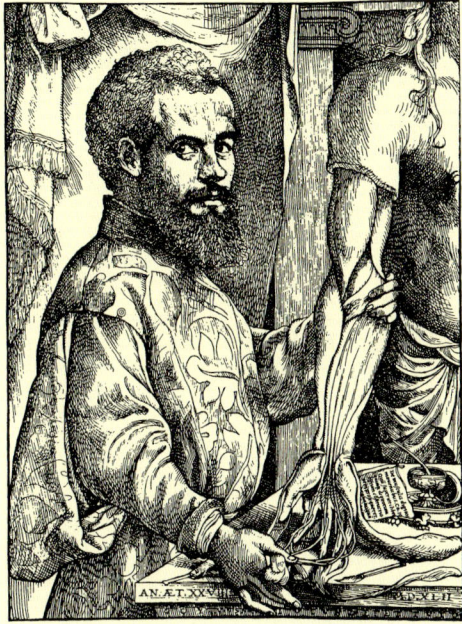

Abb. 111a. Andreas Vesal, der Begründer der neuzeitlichen Anatomie, schuf im Alter von nur 28 Jahren sein großes Werk, mit dem ein neues Zeitalter in der Medizin begann. *[ve]*

Tab. 111a. Hauptaspekte der Anatomie		
1. Bausteine	Zellen	Zellenlehre (Zytologie)
	Gewebe	Gewebelehre (Histologie)
	Organe	mikroskopische +
	Organsysteme	makroskopische Anatomie
2. Lagebeziehungen		topographische Anatomie
3. Entwicklung		Entwicklungsgeschichte (Embryologie)

Nach ihren Aufgaben für den Gesamtorganismus kann man die Organe des Menschen (wie der Wirbeltiere im allgemeinen) in 3 große Gruppen einteilen:
• Organe, die dem Körper seine charakteristische Gestalt und die Möglichkeit der Bewegung verleihen: Knochen, Gelenke, Muskeln usw. fassen wir unter dem Begriff „Bewegungsapparat" zusammen.
• Organe, die unmittelbar den Lebensvorgängen und der Erhaltung der Art dienen: Organe im Dienst der Verdauung, der Atmung, des Kreislaufs, der Harnbereitung, der Fortpflanzung, der Infektionsabwehr und die großen Drüsen werden gewöhnlich als „innere Organe" bezeichnet (Tab. 111b).
• Organe, die der Abgrenzung des Organismus gegen die Umwelt und dem Kontakt mit dieser dienen: Haut, Sinnesorgane und Nervensystem.

Tab. 111b. Merkschema für die durchschnittlichen Gewichte (in Gramm) der größeren inneren Organe (stark gerundet, große interindividuelle Unterschiede je nach Körpergröße, Lebensweise, Gesundheitszustand usw.!)		
Milz, 1 Niere		150
Herz, 1 Lunge	2 × 150 =	300
Gehirn (Frau)	8 × 150 =	1200
Gehirn (Mann)	9 × 150 =	1350
Leber	10 × 150 =	1500
Pancreas	½ × 150 =	75
Schilddrüse, 1 Hoden	⅕ × 150 =	30
2 Nebennieren, 2 Eierstöcke	1/10 × 150 =	15

Die inneren Organe nennt man auch *Eingeweide*. Dieser Begriff stammt aus der Jägersprache: Es handelt sich um die Teile des erlegten Wildes, die den Hunden zur Nahrung = „Weide") vorgeworfen wurden. Je nach der Lage im Körper spricht man von Kopf-, Hals-, Brust-, Bauch- und Beckeneingeweiden.

Der Laie gliedert den Körper in Kopf, Hals, Rumpf (Leib), Arme und Beine. Der Anatom modifiziert dieses Schema etwas: Er rechnet Teile des „Rumpfes" zu den „Extremitäten". So bilden Schultergürtel und Arm die obere Extremität, Beckengürtel und Bein die untere Extremität. Er bringt sich damit selbst in Schwierigkeiten, denn scharfe Grenzen sind hier nur beim Skelett zu ziehen.

■ **Leibeshöhle**: Die „inneren" Organe liegen fast alle im „Inneren" des Körpers in der Leibeshöhle (Abb. 112 + 113a-c). Diese wird von der Rumpfwand mit den Hauptabschnitten Brustwand, Bauchwand, Wirbelsäule und Becken umschlossen. Das Zwerchfell teilt die Leibeshöhle in 2 große Abschnitte: Brusthöhle und Bauchhöhle. Meist spricht man von den „3" großen Körperhöhlen: Brusthöhle, Bauchhöhle und Beckenhöhle. Die Beckenhöhle ist, strenggenommen, nur ein Teil der Bauchhöhle, und zwar jener Abschnitt, der im kleinen Becken liegt. Während Brust- und Bauchhöhle durch das Zwerchfell scharf getrennt sind, ist die Grenze zwischen Bauchhöhle im engeren Sinn und Beckenhöhle fließend.

Innere Medizin: Die Erkrankungen der inneren Organe sind nur zum Teil das Arbeitsgebiet des Facharztes für innere Medizin („Internist"). Auch die Fachärzte für Chirurgie, Urologie, Frauenkrankheiten, Hals-Nasen-Ohren-Krankheiten usw. befassen sich mit ihnen. Andererseits behandelt der Internist auch Krankheiten des Bewegungsapparates (soweit sie nicht zur Orthopädie oder Unfallchirurgie gehören). Das Fachgebiet der inneren Medizin selbst beginnt sich wegen seiner Größe schon in Unterfachgebiete aufzulösen:
• Gastroenterologie (Verdauungsorgane).
• Endokrinologie (Hormondrüsen).
• Pneumonologie = Pulmonologie (Atmungsorgane).
• Nephrologie (Niere).
• Kardiologie (Herz).
• Angiologie (Blutgefäße) usw.
Die „innere Medizin" wird manchmal auch als „Medizin" schlechthin bezeichnet. Eine „Medizinische Klinik" ist eine Klinik für innere Medizin und nicht etwa für die gesamte Medizin.

#112 **Anatomische Nomenklatur**

■ **Historische Entwicklung**: Die Nomenklatur aller Wissenschaften ist weitgehend von den Sprachen des klassischen Altertums geprägt. So ist auch die offizielle *Terminologia Anatomica* lateinisch. Viele anatomische Namen haben eine lange Tradition: Aus dem Griechischen wurden sie in die lateinische Sprache der Wissenschaft des Mittelalters übernommen. Sie finden sich in den frühen anatomischen Lehrbüchern der Neuzeit und wurden auch mit dem Aufkommen deutschsprachiger Lehrbücher im 19. Jahrhundert beibehalten. So wie an die Stelle des Lateinischen im 19. Jahrhundert die Nationalsprachen als Sprachen der Wissenschaft traten, so wurden die lateinischen Namen allmählich eingedeutscht (entsprechend in den anderen Ländern anglisiert, romanisiert usw.). Die Endungen schliffen sich ab, lange Namen wurden verkürzt. So entstand in Deutschland „Muskel" aus *Musculus*, „Arterie" aus *Arteria*, „Sternokleido" aus *Musculus sternocleidomastoideus* usw. Die Umgangssprache des Mediziners ist im wesentlichen von solchen eindeutschenden Bezeichnungen bestimmt, aber auch in der wissenschaftlichen Literatur breiten sie sich immer mehr aus.

■ **Terminologia Anatomica**: Die Wissenschaft gesteht dem Entdecker das Recht zu, dem Entdeckten einen Namen zu geben. Viele wissenschaftliche Entdeckungen werden jedoch unabhängig voneinander mehrfach gemacht. Häufig bemerkt man erst später, daß es sich um das Gleiche handelt. So kommen oft mehrere Bezeichnungen für ein einziges Gebilde zustande. Um die internationale Verständigung zu erleichtern, haben daher erstmals 1895 die Anatomen aus aller Welt sich auf einem internationalen Kongreß in Basel auf eine einheitliche Nomenklatur geeinigt, die Nomina anatomica.
• Im Laufe der Zeit wurden Ergänzungen und Verbesserungen nötig, so daß die „Basler" Nomina anatomica 1935 von den „Jenenser" und 1955 von den „Pariser" Nomina anatomica abgelöst wurden. Eine wesentliche Erweiterung hat die offizielle Nomenklatur 1975 durch Einbeziehung der Gewebelehre (*Nomina histologica*) und der Entwicklungsgeschichte (*Nomina embryologica*) erfahren. Die komplette Liste der Namen wurde jeweils als Buch herausgegeben und dient als Nachschlagewerk, das allerdings für den Nichtanatomen etwas schwierig zu handhaben ist.
• In den letzten Jahren war eine gewisse Verwirrung in den offiziellen Bezeichnungen zu beklagen. In Abständen von wenigen Jahren wurden die Pariser Nomina anatomica erneut „verbessert". Außerdem wurden bei manchen Begriffen mehrere Alternativen offiziell zugelassen. Die Unterschiede zwischen den verschiedenen Fassungen sind an sich gering. Sie betreffen vor allem die Richtungsbegriffe, einige Adjektivendungen, die Schreibung der Umlaute und den Bindestrich bei zusammengesetzten Wörtern. Um diese Verwirrung zu beenden, haben sich 1998 die Anatomen weltweit auf die *Terminologia Anatomica* geeinigt, die für alle anatomischen Bezeichnungen lateinische und englische Formulierungen angibt.
• In diesem Buch wurde grundsätzlich die neueste Fassung der internationalen Nomenklatur (Terminologia Anatomica von 1998) angewandt. Es wurde jedoch jeweils auf ältere Bezeichnungen verwiesen, wenn diese wesentlich von den neuesten abweichen.
• Wenn Sie in einem anderen Lehrbuch oder Atlas einige Begriffe etwas anders geschrieben finden, so sollten Sie nicht meinen, daß einer der Autoren die Nomenklatur nicht beherrsche. Es dürfte sich vielmehr um zulässige Alternativen oder unterschiedliche Fassungen

1 Allgemeine Anatomie, 1.1 Grundbegriffe

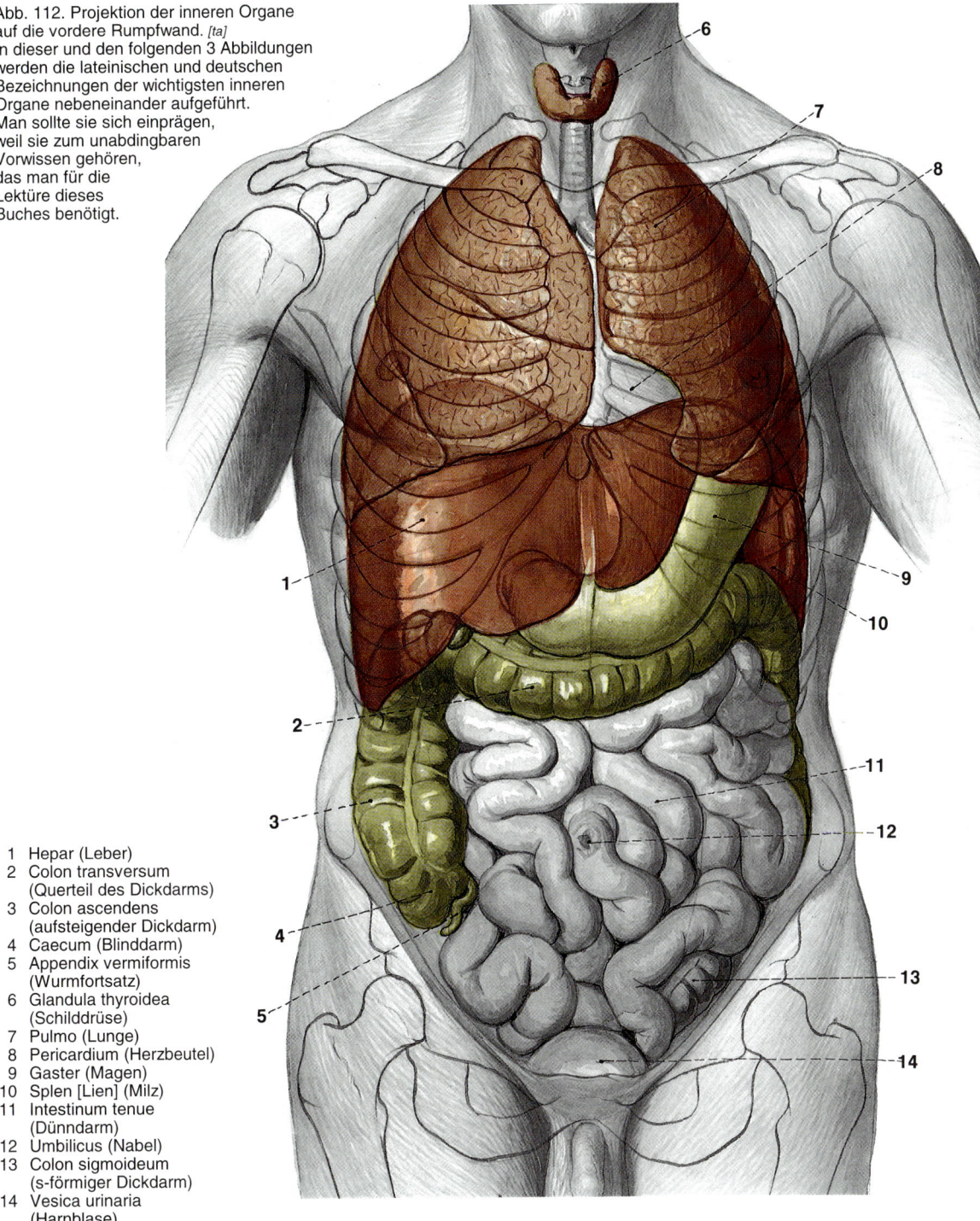

Abb. 112. Projektion der inneren Organe auf die vordere Rumpfwand. *[ta]*
In dieser und den folgenden 3 Abbildungen werden die lateinischen und deutschen Bezeichnungen der wichtigsten inneren Organe nebeneinander aufgeführt. Man sollte sie sich einprägen, weil sie zum unabdingbaren Vorwissen gehören, das man für die Lektüre dieses Buches benötigt.

1 Hepar (Leber)
2 Colon transversum (Querteil des Dickdarms)
3 Colon ascendens (aufsteigender Dickdarm)
4 Caecum (Blinddarm)
5 Appendix vermiformis (Wurmfortsatz)
6 Glandula thyroidea (Schilddrüse)
7 Pulmo (Lunge)
8 Pericardium (Herzbeutel)
9 Gaster (Magen)
10 Splen [Lien] (Milz)
11 Intestinum tenue (Dünndarm)
12 Umbilicus (Nabel)
13 Colon sigmoideum (s-förmiger Dickdarm)
14 Vesica urinaria (Harnblase)

der Nomenklatur je nach dem Erscheinungstermin des Buches handeln. Allerdings halten sich manche Autoren nicht an die internationale Nomenklatur und verwenden oft liebgewonnene ältere Bezeichnungen. Sogar in den Fragen des schriftlichen Physikums tauchen gelegentlich Begriffe auf, die bereits seit Jahrzehnten nicht mehr der internationalen Nomenklatur angehören. Da sich der Kliniker wenig um die Reformen der Anatomen kümmert, wird in der praktischen Medizin sowieso eine Mischung der verschiedenen Nomenklaturen gebraucht.

■ **Schreibweise**: Die derzeit gültige Terminologia Anatomica weicht in der Schreibweise etwas vom klassischen Latein ab. So ist es üblich, das erste Wort eines anatomischen Begriffs (und nur dieses) mit großem Anfangsbuchstaben zu schreiben: z.B. *Arcus aortae* = Aortenbogen. Doppelvokale und Umlaute werden weitgehend nicht mehr gebraucht: z.B. *Peritoneum* = Bauchfell (früher üblich Peritonaeum), pre- als Vorsilbe statt prae-. Wie „j" gesprochenes lateinisches „i" wird als „j" geschrieben: z.B. *Jejunum* = Teil des Dünndarms.

■ Die **Aussprache** der lateinischen Wörter in der Medizin folgt dem spätlateinischen Gebrauch, wie er in den romanischen Sprachen weiterlebt. So wird „c" vor e, ae, oe und i wie „z", sonst wie „k" gesprochen, z.B. *Caecum* = Blinddarm, gesprochen „Zäkum".

- Die größte Schwierigkeit bietet dem Nichtlateiner die richtige **Betonung**. Viele Fehler kann man vermeiden, wenn man sich einprägt, daß nie die letzte Silbe, sondern immer die zweit- oder drittletzte Silbe betont ist. Meist liegt der Ton auf der vorletzten Silbe, z.B. *Vagina* = Scheide. Nur wenn die vorletzte Silbe kurz ist, geht die Betonung auf die drittletzte über, z.B. *Musculus* = Muskel. Bei einigen Wörtern besteht auch Meinungsverschiedenheit über die korrekte Betonung, z.B. *M. deltoideus* = Deltamuskel: die einen betonen „deltoideus", die anderen „deltoideus".

■ **Abkürzungen**: Bei zusammengesetzten Begriffen werden bestimmte, häufig vorkommende Teile meist abgekürzt. Im Plural wird der letzte Buchstabe der Abkürzung verdoppelt (s. Zeichenerklärung auf der Umschlaginnenseite).

■ **Latein oder Deutsch?** Im ärztlichen Alltag wird die Terminologia Anatomica kaum je konsequent angewandt. Die ärztliche Umgangssprache verwendet ein Gemisch von deutschen, lateinischen, eingedeutschten und abgekürzten Bezeichnungen. Dabei zeichnen sich, abgesehen von individuellen Vorlieben der einzelnen Ärzte, folgende Regeln ab:
- Je spezieller ein Begriff ist, desto eher wird die lateinische Bezeichnung bevorzugt. Umgekehrt werden Herz, Lunge, Niere oder Wirbel kaum je Cor, Pulmo, Ren oder Vertebra genannt.
- Im Zweifelsfall wird die kürzere Fassung bevorzugt, z.B. Pancreas statt Bauchspeicheldrüse.
- Beliebt sind Kurzformen, z.B. Ovar statt Ovarium (Eierstock), Rekurrens statt N. laryngeus recurrens (rückläufiger Kehlkopfnerv). Dabei werden Doppeldeutigkeiten in Kauf genommen: „Tube" kann Tuba uterina (Eileiter) oder Tuba auditoria (Ohrtrompete) bedeuten.

> In Tab. 113 ist ein Basiswortschatz der Anatomie aufgelistet, den man gleichermaßen geläufig in der lateinischen wie in der deutschen Fassung gebrauchen lernen sollte, um sowohl Fachliteratur verstehen als auch dem Patienten verständliche Erklärungen geben zu können. Man sollte sich nicht scheuen, diese Liste bereits am Beginn des Studiums dieses Buches nach Art von Vokabeln auswendig zu lernen, da man damit zugleich einen Überblick über die Systematik der Anatomie gewinnt.

#113 Lage- und Richtungsbezeichnungen

■ **Hauptachsen**: Denken wir uns den Menschen in ein dreidimensionales Koordinatennetz gestellt, so können wir 3 Gruppen von rechtwinklig aufeinander treffenden Hauptachsen unterscheiden:
- *Longitudinalachsen* (Längsachsen).
- *Transversalachsen* (Querachsen).
- *Sagittalachsen* (Pfeilachsen, lat. sagitta = Pfeil).

■ **Hauptebenen**: Aus jeweils 2 Gruppen von Hauptachsen kann man die 3 Gruppen von Hauptebenen bilden:
- *Frontalebenen* (longitudinale + transversale Achsen, frontal von lat. frons = Stirn, weil diese Ebenen etwa parallel zur Stirn angeordnet sind).
- *Sagittalebenen* (longitudinale + sagittale Achsen): Zu ihnen gehört auch die Körpermittelebene = *Medianebene* = Symmetrieebene.
- *Transversalebenen* (transversale + sagittale Achsen): Bei aufrechtem Stand durchschneiden diese den Körper horizontal, daher werden sie auch Horizontalebenen genannt.

Über die Hauptachsen und -ebenen hinaus kann man beliebig viele schräge Achsen und Ebenen durch den Körper legen. Einige von diesen haben praktische Bedeutung, z.B. die Beckeneingangsebene, die Ventilebene des Herzens u.a. Sie werden in den speziellen Kapiteln besprochen.

■ **Strahlengang in der Röntgenologie**: Röntgenbilder stellen nicht Ebenen des Körpers dar, sondern geben Auskunft über die Absorption der den Körper in einer bestimmten Richtung durchsetzenden Röntgenstrahlen. Bei der üblichen Brustkorbaufnahme („Thoraxröntgen") steht die Röntgenröhre hinter, der Röntgenfilm vor dem Brustkorb. Die Röntgenstrahlen durchdringen den Körper (annähernd) in sagittaler Richtung. Ein derartig gewonnenes Röntgenbild bezeichnet man als sagittales Bild und nicht etwa als frontales (obwohl es bei naiver Betrachtung so aussieht, als würde der Brustkorb frontal abgebildet!).
- Röntgenaufnahmen werden immer nach dem Strahlengang definiert. Ein „transversales" Bild stellt deshalb nicht eine Transversalebene dar, sondern wird im transversalen Strahlengang (von rechts nach links oder umgekehrt) aufgenommen.

■ **Schräge Durchmesser**: Bei manchen Organen genügen sagittale und transversale Röntgenbilder zur eingehenden Beurteilung nicht. Beim Herzen gehören auch Schrägaufnahmen in 45°-Stellung zwischen sagittal und transversal zur Standardtechnik. Um die beiden schrägen Aufnahmerichtungen anschaulich zu charakterisieren, bezeichnet man die Aufnahme mit der linken Schulter vorn als „in Boxerstellung", die mit der rechten Schulter vorn als „in Fechterstellung" (jeweils nach der Kampfstellung des rechtshändigen Sportlers). In letzter Zeit setzen sich auch in der deutschen Röntgenologie immer mehr 2 aus dem Englischen stammende Abkürzungen für die schrägen Aufnahmerichtungen durch:
- RAO (right anterior oblique) = Fechterstellung.
- LAO (left anterior oblique) = Boxerstellung.

Diese beiden Abkürzungen sind international verständlich und sollten daher bevorzugt gebraucht werden.

Gelegentlich werden die beiden schrägen Durchmesser des Körpers als erster und zweiter schräger Durchmesser bezeichnet. Die Schwierigkeit dabei ist die, daß man sich nicht einigen kann, welcher der erste und welcher der zweite sein soll. Die Röntgenologen nennen die Fechterstellung den ersten und die Boxerstellung den zweiten Durchmesser, die Geburtshelfer gerade umgekehrt.

■ **Richtungen**: Jeder Achse entsprechen 2 einander entgegengesetzte Richtungen. Für die Hauptachsen sind dies:
- longitudinal: *superior, cranialis* (oben) – *inferior, caudalis* (unten).
- sagittal: *anterior, ventralis* (vorn) – *posterior, dorsalis* (hinten).
- transversal: *dexter* (rechts) – *sinister* (links) oder *lateralis* (seitwärts) – *medialis* (zur Mitte zu).

Für beliebige schräge Achsen kann man auch folgende Gegensatzpaare bilden:
- *externus* (außen) – *internus* (innen).
- *superficialis* (oberflächlich) – *profundus* (tief).
- *peripheralis* (peripher) – *centralis* (zentral).

Körperschema: Die Begriffe oben, unten, vorn und hinten sind am Begriff der menschlichen Gestalt orientiert, bei der der Kopf immer „oben" ist, auch wenn wir kopfstehen (so wie das „Hinterteil" niemals zum „Vorderteil" wird, auch wenn wir uns umdrehen). Die Richtungsbegriffe sind also immer auf das Körperschema des Patienten bezogen.
- Der Anfänger verwechselt häufig links und rechts bei der Beschreibung von Befunden, wenn der Patient ihm mit dem

Abb. 113a. Projektion der inneren Organe auf die hintere Rumpfwand. *[ta]*

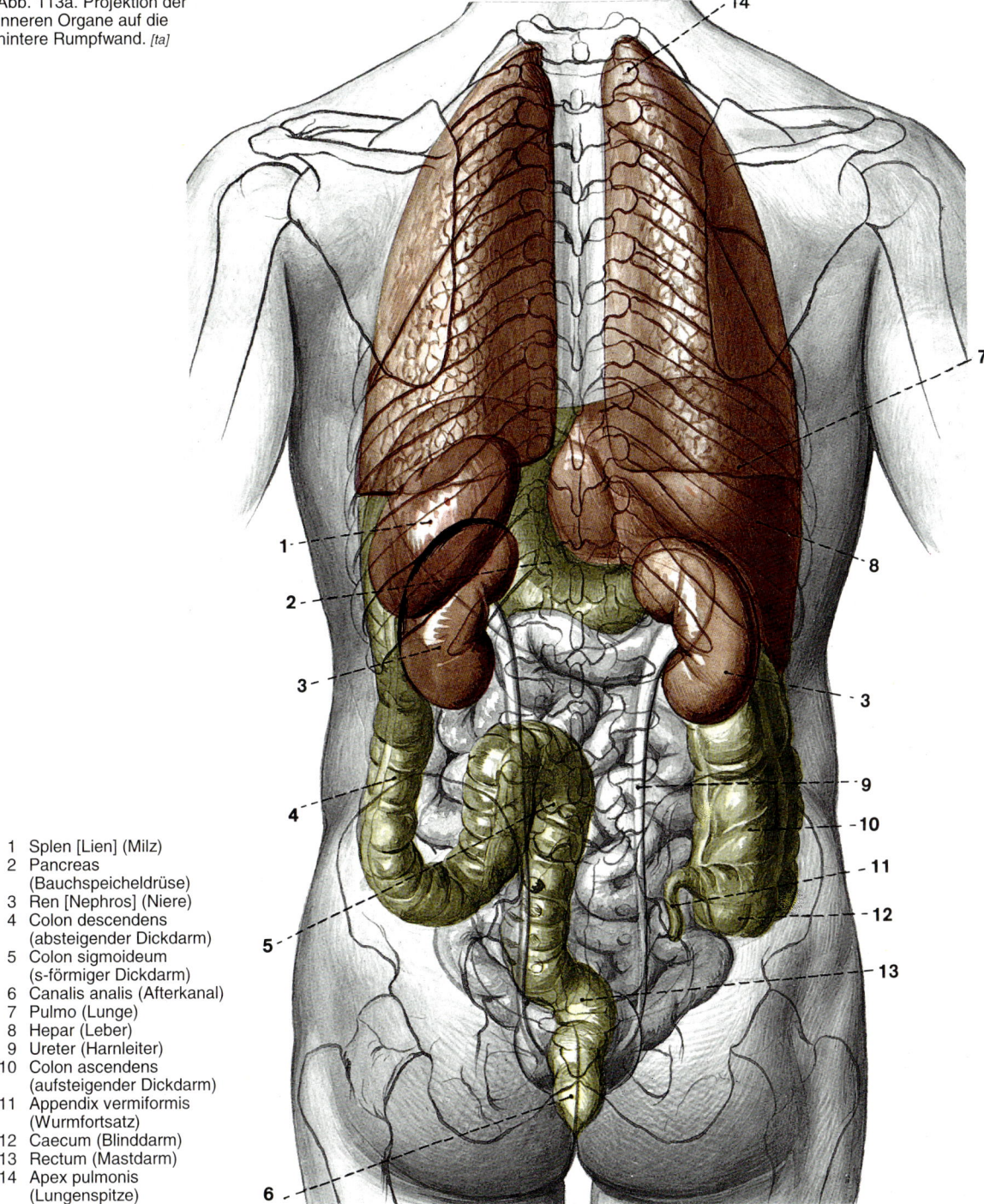

1 Splen [Lien] (Milz)
2 Pancreas (Bauchspeicheldrüse)
3 Ren [Nephros] (Niere)
4 Colon descendens (absteigender Dickdarm)
5 Colon sigmoideum (s-förmiger Dickdarm)
6 Canalis analis (Afterkanal)
7 Pulmo (Lunge)
8 Hepar (Leber)
9 Ureter (Harnleiter)
10 Colon ascendens (aufsteigender Dickdarm)
11 Appendix vermiformis (Wurmfortsatz)
12 Caecum (Blinddarm)
13 Rectum (Mastdarm)
14 Apex pulmonis (Lungenspitze)

Gesicht gegenübersteht, weil er die rechte Körperhälfte des Patienten links sieht. Der Fortgeschrittene vertauscht gelegentlich bei sich selbst links und rechts, wenn er sich im Spiegel als Patient betrachtet.
• Will man die Irrtumsmöglichkeit von oben, vorn usw. vermeiden, so verwende man die auch auf Versuchstiere anwendbaren eindeutigen Begriffe *cranialis* (kopfwärts, *Cranium* = Schädel), *caudalis* (schwanzwärts, *Cauda* = Schwanz), *ventralis* (bauchwärts, *Venter* = Bauch) und *dorsalis* (rückwärts, *Dorsum* = Rücken).

An den **Extremitäten** werden die Richtungsbegriffe noch schwieriger, da man z.B. die Hand mit dem Daumen, der Handfläche, dem Kleinfinger oder dem Handrücken an den Rumpf anlegen kann und dementsprechend die Begriffe vorn, hinten usw. durcheinanderkommen könnten. Hier kann man sich mit dem eindeutigen Bezug auf die Knochen von Unterarm (Speiche = *Radius*, Elle = *Ulna*) und Unterschenkel (Wadenbein = *Fibula*, Schienbein = *Tibia*) helfen:
• *radialis* (speichenseitig = lateral) – *ulnaris* (ellenseitig = medial).

Tab. 113. Gliederung der Anatomie nach Körperteilen und Organsystemen. Diese Minimalauswahl aus den rund 7500 Bezeichnungen der Terminologia Anatomica sollte man als Basiswortschatz lateinisch und deutsch möglichst rasch erlernen, weil dies auch die Lektüre des Lehrbuchs erleichtert. Bei einigen Begriffen ist der Plural in Klammern angegeben.

	Partes corporis	**Körperteile**
das	Caput	Kopf
das	Collum = die Cervix	Hals
der	Truncus	Rumpf
der	- Thorax	Brust
das	- Abdomen	Bauch
der	- Umbilicus	Nabel
die	- Pelvis	Becken
das	- Dorsum	Rücken
das	Membrum superius	obere Gliedmaße
die	- Axilla	Achsel
das	- Brachium	Oberarm
der	- Cubitus	Ellenbogen
das	- Antebrachium	Unterarm
die	- Manus	Hand
die	- - Palma = Vola	Hohlhand
das	- - Dorsum manus/pedis	Handrücken/Fußrücken
der	- - Digitus manus/pedis	Finger/Zehe
das	Membrum inferius	untere Gliedmaße
das	- Femur (Femora)	Oberschenkel
das	- Genu (Genua)	Knie
das	- Crus (Crura)	Unterschenkel
der	- Pes (Pedes)	Fuß
die	- - Planta	Fußsohle
das	**Os** (Ossa)	**Knochen**
die	**Articulatio** (Articulationes)	**Gelenk**
das	Periosteum	Knochenhaut
die	Medulla ossium	Knochenmark
das	Cranium	Schädel
die	- Calvaria	Schädeldach
die	- Basis cranii	Schädelbasis
die	- Orbita	Augenhöhle
das	- Os parietale	Scheitelbein
das	- Os frontale	Stirnbein
das	- Os occipitale	Hinterhauptbein
das	- Os sphenoidale	Keilbein
das	- Os temporale	Schläfenbein
das	- Os ethmoidale	Siebbein
das	- Os zygomaticum	Jochbein
die	- Maxilla	Oberkiefer
die	- Mandibula	Unterkiefer
die	- Articulatio temporomandibularis	Kiefergelenk
das	Os hyoideum	Zungenbein
die	Columna vertebralis	Wirbelsäule
der	- Canalis vertebralis	Wirbelkanal
die	- Vertebra	Wirbel
das	- Corpus vertebrae	Wirbelkörper
der	- Discus intervertebralis	Bandscheibe
der	- Processus spinosus	Dornfortsatz
der	- Processus transversus	Querfortsatz
das	- Os sacrum	Kreuzbein
das	- Os coccygis	Steißbein
die	Costa	Rippe
das	Sternum	Brustbein
die	Articulatio sternoclavicularis	Brustbein-Schlüsselbein-Gelenk
die	Clavicula	Schlüsselbein
die	Articulatio acromioclavicularis	Schultereck-Schlüsselbein-Gelenk
die	Scapula	Schulterblatt
die	Articulatio humeri	Schultergelenk
der	Humerus	Oberarmbein
die	Articulatio cubiti	Ellbogengelenk
die	Ulna	Elle
der	Radius	Speiche
die	Articulatio radiocarpalis	Handgelenk
das	Os carpi = Os carpale	Handwurzelknochen
das	Os metacarpi = Os metacarpale (Ossa metacarpi)	Mittelhandknochen
die	Phalanx (Phalanges)	Fingerglied/Zehenglied
die	Articulatio metacarpophalangea	Fingergrundgelenk
die	Articulatio interphalangea manus	Fingermittelgelenk und Fingerendgelenk
die	Articulatio sacroiliaca	Kreuzbein-Darmbein-Gelenk
das	Os coxae (Ossa coxae)	Hüftbein
das	- Os ilium	Darmbein
die	- - Spina iliaca anterior/posterior superior	vorderer/hinterer oberer Darmbeinstachel
das	- Os ischii	Sitzbein
das	- Os pubis	Schambein
die	- Symphysis pubica	Schambeinfuge
die	Articulatio coxae	Hüftgelenk
das	Femur (Femora)	Oberschenkelbein
die	Patella	Kniescheibe
die	Articulatio genus	Kniegelenk
der	Meniscus	Meniskus
die	Tibia	Schienbein
die	Fibula	Wadenbein
die	Articulatio talocruralis	oberes Sprunggelenk
der	Calcaneus	Fersenbein
das	Os metatarsi = Os metatarsale (Ossa metatarsi)	Mittelfußknochen
die	Articulatio metatarsophalangea	Zehengrundgelenk
der	**Musculus** (Musculi)	**Muskel**
die	Fascia	Faszie, Muskelbinde
der	M. temporalis	Schläfenmuskel
der	M. sternocleidomastoideus	Kopfwender
der	M. trapezius	Trapezmuskel
der	M. latissimus dorsi	breiter Rückenmuskel
der	M. erector spinae	Wirbelsäulenaufrichter
der	M. pectoralis major	großer Brustmuskel
das	Diaphragma	Zwerchfell
der	M. rectus abdominis	gerader Bauchmuskel
der	M. obliquus externus/internus abdominis	äußerer/innerer schräger Bauchmuskel
der	M. levator ani	Afterheber
der	M. sphincter ani externus/internus	äußerer/innerer Afterschließmuskel
der	M. deltoideus	Deltamuskel
der	M. biceps brachii	Bizeps
der	M. gluteus maximus	großer Gesäßmuskel
der	M. quadriceps femoris	vierköpfiger Oberschenkelmuskel
der	M. triceps surae	dreiköpfiger Wadenmuskel
die	Vagina tendinis	Sehnenscheide
die	Bursa	Schleimbeutel
das	**Systema digestorium**	**Verdauungssystem**
die	- Tunica mucosa	Schleimhaut
das	Os (Ora)	Mund
die	Cavitas oris	Mundhöhle
das	- Labium superius/inferius	Oberlippe/Unterlippe
der	- Dens (Dentes)	Zahn
die	- Lingua	Zunge
die	- Glandula parotidea	Ohrspeicheldrüse
das	Palatum durum/molle	harter/weicher Gaumen
die	- Tonsilla palatina	Gaumenmandel
der	Pharynx	Rachen

Fortsetzung nächste Seite

1 Allgemeine Anatomie, 1.1 Grundbegriffe

Fortsetzung der Tab. 113.

der	Oesophagus	Speiseröhre
der	Gaster	Magen
die	- Curvatura major/minor	kleine/große Magenkrümmung
die	- Cardia = Pars cardiaca	Mageneingang
der	- Pylorus	Magenpförtner
das	Intestinum tenue	Dünndarm
das	- Duodenum	Zwölffingerdarm
das	- Jejunum	Leerdarm
das	- Ileum	Krummdarm
das	Intestinum crassum	Dickdarm
das	- Caecum	Blinddarm
die	- - Appendix vermiformis	Wurmfortsatz
das	- Colon	Grimmdarm
das	- - Colon ascendens	aufsteigender Dickdarm
das	- - Colon transversum	Querteil des Dickdarms
das	- - Colon descendens	absteigender Dickdarm
das	- - Colon sigmoideum	s-förmiger Dickdarm
das	- Rectum	Mastdarm
der	- Canalis analis	Afterkanal
der	- - Anus	After
das	Hepar	Leber
die	- Porta hepatis	Leberpforte
der	- Ductus hepaticus	Lebergallengang
die	- Vesica biliaris = Vesica fellea	Gallenblase
der	- Ductus cysticus	Gallenblasengang
der	Ductus choledochus	Hauptgallengang
das	Pancreas	Bauchspeicheldrüse
der	- Ductus pancreaticus	Bauchspeichelgang
die	- Insula pancreatica	Langerhans-Insel
das	**Systema respiratorium**	**Atmungssystem**
der	Nasus	Nase
die	- Cavitas nasi	Nasenhöhle
das	- Septum nasi	Nasenscheidewand
die	- Concha nasi superior/media/inferior	obere/mittlere/untere Nasenmuschel
der	- Sinus maxillaris	Kieferhöhle
der	- Sinus sphenoidalis	Keilbeinhöhle
der	- Sinus frontalis	Stirnhöhle
die	- Cellula ethmoidalis	Siebbeinzelle
der	Larynx	Kehlkopf
die	Cartilago thyroidea	Schildknorpel
die	Cartilago cricoidea	Ringknorpel
die	Cartilago arytenoidea	Stellknorpel
die	Epiglottis	Kehldeckel
die	- Plica vocalis	Stimmlippe
das	- - Lig. vocale	Stimmband
die	Trachea	Luftröhre
die	Bifurcatio tracheae	Luftröhrengabelung
der	Bronchus (Bronchi)	Bronchus
der	Pulmo (Pulmones)	Lunge
die	Cavitas thoracis	Brusthöhle
die	Cavitas pleuralis	Brustfellhöhle
die	Pleura	Brustfell
die	- Pleura visceralis	Lungenfell
die	- Pleura parietalis	Rippenfell
das	Mediastinum	Mittelfellraum
das	**Systema urinarium**	**Harnsystem**
der	Ren (Renes)	Niere
der	- Tubulus renalis	Nierenkanälchen
die	Pelvis renalis	Nierenbecken
der	Ureter (Ureteres)	Harnleiter
die	Vesica urinaria	Harnblase
das	- Ostium urethrae internum/externum	innerer/äußerer Harnröhrenmund
die	**Organa genitalia feminina interna**	**Innere weibliche Geschlechtsorgane**
das	Ovarium (Ovaria)	Eierstock
die	Tuba uterina	Eileiter
der	Uterus	Gebärmutter
das	- Corpus uteri	Gebärmutterkörper
die	- Cervix uteri	Gebärmutterhals
die	- Cavitas uteri	Gebärmutterhöhle
das	- Myometrium	Gebärmuttermuskulatur
das	- Endometrium	Gebärmutterschleimhaut
die	Vagina	Scheide
die	**Organa genitalia feminina externa**	**Äußere weibliche Geschlechtsorgane**
das	Pudendum femininum =	weibliche Scham
die	Vulva	
das	Labium majus/minus pudendi (Labia majora/minora pudendi)	große/kleine Schamlippe
die	Clitoris	Kitzler
die	Urethra feminina	weibliche Harnröhre
die	**Organa genitalia masculina interna**	**Innere männliche Geschlechtsorgane**
der	Testis (Testes)	Hoden
die	Epididymis (Epididymides)	Nebenhoden
der	Funiculus spermaticus	Samenstrang
der	Ductus deferens (-entes)	Samenleiter
die	Glandula vesiculosa = Glandula seminalis = Vesicula seminalis	Bläschendrüse = Samenblase
die	Prostata	Vorsteherdrüse
die	**Organa genitalia masculina externa**	**Äußere männliche Geschlechtsorgane**
der	Penis	männliches Glied
die	Urethra masculina	männliche Harnröhre
das	Scrotum	Hodensack
das	Perineum	Damm
die	**Cavitas abdominis**	**Bauchhöhle**
die	Cavitas pelvis	Beckenhöhle
das	Spatium retroperitoneale	Retroperitonealraum
die	Cavitas peritonealis	Bauchfellhöhle
das	Peritoneum	Bauchfell
das	Mesenterium	Gekröse
das	Omentum minus/majus	kleines/großes Netz
die	Bursa omentalis	Netzbeutel
die	**Glandulae endocrinae**	**Hormondrüsen**
die	Hypophysis = Glandula pituitaria	Hypophyse
die	- Adenohypophysis	Hypophysenvorderlappen
die	- Neurohypophysis	Hypophysenhinterlappen
die	Glandula thyroidea	Schilddrüse
die	Glandula parathyroidea	Nebenschilddrüse
die	Glandula suprarenalis	Nebenniere
das	**Systema cardiovasculare**	**Herz- und Kreislaufsystem**
die	Arteria	Arterie
die	Arteriola	Arteriole = kleine Arterie
das	Haema = der Sanguis	Blut
das	Vas capillare	Haargefäß = Kapillare
die	Venula	Venule = kleine Vene
die	Vena	Vene
das	Cor	Herz
der	- Ventriculus cordis dexter/sinister	rechte/linke Herzkammer
das	- Septum interventriculare	Kammerscheidewand
das	- Atrium cordis dextrum/sinistrum	rechter/linker Vorhof
das	- Septum interatriale	Vorhofscheidewand
die	- Valva tricuspidalis	Trikuspidalklappe
die	- Valva trunci pulmonalis	Pulmonalklappe
die	- Valva mitralis	Mitralklappe

Fortsetzung nächste Seite

Fortsetzung der Tab. 113.

die	- Valva aortae	Aortenklappe
das	- Endocardium	Herzinnenhaut
das	- Myocardium	Herzmuskel
das	Pericardium	Herzbeutel
die	Arteria pulmonalis	Lungenarterie
die	Aorta	Aorta, Hauptschlagader
die	Arteria coronaria dextra/ sinistra	rechte/linke Herzkranzarterie
die	Arcus aortae	Aortenbogen
die	Arteria carotis communis/ interna/externa	gemeinsame/innere/ äußere Kopfarterie
die	Arteria cerebri media	mittlere Großhirnarterie
die	Arteria subclavia	Schlüsselbeinarterie
die	Arteria axillaris	Achselarterie
die	Arteria brachialis	Armarterie
die	Arteria radialis	Speichenarterie
die	Arteria ulnaris	Ellenarterie
die	Aorta thoracica	Brustaorta
die	Aorta abdominalis	Bauchaorta
die	Arteria hepatica	Leberarterie
die	Arteria splenica = lienalis	Milzarterie
die	Arteria mesenterica superior/inferior	obere/untere Gekrösearterie
die	Arteria renalis	Nierenarterie
die	Bifurcatio aortae	Aortengabel
die	Arteria iliaca communis/ interna/externa	gemeinsame/innere/ äußere Beckenarterie
die	Arteria femoralis	Oberschenkelarterie
die	Arteria poplitea	Kniekehlenarterie
die	Arteria tibialis anterior/ posterior	vordere/hintere Schienbeinarterie
die	Vena pulmonalis	Lungenvene
die	Vena cava superior/ inferior	obere/untere Hohlvene
die	Vena jugularis interna/ externa	innere/äußere Drosselvene
die	Vena subclavia	Schlüsselbeinvene
die	Vena iliaca communis/ interna/externa	gemeinsame/innere/ äußere Beckenvene
die	Vena saphena magna/ parva	große/kleine Rosenvene
die	Vena portae hepatis	Pfortader
das	**Systema lymphoideum**	**Lymphatisches System**
das	Vas lymphaticum (Vasa lymphatica)	Lymphgefäß
der	Ductus thoracicus	Milchbrustgang
der	Thymus	Thymus
der	Splen = Lien	Milz
der	Nodus lymphoideus	Lymphknoten
die	- Nodi lymphoidei axillares/ inguinales	Achsellymphknoten/ Leistenlymphknoten
das	**Systema nervosum centrale**	**Zentralnervensystem**
die	Substantia grisea/alba	graue/weiße Substanz
die	Meninx (Meninges)	Hirnhaut/Rückenmarkhaut
die	- Dura/Pia mater	harte/weiche Hirnhaut
die	- Arachnoidea mater	Spinnwebenhaut
die	Medulla spinalis	Rückenmark
das	*Encephalon*	*Gehirn*
der	Truncus encephali	Hirnstamm
das	Rhombencephalon	Rautenhirn
das	- Myelencephalon =	verlängertes Mark
die	- Medulla oblongata	
der	- Pons	Brücke
das	Mesencephalon	Mittelhirn
das	Cerebellum	Kleinhirn
das	Diencephalon	Zwischenhirn
das	Telencephalon = Cerebrum	Großhirn
das	- Hemispherium cerebri	Großhirnhälfte

der	- Lobus frontalis	Stirnlappen = Stirnhirn
der	- Lobus parietalis	Scheitellappen
der	- Lobus occipitalis	Hinterhauptlappen
der	- Lobus temporalis	Schläfenlappen
das	- Corpus callosum	Balken
der	- Cortex cerebri	Großhirnrinde
die	- Capsula interna	innere Kapsel
das	**Systema nervosum periphericum**	**Peripheres Nervensystem**
der	Nervus opticus	Sehnerv
der	Nervus trigeminus	Drillingsnerv
der	Nervus facialis	Gesichtsnerv
der	Nervus vestibulocochlearis	Hör- und Gleichgewichtsnerv
der	Nervus vagus	Vagus
das	Ganglion spinale	Rückenmarkganglion
der	Nervus spinalis	Rückenmarknerv
der	- Plexus cervicalis	Halsnervengeflecht
der	- Nervus phrenicus	Zwerchfellnerv
der	- Plexus brachialis	Armnervengeflecht
der	- Nervus medianus	Mittelarmnerv
der	- Nervus ulnaris	Ellennerv
der	- Nervus radialis	Speichennerv
der	- Nervus intercostalis	Zwischenrippennerv
der	- Plexus lumbalis	Lendennervengeflecht
der	- Plexus sacralis	Kreuzbeinnervengeflecht
der	- Nervus ischiadicus	Ischiasnerv
der	Truncus sympathicus	Grenzstrang
die	**Organa sensuum**	**Sinnesorgane**
der	*Bulbus oculi*	*Augapfel*
die	Sclera	Lederhaut
die	Cornea	Hornhaut
die	Choroidea	Aderhaut
das	Corpus ciliare	Strahlenkörper
die	Iris	Regenbogenhaut
die	Pupilla	Pupille = Sehloch
die	Retina	Netzhaut
die	Macula lutea	gelber Fleck
der	Discus nervi optici	blinder Fleck
die	Lens	Augenlinse
das	Corpus vitreum	Glaskörper
die	Palpebra	Augenlid
die	Tunica conjunctiva	Bindehaut
die	Glandula lacrimalis	Tränendrüse
die	*Auris externa/media/ interna*	*äußeres Ohr/Mittelohr/ Innenohr*
die	Auricula	Ohrläppchen
der	Meatus acusticus externus/internus	äußerer/innerer Gehörgang
die	Membrana tympanica	Trommelfell
die	Cavitas tympani	Paukenhöhle
die	Tuba auditiva	Ohrtrompete
das	Organum vestibulocochleare	Hör- und Gleichgewichtsorgan
der	- Canalis semicircularis	Bogengang
die	- Cochlea	Schnecke
das	**Integumentum commune**	**Körperdecke**
die	Cutis	Haut i.e.S.
die	- Epidermis	Oberhaut
die	- Dermis = das Corium	Lederhaut
der	Pilus	Haar
die	Glandula sudorifera	Schweißdrüse
die	Glandula sebacea	Talgdrüse
der	Unguis	Nagel
die	Mamma	Brustdrüse
die	- Papilla mammaria	Brustwarze
die	- Areola mammae	Warzenhof
die	Tela subcutanea = Hypodermis	Unterhaut

1 Allgemeine Anatomie, 1.1 Grundbegriffe

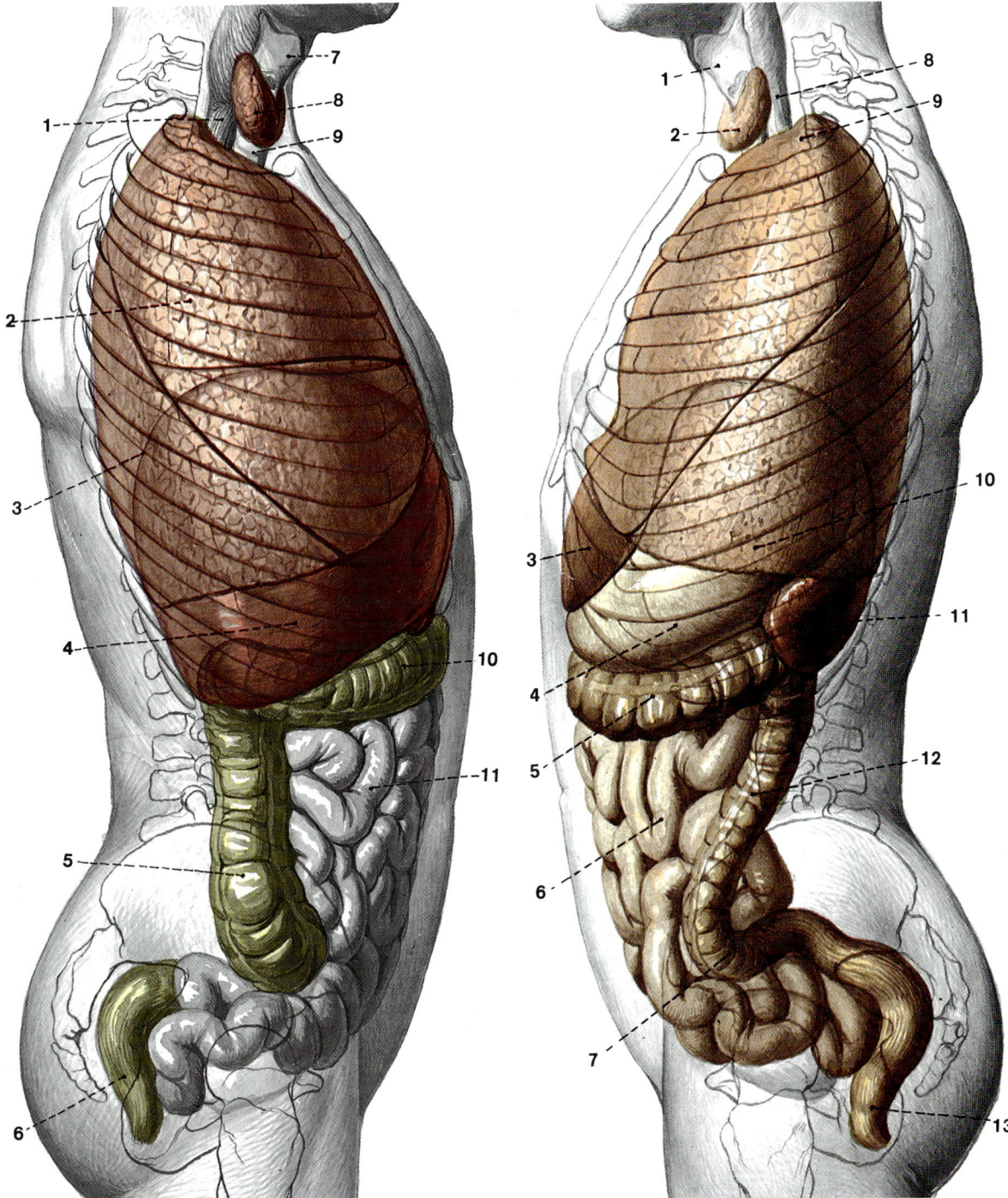

Abb. 113b. Projektion der inneren Organe auf die rechte Rumpfwand. Das Zwerchfell steht in extremer Ausatmungsstellung (wie bei der Leiche). [ta]

1 Oesophagus (Speiseröhre)
2 Pulmo (Lunge)
3 Diaphragma (Zwerchfell)
4 Hepar (Leber)
5 Colon ascendens (aufsteigender Dickdarm)
6 Rectum (Mastdarm)
7 Larynx (Kehlkopf)
8 Glandula thyroidea (Schilddrüse)
9 Trachea (Luftröhre)
10 Colon transversum (Querteil des Dickdarms)
11 Intestinum tenue (Dünndarm)

Abb. 113c. Projektion der inneren Organe auf die linke Rumpfwand. [ta]

1 Larynx (Kehlkopf)
2 Glandula thyroidea (Schilddrüse)
3 Hepar (Leber)
4 Gaster (Magen)
5 Colon transversum (Querteil des Dickdarms)
6 Intestinum tenue (Dünndarm)
7 Colon sigmoideum
8 Oesophagus (Speiseröhre)
9 Pulmo sinister, Lobus superior (linke Lunge, Oberlappen)
10 Pulmo sinister, Lobus inferior (linke Lunge, Unterlappen)
11 Splen [Lien] (Milz)
12 Colon descendens (absteigender Dickdarm)
13 Rectum (Mastdarm)

- *fibularis* (wadenbeinseitig = lateral) – *tibialis* (schienbeinseitig = medial).

An Hand und Fuß benützt man statt vorn und hinten:
- *palmaris [volaris]* (hohlhandseitig) – *dorsalis* (handrückenseitig).
- *plantaris* (fußsohlenseitig) – *dorsalis* (fußrückenseitig).

Will man auch noch bezüglich des oben und unten ganz sicher gehen, so spricht man bei den Extremitäten von
- *proximalis* (rumpfnah = oben) – *distalis* (rumpffern = unten).

Leicht verwechselt werden folgende Lagebezeichnungen:
- *medianus* (in der Körpermittelebene befindlich, im übertragenen Sinn auch auf die Mittelebene einer Extremität bezogen).
- *medius* (das mittlere von 3 Elementen).
- *medialis* (zur Mitte zu).

Die speziellen Richtungsbegriffe an den Zähnen werden bei diesen besprochen (#711).

#114 Gestalt

■ **Begriff**: Gestalt ist ein zentraler Begriff der Philosophie. Er bedeutet dort die Ordnungseinheit in der Mannigfaltigkeit der Bestandteile einer Sache. In der Psychologie wird der Gestaltbegriff vor allem in der Wahrnehmungslehre verwendet. Kriterien der Gestalt sind dort:
- Übersummenhaftigkeit: Das Ganze ist mehr als die Summe seiner Teile: Ein Gemälde ist mehr als die Summe der Farbflecke.
- Transponierbarkeit: Die Melodie bleibt erhalten, wenn ich ein Musikstück in eine andere Tonart versetze, obwohl alle Einzeltöne ausgetauscht werden.

In der Anatomie verstehen wir unter Gestalt das Erscheinungsbild des menschlichen Körpers als Ganzes: Sie ist das Ordnungssystem für die einzelnen Teile: Jedes Organ hat seinen Platz in der Gestalt. Wenn ich alle Zellen eines menschlichen Körpers in einen Behälter schütte, so gibt dies noch keinen Menschen. Auch hier ist das Ganze mehr als die Summe der Teile: Zellen verbinden sich zu Geweben, Gewebe zu Organen, Organe zu Organsystemen, Organsysteme zum Organismus. Im Stoffwechsel werden laufend Zellbestandteile ausgewechselt. Im Laufe einiger Jahre sind die meisten Atome ausgetauscht. Trotzdem erkennen wir unsere Freunde wieder. Die Gesetze der Übersummenhaftigkeit und der Transponierbarkeit sind also auch auf die „anatomische" Gestalt anzuwenden.

„Gestalt" analysieren wir in der Anatomie unter den Anschauungsformen von Raum und Zeit: als räumliches Ordnungssystem und als Wandel im Laufe der Entwicklung (s.u.).

■ **Asymmetrien**:
- *Primäre Asymmetrien*: Der menschliche Körper ist grundsätzlich bilateral symmetrisch konstruiert. Im Laufe der intrauterinen Entwicklung verlassen einige unpaarig angelegte Organe ihren ursprünglichen Platz in der Mitte des Körpers (Abstieg des Herzens, Darmdrehung). Einige paarig angelegte Organe bilden sich auf einer Seite des Körpers zurück (Aorta, Hohlvenen).
- *Sekundäre Asymmetrien*: Sie sind Folgen der primären Asymmetrien. Die überwiegende Entfaltung des Herzens nach links verursacht eine Asymmetrie der Lungen. Die asymmetrisch rechts liegende Leber drängt die rechte Niere nach unten und das Zwerchfell nach oben.
- *Funktionelle Asymmetrien*: 2 an sich gleich gebaute Großhirnhälften können nicht unabhängig von einander den gleichen Körper regieren. Beim Menschen übernimmt meist die linke Hemisphäre die Führung. Wegen der Überkreuzung der meisten Nervenbahnen ist dadurch die rechte Körperhälfte im Vorteil: Rechtshändigkeit, Rechtsbeinigkeit, Rechtsäugigkeit usw. Aus dieser funktionellen Asymmetrie

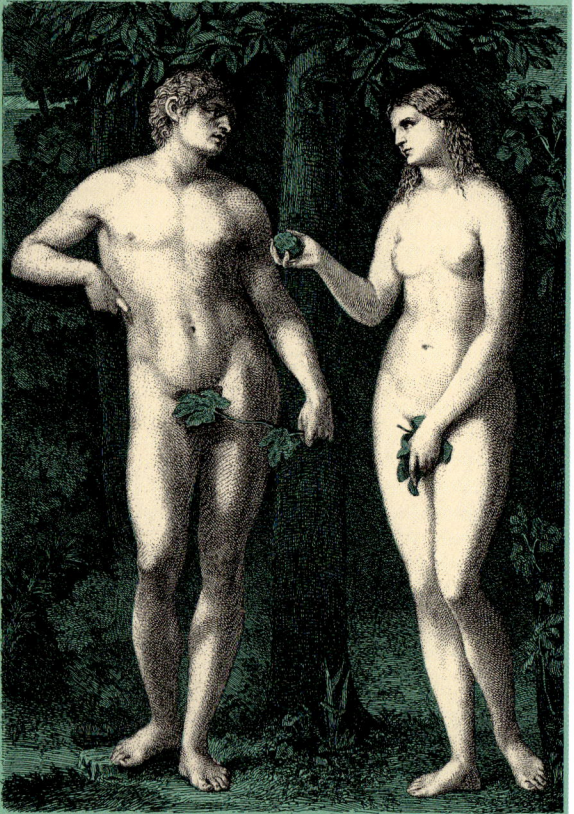

Abb. 114a. Weiblicher und männlicher Körper (Stahlstich des 19. Jahrhunderts nach einem Gemälde von Palma il Vecchio, Venedig 1512). [li4]

folgen nur geringe morphologisch faßbare Seitenunterschiede: Der linke Arm muß beim Rechtshänder meist nicht weniger arbeiten. Er hält z.B. das schwere Werkstück, das mit der rechten Hand bearbeitet wird. Der Rechtsbeiner springt meist mit dem linken Bein ab und mit dem geschickteren rechten Bein auf. Das Abstoßen erfordert mehr Kraft als das Abfedern beim Ankommen.
- *Zufällige Asymmetrien*: Neben diesen im „Bauplan" des Menschen festgelegten Asymmetrien gibt es zahlreiche zufällige Unterschiede der beiden Körperhälften. Am Gesicht läßt sich dies besonders leicht nachweisen. Man fotografiere ein Gesicht von vorn, gewinne vom Film einen seitenrichtigen und einen spiegelverkehrten Abzug und setze dann die beiden „linken" und die beiden „rechten" Gesichtshälften zu je einem neuen Gesicht zusammen. Da man das Gesicht als Gestalt erfaßt, werden selbst kleine Unterschiede der beiden Gesichter deutlich auffallen.

Ärztliche Bedeutung zufälliger Asymmetrien: An sich belanglose Seitenunterschiede können ärztlich wichtig werden, wenn sie Funktionen beeinträchtigen. Ein Unterschied der Armlänge von 3 % beschäftigt höchstens den Schneider. Der gleiche prozentuale Unterschied der Beinlängen bedarf schon orthopädischer Überlegungen: Bei Beinlängen von 100 und 97 cm (von der Fußsohle zur Höhe der Crista iliaca gemessen) steht das Becken (und damit die Ausgangsbasis der Wirbelsäule) schief. Die Wirbelsäule muß seitlich ausweichen und wieder gegenschwingen (Skoliose, #215). Sie wird asymmetrisch belastet und dadurch rascher „abgenutzt".

1 Allgemeine Anatomie, 1.1 Grundbegriffe

■ **Geschlechtsunterschiede der Gestalt** (Dimorphismus, gr. morphé = Gestalt, dis = zweifach; man beachte die Verwechslungsmöglichkeit: lat. dis = zwischen, auseinander, gr. dys = schwierig, miß-, un-, z.B. Dislokation = atypische Lage, Dysfunktion = gestörte Funktion): Auch ohne die Geschlechtsorgane zu sehen, kann man meist ohne Schwierigkeit Mann und Frau erkennen (Abb. 114a). Dies ist nicht nur am kompletten Körper, sondern häufig auch an einzelnen Körperteilen, z.B. am Fuß, der unter einer Decke hervorragt, möglich. Die Kriterien der Geschlechtsunterscheidung sind dabei im einzelnen schwierig zu beschreiben. Wir erfassen das Ganze gestalthaft aufgrund langjähriger Erfahrung. Auch der Arzt wird die Vermännlichung der Züge einer Frau bei Störung des Hormongleichgewichts unmittelbar erfassen, ohne vielleicht die einzelnen Veränderungen angeben zu können. Die auffallendsten Unterschiede im Körperbau der Frau gegenüber jenem des Mannes sind (abgesehen von den Geschlechtsorganen):
• geringere Körperlänge und folglich geringere Organgewichte.
• dickeres Unterhautfettgewebe und damit rundlichere Körperformen.
• breiteres Becken, geringere Schulterbreite.
• größere Brustdrüsen.
• kleinerer Kehlkopf und daher höhere Stimme.
• schwächere Körperbehaarung (Terminalhaare, #195).

Beeinflußbarkeit durch Hormongaben: Die 3 letztgenannten Unterschiede sind durch Hormonzufuhr zu beeinflussen: Beim Mann kann man durch weibliche Geschlechtshormone die Brustdrüse wie bei der Frau entwickeln (eine unerwünschte Nebenwirkung der Hormonbehandlung des Prostatakrebses). Bei der Frau wird durch männliche Hormone die Stimme tiefer, weil der Kehlkopf wächst, z.B. nach dem Klimakterium, wenn die in der Nebennierenrinde der Frau gebildeten Androgene (#479) überwiegen.

■ **Metamerie der Leibeswand**: Metamerie (gr. metá = zwischen, inmitten, nach; méros = Teil) = Gliederung in hintereinander liegende, gleich gebaute Segmente. Die Körper vieler niederer Tiere, z.B. der Bandwürmer, bestehen aus einer Folge gleichartiger Segmente, von denen jedes alle lebenswichtigen Organe enthält. Auch der menschliche Rumpf ist in einem frühen Entwicklungsstadium in einander ähnliche Ursegmente gegliedert. Diese segmentale Gliederung ist im extrauterinen Leben noch sichtbar in:
• der Gliederung der Wirbelsäule.
• dem Bau des Brustkorbs.
• der Nervenversorgung der Haut (Dermatome).
• zahlreichen Rumpfmuskeln (Interkostalmuskeln, kleine Muskeln der Wirbelsäule usw.).

■ **Norm und Variabilität** (lat. norma = Winkelmaß, Richtschnur, Regel; variabilis = veränderlich, varius = mannigfach, bunt, verschiedenartig, wechselnd): Eine Binsenweisheit ist, daß kein Mensch dem anderen gleicht. Dies gilt nicht nur für sein Aussehen, seine Verhaltensweisen oder seine Eiweißzusammensetzung, sondern auch für den feineren anatomischen Bau. Lebewesen werden nicht von einer Maschine in einer festen Form ausgestanzt, sondern müssen sich selbst von kleinsten Anfängen aus einer Zelle zu ihrer endgültigen Gestalt entwickeln. Dabei führen in vielen Teilvorgängen unterschiedliche Wege zum funktionsfähigen Ganzen. Die dadurch zustande kommende Vielfalt fassen wir unter dem Begriff Variabilität zusammen. Die einzelnen Ausgestaltungen kann man nach ihrer Größe, Häufigkeit usw. ordnen und danach Mittelwerte, häufigste Fälle usw. bestimmen.

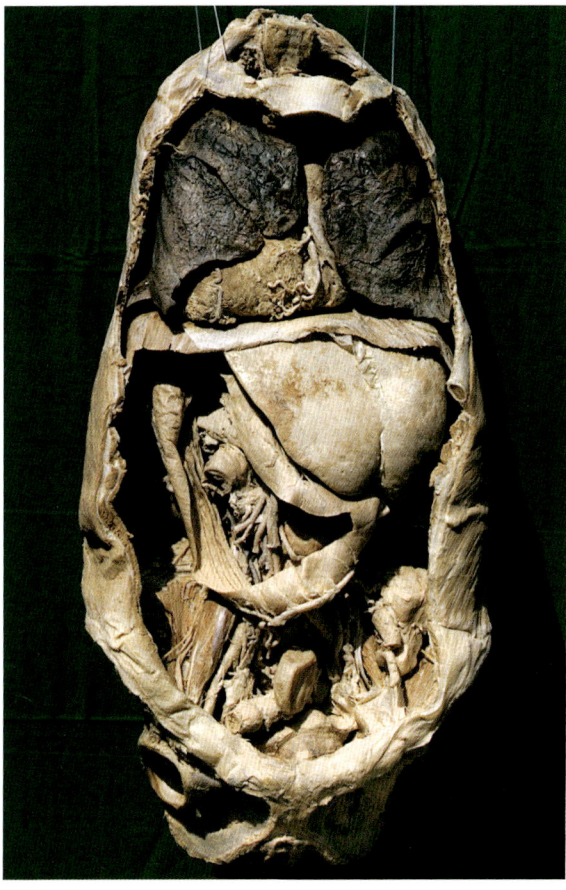

Abb. 114b. Spiegelbildliche Lage aller Brust- und Bauchorgane (Situs inversus totalis) als Beispiel für eine extreme Varietät. Mit dem Herzen auf der rechten und der Leber auf der linken Seite lebt man ebenso gut wie bei korrekter Lage. Gefährlich kann es nur werden, wenn man einem Arzt in die Hände fällt, der nicht an Spielarten der Natur denkt und sich dann, z.B. bei einer Operation, unzweckmäßig verhält. [li5]

Diese bezeichnen wir als Norm. Norm ist in der Anatomie (im Gegensatz etwa zur Ethik) mithin ein statistischer Begriff. In den Lehrbüchern wird meist die Norm dargestellt, also der durchschnittliche oder häufigste Fall („Regelfall"). Stärkere Abweichungen von der Norm nennt man:
• *Varietäten*, wenn sie für den Träger belanglos sind (Abb. 114b).
• *Mißbildungen*, wenn sie die Funktion des Organismus stören.

■ **Körperbautypen**: Kein Mensch entspricht im Körperbau ganz genau einem anderen. Selbst bei den genetisch gleichen eineiigen Zwillingen findet man noch kleine Unterschiede, die allerdings auf den ersten Blick oft nicht zu sehen sind. Trotzdem bestehen aber auffallende Gemeinsamkeiten bei Gruppen von Menschen, wodurch sie sich von anderen abheben.
Dieses Problem hat schon die Maler der Renaissance beschäftigt. Von Albrecht Dürer gibt es „4 Bücher von menschlicher Proportion" (1528), worin er einen breitwüchsigen Typ (7 Kopfhöhen lang) von einem Mitteltyp (8 Kopfhöhen lang) und von einem schmalwüchsigen Typ (10 Kopfhöhen lang) unterscheidet. Seitdem sind fast 5 Jahrhunderte verflossen, in denen immer wieder neue Körperbautypen (Konstitutionstypen) beschrieben wurden (Abb. 114c-e). Die medizinische Bedeutung der Konstitutionstypen wur-

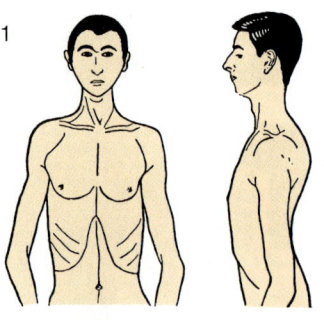

Abb. 114c-e. Konstitutionstypen nach Kretschmer. [v]
1. Schmalwüchsiger Typ (Leptosomer), in ausgeprägter Form Astheniker genannt
2. Athletischer Typ
3. Breitwüchsiger Typ (Eurysomer), in ausgeprägter Form Pykniker genannt

de in der Vergangenheit oft überbewertet. Die meisten Menschen sind Mischtypen, also keinem Körperbautyp eindeutig zuzuordnen.

■ **Gestaltwandel im Laufe des Lebens**: Das Kind ist kein kleiner Erwachsener. Unterschiedliche Aufgaben bedingen einen unterschiedlichen Körperbau.

❶ *Kopf*: Im Kindesalter stehen das Wachstum und das Lernen im Vordergrund. Lernen erfordert ein leistungsfähiges Zentralnervensystem. Das Gehirn erreicht im vierten Lebensjahr praktisch schon seine Endgröße. Der das Gehirn beherbergende Teil des Kopfes kann daher in diesem Alter kaum kleiner sein als beim Erwachsenen. Beim Neugeborenen steht daher am Kopf der Hirnschädel im Vordergrund.
• Im weiteren Lauf der Entwicklung wird der Gesichtsschädel relativ größer, während der Hirnschädel im Wachstum zurückbleibt. Man kann dies am leichtesten an der Lage der Augen verfolgen: Beim Erwachsenen stehen die Augen etwa in der Mitte der Gesamtlänge des Kopfes, beim Neugeborenen deutlich darunter.
• Im Greisenalter ändern sich noch einmal die Proportionen des Kopfes. Die Zähne gehen verloren, und die zahntragenden Teile der Kieferknochen werden abgebaut. Da in unserer Gesellschaft praktisch alle alten Menschen Zahnprothesen tragen, wird diese Proportionsänderung im Alltag kaum sichtbar. Sie fällt aber am Krankenbett um so stärker auf, wenn der Patient sein künstliches Gebiß nicht eingesetzt hat.

❷ *Rumpf*: Die Oberfläche wächst mit der zweiten, das Volumen mit der dritten Potenz von Strecken. Daraus folgt: Der kleine Körper hat eine relativ größere Oberfläche. Viele Stoffwechselvorgänge sind aber stärker von der Oberfläche als vom Gewicht abhängig (Wärmeverluste an der Haut). Die stoffwechselaktiven Organe werden daher beim Kind relativ größer sein müssen als beim Erwachsenen. Sie benötigen damit mehr Platz:
• Der die inneren Organe enthaltende Rumpf ist daher beim Kind relativ breiter und tiefer. Der Sagittaldurchmesser des Brustkorbs ist beim Kleinkind relativ größer als beim Erwachsenen. Die Rippen verlaufen fast horizontal. Im Laufe des Lebens steigen die Rippen immer weiter ab, und der Brustkorb wird flacher.

❸ *Gliedmaßen*: Das Kind braucht für die Gemeinschaft noch keine unmittelbaren Leistungen zu erbringen. Damit können die Extremitäten relativ klein gehalten werden. Sie wachsen allmählich zur Größe beim Erwachsenen heran.

❹ *Gesamtproportion*: Alle genannten Faktoren beeinflussen die Veränderung der Körperproportionen (Abb. 114f). Beim Neugeborenen nimmt der Kopf ¼ der Körperlänge ein, beim Erwachsenen nur etwa 1/8 (große Variabilität). Das bei der Kopflänge verlorene Achtel gewinnen die Beine hinzu: Die Länge des Beins von der Fußsohle zur Symphysis pubica beträgt beim Neugeborenen etwa 3/8, beim Erwachsenen die Hälfte der Körperlänge. Für den Rumpf bleiben also in jedem Alter 3/8 der Körperlänge übrig.

❺ *Fettpolster*: Der Gesamteindruck der menschlichen Gestalt wird auch von der Dicke des Unterhautfettgewebes beeinflußt. Das reife Neugeborene kommt mit reichlich Fettpolstern auf die Welt, die ihm ein rundliches Aussehen verleihen. Das Kind macht dann in der normalen Entwicklung Phasen der Fülle und der Streckung durch, bis sich beim Erwachsenen die Körperform allmählich stabilisiert.

#115 Sterben und Tod

■ **Sterbephasen**: Das Sterben ist ein Vorgang, der sich über Stunden hinzieht. Dabei werden meist 3 Phasen durchlaufen:
❶ Agonie.
❷ Individualtod.
❸ intermediäres Leben.

❶ **Agonie**: Sieht man vom Unfalltod ab, so geht dem Tod meist eine mehr oder weniger lange schwere Krankheit voraus, die den Körper mehr und mehr schwächt. Im Endstadium ist der Patient nicht mehr ansprechbar, und die meisten Lebensvorgänge sind auf das äußerste eingeschränkt. Die Atmung setzt zwischendurch fast völlig aus. Dann folgen wieder einige tiefe Atemzüge (Cheyne-Stokes-Atmung). Sie sind oft mit einem lauten Schnarchen verbunden, das die

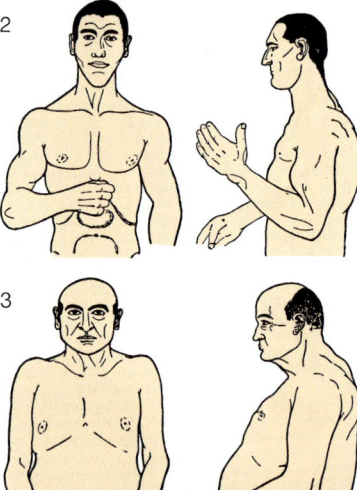

Abb. 114f. Änderung der menschlichen Proportionen während des Wachstums. Ganz links Neugeborenes, ganz rechts Erwachsener, dazwischen die Altersstufen 2, 6 und 12 Jahre. [v]

Angehörigen erschüttert. Der Blutdruck und die Sauerstoffsättigung des Blutes sinken immer weiter ab. Die Haut wird blaß bis bläulich. Dieser Zustand kann sich mitunter über mehrere Tage hinziehen.

❷ **Individualtod**: Irgendwann setzt dann entweder die Herztätigkeit oder die Atmung endgültig aus:
- Herzstillstand: Die Atmung hört nach etwa einer Minute auf.
- Atemstillstand: Das Herz schlägt noch bis zu 5 Minuten weiter.

Etwa 45 Sekunden nach dem Herzstillstand werden die Pupillen weit und starr. Die Körperoberfläche verfärbt sich aschgrau. Dies wird meist zuerst an den Fingernägeln und den Schleimhäuten sichtbar. 3-4 Minuten nach dem Ende der Hirndurchblutung sterben die ersten Nervenzellen. Nach etwa 20 Minuten ist die Gesamtfunktion des Gehirns endgültig aufgehoben (Hirntod).

Todeszeitpunkt: In den Leichenschauschein wird gewöhnlich der Zeitpunkt des Herzstillstands eingetragen. Dies ist eigentlich nicht ganz korrekt, da in den ersten Minuten nach dem Herzstillstand eine „Wiederbelebung" (Reanimation) durchaus möglich ist. Sie hat allerdings nur dann Sinn, wenn der Patient noch eine echte Chance des Weiterlebens hat, z.B. bei einem Unfalltod aus völliger Gesundheit. Die verfügbare Zeitspanne ist jedoch kurz. 5 Minuten nach dem Herzstillstand beginnt schon die ernste Beeinträchtigung des Gehirns. Trotzdem ist der Arzt verpflichtet, Wiederbelebungsmaßnahmen über eine längere Zeitspanne fortzuführen (nicht zuletzt auch, weil eine sehr schwache Herztätigkeit ohne EKG nicht sicher von einem Herzstillstand zu unterscheiden ist).

❸ **Intermediäres Leben**: Mit dem Hirntod sind keinesfalls alle übrigen Organe tot.
- Leber und Niere überleben etwa eine Stunde.
- Die roten Blutkörperchen und die Hornhaut des Auges dürfen noch nach 6-8 Stunden auf andere Menschen übertragen werden.
- Samenzellen können noch nach einem Tag befruchtungsfähig sein.
- An den Oberschenkelmuskeln lassen sich durch Beklopfen bis etwa 2 Stunden nach dem Herzstillstand Kontraktionen auslösen. Mit elektrischer Reizung gelingt es sogar noch länger.
- Am Auge erreicht man über 4-5 Stunden eine Pupillenverengerung oder -erweiterung nach Einträufeln entsprechender Arzneimittel in den Bindehautsack. Spritzt man diese Mittel direkt in die vordere Augenkammer, so kann die Regenbogenhaut (Iris) bis zu 15 Stunden nach dem Herzstillstand reagieren.
- Entgegen der landläufigen Meinung wachsen die Haare nach dem Tode nicht mehr. Wachstum ist ein sehr stoffwechselaktiver Vorgang, der einen hohen Sauerstoffverbrauch bedingt. Die Barthaare treten lediglich stärker hervor, weil die Haut ihren Quellungsdruck (Turgor) verliert.

■ **Definition des Hirntods**: Normalerweise folgt der Hirntod dem Herzstillstand. Ist der Patient jedoch an eine Herz-Lungen-Maschine angeschlossen, so können Kreislauf und Atmung höchstens bei einem Defekt der Maschine ausfallen. Trotzdem kann das Gehirn seine Tätigkeit endgültig einstellen. Mit dem Großhirn stirbt der Mensch als Person, d.h., es erlischt unwiederbringlich die Möglichkeit bewußter Erfahrung und die Fähigkeit zu höheren psychischen Leistungen, wie Denken und Wollen. Dann steht der Arzt vor der bedrückenden Aufgabe, irgendwann die Maschine abzustellen. Voraussetzung dafür ist, daß der Hirntod einwandfrei feststeht. Hinweise geben klinische Zeichen, von denen keines allein beweisend ist, die in ihrer Gesamtheit jedoch einen ernsten Verdacht begründen. Sie müssen zweimal im Abstand von 12 Stunden von 2 Untersuchern festgestellt werden:
- tiefe Bewußtlosigkeit (Koma).
- keine Spontanatmung (Apnoe).
- Lichtstarre beider Pupillen.
- Fehlen des Hornhautreflexes.
- keine Reaktion auf Schmerzreize im Gesicht.
- Fehlen der Rachenreflexe.

Beweisend für den Hirntod sind dann folgende Untersuchungen:
- EEG: Nullinie über 30 Minuten („hirnelektrische Stille").
- Angiographie (Darstellung der Blutgefäße mit Kontrastmittel im Röntgenbild): beidseitiger Stillstand der Hirndurchblutung.

Sonderfall: Bei Säuglingen und Kleinkindern unter 2 Jahren sind wegen der Unreife des Gehirns und dadurch bedingten Unregelmäßigkeiten der Hirntätigkeit die Hirnströme nach 24 Stunden noch einmal abzuleiten.

■ **Reanimation**: Die Reihenfolge von Wiederbelebungsmaßnahmen am Unfallort richtet sich im allgemeinen nach der ABCD-Regel (A = Atemwege freimachen, B = Beatmen, C = Circulation = Kreislauf in Gang bringen, D = Drogen = Arzneimittel geben):

❶ **Atemwege freimachen**: Zunächst sind Mundhöhle und Rachen des Patienten kurz zu besichtigen, um evtl. Fremdkörper und Prothesen zu entfernen sowie Erbrochenes mit einem Taschentuch auszuwischen. Der Atemweg ist häufig durch die zurückgesunkene Zunge verlegt. Oft genügt es, den Kopf zu überstrecken (zum Nacken zu beugen), um die Atmung wieder in Gang zu bringen.
- Der Patient muß auf dem Rücken liegen. Dann wird eine Hand unter den Nacken geschoben und der Hals angehoben. Die andere liegt auf der Stirn und drückt den Kopf nach hinten.
- Als nächstes zieht man den Unterkiefer nach vorn, indem man ihn mit den Fingern hinter dem Kieferwinkel faßt (Esmarch-Handgriff). Beginnt der Patient nicht zu atmen, so folgt:

❷ **Atemspende**: Beatmet wird „Mund-zu-Mund" oder „Mund-zu-Nase". Bei der Atmung wird nur etwa ein Fünftel des Sauerstoffs aus der Atemluft entnommen. Die Ausatemluft enthält immer noch etwa 16 % Sauerstoff. Dies reicht für den bewußtlosen Patienten aus.
- Man atmet tief ein und bläst dann dem Patienten die Luft in den Mund oder die Nase. Die Beatmung ist richtig, wenn sich dabei der Brustkorb des Patienten hebt. Ist dies nicht der Fall, so hat man z.B. vergessen, die Nasenlöcher des Patienten zuzudrücken, wenn man die Luft in den Mund bläst, oder hat mit den Lippen nicht richtig abgedichtet.
- Zur Minderung der eigenen Gefährdung durch Infektionskrankheiten des Patienten sollte man vor Beginn der Atemspende ein Taschentuch auf das Gesicht des Patienten legen.
- Nachdem man etwa zweimal beatmet hat, ist zu prüfen, ob das Herz schlägt (am einfachsten tastet man den Puls der Halsarterie, #772, oder der Oberschenkelarterie, #923). Wenn nicht, folgt:

❸ **Äußere Herzmassage** (Abb. 115a + b): Das Herz füllt die Brusthöhle zwischen der unteren Hälfte des Sternums und der Wirbelsäule. Drückt man die untere Brustbeinhälfte mit beiden übereinander gelegten Händen etwa 4-5 cm gegen die Wirbelsäule, so wird dabei das Herz ausgepreßt und Blut in Umlauf gebracht. Macht man dies im Rhythmus der normalen Herztätigkeit (etwa 60-80mal pro Minute), so kann man etwa $\frac{1}{3}$ der normalen Kreislaufleistung des Herzens erzielen. Dieses Drittel kann jedoch ausreichen, das Gehirn am Leben zu erhalten.
- Die Herzmassage ist wirksam, wenn man den durch sie erzeugten Puls an der Hals- oder Oberschenkelarterie tasten kann.

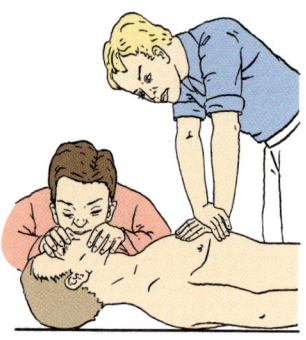
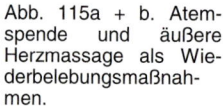

Abb. 115a + b. Atemspende und äußere Herzmassage als Wiederbelebungsmaßnahmen.
• Oben: Stellung der Helfer. *[gö]*
• Unten: Das Herz nimmt fast den ganzen Raum zwischen Sternum und Wirbelsäule ein. Druck auf den Brustkorb von vorn muß daher das Herz zusammenpressen. Da die Herzklappen rein passiv funktionieren, kommt eine gerichtete Blutströmung zustande (#366). *[sc7]*

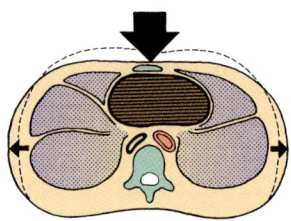

• Arbeiten 2 Helfer zusammen, so wird einer die Herzmassage und einer die Beatmung übernehmen. Dabei sollte auf 5 Herzmassagen eine Atemspende folgen. Ein Helfer allein kann nicht gleichzeitig beatmen und den Brustkorb zusammenpressen. Er sollte dann nach jeweils 15 Brustkorbstößen zweimal schnell beatmen.
• Bei *Kindern* darf man die äußere Herzmassage natürlich nicht mit dem Kraftaufwand wie bei Erwachsenen ausführen. Beim Säugling genügt schon der Druck zweier Finger.

❹ Diese Wiederbelebungsmaßnahmen sind pausenlos bis zum Wiedereinsetzen der Atmung bzw. des Herzschlags des Patienten fortzuführen. Dann ist sofort damit aufzuhören, da man keinesfalls gegen den natürlichen Herzschlag arbeiten darf. Die erfolgreiche Wiederbelebung erkennt man an:
• der rosigen Hautfarbe.
• dem tastbaren spontanen Puls (am einfachsten an der Halsarterie).
• den engeren Pupillen und dem wieder auslösbaren Pupillenreflex (#684).
Nehmen Herz und Atmung des Patienten ihre natürliche Tätigkeit innerhalb einer Stunde nicht wieder auf und ist ein Transport in eine Klinik nicht abzusehen, so kann man den Wiederbelebungsversuch als erfolglos abbrechen.

❺ *Präkordialer Faustschlag*: Erlebt man den Augenblick des Herzstillstandes des Patienten mit, so hilft innerhalb einer Minute manchmal ein kräftiger Schlag auf die Brustwand in der Herzgegend, um ein Kammerflimmern zu beseitigen.

■ **Veränderungen des Körpers nach dem Tode**: Schon während des intermediären Lebens beginnen folgende Vorgänge (Tab. 115):
❶ Abkühlung des Körpers.
❷ Auftreten von Totenflecken.
❸ Totenstarre.
❹ Fäulnis.

❶ **Abkühlung**: Die gleichbleibende Körpertemperatur des lebenden Menschen wird durch aktive Stoffwechselvorgänge und Energietransport (Kreislauf) gesichert. Nach deren Aufhören gleicht sich die Körpertemperatur allmählich der Umgebungstemperatur an. Dies führt in Mitteleuropa regelmäßig zu einer Abkühlung des Körpers. Sie geht um so rascher vor sich, je größer die Temperaturdifferenz zur Umgebung ist, und hängt auch von der Bekleidung oder Bedeckung der Leiche ab. Als ganz grober Anhalt kann ein Temperaturabfall von 1° C pro Stunde in Innenräumen gelten.

❷ **Totenflecken**: Nach dem Stillstand des Kreislaufs sinkt das Blut entsprechend der Schwerkraft nach unten. Die unten liegenden Teile der Leiche sind blutreich, die oben liegenden blutarm. Die Haut verfärbt sich daher an den unten liegenden Körperbereichen dunkelrötlich. Sie bleibt jedoch blaß an Stellen, an denen Knochen auf die Haut drücken oder auf denen das Gewicht des Körpers lastet (z.B. Kleiderfalten). Dort werden die Kapillaren zusammengepreßt und können kein Blut aufnehmen.
• Die ersten Totenflecken treten bereits in der ersten Stunde nach dem Tode auf. Nach 6-12 Stunden sind sie voll ausgebildet.
• Das Blut gerinnt nicht. Deshalb kann man die Totenflecken zunächst noch wegdrücken. Wendet man die Leiche, so verschwinden die Totenflecken an den ursprünglichen Stellen und bilden sich an den jetzt unten liegenden Körperstellen aus. Diese Umlagerungsfähigkeit der Totenflecken endet nach etwa 12 Stunden: Das Blut wird durch Übertreten von Wasser in die umliegenden Gewebe eingedickt und damit zähflüssig. Die Totenflecke sind jedoch noch 1-3 Tage wegdrückbar.

❸ **Totenstarre**: Beim Anspannen von Muskeln gleiten in den Muskelzellen Eiweißfäden (aus den kontraktilen Proteinen Myosin und Actin) aneinander vorbei. Zum Erschlaffen des Muskels müssen sie sich wieder voneinander lösen. Dies erfordert den Einsatz von Energie. Sie wird aus Adenosintriphosphat (ATP) gewonnen. Nach dem Tode wird ATP nicht wiederaufgebaut. Sinkt der ATP-Gehalt unter 85 % des Normalwertes, so verharrt der Muskel im kontrahierten Zustand. Der Muskel kann sich bei der Leiche aufgrund eines äußeren oder inneren Reizes zwar noch zusammenziehen, dann aber nicht mehr entspannen.
• Etwa 1-2 Stunden nach dem Tod geraten die ersten Muskeln in den Starrezustand. Nach etwa 6-12 Stunden ist die gesamte Muskulatur starr.
• Die Totenstarre beginnt sich nach 1½-2 Tagen wieder zu lösen, wenn Auflösungs- und Fäulnisvorgänge im Körper die Muskeleiweiße verändern. Die Totenstarre läßt sich auch mit Gewalt lösen. Sie kehrt jedoch innerhalb der ersten Stunden nach dem Tode zurück, solange noch nicht alle Muskelfasern erstarrt waren. Ein erstarrter Muskel, dessen Starre mechanisch gelöst wurde, kehrt nicht wieder in die Starre zurück.

❹ **Fäulnis**: Mit dem Tode enden allmählich die Abwehrvorgänge. Bakterien breiten sich im Körper aus. Sie stammen hauptsächlich aus dem Darm. Sie zersetzen die Körpergewebe unter Bildung von Fäulnisgasen (u.a. Schwefelwasserstoff, Ammoniak, Methan):
• Auftreibung des Körpers.
• Grünliche Verfärbung der Haut, besonders des Unterbauchs. Aus dem roten Hämoglobin entsteht das grünliche Verdoglobin (Sulfhämoglobin).
• Durchschlagen der Venennetze: Die Bakterien breiten sich besonders schnell in den Venen aus. Durch den Druck der Fäulnisgase wird Blut durch die Venenwand gepreßt. Die Hautvenen werden dadurch deutlich sichtbar.

- Schaumorgane: Die inneren Organe werden von Gasbläschen durchsetzt und sind kaum noch von der Lunge zu unterscheiden.

Tab. 115. Sichere Todeszeichen
- *Totenflecken*: Beginn nach 1 h, vollständig nach 6-12 h, umlagerbar über 12 h, wegdrückbar 1-3 d
- *Totenstarre*: Beginn nach 2 h, vollständig nach 6-12 h, Lösung temperaturabhängig nach 36-48 h (18-20° C)
- *Fäulnis*: Verfärbung Unterbauch, Durchschlagen der Venen, Schaumorgane

Die Veränderungen des Körpers nach dem Tode werden im klinischen Studium sehr eingehend in der Rechtsmedizin und in der Pathologie erörtert. Der Interessierte findet daher in Lehrbüchern dieser Fächer ausführliche Darstellungen.

■ **Der Tod als Grenzsituation**: Nach soviel nüchterner Betrachtung sollte man auch als Arzt die existentiellen Aspekte des Todes nicht verdrängen und doch wenigstens hin und wieder darüber nachdenken, daß für den Patienten das Sterben mehr ist als nur ein biochemischer Prozeß. Zu schnell wird für viele Ärzte die Betreuung Sterbender zur Routine. Daher mag ein längeres Zitat aus Rainer Maria Rilkes „Die Aufzeichnungen des Malte Laurids Brigge" (entstanden 1904-1910, Insel Verlag) über das berühmte Pariser Krankenhaus Hôtel Dieu ein wenig zum Nachdenken anregen:
„Dieses ausgezeichnete Hôtel ist sehr alt, schon zu König Chlodwigs Zeiten starb man darin in einigen Betten. Jetzt wird in 559 Betten gestorben. Natürlich fabrikmäßig. Bei so enormer Produktion ist der einzelne Tod nicht so gut ausgeführt, aber darauf kommt es auch nicht an. Die Masse macht es. Wer gibt heute noch etwas für einen gut ausgearbeiteten Tod? Niemand. Sogar die Reichen, die es sich doch leisten könnten, ausführlich zu sterben, fangen an, nachlässig und gleichgültig zu werden; der Wunsch, einen eigenen Tod zu haben, wird immer seltener. Eine Weile noch, und er wird ebenso selten sein wie ein eigenes Leben. Gott, das ist alles da. Man kommt, man findet ein Leben, fertig, man hat es nur anzuziehen. Man will gehen oder man ist dazu gezwungen: nun, keine Anstrengung: Voilà votre mort, monsieur. Man stirbt, wie es gerade kommt; man stirbt den Tod, der zu der Krankheit gehört, den man hat (denn seit man alle Krankheiten kennt, weiß man auch, daß die verschiedenen letalen Abschlüsse zu den Krankheiten gehören und nicht zu den Menschen; und der Kranke hat sozusagen nichts zu tun).
In den Sanatorien, wo ja so gern und mit so viel Dankbarkeit gegen Ärzte und Schwestern gestorben wird, stirbt man einen von den an der Anstalt angestellten Toden; das wird gerne gesehen. Wenn man aber zu Hause stirbt, ist es natürlich, jenen höflichen Tod der guten Kreise zu wählen, mit dem gleichsam das Begräbnis erster Klasse schon anfängt und die ganze Folge seiner wunderschönen Gebräuche. Da stehen dann die Armen vor so einem Haus und sehen sich satt. Ihr Tod ist natürlich banal, ohne alle Umstände. Sie sind froh, wenn sie einen finden der ungefähr paßt. Zu weit darf er sein: man wächst immer noch ein bißchen. Nur wenn er nicht zugeht über der Brust oder würgt, dann hat es seine Not."

1.2 Zelle und Gewebe

#121 Zelle: Begriff, Größe, Sichtbarkeit im Mikroskop
#122 Zell-Leib (Cytoplasma), Zellmembran, Zellorganellen, Zellskelett, Zellfortsätze, Zellverbindungen
#123 Zellkern, Chromosomen, Zellteilung, Zellzyklus, Mitose, *Anomalien der Chromosomenzahl*, Meiose
#124 Epithelgewebe, Vorkommen einzelner Epithelarten
#125 Bindegewebe: Gliederung, Mesenchym, kollagenes, retikuläres und elastisches Bindegewebe
#126 Fettgewebe, Baufett, Speicherfett, *Fettsucht*
#127 Stützgewebe: Knorpelgewebe, Knochengewebe
#128 Skelettmuskelgewebe, glattes Muskelgewebe
#129 Nervengewebe, Nervenzellen, Gliazellen
⇒ #131 Knochengewebe und Knochen
⇒ #137 Skelettmuskel
⇒ #151-159 Blutzellen
⇒ #164-165 Lymphozyten
⇒ #172 Arten von Drüsen
⇒ #175 Schleimhaut
⇒ #182-185 Nervenzellkörper, Rezeptoren, Sinneszellen, Nervenfasern, Markscheide
⇒ #188 Synapsen
⇒ #192 Hautschichten
⇒ #711 Zahnhartgewebe

#121 Zelle (Cellula)

■ **Begriff**: Die Zelle ist der Grundbaustein aller Lebewesen. Nimmt man den Begriff „Baustein" wörtlich, so kann man die Zellen mit den Ziegeln eines Hauses vergleichen. So wie es (nach Ausgangsmaterial und Größe) sehr verschiedenartige Ziegel gibt, so sind auch die Zellen je nach ihrer Aufgabe in ihrem Feinbau und ihrer Größe recht unterschiedlich.
- Der Begriff „Zelle" ist vom lateinischen cellula = Kämmerchen abgeleitet. Diese Bezeichnung wurde erstmals im 17. Jahrhundert gebraucht, als man mit den damals noch recht primitiven Mikroskopen kleine Hohlräume in Pflanzen bemerkte. Bei der Pflanzenzelle liegt der Vergleich mit einem „Kämmerchen" nahe. Sie besitzt im Gegensatz zur Tierzelle eine feste Zellwand.
- Erst als man im 19. Jahrhundert den Zellkern entdeckt hatte, wurde der Zellbegriff im heutigen Sinne entwickelt. Die klassische Definition der Zelle (1861) lautet: „ein mit den Eigenschaften des Lebens begabtes Klümpchen von Protoplasma, in welchem ein Kern liegt".

■ **Größe**: Die meisten Zellen des menschlichen Körpers haben Durchmesser im Größenbereich zwischen 7 und 20 µm (µm = Mikrometer; 1 µm = 1/1000 mm).
- Die größten menschlichen Zellen, z.B. Eizelle (Ovozyt), Knochenmarkriesenzelle (Megakaryozyt), Riesenpyramidenzelle (im Großhirn), sind mit einem Durchmesser von 0,10-0,12 mm gerade noch mit dem freien Auge sichtbar. Von der Zelle ausgehende Fortsätze können allerdings bis über einen Meter lang sein, z.B. die Axone von Spinalnervenzellen.
- Die Zellgröße ist nicht von der Körpergröße eines Menschen abhängig: größere Menschen haben nicht größere, sondern mehr Zellen. Die Gesamtzahl der Zellen eines Menschen liegt in der Größenordnung von 10^{13}-10^{14}, etwa die Hälfte davon entfällt auf die roten Blutkörperchen (Erythrozyten).

■ **Sichtbarkeit im Mikroskop**:
- Um die Zellen und ihre Bausteine im *Lichtmikroskop* gut sichtbar zu machen, werden mit dem Mikrotom (gr. mikrós = klein, tomé = Schnitt) hauchdünne Schnitte von wenigen Mikrometern Dicke mit bestimmten Farbstoffen angefärbt. Aufgrund der verschiedenen chemischen Zusammensetzung

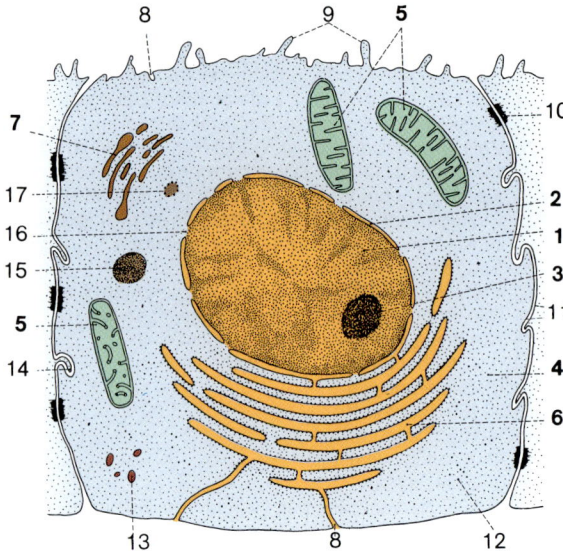

Abb. 121. Elektronenmikroskopisches Zellschema. [wa]

1 Nucleus	10 Desmosom
2 Nucleolemma	(Macula adherens)
3 Nucleolus	11 Zwischenzellraum
4 Cytoplasma	(Spatium intercellulare)
5 Mitochondrion	12 Freies Ribosom
6 Rauhes (granuliertes) endoplasmatisches Retikulum (Reticulum endoplasmicum granulosum)	13 Bläschen im Cytoplasma (Vesicula cytoplasmica)
	14 Fingerförmige Verzahnung der Zellmembranen (Junctio intercellularis digitiformis)
7 Golgi-Apparat (Complexus golgiensis)	15 Zellorganellen und Zelleinschlüsse (diverse)
8 Einstülpung der Zellmembran (Invaginatio cellularis)	16 Kernpore (Porus nuclearis)
	17 Zentralkörperchen (Centriolum)
9 Microvillus	

von Zellkern, Cytoplasma und Zellorganellen färben sich diese mit unterschiedlichen Farbstoffen an.
- Die Grenze der Detailerkennbarkeit im Lichtmikroskop liegt bei etwa 0,1 μm. Diese Grenze ist erstens durch den Abstand der lichtempfindlichen Zellen in der menschlichen Netzhaut, zweitens durch die Wellenlänge des sichtbaren Lichts bedingt. Da man an beiden nichts ändern kann, hat es auch keinen Zweck, mit dem Lichtmikroskop stärker als etwa 2000fach zu vergrößern (obwohl dies theoretisch möglich wäre).
- Will man feinere Einzelheiten unterscheiden, so muß man anstelle des sichtbaren Lichts Strahlen von kleinerer Wellenlänge verwenden. Dies geschieht im *Elektronenmikroskop* (Abb. 121). Mit ihm erreicht man Vergrößerungen bis 1,5millionenfach. Die Grenze der Detailerkennbarkeit im Elektronenmikroskop liegt bei etwa 1 nm (nm = Nanometer; 1nm = 0,001 μm = 0,000 001 mm). Nachteil des Elektronenmikroskops ist der große Arbeitsaufwand, der mit der Gewinnung eines Bildes verbunden ist: Das Präparat muß dünner als 0,0001 mm sein. Man muß im Vakuum arbeiten usw.

■ **Zellbestandteile**: Die Zelle besteht aus dem Zell-Leib (*Cytoplasma*, gr. kýtos = Höhlung, plásma = das Gebildete) und dem Zellkern (*Nucleus*, lat. nucleus = Kern). Es gibt auch Zellen ohne Kern, die reifen roten Blutkörperchen (Erythrozyten). Sie gehen jedoch aus kernhaltigen Vorstufen hervor und sind nur begrenzte Zeit (etwa 4 Monate) lebensfähig.

#122 Cytoplasma (Zell-Leib)

Mit der Zellenlehre ging es ähnlich wie mit der Atomlehre. So wie man in dem ursprünglich für unteilbar gehaltenen Atom eine ganze Reihe von „Atomteilchen" entdeckte, so hat man innerhalb des Cytoplasma wieder winzige „Organe" gefunden, die man „Zellorganellen" nennt (Tab. 122).

Tab. 122. Bestandteile des Cytoplasma
❶ *Zellmembran* (Plasmalemma)
❷ *Grundplasma*
❸ *Zellorganellen*:   • Mitochondrion   • Ribosom   • rauhes (granuliertes) endoplasmatisches Retikulum   • glattes (ungranuliertes) endoplasmatisches Retikulum   • Golgi-Apparat   • Lysosom   • Peroxisom   • Ringlamelle   • Cytocentrum
❹ *Zelleinschlüsse*:   • Zellskelett: Mikrotubuli, Mikrofilamente   • Bläschen (mit Sekreten, Farbstoffen, Fett, Abbauprodukten)   • in manchen Zellen spezielle Fäserchen (Myofibrillen, Neurofibrillen)
❺ *Verbindungskomplexe* (zu Nachbarzellen):   • Haftverbindung (Desmosom)   • undurchlässige Verbindung (tight junction)   • kommunizierende Verbindung (gap junction)

■ **Zellmembran** (*Plasmalemma*, gr. lémma = Rinde): Membranen umgeben die Zelle als Ganzes und grenzen im Innern der Zelle Kompartimente ab. Nahezu alle Membranen im Inneren und an der Oberfläche der Zelle folgen dem gleichen Dreischichtenbau (man spricht daher auch von „Elementarmembran" oder „Einheitsmembran"): Zwischen 2 im Elektronenmikroskop dunklen Lamellen (hydrophil) liegt eine helle Zwischenschicht (hydrophob). Die Hauptbestandteile (Phospholipide und Proteine) sind nicht starr eingebaut, sondern beweglich und können sich nach funktionellen Bedürfnissen neu anordnen („Flüssigmosaikmodell", Einzelheiten siehe Lehrbücher der Biochemie). Die meisten Membranen sind etwa 8 nm dick. Aufgaben:
- *Diffusionsbarriere*: Sie grenzen Stoffwechselkompartimente gegeneinander ab und steuern Ein- und Austritt von Stoffen in bzw. aus der Zelle.
- *Bläschentransport*: Manche Stoffe, z.B. Drüsensekrete, werden innerhalb der Zelle in membranumhüllten Bläschen transportiert. Die Zelle schützt sich z.B. so vor den in ihr erzeugten Verdauungsenzymen.
- *Zellerkennung*: Die äußere Zellmembran enthält besondere Kennzeichen, wodurch Abwehrzellen eine Zelle als körpereigen oder fremd erkennen.
- *Zellverbindungen*: s.u.

■ **Zellorganellen** (Abb. 122a-c):
❶ **Mitochondrien**: Sie sind die größten Zellorganellen (Länge 1-10 μm) und enthalten die Enzyme für die Verbrennungsvorgänge in der Zelle, durch die Energie gewon-

1 Allgemeine Anatomie, 1.2 Zelle und Gewebe

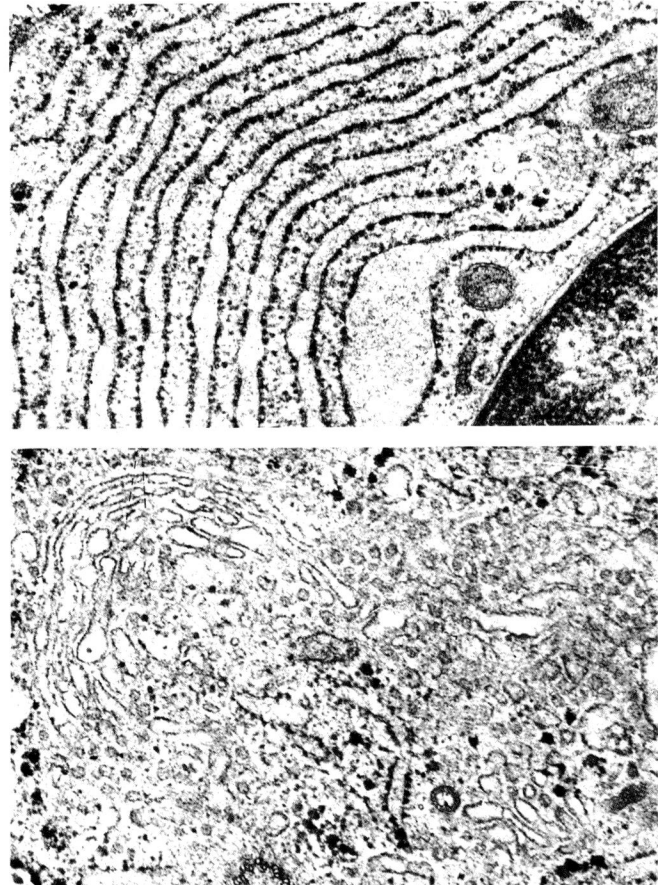
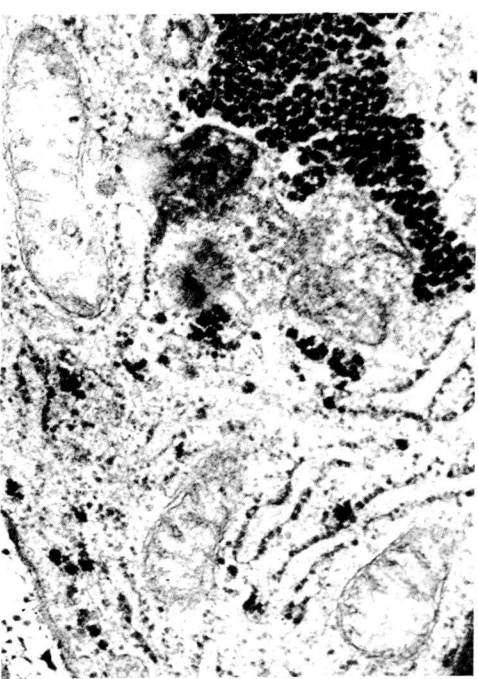

Abb. 122a-c. Zellorganellen einer Knorpelzelle im elektronenmikroskopischen Bild. *[he5]*
- Links oben: rauhes (granuliertes) endoplasmatisches Retikulum. Vergrößerung etwa 25 000fach.
- Links unten: Golgi-Apparat. Vergrößerung etwa 25 000fach.
- Rechts: Mitochondrien. Vergrößerung etwa 40 000fach.

nen wird (Einzelheiten siehe Biochemie). Sie sind damit für den Betriebsstoffwechsel der Zelle unentbehrlich. Sie kommen in allen Zellen, ausgenommen den reifen Erythrozyten, vor. Aufgebaut sind sie aus einem komplizierten Membransystem. Danach unterscheidet man 3 Typen:
- Cristatyp (häufigster Typ),
- Vesiculatyp,
- Tubulustyp (in steroidsezernierenden Zellen).

Mitochondrien haben eine Sonderstellung unter den Zellorganellen: Sie sind weitgehend autonom. Sie leben nach Art einer Symbiose innerhalb der Zelle (wenige bis über tausend). Sie werden nur von der Eizelle weitergegeben und vermehren sich durch Querteilung.

❷ **Ribosomen**: Alle Zellen müssen ihren eigenen Zellkörper erhalten. Sie müssen dazu ständig Eiweiß (Proteine) herstellen, um verbrauchte Zellbestandteile zu ersetzen. Dies geschieht in den Ribosomen. Ein Teil von ihnen ist als feine Körnchen (15-20 nm) im Cytoplasma verteilt, der andere Teil liegt den Membranen des endoplasmatischen Retikulums an und bedingt dessen „rauhes" Aussehen.

❸ **Endoplasmatisches Retikulum**: Ein System von membranumhüllten Lamellen, Säckchen und Schläuchen, dessen intermembranöser Raum stellenweise zu Zisternen erweitert ist. Es kommt in 2 Formen vor:
- *rauhes (granuläres) endoplasmatisches Retikulum*: mit Ribosomen besetzt. Diese synthetisieren Proteine, die in die Zisternen abgegeben und als membranumhüllte Bläschen abgeschnürt werden. Es bildet ferner die Lysosomen und Peroxisomen.
- *glattes (agranuläres) endoplasmatisches Retikulum*: ohne Ribosomen. In ihm werden z.B. Steroidhormone synthetisiert. Im Darmepithel speichert es Fett. In der Leber finden in ihm Entgiftungsprozesse und die Gluconeogenese statt. In den Muskelzellen steuert es als „sarkoplasmatisches Retikulum" den Calciumstoffwechsel.

❹ **Golgi-Apparat** (gesprochen „Gol-dschi", Camillo Golgi, 1844-1926, italienischer Anatom, Nobelpreis 1906): Felder von 3-10 schüsselförmigen flachen Säckchen. Der Golgi-Apparat liefert den Kohlenhydratanteil der Glycoproteine und Proteoglycane und baut Membranen auf.

❺ **Lysosomen** (gr. lýein = lösen, sóma = Körper): Diese runden bis ovalen, meist 200-500 nm dicken Organellen sind gewissermaßen die Verdauungsorgane der Zelle. Sie enthalten je nach Zellart etwa 60 verschiedene Enzyme. Von der Zelle aufgenommene Stoffe werden mit einer Membran umhüllt (Endozytose). Dieses Bläschen verschmilzt mit einem Lysosom, und die Enzyme werden aktiviert. Das Lysosom wird dadurch zum *Phagosom* (gr. phageín = essen). Nicht mehr aktive Phagosomen, die mit nicht weiter abbaubarem Material angefüllt sind, nennt man *Residualkörperchen*.

❻ **Peroxisomen**: Sie bilden Wasserstoffperoxid (H_2O_2), das in Leber und Niere bei bestimmten Entgiftungsreaktionen verwendet wird.

❼ **Cytocentrum**: Es besteht aus 2 Zentriolen und dient als Ankerpunkt für das Zellskelett. Bei der Zellteilung sind die Zentriolen die Ausgangspunkte der Teilungsspindel. Ein Zentriol ist ein Hohlzylinder aus 9x3 Mikrotubuli.

■ **Zellskelett**: So wie das Skelett dem Körper Form gibt, erhält auch die einzelne Zelle durch ein System feiner Röhrchen (*Mikrotubuli*) und Fäden (*Mikrofilamente*) ihre charakteristische Gestalt. Durch Umbau des Zellskeletts kann die Zelle ihre Gestalt ändern.

■ **Zellfortsätze:** Viele Zellen an der Oberfläche von Schleimhäuten tragen feine Fortsätze. Man könnte sie etwa dem Haar auf dem Kopf vergleichen, jedoch sind die Zellen und ihre Fortsätze nur etwa ein Zwanzigtausendstel so groß wie der Kopf. Manche Menschen ziehen einen Bürstenhaarschnitt vor, andere wallendes langes Haar. Ähnlich gibt es kurze und lange Zellfortsätze. Wichtiger als die Länge ist jedoch die aktive Beweglichkeit:
• Die meisten Fortsätze sind unbeweglich und kurz (etwa 2 µm). Es sind Ausstülpungen der äußeren Zellmembran, um die Oberfläche zu vergrößern. Sie liegen meist dicht aneinander (bis zu 3000 an einer Zelle). Die Zelloberfläche sieht dann wie eine Bürste aus (daher der Name *Bürstensaum* oder *Bürstenbesatz*). Man vergleicht diese Fortsätze auch mit den Darmzotten (Villi) und nennt sie deshalb *Mikrovilli* (Mikrozotten). Sehr lange Mikrovilli („Stereozilien") findet man im Nebenhodengang.
• Aktiv bewegliche Zellfortsätze nennt man *Flimmerhaare* (Wimpern, Zilien). Bei Lebendbeobachtung im Mikroskop sieht ihr Schlag aus wie das Wogen eines Getreidefeldes. Mit ihrem Schlag befördern sie z.B. in den Atemwegen Staubteilchen, um die Schleimhaut zu reinigen. Sie sind 2-20 µm lang und bestehen aus einem Achsenfaden und einem Basalkörperchen, die beide aus Mikrotubulussystemen aufgebaut sind. Die *Geißel* der Samenzelle ist eine sehr lange Zilie.

■ **Stoffaufnahme und Stoffaustausch**:
❶ *Passiv*: Niedermolekulare Stoffe können durch die Zellmembran entsprechend den Konzentrationsgefällen hindurch diffundieren.
❷ *Aktiv*:
• Um Konzentrationsunterschiede niedermolekularer Stoffe, z.B. Ionen, aufrechtzuerhalten, setzt die Zelle *Pumpmechanismen* ein, z.B. Natrium-Kalium-Pumpe.
• *Phagozytose* (Fremdkörperaufnahme): Manche Zellen, z.B. weiße Blutkörperchen, können außerhalb der Zelle liegende Fremdkörper, z.B. Bakterien, umfließen und so in das Zellinnere bringen. Dort verschmilzt dieses membranumschlossene Bläschen mit einem Lysosom. Mit Hilfe der Lysosomenenzyme wird der Fremdkörper abgebaut. Unverdauliche Anteile werden auf dem umgekehrten Weg wieder über ein Bläschen aus der Zelle geschleust (*Exozytose*).
• *Mikropinozytose*: Auch Flüssigkeiten können als kleine Bläschen in das Zellinnere gelangen. Dort kann die umhüllende Membran aufgelöst und der Bläscheninhalt in das Grundplasma aufgenommen werden. Oder mehrere Bläschen fließen zu einem größeren Bläschen zusammen, in welchem der Inhalt gespeichert wird.
• *Transzytose*: In Form von Bläschen können auch Stoffe durch die Zelle geschleust werden: Die durch Mikropinozytose in die Zelle gelangten Flüssigkeitsbläschen durchqueren diese und werden auf der anderen Seite wieder unverändert ausgeschieden (Abb. 122d). Dieser Transportweg

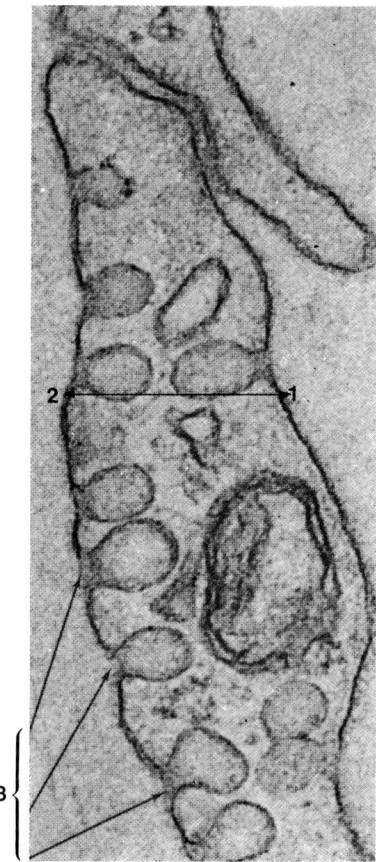

Abb. 122d. Bläschentransport durch eine Endothelzelle. Vergrößerung etwa 100 000fach. *[fa]*
1 Lichtung der Kapillare
2 Perivaskulärer Raum
3 Mikropinozytosebläschen

dient höhermolekularen Stoffen. Sie können die Zellmembran nicht ungehindert passieren. Eiweiße werden so durch die Kapillarwände oder das Darmepithel transportiert.

■ **Zellverbindungen**: Viele Zellen, z.B. Epithelzellen, liegen in Verbänden dicht nebeneinander. Ihre äußeren Zellmembranen können dabei einfach aneinander liegen oder durch spezielle Verbindungskomplexe miteinander verbunden sein:

❶ **Einfache Zellverbindung**: Der Zusammenhalt kann durch Vergrößerung der Kontaktfläche verbessert werden, z.B. gezähnte oder fingerförmige Verbindung.

❷ **Verbindungskomplexe**:
• Haftverbindung (Macula adherens = *Desmosom*, lat. adhaerere = anhaften, gr. desmós = Band, sóma = Körper): Die Zellmembranen sind an der scheibchenförmigen Kontaktstelle (0,3-0,5 µm) von einer dichten Haftplatte unterlagert, in der die Tonofibrillen des Zellskeletts verankert sind. Der Zwischenzellspalt ist im Bereich des Desmosoms erweitert und von feinen Filamenten durchzogen.
• Undurchlässige Verbindung (Zonula occludens = *tight junction*, lat. occludere = verschließen): Die Zellmembranen benachbarter Zellen sind miteinander verschmolzen. Der Zwischenzellspalt ist unterbrochen. Auf diese Weise wird z.B. das Eindringen von Verdauungssäften zwischen die Zellen der Darmwand verhindert.
• Kommunizierende Verbindung (Macula communicans = Nexus = *gap junction*, lat. nectere = verflechten): Die Zellmembranen der Nachbarzellen sind durch Kanälchen von 1-2 nm

1 Allgemeine Anatomie, 1.2 Zelle und Gewebe

Weite unterbrochen, durch die das Cytoplasma verbunden ist. Die Kanälchen gestatten den Übertritt von Ionen und kleinen Molekülen. Damit ist auch die Übergabe von Informationen möglich (elektrische Synapse, #188).

#123 Zellkern (Nucleus) und Zellteilung

■ **Zellkern** (Nucleus, Abb. 123a):

❶ Aufgaben: Jeder Zellkern (nicht nur die Zellkerne der Keimzellen!) enthält die gesamten Erbanlagen eines Individuums in Form von DNA (Desoxyribonucleinsäure) in den Chromosomen. Er steuert damit
• die Funktion der Zelle, z.B. durch die Synthese von Messenger-RNA, Transfer-RNA und ribosomaler RNA (siehe Lehrbücher der Biochemie).
• die Weitergabe der Erbanlagen bei der Zellteilung.

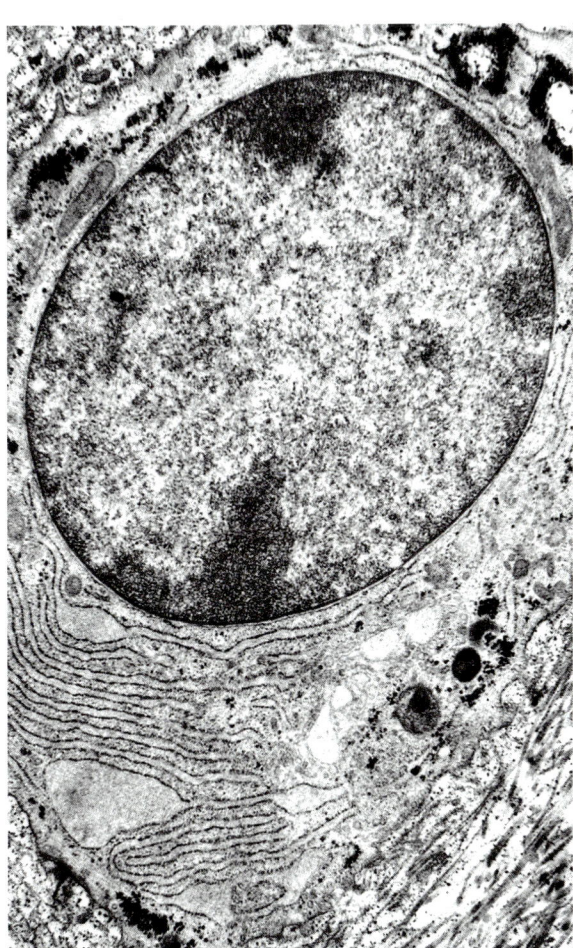

Abb. 123a. Zellkern und Teile des Cytoplasma einer Knorpelzelle. In 3 Ecken Interzellularsubstanz. Vergrößerung etwa 12 000fach. *[he5]*

❷ Form: Sie ist für einen bestimmten Zelltyp meist charakteristisch, unterscheidet sich aber bei verschiedenen Zelltypen außerordentlich.

❸ Größe: Der Durchmesser der meisten Zellkerne liegt zwischen 5 und 10 μm.

❹ Bau:
• Kernmembran (*Nucleolemma*): 2 dreilagige Membranen werden durch den Kernmembranspalt getrennt. Äußere Kernmembran und Kernmembranspalt gehören zum endoplasmatischen Retikulum. Die Kernmembran ist von Porenkomplexen durchsetzt, durch die der Stoffaustausch zwischen Zellkern und Cytoplasma erfolgt.
• Kernplasma (*Nucleoplasma*): Es enthält die Chromosomen, die außerhalb der Zellteilung nicht als solche sichtbar sind, sondern das körnige Chromatin bilden.
• Kernkörperchen (*Nucleolus*): Ein meist rundliches, stark basophiles Gebilde von 1-3 μm Durchmesser, das nicht von einer Membran umgeben ist. In ihm werden Ribosomen-Untereinheiten aufgebaut. Die meisten Zellen haben nur ein Kernkörperchen, doch sind bis zu 10 möglich. Bei bösartigen Geschwülsten sind die Kernkörperchen oft vergrößert und vermehrt, ein für die mikroskopische Diagnose wichtiges Kennzeichen!

■ **Chromosomen** (wörtlich übersetzt „Farbkörper", weil sich die Nucleinsäuren mit basischen Farbstoffen stark anfärben, gr. chróma, chrómatos = Haut, Hautfarbe, Farbe, sóma, sómatos = Leib, Körper):
• Der Mensch hat 46 Chromosomen: 44 *Autosomen* und 2 Geschlechtschromosomen (*Gonosomen*: die Frau XX, der Mann XY). Bei den 23 Chromosomenpaaren (Abb. 123d + e) stammt jeweils der eine Paarling von der Mutter, der andere vom Vater ab.
• Jedes Chromosom besteht aus einen *Chromatinfaden* (DNA-Doppelhelix), der gestreckt etwa 2 m lang ist. Bei der Zellteilung ist dieser Faden vollständig spiralisiert. Das Chromosom schrumpf dadurch auf wenige Mikrometer zusammen, wird aber entsprechend dicker und deswegen im Mikroskop sichtbar.
• Die meisten Chromosomen erscheinen an einem *Primäreinschnitt* (Zentromer, Ansatz der Teilungsspindel bei der Zellteilung) abgewinkelt. Bei 5 der 23 Chromosomenpaare gibt es einen *Sekundäreinschnitt*, der mit einem Kernkörperchen in Verbindung stehen kann.
• Von den beiden X-Chromosomen der Frau ist jeweils nur eines aktiv (entspiralisiert), das andere bleibt spiralisiert und dadurch als *Geschlechtschromatin* (Sexchromatin, Barr-Körper, Murray Barr, kanadischer Anatom, geb. 1908) sichtbar. Anhand dieses Geschlechtschromatins kann man das genetische Geschlecht eines Menschen (#557) erkennen.

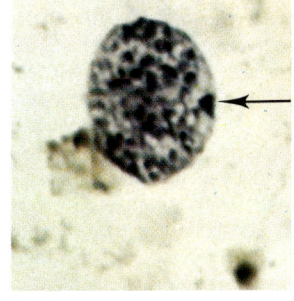 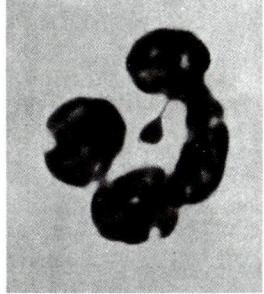

Abb. 123b + c. Geschlechtschromatin in einer Epithelzelle der Mundschleimhaut (links *[li4]*) und als trommelschlegelähnliches Kernanhängsel (drum stick) eines neutrophilen Granulozyten (rechts *[ov]*).

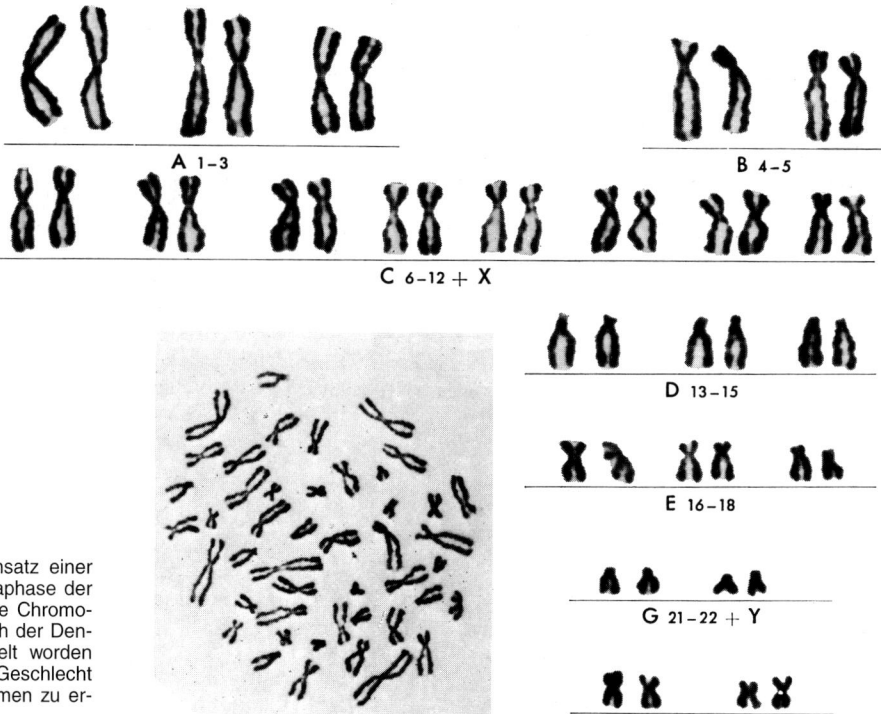

Abb. 123d + e. Chromosomensatz einer Frau. Aus dem Foto einer Metaphase der Zellteilung (links unten) sind die Chromosomen ausgeschnitten und nach der Denver-Klassifikation aufgeschlüsselt worden (Karyogramm). Das weibliche Geschlecht ist an den beiden X-Chromosomen zu erkennen. [wt]

Rechtsmedizinisch besonders interessant ist die Möglichkeit, unter Umständen an einer einzigen Haarwurzel das Geschlecht bestimmen zu können! Neuerdings spielt diese Geschlechtsbestimmung bei Sportwettkämpfen eine Rolle: Einige ungewöhnlich leistungsfähige Sportlerinnen haben sich im Kerngeschlecht als „Männer" erwiesen. Mit besonderen Färbemethoden ist auch das Y-Chromosom nachweisbar, so daß man heute das genetische Geschlecht genau ermitteln kann.

Das genetische Geschlechts bestimmt man gewöhnlich in einem Abstrich der Mundschleimhaut oder einem Blutausstrich. Hier hat ein Teil der segmentkernigen weißen Blutkörperchen der Frau „trommelschlegelähnliche" Kernanhängsel (Abb. 123b + c).

■ **Zellteilung**: Wachstum und Differenzierung während der Entwicklung eines Menschen sind mit einer gewaltigen Zunahme der Zellzahl verbunden. All diese Zellen sind aus der einzigen befruchteten Eizelle hervorgegangen. Angesichts des komplizierten Aufbaus jeder einzelnen Zelle kann die Zellteilung nicht einfach so vor sich gehen, daß eine Zelle in mehrere Stücke zerfällt und diese wieder zur ursprünglichen Größe heranwachsen. Alle wichtigen Zellbestandteile müssen allen neuen Zellen mitgegeben werden.

• Die Zellteilung erfolgt daher meist nicht „direkt" (Amitose), sondern auf einem komplizierten „indirekten" Weg (Mitose). Dabei werden die Erbanlagen zu genau gleichen Teilen den beiden Tochterzellen übergeben. Deswegen muß vor der Zellteilung jedes Chromosom verdoppelt werden.

• Im Mikroskop kann man die Trennung der verdoppelten Chromosomen und das Durchschnüren von Zellkern und Cytoplasma auch bei menschlichen Zellen beobachten, die man in einer Nährlösung züchtet („Gewebekultur").

■ **Zellzyklus**: 4 Phasen im Lebenslauf einer Zelle:
• G_1-Phase (Wachstums- und Arbeitsphase): Nach der Zellteilung wachsen die beiden Tochterzellen allmählich zur Größe der Mutterzellen heran und nehmen die Arbeit auf, die ihnen im Bauplan des Körpers zukommt. Diese Phase dauert bei kurzlebigen Zellen, z.B. den Deckzellen des Darms oder bestimmten weißen Blutkörperchen, nur wenige Tage. Bei langlebigen Zellen, z.B. Nerven- oder Muskelzellen, erstreckt sich diese Phase u.U. über Jahrzehnte (dann G_0-Phase genannt).
• S-Phase (Synthesephase): Zur Vorbereitung der Zellteilung wird die Erbsubstanz im Zellkern (DNA) verdoppelt. Die DNA-Synthese dauert etwa 5-8 Stunden.
• G_2-Phase (Prämitosephase): Ruhepause vor der Zellteilung von 1-5 Stunden.
• M-Phase (Mitose): Die indirekte Zellteilung ist in 4 Unterphasen (Prophase, Metaphase, Anaphase, Telophase) gegliedert. Ihr Gesamtablauf benötigt etwa eine Stunde.

■ **Mitose** (indirekte Zellteilung, gr. mítos = Faden, phásis = Erscheinung, Abb. 123f-m):
• Prophase (Knäuelstadium, gr. pró = vor): Im Zellkern werden knäuelförmige Strukturen sichtbar. Es sind die Chromosomen, die in der zwischen den Zellteilungen liegenden „Arbeitsphase" der Zelle nicht zu sehen sind. Die beiden Zentriolen des Cytocentrum wandern zu gegenüberliegenden Polen der Zelle (daher auch „Polkörperchen" genannt). Die Kernmembran beginnt zu verschwinden. Die Zellorganellen mit Ausnahme der Mitochondrien scheinen aufgelöst zu werden.
• Metaphase (Bildung des Muttersterns, gr. metá = zwischen, nach): Die Chromosomen haben sich in der Ebene des Zelläquators angeordnet. Sie liegen dabei so, daß ihre Primäreinschnitte zur Mitte und die Arme abgewinkelt zur

Seite weisen. Es entsteht ein Stern. Von den Zentriolen ausgehend hat sich in jeder Zellhälfte eine Spindel aus Mikrotubuli gebildet. Sie setzt jeweils an den Primäreinschnitten der schon gespaltenen Chromosomen an.
• *Anaphase* (Auseinanderrücken der Kernhälften, gr. aná = auf, hinauf): Von den Spindeln werden die beiden Tochterchromosomen auseinander gezogen. Es entstehen 2 Tochtersterne. Das Cytoplasma beginnt sich einzuschnüren.
• *Telophase* (Endphase = Rekonstruktionsphase, gr. télos = Ende, Ziel): Die beiden Tochterzellen haben sich getrennt. Die Zellkerne sind wieder von einer Kernmembran umschlossen. Die Chromosomen entknäueln sich und verschwinden scheinbar.

■ **Anomalien der Chromosomenzahl**: Nicht jede Zellteilung läuft planmäßig ab. Bei Störung der Spindel können Chromosomen ungleich auf die Tochterzellen verteilt werden. Die eine Zelle kann ein Chromosom zuviel, die andere eines zu wenig erhalten. Dies kann sich bei den Keimzellen verheerend auswirken. Viele angeborene Mißbildungen beruhen auf einer fehlerhaften Chromosomenzahl, z.B.:
• Beim *Down-Syndrom* („Mongolismus") findet man ein überzähliges Chromosom Nr. 21 (also 3 = Trisomie 21).
• Manche Formen der Zwitterbildung (#557) sind auf eine falsche Zahl der Geschlechtschromosomen zurückzuführen, z.B. *Klinefelter-Syndrom* (2 X- und 1 Y-Chromosom = XXY), *Turner-Syndrom* (1 X-, kein Y-Chromosom = X0). Für die Diagnose ist das Geschlechtschromatin wichtig. Sind z.B. 3 X-Chromosomen vorhanden, so gibt es 2 Geschlechtschromatinkörperchen, da immer nur ein X-Chromosom entspiralisiert wird. Entsprechend ist beim Turner-Syndrom (X0) kein Geschlechtschromatin zu finden.

■ **Meiose** (Reduktionsteilung, gr. meióein = vermindern): Die Keimzellen haben nur den halben Chromosomensatz. Dies ist nötig, weil sonst bei jeder Befruchtung der Chromosomensatz verdoppelt würde. Die Chromosomenzahl wird in den beiden Reifeteilungen halbiert. Der volle Satz von 44 „Autosomen" (44A) und 2 Geschlechtschromosomen (XX bzw. XY) wird auf 22 Autosomen und 1 Geschlechtschromosom reduziert. Die geschieht in 2 Schritten:
• Bei der *ersten Reifeteilung* (Meiose I) bleiben die Tochterchromosomen verbunden, aber die Chromosomenpaarlinge trennen sich. Das Ergebnis ist zwar der halbe Chromosomensatz, aber jedes Chromosom hat den doppelten DNA-Gehalt.
• Vor der *zweiten Reifeteilung* (Meiose II) fällt die Synthesephase mit der DNA-Verdoppelung aus. Damit kann bei der Trennung der Tochterchromosomen der doppelte DNA-Gehalt wieder auf den einfachen zurückgeführt werden.
• Eine Besonderheit der ersten Reifeteilung ist der Austausch von Chromosomenteilen zwischen den von Mutter und Vater stammenden Chromosomenpaarlingen (Chiasmabildung, crossing over). Dadurch wird das Erbgut neu kombiniert.
• Die Eizellen haben einheitlich 22 Autosomen und 1 X-Chromosom.
• Bei den Samenzellen gibt es 2 Sorten: solche mit X- und solche mit Y-Chromosom. Bei der Befruchtung der Eizelle mit einer X-Samenzelle entsteht ein Mädchen, mit einer Y-Samenzelle ein Knabe.

Die Y-Samenzellen scheinen im Wettstreit um die Eizelle im Vorteil zu sein: Es werden wesentlich mehr Knaben als Mädchen gezeugt. Die Sterblichkeit männlicher Embryonen ist jedoch höher als die der weiblichen, so daß nur noch etwa 5 % mehr Knaben als Mädchen geboren werden. Im Greisenalter kehrt sich das Geschlechtsverhältnis um, weil die mittlere Lebenserwartung der Frau

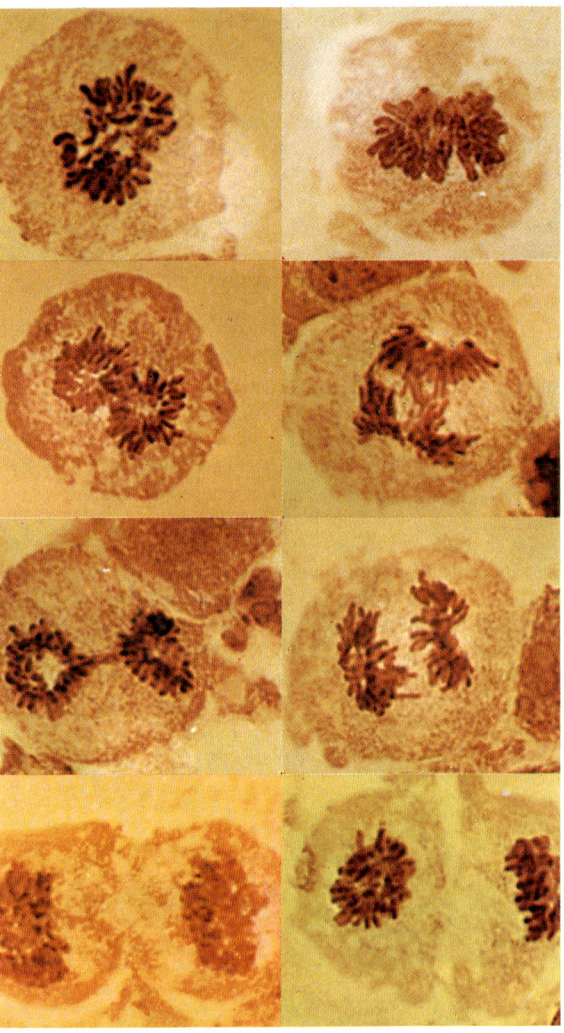

Abb. 123f-m. Lymphoblasten in Zellteilung: Von oben nach unten Prophase, Metaphase, Anaphase, Telophase. *[pl]*

höher ist als die des Mannes: in hochindustrialisierten Ländern 6-7 Jahre, in Ländern der dritten Welt z.T. nur 3-4 Jahre, aus den ärmsten Ländern fehlen verläßliche Statistiken.

#124 Epithelgewebe (Textus epithelialis)

■ **Begriff Gewebe**: Angesichts der Winzigkeit der Zellen bedeutet eine einzelne Zelle nicht viel. Es müssen sich jeweils zahlreiche Zellen der gleichen Art zusammenschließen, um eine Aufgabe zu erfüllen. Einen solchen Verband gleichartiger Zellen nennt man Gewebe.

■ **4 Hauptgruppen von Geweben**:
• *Epithelgewebe* (Deckgewebe, gr. épi = auf, thelé = Brustwarze, also wörtlich das auf der Brustwarze befindliche Gewebe) bedecken die äußeren und inneren Oberflächen des Körpers. Damit eine geschlossene Oberfläche zustande kommt, müssen sich die Epithelzellen (Deckzellen) lückenlos aneinander lagern.
• *Binde- und Stützgewebe* sichern den Zusammenhalt der einzelnen Teile des Körpers und gewährleisten seine Form. Kennzeichnend ist die zwischen den Zellen liegende Zwi-

schenzellsubstanz. Sie besteht aus einer Grundsubstanz und eingelagerten Fasern. Sie kann verformbar (Bindegewebe, Knorpel) oder formstabil (Knochen, Zahnbein) sein.
• *Muskelgewebe* können aktiv ihre Form verändern. Sie ermöglichen das Bewegen des Körpers. Die kontraktilen Fasern liegen (im Gegensatz zu den Bindegewebefasern) innerhalb der Zellen.
• *Nervengewebe* dienen der Verarbeitung und Fortleitung von Nachrichten („Erregungen") im Körper. Da die Nervenfaser ein langer Fortsatz der Zelle ist, können Nervenzellen über einen Meter lang werden (z.B. in den Nerven, die zum Fuß ziehen).

■ **Epithelgewebe**: Die Deckgewebe (Epithelien) unterscheiden sich entsprechend ihren Aufgaben in:
• der *Form der Zellen:* platte Zellen, wenn kaum spezifische Leistungen erbracht werden müssen, hohe säulenförmige (hochprismatische) Zellen, wenn viele Aufgaben, wie z.B. Stoffabgabe und Stoffaufnahme, zu erfüllen sind (Abb. 124a-g).
• der *Zahl der Schichten:* Eine Zellschicht genügt, wenn die mechanische Beanspruchung gering ist. Bei starkem Abrieb sind mehrere Zellschichten übereinander zweckmäßig. Eine Sonderform bildet das „mehrreihige" Epithel: Es hat nur eine Zellschicht, aber die Zellen sind verschieden lang. Deswegen liegen die Zellkerne in mehreren Reihen übereinander.

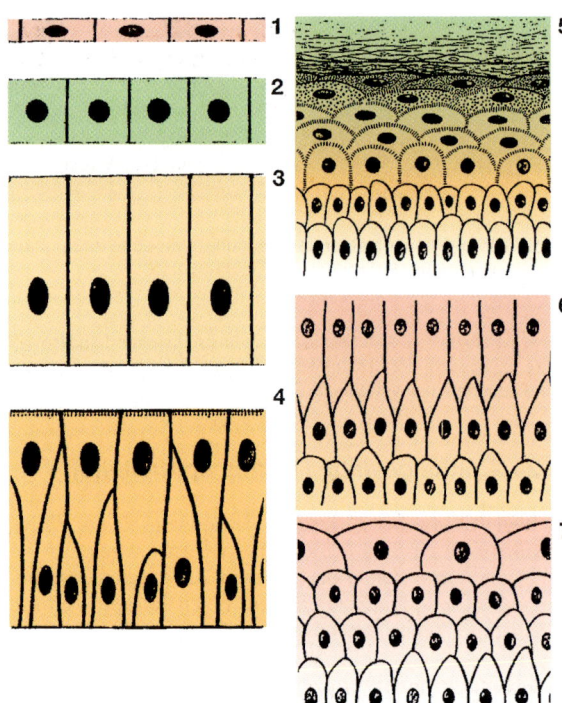

Abb. 124a-g. Verschiedene Formen des Deckgewebes. [wa]

1 Einschichtiges Plattenepithel
2 Einschichtiges kubisches Epithel
3 Einschichtiges Säulenepithel (Zylinderepithel, „hochprismatisches" Epithel)
4 Mehrreihiges Epithel
5 Mehrschichtiges Plattenepithel
6 Mehrschichtiges Säulenepithel
7 Übergangsepithel

■ **Vorkommen der einzelnen Epithelarten**:
❶ *Einschichtiges Plattenepithel*: Es glättet Oberflächen: Pleura, Peritoneum, Herzinnenwand, Gefäßinnenwand (Endothel), Lungenalveolen.

❷ *Einschichtiges kubisches Epithel*: Die Zellen sind wie Pflastersteine zusammengefügt, z.B. in den dicken Teilen der Nierenkanälchen und in vielen Drüsenausführungsgängen.

❸ *Einschichtiges Säulenepithel* (Zylinderepithel, „hochprismatisches" Epithel): Die Zellen dienen der Stoffaufnahme (Resorption) oder -abgabe (Sekretion). Vorkommen: Schleimhäute von Magen, Darm, Gallenblase, Eileiter und Uterus.

❹ *Mehrreihiges Epithel*: Es kleidet z.B. als Atemepithel (respiratorisches Epithel) die Atemwege aus: Nasenhöhle, Kehlkopf, Trachea und Bronchen. An der Oberfläche finden sich Flimmerhärchen („Flimmerepithel").

❺ *Mehrschichtiges Plattenepithel*: Die mehrschichtigen Epithelien werden nach der Beschaffenheit der obersten Zellage benannt. Beim mehrschichtigen Plattenepithel ist die oberste Zellschicht flach (in der Keimschicht hingegen kommen höhere Zellen vor!). Mehrschichtige Plattenepithelien verwendet der Körper an mechanisch besonders beanspruchten Stellen:
• Unverhorntes mehrschichtiges Plattenepithel: an mechanisch beanspruchten Schleimhäuten mit geringen spezifischen Zellaufgaben, z.B. Mundhöhle, Oesophagus, After, Stimmlippen im Kehlkopf, Bindehaut des Auges, Scheide, Eichel.
• Verhorntes mehrschichtiges Plattenepithel: Als zusätzlicher Schutz wird aus abgestorbenen Epithelzellen eine Hornschicht gebildet: äußere Haut.

❻ *Mehrschichtiges Säulenepithel*: Es kommt nur an wenigen Stellen vor, z.B. in manchen Drüsenausführungsgängen.

❼ *Übergangsepithel*: Es kleidet nur die Harnwege aus: Nierenbecken, Harnleiter, Harnblase und Teile der Urethra. Kennzeichnend ist die oberflächliche Lage großer Zellen (Regenschirmzellen, umbrella cells). Sie sondern Schleim ab, der die darunterliegenden Zellen vor dem hochkonzentrierten Harn schützt. Den Namen verdankt das Übergangsepithel seiner Fähigkeit, sich den unterschiedlichen Füllungszuständen der Hohlräume anzupassen. Es kann z.B. beim Ausdehnen der Harnblase von einer scheinbar vielschichtigen in eine scheinbar zweischichtige Form übergehen.

■ **Drüsengewebe**: Das Drüsengewebe ist eine Sonderform des Epithelgewebes. Es handelt sich um Deckzellen, die sich auf die Stoffabsonderung spezialisiert haben. Die Drüsengewebe werden in #171-172 eingehend behandelt.

#125 Bindegewebe (Textus connectivus)

Deckgewebe allein sind nicht lebensfähig. Sie müssen durch das Blut mit Sauerstoff und Nährstoffen versorgt werden. Blut steht in den Schlagadern unter hohem Druck. Die Blutgefäßwand muß diesem Druck standhalten können. Deckgewebe kann zwar die Innenseite der Gefäßwand glätten, ein Gefäßrohr aus Deckgewebe allein würde aber beim Einströmen des Blutes sofort aufplatzen: Die Zellen sind nicht für höhere Zugspannungen gebaut. Zug wird in der

Technik mit Seilen abgefangen. Ähnlich geht der Körper vor: Er lagert zwischen die Zellen Fasern ein, die Zugbeanspruchungen aufnehmen können. Fasern allein sind nicht lebensfähig (Grundbaustein des Lebendigen ist die Zelle), deshalb benötigen wir Zellen zur Bildung und Ernährung der Fasern. Bei der Zusammenlagerung runder Fasern entstehen Zwischenräume. Diese sind mit einer Füllsubstanz („Grundsubstanz") ausgefüllt. Für die Binde- und Stützgewebe ist somit „das zwischen den Zellen Liegende", d.h. die Zwischenzellsubstanz (= Fasern + Grundsubstanz), kennzeichnend.

■ **Gliederung der Binde- und Stützgewebe**: Sie unterscheiden sich nach Art und Anordnung von Grundsubstanz und Fasern:
• *Grundsubstanz*: Sie besteht aus hochmolekularen Zuckern und Eiweißen: Glycosaminoglycanen und Proteoglycanen (früher Mucopolysaccharide und Mucoproteine genannt). Sie ist in den Bindegeweben (im engeren Sinn) halbflüssig, in den Stützgeweben fest. Bei den Stützgeweben unterscheidet man wieder 2 Formen: Beim Knorpelgewebe ist die Grundsubstanz rein organisch. Beim Knochengewebe und beim Zahnbein sind anorganische Bestandteile (vor allem Calcium- und Magnesiumsalze) eingelagert.
• *Faserart*: Zugfeste Fasern kennzeichnen das kollagene Bindegewebe, zugelastische das elastische Bindegewebe. Eine Sonderform des kollagenen Bindegewebes ist das retikuläre (netzartige) Bindegewebe mit besonders feinen Fasern.
• *Faseranordnung*: Lockeres Bindegewebe ist meist faserarm. Straffes Bindegewebe ist faserreich. Geflechtartiges straffes Bindegewebe findet man in der Lederhaut. In Sehnen und Bändern ist das straffe Bindegewebe parallelfaserig.
• *Sonderformen* sind das embryonale Bindegewebe (= Mesenchym: zellreich, keine Fasern), das Fettgewebe (Fetteinlagerung innerhalb der Zellen) und das Blut (Zwischenzellsubstanz flüssig, die Fasern sind gelöst und werden erst bei der „Blutgerinnung" sichtbar).

■ **Mesenchym** (embryonales Bindegewebe, gr. mésos = Mitte, enchéein = eingießen, Abb. 125a): Es ist die Urform des

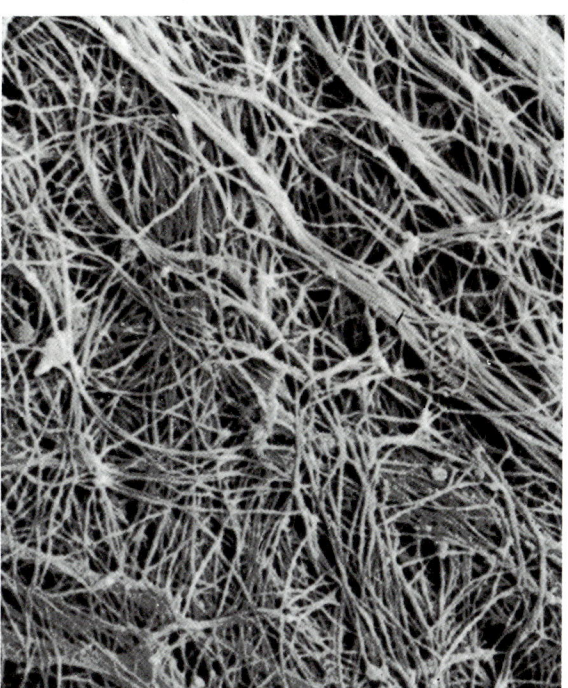

Abb. 125b. Netzwerk kollagener Fibrillen aus Gelenkknorpel nahe der Oberfläche (rasterelektronenmikroskopisches Bild, Vergrößerung etwa 6000fach). *[he5]*

Bindegewebes, aus der alle anderen Binde- und Stützgewebe sowie das Blut hervorgehen. Auch nach der Geburt bleiben noch Zellen mit den Eigenschaften des Mesenchyms erhalten. Sie können sich bei Bedarf zu den verschiedenen Binde- und Stützgeweben hin differenzieren. Auf dieser Fähigkeit beruhen die meisten Wundheilungsvorgänge.

■ **Kollagene Fasern** (gr. kólla = Leim, gennáein = hervorbringen, früher erzeugte man durch Auskochen von Sehnen und Bändern den Tischlerleim, Abb. 125b):
• Die im Lichtmikroskop sichtbare kollagene Faser (Durchmesser 1-20 µm) ist aus Kollagenfibrillen (Durchmesser 0,3-0,5 µm) und diese aus noch feineren Mikrofibrillen (Durchmesser 20-200 nm; nm = Nanometer, 1nm = 1/1000000 mm) zusammengesetzt. Diese wiederum werden von Tropokollagenmolekülen (Durchmesser etwa 1,4 nm) gebildet (Kollagen Typ I).
• Die Moleküle sind zu Längsketten verknüpft. Dabei liegen jeweils gleiche Abschnitte der Moleküle nebeneinander. Darauf beruht die im Mikroskop sichtbare Querstreifung der Fasern. Sie ist allerdings etwa 20mal feiner als jene der „quergestreiften" Muskeln.
• Kollagen ist das im Körper am häufigsten vorkommende Protein (etwa ⅓ des gesamten Körpereiweißes).

■ **Kollagenes Bindegewebe**: Je nach Zahl der kollagenen Fasern unterscheidet man:

❶ **Lockeres kollagenes Bindegewebe**: faserarm. Es füllt als interstitielles Bindegewebe die Lücken zwischen Organen und Organteilen und erleichtert dadurch Formänderungen und Verschiebungen bei der Arbeit der Organe. Es enthält eine Vielzahl von Zelltypen, die man in 2 Gruppen gliedert:

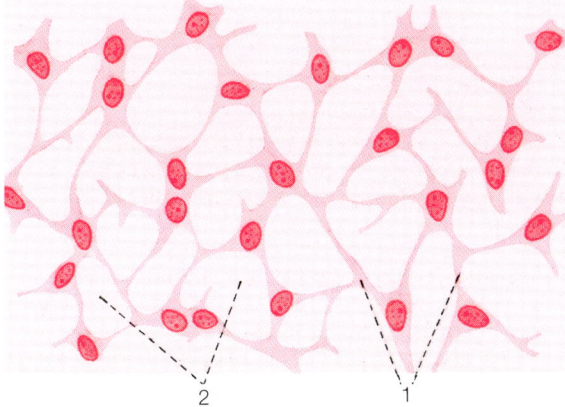

Abb. 125a. Mesenchym, stark schematisiert. Vergrößerung etwa 640fach. *[wa]*
1 Fibroblasten
2 Zwischenzellsubstanz (Substantia intercellularis)

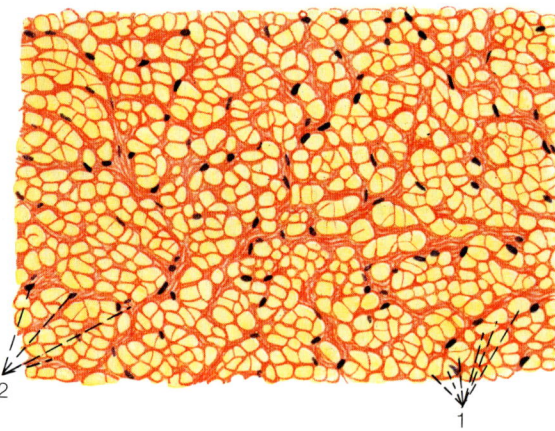

Abb. 125c. Querschnitt durch ein elastisches Band (Vergrößerung 250fach). *[so]*
1 Elastische Fasern
2 Kollagenes Bindegewebe

- Ortsständige (fixe) Bindegewebezellen: aktiv Fasern produzierende Zellen nennt man *Fibroblasten*, ruhende Zellen *Fibrozyten*. *Perizyten* sind kontraktile Zellen, die der Kapillarwand anliegen. *Histiozyten* sind ortsständige Makrophagen.
- Freie (mobile) Bindegewebezellen: zu ihnen gehören aus dem Blut ausgewanderte weiße Blutkörperchen (*Leukozyten*), Antikörper bildende *Plasmazellen*, Heparin bildende *Mastzellen* und „*Wanderzellen*" (frei bewegliche Makrophagen).

❷ **Straffes kollagenes Bindegewebe**: Es ist reich an kollagenen Fasern. Nach deren Anordnung unterscheidet man:
- *Straffes geflechtartiges Bindegewebe*: Durchflochtene Faserzüge bilden die Grundlage der Lederhaut und der Bindegewebeschicht mechanisch beanspruchter Schleimhäute, der Knorpel- und Knochenhaut, der harten Hirnhaut und des Perikards sowie des gröberen Stützgerüstes und der Organkapseln vieler innerer Organe.
- *Straffes parallelfaseriges Bindegewebe*: Parallele Faserlagen findet man in Sehnen und Bändern. Sehnen dienen der Übertragung der Muskelkraft auf Knochen. Die kollagenen Fasern der Sehnen gehen an Muskelursprung und -ansatz in die kollagenen Fasern des Knochens über. Die Zugfestigkeit von Bändern, Sehnen, Knorpel und Knochen beruht auf den in ihnen enthaltenen kollagenen Fasern. So werden fast alle mechanischen Belastungen im Körper mit kollagenen Fasern aufgefangen.

■ **Retikuläres Bindegewebe**: Es steht dem embryonalen Bindegewebe noch sehr nahe. Auch hier überwiegen die großen, reich verzweigten Zellen. Auf den Zelloberflächen bilden sich jedoch Netze von „Gitterfasern" = „retikulären Fasern" (lat. reticulum = Netz), die den Zellverband abstützen. Die feinen retikulären Fasern können sich besonders gut an Formänderungen des Gewebes anpassen. Chemisch gesehen bestehen sie aus Kollagen Typ III. Alternsvorgänge beruhen z.T. auf dem Übergang der zarten Gitterfasern in die groben kollagenen Fasern (Kollagen Typ I). Dadurch verhärtet das Gewebe. Das retikuläre Bindegewebe bildet:
- das Maschenwerk der lymphatischen Organe (Lymphknoten, Mandeln und Milz) sowie des blutbildenden (roten) Knochenmarks.
- das feinere Stützgerüst vieler Organe, vor allem in der Umgebung von Blut- und Lymphgefäßen.
- die Bindegewebeschicht der Schleimhaut von Magen und Darm.

■ **Elastisches Bindegewebe**: Es wird im Körper unter 2 Gesichtspunkten verwendet: große Dehnbarkeit und Einsparung von Muskelarbeit. Der Vergleich mit einem Gummiband liegt nahe. Es ist dehnbar, kehrt aber danach in seine ursprüngliche Lage zurück, ohne daß man noch einmal „Arbeit" aufwenden muß.
- Der Kopf steht z.B. derart über der Halswirbelsäule, daß etwa ⅔ seines Gewichts vor der Unterstützungsfläche, ⅓ dahinter liegen. Damit er nicht nach vorn umkippt, muß er dorsal festgehalten werden. Das Nackenband (Lig. nuchae) aus elastischem Bindegewebe hilft, den Kopf im Gleichgewicht zu halten, ohne daß hierfür Energie (wie beim Muskel) aufgewandt werden muß. Auch zwischen den Wirbelbogen liegen elastische Bänder (Ligg. flava), welche die aufrechte Körperhaltung erleichtern.
- Die Wände der großen Arterien, z.B. der Aorta, bestehen im wesentlichen aus Lagen elastischen Gewebes. Es wird von der Pulswelle gedehnt und kehrt anschließend zur ursprünglichen Weite zurück. Dadurch wird der Blutstrom ausgeglichen (Windkesselfunktion, #144).
- Die elastischen Fasern sind von kollagenen Fasern umsponnen, um sie zu bündeln und eine Überdehnung zu verhindern (Abb. 125c).

#126 Fettgewebe (Textus adiposus)

■ Fettgewebe ist eine Sonderform des Bindegewebes, bei dem die Zellen fähig sind, Fett zu speichern. Dieses Fett wird nicht zwischen, sondern innerhalb der Zellen gestapelt. Dadurch schwellen die Zellen zu großen Kugeln an (Abb. 126a). Sie können Durchmesser von 0,1-0,2 mm erreichen. Damit sind sie, wie die reife Eizelle, gerade noch mit freiem Auge sichtbar. Sie bedingen das körnige Aussehen von Fettgewebe.
- Das in der Zelle gespeicherte Fett fließt zu einem großen Tropfen zusammen, der das übrige Cytoplasma und den Zellkern an den Rand drängt. Im mikroskopischen Schnittpräparat wird das Fett herausgelöst. Die Zelle hat dann eine „Siegelringform".

■ **Aufgaben**:
❶ **Baufett** als Füllmasse: Die Fettzellen sind von Gitterfasern und kollagenen Fasern umsponnen.
- Bei Druck auf Fettpolster verformen sich die Fettzellen. Dadurch werden die Fasern gespannt und der Druck abgefangen. Solche Druckpolster findet man z.B. an der Fußsohle, am Handteller und am Gesäß.
- An anderen Körperstellen dient Fett zur Füllung von Hohlräumen. Es sichert dadurch die Lage von Organen, z.B. in der Augenhöhle oder der Nierenkapsel. Gleichzeitig wirkt es als Schutzpolster, z.B. bei Stößen.
- Fett versteift die Wangen beim Säugling, damit diese sich beim Saugen nicht eindellen (deshalb das „pausbäckige" Aussehen von Säuglingen!).
- Schließlich dient Fett auch als Platzhalter für ruhende Gewebe: So besteht z.B. die weibliche Brustdrüse außerhalb von Schwangerschaft und Stillzeit hauptsächlich aus Fettgewebe.

1 Allgemeine Anatomie, 1.2 Zelle und Gewebe

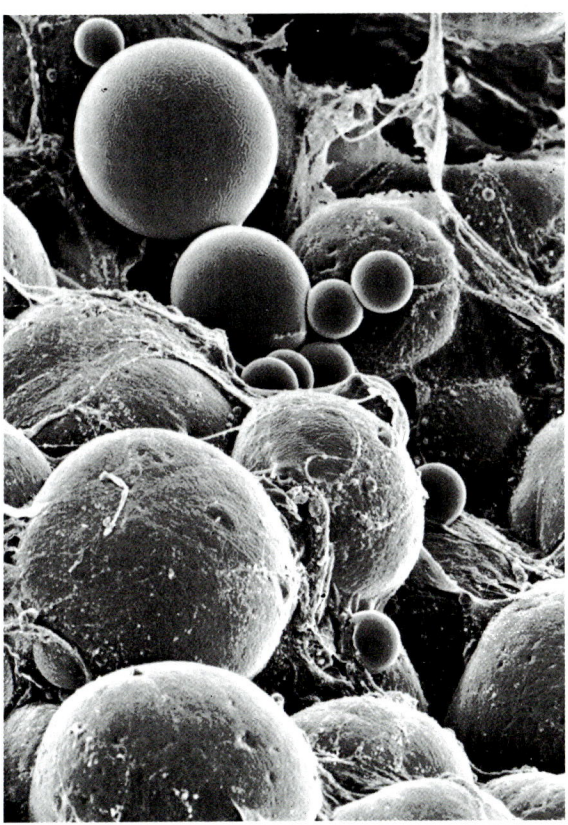

Abb. 126a. Rasterelektronenmikroskopisches Bild von Fettgewebe (Vergrößerung etwa 400fach). Die großen, kugeligen Fettzellen sind von Gitterfasern umsponnen. Die kleinen glattwandigen Kugeln sind Kunstprodukte: Bei der Anfertigung des Präparats sind einige Fettzellen geplatzt. Dabei ist das Fett in Tröpfchenform frei geworden. [he5]

❷ **Speicherfett** als Energievorrat:
- Fett hat den höchsten Brennwert von allen Nährstoffen 39 kJ/g (9,3 kcal/g) gegenüber 17 kJ/g (4,1 kcal/g) bei Kohlenhydraten und Eiweißen (kJ = Kilojoule, Einheit der Energie im Internationalen Einheitensystem; 1 kcal = 4,2 kJ). Fettgewebe besteht allerdings nicht nur aus Fett, sondern auch aus Eiweißen, Kohlenhydraten und Mineralstoffen. Es enthält auch Wasser in wechselnden Mengen. Der Brennwert von Fettgewebe ist daher etwa ¼ niedriger anzusetzen.
- Fett wird vor allem in der Unterhaut (wo es zusätzlich der Wärmeisolierung dient) und im Bauchraum (Fettanhängsel am Dickdarm, Mesenterien, großes Netz) gespeichert.
- In den hochindustrialisierten Nationen ist zur Zeit nicht mit einer Hungersnot zurechnen. Deshalb besteht kein Bedürfnis, große Fettvorräte mit sich herumzuschleppen. Wer unnötig 20 kg Fett einlagert, belastet damit den Körper wie wenn er ständig einen Rucksack von 20 kg trüge. Die Masse des Fettgewebes bestimmt sehr wesentlich das Körpergewicht eines Menschen. Deshalb kann man umgekehrt aus dem Körpergewicht auf sinnvolle oder unsinnige Fetteinlagerung schließen.

Beurteilung des Körpergewichts:
- Eine nicht nur bei Laien sehr beliebte, weil ungemein einfache Beurteilungsmöglichkeit des Körpergewichts bildet die *Broca-Formel* (Paul Broca, Chirurg in Paris, 1824-1880): Danach sollte das Normalgewicht soviel kg betragen, wie die Körperlänge 100 cm übersteigt, z.B. 70 kg bei 170 cm. Sie beruht auf einer Zufälligkeit der Einheiten und liefert bei großen Menschen zu hohe, bei kleinen zu niedrige Normalgewichte (bei 100 cm Körperlänge dürfte man nur 0 kg wiegen!). Sie ist daher in der wissenschaftlichen Medizin umstritten.
- Eine bessere, allerdings umständlich zu berechnende Beurteilung ermöglicht der *Körpermassenindex* (Body-mass-Index = BMI = Quetelet-Index, Lambert Adolphe Jacques Quetelet, belgischer Astronom und Statistiker, 1796-1874, berechnete die Körpermaße des homme moyen = Durchschnittsmenschen): $BMI = M/L^2$, wobei M = Körpergewicht in kg, L = Körperlänge in m einzusetzen ist. Beispiel: Körpergewicht 67 kg, Körperlänge 176 cm, BMI $= 67/1,76^2 = 21,6$. Das Idealgewicht liegt bei einem Körpermassenindex zwischen 20 und 25. Ab einem Körpermassenindex von 30 sollte man dem Patienten dringend eine Gewichtsreduktion empfehlen.
- Das Körpergewicht wechselt mit der Nahrungsaufnahme und der Ausscheidung von Harn, Stuhl und Schweiß. Dies bedingt Gewichtsunterschiede von 1-2 kg im Laufe des Tages. Wiegt man sich bekleidet, kommt noch das unterschiedliche Gewicht der Kleidung hinzu. Änderungen des Körpergewichts sind also nur zu beurteilen, wenn man sich unter gleichen Bedingungen wiegt, am besten morgens nüchtern und nackt, nach Harn- und Stuhlentleerung.

■ **Fettsucht** (Adipositas, lat. adeps, adipis = Fett): Speicherfett ist kein „totes" Depot. Es ist reichlich mit Blutgefäßen versorgt und in ständigem Umbau begriffen. Zu große Depots bedeuten für den Körper eine Belastung, besonders für den Kreislauf. Sie verkürzen die Lebenserwartung.
- Die Fettspeicherung ist zu einem wesentlichen Teil ein Bilanzproblem: Wird zuviel gegessen, so wird Fett gespeichert. Wird zu wenig Nahrung aufgenommen, so wird Speicherfett abgebaut. Allerdings ist der Energiebedarf individuell sehr verschieden: Was für den einen schon zuviel ist, kann für den anderen zu wenig sein.
- Die einzige wirksame Methode der *Entfettung* ist das bekannte „FDH" (friß die Hälfte). Bei Bilanzrechnungen für Entfettungskuren ist der Brennwert von Fettgewebe mit etwa 7000 kcal/kg anzusetzen (s.o.). Mit einer „Nulldiät" kann man einen „echten"

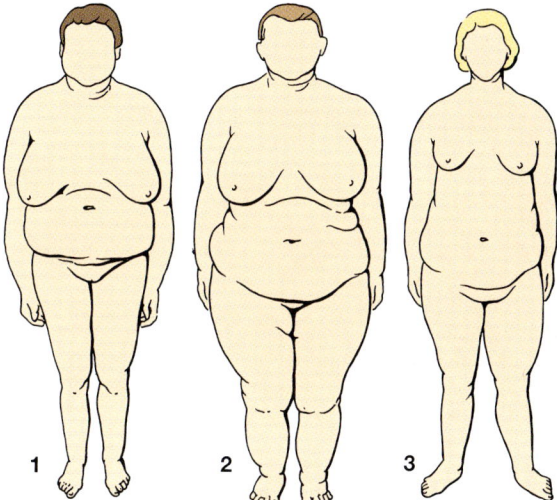

Abb. 126b-d. Verschiedene Formen von Fettsucht, z.T. bei Störungen der Hormonproduktion. [lo]

1 Cushing-Syndrom („Stammfettsucht" mit „Vollmondgesicht", „Büffelnacken" und schlanken Gliedmaßen)
2 „Matronenfettsucht" (den ganzen Körper betreffend)
3 Fröhlich-Syndrom (Fettpolster besonders an Hüften, Bauch, Schamgegend, Gesäß, Oberschenkeln und Brüsten)

Gewichtsverlust von etwa 2 kg pro Woche erreichen, mit einer 1000-kcal-Diät etwa 1 kg. Will man den Patienten durch eine rasche Gewichtsabnahme beeindrucken, so kann man den Körper „entwässern" und damit auch mehrere Kilogramm pro Tag verlieren. Das Wasser wird jedoch nach dem Ende der Behandlung ebenso schnell wieder eingelagert. Die Bilanzrechnung geht allerdings häufig nicht auf, weil der Körper im Hungerzustand Energie zu sparen sucht, z.B. durch verminderte Motivation zu körperlicher Aktivität.

• Die meisten Fälle von Fettsucht beruhen auf Überernährung, doch können Störungen der Hormonproduktion die Fetteinlagerung fördern, z.B. Cushing-Krankheit bei vermehrter Bildung von Glucocorticoiden in der Nebennierenrinde („Stammfettsucht" mit „Vollmondgesicht" und „Büffelnacken" bei schlanken Gliedmaßen (Abb. 126b-d). Nach den Wechseljahren mit dem Abfall der Bildung weiblicher Geschlechtshormone nimmt manchmal das Fettgewebe im gesamten Körper zu („Matronenfettsucht").

■ **Braunes Fettgewebe**: Bei dieser Sonderform des Fettgewebes ist das Fett nicht in einem großen Tropfen, sondern in vielen kleinen Tröpfchen in der Zelle gespeichert. Es enthält besonders viele Mitochondrien und dient der Wärmeregulation bei winterschlafenden Tieren. Beim Menschen kommt es in nennenswerten Mengen (2-5 %) nur beim Fetus vor.

#127 Stützgewebe

■ **Begriff**: Kollagene Fasern sind sehr zugfest, aber auch sehr biegsam. Diese Biegsamkeit ist bei Sehnen, Bändern, Organkapseln usw. erwünscht, nicht jedoch beim Skelett. An diesem greifen Kräfte (vor allem die Schwerkraft und Muskelzug) in wechselnden Richtungen an, ohne daß es dabei zu wesentlichen Gestaltänderungen kommen darf. Nur so werden eine rasche Fortbewegung des Körpers und eine ungestörte Tätigkeit der inneren Organe möglich. Diese Steifigkeit wird erreicht, indem die kollagenen Fasern (und Zellen) mit einer festen Grundsubstanz umhüllt werden.

• Ist diese Grundsubstanz nur aus organischen Stoffen aufgebaut (vor allem Chondroitinsulfat), so nennt man das Gewebe *Knorpel*.

• Werden in die Grundsubstanz nach einem bestimmten Bauplan Kristalle von Calcium- und Magnesiumsalzen (vor allem Phosphate) eingelagert, so entsteht daraus *Knochen* oder *Zahnbein*. Knochen ist das mechanisch am vielseitigsten beanspruchbare Gewebe: Es hat eine um etwa die Hälfte höhere Zugfestigkeit als eine Sehne und eine zehnmal so hohe Druckfestigkeit wie Knorpel.

■ **Knorpelgewebe** (*Textus cartilagineus*): Knochen ist wegen seiner hohen Biegungssteifigkeit nicht überall zu gebrauchen: Wie oft würde man sich die Nasenspitze (Abb. 127a) oder das Ohr brechen, wenn diese aus Knochen statt aus Knorpel gebaut wären! Ebenso erleichtern die Rippenknorpel die Verformung des Brustkorbs bei der Atmung. Wegen des Knorpelskeletts sind auch Kehlkopf, Trachea und Bronchen weniger gefährdet. Ferner hat Knochen eine rauhe Oberfläche. Würden 2 Knochen direkt aufeinander reiben, so wären sie sehr rasch abgenutzt. Zur Glättung der wird den Gelenkflächen der Knochen Knorpel aufgelagert.

• Kollagene Fasern haben die gleiche Lichtbrechung wie die Grundsubstanz des Knorpels, deswegen heben sie sich nicht von ihr ab. Im mikroskopischen Präparat sind daher die Fasern normalerweise nicht zu sehen. Man nennt diese im Körper am meisten verwandte Art des Knorpels *hyalinen Knorpel* (gr. hyalós = Glas), weil die Zwischenzellsubstanz glasartig homogen erscheint.

• Dort wo besondere Elastizität erforderlich ist, z.B. am Ohr, werden statt kollagener Fasern elastische Fasern als Grundgerüst verwendet. Diese sind stark lichtbrechend und heben sich daher von der Grundsubstanz ab, besonders deutlich nach Spezialfärbungen (*elastischer Knorpel*).

• Eine Spezialform des Knorpels mit vielen kollagenen Fasern und wenig Grundsubstanz ist der *Faserknorpel*. Ihn findet man in den Faserknorpelfugen (Symphysen, z.B. Symphysis pubica und Zwischenwirbelscheiben), Gelenkscheiben, Gelenkringen (Menisken) und Gelenkklippen.

■ **Knochengewebe** (*Textus osseus*): Bei ihm werden Calcium- und Magnesiumphosphat in der Kristallform des Apatits in die Grundsubstanz zwischen den kollagenen Fasern eingelagert.

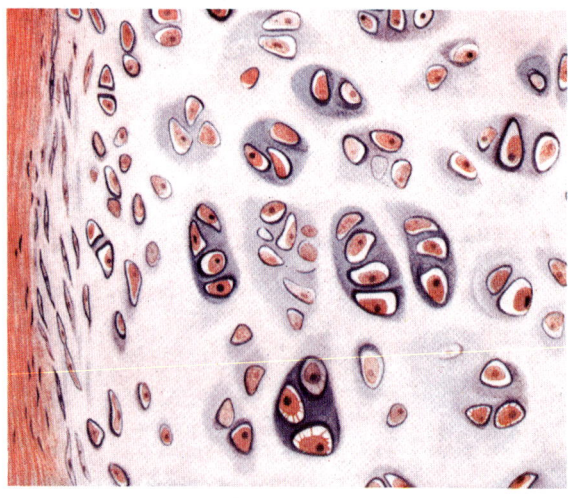

Abb. 127a. Hyaliner Knorpel aus der Nasenscheidewand. Die Knorpelzellen liegen meist in kleinen Gruppen zusammen. Am linken Rand des Bildes sieht man die Knorpelhaut (Perichondrium) aus kollagenem Bindegewebe. Vergrößerung 270fach. *[wa]*

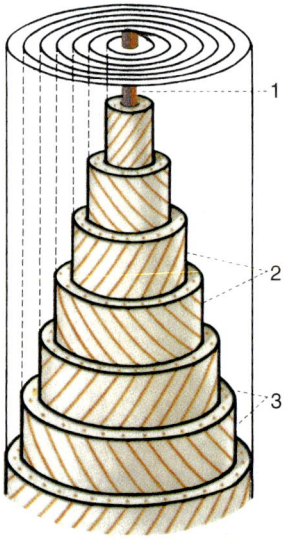

Abb. 127b. Schema vom Bau eines Osteons. Die kollagenen Fasern sind in wechselnder Verlaufsrichtung in konzentrischen Lamellen um die im Zentralkanal liegenden Blutgefäße angeordnet. *[wa]*

1 Blutgefäße im Canalis centralis
2 Lamellae osteoni [concentricae]

1 Allgemeine Anatomie, 1.2 Zelle und Gewebe

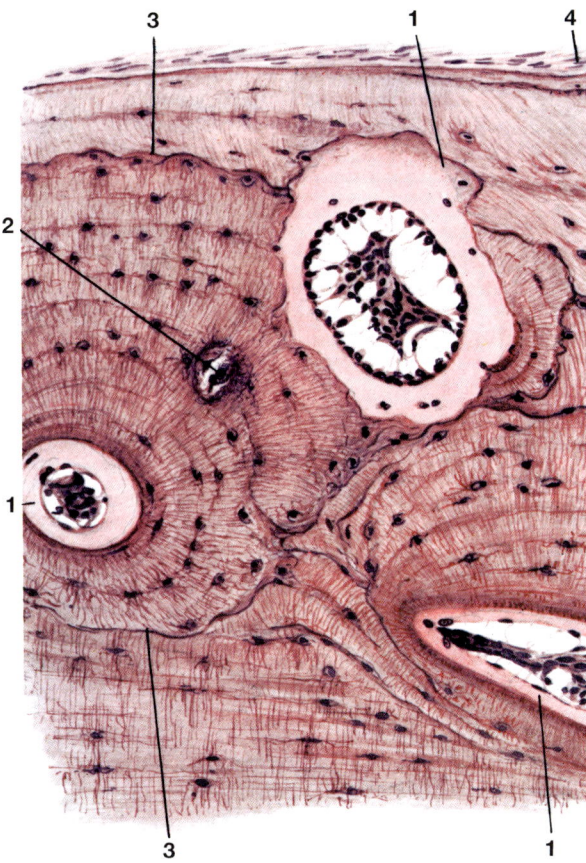

Abb. 127c. Querschnitt durch Lamellenknochen (200fache Vergrößerung). *[kr1]*
1 Erosionslakune mit neugebildetem Knochen
2 Canalis perforans (Volkmann-Kanal)
3 Linea cementalis (Kittlinie)
4 Periosteum

• Die Knochenzellen (*Osteozyten*) sind in diese harte, unverschiebliche Grundsubstanz praktisch eingemauert. Als lebende Zellen müssen sie aber, wie alle anderen Zellen auch, ernährt werden. Durch das Kristallgitter der Grundsubstanz können die Nährstoffe nicht hindurchdringen. Deshalb sind die Knochenzellen mit vielen feinen Fortsätzen mit den ernährenden Blutgefäßen verbunden. Diese Fortsätze hatten sie natürlich schon ausgestreckt, bevor sie sich selbst einmauerten!
• Sich teilende Knochenzellen können sich wegen der starren Grundsubstanz nicht voneinander trennen. Knochengewebe kann somit nicht wachsen. Dies erscheint zunächst widersinnig, da wir doch das Knochenwachstum bei den Kindern direkt beobachten können. Es geht mit einem kleinen Umweg. Knochen werden größer, indem an vorhandenes Knochengewebe neugebildetes angelagert wird (ausführlicher #133-134).

Nach der Anordnung der kollagenen Fasern kann man 2 Typen des Knochengewebes unterscheiden:
• Beim vor der Geburt und beim Kleinkind gebildeten *Geflechtknochen* erscheinen die Fasern ungeordnet durchflochten. Diese Art des Knochengewebes erhält sich beim Erwachsenen nur an den Befestigungsstellen von Sehnen und Bändern sowie im Felsenbein und am knöchernen Gehörgang. Alle übrigen Knochen werden umgebaut in

• hochwertigen *Lamellenknochen*: Um ein Blutgefäß herum werden in kokardenförmigen Lamellen kollagene Fasern (mit zugehörigen Zellen) gelegt. Zwischen sie werden die Apatitkristalle gestapelt. Die Wicklungsrichtungen der Fasern wechseln in aufeinanderfolgenden Lagen. Diese Lamellensysteme (*Osteone*, Abb. 127b + c, 131a) verlaufen vorwiegend in der Längsrichtung des Knochens und tragen zu seiner großen Biegefestigkeit bei.

#128 Muskelgewebe (Textus muscularis)

■ **Begriff**: Die Fähigkeit sich zu kontrahieren beruht auf innerhalb des Cytoplasma der Muskelzelle liegenden Myofibrillen (im Gegensatz dazu liegen die Bindegewebefasern zwischen den Zellen!). Üblicherweise bezeichnet man nicht die Myofibrillen, sondern die ganze Muskelzelle als „Muskelfaser".

■ **Skelettmuskelgewebe**: Bei ihm liegen die Myofibrillen dicht aneinander. Die Zellkerne sind an den Rand verlagert. Zellgrenzen sind innerhalb der Muskelfaser nicht zu erken-

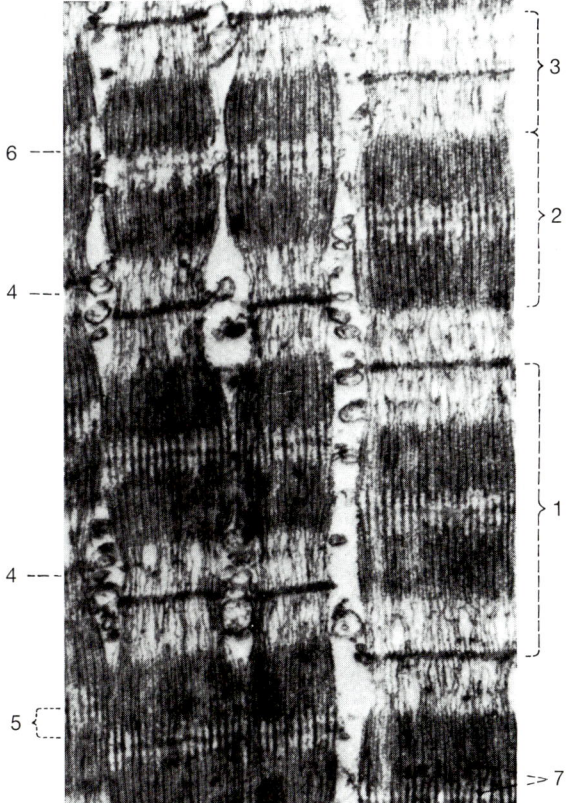

Abb. 128. Elekronenmikroskopisches Bild von 4 quergestreiften Myofibrillen. Vergrößerung etwa 40 000fach. *[wa]*

1 Myofibrillensegment (Sarkomer, Myomer)
2 A-Streifen (anisotrop, stark lichtbrechend)
3 I-Streifen (isotrop, schwach lichtbrechend)
4 Z-Streifen (Zwischenstreifen)
5 H-Streifen (Hensen-Streifen)
6 M-Streifen (Mittelstreifen)
7 Myofilamente

nen. Eine derartige Muskelfaser kann bis zu 0,1 mm dick und 20 cm lang werden! In den Myofibrillen wechseln dunklere (A-Streifen, anisotrop) und hellere (I-Streifen, isotrop) Abschnitte ab. Jeweils gleiche Abschnitte dieser Myofilamente liegen nebeneinander (Abb. 128). Dies bedingt die Querstreifung der ganzen Muskelfaser. Deshalb wird das Skelettmuskelgewebe auch *quergestreiftes Muskelgewebe* genannt. Die Myofibrillen sind aus 2 Arten von Myofilamenten aufgebaut:
- dicken Myofilamenten aus Myosin und
- dünnen Myofilamenten aus Actin.

Nach der Theorie der gleitenden Filamente werden bei der Muskelkontraktion die Actinfilamente zwischen die Myosinfilamente gezogen (Einzelheiten siehe Lehrbücher der Physiologie).

■ **Glattes Muskelgewebe**: Bei ihm fehlt die parallele Lage der Myofibrillen und damit die Querstreifung. Es ist aus einzelnen Zellen aufgebaut, deren Kerne in der Mitte liegen. In lockerer Lage kommt es in manchen Organkapseln vor. In dichter Lage bildet es die Muskelwände aller Eingeweide (mit Ausnahme von Mund, Rachen und oberer Speiseröhre) sowie die Mittelschicht der meisten Blutgefäßwände. Das Zusammenziehen der glatten Muskulatur erfolgt unwillkürlich.

■ **Herzmuskelgewebe**: Dieses ist ein spezialisiertes quergestreiftes Muskelgewebe mit verzweigten Einzelzellen mit zentralem Kern (ausführlicher #353).

#129 Nervengewebe (Textus nervosus)

In ihm kommen 2 Hauptzelltypen vor (ausführlich in #181-189):

■ **Nervenzellen** leiten, verarbeiten, speichern und erzeugen Informationen („Erregungen"). Jede Nervenzelle (*Neuron*) besteht aus dem Nervenzellkörper (*Perikaryon*) und den Nervenzellfortsätzen.
- Nervenzellen sind höchst unterschiedlich in Form und Größe. Man findet sie unter den kleinsten (Körnerzellen des Kleinhirns, Durchmesser des Nervenzellkörpers etwa 4 μm) und größten Zellen (Riesenpyramidenzellen des Großhirns bis 130 μm) des Körpers.
- Nervenzellfortsätze können über 1 m lang sein, z.B. in den Nerven, die am Fuß enden und deren Nervenzellkörper im Rückenmark im Wirbelkanal der oberen Lendenwirbelsäule liegen. Die Fortsätze der Nervenzellen können Erregungen nur in eine Richtung leiten. Danach unterscheidet man 2 Haupttypen der Nervenzellfortsätze:

❶ *Axon* (Neurit): leitet vom Nervenzellkörper weg. Jede Nervenzelle hat nur ein Axon (das sich allerdings verzweigen kann).

❷ *Dendrit*: leitet zum Nervenzellkörper hin. Nach der Zahl der Dendriten kann man die Nervenzellen gliedern in:
- *unipolare Nervenzelle*: nur 1 Axon, kein Dendrit. Sie kommt in Sinnesorganen als „primäre Sinneszelle" vor. Anstelle von Dendriten sitzen die Sinnesrezeptoren unmittelbar am Nervenzellkörper. Beispiel: Stäbchen- und Zapfenzellen der Netzhaut.
- *bipolare Nervenzelle*: 1 Dendrit, 1 Axon. Auch dieser Typ kommt vorwiegend in höheren Sinnesorganen vor, z.B. die Riechzellen der Nase.
- *pseudounipolare Nervenzelle*: Dendrit und Axon sind in der Nähe des Zellkörpers miteinander verschmolzen, so daß die Nervenzelle scheinbar nur einen Fortsatz hat. Beispiel: Zellen der Rückenmarkganglien (Spinalganglien).
- *multipolare Nervenzelle*: mehrere Dendriten, 1 Axon. Dies ist der überwiegende Zelltyp im Zentralnervensystem und in den autonomen Ganglien.

■ **Gliazellen** stützen, schützen, isolieren und ernähren die Nervenzellen:
- *Astrozyten* (gr. astér = Stern) bilden mit vielen kürzeren oder längeren Fortsätzen Grenzmembranen des Nervengewebes gegen Blutgefäße (Blut-Hirn-Schranke) und an der Oberfläche des Gehirns. Sie vermitteln den Stoffaustausch zwischen Blut und Nervenzellen.
- *Oligodendrozyten* (gr. olígos = wenig, déndron = Baum) bilden die Markscheiden im Zentralnervensystem.
- *Mikroglia* gehört zum Makrophagensystem.
- *Ependymzellen* bedecken epithelartig die Oberfläche der Hirnkammern.
- *Mantelzellen* umgeben epithelartig die Nervenzellen in den peripheren Ganglien.
- *Schwann-Zellen* (Neurolemmozyten, gr. lémma = Rinde, Schale, 1839 vom deutschen Anatomen Theodor Schwann beschrieben) bilden die Markscheiden der peripheren Nerven (ausführlich #185).

1.3 Bewegungsapparat

Unter dem Begriff Bewegungsapparat faßt man 3 Teilgebiete der Anatomie zusammen, die Lehre von den
❶ Knochen: Osteologie (gr. ostéon = Knochen).
❷ Gelenken: Arthrologie (gr. árthron = Glied, Gelenk).
❸ Muskeln: Myologie (gr. mys, myós = Maus, Muskel).

#131	Knochentypen, Bau des Röhrenknochens, Blutgefäße, Periost, Knochenmark
#132	Biomechanik der Knochen, Leichtbauprinzip
#133	Knochenentwicklung und -wachstum
#134	Knochenumbau, funktionelle Anpassung, Wachstumsplan, *Knochenbruchheilung, Osteosynthese*
#135	Bandfugen, Knorpelfugen, Gelenke, Gelenkknorpel, Gelenkkapsel, *Gelenkverletzungen*
#136	Gelenkmechanik, Hauptbewegungen, Bewegungsumfang, *Neutralnullmethode*
#137	Bau des Skelettmuskels, Muskelfaszie, motorische Endplatte, Muskelspindel
#138	Sehnen, Schleimbeutel, Sehnenscheide
#139	Anatomischer und physiologischer Querschnitt, Synergisten, Antagonisten, Halte- und Bewegungsmuskeln, isometrische und isotonische Kontraktion, aktive und passive Muskelinsuffizienz
⇒ #127	Knorpel- und Knochengewebe
⇒ #128	Muskelgewebe
⇒ #562	Ursegmente
⇒ #563	Embryonale und fetale Entwicklung

#131 Knochen als Organ

■ **Knochengewebe und Knochen**:
- Knochengewebe ist ein Verband von Knochenzellen mit Zwischenzellsubstanz (Abb. 131a).
- Knochen hingegen ist ein Organ, das aus vielen Gewebearten zusammengesetzt ist: Den Hauptanteil hat zwar das

Knochengewebe, wir finden aber auch Fettgewebe oder blutbildendes Gewebe im Markraum, Knorpel an den Gelenkenden und in den Wachstumszonen, straffes Bindegewebe am Periost, Endothel, elastisches Bindegewebe und glatte Muskelzellen in der Wand der Blutgefäße, und schließlich wird der Knochen auch noch von Nerven versorgt.

■ **Knochentypen**: Nach ihrer Form teilt man die Knochen gewöhnlich ein in
- lange Knochen: Röhrenknochen.
- kurze Knochen: Handwurzelknochen, Fußwurzelknochen.
- platte Knochen: Schädeldach, Sternum, Scapula, Hüftbein.
- unregelmäßige Knochen: Knochen der Schädelbasis und des Gesichtsschädels, Wirbel und Rippen.

■ **Bau des Röhrenknochens**: Als Prototyp des Knochens bespricht man gewöhnlich einen sog. Röhrenknochen, wie z.B. Humerus, Femur, Tibia u. a. An einem derartigen Knochen kann man ganz allgemein 4 Abschnitte unterscheiden:

❶ **Epiphyse** = Gelenkende (gr. epí = auf, über; phýsis = Natur, Körper): Mit Ausnahme der Finger- und Zehenendglieder haben alle Röhrenknochen 2 Epiphysen.
- Die Epiphysen tragen einen Überzug aus hyalinem Knorpel, soweit sie bei Bewegungen mit den Epiphysen der Nachbarknochen in Kontakt kommen. Beim im Hörsaal aufgestellten Skelett fehlen diese Knorpelüberzüge: Knorpel wird als rein organische Substanz beim Haltbarmachen des Skeletts zerstört.
- Die Form der Epiphysen hängt von der Gelenkart ab, z.B. halbkugelig beim Kugelgelenk, walzenförmig beim Scharniergelenk.

❷ **Wachstumszone**: Zwischen Epiphyse und Schaft (daher auch die Bezeichnung „Epiphysenfuge") bleibt für die Dauer des Längenwachstums eine Knorpelzone erhalten (Näheres #133). Den beiden Epiphysen zugeordnet haben die meisten Röhrenknochen ursprünglich 2 Wachstumszonen, von denen sich jedoch eine meist wesentlich früher schließt (verknöchert) als die andere.
- Da sich Knorpel im Röntgenbild des Skeletts nicht darstellt, erscheint der jugendliche Knochen an den Stellen der Wachstumszonen im Röntgenbild unterbrochen. Der Ungeübte kann dies mit einem Knochenbruch verwechseln. Die Kenntnis der Wachstumszonen ist daher für die richtige Deutung von Röntgenbildern bei Kindern wichtig.
- Im Röntgenbild des Erwachsenen sieht man an den Stellen ehemaliger Wachstumszonen meist eine verdichtete Linie („Epiphysenlinie").

❸ **Diaphyse** = Schaft (gr. diá = durch, zwischen, auseinander): Der zwischen den beiden Gelenkenden liegende Hauptteil des Röhrenknochens ist beim mazerierten Knochen meist hohl (lat. macerare = mürbe machen, Mazeration = chemisches oder mikrobiologisches Entfernen der organischen Anteile eines Knochens).

Die Markhöhle (s.u.) enthält Fettgewebe (gelbes Knochenmark) oder blutbildendes Gewebe (rotes Knochenmark).
- Den an die Wachstumszone angrenzenden Bereich nennt man *Metaphyse* (gr. metá = nach, vgl. Metaphysik = die Bücher des Aristoteles, die nach den Büchern über die Physik folgen).

❹ **Apophyse** = Muskelansatzhöcker (gr. apó = von etwas weg): Um großen Muskeln die nötigen Befestigungsstellen zu bieten oder um den Hebelarm zu verlängern, haben manche Knochen „Auswüchse", z.B. die Rollhügel (Trochanter major und minor) des Femur. Solche Apophysen sind beim kindlichen Knochen meist durch eigene Wachstumszonen vom Schaft getrennt.

■ **Blutgefäße**: Knochen ist kein totes Gebilde, sondern hat einen lebhaften Stoffwechsel (ständige Umbauvorgänge, Calciumhaushalt, Blutbildung im roten Knochenmark). Dementsprechend ist er reichlich mit Blutgefäßen versorgt (Abb. 131b). Die Röhrenknochen haben meist getrennte Gefäße für Diaphyse, Metaphysen und Epiphysen:
- Die zur Diaphyse ziehenden stärkeren Arterien (*Aa. nutriciae*) durchbohren den kompakten Knochen in eigenen Kanälen (*Canales nutricii [nutrientes]*), die man am mazerierten Knochen sehen kann.
- In die Metaphyse dringen meist zahlreiche feine Blutgefäße rund um den Knochen ein.

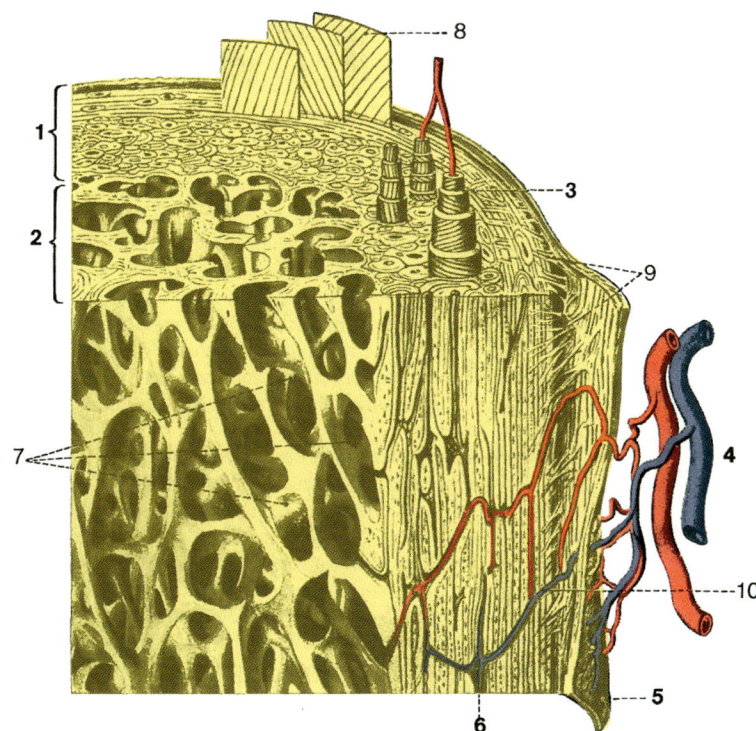

Abb. 131a. Schema vom Bau des Osteonknochens. *[bg1]*

1	Substantia compacta	7	Erweiterte Havers-Kanäle in der Spongiosa
2	Substantia spongiosa [trabecularis]	8	Äußere Generallamellen
3	Osteon (auseinander gezogen)	9	Fibrae perforantes (Sharpey-Fasern)
4	Blutgefäße	10	Vom Periost her eintretendes Blutgefäß in „Volkmann-Kanal"
5	Periosteum		
6	Zentralkanal (Havers-Kanal)		

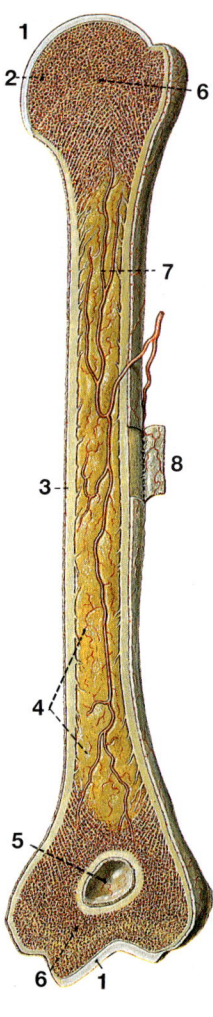

Abb. 131b. Frontal aufgeschnittener rechter Humerus (Blick von hinten auf die vordere Hälfte).
[sb1]

1 Facies articularis; Cartilago articularis
2 Caput humeri
3 Substantia compacta
4 Cavitas medullaris; Medulla ossium flava
5 Fossa olecrani
6 Substantia spongiosa [trabecularis]; Medulla ossium rubra
7 A. nutricia [nutriens]
8 Periosteum

Auf das lat. os gehen die Wörter für Knochen in den romanischen Sprachen zurück: frz. os, ital., port. osso, span. hueso. In der Fachsprache gehören hierher Ossifikation (Knochenbildung) und ossifizieren (verknöchern).
• Klinische Begriffe, die Knochen betreffen, werden meist vom gr. ostéon = Knochen abgeleitet: z. B. Osteologie = Lehre von den Knochen, Ostitis = Knochenentzündung, Osteomyelitis = Knochenmarkentzündung, Osteonekrose = Absterben von Knochengewebe, Osteotomie = operatives Durchtrennen eines Knochens usw. Die anatomischen Begriffe Osteoblast, Osteoklast, Osteon, Osteoid werden auf den folgenden Seiten erläutert.

■ **Knochenhaut** (*Periosteum*, gr. perí = um – herum, ostéon = Knochen): Sie umhüllt alle Knochen vollständig, ausgenommen an den mit Gelenkknorpel überzogenen Flächen. Das Periost besteht aus 2 Schichten:
• *Stratum osteogenicum* (knochenbildende Schicht): Es liegt dem Knochen unmittelbar an, enthält beim jugendlichen Knochen reichlich Osteoblasten (knochenbildende Zellen) und wird in Analogie zur Wachstumsschicht der Bäume (zwischen Holz und Rinde) auch *Kambiumschicht* (lat. cambiare = wechseln) genannt. Beim Erwachsenen sind Osteoblasten nur noch spärlich vorhanden. Es können sich jedoch jederzeit Vorläuferzellen zu Osteoblasten entwickeln. Dies ist bei Knochenbrüchen der Fall. Bei ihnen geht die Bruchheilung vom Periost aus (#134).
• *Stratum fibrosum* (Faserschicht): Die Außenschicht besteht aus einem Geflecht zugfester Fasern. Besonders bei den kurzen Knochen kommt der Faserschicht erhebliche mechanische Bedeutung zu (Biegungssteifigkeit). Sie ist oft wesentlich dicker als die dünne Rindenschicht des Knochens. Sie vermittelt auch die Befestigung von Muskeln, Sehnen und Bändern.
• Das Periost ist durch Bündel zugfester Fasern im Knochen verankert. Eine derartige perforierende Faser (*Fibra perforans*, vielfach nach dem Entdecker Sharpey-Faser genannt, William Sharpey, englischer Anatom, 1802-1880) endet meist in den äußeren Grenzlamellen des Knochens.
• Sehnen strahlen mit ihren Faserzügen meist in die Faserschicht des Periosts ein, fächern sich dort auf und werden über perforierende Fasern am Knochen befestigt. Manche Sehnen (Achillessehne, Kniescheibenband) verankern sich direkt in Muskelansatzhöckern mit spezieller Knochenstruktur.
• Das Periost ist reich mit Blutgefäßen und Nerven versorgt. Ein Schlag auf einen nicht mit Muskeln gepolsterten Knochenteil (z.B. vordere Tibiakante) ist äußerst schmerzhaft und damit sehr wirkungsvoll zur Selbstverteidigung.

• Die Epiphyse wird von wenigen stärkeren Gefäßen erreicht.
• Die Variabilität ist sehr groß. Deshalb wird die Gefäßversorgung der Knochen nur in wenigen praktisch wichtigen Fällen, z.B. beim Hüftkopf und beim Schenkelhals, näher besprochen.
• Die Blutgefäße bilden im Knochen ein Netz: Längsverlaufende Gefäße in den Zentralkanälen (*Canales centrales*) der Osteone (#127) sind durch Querkanäle (*Canales perforantes*, auch Volkmann-Kanäle genannt, nach dem deutschen Anatomen Alfred Wilhelm Volkmann, 1800-1877) mit dem Gefäßnetz des Periosts verbunden.

■ **Terminologie**:
• Das Wort Knochen ist erst im 14. Jahrhundert im deutschen Sprachraum nachgewiesen (mhd. knoche, niederl. knook) und steht zum mhd. Verb knochen = drücken, pressen (vgl. engl. knock) in Beziehung. Knochen hat dann allmählich das ältere „Bein" im Sinne von Knochen verdrängt. Bein ist jedoch in vielen deutschen Knochennamen erhalten geblieben, z. B. Hüftbein, Brustbein, Oberarmbein, Kahnbein, Stirnbein usw. Verwandt ist das engl. bone.
• Os bedeutet im Lateinischen wie in der medizinischen Fachsprache entweder Knochen (os, ossis, Plural ossa) oder Mund (os, oris, Plural ora). Die meisten Knochennamen sind aus 2 Wörtern gebildet, von denen das erste Os ist. Das zweite ist meist ein Adjektiv, z. B. *Os pisiforme* (Erbsenbein), *Os hamatum* (Hakenbein), seltener ein Substantiv im Genitiv, z. B. *Os coxae* (Hüftbein), *Os pubis* (Schambein).

■ **Knochenmark**: Knochen besteht nur zum kleineren Teil aus Knochengewebe, der größere Teil wird vom Knochenmark eingenommen (Leichtbauprinzip, #132). Im Schaft der Röhrenknochen liegt das Knochenmark (*Medulla ossium*, lat. medulla = Mark, os, ossis = Knochen) in einer zusammenhängenden Markhöhle (*Cavitas medullaris*). Dagegen befindet es sich in den Epiphysen sowie in den kurzen und platten Knochen zwischen den Knochenbälkchen. Knochenmark kommt in 2 Formen vor (Abb. 131c):
• Rotes = blutbildendes Knochenmark (*Medulla ossium rubra*, lat. ruber = rot) (#152) findet man in der Fetalzeit und beim Kleinkind in allen Knochen, beim Erwachsenen nur noch in spongiösen Knochen: in den Epiphysen sowie in kurzen, platten und unregelmäßigen Knochen.
• Gelbes Knochenmark = Fettmark (*Medulla ossium flava*, lat. flavus = gelb) füllt beim Erwachsenen die Markhöhlen der Röhrenknochen. Es kann in rotes Knochenmark zurückverwandelt werden.

Warum liegt das blutbildende Gewebe in den Knochen? Der Erwachsene besitzt etwa gleichviel rotes und gelbes Knochenmark (je etwa 1300 g). Das blutbildende Gewebe hat also etwa das Gewicht der Leber. Warum es auf die einzelnen Knochen verstreut und nicht zu einem geschlossenen Organ zusammengefaßt ist, bleibt unklar:
- Vielleicht ist nur der durch das Leichtbauprinzip des Knochens frei gewordene Raum genützt.
- Andererseits gibt zu denken, daß transplantiertes Knochenmark außerhalb von Knochen nicht überlebt. Das bei der Knochenmarktransplantation intravenös eingespritzte blutbildende Gewebe siedelt sich nicht irgendwo im Körper, sondern nur in den Markhöhlen der Knochen an. Jedenfalls ist das lebensnotwendige blutbildende Gewebe im Knochenmark gut geschützt und kann kaum durch Unfälle in seiner Gesamtheit vernichtet werden.
- Gefährdet ist das rote Knochenmark durch ionisierende Strahlen sowie durch Vergiftungen mit die Zellteilung hemmenden Stoffen. Der Krebsbehandlung durch Bestrahlung oder Zytostatika sind damit Grenzen gesetzt.

Lufträume in Knochen: Manche langen Röhrenknochen der Vögel enthalten zur Gewichtsersparnis nicht gelbes Knochenmark, sondern Lufträume. Auch der menschliche Schädel enthält solche Luftkammern: die Nasennebenhöhlen (#733-734) und die Warzenfortsatzzellen (#674).

#132 Biomechanik der Knochen

■ **Knochendichte**: Knochen ist neben den Zahnhartgeweben das schwerste Gewebe des Menschen. Seine Dichte liegt zwischen 2 und 3 g/ml. Ein genauer Wert ist nicht anzugeben, da Knochen als lebendes Gewebe auch Zellen, Blutgefäße, Nerven usw. enthält und je nach deren Anteil schwerer oder leichter ist. Der Körper geht mit dem schweren Baumaterial so sparsam wie möglich um. Die Knochen bestehen daher nicht massiv aus Knochengewebe, sondern aus dichter und lockerer gebauten Anteilen:
- **Substantia corticalis** (Rindenschicht, lat. cortex = Rinde): Bei allen Knochen liegt unmittelbar unter dem Periost bzw. unter dem Gelenkknorpel eine Schicht dichten Knochens. Ihre Dicke schwankt je nach der Höhe der mechanischen Beanspruchung. Am Schaft der Röhrenknochen kann sie mehrere Millimeter dick sein. Man nennt sie dann *Substantia compacta*.
- **Substantia spongiosa** (Bälkchensubstanz, lat. spongium = Schwamm): Knochenbälkchen füllen die Gelenkenden, die angrenzenden Teile des Schafts und die Muskelansatzhöcker der Röhrenknochen, ferner die kurzen, platten und unregelmäßigen Knochen.

> In der klinischen Umgangssprache wird in der Regel das Wort „Substantia" weggelassen, man spricht einfach von Kortikalis, Kompakta und Spongiosa.

■ **Bruchfestigkeit und Körpergewicht**: Unsere Knochen sind so gebaut, daß sie den normalerweise auftretenden Belastungen standhalten. Einen zu großen Sicherheitsspielraum kann sich der Körper jedoch nicht leisten: Wären die Knochen einer höheren Bruchfestigkeit wegen etwas stabiler gebaut, so wären sie auf jeden Fall schwerer. Schwerere Knochen erfordern stärkere Muskeln zu ihrer Bewegung. Größere Muskeln erhöhen ihrerseits wieder das Gewicht. Sie erfordern auch einen stärkeren Stoffwechsel, und das bedeutet größere innere Organe. Damit steigt das Körpergewicht weiter. Wir brauchen wieder etwas kräftigere Knochen zum Ausgleich der höheren Belastung durch den schwereren Körper usw.

■ **Leichtbauprinzip**: Unsere Knochen sind ein Kompromiß zwischen maximaler Festigkeit und minimalem Gewicht. Die Knochensubstanz wird optimal eingesetzt, indem die Knochen so gebaut sind, daß sie bei gegebenem Gewicht die höchste Festigkeit aufweisen (Abb. 132). Hauptbelastungsart des Knochens ist die Biegung.

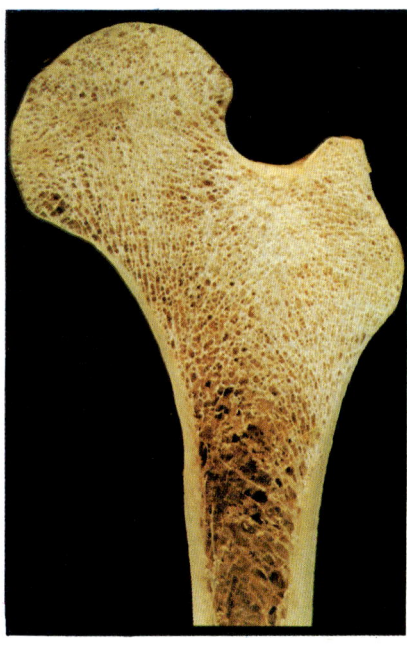

Abb. 132. Frontalschnitt durch den hüftgelenknahen Teil eines Femur. Auf dem Foto erkennt man deutlich die Verlaufsrichtungen der Knochenbälkchen. Diese Anordnung ist nicht zufällig, sondern ergibt sich aus der Belastungssituation im Hüftgelenk. Bei Änderungen der Belastung über längere Zeit werden die Knochenbälkchen neu orientiert. [li5]

- Die Formel für das Widerstandsmoment von Röhren ist $W = k(D^4-d^4)/D$, wobei D = Außendurchmesser, d = Innendurchmesser, k = Konstante ($\pi/32$) ist. Beim massiven Stab ist d = 0, mithin $W = kD^3$. Lassen wir für die Modellrechnung die Konstante weg und setzen D = 1, so wird das Widerstandsmoment des massiven Stabs = 1. Nehmen wir Material aus dem Innern des Stabs weg, z.B. so daß der Innendurchmesser halb so groß wie der Außendurchmesser ist, also d = 0,5, so beträgt das Widerstandsmoment $W = 1^4 - 0{,}5^4 = 0{,}94$, fällt also nur um 1/16 ab.
- Das Gewicht hängt von der Querschnittfläche ab: Beim massiven Stab mit Kreisquerschnitt beträgt die Fläche $r^2\pi$. Der Innenkreis mit dem halben Radius hat die Fläche $\pi(r/2)^2 = \pi r^2/4$, also ¼ der Gesamtfläche. Das bedeutet: Nimmt man aus einem Knochen im Innern die Knochensubstanz weg, so daß ein Hohlraum vom halben Außendurchmesser des Knochens entsteht, so spart man ¼ des Gewichts, verliert aber nur 1/16 an Biegungssteifigkeit. Erweitert man den Hohlraum auf 70 % des Durchmessers, so spart man 50 % Gewicht und verliert 25 % an Festigkeit.
- Soll die Biegefestigkeit gleich bleiben, so muß man den Außendurchmesser des Knochens vergrößern (und entsprechend auch den Innenhohlraum, so daß das Gewicht konstant bleibt). Mit den oben angegebenen Formeln läßt sich ableiten, daß man den Außendurchmesser nur um etwa 22 % erhöhen muß, um die gleiche Biegefestigkeit bei halbem Gewicht zu erzielen.
- Eine weitere Optimierung ist möglich, wenn der Knochenquerschnitt nicht gleichmäßig rund gehalten wird, sondern der Knochen auf den Seiten der stärksten Belastungen verdickt ist (z.B. Knochenleisten mit besonders hohem Abstand von der Nullinie).

■ **Kompromiß zwischen verschiedenartigen Beanspruchungen**: Käme es nur auf die Biegefestigkeit an, so stellte ein papierdünner Knochen von großem Durchmesser das optimale Verhältnis von Festigkeit und Gewicht dar. Der Knochen wird jedoch auch auf Zug, Druck, Torsion usw. beansprucht. Der tatsächliche Knochenbau ist ein Kompromiß aus all diesen Ansprüchen. Das wohl überraschende Ergebnis des Leichtbaus ist die Tatsache, daß auf die Knochen nur etwa 10 % des Körpergewichts entfallen, auf die Muskeln hingegen mehr als 40 % (Tab. 132).

Tab. 132. Gewichtsverteilung (kg) des „Standardmenschen" von 70 kg			
Muskeln	30	Haut	2,0
Fett	10	Magen + Darm	2,0
Knochen	7	Leber	1,5
Knochenmark	3	Gehirn	1,3
Blut	3	Lungen	0,7
Bindegewebe	3	Herz	0,3

#133 Knochenentwicklung und -wachstum

■ **Knochenbildung aus Bindegewebe oder Knorpel**: Knochengewebe kann nicht von innen heraus wachsen. Die Knochenzellen sind in die anorganische Substanz eingemauert und können nicht mehr auseinander weichen. Knochengewebe kann also immer nur am Rand angelagert werden. Skeletteile werden bindegewebig oder knorpelig angelegt und dann in Knochen umgebaut: membranöse (desmale) und chondrale Ossifikation. Da Knorpel nicht direkt in Knochen umgewandelt werden kann, ist der eigentliche Prozeß des Knochenanbaus durch die Osteoblasten (gr. ostéon = Knochen, blástein = bilden) bei beiden Ossifikationsformen gleich. Die chondrale Ossifikation ist letztlich ein Umweg, da der Knorpel wieder abgebaut werden muß.

Je nach Art der Knochenbildung aus knorpeligen oder bindegewebigen Vorstufen kann man die Knochen einteilen in

• **Ersatzknochen** („Knorpelknochen"): Zu ihnen gehören die meisten Knochen.

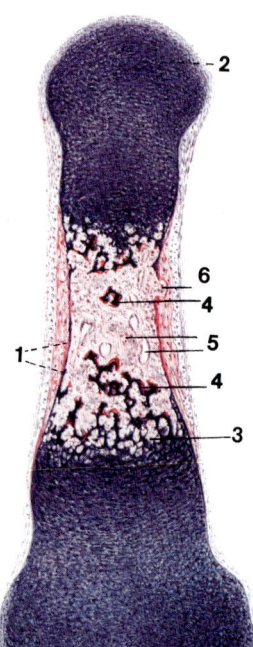

Abb. 133a. Fingerknochen eines 5 Monate alten Fetus.
[pa3]

1 Anulus osseus perichondrialis
2 Epiphysis
3 Zona ossificationis
4 Trabecula ossea
5 Cavitas medullaris primaria
6 Blutgefäße

• **Deckknochen** („Bindegewebeknochen"): Schädeldach, Mehrzahl der Gesichtsknochen, Schlüsselbein. Die Deckknochen sind, stammesgeschichtlich betrachtet, Reste des Außenskeletts niederer Tiere.

■ **Knochenkerne**: Die kurzen Knochen sowie die Epiphysen und Apophysen der Röhrenknochen verknöchern durch enchondrale Ossifikation. Im Innern des knorpelig vorgebildeten „Knochens" entsteht ein Knochenkern, der durch Abbau von Knorpel und Anlagerung von Knochen allmählich größer wird, bis schließlich am Ende des Wachstums der ganze Knorpel (mit Ausnahme der Gelenkflächen) in Knochen umgebaut ist.

• Während die Diaphysen der Röhrenknochen, die Rippen, die Wirbelkörper, die Schädelknochen und das Hüftbein bei Geburt schon verknöchert sind (Abb. 133a), hat dieser Prozeß bei den kurzen Knochen und den Epiphysen der Röhrenknochen erst begonnen. Beim reifen Neugeborenen findet man Knochenkerne im Calcaneus, im Talus und in der distalen Femurepiphyse. Ferner können Knochenkerne in der proximalen Tibiaepiphyse und im Würfelbein vorhanden sein.

• Im Säuglings- und Kleinkindesalter folgen dann in zeitlich festgelegter Reihenfolge die übrigen Knochenkerne in den Hand- und Fußwurzelknochen und in den Epiphysen. Die Apophysen bilden ihre Knochenkerne meist erst im Schulalter.

■ **Skelettalter**: Für die einzelnen Altersstufen liegen Normtabellen über den jeweiligen Bestand an Knochenkernen vor. Um den körperlichen Entwicklungsstand eines Kindes genau zu beurteilen, vergleicht man die bei ihm in Röntgenbildern der Hände (Abb. 133b + c) und der Füße sichtbaren Knochenkerne mit den Normtabellen.

• Beispiel: Nehmen wir an, ein zehnjähriges Mädchen sei im Vergleich zu seinen Altersgenossinnen sehr groß. Im Röntgenbild sieht man Knochenkerne, die einem zwölfjährigen Mädchen entsprechen. Das zehnjährige Mädchen hat demnach ein „Skelettalter" von 12 Jahren. Es ist also in der körperlichen Entwicklung vorausgeeilt und deswegen größer als seine Kameradinnen. Es wird jedoch das Längenwachstum früher einstellen als diese und damit seinen Größenvorsprung verlieren. Hätte das Mädchen hingegen ein Skelettalter von 10 Jahren, so würde man annehmen, daß es noch weiter wächst und seine Erwachsenengröße weit über der seiner Mitschülerinnen liegen wird.

• Durch den Vergleich von Lebensalter, Skelettalter und erreichter Körperlänge kann man im Schulkindalter die Erwachsenengröße schon auf wenige Zentimeter genau vorhersagen. Bei drohender Überlänge wird man eine Hormonbehandlung erwägen, um das Wachstum zu bremsen und damit die Eingliederung in die Gemeinschaft zu erleichtern.

• Die Kenntnis des noch zu erwartenden Längenwachstums ist auch wichtig für die Planung von Operationen am Bewegungsapparat bei Kindern.

■ **Feinbau der Wachstumsfuge**: Beim jugendlichen Röhrenknochen liegt an der Grenze zwischen Schaft und Gelenkkörper eine rasch wachsende Knorpelzone (**Epiphysenfuge**). Der neugebildete Knorpel wird laufend in Knochen umgewandelt. Im mikroskopischen Schnitt kann man am Epiphysenknorpel nach der internationalen Nomenklatur 4 Zonen unterscheiden (manche Autoren grenzen anders ab):

• *Reserveknorpelzone*: typischer hyaliner Knorpel, Zellgruppen in reichlich Grundsubstanz.

• *Zellteilungszone*: Die Knorpelzellen teilen sich mitotisch und ordnen sich dabei in Säulen an („Säulenknorpel", Abb. 133d).

Abb. 133b + c. Röntgenbilder von Kinderhänden. Links einjähriges Kind, rechts Knabe von 5½ Jahren. Röntgenbilder der Hände von Kleinkindern sehen so leer aus, weil große Teile des Skeletts noch aus Knorpel bestehen, der im Röntgenbild nicht sichtbar ist. [sb1]

1 Proximale Epiphyse der Phalanx media
2 Phalanx distalis I
3 Proximale Epiphyse der Phalanx distalis I
4 Phalanx proximalis
5 Proximale Epiphyse der Phalanx proximalis I
6 Os metacarpi [Metacarpale] I
7 Proximale Epiphyse des Os metacarpi I
8 Os trapezoideum
9 Os capitatum
10 Distale Epiphyse des Radius
11 Radius
12 Proximale Epiphysen der Phalanges proximales
13 Distale Epiphysen der Ossa metacarpi
14 Ossa metacarpi [metacarpalia]
15 Os hamatum
16 Os triquetrum
17 Os lunatum
18 Ulna

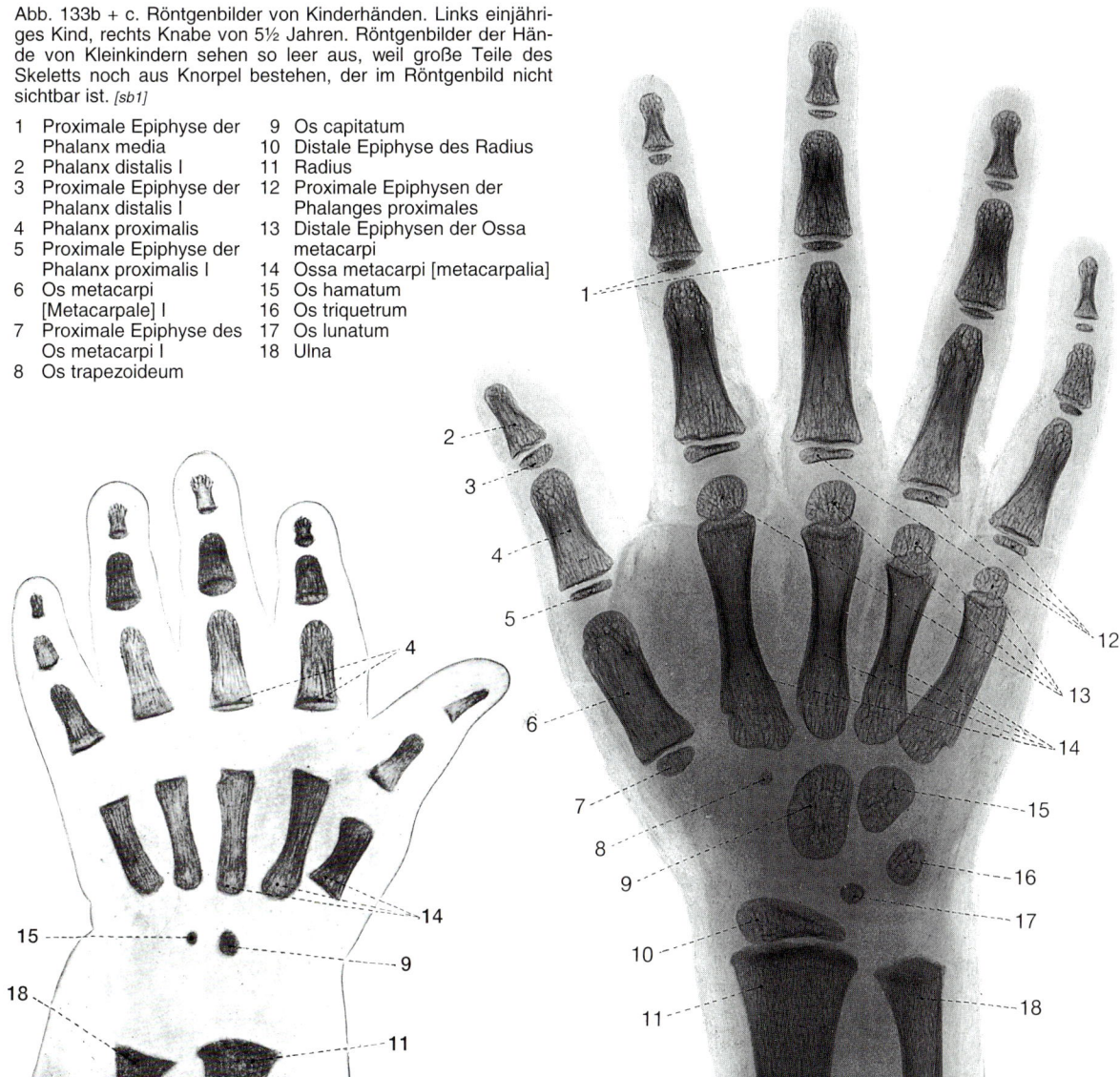

- *Knorpelabbauzone*: Die Knorpelzellen vergrößern sich. Es treten in ihnen Vakuolen auf („Blasenknorpel"). Schließlich gehen die Zellen zugrunde und werden von Chondroklasten (gr. chóndros = Knorpel, klán = brechen) abgebaut. Die Grundsubstanz verkalkt. In die Knorpelhöhlen dringen Blutgefäße und Knochenvorläuferzellen ein.
- *Verknöcherungszone*: Die Knochenvorläuferzellen differenzieren sich zu Osteoblasten, die sich an der Grenze des schon vorhandenen Knochens aufreihen, neue Fasern und Grundsubstanz bilden und sich dabei selbst mit einmauern. So entstehen aus Osteoblasten Osteozyten. Den „chondralen" Knochen kann man vom „membranösen" anhand eingesprengter kleiner Knorpelreste unterscheiden.

An der Epiphysenfuge wird Knochen fast ausschließlich vom Schaft aus angebaut. Die Knochenanlagerung von seiten der Epiphyse ist gering.

■ **Dauer des Längenwachstums**: Es ist solange möglich, wie an der Epiphysenfuge Knorpel in Knochen umgebaut werden kann. Am Ende der Wachstumszeit wird der Knorpel vollständig durch Knochen ersetzt. An die ehemalige Wachstumszone erinnert dann nur noch eine gewisse Unregelmäßigkeit der Spongiosaarchitektur im Röntgenbild.

Tab. 133. Hormonelle Steuerung des Längenwachstums	
Fördernd:	• Wachstumshormon des Hypophysenvorderlappens (STH = Somatotropin = HGH = human growth hormone) • Schilddrüsenhormone Thyroxin (T_4) + Trijodthyronin (T_3)
Hemmend:	Geschlechtshormone

- Bei den meisten Röhrenknochen endet das Wachstum mit dem Ende der Pubertät. Allerdings stellt meist eine der beiden Epiphysenfugen eines Röhrenknochens schon sehr viel früher als die andere ihr Wachstum ein. Der weitere Zuwuchs geht dann nur an dem anderen Knochenende vor sich. So verknöchern die ellbogennahen Epiphysenfugen der langen Armknochen um das 15. Lebensjahr, während

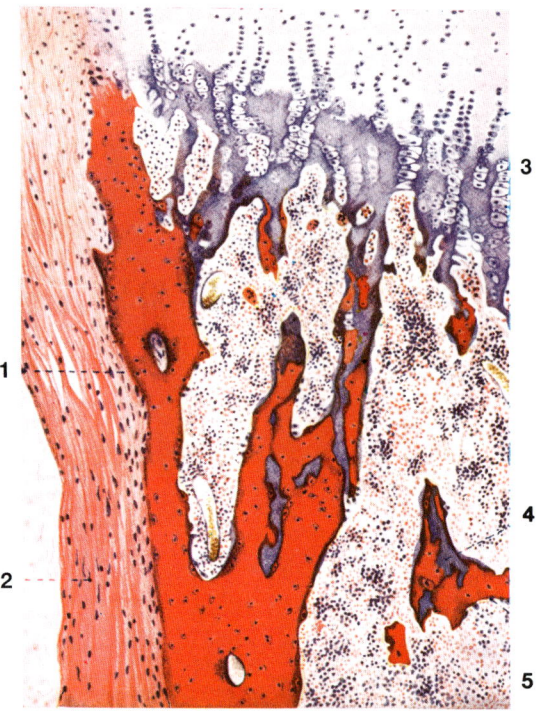

Abb. 133d. Knochenbildung (80fache Vergrößerung). Das Bild entspricht etwa einem Ausschnitt aus Abb. 133a oberhalb von 1. [wa]

1 + 2 Periosteum	3 Zona ossificationis
1 Stratum osteogenicum	4 Trabecula ossea
2 Stratum fibrosum	5 Cavitas medullaris primaria

das Wachstum an der proximalen Epiphysenfuge des Oberarmbeins (Humerus) und den distalen Epiphysenfugen von Elle (Ulna) und Speiche (Radius) bis in die Zwanzigerjahre andauern kann. Am Bein sind die Unterschiede im Zeitpunkt des Schließens der Epiphysenfugen geringer.

■ **Störungen des Längenwachstums**:
❶ **Erkrankungen der Wachstumsfugen**: Nach dem Verknöchern der Epiphysenfuge ist ein Längenwachstum nicht mehr möglich. Bei vorzeitigem Schluß einer Epiphysenfuge, z.B. nach Verletzung, Knochenmarkentzündung (Osteomyelitis) usw., wächst der Knochen nicht mehr mit. Dies kann zu erheblichen Längenunterschieden von Gliedmaßen führen. Bei den Beinen ist dies besonders ungünstig, weil ungleiche Beinlängen einen Schiefstand des Beckens bedingen, der seitliche Verkrümmungen der Wirbelsäule mit vorzeitiger Abnutzung der Zwischenwirbelscheiben nach sich zieht.

❷ **Zwergwuchs**:
• Werden beide Beine von Erkrankungen der Wachstumsfugen betroffen, so ist das Längenwachstum eingeschränkt.

Ein historisches Beispiel ist der Maler Henri de Toulouse-Lautrec (1865-1901). Er wurde nach zweimaligem Sturz vom Pferd mit Beinbrüchen im 14. und 15. Lebensjahr zum Krüppel: Bei normaler Länge des Körperstamms blieben die Beine kurz. Unter seinem Zwergwuchs litt er entsetzlich und wurde dadurch zum Außenseiter.

• Mangelndes Knorpelwachstum an allen Epiphysenfugen kennzeichnet die dominant vererbbare **Chondrodystrophie** (gr. dys = miß-, fehlerhaft, trophé = Ernährung) oder Achondroplasie. Alle Röhrenknochen bleiben kurz, während das Breitenwachstum (desmale Ossifikation) ungehindert vor sich geht. Dies führt zu einem „disproportionierten Zwergwuchs": etwa normal großer Kopf und Rumpf, kurze Arme und Beine (Abb. 133e). Da auch die Knorpelfugen der Schädelbasis und des Hüftbeins mitbetroffen sind, ist die Nasenwurzel tief eingezogen. Das Becken bleibt eng. Die Intelligenzentwicklung verläuft normal. Psychische Schwierigkeiten wegen des Zwergwuchses folgen daher geradezu zwangsläufig.

• Mangelnde Sekretion von Wachstumshormon durch die Hirnanhangsdrüse (*Hypophysis = Glandula pituitaria*) führt zum normal proportionierten Zwergwuchs (*Nanus pituitarius*, lat. nanus = Zwerg), weil Breiten- und Längenwachstum gleichermaßen betroffen sind.

• Ausfall der Schilddrüse bedingt nicht nur Zwergwuchs, sondern auch Intelligenzstörungen, die um so schwerer sind, je früher der Hormonmangel auftritt (*Nanus cretinus*, Kretinismus, frz. crétin = Schwachsinniger). Schilddrüsenhormone scheinen für die Entwicklung des Gehirns in der Fetal- und Säuglingszeit wichtig zu sein. Bei rechtzeitiger Zufuhr der entsprechenden Hormone ist der Zwergwuchs noch auszugleichen. Die Intelligenzausfälle sind jedoch unwiderruflich.

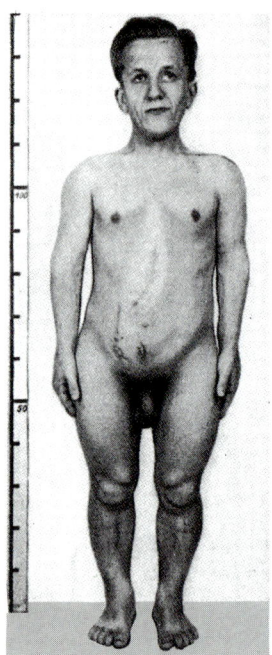

Abb. 133e. Disproportionierter Zwergwuchs (Chondrodystrophie). [we2]

❸ **Riesenwuchs**: Bei Ausfall der Keimdrüsenhormone ist das Längenwachstum verlängert: eunuchoider Riesenwuchs (gr. eunúchos = Bettschützer). Durch Zufuhr von Geschlechtshormonen ist das Längenwachstum zu hemmen. Die Einnahme hormonaler Kontrazeptiva vor Abschluß des Längenwachstums führt zum vorzeitigen Schluß der Wachstumsfugen und dadurch zu verminderter Endlänge. Dies schränkt die Gabe der „Pille" an Minderjährige erheblich ein. Die im Durchschnitt geringere Körperlänge der Frau steht zumindest formal mit den früher als beim Mann ansteigenden Blutspiegeln der Geschlechtshormone in Zusammenhang.

■ **Längenwachstum und Ernährung**: Die Angehörigen der optimal ernährten Oberschicht sind bei allen Völkern im Durchschnitt größer als die der notleidenden Unterschicht. Vermutlich ist die Verbesserung der Ernährung der Hauptgrund für den ständigen Anstieg der Körperlänge in allen hochindustrialisierten Nationen. Umfangreiches statistisches Material (Hauptquelle: Musterungsuntersuchungen!) zeigt eine durchschnittliche Längenzunahme von etwa 1 mm pro

Jahr in den letzten 100-150 Jahren. Damit verbunden ist eine Entwicklungs-Akzeleration (lat. accelerare = beschleunigen), die sich eindrucksvoll in der früheren Menarche (erste Menstruation, gr. mén = Monat, arché = Anfang) dokumentiert.
• Außer der Ernährung werden für die Beschleunigung der körperlichen Entwicklung auch noch die besseren hygienischen Bedingungen und die Reizüberflutung verantwortlich gemacht.
• Die Endgröße hängt jedoch nicht nur von Hormonen und der Ernährung, sondern auch von Erbfaktoren ab (die dann freilich zum Teil über die Hormone wirksam werden).

■ **Altersabhängige Wachstumsgeschwindigkeit**: Das Längenwachstum der Knochen geht nicht gleichförmig vor sich. Es ist rasch im ersten Lebensjahr und wird dann langsamer. In der Pubertät erfolgt ein zweiter Wachstumsschub. Dann fällt das Wachstum allmählich auf Null ab. Die Endgröße ist bei der Frau mit 18-20, beim Mann mit 20-22 Jahren erreicht. Im höheren Alter nimmt die Körperlänge mit dem Flüssigkeitsverlust der Zwischenwirbelscheiben wieder etwas ab. Die Körperlänge macht auch Tagesschwankungen durch: Morgens sind wir am längsten und sinken im Laufe des Tages 1-3 cm zusammen.

■ **Dickenwachstum der Röhrenknochen**: Es geht vom Periost aus: membranöse Ossifikation. Im Gegensatz zur Epiphysenfuge bleibt das Periost das ganze Leben erhalten. Demnach kann auch das Dickenwachstum das ganze Leben weitergehen. Es wird jedoch nach dem pubertären Wachstumsschub sehr langsam.
• Längen- und Dickenwachstum werden von den gleichen Hormonen beeinflußt. Während das Wachstumshormon aber nach Schluß der Epiphysenfugen kein Längenwachstum mehr auslösen kann, ist es auf das Dickenwachstum nach wie vor wirksam.

■ **Akromegalie**: Manche Tumoren der eosinophilen Zellen des Hypophysenvorderlappens produzieren Wachstumshormon in größeren Mengen.
• Dadurch wird beim Erwachsenen das Dickenwachstum angeregt: Hände, Füße und Kopf werden breiter. Der Patient bemerkt oft als erste Symptome, daß Hut, Handschuhe und Schuhe nicht mehr passen. Die Gesichtszüge vergröbern sich (Abb. 133f). Auch die inneren Organe vergrößern sich. Das Krankheitsbild nennt man Akromegalie (gr. ákros = Spitze, mégas = groß), weil das Wachstum der vorspringenden Körperteile = Akren (z.B. Kinn) besonders auffällt.

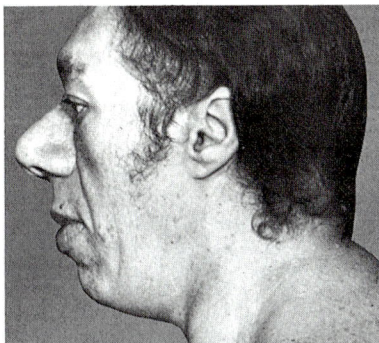

Abb. 133f. Akromegalie: Vergröberung der Gesichtszüge bei übermäßiger Produktion von Wachstumshormon im Erwachsenenalter. *[wi2]*

• Bei Kindern kommt es zu vermehrtem Längenwachstum bis hin zum Riesenwuchs.

■ **Außen Anbau, innen Abbau**: Wird bei einem Knochen außen ständig angebaut, so müßte die Rindenschicht immer dicker werden, würde auf der Innenseite nicht laufend Knochen abgebaut. So wie der Knochen breiter wird, wächst innen auch die Markhöhle. Eine Schicht von Knochenzellen an der Grenze zur Markhöhle (*Endosteum*) baut im Wachstumsalter überwiegend Knochen ab. Anstelle von Osteoblasten finden wir in ihm vor allem Osteoklasten (gr. ostéon = Knochen, klán = brechen).
• Bei harmonischem Zusammenspiel von Osteoblasten und Osteoklasten bleibt die Rindenschicht des Knochens gleich dick, nimmt aber langsam an Umfang zu. Beim jugendlichen Knochen überwiegt die Tätigkeit der Osteoblasten etwas, denn schließlich steigt das Körpergewicht, und die größere Belastung des Knochens muß durch dickere Wände aufgefangen werden.
• Beim weniger wild durchs Leben stürmenden älteren Menschen nimmt die funktionelle Belastung der Knochen ab. Die Knochen dürfen dünner werden. Die Osteoklasten werden aktiviert. Manchmal wird beim Greis zuviel Knochen abgebaut, dann drohen Knochenbrüche schon bei leichten Stürzen. Ein typischer Fall ist die Schenkelhalsfraktur des alten Menschen.

■ **Komplizierte Wachstumsvorgänge**:
❶ **Wachstum der Schädelknochen**: Während das Wachstum der Röhrenknochen recht übersichtlich abläuft, sind die Verhältnisse bei den vielfältig gekrümmten Knochen des Schädels viel schwieriger zu verstehen. Das einfache Modell „außen Anbau + innen Abbau" genügt dann nicht mehr. Bei den Knochen des Schädeldachs wird die Krümmung mit der Größenzunahme stets geringer. Dies ist durch gleichmäßigen äußeren Anbau nicht zu erreichen.
• Vereinfachen wir die Form eines derartigen Knochens zu einem gekrümmten, runden Schild, auf den wir eine Schießscheibe mit den Ringen 1-10 projizieren. Der Schild wird flacher, wenn wir an den Randringen 1-4 außen, an den mittleren Ringen 7-10 aber innen anbauen (und eine neutrale Zone bei 5-6 belassen). Damit der Schild nicht zu dick wird, muß dann bei den Ringen 1-4 innen, bei 7-10 aber außen Knochen abgebaut werden.
• Dieses Prinzip spielt vor allem beim Wachstum der Kieferknochen eine Rolle. Der Kieferorthopäde kann Fehlstellungen der Zähne berichtigen, indem er durch mechanische Mittel das Kieferwachstum beeinflußt.

❷ **Entwicklung von Knochenhöhlen**: Beim Dickenwachstum wurde bereits das Wachstum der Markhöhle durch Knochenabbau beschrieben. Ähnlich entstehen überwiegend erst nach der Geburt die lufthaltigen Nebenhöhlen der Nase (Stirnhöhlen, Kieferhöhlen, Keilbeinhöhlen, Siebbeinzellen, #733) und des Mittelohrs (#674). Schleimhaut dringt mit Hilfe der Osteoklasten in den Knochen vor. Diese Luftkammern sind häufig asymmetrisch. Die Osteoklasten kommen offenbar unterschiedlich schnell voran.

#134 Knochenumbau

Der Knochen bleibt nicht ein für allemal in der ursprünglich angelegten Form bestehen. Er macht ständig Wandlungen durch:

■ **Umbau von Geflechtknochen in Lamellenknochen**: Bei der Ossifikation von Skelettelementen entsteht zunächst der stammesgeschichtlich ältere Geflechtknochen. Er wird im Kindesalter zum höher geordneten, calciumreicheren und stabileren Lamellenknochen umgebaut. Lediglich an

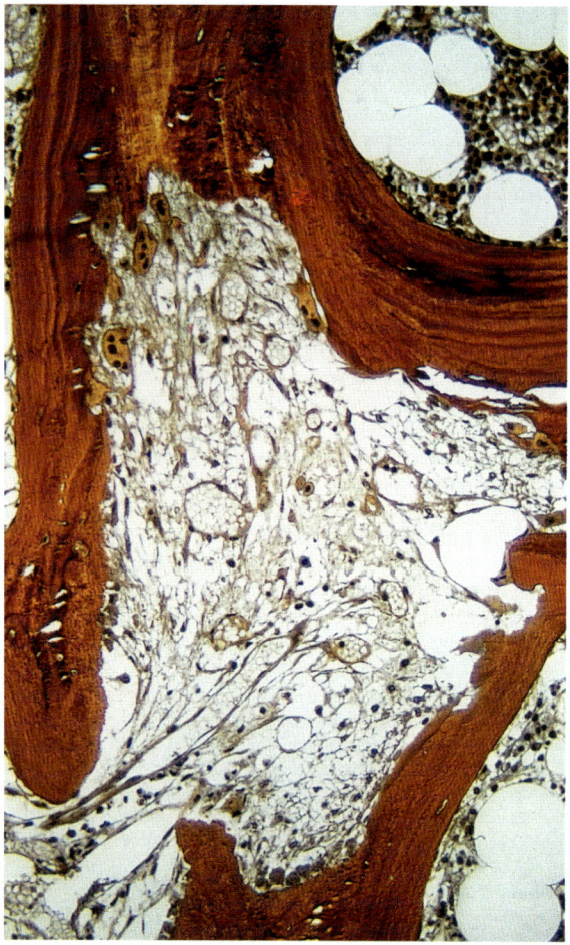

Abb. 134. Knochenumbau im mikroskopischen Bild. In ein Knochenbälkchen (dunkelbraun) ist eine Gruppe von Osteoklasten (die großen mehrkernigen hellbraunen Zellen, die dem Rand des Knochengewebes anliegen) eingebrochen und hat Knochen abgebaut. Blutgefäße sprossen in die Resorptionshöhle ein. *[de1]*

Stellen, wo große Sehnen einstrahlen, bleibt Geflechtknochen erhalten. Beim Dickenwachstum lagert das Periost dann Knochen in Form herumlaufender Lamellen an.
• In der Kompakta der Röhrenknochen dringen Blutgefäße und Osteoklasten (Abb. 134) in der Längsrichtung vor. Die dabei entstehenden Lakunen werden mit konzentrischen Lamellen gefüllt, in deren zentralen Kanal (*Canalis centralis*) das Blutgefäß liegt. Dieses System nennt man Osteon (Abb. 127b).

■ **Funktionelle Anpassung**: Man versteht darunter die Fähigkeit des Knochens, sich auf veränderte Belastungen einzustellen. Sie kann bestehen in:

❶ *Änderung der Menge der Knochensubstanz*:
• Bei Zu- oder Abnahme des Körpergewichts.
• Bei Zu- oder Abnahme der körperlichen Aktivität: „Aktivitätshypertrophie" bei Sportlern und „Inaktivitätsatrophie" bei längerem Krankenlager.
• Bei asymmetrischer Belastung als Folge von Erkrankungen, z.B. bei Lähmung eines Beins werden die Knochen des gelähmten Beins schwächer, die des gesunden Beins stärker.

❷ *Änderung der Knochenarchitektur*: Äußere und innere Form des Knochens können sich auch an veränderte Belastungsrichtungen anpassen, z.B. durch Umbau der Spongiosa. Dies ist der Fall
• bei einseitiger Arbeitsbelastung, z.B. Sackträger.
• nach Knochenbrüchen.
• nach Korrekturoperationen am Skelett.
• nach Versteifung von Gelenken.
• bei degenerativen Gelenkerkrankungen (Arthrosen) usw.

❸ *Calciumstoffwechsel*: Das Skelett dient dem Körper als Calciumspeicher. Nicht benötigtes Calcium wird in Knochen deponiert, von wo es jederzeit wieder abgerufen werden kann. Ähnlich wie wir beim Fettgewebe Baufett und Speicherfett unterscheiden können, scheint es auch im Knochen einerseits unantastbare Stützbereiche und andererseits calciumstoffwechselaktiven Knochen zu geben. Der Körper enthält etwa 1-2 kg Calcium, von dem nur 1 % in den Körperflüssigkeiten gelöst ist, der Rest ist in die Knochen eingebaut.

Calciumspiegel im Blut: Das Calcium im Blutserum wird sorgfältig auf einem Spiegel um 2,5 mmol/l gehalten.
• Fällt der Calciumspiegel unter 2 mmol/l (*Hypocalcämie*), so treten Krämpfe auf (Calcium ist wichtig für die Erregungsübertragung vom Nerv auf den Muskel).
• Steigt er über 3 mmol/l (*Hypercalcämie*), so kann Calcium auch in Weichgeweben abgelagert werden.
• Der für den Organismus so wichtige gleichförmige Calciumspiegel des Blutes wird durch das Wechselspiel dreier Hormone geregelt: Parathormon (Nebenschilddrüsen) und „D-Hormon" (1,25-Dihydroxycholecalciferol, entsteht aus Vitamin D) steigern, Calcitonin (Schilddrüse) senkt den Calciumspiegel im Blut.
• Die Regulation erfolgt zum Teil über die Resorption im Darm und die Ausscheidung in der Niere, sehr wesentlich aber über Mobilisation oder Ablagerung von Calcium in den Knochen. Störungen im Haushalt der genannten Hormone führen damit zu Knochenerkrankungen.

■ **Knochenbruchheilung**: Nach einem Knochenbruch (Fractura, lat. frangere = brechen) wachsen die Bruchstücke nicht einfach zusammen. Knochenbildung ist nur bei absoluter Ruhe des Gewebes möglich. Das Schienen durch einen Gipsverband stellt den Bruchspalt äußerlich ruhig. Der Organismus selbst legt dann noch einen stützenden Verband direkt um den Bruchspalt. Dies geschieht durch die sog. **Kallusbildung** (lat. callus = verhärtete Haut, Schwiele). Sie läuft in 4 Phasen ab:

❶ Aus dem Periost und dem Endost sowie aus den Wänden der zerrissenen Blutgefäße wächst gefäßreiches Bindegewebe aus, das nicht nur den Bruchspalt füllt, sondern sich auch wie ein Verband um den Knochen außen herum legt *(bindegewebiger Kallus)*.

❷ Im äußeren Bindegewebeverband differenzieren sich unspezifische Bindegewebezellen zu Osteoblasten. Diese bauen eine „Knochenmanschette" um den Bruchspalt und stellen so die Bruchstücke fest *(knöcherner Kallus)*.

❸ Erst jetzt verknöchert das den Bruchspalt füllende Bindegewebe, und die Kontinuität des Knochens wird wiederhergestellt.

❹ In der *Schlußphase* wird die Knochenmanschette abgebaut, so daß der Knochen seine ursprüngliche Form wiedererlangt.

■ **Dauer der Bruchheilung**: Die Zeitspanne bis zur knöchernen Wiederherstellung hängt von vielen Faktoren ab, z.B. Form, Größe und Durchblutung des Knochens, Bruchstelle, Art des Bruchs, Ruhigstellung der Bruchstücke, Stoffwechselaktivität und Alter des Patienten. Als grober Anhalt kann dienen:
• rasch heilende Knochenbrüche (3-4 Wochen): Finger- und Zehenglieder, Mittelhandknochen, Speiche an typischer Stelle (#841), Ellbogen, Schlüsselbein, Kniescheibe.
• mittelschnell heilende Knochenbrüche (4-8 Wochen): Speichenschaft, Ellenschaft, Oberarm, Becken, Fibula, Mittelfußknochen.
• langsam heilende Knochenbrüche (12-16 Wochen): Wirbel, Kahnbein der Hand, Femur, Tibia.

■ **Pseudarthrosen**: Wird der Knochen nicht richtig geschient, so daß sich die Bruchenden bewegen können, so unterbleibt die Knochenbildung im bindegewebigen Kallus. Der Bruch verheilt nicht, es entsteht vielmehr ein „Falschgelenk" = Pseudarthrose (gr. pseúdein = belügen, täuschen, árthron = Gelenk). Solche zusätzlichen Gelenke stören die für zielgerichtete Bewegungen nötige Stabilität, führen zu Fehlbelastungen und verursachen Schmerzen. Letztlich müssen sie operativ beseitigt werden.

■ **Osteosynthese**: Der Kallus bereitet nur die eigentliche Bruchheilung vor, indem er die Bruchstücke ruhig stellt. Man kann dem Körper die Kallusbildung ersparen und damit die Heilungszeit erheblich abkürzen, wenn man auf operativem Weg die Bruchstücke absolut ruhig miteinander verbindet. Die Anhänger der „Arbeitsgemeinschaft Osteosynthese" (meist AO abgekürzt) umgeben den Bruchspalt mit Stahlplatten und schrauben diese am Knochen fest. Der Bruchspalt kann dann sofort knöchern überbrückt werden, und die Phasen 1, 2 und 4 der obigen Gliederung fallen weg.
• Vorteil dieser Methode ist: Der Patient ist sofort wieder beweglich (ein längeres Krankenlager schwächt besonders bei älteren Patienten den Kreislauf).
• Nachteil: Es sind 2 Operationen nötig (Anlegen und Entfernen der Platten und Schrauben). Ferner wird der im Bereich der Platten entlastete Knochen teilweise abgebaut und ist nach dem Entfernen der Platte stärker bruchgefährdet.
• Statt Platten um den Knochen zu montieren, kann man bei manchen Knochen auch lange „Nägel" (v-förmige Stahlstifte) in die Markhöhle einschlagen („Nagelung"). Dies führt zu einer Art Schienen von innen.

■ **Autogene Transplantation**: Anstelle von Platten und Nägeln aus Stahl kann man auch Knochen zur Ruhigstellung verwenden. Man entnimmt z.B. einem Schienbein des Patienten ein längeres Stück Kompakta und setzt dies an anderer Stelle ein. Der Defekt an der Tibia wird mit Periost ausgeheilt rasch wieder mit Knochensubstanz aufgefüllt. Im Transplantatbett dient der Knochenspan zunächst der Stabilisierung, wird dann allmählich abgebaut und durch neuen Knochen ersetzt (im Sinne des Knochenumbaus). Diese Methode wird vor allem an der Wirbelsäule angewandt, wenn zur Konsolidierung von Wirbelbrüchen oder bei Bandscheibenschäden mehrere Wirbel miteinander verbunden werden sollen.

■ **Xenogene Transplantation**: Wenn nicht einmal der vom gleichen Individuum transplantierte Knochen direkt einheilt, sondern umgebaut wird, so kann man gleich Tierknochen nehmen. Man muß hierbei allerdings das Eiweiß denaturieren, um ihm die Antigeneigenschaften zu nehmen (z.B. „Kieler Knochenspan").

Terminologie bei Transplantationen (ältere, aber noch gebräuchliche Bezeichnungen in Klammern):
• autogen (autolog): vom gleichen Individuum (gr. autós = selbst, -genés = hervorbringend).
• syngen (isolog): von genetisch identischen Individuen = eineiigen Zwillingen (gr. syn = zugleich, zusammen, ísos = gleich).
• allogen (homolog): von artgleichen Individuen (gr. állos = anderer, fremd, homós = gemeinsam, gleich), in diese Gruppe gehören die meisten Organtransplantationen.
• xenogen (heterolog): von artfremden Individuen (gr. xénos = Gast, Fremder, héteros = der andere von beiden).

■ **Endoprothesen**: Bei sehr schlechten Heilungsaussichten, z.B. Schenkelhalsbrüchen bei alten Menschen, setzt man meist gleich eine Metall- oder Kunststoffprothese ein. Diese kann natürlich nie echt einheilen, so daß ihre Funktionsdauer beschränkt bleibt (Größenordnung: etwa 10 Jahre). Sie ist daher für jüngere Menschen weniger geeignet.

■ **Regeneration von Knochen**: Das Periost behält zeitlebens die Fähigkeit zur Knochenbildung. Entfernt man den Rippenknochen, während man das Periost stehen läßt, so bildet dieses eine neue Rippe. Dies ist von praktischer Bedeutung, z.B. wenn man nach Entnahme einer Lunge den Brustkorb verkleinern muß, damit die verbleibende Lunge nicht überbläht wird (Thorakoplastik).

Im Mittelalter glaubte man, daß der Mann eine Rippe weniger habe als die Frau, weil Eva aus einer Rippe Adams geschaffen wurde. Wenn nach neuerer Statistik Frau und Mann trotzdem gleichviel Rippen haben, so hat wohl der liebe Gott das Periost stehen lassen (subperiostale Osteotomie), so daß Adam die Rippe regenerieren konnte.

#135 Knochenverbindungen (Juncturae)

2 gegeneinander bewegliche Knochen können auf 3 Arten miteinander verbunden sein:
• durch Bindegewebe: Bandfugen.
• durch Knorpel: Knorpelfugen.
• durch Gelenkspalt und Gelenkkapsel: synoviale Fugen = Gelenke.

■ **Bandfuge** (*Junctura fibrosa*): 2 Typen:

❶ *Syndesmosis* (Bandfuge, gr. syn = zusammen, desmós = Band): Beispiele:
• die Membrana interossea antebrachii zwischen Ulna und Speiche.
• die Membrana interossea cruris zwischen Tibia und Fibula.
• das Lig. stylohyoideum = die Aufhängung des Zungenbeins am Griffelfortsatz.
• die Bänder zwischen den Wirbelbögen bzw. ihren Fortsätzen (Lig. flavum, Lig. intertransversarium, Lig. interspinale, Lig. supraspinale).
• Sonderfall *Gomphosis* (Einzapfung): *Syndesmosis dentoalveolaris*: Der Zahn (*Dens*) steckt wie ein Nagel (gr. gómphos = Nagel) im Zahnfach (*Alveolus dentalis*). Er wird von straffem Bindegewebe federnd festgehalten.

❷ *Sutura* (Naht, lat. suere = nähen): Beispiel: die Nähte zwischen den Schädelknochen. Sie ermöglichen große Verformungen des Schädels bei der Geburt. Anschließend wird der Bewegungsspielraum stark eingeschränkt. Die Nähte dienen dann hauptsächlich dem Wachstum der Schädelknochen. Die meisten Schädelnähte verknöchern im Laufe des Lebens. Im Unterschied zum glatt begrenzten Knochen bei der Syndesmose sind die Knochen bei der Sutur miteinander verzahnt und auch am mazerierten Schädel nur schwer zu trennen.
• Will man die einzelnen Knochen des Hirnschädels voneinander lösen, so füllt man trockene Erbsen in die Schädelhöhle und legt den Schädel in Wasser. Durch den langsam, aber stetig steigenden Druck der quellenden Erbsen wird der Schädel schonend in seine Bestandteile zersprengt.

■ **Knorpelfuge** (*Junctura cartilaginea*): 2 Typen:

❶ *Synchondrosis* (Knorpelfuge, gr. chóndros = Knorpel): Verbindung durch hyalinen Knorpel. Beispiele:
• *Synchondrosis costosternalis* zwischen Rippe und Brustbein.
• einige Verbindungen zwischen Knochen der Schädelbasis, bei denen es sich nicht um Nähte handelt, z.B. Keilbein – Felsenbein, Felsenbein – Hinterhauptbein.

❷ *Symphysis* (Faserknorpelfuge): Verbindung durch Faserknorpel. Beispiele:
• die Symphysis pubica (Schambeinfuge, oft als „Symphyse" schlechthin bezeichnet).
• die Disci intervertebrales (Zwischenwirbelscheiben).
• die Symphysis manubriosternalis (Fuge zwischen Handgriff und Körper des Sternum).

■ **Synoviales („echtes") Gelenk** (*Junctura synovialis [Articulatio] [Diarthrosis]*): Seine Kennzeichen sind:
• Die beiden Knochen sind durch einen gewebefreien Spalt (Gelenkspalt) getrennt.
• Mehr oder weniger abgerundete (lat. ovum = Ei) Gelenkflächen tragen einen glatten Knorpelüberzug.
• Die Gelenkschmiere mindert die Reibung zwischen den Gelenkflächen.
• Die Gelenkkapsel grenzt den Gelenkraum von der Umgebung ab. Sie hält die Gelenkschmiere zwischen den Gelenkflächen, indem sie ihr Auslaufen in die Nachbargewebe verhindert.
• Straffes Bindegewebe in der Gelenkkapsel und in selbständigen Bändern sichert den Zusammenhalt des Gelenks.

Zusätzliche Einrichtungen bei einzelnen Gelenken:
• Eine faserknorpelige Zwischenscheibe (*Discus articularis*, gr. dískos = Scheibe) oder ein faserknorpeliger Zwischenring (*Meniscus articularis*, gr. menískos = mondförmiger Körper) verbessern den Kontakt der Knochen oder erweitern die Bewegungsmöglichkeiten (z.B. Kiefergelenk, Kniegelenk, Schlüsselbeingelenke).
• Eine Gelenklippe (*Labrum articulare*, lat. labrum = Lippe) vergrößert die Gelenkpfanne (z.B. Schultergelenk, Hüftgelenk).
• Muskelansätze an der Gelenkkapsel straffen diese und bewahren sie vor dem Einklemmen (z.B. Hüftgelenk, Kniegelenk).

■ **Terminologie**:
• Gelenk kommt vom ahd. lanka = Taille, der biegsame Teil des Rumpfes zwischen Brustkorb und Becken, bzw. der indogermanischen Wurzel kleng = biegen. Aus dem lat. articulus = Gelenk entstand im Spätlateinischen articulatio, das in die *Terminologia Anatomica* übernommen wurde. Die meisten Gelenknamen bestehen aus Articulatio und einem Adjektiv, das die Namen der beiden am Gelenk beteiligten Knochen enthält, z. B. Articulatio atlantoaxialis = das Gelenk zwischen Atlas und Axis (= unteres Kopfgelenk). Bei einigen Gelenknamen, besonders bei den großen Gelenken, bildet ein Substantiv im Genitiv das zweite Wort, z. B. *Articulatio humeri* = „Gelenk des Oberarmbeins" (= Schultergelenk).
• Die meisten klinischen Begriffe für Gelenk sind vom gr. árthron = Gelenk abgeleitet: z. B. Arthrologie = Gelenklehre, Arthritis = Gelenkentzündung, Arthrose = Abnützungserkrankung eines Gelenks, Arthroskopie = Gelenkspiegelung, Arthrographie = Röntgendarstellung der Gelenkhöhle durch Kontrastmittel, Arthrodese = operative Gelenkversteifung (gr. deín = binden), Arthralgie = Gelenkschmerz (gr. álgos = Schmerz).
• Das engl. joint kommt vom lat. junctura = Verbindung, Gelenk (lat. iungere = zusammenfügen, verbinden). Die romanischen Wörter für Gelenk gehen auf das lat. articulatio zurück: ital. articolazione, span. articulación, port. articulação, frz. articulation.

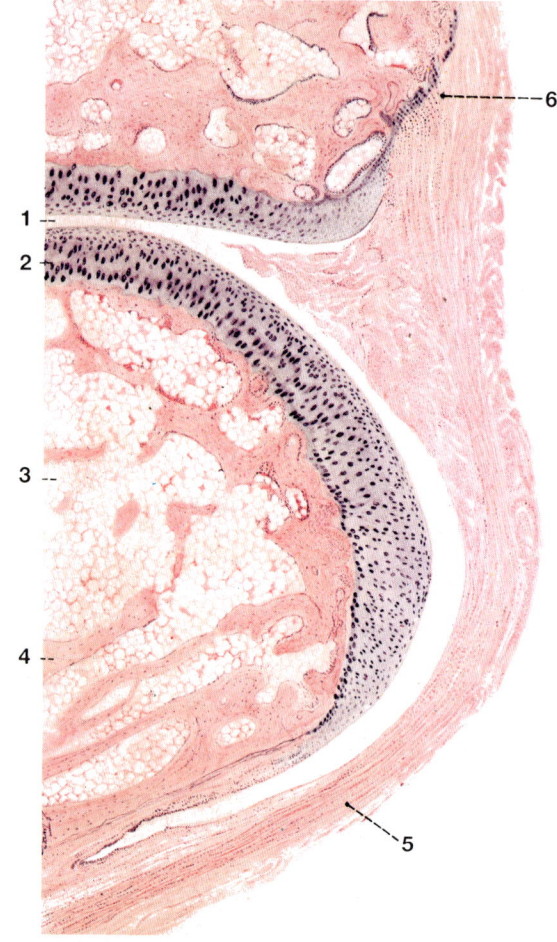

Abb. 135. Teil eines Längsschnitts durch ein Fingergelenk (Vergrößerung etwa 10fach). *[pa3]*

1 Cavitas articularis
2 Cartilago articularis
3 Medulla ossium flava
4 Trabecula ossea
5 Capsula articularis
6 Verankerung straffer Faserzüge der Gelenkkapsel im Knochen

■ **Gelenkknorpel** (*Cartilago articularis*): Die Kontaktflächen der Knochen sich mit hyalinem Knorpel, ausnahmsweise auch mit Faserknorpel (Kiefergelenk, Schlüsselbeingelenke) überzogen. Der Gelenkknorpel ist 1-6 mm dick und an der Grenze zum Knochen verkalkt. Der Knorpel ist etwas verformbar und gleicht kleinere Unebenheiten der Gelenkkörper aus.
• Der Gelenkknorpel ist frei von Blutgefäßen. Die Ernährung erfolgt durch Diffusion aus der Gelenkschmiere von der Oberfläche aus. Die Diffusion vom darunter liegenden Knochen durch eine Schicht verkalkten Knorpels dürfte nicht sehr weit gehen.
• Die glatte Oberfläche für „reibungslose" Bewegungen wird mit dem Fehlen der Knorpelhaut (*Perichondrium*) und damit verminderter Regenerationsfähigkeit erkauft. Mit zunehmendem Alter werden daher Abnützungserscheinungen am Gelenkknorpel immer häufiger. Sie sind die Grundlage der sog. degenerativen Gelenkerkrankungen.

■ **Gelenkkapsel** (*Capsula articularis*): Sie hat 2 auch funktionell verschiedene Schichten (Abb. 135):

- *Membrana fibrosa*: Außen liegen zugfeste Fasern, die den Zusammenhalt des Gelenks sichern. Sie werden manchmal noch durch abgrenzbare „Kapselbänder" verstärkt.
- *Membrana synovialis*: Die innere Schicht aus lockerem Bindegewebe und Fettgewebe enthält zahlreiche Blut- und Lymphgefäße sowie Nerven. Die freie Oberfläche wird von Fibrozyten und Makrophagen gebildet (kein Epithel). Die Synovialmembran sezerniert und resorbiert. Zur Vergrößerung ihrer Oberfläche ist sie in Falten gelegt und mit Zotten besetzt. An wenigen Stellen ist die Synovialmembran durch Knorpel ersetzt, nämlich wenn die Gelenkkapsel mit den sie verstärkenden Bändern eine echte Gelenkfläche bildet, z.B. das Pfannenband des unteren Sprunggelenks (Lig. calcaneonaviculare plantare) und Querband des Atlas (Lig. transversum atlantis).

■ **Gelenkschmiere** (*Synovia*): Sie ähnelt in der Zusammensetzung dem Blutserum und entsteht vermutlich als Transsudat aus der Synovialmembran. Sie enthält zusätzlich 1-2 % Glycosaminoglycane (Hyaluronsäure). Dadurch wird die Viskosität erhöht. Ferner findet man abgeschilferte Zellen und Makrophagen.

■ **Gelenkscheibe** (*Discus articularis*), **Gelenkring** (*Meniscus articularis*), **Gelenklippe** (*Labrum articulare*): Sie bestehen aus faserknorpelähnlichem Gewebe (reichlich kollagene Fasern mit knorpelähnlichen Zellen, jedoch wenig Glycosaminoglycane). Wegen ihrer Gefäßarmut neigen sie zu degenerativen Erkrankungen. Nach operativer Entfernung von Menisken ist ein teilweiser Ersatz von der Gelenkkapsel aus möglich.

■ **Gelenkverletzungen**: Gelenke sind durch Druck und Zug gefährdet. Man unterscheidet 4 Schweregrade der Verletzung:

❶ Prellung (*Kontusion*): Schädigung durch Druck (Stoß, Schlag, Aufprall usw.). Wirkt die Gewalt auf das Gelenk nicht unmittelbar ein, spricht man von Stauchung. Bänder, Gelenkknorpel, Knochen, Muskeln und Haut werden gequetscht. Am häufigsten sind die Gelenke des Fußes und der Hand betroffen.

❷ Zerrung (*Distorsion*): Schädigung durch Zug. Die Gelenkkapsel und die Bänder werden übermäßig gedehnt. Die Folge sind feine Risse im Gewebe, ohne daß ein Band vollständig zerreißt. Bevorzugt befallen sind das Kniegelenk und die Sprunggelenke.

❸ Bandriß (*Ligamentruptur*): Bei sehr heftiger Zerrung werden die Bänder und/oder die Gelenkkapsel so stark gedehnt, daß sie reißen. Das Band reißt an ihrer schwächsten Stelle. Manche Bänder sind so kräftig, daß sie nicht selbst reißen, sondern ihre Verankerung aus dem Knochen ausgesprengt wird. Den Bandriß erkennt man an der abnormen Beweglichkeit (Bänder verhindern übermäßige Bewegungen!).

❹ Verrenkung (*Luxation*): Das Gelenk wird so stark auseinander gezogen und verschoben, daß die Gelenkflächen der Knochen nicht mehr aufeinander stehen (Kontaktverlust).
- Häufig werden dabei Gelenkkapsel und Bänder verletzt. Sind alle Bänder gerissen (Gelenkzerreißung), so verliert das Gelenk jeglichen Halt. Bei der „Gelenkzertrümmerung" sind zusätzlich die Knochenenden zerstört.
- Bei sehr schlaffen Bändern ist die Neigung zu Verrenkungen groß. Manche Menschen können z.B. willkürlich ihr Schultergelenk „auskugeln".
- Man kann auch schon mit einer Verrenkung geboren werden: Bei der „angeborenen Hüftgelenkverrenkung" ist die Hüftpfanne unvollständig ausgebildet. Der Hüftkopf gleitet dann nach oben.

- Die Verrenkung erkennt man an der leeren Gelenkpfanne, der falschen Stellung des Gelenkkopfes und häufig an einer federnden Unbeweglichkeit in kennzeichnender Stellung. Das Röntgenbild gibt die letzte Klarheit.
- Am häufigsten verrenkt werden das Schultergelenk (etwa 45 % aller Verrenkungen), das Ellbogengelenk (etwa 20 %) und die Fingergelenke (etwa 10 %). Mit etwa je 5 % folgen die Sprunggelenke, die Schlüsselbeingelenke und das Hüftgelenk. Selten verrenkt wird das Kniegelenk (etwa 1 %).

#136 Allgemeine Gelenkmechanik

■ **Einteilung der synovialen Gelenke**:
❶ Sie erfolgt gewöhnlich nach der Zahl der Hauptachsen (Tab. 136).
❷ Nach der Zahl der am Gelenk beteiligten Knochen unterscheidet man:
- einfaches Gelenk (*Articulatio simplex*): nur 2 Knochen, dies ist bei den meisten Gelenken der Fall.
- zusammengesetztes Gelenk (*Articulatio composita*): mehr als 2 Knochen, z.B. Ellbogengelenk, unteres Sprunggelenk.

Tab. 136. Einteilung der Gelenke nach der Zahl der Hauptachsen

Achsen	Gelenkart	Beispiele
3	Kugelgelenk (*Articulatio spheroidea*)	Schultergelenk, Hüftgelenk, Fingergrundgelenke II-V, Schlüsselbeingelenke
2	Eigelenk (*Articulatio ellipsoidea*)	proximales Handgelenk
	Sattelgelenk (*Articulatio sellaris* [1])	Handwurzel-Mittelhand-Gelenk des Daumens
	Ebenes Gelenk (*Articulatio plana*)	Wirbelbogengelenke der Halswirbelsäule
	Radwinkelgelenk (Drehscharniergelenk)	Kniegelenk
1	Scharniergelenk (*Ginglymus* [2])	Fingermittel- und -endgelenke, Oberarm-Ellen-Gelenk
	Radgelenk (*Articulatio trochoidea* [3])	Radioulnargelenke, Rippen-Wirbel-Gelenke, Gelenk zwischen 1. und 2. Halswirbel

[1] lat. sella = Sattel, Stuhl
[2] gr. gínglymos = Türangel
[3] gr. tróchos = Rad

■ **Hauptbewegungen**: Wenn von 2 oder 3 Achsen die Rede ist, so sind wie bei den Achsen des Körpers Hauptachsen gemeint. An sich kann man durch 2- und 3achsige Gelenke beliebig viele Achsen legen, man greift jedoch nur 2 oder 3 aufeinander senkrecht stehende Achsen als Hauptachsen heraus. Hiermit sind alle denkbaren Bewegungen zu beschreiben. Um jede Achse sind Bewegungen in 2 entgegengesetzte Richtungen möglich. Beispiele:
- Flexion (Beugen) ↔ Extension (Strecken).
- Abduktion (Abspreizen) ↔ Adduktion (Anziehen = Anführen = Heranführen an den Körper).
- Innenrotation (Innenkreiseln) ↔ Außenrotation (Außenkreiseln).
- Pronation ↔ Supination (Einwärtsdrehen ↔ Auswärtsdrehen der Hand, am Fuß umgekehrt).
- Anteversion (Vorwärtsbewegen) ↔ Retroversion (Rückwärtsbewegen).
- Inklination (Vorneigen) ↔ Reklination (Rückneigen).
- Opposition (Gegenüberstellen) ↔ Reposition (Zurückstellen).

Bei manchen Gelenken sind die Bewegungsrichtungen mit spezielleren Bezeichnungen versehen, z.B. beim proximalen Handgelenk. Es hat als Eigelenk 2 Hauptachsen, die als Flexions-Extensions-Achse und Abduktions-Adduktions-Achse definiert werden können. Beugung ist aber zur Seite der Handfläche und zur Seite des Handrückens, Abduktion zur Seite des Daumens und zur Seite des Kleinfingers möglich. Man definiert daher die Hauptbewegungsrichtungen genauer als:
- Palmarflexion – Dorsalextension (= Dorsalflexion).
- Ulnarabduktion – Radialabduktion.

Darüber hinaus kann man die Hand kreisen lassen, wenn man den Unterarm festhält. Diese „Zirkumduktion" ist keine neue Bewegung. Man führt lediglich die Hand aus der Palmarflexion nacheinander in die Radialabduktion, Dorsalextension, Ulnarabduktion über und gelangt schließlich zur Palmarflexion zurück. Es bleibt also bei den beiden Hauptachsen. Eine neue Hauptachse wird erst genutzt, wenn man den Unterarm freigibt und nun den Radius um die Ulna dreht (Pronation und Supination) und damit die Hand rotiert (man unterscheide „kreisen" und „kreiseln"!).

■ **Führung der Bewegungen**:
- Form der Gelenkkörper: Die keilförmige Kniescheibe gleitet in der Rinne zwischen den beiden Femurkondylen auf und ab, eine Drehung ist nicht möglich. Die Elle umgreift mit dem Ellbogen die Humerusrolle derartig, daß nur eine Scharnierbewegung ausgeführt werden kann.
- Bänder: Die flache Pfanne der Speiche könnte mit dem Köpfchen des Humerus ein Kugelgelenk bilden. Man kann die Speiche jedoch nicht ab- und adduzieren, da sie mit Bändern an die Elle gekoppelt ist. Bei Scharniergelenken finden wir regelmäßig auf beiden Seiten ein Seitenband (Kollateralband). Diese beiden Bänder lassen nur die Scharnierbewegung zu. Sie geben aber zugleich dem Gelenk Stabilität.

■ **Bewegungsumfang und Stabilität**: Je vielfältiger die Bewegungsrichtungen und je größer der Bewegungsumfang, desto schwieriger wird die Sicherung des Gelenks. Es drohen Verrenkungen bei Traumen. Die Muskeln müssen um so stärker arbeiten, je weniger eine Gelenkstellung durch Bänder gesichert ist. Der Körper beschränkt daher den Bewegungsumfang auf ein biologisch sinnvolles Maß. Diese Begrenzung erfolgt durch:
- Gelenkkapsel und Kapselbänder.
- kapselunabhängige Bänder.
- gelegentlich auch Weichteile: Der muskelstarke Mann kann z.B. im Ellbogengelenk nicht so weit beugen wie die muskelschwächere Frau, weil der Kontakt der Weichteile von Ober- und Unterarm die Beugung früher behindert.

Bei den einzelnen Gelenken ist zu besprechen, welches Band welche Bewegung hemmt. Dies erleichtert das Verstehen von Bänderrissen. Die Kreuzbänder des Knies verhindern das Überstrecken. Wird bei einem Sturz das Kniegelenk gewaltsam überstreckt, so reißen die Kreuzbänder.

■ **Gelenkspiel** (joint play): Neben den beschriebenen Hauptbewegungen sind in allen Gelenken kleine Nebenbewegungen möglich, weil:
- die Gelenkkörper nicht genau idealen geometrischen Formen folgen.

- die hemmenden Bänder nicht in allen Gelenkstellungen optimal gespannt sind.
- das „straffe" kollagene Bindegewebe der Gelenkkapsel und der Bänder ein wenig gedehnt werden kann (Elastizität auch der kollagenen Faser).
- gespannte Fasern etwas an Spannung verlieren (Relaxationsphänomen, weshalb stufenweise nachgespannt werden muß, um die gewünschte Spannung zu erhalten).

Deshalb sind kleine Verschiebungen der Gelenkkörper gegeneinander in andere als in die für den Gelenktyp definierten Hauptrichtungen möglich (sog. Translationsbewegungen).

Bei industriell gefertigten technischen Geräten werden solche Nebenbewegungen meist als Mangel angesehen, bei den biologischen Gelenken hingegen sind sie für die Gesundheit des Gelenks unentbehrlich: Zu straff geführte Gelenke werden zu leicht überbeansprucht, es kommt zu Kapsel- und Bänderrissen. Zu großes Gelenkspiel wiederum erhöht die Neigung zu Luxationen. Das „Warmlaufen" des Sportlers vor dem Wettkampf dient nicht nur der Anpassung des Kreislaufs, sondern auch der Einstellung der Gelenke auf das richtige Gelenkspiel.

■ **Altersabhängigkeit des Bewegungsumfangs**: Nicht ständig trainierte Fähigkeiten des Körpers wie des Geistes gehen verloren. Das Neugeborene verfügt über den Bewegungsumfang nahezu eines „Gummimenschen". Infolge mangelnder Beanspruchung schrumpfen im Lauf des Lebens die Gelenkkapseln und mit ihnen die Bewegungsmöglichkeiten immer weiter ein. Durch eifriges Training ist zwar die Beweglichkeit wieder etwas zu verbessern, doch sind Höchstleistungen im Sport und im Ballett nur zu erzielen, wenn in der Kindheit bereits die angeborenen Möglichkeiten genutzt und erhalten werden.
- Die in diesem Lehrbuch angegebenen Bewegungsumfänge sind Mittelwerte bei gesunden jungen Erwachsenen ohne spezielles Training.

■ **Messen des Bewegungsumfangs**: Bei vielen Gelenkerkrankungen wird durch Schrumpfen der Gelenkkapsel, Auswachsen von Knochenvorsprüngen usw. die Beweglichkeit eingeschränkt. An der Änderung der Bewegungsumfänge kann man das Fortschreiten oder Bessern der Erkrankung messen. Das genaue Bestimmen der Bewegungsumfänge in Grad in den Hauptbewegungsrichtungen ist daher eine wichtige ärztliche Untersuchungsmethode:
- um den Erfolg einer Behandlung beurteilen zu können.
- um das Ausmaß der Beeinträchtigung zu bestimmen, z.B. im Hinblick auf die weitere Berufstätigkeit.

■ **Neutralnullmethode**: Um nicht jedesmal die Ausgangsstellung (Nullstellung) neu angeben zu müssen, hat man sich in den letzten Jahren auf eine einheitliche Methode geeinigt. Als Nullstellung ist bei ihr der aufrechte Stand mit geschlossenen Füßen und angelegten Handflächen (mit Daumen nach vorn) definiert. Alle Bewegungsumfänge werden von dieser Stellung aus gemessen (selbstverständlich in einer für den Patienten bequemen Lage!).
- Beim Ellbogengelenk ist die Nullstellung damit die Streckstellung, aus welcher man auf etwa 150° beugen kann. Schwieriger ist es bei den Handgelenken. Aus der gestreckten Stellung = 0° kann man auf etwa 80° handflächenwärts beugen (palmarflektieren) und auf 70° handrückenwärts strecken (dorsalextendieren). Der Gesamtumfang beträgt 150°.
- Die Protokollierung ist standardisiert: in unserem Beispiel 70° – 0° – 80°: Man schreibt zuerst den Umfang der vom Körper wegführenden Bewegung, dann die 0, sofern die Nullstellung

1 Allgemeine Anatomie, 1.3 Bewegungsapparat

durchwandert wird, und schließlich das Ausmaß der zum Körper hinführenden Bewegung. Allerdings halten sich viele Ärzte nicht an diese Standardisierung. Es ist daher zweckmäßig, die Bewegungsrichtungen immer anzugeben.
- Bei einer Polyarthritis der Handgelenke kann z.B. die Dorsalextension stark eingeschränkt sein und nur noch 10° betragen bei 50° Palmarflexion. Das Protokoll lautet dann 10° – 0° – 50°. Schreitet die Krankheit noch weiter fort, so daß nur ein Bewegungsspielraum zwischen 10° und 40° Palmarflexion bleibt, so bringt man durch die Schreibung 0° – 10° – 40° zum Ausdruck, daß die Nullstellung nicht mehr erreicht wird: Die Null steht im Protokoll nicht mehr in der Mitte. Ist schließlich das Handgelenk in 30° Palmarflexion versteift, so schreibt man 0° – 30° – 30°.
- In der Bundesrepublik Deutschland sind in Gutachten alle Bewegungsumfänge nach der Neutralnullmethode zu protokollieren. Deshalb werden auch in diesem Buch alle Bewegungsumfänge nach dieser Methode angegeben.

■ **Bewegungseinschränkungen bei Gelenkerkrankungen**: Die Beweglichkeit ist häufig nicht in allen Richtungen gleichmäßig eingeschränkt, sondern trifft je nach Art der Erkrankung oft einzelne Richtungen besonders stark. Damit läßt des Messen des Bewegungsumfangs auch Schlüsse auf die Ursachen der Einschränkung zu. Man findet z.B. bei Erkrankung der Gelenkkapsel häufig ein für die einzelnen Gelenke typisches Einschränkungsmuster (in der Klinik meist „Kapselmuster" genannt):
- *Schultergelenk:* Zuerst ist die Außenrotation betroffen, dann die Abduktion, später die Innenrotation.
- *Ellbogengelenk:* Flexion → Extension.
- *Handgelenke:* Palmarflexion → Dorsalextension.
- *Hüftgelenk:* Innenrotation → Abduktion → Flexion.
- *Kniegelenk:* Flexion → Extension.
- *Oberes Sprunggelenk:* Plantarflexion → Dorsalextension.

#137 Bau des Skelettmuskels

■ **Makroskopischer Bau**:
- *Ursprung und Ansatz*: Ein Skelettmuskel verbindet in der Regel 2 Knochen. Er bewegt den einen Knochen auf den anderen zu. Der Idee nach ist als Ursprung die Befestigung am unbewegten Knochen (Punctum fixum) und als Ansatz die am bewegten Knochen (Punctum mobile) zu verstehen. Bewegungen sind aber immer relativ. Mit den Beugemuskeln des Ellenbogengelenks kann ich im Normalfall den Unterarm an den Oberarm heranführen. Beim Klimmzug am Reck bewege ich aber den Oberarm gegen den Unterarm. Da sich Ursprung und Ansatz je nach Bewegung umkehren würden, definiert man einfach die rumpfnahe (proximale) Befestigung als Ursprung und die rumpfferne (distale) als Ansatz.
- *Ursprungs- und Ansatzsehnen*: Skelettmuskeln sind entweder „fleischig" oder sehnig am Knochen befestigt. Da aber die Muskelfasern nie direkt, sondern immer unter Vermittlung zugfester Fasern (perforierende Fasern des Periosts) im Knochen verankert sind, erfolgen, streng genommen, alle Ursprünge und Ansätze sehnig.
- *Muskelbauch*: Als Muskelbauch bezeichnet man den aus Muskelgewebe bestehenden Teil des Muskels. Je nach Ursprungs- und Ansatzverhältnissen kann der Muskelbauch sehr verschiedene Formen zeigen: spindelförmig, quadratisch, dreieckig usw.
- *Fiederung*: Setzt die Sehne nicht die Richtung der Muskelfasern fort, sondern treffen die Muskelfasern schräg auf die Sehne auf, so spricht man von Fiederung. Beim einfach gefiederten Muskel wird die Sehne nur auf einer Seite von Muskelfasern erreicht, beim doppelt gefiederten auf 2 Sei-

ten, ähnlich wie der Kiel einer Vogelfeder von der Fahne umgeben ist.
- *Muskelfaszie* (Muskelbinde, lat. fascia = Binde) = Hülle aus straffem Bindegewebe um einen Muskel. Ihr liegt das *Epimysium* als lockere Verschiebeschicht innen an. Die Muskelfaszie bildet einen Köcher, in dem sich der Muskel bewegen kann. Dieser Köcher hält den Muskel in seiner Lage. Dies ist besonders bei langen Muskeln wichtig.

■ **Feinbau**: Der Skelettmuskel ist ein Organ und besteht daher aus verschiedenen Geweben:
- Quergestreiftes Muskelgewebe macht den Hauptanteil aus. Die quergestreifte „Muskelfaser" ist eine vielkernige, bis zu 12 cm lange Zelle, deren Querstreifung auf der parallelen Anordnung der kontraktilen Elemente beruht (#128).
- Zugfestes Bindegewebe vermittelt Ursprung und Ansatz.
- Lockeres Bindegewebe (*Endomysium*, gr. éndon = innen, mys = Maus, Muskel) liegt zwischen den einzelnen Muskelfasern und erleichtert deren Verschieben bei der Kontraktion.

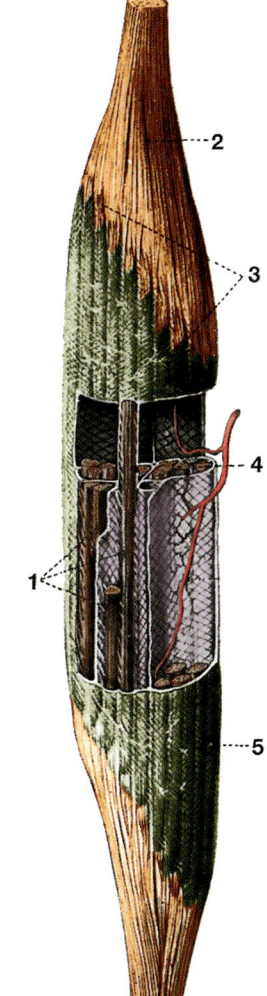

Abb. 137a. Schema vom Bau eines Skelettmuskels. [bg1]

1 Epimysium
2 Sehnenfasern
3 Übergang der Muskelfasern in Sehnenfasern
4 Muskelfaserbündel mit Perimysium
5 Muskelfaszie

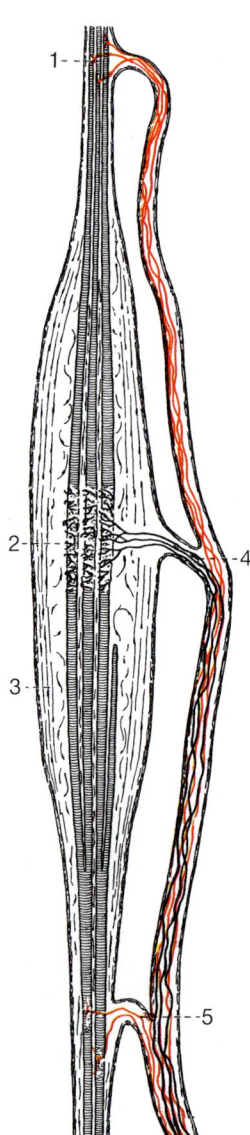

Abb. 137b. Muskelspindel. *[wa]*
1 Motorische Nervenendung der Muskelspindel
2 Spiral- + Blütendoldenendungen
3 Bindegewebige Kapsel der Muskelspindel
4 Sensorische Nervenfasern (zum Rückenmark)
5 Motorische Nervenfasern (vom Rückenmark)

• Durch etwas kräftigeres Bindegewebe (*Perimysium*, gr. perí = um - herum) werden Bündel von Muskelfasern zusammengefaßt (Abb. 137a). Sie sind schon mit freiem Auge als Fleischfasern (*Fasciculus muscularis*, lat. fasciculus = kleines Bündel) sichtbar.
• Der ganze Muskel wird von einer lockeren bindegewebigen Verschiebeschicht umhüllt, dem *Epimysium* (gr. epí = auf). Dieses liegt der strafferen Muskelfaszie innen an.
• Blutgefäße müssen reichlich vorhanden sein, um den hohen Energiebedarf des arbeitenden Muskels decken zu können. Die größeren Gefäße verzweigen sich im *Perimysium*. Das Kapillarnetz breitet sich im *Endomysium* aus.
• Nerven: sensorische (propriozeptive) und motorische (s.u.).

■ **Terminologie**:
• Das lat. musculus liegt nicht nur dem deutschen Muskel zugrunde, sondern ist international: engl. frz. muscle, ital. musculo, span., port. músculo, russ. muskul. Musculus ist die Verkleinerungsform von lat. mus = Maus. Im Barock hat man demgemäß in der deutschsprachigen Medizin von „Mäuslein" gesprochen, z. B. „größtes arschbackmäußlein" = M. gluteus maximus.

• Die klinischen Begriffe mit Muskel- werden mit dem Wortstamm My- oder Myo- (vom gr. mys, myós = Maus, Muskel) gebildet: z. B. Myologie = Muskellehre, Myatrophie = Muskelschwund (gr. trophé = Ernähren, a = Verneinung), Myasthenie = krankhafte Muskelschwäche (gr. sthénos = Kraft), Myoglobin = Muskelfarbstoff, Myokard = Herzmuskel, Myom = gutartige Muskelgeschwulst, Myositis = Muskelentzündung.
• Verwechslungsmöglichkeiten: Myelo- (gr. myelós = Mark) bezieht sich auf das Knochen- oder das Rückenmark, Myko- (gr. mýkes = Pilz) auf Pilzkrankheiten = Mykosen.

■ **Motorische Endplatte**: Jede einzelne Muskelfaser muß durch eine motorische Nervenfaser zur Kontraktion veranlaßt werden. Die Nervenfaser endet an der Muskelfaser mit einer kleinen Anschwellung von etwa 40 × 60 µm, der „motorischen Endplatte" (*Terminatio neuromuscularis*). Es handelt sich um eine typische Synapse (#188), an der die Erregung durch eine Transmittersubstanz (beim Muskel Acetylcholin) übertragen wird.
• Das von einer motorischen Nervenzelle des Rückenmarks oder Hirnstamms kommende Axon kann eine einzige, aber auch über 100 Muskelfasern versorgen, wenn es sich vorher entsprechend aufzweigt. Besonders fein sind die Augenmuskeln und die Zunge innerviert, während z.B. beim M. gluteus maximus viele Muskelfasern von einer Nervenzelle abhängen.
• Nervenfaser und Muskelfaser sind durch den Synapsenspalt scharf getrennt. Das lockere Hüllgewebe (*Endoneurium – Endomysium*) geht dagegen kontinuierlich ineinander über.

■ **Propriozeptoren in Muskeln und Sehnen**: Propriozeptoren (#183) sind die Endorgane der Tiefensensibilität. Der Körper registriert mit ihnen die Stellungen der Gelenke, Länge und Spannung von Muskeln usw. Die von den Propriozeptoren eingehenden Rückmeldungen veranlassen im Rückenmark motorische Reaktionen. So wird die rasche Dehnung eines Muskels, z.B. durch Schlag mit dem Reflexhammer auf seine Sehne, mit einer Kontraktion des Muskels beantwortet. Diese Reaktion läuft ohne unmittelbare Beteiligung des Gehirns als sog. monosynaptischer Reflex ab (monosynaptisch = nur eine Schaltstelle). Die wichtigsten Propriozeptoren sind Muskelspindeln, Sehnenorgane und Lamellenkörperchen (#192).

❶ **Muskelspindel** (*Fusus neuromuscularis*, lat. fusus = Spindel): Sie ist ein etwa 3 mm langes, spindelförmiges Organ aus 2-10 modifizierten Skelettmuskelfasern, das von einer bindegewebigen Kapsel umgeben ist (Abb. 137b). Muskelspindeln findet man in allen Skelettmuskeln, besonders reichlich in Muskeln für feine Bewegungen, z.B. den Muskeln der Hand und den äußeren Augenmuskeln.

Die innerhalb der Spindel liegenden („intrafusalen") Fasern sind dünner als die normalen Skelettmuskelfasern. Ihre Zellkerne liegen in Ketten („Kernkettenfasern") oder dicht zusammengedrängt („Kernhaufenfasern"). An beiden findet man 3 Formen von Nervenendungen:
• Anulospiralendung (*Terminatio neuralis anulospiralis*): Die sensorischen Nervenfasern (Typ Aα) sind um die intrafusale Faser gewickelt (Einteilung der Nervenfasern in A, B, C, α, β, γ, δ ⇒ #185).
• Doldenendung (*Terminatio neuralis racemosa*): Weniger häufig enden sensorische Nervenfasern blütendoldenartig.
• Motorische Endplatten (*Terminatio neuromuscularis fusi*): Motorische Nervenfasern (Typ Aγ) bilden typische motorische Endplatten.

Bei Dehnung der intrafusalen Fasern werden die Anulospiralendungen erregt. Im Rückenmark wird die Erregung direkt auf die großen α-Motoneurone umgeschaltet. Der Muskel zieht sich zusammen, um seine ursprüngliche Länge wiederherzustellen. Wie weit den Doldenendungen andere Aufgaben zukommen, z.B. für polysynaptische Reflexe, ist noch umstritten.

Mit Hilfe der an den intrafusalen motorischen Endplatten endenden γ-Fasern wird die Vorspannung der Muskelspindel reguliert: Bei geringer Vorspannung lösen nur kräftige Dehnungen einen Reflex aus („niedrige Reflexerregbarkeit"). Bei hoher Vorspannung genügen schon schwache Reize („hohe Reflexerregbarkeit"). Die γ-Motoneurone gehören zum sog. extrapyramidalmotorischen System (#226). Bei der Reflexprüfung, z.B. dem Kniesehnenreflex, dem Achillessehnenreflex usw., prüft man gleichzeitig die Intaktheit bestimmter Rückenmarksegmente und die allgemeine Reflexerregbarkeit (γ-Aktivität).

❷ **Sehnenorgan**: Den Muskelspindeln ähnliche, jedoch einfacher gebaute Dehnungsrezeptoren findet man in den muskelnahen Bereichen der Sehnen.

#138 Sehne (Tendo)

■ **Aufgaben**: Die Sehne (*Tendo*, lat. tendere = spannen) überträgt den Muskelzug auf den Knochen. Wir finden Sehnen anstelle von Muskelfasern, wenn
• für Ursprung und Ansatz eines Muskels wenig Platz bleibt: Sehnenfasern sind wesentlich dünner als die zugehörigen Muskelfasern. Der Muskel verjüngt sich zur Sehne. Mit Hilfe einer Sehne kann auch ein großer Muskel an einer kleinen Knochenstelle entspringen oder ansetzen.
• der Muskel sonst im Hinblick auf seine Verkürzungsmöglichkeiten zu lang würde. Nach seinem Feinbau kann sich ein Muskel maximal auf die Hälfte seiner Faserlänge in Ruhe verkürzen. Die Länge der Muskelfasern wird auf die maximale Annäherungsmöglichkeit der bewegten Knochen abgestimmt. Überlängen werden durch Sehnen ersetzt, weil diese einen sehr geringen Stoffwechsel haben und daher den Energiehaushalt nicht belasten.

■ **Bau**:
• *Querschnitt*: Sehnenquerschnitte sind meist rund oder oval. Sehnen können aber auch dünne Platten bilden (*Aponeurosis*, gr. apó = von – weg, neúron = Sehne, Nerv).
• *Feinbau*: Die Sehne besteht im wesentlichen aus parallelfaserigem und straffen Bindegewebe. Die grobe Sehnenfaser (*Fibra tendinea*) liegt wie alle kollagenen Fasern extrazellulär. Zwischen den Fasern findet man die im Querschnitt sternförmigen Sehnenzellen (Fibrozyten).
• *Peritendineum [Peritenon]* (Sehnenhaut): Bündel von Sehnenfasern werden von lockerem Bindegewebe eingehüllt.
• *Muskel-Sehnen-Verbindung*: Muskelfasern gehen niemals direkt in Sehnenfasern über. Die kontraktilen Fibrillen der Muskelfasern liegen innerhalb der Muskelzellen, die zugfesten Kollagenfibrillen der Sehnen jedoch im Zwischenzellraum. Sie entspringen an Halbdesmosomen der Zellmembran der Muskelzelle.
• *Sehnen-Knochen-Verbindungen*: Die kollagenen Sehnenfasern strahlen an Ursprung und Ansatz meist in das Netzwerk kollagener Fasern des Periosts ein. Diese wiederum ist durch perforierende Fasern im Knochen verankert. Große Sehnen (Kniescheibenband, Achillessehne u.a.) können mit ihren Fasern ähnlich wie die perforierenden Fasern des Periosts in den Knochen eindringen und sich zwischen die äußeren Knochenlamellen verzweigen. Meist wird hierfür der Vergleich mit einem Pinsel gebraucht, den man fest aufdrückt, so daß die Haare nach allen Seiten auseinander gepreßt werden.

• *Hypomochlion* (gr. hypomóchlion = Unterlage eines Hebels, Stützpunkt): So bezeichnet man die Umlenkstelle für eine Sehne, z.B. der Innenknöchel für den langen Zehenbeuger, der Außenknöchel für die Wadenbeinmuskeln usw. Im Bereich von Hypomochlien findet man regelmäßig Sehnenscheiden oder Knorpelüberzüge auf den Sehnen.

■ **Einrichtungen zur Minderung der Reibung**:

❶ **Schleimbeutel** (*Bursa synovialis*, lat. bursa = Haut, Ledersack): Flüssigkeitskissen zur Druckverteilung und Reibungsminderung. Ziehen Muskeln unmittelbar an Knochen entlang, so reibt der Muskel bei seiner Bewegung am Knochen. Um diese Reibung zu vermindern, ist eine Verschiebeschicht (Lamellensystem mit etwas Flüssigkeit zwischen den Lamellen) zwischen Muskel und Knochen eingelagert.
• Schleimbeutel kommen an einigen Stellen auch unabhängig von Muskeln vor, z.B. vor der Kniescheibe oder hinter dem Olecranon. Beim Studieren stützt man häufig die Arme auf das Olecranon auf. Durch einen Schleimbeutel wird der Druck des Knochens gleichmäßiger auf ein größeres Hautstück übertragen. So werden Durchblutungsstörungen der Haut verhindert (Gefahr des Wundliegens = Dekubitus bei Dauerdruck auf eine Hautstelle, z.B. bei Querschnittgelähmten).

> **Bursitis** (Schleimbeutelentzündung): Wird ein Schleimbeutel übermäßig beansprucht oder längere Zeit unterkühlt, z.B. durch Aufstützen auf eine Steinplatte, kann er sich entzünden. Häufig sind Bursitiden vor der Kniescheibe, z.B. bei Fliesenlegern.

❷ **Sehnenscheide** (*Vagina tendinis*, lat. vagina = Scheide, tendo, tendinis = Sehne): Gleithülle für eine Sehne. Sehnen können nicht immer den direkten Weg zwischen Muskel und Befestigungspunkt einschlagen. Die vom Unterarm zu den Fingern verlaufenden Sehnen würden bei den Beugebewegungen der Hand die Haut im Handgelenkbereich abheben. Um dies zu verhindern, müssen sie mit Haltebändern (*Retinacula*, lat. retinere = zurückhalten) an die Handwurzelknochen fixiert werden. Die Lösung dieses Problems wirft aber ein neues auf: Die Sehnen würden bei schnellen Bewegungsfolgen der Finger, z.B. beim Klavierspielen, ohne Schutz an den Haltebändern wund gerieben. Zur Verminderung der Reibung werden die Sehnen im kritischen Bereich von Gleithüllen umgeben. Diese bestehen wie die Gelenkkapseln aus 2 Schichten:
• *Stratum fibrosum*: straffe Außenschicht.
• *Stratum synoviale*: weiche, glatte Innenschicht.
Die Sehne gleitet somit in einem Hohlraum, der wie die Gelenkhöhle mit etwas Flüssigkeit, ähnlich der Gelenkschmiere, gefüllt ist. Sehnenscheiden findet man hauptsächlich an den Händen und Füßen.

> **Tendovaginitis** (Tenosynovitis, Sehnenscheidenentzündung): Bei Überbeanspruchung der Sehnenscheiden, z.B. bei längeren ungewohnten Märschen oder beim Maschinenschreiben, können sich diese entzünden. Bewegungen werden dann sehr schmerzhaft und daher gemieden.

❸ Weitere Konstruktionen zur Minderung der Reibung von Sehnen sind:
- **Sesambein** (*Os sesamoideum*, gr. sésamon = Schotenfrucht der Sesampflanze, eidés = ähnlich): Am Umlenkpunkt der Sehne wird in ihrem Verlauf ein Knochen eingefügt. Dieser bildet mit dem darunterliegenden Knochen ein synoviales Gelenk mit überknorpelten Gelenkflächen und Gelenkschmiere, die beste Lösung zur Reibungsminderung. Die größten Sesambeine des menschlichen Körpers sind die Kniescheibe und das Erbsenbein.
- **Sesamknorpel**: Überknorpelung der Sehne ohne Knocheneinlagerung, z.B. an der Sehne des langen Wadenbeinmuskels (*M. fibularis [peroneus] longus*), wo diese um das Würfelbein herumbiegt, um dann quer durch die Fußsohle zu ziehen.

#139 Allgemeine Muskelmechanik

■ **Muskelquerschnitt**:

❶ **Anatomischer Querschnitt**: Er geht durch den Muskel an seiner dicksten Stelle. Die anatomischen Querschnitte sind nur am präparierten Muskel einigermaßen exakt zu bestimmen. Für die klinische Beurteilung der Leistungsfähigkeit und des Ernährungszustandes kommt es kaum auf die einzelnen Muskeln, sondern auf ein Gesamtbild an. Man gewinnt dies durch Umfangsmessungen an den Extremitäten. Freilich gehen dabei außer den Muskelquerschnitten auch Knochenquerschnitte und die Dicke des Unterhautfettgewebes mit in die Rechnung ein.
- Trotzdem vermitteln vergleichende Umfangsmessungen rechts und links wichtige Aussagen über die Muskulatur. Umfangsdifferenzen beruhen meist auf Unterschieden der Muskelquerschnitte und nicht auf Unterschieden des Fettgewebes oder der Knochen. Damit kann man das Fortschreiten oder die Besserung mancher Muskel- oder Nervenerkrankungen verfolgen (Muskelabbau bzw. -wiederaufbau). Eine direkte Beziehung zwischen anatomischem Querschnitt und Kraft des Muskels besteht nicht.

❷ **Physiologischer Querschnitt** = Summe der Querschnitte der einzelnen Muskelfasern. Die Kraft eines Muskels ist der Zahl der sich kontrahierenden Muskelfasern proportional.
- Bei einem spindelförmigen Muskel sind anatomischer und physiologischer Querschnitt weitgehend gleich: Schneidet man an der dicksten Stelle quer zur Faserrichtung durch, so hat man fast alle Fasern getroffen.
- Bei einfach oder gar doppelt gefiederten Muskeln trifft der anatomische Querschnitt nur einen Teil der Fasern und diese auch noch schräg. Der physiologische Querschnitt läuft u-förmig durch einen doppelt gefiederten Muskel und ist mithin viel größer als die einfache quere Schnittfläche des Muskels.
- Nach der „goldenen Regel" der Mechanik geht an Weg verloren, was an Kraft gewonnen wird. Dies gilt auch für die Muskelmechanik: Der doppelt gefiederte Muskel hat eine wesentlich größere Kraft als ein gleich schwerer spindelförmiger Muskel. Seine Verkürzungsgröße und damit die Hubhöhe sind dafür entsprechend kleiner (weil die Muskelfasern kürzer sind).
- Der physiologische Querschnitt ist wesentlich schwieriger zu bestimmen als der anatomische. Meist begnügt man sich mit einer Annäherung. Entsprechend schwierig ist es, aus dem Querschnitt eines Muskels auf seine Kraft zu schließen.

Als grobe Annäherung mag gelten, daß ein physiologischer Querschnitt von 1 cm^2 einer Kraft von etwa 60 N (Newton) entspricht.

■ **Richtung des Muskelzugs**: Jeder Muskel versucht bei der Kontraktion Ursprung und Ansatz einander anzunähern. Beim spindelförmigen Muskel verlaufen die Muskelfasern annähernd in der Richtung des Muskelzugs. Bei gefiederten Muskeln weicht die Richtung der Muskelfasern zum Teil erheblich von der Zugrichtung der Sehne ab. Die wirksame Muskelkraft ist dann mit dem Kräfteparallelogramm zu ermitteln.
- Muskeln verschieben Knochen nur selten parallel. Meist drehen sie in Gelenken. Dabei gilt für das Drehmoment das Hebelgesetz: Kraft mal Kraftarm = Last mal Lastarm. Je länger der Kraftarm, desto größer ist das Drehmoment eines Muskels. Je entfernter ein Muskel vom Drehpunkt ansetzt, desto kräftiger kann er drehen, desto größer muß aber auch seine Hubhöhe sein.
- Wird eine Muskelsehne durch ein Halteband, einen Knochenvorsprung usw. (Hypomochlion) aus der direkten Verbindungslinie zwischen Ursprung und Ansatz abgelenkt, so muß man für die Analyse der Muskelfunktion die Strecken zwischen Ursprung und Ablenkungspunkt sowie zwischen Ablenkungspunkt und Ansatz gesondert betrachten und schließlich noch die Möglichkeit der Verlagerung des Ablenkungspunktes durch den Muskelzug bedenken.

Hinweis zum Studium von Muskelfunktionen: Man sollte sie niemals aus dem Lehrbuch auswendig lernen. Am besten nimmt man ein Skelett zu Hilfe, macht sich Ursprung- und Ansatzstellen klar und läßt dann den „gesunden Menschenverstand" walten: Zu welcher Bewegung des Körpers kommt es, wenn sich Ursprung und Ansatz einander annähern? Diese Bewegung gliedere man dann in Teilbewegungen entsprechend den Hauptachsen des bewegten Gelenks auf, oder man beginne gleich mit den Achsen. Am Beispiel des großen Brustmuskels (*M. pectoralis major*) sei dies erläutert (Abb. 236a):

❶ Ursprung: Clavicula, Sternum + Rippen, vordere Bauchwand.

❷ Ansatz: Vorderseite des Humerusschaftes.

❸ Bewegte Gelenke: als Hauptgelenk Schultergelenk, daneben Schlüsselbeingelenke und Wirbel-Rippen-Gelenke.

❹ Verlauf zu den Hauptachsen des Schultergelenks:
- Abduktion-Adduktions-Achse (sagittal): Der Muskel verläuft kaudal dieser Achse, folglich adduziert er.
- Anteversions-Retroversions-Achse (transversal): Der Muskel verläuft kaudal und ventral dieser Achse, folglich antevertiert er.
- Außenrotations-Innenrotations-Achse (in Längsrichtung des Oberarmbeins): Der Muskel verläuft ventral dieser Achse, folglich rotiert er nach innen.

❺ Nebenbewegungen:
- Bei aufgestütztem Arm wird der Rumpf gegen den Arm bewegt. Die von den mittleren Rippen entspringenden Teile des M. pectoralis major können dann den Brustkorb hochziehen und dadurch bei der Einatmung mitwirken („Hilfsatemmuskel").
- Die Schlüsselbeingelenke ergänzen die Bewegungen des Schultergelenks. Bei Anteversion des Arms wird die Scapula im äußeren Schlüsselbeingelenk nach vorn geschwenkt. Die Clavicula wird im inneren Schlüsselbeingelenk nach vorn bewegt.

Dieses Beispiel sollte zeigen, daß man sich selbst das gesamte Bewegungsspiel eines Muskels am Skelett ableiten kann. Nur so kann man die Muskelmechanik wirklich verstehen. Das Lehrbuch sollte nur der Kontrolle der Richtigkeit der eigenen Überlegungen dienen. Diese Methode versagt in wenigen Fällen. Dann muß auch der Fachanatom von der Überlegung zum Experiment übergehen: Man leitet die Muskelaktionsströme aus einzelnen Muskelabschnitten bei fraglichen Bewegungen ab (Elektromyographie).

Für die feinere Analyse wird man berücksichtigen, daß bei größeren Muskeln nicht alle Teile die gleiche Wirkung haben. Der M. pectoralis major hat ein sehr großes Ursprungsfeld, von welchem die Muskelfasern zum Ansatz hin konvergieren. Man kann nach der Funktion 3 Abschnitte unterscheiden:
- Schlüsselbeinteil (*Pars clavicularis*): Er kann am weitesten antevertieren.
- Brustbein-Rippen-Teil (*Pars sternocostalis*): Er kann am kräftigsten adduzieren.
- Bauchwandteil (*Pars abdominalis*): Er kann den Schultergürtel senken.

Bei manchen Muskeln können verschiedene Abschnitte mit Teilkomponenten sogar gegensätzlich wirken. Dadurch muß der Muskel nicht unwirtschaftlich arbeiten: Ein Muskel ist nie mit allen Fasern gleichzeitig tätig. Es werden jeweils nur so viele eingesetzt, wie für die entsprechende Arbeit nötig sind. Dabei können auch ganze Abschnitte eines Muskels ruhen, während andere arbeiten.

Die Funktion eines Muskels hängt auch von der Ausgangsstellung des Gelenks ab. Hängt der Arm herab, so vermag der M. pectoralis major mit seinem Schlüsselbeinteil den Arm bis nahe zur Horizontalen zu heben. Dann ist seine antevertierende Wirkung erschöpft. Ist der Arm durch andere Muskeln bis zur Vertikalen gehoben, so senkt der M. pectoralis major den Arm bzw. zieht den Rumpf nach oben, z.B. beim Hang am Reck. Die vermeintlich gegenteilige Wirkung ist leicht zu verstehen, wenn man sich die Lage von Ursprung und Ansatz zur transversalen Achse des Schultergelenks klar macht.

■ **Muskelgruppen**:
- *Genetische Muskelgruppe*: Gruppe von Muskeln gleicher Herkunft, die vom gleichen Nerv innerviert wird, z.B. mimische Muskeln (*N. facialis*), autochthone Rückenmuskeln (*Rr. dorsales* der Spinalnerven) usw.
- *Funktionelle Muskelgruppe*: Gruppe von Muskeln gleicher Aufgabe. Sie können gleicher Herkunft sein, z.B. die Streckergruppe des Unterschenkels (*N. fibularis [peroneus] profundus*). Sie können aber auch von verschiedenen Nerven innerviert werden, z.B. Beugegruppe am Unterarm (*N. medianus + N. ulnaris*).
- *Gruppenfaszie*: Eine Muskelgruppe wird häufig von einer stärkeren bindegewebigen Haut umgeben. Diese dringt auch in die Tiefe bis zum Knochen vor und trennt dabei die Muskelgruppe von Nachbargruppen ab. Den zwischen 2 Muskelgruppen liegenden Abschnitt einer Gruppenfaszie nennt man auch *Septum intermusculare* (Muskelscheidewand). Gruppenfaszien, besonders Muskelscheidewände, sind häufig durch Sehnenzüge verstärkt und dienen dann Muskeln zum Ursprung oder Ansatz.

■ **Synergisten und Antagonisten**:
- *Synergisten* (gr. synergeín = mit jemandem arbeiten) sind Muskeln, die bei einer Bewegung zusammenarbeiten, z.B. *M. biceps brachii, M. brachialis, M. brachioradialis* beim Beugen im Ellenbogengelenk.
- *Antagonisten* (gr. antagonistés = Nebenbuhler) sind Gegenspieler, Muskeln die entgegengesetzte Bewegungen ausführen, z.B. zu den vorgenannten Beugemuskeln im Ellbogengelenk der *M. triceps brachii* als Strecker.
- Gezielte Bewegungen setzen ein harmonisches Zusammenspiel von Synergisten und Antagonisten voraus. Soll eine bestimmte Stellung eingenommen werden, so muß die Bewegung rechtzeitig gebremst werden. Das ist Aufgabe der Antagonisten. Besonders wichtig ist dies, wenn eine Bewegung in Richtung der Schwerkraft erfolgt. Neigt man z.B. aus dem Stand den Rumpf nach vorn, so wird die Bewegung von den Bauchmuskeln und den Beugern des Hüftgelenks eingeleitet. Dann wird die Bewegung durch die Schwerkraft fortgesetzt. Wir müssen jetzt die Rückenstreckmuskeln und die Gesäßmuskeln als Gegenspieler der Bauchmuskeln und der Beuger des Hüftgelenks einsetzen, um die Bewegung zu bremsen und in einer bestimmten Stellung zu beenden.

■ **Halte- und Bewegungsmuskeln**:
- *Haltemuskeln* sind Muskeln, die vorwiegend dem Erhalten einer Stellung dienen, vor allem eingelenkige Muskeln. Die Halteaufgaben überwiegen gegenüber den Bewegungsaufgaben weitaus („Haltung"). Die Haltemuskeln haben lang dauernde Aufgaben zu erfüllen. Sie bedürfen daher einer ausgezeichneten Versorgung mit Nährstoffen und Sauerstoff. Entsprechend engmaschig ist ihr Kapillarnetz. Sie enthalten außerdem reichlich den Sauerstoff speichernden Muskelfarbstoff Myoglobin. Man nennt sie daher auch aerobe oder „rote" Muskeln.
- *Bewegungsmuskeln* sind Muskeln, welche überwiegend dem Ausführen rascher Bewegungen dienen, vor allem zweigelenkige Muskeln. Sie arbeiten zwar intensiv, aber nur kurz. Sie sind reich an Glycogen, aber schlechter durchblutet (anaerobe oder „weiße" Muskeln).
- Beim Menschen sind die Unterschiede im Gegensatz zu manchen Tierarten nicht sehr ausgeprägt. Die meisten Muskeln enthalten sowohl aerobe (S = slow), anaerobe (FF = fast fatigable) und kombinierte (FR = fatique resistant) motorische Einheiten, wenn auch in unterschiedlichem Verhältnis.

> Beim Verspeisen eines Huhns sollte man gelegentlich auf die „weißen" Flügelmuskeln und die „roten" Beinmuskeln achten!

■ **Isometrische und isotonische Kontraktion**:
- *Isometrisch*: Der Muskel spannt sich an, ohne den Abstand zwischen Ursprung und Ansatz zu verändern (z.B. um einer Kraft entgegenzuwirken, die Ursprung und Ansatz auseinander zu ziehen sucht).
- *Isotonisch*: Der Muskel verkürzt sich (nähert Ansatz an Ursprung), ohne dabei die Kraft zu verändern.
- Die Unterscheidung der beiden Kontraktionsarten spielt bei Übungsbehandlungen eine große Rolle.

■ **Motorische Einheit**: Eine Gruppe von Muskelfasern, die von der gleichen Nervenzelle innerviert wird, muß sich immer gleichzeitig kontrahieren, da allen Verzweigungen eines Axons die gleiche Erregung zufließt. Die Kraft eines Muskels wird dadurch geregelt, daß sich eine unterschiedliche Zahl von motorischen Einheiten kontrahiert („*Rekrutierung*").

■ **Aktive und passive Muskelinsuffizienz**:
- Rein theoretisch liegt die maximale aktive Verkürzung eines Muskels (nach dem Bau der Myofibrillen) bei der Hälfte seiner Muskelfaserlänge in Ruhe. Dieses Extrem wird kaum je erreicht. In der Praxis kann man mit etwa einem Drittel rechnen. Die Länge der Muskelfasern bei eingelenkigen Muskeln ist so bemessen, daß ihre maximale Verkürzung der möglichen Annäherung der Knochen entspricht.
- Bei mehrgelenkigen Muskeln reicht die Verkürzungsmöglichkeit manchmal nicht aus, um alle übersprungenen Gelenke in eine Extremstellung zu führen. Beispiel: Die vom Unterarm kommenden Fingerbeuger überqueren Hand- und Fingergelenke. Sie können sich soweit kontrahieren, daß sie die Finger kräftig beugen, nicht aber auch noch die Handgelenke. Wenn man die geballte Faust nach palmar be-

wegt, können die Finger nicht mehr fest geschlossen gehalten werden. Bei dorsalextendiertem Handgelenk hingegen ist der Faustschluß fest.
- Unter *aktiver Muskelinsuffizienz* verstehen wir die Unfähigkeit des Muskels zu weiterer aktiver Bewegung, wenn sein Maximum an Verkürzung überschritten wird.
- Jeder erschlaffte Muskel kann bis zu einer Grenze gedehnt werden, ab der Schäden im Muskel (z.B. Zerreißungen) auftreten. Wir werden beim Annähern an diese Grenze durch Schmerzen rechtzeitig gewarnt. Außerdem spannt sich der Muskel dann vorsorglich an, um weiterer Dehnung entgegenzuwirken.
- Heben wir das im Kniegelenk gestreckte Bein im Hüftgelenk an, so können wir das Hüftgelenk nicht vollständig beugen, weil vorher Schmerzen auf der Dorsalseite des Oberschenkels die Bewegung beenden lassen. Beugt man dann im Kniegelenk, so kann die Bewegung weitergeführt werden. Durch das Beugen im Kniegelenk werden die Muskeln auf der Dorsalseite des Oberschenkels entspannt.
- Unter *passiver Insuffizienz* verstehen wir also die Unfähigkeit, Muskeln über eine bestimmte Grenze hinaus zu dehnen.

1.4 Kreislauforgane (Systema cardiovasculare)

#141 Blut als Transportmittel, Herz als Pumpe
#142 Großer und kleiner Kreislaufs, Hoch- und Niederdrucksystem, *Bluthochdruck, Thrombose, Embolie*
#143 Hauptarten der Blutgefäße und Blutdruck in ihnen
#144 Bau der Arterien und Arteriolen, Vasa vasorum, *Arteriosklerose, arterielle Verschlußkrankheit*
#145 Kapillaren, Sinusoide, Blut-Gewebe-Schranke, Filtration und Reabsorption, *Ödem, Mikrozirkulation*
#146 Bau der Venen und Venulen, Sinus, Plexus
#147 Venöser Rückstrom, Venenklappen, *Krampfadern*
#148 Pfortadersystem, Vasa publica, Vasa privata, Kollateralkreislauf, *Prognose von Arterien- und Venenverschlüssen*, Sperrarterie, arteriovenöse Anastomose
#149 Kreislauf vor der Geburt, Kurzschlüsse
⇒ 1.5 Blut
⇒ 3.5/6 Herz

#141 Aufgaben der Kreislauforgane

Die Kreislauforgane umfassen:
- Herz.
- Blutgefäße.
- Blut (als „flüssiges" Organ).

Früher rechnete man auch Milz, Lymphknoten, Lymphgefäße usw. hinzu, die heute meist als eigenes System („lymphatische Organe") beschrieben werden.

■ **Blut als universelles Transportmittel**: Das Blut wird im Organismus in einem Kreislauf herumgeführt, ohne Start und ohne Endstation, und in allen Teilen des Körpers können Stoffe oder Energie zu- oder abgeladen werden. Selbst die entlegenste Zelle hat noch Anschluß an diesen Kreislauf. Transportiert werden:
- *Blutgase*: In allen Organen wird Sauerstoff abgegeben und Kohlendioxid aufgenommen, in der Lunge und im fetalen Anteil der Plazenta umgekehrt.

- *Nährstoffe*: Im Darm werden Kohlenhydrate, Aminosäuren, Vitamine und Mineralstoffe in das Blut aufgenommen. In der Leber wird ein großer Teil der Kohlenhydrate und Aminosäuren dem Blut entnommen, gespeichert und wohl dosiert in umgebauter Form dem Blut wieder zugeführt. Die Fette werden aus dem Darm zunächst auf dem Lymphweg abtransportiert, im Venenwinkel dann aber doch in feinen Tröpfchen dem Blut beigemischt (#162).
- *Wärme*: Bei den Lebensvorgängen entsteht in allen Organen als Nebenprodukt wie im Automotor Wärme. Das Blut übernimmt die Aufgabe des Kühlwassers und transportiert die Wärme von den Wärme erzeugenden Organen des Körperinnern an die Körperoberfläche, wo ständig Wärme verlorengeht.
- *Hormone*: Die Hormondrüsen übergeben ihre „Botenstoffe" einfach dem Blut. Dort werden sie wie eine Postwurfsendung allen Zellen angeboten und erreichen damit auch die wenigen, für die sie eigentlich bestimmt sind und wo sie dann entsprechende Reaktionen auslösen.
- *Abwehrstoffe*: Das Blut ist auch Transportmittel für Antikörper, die vom lymphatischen System gebildet werden, und für die „Kampfzellen", die weißen Blutkörperchen. Sie machen in den Körper eingedrungene Bakterien usw. unschädlich.
- *Wasser*: Alle Zellen sind von der Wasserzufuhr über den Kreislauf abhängig.
- *Schlackenstoffe*: Nahezu alles, was der Körper nicht mehr benötigt, wird über das Blut zu den Ausscheidungsorganen (Nieren, Leber, Lunge usw.) geschafft.

■ **Herz als Pumpe**:

❶ Damit das Blut in seinen Straßen, den Blutgefäßen, ständig in Bewegung bleibt, brauchen wir eine Pumpe, das Herz. Das Herz ist ein Muskelschlauch, der sich rhythmisch zusammenzieht und dabei den Inhalt des Schlauches auspreßt. Diese Bewegung hat nur dann einen Sinn, wenn das Blut nicht auf beiden Enden herausspritzt, sondern nur an einem, so daß der Blutstrom immer in die gleiche Richtung läuft. Dies wird durch den Einbau von *Ventilen*, den Herzklappen, erreicht. Das einfachste Herzmodell besteht aus einer Kammer mit je einer Klappe an den beiden Enden:
- Die eine verhindert das Rückströmen des Blutes in die zuführenden Gefäße („Venen") beim Zusammenziehen der Kammer (*Systole*, gr. systolé = Zusammenziehen).
- die andere, daß Blut nach dem Erschlaffen der Kammer (*Diastole*, gr. diastolé = Auseinanderziehen) aus den abführenden Gefäßen („Arterien") in das Herz zurückläuft.

❷ Damit die Füllung der Kammer rascher vor sich geht, wird vor die Kammer als Sammelbecken ein *Vorhof* gestellt, in welchem sich das Blut während der Kammerkontraktion sammelt. Während der Kammererschlaffung spritzt der Vorhof dann das Blut in die Kammer, so daß Systole und Diastole in rascher Folge wechseln können. Dadurch wird es möglich, daß die Reise eines Blutkörperchens durch den kleinen und den großen Kreislauf nur etwa eine Minute dauert („Kreislaufzeit").

❸ Beim Menschen reicht offensichtlich ein solches Herz nicht aus: Wir haben ein „rechtes Herz", welches das Blut durch die Lungen preßt, und ein „linkes Herz", welches für den Blutfluß im übrigen Körper verantwortlich ist. Da diese beiden Herzen in den gleichen Kreislauf eingeschaltet sind, ist es nötig, daß in der Zeiteinheit von jedem Herz die gleiche Blutmenge ausgeworfen wird, sonst kommt es zu einer

„Stauung", entweder in der Lunge oder im übrigen Körper. Dieser Gleichklang wird dadurch erleichtert, daß die beiden Herzen zusammengelagert sind und die beiden Vorhöfe bzw. die beiden Kammern sich jeweils gleichzeitig kontrahieren. (Die Natur ist allerdings den umgekehrten Weg gegangen: Sie hat ein ursprünglich einkammeriges Herz durch eine Scheidewand in 2 Hälften geteilt.)

> Wenn das Herz von alters her als Symbol der Liebe gilt, so kann man dies bei der engen Umschlingung der beiden Herzen (Abb. 351 a + b) auch morphologisch nachvollziehen.

#142 Gliederung des Blutkreislaufs

■ **Großer und kleiner Kreislauf** (Abb. 142): Die beiden Herzen müssen zwar genau das gleiche Blutvolumen pro Zeiteinheit pumpen, sie haben es jedoch unterschiedlich schwer: Das Blut aus dem rechten Herzen hat nur die kleine Strecke durch die Lunge zurückzulegen, das Blut aus dem linken Herzen hingegen den weiteren Weg durch den ganzen übrigen Körper. Diese beiden Teilstrecken nennt man den „kleinen" bzw. den „großen" Kreislauf:
* *Kleiner Kreislauf* = Lungenkreislauf: der Weg des Blutes von der rechten Herzkammer über die Lungenarterien, das Lungenkapillarsystem und die Lungenvenen zum linken Vorhof.
* *Großer Kreislauf* = Körperkreislauf: der Weg des Blutes von der linken Herzkammer durch die Aorta, die Organarterien, die Kapillarsysteme der einzelnen Organe, die Organvenen und die beiden Hohlvenen zum rechten Vorhof.

> **Trennung von großem und kleinem Kreislauf**: Großer und kleiner Kreislauf sind nicht 2 unabhängige Kreisläufe, sondern nur 2 hintereinander liegende Teile eines gemeinsamen Kreislaufs. Eine echte Trennung der beiden Kreisläufe kommt als Mißbildung vor:
> * Bei der sog. *Transposition der großen Gefäße* entspringt die Lungenarterie aus der linken Herzkammer, die Aorta aus der rechten. Dies bereitet im intrauterinen Leben keine Schwierigkeiten, da die Lunge weitgehend aus dem Kreislauf ausgeschaltet ist (#149). Mit der Trennung von der Plazenta und damit der mütterlichen Sauerstoffversorgung muß das Kind nach der Geburt sterben.
> * Eine Überlebenschance besteht nur (#394), wenn die beiden Kreisläufe nicht vollständig getrennt sind. So kann z.B. durch ein Loch im Vorhof- oder Ventrikelseptum Blut ausgetauscht werden. Manchmal entspringt auch die Hauptarterie aus beiden Herzkammern gleichzeitig („reitende Aorta"). In ihr mischen sich dann das sauerstoffreiche und das sauerstoffarme Blut.

■ **Hoch- und Niederdrucksystem**: Der Weg des Blutes durch den kleinen Kreislauf ist sehr viel kürzer als durch den großen. Es genügt daher eine geringere Druckdifferenz, um das Blut von der rechten Herzkammer durch die Lungen zum linken Vorhof fließen zu lassen. Der Druck in der Lungenarterie beträgt daher nur etwa 1/7 des Drucks in der Aorta (Mitteldruck 2 bzw. 13 kPa = 15 bzw. 100 mmHg). Der Blutdruck ist ferner niedrig im Kapillarsystem und im venösen Schenkel des großen Kreislaufs. „Niederdrucksystem" ist daher nicht identisch mit kleinem Kreislauf, sondern umfaßt auch den größeren Teil des großen Kreislaufs. Folglich gilt:
* *Hochdrucksystem*: linke Herzkammer und die Arterien des großen Kreislaufs.
* *Niederdrucksystem*: alle übrigen Teile des Kreislaufs.

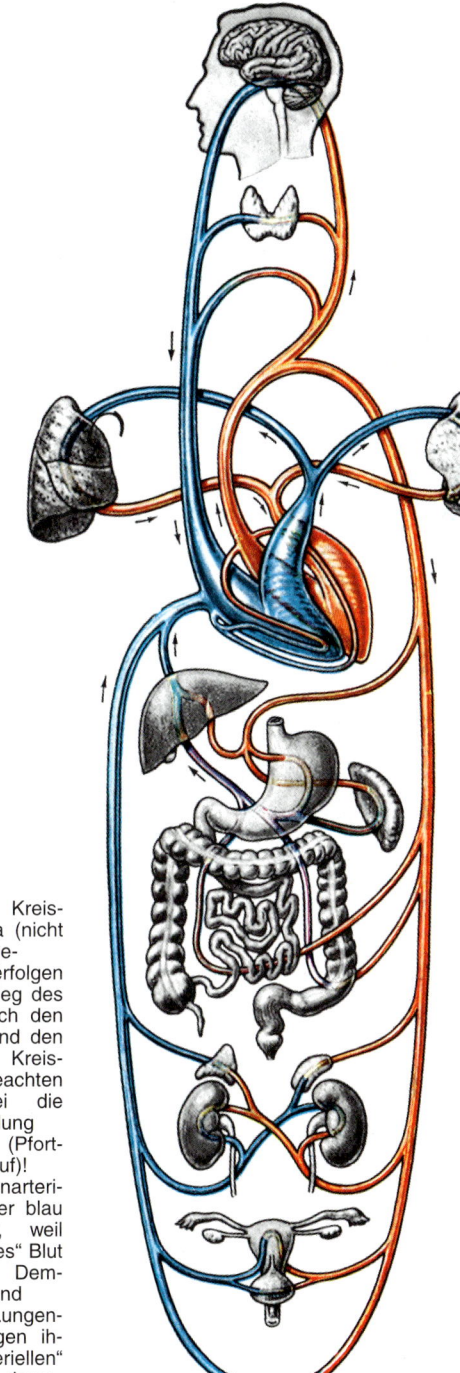

Abb. 142. Kreislaufschema (nicht maßstabsgerecht). Verfolgen Sie den Weg des Blutes durch den „kleinen" und den „großen" Kreislauf! Beachten Sie dabei die Sonderstellung der Leber (Pfortaderkreislauf)! Die Lungenarterien sind hier blau gezeichnet, weil sie „venöses" Blut enthalten. Dementsprechend sind die Lungenvenen wegen ihres „arteriellen" Blutes rot dargestellt. [sb3]

> ■ **Bluthochdruck**: Mit Hochdrucksystem sollte man nicht den krankhaft erhöhten Blutdruck verwechseln:
> * *Arterielle Hypertonie* (Hypertension): wenn der am Arm in Höhe des Herzens gemessene Blutdruck höher als 160 mmHg systolisch oder höher als 95 mmHg diastolisch ist (Definition der WHO).
> * *Pulmonale Hypertonie*: In den Lungenarterien (Niederdrucksytem!) beginnt der Hochdruck bereits bei einem Mitteldruck von mehr als 22 mmHg.

■ **Thrombose und Embolie**: Unter Thrombose versteht man die Bildung eines Blutgerinnsels an der Wand eines Blutgefäßes, das schnell wächst und schließlich das Blutgefäß verschließt. Den festsitzenden Blutpfropf nennt man *Thrombus* (gr. thrómbos = geronnene Blutmasse). Löst sich das Blutgerinnsel von der Wand ab, so wird es vom Blutstrom fortgerissen bis es in einem engeren Blutgefäß wieder steckenbleibt und dieses verstopft. Den eingeschwemmten Blutpfropf nennt man *Embolus*, den Vorgang Embolie (gr. émbolos = das Hineingeworfene, Keil, Pfropf). Blutgerinnsel können sich in Arterien, in Venen und im Herzen bilden:

❶ Aus *Arterien* kann ein Blutpfropf nicht sehr weit verschleppt werden, weil sich Arterien aufzweigen und deshalb in der Richtung des Blutstroms immer enger werden. Ein Blutpfropf aus der Oberschenkelarterie wird kaum weiter als bis zur Kniekehle als Embolus gelangen.

❷ *Venen* vereinigen sich zu immer dickeren Venen, bis sie schließlich ins Herz münden. Ein Blutpfropf aus einer Unterschenkelvene wird mit dem Blutstrom zu dickeren Oberschenkelvenen, von dort zu den weiteren Beckenvenen und schließlich in die größte Vene des Körpers, die untere Hohlvene (*V. cava inferior*) fortgetragen. Die Hohlvene mündet in den rechten Vorhof des Herzens. Von dort gelangt das Blut in die rechte Herzkammer. Diese pumpt es in die Lungenarterien (*Aa. pulmonales*). Der Blutpfropf ist also aus einer Vene über das Herz in eine Arterie gelangt.
• Arterien verzweigen sich, wobei ihre Lichtung immer enger wird. So teilt sich der Truncus pulmonalis in die Arterien zur rechten und zur linken Lunge. Diese zweigen sich zu den Lappenarterien der Lungenlappen auf. Diese verästeln sich wieder zu den Segmentarterien (#332) usw. Das Blutgerinnsel kommt so in immer engere Rohre, bis es schließlich hängen bleibt. Die Beinvenenthrombose kann so zur Lungenarterienembolie führen.
• Der Blutpfropf muß nicht als ganzer von der Gefäßwand lösen. Es können auch Teile von ihm abgerissen werden. Je kleiner das Stück ist, desto kleiner wird auch das Gefäß sein, das es als Embolus verschließt.
• In engen Blutgefäßen können sich nur kleine Thromben bilden, in weiten Blutgefäßen entsprechend größere. Dies erklärt die unterschiedliche Gefährlichkeit von Thrombosen. Von einer mittelweiten tiefen Unterschenkelvene aus wird ein Blutpfropf vermutlich in der Lunge auch nur eine mittelstarke Arterie verstopfen. Der Patient überlebt. Ein Blutpfropf aus einer dicken Oberschenkel- oder Beckenvene hingegen wird möglicherweise schon an der Teilung des Truncus pulmonalis hängenbleiben. Damit fällt mehr als die Hälfte der gesamten Lungendurchblutung aus. Der Patient stirbt innerhalb weniger Minuten.

❸ Im Herzen bilden sich Blutgerinnsel am häufigsten in den *Herzohren* der Vorhöfe, besonders bei Vorhofflimmern. Auch hier können wir den Weg einer Embolie voraussagen. Ein Blutpfropf aus dem rechten Vorhof gelangt in die Lungenarterie (also Lungenembolie). Ein Blutpfropf aus dem linken Vorhof wird von der linken Herzkammer in die Aorta ausgeworfen. Von der Aorta gehen alle übrigen Arterien (mit Ausnahme der Lungenarterien) ab. Die ersten großen Äste ziehen zum Kopf. Damit ist der Verschluß einer Hirnarterie (Hirnembolie) sehr wahrscheinlich. Es können jedoch auch andere Organe getroffen werden.

#143 Blutgefäße: allgemein

■ **Hauptarten der Blutgefäße**:
• **Arterie** = Schlagader (*Arteria*, gr. aér = Luft, teréein = enthalten: An der Leiche sind die Arterien blutleer. Dies führte in der Antike zur irrigen Annahme, daß sie Luft, den Lebensgeist, enthielten): größeres Blutgefäß mit Strömungsrichtung vom Herzen weg (Abb. 143a).
• **Arteriole** (*Arteriola*, Verkleinerungsform von arteria): kleine Arterie, lichte Weite etwa 20-100 μm.
• **Kapillare** (*Vas capillare* = Haargefäß, lat. capillus = Haupthaar): feinstes Blutgefäß, lichte Weite 5-20 μm (zum Vergleich: Erythrozyt = 7 μm). Der Stoffaustausch zwischen Blut und Gewebe erfolgt hauptsächlich in den Kapillaren.
• **Venule** (*Venula*, Verkleinerungsform von vena): kleine Vene.
• **Vene** (*Vena*, lat. vehere = führen): größeres Blutgefäß mit Strömungsrichtung zum Herzen hin (Abb. 143b).

■ **Doppeldeutigkeit von „arteriell" und „venös"**: Von Arterie und Vene leiten sich die Adjektive arteriell und venös ab. Sie führen gelegentlich zu Mißverständnissen, wenn man sie mit „Blut" verbindet: arterielles Blut = sauerstoffreiches Blut, venöses Blut = sauerstoffarmes Blut.
• Die Arterien enthalten nicht immer „arterielles", die Venen nicht immer „venöses" Blut. Die Definitionen von Arterie und Vene berücksichtigen ausschließlich die Strömungsrichtung, nicht aber den Sauerstoffgehalt des Blutes. Im kleinen Kreislauf und im Plazentakreislauf ist die Blutqualität gerade umgekehrt wie es der Name des Blutgefäßes erwarten läßt: Die Lungenarterien führen sauerstoffarmes („venöses") Blut zur Lunge, dort wird es mit Sauerstoff beladen und kehrt als sauerstoffreiches („arterielles") Blut in den Lungenvenen zum Herzen zurück. Entsprechendes gilt für die Nabelarterien und die Nabelvene im Kreislauf vor der Geburt.
• Die Begründung für die anatomische Definition von Arterie und Vene liegt im Wandbau der Blutgefäße. Alle Blutgefäße, die Blut vom Herzen wegleiten, stehen unter hohem Innendruck. Sie bedürfen also einer kräftigen Wand. Zum Herzen zurück strömt das Blut unter niedrigem Druck. Die Venen haben folglich viel dünnere Wände. Der Blutgefäßwand sieht man an, welcher Druck im Gefäß herrscht, nicht dagegen, ob sauerstoffreiches oder sauerstoffarmes Blut im Gefäß fließt.
• Die Abhängigkeit des Wandbaus vom Innendruck wird bei Transplantationen deutlich: Pflanzt man eine Vene in die Strombahn einer Arterie ein (man macht dies z.B. bei Verschluß einer wichtigen Arterie), so wird die Venenwand allmählich in eine Arterienwand umgebaut.

■ **Blutdruck in den einzelnen Gefäßtypen**: Der Blutdruck fällt bei der Passage des Blutes durch den großen Kreislauf notwendigerweise ständig ab (Tab. 143). Am stärksten sinkt der Druck nicht in den Kapillaren, sondern in den Arteriolen. Auf sie entfällt etwa die Hälfte des peripheren Gefäßwiderstandes (daher werden sie auch „Widerstandsgefäße" genannt). Die Durchblutung der nachfolgenden Gefäßgebiete wird hauptsächlich durch die Weite der Arteriolen geregelt. Die einzelne Kapillare muß einen höheren Strömungswiderstand als die Arteriole haben, weil ihr Rohrdurchmesser kleiner ist. Trotzdem ist der Gesamtwiderstand aller Kapillaren geringer, weil es wesentlich mehr Kapillaren als Arteriolen gibt.

Tab. 143. Mitteldruck in verschiedenen Bereichen des Körperkreislaufs bei jungen Erwachsenen		
	kPa	*mmHg*
Arterien	13-10	100-75
Arteriolen	10-5	75-40
Kapillaren	5-2	40-15
Venulen	3-1,5	20-10
Venen	< 2	< 15

■ **Verteilung des Blutvolumens auf Arterien und Venen**: In den Venen ist die Blutströmung viel langsamer als in den

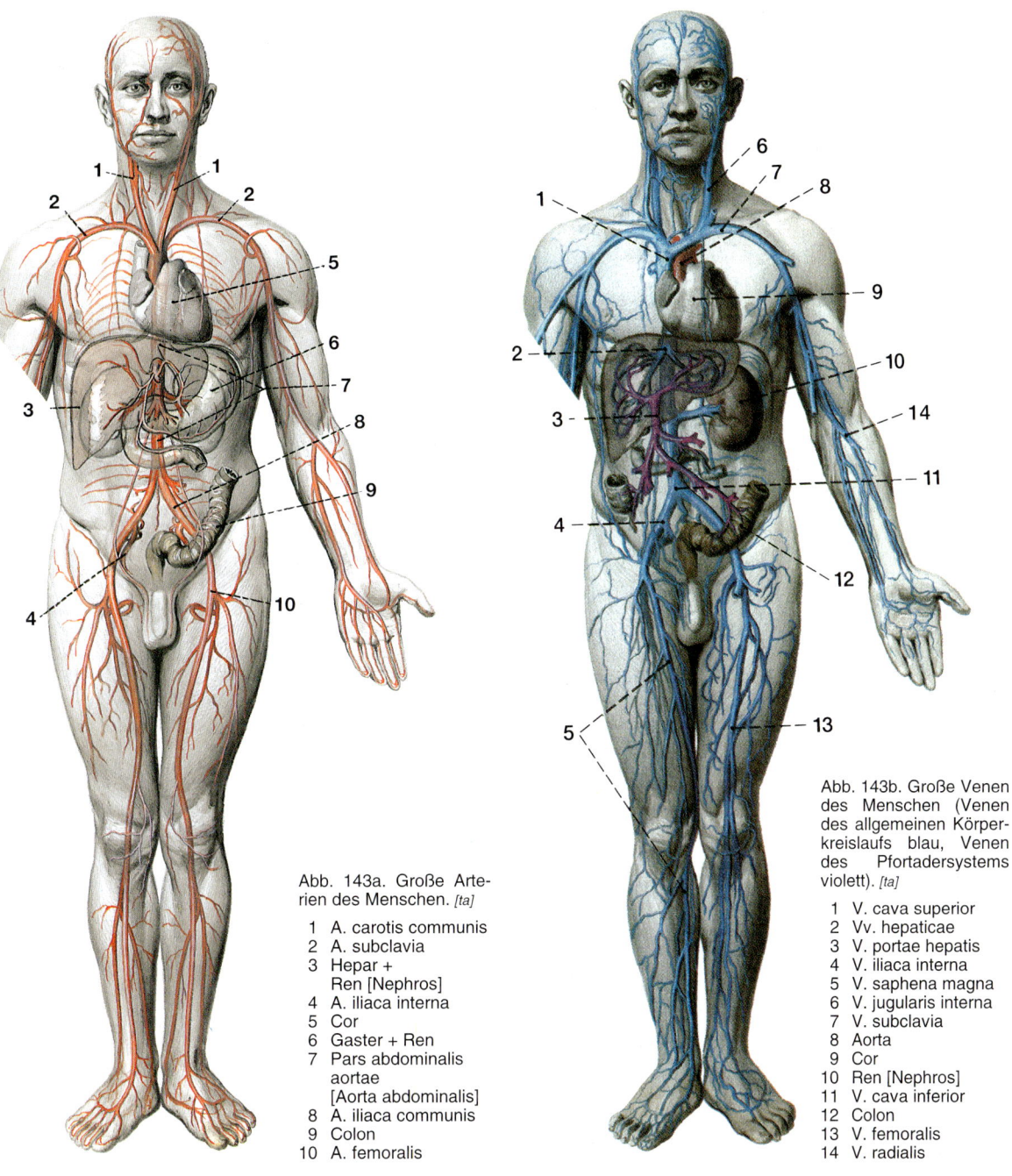

Abb. 143a. Große Arterien des Menschen. [ta]

1 A. carotis communis
2 A. subclavia
3 Hepar + Ren [Nephros]
4 A. iliaca interna
5 Cor
6 Gaster + Ren
7 Pars abdominalis aortae [Aorta abdominalis]
8 A. iliaca communis
9 Colon
10 A. femoralis

Abb. 143b. Große Venen des Menschen (Venen des allgemeinen Körperkreislaufs blau, Venen des Pfortadersystems violett). [ta]

1 V. cava superior
2 Vv. hepaticae
3 V. portae hepatis
4 V. iliaca interna
5 V. saphena magna
6 V. jugularis interna
7 V. subclavia
8 Aorta
9 Cor
10 Ren [Nephros]
11 V. cava inferior
12 Colon
13 V. femoralis
14 V. radialis

Arterien, weil der Gesamtquerschnitt der Venen größer ist als der der Arterien. Die Venen enthalten etwa viermal so viel Blut wie die Arterien.

Wenn z.B. die Venen des Bauchraums erschlaffen, kann soviel Blut in ihnen verbleiben, daß der Kreislauf zusammenbricht. Erste Maßnahme beim „Schock" ist daher das Auffüllen des Gefäßsystems mit Flüssigkeit (Infusionen!). Bei Erschlaffen der Wadenvenen und „Versacken" des Blutes in ihnen (orthostatischer Kollaps) genügt es, die Beine hochzulagern.

■ **Allgemeiner Bau der Blutgefäße**: Blutgefäße und Herz haben ein gemeinsames Bauprinzip, das allerdings in der tatsächlichen Ausgestaltung mannigfach variieren kann. Die Wand besteht aus 3 Schichten:

• *Tunica intima* (Innenschicht): einschichtiges, extrem flaches Epithel (Endothel), Basalmembran, Bindegewebe. Beim Herzen nennt man diese Schicht Endokard.
• *Tunica media* (Mittelschicht): Muskelschicht, beim Herzen Myokard (gr. kardía = Herz).
• *Tunica externa* (Außenschicht, lat. adventitius = von außen kommend): Bindegewebe, beim Herzen Epikard genannt.

In der ärztlichen Umgangssprache benutzt man gewöhnlich die verkürzten Bezeichnungen Intima, Media und Adventitia.

Am stärksten variiert die Mittelschicht: Beim Herzen macht sie nahezu die ganze Wandstärke aus. Bei den Kapillaren fehlt sie völlig. Bei den großen herznahen Arterien ist die Muskulatur weitgehend durch elastische Lamellen verdrängt.

#144 Bau der Arterien (Arteriae)

■ **Arterientypen**:
Die Arterien haben den klassischen dreischichtigen Bau. Mit dem Durchmesser des Gefäßrohrs wechselt die Dicke der einzelnen Schichten. Das Baumaterial der Mittelschicht weicht bei den herznahen Arterien ab: Anstelle der glatten Muskulatur überwiegt elastisches Gewebe (Abb. 144a). Wir unterscheiden danach:
❶ Arterien vom elastischen Typ (*Arteria elastotypica*).
❷ Arterien vom muskulären Typ (*Arteria myotypica*).
❸ Übergangsformen (*Arteria mixtotypica*).

❶ **Arterien vom elastischen Typ** dienen als „Windkessel": Aus dem Herzen strömt das Blut nicht kontinuierlich aus, sondern nur beim Zusammenziehen der Herzkammern. Wären die Arterien starre Rohre, so würde das Blut jeweils nur während der Austreibungsphase der Herzkammern (#355) fließen. In der Füllungsphase der Herzkammern käme der Blutstrom zum Stehen. Dies wäre ungünstig für die zu versorgenden Organe, und auch das Herz wäre wegen der hohen Druckamplitude stark belastet. Es muß also ein Behältnis hinter das Herz geschaltet sein, das sich bei Auswurf des Blutes erweitert, dann aber wieder zusammenzieht und so eine kontinuierliche Blutströmung gewährleistet. Diese Aufgabe wird am einfachsten von elastischem Bindegewebe erfüllt. Dies hat 2 Vorteile:

• Im Gegensatz zu Muskeln hat Bindegewebe eine niedrige Stoffwechselrate. Es braucht nicht viel Ernährung.
• Bindegewebe funktioniert passiv und muß nicht wie Muskelgewebe eigens durch Nerven zur Kontraktion veranlaßt werden. Damit entfällt das Problem, seine Tätigkeit mit der des Herzens synchronisieren zu müssen.

Arterien vom elastischen Typ sind:
• *Aorta*.
• Äste des Aortenbogens: *Truncus brachiocephalicus, A. carotis communis, A. subclavia*.
• Anfangsstücke der großen Äste der A. subclavia: *A. vertebralis, A. thoracica interna, Truncus thyrocervicalis*.
• *Aa. iliacae communes*.
• Lungenarterien (*Truncus pulmonalis* und *Aa. pulmonales*).

Das elastische Gewebe ist in Form von gefensterten Lamellen (*Membrana elastica fenestrata*) in die Mittelschicht eingelagert. Bei der *Aorta* sind es etwa 40-70 solcher Lamellen. Sie sind zwischen glatten Muskelzellen ausgespannt. Bei der Lungenarterie ist die Wand entsprechend dem niedrigeren Druck dünner.

❷ **Arterien vom muskulären Typ**: Die mittleren und kleinen Arterien sind durch reichlich glatte Muskelzellen in der Mittelschicht gekennzeichnet (Abb. 144b). Durch diese Muskelfasern, die vorwiegend ringförmig in die Gefäßwand eingelassen sind, kann die lichte Weite des Gefäßrohres und damit die Durchblutungsgröße verändert werden:
• Beim warmen Fußbad werden die Füße rot. Dies beruht darauf, daß die Gefäßmuskeln auf den Wärmereiz hin erschlaffen. Das Gefäß weitet sich. Mehr Blut strömt hindurch, und die Haut rötet sich. Umgekehrt führt ein Kältereiz zum Anspannen der Gefäßmuskeln, die Haut erblaßt.
• Die Gefäßmuskeln werden durch das autonome Nervensystem (Sympathikus) gesteuert.

> **Gefäßkrämpfe**: Krampfzustände in der Muskelwand einer Arterie können durch mechanische oder chemische Reizung (z.B. intraarterielle Injektion) oder Störung des Gleichgewichts im autonomen Nervensystem (z.B. lang dauernde Behandlung der Migräne mit Mutterkornalkaloiden) ausgelöst werden. Sie führen zu Minderdurchblutung in den entsprechenden Organen. Besonders gefährdet sind die Akren (Finger, Zehen usw., #133), wenn erhöhter Sympathikustonus mit Unterkühlung zusammentrifft (*Raynaud-Syndrom*). Häufiger als auf Gefäßkrämpfe sind allerdings Durchblutungsstörungen auf Alternsvorgänge in der Arterienwand (Arteriosklerose, s. u.) zurückzuführen.

Bei den Arterien vom muskulären Typ fehlt das elastische Gewebe nicht völlig. Es ist lediglich auf 2 Membranen reduziert:
• *Membrana elastica interna* an der Grenze von Intima und Media.
• *Membrana elastica externa* an der Grenze von Media und Adventitia (meist nicht so geschlossen wie die innere elastische Membran).

■ **Arteriolen**: Die kleinsten Arterien (lichte Weite unter 100 μm) bezeichnet man als Arteriolen. Die innere elastische Schicht ist zu einem dünnen Netz (*Rete elasticum*) reduziert. Die Mittelschicht besteht aus 1-5 Lagen glatten Muskelgewebes. Die Außenschicht ist nahezu so dick wie die Mittelschicht. Sie geht kontinuierlich in das umgebende Bindegewebe über. Eine äußere elastische Schicht fehlt.

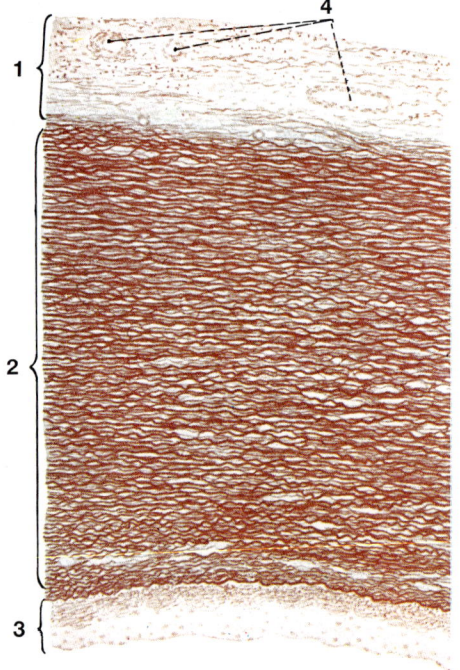

Abb. 144a. Schnitt durch die Wand der Brustaorta (Arterie vom elastischen Typ). [so]

| 1 Tunica externa | 3 Tunica intima |
| 2 Tunica media | 4 Vasa vasorum |

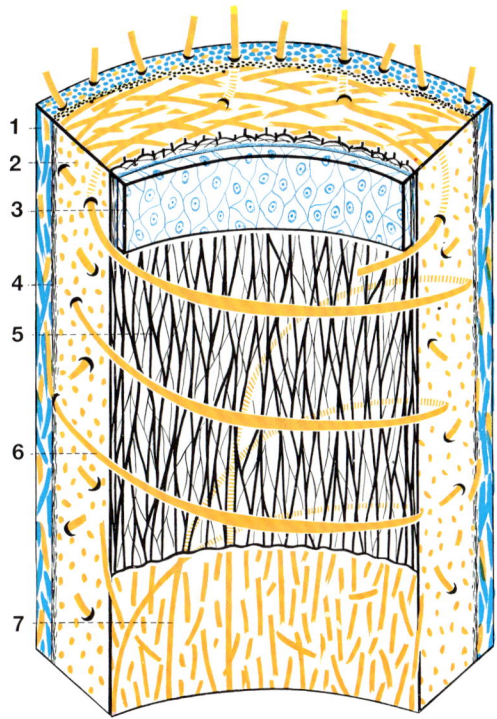

Abb. 144b. Schema vom Wandbau einer mittleren Arterie (Arterie vom muskulären Typ). [bg2]

1 Tunica externa [adventitia]
2 Tunica media
3 Tunica interna [intima]
4 Membrana elastica externa
5 Membrana elastica interna
6 (Stratum circulare)
7 (Stratum longitudinale)

Der Abstand zwischen systolischem und diastolischem Blutdruck wächst, weil die Windkesselwirkung nachläßt.
• Das verkalkte Gewebe wird schlecht ernährt. Dies führt zu Geschwüren, auf denen sich Blutgerinnsel bilden können. Die Lichtung des Gefäßes wird enger. Durchblutungsstörungen der versorgten Körperteile treten auf (bevorzugt in den Beinen und am Herzen). Das verkalkte Gefäßrohr kann auch brechen, z.B. bei Blutdruckanstieg, und eine heftige Blutung aus der Arterie erfolgen (z.B. im Gehirn beim „Schlaganfall").
• *Arteriolosklerose*: Beim Bluthochdruck erkranken die Arteriolen am stärksten, weil sie dem Blutdruck den höchsten Widerstand entgegensetzen.

■ **Arterielle Verschlußkrankheit**: Wird die Lichtung einer Arterie enger, so fließt (bei gleichem Blutdruck) weniger Blut durch sie. Dabei ändert sich der Blutstrom nicht in gleichem Maße wie der Durchmesser. Fällt der Durchmesser auf 50 % ab, so sinkt der strömungswirksame Querschnitt auf 25 % (quadratische Beziehung), der Strömungswiderstand steigt auf 1600 % (vierte Potenz, Gesetz von Hagen und Poiseuille). Die Durchblutung eines Organs kann daher schon durch eine mäßige Verengung des Gefäßes deutlich vermindert werden. Allerdings sind im Bauplan des Körpers große Sicherheitsspielräume vorgesehen. Faustregel: Bei großen Arterien führt eine Verminderung des Querschnitts der Lichtung um
• 1/3 noch zu keinen Beschwerden.
• 2/3 zu Beschwerden nur bei Arbeit.
• 90 % zu Beschwerden auch in Ruhe.

Das Ausmaß der Beschwerden hängt sehr davon ab, wie schnell die Verengung eintritt. Wird eine Arterie ganz allmählich im Verlauf von Monaten enger, so vermag sich der Körper häufig erstaunlich gut an die Situation anzupassen. Er erweitert Nachbararterien und schafft so Umgehungswege um das Strombahnhindernis (Kollateralkreislauf, #148). Der plötzliche Verschluß einer Arterie führt hingegen sehr häufig zu Funktionsstörungen des versorgten Organs. Auch der Ort der Verengung spielt eine große Rolle: Erfahrungsgemäß sind an manchen Stellen Verengungen von Arterien gefährlicher als an anderen.

■ **Metarteriole** = präkapillare Arteriole (*Arteriola precapillaris*): Bei den kleinsten Arteriolen ist die Muskelschicht auf eine Lage von Muskelzellen reduziert. Elastisches Gewebe fehlt. Der Übergang zur Kapillare ist fließend. Die präkapillaren Arteriolen regeln den Blutdurchfluß durch die anschließenden Kapillaren mit Hilfe ihrer Ringmuskulatur, die das Gefäß völlig verschließen kann (*Sphincter precapillaris*).

■ **Vasa vasorum**: Das Gewebe der Blutgefäßwände muß wie jedes lebende Gewebe mit Nährstoffen versorgt werden. Die Wand der größeren Blutgefäße ist so dick, daß die Ernährung durch Diffusion vom Blutstrom im Gefäß selbst nicht ausreicht. Wir finden daher in der Gefäßwand der großen Blutgefäße wiederum kleinere Blutgefäße, die deren Stoffwechsel dienen („Gefäße der Gefäße").

■ **Arteriosklerose** („Schlagaderverkalkung"): Beim Kind ist die Innenwand der Arterie (Intima) glatt. Mit zunehmendem Lebensalter („beim einen früher, beim anderen später") werden in die Gefäßinnenwand Lipide abgelagert. Makrophagen (Freßzellen) wandern ein. Die Innenwand verdickt sich, Fettstreifen treten auf.
• *Risikofaktoren*: Begünstigt wird dieser Prozeß durch fettreiche Ernährung, Rauchen, Bluthochdruck und Stoffwechselkrankheiten, wie Zuckerkrankheit und Gicht.
• Im fortgeschrittenen Stadium kommt es zum Zellzerfall und zu starker Vermehrung des Bindegewebes (*Sklerose*). Die Muskelwand des Gefäßes atrophiert. Schließlich wird Calcium eingelagert. Dadurch wird das Rohr starr und kann sich den Pulsationen in der „Schlag"-Ader nicht mehr anpassen. Der Blutdruck steigt.

#145 **Kapillaren (Vasa capillaria)**

■ **Bau**: Bei der Kapillarwand ist von den 3 Schichten der Gefäße nur die Innenschicht erhalten. Sie besteht aus 3 Anteilen (Abb. 145):
❶ Endothel.
❷ Basalmembran.
❸ perikapillaren Zellen, z.B. Perizyten.

❶ Nach dem **Endothel** kann man 3 Arten von Kapillaren unterscheiden:
• *Ungefenstertes Endothel*: Bei der häufigsten Form kleiden die Endothelzellen die Kapillare lückenlos aus. Die Endothelzellen haben keine Poren.
• *Gefenstertes Endothel*: Die Endothelzellen kleiden zwar die Kapillare lückenlos aus, die einzelne Endothelzelle enthält jedoch intrazelluläre Poren. Die Poren sind durch eine dünne Scheidewand verschlossen. Außen liegt noch die Basalmembran an. Der Durchtritt von Stoffen ist erleichtert. Gefensterte Endothelien trifft man daher in Organen mit starkem Stoffaustausch durch die Kapillarwand an: Hormondrüsen, Adergeflecht der Hirnkammern (Plexus choroideus), Niere, Dünndarm.
• *Diskontinuierliches Endothel*: In den Sinusoiden (weiten Kapillaren) von Leber, Milz und Knochenmark klaffen Lücken zwischen den Endothelzellen. Auch die Basalmembran ist unterbrochen. Dies erleichtert den Stoffaustausch beachtlich.

❷ Die **Basalmembran** (*Membrana basalis*) besteht aus 3 Schichten:
• elektronenmikroskopisch helle Schicht.
• dichte Schicht (Basallamina) aus Kollagen Typ IV.
• Gitterfaserschicht aus Kollagen Typ III.
Basalmembranen findet man an allen Grenzen zwischen Epithel und Bindegewebe.

❸ **Perizyt** (gr. perí = um - herum, kýtos = Höhlung): außerhalb der Basalmembran des Endothels liegende verzweigte Zelle mit eigener Basalmembran, die mit ihren Ausläufern das Endothelrohr umgibt. Die Perizyten bilden keine kontinuierliche Schicht. Ihre Aufgabe ist umstritten (kontraktil?).

■ **Sinusoid** (*Vas capillare sinusoideum*): weite Kapillare mit retikuloendothelialer Wand, z.B. in der Leber und im Knochenmark. Bestimmte Wandzellen haben die Fähigkeit zur Phagozytose. Sinusoid = sinusähnlich (die Endung -ideus wird in der Medizin im Sinne von „ähnlich" gebraucht, gr. eidés = ähnlich).

■ **Blut-Gewebe-Schranke**: Der Stoffaustausch kann auf verschiedene Arten erfolgen:
• *Diffusion* durch das Cytoplasma: Stoffe mit kleiner relativer Molekülmasse, z.B. Gase, Ionen usw.
• Aktiver Transport durch *Cytopempsis* (gr. pémpsis = Sendung): Proteine und Lipide werden in membranumhüllten Bläschen durch die Zelle geschleust.
• Durchtritt durch Zwischenzellspalten (*Diapedese*, gr. diá = hindurch, pedán = springen): Weiße Blutzellen treten durch vorübergehende Öffnungen von Zellkontakten zwischen den Endothelzellen hindurch.

Der Stoffaustausch geht um so leichter vor sich, je dünner das Endothel ist. Die Basalmembran bildet eine Barriere von etwa 30-50 nm Dicke. Die Endothelzelle ist etwa 100-200 nm dick, im Bereich der Porenscheidewände nur etwa 4 nm (1 nm = 1 Nanometer = 1/1000 Mikrometer = 10^{-9} m).

■ **Filtration und Reabsorption**:
• Der Blutdruck ist am Anfang einer Kapillare höher als im umgebenden Gewebe. Deshalb wird Flüssigkeit aus der Kapillare in das Gewebe gepreßt.
• Höhermolekulare Stoffe, z.B. Proteine, können die Kapillarwand nicht passieren. Ihre Konzentration nimmt mit dem Flüssigkeitsverlust zu. Während der Blutdruck in der Kapillare fällt, steigt der kolloidosmotische (gefäßonkotische) Druck an.
• Der kolloidosmotische Druck ist am Ende der Kapillare höher als im umgebenden Gewebe. Deswegen wird Flüssigkeit aus dem Gewebe in die Kapillare zurückgesaugt. Überschüssige Gewebeflüssigkeit wird auf dem Lymphweg abtransportiert.

■ **Ödem** (Gewebewassersucht, gr. oídema, oidématos = Geschwulst): Die Flüssigkeit im Gewebe ist vermehrt, wenn das Gleichgewicht zwischen Filtration und Reabsorption gestört ist. Dies kann verschiedene Ursachen haben:

❶ *Erhöhter hydrostatischer Druck in den Kapillaren* bei behindertem Abfluß:
• Mechanische Stauung bei zu enger Kleidung, aber auch bei zu straffen Verbänden!
• Behinderter Abfluß in den Venen bei Thrombophlebitis.
• Herzschwäche: bei Linksherzschwäche Lungenödem, bei Rechtsherzschwäche Ödeme im übrigen Körper (oft mit abendlichen Fußschwellungen beginnend).

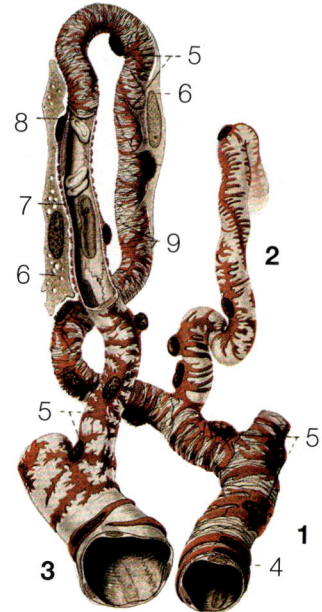

Abb. 145. Mikrozirkulation: eine Kapillarschlinge mit der zuführenden Arteriole und der wegführenden Venule. Der venöse Schenkel der Kapillare ist eröffnet, um die Lichtung mit den Erythrozyten zu zeigen. [cl]

1	Arteriola	6	Fibrozyt
2	Ansa capillaris	7	Kern einer Endothelzelle
3	Venula	8	Erythrozyt
4	Glatte Muskelzellen	9	Retikuläre Fasern
5	Perizyten		

❷ *Zu niedriger kolloidosmotischer Druck des Blutes* bei zu wenig Bluteiweiß (Hypoproteinämie):
• Verminderte Bildung von Plasmaproteinen in der Leber, z.B. bei Leberzirrhose.
• Verminderte Proteinaufnahme bei quantitativ oder qualitativ unzureichender Nahrung (Hunger, Eiweißmangel) oder Resorptionsstörung im Darm.
• Eiweißverluste mit dem Harn (Proteinurie), z.B. beim nephrotischen Syndrom.

❸ *Erhöhter osmotischer Druck im Gewebe*:
• Anstieg der Elektrolyte, vor allem Natriumionen, bei Nierenschwäche.
• Örtliche Proteinvermehrung in der Gewebeflüssigkeit bei Entzündungen infolge erhöhter Kapillarpermeabilität (Entzündungen gehen immer mit Schwellungen einher!).

■ **Mikrozirkulation**: Unter diesem Begriff faßt man den Blutstrom in den nur mit Lupe oder Mikroskop sichtbaren Blutgefäßen (Arteriolen, Kapillaren, Venulen) zusammen (im Gegensatz zur Makrozirkulation in Herz, Arterien und Venen). Die deutsche Bezeichnung „Endstrombahn" ist irreführend: Das Wesen des Kreislaufs besteht ja gerade darin, daß er kein „Ende" hat, also auch die Endstrombahn eine Durchgangsstrecke ist!

#146 **Bau der Venen (Venae)**

■ Der Bau der **Venen** entspricht dem der Arterien vom muskulären Typ. Es bestehen jedoch einige Unterschiede (Abb. 146):

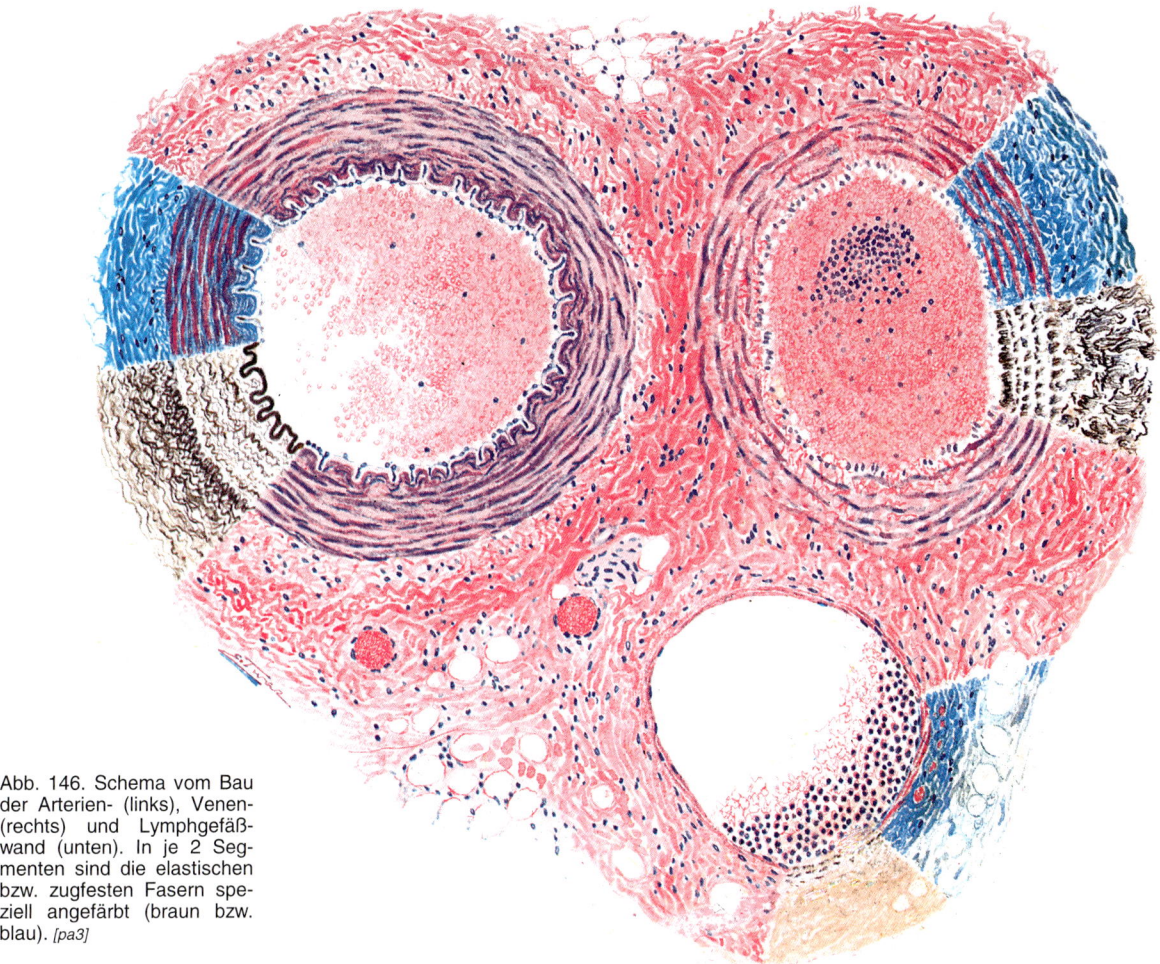

Abb. 146. Schema vom Bau der Arterien- (links), Venen- (rechts) und Lymphgefäßwand (unten). In je 2 Segmenten sind die elastischen bzw. zugfesten Fasern speziell angefärbt (braun bzw. blau). *[pa3]*

• Die einzelnen Schichten sind dünner, lockerer (niedrigerer Blutdruck!) und mehr mit Bindegewebe durchsetzt.
• Die Muskelschicht ist bei den Beinvenen stärker als bei den Armvenen (hydrostatischer Druck!).
• Bei den großen Venen des Rumpfes stehen Längsmuskelzüge im Vordergrund.
• Die Außenschicht ist die dickste Schicht der Venenwand. Von ihr strahlen Bindegewebezüge in die Nachbargewebe ein. Viele Venen werden dadurch offengehalten.
• Die Venenklappen sind Endothelfalten, die durch kollagene Fasergeflechte versteift werden. Venenklappen fehlen in Gehirn, Leber und Niere und meist am Rumpf oberhalb der Herzventilebene.

■ **Venulen**: Die kleinsten Venen bezeichnet man als Venulen. Sie unterscheiden sich von den Venen durch das kleinere Kaliber, die dünnere Wand und das Fehlen elastischer Netze. Man gliedert sie in 3 Größengruppen:
• Postkapillare Venule (*Venula postcapillaris*): Der Wandbau ist ähnlich wie bei einer Kapillare, jedoch ist der Durchmesser größer (10-30 µm). Keine Muskelschicht. Meist fehlen die Verbindungskomplexe zwischen den Endothelzellen. Dies erleichtert den Durchtritt weißer Blutzellen. Die „Diapedese" erfolgt hauptsächlich in den postkapillaren Venulen.
• Sammelvenule (*Venula colligens*): Das Gefäßrohr ist weiter (30-50 µm). Man findet reichlich Perizyten.

• Muskuläre Venule (*Venula muscularis*): Der Durchmesser beträgt 50-100 µm. Die Mittelschicht enthält 1-2 Lagen glatter Muskelzellen.

Sinus venosus (venöser Sinus): weiter postkapillarer Blutleiter, z.B. Milzsinus (*Sinus splenicus [lienalis]*) ohne geschlossene Wand, Schlemm-Kanal (*Sinus venosus sclerae*) im Auge.

■ **Terminologie**:
❶ Sinus bedeutet ganz allgemein Ausbuchtung, Hohlraum (lat. sinus = Rundung, Krümmung, Bucht). In der Anatomie wird Sinus (Plural Sinus, u-Deklination) vielseitig gebraucht:
• *Sinus coronarius:* Sammelstelle der Herzvenen vor der Mündung in den rechten Vorhof.
• *Sinus durae matris* (Blutleiter der harten Hirnhaut): Venen ohne eigene Wand in Hohlräumen der harten Hirnhaut, z.B. *Sinus transversus* (querer Blutleiter).
• Erweiterungen von Arterien, z.B. *Sinus aortae* über den Taschenklappen. *Sinus caroticus* an der Halsarterie.
• *Sinus lymphaticus* (Lymphknotensinus): Hohlraum im retikulären Gewebe des Lymphknotens, der mit Lymphozyten gefüllt ist.
• Weite Teile im Ausführungsgang einer Drüse, z.B. *Sinus lactiferi* (die Milchsäckchen der Brustdrüse).
• Furchen zwischen Haut- oder Schleimhautfalten, z.B. beim After (*Sinus anales*), an der Harnröhre (*Sinus prostaticus*), Nageltasche (*Sinus unguis*).
• Grube zwischen 2 Knochen: *Sinus tarsi* (Fußbucht) zwischen Talus und Calcaneus.
• *Sinus paranasales* (Nasennebenhöhlen): lufthaltige Räume in den Schädelknochen, z.B. *Sinus frontalis* (Stirnhöhle).

- Spaltraum zwischen Organen oder Organteilen: z.B. *Sinus transversus pericardii* zwischen Einfluß- und Ausflußbahnen des Herzens, *Sinus epididymidis* zwischen Hoden und Nebenhoden.
- Ausbuchtung eines Hohlraums, z.B. *Sinus tympani* im Mittelohr.
- Ausbuchtung eines Organs, z.B. *Sinus renalis* (Nierenbucht).
- *Sinus urogenitalis*: Ausbuchtung während der Embryonalentwicklung, aus der der Scheidenvorhof und ein Teil der männlichen Harnröhre hervorgehen.

Schlußfolgerung aus der Aufzählung der vielen Sinus: Man sollte das Wort Sinus nie allein verwenden, sondern immer mit näherer Bestimmung!

❷ Ähnlich vieldeutig ist auch das Wort Plexus. Man versteht darunter ein Geflecht von Gefäßen oder Nerven (lat. plectere = flechten):
- *Plexus venosus* = Venengeflecht = netzartiger Verband von Venen, z.B. um die Beckenorgane.
- *Plexus nervorum spinalium*: Geflecht von Rückenmarknerven. Nervenfasern aus verschiedenen Rückenmarksegmenten werden zu peripheren Nerven zusammengelagert. So werden z.B. die Armnerven im Armnervengeflecht (*Plexus brachialis*) aus den Segmenten C5 bis T1 zusammengestellt.
- *Plexus autonomicus [visceralis]*: Geflecht autonomer Nerven, vor allem um die inneren Organe und die großen Blutgefäße, z.B. *Plexus mesentericus superior* um die obere Mesenterialarterie.
- *Plexus lymphaticus*: Geflecht von Lymphgefäßen, z.B. in der Unterhaut (*Plexus lymphaticus subcutaneus*).
- *Plexus choroideus*: das Adergeflecht in den Hirnkammern, das den *Liquor cerebrospinalis* produziert.

#147 Venöser Rückstrom

Nach der Passage der Kapillaren bleibt für den Rückstrom des Blutes in den Venen nur etwa 1/8 des ursprünglichen Blutdrucks in der Aorta übrig. Dieser Druck entspricht etwa 20 cm Wassersäule (2 kPa = 15 mmHg). Er reicht also nicht aus, um das Blut aus den Füßen im Stehen gegen den hydrostatischen Druck von 100-120 cm Wassersäule zum Herzen zurück zu transportieren. Der Körper muß hierfür Pumpmechanismen einsetzen. Voraussetzung jeder Pumpwirkung ist, daß die Flüssigkeit nur in eine Richtung strömt. Das Herz ist daher mit Ventilen ausgestattet. Will man im Körper auftretende Druckdifferenzen für den venösen Rückstrom nutzen, so müssen auch in die Venen Ventile eingebaut sein:

■ **Venenklappen**: Sie verhindern die Umkehrung der Strömungsrichtung in den Venen. Die Klappensegel sind so gebaut, daß sie sich bei Strömung des Blutes zum Herzen der Wand anlegen. Bei Stillstand oder bei beginnender Umkehr der Strömung blähen sie sich auf und legen sich aneinander (Abb. 147). Dadurch verlegen sie die Lichtung und verhindern so das Zurückfließen des Blutes in Richtung Kapillarbereich.

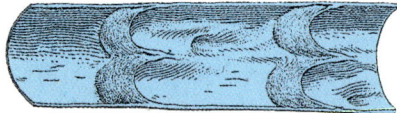

Abb. 147. Venenklappen in der Oberschenkelvene. Die Vene ist in der Längsrichtung aufgeschnitten, so daß die Klappen im Innern sichtbar werden. *[bg2]*

Die Venenklappen kann man sich selbst am Unterarm leicht sichtbar machen. Streicht man mit der flachen Hand kräftig am Unterarm handwärts, so springen in den durchscheinenden Venen an einigen Stellen Vorwölbungen auf, die bei Wegnahme der Hand sofort wieder verschwinden: Durch das Massieren des Unterarms gegen die Strömungsrichtung des venösen Blutes wurde dieses gegen die Klappenbereiche gepreßt, die sich dabei stark ausdehnten.

- Auch die Geschwindigkeit des Blutstroms in den Hautvenen kann man sich leicht veranschaulichen: Man drückt eine gut sichtbare Hautvene, z.B. am Handrücken, mit einem Finger ab und streicht dann die Vene mit einem anderen Finger herzwärts bis zur nächsten Klappe aus. Hebt man nun den distalen Finger ab, so füllt sich die Vene geradezu schlagartig wieder mit Blut.

■ **Krampfadern** (Varizen): Bei angeborener Schwäche der Venenwand und starker Belastung (z.B. viel Stehen ohne Bewegung, Behinderung des Blutflusses im Becken bei der Schwangerschaft usw.) gibt die Venenwand allmählich etwas nach, die Lichtung wird weiter. Als Folge davon kommen die Klappensegel beim Aufblähen nicht mehr in Kontakt. Die Klappen können dann das Umkehren der Blutströmung in der Vene nicht mehr verhindern. Das Blut staut sich an, was seinerseits wieder zur stärkeren Erweiterung der Vene beiträgt. Es bilden sich „Krampfadern", in denen zeitweise die Blutströmung zum Stillstand kommt.
- Dies führt zu einer Ernährungsstörung des Gewebes. Wo das venöse Blut nicht abfließt, kann arterielles Blut nicht einfließen. Der Sauerstoffmangel leitet den Gewebeuntergang ein. Es entstehen die gefürchteten Beingeschwüre (*Ulcera cruris*), die nur sehr langsam abheilen.
- Bei gestörtem Blutabfluß treten auch leicht Venenentzündungen auf. Es bilden sich Blutgerinnsel. Diese können vom Blutstrom ab- mitgerissen werden. Über das rechte Herz gelangen sie in die Lunge und verstopfen dort je nach Größe kleinere oder größere Arterien (*Lungenembolie*). Sie werden dadurch für den ganzen Körper gefährlich.

■ **Muskelpumpe**: Nachdem durch die Venenklappen die Richtung des Blutstroms zum Herzen gesichert ist, kann der Organismus alle mehr oder weniger zufällig im Körper entstehenden Druckdifferenzen zum Fördern des venösen Rückstroms einsetzen. Beim Zusammenziehen wird der Muskel kürzer und dicker. Muskeln sind in bindegewebige Strümpfe, die Faszien, eingehüllt. Bei der Verdickung des Muskels wird die Faszie gespannt. Auf Venen innerhalb des von der Faszie umhüllten Raums wird Druck ausgeübt. Das Blut wird dadurch in die nächste Klappenetage angehoben.

■ **Weitere Pumpmechanismen**: Mit Ausnahme der Hautvenen verlaufen alle Venen zumindest unter der allgemeinen Körperfaszie. Alle Körperbewegungen führen zu Druckänderungen in den Muskellogen und anderen Körperräumen und wirken sich daher auch auf den venösen Rückstrom aus. Beispiele:
- *Gehen*: Beim Gehen wird die Fußsohle be- und entlastet. Bei jedem Aufsetzen des Fußes werden die Venen der Fußsohle ausgepreßt („Fußsohlenpumpe").
- *Atmen*: Bei der Zwerchfellatmung steigt beim Einatmen der Druck im Bauchraum, während er im Brustkorb fällt. Venöses Blut wird dabei aus dem Bauchraum in den Brustraum gesaugt. Dieser Sog bringt allerdings bei Verletzungen Gefahren mit sich: Wird z.B. eine brustkorbnahe Halsvene aufgerissen, so fließt kaum Blut aus, vielmehr wird Luft in die Vene hineingesaugt. Diese Luft verteilt sich in Form kleiner Gasblasen im Kreislauf. Diese Gasblasen können wie ein Gerinnsel ein kleines Blutgefäß verschließen („Luftembolie") und den Gewebeuntergang im versorgten Organbereich herbeiführen.
- *Herz*: Bei der Herzarbeit wird die Ventilebene rhythmisch auf- und abbewegt: In der Systole wird die Ventilebene herzspitzenwärts verlagert, dabei wird Blut aus den Venen

in die Vorhöfe gesaugt. Das Herz wirkt also als Saug- und Druckpumpe.
- *Arterienpuls*: Liegen Arterien und Venen eng zusammen („Begleitvenen"), so kann auch der Arterienpuls zu rhythmischen Kompressionen der Venen führen.
- *Verdauung*: Der Magen-Darm-Kanal ist in ständiger Bewegung. Nicht nur nach Nahrungsaufnahme, sondern auch in Nüchternphasen laufen Kontraktionswellen über ihn hinweg. Für die Venen des Verdauungskanals sind zusätzliche Pumpmechanismen besonders wichtig, da das Blut noch ein zweites Kapillarnetz in der Leber durchströmen muß (Pfortadersystem).
- *Gelenkbewegungen*: Bei allen Bewegungen werden Körperabschnitte komprimiert. Darüber hinaus wird die Länge der Venen verändert: Die größeren Venen verlaufen meist an der Beugeseite der Gelenke. Beim Strecken werden sie daher gedehnt. Jede Längsdehnung der Gefäßwand muß aber den Querdurchmesser vermindern. Da die strömungswirksame Querschnittfläche eines Blutgefäßes vom Quadrat des Durchmessers abhängt, führt schon eine Verringerung des Durchmessers von 10 % zu einer Einengung der Lichtung von nahezu 20 % ($0,9^2 = 0,81$). Schon eine geringe Dehnung kann so eine deutliche Pumpwirkung entfalten. Wichtig ist, daß dieser Pumpmechanismus unabhängig von der Umgebung direkt an der Vene angreift. Er ist daher auch bei den Hautvenen wirksam.

Schlußfolgerungen: Der Organismus arbeitet „energiebewußt". Der venöse Rückstrom erfolgt als Nebenprodukt anderer Bewegungen: Sport fördert, Ruhe hemmt. Ruhen sollte man möglichst liegend, weil dann der zu überwindende hydrostatische Druck gering ist.

#148 Besonderheiten einzelner Kreislaufbereiche

■ **Pfortadersystem**: Die Pfortader (*V. portae hepatis*) sammelt das Blut von Magen, Darm, Pancreas und Milz und führt es der Leber zu. Die Sonderstellung des Pfortadersystems besteht darin, daß Blut, das bereits ein Kapillarsystem in den Verdauungsorganen durchflossen hat, noch einmal ein Kapillarsystem, nämlich in der Leber, durchqueren muß, bevor es zum Herzen zurückgelangt. Der Zweck dieses Systems ist offensichtlich: Die im Darm aufgenommenen Nährstoffe (Kohlenhydrate und Aminosäuren) werden zur Leber gebracht. Dort werden sie gespeichert oder in körpereigene Stoffe umgebaut, bevor sie in den allgemeinen Kreislauf gelangen. Von diesem Weg ausgeschlossen sind im Darm aufgenommene Fette. Diese werden nicht über die V. portae hepatis, sondern auf dem Lymphweg abtransportiert (Ductus thoracicus, #396).

Im weiteren Sinne wird der Begriff Pfortadersystem auch in anderen Fällen gebraucht, wenn Blut 2 aufeinander folgende Kapillarsysteme passiert:
- Vom Zwischenhirn kommende Venen (Vv. portales hypophysiales) verzweigen sich in der Hypophyse zu einem zweiten Kapillarnetz. So werden die die Hypophyse steuernden Hormone des Zwischenhirns auf kürzestem Weg zum Erfolgsorgan geleitet.
- Aus den Glomeruluskapillaren der Nieren gehen Arteriolen hervor, die sich noch ein zweites Mal zu einem Kapillarnetz um die Nierenkanälchen verzweigen. Durch das zweite Kapillarnetz wird ein großer Teil der im ersten Kapillarnetz abgepreßten Flüssigkeit (Primärharn) rückresorbiert.

Wundernetz: Als *Rete mirabile* (lat. rete, retis = Netz, mirabilis = wunderbar) bezeichnet die anatomische Nomenklatur das zweite Kapillarnetz, das in den beschriebenen Fällen in einen Organkreislauf eingeschaltet ist (Leber, Hypophyse, Nieren).

■ **Vasa publica – Vasa privata**: Der Lunge wird über die Lungenarterie sauerstoffarmes Blut zugeführt, das die Lungengewebe nicht mit Sauerstoff versorgen kann. Für den größten Teil der Lunge spielt dies keine Rolle: In den Lungenkapillaren erfolgt der Gasaustausch mit der Atemluft. Von da fließt sauerstoffreiches Blut ab. Anders steht es mit den Bronchen. Diese können wegen ihrer dickeren Wand den Sauerstoff nicht direkt der Atemluft entnehmen. Sie müssen über das Blut mit ihm versorgt werden. Wären die Bronchialarterien Äste der Lungenarterien, so bekämen die Bronchen nur sauerstoffarmes Blut. Die Bronchialarterien sind daher an den großen Kreislauf angeschlossen und entspringen aus der *Aorta* oder ihren Ästen. Die Lunge hat mithin 2 Zuflußgebiete:
- Die Lungenarterien dienen dem ganzen Körper, indem sie Blut zur Sauerstoffanreicherung in die Lunge leiten (Vasa publica).
- Die Bronchialarterien dienen der Lunge (bzw. den Bronchen) allein (Vasa privata).

Ein ähnliches Problem besteht in der Leber:
- Die V. portae hepatis führt der Leber sauerstoffarmes Blut mit den im Darm resorbierten Stoffen zur Verarbeitung zu (Vasa publica).
- Über die A. hepatica propria wird das Lebergewebe mit Sauerstoff versorgt (Vasa privata).

■ **Kollateralkreislauf** = Umgehungskreislauf (lat. collateralis zu latus, lateris = Seite). Die Aufzweigung der Blutgefäße wird häufig mit einem Baum, dessen Ästen und Zweigen verglichen. Dieser Vergleich hinkt. Während die Zweige des Baums voneinander unabhängig sind, bilden Blutgefäße oft Querverbindungen (Abb. 148). Diese gewinnen häufig erst Bedeutung, wenn das Hauptgefäß eines Organteils verlegt ist und eine Mangeldurchblutung droht. Dann strömt Blut über Kollateralkreisläufe ein.

■ **Prognose von Arterienverschlüssen**: Dafür ist die Kenntnis der größeren Kollateralbahnen sehr wichtig. Bei erfahrungsgemäß gutem Kollateralkreislauf kann man abwarten, bei schlechtem Kollateralkreislauf muß man evtl. operieren. Beim plötzlichen Verschluß großer Arterien ist das Risiko ohne Operation immer hoch:
- *A. carotis communis*: in etwa 20 % Hirnschlaganfall.
- *A. carotis interna*: in etwa 40 % Schlaganfall.
- *A. vertebralis*: in etwa 10 % Schlaganfall.
- *A. hepatica communis + propria*: in etwa 10 % Leberausfall.
- *A. mesenterica superior*: regelmäßig stirbt ein Teil des Dünndarms ab (ohne Operation tödlich).
- *A. subclavia, A. axillaris, A. brachialis*: in etwa 30-40 % Amputation des Arms nötig.
- *A. iliaca communis + externa, A. femoralis, A. poplitea*: in etwa 50 % Amputation des Beins nötig.
- *A. tibialis anterior + posterior*: in etwa 10 % Amputation des Fußes nötig.
- *Aorta*: oberhalb des Abgangs der Nierenarterien immer tödlich, unterhalb sterben zumindest beide Beine ab.

■ **Prognose von Venenverschlüssen**: Verglichen mit den Arterien ist bei den Venen das Risiko des plötzlichen Verschlusses weitaus geringer. Trotzdem bestehen bei einigen Venen ohne Operation hohe Risiken:
• *V. cava inferior* (untere Hohlvene): oberhalb der Einmündung der Nierenvenen etwa 50 % Todesfälle, unterhalb etwa 15 %. In etwa 50 % ist der Blutrückfluß aus den Beinen erheblich behindert (dick geschwollene Beine).
• *V. renalis dextra* (rechte Nierenvene): Die Niere stellt fast immer ihre Tätigkeit ein. Bei Verschluß der linken V. renalis ist dies nur selten der Fall.
• *V. iliaca communis + externa, V. femoralis*: etwa 15 % Todesfälle, etwa 75 % Beinschwellung.

■ **Endarterie** = Arterie ohne Anastomosen mit Nachbararterien: Bei Verschluß des Gefäßes ist kein Kollateralkreislauf möglich, Gewebe stirbt ab: Infarkt. Leider hat die Natur gerade besonders wichtige Organe mit Endarterien ausgestattet: Herz, Gehirn, Lunge, Leber, Niere, Milz usw. Verschluß von Endarterien ist die häufigste Todesursache: Herzinfarkt, Hirnschlag, Lungenembolie.
• Als *funktionelle Endarterie* bezeichnet man eine Arterie, die zwar Anastomosen zu Nachbargefäßen hat, deren Kollateralkreislauf beim Verschluß aber nicht ausreicht.

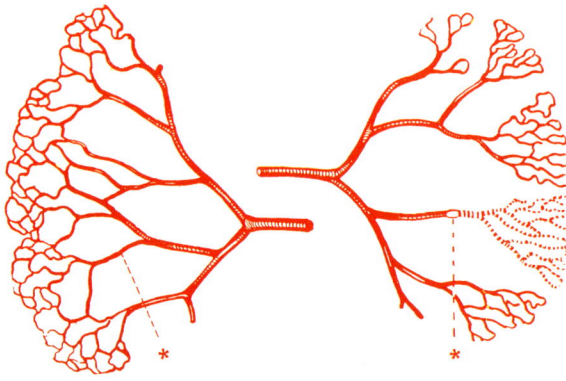

Abb. 148a + b. Endverzweigung von Arterien: *[bg2]*
• Im Schema links bilden die Äste der Arterie ein Netz. Wird ein Ast (*) z.B. durch ein Blutgerinnsel (Embolus) verschlossen, so hat dies kaum nachteilige Folgen: Das Blut strömt über die Verbindungen („Kollateralen") zu den Nachbarästen in das Versorgungsgebiet des verschlossenen Astes ein.
• Im Schema rechts fehlt diese Kollateralenbildung. Jeder Arterienast versorgt sein Verzweigungsgebiet allein („Endarterie"). Wird ein solcher Arterienast (*) verschlossen, so kann kein Blut von Nachbarästen einfließen. Damit wird der entsprechende Organbereich von der Versorgung mit Sauerstoff und Nährstoffen abgeschnitten, und das Gewebe stirbt ab („Infarkt").

■ **Sperrarterie, Drosselvene** = Blutgefäße mit der Fähigkeit zum vollständigen Verschluß: Dieser wird durch längsverlaufende muskuläre Intimapolster bewirkt. Normale Blutgefäße können sich nicht selbst verschließen. Durch Sperrarterien kann eine Gefäßbahn von der Durchblutung abgeschnitten werden.
• Sperrarterien findet man vor allem am Anfang von arteriovenösen Anastomosen. Schließt sich die Arterie, so muß das gesamte Blut durch das benachbarte Kapillargebiet fließen, die Durchblutung nimmt zu. Öffnet sich die Sperrarterie, so wählt das Blut den bequemeren Weg durch die weiteren Gefäße der Anastomose, die Durchblutung des Kapillargebiets nimmt ab.

■ **Arteriovenöse Anastomose**: weite Verbindung zwischen Arteriole und Venule zur Umgehung der Kapillaren. Arteriovenöse Anastomosen dienen dem Regeln der Durchblutung (eine Anastomose, gr. anastomún = eine Schleuse öffnen, ist eine natürliche oder operativ hergestellte Verbindung zwischen Blutgefäßen oder zwischen Nerven; davon das Verb „anastomosieren"). 2 Typen arteriovenöser Anastomosen:
• *Brückenanastomose*: einfacher Kurzschluß.
• *Glomusanastomose* (lat. glomus, glomeris = Knäuel): Eine geknäuelte Gefäßstrecke mit Intimapolstern zur aktiven Veränderung der Durchblutung dient z.B. der Wärmeregulation in der Haut der Finger und Zehen (Hoyer-Grosser-Organ, Heinrich Hoyer, Anatom in Warschau, 1834-1907, Otto Grosser, Anatom in Wien und Prag, 1873-1951).

Künstliche arteriovenöse Anastomosen:
• *Traumatisch entstandene*: Nach einer Verletzung kann ein Arterienstumpf mit einem Venenstumpf zusammenwachsen. Stärkere arteriovenöse Anastomosen belasten den Kreislauf, weil das durch sie laufende Blut vom Herzen gepumpt werden muß, ohne daß es den Geweben zugute kommt.
• *Cimino-Shunt* und *Scribner-Shunt*: Sind häufige Venenpunktionen nötig, z.B. bei Dialysebehandlung, so kann man die Venenwand widerstandsfähiger machen und den Blutstrom verstärken, indem man eine Unterarmvene mit der A. radialis verbindet. Unter dem höheren Blutdruck verdickt sich die Venenwand. Die Kreislaufbelastung wird bei den ohne Dialysebehandlung todgeweihten Patienten in Kauf genommen.

#149 Kreislauf vor der Geburt

Postnatal (nach der Geburt, lat. natus = Geburt) wird das gesamte Blut in der Lunge arterialisiert, weil Körper- und Lungenkreislauf hintereinander angeordnet sind. Der Fetus bezieht den Sauerstoff aber nicht aus der Lunge, sondern über die Plazenta („Mutterkuchen") von der Mutter. Die Plazenta ist nicht parallel zur Lunge, sondern wie eines der übrigen Organe in den großen Kreislauf eingeschaltet (Abb. 149, 566e).
• Pränatal (vor der Geburt) wird also immer nur ein Teil des Blutes (etwa 60 %) in der Plazenta arterialisiert. Dieses sauerstoffreiche Blut trifft im rechten Vorhof mit dem sauerstoffarmen Blut aus dem übrigen Körper (etwa 40 %) zusammen. In den allgemeinen Kreislauf wird daher vom Herzen ein Mischblut ausgeworfen. Von diesem gelangt wiederum ein Teil ohne Sauerstoffabgabe zur Plazenta zurück. Das ganze System arbeitet also unwirtschaftlich.
• Die Sauerstoffversorgung des Fetus wird noch weiter dadurch verschlechtert, daß der Gasaustausch zwischen mütterlichem und kindlichem Blut in der Plazenta nicht so ergiebig ist wie der Austausch zwischen Atemluft und Blut in der Lunge (Sauerstoffsättigung nur etwa 80 %).
• Der Fetus gleicht das schlechtere Sauerstoffangebot durch eine größere Zahl von Erythrozyten und einen entsprechend höheren Gehalt an Hämoglobin aus. Darüber hinaus kann das fetale Hämoglobin den Sauerstoff besser binden. Nach der Geburt wird es im Verlauf eines halben Jahres durch das „adulte" Hämoglobin ersetzt. Die überschüssigen Erythrozyten werden aus dem kindlichen Kreislauf eliminiert. Der Blutfarbstoff wird zu Gallenfarbstoff abgebaut. Dies bedingt die (meist nur leichte) „Gelbsucht" des Neugeborenen (#451).

■ **Kurzschlüsse**: In den fetalen Kreislauf sind 3 Umgehungswege um Leber und Lunge eingeschaltet:

1 Allgemeine Anatomie, 1.5 Blut

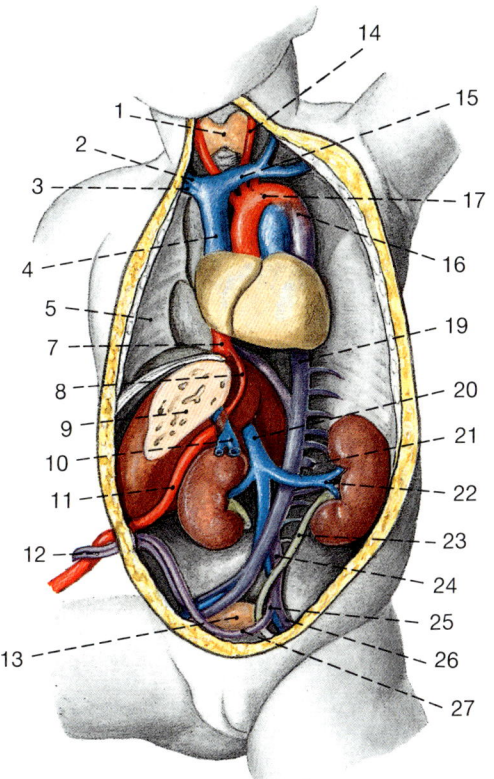

Abb. 149. Kreislauf vor der Geburt. Rot = sauerstoffreiches Blut, blau = sauerstoffarmes Blut, violett = Mischblut. Der Unterschied im Sauerstoffgehalt des Blutes in der Aorta ascendens und im Truncus pulmonalis ist durch die Führung der Blutströme im rechten Vorhof bedingt (#364). [bg2]

1 Glandula thyroidea	15 V. brachiocephalica sinistra
2 V. jugularis interna	16 Ductus arteriosus
3 V. brachiocephalica dextra	17 Arcus aortae
4 V. cava superior	19 Pars descendens aortae
5 Pulmo	[Aorta descendens]
7 V. cava inferior	20 V. cava inferior
8 Ductus venosus	21 A. renalis
9 Hepar	22 V. renalis
10 V. portae hepatis	23 Ureter
11 V. umbilicalis	24 A. iliaca communis
12 Funiculus umbilicalis	25 A. iliaca interna
13 Uterus	26 A. iliaca externa
14 A. carotis communis	27 A. umbilicalis

• *Ductus venosus* (Aranzi-Venengang, nach dem Bologneser Anatomen Giulio Aranzi, 1530-1589): Kurzschluß zwischen Nabelvene und V. cava inferior. Die Nabelvene (*V. umbilicalis*) mündet an sich in die Pfortader (*V. portae hepatis*). Die V. portae hepatis schickt ihr Blut durch das Kapillarnetz der Leber, bevor es zum Herzen gelangt. Im postnatalen Leben ist dies nur das venöse Blut aus dem Bauchraum. Pränatal kommt aber das gesamte arterialisierte Blut von der Nabelvene zur V. portae hepatis. Es wäre unsinnig, das gesamte sauerstoffreiche Blut durch die Leber zu leiten. Deshalb wird der Hauptteil über den Venengang unter Umgehung der Leber zur V. cava inferior zurückgeführt.

• *Foramen ovale*: „ovales Loch" (#364) zwischen rechtem und linkem Vorhof. Da die Lunge pränatal keine Aufgabe hat, braucht auch nicht das gesamte Blut durch die Lunge geleitet zu werden. Der kleine Kreislauf wird daher umgangen, indem Blut aus dem rechten Herzen direkt zum linken Herzen weitergegeben wird.

• *Ductus arteriosus* (Botallo-Arteriengang, #394): Kurzschluß zwischen Lungenarterie und Aorta. Aus dem rechten Vorhof gelangt nicht das gesamte Blut durch das Foramen ovale in den linken Vorhof. Ein Teil strömt in die rechte Herzkammer und wird in die Lungenarterie ausgeworfen. Damit auch dieses Blut die Lunge umgehen kann, wird ein Großteil von ihm im Ductus arteriosus zur Aorta umgeleitet.

> Der italienische Anatom und Chirurg Leonardo Botallo, 1530-1600, war später Leibarzt französischer Könige und nannte sich dann Léonard Botal. Der nach ihm benannte Gang wurde allerdings schon von Aranzi entdeckt. Auch heute noch spricht man in der Klinik meist von Ductus Botalli, wenn man den Ductus arteriosus meint.

Umstellung nach der Geburt: ($\Rightarrow$ #364).

1.5 Blut (Sanguis [Haema])

#151 Blutplasma und Blutzellen, Hämatokrit, Blutvolumen
#152 Erythrozyten, Verformbarkeit, *abnorme Formen*
#153 *Klinisch wichtige Größen der Erythrozyten*
#154 Leukozytenarten, Monozyten, Makrophagensystem
#155 Neutrophile, eosinophile, basophile Granulozyten
#156 Differentialblutbild
#157 Blutplättchen (Thrombozyten)
#158 Blutbildendes Knochenmark, Blutzellbildung, Verhältnis Erythro-/Leukopoese, *Strahlenempfindlichkeit*
#159 Entwicklung der einzelnen Blutzellformen
$\Rightarrow$ #131 Knochenmark
$\Rightarrow$ #164-165 Lymphozyten

#151 Blutplasma und Blutzellen

Blut besteht je etwa zur Hälfte aus:
• Blutzellen (*Haemocyti*, gr. haíma, haímatos = Blut) und
• Blutplasma (*Plasma sanguinis*, gr. plásma = das Gebildete, lat. sanguis, sanguinis = Blut), einer eiweißreichen Flüssigkeit.

■ **Hämatokrit**: Den Anteil der Blutzellen am Blutvolumen bezeichnet man als Hämatokrit (gr. krínein = scheiden, trennen). Er wird durch Zentrifugieren von Blut bestimmt. Der durchschnittliche Hämatokrit beträgt um 0,45 (45 Vol.-%). Die Schwankungsbreite des Normalen ist groß (0,35-0,55). Der Hämatokrit der geschlechtsreifen Frau ist meist etwas niedriger als der des Mannes (Blutverluste bei der Menstruation!).

■ **Blut als Sonderform des Bindegewebes**: Bindegewebe bestehen aus Zellen und einer faserhaltigen Zwischenzellsubstanz. Auch beim Blut findet man:

❶ Zellen: Die Stammzellen der Blutkörperchen gehen aus undifferenzierten Bindegewebezellen hervor.

❷ Zwischenzellsubstanz: Blutplasma. Wie bei anderen Bindegeweben läßt sich das Blutplasma in Fasern und eine wenig geformte Grundsubstanz aufgliedern:
• Fasern: Bei der Blutgerinnung fällt ein Fasergerüst (Fibrin) aus. Im flüssigen Blut sind diese Fasern gelöst (Fibrinogen als Vorstufe des Fibrins). Der Anteil von Fibrinogen am Blutplasma beträgt etwa 0,3 % (3 g/l).
• Grundsubstanz: Blutserum (lat. serum = wäßriger Teil der geronnenen Milch) = der nach dem Ausfällen des Fibrins verbleibende ungerinnbare Teil des Blutplasmas.

■ **Blutplasma**: Es ist das universellste Transportmittel des Organismus: Kohlenhydrate, Fette, Eiweiße, Mineralstoffe, Vitamine, Hormone, Stoffwechselabfallprodukte, dem Körper zugeführte Arzneimittel und nicht zuletzt Wasser werden mit ihm durch den ganzen Körper geleitet, allen Zellen angeboten und damit auch an den Bestimmungsort gebracht. Für die Zusammensetzung des Blutplasmas sind vor allem die Leber, als Bildungsort der Bluteiweiße, und die Niere als „Reinigungsanstalt", verantwortlich.

■ **Mikroanalyse**: Die mengenmäßige Bestimmung der einzelnen Komponenten des Blutplasmas ermöglicht wesentliche Einsichten bei vielen Krankheiten und ist daher aus der modernen Medizin nicht mehr wegzudenken. Bei den modernen Mikroanalyseverfahren genügen wenige Milliliter Blut für ein großes Spektrum von Untersuchungen. Die häufig von Patienten geäußerten Sorgen, sie könnten von dem vielen „Blutabzapfen" blutarm werden, sind unbegründet (5 ml für die Analyse entspricht etwa 0,1 % des Gesamtvolumens). Der Arzt sollte sich allerdings die Zeit nehmen, dies dem Patienten zu erklären!

■ **Arten der Blutzellen**: Die zelligen Bestandteile des Blutes gehören zu 3 großen Gruppen (Abb. 151):
• rote Blutkörperchen = *Erythrozyten* (etwa 4,5-5 Millionen pro Mikroliter Blut, 1 µl = 10-6 l = 1 mm3).
• weiße Blutkörperchen = *Leukozyten* (etwa 4000-8000 pro Mikroliter Blut).
• Blutplättchen = *Thrombozyten* (etwa 200 000-300 000 pro Mikroliter Blut).

■ **Blutvolumen**: Das Gesamtvolumen des Blutes hängt verständlicherweise von der Körpergröße, aber auch vom Geschlecht, vom Alter und weiteren Faktoren ab (Tab. 151). Da die Dichte des Blutes nur geringfügig über 1 liegt (Gesamtblut 1,05-1,06, Blutplasma 1,02-1,03, Erythrozyten 1,09-1,1) darf man für die Überschlagsrechnung Volumen in Litern und Gewicht in Kilogramm gleichsetzen. In der Schwangerschaft nimmt das Blutvolumen um etwa 30 % zu.

Tab. 151. Mittleres Blutvolumen in % des Körpergewichts	
Frau	6,5
Mann	7
Säugling	8

■ **Terminologie**:
• Das germanische Wort *Blut* (mhd., ahd. bluot, niederl. bloed, engl. blood, schwed. blod) bedeutet ursprünglich wohl „Fließendes". Es kommt schon im ältesten erhaltenen Dokument der deutschen Literatur vor, den Merseburger Zaubersprüchen (10. Jahrhundert), die damit gewissermaßen auch zum ältesten deutschsprachigen „medizinischen" Text wurden: Wodan bespricht darin den verrenkten Fuß des Fohlens Baldurs mit „bên zi bêna, bluot zi bluoda, lid zi geliden, sôse gelîmida sîn!" (Bein zu Beine, Blut zu Blute, Glied zu Gliedern, als ob geleimt sie seien). Die zahlreichen Redewendungen mit Blut sind zum Teil aus der Vorstellung zu erklären, das Blut sei der Sitz des Temperamentes, z.B. heißblütig – kaltblütig, etwas macht böses Blut, das Blut kocht jemandem in den Adern. Wenn man Adeligen nachsagt, sie hätten „blaues Blut" in den Adern, so soll dies vom span. sangre azul herrühren: Die Haut des spanischen Edelmanns war nicht sonnengebräunt wie die des Bauern. Daher schimmerten durch die blasse Haut die Hautvenen bläulich durch.
• Das lat. *sanguis*, sanguinis = Blut ist zwar in die Nomina histologica als Überschrift über die Blutzellen eingegangen, spielt aber in der Medizin nur eine geringe Rolle: z.B. sanguinolent = bluthaltig (z.B. Harn). Das Temperament des Sanguinikers wird bei der antiken Viersäftelehre in #451 erklärt. Sanguis ist der Ausgangspunkt der Wörter für Blut in den romanischen Sprachen: ital., port. sangue, span. sangre, frz. sang.
• Zahlreiche anatomische und klinische Begriffe werden vom gr. *haíma*, haímatos = Blut in den latinisierten Formen Hämo- und Hämato- abgeleitet: Hämatologie = Lehre vom Blut und seinen Krankheiten, Hämopoese = Hämatopoese = Blutbildung (gr. poieín = machen, Organa haemopoietica = blutbildende Organe), Hämoglobin = Blutfarbstoff, Hämatom = Bluterguß, Hämolyse = Auflösung der Erythrozyten, Hämatokrit = Anteil der Blutzellen am Gesamtblut, Hämaturie = Blutharnen, Hämophilie = Bluterkrankheit, Hämorrhagie = starke Blutung, Hämorrhoiden = Venenerweiterung in den Schwellkörpern des Afterverschlusses usw.
• Steht häm- nicht am Anfang des Wortes, so fällt das h weg, z.B. Anämie = Blutarmut, Hypercholesterinämie = erhöhter Cholesterinspiegel im Blut, Hypokaliämie = verminderter Kaliumspiegel im Blut, Urämie = Harnvergiftung (gr. úron = Harn) bei Nierenversagen.

#152 Erythrozyten (rote Blutkörperchen)

■ **Aufgaben**: Die roten Blutkörperchen (Erythrozyten, gr. erythrós = rot) transportieren den Sauerstoff bzw. das Kohlendioxid, das bei den Verbrennungsvorgängen entsteht. Dazu enthalten sie den roten Blutfarbstoff (Hämoglobin), der die Fähigkeit hat, Sauerstoff bzw. CO_2 zu binden. Die Erythrozyten sind runde Scheibchen von etwa 7,5 µm Durchmesser, die auf beiden Seiten eingedellt sind (bikonkav). Sie haben keinen Zellkern und keine Zellorganellen, jedoch eine Zellmembran. Im Grunde sind sie daher keine vollständigen Zellen mehr, sondern nur noch Blutfarbstoffbehälter (der Blutfarbstoff macht etwa ⅓ ihres Inhalts aus). Sie können sich nicht teilen, und ihre Lebensdauer ist begrenzt (etwa 4 Monate).

■ **Form**: Die bikonkave Form schafft eine große Oberfläche für den Gasaustausch bei relativ kleinem Volumen. Bikonkav sind die Erythrozyten nur in isotonem „Milieu", d.h. bei normalem osmotischen Druck des Blutplasmas. Sinkt der osmotische Druck („hypotones" Blutplasma), so quellen die Erythrozyten zu Kugelformen auf. Steigt der osmotische Druck („hypertones" Blutplasma), so schrumpfen die Erythrozyten zu „Stechapfelformen" ein (z.B. in langsam eintrocknenden Blutausstrichpräparaten).

■ **Verformbarkeit**: Die Erythrozyten sind keine starren Scheiben, sondern gut verformbar. Sie können auf diese Weise die kleinsten Kapillaren (3-4 µm lichte Weite) passieren. Mit dem Erreichen der „Altersgrenze" von etwa 120 Tagen nimmt die Verformbarkeit ab. Der Körper eliminiert solche alten Zellen in Knochenmark, Leber und Milz (Blutmauserung). In der Milz geht ein Teil des Blutstroms durch ein Reusensystem in den Milzsträngen. Die gesunden Erythrozyten zwängen sich durch, die alten bleiben hängen und werden von Makrophagen abgebaut. Der frei werdende Blutfarbstoff wird in Gallenfarbstoffe umgebaut, gelangt mit dem Blut der V. portae hepatis zur Leber und wird dort in die Galle ausgeschieden. Vermehrter Erythrozytenabbau kann daher zur „Gelbsucht" führen („hämolytischer Ikterus", #451).

■ **Zell-Leistungen**: Die reifen Erythrozyten enthalten weder Kern noch Zellorganellen. Trotzdem müssen sie Leistungen erbringen, z.B. Natrium aus der Zelle herauspumpen. Die hierfür nötige Energie kann nur aus dem anaeroben Abbau von Glucose gewonnen werden. Ohne Mitochondrien sind aerobe Stoffwechselprozesse nicht möglich. Die Erythrozyten sind daher völlig auf Glucose als Energiequelle angewiesen. Eine Neusynthese von Membranen oder Enzymen ist ihnen nicht möglich. Mit zunehmendem Alter erlahmt die „Natriumpumpe". Mit dem Natrium verbleibt vermehrt Wasser in der Zelle. Die Zelle quillt zur Kugelform auf, ist nicht mehr verformbar und wird in der Milz abgefangen.

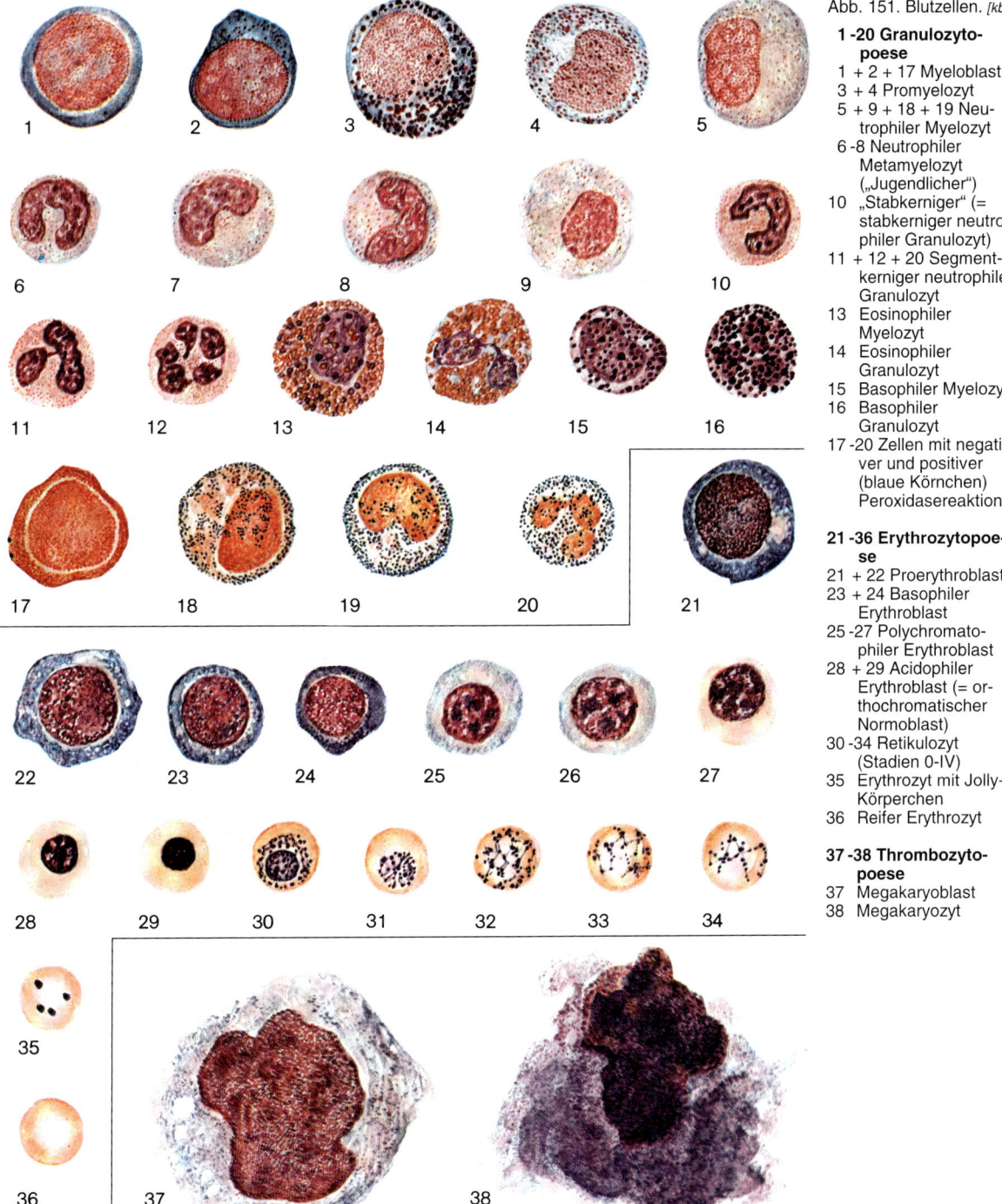

Abb. 151. Blutzellen. [kb]

1 -20 Granulozytopoese
1 + 2 + 17 Myeloblast
3 + 4 Promyelozyt
5 + 9 + 18 + 19 Neutrophiler Myelozyt
6 -8 Neutrophiler Metamyelozyt („Jugendlicher")
10 „Stabkerniger" (= stabkerniger neutrophiler Granulozyt)
11 + 12 + 20 Segmentkerniger neutrophiler Granulozyt
13 Eosinophiler Myelozyt
14 Eosinophiler Granulozyt
15 Basophiler Myelozyt
16 Basophiler Granulozyt
17 -20 Zellen mit negativer und positiver (blaue Körnchen) Peroxidasereaktion

21 -36 Erythrozytopoese
21 + 22 Proerythroblast
23 + 24 Basophiler Erythroblast
25 -27 Polychromatophiler Erythroblast
28 + 29 Acidophiler Erythroblast (= orthochromatischer Normoblast)
30 -34 Retikulozyt (Stadien 0-IV)
35 Erythrozyt mit Jolly-Körperchen
36 Reifer Erythrozyt

37 -38 Thrombozytopoese
37 Megakaryoblast
38 Megakaryozyt

■ **Oberfläche**: Der mittlere Erythrozyten-Durchmesser beträgt etwa 7,5 µm. Die Schwankungsbreite ist klein. Erythrozyten sind daher gute „Maßstäbe" in mikroskopischen Präparaten. Sie sind etwa 2 µm dick. Daraus berechnet man eine Oberfläche von etwa 135 µm². Bei einer Gesamtzahl von etwa $25 \cdot 10^{12}$ Erythrozyten beträgt deren Gesamtoberfläche $25 \cdot 10^{12} \cdot 135$ µm² = $3400 \cdot 10^{12}$ µm² = 3400 m². Die Erythrozyten-Oberfläche ist damit rund 2000mal größer als die mittlere Körperoberfläche (1,7 m²) des Menschen.

■ **Abnorme Größen**: Erythrozyten mit einem Durchmesser von über 9 µm nennt man *Makrozyten*, von unter 6 µm *Mikrozyten*. Solche Zellen kommen bei manchen Enzymdefekten und Vitaminmangelzuständen vor. Starke Größenunterschiede der Zellen bezeichnet man als Anisozytose.

■ **Abnorme Formen**:
• Sichelzellen (*Drepanozyten*): sichelförmige Zellen: bei bis zu 40 % der Schwarzen in Mittel- und Ostafrika.
• *Elliptozyten*: elliptische Erythrozyten (dominant vererblich).

- Kugelzellen (*Sphärozyten*): nicht bikonkav, dominant erblich. Abnorme Erythrozyten werden in der Milz beschleunigt abgebaut (#462). Folge ist eine chronische Blutarmut (hämolytische Anämie).

#153 Klinisch wichtige Größen der Erythrozyten

❶ **Erythrozytenzahl pro Volumeneinheit Blut** (MCC): Man bestimmt sie nach Verdünnen des Blutes in einer Zählkammer mit Hilfe des Mikroskops. Normalwert 4,5-5 Millionen pro Mikroliter = $4,5\text{-}5 \cdot 10^{12}/l$, bei der geschlechtsreifen Frau etwas weniger (Blutverluste bei Menstruationen).
- In der Klinik wird nach angelsächsischem Vorbild manchmal das umständliche „Erythrozytenzahl pro Mikroliter" abgekürzt zu MCC (mean cell count).
- Die Erythrozytenzahl ist bei der „Blutarmut" (Anämie) vermindert, bei der Polyglobulie vermehrt. Mit einer Polyglobulie sucht der Körper Sauerstoffmangel zu kompensieren, z.B. intrauterin oder bei Aufenthalt im Hochgebirge.

❷ **Mittleres Erythrozytenvolumen** (MCV): Das Volumen eines Erythrozyten kann man aus dem Hämatokrit und der Erythrozytenzahl leicht berechnen: In 1 μl Blut sind etwa 5 Millionen Erythrozyten enthalten. Bei einem Hämatokrit von 0,45 entfallen von einem μl Blut 0,55 μl auf das Blutplasma und 0,45 μl auf die Blutzellen. Das Volumen der Leukozyten und Thrombozyten sowie der Zwischenräume wird für die klinische Rechnung vernachlässigt. 5 Millionen Erythrozyten haben dann ein Volumen von 0,45 μl, folglich 1 Erythrozyt ein Volumen von 0,45 / 5 000 000 μl = 90 fl (1 fl = 1 Femtoliter = 10^{-15} l). In der Klinik wird das lange Wort „mittleres Erythrozytenvolumen" nach dem englischen Sprachgebrauch häufig zu MCV (mean cell volume) abgekürzt.

❸ **Hämoglobingehalt im Blut** (Hb): etwa 150-160 g/l (bei der menstruierenden Frau etwas weniger). Bestimmung biochemisch. Das Hämoglobin ist praktisch völlig in die Erythrozyten eingebaut. Der im Blutplasma gelöste Teil ist normalerweise verschwindend klein (~ 0,02 %). Hämoglobin wird gewöhnlich mit Hb abgekürzt.

❹ **Mittlere Hämoglobinkonzentration der Erythrozyten** (MCHC): Sie ist aus dem Hämoglobingehalt im Blut und dem Hämatokrit zu berechnen: Bei 150 g/l Hämoglobin und 0,45 Hämatokrit berechnet man 333 g/l, d.h. das Hämoglobin macht ⅓ der Erythrozyten aus (Spielraum etwa 25-36 %). Abkürzung MCHC (= mean cell hemoglobin concentration).

❺ **Mittlerer Hämoglobingehalt des Einzelerythrozyten** (MCH): Er ist aus der mittleren Hämoglobinkonzentration der Erythrozyten und dem mittleren Erythrozytenvolumen zu berechnen: Bei 333 g/l und 90 fl erhält man $90 \cdot 333 \cdot 10^{-15}$ g = $30 \cdot 10^{-12}$ g = 30 pg (1 pg = 1 Pikogramm = 10^{-12} g). Abkürzung HbE oder MCH (= mean cell hemoglobin).
- Bei normalem Hämoglobingehalt ist der Erythrozyt „normochrom" (gr. chróma, chrómatos = Haut, Hautfarbe, Farbe). Enthält er zu wenig Hämoglobin, z.B. nur 25 pg, so ist er „hypochrom". Bei zu viel Hämoglobin, z.B. 40 pg, ist er „hyperchrom".

- Der Hämoglobingehalt läßt wichtige Schlüsse auf die Entstehungsursachen von Anämien zu. Nach einer einmaligen größeren Blutung besteht meist eine normochrome Anämie: Die Blutzellen waren normal gebildet worden, ein Teil von ihnen ist bei der Blutung verlorengegangen. Der Flüssigkeitsverlust wurde rasch ausgeglichen, so daß die Erythrozytenzahl pro Volumeneinheit gesunken ist. Eine Anämie kann aber auch darauf beruhen, daß zu wenig Eisen zur Synthese des Blutfarbstoffs dem Körper zur Verfügung steht. Die Anämie wird dann hypochrom. Hyperchrome Anämien treten z.B. bei Mangel an Vitamin B_{12} (Cyanocobalamin) auf.

❻ **Färbeindex**: Da manchen Ärzten das Rechnen mit absoluten Zahlen Schwierigkeiten bereitet, kann man das HbE mit einem Index aus Hämoglobingehalt des Blutes und Erythrozytenzahl umgehen. Dabei setzt man 160 g/l Hämoglobin = 100 % und 5 Millionen Erythrozyten = 100 %. Normochrome Erythrozyten haben dann einen Färbeindex von 1 (100/100 entsprechend 160 g/l auf 5 000 000/μl), hypochrome von kleiner als 1, hyperchrome von größer als 1.

#154 Leukozyten (weiße Blutkörperchen)

■ **Aufgaben**: Die weißen Blutkörperchen (Leukozyten, gr. leukós = hell, glänzend, weiß) dienen den Abwehrvorgängen im weitesten Sinn durch:
- Phagozytose.
- unspezifische Kampfstoffe (O_2-Radikale, zytotoxische und antivirale Substanzen usw.).
- spezifische Kampfstoffe: Antikörper.

■ **Aufenthalt**: Im Gegensatz zu den Erythrozyten halten sich die Leukozyten nur vorübergehend im Blut auf. Sie benützen das Blut als Verkehrsmittel, um zu ihren Arbeitsplätzen zu gelangen. Dort treten sie durch die Wand der Kapillaren und postkapillaren Venulen hindurch in das Gewebe über (*Diapedese*). Vermutlich werden sie dabei von bestimmten chemischen Stoffen angelockt (*Chemotaxis*).
- Die Zahl der Leukozyten wechselt daher im Blut sehr stark. Im Durchschnitt kreisen etwa 5 % der Leukozyten im Blut, der Rest ist auf alle Gewebe verteilt, ein großer Teil davon hält sich in ihren Bildungsstätten, dem Knochenmark und den lymphatischen Organen, auf.

Im strömenden Blut kann man 2 Leukozytenbereiche unterscheiden:
- Den *zirkulierenden Pool* bilden Leukozyten, die im raschen Mittelstrom durch den Körper kreisen.
- Den *marginierten Pool* bilden Leukozyten, die sich im langsamen Randstrom in der Nähe der Gefäßwand bewegen oder an dieser haften. Bei Bedarf können in kürzester Zeit Leukozyten aus dem marginierten Pool in den zirkulierenden Pool „rekrutiert" werden.

Tab. 154. Hauptgruppen weißer Blutzellen (Leukozyten)	
Granulozyten:	• Neutrophile Granulozyten • Eosinophile Granulozyten • Basophile Granulozyten
Nichtgranulozyten:	• Monozyten • Lymphozyten

■ **Arten**: Entsprechend der Mannigfaltigkeit der Abwehrvorgänge sind auch die Leukozyten vielgestaltig. Man un-

1 Allgemeine Anatomie, 1.5 Blut

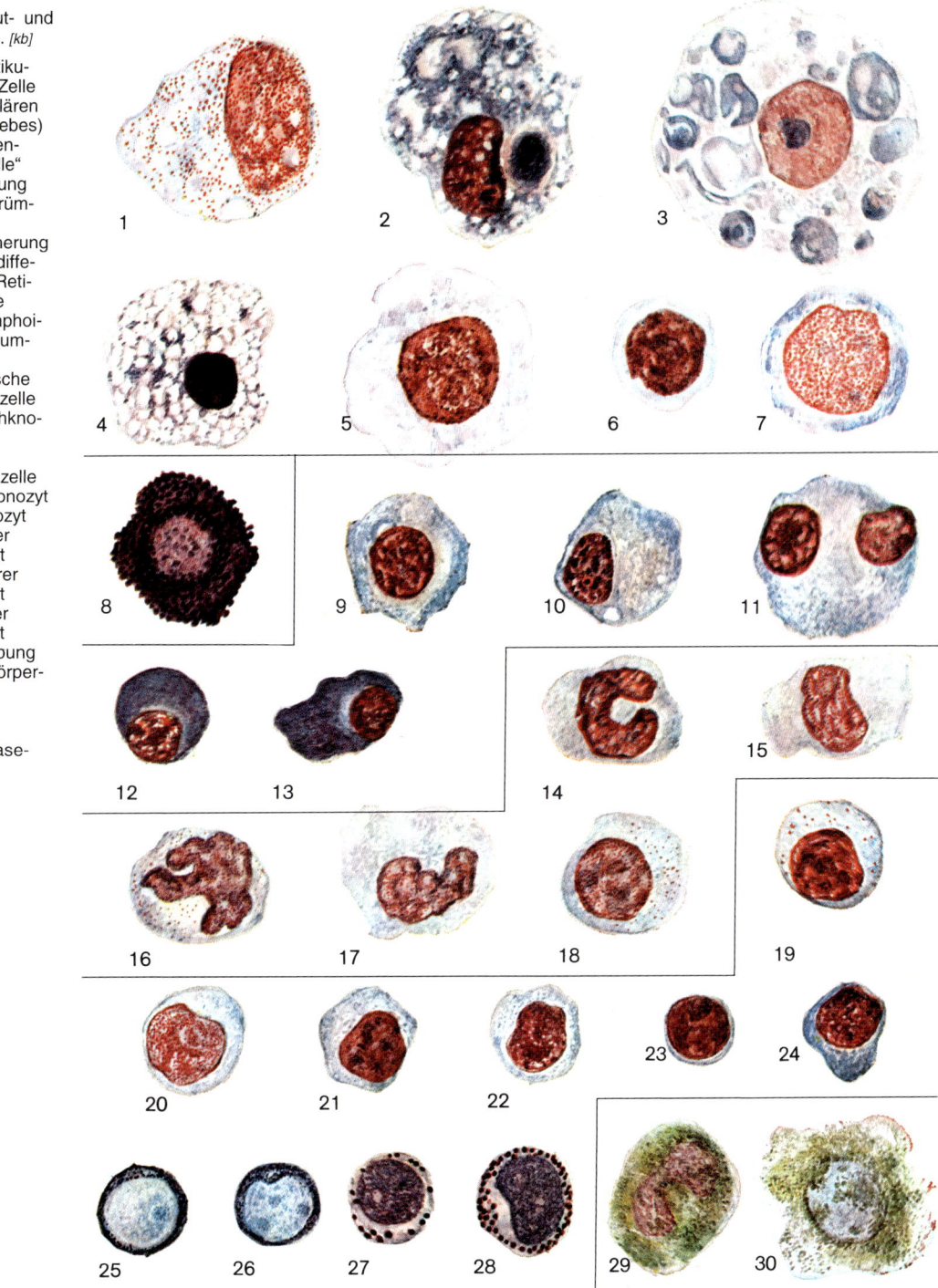

Abb. 154. Blut- und Gewebezellen. *[kb]*

1-7 + 30 Retikulumzelle (Zelle des retikulären Bindegewebes)
2 + 3 „Sternenhimmelzelle" (Speicherung von Kerntrümmern)
4 Fettspeicherung
5 Große undifferenzierte Retikulumzelle
6 Kleine lymphoide Retikulumzelle
7 Lymphatische Retikulumzelle aus Lymphknoten
8 Mastzelle
9-13 Plasmazelle
14-18 + 29 Monozyt
19-28 Lymphozyt
19 + 20 Großer Lymphozyt
21 + 22 Mittlerer Lymphozyt
23 + 24 Kleiner Lymphozyt
25 + 26 Anfärbung der Kernkörperchen
27 + 28 PAS-Reaktion
29 + 30 Esterasereaktion

terscheidet im allgemeinen 5 Arten, die man zu 2 Gruppen zusammenfassen kann (Tab. 154, Abb. 151, 154).

Die 5 Arten der Leukozyten kann man im gefärbten Blutausstrich meist ohne Schwierigkeit an den im folgenden beschriebenen Kennzeichen unterscheiden. Erschwert wird die Diagnose manchmal dadurch, daß bei manchen Erkrankungen auch unreife Formen vermehrt im Blut auftreten. Eine wichtige Unterscheidungshilfe ist dann die *Peroxidasereaktion* mit Benzidin: Sie ist bei den Granulozyten immer positiv, bei den Monozyten meist positiv, bei den Lymphozyten immer negativ. Man kann damit die weißen Blutzellen auch einteilen in

• *myeloische* (im Knochenmark gebildet, gr. myelós = Mark): Granulozyten + Monozyten.
• *lymphatische* (in den lymphatischen Organen gebildet): Lymphozyten (#164).

■ **Zahl**: Im Blut von Gesunden findet man 4000-10 000 Leukozyten pro Mikroliter (also nur 0,1-0,3 % der Zahl der Erythrozyten).

■ **Änderungen der Leukozytenzahl im Blut:**
- *Leukopenie* = Verminderung der Leukozyten im Blut (gr. penía = Armut, Mangel), z.B. Lymphopenie = Verminderung der Lymphozyten.
- *Leukozytose* = Vermehrung der Leukozyten im Blut, z.B. Granulozytose bei Entzündungen.
- *Agranulozytose*: keine oder nur sehr wenig Granulozyten im Blut, z.B. bei Knochenmarkzerstörung (Vergiftungen, Strahlenschäden usw.).
- *Leukämie* (= Leukose): krebsartige Erkrankung des blutbildenden Systems, bei der riesige Mengen minderwertiger Leukozyten gebildet werden. Hauptformen: myeloische und lymphatische Leukämie. Bei Anstieg der Leukozytenzahl auf einige hunderttausend pro µl bei gleichzeitigem Abfall der Erythrozytenzahl kann das Blut ein rosa-weißliches Aussehen annehmen (Leukämie = wörtlich „weißes Blut").

■ **Monozyten:** Der Name Monozyt (gr. mónos = allein, einzeln) entstand als Kurzform aus mononukleärer Leukozyt (im Gegensatz zu den polymorphkernigen Granulozyten). Im Blut stellen sie etwa 4-10 % der Leukozyten. Sie halten sich nur kurzzeitig im Blut auf und wandern dann in die Gewebe aus. Dort nennt man sie Histiozyten oder Gewebemakrophagen. Sie sind damit ein wesentlicher Bestandteil des retikulohistiozytären Systems (RHS) = Makrophagensystems. Kennzeichen:
- Sie sind mit 12-20 µm Durchmesser die größten Leukozyten.
- Der Kern ist eingedellt oder hufeisenförmig.
- Sie enthalten zahlreiche kleine Azurgranula = Lysosomen: Phagozytose!
- Sie sind im Gegensatz zu den Granulozyten gut mit Zellorganellen ausgestattet (zahlreiche Mitochondrien!). Daher können sie verbrauchte Enzyme und Membranen ersetzen. Das befähigt sie zur Tätigkeit über lange Zeiträume, möglicherweise Monate bis Jahre.
- Sie beteiligen sich an Abwehrvorgängen durch Phagozytose, durch antivirale und zytotoxische Stoffe und als antigenpräsentierende Zellen (#164).

■ **Makrophagensystem:** In den Maschenräumen des retikulären Bindegewebes findet man größere Zellen mit der Fähigkeit zu Phagozytose und Speicherung. Sie werden Makrophagen („große Freßzellen") genannt (Tab. 161). Sie gehen aus Monozyten hervor, die aus dem Blut in die Gewebe ausgewandert sind. Früher meinte man, daß diese Zellen direkt aus dem retikulären Bindegewebe und den Blutgefäßwänden entständen und nannte daher das Makrophagensystem retikuloendotheliales oder retikulohistiozytäres System (RES, RHS).

#155 **Granulozyten**

■ **Kennzeichen:** Der Granulozyt („Körnchenzelle", lat. granum = Korn, granulum = Körnchen) ist zu erkennen an:
- Körnchen im Cytoplasma (*Granula*).
- dem gelappten Kern (deshalb auch „polymorphkerniger Leukozyt" genannt).

■ **Arten der Granula:**

❶ *Azurgranula* (Azur = Farbstoff der Thioninreihe) = Lysosomen. Alle Granulozyten phagozytieren. Die zum Auflösen des phagozytierten Materials benötigten Enzyme sind in den Lysosomen enthalten.

❷ *Spezifische Granula*: Nach der Affinität zu bestimmten Farbstoffen im mikroskopischen Präparat unterscheidet man
- *neutrophile* Granula (lat. neuter = keines von beiden, gr. phílein = lieben): weder zu sauren noch zu basischen Farbstoffen besondere Affinität.
- *eosinophile* = acidophile Granula (Eosin = Tetrabromfluorescein-Natrium = saurer roter Farbstoff, gr. éos und eós = Morgenröte, lat. acidum = Säure): färben sich mit sauren Farbstoffen an, z.B. Eosin.
- *basophile* Granula: färben sich mit basischen Farbstoffen an, z.B. Methylenblau, Hämatoxylin.

■ **Einteilung der Granulozyten:** nach der Art der spezifischen Granula:
❶ neutrophile Granulozyten (kurz „Neutrophile").
❷ eosinophile Granulozyten („Eosinophile", im Klinikjargon sogar nur „Eo").
❸ basophile Granulozyten („Basophile", „Baso").

❶ **Neutrophile Granulozyten:** Sie stellen mit 50-70 % die stärkste Gruppe der Leukozyten im Blut. Der Durchmesser beträgt 9-12 µm, die Lebensdauer einige Tage, die Verweildauer im Blut nur einige Stunden. Kennzeichen des „Neutrophilen" sind:
- Der Zellkern hat bis zu 5 Lappen, die durch feine Brücken von Kernmaterial verbunden sind.
- Die Azurgranula stehen im Vordergrund: Diese großen Lysosomen enthalten eine Vielfalt hydrolytischer und antibakterieller Enzyme. Die Neutrophilen „fressen" Bakterien und lösen sie mit Hilfe der Lysosomenenzyme auf („Mikrophagen").
- Die kleineren spezifischen Granula färben sich nur schwach an. Sie enthalten Lysozym (antibakterielle Proteine) und alkalische Phosphatase.
- Die übrigen Zellorganellen sind spärlich, folglich sind Syntheseleistungen begrenzt. Verbrauchte Enzyme können kaum ersetzt werden. Die Neutrophilen sind mithin „Wegwerfzellen", die nach einmaligem Einsatz zugrunde gehen. Abgestorbene Neutrophile sind der Hauptbestandteil von Eiter (Pus, lat. pus, puris = Eiter). Wegen der spärlichen Mitochondrien überwiegen anaerobe Stoffwechselvorgänge. Neutrophile sind daher auch in sauerstoffarmem Milieu (geschädigte Gewebe) voll funktionsfähig.
- Bei Frauen ist bei etwa 3 % der Neutrophilen das kondensierte X-Chromosom als „trommelschlegelartiges" Anhängsel („drumstick") an einem der Kernlappen zu sehen („Barr-Körper", Abb. 123c). Man kann damit das genetische Geschlecht eines Menschen bestimmen. Dies ist bei Zwittern und Scheinzwittern wichtig (#557).

Tab. 155. Hauptaufgaben der Granulozyten	
Neutrophile:	Allgemeine Phagozytose
Eosinophile:	Phagozytose von Antigen-Antikörper-Komplexen
Basophile:	Abgabe gefäßerweiternder und gerinnungshemmender Stoffe

❷ **Eosinophile Granulozyten:** Sie stellen im Blut nur etwa 2-4 % der Leukozyten. Die Lebensdauer beträgt 1-2 Wochen. Ihre Kennzeichen sind:
- Zahlreiche große spezifische Granula färben sich bei den üblichen Blutfärbungen leuchtend rot an. Wegen dieser kräftigen Rotfärbung sind die Eosinophilen im Blutausstrich trotz ihrer relativ geringen Anzahl nicht zu übersehen. Die Granula enthalten hydrolytische Enzyme, u.a. Histaminase.

1 Allgemeine Anatomie, 1.5 Blut

Im Elektronenmikroskop sieht man in den eiförmigen spezifischen Granula Proteinkristalle mit bislang unbekannter Aufgabe.
• Der Kern ist meist zweilappig.
• Sie sind etwas größer als die Neutrophilen: Durchmesser 11-14 µm.
• Sie enthalten weniger Azurgranula = Lysosomen als die Neutrophilen.
• Zellorganellen sind spärlich.
• Die Eosinophilen sind an Immunreaktionen beteiligt: Sie phagozytieren Antigen-Antikörper-Komplexe und inaktivieren Histamin, das von den Basophilen bei Entzündungen abgegeben wird. Man findet sie vermehrt im Blut bei Parasitenbefall (z.B. Würmern) und allergischen Krankheiten (z.B. Heuschnupfen).

❸ **Basophile Granulozyten**: Sie sind die seltenste der 5 Leukozytenarten im Blut (0,5-1 %). Kennzeichen:
• Zahlreiche große spezifische Granula färben sich bei den üblichen Blutfärbungen tief dunkelblau an, so daß der Zellkern verdeckt wird. Die Granula sind allerdings wasserlöslich und können bei unzweckmäßiger Behandlung des Blutausstrichs ausgespült werden. Dann sind diese an sich schon seltenen Zellen nur noch schwer zu finden. Die Granula enthalten Histamin, Heparin und andere gefäßwirksame Stoffe. Ähnliche Granula findet man in den unbeweglichen Gewebsmastzellen, mit denen die Basophilen jedoch nicht identisch sind.
• Sie sind kleiner als Neutrophile und Eosinophile, aber größer als Erythrozyten und Lymphozyten.
• Der Kern ist meist zweilappig.
• Sie enthalten wenig Lysosomen: Dies läßt auf geringe Phagozytose schließen.

#156 Differentialblutbild

■ **Häufigkeit der einzelnen Leukozytenarten**: Die einzelnen Formen der Leukozyten sind im Blut in unterschiedlicher Häufigkeit zu finden. Ihr Verteilungsmuster läßt Rückschlüsse auf die Diagnose und den Verlauf von Krankheiten zu. Für das sog. Differentialblutbild werden 100 kernhaltige Blutzellen ausgezählt (Tab. 156). Dabei werden unreife Formen der Granulozyten (#159) gesondert aufgeführt: Myelozyten, Metamyelozyten („Jugendliche") und Stabkernige (Neutrophile). Als „Segmentkernige" bezeichnet man die reifen neutrophilen Granulozyten mit einem mehrlappigen Kern.

Tab. 156. Differentialblutbild beim Gesunden (Prozentsatz der einzelnen Leukozytenarten im Blutausstrich)	
Basophile	0-1
Eosinophile	2-4
Myelozyten	0
Metamyelozyten („Jugendliche")	0-1
Stabkernige	3-5
Segmentkernige	50-70
Lymphozyten	20-30
Monozyten	4-10

■ **Differentialblutbild bei Infektionen**: Bei Infektionskrankheiten, aber auch bei anderen körperlichen Belastungssituationen, zeigt das Differentialblutbild eine charakteristische Abfolge von Veränderungen, für die Schilling etwas theatralische und wohl gerade deshalb häufig zitierte Bezeichnungen gefunden hat:

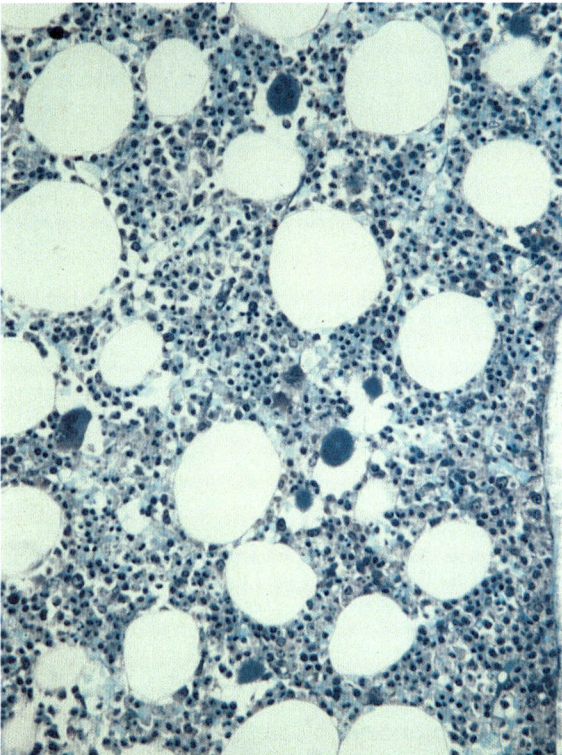

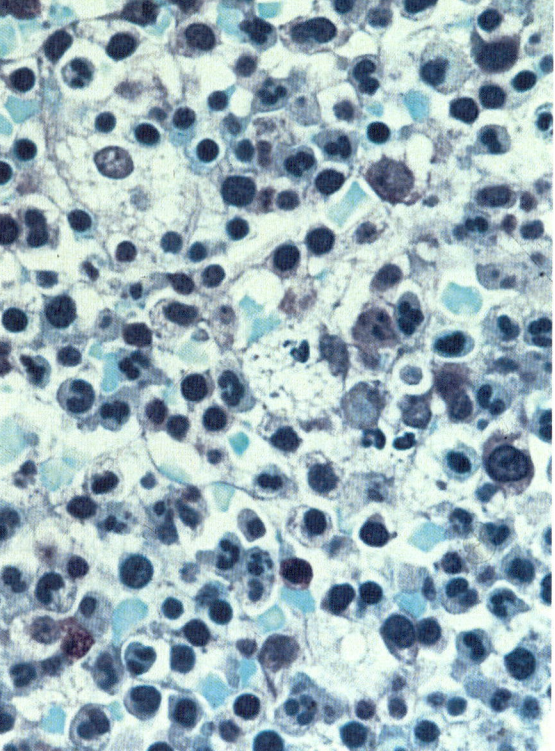

Abb. 158a + b. Gesundes rotes Knochenmark: *[de1]*
• Oben: Das blutbildende Gewebe erscheint von Hohlräumen durchsetzt (Gruppen von Fettzellen, deren Fett bei der Anfertigung des Präparats herausgelöst wurde).
• Unten: Bei stärkerer Vergrößerung sieht man die kernhaltigen Vorstufen der roten und weißen Blutkörperchen.

- Neutrophile Kampfphase: Am Beginn einer Infektionskrankheit sind die Leukozyten insgesamt vermehrt („Leukozytose"). Im Differentialblutbild dominieren die „Mikrophagen": Segmentkernige und unreife Neutrophile. Die anderen Zellen sind (relativ) vermindert.
- Monozytäre Abwehr- und Überwindungsphase: Die Makrophagen sind am Höhepunkt der Erkrankung oft für kurze Zeit vermehrt. Die Gesamtleukozytenzahl fällt wieder ab.
- Lymphozytäre und eosinophile Heilphase: In der Endphase überwiegen antikörperbildende und Antigen-Antikörper-Komplexe phagozytierende Zellen.

■ **Differentialblutbild und absolute Leukozytenzahl**: Das Differentialblutbild ist nur zusammen mit der Gesamtzahl der Leukozyten sinnvoll zu beurteilen.
- Nehmen wir an, im Differentialblutbild wurden 10 % Lymphozyten ausgezählt: Bei einer normalen Gesamtzahl von 6000 Leukozyten/µl sind dies 600/µl, also viel zu wenig (normal etwa 1500/µl) = Lymphopenie. Der gleiche Prozentsatz Lymphozyten bei einer Gesamtleukozytenzahl von 30 000/µl bedeutet aber 3000 Lymphozyten/µl, also doppelt soviel wie normal = Lymphozytose.
- Es wäre viel sinnvoller, mit den absoluten Werten der einzelnen Zellarten statt mit den Prozentsätzen zu arbeiten. Die Prozentwerte des Differentialblutbildes sind aber leichter zu merken als die absoluten Zellzahlen. Das Differentialblutbild hat sich daher trotz der damit verbundenen Fehlermöglichkeiten in der Praxis fest eingebürgert.

#157 Thrombozyten (Blutplättchen)

■ **Aufgaben**:

❶ Die Blutplättchen (Thrombozyten) enthalten für die *Blutgerinnung* nötige Enzyme. Da Blut für den Körper so wichtig ist, muß er sich vor Blutverlusten bei Verletzungen von Blutgefäßen schützen. Blut ist daher fähig, rasch aus dem flüssigen in einen halbfesten Zustand überzugehen und damit ein Leck in der Gefäßwand abzudichten. Dazu ist im Blutplasma ein Eiweiß gelöst (Fibrinogen), das durch das Enzym Thrombin in das faserige Fibrin umgewandelt wird. Thrombin wiederum wird auf kompliziertem Weg aus Prothrombin gebildet.
- An diesem Prozeß sind mehr als ein Dutzend Faktoren beteiligt, die zum Teil aus den Blutplättchen selbst, zum Teil aus der Gefäßwand und zum Teil aus dem Blutplasma stammen. Man könnte dies mit den Sicherungsmaßnahmen bei einem Banktresor vergleichen: Um ihn zu öffnen, müssen mehrere Menschen zusammenkommen, von denen jeder einen Schlüssel besitzt, der nicht allein, sondern nur gemeinsam mit den anderen Schlüsseln sperrt.
- Der Körper versucht also, sich so gut es geht nicht nur vor Blutverlusten, sondern auch vor versehentlicher Blutgerinnung zu schützen. Denn Blutgerinnsel können Arterien verstopfen und damit lebenswichtige Funktionen beeinträchtigen (z.B. Lungenembolie und manche Fälle von Schlaganfall und Herzinfarkt).

❷ Blutplättchen können zur „Ersten Hilfe" einen Schaden in der Blutgefäßwand abdichten:
- *Thrombozytenadhäsion*: Sie legen sich an die defekte Gefäßinnenwand (Intima) an. Ausgelöst wird dieser Vorgang durch den Kontakt mit den Kollagentypen IV und V in der Basalmembran der geschädigten Blutgefäßwand.
- *Thrombozytenaggregation*: Sie bilden durch Aneinanderlagern einen Pfropf, mit welchem kleinere Löcher der Gefäßwand verschlossen werden (ausgelöst durch den Kontakt mit den Kollagentypen I und III).
- Sie geben das in ihren Granula enthaltene Serotonin ab und lösen damit eine Kontraktion der Blutgefäßwand aus.

■ **Bau**: Die Blutplättchen sind eigentlich nur Zellteile (der Megakaryozyten). Im Blutausstrich sind sie häufig zusammengeklumpt und nicht klar zu beurteilen. Ihr Durchmesser beträgt etwa 2-4 µm. Man unterscheidet 2 Bereiche:

❶ *Hyalomer*: die helle Peripherie.

❷ *Granulomer*: das dichte Zentrum mit zahlreichen Granula, deren Inhalt zum Teil noch nicht völlig erforscht ist. Sicher nachgewiesen sind:
- Serotonin (5-Hydroxytryptamin): Es veranlaßt die Gefäßmuskulatur sich zusammenzuziehen und mindert dadurch den Blutzufluß zur verletzten Stelle.
- Plättchenfaktor III: Er aktiviert die Blutgerinnung.
- Thrombosthenin: Dieser kontraktile Proteinkomplex veranlaßt das Schrumpfen (Retraktion) des Blutgerinnsels, wodurch es fester wird.
- Fibrinogen: Es ergänzt das Plasmafibrinogen.

■ **Zahl**: Das Blut des Gesunden enthält etwa 200 000-300 000 Blutplättchen im Mikroliter. Die Blutgerinnung ist empfindlich gestört, wenn die Zahl der Blutplättchen 30 000/µl unterschreitet (Thrombopenie). In Blutkonserven gehen die Blutplättchen schnell zugrunde. Bei großen Blutverlusten genügt Blutübertragung aus Blutkonserven allein nicht. Nach jeweils etwa 5 Blutkonserven sollte man auch einmal Frischblut transfundieren, um die kurzlebigen Thrombozyten (Lebensdauer 5-10 Tage) zu ersetzen. Sind nur die Blutplättchen vermindert, kann man auch Thrombozytenkonzentrate geben.

#158 Blutbildendes Knochenmark (Medulla ossium rubra)

■ **Stützgerüst und blutbildendes Gewebe**: Das rote Knochenmark (#131) ist in Funktion und Bau mit den Drüsen zu vergleichen: Das „Sekret" des Knochenmarks sind die Blutzellen. Die größeren Drüsen gehören zu den sog. parenchymatösen Organen. Diese bestehen aus 2 Anteilen:
- *Stroma* (gr. stróma = Streu, Lager, Decke) = das Stützgerüst des Organs.
- *Parenchym* (gr. énchyma = das Eingegossene, pará = von seiten, neben) = das Gewebe für die spezifischen Organleistungen („das neben das Stroma Hineingegossene").

Beim roten Knochenmark unterscheiden wir:
- Markstroma aus retikulärem Gewebe mit einem dichtem Netz von Sinusoiden (*Vasa sinusoidea*, #145).
- Blutbildendes Gewebe: die Vorstufen der Erythrozyten und Leukozyten sowie der Blutplättchen.

Will man den Vergleich mit den Drüsen noch weiterführen, so sind die Sinusoide als die Ausführungsgänge zu betrachten, die das Produkt, die Blutzellen, abtransportieren. Das Knochenmark entspricht demnach im Bauprinzip einer endokrinen Drüse (#172).

Die Zellen des retikulären Gewebes = Retikulumzellen (lat. rete = Netz) und die Wandzellen der Sinusoide (Uferzellen = spezielle Endothelzellen) haben die Fähigkeit zur Phagozytose. Sie gehören zum Makrophagensystem.

1 Allgemeine Anatomie, 1.5 Blut

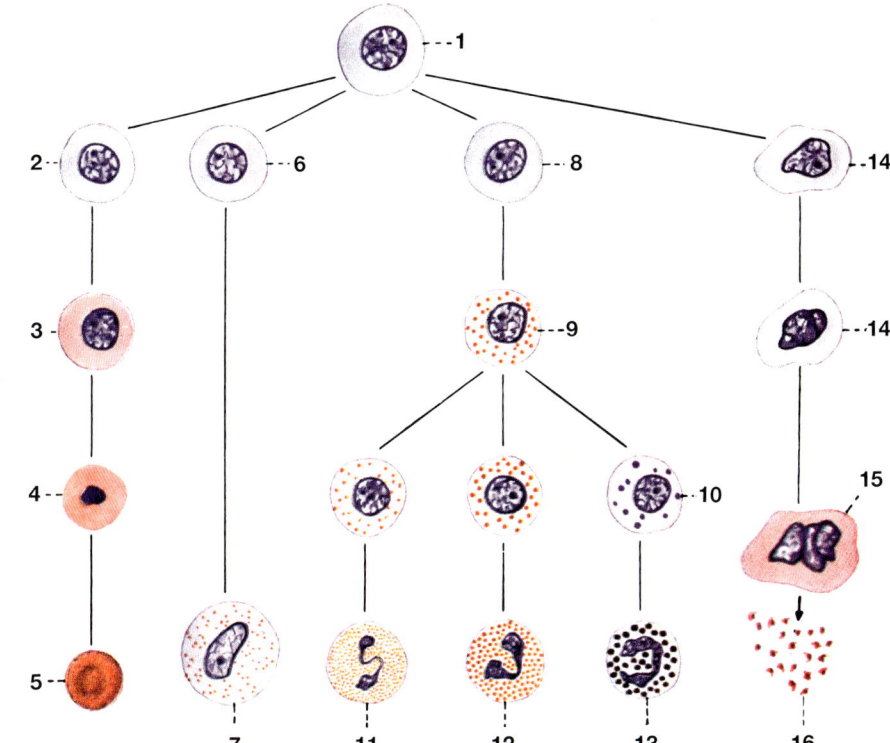

Abb. 159. Entwicklung der Blutzellen im Knochenmark (Schema). *[wa]*

1 Stammzelle (Hämozytoblast)
2 Proerythroblast
3 Polychromatophiler Erythroblast
4 Normoblast (acidophiler Erythroblast)
5 Erythrozyt
6 Monoblast
7 Monozyt
8 Myeloblast
9 Promyelozyt
10 Myelozyt
11 Segmentkerniger neutrophiler Granulozyt
12 Eosinophiler Granulozyt
13 Basophiler Granulozyt
14 Megakaryoblast
15 Megakaryozyt
16 Blutplättchen (Thrombozyten)

■ **Blutzellbildung** (Hämozytopoese, gr. poieín = machen): Sie geht vermutlich für alle Arten von Blutzellen von einer Sorte undeterminierter („pluripotenter") Stammzellen (CFU = colony forming units) aus. Diese Hämozytoblasten (CFU-GEMML) werden in 5 Richtungen determiniert, zu den (nunmehr „unipotenten") Stammzellen der
• Erythrozyten (CFU-E): *Erythrozytopoese* (oft kurz „Erythropoese" genannt).
• Granulozyten (CFU-G): *Granulozytopoese* („Granulopoese").
• Monozyten (CFU-M): *Monozytopoese*.
• Thrombozyten (CFU-Meg): *Thrombozytopoese* („Megakaryopoese").
• Lymphozyten (CFU-L): *Lymphozytopoese* („Lymphopoese"). Sie läuft getrennt von den übrigen Blutzellen hauptsächlich in den lymphatischen Organen ab.

Zellsoziologisch betrachtet, gehört eine Blutzelle im Laufe ihres Lebens 3 Gemeinschaften an:
• *Proliferationspool*: mit raschen Zellteilungen und erster Differenzierung, gesteuert von Wachstumsfaktoren (CSF = colony stimulating factors).
• *Reifungspool*: keine Zellteilung, aber weitere Differenzierung, noch vor deren Vollendung wird die Zelle in das strömende Blut abgegeben.
• *Funktionspool*: die „arbeitende" Zelle im Blut und in den Geweben.

■ **Verhältnis von Erythro- zu Leukozytopoese**: Obwohl im Blut rund tausendmal soviel rote wie weiße Blutzellen kreisen, überwiegen im Knochenmark die Vorstufen der Leukozyten (Abb. 156a + b). Dies hat 3 Gründe:
• Alle Erythrozyten halten sich in den Blutgefäßen auf, die Leukozyten weitaus überwiegend in den Geweben (#154).
• Die Lebensdauer der Erythrozyten ist wesentlich höher als die der meisten Leukozyten.

• Die Mitoserate der Vorstufen der weißen Zellen ist geringer als die der roten.

Der im Sternalpunktat am häufigsten anzutreffende Zelltyp ist der neutrophile Stabkernige (~ 30 %). Vorstufen der roten Blutzellen machen etwa ¼ aus.

■ **Tägliche Blutzellproduktion**: Die Zellproduktion des Knochenmarks kann man mit einer einfachen Überschlagsrechnung abschätzen: Im Blut eines Menschen kreisen etwa $25 \cdot 10^{12}$ Erythrozyten (bei 5 l Blut). Bei einer Lebensdauer von 120 Tagen müssen pro Tag $25 \cdot 10^{12}/120$, also etwa $2 \cdot 10^{11}$ (200 Milliarden) Erythrozyten neu gebildet werden. Das sind pro Stunde 8,7 Milliarden, pro Minute 150 Millionen, pro Sekunde 2,4 Millionen!

■ **Strahlenempfindlichkeit**: Ionisierende Strahlen stören die Zellteilung. Strahlenschäden manifestieren sich daher zuerst an rasch proliferierenden Geweben. Dazu gehören (glücklicherweise) die bösartigen Geschwülste, (leider) aber auch die teilungsfreudigen Knochenmarkzellen. Störung der Blutzellbildung ist daher eine regelmäßige Nebenwirkung der Krebsbekämpfung durch Bestrahlung oder Zytostatika (die Zellteilung hemmende Arzneimittel).
• Wegen der kürzeren Lebensdauer der Granulozyten werden Strahlenschäden bei der Granulozyto- und Megakaryopoese zuerst bemerkt: Granulopenie bis Agranulozytose und Thrombopenie. Die Folgen sind eine Abwehrschwäche des Organismus und Blutungsneigung.
• Sind die Leukozyten auf 1000-2000/µl abgefallen, wird meist die krebshemmende Behandlung unterbrochen, bis sich die Granulozytopoese wieder erholt hat (die Pause dient leider auch den Krebszellen zur Erholung). Bei weniger als 500 Leukozyten pro Mikroliter besteht hohe Infektionsgefahr. Der Patient muß in keimarmer Umgebung isoliert werden.
• Mit „koloniestimulierenden Faktoren" (CSF) kann man die Neubildung von Leukozyten anregen, z.B. mit G-CSF die Granulozytopoese.

#159 Entwicklung der einzelnen Blutzellformen

❶ **Erythrozytopoese**: Die Bildung der roten Blutzellen geht von kernhaltigen Vorstufen aus (Abb. 159). Die Entwicklung ist durch 3 Vorgänge gekennzeichnet:
• zunehmende Verkleinerung der Zelle und des Zellkerns: Nach jedem Teilungsschritt wird der Kern verdichtet.
• Verlust der Zellorganellen.
• Einlagerung von rotem Blutfarbstoff bis die Zelle zu etwa ⅓ aus Hämoglobin besteht.

Man unterscheidet folgende Entwicklungsstufen:
• *Proerythroblast*: große Zelle, zahlreiche Zellorganellen, Cytoplasma basophil, noch kein Hämoglobin.
• *Basophiler Erythroblast*: zahlreiche Ribosomen, Beginn der Einlagerung von Hämoglobin.
• *Polychromatophiler Erythroblast*: allmählicher Umschlag des pH von sauer zu basisch (von Basophilie zu Acidophilie), da die Ribosomen verloren gehen und der Hämoglobingehalt zunimmt. Ende der Zellteilung.
• *Acidophiler Erythroblast*, früher auch „Normoblast" genannt: Cytoplasma basisch, der Kern wird aktiv ausgestoßen (und nicht etwa aufgelöst).
• *Retikulozyt*: kernlos, aber Reste von RNS lassen sich durch Supravitalfärbung mit Brillantcresylblau anfärben. Die Retikulozyten reifen in etwa einem Tag zu Erythrozyten heran. Da die Lebensdauer der Erythrozyten etwa 120 Tage beträgt, müssen im normalen Blutausstrich etwa 1 % Retikulozyten zu finden sein. Bei verstärkter Erythropoese, z.B. nach Blutungen, ist der Anteil der Retikulozyten im Blut vermehrt.
Die Entwicklung der roten Blutzellen dauert etwa eine Woche. Sie wird vom Nierenhormon Erythropoetin gefördert. Im normalen Blut kommen außer den Retikulozyten keine Vorstufen der Erythrozyten vor.

❷ **Granulozytopoese**: Die Entwicklung der 3 Granulozytenarten verläuft zunächst gemeinsam. Sie differenzieren sich dann durch Einlagern der spezifischen Granula. Vorstufen sind:
• *Myeloblast*: ungranuliert.
• *Promyelozyt*: Azurgranula (große Lysosomen), allmähliches Auftreten der spezifischen Granula. Cytoplasma basophil.
• *Myelozyt*: runder Kern, dicht mit spezifischen Granula besetzt, Cytoplasma wird acidophil.
• *Metamyelozyt*: Kern eingebuchtet. Der Metamyelozyt wird in der internationalen Nomenklatur auch als „jugendlicher Granulozyt" bezeichnet. Manche Autoren unterscheiden jedoch zwischen Metamyelozyt und „Jugendlichem".
• *Stabkerniger*: Kern hufeisenförmig oder stabförmig. Die amöboide Beweglichkeit beginnt.
Vom Promyelozyten an lassen sich jeweils neutrophile, eosinophile und basophile Formen unterscheiden.

> Vermehrtes Vorkommen von Stabkernigen, Metamyelozyten oder gar Myelozyten im Blut läßt auf eine überstürzte Ausschwemmung aus dem Knochenmark wegen erhöhten Bedarfs (Infektionen) schließen. In der Klinik nennt man dies traditionell eine „Linksverschiebung" des Blutbildes (zu den in alten Protokollblättern links stehenden Vorläufern der reifen Leukozyten).

❸ **Monozytopoese**: Monoblast: runder Kern, größer als der Monozyt.

❹ **Thrombozytopoese**: Die Blutplättchen entstehen durch einfache Aufteilung des Cytoplasma der Megakaryozyten, deren Vorstufen als Megakaryoblasten bezeichnet werden.
• Die Knochenmarkriesenzelle = *Megakaryozyt* gehört zu den größten Zellen des menschlichen Körpers (Durchmesser bis 0,1 mm). Der polyploide Zellkern (Vermehrung der DNS ohne Kernteilung) ist gelappt.
• Im Elektronenmikroskop sieht man eine feine Felderung des Cytoplasma, die den späteren Thrombozyten entspricht. Es ist noch unklar, ob die ganze Zelle in (einige Tausend) Thrombozyten zerfällt oder sich nach Abgabe von Thrombozyten laufend regeneriert.

❺ **Lymphozytopoese**: #165.

1.6 Lymphatisches System (Systema lymphoideum)

#161	Allgemeine und spezifische Abwehr, Phagozyten, Adhäsionsmoleküle, antigenpräsentierende Zellen
#162	Lymphatische Organe, Lymphgefäße, Lymphstämme, Lymphgänge
#163	Regionäre und Sammellymphknoten, *Lymphographie, infektiöse Mononukleose (Pfeiffer-Drüsenfieber)*
#164	T- und B-Lymphozyten, Nullzellen, Lymphknötchen
#165	Entwicklung der Lymphozyten
#166	Feinbau des Lymphknotens, lymphatische Sinus
#167	Lymphozytenregionen im Lymphknoten
⇒ #154	Leukozyten
⇒ #381-382	Thymus
⇒ #436	Immunsystem des Darms
⇒ #461-464	Milz
⇒ #744	Lymphatischer Rachenring

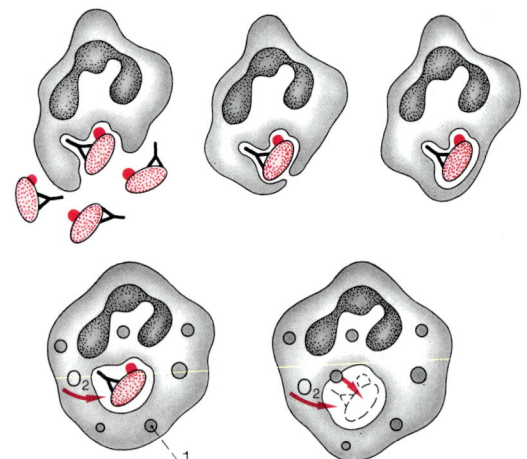

Abb. 161a. Phagozytose eines durch Antikörper und Complement markierten Bakteriums durch einen neutrophilen Granulozyten. Das Bakterium wird vom Cytoplasma umflossen, in das Cytoplasma aufgenommen und mit Hilfe von O_2-Radikalen und Lysosomenenzymen aufgelöst. *[pp]*

1 Lysosom

#161 Abwehrsystem

■ **Abwehrsystem und Immunität**: Leben ist immer ein Kampf um das Überleben. Natürliche Feinde aller höheren Lebewesen sind Kleinlebewesen. Viren, Bakterien, Pilze, ein- und mehrzellige Parasiten versuchen, sich in den Körpern der höheren Lebewesen einzunisten und auf deren Kosten zu leben.
• In Einzelfällen kann es dabei zu einem friedlichen Miteinander kommen, das beiden Teilen Vorteile bringt. Ein Beispiel sind die säurebildenden Bakterien (Lactobacillus acidophilus) in der Scheide der gesunden Frau. Die von ihnen gebildete Säure verhindert die Vermehrung krankheitserregender Bakterien und schützt somit die Frau vor Infektionen der Scheide.
• Nicht ganz so friedlich ist das Zusammenleben mit bestimmten Dickdarmbakterien (Escherichia coli). Im Dickdarm stören sie nicht und werden daher vom Körper geduldet. In anderen Organen, z.B. den Harnwegen, können sie jedoch gefährliche Entzündungen hervorrufen. Sie müssen daher außerhalb des Darms bekämpft werden.
• Im menschlichen Körper laufen stündlich einige Milliarden Zellteilungen ab. Jeder von diesen geht die Verdoppelung der Erbanlagen im Zellkern voraus. Dabei müssen jeweils Milliarden von Informationen kopiert werden. Obwohl biologische Systeme weniger Fehler machen als Computer, sind bei der großen Zahl von Informationen Kopierfehler im genetischen Code nicht völlig zu vermeiden. Dabei können Zellen entstehen, die sich gewissermaßen asozial zu den übrigen Körperzellen verhalten (Krebszellen). Auch diese körpereigenen Zellen müssen vom Abwehrsystem erkannt und eliminiert werden. Bösartige Geschwülste entstehen nur bei Versagen dieser Abwehr.

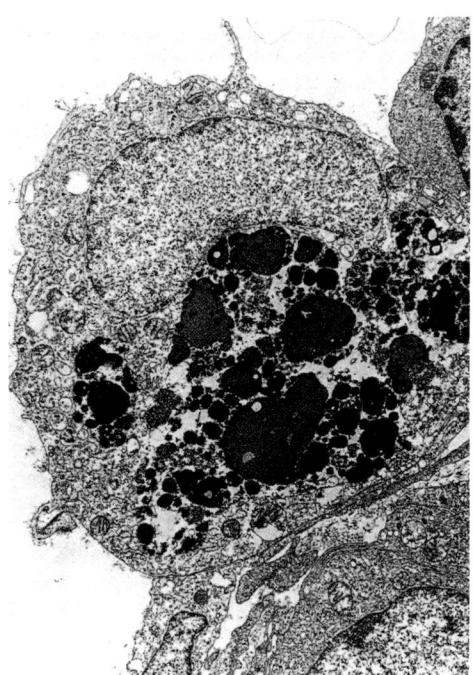

Abb. 161b. Makrophage aus einem Lymphknoten (Vergrößerung 4000fach). Die dunklen Stellen in diesem elektronenmikroskopischen Bild stellen von der Freßzelle aufgenommene Öltröpfchen eines Röntgenkontrastmittels dar. *[be2]*

Die Abwehr des Körpers gegen Krankheitserreger ist in 2 Stufen gegliedert:
• Die *allgemeine (angeborene) Abwehr* richtet sich gegen Kleinlebewesen, Fremdzellen und Fremdstoffe ganz allgemein.
• Die *spezifische (erlernte) Abwehr* geht jeweils aus dem Kampf mit einem Krankheitserreger hervor. Der Körper ergreift besondere Schutzmaßnahmen, um beim erneuten Eindringen dieses Krankheitserregers gewappnet zu sein. Die spezifische Abwehr richtet sich jeweils nur gegen einen einzigen Feind. Dabei spielen Lymphozyten die zentrale Rolle.

■ **Allgemeine Abwehr**: Zum System der allgemeinen = unspezifischen Abwehr gehören:

❶ **Barrieren**:
• *Haut*: Die gesunde Haut ist für Bakterien kaum zu durchdringen. Nach Verletzungen besteht hohe Infektionsgefahr.
• *Magensäure*: Sie vernichtet mit den Speisen aufgenommene Bakterien. Wird zu wenig Magensäure gebildet, so sind Durchfallerkrankungen häufiger.
• *Schleim und Flimmerhaare in den Luftwegen*: Mit der Atemluft in den Körper gelangte Bakterien und Staubteilchen bleiben am Schleim hängen. Sie werden dann durch den Schlag der Flimmerhaare, verstärkt durch Husten und Niesen, aus dem Körper geschleust.
• *Spülung durch den Harn in den Harnwegen*: Bakterien usw. werden mit dem Harn aus den Harnwegen ausgeschwemmt. Eine stärkere Besiedlung ist nur möglich, wenn der Körper mit dem Ausspülen nicht mehr nachkommt, z.B. weil ein Rest von bakterienhaltigem Harn in der Harnblase zurückbleibt („Restharn"). Der dem Patienten lästig erscheinende Harndrang bei Urethritis und Cystitis (Harnröhren- und Harnblasenentzündung) ist eine sinnvolle Maßnahme des Organismus, um die Spülung zu intensivieren.

❷ **Abwehrstoffe**:
• Viele Zellen und Sekrete des Körpers enthalten das Enzym *Lysozym*. Es greift die Zellwand von Bakterien an.
• Das *Komplementsystem* besteht aus einer Gruppe von etwa 20 Bluteiweißkörpern (mit den Hauptkomponenten C_1-C_9), die auf einem „klassischen" und einem „alternativen" Weg aktiviert werden können. Sie legen sich an die Oberfläche von Fremdkörpern an und aktivieren Phagozyten (Opsonierung, gr. ópson = Speise, Zukost) oder lösen die Zellwand auf (lytischer Reaktionsweg).
• Die *Akute-Phase-Proteine* werden während einer Infektion vom Körper vermehrt erzeugt. Sie unterstützen das Komplement und die Abwehrzellen.

❸ **Abwehrzellen** (Abb. 161b, 164b):
• *Phagozyten*: Freßzellen nehmen nicht in den Körper gehörende Teilchen (Bakterien, Staub usw.) in ihr Cytoplasma auf und zerstören sie mit ihren Enzymen. Zu den Phagozyten (Tab. 161) gehören die neutrophilen und die eosinophilen Granulozyten („Mikrophagen") und alle Zellen des Monozyten-Makrophagen-Systems (auch mononukleäres Phagozytensystem = MPS, früher RES oder RHS genannt, #154). Die Phagozyten werden z.T. durch Lockstoffe zu den Krankheitsherden geleitet (Chemotaxis). Solche Lockstoffe entstehen z.B. beim Zerfall geschädigter Körperzellen.
• *Natürliche Killerzellen* (NK-Zellen): So bezeichnet man eine Gruppe von Lymphozyten mit der Fähigkeit, Zellen zu töten. Sie werden dazu von Interferonen aktiviert. Interferone werden z.B. von virusinfizierten Zellen gebildet.

Tab. 161. Phagozyten	
Mikrophagen:	• neutrophile Granulozyten • eosinophile Granulozyten
Makrophagen:	• Monozyten • Histiozyten • Uferzellen in Lymphknoten, Milz und Knochenmark • Staubzellen der Lunge (Alveolarmakrophagen) • Sternzellen der Leber (Kupffer-Zellen) • Mesangiumzellen der Niere • Mikrogliazellen des Gehirns • Langerhans-Zellen der Haut • Osteoklasten im Knochen • Synovia-A-Zellen in den Gelenken u.a.

■ **Spezifische Abwehr**: Die Immunantwort läuft in 3 Phasen ab:

• **Erkennungsphase**: Antigene (Ag) sind Stoffe mit chemischen Determinanten, die vom Organismus als fremd erkannt werden und eine Immunreaktion auslösen. B-Lymphozyten identifizieren Antigene mit Hilfe von Immunglobulinen (Ig) an ihrer Zelloberfläche. T-Lymphozyten haben einen T-Zell-Rezeptor für Antigen (TCR). T-Lymphozyten erkennen die meisten Antigene nicht direkt, sondern nur, wenn ihnen Antigenbruchstücke von antigenpräsentierenden Zellen (APZ, s.u.) dargeboten werden. „Superantigene" (S-Ag) binden direkt an den T-Zell-Rezeptor. Entscheidend für das Erkennen sind die Adhäsionsmoleküle (s.u.) an der Zelloberfläche.

• **Aktivierungsphase**: Hat ein Lymphozyt „sein" Antigen erkannt, so löst dies die weitere Aktivierung aus: Zellvermehrung, Umwandlung der B-Lymphozyten in Plasmazellen (#165), Antikörper- bzw. Cytokinbildung. Ein noch nicht spezialisierter Lymphozyt bedarf dazu erst noch des Kontakts mit bestimmten Adhäsionsmolekülen einer antigenpräsentierenden Zelle.

• **Effektorphase**: Sie hat das Unschädlichmachen der Fremdzelle bzw. des Antigens zum Ziel. Die von den Plasmazellen gebildeten Antikörper binden sich an das Antigen. Die dabei entstehenden Antigen-Antikörper-Komplexe werden von Phagozyten phagozytiert. Die sensibilisierten T-Lymphozyten legen sich an die Fremdzellen an und perforieren deren Zellmembran selbst (zytotoxische T-Lymphozyten) oder stimulieren Makrophagen durch Cytokine.

■ **Adhäsionsmoleküle**: Aus der Oberfläche der Zellmembran herausragende Moleküle vermitteln den Kontakt der Zellen des Abwehrsystems untereinander, mit anderen Körperzellen und mit Fremdstoffen.

> Adhäsionsmoleküle sind häufig bereits biologisch identifiziert, bevor ihre chemische Struktur geklärt ist. Sie bilden zur Zeit eines der Hauptforschungsgebiete der Medizin. Dementsprechend sind viele Fragen im Fluß, und was bei Niederschrift dieses Abschnitts Stand der Wissenschaft war, ist vielleicht bei Erscheinen des Buches schon überholt. Entsprechend verwirrend sind die von verschiedenen Arbeitsgruppen unabhängig voneinander vergebenen Bezeichnungen, zumal überwiegend Abkürzungen gebraucht werden. Auf internationalen Workshops sucht man sich dann auf ein gemeinsames System zu einigen. Ein solches ist das CD-System (cluster of differentiation). Der T-Zell-Rezeptor bildet z.B. mit CD3 einen Komplex. Für T-Helfer-Lymphozyten ist CD4, für zytotoxische T-Lymphozyten ist CD8 charakteristisch. Inzwischen hat man schon weit über hundert CD festgelegt. Aktuelle Einzelheiten kann man den Lehrbüchern der Immunologie entnehmen.

Bei menschlichen Zellen sind es vor allem Glycoproteine des *Haupthistokompatibilitätskomplexes* (MHC = major histocompatibility complex), die ein Individuum charakterisieren. Die MHC-Moleküle wurden zuerst an menschlichen Leukozyten gefunden und daher HLA (human leucocyte antigen) genannt. Man teilt sie in 2 Klassen ein:

• MHC-1 findet man an allen kernhaltigen Zellen (also nicht an Erythrozyten): HLA-A, HLA-B, HLA-C.
• MHC-2 trifft man vor allem an Abwehrzellen an: HLA-DP, HLA-DQ, HLA-DR.

Jeder Typ der HLA-Moleküle kommt in einer Fülle von Varianten (Allelen) vor, die einfach durchnumeriert werden, z.B. HLA-B47. Jeder Mensch hat von jedem HLA-Typ 2 Allele (einen von der Mutter, einen vom Vater, sie werden nach den Mendel-Regeln vererbt). Die Wahrscheinlichkeit der Identität des HLA-Musters bei Nichtverwandten liegt in der Größenordnung von $1 : 10^6$.

> Die HLA-Zugehörigkeit ist in der Transplantationsmedizin von eminenter Bedeutung. HLA-inkompatible Fremdorgane werden von den Lymphozyten schnell erkannt. Nur durch Ausschalten der Abwehr (Immunsuppression) kann die Abstoßungsreaktion verhindert werden.

■ **Antigenpräsentierende Zellen**: Die Arbeit der T-Lymphozyten ist nur in enger Zusammenarbeit mit Zellen möglich, die sich an das Antigen binden, es aufbereiten und den T-Lymphozyten darbieten. Zu den antigenpräsentierenden Zellen gehören:

• Monozyten.
• interdigitierende dendritische Zellen (mit fingerartigen Fortsätzen besetzte bäumchenartige Zellen) in T-Lymphozyten-Regionen.
• follikuläre dendritische Zellen: in den Keimzentren der Lymphknötchen.

#162 Lymphgefäße (Vasa lymphatica)

■ Das lymphatische System umfaßt:

❶ das Lymphgefäßsystem (s.u.).

❷ die **lymphatischen Organe**: Sie dienen der spezifischen Abwehr. Sie bilden und beherbergen Lymphozyten. Im mikroskopischen Präparat sind sie durch die dichte Lage von Lymphozyten gekennzeichnet. Lymphatische Organe sind:

• *Thymus* (#381).
• *Milz* (#461).
• *Lymphknoten* (#163).
• *Mandeln* (Gaumenmandeln, Rachenmandel, Zungenbälge, „lymphatischer Rachenring", #744).
• Lymphknötchenansammlungen im *Darm*, z.B. in der Appendix vermiformis (#445). Für das darmassoziierte lymphatische Gewebe wird häufig die Abkürzung GALT (gut associated lymphatic tissue) gebraucht.
• Lymphatisches Gewebe in den *Bronchen* (BALT = bronchus associated lymphatic tissue): beim gesunden Menschen umstritten.
• Die Lymphozytenansammlungen in den Schleimhäuten werden bisweilen unter dem Oberbegriff MALT (mucosa associated lymphatic tissue) zusammengefaßt.

Der Thymus wird auch als „primäres" lymphatisches Organ bezeichnet. Hier entwickeln bestimmte Lymphozyten ihre Fähigkeit zur Immunantwort. Dann werden von ihm ausgehend die „sekundären" lymphatischen Organe mit immunkompetenten Zellen besiedelt.

1 Allgemeine Anatomie: 1.6 Lymphatisches System

> **Ältere Einteilung der lymphatischen Organe nach dem mikroskopischen Bild:**
> • lymphoepitheliale Organe: Lage unmittelbar unter dem Epithel (Mandeln) oder Grundgerüst aus epithelialen Zellen (Thymus).
> • lymphoretikuläre Organe: Stützgerüst aus retikulärem Gewebe (Lymphknoten, Milz).

■ **Lymphgefäßsystem**: Es bildet ein eigenes Transportsystem neben dem Blutkreislauf. Im Gegensatz zu diesem handelt es sich nicht um einen Kreislauf: Die Lymphgefäße beginnen blind und münden früher oder später in Venen ein. Die Lymphbahnen sind zum venösen Schenkel des Blutkreislaufs parallel geschaltet. Dies drückt sich an den Extremitäten sogar in der Lage aus: Die mittleren Lymphgefäße verlaufen häufig in unmittelbarer Nachbarschaft der größeren Hautvenen.
• Die Transportleistung der Lymphbahnen ist weitaus geringer als die der Venen: etwa 2 l Lymphe gegenüber 7000 l Blut pro Tag! Trotzdem führt eine Behinderung des Lymphflusses zu erheblichen Schwellungen (Abb. 162a).

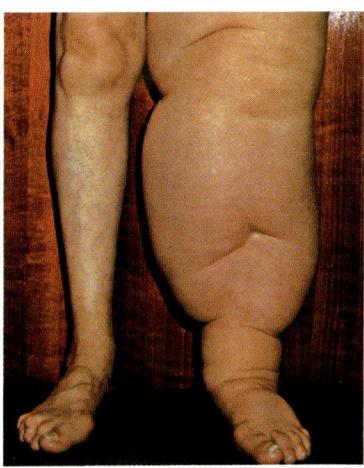

Abb. 162a. Lymphstauung am Bein (Elephantiasis). *[sc3]*

■ **Aufgaben**: Die Lymphbahn dient dem Transport von Stoffen, die nicht sofort dem Blut beigemischt werden sollen oder können und erst „gefiltert" werden müssen:
• Teilchen, die so groß sind, daß sie nicht ohne weiteres die Kapillarwand durchdringen können: Ruß, Bakterien, Geschwulstzellen usw.
• die im Darm resorbierten Fette.

■ **Filterstationen**: Die Filterung der Lymphe wird von den *Lymphknoten* vorgenommen, die man deshalb auch als „Kläranlagen des Abwassersystems" bezeichnet hat.
• In einen Lymphknoten münden meist mehrere Lymphgefäße ein. Die Lymphe ergießt sich hier in die „Sinus", die ein feines Gerüstwerk (Retikulum) enthalten, das nach Art einer Reuse Teilchen festhalten kann. In den Wänden der Sinus sind die „Uferzellen" mit der Fähigkeit ausgestattet, Teilchen aufzunehmen (Phagozytose). So werden z.B. Bakterien von den Uferzellen „gefressen" und unschädlich gemacht.
• Die gereinigte Lymphe fließt dann in dem abführenden Lymphgefäß weiter (um evtl. weitere Filterstationen zu passieren). So wird fast die gesamte Lymphe ein- oder mehrmals gefiltert, bevor sie ins Blut gelangt.
• Der menschliche Körper enthält etwa 800 Lymphknoten (großer Spielraum je nach Größe der einzelnen Lymphknoten).

■ **Klappen**: In die Lymphgefäße sind Klappen eingebaut, die den Lymphstrom nur in einer Richtung zulassen (Abb. 166a). Die Wand der Lymphgefäße enthält Muskulatur, die den Lymphstrom in Gang hält. Außerdem wirkt der Druck der Umgebung bei Körperbewegungen, ähnlich wie auf den venösen Rückstrom, auch auf den Lymphstrom ein. Der Lymphstrom ist jedoch wesentlich langsamer als der vom Herzen angetriebene Blutstrom.

■ **Lymphkapillaren** (*Vasa lymphocapillaria*, lat. lýmpha = Quellwasser): Sie sind ähnlich wie Blutkapillaren gebaut, ihre Wände sind jedoch oft noch dünner.
• Das Endothel ist meist geschlossen, doch können sich zwischen den Endothelzellen größere Öffnungen bilden, durch die z.B. Staubteilchen oder Bakterien in die Lymphkapillare aufgenommen werden.
• Die Lymphkapillaren beginnen als Blindsäcke. Sie gehen nicht, wie man früher angenommen hat, aus Zwischenzellspalten hervor, sondern sind durch das Endothel gegen den Extrazellulärraum abgegrenzt.
• Die Lymphkapillaren haben keine Klappen.
• Im mikroskopischen Präparat sind sie meist nicht zu erkennen, da sie nach dem Aufhören des Flüssigkeitsstroms von den Nachbargeweben zusammengepreßt werden.

■ **Lymphgefäße** (*Vasa lymphatica*): Sie entsprechen im Bau den dünnwandigen Venen. Charakteristisch sind zahlreiche Taschenklappen. Manche Autoren unterscheiden 2 Arten von Lymphgefäßen:
• *Leitgefäße* (Lymphkollektoren): keine Muskelwand. Die Lymphe strömt durch Druck von außen. Die Leitgefäße bilden ein Netz (*Plexus lymphaticus*).
• *Transportgefäße*: mit Muskelwand. Das Lymphgefäß pumpt die Lymphe durch Wandkontraktion von Klappensegment zu Klappensegment.

Lymphgefäße fehlen im Epithelgewebe, in den Stützgeweben (Knorpel, Knochen), im Knochenmark, im Nervengewebe und in der Plazenta.

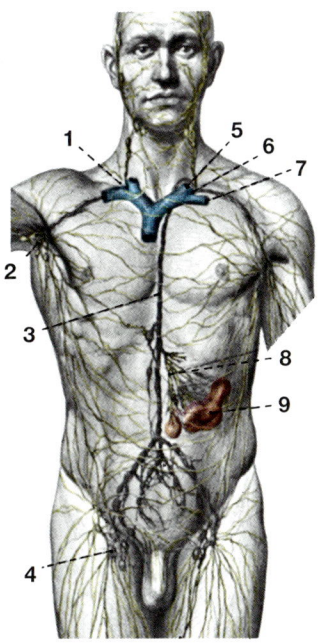

Abb. 162b. Wichtige Lymphstraßen. *[ta]*

1 Ductus lymphaticus dexter
2 Nodi lymphoidei axillares
3 Ductus thoracicus
4 Nodi lymphoidei inguinales
5 V. jugularis interna
6 (V. brachiocephalica sinistra)
7 V. subclavia
8 (Vasa lymphatica)
9 Intestinum tenue

■ **Lymphstämme** (*Trunci lymphatici*): Aus dem Sammellymphknoten gehen die großen Lymphstämme hervor (Tab. 162, Abb. 162b).

Tab. 162. Große Lymphstämme		
Lymphstamm	Lage	Einzugsgebiet
Truncus jugularis	Hals	Kopf
Truncus subclavius	Hals	Arm, Brustwand, Rücken
Truncus bronchomediastinalis	Mediastinum	Brustorgane
Trunci intestinales	Gekrösewurzeln	Darm
Truncus lumbalis	Lendengegend	Bein, Becken, Gesäß, Bauchwand

Die beiden *Trunci lumbales* vereinigen sich mit den *Trunci intestinales* etwa auf Höhe des zweiten Lendenwirbels zur *Cisterna chyli* (lat. cisterna = Wasserbehälter unter der Erde). Als Chylus („Milchsaft", gr. chylós = Saft) bezeichnet man die aus dem Darm kommende fettreiche, daher milchig-trübe Lymphe (die resorbierten Fette werden nicht wie die Kohlenhydrate und Aminosäuren auf dem Blutweg, sondern auf dem Lymphweg transportiert).

■ **Lymphgänge** (*Ductus lymphatici*):
• Die Cisterna chyli ist eine Erweiterung am Anfang des *Ductus thoracicus* (Milchbrustgang). Dieser stärkste Lymphgang tritt mit der Aorta durch das Zwerchfell, verläuft im Brustraum zwischen Aorta und Wirbelsäule und mündet dann im linken „Venenwinkel" (der Vereinigung von V. jugularis interna und V. subclavia zur V. brachiocephalica) in die Blutbahn. Vor der Mündung nimmt der Ductus thoracicus noch den Truncus subclavius, den Truncus jugularis sowie den Truncus bronchomediastinalis der linken Seite auf.

• Auf der rechten Halsseite entsteht der nur etwa 1 cm lange *Ductus lymphaticus dexter* aus dem Zusammenfluß von Truncus subclavius + jugularis + bronchomediastinalis der rechten Seite. Damit mündet die Lymphe des rechten oberen Körperquadranten in die rechte V. brachiocephalica, die Lymphe des übrigen Körpers in die linke.

#163 Aufgaben und Lage der Lymphknoten

■ **Regionäre Lymphknoten** (*Nodi lymphoidei regionales*): Die Lymphe durchfließt mindestens einen Lymphknoten, bevor sie in das Blut gelangt. Den für eine bestimmte Körperregion als erste Filterstation zuständigen Lymphknoten nennt man „regionären Lymphknoten".

> **Erkrankungen der regionären Lymphknoten**: Die Kenntnis der regionären Lymphknoten hat große praktische Bedeutung. Sie erkranken häufig gemeinsam mit ihrem Einzugsgebiet. Bei Diagnose und Therapie sind daher die regionären Lymphknoten immer mit zu bedenken.
> • Beispiel: Eine Eiterung am Daumen kann zu einer Entzündung von Achsellymphknoten führen.
> • Krebszellen breiten sich bevorzugt auf dem Lymphweg aus. In den regionären Lymphknoten bilden sich meist die ersten Tochtergeschwülste (Metastasen). Bei Krebsoperationen werden nach Möglichkeit die regionären Lymphknoten mit entfernt. Bei Bestrahlungen werden sie in das Bestrahlungsfeld einbezogen usw.

■ **Lage**: Die regionären Lymphknoten sind nicht diffus über den Körper verteilt. Sie liegen in Gruppen an Stellen, an denen die Lymphe von mehreren Körperregionen zu-

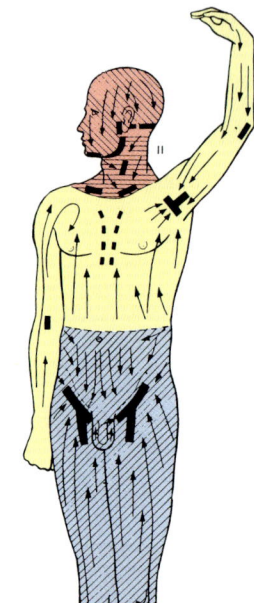

Abb. 163a. Einzugsgebiete der Lymphknoten. *[le3]*

sammenströmt, denn mittlere und größere Lymphgefäße vereinigen sich nicht wie Venen zu immer dickeren Gefäßen. Sie laufen parallel bis zu einem Lymphknoten, in den zahlreiche Lymphgefäße eintreten, aber nur wenige austreten. Der Untersuchung gut zugängliche regionäre Lymphknoten sind (Abb. 163a):
• *Achsellymphknoten*: für Arm, Brustwand (mit Brustdrüse!) und Rücken.
• *Leistenlymphknoten*: für Bein, Bauchwand und Gesäß.
• *Halslymphknoten*: für den Kopf.

In Brust- und Bauchraum liegen die regionären Lymphknoten meist in der Nähe des betreffenden Organs.

■ **Sammellymphknoten**: Die Lymphe durchfließt auf ihrem Weg zum Blut meist nicht nur den regionären Lymphknoten, sondern mehrere Lymphknoten nacheinander. Die Lymphe aus verschiedenen regionären Lymphknoten wird von „Sammellymphknoten" aufgenommen, die sie wiederum an die nächste Lymphknotengruppe weitergeben. Gruppen von Sammellymphknoten findet man vor allem:
• am Hals: Einzugsgebiet: Kopf, Hals, Arm, Brustwand, Rücken.
• entlang der Bauchaorta: Einzugsgebiet: Beine, Bauchwand, Gesäß, Becken- und Bauchorgane.
• im Mediastinum: Einzugsgebiet: Brusteingeweide.

> ■ **Lymphographie**: Lymphgefäße und Lymphknoten lassen sich mit Kontrastmittel im Röntgenbild sichtbar machen:
> • Man spritzt zunächst die Suspension eines blauen Farbstoffs unter die Haut des Fußrückens. Im Verlauf von 1-2 Stunden werden die Farbstoffteilchen auf dem Lymphweg abtransportiert. Die mit Farbstoff gefüllten Lymphgefäße schimmern dann grünlich durch die Haut. Man kann nun ein Lymphgefäß freipräparieren und eine ganz feine Nadel einstechen. Über diese wird ein Röntgenkontrastmittel in das Lymphgefäß eingespritzt. Dies muß ganz behutsam erfolgen, damit das Lymphgefäß nicht platzt. Man kann dies nicht mit freier Hand, sondern benutzt dazu eine Injektionsmaschine, die z.B. 10 ml im Verlauf von 2 Stunden kontinuierlich einspritzt.
> • Das Kontrastmittel verteilt sich zunächst im Netz der Leitgefäße und gelangt dann in zahlreichen Transportgefäßen zu den re-

gionären Lymphknoten. Dort bleibt ein Teil des Kontrastmittels hängen, weil es entsprechend der Aufgabe der Lymphknoten herausgefiltert wird. Was diese Lymphknotengruppe nicht schafft, muß die nächste versuchen. Spritzt man genügend Kontrastmittel ein, so kann man die ganze Lymphknotenkette von Leisten-, Becken- und Lendenlymphknoten (Abb. 163b) bis zum zentralen Lymphstamm, dem Ductus thoracicus, im Röntgenbild sichtbar machen.
• Der Wert der Lymphographie wird dadurch eingeschränkt, daß sich nur die gesunden Anteile des Lymphgefäßsystems und der Lymphknoten darstellen lassen. Einen von einer Krebsmetastase zerstörten Lymphknoten sieht man gerade nicht. Seit dem Siegeszug der Computertomographie hat die Lymphographie an Bedeutung eingebüßt.

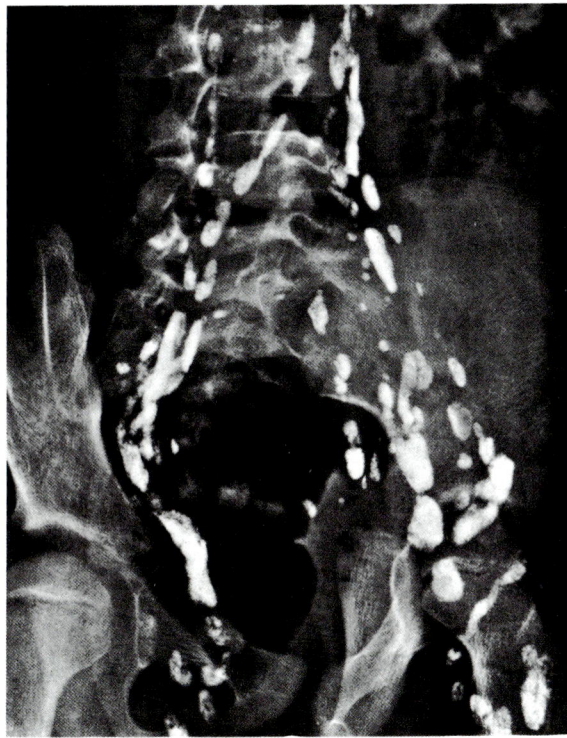

Abb. 163b. Darstellung der Leisten-, Becken- und Lendenlymphknoten im Röntgenbild (Lymphographie). [wi1]

■ **Infektiöse Mononukleose** (Pfeiffer-Drüsenfieber, vom Wiesbadener Internisten Emil Pfeiffer, 1846-1921, beschrieben):
• Eine allgemeine oder auf den Hals beschränkte Lymphknotenschwellung geht mit 7-10 Tagen Fieber, Mandel- und Rachenentzündung („Monozytenangina") sowie Leber- und Milzvergrößerung einher.
• Charakteristisch ist das Auftreten großer einkerniger (mononukleärer) Pfeiffer-Zellen im Blut.
• Erreger ist meist das Epstein-Barr-Virus (EBV), doch werden ähnliche Krankheitsbilder auch durch andere Viren ausgelöst (Zytomegalie, Toxoplasmose, HIV).
• EBV wird hauptsächlich durch Speichel übertragen („Tröpfcheninfektion"). Die „Kußkrankheit" („kissing disease") ist daher bei Studenten häufig („Studentenfieber").
• Inkubationsdauer 8-21 Tage.
• Die Erkrankung läuft meist komplikationslos, manchmal sogar asymptomatisch ab. Gelegentlich bleibt eine Müdigkeit über Wochen bestehen.

#164 Lymphozyten

■ **Lymphozyten im Blut**: Die Lymphozyten sind die kleinsten Leukozyten. Die meisten sind kaum größer als Erythrozyten, doch kommen auch größere Zellen („große Lymphozyten") vor. Die Lymphozyten stellen etwa ¼ der Leukozyten im Blut. Ihr Anteil steigt bei chronischen Entzündungen an.
• Die Lebensdauer der Lymphozyten beträgt 10 Tage bis mehrere Jahre („Gedächtniszellen").
• Die weitaus überwiegende Zahl der Lymphozyten (etwa 98 %) hält sich nicht im Blut, sondern in den lymphatischen Organen und im Knochenmark auf. Von dort begibt sich immer ein Teil für etwa eine halbe Stunde auf die Wanderschaft (*Rezirkulation*) durch den Körper. Auf diese Weise sind alle Lymphozyten im Durchschnitt einmal täglich unterwegs.

Man könnte die Lymphozyten mit den Autos in den „Parkhäusern" der lymphatischen Organe (Milz, Lymphknoten, Mandeln) vergleichen: Die Autos wechseln, das Gerüst des Parkhauses bleibt. Wie bei den meisten Autos sind auch bei den Lymphozyten die „Parkzeiten" sehr viel länger als die „Fahrzeiten": Die Zirkulation in der Blutbahn ist viel kürzer als die Verweildauer in den lymphatischen Organen.

■ **Aussehen** (Abb. 154, 164a + b):
• Runder, dichter, dunkel gefärbter Zellkern.
• Kleiner Zytoplasmasaum um den Zellkern.
• Nur vereinzelte Azurgranula = Lysosomen.
• Im Elektronenmikroskop sind zahlreiche freie Ribosomen zu sehen.

■ **Arten und Aufgaben**: Die Lymphozyten sind die Träger der spezifischen Abwehr. Nach ihren Hauptaufgaben unterscheidet man 3 Haupttypen mit einer Vielzahl von Untertypen, die durch bestimmte Adhäsionsmoleküle charakterisiert sind (#161):
❶ T-Lymphozyten (etwa 80 %) wirken mit den Makrophagen am Ort des Antigenreizes („zelluläre Immunreaktion").
❷ B-Lymphozyten (etwa 15 %) bilden Antikörper („humorale Immunreaktion").
❸ Nullzellen = Non-B-non-T-Lymphozyten (etwa 5 %) sind weder mit B- noch mit T-Zell-Antikörpern zu markieren.

❶ **T-Lymphozyten**: Sie bekämpfen in den Körper eingedrungene Bakterien direkt. Die Bezeichnung T-Lymphozyt kommt daher, daß diese Zellen im Thymus eine Art Spezialausbildung durchmachen. Es gibt mehrere Arten von T-Lymphozyten:
• *Zytotoxische T-Zellen* (T$_C$-Zellen) können fremde Zellen direkt töten. Sie exprimieren CD8.
• *Helfer-T-Zellen* (T$_H$-Zellen) aktivieren Phagozyten und unterstützen andere T- oder B-Lymphozyten beim Erkennen von Antigenen. Sie exprimieren CD4.
• *Suppressor-T-Zellen* (T$_S$-Zellen) verhindern, daß Lymphozyten körpereigene Zellen angreifen.

AIDS (acquired immunodeficiency syndrome) ist eine Viruserkrankung der Helfer-T-Zellen. Das HIV (human immunodeficiency virus) gehört zur Gruppe der Retroviren (reverse Transkriptase besitzende onkogene Viren). Es wird vom CD4-Rezeptor der T$_H$-Zelle gebunden.

❷ **B-Lymphozyten**: Sie können sich in Plasmazellen umwandeln und Antikörper bilden. Diese richten sich jeweils gegen einen bestimmten körperfremden Stoff und aus-

schließlich gegen diesen. Auf der Bildung von Antikörpern beruht die sog. „Immunität".
• Nach dem ersten Kontakt mit einem Krankheitserreger beginnen die Plasmazellen „Antikörper" zu bilden. Es dauert etwa 10 Tage, bis der Körper damit „aufgerüstet" ist. Dann holt er zum großen Schlag aus. Die nun ablaufenden Antigen-Antikörper-Reaktionen führen bei manchen Infektionskrankheiten zu Hautausschlägen.
• Nach dem Überstehen der Krankheit behalten einige Lymphozyten als „Gedächtniszellen" die Fähigkeit zur Bildung des speziellen Antikörpers. Bei einem neuerlichen Kontakt mit dem Krankheitserreger wird dieser sofort durch die Antikörper unschädlich gemacht. Es kommt gar nicht mehr zum Ausbruch der Krankheit.
• Nach bestimmten Erkrankungen hält die Antikörperbildung zeitlebens an. An Masern erkrankt man nur einmal. Die Krankheit hinterläßt eine lebenslange Immunität. Höchstens in stark geschwächtem Zustand des Körpers oder im Alter läßt die Antikörperbildung nach. Dann ist eine zweite Erkrankung an Masern möglich.

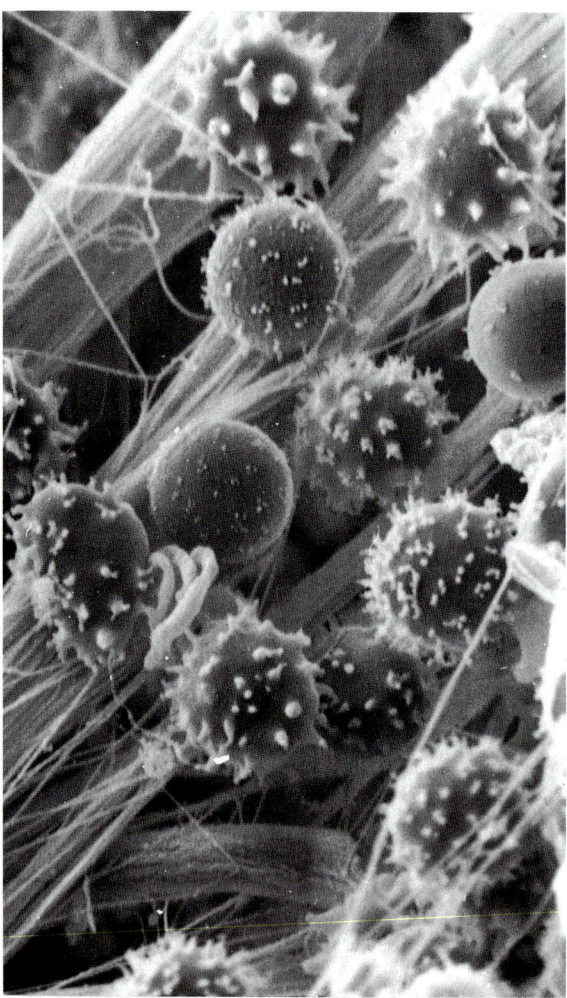

Abb. 164. Lymphozyten der Lederhaut aus der Umgebung einer bösartigen Geschwulst im rasterelektronenmikroskopischen Bild (Vergrößerung 2400fach). B- und T-Lymphozyten unterscheiden sich nicht in ihrem Aussehen. Im Bild sieht man außerdem parallele Bündel zugfester (kollagener) Fasern. Sie werden von einzelnen elastischen Fasern umsponnen. *[be2]*

• Bei anderen Infektionskrankheiten ist die Immunität z.T. deutlich kürzer. Von Erkältungskrankheiten kann man im gleichen Winter mehrfach heimgesucht werden. Dies liegt allerdings z.T. daran, daß es eine große Zahl unterschiedlicher Erreger gibt.

Schutzimpfungen:
• Antikörper können auch auf andere Lebewesen übertragen werden und diese schützen. Bei dieser „passiven" Schutzimpfung hält der Schutz nur solange an, wie die übertragenen Antikörper im Blut kreisen.
• Einen lang dauernden Schutz erreicht man mit der „aktiven" Schutzimpfung: Man bringt eine abgeschwächte Form des Krankheitserregers in den Körper. Diese regt den Körper zur eigenen Erzeugung von Antikörpern an.

❸ **Nullzellen** (Non-B-non-T-Zellen):
• Natürliche Killerzellen (NK-Zellen) = spontan zytotoxische Zellen (SC-Zellen) töten unspezifisch virusbefallene Zellen und Geschwulstzellen.
• Killerzellen (K-Zellen) töten nur Zellen, die mit bestimmten Antikörpern markiert sind.

■ **Gesamtmenge**: Die Lymphozyten machen etwa ¼ der 4000-8000 Leukozyten im Mikroliter Blut aus. In 5 Litern Blut sind dies folglich etwa $1500 \times 5 \cdot 10^6 = 7{,}5 \cdot 10^9$. Geht man davon aus, daß nur etwa 2 % der Lymphozyten im Blut verweilen, so errechnet man eine Gesamtmenge von rund $4 \cdot 10^{11}$. Die Lymphozyten sind zwar im Durchmesser nicht viel größer als die Erythrozyten, sie sind jedoch annähernd kugelförmig. Man kann daher das Einzelvolumen mit rund 200 fl = $200 \cdot 10^{-15}$ l ansetzen (Erythrozyten 90 fl, #153). Daraus läßt sich das Gesamtvolumen mit $4 \cdot 10^{11} \times 200 \cdot 10^{-15}$ l = 80 ml abschätzen.
• Diese Hochrechnung ist mit vielen Unsicherheiten behaftet und kann nur ein ganz grobes Bild vermitteln: Die im Blut gegenüber den Erythrozyten so spärlichen Zellen kommen insgesamt dann doch etwa auf das Volumen des Pancreas.

■ **Lymphknötchen = Lymphfollikel**: Eine rundliche Ansammlung von B-Lymphozyten im Gewebe nennt man Lymphknötchen (*Nodulus lymphoideus*). 2 Formen:
• **Primärfollikel**: im Präparat gleichmäßig angefärbt.
• **Sekundärfollikel**: dunkel gefärbter, ringförmiger oder u-förmiger Rand mit hellerer Mitte = Keimzentrum = Reaktionszentrum (*Centrum germinale*, lat. germen, germinis = Keim, Sproß, vgl. auch bayrisch und österreichisch Germ = Hefe). Im Keimzentrum teilen sich die Zellen lebhaft. Man findet daher im Präparat zahlreiche Mitosen. Die Zellen des Keimzentrums haben einen größeren Zell-Leib und einen lockerer gebauten Kern. Sie färben sich deshalb weniger intensiv an. Primär- und Sekundärfollikel sind vermutlich 2 Funktionszustände eines Lymphknötchens: Primärfollikel = Ruhezustand, Sekundärfollikel = Reaktionsform auf Antigenreiz.
• Lymphknötchen beherbergen B-Lymphozyten. Man findet sie in allen lymphatischen Organen, außer im Thymus (der von T-Lymphozyten besiedelt ist). Im aboralen Teil des Dünndarms (Ileum) liegen die Lymphknötchen so dicht aneinander, daß ihre Grenzen undeutlich werden = Peyer-Platten (*Noduli lymphoidei aggregati*, #436).

• Man beachte den feinen Unterschied: *Nodus lymphoideus* = Lymphknoten, *Nodulus lymphoideus* = Lymphknötchen = Lymphfollikel. Die Bezeichnung Lymphfollikel ist zwar in der deutschen Anatomie noch üblich, sprachlich aber unglücklich, da ein Hohlraum fehlt (lat. folliculus = kleiner Ledersack).

#165 Entwicklung der Lymphozyten

❶ **Basislymphozyt**: Im Knochenmark entsteht vermutlich aus den gemeinsamen undifferenzierten Stammzellen (#158) eine Art „Basislymphozyt". Er muß noch eine „Fachausbildung" zum T- oder B-Lymphozyten durchmachen, bevor er tätig werden kann. Diese Basislymphozyten (Prä-T- und Prä-B-Lymphozyten) begeben sich auf dem Blutweg zu ihren Ausbildungsstätten.

❷ **T-Lymphozyt**:
- Die Prä-T-Lymphozyten reifen im Thymus (später auch in den Langerhans-Zellen der Haut) zu den „thymusabhängigen" = T-Lymphozyten heran.
- Als immunkompetente T-Lymphozyten werden sie wieder in das Blut abgegeben. Sie gelangen mit diesem in die lymphatischen Organe und lassen sich dort in den „thymusabhängigen" Regionen, z.B. Parakortex der Lymphknoten, nieder. Von Zeit zu Zeit begeben sie sich auf einen „Streifengang" durch das Blut, um nach ihrem Antigen zu suchen.
- Trifft ein T-Lymphozyt mit seinem spezifischen Antigen zusammen, so wandelt er sich im T-Zell-Bereich eines lymphatischen Organs zum T-Immunoblasten um, der sich lebhaft teilt (Abb. 165). Dabei entstehen sensibilisierte T-Zellen, die sich auf dem Weg über den Kreislauf zum Ort des Antigenreizes begeben.

❸ **B-Lymphozyt**:
- Die Prä-B-Lymphozyten werden bei den Vögeln in der Bursa Fabricii zu B-Lymphozyten ausgebildet. Den Säugetieren fehlt die Bursa. Beim Menschen ist der Prägungsort umstritten. Diskutiert werden als „Bursaäquivalent" die Lymphknötchenansammlungen im Darm (Peyer-Platten), die fetale Leber, das Knochenmark und die Langerhans-Zellen der Haut.
- Die immunkompetenten B-Lymphozyten begeben sich wie die T-Lymphozyten auf dem Blutweg zu den lymphatischen Organen und besiedeln dort die B-Regionen, vor allem die Lymphknötchen.
- Vermutlich gehen die B-Lymphozyten viel weniger auf „Streifzüge" als die T-Lymphozyten. Sie sitzen vielmehr in den „Revieren" und warten auf Antigene, die von Makrophagen angeliefert („präsentiert") werden („antigenpräsentierende Zellen").
- Nach dem Antigenkontakt wandelt sich der B-Lymphozyt in einen B-Immunoblasten um, aus dem durch Zellteilungen die antikörperbildenden Plasmazellen entstehen. Die Mehrzahl der Plasmazellen bleibt in den lymphatischen Organen und produziert Antikörper, die auf dem Blutweg zum Ort des Antigens gelangen. Einige Plasmazellen-Vorstufen suchen den Ort des Antigenreizes über das Blut auf.

❹ **Gedächtniszelle**: Ein kleiner Teil der sensibilisierten T- und B-Zellen behält monate- bis jahrelang die Fähigkeit, auf einen neuen Reiz durch ihr spezifisches Antigen hin sofort eine wirksame Abwehrreaktion in Gang zu setzen.

#166 Feinbau des Lymphknotens (Nodus lymphoideus

In #162 war die Bedeutung der Lymphknoten als „Kläranlagen" der Lymphe in den Vordergrund gestellt worden. Darüber hinaus dienen sie auch der Vermehrung und Speicherung von Lymphozyten.

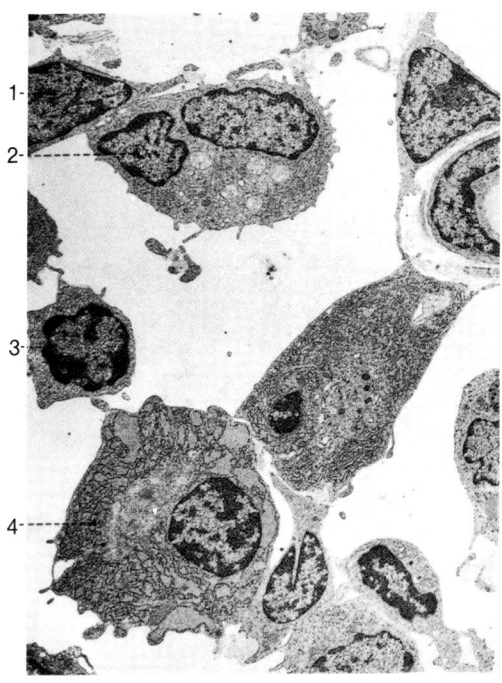

Abb. 165. Gruppe von Abwehrzellen aus einem Lymphknoten im elektronenmikroskopischen Bild (Vergrößerung 1800fach). [be2]

| 1 Retikulumzelle | 3 Kleiner Lymphozyt |
| 2 Makrophage | 4 Plasmazelle |

■ **Äußere Form**: Die Lymphknoten sind bohnenförmige Organe von etwa 1-25 mm Durchmesser. Gesunde Lymphknoten sind weich wie Fettgewebe und daher in der Unterhaut nicht zu tasten. Bei Erkrankungen können sie anschwellen und dann tastbar werden. Nach der Gesundung entziehen sie sich normalerweise wieder der Palpation. Als Folge der Erkrankung kann jedoch auch vermehrt Bindegewebe eingebaut werden (Vernarbung), und der Lymphknoten bleibt dann zeitlebens verhärtet und tastbar.
- Die Bohnenform beruht auf der Einziehung an der Eintrittsstelle der Blutgefäße, an der das abführende Lymphgefäß austritt. Diese Stelle nennt man, wie auch bei größeren Organen, *Hilum* (lat. hilum = kleines Ding), häufig, sprachlich unrichtig, auch Hilus.

■ **Stützgerüst**:
- Kapsel (*Capsula*, lat. capsa = Behältnis, capsula = kleines Behältnis): aus zugfestem Bindegewebe. Sie wird am *Hilum* von Blutgefäßen und abführenden Lymphgefäßen (*Vasa lymphatica efferentia*), in gegenüberliegenden Bereichen von zuführenden Lymphgefäßen (*Vasa lymphatica afferentia*) durchsetzt (Abb. 166a).
- Balken (*Trabecula*, lat. trabs = Balken, trabecula = kleiner Balken): zugfestes Bindegewebe, das von der Kapsel ausgehend im Inneren des Lymphknotens ein grobes Gerüstwerk bildet (Abb. 166b). An ihm befestigt sich das feine Gerüst aus retikulären Fasern.

■ **Lymphatische Sinus** (*Sinus lymphatici*, über Sinus s. #146) bezeichnet man erweiterte spaltförmige Lymphbahnen im Lymphknoten zwischen zuführenden und abführenden Lymphgefäßen. Die Sinus bilden ein Netzwerk, in dem

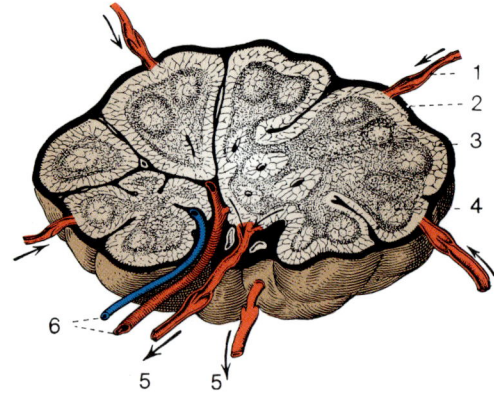

Abb. 166a. Schema vom Bau eines Lymphknotens (Vergrößerung etwa 10fach). *[bg2]*

1 Vas lymphaticum afferens
2 Capsula
3 Sinus subcapsularis
4 Nodulus lymphoideus
5 Vas lymphaticum efferens
6 Vasa sanguinea

❶ **Cortex**: Die Rinde ist durch zahlreiche Lymphknötchen (*Noduli lymphoidei*, #164) charakterisiert. In den üblichen Färbungen sind die Randbezirke der Knötchen meist stärker angefärbt als das umgebende Gewebe. Die Lymphknötchen (Lymphfollikel) fallen daher im mikroskopischen Präparat als dunkle Ringe auf. In der helleren Mitte des Lymphknötchens (Keimzentrum = *Centrum germinale*) werden Lymphozyten gebildet. Die Lymphknötchen sind hauptsächlich von B-Lymphozyten besiedelt.

❷ **Paracortex** (*Zona thymodependens* = thymusabhängige Zone): zwischen der Lymphknötchenregion und dem Mark, auch als tiefere Rindenschicht bezeichnet. Im Paracortex halten sich vorwiegend T-Lymphozyten auf. Sie ordnen sich nie in Form von Lymphknötchen an. Im Paracortex kommen jedoch vereinzelt auch B-Lymphozyten vor.

• Die T-Lymphozyten wandern durch die postkapillaren Venulen aus der Blutbahn in den Paracortex ein. Die postkapillaren Venulen der Lymphknoten weisen einen besonderen Wandbau auf: Das Endothel ist nicht platt, sondern kubisch (HED = high endothelial venules). Dies ermöglicht offenbar einen Durchtritt der Lymphozyten ohne gleichzeitigen Blutaustritt.

• Auf einen Antigenreiz hin wandeln sich die T-Lymphozyten im Lymphknoten in große T-Immunoblasten um, aus denen durch Zellteilungen die sensibilisierten T-Zellen hervorgehen. Diese verlassen den Lymphknoten mit der abfließenden Lymphe und suchen das Antigen auf. Im Gegensatz zu den B-Lymphozyten können die T-Lymphozyten ihre Abwehraufgabe nur am Ort des Antigenreizes erfüllen.

die Strömungsgeschwindigkeit gering ist. Dadurch haben die Uferzellen der Sinus (spezielle Endothelzellen, Abb. 161b) ausgiebigen Kontakt mit der Lymphe. Zusammen mit den Retikulumzellen gehören sie zum Makrophagensystem (#154, Tab. 161). Sie phagozytieren Zelltrümmer, Bakterien und ungelöste Stoffe, z.B. Ruß und Gesteinsstaub aus der Lunge, und reinigen dadurch die Lymphe. An den Lymphknotensinus unterscheidet man 3 Abschnitte:

• Randsinus (*Sinus subcapsularis*): unmittelbar unter der Kapsel. In ihn mündet die ankommende Lymphe.
• Rindensinus (*Sinus corticalis perinodularis*): überwiegend radiär verlaufend, verbindet Rand- und Marksinus.
• Marksinus (*Sinus medullaris*): bildet ein dichtes Netz in der Nähe des Hilum.

❶ Mit etwas Phantasie kann man den Feinbau des Lymphknotens mit einem Flughafengebäude vergleichen. Es entsprechen:
• Kapsel und Balken aus straffem Bindegewebe den Mauern.
• erweiterte Lymphbahnen (Sinus) den Durchgangsfluren.
• Rinde und Mark aus lymphoretikulärem Gewebe den Warteräumen.

❷ Die Zellen im Lymphknoten entsprechen den Menschen im Flughafen:
• die Lymphozyten den ständig wechselnden Reisenden, die sich einige Zeit im Flughafen aufhalten, bevor sie „rezirkulieren".
• die Wandzellen der Sinus („Uferzellen") dem beständigen Personal, das die Gepäckstücke kontrolliert und nicht Zulässiges konfisziert.

❸ Moderne Flughäfen haben getrennte Ankunft- und Abflugbereiche, sind also Einbahnstraßen. Auch im Lymphknoten sind die „zuführenden" und „abführenden" Lymphgefäße sorgfältig getrennt.

#167 Lymphozytenregionen im Lymphknoten

Der Raum zwischen den Sinus ist mit Lymphozyten gefüllt. In ihm hält sich die Hauptmenge der Lymphozyten zwischen kurzen Ausflügen (Rezirkulation) im Blut auf. Es werden hier aber auch Lymphozyten gebildet. Von außen nach innen kann man diesen Raum in 3 Bereiche ohne scharfe Grenzen gliedern: Rinde, Paracortex und Mark (Abb. 166a, Tab. 167).

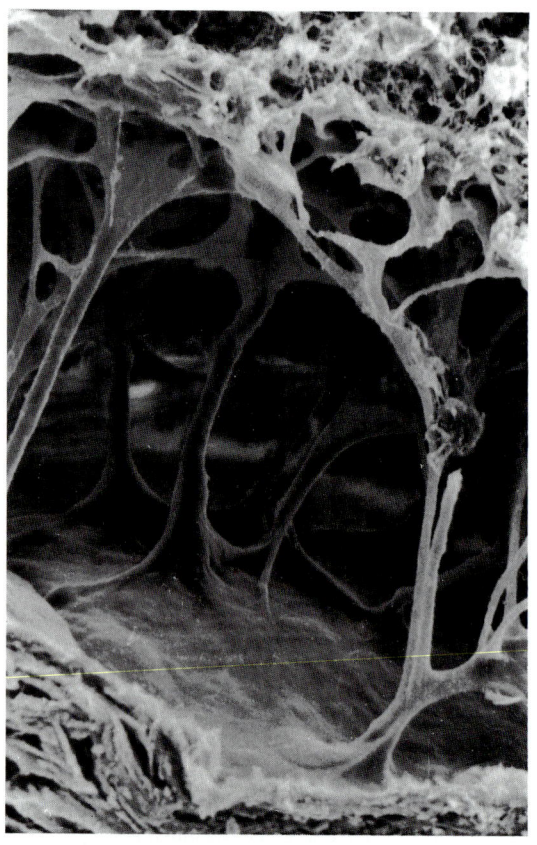

Abb. 166b. Rasterelektronenmikroskopisches Bild des bindegewebigen Gerüsts des Randsinus eines Lymphknotens (Vergrößerung 1450fach). *[be2]*

❸ **Medulla** (Mark): Stränge lymphatischen Gewebes liegen zwischen den Marksinus. Sie enthalten hauptsächlich B-Lymphozyten.

Tab. 167. Lymphozytenregionen im Lymphknoten	
Rindenlymphknötchen:	B-Lymphozyten
Parakortex:	T-Lymphozyten
Mark:	B-Lymphozyten

Aus dem Schnittbild eines Lymphknotens kann man Schlüsse auf Immunreaktionen ziehen. Bei einer überwiegend zellulären Reaktion verdickt sich der Paracortex (parakortikale Reaktion). Bei überwiegender Antikörperbildung sind die Rindenlymphknötchen (-follikel) vermehrt und haben blasse Keimzentren. In den Zellen des Keimzentrums sieht man dann zahlreiche Mitosen. Bei geringer Antikörperbildung sind die Keimzentren kaum sichtbar.

1.7 Drüsen, Schleimhäute und seröse Höhlen

#171	Sekretion, *Transsudat, Exsudat*, Steuerung
#172	Exokrine, endokrine, tubulöse, azinöse, alveoläre, ekkrine, apokrine, holokrine, seröse, muköse, gemischte Drüsen, *Mukoviszidose*
#173	Ausführungsgänge
#174	Sekrettransport
#175	Schleimhaut: Schichten, Aufgaben
#176	Seröse Höhlen, parietale und viszerale Serosa
#177	Tunica serosa: Schichten, Aufgaben, *Erguß, Punktion, intraperitoneale Applikation, Peritonealdialyse*
#178	Gekröse (Mesenterien)
⇒ #124	Epithelgewebe
⇒ #341-342	Pleura, *Pleuraerguß*
⇒ #369	Perikard
⇒ #411	Bauchfell (Peritoneum)
⇒ #416-418	Gekrösewurzeln, Netz, Bauchfelltaschen

#171 Sekretion

■ **Sekrete** (lat. secernere = absondern, ausscheiden)
• werden von Körperzellen gebildet (im Gegensatz zu den mit der Nahrung aufgenommenen Wirkstoffen, z.B. Vitaminen).
• haben im Körper Aufgaben zu erfüllen (im Gegensatz zu den Exkreten, die lediglich aus dem Körper hinaus befördert werden sollen).
• sind Wirkstoffe (im Gegensatz zu den von Zellen synthetisierten Baustoffen).
• werden außerhalb der sie bildenden Zelle wirksam und müssen daher von ihr abgegeben werden (im Gegensatz zu in der Zelle verbleibenden Wirkstoffen, z.B. Messenger-RNA, Lysosomenenzyme).

Nahezu alle Zellen sind zur Stoffsynthese befähigt (ausgenommen reife Erythrozyten, die weder Zellkern noch RNS besitzen). Zellen, die darauf spezialisiert sind, ein bestimmtes Sekret zu bilden, nennt man Drüsenzellen. Den Vorgang der Sekretabgabe bezeichnet man als Sekretion (Tab. 171). Aufbau und Abbau von Sekreten sind aktive Leistungen der Zelle.

Tab. 171. Mittlere Sekretmengen großer Drüsen	
Speichel	0,5-1,5 l/d
Magensaft	2-3 l/d
Lebergalle	0,6-0,8 l/d
Pankreassaft	1-2 l/d
Schweiß (ohne sichtbares Schwitzen)	0,3-0,5 l/d
Schweiß (stark schwitzend)	bis 4 l/h
Milch (stillende Frau)	0,8 l/d
Tränenflüssigkeit (ohne sichtbares Weinen)	1 ml/d
Schilddrüsenhormone	0,15 g/d

■ Eine bloße Diffusion von Stoffen aus dem Blut durch eine Zelle hindurch an eine Oberfläche ist noch nicht als Sekretion anzusehen:
• **Transsudat** (lat. trans = hindurch, sudare = schwitzen): dem Blutserum ähnliche Flüssigkeit in Körperhöhlen, z.B. Pleurahöhle, Bauchhöhle. Hierher gehören auch die Gelenkschmiere und die Befeuchtung der Scheide. Bei Behinderung des venösen Abflusses können Transsudate stark vermehrt sein: Pleuraerguß und Bauchwassersucht (Ascites) bei Rechtsherzinsuffizienz.
• **Exsudat**: entzündliche Ausschwitzung: Sie ist im Gegensatz zum nicht entzündlichen Transsudat reich an Proteinen. Ein Pleuraerguß kann entweder ein Exsudat (z.B. bei Brustfellentzündung = „Pleuritis") oder ein Transsudat (z.B. bei Rechtsherzinsuffizienz) sein. Das Exsudat ist wegen des hohen Eiweiß- und Zellgehalts trüb, das Transsudat meist klar.

■ Die Arbeit der Drüsenzellen läuft in 3 **Phasen** ab:
• *Stoffaufnahme*: Die für die Sekretbereitung nötigen Stoffe werden in der Regel dem Blut entnommen. Drüsen sind daher reich durchblutet.
• *Synthese des Sekrets*: Sie findet in Zellorganellen statt. Proteine (Eiweiße) werden im granulierten endoplasmatischen Retikulum, Steroide im ungranulierten endoplasmatischen Retikulum, Kohlenhydrate vermutlich im Golgi-Apparat synthetisiert.
• *Sekretabgabe*: Sekrettröpfchen werden meist im Golgi-Apparat mit Membranen umgeben und dann auf dem Weg der Exozytose aus der Zelle geschleust.

Die 3 Phasen können an einer Drüsenzelle entweder nacheinander oder nebeneinander ablaufen. Viele Drüsen sezernieren nicht gleichmäßig, sondern zeigen Tagesrhythmen (z.B. die Verdauungsdrüsen abhängig von der Nahrungsaufnahme) oder länger dauernde Zyklen (wie der Menstruationszyklus).

■ **Steuerung**: Sekretbereitung und -abgabe der einzelnen Drüsen werden durch Hormone und/oder das autonome Nervensystem gesteuert:

❶ Beispiel 1: *Gebärmutterdrüsen*. Im Zwischenhirn entstehen Releasinghormone (= Liberine) und Inhibitinghormone (= Statine), welche die Sekretion des Hypophysenvorderlappens steuern. Der Hypophysenvorderlappen wiederum bildet glandotrope Hormone (= Tropine), welche die Tätigkeit der meisten anderen Hormondrüsen, z.B. der Keimdrüsen, regeln. Die Hormone des Ovars regen z.B. die Drüsen im Endometrium zur Sekretion an. Die Gebärmutterdrüsen unterliegen damit einem dreistufigen Steuerungsmechanismus mit Rückkoppelung.
• Gn-RH (Gonadotropin-Releasinghormon = Gonadoliberin) → Hypophysenvorderlappen.
• FSH (follikelstimulierendes Hormon = Follitropin) → Ovarium.
• Follikelhormon (Östrogen) → Uterus.
• Der Regelkreis wird über den Blutspiegel der Ovarialhormone zum Zwischenhirn zurückgekoppelt.

❷ Beispiel 2: *Magendrüsen*. Der Magensaft wird hauptsächlich im Corpus gastricum und im Magenfundus unter dem Einfluß eines Hormons und des autonomen Nervensystems gebildet.
• Nahrungsaufnahme in den Mund, aber auch schon der Gedanke an Speisen löst einen Reflex aus, der über den *N. vagus* (parasympathischer Anteil des autonomen Nervensystems) die Magensaftbereitung im Corpus gastricum und im Magenfundus in Gang setzt.
• Berührt Speisebrei dann die Pars pylorica des Magens, so wird dort das Hormon *Gastrin* freigesetzt. Das wiederum gelangt auf dem Blutweg zum Corpus gastricum und unterhält dort die Magensaftproduktion weiter.

❸ Beispiel 3: *Speicheldrüsen*: Die Speichelproduktion in den Mundspeicheldrüsen wird von parasympathischen Anteilen im 7. und 9. Hirnnerv angeregt. Die Sekretion wird durch Geruch und Geschmack der Speisen, auch schon durch deren Vorstellung, ausgelöst: „Das Wasser läuft im Mund zusammen". Wird der Parasympathikus durch Gifte gehemmt (z.B. Atropin) oder der Sympathikus erregt (z.B. bei Prüfungsangst), so wird der Mund trocken.

> **Beispiele für Fehlsteuerung von Drüsensekretion**:
> • *Zollinger-Ellison-Syndrom*: Von einer Geschwulst der gastrinbildenden Zellen (Gastrinom) wird Gastrin unkontrolliert erzeugt. Dadurch wird die Magensekretion ständig unterhalten. Die Übersäuerung führt zu chronischen Magengeschwüren (#427).
> • *Verner-Morrison-Syndrom*: Das vasoaktive intestinale Polypeptid VIP (#434) fördert die Durchblutung und Sekretion des Darms. Eine Geschwulst der VIP produzierenden Zellen (Vipom) löst eine übermäßige Sekretion aus. Es kommt zu wäßrigen Durchfällen mit Störung des Wasser- und Mineralhaushalts.

#172 Arten von Drüsen

Tab. 172a. Gliederungsmöglichkeiten von Drüsen	
Ableitung des Sekrets an Körperoberflächen oder in das Blut	• exokrine Drüsen • endokrine Drüsen
Bau	• tubulöse Drüsen • azinöse Drüsen • alveoläre Drüsen
Art der Sekretabgabe aus der Zelle	• ekkrine Drüsen • apokrine Drüsen • holokrine Drüsen
Beschaffenheit des Sekrets	• seröse Drüsen • muköse Drüsen • gemischte Drüsen
Zellzahl	• einzellige Drüsen • mehrzellige Drüsen
Lage	• intraepitheliale Drüsen • extraepitheliale Drüsen
Ausführungsgang unverzweigt oder verzweigt	• einfache Drüse • zusammengesetzte Drüse

■ **Gliederung nach Ableitung des Sekrets**:

❶ **Exokrine Drüse**: Sie gibt ihr Sekret an eine innere oder äußere Oberfläche des Körpers ab (gr. éxo = außen, krínein = ausscheiden) (Tab. 172a).
• Als einzellige Drüse liegt sie direkt in der Wand der betreffenden Oberfläche, z.B. die Becherzellen des Darms.
• Mehrzellige Drüsen sind aus Platzgründen meist in tiefere Schichten verlagert und bleiben durch einen Ausführungsgang mit der Oberfläche verbunden, z.B. Schweißdrüsen. Große Drüsen bilden eigene Organe, die sich dort entwickeln, wo genügend Platz für ihre Entfaltung vorhanden ist: Speicheldrüsen, Leber. Der Ausführungsgang muß dann entsprechend lang sein, z.B. Ductus parotideus, Gallengang.

❷ **Endokrine Drüse**: Sie gibt ihr Sekret in das Blut ab: „innersekretorische" Drüse (gr. éndon = innen). Da alle Drüsen als stoffwechselaktive Organe über ein dichtes Kapillarnetz verfügen, grenzen alle endokrinen Drüsenzellen direkt an ihre Zieloberfläche, die Kapillarwand. Sie benötigen daher keine Ausführungsgänge.
• Die Sekrete („Inkrete") der endokrinen Drüsen (Tab. 172b) nennt man Hormone (gr. hormán = erregen).
• Sonderfall *parakrine Sekretion* (gr. pará = neben): Das Hormon wird nicht in Blutgefäße, sondern in den Interzellularraum abgegeben. Dort diffundiert es zu den nahe gelegenen Zielzellen. Solche „Gewebshormone" trifft man vor allem im Magen-Darm-Trakt an (#434).
• *Amphikrine Drüse* (gr. amphí = auf beiden Seiten, vgl. Amphibien, die im Wasser und auf dem Lande leben können): Die Drüse enthält exo- und endokrine Anteile. Hauptbeispiel: Bauchspeicheldrüse (Pancreas).

Tab. 172b. Gliederung der Hormone nach Struktur		
Gruppe:	Hormone:	Drüsen:
Proteo- + Peptidhormone	Mehrzahl der Hormone	• Hypophyse • Zirbeldrüse • Nebenschilddrüsen • gastroenteropankreatisches endokrines System
Steroidhormone	• Glucocorticoide, Mineralocorticoide • Östrogene, Gestagene, Androgene	• Nebennierenrinde • Keimdrüsen
Aminhormone *	• Adrenalin, Noradrenalin • Thyroxin, Trijodthyronin	• Nebennierenmark • Schilddrüse

* von Aminosäuren abgeleitet

■ **Gliederung nach Bau** (Abb. 172a-c):

❶ **Tubulöse Drüse**: schlauchförmige Drüse (lat. tubus = Röhre, tubulus = kleine Röhre). Sie kann einfach (unverzweigter Ausführungsgang) oder zusammengesetzt (verzweigte Ausführungsgänge) sein. Der Schlauch kann in ganzer Länge sezernierende Zellen enthalten oder in einen sezernierenden Endteil und einen ausführenden Zwischenteil (Drüsenausführungsgang) differenziert sein. Die Durchmesser beider Teile sind gleich groß. Beispiele:
• einfache tubulöse Drüse: Darmkrypte.
• einfache geknäuelte tubulöse Drüse: Schweißdrüse.
• einfache verzweigte tubulöse Drüse (mehrere sezernierende Schläuche münden in einen Ausführungsgang): Magendrüse.
• zusammengesetzte tubulöse Drüse (Ausführungsgang verzweigt): Zwölffingerdarmdrüse (Brunner-Drüse).

❷ **Azinöse Drüse**: beerenförmige Drüse (lat. acinus = Weinbeere): Der Durchmesser des sezernierenden Teils ist größer als jener des ausführenden Teils. Beispiele:
• einfache azinöse Drüse: Drüse in der Harnröhre.
• einfache verzweigte azinöse Drüse: Talgdrüse.
• zusammengesetzte azinöse Drüse: Pancreas, Glandula parotidea.

❸ **Alveoläre Drüse**: beerenförmige Drüse mit weiter Lichtung (lat. alveus = Mulde, Wanne). Azinöse und alveoläre Drüsen bilden häufig Mischformen mit tubulösen Drüsenanteilen. Beispiele:

- zusammengesetzte tubuloazinöse Drüse: Glandula submandibularis, Glandula sublingualis.
- zusammengesetzte tubuloalveoläre Drüse: Milchdrüse, Prostata.

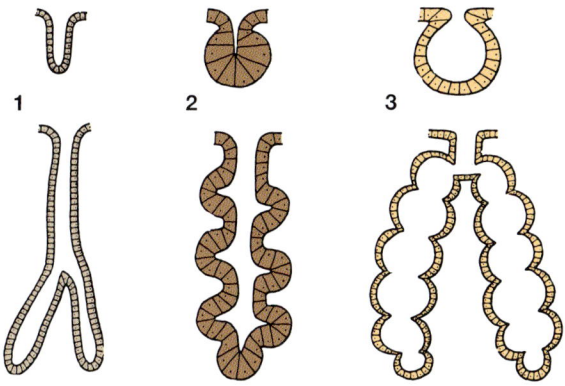

Abb. 172a-c. Grundformen von Drüsen. *[wa]*
1 Schlauchförmige (tubulöse) Drüsen
2 Beerenförmige (azinöse) Drüsen
3 Bläschenförmige (alveoläre) Drüsen

■ **Gliederung nach Art der Sekretabgabe**:

❶ **Ekkrine** (= merokrine) **Drüse**: Das Sekret wird durch Exozytose aus der Drüsenzelle ausgeschleust, wobei die Zelle intakt bleibt (gr. méros = Teil, ek = éxo = außen). Auf diesem Weg werden wasserlösliche Stoffe sezerniert. Die meisten Drüsen sind ekkrin.

❷ **Apokrine Drüse**: Mit dem Sekret wird ein Teil der Drüsenzelle abgestoßen (gr. apó = von – weg). Bei der Milchdrüse sammeln sich Fetttröpfchen in dem der Lichtung zugewandten Teil der Drüsenzelle an. Sie werden zusammen mit dem angrenzenden Zytoplasma in die Lichtung abgestoßen. Bei den sog. apokrinen Schweißdrüsen (#194) ist inzwischen der apokrine Sekretionsweg umstritten.

❸ **Holokrine Drüse**: Die gesamte Drüsenzelle wird zum Sekret (gr. hólos = ganz). Typisches Beispiel: Talgdrüse: Drüsenzellen verfetten und wandeln sich in Talg um.

■ **Gliederung nach Beschaffenheit des Sekrets**:

❶ **Seröse Drüse**: Sie bildet ein dünnflüssiges Sekret (lat. serum = wäßriger Teil der geronnenen Milch). Konische Zellen mit runden Zellkernen sind um eine enge Lichtung angeordnet. In den Zellen lassen sich oft Sekretkörnchen nachweisen. Beispiele: Tränen-, Ohrspeichel-, Bauchspeicheldrüse.

❷ **Muköse Drüse**: Sie bildet zähflüssiges Sekret = Schleim (lat. mucus = Schleim). Damit das zähe Sekret abfließen kann, muß die Lichtung weit sein. Die Zellkerne liegen platt an die Basis gedrückt. Beispiele: hintere Zungendrüsen, Gaumendrüsen.

❸ **Gemischte Drüse**: Sie enthält seröse und muköse Anteile. Schleim fließt aus größeren Drüsen schlecht ab. Deshalb findet man oft am Ende muköser Drüsenschläuche seröse „Halbmonde", die mit ihrem dünnflüssigen Sekret den Schleim ausspülen. Beispiele: Glandula sublingualis, Glandula submandibularis. Die gemischten Drüsen werden auch „seromuköse" Drüsen genannt.

■ **Mukoviszidose**: Bei dieser angeborenen rezessiven Störung (defektes Chromosom 7) der exokrinen Drüsen bilden die mukösen Drüsen ein hochviskoses Sekret, das die Ausführungsgänge verstopft. Dadurch kommt es zum Rückstau des Sekrets und sekundär häufig zur Infektion.
- Besonders betroffen sind das Pancreas (Folge Maldigestion, #431, mit voluminösen stinkenden Stühlen) und die Bronchen (rezidivierende Lungenentzündungen, Bronchiektasen, eingeschränkte Lungenfunktion).
- Die wiederholten Infektionskrankheiten mindern die Lebenserwartung beachtlich: Die Mehrzahl der Erkrankten erreicht nur das frühe Erwachsenenalter.
- Die Mukoviszidose ist die häufigste Erbkrankheit bei Weißen (1 Fall auf 2000 Lebendgeborene). Etwa 3-5 % der Gesamtbevölkerung sind klinisch gesunde Anlageträger.

#173 Ausführungsgänge

Bei unverzweigten Drüsen, z.B. den Schweißdrüsen, hat der Ausführungsgang in seiner gesamten Länge die gleiche Lichtung und den gleichen Wandbau. Bei verzweigten Drüsen schließen sich enge Kanäle zu immer weiteren Gängen zusammen. Füllt man das Gangsystem einer großen Drüse mit einem härtenden Kunststoff und löst dann das Gewebe mit Kalilauge auf (Mazeration), so bleibt ein baumähnliches Gebilde mit dickem Stamm, starken Ästen und immer feineren Zweigen übrig („Korrosionspräparat"). Im mikroskopischen Präparat kann man den unterschiedlichen Wandbau der „Zweige" und „Äste" studieren:

■ **Hohlräume innerhalb des Drüsenendstücks**:
- *Intrazelluläres Sekretkanälchen*: Einstülpungen der Zellmembran, z.B. bei den Belegzellen der Magendrüsen.
- *Interzelluläres Sekretkanälchen*: feine von der Hauptlichtung abzweigende Kanälchen zwischen den Drüsenzellen seröser Drüsen, z.B. Tränendrüse, Glandula parotidea. Man beachte den Unterschied der ähnlich klingenden Begriffe: lat. intra = innerhalb, inter = zwischen!
- *Lichtung des Drüsenendstücks*: von sezernierenden Zellen umgeben. Die Lichtung ist bei serösen Drüsen eng, bei mukösen Drüsen weit.

■ **Ausführendes Gangsystem** (Abb. 173):

❶ Innerhalb der Drüsenläppchen:
- *Schaltstück*: englumig mit platten bis kubischen Wandzellen, nur in serösen Drüsenabschnitten.
- *Streifenstück* = Sekretrohr: Der Durchmesser ist etwa doppelt so groß wie bei den Schaltstücken. Der Name leitet sich von einer auch im Lichtmikroskop sichtbaren basalen Streifung der großen kubischen oder säulenförmigen Zellen her. Im Elektronenmikroskop sieht man als Grundlage der Streifung tiefe Einfaltungen der basalen Zellmembran. Zusammen mit zahlreichen Mitochondrien weist die starke Oberflächenvergrößerung der Zellmembran auf rege Austauschvorgänge in den Streifenstücken hin. Da der Speichel hypoton zum Blutserum ist, müssen Ionen aus dem Primärspeichel zurückgewonnen werden. Vermutlich werden in den Streifenstücken Natrium- und Chloridionen vom Körper wieder resorbiert und Kalium- und Bicarbonationen neu sezerniert.

❷ Zwischen den Drüsenläppchen:
- *Ductus interlobularis* (Zwischenläppchengang).
- *Ductus interlobaris* (Zwischenlappengang).

• *Ductus excretorius* (Ausführungsgang im engeren Sinn): Bei den 3 zuletzt genannten Gängen wächst die Höhe des Epithels. Es wird zum Teil sogar zweireihig. Das Bindegewebe (kollagene Fasern und elastische Netze) um das Epithel nimmt zu und versteift das Rohr. In den größeren Ausführungsgängen, z.B. den Gallengängen, findet man auch glatte Muskelzellen eingestreut, die an der Mündung zu einem Schließmuskel (Sphinkter) verstärkt sein können.
Die speziellen Ausgestaltungen des Gangsystems werden bei den einzelnen Drüsen erörtert.

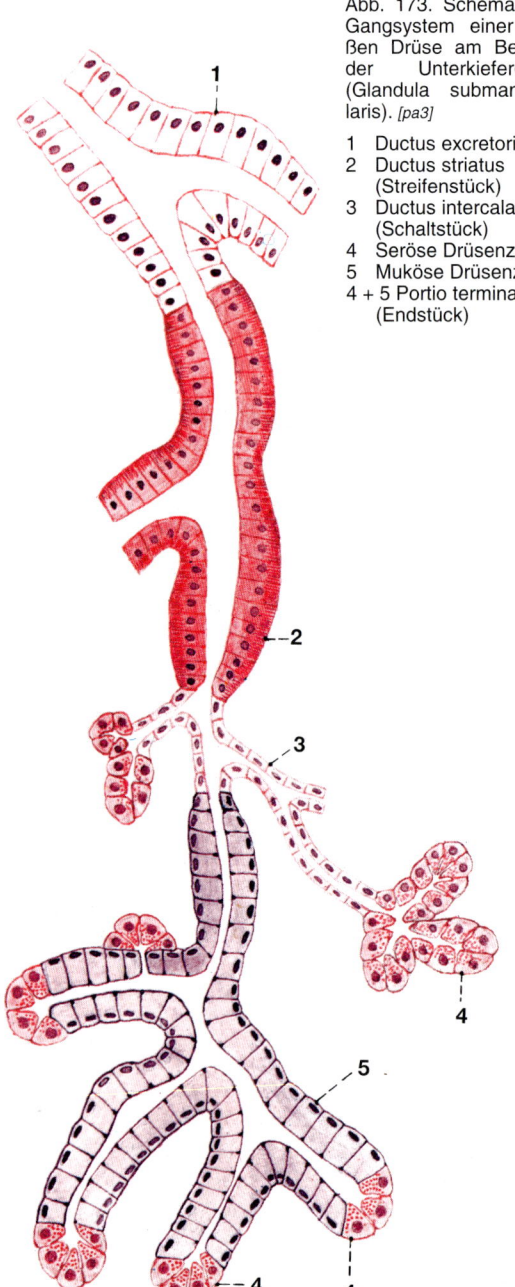

Abb. 173. Schema vom Gangsystem einer großen Drüse am Beispiel der Unterkieferdrüse (Glandula submandibularis). [pa3]

1 Ductus excretorius
2 Ductus striatus (Streifenstück)
3 Ductus intercalatus (Schaltstück)
4 Seröse Drüsenzellen
5 Muköse Drüsenzellen
4 + 5 Portio terminalis (Endstück)

#174 Sekrettransport

Bei einzelligen Drüsen, z.B. den Becherzellen des Darms, gibt es keine Transportprobleme. Sie geben ihr Sekret direkt an die Oberfläche ab, an der es wirken soll. Für die endokrinen Drüsen übernimmt das Blutgefäßsystem den Sekrettransport, wenn man vom Sonderfall der Neurosekretion absieht. Bei großen exokrinen Drüsen mit langen Ausführungsgängen muß jedoch das Sekret in den Ausführungsgängen weiterbewegt werden. Dafür bestehen mehrere Möglichkeiten:

• **Sekretionsdruck**: Sekretion ist eine aktive Leistung der Zelle, die auch gegen Widerstand durchgeführt wird. In den Drüsen steigt daher der Druck von der Mündung des Ausführungsgangs bis zu den sezernierenden Endstücken an. Bei Drüsen mit dünnflüssigem Sekret reicht das Druckgefälle für die Flüssigkeitsbewegung aus. Auf diesem Weg wird z.B. die Galle von der Leber zum Duodenum transportiert. Steigt der Druck im Ausführungsgang jedoch an, etwa weil sich ein Gallenstein eingeklemmt hat, so kommt der Sekretfluß zum Stehen. Die Galle wird von der Leber trotzdem weitergebildet. Sie tritt nun in das Blut über (Stauungsikterus, eine Form der „Gelbsucht", gr. íkteros = Gelbsucht, #451).

• **Ausspülen des Sekrets**: Bei mukösen Drüsen mit dickflüssigem Sekret findet man meist seröse Abschnitte an den Enden der Drüsenschläuche. Das dünnflüssige seröse Sekret spült den zähen Schleim aus.

• **Kompression von außen**: Die Glandula parotidea liegt zwischen Unterkiefer und Schläfenbein. Beim Kauen wird sie durch den Unterkiefer rhythmisch zusammengepreßt. Dabei wird der Speichel ausgedrückt. Da der größte Bedarf an Speichel beim Kauen besteht, hat die Natur den Speicheltransport an die Kaubewegung gekoppelt.

• **Eigenkompression der Drüse**: Manche Drüsen enthalten reichlich glatte Muskelzellen. Die Drüse kann sich damit selbst auspressen. Diesen Bau finden wir vor allem dann, wenn eine Drüse ihr Sekret schlagartig abgeben soll, z.B. die Vorsteherdrüse (Prostata) bei der Ejakulation.

• **Eigenkompression der Drüsenendstücke**: Die Drüsenendstücke vieler Drüsen sind von kontraktilen Zellen umgeben, die sich im Unterschied zu den Muskelzellen vom Epithel ableiten (Myoepithelzellen). An den Speicheldrüsen umgeben die verzweigten Zellen die Drüsenendstücke korbartig (Korbzellen). Sie liegen zwischen den Epithelzellen und der Basalmembran. Im Routinepräparat sind nur ihre großen Zellkerne zu erkennen. Ihre besondere Form ist mit Spezialfärbungen (z.B. Versilberung) sichtbar zu machen. Bei ihrer Kontraktion pressen sie die Drüsenendstücke aus. Die meisten Myoepithelzellen sind in Drüsen zu finden. Es gibt sie jedoch auch unabhängig von Drüsen, z.B. den Erweiterer der Pupille in der Regenbogenhaut (*M. dilatator pupillae*).

• **Peristaltik des Ausführungsgangs**: Mit einem halben Meter Länge ist der Ductus deferens der längste Ausführungsgang des menschlichen Körpers. Bei dieser Länge muß er schon selbst für den Weitertransport der Samenzellen vom Nebenhoden zur Harnröhre sorgen. Der weitaus überwiegende Teil seiner Wand besteht aus glatten Muskelzellen, die teils zirkulär (Mittelschicht), teils in der Längsrichtung (Innen- und Außenschicht) angeordnet sind. Beim Anspannen der Längsmuskeln wird der jeweilige Abschnitt des Samenleiters verkürzt, gleichzeitig aber die Lichtung erweitert. Umgekehrt wird beim Zusammenziehen der Ringmuskeln die Lichtung verengt. Bei einer peristaltischen

Welle (gr. peristaltikós = umfassend und zusammendrückend) laufen hintereinander zunächst eine Längs-, dann eine Ringkontraktion ab. Dabei wird ein Sekrettropfen durch die Lichtung geschoben.
• **Flimmerhaare**: Durch den rhythmischen Schlag von Flimmerhaaren können Flüssigkeiten und darin enthaltene Teilchen weiterbewegt werden. Im Eileiter werden auf diese Weise Sekrete mit der Eizelle gebärmutterwärts bewegt (unterstützt durch peristaltische Kontraktion). Keine Transportaufgabe haben hingegen die Stereozilien in den männlichen Geschlechtsorganen. Sie entsprechen langen Mikrozotten (Mikrovilli).

#175 Schleimhaut (Tunica mucosa)

■ **Begriff**: Als Schleimhaut (*Tunica mucosa*, lat. tunica = Untergewand) bezeichnet man die innere Auskleidung bestimmter Hohlorgane, deren Lichtung mit der Umwelt in Verbindung steht (Tab. 175). Die Schleimhaut sondert meist Schleim (= Mucus) ab.

■ **Schichten**: Jede Schleimhaut besteht aus mindestens 2 Gewebelagen:
• *Epithelium* (Deckgewebe).
• *Lamina propria mucosae* (Bindegewebeschicht, lat. lamina = Platte, proprius = eigen).

Im Verdauungskanal treten 2 weitere Schichten hinzu:
• *Lamina muscularis mucosae* (Muskelschicht der Schleimhaut, Abb. 372).
• *Tela submucosa* („Submukosa", lat. tela = Gewebe): bindegewebige Verschiebeschicht zwischen der Muskelschicht der Schleimhaut und der Muskelwand (*Tunica muscularis*) des Organs.
Man beachte den Unterschied zwischen Muskelschicht der Schleimhaut und Muskelwand des Organs:
• Die Muskelschicht der Schleimhaut (*Lamina muscularis mucosae*) dient der Feineinstellung der Schleimhaut, z.B. damit sich keine Fischgräte in die Speiseröhrenschleimhaut einspießt.
• Die Muskelwand des Organs (*Tunica muscularis*) ist die dicke Muskellage zum Bewegen des Speisebreies.

Tab. 175. Schleimhäute bedecken innere Oberflächen	
Verdauungskanal	Mundhöhle, Rachen, Oesophagus, Magen, Dünndarm, Dickdarm, Gallenblase
Atemwege	Nasenhöhle, Nasennebenhöhlen, Kehlkopf, Trachea, Bronchen
Mittelohr	Paukenhöhle, Warzenfortsatzzellen
Bindehaut	des Auges und des Lides
Harnwege	Nierenbecken, Harnleiter, Harnblase, Harnröhre
Geschlechtsorgane	Eileiter, Uterus, Vagina, Scheidenvorhof, Ductus deferens, Bläschendrüse

■ **Schleimhautepithel**: Es erfüllt 3 Hauptaufgaben:
❶ Schutz.
❷ Stoffaufnahme.
❸ Stoffabgabe.

❶ **Schutz** (Protektion): Das Schleimhautepithel grenzt ähnlich wie das Epithel der äußeren Haut den Organismus gegen die Umwelt ab. Im Grunde bleibt der Inhalt des Verdauungskanals immer ein Teil der Umwelt. Ebenso gehört der Harn, der aus der Nierenpapille in das Nierenbecken übertritt, schon zur Umwelt, wenn er auch durch Harnleiter, Harnblase und Harnröhre noch einen weiten Weg bis ins Freie zurückzulegen hat. Der Beschaffenheit dieser vom Körper umschlossenen Teile der Umwelt ist das Epithel angepaßt (Abb. 124):
• *geschichtetes unverhorntes Plattenepithel*: an Stellen hoher mechanischer Beanspruchung: Mundhöhle, mittlerer und unterer Rachenbereich, Oesophagus, Analkanal, Stimmlippen, Teilungssporne der Trachea und der Bronchen, Vagina, Scheidenvorhof, Mündung der Harnröhre.
• *geschichtetes verhorntes Plattenepithel*: Zungenpapillen, gelegentlich auch Stimmlippen und Vagina.
• *mehrreihiges Flimmerepithel*: Flimmerschlag zum Abtransport von Staubteilchen und Schleim in den Atemwegen. Wimpernzellen findet man auch in anderen Hohlorganen zwischen unbewimperte Wandzellen eingesprengt (Abb. 175).
• *Übergangsepithel*: zum Schutz vor dem Harn in den Harnwegen.
• *einschichtiges Säulenepithel* (hochprismatisches = Zylinderepithel): wo die Schutzaufgabe zugunsten von Stoffaustausch in den Hintergrund tritt, z.B. im Magen-Darm-Kanal. Im Magen produziert dieses Epithel einen Schleim, der die Magenwand vor der Selbstverdauung schützt.

❷ **Stoffaufnahme** (Resorption): Um eine möglichst große Kontaktfläche mit dem Speisebrei zu schaffen.
• ist die Schleimhaut in Falten gelegt.
• bildet die Schleimhaut Zotten.
• ist die der Lichtung zugewandte Seite der hohen Epithelzellen mit feinen Zotten (*Microvilli*, gr. mikrós = klein, lat. villus = Zotte) besetzt.

❸ **Stoffabgabe** (Sekretion):
• Der dem Schutz der Schleimhaut dienende Schleim wird überwiegend von sog. „Becherzellen" sezerniert. Diese kelchglasähnlichen Zellen sind in vielen einschichtigen Epithelien zu finden.
• Reicht die Sekretion der Becherzellen nicht aus, so müssen vielzellige Drüsen diese Aufgabe übernehmen, z.B. die kleinen Drüsen in Lippen, Gaumen, Rachen, Oesophagus, Nase, Kehlkopf, Trachea, Harnröhre usw.
• Die großen Mengen an Verdauungssäften können nicht mehr von der Schleimhaut allein abgegeben werden. Es wirken die großen Verdauungsdrüsen mit.
• Kein Drüsensekret ist die Befeuchtung der Vagina. Sie entsteht als Transsudat aus den Blutgefäßen. Die Scheidenschleimhaut ist drüsenfrei.

■ **Schleimhautbindegewebe**: Es erfüllt ebenfalls 3 Hauptaufgaben:
❶ mechanische Funktion.
❷ Stofftransport.
❸ Abwehr.

❶ **Mechanische Funktion**:
• Wenn Schleimhäute Knochen anliegen, befestigt das Schleimhautbindegewebe das Epithel zum Teil straff an der Wand, z.B. am Gaumen, in den Nasennebenhöhlen usw. Auch das Zungenepithel ist straff fixiert. Ein weicher Bissen kann auch zwischen Zunge und Gaumen zerrieben werden.
• Lockerer ist zum Teil die Fixation am Knorpel. Im Kehlkopf kann deswegen die Schleimhaut so stark anschwellen („Glottisödem"), daß unter Umständen der Luftweg verlegt wird.

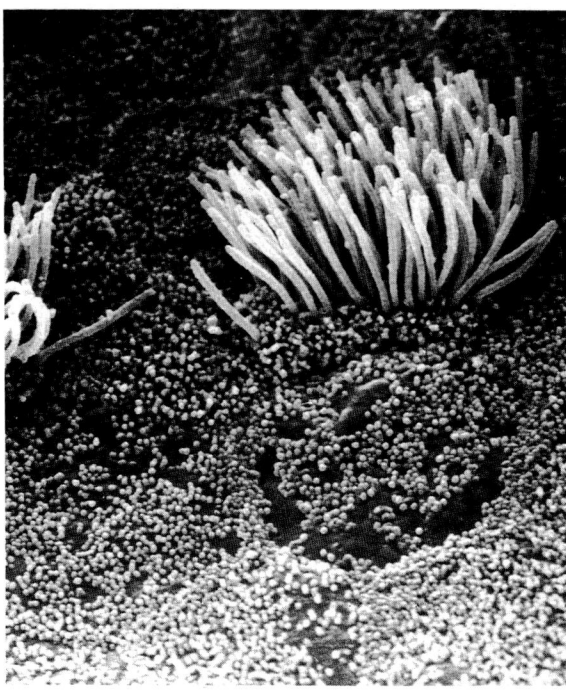

Abb. 175. Bürstensaum und Flimmerhaare an der Schleimhautoberfläche der Ohrtrompete bei 8300facher Vergrößerung. Man sieht die langen Flimmerhaare in Büscheln an einzelnen „Wimpernzellen", daneben den dichten Bürstensaum an den übrigen Deckzellen. [R5]

• Dort, wo die Schleimhaut eine eigene Muskelschicht besitzt, findet man regelmäßig eine bindegewebige Verschiebeschicht („Submukosa"). Sie ermöglicht der Schleimhaut eine gewisse Eigenbeweglichkeit gegenüber der Muskelwand. Wenn man bei einer Fischmahlzeit einige Gräten verschluckt, so ist dies weniger bedrohlich, als der Laie zunächst befürchtet. Im allgemeinen spießen sich die Gräten nicht in die Schleimhaut ein, weil diese mit Hilfe ihrer Muskelschicht ausweicht. Ohne diesen Schutzmechanismus wären z.B. die Raubtiere schon längst ausgestorben. Sie verschlingen mit dem Fleisch des Beutetieres auch scharfkantige Knochenstücke, die den Magen-Darm-Kanal jedoch nicht verletzen.

❷ **Stofftransport**: Die Bindegewebeschicht (*Lamina propria mucosae*) der Schleimhaut enthält reichlich Blut- und Lymphgefäße sowie Nerven. Das Epithel hingegen ist immer frei von Blutgefäßen. Jeglicher Weitertransport von resorbierten Stoffen kann daher nur über die Bindegewebeschicht erfolgen.
• Aus dem Darm werden Kohlenhydrate und Aminosäuren auf dem Blutweg, Fette dagegen auf dem Lymphweg abtransportiert. In den Darmzotten verlaufen in Längsrichtung glatte Muskelzellen, die bei ihrer Kontraktion die Zotten auspressen („Zottenpumpe").
• Die Blutgefäße dienen nicht nur dem Abtransport. Sie liefern auch Stoffe und Energie an. In den reichlichen Blutgefäßen der Nasenschleimhaut z.B. wird Wärme und Flüssigkeit antransportiert, die für das Erwärmen und Anfeuchten der Atemluft nötig sind.

❸ **Abwehr**: Schleimhäute beherbergen Lymphozyten, Mikro- und Makrophagen in ihrem Bindegewebe.
• In manchen Bereichen des Dünndarms und in der Appendix vermiformis liegen Lymphknötchen dicht aneinander. Im *Ileum* bilden sie die Peyer-Platten (*Noduli lymphoidei aggregati*).
• Eine besondere Abwehrbastion ist der „lymphatische Rachenring": Gaumenmandeln, Zungenbälge, Rachenmandel, aber auch die übrige Rachenwand enthalten reichlich Lymphknötchen.

#176 Seröse Höhlen

■ **Definition**: Als seröse Höhlen bezeichnet man Spalträume des Körpers, die der funktionsbedingten Verschieblichkeit der Eingeweide dienen. Sie stehen nicht mit der Außenwelt in Verbindung (ausgenommen Peritonealhöhle der Frau) und sind von einer *Tunica serosa* ausgekleidet. Diese „Serosa" unterscheidet sich von der Schleimhaut (Tunica mucosa) durch das einschichtige flache Epithel („Mesothel") und das Fehlen von Drüsen. Seröse Höhlen sind:
• *Cavitas pleuralis* (Brustfellhöhle, #341).
• *Cavitas pericardialis* (Herzbeutelhöhle, #369).
• *Cavitas peritonealis* (Bauchfellhöhle, #412).

Eine Abspaltung der Peritonealhöhle ist der von der Hodenhülle (*Tunica vaginalis testis*) umschlossene Raum. Die Gelenkhöhle (*Cavitas articularis*) ist im Bau der serösen Höhle ähnlich.

■ **Serosaspalt**: Der Name seröse „Höhle" könnte zu der irrtümlichen Annahme verleiten, daß es sich um einen luftgefüllten Hohlraum handelt, wie bei der Kieferhöhle, Stirnhöhle usw. Es handelt sich jedoch nur um einen mit einer kapillaren Flüssigkeitsschicht gefüllten Spaltraum.
• Dieser kann sich allerdings zu einer Höhle erweitern, wenn etwa eine Brustkorbverletzung die Pleurahöhle mit der Außenwelt verbindet. Dann wird Luft in die Pleurahöhle hineingesaugt („Pneumothorax"). Ähnlich kann man zur endoskopischen Besichtigung Luft (bzw. ein Gas) in die Peritonealhöhle einblasen (bei der Laparoskopie). Der Spalt kann sich auch zu einer flüssigkeitsgefüllten Höhle erweitern: Pleuraerguß, Herzbeutelerguß, Bauchwassersucht (Ascites, gr. askítes = Bauchwassersucht).
• Die seröse Höhle ist damit einem Frischhaltebeutel zu vergleichen, den man mit einigen Tropfen Wasser gefüllt und dann zugeschweißt hat. Das Wasser bildet einen Flüssigkeitsfilm zwischen den beiden Wänden des Beutels. Im Bereich der Flüssigkeit kann man die beiden Folien gut gegeneinander verschieben, an trockenen Stellen nicht. Der Folie entspricht bei der serösen Höhle die Auskleidung mit der serösen Haut.
• Das Mesothel schafft eine glatte Oberfläche. Die Reibung wird durch etwas Flüssigkeit noch weiter herabgesetzt. Auf diese Weise wird ein „Heißlaufen" der Organe verhindert.
• Ein Verkleben zweier gegenüberliegender Serosablätter kann daher zu einer schweren Beeinträchtigung des Organs führen, z.B. bei der Concretio pericardii (Verwachsen des Herzbeutels, lat. concrescere = zusammenwachsen).

■ **Parietale und viszerale Serosa**: Die seröse Höhle ist ein geschlossener Sack. Die Organe befinden sich nicht innerhalb der Höhle, sondern liegen ihrer Wand an. Die Serosa hüllt das Organ niemals vollständig ein. Es muß schließlich

durch Blutgefäße, Nerven, Ausführungsgänge usw. mit dem übrigen Organismus in Verbindung bleiben.
• Anschaulich wird die Situation bei einem Fußball, dessen Luftschlauch geöffnet ist. Man kann ihn mit der Faust eindellen, bis die beiden ursprünglich gegenüberliegenden Hälften einander anliegen. Die Faust ist dann vom Ball umgeben wie das Organ von der Serosa. Die der Faust anliegende Wand des Balls entspricht der viszeralen (lat. viscera = Eingeweide), die gegenüberliegende der parietalen (lat. paries = Wand) Serosa.

Beispiel: Brustfell (*Pleura*):
❶ *Pleura visceralis [pulmonalis]*: liegt der Lunge unmittelbar an („Lungenfell").

❷ *Pleura parietalis*: bedeckt die Wand der Brusthöhle und hat 3 Abschnitte:
• *Pars costalis:* an der Innenseite der Rippen („Rippenfell"), genaugenommen auf der inneren Brustkorbfaszie (Fascia endothoracica [parietalis thoracis]).
• *Pars diaphragmatica:* auf der Oberseite des Zwerchfells.
• *Pars mediastinalis:* an der Grenze zum Mediastinum („Mittelfell"). Die beiden Lungen haben getrennte Pleurahöhlen. Den zwischen den beiden Lungen liegenden Bereich nennt man Mittelfellraum (Mediastinum). Er beherbergt das Herz, die großen Gefäße, Luft- und Speiseröhre sowie den Thymus.

■ **Terminologie:** Fell hat erst im Neuhochdeutschen die Bedeutung von behaarte Tierhaut angenommen. In den Körperteilbezeichnungen Brustfell, Bauchfell, Zwerchfell usw. wirkt noch das ahd. vel = Haut (vgl. Pelle, lat. pellis) nach. Zugrunde liegt die indogermanische Wurzel pel = bedecken, umhüllen. Die ursprüngliche Bedeutung von Fell = Haut ist noch in der Redewendung „dich juckt wohl das Fell" lebendig. Das Niederländische hat für Haut: huid, vel und vlies und bildet entsprechend borstvlies = Brustfell, buikvlies = Bauchfell. Das Englische und die romanischen Sprachen übernehmen die griechischen Wörter pleurá = Seite des Leibes und peritónaion = Bauchfell: engl. pleura, peritoneum, ital., span. pleura, peritoneo, port. pleura, peritónio, frz. plèvre, péritoine.

#177 Tunica serosa

■ **Schichten:** Die Serosa besteht ähnlich wie die Schleimhaut aus 2-3 Schichten, wobei jedoch eine Muskelschicht immer fehlt:
• Serosaepithel: einschichtiges Plattenepithel von spiegelnder Glätte. Wegen der Abkunft der Zellen vom Mesenchym wird es Mesothel genannt (*Mesothelium* = Kurzwort aus Mesenchym und Epithel). Die Mesothelzellen können sich in Phagozyten umwandeln.
• Lamina propria (Serosabindegewebe) mit Blut- und Lymphgefäßen sowie Nerven. Das Serosabindegewebe enthält zahlreiche Abwehrzellen (Histiozyten, Lymphozyten). Trotzdem führt eine massive Bakterienbesiedlung der Peritonealhöhle, z.B. nach Durchbruch eines vereiterten Wurmfortsatzes, auch noch in der Ära hochwirksamer Antibiotika zu einem lebensbedrohenden Zustand (Peritonitis).
• *Tela subserosa:* Bei Organen mit raschen Größenänderungen liegt unter der Lamina propria ähnlich wie bei Schleimhäuten noch eine lockere Verschiebeschicht. Dadurch kann z.B. die Harnblase bei Füllung das Peritoneum an der Bauchwand nach oben schieben. Solche Verschiebeschichten finden wir außer an Harnblase und Bauchwand auch an Magen, Darm und Gallenblase. Die Serosa bei Leber, Milz, Ovarium und Uterus ist dagegen relativ straff am Organ fixiert.

• In die lockere Verschiebeschicht kann Fett eingelagert werden. Bei der Fettsucht wächst nicht nur die Fettschicht in der Bauchwand. Der Bauchumfang nimmt auch wegen der Fettspeicherung im subserösen Bindegewebe zu, z.B. Fettanhängsel am Darm, Verfettung des großen Netzes usw.

■ **Hauptaufgabe** der Serosa ist es, glatte Oberflächen für die Verschiebung der inneren Organe zu schaffen. Die Reibung wird durch einen Flüssigkeitsfilm auf der Oberfläche weiter herabgesetzt. Produktion und Konstanthalten des Flüssigkeitsfilms erfordern die Fähigkeit zur Stoffabgabe und -aufnahme.
• *Transsudation:* Der Flüssigkeitsfilm in den serösen Höhlen wird nicht von Drüsen produziert, sondern entsteht durch Transsudation („Ausschwitzung", #171) aus den Blutgefäßen in der Lamina propria. Das Transsudat ist ähnlich zusammengesetzt wie das Blutserum.
• *Resorption:* Überschüssiges Transsudat wird resorbiert, so daß normalerweise ein gleichmäßig dünner Flüssigkeitsfilm erhalten bleibt.

■ **Ergußbildung:** Transsudation und Resorption stehen normalerweise in einem Gleichgewicht. Zur Vermehrung der Flüssigkeit in der serösen Höhle kann es kommen, wenn
• die Flüssigkeitsproduktion gesteigert ist, z.B. bei Entzündung der Serosa: Pleuritis, Perikarditis, Peritonitis (Exsudat, #171).
• der Flüssigkeitsabstrom vermindert ist, z.B. bei Stauung im venösen Schenkel des Kreislaufs infolge von Rechtsherzinsuffizienz oder bei verminderter Rückresorptionskraft infolge herabgesetzter Bluteiweißspiegel. Der dicke Bauch von Kindern in Elendsgebieten kommt von der Flüssigkeitsansammlung in der Peritonealhöhle (Ascites) bei Eiweißmangel und nicht vom Fett (Transsudat, #171).

■ **Punktion:** Größere Flüssigkeitsergüsse in Brust- oder Bauchhöhle können den Patienten so stark belästigen, daß man sie entfernen muß (Pleurapunktion, Aszitespunktion). Dabei geht wertvolles Eiweiß verloren. Sofern man nicht gleichzeitig die Ursache bekämpft, läuft der Erguß rasch wieder nach.
• Ein akuter Herzbeutelerguß ist lebensgefährlich. Im Gegensatz zur Bauchwand ist das Perikard nicht schnell erweiterungsfähig. Jede größere Flüssigkeitsansammlung in der Herzbeutelhöhle komprimiert daher das Herz. Steigt der Druck in der Herzbeutelhöhle über den venösen Füllungsdruck des Herzens an, so hört der Bluteinstrom in das Herz auf (akute Herzbeuteltamponade). Kommt kein Blut in das Herz hinein, kann auch keines ausgeworfen werden. Den Zusammenbruch des Kreislaufs mit Todesfolge kann man nur durch die sofortige Punktion abwenden.
• Bildet sich der Erguß langsam im Verlauf von Wochen, so paßt sich das Perikard in der Größe an. Es nimmt oft, sichtbar im Röntgenbild, groteske Ausmaße an („Bocksbeutelform").

Hätte Faust an Rechtsherzinsuffizienz gelitten, so hätte er im Hinblick auf die Ergußbildung in 2 Pleura- und 1 Perikardhöhle sagen können: „Drei Höhlen füllen sich in meiner Brust" (statt „Zwei Seelen wohnen, ach! in meiner Brust").

■ **Intraperitoneale Applikation** von Arzneimitteln: In die Peritonealhöhle eingespritzte Medikamente werden rasch resorbiert. Diesen Weg wählt man z.B. bei kleinen Versuchstieren (Mäusen, Ratten), bei denen die intravenöse Injektion mühsam ist.

■ **Peritonealdialyse** („Bauchfellwäsche"): Bringt man in die Peritonealhöhle Flüssigkeit, so stellt sich rasch ein Gleichgewicht der niedermolekularen Stoffe mit dem Blutserum ein. Diesen Mechanismus benützt man bei Niereninsuffizienz, um harnpflichtige Stoffe aus dem Körper zu entfernen. 0,5-2 l Spülflüssigkeit läßt man über einen Peritonealkatheter in die Peritonealhöhle einfließen und pumpt sie nach 1-2 Stunden wieder ab. Damit dem Körper nicht wertvolle Mineralien dabei verlorengehen, muß die

Spülflüssigkeit eine dem normalen Blutserum ähnliche Ionenzusammensetzung haben.
- Das Wort „Bauchfellwäsche" könnte mißverstanden werden: Gereinigt wird hierbei nicht das Bauchfell, sondern das Blut. Es handelt sich somit um eine Blutwäsche über das Peritoneum.
- Bei der kontinuierlichen ambulanten Peritonealdialyse (CAPD) hat der Patient ständig etwa 2 Liter Spüllösung im Bauch und tauscht diese 3-5mal täglich aus. Die Bauchhöhle wird dann nicht jedesmal neu angestochen, sondern ein Schlauch (Peritonealdialysekatheter) fest in der Bauchwand verankert. Dazu wird die Bauchdecke unterhalb des Nabels etwa 5 cm lang aufgeschnitten und der Katheter soweit eingeschoben, daß seine Spitze zwischen Harnblase und Rectum (*Excavatio rectovesicalis* beim Mann) bzw. Uterus und Rectum (*Excavatio rectouterina* bei der Frau) liegt. Dann wird ein Tunnel in der Bauchwand gebildet, damit der Katheter festen Halt gewinnt. Erleichtert wird dies durch 2 Dacronfilzmuffen, die am Katheter angebracht sind. In den Filz wächst Körpergewebe ein und hält den Katheter fest.
- Die Methode ist relativ einfach zu handhaben, z.B. bei Säuglingen. Für den Patienten ist die Peritonealdialyse weniger eingreifend als die Hämodialyse (Blutwäsche). Er kann allerdings weniger gut einer Berufstätigkeit nachgehen, weil er mehrmals täglich mit dem Wechsel der Spülflüssigkeit beschäftigt ist. Bei der Hämodialyse hingegen hat der Patient jeweils 1-2 „freie" Tage zwischen den Anschlüssen an das Gerät.
- Hauptnachteil der Peritonealdialyse ist die Infektionsgefahr. Sie erfordert streng keimfreies Arbeiten beim Wechsel der Spüllösung. Gelangen Bakterien in die Peritonealhöhle, so droht die Bauchfellentzündung. Sie ist das größte Risiko dieses Verfahrens.

#178 Mesenterien (Gekröse)

■ „Meso": Parietale und viszerale Serosa bilden zusammen einen geschlossenen Sack. Die Serosa schlägt sich daher an einer Stelle von der Wand der Körperhöhle auf das Organ um. Das meist kurze Verbindungsstück zwischen parietaler und viszeraler Serosa einschließlich der umschlossenen Versorgungsstraßen nennt man „Gekröse" = *Mesenterium* i.w.S. (gr. mésos = Mitte, énteron = Darm, Eingeweide). Die einzelnen Organgekröse werden meist mit „Meso" plus dem griechischen Namen des Organs bezeichnet, z.B.
- *Mesogastrium* = Magengekröse (gr. gastér = Bauch, Magen).
- *Mesenterium* (i.e.S.) = Dünndarmgekröse.
- *Mesocolon* = Dickdarmgekröse (gr. kólon = Darm).
- *Mesohepaticum* = Lebergekröse (gr. hépar, hépatos = Leber).
- *Mesovarium* = Eierstockgekröse (lat. ovarium = Eierstock = gr. oophóron, korrekt müßte es also Mesoophoron heißen, die Nomenklatur ist jedoch nicht immer konsequent).
- *Mesosalpinx* = Eileitergekröse (gr. sálpinx = Trompete).
- *Mesometrium* = Gebärmuttergekröse (gr. métra = Gebärmutter) usw.

Im Medizinerjargon hat es sich daher eingebürgert, „Meso" als Oberbegriff für alle Mesenterien zu verwenden.

■ **Hauptaufgaben**: Die Mesenterien dienen als

❶ **Versorgungsstraßen**: Wie schon erwähnt, bildet die Serosa einen geschlossenen Sack, der auch nicht von Blutgefäßen oder Nerven durchbrochen wird. Alle Leitungsbahnen können also nur an solchen Stellen in ein Organ eintreten, die nicht von Serosa bedeckt sind. Die Serosa umgibt das Organ wie die Küste eine Halbinsel. Die Verbindung der Halbinsel mit dem Festland kann breiter oder schmäler sein (wie auch die Mesenterien), auf jeden Fall verlaufen aber alle Straßen auf diesem Verbindungsstück. Die Mesenterien enthalten daher Blut- und Lymphgefäße, Nerven und evtl. Drüsenausführungsgänge (z.B. Gallenwege).

❷ **Haltebänder der Organe**: Blutgefäßwände sind ziemlich zugfest. Zusammen mit dem Bindegewebe der Serosa befestigen sie das von der Serosa eingehüllte Organ an der vorderen oder hinteren Leibeswand bzw. am Mediastinum. Jedes Meso besteht aus 2 Serosablättern, zwischen denen die Gefäße und Nerven liegen. Man nennt dies beim Peritoneum auch „Bauchfelldoppelblatt" = „Peritonealduplikatur". Die Entwicklungsgeschichte erschließt das Verständnis der einzelnen Bauchfellduplikaturen (#414). Wegen der Halteaufgabe werden manche Bauchfellduplikaturen auch „Bänder" (*Ligamenta*) in Analogie zu den Bändern des Bewegungsapparats genannt. Der Name „Band" darf freilich nicht zu der Vorstellung verleiten, daß die Bauchfellbänder in Bau und Festigkeit den Bändern des Bewegungsapparates entsprächen. Es sind eher lose Zügel, welche die Bewegungen begrenzen. Beispiele:
- *Lig. latum uteri* = breites Mutterband.
- *Lig. gastrocolicum* = Magen-Dickdarm-Band.
- *Lig. hepatoduodenale* = Leber-Zwölffingerdarm-Band.

Kleinere Bauchfellduplikaturen werden meist Plicae genannt, z.B. *Plicae caecales, Plica rectouterina*.

Ähnlich wie ein „Meso" ist das große Netz (*Omentum majus*) gebaut, eine Bauchfellduplikatur ohne Halteaufgabe (#417). Hier steht die Abwehraufgabe im Vordergrund. Das große Netz enthält im Fettgewebe viele Lymphozyten und Makrophagen.

1.8 Nervensystem (Systema nervosum)

#181 Animalisches, autonomes, zentrales, peripheres Nervensystem, graue und weiße Substanz
#182 Sensorische und motorische Nerven, afferente und efferente Neurone, Lage der Zellkörper, Reflexe
#183 Extero-, Proprio-, Enterozeptoren, epikritische und protopathische Sensibilität, Sinnesorgane
#184 Zentrale und periphere Nervenfaser, Bau des Axons
#185 Markscheiden, Schwann-Zelle, Oligodendrozyt, Markscheidenreifung, *Entmarkungskrankheiten*, Faserkaliber und Nervenleitungsgeschwindigkeit
#186 Feinbau der peripheren Nerven, Hüllgewebe, *Regeneration, Nervennaht, Nerventransplantation*
#187 Autonomes Nervensystem. Sympathikus, Parasympathikus, autonome Ganglien, prä- und postganglionäre Nervenfasern, intramurales Nervensystem
#188 Synapsen, prä- und postsynaptische Membran
#189 Übertragerstoffe (Neurotransmitter)
⇒ #129 Nervengewebe
⇒ 2.2 Rückenmark
⇒ #614-617 Entwicklung des Nervensystems
⇒ 6.3-6.6 Gehirn

#181 Gliederung

Nervengewebe besitzt die Fähigkeit, „Informationen"
- zu erwerben.
- weiterzuleiten.
- zu verarbeiten.
- zu speichern.
- auszugeben.

Diese Fähigkeiten dienen 2 Hauptaufgaben:
- Außenaspekt: Auseinandersetzen des Individuums mit seiner Umwelt.

- Innenaspekt: Koordination der einzelnen Organe zu einem funktionellen Ganzen (im Zusammenwirken mit dem endokrinen System).

■ **Hauptgliederungen**: Das Nervensystem kann man nach mehr funktionellen ❶ oder mehr morphologischen ❷ Kriterien gliedern:

❶ Nach der Funktion (Außen- und Innenaspekt):
- **animalisches („zerebrospinales", somatisches) Nervensystem**: Im Vordergrund der Aufgaben steht der „Außenaspekt", die Beziehung zur Umwelt.
- **autonomes („vegetatives") Nervensystem** (*Divisio autonomica*): Im Vordergrund steht der „Innenaspekt", die Steuerung und Koordination der Organe. Diese Vorgänge laufen unbewußt ab und sind weitgehend dem Einfluß des Willens entzogen, also autonom (gr. autós = selbst, nómos = Gewohnheit, Gesetz, autónomos = unabhängig).

❷ Nach der Lage:
- **zentrales Nervensystem** (*Systema nervosum centrale*): Gehirn (*Encephalon*, gr. enképhalos = was im Kopf ist, kephalé = Kopf) und Rückenmark (*Medulla spinalis*, lat. medulla = Mark, spina = Dorn, Rückgrat).
- **peripheres Nervensystem** (*Systema nervosum periphericum*): Es stellt die Verbindung zwischen dem Zentralnervensystem und den Organen her. Der Mensch hat 12 Paare von Hirnnerven (rechts und links aus dem Hirnstamm entspringend) und 31-33 Paare von Spinalnerven = Rückenmarknerven (aus jedem Rückenmarksegment ein Nervenpaar: 8 Hals-, 12 Brust-, 5 Lenden-, 5 Kreuzbein-, 1-3 Steißbeinnerven).

■ **Unschärfe der Begriffe**:
- Man kann erlernen, auch manche „autonome" Funktionen willentlich zu beeinflussen (z.B. den Herzschlag mit Hilfe des „autogenen Trainings"). Andererseits läuft auch die Mehrzahl der Vorgänge im animalischen Nervensystem unbewußt ab, etwa die Augenbewegungen beim Lesen dieser Zeilen. Man kann die animalischen Vorgänge jedoch jederzeit willentlich beeinflussen. Die Bezeichnungen „animalisches" und „vegetatives" Nervensystem sind zumindest sprachlich ebenso unglücklich: lat. animal = beseeltes Geschöpf (anima = Seele), lat. vegere = beleben, vegetalis = pflanzlich.
- Auch der Begriff „zerebrospinal" als Gegensatz von „autonom" ist irreführend. Er könnte dahingehend mißverstanden werden, daß sich das vegetative Nervensystem außerhalb von Gehirn und Rückenmark befindet. Seine Zentren liegen jedoch im Zentralnervensystem und seine Bahnen laufen zum Teil mit den Nerven des peripheren Nervensystems. Seine Sonderstellung beruht mehr auf der besonderen Aufgabe, der Regelung des inneren Milieus des Organismus. Wie so oft in der Anatomie sollte man die Termini technici nicht allzu wörtlich nehmen!

■ **Graue und weiße Substanz**: Auf einem Schnitt durch das Gehirn oder das Rückenmark sieht man scharf voneinander abgegrenzt dunklere und hellere Bereiche:
- *Substantia grisea* (graue Substanz, lat. griseus = grau): In ihr liegen die Zellkörper der Nervenzellen. Für „Zellkörper der Nervenzelle" (*Corpus neurale*) wird in der deutschen Anatomie häufig der nicht der internationalen Nomenklatur entstammende Begriff Perikaryon (= das um den Kern herum Liegende, gr. perí = um - herum, káryon = Kern) gebraucht.
- *Substantia alba* (weiße Substanz, lat. albus = weiß): Sie besteht überwiegend aus Leitungsbahnen. Die weißliche Farbe beruht auf den lipidhaltigen Markscheiden der Nervenfasern.

Im Rückenmark ist die graue Substanz in Form einer „Schmetterlingsfigur" im Innern gelegen und wird von einem Mantel weißer Substanz (Bahnen vom und zum Gehirn) umgeben. Beim Großhirn und beim Kleinhirn ist es umgekehrt: Die graue Substanz umschließt als Rinde das weiße Mark. Im Hirnstamm liegen Inseln grauer Substanz („Kerne") zwischen den weißen Nervenbahnen.

■ **Terminologie**:
- *Cortex* = Rinde (lat. cortex = Rinde, cortex ist männlich, also „der" Cortex!): graue Substanz an der Oberfläche des Gehirns: Cortex cerebri = Großhirnrinde, Cortex cerebelli = Kleinhirnrinde (lat. cerebrum = Gehirn, cerebellum = Verkleinerungsform von cerebrum).
- *Nucleus* = Kern: in der Zellenlehre Zellkern, in der Neuroanatomie Nervenkern = umschriebenes Einsprengsel grauer Substanz in der weißen Substanz, Ansammlung von Nervenzellkörpern.
- *Medulla* = Mark, z.B. Knochenmark (Medulla ossium), Nierenmark (Medulla renalis), Rückenmark (Medulla spinalis), verlängertes Mark (Medulla oblongata = Teil des Hirnstamms mit ähnlichem Bau wie das Rückenmark). In der Neuroanatomie wird der Begriff Mark auch ganz allgemein für die weiße Substanz im Innern von Hirnteilen gebraucht, z.B. Kleinhirnmark (Corpus medullare cerebelli).
- *Tractus* = Faserzug, Strang, Bahn (lat. tractus = Zug): Beim Bewegungsapparat Zug von Sehnenfasern, z.B. Tractus iliotibialis. Im Nervensystem sind damit Bündel gemeinsam verlaufender Nervenfasern gemeint.
- *Fasciculus* (lat. fascis = Bündel, fasciculus = kleines Bündel): weitgehend gleichbedeutend mit Tractus. Traditionsgemäß werden manche Faserbündel als Tractus, andere als Fasciculi bezeichnet.
- *Neuron* (gr. neúron = Nerv, Sehne): eine Nervenzelle mit all ihren Fortsätzen (Plural Neura, im Deutschen üblich und von Duden akzeptiert, Neurone oder Neuronen).
- *Nerv*: Der Genitiv lautet (nach Duden) „des Nervs". In medizinischen Texten liest man noch recht häufig die veraltete Form „des Nerven".

■ **Vergleichende Anatomie**:
Im „Innenaspekt" entspricht die Leistung des menschlichen Nervensystems dem der übrigen Säugetiere. Deswegen kann man viele an Säugetieren gewonnenen Versuchsergebnisse auf den Menschen übertragen. Im „Außenaspekt" kommen spezifische Leistungen des Menschen hinzu. Man kann daher erwarten, daß der dem Außenaspekt dienende Teil des Nervensystems beim Menschen besonders groß ist.

❶ Der Mensch hat nicht das größte Gehirn unter allen Lebewesen: Die Gehirne der größten Säugetiere (Elefant, Wal) haben mehr Volumen (etwa 5 l). Der Mensch hat auch nicht das relativ größte Gehirn (bezogen auf das Körpergewicht): Das „Spatzenhirn" ist relativ größer. Dies kann man folgendermaßen erklären:
- Das Gehirn ist die zentrale Verwaltungsstation des Körpers, in der alle Informationen aus dem übrigen Körper gesammelt werden und von der Befehle an alle Körperzellen erteilt werden („Innenaspekt"). Die Größe dieses Hirnteils ist naturgemäß von der Zahl der Körperzellen abhängig.
- Der andere Hirnteil ist abhängig von der Entwicklungsstufe des Organismus („Außenaspekt"). Die Zahl der Mitarbeiter einer Fernsehanstalt ist unabhängig von der Zahl der Fernsehgeräte, in welchen man das Programm empfangen kann, aber sehr abhängig von der Qualität des Programms. Der Apparat für die Koordination einiger Instinkte wird sicher kleiner sein als ein „Denkgebäude". Für eine bestimmte Entwicklungsstufe kann der Programmapparat eine gewisse Mindestgröße nicht unterschreiten. Er ist beim Spatzen nicht kleiner als beim Adler. Deswegen haben kleine Tiere relativ größere Gehirne als vergleichbare Großtiere.

❷ Das *Neugeborene* hat ein relativ größeres Gehirn als der Erwachsene: Das Hirngewicht des Neugeborenen beträgt etwa 350 g, also 1/10 des Körpergewichts, das Hirngewicht des Erwachsenen etwa 1200-1400 g, also etwa 1/50 des Körpergewichts. Das Neugeborene ist ein Lebewesen der Entwicklungsstufe Mensch. Die großen Gedächtnisspeicher sind vorhanden und nur noch nicht gefüllt. Erst die zunehmende Erfahrung läßt die angeborenen Fähigkeiten immer besser nutzen. Das menschliche Gehirn erreicht bereits mit 3 Jahren nahezu seine endgültige Größe. Damit muß auch der Hirnschädel schon fast die Endgröße aufweisen. Dies bedingt zu einem wesentlichen Teil die Proportionsänderungen der menschlichen Gestalt während des Wachstums (#114).

#182 Sensorische und motorische Nerven

Das Nervensystem wird häufig mit einer Großrechenanlage verglichen. Das Zentralnervensystem entspricht dann dem Computer, in welchem die Daten gespeichert und verarbeitet werden, das periphere Nervensystem vermittelt die Verbindung zu den Ein- und Ausgabestationen (den Sinnesorganen und der Muskulatur).

■ **Afferente und efferente Nervenzellen**: Nervenfasern sind Einbahnstraßen. Eine Nervenzelle = Neuron kann Erregungen immer nur in einer Richtung weiterleiten. Wir unterscheiden demnach:
• *afferentes Neuron* (lat. afferre = hinbringen): Nervenzelle, die Erregungen aus der Peripherie zum Zentralnervensystem oder von niederen zu höheren Zentren leitet (zentripetal).
• *efferentes Neuron* (lat. efferre = herausbringen): Nervenzelle, die Erregungen vom Zentralnervensystem zur Peripherie oder von höheren zu niederen Zentren leitet (zentrifugal).

Die peripheren Nerven enthalten Zellfortsätze von afferenten und/oder efferenten Neuronen. Ein afferentes Neuron eines peripheren Nervs leitet die Erregung von Nervenendungen oder Sinneszellen zum Zentralnervensystem, wo die Erregung als Empfindung bewußt werden kann. Das afferente Neuron nennt man daher auch *sensorisches Neuron*. Entsprechend heißt das efferente Neuron *motorisches Neuron*, weil es die Erregung zu Muskeln leitet. Beim sensorischen Neuron beginnt die Erregung an einem Rezeptor (Empfangsorgan, *Receptor*, lat. recipere = aufnehmen), beim motorischen endet sie an einem Effektor (Wirkorgan, *Effector*, lat. efficere = bewirken).

> **Terminologie**: In der älteren deutschen Nomenklatur wird „sensorisch" nur auf die „höheren" Sinne angewandt, hingegen „sensibel" beim Tastsinn usw. In der Klinik sind die Begriffe sensibel und Sensibilität noch allgemein üblich.

■ **Lage der Zellkörper der peripheren Nerven**: Die peripheren Nerven bestehen im wesentlichen aus Zellfortsätzen von Nervenzellen, deren Zellkörper im Rückenmark oder in dessen Nähe im Spinalganglion liegen. Dies zeigt besonders deutlich die Relativität des Begriffs „peripheres" Nervensystem: Seine wichtigsten Teile findet man im Zentralnervensystem oder seiner unmittelbaren Nähe:

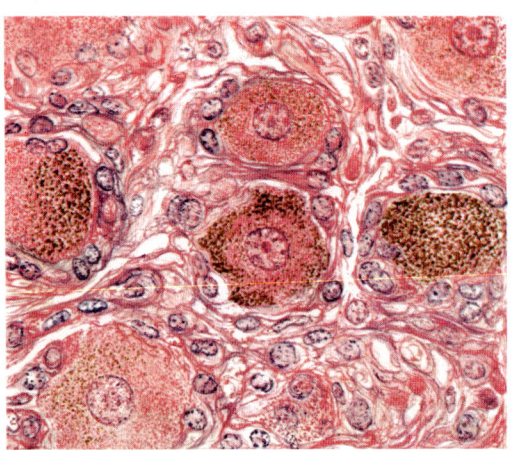

Abb. 182. Nervenzellen aus einem Spinalganglion umgeben von Stützzellen (Glia). [kr1]

❶ **Sensorisches Ganglion** (*Ganglion sensorium*): Die Zellkörper aller sensorischen Neurone („Perikaryen" des 1. afferenten Neurons) eines peripheren animalischen Nervs findet man in den Spinalganglien (Abb. 182) oder in diesen entsprechenden Ganglien der Hirnnerven.
• Da die Zellkörper der Nervenzelle dicker sind als die Fortsätze, ist das Ganglion als Verdickung im Verlauf des Nervs zu erkennen. Dies erklärt auch den Namen (gr. ganglíon = Geschwulst; Ganglion wird auch noch als Bezeichnung für ein Überbein gebraucht).
• Die Ganglien der Rückenmarknerven (Spinalganglien) liegen in den Zwischenwirbellöchern, die sensorischen Ganglien der Hirnnerven in der Nähe ihrer Austrittsstellen aus dem Schädel.
• In den Spinalganglien umhüllen flache Gliazellen (Mantelzellen = Satellitenzellen) die pseudounipolaren Nervenzellen: große A-Zellen (Durchmesser bis 100 µm) und kleinere B-Zellen (Durchmesser 15-30 µm) .

❷ **Motorisches Kerngebiet**: Die Zellkörper aller motorischer Neurone eines peripheren animalischen Nervs findet man im Rückenmark (im Vorderhorn der grauen Substanz) oder im Hirnstamm (in den motorischen Kernen der Hirnnerven).
• Am Zellkörper des motorischen Neurons beginnt die „gemeinsame motorische Endstrecke der efferenten Leitung". Jede Muskelzelle hat nur mit einer einzigen Vorderhornzelle Verbindung. Alle Impulse für den Muskel müssen diesen Weg benützen, ob es sich um Willkürbewegungen oder um Reflexe handelt.
• Im Zentralnervensystem haben wir 2 Arten motorischer Bahnen: Die Pyramidenbahn (von den Pyramidenzellen der Großhirnrinde) untersteht dem Willen. Die übrigen motorischen („extrapyramidalen", #226) Bahnen dienen den unwillkürlichen Bewegungen (z.B. Bewegungen zur Erhaltung des Gleichgewichts). Diese Bahnen laufen getrennt bis zu den Vorderhornzellen des jeweiligen Rückenmarksegments bzw. zum Kern des Hirnnervs. Von dort gibt es dann nur noch eine gemeinsame motorische Endstrecke.

■ **Länge von Nervenzellen**: Im peripheren animalischen Nervensystem ist jede Nervenfaser in ganzer Länge der Zellfortsatz einer einzigen Nervenzelle. Eine Nervenzelle kann daher über 1 m lang werden, z.B. in den Nerven für die Fußsohle.

■ **Motorische und sensorische Wurzeln des Rückenmarks**: Fast alle Spinalnerven führen motorische und sensorische Fasern. Entsprechend der unterschiedlichen Ansammlung der Zellkörper treten die efferenten und die afferenten Fasern an verschiedenen Stellen aus dem Rückenmark aus bzw. in das Rückenmark ein (ausführlicher #223).
• Die vordere Wurzel des Spinalnervs führt motorische Fasern, die hintere Wurzel sensorische Fasern, d.h. alle Impulse vom Rückenmark zu den Muskeln laufen über die vorderen Wurzeln, alle Empfindungen von der Haut oder aus der Tiefe des Körpers über die hinteren Wurzeln.

■ **Reflexe**: Bewußte Reaktionen kommen so zustande, daß eine Meldung vom Rückenmark zuerst an das Gehirn weitergegeben und dort verarbeitet wird, worauf vom Gehirn entsprechende „Anweisungen" wieder zum Rückenmark zurücklaufen. Bei den „Reflexen" ist der Weg viel kürzer: Hier wird die Erregung von der sensorischen Bahn direkt auf die motorische umgeschaltet:

- *Muskeleigenreflexe*: Beim Kniesehnenreflex z.B. wird durch den Schlag des Reflexhammers der vierköpfige Oberschenkelmuskel ruckartig gedehnt. Von den „Muskelspindeln" (#137) wird diese Dehnung dem Rückenmark berichtet. Dort wird die Erregung an die motorischen Vorderhornzellen weitergegeben, die den Muskel zur Kontraktion veranlassen. Jeder Muskel ist mit einem derartigen Schutzmechanismus ausgestattet. Hieran ist meist nur ein Rückenmarksegment beteiligt (klinisch wichtige Reflexe ⇒ #225)
- *Fremdreflexe*: Bei ihnen wird die Muskelanspannung von der Haut her ausgelöst. Streicht man z.B. mit einer Nadel über die Bauchhaut, so spannen sich die Bauchmuskeln an („Bauchhautreflex").
- *Monosynaptischer Reflex* (gr. mónos = allein, einzig, sýnapsis = Verbindung): Der kürzeste Reflexbogen umfaßt 2 Neurone: Die Erregung springt vom sensorischen Neuron (Zellkörper im Spinalganglion) direkt auf das motorische Neuron (Zellkörper im Vorderhorn) über. Sie muß nur eine einzige Verbindungsstelle zwischen 2 Neuronen (Synapse, #188) überspringen. Die Zeitspanne zwischen Reiz und Bewegung („Reflexzeit") ist entsprechend kurz.
- *Polysynaptischer Reflex* (gr. polýs = viel): Der Reflexbogen läuft über mehrere Synapsen. Zwischen sensorisches und motorisches Neuron sind ein oder mehrere Zwischenneurone („Interneurone") eingeschaltet. Die Fremdreflexe und (nach neuerer Ansicht) die Mehrzahl der Muskeleigenreflexe sind polysynaptisch.

#183 Rezeptoren

■ **Definition**: Rezeptoren wandeln Reize aus der Umwelt oder aus dem Innern des Organismus in afferente Nervenimpulse um.

■ **Funktionelle Gliederung**:
❶ Nach Sherrington (Physiologe in Oxford, Nobelpreis 1932):
- *Exterozeptoren*: Sie registrieren Reize aus der Außenwelt: Sehen, Hören, Schmecken, Riechen, Wärme- und Kälteempfindung, Druck, Berührung, Vibration, Schmerz.
- *Propriozeptoren* (lat. proprius = eigen): Sie vermitteln Informationen über die Körperhaltung, die Muskelspannung, Gelenkstellungen usw.
- *Enterozeptoren* (gr. énteron = Darm): Sie reagieren auf Reize in den Eingeweiden: Dehnungszustand von Hohlorganen, Blutdruck (Barorezeptoren), Blut-pH (Chemorezeptoren) usw.

❷ Nach Bahnen im Rückenmark (#227) und Leitungsgeschwindigkeit:
- *Epikritische Sensibilität*: gut lokalisierbar, fein abgestimmt, schnell, registriert feine Berührungs- und Temperaturunterschiede, dient der mehr kognitiven Diskrimination (gr. epíkrisis = Beurteilung).
- *Protopathische Sensibilität*: schlecht lokalisierbar, grob abgestimmt, langsam, registriert vitale Bedrohungen, z.B. Schmerz, extremen Druck und extreme Temperatur, dient der Notfallfunktion (gr. prótos = erster, páthos = Leiden).

■ **Gliederung nach dem Bau**:
- *Freie Nervenendung* (ältere Form -endigung, Terminatio nervi libera): Schmerz- und Temperaturempfindung.
- *Primäre Sinneszelle*: Die mit den Rezeptoreigenschaften ausgestattete Zelle entsendet eine afferente Nervenfaser zum Zentralnervensystem: z.B. Stäbchen- und Zapfenzellen des

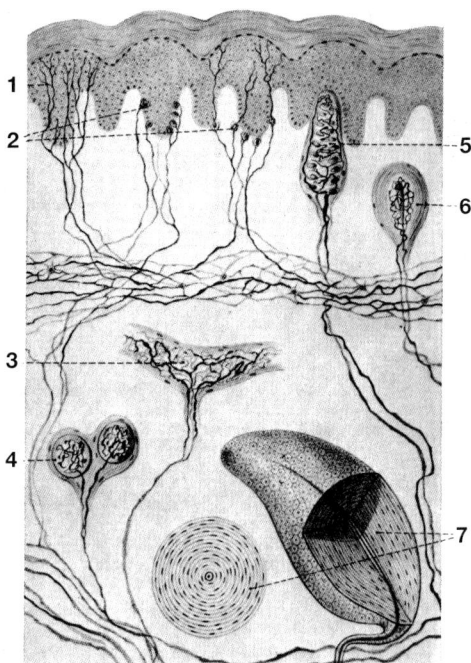

Abb. 183a. Hautsinnesorgane (schematisch). [S8]
1 Freie Nervenendung (Schmerzempfindung)
2 Merkel-Tastscheiben (Druckempfindung)
3-7 Umkapselte Nervenendkörperchen
4 Golgi-Mazzoni-Körperchen (Tiefensensibilität)
5 Meissner-Tastkörperchen (Berührungsempfindung)
6 Krause-Körperchen
7 Lamellenkörperchen (= Vater-Pacini-Körperchen, Vibrationsempfindung)

Auges, Riechzellen. Die primäre Sinneszelle ist eine modifizierte Nervenzelle.
- *Sekundäre Sinneszelle*: Die mit den Rezeptoreigenschaften ausgestattete Zelle gibt die Erregung an sie umspinnende Nervenfasern weiter, z.B. Geschmackszellen, Hörzellen und Zellen des Gleichgewichtssinns. Die sekundären Sinneszellen sind keine Nervenzellen.

■ **Sinnesorgane** (*Organa sensuum*): In ihnen sind Rezeptorzellen mit anderen Zellen zu funktionellen Einheiten zusammengefaßt.

❶ Sinnesorgane im engeren Sinn sind:
- Sehorgan (*Organum visus*): #681 f.
- Hör- und Gleichgewichtsorgan (*Organum vestibulocochleare*, wörtlich Vorhof-Schnecken-Organ, weil das Gleichgewichtsorgan im Vorhof = Vestibulum, das Hörorgan in der Schnecke = Cochlea des Felsenbeins untergebracht ist): #671 f.
- Riechorgan (*Organum olfactus*, lat. olfacere = riechen): #731.
- Geschmacksorgan (*Organum gustus*, lat. gustus = Geschmack): #725.

❷ Sinnesorgane im weiteren Sinn sind auch:
- Nervenendkörperchen (*Corpusculum nervosum terminale*), z.B. Tastkörperchen (*Corpusculum tactile*), Lamellenkörperchen (*Corpusculum lamellosum*) usw. (Abb. 183a, Tab. 192b).
- Muskel- und Sehnenspindeln (*Fusus neuromuscularis + neurotendineus*): #137.

■ **Raumschwelle**: Die Hautsinnesorgane sind unterschiedlich dicht über den Körper verteilt. Besonders empfindlich sind die Fingerspitzen und die Lippen, wenig empfindlich die proximalen Extremitätenabschnitte und der Rücken. Man kann dies am einfachsten über die sog. „Raumschwelle" (Zweipunktdiskrimination) prüfen:
• Man setzt die beiden Spitzen eines Zirkels gleichzeitig auf und ermittelt den kleinsten Abstand, in welchem die beiden Spitzen als getrennt empfunden werden (Abb. 183b). An den Fingerspitzen beträgt die Raumschwelle etwa 2 mm, am Rücken 70 mm.
• Injektionen wird man nach Möglichkeit in Körperregionen mit geringer Zahl von Nervenendungen vornehmen. Bei der intramuskulären Injektion in die Gesäßgegend merkt bei richtiger Technik der Patient unter Umständen den Einstich überhaupt nicht. Die intravenöse Injektion am Handrücken ist dagegen für den Patienten häufig sehr schmerzhaft.

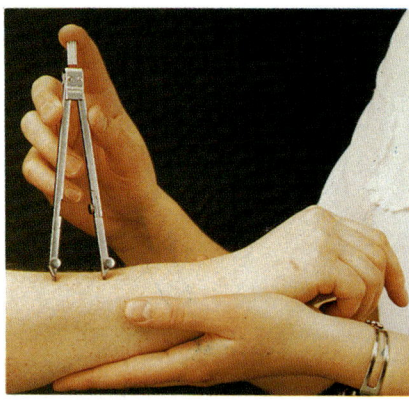

Abb. 183b. Prüfen der Raumschwelle. *[li4]*

#184 Nervenfaser (Neurofibra)

■ **Zentrale und periphere Nervenfasern**: Als Nervenfaser (*Neurofibra*) bezeichnet man einen längeren Zellfortsatz (Axon oder Dendrit, s. #129) einer Nervenzelle mit seinen Hüllen. Die Hüllen sind im zentralen und im peripheren Nervensystem verschieden gebaut. Danach unterscheidet man:
• *zentrale Nervenfaser*: Die Hülle wird von Oligodendrozyten gebildet (wenig verzweigte Gliazellen, gr. olígos = wenig, déndron = Baum). Es fehlen ein bindegewebiges Endoneurium und eine Basalmembran.
• *periphere Nervenfaser*: Die Hülle wird von Schwann-Zellen gebildet (Neurolemmozyten, gr. lémma = Rinde, Schale, Theodor Schwann, 1810-1882, deutscher Anatom, wies nach, daß der tierische Körper wie die Pflanze aus Zellen aufgebaut ist). Jede Nervenfaser wird zusätzlich noch von Bindegewebe eingehüllt = *Endoneurium* (#186). Zwischen der Schwann-Zelle und dem Bindegewebe liegt eine nur elektronenmikroskopisch sichtbare Basalmembran.

■ **Bau des Axons**: Als Zellfortsatz besteht es aus:
• *Axoplasma*, der Fortsetzung des Cytoplasma. Im Unterschied zu den Dendriten ist das Axon frei von Nissl-Substanz (*Substantia chromatophilica* = rauhes endoplasmatisches Retikulum + freie Ribosomen, Franz Nissl, 1885). Das Axoplasma enthält Neurofilamente, von denen man früher annahm, daß sie die Erregung leiten. Heute weiß man, daß die Erregung ein Membranprozeß ist, bei dem es vor allem auf das Öffnen und Schließen von Kanälen für Natrium- und Kaliumionen ankommt.
• *Axolemm*, der Fortsetzung der Zellmembran. Da die Erregung als Depolarisationswelle am Axolemm (gr. lemma = Rinde, Schale) entlangläuft, muß das Axolemm gegen Nachbaraxolemma isoliert werden. Das Axon ist daher von einer Gliascheide umgeben.

• In der Neufassung der *Nomina histologica* von 1983 sind die Begriffe Axoplasma und Axolemma als überflüssig gestrichen worden, weil es sich eben um *Cytoplasma* und *Cytolemma* handelt. Trotzdem wurden diese Begriffe hier eingeführt, weil sie in der deutschsprachigen Anatomie noch üblich sind und möglicherweise auch in Prüfungen gefragt werden.

■ **Axoplasmatischer Transport**: Das Axoplasma ist ständig in Bewegung. Wegen der Lage der meisten Zellorganellen im Zellkörper (Perikaryon) der Nervenzelle werden z.B. Überträgerstoffe oder ihre Vorstufen dort erzeugt und dann durch die ganze Länge des Axons bis zu den Synapsen transportiert. Der axoplasmatische Transport geht für verschiedene Stoffe unterschiedlich schnell:
• Sehr schnell (200-400 mm/d) werden Neurosekrete im Zentrum des Axons befördert. Ein Beispiel dafür ist die Cholinacetylase, welche die Acetylgruppe vom Acetyl-Coenzym A auf das Cholin zur Bildung von Acetylcholin überträgt. Das Enzym wird im Zellkörper gebildet und wandert im Axon bis zum präsynaptischen Teil der Synapse (#188).
• Sehr langsam (0,2-1 mm/d) kommen Proteine nahe dem Axolemm voran.
• Dazwischen liegen die Transportgeschwindigkeiten für Mitochondrien, Actin und Tubulin.
• Retrograd läuft der Rücktransport von abzubauendem Material zu den Lysosomen im Perikaryon.

Tollwut (Rabies, Lyssa): Das zu den RNA-Viren gehörende Tollwutvirus gelangt mit dem Speichel des tollwütigen Tieres beim Biß (auch schon beim Belecken) in die Haut des Menschen. Es wird dann nicht mit dem Blutkreislauf im Körper verteilt, sondern wählt den *retrograden axoplasmatischen Transport*.
• Je nach Lage der Bißstelle dauert es 10 Tage bis ein Jahr bis das Virus im Zentralnervensystem angekommen ist und die Erkrankung manifest wird. Auf diesem, zunächst sehr umständlich erscheinenden Weg entzieht sich das Virus dem menschlichen Abwehrsystem. Ist die Erkrankung erst ausgebrochen, reicht die Zeit für die immunologische Abwehr nicht mehr aus. Deshalb verläuft die Tollwut meist tödlich.
• Die lange Inkubationszeit ermöglicht es, den Körper durch eine Schutzimpfung mit Antikörpern aufzurüsten. Nach Speichelkontakt mit tollwutverdächtigen Tieren sollte man möglichst das Tier auf Tollwut untersuchen, um rechtzeitig impfen zu können. Die Gefahr ist in Europa gering (etwa 30 Tollwuttodesfälle pro Jahr), in Indien jedoch sehr hoch (etwa 15 000 Todesfälle pro Jahr).

#185 Markscheide (Stratum myelini)

■ **Markhaltige und marklose Nervenfasern**: Nervenzellen werden von Stützzellen umgeben, die im Gegensatz zu den Binde- und Stützgeweben des übrigen Körpers neuroektodermalen Ursprungs sind. Man bezeichnet sie als *Neuroglia* (#129) oder kurz als Glia (gr. glía = Leim). Auch die Fortsätze der Nervenzellen werden von Gliazellen umhüllt. Dabei kann man 2 Formen unterscheiden:
• marklose Nervenfaser (*Neurofibra nonmyelinata*, Abb. 185a): Das Axon (bzw. der Dendrit) liegt einfach in das Cytoplasma einer Gliazelle eingeschlossen.

- markhaltige Nervenfaser (*Neurofibra myelinata*, Abb. 185b): Das Cytoplasma der Gliazelle wickelt sich um das Axon (bzw. Dendrit) als „Markscheide".

■ **Prinzip der „Markscheide"** (*Stratum myelini*, gr. myelos = Mark): Der Nervenzellfortsatz stülpt sich in eine Gliazelle ein. Dem Axolemm liegt dabei die Zellmembran der Gliazelle an. Genau genommen liegt das Axon mithin nicht innerhalb des Cytoplasma der Gliazelle, sondern wird lediglich von ihm umschlossen.

• Zu vergleichen ist dies mit dem Magen-Darm-Kanal, dessen Inhalt immer ein Teil der „Außenwelt" bleibt. Noch ein weiterer Vergleich ist mit dem Verdauungskanal möglich: Die Zellmembran der Gliazelle umhüllt das Axon wie das Peritoneum den Darm. Dem Mesenterium entspricht das *Mesaxon*, das die Verbindung mit der äußeren Zellmembran herstellt.

• Bis zu diesem Punkt ist die Entstehung der Gliascheiden bei marklosen und markhaltigen Nervenfasern gleich.

• Bei der markhaltigen Nervenfaser wickelt sich das Mesaxon spiralig um das Axon, ähnlich wie man den Deckel einer Ölsardinendose beim Öffnen um den Schlüssel wikkelt. Da das Mesaxon ein Teil der Gliazellmembran ist, kommen so einige (markarme Nervenfasern) bis viele (markreiche Nervenfasern) konzentrische Membranlagen um das Axon zustande. Membranen bestehen zum großen Teil aus Phospholipiden. Das Axon wird also, vereinfachend ausgedrückt, durch eine Fettschicht („Mark") isoliert.

> • Im elektronenmikroskopischen Bild gehört die regelmäßige Membranspirale der Markscheide zu den ästhetischen Eindrücken, die man wohl nicht so schnell wieder vergißt!

■ **Schwann-Zellen und Oligodendrozyten**: Die Markscheidenbildung vollzieht sich im zentralen und im peripheren Nervensystem prinzipiell gleichartig, jedoch mit folgenden Besonderheiten:

• Peripheres Nervensystem: Die Markscheiden werden von den *Schwann-Zellen* gebildet. Eine Schwann-Zelle umhüllt immer nur einen Nervenzellfortsatz.

• Zentrales Nervensystem: Die Markscheiden werden von den *Oligodendrozyten* gebildet. Ein Oligodendrozyt kann mehrere Nervenzellfortsätze umhüllen.

■ **Markscheidenreifung beim Kind**: Die Markscheidenbildung = *Myelinisation* beginnt im vierten Entwicklungsmonat und zieht sich über mehrere Jahre hin. Durch die Markscheide wird die Leitungsgeschwindigkeit einer Nervenfaser wesentlich erhöht.

• Die körperliche und die geistige Entwicklung des Säuglings und Kleinkinds hängen daher vom Fortschreiten der „Markscheidenreifung" ab. Diese vollzieht sich nach Funktionseinheiten. So liegen im Säuglingsalter manchmal schon markhaltige und noch markfreie Nervenbahnen nebeneinander.

• Besonders anschaulich wird dieser Vorgang bei der Entwicklung der motorischen Fähigkeiten des Säuglings in den ersten 9 Lebensmonaten. Sie beruht hauptsächlich auf der Bildung von Markscheiden um die bei Geburt noch marklosen motorischen Neurone.

> ■ **Entmarkungskrankheiten**: Der Untergang von Markscheiden in Gehirn und Rückenmark im Verlauf bestimmter Erkrankungen beeinträchtigt die Erregungsleitung auch bei noch intakten Nervenzellen. Zu den sog. Entmarkungsenzephalomyelitiden gehört auch die multiple Sklerose (häufig „MS" genannt). Die Symptome dieser Krankheit sind von Patient zu Patient sehr verschieden,

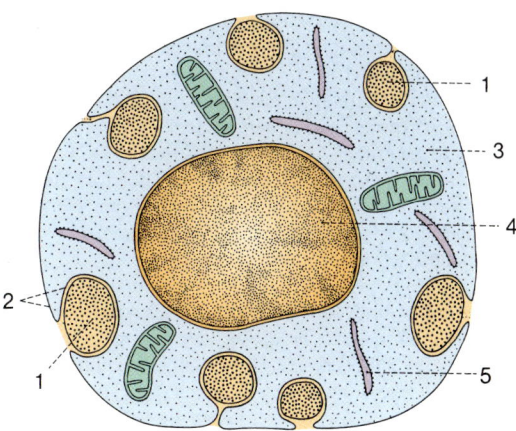

Abb. 185a. Nervenscheidenzelle mit „marklosen" Nervenfasern. [wa]

1 Axon
2 Zellmembran der Nervenscheidenzelle
3 Cytoplasma der Nervenscheidenzelle
4 Zellkern der Schwann-Zelle (Neurolemmocytus)
5 Rauhes endoplasmatisches Retikulum

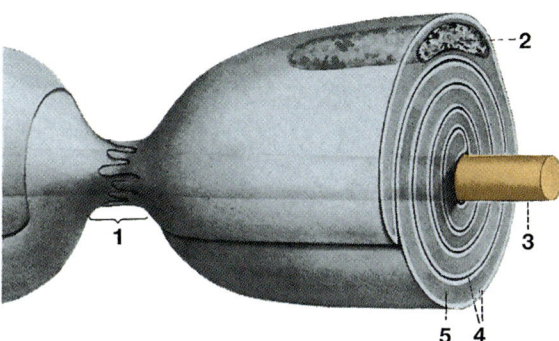

Abb. 185b. Markscheide eines Nervenzellfortsatzes. Die isolierende Markscheide der „markhaltigen" Nervenfaser ist um den Nervenzellfortsatz gewickelt. Nicht maßstabgerechtes Schema: Die Wicklungen der Markscheide sind im Verhältnis zum Axon viel zu dick gezeichnet! [wa]

1 Schnürring
2 Zellkern der Schwann-Zelle (Neurolemmocytus)
3 Axon
4 Zellmembran der Nervenscheidenzelle
5 Cytoplasma der Nervenscheidenzelle

> je nachdem, in welchen Bahnen sich die Entmarkungsherde gebildet haben. Die Beschwerden können sich auch wieder bessern, wenn die Herde remyelinisiert werden. Die Erkrankung kann sich so über Jahrzehnte hinziehen. Von der multiplen Sklerose ist bei uns etwa 0,1 % der Bevölkerung befallen.

■ **Nervenfaserknoten** (Nodus neurofibrae, Ranvier-Schnürring, Louis Antoine Ranvier, 1835-1922, Pariser Histologe): Die Markscheide läuft nicht kontinuierlich am ganzen Zellfortsatz entlang. Sie reicht immer nur soweit, wie sich eine Hüllzelle erstreckt. Nach einer kurzen Unterbrechung beginnt dann die Markscheide der nächsten Hüllzelle. Die Einschnürungen in der Markscheide nennt man Nervenfaserknoten oder Schnürringe.

- Der Abschnitt der Nervenfaser zwischen 2 Nervenfaserknoten heißt Internodium (*Segmentum internodale* = Zwischenknotenabschnitt).
- Die Bedeutung der Nervenfaserknoten liegt darin, daß die Erregung von Knoten zu Knoten weiterspringt = „saltatorische Erregungsleitung" (lat. saltare = tanzen). Die Erregung pflanzt sich auf diese Weise sehr viel rascher fort als beim kontinuierlichen Weiterlaufen in der markfreien Nervenfaser. Bezüglich der Einzelheiten des Erregungsablaufs sei auf die Lehrbücher der Physiologie verwiesen.

■ **Faserkaliber und Nervenleitungsgeschwindigkeit**: Als Faustregel kann gelten: Je dicker der Nervenzellfortsatz, desto dicker die Markscheide, desto länger die Internodien, desto höher die Leitungsgeschwindigkeit der Nervenfaser.
- Die Durchmesser von Nervenfasern liegen zwischen 0,3 und 20 μm. Der Abstand zwischen 2 Nervenfaserknoten beträgt 0,1-1,5 mm. Die Abstände sind beim Erwachsenen größer als beim Kind: Die Markscheiden werden in der frühen Kindheit angelegt und wachsen dann mit.
- Die Leitungsgeschwindigkeit der Nervenfaser hängt von ihrer Dicke ab. Daher trägt eine Klassifizierung der Nervenfasern nach Durchmesser zum Verständnis der Geschwindigkeit von Funktionsabläufen im Körper bei:
- markreiche = A-Fasern (mit Unterteilung α, β, γ, δ).
- markarme = B-Fasern.
- marklose = C-Fasern (Tab. 185).

Tab. 185. Nervenfasergruppen nach Erlanger u. Gasser: ⌀ = Durchmesser (μm), v = Leitungsgeschwindigkeit (m/s)

Typ	⌀	v	Beispiele
Aα	12-20	70-120	• efferent zu Skelettmuskeln • afferent von Muskel- und Sehnenspindeln
Aβ	~ 8	30-70	• afferent: Tastsinn
Aγ	~ 5	15-40	• efferent zu Muskelspindeln
Aδ	~ 3	12-30	• afferent: Schmerz- und Temperatursinn
B	~ 3	3-15	• efferent: präganglionär autonom
C	~ 1	0,5-2	• efferent: postganglionär autonom • afferent: Eingeweideschmerz

#186 Periphere Nerven (Systema nervosum periphericum)

■ **Gliederung der Nerven nach Leitungsrichtung**: Periphere Nerven enthalten efferente und afferente Nervenfasern (Tab. 186a):
- Motorische Nerven sind weit überwiegend efferent.
- Sensorische Nerven sind weit überwiegend afferent.
- Gemischte Nerven haben motorische und sensorische Anteile. Streng genommen müßte man nahezu alle peripheren Nerven als gemischt bezeichnen: In den „motorischen" Nerven laufen immer auch afferente Nervenfasern von den Muskelspindeln. Die „sensorischen" Nerven führen oft efferente Nervenfasern zu Hautdrüsen und Haarbalgmuskeln.

■ **Feinbau**: Die peripheren Nerven bestehen aus
- Bündeln von Nervenfasern mit Gliascheiden.
- Hüllgeweben.
- feinen Blutgefäßen (Vasa nervorum).

Präparat: Die Markscheiden der Nerven enthalten reichlich Lipide. Durch spezielle Präparationsverfahren (Osmiumfixierung) kann man die Markscheiden stark anfärben. Im Nervenquerschnitt sieht

Tab. 186a. Gliederung der Nerven nach Faserqualität (in der angloamerikanischen Literatur übliches System, in diesem Buch z.T. in den Verzweigungsschemata der Leitungsbahnen verwendet, G = general = allgemein)

	Efferent:	Afferent:
Somatisch:	GSE (*allgemein somatoefferent*): zu Skelettmuskeln	GSA (*allgemein somatoafferent*): Oberflächen- + Tiefensensibilität
	SSE (*speziell somatoefferent*): zu äußeren Augenmuskeln	SSA (*speziell somatoafferent*): Sehen + Hören
Viszeral:	GVE (*allgemein viszeroefferent*): zu glatten Muskeln + Herzmuskel + Drüsen	GVA (*allgemein viszeroafferent*): Eingeweidesensibilität
	SVE (*speziell viszeroefferent*): zu Abkömmlingen der Schlundbogen (#745)	SVA (*speziell viszeroafferent*): Geruch + Geschmack

man dann bei starker Vergrößerung viele dunkle Ringe unterschiedlicher Größe entsprechend dem unterschiedlichen Kaliber der einzelnen Nervenfasern.
- In den Routinepräparaten sind die Lipide beim Herstellen des Präparats herausgelöst worden. Es bleiben dann die Zell-Leiber der Schwann-Zellen als weniger deutliche Ringe zurück.
- Im Längsschnitt sind die Nervenfasern gewellt. Die zahlreichen länglichen Zellkerne gehören überwiegend zu den Schwann-Zellen, zum Teil jedoch auch zu den Hüllgeweben.

■ **Hüllgewebe**: Ähnlich wie beim Muskel (Endo-, Peri-, und Epimysium, #137) werden auch die Nervenfasern von Bindegewebe in 3 Stufen umgeben (Abb. 186).
- *Endoneurium*: Lockeres Bindegewebe liegt zwischen den einzelnen Nervenfasern.

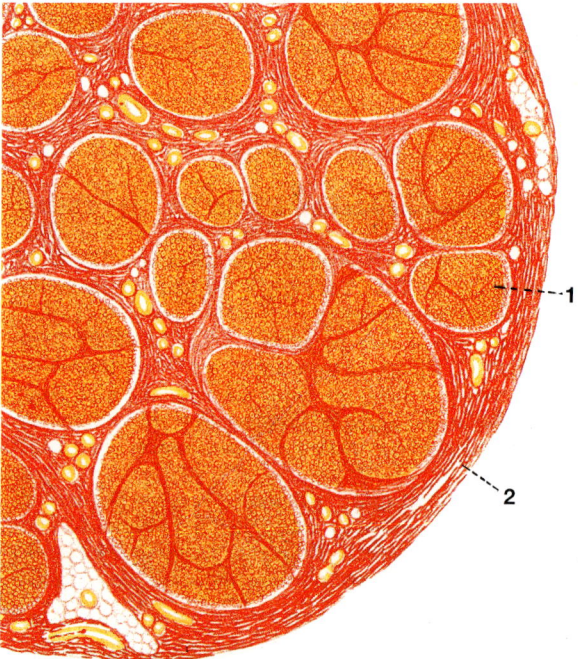

Abb. 186. Querschnitt durch einen Nerv (Ausschnitt, Vergrößerung 35fach). Nervenfasern und Blutgefäße gelb, Bindegewebe rot. [so]

1 Bündel von Nervenfasern   2 Epineurium

- *Perineurium*: Durch straffes Bindegewebe in schraubiger Anordnung werden Gruppen von Nervenfasern zu „Nervenbündeln" zusammengefaßt. Ein peripherer Nerv besteht meist aus mehreren solchen dicht gepackten Bündeln, zwischen denen lockeres Bindegewebe die gegenseitige Verschieblichkeit ermöglicht. Im lockeren Zwischengewebe liegen auch die Blutgefäße der Nerven.
- *Epineurium*: Der Nerv als Ganzes steckt nochmals in einer bindegewebigen Scheide, die ihn gegen die Umgebung abgrenzt, aber dort auch lose verankert.

Nerven reißen nur selten. Dies hat mehrere Gründe:
- Die 3 Bindegewebeschichten bedingen eine erhebliche Zugfestigkeit („Nerven wie Stricke").
- Der gewellte Verlauf der Nervenfasern im Nerv schafft Reservelängen. Der lockere Einbau in die Umgebung erleichtert das Verschieben.
- Der Dehnungsschmerz drängt auf rasche Abhilfe.

■ **Polyneuropathie**: Unter diesem Sammelbegriff faßt man systemische Störungen mehrerer peripherer Nerven zusammen. Die Symptome beruhen auf dem Ausfall und/oder der Übererregbarkeit von Neuronen (Tab. 186b). Häufigste Ursachen sind Alkoholismus, Vitamin-B-Mangel, Diabetes mellitus, Schwermetall- und Arzneimittelvergiftungen sowie Durchblutungsstörungen.

Tab. 186b. Symptome bei Erkrankungen peripherer Nerven		
	Ausfall:	Übererregbarkeit:
Motorische Nerven:	• Aktiv: Muskelschwäche (Parese) bis Muskellähmung (Paralyse) • Passiv: Muskeltonus vermindert (Muskelschlaffheit)	• Kurzdauernd: Muskelzuckungen bis Muskelkrämpfe • Langdauernd: Muskeltonus vermehrt (Spastik)
Sensorische Nerven:	• Sensibilitätsminderung bis -ausfall (Berührungs- + Vibrationsempfindung meist stärker betroffen als Schmerz und Temperaturempfindung)	• Schmerz • Juckreiz • Parästhesien (abnorme Empfindungen, wie Kribbeln, Pelzigsein, Ameisenlaufen)
	• Talg- und Schweißsekretion vermindert bis fehlend → trockene Haut	• Talg- und Schweißsekretion übermäßig → fettig-feuchte Haut
Beide:	• Reflexe abgeschwächt oder aufgehoben	• Reflexe gesteigert

■ **Regeneration von Nervenfasern**: Wird ein peripherer Nerv zerrissen oder durchgetrennt, so geht bei jeder Nervenfaser das distale Stück zugrunde, das keine Verbindung mehr zum Zellkörper hat. Die Reste der Axone werden phagozytiert. Es bleibt eine Kette von Schwann-Zellen zurück (*Büngner-Band*, Otto von Büngner, Chirurg in Hanau, 1858-1905).
- Aus dem proximalen Stumpf sprießt Axoplasma aus. Findet es Anschluß an einen distalen Stumpf (bzw. Büngner-Band), so wächst es in diesem weiter bis zu den Endorganen. Dabei ist es nicht nötig, daß die beiden ursprünglich zusammengehörigen Faserteile einander finden. Jeder proximale Stumpf kann in jeden distalen einwachsen.
- Ist die Nervenbahn wiederhergestellt, muß das Zentralnervensystem umlernen: Wenn die peripheren Neurone nun andere Muskelfasern oder Hautareale innervieren, weil sie in anderen Stümpfen weitergewachsen sind, müssen die übergeordneten zentralen Neurone neu programmiert werden. Man muß also den Gebrauch des zwischendurch gelähmten Gliedes wieder erlernen.
- Treffen die aus einem proximalen Stumpf auswachsenden Axone nicht auf einen distalen Stumpf, z.B. bei Amputation eines Gliedabschnitts, so bilden sie einen Knäuel (*Amputationsneurom*). Dieser kann starke Schmerzen verursachen und muß dann entfernt werden. Die Rezidivneigung ist groß, weil immer wieder Axone aussprossen. Das Zentralnervensystem kann sich offenbar mit einer Amputation nicht abfinden (wie man auch Schmerzen im amputierten Gliedabschnitt haben kann ⇒ #224)
- Auf der Regenerationsfähigkeit des Nervs beruhen die Nervennaht und die Nerventransplantation.

■ **Nervennaht**: Ein durchgetrennter Nerv kann spontan regenerieren, wenn zufällig die beiden Enden in Kontakt bleiben (was wenig wahrscheinlich ist). Besser ist es, den Nerv freizulegen und die beiden Enden sorgfältig aneinander anzupassen und zu vernähen. Dann besteht gute Aussicht, daß die Funktion voll wiederhergestellt wird.
- Allerdings braucht man Geduld. Die Regeneration schreitet pro Tag um etwa 1-2 mm voran. Für die Heilung muß man also etwa soviel Wochen ansetzen wie Zentimeter zu regenerieren sind.

■ **Nerventransplantation**:
- Der proximale Stumpf eines Nervs kann in jeden beliebigen distalen einwachsen, wenn man die beiden zusammennäht. Dies ist wichtig, wenn es nicht gelingt, die ursprünglich zusammengehörigen Enden eines Nervs zu vereinen, weil der Abstand infolge einer größeren Gewebezerstörung zu groß ist. Man muß dann ein Stück eines anderen Nervs „interponieren". Am häufigsten benutzt man hierfür die Hautnerven des Beins.
- Ein Nerv kann nur regenerieren, wenn die Zellkörper intakt sind. Die Nervenfaser geht zugrunde, wenn der Zellkörper stirbt. Man kann dann die Funktion wiederherstellen, wenn man den toten Nerv durchtrennt und den distalen Stumpf mit einem gesunden Nerv vereint.
- Bei jeder Transplantation opfert man natürlich einen gesunden Nerv. Man wird daher immer abwägen müssen, welchen Nerv man eher entbehren kann. Am häufigsten wird bei Lähmung des Gesichtsnervs (*N. facialis*) transplantiert, denn bei seinem Ausfall ist nicht nur das Gesicht stark verunstaltet, sondern auch das Auge bedroht (weil das Lid nicht mehr voll geschlossen werden kann). Man transplantiert dann meist den *N. accessorius* und opfert damit einen Teil der Beweglichkeit von Kopf und Schulter.

#187 Autonomes Nervensystem

■ **Sympathikus und Parasympathikus**: Das autonome = vegetative Nervensystem ist in vielen Bereichen in 2 Gegenspieler gegliedert (Tab. 187a, Abb. 187):
- *Pars sympathica* = „Sympathikus". Die Ganglien des Sympathikus bildet einen „Grenzstrang" (Truncus sympathicus) beidseits der Wirbelkörper.
- *Pars parasympathica* = „Parasympathikus". Ein Großteil der parasympathischen Nervenfasern verläuft im zehnten Hirnnerv (N. vagus).

- Die englischsprachige Anatomie verwendet die 2 Buchstaben längere Schreibweise sympathetic statt sympathic. Sie entspricht dem neugriechischen sympathetikó (gr. sympatheín = mitleiden, sympáthesis = Mitempfindung). Der Begriff wurde von dem in Paris tätigen dänischen Anatomen Jacobus Benignus Winslow (Großneffe von Stensen, #723) in seinem 1732 erschienenem Lehrbuch (Exposition anatomique de la structure du corps humain) in die Anatomie eingeführt (grand nerf sympathique).

Tab. 187a. Stark vereinfachende Charakterisierung der „Gegenspieler" im autonomen Nervensystem	
Sympathikus:	• *ergotrop* (leistungssteigernd) • *katabol* (Energie verbrauchend) • Kampfbereitschaft
Parasympathikus:	• *trophotrop* (aufbauend) • *anabol* (Energie speichernd) • Erholung

gr. érgon = Arbeit, trépein = drehen, richten, katá = herab, bállein = werfen, trophé = Ernähren, aná = auf, hinauf

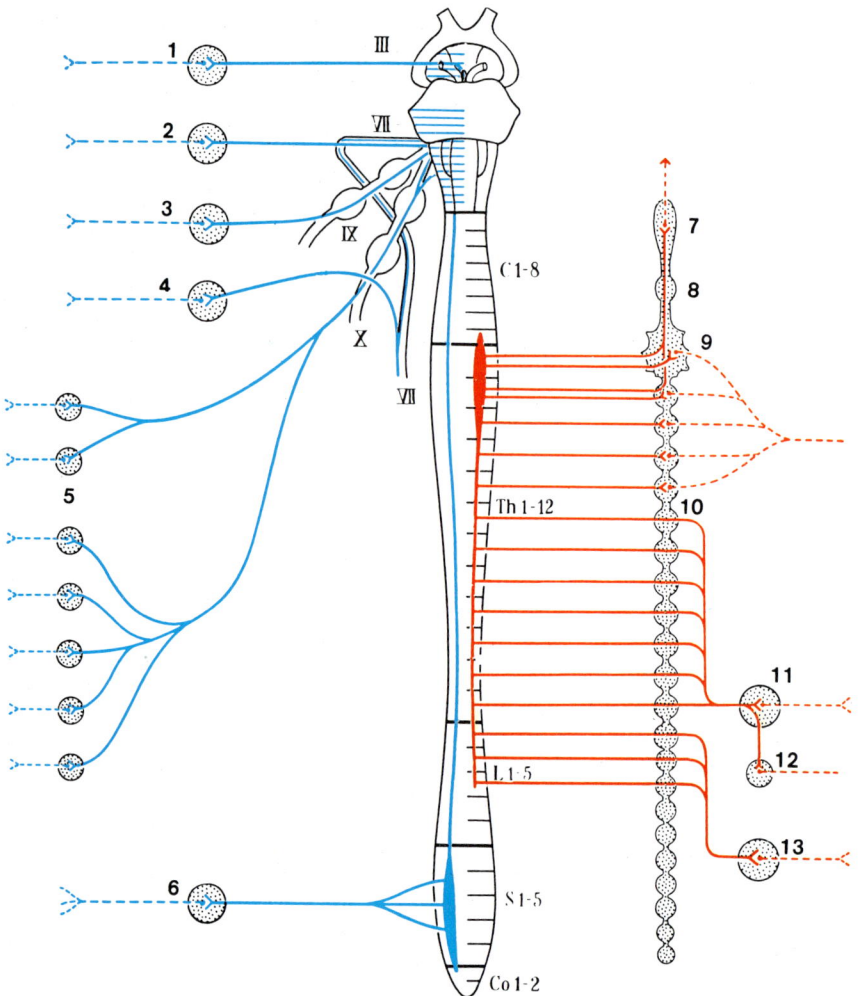

Abb. 187. Lokalisation der vegetativen Funktionen im Zentralnervensystem. [sb3]

- III N. oculomotorius
- VII N. facialis
- IX N. glossopharyngeus
- X N. vagus
- 1 Ganglion ciliare
- 2 Ganglion pterygopalatinum
- 3 Ganglion oticum
- 4 Ganglion submandibulare
- 5 Ganglia visceralia
- 6 Ganglia pelvica
- 7 Ganglion cervicale superius
- 8 Ganglion cervicale medium
- 9 Ganglion cervicothoracicum [stellatum]
- 10 Ganglia thoracica
- 11 Ganglia coeliaca
- 12 Ganglion mesentericum superius + inferius
- 13 Ganglia lumbalia + Ganglia sacralia

Der Begriff „Gegenspieler" ist ähnlich wie das „Antagonisten" bei den Muskeln (#139) zu sehen: Durch das sinnvolle Zusammenwirken beider können viele Vorgänge im Körper genau reguliert werden, wobei das Gleichgewicht je nach dem aktuellen Bedürfnis des Körpers einmal mehr nach der einen, ein andermal nach der anderen Seite verschoben wird, z.B.:
- Der Sympathikus läßt das Herz schneller schlagen, der Parasympathikus langsamer (#358).
- Pupillen und Bronchen werden vom Sympathikus erweitert, vom Parasympathikus verengt.
- Die Sekretion der Verdauungssäfte wird vom Parasympathikus gefördert, vom Sympathikus gehemmt (Tab. 498a).
- Die Zugehörigkeit autonomer Nervenfasern zum sympathischen oder parasympathischen Teil des autonomen Nervensystems kann man nicht durch den Bau, sondern nur pharmakologisch bestimmen: Die Überträgerstoffe (Transmittersubstanzen, #189) an den Synapsen (#188) des 2. Neurons sind verschieden.

■ **Efferente Zellen**: Das periphere autonome Nervensystem unterscheidet sich vom animalischen, indem die efferente Strecke zweigeteilt ist (2 Neurone):

❶ **Autonomes motorisches Kerngebiet**: Die Zellkörper des 1. efferenten Neurons findet man wie beim animalischen Nervensystem im Hirnstamm und im Rückenmark. Dabei kann man 3 große Bereiche abgrenzen (Abb. 187):
- Der Sympathikus hat sein Kerngebiet in den Seitensäulen des Brust- und oberen Lendenmarks.
- Der Parasympathikus hat 2 weit voneinander getrennte Kerngebiete: im Hirnstamm (kranialer Parasympathikus) und im Sakralmark (pelviner Parasympathikus).
- Sympathische und parasympathische Nerven eines Organs kommen niemals aus dem gleichen Rückenmarksegment. Aus einem Segment entspringen entweder sympathische oder parasympathische Nerven. Im Hirnstamm und im Sakralmark gibt es nur parasympathische, im Brust- und Lendenmark nur sympathische Ursprünge.
- Immer hat einer der beiden Gegenspieler im autonomen Nervensystem einen weiten Weg: Die sympathischen Nerven für das Auge müssen aus der Brustwirbelsäule zum Kopf aufsteigen. Die parasympathischen Nerven für den Dünndarm steigen aus der Schädelhöhle in den Bauchraum ab.

❷ **Autonomes Ganglion** (*Ganglion autonomicum*): Es enthält die Zellkörper des 2. efferenten Neurons. Es gibt also nicht nur sensorische Ganglien, sondern auch motorische (für die glatten Muskeln der Eingeweide und für die Drüsen). Alle efferenten Ganglien gehören zum autonomen Nervensystem.

- Im Unterschied zu den pseudounipolaren Nervenzellen der Spinalganglien sind die Nervenzellen der autonomen Ganglien multipolar und kleiner (Typ I Durchmesser 20-35 µm, Typ II 10-20 µm).
- Die Axone des 1. Neurons werden nicht 1:1 auf das 2. Neuron umgeschaltet. Es gibt
- *Divergenz*: Ein Axon eines 1. Neurons verzweigt sich zu Synapsen mit bis zu mehreren hundert 2. Neurone.
- *Konvergenz*: An einem 2. Neuron enden mehrere Axone 1. Neurone.

Die Zellkörper des 2. efferenten Neurons des Sympathikus findet man:
- im „Grenzstrang" (*Truncus sympathicus*), einer Ganglienleiste, die beidseits an den Wirbelkörpern entlang zieht (etwa über die Rippenköpfe). Im Grenzstrang liegen die Zellkörper der sympathischen Fasern für Auge, Kopfdrüsen, Herz und Lunge.
- in den großen Ganglien vor der Bauchaorta: *Ganglia coeliaca, mesenterica* usw. In ihnen liegen die Zellkörper der Fasern für die Bauch- und Beckenorgane.

Die Zellkörper des 2. efferenten Neurons des Parasympathikus liegen
- in 4 parasympathischen Kopfganglien (Abb. 187): für das Auge und die Kopfdrüsen.
- in Ganglien des Bauch- und Beckenraums.
- in den Organen (intramurales Nervensystem, s.u.).

■ **Prä- und postganglionäre Fasern**: Nach ihrer Lage zu den autonomen Ganglien unterscheidet man, vor allem in der Pharmakologie:
- *präganglionäre Fasern*: Axone des 1. efferenten Neurons (Zellkörper im Rückenmark bzw. Hirnstamm).
- *postganglionäre Fasern*: Axone des 2. efferenten Neurons (Zellkörper in den autonomen Ganglien).
- Die Unterscheidung der beiden Neurone ist praktisch wichtig: Beim Sympathikus werden unterschiedliche Überträgerstoffe (#189) an ihnen wirksam. Damit ist auch die Beeinflußbarkeit durch Arzneimittel verschieden.

■ **Sonderstellung des Nebennierenmarks**: Es erhält nur präganglionäre Fasern, da es selbst ein „sympathisches" Organ ist. Die Zellen des Nebennierenmarks entsprechen den sympathischen Ganglienzellen des 2. efferenten Neurons. Sie produzieren die Überträgerstoffe des 2. Neurons als Hormone (nähere Erläuterung #478).

Tab. 187b. Vergleich von somatischem und viszeralem Schmerz (animalisches bzw. autonomes Nervensystem)	
Somatischer Schmerz:	*Viszeraler Schmerz:*
• schneidend	• dumpf, quälend
• gut lokalisiert	• unscharf lokalisiert
• anhaltend	• anfallsweise („Koliken")
• Patient nimmt ruhige Schonhaltung ein (z.B. Rückenlage mit angezogenen Beinen zur Entspannung der Bauchwand)	• Patient wälzt sich unruhig hin und her oder läuft im Zimmer herum

■ **Afferente Zellen**: Die autonomen sensorischen Nervenfasern (z.B. Eingeweideschmerz, Tab. 187b) haben ihre Zellkörper wie diejenigen des animalischen Nervensystems in den Spinalganglien bzw. den entsprechenden Ganglien der Hirnnerven. Die sensorischen Ganglien enthalten also die Zellkörper des 1. afferenten Neurons sowohl des animalischen als auch des autonomen Nervensystems.

■ **Intramurales Nervensystem**: In den inneren Organen, vor allem in der Wand der Hohlorgane (intramural, lat. intra = innerhalb, murus = Mauer) liegen Geflechte autonomer Nerven (*Plexus neuralis intrinsecus [intramuralis]*). Aus ihnen gehen die efferenten Fasern zu den Eingeweidemuskeln und zu den Drüsen ab.
- Die in den intramuralen Geflechten anzutreffenden Nervenzellkörper gehören z.T. zum Parasympathikus (die sympathischen Nervenfasern ziehen ungeschaltet hindurch). Es sind die Zellkörper des 2. efferenten Neurons.
- Daneben gibt es Nervenzellen, die zwar normalerweise mit Sympathikus und Parasympathikus zusammenwirken, aber auch unabhängig von diesen arbeiten können. Über sie laufen z.B. intestinointestinale Reflexe ab: Dehnung der Darmwand wird mit Kontraktion der Muskelwand beantwortet. Die Synapsen des intramuralen Systems werden von einer Vielzahl im Verdauungstrakt gebildeter hormonartiger Stoffe beeinflußt (gastroenteropankreatisches endokrines System, #434).
- Geht die Verbindung zu Sympathikus und Parasympathikus verloren, so vermögen die Zellen der intramuralen Ganglien selbständig Impulse zu bilden. Auf diese Weise wird eine Minimalfunktion der Organe gesichert, wenn die Nerven, z.B. durch eine Verletzung, zerstört sind.
- Manche Autoren betrachten daher das intramurale Nervensystem als selbständigen dritten Teil des autonomen Nervensystems.

Im Darm findet man entsprechend den beiden Muskelschichten (#435) 2 intramurale Nervengeflechte:
- *Plexus submucosus*: in der Submukosa für die Muskelschicht der Schleimhaut und für die Darmdrüsen.
- *Plexus myentericus*: in der Muskelwand für diese.

#188 Synapsen

Nervenfasern gehen nicht kontinuierlich von einer Zelle zur anderen über. Jedes Neuron ist eine scharf begrenzte Einheit. Das Aktionspotential muß daher an besonders ausgestalteten Kontaktstellen von einem Neuron auf eine weitere Zelle übertragen werden. Diese Kontaktstelle nennt man Synapse (*Synapsis*, gr. sýnapsis = Verbindung). Über eine Synapse kann eine Zelle erregt oder gehemmt werden. Eine Nervenzelle kann wenige, aber auch Hunderte oder Tausende von Synapsen mit anderen Zellen bilden.
- Die Erregung von Nervenzellen wird bei den Säugetieren weitaus überwiegend auf chemischem Weg übertragen.
- An wenigen Stellen kommen „elektrische" Synapsen vor (kommunizierende Verbindungen, #122).

■ **Prä- und postsynaptische Membran**: Da alle Nervenfasern „Einbahnstraßen" sind, kann an jeder Synapse die Erregung immer nur in einer Richtung weitergegeben werden („Ventilfunktion"). Jede Synapse ist damit funktionell und morphologisch differenziert in 3 Teile:
- Präsynaptischer Teil (*Pars presynaptica*) des die Erregung weitergebenden Neurons: Er besteht meist in einer markscheidenfreien Anschwellung, dem „Endknopf" = Bouton. In ihm liegen zahlreiche Organellen: Mitochondrien und „präsynaptische Bläschen" (*Vesiculae presynapticae*) mit dem Überträgerstoff (Neurotransmitter). Je nach dessen Art sind die Bläschen kleiner (Acetylcholin, Noradrenalin) oder größer (Neuropeptide). Der präsynaptische

Teil wird begrenzt von der präsynaptischen Membran (*Membrana presynaptica*).
• **Postsynaptischer Teil** (*Pars postsynaptica*) der die Erregung empfangenden Zelle: Er ist meist als Negativ der Form des Endknopfs eingedellt. Er beginnt mit der postsynaptischen Membran (*Membrana postsynaptica*).
• **Synapsenspalt** (*Fissura synaptica*): Er liegt zwischen prä- und postsynaptischer Membran und ist bei erregenden Synapsen meist etwa 30 nm, bei hemmenden Synapsen etwa 20 nm weit. Glycoproteidfilamente sichern den Zusammenhang.

> Manche Autoren nennen den der präsynaptischen Membran gegenüberliegenden Teil der postsynaptischen Membran subsynaptische Membran. Dieser Begriff ist nicht in die internationale Nomenklatur übernommen worden.

■ **Arten der Synapsen**: Mit Hilfe erregender und hemmender Synapsen an den einzelnen Zellen steuert der Körper die meisten Organfunktionen. Die präsynaptische Membran gehört immer zu einer Nervenzelle. Die postsynaptische Membran kann auch an einem anderen Zelltyp liegen. Die Zielzellen sind verschiedener Art. Danach kann man die Synapsen folgendermaßen einteilen:

❶ **Interneuronale Synapse**: Sie ist eine Kontaktstelle zwischen 2 Nervenzellen. Je nach Lage kann man weiter untergliedern in:
• *axodendritische Synapse*: von Axon zu Dendrit.
• *axosomatische Synapse*: von Axon zu Zellkörper.
• *axoaxonale Synapse*: von Axon zu zweitem Axon (wobei das zweite Axon durch das erste meist gehemmt wird; keine Rückwirkung des zweiten Axons auf das erste, da alle Synapsen gerichtet sind!).
• *somatodendritische Synapse*: von Zellkörper zu Dendrit.
• *somatosomatische Synapse*: von Zellkörper zu Zellkörper.
• *dendrodendritische Synapse*: von Dendrit zu Dendrit.
Die beiden erstgenannten Synapsen sind die wichtigsten: vom Axon der ersten Zelle zu einem Dendriten oder dem Zellkörper der zweiten Zelle.

❷ **Neuromuskuläre Synapse**:
• Die Verbindung zwischen Nerv und Skelettmuskel wurde als motorische Endplatte (*Terminatio neuromuscularis*) bereits beschrieben: #137.
• Zwischen autonomen Nerven und glatten Muskelzellen fehlt zum Teil der typische Bau der Synapse: Prä- und postsynaptische Membran liegen einander nicht unmittelbar gegenüber (Synapse „by distance"). Der Neurotransmitter wird hormonartig in den Bindegeweberaum um die Nervenendung abgegeben und diffundiert dann bis zu 0,5 mm zu den Zellmembranen meist mehrerer Muskelzellen.

❸ **Neuroepitheliale Synapse**: Die Drüsensekretion wird durch Hormone und/oder Nerven gesteuert. Neuroglanduläre Synapsen (*Terminatio neuroglandularis*) fördern oder hemmen die Sekretion. Dabei wirken Sympathikus und Parasympathikus an der einzelnen Drüse meist als Gegenspieler. Die Speichelsekretion wird durch den Parasympathikus gefördert, durch den Sympathikus gehemmt. Dies führt zum trockenen Mund bei Aufregung („ihm bleibt die Spucke weg").

■ **Neurosekretion**: Bestimmte Nervenzellen des Hypothalamus (Teil des Zwischenhirns, #658) erzeugen Hormone, die nicht vom Zellkörper direkt in das Blut abgegeben werden, sondern zunächst durch das *Axon* wandern und in einer Endverdickung des Axons in Sekretbläschen gespeichert werden, ähnlich wie die Neurotransmitter in den präsynaptischen Bläschen im Endknopf der Synapse. Die Neurosekretion wird beim Hypophysen-Zwischenhirn-System näher erörtert.

■ **Intelligenz als Zahl der Synapsen**? Das hochentwickelte Gehirn des Menschen ist weniger durch die Zahl der Nervenzellen (Größenordnung 10^{11}) als durch die Zahl der Verbindungen zwischen diesen gekennzeichnet. Man vermutet, daß die geistige Leistungsfähigkeit eines Menschen von der Zahl der nutzbaren Synapsen im Gehirn abhängt. Die Zahl der Nervenzellen wird in der frühen Kindheit festgelegt, solange das Gehirn noch wächst. Die endgültige Zellzahl ist bereits um das 4. Lebensjahr erreicht. Die Synapsenbildung könnte jedoch noch weitergehen. Der Umwelteinfluß auf die geistige Entwicklung könnte sich anatomisch in einer Förderung oder Hemmung der Synapsenbildung ausdrücken.

■ **Neuropil**: Die große Zahl von Verbindungen zwischen den Nervenzellen des Gehirns erfordert viel Platz. Die Nervenzellkörper liegen im Gehirn daher viel weiter auseinander als im Rückenmark oder gar in Ganglien. Die Zwischenräume zwischen den Zellkörpern werden von den Zellfortsätzen der Nervenzellen (Dendriten und Axone) und der Stützzellen (Gliazellen) eingenommen. Diesen Raum nennt man Neuropil (Nervenfaserfilz, gr. *pílos* = Filz, lat. *pilus* = Haar).

#189 Neurotransmitter (Überträgerstoffe)

Aus dem präsynaptischen Teil diffundieren Neurotransmitter durch den Synapsenspalt zur postsynaptischen Membran und depolarisieren diese. Die Neurotransmitter werden in den präsynaptischen Bläschen gespeichert. Überschüssige Neurotransmitter im Synapsenspalt werden durch Enzyme in wenigen Millisekunden gespalten, damit die Membran in rascher Folge de- und repolarisiert werden kann. Die Neurotransmitter öffnen Ionenkanäle teils direkt, teils über einen „second messenger" (cAMP, Phosphoinositole). Die wichtigsten Neurotransmitter sind:
• Acetylcholin: cholinerge Rezeptoren.
• Noradrenalin: adrenerge Rezeptoren.

■ **Adrenerge Rezeptoren** (Adrenozeptoren, gr. *érgon* = Arbeit) findet man an
• den meisten postganglionären sympathischen Synapsen, ausgenommen an Schweißdrüsen und arteriovenösen Anastomosen.
• einigen Synapsen im Zentralnervensystem.

An den adrenergen Rezeptoren wirken auch andere Catecholamine (Adrenalin, Isoprenalin usw.). Nach der unterschiedlichen Wirkstärke der einzelnen Catecholamine unterteilt man die adrenergen Rezeptoren in
• *Alpharezeptoren*: stärkste Reaktion auf Adrenalin.
• *Betarezeptoren*: stärkste Reaktion auf Isoprenalin.
Nach unterschiedlichen biochemischen Erregungsmechanismen teilt man weiter unter in:
• α_1-Rezeptoren: z.B. vasokonstriktorische Synapsen in der Gefäßwand, M. dilatator pupillae, Milzkapsel.
• α_2-Rezeptoren: haben Hemmwirkung, z.B. vasodilatatorische Synapsen.
• β_1-Rezeptoren: z.B. am Herzen und im Darm.
• β_2-Rezeptoren: z.B. hemmend an den Bronchien und an glatten Muskeln (vasodilatatorisch).

■ **Cholinerge Rezeptoren** (Cholinozeptoren) findet man an
- den motorischen Endplatten.
- allen parasympathischen Synapsen.
- den präganglionären sympathischen Synapsen (zwischen 1. und 2. efferenten Neuron).
- den postganglionären sympathischen Synapsen der Schweißdrüsen und der arteriovenösen Anastomosen.
- einigen Synapsen des Zentralnervensystems.

Subtypen:
- N-Rezeptoren (nicotinerg): z.B. am Skelettmuskel.
- M-Rezeptoren (muscarinerg): M_1 im Zentralnervensystem und an autonomen Ganglien, M_2 an inneren Organen, z.B. Herz, Bronchen, Darm, Harnblase, Auge.

■ **Weitere wichtige Neurotransmitter**:
- *Dopamin* (mit Subtypen D_1- D_3): im basalen motorischen System, im Verdauungstrakt und an den Gefäßen der Niere, D_3 im limbischen System (#668).
- *Serotonin*: im Hirnstamm, z.B. Raphekerne.
- *GABA* (Gammaaminobuttersäure): im Zentralnervensystem.

■ **Kotransmitter** (Neuromodulatoren): Nach der ursprünglichen Auffassung sollte an jeder Synapse nur ein Neurotransmitter wirksam werden. Inzwischen kennt man aber bereits mehr als 60 Stoffe, die neben den Neurotransmittern an den Synapsen wirksam werden, z.B. indem sie deren Erregbarkeit erhöhen oder vermindern. Zu ihnen gehören viele Peptidhormone, die man zum Teil zuerst im gastroenteropankreatischen endokrinen System (#434) fand, z.B. Substanz P, VIP, Hypothalamushormone, Opioide (Endorphine, Enkephaline). Einige von den in Synapsenspalten nachgewiesenen Stoffen sind allerdings vielleicht nur Stoffwechsel-Zwischenstufen anderer.

■ **Pharmakologie**: Die Neurotransmitter bilden einen Schwerpunkt der pharmakologischen Forschung, seitdem man erkannt hat, daß sich die Erregungsübertragung durch Arzneimittel fördern oder hemmen läßt:
- Blockiert man die Enzyme in der postsynaptischen Membran, welche sonst die Neurotransmitter abbauen, so bleiben diese länger wirksam: Ihre Wirkung ist verstärkt.
- Besetzt man die Rezeptoren mit nicht erregenden Stoffen („Rezeptorenblockern"), so können die Neurotransmitter nicht wirksam werden: Ihre Wirkung ist vermindert.

Beispiele:
- Das indianische Pfeilgift Curare blockiert die cholinergen motorischen Endplatten der Skelettmuskeln (N-Rezeptoren). Folge ist eine Lähmung der gesamten Skelettmuskulatur. Curareabkömmlinge verwendet man in der Medizin um ein völliges Erschlaffen der Muskeln zu erzielen (Muskelrelaxantien, z.B. bei der Narkose unter künstlicher Beatmung).
- Die „Betarezeptorenblocker" hemmen z.B. die erregenden ß1-Rezeptoren des Herzens und spielen in der Behandlung des Bluthochdrucks zur Zeit eine große Rolle.

1.9 Haut (Integumentum commune)

#191	Aufgaben: mechanischer, Wärme-, Flüssigkeits-, Strahlen-, Infektionsschutz, Energiespeicher, Größe der Körperoberfläche, Terminologie
#192	Schichten: Epidermis, Dermis, Subkutis, Spaltlinien, Blutgefäße, Hautsinnesorgane, *Effloreszenzen*
#193	Besonderheiten einzelner Hautbereiche, Leistenhaut, Felderhaut, Melanozyten, *Verfärbungen, Hautkrebs*
#194	Schweiß-, Duft-, Talg- und Milchdrüsen, *Akne*
#195	Haare: Aufgaben, Bau, Wachstum, Terminologie
#196	Nägel: Aufgaben, Bau, Wachstum
#197	*Wundheilung, Wundbehandlung, Vermeiden häßlicher Hautnarben, Dekubitus*
#198	*Verbrennungen, Neunerregel*
⇒ #175	Schleimhaut
⇒ #251-256	Brustdrüse
⇒ #554	Schamlippen und Scheidenvorhof
⇒ #578	Hodensack
⇒ #587	Penishaut
⇒ #623	Kopfschwarte
⇒ #872	Haut der Hand

#191 Aufgaben

Die Haut grenzt den Organismus gegen die Umwelt ab. Sie hat damit im weitesten Sinne Schutzaufgaben:

❶ **Mechanischer Schutz**: Das feine Bewegungsspiel der menschlichen Hand hätte keinen Sinn, wenn wir mit der Hand nicht fest zugreifen könnten, ohne sie zu verletzen.
- Diesem Schutz beim aktiven Ausgriff in die Welt dient vor allem die *Hornschicht*. Sie ist an den Körperstellen dick, die in ständigem Kontakt mit festen Gegenständen der Umwelt sind: Hohlhand und Fußsohle. Sie ist dünn an mechanisch wenig beanspruchten Stellen, z.B. Augenlid.
- Bei starker Beanspruchung wird die Hornschicht besonders dick (Abb. 191). Es bilden sich Schwielen. Diese Schwielen sind nötig, um die empfindlichen Gewebe in der Tiefe zu schützen. Nimmt ein Handarbeiter nach einer längeren Ruhepause, z.B. einer Erkrankung, wieder die Arbeit auf, so ist in den ersten Tagen Schonung geboten, damit die Haut Zeit hat, wieder Schwielen auszubilden.
- Bei Überbeanspruchung löst sich die Hornschicht von der Keimschicht ab, es bildet sich eine Blase.
- Um die Hornschicht geschmeidig zu erhalten, wird sie von Talgdrüsen eingefettet.
- Der mechanische Schutz darf nicht starr sein wie ein Panzer (wie bei den schwerfälligen Krebsen oder Schildkröten), sondern muß beweglich und zäh sein: Die *Lederhaut* (aus der man durch Gerben Leder gewinnt) besteht im wesentlichen aus einem Geflecht zugfester Fasern, das erhebliche Belastungen aushält.

❷ **Wärmeschutz**: Die Säugetiere unterhalten eine gleichmäßige Körperwärme, die für ihre Leistungsfähigkeit optimal ist. Die Haut ist die wichtigste Kontaktzone für eine Umwelt von meist anderer Temperatur als der des Körpers (andere Kontaktzonen: Atem- und Verdauungstrakt!). Die Haut ist daher wichtig für die Temperaturregulation.
- Die *Papillarschicht* der Lederhaut ist reich an Blutgefäßen. Diese Blutgefäße erweitern sich, wenn der Körper Wärme abgeben will, sie verengen sich, wenn Wärmeenergie gespart werden soll. Sie sind damit den Heizkörpern einer Warmwasserheizung zu vergleichen.

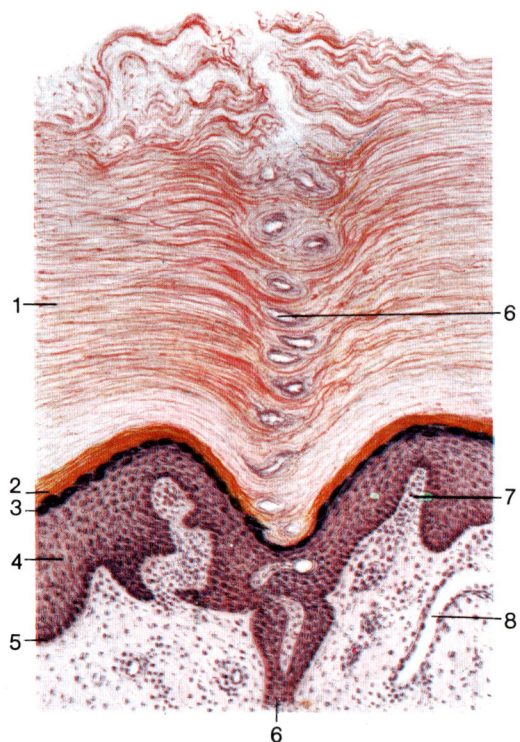

Abb. 191. Haut mit dicker Hornschicht. [pa3]

1	Stratum corneum	5	Stratum basale
2	Stratum lucidum	6	Ductus sudorifer
3	Stratum granulosum	7	Papilla dermalis
4	Stratum spinosum	8	Vas sanguineum

- Das *Haarkleid* und das *Unterhautfettgewebe* wirken wärmeisolierend: magere Menschen frieren leichter (ausgenommen bei Überfunktion der Schilddrüse).
- Der Wärmeregulation dient auch die *Schweißsekretion*: Beim Verdunsten des Schweißes wird dem Körper Wärme entzogen („Verdunstungswärme").

❸ **Flüssigkeitsschutz**: Mehr als die Hälfte des Körpers besteht aus Wasser: bei der Frau etwa 55 %, beim Mann etwa 60 % (wegen des etwas geringeren Anteils an wasserarmem Fettgewebe).
- Größere Wasserverluste führen zu lebensbedrohlichen Krankheitszuständen (Exsikkose). Die Haut muß also den Flüssigkeitsdurchtritt klein halten. Sie darf Wasser nur gezielt zur Wärmeregulation abgeben. Pro Tag geht etwa ein halber Liter Wasser durch die Haut verloren.
- Die Haut muß aber auch verhindern, daß beim Baden Wasser in den Körper eindringt und die Körpersäfte verdünnt. Die Resorptionsfähigkeit der gesunden Haut ist gering: Die Inhaltsstoffe von Salben, Cremes und medizinischen Bädern (Moor, Schwefel usw.) wirken in erster Linie auf die Haut. Nur geringe Mengen treten in den Kreislauf über. Bei lang dauerndem Kontakt, z.B. Hormonpflaster, können auch die geringen Mengen biologische Wirkungen entfalten.

❹ **Strahlenschutz**: Kurzwellige Strahlen schädigen lebende Zellen. Der Körper sucht daher diese Strahlen möglichst schon an ihrer Eintrittsstelle abzufangen. Dazu dient ein strahlenabsorbierender brauner Farbstoff (*Melanin*). Bräunung der Haut (Pigmentbildung) wird nicht nur von ultraviolettem Licht, sondern auch von anderen kurzwelligen Strahlungen (Röntgenstrahlen, Gammastrahlen) ausgelöst. Da der Körper sehr sparsam ist, beschränkt er die Bräunung auf die Stellen, die tatsächlich der Strahlung ausgesetzt sind.

❺ **Infektionsschutz**: Die gesunde Haut mit der gut gefetteten Hornschicht bildet eine Barriere, die für Bakterien schlecht zu durchdringen ist. Bei Verletzungen hingegen kommt es rasch zu Entzündungen und Eiterungen. Der Bakterienabwehr dient auch die leicht saure Oberfläche (*Säuremantel* der Haut). Schon in der Oberhaut findet man phagozytierende Abwehrzellen (Langerhans-Zellen). Die Haut ist in die Abwehrvorgänge bei manchen Allgemeininfektionen einbezogen: Hautausschläge bei Masern, Röteln, Windpocken usw.

❻ **Sinnesorgane als Alarmauslöser**: Dem Schutz des Organismus dienen auch die Sinnesorgane der Haut (für Schmerz-, Druck-, Berührungs-, Vibrations-, Kälte- und Wärmeempfindung). Sie melden Gefahren und veranlassen damit Gegenreaktionen. Die Hautsinnesorgane bleiben auch im Schlafe „wach" und veranlassen Schutzreaktionen, z.B. wenn die Bettdecke abgerutscht ist und Unterkühlung droht.

❼ **Energiespeicher für Zeiten unzureichender Nahrungszufuhr**: Die *Unterhaut* besteht überwiegend aus Fettgewebe. 1 kg Fett hat einen Brennwert von 39 MJ (Megajoule) = 9300 kcal. Über Körpergewicht und Fettsucht ⇒ #126.

■ **Größe der Körperoberfläche**: Als mittlere Körperoberfläche des Menschen wird meist noch ein Wert von 1,7 m^2 angegeben. In den Industrienationen ist dieser Wert inzwischen zu klein und muß auf 1,8-1,9 erhöht werden. Die Körperoberfläche ist abhängig von der Körperlänge und vom Körpergewicht. Es besteht jedoch keine lineare Beziehung, da die Oberfläche mit der 2. Potenz, das Volumen mit der 3. Potenz wächst. In der Praxis verwendet man daher Tabellen oder Nomogramme. Beispiele: Bei 160 cm und 45 kg beträgt die Oberfläche etwa 1,5 m^2, bei 200 cm und 100 kg rund 2,4 m^2.

■ **Terminologie**:
- *Haut* ist ein altgermanisches Wort (ahd. hut, niederl. huit, schwed. hud). Es gehört zur indogermanischen Wurzel skeu = bedecken, umhüllen, von der sich auch Hoden (#571) und das engl. skin = Haut ableiten. Im Englischen gibt es auch hide für die Haut eines großen Tiers. Haut kommt in zahlreichen Redewendungen vor: seine Haut zu Markte tragen, nicht aus seiner Haut können, aus der Haut fahren, seine Haut so teuer wie möglich verkaufen, sich seiner Haut wehren, sich in seiner Haut nicht wohl fühlen, nicht in jemandes Haut stecken mögen, mit heiler Haut davonkommen, das geht unter die Haut, auf der faulen Haut liegen, nur noch aus Haut und Knochen bestehen usw.
- Auf die Haut bezügliche medizinische Begriffe werden vom lat. *cutis* = Haut oder häufiger vom gr. *dérma*, *dérmatos* = Haut abgeleitet. Derma umfaßt dabei die gesamte Haut und nicht nur die Dermis. Cutis laxa = schlaffe Haut, Cutis marmorata = fleckige Haut bei Kälte, Dermatologie = Lehre von der Haut und ihren Krankheiten, Dermatologe = Hautarzt, Dermatitis = Hautentzündung, Dermatomykose = Pilzerkrankung der Haut, Dermatozoen = Hautschmarotzer, Neurodermitis = Juckflechte (chronische entzündliche Hauterkrankung), Pachydermie = Hautverdickung (gr. pachýs = dick).
- Die romanischen Sprachen leiten ihre Wörter für Haut vom lat. *pellis* = Haut ab: ital. pelle, port. pele, span. piel, frz. peau. Verwandt damit sind die deutschen Wörter Pelle, Pelz und Fell.

#192 Schichten

■ Die Haut im weiteren Sinne (*Integumentum commune*) besteht aus 3 Schichten (Tab. 192a, Abb. 192, 193):
❶ *Epidermis* (Oberhaut).
❷ *Dermis* oder *Corium* (Lederhaut).
❸ *Tela subcutanea [Hypodermis]* (Unterhaut, meist kurz „Subkutis" genannt).

Als *Cutis* (Haut im engeren Sinne) faßt man Oberhaut und Lederhaut zusammen. Die Oberhaut wird von einem mehrschichtigen verhornten Plattenepithel gebildet, die Lederhaut vorwiegend von zugfestem und elastischem Bindegewebe, die Unterhaut von Fettgewebe.

❶ **Epidermis** (Oberhaut): An der Oberfläche gehen ständig verhornte Zellen durch Abrieb verloren. Sie müssen durch Zellen aus der Tiefe ersetzt werden. Wir können die Oberhaut daher in 3 Zonen gliedern:
• Keimschicht,
• verhornende Schicht,
• Hornschicht.

Mikroskopisch sind 5 Schichten zu unterscheiden:
• *Stratum basale* (Basalschicht): eine Reihe kubischer Zellen mit zahlreichen Zellteilungen. Dazwischen eingelagert sind pigmentbildende Zellen (Melanozyten, #193) und Zellen des Immunsystems (Langerhans-Zellen).
• *Stratum spinosum* (Stachelzellschicht): Sie ist nach dem stacheligen Aussehen der Zellen benannt. Die Stacheln sind Zellausläufer, in denen Nachbarzellen mit Desmosomen aneinander gekoppelt sind. Sie enthalten außerdem Tonofilamente. Diese liegen im Gegensatz zu den zugfesten Fasern des Bindegewebes innerhalb der Zellen!.
• *Stratum granulosum* (Körnerschicht): Als Zeichen der beginnenden Verhornung werden zahlreiche basophile Körnchen in den Zellen sichtbar. Diese Keratohyalinkörnchen vereinigen sich vermutlich mit den Tonofibrillen zum Keratin.
• *Stratum lucidum* (helle Schicht): Diese schmale homogene Zone zwischen Körner- und Hornschicht sieht man nur bei der Leistenhaut.
• *Stratum corneum* (Hornschicht): verschmolzene flache keratingefüllte Zellen ohne Zellkern und Zellorganellen.

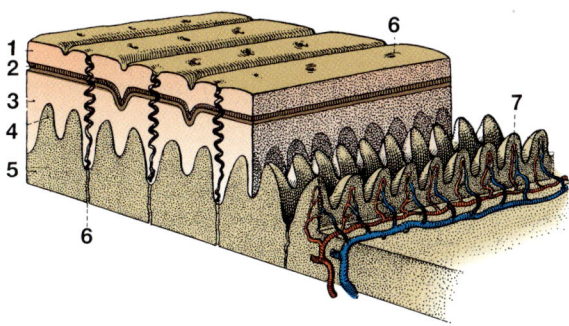

Abb. 192a. Räumliches Schema des Baues der unbehaarten Haut (Leistenhaut). *[bg3]*

1-3 Epidermis	1 Stratum corneum	4 Stratum papillare
4 + 5 Dermis	2 Stratum lucidum	5 Stratum reticulare
1-5 Cutis	3 Stratum granulosum + spinosum + basale	6 Ductus sudorifer
		7 Kapillarschlinge der Lederhautpapille

Tab. 192a. Schichtenfolge der Haut von der Oberfläche in die Tiefe	
Epidermis (Oberhaut)	• *Stratum corneum* (Hornschicht) • *Stratum lucidum* (helle Schicht) • *Stratum granulosum* (Körnerschicht) • *Stratum spinosum* (Stachelzellschicht) • *Stratum basale* (Basalschicht)
Dermis = *Corium* (Lederhaut)	• *Stratum papillare* (Papillarschicht) • *Stratum reticulare* (Netzschicht)
Tela subcutanea [Hypodermis] (Unterhaut)	

❷ **Dermis** (Lederhaut): An ihr kann man 2 Schichten unterscheiden:
• *Stratum papillare* (Papillarschicht): Oberhaut und Lederhaut liegen nicht eben aufeinander: Von der Lederhaut ragen gefäß- und nervenreichen Papillen in die Oberhaut. An der Grenze zwischen dem Epithel und dem Bindegewebe liegt eine Basalmembran. Die Basalzellen der Oberhaut sind mit „Wurzelfüßchen", die zugfesten (kollagenen) Fasern der Lederhaut mit „Ankerfasern" an ihr befestigt.
• *Stratum reticulare* (Netzschicht): Zugfeste Fasern sind scherengitterartig verflochten. Dadurch wird die Dehnung begrenzt. Elastische Fasern sorgen für die Rückstellung. Im Laufe des Lebens nimmt die Elastizität ab: Beim Greis bleibt eine abgehobene Hautfalte viel länger stehen als beim Jugendlichen.

Die Elastizität der Haut leidet bei starken Wasserverlusten, z.B. lang anhaltendem Brechdurchfall. Kann man beim Kleinkind Hautfalten abheben, ohne daß sie sich sofort wieder einebnen, so weist dies auf einen u.U. lebensbedrohlichen Wassermangel hin. Sofortige Flüssigkeitszufuhr ist dringend geboten (evtl. als Infusion).

Spaltlinien (in der Klinik oft Langer-Linien genannt): Die Fasern der Lederhaut verlaufen bevorzugt in bestimmten Richtungen. Man kann sie an der (nicht konservierten) Leiche sichtbar machen, indem man eine runde Nadel in die Haut einsticht: Der runde Stichkanal verzieht sich zu einem länglichen Spalt. Überzieht man die gesamte Körperoberfläche mit einem Raster von Einstichen, so wird das Spaltliniensystem der Haut unmittelbar sichtbar. Es ist für den Chirurgen wichtig: Schneidet man die Haut quer zu den Spaltlinien, so klafft die Wunde, durchtrennt man sie parallel zu ihnen, so legen sich die Wundränder aneinander. Hautschnitte wird man daher möglichst parallel zu den Spaltlinien anlegen.

❸ **Unterhaut**: Sie besteht hauptsächlich aus Fett- und Bindegewebe:
• Sie befestigt die *Cutis* an den tiefer liegenden Körperteilen, hauptsächlich an der allgemeinen Körperfaszie. Dazu dienen Bündel straffen Bindegewebes (*Retinacula cutis*), die aus dem Fasernetz der Lederhaut abzweigen und durch das Fettgewebe zur bindegewebigen Faszie ziehen.
• Das Unterhautfettgewebe (*Panniculus adiposus*, lat. pannus = Lappen, panniculus = Läppchen) polstert die tieferen Organe gegen Druck und Stoß, isoliert gegen Wärmeverluste und speichert Energie und Wasser.

■ **Gefäßversorgung**: Die Oberhaut ist – wie alle Epithelien – frei von Blutgefäßen. Die großen Arterien und Venen der Haut verlaufen in der Unterhaut. Von dort steigen Äste zur Lederhaut auf. Die kleinen Arterien der Lederhaut bilden 2 Gefäßnetze:
• *Rete arteriosum dermale*: an der Grenze zwischen Unter- und Lederhaut.

- *Rete arteriosum subpapillare*: unter den Papillen. Aus ihm entspringt für jede Papille eine Kapillarschlinge.

Den Arteriennetzen entsprechen in der Lage die Venenplexus.

■ **Arteriovenöse Anastomosen**: Sie sind in der Lederhaut besonders zahlreich. Über diese Kurzschlüsse kann Blut unter Umgehung der Kapillaren von den Arterien direkt in die Venen geleitet werden. Damit regelt der Körper die Hautdurchblutung im Sinne des Wärmehaushalts.
- An besonders kältegefährdeten Körperstellen, z.B. Fingerspitzen, äußeres Ohr, werden geknäuelte arteriovenöse Anastomosen reichlich von autonomen Nervenfasern umsponnen. Diese Glomuskörper (#148) könnten Steuerungsorgane der Wärmeregulation sein. Gelegentlich gehen von ihnen Tumoren aus („Glomustumoren").

■ **Hautsinnesorgane**: Die Haut kann man als das größte Sinnesorgan des Körpers betrachten. Als Rezeptoren der einzelnen Sinnesqualitäten dienen freie Nervenendungen und Endkörperchen, deren Spezifität zum Teil noch umstritten ist (Tab. 192b, Abb. 183a). Man gliedert sie morphologisch gewöhnlich danach, ob sie mit einer Kapsel versehen sind oder nicht:

❶ Tastkörperchen ohne Kapsel:
- *Merkel-Zellen* (Johann Friedrich Merkel, deutscher Anatom, 1845-1919): helle Zellen von 10-20 µm Durchmesser mit fingerförmigen Fortsätzen zwischen Nachbarzellen.
- *Merkel-Tastscheiben*: Gruppen von Merkel-Zellen.

❷ Nervenendkörperchen mit Kapsel:
- *Meissner-Tastkörperchen* (Georg Meissner, deutscher Physiologe, 1829-1905): Nervenfasern verzweigen sich zwischen einer Zellgruppe, etwa 70 × 120 µm, oval, mit Perineurium um das basale Drittel. Die Tastkörperchen sprechen auf Berührung und niederfrequente Vibrationen (maximale Empfindlichkeit bei 20 Hz) an.
- *Genitalnervenkörperchen*: von Perineurium umhüllt, etwa 0,1-0,2 mm Durchmesser.
- *Ruffini-Körperchen* (Angelo Ruffini, Histologe in Siena und Bologna, 1874-1929): flach, etwa 1-2 mm Durchmesser.
- *Lamellenkörperchen* (Vater-Pacini-Körperchen, Abraham Vater, deutscher Anatom, 1684-1751; Filippo Pacini, italienischer Anatom, 1812-1883): Ein Innenkolben aus Schwann-Zellen um eine zentrale Nervenfaser ist umgeben von einem Außenkolben aus 10-60 Lamellen flacher Fibrozyten. Länge bis 5 mm. Die Lamellenkörperchen sprechen auf hochfre-

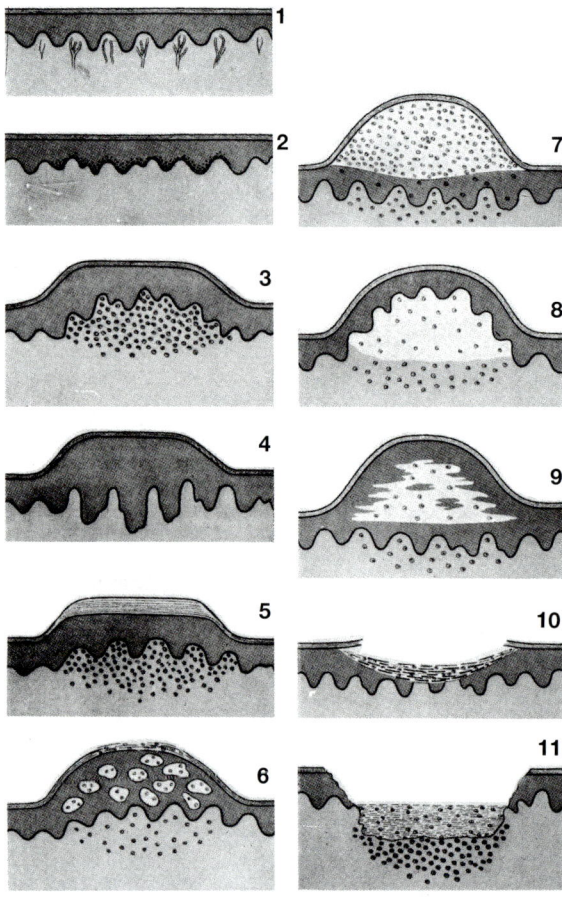

Abb. 192b-l. Hautausschläge (Effloreszenzen): Das Verständnis von Hautkrankheiten wird sehr erleichtert, wenn man sich klarmacht, welche Hautschicht besonders betroffen ist. *[bu1]*

1 + 2 Flecken (Makeln)
1 Roter Fleck (Gefäßerweiterung in der Lederhaut)
2 Brauner Fleck (Mal): vermehrte Pigmentbildung im Stratum basale
3-6 Hautknötchen (Papeln)
3 Dermale Papel
4 Epidermale Papel
5 Gemischtes Hautknötchen (Oberhaut + Lederhaut verdickt)
6 Ekzemknötchen
7-9 Hautbläschen (Vesikeln) und Eiterbläschen (Pusteln)
7 Subkorneales Bläschen
8 Subepitheliales Bläschen
9 Intraepitheliales Bläschen
10 Erosion (Oberhautdefekt)
11 Geschwür (Ulkus): Hautdefekt bis in die Leder- oder Unterhaut

Tab. 192b. Funktionelle Gliederung der Hautsinnesorgane mit physiologischer Charakterisierung: SA = slow adapting, FA = fast adapting, I = kleines, scharf begrenztes, II = größeres, unscharf begrenztes rezeptives Feld		
Modalität:	Rezeptoren:	Lage:
Druck (+ Abscherung)	Merkel-Zellen (SA I) + Merkel-Tastscheiben	Basal- und Stachelzellschicht der Oberhaut und der Schleimhäute mit mehrschichtigem Plattenepithel
	Ruffini-Körperchen (SA II)	• Stratum reticulare der Dermis, besonders Leistenhaut • Gelenkkapseln
Berührung + niederfrequente Vibration	Meissner-Tastkörperchen (FA I)	Lederhautpapillen, besonders: • Lippen • Augenlid • Glans + Preputium clitoridis/penis
	Genitalnervenkörperchen	Epidermis + Schwellkörper der äußeren Geschlechtsorgane
Berührung + hochfrequente Vibration	Lamellenkörperchen (FA II)	• Dermis + Unterhaut • Sehnen, Faszien, Gelenkkapseln • Brust- und Bauchfell • einige innere Organe
Temperatur + Schmerz (Kalt-, Warm- und Schmerzrezeptoren = Nozizeptoren)	Freie Nervenendungen	• Epidermis • Haarfollikel • Schleimhäute • seröse Häute • Hirnhäute • Periost, Gelenkkapseln, Faszien • Gefäßwände

Zur Leitungsgeschwindigkeit ⇒ Tab. 185

quente Vibrationen von etwa 40-1000 Hz, mit einem Maximum bei etwa 200 Hz, an.

#193 Besonderheiten einzelner Hautbereiche

■ Die Haut ist nicht überall gleich gebaut:
• *Dicke*: Die Haut ist am Rücken sehr dick, am Bauch ist sie viel dünner. Besonders zart ist sie am Augenlid. Die Unterschiede beruhen hauptsächlich auf der verschiedenen Dicke der Hornschicht.
• *Befestigung an der Unterlage*: An einigen Körperstellen (Hohlhand, Fußsohle, über dem Schädeldach) ist die Haut sehr straff an Sehnenplatten fixiert. Auch zu manchen vorspringenden Knochenpunkten laufen starke Faserbündel, z.B. zum Spina iliaca posterior superior. Die Haut sinkt dort zu einem Grübchen ein, weil die Unterhaut wegen der starken Bindegewebezüge weniger Fett aufnehmen kann.
• *Eigenbeweglichkeit*: Die bei Tieren verbreiteten quergestreiften Hautmuskeln sind beim Menschen auf Kopf und Hals (mimische Muskeln) sowie den Kleinfingerballen (M. palmaris brevis) beschränkt. Glatte Muskelzellen findet man in der Lederhaut und Unterhaut der Warzenhöfe und des Hodensacks. Beim Zusammenziehen des Warzenhofs wird die Brustwarze vorgeschoben. Die Haut des Hodensacks kann sich runzeln, wenn der Hoden durch den Hodenheber (*M. cremaster*) an den Rumpf gezogen wird.
• *Elastizität*: Diese ist in stark bewegten Hautbereichen besonders groß. Da die Elastizität mit dem Alter abnimmt, merkt man das Altern an diesen Stellen ganz besonders, z.B. Faltenbildung („Krähenfüße") im Gesicht. Der kosmetische Chirurg kann dann durch Raffen der Haut („Liften") die Falten vorübergehend beseitigen und damit ein jüngeres Alter vortäuschen.
• *Fetteinlagerung*: Die Unterhaut des Augenlids, der Ohrmuschel, des Nasenrückens, der Lippen, der kleinen Schamlippen, des Penis und des Hodensacks ist nahezu fettfrei. Hingegen kann die Unterhaut von Bauch (beim Mann), Brust, Gesäß und Hüften (bei der Frau) sehr viel Fett einlagern (Abb. 126b).

> • Die geschlechtsspezifische Fettverteilung wird durch die Geschlechtshormone gesteuert. Frauen mit androider („männlicher") Fettverteilung sollen auch das für den Mann typische erhöhte Risiko für Herzinfarkt haben.
> • Die Fähigkeit zur Fettspeicherung ist bei Hauttransplantationen zu beachten: Die Bauchhaut behält ihre Fähigkeit zur Fettspeicherung, auch wenn man sie in einen anderen Körperbereich verpflanzt. Im Gesicht kann dies die Schönheit sehr beeinträchtigen.

■ **Leistenhaut**: Besonders stark unterscheidet sich die Haut der Hohlhand (*Palma manus*) und der Fußsohle (*Planta pedis*) von der übrigen Haut (Abb. 193):
• Die Papillen der Lederhaut sind in Reihen („Leisten") angeordnet (daher „Leistenhaut"). Ihnen legt sich die Oberhaut an. Das Leistenmuster ist individuell verschieden und kann zur Identifizierung benützt werden: Daktyloskopie (gr. dáktylos = Finger, skopeín = betrachten). Man kennt 4 Hauptmuster: Bogen, Schleife, Doppelschleife und Wirbel.
• Die Leistenhaut ist unbehaart.
• Die Leistenhaut ist besonders straff auf der Unterlage (Palmar- bzw. Plantaraponeurose) befestigt: Diese „Matratzenkonstruktion" ist die Voraussetzung für festen Griff und sicheren Stand. Entzündungen sind in den engen Kammern der Unterhaut sehr schmerzhaft („Bastonade" = Prügelstrafe

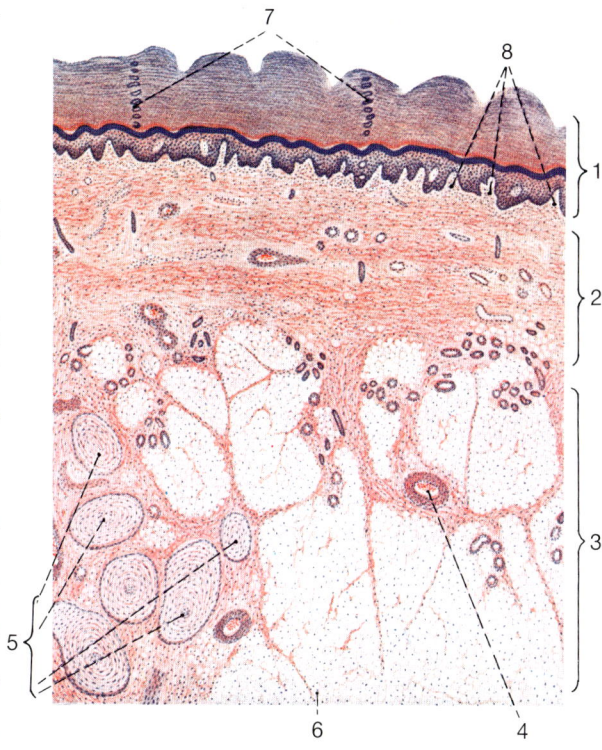

Abb. 193a. Haut der Fingerbeere (Leistenhaut), Vergrößerung etwa 20fach. [so]

1 + 2 Cutis	4 Blutgefäß
1-3 Integumentum commune	5 Lamellenkörperchen (= Vater-Pacini-Körperchen)
1 Epidermis	6 Panniculus adiposus
2 Dermis	7 Ductus sudorifer
3 Tela subcutanea [Hypodermis]	8 Lederhautpapille

auf die Fußsohle). Größere Schwellungen können sich hier nicht ausbilden. Bei Erkrankungen von Hohlhand oder Fußsohle schwillt meist der Handrücken bzw. der Fußrücken an!
• Die Leistenhaut ist besonders reich an sensorischen Nervenendorganen.

■ **Felderhaut**: So bezeichnet man die übrige Haut, weil hier rautenförmige Felder von feinen Furchen abgegrenzt werden (Abb. 194a).

■ **Pigmentierung**: Strahlen schädigen Zellen. Besonders gefährdet sind Zellen, die sich gerade teilen. Darauf beruht die Strahlenbehandlung des Krebses: Krebszellen teilen sich häufiger als normale Körperzellen und werden daher durch Strahlen stärker geschädigt als diese. Der Körper schützt sich gegen Strahlen, vor allem ultraviolettes Licht, durch strahlenabsorbierende Pigmente in der Körperoberfläche.

❶ **Melanozyten**: Die pigmentbildenden Zellen stammen von der Neuralleiste (#614) ab. Sie wandern während der Entwicklung in die Haut ein. Sie liegen dann hauptsächlich zwischen der Basalschicht und der Basalmembran, welche die Oberhaut von der Lederhaut trennt. Auf etwa 5-10 Epithelzellen der Basalschicht kommt ein Melanozyt.

❷ **Melaninsynthese**: Die Melanozyten bauen die Aminosäure Tyrosin über DOPA (Dioxyphenylalanin) zum braunschwarzen Farbstoff Melanin (gr. mélas = schwarz) um. Dieser sammelt sich in Sekretbläschen an und wird dann über lange Zellausläufer an die Epithelzellen abgegeben.
- Die unterschiedliche Hautfarbe verschiedener Rassen beruht eher auf unterschiedlichen Mengen des von den Melanozyten produzierten und in den Epithelzellen gespeicherten Melanins als auf unterschiedlichen Melanozytenzahlen.
- Die Pigmentbildung wird nicht nur durch Sonnenstrahlen, sondern auch durch andere kurzwellige Strahlen, z.B. Röntgenstrahlen, angeregt. Sie ist jeweils auf das bestrahlte Hautfeld beschränkt.
- Das melanozytenstimulierende Hormon (MSH, Melanotropin) des Hypophysenzwischenlappens fördert die Melaninsynthese.

❸ **Stark pigmentierte Regionen**: Die Pigmentierung ist nicht überall gleich stark. Besonders pigmentreich sind die Warzenhöfe der Brust und die Haut der äußeren Geschlechtsorgane und des Afters. In der Schwangerschaft nimmt die Pigmentierung nicht nur der Warzenhöfe stark zu. Als frühes Schwangerschaftszeichen wird die Haut in der Mittellinie zwischen Nabel und Schamhaaren dunkler.

■ **Verfärbungen der Haut** kommen als angeborene Störungen und bei verschiedenen Erkrankungen vor, z.B.:

❶ Umschriebene Verfärbungen (Flecken):
- Braune Pigmentflecken: verstreut über den Körper als angeborene gleichbleibende *Pigmentnävi* oder jahreszeitlich hervortretende Sommersprossen (*Epheliden*).
- Rote Flecken infolge erweiterter Blutgefäße: Das *Feuermal*, volkstümlich auch Storchenbiß genannt (weil angeboren), verschwindet oft in der Kindheit wieder. Ein bleibendes Feuermal im Gesicht kann das Aussehen erheblich beeinträchtigen.

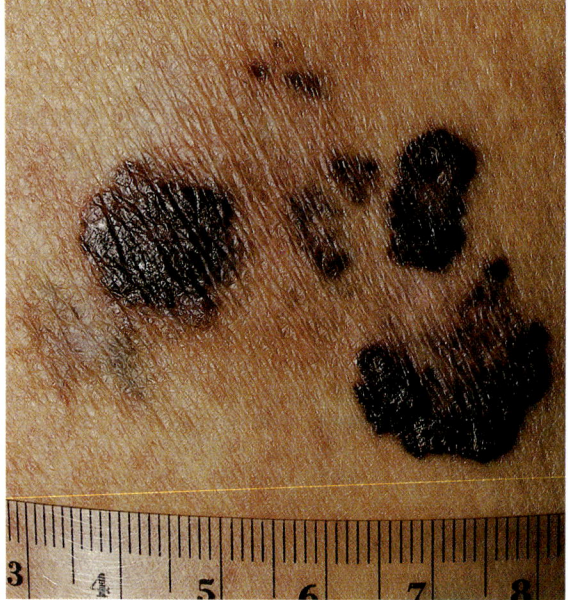

Abb. 193b. „Schwarzer Hautkrebs" (oberflächlich spreitendes Melanom): Ein seit der Kindheit bestehender kleiner brauner Fleck begann vor 2 Jahren zu wachsen, wobei sich Teile auch wieder aufhellten. Hier treffen alle Kriterien der ABCDE-Regel (s. Text) zu. *[ra]*

❷ Die gesamte Körperoberfläche betreffend (generalisiert):
- Die *Insuffizienz der Nebennierenrinde* (Addison-Krankheit) ist mit einer bronzeartigen Färbung der Haut verbunden („Bronzehaut"). Auch in der Schwangerschaft können fleckige Verfärbungen wohl auf Grund einer vorübergehenden Nebennierenrindenstörung auftreten. Im Gesicht (Chloasma uterinum) beeinträchtigen sie das Aussehen der Schwangeren meist sehr. Nach der Entbindung bilden sie sich aber rasch zurück.
- Die Gelbsucht (*Icterus*) beruht auf einer vermehrten Ablagerung von Gallenfarbstoffen in der Haut. Ursache ist ein erhöhter Blutspiegel von Gallenfarbstoffen aufgrund vermehrter Bildung in Milz und Leber oder von Abflußstörungen in den Gallenwegen (#451).

■ **Hautkrebs**: Er ist häufig (etwa ⅛ aller Krebse), wird jedoch meist frühzeitig erkannt und kann deshalb erfolgreich behandelt werden. Unter den Krebstodesursachen macht der Hautkrebs nur etwa 1 % aus. Hautkrebs ist in verschiedenen Zonen der Erde unterschiedlich häufig. Je sonnenreicher ein Land ist (UV-Strahlen!), desto häufiger entsteht Hautkrebs. In Mitteleuropa rechnet man mit etwa 10-20 Neuerkrankungen im Jahr auf 100 000 Einwohner, in Australien und in Hawai mit 100-300 (bei Weißen).

Unter der Bezeichnung Hautkrebs faßt man eine Vielzahl von Geschwülsten mit unterschiedlicher Bösartigkeit zusammen. Die wichtigsten sind:
- Basalzellkrebs (Basaliom).
- Stachelzellkrebs (Spinaliom).
- Pigmentzellkrebs (Melanom).
- Tochtergeschwülste (Metastasen) von Krebsgeschwülsten in anderen Organen.

Die Namen der 3 erstgenannten Hautkrebse leiten sich vom Aussehen ihrer Zellen ab: Sie ähneln bestimmten Zelltypen der normalen Oberhaut: Basalzellen, Stachelzellen, Pigmentzellen.

❶ Das **Basaliom** beginnt meist als rotes Knötchen (Abb. 197b), das sich allmählich vergrößert. In seiner Mitte sterben Zellen ab, so daß ein kleines Geschwür entsteht. Randwall und Geschwür dehnen sich ständig aus. Ohne Behandlung dringt der Basalzellkrebs auch in die Tiefe vor. Er nagt Blutgefäße an und löst damit heftige Blutungen aus, legt den Knochen frei usw. Trotzdem ist diese häufigste Form des Hautkrebses relativ gutartig, da sie nicht metastasiert. Man kann daher den Krebs endgültig ausheilen, wenn man die Geschwulst an der Haut entfernt.

❷ Das **Spinaliom** (ein Plattenepithelkarzinom) ist bösartiger als der Basalzellkrebs, weil es etwas schneller wächst und auch Metastasen in Lymphknoten und in der Tiefe des Körpers absiedelt. Es befällt überwiegend ältere Menschen. Die Geschwulst selbst ist meist derb bis hart und verursacht keine Beschwerden.

❸ **Melanom**:
- Ein zunächst als „Muttermal" angesehener Fleck beginnt allmählich zu wachsen. Er breitet sich flach aus (oberflächlich spreitendes Melanom) oder wächst in die Tiefe (knotiges Melanom).
- Es ist meist dunkelbraun bis schwarz gefärbt. Manchmal nimmt die Geschwulst ein geschecktes Aussehen an mit roten, blauen und weißlichen Anteilen.
- Das Melanom wächst bisweilen sehr rasch und siedelt auch schon frühzeitig Metastasen im übrigen Körper ab. Es gilt als einer der bösartigsten Krebse überhaupt.
- Melanome können auch bei jüngeren Menschen, ja sogar bei Kleinkindern, auftreten.
- Wohl als Folge des wachsenden „Ozonlochs" und vermehrter Freizeitaktivitäten hat sich auch bei uns die Zahl der Melanome in den letzten Jahrzehnten mehr als verdoppelt.
- Das Melanom ist anfangs schwer vom gutartigen Nävuszellnävus zu unterscheiden. Verdächtig ist (nach der ABCDE-Regel) die Kombination von: Asymmetrischer Form, unregelmäßiger Begrenzung mit Ausläufern, gesprenkelter Farbe (Color), Durchmesser über 5 mm, Erhabenheit über 1 mm (Abb. 193b).

1 Allgemeine Anatomie, 1.9 Haut

#194 Hautdrüsen (Glandulae cutis)

Wie alle Drüsen sind die Hautdrüsen epithelialen Ursprungs. Sie stammen daher von der Oberhaut ab, sind aber aus Platzmangel zum Teil tief in die Unterhaut abgestiegen. Ihr Ursprung bleibt als Mündung des Ausführungsgangs erkennbar.

■ **Schweißdrüsen** (*Glandulae sudoriferae merocrinae [eccrinae]*, lat. sudor = Schweiß) sind geknäuelte, unverzweigte schlauchförmige Drüsen (Abb. 194) vom merokrinen (ekkrinen) Sekretionstyp (#172). Man findet sie nahezu an der gesamten Haut, ausgenommen z.B. am Lippenrot und an der Eichel. Wegen der Aufknäuelung trifft man im mikroskopischen Präparat auf zahlreiche Querschnitte des Drüsenschlauchs.
• Die sezernierenden Teile bestehen aus einer Schicht kubischer oder säulenförmiger Zellen, der Ausführungsgang hat ein zweischichtiges kubisches Epithel. Myoepithelzellen pressen den Schweiß in den Ausführungsgang.
• Die Drüsenzellen pumpen vermutlich Natrium in die Lichtung, dem passiv Wasser nachfolgt. Im Ausführungsgang wird dann Natrium rückresorbiert, so daß der Schweiß hypoton wird.
• Beim Verdunsten des Schweißes wird dem Körper Wärme entzogen (pro Liter Schweiß 580 kcal = 2400 kJ). Die Schweißdrüsen stehen mithin im Dienst der Wärmeregulation. Der Schweiß ist sauer und wirkt damit antibakteriell (Säureschutzmantel der Haut).
• Merokrine Schweißdrüsen sind außer beim Menschen nur bei den Affen über die gesamte Haut verteilt. Bei Tieren mit dichtem Fell ist die Kühlung durch Schweiß wenig wirksam. Der Hund läßt daher zur Kühlung die feuchte Zunge heraushängen!

■ **Duftdrüsen** (*Glandulae sudoriferae apocrinae*) sind modifizierte Schweißdrüsen, die ein milchiges Sekret produzieren, das von Hautbakterien leicht zersetzt wird und dabei einen unangenehmen Geruch verbreitet. Da man einen apokrinen Sekretionsweg vermutete, nannte man sie auch „apokrine Schweißdrüsen". Die Duftdrüsen nehmen erst in der Pubertät auf. Man findet sie in der Achselhaut, im Genital- und im Afterbereich. Die Duftdrüsen verursachen den typischen Eigengeruch einer Person, woran z.B. der Hund seinen Herrn erkennt.
• Die Duftdrüsen sind besonders infektionsgefährdet. Das Sekret ist alkalisch und stört den Säureschutzmantel der Haut. Bei Einwanderung von Staphylokokken kommt es leicht zum Schweißdrüsenabszeß (vor allem in der Achselhöhle).

Sonderformen der apokrinen Schweißdrüsen sind die:
• Warzenhofdrüsen (#252).
• Ohrschmalzdrüsen (#672).
• Moll-Liddrüsen (#697).

■ **Talgdrüsen** (*Glandulae sebaceae holocrinae*, lat. sebum = Talg, Seborrhoe = übermäßige Talgproduktion) sind verzweigte beerenförmige Drüsen vom holokrinen Sekretionstyp.
• Als Haarbalgdrüsen sind sie jedem Haar zugesellt (Abb. 194 + 195a).
• An einigen Körperstellen gibt es auch von Haaren unabhängige („freie") Talgdrüsen: Lippenrot, Nase, Augenlid (Meibom-Lidplattendrüse), Warzenhof, Eichel, Schamlippen. Die Drüsenmündungen sind an Nase und Wange be-

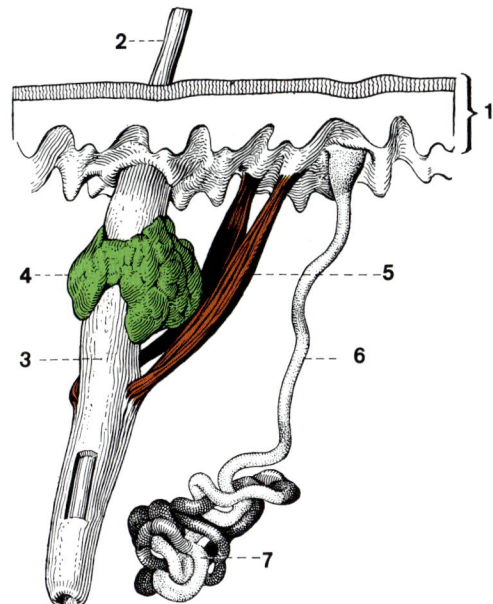

Abb. 194. Schema des Baues der Felderhaut mit Haar sowie Talg- und Schweißdrüse. [bg3]

1 Epidermis	5 M. arrector pili
2 Haarschaft	6 Ductus sudorifer
3 Haarfollikel	7 Glandula sudorifera
4 Glandula sebacea holocrina	merocrina

sonders weit. Sie sind gut mit freiem Auge zu erkennen („Mitesser" = Komedonen).
• Talgdrüsen fehlen (wie die Haare) an der Leistenhaut.
• In den Talgdrüsen verfetten Zellen und zerfallen. Der Talg ist eine halbflüssige Mischung aus Fett und Zellresten. Er fettet Haut und Haar ein und macht sie damit geschmeidig und wasserdicht. Durch zu eifriges Waschen kann die Haut zuviel Fett verlieren. Dann dringen wasserlösliche Schadstoffe, aber auch Bakterien leichter in die Haut ein.

> **Akne**: Eine typische systemische Erkrankung der Talgdrüsen ist die Akne, ein Hautausschlag mit Knötchen und kleinen Eiterherden („Pusteln") an Gesicht und Rücken. Sie befällt vor allem Jugendliche. In der Pubertät ist sie eher die Regel als die Ausnahme.

■ **Milchdrüsen** (*Glandulae mammariae*) sind apokrine Hautdrüsen und keine Geschlechtsorgane. Sie entwickeln sich auch beim Mann durch Gabe weiblicher Geschlechtshormone in der typisch weiblichen Form. Sie werden bei der Brustwand (#251) ausführlich besprochen.

#195 Haare (Pili)

■ **Aufgaben**:
• *Wärmeisolierung*: Zwischen den Haaren ist die Luftzirkulation verlangsamt. An stärker behaarten Körperstellen wird gewissermaßen eine Luftschicht um den Körper festgehalten. Luft isoliert gut gegen Wärme und Kälte (Hohlbausteine bei wärmeisolierendem Hausbau!).
• *Wärmeabgabe*: Haare vergrößern die Verdunstungsoberfläche für den Schweiß.

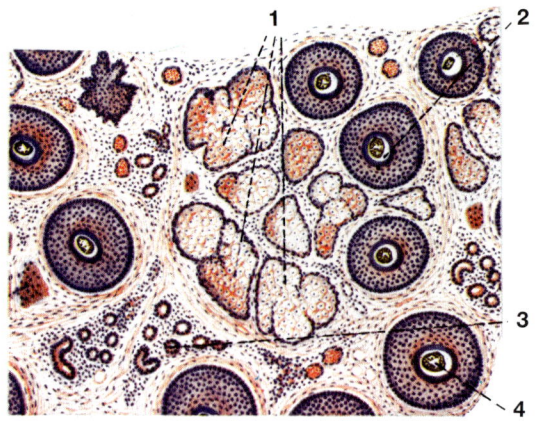

Abb. 195a. Flachschnitt durch die Kopfhaut (Vergrößerung 30fach). *[so]*

1 Glandulae sebaceae holocrinae
2 Innere Wurzelscheide (Fortsetzung der Hornschicht der Oberhaut)
3 Glandula sudorifera merocrina
4 Haarschaft

- *Innere epitheliale Wurzelscheide*: Sie entspricht der Hornschicht und der verhornenden Schicht. Die Schuppung der Zellen ist gegenläufig zu der Haaroberfläche, wodurch das Haar im Haarfollikel festgehalten wird.
- *Äußere epitheliale Wurzelscheide*: Sie entspricht der Keimschicht.
- Basalmembran (*Glashaut*).
- Bindegewebige Wurzelscheide (*Haarbalg*): Sie entspricht der Lederhaut.

Je nachdem ob der Haarfollikel gerade oder gekrümmt ist, wächst das Haar glatt oder gekräuselt.

❹ *Anhangsorgane des Haars*:
- *M. arrector pili* (Haaraufrichtemuskel = Haarbalgmuskel): Bündel glatter Muskelzellen von der Papillarschicht der Lederhaut zum Haarfollikel. Die ursprüngliche Aufgabe des Sträubens des Fells spielt beim Menschen keine biologische Rolle mehr. Die Haare werden bei Erregung jedoch immer noch aufgerichtet („stehen zu Berge"). Dabei wird die Haut an den Ursprüngen der Haarbalgmuskeln punktförmig eingezogen („Gänsehaut"). Nebenbei pressen die Haarbalgmuskeln wahrscheinlich die Haarbalgdrüsen aus.
- *Haarbalgdrüsen* (Talgdrüsen): Jedes Haar wird von einer eigenen Talgdrüse (#194) eingefettet und dadurch geschmeidig gehalten.

- *Reibungsminderung*: Stark behaart sind Körperstellen, wo Haut gegen Haut reibt, z.B. Achselgrube und Dammgegend.
- *Signalwirkung*: geschlechtsspezifische Behaarung des Gesichts und des Unterbauchs, Sträuben des Haars bei Tieren als Imponier- und Drohgebärde.
- *Berührungsempfindung*: Wegen des langen Hebelarms werden selbst sehr feine Berührungen registriert. Manche Tiere tragen im Gesicht besondere Tasthaare (z.B. Schnurrhaare der Katzen).

■ **Vorkommen**: Der größte Teil der Körperoberfläche ist behaart. Die Haut zeigt eine feine Felderung („Felderhaut"). Die Haare stehen in den Furchen. Nur an wenigen, mechanisch beanspruchten Stellen mit entsprechend dicker Hornschicht (Leistenhaut der Fußsohlen und Handflächen) und am Lippenrot fehlen die Haare.

■ **Bau**: Das Haar i. w. S. besteht aus (Abb. 195a-c):
❶ *Haar i.e.S.*:
- *Haarschaft*: der aus der Haut ragende Hornfaden.
- *Haarwurzel*: der schräg in der Haut steckende Teil des Haars.

❷ *Haarzwiebel*: Die Haarwurzel endet mit einer Anschwellung. Dort liegt die Wachstumszone (*Matrix*). Sie umgibt die bindegewebige *Haarpapille* mit den Blutgefäßen für die Ernährung der Wachstumszone. Die Matrix enthält auch *Melanozyten*, die ihren schwarzen Farbstoff an die Zellen des wachsenden Haars abgeben. Die Farbe des Haars hängt von der Pigmenteinlagerung ab. Wird kein Pigment mehr eingelagert, so ergraut das Haar. In weißen Haaren sind Luftbläschen eingeschlossen.

❸ *Haarfollikel*: Das Haar ist eine Bildung der Oberhaut, die um die Haarwurzel röhrenförmig bis zur Haarzwiebel eingestülpt ist. Man findet daher um die Haarwurzel eine Schichtenfolge von Zellen, die etwa den Schichten der Haut entspricht.

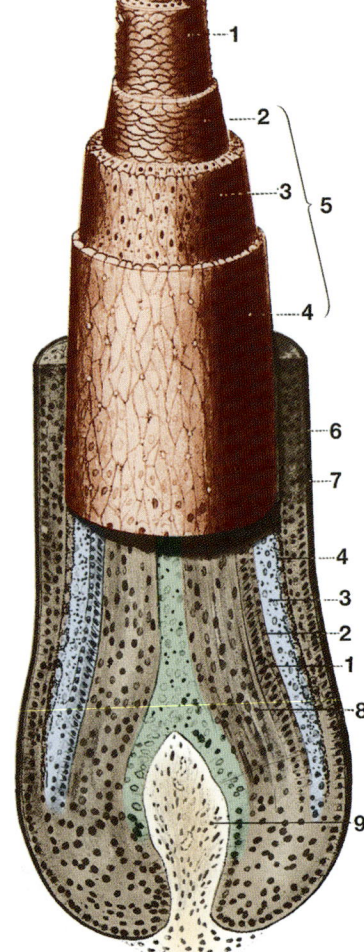

Abb. 195b. Bau eines Haares (Schema). *[bg3]*

1 Oberhäutchen des Haares („Haarkutikula")
2 Oberhäutchen der inneren Wurzelscheide
3 Huxley-Schicht
4 Henle-Schicht
5 Innere Wurzelscheide
6 Glashaut
7 Äußere Wurzelscheide
8 Haarrinde
9 Haarpapille (mit Blutgefäß)

■ **Hauptarten**:
- *Wollhaar* (Flaum, Lanugo): Es bedeckt beim Neugeborenen fast den ganzen Körper und auch beim Erwachsenen noch große Hautgebiete.
- *Terminalhaar*: Es ist stärker, länger und dunkler, z.B. Barthaare, Schamhaare, Achselhaare, Haare der Nasenöffnung und des äußeren Gehörgangs. Sonderformen der Terminalhaare sind das Kopfhaar, die Augenbrauen und die Augenwimpern. Diese entstehen schon kurz vor oder nach der Geburt. Die übrigen Terminalhaare werden erst in der Pubertät unter dem Einfluß der Geschlechtshormone ausgebildet.

■ **Beeinflussung durch Hormone**: Manche Störungen der Keimdrüsen drücken sich in der Terminalbehaarung aus:
- Bei Hodeninsuffizienz findet man dichtes Kopfhaar bei sonst spärlichen Terminalhaaren.
- *Glatzenbildung* bei kräftigen sonstigen Terminalhaaren ist ein Zeichen starker Testosteronsekretion.
- Bei der Frau führt ein Defizit an weiblichen Geschlechtshormonen zu einer stärkeren Terminalbehaarung, z.B. angedeuteter Bartwuchs nach dem Klimakterium. Es überwiegen dann die Androgene der Nebennierenrinde. Bei übermäßiger Sekretion dieser Androgene kann es zu einer typisch männlichen Behaarung bei der Frau kommen. Man nennt dies *Hirsutismus* (lat. hirsutus = struppig).

■ **Wachstum**: Die Lebensdauer der Terminalhaare beträgt etwa 3-5 Jahre. In dieser Zeit wachsen die Kopfhaare etwa 1 cm pro Monat. Ist die Wachstumskraft eines Haares erloschen, so bildet sich die Haarzwiebel zu einem Haarkolben zurück, der von der Haarpapille abgehoben wird. Eine neue Papille bildet ein neues Haar. Dieses schiebt das alte nach außen.

■ **Terminologie**:
- Haar (ahd. har, niederl. haar, engl. hair, schwed. har) geht über das germanische hera auf die indogermanische Wurzel ker = struppig sein zurück. Von ihr stammt auch das gr. kéras, kératos = Horn, das in der Medizin sowohl in der Hornschicht der Haut als auch der Hornhaut des Auges weiterlebt: z. B. Hyperkeratose = übermäßige Verhornung der Haut mit Schwielenbildung, Keratitis = Hornhautentzündung.
- Fachsprachliche Zusammensetzungen für Haar leiten sich vom lat. pilum oder vom gr. thríx, trichós ab, z. B. Pilosis = übermäßiger Haarwuchs = Hypertrichose, Trichomoniasis = Erkrankung durch Trichomonaden (begeißelte Einzeller, gr. monás = Einheit), Trichophytie = Erkrankung durch Trichophyton (Fadenpilz, gr. phytón = Pflanze) usw. Die Wörter für Haar in den romanischen Sprachen (ital., span. pelo, port. pêlo, frz. poil) greifen auf pilum zurück.

Für bestimmte Bereiche von Terminalhaaren nennt die Terminologia Anatomica besondere Bezeichnungen:
- *Capilli* = Kopfhaar (lat. caput, capitis = Kopf, capillus = Kopfhaar): In den romanischen Sprachen haben sich davon abstammende Wörter für Kopfhaar erhalten: ital. capello, span. cabello, port. cabelo, frz. cheveu. Für die anatomische Terminologie ist Kapillare (*Vas capillare*) = Haargefäß wichtiger geworden als Capilli.
- *Cilia* = Wimpern (lat. cilium = Wimper, Lid): *Cilium* wird in der Zytologie auch auf die „Zellwimpern" = Flimmerhaare (bewegliche Fortsätze im Gegensatz zu den unbeweglichen Mikrovilli und Stereozilien) angewandt. In die Zoologie ist Ziliaten = Wimpertierchen (mit Flimmerhaaren ausgestattete Einzeller) eingegangen. Nur sprachlich hat mit den Wimpern das *Corpus ciliare* = Strahlenkörper zur Aufhängung der Augenlinse im Innern des Auges zu tun. Die *Nn. ciliares* versorgen Teile der Augenlider. Auf ihrem Weg dorthin durchqueren sie das *Ganglion ciliare*.
- *Supercilia* = Augenbrauen: Das Althochdeutsche zeigt den gemeinsamen Stamm von Braue (ahd. brawa) und Wimper (ahd. wintbrawa), der auf die indogermanische Wurzel bher = schimmernd, leuchtend (davon abgeleitet braun) zurückgeht.
- *Vibrissae* = Nasenhaare (lat. vibrare = schwingen, vibrieren): So heißen auch die dem Tastsinn dienenden Schnurrhaare, z. B. der Katzen.

- *Barba* = Barthaare: Der Zusammenhang von Bart, ahd. bart, niederl. baart, engl. beard, ital., span., port. barba, frz. barbe (Barbier!), russ. boroda, tschech. brada ist offensichtlich.
- *Tragi* = Haare im äußeren Gehörgang (gr. trágos = Ziegenbock): Diese „Bockshaare" führten wohl auch zur Benennung von 2 Knorpeln der Ohrmuschel: *Tragus* (Bock, Ohrecke) und *Antitragus* (Gegenbock, Gegenecke).
- *Hirci* = Achselhaare (lat. hircus = Ziegenbock): Der Geruch des Achselschweißes (apokrine Duftdrüsen!) erinnert an den Bocksgestank: Hirzismus = starker Schweißgeruch. Hircus wurde im alten Rom auch als Schimpfwort im Sinne von Stinkbock, geiler Bock verwandt.
- *Pubes* = Schamhaare (lat. pubes, puberis = mannbar, erwachsen, im übertragenen Sinn Zeichen der Geschlechtsreife, Abb. 195c): Damit im Zusammenhang steht Pubertät: Pubertas praecox = vorzeitige Pubertät, Pubertas tarda = verspätete Pubertät. Os pubis = Schambein, *Regio pubica* = Schamhaargegend.

Der Leser wird es vielleicht als an den Haaren herbeigezogen empfinden und an mir kein gutes Haar lassen, wenn ich auf die zahlreichen Redewendungen mit „Haar" hinweisen will, z.B. Haare auf den Zähnen haben, ein Haar in der Suppe finden, an einem Haar hängen, niemandem ein Haar krümmen können, sich in die Haare geraten, mit Haut und Haar usw. Aber lassen Sie sich deswegen keine grauen Haare wachsen!

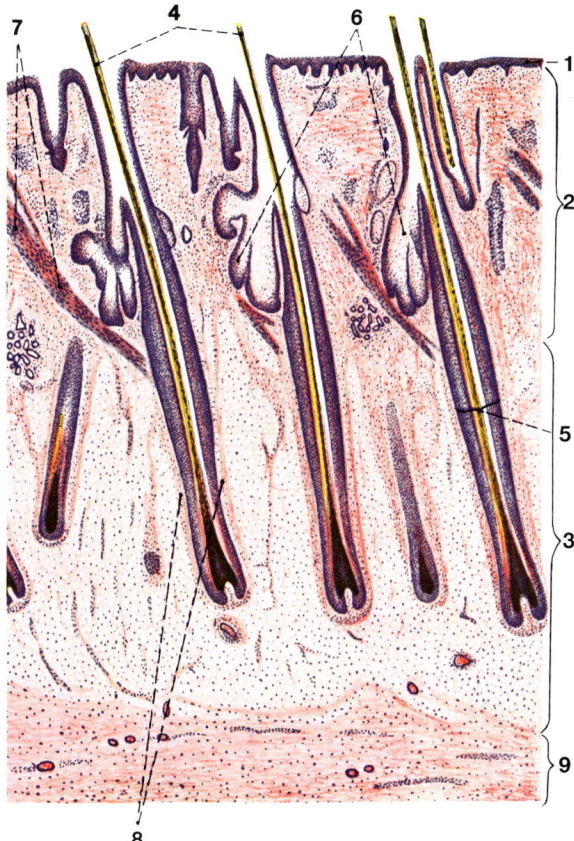

Abb. 195c. Schnittbild der Kopfhaut (Vergrößerung 20fach). [so]

1 Epidermis
2 Dermis
3 Tela subcutanea [Hypodermis]
4 Haarschaft
5 Haarfollikel
6 Glandulae sebaceae holocrinae
7 M. arrector pili
8 Haarbalg
9 Galea aponeurotica [Aponeurosis epicranialis]

#196 Nagel (Unguis)

■ **Aufgaben**: Die Nägel sind von der Oberhaut gebildete Hornplatten, die den Krallen und Hufen bei anderen Wirbeltieren entsprechen. Nach ihrer Entstehung sind sie mit den Haaren verwandt. Sie dienen nicht nur dem Schutz der Fingerkuppe und dem Kratzen, sondern bieten auch der weichen Fingerbeere ein Widerlager und ermöglichen so eine feinere Tastempfindung.

■ **Bau** (Abb. 196a + b):
• Nagelwall: Hautwülste, die den Nagel seitlich umgeben und proximal die Nagelwurzel bedecken.
• Nagelbett: die unter dem Nagel liegende Haut.
• *Matrix unguis*: der proximale Teil des Nagelbetts, der den Nagel bildet.
• *Hyponychium* (gr. ónyx, ónychos = Nagel): der vor der Matrix liegende Teil des Nagelbetts.
• *Eponychium*: auf dem Nagel liegende Hornschicht des Nagelwalls. Sie wird bei der Nagelpflege meist zurückgeschoben.
• *Lunula* („Möndchen", lat. luna = Mond): der proximale, weißlich erscheinende halbmondförmige Teil des Nagels über der Matrix.

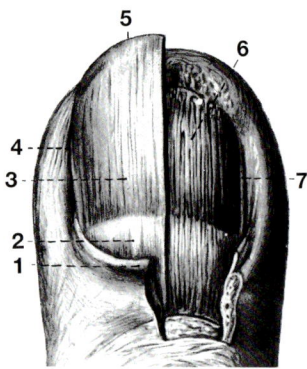

Abb. 196b. Endglied eines Fingers mit Nagel. In der rechten Bildhälfte ist der Nagel entfernt, um das Nagelbett zu zeigen. [bg3]
1 Eponychium
2 Lunula
3 Nagelplatte
4 Seitlicher Rand (des Nagels)
5 Freier Rand (des Nagels)
6 Nagelbett (Hyponychium)
7 Nagelfalz

■ **Wachstum**: Die Bildung des Nagels (*Unguis*, lat. unguis = Nagel) erfolgt durch das Nagelbett, und zwar nur von seinem proximalen Abschnitt (Matrix). Der Nagel wächst pro Woche 0,8–1,5 mm.

• Bei Durchblutungsstörungen, z.B. bei schwerer Erkrankung, ist die Nagelbildung beeinträchtigt. Es entstehen dann quere Linien und Verfärbungen am Nagel, die entsprechend dem Nagelwachstum allmählich gegen den freien Rand vorgeschoben werden. Die Längsrillung der Nägel ist normal.
• Bei Beschädigung des Nagelbetts wird der Nagel abgestoßen. Ein neuer Nagel wird von der Matrix gebildet. Er wächst allmählich nach vorn. Es dauert dann 4–6 Monate, bis er den distalen Rand des Fingers erreicht hat.

#197 Wundheilung

■ Voraussetzung für die Wiederherstellung zerstörter Körperstellen ist die Zellteilung. Beim Erwachsenen sind nur noch die Deck- und Bindegewebe zur Zellteilung und damit zur Neubildung befähigt. Zerstörtes Muskel- und Nervengewebe kann sich nicht mehr erneuern. Es wird durch eine Narbe aus Bindegewebe ersetzt. Neues Epithel kann immer nur aus Epithelgewebe, neues Bindegewebe nur aus Bindegewebe hervorgehen. Bei einer Hautwunde kann daher neue Oberhaut nur von der alten Oberhaut ausgehen. Hingegen können die beiden bindegewebigen Schichten (Lederhaut und Unterhaut) sich gegenseitig bei der Neubildung unterstützen.

❶ **Primäre Wundheilung**: Liegen die Wundränder genau aneinander, so daß die 3 Schichten der Haut bzw. Schleimhaut auf beiden Seiten des Wundspalts auf gleicher Höhe stehen, so wachsen die Schichten einfach wieder zusammen, wenn keine Gewebeteile abgestorben und keine Bakterien eingewandert sind. Ein kleiner Schorf bedeckt die Oberfläche. Er wird um den achten Tag abgestoßen. Darunter liegt eine schmale rosafarbene Narbe, die im Laufe eines Monates die Farbe der übrigen Haut annimmt.

❷ **Sekundäre Wundheilung**: Bei den meisten natürlichen Wunden liegen die Ränder nicht so genau aneinander. Oft klafft die Wunde, oder es fehlt ein Stück Gewebe, oder das Gewebe ist so stark beschädigt, daß es abstirbt. In zerrissenes Gewebe dringen schnell Bakterien ein. Hier geht der Körper nach einem anderen Schema vor:
• Zunächst muß er dafür sorgen, daß abgestorbene Gewebeteile aufgelöst und abgestoßen werden. Gleichzeitig muß er die eingedrungenen Bakterien töten. In das die Wunde füllende Blutgerinnsel wandern Leukozyten aller Art ein, vor allem neutrophile Granulozyten und Makrophagen (Abb. 197a). Durch Wirkstoffe der basophilen Granulozyten werden die Blutgefäße in der Wundumgebung erweitert: Die Haut rötet sich. Die in den ersten 2 Tagen reichliche Wundabsonderung besteht aus aufgelöstem Zellschutt und Gewebeflüssigkeit.

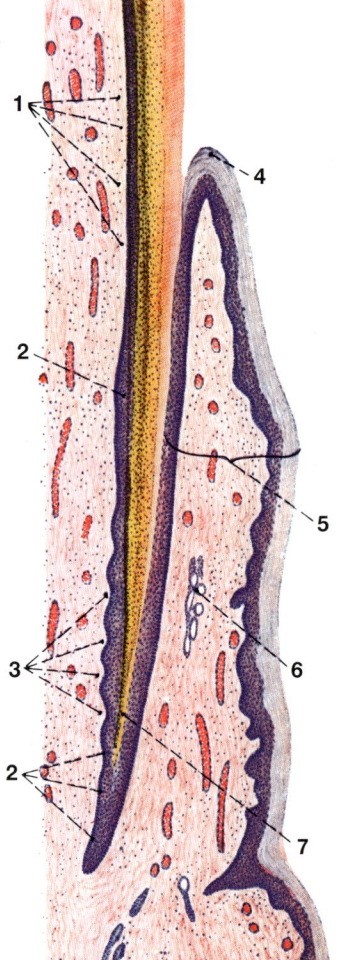

Abb. 196a. Mikroskopisches Schnittbild durch einen Nagel (Vergrößerung 30fach). [so]
1 Nagelbett (Hyponychium)
2 Keimschicht des Nagels
3 Papillen (der Lederhaut)
4 Eponychium
5 Nagelwall
6 Glandula sudorifera merocrina
7 Nagelwurzel

1 Allgemeine Anatomie, 1.9 Haut

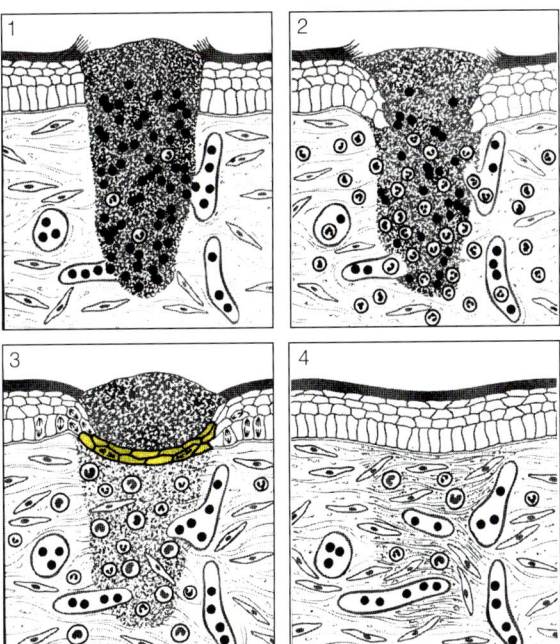

Abb. 197a-d. Sekundäre Wundheilung. *[no1]*

• Nächste Aufgabe ist, das vorhandene Loch zu füllen. Am Boden der Wunde bilden sich Fleischwärzchen, welche das gesunde Gewebe gegen die Wunde abgrenzen, das Eindringen von Bakterien verhindern und evtl. freigelegte Nerven, Sehnen usw. bedecken. Dieses *Granulationsgewebe* wächst schnell und füllt bald das ganze Loch aus. Es hat die Eigenschaft zu schrumpfen. Dadurch wird die Wunde zusammengezogen. Vom Rand der Oberhaut wächst neues Epithel auf das schrumpfende Granulationsgewebe und schließt die ehemalige Wunde nach außen ab.
• Zugrunde gegangene Haare und Drüsen können nicht ersetzt werden. Die Narbe ist immer unbehaart.

■ **Chirurgische Wundbehandlung**:
❶ **Primäre Wundnaht**: Der Idealfall wäre, alle Wunden zur primären Heilung zu bringen. Voraussetzungen sind:
• *glatte Wundränder* ohne geschädigte Gewebeanteile: Diese Bedingung ist eigentlich nur bei frischen Operationswunden erfüllt. Bei allen natürlichen Wunden muß der Chirurg diese Voraussetzung erst schaffen: Er umschneidet die Wunde im Gesunden und nimmt dabei alle geschädigten Bereiche heraus. Nach der Wundausschneidung sollte die Wunde wie eine frische Operationswunde aussehen.
• *genaues Anpassen der Hautschichten*: Die glatten Wundränder werden aneinander gelegt und auf genau gleicher Höhe der Schichten durch Nähen, Klammern oder Kleben miteinander verbunden. Dabei dürfen in der Tiefe keine Hohlräume entstehen.
• daß die Wunde *nicht älter als 6 Stunden* (in besonderen Fällen bis zu 12 Stunden) ist und sie nicht mit besonders angriffslustigen Bakterien (aus Eiter anderer Wunden, aus Speichel bei Bißverletzungen) verschmutzt wurde.

❷ In allen übrigen Fällen ist die **offene Wundbehandlung** vorzuziehen:
• *Reinigen der Wunde (Wundtoilette)*: Abgestorbene Gewebeanteile werden mit Schere und Pinzette entfernt, Hohlräume breit eröffnet. Zum Spülen nimmt man keimfreie Lösungen von Salzgemischen. Bei tiefen Wunden legt man Schläuche zum Ableiten der Wundsekrete ein (Drainage).
• *Abwarten*: Im Laufe einiger Tage werden alle abgestorbenen Gewebeanteile abgestoßen. Die Wunde reinigt sich gewissermaßen selbst. Aus der Tiefe füllt sich die Wunde mit Granulationsgewebe.
• *Weitere Maßnahmen*: Je nach Art der Wunde kommt evtl. die sekundäre Wundnaht oder, bei größeren Wunden, die Hautverpflanzung von einer gesunden Körperstelle infrage.
• *Verbände* dürfen die Naht keinesfalls luftdicht abschließen. Sauerstoffmangel begünstigt das Ausbreiten von Infektionen.

■ **Dekubitus** (Wundliegen): Der gesunde Mensch wechselt während des Schlafs mehrfach die Lage, damit nicht einzelne Hautstellen längere Zeit zwischen Knochen und Unterlage zusammengepreßt und deswegen schlechter durchblutet werden. Bei langem Krankenlager, z.B. bei Lähmungen oder nach Operationen muß der Patient oft über längere Zeit eine bestimmte Lage einhalten. Dann kann an Stellen, wo Knochen auf die Haut drücken, die Durchblutung gestört werden und als Folge davon Gewebe absterben. Es bildet sich ein Geschwür.
• Besonders häufig betroffen sind bei Rückenlage die Hautbereiche über dem Kreuzbein, den Dornfortsätzen der Brustwirbelsäule, der Scapula und den Fersen, bei Seitenlage über den Trochanteren. In diesem Fall ist eine dicke Fettschicht von Vorteil: Sie „polstert" auf natürliche Weise die Haut zwischen Knochen und Unterlage.
• Die Behandlung von Druckgeschwüren ist sehr mühsam. Deshalb sollte man auf die Vorbeugung achten: häufiger Lagewechsel (wenn möglich), Polstern oder Entlasten der besonders gefährdeten Stellen, Abreiben mit Alkohol, häufiger Wechsel des Lakens, evtl. Spezialbett (Wasserbett oder Bett mit wechselnd aufgeblasenen Luftkammern).

#198 Verbrennungen

■ **Definition**: Unter dem Begriff Verbrennung faßt man in der Medizin alle Schäden an Körpergeweben (meist der Haut) durch Kontakt mit Flammen, heißen Gegenständen, heißen Flüssigkeiten (Verbrühung) oder elektrischem Strom zusammen.

■ **Schweregrade**: Die Gefährlichkeit einer Verbrennung hängt von ihrer Tiefe und ihrer Ausdehnung ab. Nach der Tiefe der Schädigung der Haut teilt man Verbrennungen in 4 Grade ein:
• 1. Grad: Rötung (z.B. Sonnenbrand).

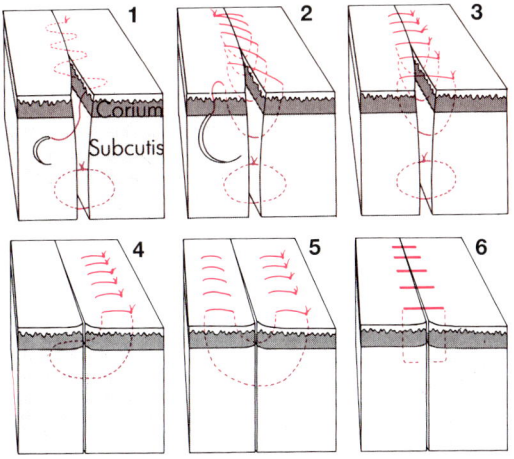

Abb. 197e-j. Chirurgische Hautnähte. *[bh1]*

1 Fortlaufende Hautnaht in der Lederhaut, davor gesonderte Naht des Unterhautfettgewebes
2 Fortlaufende überwendliche Hautnaht
3 Einzelknopfnaht
4 Allgöwer-Naht
5 Rückstichnaht (Donati-Naht)
6 Maschinelle Klammernaht

- 2. Grad: Blasenbildung (Abb. 198c).
- 3. Grad: Zerstörung bis in die Unterhaut.
- 4. Grad: Verkohlung auch von Muskeln und Knochen.

■ **Neunerregel**: Die Ausdehnung einer Verbrennung gibt man in Prozent der Körperoberfläche an. Kleinere Verbrennungen schätzt man dabei nach der Größe der Handfläche (einschließlich Fingern): Sie beträgt etwa 1 % der Körperoberfläche des Patienten (also etwa 150-240 cm^2, #191). Für ausgedehnte Verbrennungen gibt die sog. Neunerregel einen Anhalt (Abb. 198a + b).

■ **Verbrennungskrankheit**: Eine ausgedehnte Verbrennung ist nicht eine Angelegenheit der Haut allein, sondern zieht den ganzen Körper in Mitleidenschaft. Man unterscheidet 3 Phasen:
- *Schockphase*: An der verbrannten Haut entsteht eine riesige nässende Wundfläche. In den Brandblasen sammelt sich Blutserum an. Ist die Haut tiefer zerstört, so kann sie ihrer Aufgabe des Flüssigkeitsschutzes nicht mehr nachkommen. Flüssigkeit strömt aus dem Körper. Die umlaufende Blutmenge wird kleiner. Hauptsächlich geht Blutserum verloren. Die Blutkörperchen bleiben in den Blutgefäßen. Das eingedickte Blut fließt langsamer. Insgesamt kommt weniger Blut pro Zeiteinheit zum Herzen zurück. Folglich kann das Herz auch nur weniger Blut zu den Organen weiterpumpen. Es droht eine Versorgungskrise der Organe (Schock). Sie erfordert dringend die Zufuhr von Flüssigkeit in die Blutbahn. Die Schockphase dauert etwa 2 Tage.
- *Verbrennungskrankheit* (im engeren Sinn): In den folgenden 1-2 Wochen ist der Patient stark geschwächt, appetitlos und fiebrig. Er ist besonders anfällig gegen Infektionen. Das Körpergewicht fällt. Der Zustand wird vermutlich von Verbrennungstoxinen hervorgerufen, die während der Hitzeeinwirkung aus Körpereiweißen entstehen.

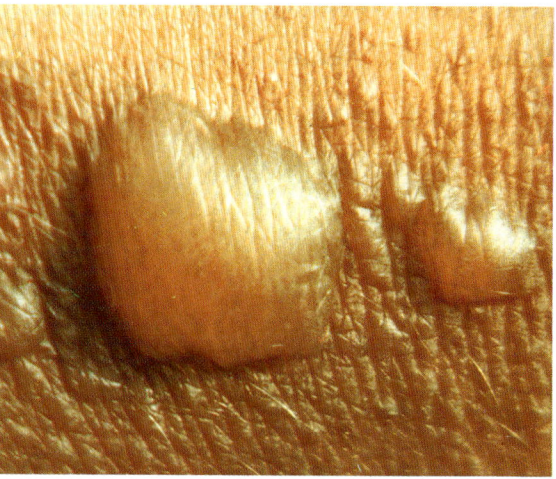

Abb. 198c. Frische Brandblasen bei leichter Verbrühung. Die Hornschicht ist von der verhornenden Schicht abgehoben. *[li6]*

- *Erholungsphase*: Die Hautschäden heilen allmählich ab. Das Körpergewicht steigt. Je nach dem Ausmaß der Verbrennung kann die Erholung mehrere Wochen beanspruchen.

■ **Prognose**: Großflächige Verbrennungen sind lebensgefährlich. Die Gefahr hängt von der Ausdehnung der verbrannten Fläche und dem Lebensalter ab. Bei der Angabe der Ausdehnung werden tiefe Verbrennungen voll, oberflächliche Verbrennungen nur halb gerechnet, z.B. starke Blasenbildung und Hautzerstörung am rechten Arm (9 %) + Rötung von Rücken und Gesäß (18 %) = 9 + 0,5 x 18 = 18 %. In diesem Fall ist die Lebensgefahr für den jungen Erwachsenen gering. Bei den über 60jährigen stirbt jedoch schon etwa die Hälfte. Eine Verbrennung von ⅔ der Körperoberfläche ist in jedem Fall tödlich. Bei einer Verbrennung von 30 % der Körperoberfläche sterben von
- Kleinkindern .... etwa 40 %,
- 5-35jährigen .... etwa 20 %,
- 35-45jährigen .... etwa 30 %,
- 45-60jährigen .... etwa 50 %,
- über 60jährigen .... etwa 80 %.

Man teilt daher die Verbrennungen häufig auch nach ihrer Ausdehnung ein in:
- weniger schwere Verbrennung: bis 20 %,
- schwere Verbrennung: 20-40 %,
- kritische Verbrennung: mehr als 40 % der Haut tief verbrannt.

Die Beurteilung der Verbrennung nach dem Prozentsatz der verbrannten Haut dient nur der groben Orientierung. Eine Verbrennung des Gesichtes oder der äußeren Geschlechtsorgane ist viel ernster als eine gleich ausgedehnte Verbrennung am Rücken. Todesfälle stehen meist im Zusammenhang mit
- dem Schockzustand: Kreislauf- und Nierenversagen.
- Infektionen: Blutvergiftung (Sepsis).
- Verbrennungen der Atemwege durch Flammengase.

■ **Behandlung**:
- Erste Hilfe: sofortige (!) *Kühlung* der verbrannten Hautbereiche, am besten durch fließendes kaltes Wasser.
- *Flüssigkeitszufuhr*: Bestes Vorbeugen eines Schockzustands ist die rechtzeitige ausreichende Flüssigkeitszufuhr (Infusionen).
- *Bekämpfen der Infektion*: Große Wundflächen sind ideale Eintrittspforten für Bakterien.
- *Operation*: Dabei wird alles tote Gewebe entfernt und Spalthaut zum Decken der Hautlücken aufgelegt. Die chirurgische Nachbehandlung bei schweren Verbrennungen kann sich mit mehrfachen Hautverpflanzungen über Monate hinziehen.

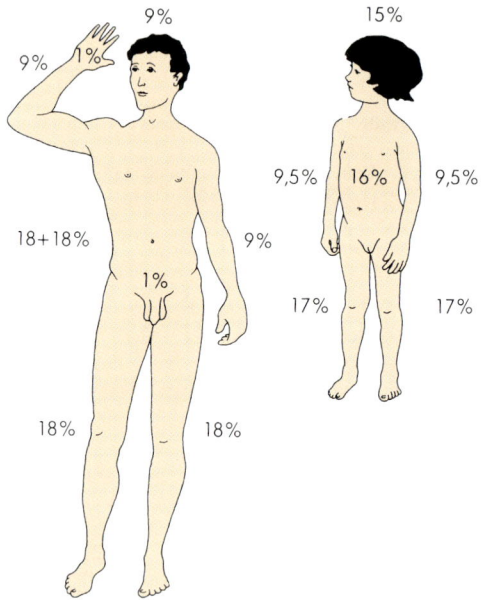

Abb. 198a + b. Verteilung der Körperoberfläche auf die einzelnen Körperteile: *[bh1]*
- Beim Erwachsenen ermöglicht die „Neunerregel" ein rasches (wenn auch grobes) Abschätzen. Die Oberflächen des Kopfes sowie eines Armes betragen beim Erwachsenen je etwa 9 %, die eines Beines sowie der Rumpfvorderseite und der Rumpfrückseite je 2 x 9 % = 18 %. Dies gibt zusammen 99 %. Das restliche 1 % weist man den äußeren Geschlechtsorganen zu.
- Beim Kind stimmt die Neunerregel nicht. Der Kopf ist relativ größer. Dafür sind die Beine bei ihm relativ kürzer als beim Erwachsenen. Deshalb muß man beim Kind für den Kopf einen höheren Prozentsatz als 9 %, für die Beine einen niedrigeren Prozentsatz als 18 % ansetzen. Die im Bild angegebenen Zahlen gelten für das etwa 5jährige Kind.

2 Leibeswand

2.1 Wirbelsäule (Columna vertebralis)

#211 Aufgaben, Gliederung, Krümmungen
#212 Wirbel: Bau, Typen, Varietäten, *Mißbildungen*
#213 *Tastuntersuchung*
#214 Bewegungssegment: Zwischenwirbelscheibe, *Nucleus-pulposus-Prolaps*, Wirbelbogengelenk, Bänder
#215 Haltung und Bewegungen, *Bewegungsprüfung, Fehlhaltungen, Wirbelbrüche*
#216 Tiefe Rückenmuskeln, Fascia thoracolumbalis
#217 Kopfgelenke: Gliederung, Bänder, Muskeln
#218 Wirbelkanal: Rückenmarkhäute, Kompartimente, *Lumbalpunktion, Myelographie, Leitungsbetäubung*
#219 Blutgefäße der Wirbelsäule und des Rückenmarks, *Querschnittlähmung bei Arterienverschluß*
⇒ #631-634 Hirnhäute
⇒ #635 Liquor cerebrospinalis
⇒ #763 Muskeln der Kopf- und Halsbewegungen

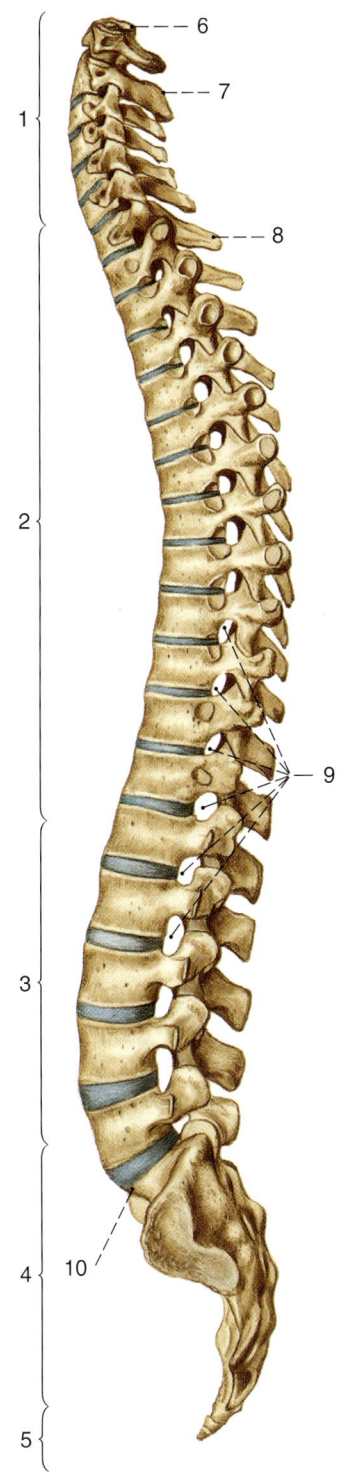

Abb. 211. Wirbelsäule von links. Man beachte die Größenzunahme der Wirbelkörper von der Hals- über die Brust- zur Lendenwirbelsäule. *[pu]*

1-5 Columna vertebralis
1 Vertebrae cervicales
2 Vertebrae thoracicae
3 Vertebrae lumbales
4 Os sacrum [Vertebrae sacrales]
5 Os coccygis [Coccyx] [Vertebrae coccygeae]
6 Atlas [C I]
7 Axis [C II]
8 Vertebra prominens [C VII]
9 Foramina intervertebralia
10 Promontorium

#211 Aufgaben und Gliederung

■ **Hauptaufgaben**:
• *Stützgerüst*: Der Rumpf benötigt wie die übrigen Teile des Körpers ein Stützgerüst, damit er nicht zu einer unförmigen Masse zusammensinkt. Diese Aufgabe wird hauptsächlich von den Wirbelkörpern (#212) erfüllt. Da die zu tragende Körperlast von oben nach unten zunimmt, werden die Wirbelkörper von oben nach unten hin größer.
• *Schutz des Rückenmarks*: Das Zentralnervensystem ist der mechanisch gefährdetste Teil des menschlichen Körpers (weil Heilungsvorgänge in ihm nur begrenzt möglich sind). Deshalb werden Gehirn und Rückenmark schützend von Knochen umschlossen. Das Rückenmark liegt geborgen im Wirbelkanal.
• *Federung*: Das Gehirn ist nicht nur durch direkte Verletzungen, sondern auch durch Stöße und Erschütterungen gefährdet („Gehirnerschütterung"). In die Wirbelsäule sind daher die Zwischenwirbelscheiben (Bandscheiben) als Federungssystem eingebaut. Jede Zwischenwirbelscheibe besteht aus einem Faserring und einem Gallertkern.
• *Vielseitige Beweglichkeit*: Diese ist nicht nur wegen der Federung, sondern auch wegen der inneren Organe nötig: Atmung, Nahrungsverarbeitung und Schwangerschaft führen zu Volumenänderungen in Brust- und Bauchraum, denen sich die Wirbelsäule anpassen muß. Schließlich erfordert auch die Erhaltung des Gleichgewichts beim Stehen und Gehen Ausgleichsbewegungen der Wirbelsäule. Der passiven Beweglichkeit dienen die „Bewegungssegmente" (#214). Aktive Beweglichkeit ermöglichen Muskeln, denen die Wirbelsäule mit ihren Quer- und Dornfortsätzen Ursprungs- und Ansatzstellen bietet (#216).
• *Nebenaufgabe*: Blutbildung im roten Knochenmark (wie in anderen platten und kurzen Knochen auch).

■ **Beim Menschen verlorene Aufgaben**: Bei der weitaus überwiegenden Zahl der Wirbeltiere (Vertebraten) setzt sich die Wirbelsäule mit vielen Segmenten (z.B. 60 Schwanzwirbel bei der Blindschleiche) in den Schwanz fort. Der Schwanz dient den im Wasser lebenden Tieren als Fortbewegungsorgan. Viele Landtiere vollführen mit ihm Ausgleichsbewegungen beim Laufen und Springen. Manche Affen klammern sich mit dem Schwanz an Ästen an. Känguruhs benützen ihn als Stütze beim Sitzen. Kühe und Pferde vertreiben mit ihm die Fliegen. Beim Menschen spielen diese Aufgaben keine Rolle mehr. Der Schwanz ist zum Steißbein zurückgebildet. Zu ihm verschmelzen 3-5 Steißwirbel. Das Steißbein hat nur noch als Anheftungsstelle von Bändern statische Bedeutung.

■ **Gliederung**: Die Wirbelsäule (*Columna vertebralis*) wird in 5 Abschnitte gegliedert (Abb. 211):
• Halswirbelsäule (in klinischen Befunden häufig abgekürzt HWS): 7 Halswirbel: C_1-C_7.
• Brustwirbelsäule (BWS): 12 Brustwirbel: T_1-T_{12}.
• Lendenwirbelsäule (LWS): 5 Lendenwirbel: L_1-L_5.
• Kreuzbein: 5 miteinander verschmolzene Kreuzbeinwirbel: S_1-S_5.
• Steißbein: 3-5 rückgebildete Steißwirbel: Co_1-$Co_{3(-5)}$.

■ **Krümmungen**: Die Wirbelsäule des Menschen ist doppelt s-förmig gekrümmt (Vierfüßer einfach s-förmig). Kennzeichnend ist der Knick zwischen Lendenwirbelsäule und Kreuzbein (*Promontorium*) infolge der „Aufrichtung" des Menschen. Diese phylogenetisch junge Umgestaltung bedingt vermutlich die besondere Anfälligkeit der unteren Lendenwirbelsäule (Bandscheibenschäden, Wirbelgleiten). Man unterscheidet 3 Richtungen von Krümmungen:
• *Lordose* (Lordosis, gr. lordós = vorwärts gekrümmt): vorn konvexe Krümmung, normal an Hals- und Lendenwirbelsäule.
• *Kyphose* (Kyphosis, gr. kyphós = gebückt): hinten konvexe Krümmung, normal an Brustwirbelsäule und Kreuzbein.
• *Skoliose* (Scoliosis, gr. skoliós = krumm, bogen): seitliche Krümmung, immer abnorm.

#212 **Wirbel (Vertebra)**

■ **Bau**: Der typische Wirbel (*Vertebra*) besteht aus:
❶ *Corpus vertebrae* (Wirbelkörper) mit Deck- und Bodenplatte (Abb. 212a-d).

❷ *Arcus vertebrae* (Wirbelbogen) mit 7 Fortsätzen:
• 1 *Processus spinosus* (Dornfortsatz).
• 2 *Processus transversi* (Querfortsätze).
• je 2 *Processus articulares superiores* + *inferiores* (2 obere und 2 untere Gelenkfortsätze).

❸ *Foramen vertebrale* (Wirbelloch): Die Wirbellöcher aller Wirbel bilden zusammen den Wirbelkanal (*Canalis vertebralis*).

■ **Wirbeltypen**: Die Form der Wirbel unterscheidet sich in den einzelnen Abschnitten der Wirbelsäule:
❶ Der Grundform des Wirbels kommen am nächsten:

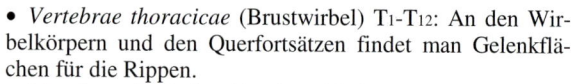

Abb. 212a. Sechster Brustwirbel von links. [bg1]
1 Corpus vertebrae
2 Processus articularis superior
3 Processus transversi
4 Fovea costalis processus transversi
5 Processus spinosus
6 Processus articularis inferior
7 Incisura vertebralis inferior

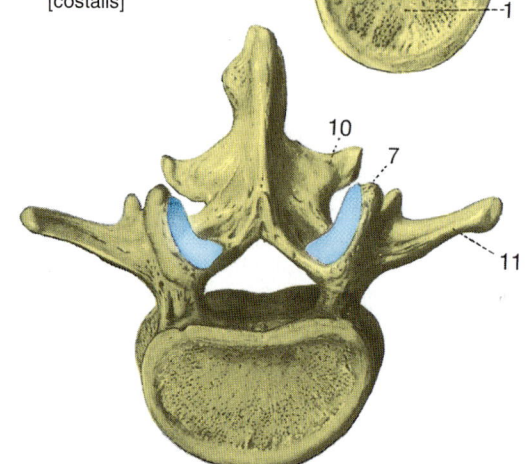

Abb. 212b-d. 5. Halswirbel, 6. Brustwirbel und 3. Lendenwirbel von oben. Die überknorpelten Gelenkflächen sind blau hervorgehoben. Beim Halswirbel sind die Anteile, die im Brustbereich den Rippen entsprechen, gepunktet. [bg1]

1 Corpus vertebrae
2 Arcus vertebrae
3 Foramen vertebrale
4 Processus spinosus
5 Processus transversus
6 Foramen transversarium
7 Processus articularis superior
8 Fovea costalis processus transversi
9 Fovea costalis superior
10 Processus articularis inferior
11 Processus costiformis [costalis]

• *Vertebrae thoracicae* (Brustwirbel) T_1-T_{12}: An den Wirbelkörpern und den Querfortsätzen findet man Gelenkflächen für die Rippen.
• *Vertebrae lumbales* (Lendenwirbel) L_1-L_5: Die Wirbelkörper sind besonders groß. Die seitlichen Fortsätze entsprechen den Rippen im Brustbereich und werden daher offiziell Rippenfortsätze (*Processus costiformes [costales]*) genannt. In der praktischen Medizin werden sie jedoch meist auch als Querfortsätze bezeichnet.
• *Vertebrae cervicales* (Halswirbel) C_3-C_7: Die Wirbelkörper sind klein und sattelförmig. Seitlich sind sie hochgezogen (*Uncus corporis [Processus uncinatus]*) und verbinden sich dort häufig gelenkartig mit dem darüberliegenden Wirbelkörper. Diese „Unkovertebralgelenke" sind sehr verschleißanfällig. Der Dornfortsatz C_7 ist besonders lang. Er wölbt die Haut stark vor (*Vertebra prominens*). Die Querfortsätze haben Löcher (*Foramina transversaria*) für die Wirbelarterie (A. vertebralis).

❷ Von der Grundform weichen stärker ab:
• *Atlas* („Träger") C_1: Ihm fehlen der Wirbelkörper und der Dornfortsatz. Dafür hat er einen vorderen und einen hinte-

2 Leibeswand, 2.1 Wirbelsäule 107

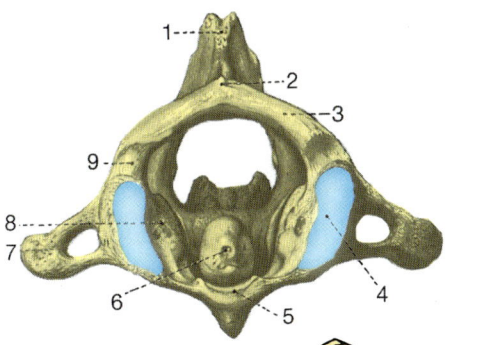
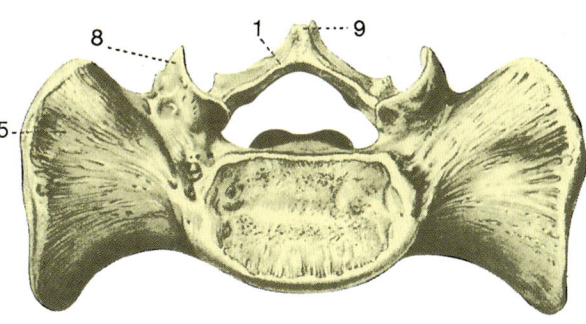

1 Processus spinosus
2 Tuberculum posterius
3 Arcus posterior atlantis
4 Facies articularis superior
5 Arcus anterior atlantis
6 Dens axis
7 Processus transversus
8 Massa lateralis atlantis
9 Sulcus arteriae vertebralis

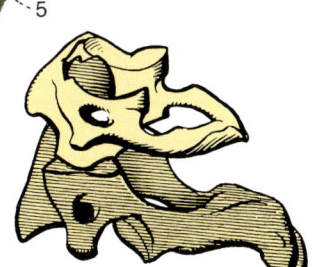

Abb. 212e + f. 1. und 2. Halswirbel von oben und von links. Der 1. Halswirbel („Atlas") kann sich um den Zapfen („Zahn") des 2. Halswirbels („Axis") drehen. *[bg1]*

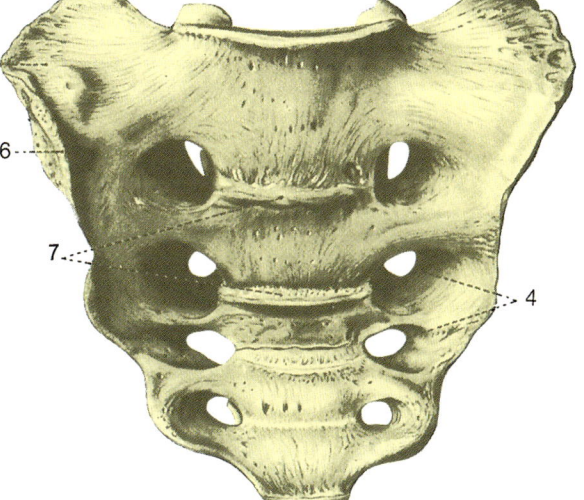

ren Bogen mit Gelenkflächen für das Hinterhauptbein (Os occipitale) und den *Axis* (Abb. 212e + f).
• *Axis* („Dreher") C2: Aus dem Wirbelkörper ragt der Zapfen = „Zahn" (*Dens axis*) nach oben.
• *Os sacrum* (Kreuzbein, Abb. 212g-i): Es entsteht durch Verschmelzen von 5 Kreuzbeinwirbeln (S_1-S_5): Beim Kind findet man anstelle der Zwischenwirbelscheiben Knorpelfugen für das Wachstum, beim Erwachsenen nur noch Querlinien (*Lineae transversae*) auf der Vorderfläche. Die Vorderfläche ist dem kleinen Becken zugewandt (*Facies pelvica*). Die Knochenkämme auf der Rückfläche (*Facies dorsalis*) sind als Relikte der Dorn-, Gelenk- und Querfortsätze zu betrachten. Den Wirbelkanal nennt man im Kreuzbein *Canalis sacralis* (Kreuzbeinkanal). Als *Basis ossis sacri* (Kreuzbeinbasis) bezeichnet man die Deckplatte von S_1 (gegenüber L_5). Das Kreuzbein ist ein Teil des knöchernen Beckens.
• *Os coccygis* (Steißbein): Es besteht aus 3-5 verkümmerten Steißbeinwirbeln (Rest des Schwanzes der Wirbeltiere). Wirbelbögen fehlen.

■ **Varietäten und Mißbildungen:**
❶ *Zweigeteilte Dornfortsätze*: im Halsbereich häufig (belanglose Varietät).
❷ *Anomalien der Wirbelzahl*: 11 oder 13 Brustwirbel, 4 oder 6 Lendenwirbel, z.B.
• „Sakralisation" des fünften Lendenwirbels: L_5 verschmilzt mit dem Kreuzbein (belanglos).
• „Lumbalisation" des ersten Kreuzbeinwirbels: S_1 als freier Wirbel (belanglos).
❸ *Übergangswirbel*:
• Hemisakralisation des fünften Lendenwirbels (Abb. 212j): L_5 verschmilzt nur auf einer Seite mit dem Kreuzbein. Dadurch steht die Deckplatte von L_5 schräg. Dies führt zur seitlichen Verkrümmung der Wirbelsäule.
• Hemilumbalisation des ersten Kreuzbeinwirbels: einseitige Spaltbildung zwischen S_1 und S_2: Die Schrägstellung der Kreuzbeinbasis bedingt eine Skoliose.
❹ *Halsrippen* ⇒ #233.
❺ *Atlasassimilation*: Der erste Halswirbel kann einseitig oder

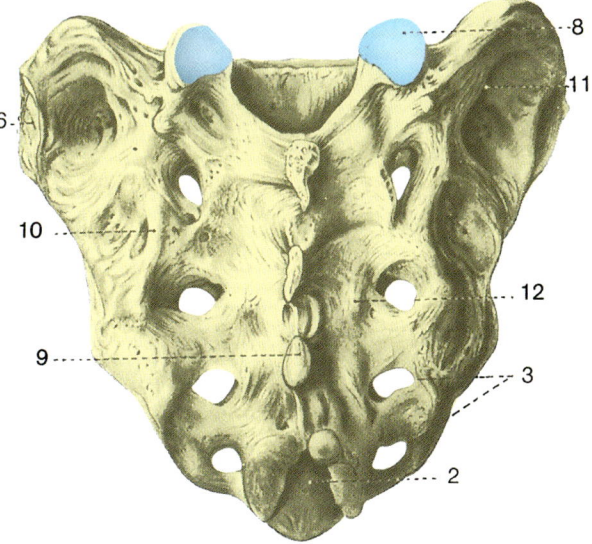

Abb. 212g-i. Kreuzbein von oben, vorn und hinten. *[bg1]*

1 Canalis sacralis
2 Hiatus sacralis
3 Foramina sacralia posteriora
4 Foramina sacralia anteriora
5 Pars lateralis
6 Facies auricularis
7 Lineae transversae
8 Processus articularis superior
9 Crista sacralis mediana
10 Crista sacralis lateralis
11 Tuberositas ossis sacri
12 Crista sacralis medialis

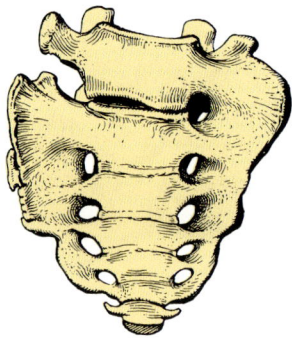

Abb. 212j. Hemisakralisation des fünften Lendenwirbels. In den Verschmelzungsprozeß der Kreuzbeinwirbel wird manchmal der fünfte Lendenwirbel ganz oder teilweise mit einbezogen. Dies kann seitliche Verkrümmungen der Wirbelsäule („Skoliosen") nach sich ziehen. *[bg1]*

vollständig mit dem Hinterhauptbein verwachsen sein. Dies mindert die Beweglichkeit des Kopfes.

❻ *Spaltbildungen*:
• Fehlender Schluß der Wirbelbogen (Spina bifida = Rachischisis): Das Rückenmark eilt in der Entwicklung der Wirbelsäule voraus. Es hat sich schon zu einem Rohr geschlossen, bevor noch die Wirbelkörper und Zwischenwirbelscheiben ventral vom Rückenmark angelegt werden. Von den Wirbelkörpern aus wachsen dann die Wirbelbogen rechts und links um das Rückenmark herum und vereinigen sich zum Dornfortsatz. Unterbleibt die Vereinigung, so ist der Wirbelkanal hinten offen. Die *Rachischisis* ist häufig mit Mißbildungen der Rückenmarkhäute („Meningozele") und des Rückenmarks („Myelozele") verbunden.
• Seitlicher Spalt im Wirbelbogen (Spondylolyse): Wenn beidseitig, können sich Wirbelkörper und Wirbelbogen trennen. Dies führt zum „Wirbelgleiten" (Spondylolisthesis), dabei ist bei plötzlichem Gleiten das Einklemmen von Nervenwurzeln möglich. Beim langsamen Gleiten paßt sich der Körper meist durch Ausnutzen der Reservelängen des Spinalnervs an.

■ **Terminologie**: Die Bezeichnungen für Krankheiten der Wirbelsäule leiten sich größtenteils nicht vom lateinischen vertebra, sondern vom griechischen spóndylos = Wirbel ab:
• Spondylitis = Wirbelentzündung (-itis = Endung für „Entzündung"), z.B. Spondylitis tuberculosa = Wirbeltuberkulose.
• Spondylarthritis = Entzündung der Wirbelgelenke (gr. árthron = Gelenk).
• Spondylosis = degenerative Wirbelsäulenerkrankung (-osis = Endung für nicht entzündliche, abnützungsbedingte Erkrankung).
• Spondylarthrosis = degenerative Erkrankung der Wirbelgelenke.
• Spondylolysis = Spaltbildung im Wirbelbogen (gr. lýein = lösen).
• Spondylolisthesis = Wirbelgleiten (gr. olísthesis = Ausgleiten).

#213 Tastuntersuchung

Fast alle Dornfortsätze sind leicht zu tasten. Sie wölben die Haut je nach der Krümmung der Wirbelsäule und der Dicke des Unterhautfettgewebes stärker oder schwächer vor.

■ Die systematische Untersuchung orientiert sich am besten an folgenden Segmenten (Abb. 213):
• C_2: Tastet man bei leicht vorgeneigtem Kopf vom Hinterhaupt ausgehend in der medianen Rinne zwischen den Wülsten der Nackenmuskeln nach unten, so ist als erster Dornfortsatz jener des *Axis* zu fühlen. Der *Atlas* trägt an seinem hinteren Bogen keinen Dornfortsatz, sondern nur ein nicht tastbares *Tuberculum posterius*.
• C_7: *Vertebra prominens*: Am Übergang von der Halslordose zur Brustkyphose ragt der Dornfortsatz des siebenten Halswirbels meist am stärksten hervor, besonders beim Vorstrecken des Kopfes.
• T_3: Der Dornfortsatz von T_3 liegt etwa in der Verbindungslinie der beiden Spinae scapulae (Schulterblattgräten). Da die Dornfortsätze im oberen Brustbereich schräg abwärts verlaufen, liegt ventral der Spitze des Dornfortsatzes von T_3 der Wirbelkörper von T_4.
• T_7: in der Verbindungslinie der unteren Schulterblattwinkel bei angelegten Armen.
• T_{12}: auf Höhe des Ansatzes der letzten Rippe.
• L_4: in der Verbindungslinie der höchsten Punkte der Darmbeinkämme (Cristae iliacae): Diese Lagebeziehung ist wichtig für die Wahl der Einstichstelle bei der Lumbalpunktion (#218).
• S_2: Das zweite Kreuzbeinsegment liegt in der Verbindungslinie der beiden hinteren oberen Darmbeinstachel (*Spinae iliacae posteriores superiores*), welche die seitlichen Eckpunkte der Lendenraute bilden (Abb. 916). Über den Darmbeinstacheln sinkt die Haut meist zu kleinen Grübchen ein. Die untere Begrenzung der Lendenraute wird von den Ursprüngen des großen Gesäßmuskels (M. gluteus maximus) am Kreuzbein gebildet. Der obere Eckpunkt der Lendenraute liegt in der Tiefe der Lendenlordose. Asymmetrien der Lendenraute weisen auf Verformungen des Beckens hin. Bei der Frau war dies vor der Ultraschallära diagnostisch wichtig, wenn man das Becken als Gebärkanal beurteilen wollte.

■ Nach Markierung dieser Orientierungspunkte kann man die übrigen Dornfortsätze mehr oder weniger leicht zuordnen:
• C_3-C_6: Sie sind wegen der Halslordose und des kräftigen Nackenbandes nicht so deutlich zu tasten: Abwechselndes Vor- und Rückneigen des Kopfes erleichtert die Identifizierung.
• T_1, T_2: Sie treten manchmal ebenso stark hervor wie C_7 und machen dann C_7 den Titel „*Vertebra prominens*" streitig.
• T_4-T_6: Diese Dornfortsätze sind bisweilen schwierig abzugrenzen, da sie stark absteigen und infolge der Brustkyphose ihre dorsalen Enden eng aneinander gezogen sind.
• T_8-T_{11}: Die Dornfortsätze schwenken allmählich wieder in die Horizontale ein.
• L_1-L_3: Im Gegensatz zur Halslordose bietet die Lendenlordose wegen der größeren Wirbel kaum Schwierigkeiten beim Abgrenzen.
• L_5: unter der Verbindungslinie der höchsten Punkte der Darmbeinkämme (Cristae iliacae).
• *Os sacrum:* Wegen der Verschmelzung der Dornfortsätze zur *Crista sacralis mediana* ist eine sichere Segmentzuordnung zwar im Röntgenbild, nicht aber beim Betasten durch die Haut möglich. Gut zugänglich ist die untere Öffnung des Kreuzbeinkanals (*Hiatus sacralis*). Sie liegt normalerweise auf Höhe des Segments S_5, kann jedoch auch weiter nach oben reichen.

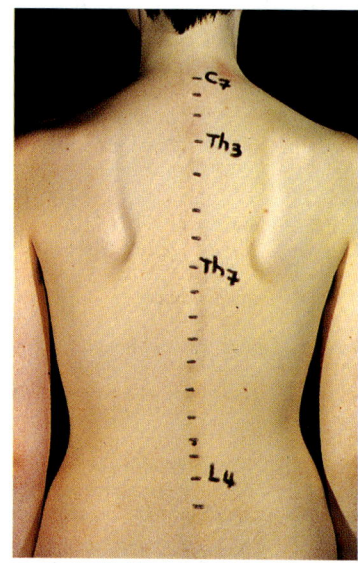

Abb. 213. Das richtige Numerieren der Dornfortsätze ist schwerer, als man zunächst annimmt. Man orientiert sich am besten am 7. Halswirbel, 3. und 7. Brustwirbel und 4. Lendenwirbel (Einzelheiten im Text). *[li6]*

- *Os coccygis:* Das Steißbein ist meist in ganzer Ausdehnung gut durch die Haut zu tasten. Bei der rektalen Untersuchung wird auch seine Vorderfläche zugänglich. Mit dem Zeigefinger im Rectum und dem Daumen auf der äußeren Haut kann man das Steißbein zangenartig fassen und die Beweglichkeit des Kreuzbein-Steißbein-Gelenks (*Articulatio sacrococcygea*) prüfen.

#214 Bewegungssegment

■ **Definition**: Bewegungssegment = der Bewegung dienender Raum zwischen 2 Wirbeln. Es umfaßt:
❶ Zwischenwirbelscheibe.
❷ Zwischenwirbellöcher.
❸ Wirbelbogengelenke.
❹ Bänder.

❶ **Discus intervertebralis** (Zwischenwirbelscheibe = Bandscheibe, Abb. 214a + b): Er liegt zwischen 2 Wirbelkörpern (von C_2 bis S_1). Er enthält beim älteren Kind und beim Erwachsenen keine Blutgefäße. Die Ernährung durch Diffusion ist störungsanfällig. Daher sind „Bandscheibenschäden" häufig. Die Zwischenwirbelscheibe besteht aus 2 Anteilen:
- *Anulus fibrosus* (Faserring).
- *Nucleus pulposus* (Gallertkern).

Die Zwischenwirbelscheibe übernimmt im Bewegungssegment die Federungsaufgabe (wichtig vor allem für den Kopf, um Erschütterungen des empfindlichen Gehirns zu vermeiden). Der Gallertkern liegt als Druckpolster zwischen den knöchernen Wirbelkörpern. Zusammengepreßt wird er breiter und spannt so den Faserring. Druckbelastung wird in Zugbelastung übersetzt. Die gedehnten Fasern schwingen aufgrund ihrer Elastizität zurück (Federung).

❷ **Foramen intervertebrale** (Zwischenwirbelloch): Wirbelsäule und Rückenmark sind segmental gegliedert. Zwischen je 2 Wirbeln verläßt rechts und links je ein Spinalnerv den Wirbelkanal. Daher muß zwischen 2 Wirbeln auf jeder Seite ein Zwischenwirbelloch frei bleiben. Wände:
- vorn: Zwischenwirbelscheibe + Wirbelkörper.
- oben: *Incisura vertebralis inferior* (unterer Einschnitt am Wirbelbogen) des oberen Wirbels (Abb. 214d).
- unten: *Incisura vertebralis superior* (oberer Einschnitt am Wirbelbogen) des unteren Wirbels.
- hinten: oberer Gelenkfortsatz des unteren Wirbels.

Inhalt des Zwischenwirbellochs: Spinalnerv bzw. dessen beide Wurzeln (in der hinteren Wurzel das Spinalganglion), Gefäße, lockeres Binde- und Fettgewebe.

Sonderform im Kreuzbein: Wegen der Verschmelzung der Wirbel ist der Weg nach lateral versperrt. Der dem Zwischenwirbelloch entsprechende Knochenkanal teilt sich und mündet mit dem *Foramen sacrale anterius* nach vorn und

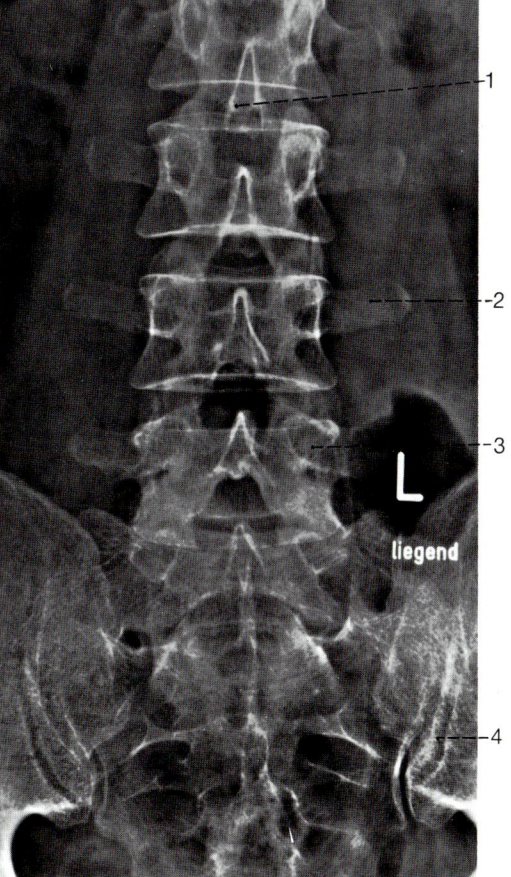

Abb. 214b. Röntgenbild der Lendenwirbelsäule im Strahlengang von vorn nach hinten („anteroposteriores Bild). Beidseits ist lateral der Processus costiformes („Querfortsätze" der Lendenwirbel) der nach unten breiter werdende „Psoasschatten" (Verschattung durch den M. psoas major) deutlich zu sehen. *[be3]*

1 Processus spinosus
2 Processus costiformis
3 Pediculus arcus vertebrae
4 Articulatio sacroiliaca

mit dem *Foramen sacrale posterius* nach dorsal aus. Normalfall: je 8 *Foramina sacralia anteriora + posteriora*; bei Sakralisation von L_5 je 2 mehr, bei Lumbalisation von S_1 je 2 weniger.

■ **Nucleus-pulposus-Prolaps** (Abb. 214c):
- Bei Überlastung oder Schäden im Anulus fibrosus kommt es zum „Bandscheibenvorfall": Nucleus pulposus wird durch den Faserring in den Wirbelkanal oder in das Zwischenwirbelloch gepreßt und drückt dort auf Nervenwurzeln.
- Etwa 95 % aller Bandscheibenvorfälle ereignen sich an der vierten oder fünften Lendenbandscheibe. Das Rückenmark endet schon auf Höhe des ersten oder zweiten Lendenwirbels und ist vom tiefer liegenden Bandscheibenvorfall nicht mehr bedroht. Es werden dann nur die Nerven zum Bein gequetscht.
- Bei Bandscheibenschäden der Hals- und Brustwirbelsäule kann durch einen median vorfallenden Nucleus pulposus das Rückenmark gequetscht werden. Dann ist der Körper unterhalb der Quetschstelle gelähmt und gefühllos (Querschnittlähmung, #228). Glücklicherweise ist dies selten.
- Häufigste Beschwerden beim Bandscheibenvorfall sind Schmerzen, Empfindungsausfälle und Muskelschwächen ähnlich wie bei einer Entzündung des N. ischiadicus. Je nachdem, welche Nervenwurzeln zusammengepreßt werden, sind die Beschwerden

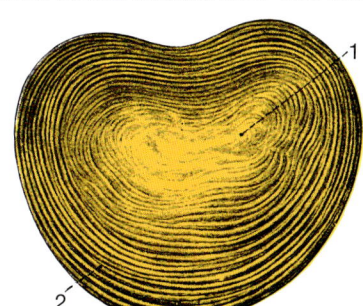

Abb. 214a. Zwischenwirbelscheibe aus dem Lendenbereich. *[sb1]*

1 Nucleus pulposus
2 Anulus fibrosus

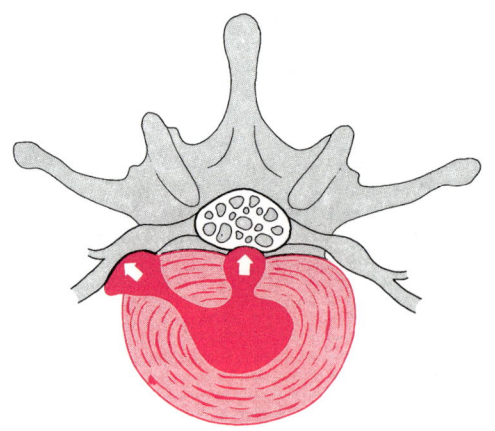

Abb. 214c. Nucleus-pulposus-Prolaps („Bandscheibenvorfall"): Er kommt fast nur an den unteren 3 Lendenzwischenwirbelscheiben vor. Bricht der Gallertkern dorsal durch, so werden die Wurzeln der Nerven zum Bein (Cauda equina) gequetscht. Erfolgt der Durchbruch zur Seite, so trifft er den Spinalnerv im Zwischenwirbelloch. [bh1]

> stärker im Fuß, im Unterschenkel, an der Dorsalseite des Oberschenkels oder im Gesäß („Ischias"). Es können auch Schwierigkeiten beim Wasserlassen und der Stuhlentleerung bestehen.
> • Aus der Lage des Schmerzgebietes und der Muskelschwächen kann man meist ziemlich genau die geschädigte Bandscheibe erkennen. Man beachte: Obwohl der Schaden in der Wirbelsäule liegt, werden die Schmerzen so empfunden, als ob sie vom Fuß usw. ausgingen. Das Gehirn empfängt die Meldung „Nerv gereizt" und deutet dies immer so, daß der Reiz von den Nervenendungen, z.B. im Fuß, ausgeht. Es wird irregeführt, wenn der Nerv an einer Stelle erregt wird, die er lediglich durchläuft (#224). Wenn wir einen Brief mit einem Fettfleck auf dem Umschlag erhalten, können wir auch nicht unterscheiden, ob der Fettfleck vom Absender oder von der Post stammt.
> • Ein „Hexenschuß" (*Lumbago*) mit plötzlichem heftigen Lendenschmerz und Hartspann der Rückenmuskeln beruht nur selten auf einem Bandscheibenvorfall. Viel häufiger sind Muskelverkrampfungen, Bandüberlastungen und Gelenkfunktionsstörungen der Wirbelsäule die Ursache.

❸ **Wirbelbogengelenke** (*Articulationes zygapophysiales*, gr. zeúgnynai = zusammenjochen, zygón = Joch, apóphysis = Auswuchs, in der Klinik häufig „kleine Wirbelgelenke" oder „Facettengelenke" genannt): synoviale Gelenke zwischen den Gelenkfortsätzen benachbarter Wirbel. Die Gelenkfortsätze haben in den einzelnen Bereichen der Wirbelsäule unterschiedliche Stellungen (Abb. 215a).
• Halswirbelsäule: flach nach hinten abfallend. Dies ermöglicht ausgiebiges Vor- und Rückneigen (Inklination – Reklination).
• Brustwirbelsäule: gekrümmt, so daß der Krümmungsmittelpunkt in der Zwischenwirbelscheibe liegt. Dies ermöglicht Rotationen, die allerdings wegen des Brustkorbs nur im unteren Brustbereich genutzt werden können.
• Lendenwirbelsäule: gekrümmt, der Krümmungsmittelpunkt liegt jedoch im Dornfortsatz. Rotation müßte zu einer Abscherung der Zwischenwirbelscheiben führen und ist daher nur sehr begrenzt möglich.

❹ **Bänder**:
• *Lig. longitudinale anterius* (vorderes Längsband): über die Vorderseite der Wirbelkörper (Abb. 214d).
• *Lig. longitudinale posterius* (hinteres Längsband): an der Dorsalseite der Wirbelkörper = Vorderwand des Wirbelkanals.
• *Lig. flavum* (Zwischenbogenband, lat. flavus = gelb: „gelbes" Band wegen der gelben Farbe der elastischen Fasern): Es verbindet die hinter den Wirbelbogengelenken gelegenen Abschnitte zweier benachbarter Wirbelbogen.
• *Lig. intertransversarium* (Zwischenquerfortsatzband): zwischen 2 übereinander liegenden Querfortsätzen.
• *Lig. interspinale* (Zwischendornfortsatzband): zwischen 2 Dornfortsätzen.
• *Lig. supraspinale* (Überdornfortsatzband): über die Spitzen der Dornfortsätze hinziehend, im Hals verselbständigt als Nackenband (*Lig. nuchae*).

Die hinteren Bänder der Wirbelsäule enthalten reichlich elastische Fasern: Der Körper spart Muskelarbeit, wenn er den vor der Wirbelsäule schwereren Rumpf zum Teil durch elastische Kräfte im Gleichgewicht hält.

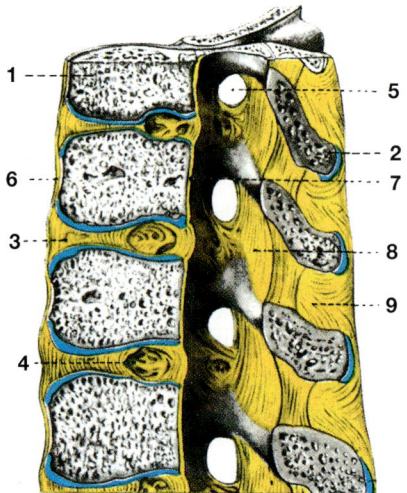

Abb. 214d. Medianschnitt durch die Brustwirbelsäule eines Jugendlichen. Bewegungssegmente gelb, Knorpel blau. [bg1]

1 Corpus vertebrae
2 Processus spinosus
3 Anulus fibrosus
4 Nucleus pulposus
5 Foramen intervertebrale
6 Lig. longitudinale anterius
7 Lig. longitudinale posterius
8 Lig. flavum
9 Lig. interspinale

#215 Haltung und Bewegungen

■ **Bewegungsmöglichkeiten**: Im Bewegungssegment sind 3 Arten von Knochenverbindungen zusammengefaßt:
• Symphyse: Zwischenwirbelscheibe (Abb. 215a).
• synoviale Gelenke: Wirbelbogengelenke.
• Syndesmosen: Bänder zwischen den Fortsätzen.

Die Koppelung dieser Gelenke aneinander schränkt die Bewegungsmöglichkeiten im einzelnen Bewegungssegment stark ein. Die Summe der Segmente ergibt jedoch einen großen Bewegungsspielraum. Er ist dem eines Kugelgelenks zu vergleichen:
• Inklination (Vorneigen) – Reklination (Rückneigen).
• Lateralflexion (Seitneigen): Rechtsflexion – Linksflexion.
• Rotation (Drehen, Kreiseln).
Der Brustkorb behindert die Bewegungen der oberen Brustwirbelsäule. In der Lendenwirbelsäule vermindert die

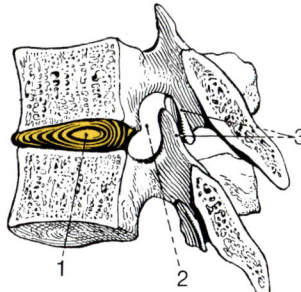

Abb. 215a. Brustwirbelpaar mit Zwischenwirbelscheibe (Mediansschnitt). [bg1]
1 Nucleus pulposus
2 Foramen intervertebrale
3 Articulatio zygapophysialis

Stellung der Gelenkfortsätze die Rotation. Bei sog. Translationsbewegungen wird der Kopf vor-, zurück- oder zur Seite bewegt, ohne die Blickrichtung zu ändern. Dabei wird eine Krümmung der Brust- und Lendenwirbelsäule durch eine Gegenkrümmung der Halswirbelsäule ausgeglichen.

■ **Bewegungsaufgaben:** Die differenzierten Bewegungen der segmental gegliederten Wirbelsäule gestatten, aus nahezu jeder Position des Körpers den Kopf mit den wichtigen Sinnesorganen in die Vertikale zu bringen. Die Bewegungen der Wirbelsäule unterstützen ferner die:
• Rippenatmung.
• Erhaltung des Gleichgewichts beim Gehen, Stehen und Sitzen.
• Kopfbewegungen beim Essen und Trinken.
• Bauchpresse bei der Stuhlentleerung.
• Kohabitationsbewegungen usw.

■ **Bewegungsprüfung:**
• *Vorneigen* beim Stehen mit gestreckten Kniegelenken: Kinder und Jugendliche können mit den Fingerspitzen den Boden erreichen. Dem älteren Erwachsenen gelingt dies meist nicht. Der kleinste *Finger-Boden-Abstand* im Vorneigeversuch ist ein klinisch wichtiges Maß für die Beweglichkeit der Wirbelsäule bzw. der Hüftgelenke (Abb. 215b).
• *Schober-Maß*: Man markiert bei stehendem Patienten den Dornfortsatz S1 (oberes Ende der Crista sacralis mediana) auf der Haut, mißt von dort 10 cm kranial ab und markiert den Endpunkt der Strecke. Dann läßt man den Patienten maximal nach vorn neigen. Dabei wird die Haut über der Wirbelsäule je nach Ausmaß der Vorneigung stärker oder schwächer gedehnt und dabei die markierte Linie auseinander gezogen. Normal ist eine Längenzunahme von etwa 5 cm.
• *Ott-Maß*: Man mißt im Stehen von der *Vertebra prominens* 30 cm nach kaudal. Die Längenzunahme bei maximalem Vorneigen beträgt etwa 3-4 cm.
• *Rückneigen*: Es ist am besten als Aufrichten des Oberkörpers aus Bauchlage zu prüfen.
• *Seitneigen* bei gestreckten Kniegelenken: Man mißt den Finger-Boden-Abstand ähnlich wie oben beim Vorneigen beschrieben. Das Maß ist sehr variabel je nach Körpergröße und Armlänge. Wichtiger als der absolute Meßwert ist die Seitengleichheit. Man achte vor allem darauf, ob die durch die Haut sichtbaren Dornfortsätze einen harmonisch gekrümmten Bogen ohne Knicke bilden.
• *Rotation*: Diese prüft man am besten im Sitzen, um Mitbewegungen in den Hüftgelenken auszuschalten. Man läßt die Hände hinter dem Kopf verschränken und benützt die abgespreizten Oberarme als Zeiger für das Winkelmaß.

■ **Harmonische Haltung:** Halslordose + Brustkyphose + Lendenlordose (+ Kreuzbeinkyphose) mäßigen Grades.

■ „**Fehlhaltungen**":
• *Flachrücken*: verminderte Krümmung.
• *Rundrücken*: verstärkte Brustkyphose + verminderte Lendenlordose.
• *Hohlrunder Rücken*: verstärkte Brustkyphose + verstärkte Lendenlordose.
• *Skoliotische Fehlhaltung*: unfixierte seitliche Verkrümmungen, z.B. bei Beinlängenunterschied.
• Umschriebene *Bewegungseinschränkungen* (auf wenige Segmente beschränkt): vor allem bei Schäden der Zwischenwirbelscheiben. Man erfaßt sie am besten mit Röntgenaufnahmen in starker Vor- und Rückneigung (sog. Funktionsaufnahmen, Abb. 215c).
• *Überstreckbarkeit*: Eine abnorm starke Beweglichkeit findet man z.B. bei angeborenen Störungen der Kollagensynthese (Ehlers-Danlos-Syndrom). Im Extremfall können solche Menschen den Kopf von hinten zwischen die Beine stecken („Kautschukmenschen"). Diese Überbeweglichkeit („Gummigelenke") ist durchaus nicht von Vorteil, weil sie zu vorzeitigem Verschleiß der Gelenke führt.
• *Gibbus* (Buckel): Knickbildung bei Zusammenbruch von Wirbelkörpern (durch Trauma, eitrige Entzündungen, Tuberkulose oder Geschwulst).

■ **Skoliose:** Der Begriff wird in Anatomie und Orthopädie unterschiedlich definiert: In der Anatomie versteht man darunter meist jegliche seitliche Verbiegung, in der Orthopädie im strengeren Sinn nur die seitliche Verbiegung, die mit Strukturveränderungen verbunden ist (durch Lageänderung nicht ausgleichbar).
• Eine rein funktionelle seitliche Verbiegung, z.B. bei einem Beinlängenunterschied, die durch die Verdickung der Schuhsohle auszugleichen ist, wird *skoliotische Seitausbiegung* genannt. Längere Zeit bestehende unkorrigierte funktionelle Seitausbiegungen führen allerdings zu Strukturveränderungen und damit zur echten (sekundären) Skoliose.
• *Primäre* (idiopathische) Skoliosen beruhen auf Wachstumsstörungen, Halbwirbelbildungen usw. *Sekundäre* Skoliosen entstehen bei einseitigen Erkrankungen von Knochen, Muskeln, Nerven oder großen Narben.
• Bei echten Skoliosen kommt es immer zu einer *Rotation der Wirbel*, weil der Wirbelkörper höher ist als der Wirbelbogen. Der Wirbelkörper dreht sich nach der Seite der Konvexität. Im Brustbereich führt dies zwangsweise zu Verformungen der Rippen. Beim Vorneigen stehen dann die beiden Brustkorbhälften nicht gleich hoch (sog. Rippenbuckel).

■ **Wirbelfrakturen:** Etwa die Hälfte aller Wirbelbrüche ereignet sich bei Verkehrsunfällen, ein weiteres Viertel bei Sport- und Freizeitunfällen (besonders bei Sturz aus der Höhe). Beim Erwachsenen brechen am häufigsten der 12. Brustwirbel und der 1. Lendenwirbel, beim Kind die mittleren Brustwirbel.

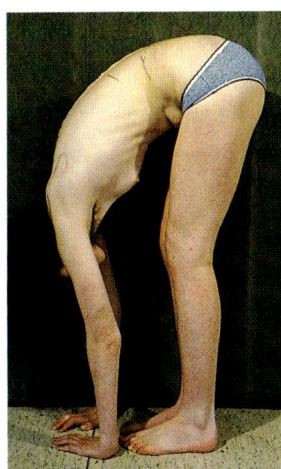

Abb. 215b. Bei besonders starker Beweglichkeit (Hypermobilität) der Wirbelsäule und der Hüftgelenke können beim Vorneigen die Hände flach auf den Boden gelegt werden. Die Kommilitonin hat allerdings etwas gemogelt: Die Knie sind leicht gebeugt. [li6]

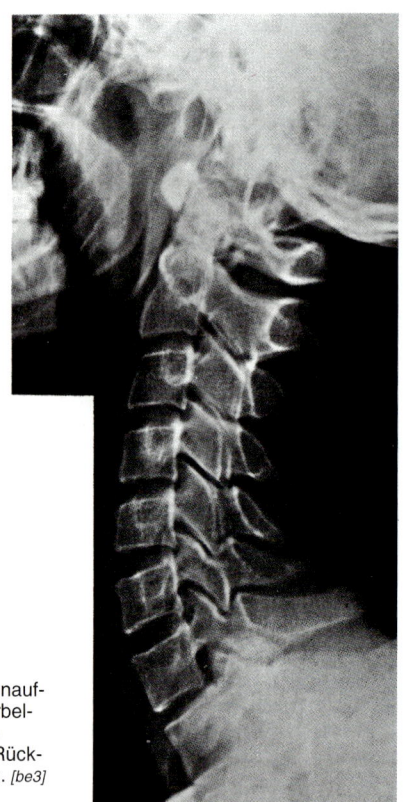

Abb. 215c. Röntgenaufnahme der Halswirbelsäule im seitlichen Strahlengang bei Rückneigen des Kopfes. *[be3]*

belkörpern befestigt ist. Nach abgeschlossener Bruchheilung werden die Metallteile wieder entfernt.
• Bei der *Spondylodese* (gr. deín = binden) räumt man zusätzlich die beiden benachbarten Bandscheiben und die Wirbelbogengelenke aus, richtet das zusammengebrochene Wirbelsegment wieder gerade, füllt die Hohlräume mit Knochenstückchen auf und verbindet dann den zusammengebrochenen Wirbelkörper mit den beiden Nachbarwirbelkörpern mit Knochenspänen. Dadurch entsteht ein stabiler Block aus 3 Wirbelkörpern.

#216 Tiefe (autochthone) Rückenmuskeln

■ **Schwerpunktproblem**: Bei aufrechtem Stand liegt der größte Teil der Wirbelsäule hinter der (durch das Hüftgelenk ziehenden) Schwerlinie. Die Schwerkraft beugt daher den Rumpf nach vorn. Als Gegengewicht wirken die elastischen Bänder der Wirbelbogen und Wirbelfortsätze sowie die Rückenstreckmuskeln.
• Man sollte sich klar machen, daß zwar die Dornfortsätze leicht am Rücken zu tasten sind, die Wirbelkörper aber weit in die Leibeshöhle hineinragen, die Lendenwirbelkörper bis vor die Mitte des Querschnitts!
• Auch beim Kopf liegen etwa ⅔ des Gewichts vor den Unterstützungspunkten in den Atlantookzipitalgelenken. Der Kopf wird durch die Nackenmuskeln, unterstützt durch das elastische Nackenband, im Gleichgewicht gehalten.
• Folgerung für den Bauplan: mächtige Muskulatur dorsal der Wirbelsäule, keine (Brust- und Lendenwirbelsäule) oder nur schwache (Halswirbelsäule) Muskeln ventral (Abb. 216a).

❶ *Wirbelkörperfrakturen* ereignen sich bevorzugt bei Stauchung des Körpers in der Längsrichtung (Kompressionsfraktur). Meist bricht der Wirbelkörper vorn zusammen. Im Längsschnitt sieht der Wirbelkörper dann nicht mehr viereckig, sondern dreieckig aus (Keilwirbel). Ist nur der Wirbelkörper gebrochen, so ist die Fraktur meist „stabil". Sind jedoch auch Bänder und die Zwischenwirbelscheiben mit verletzt, so verliert das Gefüge der Wirbelsäule an Halt (instabile Fraktur). Die schwerstwiegende Begleiterscheinung einer Wirbelfraktur ist die Querschnittlähmung (#228) infolge Verletzung des Rückenmarks.

❷ Typische *Unfallereignisse* für Verletzungen der Halswirbelsäule sind
• der Auffahrunfall mit dem Auto: Beim Schleudertrauma = Peitschenschlagmechanismus wird der Kopf über die Lehne hin- und her geschleudert.
• der Kopfsprung in seichtes Wasser: Er führt häufig zu Berstungsbrüchen des ersten Halswirbels („Atlasfraktur").
• das Erhängen: Häufig brechen Wirbelbogen und/oder wird der zweite Halswirbel verrenkt.

❸ Zu *Lendenwirbelfrakturen* kommt es besonders beim Sturz auf das Gesäß. Die Gefahr der Querschnittlähmung ist gering, da das Rückenmark nur bis zum ersten Lendenwirbel reicht. Eine besondere Gefahr der Lendenwirbelkörperbrüche sind große Blutergüsse vor der Wirbelsäule. Sie liegen unter dem Peritoneum und können die Nerven zum Darm stören. Dann tritt ein paralytischer Ileus (Darmverschluß durch Lähmung, #435) ein.

❹ Der dreieckige Zusammenbruch des Wirbelkörpers bedingt einen Knick in der Wirbelsäule (Gibbus = Buckel), der nicht nur entstellt, sondern auch die inneren Organe beengt. Deshalb muß die Frakturbehandlung auf die Wiederherstellung der ursprünglichen Wirbelform bedacht sein:
• Vielfach gelingt das Aufrichten mit einem „Fixateur interne", einem Metallstab, der mit „Pedikelschrauben" durch die Ansätze der Wirbelbogen (Pediculi arcus vertebrae) an den Nachbarwir-

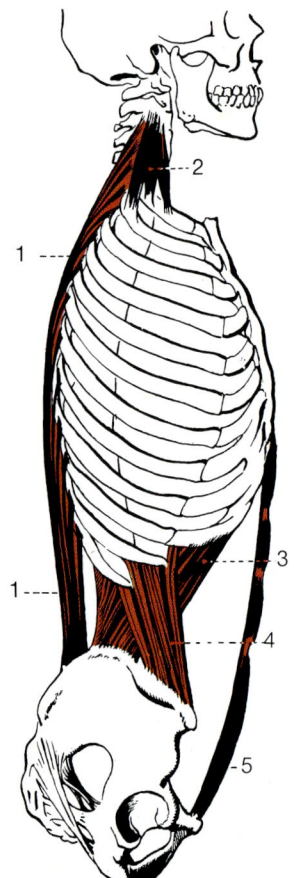

Abb. 216a. Muskeln für die Bewegungen der Wirbelsäule:
• Rückneigen: tiefe Rückenstrecker.
• Vorneigen: Muskeln der vorderen Rumpfwand (in aufrechter Haltung unterstützt durch die Schwerkraft).
• Seitneigen: Muskeln der seitlichen Rumpfwand und seitliche Züge der tiefen Rückenstrecker. *[bg1]*

1 M. erector spinae
2 Mm. scaleni
3 M. obliquus internus abdominis
4 M. obliquus externus abdominis
5 M. rectus abdominis

Tab. 216a. Autochthone Rückenmuskeln I: M. erector spinae

Muskel	Muskelteil	Ursprung	Ansatz	Nerv	Funktion	Anm.
M. iliocostalis (Darmbein-Rippen-Muskel)	M. iliocostalis lumborum, Pars lumbalis	• Crista iliaca • Crista sacralis lateralis • Fascia thoracolumbalis	• Processus costales L_1-L_3 • Anguli costarum 7-12 • Fascia thoracolumbalis, Lamina anterior [profunda]	Rr. posteriores [dorsales] T_1-L_1	• Reklination + Seitneigen der Wirbelsäule • bei beidseitiger Kontraktion nur Reklination	Lateraler Teil des M. erector spinae
	M. iliocostalis lumborum, Pars thoracica	Anguli costarum 7-12	Anguli costarum 1-6			
	M. iliocostalis cervicis [colli]	Anguli costarum 3-6	Processus transversi C_4-C_6		Seitneigen des Halses	
M. longissimus (längster Muskel)	M. longissimus thoracis, Pars lumbalis	oberflächliche Aponeurose von • Os sacrum • Lig. sacroiliacum posterius • Crista iliaca	• Processus costiformes [costales] + Processus accessorii der Lendenwirbel • Fascia thoracolumbalis, Lamina anterior [profunda]	Rr. posteriores [dorsales] C_1-L_5	• Reklination + Seitneigen der Wirbelsäule • bei beidseitiger Kontraktion nur Reklination	Medialer Teil des M. erector spinae
	M. longissimus thoracis	• Aponeurose der Pars lumbalis • Processus spinosi T_7-L_5 • Processus transversi T_7-L_2	• Anguli costarum 2-12 • Processus transversi T_1-T_{12}			
	M. longissimus cervicis [colli]	Processus transversi C_5-T_6	Processus transversi C_2-C_5		Seitneigen des Halses	
	M. longissimus capitis	Processus transversi C_3-T_3	Processus mastoideus		Neigt + dreht Kopf zur gleichen Seite	
M. spinalis (Dornfortsatzmuskel)	M. spinalis thoracis	Processus spinosi T_{10}-L_3	Processus spinosi T_2-T_8	Rr. posteriores [dorsales] C_4-L_1	Reklination + geringes Seitneigen der Wirbelsäule	Medianer Teil des M. erector spinae
	M. spinalis cervicis [colli]	Processus spinosi C_6-T_2	Processus spinosi C_2-C_4			
	M. spinalis capitis	Processus spinosi C_6-T_2	Os occipitale zwischen Linea nuchalis superior und Linea nuchalis inferior (gemeinsam mit M. semispinalis capitis)		Rückneigen des Kopfes	

Tab. 216b. Autochthone Rückenmuskeln II: Mm. transversospinales

Muskel	Muskelteil	Ursprung	Ansatz	Nerv	Funktion	Anmerkungen
M. semispinalis (Halbdornmuskel)	• M. semispinalis thoracis • M. semispinalis cervicis [colli]	Processus transversi T_1-T_{12} (ohne scharfe Grenze der beiden Teile)	Processus spinosi C_2-T_5	Rr. posteriores [dorsales] C_1-L_5	Reklination, Seitneigung und (geringe) Rotation der Wirbelsäule	Lange Züge der transversospinalen Muskeln
	M. semispinalis capitis	Processus transversi C_4-T_6	Os occipitale zwischen Linea nuchalis superior und Linea nuchalis inferior		Rückneigen, Seitneigen und (geringes) Drehen des Kopfes	Stärkster Nackenmuskel, prägt entscheidend die Nackenkontur (die beiden Längswülste)
Mm. multifidi (vielgefiederte Muskeln)	• M. multifidus lumborum • M. multifidus thoracis • M. multifidus cervicis [colli]	• Os sacrum • Lig. sacroiliacum posterius • Crista iliaca • Fascia thoracolumbalis • Processus mammillares L_1-L_5 • Processus transversi T_1-T_{12} • Processus articulares C_4-C_7	• Processus spinosi C_2-L_5 • Laminae arcuum vertebrarum		Reklination, Seitneigung und Rotation der Wirbelsäule	Mittlere, im Lendenbereich sehr kräftige Züge der transversospinalen Muskeln
Mm. rotatores (Drehmuskeln)	• Mm. rotatores lumborum • Mm. rotatores thoracis • Mm. rotatores cervicis [colli]	• Processus transversi C_2-T_{12} • Processus costiformes L_1-L_5 • Processus mammillares L_1-L_5	Processus spinosus + Lamina arcus vertebrae des nächsthöheren + übernächsten Wirbelsegments		Rotation sowie geringe Seitneigung und Reklination der Wirbelsäule	Kurze, tiefe Züge der transversospinalen Muskeln, im Brustbereich fast horizontal verlaufend

Tab. 216c. Autochthone Rückenmuskeln III: Mm. spinotransversales

Muskel	Ursprung	Ansatz	Nerv	Funktion	Anmerkungen
M. splenius cervicis [colli] (Riemenmuskel des Halses)	Processus spinosi T_3-T_5	Tubercula posteriora der Processus transversi C_1-C_3	Rr. posteriores [dorsales] C_2-C_4	Reklination, Seitneigung und (geringe) Rotation der Wirbelsäule	
M. splenius capitis (Riemenmuskel des Kopfes)	• Processus spinosi C_7-T_3 • Lig. nuchae	Linea nuchalis superior + Processus mastoideus		Rückneigen, Seitneigen und Drehen des Kopfes	Breites Muskelband, im Trigonum cervicale posterius oberflächlich

114 2 Leibeswand, 2.1 Wirbelsäule

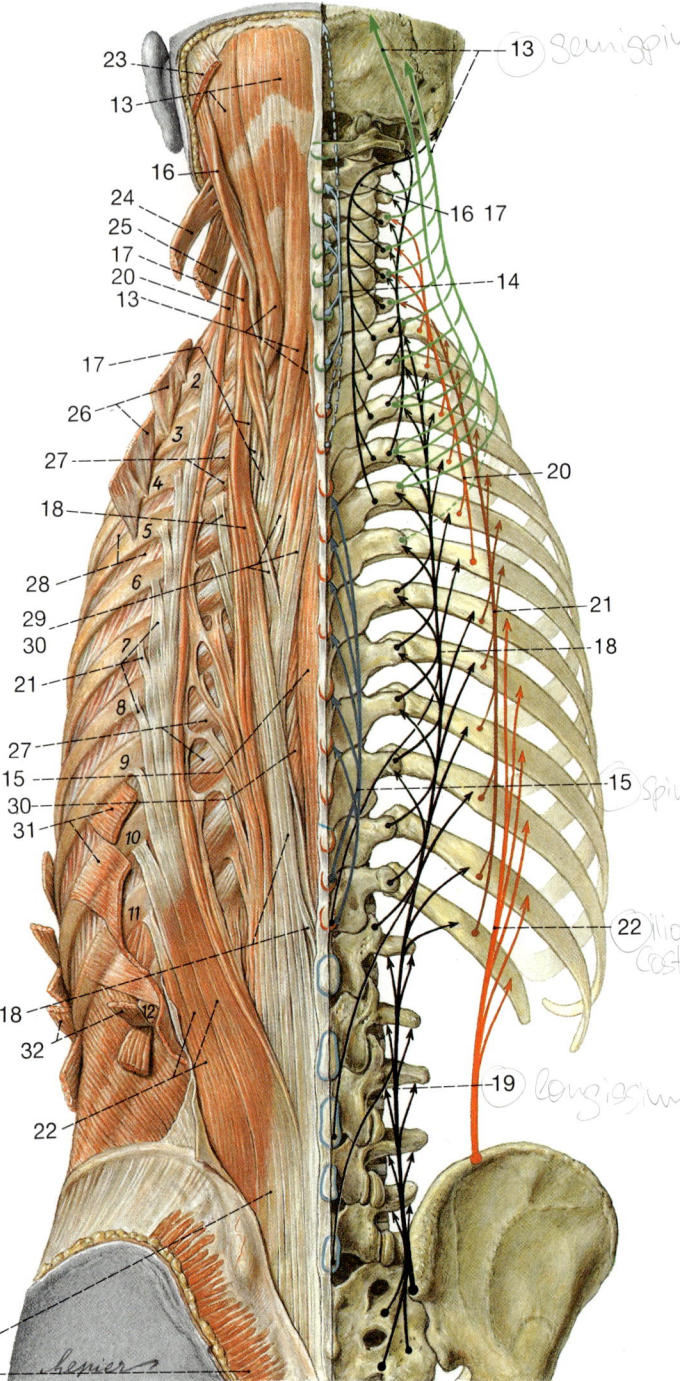

Tab. 216d. Gliederung der tiefen Rückenmuskeln	
M. erector spinae (große Längszüge vom Becken bis zum Kopf)	• M. iliocostalis • M. longissimus • M. spinalis
Mm. transversospinales (von den Quer- zu den Dornfortsätzen aufsteigend)	• M. semispinalis • Mm. multifidi • Mm. rotatores
Mm. interspinales	zwischen den Dornfortsätzen
Mm. intertransversarii	zwischen den Querfortsätzen

Abb. 216b. Die großen Längszüge der tiefen Rückenstrecker („Wirbelsäulenaufrichter"). Man kann sie jeweils in mehrere Abschnitte gliedern. Man studiere zuerst das Schema rechts (M. spinalis blau, M. longissimus schwarz, M. iliocostalis rot, M. semispinalis grün) und versuche sich dann auf der linken Seite zurechtzufinden. [sb1]

2 -12 Costae II-XII
13 M. semispinalis capitis
14 -22 M. erector spinae
14 M. spinalis cervicis [colli]
15 M. spinalis thoracis
16 M. longissimus capitis
17 M. longissimus cervicis [colli]
18 M. longissimus thoracis
19 M. longissimus (lumborum)
20 M. iliocostalis cervicis [colli]
21 M. iliocostalis lumborum, Pars thoracica
22 M. iliocostalis lumborum, Pars lumbalis
23 M. splenius capitis
24 M. splenius cervicis [colli]
25 M. levator scapulae
26 M. serratus posterior superior
27 Mm. levatores costarum
28 Mm. intercostales externi
29 M. semispinalis cervicis [colli]
30 M. semispinalis thoracis
31 M. serratus posterior inferior
32 M. latissimus dorsi
33 M. gluteus maximus

• Das Kräftegleichgewicht ist leicht störbar. Überwiegend sitzende Menschen sind besonders anfällig für schmerzhafte Verspannungen der Rücken- und Nackenmuskeln.

■ **Einteilung der Rückenmuskeln** (*Mm. dorsi*): 2 genetische Muskelgruppen:
• autochthone Rückenmuskeln = zur Wirbelsäule gehörende Muskeln = tiefe Rückenmuskeln (gr. autóchthon = bodenständig, an Ort und Stelle entstanden, im Gegensatz zu eingewandert). Die internationale Nomenklatur gliedert die autochthonen Rückenmuskeln in 4 Gruppen mit zahlreichen Unter- und Unteruntergruppen (Tab. 216a-e, Abb. 216b + c).

• oberflächliche Rückenmuskeln = hintere Gürtelmuskeln = Muskeln des Arms, die ihr Ursprungsgebiet auf große Teile des Rumpfes ausgedehnt haben, z.B. *M. trapezius, M. latissimus dorsi* (#815).

■ **Ärztliche Wertigkeit**: „Rückenschmerzen" gehören zu den am häufigsten von Patienten geklagten Beschwerden. Ein großer Teil dieser „Rückenschmerzen" beruht auf Verspannungen der tiefen Rückenmuskeln infolge statischer Probleme und funktioneller Störungen der Wirbelsäule. Eine dreidimensionale Vorstellung dieser Muskeln ist für das Verständnis und die Behandlung der „Rückenschmerzen" hilfreich. Wichtig ist dabei das Erfassen des Bauprinzips, während die Kenntnis der genauen Ursprünge und Ansätze dem Verfasser weniger wichtig erscheint.

2 Leibeswand, 2.1 Wirbelsäule

Wichtig ist es, sich das Systems klarzumachen, um das Bewegungsspiel zu verstehen:
- Es gibt Längszüge (*M. erector spinae, Mm. interspinales, Mm. intertransversarii*) und Schrägzüge (*Mm. transversospinales*).
- Es gibt kurze und lange Muskeln. Die kürzesten verbinden 2 benachbarte Wirbel, die längsten ziehen nahezu über die gesamte Wirbelsäule hinweg.
- Die Muskeln liegen in mehreren Schichten übereinander, die nicht scharf von einander getrennt sind. Notwendigerweise müssen die kürzesten Muskeln am tiefsten, die längsten am oberflächlichsten liegen.
- Die längs verlaufenden Muskeln können nur rückneigen oder, wenn sie seitlich der Dornfortsätze liegen, zusätzlich seitneigen.
- Die schräg verlaufenden Muskeln können zusätzlich auch rotieren, und zwar um so stärker, je mehr sich ihre Verlaufsrichtung der Horizontalen nähert.

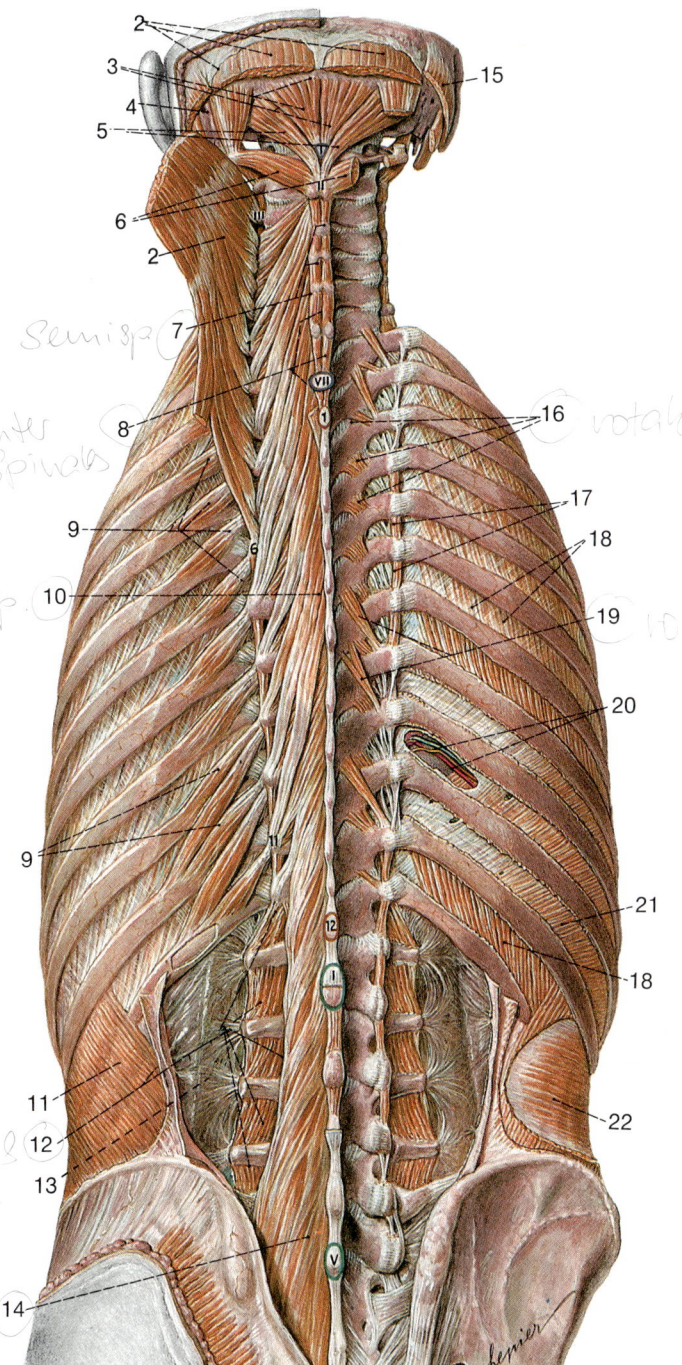

Abb. 216c. Tiefe Schicht der tiefen Rückenstrecker. Rechts ist die tiefste Schicht, links eine mittlere Schicht dargestellt. Der M. semispinalis capitis ist links vom Hinterhauptbein abgelöst und zur Seite geklappt. *[sb1]*

I + II + VII (im Bild oben) Vertebrae cervicales
I + V (im Bild unten) Vertebrae lumbales
1 + 6 + 11 + 12 (im Bild Mitte) Vertebrae thoracicae
2 M. semispinalis capitis
3 M. rectus capitis posterior minor
4 M. obliquus capitis superior
5 M. rectus capitis posterior major
6 M. obliquus capitis inferior
7 M. semispinalis cervicis [colli]
8 Mm. interspinales
9 Mm. levatores costarum
10 M. semispinalis thoracis
11 M. obliquus internus abdominis
12 Mm. intertransversarii laterales lumborum
13 Fascia transversalis
14 M. multifidus
15 M. splenius capitis
16 Mm. rotatores (breves)
17 Mm. intertransversarii thoracis
18 Mm. intercostales externi
19 Mm. rotatores (longi)
20 A. + V. + N. intercostalis
21 Mm. intercostales interni
22 M. transversus abdominis

Im Kursus der makroskopischen Anatomie erfordert eine sorgfältige Präparation der tiefen Rückenmuskeln viel Zeit. Man sollte trotz der geringen ärztlichen Relevanz darüber nicht murren, sondern die positiven Seiten sehen:
• Man übt die Arbeit mit Skalpell und Pinzette.
• Man lernt, schematisierte, zweidimensionale Abbildungen mit komplizierten dreidimensionalen Strukturen der Leiche zu vergleichen. Man sollte jede Möglichkeit nutzen, das räumliche Vorstellungsvermögen zu trainieren!

■ **Fascia thoracolumbalis**: Sie hüllt die autochthonen Rückenmuskeln ein und ist durch Sehnenzüge verstärkt, die 2 oberflächlichen Rückenmuskeln (*M. latissimus dorsi, M. serratus posterior inferior*) und dem queren Bauchmuskel (*M. transversus abdominis*) als Ursprung dienen. Befestigung:
• *Lamina posterior [superficialis]:* oberflächliches (= hinteres) Blatt an den Dornfortsätzen und am Darmbeinkamm.
• *Lamina anterior [profunda]:* tiefes (= vorderes) Blatt an den Querfortsätzen bzw. Rippenfortsätzen (Processus transversi bzw. costiformes).

■ **Rumpfbewegungen**:
• *Reklination* (Rückneigen): autochthone Rückenmuskeln, besonders *M. erector spinae* (wichtigste Muskeln für die aufrechte Körperhaltung).

Tab. 216e. Muskeln zwischen benachbarten Dorn- und Querfortsätzen						
Muskeln	**Muskeluntergruppen**	**Ursprung**	**Ansatz**	**Nerv**	**Funktion**	**Anmerkungen**
Mm. interspinales (Zwischendornfortsatzmuskeln)	Mm. interspinales cervicis [colli]	Processus spinosi C_2-T_1	Nächsthöherer Processus spinosus	Rr. posteriores [dorsales] C_2-L_4	Reklination der Wirbelsäule	Im Halsbereich bei geteilten Dornfortsatzspitzen zweigeteilt
	Mm. interspinales thoracis	Processus spinosi T_2-T_3, T_{11}-L_1				
	Mm. interspinales lumborum	Processus spinosi L_2-L_5				
Mm. intertransversarii (Zwischenquerfortsatzmuskeln)	Mm. intertransversarii mediales lumborum	Processus mammillares + Processus accessorii L_1-L_5	Nächsthöherer Processus transversus		Seitneigung und (geringe) Reklination der Wirbelsäule	
	Mm. intertransversarii thoracis	Processus transversi T_1-T_{12}				
	Mm. intertransversarii posteriores mediales cervicis [colli]	Tubercula posteriora der Processus transversi C_1-C_7				
	Mm. intertransversarii laterales lumborum	Processus costales L_1-L_5	Nächsthöherer Processus transversus	Rr. anteriores [ventrales] C_2-C_7, T_{12}-L_4	Seitneigung der Wirbelsäule	Diese Teilgruppe der Mm. intertransversarii gehört wegen ihrer Innervation nicht zu den autochthonen Rückenmuskeln
	Mm. intertransversarii posteriores laterales cervicis [colli]	Tubercula posteriora der Processus transversi C_1-C_7				
	Mm. intertransversarii anteriores cervicis	Tubercula anteriora der Processus transversi C_1-C_7				

- *Inklination* (Vorneigen): gerade und schräge Bauchmuskeln, bei aufgerichtetem Rumpf unterstützt durch die Schwerkraft.
- *Lateralflexion* (Seitneigen): seitliche Abschnitte der schrägen Bauchmuskeln und der autochthonen Rückenmuskeln.
- *Rotation* (Drehen): (hauptsächlich im unteren Brustbereich): schräge Bauchmuskeln, Schrägsystem der autochthonen Rückenmuskeln.

Man beachte:
- Ein Großteil dessen, was dem Laien als Rumpfbewegung erscheint, geht nicht in der Wirbelsäule, sondern in den Hüftgelenken vor sich.
- Gezielte Bewegungen setzen immer die Funktion der Antagonisten voraus, z.B. ist dosiertes Vorneigen nur möglich, wenn die Rückenstrecker gegenhalten. Umgekehrt setzt die aufrechte Haltung kräftige Bauchmuskeln voraus: Die Bauchmuskeln wirken einer Hyperlordosierung der Lendenwirbelsäule entgegen, richten also die Lendenwirbelsäule auf!

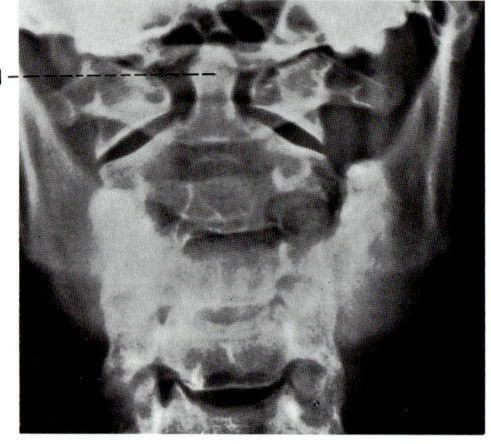

Abb. 217a. Sagittale Röntgenaufnahme der oberen Halswirbelsäule. Der Patient muß den Mund weit öffnen, sonst werden die ersten beiden Halswirbel von den Zähnen und Kieferknochen verdeckt (1 = Dens axis). [be3]

#217 Kopfgelenke

■ **Gliederung**: Als Kopfgelenke bezeichnet man eine Gruppe von 5 synovialen Gelenken (2 paarigen und einem unpaaren) zwischen Schädelbasis und den beiden obersten Halswirbeln:
- *Articulatio atlantooccipitalis*: zwischen den seitlichen Gelenkflächen von Atlas und Hinterhauptbein (Os occipitale).
- *Articulatio atlantoaxialis mediana*: zwischen vorderem Atlasbogen, dem Dens axis und dem überknorpelten Querband des Atlas (Lig. transversum atlantis).
- *Articulatio atlantoaxialis lateralis*: zwischen den seitlichen Gelenkflächen von Atlas und Axis.

Die Atlantookzipitalgelenke bezeichnet man auch als „oberes Kopfgelenk", die Atlantoaxialgelenke als „unteres Kopfgelenk" (Abb. 217a + b).

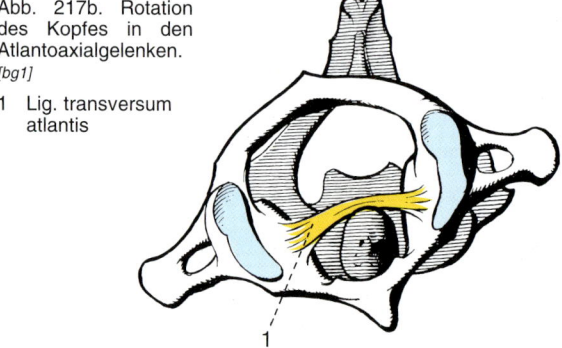

Abb. 217b. Rotation des Kopfes in den Atlantoaxialgelenken. [bg1]

1 Lig. transversum atlantis

■ **Bänder**:
❶ Sie sind zum Teil Fortsetzungen von Bändern der übrigen Wirbelsäule:
- Das vordere Längsband (Lig. longitudinale anterius) wird zur *Membrana atlantooccipitalis anterior*.
- Das hintere Längsband (Lig. longitudinale posterius) wird zur *Membrana tectoria*.
- Das Zwischenbogenband (Lig. flavum) wird zur *Membrana atlantooccipitalis posterior*.

❷ Besondere Bänder sichern den Dens axis:
• *Lig. apicis dentis* (Spitzenband, lat. apex, apicis = Spitze, Gipfel): schwach.
• *Ligg. alaria* (Flügelbänder, lat. ala = Flügel): vom Dens axis seitlich zum Rand des Hinterhauptlochs (Foramen magnum).
• *Lig. cruciforme atlantis* (Kreuzband des Atlas): mit 2 rechtwinklig aufeinander stehenden Teilen: *Fasciculi longitudinales* (Längszüge) + *Lig. transversum atlantis* (Atlasquerband, das den Dens axis im medianen Atlantoaxialgelenk hält). Die Vorderfläche des Lig. transversum atlantis ist überknorpelt.

■ **Bewegungen**:
• Atlantookzipitalgelenke: Vor-, Rück- und Seitneigen des Kopfes.
• Atlantoaxialgelenke: Drehen des Kopfes.
• Kopfgelenke und die Bewegungssegmente der übrigen Halswirbel arbeiten eng zusammen.

> ■ **Bewegungsumfänge**:
> • *Vorneigen des Kopfes*: Normalerweise kann man (bei geschlossenem Mund) mit dem Kinn das Sternum berühren. Bei Bewegungseinschränkung protokolliert man den kleinsten Kinn-Brustbein-Abstand des Patienten.
> • *Rückneigen des Kopfes*: Der Abstand zwischen Kinn und Brustbeinoberrand beträgt beim Gesunden (bei geschlossenem Mund) etwa eine Handspanne (~ 20 cm).
> • *Seitneigen des Kopfes*: Die vertikale Achse des Kopfes bildet mit der Längsachse der oberen Brustwirbelsäule etwa einen halben rechten Winkel. Neutralnullmethode:
> rechts – links .... 45° – 0° – 45°.
> • *Drehen des Kopfes*: Der Patient nimmt einen Spatel in den Mund. Dieser dient als Zeiger, an dem man das Ausmaß der Drehbewegung ablesen kann (man kann auch die Nase als Zeiger benutzen):
> rechts – links .... 70° – 0° – 70°.

■ **Subokzipitale Muskeln**: Sie ordnen sich rund um die Kopfgelenke an. Sie entspringen an Atlas und Axis und setzen am Hinterhauptbein (Os occipitale) an. Sie werden vom ersten Halsnerv (C1) innerviert. Wie bei den äußeren Augenmuskeln handelt es sich um 4 gerade und 2 schräge Muskeln. Die Lage der geraden Muskeln geht aus deren Namen hervor. Die beiden schrägen Muskeln verbinden dorsal den Querfortsatz des Atlas mit dem Hinterhauptbein bzw. dem Dornfortsatz des Axis. Aufgabe: Tab. 217 + 763a.

#218 Wirbelkanal (Canalis vertebralis)

■ **Rückenmarkhäute**: Wie das Gehirn (#631) wird das Rückenmark von 3 bindegewebigen Hüllen bedeckt (Abb. 218a, 224b):

❶ **Dura mater spinalis** (harte Rückenmarkhaut, lat. durus = hart, mater = Mutter): Ein Geflecht zugfester Fasern umhüllt sackartig („Durasack") das Rückenmark. Es begleitet handschuhfingerartig die Nervenwurzeln zum Zwischenwirbelloch und geht dann in das schwächere Epineurium der Spinalnerven über. Zur Knochenhaut (Periost) der Wirbel ziehen straffe Verbindungszüge, die den Durasack verankern.
• Die harte Rückenmarkhaut geht kontinuierlich in die harte Hirnhaut (Dura mater cranialis [encephali], #632) über. Da diese relativ fest mit den Schädelknochen verbunden ist, kann man den Durasack als am Hinterhauptloch (Foramen magnum) aufgehängt betrachten.
• Der Durasack reicht weiter kaudal als das Rückenmark. Er endet erst im Kreuzbeinkanal, etwa auf Höhe des Wirbelsegments S2.

❷ **Arachnoidea mater spinalis** (Spinnwebenhaut des Rückenmarks, gr. aráchne = Spinne): Sie liegt als dünne, aber zähe äußere Grenzschicht des Hirnwasserraums (Liquorraums) der harten Rückenmarkhaut innen an.

❸ **Pia mater spinalis** (weiche Rückenmarkhaut, lat. pius = fromm, zart, weich): Sie bedeckt das Rückenmark unmittelbar und bildet die innere Grenzschicht des Liquorraums. Stärkere Verbindungszüge zur Arachnoidea strahlen lateral in die Dura ein. Sie bilden das *Lig. denticulatum* („gezähntes Band", weil es sägezahnartig an der Spinnwebenhaut befestigt ist, Abb. 223b). Das Rückenmark ist so über eine frontale Bindegewebeplatte im Durasack aufgehängt.

■ **Gliederung des Wirbelkanals**: Durch die 3 Rückenmarkhäute wird der Wirbelkanal in 3 Kompartimente zerlegt (Abb. 218a + c):
• **Epiduralraum** (*Spatium epidurale [peridurale]*): Raum zwischen Dura und Periost. Der etwa 3 mm breite Raum enthält Fettgewebe und Blutgefäße, vor allem ein dichtes Venengeflecht (Plexus venosus vertebralis internus anterior + posterior). Unterhalb des Endes des Durasacks (S2) gehört der gesamte Kreuzbeinkanal zum Epiduralraum.
• **Subduralraum** (*Spatium subdurale*): ein schmaler Spalt zwischen Dura und Arachnoidea.

Tab. 217. Mm. suboccipitales (kleine Nackenmuskeln)				
Muskel	Ursprung	Ansatz	Innervation	Funktion
M. rectus capitis anterior (vorderer gerader Kopfmuskel)	Massa lateralis atlantis	Os occipitale: vor Foramen magnum	N. cervicalis I: R. anterior	Neigt den Kopf nach vorn
M. rectus capitis lateralis (seitlicher gerader Kopfmuskel)	Processus transversus des Atlas	Os occipitale: Processus jugularis		Neigt den Kopf zur Seite
M. rectus capitis posterior major (großer hinterer gerader Kopfmuskel)	Processus spinosus des Axis	Linea nuchalis inferior (mittleres Drittel)	N. cervicalis I: R. posterior (N. suboccipitalis)	Neigt den Kopf nach hinten
M. rectus capitis posterior minor (kleiner hinterer gerader Kopfmuskel)	Tuberculum posterius des Atlas	Planum occipitale unter Linea nuchalis inferior		Neigt den Kopf nach hinten
M. obliquus capitis superior (oberer schräger Kopfmuskel)	Processus transversus des Atlas	Linea nuchalis inferior (laterales Drittel)		Neigt Kopf nach hinten und zur gleichen Seite, dreht ihn zur Gegenseite
M. obliquus capitis inferior (unterer schräger Kopfmuskel)	Processus spinosus des Axis	Processus transversus des Atlas	N. cervicalis I + II: R. posterior	Dreht Atlas (und damit Kopf) zur gleichen Seite

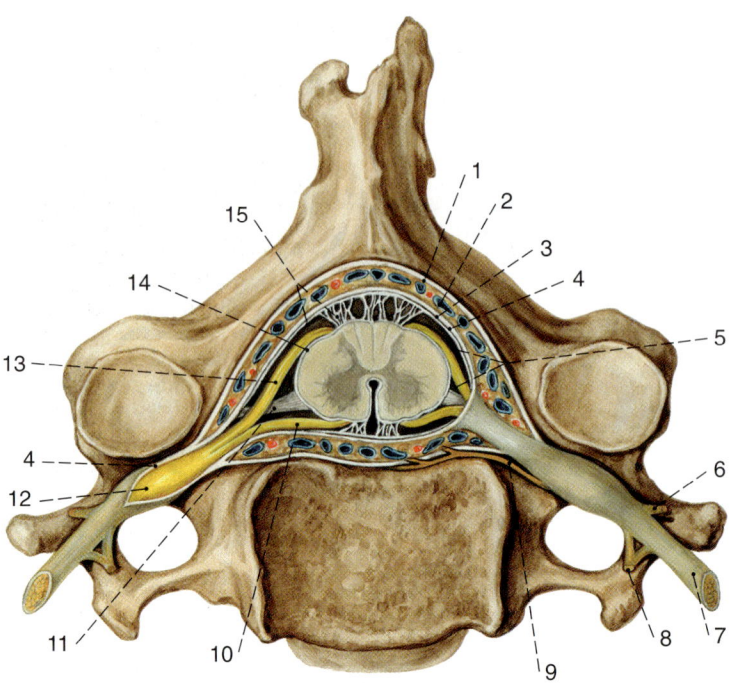

Abb. 218a. Lage des Rückenmarks im Wirbelkanal. Man achte auf die Gliederung der Rückenmarkhäute und die Kompartimente des Wirbelkanals. [ss1]

1 Periosteum
2 Spatium epidurale [peridurale]
3 Spatium subdurale
4 Dura mater spinalis
5 Spatium subarachnoideum [leptomeningeum]
6 N. spinalis, R. posterior
7 N. spinalis, R. anterior
8 N. spinalis, R. communicans
9 N. spinalis, R. meningeus [recurrens]
10 N. spinalis, Radix anterior [motoria]
11 Lig. denticulatum
12 Ganglion sensorium nervi spinalis
13 N. spinalis, Radix posterior [sensoria]
14 Pia mater spinalis
15 Arachnoidea mater spinalis

- **Subarachnoid(e)alraum** = Hirnwasserraum = Liquorraum (*Spatium subarachnoideum [leptomeningeum]*): Er erstreckt sich zwischen Arachnoidea und Pia. So wie die Hüllen des Rückenmarks kontinuierlich aus den Hüllen des Gehirns hervorgehen, stehen auch die Subarachnoidealräume von Gehirn und Rückenmark in breiter Verbindung. Der vor allem in den Plexus choroidei des Gehirns sezernierte Liquor cerebrospinalis umspült daher auch das Rückenmark. Da die Arachnoidea dem Durasack anliegt, reicht der Subarachnoidealraum wie der Durasack bis in den Kreuzbeinkanal.

■ **Lumbalpunktion**: Einstich in den Subarachnoidealraum im Lendenbereich, um Liquor zu gewinnen. Da das Rückenmark beim Erwachsenen auf Höhe der Wirbel L1 bis L2 endet (Extremfälle L3), kann man unterhalb von L3 eine Kanüle in den Liquorraum einstechen, ohne dabei das Rückenmark zu gefährden (die Wurzeln der Cauda equina weichen der Nadel aus).
- Der Eingriff wird am besten beim sitzenden und vorgeneigten Patienten vorgenommen (Abb. 218b). Durch das Vorneigen wird die Lendenlordose abgeflacht, die Dornfortsätze weichen auseinander. Dadurch wird das Einführen einer Nadel zwischen den Dornfortsätzen L3 und L4 oder L4 und L5 erleichtert. Den vierten Lendenwirbeldornfortsatz findet man am einfachsten auf oder etwas oberhalb einer Verbindungslinie der beiden Darmbeinkämme (Cristae iliacae).
- Die (lange) Kanüle wird dann genau median durch den Bandapparat (Lig. supraspinale, Lig. interspinale, Lig. flavum) gestoßen. Tritt die Nadel aus den Bändern in den Epiduralraum ein, so wird der Widerstand wesentlich geringer. Man darf dann die Nadel nur noch etwa 1 cm durch Dura und Arachnoidea vorschieben, damit sie nicht den Liquorraum vorn verläßt und in die Zwischenwirbelscheibe eindringt. Die Lage der Nadel ist korrekt, wenn Liquor abtropft.
- Bevor die Nadel bei der Lumbalpunktion den Liquorraum erreicht, muß sie den von einem Venengeflecht gefüllten Epiduralraum durchqueren. Dabei können durchstochene Venen etwas bluten. Dies ist meist harmlos, doch kann durch das Blut der Liquor verunreinigt werden. Dann ist er für die Untersuchung nicht mehr zu gebrauchen, und die Lumbalpunktion war vergeblich. Durch Vorneigen des Patienten wird der Durasack gespannt und in den Lordosen etwas nach hinten verlagert. Dadurch wird das dorsale Venengeflecht zusammengepreßt und die Wahrscheinlichkeit der Verunreinigung der Kanüle durch Blut vermindert.
- Wichtig ist die genau mediane Nadelführung. Schon bei leichtem Abweichen kann die Nadel den Liquorraum verfehlen.
- Die Lumbalpunktion beim liegenden Patienten (zusammengekrümmt in Seitenlage) ist sehr viel schwieriger, weil die Medianebene schlechter einzuhalten ist.

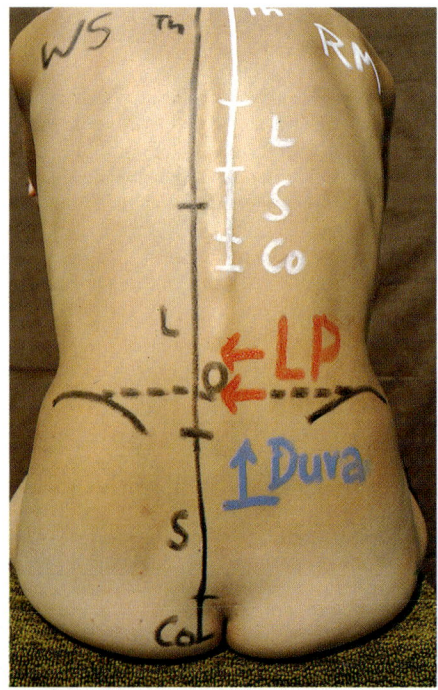

Abb. 218b. Orientierung am Rücken zur Lumbalpunktion (in der Klinik oft abgekürzt LP). Der Liquorraum (blau) reicht bis in den Kreuzbeinkanal, das Rückenmark (weiß) jedoch nur bis zum zweiten Lendenwirbel (Wirbelsäule und Darmbeinkämme schwarz). Den vierten Lendendornfortsatz findet man in der Verbindungslinie der höchsten Punkte der beiden Darmbeinkämme. [li1]

- Etwa 10-15% der Patienten klagen über heftige Kopfschmerzen, Übelkeit und Erbrechen nach der Lumbalpunktion. Ursache ist ein Unterdruck im Subarachnoidealraum, weil durch den Stichkanal etwas Liquor aus dem Liquorraum in den Epiduralraum aussickert. Die Beschwerden klingen meist nach einem Tag ab und halten nur selten über eine Woche an. Vorsorglich sollte der Patient nach der Lumbalpunktion 24 Stunden strenge Bettruhe einhalten.
- Der Liquor wird hauptsächlich im Innern des Gehirns gebildet. Er fließt von da zum Rückenmark herab. Ist dieser Abfluß behindert, so kann bei Entnahme von Liquor in den tieferen Abschnitten des Liquorraums der Druck in den oberen Bereichen relativ ansteigen. Dann wird das Gehirn in das Foramen magnum (Hinterhauptloch) oder in die Incisura tentorii (Schlitz des Kleinhirnzeltes) eingepreßt (Hirnstammeinklemmung, #632). In leichten Fällen werden einzelne Hirnnerven betroffen, was sich z.B. in Augenmuskellähmungen äußern kann. In schwereren Fällen können die Kreislauf- und Atemzentren gestört werden, wodurch eine lebensbedrohliche Situation eintreten kann. Bei diesbezüglich gefährdeten Patienten darf man Liquor nicht ablassen. Vor jeder Lumbalpunktion ist daher der Augenhintergrund des Patienten zu besichtigen, da man hier am leichtesten Anzeichen eines erhöhten Hirndrucks entdeckt (sog. Stauungspapille, #688).

■ **Myelographie**: Den Liquorraum kann man im Röntgenbild sichtbar machen, wenn man bei der Lumbalpunktion ein Röntgenkontrastmittel in den Liquor einspritzt. Die Myelographie ist neben der Kernspinresonanz- und der Computertomographie eine wichtige Untersuchung vor Bandscheibenoperationen.

#219 Blutgefäße der Wirbelsäule und des Rückenmarks

■ **Rückenmarkarterien**: Am Rückenmark laufen mehrere Arterienketten entlang, die durch quere Netze verbunden sind. Die wichtigsten sind:
- *A. spinalis anterior* (vordere Rückenmarkarterie): unpaar, in der vorderen medianen Rückenmarkspalte (*Fissura mediana anterior*), über die ganze Länge des Rückenmarks.
- *A. spinalis posterior* (hintere Rückenmarkarterie): paarig, vor den hinteren Wurzeln („posterolateral").

Diese Längsgefäße erhalten ursprünglich segmentale Zuflüsse (*Rr. spinales*) aus:
- *A. vertebralis* (Wirbelarterie) und anderen Halsästen der *A. subclavia*.
- *Aa. intercostales posteriores* (hintere Interkostalarterien).
- *Aa. lumbales* (Lendenarterien).

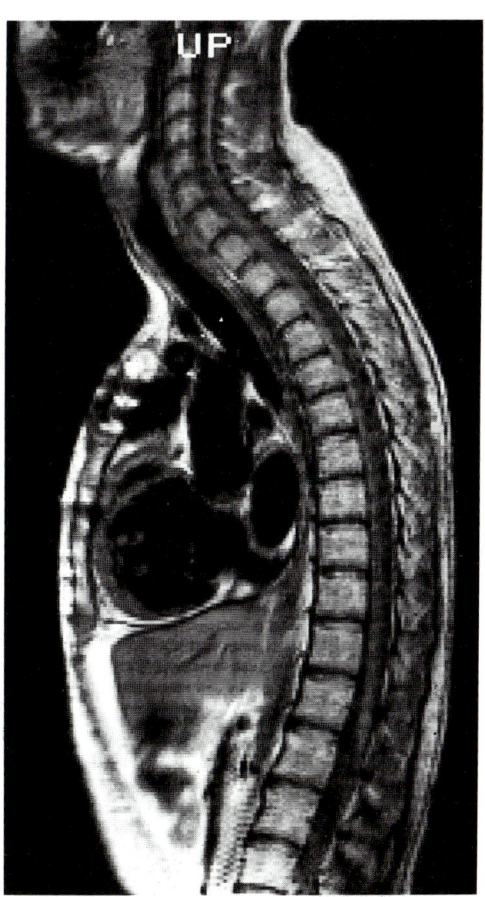

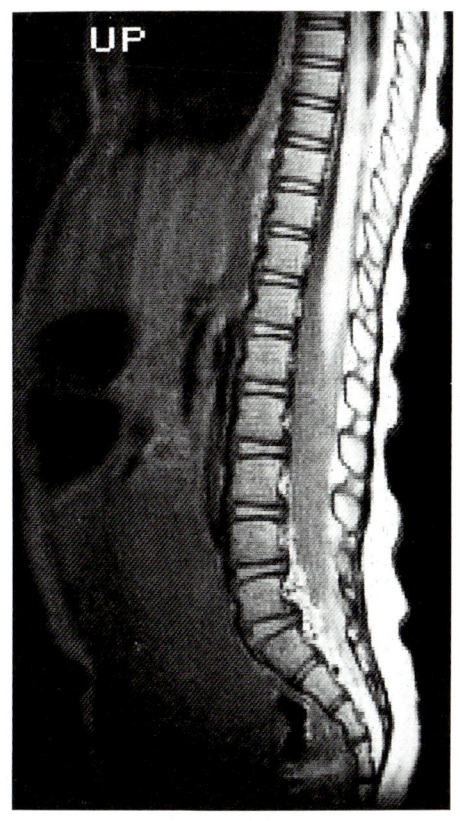

Abb. 218c + d. Mediane Kernspintomogramme (MRT):
- Oben: durch den Oberkörper. Die rechte Hälfte des Bildes wird von der Wirbelsäule eingenommen. An ihrem s-förmig geschwungenem breiten Band kann man leicht 3 Zonen abgrenzen: Links im Bild die Wirbelkörper mit den Zwischenwirbelscheiben, in der Mitte der Wirbelkanal mit dem Rückenmark, rechts die Dornfortsätze mit Bändern und Muskeln. Links der Wirbelsäule folgen als dunkle Bereiche von oben nach unten der Rachen, die Trachea und die Herzhöhlen mit den großen Blutgefäßen, unter dem Herzen die hellere Leber.
- Unten: durch den Unterkörper geringfügig neben der Medianebene. Im Wirbelkanal ist Rückenmark, Liquorraum und der hauptsächlich Fettgewebe enthaltende Epiduralraum getroffen.

[he2]

■ **Querschnittlähmung bei Verschluß von Rückenmarkarterien**: Die meisten der segmentalen Rückenmarksäste bilden sich zurück. Im Durchschnitt bleiben etwa 7 Arterien erhalten.
• Ein größerer Ast (gewöhnlich *A. radicularis magna* genannt) gelangt meist auf Höhe von T8-L2 links zum Rückenmark. Bei Verschluß dieses Gefäßes kommt es schlagartig zu einer schlaffen Lähmung beider Beine.
• Die Variabilität dieses Gefäßes ist eines der großen Probleme von Operationen an der Aorta descendens. Für die Dauer der Operation muß der Blutdurchfluß im zu operierenden Bereich unterbrochen werden (Abklemmen ober- und unterhalb). Die Bauchorgane vertragen eine Unterbrechung der Blutversorgung von einer Viertelstunde ohne nachhaltige Schäden, das Rückenmark jedoch nicht. Solange man die Höhe des Abgangs und die Ausdehnung des Versorgungsgebietes der A. radicularis magna nicht vorher bestimmen kann, muß man bei Operationen an der Aorta descendens etwa 1% Querschnittlähmungen in Kauf nehmen.

■ **Verlauf der A. vertebralis in der Halswirbelsäule**: Die Wirbelarterie entspringt aus der A. subclavia neben der ersten Rippe. Hauptversorgungsgebiet ist das Gehirn (besonders Kleinhirn, #639). Sie gelangt durch das Foramen magnum (Hinterhauptloch) ins Schädelinnere. Ihr Name rührt von ihrem Verlauf in der Halswirbelsäule her: Sie zieht durch die Foramina transversaria (Querfortsatzlöcher) des 6.-1. Halswirbels nach oben. Dabei gibt sie Äste zu den Wirbeln und Nackenmuskeln ab.

Degenerative Veränderungen und Verletzungen der Halswirbelsäule können durch Druck auf die A. vertebralis und die sie umspinnenden autonomen Nerven Durchblutungsstörungen des Gehirns und des Innenohrs mit Kopfschmerzen, Schwindelgefühl und Ohrensausen (Tinnitus) auslösen.

■ **Wirbelvenen**: Die Wirbelsäule begleiten ausgedehnte Venengeflechte:
• *Plexus venosus vertebralis externus anterior + posterior*: außerhalb der Wirbelsäule.
• *Plexus venosus vertebralis internus anterior + posterior*: im Wirbelkanal (im Epiduralraum).
Diese die ganze Wirbelsäule entlang ziehenden Venengeflechte bilden eine Längsbahn für das venöse Blut (Abb. 399a), die in einer gewissen Parallele zu den Hohlvenen zu sehen ist. Bei einer Abflußbehinderung in der V. cava inferior kann ein Teil des Blutes über die Wirbelvenenplexus zur V. cava superior umgeleitet werden (und umgekehrt).

2.2 Rückenmark (Medulla spinalis)

#221 Segmentale Gliederung, Aszensus, Markkegel
#222 Graue und weiße Substanz, Kernsäulen, Stränge
#223 Spinalnerv: Wurzeln, Spinalganglion, Äste, Cauda equina, Beziehung zu autonomen Nerven
#224 Segmentale Innervation, Plexusbildung, *Schmerzprojektion, Spinal- und Epiduralanästhesie*
#225 Eigenapparat, Grundbündel, Reflexe, *Reflexprüfung*
#226 Absteigende Bahnen: u.a. Pyramidenbahnen
#227 Aufsteigende Bahnen: Hinterstrangbahnen, Tractus spinothalamici, Kleinhirn-Seitenstrang-Bahnen
#228 *Vollständige und halbseitige Querschnittlähmung*
⇒ #181-189 Allgemeine Anatomie des Nervensystems
⇒ #614-615 Entwicklung des Rückenmarks

Vor dem Studium des folgenden Kapitels sollte man unbedingt die Abschnitte über die allgemeine Anatomie des Nervensystems (#181-189) gelesen haben!

#221 Segmentale Gliederung

■ **Abschnitte**: Das Rückenmark ist ein weißlicher Strang von etwa 1 cm Durchmesser. Seitlich treten an ihm als dünne Faserbündel die motorischen und sensorischen Wurzeln der Spinalnerven aus bzw. ein. Die Spinalnerven verlassen den Wirbelkanal durch die Zwischenwirbellöcher und sind dadurch Wirbeln zugeordnet. Obwohl das Rückenmark sonst keine Zeichen einer segmentalen Gliederung erkennen läßt, sprechen wir gemäß den zugehörigen Nerven von Rük-

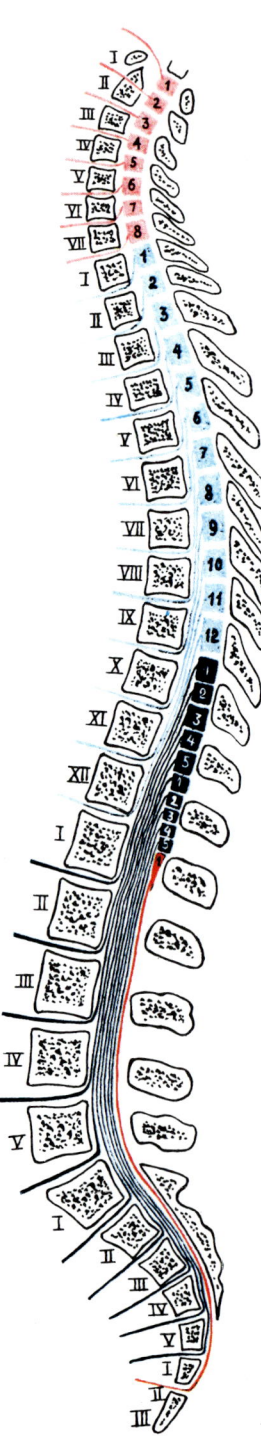

Tab. 221. Gliederung des Rückenmarks
• *Pars cervicalis [colli]* (Halsmark): Halssegmente 1-8 (C_1-C_8)
• *Pars thoracica* (Brustmark): Brustsegmente 1-12 (T_1-T_{12})
• *Pars lumbalis* (Lendenmark): Lendensegmente 1-5 (L_1-L_5)
• *Pars sacralis* (Sakralmark): Kreuzbeinsegmente 1-5 (S_1-S_5)
• *Pars coccygea* (Steißmark): Steißsegmente 1-3 (Co_1-Co_3), meist zurückgebildet

Abb. 221a. Schema der Segmentanordnung von Rückenmark und Wirbelsäule (Halsmark rosa, Brustmark blau, Lenden- und Sakralmark schwarz, Steißmark rot). Man beachte, daß im Halsbereich 7 Wirbel, aber 8 Segmentnerven liegen: Der subokzipitale Nerv wurde als 1. Halsnerv in die Rechnung mit einbezogen. Dadurch verschieben sich die Nummern der Halsnerven gegenüber den Zwischenwirbellöchern um 1: Der 4. Halsnerv kommt durch das 3. Halszwischenwirbelloch (zwischen 3. und 4. Halswirbel), dagegen der 4. Brustnerv durch das 4. Brustzwischenwirbelloch (zwischen 4. und 5. Brustwirbel). [bl]

I-XII Vertebrae
1-12 Segmenta medullae spinalis

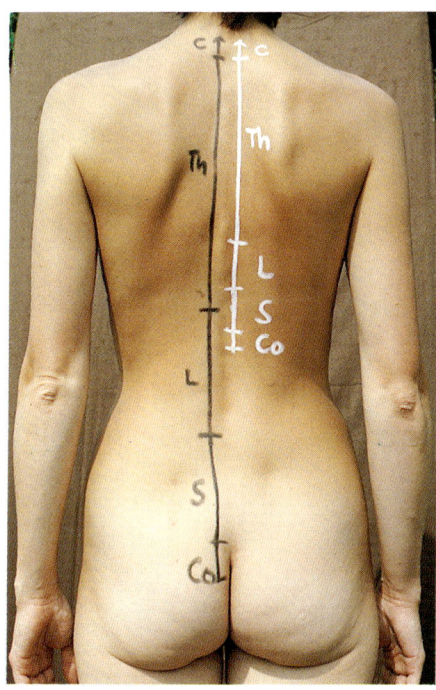

Abb. 221b. Projektion der Wirbelsäulen- und Rückenmarksegmente auf den Rücken. Das Rückenmark endet schon auf Höhe des zweiten Lendenwirbels. Der Durasack reicht jedoch bis zum zweiten Kreuzbeinsegment. Er enthält unterhalb des zweiten Lendenwirbels nur noch die von Liquor umspülten Wurzeln der unteren Spinalnerven. *[li1]*

kenmarksegmenten (*Segmenta medullae spinalis*) und gliedern das Rückenmark entsprechend der Wirbelsäule in 5 Abschnitte (Tab. 221, Abb. 221a).

■ **Fetaler Aufstieg** (Aszensus): Die Segmente des Rückenmarks sind nach den Nerven beziffert, die aus ihnen entspringen. Sie liegen größtenteils höher als die entsprechenden Wirbel. Dies hängt mit dem fetalen „Aufstieg" des Rückenmarks zusammen.
• In der embryonalen Entwicklung jedes Menschen wird zuerst das Rückenmark mit seinen Nerven angelegt, erst später bildet sich die Wirbelsäule derartig um das Rückenmark herum aus, daß jeweils ein Spinalnerv zwischen 2 Wirbelbogen zu liegen kommt. Die Wirbelsäule wächst in der Folgezeit etwas rascher als das Rückenmark und schiebt sich so allmählich am Rückenmark vorbei. Während in der frühen Embryonalzeit das Rückenmark noch den ganzen Wirbelkanal ausfüllt, endet es beim Erwachsenen etwa auf Höhe des Oberrandes des zweiten Lendenwirbels.
• Nerven kann man nicht wie Stecker einer elektrischen Leitung aus einem Zwischenwirbelloch herausziehen und in ein höheres hineinstecken. Die Spinalnerven müssen in dem Zwischenwirbelloch verbleiben, das sich um sie herum in der Frühentwicklung gebildet hat. Der Aufstieg des Rückenmarks hat daher zur Folge, daß die Nervenwurzeln im Wirbelkanal vom Rückenmarksegment zum entsprechenden Wirbelsegment absteigen.

■ **Rückenmarksegmente und Wirbel**: Im oberen Halsbereich stimmen Rückenmarksegmente und Wirbel noch einigermaßen überein. Hinter dem 7. Halswirbel liegt das 8. Rückenmarksegment. Infolge dieses „zusätzlichen" Segments steht das 1. Brustsegment des Rückenmarks wieder hinter dem 1. Brustwirbelkörper. Kaudal werden die Wirbelkörper immer höher, deshalb wird die Differenz immer größer. Das Brustmark endet etwa mit dem 9. Brustwirbel, das Lendenmark mit dem Oberrand des 12. Brustwirbels und das Sakralmark mit der 1. Lendenzwischenwirbelscheibe (Abb. 221b). Unterhalb des 2. Lendenwirbels erinnert nur noch ein nervenzellfreier Endfaden (*Filum terminale*) an das Rückenmark. Er ist in die Nervenwurzeln der *Cauda equina* („Pferdeschweif") eingebettet.

■ **Anschwellungen**: An 2 Stellen ist das Rückenmark verdickt, weil von dort besonders viele Nervenfasern in die Peripherie ziehen:
• *Intumescentia cervicalis* (Halsanschwellung, lat. intumescere = anschwellen): Nerven für den Arm.

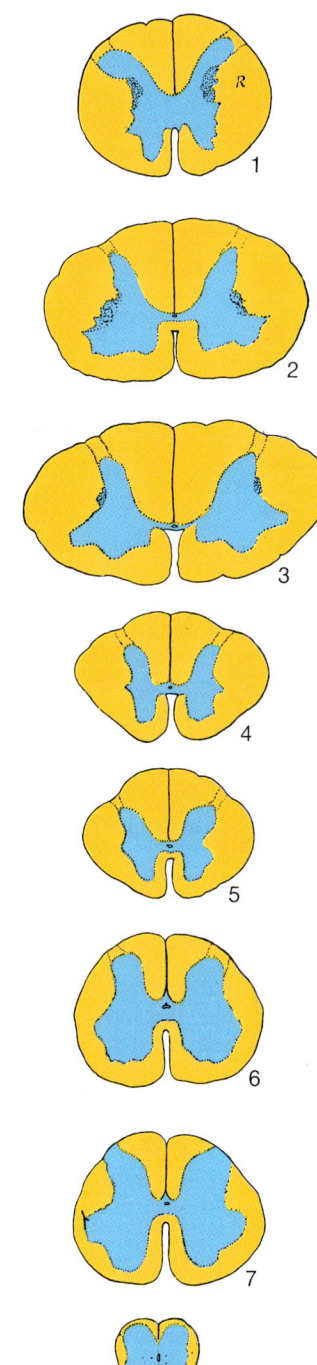

Abb. 222a-h. Schemata von Querschnitten des Rückenmarks auf verschiedenen Höhen bei etwa 3facher Vergrößerung. Graue Rückenmarksubstanz blau, weiße Rückenmarksubstanz gelb. *[bg3]*

1 Erstes Halssegment (C_1)
2 Viertes Halssegment (C_4)
3 Siebentes Halssegment (C_7)
4 Zweites Brustsegment (T_2)
5 Zwölftes Brustsegment (T_{12})
6 Fünftes Lendensegment (L_5)
7 Erstes Kreuzbeinsegment (S_1)
8 Viertes Kreuzbeinsegment (S_4)

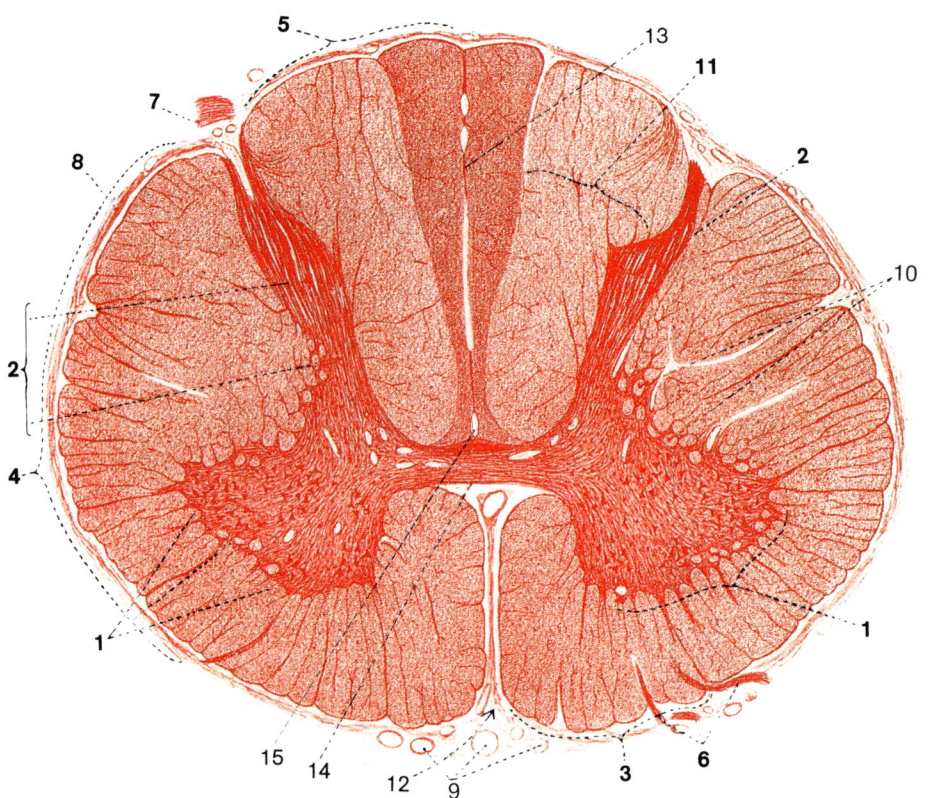

Abb. 222i. Querschnitt durch das Rückenmark im unteren Halsbereich (Vergrößerung 8fach). [so]

1 + 2 Substantia grisea
1 Columna anterior, Cornu anterius
2 Columna posterior, Cornu posterius
3 + 4 + 5 Substantia alba
3 Funiculus anterior
4 Funiculus lateralis
5 Funiculus posterior
6 + 7 N. spinalis
6 Radix anterior [motoria]
7 Radix posterior [sensoria]
8 Pia mater spinalis
9 Vasa sanguinea
10 Formatio reticularis
11 Fasciculus cuneatus
12 Fissura mediana anterior
13 Septum medianum posterius
14 Substantia intermedia centralis
15 Canalis centralis

• *Intumescentia lumbosacralis* (Lendenanschwellung): Nerven für das Bein.

■ **Conus medullaris** (Markkegel): Unter dem Sakralmark läuft das Rückenmark in den Steißsegmenten zum Endfaden spitz zusammen. Der Markkegel endet normalerweise beim Erwachsenen auf Höhe des Oberrandes des 2. Lendenwirbels. Die Variabilität beträgt etwa 1½ Wirbelhöhen nach oben und unten. Daher kann man bei der Lumbalpunktion zwischen dem 3. und dem 4. Lendendornfortsatz einstechen, ohne das Rückenmark zu gefährden.

#222 Graue und weiße Substanz

■ **Verteilung von grauer und weißer Substanz**: Auf Querschnitten des Rückenmarks sieht man im Innern eine graue „Schmetterlingsfigur", die von einem weißen Mantel umhüllt ist:
• *Substantia grisea*: In der grauen Substanz liegen die Nervenzellkörper. Ihre Ausdehnung wird von der Zahl der Zellen bestimmt, die in den entsprechenden Segmenten benötigt werden. Die Substantia grisea ist besonders ausgedehnt im unteren Halsabschnitt, im unteren Lendenabschnitt und im oberen Kreuzbeinabschnitt, weil in diesen Bereichen die Nervenzellen für die Arme und Beine liegen (*Intumescentia cervicalis + lumbosacralis*).
• *Substantia alba*: In der weißen Substanz verlaufen die „Bahnen", d.h. die Fortsätze der Nervenzellen, die vom Gehirn kommen oder zum Gehirn ziehen. Die weiße Farbe rührt von den fettartigen Stoffen in den Markscheiden der Nervenzellfortsätze her. Die Substantia alba nimmt im Rückenmark von unten nach oben zu: Es lagern sich immer neue Züge von sensorischen Nervenfasern zum Verlauf in Richtung Gehirn an, umgekehrt schwenken von oben nach unten immer mehr motorische Nervenfasern zu den Muskeln ab. Das Lendenmark beherbergt also viel weniger Bahnen als das Halsmark (Abb. 222a-h).

■ **Kernsäulen**: Die graue Substanz jeder Rückenmarkhälfte ist in eine vordere motorische und eine hintere sensorische Kernsäule gegliedert (vgl. #615, Grundplatte und Flügelplatte des Neuralrohrs). Zwischen beide schieben sich in einem Teil des Rückenmarks autonome Kerngebiete. Im Querschnitt erscheinen die Säulen als „Hörner" der Schmetterlingsfigur (Abb. 222i):
• **Vorderhorn** (*Cornu anterius*) bzw. Vordersäule (*Columna anterior*, lat. cornu = Horn, columna = Säule): In ihm liegen die Zellkörper (Perikaryen) der motorischen Zellen (Motoneurone), deren Axone das Rückenmark als vordere Wurzel verlassen.
• **Seitenhorn** (*Cornu laterale*) bzw. Zwischensäule (*Columna intermedia*): nur im Bereich zwischen C8 und L2 (sympathisch) sowie andeutungsweise S2 und S4 (parasympathisch). Der vordere Teil der Seitensäule enthält die viszeromotorischen, der hintere Teil die viszerosensorischen Zellen. Die viszeroefferenten Bahnen verlassen das Rückenmark in der vorderen Wurzel.
• **Hinterhorn** (*Cornu posterius*) bzw. Hintersäule (*Columna posterior*): mit den Zellkörpern des 2. Neurons bestimmter sensorischer Bahnen (der Zellkörper des 1. Neurons liegt im Spinalganglion).

■ **Äußere Gliederung der Substantia alba**: In die Oberfläche des Rückenmarks sind längsverlaufende Rinnen eingekerbt:
• *Fissura mediana anterior* (vordere mediane Rückenmarkspalte): Das Rückenmark ist vorn median tief eingeschnitten. In der Spalte verläuft die A. spinalis anterior (vordere Rückenmarkarterie).

2 *Leibeswand*, 2.2 *Rückenmark*

- *Sulcus medianus posterior* (hintere mediane Rückenmarkfurche): Dorsal bildet sich keine Spalte, sondern nur eine bindegewebige Scheidewand (*Septum medianum posterius*) aus, über welcher die Oberfläche des Rückenmarks zu einer seichten Furche eingezogen ist.
- *Sulcus anterolateralis* (Vorderseitenfurche): In ihr treten die vorderen = motorischen Wurzeln (*Radices anteriores [motoriae]*) aus.
- *Sulcus posterolateralis* (Hinterseitenfurche): In ihr treten die hinteren = sensorischen Wurzeln (*Radices posteriores [sensoriae]*) ein.

■ **Stränge**: Die Substantia alba wird durch die Längsfurchen in 3 Stränge gegliedert (Bahnen in #226-228):
- **Vorderstrang** (*Funiculus anterior*): zwischen vorderer medianer Rückenmarkspalte und Austritt der motorischen Wurzel.
- **Seitenstrang** (*Funiculus lateralis*): zwischen Austritt der motorischen und Eintritt der sensorischen Wurzel.
- **Hinterstrang** (*Funiculus posterior*): zwischen Eintritt der hinteren Wurzel und hinterer medianer Furche.

#223 Rückenmarknerven (Nn. spinales)

■ **Anzahl**: Aus jedem Rückenmarksegment zieht links und rechts ein Spinalnerv durch das Zwischenwirbelloch zur Peripherie (Abb. 223, 224b). Folglich haben wir auf jeder Seite:
- 8 *Nn. cervicales* (Halsnerven).
- 12 *Nn. thoracici* (Brustnerven).
- 5 *Nn. lumbales* (Lendennerven).
- 5 *Nn. sacrales* (Kreuzbeinnerven).
- 1 *N. coccygeus* (Steißbeinnerv). Die Wurzeln der Steißbeinsegmente vereinigen sich meist zu einem Nerv, da die trennenden Wirbelbogen fehlen und somit keine Wirbellöcher ausgebildet werden.

■ **Wurzeln**: Der Rückenmarknerv (*N. spinalis*) entsteht im Zwischenwirbelloch aus 2 Wurzeln:
- *Radix posterior [sensoria]* (hintere Wurzel): Sie führt die afferenten Fasern aus der Peripherie zum Rückenmark. Deren Zellkörper liegen im Spinalganglion.
- *Radix anterior [motoria]* (vordere Wurzel): Sie enthält die motorischen Fasern, deren Zellkörper im Vorderhorn (große Alpha- und kleine Gammamotoneurone, #185) oder im Seitenhorn (viszeromotorische und sekretorische Zellen) liegen.

■ **Ganglion sensorium nervi spinalis** (Spinalganglion): Es ist als etwa weizenkorngroße Anschwellung in die hintere Wurzel eingelagert. Im Spinalganglion findet man die Zellkörper von 2 Typen pseudounipolarer Nervenzellen:
- große somatoafferente A-Zellen und
- kleine viszeroafferente D-Zellen.

Ihre Axone ziehen in der hinteren Wurzel in das Rückenmark. Die Nervenzellkörper sind von peripheren Gliazellen = Mantelzellen umgeben. Die Spinalganglien liegen in den Zwischenwirbellöchern oder in deren unmittelbaren Nähe, nur wenig medial der Vereinigung von hinterer und vorderer Wurzel zum Spinalnerv.

■ **Länge der Wurzeln**: Der Spinalnerv muß zum Austritt aus dem Wirbelkanal das Zwischenwirbelloch benutzen, das sich in der Embryonalphase um ihn herum gebildet hat. So verlassen z.B. die zum Rückenmarksegment L3 gehörenden Spinalnerven den Wirbelkanal durch die Zwischenwirbellöcher zwischen dem 3. und 4. Lendenwirbel. Infolge des „Aszensus" des Rückenmarks steht bei Erwachsenen das Rückenmarksegment L3 etwa auf Höhe des 10ten Brustwirbels. Die Wurzeln der unteren Spinalnerven müssen also im Wirbelkanal zu ihren Zwischenwirbellöchern absteigen (Abb. 224b). Die Wurzeln sind im Halsbereich kurz (1-2 cm), im Kreuzbeinbereich sehr lang (20-25 cm), weil Wirbelsegment und Rückenmarksegment entsprechend weit voneinander entfernt sind.

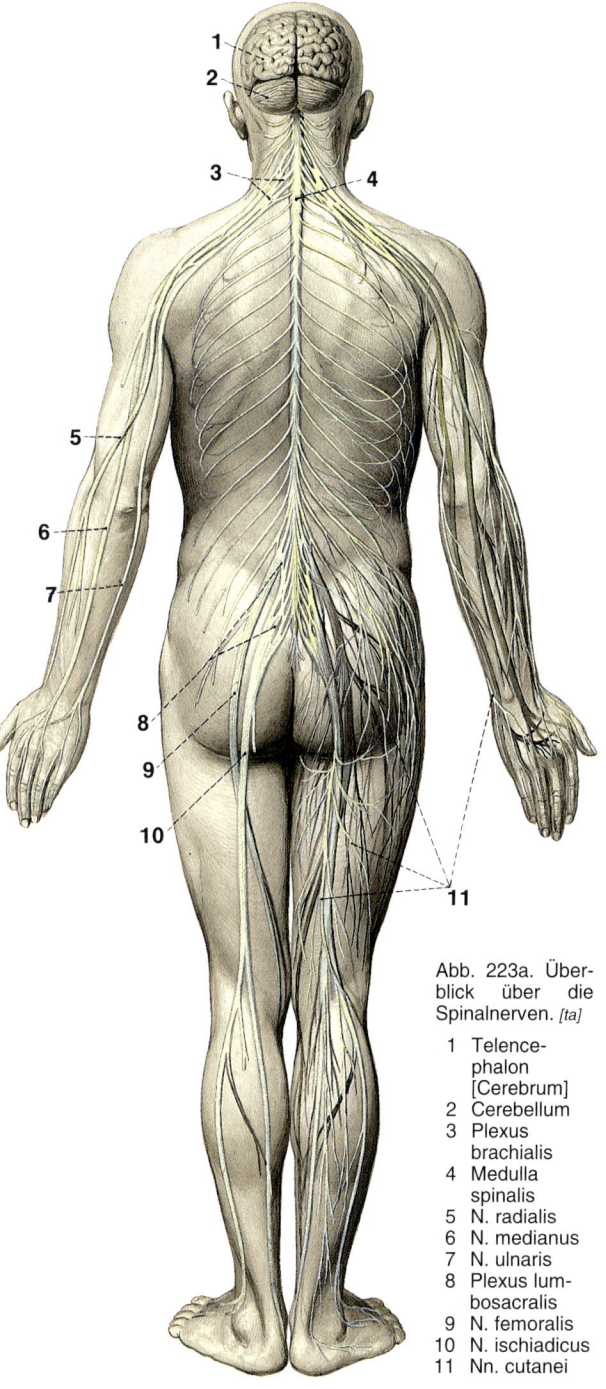

Abb. 223a. Überblick über die Spinalnerven. [ta]

1. Telencephalon [Cerebrum]
2. Cerebellum
3. Plexus brachialis
4. Medulla spinalis
5. N. radialis
6. N. medianus
7. N. ulnaris
8. Plexus lumbosacralis
9. N. femoralis
10. N. ischiadicus
11. Nn. cutanei

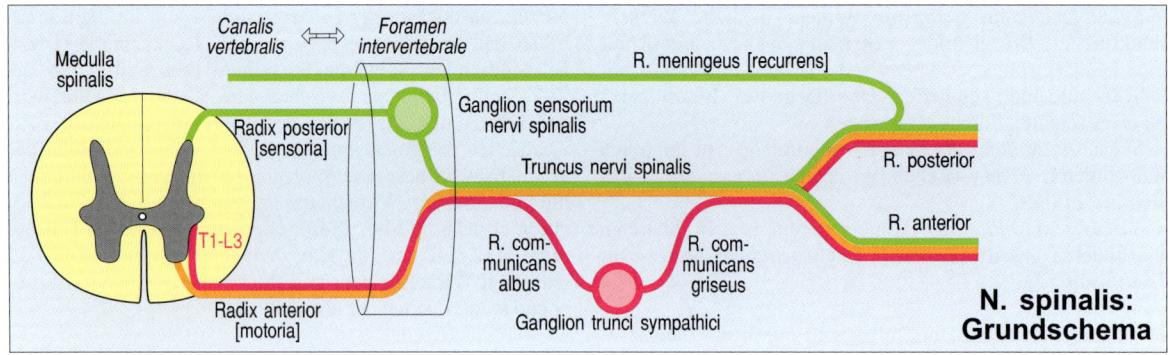

Abb. 223b-f. Verzweigungsschemata von Spinalnerven. Auf dieser Seite Grundschema, auf der nächsten Seite Hals-, Brust-, Lenden- und Kreuzbeinnerven. Für die großen Nervengeflechte (Plexus cervicalis + brachialis + lumbalis + sacralis) folgen eigene Schemata in den entsprechenden Kapiteln. [li3]

■ **Cauda equina** (Pferdeschweif, lat. cauda = Schwanz, equus = Pferd): Das Rückenmark endet auf Höhe der ersten Lendenzwischenwirbelscheibe. Unterhalb von L1/L2 findet man nur die zu ihren Austrittsstellen absteigenden Wurzeln der Spinalnerven L2 bis Co. Die im Durasack dicht nebeneinander liegenden Nervenwurzeln erinnern an einen Pferdeschweif.

■ **Äste**: Der Stamm jedes Rückenmarknervs (*Truncus nervi spinalis*) ist nur wenige Millimeter lang. Gleich nach dem Austritt aus dem Zwischenwirbelloch teilt er sich in 4 Äste (Abb. 218a-c):
• *R. anterior* (vorderer Ast): zur vorderen und seitlichen Rumpfwand sowie zu den Gliedmaßen.
• *R. posterior* (hinterer Ast): zum Rücken.
• *R. meningeus* (Ast zu den Rückenmarkhäuten): er kehrt in den Wirbelkanal zurück.
• *R. communicans albus* (weißer = markscheidenreicher Verbindungsast): zu den autonomen Ganglien, z.B. im Grenzstrang.

Man unterscheide beim Spinalnerv sorgfältig:
• *Radix* = Wurzel (der Spinalnerv entsteht aus der Vereinigung der vorderen und hinteren Wurzel).
• *Ramus* = Ast (die Äste gehen nach der Vereinigung zum Nerv ab).

■ **Verbindungen mit dem autonomen Nervensystem**: Zwischen animalischem und autonomem Nervensystem werden Fasern in 2 Richtungen ausgetauscht (Abb. 399):
• *R. communicans albus* (weißer = markscheidenreicher Verbindungsast): Er führt präganglionäre Fasern vom Spinalnerv zum autonomen Ganglion, z.B. im Grenzstrang. Die Fasern kommen von den Seitenhörnern über die vordere Wurzel zum Spinalnerv.
• *R. communicans griseus* (grauer = markscheidenarmer Verbindungsast): Er führt postganglionäre Fasern vom Grenzstrangganglion zum Spinalnerv, mit dem sie in der Peripherie verteilt werden, z.B. für Blutgefäße, Haarbalgmuskeln, Schweißdrüsen usw.

#224 Segmentale Innervation und periphere Zuordnung

■ **Dermatome**: Aus jedem „Rückenmarksegment" entspringt ein Paar von Spinalnerven. Diese Nerven versorgen jeweils einen ganz bestimmten Hautbereich („Dermatom") bzw. bestimmte Muskeln (Abb. 224a-c). Auf der Dorsalseite des Körpers (hintere Äste der Spinalnerven) bilden die Dermatome eine lückenlose Folge, auf der Vorderseite (vordere Äste) wird es etwas komplizierter durch die Gliedmaßen, in welche einige Dermatome hinausverlegt werden („Segmentsprung" an der Brustwand, #239).

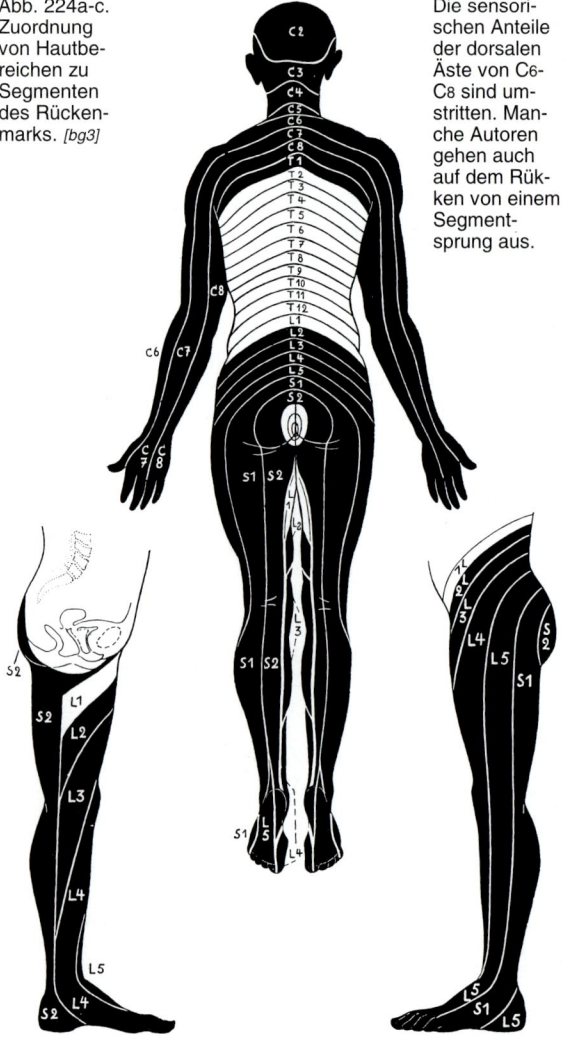

Abb. 224a-c. Zuordnung von Hautbereichen zu Segmenten des Rückenmarks. [bg3]

Die sensorischen Anteile der dorsalen Äste von C6-C8 sind umstritten. Manche Autoren gehen auch auf dem Rücken von einem Segmentsprung aus.

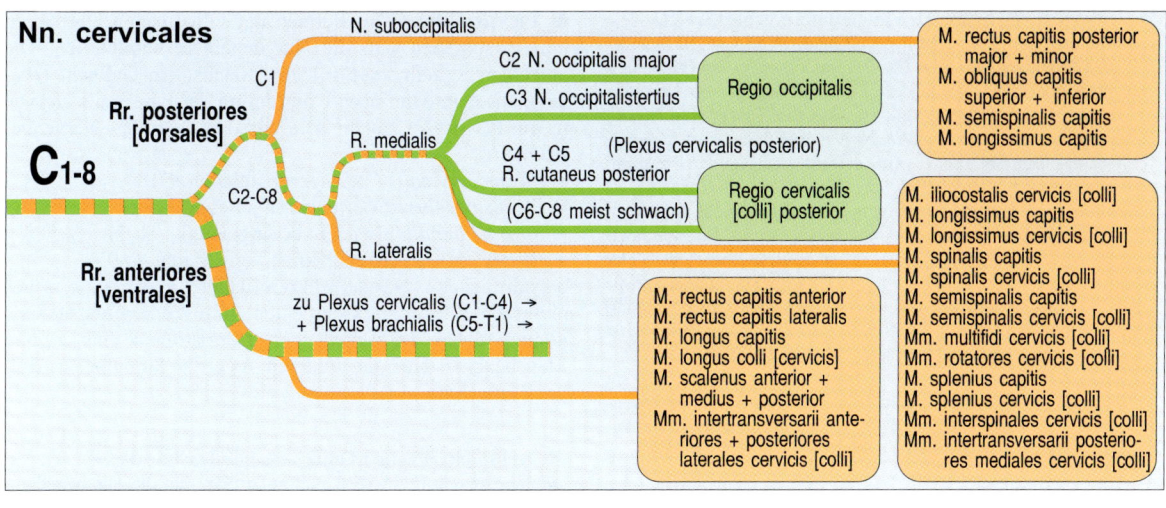
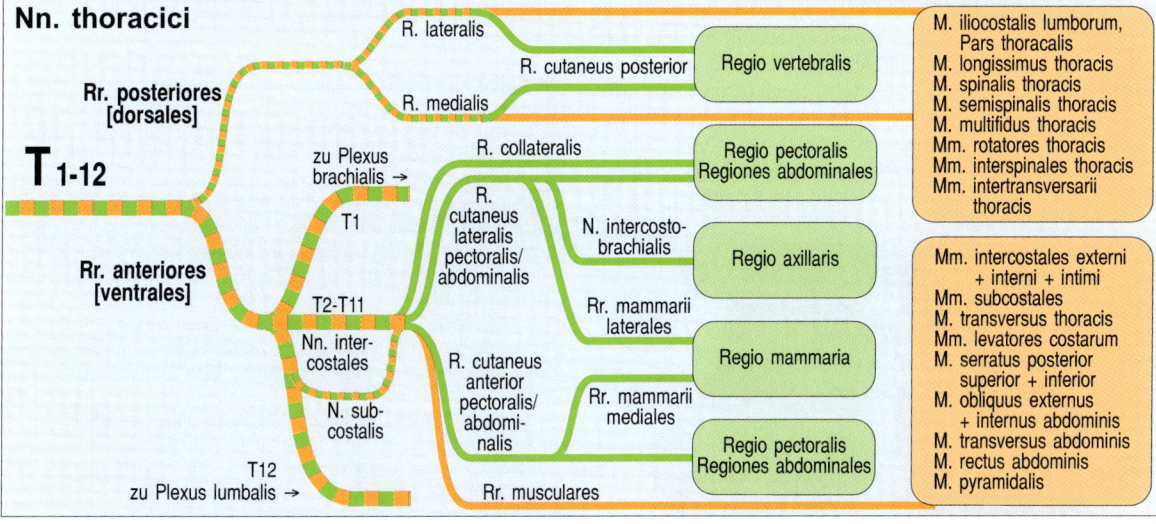
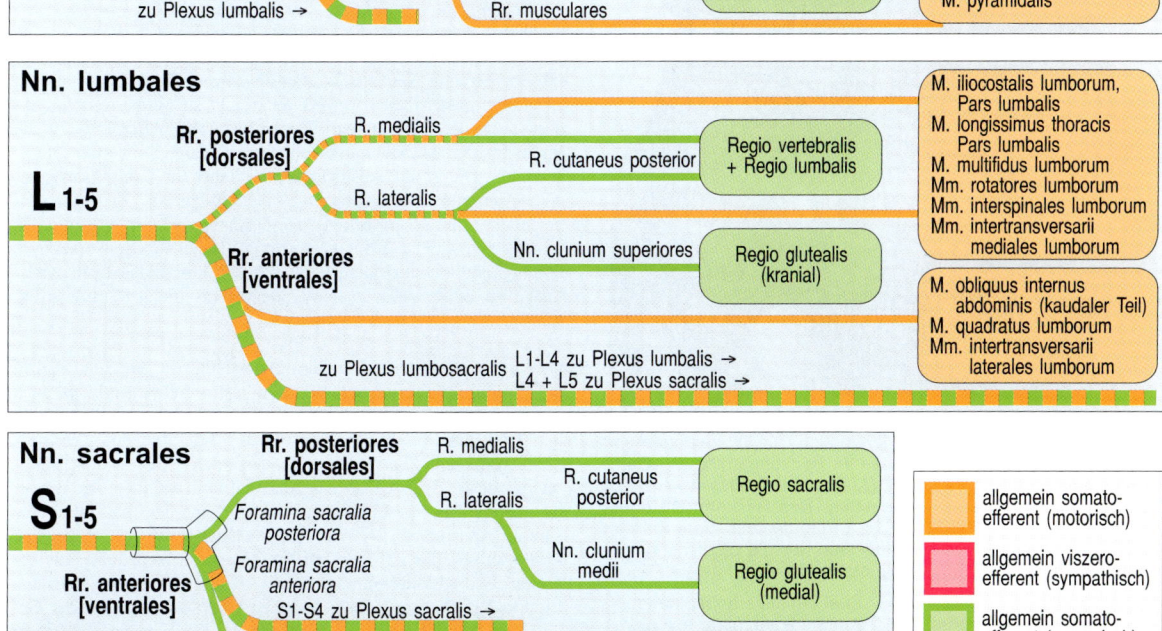

■ **Projektion von Schmerzen in gesunde Körperbereiche**: Die Kenntnis der Dermatome ist für die Lokalisation von Erkrankungen im Wirbelkanal wichtig. Das Zentralnervensystem bildet sich ein Urteil über die Lage an der „Front", indem jedem Nerv ein bestimmter Hautbezirk zugeteilt ist. Aus der Tatsache, daß eine Erregung über einen bestimmten Nerv zum Rückenmark gelangt, schließt das Zentralnervensystem, daß die Ursache der Erregung in dem zugehörigen Hautgebiet liegen muß.
- Daß der Nerv irgendwo in seinem Verlauf und nicht an seinem dafür bestimmten Endorgan erregt wird, ist im Beurteilungsschema des Zentralnervensystems offenbar nicht vorgesehen. Der Schmerz wird in jedem Fall in das zugehörige Hautgebiet „projiziert", auch wenn der Nerv, z.B. durch einen Bandscheibenvorfall im Zwischenwirbelloch, gequetscht wird (#214). Der Patient hat dann Schmerzen („Ischias") im an sich gesunden Bein.
- Diese Projektion bleibt selbst dann erhalten, wenn z.B. ein Bein amputiert wird. Man kann dann Schmerzen in dem fehlenden Bein empfinden (*Phantomschmerz*), z.B. wenn der Nervenstumpf durch eine schlecht sitzende Prothese gereizt wird!

Die Dermatome sind nicht scharf gegeneinander abgegrenzt, sie überlappen sich so weit, daß häufig bei Lähmung eines einzigen Nervs noch kein Empfindungsausfall entsteht. Die Begrenzungen der Hautsegmente stimmen bei verschiedenen Menschen nicht völlig überein. Dementsprechend gibt es auch kleine Unterschiede in den Abbildungen verschiedener einschlägiger Bücher. Im Bereich des Rumpfes entspricht jedem Dermatom ein Hautnerv, d.h., der Spinalnerv zieht als Einheit zu seinem Haut- und Muskelgebiet.

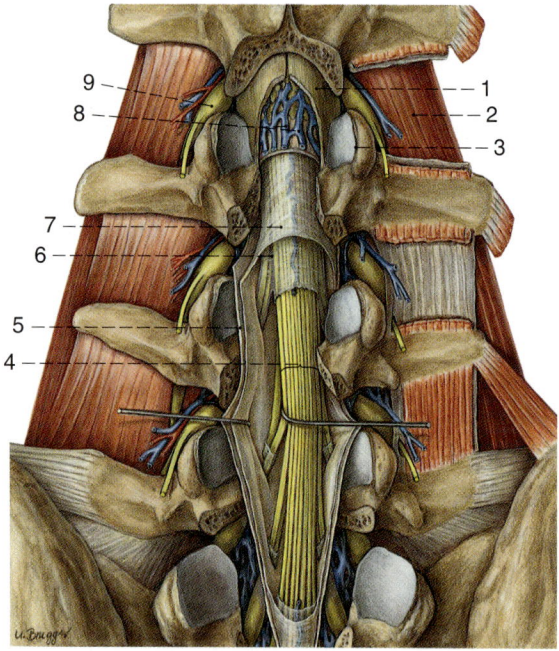

Abb. 224d. Wirbelkanal im Lendenbereich. Die Wirbelbogen und die hinteren Abschnitte der harten Rückenmarkhaut („Durasack") und der Spinnwebenhaut (Arachnoidea) sind stufenweise von oben nach unten weggenommen. Das Rückenmark endet bereits auf Höhe der Bandscheibe L1/L2, deshalb sieht man im unteren Lendenbereich im Wirbelkanal nur die dicht nebeneinander liegenden Wurzeln der Cauda equina. *[pp1]*

1 Lig. flavum
2 M. quadratus lumborum
3 Processus articularis superior
4 Cauda equina
5 Dura mater spinalis
6 Spatium subarachnoideum
7 Arachnoidea mater spinalis
8 Spatium epidurale [peridurale] + Plexus venosus vertebralis internus posterior
9 Ganglion sensorium nervi spinalis

■ **Plexusbildung**: Im Bereich der Gliedmaßen überlagern und verschieben sich die Nervengebiete beträchtlich. Die einzelnen Spinalnerven bilden zunächst ein Geflecht (*Plexus*), aus dem dann nach Umordnung der Fasern die Nerven in die Peripherie ziehen. Die aus den 4 großen Nervengeflechten:
- *Plexus cervicalis* (Halsnervengeflecht, #781).
- *Plexus brachialis* (Armnervengeflecht, #782).
- *Plexus lumbalis* (Lendennervengeflecht, #497).
- *Plexus sacralis* (Kreuzbeinnervengeflecht, #595)

entspringenden Nerven führen daher immer Fasern aus mehreren Rückenmarksegmenten. Ihre Versorgungsgebiete können daher auch nicht den Dermatomen entsprechen. Man beachte: Nur die vorderen Äste der Spinalnerven bilden Geflechte!

■ **Rückenmarknahe Leitungsanästhesien**: Die dichte Lage der Nervenwurzeln im Wirbelkanal nutzt man, um die Schmerzempfindung in größeren Bereichen des Körpers ohne Narkose auszuschalten. Dazu spritzt man das Anästhetikum in den Liquorraum oder in den Epiduralraum:

❶ **Spinalanästhesie**: Injiziert wird über eine Lumbalpunktion (#218) in den Liquorraum. Das „hyperbare" Anästhetikum (schwerer als Liquor) fließt zu den tiefsten Punkten des Liquorraums: Bei sitzendem Patienten sammelt sich das Anästhetikum am unteren Ende des Liquorraums an. Schmerzfrei werden die Dammgegend und die Beine. Neigt man den Körper des Patienten nach der Injektion zurück, so wird das Anästhetikum im Liquorraum immer weiter aufsteigen. Entsprechend wird auch die Wirkung der Spinalanästhesie im Körper immer weiter nach oben reichen. Nach etwa 15 Minuten ist das Anästhetikum fest an die Nervenwurzeln gebunden. Dann kann man den Patienten in die für die Operation günstigste Lage bringen, ohne die Ausdehnung der schmerzfreien Zone zu verändern. Man unterscheidet 4 Höhenbereiche der Betäubung:
- *Sattelblock*: für Eingriffe am After und seiner Umgebung.
- *Tiefer Spinalblock*: für Operationen an den Beinen und an den äußeren Geschlechtsorganen.
- *Mittlerer Spinalblock*: für Unterbaucheingriffe.
- *Oberer Spinalblock*: für Oberbauchoperationen.

Läuft das Anästhetikum bis in den Halsbereich, so droht der Ausfall der Atmung wegen Lähmung des Zwerchfells (C4), denn bei der Leitungsanästhesie werden nicht nur die sensorischen, sondern auch die motorischen Nerven blockiert. Allerdings ist die Intensität der Ausschaltung abhängig von der Dicke der Markscheiden. Die größte Ausdehnung hat daher die Leitungsanästhesie an den markarmen autonomen Nerven (meist 2 Segmente höher als bei den sensorischen), die geringste bei den markreichen motorischen Nerven (meist 2 Segmente tiefer als bei den sensorischen). Die Sympathikusblockade kann bei der thorakalen Spinalanästhesie zu einer Verlangsamung des Herzschlags (Bradykardie) führen.

❷ **Epiduralanästhesie** (= Periduralanästhesie): Injiziert wird in den Epiduralraum auf beliebiger Höhe der Wirbelsäule, je nach gewünschtem schmerzfreien Bereich. Die Nadel wird ähnlich wie bei der Lumbalpunktion eingestochen, darf aber den Durasack nicht verletzen. Hierin liegt die besondere Gefahr der Epiduralanästhesie: Spritzt man das Anästhetikum nicht in den Epidural-, sondern in den Liquorraum, so wird aus der epiduralen eine spinale Anästhesie. Da man zur Anästhesie im gewebereichen Epiduralraum etwa 10fach höhere Dosen des Anästhetikums benötigt als bei der Spinalanästhesie, führt bei der irrtümlichen Injektion in den Liquorraum dort zu einer gewaltigen Überdosierung mit der Gefahr der Atemlähmung. In der Hand des Geübten ist die Gefahr jedoch gering.

Bei etwa gleichem Zielgebiet hat die epidurale Betäubung gegenüber der spinalen folgende *Vorteile*:

- Die schmerzfreie Zone ist leichter zu begrenzen.
- Die Schmerzfreiheit kann beliebig lange ausgedehnt werden, wenn man durch die Punktionsnadel einen Katheter einführt, über den man laufend Anästhetikum nachspritzt, z.B. bei Patienten mit unerträglichen Dauerschmerzen (Opiatanalgesie).
- Wenn der Liquorraum nicht verletzt wird, treten keine Kopfschmerzen nach der Betäubung auf.

Sie hat auch *Nachteile* gegenüber der Spinalanästhesie:
- Sie ist schwieriger auszuführen.
- Es wird etwa 5-10mal mehr vom Anästhetikum benötigt.
- Wegen der starken Durchblutung des Epiduralraums kommt es leichter zur Aufnahme des Anästhetikums in das Blut und zu Vergiftungserscheinungen.

Am einfachsten und am wenigsten gefährlich ist die Epiduralanästhesie im unteren Kreuzbeinbereich. Der gesamte Kreuzbeinkanal kaudal von S_2 gehört zum Epiduralraum. Hier kann man die Nervensegmente S_3 bis Co sehr leicht ausschalten. Eingestochen wird durch die untere Öffnung des Kreuzbeinkanals (*Hiatus sacralis*), die man unschwer durch die Haut tasten kann. Das Anästhetikum wird dann im Kreuzbeinkanal bis auf Höhe von S_3 verteilt. Keinesfalls sollte man die Nadel weiter kranial schieben: Es könnte sonst der Durasack punktiert werden und Anästhetikum in den Liquor gelangen. Bei der typischen sakralen Epiduralanästhesie wird die Sensibilität in einem Hautgebiet ausgeschaltet, das etwa dem Ledereinsatz früher üblicher Reithosen entspricht („Reithosenanästhesie"). Diese Form der Epiduralanästhesie eignet sich daher besonders für Eingriffe an den Geschlechtsorganen und am After. Sie ist in der Geburtshilfe beliebt.

Bei allen epiduralen Injektionen sollte man daran denken, daß im Epiduralraum ein dichtes Venengeflecht (*Plexus venosus vertebralis internus*) liegt. Keinesfalls darf man das Anästhetikum intravenös verabreichen. Deshalb muß man sich, wie bei anderen Injektionen auch, durch Ansaugen am Spritzenstempel davon überzeugen, daß die Nadelspitze nicht in einer Vene liegt.

#225 Eigenapparat

■ **Grundbündel**: Bahnen, die auf das Rückenmark beschränkt bleiben (propriospinale Verbindungen), also nur Rückenmarkzellen miteinander verbinden, verlaufen bevorzugt in unmittelbarer Nähe der grauen Substanz. Sie werden Grundbündel (*Fasciculi proprii anteriores + laterales + posteriores*) genannt. Die Mehrzahl der Fasern verbindet Zellen des gleichen Segments oder unmittelbar benachbarter Segmente.

Im Eigenapparat spielen die Binnenzellen = Interneurone eine große Rolle. Sie empfangen vor allem von den Spinalganglienzellen Informationen, die sie verteilen und dabei modifizieren (abschwächen oder verstärken). Interneurone sind Bestandteile der polysynaptischen Reflexe.

■ **Reflexe**: Grundlegendes über Reflexe ist bereits in #182 erläutert. Es sei erinnert an (Abb. 225a-c):
- *monosynaptischer Reflex*: mit nur einer Kontaktstelle (Synapse, #188), z.B. Spinalganglienzelle → Vorderhornzelle.
- *polysynaptischer Reflex*: mit mehreren Synapsen infolge Zwischenschaltung von Interneurone, z.B. Spinalganglienzelle → Interneuron → Vorderhornzelle.
- *Eigenreflex*: von der Muskelspindel über die Spinalganglienzelle monosynaptisch zur Vorderhornzelle und zum gleichen Muskel zurück. Eigenreflexe laufen sehr rasch ab (10-20 ms) und ermüden kaum.

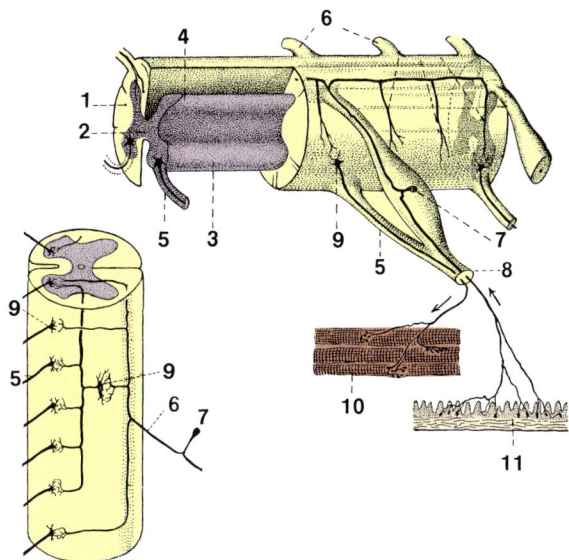

Abb. 225a + b. Schemata vom Bau des Rückenmarks mit Reflexbogen. *[bg3]*

1	Substantia alba	7	Ganglion sensorium nervi spinalis
2	Substantia grisea	8	N. spinalis
3	Cornu anterius	9	Corpus neurale
4	Cornu posterius	10	Myofibrae
5	Radix anterior [motoria]	11	Epidermis
6	Radix posterior [sensoria]		

- *Fremdreflex*: Rezeptor und Effektor liegen in verschiedenen Organen, z.B. bei den Hautreflexen geht der Reflexbogen von der Haut über die Spinalganglienzelle, Interneurone, Vorderhornzelle polysynaptisch zum Muskel. Fremdreflexe dauern länger (30-80 ms) und ermüden leicht.

Im Grunde sind an allen Reflexen zahlreiche Synapsen beteiligt: Gleichzeitig mit der reflektorischen Kontraktion eines Muskels werden über Zwischenneurone dessen Antagonisten gehemmt. Zur Beendigung der Reflexantwort werden Hemmechanismen über Muskel- und Sehnenspindeln und sog. Renshaw-Zellen in Gang gesetzt (autogene Hemmung) und die Gegenspieler aktiviert (reziproke Innervation).

■ **Aufgaben der Reflexprüfung**: Zur neurologischen Untersuchung gehört die Überprüfung ausgewählter Reflexe. Damit orientiert man sich
- stichprobenartig über die Intaktheit der Reflexmechanismen in einzelnen Segmenten.
- über die Reflexerregbarkeit im allgemeinen (Gammaaktivität): Diese gibt wichtige Hinweise auch noch über das Nervensystem hinaus, z.B. lebhafte Reflexe bei der Schilddrüsenüberfunktion, träge bei der Schilddrüsenunterfunktion usw.

■ **Standardprogramm der Reflexprüfung**:
- *Bizepsreflex* (C5/C6): Man legt den Arm des Patienten in leichter bis mäßiger Beugung und Supination des Ellbogengelenks entspannt auf (z.B. beim sitzenden Patienten mit dem Handrücken auf den Oberschenkel), tastet die Bizeps-Hauptsehne und schlägt dann mit dem Reflexhammer auf den tastenden Finger oder direkt auf die Bizepssehne. Man kann dann eine Kontraktion des M. biceps brachii mit ruckartiger leichter Beugung im Ellbogengelenk beobachten. Der Reflex kann auch durch Beklopfen des Radius am distalen Ende bei etwa rechtwinklig gebeugtem Ellbogengelenk ausgelöst werden (sog. *Radiusperiostreflex*, der jedoch mit dem Radiusperiost nichts zu tun hat). In diesem Fall beteiligen sich auch die übrigen Beuger (M. brachioradialis, M. brachialis, M. pronator teres) an der Reaktion.

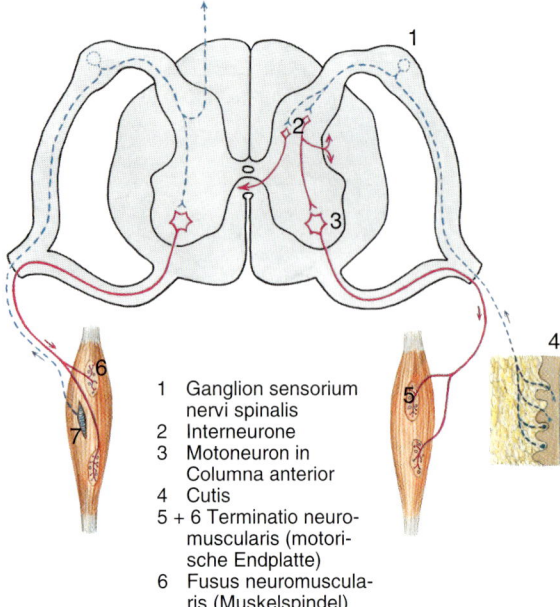

Abb. 225c. Schema der Bahnen von Reflexen der Spinalnerven. Die Pfeile geben die Leitungsrichtung der Bahnen an. [ss1]
- Rot = motorische Nervenfasern in der vorderen Wurzel und im Spinalnerv zu den Muskeln.
- Blau = sensorische Nervenfasern (von den Sinnesorganen der Oberflächen- und Tiefensensibilität) im Spinalnerv, im Spinalganglion und in der hinteren Wurzel.

1 Ganglion sensorium nervi spinalis
2 Interneurone
3 Motoneuron in Columna anterior
4 Cutis
5 + 6 Terminatio neuromuscularis (motorische Endplatte)
6 Fusus neuromuscularis (Muskelspindel)

- *Trizepsreflex* (C7/C8): Schlag auf die Trizepssehne unmittelbar oberhalb des Olecranon bei gebeugtem Ellbogengelenk führt zu kurzer Streckbewegung.
- *Bauchhautreflexe* (T6-T12): Rasches queres Bestreichen der Bauchhaut (am besten von der Seite zur Mitte zu) mit einem Holzstäbchen, z.B. mit dem freien Ende eines Watteträgers, notfalls mit dem Fingernagel, löst eine Kontraktion der gleichseitigen Bauchmuskeln aus (Verziehen des Nabels). Die Bauchhautreflexe werden gewöhnlich nacheinander in verschiedenen Höhen geprüft.
- *Kremasterreflex* (L1/L2): Auf Bestreichen der Haut an der Medialseite des Oberschenkels wird der Hoden nach oben gezogen.
- *Adduktorenreflex* (L2-L4): Schlag gegen das distale Oberschenkelende von medial bei gespreizten Beinen (im entspanntem Sitzen) oder bei angewinkelten und gespreizten Beinen (im entspannten Liegen) führt zu einer Adduktion im Hüftgelenk.
- *Patellarsehnenreflex* (Quadrizepsreflex, L2-L4, oft abgekürzt PSR): der am häufigsten geprüfte Reflex. Der Patient sitzt oder liegt mit übergeschlagenen Beinen. Man schlägt distal der Kniescheibe auf das Kniescheibenband (*Lig. patellae*). Die Reaktion besteht in einer kurzen Streckbewegung. Der Reflex ist auch durch einen Schlag von kranial auf die Kniescheibe auszulösen.
- *Achillessehnenreflex* (oft abgekürzt ASR, S1/S2): Schlag auf die Achillessehne löst eine Plantarflexion aus. Der Reflex ist besonders leicht zu prüfen, wenn der Patient auf einem Stuhl mit frei hängenden Füßen kniet.
- *Fußsohlenreflex* (S1/S2): Nach Bestreichen des äußeren Fußsohlenrandes werden die Zehen gebeugt. Bei Störung der Pyramidenbahn wird davon abweichend die Großzehe nicht gebeugt, sondern dorsalextendiert, die anderen Zehen werden gespreizt (Babinski-Zeichen, beim Neugeborenen normal, weil die Markscheiden der Pyramidenbahnen noch nicht vollständig ausgebildet sind).
- *Afterreflex* (S3-S5): Man streicht mit einem Holzstäbchen über die Haut der Umgebung des Afters (Patient in Seitenlage mit angezogenen Beinen). Man beobachtet dann ein Zusammenziehen des Afters (M. sphincter ani externus).
- *Pupillenreflex* siehe #645.

■ **Bahnung der Reflexe**: Die Reflexprüfung bedarf der Übung. Vor allem muß man den Patienten entspannen und möglichst etwas ablenken. Zu sehr gespannte Aufmerksamkeit des Patienten hemmt die Reflexe. Ein bewährter „Kunstgriff" ist der „Jendrassik-Handgriff" (Ernö Jendrassik, Budapest, 1858-1921). Man läßt den Patienten die Finger beider Hände ineinander haken und instruiert ihn, auf ein Stichwort hin, die Hände auseinander zu ziehen. Während des Stichworts kann man dann meist die Reflexe der Beine ungestört prüfen. Die Reflexauslösung wird durch Muskelanspannung in anderen Körperbereichen erleichtert.

Für alle Muskeleigenreflexe gilt: Bei schwachen Reflexen ist die Muskelanspannung oft leichter zu tasten als zu sehen.

#226 Absteigende Bahnen

■ **Empfehlungen für das Studium von Bahnen**: Der größte Teil der weißen Substanz, vor allem in den oberen Abschnitten des Rückenmarks, wird von Bahnen eingenommen, die das Gehirn mit dem Rückenmark verbinden. Mit den wichtigsten von ihnen sollte man auch als praktischer Arzt vertraut sein, weil man nur so das Symptomenbild einer Querschnittlähmung oder eines Schlaganfalls verstehen kann. Von jeder dieser Bahnen sollte man folgende Punkte kennen:
- *Leitungsrichtung*: Wir unterscheiden danach aufsteigende Bahnen (Meldungen der Peripherie an das Gehirn) und absteigende Bahnen (Befehle des Gehirns an die Peripherie).
- *Funktion*: Für die ärztliche Diagnostik ist natürlich entscheidend zu wissen, welche Aufgabe eine Bahn erfüllt (Berührungsempfindung, Schmerz, Willkürmotorik usw.). Bei einigen Bahnen hat man zwar den Verlauf erforscht, ist aber bezüglich der Aufgaben über Vermutungen noch nicht hinaus gekommen. Solche Bahnen zu lernen, nützt dem Arzt wenig. Sie sind daher in diesem Buch auch nicht beschrieben.
- *Kreuzungsstelle*: Der Körper ist im Gehirn größtenteils spiegelbildlich repräsentiert, z.B. die rechte Hand in der linken Großhirnrinde. Die Bahnen müssen also irgendwo die Mittellinie überkreuzen. Bei einseitigen Schäden des Rückenmarks oder des Hirnstamms liegen daher die Ausfälle nicht immer auf der gleichen Seite, sondern zumindest zum Teil auf der Gegenseite, je nachdem ob die Bahn am Ort der Schädigung schon gekreuzt war oder noch nicht. Aus der Kombination der Symptome läßt sich dann die Erkrankung ziemlich genau lokalisieren.

Für das Verständnis, besonders der Kreuzungsstelle, ist es hilfreich, wenn man sich jeweils den Gesamtverlauf einer Bahn klar macht. Dabei beachte man, daß die motorische Bahn 2, die sensorische 3 Neurone umfaßt. Im folgenden wird daher immer die Lage der Zellkörper und der nächsten Schaltstelle angegeben.

■ **Pyramidenbahnen**: Sie verbinden die Großhirnrinde mit den Vordersäulen des Rückenmarks und wölben im verlängerten Mark die „Pyramiden" vor:

❶ *Tractus corticospinalis lateralis* (Pyramiden-Seitenstrang-Bahn): im Seitenstrang.

❷ *Tractus corticospinalis anterior* (Pyramiden-Vorderstrang-Bahn): im Vorderstrang.

- Leitungsrichtung: absteigend.
- Funktion: Willkürmotorik.
- Zellkörper: im Gyrus precentralis (vordere Zentralwindung) der Großhirnrinde.
- nächste Schaltstelle: die großen Alphamotoneurone der Vordersäulen, z.T. auch Zwischenzellen.
- Kreuzung: Etwa 4/5 der Axone kreuzen im verlängerten Mark („Pyramidenkreuzung") und bilden die Pyramiden-Seitenstrang-Bahn. Etwa 1/5 der Axone steigt ungekreuzt als Pyramiden-Vorderstrang-Bahn ab und kreuzt erst im Zielsegment auf die Gegenseite.

■ **Andere absteigende Bahnen**: Sie beginnen an subkortikalen (subkortikal = unterhalb des Cortex cerebri) Zentren (vor allem an den Kernen des basalen motorischen Systems) und enden in den Vordersäulen überwiegend an Gammamotoneuronen. Sie werden häufig unter dem Begriff *extrapyramidalmotorische Bahnen* zusammengefaßt. Sie unterliegen nicht der Willkür. Trotzdem bestehen enge Beziehungen zur Willkürmotorik und zur Sensibilität. Überhaupt sollte man vermeiden, Nervenfunktionen isoliert zu sehen. Sie sind immer Teil eines übergreifenden Gefüges. Die wichtigsten Bahnen sind:
• *Tractus tectospinalis*: vom Dach des Mittelhirns (*Tectum mesencephali*), unbewußte Reaktionen auf optische Reize.
• *Tractus vestibulospinalis*: von den Kernen des Gleichgewichtsnervs (*Nuclei vestibulares*) im verlängerten Mark, Gleichgewichtsbewegungen.
• *Tractus reticulospinalis*: von der *Formatio reticularis* des Hirnstamms, enge Beziehung zu autonomen Bahnen, z.B. Atembewegungen.

Weitere Bahnen kommen von den Olivenkernen und vom Nucleus ruber. Ihre Bedeutung beim Menschen ist wie die der vom Rückenmark zu den basalen motorischen Kernen aufsteigenden Bahnen umstritten.

> Der Begriff „extrapyramidalmotorische" Bahnen wird von manchen Autoren heftig abgelehnt, weil sie befürchten, man könnte pyramidale und extrapyramidale Bahnen unabhängig oder gar als Gegenspieler sehen. Tatsächlich besteht eine enge Zusammenarbeit. Trotz dieser Bedenken erscheint mir der Begriff „extrapyramidal" als handlich:
> • um die neben der gut definierten Pyramidenbahn liegenden, z.T. schlecht abgegrenzten motorischen Bahnen zusammenzufassen.
> • weil bei Ausfall der Pyramidenbahn (z.B. durch Schlaganfall in der inneren Kapsel, #669) die gelähmten Körperteile nicht schlaff sind, sondern sogar zur Spastik neigen, was auf eine Störung des Gleichgewichts zwischen pyramidalen und extrapyramidalen Bahnen hinweist.
> • weil er in der Klinik noch viel verwendet wird.

#227 Aufsteigende Bahnen

■ **Hinterstrangbahnen**: Der Hinterstrang wird bis auf 2 kleine Eigenbündel von sensorischen Bahnen eingenommen (Abb. 227a):
• Leitungsrichtung: aufsteigend, noch ungekreuzt.
• Funktion: epikritische Sensibilität (#183): Druck-, Berührungs- und Vibrationsempfindung, Tiefensensibilität.
• Zellkörper: im Spinalganglion (1. Neuron der sensorischen Bahn).
• nächste Schaltstelle: im verlängerten Mark (2. Neuron der sensorischen Bahn).
• weiterer Verlauf: als innere Schleife (*Lemniscus medialis*), die Mittellinie kreuzend, zum Thalamus (3. Neuron) und weiter zum Gyrus postcentralis (hintere Zentralwindung) der Großhirnrinde.

Die Axone sind innerhalb des Hinterstrangs sorgfältig nach Segmenten geordnet: Der hinteren medianen Scheidewand lagern sich die Axone des unteren Sakralbereichs an, dann schichtweise die immer höheren Segmente, bis schließlich die Halssegmente ganz lateral liegen. Der Hinterstrang wächst dadurch in die Breite. Ab der Höhe von etwa T_5 nach oben wird er durch eine dünne Scheidewand unvollständig in 2 Teile zerlegt:

• *Fasciculus gracilis* (Goll-Strang, Friedrich Goll, Anatom in Zürich, 1860): der schlankere mediale Teil.
• *Fasciculus cuneatus* (Burdach-Strang, Karl Friedrich Burdach, Anatom in Königsberg, 1825, lat. cuneus = Keil): der zunehmend breitere laterale Teil.

Unterhalb von T_5 besteht nur ein einheitlicher Hinterstrang. Die systematische Bezeichnung müßte eigentlich „Tractus spinobulbaris" (#649) lauten, doch wurden die alteingebürgerten Faszikelnamen von der internationalen Nomenklatur beibehalten.

■ **Tractus spinothalamici**:
• Leitungsrichtung: aufsteigend, kreuzend.
• Funktion: protopathische Sensibilität (#183): Schmerz-, Wärme-, Kälteempfindung (*Tractus spinothalamicus lateralis*), Druck- und Berührungsempfindung (*Tractus spinothalamicus anterior*).
• Zellkörper: in der Hintersäule (2. Neuron der sensorischen Bahn).
• nächste Schaltstelle: Thalamus (3. Neuron).
• Verlauf: Das 1. Neuron hat wie bei allen sensorischen Bahnen seine Zellkörper im Spinalganglion. Dessen Axone enden an Strangzellen der Hinterhörner. Die von den Strangzellen (2. Neuron) kommenden Fasern kreuzen vor dem Zentralkanal größtenteils in der *Commissura alba* (weiße Kommissur) auf die Gegenseite und steigen dort im Vorderstrang (*Tractus spinothalamicus anterior*) oder im Seitenstrang (*Tractus spinothalamicus lateralis*) auf. Im Hirnstamm schließen sie sich als Lemniscus spinalis [Tractus anterolaterales] dem Lemniscus medialis an. Vom Thalamus (3. Neuron) steigen sie auf zum Gyrus postcentralis (hintere Zentralwindung) des Großhirns.

■ **Kleinhirn-Seitenstrang-Bahnen**: Vom Rückenmark steigen 2 Bahnen zum Kleinhirn im Seitenstrang auf:
❶ *Tractus spinocerebellaris anterior* (vordere Kleinhirn-Seitenstrang-Bahn, Gowers-Bündel, William Richard Gowers, Neurologe in London, 1880) (Abb. 227c).

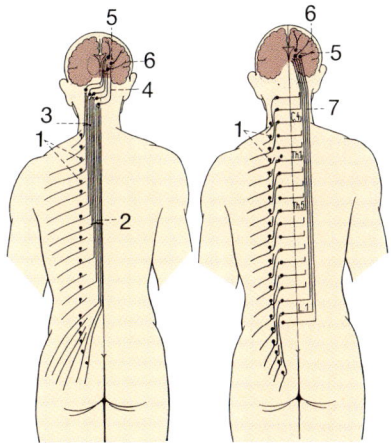

Abb. 227a + b. Schemata der sensorischen Bahnen: links Hinterstrangbahnen (epikritische Sensibilität), rechts Tractus spinothalamicus (protopathische Sensibilität). [bg3]

1 Ganglion sensorium nervi spinalis
2 Fasciculus gracilis
3 Fasciculus cuneatus
4 Lemniscus medialis
5 Thalamus
6 Cortex cerebri [Pallium]
7 Tractus spinothalamicus

1 Fasciculus gracilis
2 Fasciculus cuneatus
3 Tractus spinocerebellaris posterior
4 Tractus spinothalamicus lateralis
5 Tractus spinocerebellaris anterior
6 Tractus spinoolivaris
7 Tractus spinothalamicus anterior
8 Fasciculus proprius anterior
9 Fasciculus longitudinalis medialis
10 Tractus corticospinalis anterior
11 Tractus vestibulospinalis
12 Tractus tectospinalis
13 Fibrae olivospinales
14 Tractus bulboreticulospinalis
15 Tractus rubrospinalis
16 Tractus corticospinalis lateralis
17 Fasciculus proprius lateralis
18 Fasciculus proprius posterior
19 Fasciculus interfascicularis [semilunaris]
20 Fasciculus septomarginalis

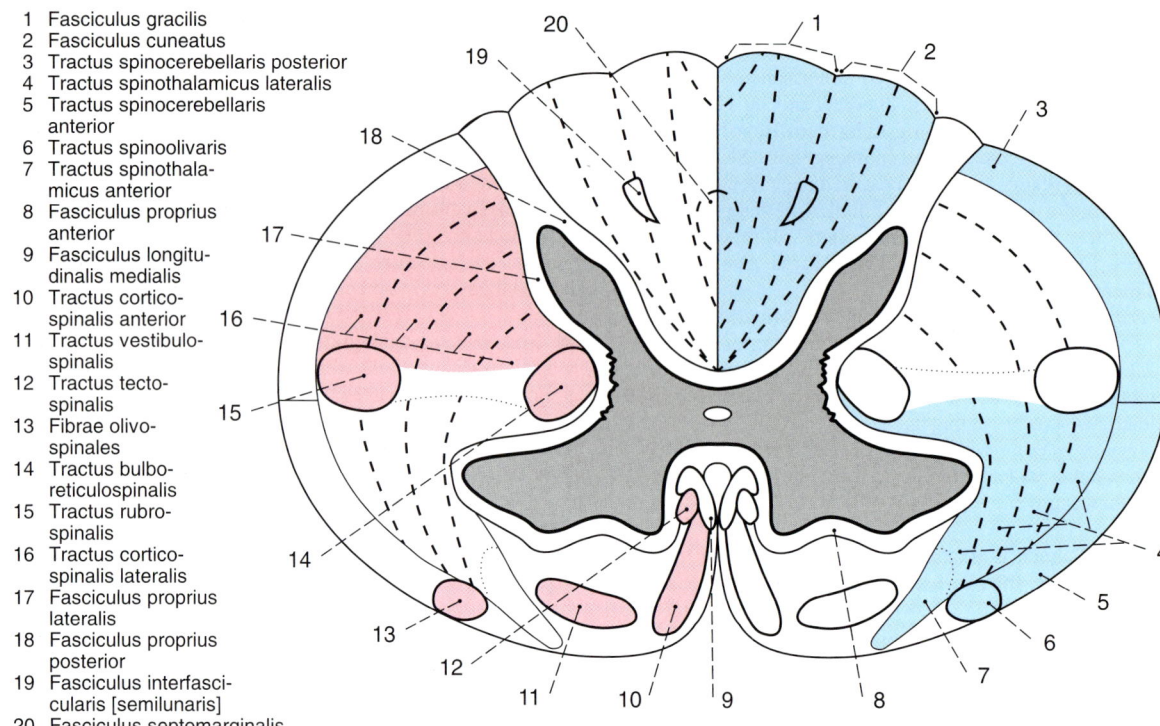

Abb. 227c. Lage der Bahnen auf einem Querschnitt durch das Rückenmarks (Halsbereich). Efferente Bahnen rot, afferente Bahnen blau. Die Lage kleinerer Bahnen ist z.T. umstritten, außerdem ist – wie immer in der Anatomie – mit einer gewissen interindividuellen Variabilität zu rechnen. Deshalb stimmen die entsprechenden Abbildungen in verschiedenen Lehrbüchern nicht völlig überein. [ss1]

❷ *Tractus spinocerebellaris posterior* (hintere Kleinhirn-Seitenstrang-Bahn, Flechsig-Bündel, Paul Emil Flechsig, Psychiater in Leipzig, 1876).
• Leitungsrichtung: aufsteigend.
• Funktion: Informationen über Stellung und Spannung von Muskeln, Sehnen, Gelenken („Tiefensensibilität") für das Kleinhirn.
• Zellkörper: in der Hintersäule.
• Kreuzung: Die hintere Kleinhirn-Seitenstrang-Bahn steigt ungekreuzt zum Kleinhirn auf. Die vordere Bahn kreuzt in der Commissura alba auf die Gegenseite, kreuzt aber im Kleinhirn zurück auf die ursprüngliche Seite. Beide Kleinhirn-Seitenstrang-Bahnen enden also in der gleichseitigen Kleinhirnrinde.

Tab. 227. Lage der Bahnen im Rückenmarkquerschnitt	
Im Vorderstrang:	• Pyramiden-Vorderstrang-Bahn. • Tractus spinothalamicus anterior. • „extrapyramidalmotorische" Bahnen
Im Seitenstrang:	• Pyramiden-Seitenstrang-Bahn. • Tractus spinothalamicus lateralis. • Kleinhirn-Seitenstrang-Bahnen (randständig). • „extrapyramidalmotorische" Bahnen
Im Hinterstrang:	„Hinterstrangbahnen": • medial Goll-Strang • lateral Burdach-Strang

#228 Querschnittlähmung

■ **Vollständige Querschnittlähmung**: Häufigste Ursache: Unfall. Die Symptome sind symmetrisch.
❶ Im akuten Stadium („spinaler Schock") sind von der Querschnittstelle an nach unten
• alle Muskeln schlaff gelähmt, einschließlich Harnblase und Rectum.
• alle Empfindungen aufgehoben.
❷ Im Lauf von Wochen und Monaten gewinnt der unterhalb der Querschnittstelle gelegene Rückenmarkbereich eine gewisse Selbständigkeit:
• Zuerst kehren Reflexe der Blase und des Rectum zurück (automatische Entleerung bei Füllung).
• dann auch die Muskeleigenreflexe. Der Muskeltonus nimmt zu bis zur Spastik.
❸ Die befallenen Muskeln und Hautgebiete hängen von der Höhe der Querschnittläsion ab. Je höher die Läsion, desto größer ist der geschädigte Bereich, z.B. Querschnittsläsion auf Höhe von
• T12: Lähmung beider Beine (Paraplegie, gr. pará = neben, plegé = Schlag) und Empfindungsstörung beider Beine.
• C5: Lähmung aller 4 Gliedmaßen (Tetraplegie, gr. tetrás = 4) und des Rumpfes und entsprechende Ausdehnung der Empfindungsstörung.

■ **Halbseitige Querschnittläsion**: Häufigste Ursache: Geschwulst, die das Rückenmark zusammenpreßt. Die Störungen sind wegen des Kreuzens von Bahnen nicht auf eine Seite beschränkt. Unterhalb der Querschnittstelle kreuzen:
• Pyramiden-Vorderstrang-Bahn.
• *Tractus spinothalamici*.
Diese beiden Bahnen fallen daher für die Gegenseite aus, alle übrigen für die gleiche Seite. Symptomenbild (Abb. 228):
• Auf der Seite der Läsion: spastische Parese (gr. páresis = Erschlaffung, die Parese ist im Gegensatz zur Plegie keine vollständige Lähmung, sondern nur eine erhebliche Schwäche), Ausfall der Tiefensensibilität, Berührungsempfindung stark herabgesetzt.
• Auf der Gegenseite: Ausfall der Temperatur- und Schmerzempfindung, leichte Muskelschwäche. Diese unterschiedlichen Sensibilitätsausfälle der beiden Seiten nennt man „dissoziierte Empfindungsstörung".

Abb. 228. Ausfallserscheinungen bei einer halbseitigen Querschnittverletzung des Rückenmarks in der Mitte des Brustbereichs rechts. [lo]

1 Ausfall der Schmerz- und Temperaturempfindung
2 Muskellähmung
3 Ausfall der Tiefensensibilität (Lage- und Bewegungsempfindung)
4 Überempfindlicher Bereich
5 Ausfall aller Empfindungsqualitäten

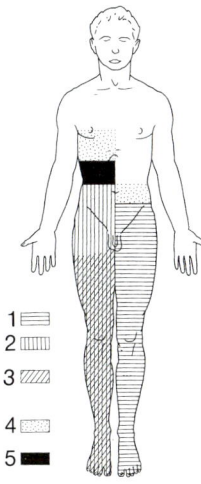

- An der Stelle der Läsion selbst ist auf der gleichen Seite die Sensibilität vollständig verloren.
- Blase und Rectum sind wegen der doppelseitigen Innervation meist nicht betroffen.

Das klinische Bild der halbseitigen Querschnittläsion nennt man nach dem Erstbeschreiber Brown-Séquard-Syndrom (nach Charles Édouard Brown-Séquard, Paris, 1851). Ein vollständiges Brown-Séquard-Syndrom sollte selten sein, da der Arzt schon die ersten Symptome erkennen und den Patienten frühzeitig einer Operation zuführen sollte.

2.3 Brustwand

#231 Konstruktionsprinzip, *Mißbildungen*
#232 Sternum, Fugen, *Sternalpunktion*
#233 Rippen: Zahl, Abschnitte, Zählen, Variabilität
#234 Sternokostal- und Kostovertebralgelenke
#235 Brustkorb, obere + untere Thoraxapertur, Altersveränderungen, Orientierungslinien
#236 Interkostalmuskeln, Brustwandfaszien
#237 A. thoracica interna, Aa. intercostales
#238 Venen und Lymphbahnen, Umgehungskreisläufe
#239 Nerven: Hautinnervation, segmentale Zuordnung

#231 Allgemeines

■ **Konstruktionsprinzip**: Die Bauprinzipien von Brust- und Bauchraum unterscheiden sich entsprechend den unterschiedlichen Aufgaben beträchtlich. Beiden ist gemeinsam, daß das Volumen wechselt. Der sich verändernde Inhalt ist aber im Brustraum gasförmig, im Bauchraum überwiegend flüssig.

- Flüssigkeiten kann man in Schläuchen bewegen, man muß nur eine Pumpe anschließen (z.B. Herz und Muskelwand des Darms mit rhythmischen oder peristaltischen Kontraktionen). Durch Einbau von Klappen wird der Flüssigkeitsstrom in eine Richtung gezwungen. Die Flüssigkeitsstraßen des Körpers sind Einbahnstraßen, und nur in wenigen Notfällen wird die Strömungsrichtung umgekehrt (Erbrechen).
- Den Gastransport hingegen führt der Körper im Wechselverkehr durch. Zum Ein- und Ausatmen benützt er das gleiche „Luftröhrensystem", jedoch in gegensätzlicher Richtung. Gase strömen abhängig von Druckunterschieden. Solche Gasbewegungen erleben wir täglich in größtem Ausmaß beim Wetter: Die Winde wehen vom Hoch zum Tief. Nach dem gleichen Prinzip arbeitet der Organismus. Er erzeugt im Innern des Brustkorbs abwechselnd höheren und niedrigeren Luftdruck als in der Außenwelt. Da kein Gleichrichterventil eingeschaltet ist, strömt Luft aus dem Körper aus oder in ihn ein.

- Dieser rhythmische Wechsel von Unter- und Überdruck bedingt das besondere Bauprinzip des Brustkorbs: Überdruck läßt sich in Muskelschläuchen (Herz, Darm) erreichen, Unterdruck jedoch nicht. Für den Unterdruck bedürfen wir einer versteiften Wand, die vom höheren Druck der Umgebung nicht zusammengepreßt werden kann. Das gesamte luftleitende System hat daher durch Knochen und Knorpel versteifte Wände.
- Da bei Gasen das Produkt von Volumen und Druck konstant ist, erzeugt man Unterdruck am einfachsten, indem man den Rauminhalt vermehrt. Der Brustkorb ist daher so gestaltet, daß der umschlossene Rauminhalt vergrößert (Einatmung) und verkleinert (Ausatmung) werden kann. Zum Zwecke dieser Volumenänderung ist der Brustkorb nicht als massiver Zylinder, sondern als Käfig mit verstellbaren Stäben (Rippen) gebaut (Abb. 232).
- Die Räume zwischen den Stäben (Interkostalräume) müssen dann freilich mit Weichgeweben luftdicht verschlossen werden, und zwar so, daß sie einerseits den Bewegungen der Rippen folgen, andererseits den Druckunterschieden standhalten können. Elastische Membranen würden jeweils vom höheren Druck ein- oder ausgedellt werden. Der Verschluß muß also mit Muskeln erfolgen, die sich bei höheren Druckdifferenzen aktiv anspannen können. Die Käfigkonstruktion des Brustkorbs ermöglicht nicht nur Volumenänderungen, sie spart gegenüber einem massiven Zylinder Gewicht und vermindert die Bruchgefahr (größere Federung).

■ **Mißbildungen**:
- *Trichterbrust* (Pectus excavatum, lat. pectus, pectoris = Brust, cavus = hohl): Das untere Ende des Sternum ist mit den ansetzenden Rippen trichterförmig in Richtung Wirbelsäule eingezogen. Herz und Lunge werden zur Seite gedrängt und dadurch bei ihrer Arbeit behindert. In schweren Fällen ist eine operative Korrektur nötig.
- *Kielbrust* = Hühnerbrust (Pectus carinatum = gallinaceum, lat. carina = Kiel, gallus = Hahn): Das Sternum springt kielartig vor, während die seitlichen davon liegenden Brustkorbteile eingedellt sind.

■ **Skelettelemente**: Der Brustkorb (*Thorax*, gr. thórax = Brustharnisch) besteht aus:
- *Sternum* (Brustbein, gr. stérnon = Brust): #232.
- *Costae* (Rippen, lat. costa = Rippe): #233.

#232 Brustbein (Sternum)

■ **Teile**: Das Sternum ist aus 3 Teilen zusammengesetzt. Von oben nach unten sind dies:
- *Manubrium sterni* (Brustbeinhandgriff, lat. manus = Hand, manubrium = Handgriff).
- *Corpus sterni* (Brustbeinkörper).
- *Processus xiphoideus* (Schwertfortsatz, gr. xíphos = Schwert).

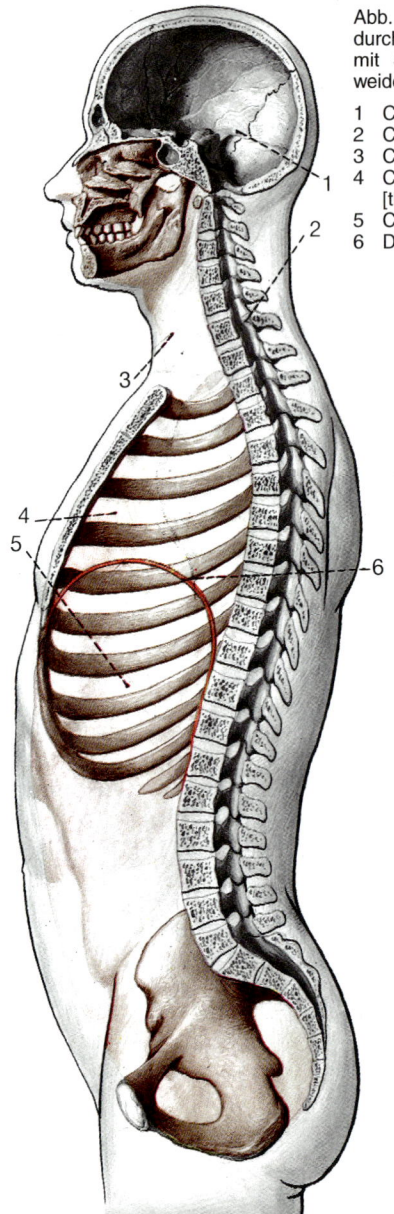

Abb. 232. Medianschnitt durch den Körperstamm mit Skelett und Eingeweideräumen. *[ta]*

1 Cavitas cranii
2 Canalis vertebralis
3 Collum
4 Cavitas thoracis [thoracica]
5 Cavitas abdominalis
6 Diaphragma

Der seitliche Rand des Sternum ist mehrfach eingekerbt. Es sind dies die Einschnitte für die Rippen (*Incisurae costales*).

■ **Fugen**: Die 3 Teile sind beim Jugendlichen und bei jungen Erwachsenen durch Knorpelzonen getrennt, die im Alter allmählich verknöchern:
• *Symphysis manubriosternalis*: zwischen Manubrium sterni und Corpus sterni.
• *Symphysis xiphosternalis*: zwischen Corpus sterni und Processus xiphoideus.

■ **Abtasten des Sternum**: Die Vorderfläche des Sternum ist in ganzer Ausdehnung zugänglich:
• *Angulus sterni* (Brustbeinwinkel): Der Handgriff ist gegen den Körper des Sternum meist etwas abgeknickt. Der Knick ist bei longitudinalem Streichen über das Sternum gut zu fühlen. Auf seiner Höhe ist die zweite Rippe mit dem Sternum verbunden. Er wird damit zu einer wichtigen Orientierungshilfe, z.B. bei der Auskultation des Herzens: Im zweiten Interkostalraum, also knapp unterhalb des Brustbeinwinkels, setzt man das Stethoskop zum Abhören der Aortenklappe (rechts) bzw. der Pulmonalklappe (links) auf.
• *Processus xiphoideus* (Schwertfortsatz): Er ist beim Jugendlichen noch durch eine knorpelige Wachstumsfuge vom Brustbeinkörper getrennt. Je nach Wölbung der Bauchwand zum Zeitpunkt der Verknöcherung ist er für den Rest des Lebens dann mehr nach außen oder innen gebogen.

■ **Sternalpunktion**: Das Sternum enthält rotes (blutbildendes) Knochenmark. Da das Sternum breitflächig unbedeckt von Muskeln unter der Haut liegt, entnimmt man hier bevorzugt Knochenmark zur mikroskopischen Untersuchung. Dazu sticht man eine kurze kräftige Nadel durch die vordere kompakte Rindenschicht in den Markraum ein und saugt mit der Spritze Knochenmark auf. Dieses wird dann auf einem Objektträger ausgestrichen, wie ein Blutausstrich gefärbt und im Mikroskop betrachtet.

❶ *Gefahr*: Dem unteren Teil des Sternum liegt dorsal das Perikard mit dem Herzen an. Ein Durchstoßen des Sternum kann mithin zur Verletzung des Herzens führen und muß unbedingt vermieden werden. Besonders gefährdet sind knorpelige Stellen des Sternum, an denen die Punktionsnadel keinen knöchernen Widerstand findet. Solche Knorpelzonen kommen nicht nur an den beiden Knorpelfugen, sondern auch im Brustbeinkörper vor: Das Sternum wird segmental gegliedert paarig angelegt. Rund ein Dutzend Knochenkerne verschmelzen zunächst zu etwa 5 Platten, zwischen denen beim Kind regelmäßig, beim Erwachsenen gelegentlich Knorpelzonen erhalten bleiben. Die Knorpelzonen liegen auf Höhe der Rippenansätze.

❷ *Vorsichtsmaßnahmen*:
• Man sichert die Kanüle durch eine Arretierungsplatte gegen zu tiefes Eindringen.
• Man meidet die unteren Abschnitte des Sternum.
• Man sticht nicht auf Höhe eines Rippenansatzes, sondern zwischen 2 Rippen ein (bevorzugt zwischen 3. und 4. Rippe).
• Noch sicherer ist es, auf die Sternalpunktion zu verzichten und Knochenmark aus der Crista iliaca zu entnehmen (#272).

#233 Rippen (Costae)

■ **Zahl**: Der Mensch hat normalerweise 12 Rippenpaare (Abb. 233). Traditionsgemäß teilt man sie ein in:
• *Costae verae* (echte Rippen): Die Rippen 1-7 befestigen sich einzeln am Sternum.
• *Costae spuriae* (falsche Rippen, lat. spurius = unehelich): Die Rippen 8-12 haben keine direkte Verbindung zum Sternum. Sie legen sich an den knorpeligen Rippenbogen (*Arcus costalis*) an (Rippen 8-10) oder enden frei in der Bauchwand (*Costae fluctuantes*, Rippen 11 und 12). Die „falschen" Rippen sind natürlich ebensogut Rippen wie die „echten".

■ **Abschnitte**: Jede Rippe besteht aus 2 Hauptanteilen:
• *Costa* (i.e.S. = Rippenknochen).
• *Cartilago costalis* (Rippenknorpel): Die Rippenknorpel stellen die Verbindung zum Sternum her. Bei den freien Rippen sind sie zu kleinen Knorpelkappen am vorderen Knochenende verkürzt.

Die Rippenknochen sind kompliziert gekrümmt. Sie beginnen an der Wirbelsäule mit dem
• *Caput costae* (Rippenkopf), verlaufen dann zunächst nach hinten im

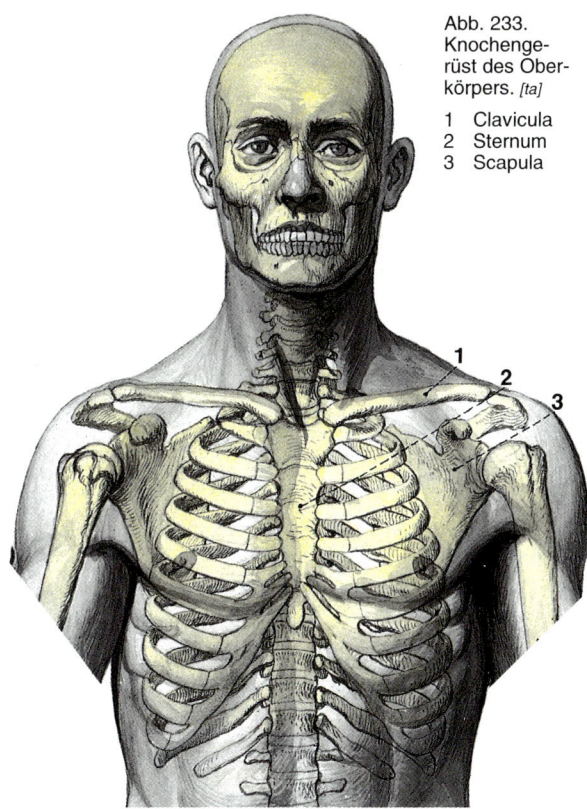

Abb. 233. Knochengerüst des Oberkörpers. [ta]
1 Clavicula
2 Sternum
3 Scapula

- *Collum costae* (Rippenhals). Das
- *Corpus costae* (Rippenkörper) beginnt mit dem
- *Tuberculum costae* (Rippenhöckerchen) und biegt mit dem
- *Angulus costae* (Rippenwinkel) nach vorn um.

■ **Zählen beim Lebenden**: Man beginnt am besten am Angulus sterni (Brustbeinwinkel) mit der 2. Rippe, da die erste zum Teil vom Schlüsselbein bedeckt wird. Man kann dann die Rippen meist sicher bis zur 6. oder 7. Rippe bestimmen (sofern der M. pectoralis major nicht zu kräftig ist). Die unteren Rippen zählt man am besten von der 12. Rippe aus nach oben. Die 12. Rippe endet frei in der Bauchwand. Man fühlt ihre Spitze meist in der hinteren Achsellinie am Unterrand des Brustkorbs (sehr variabel).
• An den einzelnen Rippen sind die Knorpel-Knochen-Grenzen oftmals als leichte Verdickungen in einer Linie 3 Fingerbreit lateral vom sternalen Ende der Clavicula zur Spitze der 11. Rippe zu tasten. Besonders dick werden sie bei der kindlichen Rachitis („rachitischer Rosenkranz").

■ **Variabilität**:
❶ *Unterschiedliche Zahl und Länge der freien Rippen*: Nach der üblichen Lehrbuchangabe enden nur die 11. und die 12. Rippe frei in der Bauchwand. Häufig ist dies jedoch auch bei der 10., gelegentlich sogar bei der 9. Rippe der Fall.
• Wenn man in der vorderen Bauchwand die Spitze einer freien Rippe tastet, so kann man nicht sicher sein, daß es die 11. Rippe ist. Man muß dann erst dem Unterrand des Brustkorbs nach hinten folgen und auch noch die 12. Rippe suchen. Diese ist sehr unterschiedlich lang: Manchmal bildet sie nur einen kurzen Stummel, manchmal ist sie so lang wie die elfte.
• Im allgemeinen bereitet es keine Schwierigkeiten, die freien Rippen zu tasten (kitzlige Probanden reagieren allerdings bisweilen heftig).

❷ **Halsrippen**: Auch im Halsbereich werden Rippen angelegt. Sie verschmelzen jedoch mit den Querfortsätzen der Halswirbel (und bilden den vor dem Foramen transversarium = Querfortsatzloch gelegenen Teil derselben). Am 7. Halswirbel kann diese Verschmelzung ausbleiben und eine mit dem Wirbel beweglich verbundene Halsrippe entstehen. Sie ist manchmal kaum länger als der Querfortsatz, kann aber auch bis zum Sternum reichen.
• Halsrippen bereiten gelegentlich Beschwerden: Die Stämme des Armnervengeflechts (*Plexus brachialis*) oder die A. subclavia können durch Halsrippen behindert oder gar zwischen Halsrippe und 1. Rippe eingeklemmt werden. Die Folge sind Schmerzen und evtl. Muskelschwächen im Arm.
• Bei unklaren Beschwerden im Arm sollte man unbedingt auch an eine Halsrippe denken (Diagnose im sagittalen Röntgenbild des Halses).

❸ *Lendenrippen*: Die Querfortsätze der Lendenwirbel sind, entwicklungsgeschichtlich gesehen, Rippen (man nennt sie daher auch „Rippenfortsätze" = *Processus costiformes [costales]*). Die eigentlichen Querfortsätze sind an der Lendenwirbelsäule zu kleinen Höckern zurückgebildet. Gelegentlich wächst ein Rippenfortsatz etwas länger aus und verselbständigt sich zu einer Lendenrippe. Meist ist dann die 12. Rippe besonders lang. Lendenrippen sind weitgehend belanglos. Sie beeinträchtigen höchstens die Seitneigung.

#234 **Rippengelenke**

Die „echten" Rippen sind mit dem Sternum und der Wirbelsäule gelenkig verbunden, die „falschen" Rippen nur mit der Wirbelsäule.

■ **Articulationes sternocostales** (Brustbein-Rippen-Gelenke): Sie sind zum Teil Synchondrosen, überwiegend jedoch synoviale Gelenke. Von der Knorpelhaut der Rippenknorpel strahlen Bänder auf die Vorderseite des Sternum aus (*Ligg. sternocostalia radiata*) und verstärken dort das Periost zu einer dichten Bindegewebeplatte.

■ **Articulationes costovertebrales** (Rippen-Wirbel-Gelenke): Rippe und Wirbel sind an 2 Stellen gelenkig miteinander verbunden (Abb. 234a):

❶ *Articulatio capitis costae* (Rippenkopfgelenk): zwischen Rippenkopf und Wirbelkörper. Die Rippen 2–10 treten auf

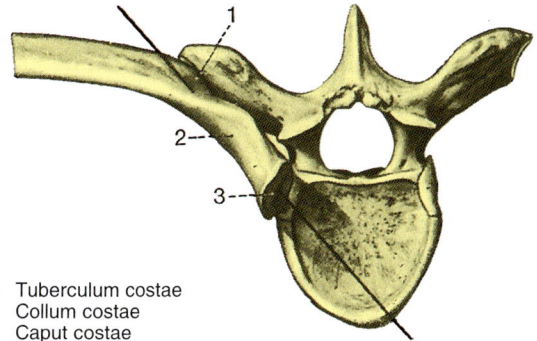

1 Tuberculum costae
2 Collum costae
3 Caput costae

Abb. 234a. Wirbel-Rippen-Gelenke. Die Rippen können sich nur um eine Achse drehen, die der Richtung des Rippenhalses folgt. Ein Heben der Rippen ist dorsal nicht möglich. Das Drehen der Rippen in den Wirbel-Rippen-Gelenken führt jedoch wegen der Krümmung der Rippen zum Heben und Senken der vorderen Rippenabschnitte und damit zur Tiefenzunahme des Brustkorbs. [bg1]

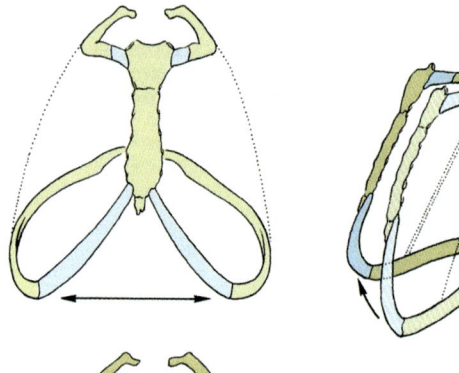

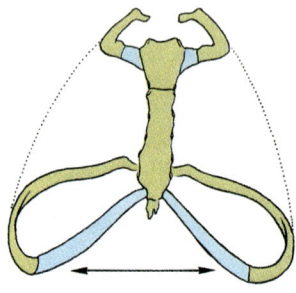

Abb. 234b-d. Formänderungen des Brustkorbs bei den Atembewegungen. Bei Einatmung ist der quere Brustdurchmesser groß, bei Ausatmung klein. [pu]

Höhe der Zwischenwirbelscheibe an die Wirbelkörpersäule heran, d.h., jedem Rippenkopf stehen 2 Wirbelkörper gegenüber. Der 2. Rippenkopf steht auf Höhe der Zwischenwirbelscheibe T_1 (zwischen 1. und 2. Brustwirbel).
• Die 1., 11. und 12. Rippe stehen nicht der Zwischenwirbelscheibe, sondern dem Wirbelkörper (T_1, T_{11}, T_{12}) gegenüber (Abb. 211).
• Vom Rippenkopf ziehen Bänder zu den Wirbelkörpern (*Lig. capitis costae radiatum*) und zur Zwischenwirbelscheibe (*Lig. capitis costae intraarticulare*).

❷ *Articulatio costotransversaria* (Rippen-Querfortsatz-Gelenk): zwischen Tuberculum costae (Rippenhöckerchen) und Querfortsatz des gleichnamigen Wirbels (also 6. Rippe mit 6. Brustwirbel-Querfortsatz). Man nennt es daher auch „Rippenhöckerchengelenk". Der Rippenhals ist durch das breite *Lig. costotransversarium* (Rippen-Querfortsatz-Band) mit dem Wirbel verbunden.

■ **Bewegungen**:
• *Sternokostalgelenke*: Bei den Atembewegungen werden die vorderen Abschnitte der Rippen gehoben und gesenkt (Abb. 234b). Das Sternum bewegt sich mit, doch werden die Winkel zwischen Sternum und Rippen dabei kleiner und größer, zugleich finden kleine Rotationen der Rippen statt. Diese Bewegungen gehen im wesentlichen durch Verformen des Rippenknorpels vor sich (und deshalb sind wohl auch die Vorderenden der Rippen knorpelig).
• *Kostovertebralgelenke*: Isoliert betrachtet sind die Articulatio capitis costae ein Kugelgelenk (Kopf und Pfanne) und die Articulatio costotransversaria ein Radgelenk. Bilden 2 Knochen jedoch 2 Gelenke miteinander, so grenzen sich die Bewegungsmöglichkeiten auf die des Gelenks mit der geringeren Zahl von Freiheitsgraden ein. Diesen Fall werden wir auch in modifizierter Form bei den beiden Kammern des unteren Sprunggelenks kennenlernen. Wegen der Koppelung der Gelenke können die Rippen in den Rippenkopfgelenken nicht gehoben, sondern nur rotiert werden. Die Rotationsachse läuft durch den Rippenhals vom Wirbelkörper schräg nach hinten. Ein Heben der Rippen ist nur seitlich und vorn möglich, weil die Rippen gekrümmt sind: Beim Rotieren um den Rippenhals werden die Rippenkörper nach oben und unten geschwenkt (bei Innenrotation nach oben, bei Außenrotation nach unten, wenn man den Kreiselsinn analog zu den Armbewegungen definiert).

#235 Brustkorb als Ganzes

■ **Äußere Form**: Die Konturen des Brustkorbs entsprechen von vorn gesehen der oberen Hälfte eines Eies. Im Querschnitt ist die äußere Kontur etwa oval, die innere hingegen bohnenförmig, weil die Wirbelsäule beim Menschen weit in die Lichtung vorspringt (nicht beim Vierfüßer, bei dem der Brustkorb unter der Wirbelsäule hängt). Vorn unten ist der Brustkorb ausgeschnitten: Das Sternum ist kürzer als die Brustwirbelsäule.

■ **Wichtige Begriffe** am Brustkorb sind:
• *Arcus costalis* (Rippenbogen): die miteinander verschmolzenen Rippenknorpel der 7.-10. Rippe. Die beiden Rippenbogen bilden die vordere untere Begrenzung des Brustkorbs.
• *Angulus infrasternalis* (Rippenbogenwinkel): Die beiden Rippenbogen treffen sich an der Basis des Processus xiphoideus in einem nach unten offenen Winkel. Seine Größe ist abhängig vom Konstitutionstyp: spitz beim Schmalwüchsigen, stumpf beim Breitwüchsigen.
• *Spatium intercostale* (Interkostalraum): der Raum zwischen 2 Rippen. Er enthält die Interkostalmuskeln, -arterien, -venen und -nerven.
• *Cavitas thoracis* (Brusthöhle): der vom Brustkorb (Thorax) umschlossene Eingeweideraum (Abb. 235).
• *Sulcus pulmonalis* (Lungenrinne): der Teil der Brusthöhle rechts und links neben der Wirbelsäule.

■ **Brustkorböffnungen** = Thoraxaperturen (lat. aperire = öffnen, apertura = Öffnung) nennt man die enge obere und die weite untere Öffnung des Brustkorbs:

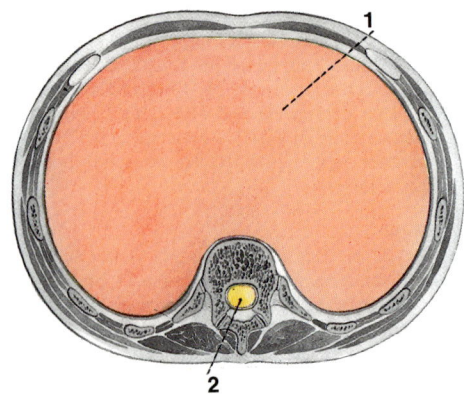

Abb. 235. Querschnitt durch den Oberkörper des Erwachsenen. Die äußere Kontur ist annähernd queroval, die Kontur der Brusthöhle hingegen bohnen- oder nierenförmig. Die Wirbelsäule springt in den Brustraum vor. Die Lungen liegen nicht nur vor, sondern auch seitlich der Wirbelsäule. [ta]

1 Cavitas thoracis   2 Canalis vertebralis

❶ **Apertura thoracis superior** (obere Brustkorböffnung): Sie wird vom 1. Brustwirbelkörper, den 1. Rippen und dem Manubrium sterni umgrenzt. Durch sie ziehen:
- Eingeweide: Trachea, Oesophagus, Lungenspitzen, manchmal ragt auch die Schilddrüse so weit nach unten.
- Arterien zu Hals, Arm, Kopf und Leibeswand: *Truncus brachiocephalicus, A. carotis communis, A. subclavia,* rückläufig *Aa. thoracicae internae.*
- Venen von Hals, Kopf und Leibeswand: *Vv. brachiocephalicae, Vv. thoracicae internae.*
- Lymphstämme von unterer Körperhälfte und Brusthöhle: *Ductus thoracicus, Trunci bronchomediastinales.*
- Nerven: animalische zum Zwerchfell, autonome zu den inneren Organen, zum Kopf, zu Blutgefäßen und zur Haut der oberen Körperhälfte: *Nn. phrenici, Nn. vagi,* Grenzstränge des Sympathikus.

Die obere Thoraxapertur ist mithin eine wichtige Durchgangsstraße. Raumfordernde Krankheitsprozesse, z.B. ein in den Brustraum herabreichender Kropf, können Fernwirkungen auf nahezu alle Bereiche des Körpers entfalten.

❷ **Apertura thoracis inferior** (untere Brustkorböffnung): Sie wird vom 12. Brustwirbel, den 12.-10. Rippen, den Rippenbogen und dem Processus xiphoideus umgrenzt und durch das Zwerchfell verschlossen. Innerhalb des Zwerchfells finden sich Öffnungen für den Durchtritt von Gefäßen, Nerven und Eingeweiden. Die untere Thoraxapertur umschließt Bauchorgane, weil das Zwerchfell weit in den Brustraum nach oben gestülpt ist.

■ **Altersveränderungen**: Beim Neugeborenen stehen die Rippen nahezu horizontal. Die sagittalen Durchmesser des Brustkorbs sind größer als die transversalen auf gleicher Höhe. Im Laufe des Lebens senken sich die Rippen. Der Brustkorb wird immer flacher. Wegen der fortschreitenden Verknöcherung der Rippenknorpel wird der Brustkorb immer starrer. Die Senkung der Rippen steht im Zusammenhang mit dem allmählichen Abstieg der inneren Organe, der sich bis in den Hals hinauf auswirkt (auch der Kehlkopf senkt sich). Der „dicke Bauch" tritt deshalb im Alter noch stärker hervor.

■ **Orientierungslinien**: Am Brustkorb kann man eine Stelle ziemlich genau bezeichnen, wenn man eine Art natürliches Koor-

Tab. 236a. Mm. thoracis + Mm. serrati posteriores. Weitere Brustmuskeln s. Tab. 815 + 824

Muskel	Ursprung	Ansatz	Nerv	Funktion	Anmerkungen
Mm. intercostales externi (äußere Zwischenrippenmuskeln)	Kaudalrand der Rippen vom Tuberculum costae bis zur Articulatio costochondralis	Weiter ventral an nächsttieferer Rippe	Nn. intercostales = Rr. anteriores [ventrales] der Nn. thoracici 1-11	• Dichten die Zwischenrippenräume ab • heben die Rippen (Inspiration)	Ventral sehnenartige Fortsetzung bis zum Sternum als Membrana intercostalis externa
Mm. intercostales interni (innere Zwischenrippenmuskeln)	Rippen vom Angulus costae bis zum Sternum	Weiter ventral an nächsthöherer Rippe		• Dichten die Zwischenrippenräume ab • Hauptteile senken die Rippen (Exspiration) • vordere Anteile zwischen den Rippenknorpeln heben die Rippen (Inspiration)	• Dorsale Fortsetzung als Membrana intercostalis interna • durch A. + V. + N. intercostalis + begleitendes Bindegewebe in 2 Schichten geteilt, innerste Schicht wird **Mm. intercostales intimi** genannt
Mm. subcostales (Unterrippenmuskeln)	Dorsale Rippenabschnitte	Überspringen 1-2 Rippen		Senken die Rippen (Exspiration)	Abspaltung der Mm. intercostales intimi
M. transversus thoracis (querer Brustmuskel)	Dorsalflächen: • Corpus sterni • Processus xiphoideus • Cartilago costalis 6 + 7	Cartilagines costales 2-6	Nn. intercostales 2-6	Schnürt den Brustkorb zusammen (Exspiration)	• Kraniale Fortsetzung des M. transversus abdominis • tiefste Muskelschicht des Brustkorbs
M. serratus posterior inferior (hinterer unterer Sägemuskel)	Fascia thoracolumbalis, Lamina posterior [superficialis]	Rippen 9-12	Nn. intercostales 9-11	• Senkt die Rippen 9-12 (Hilfsausatemmuskel) • hält die Rippen 9-12 bei „Ziehharmonikabewegung" des Brustkorbs fest (Hilfseinatemmuskel)	Bei tiefer Einatmung müssen die unteren Rippen festgehalten werden, damit der Brustkorb maximal entfaltet werden kann und die Ausgangsbasis des Zwerchfells stabil bleibt
M. serratus posterior superior (hinterer oberer Sägemuskel)	Lange Aponeurose von: • Processus spinosi C$_6$-T$_2$ • Lig. nuchae	Rippen 2-4 (5)	Nn. intercostales 1-4	Hebt die Rippen 2-4 (Hilfseinatemmuskel)	
Mm. levatores costarum („Rippenheber")	Processus transversi C$_7$-T$_{11}$	Anguli costarum der nächsttieferen und der übernächsten Rippen	Rr. posteriores [dorsales] C$_8$-T$_{11}$	• Seitneigen und Rotation der Brustwirbelsäule (wegen des Brustkorbs nur geringer Spielraum) • „Heben" der Rippen (gleiche Verlaufsrichtung wie Mm. intercostales externi)?	Funktion umstritten: • nach dem Ansatz auf der Dorsalseite müßten sie die Rippen senken, da die Rippen am Angulus costae kaum gehoben, sondern nur rotiert werden können • sie sind auch bei Leichen alter Menschen meist deutlich darstellbar, können also nicht funktionslos sein

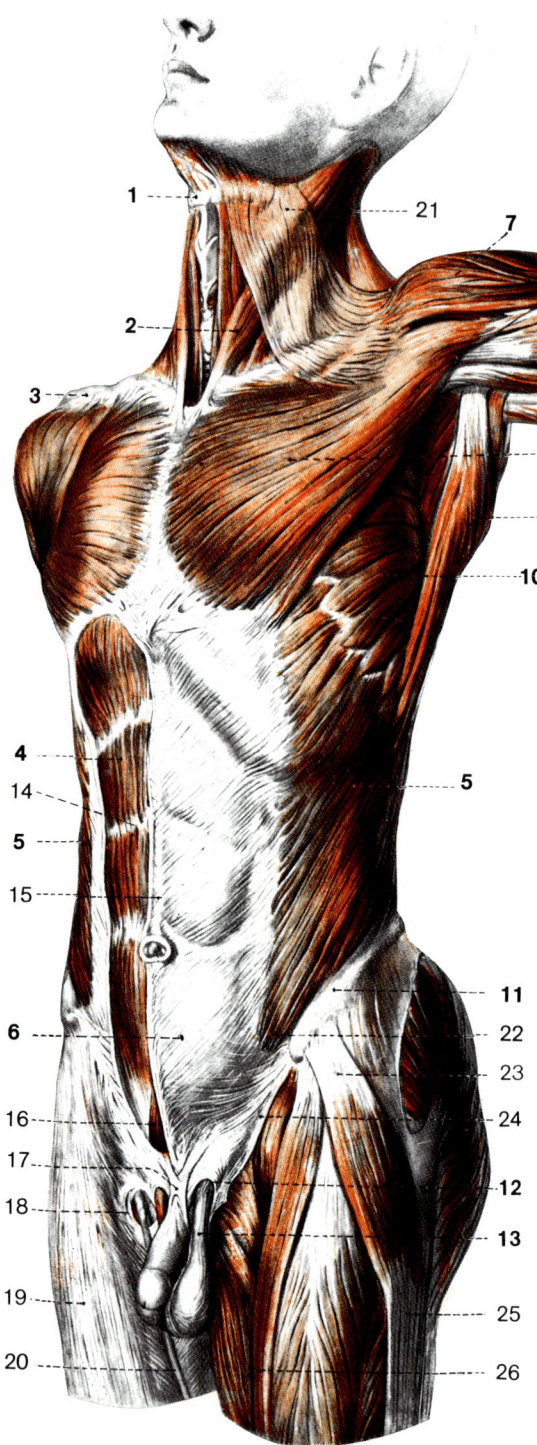

Abb. 236a. Muskeln der vorderen Brust- und Bauchwand: oberflächliche Schicht. *[bg1]*

1 Os hyoideum
2 M. sternocleidomastoideus
3 Clavicula
4 M. rectus abdominis
5 M. obliquus externus abdominis
6 Vagina musculi recti abdominis
7 M. deltoideus
8 M. pectoralis major
9 M. latissimus dorsi
10 M. serratus anterior
11 Crista iliaca
12 Anulus inguinalis superficialis
13 Funiculus spermaticus
14 Intersectio tendinea
15 Linea alba
16 M. pyramidalis
17 Lig. fundiforme penis
18 Hiatus saphenus
19 Fascia lata
20 V. saphena magna
21 Platysma
22 „Muskeleck" (des M. obliquus externus abdominis)
23 M. tensor fasciae latae
24 Lig. inguinale [Arcus inguinalis]
25 Tractus iliotibialis
26 M. sartorius

dinatennetz zu Hilfe nimmt: Die Aufgaben der Breitengrade übernehmen die Rippen bzw. Interkostalräume, die Aufgaben der Längengrade eine Reihe von longitudinalen Hilfslinien (parallel zu Sternum und Wirbelsäule):
• *Linea mediana anterior* (vordere Medianlinie): über die Mitte des Sternum.
• *Linea sternalis* (Sternallinie): über den lateralen Rand des Sternum.
• *Linea parasternalis* (Parasternallinie): in der Mitte zwischen Sternallinie und Medioklavikularlinie.

• *Linea medioclavicularis* (Medioklavikularlinie): durch die Mitte der Clavicula.
• *Linea mammillaris* (Mammillarlinie): durch die Brustwarze. Wegen der unterschiedlichen Lage der Brustwarze bei verschiedenen Körperhaltungen, besonders bei Frauen mit großen Brustdrüsen, ist diese Linie möglichst durch die Medioklavikularlinie zu ersetzen.
• *Linea axillaris anterior* (vordere Achsellinie): durch die vordere Achselfalte (Rand des M. pectoralis major).
• *Linea axillaris media* (mittlere Achsellinie) am weitesten lateral, durch die Spitze der Achselgrube.
• *Linea axillaris posterior* (hintere Achsellinie): durch die hintere Achselfalte (bedingt durch den M. latissimus dorsi und den M. teres major).
• *Linea scapularis* (Skapularlinie): über den unteren Schulterblattwinkel bei herabhängendem Arm.
• *Linea paravertebralis* (Paravertebrallinie): über die Querfortsätze der Wirbel.
• *Linea mediana posterior* (hintere Medianlinie): über die Dornfortsätze.
Durch Kombination von „Rippen" und „Linien" kann man einen Punkt am Brustkorb bestimmen. So ist z.B. die Stelle für die Auflage der Elektrode bei der vierten Brustwandableitung (V4) des EKG definiert als: fünfter Interkostalraum in der linken Medioklavikularlinie (#357).

#236 Muskeln und Faszien

■ **Interkostalmuskeln**: Wie bereits in #231 ausgeführt, dienen die Zwischenrippenmuskeln der Abdichtung der Interkostalräume. Daneben wirken sie auch bei den Atembewegungen mit (#245). Die Abdichtung wird verbessert, wenn man 2 Lagen Abdichtungsmaterial einbaut und die Faserrichtung der beiden Lagen rechtwinklig zueinander wählt (kreuzweiser Verschluß ist ein häufiges Konstruktionsprinzip im Körper, vgl. Bauchwand). Man gewinnt dadurch zugleich Gegenspieler für Einatmung und Ausatmung (Tab. 236, Abb. 236a + b).

■ **Interkostalmembranen**: Äußere und innere Interkostalmuskeln füllen nicht die ganze Länge des Interkostalraums:
• *Membrana intercostalis externa*: Die äußeren Interkostalmuskeln enden vorn an der Knorpel-Knochen-Grenze der Rippen. Zwischen den Rippenknorpeln sind sie durch eine bindegewebige Membran ersetzt.
• *Membrana intercostalis interna*: Die inneren Interkostalmuskeln reichen nur bis zu den Rippenwinkeln. Zur Wirbelsäule hin sind sie durch eine bindegewebige Membran ersetzt.

2 Leibeswand, 2.3 Brustwand

Abb. 236b. Muskeln der vorderen Brust- und Bauchwand: mittlere Schicht. *[bg1]*

1 Processus coracoideus
2 M. serratus anterior
3 M. deltoideus
4 M. pectoralis major
5 M. coracobrachialis
6 M. subscapularis
7 M. teres major
8 M. serratus anterior
9 M. latissimus dorsi
10 Mm. intercostales externi
11 Costa XII
12 Clavicula
13 M. subclavius
14 M. pectoralis minor
15 Mm. intercostales interni
16 Vagina musculi recti abdominis
17 Aponeurose des M. obliquus internus abdominis
18 Spina iliaca anterior superior
19 M. cremaster auf Funiculus spermaticus
20 Crista iliaca
21 M. obliquus internus abdominis

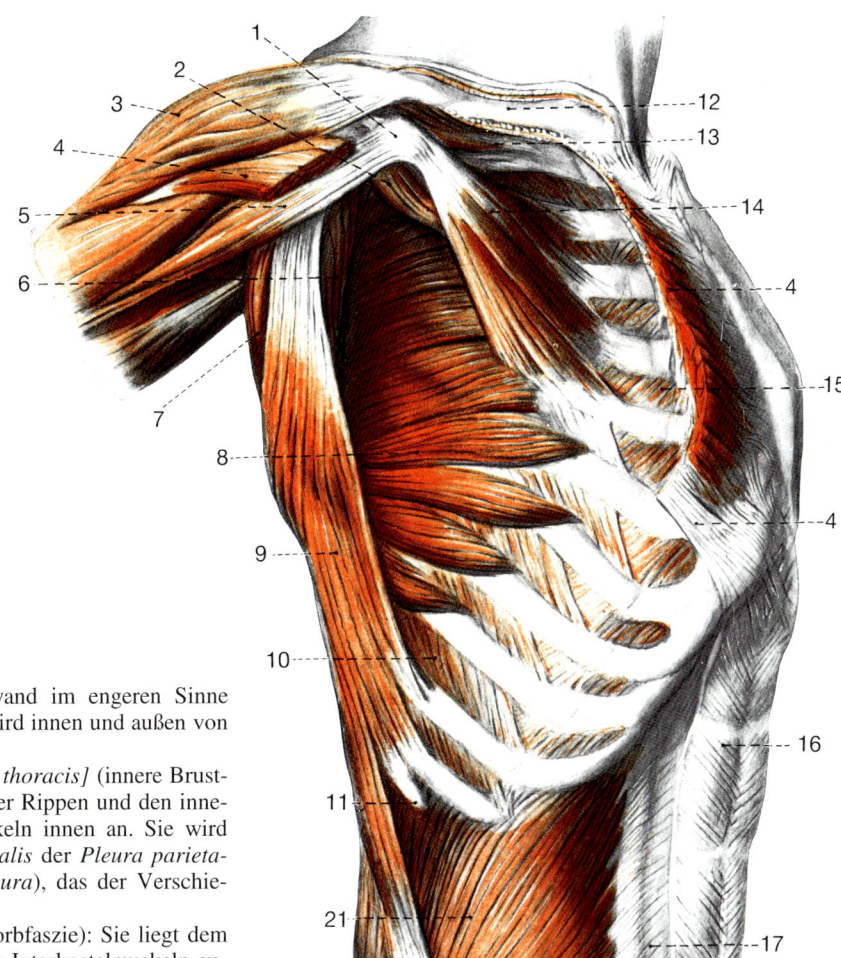

■ **Brustwandfaszien**: Die Brustwand im engeren Sinne (Brustkorb + Interkostalmuskeln) wird innen und außen von einer Faszie umhüllt:
• *Fascia endothoracica [parietalis thoracis]* (innere Brustkorbfaszie): Sie liegt dem Periost der Rippen und den inneren bzw. innersten Interkostalmuskeln innen an. Sie wird bedeckt vom Rippenfell (*Pars costalis* der *Pleura parietalis*), einem Teil des Brustfells (*Pleura*), das der Verschiebung der Lunge dient.
• *Fascia thoracica* (äußere Brustkorbfaszie): Sie liegt dem Periost der Rippen und den äußeren Interkostalmuskeln außen an. Ihre Kontinuität wird durch die Ursprünge der vorderen Gürtelmuskeln (M. pectoralis major + minor, M. serratus anterior) und des M. obliquus externus abdominis („Sägelinie") unterbrochen.

Die „Brustkorbfaszien" sollte man nicht mit den „Brustfaszien" um die Brustmuskeln verwechseln:
• *Fascia pectoralis* (äußere Brustfaszie) an der Vorderfläche des M. pectoralis major.
• *Fascia clavipectoralis* (tiefe Brustfaszie) um den kleinen Brustmuskel. In der Brustwand werden also durch 4 Faszien Ausbreitungsräume für Entzündungen umgrenzt (Tab. 236).

Tab. 236b. Brustwandfaszien von außen nach innen	
Fascia pectoralis	äußere Brustfaszie
Fascia clavipectoralis	innere Brustfaszie
Fascia thoracica	äußere Brustkorbfaszie
Fascia endothoracica [parietalis thoracis]	innere Brustkorbfaszie

#237 Arterien

■ Skelett und Muskeln der Brustwand lassen wie kein anderer Bereich des Körpers die ursprüngliche segmentale Gliederung des Körpers erkennen. Damit ist zu erwarten, daß sich auch Blutgefäße und Nerven entsprechend verhalten. Die Blutgefäße bilden in jedem Segment (zumindest in der oberen Brustkorbhälfte) einen geschlossenen Ring auf der Innenseite des Brustkorbs. Die einzelnen Ringe sind durch längsverlaufende Gefäße zusammengeschlossen:
• dorsal durch *Aorta*, *V. azygos* und *V. hemiazygos*.
• ventral durch die *A. + V. thoracica interna*.

■ **A. thoracica interna** (innere Brustkorbarterie): Sie ist ein Ast der A. subclavia aus deren ersten Verlaufsstrecke vor der Skalenuslücke (#771). Sie liegt der vorderen Brustwand dorsal an, und zwar verläuft sie beidseits etwa fingerbreit lateral des Randes des Sternum. Entfernt man die Interkostalmuskeln am Präparat, so sieht man in den Interko-

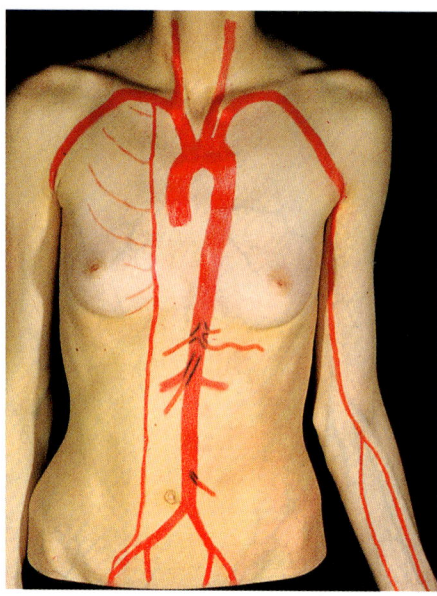

Abb. 237. Projektion der Aorta und ihrer großen Äste auf die vordere Körperwand. Auf der rechten Körperseite ist die arterielle Längsverbindung in der vorderen Leibeswand zwischen der A. subclavia und der A. iliaca externa über die A. thoracica interna und die A. epigastrica superior/inferior eingezeichnet. [li1]

stalräumen die Arterie mit den 1-2 Begleitvenen vor der Fascia endothoracica [parietalis thoracis] und der Pleura liegen. Sie zieht in der Längsrichtung an der vorderen Leibeswand nach kaudal und teilt sich oberhalb des Zwerchfells in ihre Endäste: A. epigastrica superior und A. musculophrenica. Die A. thoracica interna hat viele Äste:
• *Rr. intercostales anteriores*: Die vorderen Interkostalarterien bilden mit den hinteren aus der Aorta einen geschlossenen Kreis.

• Äste zu Mediastinum, Thymus, Bronchen, Sternum und Brustdrüse.
• Die *A. pericardiacophrenica* begleitet den N. phrenicus am Perikard.
• Die *A. musculophrenica* steigt zwischen Brustkorb und Zwerchfell schräg zur Seite ab.
• Die *A. epigastrica superior* setzt die Richtung des Hauptstamms fort, durchbricht das Zwerchfell im Trigonum sternocostale (Larrey-Spalte, #243), liegt dann der Dorsalseite des M. rectus abdominis an und anastomosiert mit der A. epigastrica inferior aus der A. iliaca externa (Abb. 237). Damit besteht in der vorderen Leibeswand ein Kollateralkreislauf zwischen Hals und Bein, der bei Verschlüssen der Beckenarterien Bedeutung gewinnt.

■ **Interkostalarterien**:

❶ *Aa. intercostales posteriores* (hintere Zwischenrippenarterien): Die 3.-11. entspringen aus der Brustaorta, die 1. und 2. aus dem Truncus costocervicalis der A. subclavia.
• Sie verlaufen im Interkostalraum am Unterrand einer Rippe. Um sie nicht zu verletzen, muß man bei der Pleurapunktion die Nadel am Oberrand einer Rippe einstechen. Punktiert wird meist am Rücken oder an der hinteren seitlichen Brustwand.
• In der vorderen Achsellinie teilen sich die Arterien meist in 2 Äste, die an Unter- und Oberrand der Rippen weiter nach vorn ziehen.
• Die Interkostalarterien versorgen nicht nur die Rippen und die Interkostalmuskeln, sondern auch die Haut des Rückens und der Brustwand (einschließlich von Teilen der Brustdrüse) sowie das Rückenmark.
• Die 12. Brustsegmentarterie verläuft nicht mehr in einem Interkostalraum, sondern kaudal der 12. Rippe und wird daher *A. subcostalis* genannt.

❷ *Rr. intercostales anteriores* (vordere Zwischenrippenarterien): Sie sind als Äste der A. thoracica interna bereits beschrieben worden. Sie anastomosieren miteinander und mit den hinteren Interkostalgefäßen, so daß geschlossene Gefäßringe zustande kommen.

#238 Venen und Lymphbahnen

■ **Tiefe Venen**: Sie begleiten die gleichnamigen Arterien:
• *Vv. intercostales anteriores*: Die vorderen Zwischenrippenvenen sind Äste der Vv. thoracicae internae. Diese münden in die Vv. brachiocephalicae.
• *Vv. intercostales posteriores*: Die hinteren Zwischenrippenvenen münden in die Längsvenen an der hinteren Brustwand (V. azygos und V. hemiazygos) bzw. die Vv. brachiocephalicae (1. + 2. Interkostalvene).

■ **Hautvenen**: Das Blut der vorderen Leibeswand hat je 3 Hauptabflußrichtungen kranial zur oberen und kaudal zur V. cava inferior (Abb. 238a + b):
❶ Zur oberen Hohlvene (*V. cava superior*):
• von der seitlichen Brustwand zur Achselgegend zur *V. axillaris*.
• von der vorderen Brustwand über Hautäste der Interkostalvenen zur *V. thoracica interna* (neben dem Sternum) und weiter zur *V. brachiocephalica*.
• von den obersten Abschnitten der Brustwand über Halsvenen zur *V. jugularis externa*.

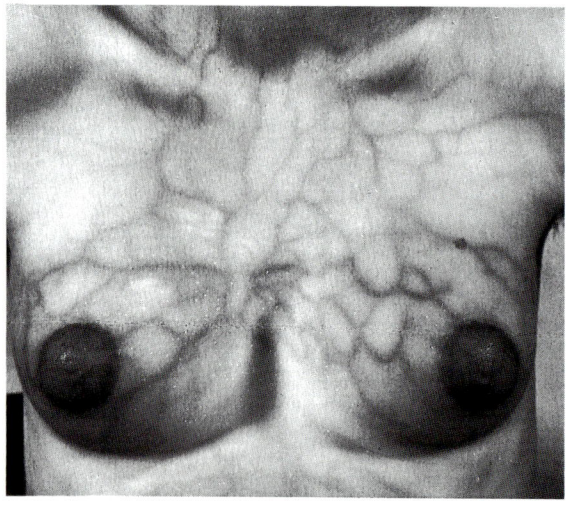

Abb. 238a. Infrarotfoto der Brustwand einer Schwangeren. Mit der Infrarotfotografie kann man die Hautvenen sichtbar machen. Am Ende der Schwangerschaft ist die Brustdrüse besonders gut durchblutet. Man sieht das dichte Venennetz unter der Haut. [lk]

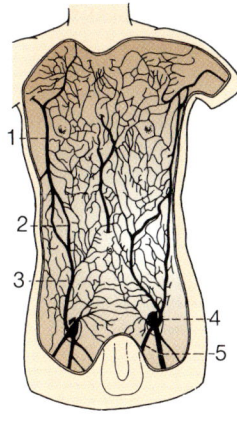

Abb. 238b. Die Venen von Brust- und Bauchwand bilden ein zusammenhängendes Netz. Bei Abflußstörungen in einem Bereich kann das Blut über den anderen abfließen. *[de2]*

1 V. thoracica lateralis
2 Vv. thoracoepigastricae
3 V. epigastrica superficialis
4 V. femoralis
5 V. saphena magna

❷ Zur unteren Hohlvene (*V. cava inferior*):
• von der Nabelgegend über die *Vv. paraumbilicales* zur V. portae hepatis.
• von der unteren und seitlichen Bauchwand zur Leistengegend in die *V. femoralis*.
• von der Schamgegend zum Teil ins kleine Becken zur *V. iliaca interna*, zum Teil zur Leistengegend zur *V. femoralis*.

■ **Umgehungskreisläufe**: Da die 6 obengenannten Abflußgebiete reichlich durch Anastomosen verbunden sind, können sich bei Stauungen in einzelnen Gefäßgebieten Umgehungskreisläufe ausbilden. Dabei kann Blut aus dem Einzugsgebiet der V. cava superior zur V. cava inferior und umgekehrt umgeleitet werden. Praktische ärztliche Bedeutung haben wegen ihrer Häufigkeit 2 Fälle:
• Bei Verlegung der Beckenvenen (Beckenvenenthrombose) kann das Blut aus dem betroffenen Bein nicht zur V. cava inferior abfließen. Es nimmt dann den Weg aus der *V. femoralis* bzw. *V. saphena magna* zur *V. epigastrica superficialis* und zur *V. circumflexa ilium superficialis* (Stromumkehr!). Über Anastomosen gelangt es zu *Vv. thoracoepigastricae*, Ästen der *V. axillaris*. Mit dem Blut des Arms strömt es weiter zur V. cava superior.
• Bei einer Stauung der V. portae hepatis (z.B. bei Leberzirrhose) kommt es zur Stromumkehr in den *Vv. paraumbilicales*. Blut vom Darm fließt dann in Richtung Achselgegend, Sternum und Leistengegend durch Brust- und Bauchwand zu den beiden Hohlvenen ab. Dabei erweitern sich die strahlig um den Nabel angeordneten Venen. Sie zeichnen sich dann in der Bauchhaut ähnlich wie Krampfadern an den Beinen ab. Dieses Strahlenbild nennt man in der Klinik „Medusenhaupt" (Caput Medusae).

■ **Lymphbahnen**: Sie begleiten im allgemeinen die Venen. Der Lymphabfluß folgt daher den im vorhergehenden Abschnitt charakterisierten Richtungen des Blutabflusses. Den Wegen zur Achsel und zur Leistengegend kommt die größte praktische Bedeutung zu.

■ **Regionäre Lymphknoten**:
• *Nodi lymphoidei axillares*: Achsellymphknoten für die hintere, die seitliche und für Teile der vorderen Brustwand (einschließlich Hauptteil der Brustdrüse).
• *Nodi lymphoidei parasternales*: Lymphknoten neben dem Brustbein für die vordere Brustwand (mit Teil der Brustdrüse).
• *Nodi lymphoidei cervicales [colli] laterales*: seitliche Halslymphknoten für die schlüsselbeinnahen Abschnitte des Brustkorbs (mit Teil der Brustdrüse).
• Lymphknoten der Baucheingeweide für die Nabelgegend (umstritten).

• *Nodi lymphoidei inguinales superficiales*: oberflächliche Leistenlymphknoten für die hintere, seitliche und vordere Bauchwand sowie für Teile der Schamgegend.
• Lymphknoten des kleinen Beckens für einen Teil der Schamgegend.

#239 Nerven

■ **Nn. thoracici** (Brustnerven): Sie innervieren den größten Teil der Rumpfwand. Jeder Brustnerv teilt sich kurz nach dem Austritt aus dem Zwischenwirbelloch (nach Abgabe des R. meningeus und des R. communicans albus, #223) in 2 Äste zur Brustwand:
❶ *R. posterior [dorsalis]* (hinterer Ast).
❷ *R. anterior [ventralis]* (vorderer Ast) = *N. intercostalis* (Zwischenrippennerv). Im Gegensatz zu den Hals-, Lenden- und Kreuzbeinnerven bilden die vorderen Äste der Brustnerven keine Geflechte (nur T$_1$ beteiligt sich am Plexus brachialis). Jeder Interkostalnerv gibt 2 Äste zur Haut ab:
• *R. cutaneus anterior*.
• *R. cutaneus lateralis*.
Die Interkostalnerven verlaufen mit den Interkostalgefäßen, diesen meist kaudal anliegend. Sie innervieren sensorisch die vordere und seitliche Brust- und Bauchwand, motorisch die Interkostalmuskeln und (zusammen mit den oberen Ästen des Plexus lumbalis) die Muskeln der Bauchwand.

■ **Hautinnervation der vorderen Leibeswand**:
• *Nn. supraclaviculares* (aus Plexus cervicalis): seitlicher Halsbereich, Schultergegend. Die Untergrenze liegt etwa 2-3 Fingerbreit kaudal der Clavicula.
• *Nn. intercostales*: Die Grenze der Versorgungsgebiete von *R. cutaneus anterior* und *R. cutaneus lateralis* verläuft etwa zwischen Parasternal- und Medioklavikularlinie.
• *N. iliohypogastricus [iliopubicus]* (aus *Plexus lumbalis*): von etwa handbreit unter dem Nabel bis zur Leistenfurche.
• *N. ilioinguinalis* (aus *Plexus lumbalis*): vorderer Teil der Schamgegend.

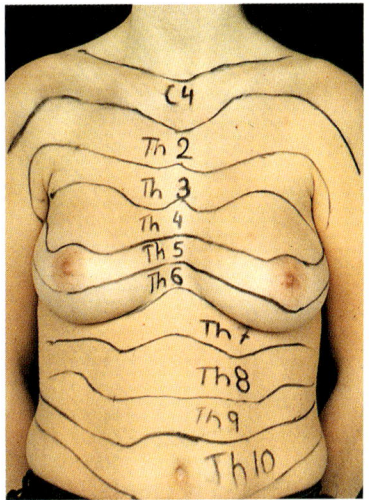

Abb. 239. Zuordnung von Hautbereichen zu Segmenten des Rückenmarks. *[li1]*

■ **Hautinnervation des Rückens:**
• *Rr. posteriores [dorsales]* der Hals- und Brustnerven: Sie reichen seitlich bis etwa zwischen Skapular- und hintere Achsellinie, dort schließen sich die *R. cutanei laterales* der Interkostalnerven an.
• *Nn. clunium* (aus hinteren Ästen der Lenden- und Kreuzbeinnerven): Gesäßgegend, etwa 3 Fingerbreit kaudal der Crista iliaca beginnend.

■ **Segmentale Zuordnung:** Am Rücken stimmen die Hautnervensegmente (Dermatome) etwa mit den Rippen überein (Abb. 224a). An der vorderen Leibeswand weichen sie z.T. erheblich ab (Abb. 224a + 239):
• „Segmentsprung": An das Segment C_4 schließt sich an der Rumpfwand nicht das Segment C_5, sondern das Segment T_2 an: Die Segmente C_5 bis T_1 sind in den Arm verlagert (variabel C_6 bis C_8).
• Die Nervengebiete werden nach vorn breiter und fächern sich über Brust- und Bauchwand auf. Am besten orientiert man sich an den in Tab. 239 angegebenen Kennsegmenten.

Tab. 239. Charakteristische Hautsegmente			
Clavicula	C_4	Nabel	T_{10}
Brustwarze	T_5	Leistenfurche	L_1

2.4 Zwerchfell und Atmung

#241 Zwerchfell: Ursprünge, Centrum tendineum, Entwicklung
#242 Zwerchfellkuppeln, *Phrenikusparese, Schluckauf*
#243 Zwerchfell-Lücken für Aorta, Oesophagus und Hohlvene, Larrey-Spalte, Bochdalek-Dreieck
#244 *Zwerchfellbrüche (Hiatushernien)*
#245 Äußere und innere Atmung, Zwerchfell- und Rippenatmung, Atemphasen
#246 Arbeit der Atemmuskeln: Zwerchfell, Mm. intercostales, Mm. scaleni
#247 Hilfsatemmuskeln, Thoraxelastizität, *Kreuzestod*
⇒ #231 Konstruktionsprinzip des Brustkorbs
⇒ #234 Rippengelenke
⇒ #236 Interkostalmuskeln
⇒ #264 Bedeutung der Bauchmuskeln für die Atmung
⇒ 3.3 Lunge
⇒ 3.4 Pleura

#241 Zwerchfell (Diaphragma): Überblick

Das Zwerchfell bildet die Trennwand zwischen Brust- und Bauchhöhle. Es verläuft nicht einfach quer, sondern ist weit in den Brustraum eingestülpt. Die vom Zwerchfell umschlossenen Bauchorgane (rechts die Leber, links Magen und Milz, hinten Nebennieren und Nieren) werden bei den Zwerchfellbewegungen ähnlich wie der Kolben im Zylinder eines Automotors im Brustkorb auf und ab bewegt.

■ **Kann man ohne Zwerchfell leben?** Nein. Kinder, die ohne Zwerchfell geboren werden, sterben meist gleich nach der Geburt. Das Zwerchfell trennt Brust- und Bauchraum. Der Druck ist im Bauchraum ständig höher als im Brustraum. Das Zwerchfell sichert diesen Druckunterschied. Ohne Zwerchfell werden die Bauchorgane in den Brustraum hochgedrückt. Dann kann man nicht atmen. Schon eine Schlaffheit des Zwerchfells (Relaxatio diaphragmatica) beeinträchtigt die Atmung und erfordert unter Umständen ein operatives Raffen, um den Brustorganen wieder Platz zu verschaffen.

■ **Centrum tendineum** (Sehnenzentrum): Löst man das Zwerchfell von seinen Ursprüngen ab und breitet es flach aus, so sieht man in der Mitte eine bohnenförmige Sehnenplatte, die rundherum wie eine Strahlenkrone von Muskelfasern umgeben ist. Dieses „Sehnenzentrum" bildet im Körper die Zwerchfellkuppeln, also den etwa horizontal verlaufenden Teil des Zwerchfells, während die Muskelfasern mehr vertikal verlaufen. Bei der Muskelkontraktion wird die Sehnenplatte nach unten gezogen, bei der Muskelerschlaffung wird sie von den Baucheingeweiden wieder nach oben geschoben. 2 Betrachtungsweisen:
• Die Zwerchfellmuskeln entspringen an Brustkorb + Lendenwirbeln und setzen am Centrum tendineum an.
• Das Centrum tendineum ist eine Zwischensehne zwischen 2 Muskelbäuchen.
Ein ähnliches Konstruktionsprinzip findet man bei der Bauchwand (die „Rektusscheide" als Sehnenzentrum).

■ **Entwicklung:** Das Zwerchfell wird in Höhe der Halssegmente 3-5 angelegt und dann mit dem Herzen in den Brustbereich verlagert. Der Abstieg ist im 3. Entwicklungsmonat beendet. Das Zwerchfell als endgültige Trennwand zwischen Brust- und Bauchhöhle geht aus folgenden Elementen hervor (ausführlicher in #414):
• *Septum transversum*: vorderer Zwerchfellteil + Centrum tendineum.
• *Membrana pleuroperitonealis*: dorsale Zwerchfellteile.
• *Mesoesophageum dorsale*: die Durchtrittsstellen für Oesophagus und Aorta.
• Urnierenanteile und die seitliche Brustwand.

Tab. 241. Diaphragma (Zwerchfell)				
Teile	**Ursprung**	**Ansatz**	**Nerv**	**Funktion**
Pars sternalis diaphragmatis (Brustbeinteil)	Dorsalfläche des Processus xiphoideus	Centrum tendineum	N. phrenicus: aus Plexus cervicalis	Schiebt Baucheingeweide kaudal, dadurch • Druck in Brusthöhle vermindert (Inspiration) • Druck in Bauchhöhle erhöht (Mitwirkung bei „Bauchpresse")
Pars costalis diaphragmatis (Rippenteil)	Innenflächen der Rippen 7-12			
Pars lumbalis diaphragmatis (Lendenteil)	• Lig. arcuatum medianum: Sehnenbogen über Hiatus aorticus: Crus dextrum von Wirbelkörpern T_{12}-L_4, Crus sinistrum von Wirbelkörpern T_{12}-L_3 • Lig. arcuatum mediale: Sehnenbogen über M. psoas („Psoasarkade") • Lig. arcuatum laterale: Sehnenbogen über M. quadratus lumborum („Quadratusarkade")			

■ **Mißbildungen**: Wegen der komplizierten Entwicklung kommen Defekte in verschiedenen Ausprägungen vor:
• Fehlen des Zwerchfells: bei Nichtanlage des Septum transversum, selten.
• Angeborener Zwerchfellhernie (*Hernia diaphragmatica*): Defekt der Pleuroperitonealmembran. Brust- und Peritonealhöhle bleiben dorsal breit verbunden. Die Baucheingeweide liegen z.T. in der Brusthöhle und behindern die Atmung. Das Neugeborene stirbt meist kurz nach der Geburt.
• Defekte in verschiedenen Bereichen bei fehlender Verschmelzung der einzelnen Komponenten.

#242 Zwerchfellkuppeln

■ Das Zwerchfell hat, von vorn betrachtet, keine einfach bogenförmige Kontur, sondern wird in der Mitte durch das Herz etwas eingedellt. Rechts und links davon liegen die beiden Zwerchfellkuppeln. Die rechte Kuppel steht etwas höher als die linke, weil die große Leber viel Platz beansprucht (Abb. 242). Liegt als seltene Varietät die Leber links (*Situs inversus visceralis*) so steht die linke Zwerchfellkuppel höher.

■ Die **Stellung der Zwerchfellkuppeln** hängt ab von:
• *Konstitutionstyp*: Beim Schlankwüchsigen steht das Zwerchfell etwas tiefer als beim Breitwüchsigen.
• *Körperlage*: Im Stehen sinken die Baucheingeweide entsprechend der Schwerkraft nach unten, im Liegen drängen sie das Zwerchfell nach oben. Im Liegen ist die tiefe Atmung behindert, schwere Arbeit ist daher kaum möglich.
• *Atemphase*: Bei Einatmung stehen die Zwerchfellkuppeln tiefer als bei Ausatmung.
• *Atemtiefe*: Bei tiefer Atmung kann der Höhenunterschied zwischen Ein- und Ausatmung bis zu 10 cm betragen.
• *Störungen von Brust- und Bauchorganen*: Bei der Lungenblähung (Emphysem) steht das Zwerchfell tiefer. Durch eine große Leber oder Milz, aber auch durch starke Blähung des Darms (Flatulenz) kann das Zwerchfell nach oben gedrängt werden.

■ **Phrenikusparese** (Lähmung des Zwerchfellnervs): Fällt der N. phrenicus aus, so ist das Zwerchfell auf der entsprechenden Seite völlig erschlafft und steht entsprechend hoch. Ausfall des Zwerchfells beeinträchtigt auch die Rippenatmung: Bei der Einatmung werden die Rippen und mit ihnen die Rippenursprünge des Zwerchfells angehoben. Kontrahiert sich das Zwerchfell nicht kompensatorisch, so wird es dabei nach oben gezogen, also widersinnig bewegt.
• Beidseitiger Ausfall des Zwerchfellnervs beeinträchtigt die Atmung schwer.
• Einseitiger Ausfall ist dagegen erträglich. Er wurde sogar vor der Entdeckung wirksamer Medikamente gegen die Tuberkulose als Behandlungsmaßnahme eingesetzt, um durch Ruhigstellen das Ausheilen einer Lungentuberkulose zu fördern. Bei der „Phrenikusexhairese" (gr. hairein = nehmen, greifen) wurde der N. phrenicus am Hals aufgesucht und durchgetrennt oder herausgezogen. Ein vorübergehendes Ausschalten ist durch kurz dauerndes Unterkühlen oder Quetschen des Nervs möglich.

■ **Leichenstellung**: Am weitesten kranial gelangt das Zwerchfell bei der liegenden Leiche. Die Muskulatur erschlafft. Das Gewicht der Baucheingeweide schiebt das Zwerchfell nach oben. Es erreicht dann rechts vorn den vierten Interkostalraum (beim Mann etwa die Höhe der Brustwarze). In anatomischen Atlanten, die nach Leichenpräparaten gezeichnet wurden, wird das Zwerchfell meist in Leichenstellung, also viel höher als beim gesunden Lebenden dargestellt.

■ **Schluckauf** (Singultus): Bei Reizung des Zwerchfellnervs führen kurze Zuckungen des Zwerchfells bei plötzlichem Verschluß der Stimmritze zu einem charakteristischen Einatmungsgeräusch. Schluckauf tritt vermehrt bei Brustfell- (Pleuritis) oder Bauchfellentzündung (Peritonitis) und zentralnervösen Störungen auf.

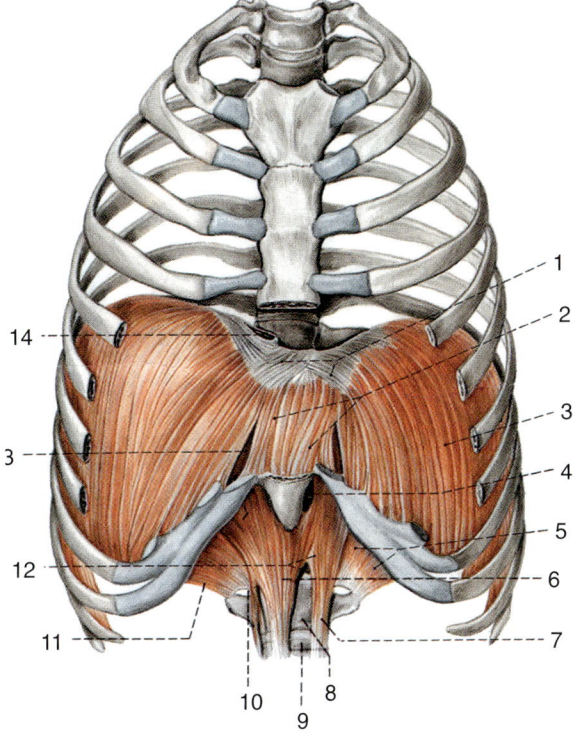

Abb. 242. Zwerchfell von vorn. Die 5.-8. Rippe sind auf beiden Seiten durchgetrennt und mit einem Teil des Sternum entfernt, um den Blick auf das Zwerchfell freizugeben. [pu]

1	Centrum tendineum	8	Vertebra lumbalis I
2	Pars sternalis diaphragmatis	9	Vertebra lumbalis II
3	Pars costalis diaphragmatis	10	Lig. arcuatum mediale
4	Hiatus oesophageus	11	Lig. arcuatum laterale
5 + 7	Pars lumbalis diaphragmatis, Crus sinistrum	12	Lig. arcuatum medianum + Hiatus aorticus
6	Pars lumbalis diaphragmatis, Crus dextrum	13	Trigonum sternocostale
		14	Foramen venae cavae

#243 Zwerchfell-Lücken

■ Das Zwerchfell trennt Brust- und Bauchraum. Die beiden Räume sind jedoch nicht völlig gegeneinander abzuschließen, da Blut- und Lymphgefäße, Nerven und der Oesophagus die Grenze überschreiten müssen. Deshalb sind in das Zwerchfell Lücken eingelassen. Diese müssen so beschaffen sein, daß Blut- und Lymphstrom nicht behindert werden.

❶ **Hiatus aorticus** (Aortenschlitz, lat. hiatus = Öffnung, Schlund): zwischen Zwerchfellmuskeln und Wirbelsäule. Der Lendenteil des Zwerchfells entspringt mit 2 Schenkeln links und rechts der Bauchaorta von den oberen Lendenwirbelkörpern, ohne die Aorta rundherum zu umschließen. Die beiden Zwerchfellschenkel bilden einen gotischen Bogen, durch welchen *Aorta* und *Ductus thoracicus* ohne Behinderung des Flüssigkeitsstroms die Grenze zwischen Brust- und Bauchraum überschreiten können.

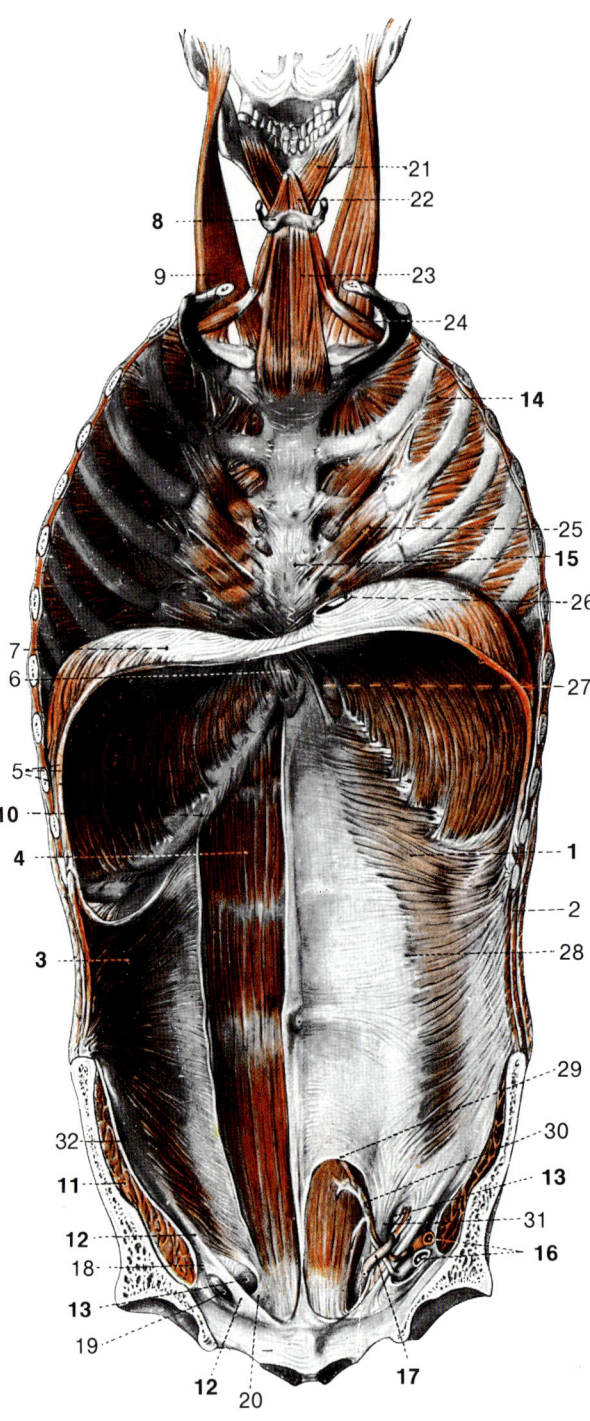

Abb. 243. Vordere Bauch- und Brustwand von innen. Die rechte Zwerchfellkuppel steht höher als die linke. *[bg1]*

 1 M. transversus abdominis
 2 M. obliquus externus abdominis
 3 M. obliquus internus abdominis
 4 M. rectus abdominis
 5 Pars costalis diaphragmatis
 6 Pars sternalis diaphragmatis
 7 Centrum tendineum
 8 Os hyoideum
 9 M. sternocleidomastoideus
10 Arcus costalis
11 M. iliacus
12 Lig. inguinale [Arcus inguinalis]
13 Canalis inguinalis
14 Mm. intercostales interni
15 Sternum
16 A. + V. iliaca externa
17 Ductus deferens
18 Arcus iliopectineus
19 Lacuna vasorum
20 Falx inguinalis
21 M. mylohyoideus
22 M. geniohyoideus
23 M. sternohyoideus
24 M. omohyoideus
25 M. transversus thoracis
26 Foramen venae cavae
27 Trigonum sternocostale
28 Linea semilunaris
29 Linea arcuata
30 A. epigastrica inferior
31 Lig. interfoveolare
32 Fascia iliaca

❸ **Foramen venae cavae** (Hohlvenenloch): im rechten vorderen Abschnitt des Centrum tendineum für die V. cava inferior.

• Der venöse Rückstrom erfolgt unter sehr geringem Druckgefälle. Wäre die Hohlvene wie der Oesophagus in die Zwerchfellmuskeln eingelagert, würde der Blutrückstrom während der Einatmung unterbrochen. Da auf einen Atemzyklus etwa 4 Herzschläge entfallen, würde bei 2 der 4 Herzschläge jeweils nur Blut aus der oberen Körperhälfte in das Herz einfließen. Dies ließe die Herzarbeit sehr unökonomisch werden.

• Die Kontinuität des Flüssigkeitsstroms wird dadurch gesichert, daß die V. cava inferior nicht durch die Muskeln, sondern durch das Centrum tendineum geführt wird. Dieses wird als Frontplatte des Eingeweidekolbens bei den Atembewegungen mehr oder weniger parallel auf und abgeschoben. Dabei kann die Vene nicht abgeklemmt werden.

• Die Wand der V. cava inferior ist mit straffen Fasern an der Sehnenplatte verankert. Das Centrum tendineum gleitet damit bei den Atembewegungen nicht an der Vene auf und ab (was Einrichtungen zur Verminderung der Reibung nötig gemacht hätte), vielmehr muß die Vene den Atembewegungen folgen. Dies ist sinnvoll, weil auch das Herz bei den Atembewegungen auf- und absteigt. Das Perikard ist mit dem Centrum tendineum verwachsen. Die V. cava inferior wird damit rhythmisch verlängert und verkürzt. Dies wirkt sich günstig auf den Blutrückstrom aus. Es erklärt auch das Überwiegen der Längsmuskeln in der Wand der Hohlvene.

❷ **Hiatus oesophageus** (Speiseröhrenschlitz): unmittelbar ventral der Durchtrittsstelle der Aorta, rundherum von Zwerchfellmuskeln eingeschlossen. Oesophagus und Aorta werden von Muskelzügen in Form einer unten offenen 8 umgeben. Ein Verschluß der Lichtung des Oesophagus durch die Anspannung des Zwerchfells bei der Einatmung wird bei Ausatmung wieder gelöst, dauert also nur kurz und kann den Transport des Speisebreis nicht ernstlich behindern. Mit dem Oesophagus treten die beiden 10. Hirnnerven (*Nn. vagi*) durch diese Lücke.

❹ **Trigonum sternocostale** (Larrey-Spalte, nach Napoleons Leibarzt Jean Dominique de Larrey, 1766-1842): Zwischen den Zwerchfellursprüngen vom Sternum und vom Rippenbogen klafft ein kleiner muskelfreier Bereich, der nur von Bindegewebe verschlossen wird. Durch ihn überschreiten die Endäste der *A. + V. thoracica interna* (*A. + V. epigastrica superior*) die Grenze von Brust- und Bauchraum. Sehr selten ist er Bruchpforte für „sternokostale" Zwerchfellhernien (üblicherweise linksseitig Larrey-Hernie, rechtsseitig Morgagni-Hernie genannt).

❺ **Trigonum lumbocostale** (Bochdalek-Dreieck, Vinzenz Alexander Bochdalek, Anatom in Prag, 1848): Die Lücke zwischen den Rippen- und Lendenursprüngen des Zwerchfells wird von Bindegewebe verschlossen. Durch dieses können (selten) die „lumbokostalen Hernien" („Bochdalek-Hernien") durchbrechen.

❻ **Kleinere Zwerchfell-Lücken** für Blutgefäße und Nerven, z.B.:
- für den Grenzstrang des Sympathikus: im Lendenteil des Zwerchfells.
- für *N. splanchnicus major + minor*, *V. azygos* (rechts) und *V. hemiazygos* (links): medial vom Grenzstrang im Lendenteil.

#244 Zwerchfellbrüche (Hiatushernien)

Vor dem Studium dieses Abschnitts sollte man sich ganz allgemein über Weichteilbrüche in #266 informiert haben!

■ **Arten**: Die weitaus überwiegende Zahl von Zwerchfellhernien benützt als Bruchpforte die Durchtrittsstelle des Oesophagus. Während die V. cava inferior unverschieblich in das Centrum tendineum eingebaut ist, muß der Oesophagus seine Eigenbeweglichkeit für den Transport des Speisebreis bewahren. Sie kann daher nur locker im *Hiatus oesophageus* verankert werden. Bei den sog. „Hiatushernien" kann man 2 Fälle unterscheiden:
- *Axiale Hiatushernie* (Gleitbruch): Der Bauchteil des Oesophagus mit dem anschließenden Stück des Magens „gleitet" durch die Zwerchfellöffnung in den Brustraum (85-90 % aller Hiatushernien).
- *Paraösophageale Hiatushernie* (Bruch neben der Speiseröhre): Der Oesophagus behält seine typische Lage. Neben dem Oesophagus zwängt sich ein Teil des Fundus gastricus oder ein Darmabschnitt durch das Bindegewebe des Hiatus oesophageus in die Brusthöhle. In extremen Fällen kann der ganze Magen in die Brusthöhle verlagert sein (upside-down-stomach).

■ **Beschwerden**: Beim Gleitbruch sind etwa 80 % der Befallenen beschwerdefrei. Der Gleitbruch wird dann mehr oder weniger zufällig bei einer Röntgenuntersuchung entdeckt. Daraus ergibt sich eine wichtige Folgerung: Hat der Patient Beschwerden und findet man im Röntgenbild einen Gleitbruch, so darf man sich damit nicht zufrieden geben. Man muß auch noch nach anderen Ursachen der Beschwerden suchen. Erst wenn alle anderen Möglichkeiten ausgeschlossen sind, darf man die Beschwerden auf den Gleitbruch zurückführen. Typische Beschwerden sind:
- *Sodbrennen* und *saures Aufstoßen*: Sie beruhen auf dem Rückfluß (Reflux) von Magensaft in den Oesophagus. Normalerweise ist der Oesophagus eine Einbahnstraße. Der Mageneingang läßt Speisebrei in den Magen, nicht aber zurück in den Oesophagus gelangen. Die Schließmuskeln des Mageneingangs werden vom Druck im Bauchraum unterstützt. Dieser preßt den Bauchabschnitt des Oesophagus zusammen. Im Brustraum hingegen steht der Oesophagus offen: Er wird vom Unterdruck des Brustraums offengehalten. Gleitet das untere Ende des Oesophagus aus dem Bauchraum in den Brustraum, dann versagt der Schließmechanismus. Jetzt wird auch dieser Abschnitt vom Unterdruck geöffnet. Die Schließmuskeln allein vermögen offenbar den Rückfluß von Magensaft nicht zu verhindern. Die Magensäure greift die Speiseröhrenschleimhaut an, was zum Sodbrennen führt.
- *Druckgefühl hinter dem Sternum* nach dem Essen: Ist ein Teil des Magens in den Brustraum geglitten, so wird dadurch der Magen praktisch zweikammerig: Eine Kammer liegt oberhalb, die andere unterhalb des Zwerchfells. Ist die Öffnung im Zwerchfell eng, so wird der Magen stark eingeschnürt und der Übergang des Speisebreies von der oberen in die untere Kammer des Magens behindert. Nur aus der unteren Kammer geht der Weg zum Darm weiter. Das Druckgefühl wächst mit der zunehmenden Füllung der oberen Kammer. Je nach deren Größe kann es mitunter schon nach wenigen Bissen auftreten.
- *Übelkeit, Erbrechen, Durchfall, Verstopfung*: Sie gehen von den gereizten Magennerven aus.
- *Atemnot* und *funktionelle Herzbeschwerden*: Liegt ein größerer Teil des Magens im Brustraum, so behindert er die Arbeit von Lunge und Herz.
- *Schlafstörung*: Der Rückfluß von Magensaft in den Oesophagus und mithin das Sodbrennen werden durch horizontale Lage begünstigt. Steht der Patient dann auf und geht ein wenig umher, so läßt das Sodbrennen nach.

Bei der paraösophagealen Hiatushernie behalten der Mageneingang und der Bauchabschnitt des Oesophagus ihre normale Lage. Dadurch bleibt der Verschlußmechanismus intakt. Der Rückfluß von Magensaft unterbleibt. Im Vordergrund der Beschwerden steht der Druck hinter dem Sternum. Atem- und Herzstörungen können schwerwiegend werden, wenn z.B. der ganze Magen oder mehrere Darmschlingen in den Brustraum verlagert sind und dadurch Lunge und Herz einengen.

■ **Gefahren**:
- *Refluxösophagitis* (Speiseröhrenentzündung durch zurücklaufenden Magensaft): Im Gegensatz zur gesunden Magenschleimhaut ist die Schleimhaut des Oesophagus nicht hinreichend gegen die Magensäure geschützt. Ständiger Rückfluß schädigt die Schleimhaut. Die chronische Entzündung greift auf die anderen Wandabschnitte über. Vernarbungsvorgänge führen zum Schrumpfen der Wand. Der Oesophagus wird dadurch kürzer, was wiederum den Gleitbruch verstärkt. Er kann aber auch enger werden (Stenose), was die Passage des Speisebreies behindert. Schluckstörungen (*Dysphagie*) sind die Folge.
- *Anämie* (Blutarmut): In der entzündeten Speiseröhrenschleimhaut bilden sich kleine Geschwüre, aus denen es wiederholt ein wenig blutet. Der Blutrückfluß aus dem in den Brustraum geglittenen Magenteil ist häufig behindert. Dadurch werden die Venen gestaut, und es kommt zu kleinen Blutungen. Vor allem im Bereich des Schnürrings bilden sich auch im Magen leicht Geschwüre. Die Blutarmut führt zu Leistungsminderung und Ohnmachten. Oft veranlassen diese den Patienten, den Arzt aufzusuchen.
- *Inkarzeration* (Einklemmung) des Magens oder Darms: Ähnlich wie ein Weichteilbruch der Bauchdecke (#266) kann auch eine Zwerchfellhernie eingeklemmt werden. Der Blutdurchfluß wird behindert. Teile der Magen- oder Darmwand können absterben. Es droht der Magen- oder Darmdurchbruch (*Perforation*) in das Mediastinum: Heftige Schmerzen und Krämpfe im Oberbauch weisen auf die hohe Lebensgefahr hin. Rasch kommt es zum Schock. Ein Viertel der Patienten ist dann auch durch eine Operation nicht mehr zu retten.

■ **Operation**: Vermögen Diät und Medikamente die Beschwerden nicht zu lindern oder drohen die genannten Gefahren, so ist die Operation zu erwägen. Sie besteht aus 3 Teilen: Zunächst werden die in den Brustraum eingedrungenen Baucheingeweide wieder in den Bauchraum zurückverlagert. Dann wird evtl. die Bruchpforte (die Zwerchfellöffnung für die Speiseröhre) verengt. Schließlich muß man etwas unternehmen, daß der Magen nicht wieder in den Brustraum aufsteigt:
- *Gastropexie* (Anheften des Magens): Beim paraösophagealen Bruch näht man den Magen oben an das Zwerchfell und vorn an die Bauchdecke an. Dann kann er kaum noch in den Brustraum gelangen.
- *Fundoplikation* (Manschettenbildung um den Bauchabschnitt des Oesophagus, lat. plica = Falte): Dazu wird je ein Stück des Magenfundus hinter und vor dem Oesophagus nach rechts gezogen und dort miteinander vernäht. Der Fundus gastricus liegt dann wie eine Manschette um das unterste Stück des Oesophagus herum. Dadurch wird der Verschlußmechanismus des Mageneingangs verstärkt und der Rückfluß von Magensaft in den Oesophagus verhindert. Diese Operation wird daher bevorzugt beim Gleitbruch vorgenommen. Bei starker Säurebildung kann man zusätzlich die Magennerven ausschalten (Vagotomie, #428).

#245 Atemmechanik

■ **Äußere und innere Atmung**: Unter Atmung versteht man die Versorgung des Organismus mit Sauerstoff und die „Entsorgung" von Kohlendioxid. Diese Vorgänge kann man gliedern in die
• äußere Atmung: Gastransport in und aus dem Organismus.
• innere Atmung = Zellatmung: die Sauerstoffversorgung der Zellen, im weitesten Sinn alle aeroben Stoffwechselvorgänge (gr. aér = Luft, bíos = Leben).

Die innere Atmung gehört zum Lehrstoff der Biochemie, die äußere Atmung zu dem der Physiologie. Die Anatomie hat die morphologischen Voraussetzungen der Atmung zu erläutern. Dazu gehören bei der inneren Atmung z.B. die Lokalisation von Atmungsenzymen in den Mitochondrien („Histotopochemie", gr. tópos = Ort), bei der äußeren Atmung das Muskelspiel der Atembewegungen („funktionelle Anatomie"). Die Grundprobleme der Atembewegungen sind bereits beim Konstruktionsprinzip des Brustkorbs (#231) abgehandelt worden.

■ **Zwerchfell- und Rippenatmung**: Der Gasstrom in und aus dem Körper folgt den Druckdifferenzen gegenüber der Außenluft. Diese Druckunterschiede werden durch Verändern des Rauminhalts der Brusthöhle bewirkt (Abb. 245a-e). Dafür haben wir bereits 2 Mechanismen kennengelernt:
• die Kolbenbewegung des Zwerchfells: „Zwerchfellatmung".
• die Drehbewegung der Rippen: „Rippenatmung".

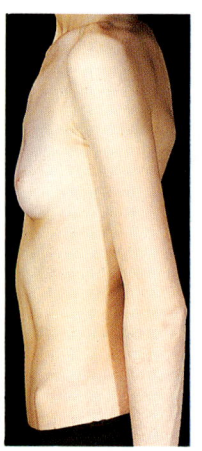 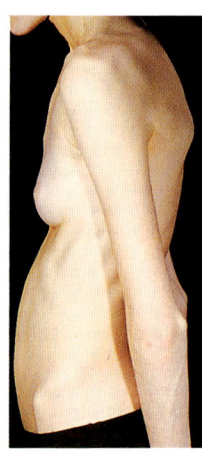

Abb. 245b + c. Bewegung der Bauchwand bei der Bauchatmung. Wird das Volumen des Brustraums hauptsächlich durch Senken und Heben des Zwerchfells verändert, so werden die Baucheingeweide nach unten und oben verlagert. Die Bauchwand sinkt beim Ausatmen ein und wird beim Einatmen vorgewölbt. Die Brustwand kann dabei nahezu unverändert bleiben. [li1]

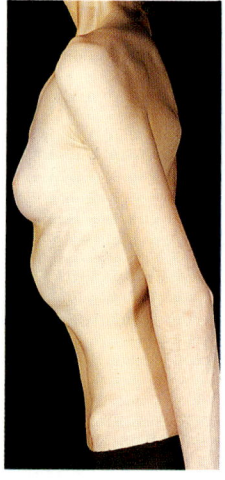 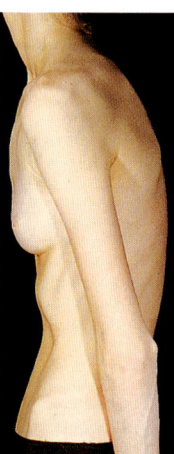

Abb. 245d + e. Bewegung der Bauchwand bei der Rippenatmung. Wird der Rauminhalt des Brustraums hauptsächlich durch Weiterstellen und Heben des Brustkorbs vermehrt, so werden die Baucheingeweide nur wenig verlagert. Die vom gehobenen Brustkorb gestraffte Bauchwand sinkt auch beim Einatmen ein. Man beachte die Hilfsbewegungen der Wirbelsäule. [li1]

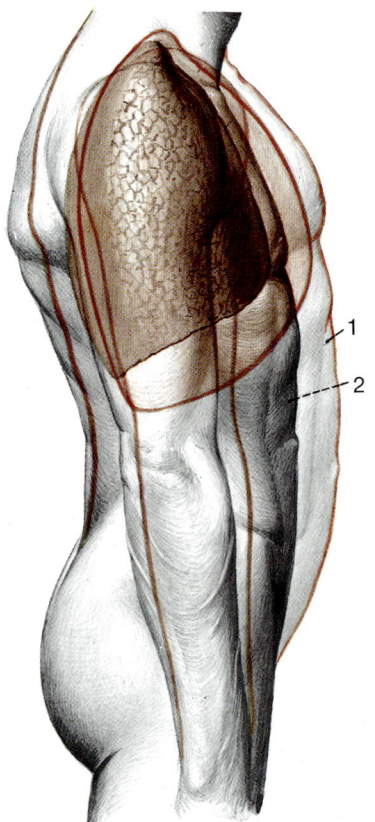

Abb. 245a. Bewegung der Bauchwand bei überwiegender Zwerchfellatmung (Bauchatmung). [ta]

1 Inspiration
2 Exspiration

■ **Bauch- und Brustatmung**: Da das Zwerchfell auch ein Teil der Wand der Bauchhöhle ist und seine Bewegungen von den Muskeln der Bauchwand kompensiert werden müssen, spricht man auch vereinfachend von „Bauchatmung" (= Zwerchfellatmung), und „Brustatmung" (= Rippenatmung).

Zwerchfellatmung und Rippenatmung sind nicht Alternativen, sondern nur 2 Aspekte eines gemeinsamen Vorgangs, bei dem allerdings einmal das Zwerchfell, einmal die Rippen im Vordergrund stehen:
• Die Zwerchfellatmung überwiegt, wenn die Bewegung der Rippen behindert ist, z.B. im Liegen (Schlafen) oder durch einen engen Büstenhalter.

- Die Rippenatmung überwiegt (Abb. 246a + b): wenn die Kompensationsbewegungen der Bauchwand behindert sind, z.B. enge Hose, Mieder, Schwangerschaft, Blähungen.

■ **Atemphasen**: Jede Atembewegung besteht aus:
- *Inspiration* (Einatmung, lat. spirare = atmen).
- *Exspiration* (Ausatmung, korrekte Schreibung im Deutschen „xs", im Englischen ist das „s" ausgestoßen worden: expiration).

Bei ruhiger Atmung dauern Ein- und Ausatmung etwa gleich lang, die Ruheatemfrequenz liegt bei 16/min. Bei körperlicher Arbeit, aber auch bei heftigen Gefühlen und Stimmungen werden Atemfrequenz und -rhythmus verändert:
- *Lachen*: serienweises kurzes, stoßartiges Ausatmen, dazwischen einmal „tief Luft holen".
- *Seufzen*: tiefes Einatmen, Ausatmen, Atempause.
- *Husten*: Ausatembewegung bei Verschluß der Stimmritze bis der Druck im Brustraum sehr hoch ist, dann plötzliche Freigabe der Stimmritze (oder „Sprengung" durch den hohen Druck), Ausatmung durch den Mund.
- *Niesen*: kurzer Ausatmungsstoß nach tiefer Einatmung bei geschlossenem Mund.

#246 Arbeit der Atemmuskeln

■ **Zwerchfell** (*Diaphragma*: Wichtigster Atemmuskel ist das Zwerchfell. Die Ruheatmung geht fast ausschließlich als Zwerchfellatmung vor sich. Erst bei verstärkter Atmung wird zunehmend der Rippenmechanismus mit eingesetzt.

❶ *Ruhige Atmung*: Das Centrum tendineum wird um 1-2 cm auf- und abbewegt. Die Form der Zwerchfellkuppeln ändert sich dabei kaum. Die Muskelfasern des Zwerchfells liegen im wesentlichen der Brustwand an.

❷ *Tiefe Atmung*: Das Centrum tendineum wird bis zu 10 cm herabgezogen.
- Bei starker Verkürzung der Muskelfasern heben sich diese von der Brustwand ab und schwenken in eine mehr horizontale Stellung um. Die Horizontale kann allerdings nur in Brustbeinnähe erreicht werden. Dort kann es sogar zur sog. paradoxen Zwerchfellkrümmung kommen: Die Brustbeinursprünge klappen bei sehr tiefer Einatmung unter die Horizontale nach unten. Damit wird auch das Herz an die Bauchwand gezogen, und man sieht die Herzbewegung unter dem Rippenbogenwinkel („epigastrische Pulsationen", besonders bei Vergrößerung des rechten Herzens und bei sehr schlanken Personen).
- Beim sehr viel weiter kaudal entspringenden Lendenteil ist die Abweichung aus der Vertikalen nur gering: Der Oesophagus wird kaum nach vorn verlagert.
- Bei der tiefen Einatmung entfaltet sich der von der Pleura ausgekleidete Verschieberaum der Lunge zwischen Brustwand und Zwerchfell (*Recessus costodiaphragmaticus*), und die Lunge gleitet an der Brustwand kaudal. Die Bewegung der Lunge kann man sich durch Abklopfen (Perkussion) des Brustkorbs veranschaulichen (#344).

■ **Zwischenrippenmuskeln**: Die *Mm. intercostales externi + interni + intimi* dienen in erster Linie dem Abdichten des Brustkorbs (#236). Sie spannen sich bei der ruhigen Atmung jeweils zum Höhepunkt der Ein- oder Ausatmung hin an, also dann, wenn die Druckdifferenz gegenüber der Außenluft am größten ist. Die beiden rechtwinklig zueinander stehenden Schichten der Interkostalmuskeln werden nicht gleichzeitig, sondern alternierend tätig:

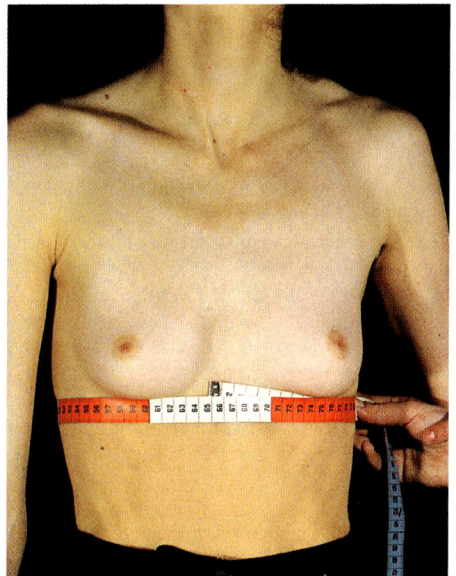

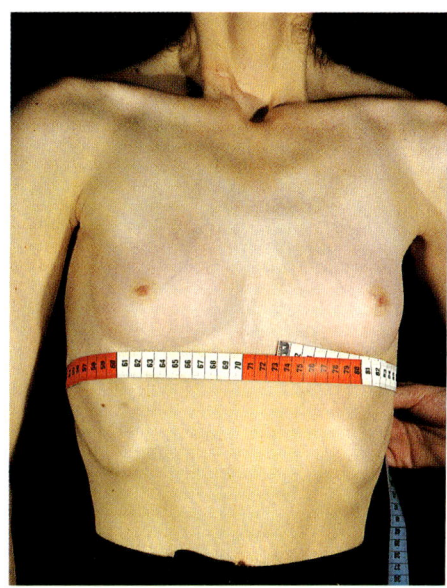

Abb. 246a + b. Änderung des Brustumfangs bei den Atembewegungen: Bei gesunden jungen Erwachsenen beträgt der Unterschied zwischen dem Brustumfang bei tiefer Aus- und Einatmung je nach Trainingszustand, Körperbautyp und Höhe der Meßstelle etwa 6-15 cm (10-20 %). Die Querschnittfläche des Brustkorbs wächst dabei viel stärker als der Umfang, da sie vom Quadrat des Umfangs abhängt. Bei der abgebildeten Person stieg der Brustumfang von 65 auf 73 cm, somit um 12 %. Die Querschnittfläche wuchs dabei um 26 %. Der Rauminhalt der Lufträume in der Lunge nahm jedoch um ein Vielfaches zu, da sich gleichzeitig auch noch das Zwerchfell senkte (und damit die Höhe des Brustraums zunahm) und ferner der Rauminhalt der Brustwand und des Lungengewebes unverändert blieb (und somit der ganze Unterschied im Gesamtrauminhalt den Lufträumen zugute kam). [li1]

- *Einatmung*: äußere Interkostalmuskeln und die zwischen den Rippenknorpeln liegenden Abschnitte der inneren Interkostalmuskeln. Die Rippenknorpel sind gegen die Rippenknochen, besonders bei den mittleren und unteren Rippen, stark abgewinkelt, so daß die unterschiedliche Wirkung

der vorderen Anteile der inneren Interkostalmuskeln verständlich wird. Die äußeren Interkostalmuskeln fehlen im Bereich der Rippenknorpel. Sie sind durch die Membrana intercostalis externa (#236) ersetzt.
• *Ausatmung*: innere Interkostalmuskeln ohne die vorderen Abschnitte.

Bei der Rippenatmung können die Interkostalmuskeln auch den „Rippenkäfig" verstellen:
• *Mm. intercostales externi*: Verlaufsrichtung von hinten oben nach vorn unten, Drehpunkt am Rippen-Querfortsatz-Gelenk: Ursprünge und Ansätze werden einander angenähert, wenn die Rippen in Richtung Horizontale schwenken.
• *Mm. intercostales interni* (+ *intimi*): Verlaufsrichtung von vorne oben nach hinten unten: Verkürzung beim Schwenken in Richtung Vertikale. Eine Sonderstellung nehmen die vorderen Abschnitte ein. Bei ihnen liegt der Drehpunkt am Sternum: Sie heben die Rippen gegen das Sternum an.

■ **Mm. scaleni** (Treppenmuskeln, auch Rippenheber genannt, gr. skalenós = uneben, ungleich, im Sinne von ungleichseitig-dreieckig, da die 3 Muskeln mit der Wirbelsäule und den oberen beiden Rippen ein Dreieck bilden, Abb. 246c): *M. scalenus anterior + medius + posterior* (#762).

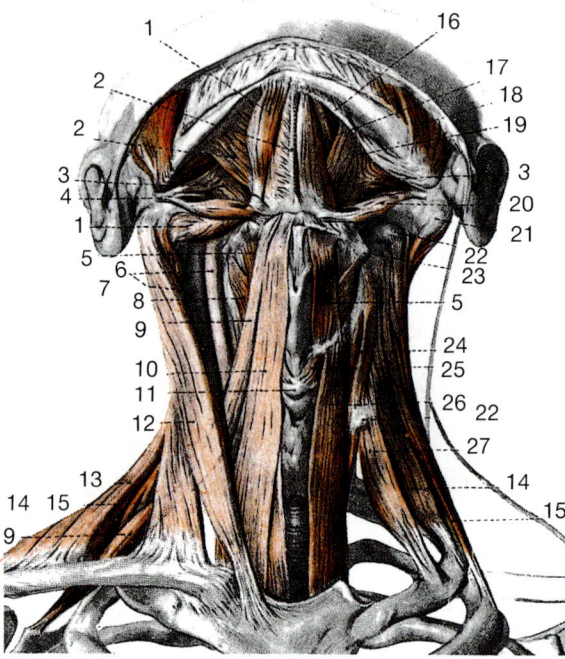

Abb. 246c. Von den Halsmuskeln wirken die Mm. scaleni und der M. sternocleidomastoideus bei der Einatmung mit. *[bg1]*

1	M. digastricus	13	M. trapezius
2	M. mylohyoideus (mit medianer Raphe)	14	M. scalenus medius
		15	M. scalenus posterior
3	M. styloglossus	16	M. genioglossus
4	Processus styloideus	17	M. geniohyoideus
5	M. thyrohyoideus	18	M. masseter
6	A. carotis communis	19	M. hyoglossus
7	V. jugularis interna	20	M. stylohyoideus
8	M. constrictor pharyngis inferior	21	Processus mastoideus
		22	Processus transversus
9	M. omohyoideus	23	Os hyoideum
10	M. sternohyoideus	24	M. longus capitis
11	Cartilago cricoidea	25	M. cricothyroideus
12	M. sternocleidomastoideus	26	M. sternothyroideus
		27	M. scalenus anterior

• Diese Muskeln kann man als Interkostalmuskeln des Halses betrachten, da die vorderen Anteile der Halswirbelquerfortsätze den Rippen im Brustbereich entsprechen. Sie verbinden also die „Halsrippen" mit den oberen beiden Brustrippen.
• Die Mm. scaleni dürften die wichtigsten Einatemmuskeln bei der Rippenatmung sein. Sie heben die oberen beiden Rippen an, die übrigen müssen über ihre Befestigung am Sternum folgen. Dabei helfen die äußeren Interkostalmuskeln mit.
• Nach elektromyographischen Untersuchungen beginnt die Einatmung mit der Kontraktion der Skalenusmuskeln und steigt dann von Interkostalraum zu Interkostalraum ab. Man könnte dies mit dem Anfahren eines Zuges vergleichen: Die Lokomotive (Mm. scaleni) zieht zunächst den ersten Wagen (Rippe) an, dann spannt sich die Kupplung zum zweiten an usw., bis alle Wagen rollen.

#247 Hilfsatemmuskeln

■ Zwerchfell, Interkostalmuskeln und Mm. scaleni werden bei der tiefen Atmung von weiteren Muskeln unterstützt, die man unter dem Begriff Hilfsatemmuskeln zusammenfaßt:

❶ **Einatemmuskeln**:
• *M. sternocleidomastoideus*: Er zieht Sternum und Clavicula nach kranial.
• *M. serratus posterior superior*: Er hebt die Rippen 2-5.
• *M. serratus posterior inferior*: Er hält die untersten 4 Rippen fest, damit sie bei der Kontraktion des Zwerchfells nicht nach oben gezogen werden. Die Zwerchfellatmung ist nur wirksam, wenn die Ursprünge des Zwerchfells festgestellt sind. Nur dann kann das Centrum tendineum gesenkt werden. Im anderen Fall würden die unteren Rippen gegen das Centrum tendineum gehoben, wobei kein Raumgewinn einträte.
• *M. quadratus lumborum*: Er hält die 12. Rippe gegen den Zug des Zwerchfells fest.
• *M. pectoralis minor*: Er hebt bei fixiertem Schultergürtel die Rippen 3-5. Das Aufstützen des Redners am Pult hat außer psychologischen auch anatomische Gründe: Arm und Schultergürtel werden festgestellt. Damit können Rumpf-Schultergürtel-Muskeln und Rumpf-Arm-Muskeln in den Dienst der Atmung treten.
• *M. pectoralis major*: Die unteren Brustbein-Rippen-Ursprünge können bei festgestelltem Arm den Brustkorb heben.
• *M. erector spinae*: Bei Reklination der Brustwirbelsäule werden die Rippen ziehharmonikaartig auseinander gezogen.

> **Kreuzestod**: Beim Hängen an den Armen wird der Brustkorb durch die beiden Brustmuskeln in Einatmungsstellung gezogen. Bei längerem Hängen kann dies zu einer schweren Beeinträchtigung der Atmung führen. Dieser Mechanismus könnte auch eine Rolle beim Kreuzestod spielen: Der Gekreuzigte hängt an den Armen und zieht dadurch den Brustkorb in maximale Einatmung. Dabei wird zugleich die Bauchwand gedehnt, so daß auch die Arbeit des Zwerchfells behindert ist. Die Verkrampfung des Körpers infolge der Schmerzen erfordert aber eine vertiefte Atmung. Um durchatmen zu können, stützt sich der Gekreuzigte auf die Füße auf, was er wegen der damit verbundenen Schmerzen schnell aufgibt. Todesursache könnte dann der Sauerstoffmangel sein. Bricht man dem Gekreuzigten die Beine (Schächer), so tritt der Tod früher ein, weil er sich nicht mehr zum Durchatmen aufstützen kann.

❷ **Ausatemmuskeln**:
• Muskeln der Bauchwand: Sie sind Gegenspieler des Zwerchfells und senken die Rippen.
• *M. transversus thoracis*: Er senkt die Rippenknorpel gegen das Sternum.
• *M. latissimus dorsi* = „Hustenmuskel": Beim Hustenstoß wird der Brustkorb zusammengepreßt, dabei hilft der breite Rückenmuskel über seine Ursprünge an den Rippen 10-12 mit. Davon kann man sich leicht überzeugen, wenn man die Hände flach auf die seitliche Brustwand legt und hustet. Man fühlt dann das Anspannen des Muskelvorderrandes (Abb. 247).

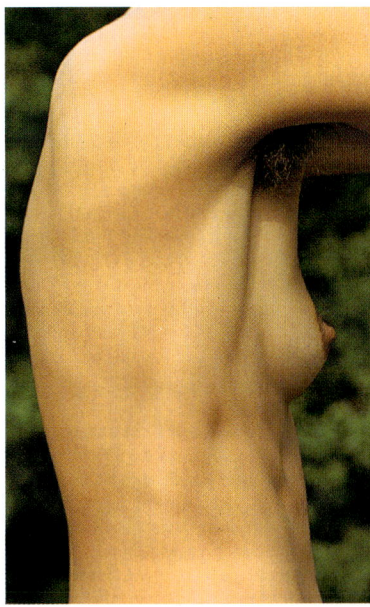

Abb. 247. Beim Husten tritt der Vorderrand des M. latissimus dorsi in der hinteren Achselfalte deutlich hervor. *[li1]*

■ **Thoraxelastizität**: Außer den Muskeln wirken auch „passive" Kräfte auf die Atmung. Sie unterstützen durchwegs die Ausatmung:
• *Schwerkraft*: Bei aufgerichtetem Körper läuft die Schwerlinie vor der Wirbelsäule. Bei Entspannung der Rückenstrecker sinkt der Körper nach vorn zusammen. Dabei wird der Brustkorb zusammengepreßt. Im Liegen schiebt das Gewicht der Bauchorgane das Zwerchfell kranialwärts.
• *Elastische Kräfte der Lunge*: Die Lunge enthält elastisches Gewebe, das bei Einatmung gedehnt wird und entsprechend beim Nachlassen der einatmenden Kräfte die Lunge zu kontrahieren sucht. Da sich die Lunge nicht von der Brustwand abheben kann, muß die Brustwand folgen.
• *Verformungsenergie des Brustkorbs*: Bei der Einatmung werden die Rippenknorpel verdrillt. Die dafür aufgewandte Energie wird bei der Ausatmung wieder frei.

2.5 Brustdrüse (Mamma)

#251 Bauprinzip, Milch, Beziehung zur Brustfaszie
#252 Brustwarze, Warzenhof, *Mammareduktionsplastik*
#253 Entwicklung, Stillen, Vormilch, Brustdrüse beim Neugeborenen und beim Mann, *Mastitis*
#254 Blut- und Lymphgefäße
#255 *Selbstuntersuchung, Mammographie, Punktion*
#256 *Mammakarzinom, Brustkrebsoperationen*
⇒ #194 Hautdrüsen

#251 Bauprinzip

■ Das Gesamtorgan *Mamma* („Brust", Brustdrüse i.w.S., lat. mamma = weibliche Brust) besteht aus:
• einem drüsigen Anteil: Brustdrüse i.e.S. (*Glandula mammaria*).
• reichlich Fett- und Bindegewebe.
• Haut mit Warzenhof (*Areola mammae*) und Brustwarze (*Papilla mammaria*).
Die Brustdrüse entwickelt sich in der Pubertät bei Mädchen und Knaben verschieden und wird so zu einem sekundären Geschlechtsmerkmal. Die Milchdrüsen gehören zu den Hautdrüsen (#194): Das sezernierende Drüsengewebe liegt in der Unterhaut, das Sekret wird an der Haut abgegeben.

■ **Milch** ist eine Emulsion von Lipiden in Wasser, die auch noch Proteine, Kohlenhydrate, Salze, Vitamine und andere Stoffe gelöst enthält. Das Fett ist in der Milch in Form feinster Tröpfchen enthalten, die vom Milcheiweiß in der Schwebe gehalten werden.

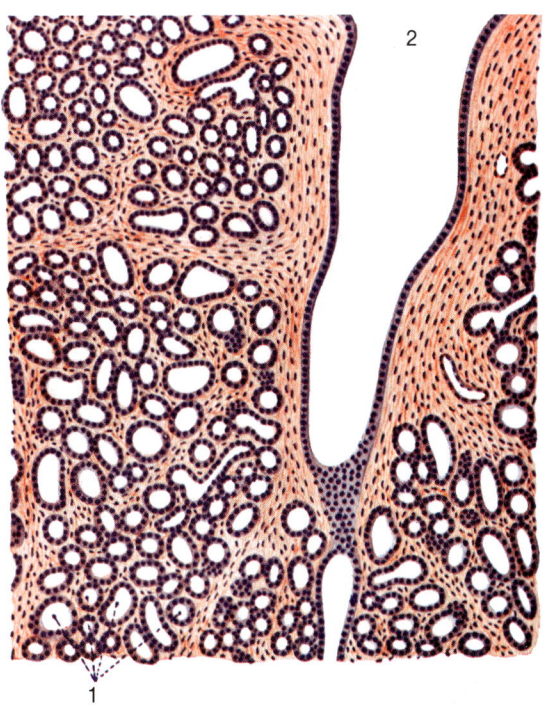

Abb. 251a. Mikroskopisches Schnittbild der milchbildenden Brustdrüse (Vergrößerung 75fach). *[so]*

1 Alveoli glandulae   2 Ductus alveolaris lactifer

■ **Feinbau**:
• Die menschliche Brustdrüse i.e.S. besteht aus 12-25 einzelnen Milchdrüsen. Diese „Drüsenlappen" enthalten jeder ein baumartig verzweigtes Ausführungsgangsystem. An den Enden der Gänge sitzen die sezernierenden Drüsenschläuche (Abb. 251a).
• Die 12-25 Hauptausführungsgänge (Milchgänge) münden unabhängig voneinander auf der Brustwarze aus. Sie laufen strahlig auf die Brustwarze zu (Abb. 251c). Wenn der Chirurg in die Brustdrüse einschneiden muß, z.B. bei einem Abszeß, so müßte er den Schnitt radiär führen, um möglichst wenig Milchgänge zu durchtrennen. Der zirkuläre Schnitt hinterläßt jedoch kosmetisch schönere Hautnarben.
• Die Milchdrüsen kann man als stark modifizierte apokrine Schweißdrüsen (#194) betrachten. Die 12-25 Lappen der menschlichen Brustdrüse sind unabhängige, zusammengesetzte tubuloalveoläre Drüsen, die durch Binde- und Fettgewebe voneinander getrennt sind. Jeder Lappen entsendet einen einzigen Ausführungsgang (Milchgang = *Ductus lactifer*, lat. lac, lactis = Milch, lactifer = Milch tragend) zur Brustwarze.
• Kurz vor der Mündung erweitert sich der Milchgang zum Milchsäckchen (*Sinus lactifer*).
• Fett und Eiweiß werden offenbar von den gleichen kubischen Zellen der Alveolen sezerniert, aber in verschiedenen Zellorganellen gebildet. Die wasserlöslichen Stoffe werden auf *merokrinem* Weg, die Lipide hingegen in großen membranumhüllten Tropfen abgegeben, an denen auch noch Zytoplasma hängen bleibt (*apokrine* Sekretion). Vor der Freisetzung sammeln sich die Lipidtröpfchen im apikalen (der Lichtung zugewandten) Teil der Zelle an.
• Die Fetttröpfchen sind im mikroskopischen Schnittbild nur bei besonderer Fixation und Färbung des Präparats zu sehen (beim üblichen Vorgehen wird das Fett herausgelöst).

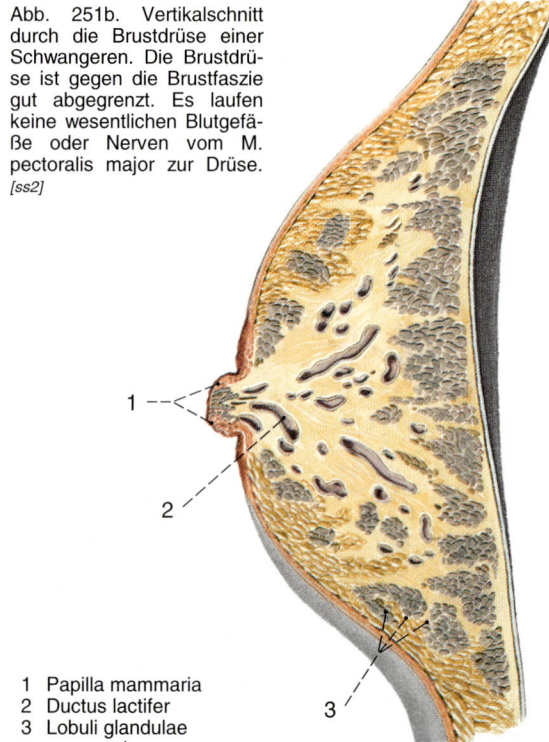

Abb. 251b. Vertikalschnitt durch die Brustdrüse einer Schwangeren. Die Brustdrüse ist gegen die Brustfaszie gut abgegrenzt. Es laufen keine wesentlichen Blutgefäße oder Nerven vom M. pectoralis major zur Drüse. [ss2]

1 Papilla mammaria
2 Ductus lactifer
3 Lobuli glandulae mammariae

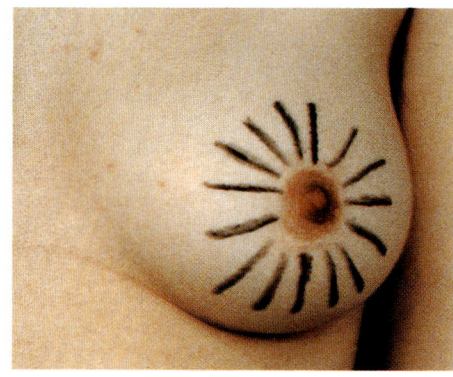

Abb. 251c. Die 12-25 Milchgänge laufen strahlig auf die Brustwarze zu (schematisch). [li1]

■ **Äußere Form**: Sie wird weniger durch das Drüsengewebe als durch das Fettgewebe bestimmt. Bei der nichtschwangeren Frau ist der Anteil des Drüsengewebes gering. Die „volle Brust" enthält mehr Fettgewebe als die „platte". Da die Brustdrüse als Organ der Haut über kein knorpeliges oder knöchernes Skelett verfügt, hängt sie je nach Fülle und damit Gewicht sackartig nach unten durch. Bei der jugendlichen Brust sorgt das eingelagerte Bindegewebe (*Ligg. suspensoria mammaria [Retinaculum cutis mammae]*) für eine konstante Form. Mit zunehmendem Alter erschlafft das Bindegewebe, und die Brustdrüse sinkt tiefer („Hängebrust").

■ **Beziehung zur oberflächlichen Brustfaszie**:
❶ Die gesunde Brustdrüse ist gegen die Faszie des M. pectoralis major (*Fascia pectoralis*) gut verschieblich. Es laufen auch keine wesentlichen Blutgefäße oder Nerven durch (Abb. 251d). Der kosmetische Chirurg kann daher zwischen Brustdrüse und Faszie eine Kunststoffprothese einführen und damit Größe und Form der Brustdrüse nahezu beliebig gestalten (*Mammaaugmentationsplastik*, lat. augere = vermehren). Der Hautschnitt wird am unteren Rand der Brustdrüse geführt, so daß die Narbe durch die etwas überhängende Brustdrüse verdeckt wird. Die Prothese bringt jedoch 2 Hauptprobleme mit sich:
• Sie erschwert die Untersuchung. Ein entstehendes Mammakarzinom wird möglicherweise zu spät erkannt.
• Die Prothese wird vom Körper als Fremdstoff betrachtet, gegen den er sich abgrenzen muß. Deshalb umzieht er sie mit dichtem Bindegewebe. Dies führt zur Verhärtung mit Spannungsgefühl und evtl. Schmerzen. Bei manchen Frauen ist nach Jahren eine Operation nötig, um diese Gewebeverdichtungen zu beseitigen.

❷ Hat ein Mammakarzinom von der Drüse auf die darunterliegende Brustfaszie oder den M. pectoralis major übergegriffen, so ist die Verschieblichkeit der Brustdrüse vermindert oder aufgehoben, ein diagnostisch wichtiges Zeichen (bei einem allerdings schon weit fortgeschrittenen Krebsleiden)!

#252 Brustwarze und Warzenhof

■ **Brustwarze** (*Papilla mammaria*): An ihr münden (meist in einer zentralen Einsenkung) die einzelnen Milchgänge aus. Selten ragt die Brustwarze nicht über die Kontur des Warzenhofs vor, sondern ist eingesenkt („Hohlwarze", ungünstig zum Stillen).

■ **Warzenhof** (*Areola mammae*, lat. areola = Verkleinerungsform von area = Platz, also „Plätzchen"): So bezeichnet man die scharf begrenzte, stark pigmentierte Umgebung der Brustwarze mit besonders zarter Haut.

Erektionsreflex der Brustwarze: Die Brustwarze enthält ein schraubenförmig angeordnetes Netz von Muskelfasern (*M. sphincter papillae*), das in den Warzenhof ausstrahlt (Abb. 252a). Durch Berühren der Brustwarze wird der Aufrichtereflex der Brustwarze ausgelöst, und die Ringmuskeln kontrahieren sich:
• Der Durchmesser des Warzenhofs wird kleiner. Die durch die Warzenhofdrüsen bedingten Vorwölbungen treten noch stärker hervor (Abb. 252b + c).
• Die Brustwarze wird länger und tritt so stärker aus der Kontur der Brustdrüse hervor. Der biologische Sinn ist klar: Die Brustwarze schiebt sich auf den Berührungsreiz hin geradezu in den Mund des Säuglings. Hört der Reiz auf, so erschlafft die Muskulatur, und die Brustwarze kehrt in die Ruhestellung zurück.

Brustwarze als Orientierungsmarke: Die Mammillarlinie (#235) entspricht beim Mann etwa der Medioklavikularlinie. Bei der Frau wechselt je nach Größe der Brustdrüse und Körperhaltung die Mammillarlinie ihre Lage. Sie sollte daher nicht für Befunddokumentationen verwendet werden. Beim Mann liegt die Brustwarze meist im Bereich der fünften Rippe. Faustregeln:
• Das gesunde Herz überschreitet nicht die linke Mammillarlinie.
• Die Leber kann bei tiefer Ausatmung und Rückenlage bis nahe zur rechten Brustwarze aufsteigen.

■ **Variabilität**: Überzählige Brustwarzen oder Brustdrüsen kommen gelegentlich auch beim Menschen vor. Sie liegen dann gewöhnlich in einer Linie von der Achselgrube über Brust- und Bauchwand zum Oberschenkel. Diese entspricht der Milchleiste vieler Vierbeiner.
• *Hyperthelie* (gr. thelé = Brustwarze) = überzählige Brustwarzen. Sie sind auch beim Mann möglich.
• *Polymastie* = überzählige Brustdrüsen.

■ **Terminologie**:
• Brustwarze (lat. papilla = Brustwarze): In der Anatomie werden in Analogie zur Brustwarze viele Vorwölbungen als „Papillen" bezeichnet, z.B. die Lederhautpapillen, die Zungenpapillen, die Mündungsstellen von Ausführungsgängen usw. In der Klinik wird für Brustwarze häufig der Begriff „Mammille" (Verkleinerungsform von mamma) gebraucht. In der Zoologie: Mammalia = Säugetiere.
• Viele Fachwörter für Erkrankungen der Brustdrüse leiten sich vom griechischen Wort für Brust = mastós ab: Mastitis = Entzündung der Brustdrüse, Mastodynie = Schmerzen in der Brustdrüse vor der Menstruation (gr. odýne = Schmerz), Mastopathie = Erkrankung der Brustdrüse, Gynäkomastie = weibliche Form der Brustdrüse beim Mann, aber Carcinoma mammae = Brustkrebs. Verwechslungsmöglichkeiten: Von mastós kommt mastoideus = brustdrüsenähnlich: Processus mastoideus = Warzenfortsatz des Schläfenbeins, Mastoiditis = Schleimhautentzündung in den Kammern des Warzenfortsatzes.

■ **Mammareduktionsplastik**: Eine übergroße Brustdrüse kann operativ verkleinert werden. Entscheidend für die Schönheit ist der richtige Sitz der Brustwarze und des Warzenhofs nach der Operation. Bei der Verkleinerung muß die Brustwarze nach oben verlagert werden. Der Chirurg zeichnet sich daher vor der Operation die beabsichtigte Lage des Warzenhofs auf der Haut ein. Damit die Brustwarze nicht abstirbt, muß sie mit ihren Blutgefäßen verschoben werden. Sie muß also mit dem Drüsenkörper gemeinsam bewegt werden. Dann kann die Frau nach einer Entbindung auch noch stillen.

#253 Entwicklung

■ **Pubertät**: Die Milchdrüsen verharren beim Kind bis zum Beginn der Pubertät in einem Ruhezustand. Dann beginnt sich das Gewebe zuerst unter dem Warzenhof zu vermehren, so daß dieser sich über die sonst noch flache Brust erhebt. Schließlich wächst auch der Drüsenkörper in individuell verschiedenem Ausmaß heran. Die Drüsenschläuche verzweigen sich etwas, bleiben aber immer noch gegenüber dem Zwischengewebe zurück.

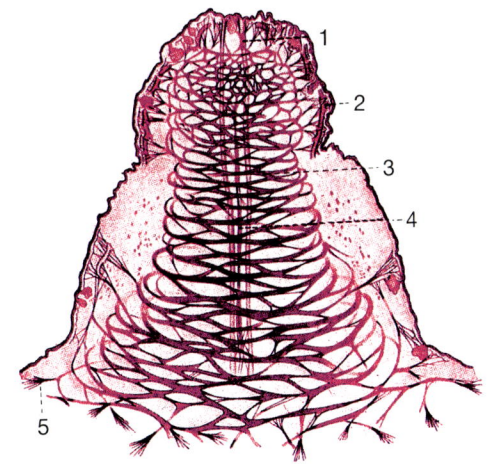

Abb. 252a. Muskelfasernetz der Brustwarze. *[bg3]*

1 Ductus lactifer
2 Vena
3 M. sphincter papillae
4 Längsmuskelzug
5 Elastische Sehnen zur Haut

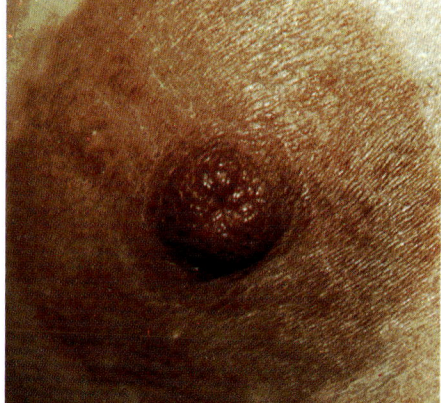

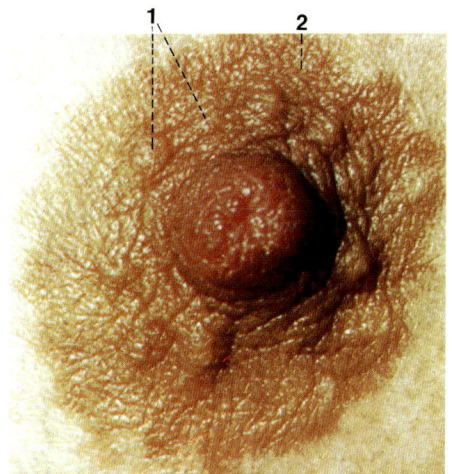

Abb. 252b + c. Brustwarze und Warzenhof einer Frau vor und nach Berührung. Die kleinen Höckerchen im Bereich des Warzenhofs sind durch Talg- und Schweißdrüsen bedingt, welche die zarte Haut des Warzenhofs befeuchten und einfetten. *[li1]*

1 Glandulae areolares (Montgomery-Drüsen)
2 Areola mammae

■ **Zyklus**: Unter dem Einfluß der Ovarialhormone verändert sich die Brustdrüse zyklisch. Im Laufe des Zyklus nimmt die Durchblutung zu. Im Drüsengewebe werden Ganglichtungen sichtbar. Gelegentlich wird etwas dünnflüssiges Sekret gebildet. Manche Frauen bemerken die Volumenzunahme der Brust vor der Menstruation (ziehende Schmerzen).

■ **Schwangerschaft**: Die Plazenta (#564) sezerniert große Mengen von Östrogenen und Gestagenen sowie einen prolactinähnlichen Stoff (HPL = human placental lactogen). Unter ihrem Einfluß entfaltet sich die Brustdrüse weiter. Die Drüsenschläuche sprossen aus und treiben Seitenzweige. Die ursprünglich soliden Stränge bilden Lichtungen. An den Enden der Schläuche entstehen Alveolen. Im Schnittbild überwiegt jetzt das Drüsengewebe (Abb. 253).

■ **Stillen** (Laktation): Die Milchsekretion wird vom laktotropen Hormon (*Prolactin*) des Hypophysenvorderlappens ausgelöst.
• Der Prolactinspiegel im Blut steigt bereits gegen Ende der Schwangerschaft an. Die Milchsekretion wird jedoch noch durch die hohen Spiegel von Östrogenen und Gestagenen unterdrückt. Mit dem Ausstoßen der Plazenta als Nachgeburt versiegen Östrogen- und Gestagenproduktion schlagartig. In der zweiten Schwangerschaftshälfte haben die Eierstöcke die Hormonproduktion eingestellt, und die gesamte Sekretion ging auf die Plazenta über (#564). Mit dem Abfall der Östrogene und Gestagene im Blut wird das Prolactin voll wirksam, und „die Milch schießt ein".
• *Kolostrum* (Vormilch): Unmittelbar nach der Geburt wird nicht gleich die typische Muttermilch sezerniert, sondern eine fettarme, aber eiweißreiche Flüssigkeit, die auch Antikörper enthält. Die Kolostrumkörperchen sind dicht mit Fett beladene Leukozyten.
• Milch wird solange erzeugt, wie Milch abgesaugt wird. Dabei spielen 2 *neurohormonale Reflexe* eine Rolle. Durch die Reizung der Brustwarze werden 2 Hormone der Hypophyse ausgeschüttet: *Prolactin* aus dem Vorderlappen, *Oxytocin* aus dem Hinterlappen (#657). Oxytocin wirkt nicht nur auf die glatte Muskulatur des Uterus (Entbindung!), sondern auch auf die myoepithelialen Zellen der Drüsenalveolen. Dies sind Epithelzellen mit der Fähigkeit, sich zusammenzuziehen. Sie pressen die Drüsenendstücke aus und befördern so die Milch über die Milchgänge in die Milchsäckchen. Aus diesen wird sie durch den Unterdruck in der Mundhöhle des Säuglings abgesaugt.
• *Abstillen*: Wird der Säugling nicht mehr an die Brust gelegt und wird die Milch auch nicht abgepumpt, so sind die neurohormonalen Reflexe unterbrochen. Die Milchsekretion erlischt. Die Drüsen bilden sich zu einem Ruhezustand ähnlich dem vor der Schwangerschaft zurück.

■ **Brustdrüse des Neugeborenen**: Unter dem Einfluß der hohen Hormonspiegel im mütterlichen Blut wird auch die Brustdrüse des Fetus gegen Ende der Schwangerschaft entfaltet. Sie kann nach der Geburt sogar einige Tropfen Milch geben („Hexenmilch"). Sie stellt jedoch wegen des fehlenden Hormonnachschubs die Sekretion rasch ein.

■ **Brustdrüse beim Mann**: Bei ihm bleibt die Brustdrüse normalerweise in der kindlichen Form bestehen, das Mammakarzinom ist selten. Durch weibliche Geschlechtshormone kann jedoch auch beim Mann die Brustdrüse weiter entwickelt werden. Dies ist eine vom Mann meist als sehr störend empfundene Nebenwirkung der Behandlung mit weiblichen Geschlechtshormonen, z.B. beim Prostatakrebs. Erwünscht hingegen ist das Wachstum der Brustdrüse bei der Geschlechtsumwandlung vom Mann zur Frau: Dieses Merkmal des weiblichen Körpers kann einfach und sehr natürlich entfaltet werden. Leider steigt damit auch für den ehemaligen Mann das Brustkrebsrisiko an.

■ **Mastitis** (Brustdrüsenentzündung): Sie kommt fast nur beim Stillen vor und ist durch Rötung der Brusthaut, Schmerzen und Fieber gekennzeichnet. Sie heilt meist unter der Gabe von Antibiotika aus. Gelegentlich bildet sich ein Abszeß, der aufgeschnitten werden muß. Brustdrüsenentzündungen außerhalb der Stillzeit sind krebsverdächtig.

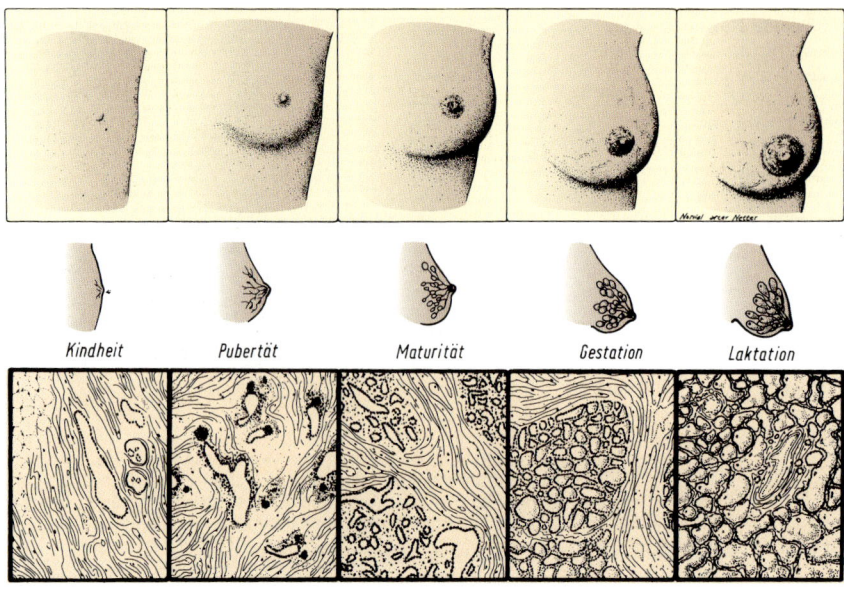

Abb. 253. Entwicklung der Brustdrüse. *[vo]*

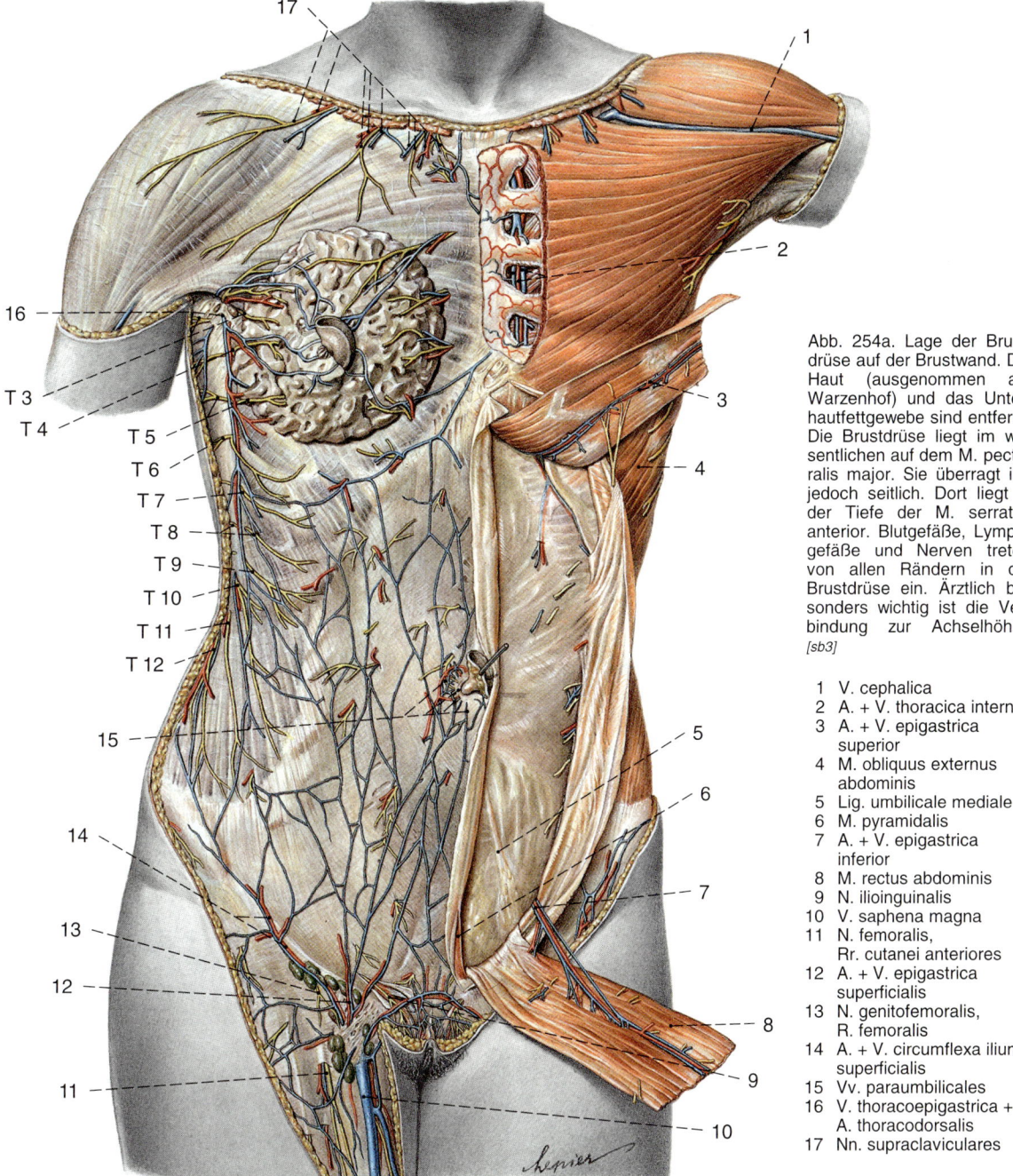

Abb. 254a. Lage der Brustdrüse auf der Brustwand. Die Haut (ausgenommen am Warzenhof) und das Unterhautfettgewebe sind entfernt. Die Brustdrüse liegt im wesentlichen auf dem M. pectoralis major. Sie überragt ihn jedoch seitlich. Dort liegt in der Tiefe der M. serratus anterior. Blutgefäße, Lymphgefäße und Nerven treten von allen Rändern in die Brustdrüse ein. Ärztlich besonders wichtig ist die Verbindung zur Achselhöhle.
[sb3]

1 V. cephalica
2 A. + V. thoracica interna
3 A. + V. epigastrica superior
4 M. obliquus externus abdominis
5 Lig. umbilicale mediale
6 M. pyramidalis
7 A. + V. epigastrica inferior
8 M. rectus abdominis
9 N. ilioinguinalis
10 V. saphena magna
11 N. femoralis, Rr. cutanei anteriores
12 A. + V. epigastrica superficialis
13 N. genitofemoralis, R. femoralis
14 A. + V. circumflexa ilium superficialis
15 Vv. paraumbilicales
16 V. thoracoepigastrica + A. thoracodorsalis
17 Nn. supraclaviculares

#254 Blut- und Lymphgefäße

■ **Arterien**: Sie entstammen 3 Gefäßprovinzen (Abb. 254a):
- Rr. mammarii mediales: aus der A. thoracica interna (aus der A. subclavia): medialer Drüsenteil.
- Rr. mammarii laterales: aus der A. axillaris über die A. thoracica lateralis und die A. thoracoacromialis: lateraler Drüsenteil.
- Rr. mammarii laterales: aus den Aa. intercostales posteriores (bei etwa der Hälfte der Frauen ist ihr Beitrag zur Versorgung der Brustdrüse gering).

■ **Venen**: Die Abflußgebiete der Venen entsprechen denen der Arterien: Die Venen bilden unter dem Warzenhof ein Geflecht (*Plexus venosus areolaris*). Durch die zarte Haut schimmern die Venen häufig bläulich durch. In der Stillzeit treten sie meist stark hervor.

■ **Lymphgefäße**: Sie bilden Netze in (*Rete lymphaticum intralobulare*) und zwischen (*Rete lymphaticum interlobulare*) den Lappen. Von dort strömt die Lymphe in 2 Hauptabflußrichtungen ab: zum Achselbereich außerhalb des Brustkorbs und durch die Interkostalräume in das Brustkorbinnere (auch zur Gegenseite, Abb. 254b).

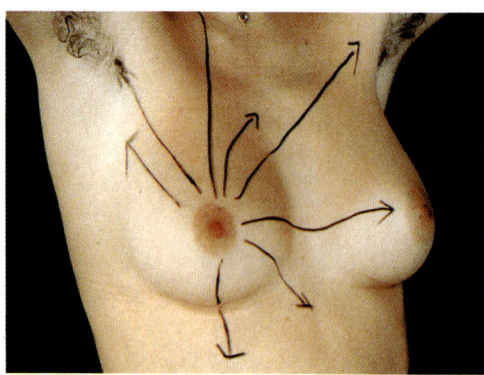

Abb. 254b. Lymphabflußwege aus der Brustdrüse (schematisch): [li1]
• Der Hauptabflußweg führt zu den Achsellymphknoten.
• Weitere Lymphstraßen ziehen zu Lymphknoten oberhalb der Clavicula, hinter dem Sternum, im Oberbauch und zur Brustdrüse und zur Achselhöhle der anderen Körperseite.

■ **Regionäre Lymphknoten**:

❶ *Nodi lymphoidei paramammarii*: um die Brustdrüse gelegen.

❷ *Nodi lymphoidei parasternales*: im Brustkorbinnern neben dem Sternum entlang der A. + V. thoracica interna.

❸ *Nodi lymphoidei axillares*: Achsellymphknoten mit mehreren Untergruppen, davon sind für die Brustdrüse wichtig:
• *Nodi lymphoidei interpectorales*: zwischen großem und kleinem Brustmuskel am lateralen Rand des M. pectoralis major.
• *Nodi lymphoidei axillares profundi*: in der Tiefe der Achselhöhle.

❹ *Nodi lymphoidei supraclaviculares* aus der Gruppe der *Nodi lymphoidei cervicales [colli] laterales profundi*: kranial der Clavicula. Zu ihnen fließt die Lymphe aus den tiefen Achsellymphknoten ab, vielleicht werden sie aber auch von Lymphbahnen vom kranialen Teil der Brustdrüse als Primärstation erreicht.

#255 **Untersuchung**

■ **Vorsorgeuntersuchung**: Die schwerwiegendste Erkrankung der Brustdrüse ist das Mammakarzinom. Der Brustkrebs ist der häufigste Krebs der Frau. Pro Jahr sterben im vereinten Deutschland etwa 17 000 Frauen am Mammakarzinom. Diese Krebsart kann schon in früherem Alter als die meisten anderen auftreten. Sorgfältiges Abtasten der Brustdrüse gehört zu den wichtigsten Früherkennungsmaßnahmen, die jede Frau regelmäßig monatlich selbst vornehmen sollte (am besten jeweils am Tag nach Ende der Menstruation).

Die gesunde Brustdrüse ist von gleichmäßig weicher Beschaffenheit und gut beweglich. Krebsgewebe hingegen ist hart und in fortgeschrittenen Stadien wegen des Einwachsens in Nachbargewebe auch schlecht verschieblich. Nicht jedes härtere Gewebe in der Brustdrüse ist jedoch ein Krebs. Viele Frauen haben umschriebene „Drüsenpakete" in der Brustdrüse (Mastopathie), die sich etwas härter als das andere Gewebe anfühlen und immer gut verschieblich sind. Verdächtig sind jedoch neu auftretende oder größer werdende härtere Bezirke.

■ **Selbstuntersuchung**: Sie sollte mit einer gewissen Systematik erfolgen. Sie gliedert sich in 2 Abschnitte: die Besichtigung (*Inspektion*, Abb. 255b + c) und die Betastung (*Palpation*). Zur Besichtigung stelle man sich vor einen großen Spiegel, der möglichst den ganzen Rumpf, mindestens aber den Oberkörper verzerrungsfrei widerspiegelt.

• Bei entspannt herunterhängenden Armen stehen die Brustwarzen auf gleicher Höhe und gleich weit von der Mittellinie entfernt. Bei Geschwülsten ist die Brustwarze manchmal in Richtung der Geschwulst verzogen. Gesunde Brustdrüsen erscheinen gleich groß. Es gibt jedoch belanglose Größendifferenzen aufgrund unterschiedlicher Entwicklung (Abb. 255a). Verdächtig ist nur ein Größenunterschied, der sich nach vorheriger gleicher Größe allmählich einstellt. Die Haut der gesunden Brustdrüse ist nirgends eingezogen oder verändert. Bei in die Haut einwachsenden Krebsen sieht die Haut oft apfelsinenschalenartig aus.
• Die Symmetrie der Brustdrüse darf sich nicht ändern, wenn beide Arme gleichmäßig bis zur Vertikalen gehoben werden. Der M. pectoralis major setzt am Oberarm an. Er wird beim Heben der Arme gedehnt. Seine Kontur tritt stärker hervor. Die Brusthaut wird mit dem angehobenen Schultergürtel nach oben gezogen. Die Brustdrüse muß als Hautorgan diesem Zug folgen: Zurückbleiben einer Brustdrüse läßt auf bindegewebige Verwachsungen schließen, die u.a. auf einer Geschwulst beruhen können.
• Abtasten (Abb. 255d): Um Befunde leichter beschreiben zu können, denke man sich die Brustdrüse durch ein Achsenkreuz, das seinen Mittelpunkt in der Brustwarze hat, in 4 Quadranten zerlegt. Alle 4 Quadranten sind sorgfältig abzutasten, besonders aber der obere äußere Quadrant, weil hier erfahrungsgemäß die meisten Krebse entstehen. Die tastende Hand wird dabei flach aufgelegt. Die Tastballen der Fingerendglieder führen unter leichtem Druck kreisende Bewegungen aus. Selbstverständlich muß auch der Bereich des Warzenhofs sorgfältig durchgetastet werden.
• Zum Schluß der Untersuchung sollte man auch noch die Achselhöhle austasten (Abb. 255e), um nach verhärteten Lymphknoten zu fahnden. Der Arm sollte dazu locker herabhängen, weil man bei abgespreiztem Arm nicht tief genug in die Achselhöhle eindringen kann.
• Bemerkt man etwas Verdächtiges, so sollte man die Ruhe bewahren. Die meisten „Befunde" sind harmlos. Man suche jedoch umgehend einen in der Brustuntersuchung erfahrenen Arzt auf.

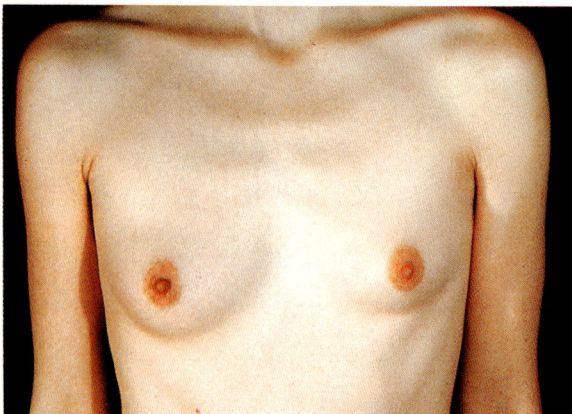

Abb. 255a. Ärztlich belangloser Seitenunterschied in der Größe der Brustdrüse bei einer jungen Frau. Manche Frauen leiden unter derartigen „Schönheitsfehlern". Dann kann ein verständnisvolles Gespräch mit einer Vertrauensperson (die nicht unbedingt Arzt und Psychologe sein muß) über Wesentliches und Unwesentliches im Leben (vor allem in der Partnerschaft) oft mehr bringen als eine Schönheitsoperation (z.B. Einsetzen einer Kunststoffprothese unter die kleinere Brustdrüse). [li1]

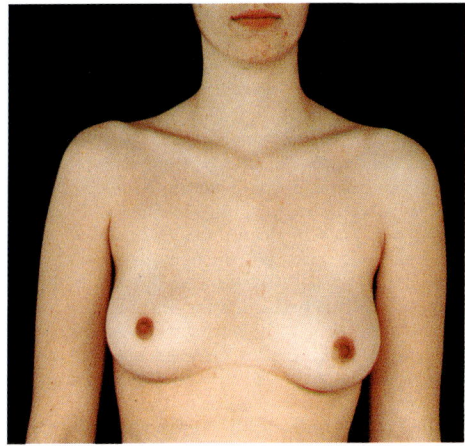
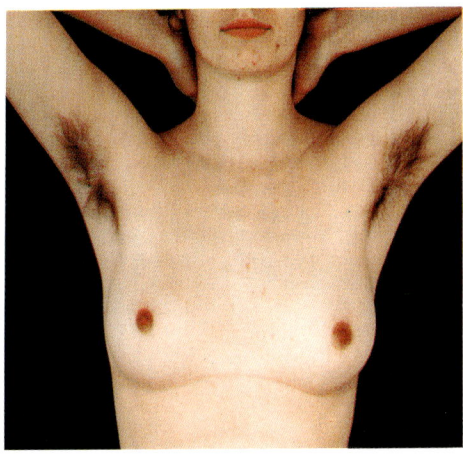

Abb. 255b + c. Selbstuntersuchung der Brustdrüse I: Inspektion mit herabhängenden und gehobenen Armen. *[li1]*

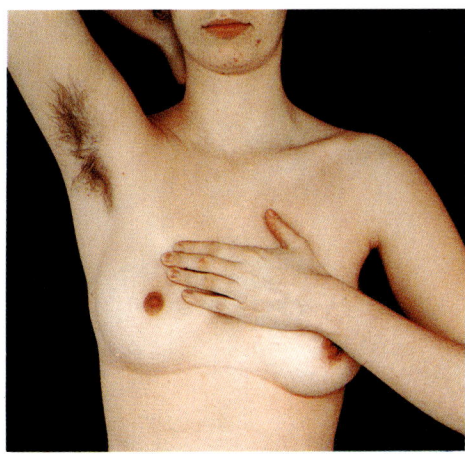
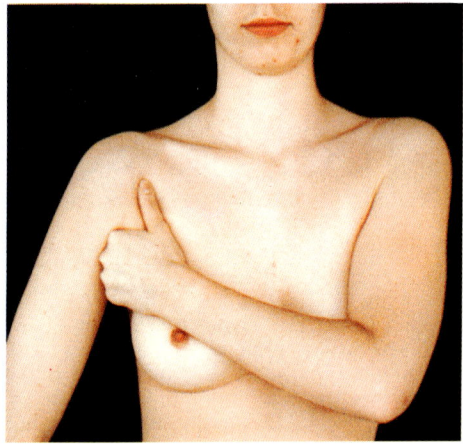

Abb. 255d + e. Selbstuntersuchung der Brustdrüse II:
- Oben: Palpation in vier Quadranten und im Warzenhofbereich.
- Unten: Palpation der Achselgegend bei locker herabhängendem Arm. *[li1]*

■ **Mammographie**: Fettgewebe ist gut strahlendurchlässig. Im Röntgenbild der Brust zeichnen sich daher vorwiegend Bindegewebszüge und Blutgefäße ab. Im Krebsgewebe liegen die Zellen dicht nebeneinander. Es ist viel „strahlendichter" als die übrigen Gewebe der Brustdrüse. Man kann daher im Röntgenbild der Brustdrüse auch schon kleine Geschwülste sehen. Man bedarf dazu einer besonderen Technik (Mammographie). Auf der üblichen Röntgenaufnahme des Brustkorbs („Thoraxübersicht") sind Feinheiten der Brustdrüse nicht zu erkennen.

Die Mammographie (Abb. 255f) ist keine Untersuchungsmethode, die man etwa monatlich anwenden könnte, um einen Krebs auch ganz sicher im Frühstadium zu erkennen. Röntgenstrahlen schädigen den Körper und begünstigen die Bildung bösartiger Tumoren. Die Mammographie ist daher gezielt einzusetzen, wenn es um die Klärung von Befunden, z.B. unklaren Tastbefunden, geht.

■ **Feinnadelpunktion und Probeexzision**: Ist im Röntgenbild ein verdächtiger Bereich festgestellt, so sollte das Gewebe unbedingt mikroskopisch untersucht werden. Hierzu ist die Entnahme einer Gewebeprobe mit Hilfe einer Hohlnadel (Punktion) oder durch Herausschneiden (Probeexzision) erforderlich. Man kann auch Zellen bzw. Zellverbände durch eine dünne Hohlnadel ansaugen und zytologisch untersuchen (Aspirationszytologie, lat. aspirare = einhauchen).

■ **Sonographie**: Krebsknoten sind ab etwa 1 cm Durchmesser im Ultraschallbild sichtbar.

■ **Thermographie**: Bei dieser harmlosen Untersuchungsmethode werden landkartenartig die Hauttemperaturen aufgezeichnet. Geschwülste haben wegen ihres raschen Wachstums einen lebhaften Stoffwechsel und sind daher wärmer als die Umgebung. Die Aussagemöglichkeiten der Thermographie sind begrenzt: Das Bild ist sehr grob, und auch viele gutartige Prozesse, z.B. Entzündungen, bedingen Temperaturerhöhungen.

#256 Mammakarzinom (Brustkrebs)

■ **Häufigkeit**: Das Mammakarzinom ist in den an die Nordsee angrenzenden Staaten die häufigste Krebserkrankung der Frau. Es macht etwa ein Viertel aller Krebsfälle bei ihr aus. Etwa jede 20. Frau erkrankt bei uns an diesem bösartigen Leiden. In Japan und Südamerika ist das Mammakarzinom viel seltener (nur etwa jede 100. Frau wird davon befallen).

- Besonders selten ist das Mammakarzinom bei Eskimofrauen. Diese stillen üblicherweise ihre Kinder 3 Jahre oder noch länger. Allerdings weiß man nicht, ob die Seltenheit des Mammakarzinoms bei ihnen damit zusammenhängt. Es könnte sich auch um eine Rasseneigentümlichkeit handeln.
- Das Risiko zu erkranken steigt mit dem Alter an. Vor der Pubertät ist das Mammakarzinom extrem selten. Nach dem 35. Lebensjahr nimmt die Erkrankungswahrscheinlichkeit rasch zu.
- Etwa die Hälfte der Mammakarzinome entsteht im äußeren oberen Viertel der Brustdrüse (Abb. 256). Am seltensten ist das untere innere Viertel befallen.

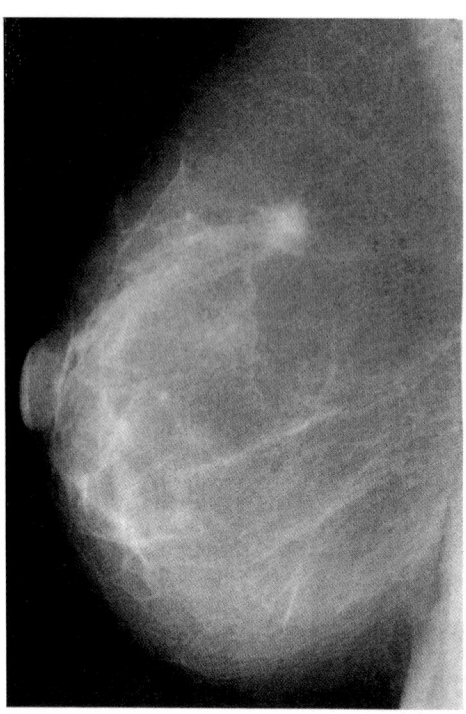

Abb. 255f. Röntgenbild der Brustdrüse (Mammogramm). [bh1]

• Gelegentlich kommt das Mammakarzinom auch beim Mann vor, jedoch sehr viel seltener als bei der Frau (etwa 1 : 100). Begünstigt wird das Auftreten des Mammakarzinoms beim Mann durch eine Behandlung mit weiblichen Geschlechtshormonen, z.B. nach einer geschlechtsumwandelnden Operation oder zur Behandlung des Krebses der Prostata.

■ **Erkennung**: Das Mammakarzinom verursacht im Anfangsstadium in der Regel keinerlei Beschwerden. Es wird mehr oder weniger zufällig als harter Knoten beim Abtasten der Brustdrüse entdeckt. Krebs ist nur durch die mikroskopische Untersuchung des Geschwulstgewebes eindeutig zu erkennen. Dazu wird während der Operation zunächst nur die Geschwulst entfernt. Dann wird die Operation für die Dauer der „Schnellschnittuntersuchung" unterbrochen. Dabei wird ein Stück verdächtigen Gewebes tiefgefroren, geschnitten, gefärbt und mikroskopisch betrachtet. Je nach dem Ergebnis wird die Operation als Krebsoperation fortgeführt oder ohne Erweiterung abgeschlossen. In letzter Zeit wird immer mehr schon vor der Operation mit einer „Feinnadelpunktion" Geschwulstgewebe für die mikroskopische Untersuchung gewonnen.

■ **Differentialdiagnose**: Knoten in der Brustdrüse findet man auch bei:
• **Mastopathie**: Für dieses häufigste, gutartige „Brustleiden" gibt es keine überzeugende deutsche Bezeichnung: Zystenbrust, Schrotkugelbrust, Kuchenbrust treffen nicht auf alle Fälle zu. Das Leiden ist gekennzeichnet durch knotige Verdickungen und Schmerzen in der Brustdrüse. Die Schmerzen treten meist in der zweiten Hälfte des Menstruationszyklus auf und verschwinden mit der Monatsblutung. Die Beschwerden nehmen in der Kälte zu. Gelegentlich wird auch etwas wäßrige, milchige oder blutige Flüssigkeit aus der Brustwarze abgesondert. Etwa die Hälfte aller Frauen ist in schwächerem oder stärkerem Maß von der Mastopathie betroffen. Eine Behandlung ist meist nicht nötig. Die Gefahr der Mastopathie besteht darin, daß ein zwischen den gutartigen Knoten heranwachsender Krebs übersehen wird.
• **gutartigen Geschwülste**n (vor allem Fibroadenome und Papillome): Bis etwa zum 30. Lebensjahr ist die Mehrzahl aller in der Brustdrüse entstehenden Geschwülste gutartig. Sie wachsen meist langsam, während einer Schwangerschaft auch schneller, und bilden keine Metastasen. Sie werden isoliert herausgeschnitten.

■ **Gefahren**: Das Mammakarzinom führt unbehandelt nahezu unweigerlich zum Tode. Ohne Behandlung stirbt etwa die Hälfte der Befallenen innerhalb von 3 Jahren nach Entdeckung des Krebses. Die Lebensgefahr geht beim Mammakarzinom praktisch immer von den Tochtergeschwülsten (*Metastasen*) aus. Diese entstehen früher oder später bevorzugt in:
• *Lymphknoten* (100 %): Besonders häufig sind die Lymphknoten in der Achselhöhle befallen. Zum Zeitpunkt der Entdeckung des Mammakarzinoms ist dies bereits bei etwa ⅔ der Frauen der Fall. Deshalb werden bei der Standardoperation die Achsellymphknoten mit entfernt. Seltener sind die Lymphknoten hinter dem Sternum oder am Hals betroffen.
• *Lunge* und *Pleura* (etwa 70 %): Metastasen in der Lunge sind relativ frühzeitig im Röntgenbild zu erkennen (bei 1-2 cm Durchmesser).
• *Knochenmark* (etwa 60 %): Am häufigsten findet man Metastasen im Becken, in der Wirbelsäule, in den Rippen, im Femur und im Schädeldach. Durch die Geschwulst wird das Knochengewebe zerstört. Dadurch verliert der Knochen seine Widerstandsfähigkeit. Eine kleine Belastung kann schon zum Bruch führen. Im fortgeschrittenen Fall genügt schon ein Anheben des Körpers beim Umbetten. Die Heilungsaussichten dieser Knochenbrüche sind schlecht. Besonders gefährlich sind Metastasen in der Wirbelsäule. Beim Wirbelbruch kann das Rückenmark eingeklemmt werden (Querschnittlähmung, #228). Metastasen in den Knochen werden am besten mit radioaktiven Stoffen aufgespürt (Skelettszintigraphie).
• *Leber* (etwa 50 %): Eine Gelbsucht (Icterus) kann auf die Erkrankung der Leber hinweisen.
• *Nebennieren* (etwa 30 %).
• *Eierstöcke* (etwa 20 %).

Das Schicksal der Brustkrebspatientin hängt von den Metastasen ab. Wird die Geschwulst in der Brustdrüse entfernt, bevor sich Metastasen gebildet haben, so ist die Dauerheilung möglich. Wachsen bereits Metastasen heran, so kommt es auf deren Sitz und Zahl an. Eine massive Aussaat in der Lunge wird wie ein Bronchialkarzinom rasch zum Tod führen. Metastasen in der Unterhaut, z.B. in der anderen Brustdrüse, sind dagegen meist leicht zu entfernen und daher für das Überleben eher belanglos.

■ **Behandlung**:
• *Operation*: Sie ist nach wie vor der sicherste Weg zu einer Dauerheilung.
• *Bestrahlung*: Sie kommt immer dann infrage, wenn eine Operation nicht möglich oder allein nicht genügend sicher ist.
• *Hormone*: Bei etwa der Hälfte aller Mammakarzinome ist das Wachstum von weiblichen Geschlechtshormonen (Östrogenen und Gestagenen) abhängig. Diese Fälle kann man mit dem Nachweis von Östrogen- und Gestagenrezeptoren im Geschwulstgewebe erkennen. Es gibt 2 Wege, die krebswachstumsfördernden Hormone auszuschalten: Man entfernt die Quellen weiblicher Geschlechtshormone im Körper (operative Entnahme der Eierstöcke oder deren Zerstörung durch Bestrahlung), oder man führt männliche Geschlechtshormone oder weibliche Gegenhormone (Antiöstrogene) zu. Beim Vorhandensein von Östrogenrezeptoren kann man dabei oft Besserungen von Monaten bis Jahren erzielen. Die Hormonbehandlung kommt nie als Erstbehandlung infrage. Sie wird erst beim Auftreten von Metastasen eingesetzt.
• *Zellteilungshemmende Stoffe* (*Zytostatika*): Sie setzt man zur Behandlung nicht operierbarer Metastasen ein.

■ **Brustkrebsoperationen**: Zum Zeitpunkt der Diagnose sind bei etwa ⅔ der Frauen die Achsellymphknoten bereits vom Krebs mitbefallen. Es gibt kein Verfahren, mit dem man ohne Operation

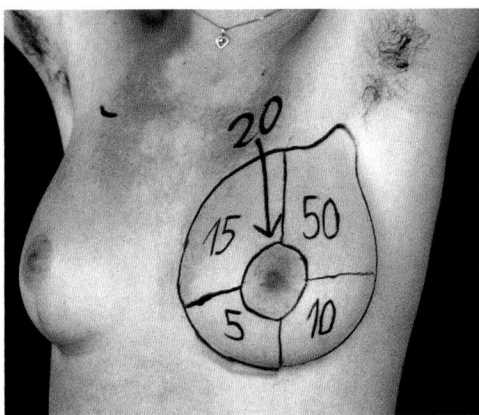

Abb. 256. Häufigkeit von Krebserkrankungen in den einzelnen Bereichen der weiblichen Brustdrüse (Prozent, stark abgerundet). Am häufigsten befallen ist das äußere obere Viertel. [li1]

und anschließender mikroskopischer Untersuchung des Operationspräparats sicher entscheiden kann, ob die Achsellymphknoten noch gesund sind. Eine Dauerheilung ist aber nur zu erreichen, wenn alles Krebsgewebe vollständig entfernt oder zerstört wird. Deshalb wird bei allen klassischen Verfahren der Brustkrebsoperation nicht nur die Brustdrüse weggenommen, sondern auch die Achselhöhle ausgeräumt.

Eine Besonderheit beim Mammakarzinom ist das häufig gleichzeitige Entstehen des Krebses an mehreren Stellen (Multizentrizität). Entfernt man einen Knoten isoliert, so ist man nicht sicher, ob nicht in der Nachbarschaft ein weiterer, noch kleiner Herd zurückbleibt. Bei etwa jedem achten Mammakarzinom sind mehrere Herde vorhanden, bei jedem zweiten Mammakarzinom findet man zumindest mehrere Krebsvorstufen. Deshalb wird bei allen klassischen Operationsmethoden sicherheitshalber immer die ganze Brustdrüse entfernt.

❶ Spielarten:
• *Radikale Mastektomie*: Entfernt wird die gesamte Brustdrüse mit dem Unterhautfettgewebe, den darunterliegenden Brustmuskeln sowie den Lymphknoten in der Achselhöhle. Die riesige Wundfläche ist manchmal mit der verbliebenen Haut nicht abzudecken. Dann lassen sich Hautverschiebungen oder -verpflanzungen nicht vermeiden. Dieses um 1890 entwickelte Verfahren war fast bis in unsere Zeit hinein die Standardoperation.
• *Erweitert radikale Mastektomie*: Zusätzlich werden auch noch die Lymphknoten hinter dem Sternum entfernt. Dieses Verfahren ist weitgehend verlassen, weil die Dauerergebnisse durch diesen größeren Eingriff mit hoher Operationssterblichkeit nicht verbessert wurden.
• *Eingeschränkt radikale Mastektomie*: Die Brustmuskeln werden dabei erhalten. Dadurch bleibt der Arm besser beweglich, und das Aussehen ist weniger beeinträchtigt. Statistische Untersuchungen haben ergeben, daß hierdurch die Überlebensaussicht kaum schlechter wird. Deswegen wird heute die eingeschränkt radikale Operation bevorzugt angewandt.
• *Einfache Brustdrüsenentfernung*: Die Achselhöhle bleibt hierbei unoperiert. Diese Methode kommt vor allem infrage, wenn der Krebs schon so weit fortgeschritten ist, daß eine radikale Operation keine Aussicht mehr auf Heilung bietet. In der Regel werden im Anschluß an diese Operation die Metastasen bestrahlt.
• *Brusterhaltende Brustdrüsenoperation*: Manche Frauen sind bereit, ein höheres Rückfallrisiko in Kauf zu nehmen, wenn die Brust erhalten wird. Bei besonders kleinen Geschwülsten ist dies zu vertreten, wenn die Achsellymphknoten noch nicht befallen sind. Die Geschwulst wird dann weit im gesunden Gewebe ausgeschnitten (*Quadrantenresektion*) oder der ganze Drüsenkörper unter der Haut entfernt und dafür eine Prothese eingesetzt (*sub-*

kutane Mastektomie). An die Operation sollte unbedingt eine Bestrahlung angeschlossen werden, um eventuelle weitere Krebsherde zu vernichten. Die Achsellymphknoten sollten sicherheitshalber überprüft werden. Stellt sich dabei ein Krebsbefall heraus, sollte auf die radikale Operation übergegangen werden, weil diese dann die besseren Aussichten auf Dauerheilung bietet.

❷ Unerwünschte Folgen:
• *Armschwellung nach der Operation*: Eine geringe Schwellung für 3-4 Wochen ist bei nahezu allen radikal Operierten zu beobachten. Bei einem kleineren Teil bleibt eine starke Schwellung über Monate bestehen. Dieses Lymphödem beruht auf einer Zerstörung der Lymphbahnen. Es dauert etwa ein halbes Jahr, bis sich neue Lymphbahnen gebildet und Anschluß an das Lymphgefäßsystem gefunden haben und damit wieder ein befriedigender Lymphabfluß zustande kommt. Hochhalten des Arms und Tragen von Armkompressionsstrümpfen schaffen Erleichterung. Bei anhaltenden Beschwerden kommt ein Lymphgefäßbypass mit Transplantation von Lymphkollektoren vom Oberschenkel in den Achselbereich infrage.
• *Bewegungs- und/oder Empfindungsstörungen des Arms* können zurückbleiben, wenn Nerven im Achselbereich (z.B. N. thoracodorsalis, N. thoracicus longus, Nn. intercostobrachiales) geopfert werden müssen, weil sie von der Geschwulst umwachsen wurden. Die Armbewegung kann aber auch durch Narbenzüge behindert werden.

■ **Wiederaufbauoperation**: Ist eine Brustdrüse wegen einer Geschwulst entfernt worden, so bereitet der „Wiederaufbau" erhebliche Schwierigkeiten. Meist sind größere Hautverschiebungen nötig. Ein besonderes Problem bildet der dunkler gefärbte Warzenhof. Man kann dazu Haut tätowieren oder dunklere Haut aus den kleinen Schamlippen verpflanzen. Bei sehr kleinen Geschwülsten der Brustdrüse, bei denen der Warzenhof sicher frei von Geschwulstzellen ist, kann man bei der Krebsoperation den Warzenhof auch „aufheben". Man legt ihn zunächst in einer keimfreien Lösung in den Kühlschrank. Ist nach der mikroskopischen Untersuchung des Operationspräparates anzunehmen, daß der Warzenhof krebsfrei ist, so pflanzt man ihn in die Leistengegend in die Haut ein. Bei der Wiederaufbauoperation wird er dann aus der Leistengegend in die Brusthaut zurück verpflanzt.

2.6 Bauchwand

#261	Begriff, Regionengliederung, Schwachstellen
#262	Bauchmuskeln, Leistenband, Faszien
#263	Rektusscheide, Linea arcuata, Linea alba, Nabel
#264	Aufgaben der Bauchmuskeln
#265	Leistenkanal: Aufgaben, Wände, Inhalt, Leistenringe, Nabelfalten, Leistengruben
#266	*Weichteilbrüche (Hernien): Entstehung, Bruchpforten, Gefahren, Behandlung, Nabelhernie*
#267	*Leistenbrüche (Herniae inguinales)*
#268	Gefäße und Nerven, Head-Zonen
#269	*Hautschnitte bei Bauchoperationen*

#261 Allgemeines

■ **Begriff**:
• Als Bauchwand bezeichnet man in der Anatomie die zwischen Brustkorb und Hüftbeinen ausgespannten Bereiche der Leibeswand („weiche" Bauchwand, da sie frei von Skelettelementen ist).
• In der Umgangssprache versteht man unter „Bauchwand" gewöhnlich nur die vorderen Abschnitte derselben und rechnet die hinteren zum Rücken.

- Im weitesten Sinn könnte man in den Begriff die gesamte Wand des Bauchraums einbeziehen, also auch Zwerchfell, untere Abschnitte des Brustkorbs, Lendenwirbelsäule, Becken und Beckenboden. Sie umschließen einen gemeinsamen Druckraum: Die Anspannung der vorderen Bauchwand, z.B. beim Husten, belastet den Beckenboden (was bei einer Durchfallerkrankung sehr peinlich sein kann).

■ **Regionengliederung**: Das Koordinatennetz des Brustkorbs (#235) kann man nur teilweise auf die Bauchwand übertragen. Hier hilft man sich mit einer Gliederung in 9 Regionen (Tab. 261), die durch 2 transversale und 2 longitudinale Linien abgegrenzt werden (Abb. 261):
- obere Transversale: durch die Unterenden der Rippenbogen.
- untere Transversale: durch die vorderen oberen Darmbeinstachel.
- Longitudinalen: die Seitenränder der Mm. recti abdominis. Diese konvergieren etwas im Unterbauch. Dadurch ge-

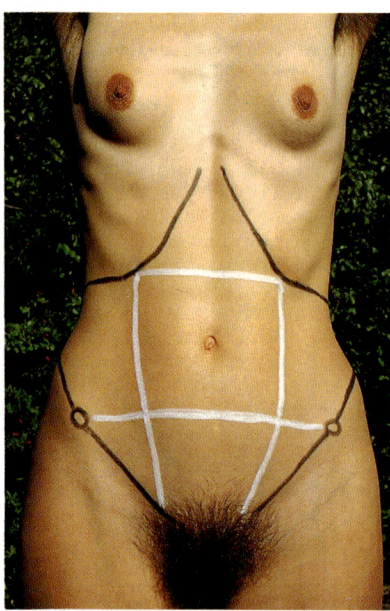

Abb. 261. Gliederung der Bauchwand durch die äußeren Ränder der Mm. recti abdominis. [li1]

Tab. 261. Regionen der vorderen Bauchwand (Abb. 261)		
Hypochondrium (dextrum) = Regio hypochondriaca (dextra) (rechte Rippenbogengegend = Lebergegend)	*Epigastrium = Regio [Fossa] epigastrica* (Magengrube)	*Hypochondrium (sinistrum) = Regio hypochondriaca (sinistra)* (linke Rippenbogengegend)
Latus (dextrum) = Regio lateralis (dextra) (rechte Flankengegend)	*Umbilicus = Regio umbilicalis* (Nabelgegend)	*Latus (sinistrum) = Regio lateralis (sinistra)* (linke Flankengegend)
Inguen (dextrum) = Regio inguinalis (dextra) (rechte Leistengegend)	*Hypogastrium = Regio pubica* (Schamhaargegend)	*Inguen (sinistrum) = Regio inguinalis (sinistra)* (linke Leistengegend)

Abb. 262a-d. Schichten der Bauchwand. [le1]

1. M. obliquus externus abdominis, Lamina anterior der Vagina musculi recti abdominis, Anulus inguinalis superficialis
2. M. obliquus internus abdominis, Lamina anterior der Vagina musculi recti abdominis, M. cremaster
3. M. transversus abdominis, M. rectus abdominis (unten von einem Teil der Lamina anterior der Vagina musculi recti abdominis bedeckt), Funiculus spermaticus
4. M. transversus abdominis, Lamina posterior der Vagina musculi recti abdominis (mit Linea arcuata), A. epigastrica inferior, Anulus inguinalis profundus

winnen die Leistengegenden den nötigen Platz. Nachteil dieser Definition: Bei dickem Unterhautfettgewebe der Bauchwand sind die Seitenränder des M. rectus abdominis manchmal nicht zu sehen. Dann hilft man sich mit den Medioklavikularlinien, muß diese jedoch im Unterbauch ebenfalls konvergieren lassen, sonst bleibt von den Leistengegenden nichts übrig. Im Oberbauch bilden die Rippenbogen die seitlichen Grenzen der Magengrube.
- Nach oben geht die Bauchwand ohne scharfe Grenze in die Brustgegend über. Entsprechend der Krümmung des Zwerchfells reichen die Baucheingeweide weit in den Brustkorb nach oben. Dementsprechend kann man als Obergrenze etwa eine Ebene durch den Ansatz des Processus xiphoideus am Sternum (*Symphysis xiphosternalis*) ansetzen.

■ **Schwachstellen**: Entwicklungsgeschichtlich bedingt sind in die Bauchwand 3 Öffnungen eingelassen: der Nabel (*Anulus umbilicalis*) und die beiden Leistenkanäle (*Canales inguinales*). Sie spielen als Bruchpforten für Eingeweidebrüche (#266) in der praktischen Medizin eine große Rolle.

#262 Bauchmuskeln (Mm. abdominis)

■ **Lig. inguinale** (Leistenband): Es begrenzt die Leistengegend (Regio inguinalis) gegen den Oberschenkel. Das „Band" ist im Grunde ein verstärkter Randzug der Aponeurose des M. obliquus externus abdominis, der die Spina iliaca anterior superior mit dem Tuberculum pubicum verbindet. Vom Leistenband entspringen die kaudalen Abschnitte des inneren schrägen und des queren Bauchmuskels. Die Leistenfurche (die Beugefurche beim Heben des Beins) entspricht nur in ihrem medialen Bereich dem Verlauf des Leistenbandes, lateral liegt sie kaudal von ihm!

■ **Faszien der Bauchwand**:

❶ Äußere Bauchwandfaszie: Sie bedeckt den äußeren schrägen Bauchmuskel und das vordere Blatt der Rektusscheide. Die Terminologia Anatomica unterscheidet 2 Blätter (die bei Bauchwandschnitten getrennt genäht werden):
- oberflächlich: Stratum membranosum der Tela subcutanea abdominis (*Camper-Faszie*, Pieter Camper, holländischer Philosoph, Anatom und Chirurg, 1722-1789) innerhalb der Fettschicht.
- tief: Fascia investiens abdominis (*Scarpa-Faszie*, Antonio Scarpa, Anatom und Chirurg in Modena und Pavia, 1747-1832) den Bauchmuskeln außen anliegend.

❷ Innere Bauchwandfaszie (*Fascia abdominis parietalis [Fascia endoabdominalis]*): Sie bedeckt die Innenseite der Bauchwand. Ihr den M. transversus abdominis bedeckender Teil wird *Fascia transversalis* genannt. Ihr liegt das Peritoneum (#176) an.

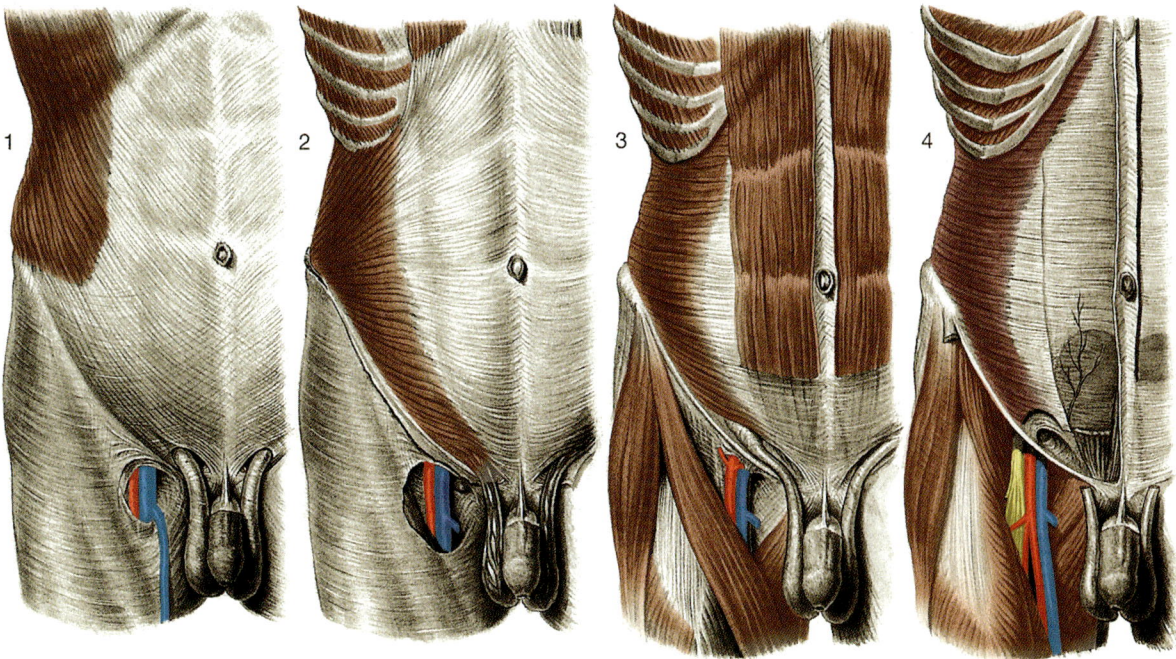

Tab. 262a. Mm. abdominis (Bauchmuskeln) I					
Muskel	Ursprung	Ansatz	Nerv	Funktion	Anmerkungen
M. obliquus externus abdominis (äußerer schräger Bauchmuskel)	Rippen 5–12 (Außenflächen)	• Crista iliaca, Labium externum • Lig. inguinale • Tuberculum pubicum • Linea alba	Rr. anteriores [ventrales] T5–T12	❶ Bei beidseitiger Kontraktion: • Längsverspannung der vorderen Bauchwand • Aufrichten des Oberkörpers aus Rückenlage • Senken des Brustkorbs (Exspiration) ❷ bei einseitiger Kontraktion: • M. obliquus externus + internus abdominis der gleichen Seite: Seitneigung des Rumpfes • M. obliquus externus abdominis der einen Seite zusammen mit M. obliquus internus abdominis der Gegenseite: Torsion des Rumpfes zur Gegenseite • M. obliquus internus abdominis der einen Seite zusammen mit M. obliquus externus abdominis der Gegenseite: Torsion des Rumpfes zur gleichen Seite	• Die breite Externusaponeurose bildet das vordere Blatt der Rektusscheide • an den Rippen 5–9 alternieren seine Ursprünge mit denen des M. serratus anterior und bilden dabei die „Sägelinie", die an der Körperoberfläche bei dünnem Unterhautfettgewebe gut sichtbar ist
M. obliquus internus abdominis (innerer schräger Bauchmuskel)	• Fascia thoracolumbalis, Lamina posterior [superficialis] • Crista iliaca, Linea intermedia • Lig. inguinale	• Rippen 10–12 (Kaudalrand) • Linea alba • Os pubis über Falx inguinalis [Tendo conjunctivus]	Rr. anteriores [ventrales] T10–L2		Die Bauchmuskeln sind nach dem Prinzip doppelter Kreuzzuggurtung angeordnet: • ein aufrechtes Kreuz aus M. rectus abdominis und M. transversus abdominis • ein schräg stehendes Kreuz (Andreaskreuz) aus M. obliquus externus und internus abdominis • beide Kreuze sind durch die Rektusscheide verbunden
M. cremaster (Hodenheber)	Aus kaudalen Randfasern des M. obliquus internus abdominis	Samenstrang bis zum Hoden	N. genitofemoralis, R. genitalis	Zieht den Hoden an den Rumpf, wirkt dadurch mit bei der Temperaturregulation im Hoden	Kremasterreflex: streicht man leicht über die Medialseite des Oberschenkels des Mannes, so wird der Hoden nach oben gezogen
M. transversus abdominis (querer Bauchmuskel)	• Rippen 7–12 (Innenflächen) • Fascia thoracolumbalis (tiefes Blatt) • Crista iliaca (Labium internum) • Lig. inguinale	• Linea alba • Os pubis über Falx inguinalis [Tendo conjunctivus]	Rr. anteriores [ventrales] T7–L1	Schnürt den Bauch ein, Hauptmuskel der „Bauchpresse", wichtig für: • Stuhlgang • Erbrechen • Preßwehen bei Entbindung • forcierte Exspiration (Husten) • verstärkt Druck bei Harnentleerung	• Breite Aponeurose bildet hinteres Blatt der Rektusscheide kranial der Linea arcuata, kaudal Übergang in vorderes Blatt • Linea semilunaris (Spighel-Linie): halbmondförmige Grenzlinie zwischen Muskelfleisch und Aponeurose der schrägen und des queren Bauchmuskels, sie zeichnet sich bei dünnem Unterhautfettgewebe als Hautfurche lateral des Lateralrandes des geraden Bauchmuskels ab

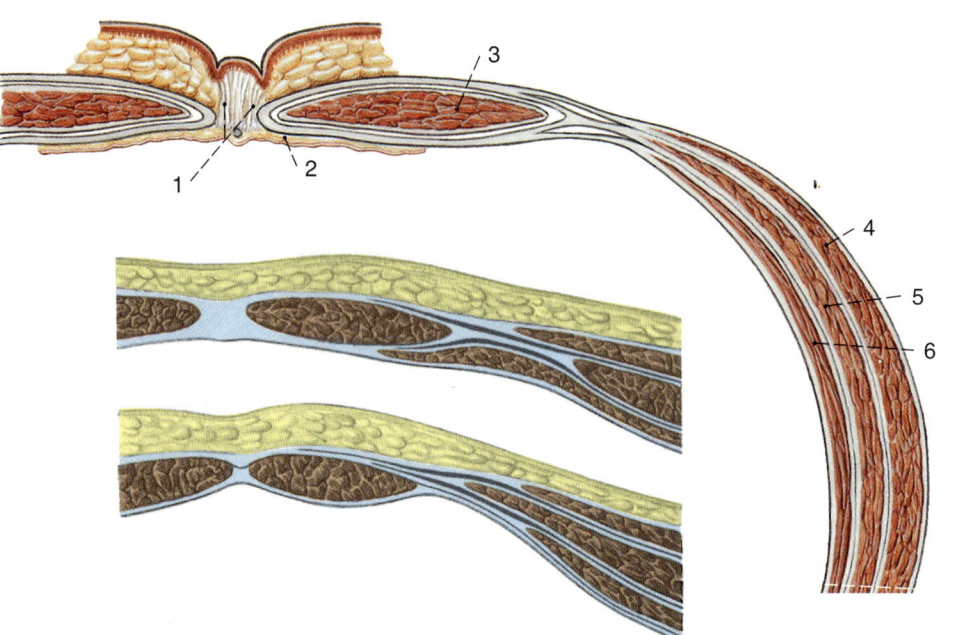

Abb. 263a-c. Horizontalschnitt durch die Bauchwand auf Höhe des Nabels (oben) sowie oberhalb (Mitte) und unterhalb der Linea arcuata (unten). [ss2] [le1]

1 Anulus umbilicalis
2 Fascia transversalis
3 M. rectus abdominis
4 M. obliquus externus abdominis
5 M. obliquus internus abdominis
6 M. transversus abdominis

#263 Rektusscheide

■ **Definition**: Die Sehnenplatten der queren und der schrägen Bauchmuskeln umhüllen köcherartig die beiden Mm. recti abdominis und werden daher Rektusscheide (*Vagina musculi recti abdominis*) genannt (Abb. 263a-d). Diese Sehnenplatten sind mit dem Centrum tendineum des Zwerchfells zu vergleichen: Nahezu rundherum strahlen Muskeln ein.

■ **Funktion**:
• Wie bei anderen Sehnen dürfte auch hier die sinnvolle Verkürzungsgröße der Muskelfasern Grund der Entstehung der Sehnenplatten gewesen sein. Beim queren Bauchmuskel z.B. hätten von den rechten zu den linken Querfortsätzen der Lendenwirbel durchlaufende Muskelfasern keinen Sinn: Bei ihrer maximalen Verkürzung auf die Hälfte ihrer Faserlänge würde der Bauchraum so stark eingeschnürt, daß die Eingeweide keinen Platz mehr hätten. Die Muskelfasern des rechten und des linken queren Bauchmuskels werden daher durch eine Sehnenplatte verbunden. Sie ist, entsprechend dem Abstand der Ursprünge, oben und unten schmal, in der Mitte aber breit. Der Übergang vom Muskel in die Sehne bildet so eine halbmondförmige Linie.

Tab. 262b. Mm. abdominis (Bauchmuskeln) II					
Muskel	**Ursprung**	**Ansatz**	**Nerv**	**Funktion**	**Anmerkungen**
M. rectus abdominis (gerader Bauchmuskel)	• Cartilagines costales 5-7 • Processus xiphoideus	• Os pubis • Symphysis pubica	Nn. intercostales = Rr. anteriores [ventrales] der Nn. thoracici T_7-T_{12}	• Längsverspannung der vorderen Bauchwand • Aufrichten des Oberkörpers aus Rückenlage • zusammen mit Rückenstreckern Stabilisieren des Beckens bei Bewegungen im Hüftgelenk • Senken des Brustkorbs (Exspiration) • wegen der Zwischensehnen Kontraktion einzelner Abschnitte möglich	Der lange Muskel • ist durch 3-4 Zwischensehnen (*Intersectiones tendineae*) gegliedert, die ventral mit der Rektusscheide verwachsen sind und sich bei Menschen mit dünnem Unterhautfettgewebe deutlich als Einsenkungen der Haut abzeichnen • liegt im Sehnenköcher der Rektusscheide (*Vagina musculi recti abdominis*): gebildet von den Aponeurosen der schrägen und queren Bauchmuskeln
M. pyramidalis (Pyramidenmuskel)	Os pubis + Symphysis pubica (ventral vom M. rectus abdominis)	Linea alba	Rr. anteriores [ventrales] T_{12}-L_1	Spannt Rektusscheide	• Phylogenetischer Rest des Beutelmuskels der Beuteltiere • beim Menschen sehr variabel (fehlt in 10-20 %)
M. quadratus lumborum (quadratischer Lendenmuskel)	• Crista iliaca, Labium internum • Lig. iliolumbale	• 12. Rippe • 12. Brustwirbel • Lig. lumbocostale • Processus costales L_1-L_4	Rr. anteriores [ventrales] T_{12}-L_3	• Längsverspannen der hinteren Bauchwand • senkt 12. Rippe • Seitneigen der Wirbelsäule	• Liegt ventral von tiefem Blatt der Fascia thoracolumbalis und M. transversus abdominis • Lig. arcuatum laterale („Quadratusarkade"): Sehnenbogen vor dem M. quadratus lumborum für den Ursprung eines Teils des Zwerchfells

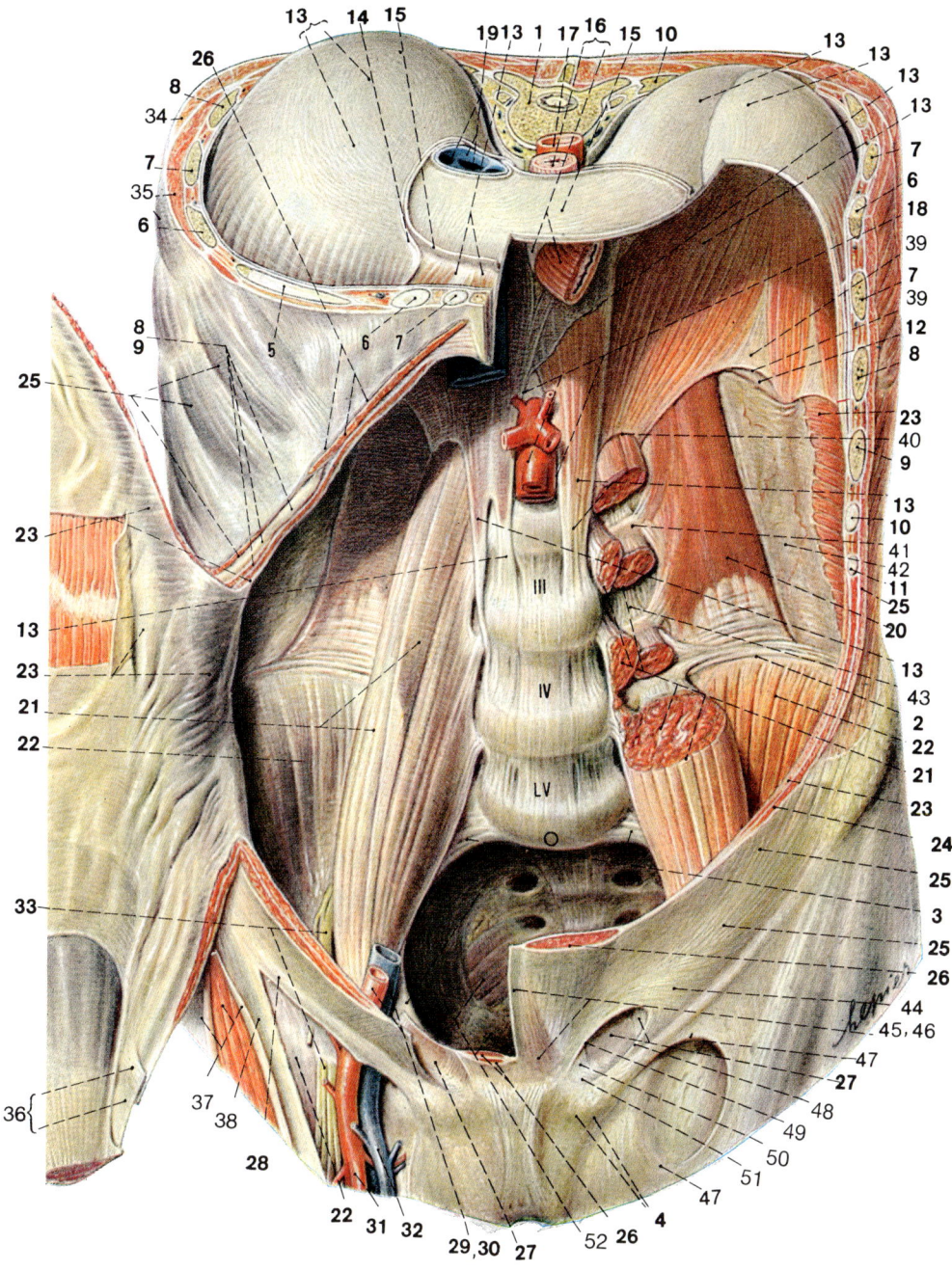

Abb. 263d. Hinterwand des Bauchraums. [sb1]
- Auf der linken Seite des Präparats (im Bild rechts) ist die vordere Bauchwand mit dem Rippenbogen und einem Teil des Zwerchfells herausgeschnitten.
- Auf der rechten Seite des Präparats (im Bild links) wurde der weiche Teil der Bauchwand türflügelartig herausgeklappt.

III-V Vertebrae lumbales
O Promontorium

1 Vertebra thoracica
2 Crista iliaca
3 Linea terminalis
4 Os pubis
5-12 Costae
13 Diaphragma
14 Pleura
15 Pericardium
16 Oesophagus
17 Aorta
18 Hiatus aorticus
19 V. cava inferior
20 M. quadratus lumborum
21 M. psoas major + M. psoas minor
22 M. iliacus
23 M. transversus abdominis
24 M. obliquus internus abdominis
25 M. obliquus externus abdominis
26 M. rectus abdominis
27 Canalis inguinalis
28 Lig. inguinale [Arcus inguinalis]
29 A. iliaca externa
30 V. iliaca externa
31 A. femoralis
32 V. saphena magna
33 N. femoralis
34 M. latissimus dorsi
35 M. serratus anterior
36 Lig. interfoveolare
37 M. sartorius
38 Fascia lata
39 Lig. arcuatum laterale
40 Lig. arcuatum mediale
41 Processus costiformis [costalis]
42 Fascia thoracolumbalis, Lamina anterior [profunda]
43 Lig. intertransversarium
44 Fibrae intercrurales
45 Linea alba
46 M. pyramidalis
47 Hiatus saphenus
48 Anulus inguinalis superficialis, Crus laterale
49 Anulus inguinalis superficialis, Crus mediale
50 Falx inguinalis [Tendo conjunctivus]
51 Lig. reflexum
52 Pelvis minor

- Betrachtet man die beiden schrägen Bauchmuskeln nur einer Seite, so verlaufen die Fasern etwa rechtwinkelig zueinander. Sieht man die ganze Bauchwand von vorn an, so merkt man, daß rechter äußerer und linker innerer sowie linker äußerer und rechter innerer schräger Bauchmuskel in gleicher Richtung ziehen. Ähnlich wie die beiden queren Bauchmuskeln über die Sehnenplatte zu einer funktionellen Einheit zusammengeschlossen werden, ist dies bei den schrägen Bauchmuskeln der Fall: Der M. obliquus externus abdominis der einen Seite ist mit dem M. obliquus internus abdominis der anderen Seite durch eine Sehnenplatte zu einer funktionellen Einheit verbunden. Rechter äußerer und linker innerer Bauchmuskel bilden eine, linker äußerer und rechter innerer eine zweite Sehnenplatte. Die beiden Sehnenplatten durchflechten sich in der vorderen Medianlinie in einer „weißen Linie" (*Linea alba*).
- Nach diesen Überlegungen müßten eigentlich 3 Sehnenplatten entstehen. Praktisch ist dies so gelöst, daß die Sehnenzüge des queren Bauchmuskels das hintere Blatt der Rektusscheide, die des äußeren schrägen das vordere Blatt bilden, während die Sehnen des inneren schrägen sich zum Teil dem inneren, zum Teil dem äußeren Blatt der Rektusscheide anschließen.
- Die Zwischensehnen des M. rectus abdominis sind mit dem vorderen Blatt der Rektusscheide verwachsen. Die Rektusscheide ist damit nicht nur Hülle, sondern auch Ansatzsehne des M. rectus abdominis.

■ **Linea arcuata**: Etwa 3 Fingerbreit kaudal des Nabels bis zum Schambein gehen alle Sehnen in das vordere Blatt über. Hier enden die Sehnenzüge des hinteren Blatts mit einer bogenförmigen Linie (*Linea arcuata*). Hinter dem M. rectus abdominis liegt dann nur noch die Fascia transversalis.

■ **Linea alba** („weiße Linie") = Durchflechtungszone der Sehnenzüge der schrägen Bauchmuskeln in der Medianen. Sie ist ausgeprägt vom Processus xiphoideus bis etwa 3 Fingerbreit kaudal des Nabels. Am Unterbauch wird sie undeutlich, weil kaudal der Linea arcuata alle Sehnenzüge in das vordere Blatt der Rektusscheide einstrahlen. Über dem oberen Teil der Linea alba sinkt die Haut häufig zu einer Rinne ein.

■ **Nabel**: Durch ihn steht im vorgeburtlichen Leben die Frucht mit der Plazenta in Verbindung (2 Nabelarterien, eine Nabelvene, Urachus). Am Nabel weichen die Faserzüge der Rektusscheide etwas auseinander, so daß eine annähernd runde Öffnung (Nabelring = *Anulus umbilicalis*) frei bleibt (Abb. 263a). Nach der Geburt wird diese Öffnung durch Bindegewebe verschlossen. Beim Nabelbruch (*Hernia umbilicalis*) zwängt sich Bauchinhalt (zunächst großes Netz, bei größeren Brüchen auch Darm) durch den Nabel unter die Haut (#266).

#264 Aufgaben der Bauchmuskeln

❶ **Rumpfbewegungen**:
- *Vorneigen*: Mm. recti abdominis, vordere Abschnitte der schrägen Bauchmuskeln bei beidseitiger Kontraktion.
- *Seitneigen*: seitliche Abschnitte der schrägen Bauchmuskeln.
- *Rumpfdrehen* (in unterer Brustwirbelsäule): Muskelschlinge vom M. obliquus externus abdominis der einen Seite zum M. obliquus internus abdominis der Gegenseite. Beim Drehen des Oberkörpers nach rechts: linker äußerer + rechter innerer, beim Drehen nach links: rechter äußerer + linker innerer schräger Bauchmuskel (Abb. 264).
- *Zusammenwirken mit den tiefen Rückenmuskeln*: Die Bauchmuskeln sind teils Antagonisten, teils Synergisten der autochthonen Rückenmuskeln. Schaukelbewegungen des Rumpfes kommen durch abwechselndes Anspannen der vorderen Bauchmuskeln und der Rückenstrecker zustande. Beim Seitneigen wirken die seitlichen Abschnitte der schrägen Bauchmuskeln mit den seitlichen Längszügen der Rückenstrecker (vor allem M. iliocostalis) zusammen. Dabei wird die Bewegung zunächst durch die Muskeln der Seite, zu der die Neigung erfolgen soll, eingeleitet. Dann spannen sich die Muskeln der Gegenseite an, um die Bewegung zu bremsen und das Gleichgewicht zu erhalten. Ähnlich wird das durch die Schwerkraft verstärkte Vorneigen von den Rückenstreckern gesteuert. Eine bestimmte Rumpfhaltung ist als Gleichgewichtszustand von Schwerkraft, Bauchmuskeln und Rückenstreckern zu verstehen.
- *Funktionsprüfung*: Die Kraft der Bauchmuskeln prüft man, indem man den auf dem Rücken liegenden Patienten veranlaßt, den Oberkörper ohne Zuhilfenahme der Arme aufzurichten.

❷ **Verspannen der Bauchwand**: Ohne muskuläre Verspannung würde die Bauchwand dem Gewicht der Bauchorgane nachgeben und nach unten sinken. Mit Hilfe der Bauchmuskeln kann die Weite des Bauchraums immer auf den Bedarf der Bauchorgane eingestellt werden:
- Das Volumen kann während eines Tages durch Nahrungsaufnahme sowie Entleerung von Blase und Rectum um einige Liter schwanken.
- Während der Schwangerschaft muß sich die Bauchwand dem Raumbedarf des wachsenden Uterus anpassen.
- Bei der Fettsucht wird nicht nur Fett in die Unterhaut, sondern auch in den Bauchraum, z.B. großes Netz und Fettanhängsel am Dickdarm, eingelagert.
- Bei Abmagerung oder nach der Entbindung muß sich die Bauchwand dann wieder verengen. Die Bauchmuskulatur ist (neben den bindegewebigen Aufhängungen) mitverantwortlich für die richtige Lage der Bauchorgane.
- *Bauchhautreflexe*: Die Bauchmuskulatur schützt auch vor mechanischen Schädigungen. Sie kann durch ihre Anspannung Stöße abfangen. Dieser Mechanismus läuft reflektorisch ab. Die sog. Bauchhautreflexe kann man auslösen, indem man mit dem Fingernagel, dem Griff des Reflexhammers, einer Nadel usw. sacht über die Bauchhaut streicht (von lateral nach medial). Es spannt sich dann die

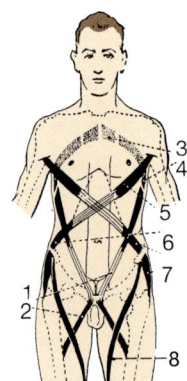

Abb. 264. „Muskelschlingen", an denen sich Bauchmuskeln beteiligen. [bg1]

1 M. obliquus externus abdominis
2 Mm. adductores
3 M. rhomboideus major + M. rhomboideus minor
4 M. serratus anterior
5 M. pectoralis major
6 M. obliquus internus abdominis
7 M. gluteus medius
8 M. sartorius

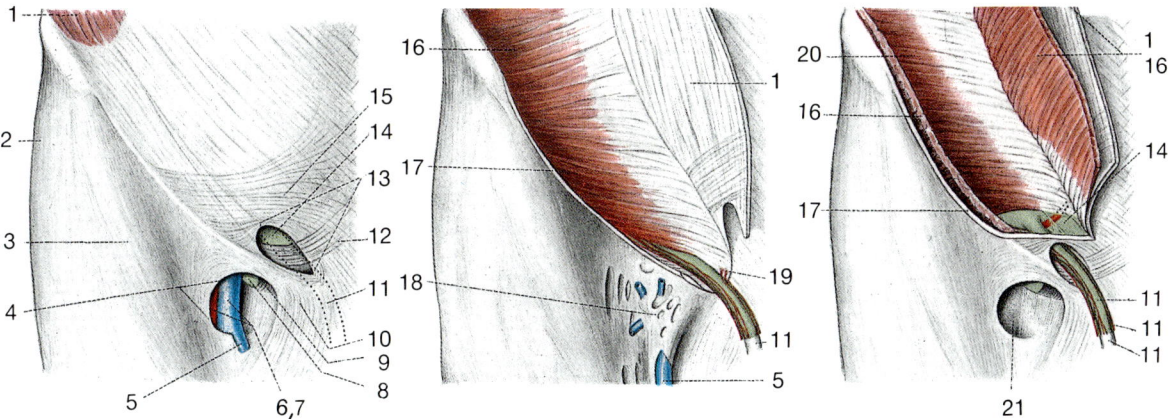

Abb. 265a–c. Schichten der Bauchwand in der Leistengegend.
[bl]

1 M. obliquus externus abdominis
2 (M. tensor fasciae latae)
3 (M. sartorius)
4 Margo falciformis [arcuatus]
5 V. saphena magna
6 A. femoralis
7 V. femoralis
8 Canalis femoralis
9 Lig. lacunare
10 (M. pectineus)
11 Lig. teres uteri bzw. Funiculus spermaticus
12 Lig. reflexum
13 Anulus inguinalis superficialis
14 Fascia transversalis
15 Fibrae intercrurales
16 M. obliquus internus abdominis
17 Lig. inguinale [Arcus inguinalis]
18 Fascia cribrosa
19 M. cremaster
20 M. transversus abdominis
21 Hiatus saphenus

Bauchmuskulatur an, was man an einem Zucken in der Bauchhaut erkennt. Die Bauchhautreflexe werden entsprechend der segmentalen Innervation meist in mehreren Höhen geprüft.

❸ **Bauchpresse**: Die eben geschilderten Möglichkeiten der Bauchmuskeln, sich passiv an wechselnde Volumina der Bauchorgane anzupassen, können eingesetzt werden, um aktiv das Volumen herabzusetzen bzw. den Druck zu erhöhen:
• *Stuhlgang*: Die Entleerung des Rectum („Defäkation", lat. faeces = Stuhl) erfolgt, wenn die Afterschließmuskeln erschlaffen und die Bauchmuskeln, vor allem die queren Bauchmuskeln, kontrahiert werden. Unter dem Druck der „Bauchpresse" wird der Stuhl dann ausgepreßt. Da sich das Zwerchfell dabei mit anspannen muß, wird bei der Bauchpresse gegen die verschlossene Stimmritze auszuatmen versucht (Stöhnen beim Stuhlgang).
• *Erbrechen*: Hierbei wird der Mageneingang freigegeben und der Mageninhalt durch die dann unwillkürlich eingesetzte Bauchpresse nach oben entleert.
• *Preßwehen*: Die Bauchpresse unterstützt die Kontraktionen des Uterus in der Austreibungsphase der Entbindung.

Entlastung der Wirbelsäule durch die Bauchpresse: Werden nach einer tiefen Einatmung alle Öffnungen der Leibeshöhle (vor allem die Stimmritze) verschlossen, so erhöht die Bauchpresse den Druck in der gesamten Leibeshöhle (Brust + Bauchhöhle). Die Rumpfwand wird dann versteift wie die Wand eines aufgeblasenen Balls. Der Druck in den Zwischenwirbelscheiben sinkt dabei um 30–50%. Dieser Mechanismus wird automatisch beim Heben schwerer Lasten eingesetzt. Das „Aufblasen" der Leibeshöhle kann jedoch nur wenige Sekunden aufrechterhalten werden:
• Die Atmung wird unterbrochen.
• Der Blutrückfluß zum Herzen ist wegen des erhöhten Drucks im Brustraum gestört. Kommt wenig Blut zum Herzen zurück, kann auch nur wenig ausgeworfen werden.
• Auf dem Umweg über den Venendruck steigt auch der Liquordruck.
• Die schwachen Stellen der Bauchwand sind besonders gefährdet. Man denke an die Redewendung „sich einen Bruch heben".

❹ **Atmung**: Bei der Bauch- oder Zwerchfellatmung werden die vom Zwerchfell umschlossenen Oberbauchorgane im Brustkorb auf- und abbewegt, ähnlich wie der Kolben im Zylinder des Automotors. Geht der Kolben nach unten, so wird „angesaugt", geht er nach oben, so wird „verdichtet" bzw. „ausgeschoben" (in der Terminologie des Verbrennungsmotors, beim Brustkorb wird „eingeatmet" und „ausgeatmet"). Das Zwerchfell bewegt den Eingeweidekolben nach unten. Für die Aufwärtsbewegung benötigt das Zwerchfell einen Gegenspieler, wofür nur die Bauchmuskeln infrage kommen. Während bei der Bauchpresse Zwerchfell und Bauchmuskeln Synergisten sind, werden sie bei den Atembewegungen zu Antagonisten.
• Bei der reinen Bauchatmung alternieren Kontraktionen des Zwerchfells und der Bauchmuskeln, wobei die Bauchmuskeln während der Einatmung nicht völlig erschlaffen können, da sie schließlich noch ihren oben geschilderten übrigen Aufgaben nachkommen müssen. Es wird lediglich der Bauch weiter- und enger gestellt, was man leicht an sich selbst beobachten kann. Durch zu enge Kleidung, z.B. enge Hosen, kann die Bauchatmung behindert werden.
• Bei kombinierter Brust- und Bauchatmung werden die Aufgaben der Bauchmuskeln komplizierter, da infolge des Hebens des Brustkorbs die Bauchwand bei der Einatmung gedehnt wird und dann die typische Vorwölbung des Bauches unterbleibt. Bei tiefer Brustatmung kann sich sogar der Bauch bei der Einatmung einziehen und bei der Ausatmung vorwölben (wegen der Verkürzung der Bauchwand infolge Senkens des Brustkorbs).

#265 Leistenkanal (Canalis inguinalis)

• Die Samenzellbildung läuft nur bei einer Temperatur ab, die etwas unter der Körpertemperatur von 37° C liegt. Die Hoden müssen daher aus dem Körperinneren mit konstanter Temperatur an die Körperoberfläche verlagert werden, um die Temperatur auf die Bedürfnisse der Spermatogenese hin

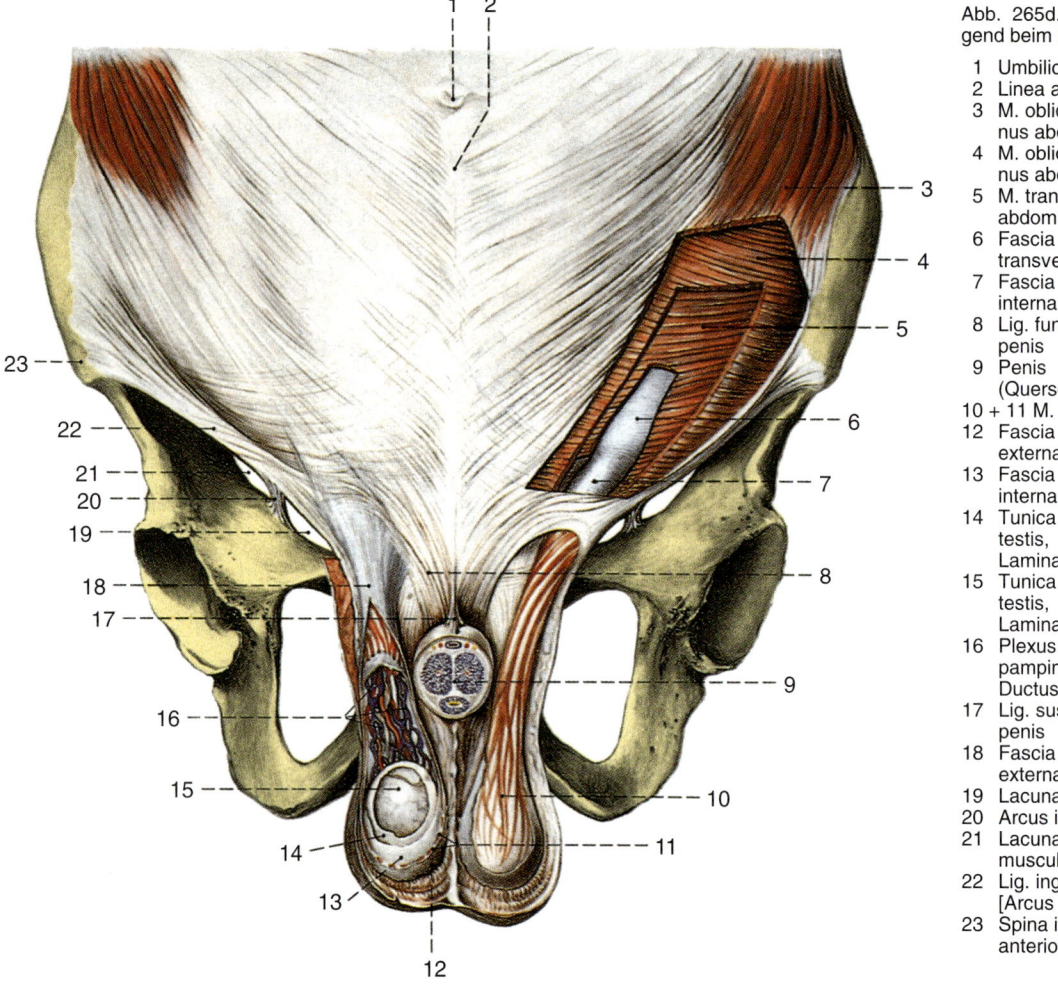

Abb. 265d. Leistengegend beim Mann. *[pu]*

1 Umbilicus
2 Linea alba
3 M. obliquus externus abdominis
4 M. obliquus internus abdominis
5 M. transversus abdominis
6 Fascia transversalis
7 Fascia spermatica interna
8 Lig. fundiforme penis
9 Penis (Querschnitt)
10 + 11 M. cremaster
12 Fascia spermatica externa
13 Fascia spermatica interna
14 Tunica vaginalis testis, Lamina parietalis
15 Tunica vaginalis testis, Lamina visceralis
16 Plexus pampiniformis + Ductus deferens
17 Lig. suspensorium penis
18 Fascia spermatica externa
19 Lacuna vasorum
20 Arcus iliopectineus
21 Lacuna musculorum
22 Lig. inguinale [Arcus inguinalis]
23 Spina iliaca anterior superior

regulieren zu können. Sie werden zwar wie die Eierstöcke im Leibesinneren (in Nähe der Nieren) angelegt, „steigen" dann aber gegen Ende des intrauterinen Lebens durch die Leistenkanäle in den Hodensack ab (*Descensus testis*). Auf diesem Weg nehmen sie ihre Blutgefäße und Nerven mit (#575). Der Leistenkanal darf daher nach der Geburt nicht verschlossen werden, sondern bleibt zeitlebens für die Versorgungswege des Hodens und für den Ductus deferens offen.

• Der Leistenkanal durchsetzt die Bauchwand ähnlich wie der Harnleiter die Blasenwand nicht direkt, sondern schräg. Beim Harnleiter wird dadurch der Harnrückfluß aus der Blase, beim Leistenkanal das Entstehen von Leistenbrüchen (#267) erschwert. Der Leistenkanal ist etwa 4 cm lang.

■ **Wände** (Abb. 265a-c):
• Vorderwand: Aponeurose des M. obliquus externus abdominis.
• Hinterwand: innere Bauchwandfaszie (*Fascia transversalis*), verstärkt durch das *Lig. interfoveolare* und Ausstrahlungen des Leistenbandes.
• Obere Begrenzung: Unterränder des queren und des inneren schrägen Bauchmuskels.
• Untere Begrenzung: Leistenband.

■ **Inhalt**:
• Frau: Lig. teres uteri (#546).

• Mann: Aus dem Ductus deferens, den Blutgefäßen und Nerven des Hodens sowie Abspaltungen der einzelnen Schichten der Bauchwand bildet sich der Samenstrang (*Funiculus spermaticus*, #577, Abb. 265d).
• Frau und Mann: N. ilioinguinalis und R. genitalis des N. genitofemoralis.

■ **Leistenringe**: So bezeichnet man die beiden Enden des Leistenkanals:

❶ *Anulus inguinalis superficialis* (äußerer Leistenring): Die Sehnenzüge des M. obliquus externus abdominis weichen zu 2 Schenkeln (*Crus mediale* und *Crus laterale*) auseinander. Der dabei entstehende dreieckige Spalt wird lateral durch quer verlaufende Fasern (*Fibrae intercrurales*), medial durch vom Leistenband zur Rektusscheide ziehende Fasern (*Lig. reflexum*) etwas abgerundet.
• Den äußeren Leistenring kann man beim Mann abtasten, wenn man dem Funiculus spermaticus vom Hoden her bauchwärts folgt. Kranial des Schambeins kann man den Eingang in den Leistenkanal mit der Spitze des vierten oder fünften Fingers etwas eindellen. Bei Leistenbrüchen kann die Öffnung wesentlich größer sein.

❷ *Anulus inguinalis profundus* (innerer Leistenring): Er liegt als Trichter in der Fascia transversalis lateral vom Lig. interfoveolare, etwa 2 cm kranial des Leistenbandes, etwas lateral von dessen Mitte. Im Gegensatz zum äußeren Lei-

2 Leibeswand, 2.6 Bauchwand   163

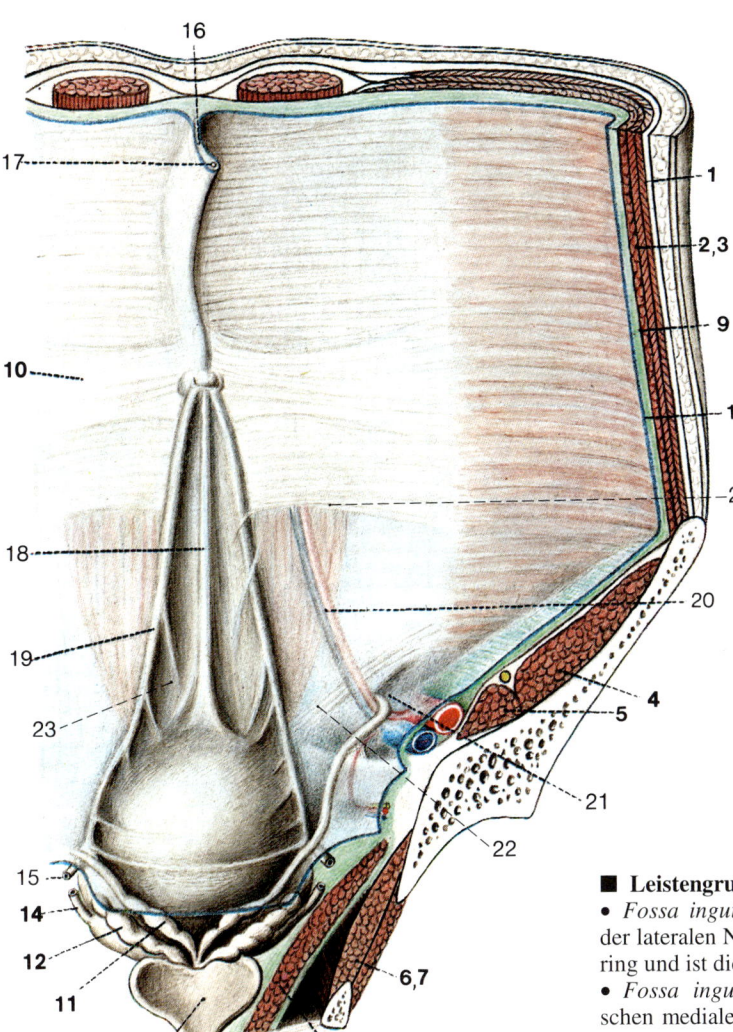

Abb. 265e. Vordere Bauchwand von innen her gesehen. Man beachte die auf den Nabel zulaufenden Bauchfellfalten. [bl]

 1 M. obliquus externus abdominis
 2 M. obliquus internus abdominis
 3 M. transversus abdominis
 4 M. iliacus
 4 + 5 M. iliopsoas
 5 M. psoas major
 6 M. obturatorius externus
 7 M. obturatorius internus
 8 M. levator ani
 9 Fascia transversalis
10 Peritoneum
11 Ductus deferens
12 Glandula vesiculosa [Glandula seminalis] [Vesicula seminalis]
13 Prostata
14 Ureter
15 A. umbilicalis
16 Lig. falciforme
17 Lig. teres hepatis
18 Plica umbilicalis mediana
19 Plica umbilicalis medialis
20 Plica umbilicalis lateralis [Plica epigastrica]
21 Fossa inguinalis lateralis
22 Fossa inguinalis medialis
23 Fossa supravesicalis
24 Linea arcuata

■ **Leistengruben**:
• *Fossa inguinalis lateralis* (äußere Leistengrube): lateral der lateralen Nabelfalte. Sie entspricht dem inneren Leistenring und ist die Bruchpforte der indirekten Leistenhernien.
• *Fossa inguinalis medialis* (innere Leistengrube): zwischen medialer und lateraler Nabelfalte. Sie liegt auf Höhe des äußeren Leistenrings und ist die Bruchpforte für die direkten Leistenhernien.
• *Fossa supravesicalis* („Grube oberhalb der Blase"): zwischen medianer und medialer Nabelfalte. Sie ist nur selten Bruchpforte („supravesikale Hernien").

stenring ist der innere nicht durch straffe Bindegewebezüge umgrenzt, so daß die Bezeichnung „Ring" irreführt.

■ **Nabelfalten**: Die innere Oberfläche der Wand des Unterbauchs wird durch 5 Falten (eine unpaare, 2 paarige) des Peritoneum strukturiert, neben denen Gruben einsinken:
• *Plica umbilicalis mediana* (mediane Nabelfalte) von der Harnblase zum Nabel aufsteigend. Sie enthält den Urachus (#532), einen Rest des Urharnsacks (Allantois, gr. allás, allántos = Wurst), der sich zum medianen Nabelband (Lig. umbilicale medianum) zurückbildet (Abb. 265e).
• *Plica umbilicalis medialis* (mediale Nabelfalte): von der Nabelarterie (A. umbilicalis) aufgeworfen, die aus der A. iliaca interna entspringt und neben der Harnblase die Bauchwand erreicht. Ihr Bauchwandabschnitt verödet nach der Geburt zum medialen Nabelband (Chorda arteriae umbilicalis).
• *Plica umbilicalis lateralis [Plica epigastrica]* (laterale Nabelfalte): über der A. + V. epigastrica inferior. Sie beginnt über der Mitte des Leistenbands, erreicht jedoch den Nabel nicht, da die A. + V. epigastrica inferior vor das dorsale Blatt der Rektusscheide ziehen und dadurch die innere Kontur der Bauchwand nicht mehr bestimmen.

#266 **Weichteilbrüche (Hernien)**

■ **Entstehung**: Bei der Anspannung der Muskeln der Bauchwand, z.B. bei der „Bauchpresse", steigt der Druck im Bauchraum. Er ist dann wesentlich höher als in den angrenzenden Körpergegenden (Brusthöhle, Oberschenkel) oder unter der Haut. Die Baucheingeweide werden dabei gegen die Lücken in der Bauchwand gepreßt. Sind solche Lücken abnorm weit, so können Baucheingeweide in sie hineingezwängt werden. Als erstes wird das Peritoneum durch eine derartige Lücke ausgestülpt. Dadurch entsteht ein offener Kanal durch die Lücke, durch den als nächstes meist großes Netz (Omentum majus) austritt (#417). Durch den ständigen Druck wird der Kanal allmählich weiter. Nach einiger Zeit kann auch Darm hineingepreßt werden. Beim Weichteilbruch (= Eingeweidebruch) unterscheidet man demnach:
• *Bruchpforte*: die erweiterte natürliche oder eine künstliche Lücke in der Bauchwand.
• *Bruchsack*: das ausgestülpte Peritoneum und Faszien.
• *Bruchinhalt*: die eingepreßten Eingeweide, meist großes Netz oder Dünndarm, seltener Dickdarm, Magen, Harnblase, Eileiter usw. (Abb. 266b)

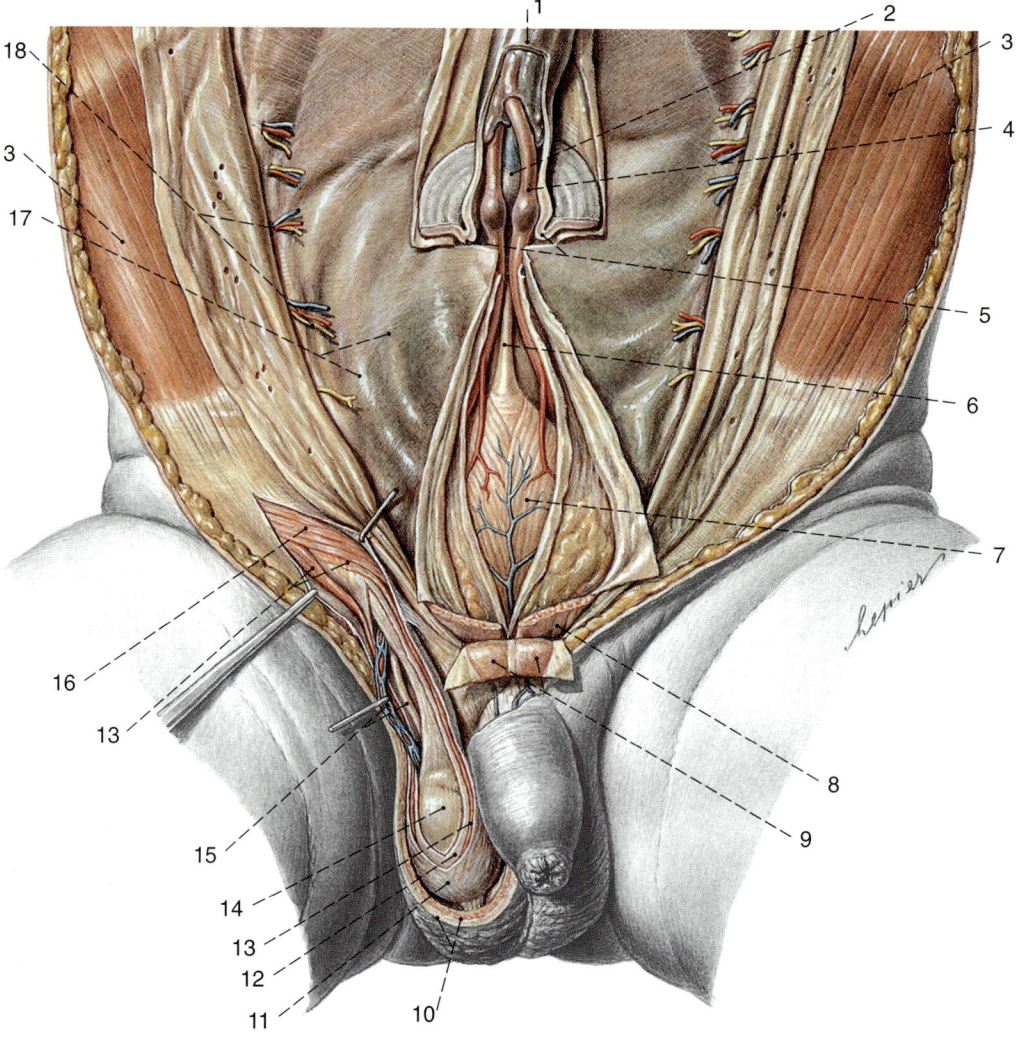

Abb. 266a. Bauchwand eines Neugeborenen. Die geraden Bauchmuskeln sind nach oben geklappt, man sieht auf das hintere Blatt der Rektusscheide. Kaudal des Nabels ist die Bauchwand median durchgetrennt und zur Seite gezogen, so daß der Blick auf die Vorderwand der Harnblase frei wird. Rechts sind Leistenkanal und Samenstrang eröffnet. [sb2]

1 Funiculus umbilicalis
2 V. umbilicalis
3 M. obliquus externus abdominis
4 Aa. umbilicales
5 Anulus umbilicalis
6 Lig. umbilicale medianum
7 Vesica urinaria
8 M. rectus abdominis
9 M. pyramidalis
10 Tunica dartos
11 Fascia spermatica externa
12 Fascia spermatica interna
13 M. cremaster
14 Tunica vaginalis testis, Lamina parietalis
15 Ductus deferens
16 M. obliquus internus abdominis
17 Linea arcuata
18 A. + V. + N. intercostalis XI
19 Vagina musculi recti abdominis, Lamina anterior

Kennzeichnend für den echten Weichteilbruch ist der Bruchsack aus Peritoneum. Treten Eingeweide ohne umhüllenden Bruchsack aus dem Bauchraum aus, z.B. durch eine aufgeplatzte Operationswunde (Platzbauch), so nennt man dies Vorfall (Prolaps).

■ **Häufigkeit**: Bei etwa 3-5 % aller Menschen kommt es im Laufe ihres Lebens zu einem Weichteilbruch in der Bauchdecke. Bruchoperationen gehören zu den häufigsten Operationen überhaupt.
• Männer sind von Weichteilbrüchen viel häufiger betroffen als Frauen (etwa 9 : 1). Dies liegt einmal an der Schwächung der männlichen Bauchwand durch die hindurchtretende Versorgungsstraße für den Hoden. Zum anderen führt die im Durchschnitt stärkere körperliche Belastung des Mannes im Beruf zu höherem Druck im Bauchraum.
• Eine Sonderstellung nehmen die Zwerchfellhernien ein (#244). Sie sind im höheren Lebensalter sehr häufig (etwa ¼ bis die Hälfte aller Mitteleuropäer). Sie verursachen oft keine Beschwerden, so daß sie zum Teil nur zufällig bei Röntgenuntersuchungen entdeckt werden.

■ **Bruchpforten**: Die 4 am häufigsten von Weichteilbrüchen betroffenen Stellen der Wand des Bauchraums sind:
• *Leistengegend* (im Unterbauch unmittelbar über dem Leistenband): Etwa ¾ aller Bauchwandhernien gehen durch den äußeren Leistenring. Die Mehrzahl von ihnen folgt dem Weg des Samenleiters bzw. des Lig. teres uteri (rundes Mutterband) durch den Leistenkanal (indirekte Leistenhernien, #267).
• *Nabel*: Nabelhernien sind eine der häufigsten Störungen beim Neugeborenen.
• *Canalis femoralis* (Schenkelkanal zwischen Leistenband und Beckenknochen): Schenkelhernien sind bei der Frau häufiger.
• *Hiatus oesophageus* (Durchtritt des Oesophagus durch das Zwerchfell): Zwerchfellbrüche (Hiatushernien, #244).

Seltener werden für Hernien folgende Bruchpforten aktuell:
- *supravesikale Hernien* durch die Fossa supravesicalis oberhalb der Harnblase.
- *Herniae obturatoriae* durch den Canalis obturatorius (Hüftlochkanal).
- *ischiadische Hernien* durch das Foramen ischiadicum majus oder minus (großes oder kleines Sitzbeinloch).
- *perineale Hernien* im Beckenboden durch Lücken in der Membrana perinei (vorn) oder im M. levator ani (hinten).
- *epigastrische Hernien* durch Lücken in der Linea alba zwischen Nabel und Sternum.
- *parasternale Hernien* durch das Foramen sternocostale neben dem Processus xiphoideus (Larrey-Spalte des Zwerchfells).
- *laterale Bauchwandhernien* (auch Spighel-Hernien genannt, nach Adriaan van den Spighel, auch Spiegel geschrieben, 1578-1625) am Seitenrand der Rektusscheide in der Linea semilunaris („halbmondförmige Linie" an der Grenze zwischen den Muskelfasern und der Sehnenplatte des queren Bauchmuskels).
- *Narbenhernien* durch Narben in der Bauchwand.
- *lumbale Hernien* durch das Trigonum lumbale inferius (Lendendreieck, nicht zu verwechseln mit Lendenraute) zwischen Vorderrand des M. latissimus dorsi, Hinterrand des M. obliquus externus abdominis und Darmbeinkamm. Es spielt vor allem in anatomischen Lehrbüchern, nur selten aber in der Klinik als Bruchpforte eine Rolle.
- *lumbokostale Hernien* durch das Trigonum lumbocostale (Bochdalek-Dreieck, #243).

■ **Innere Brüche** (innere Hernien): Ähnliche Beschwerden wie Weichteilbrüche durch die Wände des Bauchraums nach außen („äußere" Hernien) können auch Ausstülpungen des Peritoneum durch die Mesenterien oder durch Narbenstränge im Bauchraum selbst verursachen. Natürliche „Bruchpforten" sind die in #418 genannten Bauchfelltaschen (paraduodenale, retrozäkale, omentale, transmesenteriale usw. Hernien).

■ **Angeboren oder erworben?**

❶ *Hernia congenita* (angeboren): Viele Weichteilbrüche entstehen aufgrund eines schon bei Geburt vorhandenen Schwachpunktes in der Bauchwand (Nabel, Leistenkanal).

❷ *Hernia acquisita* (erworben): Steigt der Druck im Bauchraum über Jahre hinweg immer wieder stark an, so können die natürlichen Lücken in der Bauchwand allmählich erweitert werden. Die Bildung von Weichteilbrüchen begünstigen:
- ständige Verstopfung (chronische Obstipation) mit vermehrtem Pressen beim Stuhlgang.
- behindertes Wasserlassen (Dysurie), z.B. bei benigner Prostatahyperplasie.
- Schwerarbeit, besonders Heben schwerer Lasten (#264).
- häufiges Erbrechen (Hyperemesis).
- Schwangerschaft (Gravidität).
- Bauchwassersucht (Ascites).
- Rauchen: Nach langjährigem Rauchen sind die Atemwege ständig entzündet (Raucherbronchitis mit häufigem Husten). Jeder Hustenstoß erzeugt eine Druckwelle im Bauchraum.
- Einmalige Unfälle werden nur selten als Ursache von Weichteilbrüchen anerkannt. Am ehesten könnten noch schwere Quetschungen des Bauchraums bei Verschüttung oder beim Überfahrenwerden infrage kommen.

■ **Gefahren**: Die Hauptgefahr jedes Weichteilbruchs ist die Einklemmung (*Inkarzeration*) von Eingeweiden. Bei jeder Druckerhöhung im Bauchraum werden Baucheingeweide gegen die Bruchpforte gedrängt. Unter diesem Druck wird die Bruchpforte gedehnt. Dabei kann ein Stück vom großen Netz, aber auch eine ganze Darmschlinge durch die erweiterte Bruchpforte hindurchgepreßt werden. Läßt der Druck im Bauchraum nach, dann verengt sich die Bruchpforte wieder. Dabei können die durchgetretenen Eingeweide abgeklemmt werden, so daß sie nicht mehr in den Bauchraum zurückschlüpfen können. Die Gefahr des Einklemmens ist bei engen Bruchpforten größer als bei

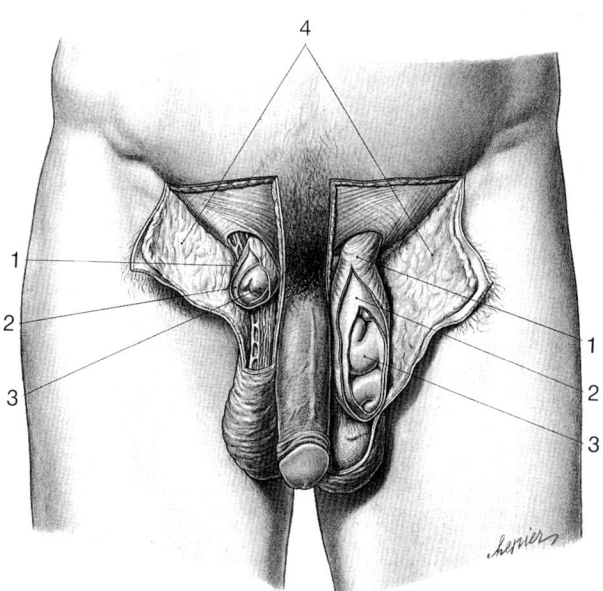

Abb. 266b. Zwei Leistenhernien unterschiedlicher Größe. Die Bruchsäcke sind eröffnet, um den Bruchinhalt zu zeigen. *[kk]*

| 1 Fascia transversalis | 3 Darmschlingen |
| 2 Peritoneum | 4 Panniculus adiposus |

weiten, durch welche Eingeweide beliebig hin und her gleiten können. Im einzelnen drohen:
- *Netzeinklemmung*: Das große Netz (Omentum majus) hängt wie eine Schürze vor den Baucheingeweiden. Es ist besonders häufig als Bruchinhalt zu finden. Als Abwehr- und Resorptionsorgan ist es sehr gut durchblutet. Wird ein Zipfel des Netzes eingeklemmt, so wird dadurch meist der Rückfluß des Blutes aus diesem Zipfel behindert. Das Blut staut sich an. Dadurch wird bald der Zufluß von frischem, sauerstoffreichem Blut unmöglich. Nicht mehr mit Sauerstoff versorgtes Gewebe stirbt ab (Nekrose). Dies wieder führt zu heftiger Reizung der Nerven und reflektorisch evtl. zu einem peritonealen Schock.
- *Kotstauung*: Ist der Bruchinhalt eine Darmschlinge, so wird der Weitertransport des Darminhalts an der Bruchpforte behindert. Er staut sich allmählich an: Darmverschluß (Ileus, #435).
- *Darmwandbruch*: Ist in eine enge Bruchpforte ein Stück Darmwand eingeklemmt, so kann es ähnlich absterben wie ein Stück des großen Netzes. Die Folgen sind jedoch weitaus gefährlicher: Der Darm hat dadurch ein Loch. Mit Bakterien durchsetzter Darminhalt ergießt sich in die Peritonealhöhle. Rasch kommt es zur Bauchfellentzündung (Peritonitis) und höchster Lebensgefahr. Der Darmwandbruch wird häufig verkannt, dabei kein Darmverschluß auftritt.
- *Darmeinklemmung*: Liegt eine ganze Darmschlinge im Bruchsack, so führt hier die Einklemmung über die Durchblutungsstörung zur Schwellung der Darmwand und über die Passagebehinderung des Darminhalts zum Darmverschluß und zur Aufblähung der Darmschlinge. Bakterien aus der Darmlichtung wandern durch die geschädigte Darmwand. Eine Bauchfellentzündung (Durchwanderungsperitonitis) tritt schon auf, bevor der Darm noch abgestorben ist. Endstation ist über den Darmdurchbruch (Perforation) der Schock mit höchster Lebensgefahr.

■ **Beschwerden**:
- Ziehende Schmerzen an der Bruchstelle sind meist das erste Zeichen. Sie treten vor allem beim Husten, beim Heben schwerer Lasten und beim Pressen beim Stuhlgang auf. Sie verschwinden meist rasch, wenn sich der Patient hinlegt.
- Übelkeit und Erbrechen werden meist durch die Reizung des Peritoneum ausgelöst. Dabei kann auch Schwindelgefühl mit Ohnmachtsneigung vorkommen.

- „Geschwulst" an der Bruchstelle: Leistenhernien steigen beim Mann meist in den Hodensack, bei der Frau in die großen Schamlippen ab. Schenkelhernien sind am Oberschenkel unter dem Leistenband zu tasten. Größere Nabelhernien erkennt man schon beim Hinsehen. Lediglich Zwerchfellhernien sind nur im Röntgenbild und endoskopisch festzustellen. Beim Husten wölbt sich die „Geschwulst" stärker vor. Ist der Bruchinhalt Darm, so hört man plätschernde Geräusche, wenn man das Ohr bzw. das Stethoskop an die Bauchwand über dem Bruchsack anlegt (jedoch nur, solange der Darm nicht eingeklemmt ist). Durch sachten Druck läßt sich ein nicht eingeklemmter Bruch wieder in den Bauchraum zurückschieben (reponieren). Viele Patienten erlernen dies schnell und können dann den ausgetretenen Bruch mit wenigen Handgriffen in den Bauch zurückführen.
- Zeichen der Einklemmung sind: heftige Schmerzen, praller, druckempfindlicher Bauch, der Bruchinhalt läßt sich nicht mehr in die Bauchhöhle zurückschieben (ist irreponibel), zunehmende Zeichen des mechanischen Darmverschlusses.

■ **Behandlung**: Ein Weichteilbruch des Erwachsenen heilt nie von selbst. Die Bruchpforte schließt sich nicht, sie wird eher weiter. Früher oder später ist jeder Bruchträger von der Brucheinklemmung bedroht. Dann muß in der Regel operiert werden, um die Lebensgefahr abzuwenden. Daher ist es besser, die Operation in gutem Allgemeinzustand über sich ergehen zu lassen als in der Notsituation der Einklemmung.
- Bei der Operation des eingeklemmten Bruchs wird zunächst der Bruchring eingekerbt, um die Einklemmung zu beseitigen. Dann muß sorgfältig geprüft werden, wie stark der eingeklemmte Darm geschädigt ist. Ist zu befürchten, daß Teile dieser Darmschlinge absterben, so muß die ganze Darmschlinge herausgeschnitten werden. Um einen Rückfall zu verhüten, wird man dann die Bruchpforte verschließen oder, wenn dies nicht möglich ist (Leistenkanal des Mannes), entsprechend sichern. Wird nicht erst im Stadium der Einklemmung operiert, bleibt der Darm unversehrt. Dadurch sind die Operationsrisiken viel geringer.
- Manche Patienten scheuen die Operation und suchen mit einem „Bruchband" zurechtzukommen. Durch Druck auf die Bruchpforte von außen sucht es das Austreten des Bruchinhalts zu verhindern. Eine derartige Maßnahme wäre nur sinnvoll, wenn der Druck von außen dem Druck im Innern angepaßt werden könnte. In Ruhe ist der Gegendruck des Bruchbandes nicht nötig. Bei der Druckwelle des Hustens oder des Stuhlgangs ist der Druck meist zu schwach. Das Bruchband führt daher oft zur Hautreizung, ohne das Austreten des Bruches verhindern zu können. Meist ist es wirksamer, wenn der Patient beim Husten und beim Stuhlgang mit der Hand gegen die Bruchpforte drückt.

■ **Nabelhernie beim Säugling**: Das Loch in der Bauchwand für den Durchtritt der Nabelschnurgefäße (Abb. 266a) kann sich bei der Geburt nicht schlagartig verschließen. Es wird allmählich enger. Dieser Vorgang dauert etwa 1-2 Jahre. In dieser Zeit ist die Narbenplatte des Nabels wenig widerstandsfähig und kann einem erhöhten Druck im Bauchraum schlecht standhalten. Das Entstehen eines Nabelbruchs wird durch starkes Schreien gefördert. Besonders gefährdet sind Frühgeborene (etwa ¾ der Kinder mit einem Geburtsgewicht unter 1,5 kg haben eine Nabelhernie). Die Nabelhernie des Säuglings hat wegen der zunehmenden Verengung der Bruchpforte eine große Neigung zur Selbstheilung. Deshalb ist meist keinerlei Behandlung nötig.

■ **Nabelhernie beim Erwachsenen**: Nabelhernien sind bei Frauen etwa 5mal häufiger als bei Männern. Besonders gefährdet sind fettleibige Frauen nach mehreren Schwangerschaften oder mit Bauchwassersucht (Ascites). Wegen der engen, meist scharfkantigen Bruchpforte neigen Nabelhernien zur Einklemmung. Sie ist bei etwa 15 % der Bruchträger zu erwarten. Deshalb sollte man beim Erwachsenen jede mehr als kirschgroße Nabelhernie rechtzeitig operieren.

■ **Nabelbruchoperation**: Da der Nabel nach der Geburt nicht mehr benötigt wird, kann man bei der Operation die Bruchpforte völlig schließen. Man näht dazu die an den Nabel angrenzenden Sehnenplatten der Rektusscheide in der Mittellinie meist quer übereinander. Dadurch ist die Lücke fest verschlossen. Ein Rückfall ist daher selten. Nach Möglichkeit erhält man bei der Operation die Hauteinsenkung, da der Bauch ohne Nabeleinziehung langweilig aussieht.

#267 Leistenbrüche (Herniae inguinales)

■ **Bruchpforten**: Die Leistenbrüche (*Herniae inguinales*) teilt man je nach der Bruchpforte in direkte (etwa ⅓) und indirekte (etwa ⅔) ein (Abb. 266b, 267a-f):
- **Direkte Leistenhernien**: Sie wählen den kürzesten Weg durch die Bauchwand in der *Fossa inguinalis medialis*. An dieser Stelle wird die Bauchwand nur vom Peritoneum, der Fascia transversalis, den Randsehnen des äußeren Leistenrings, dem Funiculus spermaticus (Samenstrang) und der Haut gebildet. Größeren mechanischen Widerstand leistet davon nur die Umrandung des äußeren Leistenrings. Durch den Druck im Bauchraum kann der Sehnenring erweitert und damit der Weg für den Durchbruch von Bauchinhalt durch den äußeren Leistenring freigegeben werden. Direkte Leistenhernien sind immer erworben.
- **Indirekte Leistenhernien**: Sie wählen den etwas umständlicheren Weg von der *Fossa inguinalis lateralis* durch den inneren Leistenring und den Leistenkanal zum äußeren Leistenring. Sie können angeboren (*Hernia inguinalis congenita*) oder erworben (*Hernia inguinalis acquisita*) sein. Bei seinem Abstieg in den Hodensack zieht der Hoden einen Bauchfellfortsatz (Saccus vaginalis) mit sich. Von diesem bleibt der dem Hoden und Nebenhoden anliegende Teil als Verschiebeschicht erhalten (Tunica vaginalis testis, sie umhüllt Hoden und Nebenhoden ähnlich wie die

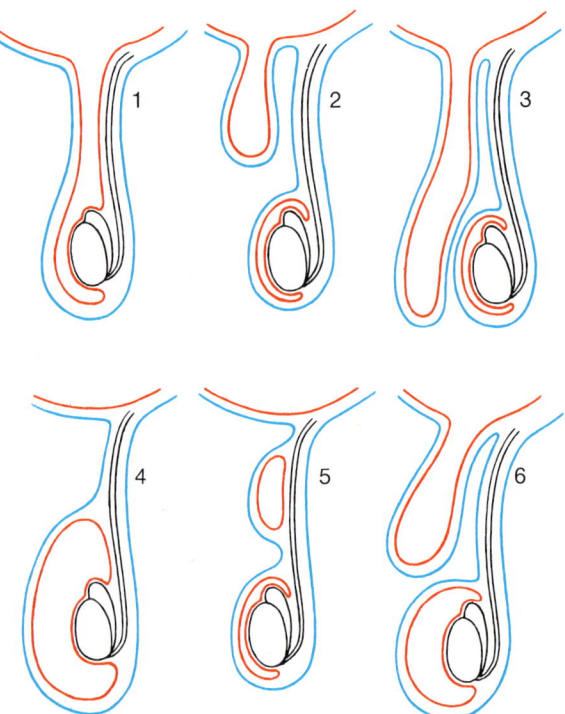

Abb. 267a-f. Schemata zu Leisten- und Wasserbrüchen. Peritoneum und Abkömmlinge rot. [le2]

1 Hernia inguinalis congenita (immer indirekt)
2 Kleine Hernia inguinalis acquisita (direkt oder indirekt)
3 Große Hernia inguinalis acquisita (direkt oder indirekt)
4 Hydrocele testis
5 Hydrocele funiculi
6 Kombination von Hernia inguinalis acquisita und Hydrocele testis

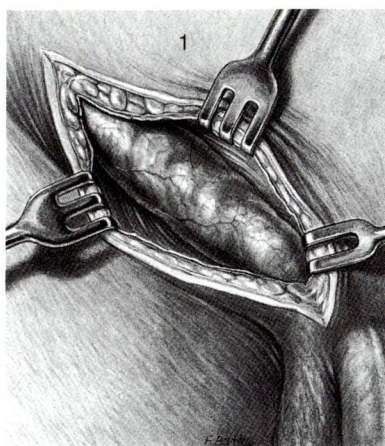
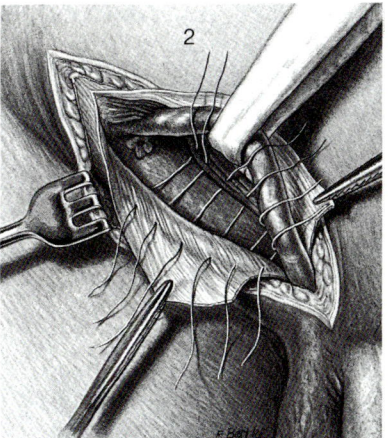
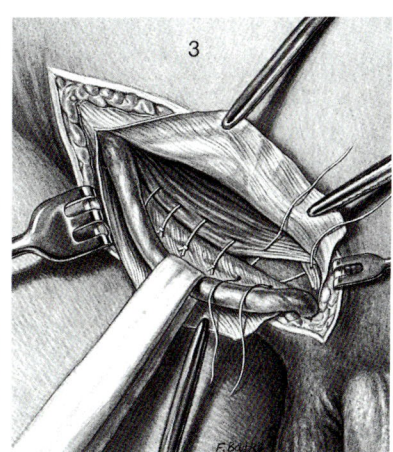
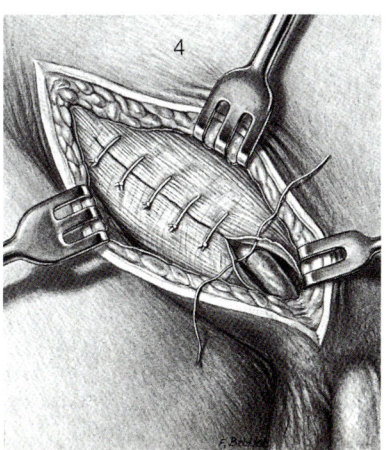

Abb. 267g-j. Leistenbruchoperation (eine von zahlreichen Varianten der Bassini-Operation). *[le2]*
1. Freilegen des Bruchsacks
2. Der Bruch ist reponiert und der Bruchsack abgetragen, Fäden werden vom gemeinsamen Rand des M. obliquus internus abdominis und M. transversus abdominis zum Lig. inguinale gezogen
3. Der Funiculus spermaticus wird zur Seite gezogen, die Fäden werden geknotet und so die Muskelränder fest mit dem Leistenband verbunden, dabei darf der Anulus inguinalis profundus nicht eingeengt werden
4. Über dem Funiculus spermaticus wird die Sehnenplatte des M. obliquus externus abdominis vernäht, hierbei darf der Anulus inguinalis superficialis nicht verengt werden

Pleura die Lunge). Der Rest verödet. Unterbleibt die Rückbildung des Bauchfellfortsatzes, so bietet sich dieser Kanal geradezu für Hernien an.

■ **Alters- und Geschlechtsunterschiede**:
• *Säugling*: Naturgemäß sind bei ihm angeborene Leistenhernien besonders häufig, weil die Rückbildung des Bauchfellfortsatzes längere Zeit in Anspruch nimmt und bei spätem Abstieg des Hodens bei Geburt noch nicht abgeschlossen ist. Starkes Schreien des Säuglings fördert wegen der Druckerhöhung im Bauchraum das Entstehen von Hernien (nicht nur von Leistenbrüchen).
• *Mann*: Im Laufe des Lebens werden die direkten Leistenhernien immer häufiger.
• *Frau*: Wegen des engeren Leistenkanals und der kleineren Leistenringe sind Leistenhernien bei ihr sehr viel seltener als beim Mann: Der Durchmesser des Lig. teres uteri ist sehr viel kleiner als der des Samenstrangs. Der Kanal wird nicht durch den absteigenden Hoden erweitert. Es bildet sich normalerweise kein Bauchfellfortsatz aus. Gelegentlich findet man aber doch einen kleinen Fortsatz (Nuck-Divertikel, schon 1691 von Anton Nuck in Leiden beschrieben), der Ausgangspunkt für Eingeweidebrüche oder Zysten werden kann.

■ **Differentialdiagnose**: Mit Leistenbrüchen könnten verwechselt werden:
• *Hernia femoralis* (Schenkelbruch): Als Leistenhernien im engeren Sinn bezeichnet man nur solche Hernien, die den Weg durch die Fossa inguinalis medialis oder lateralis nehmen. Hernien, die unter dem Leistenband durchtreten, nennt man Schenkelhernien (#923).
• *Hydrozele* (Wasserbruch, gr. hýdor = Wasser, zéle = Geschwulst): In Resten des Bauchfellfortsatzes kann sich Flüssigkeit ansammeln und, bei größeren Anschwellungen, mit einer in den Hodensack absteigenden Leistenhernie verwechselt werden. Die Hydrozele enthält meist klare Flüssigkeit im Gegensatz zum trüben Darminhalt oder dem Fettgewebe des großen Netzes bei der Leistenhernie. Zur Differentialdiagnose hält man eine Taschenlampe hinter den Hodensack: Die Leistenhernie ist undurchsichtig, beim Wasserbruch leuchtet der Hodensack rötlich auf (Diaphanoskopie, gr. diaphanés = durchscheinend).
• *Varikozele* (Venenbruch, lat. varix = Krampfader): Eine Schwellung im Hodensack kann auch auf einer Blutstauung in den Hodenvenen (*Plexus pampiniformis*) beruhen. Die Varikozele ist links häufiger als rechts (ungünstigerer Blutabfluß in die linke V. renalis, rechts direkter Abfluß in die V. cava inferior).

■ **Leistenbruchoperation**: Ihre Aufgabe ist es, die Bruchpforte so zu sichern, daß eine Leistenhernie nicht mehr austreten kann. Beim direkten Bruch darf man einfach zunähen. Beim indirekten Bruch hingegen muß eine Lücke für den Funiculus spermaticus offen bleiben.
• Das Prinzip dieser Operation ist von dem italienischen Chirurgen Bassini 1884 in Genua entwickelt worden: Man zieht die oberhalb des Leistenkanals endenden inneren beiden Schichten der Bauchmuskeln zum Leistenband herab und näht sie dort fest (Abb. 267g-j). Dadurch wird die vorher muskelfreie Hinterwand des Leistenkanals durch Muskeln verstärkt. Dabei läßt man am inneren Leistenring soviel frei, daß der Ductus deferens und die Blutgefäße des Hodens bequem hindurchziehen können und der Hoden nicht von der Verbindung mit dem Bauchraum abgeschnitten wird. Bei der Frau darf der nicht benötigte Leistenkanal vollständig zugenäht werden. Die klassische Bassini-Operation ist in den vergangenen mehr als hundert Jahren wiederholt abgewandelt worden. Die einzelnen Spielarten werden je nach Größe, Beschaffenheit und Lage des Bruchs angewandt.

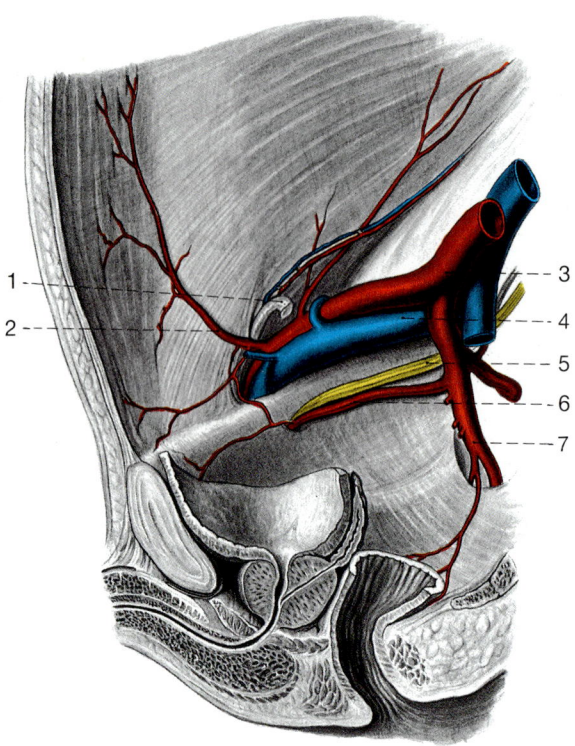

Abb. 268a. Untere rechte Bauchwand von innen. Der Ductus deferens ist in Nähe des inneren Leistenrings abgeschnitten. *[le2]*

1 Ductus deferens
2 A. epigastrica inferior
3 A. iliaca communis
4 V. iliaca externa
5 N. obturatorius
6 A. obturatoria
7 A. iliaca interna

• Ist die Leistenhernie eingeklemmt und kann sie von außen nicht mehr in den Bauchraum zurückgedrängt werden, so muß bei der Operation natürlich zunächst die Einklemmung beseitigt und der Bruchinhalt in den Bauchraum zurückverlagert werden (#266). Besteht die Einklemmung schon einige Stunden, so ist bisweilen der Darm geschädigt. Dann muß das betreffende Darmstück herausgeschnitten werden. Die eingeklemmte Leistenhernie muß wegen der Lebensgefahr zum frühestmöglichen Zeitpunkt operiert werden (Notoperation).
• Wird der Bruchring beim indirekten Bruch zu eng zugenäht, so können dadurch die Blutgefäße des Hodens abgeklemmt werden. Erste Warnzeichen sind das Anschwellen und Schmerzen des Hodens. Dann muß die Operationswunde sofort wieder geöffnet und der innere Leistenring erweitert werden. Ist der Hoden schon schwer geschädigt, so muß er entfernt werden.

#268 Gefäße und Nerven

■ **Arterien**: An der Versorgung der Bauchwand sind zahlreiche Arterien beteiligt:
• dorsal und seitlich: *Aa. intercostales posteriores*, *A. subcostalis* und *Aa. lumbales* als direkte Äste der Brust- und Bauchaorta.
• Oberbauch: *A. epigastrica superior*: der Endast der A. thoracica interna aus der A. subclavia.
• Unterbauch: *A. epigastrica inferior* aus der A. iliaca externa sowie *A. epigastrica superficialis* und *A. circumflexa ilium superficialis* aus der A. femoralis.

Hautarterien des Unterbauchs bei Hautverpflanzungen: Dank der Methoden der Mikrochirurgie (Operationen unter dem Mikroskop) ist es möglich, Arterien von nur 1 mm lichter Weite zu vernähen. Dies ermöglicht die freie Verpflanzung von Haut, wenn man den von einer Arterie versorgten Hautbezirk aus einer gesunden Körperstelle mit der Arterie entnimmt und im Bereich der zu deckenden Hautlücke wieder an eine Arterie annäht. Die Haut überlebt, weil sie ständig durchblutet ist. Frei verpflanzte Haut ohne Gefäßanschluß geht hingegen in der Regel zugrunde. Leider gibt es nur wenige Körperstellen, an denen eine gut aufzufindende Hautarterie einen größeren Hautbezirk ernährt. Dies ist bei der *A. epigastrica superficialis* und der *A. circumflexa ilium superficialis* der Fall. Bauchhaut ist zudem meist gut entbehrlich, so daß die durch die Entnahme des Hautlappens entstehende Lücke keine größeren Probleme bereitet.

■ **A. + V. epigastrica inferior**:
• Die *A. epigastrica inferior* entspringt aus der A. iliaca externa kurz vor dem Leistenband (Abb. 268a). Sie zieht zwischen den beiden Fossae inguinales (medialis und lateralis) auf dem Lig. interfoveolare in den Raum zwischen M. rectus abdominis und hinterem Blatt der Rektusscheide. Dort zweigt sie sich in eine Reihe kranial verlaufender Äste auf, die mit absteigenden Ästen der *A. epigastrica superior* (Endast der A. thoracica interna aus der A. subclavia) anastomosieren. Dadurch entsteht eine arterielle Kollateralbahn zwischen A. subclavia und A. iliaca externa, die z.B. bei Verschluß der Beckenarterie dem Bein Blut zuführen kann.
• Entsprechend kann die venöse Verbindung zwischen *V. epigastrica inferior* und *superior* bei Beckenvenenthrombosen einen Teil des Blutes von der V. iliaca externa zur V. brachiocephalica umleiten.
• Die A. + V. epigastrica inferior (wörtlich „untere Oberbauchgefäße") führen ihren Namen nicht ganz zu Recht. Sie versorgen hauptsächlich den Unterbauch und die Nabelgegend und erreichen nur über Anastomosen mit den A. + V. epigastrica superior das Epigastrium. Trotzdem ist der Name didaktisch wertvoll, weil er die Zusammengehörigkeit der oberen und unteren epigastrischen Gefäße betont.

Bauchwandgefäße bei Leistenbrüchen: Chirurgisch bedeutend werden die A. + V. epigastrica inferior bei der Leistenbruchoperation. Sie verlaufen auf dem Lig. interfoveolare zwischen den Bruchpforten der direkten (*Fossa inguinalis medialis*) und indirekten (*Fossa inguinalis lateralis*) Leistenhernien. Diese bei Verletzung stark blutenden Gefäße liegen dem Bruchsack der direkten Leistenhernie lateral, dem der indirekten Leistenhernie medial an. Sie sind bei Leistenbruchoperationen sorgfältig zu schonen.

Hautvenen + Lymphbahnen + Hautnerven: ⇒ #238-239.

■ **Head-Zonen**: Zwischen animalischem und autonomen Nervensystem bestehen Querverbindungen, die wechselseitige Beeinflussungen ermöglichen. So bestehen Beziehungen zwischen bestimmten Hautgebieten und bestimmten inneren Organen. Der Zusammenhang drückt sich in 2 Richtungen aus:
• Bei Erkrankungen des inneren Organs werden Schmerzen im zugehörigen Hautgebiet empfunden („übertragener Schmerz", viszerokutaner Reflex).
• Über das Hautgebiet ist eine Einwirkung auf das innere Organ möglich. Örtliche Wärmeanwendung an der Haut (heiße Umschläge, hyperämisierende Einreibungen usw.) mildert Krämpfe am inneren Organ. Viele Maßnahmen der sog. „physikalischen Therapie" (Bäder, Massagen, Packungen) wirken auf diesem Weg des kutiviszeralen Reflexes („Reflextherapie").

Diese Zusammenhänge sind zwar im Grunde seit dem Altertum bekannt, wurden aber erst von dem englischen Neurologen Sir

Henry Head 1893 eingehend systematisch untersucht. Nach ihm sind die den inneren Organen zugeordneten Hautgebiete Head-Zonen benannt. Ihre Kenntnis ist für den Arzt diagnostisch und therapeutisch wichtig. So weist z.B. die Kombination heftiger Schmerzen im rechten Oberbauch und der rechten Schultergegend auf die Gallenblase hin (Tab. 268, Abb. 268b). Der Schulterschmerz beruht auf einer Reizung der viszerosensorischen Anteile des Zwerchfellnervs (N. phrenicus).

Abb. 268b. Head-Zonen = Hautgebiete, in welche die Schmerzen von inneren Organen projiziert werden [bg3]

1 Zwerchfell (C_4)
2 Herz (T_3-T_4)
3 Oesophagus (T_4-T_5)
4 Magen (T_8)
5 Leber und Gallenblase (T_8-T_{11})
6 Dünndarm (T_{10})
7 Dickdarm (T_{11}-L_1)
8 Harnblase (T_{11}-L_1)
9 Niere und Hoden (T_{10}-L_1)

Tab. 268. Wichtige Head-Zonen	
Herz:	um vierte Rippe links vorn + linker Oberarm
Oesophagus:	unterer Teil des Sternum
Magen:	unteres Epigastrium + linke Regio hypochondriaca
Leber + Gallenblase:	rechte Regio hypochondriaca + rechte Schulter
Pancreas:	linke Regio hypochondriaca, zur Scapula aufsteigend
Dünndarm:	Nabelgegend
Dickdarm:	Unterbauch
Harnblase:	Regio pubica kranial der Symphysis pubica
Niere + Harnleiter:	von der 12. Rippe in die Leistengegend und die großen Schamlippen bzw. den Hodensack ausstrahlend

#269 Hautschnitte bei Bauchoperationen

■ **Grundsätze**: Den Weg durch die Bauchwand bestimmt:
• die Lage des erkrankten Organs: Ideal wäre es, wenn man die Bauchdecke unmittelbar über dem Organ durchtrennen könnte.
• der Verlauf der Bauchmuskeln und ihrer Nerven: Schneidet man Muskeln durch, so wachsen die Schnittstellen wegen der guten Durchblutung der Muskeln rasch wieder zusammen. Trotzdem bleiben häufig Bewegungsstörungen zurück, da im Muskel meist auch Nerven durchgetrennt werden und Teile des Muskels dann gelähmt sind. Teillähmungen der Bauchdecke behindern Atmung, Bauchpresse und Rumpfbewegungen und begünstigen das Entstehen von Bauchwandhernien. Deshalb wird man Operationsschnitte so durch die Bauchdecke führen, daß möglichst wenig Muskeln geschädigt werden. Man nimmt dafür einen etwas unbequemeren Zugang zum erkrankten Organ in Kauf. Am ehesten darf man den M. rectus abdominis quer durchtrennen, da

seine Nerven mehreren Segmenten (T_7-T_{12}) entspringen und in entsprechend vielen Höhen in den Muskel eintreten.
• der Verlauf der Hautbeugefalten: Je weniger die Operationswunde unter Spannung steht, desto rascher verheilt sie und desto „schöner" wird die Narbe. Nach Möglichkeit berücksichtigt man auch kosmetische Gesichtspunkte: Eine Operationsnarbe im Schamhaarbereich fällt weniger auf als an der schwach behaarten Bauchhaut.

■ **Typische Hautschnitte** zum Eröffnen der Bauchhöhle:
❶ **Obere mediane Laparotomie** (Oberbauch-Längsschnitt): zwischen Processus xiphoideus und Nabel genau in der Körpermitte (das Peritoneum wird etwas links der Körpermitte durchgetrennt, um das Lig. teres hepatis = die ehemalige Nabelvene zu schonen).
• *Vorteile*: Hierbei müssen weder Muskeln noch Nerven durchgetrennt werden. Der Schnitt läßt sich am Nabel vorbei auf den Unterbauch erweitern.
• *Nachteil*: Man zerschneidet die Rektusscheide. Sehnen heilen schlechter zusammen als Muskeln. Besonders nach mehrfachen Operationen bleiben manchmal kleine Lücken in der Sehnenplatte zurück, durch die sich Weichteilbrüche (epigastrische Hernien) bilden können.
• Der Oberbauch-Längsschnitt ist der Standardzugang zum Magen und zum Pancreas.

❷ **Untere mediane Laparotomie** (Unterbauch-Längsschnitt): zwischen Nabel und Symphysis pubica. Vor- und Nachteile entsprechen sinngemäß beim Oberbauch-Längsschnitt (die Erweiterungsmöglichkeit geht natürlich nach oben). Dieser Schnitt dient vor allem für Operationen am Dünndarm.

❸ **Wechselschnitt**: von rechts oben nach links unten etwa auf der Hälfte bis ⅔ der Strecke vom Nabel zur Spina iliaca anterior superior. In diesem Bereich überkreuzen sich 3 Muskelschichten. Um keinen Muskel dabei zu verletzen, wird zunächst entsprechend der Verlaufsrichtung des äußeren schrägen Bauchmuskels eingeschnitten. Dann drängt man die Muskelfasern dieses Muskels auseinander und schneidet rechtwinklig zu diesen durch den inneren schrägen Bauchmuskel (entsprechend dessen Verlaufsrichtung). Dann werden die Muskelfasern dieses Muskels auseinander gespreizt und der quere Bauchmuskel wieder entsprechend dem Verlauf seiner Muskelfasern durchgetrennt. Die Schnittrichtung wechselt also in den 3 Muskelschichten, was zum Namen „Wechselschnitt" führte. Der Wechselschnitt wird vor allem bei Wurmfortsatzoperationen (#446) vorgenommen.

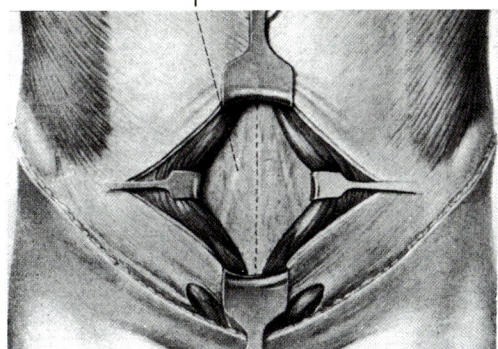

Abb. 269. Bei Operationen schneidet man die Bauchwand so auf, daß möglichst wenig Muskeln durchgetrennt werden. Dabei wechselt man in verschiedenen Schichten notfalls die Schnittrichtung. Beim sog. Pfannenstiel-Schnitt wird die Haut im Schamhaarbereich quer durchgeschnitten. Dann wird die Wunde auseinander gezogen und der Schnitt zwischen den beiden Mm. recti abdominis längs weitergeführt. [br5]

1 Fascia transversalis

❹ **Pfannenstiel-Schnitt** (Abb. 269): quer oberhalb der Symphysis pubica im Schamhaar. Der Name kommt nicht vom Vergleich mit einer Bratpfanne, sondern bezieht sich auf den Breslauer Frauenarzt Johann Pfannenstiel (1862-1909), der ihn empfohlen hat.
- *Vorteil:* Die Narbe wird durch das dichte Schamhaar verdeckt.
- *Nachteil:* Der Schnitt muß als eine Art Wechselschnitt weitergeführt werden. Will man nicht die beiden Mm. recti abdominis durchtrennen, so muß man den Schnitt in der Tiefe als Unterbauch-Längsschnitt fortsetzen.
- Der Pfannenstiel-Schnitt dient vorwiegend für Operationen an der Harnblase und an den inneren weiblichen Geschlechtsorganen (Uterus, Eileiter, Ovarium).

❺ **Rippenbogen-Randschnitt**: Er wird auf der rechten Seite bei Operationen an der Gallenblase und an der Leber, auf der linken Seite bei Operationen an der Milz und am Pankreasschwanz ausgeführt.
- *Vorteil:* Er liegt direkt über der Kuppe der Gallenblase bzw. in Nähe des vorderen Milzpols.
- *Nachteile:* Der äußere schräge und der quere Bauchmuskel werden durchgetrennt, und der Schnitt ist schlecht erweiterbar.

❻ **Pararektalschnitt** (Längsschnitt seitlich vom M. rectus abdominis): Der gerade Bauchmuskel zieht beidseits der Mittellinie als etwa 7-10 cm breites Band vom Schambein zum Brustkorb. An seinem äußeren Rand kann man die Bauchwand ohne Verletzung der schrägen Bauchmuskeln durchtrennen. Allerdings werden dabei die Nerven zu ein entsprechenden Abschnitten des M. rectus abdominis zerstört. Der Schnitt eignet sich für Operationen an Organen, die im Bauch seitlich liegen (Leber und Colon ascendens rechts, Milz und Colon descendens links).

❼ **Paramedianschnitt** (Kulissenschnitt): Wegen der Gefahr der Oberbauchhernien bevorzugen manche Chirurgen anstelle des medianen Oberbauchschnitts einen seitlich davon geführten Schnitt im Verlauf des M. rectus abdominis. Der Muskel wird dabei nicht gespalten, sondern zur Seite gezogen (wobei allerdings die Verwachsungen der Zwischensehnen mit dem vorderen Blatt der Rektusscheide gelöst werden müssen).
- *Vorteil:* Nach der Operation schiebt sich der M. rectus abdominis kulissenartig zwischen die Schnitte im vorderen und im hinteren Blatt der Rektusscheide und deckt sie ab. Dadurch wird die Gefahr von Oberbauchhernien stark vermindert.
- *Nachteile* sind der höhere Zeitaufwand und die Gefährdung der A. epigastrica superior zwischen M. rectus abdominis und hinterem Blatt der Rektusscheide.

❽ **Querer Oberbauchschnitt**: bei Eingriffen am Pancreas oder an der Leber.

2.7 Becken (Pelvis)

#271 Vergleichende Anatomie, Gliederung
#272 Hüftbein: Bauprinzip, Tasten, *Knochenmarkbiopsie*
#273 Iliosakralgelenk, Symphysis pubica, Bänder, Membrana obturatoria, *Beckenbrüche*
#274 Beckenkanal, *Drehung des Kindes bei Normalgeburt*
⇒ #212 Kreuzbein
⇒ #911 Hüftpfanne

#271 Allgemeines

■ **Stellung in der anatomischen Systematik**: Das Becken könnte man gleich in 3 Kapitel sinnvoll eingliedern:
- bei der unteren Extremität als Träger der Pfanne des Hüftgelenks und Ursprungsort fast aller Hüftgelenkmuskeln.
- bei den Beckeneingeweiden als deren „Wohnung".
- bei der Leibeswand als deren hinterer unterer Abschnitt sowie als Teil der Wirbelsäule, als Ursprungsort von Bauch- und Rückenmuskeln, als Teil der funktionellen Einheit „Wand des Bauchraums" usw.

Für die Einordnung in diesem Buch war maßgebend, daß die Leibeswand hier vor den Beckeneingeweiden und dem Bein besprochen wird und dem das Buch kontinuierlich durcharbeitenden Leser das Vor- und Zurückblättern erspart werden sollte.

■ **Vergleichende Betrachtung**: Das Becken verbindet das Bein mit dem Rumpf. Seine Aufgaben ähneln insofern dem Schultergürtel. Grundlegend verschieden ist jedoch die Verankerung am Achsenskelett: Der Schultergürtel ist nur durch Muskelschlingen daran aufgehängt, der Beckengürtel hingegen mit der Wirbelsäule zu einem stabilen Ring zusammengeschlossen. Der Unterschied ist vergleichend anatomisch zu verstehen. Beim Vierfüßer ruht die Hauptlast des Körpers auf den Vorderbeinen. Besonders belastet werden diese beim Sprung. Der Vierfüßer stößt sich mit den Hinterbeinen ab und springt mit den Vorderbeinen auf. Die dabei an den Vorderbeinen auftretenden Kräfte müssen in Muskelschlingen weich abgefedert werden. Eine feste Verbindung mit der Wirbelsäule würde Knochenbrüche geradezu provozieren. Bei den meisten Vierfüßern fehlt daher die Clavicula, um eine bruchgefährdete Verbindung zum Brustkorb zu vermeiden.
- Verglichen mit den grazilen Beckenknochen der Vierfüßer erscheint der menschliche Beckengürtel sehr groß. Dies liegt an der veränderten Belastung. Mit der „Aufrichtung" des Menschen zum zweibeinigen Stand mußte der Beckengürtel die vorher hauptsächlich vom Schultergürtel getragene Körperlast allein übernehmen und sich demgemäß verstärken.
- Die Aufrichtung veränderte auch die Beziehung zu den Bauchorganen: Beim Vierfüßer hängt der Bauch unter der Wirbelsäule in Muskelschlingen. Der Bauch des Menschen ist im wesent-

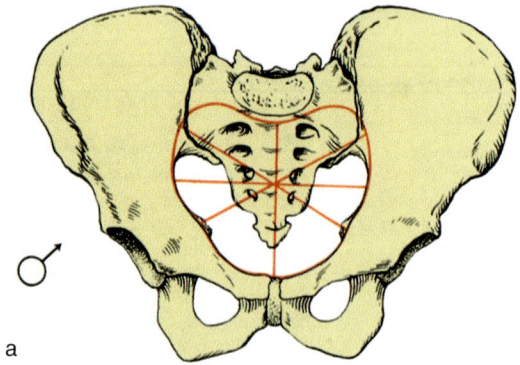

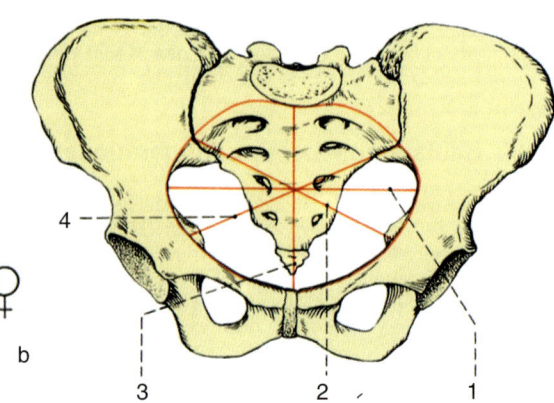

Abb. 271a + b. Männliches (oben) und weibliches (unten) Becken von vorn. [dr1]

1 Diameter transversa
2 Diameter obliqua (LAO = left anterior oblique)
3 Conjugata vera
4 Diameter obliqua (RAO = right anterior oblique)

lichen am Brustkorb verankert, wird aber zum Teil von dem breit ausladenden Beckengürtel getragen.
- Im Gegensatz zum Vierfüßer mit relativ stabilem Stand auf 4 Unterstützungspunkten ist der zweibeinige Mensch in ständigen Gleichgewichtsnöten. Durch mächtige Muskeln muß das Umkippen verhindert werden. Diese Muskeln benötigen Ursprungsflächen an Knochen. Auch dies trägt zur Vergrößerung des Beckengürtels bei.
- Schließlich werden Form und Größe des Beckens auch noch durch seine Aufgaben als Gebärkanal bestimmt.

■ **Gliederung**:
- nach Knochen: Entsprechend seiner statischen Hauptaufgabe, die im Rumpf median in der Wirbelsäule abgestützte Körperlast auf 2 laterale Oberschenkelknochen zu übertragen, wird das Beckenskelett von 3 Knochen gebildet: dem medianen Kreuzbein und den beiden lateralen Hüftbeinen (Abb. 271a + b).
- nach umschlossenen Räumen: Das Becken ist mit einem Trichter mit weitem Auslauf (etwa 8-13 cm Durchmesser) zu vergleichen. Das kegelförmige Stück des Trichters (die Darmbeinschaufeln) bezeichnet man als „großes Becken" (*Pelvis major*), das Auslaufrohr als „kleines Becken" (*Pelvis minor*). An der Knickstelle liegt die „Grenzlinie" (*Linea terminalis*) zwischen großem und kleinem Becken. Sie verläuft vom *Promontorium* bogenförmig auf beiden Seiten zum Oberrand der Symphysis pubica. Diese „Beckeneingangsebene" ist bei aufrechtem Stand etwa um 60° aus der Horizontalen gedreht. Im Sitzen ist der Winkel etwas kleiner.

■ **Kreuzbein**: Es ist ein an die besondere Belastung angepaßter Teil der Wirbelsäule und im wesentlichen schon bei dieser besprochen (#212). Die durch federnde Zwischenwirbelscheiben gegliederten oberen Abschnitte der Wirbelsäule sind auf longitudinale mediane Lastübertragung eingestellt. Im Kreuzbein wird die Last von der Medianen in 2 laterale Teillasten aufgewogen. Deshalb haben Federungselemente in der Medianen keinen Sinn mehr. Im Kreuzbein fehlen daher die Zwischenwirbelscheiben, und die 5 Kreuzbeinwirbel verschmelzen zu einem Knochen. Kräftig ausgestaltet sind die seitlichen Teile des Kreuzbeins, über welche die Körperlast an die Hüftbeine weitergegeben wird. An dieser Lastübergabe sind nur die oberen 3 Kreuzbeinsegmente beteiligt. Da die beiden unteren Segmente weitgehend entlastet sind, verjüngt sich das Kreuzbein kaudal stark.

#272 Hüftbein (Os coxae)

■ **Teile**: Das Hüftbein besteht aus 3 Knochen, die beim Kind durch knorpelige Wachstumsfugen getrennt sind, am Ende des Wachstums aber zu einem einheitlichen Knochen verschmelzen (Abb. 272a + b):
- *Os ilium* (Darmbein).
- *Os ischii* (Sitzbein).
- *Os pubis* (Schambein).

■ **Belastung**: Die beiden Hüftbeine übertragen die Last des aufgerichteten Körpers vom medianen Kreuzbein auf 2 Stützen. Dabei sind 2 Fälle zu berücksichtigen:
- Im Stehen wird die Last über die Hüftgelenke an die Oberschenkel weitergegeben.
- Im Sitzen ruht das Gewicht auf den Sitzbeinhöckern. Durch unterschiedliches Belasten des rechten und linken

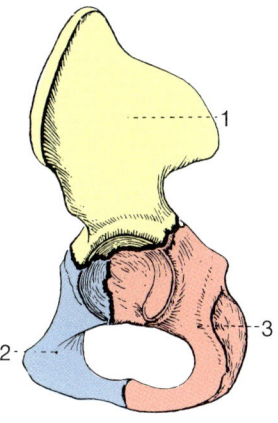

Abb. 272a. Hüftbein eines 14jährigen Kindes, Außenseite. Die 3 Teile des Hüftbeins (Darmbein, Schambein, Sitzbein) sind beim Kind durch Knorpelfugen verbunden, die sich in der Hüftpfanne treffen (Y-Fuge). *[bg1]*

1 Os ilium [Ilium]
2 Os pubis [Pubis]
3 Os ischii [Ischium]
1 + 2 + 3 Os coxae

Tuber ischiadicum „steuert" der Reiter zu einem wesentlichen Teil sein Pferd.

■ **Bauprinzip**: Wir können kräftige Knochenzüge vom Iliosakralgelenk zum Hüftgelenk und zu den Sitzbeinhöckern erwarten. Die beiden Hüftbeine müssen ferner gegeneinander abgestützt sein. Schließlich treten durch die am Hüftbein entspringenden oder ansetzenden Muskeln auch noch erhebliche Zugbelastungen auf.
- Ergebnis ist eine Rahmenkonstruktion von der Form einer 8: Im Mittelpunkt steht das Hüftgelenk. Die obere Schlinge der 8 wird vom Darmbein, die untere vom Sitzbein und vom Schambein gebildet. Im Hüftgelenk treffen die 3 Knochen zusammen.
- Im Inneren der beiden Schlingen der 8 sind die Belastungen gering. Im Gegensatz zum massiv gebauten Rahmen kann dort Knochen eingespart werden. So besteht das Innere der Darmbeinschaufel (*Ala ossis ilii*) lediglich aus einer dünnen Knochenplatte. Bei der unteren Schlinge der 8 ist der Knochen völlig eingespart. Das Hüftloch (*Foramen obturatum*) ist nur durch eine Bindegewebeplatte (*Membrana obturatoria*) verschlossen.
- Die beiden Schlingen der 8 stehen nicht in einer Ebene und sind auch nicht gleich groß:
- Die obere Schlinge der 8 ist größer, zur Seite abgeknickt und nach hinten gedreht. Es ist die Darmbeinschaufel, auf welcher ein Teil der Last der Baucheingeweide ruht.
- Die untere Schlinge der 8 bildet mit der entsprechenden Schlinge der anderen Seite, dem v-förmigen Kreuzbein und den Kreuzbein-Sitzbein-Bändern einen schräg nach hinten unten gerichteten Kanal, dessen Form durch seine Aufgabe als Geburtsweg bestimmt wird.

■ **Tasten beim Lebenden**:
- *Crista iliaca* (Darmbeinkamm, in der Klinik meist Beckenkamm genannt): Ähnlich wie die Clavicula dient die Crista iliaca dem Ansatz kräftiger Muskeln, wird aber selbst nicht von Muskeln überquert. Sie ist so in ganzer Länge von der Spina iliaca anterior superior zur Spina iliaca posterior superior tastbar und für ärztliche Eingriffe leicht zugänglich. Man kann hier Knochenmark zur Untersuchung und zur Transplantation entnehmen.
- *Spina iliaca anterior superior* (vorderer oberer Darmbeinstachel): Sie tritt bei schlanken Menschen meist stark hervor und ist daher eine wichtige Orientierungsmarke für die Bauchwand (#261). Bei Wohlbeleibten kann die Haut an dieser Stelle zu einer Grube eingezogen sein.
- *Spina iliaca posterior superior* (hinterer oberer Darmbeinstachel): Die Haut sinkt hier meist zu einem Grübchen ein, das den seitlichen Eckpunkt der Lendenraute bildet (oberer Eckpunkt = Tiefe der Lendenlordose meist über dem 3. Lendendornfortsatz,

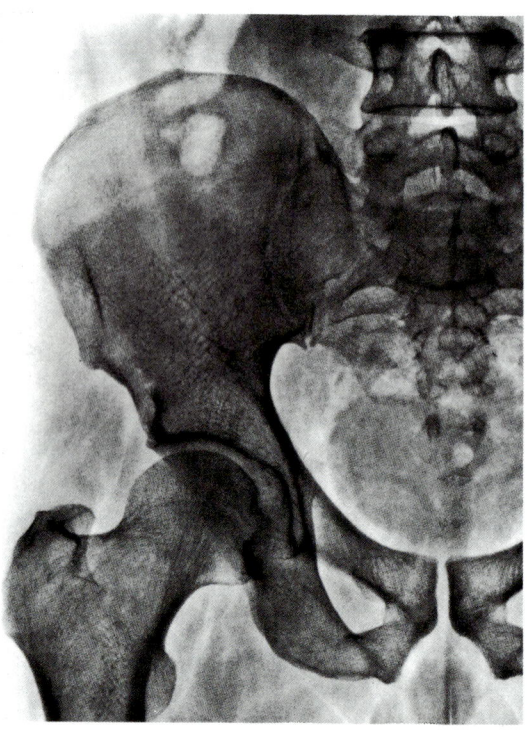

Abb. 272b. Röntgenbild des Beckens und des Hüftgelenks. *[wi1]*

unterer Eckpunkt = hinteres Ende der Afterfurche zwischen den beiden Gesäßbacken, Abb. 915a-c).
• *Tuber ischiadicum* (Sitzbeinhöcker): Es ist am besten bei sitzendem Patienten zu tasten, wobei die Körperlast auf die andere Seite zu verlagern ist, damit das Becken auf der zu tastenden Seite etwas angehoben wird. Beim Setzen wird der M. gluteus maximus durch einen Faszienstreifen („Sitzhalter") zur Seite gezogen, so daß der Muskel durch das Tuber ischiadicum nicht gequetscht wird. Vom Tuber ischiadicum aus kann man nach dorsal das *Lig. sacrotuberale* bis zum Steißbein verfolgen. Sein bogenförmiger unterer Rand ist scharfkantig unter dem M. gluteus maximus zu fühlen.
• *Spina ischiadica* (Sitzbeinstachel): bei vaginaler oder rektaler Untersuchung des kleinen Beckens zugänglich.
• *Ramus superior ossis pubis* (oberer Schambeinast): Am kaudalen Ende der Bauchwand kann man die beiden *Tubercula pubica* und den Oberrand der Schambeinfuge (*Symphysis pubica*) fühlen.
• *Ramus ischiopubicus* aus *Ramus inferior ossis pubis* (unterer Schambeinast) und *Ramus ossis ischii* (Sitzbeinast): Vom Tuber ischiadicum ausgehend ist die knöcherne Begrenzung des Beckenausgangs bis zum Unterrand der Symphysis pubica abzutasten. Der Schambeinwinkel (*Angulus subpubicus*) des Mannes wird von der Peniswurzel überlagert, so daß man nur die sitzbeinnahen Abschnitte des unteren Schambeinastes beurteilen kann. Besser zugänglich ist der Schambeinbogen (*Arcus pubicus*) der Frau.

■ **Nicht zu tasten**, weil von kräftigen Muskeln überlagert:
• *Acetabulum* (Hüftpfanne, #911).
• *Foramen obturatum* (Hüftloch).

■ **Beckenkammbiopsie**: Die Crista iliaca eignet sich in besonderem Maße zur Gewinnung von blutbildendem Knochenmark. Mit einer Stanznadel (z.B. Jamshidi-Nadel) wird ein Knochenmarkzylinder aus dem Beckenkamm ausgestanzt oder mit einem Hohlfräser ein breiterer Gewebeblock gewonnen (Myelotomie) und anschließend histologisch untersucht. Die Beckenkammbiopsie hat gegenüber der Sternalpunktion 3 große Vorteile:

• Sie ermöglicht das Studium eines Gewebeverbandes anstelle einzelner aspirierter Zellen (Lokalisationsdiagnostik).
• Es kann nicht nur das Knochenmark, sondern auch das Knochengewebe selbst beurteilt werden.
• Die Punktion der Crista iliaca ist mit wenigen Risiken behaftet, während bei der Sternalpunktion sogar tödliche Zwischenfälle (wenn auch selten, #232) vorkommen.

#273 Gelenke, Bänder, Membranen

■ **Articulatio sacroiliaca** (Kreuzbein-Darmbein-Gelenk, in der Klinik meist Iliosakralgelenk = ISG genannt): Es ist zwar ein echtes Gelenk, die Bewegungsmöglichkeiten wer-

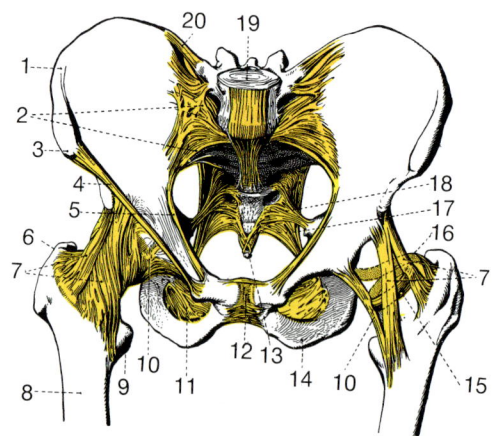

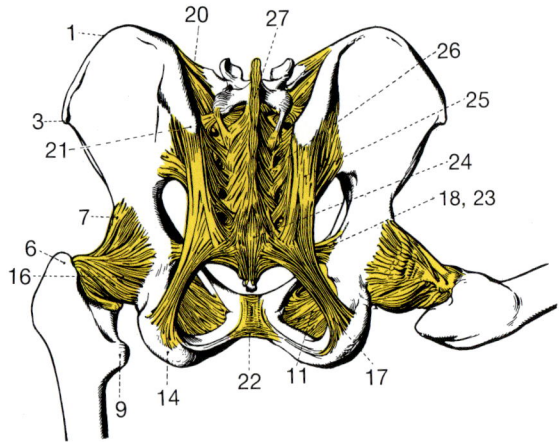

Abb. 273a + b. Bänder des Beckens und des Hüftgelenks von vorn und von hinten. *[bg1]*

1 Crista iliaca
2 Lig. sacroiliacum anterius
3 Spina iliaca anterior superior
4 Lig. inguinale [Arcus inguinalis]
5 Linea terminalis
6 Trochanter major
7 Lig. iliofemorale
8 Corpus femoris
9 Trochanter minor
10 Lig. pubofemorale
11 Membrana obturatoria
12 Symphysis pubica
13 Os coccygis [Coccyx]
14 Tuber ischiadicum
15 Zona orbicularis
16 Lig. ischiofemorale
17 Lig. sacrotuberale
18 Lig. sacrospinale
19 Vertebra lumbalis V
20 Lig. iliolumbale
21 Spina iliaca posterior superior
22 Lig. pubicum inferius
23 Spina ischiadica
24 Lig. sacrococcygeum posterius [dorsale] superficiale
25 Lig. sacroiliacum posterius
26 Crista sacralis medialis
27 Lig. supraspinale

den jedoch durch mächtige Bänder (*Lig. sacroiliacum anterius + interosseum + posterius*) erheblich eingeschränkt (Abb. 273a + b).
• Der Bandapparat ist vor allem dorsal sehr kräftig: Das Kreuzbein „hängt" in der Gabel der beiden Hüftbeine. Die Gelenkflächen verlaufen nicht sagittal, sondern schräg. Das Kreuzbein ist vorn etwas breiter als hinten. Es steht im Körper nicht longitudinal, sondern ist im *Promontorium* nach hinten abgeknickt. Die Körperlast wird von der Wirbelsäule im wesentlichen durch Zug und nicht durch Druck auf das Hüftbein übertragen! Dies verbessert die Federung.
• Die geringe verbleibende Beweglichkeit ist trotzdem für die Elastizität des Beckenrings und für die Federung der Wirbelsäule (und damit letztlich des Kopfes) wichtig.

Untersuchung der Iliosakralgelenke: Leider verschleißen Gelenke, besonders bei ungleichmäßiger Belastung. So können auch die Iliosakralgelenke an der typischen Abnützungskrankheit der Gelenke (Arthrose) erkranken. Kreuzschmerzen sind die Folge. Kreuzschmerzen können viele Ursachen haben. Beim Fahnden nach der Ursache bei einem Patienten muß man auch die Iliosakralgelenke prüfen. Grundgedanke dabei ist: Man belastet diese Gelenke besonders stark. Sind sie erkrankt, wird der Patient Zeichen des Schmerzes von sich geben. Gesunden Gelenken hingegen macht die Belastung nichts aus.
• Angesichts der benachbarten sehr gut beweglichen Hüftgelenke und der Lendenwirbelsäule ist es nicht leicht, eine besondere Anspannung in den Iliosakralgelenken zu erreichen. Man muß zunächst diese Nachbargelenke ausschalten. Dazu streckt man die Hüftgelenke maximal und verhindert Bewegungen in der Lendenwirbelsäule. Der englische Orthopäde Mennell hat dafür folgendes Vorgehen empfohlen (Abb. 273c + d):
• „*Mennell I*": Der Patient liegt auf dem Bauch. Der Arzt steht neben der Untersuchungsliege. Er hebt mit der einen Hand den Oberschenkel bis in volle Überstreckung des Hüftgelenks. Mit der anderen Hand drückt er die Gesäßbacke der anderen Seite des Patienten herab, um Bewegungen der Lendenwirbelsäule unmöglich zu machen. Ruckt er nun das gehobene Bein an, so trifft die Belastung voll das Iliosakralgelenk. Wenn es erkrankt ist, spürt der Patient den typischen Kreuzschmerz.
• „*Mennell II*": Bei schwergewichtigen Patienten ist es für den Arzt weniger anstrengend, den Patienten in Rückenlage zu untersuchen und das Bein nach unten zu drücken. Dabei muß das Bein

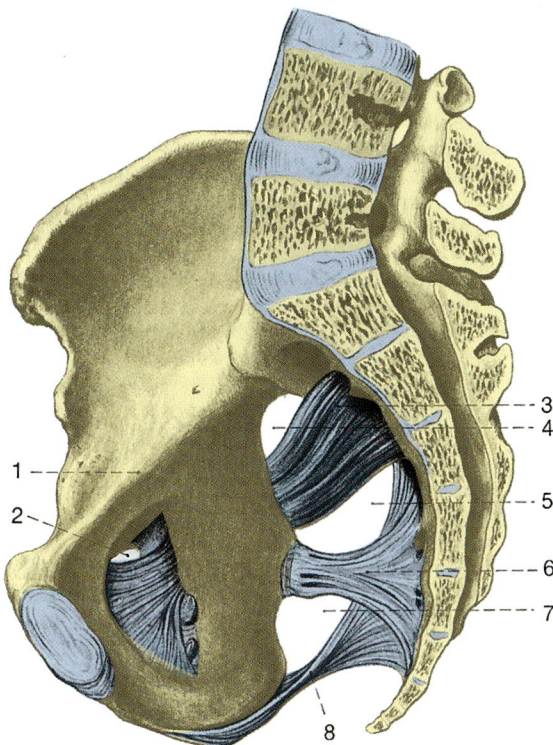

Abb. 273e. Median halbiertes Becken, rechte Hälfte. [le2]

1 Linea terminalis
2 Canalis obturatorius
3 M. piriformis
4 Foramen ischiadicum majus, suprapiriformer Teil
5 Foramen ischiadicum majus, infrapiriformer Teil
6 Lig. sacrospinale
7 Foramen ischiadicum minus
8 Lig. sacrotuberale

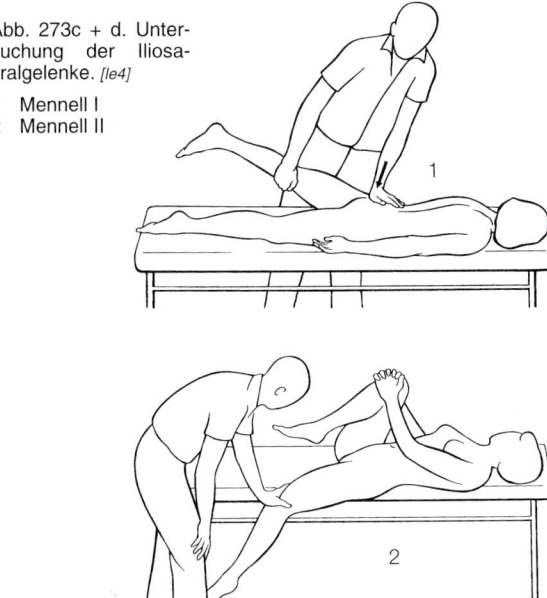

Abb. 273c + d. Untersuchung der Iliosakralgelenke. [le4]
1 Mennell I
2 Mennell II

über den Rand der Untersuchungsliege hängen. Mitbewegungen in der Lendenwirbelsäule schaltet man am besten aus, indem man den Patienten das andere Bein im Hüftgelenk maximal beugen läßt (Oberschenkel an den Rumpf heranziehen).

■ **Kreuzbein-Sitzbein-Syndesmose**: Die federnde Verbindung zwischen Wirbelsäule und Hüftbein im Iliosakralgelenk wird durch 2 kräftige Bänder zwischen Kreuzbein und Sitzbein ergänzt und gefestigt (Abb. 273e):
• *Lig. sacrotuberale* (Kreuzbein-Sitzbeinhöcker-Band): zwischen unteren Kreuzbeinsegmenten und Tuber ischiadicum. Auf der Dorsalseite des Kreuzbeins strahlen die Fasern kranial in den Bandapparat des Iliosakralgelenks ein. Nahezu die gesamte Dorsalseite des Kreuzbeins ist dadurch von Bändern bedeckt.
• *Lig. sacrospinale* (Kreuzbein-Sitzbeinstachel-Band): zwischen unteren Kreuzbeinsegmenten und Sitzbeinstachel, ventral vom Lig. sacrotuberale und schmäler als dieses.

■ **Foramina ischiadica**: Durch die 3 Verbindungen zwischen Kreuzbein und Hüftbein werden 2 Löcher umgrenzt, durch welche wichtige Blutgefäße und Nerven ziehen:
• *Foramen ischiadicum majus* (großes Sitzbeinloch): zwischen Kaudalrand des Iliosakralgelenks und Lig. sacrospinale (#921).
• *Foramen ischiadicum minus* (kleines Sitzbeinloch): zwischen Lig. sacrospinale und Lig. sacrotuberale.

■ **Symphysis pubica** (Schambeinfuge, oft einfach Symphyse genannt): Sie verbindet die beiden Hüftbeine. Sie dient, wie die Iliosakralgelenke, in erster Linie der Federung. Der Aufbau ähnelt etwa der Zwischenwirbelscheibe:
• zugfeste Bindegewebefasern und Faserknorpel in den Randzonen.
• im Innern häufig flüssigkeitsgefüllte Hohlräume.

■ **Membrana obturatoria** (Hüftlochmembran): Sie verschließt mit straffem Bindegewebe das Foramen obturatum. Wörtlich übersetzt ist das Foramen obturatum ein „verstopftes Loch", die Membrana obturatoria eine „verstopfende Haut" (lat. obturare = verstopfen). Die Membrana obturatoria „verstopft" das Foramen obturatum jedoch nicht völlig: Sie läßt am Oberrand des Foramen obturatum den Hüftlochkanal (*Canalis obturatorius*) frei, der von Blutgefäßen und Nerven durchsetzt wird (#924).

> ■ **Beckenfrakturen**: Bei ihnen kommt es sehr darauf an, ob der Knochenring als solcher stabil bleibt und nur einzelne Knochenstücke am Rande abgebrochen sind (Beckenrandfrakturen) oder ob der Ring zusammengebrochen ist (Beckenringfrakturen), die Eingeweide nicht mehr angemessen schützt und die Hüftpfanne ihren Halt verloren hat.
> • *Beckenrandfrakturen*: z.B. Abriß von Knochenvorsprüngen, „Schaufelbrüche" (Bruch der Darmbeinschaufel), quere Kreuzbein- und Steißbeinfrakturen. Begleitverletzungen sind selten.
> • *Beckenringfrakturen*: Sie entstehen meist durch große Gewalt, die den Beckenring zerquetscht, z.B. Überfahren durch Kraftfahrzeuge, Sturz aus großer Höhe, Verschüttung. Häufig erleidet der Patient dabei weitere Verletzungen: Risse innerer Organe (besonders Harnblase, Rectum, Vagina und Harnröhre), andere Knochenbrüche usw. Der Blutverlust ist häufig lebensbedrohend: im Mittel 2,5 Liter. Etwa 5 % der Patienten sterben.
> • *Hüftpfannenfrakturen*: Meist ist gleichzeitig das Hüftgelenk verrenkt. Ein typischer Unfallhergang ist z.B. der Anprall mit dem Knie am Armaturenbrett beim Frontalzusammenstoß (das Femur wird dann in die Hüftpfanne hineingestoßen). Meist bricht der hintere Rand der Hüftpfanne. Begleitende Nervenverletzungen (z.B. N. ischiadicus) sind in etwa 20-30 % zu erwarten.

#274 **Beckenkanal**

■ **Begriffe**: Beckenkanal und kleines Becken sind weitgehend gleichbedeutend. „Beckenkanal" wird bevorzugt verwendet, wenn man den Geburtsweg meint, „kleines Becken", wenn man Lagebeziehungen von Beckenorganen angeben oder den Gegensatz zu „großem Becken" betonen will.

■ **Form**: Der Beckenkanal ist nicht gerade, sondern entsprechend der Kreuzbeinkyphose gekrümmt: seine Vorderwand (Symphysis pubica) ist kurz, die Hinterwand (Kreuzbein + Steißbein) lang. Das obere Ende bezeichnet man als „Beckeneingang", das untere Ende als „Beckenausgang".
• Der **Beckeneingang** hat etwa Kartenherzform: Dorsal springt das *Promontorium* in die Lichtung vor. Der Längsdurchmesser wird dadurch kleiner als der Querdurchmesser.
• Der **Beckenausgang** ist etwa rautenförmig. Die Eckpunkte der Raute sind vorn der Unterrand der Symphysis pubica, seitlich das Tuber ischiadicum und hinten die Steißbeinspitze. Die beiden vorderen Schenkel der Raute werden von Knochen (*R. ischiopubicus*), die hinteren von straffem Bindegewebe (*Lig. sacrotuberale*) gebildet.
• Das Steißbein ist beim jüngeren Erwachsenen in der Articulatio sacrococcygea beweglich. Es kann nach dorsal weggeklappt werden, so daß der Längsdurchmesser des Beckenausgangs um etwa 2 cm länger wird. Mit zunehmendem Alter wird die Beweglichkeit des Steißbeins stark eingeschränkt. Ein unbewegliches Steißbein kann die Spontangeburt ernsthaft behindern.

■ **Durchmesser**: Der Beckenkanal der Frau ist so weit, daß der Kopf der reifen Frucht (als dickstes Ende) gerade noch passieren kann. Der Querdurchmesser des Kopfes des reifen Neugeborenen beträgt, je nach Meßstelle, 8-9,5 cm. Der Längsdurchmesser ist mit 9,5-12 cm etwas größer. Am Beckeneingang liegt der kleinste Durchmesser (Conjugata vera) zwischen Hinterrand der Symphysis pubica und *Promontorium*. Er beträgt bei der Frau etwa 11 cm, der Querdurchmesser (*Diameter transversa*) etwa 13 cm (Abb. 274a + b).

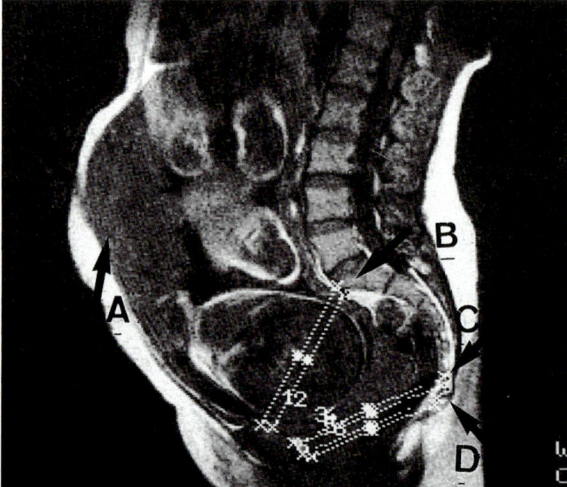

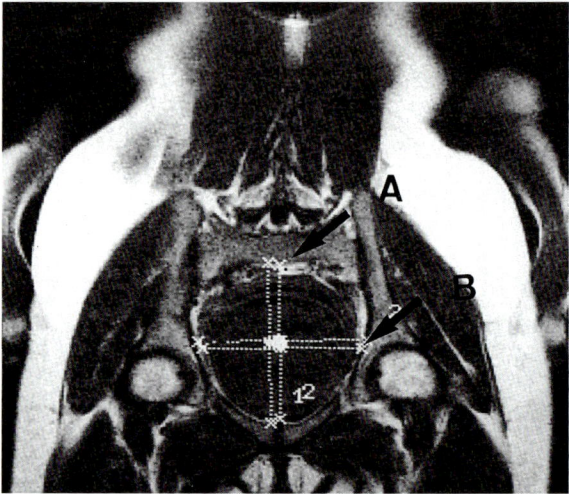

Abb. 274a + b. Kernspintomographisches Vermessen des Beckenkanals und des Kindskopfes vor der Geburt (Pelvimetrie und Fetometrie). *[rk]*

● Oberes Bild: mediane Schnittebene
A Placenta (an der Uterusvorderwand)
B Beckeneingang
C Os sacrum
D Os coccygis [Coccyx]

● Unteres Bild: Axialschnitt
A Maximaler Längsdurchmesser
B Maximaler Querdurchmesser
1+ 3 + 5 Knochenmaß
2+ 4 + 6 Weichteilmaß

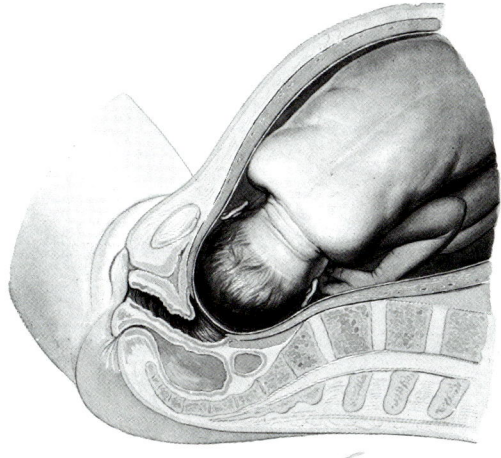
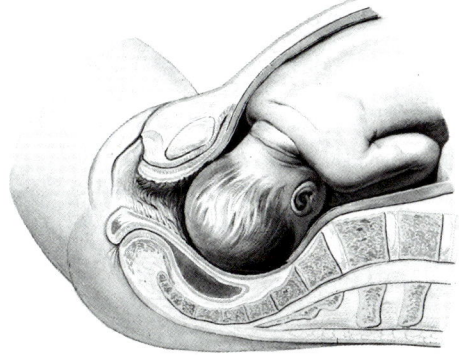
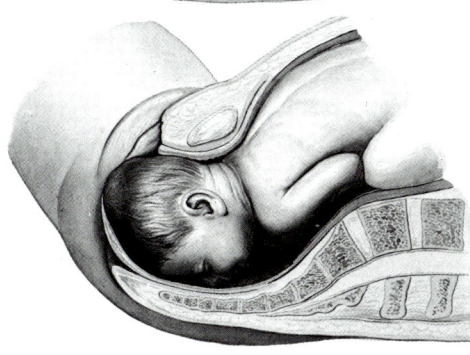
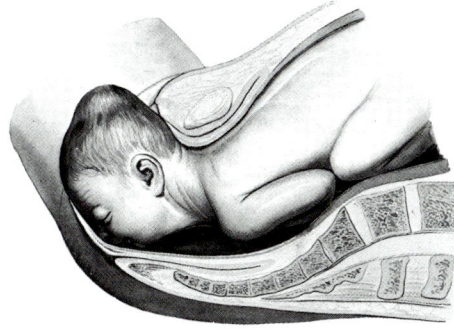

Abb. 274c-f. Austreibungsphase in „Hinterhauptlage" des Kindes. Beim Kopf des Kindes ist der Sagittaldurchmesser größer als der Transversaldurchmesser. Beim Beckeneingang der Mutter ist es jedoch umgekehrt. Der Kopf tritt deshalb quer in das Becken ein. Beim Beckenausgang der Mutter kann der Sagittaldurchmesser durch Abbiegen des Steißbeins nach dorsal erweitert werden. Deshalb dreht sich der Kopf des Kindes während seines Wegs durch das Becken aus der Quer- in die Längsrichtung. Er tritt mit dem Hinterhaupt voran durch den Beckenausgang. *[we1]*

■ **Drehungen des Kindes bei der Normalgeburt**:
• Der kindliche Kopf tritt in den Beckenkanal mit der Pfeilnaht in Querrichtung ein (Abb. 274c-f). Der Kopf wird dabei gebeugt (1. Drehung = *Haltungsdrehung*).
• Die Krümmung des Beckenkanals läßt ein weiteres Vordringen des kindlichen Kopfes in dieser Stellung nicht zu, da er sonst zu stark seitlich abgeknickt würde. Außerdem folgt auf das Längsoval des Kopfes das Queroval des Rumpfes, das den Beckeneingang am besten in Querrichtung passiert. Die Pfeilnaht dreht sich also in der „Beckenweite" in die Längsrichtung (2. Drehung = *Stellungsdrehung*), so daß das Gesicht dem Kreuzbein zugewandt wird.
• Entsprechend der kyphotischen Krümmung des Beckenkanals muß nunmehr der Kopf des Kindes um das „Hypomochlion" (Stützpunkt des Hebels) des Schambeinbogens aus der Beugehaltung (Flexion) in die Streckhaltung (Deflexion) übergehen (3. Drehung = *Austrittsdrehung*).
• Ist der Kopf des Kindes geboren, so wird die Schulterbreite in die Sagittale eingestellt, um so den in Längsrichtung etwas weiteren Beckenausgang zu durchsetzen (4. Drehung = *rückläufige Drehung*).

Die Drehungen des Kindes bei der Geburt folgen dem „Gesetz vom kleinsten Zwang". Der Geburtsmechanismus wird nur über die Kenntnis von Engen und Weiten des Beckenkanals verständlich. Bei der „normalen" Geburt wird, wie oben geschildert, das Hinterhaupt zuerst geboren („Hinterhauptlage"). Der Kopf drängt dabei die Weichteile des Beckens auseinander, so daß der erweiterte Geburtsweg für Rumpf und Extremitäten keinen Widerstand mehr leistet. Geht hingegen das kaudale Rumpfende bei der Geburt voran (Steißlage), so kommt (im wörtlichen Sinne) „das dikke Ende nach". Ebenso wie bei Fehldrehungen im Becken sind dann Komplikationen häufiger („regelwidrige Geburt").

■ **Geschlechtsunterschiede**: Beim Mann wird das Becken nicht als Gebärkanal benützt. Die Durchmesser des Beckenkanals, aber auch des großen Beckens, sind daher beim Mann im Durchschnitt kleiner als bei der Frau. Charakteristisch ist die Stellung der unteren Schambeinäste, die mit dem Unterrand der Symphysis pubica den Schambeinbogen (*Arcus pubicus*) bilden. Beim Mann beträgt der Schambeinwinkel (*Angulus subpubicus*) im Durchschnitt etwa 60°, bei der Frau etwa 75°. Im Zusammenhang mit der Gesamtform des Beckens ist dies so charakteristisch, daß man danach beim Skelett die Geschlechtsdiagnose meist sehr einfach stellen kann (Abb. 271a + b).

2.8 Beckenboden

#281 Beckenboden als untere Begrenzung des Bauchraums
#282 Diaphragma pelvis, Membrana perinei
#283 Afterheber (M. levator ani), *Beckenboden bei der Entbindung, Dammriß*
#284 Übrige Muskeln des Beckenbodens
#285 Gliederung des Beckenraums, Dammgegend
#286 Oberes Stockwerk: Beckenfaszie, Verschieberäume, *Entzündungen, Senkung der Beckenorgane*
#287 Unteres Stockwerk: Fossa ischioanalis, Compartimentum [Spatium] superficiale perinei + Saccus profundus perinei [Spatium profundum perinei]
⇒ #522 Afterverschluß
⇒ #555 Muskeln der Schwellkörper
⇒ #597 Leitungsbahnen der Dammgegend

#281 Der Beckenboden als untere Begrenzung des Bauchraums

Die Beckenhöhle (*Cavitas pelvis*) ist ein Teil der Bauchhöhle. Deren Wände werden teils von Knochen (Wirbelsäule, Becken, Brustkorb), teils von Muskeln (Zwerchfell, Bauchmuskeln, Beckenboden) gebildet. Die Beckenbodenmuskeln sind damit Teile eines Muskelsystems, das den Bauchinhalt umschließt (Abb. 281a + b). Sie sind zugleich Synergisten und Antagonisten des Zwerchfells und der Bauchmuskeln:

- Wenn der Druck im Bauchraum erhöht werden soll, müssen sich alle 3 Muskelgruppen anspannen. Eine isolierte Kontraktion der Bauchmuskeln drängt das Zwerchfell nach oben und den Beckenboden nach unten, ohne daß der Druck im Bauchraum wesentlich steigt. Die gemeinsame Bewegung ist nötig beim Husten. Wird beim Husten die Anspannung des Beckenbodens „vergessen", so geht der Schuß nicht nur nach oben, sondern auch nach unten los: unwillkürlicher Windabgang oder schlimmer.
- Der Beckenboden ist weitaus kleiner als das Zwerchfell oder die vordere Bauchwand. Seine Möglichkeiten als Antagonist der beiden sind daher sehr begrenzt. Die Atembewegungen werden als Wechselspiel von Zwerchfell und Bauchwand ausgetragen. Rein theoretisch könnte man den M. levator ani auch als Ausatemmuskel ansehen.
- Dem Umschließen des Bauchinhalts entspricht die Krümmung der Beckenbodenmuskeln: So wie das Zwerchfell den Bauchinhalt oben kuppelförmig umgibt, wölbt sich das Diaphragma pelvis nach unten.
- Der hydrostatische Druck im Bauchraum nimmt von oben nach unten zu. Er lastet jedoch nicht nur auf dem Beckenboden: Die Beckeneingangsebene ist im Stehen um etwa

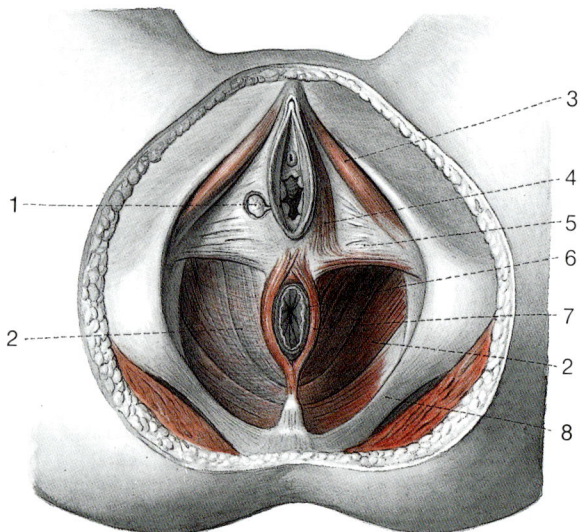

Abb. 281a. Beckenboden der Frau, von unten gesehen. [we1]

1 Glandula vestibularis major
2 M. levator ani
3 M. ischiocavernosus
4 M. bulbospongiosus
5 Membrana perinei
6 Anus
7 M. sphincter ani externus
8 Lig. sacrotuberale

60° aus der Horizontalen geschwenkt. Wie man auf einem Medianschnitt durch den Rumpf erkennen kann, wird die den Druck auffangende Schale außer vom knöchernen Becken auch von der unteren Bauchwand mit gebildet. Je dicker der Bauch wird, desto größer wird der Anteil der

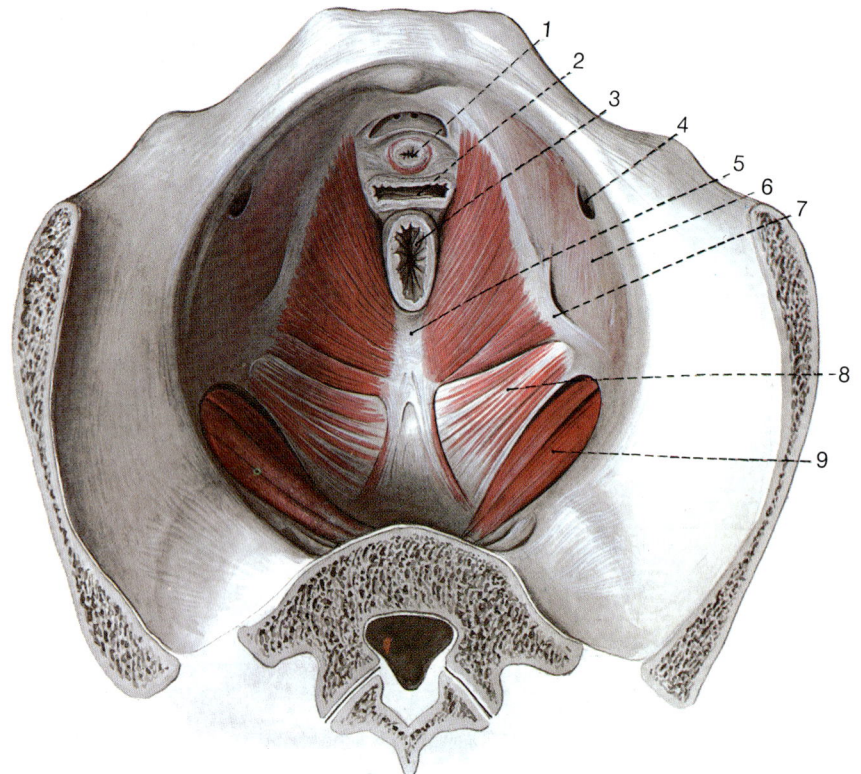

> Das Diaphragma pelvis wird von 3 Muskeln gebildet:
> - *M. levator ani* (Afterheber)
> - *M. ischiococcygeus [coccygeus]* (Steißmuskel)
> - *M. sphincter ani externus* (äußerer Afterschließmuskel): #522

Abb. 281b. Beckenboden der Frau, vom Bauchraum her gesehen. [we1]

1 Urethra feminina
2 Vagina
3 Rectum
4 Canalis obturatorius
5 Corpus [Lig.] anococcygeum
6 M. obturatorius internus
7 Arcus tendineus musculi levatoris ani
8 M. ischiococcygeus [coccygeus]; Lig. sacrospinale
9 M. piriformis

Bauchwand. Beim Fettsüchtigen hängt im Stehen ein wesentlicher Teil des Bauchs vor der Symphysis pubica.
• Beim Sitzen verschiebt sich die Last stärker auf den Beckenboden, weil die Beckeneingangsebene in Richtung Horizontale geschwenkt wird. Die Bauchwand wird entlastet. Der Druck im kleinen Becken steigt. Hämorrhoiden werden daher durch vieles Sitzen gefördert.

#282-284 Beckenbodenmuskeln

■ **Diaphragma pelvis** („Beckenzwerchfell", Tab. 282): Die den Beckenausgang verschließende Muskelplatte ist nicht quer ausgespannt, sondern nach unten gewölbt. Die Wölbung entspricht sinngemäß den Wölbungen des Zwerchfells und der vorderen Bauchwand: Der Bauchinhalt wird sackartig umfaßt. Das Diaphragma pelvis läuft trichterförmig nach unten hinten auf die den Beckenboden durchsetzenden Organe zu: Urethra, Vagina und Analkanal.

Levatortor (Hiatus urogenitalis): Der Hauptanteil der Muskelscheidewand entfällt auf den „Levator". Während beim Zwerchfell die 3 großen Durchgangsstraßen (V. cava inferior, Oesophagus, Aorta) getrennt eingelassen sind, ziehen die 3 großen Beckenorgane durch eine gemeinsame Öffnung im „Levator". Die Bezeichnung „Tor" im Sinne von Torbogen liegt nahe, weil beidseits der Symphysis pubica Muskeln entspringen, an den Organen seitlich vorbeiziehen und sich hinter dem Rectum vereinigen. Die Torbogenform der Muskeln kommt dem gewaltigen Raumbedürfnis der Vagina bei der Entbindung besonders entgegen.

> **Vorstellungshilfen**: Der M. levator ani ist einer der am schwierigsten zu verstehenden Muskel des menschlichen Körpers. Man bemühe sich trotzdem um eine räumliche Vorstellung, da nur durch sie der Aufbau der praktisch ärztlich so wichtigen Dammgegend klar werden kann.
> • Der M. levator ani ist nicht quer ausgespannt, sondern hängt von der vorderen und seitlichen Beckenwand trichterartig durch. Den Auslauf des Trichters bildet der Analkanal.
> • Der M. levator ani besteht aus 2 Hauptteilen: dem „Torbogen" und der „Hängematte".
> • Die Muskelfasern des „Torbogens" entspringen rechts und links neben der Symphysis pubica und vereinigen sich hinter dem Analkanal. Das offene „Tor" nennt man Levatortor, die beiden „Torpfosten" Levatorschenkel.
> • Die Muskelfasern der „Hängematte" sind am rechten und linken Oberrand (!) des kleinen Beckens aufgehängt. Sie laufen hinter dem Rectum, und zwar unterhalb der Fasern des „Torbogens", durch.
> • Nebenteile des Muskels strahlen aus dem Torbogen in das Tor ein: zu Rectum, Vagina oder Prostata.

Tab. 282. Diaphragma pelvis

Muskel	Muskelteile	Ursprung	Ansatz	Nerv	Funktion	Anmerkungen
M. levator ani (Afterheber)	• M. pubococcygeus • M. puborectalis • M. puboanalis • M. pubovaginalis • M. puboprostaticus [M. levator prostatae] • M. puboperinealis	Os pubis neben der Symphysis pubica	• Os coccygis • Os sacrum • Corpus [Lig.] anococcygeum • M. sphincter ani externus • Corpus perineale [Centrum perinei]	Muskeläste des Plexus sacralis aus S_3-S_4	• Schließt Bauchraum trichterförmig nach unten ab (daher Diaphragma pelvis im Vergleich mit Zwerchfell), den Auslauf des Trichters bildet der Afterkanal • trägt Beckenorgane • zieht After nach vorn und bedingt dadurch Flexura anorectalis [perinealis] des Rektums (wichtig für Kontinenz) • hebt After an (bei Defäkation)	❶ Levatortor (Hiatus urogenitalis): • vom Schambein entspringende Muskelteile umgeben torbogenartig den Harn- und Geschlechtsweg • das „Tor" ist nötig für den Durchtritt des Kindes bei der Geburt • das Levatortor wird kaudal z.T. durch Membrana perinei abgedeckt • die Ränder des Muskels („Levatorschenkel") sind in der lateralen Wand der Scheide zu tasten ❷ Die beiden Mm. iliococcygei sind nicht quer ausgespannt, sondern hängen trichterförmig durch: • sie bilden über das Corpus [Lig.] anococcygeum eine quere „Hängematte" vom rechten Oberrand des kleinen Beckens zum linken • Ursprungsehne verstärkt Faszie des M. obturatorius internus zu Arcus tendineus musculi levatoris ani
	• M. iliococcygeus	• Os ilium [Ilium] • Fascia obturatoria				
M. ischiococcygeus [coccygeus] (Steißmuskel)		Spina ischiadica	Os sacrum + Os coccygis		Entlastet Lig. sacrospinale und Lig. sacrotuberale	Dauerbelastung überdehnt Bänder, deshalb zeitweilige Entlastung nötig
M. sphincter ani externus (äußerer Afterschließmuskel)	• Pars subcutanea	Haut hinter After	Haut vor dem After	N. pudendus	Kreuzweiser Verschluß des Afters: • Pars subcutanea und Teil der Pars superficialis bilden Längsspalt • Pars profunda und Teil der Pars superficialis bilden Querspalt (zusammen mit M. levator ani) • im „Ruhezustand" steht der Muskel unter mäßiger Dauerspannung, die willkürlich verstärkt („Kneifen" bei Stuhldrang) und gelöst (Defäkation) werden kann	• Eigentlich kein „Sphincter", da keine ringförmigen Muskelfasern, sondern nur gegenläufige Schlingen • Vv. rectales inferiores durchqueren den Muskel und werden bei dessen Daueranspannung abgeklemmt, dadurch wird der Plexus venosus rectalis (Hämorrhoidalvenen) gestaut und durch ihn die Haut vorgewölbt → gasdichter Verschluß des Afters • Hämorrhoidalknoten entstehen bevorzugt an Stellen, an denen die Venen den Muskel durchqueren (bei 4, 7 und 11 „Uhr" in Rückenlage)
	• Pars superficialis	Corpus [Lig.] anococcygeum	Corpus perineale [Centrum perinei], z.T. Schlinge vor Rectum bildend			
	• Pars profunda	Corpus perineale [Centrum perinei]	Schlinge hinter Rectum bildend, z.T. mit M. levator ani			

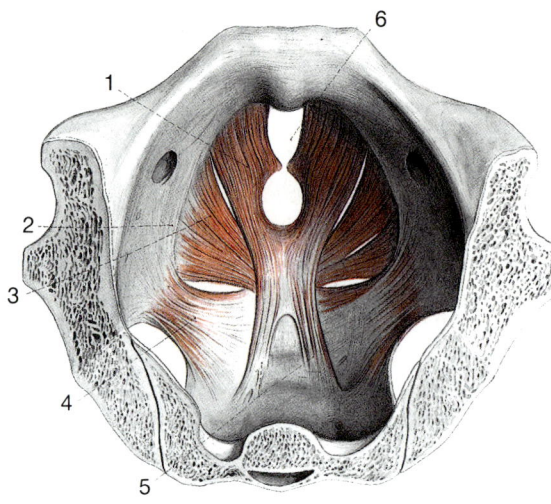

Abb. 283a. M. levator ani, von oben gesehen. [we1]

1-3 M. levator ani
1   M. pubococcygeus
2   Arcus tendineus musculi levatoris ani
3   M. iliococcygeus
4   M. ischiococcygeus [coccygeus] auf dem Lig. sacrospinale
5   Lig. sacrococcygeum
6   Levatortor

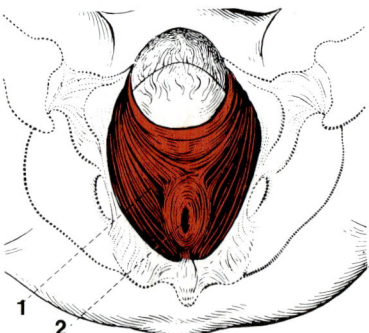

Abb. 283b. Beckenboden der Frau beim Durchtritt des kindlichen Kopfes. Das Levatortor wird gewaltig gedehnt. [bg2]

1   M. levator ani
2   Anus

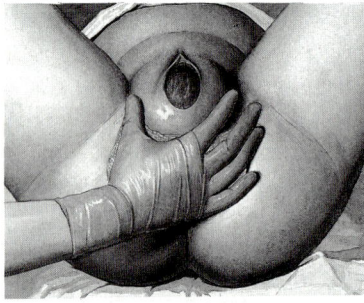

Abb. 283c. „Dammschutz": Die Geburtshelferin stützt den Beckenboden ab, um eine Überdehnung mit Dammriß zu verhüten. [we1]

■ **Beckenboden bei der Entbindung**: Bei der Umgestaltung des Beckenbodens zum Gebärkanal wird der M. levator ani nicht einfach an die Beckenwand gedrängt, sondern nach unten vorn ausgestülpt. Während sonst der After den tiefsten Punkt des Trichters des M. levator ani bildet, schiebt sich der kindliche Kopf in das Levatortor und zieht den Trichter nach vorn (Abb. 283b).
• Die Verlaufsform der Muskelfasern („Torbogen") ist diesem Ereignis schon angepaßt, so daß normalerweise keine größeren Schäden entstehen. Lediglich der Bereich zwischen Vagina und After ist durch Einrisse gefährdet. Bei ungünstigem Verlauf kann ein solcher „Dammriß" bis in den M. sphincter ani externus reichen und damit die Stuhlkontinenz verlorengehen.
• Zur Vorbeuge stützt der Geburtshelfer den Damm mit der Hand ab („Dammschutz", Abb. 283c). Droht dennoch der Dammriß, so schneidet der Geburtshelfer die überdehnte Haut zur Entlastung seitlich oder dorsal ein (*Episiotomie*, gr. epísion = Schamgegend, témnein = schneiden), weil ein glatter Schnitt besser heilt als ein Riß.
• Nach dem Ende der Entbindung strafft sich der Beckenboden allmählich wieder, verengt die Vagina und hebt den Uterus etwas an. Deshalb reicht die leere Gebärmutter am Ende des 1. Tages nach der Entbindung an der Bauchwand weiter nach oben (bis nahe an den Nabel) als unmittelbar nach Geburtsende.

■ **Muskeln der Regio urogenitalis und Damm-Membran** (früher unter dem Begriff Diaphragma urogenitale zusammengefaßt): Eine so große Öffnung wie das Levatortor in der Wand der Bauchhöhle müßte ohne besondere Sicherung häufig zu Eingeweidebrüchen führen. Bei jeder Druckerhöhung im Bauchraum (z.B. Bauchpresse, bei der Stuhlentleerung, beim Husten usw.) werden die Beckeneingeweide in das Levatortor gepreßt. Um den auf dem Levatortor lastenden Druck aufzufangen, ist kaudal von ihm eine Bindegewebe-Muskel-Platte im Arcus pubicus bzw. Angulus subpubicus quer ausgespannt. Sie umschließt den Harn- und Geschlechtsweg, also Urethra und Vagina (Abb. 281a, 282), läßt aber den Analkanal frei. Der Bindegewebeplatte = Damm-Membran (*Membrana perinei*) sind die Mm. perinei (Tab. 284) angelagert.

■ **Innervation**: Vergleichend anatomisch und entwicklungsgeschichtlich gesehen kann man die Beckenbodenmuskeln in 2 Gruppen einteilen:
• ehemalige Schwanzmuskeln: vom Hüftbein zur Schwanzwirbelsäule: M. ischiococcygeus [coccygeus] und M. levator ani, Innervation: Muskeläste des *Plexus sacralis* ($S_3 + S_4$), die Nerven treten von oben an die Muskeln heran.
• ehemaliger Schließmuskel der Kloake (*Sphincter cloacalis*): entsprechend der Teilung der Kloake in den Sinus urogenitalis und das Proctodeum (#534) teilt sich auch der Schließmuskel in einen vorderen (Muskeln der Regio urogenitalis) und einen hinteren (M. sphincter ani externus) Abschnitt. Alle Abkömmlinge des Kloakenschließmuskels werden vom *N. pudendus* innerviert. Die Nerven gelangen durch die Fossa ischioanalis (#287) zu den Muskeln.

■ **Corpus perineale [Centrum perinei]** (Sehnenzentrum des Damms): In einen Bindegewebekeil am Hinterrand der Membrana perinei strahlen Muskelfasern von 4 Seiten ein:
• von hinten: M. sphincter ani externus.
• von rechts und links: M. transversus perinei superficialis + profundus.
• von vorn: M. bulbospongiosus.
Seine Entstehung kann man sich entwicklungsgeschichtlich leicht erklären: Mit der Trennung der Kloake schnürte sich der o-förmige Kloakenschließmuskel zu einer „8" um die Öffnungen des Urogenitalbereichs und den After ein. Das

Abb. 283d. Membrana perinei der Frau mit angelagerten Muskeln, im Schambeinbogen ausgespannt. [sb2]

1 A. dorsalis clitoridis
2 N. dorsalis clitoridis
3 Os pubis [Pubis]
4 A. bulbi vestibuli
5 M. transversus perinei superficialis
6 V. dorsalis profunda clitoridis
7 Lig. pubicum inferius
8 Membrana perinei
9 Glatte Muskeln in Membrana perinei
10 Urethra feminina
11 Vagina
12 Fascia perinei [investiens perinei superficialis]

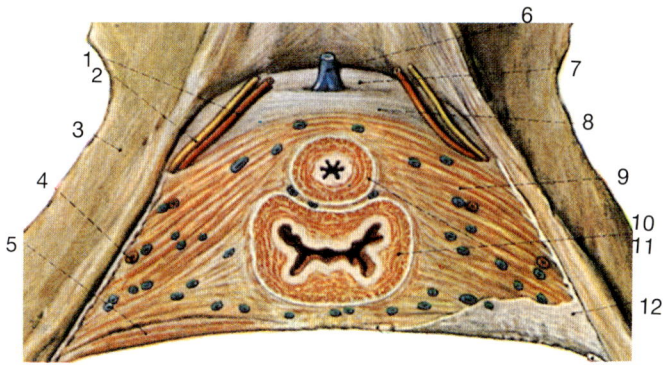

Corpus perineale [Centrum perinei] ist der Mittelpunkt der „8". Es ist etwa 1 cm lang und 2 cm breit. Von ihm steigt eine Bindegewebeplatte zwischen Rectum und Vagina bzw. Harnblase bis zum Peritoneum der Excavatio rectouterina bzw. Excavatio rectovesicalis auf (*Fascia rectovaginalis [Septum rectovaginale]* bzw. *Fascia rectoprostatica [Septum rectovesicale]*, #526).

#285 Gliederung des Beckenraums

■ **Stockwerke**: Das *Diaphragma pelvis* teilt den Raum im kleinen Becken in 2 Stockwerke:
• Das obere Stockwerk enthält die großen Beckenorgane und den subperitonealen Bindegeweberaum (#286).

• Das untere Stockwerk wird mit dem Diaphragma pelvis zusammen als Beckenboden oder Damm i.w.S. (*Perineum*, gr. inóein = entleeren, gebären) bezeichnet.

■ **Damm** (*Perineum*): Der Begriff wird unterschiedlich definiert:
• Die internationale Nomenklatur faßt den Begriff sehr weit und setzt ihn gleich mit Beckenboden einschließlich Diaphragma pelvis.
• Früher hatte man den Begriff sehr viel enger auf das „Mittelfleisch" zwischen Vagina und After bzw. Hodensack und After angewandt. Dieser „Damm" trennt den Harn- und Geschlechtsweg vom Verdauungstrakt. In dieser engen Fassung sollte man den Begriff nicht mehr verwenden, zumal der Frauenarzt auch dann von einem „Dammriß" bei der Entbindung spricht, wenn der Riß von der Scheidenöffnung nicht nach dorsal, sondern zur Seite verläuft.

■ **Regio perinealis** (Dammgegend): So bezeichnet man den etwa rautenförmigen Hautbereich um die äußeren Geschlechtsorgane und den After. Er wird begrenzt:

Tab. 284. Mm. perinei (Damm-Muskeln)					
Muskel	Ursprung	Ansatz	Nerv	Funktion	Anmerkungen
M. ischiocavernosus (Sitzbein-Schwellkörper-Muskel)	• Ramus ossis ischii • Tuber ischiadicum • Lig. sacrotuberale	Tunica albuginea corporis cavernosi	N. pudendus	Komprimiert hinteren Teil des Corpus cavernosum clitoridis/penis und verstärkt dadurch Erektion	• Umhüllt hinteren Teil des Corpus cavernosum clitoridis/penis • bei ♀ oft schwach ausgebildet
M. bulbospongiosus (Schwellkörpermuskel)	• Corpus perineale [Centrum perinei] • beim Mann auch Raphe penis	♀ Clitoris und Umgebung ♂ Fascia penis		♀ verengt den Scheideneingang („Sphincter vaginae") ♀ preßt die Glandula vestibularis major (Bartholin-Drüse) aus ♂ komprimiert hinteren Teil des Harnröhrenschwellkörpers und damit Harnröhre ♂ entleert die Harnröhre am Ende der Miktion und bei Ejakulation ♂ verstärkt Erektion	Umschließt bei ♀ Bulbus vestibuli (paarig) ♂ Bulbus penis (unpaarig)
M. transversus perinei superficialis (oberflächlicher querer Damm-Muskel)	Ramus ossis ischii	Corpus perineale [Centrum perinei]		Unterstützt M. transversus perinei profundus (⇨ oben)	Variabel, oft sehr schwach
M. transversus perinei profundus (tiefer querer Damm-Muskel)	• Ausgespannt im hinteren Teil des Arcus pubicus • endet dorsal im Corpus perineale [Centrum perinei]			Deckt das Levatortor nach unten ab und sichert so die Lage der Beckenorgane	• Nur bei ♂ typisch ausgebildet • bei ♀ nur einige glatte Muskelfasern
M. sphincter urethrae externus (Harnröhrenschließmuskel)	Umgibt ringförmig die Pars intermedia [membranacea] der Urethra			Willkürlicher Verschluß des Harnwegs	Enthält auch glatte Muskelfasern
M. sphincter urethrovaginalis (Harnröhren-Scheiden-Schließmuskel)	Umschließt brillenförmig Harnröhre und Scheide			Verengt Harnröhre und Scheide	

- dorsal: beidseits vom Kaudalrand des M. gluteus maximus.
- seitlich: vom R. ischiopubicus und dem Sitzbein.
- vorn: von der Symphysis pubica.

Es grenzen also an:
- vorn: *Regio pubica* (Schamhaargegend) der Bauchwand. Man beachte, daß zur *Regio pubica* nur der Schamhaarbereich der Bauchwand, nicht aber die äußeren Geschlechtsorgane gehören.
- seitlich: *Regio femoralis* (Oberschenkel).
- hinten: *Regio glutealis* (Gesäßgegend).

Die Raute der Dammgegend wird durch die Verbindungslinie der beiden Tubera ischiadica in 2 dreieckige Teilregionen zerlegt:
- vorn: *Regio urogenitalis* (Schamgegend = Urogenitalgegend).
- hinten: *Regio analis* (Aftergegend).

■ **Lage der Stockwerksgrenze**: Sie folgt ebensowenig einer Horizontalebene durch das Becken wie die Grenze zwischen Brust- und Bauchraum einer Horizontalebene durch den Brustkorb:
- Das *Diaphragma pelvis* läuft trichterförmig auf den After zu. Dementsprechend verengt sich das obere Stockwerk zum Beckenboden hin. Das untere Stockwerk wird dadurch u-förmig gekrümmt. Es steigt an der seitlichen Beckenwand hoch und umgreift damit auf beiden Seiten schüsselförmig das obere Stockwerk.
- Das knöcherne Becken steht nicht horizontal. Im aufrechten Stand ist die Beckeneingangsebene um etwa 60° aus der Horizontalen vorne nach unten geschwenkt. Das „obere" Stockwerk ist daher größtenteils ein „vorderes", das „untere" ein „hinteres" Stockwerk.

#286 Oberes Stockwerk des Beckenbindegeweberaums

■ **Subperitonealer Bindegeweberaum**: Darunter versteht man alle nicht unmittelbar zu den Beckenorganen gehörenden Bindegewebe zwischen dem Peritoneum und dem *Diaphragma pelvis*. Es sind dies
❶ klar definierte Faszien, unter dem Oberbegriff *Fascia pelvis* (Beckenfaszie) zusammengefaßt.
❷ nicht näher definierte Füllgewebe, vor allem um die Leitungsbahnen seitlich der Beckenorgane.

❶ **Fascia pelvis** (Beckenfaszie): An ihr unterscheidet man 4 Hauptabschnitte (Abb. 286), die z.T. im unteren Stockwerk der Beckenhöhle liegen:
- *Fascia pelvis parietalis* (Beckenwandfaszie), z.B. die Faszie des M. obturatorius internus (*Fascia obturatoria*).
- *Fascia pelvis visceralis* (Beckeneingeweidefaszie), z.B. die Faszienhülle der Vorsteherdrüse (*Fascia prostatae*, #582) und die Scheidewände zwischen Rectum und Vagina bzw. Harnblase (*Fascia rectovaginalis [Septum rectovaginale]* bzw. *Fascia rectoprostatica [Septum rectovesicale]*, #526).
- *Fascia superior diaphragmatis pelvis*: auf der Oberseite der Muskelplatte.
- *Fascia inferior diaphragmatis pelvis*: auf der Unterseite der Muskelplatte.

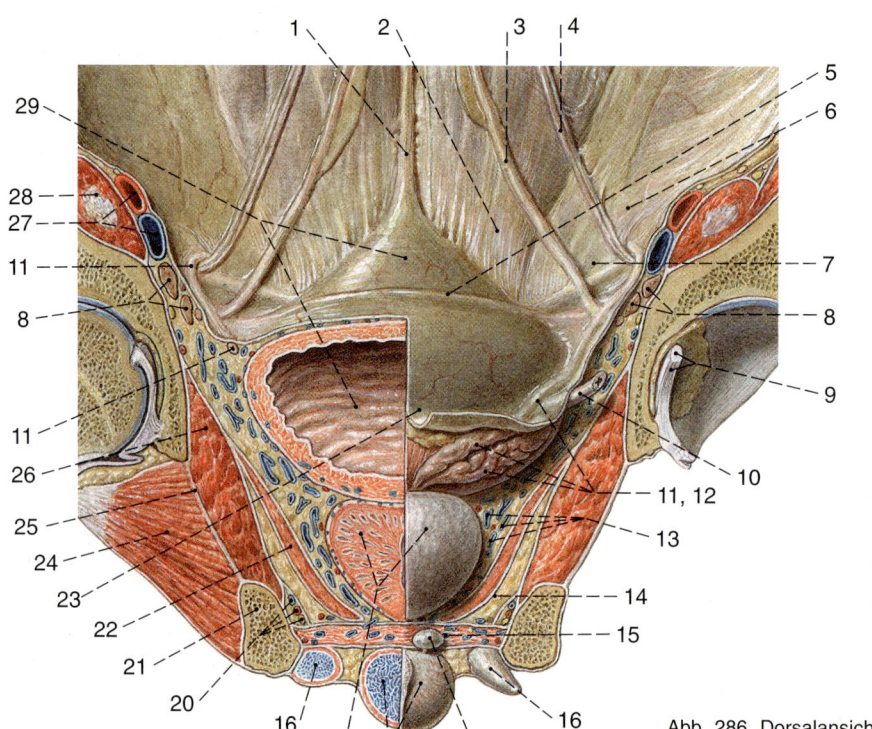

1 Plica umbilicalis mediana
2 Fossa supravesicalis
3 Plica umbilicalis medialis
4 Plica umbilicalis lateralis [Plica epigastrica]
5 Plica vesicalis transversa
6 Fossa inguinalis lateralis
7 Fossa inguinalis medialis
8 Nodi lymphoidei iliaci externi
9 Lig. capitis femoris
10 Ureter
11 Ductus deferens
12 Glandula vesiculosa [Glandula seminalis] [Vesicula seminalis] + Ampulla ductus deferentis
13 Plexus venosus vesicalis + Plexus venosus prostaticus
14 Fossa ischioanalis
15 Membrana perinei
16 Crus penis
17 Glandula bulbourethralis
18 Bulbus penis
19 Prostata
20 A. + V. pudenda interna
21 Os ischii
22 M. levator ani
23 Excavatio rectovesicalis
24 M. obturatorius externus
25 Membrana obturatoria
26 M. obturatorius internus
27 A. + V. iliaca externa
28 M. psoas major
29 Vesica urinaria

Abb. 286. Dorsalansicht eines Frontalschnitts durch das kleine Becken eines Mannes. Auf der rechten Seite sind die Beckenorgane nicht mit geschnitten. [sb2]

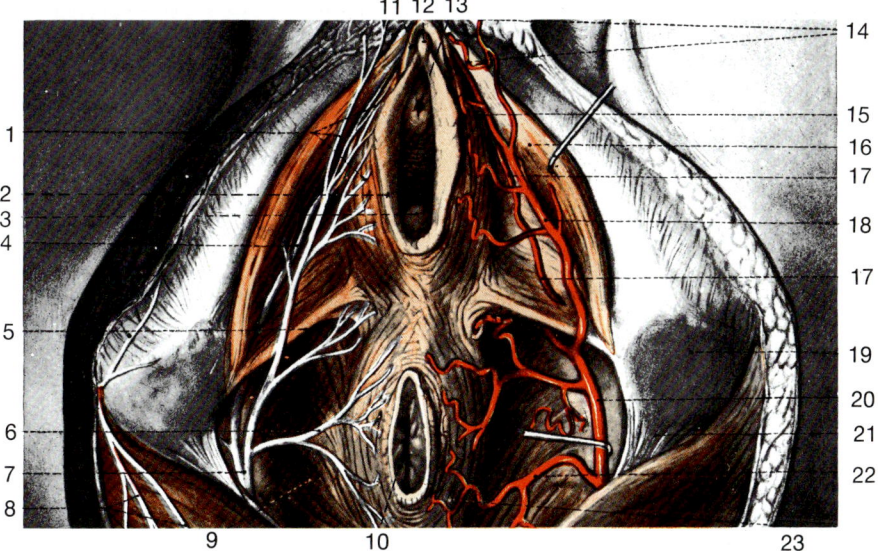

Abb. 287. Blutgefäße und Nerven des Beckenbodens und der äußeren Geschlechtsorgane der Frau. Rechte Bildhälfte Arterien, linke Bildhälfte Nerven. Die großen Blutgefäß- und Nervenstämme liegen in der Fossa ischioanalis. [bg2]

1 Nn. labiales posteriores
2 Labium minus pudendi
3 Vagina
4 N. dorsalis clitoridis
5 Membrana perinei
6 Nn. anales [rectales] inferiores
7 N. pudendus
8 Nn. clunium inferiores
9 M. levator ani
10 Anus
11 Preputium clitoridis
12 Clitoris
13 Ostium urethrae externum
14 Rr. labiales posteriores
15 M. bulbospongiosus
16 M. ischiocavernosus
17 A. profunda clitoridis
18 A. perinealis
19 Tuber ischiadicum
20 A. pudenda interna
21 Lig. sacrotuberale
22 A. rectalis inferior
23 M. sphincter ani externus

❷ **Verschieberäume der Beckenorgane**: Die großen Beckenorgane (Blase, Rectum, Uterus, Vagina) können ihre Größe in einem Ausmaß verändern, wie es sonst im Körper, abgesehen vom Magen, nicht vorkommt. Ein Teil dieser Entfaltung wird durch den Peritonealüberzug ermöglicht. Ein wesentlicher Teil beruht aber auch auf Verschiebemöglichkeiten innerhalb des subperitonealen Bindegeweberaums:
• vorn: zwischen den Schambeinen und der Harnblase (*Spatium retropubicum*).
• hinten: zwischen Kreuzbein und Rectum.
• seitlich: zwischen der Beckenwand und den Beckenorganen.

■ **Entzündungen in den Verschieberäumen**: Lockeres Bindegewebe begünstigt die Ausbreitung von Entzündungen. Häufig greifen Entzündungen von den Organen auf die anliegenden Bindegeweberäume über. Man bezeichnet sie in der Klinik mit Para + dem griechischen Wortstamm des Organs + itis (für Entzündung):
• *Parazystitis*: Entzündung im Bindegeweberaum um die Harnblase (Parazystium).
• *Parakolpitis*: Entzündung im Bindegeweberaum um die Vagina (Parakolpium).
• *Parametritis*: Entzündung des Bindegewebes im Lig. latum uteri (Parametrium).
• *Paraproktitis*: Entzündung im Bindegeweberaum um das Rectum (Paraproktium).

■ **Senkung der Beckenorgane**: Die Lage der Beckenorgane wird durch das Bindegewebesystem des Beckens und die Beckenbodenmuskeln bestimmt. Im höheren Alter erschlaffen beide, so daß die Beckenorgane am Altersabstieg der Eingeweide (Enteroptose) teilnehmen.

• Bei der Geburt jedes Kindes wird der Beckenboden der Mutter gewaltig gedehnt. Gewebsrisse sind nicht zu vermeiden. Bei der Mehrfachgebärenden (Multipara) senken sich daher Beckenorgane gehäuft. Vor allem der Uterus kann seine Verankerung an der seitlichen Beckenwand einbüßen und muß dann vom M. levator ani allein gehalten werden. Versagt auch dieser, so wird der Uterus durch die Vagina hindurch nach außen „fallen" (Gebärmuttervorfall = *Prolapsus uteri*), wobei die Scheidenwand umgekrempelt wird. Ähnlich kann auch das Rectum tiefer treten (Mastdarmvorfall = *Prolapsus ani et recti*, beim „Aftervorfall" wird nur Schleimhaut ausgestülpt).

Die Anteile des Bindegewebes und der Muskeln für die Lagesicherung scheinen bei den einzelnen Beckenorganen verschieden zu sein. Der Uterus wird im wesentlichen vom „parametranen Halteapparat" (#546) aus Bändern gestützt. Hingegen ruhen Harnblase und Rectum in erster Linie auf dem Diaphragma pelvis und werden kaum durch Bindegewebezüge an der freien Entfaltung gehindert.

#287 Unteres Stockwerk des Beckenbindegeweberaums

■ **Gliederung**: Entsprechend der Teilung der Dammregion (#285) kann man den Bindegeweberaum im unteren Beckenstockwerk zunächst zweiteilen (Abb. 287):

❶ Hinterer Dammraum: der Aftergegend entsprechend. Er wird gewöhnlich *Fossa ischioanalis* (Sitzbein-After-Grube) genannt.

❷ Vorderer Dammraum: der Schamgegend entsprechend. Er wird durch Faszien in 3 Unterstockwerke zerlegt:

- *Saccus subcutaneus perinei* (subkutaner Dammraum): zwischen Stratum membranosum der Tela subcutanea perinei und Fascia perinei [investiens perinei superficialis].
- *Compartimentum [Spatium] superficiale perinei* (oberflächlicher Dammraum): zwischen Fascia perinei [investiens perinei superficialis] und Membrana perinei.
- *Saccus profundus perinei [Spatium profundum perinei]* (tiefer Dammraum): kranial der Membrana perinei.

■ **Fossa ischioanalis** (Sitzbein-After-Grube): Das Diaphragma pelvis läuft trichterförmig auf den After zu. Dadurch entsteht ein im Frontalschnitt dreieckiger Raum zwischen
- der seitlichen Beckenwand (Sitzbein, M. obturatorius internus, Lig. sacrospinale).
- dem Diaphragma pelvis (vor allem M. levator ani).
- der Haut des hinteren Teils der Dammgegend.

Diese Grube zwischen Sitzbein und M. levator ani reicht weit nach oben bis an die Ursprungslinie des M. levator ani nahe dem Eingang in das kleine Becken. Die Fossa ischioanalis enthält vor allem Fettgewebe (*Corpus adiposum fossae ischioanalis*), das der Erweiterung des Gebärkanals wenig Widerstand entgegensetzt, und Leitungsbahnen (#597 + 921). Der Fettkörper wird von den Faszien der Wände begrenzt:
- lateral: unterer Teil der Fascia pelvis parietalis, vor allem die Fascia obturatoria.
- medial: die Fascia inferior diaphragmatis pelvis.

■ **Compartimentum [Spatium] superficiale perinei** (oberflächlicher Dammraum): Die internationale Nomenklatur definiert ihn als den Bereich zwischen der Membrana perinei und der Fascia perinei [investiens perinei superficialis] (Tab. 287). Dieser Raum enthält die oberflächlichen Damm-Muskeln und Leitungsbahnen zu den äußeren Geschlechtsorganen.

■ **Saccus profundus perinei [Spatium profundum perinei]** (tiefer Dammraum): Nach neueren Untersuchungen fehlt eine klare bindegewebige Grenzschicht auf der kranialen Seite der Muskeln der Regio urogenitalis. Der Bindegeweberaum setzt sich vielmehr durch das Levatortor in das obere Beckenstockwerk fort. Nach dorsal geht er ohne scharfe Grenze in die Fossa ischioanalis über. Er enthält die tiefen Damm-Muskeln und Leitungsbahnen.

Tab. 287. Schichtenfolge im Bereich der vorderen Dammgegend (*Regio urogenitalis*)
• *Peritoneum* (Bauchfell)
• subperitonealer Bindegeweberaum
• *Fascia superior diaphragmatis pelvis*
• *Diaphragma pelvis* (*M. levator ani*)
• *Fascia inferior diaphragmatis pelvis*
• *Saccus profundus perinei [Spatium profundum perinei]* (tiefer Dammraum)
• *Membrana perinei* (Damm-Membran)
• *Compartimentum [Spatium] superficiale perinei* (oberflächlicher Dammraum)
• *Fascia perinei [investiens perinei superficialis]* (oberflächliche Dammfaszie)
• *Saccus subcutaneus perinei* (subkutaner Dammraum)
• Stratum membranosum der Tela subcutanea perinei
• oberflächlicher Teil der Unterhaut
• Haut

3 Brusteingeweide

3.1 Mediastinum

#311 Definition, Grenzen, Verbindungswege, Stockwerke, Projektion, *Mediastinoskopie*

#311 Mediastinum (Mittelfellraum)

■ **Definition**: Als Mediastinum (lat. medius = mittlere, stans = stehend) bezeichnet man den Teil der Brusthöhle (*Cavitas thoracis*), der zwischen den beiden Brustfellhöhlen (*Cavitates pleurales*) liegt. Das Wort Mittelfellraum ist aus „in der Mitte zwischen den beiden Brustfellen befindlicher Raum" zusammengezogen. Form und Inhalt des Mediastinum werden am schnellsten beim Studium von Querschnitten durch den Brustraum verständlich (Abb. 311a-c).

Das Mediastinum enthält nur 2 eigenständige Organe: das Herz und den Thymus. Da sich der Thymus nach der Kindheit zurückbildet und das Herz auch nur eine Pumpe in Leitungsbahnen ist, kann man das Mediastinum als Durchgangsregion bezeichnen (Tab. 311).

■ **Grenzen**:
• Vorn: vordere Brustwand: Sternum und Rippenknorpel bzw. innere Brustkorbfaszie (*Fascia endothoracica [parietalis thoracis]*).
• Hinten: Wirbelkörper bzw. hintere Brustwand.
• Seitlich: das dem Mediastinum anliegende Brustfell (*Pars mediastinalis* der *Pleura parietalis*) und die Lungenwurzeln.
• Unten: Zwerchfell.
• Oben: fließender Übergang zum Hals. Willkürlich kann man eine Grenze auf Höhe der ersten Rippen ziehen (obere Brustkorböffnung = *Apertura thoracis superior*).

Tab. 311. Verbindungswege des Mediastinum	
Obere Brustkorböffnung (*Apertura thoracis superior*) zum Hals	• *Trachea* (Luftröhre) • *Oesophagus* (Speiseröhre) • Arterien für Kopf, Hals und Arm (*Truncus brachiocephalicus, A. carotis communis, A. subclavia*) • Venen von Kopf, Hals und Arm (*Vv. brachiocephalicae, Plexus thyroideus impar*) • Lymphgefäße (*Ductus thoracicus, Trunci bronchomediastinales*) • Nerven (*Nn. phrenici, Nn. vagi, Rr. cardiaci cervicales, N. laryngeus recurrens, Trunci sympathici, Nn. cardiaci cervicales*)
Lungenhilen zu den Lungen (#333)	• *Bronchus principalis* (Hauptbronchus) bzw. *Bronchi lobares* (Lappenbronchen) • *A. pulmonalis* (Lungenarterie) und *Rr. bronchiales* (Bronchialarterien) • *Vv. pulmonales* (Lungenvenen) und *Vv. bronchiales* (Bronchialvenen) • Lymphgefäße und autonome Nerven
Lücken im Zwerchfell zum Bauchraum	• *Foramen venae cavae*: für die untere Hohlvene (*V. cava inferior*) • *Hiatus oesophageus*: für die Speiseröhre (*Oesophagus*) und die *Trunci vagales* • *Hiatus aorticus*: für die *Pars descendens aortae [Aorta descendens]* und den *Ductus thoracicus* • Trigonum sternocostale (Larrey-Spalte): für A. + V. epigastrica superior • Unbenannte Lücken in Pars lumbalis: für V. azygos + hemiazygos, Truncus sympathicus, N. splanchnicus major + minor
Dorsal zur Brustwand	• *Aa. + Vv. intercostales posteriores* (Zwischenrippenarterien und -venen)

■ **Gliederung**: Nach der internationalen Nomenklatur gliedert man das Mediastinum in 2 Stockwerke:
❶ *Mediastinum superius* (oberer Mittelfellraum): der oberhalb des Herzens liegende Teil.
❷ *Mediastinum inferius* (unterer Mittelfellraum): der das Herz beherbergende Teil. Das untere Mediastinum unterteilt man weiter:

Abb. 311a. Querschnitt (Horizontalschnitt) durch den Oberkörper auf Höhe des Ansatzes der ersten Rippen am Manubrium sterni (Anblick von unten). Der Schnitt geht durch den Gipfel des Aortenbogens. Man sieht die Abgänge der großen Äste. [li5]

(Alle Transversalschnitte in diesem Buch sind von unten gesehen, entsprechend der Norm der Computertomographie)

1 M. deltoideus
2 V. cava superior
3 Trachea
4 Oesophagus
5 Arcus aortae
6 Humerus

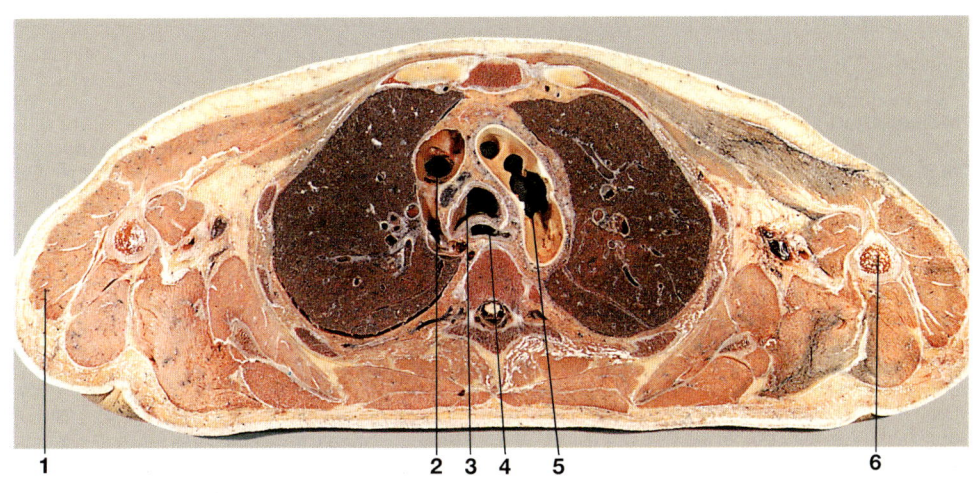

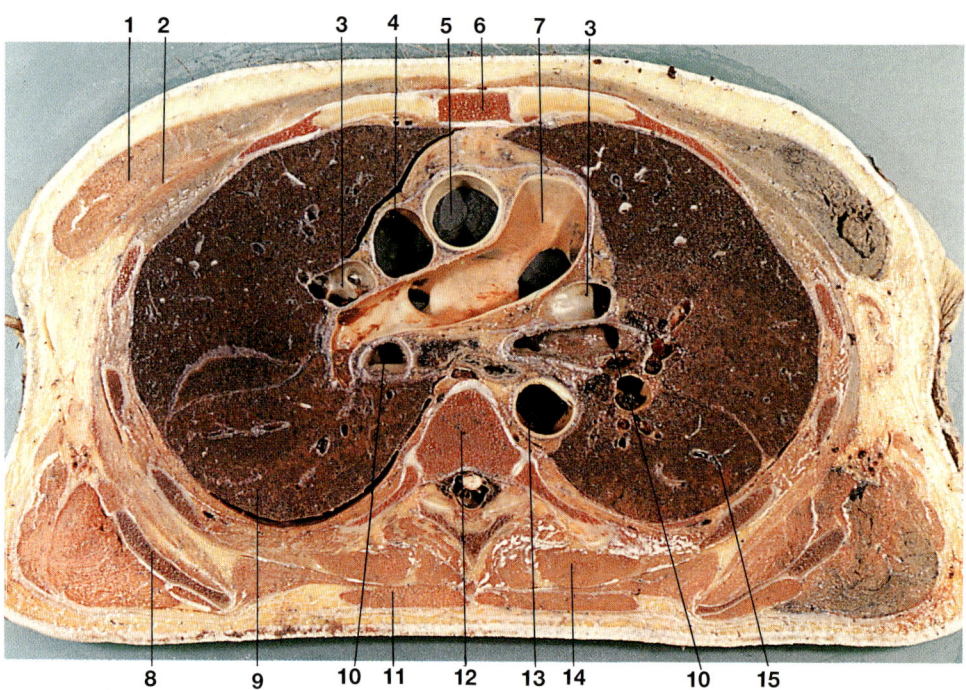

Abb. 311b. Querschnitt durch den Oberkörper auf Höhe des Ansatzes der dritten Rippen am Sternum unmittelbar oberhalb des Herzens (Anblick von unten). Der Schnitt geht durch die Aufzweigung des Truncus pulmonalis. Die Aorta ist im Schnitt zweimal getroffen (vorn der aufsteigende, dorsal der absteigende Teil). [li5]

1 M. pectoralis major
2 M. pectoralis minor
3 V. pulmonalis
4 V. cava superior
5 Pars ascendens aortae [Aorta ascendens]
6 Sternum
7 Truncus pulmonalis
8 Scapula
9 Pulmo dexter
10 Bronchus
11 M. trapezius
12 Corpus vertebrae
13 Pars thoracica aortae [Aorta thoracica]
14 M. erector spinae
15 Pulmo sinister

- *Mediastinum anterius* (vorderer Mittelfellraum): zwischen vorderer Brustwand und Perikard.
- *Mediastinum medium* (mittlerer Mittelfellraum): der vom Perikard umschlossene Raum.
- *Mediastinum posterius* (hinterer Mittelfellraum): zwischen Perikard und Wirbelsäule.

■ **Projektion auf die vordere Brustwand**: Das Mediastinum ist nicht symmetrisch. Es dehnt sich weiter nach links als nach rechts aus. Es wird ferner von oben nach unten breiter. Das Projektionsfeld entspricht dem des Herzens und der großen Gefäße (#367). Es ändert sich mit den Zwerchfellbewegungen: Bei Einatmung wird das untere Mediastinum schmäler, bei Ausatmung breiter.
- Rechte Kontur: knapp neben dem rechten Rand des Sternum. Konturbestimmend sind oben die V. cava superior, unten der rechte Vorhof.
- Linke Kontur: oben knapp neben dem linken Rand des Sternum, etwa von der 3. Rippe an nach links bis in die Nähe der Medioklavikularlinie ausladend. Konturbestimmend sind von oben nach unten: Aortenbogen, Lungenarterie, linker Vorhof, linke Herzkammer (Tab. 367).

■ **Mediastinoskopie**: Das Bindegewebe um die Organe des oberen Mediastinum ist recht locker. Es läßt sich leicht zur Seite drängen. Man kann daher ein optisches Instrument ähnlich dem Bronchoskop in diesen Raum einführen und damit die Organe des oberen Mediastinum besichtigen. Auch lassen sich dabei Gewebeproben, z.B. aus erkrankten Lymphknoten, zur Untersuchung entnehmen. Man schneidet zunächst die Haut im Bereich der Drosselgrube (oberhalb der *Incisura jugularis sterni*) ein. Dann bohrt man mit einem Finger vorsichtig einen Kanal hinter dem Sternum in die Tiefe. In diesen Kanal führt man das Mediastinoskop ein. An Komplikationen drohen u.a.:

- schwere Blutung bei Verletzung großer Venen (vor allem *V. brachiocephalica sinistra*).
- Pneumothorax bei versehentlicher Eröffnung des Pleuraspalts.
- Beschädigung des N. laryngeus recurrens (Rekurrensläsion mit Stimmbandlähmung, vor allem links).
- Mediastinalemphysem (Luftansammlung im Mediastinum, durch die der venöse Rückfluß zum Herzen behindert werden kann).

Insgesamt sind ernste Zwischenfälle jedoch weitaus seltener (etwa 2 %), als man nach der anatomischen Kompliziertheit der Region annehmen könnte. Die Gefahren sind deutlich geringer als bei der Eröffnung des Brustkorbs (Thorakotomie), die als Alternative infrage kommt, wenn man Gewebeproben aus dem Mediastinum gewinnen will.

3.2 Luftröhre (Trachea)

#321 Bauprinzip, Aufzweigung, Feinbau, Länge
#322 Hauptabschnitte, Lagebeziehungen, *bronchiales Atemgeräusch*, Leitungsbahnen, Projektion, Röntgenuntersuchung
⇒ #758 Intubation, Tracheotomie

#321 Bau

■ **Länge**: Die Trachea verbindet den Kehlkopf mit den Bronchen. Bei ruhiger Atmung ist die Trachea (vom Unterrand des Ringknorpels bis zum Unterrand der Bifurkation) etwa 10–12 cm lang. Bei tiefer Einatmung nimmt die Länge um etwa 1,5 cm zu. Die lichte Weite beträgt etwa 16–18 mm (entspricht etwa der Dicke des Kleinfingers). Bei tiefer Einatmung wird die Trachea in ihrem Brustteil etwa 2 mm breiter.

■ **Aufzweigung**: Die Trachea teilt sich in einem Winkel von etwa 70° in den rechten und linken Hauptbronchus (*Bronchus principalis dexter + sinister*). An der Gabelung (*Bifurcatio tracheae*, lat. furca = Gabel) bildet sich im Innern

1 Hepar
2 Diaphragma
3 Atrium dextrum
4 Septum interatriale
5 Atrium sinistrum
6 Ventriculus dexter
7 Septum interventriculare
8 Ventriculus sinister
9 Costa
10 M. latissimus dorsi
11 Medulla spinalis
12 Aorta

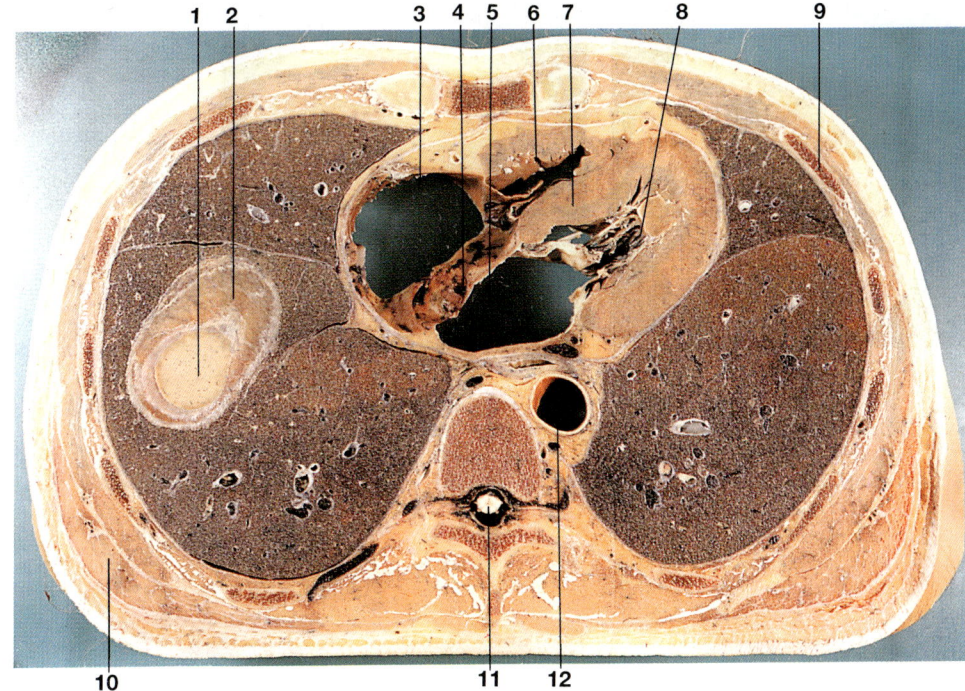

Abb. 311c. Querschnitt durch den Oberkörper auf Höhe des Ansatzes der fünften Rippen am Sternum (Anblick von unten). Der Schnitt geht wegen der Schräglage des Herzens durch die Vorhöfe und durch die Herzkammern. Wegen der extremen Hochlage des Zwerchfells bei der Leiche trifft der Schnitt auch noch den höchsten Teil der Leber. [li5]

ein Sporn = Kiel (*Carina tracheae*, lat. carina = Schiffskiel, Abb. 321b).

■ **Feinbau**: Die Wand der Trachea hat 4 Schichten:
• *Tunica mucosa respiratoria* (Schleimhaut): Das respiratorische Epithel (mehrreihiges Flimmerepithel) mit deutlicher Basalmembran enthält Flimmerzellen (sie schlagen rachenwärts), schleimsezernierende Becherzellen und resorbierende Bürstensaumzellen. Elastische Fasern bilden die Grenze zur Submukosa.
• *Tela submucosa* (Submukosa): Kollagenes Bindegewebe befestigt die Schleimhaut an den Knorpelspangen. Lymphknötchen sind eingelagert. Seromuköse Drüsen reichen z.T. bis in die Muskelschicht und die Adventitia.
• *Tunica fibromusculocartilaginea* (Band-Muskel-Knorpel-Wand): Die Wände luftleitender Räume müssen versteift sein, damit sie bei vermindertem Druck (Einatmung) nicht zusammengepreßt werden. Die Wand der Trachea ist daher vorn durch 16–20 hufeisenförmige Knorpelspangen (*Cartilagines tracheales*) verstärkt. Sie sind nicht zu Knorpelringen geschlossen. Die Hinterwand (*Paries membranaceus*) wird von glatter Muskulatur (*M. trachealis*) gebildet, die bei ihrer Anspannung die Lichtung der Trachea etwas verengen kann. Im Querschnitt ist die Lichtung der Trachea also nicht kreisförmig, sondern vorne rund und dorsal gerade (Abb. 321a). Die Trachea ist kein starres Rohr. Die 16–20 Knorpelspangen sind durch elastisches und kollagenes Bindegewebe (Ringbänder = *Ligg. anularia*) verspannt, das Längenänderungen zuläßt. Bei jeder Einatmung entfaltet sich die Lunge bauchwärts. Damit wird auch die Trachea nach unten gezogen. Beim Schlucken und beim Rückneigen des Kopfes wird der Kehlkopf gehoben. Die Trachea muß ihm nach kranial folgen. Die Wand der Trachea ist sowohl von außen als auch von innen betrachtet nicht glatt, sondern durch den Wechsel von Knorpeln und Bändern im Längsschnitt wellenförmig.
• *Tunica adventitia* (äußere Bindegewebeschicht): Sie entspricht der Adventitia der meisten Organe: lockeres kollagenes Bindegewebe verbindet die Trachea mit der Umgebung.

#322 Lage

■ **Hauptabschnitte**: Nach der Lage gliedert man in:
• *Pars cervicalis [colli]* (Halsteil, #758).
• *Pars thoracica* (Brustteil): Diese liegt im oberen Media-

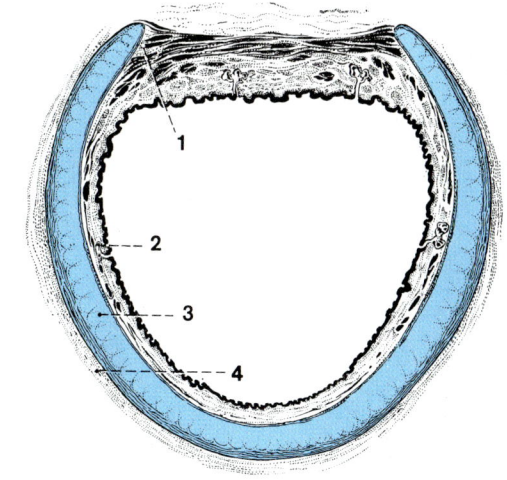

Abb. 321a. Querschnitt durch die Trachea. [bg2]

1 Paries membranaceus
2 Tunica mucosa
3 Cartilago trachealis
4 Tunica adventitia

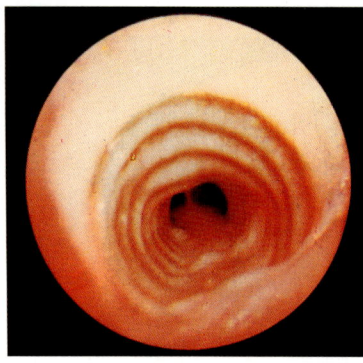 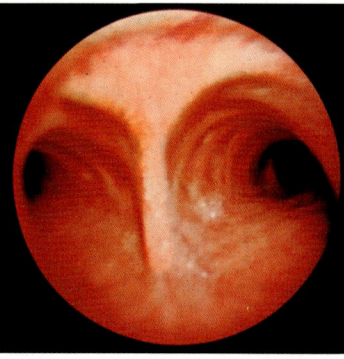

Abb. 321b + c. Bronchoskopische Bilder der Trachea und ihrer Aufzweigung (Bifurcatio tracheae) in die beiden Hauptbronchen. [pr]

— *Bronchiales Atemgeräusch*: An den Teilungskielen der Trachea und der Bronchen gerät die Luft in Schwingungen. Dies bedingt das über dem Sternum hörbare Atemgeräusch. Dieses „bronchiale Atemgeräusch" entsteht bei Ein- und Ausatmung (im Gegensatz zum „alveolären Atemgeräusch", das nur bei Einatmung zu hören ist, #344).

stinum zwischen den großen Blutgefäßen und dem Oesophagus. Der Aortenbogen zieht links an der Trachea vorbei.

■ **Lagebeziehungen des Brustteils**:
• Vorn: Der *Truncus brachiocephalicus* verläuft vor der Trachea vom Aortenbogen zur rechten Halsseite. Noch vor dem Truncus brachiocephalicus kreuzt die *V. brachiocephalica sinistra* die Trachea. Von dieser Vene geht der *Plexus thyroideus impar* zur Schilddrüse. Dieses Venengeflecht liegt der Trachea an der Grenze von Brust- und Halsteil vorne an.
• Links: Der *Aortenbogen* drängt das untere Ende der Trachea etwas nach rechts ab. Die *A. carotis communis sinistra* und der *N. laryngeus recurrens* liegen der Trachea links an und halten die linke Lunge von der Trachea fern.
• Rechts: Die rechte Pleura und damit der rechte Lungenoberlappen reichen bis an die Trachea heran. Der sagittal verlaufende Abschnitt der *V. azygos* vor ihrer Einmündung in die V. cava superior liegt der Trachea rechts unten an.
• Hinten: Der Oesophagus läuft etwa parallel zur Trachea: Der rechte *N. vagus* legt sich kaudal der Trachea rechts hinten an.

• Im gesamten Verlauf wird die Trachea von Lymphknoten umgeben.

■ **Leitungsbahnen**:
• *Arterien*: Die Trachea wird hauptsächlich durch Rr. tracheales der A. thyroidea inferior und der A. thoracica interna mit Blut versorgt. Diese anastomosieren im Bereich der Bifurcatio tracheae mit den Rr. bronchiales, die direkt aus der Brustaorta entspringen.
• *Sensorische Nerven*: Rr. tracheales des N. laryngeus recurrens (Ast des N. vagus).

■ **Projektion auf die vordere Brustwand**: Die Höhe der Bifurkation kann man sich leicht am eigenen Körper veranschaulichen, wenn man vom Unterrand des Ringknorpels 10-12 cm nach unten mißt. Die Gabelung liegt etwa auf Höhe des Brustbeinwinkels mit ihrem Unterrand auf Höhe des 2. Interkostalraums (Abb. 322a). Durch den Aortenbogen ist die Gabelung etwas nach rechts verschoben. Die beiden Hauptbronchen gehen daher nicht symmetrisch ab. Der längere linke Bronchus läuft weniger steil. Daher gelangen in die Trachea geratene Fremdkörper häufiger in den rechten als in den linken Hauptbronchus.

■ **Röntgenuntersuchung**: Die Luft in der Trachea wirkt als negatives Kontrastmittel, weil sie besser strahlendurchlässig ist als das umgebende Gewebe. Die Trachea kann man daher im normalen Übersichtsbild des Brustkorbs einigermaßen beurteilen. Man kann ihre Länge und Weite messen, wenn man den Projektionseffekt berücksichtigt (alle Strukturen sind im Röntgenbild vergrößert!).
Die Beurteilung der Trachea ist z.B. nötig bei Vergrößerung der Schilddrüse (Struma = Kropf). Bei starkem Wachstum des Kropfes kann die Trachea zusammengepreßt werden (Säbelscheidentrachea). Soweit sollte man es nicht kommen lassen. Die Trachea ist bereits gefährdet, wenn ihre Lichtung bei Ein- und Ausatmung deutlich verschieden weit ist (Abb. 322b). Dann sind die Knorpelspangen geschädigt und können den gleichmäßigen Luftstrom nicht mehr garantieren. Eine Operation des Kropfes wird dringend nötig. Bei Kropfpatienten ist daher die Trachea durch „Funktionsaufnahmen" (in tiefer Ein- und Ausatmung) regelmäßig zu überwachen.

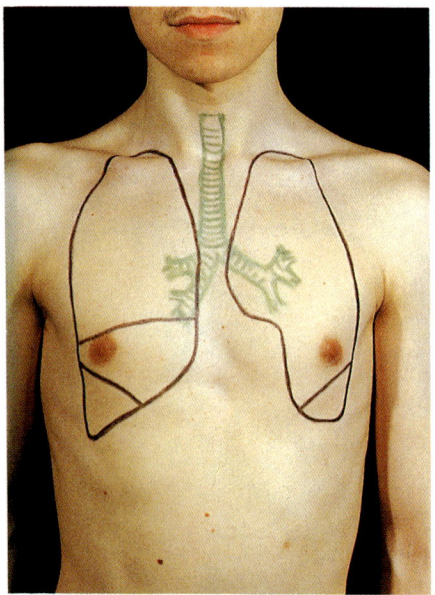

Abb. 322a. Projektion der Trachea und der Lungen auf die vordere Leibeswand. Die Trachea teilt sich auf Höhe des Brustbeinwinkels (Ansätze der zweiten Rippen am Sternum) in die beiden Hauptbronchen. [li1]

■ **Terminologie**:
• Luftröhre ist eine alte deutsche Bezeichnung (mhd. luftröre).
• *Trachea* (von gr. trachýs, tracheía = rauh) erscheint zunächst wenig verständlich. Es ist die Verkürzung von artería tracheía = rauhes Luftrohr (wegen der Unebenheit durch die Knorpelspangen), im Gegensatz zu artería leía = glattes Luftrohr (= Schlagader = „Arterie", die man sich in der Antike luftgefüllt dachte, weil sie bei der Leiche blutleer ist). Tracheitis = Luftröhrenentzündung, Tracheotomie = Luftröhrenschnitt, Tracheomalazie = Erweichung der Luftröhrenknorpel, Tracheoskopie = Luftröhrenspiegelung.
• *Trachea* ist nahezu buchstabengetreu in alle romanischen Sprachen übernommen worden (ital. trachea, frz. trachée, span. tráquea, port. traqueia) und von dort in das Englische eingegangen: trachea (umgangssprachlich windpipe, niederl. pijp, vgl. piepen = pfeifen).

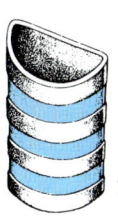 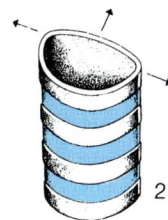 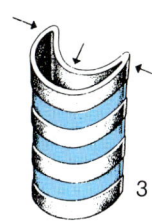

Abb. 322b-d. Die Lichtung der Pars thoracica der Trachea ändert sich abhängig von der Atmung. [bg2]
1 Ruhezustand
2 Einatmung (durch den Unterdruck im Brustraum wird die Trachea auseinander gezogen)
3 Verstärkte Ausatmung beim Hustenstoß (durch den Überdruck im Brustraum wird die Trachea zusammengepreßt)

3.3 Lunge (Pulmo)

#331 Äußere Form, Größe, *Schwimmprobe*, Terminologie
#332 Bronchialbaum, Blutgefäße, Lungensegmente, *Bronchographie, Bronchoskopie*
#333 Lungenhilum, *Lungenembolie*
#334 Feinbau der Bronchen, Bronchiolen und Endäste, *obstruktive Atemstörungen, Bronchiektasen*
#335 Lungenalveolen: Atemfläche, Wandbau, Zellen, *bronchoalveoläre Lavage, Surfactantmangel, restriktive Atemstörungen, Atelektase, Lungenödem*
#336 Entwicklung: Vorderdarm, Lungenknospe, fetale Lunge, *Ösophagotrachealfisteln*
#337 Bronchialarterien, -venen, Lymphabfluß, Innervation
#338 Rippen-, Zwerchfell- und Mediastinalseite, Lungenspitze, Lungenränder, Projektion auf die Brustwand
#339 *Bronchialkarzinom und andere Lungengeschwülste*
⇒ #245 Atemmechanik: äußere und innere Atmung, Zwerchfell- und Rippenatmung, Atemphasen
⇒ #341-343 Pleura, *Pleuraerguß, Pneumothorax*
⇒ #344 Untersuchung: *Stimmfremitus, Perkussion*
⇒ #345 *Lungenchirurgie*
⇒ #392 Lungenarterien

#331 Äußere Form und Größe

■ **Form**: Die Lunge hat im Grunde genommen keine Eigenform. Sie füllt den Raum aus, der zwischen Brustkorb, Zwerchfell und Mediastinum (Herz, große Blutgefäße, Oesophagus, Thymus, Lymphknoten) übrig bleibt. In ihre Oberfläche prägen sich daher die Nachbarorgane ein. Wegen der Zwerchfellkuppel ist die Lungenbasis konkav. Auf der Medialseite wölbt das Herz die Herzbucht ein. Die großen Blutgefäße prägen Rinnen ein. Auf der dem Mediastinum zugewandten Seite der Lunge liegt das *Hilum pulmonis*, die Eintrittsstelle der Hauptbronchen und der großen Blutgefäße. Nur am Hilum treten Gefäße in die Lungen ein. Die übrige Oberfläche der Lunge ist mit dem glatten Lungenfell (*Pleura visceralis [pulmonalis]*) überzogen, das die Atembewegungen der Lunge ermöglicht (Abb. 332a + b).

■ **Größe**: Rechte und linke Lunge sind nicht gleich groß, da das Herz mit seinem größeren Teil links liegt und der linken Lunge Platz wegnimmt. Ein Teil des Verlustes wird allerdings dadurch kompensiert, daß das Zwerchfell rechts von der Leber weiter nach oben gedrängt wird, und die linke Lunge sich stärker nach unten entfalten kann. Rechte und linke Lunge verhalten sich in Gewicht und Volumen etwa wie 11 : 10. Das Volumen einer Lunge beträgt etwa 2 l, das Gewicht einer Leichenlunge etwa 200-400 g (je nach Flüssigkeitsgehalt, mit zunehmender Länge des Todeskampfes wird meist das Lungenödem stärker, Unfallopfer mit plötzlichem Tod haben leichtere Lungen).

■ **Schwimmprobe**: Mit einer aus Gewicht durch Volumen zu berechnenden Dichte von etwa 0,1 g/ml ist die Lunge das relativ leichteste Organ des menschlichen Körpers. Dies trifft jedoch nur für die beatmete, lufthaltige Lunge zu. Die noch nicht beatmete Lunge des Fetus hat eine Dichte von knapp über 1,0 wie die meisten parenchymatösen Organe. Bringt man ein Stück beatmete Lunge in Wasser, so schwimmt es. Ein Stück unbeatmete Lunge hingegen geht unter. Mit Hilfe dieser Schwimmprobe kann der Rechtsmediziner erkennen, ob ein totes Neugeborenes bereits tot geboren wurde oder nach der Geburt schon geatmet, also noch gelebt hat (dies kann weitreichende juristische Konsequenzen haben).

■ **Terminologie**:
• Der Laie spricht gewöhnlich von einer Lunge mit 2 Lungenflügeln. Die anatomische Nomenklatur hingegen kennt 2 Lungen: Pulmo dexter = rechte Lunge (rechter Lungenflügel), Pulmo sinister = linke Lunge (linker Lungenflügel).
• Lat. pulmo ist männlich, also „der" Pulmo dexter. Das von pulmo abgeleitete pulmonalis wird in Zusammensetzungen häufig nicht auf die Lunge, sondern auf die Lungenarterie (A. pulmonalis) bezogen, z.B. Pulmonalstenose = Verengung im Bereich der Pulmonalklappe des Herzens, Pulmonalsklerose = Arteriosklerose der A. pulmonalis.
• Die Ähnlichkeit von gr. pneúma, pneúmatos = Luft und pneúmon, pneúmonos = Lunge könnte bei zusammengesetzten Wörtern zu Verwechslungen führen, z.B. Pneumothorax = Luftansammlung in der Pleurahöhle (korrekter wäre „Pneumatothorax"), Pneumenzephalographie = Röntgenaufnahme nach Luftfüllung der Hirnkammern, Pneumonektomie = Entfernung einer Lunge, Pneumonokoniose = Staublunge.
• Das Fachwort für „Lungenentzündung" wird nicht wie sonst aus dem griechischen Namen des Organs plus Anhängen der Endung -itis gebildet („Pneumonitis"), man verwendet hierfür die alte griechische Bezeichnung pneumonía, z.B. Pneumonia lobaris = Entzündung eines Lungenlappens.
• Die „Lehre von den Lungenkrankheiten" heißt korrekt Pneumonologie. Häufig liest man dafür „Pulmonologie" oder gar „Pulmologie", lateinisch-griechische Mischwörter. Den Lungenfacharzt kann man daher auch „Pneumonologen" nennen (entsprechend Neurologe, Urologe usw.).
• „Lunge" leitet sich vom ahd. lunga = leicht ab. Die altgermanische Körperteilbezeichnung wird in allen germanischen Sprachen weitergeführt: engl. lung, niederl. long, schwed. lunga usw. Auch das russische legkoje = Lunge ist mit legkij = leicht verwandt. Die romanischen Sprachen greifen auf das lat. pulmo, pulmonis = Lunge zurück: ital. pulmone, span. pulmón, frz. poumon, port. pulmao.
• Die deutsche Sprache verfügt über kein eigenes Wort für Bronchus und kann höchstens mit Luftröhrenast umschreiben. Bronchus kommt vom gr. brónchos = Luftröhre. Als Plural sind Bronchen und Bronchien zulässig. Wichtige fachsprachliche Zusammenfügungen sind: Bronchitis = Entzündung der Bronchen, Bronchiektasen = Erweiterung von Bronchen, Bronchographie = Kontrastmittel-Röntgenuntersuchung der Bronchen, Bronchoskopie = Spiegelung der Bronchen, Bronchospasmus = Krampf der Bronchialmuskeln.

#332 Gliederung

■ **Bronchialbaum**: Die Lunge dient dem Gasaustausch des Blutes. Sauerstoff wird aufgenommen, Kohlendioxid abgegeben. Austauschvorgänge sind an Oberflächen gebunden. Der Organismus versucht, auf kleinstem Raum größte Oberflächen zu entwickeln. Die Lungen sind daher nicht als Hohlorgane nach Art eines Blasebalgs gebaut, sondern sind vielfältig gekammert. Den eigentlichen Austauschorganen, den Lungenalveolen, wird die Luft über ein Röhrensystem zugeführt, das sich wiederholt aufzweigt (Abb. 332c):

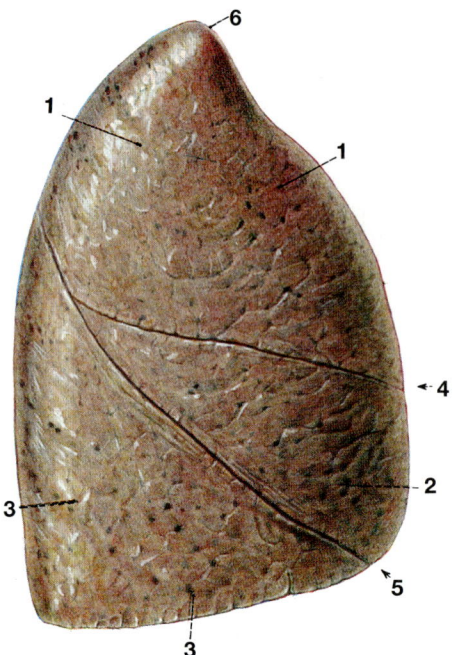
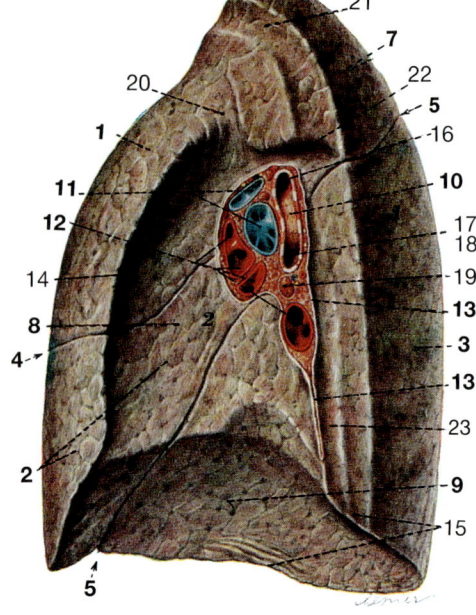

Abb. 332a + b. Rechte Lunge.
[sb2]
• Links: Rippenseite.
• Rechts: mediastinale Seite.

1 Lobus superior
2 Lobus medius pulmonis dextri
3 Lobus inferior
4 Fissura horizontalis pulmonis dextri
5 Fissura obliqua
6 Apex pulmonis
7 Facies costalis
8 Impressio cardiaca
9 Facies diaphragmatica
10 Bronchus principalis
11 A. pulmonalis
12 Vv. pulmonales
13 Pleura
14 Margo anterior
15 Margo inferior
16 Bronchus lobaris superior
17 Bronchus lobaris medius
18 Bronchus lobaris inferior
19 Nodus lymphoideus bronchopulmonalis
20 Rinne der V. cava superior
21 Rinne der A. subclavia
22 Rinne der V. azygos
23 Rinne des Oesophagus

• Die Trachea teilt sich in 2 Hauptbronchen.
• Die Hauptbronchen teilen sich in 2 bzw. 3 Lappenbronchen.
• Die Lappenbronchen teilen sich in 2-5 Segmentbronchen usw.

Das Verzweigungssystem ist mit einem Baum zu vergleichen. Die Trachea entspricht dessen Stamm, die Lungenalveolen entsprechen dessen Blättern. So wie die Äste eines Baums in der Peripherie nicht wieder zusammenwachsen, so haben die Bronchen außer über ihre Ursprungsstellen keine Verbindungen: Jeder Lappenbronchus versorgt nur einen Lappen, jeder Segmentbronchus nur ein Segment usw.
• Hauptgliederung: rechte Lunge 3 Lappen, linke Lunge 2 Lappen.
• Untergliederung: rechte Lunge 10 Segmente, linke Lunge 8-10 Segmente (variabel).

Merkhilfe: Vielleicht kann man sich die Gliederung der Lunge nach folgendem Schema am einfachsten einprägen:
• Jede Lunge teilt sich in 2 Lappen zu je 5 Segmenten.
• Bei der rechten Lunge teilt sich der obere Lappen noch einmal in den endgültigen Oberlappen mit 3 und den Mittellappen mit 2 Segmenten.
• Bei der linken Lunge bleiben meist die Segmente 1 + 2 ungetrennt, und das Segment 7 fehlt häufig. Daher hat die linke Lunge oft nur 8 Segmente.

Bronchographie: Den Bronchialbaum kann man im Röntgenbild sichtbar machen, wenn man die Wände seiner Gänge mit Kontrastmittel benetzt (Abb. 332b). Da die Schleimhaut der Atemwege sehr heftig auf Fremdkörper mit Nies- und Hustenreiz reagiert, muß die Schleimhaut von Mund, Nase, Rachen, Kehlkopf, Trachea und Bronchen örtlich betäubt werden. Ein dünner Schlauch (Katheter) wird über Nase oder Mund durch Rachen und Kehlkopf bis in die interessierenden Bronchen vorgeschoben und das Kontrastmittel eingesprüht.

Bronchoskopie: Die größeren Bronchen kann man mit dem Bronchoskop besichtigen. Es wird ähnlich wie bei der direkten Kehlkopfspiegelung (#754) oder der Intubation (#758) durch den Kehlkopf und die Trachea in die Bronchen vorgeschoben. Wegen der hohen Empfindlichkeit von Kehlkopf und Trachea wird die Untersuchung gewöhnlich in Narkose vorgenommen, wobei das Narkosegas und die Atemluft durch das Bronchoskop in die Lunge geleitet werden. Man kann jedoch auch in örtlicher Betäubung vorgehen. Durch das Bronchoskop kann man lange Zangen zum Abzwicken von Gewebe aus verdächtigen Bereichen (transbronchiale Zangenbiopsie) oder feine Bürsten zum Abkratzen von Belägen und zur Zellgewinnung (Bronchusbürstung) für die mikroskopische Untersuchung einführen. Mit biegsamen Fiberbronchoskopen gelangt man auch in kleinere Bronchen (bis zu den Subsegmentbronchen).

■ **Lungensegmente**: Jedes Segment ist das Aufzweigungsgebiet eines einzigen Bronchus.

Die Namen der Lungensegmente entsprechen den in Abb. 332c angegebenen Namen der Segmentbronchen und werden deswegen hier nicht noch einmal einzeln aufgeführt (Bronchus segmentalis ... wird hierbei ersetzt durch Segmentum ..., wobei die folgenden Adjektive die Neutrumendung annehmen: apicale, posterius, anterius, laterale, mediale; lingulare).

Die Segmentbronchen werden in der Regel von einer Segmentarterie begleitet. An den Grenzen der Segmente liegen die größeren Venen. Da die Segmente nur stellenweise durch Bindegewebe abgegrenzt sind, sind die Venen wich-

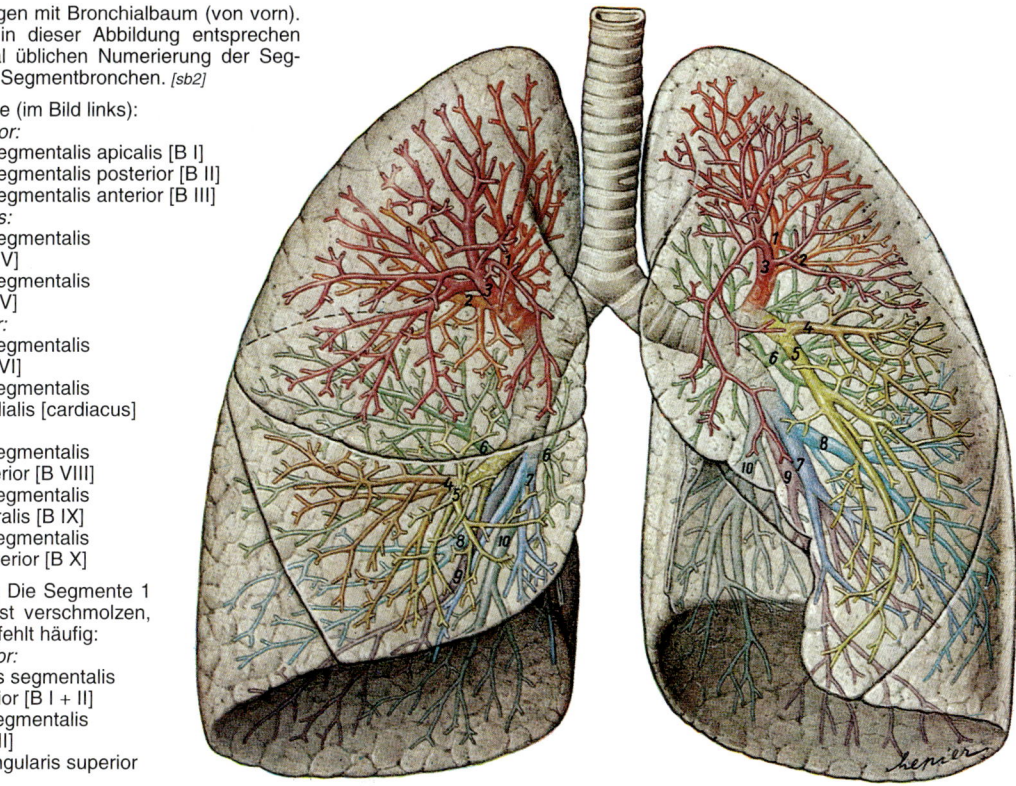

Abb. 332c. Lungen mit Bronchialbaum (von vorn). Die Nummern in dieser Abbildung entsprechen der international üblichen Numerierung der Segmente bzw. der Segmentbronchen. [sb2]

● Rechte Lunge (im Bild links):
a) Lobus superior:
1 Bronchus segmentalis apicalis [B I]
2 Bronchus segmentalis posterior [B II]
3 Bronchus segmentalis anterior [B III]
b) Lobus medius:
4 Bronchus segmentalis lateralis [B IV]
5 Bronchus segmentalis medialis [B V]
c) Lobus inferior:
6 Bronchus segmentalis superior [B VI]
7 Bronchus segmentalis basalis medialis [cardiacus] [B VII]
8 Bronchus segmentalis basalis anterior [B VIII]
9 Bronchus segmentalis basalis lateralis [B IX]
10 Bronchus segmentalis basalis posterior [B X]

● Linke Lunge: Die Segmente 1 und 2 sind meist verschmolzen, das Segment 7 fehlt häufig:
a) Lobus superior:
1 + 2 Bronchus segmentalis apicoposterior [B I + II]
3 Bronchus segmentalis anterior [B III]
4 Bronchus lingularis superior [B IV]
5 Bronchus lingularis inferior [B V]
b) Lobus inferior:
6 -10 wie rechte Lunge

tige Grenzmarken. Die Lungensegmente sind entsprechend der Aufzweigung der Bronchen und der Lungenarterien in Subsegmente und Läppchen zu untergliedern.

■ **Lungensegmente im Röntgenbild**: Beim Lebenden sind Erkrankungen einzelner Lungensegmente zum Teil eindeutig im Röntgenbild zu diagnostizieren (z.B. „Verschattung" bei mangelnder Belüftung eines Lungensegments, wenn der Segmentbronchus durch einen Tumor oder einen Fremdkörper verschlossen ist).

Korrosionspräparat: Man kann die Segmente an der Leichenlunge sichtbar machen, wenn man in die einzelnen Segmentbronchen unterschiedliche Farbstoffe einspritzt. Ein Ausgußpräparat des Bronchialbaums erhält man, wenn man härtende Kunststoffe für die Injektion verwendet und nach dem Aushärten die Weichgewebe mit konzentrierter Kalilauge auflöst (korrodiert).

■ **Blutgefäße**: Für die größeren Gefäße kann als Faustregel gelten:
• Die Arterien begleiten die Bronchen.
• Die Venen liegen zwischen den Segmenten.

Die Hauptäste der Lungenarterie (*A. pulmonalis*) verlaufen überwiegend vom Hilum schräg nach unten zur Lungenbasis und geben dabei Zweige zu den einzelnen Lungensegmenten ab. Das arterialisierte Blut sammelt sich an den Segmentgrenzen in den Lungenvenen an. Während die Segmentarterien überwiegend nach den zu versorgenden Lungensegmenten benannt sind, haben die Lungenvenen notwendigerweise eine davon abweichende Nomenklatur, da hier Venen und Arterien nicht, wie gewöhnlich sonst im

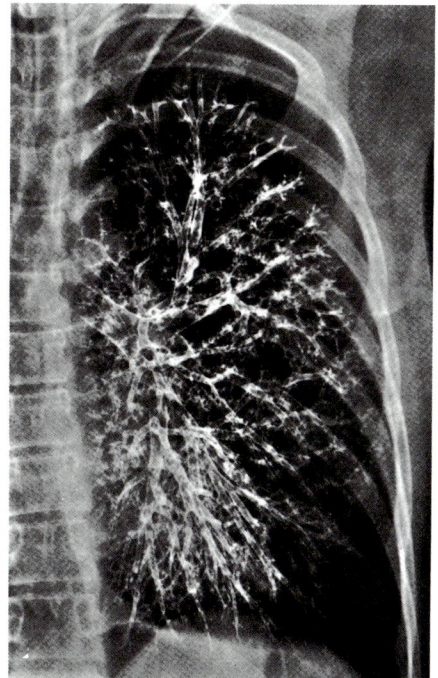

Abb. 332d. Kontrastmitteldarstellung des Bronchialbaums im Röntgenbild (Bronchogramm). [wi1]

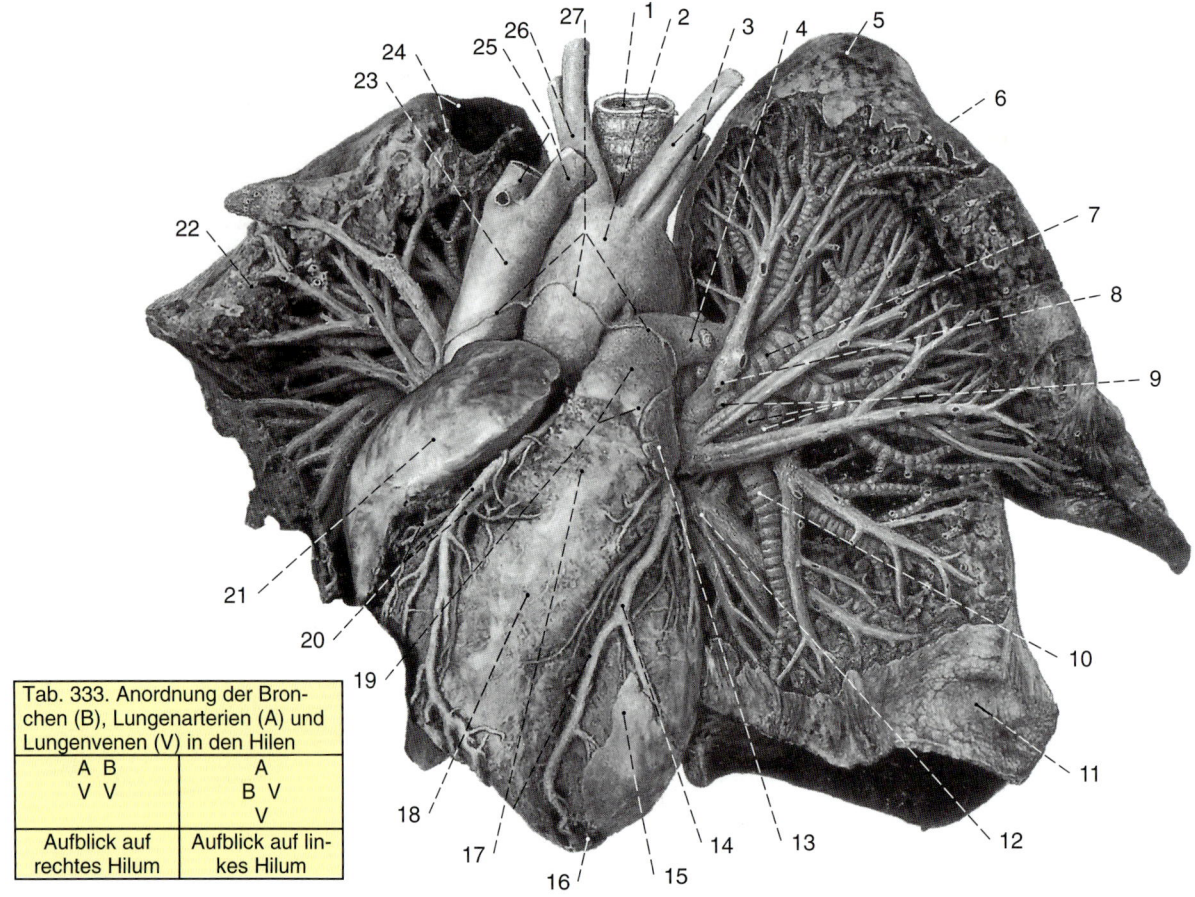

Tab. 333. Anordnung der Bronchen (B), Lungenarterien (A) und Lungenvenen (V) in den Hilen	
A B V V	A B V V
Aufblick auf rechtes Hilum	Aufblick auf linkes Hilum

Abb. 333. Bronchialbaum und Lungenblutgefäße. Das Präparat zeigt das Herz mit den großen Gefäßen und den beiden Lungen. Teile des Lungengewebes wurden entfernt, um die Blutgefäße und die Bronchen zu zeigen. [sb3]

1 Trachea
2 Arcus aortae
3 A. carotis communis + A. subclavia
4 A. pulmonalis sinistra
5 Apex pulmonis
6 Pulmo sinister, Lobus superior
7 Bronchus lobaris superior sinister
8 V. pulmonalis sinistra superior
9 Nodi lymphoidei tracheobronchiales
10 Bronchus lobaris inferior sinister
11 Pulmo sinister, Lobus superior
12 V. pulmonalis sinistra inferior
13 Auricula sinistra
14 A. coronaria sinistra, R. interventricularis anterior
15 Ventriculus sinister
16 Apex cordis
17 Conus arteriosus
18 Ventriculus dexter
19 Truncus pulmonalis
20 A. coronaria dextra
21 Auricula dextra
22 Pulmo dexter, Lobus medius
23 V. cava superior
24 Pulmo dexter, Lobus superior
25 V. brachiocephalica dextra + sinistra
26 Truncus brachiocephalicus
27 Pericardium

Körper, parallel verlaufen. Aus jeder Lunge gehen 2 große Venenstämme (*V. pulmonalis dextra/sinistra superior + inferior*) hervor, die sich meist nicht vereinigen, sondern getrennt in den linken Vorhof einmünden.

#333 Lungenhilum (Hilum pulmonis)

■ Als *Hilum pulmonis* (lat. hilum = kleines Ding, die sprachlich unkorrekte Form „Hilus" ist noch allgemein gebräuchlich) bezeichnet man die Eintritts- bzw. Austrittsstelle der Bronchen, Blut- und Lymphgefäße sowie Nerven an der Mediastinalseite der Lunge.
• Die Leitungsbahnen liegen eng zusammengedrängt (Abb. 333), so daß es für den Anfänger meist nicht einfach ist, sich zu orientieren. Die Wandbeschaffenheit der Lungenarterien und -venen ist ähnlich, weil die Druckunterschiede gering sind (Niederdrucksystem, #142). Zudem ist die Anordnung rechts und links verschieden.

• An der Leiche erkennt man am schnellsten die Bronchen an ihren Knorpelspangen (tasten!). Den meist dorsalen Bronchen legen sich die Lungenarterien rechts vorn, links oben an (Tab. 333). Alles was unterhalb der Bronchen liegt, sind Lungenvenen.

■ **Lungenembolie**: Der Verschluß von Ästen der Lungenarterie durch einen Blutpfropf (Embolus) wiegt um so schwerer, je weiter das betroffene Gefäß ist.
❶ Bei Verschluß einer Lungenarterie am Hilum wird eine ganze Lunge von ihren „Vasa publica" (#148) abgeschnitten. Bei dieser „fulminanten" Lungenembolie (lat. fulminare = blitzen) stirbt etwa die Hälfte der Patienten innerhalb einer Viertelstunde.
• Todesursache ist nicht etwa der Ausfall der Atemleistung der betroffenen Lunge: Ist die andere Lunge gesund, so reicht sie völlig aus. Vielmehr bricht der Kreislauf wegen der plötzlichen Erhöhung des Strömungswiderstandes zusammen. Das rechte Herz muß das Blut, das sonst durch 2 Lungenarterien zur Lunge floß, nunmehr durch eine Lungenarterie pumpen. Dies führt zu einer akuten Überlastung des rechten Herzens, in der es versagen kann.

Abb. 334. Plastische Darstellung der Endaufzweigung einer Bronchiole mit Gefäßnetz. Die Farbe der Blutgefäße ist hier nach dem Wandbau und nicht nach der Blutqualität gewählt: Die A. pulmonalis führt „venöses", die V. pulmonalis „arterielles" Blut. [bg2]

1 Bronchiolus
2 Ast der A. pulmonalis
3 Bronchiolus respiratorius
4 Ductus alveolaris
5 Septum interalveolare
6 Elastischer Faserkorb des Lungenbläschens
7 Rete capillare
8 Ast einer V. pulmonalis

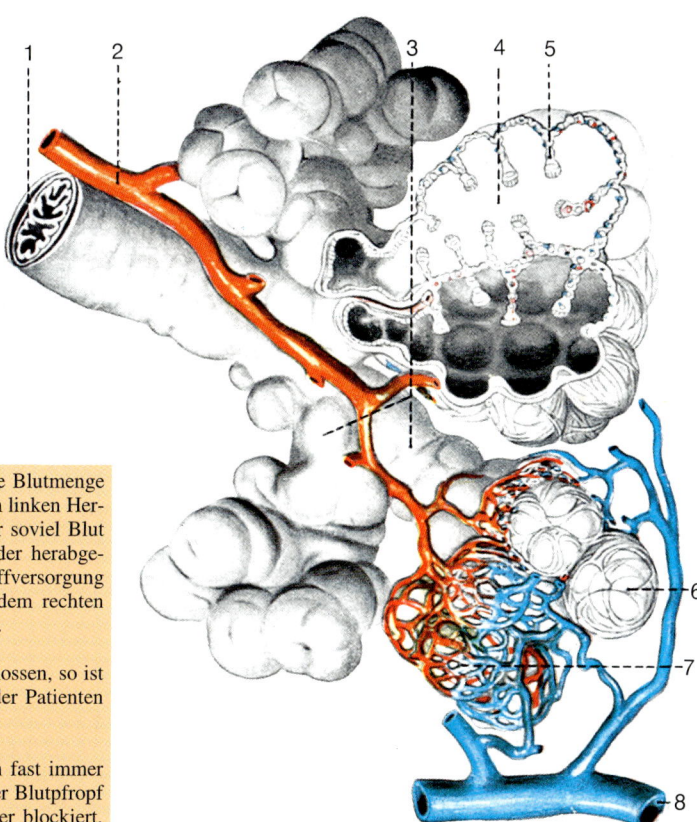

● Hält das rechte Herz durch, so wird zumindest die Blutmenge vermindert sein, welche die Lunge passieren und zum linken Herzen gelangen kann. Das linke Herz kann jedoch nur soviel Blut weiter pumpen, wie bei ihm ankommt. Die Folge der herabgesetzten Fördermenge ist eine verminderte Sauerstoffversorgung der wichtigen Organe, während sich das Blut vor dem rechten Herzen in den Venen anstaut. Es kommt zum Schock.

❷ Ist nur ein kleinerer Ast der Lungenarterie verschlossen, so ist die Kreislaufsituation günstiger, und die Mehrzahl der Patienten überlebt.

❸ Die Blutpröpfe bei der Lungenembolie stammen fast immer aus erkrankten Bein- oder Beckenvenen. Je dicker der Blutpfropf ist, desto dicker wird auch das Blutgefäß sein, das er blockiert. Dicke Blutpröpfe können sich nur in entsprechend weiten Venen bilden. Deshalb sind Thrombosen in den weiten Beckenvenen weitaus gefährlicher als in den dünneren Unterschenkelvenen.

#334 Feinbau der Bronchen

❶ **Größere Bronchen**: Der Bau entspricht grundsätzlich demjenigen der Trachea (#321) Die Hauptunterschiede sind:
• Die Schleimhaut enthält mehr elastisches Gewebe.
• Die Knorpel bilden flache, unregelmäßig geformte, zusammenhängende Platten.

❷ **Kleinere Bronchen**:
• Das respiratorische Epithel ist nur noch einreihig.
• Die Schleimhaut wird von in Schraubenlinien angeordneten glatten Muskeln umgeben (*Musculus spiralis*), welche die Weite der Lichtung verändern können.
• Die Knorpel werden spärlich und fehlen ab den Subsegmentbronchen völlig.

❸ **Bronchiolen** (Durchmesser der Lichtung unter 1 mm):
• Einschichtiges kubisches Epithel.
• Drüsen und Knorpel fehlen.
• Die Spiralmuskeln treten stark hervor. Ihr Tonus bestimmt den Strömungswiderstand in den Atemwegen entscheidend.

❹ **Endäste des Bronchialbaums** (Abb. 334):
• *Bronchiolus terminalis* (Endbronchiole): Im Epithel überwiegen kubische Zellen mit Flimmerhaaren. Deren Schlag hält eine Schleimstraße in Bewegung, die sich mit einer Geschwindigkeit von etwa 1 cm/min rachenwärts bewegt. Dazwischen liegen sekretorische Zellen (früher Clara-Zellen genannt, Max Clara, deutscher Anatom, 1899-1965). Sie beteiligen sich an der Sekretion des Surfactant (#335).
• *Bronchiolus respiratorius* (respiratorische Bronchiole): In der Wand liegen bereits einzelne Lungenalveolen. Der Versorgungsbereich einer respiratorischen Bronchiole wird auch primäres Lungenläppchen genannt. Es ist einem Drüsenendstück zu vergleichen, bei dem die Bronchiole dem Ausführungsgang, die Alveolen und Alveolargänge den Drüsenzellen entsprechen.
• *Ductus alveolaris* (Alveolargang): Gang mit plattem Epithel, aus welchem die Alveolarsäcke und Alveolen abgehen. Die Alveolargänge enthalten noch Spiralmuskeln, die die Eingänge in die Alveolarsäcke und Alveolen verschließen und damit deren Beatmung steuern können.
• *Sacculi alveolares* (Alveolarsäcke): Es sind Gänge, aus denen mehrere Lungenalveolen entspringen.

■ **Obstruktive Atemstörungen**:
• Die Bronchiolen (Wände nicht mehr durch Knorpel versteift!) werden bei der Einatmung durch den Unterdruck in der Brusthöhle erweitert, bei der Ausatmung durch den Überdruck zusammengepreßt. Schleimpröpfe können dann wie Ventile wirken: Die Luft strömt ein, kann aber nicht mehr hinaus (air trapping). Durch einen zu hohem Tonus der Spiralmuskeln wird die Ausatmung zusätzlich erschwert. Die exspiratorische Atemnot ist charakteristisch für eine Obstruktion (lat. obstruere = verstopfen) im Bereich der Bronchiolen, z.B. beim Asthma.
• Bei inspiratorischer Atemnot sitzt die Obstruktion meist näher zur Nase, z.B. eine Schwellung der Kehlkopfschleimhaut (Glottisödem), eine zu enge Stimmritze (bei doppelseitiger Rekurrenslähmung) oder Verlegung der Bronchen durch Schleim.
• Bei den obstruktiven Atemstörungen ist der Atemstoß abgeschwächt, d.h., innerhalb einer Sekunde kann weniger Luft aus-

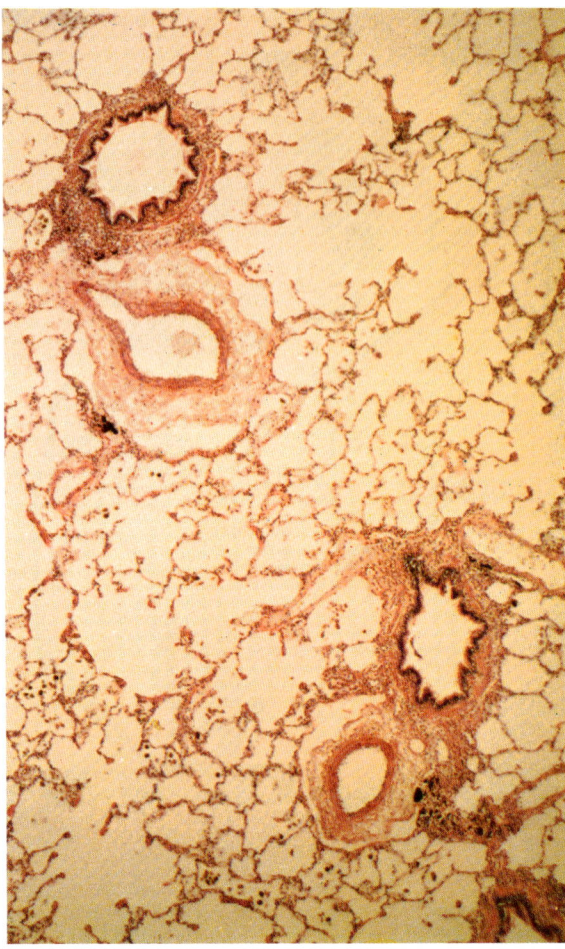

Abb. 335. Mikroskopisches Bild der Lunge bei etwa 50facher Vergrößerung. [li1]

#335 Lungenbläschen (Alveoli pulmonis)

Der Gasaustausch findet in der Wand der Lungenalveolen statt, die von einem Kapillarnetz umsponnen werden. Da der Gasaustausch durch Diffusion und nicht als aktive Gewebeleistung vor sich geht, wird der Austausch um so besser sein, je dünner die Trennwand zwischen Blut und Atemluft ist. Deshalb sind die Wände der Lungenalveolen hauchdünn ausgezogen (Abb. 335). Erst mit dem Elektronenmikroskop konnte der Beweis erbracht werden, daß überhaupt eine kontinuierliche Wand vorhanden ist.

■ **Atemfläche**: Bei den Atembewegungen ändert sich das Volumen der Lunge. Da die Bronchen aufgrund ihrer Knorpelversteifung nur zu geringen Volumenänderungen fähig sind, muß die Größenänderung vor allem die Lungenalveolen treffen. Beim Erwachsenen haben die Lungenalveolen am Ende der Ausatmung einen Durchmesser von 0,1-0,2 mm, bei Einatmung von 0,3-0,5 mm. Die Zahl der Lungenalveolen wird auf etwa 300 Millionen geschätzt. Die Oberfläche aller Lungenalveolen zusammen liegt in der Größenordnung von 100 m^2 und ist bei Einatmung größer als bei Ausatmung (proportional einer ⅔-Potenz des Volumens). Diese Lungenoberfläche wird pro Tag mit etwa 7000-8000 l Blut umspült.

■ **Wandbau** der Lungenalveolen:
• Oberflächenepithel.
• Bindegewebe: feine retikuläre, kollagene und elastische Fasern. Die elastischen Fasern werden mit der Alveolarwand bei der Einatmung gedehnt. Bei der Ausatmung kontrahieren sie die entspannte Alveolarwand.
• Kapillarnetz: Durchmesser der Kapillaren 7-10 μm. Die Basalmembran der Kapillare verschmilzt zum Teil mit der Basalmembran der Epithelzellen. Die Dicke der „Blut-Luft-Schranke" beträgt etwa 2,2 μm. Das Kapillarnetz ist hier so dicht wie an keiner anderen Stelle des Organismus.

Die Trennwand zwischen 2 Lungenalveolen (*Septum interalveolare*) wird durch 2 Oberflächenepithelien, das dazwischen liegende Kapillarnetz und etwas Bindegewebe gebildet. Die Trennwände haben kleine Fenster (*Pori septales*) zum Druckausgleich zwischen den Alveolen und für kollaterale Luftbewegungen bei Verschluß von Alveolargängen.

■ **Zellen der Lungenalveolenwand**:
• Alveolarepithelzelle Typ I (etwa 8 %): sehr flache Zellen für den Gasaustausch. Sie bedecken etwa 95 % der Alveolenoberfläche.
• Alveolarepithelzelle Typ II (etwa 16 %): Diese Zellen nehmen nur etwa 5 % der Alveolenoberfläche ein und sezernieren vermutlich das *Surfactant* (engl. surface = Oberfläche) = Antiatelektasefaktor (gr. atelés = unvollständig, éktasis = Ausdehnung; Atelektase = mangelnde Entfaltung der Lungenalveolen, s.u.). Das Surfactant setzt die Oberflächenspannung in den Alveolen um etwa 90 % herab.
• Kapillarendothelzellen etwa 30 %.
• Interstitielle Zellen (Fibrozyten, Lymphozyten, Mastzellen) etwa 36 %.
• Alveolarmakrophagen (etwa 10 %): In der Wand der Lungenalveolen, aber auch frei in den Alveolarräumen, findet man Makrophagen. Sie phagozytieren alles, was nicht in die Alveolen gehört, wie z.B. Staubteilchen, die dem Luftstrom in den oberen Atemwegen noch nicht entnommen wurden, z.B. Tabakrauch. Sie werden dann als „Staubzellen" ausgehustet.

geatmet werden als normal (Atemstoßtest nach Tiffeneau). Dadurch unterscheiden sich die obstruktiven Atemstörungen von den „restriktiven", bei denen die Gasaustauschfläche (und damit die Vitalkapazität) vermindert ist, z.B. bei Lungenblähung, Lungenentzündung oder Lungenödem (#335).

■ **Bronchiektasen**: In erweiterten Ästen der Luftwege der Lunge sammelt sich, vor allem nachts, Schleim an. Diesen Schleim besiedeln Bakterien und zersetzen ihn. Deswegen sind erweiterte Bronchen ständig entzündet. Zunächst wird die Schleimhaut geschädigt, dann greift die Entzündung auf die Knorpel und Muskeln und schließlich auf die Umgebung über. Das Lungengewebe verschwielt und schrumpft.
• Ursache der Erweiterung ist eine angeborene oder erworbene Wandschwäche der Bronchen. Der Erweiterung geht häufig eine Verengung voraus, hinter der sich Schleim anstaut und damit die Entzündung einleitet. Bevorzugt befallen ist der Unterlappen der linken Lunge.
• Der Patient leidet unter hartnäckigen „Erkältungskrankheiten" mit Husten und Fieber. Kennzeichnend sind große Mengen Auswurf, besonders morgens („maulvolle Expektoration").
• Die Gefahr des Leidens besteht in Lungenentzündungen, Blutungen in die Atemwege mit Hämoptoe = Hämoptyse („Blut spucken") und in der Bildung von Abszessen in der Lunge und anderen Organen, z.B. Hirnabszeß.

■ **Bronchoalveoläre Lavage** (BAL): Bei der Bronchoskopie kann man Teile des Bronchialbaums mit physiologischer Kochsalzlösung spülen. Die zytologische Untersuchung der Spülflüssigkeit läßt Schlüsse auf Erkrankungen zu.

■ **Herzfehlerzellen**: Bei Herzerkrankungen mit Stauungszuständen in der Lunge, z.B. bei Mitralstenose, phagozytieren die Makrophagen auch Erythrozyten, die in die Lungenalveolen ausgetreten sind. Man kann sie im Auswurf nachweisen und nennt sie dann „Herzfehlerzellen".

■ **Surfactantmangel bei Frühgeborenen**: Ohne Surfactant werden die Lungenalveolen nicht entfaltet. Vor allem bei Frühgeborenen treten lebensbedrohliche restriktive Atemstörungen auf, wenn nicht genügend Surfactant gebildet wird oder dieses nicht wirken kann („Syndrom der hyalinen Membranen").

■ **Restriktive Atemstörungen**: Die Gasaustauschfläche kann aus 2 Gründen vermindert sein:
• Ein Teil der Lunge wird zwar belüftet, aber nicht durchblutet. Beispiel: Lungenembolie (#333). Ist ein Lungenarterienast verschlossen, dann gelangt in den zugehörigen Teil der Lunge kein Blut. Aus der Atemluft kann in diesem Teil der Lunge mithin kein Sauerstoff entnommen werden. Es kann also nicht die gesamte Atemluft genutzt werden. Der Sauerstoffgehalt im Blut sinkt.
• Ein Teil der Lunge wird zwar durchblutet, aber nicht belüftet. Beispiel: Verschluß eines Bronchus. Der zu diesem Bronchus gehörende Teil der Lunge wird nicht mehr beatmet. Das durch diesen Lungenbereich strömende Blut kann daher weder Sauerstoff aufnehmen, noch Kohlendioxid abgeben. Der Körper drosselt zwar in diesem Fall die Durchblutung des nicht belüfteten Lungenabschnitts, kann sie aber nicht völlig abschalten. Dieses sauerstoffarme Blut wird auf dem Weg zum linken Herzen mit dem sauerstoffreichen Blut aus den belüfteten Lungenabschnitten durchmischt. Der Körper erhält ein „Mischblut" mit vermindertem Sauerstoff- und erhöhtem Kohlendioxidgehalt.

Die Belüftung einzelner Lungenbereiche kann aus verschiedenen Gründen gestört sein:
• Verschluß eines Bronchus durch einen Fremdkörper.
• Aspiration von Erbrochenem in die Trachea.
• Zusammenfallen der Lungenalveolen (Atelektase, s.u.).
• Füllung der Lungenalveolen mit Flüssigkeit (Lungenödem).
• Überblähung der Lungenalveolen (**Emphysem**): Viele kleine Lungenalveolen haben eine größere Oberfläche für den Gasaustausch als wenige große. Bei der Lungenblähung sind die luftführenden Räume distal des Bronchiolus terminalis erweitert. Ursache ist häufig eine Schädigung des Lungengewebes durch inhalatives Rauchen und Drucksteigerung durch Husten („Raucherhusten").

■ **Atelektase**: Bei der Ausatmung wird nicht die ganze Luft aus der Lunge gepreßt, sondern in allen Lungenalveolen und allen Zweigen des Bronchialbaums bleibt ein wenig Luft zurück. Dies hat den Nachteil, daß wir nie reine Luft atmen, sondern die eingeatmete frische Luft sich mit der verbrauchten, in der Lunge verbliebenen mischen muß. Andererseits ist der Verbleib von Luft in den Lungenalveolen sehr wichtig für die Einatmung: Nur wenn die Lungenalveolen entfaltet sind, strömt Luft mühelos ein.
• Man kann sich dies an einem Luftballon veranschaulichen: Ist schon ein wenig Luft im Ballon, läßt er sich leicht weiter aufblasen. Am meisten muß man sich anstrengen, um den leeren Ballon zu entfalten. Besonders schwer geht dies, wenn man vorher die Innenseiten des Ballons befeuchtet hat. Die Lungenalveolen bilden deswegen das *Surfactant*, das die Oberflächenspannung herabsetzt.
• Wird ein Lungenbläschen von der Belüftung abgeschnitten, so saugt der Körper die Luft vollständig auf, und das Bläschen fällt zusammen. Dieser Vorgang ist abhängig vom Druck in den einzelnen Bronchen. Bei Operationen, besonders bei alten Menschen, besteht eine besondere Neigung zur Atelektase. Ihr wird durch die maschinelle Beatmung entgegengewirkt.

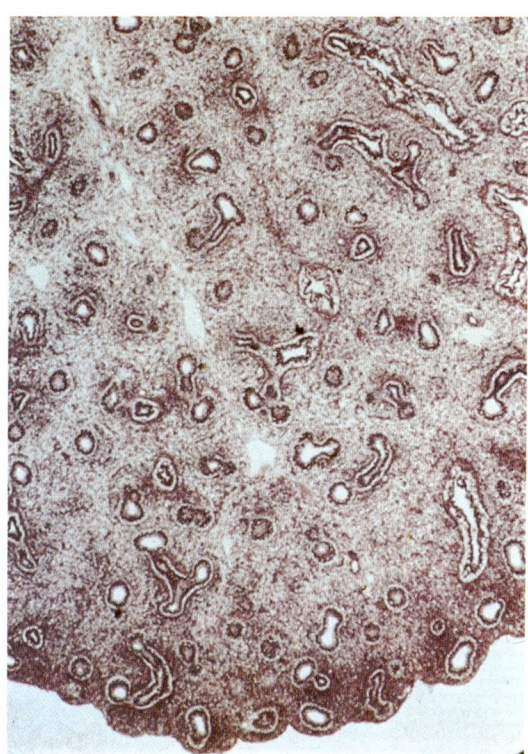

Abb. 336a. Mikroskopisches Bild der fetalen Lunge (nicht beatmet!), gleiche Vergrößerung wie Abb. 335. [li1]

■ **Lungenödem**: Sind die Lungenalveolen mit Wasser gefüllt, so ist kein Platz für Luft, und Gase können nicht ausgetauscht werden.
• Ein Lungenödem ist meist Folge eines Versagens des linken Herzens: Wenn dieses die ihm angebotene Blutmenge nicht weiter pumpen kann, staut sie sich im „kleinen Kreislauf" in den Blutgefäßen der Lungen an. In den Haargefäßen wird dann mehr Flüssigkeit abgepreßt als wieder zurückgesaugt werden kann. Dieser Überschuß an Flüssigkeit tritt in die Lungenalveolen über.
• Kennzeichen des Lungenödems sind: Atemnot, schaumig-blutiger Auswurf, rasselnde Geräusche in den Atemwegen (wenn Luft durch Flüssigkeit perlt).
• Zu einer vermehrten Flüssigkeitsansammlung in der Lunge kommt es auch im Schock (Schocklunge) und bei zu umfangreichen Infusionen und Blutübertragungen (feuchte Lunge), vor allem in den jeweils unten gelegenen Lungenabschnitten (in Rückenlage also dorsal).

#336 Entwicklung

■ **Trennung vom Vorderdarm**: Die unteren Atemwege leiten sich vom Endoderm ab. In der 3. Entwicklungswoche wächst ein Blindsack auf der Ventralseite des Vorderdarms kaudal aus. Dies ist die spätere Trachea. Durch eine Scheidewand (*Septum tracheooesophageale*) wird sie vom übrigen Vorderdarm, der späteren Speiseröhre, getrennt.

■ **Dichotome Teilung der Lungenknospe**: Aus der primitiven Trachea wachsen die beiden Lungenknospen aus. Diese teilen sich in die Anlagen der Lungenlappen, diese wieder in die Anlagen der Segmente usw. Insgesamt macht die Lunge vor der Geburt etwa 17, nach der Geburt noch 6 dichotome Teilungsschritte durch (gr. dichotomía = Halbieren). Die Teilungen laufen nicht streng synchron ab. Manchmal teilt sich ein Sproß schon wieder, während der andere noch ruht. So kommen scheinbar Dreiteilungen zustande, z.B. 3 Lungenlappen rechts. Der Mittellappen entsteht durch Teilung des ursprünglichen Oberlappens in den endgültigen Oberlappen und den Mittellappen. Ist diese Teilung verzögert, so bleibt der Mittellappen in den Oberlappen einbezogen. Umgekehrt können auch bei der linken Lunge 3 Lappen ausgebildet sein. Die Variabilität der Lappen und Segmente beruht also auf unterschiedlichen Teilungsgeschwindigkeiten.

■ **Fetale Lunge**: Sie macht 3 Entwicklungsstadien durch:
• *Pseudoglanduläre Periode* (gr. pseúdein = belügen, täuschen, lat. glandula = Drüse): Bis zum vierten Entwicklungsmonat hat das Lungengewebe drüsenartigen Charakter.
• *Kanalikuläre Periode*: Zwischen viertem und sechstem Entwicklungsmonat erweitern sich Bronchen und Bronchiolen zu Kanälen (Abb. 336a).
• *Alveoläre Periode*: Ab dem siebenten Entwicklungsmonat teilen sich die Alveolargänge zu Alveolarsäcken und später zu den Lungenalveolen. Vor der Geburt ist die Lunge mit Flüssigkeit gefüllt. Diese wird nach der Geburt meist innerhalb von 2 Tagen vollständig resorbiert. Die Lebensfähigkeit von Frühgeborenen hängt entscheidend von der Lungenentwicklung ab (Surfactant!).

■ **Entwicklung der Pleura**: Das die Lungenanlage umgebende Mesoderm differenziert sich zur *Pleura*.

■ **Ösophagotrachealfisteln**: Bei mangelhafter Ausbildung des *Septum tracheooesophageale* bleiben Verbindungen zwischen Luft- und Speiseröhre offen (Abb. 336b). Sie müssen operativ verschlossen werden, da sonst Speichel und Speisebrei in die unteren Luftwege gelangen.

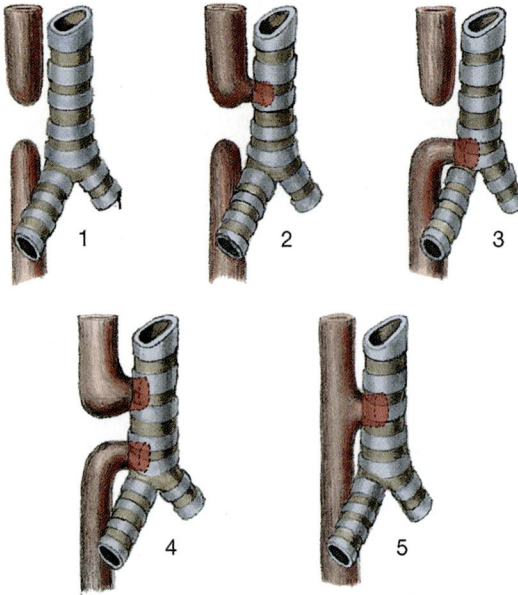

Abb. 336b-f. Schemata zu Entwicklungsstörungen von Luft- und Speiseröhre. *[zu]*
1   Diskontinuität des Oesophagus
2-4 Ösophagotrachealfisteln mit Diskontinuität des Oesophagus
5   Ösophagotrachealfistel mit Kontinuität des Oesophagus

#337 Gefäß- und Nervenversorgung

■ **Bronchialarterien**: Die Lungenalveolen decken ihren Sauerstoffbedarf direkt aus der Atemluft. Anders ist es bei den Bronchen mit den dickeren Wänden und entsprechend längeren Diffusionsstrecken. Sie können „nicht von der Luft leben", sondern müssen wie alle anderen Organe mit Blut versorgt werden (Abb. 337a). Die Blutgefäße der Bronchen (*Rr. bronchiales*) können nicht aus dem kleinen Kreislauf gespeist werden:
• Das Blut in der Lungenarterie ist sauerstoffarm.
• Das Blut in der Lungenvene ist zwar sauerstoffreich, hat aber einen niedrigen Druck.

Die Arterien der Bronchen entspringen daher aus der Brustaorta und den Aa. thoracicae internae (Abb. 337b). An den Bronchiolen haben großer und kleiner Kreislauf Verbindungen. Zum Teil können diese durch besondere Sperrvorrichtungen (Sperrarterien, #148) verschlossen werden.

■ **Bronchialvenen**: Das Blut aus den Bronchialkapillaren fließt zum Teil über die *Vv. bronchiales* zur *V. azygos* ab, zum Teil jedoch auch in die Lungenvenen. Dadurch wird dem arterialisierten Blut etwas sauerstoffarmes Blut beigemischt. Im linken Herzen kommt nochmals venöses Blut aus kleinen Herzvenen hinzu, so daß die Aorta kein vollständig arterialisiertes Blut verteilen kann.

■ **Lymphabfluß**: Die Lymphgefäße der Lungen bilden ein oberflächliches (subpleurales) und ein tiefes (die Bronchen begleitendes) Netz. Aus beiden muß die Lymphe den Weg zum Hilum einschlagen, da nur am Hilum Versorgungsstraßen ein- bzw. Entsorgungsstraßen austreten können. Die Lymphe durchströmt folgende Lymphknotengruppen:
• *Nodi lymphoidei intrapulmonales*: in der Lunge.
• *Nodi lymphoidei bronchopulmonales*: am Lungenhilum. In der Klinik werden sie manchmal noch „Hilusdrüsen" genannt, weil man früher die Lymphknoten als „Lymphdrüsen" bezeichnet hat.
• *Nodi lymphoidei tracheobronchiales inferiores + superiores*: unterhalb und oberhalb der Bifurcatio tracheae und der Hauptbronchen.
• *Nodi lymphoidei paratracheales*: entlang der Trachea.

Aus den paratrachealen Lymphknoten geht auf beiden Seiten ein stärkerer Lymphstamm hervor, der *Truncus bronchomediastinalis dexter + sinister*, der links über den *Ductus thoracicus*, rechts über den *Ductus lymphaticus dexter* oder auch getrennt von diesem in den Venenwinkel einmündet (#396).

Ein Teil der Lymphe des Unterlappens scheint, statt über die paratrachealen Lymphknoten nach kranial abzufließen, durch das Zwerchfell in das Lymphsystem des Bauchraums zu gelangen.

■ **Ärztliche Aspekte der Hilumlymphknoten**:
• Bei entzündlichen Erkrankungen der Lunge vergrößern sich die Hilumlymphknoten und werden dann im Standardröntgenbild der Lunge sichtbar.
• Der Befall der verschiedenen Lymphknotenstationen spielt eine große Rolle bei der Stadieneinteilung des Bronchialkarzinoms.
• Bei der Leiche sind die Lymphknoten an ihrer grauschwarzen Farbe zu erkennen. Auch der Nichtraucher atmet in Mitteleuropa viel Kohlenstoffstaub (Ruß) aus Abgasen, Kohleverbrennung und als „Mitraucher" in verqualmten Zimmern ein. Der Kohlenstoff-

Abb. 337a. Schema eines Lungenläppchens mit Darstellung der Kontaktstellen zwischen großem und kleinem Kreislauf. Gefäße mit sauerstoffreichem Blut sind rot, solche mit sauerstoffarmem blau eingetragen. [pa3]

1 Bronchiolus
2 Alveoli pulmonis
3 Ast der A. pulmonalis
4 Ast einer V. pulmonalis
5 Bronchiolus respiratorius
6 Ductus alveolaris
7 Ast eines R. bronchialis
8 Ast einer V. bronchialis
9 Sperrarterie

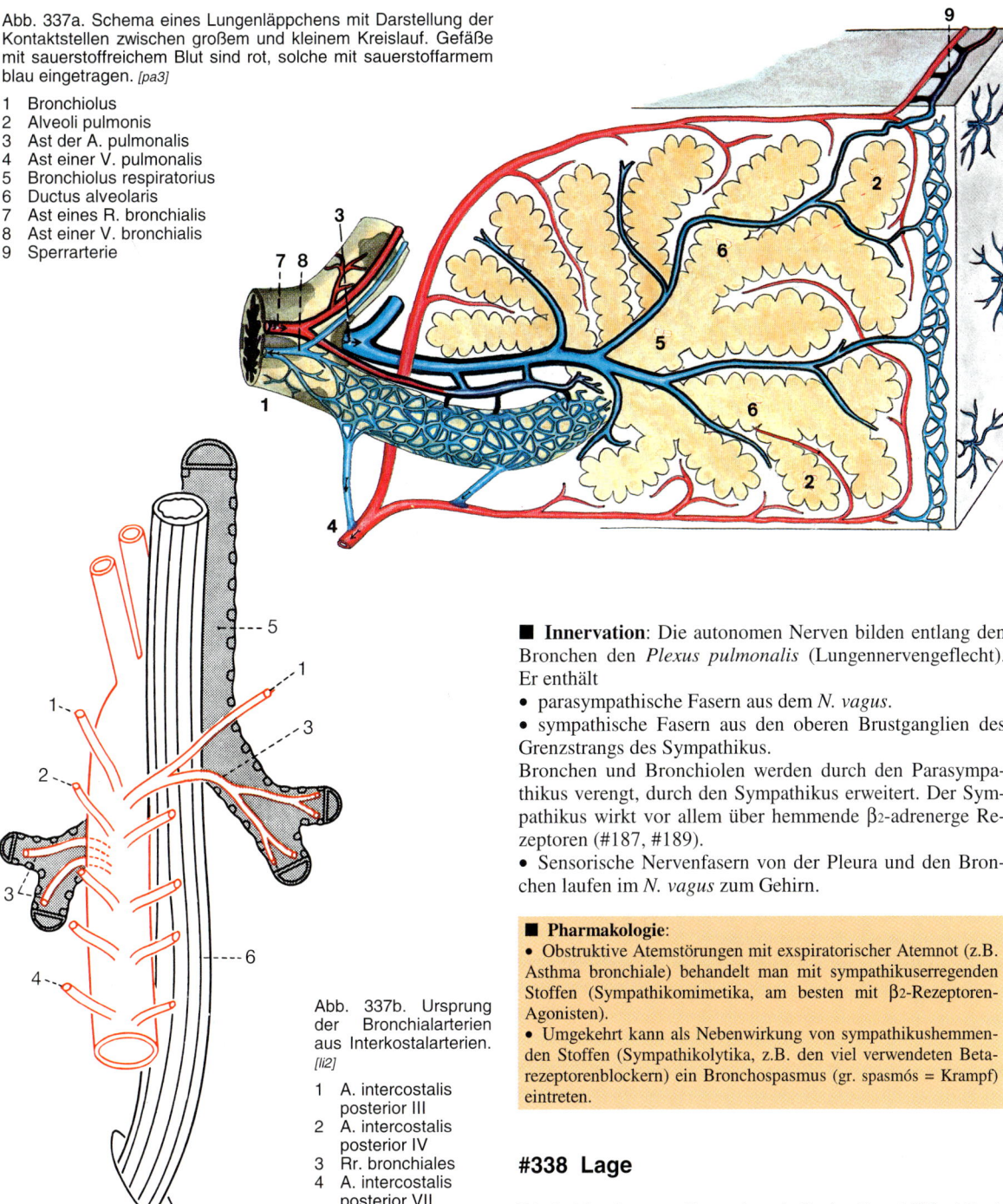

Abb. 337b. Ursprung der Bronchialarterien aus Interkostalarterien. [li2]

1 A. intercostalis posterior III
2 A. intercostalis posterior IV
3 Rr. bronchiales
4 A. intercostalis posterior VII
5 Trachea
6 Oesophagus

■ **Innervation**: Die autonomen Nerven bilden entlang den Bronchen den *Plexus pulmonalis* (Lungennervengeflecht). Er enthält
• parasympathische Fasern aus dem *N. vagus*.
• sympathische Fasern aus den oberen Brustganglien des Grenzstrangs des Sympathikus.
Bronchen und Bronchiolen werden durch den Parasympathikus verengt, durch den Sympathikus erweitert. Der Sympathikus wirkt vor allem über hemmende β2-adrenerge Rezeptoren (#187, #189).
• Sensorische Nervenfasern von der Pleura und den Bronchen laufen im *N. vagus* zum Gehirn.

■ **Pharmakologie**:
• Obstruktive Atemstörungen mit exspiratorischer Atemnot (z.B. Asthma bronchiale) behandelt man mit sympathikuserregenden Stoffen (Sympathikomimetika, am besten mit β2-Rezeptoren-Agonisten).
• Umgekehrt kann als Nebenwirkung von sympathikushemmenden Stoffen (Sympathikolytika, z.B. den viel verwendeten Betarezeptorenblockern) ein Bronchospasmus (gr. spasmós = Krampf) eintreten.

#338 Lage

Die beiden Lungen liegen innerhalb der Brusthöhle (*Cavitas thoracis*) in den beiden Brustfellhöhlen (*Cavitates pleurales*). Dabei ergeben sich folgende Nachbarschaftsbeziehungen:

■ **Facies costalis** (Rippenseite): Die Lungen werden nur durch den Pleuraspalt und die beiden Pleurablätter vom Brustkorb bzw. der *Fascia endothoracica [parietalis thoracis]* getrennt.

Befall der Lunge bei Erkrankungen der Brustwand:
• Ein Krankheitsprozeß der Brustwand kann nur dann direkt auf die Lunge übergreifen, wenn die beiden Pleurablätter zumindest an der Erkrankungsstelle miteinander verkleben.

staub wird aus den Lungen auf dem Lymphweg abtransportiert. Er ist relativ harmlos. Einige andere Fremdstoffe in der Atemluft können nicht so leicht beseitigt werden, bleiben im Lungengewebe liegen und lösen schwerwiegende Erkrankungen aus:
• Die *Silikose* (Quarzstaublunge) ist eine Berufskrankheit, z.B. der Bergleute. Sie ist durch Gesteinsstaub mit Kieselsäure (SiO_2) bedingt.
• Bei der *Asbestose* werden faserförmige Silikate in das Lungengewebe eingelagert. Dies fördert das Entstehen bösartiger Geschwülste (Bronchialkarzinom).

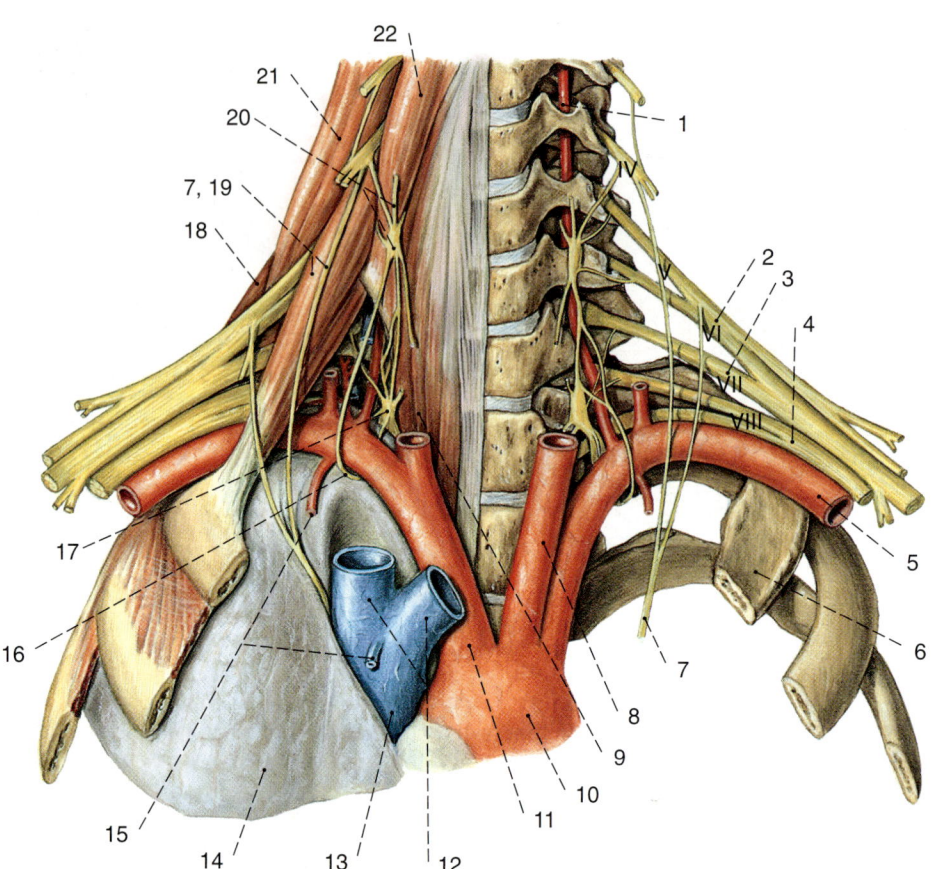

Abb. 338. Beziehung der Lungenspitzen zu den großen Leitungsbahnen. [fs1]

1 A. vertebralis
2-4 Plexus brachialis
2 Truncus superior
3 Truncus medius
4 Truncus inferior
5 A. subclavia
6 Costa I
7 N. phrenicus
8 A. carotis communis
9 M. longus colli
10 Arcus aortae
11 Truncus brachiocephalicus
12 V. brachiocephalica dextra + sinistra
13 V. cava superior
14 Pleura parietalis + Pulmo dexter
15 A. + V. thoracica interna
16 Ansa subclavia
17 Ganglion cervicothoracicum [stellatum]
18 M. scalenus posterior
19 M. scalenus anterior
20 Truncus sympathicus mit Ganglion cervicale medium
21 M. scalenus medius
22 M. longus capitis

- Wachsen Metastasen (Tochtergeschwülste) eines Mammakarzinoms in der Lunge heran, so sind die Krebszellen in der Regel über die Blutbahn in die Lunge gelangt.
- Bei Bestrahlung eines Mammakarzinoms gelangen auch bei tangentialem Strahlengang Randpartien der Lunge meist mit in das Bestrahlungsfeld. Strahlenreaktionen der Lunge sind dann zu erwarten.

■ **Facies diaphragmatica** (Zwerchfellseite): Die Lungen werden nur durch das dünne Zwerchfell und die ihm aufliegenden Faszien und Serosablätter von den Bauchorganen getrennt. Der linken Lunge stehen Magen und Milz, der rechten Lunge die Leber gegenüber. Ein Übergreifen von Erkrankungen ist nur bei Verkleben der Serosablätter möglich. Miterkrankungen der Lunge entstehen meist auf hämatogenem Weg.

■ **Facies mediastinalis** (Mittelfellseite): Dem hinteren Teil liegen die Wirbelkörper, dem mittleren und vorderen Teil das Mediastinum gegenüber.

❶ An die rechte Lunge grenzen an:
- vorn: rechter Vorhof und Aorta ascendens im Perikard, Thymus, N. phrenicus.
- hinten: Oesophagus mit N. vagus, V. azygos, Ductus thoracicus.
- oben: V. cava superior, V. azygos, V. brachiocephalica dextra, Trachea.

❷ An die linke Lunge grenzen an:
- vorn: Perikard mit linker Herzkammer, linkem Vorhof und N. phrenicus.
- hinten: Aorta descendens.
- oben: A. + V. subclavia, N. vagus.

■ **Lungenspitze** (*Apex pulmonis*): Sie überragt die obere Thoraxapertur. Stich- und Schußverletzungen oberhalb der Clavicula können bisweilen noch die Lunge erreichen. Die Mm. scaleni spannen sich zeltartig über die Lungenspitzen. A. + V. subclavia sowie der Plexus brachialis liegen der Lungenspitze an (Abb. 338).

Beziehung der Lungenspitze zum Plexus brachialis:
- Bei der Leitungsanästhesie des Plexus brachialis auf Höhe der ersten Rippe kann die Lunge verletzt werden, wenn die Kanüle die erste Rippe verfehlt.
- Umgekehrt können Erkrankungen der Lungenspitze, z.B. Geschwülste („Pancoast-Tumoren"), auf den Plexus brachialis übergreifen. Sie rufen dadurch frühzeitig Beschwerden im Arm hervor. Diese erst lenken die Aufmerksamkeit des Patienten auf die Erkrankung und veranlassen ihn, den Arzt aufzusuchen. Wenn dieser die Zusammenhänge kennt, wird er Maßnahmen einleiten, die zur raschen Diagnose des Tumors führen.

■ **Lungenränder**: Die Lungen haben 2 scharfkantige Ränder und einen stumpfen:

- *Margo anterior* (Vorderrand) gegen das Mediastinum.
- *Margo inferior* (Unterrand) gegen die Bauchorgane.
- Hinten biegt die Lunge ohne scharfe Grenze allmählich von der Rippenseite zur Medialseite um.

Projektion der Lungenränder auf die Brustwand: Sie variiert individuell erheblich. Die folgenden Angaben können nur zur groben Orientierung dienen (Abb. 338b-d):
- Rechter Vorderrand: zwischen Mitte und rechtem Rand des Sternum.
- Linker Vorderrand: von oben bis etwa zum Ansatz der 4. Rippe wie rechts, dann wegen des Herzens entlang dem vierten Rippenknorpel nach links ausladend und etwas medial der Knorpel-Knochen-Grenze der Rippen 4-6 absteigend (*Incisura cardiaca*, Herzeinschnitt). Die beiden Lungenränder nähern sich im Bereich der 3. Rippe am stärksten und divergieren nach oben leicht, nach unten stark.
- Unterränder entsprechen bei ruhiger Atmung in der
Parasternallinie............................ etwa der 6. Rippe.
Medioaxillarlinie .... etwa der 8. Rippe.
neben der Wirbelsäule .... etwa der 10.-11. Rippe.
Bei tiefer Einatmung sind Verschiebungen bis zu 10 cm möglich. Auch bei sehr tiefer Einatmung gelangen die Lungenränder nicht bis an die Umschlagstellen der Pleura. Die linke Lunge ragt meist etwas weiter kaudal als die rechte.

■ **Lappengrenzen**: Die rechte Lunge ist in 3 (Ober-, Mittel-, Unterlappen), die linke in 2 Lappen (Ober- und Unterlappen) gegliedert.

Projektion der Lappengrenzen auf die Brustwand:
❶ *Fissura obliqua*: Die Lappengrenze zwischen Ober- und Unterlappen (schräge Spalte) beginnt dorsal etwa auf Höhe der vierten Rippen (in der Verbindungslinie der beiden Spinae scapulae) und endet ventral etwa an den Knorpel-Knochen-Grenzen der 6. Rippen.
- Sie entspricht auf beiden Seiten etwa der Verbindungslinie des 3. Brustwirbeldornfortsatzes mit dem Nabel. Die Unterlappen liegen damit überwiegend der Hinterwand, die Oberlappen überwiegend der Vorderwand des Brustkorbs an.
- Sehr einfach kann man sich die Lage der Lappengrenzen am Rücken veranschaulichen, wenn man den Patienten die Arme maximal heben läßt: Die Medialränder der Schulterblätter entsprechen dann etwa den schrägen Lappenspalten.

❷ *Fissura horizontalis*: Auf der rechten Seite verläuft die horizontale Spalte zwischen Ober- und Mittellappen etwa zum Ansatz der 4. Rippe am Sternum.

#339 Bronchialkarzinom (Lungenkrebs)

■ **Epidemiologie**: Das Bronchialkarzinom hat in den letzten Jahren stark zugenommen. Starben in den fünfziger Jahren in der Bundesrepublik etwa 6 000-12 000 Menschen pro Jahr am Bronchialkarzinom, so sind es inzwischen im vereinten Deutschland etwa 27 000 Männer und 7000 Frauen (in den USA 100 000). Das Bronchialkarzinom ist damit die Krebsform, auf welche die meisten Krebstodesfälle entfallen. Männer erkranken etwa viermal häufiger als Frauen, doch nimmt der Anteil der Frauen zu. Das Haupterkrankungsalter liegt zwischen 50 und 70 Jahren.
- Raucher werden sehr viel häufiger befallen als Nichtraucher. Das Bronchialkarzinomrisiko eines Kettenrauchers ist etwa 50mal höher als das eines Nichtrauchers. Besonders schädlich scheint das „Inhalieren" beim Zigarettenrauchen zu sein.
- Da nicht alle starken Raucher an einem Bronchialkarzinom erkranken, scheinen auch noch andere Faktoren an der Entstehung des Bronchialkarzinoms beteiligt zu sein (erbliche Veranlagung?). Sicher trägt die zunehmende Luftverschmutzung dazu bei.

■ **Beschwerden**: Die ersten Anzeichen des Bronchialkarzinoms sind wenig kennzeichnend und kommen auch bei anderen Lungenerkrankungen vor: hartnäckiger Husten, Brustschmerzen, schlechter Appetit, Nachtschweiß, Fieber, Atemnot oder keuchende Atmung. Verdächtiger sind schon:
- wiederholte Lungenentzündungen.
- Blutbeimengungen im Auswurf (sofortige eingehende Diagnostik nötig!).
- starke Gewichtsabnahme.
- Leistungsknick bis Kräfteverfall.
- Knochenbrüche ohne nennenswerten Unfall (sog. pathologische Frakturen bei Knochenmetastasen).

■ **Diagnose**: Vom Auftreten der ersten Beschwerden bis zur Diagnose „Bronchialkarzinom" dauert es im Durchschnitt 8 Monate, weil weder Patient noch Arzt die ersten Anzeichen ernst nehmen. Sie kommen schließlich auch bei der chronischen Bronchitis der Raucher vor, an der bei uns Millionen Menschen leiden. Die endgültige Diagnose „Bronchialkarzinom" kann nur durch den mikroskopischen Nachweis von Krebsgewebe gestellt werden. Dazu muß man Gewebeproben aus der Geschwulst bei der Bronchoskopie (#332) oder mittels Feinnadelpunktion entnehmen. Manchmal lassen sich die Krebszellen auch im Auswurf erkennen (Sputumzytologie).

■ **Formen**: Der Sitz der Geschwulst beeinflußt das Beschwerdebild und die Erkennungsmöglichkeiten:
- *Zentrales Bronchialkarzinom*: Er sitzt an den großen Bronchen und ist daher meist für die Bronchoskopie zugänglich. Er bereitet frühzeitig Beschwerden. Das Röntgenbild wird häufig erst verdächtig, wenn infolge Einengung des Bronchus der zugehörige Lungenbereich (Lappen oder Segment) überbläht wird oder kollabiert.
- *Peripherer Lungenkrebs*: Er sitzt am Rande der Lunge entfernt von den großen Bronchen und ist daher bei der Bronchoskopie nicht zu sehen. Beschwerden treten erst spät auf. Im Röntgenbild erscheint er als sogenannter Rundherd (der allerdings auch auf einer gutartigen Erkrankung beruhen kann).

Vom Feinbau des Krebsgewebes hängt erfahrungsgemäß die Häufigkeit von Metastasen und damit der Behandlungsplan ab. Bei der mikroskopischen Untersuchung des Krebsgewebes kann man 4 Hauptformen unterscheiden:
- Plattenepithelkrebs: etwa 50 % aller Lungenkrebse.
- Drüsenkrebs (Adenokarzinom): etwa 15 %.
- großzelliger Krebs: etwa 10 %.
- kleinzelliger Krebs („Haferzellkrebs"): etwa 25 %. Er nimmt eine Sonderstellung ein, weil er besonders früh zur Absiedlung von Metastasen neigt. Er ist der einzige, der erfolgreich chemotherapiert werden kann.

■ **Stadien**: Nach der Ausbreitung der Geschwulst kann man „Stadien" abgrenzen (es gibt hierfür allerdings verschiedene Systeme):
- Stadium I: Der Krebs kommt nicht näher als 2 cm an die Teilung der Trachea und ist streng auf das Lungengewebe beschränkt (kein Lymphknotenbefall, keine Metastasen im übrigen Körper).
- Stadium II: Die Geschwulst hat auf die Lymphknoten in der Umgebung der Bronchen oder am Lungenhilum übergegriffen, sonst wie Stadium I.
- Stadium III: Die Geschwulst hat die Lungengrenzen überschritten und ist in die Brustwand, das Zwerchfell oder das Mediastinum eingedrungen. Sie ist näher als 2 cm an die Teilung der Trachea herangewachsen, hat einen Brustfellerguß hervorgerufen oder die Lymphknoten im Mediastinum erreicht. Keine Metastasen im übrigen Körper.
- Stadium IV: Metastasen im übrigen Körper: Bevorzugt befallen werden die Leber, das Gehirn, die Nebennieren und verschiedene Knochen.

■ **Behandlung**: Gute Aussichten auf eine Dauerheilung bietet nur die vollständige Ausrottung der Geschwulst durch eine Operation. Je nach Lage und Ausdehnung der Geschwulst erfolgt diese als Entfernung eines (Einzelheiten #345):
• Lungenlappens (Lobektomie).
• Lungenflügels (Pneumonektomie).
• Lungenflügels mit angrenzendem Gewebe (erweiterte Pneumonektomie).

■ **Andere Lungengeschwülste**: Außer dem Bronchialkarzinom kommen in der Lunge auch noch andere Geschwülste vor:
• Metastasen (Tochtergeschwülste) anderer Krebse: Sie erscheinen meist als „Rundherde" im Röntgenbild. Einzelne Metastasen können ähnlich wie das Bronchialkarzinom selbst operiert werden. Maßgeblich ist hierfür, daß auch der Primärtumor (Muttergeschwulst) ausgerottet werden kann. Die Heilungsaussichten werden hauptsächlich von der Muttergeschwulst bestimmt.
• Gutartige Geschwülste: Etwa 10-15 % der im Röntgenbild sichtbaren „Rundherde" beruhen auf gutartigen Geschwülsten. Sie siedeln niemals Metastasen ab. Die Beschwerden sind oft ähnlich wie in den Frühstadien des Bronchialkarzinoms.

3.4 Pleurahöhle (Cavitas pleuralis)

#341 Viszerale und parietale Pleura, Reserveräume, Lagebeziehungen, Pleuragrenzen, *Pleuraschmerz*
#342 *Pleuraerguß, Pleurapunktion, Pleuraempyem*
#343 Bedeutung für die Atmung, *Pneumothorax*
#344 Untersuchung von Lunge und Pleura
#345 *Lungenchirurgie*
⇒ #176 Seröse Höhlen, parietale und viszerale Serosa
⇒ #177 Feinbau und Aufgaben der Tunica serosa
⇒ #338 Beziehung der Lunge zur Pleura, Lungenränder

#341 Pleura (Brustfell)

■ Die beiden **Brustfellhöhlen** (*Cavitates pleurales*, gr. pleurá = Seite des Leibes) dienen den Lungen als Verschieberaum bei den Atembewegungen. Die Form der Lungen entspricht daher etwa der Form der Pleurahöhlen. Diese sind lediglich etwas größer, um den Lungen die Erweiterung bis zur maximalen Einatmung zu gestatten. Darüber hinaus hat die Pleura noch Reserveräume, die auch bei maximaler Einatmung von der Lunge nicht voll genutzt werden können. Die Pleurahöhlen gehören zu den serösen Höhlen. Deren allgemeiner Bau ist in #176 beschrieben.

■ **Entwicklung**: Die Pleurahöhlen sind ursprünglich ein Teil der primitiven Leibeshöhle (*Coeloma*, gr. koílome = das Ausgehöhlte). Durch die *Plica pleuropericardialis* und die *Plica pleuroperitonealis* grenzen sie sich gegen Perikard und Peritonealhöhle ab (ausführlicher #414).

■ **Viszerale und parietale Pleura**: Die *Pleura visceralis [pulmonalis]* („Lungenfell") bedeckt die Lungen, die *Pleura parietalis* („Rippenfell") überzieht mit 3 Abschnitten
• die Innenseite des Brustkorbs (*Pars costalis*).
• die Seitenflächen des Mediastinum (*Pars mediastinalis*), ausgenommen am Lungenhilum.
• die kraniale Fläche des Zwerchfells (*Pars diaphragmatica*), ausgenommen im Bereich des Mediastinums.
Die Begriffe parietale und viszerale Serosa sind in #176 ausführlich erläutert.

■ **Reserveräume**: Die Pleurahöhlen halten Erweiterungsbereiche für die Lungen bereit (Komplementärraum). Sie sind bei Ausatmung geschlossen und werden bei tiefer Einatmung entfaltet. Diese Reserveräume bezeichnet man als *Recessus*. Sie liegen an den Grenzen der 3 großen parietalen Pleuraflächen. Es entstehen 3 *Recessus*:
• *Recessus costodiaphragmaticus:* zwischen Rippen und Zwerchfell.
• *Recessus costomediastinalis:* zwischen Rippen bzw. Sternum und Mediastinum.
• *Recessus phrenicomediastinalis:* zwischen Zwerchfell und Mediastinum.

Terminologie: Recessus von lat. recedere = zurücktreten, recessus = Schlupfwinkel, Plural recessus, u-Deklination! Man beachte, daß es 2 griechische Bezeichnungen für Zwerchfell gibt: diaphrágma und phrén. Davon sind diaphragmaticus und phrenicus abgeleitet, die in der anatomischen Nomenklatur mehr oder weniger willkürlich gebraucht werden, wie die Recessus zeigen.

■ **Lagebeziehungen**: Die beiden Pleurahöhlen werden durch das Mediastinum und die Wirbelkörper voneinander getrennt. Am nächsten kommen sich die beiden Pleurahöhlen hinter dem Sternum oberhalb des Herzens.

Pleurahöhlen und Peritonealhöhle stehen sich nicht in der gesamten Ausdehnung des Zwerchfells gegenüber:
• Das Mediastinum einschließlich des Perikards besetzt von oben den gesamten Mittelbereich des Zwerchfells.
• Von unten hat die Leber eine breite Verwachsungszone mit dem Zwerchfell (*Area nuda*, „nackte" Fläche, weil ohne Peritoneum, lat. nudus = nackt).
• Die Pleura bedeckt nicht die gesamte verbleibende Zwerchfell-Oberseite: Der *Recessus costodiaphragmaticus* (s.u.) reicht nicht bis an die Ursprünge des Zwerchfells von den Rippen.
Im übrigen sei auf die in #338 erörterten Nachbarschaftsbeziehungen der Lungen verwiesen.

■ **Projektion der Pleuragrenzen auf die Thoraxwand** (Abb. 341): Die Pleurakuppel (*Cupula pleurae*) liegt der Lungenspitze unmittelbar an und überragt mit dieser die Clavicula. Die vorderen und unteren Pleuragrenzen weichen wegen der Recessus von den Lungengrenzen ab. Im Bereich des *Recessus costomediastinales* berühren sich die beiden Pleurahöhlen nahezu (etwa 2.-4. Rippe). Oberhalb und unterhalb divergieren sie. Die linke Pleuragrenze macht die *Incisura cardiaca* der linken Lunge nur abgeschwächt mit: Rechts fallen medial am Rippenbogen Lungengrenze und Pleuragrenze nahezu zusammen. Der *Recessus costodiaphragmaticus* ist seitlich und hinten tiefer als vorn. Als ungefährer Anhalt kann für die Pleuragrenzen gelten:
• am Sternum .... 6. Rippe.
• in der Medioklavikularlinie .... 8. Rippe.
• in der Medioaxillarlinie .... 10. Rippe.
• neben der Wirbelsäule .... 12. Rippe.

■ **Pleuraschmerz**: Die parietale Pleura ist im Gegensatz zur viszeralen sehr schmerzempfindlich. Die *Pars costalis* wird von den Interkostalnerven, die *Pars diaphragmatica* vom Zwerchfellnerv (*N. phrenicus*) innerviert.

Stechende Schmerzen in der Brustwand sind ein Zeichen der Rippenfellreizung. Bei den Atembewegungen der Lunge gleiten viszerale und parietale Pleura aneinander. An gesunden glatten Oberflächen macht dies keine Beschwerden. Am unebenen, geschwollenen Rippenfell bei der Rippenfellentzündung (*Pleuritis*) hingegen wird die Reibung und damit die Erregung der Schmerznerven erheblich. Der Patient vermeidet daher tiefe Atembewegungen.

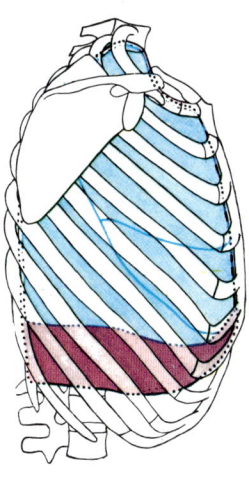 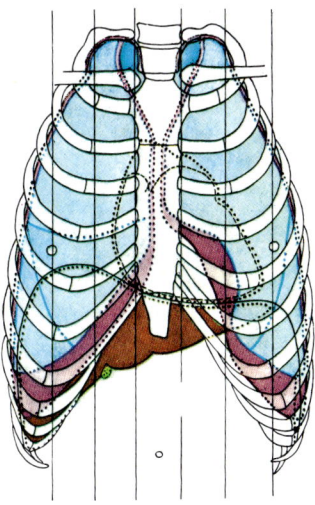 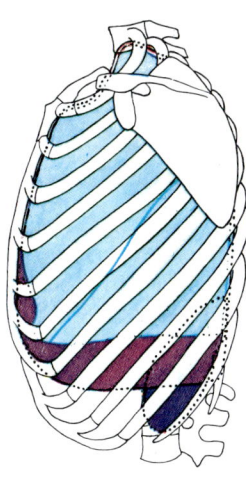

Abb. 341a-c. Projektion der Lungen auf die Körperwand:
- Lungen blau,
- Recessus costodiaphragmaticus + costomediastinalis hellviolett,
- Milz dunkelviolett,
- Leber braun,
- Gallenblase grün,
- Herzkontur gestrichelt. [bl]

#342 Pleuraerguß

Eine Höhle im Sinne eines leeren Raumes ist bei der Brusthöhle nur gegeben, wenn man die beiden Lungen entfernt. Beim Lebenden wird die Brusthöhle von den Lungen bis auf einen kapillaren Spalt, die Pleurahöhlen, ausgefüllt.
- Die Reibung der viszeralen Pleura an der parietalen Pleura bei den Atembewegungen wird durch einen kapillaren Flüssigkeitsfilm im Pleuraspalt vermindert. Die Flüssigkeit wird nicht von Drüsen abgesondert, sondern wird ähnlich wie die interstitielle Flüssigkeit der Gewebe durch den Blutdruck im Anfangsbereich der Kapillaren abgepreßt und durch den osmotischen Druck an den Kapillarenden wieder eingesaugt. Sie wird auf diese Weise ständig erneuert.
- Bei einer Störung des Gleichgewichts von Flüssigkeitsabgabe und -resorption kann sich der Spalt zu einem flüssigkeitsgefülltem Raum von einigen Litern Inhalt erweitern (Pleuraerguß). Entsprechendes gilt beim Eindringen von Luft (Pneumothorax, #343).

■ **Pleuraerguß meist einseitig**: Die beiden Pleurahöhlen sind voneinander sowie vom Perikard und von der Bauchhöhle normalerweise vollständig getrennt. Ein Pneumothorax bleibt daher auf die Seite der Verletzung beschränkt. Ein Pleuraerguß läuft nicht auf die andere Seite über. Ist ein Erguß doppelseitig, so ist er meist unabhängig auf beiden Seiten entstanden, häufig aufgrund einer gemeinsamen Ursache, z.B. einer Schwäche des rechten Herzens oder einer Verminderung der Blutproteine.

■ **Verlagerung des Mediastinum durch Erguß**: Die Trennung der beiden Pleurahöhlen hat nicht nur Vorteile. Ein stärkerer einseitiger Erguß verändert die Druckverhältnisse in den beiden Pleurahöhlen. Die weiche Trennwand zwischen den beiden Pleurahöhlen, das Mediastinum, wird infolge der Druckdifferenz zur gesunden Seite hin verlagert. Dadurch wird auch der Entfaltungsraum der an sich gesunden Seite eingeengt. Entfernt man den Erguß durch „Pleurapunktion", so wird das Mediastinum zurück bewegt. Läßt man einen größeren Pleuraerguß sehr rasch ablaufen, so wird das Mediastinum entsprechend schnell in seine Mittelstellung zurückverlagert. Dabei können autonome Nerven gedehnt und dadurch gereizt werden. Dies führt zu vegetativen Störungen, z.B. Unregelmäßigkeiten des Herzschlags, Kreislaufkollaps usw.

■ **Pleurapunktion**: Die Punktion nimmt man am besten bei sitzendem Patienten vor, weil sich die Flüssigkeit infolge der Schwerkraft in den der Punktion besser zugänglichen seitlichen und hinteren Partien der Pleurahöhle ansammelt. Entsprechend der Krümmung des Zwerchfells reichen die Pleurahöhlen dorsal weiter kaudal als vorn. Die Nadel wird dabei am Oberrand einer Rippe eingestochen, da die größeren Interkostalgefäße und -nerven am Unterrand der Rippen verlaufen.

■ **Pleuraempyem** (Vereiterung der Pleurahöhle): Dringen Bakterien in die Pleurahöhle ein, so breiten sie sich dort meist schnell aus. Mehrere Infektionswege kommen infrage:
- *von außen*: Brustwandverletzungen, die zu einem Pneumothorax führen, können auch zur Eintrittspforte für Bakterien werden, besonders wenn die Wunde verschmutzt ist. Gelegentlich ist auch der Arzt Urheber einer Brustfelleiterung, z.B. wenn er bei einem Pleuraerguß oder einem Pneumothorax die Pleurahöhle mit einer Hohlnadel ansticht. Bei nicht sorgfältig keimfreiem Vorgehen können dabei Bakterien in die vorher keimfreie Pleurahöhle verschleppt werden. Etwa ¼ aller Brustfellvereiterungen entsteht nach Operationen.
- *von der Lunge her*: Sind bei einem geschlossenen Pneumothorax die Luftwege der Lunge mit der Pleurahöhle verbunden, so gelangen früher oder später mit der Atemluft auch Krankheitserreger in die Pleurahöhle. Aus der Lunge kann aber auch ein Abszeß in die Pleurahöhle einbrechen oder eine Lungenentzündung auf ihn übergreifen. Früher waren tuberkulöse Infektionen der Pleurahöhle häufig.
- *vom Bauchraum her*: Eine Eiterung unterhalb des Zwerchfells (subphrenischer Abszeß) kann durch das Zwerchfell hindurch auf die Pleurahöhle übergreifen.
- *über das Blut* (hämatogen): Brechen aus einem Eiterherd irgendwo Bakterien in großer Zahl in ein Blutgefäß ein, so werden sie mit dem Blut im ganzen Körper verteilt. Es hängt dann mehr oder weniger vom Zufall ab, wo sie sich festsetzen und einen neuen Eiterherd bilden. Auch eine Brustfelleiterung kann so entstehen.

Die Vereiterung einer so großen Höhle, wie sie die Pleurahöhle darstellt, bedeutet eine hohe Gefahr für den Körper. Die körpereigene Abwehr ist zu unterstützen durch:
- Gabe bakterienhemmender Arzneimittel (Antibiotika).
- Beseitigen des Eiters aus der Pleurahöhle: Dünnflüssiger Eiter kann über die Pleurapunktion (#342) oder eine Saugdrainage entfernt werden. Dickflüssiger Eiter wird durch eine Saugspüldrainage angegangen: Über den Drainageschlauch wird abwechselnd desinfizierende Flüssigkeit in die Pleurahöhle eingefüllt und wieder abgesaugt.
- Verhindern weiteren Bakterieneinstroms: Verletzungen sind sachgemäß zu behandeln, eine Fistel zwischen einem Bronchus und der Pleurahöhle operativ zu verschließen usw.

#343 Pleura und Atmung

■ **Bedeutung des Pleuraspalts für die Atmung**:
• Bei der Brustkorbatmung wird der Brustkorb vor allem in den unteren Partien breiter und tiefer. Dies bedeutet für die Lunge kein besonderes Problem. Wäre sie mit dem Brustkorb verwachsen, so würde sie rhythmisch auseinander gezogen und zusammengepreßt.
• Bei der Zwerchfellatmung tritt das kuppelförmige Zwerchfell tiefer und gibt am Rand Verschieberäume frei. Dabei wird die Lunge nicht einfach auseinander gezogen, sondern führt auch eine Gleitbewegung in der Pleurahöhle durch. Diese Bewegung geht bei der Einatmung nach unten und beträgt am Unterrand bei mittlerer Atemtiefe etwa 3 cm.
• Die Lunge entfaltet sich nicht radiär, sondern nach unten. Die „Lungenspitzen" bleiben weitgehend in Ruhe. In weniger bewegten Lungenteilen setzen sich leichter Infektionen fest. Früher waren „Lungenspitzenkatarrhe" als milde Erkrankungsformen der Lungentuberkulose häufig.
• Damit die Lunge bei der Ausatmung wieder zur ursprünglichen Form zurückkehrt, ist sie reichlich mit elastischen Fasern durchsetzt. Diese umspinnen nicht nur das einzelne Lungenbläschen, auch Bronchen und Trachea weisen ein kräftiges elastisches Längssystem auf. Die Lunge besitzt dadurch die höchste Gewebeelastizität von allen Organen.

■ **Pneumothorax**:
❶ **Entstehung**: Der Zug der elastischen Fasern ist in Richtung Hilum gerichtet, er sucht die Lunge zu verkleinern. Gelangt Luft in den „Pleuraspalt", so ziehen die elastischen Fasern die Lunge von der Brustwand weg, es entsteht ein Pneumothorax (kurz „Pneu" genannt). Die Luft kann auf 2 Wegen in die Pleurahöhle eindringen:
• von außen bei einer Verletzung der Brustwand (nach außen offener Pneumothorax): Bei einer offenen Verbindung zwischen Pleurahöhle und Außenwelt pendelt Luft bei den Atembewegungen hin und her: Bei der Einatmung wird Luft in die Pleurahöhle hineingesaugt, bei der Ausatmung wieder ausgepreßt.
• von innen bei einer Verletzung des Lungenfells (nach innen offener Pneumothorax): Aufgrund des Unterdrucks in der Pleurahöhle gelangt Luft aus den Luftwegen der Lunge in die Pleurahöhle.
• In beiden Fällen kann sich eine Art Ventil ausbilden, das Luft nur hinein, aber nicht hinaus läßt. Dann wächst die Luftmenge in der Pleurahöhle rasch an (Spannungspneumothorax).

Nach der Entstehungsweise unterscheidet man 2 Formen:
• unfallbedingt (posttraumatischer Pneumothorax): Stich- und Schußverletzungen, Rippenfrakturen, Lungenquetschung, aber auch als Zwischenfall bei ärztlichen Eingriffen im Hals- und Brustbereich.
• ohne äußere Ursache (Spontanpneumothorax): Platzen einer kleinen Lungenblase bei der Lungenblähung, Durchbruch von Geschwülsten oder Eiterungen.

❷ **Beschwerden**: Im Vordergrund stehen stechende Schmerzen beim Atmen und Atemnot. Die Gefahren eines größeren „Pneu" liegen in:
• Kollabieren der Lunge der betroffenen Seite. Deren Atemleistung ist dadurch stark eingeschränkt bis aufgehoben. Ist die andere Lunge nicht voll leistungsfähig, so kann dadurch eine ernste Situation entstehen.
• Verlagerung des Mediastinum nach der Gegenseite: Steigt der Druck im „Pneu" stärker an, z.B. beim Spannungspneumothorax, so wird das zwischen den beiden Lungen stehende Mediastinum nach der gesunden Seite gedrückt und engt dabei die gesunde Lunge ein. Dann sinkt die Atemleistung unter die Hälfte des Normalen ab. Im Mediastinum liegen das Herz, große Blutgefäße und viele vegetative Nerven. Bei der Verlagerung kann Zug an diesen Organen erhebliche vegetative Störungen auslösen. Steigt durch den Pneumothorax der Druck im Brustraum, so wird auch der venöse Rückstrom zum Herzen behindert.

❸ **Behandlung**: Erste Aufgabe ist es, einem weiteren Anwachsen des Pneumothorax vorzubeugen.
• Bei einer offenen Brustkorbverletzung wird man zur ersten Hilfe die Wunde sofort luftdicht abdecken.
• Bei einem Spannungspneumothorax sollte man ein Ventil schaffen, das zwar das Einströmen, nicht aber das Ausströmen von Luft verhindert. Dazu sticht man eine Hohlnadel durch die Brustwand in den Pneumothorax ein, auf die außen ein eingeschnittener Gummifingerling aufgebunden ist. Bei der Ausatmung wird der Gummifingerling von der aus dem Brustkorbinneren kommenden Luft aufgeblasen, und die Luft entweicht durch den Schlitz. Bei der Einatmung wird Luft angesaugt. Der Gummifingerling erschlafft. Der Schlitz schließt sich und läßt keine Luft durch.
• Sinkt die Atemleistung bedrohlich ab, so ist sofortige Intubation und Überdruckbeatmung nötig.

Die Luft wird vom Körper aus einem kleinen Pneu schnell aufgesaugt, so daß es meist keiner weiteren Behandlung bedarf. Eine größere Luftmenge wird durch eine Saugdrainage entfernt. Dazu wird durch die Brustwand ein Schlauch in die Kuppel der Pleurahöhle eingeschoben und eine Saugpumpe angeschlossen. Die Luft wird ganz sacht abgesaugt, damit sich die kollabierte Lunge in aller Ruhe wieder entfalten kann. Ein zu rasches Absaugen kann infolge heftiger Verlagerung des Mediastinum vegetative Störungen auslösen.

Beim Spontanpneumothorax füllt sich bei etwa ¼ der Patienten die Pleurahöhle nach der Saugdrainage erneut mit Luft. Dann bringt man am besten durch eine kleine Operation das Lungenfell zum Verkleben mit dem Rippenfell. Ist auf diese Weise die Pleurahöhle verödet, so ist kein Platz mehr für Luft. Allerdings muß man dabei die Folgen der Verklebung, nämlich eine Behinderung der Atmung, in Kauf nehmen.

■ **Hämatothorax**: Blutungen in die Pleurahöhle haben meist die gleichen Ursachen wie Luftansammlungen und sind häufig mit diesen verbunden (Hämatopneumothorax). So gehen z.B. Rippenfrakturen häufig mit Blutungen aus den Rippen selbst, aber auch aus mitverletzten Weichteilen einher. Scharfe Knochenkanten an der Bruchstelle schlitzen die Lunge auf, so daß eine Lungenblutung hinzukommt. Andere Blutungsquellen sind Verletzungen großer Blutgefäße, z.B. der A. subclavia, die der Lungenspitze anliegt, oder der Interkostalarterien.
• Die Behandlung richtet sich nach dem Schweregrad der Blutung. Bei einer heftigen Blutung ist eine operative Blutstillung, z.B. Unterbindung der zerrissenen Arterie, nötig. Bei leichten Blutungen steht die Behandlung des begleitenden Pneumothorax im Vordergrund. Das Blut wird gemeinsam mit der Luft abgesaugt. Die Entfernung des Blutes ist nötig, da es sonst gerinnt und der Körper nach dem Schema „Beseitigung eines Blutergusses" vorgeht. Bei den Aufsaugvorgängen kommt es regelmäßig zu einem Verkleben der Pleura parietalis mit der Pleura visceralis [pulmonalis]. Dies behindert die Bewegung der Lunge und damit die Atmung und sollte deswegen vermieden werden.

#344 Untersuchung von Lunge und Pleura

Lunge und Pleura sind geschützt im Brustkorb verborgen. Trotzdem kann man ohne Eröffnen des Brustkorbs wichtige Informationen über beide mit den 4 einfachen (und sehr umweltfreundlichen!) Untersuchungsverfahren der Inspektion, Palpation, Perkussion und Auskultation der Brustwand gewinnen. Der Patient braucht nur den Oberkörper zu ent-

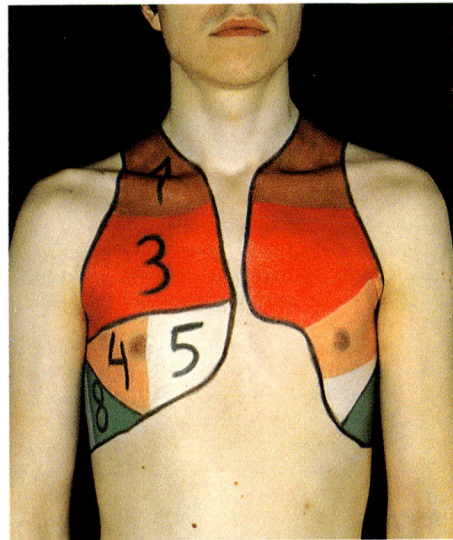

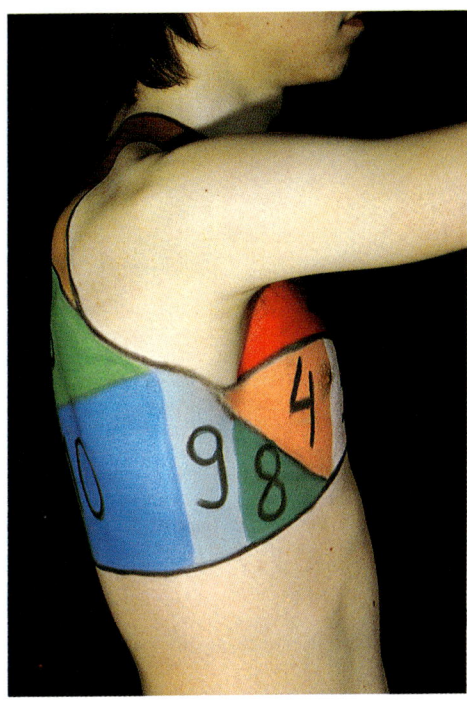

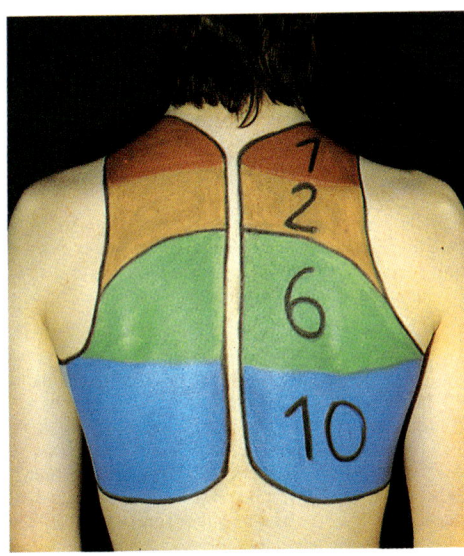

Abb. 344a-c. Durch Perkussion bestimmte Projektion der Lunge auf die vordere, seitliche und hintere Rumpfwand. Die Lungensegmente sind mit der internationalen Bezifferung markiert. Das Segment 7 grenzt nicht an die Brustwand an. [li1]

1 Segmentum apicale
2 Segmentum posterius
3 Segmentum anterius
4 Segmentum laterale
5 Segmentum mediale
6 Segmentum superius
8 Segmentum basale anterius
9 Segmentum basale laterale
10 Segmentum basale posterius

blößen und ist in einem normal temperierten Raum nicht weiter gefährdet (wenn man ihn nicht gerade der Zugluft aussetzt).

■ **Beobachten der Atembewegungen**: Man achte auf
• *Atemfrequenz*: Die normale Ruhefrequenz beträgt bei Erwachsenen etwa 8-16/min, bei Kindern bis 40/min. Die Atemfrequenz ist erhöht (*Tachypnoe*, gr. tachýs = schnell) bei körperlicher Anstrengung, Fieber und Aufregung. Sie ist herabgesetzt (*Bradypnoe*, gr. bradýs = langsam) bei bestimmten Beeinträchtigungen des Hirnstamms durch Drogen, intrakranielle Drucksteigerung und im diabetischen Koma.
• *Atemrhythmus*: Die normale Atmung ist gleichmäßig tief. Gelegentliche Seufzer sind normal. Wechsel zwischen vertiefter und flacher Atmung (Cheyne-Stokes-Atmung) kommt bei Kindern und alten Menschen im Schlaf vor.
• *Symmetrie*: Seitenungleichheit kann auf Erkrankungen von Pleura und Lunge (Schonhaltung bei Schmerzen), aber auch auf seitlichen Verkrümmungen (Skoliosen) der Wirbelsäule beruhen.
• *Einziehung und Vorwölbung von Interkostalräumen*: Sie sind ein Zeichen in- oder exspiratorischer Atemnot.

■ **Stimmfremitus**: Die Ausdehnung eines Pleuraergusses kann man im Röntgenbild als „Verschattung" genau erkennen, weil Flüssigkeit die Röntgenstrahlen stärker absorbiert als Luft. Nahezu ebenso sicher ist ein Pleuraerguß ohne Apparate durch „Handauflegen" zu bestimmen. Der Brustkorb hat eine niedrige Eigenfrequenz. Bei mit tiefer Stimme gesprochenen Wörtern (100-170 Hz) schwingt der Brustkorb mit. Man kann sich davon leicht überzeugen, wenn man die Hände flach auf den Brustkorb legt und mit möglichst tiefer Stimme laut „99" sagt. Dieser Stimmfremitus (lat. fremitus = dumpfes Getöse) ist nur zu fühlen, wenn
• die Rippen einigermaßen frei schwingen können. Im Bereich eines Pleuraergusses ist der Stimmfremitus aufgehoben. Mit etwas Übung kann man die Obergrenze eines Ergusses durch Tasten der Schwingungen zentimetergenau bestimmen.
• die Übertragung der Schwingungen von der Lunge zur Brustwand nicht unterbrochen ist: Über dem Pneumothorax fehlt der Stimmfremitus. Hingegen ist dieser verstärkt, wenn das Lungengewebe verdichtet ist (z.B. bei Entzündungen) und die Schwingungen besser leitet.

■ **Perkussion** („Abklopfen", lat. percutere = heftig schlagen, erschüttern): Klopft man an verschiedene Gegenstände des Alltags mit dem Finger an, so entstehen je nach Beschaffenheit, Größe, Form, Lage usw. des Gegenstands unterschiedliche Geräusche. Ein leerer Topf gibt ein lang anhaltendes lautes Geräusch, ein flüssigkeitsgefüllter ein kurzes gedämpftes. Ebenso kann man beim Beklopfen des menschlichen Körpers verschiedene Geräusche auslösen. Beim gesunden Körper sind es im wesentlichen 3 verschiedene Schallqualitäten:

- *sonorer Klopfschall* (lat. sonorus = schallend): lauter, tiefer Klopfschall über der fein gekammerten Luft der Lunge.
- *tympanitischer Klopfschall* (gr. tympanon = Handtrommel): laut und hoch, trommelartig über großen Luftblasen, z.B. im Magen und im Dickdarm.
- *gedämpfter Klopfschall* = Schenkelschall: leise und kurz über luftfreien Geweben, z.B. Muskel (Oberschenkel), Leber, Milz usw.

Bei der Perkussion legt man (als Rechtshänder) das Endglied des Mittelfingers der linken Hand fest auf den Körper des Patienten und klopft mit dem Mittelfinger der rechten Hand auf den Bereich des Fingerendgelenks. Der Anschlag muß locker aus dem Handgelenk und nicht mit dem ganzen Arm erfolgen. Beim Üben wird man merken, daß lange Fingernägel stören. Anstelle der Finger kann man auch ein Hämmerchen und ein Klopfplättchen (Plessimeter, gr. pléssein = schlagen) benützen.
- Lungenschall und Leberschall sind auch für den Anfänger schon gut zu unterscheiden. Man kann damit auch die Verschiebung des Lungenrandes bei den Atembewegungen genau erfassen: Der Höhenunterschied zwischen tiefer Ein- und Ausatmung beträgt in der Medioklavikularlinie etwa 3 cm, in der mittleren Axillarlinie etwa 10 cm und in der Skapularlinie etwa 5-6 cm.
- Auf der linken Seite ist es für den Anfänger manchmal nicht leicht, den Lungenschall gegen den tympanitischen Klopfschall luftgefüllter Bauchorgane (Magen, Dickdarm) abzugrenzen. Großer Übung bedarf die Grenzziehung zwischen Lunge und Herz (absolute und relative Herzdämpfung, #367).

Pathologische Perkussionsbefunde:

❶ *Gedämpften* statt sonorem Klopfschall trifft man an im Bereich von
- Atelektasen (#335), weil die Luft fehlt.
- Entzündungen des Lungengewebes, weil Lufträume mit Flüssigkeit gefüllt sind ("Infiltration").
- Pleuraergüssen (#342), weil die Flüssigkeitsansammlung zwischen Lunge und Brustwand die Resonanz dämpft. Ähnlich kann eine "Pleuraschwarte" (starke Verdickung der Pleura nach Entzündung) wirken.

❷ *Hypersonorer* Klopfschall: Besonders laut ist der Klopfschall bei Lungenblähung (Emphysem, #335), die bei alten Menschen häufig ist.

❸ *Tympanitischen* Klopfschall hört man über einem Pneumothorax (#343) oder größeren Kavernen im Lungengewebe.

■ **Auskultation** ("Abhören", lat. auscultare = aufmerksam zuhören, lauschen): Legt man das Ohr (oder das Stethoskop) an verschiedene Stellen der Brustwand an (der Patient soll dabei tief und rasch mit offenem Mund atmen), so hört man 2 Typen von Atemgeräuschen:
- *Bronchiales Atemgeräusch* (#321): Wenn Luft ein und ausströmt, geraten die Teilungssporne (Carinae) an den Verzweigungsstellen der Bronchen in Schwingungen. Wie bei Orgelpfeifen ist die Höhe des Tons abhängig vom Durchmesser des Rohrs: Über der Bifurcatio tracheae ist der Ton tiefer als über den Bronchen. Der Klangcharakter entspricht einem rauhen "ch". Er wird oft mit dem Fauchen einer Katze verglichen. Das bronchiale Atemgeräusch hört man naturgemäß am reinsten im Projektionsbereich der Trachea und der großen Bronchen.
- *Alveoläres = vesikuläres Atemgeräusch*: Bei der Füllung der Lungenalveolen mit Luft bei der Einatmung geraten die sich spannenden Alveolarwände in Schwingungen. Sie entspannen sich bei der Ausatmung. Daher verschwindet das vesikuläre Atemgeräusch beim Ausatmen. Der Klangcharakter entspricht einem schlürfenden "w". Er wird gewöhnlich mit dem Rauschen von Blättern verglichen. Das alveoläre Atemgeräusch ist tiefer als das bronchiale. Es ist am reinsten über Lungenteilen zu hören, die von den großen Bronchen weit entfernt sind, z. B. den unteren Bereichen der Unterlappen am Rücken.

Pathologische Auskultationsbefunde:
- *Abgeschwächte Atemgeräusche*: Flüssigkeits- oder Luftansammlungen in der Pleurahöhle (Pleuraerguß, Pneumothorax) sowie atelektatisches (luftleeres) Lungengewebe dämpfen die Schalleitung. Das Atemgeräusch ist auch abgeschwächt, wenn der Patient nicht tief atmen kann, z. B. bei Lungenblähung.
- *Verstärkte Atemgeräusche*: Verdichtung des Lungengewebes durch entzündliche Infiltrate bei der Lungenentzündung begünstigt die Schalleitung. Das bronchiale Atemgeräusch wird dann stärker weitergeleitet und ist auch in Bereichen zu hören, die sonst vesikuläres Atemgeräusch geben. Bei Rauchern ist das Atemgeräusch wegen ständiger Entzündungen "verschärft".
- *Nebengeräusche* hört man vor allem bei Bronchitiden und Lungenentzündungen:
- *Feuchte Nebengeräusche* (= Rasselgeräusche) kommen zustande, wenn sich Flüssigkeit in den Luftwegen befindet. Die Luft perlt dann durch die Flüssigkeit hindurch. Je nach der Zähigkeit der Flüssigkeit sind die Geräusche grob- oder feinblasig.
- *Trockene Nebengeräusche* entstehen, wenn Schleimfäden in den Luftwegen in Schwingungen geraten: Giemen, Brummen, Knacken, Knistern.
- *Reibegeräusche der Pleura*: Die gesunde Pleura ist spiegelnd glatt. Bei Entzündungen (Pleuritis) wird die Oberfläche durch Schwellungen und Auflagerungen uneben. Dann entstehen reibende Geräusche, die um so stärker sind, je tiefer geatmet wird. Da der Patient dabei meist auch stechende Schmerzen verspürt, vermeidet er tiefe Atmung. Diese "Schonatmung" fördert das Entstehen von Lungenentzündungen.

#345 Lungenchirurgie

■ **Geschichte der offenen Brustkorbchirurgie**: Aufgrund des elastischen Lungenzugs zieht sich die Lunge zusammen, sobald der Chirurg die Pleurahöhle eröffnet. Deshalb wagte man in früheren Jahrhunderten keine Operationen an den Brustorganen.

Im 19. Jahrhundert war die Tuberkulose die verbreitetste Infektionskrankheit. Kaum ein Mitteleuropäer blieb von ihr verschont. In vielen Fällen verlief sie als milder "Lungenspitzenkatarrh". Doch oft fraß sie große Löcher (Kavernen) in die Lunge. Man hatte dann beobachtet, daß solche Kavernen schneller ausheilen, wenn die Lunge wegen eines Pneumothorax kollabiert war.
- 1882 wagte es der Italiener Forlanini erstmals künstlich einen Pneumothorax zu erzeugen, um die Lunge mit Absicht kollabieren zu lassen und so die Heilung der Tuberkulose zu fördern. Dieses Verfahren war allerdings nicht sehr nachhaltig, weil die Luft aus der Pleurahöhle schnell aufgesaugt wird und sich die Lunge dementsprechend wieder ausdehnt.
- 1888 sagte sich dann der deutsche Chirurg Spengler, man müsse die entsprechende Brustkorbhälfte verkleinern, damit die Lunge zusammengepreßt wird. Dazu schnitt er die Rippenknochen über dem erkrankten Bereich heraus (Thorakoplastik).

Ferdinand Sauerbruch hatte 1904 die geniale Idee: Die Lunge bleibt normalerweise nur deshalb entfaltet, weil in der Pleurahöhle ein Unterdruck herrscht. Wenn man also die Operation so vornimmt, daß der Unterdruck erhalten bleibt, müßte die Lunge ihre normale Größe bewahren. Er baute also eine große Unterdruckkammer für den Körper des Patienten und das gesamte Operationsteam. Der Kopf des Patienten ragte aus der Unterdruckkammer heraus und atmete unter normalem Luftdruck.
- Bald erkannte man, daß es auch einfacher geht: Da es nur auf den Druckunterschied zwischen Lunge und Pleurahöhle ankommt, genügt es, den Patienten mit Überdruck zu beatmen (in Intubationsnarkose).
- Eine weitere Möglichkeit ist die Herz-Lungen-Maschine: Man verzichtet auf den Gasaustausch in den Lungen und reichert das Blut in einem Oxygenator mit Sauerstoff an.

Nach dem zweiten Weltkrieg wurden wirksame Arzneimittel gegen die Tuberkulose gefunden (Tuberkulostatika). Damit verloren

Operationen bei Lungentuberkulose an Bedeutung. Ein neuer Aufgabenbereich erschloß sich in dem immer häufiger werdenden Bronchialkarzinom.

■ **Lungenresektion** (Teilentfernung der Lunge):
❶ **Grundgedanken**:
• Es darf keine offene Verbindung zwischen Bronchen und Pleurahöhle entstehen, da sonst Luft in die Pleurahöhle gesaugt wird (Pneumothorax) und die Lunge kollabiert. Man wird also so wenig Bronchen wie möglich durchtrennen, um die Gefahr undichter Nähte zu mindern.
• Die Lunge besteht im wesentlichen aus Luft und Blut sowie den Wänden der Bronchen und Blutgefäße. Schneidet man willkürlich ein beliebiges Stück Lunge heraus, so werden viele feine luft- und blutführende Gänge durchgetrennt. Näht man die Schnittflächen aneinander, ist es ganz unwahrscheinlich, daß sich Luft- und Blutkanäle genau treffen. Die Blutung aus den zerschnittenen Blutgefäßen wird auch in die Bronchen gelangen. Umgekehrt kann Luft aus den Bronchen in die Blutgefäße gepreßt werden (Gefahr der Luftembolie). Auch aus diesem Grund sind Schnitte möglichst so zu legen, daß wenig lufthaltige Gänge eröffnet werden.
• Die Lunge ist ganz streng gegliedert: In jeden Lungenflügel tritt nur ein Hauptbronchus ein, in jeden Lungenlappen nur ein Lappenbronchus, in jedes Lungensegment nur ein Segmentbronchus. Zwischen den einzelnen Lappen oder Segmenten bestehen keine Querverbindungen. Man muß daher immer nur einen einzigen Bronchus (und einen einzigen Ast der Lungenarterie) durchtrennen und vernähen, wenn man einen ganzen Lungenflügel (*Pneumonektomie*), einen ganzen Lungenlappen (*Lobektomie*) oder ein ganzes Lungensegment (*Segmentresektion*) entfernt.

❷ **Vorgehen**: Der Brustkorb wird meist seitlich zwischen der vierten und fünften Rippe eröffnet. Dann sucht man die Eintrittsstelle des Bronchus und der Lungenarterie in dem zu entfernenden Lungenflügel bzw. -lappen oder -segment auf. Man unterbindet und durchtrennt die Blutgefäße.
• Der Bronchus wird durchgeschnitten und sorgfältig zugenäht. Die Mündungsstelle eines Bronchus wird häufig manschettenartig oder keilförmig aus dem größeren Bronchus herausgeschnitten. Die Schnittränder werden miteinander vereinigt, um kein freies Stumpfende entstehen zu lassen. Anschließend wird die Dichtheit der Naht geprüft, indem man die Naht mit Flüssigkeit bedeckt und den Beatmungsdruck erhöht (es dürfen keine Luftblasen durchperlen!). Der Bronchusstumpf kann anschließend sicherheitshalber noch mit Pleura oder ähnlichem Gewebe abgedeckt werden.
• Bei der Entfernung eines Lungenflügels kann man diesen jetzt ohne weitere Schnitte herausnehmen. Ein Lungenlappen oder ein Lungensegment müssen erst noch von den Nachbarlappen bzw. -segmenten getrennt werden. Nach dem Spülen der Wundhöhle und voller Entfaltung der Restlunge (durch Erhöhen des Atemdrucks) wird der Brustkorb wieder verschlossen.
• Nach der Operation müssen Wundabsonderungen aus dem Brustkorb abgesaugt werden. Dabei muß der negative Druck in der Pleurahöhle erhalten bleiben, damit die Lunge nicht kollabiert.
• Wurde nur ein Segment oder ein Lappen entfernt, dann dehnt sich die verbleibende Lunge etwas aus. Zusätzlich tritt das Zwerchfell höher, und das Mediastinum verschiebt sich etwas zur operierten Seite. Dadurch wird die durch die Operation entstandene Höhle rasch wieder aufgefüllt.
• Nach dem Entfernen eines ganzen Lungenflügels ist dieser Mechanismus nicht erwünscht, weil eine zu starke Verschiebung des Mediastinums mit dem Herzen und eine Überblähung des verbleibenden Lungenflügels zu befürchten sind. Es darf daher kein zu starker Unterdruck angelegt werden. Eine zu große Resthöhle kann man durch Anpassen des Brustkorbs (Thorakoplastik) verkleinern und evtl. einen Muskellappen zur Füllung einschwenken.

❸ **Erweiterte Pneumonektomie**: Hierbei wird nicht nur ein ganzer Lungenflügel, sondern auch noch ein Teil der Nachbarorgane (Perikard, Zwerchfell, Brustwand) entfernt, soweit sie vom Krebs befallen sind. Nach Möglichkeit wird dabei die Geschwulst in einem Stück („en bloc") herausgenommen.

❹ **Atypische Lungenresektion**: Bei gut abgegrenzten, oberflächlich gelegenen Geschwülsten und entzündlichen Herden werden die anatomischen Grenzen nicht beachtet. Die Wundränder werden mit Nahtgeräten verschlossen.

■ **Bronchusstumpfinsuffizienz** (bronchopleurale Fistel): Ein besonderes Problem der Lungenoperation ist die undichte Bronchusnaht. Kleine Undichtigkeiten schließen sich zwar meist in den ersten Tagen nach der Operation. Es kann allerdings auch noch nach mehr als einem Monat eine Naht sich wieder öffnen (Spätfistel). Durch die Fistel wird Luft in die Pleurahöhle gesaugt. Die Folgen sind ein Pneumothorax und eine Infektion der Pleurahöhle. Umgekehrt kann auch Flüssigkeit aus der Pleurahöhle in die Bronchen gelangen, diese auffüllen und damit die entsprechenden Lungenteile von der Atmung ausschließen. Es droht dann das akute Atemversagen. Eine Fistel zwischen Bronchus und Pleurahöhle muß daher nach ihrer Entdeckung schnellstens verschlossen werden.

3.5/6 Herz (Cor)

#351 Hauptgliederung, Scheidewand, Hormonsekretion
#352 Äußere Form, Größe, *Kardiomegalie*
#353 Schichtenbau der Herzwand: Endokard, Myokard, *Herzinsuffizienz*, Epikard, Dickenunterschiede
#354 Herzklappen: Aufgaben, Segelklappen, Taschenklappen, Lage, Herzskelett, Ventilebene
#355 Klappenmechanik: Aktionsphasen, Herztöne, *Herzgeräusche*, Abhörstellen, *Phonokardiographie*
#356 Innenrelief der Herzräume: Vorhöfe, Kammern
#357 Erregungsleitungssystem: Aufgaben, Feinbau, Sinusknoten, AV-Knoten, Atrioventrikularbündel, *EKG*
#358 Sympathische und parasympathische Herznerven
#359 *Herzrhythmusstörungen, Schrittmacher*
#361 Koronararterien, Variabilität, Koronarvenen
#362 *Herzinfarkt, koronare Herzkrankheit, Risikofaktoren, Bypass-Operation*
#363 Entwicklung: Herzschlauch, Herzschleife, Bildung der Herzsepten, Trennung von Aorta und Truncus pulmonalis, pränatale Begünstigung des Kopfes
#364 Umstellung des Herzens bei der Geburt
#365 *Entwicklungsstörungen: Typen angeborener Herzfehler, Septumdefekte, Herzklappenfehler*
#366 Lage des Herzens, Lageänderungen bei der Atmung, Venenkreuz, *äußere Herzmassage*
#367 Projektion auf die vordere Brustwand, *Perkussion*
#368 *Herzoperationen*
#369 Herzbeutel: Perikard und Epikard, Umschlagverhältnisse, intraperikardiale Gefäßabschnitte, Lagebeziehungen, *Herzbeutelerguß, Perikarditis*
⇒ #141 Aufgaben der Kreislauforgane, Herz als Pumpe
⇒ #142 Gliederung des Blutkreislaufs, *Bluthochdruck*
⇒ #149 Kreislauf vor der Geburt
⇒ #391-394 Aorta, Lungenarterien, Varietäten und Mißbildungen der großen Arterien

#351 Gliederung

In #141 („Herz als Pumpe") sind bereits die funktionellen Aspekte der Gliederung des Herzens in 4 Hohlräume erläutert worden. Wir können uns auf einen Überblick beschränken (Tab. 351).

Tab. 351. Hauptgliederung des Herzens	
Vorhöfe	• *Atrium dextrum* (rechter Vorhof) • *Atrium sinistrum* (linker Vorhof)
Kammern	• *Ventriculus dexter* (rechte Herzkammer) • *Ventriculus sinister* (linke Herzkammer)
Einfluß- bahnen	❶ In den rechten Vorhof münden: • *V. cava superior* (obere Hohlvene) • *V. cava inferior* (untere Hohlvene) • die Herzvenen, die sich im *Sinus coronarius* sammeln ❷ In den linken Vorhof münden die 4 Lungenvenen: • *V. pulmonalis dextra superior* • *V. pulmonalis dextra inferior* • *V. pulmonalis sinistra superior* • *V. pulmonalis sinistra inferior*
Ausfluß- bahnen (Abb. 351)	• aus der rechten Herzkammer: Stamm der Lungenarterien (*Truncus pulmonalis*) • aus der linken Herzkammer: Hauptarterie des großen Kreislaufs (*Aorta*)
Ventile (Herz- klappen)	• *Valva atrioventricularis dextra* (Trikuspidalklappe): zwischen rechtem Vorhof und rechter Herzkammer • *Valva trunci pulmonalis* (Pulmonalklappe): zwischen rechter Herzkammer und Truncus pulmonalis • *Valva atrioventricularis sinistra* (Mitralklappe): zwischen linkem Vorhof und linker Herzkammer • *Valva aortae* (Aortenklappe): zwischen linker Herzkammer und Aorta

■ **Scheidewand**: Das Herz wird durch die Scheidewand in ein rechtes und ein linkes Herz geteilt:

❶ *Septum interatriale* (Vorhofscheidewand): dünn entsprechend den Vorhofwänden.

❷ *Septum interventriculare* (Kammerscheidewand):
• Pars muscularis: Der größte Teil ist dick muskulös wie die Wand der linken Herzkammer.
• Pars membranacea: In der Nähe der Ventilebene wird das Ventrikelseptum so dünn wie die Vorhofscheidewand.
• Septum atrioventriculare: In einem kleinen Bereich grenzen rechter Vorhof und linke Kammer aneinander (das Herz ist nicht streng symmetrisch gebaut). Die Scheidewand ist in diesem Bereich dünn wie in der *Pars membranacea*.

Das *Septum atrioventriculare* sollte man nicht verwechseln mit der Grenze zwischen den beiden Vorhöfen und den beiden Kammern, die von den beiden Segelklappen (*Ostium atrioventriculare dextrum + sinistrum*) gebildet wird.

■ **Herz als Hormondrüse**: Ausgelöst durch eine Vorhofdehnung sezerniert die Vorhofwand:
• *Cardionatrin* (atriales natriuretisches Polypeptid): Es regt die Niere zu vermehrter Ausscheidung von Natriumionen und Wasser an.
• *Cardiodilatin*: Es erweitert Blutgefäße.

■ **Terminologie**:
• Herz (ahd. herza, engl. heart, schwed. hjärta) geht auf die indogermanische Wurzel kerd = Herz zurück. Von ihr leiten sich nicht nur die germanischen, sondern auch die romanischen (lat. cor, frz. cœur, ital. cuore, span. corazón, port. coração, griechischen (kardía) und slavischen (russisch serdce, polnisch serce, tschechisch srdce) Bezeichnungen für Herz ab.
• Herz ist der anatomische Begriff, der in der Gemeinsprache am häufigsten verwendet wird, meist im metaphorischen Sinn. Herz ist in viele Redensarten eingegangen: So will ich aus meinem Herzen keine Mördergrube machen, meinem Herzen einen Stoß geben und meinen Lesern ans Herz legen, so wie ich die Anatomie ins Herz zu

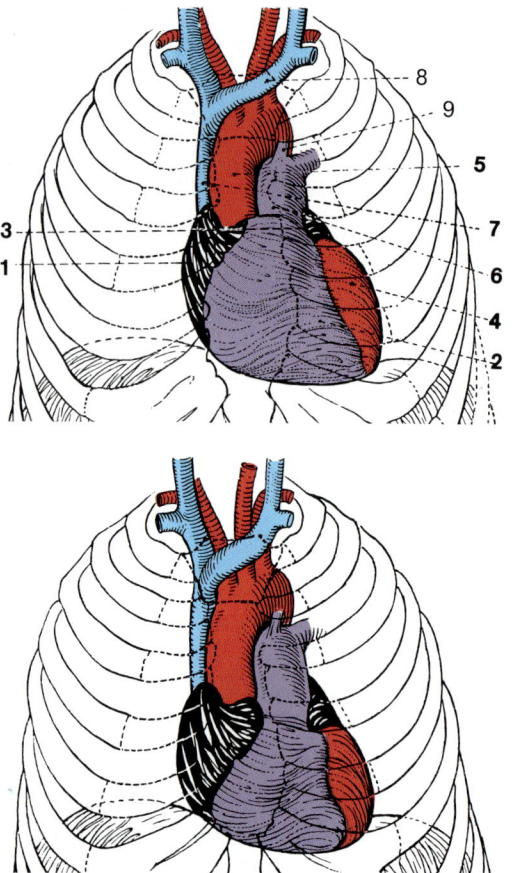

Abb. 351a + b. Herz bei Diastole (Kammererschlaffung, oben) und bei Systole (Kammerkontraktion, unten). *[bg2]*

1 Atrium dextrum
2 Ventriculus dexter
3 Atrium sinistrum
4 Ventriculus sinister
5 Aorta
6 Truncus pulmonalis
7 V. cava superior
8 V. brachiocephalica
9 Lig. arteriosum

schließen. Wenn Sie sich meinen Rat nicht zu Herzen nehmen und nur halben Herzens an das Studium gehen, so wird Ihnen das Herz schwer werden und in die Hose rutschen, wenn Sie im Physikum auf Herz und Nieren geprüft werden. Schweren Herzens werden Sie nachher demjenigen, mit dem Sie ein Herz und eine Seele sind, Ihr Herz ausschütten. Dem (der) Herzallerliebsten wird das Herz bluten oder sich gar im Leibe herumdrehen, keinesfalls aber höher schlagen, wenn er (sie) Sie hört. Wenn er (sie) jedoch das Herz auf dem rechten Fleck hat, so wird er (sie) seinem Herzen Luft machen und Ihnen empfehlen, Ihr Herz für die Anatomie zu entdecken. Wenn Sie sich ein Herz fassen, das Herz in beide Hände nehmen und Ihr Herz an die Anatomie hängen, dann werden Sie die Herzen aller Prüfer im Sturm erobern. Jetzt aber wird Ihr Herzenswunsch sein, daß ich nicht länger das Herz auf der Zunge habe, sondern anderswo nach Herzenslust über Herzensangelegenheiten plaudere. Doch kann ich es nach soviel Wortspielereien nicht über das Herz bringen, nicht zu versuchen, Ihr Herz ein wenig mit Auszügen aus dem geistvollen „Traktat vom Herzen" von Alfred Polgar (1875-1955) zu erquicken:
„Das Herz ist herzförmig, wird gern mit einer Uhr verglichen und spielt im Leben, besonders im Gefühlsleben, eine große Rolle. ... Es kann zum Beispiel erglühen wie ein Scheit Holz, an etwas gehängt werden wie ein Überrock, zerrissen sein wie eben ein solcher, laufen wie ein gehetzter Hase, stillstehen wie die Sonne zu Gideon, überfließen wie die Milch im Kochtopf. Es steckt überhaupt voll Paradoxien.
Der Härtegrad des wunderlichen Gegenstands schwankt zwischen dem der Butter und dem des Felsgesteins, oder, nach der mineralogischen Skala, von Talk bis Diamant. Man kann es verlieren und ver-

schenken, tropfendicht verschließen und restlos verschütten, man kann es verraten und von ihm verraten werden, man kann jemand in ihm tragen (der Jemand muß davon nicht einmal etwas wissen), man kann es in alles Mögliche hineinlegen, in ein Nichts an Zeit und Raum, in ein Lächeln, einen Blick, ein Schweigen. ... stünde dieses eine Wort unter Sperre: neun Zehntel aller Lyrik wäre nicht. Daß sich Herz auf Schmerz reimt, wie cœur auf douleur, dürfte mehr sein als Klangzufall, nämlich Symbol einer besonders nahen und häufigen Beziehung.

Zumeist also ist in unserem Denken und Sprechen das Herz metaphorisch gemeint – und solange dies der Fall, bleibt alles, auch wenn es Ernst ist, noch Spiel, Spiel, das sich ändern, Verlust noch immer in Gewinn wandeln kann. Wirklich schlimm ist erst e dann um ein Herz bestellt, wenn nicht mehr in Vergleichen und Bildern von ihm gesprochen wird, wenn die Metaphern sich von ihm zurückziehen ..., wenn von seinen Bewegungen auch die kühnen und großartigen unerheblich geworden sind, und nur noch die meßbaren, die rein mechanischen etwas bedeuten, wenn es auf seine Melodien gar nicht mehr ankommt, nur noch auf den nackten Rhythmus. In solcher Stunde ist wenig Poesie mehr um das arme Ding. Da wird furchtbar gleichgültig, *wofür* es schlägt, *wenn* es nur schlägt, da erlassen wir dem edlen Herzen gern jede Funktion, durch die es sich vom unedlen unterscheidet, wenn es nur die physiologische erfüllt, die es mit ihm gemein hat. ..." (Aus: Alfred Polgar: Kleine Schriften, 1983. © Rowohlt Verlag, Reinbek).

• Lat. *cor*, cordis = Herz, z.B. *Apex cordis* = Herzspitze, *Basis cordis* = Herzbasis, Cor bovinum = „Ochsenherz" (klinische Bezeichnung für ein stark vergrößertes Herz), Cor pulmonale = „Lungenherz" (Herzverformung bei anhaltend erhöhtem Strömungswiderstand in den Lungen mit Vergrößerung der rechten Herzkammer).

• Gr. *kardía* = Herz wird nur in Zusammensetzungen gebraucht, z.B. Kardiologie = Lehre von den Herzkrankheiten, Kardiologe = Herzarzt, Elektrokardiographie (EKG) = Aufzeichnen der Herzaktionsströme, *Vv. cardiacae [cordis] minimae* = kleinste Herzvenen, *Pericardium* = Herzbeutel, Perikarditis = Herzbeutelentzündung. Kardia dient in der Anatomie auch als Bezeichnung für den dem Herzen anliegenden Magenmund (*Ostium cardiacum*). Davon leiten sich z.B. ab: Kardiospasmus = Krampf der Muskeln des Mageneingangs, Kardiotomie = operative Durchtrennung der Muskeln des Mageneingangs. Daher Vorsicht: nicht jedes „Kardio" bezieht sich auf das Herz!

• Lat. *atrium* = offener Hauptraum des römischen Hauses, erst im Spätlateinischen = Vorhalle, die ursprünglich vestibulum hieß.

• Lat. *ventriculus* = kleiner Bauch, Verkleinerungsform zu venter, ventris = Bauch. Ventriculus wird in der Anatomie vieldeutig gebraucht: Herzkammer: *Ventriculus dexter + sinister*, Hirnkammer: *Ventriculus tertius* = dritte Hirnkammer, *Ventriculus quartus* = vierte Hirnkammer usw., Kehlkopftasche: *Ventriculus laryngis*. Bei Zusammensetzungen ergibt meist nur der Zusammenhang, um welchen Ventrikel es sich handelt: Ventrikelseptum = Herzkammerscheidewand, Ventrikelpunktion = Punktion der Hirnkammern, Ulcus ventriculi = Magengeschwür, Carcinoma ventriculi = Magenkrebs.

• AV = häufig benützte Abkürzung für „atrioventrikulär", z.B. AV-Block = Störung des *Nodus atrioventricularis* des Erregungsleitungssystems des Herzens (#357). AV kann jedoch auch „arteriovenös" bedeuten, z.B. AV-Anastomose = arteriovenöse Anastomose (#148).

#352 Form und Größe

■ **Äußere Form**: Das Herz ist nicht „herzförmig" (im Sinne des Lebkuchen- oder Spielkartenherzens). Eher ist es kegelförmig: Im Atlas und am Präparat achte man außer auf die in Tab. 351 beschriebenen Hauptteile und großen Gefäße vor allem auf folgende Einzelheiten der Herzoberfläche:

• *Apex cordis* (Herzspitze): gehört zur Wand der linken Herzkammer (Abb. 352).

• *Basis cordis* (Herzbasis): liegt der Spitze gegenüber, wird vor allem von der Wand des linken Vorhofs gebildet.

• *Sulcus coronarius* (Herzkranzfurche): Einschnitt an der Grenze zwischen Vorhöfen und Kammern. In ihr liegen die Stämme und großen Äste der Herzkranzgefäße (Aa. coronariae + Vv. cardiacae [cordis], #361).

• *Auricula dextra* (rechtes Herzohr): Ausstülpung des rechten Vorhofs.

• *Auricula sinistra* (linkes Herzohr): Ausstülpung des linken Vorhofs.

• *Sulcus interventricularis anterior* (vordere Zwischenkammerfurche): markiert die Grenze zwischen rechter und linker Herzkammer an der Vorderwand des Herzens. Die Furche enthält den R. interventricularis anterior der linken Koronararterie und die V. interventricularis anterior. Am nicht präparierten Herzen ist die Furche mit Fettgewebe gefüllt, das die Gefäße meist verdeckt.

• *Sulcus interventricularis posterior* (hintere Zwischenkammerfurche): markiert die Grenze zwischen rechter und linker Herzkammer an der Unterseite (der Hinterwand) des Herzens. Die Furche enthält (meist) den R. interventricularis posterior der rechten Koronararterie und die V. cardiaca [cordis] media = V. interventricularis posterior (mittlere Herzvene). Auch diese Furche ist mit Fettgewebe gefüllt.

■ **Größe**: Eine alte „Faustregel" besagt, das Herz sei so groß wie die geballte Faust des betreffenden Menschen. Die Herzen der Anatomieleichen sind fast alle größer. Das ausgespülte Herz der Frau wiegt etwa 250-300 g, das des Mannes etwa 300-350 g. Bei einem Herzschlag werden von der rechten und von der linken Herzkammer je etwa 70 ml Blut ausgeworfen (Schlagvolumen). Etwa die Hälfte dieser Menge (Auswurffraktion 60-75 %) bleibt in den Kammern zurück (Restvolumen). Dies gibt ein Gesamtvolumen von 500-600 ml. Ähnlich beträgt das aus dem Röntgenbild berechnete Herzvolumen bei gesunden Erwachsenen 500-800 ml, bei trainierten Sportlern auch über 1 l. Als Volumen meiner rechten Faust habe ich etwa 400 ml bestimmt. Die „Faustregel" liefert zu kleine Herzen!

■ **Kardiomegalie:** Bei einer Vergrößerung (gr. mégas, megálu = groß) des Herzens (⇒ #367) oder einzelner Abschnitte sind 2 Vorgänge auseinander zu halten:

• die *Dilatation* (Erweiterung) der Herzhöhlen.
• die *Hypertrophie* (Massenzunahme) der Muskelwand.

Die beiden Vorgänge sind gewöhnlich in einem Dreischritt miteinander verbunden: Die initiale Dilatation ist die Anpassung an eine Mehrbelastung. Ein größeres Volumen kann auf die Dauer nur gepumpt werden, wenn sich die Wandmuskulatur entsprechend verstärkt. Kann die hypertrophierte Herzwand das erhöhte Volumen nicht bewältigen, so wird in der finalen Dilatation das Herz insuffizient. Ein besonders großes Herz (gewöhnlich Cor bovinum genannt, „Ochsenherz", lat. bovinus = zum Rind gehörend) ist also nicht Zeichen einer besonders hohen Leistungsfähigkeit.

• Bei Störung der Herzklappen (Verengung = Stenose, undichter Verschluß = Insuffizienz) oder Entwicklungshemmungen sind meist nur einzelne Herzabschnitte vergrößert (#365).

• *Sportherz*: Bei Sportlern und Schwerarbeitern, aber auch bei schwerer Anämie (Hämoglobinmangel) ist das Herz harmonisch vergrößert, weil alle Herzabschnitte gleichmäßig durch den größeren Blutbedarf des Körpers belastet sind (Volumenbelastung).

■ **Herzgröße beim Kind**: Das Kind hat ein relativ größeres Herz (bezogen auf das Körpergewicht) als der Erwachsene. Das mittlere Herzvolumen beträgt beim gesunden Erwachsenen etwa 9-10 ml pro kg Körpergewicht, beim Kleinkind jedoch 14 ml/kg. Das Herz verhält sich dabei wie die meisten inneren Organe. Dies hat mehrere Gründe:

• Das Kind muß nicht nur den Bestand an Körpermasse erhalten („Erhaltungsstoffwechsel"), sondern auch noch wachsen („Aufbaustoffwechsel").

• Das Kind hat eine relativ größere Körperoberfläche als der Erwachsene und verliert daher an dieser relativ mehr

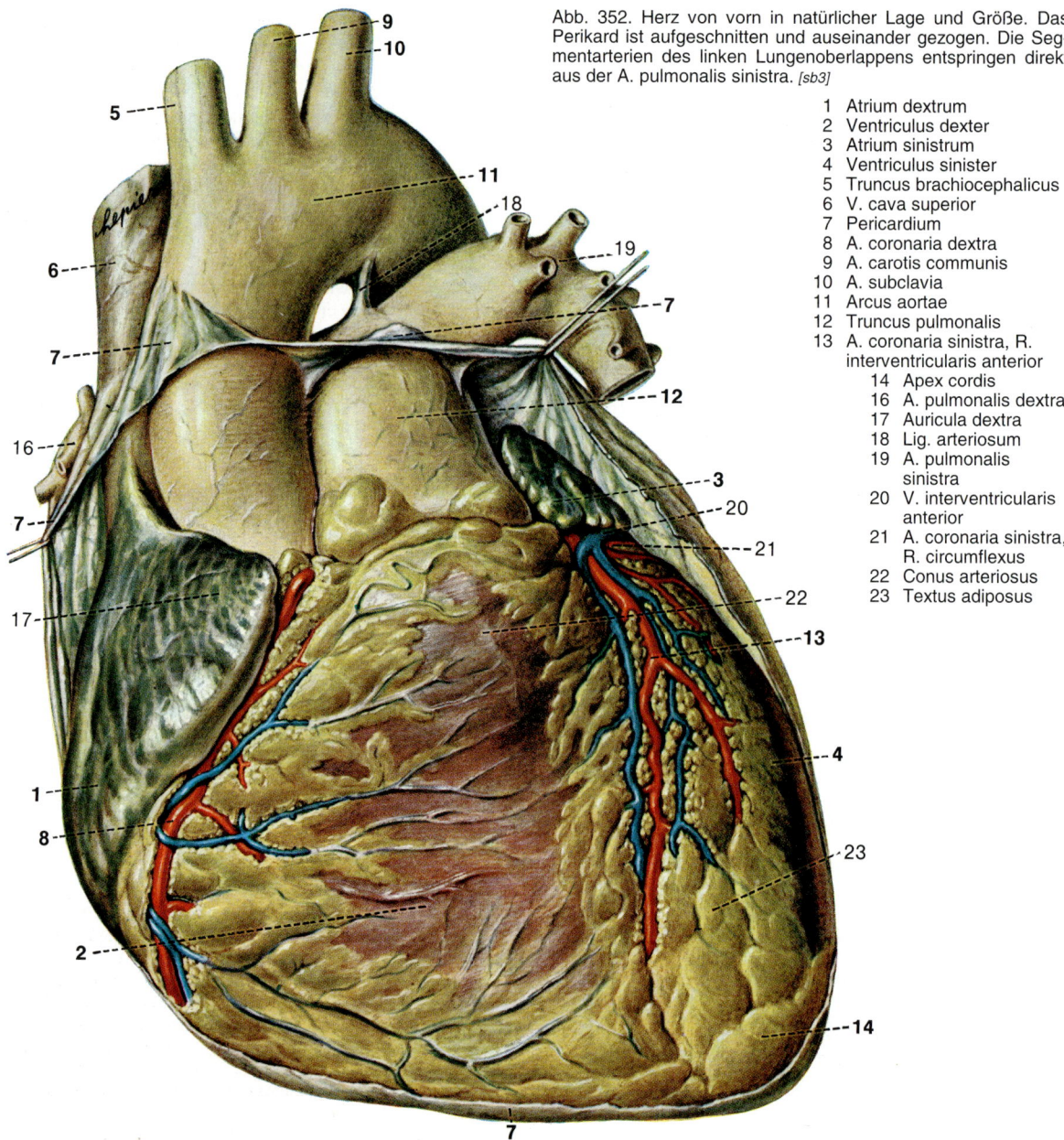

Abb. 352. Herz von vorn in natürlicher Lage und Größe. Das Perikard ist aufgeschnitten und auseinander gezogen. Die Segmentarterien des linken Lungenoberlappens entspringen direkt aus der A. pulmonalis sinistra. [sb3]

1 Atrium dextrum
2 Ventriculus dexter
3 Atrium sinistrum
4 Ventriculus sinister
5 Truncus brachiocephalicus
6 V. cava superior
7 Pericardium
8 A. coronaria dextra
9 A. carotis communis
10 A. subclavia
11 Arcus aortae
12 Truncus pulmonalis
13 A. coronaria sinistra, R. interventricularis anterior
14 Apex cordis
16 A. pulmonalis dextra
17 Auricula dextra
18 Lig. arteriosum
19 A. pulmonalis sinistra
20 V. interventricularis anterior
21 A. coronaria sinistra, R. circumflexus
22 Conus arteriosus
23 Textus adiposus

Wärme (Oberflächen wachsen mit der zweiten, Rauminhalte mit der dritten Potenz!).
• Der Bewegungsapparat ist beim Säugling weniger weit entwickelt als die inneren Organe. Beim Wachstum entfällt ein überproportionaler Anteil auf den Bewegungsapparat.

#353 Schichtenbau der Herzwand

■ In #143 war als allgemeines Bauprinzip der Blutgefäße und des Herzens die Dreischichtung der Wand erläutert worden. Die 3 **Hauptschichten** nennt man beim Herzen:
❶ Endokard = Herzinnenhaut (*Endocardium*, gr. éndon = innen, kardía = Herz).
❸ Myokard = Herzmuskel (*Myocardium*, gr. mys, myós = Maus, Muskel).

❺ Epikard = Herzaußenhaut (*Epicardium* = *Lamina visceralis* des *Pericardium serosum*, gr. epí = auf).

Zwischen die 3 Hauptschichten schieben sich 2 lockere Verschiebe- und Polsterschichten:
❷ subendokardiale Schicht (*Tela subendocardialis*).
❹ subepikardiale Schicht (*Tela subepicardiaca*).

❶ **Endokard**: Die Herzinnenhaut bedeckt lückenlos die gesamte innere Oberfläche des Herzens und geht ohne Unterbrechung in die *Tunica intima* der aus dem Herzen entspringenden bzw. in das Herz einmündenden Gefäße über. Sie besteht aus 3 Schichten:
• Endothel (*Endothelium*): einschichtiges, sehr flaches Plattenepithel auf einer Basalmembran.
• feinfaseriges Bindegewebe (*Stratum subendotheliale*).

- elastisches Bindegewebe mit glatten Muskeln (*Stratum myoelasticum*).

Die Bindegewebeschichten dienen der Verschiebung des Endothels bei der Kontraktion (Systole) und Erschlaffung (Diastole) des Herzmuskels. Die elastischen Fasern und glatten Muskelzellen wirken einer Überdehnung in der Diastole entgegen. Das Endokard ist frei von Blutgefäßen. Es wird teils durch das Blut aus den Herzhöhlen, teils aus dem subendokardialen Kapillarnetz ernährt.

Die Klappensegel und -taschen der Herzklappen sind Endokardfalten, die durch sehnenartige Faserplatten verstärkt sind. Auch sie sind normalerweise blutgefäßfrei.

❷ **Subendokardiale Schicht**: Die *Tela subendocardialis* besteht aus lockerem Bindegewebe, das sich mit dem *Perimysium* des Herzmuskels verbindet. Sie enthält Blut- und Lymphgefäße, marklose und markhaltige Nervenfasern und einzelne Ganglienzellen sowie Äste des Erregungsleitungssystems des Herzens (#357). Sie fehlt auf den Papillarmuskeln und Sehnenfäden.

❸ **Myokard**: Das Herz ist im wesentlichen ein Muskel. Mit dem Skelettmuskel hat es gemeinsam, daß Kontraktion und Erschlaffung rasch erfolgen müssen. Im Gegensatz zum Skelettmuskel darf es jedoch nicht ermüden. Man darf daher von vornherein annehmen, daß sich die Herzmuskulatur auch im Bau etwas von der Skelettmuskulatur unterscheidet.

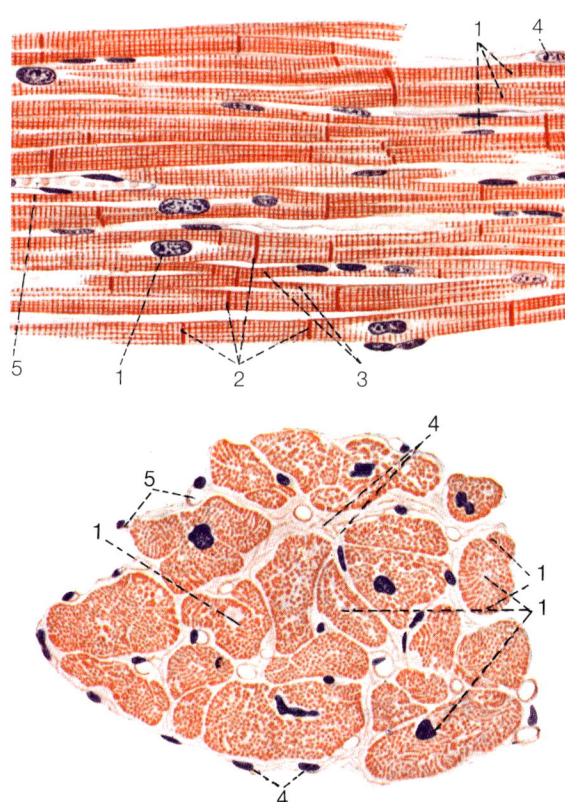

Abb. 353a + b. Herzmuskulatur im Längsschnitt und im Querschnitt (Vergrößerung 400fach). [so]

1 Myocytus cardiacus
2 Discus intercalatus
3 Nexus
4 Textus connectivus
5 Vasa

- Die Herzmuskelfasern (*Myofibrae*) bestehen aus Gruppen End-zu-End aneinander gekoppelter quergestreifter Herzmuskelzellen (*Myocyti cardiaci*) mit mittelständigen Kernen (Abb. 353). Sie bilden ein spitzwinkliges Flechtwerk.
- Die Verbände der Herzmuskelzellen sind so angeordnet, daß die Herzhöhlen bei der Kontraktion optimal verkleinert werden. Dabei wird nicht die vollständige Entleerung (wie bei der Harnblase) angestrebt, da dies zu lange dauern würde. Optimale Leistung liegt bei einer Auswurffraktion von 60-75 %.
- Die Herzmuskelzellen sind reich an Mitochondrien vom Cristatyp und an glattem endoplasmatischen Retikulum (hier meist sarkoplasmatisches Retikulum genannt). Sie sind durch Glanzstreifen (Disci intercalares) miteinander verbunden. Diese entsprechen den Z-Streifen der Skelettmuskelfasern, sind aber durch spezielle Haftkomplexe gekennzeichnet: Fleck- und Streifendesmosomen. Durch kommunizierende Verbindungen (gap junctions) werden Ionen ausgetauscht, um zu einer synchronen Kontraktion zu gelangen (Prinzip der elektrischen Synapse, #122 + 188).
- Die Herzmuskelzellen haben beim Säugling einen Durchmesser von etwa 7-8 µm. Auf 2 Muskelzellen kommt eine Blutkapillare. Beim gesunden Erwachsenen beträgt die Zelldicke etwa 25 µm. Auf jede Muskelzelle fällt jetzt eine Kapillare.
- Beim Erwachsenen werden keine neuen Muskelzellen mehr gebildet. Bei besonderer Beanspruchung des Kreislaufs verdicken und verlängern sich die einzelnen Zellen. Durch diese harmonische Größenzunahme der einzelnen Zellen wird das Herz insgesamt größer. Damit wachsen auch die Hohlräume, so daß das Schlagvolumen zunimmt. Die Zahl der Blutkapillaren ändert sich dabei nicht.
- Spezielle Herzmuskelfasern findet man im Erregungsleitungssystem (⇒ #357).

Herzinsuffizienz: Wächst die Muskelzelle über ein vernünftiges Maß hinaus, so reicht die Blutzufuhr nicht mehr, und die Leistung fällt wieder ab. Die Herzinsuffizienz tritt verfrüht auf, wenn das Herz, z.B. durch undichte oder zu enge Klappen, unökonomisch arbeitet. Dieser Schaden trifft meist zunächst nur eine Herzhälfte. Steigt der Blutdruck im großen Kreislauf stark an (Hochdruck = Hypertonie), so wird sich zunächst das linke Herz vergrößern. Erlahmt dieses, so kann es bei stärkeren Belastungen nicht mehr das gesamte von der Lunge kommende Blut in den großen Kreislauf auswerfen. Es tritt ein Rückstau in die Lunge ein, der einerseits die Atemleistung herabsetzt, andererseits einen Druckanstieg im kleinen Kreislauf herbeiführt. Dann muß das rechte Herz gegen einen höheren Widerstand arbeiten, wird sich verdicken und schließlich in die Insuffizienz einbezogen.

Herzmuskel kann nicht nennenswert regenerieren: Jeder Herzinfarkt (Durchblutungsstörung mit Tod von Muskelzellen, #362) hinterläßt einen bleibenden Schaden. Die untergegangenen Zellen werden durch Bindegewebe ersetzt. Es entsteht eine Narbe.

❹ **Subepikardiale Schicht**: Die *Tela subepicardiaca* unterscheidet sich von der subendokardialen Schicht durch die Einlagerung von reichlich Fettgewebe, das alle Unebenheiten der Herzoberfläche glättet. Besonders die an der Oberfläche des Myokards verlaufenden Herzkranzgefäße sind gut in Fett eingebettet.

❺ **Epikard**: Das *Epicardium* ist der dem Herzen anliegende Teil (*Lamina visceralis*) der Serosaschicht des Herzbeutels (*Pericardium serosum*, #369). Wie alle Serosablätter dient auch das Epikard dem reibungsarmen Gleiten. Die glatte Oberfläche wird durch ein einschichtiges, plattes bis kubisches Epithel („Mesothel") gewährleistet. Unter dem Epithel liegen kollagenes und elastisches Bindegewebe.

■ **Dickenunterschiede**: Endokard und Epikard sind in den verschiedenen Herzabschnitten etwa gleich dick. Unterschiedlich mächtig ist hingegen das Myokard. Die Muskelschicht ist verständlicherweise um so dicker, je höher der Druck in der betreffenden Herzhöhle ist. Daher sehen wir:
• dünne Wände bei den Vorhöfen (einschließlich Vorhofscheidewand).
• dicke Wände bei den Kammern (einschließlich Ventrikelseptum). Die Wand der linken Kammer (hoher Druck) ist mehr als doppelt so dick wie die der rechten (niedrigerer Druck). Da die Kammerscheidewand auch Wand der linken Herzkammer ist, muß sie so dick sein wie die übrige Wand der linken Kammer (ausgenommen ein kleiner Teil in Nähe der Herzklappen: *Pars membranacea*).

#354 Herzklappen (Herzventile)

■ **Aufgabe** der Herzklappen ist es, die gleichbleibende Strömungsrichtung des Blutes zu sichern (#141). Nur wenn das Blut bei der Kontraktion der einzelnen Herzabschnitte nicht zurückfließen kann, arbeitet das Herz ökonomisch. Herzklappenstörungen (#365) beeinträchtigen daher immer die Leistung des Herzens.

■ **Zahl**: Sieht man von den rudimentären Klappen an der Mündung der V. cava inferior und des Sinus coronarius ab, so hat der Mensch 4 Herzklappen (Abb. 354a-c).
• 2 Segelklappen zwischen Vorhöfen und Kammern: Trikuspidal- und Mitralklappe.
• 2 Taschenklappen an den Ausflußbahnen: Pulmonal- und Aortenklappe.

■ **Funktionsweise**: Die Herzklappen sind nach dem gleichen Prinzip wie die Venenklappen (#147) gebaut: Endothelbedeckte bindegewebige Häutchen sind so an der Wand des Gefäßes bzw. der Herzhöhle befestigt, daß sie bei korrekter Strömungsrichtung des Blutes im Blutstrom flottieren, bei Stromumkehr aber aufgebläht werden, sich mit den Rändern aneinander legen und die Öffnung verschließen. Beim Herzen unterscheidet man 2 Typen von Ventilen:

❶ **Segelklappen** = Atrioventrikularklappen:
• Die großen Membranen („Zipfel" = *Cuspides*, lat. cuspis, cuspidis = Spitze, Stachel) werden mit Sehnenfäden (*Chordae*

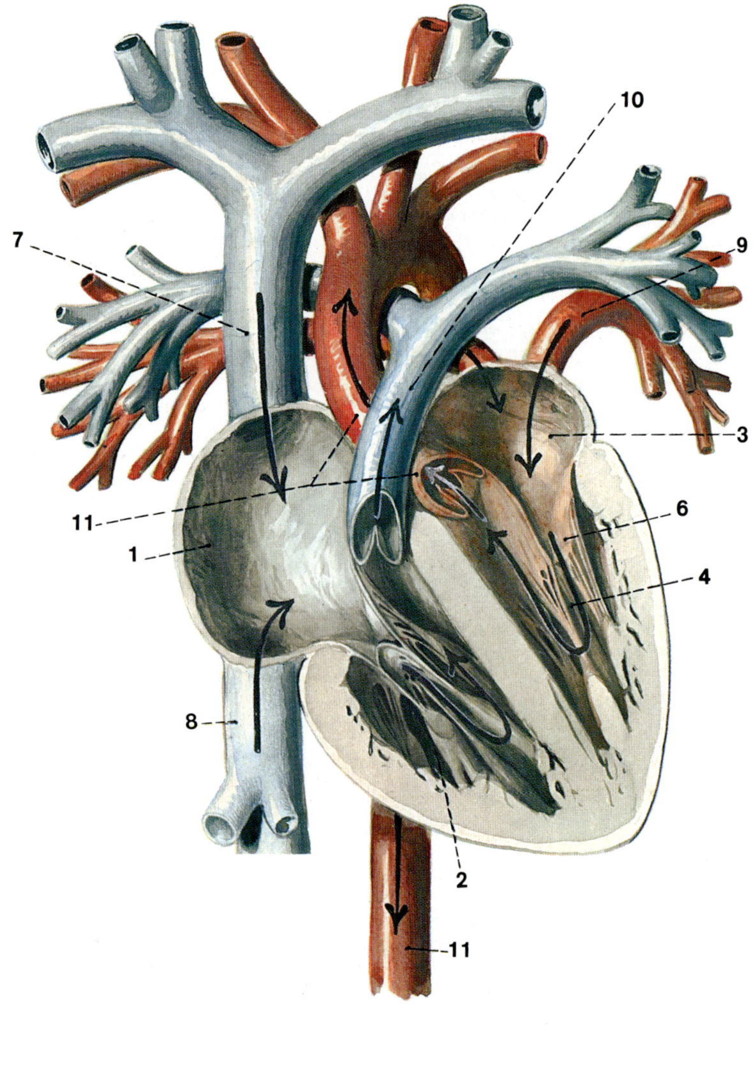

1 Atrium dextrum
2 Ventriculus dexter
3 Atrium sinistrum
4 Ventriculus sinister
6 Valva atrioventricularis sinistra [Valva mitralis]
7 V. cava superior
8 V. cava inferior
9 V. pulmonalis
10 Truncus pulmonalis
11 Aorta

Abb. 354a. Längsschnitt durch das Herz, hintere-untere Hälfte (das Herz steht schräg im Brustkorb!). Die Pfeile bezeichnen die Strömungsrichtung des Blutes. Im gesunden Herzen gibt es nur „Einbahnstraßen". Die Farbe der Blutgefäße wurde nach der Blutqualität gewählt: Daher sind die Lungenarterien blau („venöses" Blut), die Lungenvenen rot („arterielles" Blut) gezeichnet. Die Wand der rechten Herzkammer ist hier fälschlich so dick wie die der linken Herzkammer und der Kammerscheidewand gezeichnet. Sie ist jedoch entsprechend dem niedrigeren Druck nur etwa ⅓ so stark. *[ta]*

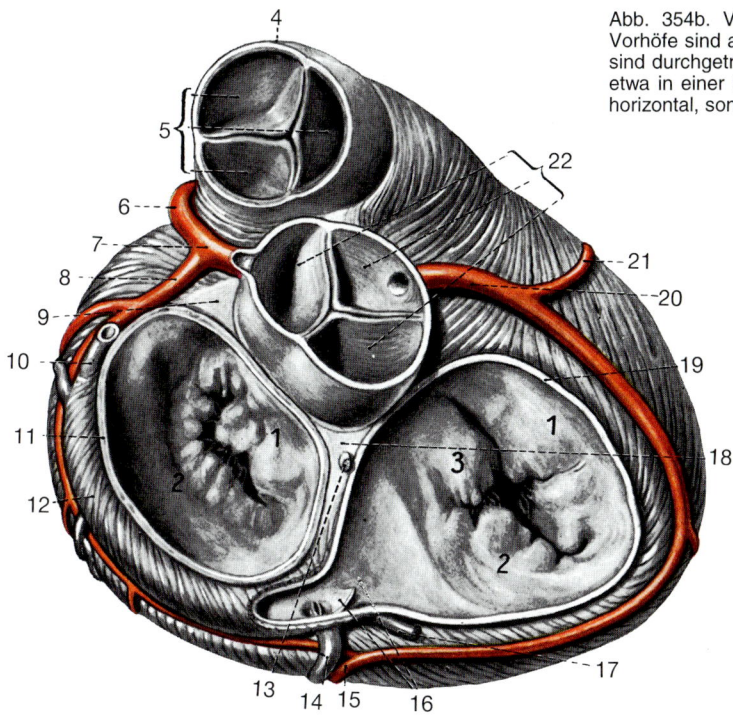

Abb. 354b. Ventilebene des Herzens mit Kranzgefäßen. Die Vorhöfe sind abgetragen. Die Aorta und der Truncus pulmonalis sind durchgetrennt. Man sieht, daß die vier großen Herzklappen etwa in einer Ebene liegen. Diese Ebene steht im Körper nicht horizontal, sondern nach rechts hinten unten geneigt. [sb3]

1 Cuspis anterior
2 Cuspis posterior
3 Cuspis septalis
4 Truncus pulmonalis
5 Valva trunci pulmonalis mit 3 Valvulae semilunares
6 A. coronaria sinistra, R. interventricularis anterior
7 A. coronaria sinistra
8 A. coronaria sinistra, R. circumflexus
9 Trigonum fibrosum sinistrum
10 V. cardiaca [cordis] magna
11 Valva atrioventricularis sinistra [Valva mitralis]
12 Sinus coronarius
13 Fasciculus atrioventricularis
14 V. cardiaca [cordis] media = V. interventricularis posterior
15 A. coronaria dextra, R. interventricularis posterior
16 Valvula sinus coronarii
17 V. cardiaca [cordis] parva
18 Trigonum fibrosum dextrum
19 Valva atrioventricularis dextra [Valva tricuspidalis]
20 A. coronaria dextra
21 A. coronaria dextra, R. coni arteriosi
22 Valva aortae mit 3 Valvulae semilunares

tendineae) von den Papillarmuskeln (*Mm. papillares*) festgehalten, damit sie bei Stromumkehr nicht durchschlagen und den Blutrückstrom freigeben. Die Papillarmuskeln dienen nicht dem Öffnen des Ventils!

• Die Segelklappen öffnen sich rein passiv durch den Druckunterschied zwischen Vorhof und Kammer: In der Kammerdiastole ist der Druck im Vorhof höher als in der Kammer.

• Die Segelklappen verschließen die weiten Öffnungen zwischen Vorhöfen und Kammern (Öffnungsfläche 4-6 cm^2, etwa für 3 Finger durchgängig).

❷ **Taschenklappen** = Semilunarklappen:

• Die Membranen werden nicht wie bei den Segelklappen von Muskeln gehalten, sondern sind so an der Wand des Kanals festgewachsen, daß sie nicht durchschlagen können. Sie haben nicht die Form von Segeln, sondern von Taschen oder Halbmonden (*Valvulae semilunares*).

• Die Öffnung der Tasche liegt so, daß die Tasche von zurückströmendem Blut gefüllt wird, sich aufbläht und dabei die Öffnung verschließt. Auch die Taschenklappen funktionieren also rein passiv.

• Taschenklappen verschließen die nicht so weiten Öffnungen (Öffnungsfläche 2-3 cm^2) der Ausflußbahnen (wegen der weitaus höheren Druckdifferenz ist die Strömungsgeschwindigkeit des Blutes in ihnen viel höher als in den Segelklappen).

• Beide Taschenklappen des Herzens haben je 3 Taschen. Im Mittelpunkt des Ventils ist jede Tasche zu einem Knötchen verdickt. Die 3 Knötchen legen sich zum Verschluß der Mitte eng aneinander.

Terminologie: *Valva* = die Klappe (Ventil) als Ganzes, *Cuspis* = Klappensegel = Endokardfalte ohne Sehnenfäden, *Valvula semilunaris* = Klappentasche einer Taschenklappe (lat. valva = Türflügel, valvula = Verkleinerungsform zu valva, semilunaris = halbmondförmig).

■ **Lage:** Die 4 großen Herzklappen begrenzen die beiden Herzkammern:

❶ Die Segelklappen verhindern bei der Kammersystole den Blutrückstrom aus den Kammern in die Vorhöfe:

• Die rechte Vorhof-Kammer-Klappe (*Valva atrioventricularis dextra*) wird meist Trikuspidalklappe = Dreizipfelklappe (*Valva tricuspidalis*) genannt, weil sie 3 Segel besitzt. Die Segel werden gewöhnlich von 2 größeren und mehreren kleineren Papillarmuskeln festgehalten.

• Die linke Vorhof-Kammer-Klappe (*Valva atrioventricularis sinistra*) wird meist Mitralklappe (*Valva mitralis*) genannt (weil ihre beiden Segel an einen Bischofshut erinnern, gr. mítra = Kopfbinde, Haube). Die Segel werden gewöhnlich von 2 kräftigen Papillarmuskeln festgehalten.

❷ Die Taschenklappen verhindern bei der Kammerdiastole den Blutrückstrom aus den großen Arterien in die Kammern:

• Die Pulmonalklappe (*Valva trunci pulmonalis*) liegt an der Grenze zwischen *Conus arteriosus* und dem *Truncus pulmonalis* (Stamm der Lungenarterien).

• Die Aortenklappe (*Valva aortae*) verschließt den Eingang in die Aorta. Noch innerhalb der Taschen der Aortenklappe entspringen die beiden Koronararterien (#361) aus der Aorta.

■ **Herzskelett:** Die Klappensegel entspringen nicht vom Herzmuskel, sondern von Faserringen (*Anuli fibrosi*) aus derbem kollagenem Bindegewebe. Die Faserringe der 4 Herzklappen sind miteinander verbunden. In den beiden Winkeln zwischen Mitralklappe und Aortenklappe sind sie zu Faserdreiecken (*Trigonum fibrosum dextrum + sinistrum*) ausgezogen. Bei manchen Säugetieren sind diese Dreiecke durch Knorpel (Pferd, Schwein) oder Knochen (Rind) verstärkt, so daß der Begriff „Herzskelett" berechtigt ist.

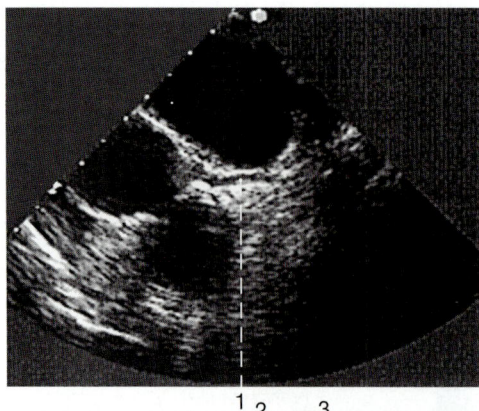

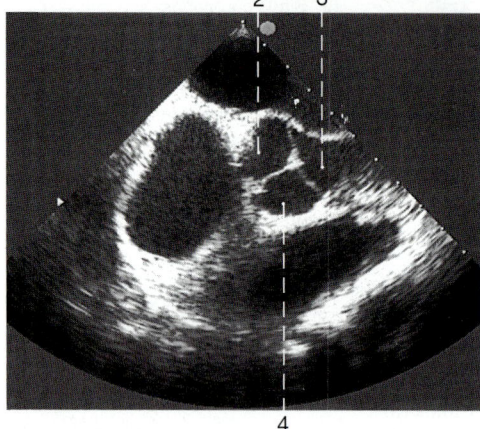

Abb. 354c + d. Transösophageale Echokardiographie (Ultraschalluntersuchung des Herzens mit Schallkopf an einer Ösophagussonde). *[ne]*
- Oben: Der Schnitt geht durch den linken Vorhof (im Bild oben), die Pars ascendens aortae [Aorta ascendens] auf Höhe des Abgangs der Koronararterien (im Bild links) und den Truncus pulmonalis (im Bild unten).
- Unten: Der weiter kaudal gelegene Schnitt geht durch den linken Vorhof (im Bild oben), rechten Vorhof (im Bild Mitte links), die Aortenklappe (im Bild Mitte rechts) und den rechten Ventrikel (im Bild unten). Man erkennt deutlich die 3 Zipfel der Aortenklappe.

1 A. coronaria sinistra	3 Valvula semilunaris sinistra
2 Valvula semilunaris posterior [Valvula non coronaria]	[Valvula coronaria sinistra]
	4 Valvula semilunaris dextra [Valvula coronaria dextra]

- Das Herzskelett trennt die Muskulatur der Vorhöfe und der Kammern. Die Erregung kann daher nicht diffus von den Vorhöfen auf die Kammern übergehen, sondern nur über das Erregungsleitungssystem (#357), für welches im Trigonum fibrosum dextrum eine Öffnung ausgespart ist.

■ **Ventilebene**: Die 4 großen Herzklappen und das Herzskelett liegen etwa in einer Ebene. Sie trennt Vorhöfe und Kammern und ist am Herzen außen durch den Sulcus coronarius markiert. Innerhalb der Ventilebene sind die einzelnen Ventile folgendermaßen angeordnet (Abb. 354b):
- Pulmonalklappe: links vorn.
- Aortenklappe: zentral.
- Trikuspidalklappe: rechts hinten.
- Mitralklappe: links hinten.

Da das Herz nicht vertikal in den Körper eingebaut ist, sondern um je etwa 45° um seine Hauptachsen gedreht ist (#366), liegt auch die Ventilebene nicht horizontal, sondern von links-oben-vorn nach rechts-hinten-unten geneigt (rechtwinklig zur Herzachse).

Ventilebenenmechanismus: Die Ventilebene steht bei der Herzarbeit nicht still: Bei der Kammersystole wird sie in Richtung Herzspitze gezogen, in der Kammerdiastole steigt sie wieder auf. Bei der Systole wird nicht nur Blut ausgeworfen, sondern durch das Tiefertreten der Ventilebene zugleich Blut aus den herznahen Venen in die Vorhöfe gesaugt. Das Herz arbeitet als „Saug- und Druckpumpe".

#355 Klappenmechanik

■ **Aktionsphasen der Herzklappen**: Den Herzzyklus (Systole + Diastole) kann man in 4 Phasen untergliedern (Abb. 355a-e):
- **Anspannungsphase**: zwischen dem Schluß der Segelklappen und dem Öffnen der Taschenklappen. In dieser Phase sind alle Ventile geschlossen. Das Volumen bleibt gleich („isovolumetrische Kontraktion"). Der Druck in der Kammer steigt an, bis der Druck in der Aorta bzw. Lungenarterie überschritten ist und die Taschenklappen aufgestoßen werden.
- **Austreibungsphase**: zwischen Öffnen und Schließen der Taschenklappen.
- **Erschlaffungsphase**: zwischen dem Schluß der Taschenklappen und dem Öffnen der Segelklappen. Alle 4 Ventile sind in dieser Phase geschlossen. Das Volumen bleibt konstant. Der Druck in den Kammern fällt, bis der Druck in den Vorhöfen unterschritten ist. Dann werden die Segelklappen durch den höheren Druck im Vorhof geöffnet (nicht durch den Zug der Papillarmuskeln!).
- **Füllungsphase**: zwischen Öffnen und Schließen der Segelklappen. Das Blut strömt zunächst passiv aus den gedehnten Vorhöfen in die erschlafften Kammern ein. Dabei steigt die Ventilebene vorhofwärts und „stülpt" sich dabei über die Blutsäule. Gegen Ende der Füllungsphase wird die Blutbewegung durch die Kontraktion der Vorhofwände beschleunigt.

Abb. 355a-e. Die 4 Arbeitsphasen der Herzkammern. *[al]*

1 Füllungsphase
2 Anspannungsphase
3 Austreibungsphase
4 Entspannungsphase
5 Füllungsphase

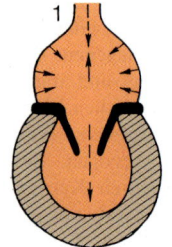
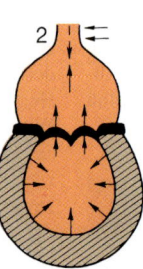
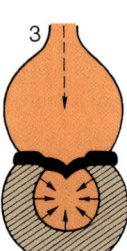
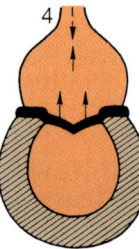
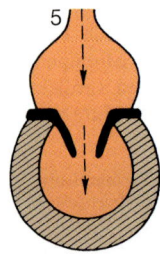

Die Klappen öffnen sich rein passiv aufgrund der Druckdifferenz. Während das Blut hindurch strömt, entstehen Wirbel hinter den Klappen, welche die Klappen zu schließen trachten. Die Klappensegel legen sich also nicht der Wand an, sondern flottieren im Blut. Hört der Blutstrom auf, so legen sich die Segel sofort aneinander. Es kommt also gar nicht erst zu einem Blutrückfluß durch die Klappe. Der primäre Klappenschluß wird lediglich durch den Anprall der Blutsäule gegen die schon geschlossene Klappe sekundär gefestigt. In dieser Phase verhindern die Papillarmuskeln mit den Sehnenfäden aktiv das Durchschlagen der Segel in die Vorhöfe. Bei den Taschenklappen können die Taschen wegen ihrer Befestigung an der Gefäßwand nicht durchschlagen.

Die Segel und Taschen der Ventile sind größer als die Öffnungen. Die Klappen bleiben also auch bei der im Laufe des Lebens eintretenden Vergrößerung des Herzens normalerweise dicht. Man kann auf dem Blutweg Katheter in die Herzkammern einführen und mit ihnen den Druck messen, wobei sich die Segel dem Katheter anlegen, ohne undicht zu werden.

■ **Herztöne**: Beim Anlegen des Ohrs oder des Hörrohrs (Stethoskop, gr. stéthos = Brust, skopeín = betrachten, also dem Namen nach eigentlich ein „Brustbetrachter") an die Brustwand hört man bei jedem Herzzyklus 2 Geräusche:
• Der *1. Herzton*, ein dumpfes, langes Geräusch, kommt durch den Schluß der Segelklappen und durch die Schwingungen des Herzmuskels in der Anspannungsphase zustande.
• Der *2. Herzton*, ein helles, kurzes Geräusch, entsteht beim Zuschlagen der Taschenklappen, markiert also den Beginn der Erschlaffungsphase.
Man beachte:: Die normalen Herztöne sind keine „Strömungsgeräusche", sondern die zielgerichtete Blutströmung ist zu diesem Zeitpunkt in Turbulenzen ohne größere Weiterbewegung übergegangen.

■ **Herzgeräusche**:
❶ Beide Herztöne sind, physikalisch gesehen, Geräusche und nicht Töne. In der Medizin nimmt man die physikalischen Definitionen nicht so genau. Als „Herzgeräusche" bezeichnet man gewöhnlich abnorme Geräusche infolge Störung der Klappen:
• *systolische Geräusche* zwischen 1. und 2. Herzton (also in der Austreibungsphase).
• *diastolische Geräusche* zwischen 2. und 1. Herzton (also in der Füllungsphase).
❷ Es gibt 2 Hauptursachen von Geräuschen:
• Verengung (*Stenose*) eines Ventils: Das Blut wird unter erhöhtem Druck mit entsprechend größerer Geschwindigkeit hindurchgepreßt.
• Undichtigkeit (*Insuffizienz*) des Ventils: Blut wird aufgrund der hohen Druckdifferenz zwischen kontrahierter Kammer und Vorhof bzw. Aorta und Lungenarterie und erschlaffter Kammer in dünnem oder stärkerem Strahl zurückgepreßt.
In beiden Fällen entsteht ein Strömungsgeräusch ähnlich wie in der Wasserleitung. Außerdem tragen Schwingungen der Klappensegel und -taschen zum Geräusch bei.
❸ *Systolische Geräusche* beruhen folglich auf:
• Verengung der Taschenklappen (Pulmonalstenose, Aortenstenose) oder
• Undichtigkeit der Segelklappen (Trikuspidalinsuffizienz, Mitralinsuffizienz).
❹ *Diastolische Geräusche* sind veranlaßt durch:
• Verengung der Segelklappen (Trikuspidalstenose, Mitralstenose) oder
• Undichtigkeit der Taschenklappen (Pulmonalinsuffizienz, Aorteninsuffizienz).

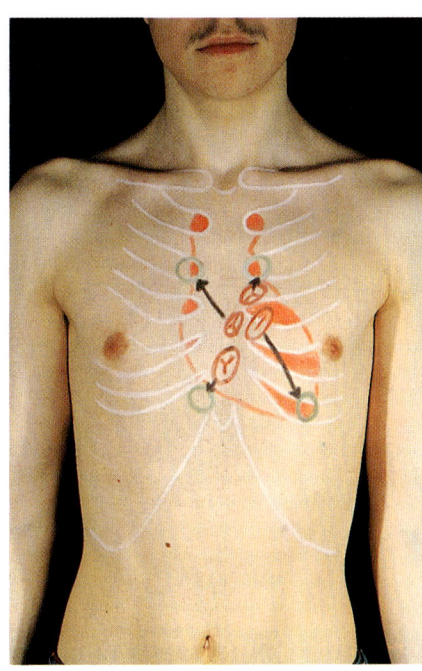

Abb. 355f. Projektion der Ventilebene des Herzens und der typischen Abhörstellen (grüne Ringe) der einzelnen Herzklappen auf die vordere Brustwand. Die Pfeile markieren die Fortleitung des Klappengeräusches. *[li1]*

■ **Abhörstellen**: Die klappenbedingten Herztöne und -geräusche hört man am besten über der jeweiligen Klappe. Bei der nahen Zusammenlagerung der Projektionsorte der Klappen (#367) ist eine Zuordnung schwierig. Die Töne und Geräusche werden jedoch entlang der Blutsäulen weitergeleitet. Die Blutsäulen divergieren von den Taschenklappen nach oben (rechts Aortenklappe, links Pulmonalklappe), von den Segelklappen nach unten (von der Mitralklappe stärker nach links als von der Trikuspidalklappe). Man kann daher die Abhörstellen der einzelnen Klappen etwas auseinander ziehen und damit die Geräusche besser zuordnen. Man bekommt so 2 obere Abhörstellen für die Taschenklappen und 2 untere für die Segelklappen (Abb. 355f):
• *Aortenklappe*: 2. Interkostalraum rechts neben dem Sternum.
• *Pulmonalklappe*: 2. Interkostalraum links neben dem Sternum.
• *Mitralklappe*: vor dem Herzspitzenstoß (5. Interkostalraum links etwas medial der Brustwarze).
• *Trikuspidalklappe*: vor dem Ansatz der 6. Rippe rechts oder links oder dazwischen vor dem Sternum.

■ **Phonokardiographie**: Die Beurteilung der Herzgeräusche bedarf großer Übung. Eine Hilfe ist die Phonokardiographie, bei der die Schwingungen der Geräusche aufgezeichnet und so dem Auge zugänglich gemacht werden. Schreibt man gleichzeitig das EKG, so sind die Geräusche zweifelsfrei den einzelnen Herzphasen zuzuordnen.

#356 Innenrelief der Herzräume

■ **Atrium dextrum** (rechter Vorhof): Es besteht entwicklungsgeschichtlich (#363) aus 2 Anteilen:
• dem *Sinus venarum cavarum* (Hohlvenenbucht), mit glatter Innenfläche wie bei der Venenwand.
• dem eigentlichen Vorhof mit in die Lichtung vorspringenden Muskelkämmen (*Mm. pectinati*, lat. pecten, pectinis = Kamm), z.B. *Auricula dextra* (rechtes Herzohr).

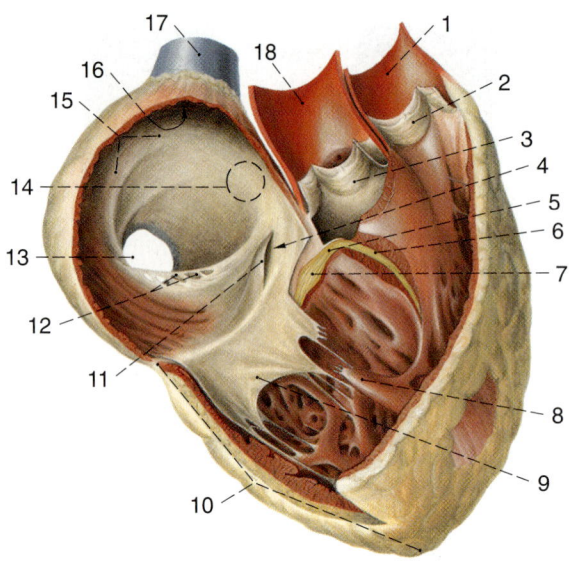

Abb. 356a. Blick in das aufgeschnittene Herz. Rechter Vorhof, rechte Herzkammer und die beiden großen Arterien sind eröffnet. In der Herzscheidewand ist das Erregungsleitungssystem freigelegt (gelb). [fs2]

1	Truncus pulmonalis	11	Valvula sinus coronarii
2	Valva trunci pulmonalis	12	Valvula venae cavae inferioris
3	Valva aortae		
4	Ostium sinus coronarii	13	Ostium venae cavae inferioris
5	Fasciculus atrioventricularis	14	Nodus sinuatrialis
6	Crus dextrum	15	Atrium dextrum
7	Nodus atrioventricularis	16	Ostium venae cavae superioris
8	M. papillaris anterior	17	V. cava superior
9	Valva atrioventricularis dextra [Valva tricuspidalis]	18	Pars ascendens aortae [Aorta ascendens]
10	Ventriculus dexter		

An Einzelheiten sollte man sich im Atlas und am Präparat ansehen (Abb. 356a):
- *Ostium venae cavae superioris* (Mündung der oberen Hohlvene): ohne Klappe, daher strömt Blut bei Druckerhöhung im rechten Vorhof in die Hohlvene zurück.
- *Ostium venae cavae inferioris* (Mündung der unteren Hohlvene): mit (meist nur angedeuteter) Klappe (*Valvula venae cavae inferioris*), einer sichelförmigen Endokardfalte.
- Mündung des *Sinus coronarius* (Herzkranzbucht = Sammelbecken der Herzvenen): mit unterschiedlich ausgebildeter Klappe (*Valvula sinus coronarii*).
- *Fossa ovalis* (ovale Grube): an der Vorhofscheidewand, wo im vorgeburtlichen Leben das ovale Loch (*Foramen ovale*, #364) die beiden Vorhöfe verbindet. Der Rand des *Septum secundum* springt manchmal als *Limbus fossae ovalis* (lat. limbus = Saum) sichelartig vor.
- Mündungen der *Vv. cardiacae [cordis] minimae* (kleinste Herzvenen): zahlreiche nadelstichgroße Löcher über die Vorhofwand verstreut (*Foramina venarum minimarum*).

■ **Atrium sinistrum** (linker Vorhof):
- Im Gegensatz zum rechten Vorhof ist der größte Teil der Innenwand des linken Vorhofs glatt.
- Lediglich im linken Herzohr (*Auricula sinistra*) findet man Muskelkämme (*Mm. pectinati*, Abb. 356b).

- Meist treten von rechts und links je 2 Lungenvenen ohne Klappen ein. Es können jedoch auch mehr oder weniger *Ostia venarum pulmonalium* vorhanden sein.
- Auch in den linken Vorhof münden *Vv. cardiacae [cordis] minimae* (kleinste Herzvenen).
- Das *Septum primum* des *Foramen ovale* endet manchmal mit einem sichelförmigen Rand (*Valvula foraminis ovalis*).

Verschluß des *Foramen ovale* durch 2 Scheidewände:
- linke Scheidewand (*Septum primum*): freier Rand im linken Vorhof = *Valvula foraminis ovalis*
- rechte Scheidewand (*Septum secundum*): freier Rand im rechten Vorhof = *Limbus fossae ovalis*

■ **Ventriculus dexter** (rechte Herzkammer): Ähnlich wie beim rechten Vorhof kann man bei der rechten Kammer nach Entwicklung (#363) und Innenrelief 2 Anteile unterscheiden:
- die glattwandige Ausflußbahn (*Conus arteriosus*).
- den durch Muskelbalken (*Trabeculae carneae*, lat. trabecula = kleiner Balken, carneus = fleischig, carnis = Fleisch) reich strukturierten Hauptteil. Die vom Ventrikelseptum zum vorderen Papillarmuskel verlaufende *Trabecula septomarginalis* enthält den rechten Schenkel des Erregungsleitungssystems (#357).

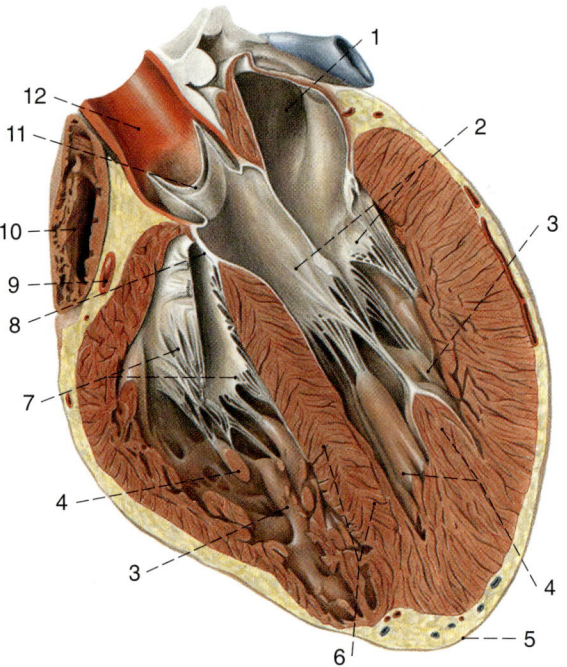

Abb. 356b. Längsschnitt durch das Herz mit Eröffnung aller vier großen Herzhöhlen (Ansicht von links vorn oben). [fs2]
Man achte auf die unterschiedlichen Wanddicken:
- der Vorhöfe und der Kammern,
- von rechter und linker Kammer,
- der beiden Abschnitte der Kammerscheidewand.

1	Atrium sinistrum	7	Valva atrioventricularis dextra [Valva tricuspidalis]
2	Valva atrioventricularis sinistra [Valva mitralis]	8	Septum interventriculare, Pars membranacea
3	M. papillaris posterior		
4	M. papillaris anterior	9	A. coronaria dextra
5	Apex cordis	10	Auricula dextra
6	Septum interventriculare, Pars muscularis	11	Valva aortae
		12	Pars ascendens aortae [Aorta ascendens]

Man orientiere sich über:
- *Mm. papillares* (Papillarmuskeln) mit *Chordae tendineae* (Sehnenfäden).
- *Ostium atrioventriculare dextrum* (Mündung des rechten Vorhofs) mit der Trikuspidalklappe (*Valva atrioventricularis dextra*).
- *Ostium trunci pulmonalis* (Abgang des Stamms der Lungenarterie) mit der Pulmonalklappe (*Valva trunci pulmonalis*).

■ **Ventriculus sinister** (linke Herzkammer):
- Die glattwandige Ausflußbahn zum Abgang der Aorta (*Ostium aortae*) mit der Aortenklappe (*Valva aortae*) ist kurz.
- Die Innenwand des Hauptteils der linken Kammer ist stark durch Muskelbalken (*Trabeculae carneae*) gegliedert.

Man achte auf:
- Mündung des linken Vorhofs (*Ostium atrioventriculare sinistrum*) mit der Mitralklappe (*Valva atrioventricularis sinistra*).
- Zwei Papillarmuskeln (*Mm. papillares*) mit Haltesehnen (*Chordae tendineae*).

#357 Erregungsleitungssystem (Complexus stimulans cordis [Systema conducens cordis])

■ **Aufgaben**: Der Kreislauf ist ein System, das sich nicht zwischendurch einmal eine Erholungspause gönnen darf. Stillstand der Pumpe bedeutet Tod des Organismus. Daher muß das Herz möglichst selbständig sein, damit es bei Schwierigkeiten anderer Organe nicht ausfällt. Würde die Herzkontraktion ausschließlich vom Nervensystem gesteuert, so könnte bei einer Bewußtlosigkeit das Herz stehenbleiben. Das Herz erhält zwar Impulse vom Nervensystem, es schlägt bei Aufregung rascher, im Schlaf langsamer, aber es hat auch ein vom Nervensystem unabhängiges Erregungsbildungs- und Erregungsverteilungssystem.

■ **Feinbau**: Dieses System wird nicht von Nervenfasern, sondern von spezialisierten Muskelzellen gebildet. Sie leiten die Erregung 3-5mal rascher als die „Arbeitsmuskulatur". Die spezifischen Muskelzellen sind reich an Cytoplasma und Glycogen, aber arm an Myofibrillen, Mitochondrien und T-Tubuli. In den üblichen Färbungen sehen sie blasser aus als die Zellen der Arbeitsmuskulatur des Herzens. Beim Menschen sind die Unterschiede zwischen den beiden Muskelarten nicht sehr deutlich. Das Erregungsleitungssystem wird daher meist anhand von Präparaten vom Schaf oder anderen Wiederkäuern studiert.

■ **Gliederung**: Das Erregungsleitungssystem (lat. conducere = leiten), früher meist „Reizleitungssystem" genannt, besteht aus mehreren Abschnitten (Abb. 357a):

❶ **Sinusknoten** (*Nodus sinuatrialis*, früher meist Keith-Flack-Knoten genannt (Arthur Keith, 1866-1955, englischer Anatom, Martin Flack, 1882-1931, englischer Physiologe):
- Er liegt im Bereich des *Sinus venarum cavarum* zwischen der Mündung der V. cava superior und dem rechten Herzohr.
- Im Sinusknoten entstehen rhythmische Erregungen (*Sinusrhythmus* von 60-80/min), die sich in weniger als 0,1 s

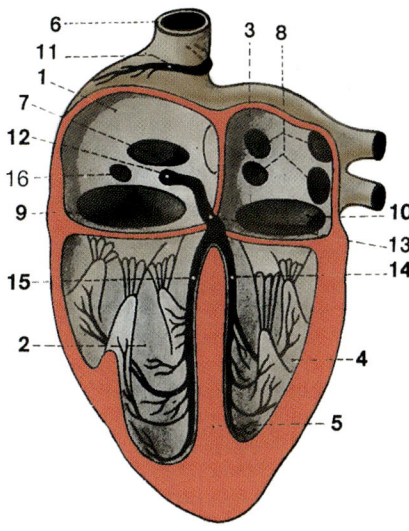

Abb. 357a. Erregungsleitungssystem des Herzens (schematisch). [sb3]

1	Atrium dextrum	10	Valva atrioventricularis sinistra [Valva mitralis]
2	Ventriculus dexter	11	Nodus sinuatrialis
3	Atrium sinistrum	12	Nodus atrioventricularis
4	Ventriculus sinister	13	Fasciculus atrioventricularis
5	Septum interventriculare	14	Crus sinistrum
6	V. cava superior	15	Crus dextrum
7	V. cava inferior	16	Sinus coronarius
8	Vv. pulmonales		
9	Valva atrioventricularis dextra [Valva tricuspidalis]		

über die Vorhöfe ausbreiten. Die Erregungsbildung ist unabhängig vom Nervensystem: Auch in nervenfreien Zellkulturen von Herzzellen kommt es zu rhythmischen Zuckungen. Die Frequenz der Erregungsbildung wird jedoch von den Herznerven beeinflußt (#358).
- An der Vorhof-Kammer-Grenze kann die Erregung nicht auf die Kammern überspringen, weil Vorhof- und Kammermuskulatur durch das Herzskelett scharf voneinander geschieden sind. Lediglich im rechten Faserdreieck (*Trigonum fibrosum dextrum*) ist eine Lücke für das Erregungsleitungssystem gelassen.

❷ **Atrioventrikularknoten** (*Nodus atrioventricularis*, in der Klinik meist zu AV-Knoten abgekürzt, früher auch Aschoff-Tawara-Knoten genannt (Ludwig Aschoff, 1866-1942, deutscher Pathologe, Sunao Tawara, 1873-1952, japanischer Pathologe, arbeitete im Aschoffschen Institut):
- Er liegt im Vorhofseptum unter dem Endokard zwischen der Mündung des Sinus coronarius und der Trikuspidalklappe.
- Der AV-Knoten hat Ventilfunktion: Er verzögert die Überleitung der Erregung auf die Kammern um etwa 0,1 s, bis deren Füllung abgeschlossen ist.
- Auch der AV-Knoten bildet rhythmische Erregungen. Seine Eigenfrequenz ist jedoch nur halb so hoch wie die des Sinusknotens. Normalerweise wird die Eigenerregung des AV-Knotens nicht bemerkbar, da immer schon die höherfrequente Sinuserregung am AV-Knoten eintrifft, bevor die langsame Eigenerregung wirksam wird. Fällt jedoch der Sinusknoten aus, so schlagen die Kammern in ihrem eigenen Rhythmus (*AV-Knoten-Rhythmus* von etwa 40/min).

❸ **Fasciculus atrioventricularis** (Atrioventrikularbündel): Der AV-Knoten ist der verdickte Anfang eines Strangs, dessen Stamm von den Vorhöfen durch die Lücke im Herzskelett zur Kammerscheidewand zieht (Abb. 354b), sich dort zu den beiden Kammern in 2 Schenkel aufteilt und sich schließlich in zahlreiche Fasern aufzweigt. Die Ausbreitung der Erregung im Atrioventrikularbündel dauert etwa 0,08 s.

• **His-Bündel** (Wilhelm His jr., 1863-1934, deutscher Internist): Der Stamm (*Truncus*) des Atrioventrikularbündels verbindet Vorhöfe und Kammern durch die Lücke im Herzskelett und zieht dann noch ein kleines Stück an der rechten Seite des membranösen Teils des Kammerseptums weiter. Er teilt sich dort in die beiden Kammerschenkel. Je ein Schenkel zieht rechts und links des muskulösen Teils der Kammerscheidewand in Richtung Herzspitze.

• Der **rechte Kammerschenkel** (*Crus dextrum*) verläuft in der Trabecula septomarginalis in Richtung zum vorderen Papillarmuskel der Trikuspidalklappe.

• Der **linke Kammerschenkel** (*Crus sinistrum*) zweigt sich meist in 2 Äste (*R. cruris sinistri anterior + posterior*) in Richtung auf die beiden Papillarmuskeln der Mitralklappe auf.

❹ **Purkinje-Fasern** (Jan Evangelista Purkyne, 1787-1869, tschechischer Physiologe): Die Kammerschenkel bzw. deren Äste spalten sich in viele Fasern zur Kammermuskulatur und den Papillarmuskeln auf. Sie sind in das Myokard eingebettet und unterscheiden sich makroskopisch nur wenig von der Arbeitsmuskulatur (s.o.).

■ **EKG**: Die Kenntnis des Erregungsleitungssystems ist die Voraussetzung für das Verstehen des Elektrokardiogramms (ausführlicher in Lehrbüchern der Physiologie).
• Der Ausbreitung der Erregung in den Vorhöfen entspricht die P-Welle, der Ausbreitung in den Kammern der QRS-Komplex.

• Den besten Einblick in den Erregungsablauf gibt das Vektorkardiogramm: Da der Sinusknoten am rechten Vorhof liegt, beginnt die Erregung rechts und steigt zum linken Vorhof nach hinten ab. Der Vektor ist daher nach links gerichtet. Im linken Kammerschenkel verläuft die Erregung etwas schneller ab als im rechten. Der Vektor der Septum-Depolarisation ist daher nach rechts gerichtet. Er dreht nach links, wenn er die großen Muskelmassen der linken Kammer erfaßt.

Die aus dem EKG (Höhe der R-Zacken) abzulesende elektrische Herzachse stimmt beim gesunden Herzen mit der anatomischen Herzachse überein. Man kann im EKG eine steilere oder mehr quere Lage des Herzens im Brustkorb erkennen. Da das Herz den Zwerchfellbewegungen folgen muß, pendelt die anatomische Herzachse bei den Atembewegungen hin und her (#366). Entsprechend ändert sich die Höhe der R-Zacken im EKG.

Tab. 357. Standardableitungen des EKG		
Bipolare Extremitätenableitungen	I	rechter Arm – linker Arm
	II	rechter Arm – linkes Bein
	III	linker Arm – linkes Bein
Unipolare Extremitätenableitungen (Goldberger)	aVR	rechter Arm
	aVL	linker Arm
	aVF	linkes Bein
Brustwandableitungen (unipolare Ableitungen, Abb. 357b)	V_1	4. Interkostalraum am rechten Rand des Sternum
	V_2	4. Interkostalraum am linken Rand des Sternum
	V_3	5. Rippe zwischen V_2 und V_4
	V_4	5. Interkostalraum in der Medioklavikularlinie
	V_5	horizontale Projektion von V_4 in die vordere Axillarlinie
	V_6	horizontale Projektion von V_4 in die mittlere Axillarlinie

#358 Herznerven

Die Eigenrhythmik des Herzens (#357) wird vom autonomen Nervensystem modifiziert:

■ **Sympathische** Herznerven: *Nn. cardiaci* aus den Hals- und oberen Brustganglien des Sympathikus:
• *N. cardiacus cervicalis superior*: aus dem *Ganglion cervicale superius*.
• *N. cardiacus cervicalis medius*: aus dem *Ganglion cervicale medium*.
• *N. cardiacus cervicalis inferior*: aus dem *Ganglion cervicothoracicum* (*stellatum*).
• *Rr. cardiaci thoracici*: aus den *Ganglia thoracica* II-IV.

Das präganglionäre Neuron (#187) hat seinen Zellkörper in den Seitenhörnern der Brustsegmente 2-5, das postganglionäre Neuron in den Hals- und Brustganglien. Die Nn. cardiaci führen also postganglionäre Fasern.

■ **Parasympathische** Herznerven: *Rr. cardiaci* des *N. vagus (X)*:
• *Rr. cardiaci cervicales superiores*: gehen unterhalb des Ganglion inferius vom N. vagus, manchmal auch vom N. laryngeus superior ab.
• *Rr. cardiaci cervicales inferiores*: vom Hauptstamm des N. vagus oder vom N. laryngeus recurrens.
• *Rr. cardiaci thoracici*: vom N. vagus unterhalb des Abgangs des N. laryngeus recurrens.

Die Vagusäste enthalten präganglionäre Fasern. Die Zellkörper des 2. Neurons liegen in den intramuralen Ganglien (*Ganglia cardiaca*). In den Vagusästen verlaufen auch afferente Fasern.

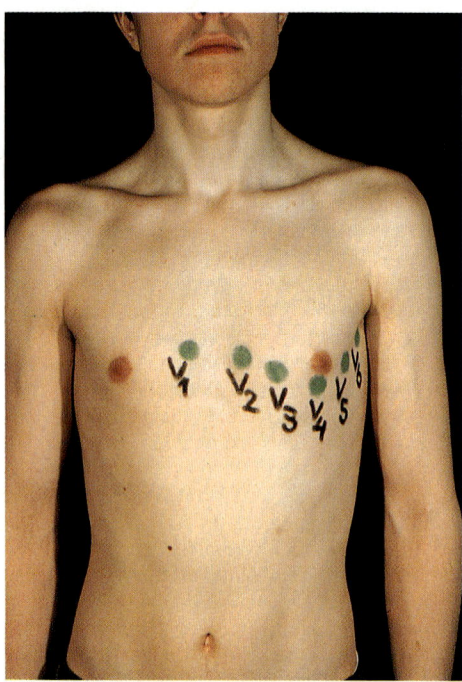

Abb. 357b. Brustwandableitungen des EKG. Die grünen Punkte bezeichnen die Stellen, an denen die Brustwandelektroden angelegt werden. [li1]

■ **Plexus cardiacus**: Sympathische und parasympathische Nerven bilden ein dichtes Geflecht am Truncus pulmonalis und an der Aorta ascendens (Abb. 358). Das Geflecht begleitet die Herzkranzgefäße und verzweigt sich zur Herzwand.

■ **Aufgaben**: Sympathikus und Parasympathikus sind am Herzen Gegenspieler:

❶ Der *Sympathikus* wirkt am Herzen:
• positiv *chronotrop* (gr. chrónos = Zeit, trépein = drehen, wenden, richten): Er erhöht die Herzfrequenz.
• positiv *dromotrop* (gr. drómos = Lauf): Er verkürzt die Überleitungszeit (der Erregung von den Vorhöfen auf die Kammern).
• positiv *inotrop* (gr. ís, inós = Kraft, Muskel): Er erhöht die Muskelkraft.

❷ Der *Parasympathikus* wirkt negativ chrono- und dromotrop. Er schont das Herz und läßt es ökonomisch arbeiten.

Eine der Wirkungen der seit 2 Jahrhunderten verwendeten und immer noch unersetzbaren *Digitalisglykoside* (aus Fingerhutblättern) ist die Herabsetzung der Herzfrequenz. Die Blockade der erregenden ß1-Rezeptoren des Sympathikus am Herzen ist das Hauptziel der modernen *Betarezeptorenblocker*.

#359 Herzrhythmusstörungen

■ **Störungen der Herzschlagfolge** gibt es in großer Vielfalt nach Art, Ursache und Schweregrad. Sie können belanglos sein, z.B. einzelne zusätzliche Herzschläge (*Extrasystolen*). Sie können aber auch innerhalb weniger Minuten zum Tod des Patienten führen, z.B. die ungeordnete Arbeit der einzelnen Muskelfasern der Herzkammern (*Kammerflimmern*). Ausgangspunkt der Störung ist meist das Erregungsleitungssystem. Seine Erkrankungen kann man im wesentlichen zu 2 Gruppen zusammenfassen:
• **Störungen der Erregungsbildung**: Der Sinusknoten bestimmt normalerweise den Rhythmus des Herzschlags. Gibt er seine Impulse zu schnell ab, so beginnt das Herz zu rasen (*Tachykardie*). Kommen sie zu langsam, so schlägt auch das Herz langsam (*Bradykardie*). Folgen sie unregelmäßig aufeinander, so gerät das Herz aus dem Takt (*Arrhythmie*). Der AV-Knoten und die übrigen Teile des Erregungsleitungssystems unterwerfen sich normalerweise dem Rhythmus des Sinusknotens. Machen sie sich unabhängig, so können 2 Erregungsbildungszentren miteinander wetteifern. Die Folge sind zusätzliche Herzschläge (*Extrasystolen*), kammerbedingtes Herzrasen (*Kammertachykardie*) und Doppelrhythmen (*Frequenzdissoziation*).
• **Störungen der Erregungsleitung**: Normalerweise läuft die Erregung vom Sinusknoten über die Vorhofwand zum AV-Knoten und von dort über das His-Bündel, die Schenkel des Erregungsleitungssystems und die Purkinje-Fasern zu den Herzmuskelzellen. Dieser Ablauf kann an verschiedenen Stellen gestört sein, z.B. zwischen Sinusknoten und Vorhof (*sinuatrialer Block* = SA-Block), zwischen Vorhof und AV-Knoten (*atrioventrikulärer Block* = AV-Block) oder innerhalb der Kammerscheidewand (*Schenkelblock*).

■ **Schweregrade**: Die Störungen der Erregungsleitung werden gewöhnlich in 3 Schweregrade eingeteilt:
• **AV-Block 1. Grades**: Die Überleitung wird nur verzögert. Jeder Vorhofkontraktion folgt, wenn auch etwas später als normal, eine Kammerkontraktion.
• **AV-Block 2. Grades**: Die Überleitung fällt zwischendurch aus. Dann folgt nicht auf jede Vorhofkontraktion eine Kammerkontraktion.
• **AV-Block 3. Grades**: Die Überleitung ist völlig unterbrochen. Vorhöfe und Kammern schlagen in verschiedenen Rhythmen. Manchmal trifft es sich zufällig, daß die Vorhofsystole mit der Kammerdiastole zusammenfällt. Dann können die Vorhöfe das Blut an die Kammern weitergeben. In anderen Fällen spannen sich Vorhöfe und Kammern gleichzeitig an. Dann können sich die Vorhöfe nicht entleeren, und die Kammern können kein Blut weiterpumpen, weil sie vorher nicht von den Vorhöfen gefüllt wurden. Meist schlagen die Kammern wesentlich langsamer als die Vorhöfe.

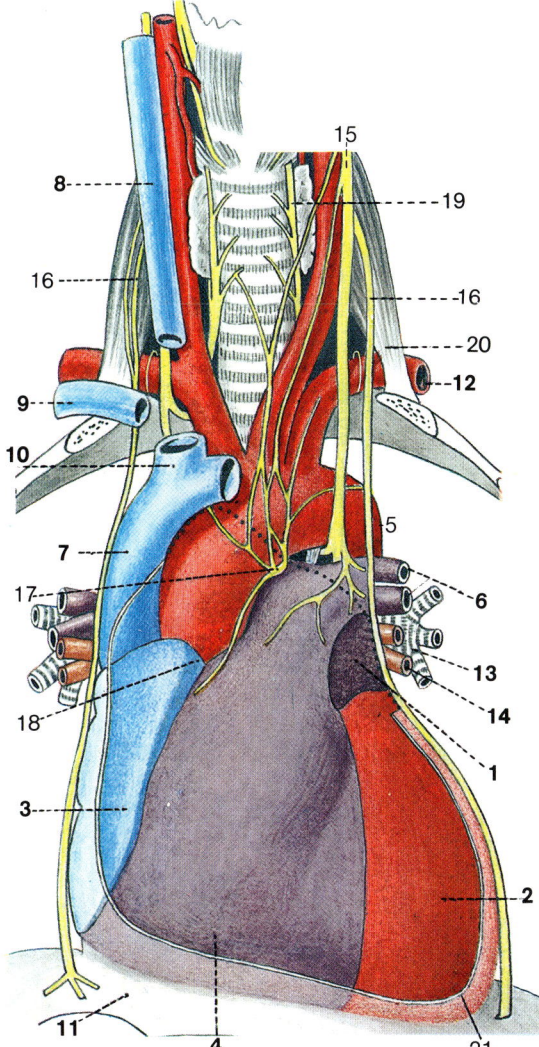

Abb. 358. Herz von vorn mit N. phrenicus und N. vagus. Die punktierte Linie an den großen Gefäßen bezeichnet die Umschlagstelle des Perikards. Lungenarterien violett, Lungenvenen orange. [bl]

1 Atrium sinistrum
2 Ventriculus sinister
3 Atrium dextrum
4 Ventriculus dexter
5 Arcus aortae
6 Truncus pulmonalis
7 V. cava superior
8 V. jugularis interna
9 V. subclavia
10 V. brachiocephalica
11 Diaphragma
12 A. subclavia
13 Bronchus
14 Vv. pulmonales
15 N. vagus
16 N. phrenicus
17 Ganglion cardiacum
18 Auricula dextra
19 N. laryngeus recurrens
20 M. scalenus anterior
21 Pericardium

Die Beschwerden des Patienten reichen von der Beunruhigung wegen des unregelmäßigen, zu schnellen oder zu langsamen Pulsschlags, über Beklemmung in der Herzgegend, Atemnot, Schwindel und herabgesetzte Leistungsfähigkeit bis zur Ohnmacht und zum Zusammenbruch des Kreislaufs. Wichtigste Untersuchungsmethode ist die Ableitung der Herzströme (Elektrokardiographie = EKG). Außer dem Standard-EKG gibt es viele Varianten, z.B. Langzeit-EKG über viele Stunden mit einem tragbaren EKG-Gerät oder Funkübertragung und Magnetbandaufzeichnung. Die Herzströme können auch über Sonden aus dem Oesophagus oder direkt aus dem Herzen abgeleitet werden.

■ **Schrittmacher**: Herzrhythmusstörungen werden zunächst mit Arzneimitteln behandelt. Gelingt es damit nicht, den Patienten von seinen Beschwerden zu befreien, so ist das Einsetzen eines Herzschrittmachers zu erwägen.

❶ Ein Herzschrittmacher ist ein Gerät, das kleine Stromstöße von etwa 5 V Spannung und einer Dauer von etwa 1 ms im gewünschten Rhythmus an das Herz abgibt. Den Schrittmacher pflanzt man in die Brustwand ein und führt von da ein dünnes Kabel zum Herzen. Am Ende des Kabels übertragen die Elektroden den Stromstoß auf das Herz. Diese Elektroden können 2 Lagen haben:
• im Herzen (intrakardial): Das Kabel wird durch eine Vene wie ein Herzkatheter in das Herz vorgeschoben und endet an der Wand der rechten Herzkammer. Bei den modernen Zweikammerschrittmachern wird ein zweites Kabel im rechten Vorhof verankert. Vorteil: Der Brustkorb muß zum Einführen der Elektroden nicht geöffnet werden. Nachteil: Trotz Einführens der Elektroden unter Röntgenkontrolle kann nicht immer eine optimale Lage erreicht werden.
• an der Oberfläche des Herzens (extrakardial): Die Elektroden werden am Epikard befestigt. Vorteil: Die Lage der Elektroden kann genau bestimmt werden. Nachteil: Die Operation ist wesentlich umfangreicher. Sie wird daher nur im Rahmen anderer Herzoperationen oder wenn die Einführung des Katheters in die Venen nicht gelingt und bei Säuglingen (kleiner Gefäßdurchmesser!) durchgeführt.

❷ Bei den sog. gesteuerten Schrittmachern wird der Zeitpunkt des Stromstoßes durch das EKG festgelegt. Er wird durch einen bestimmten Teil der Herzstromkurve (P-Welle, QRS-Komplex) gesteuert: Beim vorhofgesteuerten Schrittmacher wird auf jede Vorhofanspannung zum optimalen Zeitpunkt eine Kammeranspannung ausgelöst. Bedarfsgesteuerte Schrittmacher (*Demand-Schrittmacher*) geben nur dann Impulse ab, wenn sie keine elektrische Eigenaktivität des Herzens feststellen („Sensing"). Sonst werden die Schrittmacherimpulse durch die Eigenaktivität des Herzens unterdrückt (inhibiert) oder synchronisiert (getriggert).

❸ Herzschrittmacher können nach dem Tod des Patienten erneut verwendet werden, wenn sie technisch durchgesehen und keimfrei gemacht werden. Vor einer Feuerbestattung sind Herzschrittmacher mit Lithiumbatterien zu entfernen, weil diese bei hohen Temperaturen explodieren können.

❹ Ein Problem der Schrittmachereinpflanzung ist die richtige Lage der Elektrode. Ihre Spitze soll in der Wand der rechten Herzkammer einen festen Halt finden. Zum Einführen des Kabels ist dieses mit einem Führungsdraht versteift, da es sich sonst schon in der Vene aufrollen würde.
• Mit dieser Versteifung durchbohrt die Elektrode mühelos die etwa 1 cm dicke Wand der rechten Herzkammer. Überraschenderweise verursacht dies keinen dramatischen Zustand mit Lebensgefahr. Häufig wird dies nur daran erkannt, daß beim Einschalten des Schrittmachers das Zwerchfell anstelle des Herzens zuckt. Die Elektrode wird dann zurückgezogen. Der Durchstichkanal schließt sich von selbst. Der Blutverlust in die Herzbeutelhöhle beträgt meist nur 20-40 ml. Ein Öffnen des Brustkorbs ist deswegen meist nicht nötig. Der Patient muß lediglich unmittelbar nach der Operation im Hinblick auf die mögliche Blutung in den Herzbeutel überwacht werden (Gefahr der Herzbeuteltamponade, #369).
• Ein Durchbohren der Herzwand ist auch noch lange Zeit nach der Operation möglich, besonders wenn der Führungsdraht nicht entfernt wurde. Meist macht sich dies durch Zwerchfellzuckungen bemerkbar.

#361 Koronararterien (Aa. coronariae) und Herzvenen (Vv. cordis)

■ **Koronararterien**: Die Hauptstämme der den Herzmuskel versorgenden Arterien verlaufen im *Sulcus coronarius* (Herzkranzfurche) und werden daher *Aa. coronariae* (lat. corona = Kranz, Krone) genannt (Abb. 361a + b). Sie entspringen aus der Aorta noch im Bereich der Taschen der Aortenklappe. Ihre Namen werden in Befunden oft abgekürzt:

❶ *A. coronaria sinistra* (linke Herzkranzarterie, LCA = left coronary artery): Ihr Stamm liegt zwischen Truncus pulmonalis und linkem Herzohr und teilt sich schon nach etwa 1 cm in ihre beiden Endäste auf:
• *R. interventricularis anterior* (RIVA, LAD = left anterior descendent): im Sulcus interventricularis anterior absteigend.
• *R. circumflexus* (CX): im linken Sulcus coronarius nach hinten verlaufend.

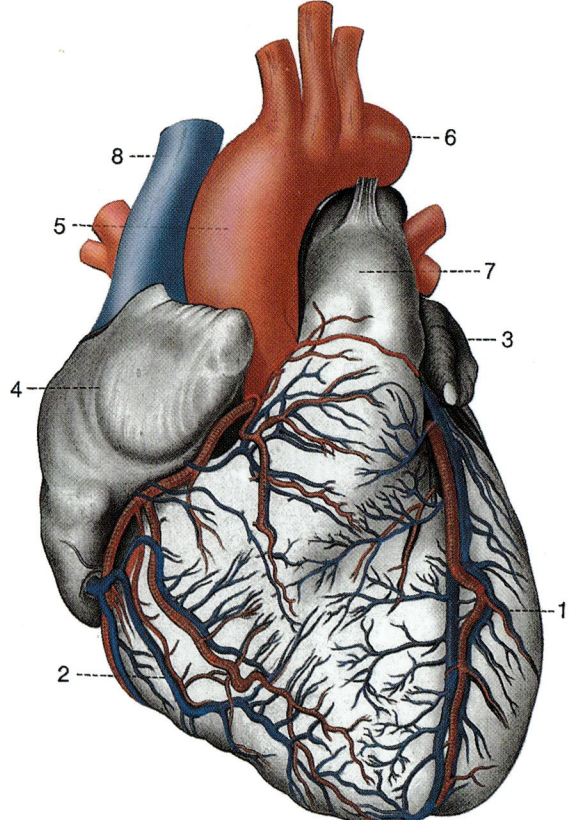

Abb. 361a. Herz mit Kranzgefäßen von vorn. *[la]*

1 R. + V. interventricularis anterior
2 V. cardiaca [cordis] parva
3 Atrium sinistrum
4 Atrium dextrum
5 Pars ascendens aortae [Aorta ascendens]
6 Arcus aortae
7 Truncus pulmonalis
8 V. cava superior

❷ *A. coronaria dextra* (rechte Herzkranzarterie, RCA = right coronary artery): Sie gelangt zwischen Truncus pulmonalis und rechtem Herzohr zum rechten Sulcus coronarius und läuft in diesem bis zur hinteren Grenze zwischen rechtem und linkem Herzen. Ihr Endast
• *R. interventricularis posterior* (RIVP, PDA = posterior descendent artery) steigt im Sulcus interventricularis posterior ab.

Da das Herz schräg im Brustkorb steht, verlaufen auch die Koronararterien nicht horizontal. Dies ist beim Beurteilen von Koronarogrammen (Röntgenbilder nach Kontrastmittelinjektion in die Herzkranzgefäße) zu beachten. Der Hauptstamm der rechten Koronararterie zeigt nach rechts unten, der R. interventricularis anterior der linken Koronararterie nach links unten. Die „umbiegenden" Teile der Herzkranzgefäße bezeichnen im Röntgenbild die Ventilebene, deren Projektion auf die vordere Brustwand in #367 beschrieben wird.

■ **Versorgungsgebiete**: Rechte und linke Koronararterie versorgen nicht getrennt das rechte und das linke Herz (Tab. 361a). Die Grenze ist vorn nach rechts verschoben, weil der R. interventricularis anterior zur linken Koronararterie gehört. Rückwärts liegt entsprechend die Grenze links, weil der R. interventricularis posterior meist aus der rechten Koronararterie hervorgeht.

Tab. 361a. Versorgungsgebiete der Koronararterien	
A. coronaria dextra	• Wand der rechten Herzkammer ausgenommen in Nähe des Sulcus interventricularis anterior • Wand der linken Herzkammer in Nähe des Sulcus interventricularis posterior • hinterer Abschnitt des Ventrikelseptums • rechter Vorhof mit Sinusknoten (*R. nodi sinuatrialis*) und AV-Knoten (*R. nodi atrioventricularis*)
A. coronaria sinistra	• Wand der linken Herzkammer mit Ausnahme der Umgebung des Sulcus interventricularis posterior • Wand der rechten Herzkammer neben dem Sulcus interventricularis anterior • vorderer und mittlerer Abschnitt des Ventrikelseptums • linker Vorhof

■ **Variabilität**: Die eben dargestellte Form der Verteilung der Koronararterien kommt durchaus nicht bei allen Menschen vor. Wie alle Blutgefäße unterliegen auch die Herzkranzgefäße einer erheblichen Variabilität (Abb. 361c). Während die Variabilität der meisten Arterien des Körpers weitgehend belanglos ist, können Anomalien der Koronararterien nicht nur bei der Diagnostik von Durchblutungsstörungen sehr verwirren, sondern für den Patienten vitale Bedeutung erlangen.

❶ **Varietäten der Versorgungsbereiche**:
• *Rechtsversorgungstyp*: Die rechte Koronararterie greift dorsal noch weit auf die Wand der linken Kammer über und versorgt auch den größten Teil der Kammerscheidewand.
• *Linksversorgungstyp*: Die linke Koronararterie greift auch dorsal auf die Wand der rechten Kammer über und versorgt das gesamte Ventrikelseptum. Das ganze Erregungsleitungssystem kann dabei in den Bereich der linken Koronararterie gelangen.

❷ **Varietäten der Zahl der Koronarostien** (der Ursprünge aus der Aorta):

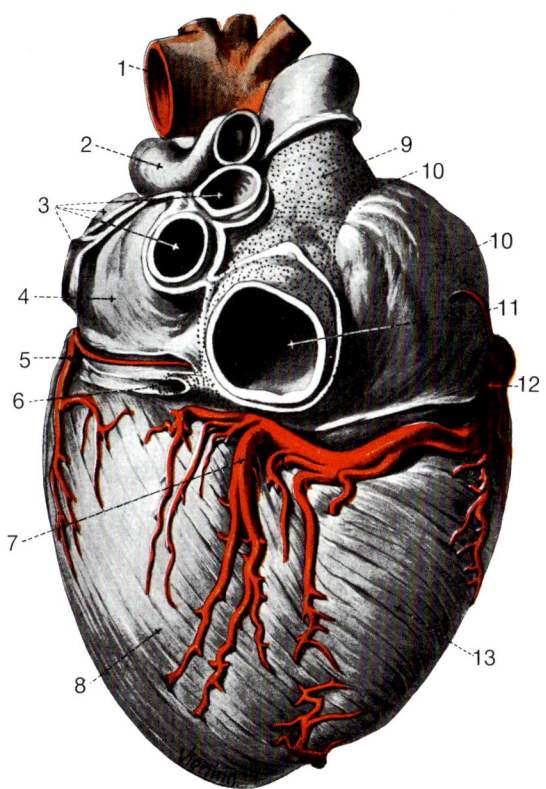

Abb. 361b. Herz mit Koronargefäßen (Ansicht von hinten unten). [bg2]

1 Aorta	8 Ventriculus sinister
2 A. pulmonalis	9 V. cava superior
3 Vv. pulmonales	10 Atrium dextrum
4 Atrium sinistrum	11 V. cava inferior
5 A. coronaria sinistra	12 A. coronaria dextra
6 Sinus coronarius	13 Ventriculus dexter
7 R. interventricularis posterior	

• *3 Koronarostien*: Häufig entspringt die kleine Konusarterie (R. coni arteriosi), sonst ein Ast der rechten Koronararterie, selbständig aus der Aorta. Auch können der R. interventricularis anterior und der R. circumflexus getrennt von der Aorta abgehen.
• *nur ein Koronarostium*: Rechte und linke Koronararterie entspringen gemeinsam aus der Aorta und trennen sich sogleich, oder eine Koronararterie fehlt völlig. Ihr Versorgungsbereich wird voll von der anderen übernommen (Extremfälle von Rechts- bzw. Linksversorgungstyp).

❸ **Ursprünge von Koronararterien aus dem Truncus pulmonalis**: Die Schwierigkeit einer angemessenen Versorgung des Herzmuskels durch Koronargefäße aus dem Truncus pulmonalis liegt weniger in dem geringeren Sauerstoffgehalt des venösen Blutes als in dem niedrigeren Blutdruck und der dadurch bedingten quantitativ verminderten Blutdurchflußmenge.
• Der Ursprung der rechten Koronararterie aus dem Truncus pulmonalis ist meist mit weitaus weniger Beschwerden verknüpft als jener der linken und kann sogar völlig symptomlos bleiben. Die Lebenserwartung muß nicht eingeschränkt sein, z.B. ist die Varietät als Zufallsbefund bei einem Neunzigjährigen beschrieben worden.
• Ursprung der linken Koronararterie aus dem Truncus pulmonalis bedingt meist noch den Tod im Säuglingsalter, doch ist gelegentlich auch Erreichen des Erwachsenenalters ohne Operation möglich.

• Ursprung beider Koronararterien aus dem Truncus pulmonalis ist mit dem Leben nur zu vereinbaren, wenn durch eine weitere Anomalie im Truncus pulmonalis normaler (Aorten-)Blutdruck herrscht.

■ **Koronarographie**: Die Koronararterien kann man nach Einspritzen eines Kontrastmittels im Röntgenbild sichtbar machen. Der Katheter wird über die A. femoralis oder die A. brachialis in das Arteriensystem eingeführt und dann über die Aorta in ein Koronarostium geschoben.

■ **Herzvenen**: Das venöse Blut der Herzwand fließt hauptsächlich über den *Sinus coronarius* (Herzkranzbucht) in den rechten Vorhof (Tab. 361b, Abb. 361b).

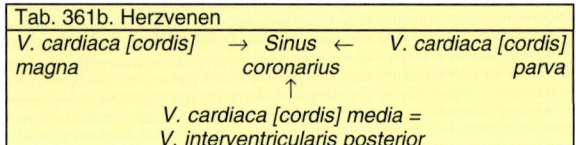

Tab. 361b. Herzvenen
V. cardiaca [cordis] magna → Sinus coronarius ← V. cardiaca [cordis] parva
↑
V. cardiaca [cordis] media = V. interventricularis posterior

• *V. cardiaca [cordis] magna* (große Herzvene = linke Herzkranzvene): Ihr Verlauf entspricht etwa der linken Koronararterie: Sie steigt im Sulcus interventricularis anterior als *V. interventricularis anterior* auf und zieht dann im linken Sulcus coronarius mit dem R. circumflexus der A. coronaria sinistra nach dorsal. Den *Sinus coronarius* könnte man auch als erweitertes Ende der großen Herzvene betrachten.
• *V. cardiaca [cordis] media* = *V. interventricularis posterior* (mittlere Herzvene = hintere Zwischenkammervene): Sie entspricht dem *R. interventricularis posterior* der rechten Koronararterie (Verlauf im Sulcus interventricularis posterior).
• *V. cardiaca [cordis] parva* (kleine Herzvene = rechte Herzkranzvene): Sie verläuft wie der Stamm der rechten Koronararterie im rechten Sulcus coronarius.
• Die *Vv. cardiacae [cordis] minimae* (kleinste Herzvenen) münden direkt in die 4 Herzhöhlen. Auf diese Weise wird dem arterialisierten Blut im linken Herzen eine kleine Menge venösen Blutes beigemischt.

Bei länger dauernden Herzoperationen werden die Koronararterien mit kardioplegischen Lösungen und Blut durchgespült. Die Hauptmenge der Spülflüssigkeit fließt über den Sinus coronarius in den rechten Vorhof und kann dort abgesaugt werden. Über die Vv. cardiacae [cordis] minimae gelangt ein kleiner Teil der Spüllösung auch in die anderen 3 Herzhöhlen, so daß auch diese von Zeit zu Zeit entleert werden müssen.

Terminologie: Die Benennung der Herzvenen in Analogie zu den Koronararterien (V. coronaria dextra + sinistra) wurde in der internationalen Nomenklatur von 1989 versucht, konnte sich aber nicht durchsetzen. Deshalb kehrte die Nomenklatur von 1998 zu den alten Bezeichnungen zurück.

#362 Herzinfarkt

■ **Häufigkeit**: Neben dem Hirnschlaganfall ist der plötzliche Herzinfarkt in der Bundesrepublik Deutschland die häufigste unmittelbare Todesursache. Er beendet bei etwa jedem neunten Bundesbürger das Leben. Bei uns sterben etwa soviel Menschen am Herzinfarkt wie an Lungen-, Magen-, Mastdarm- und Brustkrebs zusammengenommen. Pro Jahr erliegen in der Bundesrepublik Deutschland und West-Berlin nahezu 90 000 Menschen dem Herzinfarkt, davon etwa 55% im Krankenhaus. Bei den restlichen 45% tritt der Tod so schnell ein, daß sie nicht mehr in ein Krankenhaus verlegt werden können oder während des Transportes sterben. Etwa ¼ der Verstorbenen ist jünger als 65 Jahre. Die Zahl der Herzinfarkt-Todesfälle steigt an.

■ **Entstehung**: Der Herzinfarkt (*Myokardinfarkt*) ist die Folge des Verschlusses einer Koronararterie. Der von dieser versorgte Anteil des Herzmuskels (Abb. 362) stirbt ab. Ein toter Teil des Herzmuskels kann sich nicht mehr zusammenziehen. Bei jeder Systole macht folglich dieser Teil der Herzwand nicht mehr mit.
• Je größer der abgestorbene Bereich, desto schlechter wird die Pumpleistung. Die Größe des absterbenden Bereichs hängt von

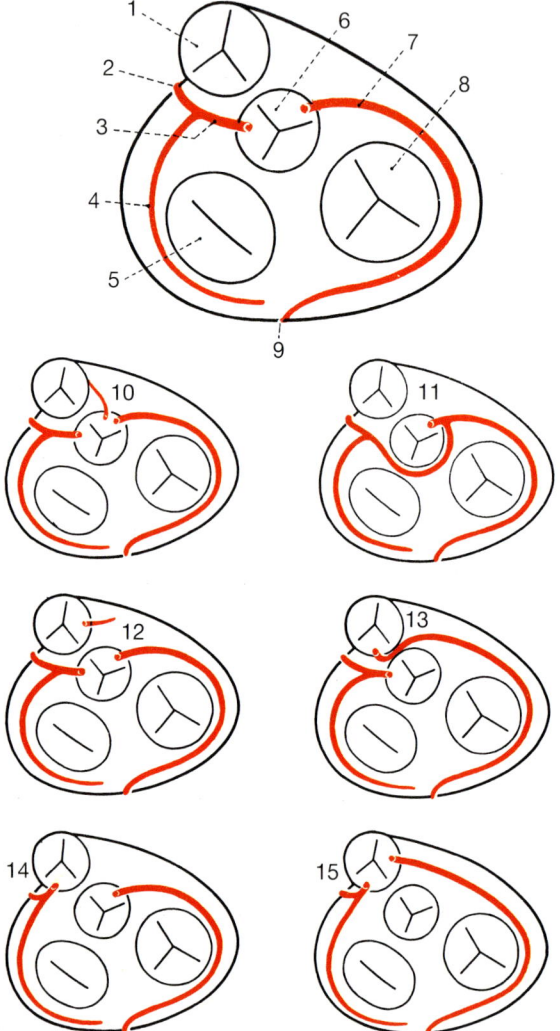

Abb. 361c-i. Ventilebene mit den Koronararterien (Ansicht von hinten oben, vgl. Abb. 354b) und wichtigen Varietäten. [li2]

1 Valva trunci pulmonalis + Valvulae semilunares
2 R. interventricularis anterior
3 A. coronaria sinistra
4 R. circumflexus
5 Valva atrioventricularis sinistra [Valva mitralis]
6 Valva aortae; Valvulae semilunares
7 A. coronaria dextra
8 Valva atrioventricularis dextra [Valva tricuspidalis]
9 R. interventricularis posterior
10 R. coni arteriosi entspringt direkt aus der Aorta
11 Gemeinsamer Ursprung beider Aa. coronariae
12 R. coni arteriosi entspringt aus Truncus pulmonalis
13 A. coronaria dextra entspringt aus Truncus pulmonalis
14 A. coronaria sinistra entspringt aus Truncus pulmonalis
15 Beide Aa. coronariae entspringen aus Truncus pulmonalis

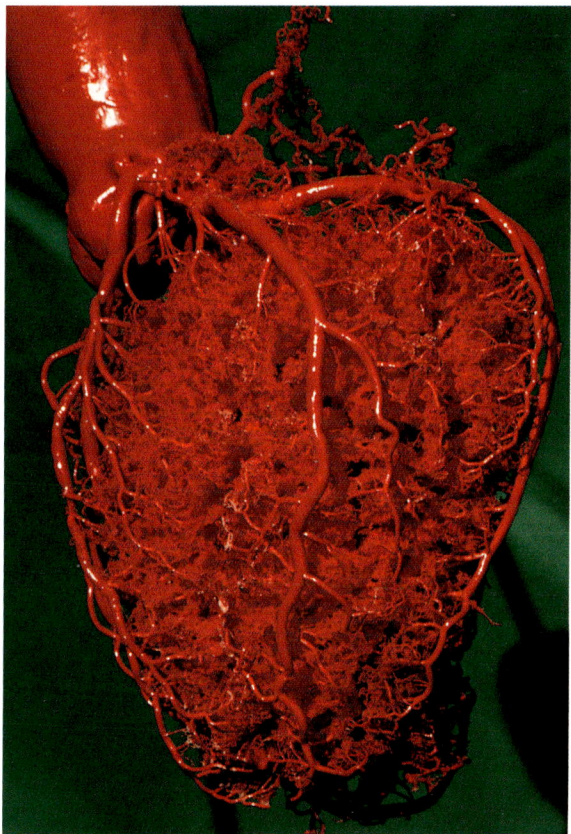

Abb. 362. Kunststoffausguß der Arterien des Herzens (Korrosionspräparat). Ein flüssiger roter Kunststoff wurde über die Aorta unter hohem Druck in die Koronararterien eingespritzt. Nach dem Härten des Kunststoffs wurde das Herzgewebe mit Laugen aufgelöst. Man sieht die großen Gefäße an der Oberfläche des Herzens verlaufen. Von ihnen ziehen kleine Äste in die Muskelwand des Herzens und zweigen sich dort in ein dichtes Netz auf. Das Bild zeigt die Aufzweigung der linken Koronararterie:
- im Bild links der R. interventricularis anterior,
- im Bild rechts der R. circumflexus,
- in der Mitte der R. marginalis sinister. [li5]

der Stelle des Verschlusses ab: Ist der Hauptstamm einer Arterie betroffen, so fällt ein großer Bereich aus. Wird hingegen nur ein kleiner Seitenast befallen, so ist der Schaden entsprechend kleiner.
- Eine Koronararterie kann „aus heiterem Himmel" ohne irgendwelche Vorbeschwerden durch ein eingeschwemmtes Blutgerinnsel plötzlich verschlossen werden.
- Häufiger geht jedoch eine über Jahre allmählich zunehmende Arteriosklerose der Koronararterien voraus (*Koronarsklerose*). Die Lichtung der Arterie wird dabei allmählich enger. Der Patient ist anfangs beschwerdefrei. Erst wenn die Lichtung um mehr als ⅔ eingeengt wird, treten Schmerzen auf (*Angina pectoris*, wörtlich „Brustenge", lat. angina = Enge, pectus, pectoris = Brust).
- Der völlige Verschluß kommt dann meist durch ein plötzliches Aufquellen der kranken Gefäßinnenwand, den Aufbruch eines Fett-Kalk-Herdes (Atheroms), eine Blutung in die Gefäßwand, das Abscheiden eines Blutgerinnsels usw. zustande.

■ **Risikofaktoren**: Die Erkrankung der Koronararterien und damit der Herzinfarkt werden begünstigt durch die sogenannten „Risikofaktoren":
- Rauchen (vor allem „Inhalieren").
- zu hoher Blutdruck (Hypertonie).
- zu viel Cholesterin im Blut (Hypercholesterinämie).
- zu viel Glucose im Blut (Hyperglykämie, bei der Zuckerkrankheit = Diabetes mellitus).
- zu viel Harnsäure im Blut (Hyperurikämie, z.B. bei der Gicht).

■ **Verlauf der koronaren Herzkrankheit**: Unter dem Begriff „koronare Herzkrankheit" (oft abgekürzt KHK) werden alle Stadien der Koronarsklerose bis zum Herzinfarkt zusammengefaßt. Normalerweise durchläuft der Patient folgende Krankheitsabschnitte:
- Beschwerdefreies (*asymptomatisches*) *Stadium*: Die Veränderungen in der Wand der Koronararterien beginnen häufig schon beim jungen Erwachsenen. Er schlägt alle Warnungen vor dem Rauchen in den Wind, weil er keinerlei Beschwerden durch das Rauchen verspürt. Meist dauert es Jahrzehnte, bis die Veränderungen der Gefäßwand so weit fortgeschritten sind, daß Schmerzen auftreten.
- *Stabile Angina pectoris*: Schmerzen in der Herzgegend (zum linken Arm, zum Hals und zum Oberbauch ausstrahlend) werden nur nach größeren Anstrengungen und meist nur für wenige Sekunden bis Minuten verspürt.
- *Instabile Angina pectoris* (Präinfarktangina): Schmerzen in der Herzgegend treten schon nach kleinen Anstrengungen oder Aufregungen oder sogar ohne ersichtlichen Anlaß (Intermediärschmerz) auf, sind stärker oder halten länger an. Mit stärkeren Schmerzen ist häufig Angst verbunden.
- *Herzinfarkt*: Der Schmerz steigert sich allmählich oder setzt unvermittelt in unerträglicher Heftigkeit ein. Den Patienten befällt Todesangst. Manchmal bricht er bewußtlos zusammen. Die Hälfte der Patienten stirbt in diesem Anfall oder in den nächsten Stunden.
- *Folgezustand nach Herzinfarkt*: Nach dem Herzinfarkt bleibt eine kleinere oder größere Narbe im Herzmuskel zurück. Der Herzmuskel kann nicht in nennenswertem Maße neue Muskelfasern bilden. Was zerstört ist, ist endgültig verloren. Der tote Bezirk kann nur durch Bindegewebe ausgefüllt werden. Deshalb ist in jedem Fall die Leistungsfähigkeit des Herzens herabgesetzt. Der Grad der Herzschwäche entspricht dem Ausmaß des Narbenbereichs.

Wird der Herzinfarkt überlebt, so ist die Gefahr noch nicht beseitigt. Es drohen:
- *Reinfarkt* (neuerlicher Herzinfarkt): Meist sind die Koronararterien nicht nur an der Stelle erkrankt, an welcher der erste Herzinfarkt ausgelöst wurde. Dann sind auch andere Abschnitte der Koronararterien infarktgefährdet. Es ist also jederzeit ein neuer Herzinfarkt zu erwarten. Die Überlebensaussicht ist schlechter als beim ersten Herzinfarkt. Nur wenige Patienten überleben 3 Herzinfarkte.
- *Aneurysma* (Ausbuchtung) der Herzwand: Das den abgestorbenen Herzmuskel ersetzende Narbengewebe wird allmählich durch den Druck im Herzen gedehnt. Je nach Ausdehnung der Narbe buchtet sich ein kleinerer oder größerer Bereich der Herzwand vor. Dies mindert die Herzleistung und begünstigt Thrombosen und Rhythmusstörungen.
- *Klappeninsuffizienz*: Die Papillarmuskeln verhindern das Durchschlagen der Segel der Vorhof-Kammer-Klappen. Sind diese Muskeln durch den Infarkt ausgeschaltet, so schließen die Klappen nicht mehr dicht (Mitral- und Trikuspidalinsuffizienz): Bei der Kammersystole wird Blut in die Vorhöfe zurückgespritzt. Das Herz arbeitet dann unwirtschaftlich. Dies verstärkt die schon bestehende Herzschwäche.
- *Herzrhythmusstörungen*: wenn Teile des Erregungsleitungssystems (#357) im Infarktgebiet liegen. Da Sinusknoten und AV-Knoten meist von der rechten Koronararterie versorgt werden, sind bei deren Verschluß Rhythmusstörungen häufig.

■ **Operation**: Die verengten Bereiche in den Koronararterien müssen entweder

❶ auf die normale Weite aufgedehnt werden (*Ballondilatation* = PTCA = perkutane transluminale koronare Angioplastie). Der Ballonkatheter wird wie bei der Koronarographie (#361) über eine A. femoralis oder A. brachialis in die verengte Koronararterie eingeführt. Da hierzu keine Narkose nötig ist, kann der Patient den Eingriff am Bildschirm verfolgen.

❷ oder durch Einsetzen eines Gefäßes überbrückt werden (*Bypass*). Die Bypass-Operation wird in der Regel mit Hilfe der Herz-Lungen-Maschine vorgenommen:
• *Aortokoronarer Bypass*: Dazu entnimmt man Venen meist vom Unterschenkel und pflanzt Stücke passender Länge zwischen Aorta und Koronararterie so ein, daß der kranke Bereich übersprungen wird. Voraussetzung dafür ist, daß die betreffende Koronararterie nur in einem begrenzten Abschnitt verengt und im Bereich der Aufzweigung in feine Äste noch gesund ist. Dies muß man vor der Operation durch eine Röntgenuntersuchung mit Kontrastmittel (Koronarographie) klären. Reichen die Veränderungen bis in die Aufzweigungen hinein, so müssen die einzelnen Äste getrennt versorgt werden. Deshalb werden meist 3, manchmal sogar 4-6 Venenstücke eingepflanzt.
• *Mammaria-Bypass*: Anstelle der freien Überbrückung mit Venen leitet man eine A. thoracica interna (ältere Bezeichnung A. mammaria interna) um. Bei diesem Bypass fließt das Blut aus dem Aortenbogen über die A. subclavia zur A. thoracica interna und weiter in den gesunden Abschnitt der betreffenden Koronararterie.

#363 Entwicklung

■ **Hinweise zum Studium**: Die Entwicklung des Herzens gehört zu den am schwierigsten zu verstehenden Kapiteln der Anatomie. Während man sich am auch nicht gerade einfachen Herzen des Erwachsenen durch sorgfältiges Studium des Präparats nach einiger Zeit zurechtfinden kann, ist man bei embryonalen Organen weitgehend auf Beschreibungen und mehr oder weniger unzulängliche Abbildungen angewiesen. Liest man verschiedene Bücher zu diesem Kapitel, so wird man zunächst durch unterschiedliche Bezeichnungen und Definitionen verwirrt. Für ein eingehendes Studium der Herzentwicklung wird man einige Tage ansetzen müssen. Dieses erschließt dann zwar ein tieferes Verständnis der Mißbildungen des Herzens (der angeborenen „Herzfehler"), doch erscheint es mir fraglich, ob sich der Aufwand für den späteren Allgemeinarzt lohnt. Der Gegenstandskatalog fordert glücklicherweise nur „Grundkenntnisse". Unter diesem Aspekt werden im folgenden die Grundzüge der Herzentwicklung auf der Basis der internationalen Nomenklatur dargestellt.

Tab. 363. Hauptphasen der Entwicklung des Herzens
• Herzschlauch
• Herzschleife
• vierkammeriges Herz

■ **Herzschlauch**: Gegen Ende der 3. Entwicklungswoche beginnen in einem Zellstrang an der Grenze von extra- und intraembryonalem Mesoderm kranial des Vorderdarms lebhafte Zellteilungen. In diesem *Mesoderma cardiogenicum* treten Bläschen auf, die allmählich eine zusammenhängende Lichtung bilden. Es ist umstritten, ob 2 paarige Anlagen verschmelzen oder die Herzanlage primär unpaar ist. Um den Endokardschlauch liegende Zellen bilden die erste Anlage von Herzmuskel und Epikard. Bald sind erste Kontraktionen zu beobachten.
• In der 4. Entwicklungswoche erfolgt die Abfaltung des Embryos: Dieser wächst sehr rasch (er verdoppelt in dieser Woche seine Länge). Dabei bleibt die dem Dottersack zugewandte ventrale Mitte zurück. Die Folge ist die Einkrümmung des kranialen und kaudalen Endes und der Seiten. Mit der kranialen Abfaltung wird die Herzanlage um 180° vor den sich zu einem Rohr schließenden Vorderarm verschoben.

■ **Herzschleife**: Das Herz wächst jetzt rascher als seine Umgebung. Es krümmt sich zunächst u-förmig mit dem Scheitel nach rechts, dann wird die Krümmung s-förmig (liegendes S) mit einer weiteren Ausbuchtung nach dorsal (Abb. 363a). Nacheinander werden folgende Abschnitte vom Blut durchströmt:
• *Sinus venosus*: Die Sammelstelle der paarigen venösen Einflußbahnen ist etwa H-förmig angeordnet: Ein Querteil verbindet die beiden „Sinushörner". Diese nehmen die paarigen Kardinalvenen des Embryos, die Dottersackvenen und die Nabelvenen auf.
• *Atrium primitivum*: Der Sinus mündet in den gemeinsamen Vorhof, wobei die Öffnung durch eine Klappe gesichert ist.
• *Ventriculus primitivus*: Die gemeinsame Herzkammer wird durch eine Engstelle des Herzschlauchs, den Atrioventrikularkanal (*Canalis atrioventricularis*), gegen den Vorhof abgesetzt.
• *Bulbus cordis*: Die Ausflußbahn zweigt sich über den *Truncus arteriosus* in die beiden ventralen Aorten (#393) auf. Die links stehende Kammer bildet mit dem rechts vorn liegenden Bulbus eine u-förmige Schleife. Durch die Zusammenlagerung der Wände entsteht eine Art Scheidewand zwischen Kammer und Bulbus, die unten eine Verbindung freiläßt (*Ostium bulboventriculare*). Bei der Schleifenbildung legt sich der Vorhof von hinten an den Bulbus cordis an.

Gegen Ende der 4. Entwicklungswoche laufen regelmäßig peristaltische Wellen vom Sinus venosus zum Truncus arteriosus. In der 5. Entwicklungswoche besteht ein wirksamer Blutkreislauf im Embryo.
Der primitive Vorhof umgreift in der 5. Entwicklungswoche den Bulbus cordis und das Anfangsstück des Truncus arteriosus u-förmig von dorsal. Dadurch entstehen 2 nach ventral gerichtete Aussackungen, die späteren Herzohren.

■ **Vorhofseptum**:
• An der Grenze zwischen rechtem und linkem Vorhof wächst von hinten oben eine sichelförmige Scheidewand (*Septum primum*) nach unten (Abb. 363b). Sie engt die offene Verbindung der beiden Vorhöfe = *Foramen interatriale primum* immer mehr ein.
• Damit droht eine völlige Trennung der beiden Vorhöfe in einem Zeitpunkt, zu dem diese noch nicht erwünscht ist, denn die Lungenstrombahn soll im intrauterinen Leben entlastet werden. Die einfachste Lösung scheint zunächst, das Wachstum des Septum

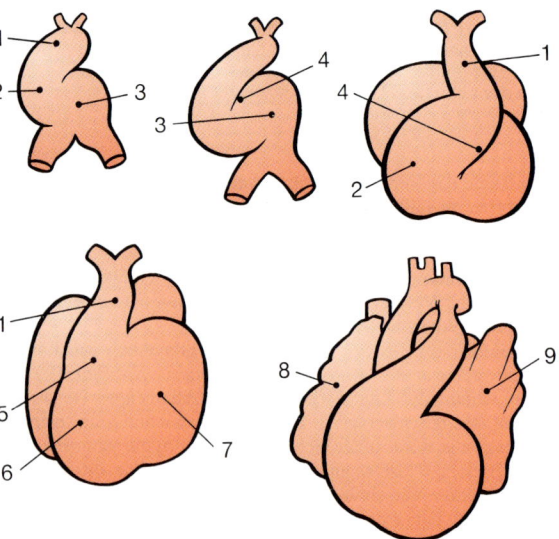

Abb. 363a-e. Entwicklung der äußeren Form des Herzens durch Schleifenbildung. [ba1]

1 Truncus arteriosus	6 Ventriculus dexter
2 Bulbus cordis	7 Ventriculus sinister
3 Ventriculus primitivus	8 Atrium dextrum
4 Sulcus bulboventricularis	9 Atrium sinistrum
5 Conus arteriosus	

primum rechtzeitig zu beenden. Die Natur macht es anders. Sie läßt das Septum primum bis zum Ende weiter wachsen, aber gleichzeitig in seinem oberen Bereich eine neue Öffnung einreißen (*Foramen interatriale secundum*).
* Um dieses Loch nach der Geburt schnell verschließen zu können, wächst rechts vom Septum primum eine zweite sichelförmige Scheidewand (*Septum secundum*) ein Stück weit vor, jedoch nur soweit, daß der Blutstrom durch das *Foramen secundum* nicht behindert wird. Den von Septum secundum und Septum primum gebildeten Kanal nennt man *Foramen ovale*.
* Der Atrioventrikularkanal dehnt sich nach rechts aus. Zwei „Endokardkissen" wachsen von hinten und vorn in seine Lichtung ein und trennen so die späteren Mitral- und Trikuspidalklappen. Sie vereinigen sich mit dem Septum primum der Vorhofscheidewand und schließen damit zugleich das Foramen primum.
* Die großen Venen beginnen sich links zurückzubilden und rechts zu verstärken. Das linke Sinushorn verkümmert allmählich. Das rechte Sinushorn verstärkt sich und wird teilweise in den rechten Vorhof einbezogen. Die beiden großen Venen des rechten Sinushorns werden die obere und V. cava inferior. Das Querstück des *Sinus venosus* wird zur Herzkranzbucht (*Sinus coronarius*). Die Mündung der Lungenvenen wird in den linken Vorhof einbezogen. Beim erwachsenen Herzen kann man die eigentlichen Vorhofabschnitte an den Muskelkämmen (*Mm. pectinati*) von den glattwandigen ehemaligen Venenabschnitten unterscheiden.

■ **Ventrikelseptum**:
* Nach der Schleifenbildung strömt das Blut aus dem Vorhof durch den Atrioventrikularkanal in die Herzkammer, die sich hauptsächlich zur linken Kammer weiterentwickelt. Von da gelangt es durch das *Ostium bulboventriculare* in den Bulbus, der im wesentlichen in der späteren rechten Kammer aufgeht. Die Scheidewand zwischen Bulbus und Kammer kann nicht zum Ventrikelseptum werden, weil sonst die linke Kammer keinen Abfluß, die rechte keinen Zufluß hätte. Diese Scheidewand muß sich daher zumindest teilweise zurückbilden.
* In der 6. Entwicklungswoche wächst eine muskulöse Scheidewand (*Septum interventriculare*) von der Herzspitze her zwischen den beiden Kammern ein. Zwischen ihr und den beiden Endokardkissen bleibt zunächst noch das *Foramen interventriculare* (Zwischenkammerloch) offen, bis der Anschluß des linken Ventrikels an die Aorta vollzogen ist. Der Verschluß erfolgt in der 7. Entwicklungswoche unter Beteiligung der Scheidewand der Ausflußbahn (*Septum spirale*). Dabei entsteht der membranöse Teil des Ventrikelseptums.

■ **Trennung von Aorta und Truncus pulmonalis**: Bulbus cordis und Truncus arteriosus bilden die gemeinsame Ausflußbahn zu Aorta (4. Schlundbogenarterie) und Lungenarterie (6. Schlundbogenarterie, #393). Mit zunehmender Trennung der beiden Herzkammern entsteht auch ein Bedürfnis nach Trennung der Ausflußbahn.
* Je 2 Längswülste im Truncus arteriosus und im Bulbus cordis verwachsen unter einer schraubigen Drehung (*Septum aorticopulmonale* und *Septum spirale*). In der Ausflußbahn überkreuzen sich damit der Blutstrom von der linken Kammer zur rechts liegenden Aorta ascendens und von der rechten Kammer zum links liegenden Truncus pulmonalis.
* Die Scheidewand der Ausflußbahn verwächst mit dem Ventrikelseptum und verschließt das *Foramen interventriculare* derartig, daß der Blutstrom aus der linken Kammer nur in die Aorta, aus der rechten Kammer nur in den Truncus pulmonalis gelangen kann.

■ **Klappenbildung**:
* Die Taschenklappen gehen aus ursprünglich 4 Bindegewebewülsten hervor. Zwischen 2 dieser Wülste wächst das *Septum aorticopulmonale* ein und teilt sie. Dadurch erhält jedes Ventil 3 Taschen. Durch Gewebeabbau werden die Taschen ausgehöhlt.
* Die Segelklappen bilden sich aus Endokardkissen mit dem darunterliegenden Herzmuskel. Zwischen Muskelsträngen entstehen Hohlräume. Die Endokardkissen werden zu den Segeln, die Muskelstränge zu den Papillarmuskeln und Sehnenfäden umgestaltet.

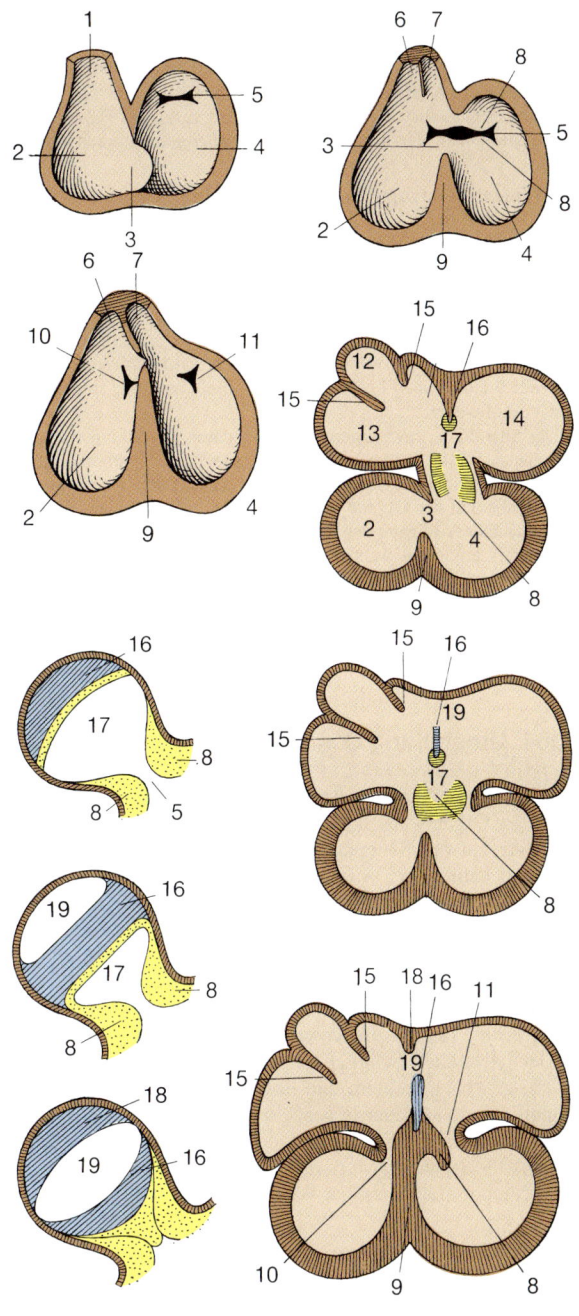

Abb. 363f-n. Entwicklung der Herzscheidewände. *[kk]*

1 Bulbus cordis
2 Ventriculus dexter
3 Foramen interventriculare
4 Ventriculus sinister
5 Canalis atrioventricularis
6 Truncus pulmonalis
7 Pars ascendens aortae [Aorta ascendens]
8 Tuber endocardiale
9 Septum interventriculare
10 Valva atrioventricularis dextra [Valva tricuspidalis]
11 Valva atrioventricularis sinistra [Valva mitralis]
12 Sinus venosus
13 Atrium dextrum
14 Atrium sinistrum
15 Valva sinus venosi
16 Septum primum
17 Foramen interatriale primum
18 Septum secundum
19 Foramen interatriale secundum

■ **Abstieg des Herzens**: Das Herz wird zunächst am vorderen Ende des Keimschilds angelegt und gelangt beim Schluß des Darmrohrs in den Halsbereich. In der 7. Entwicklungswoche (also nach Ausbildung der Schlundbogenarterien, #393) wird es infolge Streckens des Embryos in den Brustbereich verlagert. Dabei zieht es die autonomen Herznerven aus dem Halsbereich mit nach unten.

■ **Pränatal bevorzugte Sauerstoffversorgung des Kopfes**: Der rechte Vorhof hat vor der Geburt 2 Eingänge (V. cava superior + inferior) und 2 Ausgänge (Trikuspidalklappe und Foramen ovale). Im rechten Vorhof überkreuzen sich mithin 2 Blutströme (Abb. 364):
- Das aus der Nabelvene über die V. cava inferior in den rechten Vorhof einströmende sauerstoffreiche Blut wird durch eine Endokardfalte (die „Klappe" der unteren Hohlvene, *Valvula venae cavae inferioris*) zum ovalen Loch geleitet und fließt so direkt in den linken Vorhof weiter.
- Das über die V. cava superior in den rechten Vorhof einströmende sauerstoffarme Blut aus dem Kopfbereich fließt überwiegend weiter zur rechten Kammer. Dieses Blut gelangt über den Truncus pulmonalis und den Ductus arteriosus in den absteigenden Teil der Aorta nach dem Abgang der Arterien für den Kopf.
- Dadurch erhält das wachsende Gehirn sauerstoffreiches, die untere Körperhälfte hingegen relativ sauerstoffarmes Blut (Abb. 149, 364). Der Kopfbereich wird mithin in der Entwicklung begünstigt.

#364 Umstellung des Herzens bei der Geburt

■ **Öffnung des Lungenkreislaufs**: Im intrauterinen Leben wird der Organismus nicht über die Lungen, sondern über die Plazenta mit Sauerstoff versorgt (#149). Der Lungenkreislauf kann daher praktisch ausgeschaltet werden, da die Lunge noch keine Funktion ausübt, sondern lediglich heranwächst. Der Lungenkreislauf muß jedoch so vorbereitet werden, daß er bei der Geburt in wenigen Sekunden eingeschaltet werden kann und dann sofort (nahezu) voll leistungsfähig ist. Die „Schaltstellen" sind die Kurzschlüsse vom rechten Herzen zur Aorta (Abb. 364, 149):
- Der „schnelle" Schalter ist das *Foramen ovale* (ovales Loch) zwischen rechtem und linken Vorhof. Es kann funktionell nahezu schlagartig geschlossen werden.
- Der „langsame" Schalter ist der *Ductus arteriosus* (Botallo-Arteriengang) zwischen Lungenarterie und Aorta. Er bildet sich im Laufe einiger Wochen zurück (#392).

■ **Schluß des Foramen ovale**:
- Das ovale Loch ist als Ventil konstruiert: Ist der Druck im rechten Vorhof höher als im linken, so klafft der Spalt zwischen Septum primum und Septum secundum. Ist der Druck links größer, so wird das nachgiebigere Septum primum gegen das rechts von ihm stehende steifere Septum secundum gepreßt und dabei das Foramen ovale verschlossen.
- Bei der Geburt hört die Sauerstoffversorgung über die Plazenta auf. Dadurch steigt der CO_2-Gehalt des Blutes. Über Chemorezeptoren wird die Einatmung ausgelöst und dabei die Lunge entfaltet. Durch den Unterdruck im Brustkorb wird Blut aus dem rechten Herzen in die Lungen gesaugt. Der Druck im rechten Vorhof sinkt. Das Blut gelangt über die Lunge in den linken Vorhof, so daß dort der Druck steigt. Das Druckgefälle zwischen rechtem und linkem Vorhof kehrt sich also um. Durch den höheren Druck im linken Vorhof wird, wie beschrieben, das Loch zwischen den Vorhöfen geschlossen.

Bei etwa 80 % der Menschen verwachsen *Septum primum* und *Septum secundum* vollständig. Bei etwa 20 % der Erwachsenen ist zwischen den beiden Scheidewänden ein Spalt zu sondieren. Trotzdem kommt es infolge der Anordnung von Septum primum + secundum zu keinem Blutdurchfluß. Durch den höheren Druck im linken Vorhof werden die Scheidewände aneinander gepreßt (systolischer Vorhofdruck links 7-11, rechts 2-5 mmHg, diastolischer Druck links 5-9, rechts 0-2 mmHg).

#365 Herzfehler

Unter dem Begriff Herzfehler faßt man angeborene oder erworbene Bauabweichungen der Herzklappen, der Herzscheidewände und der großen Gefäße zusammen, die zu Funktionsstörungen führen.

■ **Ursachen von Entwicklungsstörungen**: Die Unterteilung in rechtes und linkes Herz vollzieht sich am ständig schlagenden Herzen. Dabei müssen sich von verschiedenen Seiten in die Lichtung einwachsende Trennwände (#363) an bestimmten Punkten treffen und dabei zum Teil sogar noch schraubige Drehungen und Rückdrehungen vollziehen. Eigentlich ist es dann eher erstaunlich, daß nur 0,8 % aller Neugeborenen mit schweren Entwicklungsfehlern des Herzens behaftet sind. Angeborene Herzfehler müssen nicht vererbt sein. Sie können auch auf einer Erkrankung des Embryos beruhen. Bekanntestes Beispiel sind die Röteln. Sie greifen von der Mutter immer auf den Embryo über. Herzfehler entstehen allerdings nur dann, wenn die Erkrankung zum Zeitpunkt der hauptsächlichen Herzentwicklung erfolgt (3.-8. Entwicklungswoche).

■ **Typen angeborener Herzfehler**: Bei Störungen der Frühphase der Herzentwicklung (des Herzschlauchs) wird das Herz gar nicht erst arbeitsfähig. Der Embryo stirbt dann schon im zweiten Schwangerschaftsmonat und geht ab (Fehlgeburt). Mit Herzfehlern können also nur Kinder lebend geboren werden, bei denen die Herzleistung zumindest für das Leben im Uterus ausreichte. Es handelt sich dabei überwiegend um eine fehlerhafte Trennung des rechten und linken Herzens.

Tab. 365a. Relative Häufigkeit angeborener Herzfehler (in Prozent aller angeborenen Herzfehler)	
Ventrikelseptumdefekt (VSD)	etwa 20 %
Vorhofseptumdefekt (ASD)	etwa 12 %
Dextroposition der Aorta („reitende Aorta") *	etwa 11 %
Transposition der großen Arterien (TGA) *	etwa 8 %
Persistierender Ductus arteriosus (PDA) *	etwa 12 %
Aortenisthmusstenose (Coarctatio aortae) *	etwa 7 %

* beschrieben in #394

Außer den 6 in Tab. 365a genannten Herzfehlern gibt es noch eine Fülle weiterer: Verengungen oder Verschluß von Herzklappen, fehlerhafte Mündung der Lungenvenen, verdoppelte Aorta usw. Sie alle können in unterschiedlichen Schweregraden und in vielfältigen Kombinationen auftreten, so daß es letztlich Hunderte verschiedener Herzfehler gibt. Eine häufige Kombination ist die Fallot-Tetralogie (etwa 11 %, #394).

■ **Septumdefekte**: Sie ermöglichen das Durchmischen von sauerstoffarmem Blut im rechten Herzen mit sauerstoffreichem Blut im linken Herzen. Die Richtung des Blutstroms durch das Loch wird durch den unterschiedlichen Druck im rechten und linken Herzen bestimmt:
- von links nach rechts gerichtete Blutströmung (*Links-rechts-Shunt*, engl. shunt = Nebenschluß): Normalerweise ist nach der Geburt der Druck im linken Herzen höher als im rechten. Durch ein Loch in der Kammer- oder Vorhofscheidewand fließt daher sauerstoffreiches Blut aus dem linken in das rechte Herz.
- von rechts nach links gerichtete Blutströmung (*Rechts-links-Shunt*): Vor der Geburt ist der Druck im rechten Herzen höher.

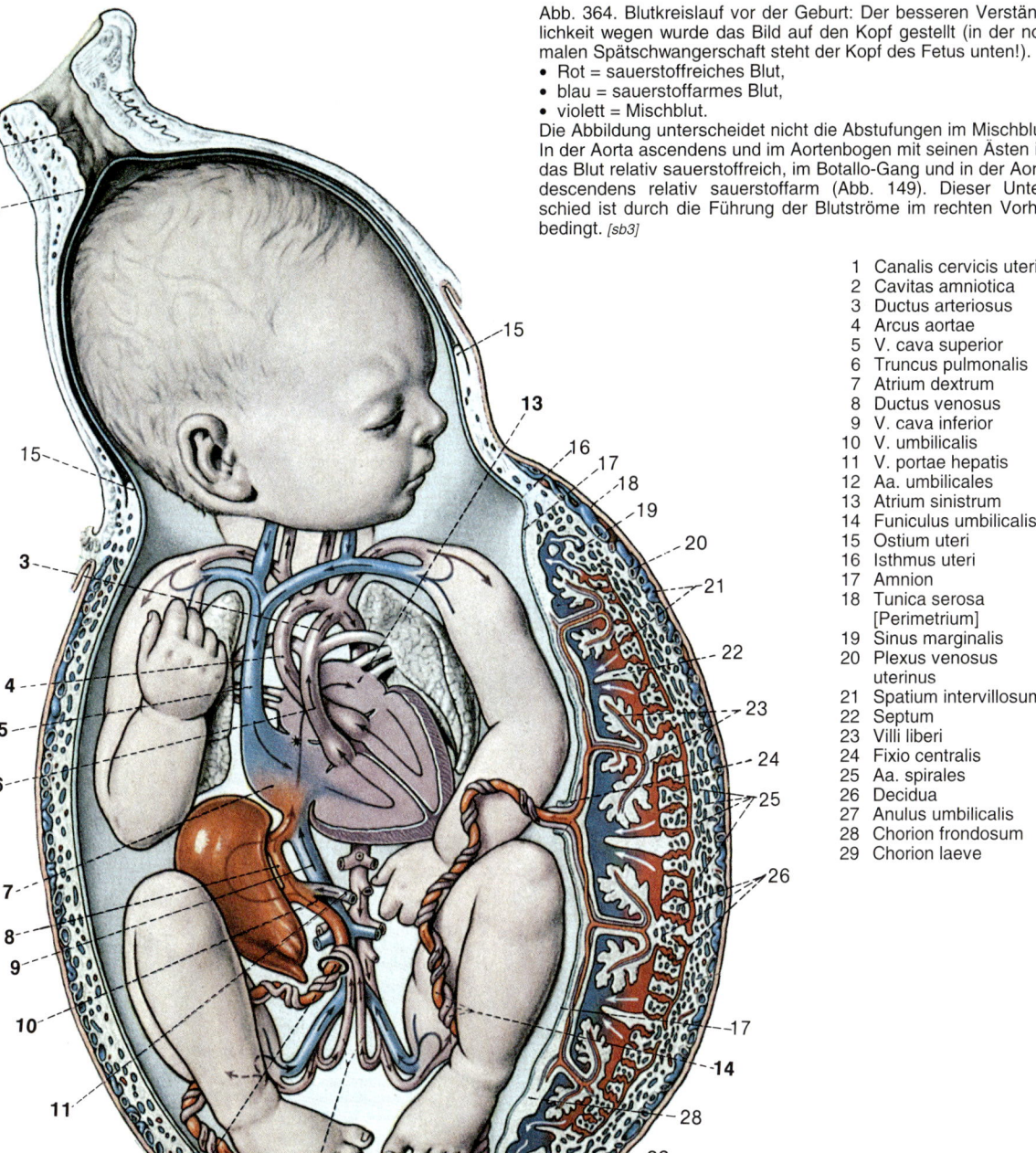

Abb. 364. Blutkreislauf vor der Geburt: Der besseren Verständlichkeit wegen wurde das Bild auf den Kopf gestellt (in der normalen Spätschwangerschaft steht der Kopf des Fetus unten!).
• Rot = sauerstoffreiches Blut,
• blau = sauerstoffarmes Blut,
• violett = Mischblut.
Die Abbildung unterscheidet nicht die Abstufungen im Mischblut: In der Aorta ascendens und im Aortenbogen mit seinen Ästen ist das Blut relativ sauerstoffreich, im Botallo-Gang und in der Aorta descendens relativ sauerstoffarm (Abb. 149). Dieser Unterschied ist durch die Führung der Blutströme im rechten Vorhof bedingt. [sb3]

1 Canalis cervicis uteri
2 Cavitas amniotica
3 Ductus arteriosus
4 Arcus aortae
5 V. cava superior
6 Truncus pulmonalis
7 Atrium dextrum
8 Ductus venosus
9 V. cava inferior
10 V. umbilicalis
11 V. portae hepatis
12 Aa. umbilicales
13 Atrium sinistrum
14 Funiculus umbilicalis
15 Ostium uteri
16 Isthmus uteri
17 Amnion
18 Tunica serosa [Perimetrium]
19 Sinus marginalis
20 Plexus venosus uterinus
21 Spatium intervillosum
22 Septum
23 Villi liberi
24 Fixio centralis
25 Aa. spirales
26 Decidua
27 Anulus umbilicalis
28 Chorion frondosum
29 Chorion laeve

Deshalb fließt das Blut durch das ovale Loch und durch den Ductus arteriosus (Botallo-Arteriengang) von rechts nach links. Nach dem ersten Atemzug schlägt das Druckgefälle um. Dadurch wird die Tür des ovalen Lochs geschlossen. Durch den Ductus arteriosus fließt dann Blut aus der Aorta zur Lungenarterie. Im Leben nach der Geburt kann sich nur unter krankhaften Bedingungen im rechten Herzen ein höherer Druck entwickeln als im linken. Dies ist z.B. bei der Pulmonalstenose der Fall, wenn die rechte Herzkammer das Blut unter erhöhtem Druck durch die Engstelle hindurchpressen muß.

• Beim *Rechts-links-Shunt* wird sauerstoffarmes Blut unter Umgehung der Lunge in das linke Herz gespritzt. Dort mischt es sich mit dem sauerstoffreichen Blut, das aus der Lunge kommt. Das Ergebnis ist ein „Mischblut" mit herabgesetztem Sauerstoffgehalt. Dieses Blut ist dunkler als normales arterielles Blut. Die Haut nimmt eine bläuliche Farbe an (*Zyanose* = Blausucht). Der ganze Körper wird schlechter mit Sauerstoff versorgt. Auch der Herzmuskel ist davon betroffen, weil die Koronararterien von Mischblut durchströmt werden.

❶ **Ventrikelseptumdefekt**: Ein persistierendes *Foramen interventriculare* liegt meist im Bereich des membranösen Teils der Kammerscheidewand. Es kommen jedoch auch Löcher im muskulären Teil vor.

❷ **Vorhofseptumdefekt**: Häufigste Ursache ist der mangelhafte Verschluß des *Foramen ovale* nach der Geburt. Ein Vorhofseptumdefekt kann jedoch auch auf einer mangelnden Verschmelzung des *Septum primum* mit den Endokardkissen (*Ostium-primum-Defekt*) oder auf einem übergroßen sekundären Loch (*Ostium-secundum-Defekt*) beruhen. Ein Loch in der Vorhofscheidewand führt ähnlich wie ein Loch in der Kammerscheidewand zu einem Links-rechts-Shunt. Der Druckunterschied zwischen den beiden Vorhöfen ist jedoch viel geringer als zwischen den beiden Kammern. Deshalb bestehen meist erst bei Löchern von mehr als 15 mm Durchmesser ernstere Beschwerden.

■ **Herzklappenfehler**: Grundsätzlich sind nur 2 Typen von Klappenfehlern möglich:
• *Klappenstenose*: Die Klappe öffnet sich nicht genügend weit. Der vorgelagerte Abschnitt des Herzens muß versuchen, durch höheren Druck die nötige Blutmenge durch die Engstelle zu pumpen. Höherer Druck erfordert eine dickere Muskelschicht. Je enger die Öffnung ist, desto höher muß der Druck sein, desto dicker wird die Herzwand. Die Blutgefäße der Herzwand lassen jedoch keine beliebige Verdickung zu. Irgendwann kommt der Zeitpunkt, an dem die Blutversorgung nicht mehr ausreicht. Dann schafft der betreffende Herzabschnitt sein Soll an Pumpleistung nicht mehr. Das Blut staut sich an. Der erlahmende Herzabschnitt erweitert sich (Dilatation, #352).
• *Klappeninsuffizienz*: Die Klappe schließt nicht dicht. Blut strömt beim Klappenschluß aus der Kammer in den Vorhof bzw. aus der Aorta oder Pulmonalarterie in die Kammer zurück. Diese Blutmenge muß beim nächsten Herzschlag erneut gepumpt werden. Dann fließt wieder eine entsprechend große Menge zurück. So pendelt ein Teil des Blutes ständig zwischen Kammer und Vorhof bzw. Arterie und Kammer hin und her („*Pendelblut*"). Der Herzmuskel muß dabei viel mehr pumpen, als dem Körper zugute kommt. Der betreffende Herzabschnitt vergrößert sich. Früher oder später wird er der höheren Belastung nicht mehr gerecht.
• Außer der reinen Klappenenge und der reinen Klappenundichte gibt es auch den *kombinierten Klappenfehler*: Eine zu enge Klappe schließt nicht dicht. Sieht man davon ab, sind insgesamt 8 Klappenfehler möglich: jeweils Stenose oder Insuffizienz bei 4 Herzklappen. Ist mehr als eine Herzklappe erkrankt, nennt man dies *Mehrfachklappenfehler*.

❶ **Entstehung**: Ein Herzklappenfehler ist entweder angeboren oder erworben:
• *Entwicklungsstörung*: Sie führt in der Regel zu einer zu engen Klappe (*Stenose*). Die ganze Klappe kann zu klein ausgefallen sein. Es kann aber auch ein an die Klappe angrenzende Teil des Herzens oder der großen Arterien stark unterentwickelt sein. Im Extremfall ist eine Klappe völlig verschlossen (*Klappenatresie*). Dann muß noch eine weitere Entwicklungsstörung das Blut irgendwie um die verschlossene Klappe herumleiten, sonst könnte der Patient nicht leben. Die häufigste Entwicklungsstörung der Herzklappen ist die Pulmonalstenose.
• *Endokarditis* (Herzinnenhautentzündung): Die Klappensegel und -taschen sind Teile des Endokards. Bei dessen Entzündung können sie anschwellen und miteinander verkleben. Die Folge ist die Verengung der Klappe. Die Klappensegel und -taschen können nach der Entzündung aber auch schrumpfen, oder die Entzündung führt zu Löchern in ihnen. Die Folge ist dann der undichte Verschluß. Die Klappensegel können sich auch nicht mehr aneinander legen, wenn die Sehnenfäden der Klappensegel schrumpfen, miteinander verkleben oder reißen. Die Endokarditis ist am häufigsten Begleiterscheinung des rheumatischen Fiebers, das z.B. von einer Eiterung der Gaumenmandeln ausgehen kann. Es kommt aber auch der direkte Befall des Endokards durch Bakterien bei der Blutvergiftung (Sepsis) vor. Die Klappen des linken Herzens (mit der schwereren Arbeit) werden durch Endokarditiden stärker geschädigt als die des rechten. Der häufigste Herzklappenfehler beim rheumatischen Fieber ist die Mitralstenose (Tab. 365b).
• *Herzinfarkt*: Wird der Herzinfarkt überlebt, so entsteht häufig eine Mitralinsuffizienz, wenn die Papillarmuskeln ausfallen oder der Klappenring überdehnt wird.
• *Verkalkung*: Auch ohne Endokarditis kann sich das Klappengewebe verhärten (*Sklerose*) und anschließend verkalken. Die Klappe wird dadurch eingeengt. Am häufigsten kommt dies bei der Aortenklappenstenose vor.

Tab. 365b. Relative Häufigkeit der Herzklappenfehler des Erwachsenen (in Prozent aller Herzklappenfehler)	
Mitralklappe	etwa 70 %
Aortenklappe	etwa 25 %
Trikuspidalklappe	etwa 4 %
Pulmonalklappe	unter 1 %

❷ **Schweregrade**: Die Beschwerden bei einem Herzklappenfehler hängen naturgemäß vom Ausmaß der Einengung oder Undichtigkeit ab. Gewöhnlich unterscheidet man entsprechend den Empfehlungen der New York Heart Association (NYHA) 4 Stadien:
• *Stadium 1*: Ein Herzklappenfehler ist zwar mit entsprechenden Untersuchungen nachweisbar, der Patient hat jedoch (noch) keine Beschwerden.
• *Stadium 2*: Beschwerden (Atemnot, Beinschwellungen usw.) treten nur nach starker körperlicher Anstrengung auf.
• *Stadium 3*: Beschwerden werden schon durch leichte Anstrengung ausgelöst.
• *Stadium 4*: Beschwerden bestehen auch schon bei körperlicher Ruhe.

Herzklappenfehler führen regelmäßig zu Druckänderungen in einzelnen Herzabschnitten. Zur genauen Beurteilung eines Herzklappenfehlers ist daher eine Herzkatheteruntersuchung unumgänglich.

❸ **Mitralstenose**: Sie ist fast immer Folge einer rheumatischen Herzerkrankung. Dabei verwachsen die beiden Klappensegel an ihren Berührungskanten und engen so die Öffnung zunehmend ein. Eine gesunde Mitralklappe kann sich auf etwa 4-6 cm^2 öffnen. Bei der Einengung hängt das Ausmaß der Beschwerden von der verbleibenden Öffnungsfläche ab:
• *Stadium 1* = keine Beschwerden: Öffnungsfläche etwa 2,5-4 cm^2.
• *Stadium 2* = Atemnot nur bei stärkerer Anstrengung: Öffnungsfläche etwa 1,5-2 cm^2.
• *Stadium 3* = Atemnot schon bei geringer Anstrengung: Öffnungsfläche etwa 1-1,5 cm^2.
• *Stadium 4* = Atemnot schon in Ruhe, beginnendes Versagen des Herzens: Öffnungsfläche etwa 0,5-1 cm^2. Kleinere Öffnungsflächen reichen für das Weiterleben nicht aus.

Das Blut staut sich vor der Stenose im linken Vorhof an. Der Vorhof vergrößert sich. Kann der Vorhof das angestaute Blut nicht mehr fassen, so geht der Stau in die Lungenvenen zurück. Die Lungen füllen sich vermehrt mit Flüssigkeit. Der Blutstrom durch die Lungen wird langsamer. Dadurch wird die Sauerstoffaufnahme vermindert. Der Patient verspürt Atemnot. Von den Lungenvenen greift der Rückstau allmählich auch auf die Lungenarterien über. Die rechte Herzkammer muß nun gegen einen höheren Widerstand im Lungenkreislauf arbeiten und den Druck erhöhen. Die Wand der rechten Herzkammer ist aber viel schwächer als die der linken, und sie normalerweise der Druck im Lungenkreislauf nur etwa 1/7 dessen im Körperkreislauf beträgt. Die rechte Herzkammer muß ihre Wand verdicken, um den höheren Druck zu erzielen. Dies verschlechtert aber die Sauerstoffversorgung der einzelnen Herzmuskelfasern, weil die Kapillaren nicht in entsprechendem Maße zunehmen. Die rechte Herzkammer wird daher nach einiger Zeit die nötige Leistung nicht mehr erbringen können (*Rechtsherzinsuffizienz*). Nunmehr staut sich das Blut in den rechten Vorhof und schließlich in die Venen des Körperkreislaufs zurück.

Eine besondere Gefahr der Mitralenge ist die *arterielle Embolie*: Im Blutstau des linken Vorhofs bilden sich Blutgerinnsel, die in den Körperkreislauf ausgespült werden. Mehr als die Hälfte dieser Embolien geht in die Hirnarterien. Die Folge ist ein Hirnschlag. Die Gefahr der Gerinnselbildung ist besonders hoch, wenn sich der überlastete linke Vorhof nicht mehr rhythmisch zusammenzieht, sondern seine Muskelfasern ungeordnet zu arbeiten beginnen (*Vorhofflimmern*). Wegen dieser Gefahr sollte man eine zu enge Mitralklappe bereits in den Stadien 2 oder 3 sprengen. Bei starker Schrumpfung muß evtl. eine Ersatzklappe eingesetzt werden.

❹ **Mitralinsuffizienz**: Durch Lücken zwischen den Rändern der Klappensegel oder durch Löcher in den Klappensegeln strömt Blut in der Systole aus der linken Herzkammer in den linken Vorhof zurück. Dieses muß vom Vorhof erneut in die Kammer gepumpt werden (*Pendelblut*). Die Mehrbelastung des linken Herzens führt zunächst zur Erweiterung und schließlich zum Erlahmen. Dann staut sich wieder Blut in den Lungenkreislauf zurück, und der weitere Ablauf ähnelt dem bei der Mitralstenose beschriebenen.

❺ **Aortenklappenstenose**: Sie kann erworben (rheumatische Endokarditis) oder angeboren sein (Entwicklungsstörung). Die linke Herzkammer muß das Blut durch die Engstelle mit erhöhtem Druck hindurch pumpen. Sie muß deshalb ihre Wand verdikken. Die Koronararterien können meist mit dieser zunehmenden Verdickung der linken Kammerwand nicht Schritt halten. Die Folge ist eine unzureichende Sauerstoffversorgung der Muskelfasern. Anfälle von Angina pectoris sind Zeichen des Mißverhältnisses von Angebot und Nachfrage. Das Nachlassen der Kraft der linken Herzkammer drückt sich in Schwindelzuständen und plötzlichen Ohnmachten (Synkopen) aus, weil das Herz nicht genügend Blut zum Gehirn pumpen kann. Mit der Schwäche der linken Kammer beginnt der Blutrückstau in den Lungenkreislauf, wie er bei der Mitralstenose beschrieben wurde.

❻ **Operationen** bei Herzklappenfehlern:
• Eine verengte Klappe kann man durch „Sprengen" erweitern: Bei der Mitralstenose kann man z.B. durch einen kleinen Schnitt im linken Vorhof einen Dilatator einführen und ohne Sicht auf die Klappe mit dem Finger die Verengung aufsprengen. Einen besseren Überblick ermöglicht die offene Kommissurotomie.
• Eine undichte Klappe kann man durch sogenannte klappenerhaltende Operationen abzudichten versuchen: Verkürzen zu langer Sehnenfäden, Einsetzen eines Flickens (Patch) in Segellöcher, Einengen des Klappenrings durch Naht usw. Ist die Klappe so schwer geschädigt, daß sie nicht mehr instand gesetzt werden kann, so muß sie entfernt und dafür eine Ersatzklappe eingenäht werden. Es gibt „Kunstklappen" (aus Metall oder Kunststoff in vielen Modellen) und „Bioprothesen" (aus Körpergewebe). Bei Bioprothesen werden die Klappentaschen aus Perikard oder harter Hirnhaut zurechtgeschnitten. Man pflanzt aber auch komplette Klappen von Verstorbenen oder von Schweinen ein.

#366 Lage

■ Das Herz nimmt den mittleren Abschnitt des unteren Mediastinum (*Mediastinum medium*) ein. ⅔ liegen links, ⅓ rechts der Medianebene.
• Das Herz steht nicht vertikal, sondern schräg im Brustkorb (#354). Damit ruht nicht die Herzspitze, sondern die rechte Herzkammer auf dem Zwerchfell. Die rechte Kontur wird dementsprechend vom rechten Vorhof und darüber von der in ihn einmündenden V. cava superior (Abb. 366) gebildet, die linke Kontur von der linken Kammer, darüber dem linken Vorhof, der Lungenarterie und dem Aortenbogen.
• Das Herz ist etwas um seine Längsachse gedreht, so daß die rechte Herzkammer nach vorn, die linke mehr nach dorsal sieht.
• Das Herz ist auch noch etwas nach hinten geneigt, so daß die Herzspitze der Brustwand anliegt, der linke Vorhof jedoch dem Oesophagus.

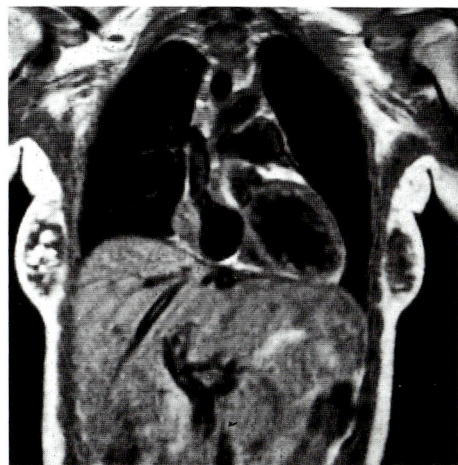

Abb. 366a. Frontales Kernspintomogramm (MRT) durch den Oberkörper. [he2]
• Das Herz hebt sich deutlich von den beiden Lungen ab. Beim Herzen ist der große dunkle Bereich (im Bild rechts) die linke Herzkammer mit dem Anfang der Aorta. Links daneben im Bild der rechte Vorhof mit der von oben kommenden V. cava superior. Oberhalb der linken Kammer der Truncus pulmonalis und der Aortenbogen.
• Unter dem Herzen sieht man in der großen Leber die Vv. hepaticae als dunkle Bänder auf den rechten Vorhof zulaufen.

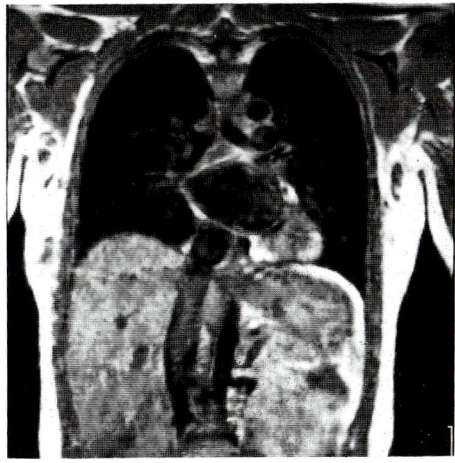

Abb. 366b. Frontales Kernspintomogramm (MRT) des Oberkörpers. Die Schnittebene liegt weiter vorn als in Abb. 366a. [he2]
• Die rechte Herzkammer ist weit geöffnet. In den rechten Vorhof (im Bild links unteres Eck des Herzens) mündet von unten die V. cava inferior ein.
• Die rechte Zwerchfellkuppel (darunter die Leber) steht höher als die linke (darunter der Magen).

Tab. 366. Nachbarschaft des Herzens (abgesehen vom Perikard, das das Herz vollständig umschließt)	
Rechter Vorhof:	Mittel- und Unterlappen der rechten Lunge
Rechte Kammer:	Sternum, Zwerchfell, darunter Leber
Linker Vorhof:	Oesophagus, Aorta descendens
Linke Kammer:	linke Lunge (Lingula + Unterlappen)

■ **Äußere Herzmassage**: Das Herz nimmt nahezu den ganzen Raum zwischen Sternum und Wirbelsäule ein. Druck auf den Brustkorb von vorn muß daher das Herz zusammenpressen. Diese Tatsache macht man sich bei der sog. äußeren Herzmassage zunutze (Abb. 115). Bei Unfällen bleibt manchmal das Herz wegen übermäßiger Reizung des parasympathischen Nervensystems stehen (sog. reflektorischer Herzstillstand). Dann kommt es darauf an, für einige Minuten den Kreislauf des Blutes in Gang zu halten, bis das Herz wieder zu schlagen beginnt.
• Dazu preßt man den Brustkorb rhythmisch etwa 80mal pro Minute kräftig (!) zusammen. Das Herz kann im straffen Perikard dem Druck nicht seitlich ausweichen, es muß vielmehr sein Volumen verkleinern, d.h. es wird Blut in die Arterien ausgeworfen. Bei Entlastung wird jeweils Blut aus den Venen angesaugt.
• Da sich die Herzklappen rein passiv öffnen und schließen, kommt so auch ohne aktive Mitwirkung der Herzmuskulatur eine gerichtete Blutströmung zustande. Durch diese kann über die kritischen Minuten das Leben des Verunglückten erhalten werden.

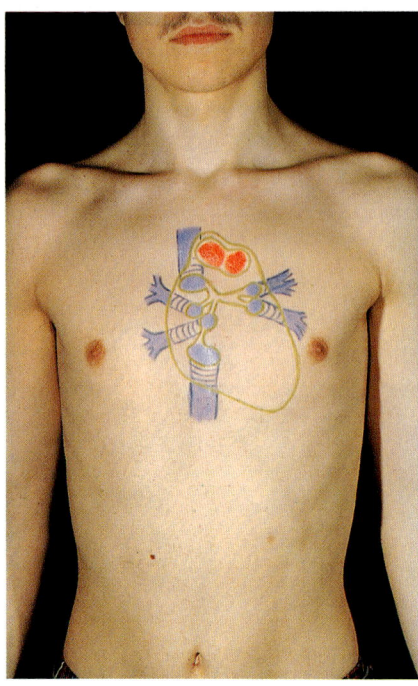

Abb. 366c. „Venenkreuz" an der Hinterwand des Herzens. *[li1]*
• Die zum kleinen Kreislauf gehörenden Lungenvenen münden annähernd horizontal in den linken Vorhof ein.
• Die Hauptvenen des großen Kreislaufs, V. cava superior + inferior, enden einander gegenüberstehend in Längsrichtung im rechten Vorhof. Hohlvenen und Lungenvenen bilden damit ein Kreuz (vgl. Abb. 369).
• Die Kenntnis dieses Kreuzes erleichtert im Präparierkurs die Orientierung am Herzen, wenn dieses aus dem Körper genommen wurde: Man schiebt eine Sonde durch die beiden Hohlvenen zur Bestimmung der Längsrichtung und entsprechend eine zweite Sonde durch die Lungenvenen zur Bestimmung der Querrichtung und kann so das Herz leicht in seine natürliche Lage bringen.
• Aufsteigende Aorta und Truncus pulmonalis rot.
• Perikard mit Umschlagstellen auf die großen Gefäße gelb.

Das Herz ist mithin im Brustkorb um seine 3 Hauptachsen gedreht, und zwar um jeweils etwa einen halben rechten Winkel entgegen dem Uhrzeigersinn:
• um die Sagittalachse von vorn gesehen.
• um die Querachse von rechts gesehen.
• um die Längsachse von oben gesehen.

■ Das Herz ändert bei den **Atembewegungen** seine Lage. Das Perikard ist mit dem Centrum tendineum des Zwerchfells verwachsen und muß dessen Bewegungen folgen. Durch die großen Blutgefäße wird das Herz jedoch kranial und dorsal festgehalten. Es kann sich nicht einfach parallel nach oben und unten verschieben, sondern muß sich drehen. Bei der Einatmung steht das Herz nicht nur tiefer, sondern auch steiler. Bei tiefer Einatmung kann das Herz den Unterrand des Brustkorbs im Bereich des linken Rippenbogens unterschreiten. Man kann dann dort die Pulsationen des Herzens durch die Bauchwand tasten und bisweilen (bei schlanken Menschen) sogar als rhythmische Bewegungen der Haut sehen (*epigastrische Pulsationen*). Die respiratorischen Lageveränderungen des Herzens kann man im Elektrokardiogramm anhand der Höhe der R-Zacke verfolgen.

#367 Projektion auf die vordere Brustwand

■ **Röntgenbild bei sagittalem Strahlengang**: Der Mittelschatten im Röntgenbild des Brustkorbs ist im wesentlichen durch das Herz (unten) und die großen Gefäße (oben) bedingt (Tab. 367, Abb. 367c).

Tab. 367. Konturen des „Mittelschattens" im Thoraxröntgenbild (ICR = übliche Abkürzung für Interkostalraum)	
Rechts: 2 Bogen	Links: 4 Bogen
• *Oberer Bogen*: V. cava superior: von der Clavicula bis zum Ansatz der 3. Rippe nur wenig rechts vom rechten Brustbeinrand • *Unterer Bogen*: rechter Vorhof: rechtskonvexer Bogen zwischen den Ansätzen der 3. und 6. Rippe	• *1. Bogen*: Aortenbogen („Aortenknopf"): im 1. ICR wenig links vom linken Brustbeinrand • *2. Bogen*: Truncus pulmonalis: 2. Rippe + 2. ICR • *3. Bogen*: linker Vorhof: 3. Rippe (etwa fingerbreit links vom Ansatz am Sternum) und 3. ICR • *4. Bogen*: linke Kammer: anschließend bis etwa 2 cm lateral der Stelle des Herzspitzenstoßes (5. ICR etwas medial der Medioklavikularlinie)

Stark vereinfachend könnte man sagen, die linke Konturlinie des gesunden Herzens verläuft vom Ansatz der 1. linken Rippe am Sternum zur 6. Rippe in der Medioklavikularlinie. Überschreitet das Herz diese Linie nach links, so ist es vergrößert (oder verlagert, z.B. bei Ventilpneumothorax oder Pleuraerguß rechts). Ganz allgemein gilt ein Herz als vergrößert, wenn
• es sich perkutorisch über die linke Brustwarze nach links ausdehnt.
• sein Quermaß im Röntgenbild die Hälfte des Brustkorbdurchmessers überschreitet, wobei auch die Lage des Herzens (Steillage oder Querlage) zu berücksichtigen ist.
Je nachdem, welcher Herzabschnitt vergrößert ist (#365), sind auch die Röntgenkonturen des Herzens verändert, z.B. bei Vergrößerung des rechten Vorhofs Ausbuchtung rechts unten, bei Vergrößerung der linken Kammer links unten („Schuhherz").

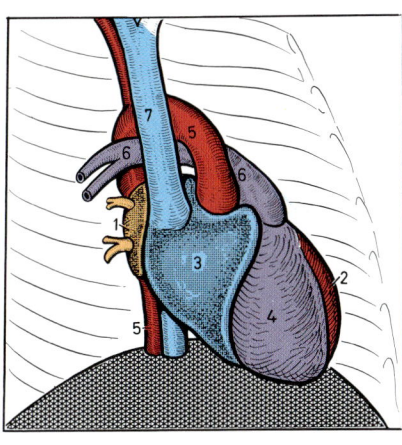
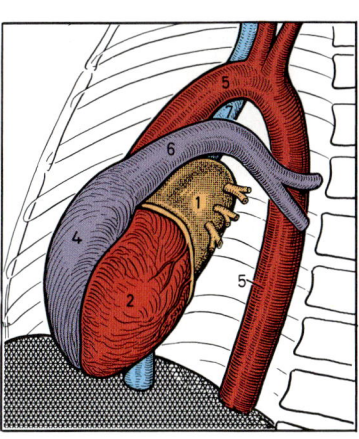

Abb. 367a + b. Schrägansichten des Herzens. *[ba2]*
- Linkes Bild: Herz von rechts vorn im sog. 1. schrägen Durchmesser = „Fechterstellung" = RAO (right anterior oblique).
- Rechtes Bild: Herz von links vorn im sog. 2. schrägen Durchmesser = „Boxerstellung" = LAO (left anterior oblique).

1 Atrium sinistrum
2 Ventriculus sinister
3 Atrium dextrum
4 Ventriculus dexter
5 Aorta
6 Truncus pulmonalis bzw. A. pulmonalis
7 V. cava superior

■ **Schrägaufnahmen**: Eine Vergrößerung der rechten Kammer ist im sagittalen Röntgenbild nicht zu diagnostizieren, da die rechte Kammer keine Kontur bildet. Auch der linke Vorhof ist nicht gut zu beurteilen. Diese beiden Herzabschnitte werden bei „schräger" Betrachtung deutlicher. Röntgenaufnahmen im 1. und 2. schrägen Durchmesser (#113) sind heute von Ultraschalluntersuchungen mit entsprechender Blickrichtung abgelöst worden:

❶ *Fechterstellung* (1. schräger Durchmesser von rechts vorn nach links hinten, RAO, Abb. 367a):
- Die rechte Kontur (im Bild links) wird oben vom Aortenbogen, unten vom linken Vorhof und der Aorta descendens gebildet.
- Die linke Kontur wird oben vom Aortenbogen, in der Mitte vom Truncus pulmonalis und unten von der linken Herzkammer bestimmt.

❷ *Boxerstellung* (2. schräger Durchmesser von links vorn nach rechts hinten, LAO, Abb. 367b): Sieht man von dem in voller Breite dargestellten Aortenbogen und der Aorta descendens ab, so wird
- die rechte Kontur (im Bild links) von der rechten Herzkammer gebildet.
- die linke Kontur oben vom linken Vorhof und unten von der linken Herzkammer bestimmt.

■ **Perkussion**: Bei lautem Klopfen wird der Klopfschall (#344) mehr von tiefer liegenden Strukturen beeinflußt als bei leisem Klopfen. Dies ist beim Perkutieren der Herz-Lungen-Grenze zu beachten: Wo das Herz der Brustwand unmittelbar anliegt, ist Schenkelschall ähnlich wie über der Leber auch bei leiser Perkussion zu hören. In einem weiteren Bereich schiebt sich die Lunge zwischen Herz und Brustwand. Bei lautem Perkutieren hört man die durch das Herz bedingte Dämpfung durch eine Schicht von Lungengewebe bis zu 5 cm Dicke hindurch. Danach kann man abgrenzen:

❶ Feld der **absoluten Herzdämpfung**: Mit leiser Perkussion kann man das lungenfreie Feld bestimmen, in dem das Herz unmittelbar der Brustwand anliegt (klinisch weniger wichtig). Es entspricht etwa der *Incisura cardiaca* des linken Lungenoberlappens. Grenzen:
- oben: 4. Rippe links.
- unten: 6. Rippe links (die Dämpfung geht jedoch kontinuierlich in die Leberdämpfung weiter).
- rechts: Medianlinie.
- links: Parasternallinie (in der Mitte zwischen Sternal- und Medioklavikularlinie, #235).

❷ Feld der **relativen Herzdämpfung**: Mit lauter Perkussion kann man die Herzgrenzen bestimmen. Die Ausdehnung des Feldes entspricht etwa der Projektion des Herzens auf die vordere Brustwand (s.o.) und ermöglicht damit eine Größenbeurteilung des Herzens ohne apparative Verfahren. Man legt den Plessimeterfinger (den „beklopften" Finger) parallel zur erwarteten Herzgrenze (aber einige cm außerhalb) auf die Brustwand auf, beklopft ihn kurz, aber kräftig und verschiebt ihn dann fingerbreit radiär zum Herzen, beklopft ihn erneut und fährt so fort, bis der sonore Lungenschall leicht gedämpft wird.

■ **Aufzeichnen der Projektion des Herzens auf die Brustwand**: Für ein klares Verständnis von Perkussion und Auskultation sollte man bei sich selbst vor dem Spiegel oder bei Freunden die Projektion des Herzens auf die Brustwand mit Schminkestift aufmalen. Am leichtesten geht dies, wenn man ein zugehöriges Röntgenbild zur Hand hat.

❶ Man markiere zunächst die 4 „Eckpunkte" des Herzens:
- A = Ansatz der rechten 3. Rippe am Sternum.
- B = Ansatz der rechten 6. Rippe am Sternum.
- C = Herzspitze: Den *Herzspitzenstoß* tastet man meist im 5. Interkostalraum etwas medial der Medio-

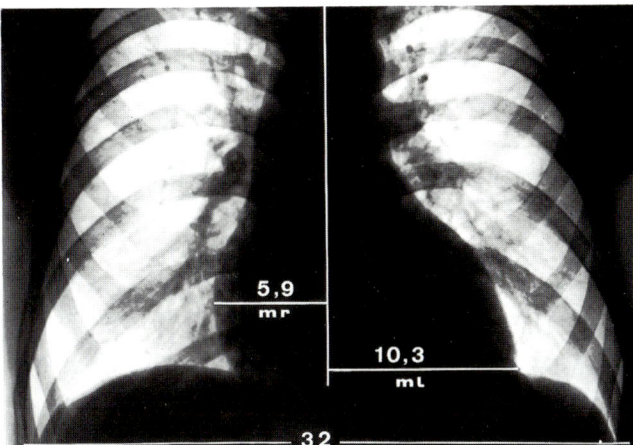

Abb. 367c. Röntgenbild des Herzens eines Leistungssportlers im sagittalen Strahlengang (posteroanteriore Aufnahme). Die Größe des Herzens liegt an der oberen Grenze der Norm (die Breite des Herzens sollte den halben Brustkorbdurchmesser nicht überschreiten). *[ba2]*

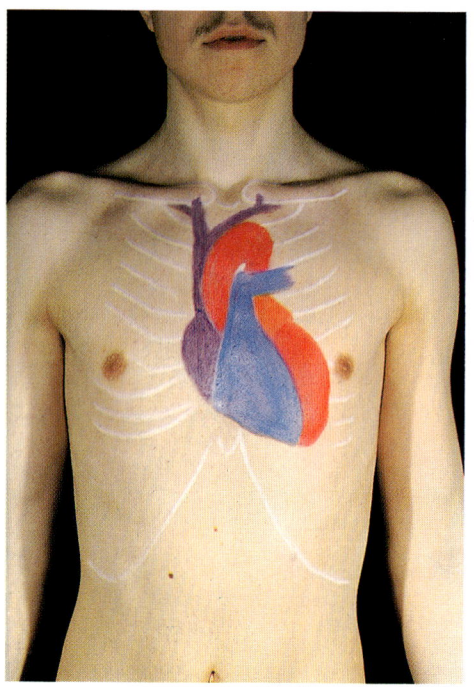

Abb. 367d. Projektion des Herzens und der großen Blutgefäße auf die vordere Brustwand:
- rechter Vorhof und V. cava superior violett,
- rechte Herzkammer und Lungenarterien blau,
- linker Vorhof orange,
- linke Herzkammer und Aorta rot. [li1]

klavikularlinie, etwa 8 cm von der Körpermittellinie. Die Herzspitze liegt etwa 1-2 cm lateral vom Herzspitzenstoß. Der Herzspitzenstoß beruht auf folgendem Phänomen: Ein gekrümmter Schlauch streckt sich beim Erhöhen des Innendrucks. Man kann dies leicht bei einem Gartenschlauch beobachten. Läßt man in den aufgerollt lose am Boden liegenden Schlauch Wasser unter Druck einlaufen, so wickelt sich der Schlauch ab, wobei die Spitze im Kreis herumgewirbelt wird. Ähnlich wird die Krümmung des Aortenbogens bei jeder Systole abgeflacht. Das Herz wird dabei ventral verlagert und die Herzspitze gegen die Brustwand geschleudert. Der Herzspitzenstoß ist am besten in linker Seitenlage zu tasten.
- D = etwa fingerbreit lateral des Ansatzes der 3. Rippe links am Sternum.

Mit Hilfe der Eckpunkte A bis D kann man folgende Begrenzungslinien von Herzabschnitten auf die Brustwand einzeichnen (Abb. 367d):
- rechte Herzkontur (rechter Vorhof): rechtskonvexer Bogen zwischen A und B.
- untere Herzkontur (rechte Kammer): untenkonvexer Bogen zwischen B und C.
- linke Herzkontur (linker Vorhof und linke Kammer): ein kleiner linkskonvexer Bogen von D zum Oberrand der 4. Rippe (Hilfspunkt E) für den linken Vorhof und ein großer linkskonvexer Bogen von C nach E (linke Kammer).

❷ Die *Ventilebene* projiziert sich nicht als Linie, sondern als Fläche auf die vordere Brustwand. Entsprechend ihrer Neigung steht ihr Vorderrand oberhalb, ihr Unterrand dann unterhalb der Projektionslinie BE (Abb. 355b). Es liegen dann die
- Aortenklappe auf dieser Linie vor der linken Brustbeinhälfte.
- Trikuspidalklappe auf dieser Linie vor der rechten Brustbeinhälfte.
- Pulmonalklappe etwas oberhalb dieser Linie vor dem Ansatz der 3. Rippe links am Sternum.
- Mitralklappe etwas unterhalb dieser Linie vor der medialen Hälfte des 4. Rippenknorpels.

Vorsorglich sei daran erinnert, daß hier bei der Definition der Punkte A-E der typische Fall geschildert wurde. Auch beim Herzen ist die Variabilität in Form, Größe und Lage beachtlich. Beim Patienten kann man sich anhand des Herzspitzenstoßes über die besonders variable Ausdehnung des Herzens nach links und unten orientieren. Weitere Hilfen geben die Perkussion, die Ultraschalluntersuchung und (am besten) das Röntgenbild.

#368 Herzoperationen

■ **Kardioplegie** (Ruhigstellen des Herzens, gr. plegé = Schlag): Am schlagenden Herzen sind nur ganz kurze und einfache Operationen, z.B. das Sprengen einer Klappenverengung, möglich. Die ständige Bewegung behindert Schnitte und Nähte. Deshalb muß zu den meisten Herzoperationen das Herz stillgelegt werden. Dies ist vor allem dann nötig, wenn die Herzkammern geöffnet werden müssen. Bei schlagendem Herzen würde das Blut aus der linken Kammer fast 2 Meter hoch herausspritzen (120 mmHg entsprechen 160 cm Wassersäule). Das Herz ist darauf angelegt, zeitlebens ohne die geringste Pause zu arbeiten. Deshalb ist das Herz gar nicht so einfach in einer Weise abzustellen, in der man es jederzeit auch wieder anstellen kann. Zwei Hauptmöglichkeiten bestehen:
- elektrisch: Stört man die Erregungsausbreitung im Herzmuskel, so tritt *Kammerflimmern* ein. Der Muskel wogt wie ein unruhiger See, zeigt aber keine große Bewegung mehr.
- durch bestimmte Salzlösungen: Die Herzarbeit ist an ein ausgewogenes Verhältnis der Ionen von Kalium, Natrium, Calcium und Magnesium im Blut gebunden. Spült man das Herz mit einer abnormen Salzlösung durch, so bleibt es stehen und erschlafft (*pharmakologische Kardioplegie*).

Am Ende der Operation wird das Herz durch einen Stromstoß (*Elektroschock*) wieder zum Schlagen gebracht. Legt man das Herz still, so fällt der Kreislauf aus. Nach spätestens 3 Minuten muß man das Herz wieder schlagen lassen, um schwere Schäden zu verhüten. In 3 Minuten sind aber nur kurze Notfalleingriffe, z.B. bei einer Lungenembolie, möglich. Man kann die Frist verlängern, wenn man die Pumpe „Herz" durch eine künstliche Pumpe ersetzt, die den Kreislauf in Gang hält (Herz-Lungen-Maschine), und den Sauerstoffbedarf des Körpers bzw. isoliert des Herzens selbst durch Abkühlen mindert.

■ **Artifizielle Hypothermie** (künstliche Unterkühlung): Nach der Reaktionsgeschwindigkeit-Temperatur-Regel (RGT-Regel, van't-Hoff-Regel) dauert eine chemische Umsetzung 2-3mal so lang, wenn man die Temperatur um 10°C erniedrigt. Senkt man die Körpertemperatur auf 30°C, so sinkt der Sauerstoffbedarf auf die Hälfte. Dann hat man 6-10 Minuten Zeit, um im Herzstillstand zu operieren. Geht man mit der Temperatur auf 20°C herunter, so werden bis zu 60 Minuten Herzstillstand vertragen. Mit Hilfe besonderer Spüllösungen wird die Wiederbelebungszeit weiter verlängert.

■ **Extrakorporale Zirkulation**:
- Für die einfache Umgehung des Herzens müßte man eine Doppelpumpe mit 8 Anschlüssen einsetzen (2 große Arterien, 2 Hohlvenen, 4 Lungenvenen). Man spart Zeit und gewinnt Überblick, wenn man auch den Lungenkreislauf überspringt. Bei der Herz-Lungen-Maschine hat man nur noch 3 Anschlußschläuche nötig: 2 für die beiden Hohlvenen, den 3. für die Aorta (oder in besonderen Fällen für eine andere Arterie, z.B. die Oberschenkelarterie).
- Mit der Herz-Lungen-Maschine kann man den Körperkreislauf beliebig lange betreiben. Nur das Herz selbst ist nach Abklemmen der Aortenwurzel davon ausgeschlossen. Mit isolierter

Durchspülung der Koronararterien versorgt man den Herzmuskel. Das Blut fließt über die Herzvenen hauptsächlich zum rechten Vorhof ab, aus dem man es wieder ableitet. Auch aus den 3 anderen Herzhöhlen muß man Blut absaugen, weil die Vv. cardiacae [cordis] minimae direkt in die Herzhöhlen münden. Den linken Vorhof muß man sowieso von Zeit zu Zeit entleeren, weil von der Lunge auch bei Umgehung des Lungenkreislaufs immer ein wenig Blut kommt (über die Bronchialarterien). Das aus den Herzhöhlen abgesaugte Blut wird über die Herz-Lungen-Maschine wieder dem Kreislauf zugeführt.

#369 Herzbeutel (Pericardium)

Das Perikard ermöglicht dem Herzen die freie Bewegung (ähnlich wie die Pleura der Lunge oder das Peritoneum dem Darm). Das Perikard ist jedoch sehr viel straffer gebaut als Pleura oder Peritoneum.

■ **Perikard und Epikard**: Am Herzbeutel kann man 2 Anteile unterscheiden:
• *Pericardium fibrosum*: der Beutel aus scherengitterartig durchflochtenen zugfesten Fasern.
• *Pericardium serosum*: der Serosaüberzug (#176). Die Serosa bedeckt die Innenseite des Beutels (*Lamina parietalis*) und die Außenseite des Herzens (*Lamina visceralis [Epicardium]*). Der Bau des Epikards wurde bereits in #353 beschrieben.

■ **Umschlagverhältnisse**: Das Perikard ist ein geschlossener Sack, ähnlich wie ein Fußball, aus welchem die Luft ausgelassen und der dann mit der Faust eingedellt wurde. Das Herz ist mit der Faust zu vergleichen. Es wird von dem „eingedellten" Blatt des Herzbeutels überzogen, der so die Außenhaut (Epikard) des Herzens bildet. Der Umschlag vom Epikard in das freie Blatt des Herzbeutels liegt an den Einfluß- und Ausflußbahnen des Herzens. Entsprechend der Krümmung des Herzschlauchs (#363) hat das Perikard getrennte Umschlagfalten für die arteriellen und die venösen Ostien (Abb. 369):
• *Arterielle Pforte*: Eine gemeinsame Umschlagfalte umgibt die beiden großen Arterien: die Aorta an der Grenze zwischen Pars ascendens aortae [Aorta ascendens] und Arcus aortae (etwa 1 cm vor dem Abgang des Truncus brachiocephalicus) sowie den Truncus pulmonalis an der Aufzweigung in die beiden Lungenarterien.
• *Venöse Pforte*: Hohlvenen und Lungenvenen werden von einer gemeinsamen Umschlagfalte umfaßt. Die Schnittkante entspricht einem quergestellten T: Der vertikale Schenkel

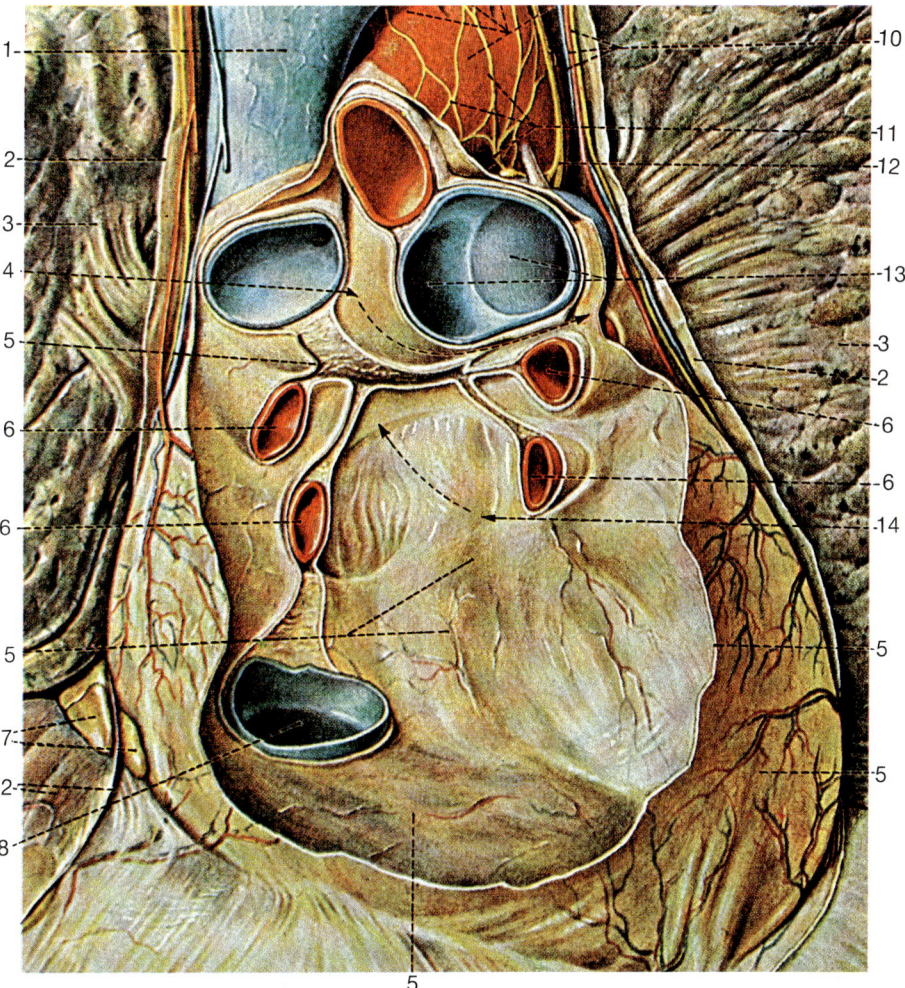

Abb. 369. Hinterwand des Perikards nach Entnahme des Herzens. Das Herz ist nur durch die großen Blutgefäße mit dem übrigen Körper verbunden. Nach Eröffnen des Perikards kann man das Herz herausnehmen, wenn man die großen Blutgefäße durchtrennt. Arterien und Venen sind durch den Sinus transversus pericardii getrennt. Man beachte das „Venenkreuz" (Abb. 366c)! Lungenarterien blau („venöses" Blut), Lungenvenen rot („arterielles" Blut). [sb3]

1 V. cava superior
2 Pleura
3 Pulmo
4 Sinus transversus pericardii
5 Pericardium
6 Vv. pulmonales
7 Textus adiposus
8 V. cava inferior
9 Aorta
10 N. phrenicus + A. + V. pericardiacophrenica
11 Plexus aorticus
12 N. vagus
13 Truncus pulmonalis
14 Sinus obliquus pericardii

umgreift die beiden Hohlvenen mit den rechten Lungenvenen, der horizontale Schenkel zieht davon zu den linken Lungenvenen nach links. Die Umschlaglinien legen sich eng aneinander, so daß nur kleine Flächen des fibrösen Perikards frei von Serosa bleiben.

• *Sinus transversus pericardii* (quere Bucht der Herzbeutelhöhle): Zwischen dem Umschlag um die Arterien und dem Umschlag um die Venen besteht keine Verbindung. Man kann daher am eröffneten Perikard den Finger zwischen den Arterien und Venen durchschieben und sich damit rasch orientieren.

• *Sinus obliquus pericardii* (schräge Bucht der Herzbeutelhöhle): Da alle Venen von einem gemeinsamen Umschlag umfaßt werden, kann man den Finger zwischen rechten und linken Lungenvenen nicht durchschieben. Lamina visceralis und Lamina parietalis bilden hier zusammen einen Blindsack.

■ **Intraperikardiale Gefäßabschnitte**: Innerhalb des Perikards liegen:
• die gesamte *Pars ascendens aortae [Aorta ascendens]* bis zum Beginn des Aortenbogens.
• der gesamte *Truncus pulmonalis* bis zu seiner Aufzweigung in die beiden Lungenarterien.
• Von der *V. cava inferior* ist ein kurzes (einige mm), von der *V. cava superior* ein längeres Stück (einige cm) so in das Perikard eingeschlossen, daß Vorder- und Seitenflächen von Serosa überzogen sind, die Hinterflächen jedoch direkt dem fibrösen Perikard anliegen.
• *Lungenvenen*: Das Perikard reicht bis an das Lungenhilum. Entsprechend der Linkslage des Herzens sind die intraperikardialen Abschnitte der rechten Lungenvenen länger als die der linken. Die Hinterwand der Lungenvenen ist oft serosafrei.

Tab. 369. Leitungsbahnen des Perikards	
Arterien	• Rr. pericardiaci aus Pars thoracica aortae [Aorta thoracica] • A. pericardiacophrenica aus A. thoracica interna
Venen	Abfluß über V. brachiocephalica oder V. azygos zur V. cava superior
Lymphknoten	Nodi lymphoidei mediastinales anteriores + posteriores (mehrere Gruppen)
Sensorische Nerven	R. pericardiacus des N. phrenicus (aus Plexus cervicalis, vor allem C4)

■ **Lagebeziehungen**:
• Das Perikard ist größer als das Herz. Da sich der Beutel kaum dehnen kann, muß er dem Herzen einen gewissen Größenspielraum für die Arbeit lassen. Er erstreckt sich vor allem weiter nach kranial. Sein höchster Punkt liegt etwa auf Höhe des Angulus sterni (Ansatz der 2. Rippen).
• Perikard und Pleura mediastinalis werden z.T. nur durch eine dünne, lockere Bindegewebeschicht getrennt. In dieser findet man den *N. phrenicus* und die *A. + V. pericardiacophrenica* (Tab. 369).
• Das fibröse Perikard ist mit dem Centrum tendineum des Zwerchfells verwachsen. Am inneren Periost des Sternum ist er mit den Ligg. sternopericardiaca verankert.
• Die Lagebeziehungen zu den einzelnen Organen ergeben sich aus den Nachbarschaftsbeziehungen des Herzens: #366.

■ **Flüssigkeitsansammlung im Herzbeutel**: Der gesunde Herzbeutel enthält nur eine kapillare Flüssigkeitsschicht zur Reibungsminderung zwischen Lamina visceralis und Lamina parietalis des Pericardium serosum. Wegen seiner großen Zugfestigkeit kann sich das Perikard nur schlecht an größere Flüssigkeitsmengen anpassen.

• *Hydroperikard* (seröser Herzbeutelerguß): Ein sehr langsam zunehmender Erguß kann u.U. die Herzbeutelhöhle bis auf 1500 ml aufdehnen, bevor ernste Komplikationen eintreten.

• *Hämatoperikard*: Blutet es in den Herzbeutel, z.B. bei direkter Verletzung oder bei Platzen der Herzwand nach Herzinfarkt, so kann sich das Perikard nicht so rasch erweitern, und der Innendruck steigt. Der Blutdruck in den direkt in das Herz mündenden Venen ist sehr niedrig. Sie werden bald vom Druck im Herzbeutel zusammengedrückt. Schon ab 300 ml Blutansammlung wird es kritisch. Die Vorhöfe füllen sich nicht mehr (*Herzbeuteltamponade*). Gelangt kein Blut in das Herz, kann das Herz auch kein Blut auswerfen. Der Kreislauf steht still. Hier hilft nur die sofortige Punktion des Perikards mit Absaugen der Blutung oder des Ergusses (am besten vom Epigastrium aus).

■ **Perikarditis** (Herzbeutelentzündung): Das Pericardium serosum kann sich ähnlich wie Pleura und Peritoneum entzünden:

• *Entstehung*: Die Entzündung kann von Nachbarorganen übergreifen, z.B. Durchbruch eines Magengeschwürs durch das Centrum tendineum des Zwerchfells. Die Bakterien können auf dem Blutweg auch von weit entfernten Herden in den Herzbeutel gelangen. Ein stärkerer entzündlicher Erguß kann eine Punktion erfordern.

• *Spätfolgen*: Wie bei der Brustfell- und Bauchfellentzündung bilden sich Narbenstränge zwischen den beiden Serosablättern. Sie können bis zur völligen Verwachsung reichen (*Concretio cordis cum pericardio*, lat. concrescere = zusammenwachsen). Wird dann noch Kalk eingelagert, so wird die Herzarbeit erheblich beeinträchtigt. Beim „Panzerherz" kommt es zur Einflußstauung. Das Perikard kann auch mit der Umgebung, z.B. dem Sternum, verschwielen (*Accretio pericardii*, lat. accrescere = anwachsen).

3.7 Speiseröhre (Oesophagus)

#371 Länge, Gliederung, Engen, Einbau in das Zwerchfell, *Ösophagoskopie*, Terminologie
#372 Feinbau, Wandschichten, *Verätzungen, Ösophagusvarizen*, Ösophagusstimme
#373 Transportmechanismus: Schwerkraft, peristaltische Welle, *Achalasie, Ösophagusdivertikel*
#374 Versorgung, Lage, *Verletzungen, Karzinom*
#375 *Operationen: Probleme, Ösophagusresektion, Folgen*
⇒ #336 Ösophagotrachealfisteln
⇒ #415 Entwicklung des Vorderdarms

#371 Verlauf

Die Speiseröhre (*Oesophagus*, gr. oisophágos schon bei Hippokrates, oísai = tragen, bringen, phagéin = essen) verbindet den Rachen mit dem Magen.

■ **Länge**: Der Oesophagus ist etwa 25 cm lang (abhängig von der Länge des Rumpfes, der Krümmung der Wirbelsäule, dem Schluckakt usw.). Die Kenntnis dieser Länge ist wichtig beim Einführen einer Magensonde. Der Abstand von der Zahnreihe bis zum Beginn des Oesophagus beträgt etwa 15 cm (bei zurückgeneigtem Kopf). Dann tritt der Schlauch nach etwa 40 cm Vorschieben in den Magen ein.

3 Brusteingeweide, 3.7 Speiseröhre

■ **Gliederung**: Am Oesophagus unterscheidet man 3 Abschnitte:
- Halsteil (*Pars cervicalis [colli]*).
- Brustteil (*Pars thoracica*).
- Bauchteil (*Pars abdominalis*).

Der Oesophagus liegt im Halsbereich etwa in der Medianebene, wird im Brustbereich durch den Aortenbogen etwas nach rechts verdrängt und biegt unter dem Zwerchfell nach links zum Magen ab.

Der Bauchteil liegt zwischen dem *Hiatus oesophageus* des Zwerchfells und dem *Ostium cardiacum* des Magens und ist etwa 1-2 cm lang. Er kann fehlen, wenn der Magen bis an den Hiatus heraufgezogen ist.

■ **Engen**: Der Oesophagus ist ein dehnbarer Schlauch und kann sich daher der Form des Bissens anpassen. An 3 Stellen ist er weniger dehnbar. Die Lichtung erreicht dort nur etwa die Größe eines 10-Pfennig-Stücks (Durchmesser 21 mm). Daher bleiben verschluckte Fremdkörper oder übergroße Bissen bevorzugt an den Engstellen stecken (Abb. 371a):
- *obere Enge*: am Übergang vom Rachen in die Speiseröhre („Ösophagusmund") auf Höhe des Unterrandes des Ringknorpels.
- *mittlere Enge*: durch die Anlagerung des Aortenbogens (der Abdruck des Aortenbogens ist im Röntgenbild beim Kontrastmittelschluck deutlich zu sehen).
- *untere Enge*: etwa 1-2 cm vor der Mündung in den Magen beim Durchtritt durch das Zwerchfell.

Speieröhrenein- und -ausgang sind nicht durch eigentliche Schließmuskeln, sondern durch die Daueranspannung der Ringschicht der Muskelwand verschlossen. Am unteren Verschluß ist die Druckdifferenz zwischen Brust- und Bauchraum wesentlich beteiligt: Der kurze Bauchabschnitt des Oesophagus wird vom hohen intraabdominellen Druck zusammengepreßt.

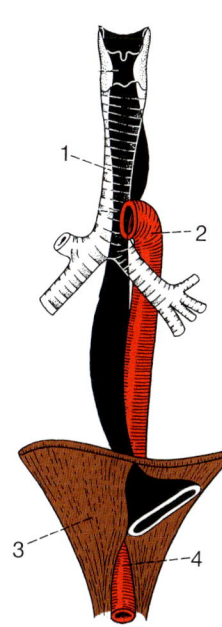

Abb. 371a. Engstellen des Oesophagus. [bg2]
1 Trachea
2 Arcus aortae
3 Diaphragma
4 Pars abdominalis aortae [Aorta abdominalis]

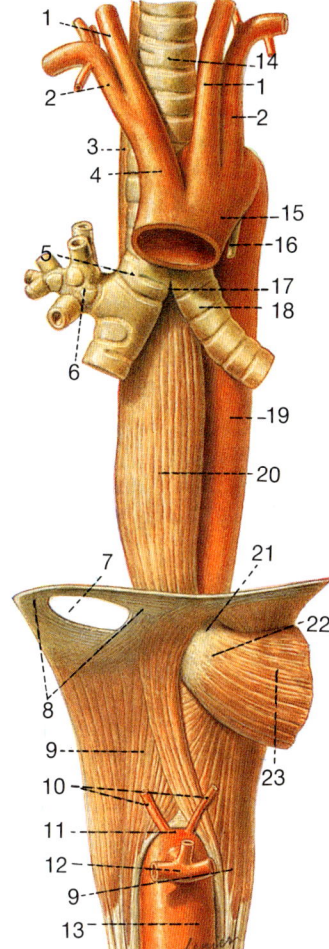

Abb. 371b. Speiseröhre mit Trachea, Aorta und Zwerchfell von vorn. [sb2]

1 A. carotis communis
2 A. subclavia
3 Oesophagus, Pars cervicalis [colli]
4 Truncus brachiocephalicus
5 Bronchus principalis dexter
6 Bronchus lobaris superior dexter
7 Foramen venae cavae
8 Centrum tendineum
9 Diaphragma
10 A. phrenica inferior
11 Hiatus aorticus
12 Truncus coeliacus
13 Pars abdominalis aortae [Aorta abdominalis]
14 Trachea
15 Arcus aortae
16 Lig. arteriosum
17 Bifurcatio tracheae
18 Bronchus principalis sinister
19 Pars thoracica aortae [Aorta thoracica]
20 Oesophagus, Pars thoracica
21 Hiatus oesophageus
22 Oesophagus, Pars abdominalis
23 Ostium cardiacum

■ **Einbau in das Zwerchfell** (Abb. 371b): Der Oesophagus ist im *Hiatus oesophageus* nicht fest mit dem Zwerchfell verwachsen (wie die V. cava inferior), sondern kann sich 1-2 cm auf und ab verschieben (bei Operationen kann der Oesophagus noch einige Zentimeter weiter in den Bauchraum gezogen werden). Von der unteren Zwerchfellfaszie biegen Faserzüge im Hiatus nach oben und legen sich trichterartig der Speiseröhrenwand an.
- Die Lichtung des Oesophagus wird bei den Atembewegungen rhythmisch verändert. Bei der tiefen Einatmung kann der Oesophagus durch die Zwerchfellmuskeln kurze Zeit völlig abgeklemmt werden.
- Der relativ lockere Einbau des Oesophagus in den Hiatus oesophageus begünstigt die „Hiatushernien" (#244).

■ **Ösophagoskopie**: Bei starkem Zurückneigen des Kopfes kann man gerade Instrumente in den Oesophagus einführen (was die „Schwertschlucker" auf den Jahrmärkten schon seit Jahrhunderten vorführen). Das Ösophagoskop (gr. skopeín = betrachten) ist ein Instrument mit Optik und Beleuchtung zum Besichtigen der Schleimhaut des Oesophagus. Mit biegsamen Gastroskopen (gr. gastér = Bauch, Magen) kann man durch den Oesophagus hindurch auch den Magen und die oberen Darmabschnitte erreichen. Mit Hilfe des Ösophagoskops bzw. Gastroskops sind auch kleine operative Eingriffe (Entnahme von Gewebeproben, Entfernen von Fremdkörpern usw.) möglich.

■ **Terminologie**:
- Speiseröhre erscheint auf den ersten Blick als altes deutsches Wort, doch ist Speise (ahd. spisa) erst im Mittelalter aus dem mittellateinischen spesa = Aufwand, Nahrung („Spesen") zu uns gekommen. Das niederl. slokdarm stellt das Schlucken in den Vordergrund. Das Englische und die romanischen Sprachen greifen auf das gr. oisophágos (s. o.) zurück: engl. esophagus, ital. esofago, span. und port. esófago, frz. œsophage.
- Ösophagitis = Speiseröhrenentzündung, Ösophagektomie = operative Entfernung der Speiseröhre, Ösophagotomie = Speiseröhrenschnitt, Ösophagojejunostomie = operatives Verbinden der Speiseröhre mit dem Jejunum nach Entfernen des Magens.

#372 Feinbau

■ **Wandschichten**: Der Oesophagus weist das Bauprinzip der meisten Hohlorgane des Körpers auf: Schleimhaut + Muskelwand + bindegewebige Hülle (Tab. 372, Abb. 372).
• Die *Schleimhaut* schafft die glatte Gleitfläche. Mit einer dünnen Muskelschicht (*Lamina muscularis mucosae*) paßt sie sich an die Form des zu schluckenden Bissens an. Sie kann so z.B. einer mitgeschluckten Fischgräte ausweichen (#175). Im entspannten Zustand ist die Schleimhaut stark gefaltet. Beim Schlucken eines Bissens kann sie sich weit ausdehnen.
• Die *Muskelwand* befördert den Speisebrei (auch im Kopfstand) vom Rachen in den Magen.
• Die *bindegewebige Hülle* dient dem Einbau und der Verschiebung des Oesophagus in der Umgebung.

Tab. 372. Wandschichten des Oesophagus	
Tunica mucosa (Schleimhaut)	• Deckgewebe: hohes unverhorntes mehrschichtiges Plattenepithel • *Lamina propria mucosae* (Hauptschicht): aus Bindegewebe • *Lamina muscularis mucosae* (Muskelschicht der Schleimhaut): Längsmuskeln
Tela submucosa (Submukosa)	Verschiebeschicht unter der Schleimhaut mit Blutgefäßen (Venengeflecht), Nerven, Lymphozytenansammlungen und mukösen *Glandulae oesophageae*
Tunica muscularis (Muskelwand)	Oberes Drittel des Oesophagus quergestreifte, unteres Drittel glatte Muskulatur, mittleres Drittel beide Muskelarten: • Ringschicht (innen) • Längsschicht (außen)
Tunica adventitia (Hüllschicht) bzw. *Tunica serosa* (Pleura oder Peritoneum)	

Der **Übergang in den Magen** erfolgt an der Schleimhaut nicht fließend, sondern abrupt. Das mehrschichtige Plattenepithel des Oesophagus und das einschichtige Säulenepithel des Magens sind scharf gegeneinander abgegrenzt. Wegen der guten Verschieblichkeit der Schleimhaut gegen die Muskelschicht bewegt sich die Epithelgrenze funktionsbedingt auf und ab. Sie steht bei vollem Magen tiefer als bei leerem (an der Leiche etwa 1 cm oberhalb der äußerlich sichtbaren Grenze zwischen Oesophagus und Magen).

■ **Dystope Magenschleimhaut** (gr. dys- = fehlerhaft, tópos = Platz): Gelegentlich findet man Inseln von Magenschleimhaut in die Speiseröhrenschleimhaut eingesprengt. Sie können wie im Magen Geschwüre bilden.

■ **Verätzungen**: Säuren oder Laugen können die Speiseröhrenschleimhaut großflächig zerstören. Meist werden sie versehentlich getrunken, wenn Flaschen unzureichend gekennzeichnet wurden.
• In der Frühphase droht der Durchbruch des Oesophagus oder des Magens, wenn sich die ätzende Flüssigkeit durch die Wand hindurchfrißt. Auch kann die benachbarte Kehlkopfschleimhaut anschwellen und Atemnot verursachen. In schweren Fällen kommt es zum Schock und zu weiteren Vergiftungserscheinungen durch das vom Körper aufgenommene Ätzmittel.
• Als Folge der Verätzung schrumpft die Schleimhaut des Oesophagus und engt die Lichtung ein. Das Schlucken kann dadurch behindert bis unmöglich werden.
• Zur ersten Hilfe sollte man reichlich trinken, z.B. Wasser, um das Ätzmittel zu verdünnen. Jede Sekunde ist kostbar.

■ **Ösophagusvarizen**: Das venöse Blut des Oesophagus fließt über die V. azygos zur V. cava superior ab, das venöse Blut des Magens jedoch über die V. portae hepatis zur Leber. Die Venennetze des Oesophagus und des Magens stehen in Verbindung. Bei Stauung im Pfortaderkreislauf (z.B. bei Leberzirrhose) wird ein Teil des Blutes über die Venen des Oesophagus von der V. portae hepatis zur V. cava superior umgeleitet (ausführlich #494). Die Venen des Oesophagus erweitern sich dann ähnlich wie Krampfadern am Bein (lat. varix, varicis = Krampfader). Ösophagusvarizen bluten leicht. Die Blutung kann ein lebensbedrohendes Ausmaß annehmen.

■ **Ösophagusstimme**: Nach Entfernen des Kehlkopfs (*Laryngektomie*) lernt die Mehrzahl der Patienten bald, den Eingang vom Rachen in die Speiseröhre (*Ösophagusmund*) willkürlich zu öffnen und zu schließen. Durch eifriges Üben bilden sich 2 Längswülste aus Schleimhaut und Muskeln aus, die in etwa den Stimmlippen des Kehlkopfs zu vergleichen sind. Die Patienten lernen außerdem, Luft in den Oesophagus zu schlucken und wieder hochzurülpsen. Sie versetzen damit den Speiseröhrenmund in Schwingungen (*Rülpssprache*).
• Die Speiseröhrenstimme ist etwas tiefer als die Kehlkopfstimme und klingt rauh bis heiser. Viele Patienten können sich damit einwandfrei verständigen. Sie können lediglich nicht laut schreien, da hierzu die Luftmenge im Oesophagus nicht ausreicht. Meist können nur wenige Silben hintereinander gesprochen werden. Dann muß wieder Luft geschluckt werden. Die Sprache wirkt dadurch stockend.

#373 Transportmechanismus

■ **Schwerkraft**: Der Schluckakt wird durch die quergestreifte Muskulatur des Rachens und der oberen Speiseröhre willkürlich eingeleitet und läuft dann automatisch ab. In aufrechter Körperhaltung fallen Flüssigkeiten durch die Schwerkraft gleich bis zum Mageneingang in einem Schwung. Dies wird dadurch begünstigt, daß der Brustteil des Oesophagus meist Luft enthält (die mitgeschluckt wird) und damit offensteht. Die Luftblase im Oesophagus macht die Druckschwankungen im Brustraum bei der Atmung mit.

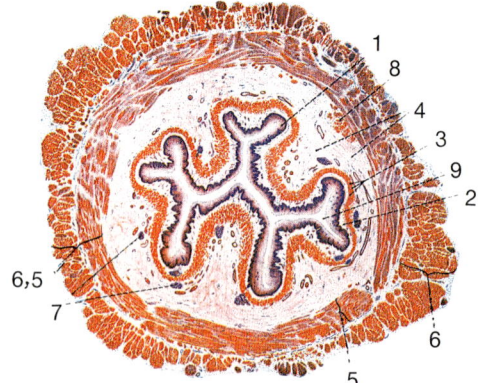

Abb. 372. Querschnitt durch den Oesophagus (Lupenpräparat). [so]

1-3 Tunica mucosa
1 Epithelium
2 Lamina propria mucosae
3 Lamina muscularis mucosae
4 Tela submucosa
5 Tunica muscularis, Stratum circulare
6 Tunica muscularis, Stratum longitudinale
7 Glandula oesophagea
8 Inneres Längsmuskelbündel (Zufallsbefund)
9 (Lumen)

Da das Produkt von Druck und Volumen bei gleichbleibender Temperatur bei Gasen konstant ist (Boyle-Mariotte-Gesetz), dehnt sich die Luftblase bei der Einatmung etwas aus und wird bei der Ausatmung etwas zusammengepreßt.

■ **Peristaltische Welle**: Bei zähflüssigem Speisebrei wirkt die Muskelwand des Oesophagus beim Transport mit. Zuerst kontrahiert sich die Längsmuskelschicht. Dadurch wird ein Abschnitt des Oesophagus kürzer, aber auch weiter. Eine Portion Speisebrei findet in dem erweiterten Abschnitt Platz. Oberhalb der Erweiterung kontrahiert sich die Ringmuskelschicht und verhindert dadurch den Rückfluß. Die Kontraktionswelle (erst Längs-, dann Ringmuskeln) läuft über die ganze Länge des Oesophagus in Richtung Magen hinweg. Dabei wird die Speisebreiportion magenwärts bewegt.

• Dieser peristaltische Transportmechanismus ist an sich unabhängig von der Schwerkraft, wird jedoch durch sie unterstützt. Wir bevorzugen daher die aufrechte Haltung des Oberkörpers beim Essen. Bei Kopftieflage ist das Schlucken mühsam. Man „verschluckt" sich leichter: Speisebrei gelangt in den Kehlkopf und löst dort einen heftigen Hustenanfall aus.

• **Antiperistaltik**: Beim Erbrechen läuft die Kontraktionswelle in umgekehrter Richtung.

■ **Achalasie** (Entleerungsstörung, gr. chálasis = Erschlaffung): Die peristaltische Welle setzt voraus, daß die einzelnen Abschnitte der Wand sich zum jeweils richtigen Zeitpunkt anspannen und erschlaffen. Kommt die Abfolge durcheinander, dann bleibt der Bissen stecken. Solche Störungen treten vor allem an unteren Ende des Oesophagus auf. Die Muskeln erschlaffen nicht. Dann staut sich der Speisebrei an.

• Der Oesophagus erweitert sich oberhalb der Enge. Der Speisebrei fließt unter Umständen in den Rachen zurück (*Regurgitation*) und kann auch in die Atemwege gelangen (*Aspiration*). Es drohen Lungenentzündungen und Lungenabszesse.

• Die Patienten klagen über das Gefühl des Steckenbleibens des Bissens (*Dysphagie*), Aufstoßen, schlechten Mundgeruch, Würgereiz, Erbrechen und Schmerzen hinter dem Sternum.

• Für die Diagnose ist außer Röntgen- und Spiegeluntersuchungen die Druckmessung (*Manometrie*) in verschiedenen Höhen des Oesophagus wichtig.

• Die Behandlung wird zunächst mit Medikamenten, dann mit dem Aufdehnen versucht. Dazu wird ein Ballonkatheter unter Röntgenkontrolle an die Engstelle gebracht und aufgeblasen. Die ringförmigen Muskelzüge des Oesophagus werden dabei gedehnt. Führt dies zu keinem ausreichenden Erfolg, so kann man die ringförmigen Muskeln des unteren Speiseröhrenendes und des Mageneingangs über eine Strecke von 6-12 cm durchtrennen (*Ösophagokardiomyotomie*).

■ **Ösophagusdivertikel**: Am Übergang von der Muskelschicht des Rachens in die Muskelschicht des Oesophagus entsteht aufgrund der unterschiedlichen Verlaufsrichtungen ein muskelschwaches Dreieck an der Dorsalseite des Oesophagus. Ähnlich wie das Peritoneum bei Eingeweidebrüchen kann hier die Schleimhaut des Oesophagus zu einem Blindsack ausgestülpt werden (lat. diverticulum = Abweg). Noch häufiger bilden sich Divertikel allerdings oberhalb des oberen Speiseröhrenmundes, wenn die Schließmuskeln unter einer zu hohen Spannung stehen. Der Speisebrei staut sich an und buchtet die Wand aus (*Pulsionsdivertikel*). Diese typischen „Ösophagusdivertikel" sind eigentlich *Hypopharynxdivertikel*.

• In der Mitte des Oesophagus weitet sich die Lichtung oft unter dem Zug anliegender Organe, besonders erkrankter Lymphknoten (*Traktionsdivertikel*).

• Eine weitere bevorzugte Stelle für Pulsionsdivertikel liegt oberhalb des Schließmechanismus am unteren Ende des Oesophagus.

• Der Blindsack füllt sich beim Schlucken meist mit Speisebrei, vergrößert sich und erzeugt beim Patienten das Gefühl, als ob ihm der Bissen im Hals stecken bliebe. Im Divertikel zurückbleibende Speisereste können von Bakterien zersetzt werden und Entzündungen der Schleimhaut auslösen (*Divertikulitis*).

• Die Behandlung besteht in der operativen Entfernung des Blindsacks und im Durchtrennen der verstärkten Ringmuskelzüge (*Myotomie*).

#374 Versorgung und Lagebeziehungen

■ **Nachbarschaft** (Tab. 374a): Diagnostisch wichtig ist die Anlagerung des Oesophagus an den linken Vorhof (Abb. 374a): Ein vergrößerter linker Vorhof drängt die Speiseröhre zur Seite.

Tab. 374a. Nachbarschaft des Oesophagus	
Pars cervicalis	• vorn: Trachea • seitlich: Schilddrüse mit Nebenschilddrüsen, N. laryngeus recurrens, weiter entfernt der Gefäß-Nerven-Strang (A. carotis communis, V. jugularis interna, N. vagus) • hinten: Wirbelsäule
Obere Pars thoracica	• vorn: Trachea bzw. linker Hauptbronchus • seitlich: Pleura mit Lungen • hinten: Wirbelsäule
Untere Pars thoracica	• rechts: rechte Lunge • links: Brustaorta • hinten: Wirbelsäule • vorn: Perikard mit linkem Vorhof
Pars abdominalis	• vorn: Truncus vagalis anterior, Peritoneum, linker Leberlappen (erzeugt dort Impressio oesophagea) • hinten: Truncus vagalis posterior

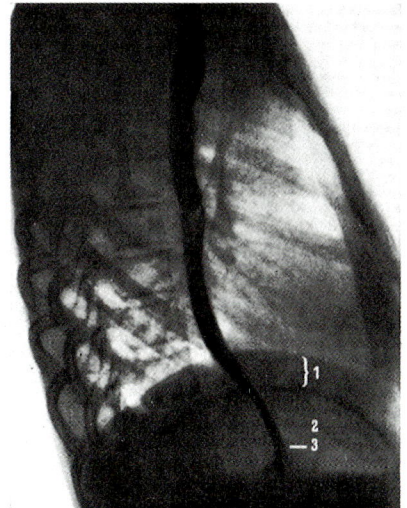

Abb. 374a. Oesophagus im Röntgenbild. Man kann ihn gut sichtbar machen, wenn man einen „Kontrastbrei" schlucken läßt. Da das Herz mit seinem linken Vorhof dem Oesophagus anliegt, kann man aus dieser Aufnahme auch etwas über den im Standardröntgenbild schlecht abzugrenzenden linken Vorhof erfahren. [sc6]

1 Diaphragma
2 Fundus gastricus
3 Ostium cardiacum

Tab. 374b. Leitungsbahnen des Oesophagus	
Arterien	*Rr. oesophagei* aus A. thyroidea inferior + Pars thoracica aortae [Aorta thoracica]
Venen	*Vv. oesophageales* münden in Vv. brachiocephalicae + V. azygos bzw. hemiazygos
Regionäre Lymphknoten	• Halsabschnitt: *Nodi lymphoidei paratracheales* (Teil der tiefen vorderen Halslymphknoten) • Brustabschnitt: hintere Mediastinallymphknoten, z.B. *Nodi lymphoidei juxtaoesophageales*
Nerven	• Sympathische *Rr. oesophagei* aus oberen Ganglia thoracica des Grenzstrangs • Parasympathische *Rr. oesophagei* des N. vagus, für Halsabschnitt vom N. laryngeus recurrens

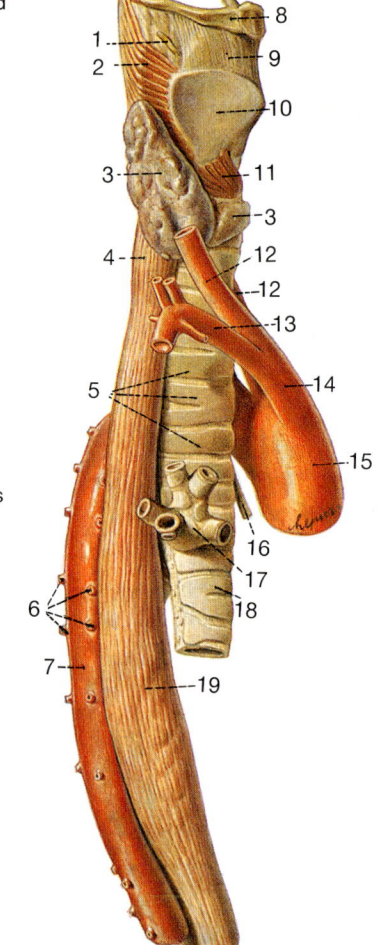

Abb. 374b. Oesophagus mit Trachea und Aorta von rechts. [sb2]

1 N. laryngeus superior
2 M. constrictor pharyngis inferior
3 Glandula thyroidea
4 Oesophagus, Pars cervicalis [colli]
5 Trachea
6 Aa. intercostales posteriores
7 Pars thoracica aortae [Aorta thoracica]
8 Os hyoideum
9 Membrana thyrohyoidea
10 Cartilago thyroidea
11 M. cricothyroideus
12 A. carotis communis
13 A. subclavia
14 Truncus brachiocephalicus
15 Arcus aortae
16 Lig. arteriosum
17 Bronchus lobaris superior dexter
18 Bronchus principalis dexter
19 Oesophagus, Pars thoracica

■ **Verletzungen**: Die geschützt in der Tiefe des Körpers liegende Speiseröhre wird nur selten von außen verletzt. Meist sind es verschluckte Gegenstände, die sich in die Wand einspießen oder in der Lichtung stecken bleiben (z.B. künstliches Gebiß). Der Oesophagus kann auch bei ärztlichen Maßnahmen verletzt werden, z.B. bei Spiegeluntersuchungen (Ösophagoskopie, Gastroskopie, Duodenoskopie) und der Aufdehnung von Engstellen (Bougierung).

• Durch das Loch in der Speiseröhrenwand gelangen Bakterien aus der Lichtung des Oesophagus in das Mediastinum. Es folgt die *eitrige Mediastinitis*. Sie kann in die Pleurahöhle einbrechen (*Pleuraempyem*) und sogar auf die Lungen übergreifen (*Lungenabszeß*).

• Der Patient verspürt heftige Schmerzen hinter dem Sternum, vor allem beim Schlucken. Oft schwillt die Haut des Halses durch Luftansammlung (*Hautemphysem*) an. Manchmal wird Blut erbrochen (*Hämatemesis*). Die Beschwerden setzen manchmal schlagartig mit der Verletzung ein, manchmal auch erst nach Stunden oder Tagen.

• Die Diagnose wird durch eine Röntgenuntersuchung mit wasserlöslichem Kontrastmittel (nicht mit Bariumbrei!) gesichert.

• Die Verletzungsstelle ist sofort operativ freizulegen und zu nähen. Je früher das Loch abgedichtet wird, desto besser ist die Überlebensaussicht.

■ **Ösophaguskarzinom** (Speiseröhrenkrebs): Der Tumor sitzt am häufigsten im unteren Drittel des Oesophagus.

❶ *Epidemiologie*: Im vereinten Deutschland sterben pro Jahr etwa 2500 Menschen am Speiseröhrenkrebs. Bei insgesamt etwa 200 000 Krebstoten pro Jahr gehört der Speiseröhrenkrebs damit zu den selteneren Krebsarten. Männer sind etwa 3mal so häufig befallen wie Frauen.

❷ *Pathogenese*: Die Krebsentstehung wird begünstigt durch ständige Schädigung des Oesophagus, z.B. durch Rauchen, Alkohol (vor allem hochprozentige Schnäpse), heiße Getränke und Speisen, z.B. Kaffee „heiß wie die Hölle", krebserregende Stoffe in der Nahrung, z.B. Nitrosamine, ständigen Rückfluß von Magensaft (Refluxösophagitis), Entleerungsstörungen (Achalasie, #373) und Verätzungen.

❸ *Symptome*: Der Speiseröhrenkrebs gehört zu den Krebsarten, die erst spät Beschwerden verursachen. Dadurch wird die Erkennung verzögert. Die ersten Beschwerden sind wenig kennzeichnend, sie kommen auch bei anderen Speiseröhrenerkrankungen vor:

• Schluckstörungen (*Dysphagie*): Die Geschwulst engt die Speiseröhre ein und behindert die Bewegungen der Muskelwand. Als erstes Zeichen verspürt der Patient bei recht trockenen Speisen das Durchgleiten des Bissens hinter dem Sternum. Frühe Zeichen sind auch vermehrter Speichelfluß (*Sialorrhö*), Aufstoßen und Verschlucken. Erst spät treten Beschwerden beim Trinken auf.

• *Schmerzen* hinter dem Sternum, zum Rücken und zum Hals ausstrahlend.

• *Abmagerung*: aufgrund verminderter Nahrungsaufnahme wegen der Schluckstörung.

Bei weiter fortgeschrittenem Krebs kommen hinzu:

• *Heiserkeit*: wenn der N. laryngeus recurrens von der Geschwulst einmauert wird.

• *Husten*: wenn angestauter Speisebrei in den Kehlkopf läuft oder wenn die Geschwulst vom Oesophagus auf die Trachea oder die Bronchen übergreift. Dabei kommt es häufig auch zu Lungenentzündungen (Pneumonien).

• *Bluterbrechen* (*Hämatemesis*): wenn die Geschwulst zu einem Schleimhautgeschwür aufbricht und Blutgefäße annagt.

• *Pleuraerguß*: bei Befall der Pleura.

❹ *Prognose*: Unbehandelt führt der Speiseröhrenkrebs unweigerlich zum Tod. Im Durchschnitt dauert die Zeitspanne von den ersten Beschwerden bis zum Tod nur 8 Monate. Daher ist die Behandlung sehr dringlich einzuleiten:

❺ *Therapie*:

• *Bestrahlung*: Krebse im oberen Drittel des Oesophagus sind schlecht zu operieren und werden daher meist von vornherein bestrahlt.

• *Operation* mit dem Ziel der Heilung (*kurative Operation*): Dazu muß der befallene Abschnitt des Oesophagus mit einem großen Sicherheitsabstand von der Geschwulst entfernt werden (*Ösophagusresektion*, #375).

• *Eingriffe zur Linderung der Beschwerden* (*Palliativoperationen*): Ist die Geschwulst schon in Nachbarorgane eingebrochen oder sind Metastasen festgestellt, so ist das hohe Risiko der Speiseröhrenentfernung nicht mehr zu vertreten. Man kann dann versuchen, eine Röhre aus Kunststoff oder Metall in die Engstelle einzusetzen (*Ösophagusendoprothese*), damit der Patient wieder schlucken kann. Ist dies nicht mehr möglich, so kann man den Magen mit einem Loch in der Bauchwand verbinden (*Witzel-Fistel*).

#375 Operationen

■ **Probleme**: Der Oesophagus ist schwierig zu operieren. Dies liegt an
- der *schlechten Zugänglichkeit* des größten Teils des Oesophagus: Der Halsabschnitt des Oesophagus ist kurz. Dann verschwindet der Oesophagus in der engen oberen Thoraxapertur. Im Brustraum liegt er hinter dem Herzen, den großen Blutgefäßen und der Trachea vor der Wirbelsäule. Man muß dann den Brustkorb im Bereich der 5.-6. Rippe durchqueren, um zur Speiseröhre vorzudringen. Der Bauchabschnitt des Oesophagus zwischen Zwerchfell und Magen ist nur wenige Zentimeter lang. Er kann durch die Bauchwand erreicht werden. Die meisten Operationen am Oesophagus müssen als „Zweihöhleneingriff" vorgenommen werden (Brust- und Bauchhöhle).
- der *ungünstigen Blutversorgung*: Am Darm ziehen starke Blutgefäße entlang. Deshalb sind Durchblutungsstörungen am Darm nach der Operation selten. Am Oesophagus fehlen derartige kräftige Längsverbindungen (Abb. 375). Der Oesophagus darf daher nicht zur Erleichterung der Operation gelockert und herabgezogen werden. Sonst reißen die dünnen Arterien, und die Speiseröhrenwand stirbt stellenweise ab. Die Gefahr von Wundheilungsstörungen ist wegen der schlechten Blutversorgung beim Oesophagus besonders hoch.
- der *geringen Beweglichkeit*: Magen und große Teile des Darms kann der Operateur frei bewegen. Der Darm liegt in Schlingen. Nachdem man ein Stück herausgeschnitten hat, braucht man nur die Enden zusammenzuziehen und zu vernähen. Bei der Speiseröhre ist dies praktisch nicht möglich. Muß man ein größeres Stück des Oesophagus entfernen, so nimmt man auch noch das untere Ende mit weg. Dann kann man den Magen in den Brustraum verlagern und mit dem oberen Speiseröhrenstumpf vernähen. Statt den Magen hochzuziehen, kann man auch ein Stück Darm (mit seinen Blutgefäßen!) einsetzen.
- dem *fehlenden Peritonealüberzug*: Operationsschnitte an Magen und Darm werden vom Peritoneum innerhalb einiger Stunden abgedichtet. Der Oesophagus ist nur an seinem untersten Ende mit Peritoneum bedeckt. Im gesamten Brust- und Halsbereich fehlt dieser schützende Überzug. Die Speiseröhrenwunde braucht recht lange, bis sie voll abgedichtet ist und keine Bakterien mehr durchläßt.
- der *starken Längsspannung*: Der Oesophagus ist ein Muskelschlauch mit sehr kräftigen Längsmuskeln. Wird der Oesophagus durchgeschnitten, so ziehen sich die Stümpfe zurück. Jede Naht steht unter starker Spannung. Auch dies behindert die Wundheilung.

■ **Ösophagusresektion** (Teilentfernung der Speiseröhre):
- *Einzeitiges Vorgehen*: Die Haut wird in der Mitte des Oberbauchs zwischen Sternum und Nabel durchgeschnitten (obere mediane Laparotomie, #269) und die Durchtrittsstelle des Oesophagus durch das Zwerchfell aufgesucht. Der Magen wird vom Oesophagus abgetrennt und durch den erweiterten Hiatus oesophageus in den Brustraum geschoben. Die Bauchwunde wird zugenäht. Dann wird der Brustkorb seitlich in Höhe etwa der sechsten Rippe eröffnet, die Lunge zur Seite gedrängt und die Pleura entlang dem Oesophagus aufgeschnitten. Die schon vom Magen abgelöste Speiseröhre wird bis zu der Höhe des geplanten oberen Schnittes freigelegt (mindestens 6 cm oberhalb der sichtbaren Geschwulst), durchgeschnitten und herausgenommen. Der Magen wird nun bis zum Speiseröhrenstumpf heraufgezogen und mit diesem vernäht (*Ösophagogastrostomie*). Anschließend wird die Brustkorbwunde geschlossen.
- *Zweizeitiges Vorgehen*: Der vom Oesophagus getrennte Magen wird nicht in den Brustraum verlagert, sondern mit einer Öffnung in die Bauchwand genäht (Witzel-Fistel). Der Speiseröhren-

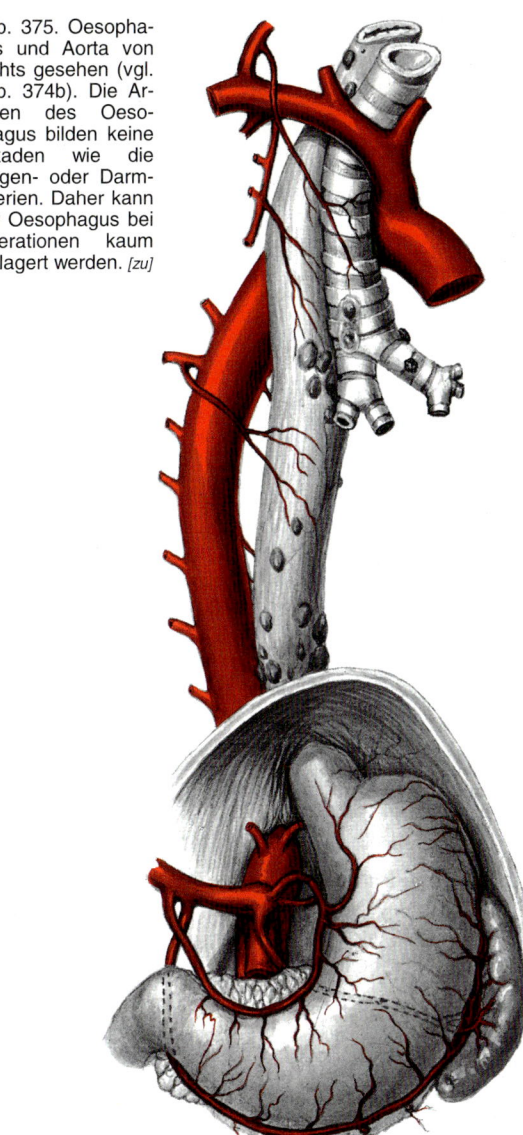

Abb. 375. Oesophagus und Aorta von rechts gesehen (vgl. Abb. 374b). Die Arterien des Oesophagus bilden keine Arkaden wie die Magen- oder Darmarterien. Daher kann der Oesophagus bei Operationen kaum verlagert werden. [zu]

stumpf wird am Hals in die Haut eingepflanzt. Dann wartet man einige Wochen, bis sich der Patient von dieser Operation erholt hat. Er wird dabei über die Witzel-Fistel ernährt. Ist er wieder gekräftigt, dann wird ein entsprechend langes Stück des Dickdarms hinter dem Sternum (oder auch vor ihm unter der Haut) bis zum Hals hochgezogen und mit dem Speiseröhrenstumpf oben und dem Magen unten verbunden (*Koloninterposition*).

■ **Folgezustände der Ösophagusresektion**:
❶ *Vagales Denervationssyndrom*: Der zehnte Hirnnerv (N. vagus) zieht am Oesophagus entlang vom Hals zum Bauch. Wird ein größeres Stück des Oesophagus entfernt, gehen immer auch die anliegenden Nn. vagi verloren. Dies führt zu Bewegungsschwäche bis Lähmung von Magen, Darm, Gallenwegen usw. Die Nerven der Bronchen sind nur bei hoher Entnahme des Oesophagus betroffen.
- Die Beschwerden sind ausgeprägt in den ersten Wochen nach der Operation, bessern sich dann aber allmählich. Offenbar übernehmen dann Ganglien in der Wand der Organe selbständig die Steuerung (intramurales Nervensystem, #187).

• Der Ausfall des N. vagus ist nicht in allen Fällen ein Unglück. Schließlich werden die Magennerven auch zur Behandlung von Magen- und Zwölffingerdarmgeschwüren durchgetrennt (*Vagotomie*, #427). Bei etwa ⅓ der Patienten ist die Entleerungsstörung des Magens jedoch so schwerwiegend, daß man die vom Sympathikus innervierten Muskeln des Magenpförtners durchtrennen muß (*Pyloroplastik*), um eine unbehinderte Weitergabe des Speisebreies vom Magen zum Darm zu gewährleisten. Manche Chirurgen führen daher diese Durchtrennung gleich vorsorglich im Rahmen der Speiseröhrenoperation aus.

❷ *Refluxösophagitis* (Entzündung des Speiseröhrenstumpfes wegen Rückflusses von Magensaft): Der Mageneingang (Kardia) und der Verschlußmechanismus am unteren Ende des Oesophagus (kaudaler Ösophagussphinkter) gehen bei der Operation gewöhnlich verloren. Dann kann Magensaft ungehindert in den Oesophagus zurückfließen. Durch die Magensäure wird die Schleimhaut angefressen. Es drohen Geschwüre, Blutungen und narbige Verengungen (*Stenosen*) des Oesophagus. Bei starkem Rückfluß gerät Mageninhalt auch häufig in den Kehlkopf und die unteren Luftwege und löst dort Entzündungen aus (*Aspirationspneumonie*).
• Wegen dieser Gefahren versucht man den Rückfluß zu verhüten. Man bildet dazu eine Art Ventil an der Verbindungsstelle von Speiseröhrenstumpf und Magen, indem man den Magen manschettenartig um die Speiseröhre legt (*Fundoplikation*). Die Manschettenbildung wird meist schon vorsorglich bei der Ösophagusresektion vorgenommen, da jede Zweitoperation auch zusätzliche Risiken mit sich bringt.

❸ *Anastomosenstenose* (Verengung der Nahtstelle): Nach der Operation ist die Nahtstelle zwischen Speiseröhrenstumpf und Magen entzündlich geschwollen und daher verengt. Dadurch ist das Schlucken behindert. Diese Enge verschwindet mit dem Abklingen der Entzündung in etwa 2-3 Wochen.
• Nach Monaten oder Jahren kann sich dieser Bereich erneut einengen. Die Ursachen sind meist Vernarbungen, besonders wenn Magensaft die Schleimhaut des Speiseröhrenstumpfes ständig gereizt hat. Gelegentlich kann aber auch ein *Tumorrezidiv* an der Verengung Schuld sein. Zur Behandlung kommen das Aufdehnen (*Bougieren*) und das Einsetzen eines Rohres (*Ösophagusendoprothese*) infrage.

3.8 Thymus

#381 Aufgaben als primäres lymphatisches Organ, Beeinflussung durch Hormone, *Thymusaplasie*, *Thymushyperplasie*, Altersveränderungen
#382 Lage, Feinbau, Blut-Thymus-Schranke, *Thymom*
⇒ #161 Lymphatische Organe
⇒ #164-165 Lymphozyten

#381 Aufgaben

■ Den Thymus bezeichnet man als **primäres lymphatisches Organ**. Aus dem Knochenmark wandern in der Fetalzeit und in der frühen Kindheit Lymphozyten (Prä-T-Lymphozyten) über die Blutgefäße in die äußeren Abschnitte der Thymusrinde ein. Dort teilen sie sich mitotisch. Sie werden dabei kleiner und allmählich in Richtung Mark weitergeschoben. Auf diesem Weg erwerben sie auf noch ungeklärte Weise ihre Immunkompetenz (sie machen im Thymus eine Art „Fachausbildung" zum T-Lymphozyten durch).
• Die reifen Thymuslymphozyten treten über die Venulen wieder in die Blutbahn ein. Sie werden mit dem Blut im Körper verteilt und wandern in die sekundären lymphatischen Organe (Lymphknoten, Milz, Mandeln und Lymphknötchen der inneren Organe) aus. Dort besiedeln sie die T-Zell-Regionen.
• Ein Teil der T-Lymphozyten geht aus noch ungeklärten Gründen in der Thymusrinde zugrunde und wird von Makrophagen beseitigt.
• Als primäres lymphatisches Organ hat der Thymus keine direkten Abwehraufgaben. Er reagiert daher auch nicht so heftig auf Infektionen wie die übrigen lymphatischen Organe.

■ **Beeinflussung durch Hormone**:
• Hemmend wirken weibliche und männliche Geschlechtshormone sowie Glucocorticosteroide (anhaltender Streß führt zu Abnahme der Lymphozyten im Blut!).
• Fördernd wirken Wachstumshormon (STH) und Kastration (wegen des Wegfalls der Geschlechtshormone).

■ **Thymusaplasie**: Früher hat man den Thymus zu den Hormondrüsen gerechnet, in der Annahme, daß er ein entwicklungsförderndes Hormon absondere. Denn bei mangelhafter Ausbildung des Thymus ist die Entwicklung in der Kindheit empfindlich gestört (oft schon Tod im Säuglingsalter). Diese Entwicklungsstörung führt man heute auf die beeinträchtigte Immunsituation zurück (starke Infektanfälligkeit).
• Der Thymus erzeugt das hormonartige *Thymosin*, das die Entwicklung der lymphatischen Gewebe stimuliert.
• Die thymuslose Nacktmaus ist immundefekt. Sie ist dadurch ein wichtiges Versuchstier geworden. Man kann z.B. menschliche Geschwülste auf sie verpflanzen und dann die Wirkung krebshemmender Stoffe (Zytostatika) testen.
• Entsprechend der gemeinsamen Entwicklung mit den Nebenschilddrüsen (#745) fehlen bei Thymusaplasie oft auch diese (di-George-Syndrom).

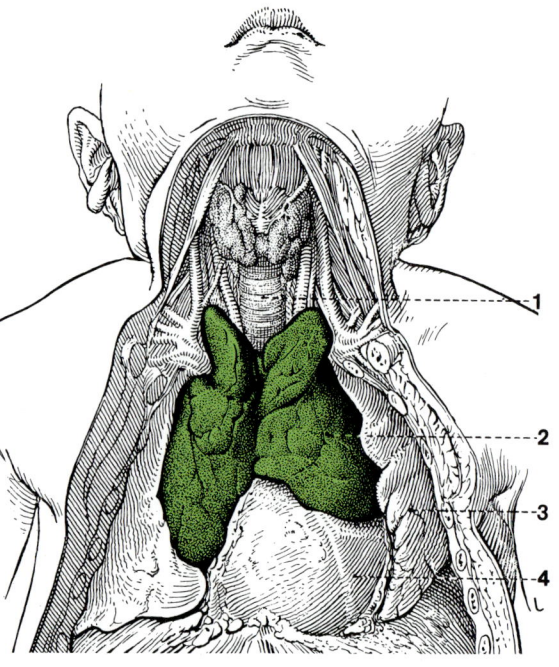

Abb. 381. Thymus beim Neugeborenen. *[bg]*

1 Trachea
2 Thymus
3 Pulmo
4 Cor + Pericardium

3 Brusteingeweide, 3.8 Thymus   237

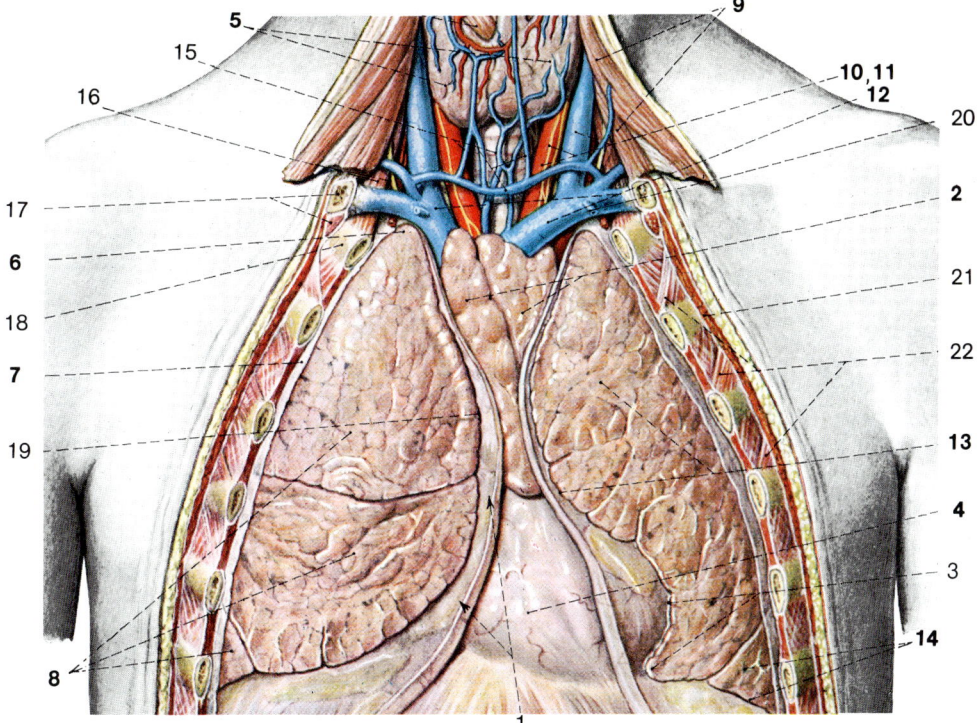

Abb. 382a. Thymus beim Erwachsenen. [sb2]

1 Pleura parietalis, Pars mediastinalis
2 Thymus
3 Incisura cardiaca pulmonis sinistri
4 Pericardium
5 Glandula thyroidea
6 Apex pulmonis
7 Pleura parietalis, Pars costalis
8 Pulmo dexter: Lobus superior, Lobus medius, Lobus inferior
9 M. sternocleidomastoideus
10 A. carotis communis
11 V. jugularis interna
12 V. brachiocephalica
13 Pulmo sinister, Lobus superior
14 Pulmo sinister, Lobus inferior
15 Plexus thyroideus impar
16 M. scalenus anterior
17 Clavicula; M. subclavius
18 Costa prima
19 Margo anterior
20 V. thoracica interna
21 M. pectoralis major
22 M. pectoralis minor

■ **Thymushyperplasie**: Offenbar gibt es auch eine Überfunktion des Thymus wie bei Hormondrüsen. Bei bestimmten Formen der *Myasthenie* (abnormes Nachlassen der Muskelkraft bei Arbeit) findet man häufig den Thymus vergrößert. Durch Entfernen des Thymus (*Thymektomie*) werden die Beschwerden gebessert. Möglicherweise produziert bei diesem Krankheitsbild der Organismus Antikörper gegen seine eigenen cholinergen Rezeptoren an den motorischen Endplatten.
• Der Thymus ist oft auch bei anderen Autoaggressionskrankheiten (mit Bildung von Antikörpern gegen körpereigene Gewebe) vergrößert, z.B. bei Colitis ulcerosa (#449), Lupus erythematodes, chronischer Glomerulonephritis und Hashimoto-Schilddrüsenentzündung.

■ **Altersveränderungen**:
• Beim Neugeborenen sind die beiden Thymuslappen je etwa 5 cm lang und 2 cm breit und wiegen zusammen 10-15 g.
• Der Thymus wächst dann noch etwas und erreicht seine größte Entfaltung beim Kleinkind (Abb. 381). Er behält dann seine absolute Größe bis zur Pubertät bei, wodurch er im Vergleich zum Körpergewicht bereits relativ kleiner wird. Beim Zehnjährigen wiegt er 30-40 g und enthält etwa 400 Milliarden Lymphozyten.
• Nach der Pubertät verfettet er, wobei das Thymusgewebe auch absolut weniger wird. In den Zwanzigerjahren besteht der „retrosternale Fettkörper" („Thymusrestkörper") aus etwa gleichviel Fett und Thymusgewebe (10-15 g). Im Laufe der Jahre bildet sich das Thymusgewebe noch weiter zurück.
• Beim älteren Erwachsenen ist das Organ makroskopisch meist nicht mehr klar abzugrenzen.

• Man vermutet, daß ein Teil der Alternsvorgänge des Menschen mit der Rückbildung des Thymus in Zusammenhang stehen könnte, z.B. die Abwehrschwäche des Greises gegen Infektionskrankheiten.

■ **Terminologie**: Die Ableitung des Namens Thymus = Bries = innere Brustdrüse ist umstritten: gr. thymós = Gemüt, thýmos = Thymian, thýein = opfern. Die eine Version bezieht den Namen auf die antike Lokalisation des Gemüts in der Brusthöhle. Die andere Version geht vom Tieropfer aus, bei dem auch Thymian mit verbrannt wurde.

#382 Bau

■ **Lage**: Der Thymus ist ein zweilappiges Organ. Er liegt im oberen Mediastinum und reicht bis an das Perikard heran (Abb. 382a). Normalerweise überragt der Thymus das Sternum nicht. Er kann sich jedoch gelegentlich auch bis zur Schilddrüse nach oben erstrecken.
• Vorn ist er durch lockeres Bindegewebe vom Sternum getrennt.
• Dorsal berührt er die großen Gefäße: V. cava superior, Vv. brachiocephalicae, Aortenbogen.
• Seitlich ist er von der Pleura parietalis, Pars mediastinalis, bedeckt.
• Nebenthymi (*Lobuli thymici accessorii*) kommen gemäß der Entwicklung vor allem im Halsbereich vor.

Beim Neugeborenen kann ein übergroßer Thymus in der oberen Brustkorböffnung wegen Kompression der Trachea zu Atemnot führen.

■ **Feinbau**: Den Thymus rechnet man zu den lymphoepithelialen Organen. Er entsteht aus der 3. Schlundtasche, also aus dem Epithel des Darmrohres. Das Grundgerüst besteht aus Epithel und nicht aus Bindegewebe. Dieses Gerüst wird von großen Mengen von Lymphozyten besiedelt. Im Thymus treffen wir mithin vor allem 3 Zellarten an:
• *T-Lymphozyten* in lebhafter Proliferation.
• *epitheliogene Retikulumzellen*, die als „nurse cells" mit langen Fortsätzen Gruppen von T-Lymphozyten umgreifen. Sie sezernieren Thymosin (#381).
• *Makrophagen* bauen vermutlich fehlgeprägte Lymphozyten ab.

Die beiden Lappen (*Lobi*) des Thymus sind von einer Kapsel aus dichtem kollagenen Bindegewebe eingehüllt. Von ihr ziehen bindegewebige Scheidewände in die Tiefe und gliedern die Lappen in Läppchen (*Lobuli thymi*) von 1-2 mm Durchmesser. Bei schwacher Vergrößerung erkennt man im Mikroskop:
• eine dunkel gefärbte Rinde (*Cortex thymi*): Die dunklere Färbung beruht auf der dichteren Lage von Lymphozyten.
• das heller gefärbte Mark (*Medulla thymi*): Ein besonderes Kennzeichen sind eigenartige Epithelkugeln aus zwiebelschalenartig angeordneten platten Zellen, die Thymuskörperchen (*Corpuscula thymica*), auch Hassall-Körperchen (Arthur Hassall, 1819-1892, englischer Histologe) genannt (Abb. 382b). Ihre Aufgabe ist noch unklar. Vermutlich sind sie keine Degenerationserscheinungen, da sie auch schon beim Neugeborenen reichlich vorhanden sind (etwa 1,4 Millionen). An den Thymuskörperchen ist im mikroskopischen Präparat der Thymus leicht von anderen lymphatischen Organen zu unterscheiden. Da der Thymus fast ausschließlich von T-Lymphozyten bevölkert wird, fehlen die Lymphknötchen (Lymphfollikel) als typische B-Lymphozyten-Regionen.

■ **Blut-Thymus-Schranke**: Die Kapillaren mit ungefenstertem Epithel und Basalmembran werden von Fortsätzen der Retikulumzellen umschlossen. Sie schirmen offenbar die reifenden Lymphozyten vor Antigenen ab.

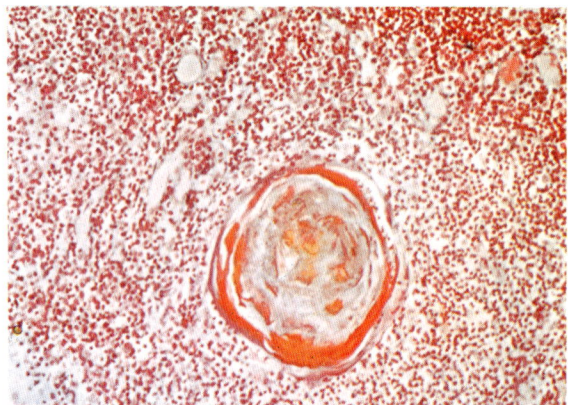

Abb. 382b. Schnittbild des Thymus (Vergrößerung 200fach). Charakteristisch sind die Hassall-Körperchen. *[li1]*

■ **Thymom**: Von den epithelialen Retikulumzellen kann eine gutartige Geschwulst ausgehen. Wegen ihrer Lage in der oberen Thoraxapertur kann sie frühzeitig Beschwerden verursachen: Kompression von Trachea und Oesophagus sowie der großen Venen (oberes Hohlvenensyndrom).

3.9 Leitungsbahnen

#391 Aorta
#392 Lungenarterien
#393 Varietäten der großen Arterien
#394 Mißbildungen der großen Arterien
#395 V. cava superior (obere Hohlvene)
#396 Ductus thoracicus
#397 N. phrenicus
#398 N. vagus
#399 Truncus sympathicus (Grenzstrang)
⇒ #142 Lungen- und Körperkreislauf

#391 Aorta

Aus dem Herzen entspringen nur 2 Arterien:
• der *Truncus pulmonalis* (Stamm der Lungenarterien) aus der rechten Herzkammer für den Lungenkreislauf.
• die *Aorta* („Hauptarterie", gr. aórtē) aus der linken Herzkammer für den Körperkreislauf.
Beide Gefäße gehören zu den Arterien vom elastischen Typ (#144).

■ **Hauptabschnitte**: Entsprechend der Krümmung der Herzschleife (#363) sind beide Arterienabgänge nach kranial gerichtet. Die Aorta versorgt den gesamten Körper mit Blut (Tab. 391), ausgenommen den Strombereich der Lungenarterien (aber Bronchialarterien, #337). Sie muß also aus der kranialen Richtung nach kaudal umschwenken. Sie ist daher spazierstockartig gekrümmt (Abb. 391). Demgemäß unterscheiden wir an ihr:

❶ *Pars ascendens aortae [Aorta ascendens]* (aufsteigende Aorta).

❷ *Arcus aortae* (Aortenbogen).

❸ *Pars descendens aortae [Aorta descendens]* (absteigende Aorta): Diese zieht durch Brust- und Bauchhöhle und wird daher weiter gegliedert in:
• *Pars thoracica aortae [Aorta thoracica]* (Brustaorta).
• *Pars abdominalis aortae [Aorta abdominalis]* (Bauchaorta, #491).

❹ Die Aorta endet mit der *Bifurcatio aortae* (Aortengabel): Sie zweigt sich in die beiden *Aa. iliacae communes* auf.

■ **Pars ascendens aortae [Aorta ascendens]**: Das Anfangsstück der Aorta ist zwiebelartig erweitert (*Bulbus aortae*, gr. bolbós = Zwiebel). Entsprechend den 3 Taschen der Aortenklappe bilden sich 3 Ausbuchtungen (*Sinus aortae*). Aus den beiden vorderen entspringen die Herzkranzgefäße (*A. coronaria dextra + sinistra*, #361). Die Aorta ascendens liegt innerhalb des Perikards und wird gemeinsam mit dem Truncus pulmonalis vom Epikard überzogen. An der Grenze zum Aortenbogen schlägt das Epikard in das Perikard um (#369). Die Aorta ascendens ist rundherum von großen Gefäßen und den Vorhöfen umgeben:

- vorn links: *Truncus pulmonalis*.
- vorn rechts: rechter Vorhof (*Atrium dextrum*).
- hinten rechts: obere Hohlvene (*V. cava superior*).
- hinten links: linker Vorhof (*Atrium sinistrum*).

■ **Arcus aortae**: Im Aortenbogen wendet sich die Aorta aus dem aufsteigenden in den absteigenden Teil um.

❶ **Grenzen**: Sie sind fließend und nicht einheitlich definiert:
- Als Grenze zur Pars ascendens aortae [Aorta ascendens] kann man die Umschlagstelle des Perikards ansehen (Pars ascendens aortae [Aorta ascendens] = intraperikardial, Arcus aortae = extraperikardial).
- Als Grenze zur Pars descendens aortae [Aorta descendens] wird gewöhnlich die Aortenenge (*Isthmus aortae*, gr. isthmós = schmaler Zugang) angesehen. Normalerweise ist diese Enge nur vor der Geburt deutlich. Nach der Geburt gleicht sie sich in wenigen Wochen aus. Sie liegt oberhalb der Mündung des *Ductus arteriosus* in die Aorta. Dieser bildet sich nach der Geburt zu einem Bindegewebestrang (*Lig. arteriosum*) zurück (#394).
- Nach der eben gegebenen Definition ist der Aortenbogen recht kurz. Er umfaßt danach im wesentlichen den Ursprungsbereich der 3 großen Äste. In der Klinik wird jedoch häufig der gesamte gebogene Abschnitt der Aorta als Aortenbogen bezeichnet.

❷ **Äste**: Im Regelfall (Varietäten ⇒ #393) entspringen aus dem Aortenbogen nur 3 Äste:
- *Truncus brachiocephalicus* als gemeinsamer Stamm für A. carotis communis und A. subclavia der rechten Seite.
- linke *A. carotis communis* (#772).
- linke *A. subclavia* (#771).

Die *A. carotis communis* ist die Hauptarterie des Kopfes, die *A. subclavia* die Hauptarterie der oberen Extremität. Auf der linken Seite entspringen die beiden getrennt aus dem Aortenbogen, auf der rechten Seite mit einem gemeinsamen Stamm (*Truncus brachiocephalicus*).

❸ **Lage**: Der Aortenbogen steht nicht sagittal, sondern im ersten schrägen Durchmesser („Fechterstellung") der Röntgenologen (#113), d.h. von rechts vorn nach links hinten. Den besten Überblick über den Aortenbogen bekommt daher nicht bei sagittaler, sondern bei schräger Betrachtung („Boxerstellung" von links vorn, Abb. 367c).

❹ **Nachbarschaft**: Dem Aortenbogen liegen unmittelbar an:
- autonome Nerven für das Herz: *Nn. cardiaci* aus den Halsganglien des Sympathikus, *Rr. cardiaci* aus dem N. vagus.
- die *Corpora paraaortica* [*Glomus aorticum*], nichtchromaffine Paraganglien ähnlich dem Glomus caroticum (#772).
- Lymphknoten.
- der linke *N. vagus*: Er zieht vor dem Aortenbogen kaudal. Ein stärkerer Ast, der *N. laryngeus recurrens* („rückläufiger Kehlkopfnerv"), biegt unter dem Aortenbogen nach dorsal und steigt wieder zum Kehlkopf auf. Der „Rekurrens" schlingt sich links um den Aortenbogen, rechts um die A. subclavia (#398). Die Rekurrensschlinge liegt links vom Lig. arteriosum und markiert damit die Grenze des Aortenbogens zur Pars descendens aortae [Aorta descendens].

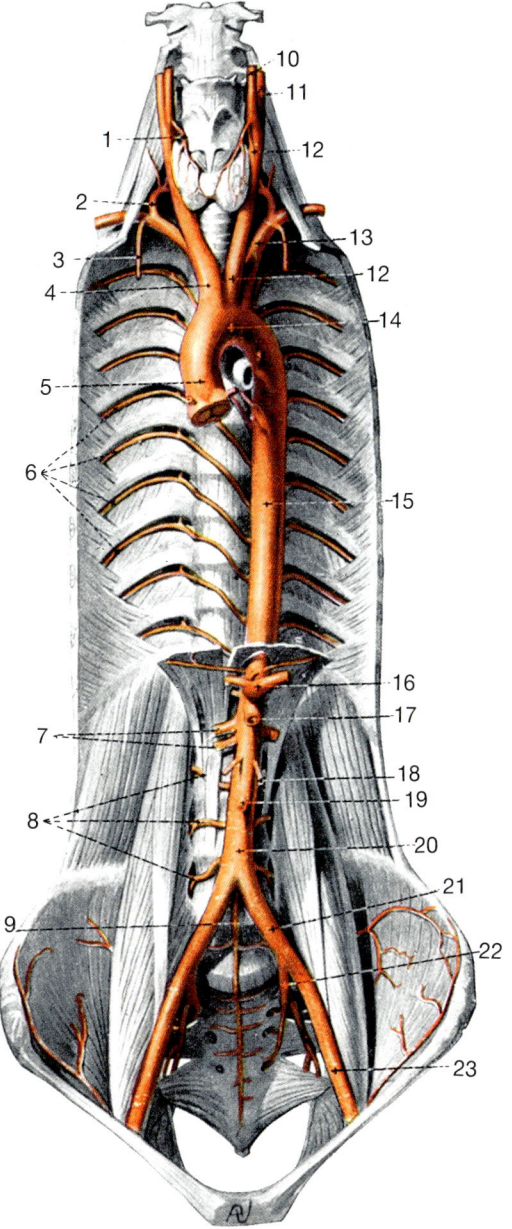

Abb. 391a. Hinterwand von Brust- und Bauchraum mit der Aorta und ihren wichtigsten Ästen. Die Eingeweide sind entfernt. Vom Zwerchfell blieb nur der Lendenteil mit dem Hiatus aorticus stehen. Als Varietät findet man auf der rechten Seite des Präparats zwei Nierenarterien. [bg2]

1 A. thyroidea superior
2 Truncus thyrocervicalis
3 A. thoracica interna
4 Truncus brachiocephalicus
5 Pars ascendens aortae [Aorta ascendens]
6 Aa. intercostales posteriores
7 A. renalis
8 Aa. lumbales
9 A. sacralis mediana
10 A. carotis externa
11 A. carotis interna
12 A. carotis communis
13 A. subclavia
14 Arcus aortae
15 Pars thoracica aortae [Aorta thoracica]
16 Truncus coeliacus
17 A. mesenterica superior
18 A. testicularis
19 A. mesenterica inferior
20 Pars abdominalis aortae [Aorta abdominalis]
21 A. iliaca communis
22 A. iliaca interna
23 A. iliaca externa
15 + 20 Pars descendens aortae [Aorta descendens]

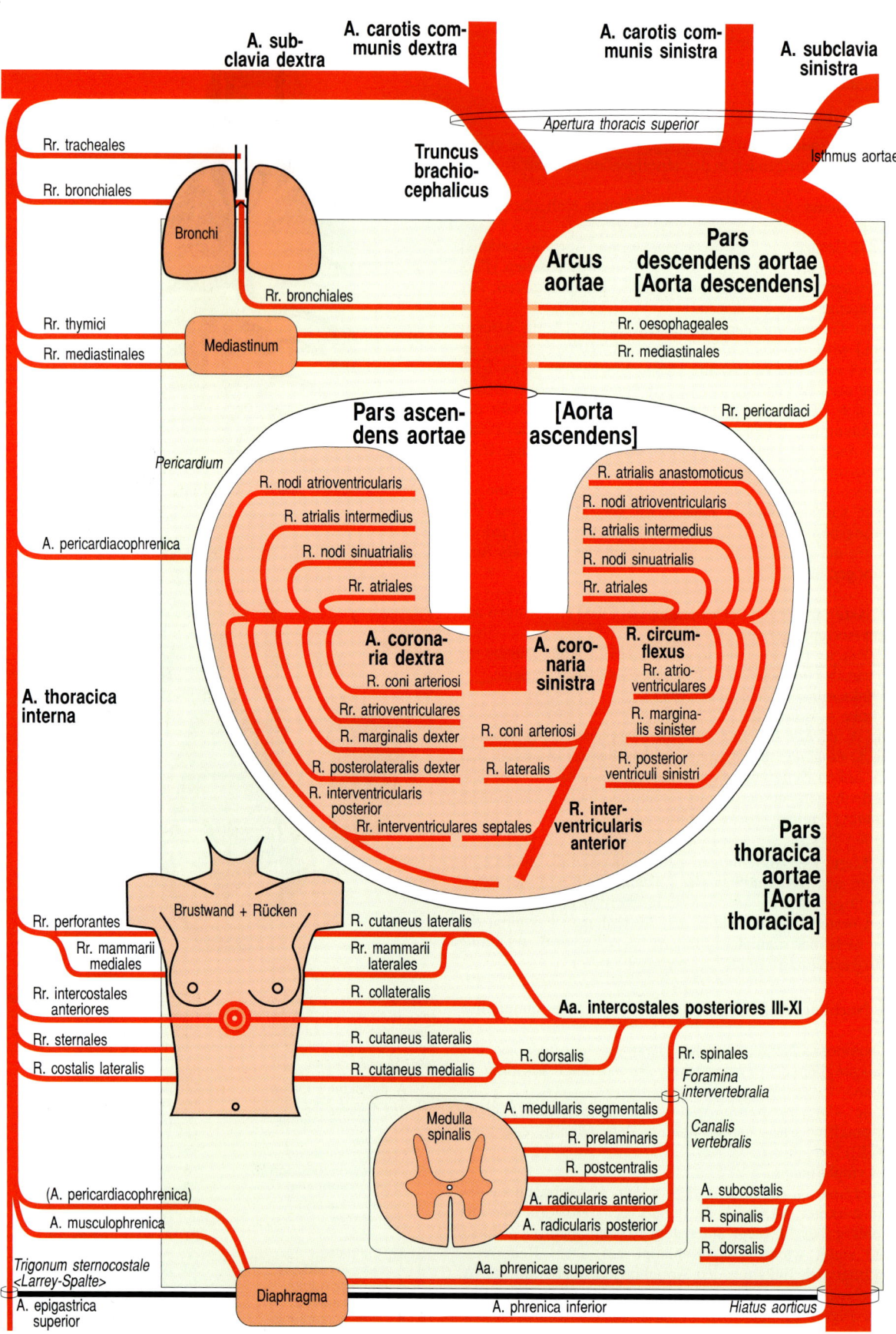

Abb. 391b. Schema der Verzweigung von Pars ascendens aortae [Aorta ascendens], Arcus aortae und Pars descendens aortae [Aorta descendens]. *[li3]*

Aortenbogen und die großen „supraaortalen" Arterien berühren ferner:
• rechts hinten: Trachea und Oesophagus. Die Trachea gabelt sich rechts vom Aortenbogen in die beiden Hauptbronchen auf. Der linke Hauptbronchus verläuft unter dem Aortenbogen zur linken Lunge. Der Oesophagus wird vom Aortenbogen etwas eingedellt (mittlere Enge des Oesophagus, #371).
• vorn oben: die *Vv. brachiocephalicae*. Diese vereinigen sich rechts vom Aortenbogen zur V. cava superior.
• vorn unten: die Lungenarterien. Die rechte Lungenarterie zieht unter dem Aortenbogen zur rechten Lunge.

Tab. 391. Versorgungsgebiete der Aorta	
Aufsteigende Aorta	• Herzmuskel
Aortenbogen	• Hals, Kopf • Schulter, Arm • vordere Brustwand • obere vordere Bauchwand (über *A. thoracica interna* aus der *A. subclavia*)
Brustaorta	• hintere und seitliche Brustwand • hintere Abschnitte des Mediastinum • Bronchialbaum • Teile des Zwerchfells • die in der Brustwirbelsäule gelegenen Teile des Rückenmarks (Brust-, Lenden- und oberer Kreuzbeinabschnitt)
Bauchaorta	• untere Körperhälfte

■ **Pars thoracica aortae [Aorta thoracica]**: Als Brustaorta bezeichnet man den Abschnitt zwischen *Isthmus aortae* und Durchtritt durch das Zwerchfell im *Hiatus aorticus*. Die Brustaorta hat beim jugendlichen Erwachsenen eine lichte Weite von etwa 2 cm. Im Laufe des Lebens nimmt die Weite allmählich zu. Sie beträgt beim Greis etwa 3 cm. Die Breite der Aorta kann man im Röntgenbild auch beim Lebenden messen, am einfachsten im Computertomogramm.

❶ **Lage**: Die Brustaorta setzt zunächst den Verlauf des Aortenbogens nach links hinten fort, legt sich dann den Wirbelkörpern links vorn an und gelangt beim weiteren Abstieg immer näher zur Mitte. Das Anfangsstück projiziert sich im sagittalen Röntgenbild des Brustkorbs in den ersten Interkostalraum links neben dem Sternum als sog. „Aortenknopf" (#367).

❷ **Äste**:
• 3.-11. hintere Zwischenrippenarterie (*Aa. intercostales posteriores*). Die ersten beiden kommen von der A. subclavia, die 12. nennt man *A. subcostalis* (#237). Da die Brustaorta links liegt, müssen die rechten Interkostalarterien vor den Wirbelkörpern zur rechten Brustwand ziehen. Sie liegen dabei hinter der V. azygos, in welche die Interkostalvenen einmünden.
• Äste für die Brustorgane (*Rr. bronchiales, oesophageales, pericardiaci, mediastinales*).
• obere Zwerchfellarterien (*Aa. phrenicae superiores*).

❸ **Nachbarschaft**: Der Brustaorta liegen an:
• vorn: der linke Vorhof.
• links und links hinten: die linke Lunge.
• rechts vorn: der Oesophagus.

• rechts hinten: der *Ductus thoracicus* (#396) und die Wirbelsäule.
• im gesamten Verlauf: Lymphknoten.

#392 Truncus pulmonalis

Aus der rechten Herzkammer entspringt der Stamm der Lungenarterien (*Truncus pulmonalis*), der sich in die beiden Lungenarterien (*A. pulmonalis dextra + sinistra*) aufgabelt.

■ **Lagebeziehungen**:
• Die rechte Herzkammer bildet den größten Teil der Vorderwand des Herzens. Demgemäß liegt auch der Truncus pulmonalis zunächst auf der Vorderseite. Entsprechend der Schräglage des Herzens verläuft er nach dorsokranial und teilt sich dann fast T-förmig in die beiden Lungenarterien auf. Die rechte Lungenarterie zieht hinter der Aorta ascendens und der V. cava superior zur rechten Lunge, die linke vor dem linken Hauptbronchus und über den linken Lungenvenen zur linken Lunge.
• Der Truncus pulmonalis schmiegt sich der Aorta ascendens links vorn unmittelbar an. Beide werden gemeinsam vom Epikard eingehüllt. Der Truncus pulmonalis liegt mithin innerhalb des Perikards. An der Umschlagstelle des Perikards gabelt sich der Stamm in die beiden Lungenarterien auf, die damit außerhalb des Perikards bleiben.
• Im sagittalen Röntgenbild wird der Truncus pulmonalis in den 2. linken Interkostalraum projiziert. Er bildet den 2. der 4 Bogen der linken Herzkontur (Aortenbogen – Pulmonalis – linker Vorhof – linke Kammer, #367).

■ **Lig. arteriosum**: Zwischen der Aufgabelung des *Truncus pulmonalis* (oder der linken Lungenarterie) und dem Aortenisthmus spannt sich ein Bindegewebezug aus. Es ist der zurückgebildete *Ductus arteriosus* (Botallo-Arteriengang, #394).

#393 Varietäten der großen Arterien

Nach dem *biogenetischen Grundgesetz* (Ernst Haeckel, deutscher Zoologe, 1834-1919) ist die Individualentwicklung (*Ontogenese*) eine kurze Wiederholung der Stammesentwicklung (*Phylogenese*). Wenn auch die *Rekapitulationstheorie* nicht auf alle Einzelheiten zutrifft, so läßt sich doch am Beispiel des Arteriensystems die Richtigkeit des Grundgedankens aufzeigen.

■ **Embryonale Aortenbogen**: In der Frühentwicklung des Menschen werden vorübergehend Arterien angelegt, deren Verlauf an Gefäße kiementragender Tiere erinnert. Man nennt diese daher „Kiemenbogenarterien" oder besser Schlundbogenarterien, da beim Menschen in keinem Entwicklungsstadium funktionsfähige Kiemen bestehen.
• In sehr frühen Entwicklungsstadien ist das Arteriensystem symmetrisch: Aus dem Herzen entspringen 2 Aorten, die zunächst nach kranial ziehen (*ventrale Aorten*), dann im ersten Schlundbogen nach dorsal umbiegen, wieder absteigen (*dorsale Aorten*) und in die Nabelarterien auslaufen. Schon beim 3 mm langen Embryo verschmelzen die Anfangs- und Endstücke der paarigen Aorten, und nur im Bereich des Schlunddarms (#745) bleiben die Aorten paarig.
• Ventrale und dorsale Aorten verbinden sich in insgesamt 6 embryonalen Aortenbogen (*Arcus aorticus I-VI*, Abb. 393a, Tab. 393). Sie bestehen nicht gleichzeitig: Die beiden ersten bilden sich schon zurück, bevor die beiden untersten entwickelt sind. Der 5. Aortenbogen bleibt wahrscheinlich nur einige Stunden in Funktion.

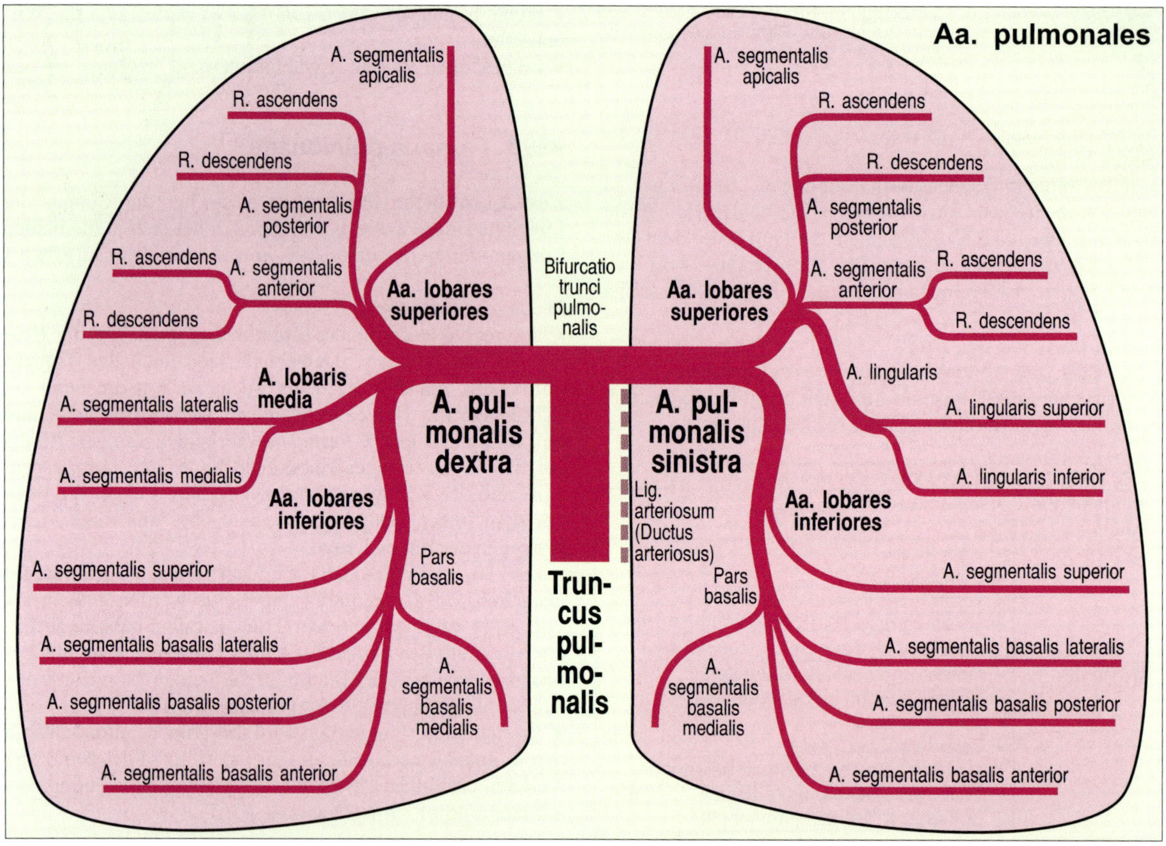

Aa. pulmonales

- A. pulmonalis dextra
  - Aa. lobares superiores
    - A. segmentalis apicalis
      - R. ascendens
      - R. descendens
    - A. segmentalis posterior
    - A. segmentalis anterior
      - R. ascendens
      - R. descendens
  - A. lobaris media
    - A. segmentalis lateralis
    - A. segmentalis medialis
  - Aa. lobares inferiores
    - A. segmentalis superior
    - Pars basalis
      - A. segmentalis basalis lateralis
      - A. segmentalis basalis posterior
      - A. segmentalis basalis medialis
      - A. segmentalis basalis anterior

- Bifurcatio trunci pulmonalis
- Truncus pulmonalis
- Lig. arteriosum (Ductus arteriosus)

- A. pulmonalis sinistra
  - Aa. lobares superiores
    - A. segmentalis apicalis
      - R. ascendens
      - R. descendens
    - A. segmentalis posterior
    - A. segmentalis anterior
      - R. ascendens
      - R. descendens
  - A. lingularis
    - A. lingularis superior
    - A. lingularis inferior
  - Aa. lobares inferiores
    - A. segmentalis superior
    - Pars basalis
      - A. segmentalis basalis lateralis
      - A. segmentalis basalis posterior
      - A. segmentalis basalis medialis
      - A. segmentalis basalis anterior

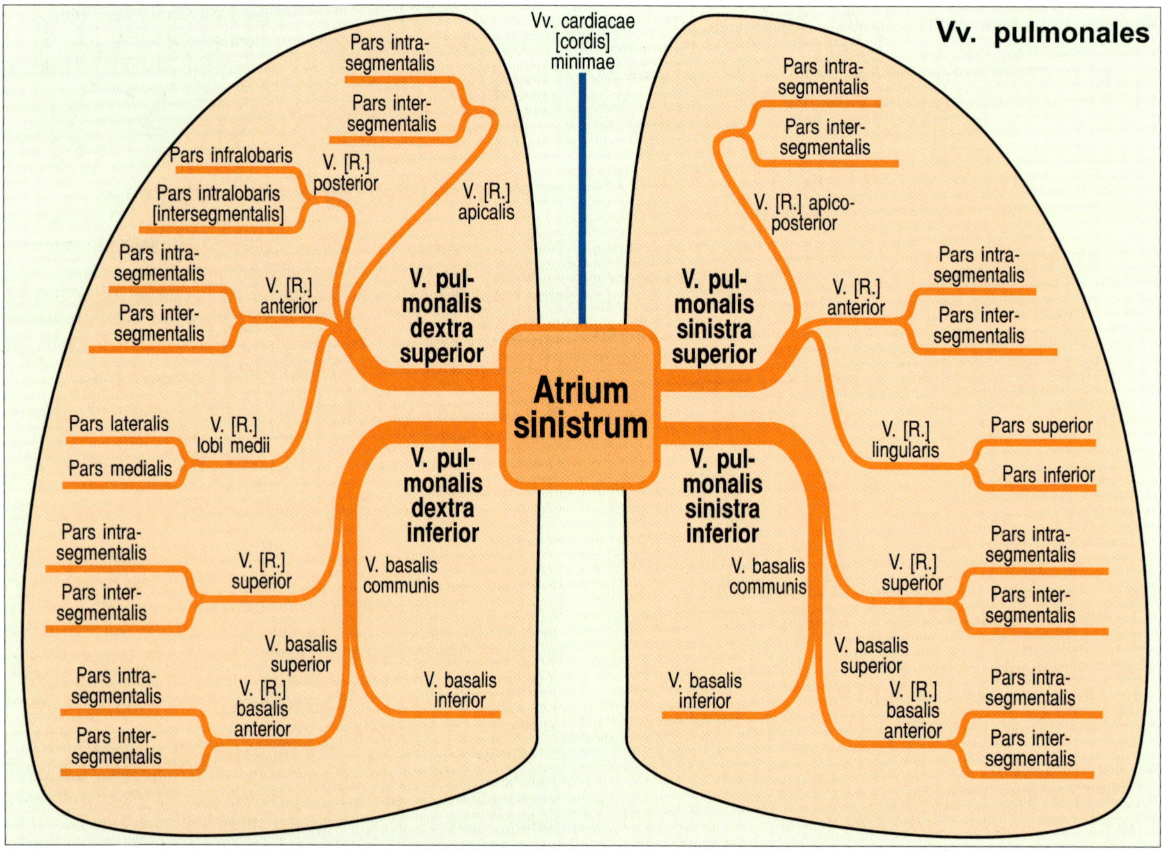

Vv. pulmonales

- Vv. cardiacae [cordis] minimae

- V. pulmonalis dextra superior
  - V. [R.] apicalis
    - Pars intrasegmentalis
    - Pars intersegmentalis
  - V. [R.] posterior
    - Pars infralobaris
    - Pars intralobaris [intersegmentalis]
  - V. [R.] anterior
    - Pars intrasegmentalis
    - Pars intersegmentalis

- V. pulmonalis dextra inferior
  - V. [R.] lobi medii
    - Pars lateralis
    - Pars medialis
  - V. [R.] superior
    - Pars intrasegmentalis
    - Pars intersegmentalis
  - V. basalis communis
    - V. basalis superior
      - V. [R.] basalis anterior
        - Pars intrasegmentalis
        - Pars intersegmentalis
    - V. basalis inferior

- Atrium sinistrum

- V. pulmonalis sinistra superior
  - V. [R.] apicoposterior
    - Pars intrasegmentalis
    - Pars intersegmentalis
  - V. [R.] anterior
    - Pars intrasegmentalis
    - Pars intersegmentalis
  - V. [R.] lingularis
    - Pars superior
    - Pars inferior

- V. pulmonalis sinistra inferior
  - V. [R.] superior
    - Pars intrasegmentalis
    - Pars intersegmentalis
  - V. basalis communis
    - V. basalis superior
      - V. [R.] basalis anterior
        - Pars intrasegmentalis
        - Pars intersegmentalis
    - V. basalis inferior

Abb. 392a + b. Schemata der Verzweigung der Aa. + Vv. pulmonales. *[li3]*
←

- Aus den dorsalen Aorten entspringen die Segmentarterien für die segmental gegliederte Leibeswand: 3 okzipitale, 7 zervikale, 12 thorakale usw. Die okzipitalen und zervikalen Segmentarterien veröden bis auf die 6. zervikale. Diese wird zur *A. subclavia*.
- Vor dem Erreichen des Endstadiums der Entwicklung werden rechter und linker 4. Aortenbogen vom Blut nach dem Schema in Abb. 393a durchströmt. Normalerweise bildet sich die Verbindung zwischen dem rechten Aortenbogen und der Aorta descendens zurück. Das Anfangsstück des rechten Aortenbogens wird zum *Truncus brachiocephalicus*.

Tab. 393. Weiterentwicklung der 6 embryonalen Aortenbogen (Schlundbogenarterien)	
1	bildet sich zurück
2	bildet sich zurück
3	wird zum Anfangsteil der *A. carotis interna*
4	wird links zum endgültigem *Arcus aortae*, rechts zum *Truncus brachiocephalicus*
5	bildet sich zurück
6	wird zu den Anfangsteilen der *Aa. pulmonales* und zum *Ductus arteriosus*

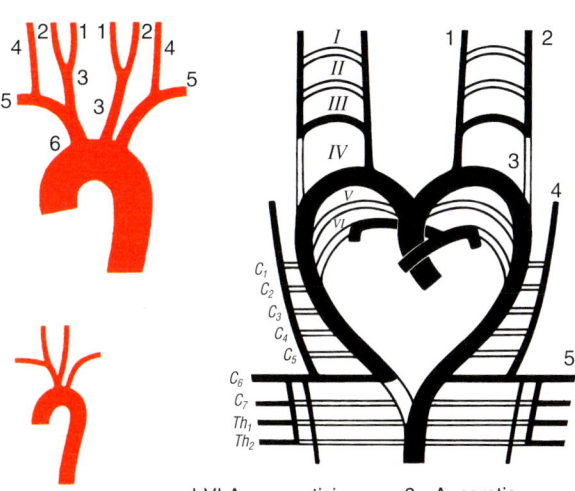

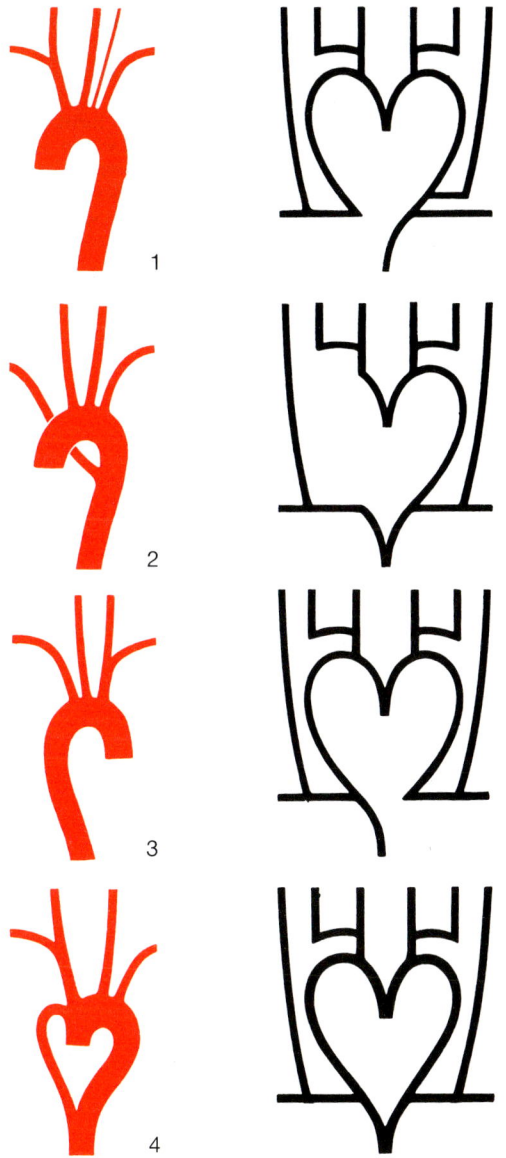

I-VI Arcus aortici
C1-C7 + T1 + T2 Aa. intersegmentales
1 A. carotis externa
2 A. carotis interna
3 A. carotis communis
4 A. vertebralis
5 A. subclavia
6 Truncus brachiocephalicus

Abb. 393a-c. Aortenbogen und seine Äste. *[li2]*
- Rechts: Schema zur Entwicklung.
- Links oben: häufigste Astfolge.
- Links unten: gemeinsamer Stamm von A. subclavia dextra und beiden Aa. carotides communes (sehr häufige Varietät).

Abb. 393d-k. Wichtige Varietäten des Aortenbogens und seiner Äste mit zugehörigen Entwicklungsschemata (vgl. Abb. 393a). *[li2]*
1 A. vertebralis sinistra entspringt aus dem Arcus aortae
2 A. subclavia dextra entspringt als letzter Ast aus dem Arcus aortae
3 Rechtsläufiger Arcus aortae
4 Doppelter Arcus aortae

■ **Varietäten**: Es können auch andere Abschnitte des 4. Aortenbogens veröden (Abb. 393d-k):
- *rechtsläufiger Aortenbogen*: Es bildet sich nicht der rechte, sondern der linke Aortenbogen zurück (selten). Der rechtsläufige Aortenbogen ist Regelfall bei den Vögeln.
- *rechte A. subclavia als 4. Ast des Aortenbogens*: Die Astfolge rechte Carotis – linke Carotis – linke Subclavia – rechte Subclavia kommt zustande, wenn nicht das Endstück des rechten Aortenbogens, sondern der Abschnitt zwischen den Abgängen der A. carotis communis und der A. subclavia atrophiert. Diese Varietät kommt bei etwa 1% aller Menschen vor. Die A. subclavia dextra zieht dann immer hinter den übrigen Ästen des Aortenbogens zur rechten Seite. Sie liegt dabei in 80% zwischen Oesophagus und Trachea und in 5% vor der Trachea bzw. den Hauptbronchen. Wegen der Einklemmung von Luft- und Speiseweg zwischen A. carotis communis und A. subclavia treten gelegentlich Schluck- oder Atemstörungen auf: *Dysphagia lusoria* bzw. *Dyspnoea lusoria* (lat. lusus naturae = Spielart der Natur = Varietät). Bei dieser Varietät fehlt meist der N. laryngeus recurrens rechts: Der N. vagus gibt dann direkte Äste zu Kehlkopf, Trachea und Oesophagus ab. Außerdem mündet der Ductus thoracicus meist in den rechten Venenwinkel (#396, #774).

#394 Mißbildungen der großen Arterien

■ **Doppelter Aortenbogen**: Äußerst selten bleiben beide Aortenbogen erhalten: Der hierbei entstehende arterielle Ring umschließt Trachea und Oesophagus und bedingt meist schwere Funktionsstörungen dieser Organe. Es kommen jedoch auch beschwerdefreie Fälle vor, bei denen die Anomalie zufällig entdeckt wird. Häufig sind die beiden Bogen nicht gleich stark. Ein Bogen kann stellenweise zu einem Strang zurückgebildet sein. Doppelte Aortenbogen sind bei allen kiemenatmenden Wirbeltieren sowie einem Teil der Reptilien die Regel.

■ **Fehldrehung des Septum aorticopulmonale**: Aus den 6. embryonalen Aortenbogen gehen die Lungenarterien hervor. Sie lösen sich von der Aorta, indem eine Scheidewand vom Abgang der 6. Aortenbogen im Truncus arteriosus (dem ursprünglichen gemeinsamen Stamm von Aorta und Lungenarterien) in Richtung Herz vorwächst und die beiden Strombahnen trennt (#363). Dieses *Septum aorticopulmonale* dreht sich dabei so, daß die Aorta aus der linken, der Truncus pulmonalis aus der rechten Herzkammer entspringt. Diese Drehung ist gestört bei der Transposition der großen Gefäße und bei der auf dem Ventrikelseptum „reitenden" Aorta.

■ **Transposition der großen Gefäße**: Die Aorta entspringt hierbei aus der rechten, der Truncus pulmonalis aus der linken Herzkammer. In der intrauterinen Lebensphase stört dies nicht. Nach der Geburt ist ein Überleben nur möglich, wenn durch weitere Mißbildungen die strenge Trennung von Lungen- und Körperkreislauf aufgehoben ist, z.B. durch Septumdefekte.
• Die Korrekturoperation kann man sich als ein Rückvertauschen der beiden großen Arterien denken. Dies ist jedoch einfacher gedacht als getan. Die Koronararterien entspringen aus der Aorta unmittelbar über der Aortenklappe. Würde man die beiden Arterien im gut zugänglichen Bereich einfach vertauschen, so würden die Koronararterien mit sauerstoffarmem Blut durchströmt. Das Herz wäre dann wenig leistungsfähig. Man muß daher zusätzlich die Koronararterien umpflanzen.
• Bei anderen Operationsverfahren vertauscht man anstelle der Arterien meist die Vorhöfe. Dazu wird die Vorhofscheidewand entfernt und eine künstliche Scheidewand aus Perikard oder Kunststoff derartig gedreht eingesetzt, daß das Blut aus dem Körperkreislauf zur Lunge und aus dem Lungenkreislauf zum Körper weitergepumpt wird.
• Meist wird schon kurz nach der Geburt zunächst eine Linderungsoperation ausgeführt. Dabei wird eine Öffnung in der Vorhofscheidewand geschaffen, um ein Durchmischen des Blutes zu ermöglichen.

■ **Dextroposition der Aorta (reitende Aorta)**: Der Aortenabgang „reitet" auf der Kammerscheidewand, so daß aus der linken und der rechten Herzkammer Blut in die Aorta ausgeworfen wird.
• Diese häufige Mißbildung ist meist kombiniert mit Pulmonalstenose, Ventrikelseptumdefekt und Hypertrophie des rechten Ventrikels und wird dann als **Fallot-Tetralogie** bezeichnet (Étienne Louis Fallot, 1850-1911, französischer Arzt, gr. tetra = 4).
• Da hierbei Mischblut in den Körperkreislauf gelangt, haben die Patienten eine bläuliche Hautfarbe (*Zyanose* = Blausucht, gr. kyáneos = dunkelblau) und sind wenig leistungsfähig. Die Beschwerden hängen ab vom Ausmaß der Einengung der Lungenarterie und der Größe der Nebenschlüsse. Ausgeprägte Fälle erkennt man schon an der Zyanose. Die bläuliche Farbe ist besonders an den Lippen, Ohren und Schleimhäuten deutlich. Der Körper sucht den mangelnden Sauerstoffgehalt des Blutes durch eine Vermehrung der Erythrozyten auszugleichen. Die Augenbindehäute verfärben sich dadurch rötlich („Kaninchenauge"). Finger und Zehen sind trommelschlegelähnlich aufgetrieben. Die Nägel sind uhrglasartig gekrümmt. Die körperliche Entwicklung bleibt zurück.
• Ohne Operation stirbt etwa ⅓ der Kinder schon im ersten Lebensjahr. Nur etwa 10 % erreichen das Erwachsenenalter. Die Korrektur der Fehler wird häufig in 2 Stufen vorgenommen:

• Beim Säugling schafft man zur Linderung der Beschwerden zunächst eine Verbindung zwischen der Lungenarterie und der Aorta, um die Lunge ausreichend zu durchbluten und damit das Blut mit Sauerstoff zu beladen. Dazu wird eine A. subclavia an der Schulter abgeschnitten, nach unten geschwenkt und an eine Lungenarterie angenäht (*Blalock-Taussig-Anastomose*). Man kann auch die Aorta direkt mit der Lungenarterie Seite-zu-Seite verbinden.
• Die endgültige Korrekturoperation sollte nach Möglichkeit bis zum 3. Lebensjahr durchgeführt werden. Dann muß man die verengte Lungenarterie erweitern und das Loch im Ventrikelseptum verschließen. Außerdem muß man die Linderungsoperation rückgängig machen. Die Erweiterung der Lungenarterie ist manchmal sehr schwierig, so daß man eine Prothese einsetzen muß (Ausflußtraktprothese).

■ **Ductus arteriosus patens** (offener Botallo-Arteriengang): Der Ductus arteriosus ist einer der beiden Rechts-links-Shunts im embryonalen Kreislauf (der andere ist das Foramen ovale der Vorhofscheidewand) zur Umgehung der Lunge (#364).
• Der Ductus arteriosus ist ein Teil des 6. embryonalen Aortenbogens links, der sich erst nach der Geburt zurückbildet. Der entsprechende Abschnitt der rechten Seite verödet schon in der Embryonalzeit mit den rechten Aorten. Bei rechtsläufigem Aortenbogen liegt auch der Ductus arteriosus rechts.
• Der Ductus arteriosus atrophiert nach der Geburt zum Lig. arteriosum. Verödet er nicht, so wird wegen der nach der Geburt geänderten Druckverhältnisse aus dem Rechts-links-Shunt ein Links-rechts-Shunt. Sauerstoffreiches Blut aus der Aorta strömt durch den Ductus arteriosus zur Lungenarterie und damit erneut zur Lunge. Je nach der Weite des Ductus arteriosus wird dadurch ein kleinerer oder größerer Teil des vom linken Herzen ausgeworfenen Blutes dem großen Kreislauf entzogen (→ mangelnde körperliche Leistungsfähigkeit), während der Lungenkreislauf überlastet wird.

■ **Aortenisthmusstenose**: Oberhalb der Mündung des Ductus arteriosus ist die Aorta in der Fetalzeit verengt (*Isthmus aortae*). Das sauerstoffreiche Blut aus der linken Herzkammer kommt über die Äste des Aortenbogens hauptsächlich dem Kopf zugute. Nur ein kleiner Teil fließt weiter zur unteren Körperhälfte. Diese wird überwiegend mit sauerstoffarmem Blut der rechten Herzkammer über den Ductus arteriosus versorgt. Beim Fetus sieht es daher so aus, als würde die Brustaorta aus dem Ductus arteriosus hervorgehen. Nach der Geburt verödet der Ductus arteriosus allmählich und die Aortenenge erweitert sich. Bleibt die Aorta eng, so erhält die untere Körperhälfte zu wenig Blut.
• Die Aortenisthmusstenose ist am unterschiedlichen Blutdruck in Armen und Beinen leicht zu erkennen. Der Blutdruck ist in der oberen Körperhälfte erhöht, in der unteren erniedrigt.
• Das Blut sucht die Engstelle zu umgehen: Die Verbindungen zwischen den Arterien der oberen und unteren Körperhälfte erweitern sich, z.B. zwischen der *A. epigastrica superior* (aus der A. subclavia) und der *A. epigastrica inferior* (aus der A. iliaca externa). Die dadurch bedingte Blutfülle der Brustwand behindert den operativen Zugang zur Aortenenge. Der Grad der Einengung der Aorta und die Leistungsfähigkeit der Kollateralen bestimmen das Ausmaß der Beschwerden und die Lebenserwartung.
• Meist bilden sich zahlreiche Kollateralen aus, wenn die Engstelle kaudal der Mündung des Ductus arteriosus liegt (*postduktale Aortenisthmusstenose* = „Erwachsenentyp").
• Liegt sie oberhalb, so werden wenig Nebenstraßen erweitert, die Patienten sterben ohne Operation im Kindesalter (*präduktale Aortenisthmusstenose* = „kindlicher Typ").

→

Abb. 395a. Schema der Verzweigung der Hohlvenen (V. cava superior + inferior), Herzvenen (Vv. cordis) und Wirbelvenen (Vv. columnae vertebralis). *[li3]*

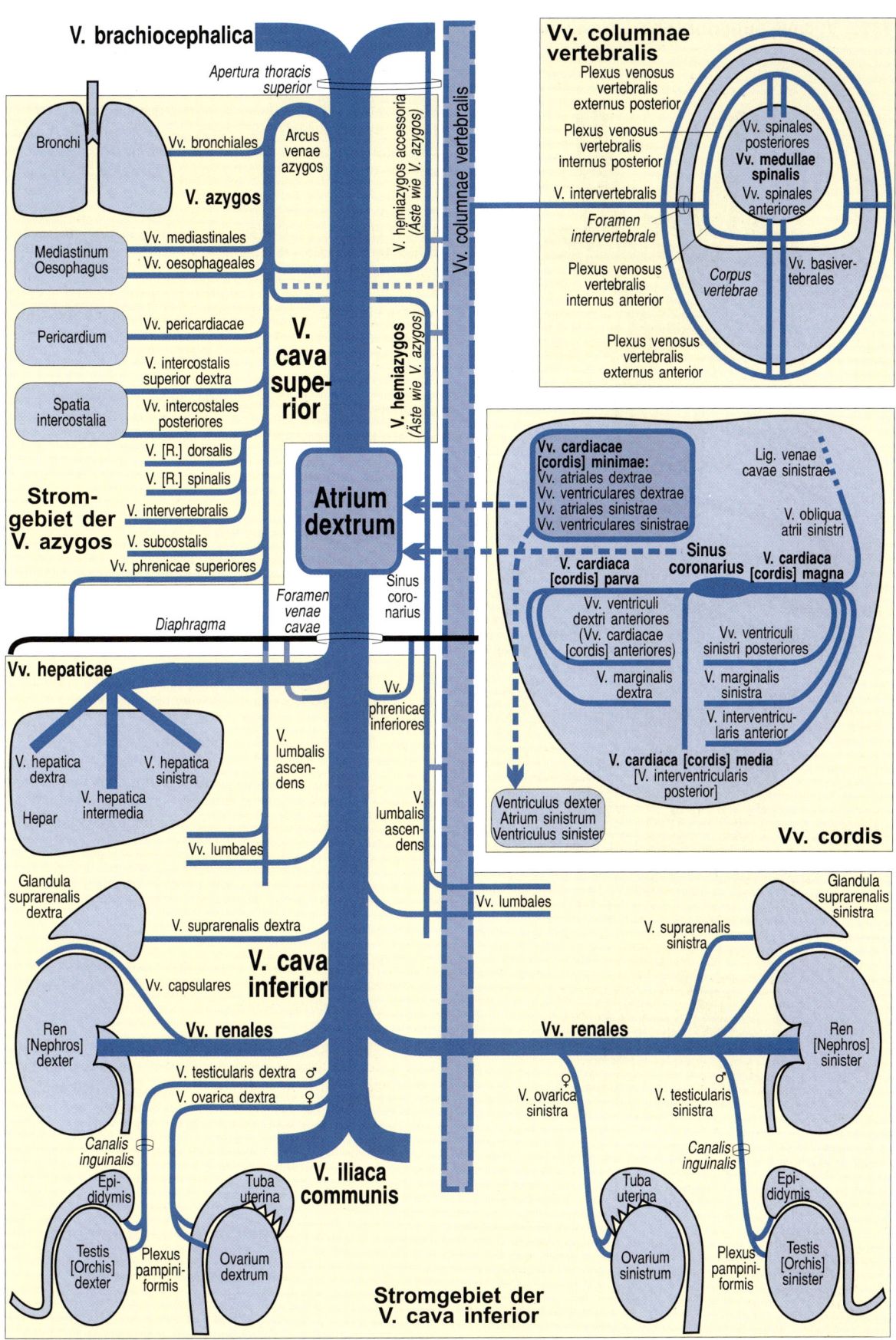

#395 V. cava superior (obere Hohlvene)

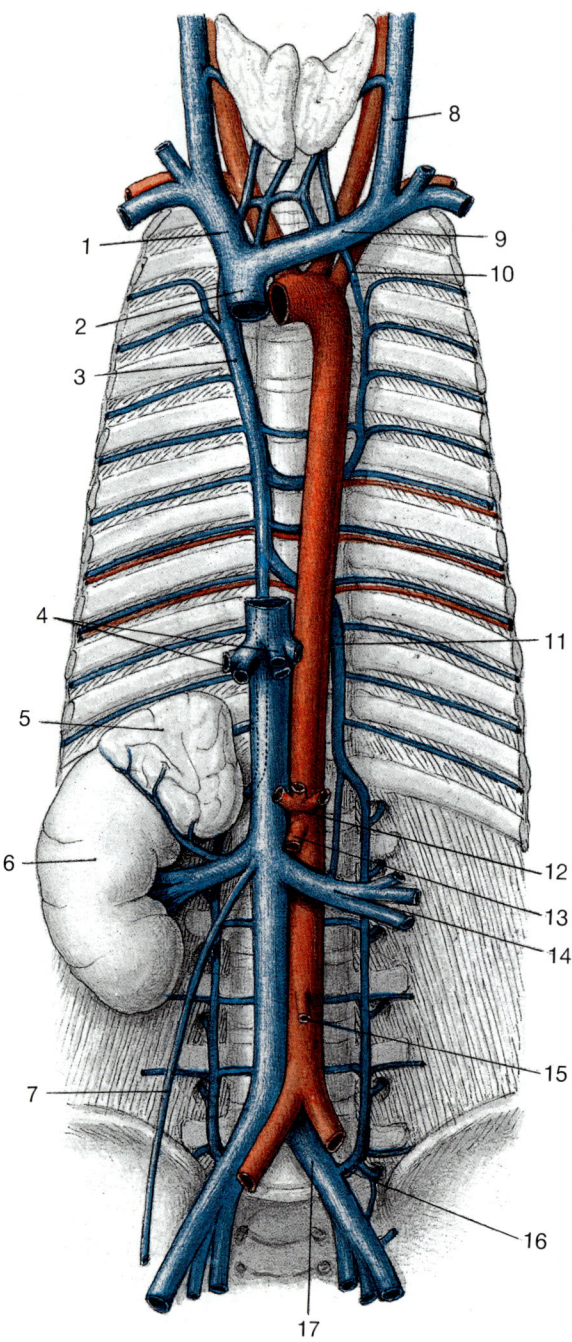

Abb. 395b. V. cava superior + inferior sowie Venen der hinteren Rumpfwand. [he3]

1 V. brachiocephalica dextra
2 V. cava superior
3 V. azygos
4 Vv. hepaticae
5 Glandula suprarenalis
6 Ren [Nephros]
7 V. ovarica/testicularis dextra
8 V. jugularis interna
9 V. brachiocephalica sinistra
10 V. hemiazygos accessoria
11 V. hemiazygos
12 Truncus coeliacus
13 A. mesenterica superior
14 V. renalis
15 A. mesenterica inferior
16 V. lumbalis ascendens
17 V. iliaca communis

■ **Verlauf und Einzugsgebiet**:
• Die *V. cava superior* (lat. cavus = hohl) entsteht durch die Vereinigung der beiden *Vv. brachiocephalicae* dorsal des 1. rechten Rippenknorpels. Wegen der Rechtslage der Vereinigungsstelle ist die linke V. brachiocephalica wesentlich länger als die rechte (5 cm gegenüber 1-2 cm). Die V. brachiocephalica kommt durch Verschmelzen der *V. jugularis interna* und der *V. subclavia* im „Venenwinkel" zustande (#774).
• Die V. cava superior ist 5-8 cm lang. Sie verläuft in der Längsrichtung des Körpers rechts der Medianebene und bildet im sagittalen Röntgenbild die obere Hälfte des rechten Mittelschattens
• Die V. cava superior mündet von oben in den rechten Vorhof ein (Abb. 395a). Die Mündungsstelle (*Ostium venae cavae superioris*) ist nicht durch eine Klappe gegen Rückstrom gesichert. Sie liegt dorsal vom Ansatz der 3. rechten Rippe am Sternum.
• In die V. cava superior mündet nur die *V. azygos* ein.
• Das Drainagegebiet der V. cava superior umfaßt die gesamte obere Körperhälfte (oberhalb des Zwerchfells) ausgenommen die Lungen und das Herz.
• Von der unteren Körperhälfte gelangt Blut über kavokavale Anastomosen (#493) zur V. cava superior.

■ **Nachbarschaft**: An die V. cava superior grenzen an:
• vorn: Perikard mit Aorta ascendens.
• rechts: rechter Lungenoberlappen bzw. Pleura.
• links: linker Vorhof und Aufgabelung des Truncus pulmonalis, Aortenbogen.
• hinten: rechte Lungenvenen, rechte Lungenarterie.

■ **V. azygos** (rechte hintere Längsvene, gr. ázyx = unverbunden): Sie setzt den Verlauf der rechten *V. lumbalis ascendens* kranial des Zwerchfells fort. Sie liegt den Brustwirbelkörpern rechts vorn an (Abb. 395a + b).
• *Arcus venae azygos*: Etwa auf Höhe des 3.-4. Brustwirbels hebt sich die V. azygos von der hinteren Leibeswand ab, biegt nach vorn um, läuft in der Sagittalen oberhalb des rechten Hauptbronchus nach vorn und mündet in die V. cava superior ein.
• Gelegentlich wird der Arcus venae azygos nahezu vollständig von Lungengewebe umgeben. Von der Lunge gliedert sich dann ein Teil des rechten Oberlappens als „Lobus venae azygos" (Varietät) ab.
• Die V. azygos nimmt die Segmentvenen der rechten Seite der Leibeswand auf (*Vv. intercostales posteriores* = hintere Zwischenrippenvenen). In sie münden auch zahlreiche Venen aus dem Mediastinum.

■ **V. hemiazygos**: Sie entspricht der V. azygos auf der linken Seite. Sie kreuzt etwa vor dem 7. Brustwirbelkörper nach rechts und mündet in die V. azygos, so daß auch das Blut der linken Leibeswand über die V. azygos der V. cava superior zugeführt wird. Eine Verbindung von der V. hemiazygos zur V. brachiocephalica sinistra wird *V. hemiazygos accessoria* genannt.

#396 Ductus thoracicus (Milchbrustgang)

■ **Verlauf**: zwischen Wirbelsäule und Brustaorta.
• Der Ductus thoracicus tritt durch den *Hiatus aorticus* in die Brusthöhle ein. Im mittleren Brustbereich liegt er etwas rechts der Brustaorta. Nahe der oberen Brustkorböffnung

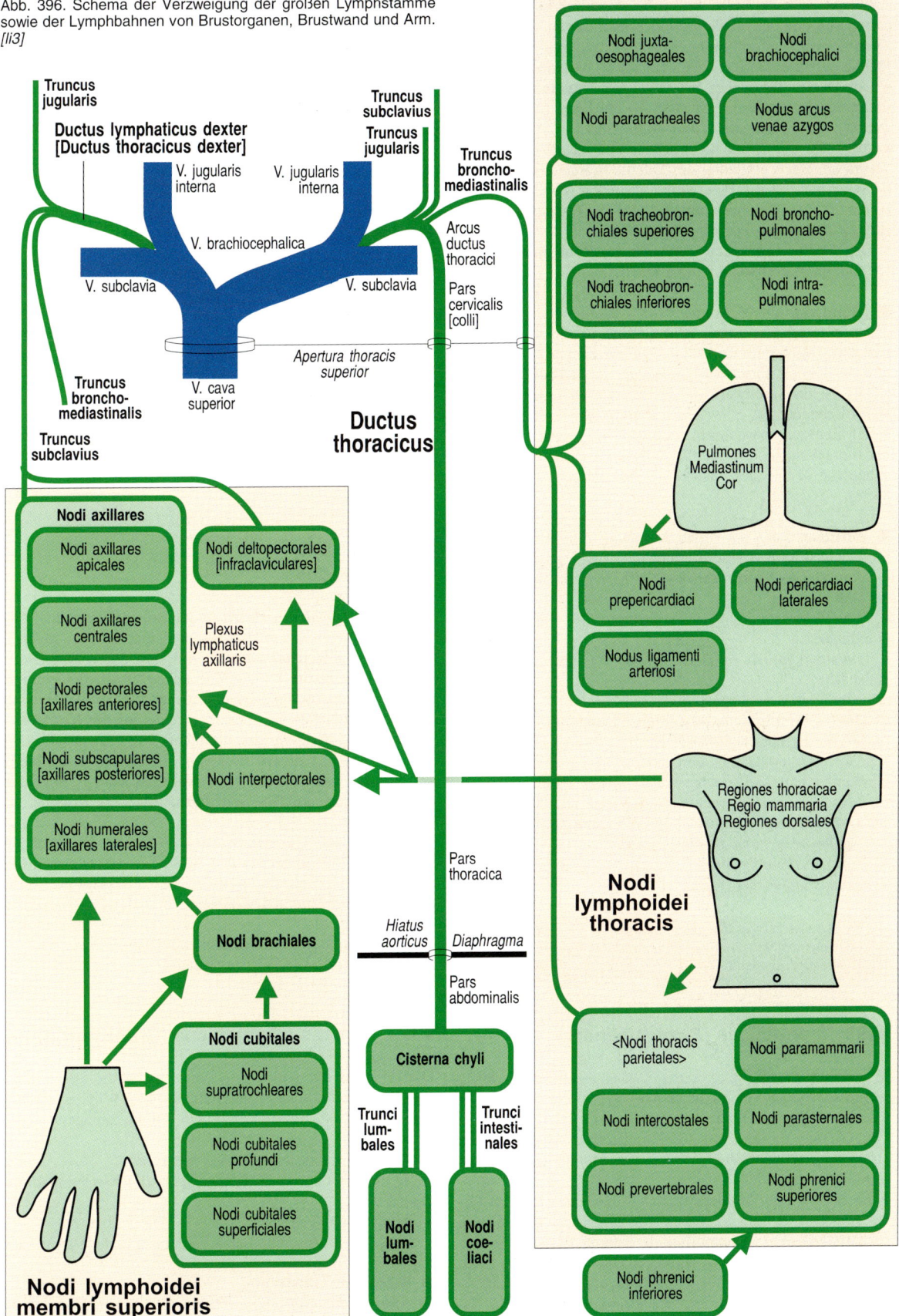

Abb. 396. Schema der Verzweigung der großen Lymphstämme sowie der Lymphbahnen von Brustorganen, Brustwand und Arm. [li3]

schwenkt er nach links und gelangt zwischen A. carotis communis und A. subclavia von hinten her an den linken „Venenwinkel" (Vereinigung von V. jugularis interna, V. jugularis externa und V. subclavia zur V. brachiocephalica).
• Der Ductus thoracicus hat etwa den Durchmesser einer mittleren Hautvene und ist etwa 40 cm lang. Er ist häufig streckenweise verdoppelt (Inselbildungen).
• Auf Höhe der Bifurcatio tracheae liegt er oft der rechten Pleura an. Bei Verletzung des Ductus thoracicus kann sich dann Lymphe in die Pleurahöhle ergießen (*Chylothorax* in Analogie zu Pneumothorax, Chylus = Darmlymphe, gr. chylós = Saft).
• Den Ductus thoracicus kann man im Röntgenbild durch Lymphographie (#163) sichtbar machen.

■ **Mündung**: Die Mündung in den linken Venenwinkel ist durch eine Klappe gegen Blutrückfluß in die Lymphbahn gesichert. Nach dem Tod schließt diese Klappe nicht mehr, und der Ductus thoracicus färbt sich durch Blut dunkelrot an. Er ist dann schwer von einer Vene zu unterscheiden. Beim Lebenden ist er wegen seiner weißen Farbe (Fettgehalt!) nicht zu verwechseln. Gelegentlich mündet der Ductus thoracicus in den rechten Venenwinkel (wenn die A. subclavia als letzter Ast vom Aortenbogen entspringt, #393).

■ **Zuflüsse**: Kurz vor seiner Mündung nimmt der Ductus thoracicus 3 große Lymphstämme auf:
• *Truncus bronchomediastinalis sinister:* mit der Lymphe der linken Lunge.
• *Truncus subclavius sinister:* Lymphe der linken oberen Gliedmaße.
• *Truncus jugularis sinister:* Lymphe der linken Kopf- und Halshälfte.

■ **Ductus lymphaticus dexter**: Der Ductus thoracicus befördert die Lymphe von ¾ des Körpers (untere Hälfte + linkes oberes Viertel). Für den in den rechten Venenwinkel einmündenden *Ductus lymphaticus dexter* bleibt daher als Einzugsgebiet nur das rechte obere Viertel des Körpers übrig. Der kurze Stamm entsteht durch Vereinigung von:
• *Truncus bronchomediastinalis dexter.*
• *Truncus subclavius dexter.*
• *Truncus jugularis dexter.*

> **Varietät**: Mündet der *Ductus thoracicus* rechts, so fließt die Lymphe des linken oberen Körperviertels über einen Ductus lymphaticus sinister in den linken Venenwinkel.

#397 N. phrenicus (Zwerchfellnerv)

■ **Verlauf**: Der N. phrenicus (gr. phrén, phrenós = Zwerchfell) ist ein vorwiegend motorischer Ast des *Plexus cervicalis*. Er entstammt hauptsächlich dem Segment C$_4$ mit Zuschüssen von C$_3$ und C$_5$. Die aus C$_5$ kommenden Fasern können streckenweise unabhängig vom Hauptstamm als „Nebenphrenikus" verlaufen.
• Er zieht auf der Vorderseite des M. scalenus anterior (also zwischen A. und V. subclavia) zum Mediastinum und legt sich vor dem Lungenhilum der lateralen Fläche des Perikards an, d.h. er liegt im Bindegewebe zwischen der Pleura parietalis (Pars mediastinalis) und dem Pericardium fibrosum (Abb. 358). Die A. pericardiacophrenica (ein Ast der A. thoracica interna) begleitet ihn.

• Am Zwerchfell zweigt sich der Nerv in zahlreiche Äste auf, die sich auf der kranialen und der kaudalen Fläche des Zwerchfells verteilen.

■ Afferente Fasern kommen von:
• Pleura parietalis (*Pars mediastinalis + diaphragmatica*).
• Perikard.
• Peritoneum, vor allem Peritonealüberzug der Leber und der Kardia.
Bei Reizung der sensorischen Anteile des N. phrenicus wird der Schmerz auch in die rechte Schulter projiziert (Head-Zone der Gallenblase, #268).

> ■ **Gefährdung**: Der N. phrenicus kann auf seinem langen Verlauf durch Hals und Mediastinum durch Tumoren, aber auch durch ärztliche Eingriffe geschädigt werden. Bei einer raschen Vergrößerung des Herzens kann er am Perikard überdehnt werden. Reizzustände des N. phrenicus machen sich mit Schluckauf (#242) bemerkbar.
>
> ■ **Phrenikuslähmung**: Der N. phrenicus ist der einzige motorische Nerv des Zwerchfells. Fällt er aus, so ist die entsprechende Zwerchfellhälfte gelähmt (einseitiger *Zwerchfellhochstand*, Atemstörungen). Vor der Entdeckung wirksamer Tuberkulostatika (Arzneimittel gegen die Tuberkulose) hat man in den dreißiger Jahren die Phrenikusexhairese (#242) vorgenommen, um die Lunge ruhig zu stellen.

#398 N. vagus

Der zehnte Hirnnerv verläuft in der Brusthöhle in der Nähe des Oesophagus, im unteren Bereich liegt er ihm sogar an (Plexus oesophageus) und tritt mit ihm durch den *Hiatus oesophageus* in die Bauchhöhle über. Infolge der embryonalen Magendrehung, die auch die untere Speiseröhre mit einbezieht, gelangt der linke N. vagus auf die Vorderseite (*Truncus vagalis anterior*), der rechte N. vagus auf die Dorsalseite (*Truncus vagalis posterior*). Im oberen Brustbereich verläuft der Hauptstamm des N. vagus vor der A. subclavia und dem Aortenbogen. Wichtigste Äste im Brustbereich sind:
• N. laryngeus recurrens (#786): Er schlingt sich rechts um die A. subclavia, links um den Aortenbogen links vom Lig. arteriosum. Der seltsame Verlauf des „rückläufigen Kehlkopfnervs" ist durch den Abstieg des Herzens (#363) zu erklären.
• *Rr. cardiaci thoracici* (#358): zum Herzen.
• *Rr. bronchiales* (#337): zur Lunge.

#399 Truncus sympathicus (Grenzstrang)

Der Truncus sympathicus ist eine perlschnurartige Kette von 22-23 autonomen Ganglien, die der Wirbelsäule von der Schädelbasis bis zum Steißbein seitlich anliegt.

■ **Aufgaben**: Der Sympathikus innerviert
• die inneren Organe als Gegenspieler des Parasympathikus (Tab. 498a).
• die Gefäßmuskeln.
• die Schweißdrüsen und Haarbalgmuskeln der Haut.

■ **Neuronale Gliederung**:
❶ *Motorische und sekretorische Nervenfasern*: Im autonomen Nervensystem umfaßt die periphere efferente Bahn 2

Abb. 399a. Brustwirbelsäule mit Rückenmark und Grenzstrang des Sympathikus. Die Rippen sind im oberen Bildteil entfernt. [sb3]

1 Corpus vertebrae
2 Arcus vertebrae
3 Processus transversus
4 Costa
5 Diaphragma (bedeckt von Pleura)
6 Oesophagus
7 Pars descendens aortae [Aorta descendens]
8 A. + V. + N. intercostalis
9 V. cava inferior
10 Ductus thoracicus
11 Radix anterior [motoria]
12 Dura mater spinalis
13 Arachnoidea mater spinalis
14 Ganglion sensorium nervi spinalis
15 Truncus sympathicus
16 N. vagus
17 Pericardium
18 Radix posterior [sensoria]
19 Ganglia thoracica
20 Rr. communicantes
21 Plexus venosus vertebralis internus anterior
22 Fovea costalis processus transversi
23 Plexus oesophageus
24 Lig. denticulatum
25 Articulatio capitis costae
26 M. intercostalis externus
27 M. intercostalis internus
28 Pleura
29 N. splanchnicus major
30 N. phrenicus + A. + V. pericardiacophrenica
31 V. azygos
32 R. meningeus
33 Spatium epidurale [peridurale]
34 Lig. longitudinale posterius
35 Lig. longitudinale anterius
36 V. hemiazygos
37 Fascia endothoracica
38 Plexus aorticus thoracicus
39 Rr. + Vv. oesophageales
40 A. spinalis anterior

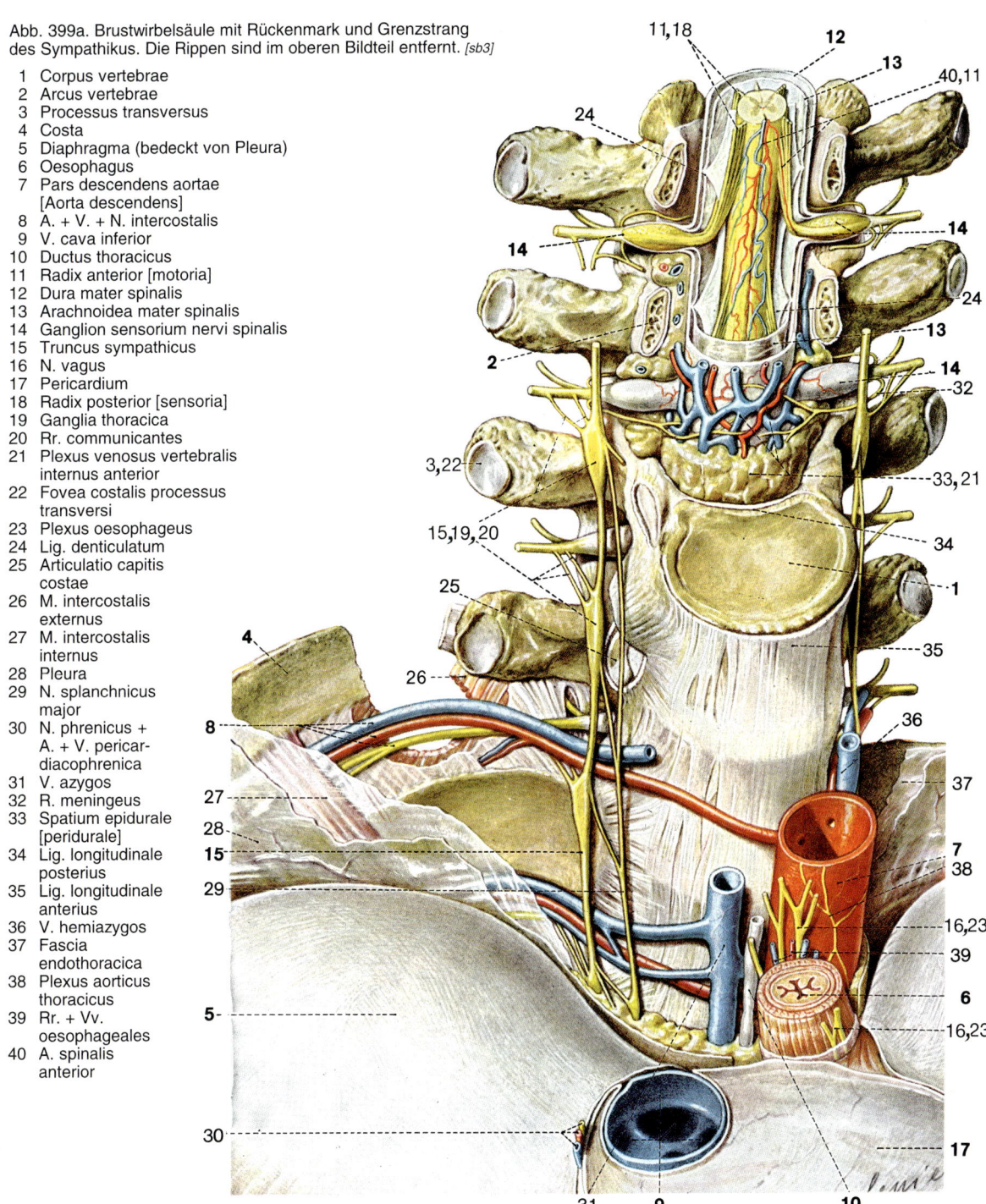

Neurone (#187). Beim Sympathikus findet man die Zellkörper des 1. efferenten Neurons im Rückenmark, des 2. efferenten Neurons im Grenzstrang oder in den großen Eingeweideganglien.

• Das Kerngebiet der vom Rückenmark wegführenden Fasern des Sympathikus liegt in den Seitenhörnern des Brust- und oberen Lendenmarks (C_8-L_3). Diese („präganglionären") Fasern treten mit den übrigen motorischen Fasern in der vorderen Wurzel (#223) aus, verlassen den Spinalnerv jedoch noch vor dessen Verzweigung als *R. communicans albus* (weißer = markhaltiger verbindender Ast) zum Grenzstrangganglion (Abb. 399b).

• Im Grenzstrangganglion werden die Fasern für Blutgefäße, Herz, Bronchien, Speicheldrüsen und Auge umgeschaltet. Diese („postganglionären") Fasern laufen z.T. im *R. communicans griseus* (grauer = markarmer verbindender Ast) zum Spinalnerv zurück und mit diesem in die Peripherie. Die Fasern für das Herz erreichen dieses als eigene *Nn. cardiaci* (#358).

Abb. 399b. Schaltschema des Sympathikus. Die autonomen afferenten Bahnen (Eingeweidesensibilität) haben ihre Zellkörper im Spinalganglion. Autonome Nervenfasern grün, somatisch efferente orange, somatisch afferente blau. Die im hier Spinalganglion eingezeichneten Interneurone sind umstritten. [bg3]

1 Radix posterior [sensoria]
2 Ganglion sensorium nervi spinalis
3 Radix anterior [motoria]
4 R. communicans albus
5 Ganglion trunci sympathici
6 R. communicans griseus

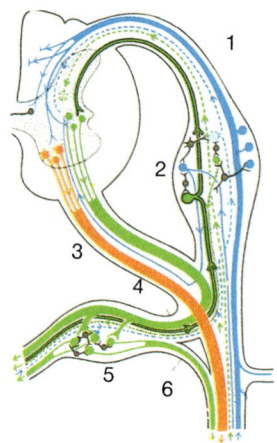

- Die motorischen Fasern für Magen-Darm-Kanal, Harnblase und Geschlechtsorgane passieren das Grenzstrangganglion und werden erst in einem organnahen Eingeweideplexus auf das zweite Neuron umgeschaltet (z.B. im Sonnengeflecht). Diese (präganglionären!) Fasern verlassen den Grenzstrang in den *Nn. splanchnici*.

❷ *Sensorische Nervenfasern*: Die sympathischen Fasern der Eingeweidesensibilität passieren Eingeweide- und Grenzstrangganglien überwiegend ungeschaltet und haben ihre Zellkörper im Spinalganglion (wie die übrigen sensorischen Fasern).

■ **Lage**: Der Brustteil des Grenzstrangs mit 11-12 Brustganglien (*Ganglia thoracica*) liegt in der hinteren Brustwand etwa auf den Rippenköpfen. Er wird vorn vom Rippenfell (*Pars costalis der Pleura parietalis*) bedeckt. Den Längszug des Grenzstrangs kreuzen hinten die Interkostalgefäße und -nerven (Abb. 399a).

■ Die wichtigsten **Äste des Brustsympathikus** sind:
- *Rr. interganglionares*: Verbindungsäste zwischen den einzelnen Ganglien des Grenzstrangs (die „Schnur" der „Perlschnur") führen präganglionäre und sensorische Nervenfasern.
- *Rr. communicantes:* zu den Spinalnerven. Die Unterscheidung „weißer" und „grauer" Äste (s.o.) ist beim Menschen nur ausnahmsweise möglich.
- *Rr. cardiaci thoracici:* unterste Gruppe der sympathischen Herznerven (#358), postganglionäre Fasern.
- *N. splanchnicus major:* präganglionäre Fasern aus T_5-T_9 zu den großen Eingeweideganglien im Bauchraum (*Plexus aorticus abdominalis,* #498).
- *N. splanchnicus minor:* präganglionäre Fasern aus T_{10} und T_{11} zum Plexus aorticus abdominalis.
- Unbenannte Äste zum *Plexus aorticus thoracicus,* einem Geflecht autonomer Nerven entlang der Aorta. Von diesem gehen Äste zur Speiseröhre (*Rr. oesophagei*) und zu den Lungen (*Rr. pulmonales thoracici*) ab.

■ **Sympathektomie**: Der Sympathikus innerviert die Muskeln der Arterienwände. Er kann damit die Lichtung verengen. Erschlaffen diese Muskeln, so dehnt der Blutdruck die Wand, und die lichte Weite wächst. Lähmt man die Muskeln, dann wird die Arterie ihre größtmögliche Weite gewinnen. Auf diesem Weg kann man das Äußerste an Durchblutung erzielen. Dieses Prinzip nutzt man zur Behandlung von Durchblutungsstörungen.
- Den Übergang der Erregung vom Gefäßnerv auf die Gefäßmuskeln kann man durch Arzneimittel hemmen. Allerdings nützt dies bei Durchblutungsstörungen im allgemeinen wenig, da kein Medikament nur auf einen bestimmten Gefäßbereich wirkt. Alle Arterien gleichzeitig zu erweitern, würde aber zum Zusammenbruch des Kreislaufs (Schock) führen. Hingegen kann man die Gefäßnerven etwas gezielter ausschalten, z.B. für einen Arm oder ein Bein. Vorübergehend gelingt dies mit einer Leitungsbetäubung (z.B. Stellatumblockade, #787). Am nachhaltigsten ist die Durchtrennung dieser Nerven, z.B. am Grenzstrang.
- Bei Durchblutungsstörungen der Arme werden die Grenzstrangganglien T_2 und T_3, bei Durchblutungsstörungen der Beine die Ganglien L_3 und L_4 ausgeschaltet. Die Wirkung auf den Arm ist erfahrungsgemäß besser als die Wirkung auf das Bein. Die Hautdurchblutung wird stärker verbessert als die Muskeldurchblutung. Deshalb heilen Geschwüre an der Haut gut ab. Eine nötige Amputation kann durch Sympathektomie meist nicht umgangen werden.
- Als Nebenwirkung muß man eine Störung der Schweißsekretion in Kauf nehmen. In dem Gebiet, in welchem der Sympathikus ausgeschaltet ist, trocknet die Haut aus, wird spröde und rissig. Regelmäßiges Einfetten wird nötig.

4 Baucheingeweide

4.1 Bauchfell (Peritoneum)

#411 Aufgaben und Bau des Peritoneum
#412 Leibeshöhle, Bauchhöhle, Peritonealhöhle
#413 Stockwerke der Peritonealhöhle, *Ausbreitung von Infektionen, Laparoskopie, Pelviskopie*
#414 Entwicklung von Peritonealhöhle und Mesenterien
#415 Entwicklung von Magen und Darm
#416 Gekrösewurzeln (Radix mesenterii u.a.)
#417 Kleines und großes Netz (Omentum minus + majus)
#418 Bauchfelltaschen: Bursa omentalis, Recessus, Excavationes, Kompartimente der Peritonealhöhle
⇒ #176 Seröse Höhlen, parietale und viszerale Serosa
⇒ #177 Tunica serosa, *Ergußbildung, Punktion, Dialyse*
⇒ #178 Gekröse (Mesenterien, Ligamenta)

Der den 3 serösen Häuten gemeinsame Bau und die gemeinsamen Aufgaben sind im Kapitel „allgemeine Anatomie" in den Abschnitten #176-178 beschrieben worden. Bevor man die folgenden Abschnitte studiert, sollte man unbedingt diese Texte wiederholen

#411 Intra- und retroperitoneale Lage

Das Peritoneum überzieht als *Tunica serosa* die Oberfläche der meisten Bauchorgane (*Peritoneum viscerale*) und die Innenseite der Bauchwand (*Peritoneum parietale*). Es gehört mit der Pleura und dem Perikard zu den serösen Häuten. Die einzelnen Organe des Bauchraums können in verschiedenem Ausmaß vom Peritoneum bedeckt sein:

❶ **Intraperitoneale Lage**: Das Organ wird bis auf ein oder 2 „Mesos" vom Peritoneum eingehüllt. Beispiele: Magen, Leber, Milz, Dünndarm (ausgenommen Duodenum), Caecum, Appendix vermiformis, Colon transversum, Colon sigmoideum, Ovarium, Eileiter, Corpus uteri. Intraperitoneale Organe können sich besonders gut bewegen und ihre Größe verändern, z.B. der Magen bei Nahrungsaufnahme. Die gewaltige Größenzunahme des Uterus während der Schwangerschaft ist nur aufgrund ihrer intraperitonealen Lage möglich.

❷ **Retroperitoneale Lage**: Das Organ ist nur auf einer Seite mit Peritoneum bedeckt. Dadurch kann es zwar noch sein Volumen verändern, kaum aber seine Lage. Nach der Entwicklung unterscheidet man 2 Fälle:
• *Primär retroperitoneale Organe* haben von Anfang an nur eine kleine Kontaktfläche mit dem Peritoneum, z.B. Niere, Harnblase.
• *Sekundär retroperitoneale Organe* liegen ursprünglich intraperitoneal, schmiegen sich jedoch in einem späteren Entwicklungsstadium der hinteren Bauchwand an. Dabei bildet sich der Peritonealüberzug auf der Dorsalseite zurück. Beispiele: Duodenum, Pancreas, aufsteigender und absteigender Teil des Dickdarms. Sie können atypisch liegen, wenn ihr Peritonealüberzug schon vor Erreichen ihrer typischen Lage mit dem parietalen Peritoneum verschmilzt.

❸ **Extraperitoneale Lage**: Das Organ ist an keiner Stelle vom Peritoneum bedeckt, z.B. Prostata. Manche Autoren verwenden jedoch die Begriffe retro- und extraperitoneal gleichbedeutend im Gegensatz zu intraperitoneal.

Die Unterscheidung von intra- und retroperitonealer Lage hat praktische Bedeutung für den Chirurgen: Bei Eingriffen an intraperitonealen Organen muß die Peritonealhöhle eröffnet werden. Der „transperitoneale" Zugang bedeutet im allgemeinen ein größeres Risiko als der extraperitoneale. Deswegen wird z.B. die Harnblase häufig nach Füllung freigelegt: Die volle Harnblase schiebt das Peritoneum nach oben. Man kann dann oberhalb der Symphysis pubica die Harnblase aufsuchen, ohne das Peritoneum durchtrennen zu müssen.

#412 Leibeshöhle, Bauchhöhle, Peritonealhöhle

■ **Leibeshöhle**: Der Begriff wird unterschiedlich gebraucht:
• im weiteren Sinn: Brusthöhle + Bauchhöhle = der nach Entfernen der Brust- und Baucheingeweide vom Bewegungsapparat umschlossene Hohlraum.
• im engeren Sinn: die sich von der embryonalen Leibeshöhle (Zölom) ableitenden 4 serösen Höhlen (2 Pleurahöhlen + Herzbeutelhöhle + Peritonealhöhle).

Form der Leibeshöhle (im weiteren Sinn): Der Rumpf ist oben und unten etwas breiter als in der Mitte. Vergleicht man damit die Form der Leibeshöhle, so wird man überrascht feststellen, daß diese keineswegs der äußeren Form folgt.
• Sie bildet in der Ansicht von vorn oder hinten ein Längsoval mit dem größten Querdurchmesser in der Mitte. Die Verbreiterungen des Rumpfes oben und unten sind durch die mächtigen Knochen und Muskeln der Extremitätenwurzeln bedingt.
• In der Ansicht von der Seite folgt die Leibeshöhle der doppelt s-förmigen Krümmung der Wirbelsäule. Dies führt zur unterschiedlichen Tiefenausdehnung von Brust-, Bauch- und Beckenhöhle (Abb. 412): Wegen der Brustkyphose reicht die Brusthöhle weit nach hinten. Die Lendenlordose drängt die Baucheingeweide nach vorn, so daß diese nur etwa die vordere Hälfte des Unterleibes einnehmen können (Abb. 413). Das Promontorium, die Schrägstellung des Beckens und die Lendenlordose lassen den Beckenorganen dorsal mehr Platz. Die Beckenhöhle erscheint daher in der Seitenansicht nahezu rechtwinklig gegen die Bauchhöhle abgeknickt.

Schußverletzungen: Die Kenntnis der Form der Körperhöhlen ist für das Verständnis von Schuß- und Stichverletzungen wichtig. Ein sagittal den Oberkörper (Abb. 311a) durchsetzender Schuß muß die Brusteingeweide nicht verletzen. Bei Bauchschüssen ist das Ausbleiben von Eingeweideverletzungen unwahrscheinlich. Anders ist dies bei Schußverletzungen in der queren (transversalen) Richtung (Abb. 412). Hierbei kann der Schuß hinter den Baucheingeweiden durchgehen, aber seltener hinter den Brust- oder Beckeneingeweiden.

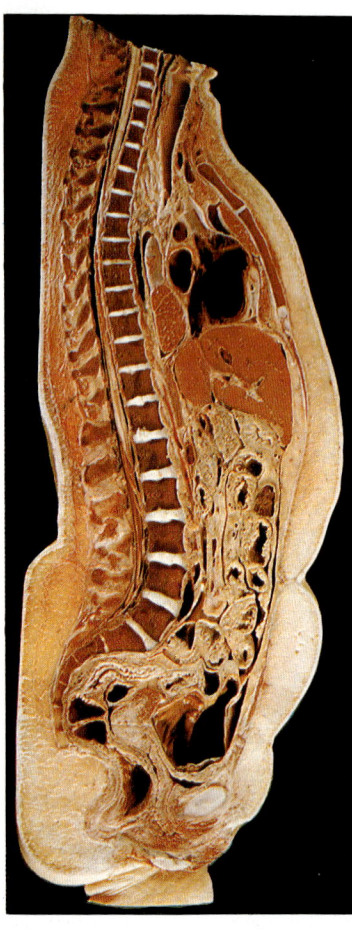

Abb. 412. Medianschnitt durch den Rumpf. Gesäß und Rücken sind infolge der Rückenlagerung der Leiche plattgedrückt. Man achte auf die Dicke des Unterhautfettgewebes und wie schmal der Platz für die Baucheingeweide vor der Wirbelsäule ist. [li5]

Darm-Kanals, Leber, Pancreas, Milz und die intraperitonealen Beckenorgane der Frau (Ovarium, Eileiter und Uterus).

Die Begriffe Bauchhöhle und Bauchfellhöhle werden in der ärztlichen Umgangssprache meist nicht unterschieden. Wenn der Kliniker von Bauchhöhle spricht, meint er meist die Peritonealhöhle. Häufig wird der Spaltraum zwischen den Bauchfellblättern auch „freie Bauchhöhle" genannt.

Die Beckenhöhle (*Cavitas pelvis*) ist ein Teil der Bauchhöhle, und zwar der dorsokaudal der schräg stehenden Beckeneingangsebene (*Apertura pelvis superior*) im kleinen Becken (*Pelvis minor*) liegende Abschnitt (#271).

■ Mit **Retroperitonealraum** (*Spatium retroperitoneale*) im engeren Sinn meint man nur den oberhalb des Beckens liegenden retroperitonealen Bereich. Er enthält die Nieren und Nebennieren sowie die großen Leitungsbahnen des Bauchraums. Sieht man von den Nieren und Nebennieren ab, so ist der Retroperitonealraum im wesentlichen eine Durchgangs- und Verzweigungsregion für Blut- und Lymphgefäße sowie Nerven. Er ist die ausgedehnteste der „Verteilregionen" des Körpers (es sei an das obere Mediastinum, die vordere und seitliche Halsgegend sowie die Achselregion erinnert). Diese Verteilerfunktion setzt sich kontinuierlich von der Hinterwand von Ober- und Unterbauch in die Seitenwand des kleinen Beckens fort.

Die Unterscheidung von Peritonealhöhle und Retroperitonealraum entspricht dem Vorgehen beim Kursus der makroskopischen Anatomie. Zuerst werden die Organe der Peritonealhöhle präpariert und entfernt und dann erst die Organe des Retroperitonealraums studiert. Darüber hinaus ist die Unterscheidung auch chirurgisch bedeutsam: Die Organe der Peritonealhöhle werden von vorn, die des Retroperitonealraums auch von hinten, also extraperitoneal, operiert.

■ **Bauchhöhle** (*Cavitas abdominalis*): der Hohlraum, der nach Entfernen aller Bauch- und Beckeneingeweide übrig bleibt. Grenzen:
• kranial: Zwerchfell.
• ventral: vordere Bauchwand.
• dorsal: Lendenwirbelsäule, Kreuzbein, hintere Bauchwand.
• kaudal: Hüftbeine mit aufgelagerten Muskeln, Beckenboden.

Der Eingeweideraum der Bauchhöhle wird traditionell in 2 große Bereiche gegliedert:
• Bauchfellhöhle (*Cavitas peritonealis*): mit den intraperitonealen und sekundär retroperitonealen Organen (#176, 411).
• Retroperitonealraum (*Spatium retroperitoneale*): mit den primär retroperitonealen Organen.

■ **Peritonealhöhle** (*Cavitas peritonealis*): Der Begriff ist doppeldeutig:
• Streng genommen ist die Peritonealhöhle der vom Bauchfell (*Peritoneum*, gr. periteínein = umspannen, peritónaion = das den Darm Umspannende) ausgekleidete Teil der Bauchhöhle. In diesem Sinne ist die gesunde Peritonealhöhle ein Spaltraum, der nur ein wenig Flüssigkeit enthält.
• Im weiteren Sinne versteht man unter Peritonealhöhle nicht nur den Spaltraum zwischen den beiden Serosablättern, sondern Peritoneum + umschlossene Organe. Die Peritonealhöhle umfaßt damit den größten Teil des Magen-

#413 Stockwerke der Peritonealhöhle

Als natürliche Grenzmarken bieten sich an:
• der Querteil des Dickdarms (*Colon transversum*) mit seinem Gekröse (*Mesocolon transversum*).
• die Beckeneingangsebene (*Apertura pelvis superior*).
Danach kann man die Organe der Peritonealhöhle in 3 Stockwerke einteilen (Tab. 413, weitere Untergliederung in Tab. 418).

Ausbreitung von Infektionen: Die 3 Stockwerke der Peritonealhöhle sind nicht gegeneinander abgeschlossen. Ventral vom Colon transversum stehen Ober- und Unterbauch in breiter Verbindung. Der gemeinsame Bereich setzt sich in das Becken fort. Infektionen an einer Stelle der Peritonealhöhle können sich auf die gesamte Peritonealhöhle ausbreiten. Ein Durchbruch von Bakterien durch die Darmwand, z.B. bei einer eitrigen Appendicitis (Wurmfortsatzentzündung), kann zu einer diffusen *Peritonitis* (Bauchfellentzündung) führen. Wegen der großen Resorptionsfläche des Peritoneum (auch für Bakterientoxine!) kann schnell ein lebensbedrohender Zustand eintreten.

Laparoskopie (Bauchfellspiegelung): Bei ernsten Beschwerden im Bauchraum mit unklarer Ursache hat man früher grundsätzlich den Bauch aufgeschnitten (*Laparotomie*, gr. lapára = Flanke) und nachgesehen. Heute kann man in vielen Fällen dem Patienten die Operation ersparen, wenn man die Peritonealhöhle mit einem Gas aufbläst (etwa 3 Liter) und dann ein optisches Gerät (*Laparoskop*) durch die Bauchwand hindurch einsticht. Man kann dann große Teile der von Peritoneum bedeckten Bauch- und Beckenorgane überblicken und evtl. Gewebe zur mikroskopischen Untersuchung entnehmen. Man vermag auch kleinere Operatio-

4 Baucheingeweide, 4.1 Bauchfell

Tab. 413. Gliederung der Bauch- und Beckenorgane nach Stockwerken	
Oberbauchorgane: oberhalb des Mesocolon transversum	• Magen • Duodenum • Leber + Gallenwege • Pancreas • Milz
Unterbauchorgane: zwischen Mesocolon transversum und Beckeneingangsebene	• Dünndarm (ohne Duodenum) • Dickdarm (ohne Rectum, das an der Grenze zum Oberbauch liegende Colon transversum gehört funktionell zum Unterbauch)
Beckenorgane: im kleinen Becken*	• Harnblase • innere weibliche Geschlechtsorgane: Ovarium, Eileiter, Uterus, Vagina • „innere" männliche Geschlechtsorgane: Hoden, Nebenhoden, Samenleiter, Bläschendrüsen (Samenblasen), Prostata • Rectum

* Üblicherweise werden nicht nur die intraperitonealen, sondern alle kranial des Beckenbodens liegenden Organe des kleinen Beckens darunter verstanden und sogar noch die aus dem Bauchraum in den Hodensack verlagerten männlichen Geschlechtsorgane einbezogen.

nen auszuführen („minimal invasive Chirurgie"), z.B.
• *Tubensterilisation:* Unterbrechen der Eileiter.
• *Adhäsiolyse:* Lösen von Bauchfellverwachsungen.
• *Myomenukleation:* Entfernen kleinerer Muskelgeschwülste des Uterus, wenn diese unmittelbar unter dem Peritoneum liegen.
• *Ovarektomie:* Entfernen eines Eierstocks.
• *Appendektomie:* „Blinddarmoperation".
• *Cholezystektomie:* Entfernen der Gallenblase.

Bei der Laparoskopie können Magen, Dünn- und Dickdarm verletzt werden, wenn ihr Peritonealüberzug mit dem Peritoneum der vorderen Bauchwand verklebt ist. Dann können die zum Einblasen des Gases benützte Hohlnadel oder das Laparoskop statt in die Peritonealhöhle in den Magen bzw. den Darm eingestoßen werden. Solche Verklebungen kommen vor allem nach früheren Bauchoperationen oder Bauchfellentzündungen vor. Dann sollte nicht laparoskopiert werden. Nach der Verletzung von Magen oder Darm droht die Bauchfellentzündung (Peritonitis) mit hoher Sterblichkeit. Deshalb ist der Bauchraum sofort operativ zu eröffnen und die Verletzung zu nähen.

Pelviskopie: Eine Sonderform der Laparoskopie ist die Beckenspiegelung. Dabei wird das optische Instrument nicht durch die Bauchwand, sondern durch das hintere Scheidengewölbe in den Beckenteil der Peritonealhöhle eingestochen. Die Beckenspiegelung dient hauptsächlich zur Besichtigung der inneren weiblichen Geschlechtsorgane und zu kleineren Eingriffen an ihnen.

#414 Entwicklung der Peritonealhöhle

Hinweis zum Studium der folgenden 5 Abschnitte: Sie sind nur verständlich, wenn man schon über gewisse Grundkenntnisse der Anatomie der Bauchorgane verfügt. Andererseits setzt das Verständnis der Lagebeziehungen der Bauchorgane auch wieder die Kenntnis der Peritonealverhältnisse voraus. Im Grunde muß man daher die folgenden Abschnitte zweimal lesen: einmal vor und einmal nach den speziellen Abschnitten über die Bauchorgane.

■ **Gliederung des Zöloms**: Am mittleren Keimblatt (*Mesoderma*) unterscheidet man am Ende der 3. Entwicklungswoche (#562, Stadium 8) 3 Abschnitte:
• Aus dem *paraxialen Mesoderm* gehen die Ursegmente und später die Sklerotome, Myotome und Dermatome hervor.
• Das *intermediäre Mesoderm* differenziert sich zu den verschiedenen Nierengenerationen.
• Das *Seitenplattenmesoderm* umgibt mit 2 Blättern (parietales und viszerales) die primitive Leibeshöhle (*Coeloma*, gr. koíloma = das Ausgehöhlte).

Bei der seitlichen Abfaltung des Embryos (Abb. 562d) wird das Zölom in 2 Teile zerlegt:
❶ Das *extraembryonale Zölom* wird zur Chorionhöhle.

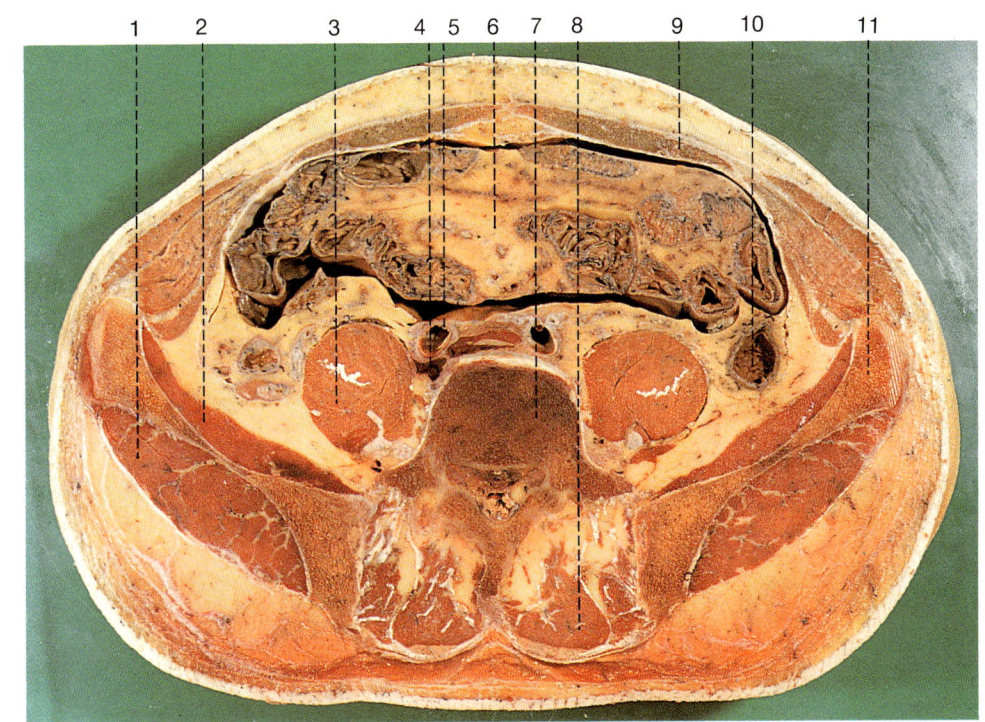

Abb. 413. Querschnitt durch den Rumpf auf Höhe des 5. Lendenwirbels (Blick auf den Schnitt von unten). [li5]

1 M. gluteus medius
2 M. iliacus
3 M. psoas major
4 V. iliaca communis
5 A. iliaca communis
6 Mesenterium
7 Vertebra lumbalis V
8 M. erector spinae
9 M. rectus abdominis
10 Colon descendens
11 Os ilium [Ilium]

❷ Das *intraembryonale Zölom* (Abb. 614a) gliedert sich in die 4 serösen Höhlen auf. Dazu wachsen Scheidewände in die ursprünglich einheitliche Leibeshöhle ein:
- Das *Septum transversum* von vorn zwischen die spätere Brusthöhle und Bauchhöhle. Rückwärts bleiben 2 Pleuroperitonealkanäle offen.
- Die *Pleuroperikardialmembran* schiebt sich zwischen Perikard- und Pleurahöhle.
- Die *Pleuroperitonealmembran* verschließt die vom Septum transversum freigelassenen Pleuroperitonealkanäle. Bei unvollständigem Verschluß können angeborene Zwerchfellhernien (#243-244) entstehen.

■ **Bildung der Mesenterien** (Gekröse, gr. mesentérion, von mésos = Mitte, énteron = Darm): Das sich ausdehnende intraembryonale Zölom drängt das den Darm umgebende Mesenchym zu einer medianen Platte zusammen. Die auf beiden Seiten von Zölomwand (dem späteren Peritoneum) bedeckte Bindegewebeplatte mit den Blut- und Lymphgefäßen sowie Nerven für den Darm nennt man Mesenterium (i.w.S. = Gekröse, #178). Der rasch wachsende Darm legt das Gekröse in Falten, so daß die Beziehung des Wortes Gekröse zu kräuseln = in Falten legen und Krause = gefältelter Halskragen offensichtlich wird.

❶ **Mesenterium ventrale primitivum** (primitives vorderes Gekröse, Tab. 414b): Es verbindet den Vorderdarm mit der vorderen Leibeswand (Abb. 414a + b). Es reicht nur bis zum oberen Teil des Duodenum, weil der Mitteldarm breit mit dem Dottersack kommuniziert, so daß kein Platz für ein vorderes Gekröse bleibt. Die *Me-sooesophagea* gehen später im Mediastinum und im Zwerchfell auf. *Mesogastrium* und *Mesoduodenum ventrale* werden zum kleinen Netz (*Omentum minus*, #417), nachdem sich in ihnen die Leber entwickelt hat.

❷ **Mesenterium dorsale primitivum** (primitives hinteres Gekröse): Es verbindet den Darm mit der hinteren Leibeswand. Es zieht den ganzen Verdauungskanal vom Oesophagus an entlang. Die dorsalen Mesenterien von Dünn- und Dickdarm bilden das gemeinsame Gekröse der Nabelschleife = *Mesenterium dorsale commune*.

Von dem ursprünglich den gesamten Magen-Darm-Kanal entlang **ziehenden** *Mesenterium dorsale primitivum* bleiben neben dem großen Netz (*Omentum majus*, #417) folgende Mesenterien erhalten (Abb. 414c):

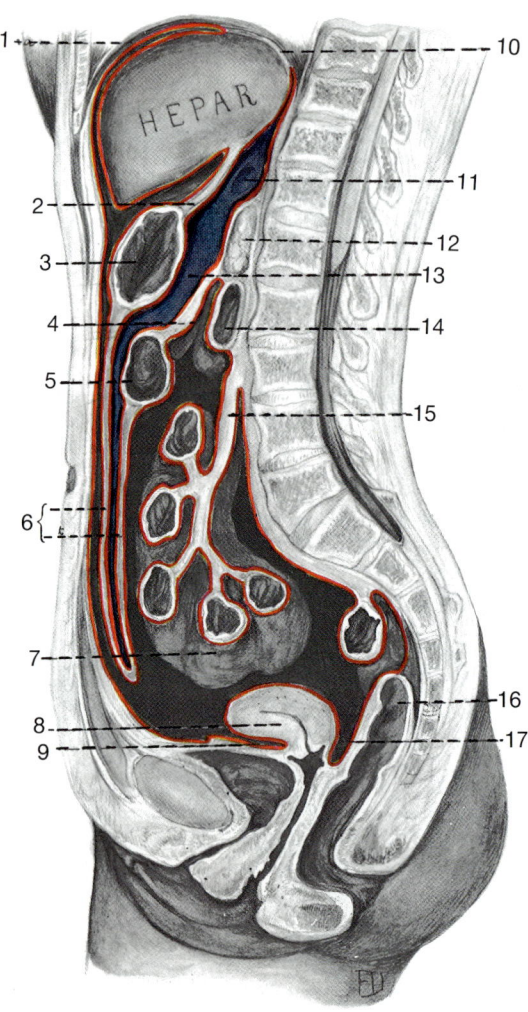

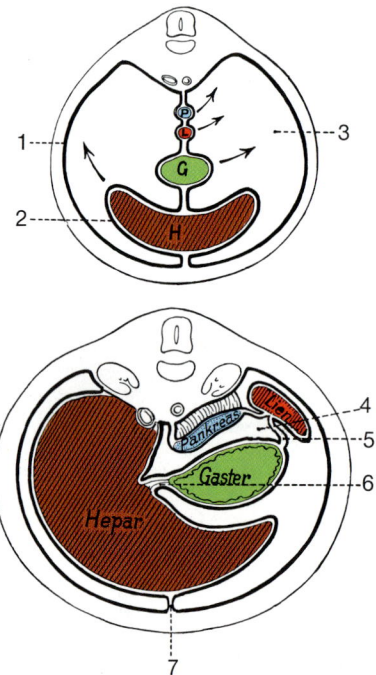

Abb. 414a + b. Entwicklung der Lage der Oberbaucheingeweide. Im vorderen Magengekröse entsteht die Leber, im hinteren die Milz und das Pancreas. Infolge der mächtigen Entfaltung der Leber auf der rechten Seite werden Magen, Milz und Pancreas nach links verdrängt. Das ursprünglich intraperitoneale Pancreas legt sich der hinteren Bauchwand an und wird sekundär retroperitoneal. *[bg2]*

Abb. 414c. Stark schematisierter Medianschnitt durch den Bauchraum. Peritoneum rot, Bursa omentalis (Netzbeutel) blau. Die Blätter des großen Netzes sind noch nicht miteinander verschmolzen (die Vierblättrigkeit des großen Netzes ist mehr theoretisch gefordert als praktisch am Präparat zu beobachten). *[pe]*

G	Gaster	2	Peritoneum viscerale
H	Hepar	3	Cavitas peritonealis
L	Splen [Lien]	4	Bursa omentalis
P	Pancreas	5	Lig. gastrosplenicum
		6	Omentum minus
1	Peritoneum parietale	7	Lig. falciforme

1	Diaphragma	10	Area nuda
2	Omentum minus	11	Foramen omentale [epiploicum]
3	Gaster	12	Pancreas
4	Mesocolon transversum	13	Bursa omentalis
5	Colon transversum	14	Duodenum
6	Omentum majus	15	Mesenterium
7	Jejunum + Ileum	16	Rectum
8	Uterus	17	Excavatio rectouterina
9	Excavatio vesicouterina		

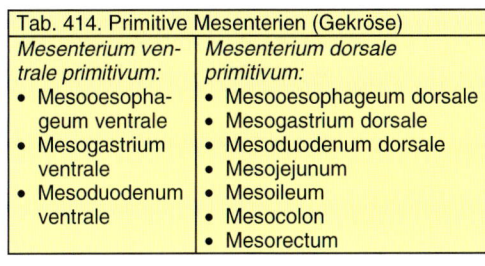

Tab. 414. Primitive Mesenterien (Gekröse)	
Mesenterium ventrale primitivum:	*Mesenterium dorsale primitivum:*
• Mesooesophageum ventrale • Mesogastrium ventrale • Mesoduodenum ventrale	• Mesooesophageum dorsale • Mesogastrium dorsale • Mesoduodenum dorsale • Mesojejunum • Mesoileum • Mesocolon • Mesorectum

• *Mesenterium* (im engeren Sinn) als Gekröse für *Jejunum* und *Ileum* (*Mesojejunum* + *Mesoileum*) mit den starken Ästen der *A.* + *V. mesenterica superior* zum Darm.
• *Mesoappendix:* ein schmales Bändchen an der Appendix vermiformis.
• *Mesocolon transversum:* eine breite Platte, die Ober- und Unterbauch trennt.
• *Mesocolon sigmoideum:* das s-förmig gefaltete Gekröse des Colon sigmoideum.

Die übrigen Abschnitte des dorsalen Mesenterium verschmelzen bei der sekundär retroperitonealen Lagerung der betreffenden Darmabschnitte (#415) mit dem parietalen Peritoneum: *Mesoduodenum dorsale, Mesocolon ascendens, Mesocolon descendens.* Unterbleibt die Dickdarmdrehung (#449), so behalten *Colon ascendens* und *descendens* meist ihre intraperitoneale Lage und damit auch ihre Mesenterien bei.

Irrtumsmöglichkeit:
• *Mesenterium* i. e. S. bezieht sich nur auf das Gekröse des intraperitonealen Teils des Dünndarms (Jejunum + Ileum).
• *Mesenterium* i. w. S. umfaßt alle vorderen und hinteren Gekröse, es wird meist im Plural Mesenterien gebraucht.

#415 Entwicklung von Magen und Darm

Die zunächst recht verwirrenden Lagebeziehungen der Mesenterien sind am leichtesten über ein Studium der Entwicklung des Magen-Darm-Kanals zu verstehen. Für den Bauchchirurgen ist die Kenntnis der Lage der Mesenterien von grundlegender Bedeutung. Deshalb sollte man die Mühe nicht scheuen, zu einer möglichst klaren Vorstellung von Magen- und Darmdrehung zu gelangen.

■ **Gliederung des embryonalen Darms**: Durch die Abfaltung des Embryos (#563) wird die Darmanlage vom Dottersack getrennt. Lediglich in der Mitte bleibt eine zunächst breite Verbindung mit dem Dottersack. Danach kann man den Darm in 3 Abschnitte gliedern (Abb. 415a):

❶ Vorderdarm (*Preenteron,* gr. énteron = Darm): kranial der Verbindung zum Dottersack. Er differenziert sich zu Rachen, Oesophagus, Magen und oberem Teil des Duodenum. Nur der Vorderdarm hat ein vorderes Gekröse.

❷ Mitteldarm (*Mesenteron*): mit dem Dottersack zunächst noch breit verbunden. Er umfaßt die „Nabelschleife" des Darms mit den von der oberen Gekrösearterie (A. mesenterica superior) und vom N. vagus (X) versorgten Darmteilen: untere Hälfte des Duodenum, Jejunum, Ileum, Caecum (mit Appendix vermiformis), Colon ascendens und rechter Teil des Colon transversum.

❸ Hinterdarm (*Metenteron*): kaudal der Verbindung zum Dottersack: linker Teil des Colon transversum, Colon descendens und sigmoideum, Rectum. Der Hinterdarm wird von der unteren Gekrösearterie (A. mesenterica inferior) und vom Beckenteil des Parasympathikus versorgt.

Der ursprünglich den Embryo gestreckt durchziehende Darm wächst sehr rasch. Er muß sich in Schleifen legen und aus der Medianebene zur Seite ausweichen. Die endgültige Lage kommt durch eine Reihe charakteristischer Drehungen zustande.

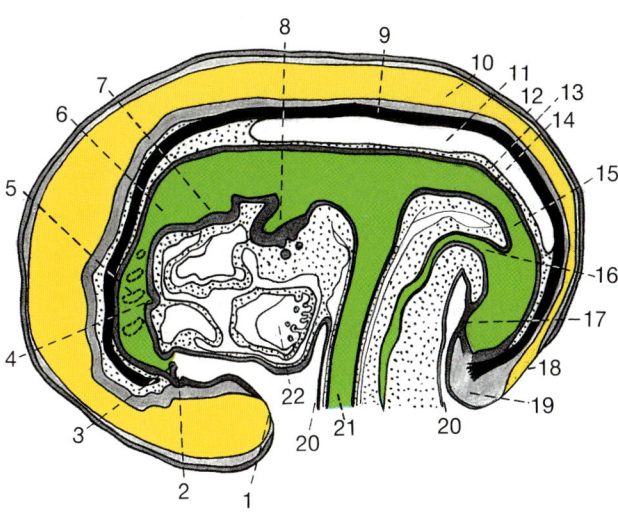

Abb. 415a. Medianschnitt durch einen menschlichen Embryo von 24 Ursegmenten (Ende der vierten Entwicklungswoche).
[pa3]

1	Neuroporus cranialis	11	Aorta
2	Saccus hypophysialis	12	Ectoderma
3	Membrana oropharyngealis [buccopharyngealis]	13	Mesoderma
		14	Endoderma
4	Diverticulum thyroideum	15	Metenteron
5	Saccus pharyngealis I-IV (Schlundtaschen)	16	Allantois
		17	Membrana cloacalis [proctodealis]
6	Preenteron		
7	Sulcus laryngotrachealis	18	Neuroporus caudalis
8	Diverticulum hepaticum	19	Gemma caudalis
9	Notochorda [Chorda dorsalis]	20	Amnion
		21	Ductus vitellinus
10	Tubus neuralis	22	Cor

■ **Magendrehung**:
• Der Magen wird im Halsbereich angelegt und steigt mit dem Herzen und dem Zwerchfell ab. Dabei wird die ursprünglich kurze Speiseröhre stark verlängert.
• Die Hinterwand des Magens wächst rascher als die Vorderwand. Dadurch kommen die Curvatura major und minor zustande.
• Der Magen dreht sich um die Längsachse um 90° von oben gesehen im Uhrzeigersinn. Dadurch gerät die ursprünglich hintere Curvatura major nach links. Die dem Magen anliegenden Nn. vagi werden in die Drehung einbezogen. Der rechte N. vagus wird dadurch zum hinteren Vagusstamm (*Truncus vagalis posterior*), der linke zum vorderen (*Truncus vagalis anterior*).
• Zuletzt dreht sich der Magen noch etwa 30° um eine sagittale Achse, so daß der Mageneingang links der Wirbelsäule, der Pylorus rechts davon seinen endgültigen Platz finden.
• Drehung des Duodenum: Kompensatorisch zur Ausbuchtung des Magens nach dorsal hat sich das Duodenum nach vorn gewölbt. Bei der Drehung des Magens um die Längsachse nach links dreht er sich sinngemäß nach rechts.
• *Bursa omentalis*: Bei der Drehung des Magens nach links wird das hintere Magengekröse weit nach links gezogen. Zwischen Magen und hinterer Bauchwand entsteht ein von Bauchfell bedeckter Spaltraum = *Bursa omentalis* (Netzbeutel, #418).

■ **Darmdrehung**:
• Die zunächst breite Verbindung zwischen Mitteldarm und Dottersack (*Saccus vitellinus,* lat. vitellus = Eidotter) engt sich zum Dottergang ein (*Ductus vitellinus,* früher auch Ductus omphaloentericus, gr. omphalós = Nabel, genannt).
• Der Mitteldarm legt sich in eine u-förmige Schleife = **Nabelschleife**, in deren Achse die oberen Gekrösegefäße (*A.* + *V. mesenterica superior*) verlaufen.

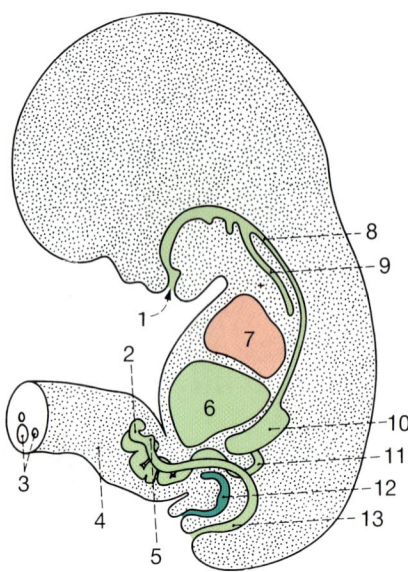

der Nabelschleife um die sagittale Achse der *A. mesenterica superior*. Sie erfolgt von vorn gesehen gegen den Uhrzeigersinn (Abb. 449). Das ursprünglich in der Nabelschleife kaudal liegende Caecum steigt links hoch, wendet sich nach rechts oben und steigt rechts wieder ab (Abb. 415c + d). Es zieht die übrigen Abschnitte des Dickdarms hinter sich her, so daß diese schließlich den Dünndarm umrahmen. Der untere Teil des Duodenum wird unter der Drehachse durchgezogen, so daß die *Flexura duodenojejunalis* links zu liegen kommt und die *A. + V. mesenterica superior* kranial des unteren Teils des Duodenum in das Mesenterium eintreten.

■ **Sekundär retroperitoneale Darmteile**: Nach Abschluß der Darmdrehung legen sich einige Abschnitte des Darms der hinteren Bauchwand an. Dabei kommt viszerales Peritoneum des Darms und der Mesenterien auf das parietale Peritoneum der hinteren Bauchwand zu liegen. Die beiden Peritonealblätter verschmelzen miteinander. Das Mesothel bildet sich zurück. Die subseröse Verschiebeschicht des Darms vereinigt sich mit dem subperitonealen Bindegewebe der hinteren Bauchwand. Dadurch wird ein primär intraperitonealer Darmabschnitt sekundär zu einem retroperitonealen. Es handelt sich um:
- *Duodenum* ohne Anfangsteil (*Ampulla*).
- *Colon ascendens*.
- *Colon descendens*.

Durch das Verlöten mit der hinteren Bauchwand gewinnen diese Darmabschnitte eine relativ konstante Lage. Nach Durchtrennen des Peritoneum sind sie jedoch stumpf und ohne größere Blutung aus ihrem Lager zu lösen, weil alle Leitungsbahnen den alten Weg über die Mesenterien beibehalten und somit keine größeren Gefäße das Lager durchziehen.

Abb. 415b. Schematisierter Längsschnitt durch einen menschlichen Embryo in der siebenten Woche nach der Befruchtung. [bg4]

1	Stomatodeum	
2	Ansa umbilicalis intestini	
3	V. umbilicalis + Aa. umbilicales	
4	Funiculus umbilicalis	
5	Caecum	
6	Hepar	
7	Cor	
8	Oesophagus	
9	Trachea	
10	Gaster	
11	Duodenum	
12	Vesica urinaria	
13	Rectum	

- Von der Spitze der Schleife zieht der Dottergang zum Dottersack. Der Dottergang bildet sich normalerweise vollständig zurück, bei 1-2 % bleibt aber ein Rest des Dottergangs erhalten (Meckel-Divertikel, #439).
- Die Bauchwand hat sich im Stadium der Nabelschleife (6. Entwicklungswoche) noch nicht um den Nabel geschlossen. Durch die breite Lücke tritt die rasch wachsende und Platz benötigende Nabelschleife aus dem intraembryonalen in das extraembryonale Zölom (#414) aus („physiologischer Nabelbruch", Abb. 415b). In der 10. Entwicklungswoche kehrt der Darm wieder in die Bauchhöhle zurück.
- Während des physiologischen Nabelbruchs beginnt die Drehung

#416 Wurzeln der Mesenterien

Als Gekrösewurzeln bezeichnet man die Umschlagstellen des parietalen Peritoneum in das viszerale Peritoneum der Mesenterien. Sie werden gelegentlich auch Anheftungsstellen der Mesenterien an der hinteren Bauchwand genannt, doch könnte dies zur irrigen Vorstellung verleiten, die Mesenterien entstünden unabhängig von der Bauchwand und würden erst sekundär angeheftet. Die Blutgefäße der Mesenterien und des Retroperitonealraums bilden jedoch eine Einheit.

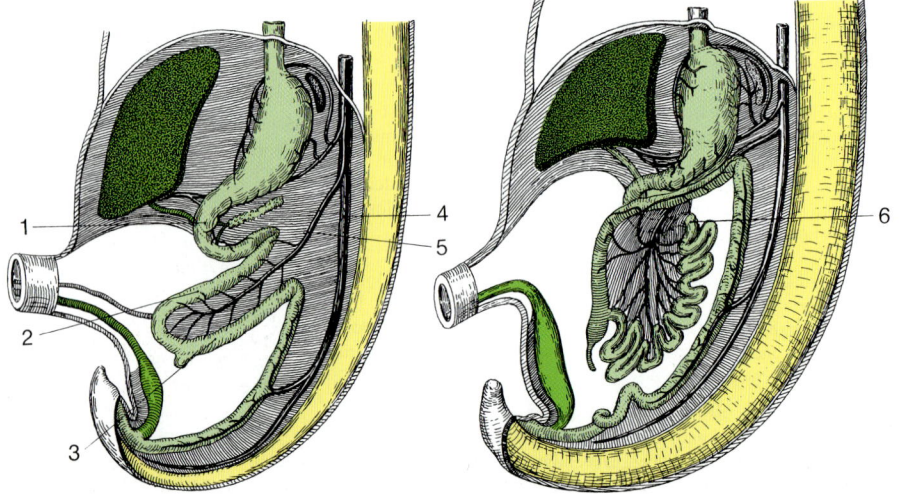

Abb. 415c + d. Embryonale Darmdrehung um die Achse der A. mesenterica superior. [kh]

1 Duodenum
2 + 3 Ansa umbilicalis intestini
2 Crus craniale
3 Crus caudale
4 Aorta
5 A. mesenterica superior
6 Flexura duodenojejunalis

4 Baucheingeweide, 4.1 Bauchfell

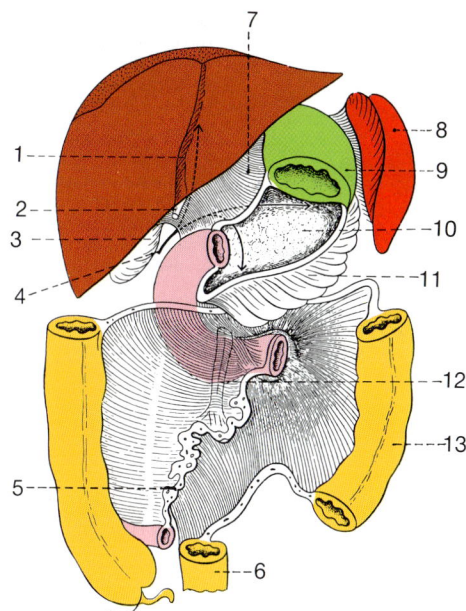

Abb. 416. Baucheingeweide von vorn. Teile des Magens sowie die intraperitoneal liegenden Abschnitte des Dünndarms (Jejunum, Ileum) und Dickdarms (Querteil und Colon sigmoideum) sind entfernt. [bg2]

1 Lig. falciforme	7 Omentum minus
2 Lig. teres hepatis	8 Splen [Lien]
3 Vesica biliaris [fellea]	9 Gaster
4 Foramen omentale [epiploicum]	10 Bursa omentalis
	11 Omentum majus
5 Radix mesenterii	12 A. mesenterica superior
6 Rectum	13 Colon descendens

• Die Gekrösewurzeln sind die Eintrittsstellen der Blutgefäße in die Mesenterien. Sie sind damit von eminenter chirurgischer Bedeutung. Ihre Lage ist nur aus der Entwicklung (Darmdrehung, #415) zu verstehen:

❶ **Radix mesenterii** (Wurzel des Dünndarmgekröses, lat. radix = Wurzel): zwischen Anfang und Ende des intraperitonealen Dünndarmteils, also von der *Flexura duodenojejunalis* zum *Ostium ileale* von links oben nach rechts unten (Abb. 416, 418b).
• Die Länge beträgt etwa 15 cm.
• Der Anfang links oben liegt auf der Höhe des 2. Lendenwirbels etwa 3-4 cm links der Mittelebene, das Ende vor der rechten Darmbeinschaufel etwas oberhalb der Mitte zwischen Nabel und rechter Spina iliaca anterior superior (McBurney-Punkt, #443 + 445).
• Nahe dem oberen Ende treten die *A. + V. mesenterica superior* mit den Hauptstämmen und einem Teil der Äste in das Dünndarmgekröse ein und zweigen sich dann rasch zu den (12-15) Darmarterien (Aa. jejunales + Aa. ileales) auf. An keiner anderen Stelle des Körpers liegen soviel Blutgefäße mittelgroßen Kalibers nebeneinander. Die Blutgefäße haben auch erhebliche mechanische Bedeutung: Der Dünndarm ist im wesentlichen an ihnen aufgehängt.
• Die *Radix mesenterii* überkreuzt die Pars horizontalis [inferior] des Duodenum.

❷ **Wurzel des Mesocolon transversum**: vom Anfang zum Ende des intraperitonealen Colon transversum, also von der rechten zur linken Dickdarmbiegung (*Flexura coli dextra [hepatica] + sinistra [splenica]*).
• Die Umschlaglinie (Abb. 418a) beginnt an der rechten Niere, überkreuzt den absteigenden Teil des Duodenum und zieht dann am Vorderrand des Pancreas zur Milz. Die Projektion auf die vordere Bauchwand verbindet etwa den Ansatz der 9. Rippe rechts am Rippenbogen mit der 10. Rippe links in der hinteren Axillarlinie.
• Die Wurzel des Mesocolon transversum enthält weitaus weniger Blutgefäße als die des Dünndarmgekröses: im wesentlichen die A. colica media aus der *A. mesenterica superior*.

❸ **Wurzel des Mesocolon sigmoideum**: s-förmig von der linken Darmbeinschaufel zur Mitte des Promontorium. Sie enthält Äste der *A. mesenterica inferior*.

#417 Omentum minus und majus

■ Das **Omentum minus** (kleines Netz, lat. operimentum = Decke) verbindet die Curvatura minor und das angrenzende Duodenum mit der Porta hepatis und der Fissura ligamenti venosi auf der Eingeweideseite der Leber (Abb. 417a). Das kleine Netz geht aus dem vorderen Gekröse des Magen-Darm-Kanals (*Mesogastrium ventrale, Mesoduodenum ventrale*) hervor, das am Duodenum endet (#414). Demgemäß unterscheidet man (Tab. 417):

❶ *Lig. hepatogastricum:* Es ist relativ locker gebaut, zum Teil durchlöchert („Netz"!). Es bildet einen großen Abschnitt der Vorderwand der Bursa omentalis (#418).

❷ *Lig. hepatoduodenale:* Es ist straffer und enthält die Versorgungsstraßen der Leber und den Hauptgallengang in charakteristischer Reihenfolge:

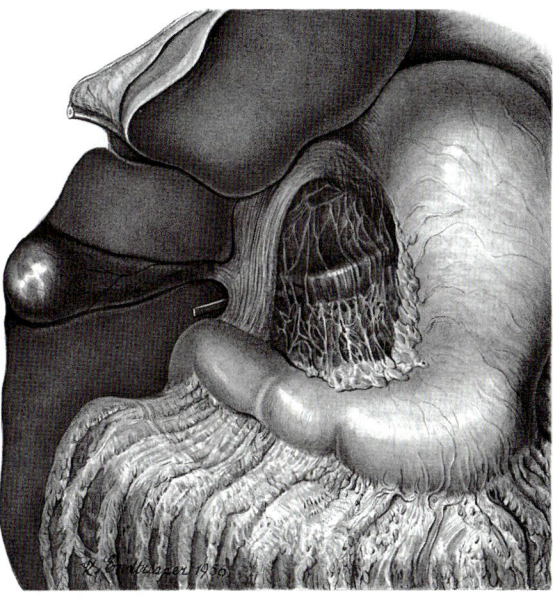

Abb. 417a. Das kleine Netz (Omentum minus) verbindet die Curvatura minor mit der Porta hepatis. Das große Netz (Omentum majus) hängt schürzenartig von der Curvatura major vor dem Darm. Der Pfeil führt durch das Foramen omentale [epiploicum] in den Netzbeutel (Bursa omentalis). [ku2]

- vorn *Ductus choledochus [biliaris]*.
- in der Mitte *A. hepatica propria*.
- dorsal *V. portae hepatis*.

Das Lig. hepatoduodenale bildet die Vorderwand des Eingangs in die Bursa omentalis (*Foramen omentale [epiploicum]*, gr. epíploos = Bauchfell).

Das *Lig. hepatogastricum* kann vom Chirurgen ohne Schaden für den Patienten durchgetrennt werden, wenn er einen Zugang zu den hinter der Bursa omentalis gelegenen Organen sucht. Das *Lig. hepatoduodenale* hingegen ist wegen der großen Blutgefäße und wegen des Ductus choledochus [biliaris] sorgfältig zu schonen.

Tab. 417. Mesogastrien (Magengekröse)	
Mesogastrium ventrale → *Omentum minus*	• Lig. hepatogastricum • Lig. hepatoduodenale
Mesogastrium dorsale → *Omentum majus*	• Lig. gastrophrenicum • Lig. gastrosplenicum • Lig. splenorenale • Lig. gastrocolicum • Lig. phrenicocolicum

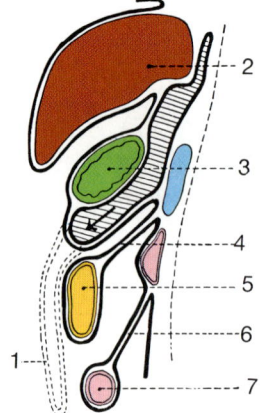

Abb. 417b. Das Omentum majus (großes Netz) entsteht als Aussackung der Bursa omentalis aus dem hinteren Magengekröse. *[bg2]*

1 Omentum majus
2 Hepar
3 Gaster
4 Mesocolon
5 Colon transversum
6 Mesenterium
7 Jejunum + Ileum

■ Das **Omentum majus** (großes Netz) ist mit seinem Hauptteil vom Colon transversum schürzenartig ventral der Unterbauchorgane ausgebreitet (Abb. 417c + d). Es enthält zwischen 2 Bauchfellblättern zahlreiche Blut- und Lymphgefäße. Es hat 3 Aufgaben:

• *Abwehr*: Das Omentum majus ist reich an Makrophagen und Lymphozyten. Bei Entzündungen im Bauchfellraum legt sich das Omentum majus häufig um die entzündete Stelle und dichtet sie ab. Ein Eiterdurchbruch in die Peritonealhöhle kann so bisweilen vom Omentum majus abgefangen und das schwere Krankheitsbild der allgemeinen Bauchfellentzündung zumindest verzögert werden. Das Omentum majus verklebt dann mit dem Peritonealüberzug des erkrankten Organs irreversibel. Bei der Öffnung der Leiche findet man in diesem Fall das Omentum majus nicht so schön ausgebreitet wie im anatomischen Atlas, sondern in einem „Wetterwinkel" des Bauchs zusammengeballt.

• *Transsudation und Resorption*: Wegen seiner großen Oberfläche wirkt das Omentum majus am Flüssigkeitsgleichgewicht im Bauchfellspalt mit. Darüber hinaus vermag es auch Teilchen, z.B. in die Bauchhöhle eingedrungene Bakterien, mit Hilfe seiner Makrophagen zu phagozytieren. Experimentell kann man dies beim Versuchstier durch Einspritzen einer Suspension von Kohlenstoffteilchen (Tusche) oder Farbstoffen verfolgen. Die Teilchen sind schon nach kurzer Zeit im Omentum majus nachzuweisen. Die rasche Resorption gelöster Stoffe hat auch Nachteile. Bei Durchbruch einer Eiterung in den Bauchfellspalt werden die Bakterientoxine sehr rasch resorbiert und lösen dann schwere Schockzustände aus.

• *Fettdepot*: Der Körper legt Fettvorräte nicht nur in der Unterhaut, sondern auch in seinem Inneren an. Bei Fettsüchtigen kann das Omentum majus zu einer stellenweise mehrere Zentimeter dicken Fettplatte anschwellen.

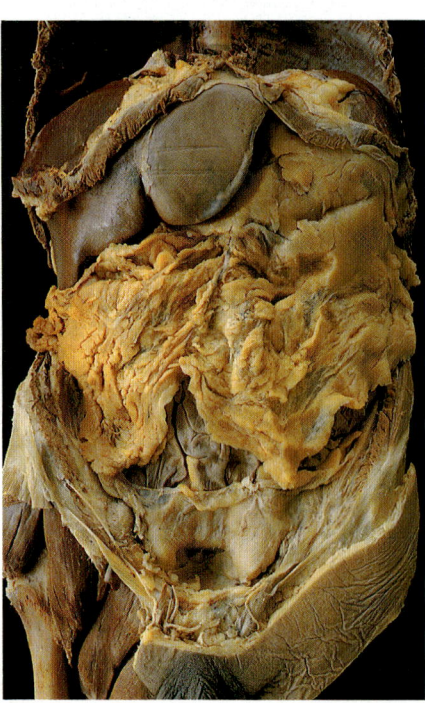 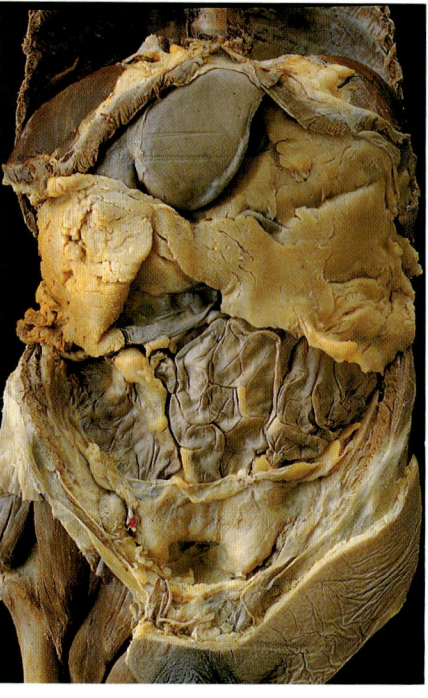

Merkhilfe:
• Kleines Netz an kleiner Magenkrümmung (Omentum minus an Curvatura minor)
• Großes Netz an großer Magenkrümmung (Omentum majus an Curvatura major)

Abb. 417c + d. Fotos der Peritonealhöhle einer konservierten Leiche nach Wegnahme der Bauchwand. Oben sieht man die Leber und den Magen. *[li5]*
• Links: Vom Colon transversum hängt das Omentum majus wie eine Schürze vor dem Dünndarm.
• Rechts: Schlägt man das frei bewegliche Omentum majus nach oben, so wird der Dünndarm sichtbar.

Weitere Teile des Mesogastrium dorsale: Die Schürze des Omentum majus bildet sich als Aussackung der Unterwand der Bursa omentalis (Abb. 417b). Sie geht aus dem Mesogastrium dorsale hervor. Zum Omentum majus im weiteren Sinn rechnet man daher auch noch einige Peritonealduplikaturen, welche ebenfalls dem Mesogastrium dorsale entstammen und die große Kurvatur des Magens mit Nachbarorganen verbinden (Schnittkanten in Abb. 418b). Es sind dies von oben nach unten:
- *Lig. gastrophrenicum*: zwischen Magen und Zwerchfell.
- *Lig. gastrosplenicum [gastrolienale]*: zwischen Magen und Milz.
- *Lig. splenorenale [lienorenale] + Lig. phrenicosplenicum*: zwischen Milz, linker Niere und Zwerchfell (Fortsetzung des Lig. gastrosplenicum).
- *Lig. gastrocolicum*: zwischen Magen und Colon transversum.
- *Lig. phrenicocolicum*: vom Zwerchfell zur linken Kolonflexur.

#418 Blindsäcke der Peritonealhöhle

■ Der große zusammenhängende Spaltraum zwischen parietalem und viszeralem Peritoneum wird durch die vom Peritoneum umschlossenen Organe reich gegliedert. Das der vorderen Bauchwand anliegende parietale Peritoneum ist bis auf die recht flachen Nabelfalten glatt. An der hinteren Bauchwand entspringen die Mesenterien, befestigen sich sekundär retroperitoneale Organe usw. Dadurch bilden sich kürzere oder längere Blindsäcke der Peritonealhöhle („**Bauchfelltaschen**"), deren Kenntnis für das Verstehen der
- Ausbreitung von Entzündungen.
- Ansammlungen von Eiter.
- „innere" Eingeweidebrüche (Einklemmen von Darm in Bauchfelltaschen).
- Zugangswege bei Operationen usw. bedeutsam ist.

❶ **Zwischen Zwerchfell und Leber** (*Recessus subphrenicus*): unter dem Zwerchfell rechts und links des vorderen Mesos der Leber (*Lig. falciforme*) bis an die Verwachsung der Leber mit dem Zwerchfell (*Area nuda*) heranreichend. Der linke Recessus erstreckt sich über den linken Leberlappen hinaus in den Bereich zwischen Magen und Zwerchfell bzw. Milz und Zwerchfell nach links.

❷ **Im kleinen Becken**: Sie dienen der funktionsbedingten Verschiebung der Beckenorgane (Abb. 418a):
- *Excavatio vesicouterina*: zwischen Harnblase und Corpus uteri (lat. excavare = aushöhlen, cavus = hohl).
- *Excavatio rectouterina*: zwischen Uterus und Rectum, in der Klinik „Douglas-Raum" genannt (James Douglas, 1675-1742, englischer Anatom und Gynäkologe). Wegen der Krümmung des Uterus nach vorn reicht das Peritoneum dorsal des Uterus weiter kaudal als ventral von ihr. Meist wird noch das hintere Scheidengewölbe vom Peritoneum bedeckt. Damit ist dort die Wand der Peritonealhöhle am dünnsten.
- *Excavatio rectovesicalis*: zwischen Harnblase und Rectum beim Mann. Wegen des Fehlens des Uterus sind die beiden pelvinen Bauchfelltaschen der Frau beim Mann zu einer zusammengezogen. Das Peritoneum reicht gewöhnlich bis an die Kuppen der Bläschendrüsen heran.

> **Ärztliche Bedeutung der Excavatio rectouterina**:
> - Bei der vaginalen Pelviskopie („Douglasskopie") wird das Endoskop durch das hintere Scheidengewölbe in den Bauchfellspalt eingeführt. Nach Einblasen eines sterilen Gases kann man dann die Beckenorgane besichtigen.

> - Die *Excavatio rectouterina* ist bei aufgerichtetem Körper der tiefste Punkt der Peritonealhöhle. Ergüsse, Blutungen und Eiterungen sammeln sich daher bevorzugt in dieser Bauchfelltasche an („Douglas-Abszesse").

❸ **Bursa omentalis** (Netzbeutel): Die praktisch wichtigste Bauchfelltasche mit weiter Ausdehnung und engem Eingang ist ein frontal stehender Spaltraum, der dem ebenfalls frontal stehenden Magen freie Beweglichkeit auch an seiner Hinterfläche sichert (Abb. 418b). Begrenzung:
- Vorderwand: Magen, Omentum minus (kleines Netz), Lobus caudatus (geschwänzter Leberlappen).
- Hinterwand: Pancreas, linke Nebenniere, oberer Pol der linken Niere, kranialer Teil der Bauchaorta.
- unten: *Mesocolon transversum*.
- links oben: Milz (genauer: *Lig. gastrosplenicum* und *Lig. gastrophrenicum*).
- rechts oben: *Lig. coronarium* (Kronenband der Leber).
- rechts: *V. cava inferior* (untere Hohlvene).
- einziger Eingang rechts unten: *Foramen omentale [epiploicum]* zwischen freiem Rand des kleinen Netzes (mit V. portae hepatis, A. hepatica propria und Ductus choledochus [biliaris], #417) und V. cava inferior, etwa 1-2 Finger weit.

❹ **Am Übergang vom Duodenum in das Jejunum**: Am Beginn des intraperitonealen Dünndarmabschnitts entstehen links 2 Bauchfellfalten, unter denen sich Taschen bilden:
- *Recessus duodenalis superior*: Die V. mesenterica inferior wirft die *Plica duodenalis superior [Plica duodenojejunalis]* auf. Unter diese schiebt sich eine Bauchfelltasche nach oben, die (selten) Bruchpforte für einen inneren Eingeweidebruch werden kann (Treitz-Hernie, nach dem Pathologen Wenzel Treitz, 1853).
- *Recessus duodenalis inferior*: Unter die *Plica duodenalis inferior [Plica duodenomesocolica]* schiebt sich eine Bauchfelltasche nach unten.

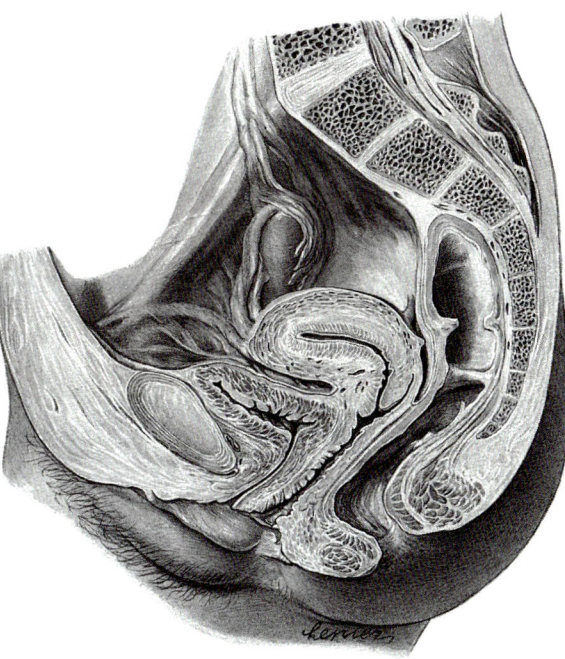

Abb. 418a. Das Peritoneum stülpt zwischen Harnblase und Uterus die Excavatio vesicouterina und zwischen Rectum und Uterus die Excavatio rectouterina aus. [wh]

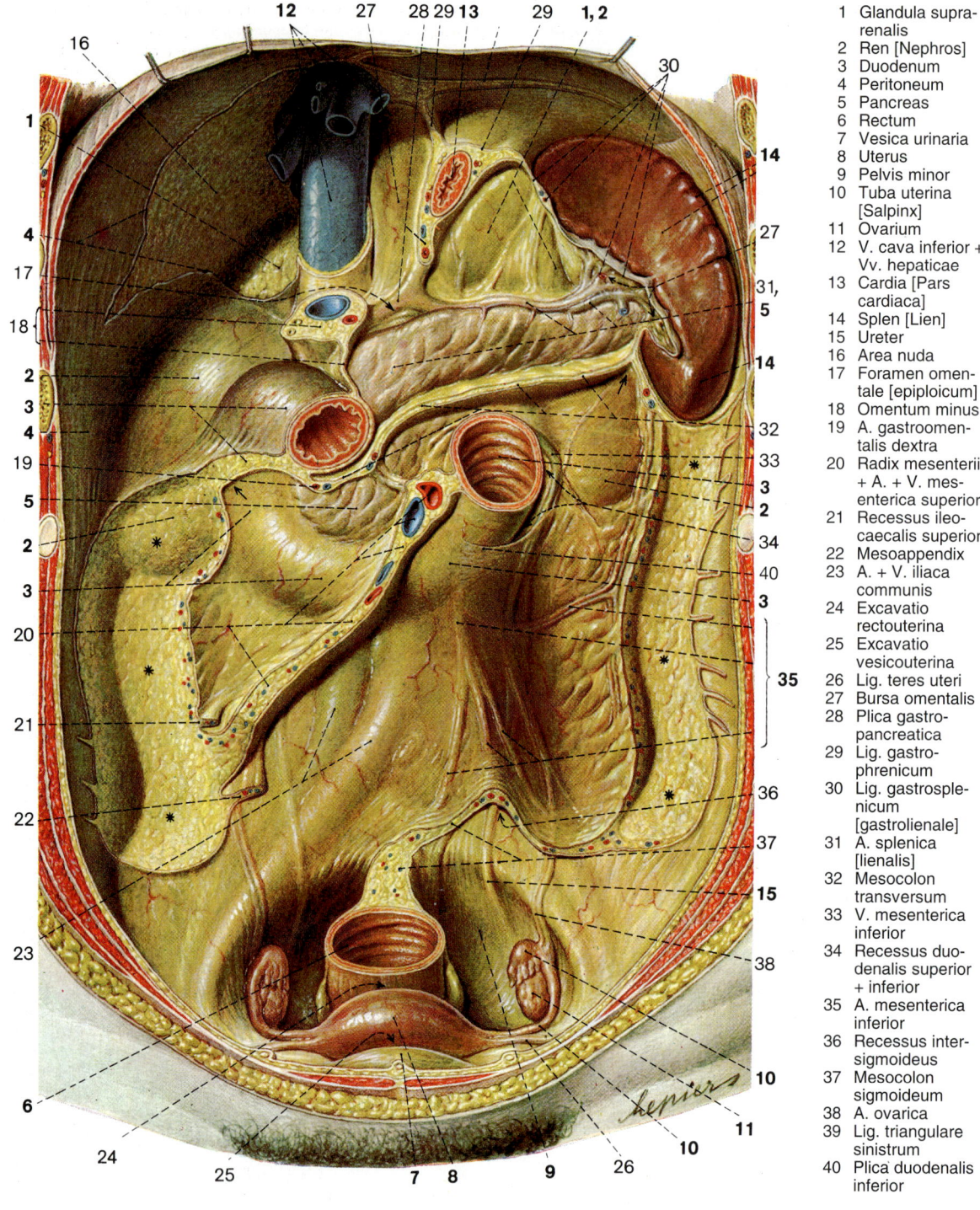

Abb. 418b. Hinterwand des Bauchraums (Retroperitonealraum). Magen, Leber und große Teile von Dünn- und Dickdarm sind entfernt. * Anheftungsstellen des Colon ascendens und descendens an der hinteren Bauchwand. [sb2]

1 Glandula suprarenalis
2 Ren [Nephros]
3 Duodenum
4 Peritoneum
5 Pancreas
6 Rectum
7 Vesica urinaria
8 Uterus
9 Pelvis minor
10 Tuba uterina [Salpinx]
11 Ovarium
12 V. cava inferior + Vv. hepaticae
13 Cardia [Pars cardiaca]
14 Splen [Lien]
15 Ureter
16 Area nuda
17 Foramen omentale [epiploicum]
18 Omentum minus
19 A. gastroomentalis dextra
20 Radix mesenterii + A. + V. mesenterica superior
21 Recessus ileocaecalis superior
22 Mesoappendix
23 A. + V. iliaca communis
24 Excavatio rectouterina
25 Excavatio vesicouterina
26 Lig. teres uteri
27 Bursa omentalis
28 Plica gastropancreatica
29 Lig. gastrophrenicum
30 Lig. gastrosplenicum [gastrolienale]
31 A. splenica [lienalis]
32 Mesocolon transversum
33 V. mesenterica inferior
34 Recessus duodenalis superior + inferior
35 A. mesenterica inferior
36 Recessus intersigmoideus
37 Mesocolon sigmoideum
38 A. ovarica
39 Lig. triangulare sinistrum
40 Plica duodenalis inferior

❺ **Um das Caecum**:
• *Recessus ileocaecalis superior + inferior:* kranial bzw. kaudal der Mündung des Ileum in das Caecum.
• *Recessus retrocaecalis:* zwischen Caecum und hinterer Bauchwand.

■ **Kompartimente der Peritonealhöhle**: Die in #413 gegebene Stockwerkgliederung kann man anhand der verschiedenen Mesenterien (i.w.S.) verfeinern. Man studiere dazu die Abb. 418b in Verbindung mit Tab. 418.

Tab. 418. Kompartimente der Peritonealhöhle	
Oberbauch = supramesokolisches Kompartiment	• *Suprahepatischer = subdiaphragmatischer Raum*: vor der Area nuda, durch das Lig. falciforme in eine rechte und eine linke Hälfte geteilt • *Rechter infrahepatischer Raum*: zwischen Leber und rechter Niere • *Linker infrahepatischer Raum*: zwischen Leber einerseits und Magen mit Omentum minus und Omentum majus (oberhalb des Lig. gastrophrenicum) andererseits • *Bursa omentalis*
Unterbauch = inframesokolisches Kompartiment	• *Rechte parakolische Rinne*: rechts vom Caecum und vom Colon ascendens • *Supramesenterischer Raum*: zwischen Colon ascendens, rechter Hälfte des Mesocolon transversum und Radix mesenterii • *Inframesenterischer Raum*: zwischen Radix mesenterii, linker Hälfte des Mesocolon transversum, Colon descendens und Mesocolon sigmoideum • *Linke parakolische Rinne*: links des Colon descendens
Beckenhöhle	• *Rechte und linke pararektale Rinne*: neben dem Rectum bzw. dem Beckenteil des Mesocolon sigmoideum • *Excavatio rectouterina* und *Excavatio vesicouterina* bei der Frau • *Excavatio rectovesicalis* beim Mann

4.2 Magen (Gaster)

#421 Aufgaben und Terminologie
#422 Krümmungen, Gliederung, *Röntgenuntersuchung*
#423 Bau der Magenwand, *Gastroskopie*, Motorik, *Pylorusstenose, Magenruptur, Refluxösophagitis*
#424 Magendrüsen, Gastrin
#425 Gefäße und Nerven
#426 Peritonealverhältnisse, Nachbarschaft, *Perkussion*
#427 *Magen- und Zwölffingerdarmgeschwür*
#428 *Magenresektion und Vagotomie*
#429 *Magenkrebs, Magenkrebsoperation*
⇒ #415 Entwicklung des Magens
⇒ #434 Gastrointestinales endokrines System

#421 Aufgaben und Terminologie

■ **Aufgaben**:
• Hauptaufgabe des Magens ist es, die Nahrung vorübergehend zu speichern, um diese dann in kleinen Mengen an den Darm zur weiteren Verdauung weiterzugeben. Der Magen ermöglicht es, unseren Nahrungsbedarf mit wenigen größeren Mahlzeiten zu decken. Ist der Magen bei einer Operation entfernt worden, so muß die Nahrung in vielen kleinen Portionen eingenommen werden.
• Da der Organismus auf äußerste Rationalisierung angelegt ist, wird der Magen nicht lediglich als Vorratsbehälter genutzt. Die Nahrung wird im Magen gleichzeitig auch desinfiziert. Dazu sondert die Magenwand Salzsäure ab, durch welche die meisten Bakterien der Nahrung unschädlich gemacht werden. Lediglich bei sehr starker Bakterienbesiedlung der Nahrung kommt es zu einer Infektion des Darms. Die Magenschleimhaut ist zum Schutz vor der Säure mit einer bicarbonathaltigen Schleimschicht überzogen.

• Der Organismus rationalisiert weiter: Er speichert und desinfiziert nicht nur, sondern beginnt auch gleich mit der Verdauung. Die Verdauungsenzyme der Magendrüsen sind speziell auf das saure Milieu des Magens abgestimmt.
• Der Magen erzeugt den Intrinsic-Faktor, der für die Resorption des Vitamins B_{12} im Dünndarm nötig ist. Nach Entfernen des Magens, z.B. wegen eines Magenkrebses, muß das Vitamin injiziert werden, weil es nicht mehr resorbiert wird.

Ärztliche Aspekte der Magensäure:
• Läuft Magensaft in den Oesophagus zurück, so bewirkt die Säure dort ein heftiges Brennen („Sodbrennen").
• Ist die Säureproduktion des Magens gestört, so kommt es viel häufiger zu Infektionen des Darms (Durchfall!) und vom Darm aus zu Infektionen der Gallenwege, der Leber und des Pancreas.
• Wenn man dem Magen bei Störung der Säurebildung Säure in Form von Tabletten usw. zuführt, so ist das eher eine symbolische Handlung, da man sehr viel Säure einnehmen müßte, um auf die im gesunden Magen vorhandenen Säurewerte (pH 1,0-1,5!) zu kommen. Aber auch eine geringe Ansäuerung verbessert den Verschluß des Magenausgangs und mindert die Beschwerden.

■ **Terminologie**:
• „Magen" ist ein altgermanisches Wort (mhd. = maga, niederl. maag), wohl mit der ursprünglichen Bedeutung von Beutel.
• *Gaster* (gr. gastér = Bauch, Magen): Davon leiten sich viele klinische Begriffe ab: Gastritis = Magenentzündung, Gastroenterologe (gr. énteron = Darm) = Arzt für Magen- und Darmkrankheiten, Gastroskop = Endoskop zur Besichtigung des Magens, Gastroptose (gr. ptósis = Fall) = Magensenkung, Gastroenterostomie (gr. stóma = Mund) = operative Verbindung von Magen und Dünndarm, Gastropexie (gr. péxis = Befestigen) = Annähen des Magens an die Bauchwand oder an das Zwerchfell usw.
• *Gaster* wird in der Anatomie nicht nur auf den Magen, sondern gelegentlich auch auf Muskeln im Sinne von Muskelbauch angewandt: M. digastricus = zweibäuchiger Muskel, M. gastrocnemius (gr. knéme = Unterschenkel) = Wadenmuskel.
• Die früher auch in der Anatomie übliche Bezeichnung *Ventriculus* (lat. venter = Bauch, ventriculus = kleiner Bauch) für den Magen ist offiziell verlassen, weil Ventriculus auch für andere Organe gebraucht wird: Auch die Herzkammern, die Hirnkammern und die Morgagni-Tasche des Kehlkopfs werden *Ventriculus* genannt. Ventriculus für Magen ist jedoch noch in wichtigen Krankheitsbezeichnungen fest verankert: Ulcus ventriculi = Magengeschwür, Carcinoma ventriculi = Magenkrebs.
• Das Altgriechische kennt noch ein weiteres Wort für Magen: stómachos. Von ihm leitet sich Stomachikum als Bezeichnung für appetitanregende Mittel in der Arzneilehre und die romanischen nationalsprachlichen Bezeichnungen für Magen ab: engl. stomach, frz. estomac, it. stomaco, span. estómago, port. estômago.
• Magen kommt in vielen Redensarten vor, die sich z.T. auf die Verdauungsorgane im Allgemeinen beziehen: mir knurrt der Magen, mir hängt der Magen schon in den Kniekehlen, den Magen verdorben (verkorkst) haben, lieber den Magen verrenken, als dem Wirt was schenken usw. In manchen Wendungen drückt sich die enge Beziehung des Magens zum Seelenleben aus: die Aufregung schlägt sich auf den Magen, das auf nüchternen Magen, jemandem dreht sich der Magen um, die Prüfung liegt jemandem schwer im Magen usw.

#422 Äußere Form

■ **Krümmungen**: Der Magen ist ein gekrümmter Schlauch (Abb. 422a):
• *Curvatura minor* (kleine Magenkrümmung): Die konkave Seite weist nach rechts.
• *Curvatura major* (große Magenkrümmung): Die konvexe Seite weist nach links.
Die Grundform der Krümmung ist dadurch gegeben, daß oben der Oesophagus von rechts einmündet und unten der Magen rechts in das Duodenum übergeht. Der Magen kann sich nicht um die beiden Fixpunkte auf die rechte Bauch-

Abb. 422a. Magen und Duodenum. [sb3]

1 Oesophagus, Pars abdominalis
2 A. gastrica sinistra
3 Cardia [Pars cardiaca]
4 Curvatura minor
5 A. hepatica propria
6 V. portae hepatis
7 Ductus hepaticus
8 Ductus cysticus
9 Lig. hepatoduodenale
10 Duodenum, Pars superior
11 Pylorus
12 Duodenum, Pars descendens
13 A. gastroomentalis dextra
14 Duodenum, Pars horizontalis [inferior]
15 Pars pylorica
16 Corpus gastricum
17 A. gastroomentalis sinistra
18 Curvatura major
19 Fundus gastricus
20 Incisura cardialis

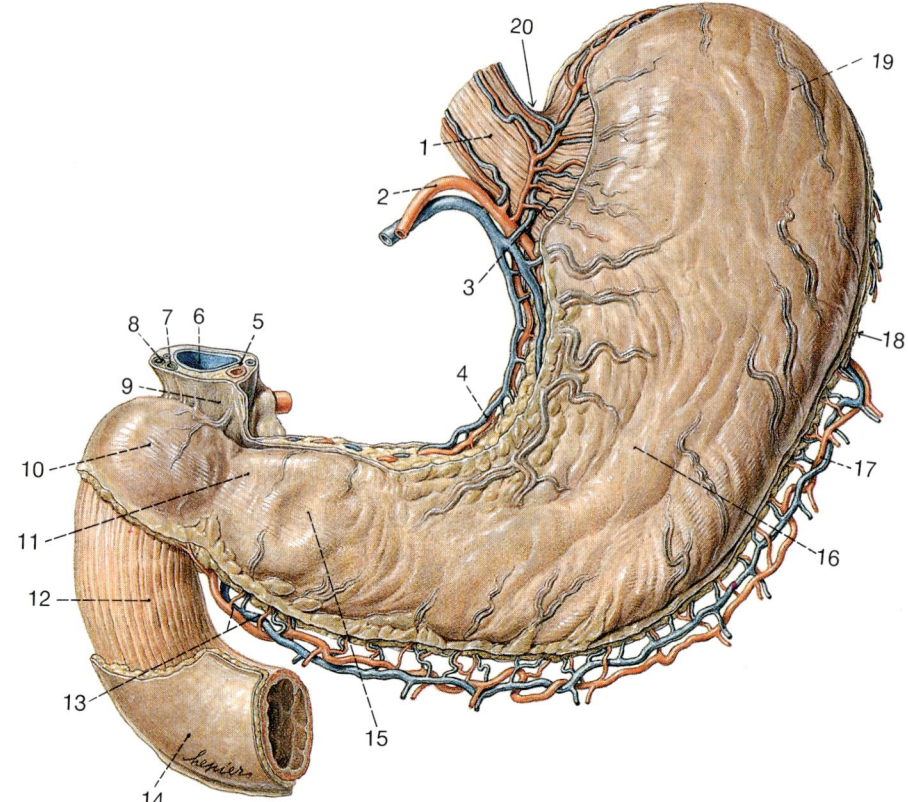

seite umschlagen, weil die große Leber keinen Platz und das hintere Magengekröse auch nicht genügend Spielraum dafür läßt. Deshalb sind mit den beiden Krümmungen auch 2 Hauptflächen unvertauschbar festgelegt:
- *Paries anterior* (Vorderwand, lat. paries, parietis = Wand).
- *Paries posterior* (Hinterwand).

■ **Gliederung**: Der Magen wird traditionell in 4 Abschnitte gegliedert, ohne daß scharfe Grenzen anzugeben sind:
- *Cardia [Pars cardiaca]* (Mageneingang, gr. kardia = Herz und Magenmund, cardiacus ist also doppeldeutig!): mit dem oberen Magenmund (*Ostium cardiacum*, meist vereinfachend *Cardia* genannt).
- *Fundus gastricus = Fornix gastricus* (Magenkuppel, lat. fundus = Boden, fornix = Wölbung): die Ausbuchtung oberhalb des Mageneingangs, durch die *Incisura cardialis* vom Mageneingang scharf abgesetzt. Der Fundus gastricus enthält bei aufgerichtetem Körper meist eine große Luftblase (= „Magenblase" der Röntgenologen).
- *Corpus gastricum* (Magenkörper): der Hauptteil des Magens unterhalb des Mageneingangs bis zum Beginn der Pars pylorica. An deren Grenze sieht man im Röntgenbild gewöhnlich einen scharfen Einschnitt (*Incisura angularis*) in der Curvatura minor, der jedoch nur funktionell durch eine Kontraktion von Ringmuskelzügen bedingt ist.
- *Pars pylorica* (Pförtnerabschnitt, gr. pylorós = Torhüter): durch starke Ringmuskeln gekennzeichnet, gegen das Corpus gastricum rechtwinklig abgeknickt. Auf das *Antrum pyloricum* (gr. ántron = Grotte, Höhle) folgt der 2-3 cm lange *Canalis pyloricus* (Pförtnerkanal), der mit dem *Pylorus* (Magenpförtner) endet. Die Grenze zwischen Magen und Duodenum kann man am Präparat besser tasten als sehen: Die dicke Ringmuskulatur bricht plötzlich ab. Der *Pylorus* verschließt den unteren Magenmund (*Ostium pyloricum*).

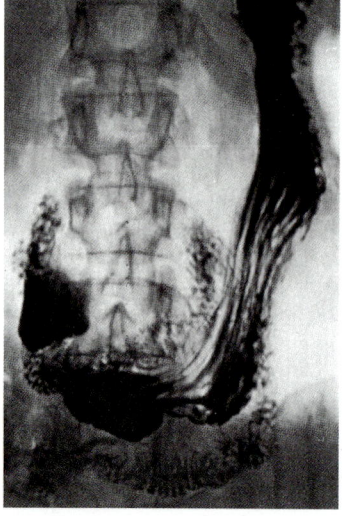

Abb. 422b. Röntgenbild des Magens und eines Teils des Dünndarms (sog. „Kontrastbreipassage"). Das Kontrastmittel sammelt sich in den „Tälern" zwischen den Falten der Magenschleimhaut an. Die Falten sind deshalb im Bild hell. [ba2]

■ Bei der **Röntgenuntersuchung** kann man den Magen mit etwa einem halben Liter Kontrastbrei voll entfalten (Abb. 422b). Bei üppigen Mahlzeiten kann der Magen jedoch weitaus mehr fassen. Die äußeren Maße wechseln abhängig von Funktionszustand und Körperhaltung und außerdem interindividuell so sehr, daß kaum eine verallgemeinernde Aussage möglich ist. Die Form des Magens beim Lebenden ist abhängig von:

❶ **Füllungszustand**: Der leere Magen ist zu einem darmähnlichen Rohr kontrahiert. Mit zunehmender Füllung weitet er sich

4 Baucheingeweide, 4.2 Magen

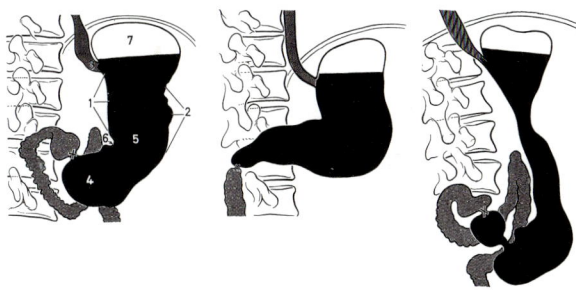

Abb. 422c-e. Verschiedene Formen des gesunden Magens bei der Röntgenuntersuchung (schematisch, Kontrastmittel schwarz). Im Fundus gastricus sammelt sich meist etwas Luft an, die mit den Speisen geschluckt wurde („Magenblase"). [ba2]
- Links: „normaler" Magen.
- Mitte: „Stierhornform" des Magens bei breitwüchsigem Körperbau.
- Rechts „Langmagen" bei schmalwüchsigem Körperbau.

1 Curvatura minor	4 Pars pylorica
2 Curvatura major	5 Corpus gastricum
3 Oesophagus, Pars abdominalis	6 Incisura angularis
	7 Fundus gastricus

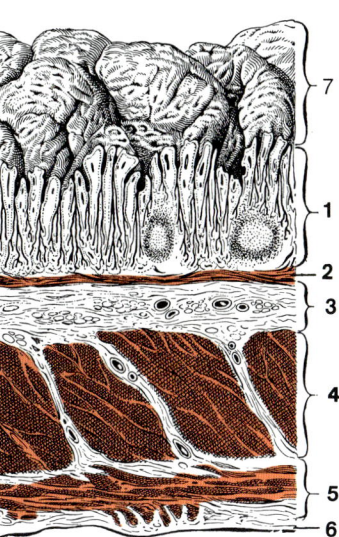

Abb. 423a. Schema des Feinbaus der Magenwand (Vergrößerung 15fach). [bg2]

1 + 2 Tunica mucosa
1 Glandulae gastricae propriae + Lamina propria mucosae
2 Lamina muscularis mucosae
3 Tela submucosa
4 Tunica muscularis, Stratum circulare
5 Tunica muscularis, Stratum longitudinale
6 Tunica serosa
7 Areae gastricae

nach links zur Curvatura major hin aus. Die Speisen einer Mahlzeit scheinen nicht von unten nach oben, sondern von links nach rechts aufgestapelt zu werden. Die zuerst eingenommene Speise wird der großen Krümmung angelagert, die folgenden jeweils wieder daran usw. An der Curvatura minor bleibt die Magenstraße (*Canalis gastricus*) für den Durchlauf von Flüssigkeiten frei. Mit zunehmender Füllung wird der Magen nicht nur dicker, sondern auch länger.

❷ **Körperhaltung**: Im Stehen oder Sitzen ist der volle Magen in die Länge gezogen. Die Gasblase füllt den Fundus gastricus. Im Liegen dagegen sinkt der volle Magen zur linken Seite und ist in Querrichtung ausgedehnt. Die Gasblase begibt sich an den jeweils höchsten Punkt, kann also aus dem Fundus gastricus in das Corpus gastricum und sogar bis in die Pars pylorica absteigen.

❸ **Magenmotorik**: Während das Corpus gastricum durch die Peristaltik nur eingedellt wird, schnüren die kräftigen Ringmuskeln die Pars pylorica nahezu völlig ab. Bei der „Kontrastbreipassage" kann man den ständigen Wechsel der Form der Pars pylorica gut beobachten.

❹ **Körperbau**: In der Röntgendiagnostik werden verschiedene Magentypen unterschieden (Abb. 422c-e):
- Hakenmagen: Die Pars pylorica ist etwa rechtwinklig zum Corpus gastricum abgebogen. Häufigste Magenform.
- Langmagen: schmaler, langer Magen bei Schlankwüchsigen (Asthenikern), manchmal in der Mitte etwas eingezogen zum Sanduhrmagen (extreme Sanduhrformen beruhen meist auf Narbenzügen nach Magengeschwüren).
- Stierhornmagen: überwiegend querer Magenverlauf beim Breitwüchsigen (Pykniker).

#423 Bau der Magenwand

■ **Schichtenbau**: Die Magenwand besteht aus 5 Schichten (Abb. 423a):
- *Tunica mucosa* (Schleimhaut): von einschichtigem hochprismatischen Epithel bedeckt. Gestreckte schlauchförmige Drüsen (#424) liegen dicht nebeneinander. Sie reichen bis zur *Lamina muscularis mucosae*.
- *Tela submucosa* (Submukosa, Unterschleimhaut): Lockeres Bindegewebe mit relativ großen Blutgefäßen gestattet der Schleimhaut, sich bei Kontraktion der Muskelwand in Falten (*Plicae gastricae*) abzuheben. Bei Füllung des Magens und Dehnung der Wand verstreichen die Falten wieder. Die Magenfalten sind also keine starren Gebilde.
- *Tunica muscularis* (Muskelwand): außen Längsmuskeln (*Stratum longitudinale*), in der Mitte Ringmuskeln (*Stratum circulare*), innen eine unvollständige Schicht schräger Fasern (*Fibrae obliquae*).
- *Tela subserosa* (Subserosa, Unterbauchfell): dünne Bindegewebeschicht.
- *Tunica serosa* (Peritoneum).

■ **Schleimhautoberfläche**: Sie wird strukturiert durch:
- *Areae gastricae* (Magenfelder): warzenartige Vorwölbungen von 1-6 mm Durchmesser. Auf ihnen münden die
- *Foveolae gastricae* (Magengrübchen): die vereinigten Ausführungsgänge mehrerer Magendrüsen (Abb. 423b). Ihr Durchmesser beträgt etwa 0,2 mm.

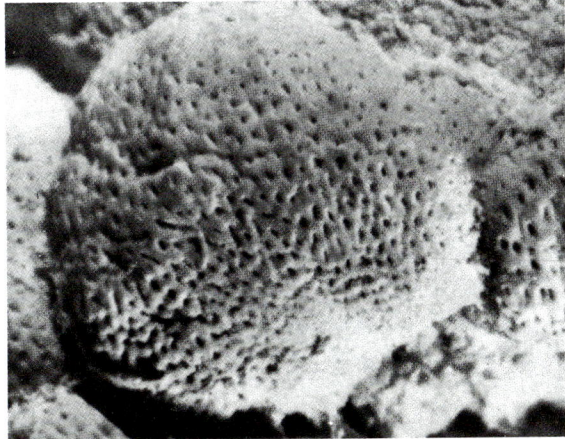

Abb. 423b. Magenschleimhautoberfläche bei 30facher Vergrößerung. Die Pünktchen (Magengrübchen) sind die Mündungen der Magendrüsen. [sb2]

Am *Ostium cardiacum* sind Speiseröhrenschleimhaut (mehrschichtiges Plattenepithel) und Magenschleimhaut (einschichtiges Säulenepithel) scharf gegeneinander abgesetzt. Es gibt keine Übergänge. Jedoch kommen in der Speiseröhrenwand versprengte Inseln von Magenschleimhaut vor, die auch in typischer Form Geschwüre bilden können.

Gastroskopie (Magenspiegelung): Die Magenschleimhaut kann man mit einem optischen Instrument (Gastroskop), das durch Mund, Rachen und Oesophagus bis in den Magen vorgeschoben wird, direkt besichtigen. Mit ihm kann man außerdem aus verdächtigen Stellen kleine Proben abzwicken und für eine mikroskopische Untersuchung herausnehmen. Seit der Einführung biegsamer Glasfiberinstrumente anstelle der früher verwendeten starren Rohre ist die Belastung des Patienten relativ gering. Die Gastroskopie ist besonders wertvoll, wenn man die Quelle einer Blutung sucht. Manche Blutung kann man sogar endoskopisch stillen.

■ **Motorik**: Die groben Bewegungen des Magens sind Aufgabe der Muskelwand (*Tunica muscularis*), während der *Lamina muscularis mucosae* nur die Feineinstellung der Schleimhaut (Ausweichen vor Knochensplittern usw., #175) obliegt. Gesteuert wird die Motorik durch 2 in der Magenwand liegende Nervengeflechte (ausführlicher #435). Am Magen lassen sich 3 motorische Bereiche unterscheiden:
• *Corpus gastricum* (und Fundus gastricus): Peristaltische Wellen durchmischen den Speisebrei mit Magensaft.
• *Pars pylorica*: Sie steuert die Magenentleerung. Es werden jeweils nur kleine Mengen von Mageninhalt in das Duodenum weitergegeben. Am Verschluß des Magens ist nicht nur der *M. sphincter pyloricus*, sondern die gesamte Pars pylorica des Magens beteiligt. In ihr ist die Ringmuskelschicht stärker als in den anderen Magenabschnitten. Mangelhaft gekaute Nahrung kann hier noch zerrieben und homogenisiert werden.
• *Mageneingang*: Die Speiseröhrenmuskeln gehen ohne scharfe Grenze in die Muskeln des Mageneingangs über. Es fehlt ein gesonderter Schließmuskel. Der Rückfluß von Mageninhalt wird durch die Ringmuskeln des Bauchteils des Oesophagus verhindert. Beim Erbrechen erschlafft dieser funktionelle Verschluß, und durch den Druck der Bauchpresse (#264) wird der Mageninhalt (und evtl. auch Darminhalt) durch Oesophagus, Rachen und Mundhöhle nach außen befördert. Nasenrachenraum und Kehlkopfeingang werden dabei wie beim Schlucken (#743) abgedichtet.

■ **Pylorusstenose**:
• Die angeborene Pylorusstenose infolge verdickter Ringmuskeln in der Pars pylorica verursacht schon in der 3.-4. Lebenswoche typische Symptome: Die getrunkene Milch wird in hohem Bogen wieder erbrochen. Das Gedeihen des Säuglings ist dadurch notwendigerweise gestört. Meist muß dann die verdickte Muskelwand durchgetrennt werden (Pyloromyotomie).
• Beim Erwachsenen kommen Pylorusstenosen als funktionelle Störung, aber auch durch Narbenzug von Geschwüren oder durch Geschwülste vor.

■ **Magenruptur**: Die Festigkeit der Magenwand kann überfordert werden, wenn ein kräftiger Schlag den Oberbauch bei gefülltem Magen trifft. Der volle Magen kann auch bersten, wenn bei einem Frontalzusammenstoß der nach vorn geschleuderte Körper von einem über den Oberbauch laufenden Sicherheitsgurt aufgefangen wird. Sofortige Operation ist nötig, um die Blutung zu stillen, den infektiösen und durch die Säure stark reizenden Mageninhalt aus der Peritonealhöhle zu entfernen und den Magen zu nähen.

■ **Refluxösophagitis**: Bei unzureichendem Verschluß des Mageneingangs kann Säure in den Oesophagus auslaufen und dort Entzündungen und Geschwüre hervorrufen. Der Verschluß läßt sich durch eine operative Manschettenbildung um den Mageneingang verbessern: Man zieht je eine Falte des Magenfundus vor und hinter dem Bauchteil des Oesophagus durch und vernäht sie rechts des Mageneingangs (*Fundoplicatio*).

#424 Magendrüsen

■ Nach Bau und Sekret der Drüsen sind in der Magenschleimhaut 3 Felder zu unterscheiden:

❶ Fundus gastricus und Corpus gastricum mit den **Hauptdrüsen** (*Glandulae gastricae propriae*): Die langen, geraden, wenig verzweigten, englumigen Drüsen nehmen den größten Teil der Magenschleimhaut ein. Sie sind aus 3 Arten von Drüsenzellen zusammengesetzt:
• *Hauptzellen*: Sie liegen vorwiegend in der Drüsenbasis. Ihr Cytoplasma ist stark basophil (wegen des reichlichen granulierten endoplasmatischen Retikulums). Sie sezernieren Pepsinogene.
• *Belegzellen* (Parietalzellen): Sie liegen vorwiegend in mittlerer Höhe der Drüsen. Die großen rundlichen Zellen mit acidophilem Cytoplasma sind reich an Mitochondrien und ungranuliertem endoplasmatischen Retikulum mit tiefen intrazellulären Sekretkanälchen. Sie produzieren die Salzsäure und den Intrinsic-Faktor. Dabei erhöhen die Belegzellen die Wasserstoffionenkonzentration gegenüber dem Blut um das Millionenfache (pH = negativer Logarithmus der Wasserstoffionenkonzentration, Blutplasma pH = 7,4, Magensaft pH = 1,0-1,5, für die Überschlagsrechnung vereinfacht zu 1,4. Daraus folgt: Magensaft: Blutplasma = $10^{-1,4}/10^{-7,4} = 10^6$). Die Belegzellen sind mit einer Protonenpumpe ausgestattet, die Kaliumionen gegen Wasserstoffionen austauscht (K^+-H^+-ATPase).
• *Nebenzellen* (Schleimzellen): Sie liegen vor allem im Drüsenhals und bilden Bicarbonat und Schleim.

❷ Pars pylorica mit den **Pylorusdrüsen** (*Glandulae pyloricae*, Abb. 424): Sie erzeugen Schleim und Gastrin. Entsprechend dem dickflüssigen Sekret sind die Drüsenschläuche weiter und stärker verzweigt. Im Schnitt werden nur selten Schläuche in ganzer Länge getroffen. Die Magengrübchen sind tiefer als bei den Hauptdrüsen.

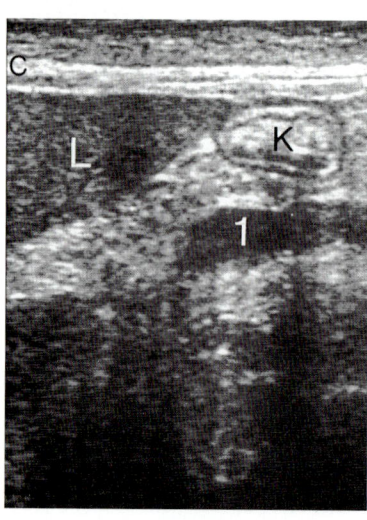

Abb. 423c. Magen im Ultraschallbild (Längsschnitt). Das „Kokardenphänomen" zeigt 3 Schichten der Magenwand: Schleimhaut, Submukosa und Muskelwand. [st3]

K Gaster
L Hepar

1 V. mesenterica superior

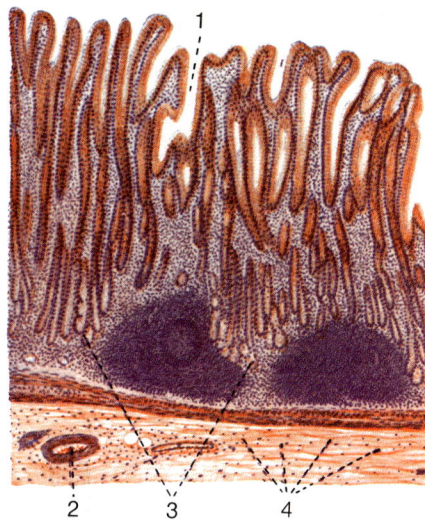

Abb. 424. Pylorusteil der Magenschleimhaut (Vergrößerung 50fach). [so]

1 Foveola gastrica
2 Vas sanguineum
3 Glandulae pyloricae
4 Tela submucosa

❸ **Mageneingang** mit den **Kardiadrüsen** (*Glandulae cardiacae*): Sie erzeugen Schleim und ähneln den Pylorusdrüsen, sind jedoch noch weiter. Der Bereich mit Kardiadrüsen ist nur etwa 1 cm breit.

■ **Schutz vor Selbstverdauung**: Die von den Hauptzellen sezernierten Pepsinogene werden erst in der Magenlichtung durch die Säure zu Pepsinen aktiviert, damit sich die Drüsen nicht selbst verdauen. Ein Überzug aus bicarbonathaltigem Schleim schützt die Magenwand. Er wird ständig ergänzt durch:
• die Oberflächenzellen der Magenwand.
• die Nebenzellen der Hauptdrüsen.
• die Kardiadrüsen.
• die Pylorusdrüsen.

Versagen die Schutzmechanismen, so beginnt die Selbstverdauung der Magenwand. Dies ist der Fall
• nach dem Tod.
• beim Magengeschwür (Ulcus ventriculi): #427.

■ **Gastrin**: Außer den exokrinen Drüsenzellen enthält die Magenwand, besonders in der Pars pylorica, zahlreiche endokrine Zellen. Sie sezernieren das Peptidhormon Gastrin. Dieses regt die Drüsenzellen der Hauptdrüsen zur Sekretion an. Die gastrinbildenden Zellen (kurz G-Zellen) gehören zum APUD-Zell-System (#434).

Die Magensekretion wird auf 2 Wegen gesteuert:
• nerval: durch den *N. vagus* angeregt, durch den Sympathikus gehemmt (Übertragerstoff Dopamin).
• humoral: durch das Hormon Gastrin. Es wird von den G-Zellen abgesondert, wenn die Pars pylorica durch Speisebrei gedehnt wird.

■ **Neugeborenes**: Der Magensaft des Neugeborenen ist noch nahezu neutral. Erst allmählich kommt die Säurebildung in Gang. Deswegen werden die in der Vormilch enthaltenen Antikörper im Magen des Neugeborenen nicht zerstört und können resorbiert werden.

#425 Gefäße und Nerven

■ **Magenarterien**: Sie entspringen sämtlich aus Ästen des *Truncus coeliacus*. Der unpaare *Truncus coeliacus* geht noch im Aortenschlitz (*Hiatus aorticus*) von der Bauchaorta ab und teilt sich sogleich in seine Äste auf:
• *A. hepatica communis* (gemeinsame Leberarterie).
• *A. splenica [lienalis]* (Milzarterie).
• *A. gastrica sinistra* (linke Magenarterie).

Alle 3 Äste beteiligen sich an der Blutversorgung des Magens:
• Die A. gastrica sinistra zieht direkt zum oberen Teil der Curvatura minor.
• Die A. splenica gibt die *A. gastrica posterior* zur Hinterwand, kurze Äste (*Aa. gastricae breves*) zum Fundus gastricus und die *A. gastroomentalis sinistra* (linke Magen-Netz-Arterie) zur Curvatura major ab.
• Von der A. hepatica communis laufen an der kleinen und an der großen Krümmung je 1 Ast den genannten entgegen: die *A. gastrica dextra* und die *A. gastroomentalis dextra*.

Arterienbogen: Damit ist der Magen mit 2 Gefäßarkaden versehen, von denen aus zahlreiche Äste die anliegenden Magenteile versorgen:
• Arterienbogen der Curvatura minor: zwischen *A. gastrica sinistra* (direkter Ast des Truncus coeliacus) und *A. gastrica dextra* (aus der A. hepatica propria).
• Arterienbogen der Curvatura major: zwischen *A. gastroomentalis sinistra* (aus der A. splenica) und *A. gastroomentalis dextra* (aus der A. gastroduodenalis der A. hepatica communis).

■ **Magenvenen**: Den Arterienbogen entsprechen Venenbogen an der Curvatura major und minor. Praktisch das gesamte Blut des Magens fließt über die 4 großen Magenvenen zur V. portae hepatis ab. Es münden:
• *V. gastrica sinistra* und *V. gastrica dextra* direkt in die V. portae hepatis.
• *V. gastroomentalis [gastroepiploica] sinistra* (und *Vv. gastricae breves*) in die V. splenica [lienalis].
• *V. gastroomentalis [gastroepiploica] dextra* in die V. mesenterica superior.

Magenvenen bei Pfortaderstauung: Die Venen im Bereich des Mageneingangs sind mit den Venen des Oesophagus verbunden, die in die V. azygos bzw. V. hemiazygos münden. Bei Strömungshindernissen in der V. portae hepatis kann dieser Nebenweg zu einer Hauptstraße werden und das Blut vom Magen über die Speiseröhrenvenen zur V. cava superior abfließen. Die Venen des Oesophagus erweitern sich dann sehr stark (Ösophagusvarizen, #372) und bluten leicht. Weitere portokavale Anastomosen sind in #494 beschrieben.

■ **Regionäre Lymphknoten**: Die Lymphbahnen des Magens folgen den Venen. Damit werden zunächst folgende Lymphknotengruppen erreicht (Abb. 425):
• *Nodi lymphoidei gastrici dextri + sinistri*: nahe der A. gastrica dextra + sinistra, Einzugsgebiet: Curvatura minor.
• *Nodi lymphoidei splenici [lienales]*: nahe der A. splenica, Einzugsgebiet: Fundus gastricus.
• *Nodi lymphoidei gastroomentales dextri + sinistri*: an der Wurzel des großen Netzes, Einzugsgebiet: Curvatura major.
• *Nodi lymphoidei pylorici*: oberhalb, unterhalb und hinter dem Pylorus, Einzugsgebiet: Pars pylorica.

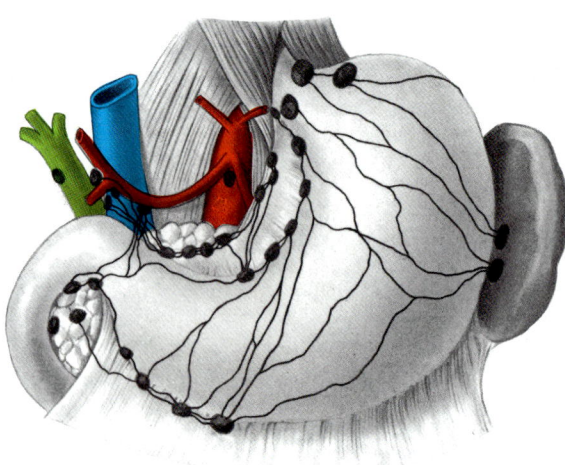

Abb. 425. Die Lymphknoten des Magens ordnen sich hauptsächlich entlang der Curvatura major und minor an. *[le3]*

Aus diesen regionären Lymphknoten fließt die Lymphe über weitere Lymphknoten des Retroperitonealraums, z.B. *Nodi lymphoidei coeliaci, mesenterici superiores* usw. zum *Ductus thoracicus*.

Lymphknoten beim Magenkrebs: Metastasen in den regionären Lymphknoten können mit den Nachbarorganen, z.B. dem Pancreas, „verbacken" und dann die Operation behindern. Beim Magenkrebs wird häufig auch ein Lymphknoten in der linken seitlichen Halsgegend (sog. Virchow-Lymphknoten, #777) befallen. Dies ist ein Zeichen für bereits ausgedehnte Metastasierung.

■ **Magennerven**:
❶ *Parasympathikus*: Magenmuskulatur und Magendrüsen werden vom N. vagus (X) innerviert. Die beiden Nn. vagi gelangen mit dem Oesophagus durch den Hiatus oesophageus des Zwerchfells in den Bauchraum. Wegen der „Magendrehung" (#415) kommt der linke N. vagus auf die Vorderseite, der rechte auf die Hinterseite des Mageneingangs zu liegen. Man spricht daher von einem
- *Truncus vagalis anterior* (vorderen Vagusstamm).
- *Truncus vagalis posterior* (hinteren Vagusstamm).

Die beiden Vagusstämme verzweigen sich von der Curvatura minor ausgehend mit *Rr. gastrici anteriores + posteriores* über die Magenwand.

❷ *Sympathikus*:
- Motorisch: Der Pförtnermuskel wird nicht vom Parasympathikus, sondern (wie alle Schließmuskeln des Magen-Darm-Kanals) vom Sympathikus innerviert.
- Sensorisch: Von der Magenschleimhaut laufen afferente Nervenfasern über den N. splanchnicus major zu den Spinalganglien T_6-T_9.

Entleerungsstörungen des Magens: Sie beruhen häufig auf einem Ungleichgewicht der vegetativen Nerven. Bei der Magenatonie ist das Corpus gastricum schlaff, jedoch der Pförtner fest geschlossen. Durch Arzneimittel kann man die Dopaminrezeptoren hemmen und so den Sympathikustonus herabsetzen. Dann kehrt die Peristaltik im Corpus gastricum zurück, und der Pförtner öffnet sich.

#426 Lage

Der Magen liegt intraperitoneal im linken Oberbauch. Relativ konstant ist die Lage von Mageneingang und Pylorus, weil der Oesophagus im Hiatus oesophageus des Zwerchfells einigermaßen fixiert ist und das Duodenum sekundär retroperitoneal liegt. Die Lage der übrigen Magenabschnitte ist so variabel wie ihre Form.

■ **Peritonealverhältnisse**: Der Magen liegt intraperitoneal (#178). Vorder- und Hinterwand sind mit Peritoneum (*Tunica serosa*) bedeckt. Bauchfellfrei ist nur die Hinterseite des Mageneingangs (*Cardia [Pars cardiaca]*). Der Magen hat in der Embryonalzeit ein vorderes und ein hinteres Mesogastrium (#414). Im vorderen entwickelt sich die Leber, im hinteren die Milz. Nach der Magendrehung (#415) stehen die Mesogastrien nicht mehr sagittal, sondern frontal:

❶ *Omentum minus* (kleines Netz, #417): von der Curvatura minor zur Porta hepatis (Abb. 426c).

❷ *Omentum majus* (großes Netz, #417): von der Curvatura major in 3 Abschnitten zu Zwerchfell, Milz und Colon transversum:
- *Lig. gastrophrenicum* (Magen-Zwerchfell-Band).
- *Lig. gastrosplenicum [gastrolienale]* (Magen-Milz-Band).
- *Lig. gastrocolicum* (Magen-Dickdarm-Band).

■ **Nachbarschaft** (Abb. 426a + b):
- *Leber*: Der Magen wird vorn und oben vom linken Leberlappen je nach Lebergröße und Magenform mehr oder weniger ausgedehnt bedeckt. Regelmäßig sind der Mageneingang und Teile des Fundus gastricus der Leber angelagert, variabel ist dies bei den der kleinen Krümmung benachbarten Teilen des Corpus gastricum und dem Pförtnerbereich.
- *Zwerchfell*: Je nachdem wie weit die Leber am Zwerchfell nach links reicht, liegt ein kleinerer oder größerer Teil des

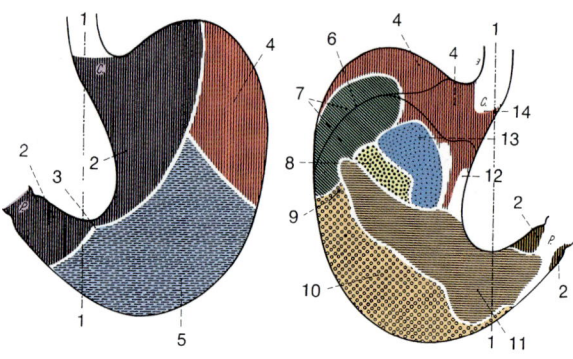

Abb. 426a + b. Kontaktflächen des Magens mit Nachbarorganen (meist durch Peritonealhöhle getrennt!). Links Magenvorderseite, rechts Magenrückseite. *[bo]*

C Ostium cardiacum
P Pylorus

1 Linea mediana
2 Hepar
3 Margo inferior (hepatis)
4 Diaphragma
5 Vagina musculi recti abdominis
6 Lig. gastrophrenicum
7 Splen [Lien]
8 Ren [Nephros]
9 Flexura coli sinistra [splenica]
10 Colon transversum
11 Pancreas
12 Hiatus aorticus
13 Glandula suprarenalis
14 Hiatus oesophageus

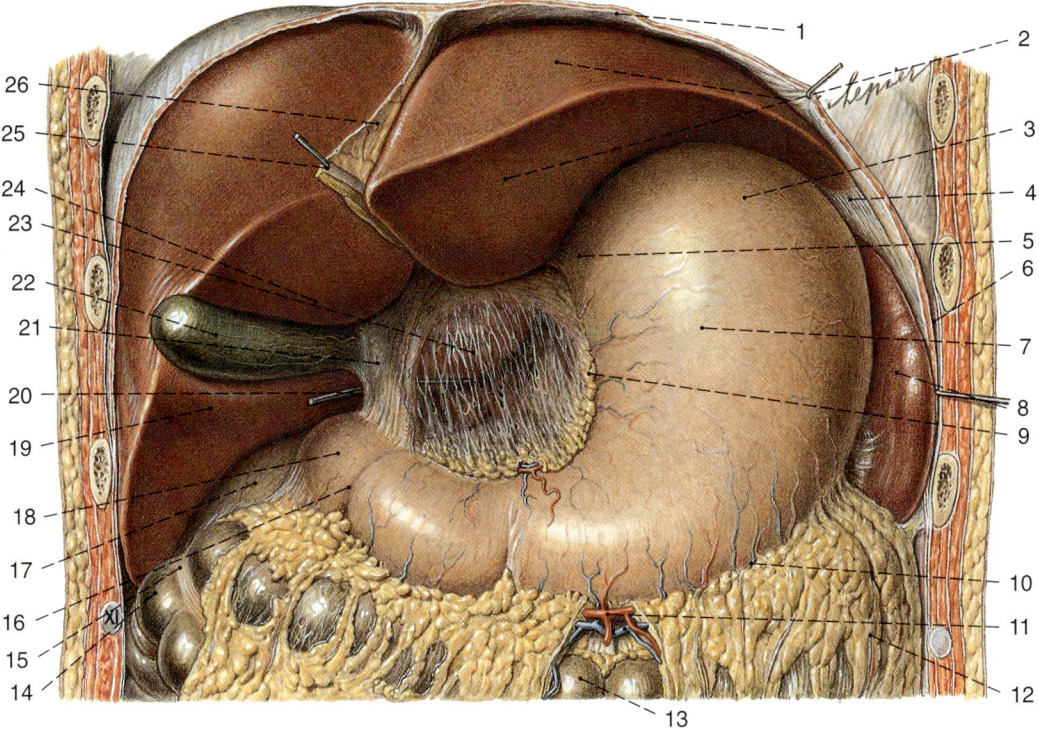

Abb. 426c. Organe des Oberbauchs nach Entfernen der Bauchwand. Die Leber ist hochgezogen, dadurch wird der Blick auf das kleine Netz (Omentum minus) frei. Das kleine Netz begrenzt den Netzbeutel (Bursa omentalis) nach vorn. [sb2]

1 Diaphragma
2 Lobus hepatis sinister
3 Fundus gastricus
4 Appendix fibrosa hepatis
5 Cardia [Pars cardiaca]
6 Recessus costodiaphragmaticus
7 Corpus gastricum
8 Splen [Lien]
9 Curvatura minor
10 Curvatura major
11 A. gastroomentalis sinistra + V. gastroomentalis [gastroepiploica] sinistra
12 Omentum majus
13 Colon transversum
14 Flexura coli dextra [hepatica]
15 Taenia omentalis
16 Pylorus
17 Ren [Nephros]
18 Duodenum, Pars superior
19 Lobus hepatis dexter
20 Foramen omentale [epiploicum]
21 Omentum minus, Lig. hepatoduodenale
22 Vesica biliaris [fellea]
23 Omentum minus, Lig. hepatogastricum
24 Lobus quadratus
25 Lig. teres hepatis
26 Lig. falciforme

Fundus gastricus dem Zwerchfell an. Er wird dann nur durch die dünne Zwerchfellmuskulatur (und 4 Serosablätter) vom Unterlappen der linken Lunge getrennt.
• *Milz*: Die Milz liegt der Curvatura major seitlich oder hinten an. Bei Magenoperationen wird die Milz gelegentlich ungewollt verletzt (#464).
• *Pancreas*: Das Corpus gastricum überkreuzt die Cauda pancreatis. Bei der Stierhornform des Magens können Corpus pancreatis und Pars pylorica des Magens parallel verlaufen. Pancreas und Magen werden durch den Netzbeutel (Bursa omentalis) getrennt. Bei allen Operationen am Pancreas muß man sich mit dem Magen auseinander setzen.
• *Dickdarm*: Das Colon transversum läuft parallel zum Unterrand des Magens (Pförtnerteil und Corpus gastricum). Es ist mit der Curvatura major durch das Lig. gastrocolicum, einem Teil des großen Netzes, verbunden.
• *Duodenum*: Der Pylorus grenzt an den oberen Teil (Pars superior) des Duodenum. Der aufsteigende Teil (Pars ascendens) des c-förmig gekrümmten Duodenum kann noch einmal die Pars pylorica unterkreuzen, bevor er in der Flexura duodenojejunalis in das Jejunum übergeht.
• *Bauchaorta*: Der Hiatus aorticus liegt kaudal des Mageneingangs hinter dem Omentum minus. Weiter unten wird die Bauchaorta vom Pancreas bedeckt. Darunter drängen die sehr kräftige A. + V. mesenterica superior den Magen von der Bauchaorta ab.
• *Nieren*: Das Corpus gastricum berührt den oberen Teil der Vorderfläche der linken Niere (getrennt durch die Bursa omentalis).

■ **Projektion auf die Wirbelsäule**:
• Mageneingang: etwa T_{11}/T_{12}.
• Pylorus: etwa L_1/L_2.
• Corpus gastricum: kann bei starker Füllung bis unter den Nabel (L_4) sinken.

■ **Projektion auf Brust- und Bauchwand**: Das Projektionsfeld des Magens liegt zwischen den Projektionsfeldern
• des linken Leberlappens bogenförmig rechts oben.
• der Lunge oben.
• der Milz hinten.
• des Colon transversum unten.

■ **Perkussion**: Die Form des Projektionsfeldes hängt nicht nur von der Magenform, sondern auch von Größe und Form der 4 Nachbarorgane ab. Die oberen und seitlichen Grenzen kann man durch Perkussion (Technik #344) bestimmen. Die Gasblase im Magen gibt tympanitischen Klopfschall, der sich deutlich vom

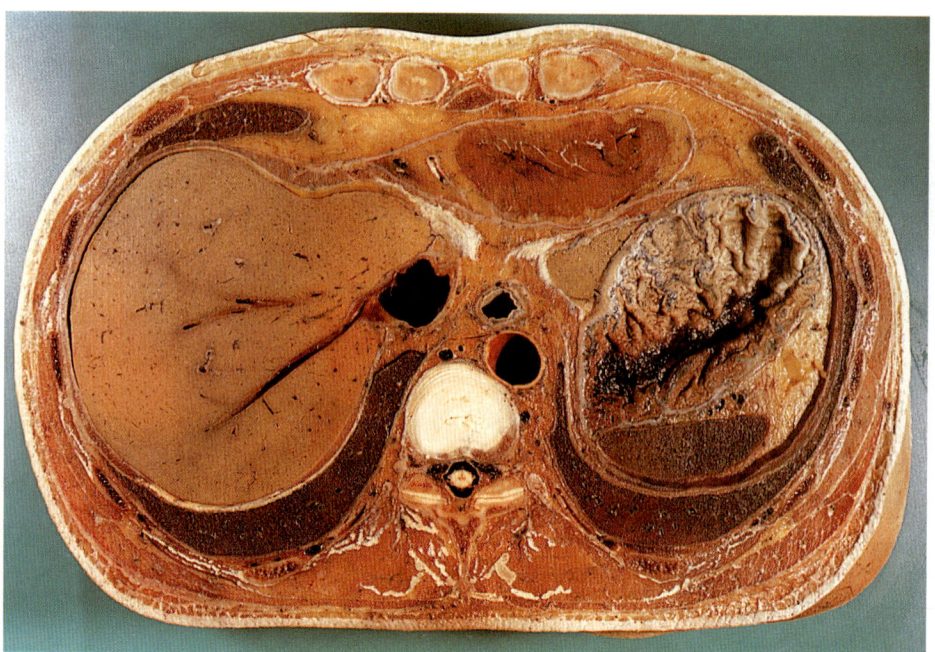

Abb. 426d. Ein Transversalschnitt durch den Rumpf auf Höhe des Fundus gastricus zeigt die engen Lagebeziehungen des Magens zu Milz, Leber, Lunge und Herz auf. (Alle Transversalschnitte in diesem Buch sind von unten gesehen, entsprechend der Norm der Computertomographie.) [li5]

sonoren Klopfschall der Lunge und dem gedämpften Klopfschall von Leber und Milz unterscheidet. Lediglich das Colon transversum gleicht im Klopfschall dem Magen. Die Magenperkussion wird durch Gasfüllung des Magens erleichtert (mit CO_2 versetztes Mineralwasser oder Limonade trinken lassen).
• Im perkutorisch bestimmten Projektionsfeld an der Brustwand (in der *Regio hypochondriaca*, #261) wird der Magen durch das Zwerchfell vom Brustkorb getrennt. Da sich die Pleura von den Rippen auf das Zwerchfell vorn nahe an den Zwerchfellursprüngen umschlägt, entspricht fast das ganze Projektionsfeld dem *Recessus costodiaphragmaticus*. Bei Flüssigkeitsansammlungen in der Pleurahöhle („Pleuraerguß") kann der tympanitische Klopfschall des Magens durch die Dämpfung des Ergusses verdeckt sein.

#427 Magen- und Zwölffingerdarmgeschwür

■ **Entstehung**:
• Der Magen schützt seine Schleimhaut vor Selbstverdauung durch einen bicarbonathaltigen Schleimüberzug, der die Säure nicht an die Zellen der Schleimhaut gelangen läßt. Besteht an einer Stelle der Wand ein Mißverhältnis von Schleim und Säure (zu wenig Schleim oder überreichlich Säure oder beides) so kann die Magenwand vom Magensaft aufgelöst werden. Zuerst entsteht ein kleines Loch in der Schleimhaut. Es kann sich bis zur Größe eines Fünfmarkstücks ausweiten. Der Krater kann auch in die Tiefe vordringen, die Muskelschicht durchsetzen und schließlich sogar das Peritoneum durchbrechen.
• Pumpt man den Magensaft von Magengeschwürkranken im Nüchternzustand ab, so findet man häufig einen normalen oder sogar erniedrigten Säuregehalt. Erst nach dem Essen steigt er an. Beim Magengeschwürkranken ist der Magen träge. Er gibt die Speisen nicht zügig an das Duodenum weiter. Sie bleiben lange in ihm liegen. Dadurch wirkt auch die Magensäure lange auf die Magenwand ein. Manchmal laufen auch noch alkalische Verdauungssäfte aus dem Duodenum in den Magen zurück und schädigen die Schleimhaut.
• Die Produktion von Schleim und Säure wird vom autonomen Nervensystem und von Hormonen gesteuert. Alles was das Gleichgewicht des autonomen Nervensystems stört (Rauchen, Aufregungen, Streß usw.) oder die Magenwand direkt schädigt (Alkohol, Arzneimittel, z.B. manche Antirheumatika) begünstigt das Entstehen eines Magengeschwürs.
• Neuerdings wird die Mitwirkung eines Bakteriums diskutiert (Helicobacter pylori), das man auffallend häufig im Magen von Geschwürkranken findet.

■ **Epidemiologie**: Etwa jeder zwanzigste Deutsche erkrankt im Laufe seines Lebens an einem Magen- oder Zwölffingerdarmgeschwür (Ulcus ventriculi, Ulcus duodeni). Männer werden häufiger befallen als Frauen.

■ **Beschwerden**:
• *Schmerzen* in der Magengrube (Epigastrium = Regio [Fossa] epigastrica): Sie können unmittelbar nach dem Essen („Frühschmerz") oder erst nach 1-3 Stunden („Spätschmerz") auftreten. Häufig besteht auch ein „Nüchternschmerz", z.B. nachts oder früh beim Aufwachen. Der Nüchternschmerz verschwindet, wenn man etwas ißt.
• *Unbestimmte Beschwerden*: Druckgefühl im Oberbauch, Völlegefühl, Aufstoßen, Appetitlosigkeit, in fortgeschrittenen Stadien auch Erbrechen und Abmagerung.

■ **Gefahren**:
• Einengung der Magenlichtung (*Stenose*): Jedes abheilende Magengeschwür hinterläßt eine allmählich schrumpfende Narbe. Dadurch wird die Lichtung kleiner. Im weiten Corpus gastricum stört dies meist nicht. Er erscheint dann im Röntgenbild bisweilen sanduhrförmig eingezogen („Sanduhrmagen"). Die Pars pylorica kann jedoch durch die Narben mehrerer Geschwüre so eng werden, daß der Durchfluß des Speisebreies behindert wird. Der Magen kann sich dann nur sehr verzögert entleeren. Dies mindert den Appetit. Der Patient magert ab. Bei extremer Einengung kann eine natürliche Ernährung durch Essen unmöglich werden.
• *Magenblutung*: Wird die Wand eines größeren Blutgefäßes im Boden oder am Rand des Geschwürs vom Magensaft aufgelöst, so blutet es stark. Dem Patienten wird übel. Er erbricht Blut. Bei Blutverlusten von einem Liter oder mehr tritt gewöhnlich ein Schockzustand ein. Am Tag nach der Blutung ist der Stuhl nahezu schwarz (Teerstuhl).
• *Magendurchbruch* (*Perforation*): Hat sich das Geschwür durch alle Schichten der Magenwand hindurch gefressen und zuletzt auch noch das Peritoneum aufgelöst, so ergießt sich der Mageninhalt in die Peritonealhöhle. Er verteilt sich um die übrigen

Bauchorgane und greift deren Peritonealüberzug an. Der Magensaft und die mit den Speisen in den Magen gelangten Bakterien schädigen das Peritoneum, so daß sich dieses heftig entzündet. Der Durchbruch kündigt sich mit messerstichartigen Bauchschmerzen an.

■ **Behandlung ohne Operation**:
• *Abwarten*: Die Magenschleimhaut verfügt über eine hohe Selbstheilungskraft. Die oberflächlichen Zellen werden alle 2-3 Tage vollständig erneuert. Viele kleinere Geschwüre heilen daher ohne irgendeine Behandlung ab.
• *Diät*: Bleiben die Beschwerden bestehen, so lernt der Geschwürkranke meist schnell, welche Speisen er gut verträgt und welche die Schmerzen verschlimmern. Der Arzt muß daher keine besondere Diät empfehlen. Es besteht lediglich die Gefahr, daß die selbst verordnete Diät zu einseitig ist (z.B. überwiegend Milchprodukte) und zu wenig Gemüse gegessen wird. Zur „Diät" sollte unbedingt gehören, das Rauchen aufzugeben!
• *Medikamente*: Die Magensäure mit Basen zu „neutralisieren", lindert die Beschwerden, ohne die Ursachen des Geschwürleidens zu beseitigen. Man muß die Säurebildung hemmen, so daß gar kein Überschuß an Säure entsteht. Mit Histamin-H2-Antagonisten (z.B. Cimetidin, Ranitidin, Roxatidin) oder Protonenpumpenhemmern (z.B. Omeprazol) erzielt man ausgezeichnete Heilerfolge. Leider wirken die Säurehemmer nur, solange man sie einnimmt. Nach dem Ende der Behandlung entsteht häufig wieder ein Geschwür, wenn man die Lebensweise nicht ändert oder die Bakterienbesiedlung des Magens nicht mit Antibiotika beseitigt wurde.

■ **Anzeigen zur Operation**:
• *Sofortige Operation*: Bei der schweren, endoskopisch nicht zu stillenden Magenblutung und beim Magendurchbruch ist die Überlebensaussicht um so besser, je früher operiert wird. Hier sollte man keine Viertelstunde vertrödeln.
• *Dringliche Operation*: Nicht ganz so eilig, aber ebenfalls nötig, ist die Operation, wenn der Magenausgang durch Narben abgeheilter Geschwüre so stark eingeengt ist, daß sich der Patient nur noch mangelhaft ernähren kann, ferner bei Verdacht auf Krebs.
• *Relative Anzeige* zur Operation: Die Operation ist zu erwägen, wenn die Tablettenbehandlung nicht zum Erfolg führt oder Geschwüre immer wieder auftreten oder mehrfach Blut im Stuhl nachgewiesen wurde.

Wichtigste Operationsverfahren beim Magengeschwür sind die Teilentfernung des Magens (*Magenresektion*) und die Durchtrennung der Magennerven (*Vagotomie*). Seit Einführung der Histamin-H2-Antagonisten ist die Zahl der Operationen beim Geschwürleiden stark zurückgegangen.

#428 Magenresektion und Vagotomie

■ **Magenresektion**:
❶ *Ziele*: Beim Magengeschwür wird meist der untere Teil des Corpus gastricum mit der Pars pylorica weggenommen. Die Operation hat 2 Ziele:
• Das vorhandene Geschwür soll beseitigt werden. Dies erreicht sie, weil die meisten Magengeschwüre in der Pars pylorica oder im unteren Teil des Corpus gastricum sitzen.
• Das Auftreten neuer Geschwüre soll verhindert werden. Dazu muß die Absonderung von Magensaft eingeschränkt werden. Das die Magendrüsen anregende Hormon Gastrin wird überwiegend in der Pars pylorica des Magens gebildet. Nimmt man die Pars pylorica bei der Magenresektion weg, so fällt auch die Gastrinwirkung weg. Außerdem wird mit dem unteren Teil des Corpus gastricum ein entsprechender Anteil der Salzsäure produzierenden Belegzellen entfernt.

❷ *Spielarten*: Bei der „Teilentfernung" des Magens gibt es mehrere Möglichkeiten. Man kann z.B. nur die Pars pylorica (Antrektomie), die Hälfte des Magens (Halbresektion), ⅔ (Zweidrittelresektion) oder ¾ (Dreiviertelresektion) wegnehmen. Keines-

falls kann man sagen, je weniger man entfernt, desto besser. So hat es keinen Zweck, etwa nur das Geschwür herauszuschneiden. Bald würde in der Nachbarschaft ein neues Geschwür eine erneute Operation nötig machen. Wenn man schon das Risiko der Operation auf sich nimmt, sollte die Operation auch die beste Gewähr bieten, das Geschwürleiden zu beenden.
• Hat man einen Teil des Magens entnommen, so muß man den „Restmagen" wieder mit dem Darm verbinden. Man näht dazu die beiden Enden des verbleibenden Magenteils und des Duodenum aneinander (*Billroth-I-Operation*, im Klinikjargon meist abgekürzt zu „BI", Theodor Billroth, 1829-1894, Chirurg in Zürich und Wien). Da das Duodenum nicht sehr beweglich ist, gelingt dies nicht immer (ein stärkerer Zug an der Naht ist wegen der Gefahr der Nahtinsuffizienz unbedingt zu vermeiden!). In diesem Fall näht man die eröffnete Ende des Duodenum zu und vereinigt den Restmagen mit einer Schlinge des besser beweglichen Jejunum (*Billroth-II-Operation*, „BII"). Diese Darmschlinge kann man vor oder hinter dem Colon transversum („antekolisch" oder „retrokolisch") zum Magen hochziehen (Abb. 428a-d).

Die Billroth-II-Operation in der ursprünglichen Form hat den Nachteil, daß Verdauungssäfte aus dem Duodenum über den zuführenden Schenkel der hochgezogenen Dünndarmschlinge in den Magen laufen. Dort sind sie höchst unerwünscht, weil die Magenwand durch sie geschädigt werden kann. Deshalb versuchte man die Operation so zu verändern, daß die Säfte des Duodenum nicht in den Magen gelangen:
• Bei der *Braun-Fußpunktanastomose* werden die beiden Schenkel der Dünndarmschlinge an ihrem Fußpunkt verbunden.
• Bei der *Roux-Y-Anastomose* wird der Dünndarm durchgetrennt. Das aborale (afterwärts gelegene) Ende wird zum Magen hochgezogen, das orale (mundwärts gelegene) wird weiter unten wieder eingenäht. Damit entsteht eine Art „Y", und Mageninhalt und Duodenalinhalt werden erst im mittleren Dünndarm zusammengeführt.

❸ *Folgen*: Kein Magenoperierter ist nach der Operation gesund wie vor Beginn des Magenleidens. Die Aufgaben des Magens können nur eingeschränkt erfüllt werden.
• Zu den häufigen Störungen nach Magenresektion gehört die Sturzentleerung des Magens (*Dumping-Syndrom*): Beim gesunden Magen obliegt es der Pars pylorica, die Entleerung des Magens zu steuern. Bei der Magenresektion wird aber die Pars pylo-

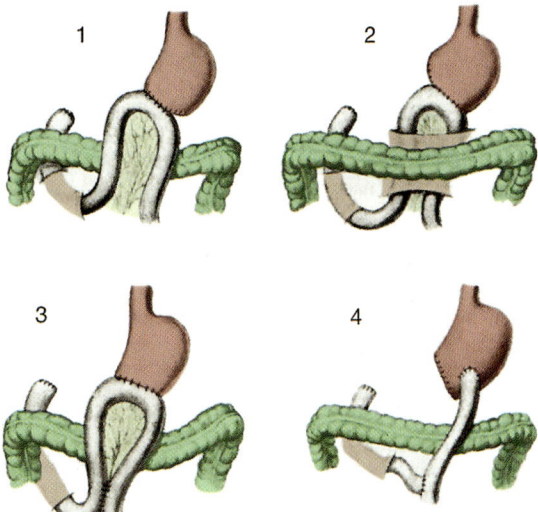

Abb. 428a-d. Hauptvarianten der Billroth-II-Magenresektion. [ni]
1 Antekolisch hochgezogene Jejunumschlinge
2 Retrokolisch hochgezogene Jejunumschlinge
3 Braun-Fußpunktanastomose
4 Roux-Y-Anastomose

rica entfernt. Damit gerät die Magenentleerung in Unordnung. Flüssigkeiten laufen dann meist rasch in den Darm weiter, während feste Speisen eher zurückgehalten werden. 10-20 Minuten nach dem Essen kommt es zu Übelkeit, Völlegefühl, Schwitzen, Herzklopfen, Schläfrigkeit, evtl. sogar Durchfall. Ursache dieser Beschwerden dürfte eine starke Dehnung der magennahen Darmabschnitte sein.
• Nach 1-1½ Stunden treten gelegentlich nochmals ähnliche Beschwerden auf. Dieses seltenere Spätdumping ist durch einen Abfall des Blutzuckers bedingt. Die Darmdehnung läßt sich vermeiden, wenn man zu den Mahlzeiten keine Flüssigkeiten einnimmt und zuckerreiche Speisen vermeidet.

■ **Vagotomie**:
❶ *Ziele*: Die Magennerven und das Hormon Gastrin regen die Säurebildung an. Schaltet man einen der beiden Anreger aus, so wird die Säureproduktion sinken. Bei der Teilentfernung des Magens werden die gastrinbildenden Magenabschnitte entfernt. Man kann stattdessen auch die Magennerven durchtrennen. Das Geschwür selbst läßt man bei der Durchtrennung der Magennerven meist unberührt. Es heilt nach Wegfall der Übersäuerung gewöhnlich von selbst aus. In bestimmten Fällen wird jedoch die Durchtrennung der Magennerven mit einer (sparsamen) Teilentfernung des Magens kombiniert, um auch das Geschwür zu entfernen.

❷ *Spielarten*:
• Durchtrennen der Stämme des zehnten Hirnnervs (*trunkuläre Vagotomie*): Am einfachsten ist die Operation, wenn man die beiden Vagusstämme am Übergang des Oesophagus zum Magen aufsucht und durchtrennt. Nachteil dieser Methode ist, daß auch die Nerven zu den Gallenwegen, zum gesamten Dünndarm und zu einem Teil des Dickdarms mit ausgeschaltet werden.
• Durchtrennen nur der Magennerven (*selektive Vagotomie*): Dabei werden die Nervenäste zu den übrigen Bauchorganen geschont.
• Durchtrennen nur der Nerven zum Corpus gastricum (*selektiv proximale Vagotomie*): Es werden die Nervenäste zur Pars pylorica des Magens erhalten. Dies wirkt sich günstig auf die Magenentleerung aus. Die Säurebildung in der Pars pylorica ist ohnehin gering. Nachteil dieser Methode ist, daß sie sehr viel mehr Mühe macht. Man kann nicht einfach die dicken Nervenstämme durchschneiden, sondern muß entlang der Curvatura minor viele feine Nervenäste aufsuchen und einzeln durchtrennen.
• Die ersten beiden der 3 genannten Verfahren werden heute nur noch in Sonderfällen angewandt. Bei ihnen ist häufig die Magenentleerung behindert. Deshalb muß bei ihnen zusätzlich der Pylorus erweitert werden (*Pyloroplastik*).

❸ *Folgen*: Die Operationssterblichkeit ist bei der Vagotomie deutlich geringer als bei der Magenresektion. Auch die meisten übrigen Risiken und Folgezustände sind bei der Vagotomie seltener. Nachteilig ist jedoch, daß das Geschwür selbst nicht entfernt wird und die Säurebildung nicht so stark vermindert ist wie bei der Teilentfernung. Deshalb sind erneute Geschwüre bei der alleinigen Nervendurchtrennung etwas häufiger.

❹ *Bewertung*: Die Vagotomie in der selektiv proximalen Form ist heute der Standardeingriff beim Zwölffingerdarmgeschwür, bei dem durch die Magenresektion das Geschwür selbst nicht direkt beseitigt wird. Beim Magengeschwür wird meist die Magenresektion vorgezogen.

#429 Magenkarzinom

■ **Epidemiologie**: Der Magenkrebs (Carcinoma ventriculi) nimmt den dritten Platz bei den Todesfällen durch Krebs ein. In der Bundesrepublik Deutschland sterben jährlich etwa 17 000 Menschen am Magenkrebs. Die Erkrankungshäufigkeit nimmt in den letzten Jahren weltweit ab. Das bevorzugte Erkrankungsalter liegt zwischen dem 50. und 60. Lebensjahr. Der Magenkrebs ist etwas häufiger bei Menschen mit chronischer Magenschleimhautentzündung, Magenpolypen oder Riesenfaltenmagen (Ménétrier-Krankheit), besonders nach Teilentfernung des Magens.

■ **Lokalisation**: Die Mehrzahl der Krebse wächst in der Pars pylorica und an der Curvatura minor heran (ähnliche Verteilung wie beim Magengeschwür). Der Krebs kann vom Magen auf die Nachbarorgane übergreifen. Auf dem Lymphweg gelangt er zu Lymphknoten in der Umgebung des Magens, auf dem Blutweg zur Leber und weiter zur Lunge. Ferner kann er sich über das Peritoneum im ganzen Bauchfellraum ausbreiten.

■ **Beschwerden**:
• Die ersten Beschwerden sind recht unbestimmt: Druck im Oberbauch, Übelkeit, Aufstoßen, Schlaffheit. Die Patienten empfinden einen Knick in ihrer Leistungsfähigkeit. Eine Vielzahl harmloser Erkrankungen verursacht ähnliche Beschwerden. Daher werden diese nicht ernst genommen.
• Erst die fortgeschrittene Erkrankung führt zu alarmierenden Zeichen, wie Gewichtsverlust, Blutarmut, Erbrechen, Schluckstörungen usw.

■ **Diagnose**: Die Überlebensaussicht hängt von der rechtzeitigen Erkennung des Krebses ab. Durch eine Röntgenuntersuchung mit Kontrastmittelbrei und eine Besichtigung der Magenschleimhaut mit dem Gastroskop lassen sich etwa 95 % aller Magenkrebse erfassen.

■ **Überlebensaussicht**: Unbehandelt führt der Magenkrebs unweigerlich zum Tod. Die verbleibende Zeitspanne hängt naturgemäß davon ab, wieweit der Krebs bei seiner Erkennung schon fortgeschritten ist. Als ganz grober Anhalt darf etwa ein Jahr gelten. Einzige sinnvolle Behandlung ist die Operation. Erfolgt sie im Frühstadium, so ist die Heilungsaussicht sehr gut: Etwa 90 % der Operierten leben noch mindestens 5 Jahre. Ist der Krebs bei der Operation nicht mehr vollständig zu entfernen, so überleben nur etwa 10 % ein Jahr nach der Operation.

■ **Magenkrebsoperation**: Heilungsaussicht besteht nur, wenn das Krebsgewebe vollständig entfernt wird. Deshalb muß man im Zweifelsfall lieber zuviel als zu wenig wegnehmen. Die Krebsgeschwulst ist im Gegensatz zu gutartigen Geschwülsten nicht scharf umgrenzt. Sie dringt unter der Oberfläche manchmal schon weit vor, ohne daß man dies mit freiem Auge erkennen könnte. Deshalb muß der Chirurg einen „Sicherheitsabstand" von 6-10 cm einhalten, d. h., er schneidet nicht unmittelbar am Rand der sichtbaren Geschwulst entlang, sondern in einem Abstand von 6-10 cm von diesem Rand im anscheinend gesunden Gewebe. Erst die mikroskopische Untersuchung des herausgeschnittenen Magenstücks zeigt dann, ob die Geschwulst wirklich überall „im Gesunden" entfernt wurde.

❶ Vollständige Magenentfernung (*Gastrektomie*): Bei dem nötigen Sicherheitsabstand bleibt vom Magen meist nicht mehr viel übrig, so daß viele Chirurgen empfehlen, den Magen grundsätzlich vollständig zu entfernen.
• Hat die Erkrankung schon auf Lymphknoten oder Nachbarorgane übergegriffen, so müssen evtl. auch die Milz, das große Netz oder Teile des Pancreas mit entnommen werden. Man versucht dabei, die Geschwulst in einem Stück (en bloc) herauszuholen, damit nicht aus zurückbleibenden Teilen neue Geschwülste heranwachsen.
• Die Lücke zwischen Oesophagus und Duodenum kann man nicht dadurch schließen, daß man das Duodenum hochzieht. Durch den in ihn einmündenden Ductus choledochus und Ductus pancreaticus sowie seine Blutgefäße ist das Duodenum wenig beweglich. Man schneidet daher aus dem gut beweglichen mittleren Dünndarm ein etwa 30 cm langes Stück heraus, zieht es (mit seinen Blutgefäßen!) hoch und näht es zwischen Oesophagus und Duodenum ein (Jejunuminterposition).

❷ Kann man die Geschwulst nicht mehr entfernen, so kann man bisweilen durch eine *Palliativoperation* die Beschwerden lindern:

- Bei Verengung des Magenausgangs kann man z.B. eine Dünndarmschlinge ähnlich wie bei der Billroth-II-Operation an den Magen anschließen, damit der Speisebrei abfließen kann.
- Bei der Verengung des Mageneingangs sind endoskopische Verfahren üblich. Man versucht die Engstelle aufzudehnen (bougieren), mit Laserstrahlen einen Kanal für den Speisebrei wiederherzustellen oder einen Schlauch durch den Oesophagus oder durch die Bauchwand einzulegen, damit wenigstens flüssige Nahrung aufgenommen werden kann.
- Die Linderungseingriffe können das Leben des Patienten nicht retten, sie erleichtern ihm jedoch die letzten Wochen.

4.3 Dünndarm (Intestinum tenue)

```
#431  Aufgaben, Gliederung, Malassimilationssyndrome
#432  Bau der Dünndarmwand, Crohn-Krankheit
#433  Sekretion und Resorption, Dünndarmresektion
#434  Gastrointestinales endokrines System, APUD
#435  Motorik, Innervation, Darmverschluß (Ileus)
#436  Immunsystem: GALT, Peyer-Platten
#437  Blutgefäße, Arkaden, akuter Mesenterialinfarkt
#438  Lage des Duodenum, M. suspensorius duodeni,
      oberes Mesenterialarterien-Syndrom
#439  Lage von Jejunum und Ileum, Meckel-Divertikel
⇒ #414-415  Entwicklung der Mesenterien und des Darms
⇒ #416  Radix mesenterii
⇒ #418  Bauchfelltaschen
```

#431 Aufgaben und Gliederung

■ Aufgaben: Der Dünndarm (*Intestinum tenue*, lat. tenuis = dünn)
- *spaltet* die in seine Lichtung gelangenden Nahrungsbestandteile zu resorbierbaren Molekülen mit Hilfe von Enzymen, die von der Dünndarmwand, dem Pancreas und der Leber gebildet werden.
- *resorbiert* die resorbierbaren Stoffe aus seinem Inhalt und transportiert sie ab: Fette auf dem Lymphweg Richtung Ductus thoracicus, alles übrige auf dem Blutweg Richtung Leber.
- *transportiert* nicht resorbierbare Inhaltsstoffe weiter zum Dickdarm.

Malassimilationssyndrome (frz., engl. mal, lat. malum = Krankheit, Übel, lat. assimilare = ähnlich machen): Gedeihstörungen sind 2 Hauptursachengruppen zuzuordnen:
- *Maldigestionssyndrom*: Die Verdauung ist gestört, weil nicht genügend Enzyme zur Verfügung stehen, z.B. bei Erkrankungen des Pancreas, der Gallenwege oder der Leber.
- *Malabsorptionssyndrom*: Die Resorption ist vermindert bei gestörtem Membrantransport, behindertem Blutabfluß vom Darm oder zu kurzem Darm, z.B. nach ausgedehnter Dünndarmresektion (#433).

■ **Abschnitte**:
❶ *Duodenum* (Zwölffingerdarm): im Oberbauch gelegen, größtenteils sekundär retroperitoneal.

❷ *Jejunum* (Leerdarm, lat. jejunus = nüchtern, leer): im Unterbauch gelegen, intraperitoneal.

❸ *Ileum* (Krummdarm, gr. eilein = krümmen, lat. ile = Unterleib, Weiche): im Unterbauch gelegen, intraperitoneal.

Länge des Dünndarms: An der Leiche ist der Dünndarm etwa 5-6 m lang. Dies ist die Länge bei erschlaffter und gedehnter Muskelwand. Beim Lebenden ist der Dünndarm wesentlich kürzer. Ein genaues Maß ist wegen der ständigen Bewegung des lebenden Darms nicht anzugeben.
- Mit einem 2 m langen biegsamen Endoskop kann man erfahrungsgemäß den gesamten Verdauungskanal vom Mund und vom After aus besichtigen. Dies spricht für eine funktionelle Gesamtlänge des Verdauungskanals von 4 m, von der dann etwa 2½ m auf den Dünndarm entfallen müßten. Allerdings wird durch das Instrument der Darm etwas gerafft.
- Die „Längenzunahme" des Darms beim Erschlaffen der Längsmuskulatur kann man beim Schlachten von Haustieren beobachten: 4 Stunden nach dem Tod ist der Darm etwa doppelt so lang wie unmittelbar nach dem Tod.

❶ **Duodenum**: Das c-förmig gekrümmte Rohr von etwa 30 cm Länge reicht vom Pylorus bis zur Flexura duodenojejunalis, wo das intraperitoneale Jejunum beginnt. Am Duodenum werden 4 Teile unterschieden:
- *Pars superior* (oberer Teil): an den Pylorus anschließend. Das intraperitoneale Anfangsstück ist etwas weiter (*Ampulla*, in der Klinik meist Bulbus genannt).
- *Pars descendens* (absteigender Teil): zwischen der *Flexura duodeni superior* + *inferior* (obere und untere Zwölffingerdarmbiegung) mit den Mündungen des Ductus choledochus [biliaris] und der Bauchspeichelgänge (*Papilla duodeni major* + *minor*).
- *Pars horizontalis [inferior]* (horizontaler = unterer Teil).
- *Pars ascendens* (aufsteigender Teil): endet mit der *Flexura duodenojejunalis*.

Variabilität: Die Form kann mannigfach variieren (V-Form, Hufeisenform, Rechtslage des Übergangs in das Jejunum). Im allgemeinen werden die Varianten dem Chirurgen keine Schwierigkeiten bereiten, wenn er sich vor der Operation das Duodenum im Röntgenkontrastbild ansieht.

Zwölffingerdarmgeschwür: Eine typische Erkrankung des Duodenum ist das Geschwür (*Ulcus duodeni*). Es entsteht häufig gemeinsam mit Magengeschwüren (Ulcus ventriculi) im oberen Teil des Duodenum, dem Teil, der am stärksten der Magensäure ausgesetzt ist (#427).

❷❸ **Jejunum und Ileum**: Die beiden intraperitonealen, im Unterbauch gelegenen Abschnitte des Dünndarms zwischen der *Flexura duodenojejunalis* und dem *Ostium ileale* sind nicht scharf voneinander zu trennen. Die oralen ⅖ werden Jejunum, die aboralen 3/5 Ileum genannt.
- Angesichts ihrer Länge sind Jejunum und Ileum nur geschlängelt im Unterbauch unterzubringen. Die Windungsform ist zufällig. Eine bei einer Operation freigelegte Dünndarmschlinge kann man nicht ohne weiteres einer bestimmten Stelle in der Gesamtlänge zuordnen. Als Regel kann nur

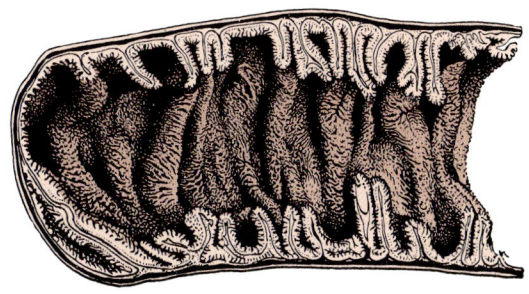

Abb. 431. Schleimhautbild im Jejunum: hohe Ringfalten, mit Zotten besetzt. [bg2]

gelten, daß das Jejunum eher links und oben, das Ileum eher rechts und unten liegt. Zu einer genauen Zuordnung muß man von einem der Fixpunkte (Flexura duodenojejunalis oder Caecum) ausgehen und sich am Darm entlangtasten.

Gefahr der Verwechslung von Jejunum und Ileum: Verhängnisvolle Irrtümer kommen bei Operationen immer wieder vor. So kann z.B. bei einer Billroth-II-Magenresektion (#428) anstelle einer Jejunumschlinge eine Ileumschlinge an den Magen angenäht werden. Dann fallen große Teile des Darms für die Verdauung aus. Der Patient kann nicht mehr genügend Nahrungsstoffe resorbieren und verliert ständig an Gewicht. Dieses unbeabsichtigte Experiment führte zu einer chirurgischen Behandlung der Fettsucht, indem man einfach Darmteile, z.B. durch eine Kurzschlußverbindung, ausschaltet.

■ **Terminologie**:
• Das altgermanische Wort Darm (ahd. daram, niederl. darm, schwed. tarm) bedeutet ursprünglich Loch (im Sinne von After). Die fachsprachlichen Bezeichnungen leiten sich meist vom gr. énteron = Darm ab: Enteritis = Dünndarmentzündung, Enterokolitis = Dünn- und Dickdarmentzündung, Enteroviren = Gruppe von Viren, die sich im Darm des Menschen vermehren (z.B. Poliovirus) usw. Das lat. intestinum = Darm lebt in den romanischen Sprachen weiter: ital., span., port. intestino, frz. intestin. Das Englische kennt intestines = Eingeweide und bowel = Darm (von lat. botellus = Verkleinerungsform von botulus = Darm, Wurst). Botulismus = Wurstvergiftung.
• Der Name Zwölffingerdarm beruht auf einer antiken Beschreibung bei Herophilus (335-280 v. Chr.) als 12 Finger breiter (gr. dodekadáktylon) Fortsatz des Magens (lat. duodenus = zwölffach).
• Man unterscheide 3 ähnlich klingende Begriffe: Ileum = Krummdarm, Ilium (= Os ilium) = Darmbein, Ileus (gr. eileós) = Darmverschluß (#435).

#432 Bau der Dünndarmwand

■ **Schichten**: Die Dünndarmwand ist in die 5 „klassischen" Schichten der Wand des Magen-Darm-Kanals aufzugliedern:

❶ *Tunica mucosa* (Schleimhaut): mit Zotten, Krypten und Lymphknötchen.

❷ *Tela submucosa* (Submukosa): lockere Verschiebeschicht zwischen der *Lamina muscularis mucosae* und der Muskelwand.

❸ *Tunica muscularis* (Muskelwand): innen Ringschicht, außen Längsschicht.

❹ *Tela subserosa* (subseröse Schicht): Bindegewebeschicht unter dem Peritoneum.

❺ *Tunica serosa* (Peritoneum).

Die Wandschichten kann man auch als 3 Hauptschichten (Schleimhaut, Muskelwand, Peritoneum) und 2 Zwischenschichten (submuköses und subseröses Bindegewebe) ansehen. Die internationale Nomenklatur bringt dies zum Ausdruck, wenn sie die einen *Tunicae* (lat. tunica = Unterkleid), die anderen *Telae* (lat. tela = Gewebe, texere = weben) nennt. Für weitere Untergliederungen werden die Begriffe *Lamina* (lat. lamina = Platte) oder *Stratum* (lat. stratum = das Ausgebreitete, von sternere = ausbreiten) verwendet.

❶ Die Schleimhaut wird in 3 Teilschichten gegliedert:
• *Epithelium*: einschichtiges Säulenepithel (= hochprismatisches Epithel).
• *Lamina propria mucosae*: Bindegewebe mit Blut- und Lymphgefäßen, Lymphfollikeln und freien Abwehrzellen.
• *Lamina muscularis mucosae*: Muskelschicht zur Feineinstellung der Schleimhaut.

❸ In der *Tunica muscularis* verlaufen die glatten Muskelzellen in 2 Hauptrichtungen:

• *Stratum circulare [helicoidale brevis gradus]*: Ringmuskelschicht (genauer schraubenförmig mit geringem Steigungsgrad verlaufende Muskelfasern) innen.
• *Stratum longitudinale [helicoidale longi gradus]*: Längsmuskelschicht (schraubenförmig mit hohem Steigungsgrad) außen.

❺ Der Peritonealüberzug besteht aus 2 Lagen:
• *Lamina propria*: Bindegewebe.
• *Mesothelium*: einschichtiges, sehr flaches Plattenepithel.

■ **Kennzeichen der einzelnen Dünndarmabschnitte im mikroskopischen Präparat**:
❶ **Duodenum**:
• Submuköse Drüsen (*Glandulae duodenales*): Diese mukoiden Drüsen kommen nur im Duodenum (und im Anfangsteil des Jejunum) vor. An ihnen ist das Duodenum am einfachsten von den beiden anderen Dünndarmabschnitten zu unterscheiden. Man achte daher auf die *Lamina muscularis mucosae* als Grenze zwischen Schleimhaut und Submukosa. Die Glandulae duodenales liegen mithin zwischen der dünnen Lamina muscularis mucosae und dem dicken Stratum circulare der Tunica muscularis des Darms.
• Hohe Ringfalten (*Plicae circulares*): aber nur auf Längsschnitten zu sehen!
• Dicht stehende plumpe Darmzotten (*Villi intestinales*).

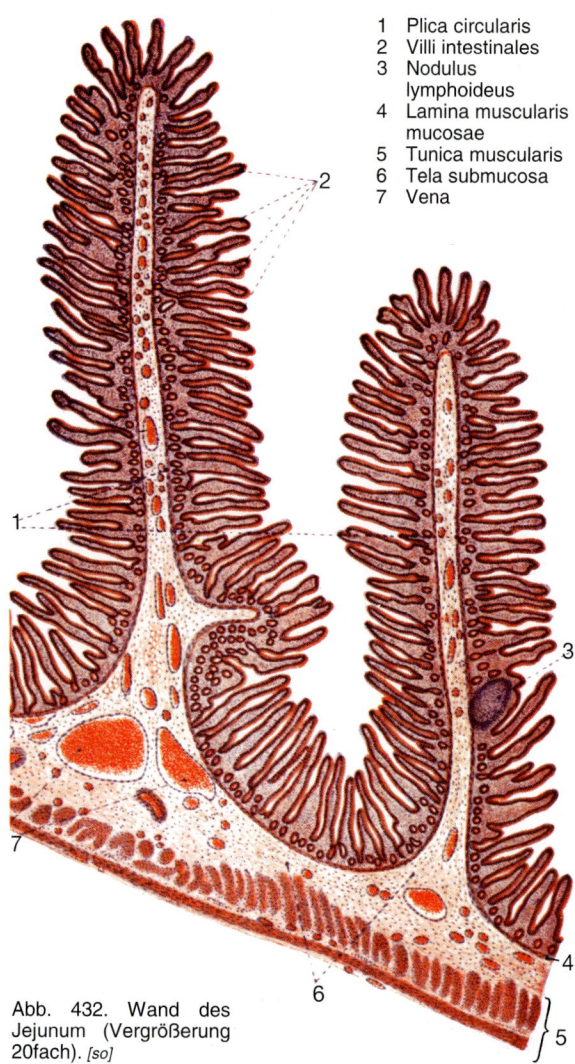

1 Plica circularis
2 Villi intestinales
3 Nodulus lymphoideus
4 Lamina muscularis mucosae
5 Tunica muscularis
6 Tela submucosa
7 Vena

Abb. 432. Wand des Jejunum (Vergrößerung 20fach). [so]

❷ **Jejunum** (Abb. 431 + 432):
- Hohe Ringfalten (*Plicae circulares*).
- lange Zotten (*Villi intestinales*)
- keine submukösen Drüsen (ausgenommen evtl. im Anfangsteil) = Unterscheidung vom Duodenum.

❸ **Ileum**:
- Niedrige oder keine Ringfalten.
- Zotten kürzer und spärlicher.
- Peyer-Platten (*Noduli lymphoidei aggregati*): Sie liegen meist gegenüber dem Mesenterialansatz, müssen also nicht vom Schnitt getroffen sein.

■ **Crohn-Krankheit** (Enteritis regionalis, Ileitis terminalis): Diese sich meist über viele Jahre hinziehende Entzündung einzelner Darmabschnitte mit Geschwürsbildung befällt bevorzugt den letzten Teil des Dünndarms vor dem Dickdarm. Der Lymphabfluß der Darmwand ist gestört, dadurch schwillt diese an und engt die Lichtung ein.
- Ursachen: Man hält eine Störung des Abwehrsystems des Körpers für möglich (Autoaggressionskrankheit). Auch werden Schadstoffe in Lebensmitteln verdächtigt.
- Bevorzugt sind Männer der Altersklasse 20-40 Jahre befallen, es können jedoch auch schon Schulkinder erkranken. Die Häufigkeit der Erkrankung nimmt zu.
- Die akute Form verursacht ähnliche Beschwerden wie die „Blinddarmentzündung" (Fieber und Schmerzen im rechten Unterbauch). Die Patienten werden häufig wegen der vermeintlichen Appendicitis operiert. Erst nach Eröffnen der Bauchhöhle wird die richtige Diagnose gestellt.
- Bei der chronischen Form treten wiederholt Leibschmerzen bis Koliken, Durchfälle, Gewichtsabnahme und Fieberschübe auf.
- An Gefahren drohen vor allem der Darmverschluß und die Fistelbildung: Kennzeichnend für die Krankheit ist die große Neigung, abnorme Verbindungsgänge zwischen verschiedenen Darmschlingen, zwischen Darm und Harnblase (Gasblasen im Harnstrahl!) oder zwischen Darm und Haut (besonders im Afterbereich) zu bilden. Diese Fisteln sind zum Teil nur lästig (Austritt von Stuhl), können aber auch vereitern und Folgeerkrankungen auslösen.
- Wenn die diätetische und medikamentöse Behandlung nicht ausreicht, müssen die erkrankten Darmabschnitte entfernt werden. Die Rückfallrate ist hoch: Es werden neue Darmabschnitte befallen. Bei ¼ der Patienten ist früher oder später eine zweite Operation nötig.

#433 Sekretion und Resorption

■ **Exokrine Drüsenzellen** trifft man in der Darmwand in verschiedenen Teilen an:
- **Becherzelle**: Schleim produzierend, in das einschichtige Säulenepithel eingestreut.
- **Darmkrypte** (*Crypta intestinalis*): Ähnlich den Magengrübchen und den an diese anschließenden schlauchförmigen Magendrüsen sind in die Darmwand die Krypten (gr. kryptós = versteckt, verborgen) eingestülpt, etwa 0,2-0,4 mm lange Epithelschläuche mit basalen Drüsenzellen. Deswegen nennt man die Darmkrypten auch „Darmdrüsen" (*Glandulae intestinales*). Die Darmkrypten wurden 1745 von Johann Nathanael Lieberkühn in Berlin entdeckt und werden deshalb auch Lieberkühn-Krypten genannt. An der Basis der Krypten liegen Zellen mit acidophilen Granula, die Paneth-Körnerzellen (von Joseph Paneth 1887 in Wien beschrieben). Elektronenmikroskopisch zeigen sie das Bild Proteine sezernierender Zellen. Sie erzeugen u.a. den Abwehrstoff Lysozym (#161).
- **Submuköse Drüsen** kommen nur im Duodenum vor (*Glandulae duodenales*, Brunner-Drüsen, nach Johann Konrad Brunner, der sie 1687, allerdings nicht als erster, beschrieben hat). Sie produzieren alkalischen Schleim. Ihre Ausführungsgänge münden in Darmkrypten ein.
- Das Pancreas als größte Enzyme bildende Drüse hat in der Darmwand keinen Platz. Sie wanderte deshalb als selbständiges Organ neben den Darm aus. An ihre Herkunft aus der Darmwand (#474) erinnern die Mündungen der beiden großen Ausführungsgänge in das Duodenum.
- Zu den Darmdrüsen im weiteren Sinn kann man auch die Leber rechnen.

■ **Saumzellen** (Enterozyten): Die Mehrzahl der Oberflächenepithelzellen des Darm dient der Resorption: Die hochprismatischen Saumzellen = Säulenzellen sind durch einen enormen Besatz mit Mikrovilli („Bürstensaum" im Lichtmikroskop) ausgezeichnet. Bis zu 3000 Mikrovilli wurden an einer Zelle gezählt. Die Mikrovilli sind etwa 1 µm lang und werden von einem stark PAS-positiven Glykokalix (*Glycocalyx*, gr. glykýs = süß, kályx = Kelch, also „süßer Kelch", weil aus Glycoproteinen bestehend) umgeben, der gegen Selbstverdauung schützen soll. Damit Verdauungssäfte nicht zwischen die Zellen eindringen, sind diese durch ein Schlußleistennetz (Verbindungskomplexe) verknüpft.
- Die Lebensdauer der Saumzellen beträgt nur 1-2 Tage. An den Zottenspitzen werden die gealterten Zellen abgestoßen, aus der Tiefe der Krypten rücken ständig neue Zellen wie auf einer Rolltreppe nach. Aus den zerfallenden Zellen werden in der Darmlichtung Enzyme frei. Wegen der hohen Zellteilungsrate ist die Darmschleimhaut sehr strahlenempfindlich.

Tab. 433. Zelltypen des Dünndarmepithels	
Zelle:	Aufgabe:
Saumzelle (Enterozyt):	Resorption
Becherzelle:	Schleimsekretion
Paneth-Körnerzelle:	Enzymsekretion
Undifferenzierte Epithelzelle:	Vorstufe der Saumzelle
Endokrine Zelle:	Hormonsekretion (#434)
Intraepithelialer Lymphozyt:	Abwehrzelle, Teil des GALT (#161)
M-Zelle:	Antigentransport (#436)

■ **Verdauung**: Die Resorption setzt das enzymatische Aufspalten (Verdauen) der Nahrung zu resorbierbaren Molekülen voraus. Eiweiße werden zu Aminosäuren, Kohlenhydrate zu Monosacchariden, Neutralfette zu freien Fettsäuren und Monoglyceriden gespalten. Die Enzyme können an 2 Orten wirken:
- *luminale Verdauung*: in der Lichtung des Darms, vor allem durch den Bauchspeichel (= Pankreassekret).
- *membrangebundene Verdauung*: an der Zellmembran der Saumzellen.

■ **Resorption**: Die Aufnahme in die Darmzellen erfolgt weniger durch Diffusion als durch aktive Zell-Leistung, die bestimmte Enzymsysteme voraussetzt. Es gibt daher genetisch bedingte Resorptionsstörungen.
- Durch die „Natriumpumpe" wird dem Darminhalt das Natrium praktisch vollständig entzogen. Dem Natrium folgen Chloridionen und Wasser nach. Zum Teil wird zum Austausch gegen Natrium Kalium in den Darm abgegeben.
- Die resorbierten Nahrungsbestandteile werden von den Saumzellen an das Kapillarnetz unter dem Epithel weitergegeben und von dort über die Mesenterialvenen und die V. portae hepatis zur Leber transportiert.
- Eine Ausnahme bilden die langkettigen Fettsäuren. Sie werden in den Saumzellen wieder zu Triglyceriden aufge-

baut und als proteinumhüllte Tröpfchen (Chylomikronen) aus der Zelle geschleust. Über das zentrale Lymphgefäß der Zotten gelangen sie in das Lymphgefäßnetz des Darms und letztlich über den Ductus thoracicus in die Blutbahn.

■ **Darmzotten**: Der Vergrößerung der Resorptionsfläche dienen Zotten und Krypten. Die Zotten sind Ausstülpungen, die Krypten Einstülpungen. Die einzelne Darmzotte (*Villus intestinalis*, lat. villus = Franse, Zotte) ist 1-2 mm lang und besteht aus (Abb. 433):
• einschichtigem Darmepithel mit Saumzellen und Becherzellen.
• Zottenstroma: retikulärem Gewebe mit gefensterten Kapillaren.
• zentralem Lymphgefäß („Chylusgefäß") für den Transport der resorbierten Fette.
• glatten Muskelzellen für die „Zottenpumpe": Die längs verlaufenden Muskelzellen verkürzen bei ihrer Kontraktion die Zotte und pressen dabei das zentrale Lymphgefäß und die Zottenvenen aus.

■ **Oberflächenvergrößerung**: Die Resorptionsfläche wird in 3 Stufen vergrößert:
• Ringfalten (*Plicae circulares*, früher Kerckring-Falten genannt, von Theodor Kerckring 1717 beschrieben): bis knapp 1 cm hoch, verstreichen sie auch bei maximaler Füllung nicht. Sie bestehen aus Schleimhaut und Submukosa. Die Muskelwand beteiligt sich nicht (im Gegensatz zu den Dickdarmfalten).
• Zotten- und Krypten: Durch sie wird die Oberfläche des Dünndarms auf etwa 5-10 m² vergrößert.

• Bürstensaum = Mikrovilli: weitere Vergrößerung der Resorptionsfläche auf etwa 100 m² (diese Angaben sollen die Größenordnung verdeutlichen, die Schätzungen gehen weit auseinander).

■ Terminologie: Man unterscheide 2 ähnlich klingende Begriffe:
• Chylus (gr. chylós = Saft) = Darmlymphe, *Cisterna chyli* = Sammelbecken der Darmlymphe als Quelle des Milchbrustgangs (*Ductus thoracicus*).
• Chymus (gr. chymós = Saft, chéin = gießen) = der aus dem Magen in den Darm gelangende Speisebrei.

■ **Dünndarmresektion** (Teilentfernung des Dünndarms): Abgestorbene oder vom Absterben bedrohte Darmteile, z.B. beim Darmverschluß und bei Verletzungen, müssen entfernt werden. Bei bösartigen Geschwülsten und bei Crohn-Krankheit schneidet man den erkrankten Abschnitt mit einem Sicherheitsabstand von mindestens 10 cm im Gesunden heraus. Man kann bis 2 m Dünndarm ohne allzu schwere Dauerfolgen entnehmen. Wichtig ist, daß ein Rest von 20-40 cm dem Körper erhalten bleibt.
• Wird das Duodenum entfernt, so müssen der Ductus choledochus [biliaris] und der Ductus pancreaticus neu eingepflanzt werden (lebensnotwendig!).
• *Dauerfolgen*: Kleinere Dünndarmverluste verursachen meist keine Beschwerden. Bei ausgedehnten Dünndarmresektionen kann die Aufnahme der verdauten Nahrung stark behindert sein (Malabsorptionssyndrom, #431). Besonders häufig ist die Fettverwertung gestört: Fett geht vermehrt mit dem Stuhl verloren. Auch Gallensäuren werden vermehrt mit dem Stuhl ausgeschieden. Die Folge davon sind Durchfälle und die häufigere Bildung von Gallensteinen. Auch die Resorption von Vitamin B_{12} kann beeinträchtigt sein (Blutarmut!).

#434 Gastrointestinales endokrines System

■ **Vorkommen**: Endokrine Zellen trifft man im Verdauungstrakt in folgenden Bereichen an:
• Zellgruppen als „Inseln" des Pancreas („Inselorgan", #473).
• einzelne Zellen in der Wand der Pankreasgänge.
• einzelne Zellen in der Magenschleimhaut, vor allem in der Pars pylorica (#424).
• einzelne Zellen in der Darmschleimhaut über das gesamte Epithel verstreut von der Zottenspitze bis zum Kryptengrund.

Alle diese Zellen faßt man unter dem Begriff „gastroenteropankreatisches endokrines System" zusammen. Unter gastrointestinalem endokrinen System im engeren Sinn versteht man nur die hormonbildenden Zellen der Magen- und Darmwand. Inzwischen sind zahlreiche Zellarten charakterisiert. Ihre gemeinsamen Eigenschaften sind:
• helles Zellplasma („clear cells").
• wenig rauhes (granuliertes), aber viel glattes (ungranuliertes) endoplasmatisches Retikulum.
• zahlreiche freie Ribosomen.
• dichte Mitochondrien.
• kleine membranumhüllte Sekretgranula nahe der Zellbasis („basalgekörnte" endokrine Zellen im Gegensatz zu den „apikalgekörnten" exokrinen Zellen).

■ Die gastrointestinalen endokrinen Zellen kann man nach ihrer **Lage** in 2 Gruppen einteilen:
• „*Offener*" Typ: Die Zellen erreichen (manchmal nur mit einem schmalen Fortsatz) die Lichtung des Magen-Darm-Kanals. Sie tragen auf der luminalen Oberfläche Rezeptoren, mit denen sie gewissermaßen den Inhalt des Magen-

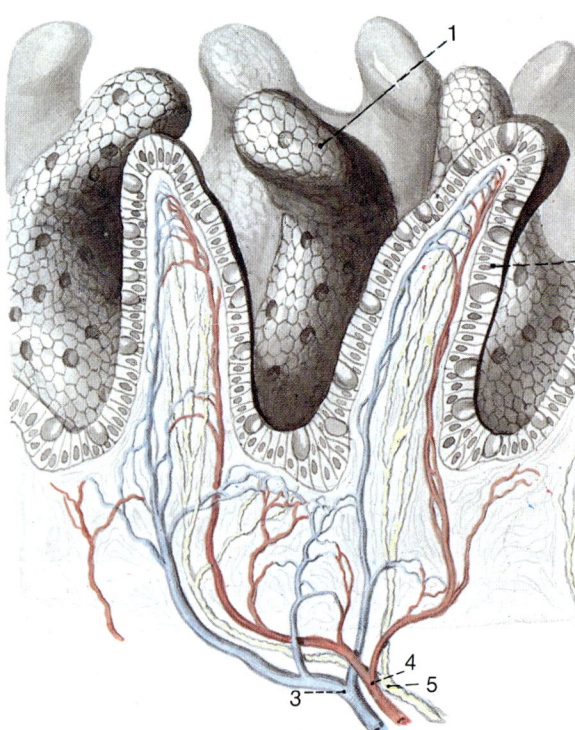

Abb. 433. Dünndarmzotten (Vergrößerung 70fach). [ta]

1 Villus intestinalis
2 Deckzelle (einschichtiges Säulenepithel)
3 Vena
4 Arteriola
5 Vas lymphaticum

Darm-Kanals (Chymus) überprüfen. Als Ergebnis dieser Prüfung geben sie Hormone an ihre Umgebung ab, mit denen sie z.B. die Tätigkeit der Drüsen steuern. Man hat sie daher (mehr scherzhaft) auch „Geschmackszellen" der Darmwand genannt (die spezifische Erregung wird jedoch nicht dem Gehirn gemeldet und damit nicht bewußt).
- *„Geschlossener" Typ*: Die Zellen sind vollständig von nicht endokrinen Zellen umschlossen. Sie reagieren auf physikalische Reize (z.B. Spannung der Darmwand) oder chemische Veränderungen im Blut und im Gewebe. Auch auf nervösem Wege können sie gereizt werden.

■ Die einzelnen **Zelltypen** unterscheiden sich nach dem Aussehen der Granula und ihren Inhaltsstoffen. Bei einigen Zellarten ist man sich über ihre Aufgaben schon ziemlich im klaren. Bei anderen bestehen nur Vermutungen. Als gesichert gelten die sezernierten Stoffe bei den in Tab. 434 genannten Zellarten.

Die Hormone der gastrointestinalen endokrinen Zellen wirken überwiegend nur auf ihre Umgebung durch Diffusion zu Nachbarzellen (*Parakrinie*). Sie unterscheiden sich damit von den Wirkstoffen der Hormondrüsen im engeren Sinn (Hypophyse, Schilddrüse, Nebenschilddrüsen, Inselorgan, Nebennieren, Keimdrüsen), die zum Teil Reaktionen im gesamten Körper auslösen. Die Arbeit des Verdauungstrakts wird durch das Zusammenwirken von Hormonen und autonomem Nervensystem optimal geregelt.

Tab. 434. Beispiele für gastrointestinale endokrine Zellen			
Zelltyp:	Lage*:	Sekret:	Wirkung:
A-Zelle	M, Dü, Di	Enterogluca-gon	steigert Glycogenolyse in Leber
D-Zelle	M, Dü	Somatostatin	hemmt andere gastro-intestinale Hormone
D₁-Zelle	M, Dü, Di	Vasoaktives intestinales Polypeptid (VIP)	hemmt Säure- und Pepsinogensekretion, steigert Darmsekretion
EC-(entero chrom-affine) Zelle	M, Dü, Di	Serotonin (5-Hydroxy-tryptamin), Substanz P, Motilin	steigert Motilität der Muskelwand
G-Zelle	M, Dü	Gastrin	steigert Sekretion von Magensaft
I-Zelle	Dü	Cholecystoki-nin-Pancreozymin	steigert Motorik der Gallenblase + Enzym-sekretion des Pancreas
K-Zelle	Dü	Gastroinhibito-risches Peptid (GIP)	hemmt Magensäurese-kretion
S-Zelle	Dü	Secretin	steigert Bicarbonatse-kretion des Pancreas

* M = Magen, Dü = Dünndarm, Di = Dickdarm

■ **Ältere Bezeichnungen**: Die endokrinen Zellen wurden früher mit Silber- und Chromsalzen angefärbt und danach benannt (gelegentlich findet man diese Bezeichnungen noch in der klinischen Literatur, weshalb sie hier erwähnt sind):
- argentaffine Zellen (lat. argentum = Silber, affinis = verwandt): Silbersalze reduzierend.
- argyrophile Zellen (gr. árgyros = Silber, phílein = lieben): Silber absorbierend.
- enterochromaffine Zellen: mit Chromsalzen zu färben.

■ **APUD**: Gemeinsames histochemisches Merkmal der gastroenteropankreatischen endokrinen Zellen ist die hohe Aufnahme von Aminvorstufen und die Fähigkeit zu dekarboxylieren. Bei der heutigen Vorliebe für Abkürzungen hat man daraus den Begriff APUD (amine precursors uptake and decarboxylation) geprägt. Zu den APUD-Zellen gehören die:
- gastrointestinalen endokrinen Zellen.
- endokrinen Zellen des Pancreas.
- chromaffinen Zellen des Nebennierenmarks.
- parafollikulären Zellen der Schilddrüse.
- ACTH- und MSH-bildenden Zellen der Hypophyse.
- Chemorezeptoren des Glomus caroticum.

Da der APUD-Begriff nicht sehr spezifisch ist, hat man auch andere Systematisierungen versucht, z.B. als „Paraneurone". Das „diffuse neuroendokrine System" hat man sogar als „dritten Teil des Nervensystems" neben das animalische und das autonome Nervensystem gestellt.

> **Apudome**: Von APUD-Zellen können Geschwülste ausgehen, in denen Hormone ungesteuert im Übermaß entstehen. So bildet die Geschwulst der G-Zellen (Gastrinom) überschießende Mengen von Gastrin. Sie lösen in der Magenschleimhaut eine ungezügelte Säureproduktion aus. Diese wiederum führt rasch zu Magengeschwüren (#427) mit großer Durchbruchneigung (Zollinger-Ellison-Syndrom).

#435 Motorik

■ Am Darm kann man mindestens 4 **Bewegungsformen** unterscheiden:
- *Zottenpumpe*: Die glatten Muskelzellen der Zotten pressen das zentrale Lymphgefäß und die Kapillaren aus.
- *Lamina muscularis mucosae*: Die Feineinstellung der Schleimhaut dient wohl überwiegend ihrem Schutz. Sie verhindert, daß sich verschluckte Gräten, Knochensplitter, Obstkerne usw. in sie einspießen.
- *Mischbewegungen*: Pendelbewegungen (Längsmuskelschicht) und Segmentierungsbewegungen (Ringmuskelschicht) mischen den Speisebrei kräftig durch.
- *Peristaltische Wellen*: Sie transportieren den Inhalt in Richtung Dickdarm weiter. Sie sind bereits beim Oesophagus beschrieben worden (#373).

■ **Innervation**: Muskeln und Drüsen des Dünndarms werden vom Parasympathikus aktiviert, vom Sympathikus gehemmt. Die periphere motorische Bahn umfaßt bei autonomen Nerven 2 Neurone (#187):

❶ *1. Neuron*: Die Zellkörper liegen beim Sympathikus in den Seitenhörnern des Brustmarks, beim Parasympathikus im Hirnstamm im dorsalen Vaguskern (*Nucleus posterior [dorsalis] nervi vagi*).

❷ *2. Neuron*: Die Zellkörper des Sympathikus findet man in den großen Ganglien vor der Bauchaorta: Ganglia coeliaca und Nachbarganglien. Die parasympathischen Fasern werden in 2 Nervengeflechten in der Darmwand selbst umgeschaltet:
- *Plexus myentericus* (früher Auerbach-Plexus genannt, von Leopold Auerbach 1863 in Breslau beschrieben): zwischen Längs- und Ringmuskelschicht.
- *Plexus submucosus* (früher Meissner-Plexus genannt, von Georg Meissner 1853 beschrieben): in der Submukosa.

Aus dem Plexus myentericus wird die Muskelwand des Darms, aus dem Plexus submucosus werden die Schleimhautmuskulatur und die Drüsen innerviert. Innerhalb der Plexus laufen einfache Automatismen ab, die dem Darm eine Art Selbststeuerung ermöglichen (intramurales Nervensystem, #187).

■ **Ileus** (Darmverschluß): Speisebrei kann an einer bestimmten Stelle nicht mehr weiter transportiert werden und staut sich daher davor an.
❶ *Ursachen*: Der Stau kann bedingt sein:
• mechanisch: durch Druck auf den Darm von außen (*Kompressionsileus*), Abschnürung mit Unterbrechung der Blutzufuhr (*Strangulationsileus*) oder Verlegung der Lichtung (*Obstruktionsileus*).
• nervös: durch Lähmung der Muskelwand des Darms (*paralytischer Ileus*).

a) Ein mechanischer Verschluß des Dünndarms wird am häufigsten verursacht durch:
• Verwachsungen des Peritoneum nach früheren Operationen (*Adhäsionen*, etwa 50 %): Bei jeder Eröffnung der Peritonealhöhle und nahezu allen Eingriffen an den Bauchorganen muß das Peritoneum durchgetrennt werden. An entzündeten Stellen verliert es seine Glätte, und sehr leicht verkleben zufällig aneinander gelagerte „aufgerauhte" Stellen. Durch solche Verklebungen, die sich zu Verwachsungen verfestigen können, bilden sich Nischen und Taschen, in denen sich der Darm verheddern kann. Wird der sonst in rundlichen Schlingen liegende Darm abgewinkelt, so wird er wie ein geknickter Gartenschlauch undurchgängig. Mit jeder Bauchoperation nimmt das Risiko eines Darmverschlusses zu. Es beträgt nach einer Operation etwa 10 %, nach der zweiten 15 %, nach der dritten 20 %, nach der vierten 30 % und nach der fünften etwa 45 %.
• eingeklemmte Eingeweidebrüche (*inkarzerierte Hernien*, etwa 20 %): Am gefährdetsten sind Leisten- und Schenkelhernien.
• Verlegung der Darmlichtung durch eine Geschwulst (*Tumor*, etwa 10 %): Im Gegensatz zu den beiden vorgenannten Formen erfolgt dieser Verschluß ganz allmählich.
• Seltenere Ursachen sind die zu starke Drehung einer Darmschlinge um die eigene Achse (*Volvulus*), die Einstülpung des Darms (*Invagination*, besonders beim Kind), die Einengung des Darms durch die *Crohn-Krankheit* (#432) und die Verlegung des Darms durch große Gallensteine oder Speiseknäuel (*Bezoare*), besonders durch das faserige Fruchtfleisch von Apfelsinen.

b) Ein paralytischer Dünndarmverschluß ist meist Folge einer Bauchfellentzündung (Peritonitis), z.B. nach Bauchoperationen, Magen-, Gallenblasen- oder Wurmfortsatzdurchbruch. Er kommt auch nach schweren Gallen- oder Nierenkoliken, bei Wirbelbrüchen, bei Verschluß von Darmarterien (Mesenterialarterienthrombose, #437), sogar bei einer überfüllten Harnblase vor.

❷ *Beschwerden*: Innerhalb weniger Stunden entwickelt sich „aus heiterem Himmel" das Bild einer schweren Erkrankung. Die Hauptbeschwerden sind:
• *Schmerz*: Beim Darmverschluß durch Lähmung herrscht der dumpfe Dauerschmerz der Bauchfellentzündung vor. Beim mechanischen Darmverschluß versucht der Körper durch besonders kräftige Darmbewegungen das Hindernis zu überwinden. Diese Krämpfe der Darmmuskeln (*Darmkoliken*) verursachen stechende Schmerzen. Der Patient krümmt sich vor Schmerzen zusammen. Zwischen den einzelnen Schmerzanfällen kann er sich jeweils etwas entspannen. Die heftigen Darmbewegungen sind manchmal durch die Bauchdecke hindurch zu sehen. Dann hört man laute gluckernde Geräusche. Wenn trotz stundenlanger Koliken der Körper die Blockade nicht durchbrechen kann, gibt er auf. Der mechanische Darmverschluß geht letztlich immer in eine Darmlähmung über. Dann herrscht „Totenstille" im Bauchraum (man hört keine Darmgeräusche mehr).
• *Erbrechen*: Wenn der Darminhalt nicht mehr zum After weiter transportiert werden kann, versucht der Körper ihn auf umgekehrtem Wege loszuwerden. Dabei wird zuerst der Mageninhalt ausgeworfen, dann der Inhalt des Duodenum (bitteres Erbrechen) und schließlich nach 1-2 Tagen auch der Inhalt der folgenden Darmabschnitte (kotiges Erbrechen) zutage gefördert.
• *Verstopfung* und *Windverhaltung*: Ist erst einmal der Darmabschnitt zwischen der Verschlußstelle und dem After entleert, so kann kein Stuhl und kein Wind mehr nachkommen. Je nach Lage der Verschlußstelle kann dies früher oder später eintreten.

• *Blähung*: Im gestauten Darminhalt vermehren sich Bakterien rasch. Sie zersetzen den Darminhalt, dabei bilden sich Gährungs- und Fäulnisgase. Wenn diese nicht als Winde abgehen können, wird der Darm allmählich stark aufgebläht.

❸ *Gefahren*: Je nach der Ursache des Darmverschlusses droht das Absterben von Darmteilen nach Stunden oder erst nach wenigen Tagen. Folgen sind der Darmdurchbruch, die eitrige Bauchfellentzündung, die allgemeine Blutvergiftung und der Schock. Unbehandelt führt der Darmverschluß zum Tod.

❹ *Behandlung*: Da sich der Zustand des Patienten meist von Stunde zu Stunde verschlechtert, ist bei sicherer Diagnose die Bauchhöhle so früh wie möglich zu eröffnen und die Ursache des Verschlusses zu beseitigen. Meist besteht der Eingriff darin, die Verklebungen des Peritoneum zu lösen oder den eingeklemmten Eingeweidebruch zu befreien und so dem Darm seine Beweglichkeit zurückzugeben. Der gestaute Darminhalt wird mit einem über Mund oder Nase eingeführten Schlauch abgesaugt, um den überdehnten Darm zu entlasten. Ist ein Stück der Darmwand schon abgestorben oder ist nach dem Ausmaß der Schädigung ein Absterben zu befürchten, so wird dieser Darmteil entfernt.
• Beim paralytischen Ileus kommt man gelegentlich ohne Operation aus, wenn anzunehmen ist, daß die Lähmung von selbst vorübergeht. So verschwindet eine nach einer Operation aufgetretene Schlaffheit der Darmwand meist nach wenigen Tagen ohne neuerlichen Eingriff. In allen unklaren Fällen ist jedoch die Operation angezeigt.

#436 Immunsystem

Der Darminhalt ist im Grunde ein Teil der Umwelt. Er enthält zahlreiche Antigene, die vom Immunsystem überwacht werden. Im gesamten Verdauungskanal findet man daher reichlich lymphatisches Gewebe. Etwa ¾ aller Immunglobuline bildenden Zellen des Körpers liegen in der Darmwand. Man faßt sie unter dem Begriff GALT (gut associated lymphatic tissue, #161) zusammen:

❶ Zahlreiche Einzellymphknötchen (*Noduli lymphoidei solitarii*) findet man in der Lamina propria der Schleimhaut.

❷ Eine Besonderheit des Darms sind die Peyer-Platten (*Noduli lymphoidei aggregati*, von Johann Konrad Peyer 1677 beschrieben):
• 5 bis mehrere hundert Lymphknötchen sind zu Platten von 1-12 cm Länge und etwa 1 cm Breite verschmolzen.
• Ihre Gesamtzahl beträgt etwa 15-50 (je nach Definition). Sie liegen überwiegend im Ileum gegenüber dem Mesenterialansatz.
• In ihrem Bereich sind die Zotten und Krypten vermindert oder fehlen. Das lymphatische Gewebe dringt durch die Muskelschicht der Schleimhaut bis in die Submukosa vor.
• Die kappenartigen Lymphozytenansammlungen zwischen dem Epithel und den Lymphknötchen werden „Dom" genannt (offenbar liegt der Vergleich mit einem Kirchengewölbe dem Namen zugrunde).
• Die M-Zellen („membranöse Zellen" mit Membranfalten statt Microvilli) im Domepithel vermitteln den Kontakt von Antigenen der Darmlichtung mit den lymphatischen Zellen.
• Die Peyer-Platten sind in etwa den Mandeln im Rachenbereich zu vergleichen, doch ist das Epithel nicht so stark von Lymphozyten durchsetzt.

❸ In der Lamina propria der Schleimhaut findet man ferner zahlreiche, nicht in Follikeln organisierte („freie") Abwehrzellen. Auch das Darmepithel enthält zahlreiche „intraepitheliale Lymphozyten" (etwa 5-20 auf 100 Enterozyten).

#437 Blutgefäße

■ **Duodenum**:
• Aus der A. hepatica communis (Ast des Truncus coeliacus) entspringt die *A. gastroduodenalis*. Sie gibt mehrere Zweige zum Duodenum ab, z.B. die *A. pancreaticoduodenalis superior posterior + anterior*. Diese beiden Gefäße laufen an der konkaven Seite des „C" entlang und geben Äste zum Duodenum und zum Caput pancreatis ab.
• Ihnen zieht aus der *A. mesenterica superior* die *A. pancreaticoduodenalis inferior* mit ihrem *R. anterior* und *R. posterior* entgegen. Sie schließen sich mit den oberen Arterien zu einem vorderen und einem hinteren Arterienbogen zusammen.

Die Venen des Duodenum münden teils in die *V. mesenterica superior*, teils direkt in die V. portae hepatis.

■ **Jejunum und Ileum**: Entsprechend der intensiven Resorption sind diese Dünndarmabschnitte bestens mit Gefäßen versehen. An keiner anderen Stelle des Körpers liegen soviel kräftige Blutgefäße beisammen wie im Dünndarmgekröse. Es handelt sich um Äste der A. + V. mesenterica superior:

❶ *A. mesenterica superior*: Der Versorgungsbereich umfaßt die Abkömmlinge der embryonalen Nabelschleife des Darms (#415). Ihre Hauptäste sind (Abb. 437a):

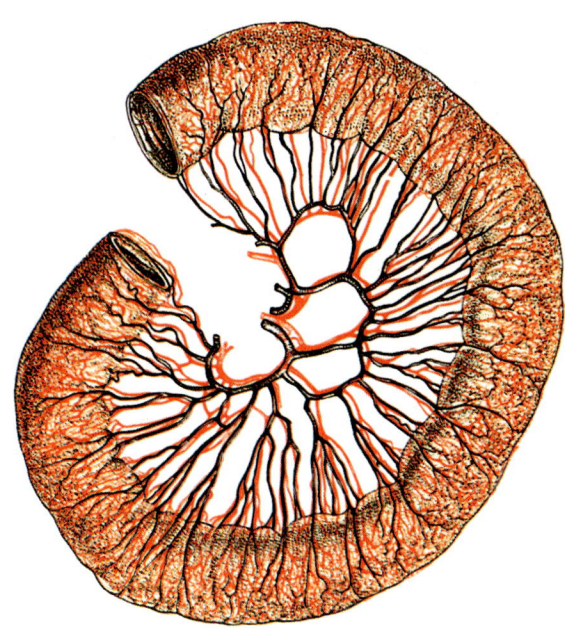

Abb. 437b. Blutversorgung einer Darmschlinge. *[bg2]*

• *A. pancreaticoduodenalis inferior*: zu Pancreas und Duodenum.
• 10-15 *Aa. jejunales + ileales*: zu den intraperitonealen Dünndarmabschnitten.
• *A. ileocolica*: zu Caecum, Appendix vermiformis und den anliegenden Teilen des Ileum und des Colon ascendens.
• *A. colica dextra + media*: zu Colon ascendens + transversum.

❷ *V. mesenterica superior*: Die Äste entsprechen etwa denen der Arterie. Sie vereinigt sich mit der Milzvene zur V. portae hepatis.

■ **Gefäßarkaden**: Die Hauptstämme der oberen Mesenterialgefäße überkreuzen den unteren Teil des Duodenum und verlaufen dann in der Radix mesenterii. Aus ihnen entspringen nebeneinander 10-15 Arterien bzw. Venen, die im Mesenterium zum Darm ziehen. Jedes dieser Gefäße teilt sich in 2 Äste, die sich mit den entsprechenden Ästen der Nachbargefäße vereinen. Aus diesen Bogen (Arkaden 1. Ordnung) entspringen Gefäße, aus denen Arkaden 2. Ordnung hervorgehen usw. (Abb. 437b).
• Am Jejunum findet man meist nur Arkaden 1. und 2. Ordnung, am Ileum bis zu Arkaden 5. Ordnung.
• Aus den letzten Arkaden erreichen jeweils gestreckte Gefäße den Darm. Zwischen diesen befinden sich kaum noch Verbindungen (Endarterien). Bei Verschluß eines dieser kleinen Gefäße wird trotz des Netzes der großen Gefäße ein Stück Darmwand absterben. Der Defekt ist jedoch klein und heilt normalerweise ohne Komplikationen aus.

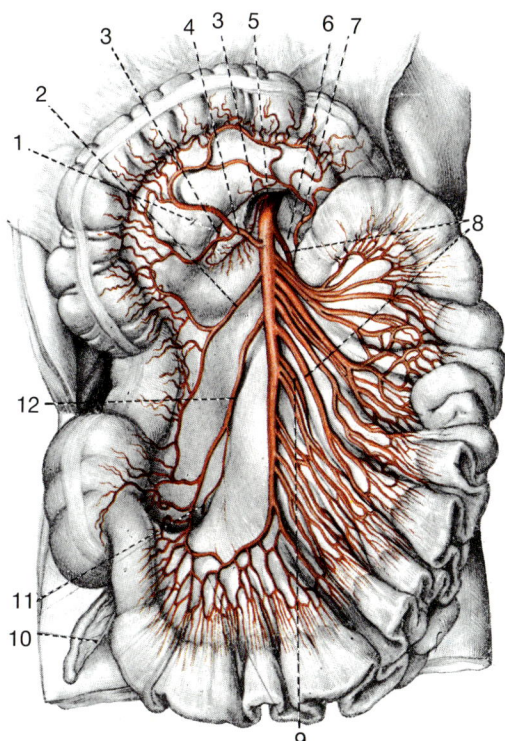

Abb. 437a. Blutversorgung von Dünn- und Dickdarm aus der A. mesenterica superior. *[to]*

1	Mesocolon transversum	7	A. colica sinistra
2	A. colica dextra	8	Aa. jejunales
3	A. pancreaticoduodenalis inferior	9	Aa. ileales
4	A. colica media	10	Mesoappendix
5	A. mesenterica superior	11	A. appendicularis
6	Flexura duodenojejunalis	12	A. ileocolica

> Das Arkadennetz zieht sich den ganzen Dünn- und Dickdarm entlang. Selbst der Ausfall mittelgroßer Gefäße verursacht gewöhnlich keine Durchblutungsstörungen, weil genügend Blut von den Nachbargefäßen einströmen kann.
>
> ■ **Akuter Mesenterialinfarkt**: Beim plötzlichen Verschluß der A. mesenterica superior entwickelt sich innerhalb weniger Stunden ein lebensbedrohlicher Zustand:

- Anfangsstadium (etwa 6 Stunden): heftige Leibschmerzen (Darmkoliken), Durchfall, evtl. Schock.
- Zwischenstadium (etwa 6 Stunden, selten auch länger): Die Schmerzen lassen nach, weil der Darm allmählich gelähmt wird. Das Befinden des Patienten verschlechtert sich jedoch weiter.
- Endstadium (etwa 12 Stunden nach Beginn der Beschwerden): Die Zeichen des Darmverschlusses durch Lähmung (paralytischer Ileus, #435) und der Bauchfellentzündung (Peritonitis) treten in den Vordergrund.

Ohne Operation führt der akute Verschluß der A. mesenterica superior bei etwa 90% der Patienten innerhalb von 1-2 Tagen zum Tod. Die beste Überlebensaussicht besteht bei Operation im Anfangsstadium. Deshalb ist die Diagnose möglichst schnell zu stellen. Dazu ist eine Röntgenuntersuchung mit Kontrastmittel nötig. Ist diese nicht möglich, so sollte man nicht zögern, den Bauch aufzuschneiden, um die Mesenterialarterien zu überprüfen. Etwa 60 % der akuten Verschlüsse sind durch eine Embolie, die restlichen 40 % durch einen Thrombus bedingt. Dementsprechend wird entweder der Blutpfropf herausgezogen (Embolektomie) oder die Innenhaut des Gefäßes mit dem Blutgerinnsel ausgeschält (Thrombendarteriektomie).

Ist ein Teil des Darms schon stark geschädigt oder gar abgestorben, so muß er entfernt werden (Darmresektion, #433). Dies ist manchmal schwierig zu beurteilen. Nimmt man zuviel Darm weg, dann droht die Ernährungsstörung (Malabsorptionssyndrom). Läßt man geschädigten Darm zurück, so droht der Darmdurchbruch. Einen Kompromiß ermöglicht das zweizeitige Vorgehen: Etwa 8-12 Stunden nach der Erstoperation wird die Operationswunde noch einmal geöffnet und auf den Darm ein „zweiter Blick" (Second-look-Operation) geworfen. Vorher zweifelhafte Darmteile sind dann meist eindeutig als krank oder gesund einzustufen.

#438 Lage des Duodenum

■ Das Duodenum liegt sekundär retroperitoneal an der Hinterwand des Oberbauchs. Er beginnt rechts der Mittellinie auf Höhe des ersten Lendenwirbelkörpers (L1), läuft zunächst nach hinten oben, steigt rechts der Wirbelkörper ab bis auf Höhe von L3 oder L4 (L4 = Nabel) und zur Vollendung der C-Form wieder auf. Er endet mit der Flexura duodenojejunalis auf Höhe von L2 links der Mittellinie. Das „C" umrundet also keineswegs den Nabel, sondern liegt normalerweise vollständig oberhalb von ihm (Abb. 438a). Im Alter senken sich alle inneren Organe vom Kehlkopf an (Enteroptose). Dann kann auch das Duodenum den Nabel unterschreiten.

■ **Mündungen des Ductus choledochus [biliaris] und der Ductus pancreatici**:
- *Papilla duodeni major* (große Zwölffingerdarmpapille): In der Hinterwand des unteren Drittels des absteigenden Teils münden der *Ductus choledochus* (Hauptgallengang) und der *Ductus pancreaticus* (Bauchspeichelgang) gemeinsam oder unmittelbar nebeneinander (#457).
- *Papilla duodeni minor* (kleine Zwölffingerdarmpapille): Im oberen Drittel des absteigenden Teils mündet der Ductus pancreaticus accessorius (sofern er eine selbständige Mündung behält, #471).

■ **Peritonealverhältnisse**:
- Mit Ausnahme der intraperitonealen *Ampulla* liegt das Duodenum sekundär retroperitoneal, wird also nur auf der Vorderfläche vom Peritoneum überzogen. Rückwärts grenzt das Duodenum an das retroperitoneale Bindegewebe, das

u.a. das vordere Blatt des Fasziensackes der Niere bildet. Von ihm ist das Duodenum ohne Schwierigkeit stumpf abzulösen.
- Die Peritonealverhältnisse werden dadurch kompliziert, daß der absteigende Teil vom *Mesocolon transversum* überkreuzt wird. Auf dem aufsteigenden Teil befestigt sich häufig die *Radix mesenterii* des übrigen Dünndarms, sie kann jedoch auch links von ihm liegen.
- Das intraperitoneale Anfangsstück hat auch ein vorderes Mesenterium. Das *Lig. hepatoduodenale* ist der Teil des Omentum minus, der den Ductus choledochus [biliaris], die V. portae hepatis und die A. hepatica propria enthält und den Eingang in die Bursa omentalis abdeckt.

■ **Nachbarschaft** (Abb. 438b):
- *Pancreas*: Das „C" des Duodenum umgreift den Pankreaskopf, der sich auch ein wenig unter den oberen Teil schiebt. Der absteigende Teil preßt oft eine Delle in den Kopf. Der horizontale Teil wird durch die A. + V. mesenterica superior vom Pancreas abgedrängt. Ein Pankreaskopfkarzinom greift häufig auf das Duodenum über.
- *Leber*: Der Lobus quadratus überlagert die Vorderwand des oberen Teils des Duodenum.
- *Gallenblase*: Sie kann den oberen Abschnitt des absteigenden Teils berühren und bei Entzündungen mit ihm verkleben. Gallensteine, die für den Ductus cysticus zu groß

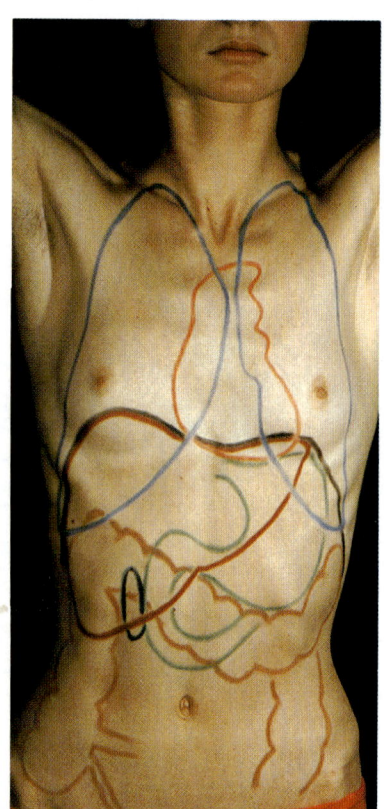

Abb. 438a. Projektion der inneren Organe auf die vordere Rumpfwand. [li1]

- Lunge blau
- Herz rot
- Magen und Duodenum hellgrün
- Dickdarm hellbraun
- Gallenblase dunkelgrün
- Leber dunkelbraun (die Leber erscheint zu groß, weil die Haut und damit die Zeichnung beim Heben der Arme gedehnt wurde)

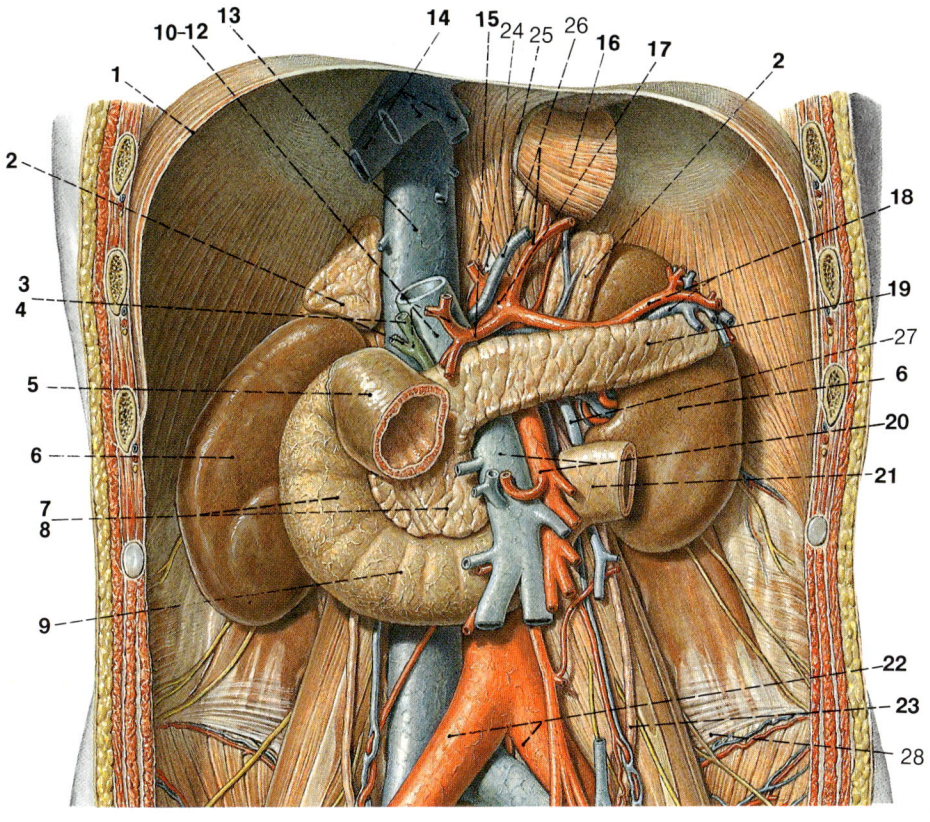

Abb. 438b. Retroperitoneale Organe des Oberbauchs. *[sb2]*

1 Diaphragma
2 Glandula suprarenalis
3 Ductus hepaticus communis
4 Ductus cysticus
5 Duodenum, Pars superior
6 Ren [Nephros]
7 Duodenum, Pars descendens
8 Caput pancreatis
9 Duodenum, Pars inferior [horizontalis]
10 Ductus choledochus [biliaris]
11 V. portae hepatis
12 A. hepatica propria
13 V. cava inferior
14 Vv. hepaticae
15 A. hepatica communis
16 Cardia [Pars cardiaca]
17 Truncus coeliacus
18 A. + V. splenica [lienalis]
19 Pancreas
20 A. + V. mesenterica superior
21 Flexura duodenojejunalis
22 A. iliaca communis
23 Ureter
24 Hiatus aorticus
25 Hiatus oesophageus
26 A. + V. gastrica sinistra
27 V. mesenterica inferior
28 Crista iliaca

sind, können über eine derartige Verklebung in das Duodenum (oder in das Colon transversum) durchbrechen und dann mit dem Stuhl abgehen.
• *Niere*: Der absteigende Teil des Duodenum liegt dem medialen Rand der rechten Niere an. Die Flexura duodenojejunalis kann bis in die Nähe der linken Niere gelangen.
• *Magen*: Vor dem aufsteigenden Teil des Duodenum hängt bei aufgerichteter Körperhaltung die Pars pylorica des Magens. Er wird jedoch durch das Mesocolon transversum von ihm getrennt.
• *Colon transversum*: Je nach Körperhaltung bedeckt das an seinem Gekröse bewegliche Colon transversum die untere Hälfte des „C" des Duodenum mehr oder weniger ausgedehnt.
• *Blutgefäße*: Die A. + V. mesenterica superior ziehen vor dem aufsteigenden Teil in das Dünndarmgekröse. Als Varietät können sie auch dahinter liegen. Die A. gastroduodenalis unterkreuzt den oberen Teil des Duodenum. Wird diese starke Arterie von einem Zwölffingerdarmgeschwür angenagt, so kann der Patient rasch verbluten. Die V. cava inferior läuft dem absteigenden Teil parallel und wird vom oberen und vom unteren Teil überkreuzt.
• *Wirbelsäule*: Das unnachgiebige Achsenskelett kann ein gefährliches Widerlager bei Schlägen in den Bauchraum werden. Das gefüllte Duodenum kann nicht ausweichen und platzt.

■ **Oberes Mesenterialarterien-Syndrom**: Die Lichtung des unteren Teil des Duodenum kann zwischen Bauchaorta und A. mesenterica superior eingeengt werden. Nach größeren Mahlzeiten kommt es zu Völlegefühl, Bauchschmerzen und Erbrechen. Die Beschwerden schwinden meist in Bauchlage oder Rechtsseitenlage. Bei stärkeren Beschwerden ist eine Operation nötig: Durchtrennen des Aufhängemuskels des Duodenum (s.u.) oder Verlagerung des Duodenum vor die Arterie (Duodenojejunostomie).

■ **M. suspensorius duodeni** (Aufhängemuskel des Zwölffingerdarms): Für die Lage der Flexura duodenojejunalis scheint ein Bindegewebe-Muskel-Streifen von Bedeutung zu sein, der aus dem rechten Zwerchfellschenkel und der Umgebung des Stamms der A. mesenterica superior entspringt. Er fächert sich meist zum Ansatz am aufsteigenden Teil des Duodenum mehr oder weniger breit auf und bezieht dann auch den horizontalen Teil und die Flexura duodenojejunalis mit ein. Die Muskelfasern sind in seinem oberen Teil quergestreift (dem Zwerchfell entstammend), im unteren Teil glatt (in die Längsmuskelschicht des Darms einstrahlend).
• Ein zu kurzer Aufhängemuskel zieht das Duodenum zu stark nach oben, preßt ihn in die Gabel von Aorta und A. mesenterica superior und fördert damit das obere Mesenterialarterien-Syndrom. Durchtrennt man den Aufhängemuskel, so sinkt das Duodenum etwas nach unten, und die Einklemmung des Darms läßt nach.

#439 Lage von Jejunum und Ileum

■ Jejunum und Ileum liegen intraperitoneal. Das Gekröse (*Mesenterium*) ist 10-20 cm breit. Es fächert sich von der Gekrösewurzel (*Radix mesenterii*) an der hinteren Bauchwand von nur etwa 15-20 cm Länge zur Gesamtlänge des Darms auf. Gekrösewurzel und Darm sind mit einem eng gebündelten Blumenstrauß zu vergleichen. Die Gekrösewurzel verläuft von links oben nach rechts unten (#416).

■ **Nachbarschaft**:
• Jejunum und Ileum werden vom Dickdarm umrahmt. Das *Mesocolon transversum* trennt die beiden von den Oberbauchorganen. Trotzdem können sich intraperitoneale Dünndarmschlingen in den Oberbauch verirren und bei einer Hiatushernie (Zwerchfellbruch, #244) sogar in den Brustraum gelangen.
• Im kleinen Becken liegen, sofern hierfür Platz ist, immer Dünndarmschlingen. Sie gehören meist zum Ileum. Bei starker Füllung von Blase und Rectum oder durch den schwangeren Uterus werden sie aus der Beckenhöhle verdrängt.
• Vom Colon transversum hängt das *Omentum majus* wie eine Schürze vor den Jejunum- und Ileumschlingen.
• Die *Radix mesenterii* (Gekrösewurzel) beginnt links auf Höhe von L_2 und heftet sich häufig an den aufsteigenden und den unteren Teil des Duodenum. Sie kann jedoch auch links und unterhalb von ihnen die Bauchaorta und die V. cava inferior überkreuzen. Sie zieht dann über den rechten Harnleiter und den M. psoas major und endet etwa an der Teilungsstelle der rechten A. iliaca communis.

■ **Flexura duodenojejunalis und Magen**: Aufgrund der C-Form des Duodenum nähert sich das Ende wieder dem Anfang. Die Flexura duodenojejunalis schiebt sich hinter die Pars pylorica oder den unteren Teil des Corpus gastricum. Sie wird von ihm jedoch durch das Mesocolon transversum getrennt. Die Trennwand fehlt nur beim Ausbleiben der Dickdarmdrehung (Malrotatio intestini, #449). Allerdings ist dann häufig der Anfang des intraperitonealen Dünndarmabschnitts nach rechts verlagert.

■ **Meckel-Divertikel** (*Diverticulum intestinale ilei*, von Johann Friedrich Meckel d.J., Anatom in Halle, 1805 beschrieben): Es ist eine meist 1-5 cm, gelegentlich bis zu 25 cm lange Ausstülpung des Ileum, etwa 0,5-1 m vom Caecum entfernt. Sie kommt nur bei etwa 1-2 % aller Menschen vor. Das Meckel-Divertikel ist ein Rest des Dottergangs (#415).
• Im Extremfall kann eine „Dottergangfistel" bis zum Nabel reichen, so daß Stuhl aus dem Nabel abgeht.
• Der Blindsack kann sich entzünden. Die Divertikulitis kann unter ähnlichen Symptomen ablaufen wie eine Wurmfortsatzentzündung (Appendicitis). Findet man bei der Eröffnung der Bauchhöhle (Laparotomie, gr. lapára = Flanken) wegen Verdachts auf Appendicitis eine nicht entzündete Appendix vermiformis, so sollte man nach einem Meckel-Divertikel suchen: Man muß dazu das Ileum vom Caecum ausgehend etwa 1 m durchmustern.
• Das Meckel-Divertikel enthält gelegentlich versprengte Magenschleimhaut. Dann können im Divertikel Geschwüre ähnlich den Magengeschwüren entstehen.

4.4 Dickdarm (Intestinum crassum)

#441 Unterschiede zum Dünndarm, *Darmflora*
#442 Makroskopische Kennzeichen des Dickdarms: Tänien, Haustren und Appendices epiploicae
#443 Gliederung, *Koloskopie, Colon irritabile*
#444 Peritonealverhältnisse
#445 Appendix vermiformis (Wurmfortsatz), Projektion
#446 *Appendicitis, Appendektomie*
#447 Lage des Colon, *Röntgenuntersuchung, Colitis*
#448 Blutgefäße
#449 *Mißbildungen, Colitis ulcerosa, Divertikulose, Dickdarmpolypen*
⇒ #414-415 Entwicklung der Mesenterien und des Darms
⇒ #416 Wurzeln der Dickdarmgekröse
⇒ #418 Bauchfelltaschen

#441 Unterschiede zum Dünndarm

■ **Aufgaben**:
• Der Dünndarm verdaut und resorbiert die Nahrung so gründlich, daß für den Dickdarm meist wenig zu leisten übrig bleibt. Die Schleimhaut weist daher auch keine Oberflächenvergrößerung durch Zotten auf, lediglich Krypten für Schleimdrüsen sind noch vorhanden. Die Resorption im Dickdarm kann jedoch wichtig werden, wenn der Dünndarm gestört ist.
• Im Dickdarm wird der restliche Speisebrei durch Wasserentzug eingedickt. Ferner wird ihm Schleim beigemengt, um ihn gut gleitfähig für die Ausscheidung als Kot zu machen. Bei Entzündungen des Dickdarms kann die Schleimsekretion so stark werden, daß reine „Schleimstühle" abgesetzt werden. Auch ohne Nahrungszufuhr entsteht aus Schleim und abgeschilferten Darmzellen „Stuhl" (Faeces).

■ **Darmflora**: Der Dickdarm unterscheidet sich vom Dünndarm auch durch die sehr viel stärkere Besiedlung mit Bakterien (Größenordnung 10^{11}/g Stuhl). Es sind vor allem anaerobe Bakterien (anaerob = ohne Sauerstoff lebend, gr. a = Verneinung, aér = Luft, bíos = Leben), z.B. Bacteroides und Bifidus. Durch die Darmbakterien werden einige von den körpereigenen Verdauungssäften nicht angreifbare Nahrungsbestandteile (z.B. Zellulose) gespalten und resorbierbar gemacht. Dieser Vorgang ist für den Menschen ohne wesentliche Bedeutung (anders bei reinen Pflanzenfressern, die auf das Vergären ihrer Nahrung durch Bakterien angewiesen sind). Trotzdem ist auch beim Menschen eine gesunde „Darmflora" für das Wohlbefinden wichtig.

Wird die normale Darmflora, z.B. durch Antibiotika, gestört, so treten leicht Durchfallerkrankungen auf. Diese sind manchmal nicht leicht zu behandeln, weil sich während einer Antibiotikatherapie nur gegen das betreffende Antibiotikum resistente Bakterien vermehren. Kliniken, in denen viele Patienten Antibiotika erhalten, werden zu Brutstätten für „Problemkeime", z.B. Pseudomonas aeruginosa, die gegen die meisten Antibiotika resistent sind.

■ **Länge**: Der Dickdarm ist beim Lebenden etwa 1 m, an der Leiche 1,2-1,4 m lang.

■ **Mikroskopische Kennzeichen des Dickdarms**: In der Dickdarmwand folgen die gleichen Schichten aufeinander wie in der Dünndarmwand. Sie sind lediglich zum Teil etwas anders ausgestaltet. Der Dickdarm unterscheidet sich vom Dünndarm vor allem durch (Abb. 441):

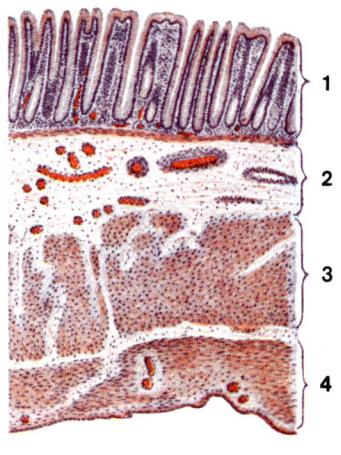

Abb. 441. Schnittbild der Dickdarmwand (Vergrößerung 33fach). [so]

1 Tunica mucosa
2 Tela submucosa
3 Tunica muscularis, Stratum circulare
4 Tunica muscularis, Stratum longitudinale

- Fehlen der Zotten.
- tiefe Krypten.
- reichlich Becherzellen.
- Fehlen der Paneth-Körnerzellen.
- Fettgewebe in Submukosa und Subserosa.
- nur einfache Lymphknötchen (*Noduli lymphoidei solitarii*).

■ **Schleimsekretion**: Im Epithel des Dickdarms findet man weitaus mehr Becherzellen als beim Dünndarm. Sie sind besonders reichlich in den 0,4-0,6 mm langen Krypten (*Glandulae intestinales*). Deren basale Abschnitte bestehen überwiegend aus Becherzellen. In das Bindegewebe zwischen den Krypten erstrecken sich Ausläufer der Muskelschicht der Schleimhaut (Lamina muscularis mucosae). Bei ihrer Kontraktion pressen sie den Schleim aus den Krypten aus. Wären die Becherzellen statt über die Dickdarmwand verteilt zu einer Drüse zusammengefaßt, so müßte diese etwa die Größe des Pancreas aufweisen.

■ **Wasser- und Salzresorption**: Der Resorption dienen die Saumzellen der freien Oberfläche und des lichtungsnahen Teils der Krypten. Der Bürstensaum (Mikrovilli) ist zum Teil höher als im Dünndarm. Auf die Bedeutung der „Natriumpumpe" war bereits beim Dünndarm (#433) hingewiesen worden.

■ **Motorik**: Die Längsmuskelschicht ist beim größten Teil des Dickdarms dünner als die Ringschicht. Dafür sind 3 etwa 1 cm breite Längsmuskelstreifen der Muskelschicht, auch mit freiem Auge sichtbar, außen angelagert. Man bezeichnet sie als Bandstreifen oder Tänien (*Taeniae coli*, gr. tainía = Band, in der Zoologie ist Taenia der Bandwurm: Taenia saginata = Rinderbandwurm, Taenia solium = Schweinebandwurm).

■ **Innervation**: Muskeln und Drüsen des Dickdarms werden wie beim Dünndarm vom Parasympathikus aktiviert und vom Sympathikus gehemmt (#435). Die beiden bilden Nervengeflechte in der Muskelschicht (*Plexus myentericus*) und in der Submukosa (*Plexus submucosus*). Im Unterschied zum Dünndarm gelangen jedoch nicht alle parasympathischen Fasern über den *N. vagus* an den Darm:
- *N. vagus*: oraler Teil des Dickdarms bis etwa zum linken Drittelpunkt des Colon transversum oder bis zur linken Kolonflexur.
- *Nn. splanchnici pelvici*: aboraler Teil des Dickdarms anschließend an das Ausbreitungsgebiet des *N. vagus*. Die *Nn. splanchnici pelvici* (gr. splánchna = Eingeweide) führen die Fasern des pelvinen = sakralen Parasympathikus (#596) im Gegensatz zu den übrigen *Nn. splanchnici* (*major + minor + lumbales*), die dem Sympathikus zugehören.

#442 Makroskopische Kennzeichen des Dickdarms

Wichtigkeit der sicheren Unterscheidung von Dünn- und Dickdarm: Die Verwechslung von Dünn- und Dickdarm bei Anastomosierungsoperationen gehört zu den schwersten Kunstfehlern, die dem Chirurgen unterlaufen können. Wird bei einer Billroth-II-Magenresektion (#428) statt *Jejunum* Dickdarm an den Magen genäht, so fällt der gesamte Dünndarm für Verdauung und Resorption aus. Der Patient stürzt in eine lebensbedrohende Ernährungsstörung, die eine sofortige Korrekturoperation erfordert.

Der Dickdarm ist zwar, wie der Name besagt, dicker (an der Leiche 5-8 cm Durchmesser) als der Dünndarm, doch ist dies ein sehr unsicheres Kennzeichen. Kontrahierter Dickdarm ist dünner als erschlaffter Dünndarm. An folgenden Merkmalen ist der Dickdarm jedoch sicher zu erkennen (Abb. 442):

❶ **Tänien** („Bandstreifen"): Von den 3 Bändern der Längsmuskeln ist nur eines gut sichtbar, die beiden anderen werden durch den Ursprung des großen Netzes und den Ansatz der Gekröse verdeckt:
- *Taenia omentalis*: am Ursprung des Omentum majus.
- *Taenia mesocolica*: am Mesenterialansatz.
- *Taenia libera*: Das freie Längsmuskelband ist eine wichtige Orientierungshilfe beim Suchen nach einer versteckten Appendix vermiformis. Folgt man ihm am Colon ascendens nach kaudal, so muß man am Ende auf die Appendix vermiformis treffen (es sei denn, Kolleg(inn)en waren früher da und haben sie schon entfernt).

❷ **Haustren und Plicae semilunares coli**: Während die Tänien an der Dickdarmwand ununterbrochen entlangziehen, wölbt sich zwischen den 3 Tänien die Dickdarmwand in den *Haustra coli* (lat. haustrum = Schöpfrad, haurire = schöpfen) halbkugelig vor.
- Die einzelnen Ausbuchtungen sind durch tiefe Einschnürungen voneinander getrennt. Diese kommen durch die Kontraktion der Ringmuskeln zustande. Sie werfen Schleimhautfalten im Innern des Dickdarms auf (*Plicae semilunares coli*, lat. semilunaris = halbmondförmig). Anders als die Ringfalten des Dünndarms sind sie rein funktionelle Gebilde. Es sind Schnürringe, die im Zuge der Segmentationsbewegungen und der Peristaltik mal hier mal dort einschneiden. Ausbuchtungen und Schnürringe ändern also laufend ihren Platz.

❸ **Appendices epiploicae [omentales]** (Fettanhängsel, lat. appendix = Anhang, gr. epíploon = Netz): In der submukösen und in der subserösen Verschiebeschicht können große Mengen von Fett gespeichert werden. Das Peritoneum wird durch das Fettgewebe der Subserosa zu Reihen von lappenförmigen, erbs- bis walnußgroßen Fettanhängseln ausgestülpt. Ihre Größe hängt vom Ernährungszustand des Individuums ab. Beim Fetus sind sie schon angelegt, aber meist noch leer. Der dicke Bauch des Fettsüchtigen beruht nicht nur auf der Fetteinlagerung in die Unterhaut der Bauchwand, sondern auch auf den Fettspeichern im Bauchraum (Omentum majus, Mesenterien, Darm).

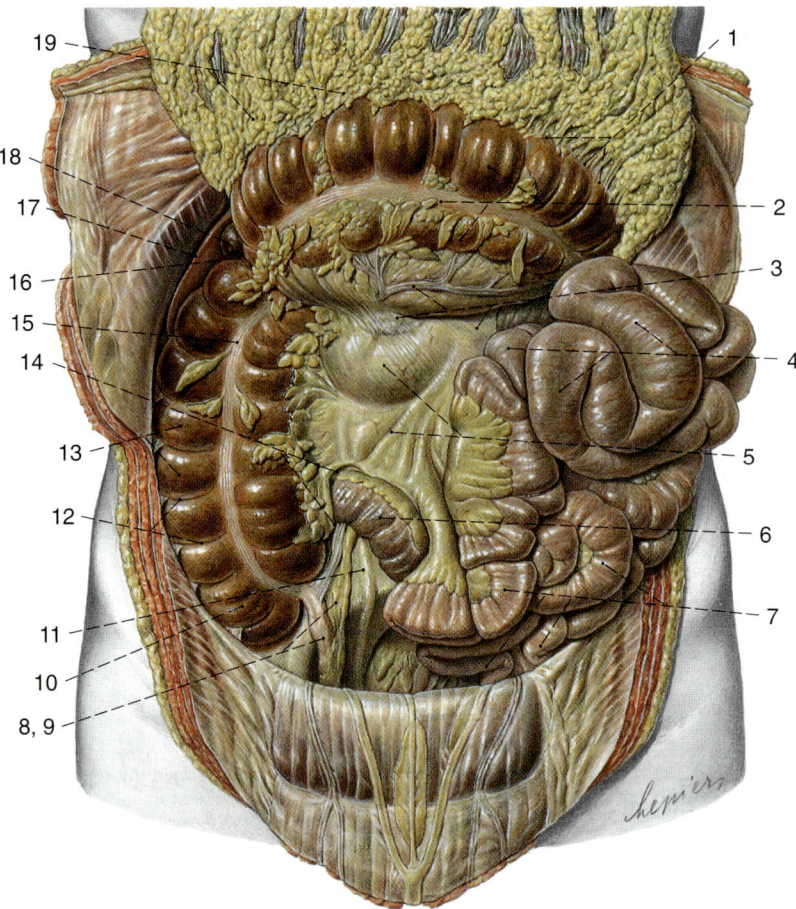

Abb. 442. Unterbauchsitus: Das Colon transversum ist mit dem Omentum majus hochgeschlagen, Jejunum und Ileum sind nach links gezogen. Damit wird der Blick auf das Mesenterium, das Caecum und die Appendix vermiformis frei.
[sb2]

1 Taenia omentalis
2 Colon transversum
3 A. + V. colica media
4 Jejunum
5 Duodenum, Pars horizontalis [inferior]
6 Ileum
7 Ileum, Pars terminalis
8 Appendix vermiformis
9 Mesoappendix
10 Caecum
11 Ureter
12 Plicae semilunares coli
13 Haustra coli
14 Recessus ileocaecalis superior + inferior
15 Taenia libera
16 Flexura coli dextra [hepatica]
17 Lobus hepatis dexter
18 Vesica biliaris [fellea]
19 Omentum majus

#443 Gliederung

Den Dickdarm (*Intestinum crassum*, lat. crassus = dick) gliedert man in 3 Abschnitte:
- *Caecum* (Blinddarm) mit *Appendix vermiformis* (Wurmfortsatz).
- *Colon* (Grimmdarm).
- *Rectum* (Mastdarm, wird bei den Beckenorganen besprochen: #521-526).

■ **Caecum** (Blinddarm, oft fälschlich Coecum geschrieben, lat. caecus = blind): Es ist der blind endende Abschnitt des Dickdarms unterhalb der Einmündung des Ileum (Abb. 442). Es ist beim Menschen mit etwa 7 cm Länge sehr kurz, verglichen mit Pflanzenfressern, z.B. beim Pferd 60 cm lang und 50 l Inhalt!

❶ Die 3 Tänien des Caecum konvergieren zur **Appendix vermiformis** (Wurmfortsatz, lat. vermis = Wurm). Diese entspringt meist nicht am unteren Pol des Caecum, sondern wegen Wachstumsverschiebungen medial oder dorsal (in etwa 10 % geht das Caecum trichterförmig in die Appendix vermiformis über). Die Appendix vermiformis ist ein rudimentärer Teil des Caecum, der zum lymphatischen Organ umgestaltet wurde. Der Name rührt daher, daß er in Form und Dicke etwa einem Regenwurm entspricht. Caecum und Appendix vermiformis liegen normalerweise im rechten Unterbauch auf dem M. iliacus.

❷ **Papilla ilealis** (Krummdarmpapille, in der Klinik meist Bauhin-Klappe genannt, nach dem Basler Anatomen Caspar Bauhin, 1590): Die Bakterienbesiedlung des Dickdarms soll nicht auf den Dünndarm übergreifen. Deshalb ist zwischen Dünn- und Dickdarm ein Verschluß eingebaut, der den Flüssigkeitsstrom normalerweise nur in einer Richtung zuläßt:
- Die Papilla ilealis ist bei der Leiche manchmal mit 2 Lippen in den Dickdarm eingestülpt. Bei höherem Druck im Dünndarm könnte dann (ähnlich wie beim Prinzip der Venenklappe) Speisebrei in den Dickdarm übertreten, bei höherem Druck im Dickdarm würden die Klappenlippen zusammengepreßt.
- Bei endoskopischer Betrachtung beim Lebenden sind Klappenlippen meist nicht zu erkennen. Das Ende des Ileum schiebt sich mehr knopfartig (*Papilla ilealis*) in das Caecum (ähnlich wie die Cervix uteri in die Vagina).
- Der Verschluß ist häufig nicht dicht. Beim Kontrastmitteleinlauf zur Röntgendarstellung des Dickdarms kann man den Einstrom kleiner Kontrastmittelmengen in das *Ileum* beobachten (Abb. 443a).

Projektion des Ostium ileale auf die Bauchwand: Der Übergang vom Dünndarm in den Dickdarm liegt etwa im Bereich zwischen Mitte und rechtem Drittelpunkt der Verbindungslinie zwischen Nabel und rechter *Spina iliaca anterior superior*. Diese Stelle wird auch McBurney-Punkt genannt (vom New Yorker Chirurgen Charles McBurney 1889 beschrieben). Er ist zugleich die Projektion der Basis der Appendix vermiformis, die nahe beim Ostium ileale vom Caecum abgeht (Abb. 445c).

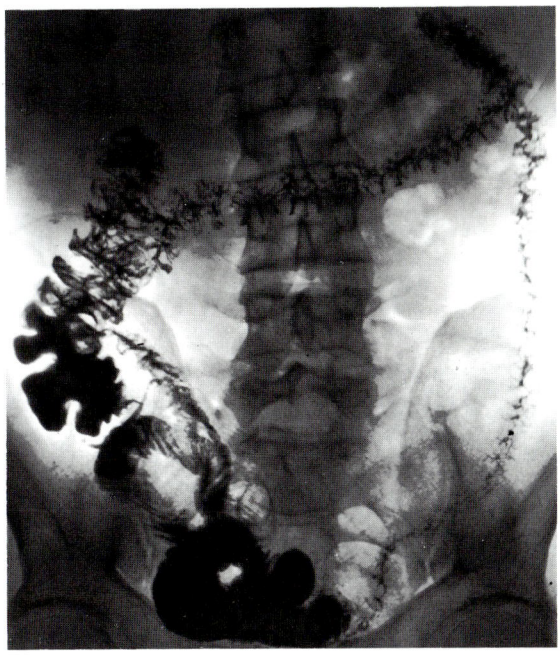
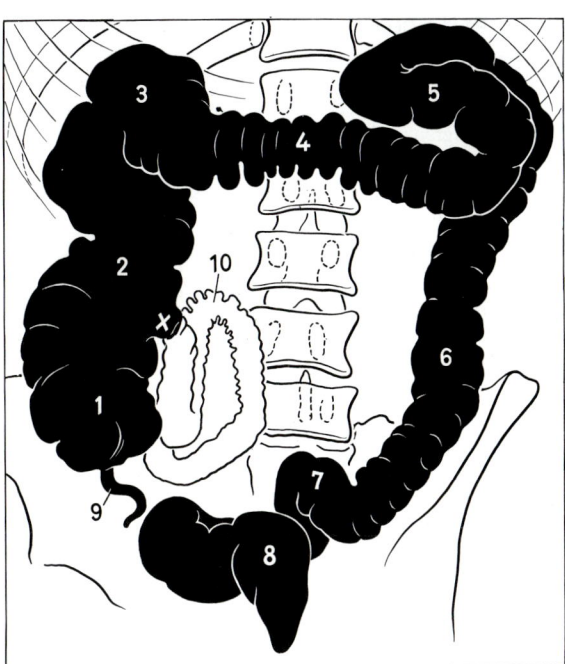

Abb. 443a. Röntgenbild des Dickdarms (Kontrastbreieinlauf). Die Bauhin-Klappe ist so in den Dickdarm eingestülpt, daß normalerweise nur Inhalt aus dem Dünndarm in den Dickdarm übertreten kann. Das Bild zeigt jedoch den Rückstrom kleiner Kontrastmittelmengen in den Dünndarm. *[ba2]*

Abb. 443b. Überblick über den Dickdarm (schematisch nach Röntgenbildern). *[ba2]*

1 Caecum
2 Colon ascendens
3 Flexura coli dextra [hepatica]
4 Colon transversum
5 Flexura coli sinistra [splenica]
6 Colon descendens
7 Colon sigmoideum
8 Rectum
9 Appendix vermiformis
10 Ileum
X Ostium ileale

■ **Colon** (gr. kólon = Darm, Körperglied, koliké = Darmleiden, „Kolik"): So bezeichnet man den Hauptteil des Dickdarms zwischen Caecum und Rectum. Der deutsche Name Grimmdarm ist wenig gebräuchlich. Wenn von „Dickdarm" die Rede ist, wird meist das Colon gemeint. Es umgibt wie ein Rahmen den intraperitonealen Teil des Dünndarms. Entsprechend der Drehung der Nabelschleife des Darms (#415) läßt er nur den rechten unteren Quadranten des Bauchraums frei. Die beiden oberen Eckpunkte des Rahmens nennt man:
• *Flexura coli dextra [hepatica]* (rechte Dickdarmbiegung): an der Leber.
• *Flexura coli sinistra [splenica]* (linke Dickdarmbiegung): an der Milz. Im Gegensatz zur mehr runden rechten ist die linke Biegung eher spitzwinklig (Abb. 443a). Verschluckte große Fremdkörper, z.B. Besteckteile, bleiben dann bisweilen an dieser Stelle hängen und müssen vom Chirurgen entfernt werden.

Das Colon ist rund 1 m lang und wird nach Lage und Peritonealverhältnissen in 4 Abschnitte gegliedert (Abb. 443b):
• *Colon ascendens* (aufsteigender Grimmdarm, lat. ascendens = aufsteigend): zwischen Caecum und rechter Kolonflexur, sekundär retroperitoneal.
• *Colon transversum* (querer Grimmdarm = Querkolon): zwischen rechter und linker Kolonflexur, intraperitoneal.
• *Colon descendens* (absteigender Grimmdarm, lat. descendens = absteigend): zwischen linker Kolonflexur und Beginn des Mesocolon sigmoideum (etwa auf Höhe der linken Spina iliaca anterior superior), sekundär retroperitoneal.
• *Colon sigmoideum* (s-förmiger Grimmdarm, häufig kurz Sigmoid oder Sigma genannt, gr. sigmoeidés = sigmaförmig,

Sigma = griechischer Buchstabe „S"): der intraperitoneale Abschnitt zwischen Colon descendens und Rectum.

Koloskopie (Dickdarmspiegelung): Mit einem etwa 1,4 m langen biegsamen Glasfiberinstrument kann man durch den After hindurch den gesamten Dickdarm und den Endabschnitt des Dünndarms besichtigen. Dabei muß man versuchen, das stark gewundene Colon sigmoideum ziehharmonikaartig über das Koloskop aufzufädeln, damit dieses sich nicht in den Darmschlingen verfängt.
• Etwa 4 Stunden vor der Untersuchung reinigt man den Dickdarm von Kot, indem man den gesamten Darm durchspült. Man läßt dazu den Patienten 4-6 Liter einer Salzlösung trinken. Der Darm ist rein, wenn aus dem After nur noch klares Wasser abfließt.
• Die Gefahr der Koloskopie besteht im Durchstoßen (Perforation) der Dickdarmwand (sehr selten). Gefährdet sind Patienten mit Narbensträngen im kleinen Becken oder im Bauchraum, bei denen der Darm weniger gut beweglich ist. Hier verfängt sich das Instrument leicht in einer Nische.
• Man unterscheide die ähnlich klingenden Begriffe: Koloskopie (Dickdarmspiegelung) und Kolposkopie (Scheidenspiegelung)!

Colon irritabile (Reizkolon, lat. irritare = reizen): Etwa ⅓ aller Erwachsenen in Wohlstandsländern leidet unter „Verdauungsbeschwerden": Bauchschmerzen, Stuhlunregelmäßigkeiten (Durchfall oder Verstopfung), Völlegefühl und Blähungen. Meist ist kein organischer Befund zu erheben. Neben Fehlernährung dürften vor allem seelische Probleme verursachend sein („etwas nicht verdauen können"). Die Gefahr besteht darin, daß die ersten Anzeichen einer ernsteren Erkrankung (z.B. Darmkrebs) übersehen werden, weil sie fälschlich dem nicht behandlungsbedürftigen irritablen Colon zugeordnet werden.

#444 Peritonealverhältnisse

■ **Caecum**: Es ist meist vollständig vom Peritoneum umhüllt (intraperitoneal). Trotzdem ist es nur wenig beweglich, weil die angrenzenden Darmstücke fixiert sind: Das Colon ascendens liegt sekundär retroperitoneal, das Ende des Ileum ist durch das Ende der Gekrösewurzel trotz der intraperitonealen Lage gut fixiert.

> **Caecum mobile**: Bei etwa ⅛ der Menschen bleibt ein Teil des Mesocolon ascendens in Fortsetzung des Dünndarmgekröses erhalten. Dann wird das Caecum abnorm beweglich. Dann kann sogar an dieser Stelle eine Darmverschlingung (Volvulus, #435) eintreten.

Von der intraperitonealen **Appendix vermiformis** spannt sich ein freies Gekröse zu Caecum und Ileum aus (*Mesoappendix*, in der Klinik vielfach auch Mesenteriolum genannt). Es enthält die Blutgefäße der Appendix vermiformis. Die Bauchfelltaschen in der Umgebung des Caecum (*Recessus ileocaecalis superior + inferior, Recessus retrocaecalis*) sind in #418 beschrieben.

■ **Colon**: Sekundär retroperitoneale (aufsteigender und absteigender Teil) und intraperitoneale Abschnitte (Colon transversum, Colon sigmoideum) wechseln miteinander ab. Normalerweise bleiben nur 2 Dickdarmgekröse erhalten:
• *Mesocolon transversum* (queres Dickdarmgekröse). Dieses ist eine wichtige Scheidewand im Bauchraum. Sie trennt Ober- und Unterbauch, aber nicht vollständig, weil dem Dickdarm ein vorderes Gekröse fehlt.
• *Mesocolon sigmoideum* (Sigmagekröse). Die Wurzeln der Dickdarmgekröse sind in #416 beschrieben.
• Die beiden übrigen Dickdarmgekröse (*Mesocolon ascendens + descendens*) verkleben mit dem parietalen Peritoneum. Unterbleibt die Verschmelzung, so ist der Dickdarm abnorm beweglich.

Lig. gastrocolicum (Magen-Dickdarm-Band): Mit der Curvatura major ist das Colon transversum durch ein Bauchfelldoppelblatt verbunden. Es ist ein Teil des Omentum majus (großes Netz, #417), dessen freier Abschnitt von der Taenia omentalis (#442) des Colon transversum vor den Dünndarmschlingen herabhängt. Durchtrennt man das Lig. gastrocolicum, so gelangt man in die *Bursa omentalis* (#418). Dies ist ein chirurgisch wichtiger Zugang zum Pankreas und anderen retroperitonealen Organen im Oberbauch.

#445 Appendix vermiformis (Wurmfortsatz)

■ **Bau**: Die Appendix vermiformis hat grundsätzlich den gleichen Bau wie der übrige Dickdarm. Sie unterscheidet sich eher quantitativ von ihm (Abb. 445a + b):
• Sie ist zwischen 0 (angeborenes Fehlen) und 25 cm lang (im Durchschnitt etwa 10 cm).
• Der Gesamtdurchmesser beträgt nur etwa 6 mm.
• Die Lymphknötchen reichen aus der Lamina propria der Schleimhaut bis in die Submukosa. Wegen des reichlichen lymphatischen Gewebes wird die Appendix vermiformis auch als „Darmmandel" bezeichnet. Im Unterschied zu den Mandeln des lymphatischen Rachenrings bleibt das Epithel jedoch weitgehend frei von Lymphozyten.
• Die Längsmuskelschicht ist nicht zu Tänien konzentriert, sondern gleichmäßig verteilt.

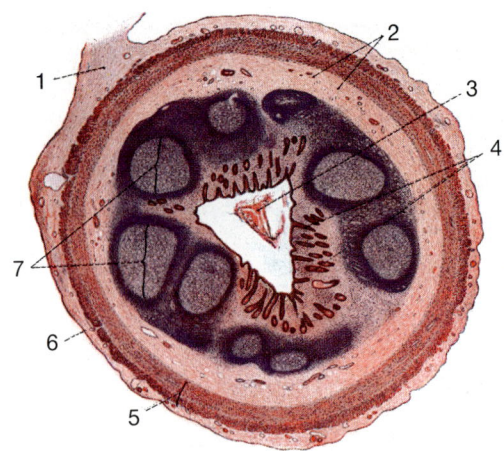

Abb. 445a. Querschnitt durch die Appendix vermiformis (Vergrößerung 10fach). [so]

1 Mesoappendix
2 Tela submucosa
3 (Lumen)
4 Glandulae [Cryptae] intestinales
5 Tunica muscularis
6 Peritoneum
7 Noduli lymphoidei aggregati

■ **Lage**: Die Lage der Appendix vermiformis ist zuerst durch die des Caecum bestimmt. Bei der embryonalen „Darmdrehung" (#415, Abb. 449) schiebt sich der Dickdarm gegen den Uhrzeigersinn um etwa 270° um Jejunum und Ileum herum. Das Caecum erreicht seine typische Lage im rechten Unterbauch es nur bei vollendeter Darmdrehung.
• Wird die Darmdrehung nicht zu Ende geführt, so bleibt das Caecum an irgendeiner Stelle des normalen Dickdarmrahmens liegen. Am häufigsten steht es dann etwas höher als normal. Es kann aber auch die Position der rechten Kolonflexur an der Leber einnehmen (Caecum altum) oder sogar links liegen (Malrotatio, #449).
• Selten ist der Darm überdreht. Das Caecum gelangt dabei ins kleine Becken.

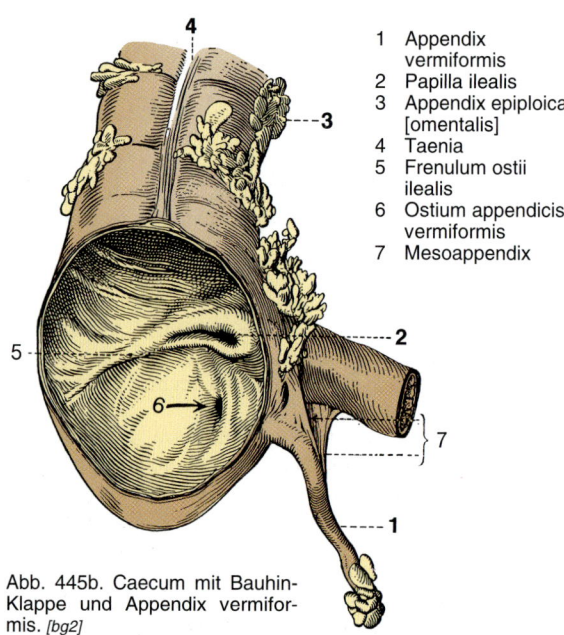

1 Appendix vermiformis
2 Papilla ilealis
3 Appendix epiploica [omentalis]
4 Taenia
5 Frenulum ostii ilealis
6 Ostium appendicis vermiformis
7 Mesoappendix

Abb. 445b. Caecum mit Bauhin-Klappe und Appendix vermiformis. [bg2]

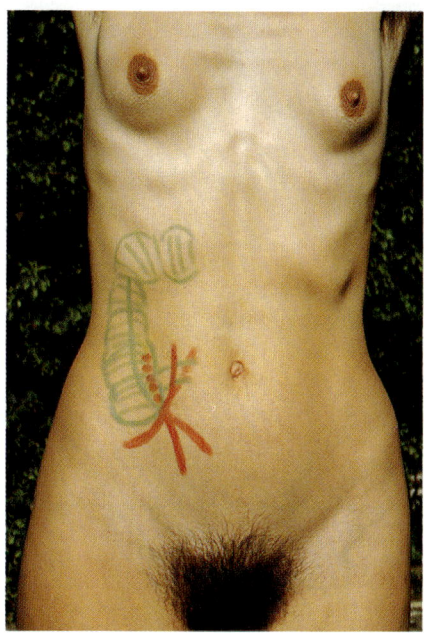

Abb. 445c. Projektion von Appendix vermiformis, Caecum und Colon ascendens auf die Körperoberfläche. Es sind 6 verschiedene mögliche Lagen der Appendix vermiformis angegeben. [li1]

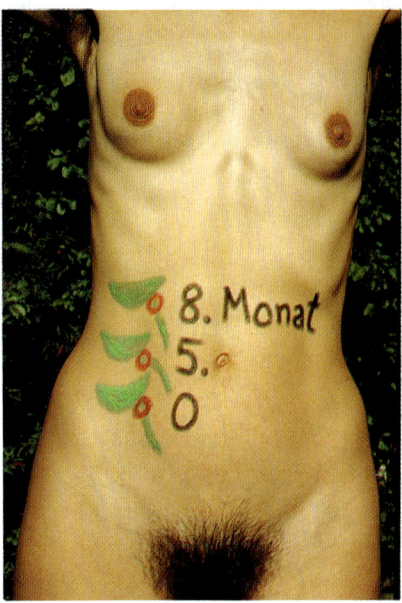

Abb. 445d. Verlagerung von Caecum und Appendix vermiformis während der Schwangerschaft: Der Druckpunkt steigt bis zum Rippenbogen auf. [li1]

Praktische Bedeutung von Fehlstellungen des Caecum: Bei der Appendicitis (Wurmfortsatzentzündung) sind die Beschwerden dann atypisch lokalisiert. Deshalb muß man beim „akuten Abdomen" (rasch eintretendes schweres Krankheitsbild mit heftigen Schmerzen im Bauch) auch dann an eine Appendicitis denken, wenn das Schmerzzentrum nicht im rechten Unterbauch liegt.

Lage der Appendix vermiformis zum Caecum (Abb. 445c):
• hinter dem Caecum („retrozäkal"): häufigste Lage (etwa ⅔).
• vom Caecum Richtung Becken absteigend: etwa ⅓.
• vor oder hinter dem *Ileum*: selten.

■ **Nachbarschaft**: Infolge der intraperitonealen Lage hat die Spitze der Appendix vermiformis bei einer mittleren Länge von 10 cm einen Verkehrsraum von 20 cm Durchmesser, umfaßt also bereits den gesamten rechten Mittel- und Unterbauch zwischen Leber und kleinem Becken. Infolge der Lagevarianten des Caecum und der wechselnden Länge der Appendix vermiformis ist praktisch der gesamte Bauchraum mögliches Nachbargebiet der Appendix vermiformis (damit kann auch in der gesamten Peritonealhöhle der Durchbruch einer vereiterten Appendix vermiformis erfolgen). Im typischen Fall engt sich der Verkehrsraum jedoch erheblich ein:
• Caecum und Appendix vermiformis berühren dorsal das parietale Peritoneum auf dem *M. iliopsoas*. Bei Entzündungen können viszerales und parietales Peritoneum verkleben und Caecum und Appendix vermiformis an der *Fascia iliaca* fixiert werden. Diese Faszie umschließt eine Muskelloge, die hinter dem Leistenband in den Oberschenkel absteigt (#923). Bricht ein retrozäkaler Abszeß in die Muskelloge ein, so können die Eitermassen in den Oberschenkel gelangen („Senkungsabszeß").
• Das Caecum liegt vorn der Bauchwand an. Normalerweise schieben sich keine Dünndarmschlingen dazwischen. Sie bleiben links und unterhalb von ihm liegen. Beugt man das rechte Hüftgelenk maximal, so preßt der Oberschenkel das Caecum aus.
• Die Spitze des in das kleine Becken herabhängenden Wurmfortsatzes kann das rechte Ovarium erreichen.
• Im 2. und 3. Schwangerschaftsdrittel berührt die Appendix vermiformis häufig den Uterus. Sie kann auch vom sich vergrößernden Uterus zur Leber hochgedrängt werden (Abb. 445d).

■ **Projektion auf die Bauchwand**: Der groben Orientierung dienen:
• *McBurney-Punkt* (#439, Abb. 446a): Der Bereich zwischen Mitte und rechtem Drittelpunkt der Verbindungslinie zwischen Nabel und rechter Spina iliaca anterior superior (vorderer oberer Darmbeinstachel) entspricht etwa dem Abgang der Appendix vermiformis vom Caecum. Angesichts der großen Lagevariabilität ist es müßig darüber zu streiten, ob man besser die Mitte oder den Drittelpunkt der Verbindungslinie wählt.
• *Lanz-Punkt* (Otto Lanz, 1908): Der rechte Drittelpunkt der Verbindungslinie der beiden Spinae iliacae anteriores superiores entspricht der Spitze des herabhängenden Wurmfortsatzes.

#446 Appendicitis (Wurmfortsatzentzündung)

■ **Terminologie**: In der ärztlichen Umgangssprache wird wie in der Laiensprache oft „Blinddarm" für „Wurmfortsatz" gebraucht. Man spricht dann von „Blinddarmentzündung", wenn die Wurmfortsatzentzündung (Appendicitis), von „Blinddarmoperation", wenn die Wurmfortsatzentfernung (Appendektomie) gemeint ist. Die Perityphlitis (gr. typhlós = blind) ist eine Entzündung in der Umgebung des Blinddarms, z.B. perityphlitischer Abszeß nach einem „Blinddarmdurchbruch" (Appendicitis perforans).

■ **Besondere Anfälligkeit der Appendix vermiformis**:
• Der Hohlraum der Appendix vermiformis ist nur 1–2 mm weit. Die Wand der Appendix vermiformis ist kaum dehnbar. Gerät ein kleiner Kotstein oder ein verschluckter „Fremdkörper", z.B. ein

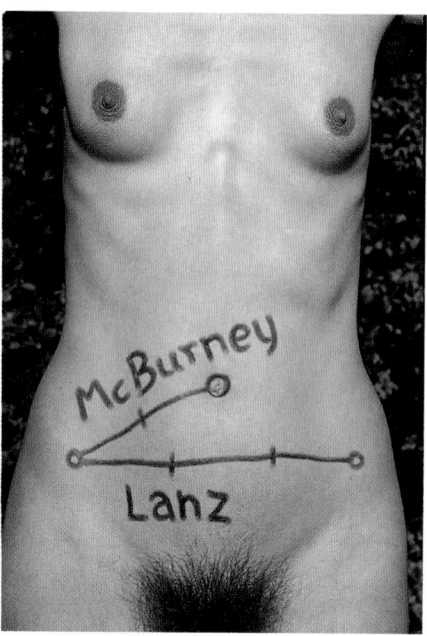 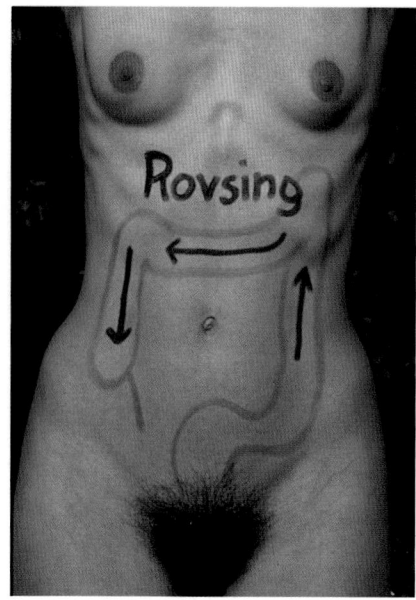

Abb. 446a. Typische Druckschmerzpunkte bei der Appendicitis (Wurmfortsatzentzündung):
• McBurney-Punkt: Mitte zwischen Nabel und rechtem vorderem oberen Darmbeinstachel (Spina iliaca anterior superior),
• Lanz-Punkt: rechter Drittelpunkt der Verbindungslinie der beiden Spinae iliacae anteriores superiores. *[li1]*

Abb. 446b. Rovsing-Zeichen bei der Appendicitis: Streicht man mit kräftigem Druck entgegen dem Uhrzeigersinn über die Bauchwand entsprechend dem Verlauf des Dickdarms, so wird der Schmerz im Bereich der Appendix vermiformis verstärkt (weil der Druck in der Appendix vermiformis erhöht wird). *[li1]*

Kirschkern, in die enge Lichtung, so verschließt er diese leicht. Der Inhalt des blind endenden Wurmfortsatzes wird damit vom übrigen Darminhalt abgeschnitten. In einem derartigen Blindsack gedeihen die Darmbakterien besonders gut und sind dann nicht mehr so harmlos wie sonst. Sie dringen bald in die anschwellende Schleimhaut ein. Die Appendix vermiformis vereitert.
• Die Appendix vermiformis enthält überwiegend lymphatisches Gewebe. Dies ist im Hinblick auf die eben geschilderte Bakterienvermehrung bei der Verlegung der Lichtung gut. Manche leichte Appendicitis klingt daher wieder ab, wenn das Hindernis aus der Lichtung abgeht. Das lymphatische Gewebe kann aber auch in „Kämpfe" verwickelt werden, die die Appendix vermiformis eigentlich gar nichts angehen, z.B. wenn Krankheitserreger bei einer Infektionskrankheiten in die Blutbahn gelangen. Es ist dabei ähnlich wie im Krieg, wo die Zivilbevölkerung in der Umgebung eines Militärflugplatzes stärker gefährdet ist als in Gegenden ohne „schützende" Truppen.
• Die Appendicitis ist in Mitteleuropa die häufigste der Krankheiten, die eine dringliche Operation erfordern.

■ **Beschwerden**: Die akute Appendicitis entwickelt sich innerhalb weniger Stunden zu einem Krankheitsbild mit heftigen Bauchbeschwerden:
• *Schmerz*: Er beginnt meist zunächst im Nabelbereich oder in der Magengrube und wird allmählich heftiger, manchmal kolikartig. Später geht er in einen Dauerschmerz über. Kennzeichnend ist die Verlagerung des Schmerzes von der Nabelgegend in den rechten Unterbauch. Bei der schwangeren Frau muß man daran denken, daß die Appendix vermiformis mit fortschreitender Schwangerschaft immer weiter nach oben geschoben wird und damit der typische Schmerzpunkt ebenfalls aufsteigt (Abb. 446b).
• *Übelkeit* und *Brechreiz* bis Erbrechen.
• *Fieber*: meist nur mäßig (38-39°C): Häufig ist dabei die Temperatur bei Fiebermessung im After um mehr als 1°C höher als beim Messen in der Achselhöhle. Die stärkere Temperaturerhöhung im Becken weist auf die Nähe des Erkrankungsherdes hin.
• *Abwehrspannung*: Die Bauchdecke spannt sich bei fortgeschrittener Entzündung bretthart an.

■ **Diagnostische Zeichen**: Der Schmerz wird stärker bei:
• Beklopfen und Eindrücken der Bauchwand (*Klopfschmerz*).
• raschem Wegziehen der tastenden Hand (*Loslaßschmerz*).
• Ausstreichen des Dickdarms in Richtung Caecum (*Rovsing-Zeichen*, Abb. 446b).
• Heben des gestreckten rechten Beins (*Psoaszeichen*), wenn die Entzündung auf die Faszienloge des M. psoas major übergreift.
• Innenrotation im Hüftgelenk (*Obturatorzeichen*), wenn die ins kleine Becken herabhängende Appendix vermiformis das Peritoneum auf der Fascia obturatoria berührt.

■ **Gefahren**: Die Appendicitis wird meist verharmlost. Sie ist aber eine sehr ernst zu nehmende Erkrankung, bei der vor allem keine Zeit vertrödelt werden darf. Hauptgefahr ist der Durchbruch (*Perforation*). Er kann schon 8-12 Stunden nach Beginn der ersten Beschwerden erfolgen, am häufigsten ist er am 3. oder 4. Tag. Der Durchbruch kann Folge einer Durchblutungsstörung der Darmwand durch den Druck des eingeklemmten Fremdkörpers sein. Die Darmwand kann aber auch durch die Eiterung „eingeschmolzen" werden. In beiden Fällen bricht der Eiter in die Peritonealhöhle aus. Dabei gibt es 2 Möglichkeiten:
• *Gedeckter Durchbruch*: Dem Durchbruch ging eine örtliche Entzündung des Peritoneum voraus, die zu einer Verklebung des Peritonealüberzugs der Appendix vermiformis mit dem Peritoneum der hinteren Bauchwand oder dem großen Netz geführt hat. Die aus der Appendix ausbrechenden Eitermassen ergießen sich in eine Art vorbereitete Tasche und können sich nicht auf den übrigen Bauchraum verteilen. Es entsteht ein gekammerter Abszeß (perityphlitischer Abszeß). Dieses „Abdecken" des Durchbruchs ist gewissermaßen ein letzter Versuch des Körpers, die Ausbreitung der Infektion auf die gesamte Bauchhöhle zu verhindern.
• *Freier Durchbruch*: Die Eitermassen ergießen sich in die Peritonealhöhle. Es folgt die allgemeine Bauchfellentzündung (*Peritonitis*), die unbehandelt mit hoher Wahrscheinlichkeit zum Tod führt.

Die Wahrscheinlichkeit des Durchbruchs ist abhängig vom Lebensalter. Sie ist hoch beim Kind und beim alten Menschen. Sie ist am geringsten zwischen dem 20. und 60. Lebensjahr. Nach erfolgtem Durchbruch lassen die Schmerzen vorübergehend nach. Dies ist einfach zu verstehen, weil der Schmerz infolge der Dehnung der Wand des geschwollenen Wurmfortsatzes wegfällt. Der Patient mißdeutet dies bisweilen hoffnungsfroh als Wendung zum Besseren. Auch für den Arzt ist das Krankheitsbild in diesem Stadium manchmal schwierig zu beurteilen.

■ **Differentialdiagnose**: Ähnliche Beschwerden wie die Appendicitis können folgende Krankheiten hervorrufen:
• andere Entzündungen des Darms, z.B. Crohn-Krankheit (#432).
• Darmverschluß (#435).
• Gallenblasenentzündung (#459).
• Geschwürleiden von Magen und Duodenum, besonders nach Durchbruch (#427).
• Nierenbeckenentzündung (#487).
• Harnleiterstein (#488).
• Eierstockentzündung oder Ovarialzyste (#533).
• Eileiterschwangerschaft (#537).
• Lymphknotenentzündung im Mesenterium.

■ **Behandlung**: Gilt die Diagnose „akute Appendicitis" als gesichert, so ist unverzüglich zu operieren. Abwarten erhöht die Gefahr des Durchbruchs und verschlechtert die Überlebensaussicht. Trotzdem ist die Entscheidung nicht einfach. Es gibt kein Zeichen, an dem man die Appendicitis sicher erkennen oder sicher ausschließen kann. Im Zweifelsfall gilt: lieber einige Male unnötig operieren als einmal zu spät. Angesichts dieses Grundsatzes ist im deutschen Sprachraum die Zahl „fälschlicher" Operationen mit 15-30 % gar nicht so sehr hoch. Häufig kann bei diesen Eingriffen dann die richtige Diagnose gestellt werden.

■ **Appendektomie** (Wurmfortsatzentfernung):
• Die Appendix vermiformis wird immer vollständig entnommen, auch wenn nur ein Teil erkrankt erscheint. Damit ist die Gefahr eines Rückfalls gebannt.
• Beim Hautschnitt (Wechselschnitt, #269) bemüht man sich, kosmetische Gesichtspunkte zu beachten und die Narbe möglichst klein zu halten. Allerdings sollte der Chirurg nicht zu viel Ehrgeiz auf diesem Gebiet entwickeln: Je kleiner der Hautschnitt, desto schlechter sind der Überblick über das Operationsgebiet und die Arbeitsmöglichkeit und desto höher wird zwangsläufig die Komplikationsrate. Die Appendektomie ist kein völlig ungefährlicher Eingriff. Auch bei gesunder Appendix vermiformis muß man mit etwa 0,1 % Todesfällen rechnen. Nach erfolgtem Durchbruch, nach Bauchfellentzündung, bei Kindern unter 5 Jahren sowie im Greisenalter steigt die Sterblichkeit auf einige Prozent an.
• Wie nach allen Bauchoperationen ist auch nach der Appendektomie wegen der möglichen Bauchfellverwachsungen die Gefahr eines Darmverschlusses (#435) erhöht. Bisher sind keine weiteren nachteiligen Folgen des Verlustes der Appendix vermiformis bekannt. Man kann sie guten Gewissens als überflüssiges Organ bezeichnen, das die Natur gar nicht erst in den Bauplan des Menschen hätte aufnehmen sollen. Die Bedeutung als Abwehrorgan wird angesichts der weitaus größeren Menge an Abwehrgewebe im übrigen Darm meist überschätzt.

#447 Lage des Colon

Während Colon ascendens und descendens als sekundär retroperitoneale Organe eine relativ konstante Lage aufweisen, sind Colon transversum und sigmoideum je nach der Länge ihrer „Mesos" stärker oder schwächer beweglich. Meist hängt das Colon transversum in Form einer Girlande zwischen den beiden Kolonflexuren nach unten. Es kann bis in das kleine Becken reichen. Meist liegt aber der tiefste Punkt auf Höhe des Nabels (im Alter etwas unterhalb).

■ **Röntgenuntersuchung**: Den Verlauf des Dickdarms kann man beim Lebenden im Röntgenbild nach Kontrastmitteleinlauf studieren (Abb. 443a + b). Ein sehr plastisches Bild der Dickdarmlichtung erhält man, wenn man nach dem Entleeren des Kontrastmittels (strahlendichter als Körpergewebe) noch Luft einbläst (weniger strahlendicht als Körpergewebe): Bei dieser „Doppelkontrastmethode" werden die für den Dickdarm charakteristischen Haustren gut sichtbar (Abb. 447).

■ **Perkussion**: Ohne technische Hilfsmittel kann man sich auch durch Abklopfen der Bauchwand über die Lage des Colon transversum orientieren. Das Colon transversum enthält meist Gas. Die Perkussion ergibt daher tympanitischen Klopfschall (#344). Allerdings ist regelmäßig der Magen und gelegentlich auch der Dünndarm gashaltig, so daß der Dickdarm nur gegen die Leber und die Milz sicher abzugrenzen ist.

■ **Nachbarschaft**:
• *Colon ascendens*: Es befestigt sich dorsal an der inneren Bauchwandfaszie (Fascia transversalis) auf dem M. transversus abdominis und dem M. quadratus lumborum. Links von ihm befindet sich Dünndarm (meist Ileum).
• *Rechte Kolonflexur*: Sie berührt vorn die Leber und hinten die rechte Niere (unterer Pol bis Nierenbucht, variabel).
• *Colon transversum*: Rechts vorn liegen ihm Leber und Gallenblase an (Abb. 426a). Die Peritonealüberzüge von Gallenblase und Colon transversum können bei Gallenblasenentzündungen verkleben. Dann können große Gallensteine aus der Gallenblase in den Dickdarm einbrechen und mit dem Stuhl abgehen. An der Leiche ist das Colon transversum in der Umgebung der Gallenblase häufig grünlich verfärbt, weil nach dem Tod Gallenfarbstoffe durch die Wand der Gallenblase diffundieren. Das Colon transversum trennt den Magen von den intraperitonealen Dünndarmschlingen.

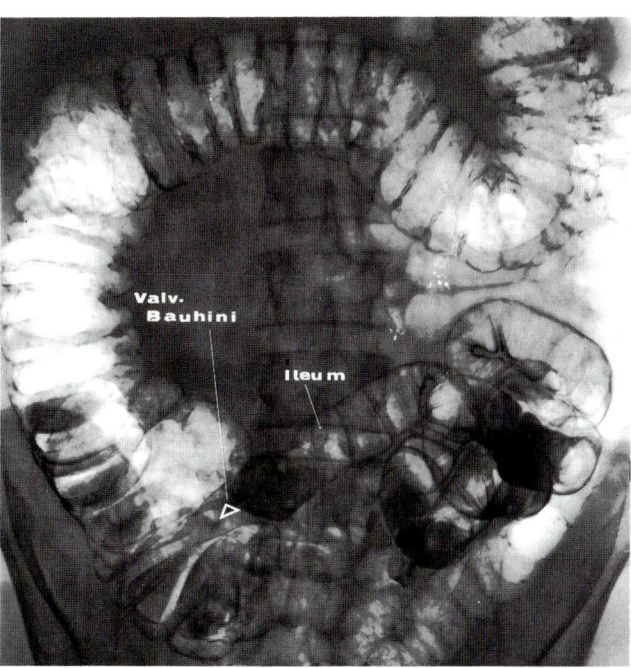

Abb. 447. Dickdarm im Röntgenbild („Doppelkontrastmethode"). [ba]

- *Wurzel des Mesocolon transversum*: Sie überquert die rechte Niere, den absteigenden Teil des Duodenum und das Caput pancreatis und folgt dann der Vorderkante von Corpus und Cauda pancreatis zum Hilum der Milz.
- *Linke Kolonflexur*: berührt die Eingeweidefläche der Milz vorn unten (Facies colica, #464) sowie hinten den unteren Teil der linken Niere.
- *Colon descendens*: Ihm liegen rechts Dünndarmschlingen (meist Jejunum), oben hinten die linke Niere an. In den Beziehungen zur hinteren Bauchwand entspricht der absteigende dem aufsteigenden Teil.
- *Colon sigmoideum*: wegen der freien Beweglichkeit wechselt der Kontakt zu Dünndarmschlingen und Beckenorganen (vor allem bei der „Enteroptose" im Alter).
- *Wurzel des Mesocolon sigmoideum*: Sie verläuft vom Ende der Verwachsungszone des Colon descendens (die im Lauf des Lebens etwas absinkt) quer oder leicht ansteigend zum 5. oder 4. Lendenwirbelkörper und steigt dann in der Mittellinie auf das Kreuzbein bis etwa S3 ab. Die Wurzel überquert den Harnleiter, die A. + V. iliaca communis und die Gefäße zu den Keimdrüsen. Die Äste der A. + V. mesenterica inferior zum Colon sigmoideum treten in sie ein.

■ **Akute Colitis** (Dickdarmentzündung): Sie wird meist durch Bakterien oder deren Toxine ausgelöst. Der Dünndarm ist häufig mitbefallen (Enterocolitis). Der Körper versucht die lästigen Bakterien möglichst schnell loszuwerden:
- Er beschleunigt die Darmpassage: *vermehrte Peristaltik* bis zu Dickdarmkrämpfen (Darmkoliken).
- Er spült den Darm kräftig durch: Vermehrte Flüssigkeitsabgabe an den Darm führt zu Durchfall (*Diarrhö*, gr. diárrhoia = Durchfall, rhéos = Fließen). Dieser ist nicht die Krankheit, sondern eine sinnvolle Gegenmaßnahme des Körpers.

Die Art der Toxine bestimmt die Verlaufsform:
- Choleratyp: Enterotoxine werden von den Rezeptoren der Saumzellen gebunden. Der Darm reagiert mit vermehrter Sekretion von Wasser und Elektrolyten. Es kommt zu wäßrigem Durchfall. Einen ernsten Verlauf kann die *Cholera asiatica* mit „reiswasserähnlichen" Durchfällen nehmen: Dem Körper wird soviel Wasser entzogen, daß er in einen Zustand lebensbedrohender Austrocknung (Exsikkose, lat. exsiccare = austrocknen) gerät.
- Typ der bakteriellen Ruhr: Zytotoxine zerstören Saumzellen. Bakterien dringen in das Epithel ein. Der Durchfall wird blutigschleimig. Beim *Typhus abdominalis* mit „erbsensuppenartigen" Durchfällen durchsetzen Bakterien die Darmwand, gelangen in die Blutbahn und befallen andere Organe, z.B. auch das Gehirn.

#448 Blutgefäße

■ **Arterien**:

❶ Caecum und Appendix vermiformis: Sie werden normalerweise von der *A. ileocolica* versorgt. Diese Arterie setzt als Endast der A. mesenterica superior deren Hauptverlaufsrichtung in der Radix mesenterii zum „Ileozäkalwinkel" fort. Sie ist links an die Arkaden der *Aa. ileales*, rechts an die der *A. colica dextra* angeschlossen. Für Caecum mit Appendix bleiben 3 Äste:
- *A. caecalis anterior* (vordere Blinddarmarterie).
- *A. caecalis posterior* (hintere Blinddarmarterie).
- *A. appendicularis* (Wurmfortsatzarterie): in der *Mesoappendix*.

❷ Colon: Im Colon transversum liegt nicht nur die Grenze zwischen kranialem und pelvinem Parasympathikus (#596), sondern auch zwischen den Versorgungsgebieten der A.+

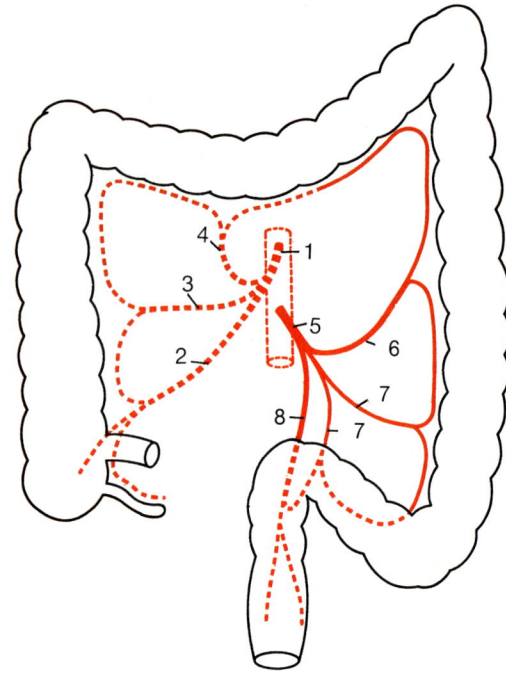

Abb. 448a. Schema der Gefäßverzweigung am Dickdarm. [li2]

1	A. mesenterica superior	5	A. mesenterica inferior
2	A. ileocolica	6	A. colica sinistra
3	A. colica dextra	7	Aa. sigmoideae
4	A. colica media	8	A. rectalis superior

V. mesenterica superior und inferior (etwa zwischen linkem Drittelpunkt des Colon transversum und linker Kolonflexur, Abb. 448a). Das Colon erreichen im Regelfall 5 Arterien (große Variabilität):
- *A. ileocolica*: mit einem Nebenast zum Colon ascendens.
- *A. colica dextra*: zum Colon ascendens.
- *A. colica media*: zum Colon transversum (Abb. 448b).
- *A. colica sinistra*: zum Colon descendens.
- 2-3 *Aa. sigmoideae*: zum Colon sigmoideum.

Die 3 erstgenannten Arterien entspringen aus der *A. mesenterica superior*, die übrigen aus der *A. mesenterica inferior*. Wie am Dünndarm (#437) ziehen sich auch am Dickdarm Gefäßarkaden entlang. Daher können die Versorgungsgebiete der beiden Mesenterialarterien nicht scharf voneinander abgegrenzt werden. Je nach den örtlichen Strömungsbedingungen wird beim gleichen Individuum die Grenze einmal weiter rechts, einmal weiter links liegen.

■ **Venen**: Sie entsprechen etwa den Arterien. Während jedoch der Hauptstamm der *V. mesenterica superior* mit der gleichnamigen Arterie verläuft, trennt sich die *V. mesenterica inferior* schon im Unterbauch von der aus der unteren Bauchaorta entspringenden Arterie und steigt mit der A. colica sinistra zum Oberbauch auf. Sie mündet hinter dem Pancreas in die Milzvene ein. Letztlich gelangt jedoch das Blut aus beiden Mesenterialvenen in die V. portae hepatis.

Die *V. appendicularis* (Wurmfortsatzvene) ist ein Ast der V. ileocolica, die über die V. mesenterica superior in die V. portae hepatis mündet.

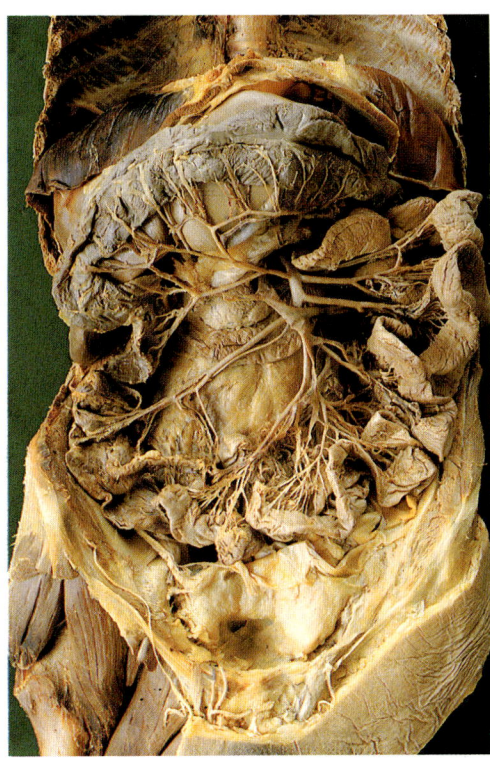

Abb. 448b. Foto der Verzweigung von A. + V. mesenterica superior am Darm. Das Peritoneum und das Bindegewebe des Dünndarmgekröses wurden entfernt, um die Blutgefäße sichtbar zu machen. [li5]

#449 Entwicklungsstörungen und andere Erkrankungen

■ **Mißbildungen**:
- **Malrotatio intestini**: Bei unvollständiger oder fehlerhafter Darmdrehung liegt der Dünndarm meist rechts, der gesamte Dickdarm links im Bauchraum (Abb. 449). Die Appendicitis kann dann die typischen Beschwerden an atypischer Stelle hervorrufen. Infolge Rotationsfehlers kann auch das Duodenum vor das Colon transversum zu liegen kommen, oder es ziehen die A.+ V. mesenterica superior hinter dem unteren Teil des Duodenum zum *Jejunum* und zum *Ileum*.
- **Caecum mobile**: Bei mangelnder Verklebung der sonst sekundär retroperitonealen Darmteile mit der hinteren Bauchwand behalten Caecum und Colon ascendens ihr freies Mesenterium und sind daher besonders beweglich. Die Appendix vermiformis kann dadurch atypisch liegen. Ferner sind Verwindungen um das Mesenterium mit Abklemmen der Blutgefäße möglich: Darmverschlingung (*Volvulus*, lat. volvere = drehen). Im Extremfall kann der gesamte Dickdarm intraperitoneal bleiben (*Persistenz des Mesenterium dorsale commune*).
- **Hernia umbilicalis congenita**: Bei der angeborenen Nabelhernie bleibt der „physiologische" Nabelbruch bestehen (#415) oder tritt der schon in die Bauchhöhle zurückgetretene Darm erneut aus. Im Extremfall liegen alle Baucheingeweide außerhalb des Bauchraums (*Eventeration*).
- **Atresia duodeni** (angeborener Verschluß des Zwölffingerdarms): Die Lichtung des Duodenum wird im 2. Entwicklungsmonat normalerweise durch Epithelwucherungen verschlossen und im 3. Entwicklungsmonat wieder geöffnet. Die Rekanalisation kann ausbleiben.
- **Megacolon**: Bei der angeborenen Lähmung des Colon fehlen die Ganglienzellen des *Plexus myentericus* (#435). Die befallenen Darmabschnitte (meist unteres Colon descendens und oberes Colon sigmoideum) sind abnorm eng und ohne Peristaltik. Der Stuhl kann durch sie nicht weiterbefördert werden, er staut sich vor der Engstelle an. Der vorangehende, an sich gesunde Dickdarmteil wird dadurch besonders weit (gr. mégas, megálu = groß). Die „Hirschsprung-Krankheit" fällt schon während des ersten Lebensmonats auf, wenn kein Stuhl abgesetzt und der Bauch immer weiter aufgetrieben wird (Harald Hirschsprung, Kopenhagen 1888). Zur Behandlung muß der gesamte aganglionäre (enge) Abschnitt des Dickdarms operativ entfernt werden.

■ **Colitis ulcerosa** (geschwürige Dickdarmentzündung): Bei ihr treten aus bisher unbekannten Gründen viele Geschwüre im Dickdarm auf. Die Erkrankung beginnt meist im Rectum und breitet sich dann in Schüben über den ganzen Dickdarm aus. Man vermutet, daß es sich um eine Störung im Abwehrsystem des Körpers handelt, bei welcher der Körper irrtümlich Antikörper gegen die eigene Dickdarmschleimhaut bildet (Autoaggressionskrankheit). Seelische Einflüsse spielen bei dieser Krankheit eine große Rolle. Die Krankheit befällt vor allem jüngere Menschen (20-40 Jahre) und kommt auch schon bei Kindern vor.

Im Mittelpunkt der Beschwerden stehen Durchfälle (wäßrige bis breiige, blutige und eitrige Stühle bis zu hundertmal pro Tag), Blutungen aus dem After und Schmerzen (oft rahmenartig den Bauch umziehend entsprechend dem Verlauf des Dickdarms). Die Krankheit kann sich in Schüben (chronisch intermittierend) mit beschwerdearmen Zwischenzeiten über viele Jahre hinziehen oder (akut fulminant) in wenigen Tagen zum Tod führen. Die Hauptgefahren sind:
- *Dickdarmperforation*: Je nachdem, ob es sich um einen „gedeckten" oder „freien" Durchbruch handelt (#446) entsteht ein örtlicher Abszeß oder die allgemeine Bauchfellentzündung (Peritonitis) mit hoher Sterblichkeit. Ein „gedeckter" Durchbruch kann z.B. aus dem Rectum in die Vagina hinein erfolgen. Dadurch entsteht eine Rektovaginalfistel, und Kot geht durch die Vagina ab.
- *Toxisches Megakolon* (Dickdarmerweiterung): Infolge Lähmung der Dickdarmwand wird der Darminhalt nicht mehr weiterbefördert und staut sich an. Es drohen die Gefahren des paralytischen Ileus (#435).
- *Dickdarmstenose* (Verengung): Durch schrumpfende Narben kann der Dickdarm stellenweise stark eingeengt werden, so daß der Durchfluß des Darminhalts behindert wird. Das Krankheitsbild ähnelt dem des mechanischen Darmverschlusses (#435).
- *Blutung*: wenn durch ein Geschwür ein Blutgefäß angenagt wird.
- *Eiterungen, Spalt- und Fistelbildungen* im Afterbereich: Sie können den Verschlußmechanismus so nachhaltig stören, daß es zum unwillkürlichen Abgang von Stuhl kommt (Einkoten).

■ **Divertikulose**: Als Divertikel bezeichnet man kleinere oder größere blindsackartige Ausbuchtungen der Wand eines Hohlorgans (Darm, Oesophagus, Harnblase usw.). Sie sind entweder angeboren oder entstehen im Laufe des Lebens. Schwache Stellen der Wand geben dem Druck im Innern des Hohlorgans nach und werden ausgebuchtet. Manchmal werden alle Schichten der Wand vorgewölbt („echtes") Divertikel). Beim Dickdarm wird die wenig widerstandsfähige Schleimhaut durch Lücken in der strafferen Muskelschicht hindurchgepreßt (*Schleimhautprolaps* = „falsches" Divertikel). Da die Muskelschicht des Dickdarms dünn ist und viele Lücken aufweist (z.B. wo Blutgefäße hindurchtreten), kommen Dickdarmdivertikel selten einzeln, sondern meist in größerer Zahl vor. Oft sind sie in Reihen angeordnet (entsprechend den Eintrittsstellen der Blutgefäße). Sie erreichen Erbs- bis Kirschgröße.

Die Divertikel des Dickdarms sind eine Zivilisationserscheinung. Unsere schlackenarme Kost ergibt wenig Stuhl, der mangels Nachschub nur langsam durch den Dickdarm befördert wird. Die Dickdarmwand muß sich stark kontrahieren, um den wenigen Inhalt zu umschließen. Dadurch steigt der Druck im Innern des

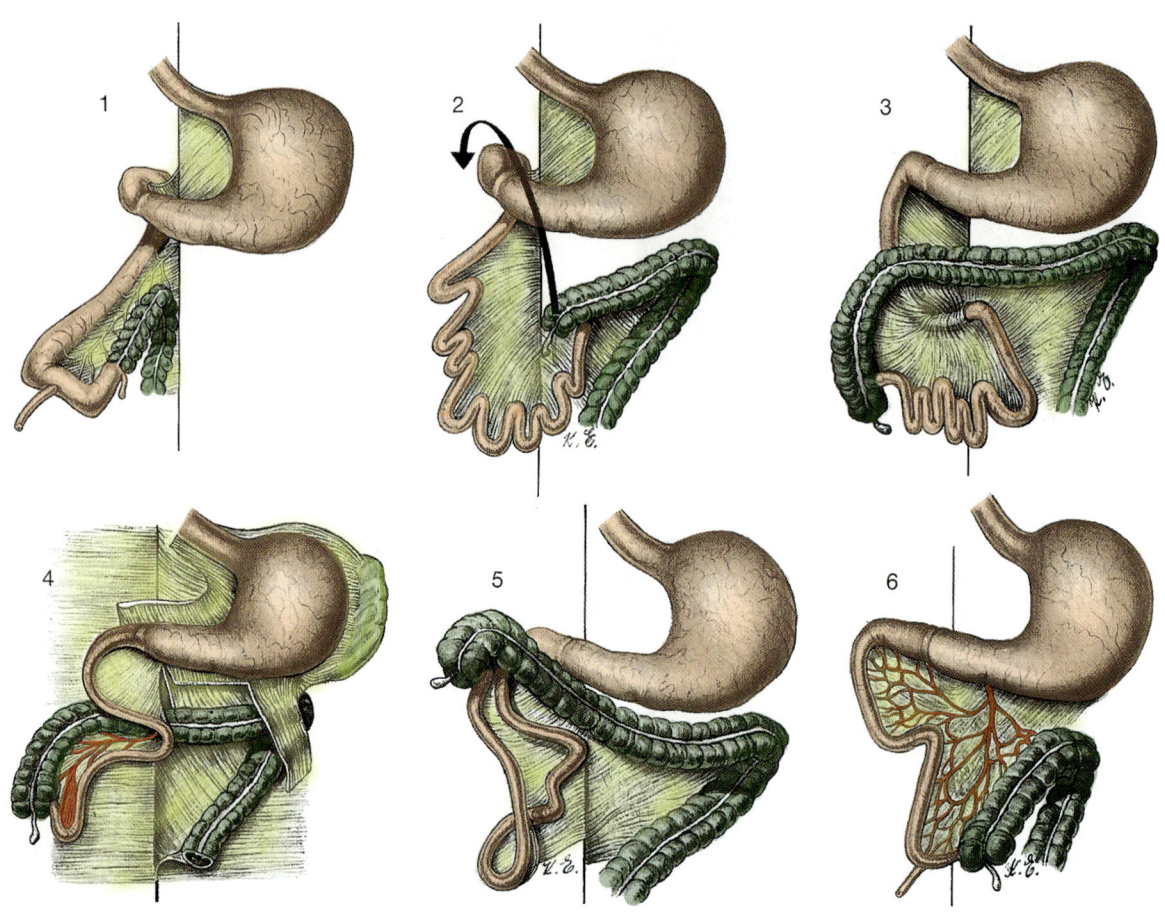

Abb. 449a-f. Normale und fehlerhafte Darmdrehung. *[ku2]*

1–3 Normale Darmdrehung (vgl. Abb. 415)
4–6 Fehlerhafte Darmdrehung
4   Malrotation: Das Duodenum liegt vor dem Colon transversum
5   Malrotation: Die Flexura duodenojejunalis ist nach rechts verschoben
6   Nonrotation: Der gesamte Dickdarm ist links geblieben

Dickdarms und mit ihm die Gefahr des Durchpressens von Schleimhaut durch Lücken der Muskelwand. Wegen der Aufnahme von Wasser aus dem Darminhalt nimmt die Menge des Inhalts auf dem Weg durch den Dickdarm immer mehr ab. Das Colon sigmoideum hat daher den wenigsten Inhalt und den höchsten Innendruck. Deshalb kommen Divertikel in ihm am häufigsten vor. Vor dem 30. Lebensjahr sind Dickdarmdivertikel selten. Sie nehmen dann pro Jahrzehnt um 6-8 % zu, so daß etwa ⅓ der Siebzigjährigen Divertikelträger ist.

Die Form der Divertikel erinnert an eine bauchige Flasche: An einen engen Hals (in der Muskellücke) schließt sich ein weiter bauchiger Sack an. Die Wand des Sacks enthält nur wenig Muskelzellen. Sie kann sich daher nicht kräftig zusammenziehen. Wird durch den hohen Druck im Darminnern Kot durch den engen Divertikelhals in den Divertikelsack gepreßt, so kann er von dort nur schlecht entleert werden. Dem Kot wird aber noch Wasser entzogen. Dadurch wird er immer härter (Kotstein).

Divertikel werden meist rein zufällig bei Untersuchungen, Operationen oder bei der Leichenöffnung entdeckt, ohne daß der Träger je über Beschwerden geklagt hätte. Gefahren sind jedoch:
• *Diverticulitis*: Um den im Divertikel angestauten Kot entzündet sich die Schleimhaut. Die Schmerzen kommen in Anfällen. Sie sind im linken Unterbauch am stärksten. Das Krankheitsbild kann dem der Appendicitis ähnlich werden, jedoch liegt das Schmerzzentrum links (man spricht daher bildhaft auch von der Linksappendizitis). Manchmal kann man den verkrampften Dickdarm als „Walze" im linken Unterbauch tasten. Die Entzündung kann die Wand des Divertikels so weit schädigen, daß Gewebe zugrunde geht und sich ein Geschwür bildet. Dieses wird dann zum Ausgangspunkt der ernsteren Gefahren.

• *Schwere Blutung*: Die Divertikel bilden sich bevorzugt an Stellen, an denen Blutgefäße durch die Muskelschicht der Darmwand zur Schleimhaut gelangen. Einem im Divertikel entstehenden Geschwür liegen daher häufig stärkere Blutgefäße an. Nagt das Geschwür die Blutgefäße an, so kann es stark bluten.
• *Peridiverticulitis*: Das entzündete Divertikel verklebt mit den anliegenden Organen, z.B. den Fettanhängseln des Dickdarms, aber auch mit Dünndarm, Harnblase, Vagina usw. Die Entzündung greift auf diese Organe über. Bricht das Divertikel im Bereich der Verklebung durch, so bilden sich Fisteln. Im günstigsten Fall verklebt das Divertikel mit der angrenzenden Dickdarmwand und bricht dann in den Dickdarm ein. Der Inhalt entleert sich dann dorthin, wohin er gehört. Entzündliche Schwellungen und narbige Umbauvorgänge um erkrankte Divertikel greifen auf die benachbarten Darmabschnitte über. Dadurch werden die engen Hälse der in ihrer Wand sitzenden Divertikel abgeklemmt. Damit wiederum ist der Kotstau und die Entzündung in diesen Divertikeln vorprogrammiert. Die Entzündung breitet sich daher geradezu zwangsweise aus.
• *Fisteln* zu Nachbarorganen oder zur Bauchwand entstehen beim „gedeckten" Durchbruch. Etwa die Hälfte von ihnen geht zur Haut. Dann tritt Kot aus der Fistelöffnung an der Haut aus. Da der Dickdarm reichlich Bakterien enthält, vereitert der Fistelgang leicht. Etwa ein Viertel der Fisteln zieht zur Harnblase. Die

mit dem Kot in die Harnblase einwandernden Bakterien verursachen dort Entzündungen (Cystitis), die über die Harnleiter zu den Nierenbecken aufsteigen können und schließlich die Nieren schädigen (Pyelonephritis, #487). Häufig bilden sich auch Fisteln zur Vagina oder in den Dünndarm aus.
• „Freie" *Perforation* in die Peritonealhöhle: Der bakterienreiche Inhalt des Divertikels ergießt sich über das Peritoneum und ruft die kotige *Peritonitis* hervor. Diese führt unbehandelt rasch zum Tod. Divertikel sind die häufigste Ursache des Dickdarmdurchbruchs.
• *Dickdarmstenose* bis zum Verschluß: durch narbige Schrumpfung oder Schwellung bei starker Entzündung. Die Folgegefahren ähneln denen beim Dünndarmverschluß (#435).

■ **Dickdarmpolypen** (Polypose): Polypen sind gutartige Geschwülste der Schleimhaut. Sie ragen in die Lichtung der Hohlorgane hinein. Sie können breit und flach (rasenförmige Polypen), baumartig verzweigt (Zottenpolypen) oder birnförmig gestielt (Kirschpolypen) sein. Sie können einzeln oder in Gruppen stehen oder die Schleimhaut dicht besetzen. Die Durchmesser liegen meist unter 1 cm, können jedoch auf mehrere Zentimeter anwachsen. Etwa 7 % der Erwachsenen tragen Polypen im Dickdarm. Bei Kindern sind sie selten und nehmen dann im Laufe des Lebens zu. Die Ursachen der Polypenbildung sind noch unbekannt. In seltenen Fällen kommen Polypen als Erbkrankheit vor.

Die meisten Polypen verursachen keine Beschwerden. Bei etwa 10 % wird der Patient durch Blut auf dem Stuhl auf eine Dickdarmerkrankung aufmerksam. Sehr nahe am After gelegene Polypen können durch den After nach außen treten und als Hämorrhoiden verkannt werden. Trotz geringer Beschwerden gehen von Polypen auf längere Sicht lebensbedrohende Gefahren aus: Polypen können in Krebs (#526) übergehen. Deswegen sollte man alle Polypen entfernen:
• *Kirschpolypen* können bei der Koloskopie mit der elektrischen Schlinge umfahren und mit dem Stiel von der Darmwand abgelöst werden. Dazu ist meist nicht einmal eine Narkose nötig, da die Dickdarmschleimhaut (im Gegensatz zur Afterhaut!) keine Schmerzempfindung besitzt.
• *Rasenförmige und Zottenpolypen* sind meist nicht durch den After zu entfernen, sondern müssen durch die Bauchwand hindurch angegangen werden. Je nach Größe und Zahl der Polypen wird ein kleineres oder größeres Stück der Darmwand oder im Extremfall der gesamte Dickdarm entfernt.

4.5 Leber (Hepar)

#451 Aufgaben, Größe, Galle, *Gelbsucht*, Terminologie
#452 Eingeweideseite, Zwerchfellseite, *Leberresektion*
#453 Entwicklung: Leberknospe, *Gallengangatresie*, Beziehung zum Septum transversum, Lebergekröse
#454 Intrahepatische Blutgefäße, Lebersinusoide, Lymphwege, *Leberkrebs*, *Echinococcus*
#455 Zentralvenen- und Portalvenen-Leberläppchen, Zonengliederung, Perisinusoidealraum, *Leberzirrhose*
#456 Peritonealüberzug, Nachbarschaft, Atemverschieblichkeit, Projektion, *Perkussion*, *Palpation*, *Punktion*
#457 Intra- und extrahepatische Gallenwege, Mündung in das Duodenum, *Röntgenuntersuchung*, *Variabilität*
#458 Gallenblase: Aufgaben, Form, Feinbau, Lage, Projektion, Peritonealverhältnisse, *Cholezystektomie*
#459 *Gallensteinleiden*, *Gallenwegkrebs*
⇒ #417 Kleines Netz
⇒ #418 Bauchfelltaschen
⇒ #494 V. portae hepatis, portokavale Anastomosen
⇒ #495 *Pfortader-Hochdruck*

#451 Aufgaben und Terminologie

■ Die Leber ist das „Zentrallaboratorium" des Körpers. Von ihren vielen **Aufgaben** (s. Lehrbücher der Physiologie und Biochemie) seien genannt:
• *Eiweißstoffwechsel*: Aufbau von Plasmaproteinen (ausgenommen Gammaglobuline, die von den Plasmazellen synthetisiert werden, #164) und Enzymen als Aminosäuren, Abbau von Proteinen unter Bildung von Harnstoff.
• *Kohlenhydratstoffwechsel*: Aufbau, Speicherung und Wiederabbau von Glycogen, Neusynthese von Glucose aus Milchsäure und Eiweißabbauprodukten.
• *Fettstoffwechsel*: Auf- und Abbau von Fettsäuren, Phospholipiden, Cholesterin, Bildung der Galle.
• *Inaktivieren und Entgiften von Hormonen und Fremdstoffen*: durch Hydroxilierung, Oxidation, Reduktion, Konjugation usw.

■ **Größe**: Die Leber ist mit einem Gewicht von etwa 1,5 kg die größte Drüse, wie überhaupt das größte innere Organ des menschlichen Körpers.
• Beim Neugeborenen (#114) ist die Leber relativ größer (etwa 140 g, das ist 1/25 des Körpergewichts gegenüber 1/50 beim Erwachsenen): Sie füllt etwa die Hälfte des Bauchraums und wölbt auch die Bauchwand vor.
• Im mittleren Fetalstadium ist sie noch größer (1/10 des Körpergewichts), weil ihr auch noch ein Teil der Blutbildung obliegt.

■ **Galle**: Die Leber bildet täglich etwa 1 l goldgelber Lebergalle, die in der Gallenblase zur grünlichen Blasengalle eingedickt wird. Die Blasengalle enthält 14-20 % gelöste Stoffe:
• *Gallensäuren*: zur Emulgierung der Fette im Darm. Sie werden im unteren *Ileum* größtenteils rückresorbiert und gelangen über die V. portae hepatis wieder in die Leber (enterohepatischer Kreislauf).
• *Gallenfarbstoffe* (vor allem Bilirubin): Abbauprodukte des Blutfarbstoffs. Sie bedingen die bräunliche Farbe des Stuhls. Bei Verschluß der Gallenwege wird der Stuhl weißlich lehmfarben.
• *Cholesterin*: Dieses bildet zusammen mit Phosphatidylcholin (Lecithin) und Gallensäuren eine mizellare Lösung, die für die Konzentrationen der einzelnen Komponenten nur einen begrenzten Spielraum zuläßt. Wird dieser überschritten, so fällt Cholesterin aus. Dies ist der wichtigste Mechanismus der Entstehung von Gallensteinen. Bei erhöhtem Cholesterin im Blut (Hypercholesterinämie, Risikofaktor für koronare Herzkrankheit, #362) kann durch Blockieren des enterohepatischen Kreislaufs die Rückresorption von Cholesterin vermindert und dadurch der Cholesterinspiegel im Blut gesenkt werden.
• Zahlreiche andere nicht wasserlösliche *Stoffwechselabfallprodukte und Fremdstoffe* (z.B. Arzneimittel), meist konjugiert an Glucuronsäure, um sie zu lösen.
• *Salze*.
• *Schleim*.

■ **Gelbsucht** (Icterus, gr. íkteros = Gelbsucht): Gelangen übermäßig viel Gallenfarbstoffe ins Blut, so verfärben sich die Körpergewebe allmählich gelblich. Man merkt es zuerst am Weiß des Auges, später auch an der Haut. Die Gelbsucht ist nur ein Symptom, das mannigfache Ursachen haben kann:
• *Prähepatischer Ikterus*: Die Ursache liegt „vor der Leber": Vermehrter Abbau von Erythrozyten führt zu vermehrtem Anfall von Gallenfarbstoffen aus dem Hämoglobinabbau (hämolytischer

Ikterus), z.B. Neugeborenengelbsucht und bestimmte Erythrozytenanomalien (#462).
• *Intrahepatischer Ikterus*: Die Ursache liegt „in der Leber" bei Schädigung der Leberzellen, z.B. infektiöse Gelbsucht (Hepatitis epidemica), Vergiftungen, Enzymdefekte usw.
• *Posthepatischer Ikterus*: Die Ursache liegt „nach der Leber" bei Störung des Gallenabflusses zum Darm, z.B. durch einen Tumor, einen eingeklemmten Stein usw. („Stauungsikterus"). Charakteristisch ist die Entfärbung des Stuhls, weil keine Gallenfarbstoffe in den Darm gelangen.

■ **Neugeborenengelbsucht** (Icterus neonatorum): Im Uterus ist die Sauerstoffversorgung nicht besonders gut. Der Fetus kann nicht selbst atmen, sondern muß den Sauerstoff aus dem Blut der Mutter entnehmen. Um möglichst viel davon zu erhaschen, hat er eine größere Zahl von Erythrozyten pro Liter Blut als der Erwachsene.
• Nach der Geburt ist die Sauerstoffversorgung aufgrund eigener Atmung wesentlich besser. Der Körper baut dann die überschüssigen Erythrozyten ab. Dabei entstehen aus dem Blutfarbstoff große Mengen von Gallenfarbstoffen. Sie können von der noch nicht voll leistungsfähigen Leber (unzureichende Aktivität der Glucuronyltransferase) nicht angemessen verarbeitet werden. Sie färben den Körper des Kindes gelb.
• Die einfache Neugeborenengelbsucht klingt innerhalb von 2 Wochen nach der Geburt ab. Bei einer stärkeren Gelbsucht (z.B. bei Blutgruppenunverträglichkeit zwischen Mutter und Kind) treten jedoch beim Neugeborenen Gallenfarbstoffe in das Gehirn über und schädigen dieses. Die Neugeborenengelbsucht muß also sorgfältig beobachtet und gegebenenfalls behandelt werden.

■ **Terminologie**:
❶ Für die Herkunft der altgermanischen Körperteilbezeichnung **Leber** (ahd. lebara, niederl. lever, schwed. lever, engl. liver) gibt es 2 Deutungen. Die eine zielt auf die Beziehung des lebensnotwendigen Organs zu Leben (Leber = Sitz des Lebens). Die andere leitet sich von der germanischen Wurzel liban = haften, klebrig sein ab (Leber = die Klebrige, Schmierige, Fett, vgl. gr. liparós = fett).
• Das lat. *hepar* (Genitiv hepatis, Plural hepata, Neutrum, also „das" Hepar adiposum = Fettleber) geht auf das gr. hépar, hépatos = Leber zurück (Wortstamm ist hepat-). Wichtige klinische Begriffe sind: Hepatologie = Lehre von der Leber und ihren Erkrankungen, Hepatologe = Leberspezialist, Hepatitis = Leberentzündung, Hepatomegalie = Vergrößerung der Leber (gr. mégas = groß), Hepatom = von den Leberzellen ausgehende Geschwulst, Hemihepatektomie = Entfernung einer Leberhälfte, hepatotoxische Substanzen = Lebergifte.
• Mit *hepatiko-* zusammengesetzte Wörter beziehen sich nicht auf die Leber, sondern auf den gemeinsamen Lebergallengang (Ductus hepaticus communis), z. B. Hepatikotomie = Eröffnen des Lebergallengangs, Hepatikojejunostomie = Einpflanzen des Lebergallengangs in das Jejunum (z.B. wenn wegen eines Krebses der Ductus choledochus [biliaris] mit dem Duodenum entfernt werden mußte).
• Die Bezeichnungen für Leber in den romanischen Sprachen: ital. fegato, port. fígado, span. hígado, frz. foie, legen den zunächst nur schwer verständlichen Zusammenhang mit Feigen nahe (Feige: ital. fico, port. figo, span. higo). Die Erklärung bringt die antike Kochkunst: Man pflegte Gänse mit Feigen zu mästen, um bei ihnen eine möglichst große Leber zu erzeugen. Von der mit Feigen gemästeten Leber = iecur ficatum blieb in der Umgangssprache nur das ficatum = die Feigengemästete gewissermaßen als Qualitätsmerkmal übrig. Das lat. iecur, iecoris = Leber hat sich im Deutschen Arzneibuch (DAB) in Oleum Jecoris = Lebertran erhalten.
• Die Entgiftungsfunktion der Leber wird in der Umgangssprache auch für den psychischen Bereich in Anspruch genommen: „sich etwas von der Leber reden" (= durch Aussprechen sich von einer Last befreien), „das frißt mir an der Leber" (= ein Kummer, von dem man sich nicht befreien kann), „frisch von der Leber weg sprechen" (= offen seine Meinung sagen), „die beleidigte Leberwurst spielen" (= aus nichtigem Anlaß schmollen), „ihm ist eine Laus über die Leber gelaufen" (= er ist schlechter Laune).

❷ Die **Galle** (ahd. galla, niederl. gal., engl. gall, schwed. galla) ist nach ihrer gelbgrünen Farbe benannt (indogermanische Wurzel ghel = glänzend schimmernd, davon abgeleitet gelb). Aus der Antike sind gleich 3 Wörter für Galle in die Fachsprache eingegangen: lat. bilis = fel, gr. chólos = cholé. In der Anatomie werden die von bilis und fel abgeleiteten Adjektive biliaris und felleus gleichwertig gebraucht: *Vesica biliaris* = *Vesica fellea* = Gallenblase, *Canaliculi biliferi* = Gallenkapillaren (bilifer = Galle leitend, lat. ferre = tragen). Bilirubin und Biliverdin sind Gallenfarbstoffe. Die Mehrzahl der klinischen Begriffe wird jedoch mit dem griechischen Wortstamm chol- gebildet. Dabei sind 4 Fälle zu unterscheiden:
• *Cholezyst*- bezieht sich auf die Gallenblase (gr. kýstis = Blase, Beutel): Cholecystitis = Gallenblasenentzündung, Cholezystopathie = Gallenblasenleiden, Cholezystektomie = operative Entfernung der Gallenblase, Cholezystographie = Röntgendarstellung der Gallenblase mit Kontrastmittel, Cholezystoduodenostomie = Herstellung einer Verbindung zwischen Gallenblase und Zwölffingerdarm.

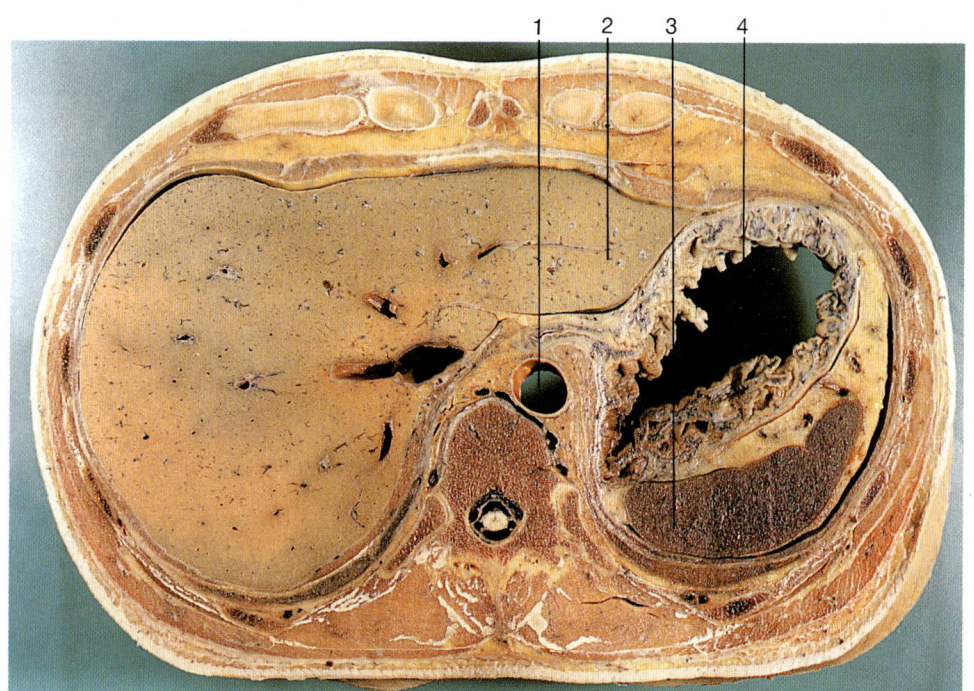

Abb. 451. Transversalschnitt durch den Rumpf auf Höhe des 11. Brustwirbels. Man vergleiche mit den Abb. 456a und 486c + e. (Alle Transversalschnitte in diesem Buch sind von unten gesehen, entsprechend der Norm der Computertomographie.) [li5]

1 Pars abdominalis aortae [Aorta abdominalis]
2 Hepar
3 Splen [Lien]
4 Gaster

Abb. 452. Unterfläche der Leber, von hinten gesehen. *[bg2]*

1 Lobus hepatis dexter
2 Lobus hepatis sinister
3 Lobus caudatus
4 Lobus quadratus
5 Vesica biliaris [fellea]
6 Ductus choledochus [biliaris]
7 Ductus hepaticus communis
8 A. hepatica propria
9 V. portae hepatis
10 V. cava inferior
11 Peritoneum
12 Area nuda
13 Impressio colica
14 Fissura ligamenti venosi
15 Lig. teres hepatis

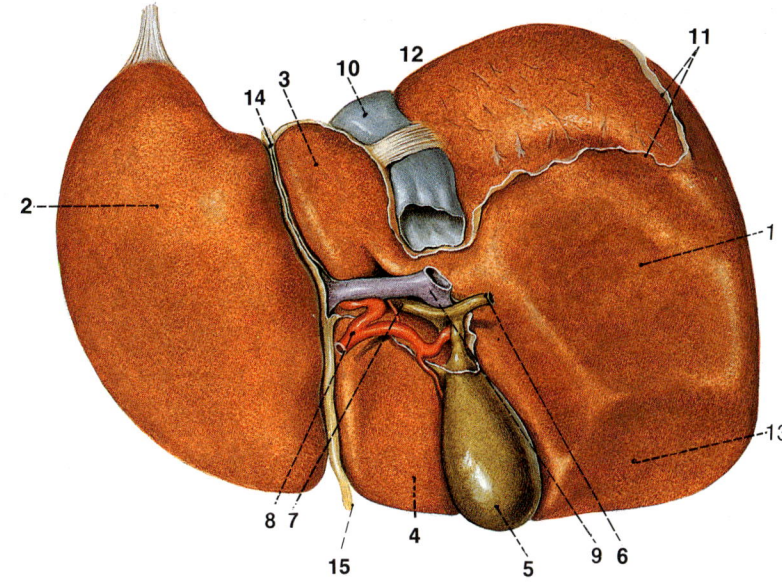

- *Cholangio-* bezieht sich auf die Gallenwege (Lebergänge und Hauptgallengang): z. B. Cholangitis = Entzündung der Gallenwege, Cholangiographie = Röntgendarstellung der Gallenwege.
- *Choledocho-* bezieht sich auf den Hauptgallengang (*Ductus choledochus*, gr. choledóchos = die Galle aufnehmend): z.B. Choledochotomie = operatives Eröffnen des Hauptgallengangs, Choledochoduodenostomie = Neueinpflanzen des Hauptgallengangs in das Duodenum (z.B. wenn die ursprüngliche Mündung nicht mehr durchgängig ist oder entfernt wurde).
- Die übrigen Verbindungen mit Chole- beziehen sich auf die Galle: z. B. Cholelithiasis = Gallensteinleiden (je nach Lage der Steine auch Cholezystolithiasis oder Choledocholithiasis, gr. líthos = Stein), Cholaskos = Austritt von Galle in die Peritonealhöhle (gr. askós = Schlauch), Cholostase = Gallenstauung, Cholagogum = galletreibendes Mittel (davon gibt es 2 Arten: Choleretikum = die Galleabsonderung vermehrendes Mittel, Cholekinetikum = die Entleerung der Gallenblase förderndes Mittel), Cholera = Gallenbrechdurchfall (Infektionskrankheit). In der Biochemie findet man: Cholesterin, Cholin, Cholsäure usw.
- Die Bezeichnungen für Gallenblase in den übrigen germanischen und romanischen Sprachen sind leicht zu verstehen: engl. gall bladder, niederl. galblaas, ital. cistiféllea, span. vesícula biliar, port. bexiga biliaria = bexiga do fel, frz. vésicule biliaire.

■ **Antike Viersäftelehre**: Die Galle spielte in der Theorie der Medizin von der Antike bis in das 18. Jahrhundert eine bedeutende Rolle. Den 4 Elementen des Empedokles (Luft, Wasser, Feuer, Erde) wurden von Polybos (Schwiegersohn des Hippokrates) 4 Körpersäfte zugeordnet: Blut, Schleim, gelbe Galle, schwarze Galle. Gesundheit besteht in der richtigen Mischung (Eukrasie, gr. eu = gut, krásis = Mischung), Krankheit in der falschen (Dyskrasie, gr. dys = fehlerhaft): Humoralpathologie (lat. humor = Flüssigkeit). Galen hat je nach dem Überwiegen eines der 4 Kardinalsäfte die 4 Temperamente definiert: sanguinisch (lat. sanguis = Blut), phlegmatisch (gr. phlégma = Schleim), cholerisch (gr. cholé = Galle), melancholisch (gr. mélas = schwarz, melancholía = Schwarzgalligkeit). Die Zuordnung der Galle zum Feuer bedingt das aufbrausende, zornige Wesen des Cholerikers und drückt sich auch in Redensarten aus, wie „mir läuft die Galle über", „mir kommt die Galle hoch" (= mich packt die Wut), „Galle verspritzen" (= Bosheiten sagen), „Gift und Galle spucken" (sehr gehässig auf etwas reagieren).

#452 Äußere Form und Gliederung

■ Die **äußere Form** der Leber wird im wesentlichen von den Nachbarorganen geprägt. Man könnte sie am ehesten mit einer Halbkugel vergleichen. Danach kann man 2 Hauptflächen unterscheiden:

❶ *Facies visceralis* (Eingeweideseite): flach, an Magen und Darm angelagert.

❷ *Facies diaphragmatica* (Zwerchfellseite): gewölbt, an die Rundung der rechten Zwerchfellkuppel angepaßt.

Die beiden Flächen sind vorn durch eine spitzwinkelige Kante = Unterrand (*Margo inferior*) getrennt, dorsal gehen sie fließend ineinander über.

❶ **Facies visceralis**: Die Eingeweideseite wird durch ein „H" in 4 Felder (= Lappen) zerlegt. Die 5 Komponenten des „H" sind (Abb. 452):

- *Fissura ligamenti teretis* (Spalte des runden Leberbandes): Das Lig. teres hepatis ist die zu einem Bindegewebestrang verödete Nabelvene (*V. umbilicalis*).
- *Fissura ligamenti venosi* (Spalte des Venenbandes): Das Lig. venosum ist der verödete Rest des fetalen Ductus venosus, in welchem das Blut der Nabelvene unter Umgehung des Leberkreislaufs direkt der V. cava inferior zugeführt wird (#149).
- *Fossa vesicae biliaris [felleae]* (Gallenblasengrube): meist flache Delle für die Gallenblase, kann aber auch tief einsinken, so daß die Gallenblase teilweise oder ganz von Lebergewebe umschlossen wird.
- *Sulcus venae cavae* (Rinne der unteren Hohlvene): meist tief eingeschnitten. Bei unvorsichtiger Entnahme der Leber aus der konservierten Leiche wird häufig die V. cava inferior mit herausgerissen.
- *Porta hepatis* (Leberpforte): Sie enthält rechts den gemeinsamen Lebergallengang (*Ductus hepaticus communis*), in der Mitte hinten die Pfortader (*V. portae hepatis*), links vorn die Leberarterie (*A. hepatica propria*).

Von den 5 aufgezählten Strukturen bilden die ersten beiden den linken = medianen Längsbalken des „H" (*Fissura umbilicalis*, oft linke Leberspalte genannt), die nächsten beiden den rechten Längsbalken (*Fissura portalis principalis*, Leberhauptspalte), die Porta hepatis den Querbalken. Durch das H werden an der Oberfläche 4 Lappen begrenzt:

- *Lobus hepatis dexter* (rechter Leberlappen): rechts der Leberhauptspalte.
- *Lobus hepatis sinister* (linker Leberlappen): links der linken Leberspalte.

- *Lobus quadratus* (quadratischer Leberlappen): vor (unter) der Porta hepatis.
- *Lobus caudatus* (geschwänzter Leberlappen = Schwanzlappen): hinter (über) der Porta hepatis.

❷ **Facies diaphragmatica**: Die Zwerchfellseite wird durch die Befestigung des vorderen Lebergekröses gegliedert: Der linken Leberspalte der Eingeweideseite entspricht an der Zwerchfellseite der Ansatz des *Lig. falciforme* (Sichelband, lat. falx, falcis = Sichel). Dadurch wird diese in einen großen rechten und einen kleinen linken Teil zerlegt. Früher hat man diese Linie auch als Lappengrenze definiert. Studien der Gefäßverzweigung in der Leber zeigten jedoch, daß eine Zweiteilung der Leber besser der Leberhauptspalte (*Fissura portalis principalis*) folgt, die an der Zwerchfellseite kein Gegenstück hat.

■ **Innere Gliederung**: Nach der Verzweigung von V. portae hepatis, A. hepatica propria und den Gallenwegen ist die Leber in 2 Hauptteile mit je 4 Segmenten zu gliedern. Die Grenze zwischen den Hauptteilen ist durch die Leberhauptspalte (*Fissura portalis principalis*) definiert:
- *Pars hepatis dextra:* Lobus hepatis dexter + rechte Hälfte des Lobus caudatus.
- *Pars hepatis sinistra:* Lobus hepatis sinister + Lobus quadratus + linke Hälfte des Lobus caudatus.

■ **Terminologie**: Die Begriffe rechter und linker Leberlappen sind nicht mehr eindeutig, und man muß jeweils angeben, welcher Definition man folgt:
- alte anatomische Definition: rechts bzw. links der Medianebene (entsprechend Lig. falciforme + Lig. teres hepatis).
- neue klinische Definition: nach Versorgungsbereich der Lebergefäße. Die Grenzlinie zieht durch die Fossa vesicae biliaris [felleae] und die Mitte des Lobus caudatus.
- Die Terminologia Anatomica von 1998 unterscheidet daher Lobus (alte Definition) und Pars (neue Definition).

■ **Leberresektion** (Teilentfernung der Leber): Die Leber ist nach der Verzweigung der Blutgefäße und Gallengänge zunächst in 2 Hauptteile und diese sind wieder in je 4 Segmente gegliedert. Wie bei der Lunge entfernt man nach Möglichkeit eine oder mehrere dieser natürlichen Einheiten, weil dann die Gefahren durch Nachblutungen usw. niedriger sind.
- Problem dabei ist, daß die Segmentgrenzen an der Leberoberfläche zum Großteil nicht sichtbar sind. Am einfachsten orientiert man sich über die Ausdehnung eines Segments anhand der zuführenden Blutgefäße. Man klemmt die zugehörigen Äste der A. hepatica propria und der V. portae hepatis ab. Dann erhält das Lebersegment kein Blut mehr. Das Lebergewebe blaßt ab und wird so von den benachbarten durchbluteten Segmenten abgrenzbar.
- Am häufigsten wird eine komplette Leberhälfte herausgenommen (*Lobektomie = Hemihepatektomie*). Die Leber verfügt über eine große Fähigkeit zur Erneuerung (Regeneration). Selbst die Entnahme von 6 der 8 Lebersegmente ist von Patienten überlebt worden. Voraussetzung ist, daß der verbleibende Leberteil einigermaßen gesund und nicht schon durch die Krankheit schwer geschädigt ist (z.B. bei Leberzirrhose).
- Oft arbeitet die Leber schon 3 Wochen nach der Operation wieder normal. Nach einem halben Jahr ist sie meist wieder zur ursprünglichen Größe herangewachsen.

#453 **Entwicklung**

■ **Leberknospe** (*Diverticulum hepaticum*): In der 4. Entwicklungswoche stülpt sich aus der Vorderwand des Vorderdarms an der Grenze zum Mitteldarm die Leberknospe aus. Sie teilt sich in die vordere Anlagen des Pancreas und die Leberbucht. Demgemäß spaltet sich der *Ductus hepatopancreaticus* (gemeinsamer Leber-Bauchspeichel-Gang) in den
- *Ductus pancreaticus* (Bauchspeichelgang).
- *Ductus choledochus* (Hauptgallengang).

Deshalb münden auch im endgültigen Zustand Ductus choledochus [biliaris] und Ductus pancreaticus meist gemeinsam in das Duodenum. Der Hauptgallengang (*Ductus choledochus*) wiederum spaltet sich in
- den *Ductus cysticus* (Gallenblasengang) mit der Anlage der Gallenblase.
- die *Ductus hepatici* (Lebergänge).

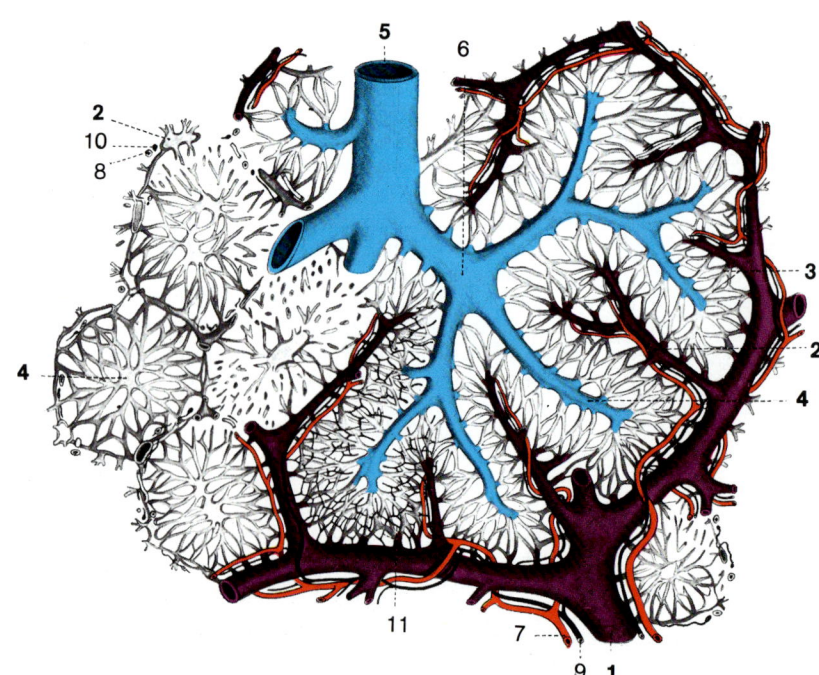

Abb. 453. Schema der Gefäßverzweigung in der Leber. *[bg2]*
- Rot: Äste der A. hepatica propria.
- Violett: Äste der V. portae hepatis.
- Blau: Äste der Vv. hepaticae.

1 Ast der V. portae hepatis
2 V. interlobularis
3 Vasa capillaria sinusoidea
4 V. centralis
5 Ast der V. hepatica
6 V. sublobularis
7 Ast der A. hepatica propria
8 A. interlobularis
9 Ductulus bilifer
10 Ductus bilifer interlobularis
11 Canaliculus bilifer

4 Baucheingeweide, 4.5 Leber

■ **Gallengangatresie**: Die Gallenwege werden zunächst als solide Zellstränge angelegt. Erst sekundär bilden sich die Lichtungen aus. Gelegentlich unterbleibt dies in Teilen der Gallenwege. Angeborener Verschluß der Gallenwege führt zu anhaltender Gelbsucht des Neugeborenen und über Leberzirrhose zum Tod. Die Operationsaussichten sind meist schlecht. Man kann eine Lebertransplantation erwägen.

■ **Beziehung zum Septum transversum**: Aus der Leberbucht wuchern Endodermzellen in das Septum transversum (#414) und bilden dort ein Zellnetz um das aus den Lebergängen aussprossende primitive Gangsystem.
• Die durch das Septum transversum ziehenden Dottersackvenen (*Vv. vitellinae*) und Teile der rechten Nabelvene (*V. umbilicalis*) werden in die Leberanlage aufgenommen. Sie liefern die Lebersinusoide. Das Leberbindegewebe und die Leberkapsel entstammen dem Mesenchym des Septum transversum.
• Das Septum transversum ist im Grunde ein Teil des vorderen Mesenterium. Der obere Teil des Septum wird zum vorderen Teil des Zwerchfells, der sich gegen die aus dem unteren Teil in die Bauchhöhle vorwachsende Leber abgrenzt. Es bleibt jedoch eine bauchfellfreie Kontaktfläche der Leber mit dem Zwerchfell (*Area nuda*) zeitlebens bestehen.

■ **Lebergekröse** („Mesohepatica"): Die sich gewaltig ausdehnende Leber teilt das *Mesogastrium* und *Mesoduodenum ventrale* (#415) in 2 Abschnitte:
• vor der Leber das *Lig. falciforme* (Sichelband).
• hinter der Leber das *Omentum minus* (kleines Netz).

■ **V. portae hepatis und Vv. hepaticae**: Am Ende des 1. Entwicklungsmonats münden 3 große Venenpaare in den *Sinus venosus* des Herzens:
• Kardinalvenen (*Vv. cardinales*): aus dem Embryo selbst (#363).
• Nabelvenen (*Vv. umbilicales*): aus dem Chorion.
• Dottervenen (*Vv. vitellinae*): aus dem Dottersack.
Die Nabelvenen ziehen zunächst am Lebersinusnetz der Dottervenen vorbei, dann schließen sie sich ihm an. Aus den proximalen Abschnitten der Dottervenen gehen die Vv. hepaticae und das Endstück der V. cava inferior, aus den distalen die V. portae hepatis hervor. Die rechte Nabelvene bildet sich zurück, die linke mündet zunächst in die Lebersinus, bis sich der *Ductus venosus* (#149) als neue Gefäßbahn verstärkt.

■ **Entwicklung der Leberfunktion**:
• Die Blutbildung beginnt in der 6. Entwicklungswoche.
• Gallenfarbstoffe werden meist ab der 13. Entwicklungswoche sezerniert: Der Darminhalt färbt sich grün.

#454 Blutgefäße und Lymphwege

■ **Blutgefäße innerhalb der Leber**: Die Leber durchziehen 2 Systeme von Gefäßstraßen (Abb. 454a):

❶ *System der zuführenden Blutgefäße* = „Doppelbaum" der V. portae hepatis und der A. hepatica propria. Die beiden teilen sich zunächst in je einen rechten und einen linken Ast, diese zweigen sich in Segment- und Subsegmentgefäße auf, bis sie schließlich als Zwischenläppchenvenen und -arterien enden. Die beiden zuführenden Blutgefäße laufen mit den intrahepatischen Gallengängen immer als *Trias hepatica* vereint. Die Lebertrias wird von etwas Bindegewebe und Lymphgefäßen begleitet und bildet etwa dreieckige Zwickel zwischen den Leberläppchen.

Die Lebertrias wurde schon 1654 von Francis Glisson in seiner „Anatomia hepatis" beschrieben. Ihm zu Ehren wird sie häufig Glisson-Dreieck genannt. Die internationale Nomenklatur bezeichnet sie als *Canalis portalis* (Portalkanal).

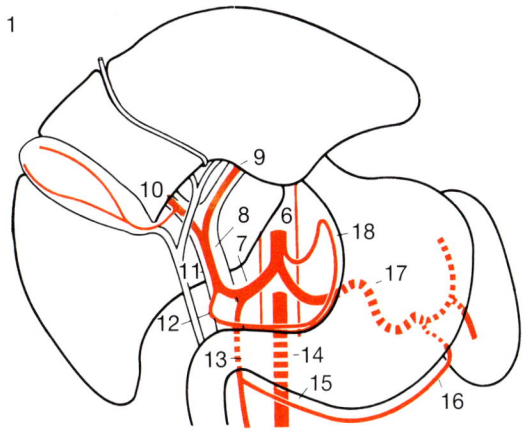
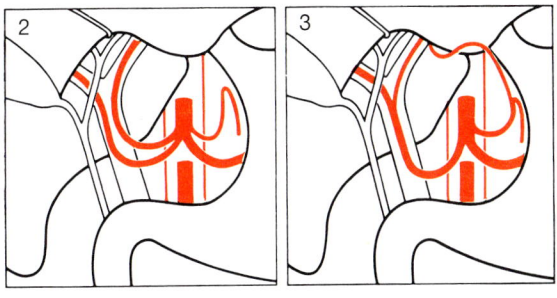
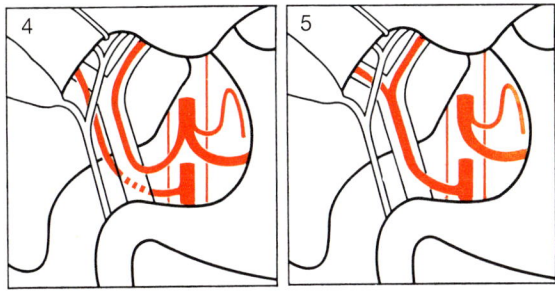

Abb. 454a-e. Hauptvarianten der A. hepatica propria. *[li2]*

1 Häufigster Fall: Die A. hepatica propria kommt aus dem Truncus coeliacus und teilt sich in Nähe der Porta hepatis in den R. dexter und R. sinister
2 R. dexter und R. sinister entspringen getrennt aus dem Truncus coeliacus
3 Der R. sinister entspringt aus der A. gastrica sinistra
4 Der R. dexter entspringt aus der A. mesenterica superior
5 Die A. hepatica propria entspringt aus der A. mesenterica superior

6 Truncus coeliacus
7 A. hepatica communis
8 A. hepatica propria
9 R. sinister
10 R. dexter
11 V. portae hepatis
12 A. gastrica dextra
13 A. gastroduodenalis
14 A. mesenterica superior
15 A. gastroomentalis dextra
16 A. gastroomentalis sinistra
17 A. splenica [lienalis]
18 A. gastrica sinistra

❷ *System der abführenden Blutgefäße* = „Baum" der Vv. hepaticae. Die Zentralvenen der Leberläppchen vereinigen sich zu Sammelvenen, diese wieder zu stärkeren Venen an den Grenzen der Subsegmente, Segmente und Lappen, bis schließlich die Vv. hepaticae in die V. cava inferior einmünden.

■ **Lebersinusoide**: Das Blut strömt von der Zwischenläppchenvene zwischen den Leberzellbalken zur Zentralvene. Da alle Leberläppchen (#455) etwa 1 mm Durchmesser haben, beträgt die Länge der Leberkapillaren jeweils 0,35-0,5 mm. Diese Länge scheint für die Austauschvorgänge an den Leberzellen optimal zu sein, sonst wäre die hunderttausendfache Wiederholung des Bauprinzips „Leberläppchen" innerhalb einer Leber nicht verständlich. Die Leberkapillaren unterscheiden sich von den übrigen Blutkapillaren:
• Blut strömt hier von einer Vene zu einer anderen Vene („venöses Wundernetz").
• Die Basalmembran fehlt.
• Sie sind bis 15 µm weit, weshalb man sie „Sinusoide" (*Vasa capillaria sinusoidea*, Sinus s. #146) nennt.

■ **A. hepatica propria** (Leberarterie): Sie ist die Fortsetzung der *A. hepatica communis* nach Abgang der *A. gastroduodenalis*.

❶ Bevor sie sich in der Leber aufzweigt, gibt sie noch 2 Äste ab:
• *A. gastrica dextra* (rechte Magenarterie): zur Curvatura minor.
• *A. cystica* (Gallenblasenarterie): zu Gallenblase und Ductus cysticus.

❷ In der Porta hepatis teilt sie sich in 2 Äste:
• *R. dexter* (rechter Ast): zum rechten Leberteil neuer Definition (#452).
• *R. sinister* (linker Ast): zum linken Leberteil (einschließlich Lobus quadratus und der linken Hälfte des Lobus caudatus). Das Verzweigungsmuster ist soweit erforscht, daß Segmente und Subsegmente abgegrenzt werden können.

❸ Die A. hepatica communis geht meist aus dem Truncus coeliacus hervor. Sie kann als Varietät ganz oder teilweise auch aus der A. mesenterica superior entspringen (Abb. 454a-e). Dies kann bei Lebertransplantationen Probleme schaffen.

Die Leber erhält mithin Blut aus 2 Quellen:
• sauerstoffarmes Blut aus der V. portae hepatis (Vasa publica, #148): etwa ¾ des Leberblutvolumens.
• sauerstoffreiches Blut aus der A. hepatica propria (Vasa privata). Die A. hepatica propria führt der Leber zwar nur ¼ des Blutvolumens, aber etwa ½ des Sauerstoffs zu.

■ **Vv. hepaticae** (Lebervenen): Sie verlaufen ähnlich wie die Lungenvenen an den Segmentgrenzen und sind damit wichtige Grenzmarken für den Chirurgen. Sie vereinigen sich zu 3 großen Venen (Abb. 454f):
• *V. hepatica dextra* (rechte Lebervene).
• *V. hepatica intermedia* (mittlere Lebervene).
• *V. hepatica sinistra* (linke Lebervene).
Die 3 Venen münden auf gleicher Höhe unmittelbar unter dem *Foramen venae cavae* des Zwerchfells in die V. cava inferior.

■ **Regionäre Lymphknoten**: Die Lymphgefäße der Leber bilden 2 Netze:
• Das tiefe Lymphgefäßnetz folgt den Ästen von V. portae hepatis und A. hepatica propria. Regionäre Lymphknoten liegen an der Porta hepatis (*Nodi lymphoidei hepatici*).
• Aus dem oberflächlichen Lymphgefäßnetz fließt die Lymphe zum Teil ebenfalls zur Porta hepatis ab, zum Teil gelangt sie jedoch durch das Zwerchfell zu Lymphknoten im Brustbereich.

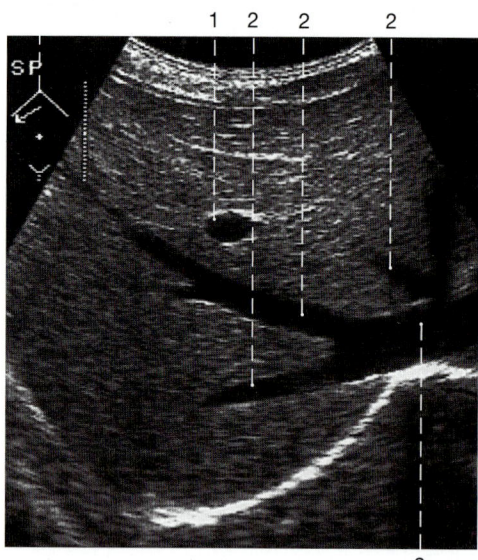

Abb. 454f. Leber und Vv. hepaticae im Ultraschallbild (Subkostalschnitt rechts). Im Bauchwandschema links oben ist die Schnittebene eingezeichnet. Man achte auf den „Lebervenenstern" um die Mündung in die V. cava inferior. *[ks]*

1 Ast der V. portae hepatis
2 Vv. hepaticae
3 V. cava inferior

■ **Leberkrebs**: Nach der Todesursachenstatistik sterben in der Bundesrepublik Deutschland jährlich etwa 3000 Menschen an Leberkrebs. In der Leber entstehen jedoch in Mitteleuropa nur selten Krebsgeschwülste (hepatozelluläres Karzinom = Leberzellkrebs vor allem bei Leberzirrhose). Fast alle Leberkrebse sind Metastasen von Krebsen in anderen Organen (überwiegend aus den Organen des Pfortaderkreislaufs: Magen, Dickdarm und Gallenblase). Die Krebszellen werden über die V. portae hepatis in die Leber eingeschwemmt und bleiben im Kapillargebiet hängen.
• Die Beschwerden sind zunächst wenig kennzeichnend: Schmerzen in der Lebergegend, Völlegefühl, Ascites (Bauchwassersucht), Schwellungen (Ödeme), Gelbsucht, in fortgeschrittenem Stadium die allgemeinen Krebszeichen: Gewichtsabnahme, Appetitlosigkeit, Leistungsknick, Blutarmut usw.
• Ist nur ein Krebsherd vorhanden, so besteht die Behandlung in der Entfernung des entsprechenden Leberteils (Leberresektion, #452). Metastasen treten jedoch in der Leber nur selten in der Einzahl auf. Häufig sind mehrere Metastasen über die Leber verteilt. Dann müßte die gesamte Leber entfernt werden. Dies ist ohne Lebertransplantation nicht möglich.

■ **Leberechinokokkus** (Hundebandwurm in der Leber): Der erwachsene Hundebandwurm lebt im Darm des Hundes (auch der Hauskatze, des Schafes und des Fuchses). Seine Eier werden mit dem Hundekot ausgeschieden und gelangen mit verschmutzten Nahrungsmitteln in den Körper des Menschen als „Zwischenwirt" (Vorsicht vor Salaten und ungewaschenem Obst in Mittelmeerländern!). Im Duodenum schlüpfen die Hakenlarven aus. Sie durchdringen die Darmwand und schwimmen mit dem Blutstrom der V. portae hepatis bevorzugt in die Leber. Dort wandeln sich die Hakenlarven in Finnen um und wachsen langsam über Jahre zu großen Blasen (Zysten) heran. Sie sind mit einer wasserklaren Flüssigkeit gefüllt und können Kindskopfgröße erreichen.
• Die Beschwerden sind wenig kennzeichnend: Schmerzen in der Lebergegend, gelegentlich Gelbsucht, Fieber, Schüttelfrost. Zwischen der Infektion und dem Beginn der Beschwerden können einige Jahre liegen.

Abb. 455a. Kapillarsystem im Leberläppchen (Kaninchenleber, Vergrößerung 50fach). In die V. portae hepatis wurde ein blauer Farbstoff eingespritzt. Daher sind alle Venen blau. Die Kerne der Leberzellen wurden rot angefärbt. In der Mitte sieht man die Zentralvene, am Rand die Zwischenläppchenvenen. Das Blut strömt vom Rand zur Mitte hin. [so]

1 V. interlobularis

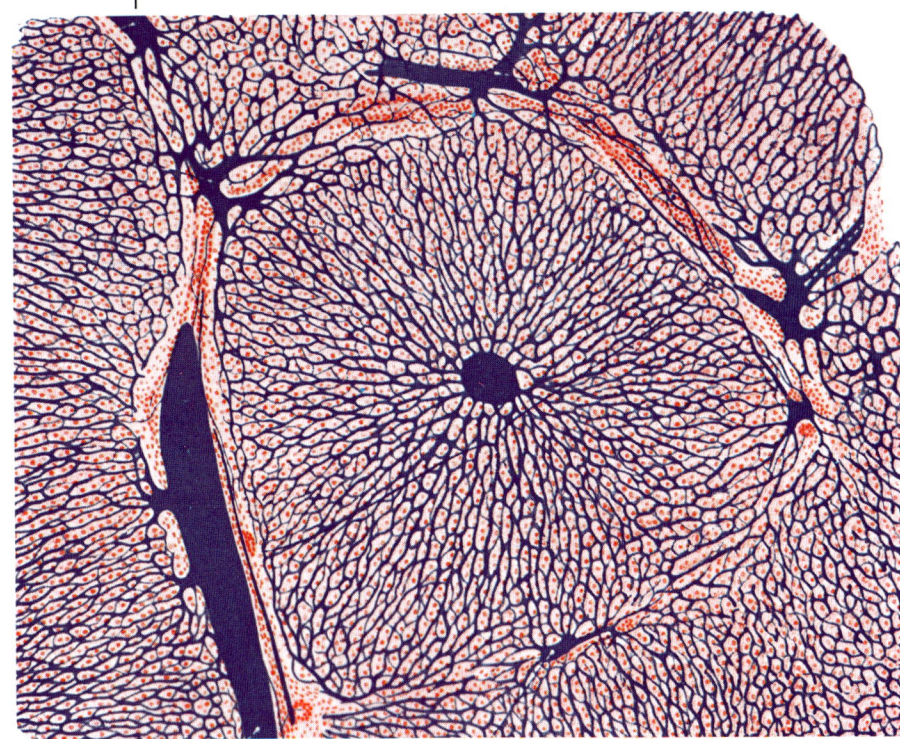

- Die Gefahren bestehen in der Absiedlung von Tochterblasen in andere Organe und der Abszeßbildung bei Infektion mit Bakterien. Beim Platzen der Blase gelangen schlagartig große Mengen von Fremdeiweiß, gegen das der Körper überempfindlich ist, in die Peritonealhöhle. Eine lebensbedrohende allergische Reaktion und ein Befall des gesamten Peritoneum mit Tochterblasen ist zu erwarten.
- Die Behandlung besteht in der operativen Entfernung der gesamten Blase. Wegen der eben genannten Gefahren muß der Ausfluß von Blasenflüssigkeit in den Körper sorgfältig vermieden werden. Meist spritzt man zunächst hochkonzentrierte Kochsalz- oder Traubenzuckerlösung zum Abtöten des Hundebandwurms in die Blase ein.
- Verwandt mit dem Hundebandwurm (Echinococcus cysticus) ist der Fuchsbandwurm (Echinococcus alveolaris). Er befällt ebenfalls die Leber, bildet jedoch keine große, sondern viele kleine Blasen. Diese wachsen wie ein Krebs in das Lebergewebe ein und siedeln auch Tochterblasen in andere Organe ab. Ohne Behandlung führt die Fuchsbandwurminfektion beim Menschen in durchschnittlich 4 Jahren zum Tod. Sie ist damit in unserem Bereich die gefährlichste Wurmkrankheit.

#455 Leberläppchen

Die Leber ist wie die meisten Organe „hierarchisch" gegliedert. Nach den großen Blutgefäßen ist die Leber zunächst in 2 Lappen geteilt, diese sind in Segmente zu zerlegen, diese wieder in Subsegmente usw., bis man als kleinste Funktionseinheiten die „Leberläppchen" abgrenzen kann. Sie weisen etwa 1-1,5 mm Durchmesser und 1,5-2 mm Höhe auf. Bei einem Gesamtvolumen der Leber von etwa 1,5 l und einem Läppchenvolumen von 2-3 mm^3 (= µl) kann man, nach Abzug der Raumanteile des Gefäßsystems, auf eine Gesamtzahl von etwa einer halben Million Leberläppchen in einer Leber schließen. Im Grunde kann man 2 Arten kleinster Funktionseinheiten unterscheiden:

❶ „Klassisches" Leberläppchen = Zentralvenen-Leberläppchen (Lobulus hepaticus): In ihm liegt das abführende Blutgefäß (Ast der Lebervene) im Zentrum (Abb. 455a + b) und wird deshalb „Zentralvene" (V. centralis) genannt. Die zuführenden Blutgefäße (Äste der V. portae hepatis und der A. hepatica propria) sowie Gallengänge umgeben die Peripherie des Läppchens, verlaufen also zwischen den Läppchen. Sie markieren die Eckpunkte des meist sechseckigen Zentralvenen-Leberläppchens.
- V. interlobularis (Zwischenläppchenvene).
- A. interlobularis (Zwischenläppchenarterie).
- Ductus interlobularis bilifer (Zwischenläppchen-Gallengang, lat. bilis = Galle, bilifer = Galle leitend).

❷ Portalvenen-Leberläppchen = Gallengang-Leberläppchen: Mit gleich gutem Recht kann man aber die zuführenden Blutgefäße oder bei der Leber als Drüse den Ausführungsgang = Gallengang in den Mittelpunkt stellen (Abb. 455c) und die abführenden Gefäße als randständig betrachten, was z.B. der Gliederung der Lunge in Segmente und Subsegmente entspricht.

Terminologie: Klassisches Leberläppchen und Portalvenen-Leberläppchen sind 2 Betrachtungsweisen des gleichen Feinbaus der Leber. Das klassische Läppchen ist morphologisch besser definiert, weil es bei manchen Tieren (z.B. Schwein) von Bindegewebe umhüllt und dadurch einwandfrei abgrenzbar ist. Das Portalvenen-Leberläppchen hingegen ist nur funktionell zu sehen. Im mikroskopischen Präparat kann man keine scharfen Grenzen festlegen. Die internationale Nomenklatur hält daher am Zentralvenen-Leberläppchen fest. In der klinischen Literatur werden die beiden Begriffe häufig nicht sorgfältig getrennt. Schließlich wird auch noch der Begriff Leberazinus wechselweise für beide oder eine dritte Funktionseinheit („Rappaport-Leberläppchen") gebraucht, die an der Zonengliederung (s. u.) orientiert ist.

■ **Zonengliederung**: Das Blut durchströmt das klassische Leberläppchen von außen nach innen. Dabei ändert sich die

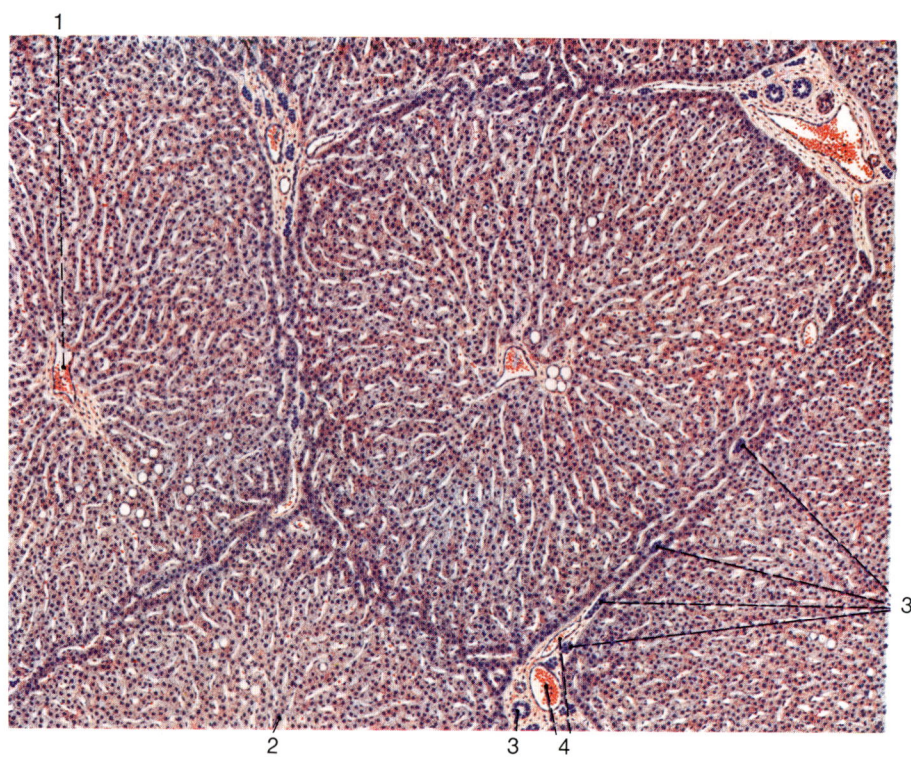

Abb. 455b. Schnittbild der menschlichen Leber (Vergrößerung 50fach). Das Leberläppchen ist am besten durch Vergleich mit dem Injektionspräparat (Abb. 455a) zu erkennen. [so]

1 V. centralis
2 Hepatozyten
3 Ductus bilifer interlobularis
4 V. interlobularis

Zusammensetzung des Blutes, z.B. nimmt der Sauerstoffgehalt auf diesem Weg ab. Die Enzymmuster der Leberzellen entsprechen diesem Umstand: Die Läppchenperipherie ist eher auf aerobe, das Läppchenzentrum eher auf anaerobe Stoffwechselvorgänge eingerichtet. Manche Krankheiten beginnen bevorzugt in der Läppchenperipherie, andere im Zentrum. Eine Zonengliederung ohne scharfe Grenzen hat daher für die Pathologie Bedeutung:
• *Zone 1*: Außenzone = Läppchenperipherie des Zentralvenen-Leberläppchens, gute Sauerstoffversorgung.
• *Zone 2*: Mittelzone = Übergangszone des Zentralvenen-Leberläppchens.
• *Zone 3*: Innenzone = Läppchenzentrum des Zentralvenen-Leberläppchens, schlechte Sauerstoffversorgung, besonders anfällig gegen Lebergifte.

Beim *Rappaport-Leberläppchen* steht eine Zone 1 zwischen 2 Portalvenen im Mittelpunkt. Auf beiden Seiten folgen je eine Zone 2 und 3. Eckpunkte dieses rautenförmigen Läppchens sind 2 Portalkanäle und 2 Zentralvenen.

■ **Bauelemente** des Leberläppchens sind:
❶ die Leberzellen.
❷ das Endothel der Sinusoide.
❸ der Perisinusoidealraum.
❹ das retikuläre Stützgerüst.

❶ **Hepatozyten** (Leberzellen):
• Entsprechend ihrer Stoffwechselaktivität sind sie groß (20-30 μm Durchmesser) und reich an Zellorganellen aller Art, vor allem Mitochondrien, granuliertem und ungranuliertem endoplasmatischen Retikulum, Golgi-Apparat, Lysosomen.
• Die Kerne sind unterschiedlich groß. Mehr als die Hälfte enthält den doppelten oder gar 4- und 8fachen Chromosomensatz (polyploid).
• Etwa ¼ der Zellen ist zweikernig.
• Sie lagern sich zu einschichtigen Balken und Platten zusammen, die vom Netz der Sinusoide umsponnen werden. Dadurch grenzt jede Leberzelle auf 2 Seiten direkt an den Blutstrom (genauer: an den Perisinusoidealraum).
• Die winzigen *Gallenkapillaren* (Durchmesser unter 1 μm) liegen innerhalb der Leberzellbalken jeweils an der Grenze zweier Zellen. Die Zellwände sind durch Verbindungskomplexe aneinander gekoppelt, so daß die Galle nicht in die Spalträume zwischen den Zellmembranen austreten kann. Von den Sinusoiden sind die Gallenkapillaren durch die Leberzellen getrennt. Bei gestörtem Abfluß der Galle können jedoch Gallenfarbstoffe in die Blutbahn gelangen: Gelbsucht (Icterus, #451).

Akute Virushepatitis (akute infektiöse Leberentzündung): Sie ist nicht nur für Drogenabhängige und Prostituierte, sondern auch für Ärzte und Pflegepersonen die gefährlichste Infektionskrankheit nach AIDS.
• Mehrere Erregertypen (A-E) mit getrennter Immunität (Antikörper gegen einen Typ schützen nicht vor den anderen Typen).
• Infektionsweg: bei A + E fäkal-oral (vor allem über verschmutztes Wasser und Nahrungsmittel), bei B-D parenteral (über Blut- und Sexualkontakt).
• Epidemiologie: Die Bevölkerung in tropischen Regionen ist bis 100 % mit A und etwa 10 % mit B durchseucht. In Westeuropa haben etwa 10 % der 20jährigen Antikörper gegen A.
• Inkubationszeit: 14-180 Tage (je nach Erregertyp).
• Verlauf: Allgemeinsymptome, Fieber, Gelenkschmerzen, Icterus (aber etwa 30 % anikterisch = ohne Gelbsucht), Juckreiz über etwa 4 Wochen. Die Erkrankung verläuft unterschiedlich schwer. Das Risiko steigt mit dem Alter. Fulminante Verläufe (etwa 1 %) führen zum Leberversagen. Die Typen B-D können in chronische Verläufe übergehen (Endstation nach Jahren: Leberzirrhose).
• Therapie: bislang keine kausale.
• Prophylaxe: Aktive Schutzimpfung ist gegen A und B möglich und Medizinstudenten bereits vor den ersten Patientenkontakten dringend zu empfehlen. Äußerste Sauberkeit im Umgang mit al-

len Patienten (denen man bei anikterischen Verläufen die Infektion nicht ansieht!) ist auch im eigenen Interesse. Bei Tropenreisen gilt der Merkspruch: „peel it, cook it, or forget it" (also keine fremd zubereitete Rohkost, auch wenn Salate und Meeresfrüchte noch so lecker aussehen, nur abgekochtes Wasser, auch zum Zähneputzen!).

❷ **Endothel**: Die Sinusoide sind mit 2 Arten von Wandzellen ausgekleidet:
• gefensterten Endothelzellen, organellenarm.
• größeren phagozytierenden (daher organellenreichen) „Sternzellen" (nach ihrem Erstbeschreiber, Karl Wilhelm von Kupffer, Anatom in München, 1876, früher von-Kupffer-Sternzellen genannt). Sie können feste Teilchen mit ihrem Cytoplasma umfließen und in das Zellinnere aufnehmen. Sie stammen aus dem Knochenmark und gehören zu den Zellen des Makrophagensystems, deren Aufgabe es ist, das Blut von nicht hinein gehörenden Teilchen, z.B. Zelltrümmern und Bakterien, zu reinigen.

❸ **Perisinusoidealraum** (früher Disse-Raum genannt, Joseph Disse, Anatom in Tokio und Marburg, 1889): Die Endothelzellen liegen den Leberzellen nicht unmittelbar an, sondern sind durch einen etwa 0,5-2 µm breiten Spaltraum von ihnen getrennt. In diesen ragen Mikrovilli der Leberzellen. Das Endothel der Sinusoide ist gefenstert und außerdem diskontinuierlich. So gelangen auch hochmolekulare Stoffe in den Perisinusoidealraum und damit direkt an die Oberfläche der Leberzellen.
• Fettspeicherzellen (Ito-Zellen) in der Wand der Perisinusoidealräume speichern u.a. auch Vitamin A. Sie können sich in Fibroblasten umwandeln und spielen bei Vernarbungsprozessen in der Leber, z.B. bei der Leberzirrhose, eine wichtige Rolle.

❹ **Bindegewebe**: Ein feines retikuläres Maschenwerk stützt die Leberzellplatten und die Sinusoide ab. Es ist an dem beim Menschen spärlichen Bindegewebe der Portalkanäle verankert. Dieses hängt mit der dünnen, jedoch straffen Leberkapsel (Tunica fibrosa) zusammen („Glisson-Kapsel", Francis Glisson, Anatom in Cambridge, grundlegendes Buch: „Anatomia hepatis" 1654).

■ **Leberzirrhose**: Die gesunde Leber enthält wenig Bindegewebe. Als Folge von Entzündungen, akuten und chronischen Vergiftungen (Alkoholismus!) gehen Leberzellen zugrunde und werden durch Bindegewebe ersetzt, bis bei der Leberzirrhose (gr. zirrhós = gelb) schließlich das Narbengewebe überwiegt. Da Narbengewebe ganz allgemein zum Schrumpfen neigt, wird dabei auch die Leber kleiner und damit die Strombahn der V. portae hepatis verengt. Der Rückstau des Blutes (Pfortader-Hochdruck) erweitert die Nebenwege zu den Hohlvenen (portokavale Anastomosen, #494).
• Mit dem zunehmendem Verlust an funktionsfähigen Leberzellen kann die Leber immer weniger von den in #451 genannten Aufgaben erfüllen, und der Patient hat einen jammervollen Leidensweg über Monate vor sich, bis er im Leberkoma oder durch eine Ösophagusvarizenblutung (#372) den Tod findet. Nur eine Lebertransplantation könnte ihn retten, doch kann mangels geeigneter Spenderorgane nur ein kleiner Teil der jeweils etwa 200 000 Leberzirrhotiker mit Pfortader-Hochdpuck in der Bundesrepublik Deutschland auf diese Weise gerettet werden.

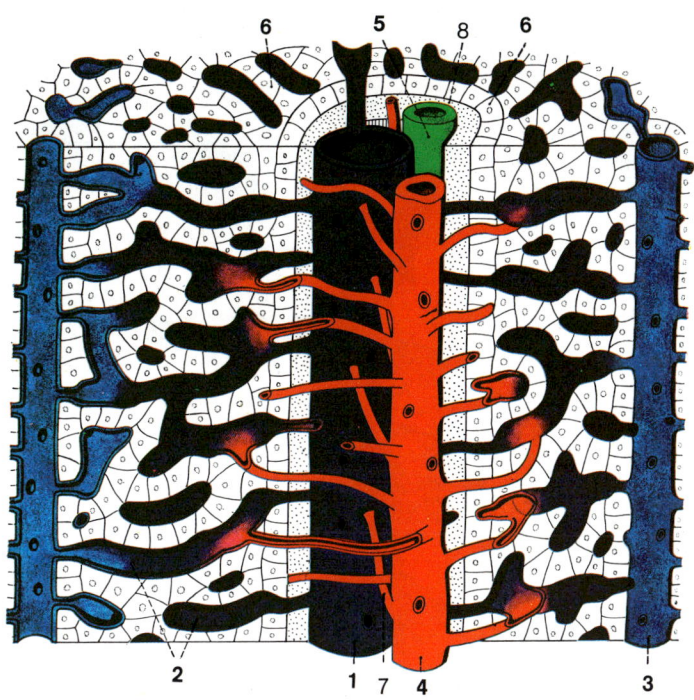

Abb. 455c. Portalvenen-Leberläppchen: in der Mitte die Zwischenläppchenvene und nicht die Zentralvene. Farben wie Abb. 454a, Gallenwege grün. [wa]

1 V. interlobularis	4 A. interlobularis	7 Anastomosis arteriovenosa [arteriolovenularis]
2 Vasa capillaria sinusoidea	5 Ductulus interlobularis	8 Capsula fibrosa perivascularis
3 V. centralis	6 Hepatozyt	

• Um so wichtiger ist die Hauptprophylaxe: Beschränkung des Alkoholkonsums. Die auf Dauer tolerable Alkoholmenge ist viel kleiner als der Laie gewöhnlich annimmt. Die Leber der Frau ist wesentlich stärker alkoholgefährdet als die des Mannes. Als gefahrlos für die tägliche regelmäßige Einnahme über Jahre gelten etwa 20 g Ethylalkohol bei der Frau und 60 g beim Mann (entsprechend etwa ¼ bzw. ¾ l Wein), doch bestehen erhebliche individuelle Unterschiede.

#456 Lage

Die Leber liegt zu ¾ im rechten, zu ¼ im linken Oberbauch, unmittelbar am Zwerchfell. Ihre Vorderfläche wird im wesentlichen vom Brustkorb verdeckt, lediglich im *Epigastrium [Regio epigastrica]* (#261) berührt sie die vordere Bauchwand.

■ **Peritonealverhältnisse**: Die Leber ist zu mehr als 50 % ihrer Oberfläche vom Peritoneum überzogen. Sie liegt daher intraperitoneal. Die Ansatzlinien der Mesenterien werden aus der Entwicklung verständlich. Die Leber entsteht im Mesogastrium + Mesoduodenum ventrale an der Kaudalseite des Septum transversum (#453). Sie teilt das Mesogastrium in einen vor und einen hinter der Leber gelegenen Abschnitt:
• *Lig. falciforme*: vorderes Lebergekröse zwischen vorderer Bauchwand und Zwerchfellseite der Leber.
• *Omentum minus* (kleines Netz, #417): hinteres Lebergekröse zwischen Porta hepatis und Curvatura minor bzw. oberem Teil des Duodenum.

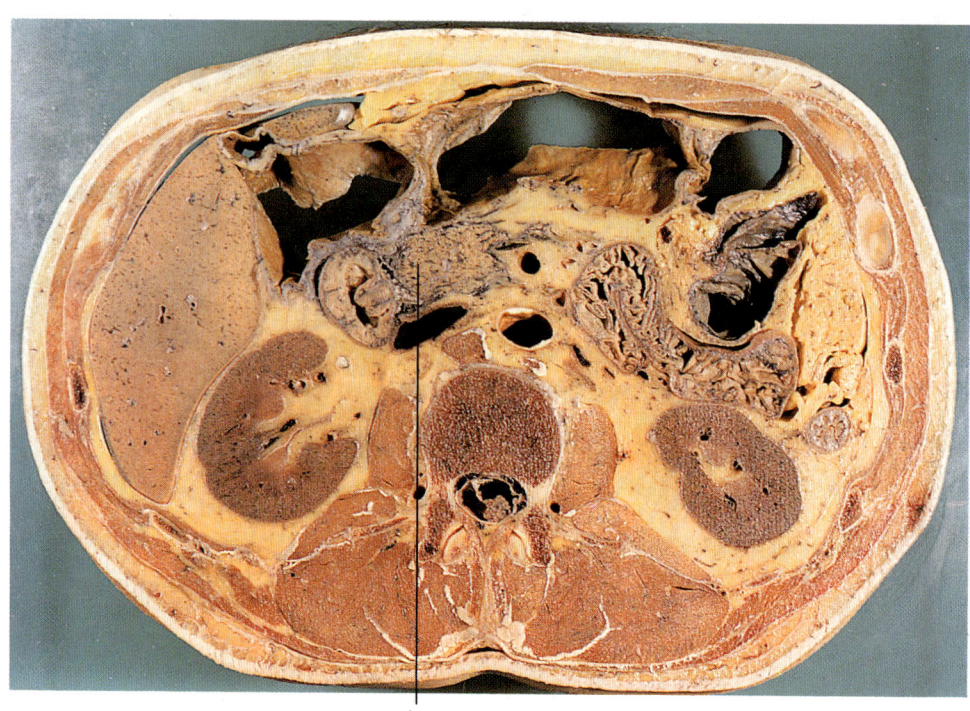

Abb. 456a. Querschnitt durch den Rumpf auf Höhe des Oberrandes des 2. Lendenwirbels. Man vergleiche mit den Abb. 451 und 486c + e. (Alle Transversalschnitte in diesem Buch sind von unten gesehen, entsprechend der Norm der Computertomographie.) [li5]

1 Pancreas

• *Area nuda* („nackte Fläche", Abb. 418a, 452): Eine bauchfellfreie Verwachsungszone mit dem Zwerchfell und der hinteren Bauchwand bleibt links und rechts der Mündung der Vv. hepaticae in die V. cava inferior. Die Umschlaglinie des Peritoneum an der Grenze der Area nuda nennt man *Lig. coronarium* (Kronenband).

Von großer praktischer Bedeutung ist der Teil des Omentum minus zwischen Porta hepatis und Duodenum, das *Lig. hepatoduodenale*. Es enthält in charakteristischer Anordnung im freien Rand den *Ductus choledochus [biliaris]*, dorsal die *V. portae hepatis* und links vorn die *A. hepatica propria*. Er bedeckt ferner den Eingang in die *Bursa omentalis*.

■ **Nachbarschaft**:

❶ *Facies visceralis*: Die Nachbarorgane dellen die Eingeweideseite der Leber ein (Abb. 452):

• *Impressio oesophagea* (lat. imprimere = eindrücken): durch den Oesophagus am Oberrand des linken Leberlappens links neben der Fissura ligamenti venosi.

• *Impressio gastrica*: durch den Magen am gesamten linken Leberlappen (anschließend an die Impression des Oesophagus) und am Lobus quadratus.

• *Fossa vesicae biliaris [felleae]*: durch die Gallenblase (s.o.).

• *Impressio duodenalis*: durch das Duodenum rechts neben der Gallenblase.

• *Impressio colica*: durch die rechte Kolonflexur und das Colon transversum nahe dem Unterrand des rechten Leberlappens.

• *Impressio renalis*: durch die rechte Niere in der Mitte des rechten Leberlappens.

• *Impressio suprarenalis*: durch die rechte Nebenniere rechts neben der V. cava inferior im bauchfellfreien Bereich.

❷ *Facies diaphragmatica*: Sie wird durch das Zwerchfell rechts von der rechten Lunge, links vom Herzen getrennt. Die in die Leber eingebettete V. cava inferior durchbricht das Centrum tendineum des Zwerchfells und mündet kurz darüber in den rechten Vorhof. Jenseits des Zwerchfells liegt vor allem die rechte Herzkammer dem linken Leberlappen gegenüber.

■ **Verschieblichkeit mit der Atmung**: Die Facies diaphragmatica der Leber liegt dem Zwerchfell an. Auch wenn die Leber nicht durch das Lig. coronarium an das Zwerchfell gebunden wäre, müßte sie schon wegen der Anlagerung allen Zwerchfellbewegungen folgen. Das Kronenband verhindert, daß sich die schwere Leber in aufgerichteter Haltung vom Zwerchfell löst und sich Darm zwischen Leber und Zwerchfell drängt.

• Die Zwerchfellbewegungen waren in #245 mit den Bewegungen eines Kolbens im Zylinder des Automotors verglichen worden. Die Leber gibt dem Kolben die gleichmäßige Form, die eine harmonische Entfaltung der Lunge begünstigt.

■ **Projektion auf die Rumpfwand** (Abb. 456c):

• Obere Lebergrenze: Sie entspricht der in #242 ausgeführten Projektion der Zwerchfellkuppeln auf die Leibeswand. Als grober Anhalt kann gelten, daß die Leber bei tiefer Ausatmung rechts bis nahe an die 5. Rippe (Brustwarze beim Mann) reichen kann. Der Höhenstand ist abhängig von Körperhaltung, Atmung, Konstitutionstyp usw.

• Untere Lebergrenze: Rechts der rechten Medioklavikularlinie stimmt sie etwa mit dem Unterrand des Brustkorbs überein. Links davon folgt sie einer Linie zur Mitte des linken Rippenbogens.

• Varietät: Bei manchen Menschen (häufiger bei Frauen) unterragt ein zungenartiger Fortsatz der Leber („Riedel-Lappen") den rechten Brustkorb in Richtung Darmbeinkamm. Der Variabilität des Körperbaus unkundige Ärzte halten ihn gelegentlich für eine Geschwulst und veranlassen unnötige Maßnahmen.

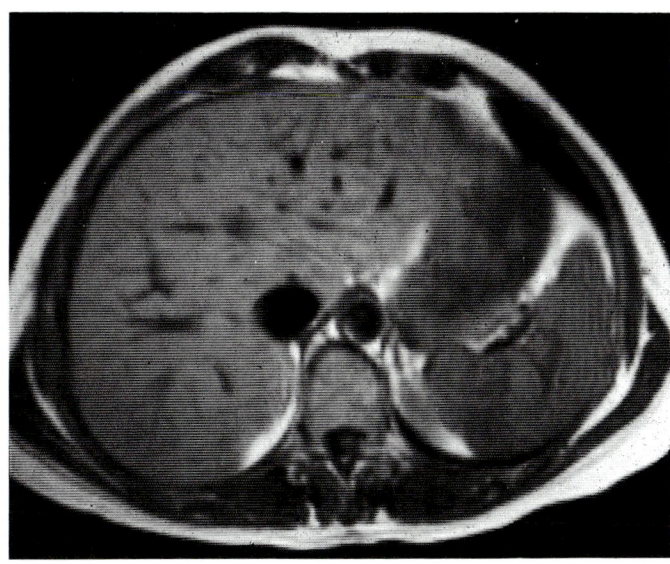

Abb. 456b. Horizontales Kernspintomogramm (MRT) durch den Bauchraum auf Höhe des 11. Brustwirbels. Der Schnitt trifft die Leber, den Magen und die Milz. Vor dem Wirbelkörper sieht man die V. cava inferior und die Aorta. [he2]

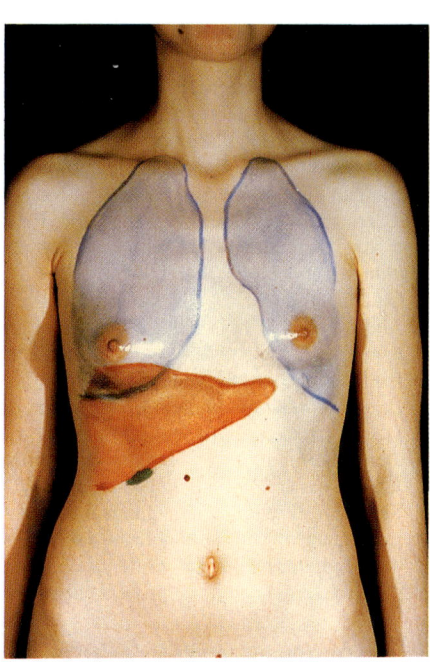

Abb. 456c. Projektion von Gallenblase (grün), Leber (braun) und Lungen (blau) auf die vordere Rumpfwand. [li6]

■ **Perkussion**: Die Größe der Leber kann man beim Lebenden recht gut durch Perkussion beurteilen. Der gedämpfte Leberschall hebt sich eindeutig vom sonoren Lungenschall und vom tympanitischen Klopfschall des luftgefüllten Dickdarms ab (#344). Lediglich gegenüber der absoluten Herzdämpfung ist die Leber nicht abzugrenzen. In Übungen zur Anatomie am Lebenden findet man bei gesunden Medizinstudenten perkutorisch häufig eine sehr kleine Leber mit der unteren Lebergrenze einige cm oberhalb der Untergrenze des Brustkorbs.

■ **Palpation**: Die gesunde Leber ist schwer zu tasten. Hingegen fühlt man eine vergrößerte Leber ganz einfach, wenn man die Hand unterhalb des rechten Rippenbogens flach auf die Bauchwand legt. Man merkt dann, wie sich bei jeder Einatmung der Leberrand gegen die Hand drängt. Das Betasten der Bauchorgane sollte beim liegenden Patienten vorgenommen werden: Beim Stehenden stört die angespannte Bauchwand.

■ **Röntgenuntersuchung**: Die obere Kontur der strahlendichten Leber läßt sich gut gegen das Lungengewebe, nicht jedoch gegen das Herz abgrenzen. Wollte man Herz und Leber im Röntgenbild trennen, so müßte man Luft in die Peritonealhöhle einblasen („Pneumoperitoneum"). Diese sammelt sich bei aufgerichtetem Patienten unter dem Zwerchfell an und hebt die Leber etwas vom Zwerchfell ab. Diese Untersuchung wird kaum noch durchgeführt, da im Computertomogramm und im Ultraschallbild die Leber hervorragend zu beurteilen ist.

■ **Szintigramm**: Im Zentrallaboratorium Leber reichern sich viele Stoffe an. Bei nuklearmedizinischen Untersuchungen kann man daher häufig im Szintigramm auch die genaue Ausdehnung der Leber sehen. Dies ist ein meist unerwünschter Nebeneffekt, weil die große Leber andere Strukturen verdeckt.

■ **Sonographie**: Sie verdrängte weitgehend die Röntgenuntersuchung. Sie ist heute das wichtigste bildgebende Verfahren bei Gallenwegerkrankungen und auch bei Verschlußikterus anwendbar. Sie dient zur Diagnose von Geschwülsten, Zysten, Abszessen, Gallenweg- und Gefäßveränderungen sowie Steinerkrankungen (Abb. 454c).

■ **Leberpunktion**: Gewebeproben aus der Leber zur mikroskopischen Untersuchung gewinnt man gewöhnlich durch Ausstanzen einer dünnen Säule (etwa 1 mm Durchmesser) von Lebergewebe. Man sticht dazu mit einer langen Hohlnadel durch die Bauchdecke oder die seitliche Brustwand in die Leber ein. Dafür gibt es 2 Verfahren:
• *Gezielte Leberpunktion*: Bei einer Laparoskopie (Bauchspiegelung, #413) besichtigt man die Leber und sucht sich eine geeignete Stelle für die Gewebeentnahme aus. Dann sticht man die Punktionsnadel durch die Bauchwand und lenkt sie unter laparoskopischer Sicht in die gewählte Stelle. Die Laparoskopie läßt sich bisweilen durch eine Ultraschalluntersuchung umgehen.
• *Ungezielte Leberpunktion = Leberblindpunktion*: Sie wird meist nach der von Menghini angegebenen Methode ausgeführt. Zunächst wird durch Perkussion der seitlichen Rumpfwand die Lage der Leber festgestellt. In örtlicher Betäubung wird die Hohlnadel zwischen 2 Rippen in die Brustwand eingestochen, aber zunächst noch nicht in die Leber vorgeschoben. Die Spritze wird in Saugstellung verriegelt. Dann läßt man den Patienten einige Male tief atmen und fordert ihn schließlich zum Atemanhalten auf. Blitzschnell wird nun die Nadel in die Leber eingestoßen und sofort wieder zurückgezogen. Der ganze Vorgang soll nicht länger als eine Sekunde dauern (Sekundenpunktion), damit die zwischen den Rippen fixierte Punktionsnadel nicht bei etwaigen Atembewegungen die Leberkapsel aufreißt. Die „Blindpunktion" wird heute fast nur noch unter Ultraschallkontrolle durchgeführt.

Bei allen Erkrankungen, die die gesamte Leber gleichmäßig befallen, z.B. Entzündungen, ist es gleichgültig, aus welchem Teil der Leber die Gewebeprobe entnommen wird. In diesem Fall wählt man die Blindpunktion. Bei örtlich begrenzten Erkrankungen, z.B. Geschwülsten, hingegen muß man gezielt vorgehen. Die Blindpunktion ist bei korrekter Ausführung weniger gefährlich, weil die Bauchspiegelung entfällt. Zwischenfälle sind selten (Blutung, Pneumothorax, Verletzung von Nachbarorganen, Bauchfellreizung).

#457 Gallenwege

■ **Gallenwege innerhalb der Leber**: Die Leber ist das zentrale Stoffwechselorgan. Die Leberzellen nehmen Stoffe aus dem Pfortaderblut auf und geben Umbauprodukte in das Lebervenenblut ab. Daneben bilden die Leberzellen aber auch noch die Galle, die in einem eigenen Kanalsystem zum Duodenum transportiert wird und dort für die Fettverdauung von Bedeutung ist. Die intrahepatischen Gallenwege beginnen mit den
• Gallenkapillaren = Gallenkanälchen (*Canaliculi biliferi*). Sie liegen jeweils zwischen 2 Leberzellen und haben keine eigene Wand. Sie werden von den Zellmembranen der Leberzellen umgeben. Sie gehen in
• *Ductuli biliferi* mit plattem Epithel über, die in die
• *Ductus interlobulares biliferi* (Zwischenläppchen-Gallengänge) mit kubischem bis säulenförmigem Epithel münden. Aus diesen fließt die Galle über
• Subsegment- und Segmentgänge letztlich zu den beiden
• Lebergängen (*Ductus hepaticus dexter + sinister*) ab, die den beiden Hauptästen (*R. dexter + sinister*) der V. portae hepatis und der A. hepatica propria entsprechen.

■ **Gallenwege außerhalb der Leber**: Die extrahepatischen Gallenwege verbinden die Leber mit dem Duodenum. Sie umfassen ein Gangsystem und die Gallenblase als Speicher (Abb. 457a). Die Wand der Gänge besteht aus:
• Epithel: hochprismatisch mit Becherzellen.
• *Lamina propria*: dichtes Netz kollagener und elastischer Fasern.
• Muskulatur: spärlich, ausgenommen vor der Mündung in das Duodenum.

■ **Gliederung des extrahepatischen Gangsystems**:
• *Ductus hepaticus communis* (gemeinsamer Lebergallengang): Zu ihm vereinigen sich der rechte und der linke Lebergallengang (aus dem rechten und dem linken Leberlappen) in der Porta hepatis. Länge 4-6 cm.
• *Ductus cysticus* (Gallenblasengang): Er verbindet die Gallenblase mit dem Ductus hepaticus communis (oder als Varietät mit dem Ductus hepaticus dexter, wenn dieser besonders lang ist). Länge 3-4 cm.
• *Ductus choledochus [biliaris]* (Hauptgallengang, gr. cholé = Galle, déchesthai = aufnehmen): Er entsteht durch den Zusammenschluß von Ductus hepaticus communis und Ductus cysticus oder, anders ausgedrückt, der Ductus hepaticus communis ändert den Namen zu Ductus choledochus [biliaris] von der Abzweigung des Ductus cysticus an. Die Stelle liegt meist in der Mitte zwischen Leber und Duodenum, variiert jedoch in beiden Richtungen. Der Ductus choledochus [biliaris] ist 4-8 cm lang und etwa 5 mm weit. Er liegt im freien Rand des *Lig. hepatoduodenale* und begrenzt damit den Eingang in die Bursa omentalis (Foramen epiploicum) vorn. Er kreuzt den oberen Teil des Duodenum dorsal und zieht dann am Caput pancreatis entlang oder auch in das Drüsengewebe eingebettet zur *Papilla duodeni major* in der Hinterwand der unteren Hälfte des absteigenden Teils des Duodenum.

■ **Mündung in das Duodenum**: Ductus choledochus [biliaris] und Ductus pancreaticus münden in der Regel über ein erweitertes gemeinsames Endstück (*Ampulla hepatopancreatica [biliaropancreatica]*) in die *Papilla duodeni major* (große Zwölffingerdarmpapille, auch Vater-Papille genannt, 1720 von Abraham Vater in Wittenberg beschrieben). Die Ampulle ist sehr variabel, kann kürzer oder länger, weiter oder enger sein und sogar fehlen (getrennte Mündung von Ductus choledochus [biliaris] und Ductus pancreaticus). 2 Schließmuskeln können den Gallenabfluß in das Duodenum verhindern (Abb. 457b):
• *M. sphincter ductus choledochi [biliaris]* (Schließmuskel des Gallengangs): vor der Ampulle.
• *M. sphincter ampullae* (Schließmuskel der Ampulle, häufig Oddi-Sphinkter genannt, Ruggero Oddi, Physiologe in Perugia, 1887, aber schon 1654 von Glisson beschrieben): vor der Mündung in das Duodenum.

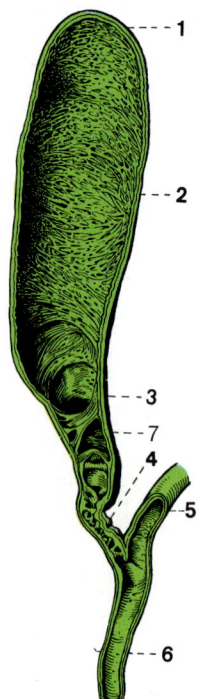

Abb. 457a. Längsschnitt durch Gallenblase und Ductus cysticus. *[bg2]*

1 Fundus vesicae biliaris [felleae]
2 Corpus vesicae biliaris [felleae]
3 Collum vesicae biliaris [felleae]
4 Ductus cysticus
5 Ductus hepaticus
6 Ductus choledochus [biliaris]
7 Plica spiralis

■ **Röntgenuntersuchung**: Die Gallenblase ist in der Röntgenleeraufnahme nur zu sehen, wenn sie kalkhaltige Gallensteine enthält. Die Gallenwege einschließlich Gallenblase sind jedoch mit Kontrastmittel sichtbar zu machen. Wegen der Möglichkeit ernster Zwischenfälle ist die Röntgendarstellung der Gallenwege nur noch dann angezeigt, wenn mit der Ultraschalluntersuchung keine klare Diagnose zu erzielen ist.
• *Orale Cholangiographie*: Die Leber scheidet das im Darm resorbierte Kontrastmittel in die Galle aus.
• *Intravenöse Cholangiographie*: Die Leber scheidet das in die Blutbahn eingespritzte Kontrastmittel in die Galle aus.
• *Endoskopische retrograde Cholangiopankreatikographie* = ERCP: Ein klares Bild erhält man, wenn man zuerst mit dem Endoskop die Papilla duodeni major aufsucht und dort das Kontrastmittel unter Kontrolle des Auges einspritzt. Dabei wird häufig gleichzeitig auch der Ductus pancreaticus sichtbar.
• *Intraoperative Cholangiographie*: Bei Operationen an den Gallenwegen sollte man die Durchgängigkeit der Gallenwege überprüfen, damit kein Stein in den Gallenwegen übersehen wird. Dazu wird das Kontrastmittel direkt in die freigelegten Gallenwege eingespritzt.
• *Perkutane transhepatische Cholangiographie* = PTC: Bei Ultraschalluntersuchung der Leber wird ein gestauter (und deswegen erweiterter) Gallengang leicht gefunden. Man kann ihn mit einer langen Hohlnadel durch die Haut hindurch anstechen und dann das Kontrastmittel direkt einspritzen. Dieses Verfahren ist von der Ausscheidungsleistung der Leber unabhängig. Ein Risiko

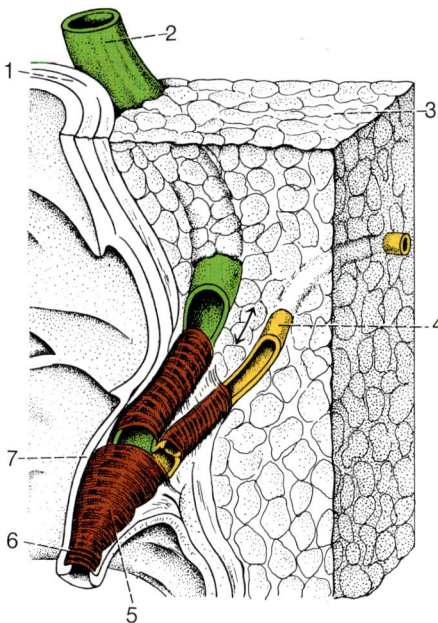

Abb. 457b. Papilla duodeni major (Vater-Papille). Die Papille liegt in der Hinterwand des absteigenden Teils des Duodenum. Hier münden Ductus choledochus und Ductus pancreaticus meist gemeinsam (bei einem Drittel der Menschen getrennt) aus. Am Ende der Papille steuert ein Schließmuskel (Oddi-Sphinkter) den Sekretfluß. *[ba2]*

1 Duodenum	4 Ductus pancreaticus
2 Ductus choledochus [biliaris]	5 Ampulla hepatopancreatica
	6 M. sphincter ampullae
3 Acini pancreatici	7 Tunica mucosa

ist die biliäre Peritonitis (gallige Bauchfellentzündung): Angestaute Galle kann durch den Stichkanal oder aus einer evtl. verletzten Gallenblase in die freie Peritonealhöhle gelangen und das Peritoneum reizen. War die gestaute Galle bereits infiziert, so führt dies zur lebensgefährlichen Infektion des Peritoneum. Durch die Leber hindurch sollte man Gallengänge daher nur anstechen, wenn die Operation unmittelbar bevorsteht oder wenn man die gestaute Galle über einen Katheter einige Tage ablaufen lassen will. Dann geht der Icterus (Gelbsucht) zurück, der Patient erholt sich und kann anschließend in besserem Allgemeinzustand operiert werden.

■ **Variabilität der Gallengänge**:
• Der Zusammenfluß von Ductus hepaticus communis und Ductus cysticus ist in etwa ⅔ der Fälle spitzwinklig. In etwa ¼ laufen die beiden Gänge eine Strecke parallel, beim Rest sind sie schraubig umschlungen.
• Gelegentlich vereinigt sich der Ductus cysticus mit dem Ductus hepaticus dexter statt mit dem Ductus hepaticus communis. Dann kann auch der Zusammenschluß von Ductus hepaticus dexter und sinister unterbleiben. Beide münden selbständig in das Duodenum (scheinbare Verdoppelung des Ductus choledochus).
• Akzessorische Lebergallengänge (neben dem rechten und linken Lebergallengang) findet man bei etwa 10-20 % der Menschen. Dann läuft ein Segmentgallengang (meist vom rechten Leberlappen) selbständig zum Ductus hepaticus communis.
• Selten münden kleine Gallengänge von der Leber direkt in die Gallenblase. Werden sie bei der Gallenblasenentfernung nicht beachtet, so strömt Galle in die Peritonealhöhle aus (Cholaskos, gr. askós = Schlauch). Es droht die gallige Bauchfellentzündung.

■ **Trigonum cystohepaticum**: Bei Operationen an den Gallenwegen ist der dreieckige Bereich (Abb. 458b) zwischen

• *Ductus cysticus* bzw. Gallenblase,
• *Ductus hepaticus communis* und
• Leber besonders sorgfältig zu präparieren. In ihm findet man in wechselnden Lagebeziehungen:
• den R. dexter der A. hepatica propria.
• die A. cystica (sie kann auch verdoppelt sein!).
• nicht selten akzessorische Gallengänge (s.o.).
Deren Verletzung führt zu schweren Blutungen bzw. zum Ausströmen von Galle in die Peritonealhöhle mit der Gefahr der galligen Bauchfellentzündung.

#458 Gallenblase (Vesica biliaris [fellea])

■ **Aufgaben**: Die in der Leber gebildete Galle strömt über Ductus hepaticus communis und Ductus choledochus [biliaris] zum Duodenum. Verhindern die an der Einmündungsstelle gelegenen Schließmuskeln das Abfließen in den Darm, so wird über den Ductus cysticus die Gallenblase gefüllt.
• Die Gallenblase faßt maximal 40-100 ml Galle. Um mehr Galle speichern zu können, wird die Galle auf das 5-10fache durch Wasserentzug eingedickt.
• Nach Öffnen der Schließmuskeln entleert sich die Gallenblase wieder, wobei sich die glatte Muskulatur ihrer Wand kontrahiert. Die Kontraktion der Gallenblase wird durch das von endokrinen Zellen der Darmwand sezernierte Hormon Cholecystokinin-Pancreozymin (CCK, #434) angeregt. Die Hormonsekretion wird durch Speisebrei im Duodenum ausgelöst. Aber auch schon die Vorstellung von Speisen kann zur Kontraktion der Gallenblase führen.

■ **Feinbau** (Abb. 458a):
• *Tunica mucosa* (Schleimhaut): Charakteristisch ist ihre reiche Fältelung. Im Schnittbild entsteht dabei manchmal der Eindruck, als ob sich Hohlräume unter Schleimhautbrücken bilden würden. Das einschichtige Epithel besteht aus besonders hohen Säulenzellen. Sie sezernieren vermutlich eine Art Schleim, der die Oberfläche vor der Galle schützt. Eigene Schleimdrüsen findet man nur im Hals. Das lockere submuköse Bindegewebe enthält elastische Fasern und reichlich Blutgefäße (Abtransport des resorbierten Wassers). Lymphknötchen fehlen.

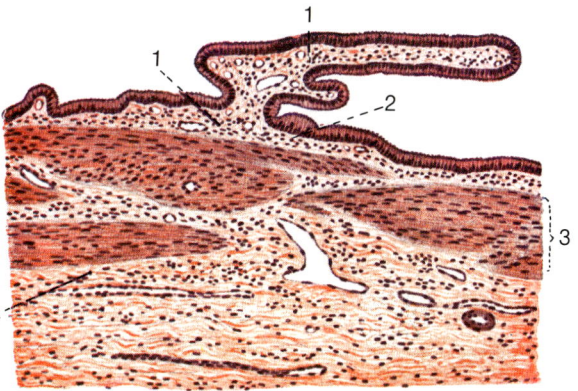

Abb. 458a. Schnittbild der Gallenblasenwand (Vergrößerung 80fach). Kennzeichnend sind die großen, parallel zur Wand liegenden Schleimhautfalten. Sie verschmelzen manchmal untereinander zu langen Schläuchen. Es fehlen die Muskelschicht der Schleimhaut und die Submukosa. *[so]*

1 Tunica mucosa	3 Tunica muscularis
2 Epithel	4 Tela subserosa

- *Tunica muscularis* (Muskelwand): Glatte Muskelzellen sind scherengitterartig durchflochten. Eine eigene Muskelschicht der Schleimhaut fehlt. Die Muskelwand ist dünn: Die Blasengalle wird bei Bedarf nicht ausgespritzt, sondern fließt bei Erschlaffen der Schließmuskeln an der Papilla duodeni major langsam aus. Dazu genügt ein kleines Druckgefälle.
- *Tela subserosa* (subseröse Bindegewebeschicht): relativ breit.
- *Tunica serosa* (Peritoneum): Es fehlt im Verwachsungsfeld mit der Leber.

■ **Äußere Form**: Die Gallenblase (*Vesica biliaris [fellea]*, lat. bilis = Galle, fel, fellis = Galle) ist ein birnförmiger Sack, etwa 8 cm lang, mit einem Durchmesser von 3-4 cm. Man unterscheidet ohne scharfe Grenzen 3 Abschnitte:
- *Fundus vesicae biliaris [felleae]* (Gallenblasenboden): allseits von Peritoneum überzogen, unterragt die Leber um 1-2 cm.
- *Corpus vesicae biliaris [felleae]* (Gallenblasenkörper): mit der Leber breitflächig verwachsen.
- *Collum vesicae biliaris [felleae]* (Gallenblasenhals): nicht mit der Leber verwachsen, Übergang in den Ductus cysticus, in welchem eine spiralige Schleimhautfalte (*Plica spiralis*) den Abfluß der Galle behindert.

■ **Lage**: Die Gallenblase schmiegt sich in die Gallenblasengrube (*Fossa vesicae biliaris [felleae]*) der Eingeweideseite der Leber zwischen quadratischem und rechtem Leberlappen ein. Die Beziehung zur Leber variiert zwischen loser Anlagerung und tiefer Einbettung in das Lebergewebe.

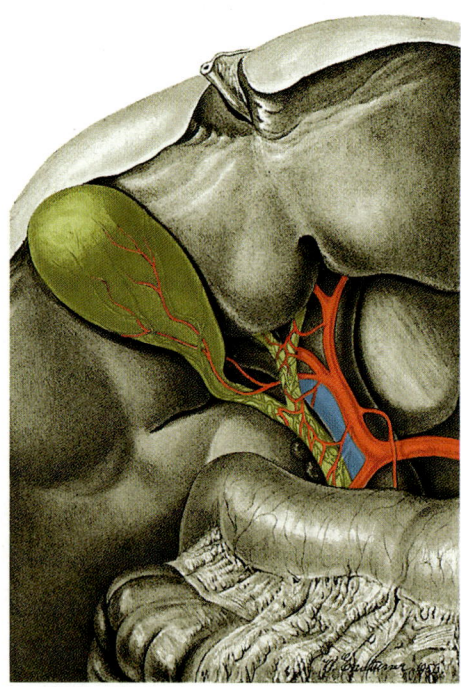

Abb. 458b. Die Gallenwege im Lig. hepatoduodenale sind von einem dichten Gefäßnetz umzogen. Das Blut kommt von der A. hepatica propria und fließt in die V. portae hepatis ab. Der Ursprung der A. cystica ist variabel: aus der A. hepatica propria oder dem R. dexter oder dem R. sinister. Im Bild sind Peritoneum und Bindegewebe des Omentum minus entfernt (vgl. Abb. 426a). [ku2]

Dabei dringen kleine Venen der Gallenblase offenbar in das Lebergewebe ein. Auf diesem Weg können Entzündungen der Gallenblase direkt auf die Leber übergreifen. Die Gallenblasenarterie (*A. cystica*) ist ein Ast der A. hepatica propria (Abb. 458b).

■ **Projektion auf die Rumpfwand**: Der Gallenblasenboden liegt der Rumpfwand etwa im Bereich der Spitze der 9. Rippe an: etwa Schnittpunkt des Seitenrandes des M. rectus abdominis mit dem Rippenbogen. Die Gallenblase muß allen Bewegungen der Leber folgen. Ihr Höhenbezug zur Wirbelsäule ändert sich daher abhängig von der Körperhaltung, der Atmung usw. Der Gallenblasenboden projiziert sich auf die Höhe des 3.-4. Lendenwirbels. Die kontrastmittelgefüllte Gallenblase kann man vom kontrastmittelgefüllten Nierenbecken am besten im seitlichen Röntgenbild unterscheiden: Die Gallenblase projiziert sich vor die Wirbelsäule, das Nierenbecken hingegen auf die Wirbelkörper.

■ **Peritonealverhältnisse**: Die Gallenblase wird in den Peritonealüberzug der Leber eingeschlossen. Das Peritoneum fehlt nur im Bereich der Verwachsung mit der Leber. Die Gallengänge liegen in einer Bauchfellfalte, dem *Lig. hepatoduodenale* des kleinen Netzes.

■ **Variabilität**:
- Sehr selten sind das angeborene Fehlen oder Verdoppelungen der Gallenblase.
- Nicht so selten sind Formveränderungen (Einziehungen, Aussackungen), die z.B. im Röntgenbild an eine „phrygische Mütze" erinnern.

■ **Cholezystektomie** (Gallenblasenentfernung):
- Hautschnitt: medianer Oberbauchschnitt oder Rippenbogen-Randschnitt (#269).
- Abdrängen von Leber und Dickdarm, Anspannen des Lig. hepatoduodenale, Fassen des Fundus vesicae biliaris [felleae].
- Freilegen des Ductus cysticus und der A. cystica. Unterbinden und Durchtrennen beider, wobei in den leberseitigen Stumpf des Ductus cysticus eine Hohlnadel eingebunden wird.
- Röntgenuntersuchung der Gallengänge mit Kontrastmittel (intraoperative Cholangiographie): Bei jeder Gallenblasenentfernung muß sich der Operateur überzeugen, daß keine Gallensteine in den Gallengängen zurückbleiben. Dazu wird Röntgenkontrastmittel über die in den Ductus cysticus eingebundene Hohlnadel eingespritzt und der Ablauf in das Duodenum beobachtet. Erfolgt dieser unbehindert, so wird der Ductus cysticus auf Höhe seiner Einmündung in den Ductus choledochus [biliaris] abgebunden. Andernfalls muß die Operation durch eine Gallenwegrevision erweitert werden.
- Herauslösen der Gallenblase aus ihrem Bett in der Leber. Blutstillung und Naht des Gallenblasenbetts.
- Einlegen eines Gummischlauchs (Drain) zum Ableiten der Wundabsonderungen und Verschluß des Hautschnitts.
- Bei unkomplizierten Fällen kann laparoskopisch cholezystektomiert werden.

Erweiterungen der Cholezystektomie:
- **Gallenwegrevision**: Gallensteine im Ductus choledochus [biliaris] oder in den Lebergängen müssen entfernt werden. Dazu wird der Ductus choledochus [biliaris] etwa 12 mm längs aufgeschnitten. Dann wird ein Ballonkatheter in leerem Zustand durch den Ductus choledochus [biliaris] in das Duodenum geschoben, aufgeblasen und langsam zurückgezogen. Führen mehrere derartige Versuche nicht zum Beseitigen des Gallensteins, so folgt der Versuch der Entfernung bei Spiegeluntersuchung. Man führt ein Cholangioskop mit Steinfaßzange in den Ductus choledochus [biliaris] ein und greift den Stein unter Sicht des Auges. In ähnlicher Weise werden Steine aus den Lebergängen ausgeräumt. Nach dem Einlegen eines T-förmigen Schlauchs zur Teilableitung der Galle wird der Ductus choledochus [biliaris] vernäht.

- Erweiterung der Mündungsstelle des Ductus choledochus [biliaris] (**Papillotomie**): Während der Gallenwegrevision wird immer auch die Durchgängigkeit der Mündung des Ductus choledochus [biliaris] in das Duodenum (Vater-Papille) geprüft. Dazu wird der Druck in den Gallenwegen gemessen (Cholangiomanometrie) oder (weniger günstig) werden Sonden von 5-8 mm Durchmesser durch den Ductus choledochus [biliaris] in das Duodenum vorgeschoben. Ist die Mündungsstelle nicht passierbar, so muß sie erweitert werden. Dazu wird sie etwa 5-12 mm eingeschnitten, bis sie frei durchgängig ist.
- Neueinpflanzen des Gallengangs in den Dünndarm (**biliodigestive Anastomose**): Beim Pankreaskopfkarzinom oder einem ausgedehnten Krebs der Gallenwege muß manchmal die Mündung des Ductus choledochus [biliaris] in das Duodenum entfernt werden. Dann muß in jedem Fall wieder ein Abfluß für die Galle geschaffen werden. Dazu wird der Stumpf des Gallengangs gewöhnlich in eine ausgeschaltete Dünndarmschlinge (meist Roux-Y-Anastomose, #428) Seit-zu-Seit eingenäht (Choledochojejunostomie, Hepatikojejunostomie).

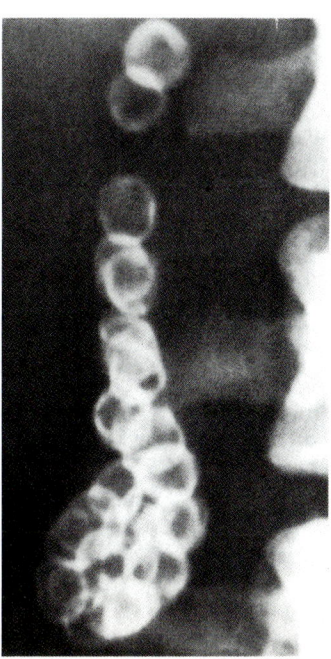

Abb. 459b. Kalkhaltige Gallensteine im Röntgenbild. [mb]

#459 Gallensteinleiden

■ **Epidemiologie**: In West- und Mitteleuropa sowie den USA haben mehr als 12 % der Erwachsenen Gallensteine (etwa jeder zehnte Mann und jede fünfte Frau). In der Bundesrepublik Deutschland leben demnach etwa 6 Millionen Menschen mit Gallensteinen. Davon hat etwa die Hälfte zeitlebens keine Beschwerden (Gallensteinträger). Die andere Hälfte wird irgendwann zu Gallensteinkranken. Beschwerdereiche Zeiten können mit vielen Jahren der Beschwerdefreiheit abwechseln.
- Überernährung scheint eine wesentliche Ursache des Gallensteinleidens zu sein. Gallensteine sind in den vom Hunger bedrohten Entwicklungsländern selten.

■ **Entstehung**: Das Verhältnis von Gallensäuren zu Cholesterin in der Galle (#451) beträgt normalerweise etwa 20:1. Sinkt es auf unter 13:1, so bleibt das Cholesterin nicht mehr gelöst, sondern fällt aus. Dieses ungelöste Cholesterin ist dann der Kristallisationsmittelpunkt, an den sich andere Stoffe anlagern, z.B. Bilirubin und Kalk. Obwohl das Cholesterin nur etwa 2 % der festen Stoffe in der Galle ausmacht, ist es für die Mehrzahl der Gallensteine verantwortlich. Das Verhältnis von Gallensäuren zu Cholesterin kann auf verschiedene Weise gestört werden:
- *Abnormer Verlust von Gallensäuren*: Die von der Leber in die Galle abgesonderten Gallensäuren sind für den Körper wichtig. Haben sie ihre Aufgabe bei der Fettverdauung erfüllt, werden sie aus dem Darm resorbiert. Nur etwa 4 % gehen mit dem Stuhl verloren. 96 % gelangen über die V. portae hepatis zurück zur Leber. Die Gallensäuren kreisen also zwischen Darm und Leber (*enterohepatischer Kreislauf*). Die Wiederaufnahme aus dem Darm ist bei Darmentzündungen, z.B. Crohn-Krankheit, oder Entfernung größerer Darmabschnitte gestört. Dann gehen mehr Gallensäuren mit dem Stuhl ab. Die Leber kann den Verlust nicht wettmachen. Der Anteil der Gallensäuren in der Galle sinkt.
- *Verminderte Bildung von Gallensäuren*: Der Aufbau von Gallensäuren in der Leber wird durch den Bedarf gesteuert. In der Leber befindet sich eine Art Meßinstrument, das die Menge der vom Darm zurückkommenden Gallensäuren bestimmt (Rückkoppelung). Ist dieses Meßinstrument falsch geeicht, so bildet die Leber unter Umständen zu wenig Gallensäuren, und ihr Anteil an der Galle sinkt.
- *Vermehrter Anfall von Cholesterin*: Häufigste Ursache ist eine zu fettreiche Kost: In Notzeiten gibt es weniger Gallensteine! Der Körper kann selbst zuviel Cholesterin zusätzlich zur Nahrungsaufnahme aufbauen. Dies scheint genetisch festgelegt zu sein, da es in manchen Familien gehäuft vorkommt.

■ **Arten der Gallensteine**:
- *Zusammensetzung*: Fast alle Gallensteine enthalten im Zentrum Cholesterin. Daran lagern sich weiteres Cholesterin (Cholesterinstein), Gallenfarbstoffe (Pigmentstein = Bilirubinstein) und zusätzlich Kalk (Kombinationsstein = Pigment-Cholesterin-Kalk-Stein = PCK-Stein, Abb. 459a) an.
- *Größe*: Pigmentsteine werden bis etwa sandkorngroß und können zu Hunderten in der Gallenblase liegen. Reine Cholesterinsteine wachsen bis zu Kirschgröße heran. Kombinationssteine können die Größe eines Hühnereies erreichen und dann nahezu die ganze Gallenblase ausfüllen.
- *Farbe*: Cholesterinsteine sind gelb, Pigmentsteine braun bis schwarz, Kombinationssteine vielfarbig.
- *Härte*: Pigmentsteine sind erdig, weich, bröcklig und zerdrückbar. Kalkhaltige Steine sind hart.
- *Röntgendichte*: Kalkhaltige Steine sind schon in der „Leeraufnahme" (ohne Kontrastmittel) sichtbar („direkter Steinnachweis",

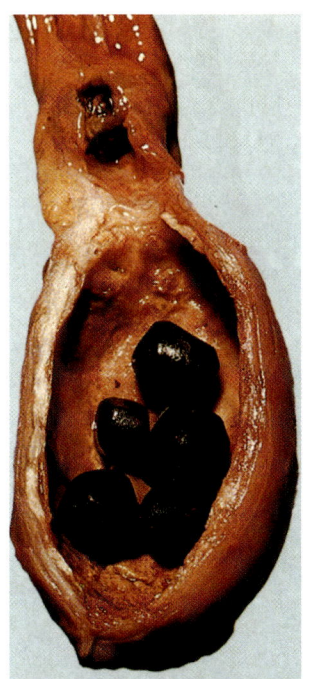

Abb. 459a. Gallensteine (Cholesterin-Pigment-Kalk-Steine) in der aufgeschnittenen Gallenblase. Ein Stein im Ductus cysticus hat den Gallenfluß behindert. Die Wand der Gallenblase ist als Folge chronischer Entzündungen narbig verschwielt und verdickt. [ka]

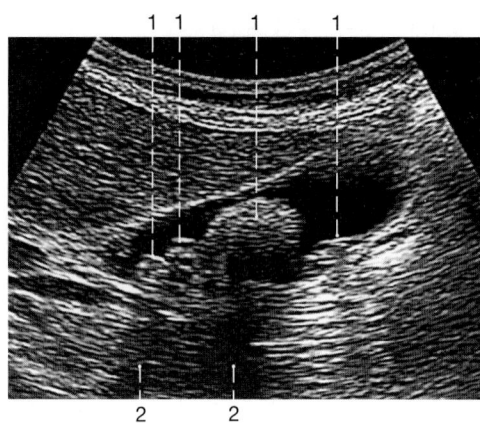

Abb. 459c. Gallenblase mit Gallensteinen im Ultraschallbild. *[bw]*
1 Gallensteine   2 Schallschatten hinter den Gallensteinen

Abb. 459b). Kalkfreie Steine können nur mit Kontrastmittelfüllung der Gallenblase im Röntgenbild sichtbar gemacht werden. Sie erscheinen dann als Aussparungen im Kontrastmittel („indirekter Steinnachweis").

■ **Beschwerden**: Gallensteine als solche verursachen keine Beschwerden. Sie begünstigen jedoch Reizzustände der Gallenblase (**Cholecystitis**). Etwa die Hälfte aller Gallensteinträger erkrankt irgendwann einmal daran:
• *Schmerzen* im rechten Ober- und Mittelbauch: Sie treten besonders nach fettreichen Mahlzeiten auf und sind oft mit Übelkeit verbunden. Bei der „einfachen" Gallenblasenreizung ähneln die Beschwerden denen einer leichten Magenentzündung. Die beiden werden daher häufig verwechselt. Bei stärkerer Reizung strahlen die Schmerzen in den Rücken und in die rechte Schulter aus (Head-Zone, #268).
• *Gallenkolik*: Klemmt sich ein Gallenstein im Ductus cysticus oder im Ductus choledochus [biliaris] ein, so versuchen die Muskeln in der Wand der Gallenwege, den Stein weiterzubefördern. Infolge der Druckerhöhung in den Gallenwegen steigern sich die Schmerzen bis nahe zur Unerträglichkeit. Die Schmerzen flauen zwischendurch ab und setzen dann erneut heftig ein. Möglicherweise kann ein Krampf des Schließmuskels des Ductus choledochus [biliaris] auch ohne Steineinklemmung eine Gallenkolik auslösen.
• *Gelbsucht (Icterus)*: Sie tritt nur bei etwa jedem fünften Patienten mit akuter Cholecystitis auf. Ursache ist entweder eine Abflußstörung der Galle, z.B. durch einen im Ductus choledochus [biliaris] eingeklemmten Stein, oder eine begleitende Leberentzündung. Bei der Abflußstörung (Verschlußikterus) ist der Stuhl hell, weil die Gallenfarbstoffe im Stuhl fehlen.
• *Fieber*: Es weist auf eine Infektion hin. Die Bakterien können aus dem Darm in die Gallenblase aufsteigen oder auf dem Blut- oder Lymphweg dorthin gelangen.

■ **Gefahren**:
• *Mukozele* (Verschleimung) der Gallenblase: Geht ein im Ductus cysticus eingeklemmter Stein trotz heftiger Gallenkoliken nicht ab, so wird die Lichtung der Gallenblase von den übrigen Gallenwegen abgeschnitten. Es strömt weder Galle hinein noch hinaus. Von der gereizten Schleimhaut wird reichlich Schleim abgesondert, der nicht abfließen kann. Er staut sich in der Gallenblase an. Diese wird größer und ihr Inhalt allmählich weiß („Gallenmilch"), weil die Gallenfarbstoffe von der Schleimhaut resorbiert werden. Die Gallenblase kann verkalken und eine starre weiße Wand erhalten („Porzellangallenblase").
• *Schrumpfgallenblase*: Chronische Entzündung der Gallenblasenwand führt zu Vernarbung (Ersatz der Muskelwand durch Bindegewebe) und Schrumpfung. Die sich verkleinernde Gallenblase preßt dabei manchmal Steine in den Ductus choledochus [biliaris] aus.
• *Choledocholithiasis* (Steinbefall des Ductus choledochus [biliaris]): Kleine Steine gehen oft ohne besondere Beschwerden ab. Eingeklemmte Steine verursachen Gallenkoliken, Gelbsucht und Fieber. Verschließt ein Stein die gemeinsame Mündung von Ductus choledochus [biliaris] und Ductus pancreaticus, so wird auch der Bauchspeichel angestaut. Dann greift die Entzündung auf das Pancreas über (Pancreatitis).
• *Cholangitis* (Gallengangentzündung): Zur akuten Entzündung führt die Infektion eines gestauten Gallengangs oder umgekehrt die Abflußbehinderung bei infizierten Gallenwegen. Die Beschwerden bestehen in Schüttelfrost, hohem Fieber und Gelbsucht. Es droht die Bildung von Leberabszessen.
• *Empyem* (Vereiterung) der Gallenblase: Schüttelfröste und abwechselnd hohes und niedriges Fieber weisen auf eine Vereiterung hin. Die Entzündung greift dann oft auf die Umgebung der Gallenblase über (Pericholecystitis).
• *Perforation* (Durchbruch) der Gallenblase: Eiter sucht sich einen Abfluß zu verschaffen. Bei jeder Vereiterung der Gallenblase droht daher der Durchbruch. Im günstigsten Fall ist die Gallenblase vorher mit dem Darm entzündlich verklebt. Dann können beim Durchbruch Eiter und Gallensteine in den Darm (Duodenum oder Dickdarm) abgehen. Ein zweiter Weg führt in die Leber und zum Leberabszeß. Im ungünstigsten Fall bricht die Gallenblase in die Peritonealhöhle durch. Es folgt die gallig-eitrige Peritonitis mit hoher Lebensgefahr.
• *Ileus* (Darmverschluß, #435): Er kann durch einen großen Gallenstein mechanisch bedingt sein. Beim Durchbruch der Gallenblase ist die Ursache des Darmverschlusses jedoch meist eine Lähmung der Darmmuskeln durch die gallig-eitrige Bauchfellentzündung.

■ **Behandlung**:
• *Operation*: Wegen der hohen Gefahr bei Durchbruch einer vereiterten Gallenblase oder beim Gallenblasenkrebs sollte man bei Gallensteinen die Gallenblase entfernen. Die bloße Entnahme der Steine nützt nicht viel, da sich mit hoher Wahrscheinlichkeit neue Steine bilden werden.
• *Litholyse* (Steinauflösung) durch Medikamente: Gallensteine entstehen, wenn in der Galle zu wenig Gallensäuren im Verhältnis zum Cholesterin vorhanden sind. In bestimmten Fällen gilt auch die Umkehrung: Gallensteine lösen sich auf, wenn Gallensäuren im Übermaß in der Galle zu finden sind. Der Körper erzeugt Gallensäuren kaum je im Überschuß. Deshalb muß man die Gallensäuren künstlich zuführen. Der Erfolg läßt allerdings häufig 1-2 Jahre auf sich warten, während denen das Gallensäurepräparat täglich eingenommen werden muß. Aussicht besteht nur bei reinen Cholesterinsteinen.
• *Extrakorporale Stoßwellenlithotripsie*: Ähnlich wie Nierensteine (#487) kann man auch Gallensteine durch Stoßwellen zertrümmern. Probleme bereiten manchmal die dabei entstehenden kleinen Bruchstücke der Gallensteine. In den Harnwegen werden die Steintrümmer durch den gleichmäßigen Harnfluß weggespült. Die dickflüssige Galle hingegen eignet sich weniger als „Spülflüssigkeit".

■ **Gallenwegkrebs**: An ihm sterben in der Bundesrepublik Deutschland jährlich über 6000 Menschen. Davon sind mehr als ¾ Frauen. Von den Geschwülsten entfallen etwa ⅔ auf die Gallenblase, ⅓ auf die Gallengänge. Nahezu alle Geschwülste der Gallenwege sind bösartig. Etwa 70 % der Erkrankten sind älter als 60 Jahre.
• In etwa 80-90 % aller krebsbefallenen Gallenblasen findet man Gallensteine. Deshalb liegt eine krebsbegünstigende Wirkung der Gallensteine nahe (über chronische Reizzustände der Gallenblasenwand). Die Wahrscheinlichkeit, an einem Krebs der Gallenwege zu erkranken, ist für den Gallensteinträger etwa 17mal so hoch wie für den Gallensteinfreien.
• Der Gallenblasenkrebs verursacht keine kennzeichnenden Beschwerden. Meist haben die Patienten schon über Jahrzehnte Gallenbeschwerden: Fettunverträglichkeit, Gallenkoliken. Häufig

veranlassen erst die Zeichen der fortgeschrittenen Krebserkrankung, wie Gewichtsabnahme, nachlassende Leistungsfähigkeit, Blutarmut, erhöhte Blutsenkungsreaktion usw., eingehende Untersuchungen.
• Beim Krebs der Gallengänge steht meist die Gelbsucht im Vordergrund. Durch die Geschwulst wird die Lichtung des Gallengangs zunehmend verengt, so daß der Gallenabfluß behindert wird. Die Gelbsucht wird dabei langsam, aber stetig stärker. Mit der Gelbsucht ist ein quälender Juckreiz verbunden. Weitere häufig geäußerte Beschwerden sind Schmerzen im Oberbauch, Übelkeit, Erbrechen, Appetitlosigkeit und Fieber. Man tastet oft eine vergrößerte Gallenblase und eine geschwollene Leber. Ferner sammelt sich bisweilen Flüssigkeit in der Peritonealhöhle an (Bauchwassersucht = Ascites).
• Wie bei allen Krebserkrankungen bietet auch beim Gallenwegkrebs die vollständige Entfernung des Krebsgewebes die besten Aussichten auf Dauerheilung. Leider ist der Krebs zum Zeitpunkt der Operation meist nicht mehr auf die Gallenblase oder die Gallengänge beschränkt. Von der Gallenblase greift der Krebs gewöhnlich auf die Leber, auf die benachbarten Lymphknoten und das Omentum majus, seltener auch auf Magen, Duodenum und Dickdarm über.
• Anstelle einer einfachen Gallenblasenentfernung müßte dann eine ausgedehnte Operation mit entsprechend hohem Risiko vorgenommen werden. Häufig muß man sich mit einem nur lindernden Eingriff (*Palliativoperation*) begnügen, z.B. Wiederherstellen des Gallenabflusses, um den Juckreiz zu lindern.
• Bei etwa ⅓ der Patienten erweist sich bei der Operation die Geschwulst als so ausgedehnt, daß überhaupt keine sinnvolle Operation mehr möglich ist. Der Bauch wird dann wieder zugenäht, ohne daß an den Gallenwegen viel verändert wurde (sog. Probelaparotomie). Es wird lediglich ein Schlauch zur Ableitung der Galle nach außen eingelegt.

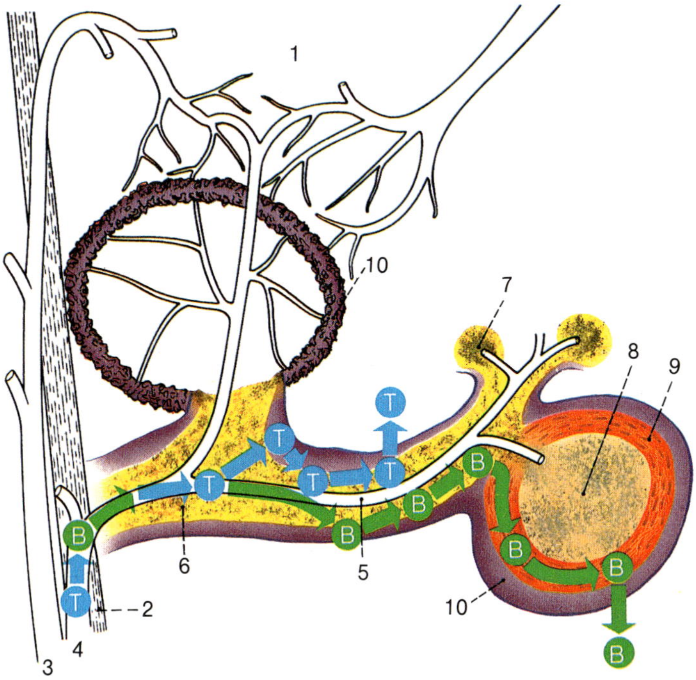

4.6 Milz (Splen [Lien])

#461 Aufgaben, weiße und rote Pulpa, Terminologie
#462 Offener/geschlossener Milzkreislauf, *Erythrozytenanomalien,* A. + V. splenica [lienalis], *Splenoportographie*
#463 Äußere Form, Größe, *Splenomegalie,* Milzkapsel
#464 Peritonealverhältnisse, Nachbarschaft, Projektion, *Perkussion,* Nebenmilz, *Splenektomie*
⇒ #161 Lymphatische Organe

#461 Aufgaben und innere Gliederung

■ Schneidet man eine Milz (*Splen [Lien]*, gr. splén, splenós = Milz, lat. lien, lienis = Milz) durch, so sieht man außer dem bindegewebigen Balkenwerk meist weißliche (weiße Pulpa) und mehr rötliche (rote Pulpa) Bereiche.

❶ Die weiße Pulpa (*Pulpa alba*, lat. pulpa = weiches Fleisch, Mark) wird von den Milzkörperchen und den Lymphscheiden gebildet.

❷ Die rote Pulpa (*Pulpa rubra*) erhält ihre Farbe durch reichlich Erythrozyten in den weiten Milzsinus (*Sinus splenici [lienales]*).

❶ **Weiße Pulpa**: Nach ihr ist die Milz ein **lymphatisches Organ**. Sie erzeugt Lymphozyten und Abwehrstoffe. Sie hat damit ähnliche Aufgaben wie die Lymphknoten. Während ein Lymphknoten aber die Lymphe einer bestimmten Körperregion filtert, ist die Milz für die gesamte Blutbahn zuständig. Bei einer lokalen Infektion entzündet sich der zugehörige Lymphknoten, bei massiver Einschwemmung von Krankheitserregern in die Blutbahn („Blutvergiftung" = Sepsis) schwillt die Milz an als Ausdruck ihrer Abwehrtätigkeit.

Auf die weiße Pulpa entfallen beim Menschen etwa 15 % des gesamten Milzvolumens. Das lymphatische Gewebe ist in 3 Strukturen konzentriert (Abb. 461a):
• periarterioläre lymphatische Begleitscheide (*Vagina periarterialis lymphatica*): Sie umgibt manschettenartig die Zentralarterie (*A. lymphonoduli*). In ihr halten sich hauptsächlich T-Lymphozyten auf (Abb. 461b).
• Milzknötchen: Der *Nodulus lymphoideus splenicus [lienalis]* wird auch Malpighi-Milzkörperchen genannt (von Marcello Malpighi, zuletzt Leibarzt Papst Innocens XII, 1661 beschrieben): Es handelt sich um Lymphknötchen (#166-167) mit oder ohne Keimzentrum. Sie sind eine typische B-Lymphozyten-Region (Abb. 461c).
• *Marginalzone* (Randzone): Der Grenzbereich zwischen weißer und roter Pulpa enthält reichlich Makrophagen (Abb. 461d) und dendritische Zellen.

Lymphozyten-Rezirkulation: Die Lymphozyten halten sich jeweils nur für 30-45 Minuten im strömenden Blut auf und lassen sich dann wieder für einige Stunden in einem lymphatischen Organ nieder. Wichtigster „Parkplatz" ist die Milz. In ihr verweilen etwa 20mal soviel

Abb. 461a. Schema der Lymphozytenbesiedlung der Milz. [pa1]

B B-Lymphozyten	5 A. lymphonoduli	8-10 Nodulus
T T-Lymphozyten	6-10 Pulpa alba	lymphoideus
1 Pulpa rubra	6 Vagina periarterialis	splenicus [lienalis]
2 Trabecula splenica	lymphatica	8 Centrum germinale
3 V. trabecularis	7 Vagina pericapillaris	9 Corona
4 A. trabecularis	macrophagiosa	10 (Zona marginalis)

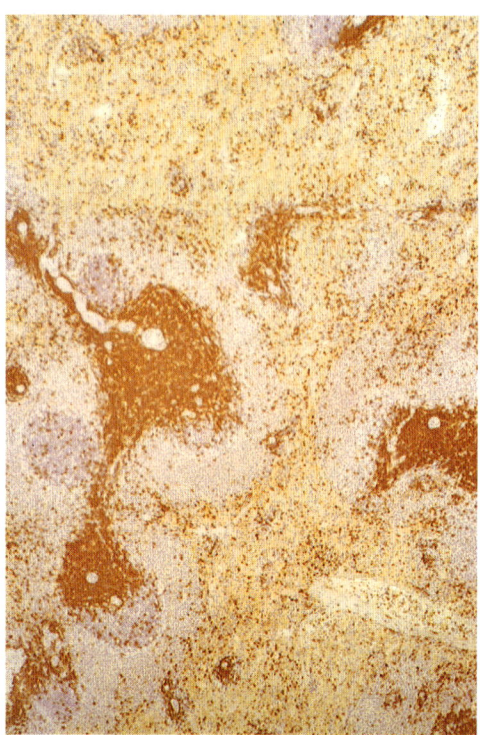

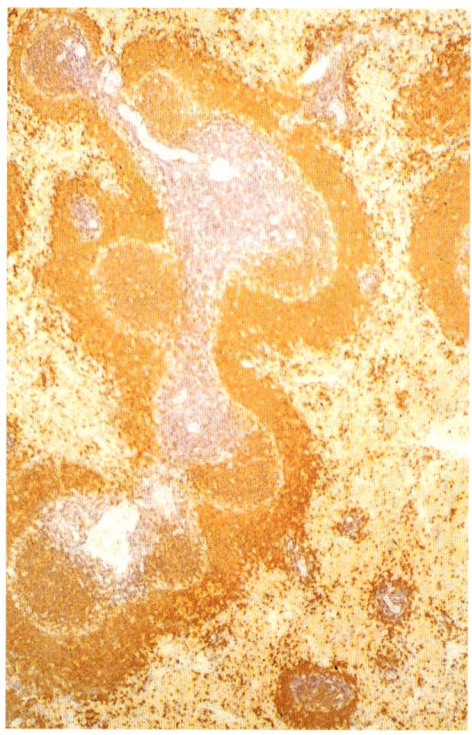

Abb. 461b. Die mit dem Antikörper Ox19 markierten T-Lymphozyten sammeln sich in den Begleitscheiden der Milzknötchenarterien an. [we3]

Abb. 461b-e. Milz (Vergrößerung 70fach, indirekte Immunperoxidasereaktion). Am etwa gleichen Schnittpräparat wird gezeigt, wie die an sich frei beweglichen Abwehrzellen sich je nach ihrer Aufgabe bevorzugt an bestimmten Stellen der Milz aufhalten.

Abb. 461c. Die mit dem Antikörper His14 markierten B-Lymphozyten besiedeln die Marginalzone und die Milzknötchen. [we3]

Lymphozyten wie in allen Lymphknoten zusammen. Die Lymphozyten verlassen in der Marginalzone die Blutbahn und wandern von dort in die periarterioläre lymphatische Begleitscheide ein. Die T-Lymphozyten bleiben dort, die B-Lymphozyten wandern zu den Milzknötchen weiter. In der Milz werden auch große Mengen von Lymphozyten neu gebildet.

❷ **Rote Pulpa**: In ihr werden gealterte Erythrozyten abgebaut. Den Mechanismus der **Blutmauserung** stellt man sich folgendermaßen vor: In der roten Pulpa müssen sich die Erythrozyten durch das enge bindegewebige Netzwerk der Milzstränge (*Chordae splenicae*) zwängen. Junge Erythrozyten können sich gut verformen und schlüpfen daher durch das Netz. Alte Erythrozyten sind weniger verformbar. Sie verfangen sich in den Maschen und werden von Makrophagen beseitigt (Abb. 461e).

Der bei der Erythrozytenmauserung frei werdende rote Blutfarbstoff (Hämoglobin) wird „recycelt":
• Das Eisen wird zunächst als Hämosiderin und Ferritin gespeichert und schließlich auf dem Blutweg als Transferrin zum Knochenmark zur Wiederverwendung bei der Hämoglobinsynthese zurückgebracht.
• Der eisenfreie Hämanteil wird zu Gallenfarbstoffen umgebaut. Diese gelangen über die V. portae hepatis in die Leber, wo sie über die Galle in den Darm ausgeschieden werden.

Hämolytischer Ikterus: Bei verstärktem Blutabbau in der Milz kann die Haut durch die vermehrten Gallenfarbstoffe ein gelbliches Aussehen annehmen. Die Gelbsucht infolge vermehrten Blutabbaus, z.B. beim Neugeborenen (#451) und bei abnormen Erythrozytenformen (#462), gehört zur Gruppe des prähepatischen Ikterus.

Weitere Aufgaben der Milz:
• In der Fetalzeit beteiligt sich die Milz auch an der *Erythropoese* (Bildung der roten Blutzellen).
• Bei manchen Tieren (z.B. Hund, Katze) dient die Milz auch noch als *Blutspeicher* (beim Menschen wenig wichtig), in welchem Blut „gelagert" und bei Bedarf in den Kreislauf ausgeschüttet wird.

Ob „Seitenstechen" beim Menschen auf einer Überdehnung der Milzkapsel oder einer Kontraktion der Trabekelmuskulatur beruht oder völlig unabhängig von der Milz entsteht, ist umstritten.

■ Die Milz ist **nicht lebensnotwendig**. Ihre Aufgaben als lymphatisches Organ können von den anderen lymphatischen Organen übernommen werden, z.B. der Erythrozytenabbau von der Leber. Die Milz wird daher bei manchen Erkrankungen (z.B. bei gesteigertem Blutabbau) entfernt. Trotzdem wird man dem Patienten die Milz nicht leichtfertig wegnehmen, denn er ist ohne Milz stärker durch eine Sepsis gefährdet. In besonderem Maß gilt dies für das Kind.

■ **Terminologie**:
• *Milz* (ahd. milzi, niederl. milt, schwed. mjölte) ist eine altgermanische Körperteilbezeichnung und gehört zur Wortsippe von schmelzen (Grundbedeutung: weich werden, zerfließen). Die Milz ist danach „die Weiche". Eine andere Bedeutung ist „die Auflösende", weil man früher die Milz als Verdauungsdrüse ansah. Milz ist wort- und sinnverwandt mit Malz, Schmalz und Schmelz.
• Die Terminologia Anatomica führt 2 Wörter gleichberechtigt für Milz auf: *Splen* (gr. splén = Milz) und *Lien* (lat. lien, lienis = Milz). Dementsprechend sind auch bei den davon abgeleiteten Begriffen

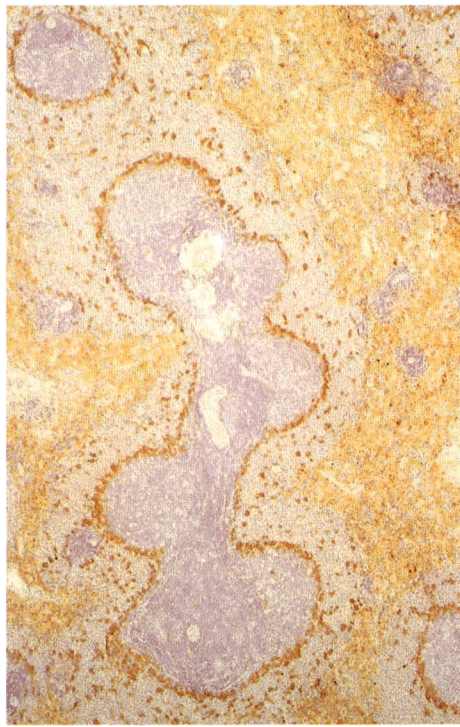

Abb. 461d. Die mit dem Antikörper ED3 markierten Makrophagen stehen im Dienst der Infektionsabwehr. Sie halten sich an der Grenze zwischen den B- und T-Lymphozyten-Regionen in der weißen Pulpa der Milz auf. [we3]

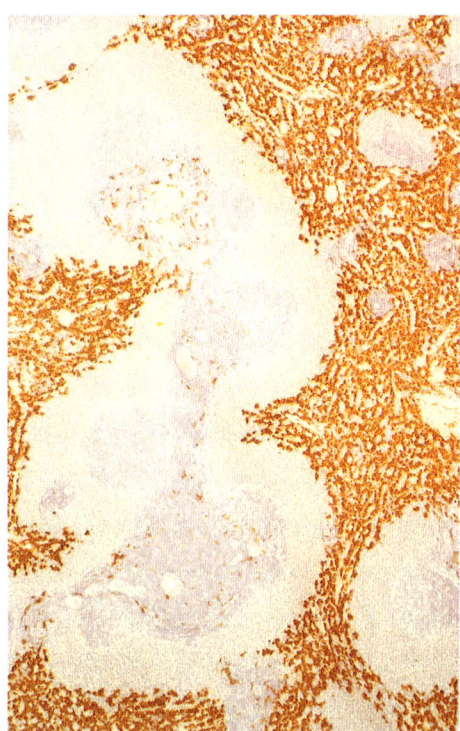

Abb. 461e. Die mit dem Antikörper ED2 markierten Makrophagen beseitigen überalterte Erythrozyten, die sich im Maschenwerk der roten Pulpa der Milz verfangen haben. [we3]

meist 2 Formen zulässig, z.B. A. splenica = A. lienalis. In der englischsprachigen Fachliteratur werden meist die auf splen zurückgehenden Formen bevorzugt. Dies hängt damit zusammen, daß spleen im Englischen das gemeinsprachliche Wort für Milz ist (milt ist wenig gebräuchlich). Die romanischen Sprachen haben meist eigene gemeinsprachliche Wörter für Milz: frz. rate, ital. milza, span. bazo, port. baço.
• Wichtige klinische Begriffe sind: Splenektomie = operative Entfernung der Milz, Splenomegalie = krankhafte Vergrößerung der Milz, Splenographie = Röntgendarstellung der Milz nach Kontrastmitteleinspritzung, Splenoportographie = Röntgendarstellung der V. portae hepatis nach Kontrastmitteleinspritzung in die Milz, Splenitis = Milzentzündung, Lien mobilis = Wandermilz.
• Die Milz wurde früher mit dem Gemüt in Verbindung gebracht. So erklärt sich das seit dem 18. Jahrhundert aus dem Englischen in die deutsche Gemeinsprache übernommene „spleen" im Sinne von verrückter Einfall, wunderliche Angewohnheit, Verschrobenheit, Eingebildetheit (auch spleenig = schrullig). Im Französischen bedeutet dératé („entmilzt") soviel wie verschroben, verrückt.

#462 Milzkreislauf

■ Wie das Blut in das Netzwerk der Milzstränge gelangt, darüber gibt es 2 Hypothesen:
• **Offener Milzkreislauf**: Das Blut strömt aus den Marginalzonenkapillaren in das offene Netz der Milzstränge und gelangt durch diese zu den Milzsinus.
• **Geschlossener Milzkreislauf**: Das Blut strömt aus den Marginalzonenkapillaren in die Milzsinus. Ein Teil des Blutes tritt durch die gefensterten Sinuswände in das Maschenwerk der Milzstränge über und kehrt von dort wieder in die Blutbahn zurück.
• Heute neigt man zu einem Kompromiß: Ein Teil des Blutes gelangt aus den Marginalzonenkapillaren direkt in die Milzsinus, ein weiterer Teil auf dem Umweg über die Milzstränge (Tab. 462).

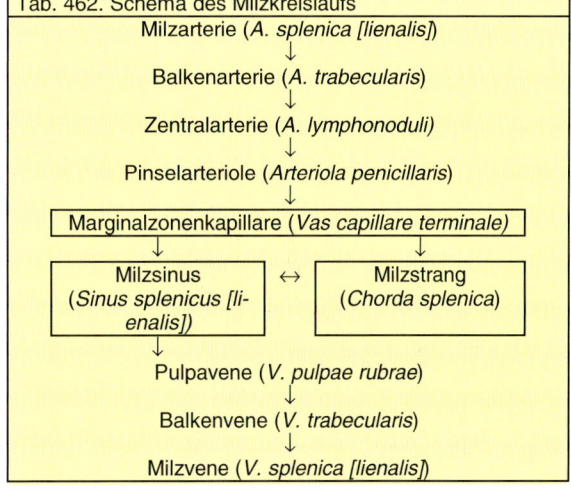

Tab. 462. Schema des Milzkreislaufs
Milzarterie (*A. splenica [lienalis]*)
↓
Balkenarterie (*A. trabecularis*)
↓
Zentralarterie (*A. lymphonoduli*)
↓
Pinselarteriole (*Arteriola penicillaris*)
↓
Marginalzonenkapillare (*Vas capillare terminale*)
↓   ↓
Milzsinus   ↔   Milzstrang
(*Sinus splenicus [lienalis]*)   (*Chorda splenica*)
↓
Pulpavene (*V. pulpae rubrae*)
↓
Balkenvene (*V. trabecularis*)
↓
Milzvene (*V. splenica [lienalis]*)

■ **Kernreste** (Howell-Jolly-Körperchen): In den Milzsträngen werden auch abnorme Bestandteile aus den Erythrozyten „ausgemolken". Findet man Kernreste vermehrt im peripheren Blut, so weist dies auf eine Funktionsschwäche der Milz hin.

■ **Erythrozytenanomalien**: Auch abnorm geformte Erythrozyten bleiben in den Milzsträngen hängen.
• Bei der in den Malarialändern verbreiteten Sichelzellenanämie (*Drepanozytose*, rezessiv erblich), werden vermehrt sichelförmige Erythrozyten gebildet.

• Bei der ebenfalls angeborenen *Sphärozytose* (Kugelzellen-Blutarmut) werden Erythrozyten in Kugelform statt in Scheibenform erzeugt.
Die Milz erkennt nicht, daß es sich um gesunde Zellen von lediglich abnormer Form handelt, und baut sie ab. Deswegen ist die Zahl der Erythrozyten im Blut stark vermindert, obwohl genügend produziert werden. Infolge des gesteigerten Blutzellabbaus gibt die Milz vermehrt Gallenfarbstoffe in das Pfortaderblut ab. Aus der Leber gelangen diese dann vermehrt in das Blut (hämolytischer Ikterus) und in die Galle (Bilirubin-Gallensteine, schon im ersten Lebensjahr möglich). Die nachhaltigste Behandlung besteht im Entfernen der Milz. Dann werden zwar nach wie vor Sichel- bzw. Kugelzellen gebildet, aber sie werden nicht mehr vorzeitig abgebaut.

In den Milzsinus ist der Gesamtquerschnitt der Strombahn erweitert. Dementsprechend sinkt die Strömungsgeschwindigkeit stark ab. Dadurch wird der Kontakt mit den „Uferzellen" des Endothels verlängert. Diese gehören zum Makrophagensystem (#161) und phagozytieren Bakterien und andere korpuskuläre Verunreinigungen des Blutes.

■ **A. + V. splenica [lienalis]**: Die Milz gehört zu den am besten durchbluteten Organen des Körpers. Obwohl auf die Milz nur etwa 0,2 % des Körpergewichts entfallen, strömen etwa 3 % des vom Herzen ausgeworfenen Blutes durch die Milz, das sind etwa 250 l pro Tag. Entsprechend dick sind die Blutgefäße:
• *A. splenica [lienalis]* (Milzarterie): meist stärkster Ast des Truncus coeliacus, läuft parallel zum Oberrand des Pancreas, zweigt sich näher oder entfernter vom Milzhilum in mehrere Äste auf, die in einer Linie in die Milz eintreten. Aus der A. splenica [lienalis] entspringen auch zahlreiche Äste zum Pancreas und zum Magen.
• *V. splenica [lienalis]* (Milzvene): Sie nimmt neben zahlreichen Venen des Pancreas und des Magens die V. mesenterica inferior auf und vereinigt sich dann mit der V. mesenterica superior zur V. portae hepatis (#494).

■ **Splenoportographie**: Die V. portae hepatis ist zwischen 2 Kapillargebiete eingeschaltet und daher mit der üblichen Kathetertechnik zum Einspritzen eines Röntgenkontrastmittels nicht zu erreichen. Die Milz ist jedoch nach ihrer Lage einfach zu punktieren. Spritzt man das Kontrastmittel durch die Haut direkt in die Milz ein, so fließt es von dort über die Milzvene in die V. portae hepatis ab und macht damit auch den Hauptstamm der V. portae hepatis im Röntgenbild sichtbar. Allerdings ist angesichts der sehr verletzlichen dünnen Milzkapsel (#463) mit Blutungen aus dem Einstich in die Milz zu rechnen.

#463 Äußere Form

■ Die **Form** der Milz wird wesentlich durch das Bindegewebegerüst und die Nachbarorgane bestimmt. Sie wechselt zwischen einem Tetraeder und einem Orangensegment:
• *Facies diaphragmatica* (Zwerchfellfläche): meist gleichmäßig konvex.
• *Facies visceralis* (Eingeweidefläche): eingedellt durch die 3 Nachbarorgane: Niere, Magen und linke Kolonflexur.

■ **Größe**: Die gesunde Milz ist (ähnlich wie eine Niere) etwa 4 cm dick, 7 cm breit und 11 cm lang (Merkwort „4711"). Sie wiegt etwa 150 g.

Splenomegalie (Milzvergrößerung, gr. mégas = groß): Die Milz kann sich bei manchen Erkrankungen gewaltig vergrößern, bis zu mehrere Kilogramm erreichen und dann vor dem linken Rippenbogen zu tasten sein:
• *Stauung der Milzvene* beim Pfortader-Hochdruck (#495).
• *Geschwulstkrankheiten des lymphatischen Systems*, z.B. Lymphogranulomatose (Hodgkin-Krankheit), lymphatische Leukämie.
• *Milzzysten* durch den Hundebandwurm (Echinococcus, #454).
• *Sepsis* („Blutvergiftung"): hierbei hat die Milz als „Blutlymphknoten" die Hauptabwehraufgabe.
• *Pfeiffer-Drüsenfieber* (*Mononucleosis infectiosa*): die wohl häufigste Ursache für eine mäßige Milzvergrößerung bei Studenten („Studentenfieber", „Kußkrankheit", #163).
• *Malaria*: Bei chronischen Verlaufsformen der Malaria tropica kommen extreme Milzvergrößerungen vor. Albrecht Dürer (1471-1528) hat sich bei seiner niederländischen Reise (1520/21) mit der damals noch in Mitteleuropa einheimischen Malaria angesteckt und davon nicht mehr erholt. Er erlitt immer wieder Fieberanfälle und starb schließlich in Kachexie. In einer Handzeichnung stellt er sich selbst dar, mit dem Finger auf die Milzgegend weisend, und schreibt dazu „do is mir we".

■ **Pole und Ränder**: Die Milz liegt im linken Oberbauch hinter dem Magen. Ihre Längsachse folgt im Liegen meist der 10. Rippe. Nach diesem Querverlauf sind Pole und Ränder benannt (Abb. 463):
• *Extremitas anterior* (vorderer Pol).
• *Extremitas posterior* (hinterer Pol).
• *Margo superior* (oberer Rand): häufig eingekerbt.
• *Margo inferior* (unterer Rand).
Im Stehen dreht sich die Milz mehr in die Längsrichtung des Körpers.

■ **Oberflächengliederung**: In die Eingeweidefläche der Milz drücken sich die Nachbarorgane ein:
• *Facies gastrica* (Magenfläche): vorn oben.
• *Facies renalis* (Nierenfläche): hinten unten.
• *Facies colica* (Dickdarmfläche): vorn unten, kann fehlen.
An der Grenze zwischen Magen- und Nierenfläche treten, in einer Linie angeordnet, die Blutgefäße in die Milz ein bzw. aus: Milzhilum (*Hilum splenicum [lienale]*, ältere, aber noch allgemein übliche Bezeichnung: Milzhilus).

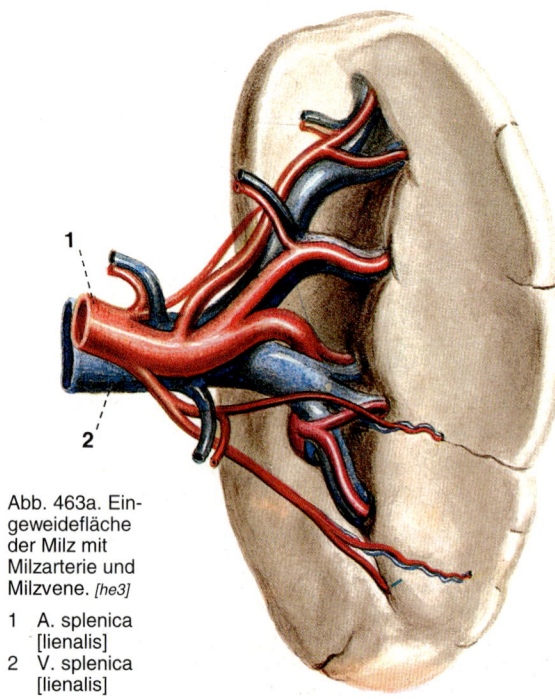

Abb. 463a. Eingeweidefläche der Milz mit Milzarterie und Milzvene. *[he3]*

1 A. splenica [lienalis]
2 V. splenica [lienalis]

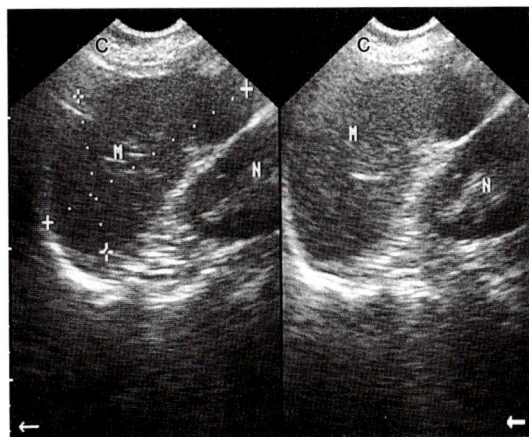

Abb. 463b + c. Normale Milz und linke Niere im Ultraschallbild (linksseitiger Flankenschnitt). Im linken Bild sind die Meßstrecken angegeben. Der Längsdurchmesser beträgt 9,6, der transversale Durchmesser 6,1 cm. [st3]

C cranialis   M Splen [Lien]   N Ren [Nephros]

■ **Milzkapsel**: Die Milz wird unter dem Peritonealüberzug von einer bindegewebigen Kapsel (*Tunica fibrosa*) eingehüllt, die neben kollagenen und elastischen Fasern auch glatte Muskelzellen enthält.

Chirurgische Bedeutung der Milzkapsel: Die Kapsel ist für Größe und innere Beschaffenheit des Organs im Grunde zu dünn (etwa 0,1 mm). Bei Quetschungen des Bauchraums mit Erhöhung des Druckes in der Milz, z.B. bei Verkehrsunfällen, kann die Kapsel aufplatzen. Es folgt eine massive Blutung in die Peritonealhöhle (die Milz liegt intraperitoneal). Um die Blutung zu stillen, wird häufig die Milz entfernt, weil eine Naht der dünnen Kapsel schwierig ist. Deshalb ist bei Operationen im Oberbauch sorgfältig auf die Milz zu achten, damit sie nicht etwa durch einen abrutschenden Haken verletzt wird.

■ **Milzbalken** (*Trabecula splenica*, lat. trabs, trabis = Balken): Von der Kapsel aus durchzieht ein grobes Balkenwerk aus straffem Bindegewebe das ganze Organ. An ihm ist das retikuläre Maschenwerk aufgehängt.

#464 Lage

■ **Peritonealverhältnisse**: Die Milz liegt intraperitoneal. Sie entwickelt sich im Mesogastrium dorsale derartig, daß sie das linke Blatt vorwölbt und dieses ihre ganze Oberfläche bis auf das Hilum bedeckt. Sie teilt damit das hintere Magengekröse in 2 Bänder:
• *Lig. gastrosplenicum [gastrolienale]* (Magen-Milz-Band): von der Curvatura major zum Milzhilum.
• *Lig. splenorenale [lienorenale]* + *Lig. phrenicosplenicum* (Milz-Nieren-Band + Zwerchfell-Milz-Band): vom Milzhilum zur hinteren Bauchwand. Es enthält die Milzgefäße und die Cauda pancreatis.
Zwischen diesen spitzwinklig auf das Milzhilum zulaufenden Bändern schiebt sich ein Ausläufer (*Recessus splenicus [lienalis]*) der Bursa omentalis bis an die Milz heran.

■ **Nachbarschaft** (Abb. 464):
• Magen und Dickdarm: Die Größen der Anlagerungsflächen von Magen und Flexura coli sinistra [splenica] wechseln mit dem Füllungszustand dieser Organe. Durch eine stark geblähte linke Kolonflexur kann die Milz in eine mehr horizontale Lage, durch einen stark gefüllten Magen in eine mehr vertikale Lage gedreht werden. Wegen der Nachbarschaft zum Magen ist die Milz bei allen Magenoperationen gefährdet.
• Niere: Die Lagebeziehung zur Vorderfläche und zum äußeren Rand der linken Niere wird durch die Atmung und die Körperhaltung beeinflußt. Die Milz liegt dem Zwerchfell an und muß daher allen Zwerchfellbewegungen folgen. Die entsprechenden Verschiebungen der retroperitonealen Nieren sind sehr viel geringer.
• Pancreas: Die *Cauda pancreatis* gelangt mit den Milzgefäßen bis etwa an die Mitte des Milzhilums.
• Lunge: Vom linken Lungenunterlappen wird die Milz nur durch das Zwerchfell (und 4 Serosablätter) getrennt.

■ **Projektion auf die Rumpfwand**: Die Zwerchfellfläche der Milz projiziert sich in das Feld zwischen 9. und 11. Rippe der linken hinteren Brustwand. Die gesunde Milz überschreitet nach vorn nicht den Rippenbogen, ist also nicht zu tasten.

■ **Perkussion**: Lage und Größe der Milz kann man teilweise durch Perkussion (#344) bestimmen. Man beklopft die Brustwand in der hinteren Achsellinie abwärts bis zur Grenze zwischen sonorem Lungenschall und dem gedämpften Klopfschall der Milz. Nach vorn kann man die Milz gegen den tympanitischen Klopfschall des Magens und des Dickdarms abgrenzen. Hingegen ist die Milz perkutorisch nicht von der Niere zu unterscheiden. Die Perkussion zeigt allerdings auch nach hinten oben nicht die wahre Ausdehnung der Milz an, weil diese zum Teil von der Lunge überlagert wird.

■ **Szintigramm**: Die genaue Ausdehnung der Milz ist am besten im Szintigramm zu beurteilen: Dem Patienten wird Blut entnommen. Die Erythrozyten werden radioaktiv markiert, hitzegeschädigt und wieder eingespritzt. Die Milz fängt die geschädigten Erythrozyten aus dem Blutstrom ab, um sie abzubauen. Dabei reichert sich die Radioaktivität in der Milz an, so daß man die Milz abbilden kann.

■ **Nebenmilz** (*Splen accessorius*): Bei etwa 20 % der Menschen findet man eine kleine Nebenmilz, meist in der Nähe der Hauptmilz. Manchmal liegt die Nebenmilz aber auch weit entfernt irgendwo im Bauchraum, ja sogar im Hodensack. Wird die Hauptmilz entfernt, so kann die Nebenmilz u.U. deren Aufgaben übernehmen. Dies kann auch unerwünscht sein, wenn z.B. zur Behandlung einer hämolytischen Anämie bei Erythrozytenanomalien (#462) splenektomiert wurde.

■ **Splenektomie** (Milzentfernung): Die Milz ist nicht so deutlich, wie z.B. die Lunge, in Lappen gegliedert, die man ohne stärkere Blutung entnehmen könnte. Deshalb ist es schwierig, nur einen Teil der Milz herauszunehmen. Hingegen ist die vollständige Entfernung der Milz sehr einfach: Man muß nur
• die A. + V. splenica [lienalis] und kleinere Äste von diesen zum Magen unterbinden und durchtrennen.
• die Peritonealverbindungen zu Magen, Niere, Dickdarm und Zwerchfell lösen
• und schon kann die Milz herausgenommen werden.

Die Haut schneidet man dazu am Rand des linken Rippenbogens durch (Rippenbogen-Randschnitt). Man kann auch zunächst in der Körpermittellinie zwischen Sternum und Magen eingehen (mediane Oberbauchlaparotomie) und bei Bedarf den Schnitt horizontal nach links weiterführen (#269).

Wegen der einfacheren Operation wird die Milz häufig vollständig entfernt. Erst seit einigen Jahren bemüht man sich, eine verletzte Milz zu retten. Man benutzt dabei bevorzugt Wundkleber

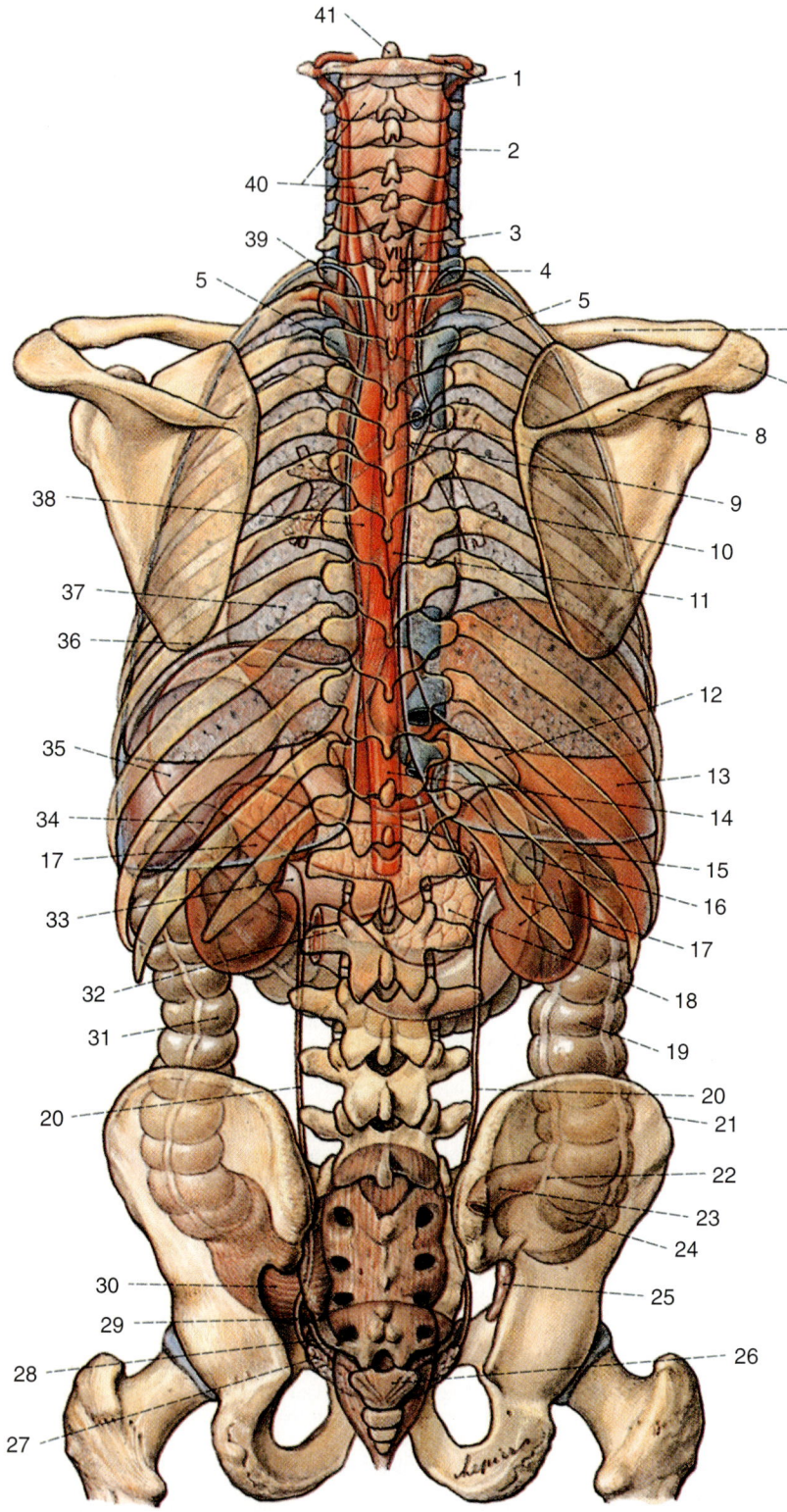

Abb. 464. Projektion der Rumpfeingeweide auf das Skelett. Man achte auf die Lage der Milz im Bereich der 9. + 10. linken Rippe und ihre Nachbarschaft zu linker Lunge, linker Niere und Dickdarm. [ss2]

1 A. vertebralis
2 V. jugularis interna
3 Glandula thyroidea
4 Vertebra prominens [C VII]
5 V. brachiocephalica
6 Clavicula
7 Acromion
8 Spina scapulae
9 Bifurcatio tracheae
10 Margo medialis (scapulae)
11 Oesophagus
12 Glandula suprarenalis
13 Hepar
14 Pars abdominalis aortae [Aorta abdominalis]
15 Flexura coli dextra [hepatica]
16 Vesica biliaris [fellea]
17 Ren [Nephros]
18 Pancreas
19 Colon ascendens
20 Ureter, Pars abdominalis
21 Crista iliaca
22 Ostium ileale
23 Ileum
24 Caecum
25 Appendix vermiformis
26 Prostata
27 Glandula vesiculosa [Glandula seminalis] [Vesicula seminalis]
28 Ductus deferens
29 Ureter, Pars pelvica
30 Colon sigmoideum
31 Colon descendens
32 Duodenum
33 Pelvis renalis
34 Flexura coli sinistra [splenica]
35 Splen [Lien]
36 Angulus inferior (scapulae)
37 Cor
38 Pars thoracica aortae [Aorta thoracica]
39 Cupula pleurae
40 Pharynx
41 Dens axis

und Koagulationsverfahren, da Nähte in der brüchigen Milzkapsel leicht ausreißen. Auch näht man Scheiben von Milzgewebe in das Peritoneum ein. Man hofft, daß diese wenigstens einen kleinen Teil der Aufgaben der Milz übernehmen können. Hierzu veranlaßt die Beobachtung, daß bei traumatischen Milzzerreißungen häufig Milzgewebe diffus in die Peritonealhöhle ausgesät wird. Dann wachsen Hunderte von Knoten aus Milzgewebe über die gesamte Peritonealhöhle verstreut heran, ohne irgendwelche Störungen zu verursachen (Splenose).

4.7 Pancreas + Nebennieren

Das Kapitel 4.7 faßt die großen Hormondrüsen des Bauchraums zusammen:
a) Pancreas (Bauchspeicheldrüse)
#471 Äußere Form, Ausführungsgänge, Gefäßversorgung
#472 Exokriner Teil: Enzyme, mikroskopische Kennzeichen, *akute und chronische Pancreatitis*
#473 Endokriner Teil (Inselorgan), *Diabetes mellitus, hormonbildende Geschwülste*
#474 Entwicklung, *Pancreas anulare*
#475 Peritonealverhältnisse, Nachbarschaft
#476 Operationen, Verletzungen, *Pankreaskarzinom*

b) Nebennieren (Glandulae suprarenales)
#477 Äußere Form, Gliederung, Entwicklung, Blutgefäße, Nachbarschaft, *Adrenalektomie*
#478 Nebennierenmark: Hormone, Feinbau, Beziehung zum Sympathikus, *hormonbildende Geschwülste*
#479 Nebennierenrinde: Hormone, Zonengliederung, *Addison-Krankheit, hormonbildende Geschwülste*
⇒ #172 Exokrine und endokrine Drüsen

■ **Ausführungsgänge**:
• *Ductus pancreaticus*: Der Hauptbauchspeichelgang (häufig Wirsung-Gang genannt, nach dem Entdecker Johann Georg Wirsung, in Augsburg geboren, Professor der Anatomie in Padua, 1642) durchzieht in ganzer Länge die Drüse. Er kann vor der Mündung in die *Ampulla hepatopancreatica [biliaropancreatica]* (#457) durch einen Schließmuskel (*M. sphincter ductus pancreatici*) verschlossen werden. Dadurch wird der Rückfluß von Darminhalt und Galle in den Ductus pancreaticus verhindert.
• *Ductus pancreaticus accessorius*: Ein Nebenbauchspeichelgang (oft Santorini-Gang genannt, nach Giovanni Domenico Santorini, Anatom in Venedig, 1724) mündet gesondert in der *Papilla duodeni minor*, weil das Pancreas aus getrennten ventralen und dorsalen Anlagen hervorgeht (#474).

Variabilität der Bauchspeichelgänge (Abb. 471b-g):
• *Ductus pancreaticus* und *Ductus pancreaticus accessorius* münden getrennt in das Duodenum: etwa 60 %.
• Nur der *Ductus pancreaticus* mündet in das Duodenum: ≈ 30 %.
• Nur der *Ductus pancreaticus accessorius* mündet ≈ 10 %.

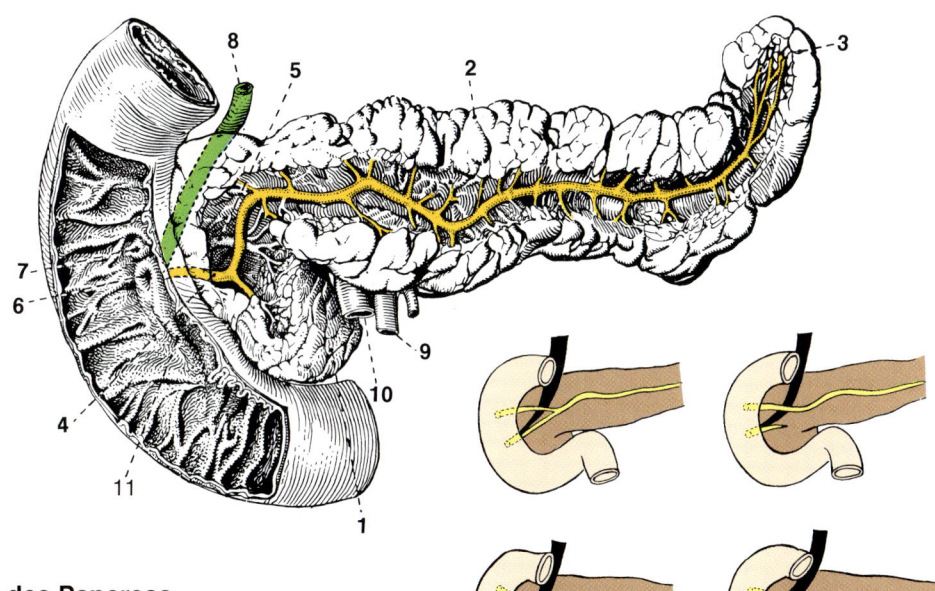

Abb. 471a. Pancreas und Duodenum. Die Ausführungsgänge sind freipräpariert. *[bg2]*

1 Caput pancreatis
2 Corpus pancreatis
3 Cauda pancreatis
4 Ductus pancreaticus
5 Ductus pancreaticus accessorius
6 Papilla duodeni major
7 Papilla duodeni minor
8 Ductus choledochus [biliaris]
9 A. mesenterica superior
10 V. mesenterica superior
11 Plica longitudinalis duodeni

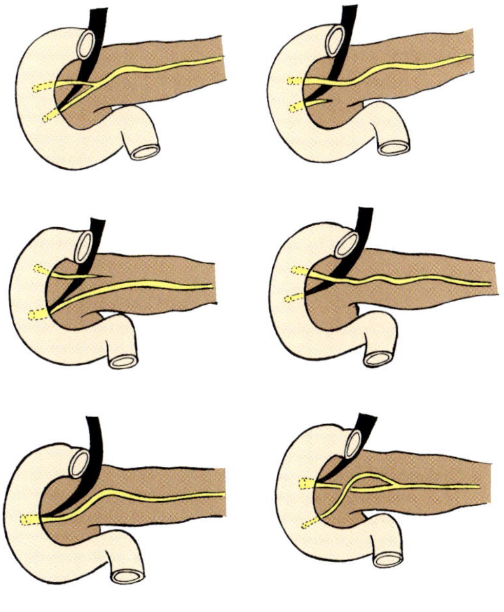

#471 Gliederung des Pancreas

■ Das *Pancreas* (Bauchspeicheldrüse, Pancreas ist sächlich, also „das" Pancreas!) ist ein etwa 15 cm langer, 3-4 cm breiter und 1-2 cm dicker Drüsenstrang von 70-100 g Gewicht. Seine Oberfläche ist klein gelappt, was man sehen und tasten kann (wichtiges Kennzeichen bei Operationen!). Das Pancreas liegt sekundär retroperitoneal der hinteren Bauchwand zwischen Duodenum und Milzhilum an. Es umschlingt spazierstockartig die A. + V. mesenterica superior.

■ **Äußere Gliederung** (Abb. 471a):
• *Caput pancreatis* (Kopf): der vom „C" des Duodenum umgebene Teil bis zum Einschnitt (*Incisura pancreatis*) durch die A. + V. mesenterica superior. Dorsal ist um diese Gefäße der *Processus uncinatus* (Hakenfortsatz, lat. uncus = Haken) geschlungen.
• *Corpus pancreatis* (Körper): Hauptteil mit dreieckigem Querschnitt, oberer vorderer und unterer Kante.
• *Cauda pancreatis* (Schwanz): ohne scharfe Grenze zum Körper.

Abb. 471b-g. Spielarten der Bauchspeichelgänge. *[ke1]*
• Im typischen Fall mündet der Ductus pancreaticus zusammen mit dem Ductus choledochus an der Papilla duodeni major, der „zusätzliche" Ductus pancreaticus accessorius etwas oberhalb an der Papilla duodeni minor. Die beiden Bauchspeichelgänge sind innerhalb des Pancreas verbunden.
• Diese Verbindung kann fehlen, wobei der eine oder der andere Ductus pancreaticus der Hauptabfluß ist.
• Es kann auch nur einer der Bauchspeichelgänge vorhanden sein oder einer ungewöhnlich verlaufen.

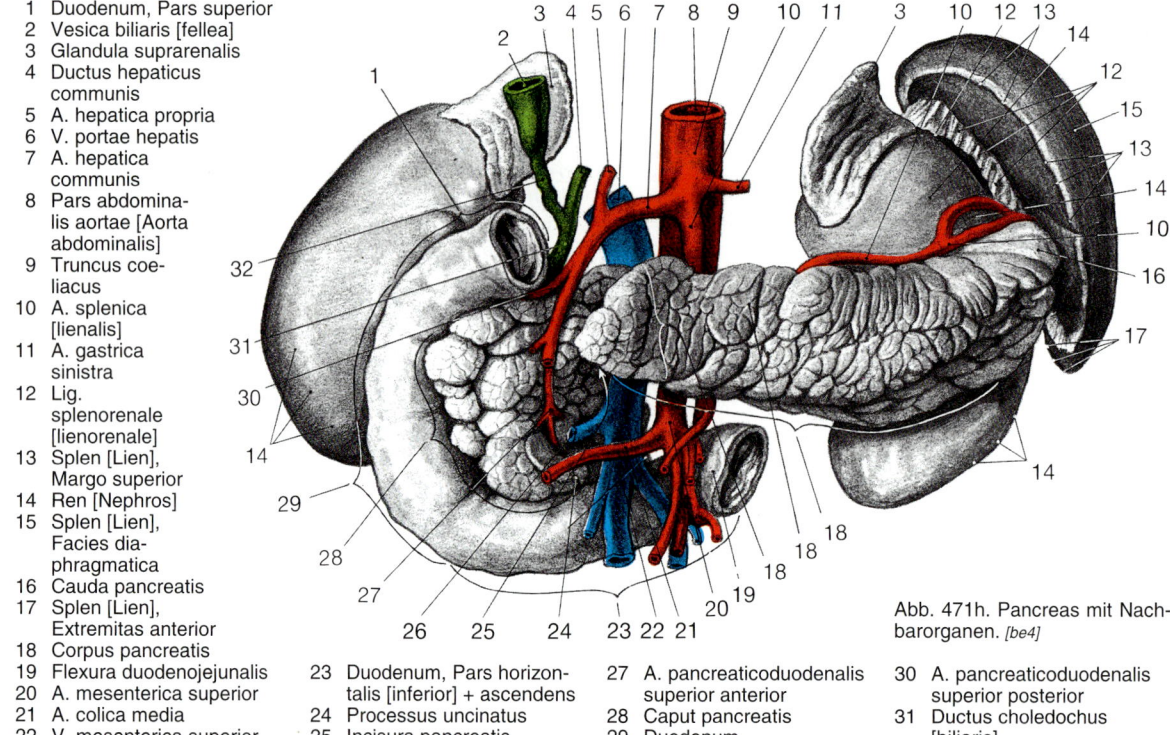

1 Duodenum, Pars superior
2 Vesica biliaris [fellea]
3 Glandula suprarenalis
4 Ductus hepaticus communis
5 A. hepatica propria
6 V. portae hepatis
7 A. hepatica communis
8 Pars abdominalis aortae [Aorta abdominalis]
9 Truncus coeliacus
10 A. splenica [lienalis]
11 A. gastrica sinistra
12 Lig. splenorenale [lienorenale]
13 Splen [Lien], Margo superior
14 Ren [Nephros]
15 Splen [Lien], Facies diaphragmatica
16 Cauda pancreatis
17 Splen [Lien], Extremitas anterior
18 Corpus pancreatis
19 Flexura duodenojejunalis
20 A. mesenterica superior
21 A. colica media
22 V. mesenterica superior
23 Duodenum, Pars horizontalis [inferior] + ascendens
24 Processus uncinatus
25 Incisura pancreatis
26 V. colica media
27 A. pancreaticoduodenalis superior anterior
28 Caput pancreatis
29 Duodenum, Pars descendens
30 A. pancreaticoduodenalis superior posterior
31 Ductus choledochus [biliaris]
32 Ductus cysticus

Abb. 471h. Pancreas mit Nachbarorganen. *[be4]*

■ **Gefäßversorgung**:
• Das langgestreckte Pancreas liegt an der Grenze der Versorgungsbereiche von *Truncus coeliacus* und *A. mesenterica superior*. Es wird von vielen kleineren Ästen dieser großen Stämme erreicht.
• Das venöse Blut fließt über die V. splenica [lienalis] und die V. mesenterica superior letztlich zur V. portae hepatis ab.

■ **Regionäre Lymphknoten**: Das dichte Lymphgefäßnetz erreicht als erste Station
❶ Lymphknoten in der unmittelbaren Umgebung des Pancreas:
• *Nodi lymphoidei pancreatici superiores + inferiores.*
• *Nodi lymphoidei pancreaticoduodenales superiores + inferiores.*

❷ ferner Lymphknoten in der Umgebung der Bauchaorta und des Milzhilums.

■ **Terminologie**:
• Die Bauchspeicheldrüse wurde im Barock noch „Fleischdrüslein" genannt, wohl als Übersetzung des schon aus der Antike stammenden Namens pánkreas (gr. pán = ganz, kréas, kréatos = Fleisch), weil die gesunde Drüse weder Knochen noch Fett enthält. Im Englischen und in den romanischen Sprachen ist Pancreas weitgehend in die Gemeinsprache übernommen worden: engl., ital. pancreas, span. páncreas, port. pâncreas, frz. pancréas. Im Englischen besteht daneben sweetbread (sweet = süß, ungesalzen, wohlschmeckend, bread = Brot, Nahrung), das auch für den Thymus gebraucht wird. Man kann dann stomach sweatbread (= Pancreas) und throat sweetbread (= Thymus) unterscheiden. „Alles Fleisch" lebt im niederl. alvleeskier (al = alles, vlees = Fleisch, klier = Drüse) weiter.
• Wichtige klinische Begriffe sind: Pancreatitis = Entzündung der Bauchspeicheldrüse, Pankreatektomie = operative Entfernung der Bauchspeicheldrüse (gr. tomé = Schnitt), Pankreatikographie = Röntgendarstellung des Bauchspeichelgangs (z.B. durch ERCP, #457),

Pankreasnekrose = Gewebezerfall in der Bauchspeicheldrüse, z.B. infolge von Selbstverdauung (gr. nékrosis = Absterben, nekrós = Leichnam), Pankreaskarzinom = Krebs der Bauchspeicheldrüse.

■ **Innere Gliederung**: Im menschlichen Pancreas sind 2 Organe mit sehr verschiedenen Aufgaben ineinander geschachtelt:
• eine Verdauungsdrüse (exokriner Teil, #472).
• eine Hormondrüse (endokriner Teil, #473).

#472 Exokriner Teil des Pancreas

■ **Aufgaben**: Die „Bauch-Speicheldrüse" ist zunächst eine Drüse des Verdauungskanals. Die „exkretorischen" Drüsenzellen bilden pro Tag etwa 1-2 Liter „Bauchspeichel", ein dünnflüssiges, bicarbonatreiches Sekret mit Enzymen für die Eiweiß-, Nucleinsäure-, Kohlenhydrat- und Fettverdauung. Es wird über das Ausführungsgangsystem des Pancreas in das Duodenum abgegeben.

■ **Enzyme**: Die Proteasen Trypsin und Chymotrypsin werden als inaktive Vorstufen (*Trypsinogen* und *Chymotrypsinogen*) in den Darm abgegeben und dort durch eine Enterokinase aktiviert. Die *α-Amylase* spaltet Stärke zu Disacchariden, die *Pankreaslipase* Triglyceride zu Monoglyceriden und freien Fettsäuren. Die Sekretion wird durch den Parasympathikus und 2 Hormone der Darmwand (gastrointestinales endokrines System, #434) angeregt:
• *Secretin*: fördert bicarbonatreichen Bauchspeichel zum Neutralisieren der Magensalzsäure.
• *Cholecystokinin-Pancreozymin*: regt die Absonderung enzymreichen Bauchspeichels an.

■ **Mikroskopische Kennzeichen**: Man sieht das typische Bild einer rein serösen, zusammengesetzten Drüse (Abb. 473). Die in den Endstücken (*Acini pancreatici*) zusammengeschlossenen hohen Drüsenzellen enthalten Sekretgranula und reichlich granuliertes endoplasmatisches Retikulum (Proteinsekretion!). Im Unterschied zur Glandula parotidea (#723) fehlen die Streifenstücke. Die Schaltstücke sind in die Drüsenendstücke eingestülpt. Im Schnitt erscheinen die Wandzellen der Schaltstücke als „zentroazinäre" Zellen.

■ **Akute Pancreatitis** (Bauchspeicheldrüsenentzündung):
❶ *Entstehung*: Der Bauchspeichel enthält eiweißspaltende Enzyme, die auch das Pancreas selbst auflösen können. Der Körper schützt sich davor, indem er diese Stoffe zunächst in einer unwirksamen Vorstufe absondert, die dann im Darm zum wirksamen Enzym aktiviert wird. Bei Entzündungen des Pancreas kann dieser Selbstschutzmechanismus versagen. Dann können Enzyme schon innerhalb der Drüse aktiv werden und Löcher in ihre eigene Bildungsstätte hineinfressen. Auslöser sind dabei:
• vermehrte Absonderung von Bauchspeichel (besonders nach überreichlichen Mahlzeiten fetter Speisen und zusätzlichem Alkoholkonsum).
• Abflußstörung für den Bauchspeichel, z.B. durch einen an der Mündungsstelle in das Duodenum eingeklemmten Gallenstein.
• Einfließen von Galle und Darmsaft in den Ductus pancreaticus.
• Mangeldurchblutung der Drüse aufgrund von Gefäßkrämpfen (z.B. bei Magenüberdehnung).

❷ *Schweregrade*:
• Grad 1 = leichte Entzündung: nur Schwellung der Drüse.
• Grad 2 = mittelschwere Entzündung: einzelne selbstverdaute Bereiche.
• Grad 3 = schwere Entzündung: große selbstverdaute Bereiche bis zum völligen Untergang der Drüse.

❸ *Beschwerden* Die beginnen meist plötzlich mit heftigen Oberbauchschmerzen, die sich bis zum Vernichtungsgefühl steigern können. Der Bauch ist aufgetrieben. Die Bauchwand ist gespannt. Dem Patienten wird übel. Er erbricht. Das Gesicht ist gerötet. Der Körper wird mit Giftstoffen aus dem untergegangenen Gewebe überschwemmt. Es drohen Darmlähmung, Schock, Nierenversagen, Atemversagen, Magen-Darm-Blutungen, Gehirnschädigung. Bei der leichten Entzündung sterben etwa 5 % der Patienten, bei der schweren mehr als die Hälfte.

❹ *Behandlung*: Bei leichten Formen genügt die Ruhigstellung des Pancreas durch völligen Entzug von Speisen und Getränken sowie Absaugen des Magensaftes. Der Flüssigkeitsbedarf des Körpers wird mit Infusionen (2-3 l pro Tag) gedeckt. Tritt innerhalb von 3 Tagen keine Besserung ein, so ist die Operation zu erwägen. Man beseitigt hierbei die zerstörten Pankreasbereiche. Sind Gallensteine die auslösende Ursache, so wird die Gallenblase entfernt und werden die Gallengänge von Gallensteinen befreit. Manchmal muß man auch Teile (Linksresektion, #476) oder (in Ausnahmefällen) das gesamte Pancreas (Duodenopankreatektomie) entfernen.

■ **Chronische Pancreatitis**: Sie beruht meist auf langjährigem Alkoholismus. Daneben spielen aber auch Gallensteine eine Rolle. Die ständige Entzündung führt zum allmählichen Untergang des gesamten Drüsengewebes einschließlich der Inseln. Infolge der Verdauungsstörung magern die Patienten ab. Wegen des Ausfalls der Insulinbildung werden sie zuckerkrank. Manchmal tagelang anhaltende Schmerzattacken quälen die Patienten. Sie sitzen dann gewöhnlich mit in den Bauch eingepreßten Händen zusammengekrümmt im Bett, weil ihnen diese Stellung Erleichterung verschafft. Die Gefahr des Abhängigwerdens von Schmerzmitteln ist hoch. Meist dauert es etwa 1½ Jahre, bis die Entzündung „ausgebrannt" ist, d.h. das Pancreas völlig zerstört ist. Dann lassen die Schmerzen nach, doch Zuckerkrankheit und Verdauungsschwäche bleiben nun zeitlebens.

#473 Endokriner Teil des Pancreas (Inselorgan)

■ In das exkretorische Drüsengewebe sind „Inseln" (*Insulae pancreaticae*) von heller gefärbten Zellen eingeschlossen (besonders reichlich in der Cauda pancreatis). Sie werden häufig nach ihrem Entdecker Langerhans-Inseln genannt (Paul Langerhans hat sie im Alter von 20 Jahren in seiner Doktorarbeit 1869 beschrieben). Nach der Art der in ihnen enthaltenen Sekretkörnchen kann man 5 **Zellformen** unterscheiden:
• *Alphazelle* (Glucagonozyt, auch A_2-Zelle genannt): Granula alkoholunlöslich, etwa 20 % der Zellen, gehört zum APUD-System (#434). Die α-Zellen liegen an der Läppchenperipherie und bilden das Hormon Glucagon, das in der Leber Kohlenhydrate mobilisiert, dadurch kurzfristig den Blutzucker erhöht und so scheinbar zum Gegenspieler des Insulins wird.
• *Betazelle* (Insulinozyt, B-Zelle): Granula alkohollöslich, etwa 70 % der Zellen. Die β-Zellen liegen im Läppchenzentrum und bilden das „Inselhormon" Insulin. Es fördert den Kohlenhydratstoffwechsel der Körperzellen und den Aufbau von Glycogen in der Muskulatur und in der Leber. Dadurch senkt es den Blutzuckerspiegel.
• *C-Zelle*: ohne Granula.
• *Deltazelle* (auch A_1-Zelle genannt): produziert Somatostatin.
• *PP-Zelle*: Sie bildet das Pankreaspolypeptid, das die Salzsäuresekretion des Magens hemmt und damit ein Gegenspieler des Gastrins ist.

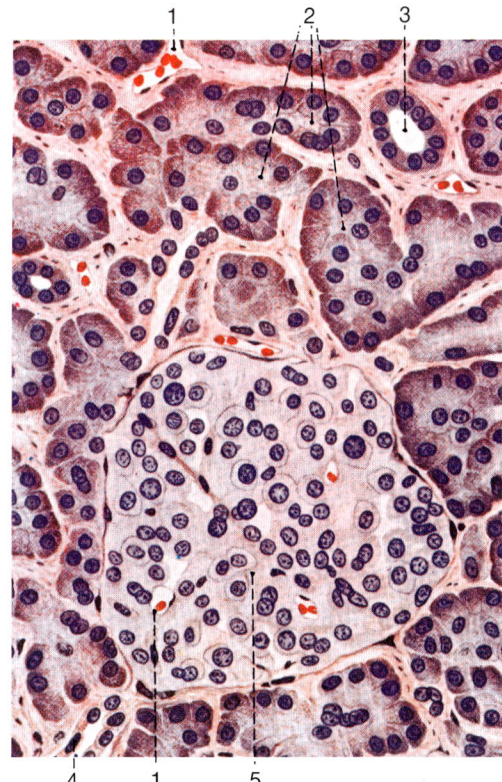

Abb. 473. Schnittbild des Pancreas mit Insel (Vergrößerung 400fach). [wa]

1 Vas capillare	3 Ductus excretorius	4 Ductus intercalatus
2 Acini pancreatici		5 Insula pancreatica

Der Anteil der Inseln am Pankreasgewebe wird auf 2-3 % geschätzt, das ergibt ein Gesamtgewicht von etwa 2-2,5 g. Bei einem Durchmesser der Inseln von 0,1-0,2 mm dürfte die Gesamtzahl der Inseln bei etwa einer halben Million liegen. Wie alle endokrinen Drüsen sind die Pankreasinseln von einem dichten Kapillarnetz (*Rete capillare*) durchzogen. Vereinzelt findet man endokrine Zellen auch in der Wand exokriner Gänge.

■ **Diabetes mellitus**: Bei der „Zuckerkrankheit" gelangt zu wenig Insulin in das Blut, der Blutzuckerspiegel steigt an (Hyperglykämie), Glucose wird von den Nieren ausgeschieden (Glucosurie) und kann im Harn nachgewiesen werden. Bei dieser Störung des Kohlenhydratstoffwechsels können die Körperzellen Glucose nicht angemessen verwerten und deswegen nicht mehr richtig arbeiten. Es drohen Erkrankungen der Nerven (Polyneuropathie), der Blutgefäße (Mikro- und Makroangiopathie) mit Absterben distaler Extremitätenabschnitte, Erblindung und das hyperglykämische Koma.
• *Typ I*: Beim insulinabhängigen Diabetes mellitus des jungen Menschen muß man dem Körper Insulin direkt zuführen. Dieses ist nur als Injektion wirksam, da Insulin im Magen zerstört wird.
• *Typ II*: Beim insulinunabhängigen Diabetes mellitus des älteren Menschen genügt es häufig, die Inseln zu vermehrter Ausschüttung von Insulin anzuregen (orale Antidiabetika).

■ **Hormonbildende Geschwülste**: Von den endokrinen Zellen gehen Geschwülste aus, die nach ihrer Wachstumsart überwiegend gutartig sind. Sie können jedoch ernste Beschwerden verursachen, wenn sie Hormone im Überschuß bilden:
• **Insulinom**: Von den B-Zellen leiten sich Geschwülste ab, die Insulin erzeugen und dabei nicht der Steuerung durch den Körper folgen. Durch den Hyperinsulinismus wird der Blutzuckerspiegel drastisch gesenkt (auf Werte unter 50 mg/dl = 2,8 mmol/l). Das Gehirn erhält dann zu wenig Glucose. Der Patient ist müde und leidet unter Leistungsschwäche, schlechtem Gedächtnis und Schlafstörungen. Er hat gelegentlich Krampfanfälle und ist seelisch verändert. Das Bewußtsein kann getrübt sein bis zum hypoglykämischen Koma (das auch beim Diabetiker eintreten kann, wenn er versehentlich zuviel Insulin eingespritzt oder zu wenig gegessen hat). Der Körper reagiert auf den niedrigen Blutzuckerspiegel mit Heißhunger. Dieser führt zur Gewichtszunahme, weil der Patient bald merkt, daß er mit Süßigkeiten (reichlich Zucker) die Beschwerden mildern kann. Die Behandlung besteht in der Entfernung der Geschwulst. Da deren Durchmesser häufig nur 1-2 cm beträgt, ist sie oft nicht leicht zu finden.
• **Gastrinom**: Die Geschwulst der G-Zellen sondert Gastrin im Überschuß ab, das die Säurebildung im Magen anregt. Die Folge ist eine sehr starke Überproduktion von Magensäure, die wiederum Magen- und Zwölffingerdarmgeschwüre auslöst (Zollinger-Ellison-Syndrom). Die Geschwulst neigt zur Absiedlung von Metastasen.

#474 Entwicklung des Pancreas

■ Das Pancreas geht aus 3 getrennten **Anlagen** hervor (Abb. 474):
• 2 ventrale Anlagen verschmelzen miteinander. Sie sind eine Abzweigung des Leberdivertikels (#453).
• Eine dorsale Anlage stülpt sich kranial des Leberdivertikels nach hinten aus und wächst in das hintere Magengekröse ein.

Infolge Wachstumsverschiebungen wandert die Mündung des *Ductus hepatopancreaticus* auf die Dorsalseite unter die dorsale Anlage des Pancreas. Ventrale und dorsale Anlage verschmelzen. Die Gangsysteme finden aneinander Anschluß (bei 10 % bleiben sie getrennt):
• Der ventrale Bauchspeichelgang wird zum Hauptbauchspeichelgang (*Ductus pancreaticus*).
• Der dorsale Bauchspeichelgang wird zum Nebenbauchspeichelgang (*Ductus pancreaticus accessorius*).

Die Inseln des Pancreas differenzieren sich im 3. Entwicklungsmonat aus beiden Anlagen.

■ **Pancreas anulare**: Eine wichtige Mißbildung ist die ringförmige Bauchspeicheldrüse. Entwickeln sich die beiden vorderen Anlagen des Pancreas in getrennten Richtungen vorn und hinten um das Duodenum herum, so kann dieses von einem Ring aus Pankreasgewebe umgeben werden.
• Meist ist diese Mißbildung belanglos, sie kann jedoch gelegentlich das Duodenum einengen oder gar verschließen. Dann sollte man nicht einfach den Ring spalten: In ihm läuft immer ein starker Bauchspeichelgang, dessen Durchschneiden den Abfluß des Bauchspeichels aus einem Teil der Drüse verhindern und damit schwere Störungen auslösen kann. Man beläßt besser das Pancreas in seiner Ringform und durchtrennt stattdessen das Duodenum knapp oberhalb des Rings. Der proximale Stumpf des Duodenum wird weiter distal in das Jejunum eingepflanzt (Duodenojejunostomie). Der distale Stumpf wird am oberen Ende verschlossen (er muß erhalten werden, weil in ihn der Ductus choledochus [biliaris] und der Ductus pancreaticus einmünden).

■ **Versprengtes Pankreasgewebe**: Es kommt vor allem im Magen und im Meckel-Divertikel vor.

#475 Lage des Pancreas

■ **Peritonealverhältnisse**: Das Pancreas entwickelt sich im hinteren Mesogastrium und legt sich nach der Magendrehung (#415) der hinteren Bauchwand an. Dabei wird sie sekundär retroperitoneal. Ihre Vorderseite wird von Peritoneum überzogen. Es gehört kranial des Margo anterior zur Hinterwand der Bursa omentalis. Die Schwanzspitze endet im *Lig. splenorenale [lienorenale]* (#417) an der Milz.

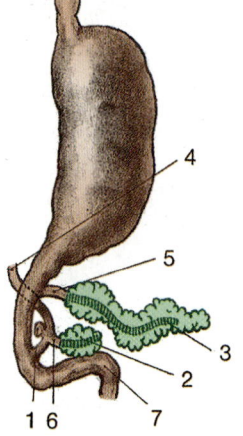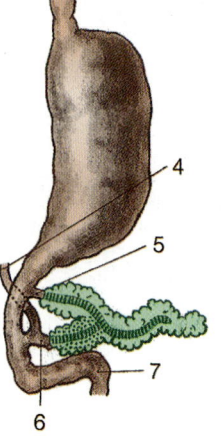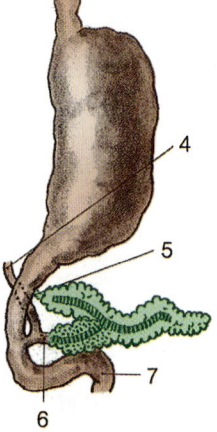

Abb. 474a-c. Entwicklung des Pancreas aus 3 Anlagen. *[be4]*

1 Gemma pancreatica ventralis (dextra)
2 Gemma pancreatica ventralis (sinistra)
3 Gemma pancreatica dorsalis
4 Ductus choledochus [biliaris]
5 Ductus pancreaticus accessorius
6 Ductus pancreaticus
7 Flexura duodenojejunalis

4 Baucheingeweide, 4.7 Bauchspeicheldrüse und Nebenniere

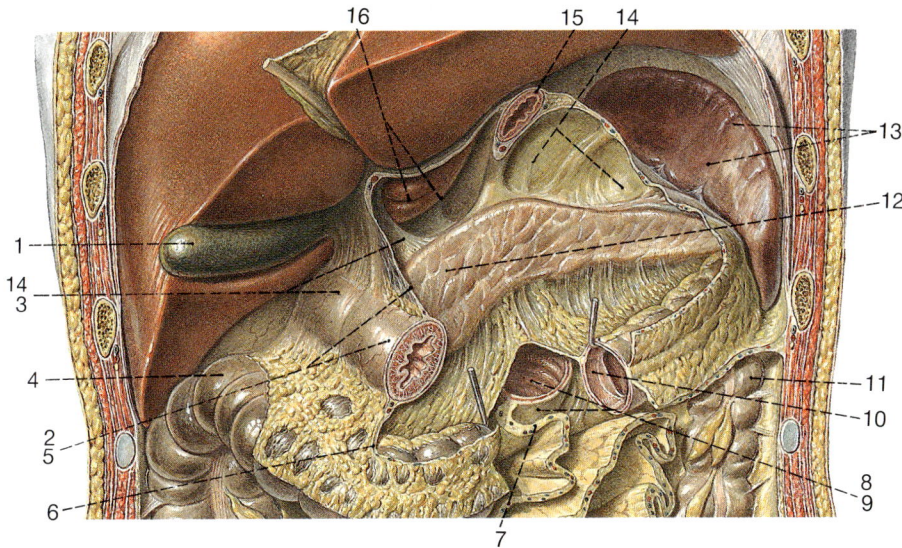

Abb. 475. Oberbauchorgane nach Entfernung von Magen, Jejunum, Ileum und einem Segment des Colon transversum. [sb2]

1 Vesica biliaris [fellea]
2 Omentum minus
3 Duodenum, Pars superior
4 Flexura coli dextra [hepatica]
5 Gaster, Pars pylorica
6 Lig. gastrocolicum
7 Mesenterium
8 Flexura duodenojejunalis
9 Recessus duodenalis inferior
10 Colon transversum
11 Colon descendens
12 Pancreas
13 Splen [Lien]
14 Bursa omentalis
15 Cardia [Pars cardiaca]
16 Lobus caudatus

■ **Nachbarschaft** (Abb. 475):
• *Duodenum*: Das Caput pancreatis schmiegt sich so eng an den oberen, den absteigenden und den unteren Teil des Duodenum, daß es von diesen eingedellt wird.
• *Ductus choledochus [biliaris]*: Er ist oft in das Drüsengewebe des Pankreaskopfes eingebettet. Beim Pankreaskopfkarzinom wird der Hauptgallengang oft abgeklemmt (führt zu Stauungsikterus).
• *A. + V. mesenterica superior*: Der Pankreaskopf ist hakenförmig um diese gewunden. Der Drehsinn ist aus der Entwicklung (#415) verständlich: Das Pancreas wird in die Drehung der Nabelschleife um die Achse der A. + V. mesenterica superior einbezogen.
• *A. + V. splenica [lienalis]*: Die Milzarterie läuft am oberen Rand des Pancreas entlang, die Milzvene meist etwas tiefer hinter der Drüse. Die Milzgefäße geben zahlreiche Äste zum Pancreas ab.
• *Mesocolon transversum*: Der dreieckige Querschnitt des Pancreas ist durch den Ursprung des Mesocolon transversum bedingt. Er zieht die Vorderfläche des Pancreas zum vorderen Rand (*Margo anterior*) aus.
• *Magen*: Er lagert sich der Vorderfläche des Pancreas oberhalb der Ansatzlinie des Mesocolon transversum an. Er ist jedoch durch den Spaltraum der Bursa omentalis von ihr getrennt.
• *Dünndarm*: Er kann unterhalb des Mesocolon transversum die Unterfläche des Pancreas erreichen.
• *Linke Niere*: Die Cauda pancreatis zieht über das Nierenhilum und die Mitte der Niere hinweg und berührt auch das untere Ende der Nebenniere.
• *Milz*: Die Cauda pancreatis endet am Milzhilum.

■ **Projektion auf die Wirbelsäule**: Das Corpus pancreatis kreuzt die Wirbelsäule auf Höhe von L1/L2. Der Processus uncinatus des Kopfes liegt etwa auf Höhe von L2/L3. Im Alter senkt sich das Pancreas mit den übrigen Eingeweiden (Enteroptose).

■ **Computertomogramm**: Die in die Bauchhöhle vorspringenden Wirbelkörper drängen das Corpus pancreatis nach vorn. Dadurch erscheint das Pancreas in Querschnittbildern des Bauchraums (Computertomogramm, Sonogramm) hufeisenförmig gebogen.

■ **Chirurgische Zugangswege**:
• durch das *Omentum minus*.
• durch das *Lig. gastrocolicum*.
• vom Unterbauch aus durch das *Mesocolon transversum*.

#476 Operationen am Pancreas

■ **Probleme**: Das Pancreas ist nicht wie Lunge, Leber oder Niere nach der Verzweigung der Blutgefäße in Segmente gegliedert, die man einzeln ohne Schaden für das Ganze entfernen kann. Vielmehr wird das Pancreas in ganzer Länge vom Ductus pancreaticus durchzogen, von dem nur kurze Seitenäste zu den einzelnen Drüsenläppchen abgehen. Der Ductus pancreaticus mündet am rechten Ende der Drüse (Caput) in das Duodenum.

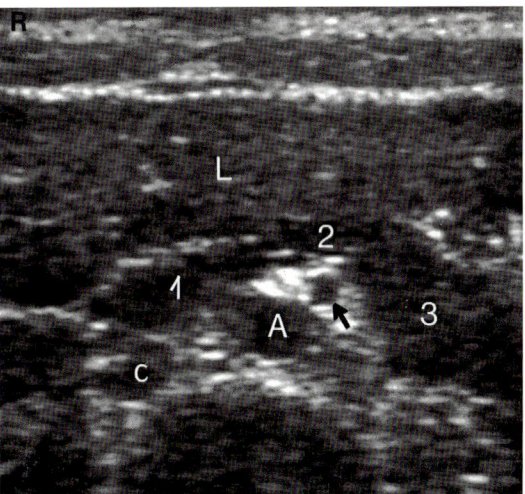

Abb. 476a. Normales Pancreas im Ultraschallbild (subkostaler Schrägschnitt). Die Durchmesser von Caput und Cauda pancreatis sind größer als der des Corpus pancreatis. [st3]

A Pars abdominalis aortae [Aorta abdominalis]
C V. cava inferior
L Hepar
R rechts

1 Caput pancreatis
2 Corpus pancreatis
3 Cauda pancreatis
→ A. mesenterica superior

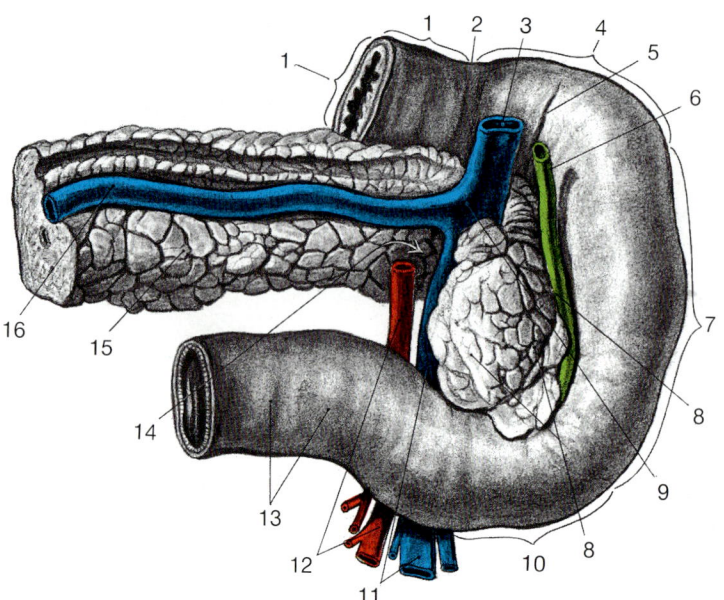

Abb. 476b. Pancreas und Duodenum von hinten. [be4]

1 Pars pylorica
2 Pylorus
3 V. portae hepatis
4 Duodenum, Pars superior
5 Flexura duodeni superior
6 Ductus choledochus [biliaris]
7 Duodenum, Pars descendens
8 Caput pancreatis
9 Vereinigung von V. splenica [lienalis] und V. mesenterica superior zur V. portae hepatis
10 Duodenum, Pars horizontalis [inferior]
11 V. mesenterica superior
12 A. mesenterica superior
13 Duodenum, Pars ascendens
14 Incisura pancreatis
15 Corpus pancreatis
16 V. splenica [lienalis]

• Schneidet man irgendwo ein Stück aus dem Pancreas heraus, so hat der davon links verbleibende Teil keinen Abfluß mehr. Man kann daher nur am linken Ende (Cauda) beliebig große Stücke bis zur Mitte (Corpus) oder noch weiter nach rechts abschneiden (*Linksresektion*), ohne sich mit dem Abflußproblem beschäftigen zu müssen.

• Trotzdem ist es möglich, rechts gelegene Teile der Drüse zu entfernen und die links gelegenen zu erhalten: Man näht diese End-zu-End in eine Y-förmig ausgeschaltete Dünndarmschlinge (Roux-Y-Anastomose, #428) ein. Bei der Pankreatojejunostomie übernimmt dann diese Dünndarmschlinge die Aufgaben des Ductus pancreaticus. Sie transportiert den im linken Abschnitt der Drüse abgesonderten Bauchspeichel zum Speisebrei im Hauptkanal des Dünndarms. Dadurch erhält man wenigstens einen Teil der Verdauungsaufgaben des Pancreas, vor allem aber die Hormonerzeugung. Bleibt ein entsprechend langes Stück des Pancreas zurück, so wird der Patient nicht zuckerkrank (was er bei vollständiger Entfernung des Pancreas in jedem Fall wird).

Whipple-Operation (nach dem amerikanischen Chirurgen Allen Whipple, 1881-1963, benannt): Das Caput pancreatis ist oben, rechts und unten vom c-förmig gekrümmten Duodenum umgeben. Hinten liegt ihm außerdem der Ductus choledochus [biliaris] an. Beide sind bei Entzündungen und bösartigen Geschwülsten meist nicht von dem Pancreas zu lösen (sie haben außerdem zahlreiche gemeinsame Blutgefäße!). Deshalb wird in der Regel das rechte Ende des Pancreas gemeinsam mit dem Duodenum herausgenommen (*Duodenopankreatektomie*). Dann muß man

• den Ductus choledochus bzw. den Ductus hepaticus communis neu in den Dünndarm einpflanzen (*Choledochojejunostomie* bzw. *Hepatikojejunostomie*).

• den Magen mit dem Dünndarm vereinigen (*Gastroenterostomie*, meist als *Gastrojejunostomie*). Der alkalische Bauchspeichel neutralisiert im Duodenum die Magensäure. Fehlt der Bauchspeichel, ist die Gefahr der Bildung von Darmgeschwüren hoch. Deshalb nimmt man vom Magen den aboralen Abschnitt wie bei einer Magenresektion (#428) weg und näht den Magenrest End-zu-Seit an den Dünndarm.

• Beim Pankreaskarzinom können auch noch die Lymphknoten in ihrer Umgebung sowie die Milz mit ihren Blutgefäßen in einem Stück mit herausgeschnitten werden.

• Ein derartig ausgedehnter Eingriff ist risikoreich. Man muß mit 10-20 % Todesfällen rechnen.

■ **Linksresektion** des Pancreas:

• Große quere Oberbauchlaparotomie, Durchtrennen des *Lig. gastrocolicum*, Hochschieben des Magens, das Pancreas liegt frei.

• Unterbinden der A. splenica [lienalis], sofern die Milz mit entfernt werden soll, Mobilisieren der Milz sowie von Cauda und Corpus pancreatis (Einschneiden des Peritoneum), Unterbinden der meist hinter dem Pancreas liegenden Milzvene.

• Umschlingen des Pancreas etwa 0,5 cm rechts der geplanten Schnittlinie, Zusammenziehen des Fadens, so daß der Ductus pancreaticus zusammengedrückt wird.

• Durchtrennen der unterbundenen Blutgefäße und des Pancreas, jetzt lassen sich Milz und linker Teil des Pancreas herausnehmen.

• Unterbinden des Ductus pancreaticus an der rechten Schnittfläche des Pancreas.

• Einlegen eines Drainageschlauchs zum Ableiten der Wundabsonderungen, Naht des *Lig. gastrocolicum* und des Hautschnitts.

• Der Schlauch wird nach etwa einer Woche herausgezogen.

■ **Duodenopankreatektomie** (Entfernen des Pancreas einschließlich Duodenum):

• Große quere Oberbauchlaparotomie, Durchtrennen des Lig. gastrocolicum. Prüfen, ob die Geschwulst überhaupt entfernt werden kann: Duodenum und Pancreas beweglich machen, Grenzen der Geschwulst feststellen (z.B. Verwachsung mit großen Blutgefäßen und Nachbarorganen?).

• Durchtrennen der Magennerven (selektive Vagotomie, #428), Resektion des aboralen Abschnitts des Magens.

• Durchschneiden des Ductus hepaticus communis und Entfernen der Gallenblase (Cholezystektomie, #459).

• Abtrennen des Duodenum vom Jejunum und Herausnehmen von Duodenum, Pars pylorica des Magens und Pancreas.

• Neueinpflanzen des Ductus hepaticus communis in den Dünndarm (Hepatikojejunostomie).

• Bei der Teilentfernung des Pancreas Einnähen des verbliebenen linken Teils in den Dünndarm (Pankreatojejunostomie).

• Verbindung von Magen und Dünndarm (Gastrojejunostomie).

• Einlegen von Schläuchen zum Ableiten der Wundabsonderungen, Hautnaht.

■ **Verletzungen des Pancreas**: Das Pancreas wird in Friedenszeiten am häufigsten bei stumpfen Gewalteinwirkungen auf den Bauchraum verletzt. Ein typischer Unfallhergang ist der Frontalzusammenstoß, bei dem das Pancreas des Fahrzeuglenkers zwischen Lenkrad und Wirbelsäule zerquetscht wird. Ähnlich kann ein Hufschlag in den Bauch oder ein Sturz auf die Lenkstange von Fahrrad oder Motorrad wirken.

• Selten ist das Pancreas allein betroffen. Oft stehen die Begleitverletzungen anderer Organe mit ihren Beschwerden so sehr im Vordergrund, daß die Verletzung des Pancreas zunächst übersehen wird. Dies geschieht um so leichter, als die Beschwerden von

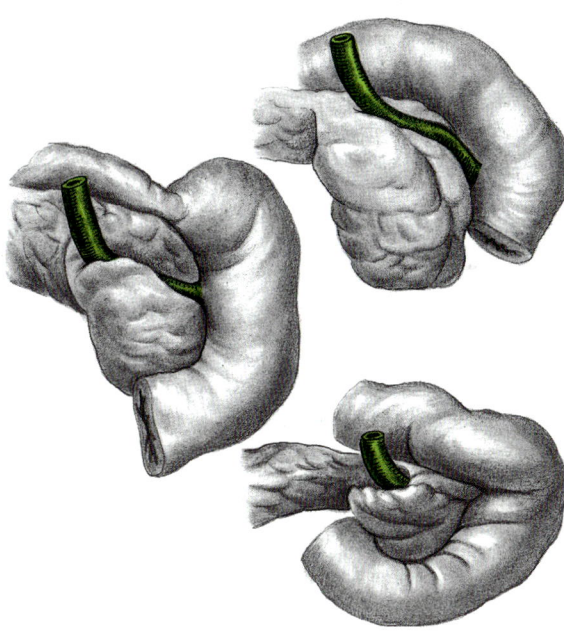

Abb. 476c-e. Varianten der Lage des Ductus choledochus zum Kopf der Bauchspeicheldrüse (Caput pancreatis). [he4]

seiten des Pancreas oft erst nach Stunden bis zu wenigen Tagen einsetzen: Oberbauchschmerzen, Erbrechen und Abwehrspannung der Bauchwand.
• Ist nach Art des Unfallhergangs mit einer Verletzung des Pancreas zu rechnen, so sollte es frühzeitig operativ freigelegt und besichtigt werden (Pankreasrevision).

■ **Pankreaskarzinom**: Der Krebs der Bauchspeicheldrüse gehört zu den häufigeren Krebsarten. Es sterben mehr Menschen am Pankreaskarzinom (im vereinten Deutschland pro Jahr etwa 10 000) als z.B. am Gebärmutterkrebs. Trotzdem ist in der Bevölkerung sehr viel weniger über ihn bekannt. Dies liegt wohl daran, daß es keine Vorsorgeuntersuchung für das Pancreas gibt. Sein Krebs wächst im Verborgenen heran. Er wird meist erst erkannt, wenn er schon sehr ausgedehnt und dann häufig nicht mehr vollständig zu beseitigen ist. Die Beschwerden hängen ab vom Sitz der Geschwulst:
• *Pankreaskopfkarzinom* (etwa 85 %): Erstes Zeichen ist meist eine langsam, aber stetig zunehmende Gelbsucht, weil gewöhnlich der Ductus choledochus von der Geschwulst zusammengepreßt wird (Abb. 476b-e). Gallenblase und Leber vergrößern sich. Die Gelbsucht und der mit ihr verbundene quälende Juckreiz treten um so früher auf, je näher der Krebs an der gemeinsamen Mündung von Ductus choledochus [biliaris] und Ductus pancreaticus in das Duodenum (Vater-Papille) sitzt. Wegen der frühzeitigen Beschwerden werden diese „Papillenkrebse" auch am frühesten von allen Krebsen des Pancreas erkannt. Deshalb ist bei ihnen wegen der rechtzeitig möglichen Operation die Überlebensaussicht am besten.
• *Pankreaskörper-* und *Pankreasschwanzkarzinom* (etwa 15 %): Die Gelbsucht wird erst im Spätstadium bemerkbar. Erstes Zeichen sind häufig heftige Oberbauchschmerzen, die in den Rücken ausstrahlen. Sie werden daher oft auf die Wirbelsäule bezogen. Die Diagnose ist schwierig, da auch die chronische Entzündung ähnliche Beschwerden verursacht. Die Kombination von Sonographie, Computertomographie, Angiographie, ERCP (endoskopische retrograde Choledochopankreatikographie, #457) usw. zeigt dann oft, daß der Krebs schon so ausgedehnt ist, daß er nicht mehr mit Aussicht auf Dauerheilung entfernt werden kann.

#477 Nebennieren: Allgemeines

Die Nebennieren (*Glandulae suprarenales*, lat. ren, renis = Niere, supra = oberhalb) führen ihren Namen wegen der engen Lagebeziehung zur Niere. Diese ist jedoch rein zufällig, da keine gemeinsame Aufgabe Nieren und Nebennieren verbindet. Die Nebennieren sind Hormondrüsen und gehören zu den lebensnotwendigen Organen. Die Wirkstoffe sind jedoch schon gut erforscht und z.T. synthetisch hergestellt, so daß eine Behandlung mit diesen bei Ausfall beider Drüsen möglich ist.

■ **Äußere Form**: Die Nebennieren liegen retroperitoneal als kappenförmige (mehr dreieckige oder mehr halbmondförmige) Organe den oberen Nierenpolen an. Eine Nebenniere ist etwa 5 cm lang, 3 cm breit und 1 cm dick. Sie wiegt etwa 10 g. Schon wenige Stunden nach dem Tod beginnen Auflösungsprozesse im Nebennierenmark. Die Nebennieren sind daher an den Anatomieleichen meist nur mangelhaft zu studieren.

■ **Gliederung**: Jede Nebenniere besteht im Grunde aus 2 verschiedenen Organen (Abb. 477a):
• Nebennierenrinde (*Cortex*).
• Nebennierenmark (*Medulla*).
Mark und Rinde sind entwicklungsgeschichtlich von verschiedener Herkunft (bei niederen Wirbeltieren, z.B. den Haien, bilden sie noch getrennte Organe) und haben verschiedene Funktion. Der Grund der Zusammenlagerung ist unklar. Beim lebenden Menschen sind die Rindensubstanz gelb und das Mark mausgrau (es verfärbt sich nach dem Aufschneiden infolge Oxidation rasch braunrot). Charakteristisch für eine endokrine Drüse ist der Reichtum an Venen, denn diese übernehmen die Aufgaben der Ausführungsgänge.

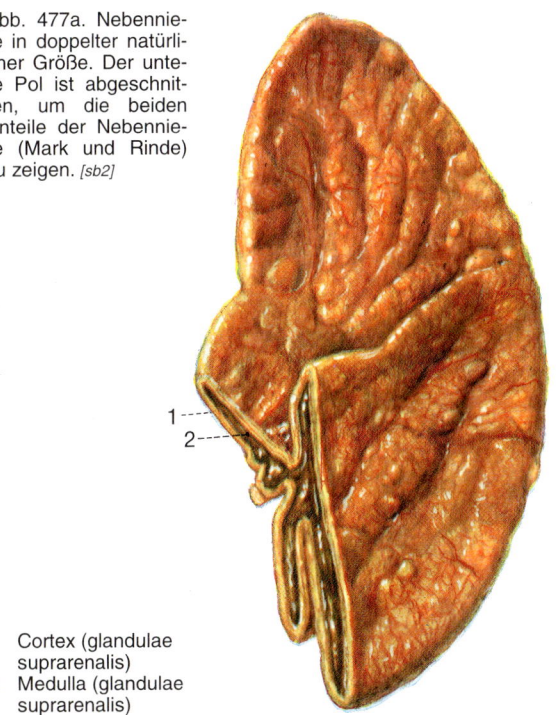

Abb. 477a. Nebenniere in doppelter natürlicher Größe. Der untere Pol ist abgeschnitten, um die beiden Anteile der Nebenniere (Mark und Rinde) zu zeigen. [sb2]

1 Cortex (glandulae suprarenalis)
2 Medulla (glandulae suprarenalis)

Entwicklung:
- *Nebennierenrinde*: aus dem Mesoderm: In der 5.-7. Entwicklungswoche lösen sich Zellen vom Zölomepithel am oberen Ende der Urnierenanlage und bilden die fetale Nebennierenrinde.
- *Nebennierenmark*: aus dem Ektoderm: In der 7. + 8. Entwicklungswoche wandern die *Chromaffinoblasten* aus der Neuralleiste aus und dringen in die Anlage der Nebennierenrinde ein. Aus Chromaffinoblasten, die nicht die Nebennieren erreichen, entstehen verteilt im Retroperitonealraum die sympathischen Paraganglien. Sie bilden sich nach der Geburt weitgehend zurück.

Beim Neugeborenen hat die Nebenniere fast schon Erwachsenengröße. Dies hängt mit der starken Sekretion in der Fetalzeit zusammen: Die Nebennierenrinde sezerniert Steroide, die in der Plazenta zu Östrogenen und Progesteron umgebaut werden (#564). Nach der Geburt verkleinert sich die Nebenniere auf etwa 2 g, um dann mit der Vergrößerung des Gesamtkörpers allmählich wieder heranzuwachsen. In der mittleren Fetalzeit ist die Nebenniere größer als die Niere. Beim Neugeborenen hat die Nebenniere noch etwa ⅓ des Gewichts der Niere (beim Erwachsenen 1/20).

Die Nebennieren nehmen unabhängig von den Nieren ihren Platz im oberen Retroperitonealraum ein. Die Niere steigt in der Entwicklung zur Nebenniere auf. Bleibt der Aufstieg der Niere aus (Beckenniere), so behält die Nebenniere trotzdem ihren normalen Platz.

Arterien:
Die Terminologia Anatomica nennt 3 Gruppen von Nebennierenarterien (Abb. 477b):
- *Aa. suprarenales superiores* (aus der A. phrenica inferior).
- *A. suprarenalis media* (direkter Ast der Bauchaorta).
- *A. suprarenalis inferior* (aus der A. renalis).

Sorgfältige Präparationen der Gefäße nach Farbstoffinjektion und Korrosionspräparate zeigen ein vielfältiges Bild. Die Nebennierenarterien sind immer multipel und zweigen sich vor ihrem Eintritt in die Nebenniere in weitere feine Äste auf. Man könnte sie mit den Speichen eines Rades vergleichen, dessen Nabe die Nebenniere bildet. Bis zu 60 Arterienäste wurden gezählt.

Venen:
Das Blut fließt meist über nur eine V. suprarenalis ab. Ihr schließen sich nur selten akzessorische Venen an. Die rechte Nebennierenvene mündet meist direkt in die V. cava inferior, die linke über die V. renalis.

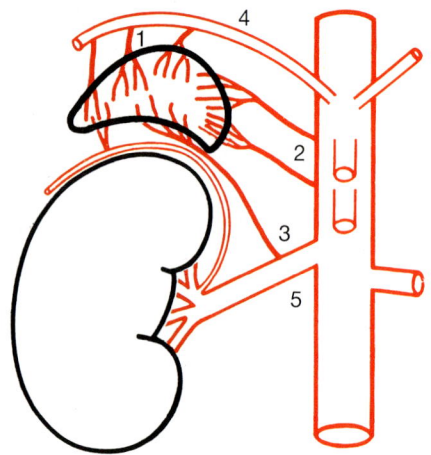

Abb. 477b. Arterien der Nebenniere. [li2]

1 Aa. suprarenales superiores
2 A. suprarenalis media
3 A. suprarenalis inferior
4 A. phrenica inferior
5 A. renalis

Kreislauf innerhalb der Nebenniere:
Trotz der verschiedenen Herkunft haben Rinde und Mark ein gemeinsames Gefäßsystem. Die Arterien treten durch die Kapsel der Nebenniere und bilden unter ihr ein Geflecht. Aus diesem ziehen gestreckte Kapillaren und kleine Arterien durch die Rinde zum Mark, wo sie sich zu einem Geflecht von Sinusoiden erweitern. Über zentrale Markvenen fließt das Blut zur Nebennierenvene ab. Die Markzellen werden also auch von steroidreichem Blut der Rinde umspült. Die Rinde beeinflußt damit auf direktem Weg das Mark. Glucocorticoide fördern z.B. den Umbau von Noradrenalin in Adrenalin.

Peritonealüberzug:
- rechte Nebenniere: unteres Drittel der Vorderfläche.
- linke Nebenniere: meist ganze Vorderfläche.

Tab. 477. Nachbarschaft der Nebennieren		
	Rechte Nebenniere:	Linke Nebenniere:
Vorn	Leber (Area nuda), am Unterrand meist Peritonealüberzug	Magen (durch Peritonealüberzug und Bursa omentalis getrennt)
Hinten:	Zwerchfell	Zwerchfell
Unten + lateral	Rechte Niere	Linke Niere
Medial	Untere Hohlvene, Plexus aorticus abdominalis (#498), 11. + 12. Brustwirbelkörper mit Lendenteil des Zwerchfells (Crus dextrum)	Bauchaorta, Plexus aorticus abdominalis, 11. + 12. Brustwirbelkörper mit Lendenteil des Zwerchfells (Crus sinistrum)

Adrenalektomie (Entfernen einer Nebenniere):
- Hautschnitt: Die Probleme liegen ähnlich wie bei der Niere (#486). Man kann von hinten, von der Seite oder von vorn zur versteckt liegenden Nebenniere vordringen. Sollen beide Nebennieren besichtigt werden, empfiehlt sich der Zugang von vorn.
- Freilegen der rechten Nebenniere: Dazu müssen die rechte Kolonflexur, die Gallenwege und das Duodenum zur Mitte zu, der rechte Leberlappen nach oben abgedrängt werden.
- Freilegen der linken Nebenniere: Die linke Kolonflexur wird mit dem in ihrer Nähe liegenden Dünndarm nach links, die Cauda pancreatis mit der Milz und ihren Blutgefäßen nach oben weggeschoben.
- Entnahme der Nebenniere: An jeder Nebenniere müssen 3 Gruppen Arterien und eine große Vene unterbunden und durchgetrennt werden. Dann läßt sich die Nebenniere von der Niere und der übrigen Umgebung lösen und herausnehmen.

Schon nach einseitiger Adrenalektomie kommt es oft zur Unterfunktion der Nebenniere (starker Blutdruckabfall, Abgeschlagenheit, Übelkeit und Erbrechen). Durch künstliche Hormonzufuhr läßt sich die Unterfunktion ausgleichen. Im Laufe etwa eines halben Jahres kann eine verbleibende Nebenniere die Leistung von 2 Nebennieren übernehmen. Sind beide Nebennieren entfernt worden, müssen zeitlebens Hormontabletten eingenommen werden.

#478 Nebennierenmark

Hormone:
Das Nebennierenmark bildet 2 einander nahe verwandte Hormone: die Catecholamine Adrenalin und Noradrenalin. Sie erregen das sympathische Nervensystem, beschleunigen die Herztätigkeit, erhöhen den Blutdruck und den Blutzucker. Adrenalinausschüttung erfolgt auch bei psychischer Erregung.

Feinbau:
Das Nebennierenmark hebt sich in den üblichen Färbungen deutlich von der Rinde ab (Abb. 478), weil das Cytoplasma der Drüsenzellen des Nebennierenmarks

4 Baucheingeweide, 4.7 Bauchspeicheldrüse und Nebenniere 321

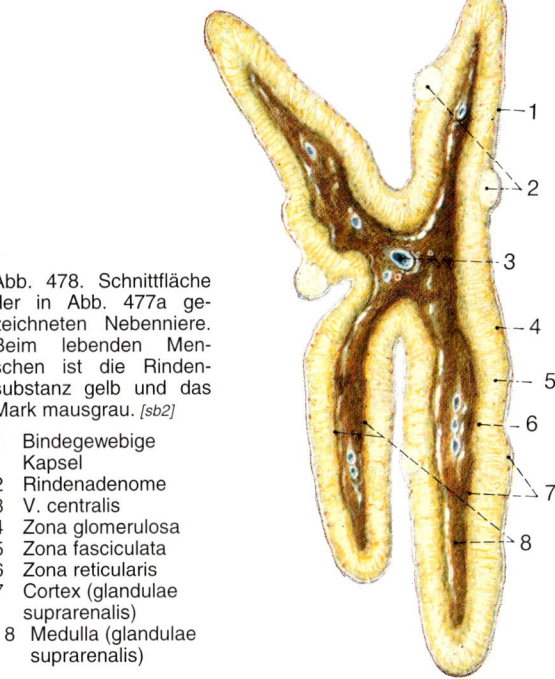

Abb. 478. Schnittfläche der in Abb. 477a gezeichneten Nebenniere. Beim lebenden Menschen ist die Rindensubstanz gelb und das Mark mausgrau. [sb2]

1 Bindegewebige Kapsel
2 Rindenadenome
3 V. centralis
4 Zona glomerulosa
5 Zona fasciculata
6 Zona reticularis
7 Cortex (glandulae suprarenalis)
8 Medulla (glandulae suprarenalis)

#479 Nebennierenrinde

■ **Hormone**: In der Nebennierenrinde hat man bisher rund ein halbes Hundert verschiedener Hormone isoliert, die chemisch zu den Steroiden gehören. Sie sind in 3 Gruppen zu gliedern:

• *Glucocorticoide*: Sie wirken auf den Kohlenhydratstoffwechsel (Glucose = Blutzucker, lat. cortex = Rinde). Bekannteste Vertreter sind Cortison und Hydrocortison. Sie sind stark entzündungshemmend. Deswegen werden die chemisch von ihnen abgeleiteten Stoffe in der Medizin viel verwendet. Die Sekretion der Glucocorticoide wird vom Hypophysenvorderlappen mit dem Hormon Corticotropin = ACTH (adrenocorticotropes Hormon) gesteuert (#658). Dessen Freisetzung wiederum wird vom Zwischenhirn mit dem Corticoliberin = CRF (Corticotropin-Releasinghormon) geregelt.

• *Mineralocorticoide*, z.B. Aldosteron: Sie steuern den Salz- und Wasserhaushalt des Körpers.

• *17-Ketosteroide* (Androgene, Östrogene und deren Vorstufen): Androgene sind Stoffe, die eine Differenzierung des Körpers im Sinne des männlichen Geschlechts bewirken (gr. anér, andrós = Mann, genés = hervorbringend). Sie stehen den Geschlechtshormonen nahe und werden bei Frau und Mann gebildet.

basophil ist (im Gegensatz zum acidophilen Cytoplasma der Rindenzellen). Die chromaffinen Zellen (Chromaffinozyten) des Nebennierenmarks kann man in 2 Gruppen einteilen:
• adrenalinbildende (Epinephrozyten, engl. epinephrine = Adrenalin).
• noradrenalinbildende (Norepinephrozyten, engl. norepinephrine = Noradrenalin).

Im Gegensatz zu den meisten anderen Hormondrüsen speichern die chromaffinen Zellen die Catecholamine und geben sie erst auf einen nervösen Reiz hin ab. Die Catecholamingranula werden beim Fixieren mit Chromsalzen zu braunen Körnchen oxidiert. Dies führte zur Bezeichnung chromaffine Zellen (gr. chróma = Hautfarbe, lat. affinis = angrenzend, verwandt).

■ **Beziehung zum Sympathikus**: Im Nebennierenmark enden präganglionäre Fasern des Sympathikus. Die chromaffinen Zellen sind mithin den Zellen des zweiten Neurons des Sympathikus zu vergleichen (#187). Wie diese produzieren, speichern und sezernieren sie Catecholamine. Während jedoch an den peripheren sympathischen Synapsen nur Noradrenalin freigesetzt wird, überwiegt im Nebennierenmark die Produktion von Adrenalin. In Streßsituationen werden die im Nebennierenmark gespeicherten Catecholamine ausgeschüttet und so bestimmte adrenerge Rezeptoren im ganzen Körper erregt.

■ **Hormonbildende Geschwülste** des Nebennierenmarks bilden Catecholamine. Beim *Phäochromozytom* steht die Erhöhung des Blutdrucks im Vordergrund, häufig in Form anfallsweiser „Blutdruckkrisen" mit heftigem Kopfschmerz, Schwitzen, Herzklopfen, Schwindel, Flimmern vor den Augen, Blässe, Übelkeit und Erbrechen. Die Geschwulst liegt manchmal nicht in den Nebennieren, sondern etwas unterhalb von ihnen vor der Bauchaorta und der V. cava inferior in den sog. Paraganglien. Weniger als 0,5 % aller Fälle von Bluthochdruck beruhen auf einem Phäochromozytom und sind durch dessen Beseitigung zu heilen.

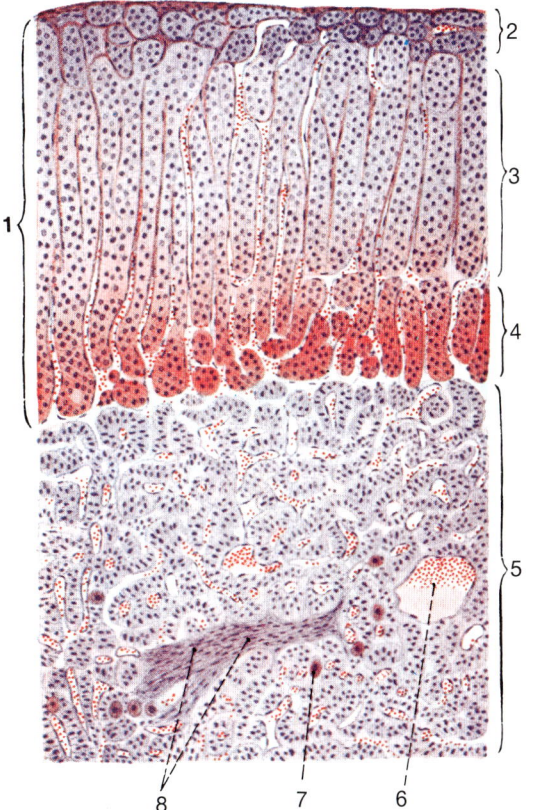

Abb. 479a. Schnittbild der Nebenniere eines älteren Menschen mit schmaler Zona glomerulosa (Vergrößerung 100fach). [so]

1 Cortex (glandulae suprarenalis)
2 Zona glomerulosa
3 Zona fasciculata
4 Zona reticularis
5 Medulla (glandulae suprarenalis)
6 Vene
7 Nervenzelle
8 Nervenfasern

■ **Zonengliederung**: Sieht man von der die Nebenniere einhüllenden bindegewebigen Kapsel ab, so ist die Nebennierenrinde in 3 Zonen zu gliedern:
* *Zona glomerulosa* (Knäuelzone, gr. glomus, glomeris = Knäuel) = Außenschicht: Die Drüsenzellen sind zu rundlichen, eiförmigen Gruppen zusammengelagert, die von zartem Bindegewebe mit weiten Kapillaren (Sinusoiden) getrennt werden (Abb. 479a).
* *Zona fasciculata* (Bündelzone, lat. fascis = Bündel) = Mittelschicht: Die Drüsenzellen sind in parallelen Drüsensträngen angeordnet. Die großen Drüsenzellen enthalten reichlich Lipidtröpfchen. Diese werden beim Aufbereiten des mikroskopischen Präparats herausgelöst, so daß das Cytoplasma schaumig aussieht (Spongiozyten, gr. spongiá = Schwamm).
* *Zona reticularis* (Netzzone, lat. rete = Netz) = Innenschicht: Die Drüsenzellen sind kleiner als in der Bündelzone und färben sich stärker an. Ihr unregelmäßiges Netzwerk umgibt weite Sinusoide.

Vermutlich sezerniert die
* Außenzone: Mineralocorticoide.
* Mittelzone: Glucocorticoide.
* Innenzone: 17-Ketosteroide.

Elektronenmikroskopische Kennzeichen: Die Zellen der Nebennierenrinde zeigen die charakteristischen Merkmale steroidsynthetisierender Zellen:
* reichlich ungranuliertes (glattes) endoplasmatisches Retikulum.
* Mitochondrien vom Tubulustyp („Schläuche" anstelle der „Kämme").
* Lipidtröpfchen.
* ausgeprägter Golgi-Apparat.

■ **Umbau während des Lebens**: Die Grenzen zwischen den 3 Zonen hängen vom Alter ab:
* In der Fetalzeit fehlt die *Zona glomerulosa*.
* Nach der Geburt wird die Nebennierenrinde insgesamt stark reduziert.
* In der Kindheit steht die *Zona fasciculata* im Vordergrund mit schmalen Randzonen.
* Erst nach der Pubertät kann man die typische Dreigliederung beobachten.
* Nach dem 50. Lebensjahr treten allmählich Außen- und Innenschicht zugunsten der Mittelschicht in den Hintergrund.

■ **Addison-Krankheit**: Nebennierenrindeninsuffizienz: Mangelnde Hormonproduktion der Nebennierenrinden führt zu körperlicher und geistiger Schlaffheit, Verlust der Terminalhaare, bräunlicher Verfärbung der Haut („Bronzehaut") usw. (Thomas Addison, 1793-1860, Londoner Arzt).

■ **Hormonbildende Geschwülste** der Nebennierenrinde:
❶ Geschwülste, die *Mineralocorticoide* absondern: Ein Überschuß von Aldosteron führt zum Krankheitsbild des Hyperaldosteronismus (*Conn-Syndrom*). Dabei werden von der Niere Kaliumionen vermehrt ausgeschieden, während Natriumionen zurückgehalten werden. Dadurch gerät der Salzhaushalt aus dem Gleichgewicht. Die Folgen sind Müdigkeit, Kraftlosigkeit, Muskelschmerzen, vorübergehende Lähmungen, Muskelkrämpfe, Störungen der Tastempfindung (Kribbeln, pelziges Gefühl usw.), Kopfschmerzen, Sehstörungen. Der Patient leidet an Durst, trinkt viel und scheidet viel Harn aus.
* Ein milder Bluthochdruck wird zu Untersuchungen veranlassen, die allmählich auf die richtige Spur führen. Nur etwa 1 % aller Fälle von Bluthochdruck sind durch überschießende Aldosteronbildung bedingt. Von ihnen werden etwa ⅔ von einer Geschwulst der Nebennierenrinde verursacht, durch deren Entfernung man den Bluthochdruck heilen kann.

❷ Geschwülste, die *Glucocorticoide* erzeugen: Ein Überschuß von Cortisol und seinen Verwandten führt zum Hypercortisolismus (*Cushing-Syndrom*, Harvey Williams Cushing, 1869-1939, amerikanischer Neurochirurg).
* Es verleiht dem Patienten (4/5 sind Frauen) ein charakteristisches Aussehen: Stammfettsucht (Arme und Beine bleiben schlank), „Vollmondgesicht" (Abb. 479c), „Büffelnacken", Dehnungsstreifen an der Bauchhaut ähnlich wie bei Schwangeren (weil die Fettsucht den Bauchumfang ähnlich rasch vermehrt wie eine Schwangerschaft), starke Behaarung. Hinzu kommen Ausbleiben der Regelblutung, Zuckerkrankheit, Osteoporose und Bluthochdruck.
* Nur etwa ¼ der Cushing-Syndrome wird durch eine Geschwulst der Nebennierenrinde verursacht. Die Mehrzahl beruht auf einer Störung der Hypophyse, wobei diese zuviel Corticotropin (ACTH) erzeugt (#658).

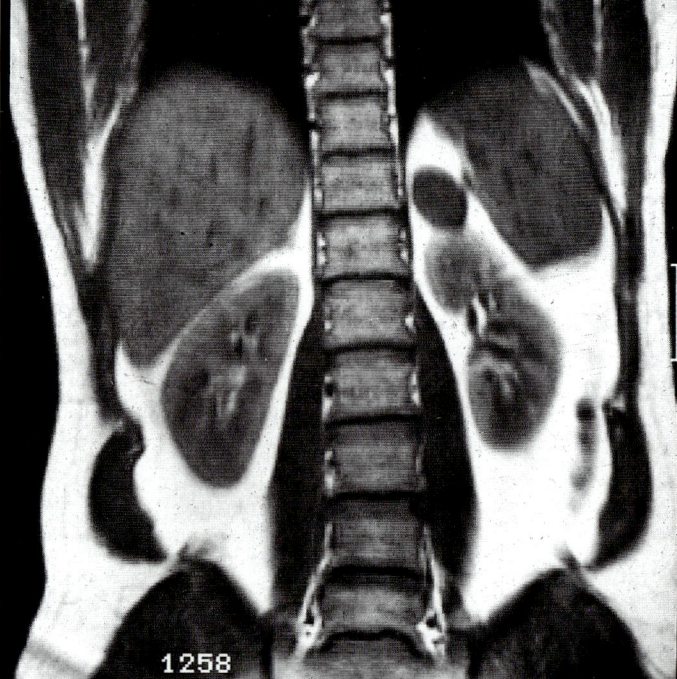

Abb. 479b. Frontales Kernspintomogramm (MRT) des Hinterbauchraums: [he2]
* In der Mitte des Bildes sieht man die Wirbelsäule (Wirbelkörper hellgrau, Zwischenwirbelscheiben dunkel) und beidseits den M. psoas major (dunkel).
* Oben beidseits der Wirbelsäule die Lungen (dunkel).
* Unter der rechten Zwerchfellkuppel (im Bild links) liegt die Leber (hellgrau), darunter die rechte Niere.
* Unter der linken Zwerchfellkuppel findet man die Milz und die linke Niere.
* Fettgewebe weiß.
* Der ovale dunkle Fleck zwischen Milz und Wirbelsäule ist eine Geschwulst der Nebennierenrinde, die ein adrenogenitales Syndrom verursacht hat.

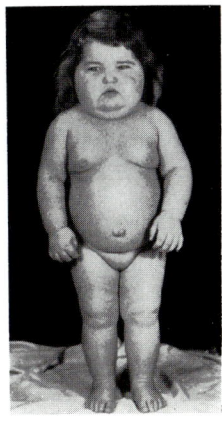

Abb. 479c. Cushing-Krankheit im frühen Kindesalter. Bei vermehrter Bildung von Glucocorticoiden in der Nebenniere ist das Wachstum verzögert. Es wird vermehrt Fett angesetzt: „Vollmondgesicht", „Büffelnacken" und Stammfettsucht. *[lo]*

❸ Geschwülste, die *Androgene* bilden: Das *adrenogenitale Syndrom* kann schon angeboren sein und beruht dann meist auf einem Enzymdefekt. In späteren Jahren auftretende („erworbene") adrenogenitale Syndrome werden meist durch eine Geschwulst verursacht (Abb. 479b). Beim Knaben führen sie zur vorzeitigen Geschlechtsreife (Pubertas praecox), bei der Frau zur Vermännlichung (starke Behaarung, tiefere Stimme, männlicher Körperbau, Ausbleiben der Regelblutung, #557). Ähnliche Symptome können jedoch auch von einer Störung der Hormonerzeugung der Eierstöcke ausgehen.

4.8 Niere (Ren [Nephros])

#481 Aufgaben, Prinzip der Harnbereitung, Nephron,
 Oligurie und Anurie, Beurteilen der Nierenleistung
#482 Äußere Form, Größe, Gliederung
#483 Blutgefäße, Variabilität, intrarenaler Kreislauf
#484 Nierenkörperchen, Mesangium, Nierenkanälchen,
 Sammelrohre
#485 Niere als Hormondrüse, juxtaglomerulärer Apparat,
 renale Anämie, renovaskuläre Hypertonie
#486 Lage, Beziehung zu Skelett und Peritoneum, Nierenhüllen, Nachbarschaft, *Palpation, Nephrektomie*
#487 Nierenbecken: Gliederung, Bau, Lage, *Pyelonephritis, Röntgenuntersuchung, Harnsteinleiden*
#488 Harnleiter: Gliederung, Engen, Wandschichten,
 Gefährdung bei Operationen, Harnleitersteine
#489 Entwicklung: Vorniere, Urniere, Nachniere, *abnorme Zahl, Form und Lage der Nieren, Nierenzysten, Fehlbildungen der Harnleiter*

#481 Aufgaben

Die Harnorgane (*Systema urinarium*) kann man in 2 Gruppen einteilen:
• harnbereitende (uropoetische) Organe: Nieren.
• harnableitende Organe = Harnwege: Nierenbecken, Harnleiter, Harnblase, Harnröhre.

■ **Hauptaufgaben der Niere**:
• Befreien des Körpers von im Blut gelösten Stoffwechselschlacken.
• Regeln des Flüssigkeits- und Salzhaushalts.

Die Niere (Abb. 481) ist zunächst einmal der Filteranlage eines Schwimmbeckens zu vergleichen, wobei das Blut dem Badewasser entspricht. Die einfachste Reinigung des Schwimmbeckens wäre, das gesamte Wasser abzulassen und frisches Wasser einzufüllen. Dagegen sprechen die Kosten für Neufüllung und Aufheizung. Man begnügt sich damit, ständig einen Teil des Wassers durch eine Filteranlage laufen zu lassen, die diesen Teil des Wassers gereinigt an das Becken zurückgibt. Der Schmutz im großen Becken wird so zwar nicht beseitigt, aber ständig „verdünnt", so daß er nicht überhandnimmt. Ähnlich wäre die einfachste „Blutreinigung", das gesamte Blut abzulassen und neues zu bilden. Dies ist natürlich unmöglich, da wir nicht zwischendurch ohne Blut leben können. Es werden also von der Niere die Stoffwechselschlacken im Blut ständig nur verdünnt, nie aber vollständig beseitigt.

Die Niere unterscheidet sich aber in einem Punkt sehr wesentlich von der Kläranlage eines Schwimmbeckens: Dieses soll möglichst reines Wasser an das Becken zurückliefern, die Niere hingegen soll nicht klares Wasser, sondern vollwertiges Blut an den Kreislauf zurückführen. Die Niere muß also entscheiden, was für den Körper wichtig ist (und damit im Blut bleiben soll) und was dem Körper abträglich ist (und daher ausgeschieden werden muß). Diese schwierige Aufgabe wird von der Niere in 2 Stufen bewältigt:
• Zunächst einmal scheidet sie in den Nierenkörperchen sehr viel mehr aus, als für den Körper zuträglich ist („Primärharn").
• dann resorbiert sie in den Nierenkanälchen den größten Teil des „Primärharns" wieder zurück.

■ **Prinzip der Harnbereitung**: Die kleinen Äste der A. renalis bilden Kapillarknäuel (*Glomeruli*), die von einer sehr dünnen Membran bedeckt sind und in einem Hohlraum hängen. Die Wand dieser Gefäßknäuel ist so beschaffen, daß Wasser, Salze, einfach gebaute Zucker und ähnliche Stoffe hindurchtreten können, während die Eiweiße und die Blutkörperchen zurückgehalten werden. Durch den Blutdruck wird etwa ein Zehntel der durch die Nieren fließenden Flüssigkeitsmenge (etwa 1500 l Blut pro Tag) als Primärharn (150-170 l pro Tag) abgepreßt.

Dieser Primärharn gelangt in die 3-4 cm langen Nierenkanälchen (*Tubuli renales*, auch Harnkanälchen genannt), die in mehrere Abschnitte gegliedert sind: Anfang und Ende sind geknäuelt („proximales und distales Tubuluskonvolut"), dazwischen liegt die gestreckte Nephronschleife (oft Henle-Schleife genannt, Friedrich Gustav Jakob Henle, Anatom in Zürich, Heidelberg und Göttingen, 1863). Das Nierenkanälchen mündet schließlich in ein Sammelrohr. Die geknäuelten Abschnitte liegen in der Nierenrinde, die Nephronschleife zieht z.T. weit in das Nierenmark hinein und läuft dann haarnadelartig wieder zur Rinde zurück.

Die Nierenkanälchen werden von einem Kapillarnetz umsponnen, dadurch ist ein Flüssigkeits- und Stoffaustausch zwischen Nierenkanälchen und Blutgefäßen möglich. Durch das Abpressen des Primärharns wurde das Blut in den Nierenarteriolen stark eingedickt, es saugt daher im Kapillargebiet aufgrund des osmotischen Drucks Flüssigkeit aus den Nierenkanälchen zurück, und zwar rund 99 % des Primärharns (Harnkonzentrierung im Gegenstrom-Austausch). Wesentlich ist dabei die unterschiedliche Behandlung der gelösten Stoffe. Zum Teil werden diese aus dem Primärharn rückresorbiert (z.B. Glucose, Kochsalz usw.), zum Teil belassen. Es werden auch Stoffe von den Kanälchenzellen aktiv an den Harn abgegeben.

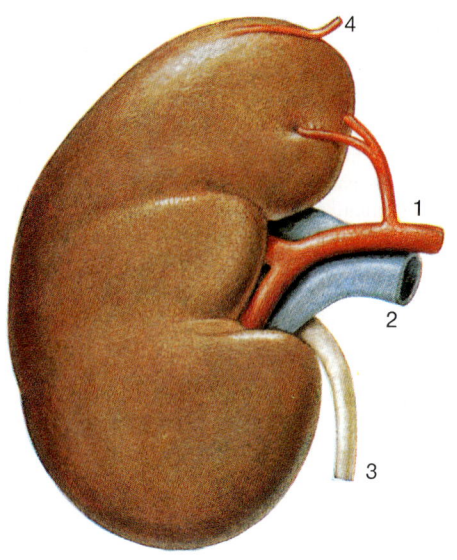
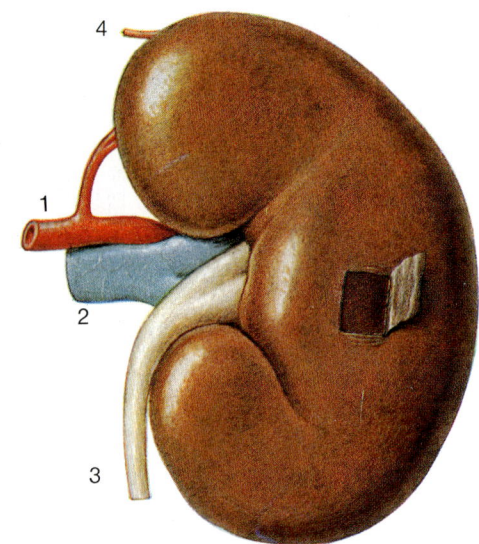

Abb. 481a + b. Rechte Niere:
• Links: von vorn.
• Rechts: von hinten. Aus der bindegewebigen Nierenkapsel ist ein Fenster aufgeklappt. *[sb2]*

1 A. renalis
2 V. renalis
3 Ureter
4 A. renalis (accessoria)

■ **Nephron**: Unter diesem Begriff faßt man üblicherweise das Nierenkörperchen mit dem zugehörigen Nierenkanälchen zusammen. Das *Nephron* ist eine Baueinheit, von der es in einer Niere etwa 1-1,5 Millionen gibt. Der Begriff ist in Analogie zu *Neuron* (Nervenzelle mit allen ihren Fortsätzen) gebildet. Während aber ein *Neuron* (#181) eine einzige Zelle ist, besteht ein *Nephron* aus einigen tausend Zellen. Je nach der Länge des Nierenkanälchens unterscheidet man 3 Typen von Nephronen (Tab. 481).

Tab. 481. Lagetypen der Nephren		
	Nierenkörperchen	*Nephronschleife*
Nephron breve [corticale]	kapselnah	vollständig innerhalb der Rinde
Nephron intermedium	in Rindenmitte	reicht bis in äußere Markzone
Nephron longum [juxtamedullare]	marknah	reicht bis in innere Markzone

■ **Nierenstörung und Harnmenge**: Jede Störung der Niere verändert Menge und Zusammensetzung des Harns:
• Verminderter Harnfluß: Es wird wenig (*Oligurie* = unter 400 ml pro Tag) oder fast gar kein Harn (*Anurie* = weniger als 100 ml pro Tag) gebildet.
• Harnflut = übermäßiger Harnfluß (*Polyurie*): Es werden mehrere Liter Harn pro Tag ausgeschieden. Auch dies kann Zeichen einer Nierenstörung sein, z.B. wenn die Nierenkanälchen den Primärharn nicht entsprechend einzudicken vermögen. Beim typischen Ablauf eines vorübergehenden Nierenversagens folgt auf die Phase der Harnsperre eine Phase des vermehrten Harnflusses, bis sich schließlich wieder die normale Harnmenge einstellt.

Besonders gefährdet ist die Niere bei Operationen. Nach Operationen sollte man auf eine ausreichende Harnausscheidung achten. Vor allem bei Vorerkrankungen der Niere oder Schock ist die Harnmenge stündlich zu kontrollieren (normal sind 30-50 ml pro Stunde), damit kein Nierenversagen übersehen wird.

■ **Ursachen eines verminderten Harnflusses**: Je nach dem Sitz der Störung kann man 3 Arten unterscheiden:
• *Renale Anurie*: Die Störung liegt „in der Niere". Häufigste Ursache des akuten Nierenversagens nach Operationen ist eine Schädigung des Nierengewebes infolge mangelnder Sauerstoffversorgung und Blutdruckabfalls, durch nierenschädigende Arzneimittel oder durch Eiweißzerfallprodukte bei Hämolyse, Verbrennungen, Leberstörungen usw. Begünstigend wirkt eine vorher bestehende Glomerulonephritis (Nierenkörperchenentzündung).

• *Postrenale Anurie*: Die Störung liegt „hinter" der Niere. Die Niere bildet Harn, aber er kann durch die Urethra nicht abfließen. Ursache kann eine Lähmung der Blasenmuskeln, ein Krampf des Harnröhrenschließmuskels, eine Vergrößerung der Vorsteherdrüse (Prostatahyperplasie) oder ein falsch liegender Katheter sein.
• *Prärenale Anurie*: Die Störung liegt „vor" der Niere. Die Niere kann keinen Harn bilden, weil der Blutdruck zu niedrig ist. Um den Primärharn in den Nierenkörperchen abpressen zu können, ist ein Druck von mindestens 80 mmHg (10,6 kPa) nötig. Fällt der Blutdruck unter diesen Wert, z.B. im Schock, so stellt die Niere schnell die Tätigkeit ein. Dem Vorbeugen eines Schocks durch rechtzeitige genügende Flüssigkeitszufuhr kommt daher auch für die Nierentätigkeit besondere Bedeutung zu.

■ **Beurteilen der Nierenleistung**:
• Blutuntersuchung: Versagt die „Blutreinigungsanstalt" Niere, so steigt der Blutspiegel von Stoffwechselschlacken an. Ein Maßstab hierfür ist das *Creatinin*, von dem normalerweise um 0,8 mg/dl = 70 µmol/l in der Blutflüssigkeit (Serum) enthalten sind. Beim Nierenversagen steigt das Creatinin ständig an. Bei Werten um 8 mg/dl = 0,7 mmol/l wird eine Dialysebehandlung nötig.
• *Clearance*: Die Nierenleistung beurteilt man anhand der Geschwindigkeit, mit der manche Stoffe aus dem Blut in den Harn ausgeschieden werden. Als Klärwert (Clearance) bezeichnet man dabei diejenige Menge der Blutflüssigkeit (Plasma), die innerhalb von einer Minute von dem betreffenden Stoff vollständig gereinigt wird. Die Clearance (C) berechnet man nach der Formel C = UV/P, wobei U = die Konzentration des Stoffes im Harn, V = die Harnmenge (ml/min) und P = die Konzentration des Stoffes im Blutplasma ist. Häufig bestimmt werden die Klärwerte für Inulin, PAH (Paraaminohippursäure) und endogenes Creatinin.
• *Phenolrotprobe*: Der Farbstoff Phenolrot wird von den Nierenkanälchen schnell aus dem Blut beseitigt. Bei gesunden Nieren sind 15 Minuten nach der Einspritzung schon 30 % mit dem Harn ausgeschieden (und können im Harn gemessen werden).
• Ausscheidungsuntersuchung mit radioaktiven Stoffen (*Isotopennephrographie*): Die Schnelligkeit der Nierenarbeit bestimmt man am elegantesten mit radioaktiven Stoffen, die von den Nieren ausgeschieden werden. Die Strahlenbelastung des Patienten ist dabei nicht größer als bei einer Röntgenuntersuchung. Die radioaktiven Stoffe reichern sich in den Nieren an. Die von ihnen ausgesandten Strahlen werden gemessen und als Kurve aufgezeichnet (Zeit-Konzentrations-Kurve). Dabei kann man die Leistungen der beiden Nieren getrennt beurteilen. Man kann auch ein Aktivitätsverteilungsbild (*Nierenszintigramm*) gewinnen und darin „kalte Bezirke" von nicht arbeitendem Nierengewebe (Geschwülste, Hohlräume) oder abnorme Nierenformen und -lagen erfassen.

4 Baucheingeweide, 4.8 Niere

■ **Terminologie:**
• **Harn** (lat. urina, gr. úron): Das ahd. haran bedeutet wohl „das Ausgeschiedene". In fachsprachlichen Fügungen bezieht sich Ur- meist auf Harn: *Ureter* = Harnleiter, *Urethra* = Harnröhre, *Vesica urinaria* = Harnblase, *Urachus* = embryonaler Harngang, Urämie = Harnvergiftung, Urologie = Lehre von den Harnorganen, Urologe = Arzt für Harnleiden, Urographie = Röntgendarstellung der Harnwege mit Kontrastmittel, Uropoese = Harnbildung, Anurie = Harnsperre, Glucosurie = Zuckerausscheidung im Harn, Diurese = Harnausscheidung.
• Man beachte aber, daß es in der medizinischen Fachsprache auch Wörter gibt, in denen die deutsche Vorsilbe Ur- (i. S. v. Anfangszustand) verwandt wird. Urniere, Ursegment, Urhirn. Ferner gehören nicht zu úron: Uranoschisis = Gaumenspalte (gr. uranós = Himmelsgewölbe, Gaumen), Urticaria = Nesselsucht (lat. urtica = Brennessel).
• **Niere** (lat. ren, gr. nephrós): Die altgermanische Körperteilbezeichnung Niere (ahd. nioro, niederl. nier, schwed. njure) ist letztlich mit nephrós verwandt. Im Mittelalter wurde nioro sowohl für die Niere als auch für den Hoden verwandt. Die Ableitung des engl. kidney ist unklar. Die romanischen Sprachen beziehen sich auf das lat. ren: ital. rene, frz. rein, span. riñón, port. rim.
• Obwohl den meisten Deutschen das Wort Niere vertraut ist, wird es kaum in Redensarten verwandt. Eine der wenigen Ausnahmen ist: „jemandem an die Nieren gehen" im Sinne von sehr angreifen.
• Die meisten medizinischen Bezeichnungen gehen vom gr. nephrós aus: Nephrologie = Lehre von der Niere und ihren Krankheiten, Nephrologe = Nierenarzt, Nephritis = Nierenentzündung, Nephrolithiasis = Nierensteinleiden (gr. líthos = Stein), Nephropathie = Nierenleiden, Nephroptose = Senkniere (gr. ptósis = Fallen) = Ren mobilis, Nephrektomie = operative Entfernung einer Niere.
• **Nierenbecken** (*Pelvis renalis*, gr. pýelos = Trog, Wanne, Becken): Pyelitis = Entzündung des Nierenbeckens, Pyelonephritis = Entzündung des Nierenbeckens und der Niere, Pyelotomie = operative Eröffnung des Nierenbeckens, Pyelogramm = Röntgenbild des Nierenbeckens.
• **Nierenkörperchen** (*Corpuscula renalia*): Sie wurden früher auch Malpighi-Körperchen genannt (Marcello Malpighi, 1628-1694, Begründer der mikroskopischen Anatomie, zuletzt Leibarzt des Papstes). Dies war doppeldeutig, da auch die Milzknötchen (Noduli lymphoidei splenici) so bezeichnet wurden.

#482 Äußere Form und Gliederung

■ **Größe**: Die Nieren eines Erwachsenen sind etwa 4 cm dick, 7 cm breit, 11 cm lang (Merkwort „4711") und wiegen je etwa 120-200 g.

■ **Form**: Es ist wohl überflüssig, die Niere als nierenförmig oder bohnenförmig zu charakterisieren. An der uneröffneten Niere unterscheidet man:
• *Margo lateralis* (lateraler Rand): konvex.
• *Margo medialis* (medialer Rand): konkav. Etwa in seiner Mitte liegt das Nierenhilum (*Hilum renale*), die Ein- und Austrittsstelle der Blutgefäße und des Harnleiters. Es erweitert sich nach innen zur Nierenbucht (*Sinus renalis*). Sie beherbergt das Nierenbecken (*Pelvis renalis*) und die großen Äste der Nierengefäße (Abb. 482a-c). Da der Harnleiter in der Regel dorsal liegt und kaudal umbiegt, kann man anhand des Hilum rechte und linke Niere unterscheiden und nach oben, unten, vorn und hinten differenzieren:
• *Facies anterior* (Vorderfläche).
• *Facies posterior* (Hinterfläche).
• *Extremitas superior* (oberer Pol).
• *Extremitas inferior* (unterer Pol).

■ **Gliederung in Rinde und Mark**: Schneidet man die Niere vom lateralen zum medialen Rand durch und klappt die Hälften auseinander, so fällt zunächst auf, daß die Nierenbucht (*Sinus renalis*) mit dem Nierenbecken weitaus größer ist, als man an der uneröffneten Niere erwartet. Die Nierenbucht wird von einem Parenchymmantel von 1-3 cm Dicke umgeben.

• Beim Betrachten mit freiem Auge fällt am Parenchym eine mehr körnige Außenschicht = Rinde (*Cortex renalis*), und eine mehr streifige Innenschicht = Mark (*Medulla renalis*) auf. Während die etwa 1 cm breite Rinde außen durchläuft, ist das Mark auf etwa 10 stumpfe Kegel = Nierenpyramiden (*Pyramides renales*) beschränkt, zwischen die sich Pfeiler aus Rindensubstanz = Nierensäulen (*Columnae renales*) einschieben.
• Die stumpfen Kuppen der Nierenpyramiden ragen „brustwarzenähnlich" in die Kelche des Nierenbeckens und werden daher Nierenpapillen (*Papillae renales*, lat. papilla = Brustwarze) genannt. Mit der Lupe erkennt man auf jeder Papille 10-30 kleine Löcher, die Mündungen der Papillengänge (*Ductus papillares*), aus welchen der Harn aus dem Nierenparenchym in das Nierenbecken gelangt.
• In der Rindensubstanz sieht man mit der Lupe zahlreiche Gebilde, die an der frischen Niere blutrot gefärbt sind. Es sind die Nierenkörperchen (*Corpuscula renalia*). Ihr Durchmesser beträgt etwa 0,2 mm.

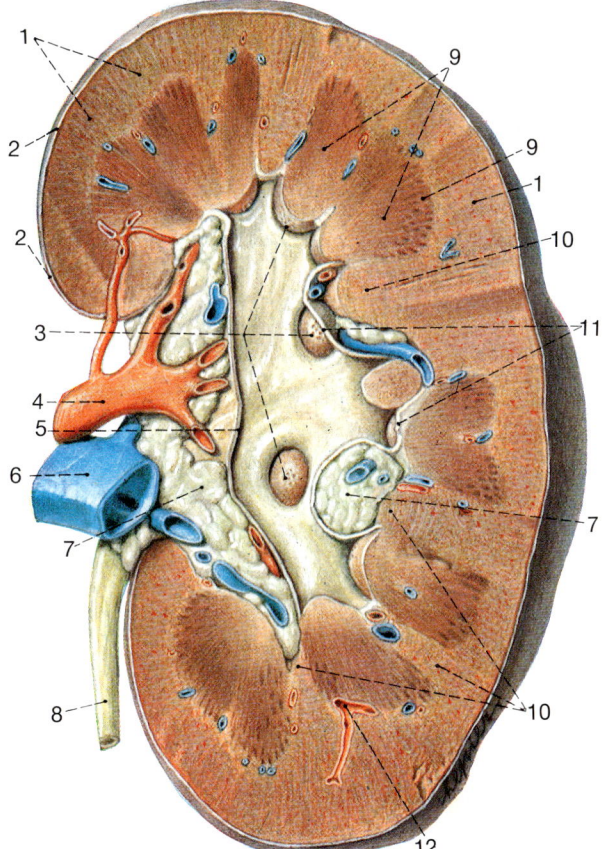

Abb. 482a. Linke Niere von vorn (natürliche Größe). Ein Teil des Nierengewebes ist abgetragen, um den Blick auf das Nierenbecken freizugeben. Mit freiem Auge kann man die feingekörnte Rinde und das längsgestreifte Mark unterscheiden. [sb2]

1	Cortex renalis	7	Textus adiposus (Fettgewebe)
2	Capsula fibrosa	8	Ureter
3	Papillae renales	9	Medulla renalis; Pyramides renales
4	A. renalis	10	Columna renalis
5	Pelvis renalis	11	Calix renalis
6	V. renalis	12	A. arcuata

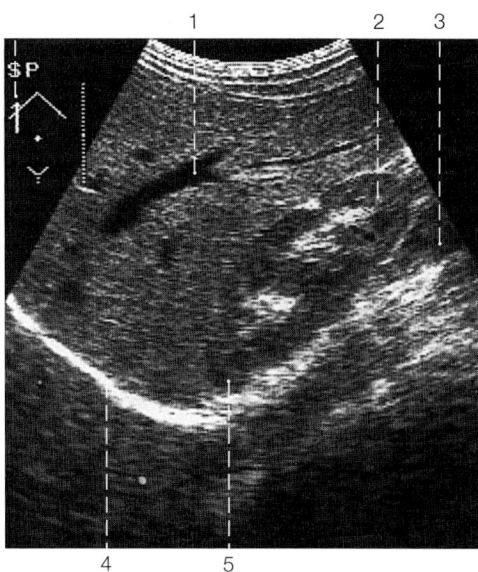 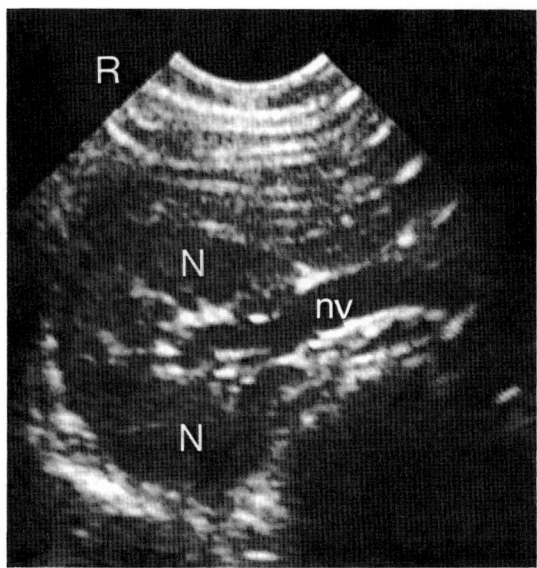

Abb. 482b. Rechter Leberlappen und rechte Niere im Ultraschallbild (Längsschnitt rechts der Medioklavikularlinie). Im Bauchwandschema links oben ist die Lage der Schnittebene angegeben. [ks]

1 V. hepatica
2 Ren [Nephros], Extremitas inferior
3 M. psoas major
4 Diaphragma
5 Ren [Nephros], Extremitas superior

Abb. 482c. Querschnitt des rechten Hilum renale im Ultraschallbild. Die Nierenrinde ist dunkler als das Nierenmark. Das Fettgewebe im Sinus renalis ist weiß wiedergegeben. [st3]

N Ren [Nephros]   nv V. renalis   R rechts

■ **Nierenlappen**: Jede Markpyramide bildet mit der zugehörigen Rinde eine funktionelle Einheit, einen Nierenlappen (*Lobus renalis*). Die Zahl der Nierenlappen entspricht daher der Zahl der Nierenpyramiden (10). Die Lappengliederung ist bei den Wassersäugetieren sehr ausgeprägt. Manche Wale haben bis zu 3000 Einzelnieren. Beim menschlichen Neugeborenen ist die Lappengliederung an Vorwölbungen der Nierenoberfläche noch zu erkennen. Beim Erwachsenen kann man die Lappen nur am Schnittbild und an der Gefäßaufzweigung nachweisen.

#483 Blutgefäße

■ **Beziehung zu Bauchaorta und V. cava inferior**: Im Regelfall verbinden je eine *A.* und *V. renalis* jede Niere mit der Bauchaorta bzw. der V. cava inferior. Die Nierenarterien entspringen etwa auf Höhe des 1. Lendenwirbels aus der Bauchaorta und steigen zu den Nieren leicht ab. Die Abgänge liegen kaudal des Ursprungs der A. mesenterica superior.
• Obwohl die rechte Niere etwas tiefer steht, entspringt in der Mehrzahl der Fälle die rechte A. renalis etwas weiter kranial aus der Bauchaorta als die linke. Die rechte A. renalis ist wegen der Linkslage der Bauchaorta etwas länger als die linke und verläuft steiler absteigend. Sie zieht normalerweise dorsal der V. cava inferior zur rechten Niere. Ventral liegt sie bei etwa 4 % der Fälle, bei denen nur eine A. renalis vorhanden ist. Bei 2 rechten Nierenarterien überkreuzt bei etwa 30 % eines der beiden Gefäße die Hohlvene.
• Die linke V. renalis überkreuzt die Bauchaorta ventral. Sie nimmt meist die linke V. ovarica bzw. testicularis auf.

■ **Lage im Nierenhilum**: Die Vene liegt meist vorn, die Arterie in der Mitte, der Harnleiter dorsal (Abb. 483a). Spaltet sich die Arterie schon vor dem Eintritt in das Hilum auf, so kann auch ein Arterienast vorn liegen.

■ **Segmentarterien**: Die A. renalis teilt sich im Regelfall in 2 Hauptäste, die sich weiter aufzweigen, so daß in die Niere meist 5-7 getrennte Äste eintreten (Schwankungsbreite 2-10). Die einzelnen Äste sind Endarterien, die jeweils ein bestimmtes Nierensegment bzw. Teile eines solchen versorgen. Die Niere ist damit ähnlich wie Lunge und Leber in Segmente zu gliedern (Abb. 483b-e). Die Einteilung der Niere in 5 Segmente bleibt aber problematisch, da die Segmente lediglich nach der arteriellen Versorgung abgegrenzt werden können, während das Parenchym anders gegliedert ist. Darin unterscheiden sich die Nierensegmente grundlegend von den Lungensegmenten.

■ **Variabilität der Nierenarterien**:
• ¾ aller Nieren werden von einer A. renalis aus der Bauchaorta versorgt. Beim restlichen ¼ gelangen 2 oder mehr Arterien zur Niere. Bei den multiplen Nierenarterien handelt es sich meist nur um getrennte Ursprünge von Segmentarterien aus der Bauchaorta. So ist die häufige obere „Polarterie" meist nur eine selbständig entspringende Arterie für das apikale Segment. Die häufig gebrauchten Bezeichnungen „akzessorische", „supplementäre" oder „auxiliäre" Nierengefäße sind irreführend und gefährlich, weil sie zur leichtfertigen Unterbindung einer Endarterie Anlaß geben könnten.
• Wie weit ein Kollateralkreislauf zu den Segmentarterien über Gefäße der Nierenkapsel möglich ist, wird noch diskutiert. Unter Umständen soll die Blutversorgung zur Erhaltung des Gewebes (wenn auch nicht der Funktion) ausreichend sein.
• Die Prozentangaben für multiple Nierenarterien schwanken in der Literatur außerordentlich. Dies dürfte sowohl auf unterschiedliche Darstellungsmethoden (einfache Präparation, Korrosionspräparate, Röntgenuntersuchung mit Katheter oder translumbale Aortenpunktion usw.) als auch auf nicht auslesefreies Beobachtungsgut zurückzuführen sein. Bei Bluthochdruck oder Erweiterung des Nierenbeckens werden multiple Nierenarterien statistisch signifikant

häufiger angetroffen. Atypisch dorsal verlaufende Arterien können z.B. den Harnleiter abklemmen.
• Bei normaler Lage der Niere kommen multiple Nierenarterien nahezu ausschließlich aus der Bauchaorta. Bei Beckenlage der Niere, Hufeisenniere usw. entspringen häufig Nierenarterien aus der A. iliaca communis.

■ **Kreislauf innerhalb der Niere** (Abb. 483f): Die 5 Nierensegmente umfassen meist je 2 Lappen. Die zugehörigen Arterien sind Endarterien. Zwischen den Lappen bestehen nur unzureichende Verbindungen. Bei Verschluß einer Arterie stirbt häufig der zugehörige Nierenbereich ab (s.o.).
• *A. interlobaris* (Zwischenlappenarterie): Die großen Arterien verlaufen an den Lappengrenzen (ähnlich wie die Lungenvenen).
• *A. arcuata* (Bogenarterie): An der Grenze von Rinde und Mark verzweigt sich die A. interlobaris zu quer verlaufenden Gefäßen, die jedoch mit den Nachbararterien nicht anastomosieren (keine Arkaden wie beim Darm!).
• *A. interlobularis* (Zwischenläppchenarterie): Sie steigt von der Bogenarterie zwischen 2 Nierenläppchen senkrecht zur Nierenoberfläche auf.
• *Arteriola glomerularis afferens* (zuführende Arteriole): von der A. interlobularis zum Nierenkörperchen.

• *Rete capillare glomerulare* (Kapillarnetz des Nierenkörperchens): In den Nierenkörperchen fächern sich die zuführenden Arteriolen zu einem verknäulten Kapillarnetz auf, in welchem der Primärharn abgepreßt wird. Die Nierenkörperchen hängen wie Spalierobst an Zweigen (zuführende Arteriolen) des Stamms der Zwischenläppchenarterie.
• *Arteriola glomerularis efferens* (wegführende Arteriole): Im Kapillarnetz des Nierenkörperchens wird nur Flüssig-

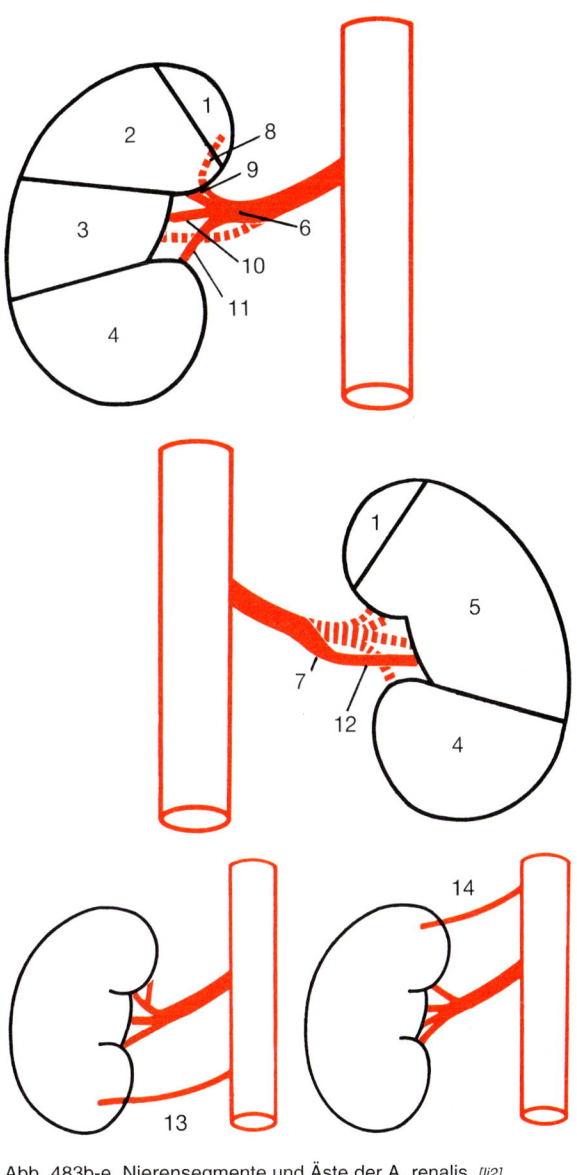

Abb. 483a. Nierenbecken und Nierengefäße nach einem Ausgußpräparat in natürlicher Größe. Um eine anschauliche Vorstellung von der Verästelung und gegenseitigen Durchdringung von Arterien und Venen zu gewinnen, injiziert man in sie gefärbte Kunststoffe und löst anschließend das Gewebe mit starken Laugen auf. Es bleibt nur der Kunststoffausguß der Gefäße übrig („Korrosionspräparat"). Im Bild sind die Arterien rot, die Venen blau, das Nierenbecken und der Harnleiter gelb angefärbt. [ca]

Abb. 483b-e. Nierensegmente und Äste der A. renalis. [li2]
• Oben: Ansicht von vorn.
• Mitte: Ansicht von hinten.
• Unten: Polarterien zum oberen oder unteren Segment als häufige Varietäten.

1 Segmentum superius	8 A. segmenti superioris
2 Segmentum anterius superius	9 A. segmenti anterioris superioris
3 Segmentum anterius inferius	10 A. segmenti anterioris inferioris
4 Segmentum inferius	11 A. segmenti inferioris
5 Segmentum posterius	12 A. segmenti posterioris
6 A. renalis, R. anterior	13 Untere Polarterie (Varietät)
7 A. renalis, R. posterior	14 Obere Polarterie (Varietät)

keit, dagegen kaum Sauerstoff abgegeben. Das aus dem Kapillarknäuel abfließende Blut ist noch sauerstoffreich und hat noch einen erheblichen Druck. Das wegführende Gefäß wird daher Arteriole und nicht Venule genannt, zumal das Blut noch ein zweites Kapillarnetz passieren muß (arterielles Wundernetz, #148).
• *Rete capillare peritubulare* (Kapillarnetz der Nierenkanälchen): Die wegführenden Arteriolen zweigen sich in ein dichtes Kapillarnetz um die stoffwechselaktiven Nierenkanälchen auf. Dabei steigen gestreckte Gefäße (*Arteriolae rectae [Vasa recta]*) mit den Nierenkanälchen aus der Rinde in das Mark ab und wieder auf.
• *V. corticalis radiata [V. interlobularis]* (Zwischenläppchenvene): Sie sammelt das Blut aus dem Kapillarnetz der Nierenkanälchen und mündet in die
• *V. arcuata* (Bogenvene): Im Gegensatz zu den Arterien bilden die Bogenvenen Arkaden miteinander.
• *V. interlobaris* (Zwischenlappenvene): entspricht der Zwischenlappenarterie.

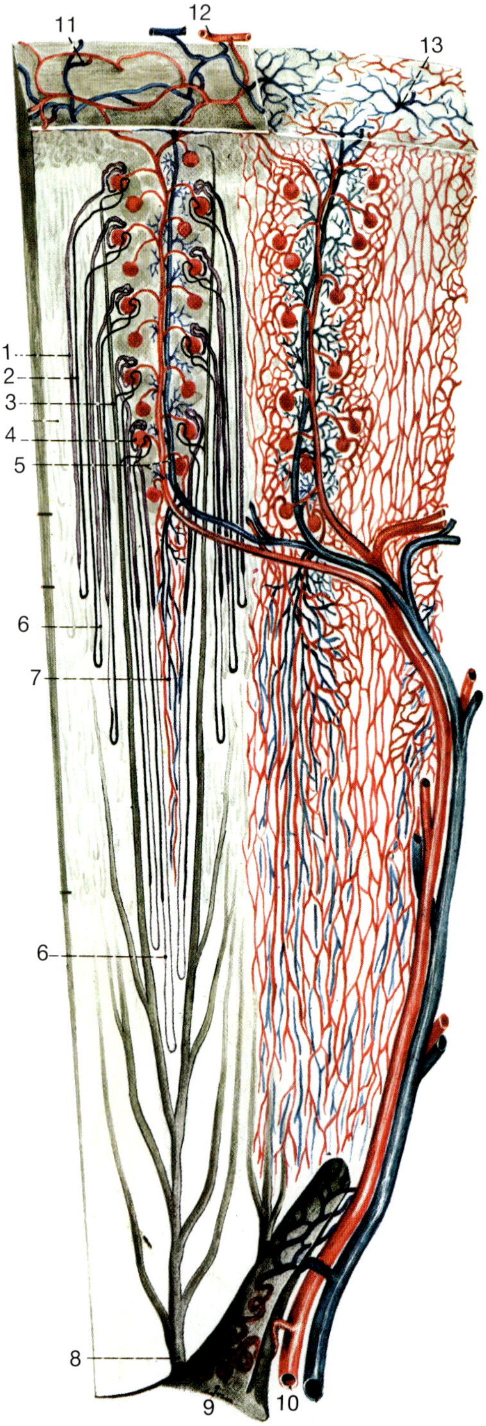

#484 Nierenkörperchen, Nierenkanälchen, Sammelrohre

Tab. 484. Gliederung des harnbereitenden Apparats			
Corpusculum renale (Nierenkörperchen)	❶ *Glomerulus* (Kapillarknäuel)	• Endothel • Basalmembran • (Mesangium)	
	❷ *Capsula glomerularis* (Glomeruluskapsel)	• Paries externus (Bowman-Kapsel) • Paries internus (Podozyten)	
	❸ *Lumen capsulae* (Kapselraum)		
Tubulus renalis (Nierenkanälchen = Harnkanälchen)	❶ Tubulus proximalis (Hauptstück)	• Tubulus contortus proximalis	
		• Tubulus rectus proximalis	*Ansa nephrica* (Nephronschleife) = Henle-Schleife
	❷ *Tubulus attenuatus* (Überleitungsstück)		
	❸ *Tubulus distalis* (Mittelstück)	• Tubulus rectus distalis	
		• Tubulus contortus distalis	
	❹ *Tubulus renalis arcuatus* (Verbindungsstück)		
Tubulus renalis colligens (Sammelrohr)	❶ *Tubulus colligens rectus* (Sammelrohr i.e.S.)		
	❷ *Ductus papillaris* (Papillengang)		

■ **Nierenkörperchen** (*Corpusculum renale*): Es besteht aus 3 Hauptteilen (Tab. 484):
• *Glomerulus* (Kapillarknäuel, früher auch Glomerulum, lat. glomus, glomeris = Knäuel), aus dem der Primärharn abgepreßt wird.
• *Lumen capsulae* (Kapselraum), das den Primärharn auffängt und weiterleitet.
• *Capsula glomerularis* (Glomeruluskapsel, früher Bowman-Kapsel genannt, William Bowman, Anatom und Augenarzt in London, 1842), die den Kapselraum umgibt.

Abb. 483f. Schema der Verzweigung der A. interlobaris. Die Nierenkörperchen hängen wie Früchte an den Zweigen des Baums der A. renalis. Die Arterien sind rot, die Venen blau, die Hauptstücke der Nierenkanälchen violett, die Sammelrohre und der Papillengang graubraun gezeichnet. Man beachte, daß die Gefäßknäuel (Glomeruli) der Nierenkörperchen dem eigentlichen Kapillarnetz vorgeschaltet sind. *[pa3]*

1 Tubulus contortus proximalis + Tubulus rectus proximalis
2 Tubulus rectus distalis + Tubulus contortus distalis
3 Tubulus renalis colligens
4 Glomerulus
5 A. interlobularis
6 Tubulus attenuatus
7 Arteriolae rectae [Vasa recta]
8 Ductus papillaris
9 Calix renalis
10 A. interlobaris
11 Capsula fibrosa
12 Blutgefäße der Capsula adiposa
13 V. stellata

Glomerulus, Glomeruluskapsel und Kapselraum kann man (mit etwas Phantasie) mit dem Dünndarmkonvolut, dem Peritoneum und der Peritonealhöhle vergleichen. Die Kapsel bedeckt nicht nur die Außenwand des Nierenkörperchens (*Paries externus*, vergleichbar dem parietalen Peritoneum), sondern auch das Kapillarnetz des Gefäßknäuels (*Paries internus*, vergleichbar dem viszeralen Peritoneum). Am Gefäßpol (*Polus vascularis*) hängt der Gefäßknäuel in den Kapselraum ähnlich wie der Dünndarm an der Gekrösewurzel. Am Harnpol (*Polus tubularis*) geht der Kapselraum in das Nierenkanälchen über.

■ **Filter**: Zwischen der Lichtung der Kapillaren des Gefäßknäuels und dem Kapselraum hat der im Nierenkörperchen abgepreßte Primärharn 3 Schichten zu durchlaufen (Abb. 484a):
• *Kapillarendothel*: Die Endothelzellen enthalten zahlreiche „Fenster", durch die nur Flüssigkeit, nicht aber Blutzellen austreten können.
• *Basalmembran*: Sie ist der eigentliche Ultrafilter. Sie läßt Moleküle bis zur Größe des Hämoglobins (relative Molekülmasse etwa 65 000) durch, während Eiweiße (relative Molekülmasse der Albumine etwa 68 000) und andere große Moleküle zurückgehalten werden.
• *Inneres Blatt der Glomeruluskapsel*: Die *Podozyten* (Fußzellen, gr. pús, podós = Fuß) haben lange Ausläufer = Primärfortsätze, die sich mit feinen Fußfortsätzen = Sekundärfortsätzen ineinander verzahnen. Zwischen den Sekundärfortsätzen bleiben die „Schlitzporen" mit recht konstanter Weite von etwa 25 nm offen. Ihre Aufgabe beim Filtrationsprozeß ist noch nicht klar.

■ **Mesangium**: Außer den Endothelzellen und den Podozyten findet man noch eine dritte Zellform im Gefäßknäuel, die Mesangiumzellen. Als *Mesangium* („Meso der Gefäße") bezeichnet man das Bindegewebe zwischen den Kapillaren des Gefäßknäuels. Die Mesangiumzellen können phagozytieren und sind an Immunreaktionen der Niere beteiligt (#164).

■ **Nierenkanälchen** (*Tubulus renalis*, Abb. 484b, Tab. 484):

❶ **Proximaler Tubulus** (*Tubulus proximalis*): Er ist durch kubische Zellen (Saumzellen) mit einem ausgeprägten Bürstensaum (Mikrovilli) gekennzeichnet.
• Die Mikrovilli (etwa 6000 pro Zelle) sind Oberflächenvergrößerungen, welche die hohe Resorptionsleistung (¾ des Primärharns werden hier rückresorbiert) widerspiegeln. Der Bürstensaum ist PAS-positiv, weil er von einem schützenden Glykokalix eingehüllt ist.
• Die basalen Zellabschnitte erscheinen im lichtmikroskopischen Bild gestreift (Abb. 484c). Im Elektronenmikroskop entpuppen sich diese Streifen als tiefe Einstülpungen der Zellmembran, zwischen denen, säulenförmig angeordnet, Mitochondrien liegen. Die Oberfläche für die Weitergabe der resorbierten Stoffe an das Kapillarnetz wird so vergrößert. Die zahlreichen Mitochondrien bekunden, daß ein Teil der Resorptionsvorgänge nicht passiv, sondern als energiebedürftige aktive Leistung der Zelle abläuft.

Der proximale Tubulus ist in 2 Abschnitte zu gliedern:
• *Proximales Tubuluskonvolut* (*Tubulus contortus proximalis*, lat. contorquere = herumdrehen): der stark gewundene Anfangsabschnitt in Nähe des Nierenkörperchens.
• *Gestreckter Teil des proximalen Tubulus* (*Tubulus rectus proximalis*): Teil der Nephronschleife.

Abb. 484a. „Filter" in einem Nierenkörperchen. Das Endothel hat zahlreiche Poren. [bg4]

1 Gefensterte Endothelzelle
2 Primärharn
3 Podozyt mit Zytopodien
4 Basalmembran
5 Kapselraum (mit Primärharn)

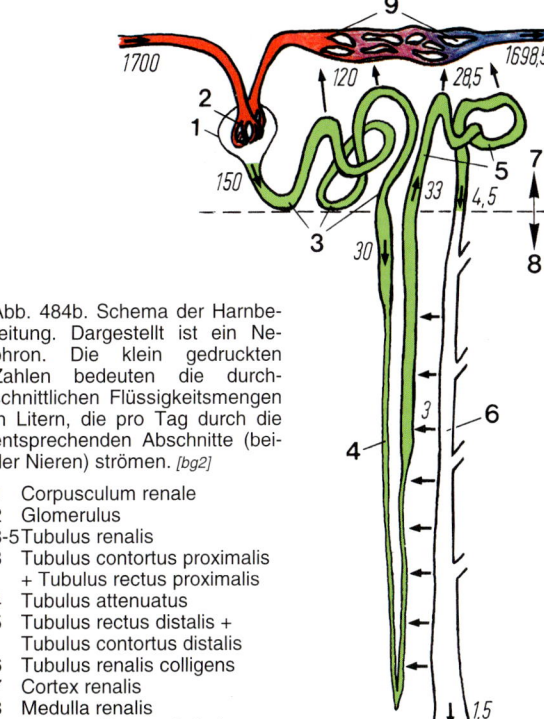

Abb. 484b. Schema der Harnbereitung. Dargestellt ist ein Nephron. Die klein gedruckten Zahlen bedeuten die durchschnittlichen Flüssigkeitsmengen in Litern, die pro Tag durch die entsprechenden Abschnitte (beider Nieren) strömen. [bg2]

1 Corpusculum renale
2 Glomerulus
3-5 Tubulus renalis
3 Tubulus contortus proximalis + Tubulus rectus proximalis
4 Tubulus attenuatus
5 Tubulus rectus distalis + Tubulus contortus distalis
6 Tubulus renalis colligens
7 Cortex renalis
8 Medulla renalis
9 Rete capillare peritubulare

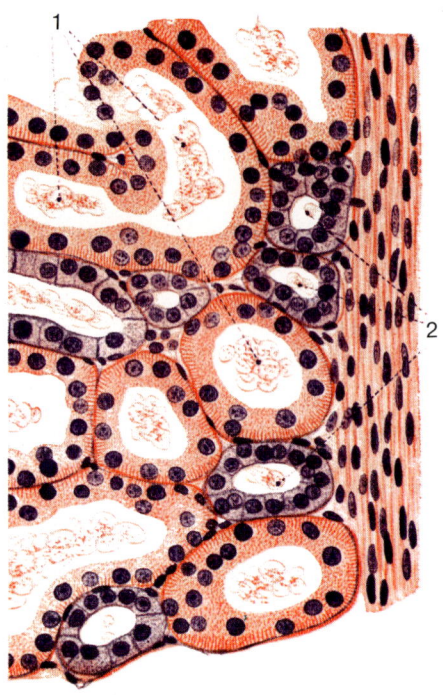

Abb. 484c. Schnittbild von Nierenkanälchen der Nierenrinde (Vergrößerung 320fach). *[so]*
1 Tubulus contortus proximalis 2 Tubulus contortus distalis

❷ **Dünner Teil der Nephronschleife** (*Tubulus attenuatus*, lat. attenuare = dünn machen): mit einem absteigenden und einem aufsteigenden Schenkel. Dieser Teil ist durch niedrige Wandzellen gekennzeichnet, die im absteigenden Schenkel noch etwas flacher als im aufsteigenden sind. In einschichtigem Plattenepithel laufen kaum aktive Transportvorgänge ab, weil entsprechende Zellorganellen fehlen. Es wird daher nur Wasser aufgrund von Differenzen des osmotischen Drucks in das umgebende Kapillarnetz gesaugt.

❸ **Distaler Tubulus** (*Tubulus distalis*): In diesem wird wieder aktiv resorbiert (Natriumpumpe). Die Zellen sind daher kubisch. Der distale Tubulus unterscheidet sich vom proximalen durch
• Fehlen des Bürstensaums (daher weitere und schärfer begrenzte Lichtung).
• kleinere Zellen (die Zellkerne liegen daher dichter).
• schwächere Anfärbung (weniger Zellorganellen).
Der distale Tubulus ist kürzer als der proximale, daher findet man im Präparat weniger Anschnitte des distalen als des proximalen Tubulus. 2 Abschnitte:
• Gestreckter Teil des distalen Tubulus (*Tubulus rectus distalis*): Teil der Nephronschleife.
• Distales Tubuluskonvolut (*Tubulus contortus distalis*): der stark gewundene Endabschnitt in Nähe des zugehörigen Nierenkörperchens.

❹ **Verbindungsstück** (*Tubulus renalis arcuatus*): Es verbindet das distale Tubuluskonvolut mit einem gestreckten Sammelrohr. Es wird je nach Annahme über die Herkunft aus dem metanephrogenen Blastem oder aus der Ureterknospe (#489) zum Nierenkanälchen oder zum Sammelrohr gerechnet. Die Wand enthält nebeneinander Zellen des distalen Tubulus und des Sammelrohrs.

■ **Sammelrohr** (*Tubulus renalis colligens*, Abb. 484d):
• Im Endabschnitt des Kanalsystems der Niere wird nicht aktiv resorbiert, jedoch wird aufgrund osmotischer Druckgefälle dem Harn noch Wasser entzogen (etwa 5-10 Liter pro Tag, so daß etwa 1,5 l ausgeschieden werden). Durch das Hypophysenhinterlappenhormon Adiuretin (ADH, #657) wird die Wasserdurchlässigkeit erhöht. Rückkopplungsmechanismus: Anstieg des osmotischen Drucks im Blut wird von Osmorezeptoren des Hypothalamus registriert → Adiuretin wird abgegeben → dieses erhöht die Wasseraufnahme in den Sammelrohren → der Wassergehalt des Blutes steigt → der osmotische Druck sinkt → die Abgabe von Adiuretin wird vermindert.
• 8-10 Verbindungsstücke münden in ein gestrecktes Sammelrohr (*Tubulus colligens rectus*). Mehrere von diesen vereinigen sich ähnlich wie Venen zu immer größeren Gefäßen, die schließlich als Papillengänge (*Ductus papillares*) an den Nierenpapillen enden. In jedem Nierenlappen entstehen so aus etwa 10 000 kleinen Sammelrohren (Durchmesser etwa 40 µm) 10-30 Papillengänge (Durchmesser 200-300 µm).
• Das Epithel nimmt mit zunehmendem Durchmesser des Sammelrohrs an Höhe zu: von anfangs kubisch auf säulenförmig (hochprismatisch). Die Zellen sind überwiegend organellenarm und daher blaß gefärbt (Hauptzellen). Dazwischen liegen organellenreiche dunkle Zellen (Schaltzellen).

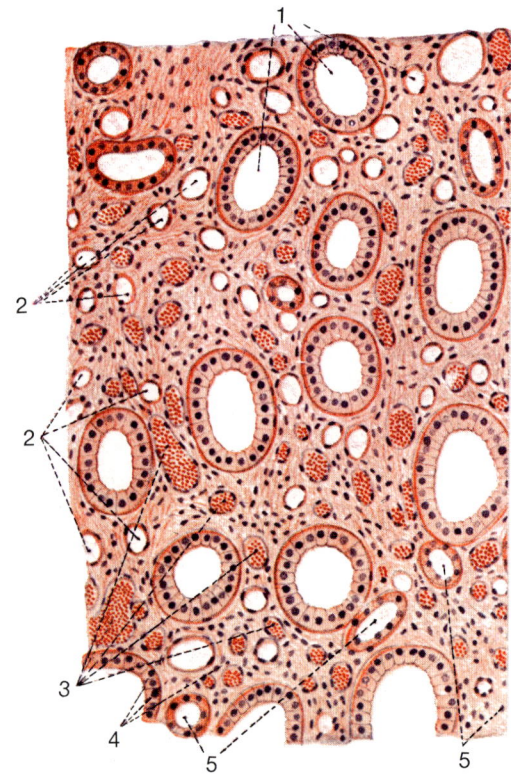

Abb. 484d. Schnittbild von Nierenkanälchen im Nierenmark (Vergrößerung 150fach). Getroffen sind die engen absteigenden und die etwas weiteren aufsteigenden Teile der Henle-Schleife sowie die weiten Sammelrohre. *[so]*

1 Tubulus renalis colligens   4 Textus connectivus
2 Tubulus attenuatus   5 Tubulus rectus distalis
3 Rete capillare peritubulare

Wasserharnruhr (Diabetes insipidus, lat. insipidus = geschmacklos, im Gegensatz zum süßen Urin beim Diabetes mellitus). Fehlt Adiuretin, so wird viel dünner Harn ausgeschieden. Die Patienten leiden unter entsetzlichem Durst, weil die verlorene Flüssigkeit durch Trinken ersetzt werden muß.

#485 Niere als Hormondrüse

Die Filtrationsleistung der Niere ist abhängig vom Blutdruck. Sinkt dieser zu stark ab, so stellt die Niere die Funktion ein. Da die meisten Organe über Selbststeuerungseinrichtungen verfügen, um gleichmäßig gute Leistungen zu sichern, kann man bei der Niere Blutdruckregulationssysteme erwarten.

■ Der **juxtaglomeruläre Apparat** (*Complexus juxtaglomerularis*, lat. juxta = dicht daneben) ist der endokrine Teil der Niere. Fallen der Blutdruck in der zuführenden Arteriole oder die Natriumionenkonzentration im distalen Tubulusabschnitt, so sezerniert der juxtaglomeruläre Apparat das Hormon *Renin*. Dieses löst im Blutplasma die Bildung von Angiotensin I aus dem Plasmaglobulin Angiotensinogen aus. Angiotensin I wiederum wird durch ein Converting-Enzym in Angiotensin II verwandelt. Dieses hat 2 Wirkungen:
• Es verengt die peripheren Blutgefäße. Mit dem peripheren Widerstand steigt der Blutdruck.
• Es setzt in der Nebennierenrinde das Mineralocorticoid Aldosteron (#479) frei. Aldosteron fördert die Natrium- und Wasserrückresorption im distalen Tubulusabschnitt. Dadurch wird das zirkulierende Flüssigkeitsvolumen vermehrt, und der Blutdruck steigt.
Den gesamten Funktionskomplex faßt man unter dem Begriff *Renin-Angiotensin-Aldosteron-System* zusammen.

Der Name „juxtaglomerulär" kann mit „direkt am Gefäßknäuel" übersetzt werden. Alle 3 Komponenten des juxtaglomerulären Apparats liegen am Gefäßpol des Nierenkörperchens:
• *Juxtaglomeruläre Zellen* (Juxtaglomerulozyten): epithelähnliche Zellen, die sich von glatten Muskelzellen der Wand der zuführenden Arteriole ableiten. Sie sezernieren Renin bei Blutdruckabfall in der zuführenden Arteriole.
• *Macula densa* („dichter Fleck"): Dort wo der distale Tubulusabschnitt den Gefäßpol des zugehörigen Nierenkörperchens berührt, sind die Tubuluszellen größer. Es handelt sich um Zellen eines transportierenden Epithels.
• Zellgruppe zwischen Macula densa und Glomerulus (*Insula perivascularis mesangii*): Sie gehört zu den Mesangiumzellen. Vielleicht liegen hier die Chemorezeptoren, welche die Natriumionenkonzentration im distalen Tubulus registrieren.

■ **Renovaskuläre Hypertonie**: Die Verengung einer A. renalis kann einen Bluthochdruck auslösen. Die Engstelle behindert die Blutströmung, und der Druck in der A. renalis fällt. Die Niere schüttet daraufhin Renin aus, obwohl der Blutdruck im übrigen Kreislauf normal ist. Ohne Rücksicht auf den Gesamtkörper erzwingt die Niere so den Blutdruckanstieg, um selbst wieder voll arbeitsfähig zu sein. Für den Körper ist dies meist keine gute Lösung. Die Gefahren des Bluthochdrucks sind für den Patienten größer als die Nachteile des Ausfalls einer Niere (sofern die andere Niere normal arbeitet). In der Klinik wird für diese Entstehungsart eines Bluthochdrucks häufig der Begriff Goldblatt-Mechanismus gebraucht (nach dem amerikanischen Physiologen Harry Goldblatt, *1891).

• Zum Hochdruck kann es nur kommen, wenn die A. renalis verengt, aber noch nicht völlig verschlossen ist. Es muß noch genügend Blut die Niere durchströmen, daß sie selbst arbeitsfähig bleibt. Nach völligem Verschluß einer A. renalis stirbt die Niere oder, bei mehreren Nierenarterien, das entsprechende Segment ab. In dem toten Gewebe wird auch kein Renin mehr gebildet.
• Nur etwa 1 % aller Fälle von Bluthochdruck beruhen auf einem Strombahnhindernis in der A. renalis. In diesen Fällen kann durch eine Beseitigung der Engstelle der Blutdruck normalisiert werden. Mit der Operation sollte man nicht zu lange warten: Ein längere Zeit bestehender Hochdruck ist auch operativ nicht mehr zu heilen (fixierte renale Hypertonie). Zunächst versucht man die Engstelle aufzudehnen (Katheterdilatation). Nur wenn die Aufdehnung nicht gelingt, muß operiert werden:
• Überbrückung (*Bypass*): Der erkrankte Gefäßabschnitt wird durch eine Kunststoff-Gefäßprothese oder ein Venentransplantat zwischen Bauchaorta und Niere umgangen.
• Ausschälen der erkrankten Gefäßinnenhaut (*Thrombendarteriektomie*): nur bei der Arteriosklerose.
• Entfernen der Niere (*Nephrektomie*, #486): Ist nicht nur die A. renalis, sondern auch die Niere schwer erkrankt, so ist die einfachste Operation die Entfernung beider. Voraussetzung dafür ist, daß die andere Niere gesund ist.

Nach der Operation fällt der Blutdruck manchmal sehr rasch ab. Um die gleiche Blutdurchflußmenge zu erzielen, muß dann der niedrigere Druck durch eine Erweiterung der Arterien ausgeglichen werden. Die Arteriosklerose befällt selten eine Arterie allein. Durch die Operation wird die Arteriosklerose anderer Arterien nicht beeinflußt. Dann kann es vorkommen, daß sich eine wichtige Organarterie an den fallenden Blutdruck nicht anpassen kann. Sie bleibt eng. Damit fließt weniger Blut durch. Hat beim hohen Blutdruck die Blutmenge noch ausgereicht, so wird sie bei niedrigem Blutdruck möglicherweise zu gering. Zeichen der Minderdurchblutung werden nun sichtbar, z.B. kurz dauernde Hirnstörungen. Der erhöhte Blutdruck kann nicht nur für die Niere, sondern auch für andere Organe erforderlich sein (*Erfordernishochdruck*). Bei der Arteriosklerose der A. renalis sollte man daher nur operieren, wenn kein Verdacht auf eine Engstelle in anderen wichtigen Arterien besteht.

■ Weitere Nierenhormone:
• Erythropoetin aktiviert die Erythrozytenbildung. Es wird vermutlich von interstitiellen Zellen der Nierenrinde sezerniert.
• Prostaglandine des Nierenmarks steuern dessen Durchblutung.
• Kallikrein in den Sammelrohren wirkt gefäßerweiternd.
• 1,25-Dihydroxycholecalciferol entsteht im proximalen Tubulus als wirksame Form des Vitamin D aus mit der Nahrung aufgenommenen oder in der Haut synthetisierten Vorstufen.

■ **Renale Anämie**: Nierenerkrankungen wirken sich auf die Blutbildung aus, wenn nicht genügend Erythropoetin erzeugt wird. Bei anhaltenden Nierenerkrankungen sinkt die Zahl der Erythrozyten. Der Patient sieht wegen der Blutarmut blaß aus.

#486 Lage

■ **Beziehung zum Skelett**:
• Die Nieren liegen im Retroperitonealraum ventral der 12. Rippen und lateral des 12. Brust- bis 3. Lendenwirbelkörpers.
• Die unteren Nierenpole stehen etwa 3 Fingerbreit oberhalb der Darmbeinschaufeln. Eine Niere kann jedoch auch bis zum Darmbeinkamm nach unten reichen (bei der Frau häufiger als beim Mann).

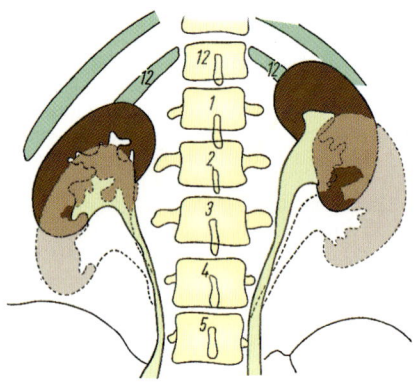

Abb. 486a. Verschiebung der Nieren bei tiefer Ein- und Ausatmung. Sie beschreiben etwa Kreisbahnen um die Abgangspunkte der Nierenarterien an der Bauchaorta. [bg2]

1-5 Vertebra lumbalis I-V
12 Vertebra thoracica XII + Costae XII

- Die rechte Niere wird durch die große Leber um etwa eine halbe Wirbelhöhe kaudal verschoben.
- Der untere Nierenpol wird durch den M. psoas major etwas nach lateral gedrängt, so daß die oberen Nierenpole konvergieren.

■ **Beweglichkeit**: Die Nieren sind nicht fest mit der hinteren Bauchwand verwachsen, sondern sind im wesentlichen an den Blutgefäßen aufgehängt. Durch den hohen Druck in der A. renalis werden sie innerhalb der Fettkapsel in der Schwebe gehalten. Diese bewegliche Aufhängung läßt ihre Verschiebung bei der Zwerchfellkontraktion zu. Die Nieren treten dann nicht einfach tiefer, sondern beschreiben etwa Kreisbahnen um die Abgangspunkte der Nierenarterien an der Bauchaorta (Abb. 486a). Die Höhenunterschiede beim Stehen und Liegen bzw. Ein- und Ausatmen betragen etwa 3 cm.

■ **Beziehung zum Peritoneum**: Die Vorderflächen beider Nieren liegen größtenteils unmittelbar unter dem Peritoneum. Nicht direkt vom Peritoneum aus zugänglich sind:
- Rechte Niere: medialer Rand (Anlagerung des sekundär retroperitonealen Duodenum) und ein quer über das untere Nierendrittel verlaufendes Band (Wurzel des *Mesocolon transversum*, Abb. 486b).
- Linke Niere: die Y-förmig über die Niere verlaufenden Wurzeln des *Mesocolon transversum* und des *Lig. splenorenale [lienorenale]* (Teil des Mesogastrium dorsale, #417). Da die Wurzel des Mesocolon transversum die unteren Nierendrittel kreuzt, liegen die unteren Nierenpole dorsal der Unterbauchorgane, die größeren oberen Teile der Nieren dorsal der Oberbauchorgane.

■ **Nierenhüllen**:

❶ **Capsula fibrosa** (Faserkapsel): Die Niere ist von einer „Kapsel" aus straffem Bindegewebe mit glatten Muskelzellen überzogen. Diese steht mit dem Bindegewebe der Nierenrinde („interstitielles Bindegewebe") in Verbindung, läßt sich jedoch ohne Verletzung des Parenchyms abpräparieren.

❷ **Capsula adiposa** (Fettkapsel): Die Niere ist in reichlich Fettgewebe eingebettet (Abb. 486c-e). Das Fett ist bei Körpertemperatur sehr weich, so daß die Nieren in ihrem Fettlager „schwimmen". Wird bei Abmagerung das Fettpolster abgebaut, so verlieren die Nieren ihren Halt und sinken nach unten („Senkniere" = Wanderniere = *Ren mobilis*).

❸ **Fascia renalis** (Nierenfaszie): Ein Fasziensack umgrenzt die Fettkapsel der Niere:
- Vorderes Blatt: Es ist als Teil des Bindegewebes des parietalen Peritoneum zu betrachten (*Tela subserosa*).
- Hinteres Blatt: Es gehört zum Bindegewebe, das die Bauchwand innen bedeckt (*Fascia abdominis parietalis [Fascia endoabdominalis]*, #262).
- Die beiden Blätter vereinigen sich lateral, wo Peritoneum und Fascia abdominis parietalis unmittelbar aufeinander liegen. Nach medial und kaudal ist der Fasziensack offen (frei für Versorgungsstraßen). Oben wird er durch die untere Zwerchfellfaszie geschlossen.

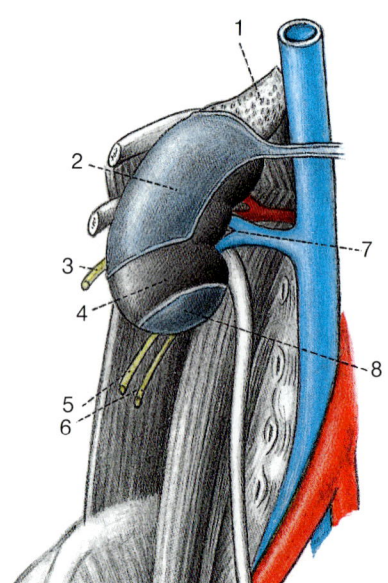
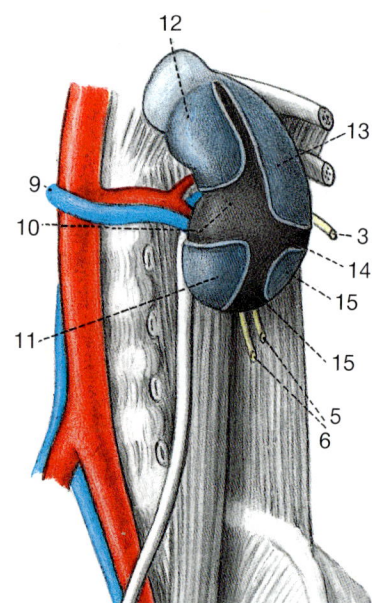

Abb. 486b + c. Beziehung der Nieren zum Peritoneum (blau) und zu Nachbarorganen. [bl]

1 Glandula suprarenalis
2 Bauchfellfläche zur Leber
3 N. subcostalis
4 Anheftung des Mesocolon transversum
5 N. iliohypogastricus [iliopubicus]
6 N. ilioinguinalis
7 Kontaktfläche zum Duodenum, Pars descendens
8 Extremitas inferior
9 V. renalis
10 Kontaktfläche zur Cauda pancreatis
11 Bauchfellfläche zum Colon transversum
12 Bauchfellfläche zum Magen
13 Bauchfellfläche zur Milz
14 Anheftung des Lig. splenorenale [lienorenale]
15 Kontaktfläche zum Colon descendens

4 Baucheingeweide, 4.8 Niere

Abb. 486d. Transversalschnitt durch den Rumpf auf Höhe der Zwischenwirbelscheibe zwischen 11. und 12. Brustwirbel. Man vergleiche mit den Abb. 451 und 456a.
[li5]

1 Hepar
2 V. cava inferior
3 Discus intervertebralis
4 Medulla spinalis
5 Aorta
6 Diaphragma
7 M. erector spinae
8 Gaster
9 Pancreas
10 Ren [Nephros]

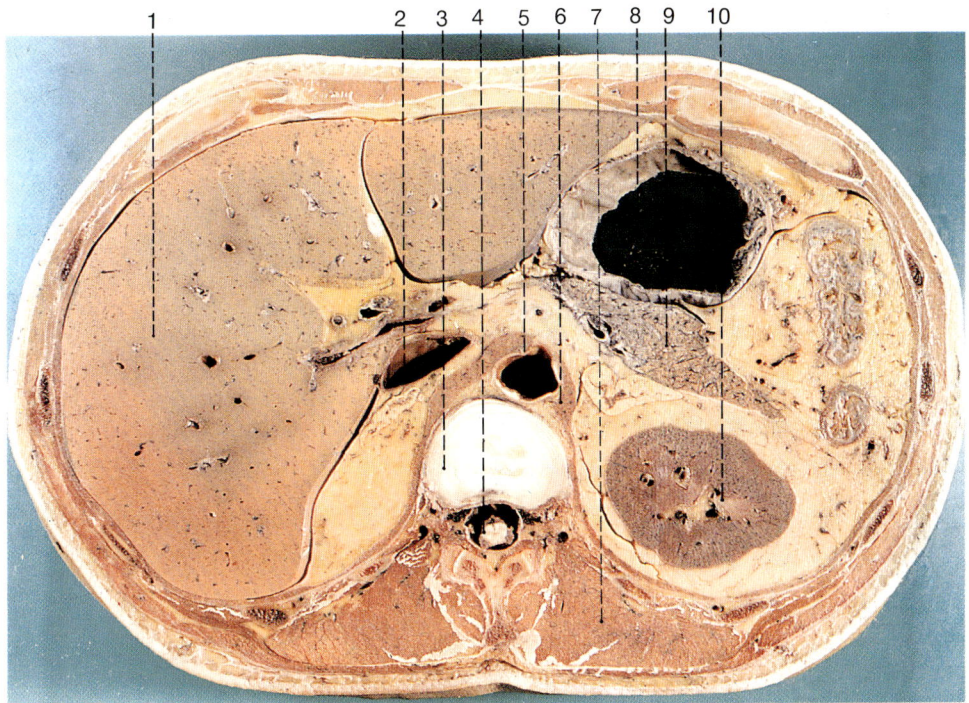

❹ **Corpus adiposum pararenale** (pararenaler Fettkörper): Er füllt alle neben dem Fasziensack der Niere verbleibenden Hohlräume der Nischen zwischen Wirbelsäule und seitlicher Rumpfwand.

■ **Nachbarschaft**:
❶ Rechte Niere:
• Oben medial: rechte Nebenniere.
• lateral und größter Teil der Vorderfläche: von Peritoneum bedeckt, davor liegt der rechte Leberlappen.
• unten: rechte Kolonflexur, Wurzel des Mesocolon transversum.
• medial: Duodenum (absteigender Teil).
• hinten: obere Hälfte Zwerchfell + Pleura, darunter ein Streifen nur Zwerchfell, unterer Pol: M. quadratus lumborum, N. iliohypogastricus [iliopubicus] und N. ilioinguinalis. Je nach Länge der sehr variablen 12. Rippe liegt ein kleineres oder größeres Stück derselben der Niere an (getrennt von ihr durch Zwerchfell und Pleura).

❷ Linke Niere:
• Oben medial: linke Nebenniere, davor durch Peritoneum getrennt der Magen.
• lateral vorn: Milz (durch Peritoneum getrennt).
• medial vorn: im Hilumbereich Cauda pancreatis, davor Bursa omentalis.
• unten vorn: linke Kolonflexur, Wurzel des Mesocolon transversum.
• hinten: wie rechte Niere.

■ **Palpation**:
• Die Niere wird gewöhnlich „bimanuell" beim liegenden Patienten getastet: Die beiden Hände umgreifen zangenartig den seitlichen Mittelbauch.
• Bei Nierenerkrankungen kann man durch sachtes Beklopfen der hinteren Lendengegend mit der lockeren Faust häufig Schmerzen auslösen („Klopfschmerz").

■ **Operative Nierenentfernung**: Ist eine Niere schwer erkrankt, so ist es im allgemeinen einfacher, die Niere als Ganzes zu entfernen, als die erkrankten Teile einzeln herauszuschneiden. Zudem befallen viele Krankheiten die gesamte Niere. In letzter Zeit bemüht man sich allerdings verstärkt darum, gesunde Nierenteile zu erhalten. Dies gilt in besonderem Maße, wenn nur eine Niere vorhanden ist oder beide Nieren erkrankt sind.

❶ **Teilresektion**: Eine Teilentfernung kommt nur infrage, wenn man mindestens eines der 5 Nierensegmente vollständig erhalten kann. Ein Spezialfall der Teilentfernung ist die Halbentfernung der Niere (Heminephrektomie). Bei Doppelnieren (mit 2 Nierenbecken, #489) und Verschmelzungsnieren (z.B. Hufeisenniere) ist manchmal nur eine Nierenhälfte an einer Pyelonephritis (Nierenbecken-Nieren-Entzündung, #487) erkrankt. Dann kann man das kranke Nierenbecken mit dem zugehörigen Nierenteil entnehmen.

❷ **Nephrektomie**: Gründe für die vollständige Nierenentfernung sind vor allem:
• Zerstörung der Niere durch eine Krankheit ohne Aussicht auf Wiederherstellung der Funktion: Die Niere wird herausgenommen, um die von der kranken Niere ausgehenden Gefahren für den Körper zu beseitigen, z.B. bei Pyelonephritis, Nierentuberkulose, Schrumpfniere, Vereiterung der Niere (Pyonephrose).
• Erkrankungen der Niere mit Verengung der A. renalis, die einen Bluthochdruck (#483) ausgelöst haben: Bei Versagen der Gefäßrekonstruktion geht es darum, den Körper von den Gefahren des Bluthochdrucks zu befreien.
• Sackniere (Hydronephrose).
• Polyzystische Nierendegeneration (#489).
• Zerreißung der Niere bei Unfällen.
• Nierenkrebs: Hierbei wird die Operation zur Tumornephrektomie erweitert. Mit der Niere werden zusätzlich die Nebenniere, Lymphknoten und das Fettlager der Niere in einem Stück entnommen.

❸ **Zugangswege**: Den idealen Zugang zur Niere gibt es nicht. Deshalb bevorzugt man je nach Lage des Krankheitsbefalls und persönlichen Erfahrungen den Weg von
• *seitlich*, z.B. „Flankenschrägschnitt": bei der einfachen Nierenentfernung und bei organerhaltenden Eingriffen.

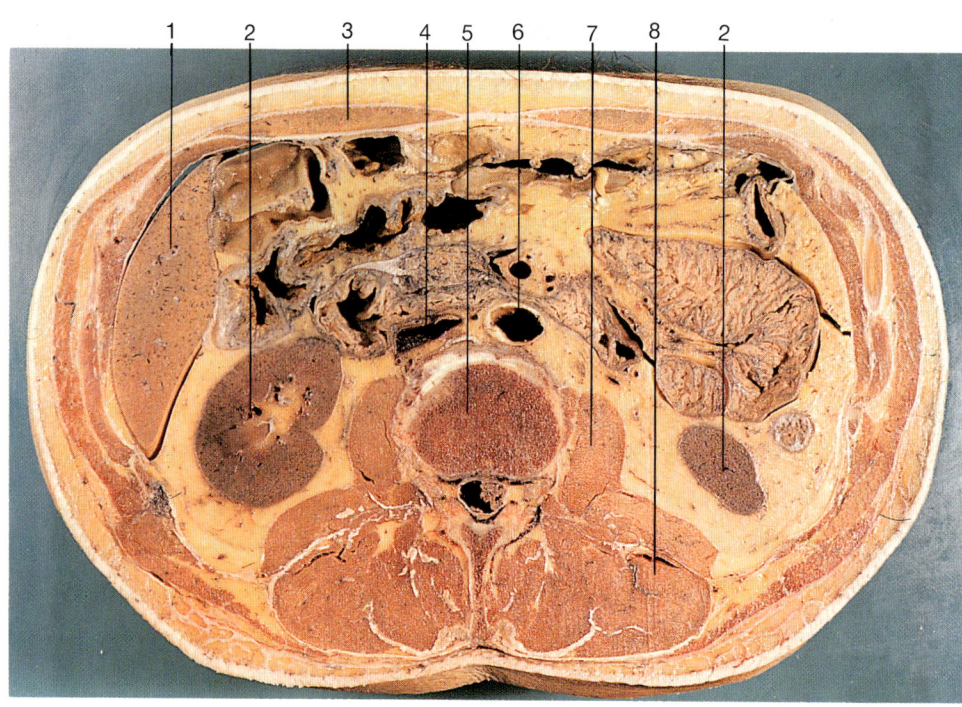

Abb. 486e. Transversalschnitt durch den Rumpf auf Höhe des Oberrandes des 3. Lendenwirbels. (Alle Transversalschnitte in diesem Buch sind von unten gesehen, entsprechend der Norm der Computertomographie.) [li5]

1 Hepar
2 Ren [Nephros]
3 M. rectus abdominis
4 V. cava inferior
5 Corpus vertebrae
6 Pars abdominalis aortae [Aorta abdominalis]
7 M. psoas major
8 M. erector spinae

• *vorn*: Dann muß man am Darm vorbei (Hautlängsschnitt durch die Bauchwand), z.B. bei Nierentumor.
• *hinten*: Dann wird meist die zwölfte Rippe entfernt, um leichter zur Niere zu gelangen. Dabei muß die Peritonealhöhle nicht eröffnet werden. Bei unvorsichtigem Vorgehen kann allerdings die Pleura verletzt werden. Der Recessus costodiaphragmaticus der Pleura ragt neben der Wirbelsäule noch unter die zwölfte Rippe.

Die Niere wird freigelegt und von der Nebenniere getrennt. Die Niere hängt dann nur noch am „Nierenstiel" der Blutgefäße. Die A. renalis und die V. renalis werden doppelt unterbunden und durchgetrennt. Dabei ist auf die häufigen atypischen Nierengefäße, z.B. Polarterien, besonders zu achten. Der Harnleiter wird möglichst weit unten abgeschnitten. Er hat schließlich ohne Niere keine Aufgabe mehr und ist als infektionsgefährdeter Blindsack eher eine Gefahr für den Körper.

• Die erweiterte Nierenentfernung bei Nierenkrebs wird u.U. als „Zweihöhleneingriff" ausgeführt. Dabei wird auch die Brusthöhle eröffnet, um durch das Zwerchfell hindurch zur Niere vorzudringen. Dies ermöglicht einen besseren Überblick über die Ausdehnung der Geschwulst.

❹ Anatomisch bedingte **Risiken der Nierenentfernung**:
• *Starke Blutung während der Operation*: Ursache ist häufig ein Abriß von Polarterien. Gefährlich ist der Einriß der V. cava inferior oder der Abriß der Nierenhauptgefäße vor der Unterbindung. Dann droht die Verblutung innerhalb weniger Minuten, wenn der Chirurg nicht sofort die Blutungsquelle an der richtigen Stelle abdrückt und anschließend die aufgerissenen Gefäße mit der Gefäßklemme faßt und unterbindet bzw. näht.
• *Starke Blutung einige Tage nach der Operation*: Rutscht die Unterbindung der A. renalis ab, so kann infolge des hohen Blutverlustes der Patient rasch in einen Schock geraten.
• *Verletzung von Nachbarorganen*: Gefährdet sind Dickdarm, Duodenum, Nebenniere und Milz. Bei Unfällen ist die Niere selten allein zerrissen. Häufig ist auch die Milz aufgeplatzt und muß dann sowieso mit entfernt werden.
• *Vereiterung des Harnleiterstumpfes* (*Ureterstumpfempyem*): Sie droht noch viele Jahre nach der Nierenentfernung. Deshalb sollte der Harnleiterstumpf so kurz wie möglich gehalten werden.
• Ein besonderes Risiko der Nierenteilentfernung sind *Irrtümer bei der Unterbindung von Blutgefäßen*: Wird die Arterie für ein Nierensegment verschlossen, das verbleiben soll, so geht das Nierengewebe zugrunde. Deshalb sollte man strittige Gefäße zuerst nur abklemmen, um zu sehen, wie die Niere darauf reagiert. Erst wenn man sicher ist, daß kein Schaden zurückbleibt, sollte man das Gefäß unterbinden und durchtrennen.

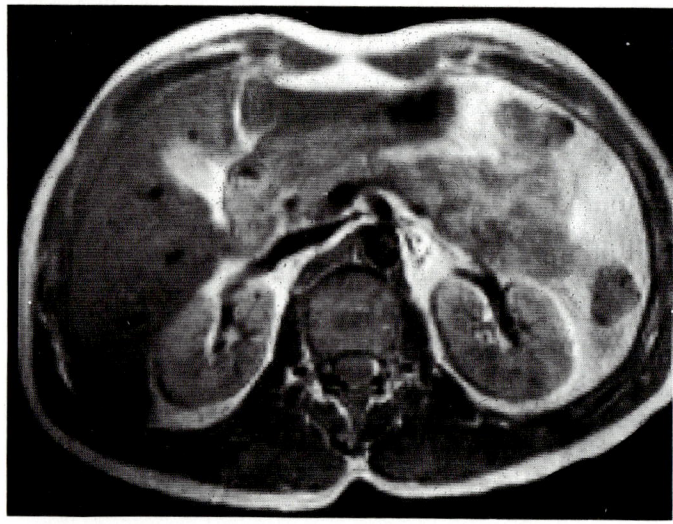

Abb. 486f. Horizontales Kernspintomogramm (MRT) auf Höhe des 1. Lendenwirbelkörpers. Man sieht den rechten Leberlappen, den Darm mit Mesenterien, beide Nieren mit Nierenvenen, die Milz und die Aorta. Man vergleiche mit Abb. 456a. [he2]

■ **Nierentransplantation**: Normalerweise wird die Spenderniere zusätzlich eingepflanzt. Sie findet gewöhnlich Platz auf der Beckenschaufel. Dabei wird die Spenderniere in der Regel rechts eingepflanzt. Die Blutgefäße der Niere werden an die A. + V. iliaca communis angeschlossen, der Harnleiter in die Harnblasenwand eingesetzt oder, wenn er nicht vollständig entnommen wurde, an den Harnleiter des Empfängers angefügt.

#487 Nierenbecken (Pelvis renalis)

■ **Gliederung und Bau**: Das Nierenbecken ist der gemeinsame Auffangbehälter für den aus den Papillengängen (*Ductus papillares*) tropfenden Harn.
• An der Oberfläche einer Nierenpapille münden etwa 10-30 Papillengänge. Mit der Lupe betrachtet erscheint daher die Papillenspitze durchlöchert (*Area cribrosa*, lat. cribrum = Sieb). Jeweils eine oder bis zu 3 Nierenpapillen werden von einem kleinen Nierenkelch (*Calix renalis minor*, lat. calix, calicis = Becher) umschlossen. Die Nierenpapille ist in den kleinen Nierenkelch wie das Ei in den Eierbecher eingestülpt. Entsprechend der Zahl der Nierenpapillen findet man an einer Niere etwa 10 kleine Nierenkelche.
• Die kleinen Nierenkelche vereinigen sich zu meist 2 großen Nierenkelchen (*Calices renales majores*), die sich wieder zum gemeinsamen Beckenraum zusammenschließen. Dieser verjüngt sich dann zum Harnleiter.
• Das Nierenbecken ist mit Übergangsepithel ausgekleidet.

■ **Variabilität**:
• *Ampullärer Typ* (lat. ampulla = kolbenförmiges Gefäß): Die kleinen Nierenkelche sind kurz und münden in einen weiten Sack. Gesonderte große Nierenkelche fehlen (Abb. 487a).
• *Dendritischer Typ* (gr. déndron = Baum): Die Nierenkelche sind lang, das Nierenbecken erscheint baumartig verzweigt. Meist gehen 2 große Nierenkelche nahezu ohne gemeinsames Becken in den Harnleiter über (Abb. 487b + c).
• Zwischen den beiden genannten Extremfällen gibt es zahlreiche Übergänge. Die unterschiedlichen Formen sind durch die Entwicklungsgeschichte zu erklären (#489).

■ **Lage**: Das Nierenbecken liegt in der Nierenbucht (*Sinus renalis*).
• Im sagittalen Röntgenbild findet man es auf Höhe des 1. und 2. Lendenwirbels, etwa 3-6 cm vom lateralen Rand der Wirbelkörper entfernt. Im seitlichen Röntgenbild projiziert sich das Nierenbecken auf die Wirbelkörper.

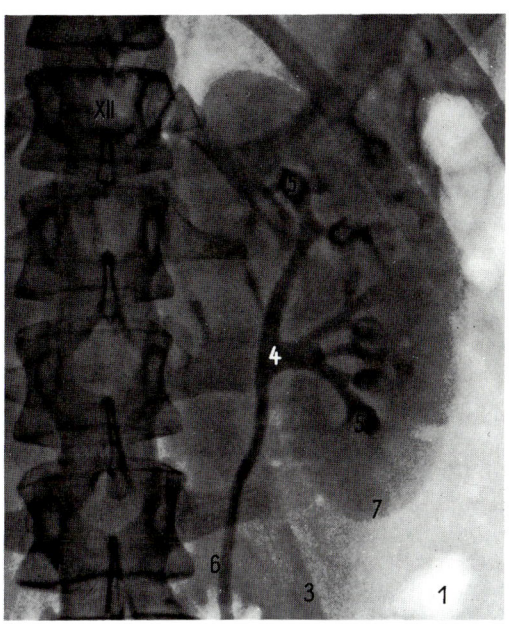

Abb. 487c. Nierenbecken (dendritischer Typ) und Harnleiter im Röntgenbild. *[sb2]*

1 Luftblasen im Colon descendens	5 Calices renales
	6 Ureter
3 M. psoas major	7 Extremitas inferior (renis)
4 Pelvis renalis	

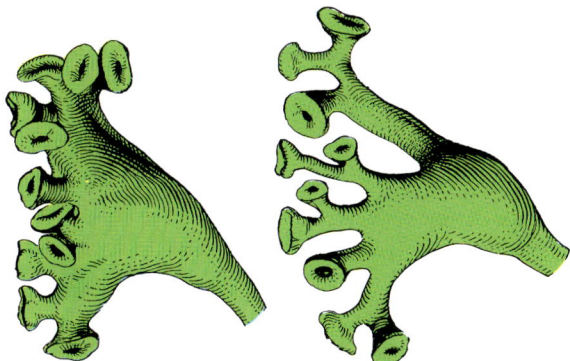

Abb. 487a + b. Normale Formen des Nierenbeckens:
• Links ampullärer Typ: Die Nierenkelche sind kurz. Sie münden in einen weiten Sack.
• Rechts dendritischer Typ: Die Nierenkelche sind lang. Das Nierenbecken erscheint baumartig verzweigt. *[bg2]*

• In der Nierenbucht ist das Kelchsystem des Nierenbeckens mit den Ästen der großen Nierengefäße durchflochten. Die Hohlräume dazwischen werden von Fettgewebe ausgefüllt. Das Nierenbecken liegt überwiegend dorsal der Gefäße. Meist verlaufen nur die Gefäße für das dorsale Nierensegment dorsal des Nierenbeckens. Operationen am Nierenbecken werden daher bevorzugt vom Rücken her vorgenommen.

■ **Röntgenuntersuchung**: Das Nierenbecken ist auf der sog. „Leeraufnahme" (Röntgenbild ohne Kontrastmittel) nur zu identifizieren, wenn es von schattengebenden Nierensteinen ausgefüllt ist. Normalerweise muß man es sich durch ein Röntgenkontrastmittel sichtbar machen. Dafür gibt es 2 Wege:
• *Intravenöse Pyelographie*: Man spritzt ein „nierengängiges" Kontrastmittel in die Blutbahn ein. Dieses wird von der Niere rasch ausgeschieden und macht dadurch die Harnwege im Röntgenbild sichtbar.
• *Retrograde Pyelographie*: Man führt mit Hilfe des Zystoskops einen Katheter in den Harnleiter ein, schiebt ihn bis in das Nierenbecken nach oben und spritzt dann das Kontrastmittel ein. Dieses Verfahren liefert zwar den besseren Kontrast, ist aber für Patient und Arzt beschwerlicher. Zudem können mit dem Katheter Bakterien aus den unteren Harnwegen in das Nierenbecken hochgeschoben werden und dort eine langwierige Entzündung auslösen. Die retrograde Pyelographie wird daher meist nur dann vorgenommen, wenn die intravenöse Pyelographie nicht gelingt, z.B. bei „stummer" Niere (wenn die Niere keinen Harn bildet und daher auch das Kontrastmittel nicht ausscheidet).

■ **Pyelonephritis** (Nierenbecken-Nieren-Entzündung): Das verzweigte Kelchsystem des Nierenbeckens bietet Bakterien offenbar ideale Schlupfwinkel. Von einer Infektion der Harnblase ausgehend wandern Bakterien den Harnleiter in das Nierenbecken hinauf und sind dann schwer wieder zu vertreiben. Das Nierenbecken erkrankt kaum isoliert. Meist ist die Niere mehr oder weniger stark mitbetroffen (daher nicht Pyelitis, sondern Pyelonephritis).

- *Beschwerden*: Die akute Pyelonephritis beginnt mit Schüttelfrost und anschließend etwa gleichbleibend hohem Fieber von etwa 39°C (im Rectum gemessen). Der sich schwer krank fühlende Patient klagt über Druck in der Nierengegend, der sich bis zu heftigem Schmerz (Kolik) steigern kann. Appetitlosigkeit, Durst, Verstopfung und die Beschwerden der oft gleichzeitig bestehenden Harnblasenentzündung treten hinzu. Der Harn ist trüb. Bei unzureichender Behandlung geht die akute in die chronische Pyelonephritis über. Die Beschwerden lassen nach. Das Fieber fällt. Zwischendurch flackert die Erkrankung zu Schüben mit heftigen Beschwerden auf. Häufig wird ein derartiger Schub mit einer Grippe verwechselt. Manchmal weisen auch nur Kopfschmerzen auf die schlechter werdende Nierenleistung hin. Den Bekannten fällt die Blässe des blutarmen Patienten auf.
- *Hauptgefahren* sind die Schrumpfniere, die Nierenvereiterung und der Bluthochdruck. Die Vernarbung der Niere führt zu einem fortgesetzten Schrumpfen und Leistungsverlust des Organs. Die Stoffwechselschlacken reichern sich im Blut an (Urämie), sofern nicht eine Niere gesund bleibt. Statt daß die Entzündung mit Narben ausheilt (Schrumpfniere), kann das Gewebe auch eitrig eingeschmolzen werden (Pyonephrose mit hohem Fieber). Wird durch die Erkrankung die Durchblutung der Niere beeinträchtigt, so steigt der Blutdruck an (#485) und bedingt neue Gefahren.

- Aufgrund der kürzeren Urethra und des dadurch bedingten kürzeren Wanderwegs für Bakterien erkranken Frauen häufiger als Männer an Cystitis und Pyelonephritis.

■ **Urolithiasis** (Harnsteinleiden):

❶ **Häufigkeit**: Harnsteine sind nicht so häufig wie Gallensteine, doch leiden immerhin etwa 3 % der Gesamtbevölkerung darunter. Bei etwa 20 % aller Erkrankungen der Harnorgane sind Harnsteine beteiligt.

❷ **Chemische Zusammensetzung**:
- *Anorganische Steine*: Calciumoxalatsteine (etwa 65 %), Calciumphosphatsteine (etwa 10 %) und Magnesium-Ammonium-Phosphat-Steine (etwa 10 %) sind in der Röntgenaufnahme ohne Verwendung von Kontrastmittel (Leeraufnahme) sichtbar.
- *Organische Steine*: Harnsäuresteine (etwa 10 %) und Zystinsteine (etwa 1 %) sind auf der Leeraufnahme nicht zu sehen. Im Röntgenkontrastbild sind sie als Aussparungen im Kontrastmittel zu erkennen.

❸ **Entstehung**: Die Steinbildung beginnt, wenn ein Stoff im Harn so reichlich enthalten ist, daß er kristallisiert. Ist erst einmal ein „Kristallisationszentrum" gebildet, so lagern sich bei entsprechender Harnkonzentration immer wieder neue Kristalle an. Harnsteine sind daher oft zwiebelschalenartig aufgebaut und können „wachsen". Die Harnsteinbildung begünstigen:
- *zu geringe Flüssigkeitsaufnahme*: Wird wenig getrunken, kann nur wenig Harn erzeugt werden. Der Harn ist dann sehr konzentriert, und Salze fallen leichter aus.
- *große Flüssigkeitsverluste*: In heißem Klima und bei Durchfallerkrankungen kann viel Wasser durch Schweiß und Stuhl verloren gehen. Auch dann wird der Harn stark eingedickt.
- *einseitige Ernährung*: Milch und Milchprodukte sind reich an Calcium. Lebt man überwiegend von Milchprodukten, wird viel Calcium mit dem Harn ausgeschieden. Calcium ist in ¾ aller Harnsteine enthalten. Oxalsäure ist in manchen Gemüsen reichlich vertreten: Spinat und Rhabarberkompott enthalten etwa 0,5 % Oxalsäure!
- *längere Bettlägrigkeit*: Bei wenig Bewegung werden die Knochen nicht gehörig beansprucht. Dann baut der Körper Calcium aus ihnen ab. Dieses erscheint in großer Menge im Harn.
- *Überfunktion der Nebenschilddrüsen* (*Hyperparathyreoidismus*, #749): Auch hierbei wird vermehrt Calcium mit dem Harn ausgeschieden.
- *Harnstauung*: Sie begünstigt die Infektion. Manche Bakterien spalten Harnstoff zu Kohlensäure und Ammoniak. Dadurch wird der Harn alkalisch, und Phosphate fallen aus.
- *Gicht*: Bei der Gicht ist der Harnsäurespiegel im Blut erhöht. Entsprechend wird mehr Harnsäure in den Harn ausgeschieden. Bei saurem Harn fällt dann Harnsäure aus.

❹ **Beschwerden** treten in der Regel erst dann auf, wenn der Harnstein den Harnfluß behindert oder in einem engen Teil der Harnwege stecken bleibt. Sehr große Steine (z.B. Ausgußsteine des Nierenbeckens) bereiten daher manchmal weniger Beschwerden als mäßig große, die gerade noch in den Harnleiter rutschen, dann aber nicht weitergleiten.
- *Nierenstein*: Dumpfe Flankenschmerzen strahlen in Unterbauch und Rücken aus. Die Lendengegend ist klopfempfindlich. Blut kann den Harn rötlich färben. Bei Harnstauung und Infektion treten die heftigen Beschwerden der Pyelonephritis hinzu.
- *Harnleiterstein*: Die Flankenschmerzen strahlen bei der Frau in die großen Schamlippen, beim Mann in den Hodensack aus. Bleibt der Stein im Harnleiter hängen, so steigern sich die Schmerzen zur Kolik mit Übelkeit und Erbrechen.
- *Harnblasenstein*: Die Schmerzen in der Blasengegend strahlen in die Schamgegend aus. Beim Wasserlassen wird der Harnstrahl plötzlich unterbrochen, wenn der Stein in den Blasenausgang fällt. Häufig besteht eine Harnblasenentzündung.

❺ **Gefahren**: Harnsteine behindern den Harnfluß. Die Harnstauung begünstigt die Infektion. Damit drohen:

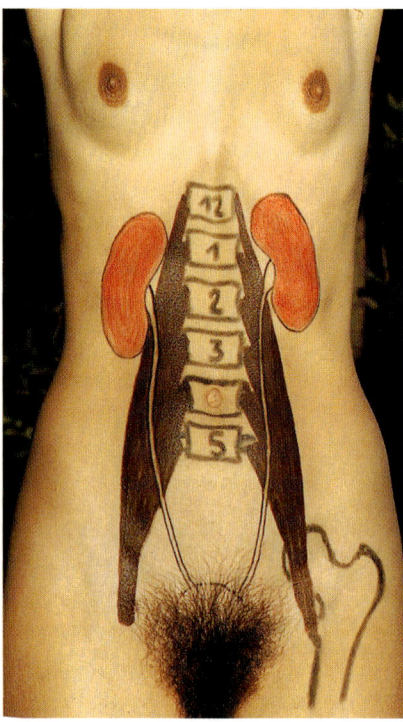

Abb. 488a. Projektion der Nieren und der Harnleiter auf die vordere Bauchwand. Um die Lage der Nieren auf die Bauchwand zu malen, geht man am besten in folgenden Schritten vor:
- Zuerst sollte man sich die Lendenwirbelsäule einzeichnen. Der 4. Lendenwirbel entspricht etwa der Höhe des Nabels.
- Als nächstes sollte man sich den Verlauf des M. psoas major von der Wirbelsäule zum Trochanter minor des Femur klarmachen. Jetzt ist der Mittelbereich dargestellt, dem die Nieren außen anliegen.
- Zuletzt trägt man die Nieren (Länge 10-12 cm) so ein, daß 1. die Nierenbucht auf der Innenseite liegt, 2. die rechte Niere etwa 2-3 cm tiefer steht, 3. die Nieren nach unten entsprechend dem Rand des M. psoas major auseinander weichen. Da die Nieren um ihre Längsachse gedreht sind (Nierenbecken schräg nach vorn, vgl. Abb. 486d), erscheinen sie in der sagittalen Projektion verschmälert. *[li1]*

1-3 + 5 Vertebrae lumbales   12 Vertebra thoracica XII

- Ausweitung von Harnblase, Harnleiter und Nierenbecken.
- chronische Entzündungen der Harnwege.
- Nierenversagen infolge Stauung oder Infektion.
- Bluthochdruck als Folge der Nierenerkrankung.
- von den Harnwegen ausgehende Blutvergiftung (Urosepsis).

❻ **Beseitigung von Nierensteinen**:
- *Lithotripsie* (gr. líthos = Stein, tríbein = zerreiben): Dabei werden Stoßwellen von 2 Seiten auf den Nierenbeckenstein gerichtet. Anvisiert wird mit 2 Röntgengeräten oder mit Ultraschall. Der Stein muß genau im Schnittpunkt der beiden Stoßwellen liegen. Er zerfällt dann in kleinere Bruchstücke, die mit dem Harn auf natürlichem Wege abgehen.
- *Pyelotomie* (Nierenbeckenschnitt): Zugang zum Nierenbecken, wo es nicht von Nierengewebe umgeben ist.
- *Nephrotomie* (Nierenschnitt): Vordringen zum Nierenbecken durch das Nierengewebe hindurch. Damit möglichst wenig Nierenkanälchen und Blutgefäße zerschnitten werden, wird die Niere häufig an der konvexen Außenkante aufgeschnitten. Bei sehr großen Ausgußsteinen wird die Niere wie ein Buch auseinander geklappt („Sektionsschnitt"), dies ist heute nur noch selten nötig.

#488 Harnleiter (Ureter)

■ **Gliederung**: Der Ureter verbindet das Nierenbecken mit der Harnblase. An dem etwa 30–35 cm langen Schlauch sind 2 Abschnitte zu unterscheiden:

❶ **Bauchteil** (*Pars abdominalis*): vom Nierenbecken bis zur Beckeneingangsebene.
- Der Harnleiter zieht in einem sanften medialkonvexen Bogen vom Nierenbecken zunächst mediokaudal, dann parallel zur Wirbelsäule und schließlich wieder etwas seitwärts (Abb. 488a).
- Der gesamte Bauchteil liegt auf dem M. psoas.
- Vor den Iliosakralgelenken biegt der Harnleiter ventral der A. + V. iliaca communis oder deren Gabelung in das Becken ab.
- Die V. ovarica bzw. V. testicularis verlaufen im oberen Bereich meist medial, weiter unten lateral vom Harnleiter. Die gleichnamigen Arterien überqueren ihn. Der linke Harnleiter wird auch von den Ästen der A. mesenterica inferior überkreuzt. Die V. mesenterica inferior läuft streckenweise parallel zum Harnleiter (Abb. 488b).

❷ **Beckenteil** (*Pars pelvica*): von der Beckeneingangsebene bis zur Mündung in die Harnblase.
- Der Harnleiter läuft zunächst vom Peritoneum bedeckt an der seitlichen Beckenwand medial der Äste der A. iliaca interna.
- Bei der Frau zieht er 1–2 cm entfernt an der Cervix uteri vorbei. Dabei unterkreuzt er die Hauptarterie der Gebärmutter (A. uterina).
- Beim Mann unterkreuzt er den Ductus deferens und tritt schräg von hinten seitlich durch die Blasenwand. Die Bläschendrüsen liegen der Mündung von hinten an.

Gefährdung des Harnleiters bei gynäkologischen Operationen: Bei Operationen am Uterus, besonders bei vaginalem Vorgehen, liegt der Ureter im Operationsgebiet. Beim Unterbinden der A. uterina kann er versehentlich mit abgebunden werden. Dann stellt die Niere sehr rasch die Harnabsonderung ein. Bei doppelseitiger Unterbindung kann ein lebensbedrohlicher Zustand eintreten, der jedoch wegen der Anurie (= keine Harnausscheidung) meist rasch bemerkt wird. Einseitige Unterbindung kann übersehen werden, weil zunächst keine Symptome auftreten. Deswegen kann die rechtzeitige Reoperation versäumt werden.

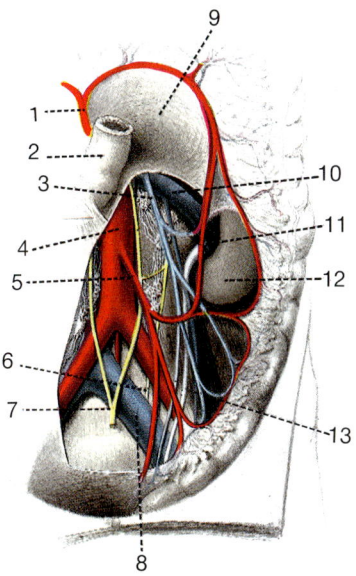

1 A. colica media
2 Jejunum
3 V. mesenterica inferior
4 Pars abdominalis aortae [Aorta abdominalis]
5 A. mesenterica inferior
6 Truncus sympathicus
7 Plexus hypogastricus superior [N. presacralis]
8 V. iliaca communis
9 Mesocolon transversum
10 V. renalis
11 A. colica sinistra
12 Ren [Nephros]
13 Ureter

Abb. 488b. Linker Unterbauch. Der Dünndarm ist abgeschnitten. Colon descendens und sigmoideum sind zur Seite gezogen. Ein Fenster im Peritoneum gibt den Blick auf die Teilung der Aorta sowie auf die linke Niere und deren Harnleiter frei. Der Harnleiter läuft parallel zur V. mesenterica inferior. [he3]

■ **Engen**: Der Harnleiter ist nicht im gesamten Verlauf gleich weit. An 3 Stellen ist er besonders eng:
- am Übergang vom Nierenbecken in den Harnleiter.
- an der Überkreuzung der Beckengefäße.
- in der Blasenwand.

■ **Wandschichten**: Die Harnleiterwand hat den klassischen Dreischichtenbau der Hohlorgane (Abb. 488c):

❶ **Tunica mucosa** (Schleimhaut): Harn reizt die Haut. Beim Säugling muß man häufig die Windeln wechseln, um Hautreizungen zu vermeiden. Die Schleimhaut der Harnwege muß daher eine besondere Anpassung an die ständige Benetzung mit Harn zeigen. Beim *Übergangsepithel* (#124), das alle Harnwege auskleidet, bilden große haubenförmige Zellen die Grenzschicht zur Lichtung. Sie haben 2 Aufgaben:
- *Permeabilitätsschranke*: Sie verhindern, daß der hypertone Harn Wasser aus der Harnleiterwand ansaugt oder umgekehrt auszuscheidende Stoffe vom Körper wieder aufgenommen werden.
- *große Dehnbarkeit*: In leerem Zustand ist die Schleimhaut wie bei allen Hohlorganen in Falten gelegt. Die Deckzellen sind in entspanntem Zustand abgerundet. Bei Dehnung werden sie flach ausgezogen. Das Epithel wird durch lockeres Verschiebegewebe von der Muskelwand getrennt.

❷ **Tunica muscularis**: Die Muskelwand hat die Aufgabe, den Harn vom Nierenbecken zur Blase zu transportieren. Dies kann man nicht einfach der Schwerkraft überlassen, da sich sonst beim Liegen der Harn im Nierenbecken anstauen würde. 1–4mal pro Minute läuft eine *peristaltische Welle* (#373) vom Nierenbecken zur Blase über den Ureter hinweg. Deswegen sind die Muskelfasern nicht wie bei der Skelettmuskulatur parallel angeordnet, sondern gitterartig: außen und innen mehr in der Längsrichtung, in der Mitte mehr ringförmig. Die Muskelwand kontrahiert sich nie gleichzeitig in allen Schichten oder gar über die ganze Länge des Harnleiters hinweg.

❸ **Tunica adventitia**: Die bindegewebige Hülle dient der Verschiebung gegenüber den Nachbarorganen, außerdem verlaufen in ihr die Blutgefäße und Nerven.

Harnleiterkoliken: Mit peristaltischen Bewegungen der Muskelwand werden auch aus dem Nierenbecken abgehende Harnsteine durch den Ureter transportiert. An den 3 Engstellen bleiben sie bevorzugt stecken. Die Harnleitermuskeln bemühen sich dann „krampfartig" den Stein weiterzutreiben. Die Krämpfe der Harnleitermuskulatur sind mit heftigen Schmerzen verbunden, die von der hinteren Lendengegend in die Leistengegend und evtl. in die großen Schamlippen oder den Hodensack ausstrahlen („Harnleiterkolik").

■ **Entfernen von Harnleitersteinen**:
• *Unteres Drittel* des Harnleiters: Bei der Harnblasenspiegelung kann man einen mit einer Schlinge oder einem Körbchen versehenen Katheter in die Mündung des Harnleiters einführen, im Harnleiter hochschieben und nach Fassen des Steins wieder zurückziehen. Harnsteine bis zu etwa 8 mm Durchmesser lassen sich auf diese Weise ganz langsam (meist über mehrere Tage) herausziehen. Jede Anwendung von Gewalt ist zu vermeiden. Das Schlingenverfahren ist nicht völlig harmlos: Bei zu starkem Zug kann der Ureter zerreißen. Harnleiterkoliken können zu schwersten Schmerzen führen. Selten bleibt die Schlinge bzw. das Körbchen mit dem Harnstein stecken und muß dann durch eine Operation entfernt werden.
• Aus dem *obersten Teil* des Harnleiters kann man einen Stein manchmal in das Nierenbecken zurückschieben und dort mit Stoßwellen zertrümmern.
• Ein im *mittleren Bereich* des Harnleiters festsitzender Stein kann in manchen Fällen, wenn auch die laserinduzierte Lithotripsie versagte, nur durch Aufschneiden des Harnleiters beseitigt werden. Man tut dies nicht gern, weil der Ureter sehr empfindlich ist, schlecht heilt und sich nach Operationen wegen der Narbenbildung häufig verengt. Trotzdem muß der eingeklemmte Stein entfernt werden, wenn er den Harnfluß behindert und das Nierenbecken durch den aufgestauten Harn bereits vergrößert ist. Es drohen die Infektion und das Versagen der Harnerzeugung durch die Niere. Ähnlich wie zur Niere gibt es keinen idealen Zugang zum Ureter. Man kann durch die Bauchwand von vorn, seitlich oder hinten zu ihm gelangen. Aufgeschnitten wird er immer in Längsrichtung, um die an ihm entlanglaufenden Blutgefäße möglichst nicht zu verletzen. Ist allerdings der Bereich des Harnleiters um den eingeklemmten Stein durch die Entzündung schon stark beschädigt, so darf ein bis zu 4 cm langes Stück des Harnleiters herausgenommen werden. Die verbleibenden Enden werden miteinander vernäht.

■ **Terminologie**:
• Harnleiter (*Ureter*, gr. uretér = Harngang): Ureteritis = Harnleiterentzündung, Ureterosigmoideostomie = operative Einpflanzung des Harnleiters in das Colon sigmoideum (#513).
• Harnröhre (*Urethra*, gr. uréthra = Harngang): Urethritis = Harnröhrenentzündung. Man beachte die Ähnlichkeit der Wörter Ureter und Urethra, Ureteritis und Urethritis usw.!

#489 Entwicklung

■ **3 Nierengenerationen**: Nieren und Harnwege gehen aus dem mittleren Keimblatt hervor. Bereits in der 3. Entwicklungswoche beginnen sich im intermediären Mesoderm die Nephrotome („Nierenabschnitte", gr. nephrós = Niere, tomé = Schnitt, vgl. Nephrotomie = operative Eröffnung der Niere) zu differenzieren. Aus ihnen gehen in zeitlicher und räumlicher Folge 3 Nierenanlagen hervor:

❶ **Vorniere** (*Pronephros*): 3. + 4. Entwicklungswoche, im Kopf- und Halsbereich. Die Vorniere wird beim Menschen vermutlich nie funktionsfähig. Sie bildet sich rasch zurück. Es bleibt lediglich der Vornierengang (*Ductus pronephricus*), der von der Urniere zum Urnierengang (*Ductus mesonephricus*) = Wolff-Gang (Caspar Friedrich Wolff, 1733-1794, geboren in Berlin, Anatom in Petersburg) weiterentwickelt wird.

❷ **Urniere** (*Mesonephros*, eigentlich „Mittelniere"): 4. + 5. Entwicklungswoche, Brust- und Lendenbereich. Die Urniere ist beim Menschen möglicherweise im zweiten Entwicklungsmonat kurze Zeit funktionsfähig. An den s-förmig gekrümmten Urnierenkanälchen entsteht am medialen Ende um einen Gefäßknäuel der Urnierenarterie eine Glomeruluskapsel. Das andere Ende mündet in den Urnierengang. Der kraniale Teil der Urniere bildet sich nicht vollständig zurück. Vom kaudalen Teil werden einige Kanälchen in die Geschlechtsorgane einbezogen (*Ductuli efferentes* des Hodens bzw. *Epoophoron* und *Paroophoron*, #531-532). Der Urnierengang wird zum Samenleiter.

❸ **Nachniere** (*Metanephros*): 5.-8. Entwicklungswoche: Sakralbereich. Die Nachniere entwickelt sich zur bleibenden Niere weiter. Sie geht aus 2 Anlagen hervor:
• Vom *metanephrogenen Blastem* stammen die Nierenkörperchen und der größte Teil der Nierenkanälchen ab.
• Die *Ureterknospe* wächst aus dem kaudalen Ende des Urnierengangs zu Harnleiter, Nierenbecken, Nierenkelchen und Sammelrohren aus.

Die Ureterknospe dringt in das metanephrogene Blastem ein und teilt sich dabei ähnlich wie der Bronchialbaum (#336) fortlaufend dichotom (jeweils 2 neue Knospen bildend). Ein Teil der Knospen verschmilzt wieder, so daß an der reifen Niere das dichotome Prinzip nur noch angedeutet ist. Aus dem Harnleiter gehen so 2 große Nierenkelche, etwa 10 kleine Nierenkelche, 200 Papillengänge usw. hervor. Je nach Ausmaß der sekundären Verschmelzungen entsteht der dendritische oder ampulläre Typ des Nierenbeckens (#487). Auf dem Verzweigen der Ureterknospe und der Arterien beruht die Gliederung der Niere in Lappen und Läppchen.

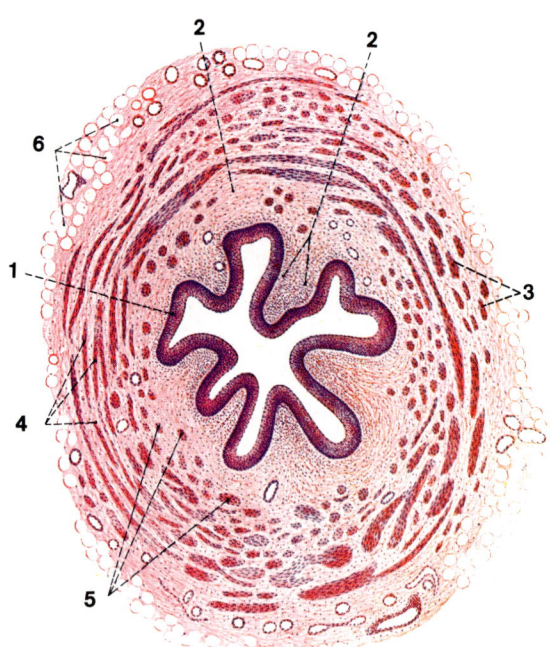

Abb. 488c. Querschnitt durch den Harnleiter (Vergrößerung etwa 20fach). [so]

1 Epithelium transitionale	5 Stratum longitudinale internum
2 Lamina propria	
3 Stratum longitudinale externum	3-5 Tunica muscularis
4 Stratum circulare	6 Tunica adventitia

- Die in das metanephrogene Blastem eindringenden Äste der Ureterknospe lösen dort die Bildung der Nephrone aus. Über jede Knospe des Ureterbäumchens stülpt sich eine Kappe aus dem metanephrogenen Gewebe. In diesen Kappen differenzieren sich dann die Nierenkörperchen und die Nierenkanälchen. Die Nierenkanälchen finden Anschluß an die aus den Sammelrohren aussprossenden Verbindungsstücke.
- Die Ureterknospe wächst nach kranial. Durch unterschiedliche Wachstumsgeschwindigkeiten der Leibeswand gelangt die Nachniere aus dem Becken in die Lendengegend (Aszensus der Niere im Gegensatz zum Deszensus der Keimdrüsen!).

■ **Abnorme Zahl, Form und Lage der Nieren:**
❶ Einzelniere: Auf einer Körperseite fehlt die Niere (**Agenesie, Aplasie**), dafür ist die vorhandene Niere meist größer als normal. Etwa jeder 700. Mensch hat nur eine Niere. Wegen der getrennten Anlagen kann trotz fehlender Niere ein blind endender Harnleiter vorhanden sein. Mit einer gesunden Einzelniere lebt man ebensogut wie mit 2 Nieren. Probleme treten erst dann auf, wenn die Einzelniere erkrankt. Während man bei 2 Nieren eine kranke Niere eher großzügig entfernt, wird man eine Einzelniere so lange wie möglich erhalten. Ihre Entnahme bedeutet Dialysebehandlung oder Nierenverpflanzung mit allen unangenehmen Folgen. Bei jeder Nierenentfernung muß sich der Arzt vorher davon überzeugen, daß eine zweite, arbeitsfähige Niere vorhanden ist.

❷ Abnorm kleine Niere (**Hypoplasie**): Die beiden Nieren haben sich nicht seitengleich entwickelt. Die kleine Niere erkrankt häufiger an Entzündungen (Pyelonephritis). Häufig löst sie dann auch einen Bluthochdruck aus (#485). Nach dem Entfernen der zu kleinen Niere fällt der Blutdruck meist wieder auf Normalwerte ab.

❸ Doppelniere: Eine Niere hat 2 getrennte Nierenbecken und dementsprechend auch 2 Harnleiter.
- Laufen beide Harnleiter nebeneinander zur Harnblase, so hat sich die Harnleiteranlage vorzeitig geteilt und 2 Nierenbecken gebildet.
- Zieht jedoch einer der beiden Harnleiter auf die andere Seite der Harnblase, so fehlt dort in der Regel die Niere: Diese ist auf der falschen Seite aufgestiegen und mit der richtig liegenden Niere verschmolzen (*gekreuzte Dystopie*): Die Doppelniere ist in diesem Fall eine *Verschmelzungsniere*. Bei nebeneinander verlaufenden Harnleitern mündet der vom oberen Nierenbecken kommende häufig abnorm. Der Harnabfluß ist bisweilen behindert. Dies führt zur Infektion und zur ständigen Erkrankung des oberen Nierenbeckens. Eine nachhaltige Besserung erzielt man dann oft nur durch Entfernen der kranken Nierenhälfte (Heminephrektomie, #486).

❹ Hufeisenniere: Die beiden Nieren sind miteinander verschmolzen und bei ihrem Aufstieg an der A. mesenterica inferior hängen geblieben. Sie umgeben diese u-förmig. Die beiden Harnleiter ziehen über die Gewebebrücke zwischen den beiden Nieren hinweg und werden dabei oft abgeknickt. Dies führt zur Harnstauung und zur ständigen Infektion. In diesem Fall empfiehlt es sich, die Gewebebrücke operativ zu entfernen, um den Harnleitern einen gestreckten Verlauf zu ermöglichen und so die Stauungsursache zu beseitigen.

❺ Abnorme Lage der Niere (**Dystopie**): Diese kann 2 Ursachen haben: Sie kann schon angeboren oder erst im Laufe des Lebens erworben sein.
- Die angeborene *Beckenniere* hat ihren Aufstieg in die Lendengegend nicht vollendet und ist im Becken liegen geblieben. Der Harnleiter ist entsprechend kürzer.
- Die (erworbene) *Wanderniere* hingegen hatte ursprünglich ihre korrekte Lage und ist erst im Lauf des Lebens abgesunken. Ursache ist häufig eine starke Abmagerung, bei der das Fettlager der Niere eingeschmolzen wurde. Die Niere hat dann ihren Halt verloren. Der Harnleiter ist normal lang und damit zu lang für die tiefer stehende Niere. Er wird leicht abgeknickt, was wiederum

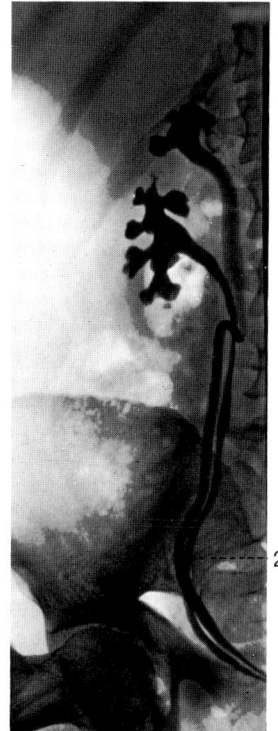 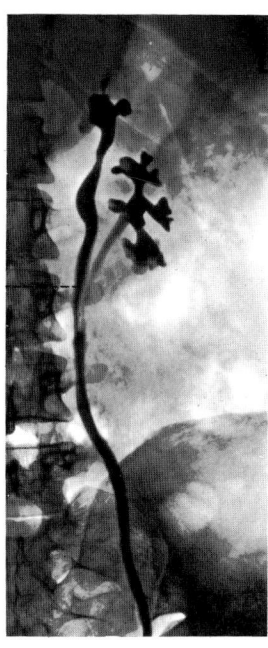

1 (Confluens ureterum)
2 (Decussatio ureterum)

Abb. 489a + b. Häufige Varietäten des Harnleiters (meist belanglos):
- Linkes Bild: doppelter Harnleiter (Ureter duplex).
- Rechtes Bild: zweigeteilter Harnleiter (Ureter bifurcatus).
- In beiden Fällen sind zwei Nierenbecken vorhanden. [ba2]

zum Harnstau und zur Infektion führt. In diesem Fall muß man die Niere an der hinteren Bauchwand in richtiger Lage befestigen (Nephropexie).

❻ Sackniere (**Hydronephrose**): Auch ein abnorm weites Nierenbecken kann angeboren oder erworben sein. In jedem Fall ist es mit einer Harnstauung verbunden. Im einen Fall ist das Abflußhindernis schon angeboren, im anderen Fall im Laufe des Lebens entstanden. Je nach Höhe des Hindernisses ist auch der zugehörige Harnleiter erweitert (*Megaureter*) oder nicht. Folge der Harnstauung ist die Anfälligkeit für chronische Infektionen. Man sollte dann das Abflußhindernis operativ beseitigen und das zu weite Nierenbecken raffen (Nierenbeckenresektion).

❼ Kuchenniere: Eine falsch liegende, falsch gedrehte oder verschmolzene Niere kann die typische Nierenform verlieren und dann kuchenartig breit und flach werden.

■ **Nierenzysten**: Finden Nierenkanälchen und Ast des Sammelrohrs nicht zueinander, dann endet das Nierenkanälchen blind. Der im zugehörigen Nierenkörperchen gebildete Primärharn kann nicht abfließen und staut sich an. Es entsteht ein zunächst kleiner Hohlraum (Zyste), der allmählich heranwächst. Je nach Zahl, Größe und Lage der Hohlräume unterscheidet man verschiedene Formen der Zystenniere:

❶ Einzelzyste (**Solitärzyste**): Es ist nur ein, dafür aber gelegentlich sehr großer Hohlraum vorhanden. Die Zyste kann bis auf Fußballgröße heranwachsen und wie eine Geschwulst die Nachbarorgane verdrängen. Die Arbeit der Niere wird durch die Zyste beeinträchtigt, falls sie das ableitende Harnsystem komprimiert.

Beschwerden (Flankenschmerzen) treten auch auf, wenn die Zyste infolge ihrer Größe die Nachbarorgane stört. Die Diagnose ist schon mit der Ultraschalluntersuchung möglich. Im Zweifelsfall sollte man die Zyste entfernen oder veröden, da gelegentlich (etwa 3-5 %) am Boden der Zyste ein Krebs entsteht.

❷ **Markschwammniere**: Im Bereich der Markkegel liegen viele etwa pfefferkorngroße Hohlräume. Häufig wird Calcium vermehrt im Harn ausgeschieden. Dann bilden sich viele winzige Harnsteinchen in den Hohlräumen. Größere Harnsteine in den Nierenbecken und Harnleitern können den Harnabfluß behindern und eine Operation erfordern.

❸ **Polyzystische Nierendegeneration (Zystenniere)**: Die beiden Nieren sind von einer Vielzahl kleiner Hohlräume durchsetzt. Die aufgeschnittene Niere sieht einer Honigwabe ähnlich.
• Bei der „infantilen Form" bestehen die Nieren praktisch nur aus Zysten, zwischen denen kein arbeitsfähiges Nierengewebe zu finden ist. Folglich ist eine Harnausscheidung nicht möglich. Die Kinder sterben meist schon bald nach der Geburt.
• Bei der „Erwachsenenform" ist neben den Hohlräumen auch leistungsfähiges Nierengewebe vorhanden. Die zunächst kleinen Zysten wachsen jedoch allmählich heran und pressen das normale Nierengewebe zusammen. Im Alter von 30-50 Jahren treten zunächst unbestimmte Bauch- und Flankenschmerzen auf. Der Patient wird dann meist durch eine Harnblutung alarmiert. Leider kann man nur die entzündlichen Nebenerscheinungen, nicht aber das Fortschreiten der Erkrankung durch die Behandlung hemmen. Meist versagen die Nieren 5-10 Jahre nach Beginn der Beschwerden. Dann werden eine Dialysebehandlung oder eine Nierenverpflanzung nötig.
• Das Leiden ist erblich: Die infantile Form wird rezessiv, die Erwachsenenform dominant vererbt. Bei der Erwachsenenform wird also die Erbanlage an die Hälfte der Kinder weitergegeben, die dann wiederum erkrankt. Die andere Hälfte der Kinder bleibt gesund und vererbt die Krankheit auch nicht weiter.

■ **Fehlbildungen der Harnleiter**:
❶ **Doppelter Harnleiter**: Die Harnleiteranlage hat sich vorzeitig geteilt. Bei 2 Harnleitern sind an der zugehörigen Niere immer auch 2 getrennte Nierenbecken vorhanden (Abb. 489). Dabei können die beiden Harnleiter von der Niere bis zur Harnblase getrennt verlaufen (*Ureter duplex*, 2 Mündungen in der Harnblase) oder sich unterwegs vereinigen (*Ureter bifurcatus*, nur 1 Mündung in der Harnblase).
❷ **Megaureter** (abnorm weiter Harnleiter): Er kann als Folge eines Harnstaus entstehen (Hydroureter) oder schon so weit angeboren sein. In beiden Fällen führt der verlangsamte Harnfluß zu gehäuften Infektionen. Es droht die chronische Pyelonephritis (#487). Deshalb muß man den weiten Harnleiter verengen oder ihn mitsamt der Niere entfernen.
❸ **Dystope Uretermündung**: Statt an der typischen Stelle in der Harnblase mündet der Harnleiter anderswo. Dies kann eine andere Stelle der Harnblase sein, z.B. bei doppeltem Harnleiter kann nur einer typisch münden, in der Regel der vom unteren Nierenbecken kommende. Gelegentlich ist es auch die Urethra, die Vagina, der Ductus deferens usw.
• Endet der Harnleiter unterhalb des Schließmuskels in der Urethra, in der Vagina usw., so ist ständiges Harnträufeln die Folge. Beim Kind wird dieses meist lange Zeit als Einnässen infolge mangelnder Beherrschung des Schließmuskels fehlgedeutet.
• Bei Verdacht auf eine abnorme Harnleitermündung spritzt man den Farbstoff Indigokarmin in das Blut ein. Dieser wird von den Nieren rasch in den Harn ausgeschieden. Man kann dann bei der Harnblasen- oder Harnröhrenspiegelung die Mündungsstellen der Harnleiter an dem austretenden Farbstoff erkennen. Farbstoffausfluß aus der Vagina weist auf die Harnleitermündung in der Vagina hin.
• Zur Behandlung ist der abnorm mündende Harnleiter in die Harnblase umzupflanzen oder bei einer Doppelniere der abnorme Harnleiter mitsamt dem zugehörigen Nierenteil zu entfernen.

4.9 Leitungsbahnen

#491	Bauchaorta, Untersuchung, *Aneurysma*
#492	Äste der Bauchaorta, *Durchblutungsstörungen*
#493	Untere Hohlvene, kavokavale Anastomosen, *Kavakompressionssyndrom, Kavafilter*
#494	V. portae hepatis, portokavale Anastomosen
#495	*Pfortader-Hochdruck, portokavale Shuntoperation*
#496	Lymphbahnen
#497	Lendennervengeflecht (Plexus lumbalis)
#498	Autonome Nerven: Sympathikus, Parasympathikus, autonome Nervengeflechte, *Sympathektomie*
⇒ #425	Gefäße und Nerven des Magens
⇒ #435	Innervation des Darms
⇒ #437	Blutgefäße des Dünndarms
⇒ #448	Blutgefäße des Dickdarms
⇒ #454	Blutgefäße und Lymphwege der Leber
⇒ #462	Milzkreislauf
⇒ #471	Blutgefäße und Lymphwege des Pancreas
⇒ #477	Blutgefäße der Nebennieren
⇒ #483	Blutgefäße der Niere

#491 Bauchaorta (Pars abdominalis aortae [Aorta abdominalis])

Als Bauchaorta bezeichnet man den Abschnitt der Aorta zwischen *Hiatus aorticus* des Zwerchfells und Aufgabelung (*Bifurcatio aortae*) in die beiden *Aa. iliacae communes*. Entwicklungsgeschichtlich gesehen sind diese jedoch Seitenäste, während sich die Aorta in die beim Menschen dünne unpaare *A. sacralis mediana* fortsetzt.

■ **Lagebeziehungen**:
• Der *Hiatus aorticus* liegt etwas links der Medianebene etwa vor dem 11. und 12. Brustwirbel.
• Die Bauchaorta nähert sich dann zwar noch etwas der Medianebene, bleibt aber wegen der parallel verlaufenden V. cava inferior immer links.
• Sie gabelt sich etwas kranial des Promontorium vor dem 4. bis 5. Lendenwirbelkörper (Projektion links neben oder kaudal vom Nabel) in die Beckengefäße auf.
• Die V. cava inferior liegt immer rechts der Bauchaorta, im beckennahen Bereich leicht dorsal, im zwerchfellnahen Bereich leicht ventral (das Foramen venae cavae ist in das Centrum tendineum des Zwerchfells eingelassen, der Hiatus aorticus dagegen zwischen Zwerchfellmuskel und Wirbelkörper, #243).
• Die meisten der rechtsseitigen Äste der Bauchaorta kreuzen die V. cava inferior dorsal. Ausgenommen sind die A. ovarica bzw. A. testicularis und die A. iliaca communis, die meist ventral kreuzen.

Von den sekundär retroperitonealen Bauchorganen liegen der Bauchaorta ventral an:
• *Corpus pancreatis*: etwa auf Höhe von L_1/L_2.
• *Duodenum, Pars ascendens*: etwa auf Höhe von L_3.

■ **Untersuchung**:
• *Palpation*: Beim entspannt auf dem Rücken liegenden Patienten ist der Puls der Bauchaorta bei tiefem Eindrücken der Bauchwand unmittelbar links neben dem Nabel und etwas weiter kranial und kaudal leicht zu tasten.
• *Retrograde Aortographie*: Der Katheter wird über die A. femoralis (#923) eingeführt und dann ein Kontrastmittel injiziert. Es stellen sich meist alle kaudal der Katheterspitze abgehenden Äste der Bauchaorta mehr oder weniger gut dar.

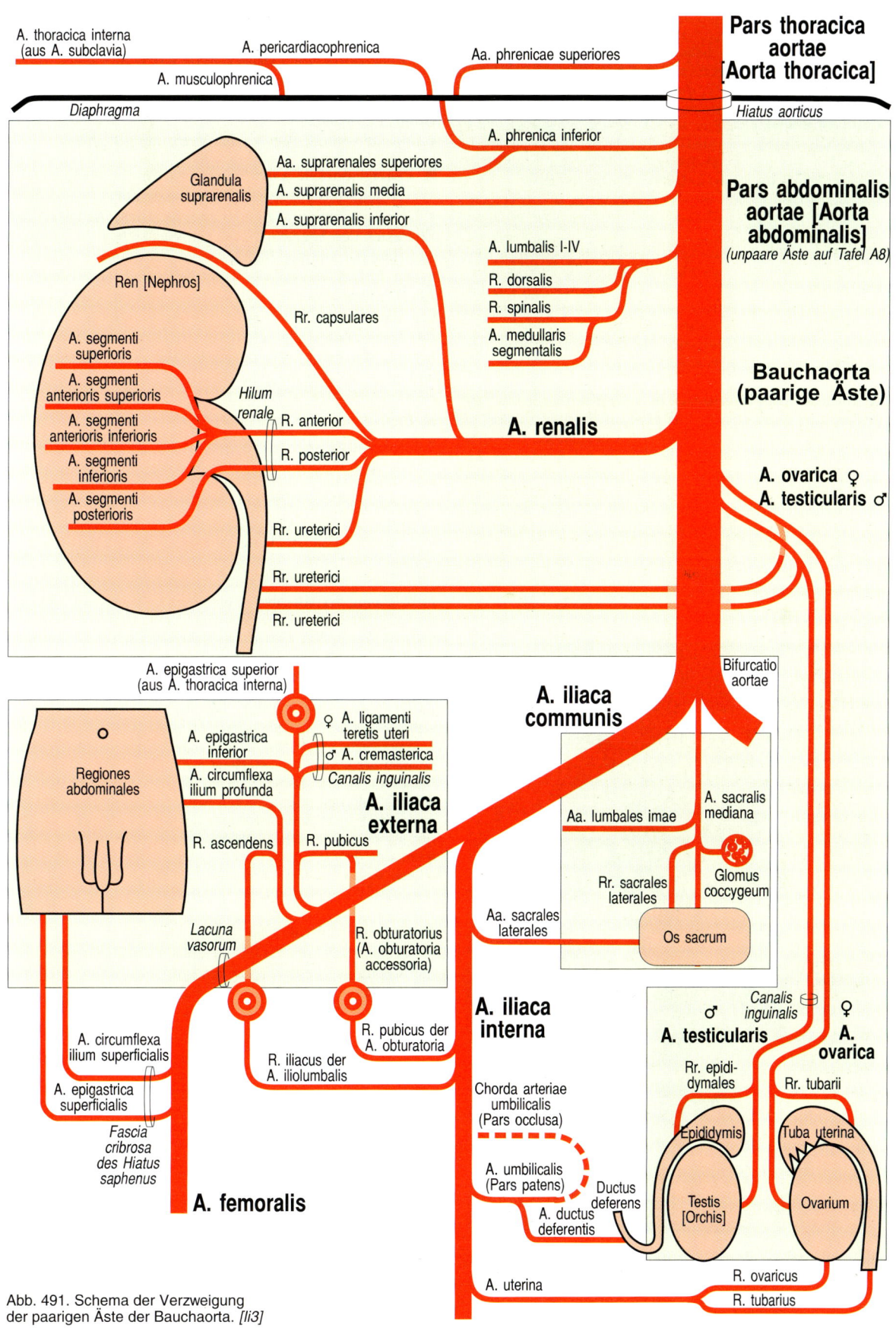

Abb. 491. Schema der Verzweigung der paarigen Äste der Bauchaorta. [li3]

Da sich ventrale und laterale Äste der Bauchaorta übereinander projizieren, ist das Identifizieren kleinerer Arterien manchmal nicht einfach. Vor allem links bereiten die zahlreichen Dünndarmgefäße oft Schwierigkeiten. Auf diesem Weg sind auch selektiv die einzelnen Äste der Bauchaorta darzustellen, wenn man die Katheterspitze in den jeweiligen Gefäßabgang einhakt.
• *Direkte Aortographie*: Eine lange Kanüle wird links neben der Wirbelsäule eingestochen und die Bauchaorta direkt punktiert. Abgesehen von unkontrollierbaren Nachblutungen besteht bei kranialer Punktion auch die Gefahr des Pneumothorax!
• *Computertomographie*: Die sehr strahlendichte Bauchaorta (eisenhaltiges Blut) ist am Bauchquerschnitt auch vom Anfänger mühelos zu identifizieren.
• *Ultraschallbild*: Die Bauchaorta ist auch für den weniger Geübten leicht zu finden, und mit etwas Erfahrung sind auch die Äste zu identifizieren. Mit entsprechend ausgestatteten Geräten sind die Pulsationen aufzuzeichnen und ist die Strömungsgeschwindigkeit des Blutes zu messen.
• *Auskultation*: Bei Erweiterungen des Gefäßes (Aortenaneurysma) hört man Strömungsgeräusche.

■ **Aneurysma der Bauchaorta**: Bei etwa 3 % der Leichen älterer Menschen findet man die Bauchaorta stark erweitert. Manchmal erreichen Aussackungen 10-15 cm Durchmesser. Häufigste Ursache ist die Arteriosklerose (#144). Beim Lebenden ist das Aneurysma als pulsierende „Geschwulst" gut zu tasten und auch im Ultraschallbild leicht zu diagnostizieren. Der Patient klagt über stechende Schmerzen im Unterbauch. Es droht die Ruptur (Platzen) mit einer massiven Blutung, die oft zum Tod führt, bevor noch ärztliche Hilfe möglich ist.

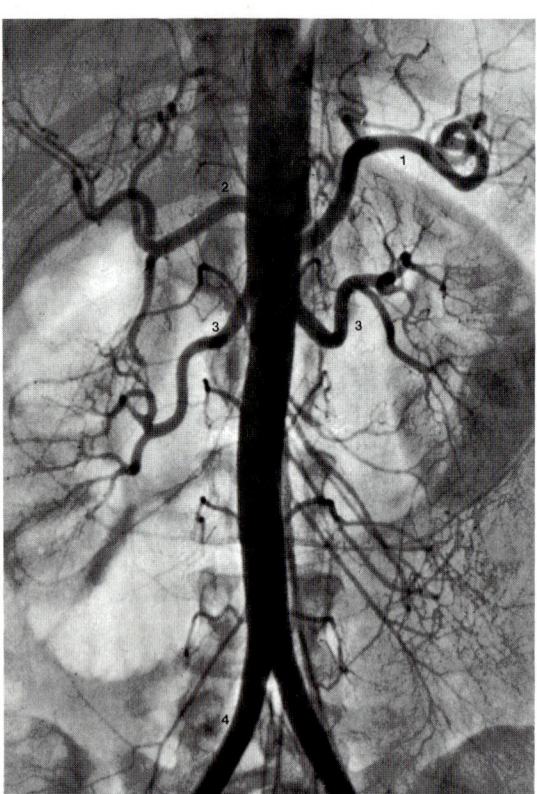

Abb. 492a. Röntgenbild der Bauchaorta und ihrer Äste („Aortogramm"). *[wi]*

1 A. splenica [lienalis]
2 A. hepatica communis
3 A. renalis
4 A. iliaca communis

#492 Äste der Bauchaorta

Die Bauchaorta gibt 3 Gruppen von Ästen ab:
• paarige dorsale Äste zur hinteren Leibeswand.
• paarige laterale Äste zum Zwerchfell und zu Organen des Urogenitalsystems.
• unpaare ventrale Äste zu den Verdauungsorganen.

■ **Paarige dorsale Äste**: Sie sind wie im Brustbereich (Aa. intercostales posteriores) segmental angeordnet:
• Die *Aa. lumbales I-IV* (Lendenarterien) behalten den Charakter der Segmentarterie bei. Sie ziehen zu Muskeln und Haut der hinteren Bauchwand sowie zum Wirbelkanal.
• Die 5. Lendenarterie gewinnt beachtlich an Bedeutung: Als *A. iliaca communis* wird sie zum Hauptgefäß für Becken und Bein (ähnlich wie die Segmentarterie C_6 als A. subclavia zum Hauptgefäß für Schultergürtel und Arm). Kaudal von deren Abgang bildet sich die Bauchaorta zur dünnen A. sacralis mediana zurück.

■ **Paarige laterale Äste** (Abb. 491 + 492a):
• *Aa. phrenicae inferiores* (untere Zwerchfellarterien): Ursprung am Oberrand des Hiatus aorticus (T_{11}).
• *A. suprarenalis media* (mittlere Nebennierenarterie).
• *A. renalis* (Nierenarterie): mit großer Variabilität (#483), Ursprung auf Höhe von L_1/L_2.
• *A. ovarica* (Eierstockarterie) bzw. *A. testicularis* (Hodenarterie).

Entwicklung der lateralen Äste: Sie gehören zunächst zum Urogenitalsystem und versorgen ursprünglich die Urnieren. Nebennieren und Keimdrüsen werden unmittelbar medial der Urnieren angelegt und in das Versorgungsgebiet der Urnierenarterien einbezogen. Im 2. Entwicklungsmonat ist die Nebenniere wesentlich größer als die Niere; sie wird von 3 Arterien erreicht: *A. suprarenalis superior*, *media* und *inferior*. Von der A. suprarenalis superior zieht ein Ast zur Zwerchfellanlage (*A. phrenica inferior*), von der A. suprarenalis inferior ein Ast zur (endgültigen) Niere (*A. renalis*). Im Lauf der weiteren Entwicklung bleibt die Nebenniere stark im Wachstum zurück. Damit verlieren die *Aa. suprarenales* an Bedeutung, und ihre ursprünglichen Seitenäste übernehmen die führende Rolle: Beim Erwachsenen erscheint die *A. suprarenalis superior* als kleiner Ast der *A. phrenica inferior*, die A. suprarenalis inferior als dünner Seitenast der *A. renalis*. Die Keimdrüsen steigen ab und ziehen ihre Gefäße mit sich mit. Deren Ursprünge bleiben jedoch auf ihrer ursprünglichen Höhe stehen.

■ **Unpaare ventrale Äste**:
❶ *Truncus coeliacus*: Der nur etwa 1 cm lange gemeinsame Stamm der Leber-, Milz- und Magenarterien entspringt aus der Bauchaorta noch im Bereich des Hiatus aorticus auf Höhe des 12. Brustwirbels. Er teilt sich sogleich in 3 Äste auf (Abb. 492a):
• *A. splenica [lienalis]* (Milzarterie): etwa horizontal nach links zu Milz, Pancreas und Magen
• *A. hepatica communis* (gemeinsame Leberarterie): etwa horizontal nach rechts zu Leber, Gallenblase, Duodenum, Pancreas und Magen.
• *A. gastrica sinistra* (linke Magenarterie): zum Mageneingang und zur kleinen Magenkurvatur.

❷ *A. mesenterica superior* (obere Gekrösearterie): Sie geht nur fingerbreit kaudal des Truncus coeliacus und meist kranial der Nierenarterien von der Bauchaorta ab (T_{12}/L_1, Abb. 492c). Sie versorgt mit 12-15 Ästen den größten Teil des Dünndarms, das Caecum sowie das Colon ascendens und transversum.

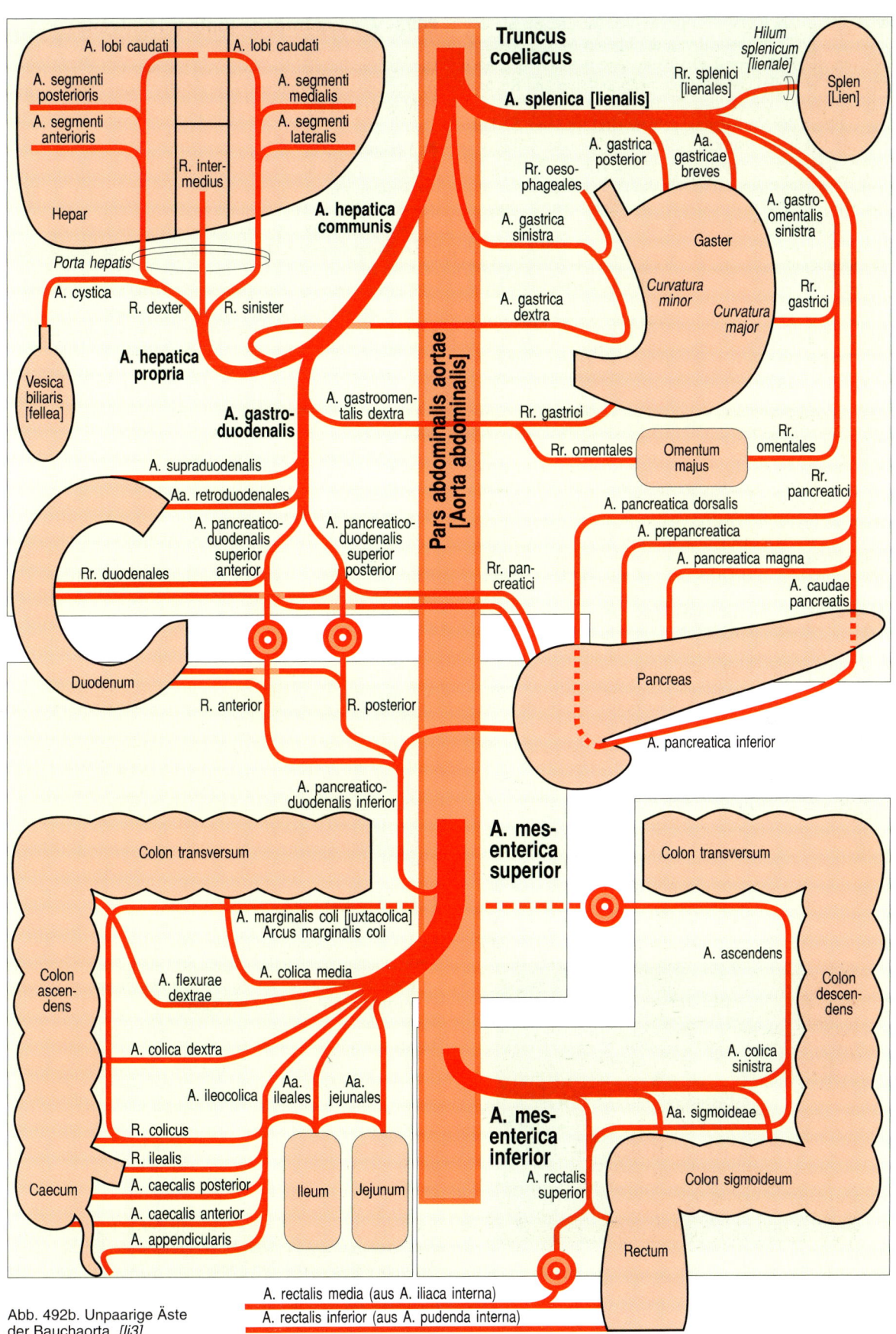

Abb. 492b. Unpaarige Äste der Bauchaorta. *[li3]*

❸ *A. mesenterica inferior* (untere Gekrösearterie): Sie entspringt in großem Abstand von der oberen Mesenterialarterie etwa auf Höhe von L3/L4. Alle Äste wenden sich nach links zu Colon descendens, Colon sigmoideum und Rectum.

Die Grenzen der Versorgungsgebiete sind fließend. So kann z.B. die Leber ihr arterielles Blut teilweise oder völlig von der A. mesenterica superior beziehen. Die A. splenica [lienalis] ist manchmal stärker als die A. hepatica communis: Die Milz ist eines der am besten durchbluteten Organe, die Leber erhält zusätzlich Blut über die V. portae hepatis!

■ **Durchblutungsstörungen**: Zwischen den ventralen Ästen der Bauchaorta bestehen meist ausgezeichnete Anastomosen. Trotzdem können Probleme auftreten:
• *Verschluß der A. hepatica propria:* Über die A. hepatica propria erhält die Leber zwar nur ¼ ihres Blutes, aber die Hauptmasse des Sauerstoffs (das Pfortaderblut ist sauerstoffarm). Es kommt zu Leberzellnekrosen im Läppchenzentrum (Zone 3, #455). Verschluß der A. hepatica communis hingegen verursacht meist keine Leberstörung, weil dann der Kollateralkreislauf von der A. mesenterica superior über die A. gastroduodenalis wirksam wird.
• *Verengung des Hauptstamms der A. mesenterica superior:* Das riesige Strombett der oberen Mesenterialarterie kann nicht ausreichend über die Anastomosen zu den beiden anderen unpaaren Ästen der Bauchaorta versorgt werden. Es kommt zur Angina abdominalis mit krampfartigen stechenden Schmerzen im Bauchraum. Völliger Verschluß der A. mesenterica superior führt zum lebensbedrohlichen akuten Mesenterialinfarkt (#437).

■ **Entwicklung der Aa. umbilicales** (Nabelarterien): Zu den ventralen Ästen gehören, entwicklungsgeschichtlich gesehen, auch die Nabelarterien, die in der Embryonalzeit alle übrigen Äste der Aorta an Stärke übertreffen. Sie leiten das Blut zur Plazenta zur Arterialisierung und sind damit - funktionell gesehen - den Aa. pulmonales im extrauterinen Leben zu vergleichen. Die Aa. umbilicales bleiben paarig. Ihre Ursprünge werden jedoch verlagert: Sie bilden Anastomosen mit den Segmentarterien L5 aus (den späteren Aa. iliacae communes), die direkten Ursprünge aus der Bauchaorta veröden. Bei der Geburt büßen sie schlagartig ihre übergeordnete Rolle ein, ihre distalen Abschnitte werden bindegewebig umgestaltet (*Ligg. umbilicalia medialia*).

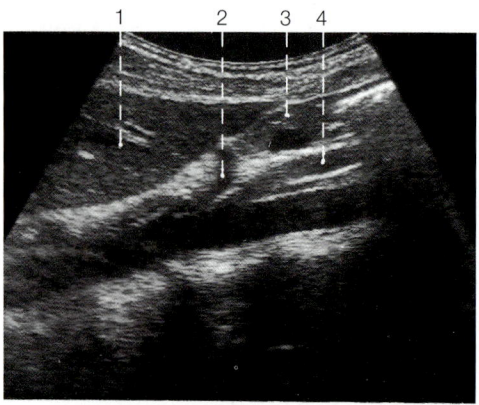

Abb. 492c. Bauchaorta mit den großen unpaaren Ästen im Ultraschallbild (medianer Längsschnitt). [wb]

| 1 | Hepar, Lobus sinister | 3 | Pancreas |
| 2 | Truncus coeliacus | 4 | A. mesenterica superior |

#493 V. cava inferior (untere Hohlvene)

Die V. cava inferior (lat. cavus = hohl) sammelt das Blut nahezu der gesamten unteren Körperhälfte und führt es dem rechten Vorhof zu.

■ **Verlauf**:
• Die V. cava inferior entsteht durch den Zusammenfluß der beiden *Vv. iliacae communes* rechts vor dem 5. Lendenwirbelkörper. Diese Stelle projiziert sich knapp rechts unterhalb des Nabels auf die vordere Bauchwand.
• Sie steigt immer rechts der Bauchaorta vor den Wirbelkörpern auf (Abb. 493a).
• Sie tritt durch das *Foramen venae cavae* im Centrum tendineum des Zwerchfells in den Brustraum über.
• Etwa 1 cm höher mündet sie von unten in den rechten Vorhof ein (Abb. 493b + c). An der Mündungsstelle (*Ostium venae cavae inferioris*) springt eine Endokardfalte vor. Sie ist jedoch zu niedrig, als daß sie, wie der Name *Valvula venae cavae inferioris* nahelegt, eine Ventilfunktion ausüben könnte.
• Sie ist etwa 22-25 cm lang.

■ **Abschnitte**: Nach Lage und Entwicklung kann man 4 Abschnitte abgrenzen:
• *Pränales Segment:* kaudal der Mündung der Nierenvenen.
• *Renales Segment:* von der Mündung der Nierenvenen bis zur Porta hepatis.
• *Hepatisches Segment:* im Sulcus venae cavae der Leber.
• *Posthepatisches Segment:* zwischen Leber und Mündung in den rechten Vorhof.

■ **Anomalien**: Die 4 Abschnitte machen eine komplizierte Entwicklung aus den paarigen Dottersack-, Sub- und Suprakardinalvenen des Embryos durch. Beispiele für Entwicklungsstörungen ohne Beeinträchtigung der Funktion (Varietäten) sind:
• Fehlen des posthepatischen Segments: Das Blut der unteren Körperhälfte fließt über die V. azygos zur V. cava superior. Die Vv. hepaticae mit dem Pfortaderblut münden direkt in den rechten Vorhof.
• Gespaltene V. cava inferior: Meist ist das pränale Segment paarig.

■ **Direkte Äste**: Die wichtigsten sind:
• *Vv. iliacae communes* (gemeinsame Beckenvenen): Durch ihren Zusammenfluß entsteht die V. cava inferior. Entwicklungsgeschichtlich betrachtet sind diese Venen allerdings Seitenäste. Den Anfang der Hohlvene bildet die kleine unpaare V. sacralis mediana.
• *Vv. renales* (Nierenvenen): Die linke V. renalis überkreuzt in der Regel die Bauchaorta.
• *Vv. ovaricae* (Eierstockvenen) bzw. *Vv. testiculares* (Hodenvenen) und *Vv. suprarenales* (Nebennierenvenen) münden rechts meist direkt in die Hohlvene, links über die linke V. renalis.
• *Vv. hepaticae* (Lebervenen): Sie münden unmittelbar unter dem Zwerchfell in die V. cava inferior ein (meist 3 Gruppen).

Die Einzugsgebiete der V. cava inferior entsprechen etwa dem Versorgungsgebiet der Bauchaorta. Unterschiede in der Astfolge ergeben sich durch die
• *Vv. lumbales ascendentes* (aufsteigende Lendenvenen): Sie leiten das Blut der hinteren Bauchwand über die V. azygos zur V. cava superior weiter (Abb. 493d).

1 Ren [Nephros]
2 Ureter
3 Vesica urinaria
4 Diaphragma
5 Glandula suprarenalis
6 Cardia [Pars cardiaca]
7 Rectum
8 Truncus coeliacus
9 A. mesenterica superior
10 A. renalis
11 A. testicularis
12 A. mesenterica inferior
13 A. iliaca communis
14 A. iliaca interna
15 V. cava inferior
16 Vv. hepaticae
17 V. renalis
18 V. testicularis
19 V. iliaca communis
20 V. iliaca interna
21 M. psoas major
22 M. rectus abdominis
23 M. transversus abdominis
24 M. obliquus internus abdominis
25 A. phrenica inferior
26 V. phrenica inferior
27 A. suprarenalis media
28 V. suprarenalis
29 Mm. intercostales
30 A. + V. lumbalis
31 Costa XII
32 N. subcostalis
33 N. iliohypogastricus [iliopubicus]
34 M. quadratus lumborum
35 N. ilioinguinalis
36 Lig. iliolumbale
37 N. cutaneus femoris lateralis
38 M. psoas minor
39 M. iliacus
40 Promontorium
41 A. sacralis mediana
42 A. rectalis superior
43 N. femoralis
44 A. iliolumbalis
45 N. genitofemoralis
46 Plica umbilicalis mediana
47 Plica umbilicalis medialis
48 Plica umbilicalis lateralis [Plica epigastrica]
49 Excavatio rectovesicalis
50 Mesocolon sigmoideum
51 Aa. sigmoideae
52 Capsula adiposa
53 A. renalis [accessoria]
54 Peritoneum

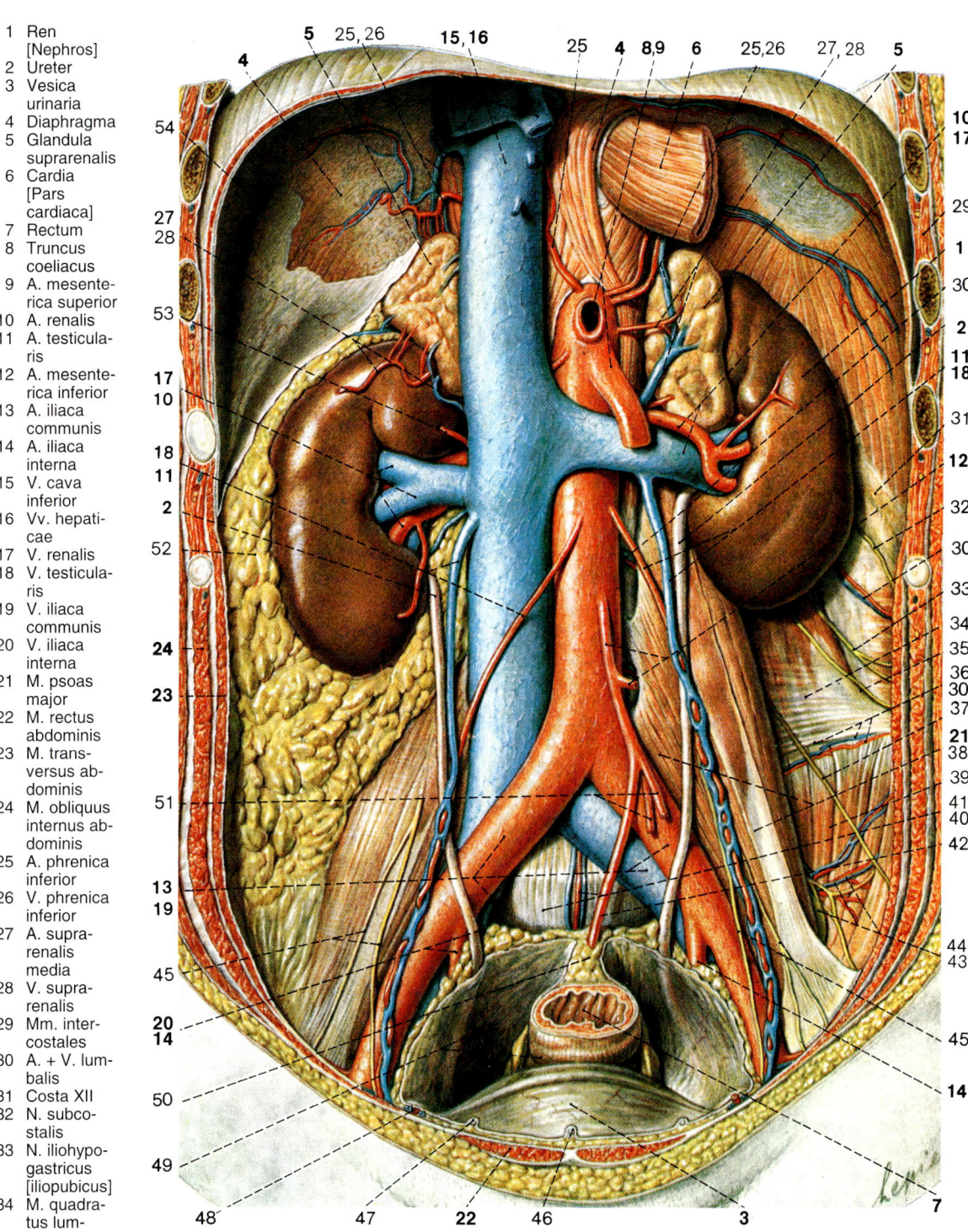

Abb. 493a. Hinterwand des Bauchraums mit Nieren und Harnwegen (Retroperitonealraum ohne sekundär retroperitoneale Organe). [sb2]

- *V. portae hepatis* (Pfortader): Sie sammelt das Blut aus dem Versorgungsgebiet der unpaaren Äste der Bauchaorta (Truncus coeliacus, A. mesenterica superior + inferior) und führt es der Leber zu. Es gelangt dann erst über die Vv. hepaticae zur V. cava inferior.

■ **Lagebeziehungen** (Abb. 493a):
- *Bauchaorta*: Die V. cava inferior liegt in ihrem unteren und mittleren Bereich unmittelbar rechts der Bauchaorta. Im oberen Viertel werden die beiden großen Gefäße durch den rechten Zwerchfellschenkel getrennt. Die Hohlvene liegt oben etwas ventral der Aorta und durchsetzt das Zwerchfell in seinem Centrum tendineum, die Aorta hingegen zwischen Zwerchfellmuskel und Wirbelsäule. Am unteren Ende schiebt sich die Aorta etwas vor die Hohlvene: Die rechte A. iliaca communis kreuzt die Hohlvene bzw. den Zusammenfluß der Vv. iliacae communes ventral. Mit Ausnahme der rechten A. ovarica bzw. A. testicularis verlaufen alle übrigen rechtsseitigen paarigen Äste der Bauchaorta normalerweise hinter der Hohlvene.
- *Bursa omentalis* (#418): Die V. cava inferior bildet die Hinterwand des Eingangs in die Bursa omentalis (*Foramen omentale [epiploicum]*).
- *Leber*: Die V. cava inferior ist in eine tiefe Rinne (*Sulcus venae cavae*) der Area nuda der Zwerchfellfläche der Leber (#452) eingebettet. Bei den Präparierübungen an der Leiche wird die V. cava inferior bei unvorsichtiger Entnahme der Leber häufig beschädigt.
- *Zwerchfell*: Der rechte Vorhof wird nur durch das Zwerchfell von der Leber getrennt. Der Brustabschnitt der V. cava inferior ist daher sehr kurz. Im *Foramen venae cavae* (#243) ist die Adventitia der Hohlvene mit den Sehnenzügen des Zwerchfells verwachsen. Deshalb wird die Lichtung der Hohlvene immer offengehalten, und die Hohlvene muß allen Bewegungen des Zwerchfells folgen.

■ **Kavokavale Anastomosen**: So bezeichnet man Verbindungen zwischen unterer und oberer Hohlvene (*V. cava inferior + superior*). Sie können als Umgehungskreisläufe wichtig werden:

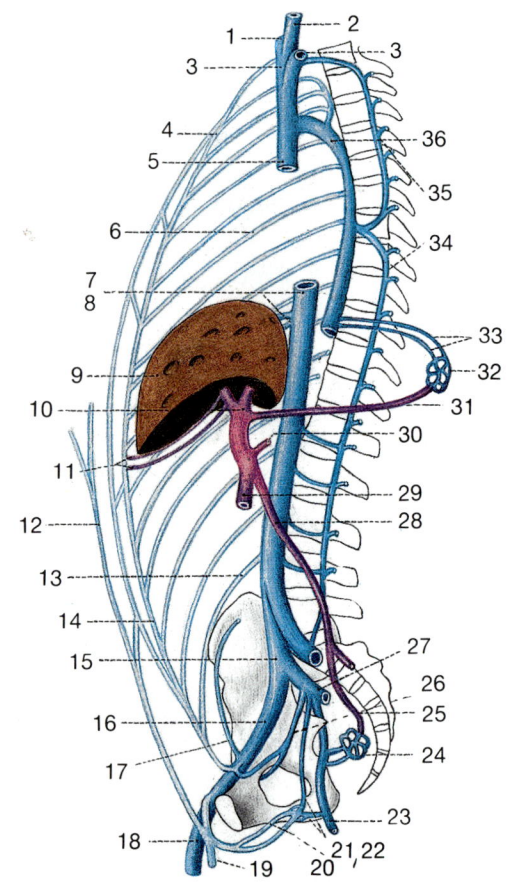

Abb. 493d. Längsvenen des Rumpfes und portokavale Anastomosen. Hohlvenensystem blau, Pfortadersystem violett. [bl]

1 V. subclavia
2 V. jugularis interna
3 V. brachiocephalica
4 Vv. thoracicae internae
5 V. cava superior
6 Vv. intercostales posteriores
7 V. cava inferior
8 Vv. hepaticae
9 Hepar
10 V. portae hepatis
11 Vv. paraumbilicales
12 V. epigastrica superficialis
13 V. lumbales
14 V. epigastrica inferior
15 V. iliaca communis
16 V. iliaca externa
17 V. circumflexa ilium profunda
18 V. femoralis
19 V. saphena magna
20 Vv. pudendae externae
21 Vv. rectales mediae
22 Vv. rectales inferiores
23 V. pudenda interna
24 Plexus venosus rectalis
25 V. rectalis superior
26 V. obturatoria
27 V. iliaca interna
28 V. mesenterica inferior (mündet hier als Varietät nicht in die V. splenica [lienalis], sondern in die V. mesenterica superior)
29 V. mesenterica superior
30 V. splenica [lienalis]
31 V. gastrica sinistra
32 Portokavale Anastomose am Mageneingang
33 Vv. oesophageales
34 V. hemiazygos
35 V. hemiazygos accessoria
36 V. azygos

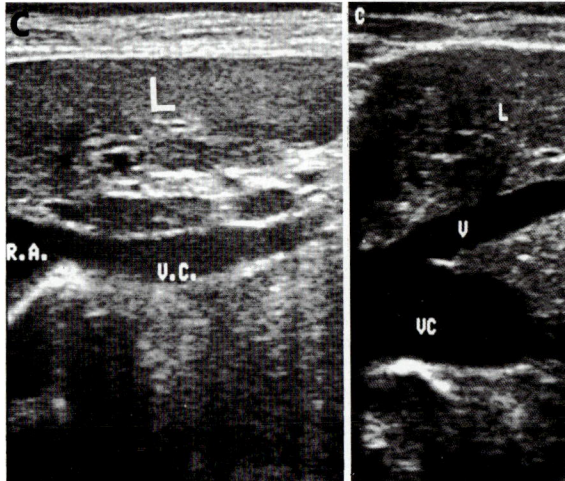

Abb. 493b + c. Die V. cava inferior im Ultraschallbild (Längsschnitte). Linkes Bild normal weite Vene. Rechtes Bild gestaute Vene bei Rechtsherzinsuffizienz. [st3]

C cranialis
L Hepar
RA Atrium dextrum
VC V. cava inferior

- V. iliaca externa → V. epigastrica inferior → Vv. epigastricae superiores → Vv. thoracicae internae → V. brachiocephalica → V. cava superior.
- V. iliaca interna → Plexus venosus sacralis → Plexus venosi vertebrales externi + interni (#219) → V. azygos + hemiazygos → V. cava superior.
- V. femoralis → V. epigastrica superficialis bzw. V. circumflexa ilium superficialis → V. thoracoepigastrica → V. axillaris → V. brachiocephalica → V. cava superior (#238).

- V. cava inferior → Vv. lumbales → V. lumbalis ascendens → V. azygos bzw. V. hemiazygos → V. cava superior.
- Letztlich verbinden die portokavalen Anastomosen (#494) zwischen V. portae hepatis und V. cava superior bzw. inferior auch die beiden Hohlvenen. Da die Vv. hepaticae unmittelbar unter dem Zwerchfell in die V. cava inferior einmünden, ist die V. portae hepatis mit der Leber in jedem Fall eine wichtige Kollateralbahn.

■ **Ärztliche Bedeutung der kavokavalen Anastomosen**: Bei Strömungshindernissen im Bereich der V. cava inferior, z.B. bei Beckenvenenthrombosen, können sich die genannten Blutbahnen aus der unteren Körperhälfte erweitern und einen Teil des Blutes aus dem Einzugsgebiet der V. cava inferior zur V. cava superior umleiten (#395).

■ **Kavakompressionssyndrom**:
- Gegen Ende der Schwangerschaft kann der schwere Uterus bei Rückenlage der Schwangeren die V. cava inferior abdrücken. Die plötzliche Minderung des Blutrückstroms kann zum hypovolämischen Schock führen: Der Blutdruck fällt, die Pulsfrequenz steigt, Schweiß bricht aus, die Schwangere erbleicht. Die Minderdurchblutung der Plazenta gefährdet auch den Fetus. Die Therapie ist einfach: Lageänderung!
- Allmähliche Kompression der V. cava inferior durch Tumor, Lymphknotenvergrößerung oder Aortenaneurysma (#491) führt zur Stauung der distal der Kompressionsstelle mündenden Äste, also immer der Bein- und Beckenvenen, mit Ödem der unteren Körperhälfte und Erweiterung der kavokavalen Anastomosen.

■ **Kavafilter**: Aus Bein- und Beckenvenen können Blutgerinnsel mit dem Blutstrom durch die V. cava inferior und das rechte Herz in den Lungenkreislauf gelangen und dort Äste der Lungenarterien verschließen (Lungenembolie, #333). Bei besonders gefährdeten Patienten kann man ein Drahtgeflecht in den kaudalen Teil der V. cava inferior einsetzen, um die Emboli abzufangen.
- Das Drahtgeflecht wird in zusammengeklapptem Zustand mit einem Katheter je nach offener Strombahn von der V. femoralis nach kranial oder von der V. jugularis interna durch das rechte Herz nach kaudal in die V. cava inferior vorgeschoben und der Schirm an seinem Bestimmungsort entfaltet. Der Filter sollte kaudal der Mündung der Nierenvenen liegen, um den Blutabfluß aus den Nieren nicht zu gefährden.
- Wird der Kavafilter nicht innerhalb weniger Tage wieder entfernt, so thrombosiert er allmählich, doch bildet sich ein Kollateralkreislauf aus (Erweiterung der kavokavalen Anastomosen), der den Blutrückstrom sichert. Die Gefahren des Verschlusses der V. cava inferior müssen gegen die Gefahren der Lungenembolie abgewogen werden!

#494 V. portae hepatis (Pfortader)

Zur V. portae hepatis vereinigen sich hinter dem Pancreas die V. mesenterica superior und die V. splenica [lienalis] (Abb. 494a + b).
- Der Stamm der V. portae hepatis ist etwa 4-6 cm lang. Er kreuzt den oberen Teil des Duodenum dorsal und erreicht dann im Lig. hepatoduodenale die Porta hepatis. Dort teilt sich die V. portae hepatis wie die A. hepatica propria zunächst in einen rechten und einen linken Ast, die sich wie die Arterie in Segment- und Subsegmentgefäße weiterverzweigen (#454). In der Leber laufen V. portae hepatis- und Arterienäste immer eng benachbart.
- Während sich sonst Venen herzwärts zu immer größeren Stämmen vereinigen, spaltet sich die V. portae hepatis, die aus den Darmvenen hervorgegangen ist, in der Leber wieder in ein Kapillarnetz auf („Wundernetz", #148), aus dem dann die Vv. hepaticae hervorgehen. Das Blut muß in diesem Fall

2 Kapillarsysteme (im Darm und in der Leber) durchlaufen, bevor es in der Lunge wieder arterialisiert wird.
- Das Blut in der V. portae hepatis müßte demnach sehr sauerstoffarm sein und nur langsam strömen, da es im Darmkapillarsystem Sauerstoff und Druck verloren hat. Doch gibt es im Bauchraum zahlreiche „Kurzschlüsse" zwischen Arterien und Venen, in denen unter Umgehung des Kapillarsystems sauerstoffreiches Blut unter hohem Druck in das Pfortadersystem einströmt.
- Der Sinn des doppelten Kapillarsystems ist einfach zu erklären: In den Darmkapillaren wird das Blut mit resorbierten Nährstoffen (Kohlenhydrate, Eiweißabbauprodukte, Vitamine, Mineralsalze), aber auch unverwertbaren oder gar giftigen Stoffen angereichert. Zentrales „Laboratorium" des Körpers ist die Leber. Hier werden Nährstoffe in verwertbare Formen umgebaut oder gespeichert, hier werden aber auch die meisten Giftstoffe unschädlich gemacht. Es ist also sinnvoll, das Blut aus dem Darm nicht erst im Körper zu verteilen, sondern direkt der Leber zuzuführen.

■ **Portokavale Anastomosen**: Die Grenzen zwischen Pfortadersystem und direktem Stromgebiet der Hohlvenen wurden wegen ihrer eminenten praktischen Bedeutung bereits mehrfach erörtert. Die 3 wichtigsten Nahtstellen seien nochmals hervorgehoben:
- am Oesophagus und am Mageneingang (#372, #425): bei Stauung Ösophagusvarizen.
- über die Nabelvenen (#238): bei Stauung „Medusenhaupt".
- am Rectum (#525): bei Stauung Hämorrhoiden.

Weitere Verbindungen bestehen zwischen
- kleinen Venen sekundär retroperitonealer Organe und dem Venensystem des Retroperitonealraums (Lendenvenen, Nierenvenen).
- Venen der Leberkapsel und den Venen des Zwerchfells im Bereich der *Area nuda*.

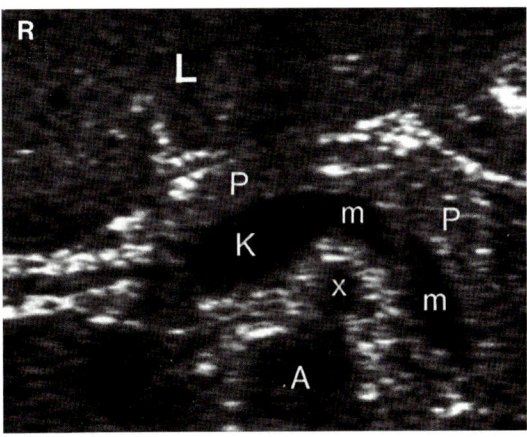

Abb. 494a. Vereinigung der Milzvene mit der V. mesenterica superior zur V. portae hepatis im Ultraschallbild (subkostaler Schrägschnitt). Man achte auf den hufeisenförmigen Verlauf der Milzvene. Er entspricht der Krümmung des Pancreas, hinter die Milzvene verläuft. [st3]

A Pars abdominalis aortae [Aorta abdominalis]
K „Confluens" von V. splenica [lienalis] und V. mesenterica superior zur V. portae hepatis
L Hepar
m V. splenica [lienalis]
P Pancreas
R rechts
x A. mesenterica superior

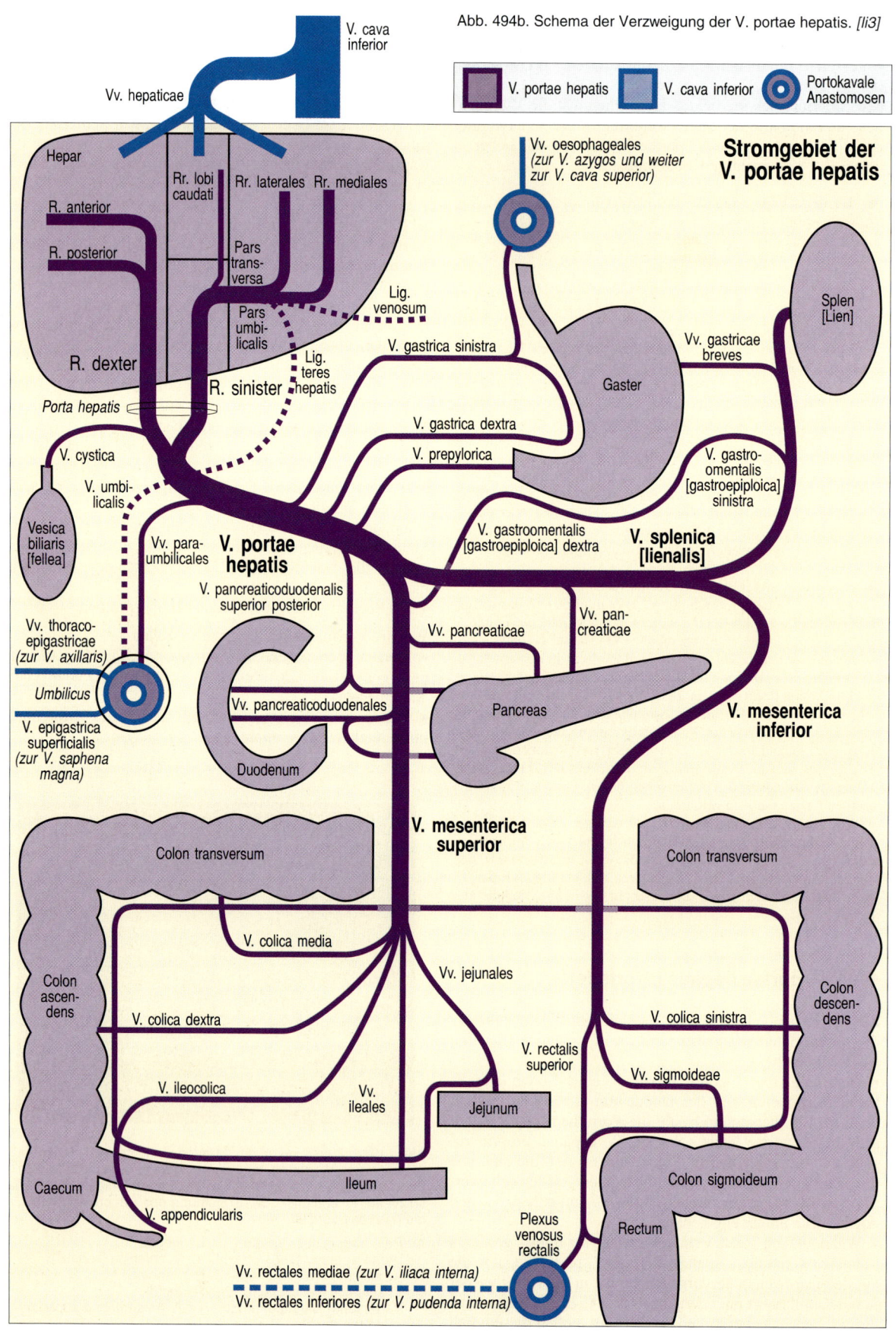

Abb. 494b. Schema der Verzweigung der V. portae hepatis. [li3]

4 Baucheingeweide, 4.9 Leitungsbahnen

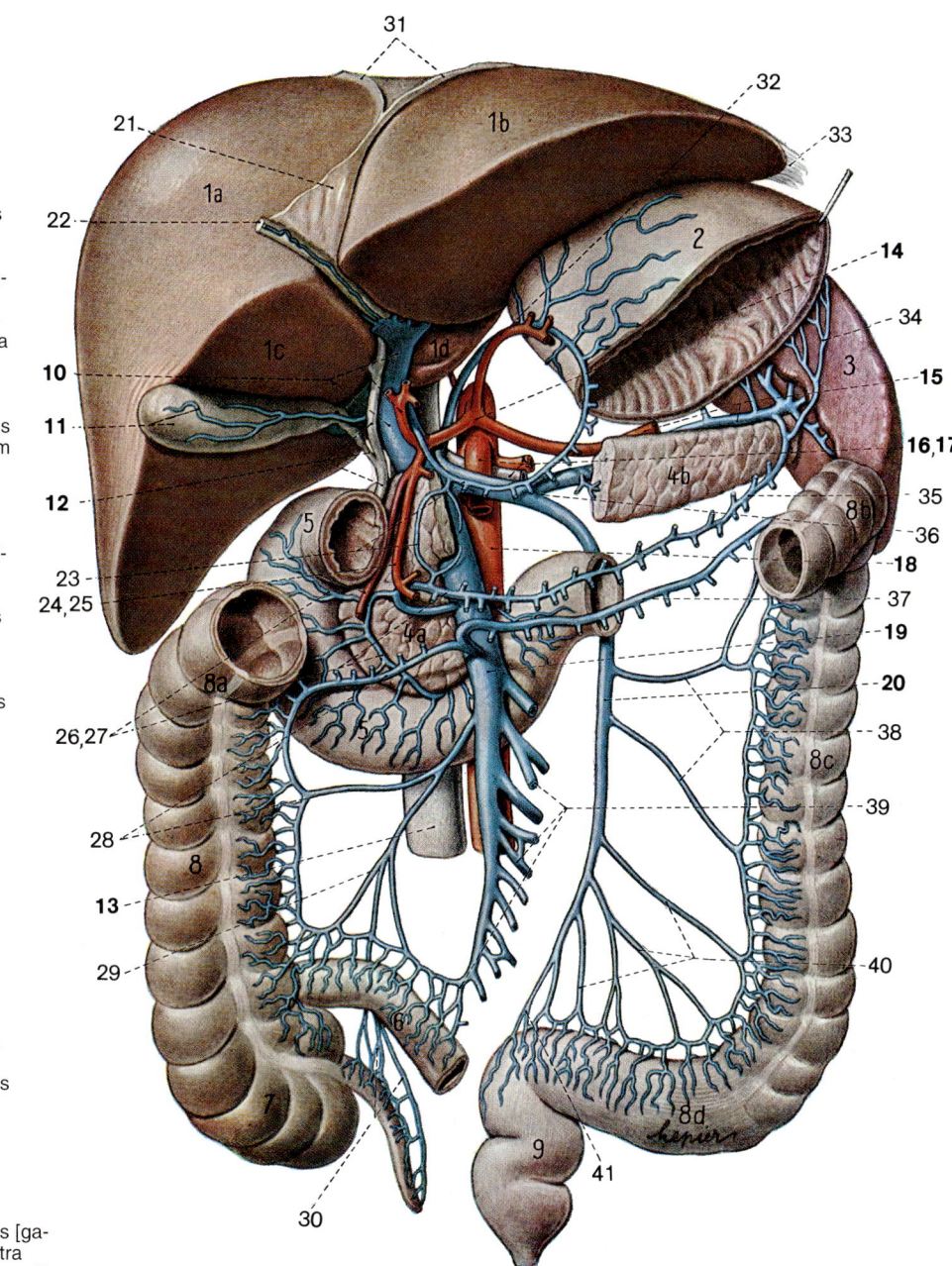

1a Lobus hepatis dexter
1b Lobus hepatis sinister
1c Lobus quadratus
1d Lobus caudatus
2 Fundus gastricus
3 Splen [Lien]
4a Caput pancreatis
4b Cauda pancreatis
5 Duodenum
6 Ileum
7 Caecum + Appendix vermiformis
8 Colon ascendens
8a Flexura coli dextra [hepatica]
8b Flexura coli sinistra [splenica]
8c Colon descendens
8d Colon sigmoideum
9 Rectum
10 V. portae hepatis + A. hepatica propria
11 Vesica biliaris [fellea] + V. cystica
12 Ductus hepaticus + Ductus cysticus + Ductus choledochus [biliaris]
13 V. cava inferior
14 Truncus coeliacus
15 A. + V. splenica [lienalis]
16 A. mesenterica superior
17 A. renalis + V. renalis
18 Pars abdominalis aortae [Aorta abdominalis]
19 V. mesenterica superior
20 V. mesenterica inferior
21 Lig. falciforme
22 Lig. teres hepatis
23 V. gastrica dextra + V. prepylorica
24 A. gastroomentalis dextra
25 A. pancreaticoduodenalis superior
26 Vv. pancreaticoduodenales
27 V. gastroomentalis [gastroepiploica] dextra
28 V. colica dextra + media
29 V. ileocolica
30 V. appendicularis
31 Lig. coronarium
32 A. + V. gastrica sinistra
33 Lig. triangulare sinistrum
34 Vv. gastricae breves
35 V. gastroomentalis [gastroepiploica] sinistra
36 V. mesenterica inferior + V. splenica [lienalis]
37 V. colica media
38 V. colica sinistra
39 Vv. jejunales, Vv. ileales
40 Vv. sigmoideae
41 V. rectalis superior

Abb. 494c. Die V. portae hepatis mit ihren Einzugsgebieten. [sb3]

■ **Verletzungen der V. portae hepatis**: Die V. portae hepatis ist entscheidend für den Blutfluß in der Leber und damit für ein lebenswichtiges Organ. Bei Verletzungen darf der Hauptstamm der V. portae hepatis nicht einfach unterbunden werden. Der Blutdurchfluß muß unbedingt gesichert bleiben (Rekonstruktion des Gefäßrohrs!). Verletzungen des Hauptstamms der V. portae hepatis führen auch heute noch häufig zum Tode.

#495 Pfortader-Hochdruck

■ **Entstehung**: Der Blutdruck in der V. portae hepatis steigt (portale Hypertension), wenn der Abfluß des Blutes über die Leber zum Herzen behindert ist. Das Blut staut sich dann in der V. portae hepatis an. Das Strömungshindernis kann an verschiedenen Stellen sitzen:
• **prähepatisch** (etwa 20 %): Zum Beispiel kann ein Blutgerinnsel im Hauptstamm oder einem größeren Ast der V. portae hepatis liegen. Die V. portae hepatis kann aber auch durch eine Geschwulst zusammengepreßt werden.
• **intrahepatisch** (etwa 80 %): Häufigste Ursache in Europa und Nordamerika ist die Leberzirrhose (#455). Sie ist meist Folge übermäßigen Alkoholgenusses. Sie kann aber auch nach einer Virushepatitis (#455) entstehen. In Afrika kann die Bilharziose zum Stau des Pfortaderblutes führen, wenn winzige Jugendformen der Würmer massenhaft die Leber bevölkern.

- *posthepatisch* (weniger als 1 %): z.B. wenn die Mündung der Vv. hepaticae in die V. cava inferior verengt oder verschlossen ist.

■ **Symptome**:
- „Krampfadern" (*Varizen*) an den portokavalen Anastomosen. Bei einem Stau auf der Autobahn versuchen viele Autofahrer über Umgehungsstraßen voranzukommen. Häufig sind diese Umleitungen auch bald überlastet. Ähnlich ist es beim Körper. Bei einem vermehrten Blutabfluß über den Nabel treten die stark geschlängelten Venen der Bauchwand sternförmig um den Nabel hervor (von früheren Ärzten als „Medusenhaupt" bezeichnet). Im Oesophagus wird die Schleimhaut von den verdickten Venen (*Ösophagusvarizen*) vorgewölbt.
- Bauchwassersucht (*Ascites*): Am Ende der Kapillaren wird normalerweise Flüssigkeit aus dem Gewebe in die Blutbahn zurückgesaugt. Ist der Druck in den Kapillaren erhöht, so wird dieser Vorgang erschwert. Beim Pfortader-Hochdruck sammelt sich daher Flüssigkeit im Bauchraum an, die sonst über das Blut abtransportiert wird. Bei der Leberzirrhose wird dies noch verstärkt, weil die kranke Leber nicht genügend Plasmaproteine erzeugen kann. Dadurch wird die Rücksaugkraft des Blutes für Wasser (onkotischer Druck) weiter vermindert. Der Bauch schwillt dabei immer weiter an, während der übrige Körper Zeichen der Unterernährung zeigen kann. Der dicke Bauch kommt dann nicht vom Fett, sondern vom Wasser. Allerdings ist nicht jeder Ascites Zeichen eines Pfortader-Hochdrucks!
- Vergrößerung der Milz (*Splenomegalie*) mit Blutarmut (*Anämie*) und Störung der Blutgerinnung.

■ **Hauptgefahr** des Pfortader-Hochdrucks ist die Blutung aus den Ösophagusvarizen. Der langsam, aber stetig zunehmende Rückstau des Blutes im Stromgebiet der V. portae hepatis führt zu einem immer stärkeren Anschwellen der Venen des unteren Abschnitts des Oesophagus und des Mageneingangs. Ist die Grenze der Dehnbarkeit erreicht, so genügt bisweilen ein geringer zusätzlicher Druckanstieg im Bauchraum (z.B. Pressen beim Stuhlgang), und die Krampfadern platzen. Diese Blutung ist sehr schwer zu stillen. Etwa die Hälfte der Patienten stirbt schon bei der ersten Blutung. Wird diese Blutung überlebt, so folgt die nächste häufig schon innerhalb eines Monats.

■ **Epidemiologie**: Die soziale Bedeutung dieses Geschehens wird aus folgenden Zahlen deutlich: In der Bundesrepublik Deutschland leben jeweils etwa 400 000 Menschen mit einer Leberzirrhose (etwa 0,5 % der Gesamtbevölkerung). Von diesen haben etwa 150 000-200 000 einen Pfortader-Hochdruck. Jährlich sterben etwa 6000-7000 von ihnen an einer Blutung aus Ösophagusvarizen.

■ **Messen des Drucks in der V. portae hepatis**: Die V. portae hepatis liegt geschützt in der Tiefe des Bauchraums und von außen nur schwer zugänglich. Über ein anderes Blutgefäß einen Schlauch (Katheter) mit Druckmeßgerät in die V. portae hepatis vorzuschieben, ist schwierig. Ihre Sonderstellung besteht ja gerade darin, zwischen 2 Kapillargebieten eingeschlossen zu sein. Der Druck in der V. portae hepatis (normal bis etwa 15 mmHg = 2 kPa) wird daher meist erst nach der operativen Eröffnung der Bauchhöhle gemessen, wenn man die V. portae hepatis freigelegt hat und die Sonde bequem einstechen kann. Alle anderen Verfahren sind mühsam oder riskant:
- Einstechen des Druckmeßgeräts durch die Haut in die Milz: Der Milzdruck entspricht dem Pfortaderdruck.
- Aufsuchen der V. portae hepatis bei der Spiegeluntersuchung der Bauchhöhle (Laparoskopie).
- Einführen eines Katheters über eine gestaute Nabelvene in die V. portae hepatis: gelingt nicht immer.
- Einführen eines feinen Katheters in einen Pfortaderast innerhalb der Leber. Die Hohlnadel wird unter Ultraschallkontrolle durch die Haut in die Leber eingestochen. Dann versucht man ähnlich wie bei der Gallengangdarstellung (PTC, #457) einen gestauten Pfortaderast zu finden.

■ **Operative Behandlung**: Eine Fülle von Verfahren ist ersonnen worden, von denen keines voll befriedigt:
- Veröden der Ösophagusvarizen (z.B. bei der Ösophagoskopie).
- Herausschneiden der von Krampfadern befallenen Teile des Oesophagus und des Magens.
- Sperroperation: Unterbrechen des Blutabflusses aus dem Stromgebiet der V. portae hepatis zur Speiseröhre (z.B. Verschluß bestimmter Magenvenen).
- Vermindern des Blutzuflusses zur V. portae hepatis, z.B. durch Entfernen der Milz und von Teilen des Darms oder Abbinden der A. hepatica propria.
- Verhindern einer zusätzlichen Schädigung des Oesophagus infolge Rückflusses von saurem Magensaft (verschiedene Magenoperationen).
- Anregung der Bildung zusätzlicher Abflußbahnen für das gestaute Pfortaderblut (z.B. Verlagerung der Milz in den Brustraum oder in die Bauchwand).
- Schaffen eines künstlichen Abflusses des Pfortaderblutes zur V. cava inferior (portokavale Shuntoperation).

Portokavale Shuntoperation: Normalerweise gelangt das Blut der V. portae hepatis über die Leber und die Vv. hepaticae zur V. cava inferior. Beim Pfortader-Hochdruck ist gerade dieser Abfluß behindert. Es liegt daher nahe, eine künstliche direkte Verbindung zwischen V. portae hepatis und V. cava inferior zu schaffen und so das Hindernis in der Leber zu umgehen. Erstmals wurde eine derartige Operation 1877 am Hund vorgenommen. Inzwischen wurde eine große Zahl von Spielarten erprobt, die je nach Lage des Falls eingesetzt werden. Sie sind in 2 Gruppen zu gliedern:
- Verbinden von Seitenästen der V. portae hepatis und der V. cava inferior: Besonders gern vereinigt man Milz- und Nierenvene (*splenorenaler Shunt*), oder man pflanzt die V. mesenterica superior in die V. cava inferior ein (*mesenterikokavaler Shunt*).
- Verbinden der Hauptstämme von V. portae hepatis und V. cava inferior: Dabei kann man in beiden Gefäßen in die Wand ein Loch schneiden und die Ränder der beiden Löcher miteinander vernähen (*Seit-zu-Seit-Verbindung*). Dabei wird Blut entsprechend dem Druckunterschied aus der V. portae hepatis durch das Loch direkt in die V. cava inferior fließen. Ein anderer Teil des Blutes wird den natürlichen Weg durch die Leber wählen. Dieses Vorgehen ist nur zweckmäßig, wenn die Leber noch soweit durchgängig ist, daß ein nennenswerter Anteil des Pfortaderblutes diesen Weg benutzen kann. Andernfalls droht die „Stromumkehr": Es fließt auch noch das über die A. hepatica propria in die Leber gelangende Blut gleich wieder „rückwärts" über die V. portae hepatis heraus, und die Leber erhält zu wenig Sauerstoff. In diesem Fall ist die *End-zu-Seit-Verbindung* besser: Die V. portae hepatis wird durchgeschnitten. Das darmseitige Ende wird in die Wand der V. cava inferior eingenäht. Das leberseitige Ende wird einfach verschlossen.

Ein besonderes *Risiko* der Operation ist das Leberversagen (*Coma hepaticum*): Es tritt häufig zwischen dem 4. und 8. Tag nach der Operation auf.
- Im Stadium I beginnt der Patient zu zittern, er ist leicht benommen, die Merkfähigkeit ist vermindert.
- Im Stadium II ist der Patient verwirrt. Er weiß nicht mehr, wo er sich befindet und welcher Tag ist. Er erkennt die Angehörigen nicht mehr.
- Das Stadium III mit tiefer Bewußtlosigkeit geht in den Tod über.

Das Leberversagen ist eine häufige Todesursache nach der Operation. Die Wahrscheinlichkeit eines Leberversagens läßt sich durch Druckmessungen in der V. portae hepatis während der Operation abschätzen. Entsteht dabei der Verdacht, daß die Sauerstoffversorgung der Leber nach der Operation unzureichend sein wird, so kann man eine Darmarterie in den leberseitigen Stumpf der V. portae hepatis einnähen und so der Leber zusätzlich sauerstoffreiches Blut zuführen. Dies verlängert allerdings die Dauer der Operation und erhöht das Risiko. Auch kann ein zuviel an Arterienblut (mit hohem Druck) das Lebergewebe schädigen.

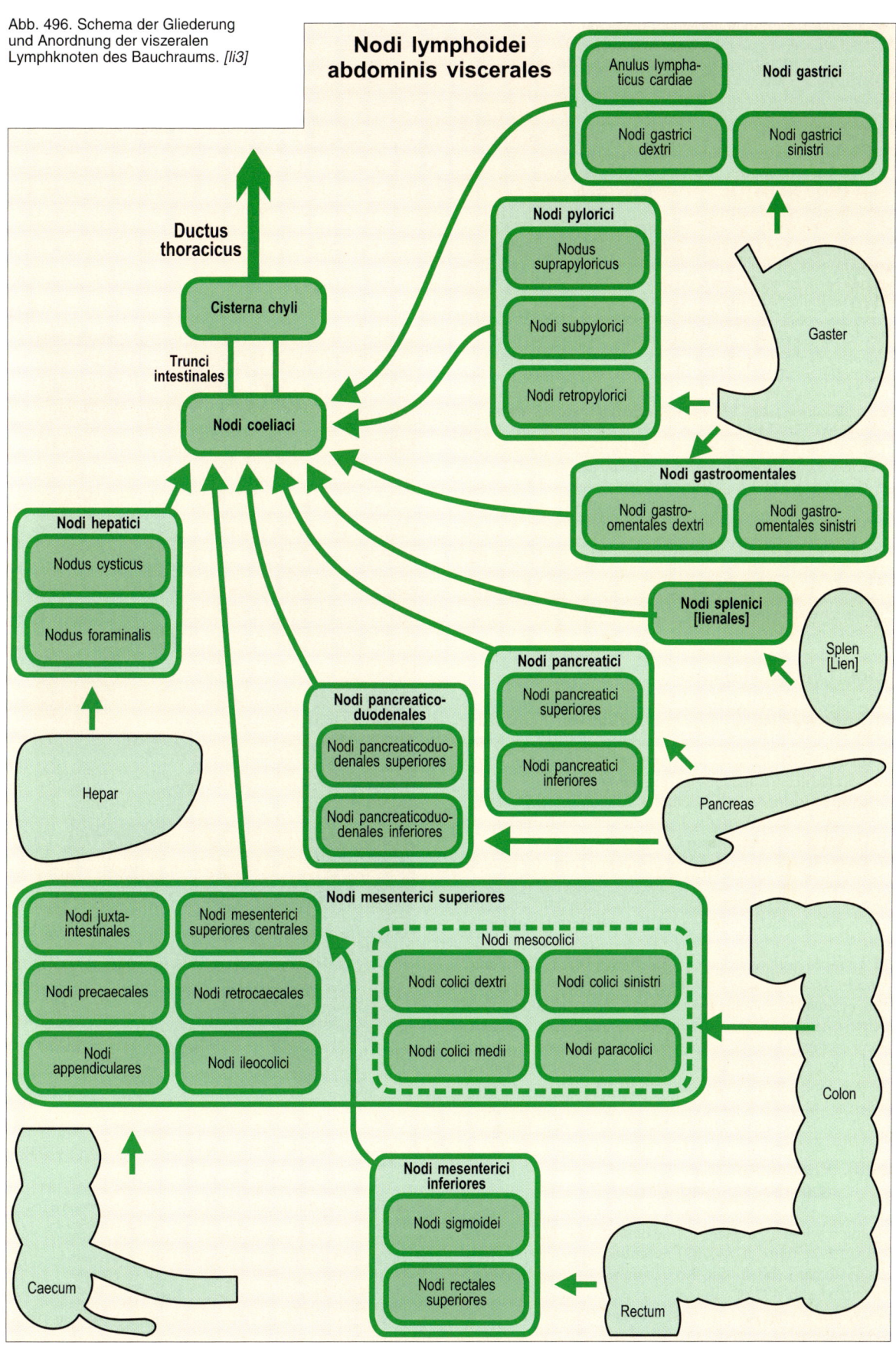

Abb. 496. Schema der Gliederung und Anordnung der viszeralen Lymphknoten des Bauchraums. [li3]

■ **Spätfolgen der Shuntoperation**: Bei 10-50 % der Operierten treten im Laufe der nächsten Monate Bewußtseinsstörungen und psychische Veränderungen auf (*hepatoportale Enzephalopathie*). Dies hat folgende Gründe:
• Beim Gesunden fließt in Ruhe oder bei mäßiger Arbeit etwa ¼ des Herzzeitvolumens durch die Leber, das sind 1,3-1,5 l/min. Davon kommen etwa ¾ aus der V. portae hepatis, der Rest aus der A. hepatica propria. Fällt die V. portae hepatis aus, dann erhält die Leber etwa einen Liter Blut pro Minute weniger. Das sind rund 1500 Liter pro Tag. Deshalb kann sie ihre Aufgaben nur noch mangelhaft erfüllen.
• Eine der wichtigsten Aufgaben der Leber ist es, im Körper beim Stoffwechsel entstehende Gifte unschädlich zu machen. So entsteht beim Abbau von Eiweiß Ammoniak. Das mit dem Blut zur Leber kommende Ammoniak wird dort zu etwa 90 % zu Harnstoff umgebaut, der dann über die Niere mit dem Harn ausgeschieden wird. Gelangt das Pfortaderblut nicht mehr in die Leber, so wird weniger Ammoniak dem Blut entnommen, und der Ammoniakgehalt des Blutes steigt. Zusammen mit anderen Schadstoffen, die normalerweise in der Leber entgiftet werden, schädigt Ammoniak die Nervenzellen im Gehirn. Dies geschieht zum Teil direkt, zum Teil auf Umwegen. So bindet Ammoniak die für das Nervensystem wichtige Glutaminsäure, die dann dem Gehirn fehlt. Die Beeinträchtigung des Gehirns ist um so wahrscheinlicher, je mehr Blut der Leber vorenthalten wird.
• Die Verbindung der Hauptstämme von V. portae hepatis und V. cava inferior führt daher häufiger zu Beschwerden als die Verbindung von Seitenästen. Diese wiederum senkt den Druck in der V. portae hepatis nicht so sicher.
• Störungen der Hirnfunktionen können allerdings auch ohne Operation auftreten. Die Leberzirrhose allein mindert schon die Leistungsfähigkeit der Leber entscheidend, so daß auch ohne Operation der Ammoniakgehalt im Blut allmählich ansteigt.

#496 Lymphbahnen

■ **Lymphstämme**: Die Lymphe der unteren Körperhälfte sammelt sich in großen Lymphstämmen, die sich im Hiatus aorticus des Zwerchfells hinter der Aorta zum *Ductus thoracicus* (Milchbrustgang, #396) vereinigen:
• *Trunci lumbales* (Lendenlymphstämme): Sie steigen beidseits der Bauchaorta auf und führen die Lymphe vom Bein und vom Becken heran.
• *Trunci intestinales* (Darmlymphstämme): mit der Lymphe der Baucheingeweide.
Die Vereinigungstelle der Lymphstämme ist manchmal etwas erweitert: *Cisterna chyli* (Chylus = Darmlymphe).

■ **Lymphknotengruppen** (Abb. 496): Die Lymphknoten sind in der Hinterwand des Bauchraums und in den Gekrösen so zahlreich, daß die einzelnen Lymphknotengebiete schwer gegeneinander abzugrenzen sind. Als Faustregel kann gelten, daß die Lymphbahnen der inneren Organe meist den Arterien folgen und die regionären Lymphknoten an den Eintrittsstellen der Arterien in die Organe (*Hila*) liegen.

#497 Plexus lumbalis (Lendennervengeflecht)

Ähnlich wie die Nerven im Halsbereich (*Plexus cervicalis*, *Plexus brachialis*, #781-782) durchflechten sich die vorderen Äste der Lenden- und Kreuzbeinnerven zu 2 Nervengeflechten (Abb. 497a):
• *Plexus lumbalis* (Lendennervengeflecht, Abb. 497b): Segmente L_1 bis L_3 mit Teilen von T_{12} und L_4.
• *Plexus sacralis* (Kreuzbeinnervengeflecht): Segmente L_5 bis S_3 mit Teilen von L_4 und S_4 (#595).
Die beiden Nervengeflechte werden gewöhnlich unter dem Begriff *Plexus lumbosacralis* zusammengefaßt.

■ **Lage**: Das eigentliche Geflecht der Lendennerven liegt lateral der Austrittsstellen aus dem Wirbelkanal dorsal des M. psoas major. Alle Äste des Plexus lumbalis müssen sich zunächst mit diesem von den Lendenwirbelkörpern entspringenden Muskel auseinander setzen:

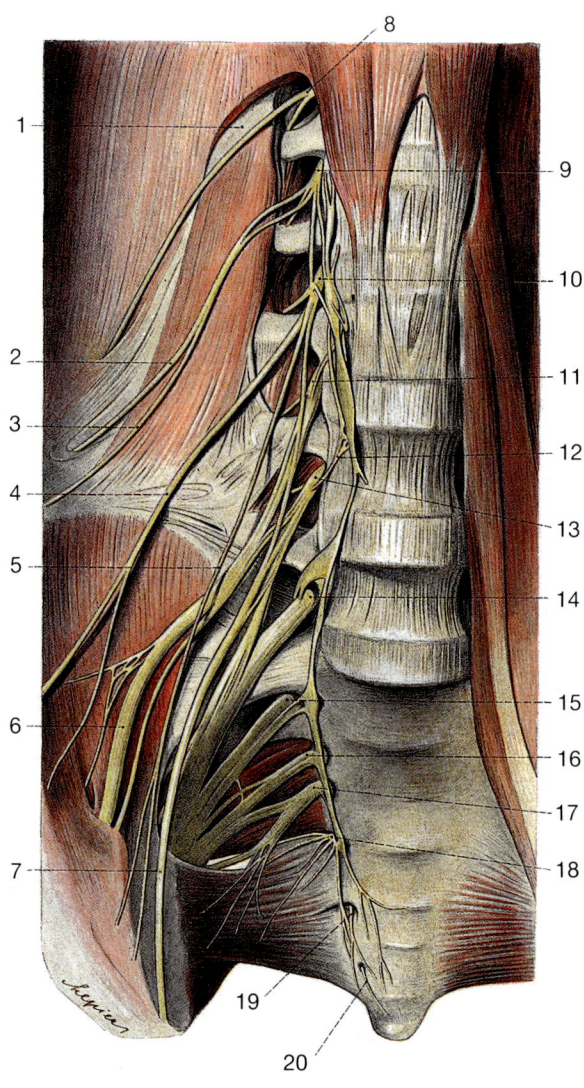

Abb. 497a. Plexus lumbosacralis (Lenden- und Kreuzbeinnervengeflecht). [no2]

1	M. quadratus lumborum	11	N. lumbalis III
2	N. iliohypogastricus [iliopubicus]	12	R. communicans
3	N. ilioinguinalis	13	N. lumbalis IV
4	N. cutaneus femoris lateralis	14	N. lumbalis V
5	N. genitofemoralis	15	N. sacralis I
6	N. femoralis	16	N. sacralis II
7	N. obturatorius	17	N. sacralis III
8	N. subcostalis	18	N. sacralis IV
9	N. lumbalis I	19	N. sacralis V
10	N. lumbalis II	20	N. coccygeus

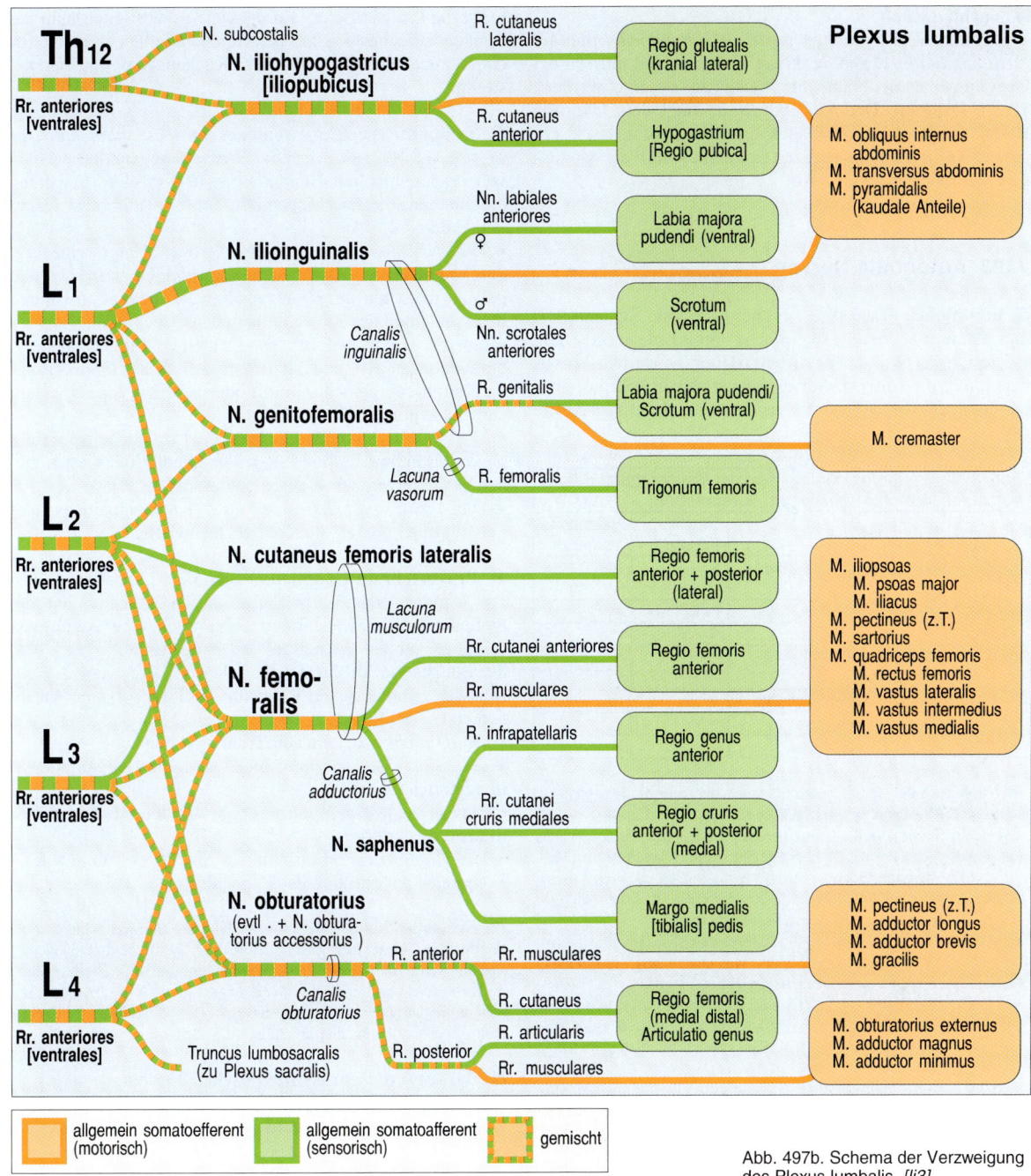

Abb. 497b. Schema der Verzweigung des Plexus lumbalis. *[li3]*

- Die Mehrzahl der Plexusäste gelangt dorsal vom M. psoas major auf die Ventralfläche des M. quadratus lumborum oder des M. iliacus und zieht in deren Faszie (Fascia iliaca) zur Bauchwand oder durch die *Lacuna musculorum* zum Bein, z.B. *N. femoralis*.
- Der *N. genitofemoralis* durchbohrt den M. psoas major und läuft auf dessen Ventralfläche nach kaudal. Sein *R. genitalis* folgt dem Funiculus spermaticus durch den Leistenkanal, sein *R. femoralis* gelangt unter dem Leistenband durch die *Lacuna vasorum* zum Oberschenkel.
- Der *N. obturatorius* tritt zwischen M. psoas major und Wirbelkörpersäule ins kleine Becken ein und läuft etwa parallel zur Linea terminalis an der Wand des kleinen Beckens zum Foramen obturatum und dort durch den *Canalis obturatorius* zur Innenseite des Oberschenkels.

Alter Merkspruch für die Anfangsbuchstaben der 6 Nerven: „In Indien gibts kein frisches Obst".

Präparation: Im Kursus der makroskopischen Anatomie gewinnt man den besten Überblick über den *Plexus lumbalis*, wenn nach dem Entfernen der Organe des Verdauungstrakts und der Nieren die Faszien des M. iliopsoas abpräpariert werden und schließlich das neben der Lendenwirbelsäule liegende Stück des M. psoas major vorsichtig herausgeschnitten wird.

■ **Nachbarschaft**:
• zur Niere: Der *N. iliohypogastricus [iliopubicus]* und der *N. ilioinguinalis* liegen der Niere dorsal an und müssen bei Operationen an der Niere vom Rücken aus beachtet werden.
• zum Ovarium: Der *N. obturatorius* liegt dem Ovarium lateral an. Bei einer Eierstockentzündung kann der Nerv gereizt werden. Die Schmerzen strahlen dann in die Medialseite des Oberschenkels aus.

#498 Autonome Nerven

■ **Funktionen** (Tab. 498a): Früher hatte man Sympathikus und Parasympathikus als einfache Gegenspieler gesehen: Heute ist das Bild etwas differenzierter geworden, besonders durch die Unterscheidung verschiedener Rezeptortypen (α_1, α_2, β_1, β_2) und verschiedener Überträgerstoffe (#189).

Tab. 498a. Steuerung der Funktion der Bauchorgane durch autonome Nerven: ↗ gesteigert, ↘ vermindert		
	Sympathikus	Parasympathikus
Magen-, Darm- und Gallenblasenmotorik	↘	↗
Magen- und Darmsekretion	(↘)	↗
Exokrine Pankreassekretion	↘	↗
Tonus von Schließmuskeln (Pylorus) und der Milz	↗	↘
Sekretion des Nebennierenmarks	↗	-
Glycogenabbau in der Leber	↗	-
Glycogenaufbau in der Leber	-	↗

■ **Magenatonie**: Das Zusammenspiel der autonomen Nerven und die Schwierigkeit pharmakologischer Beeinflussung seien am Beispiel von Übelkeit und Brechreiz nach dem Essen erläutert. Diese können u.a. auf Schlaffheit der Magenwand (Magenatonie) beruhen. Geht es im Verdauungskanal nicht mehr weiter, so setzt der Körper die Bauchpresse ein, um den Mageninhalt durch Erbrechen ins Freie zu befördern.
• Den Brechreiz kann man durch Hemmen des Brechzentrums im verlängertem Mark unterdrücken, was aber wenig sinnvoll ist, weil dadurch die Ursache des Übels nicht beseitigt ist.
• Zweiter möglicher Angriffspunkt ist der Parasympathikus. Dessen Tonus kann man mit Parasympathikomimetika (gr. mimeĩsthai = nachahmen) erhöhen. Dabei können als Nebenwirkung Krämpfe der glatten Muskeln auftreten.
• Dritter Angriffspunkt ist der Sympathikus. Er hemmt am Magen mit dopaminergen Synapsen die cholinergen Synapsen des Parasympathikus. Mit einem Dopamin-Antagonisten kann man die Hemmung hemmen und dadurch (entsprechend der doppelten Verneinung) den Parasympathikus sich normal entfalten lassen. Dabei werden aber wahrscheinlich auch die Dopaminrezeptoren in den Basalganglien des Großhirns (#662) blockiert, was unerwünscht ist.

■ **Bauchteil des Sympathikus**:
❶ **Grenzstrang** (*Truncus sympathicus*, Allgemeines in #399): Er kommt lateral von V. azygos/hemiazygos durch den Lendenteil des Zwerchfells. Der Bauchteil besteht meist aus:
• 4 *Ganglia lumbalia* (Lendenganglien) medial vom Ursprung des M. psoas major.
• 4-5 *Ganglia sacralia* (Kreuzbeinganglien) auf dem Kreuzbein in Nähe der Foramina sacralia pelvica.
• Kaudal konvergieren die beiden Grenzstränge zum unpaaren *Ganglion impar*.

• Da die sympathischen Kerngebiete in der Seitensäule des Rückenmarks nur von T_1 bis L_3 reichen, fehlen ab L_4 die Rr. communicantes albi zwischen Rückenmark und Grenzstrang.

❷ **Sympathische Eingeweidenerven** (*Nn. splanchnici*, gr. splánchnon = Eingeweide): Die Grenzstrangganglien werden von präganglionären Nervenfasern (#187) ohne Schaltung durchlaufen, die überwiegend an den prävertebralen Ganglien enden:
• Der *N. splanchnicus major* (großer Eingeweidenerv) durchquert das 6.-10. Brustganglion des Grenzstrangs und gelangt meist mit der V. azygos bzw. V. hemiazygos durch den Lendenteil des Zwerchfells in den Bauchraum.
• Der *N. splanchnicus minor* (kleiner Eingeweidenerv) durchquert das 10. und 11. Brustganglion des Grenzstrangs und durchsetzt gemeinsam mit oder getrennt vom N. splanchnicus major das Zwerchfell.
• Die 4 *Nn. splanchnici lumbales* (Lendeneingeweidenerven) durchquern die Lendenganglien. Vom vierten ziehen Gefäßnerven zur A. iliaca communis.
• Die 4 *Nn. splanchnici sacrales* (Kreuzbeineingeweidenerven) durchqueren die Kreuzbeinganglien.

❸ **Prävertebrale Ganglien**: Neben dem Grenzstrang, dessen Ganglien der Wirbelsäule seitlich anliegen, hat der Sympathikus im Bauchraum auch noch eine Reihe von Ganglien vor der Wirbelsäule am Abgang der großen Äste der Bauchaorta. In ihnen liegen die Zellkörper des 2. Neurons der sympathischen Bahn für die Bauchorgane. An ihnen enden die Nn. splanchnici.
• *Ganglia coeliaca*: um den Truncus coeliacus.
• *Ganglion mesentericum superius*: um den Abgang der A. mesenterica superior.
• *Ganglion mesentericum inferius*: um den Abgang der A. mesenterica inferior.
• *Ganglia aorticorenalia*: um den Abgang der Aa. renales.
• *Ganglia renalia*: um die Aa. renales.

■ **Sympathektomie**: Bei schweren Durchblutungsstörungen des Beins, die auf zu starker Kontraktion der Gefäßwandmuskeln beruhen, kann man das 3. + 4. Lendenganglion des Grenzstrangs ausschalten, von denen die Gefäßnerven zum Bein abgehen. Als unerwünschte Nebenwirkung muß man den Ausfall der Schweißsekretion und trophische Störungen des Beins in Kauf nehmen.

■ **Herkunft der parasympathischen Nerven**:
❶ *N. vagus*: Er gelangt mit dem Oesophagus durch den Hiatus oesophageus als vorderer und hinterer Vagusstamm (*Truncus vagalis anterior + posterior*) in die Bauchhöhle und versorgt mit:
• *Rr. gastrici anteriores + posteriores* den Magen.
• *Rr. hepatici* die Leber und die Gallenwege.
• *Rr. coeliaci* den gesamten Dünndarm und den Dickdarm bis zum Colon transversum.
• *Rr. renales* die Nieren.

❷ *Nn. splanchnici pelvici* (Beckeneingeweidenerven, #596):
• Die Zellkörper des 1. efferenten Neurons liegen in der Seitensäule des Rückenmarks von S_2-S_4.
• Die Zellkörper des 2. efferenten Neurons liegen in Ganglia pelvica und in intramuralen Ganglien.
• Der Beckenparasympathikus versorgt die Beckenorgane und den Dickdarm ab dem linken Drittel des Colon transversum.

4 Baucheingeweide, 4.9 Leitungsbahnen

1 Vv. hepaticae
2 V. cava inferior
3 A. + V. phrenica inferior
4 Peritoneum
5 Glandula suprarenalis
6 A. suprarenalis inferior
7 Ganglia lumbalia
8 Ren [Nephros]
9 V. ovarica dextra
10 A. ovarica dextra
11 Ureter
12 Truncus lumbalis
13 N. iliohypogastricus [iliopubicus]
14 N. ilioinguinalis
15 Lig. iliolumbale
16 N. genitofemoralis
17 N. cutaneus femoris lateralis
18 Nodi lymphoidei iliaci communes
19 N. vagus
20 Nodi lymphoidei gastrici
21 A. gastrica sinistra; Plexus gastricus
22 Truncus coeliacus
23 Plexus coeliacus
24 A. mesenterica superior
25 Plexus mesentericus superior
26 Pars abdominalis aortae [Aorta abdominalis]
27 Cisterna chyli
28 Nodi lymphoidei lumbales
29 A. ovarica sinistra
30 V. ovarica sinistra
31 Nn. splanchnici lumbales
32 Plexus hypogastricus superior [N. presacralis]

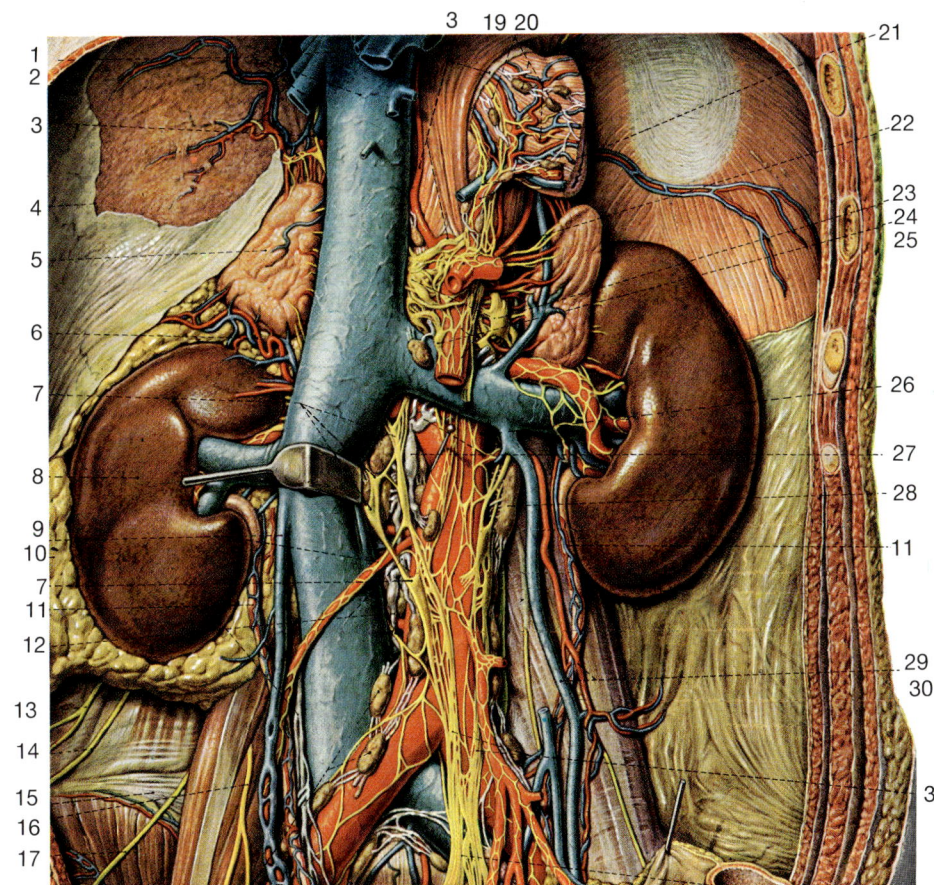

Abb. 498. Sonnengeflecht („Plexus solaris"): Ansammlung autonomer Ganglien und Fasern um die großen Eingeweidearterien. Die sympathischen Nerven kommen vom Grenzstrang, die parasympathischen vom zehnten Hirnnerv (N. vagus). [sb3]

■ **Autonome Nervengeflechte**: Vom Hiatus aorticus des Zwerchfells bis zur Aortengabel liegt der Bauchaorta und den abgehenden Gefäßen ein dichtes Geflecht autonomer Nerven an, das man unter dem Begriff *Plexus aorticus abdominalis* (Bauchaortengeflecht) zusammenfassen kann (Abb. 498). In ihm durchflechten sich sympathische und parasympathische, visceromotorische, sekretorische und viscerosensorische Fasern für die Bauchorgane. Es enthält auch Ganglienzellen, die dem intramuralen Nervensystem (#187) zuzuordnen sind. Ohne scharfe Grenzen werden einzelne Abschnitte nach den betreffenden Bauchorganen oder nach den großen Gefäßen benannt (Tab. 498b).

Terminologie:
• Manche Autoren bezeichnen als Plexus aorticus abdominalis nur den unteren Teil des Bauchaortengeflechts und fassen den oberen unter Plexus coeliacus oder Plexus solaris zusammen.
• Der Name Sonnengeflecht wird in der Klinik oft als Oberbegriff im Sinne von Bauchaortengeflecht gebraucht. Der Name ist außerdem sehr suggestiv und wird daher bei Entspannungsübungen eingesetzt. Mit „mein Sonnengeflecht ist ganz warm" kann man beim autogenen Training ein wohltuendes Wärmegefühl und Entspannung im Bauchraum auslösen.

■ **Stumpfes Bauchtrauma**: Auch ohne eigentliche Organverletzungen können ein Schlag in den Bauch, der Anprall an das Lenkrad beim Frontalzusammenstoß usw. zu einer Übererregung der autonomen Nervengeflechte führen, die schwere vegetative Störungen bis zum Schock und zum Herzstillstand auslösen kann.

Tab. 498b. Gliederung der autonomen Nervengeflechte des Bauchraums (Plexus aorticus abdominalis)	
Nervengeflechte an den Abgängen der großen Äste der Bauchaorta	• Plexus coeliacus (Sonnengeflecht) • Plexus mesentericus superior • Plexus mesentericus inferior • Plexus iliacus
Nervengeflechte entlang der Gefäße zu den Bauchorganen	• Plexus gastrici • Plexus hepaticus • Plexus splenicus [lienalis] • Plexus pancreaticus • Plexus suprarenalis • Plexus renalis • Plexus uretericus • Plexus ovaricus • Plexus testicularis • Plexus rectalis superior

Abb. 499a-d. Frontale Kernspintomogramme (MRT) durch den Rumpf eines 2jährigen Kindes. Die Bildserie zeigt u.a. die unterschiedliche Tiefenlage der großen Gefäße. *[he2]*
- Schwarz: flüssigkeits- und luftgefüllte Organe: Lunge, Herzhöhlen, Blutgefäße, Gasblasen im Darm, Harnblase.
- Dunkelgrau: Muskeln (stark durchblutet!).
- Mittel- bis hellgrau: parenchymatöse Organe (Leber, Milz, Nebennieren, Nieren) und Darm.
- Weiß: Fettgewebe.

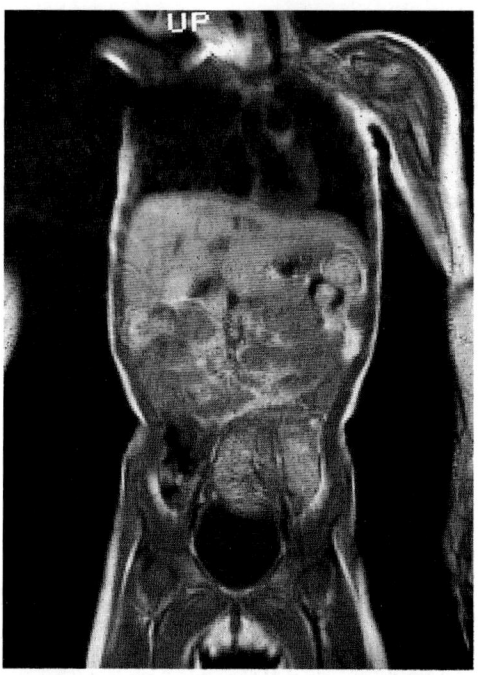

Abb. 499a. In der vordersten Schicht sind die A. + V. iliaca externa und die A. + V. femoralis getroffen. *[he2]*

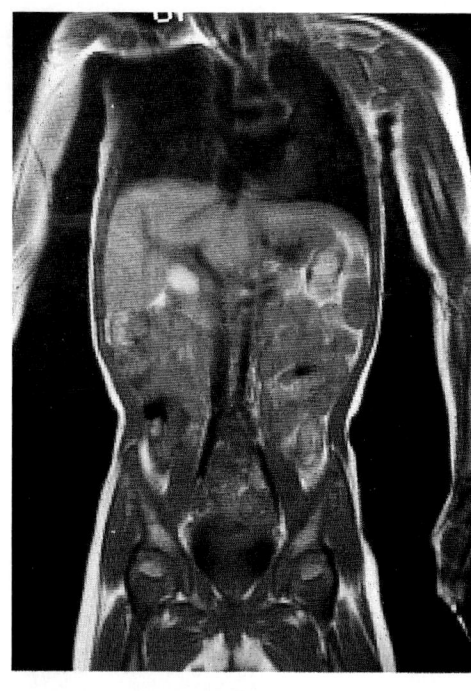

Abb. 499b. Die zweite Schicht zeigt die Aortenbifurkation, daneben die V. cava inferior, an der Leber die V. portae hepatis. *[he2]*

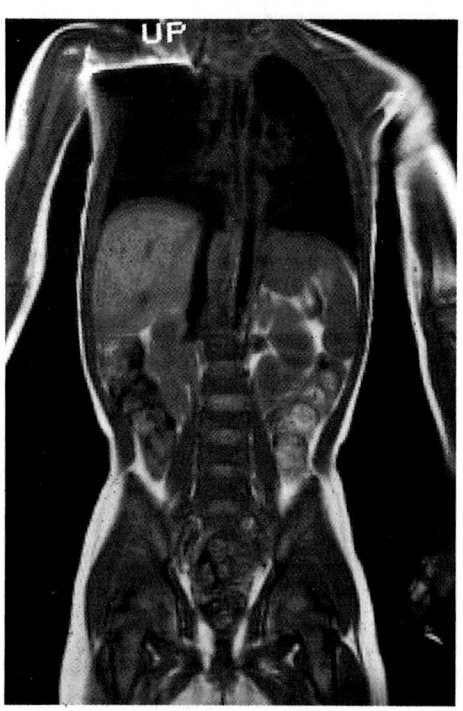

Abb. 499c. In der dritten Schicht sieht man den weiten Abstand von V. cava inferior und Aorta im Oberbauch. *[he2]*

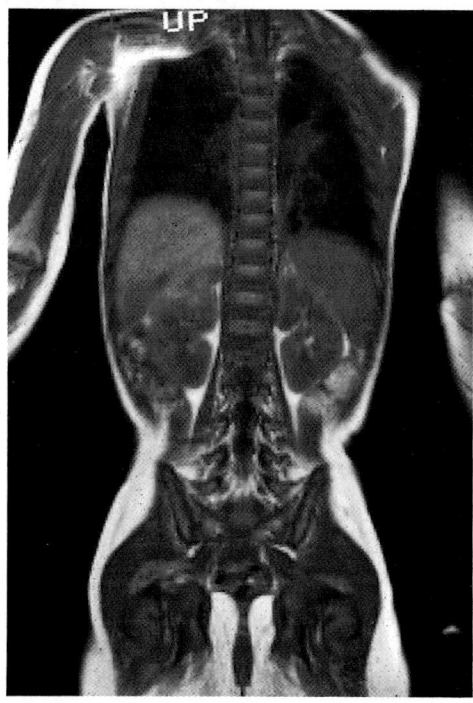

Abb. 499d. Die hinterste Schicht geht durch die Wirbelkörper und die Nieren. Alle großen Gefäße liegen weiter vorn. *[he2]*

5 Beckeneingeweide

5.1 Harnblase (Vesica urinaria)

#511 Form, Gliederung, Peritonealverhältnisse, *suprapubische Harnblasenpunktion, Sectio alta*
#512 Wandschichten, Verschluß, *Harnblasendivertikel*
#513 Schleimhautrelief, Uretermündung, *Zystoskopie, Harnweginfektion, Harnblasenkrebs, Ersatz*
#514 Gefäße und Nerven, *Innervationsstörungen*
#515 Lage, Nabelfalten, Spatium retropubicum, *Ekstrophie*
#516 Harnentleerung, *unwillkürlicher Harnabgang*
⇒ #488 Harnleiter
⇒ #531-532 Entwicklung der Harnblase
⇒ #556 Weibliche Harnröhre
⇒ #583 *Harnretention bei Prostatahyperplasie*
⇒ #585 Männliche Harnröhre

#511 Äußere Form

■ **Aufgaben**: Die Harnblase (*Vesica urinaria*, lat. vesica = Blase, urina = Harn) ist das Sammelbecken für den von den Nieren ausgeschiedenen Urin. Sie soll:
• den Harn bis zur Entleerung (Miktion) speichern.
• verhindern, daß Harn während der Speicherzeit vom Körper rückresorbiert wird.
• sich willkürlich rasch und vollständig entleeren lassen.

■ **Fassungsvermögen**: Bei einer Füllung von etwa 200 ml tritt Harndrang auf, der ab etwa 400 ml sehr heftig wird. Die maximale Kapazität, bei der die Entleerung nicht mehr willkürlich zu unterdrücken ist, variiert abhängig vom Training.

■ **Form**: Sie hängt vom Füllungszustand ab.
• Die entleerte Blase wird als schlaffer Sack vom in das kleine Becken herabhängenden Dünndarm zusammengepreßt.
• Mit zunehmender Füllung nimmt die Harnblase immer mehr Eigenform an, ähnlich wie ein Schlauchboot beim Aufblasen. Zunächst noch breit und flach von oben eingedellt, strebt sie mit zunehmender Füllung der Kugelform zu (Abb. 511a).
• Während des Entleerens behält sie die Kugelform bei. Von allen Körpern hat bei gegebenem Volumen die Kugel die kleinste Oberfläche. Der Organismus benötigt daher am wenigsten Wandmaterial, wenn er ein Hohlorgan kugelförmig konstruiert. Allerdings darf man nicht Kugeln im streng geometrischen Sinn erwarten.

■ **Gliederung**: An der Harnblase unterscheidet man (ohne scharfe Grenzen) 4 Abschnitte:
• *Apex vesicae* (Harnblasenscheitel = Harnblasenspitze): Der obere Pol ist durch das Lig. umbilicale medianum (medianes Nabelband, #515) mit dem Nabel verbunden und läuft auf dieses Band mit einer angedeuteten Spitze zu.
• *Corpus vesicae* (Harnblasenkörper): der Großteil der Harnblasenwand.
• *Fundus vesicae* (Harnblasengrund): der Boden der Harnblase mit der Mündung der beiden Harnleiter.
• *Cervix [Collum] vesicae* (Harnblasenhals): der Übergang in die Urethra.

■ **Peritonealverhältnisse**: Harnblasenscheitel sowie hintere und seitliche Teile des Harnblasenkörpers sind mit Peritoneum überzogen. Das Peritoneum schlägt sich vom Harnblasenscheitel auf die vordere Bauchwand um. Mit der sich füllenden Harnblase wird die Umschlagstelle nach oben geschoben. Die volle Harnblase liegt der vorderen Bauchwand ohne Zwischenschaltung von Peritoneum an.

■ **Suprapubische Harnblasenpunktion**: Man kann die gefüllte Harnblase durch die Bauchwand oberhalb der Symphysis pubica mit einer langen Kanüle punktieren, ohne dabei die Peritonealhöhle zu verletzen (Abb. 511b). Über einen suprapubischen Harnblasenkatheter ist die Dauerableitung des Harns möglich.

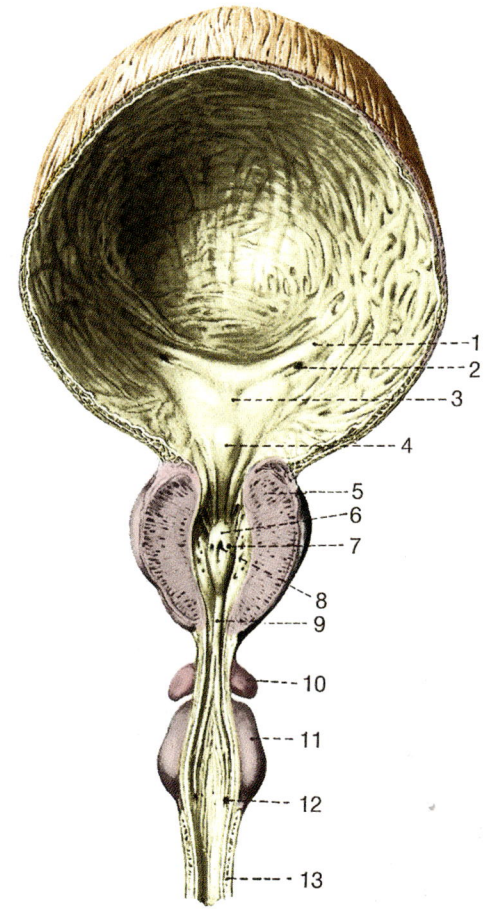

Abb. 511a. Harnblase und männliche Harnröhre von vorn eröffnet, um das Schleimhautbild zu zeigen. [bg2]

1 Plica ureterica
2 Ostium ureteris
3 Trigonum vesicae
4 Uvula vesicae
5 Prostata
6 Colliculus seminalis
7 Ductus ejaculatorius (Mündung)
8 Utriculus prostaticus
9 Crista urethralis
10 Glandula bulbourethralis
11 Bulbus penis
12 Ductus glandulae bulbourethralis (Mündung)
13 Corpus spongiosum penis

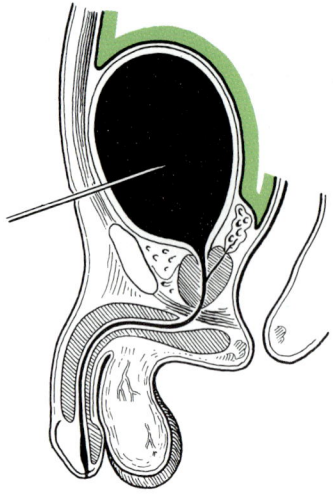

Abb. 511b. Einstich in die stark gefüllte Harnblase durch die Bauchwand bei Harnverhaltung oder zum keimfreien Gewinnen von Harn zur Untersuchung. Die Peritonealhöhle (grün) wird hierbei nicht verletzt! [st1]

Das Infektionsrisiko ist geringer als bei einem über die Urethra eingeführten Katheter.

■ **Sectio alta** (hoher Harnblasenschnitt, lat. altus = hoch): Das Peritoneum ist sehr empfindlich (heftige vegetative Reaktionen bei Zug, Infektionsgefahr usw.). Man vermeidet daher, wenn möglich, bei Operationen das Peritoneum zu durchtrennen. Die gefüllte Harnblase kann man von vorn freilegen, ohne das Peritoneum zu berühren. Vor Beginn der Operation wird die Harnblase mit Flüssigkeit gefüllt. Dann wird sie durch die untere Bauchwand ohne Eröffnen der Peritonealhöhle freigelegt. Nach Entleeren der Harnblase wird der Eingriff an der Harnblase selbst (oder durch sie hindurch an der Prostata) vorgenommen.

■ **Bauchfelltaschen**: Seitlich der Harnblase sinkt das Peritoneum zur *Fossa paravesicalis* ein. Hinter der Harnblase buchtet sich das Peritoneum nach unten aus:
• bei der Frau zwischen Harnblase und Uterus zur *Excavatio vesicouterina*.
• beim Mann zwischen Harnblase und Rectum zur *Excavatio rectovesicalis*.

■ **Terminologie**: Vom gr. kýstis = Harnblase, Beutel, leiten sich nicht nur Cystitis = Harnblasenentzündung, Zystoskop = „Blasenspiegel" ab, sondern auch ganz allgemein Zyste = flüssigkeitsgefüllter Hohlraum, z.B. Zystenniere = mit zahlreichen Zysten durchsetzte Niere (angeborene Mißbildung, #489), ähnlich Cholecystitis = Entzündung der Gallenblase. Über Harn s. #481. Die Redensart „eine schwache Blase haben" bedeutet die Harnblase oft entleeren müssen (wenn mit pathologisch vermehrtem Harndrang verbunden, dann Pollakisurie genannt, gr. pollákis = oft).

#512 Feinbau

■ **Wandschichten**: Die Harnblasenwand besteht wie die Darmwand aus 5 Schichten (Abb. 512a). Schleimhaut und Muskelwand der Harnblase unterscheiden sich wesentlich von den entsprechenden Schichten des Darms, ähneln jedoch, abgesehen von der größeren Dicke, denen des Harnleiters (#488):

❶ **Schleimhaut** (*Tunica mucosa*): Charakteristisch ist das Übergangsepithel der Harnwege (#488). Die großen Oberflächenzellen flachen sich bei Dehnung ab. Drüsen kommen im Trigonum vesicae (#513) vor.

❷ **Submuköse Bindegewebeschicht** (*Tela submucosa*): Elastische Netze im lockeren Bindegewebe fördern die Faltenbildung der Schleimhaut bei der Entleerung.

❸ **Muskelwand** (*Tunica muscularis*): Im mikroskopischen Präparat erkennt man meist 3 Lagen glatter Muskelzellen:
• *Stratum longitudinale internum* (innere Längsschicht).
• *Stratum circulare* (Ringschicht).
• *Stratum longitudinale externum* (äußere Längsschicht).
Die genauere Analyse des Faserverlaufs zeigt nicht 3 getrennte Schichten, sondern zusammenhängende Muskelschlingen auf: Aus der vom Blasenscheitel ausgehenden äußeren Längsschicht biegen Fasern in die Ringschicht um, aus diesen ein kleiner Teil in die (schwache) innere Längsschicht (Abb. 512b). Dadurch kann sich die Harnblase bei der Entleerung harmonisch kontrahieren und vollständig entleeren. Aus diesem Muskelsystem zweigen Faserzüge zur Harnröhrenwand ab, die den inneren Harnröhrenmund bei der Miktion trichterförmig erweitern. Die für die Entleerung wichtigen Muskelanteile faßt man unter dem Begriff *M. detrusor vesicae* (lat. detrudere = fortdrängen) zusammen.

❹ **Subseröse Bindegewebeschicht** (*Tela subserosa*): lockeres Bindegewebe.

❺ **Peritoneum** (*Tunica serosa*) bzw. Adventitia (*Tunica adventitia*).

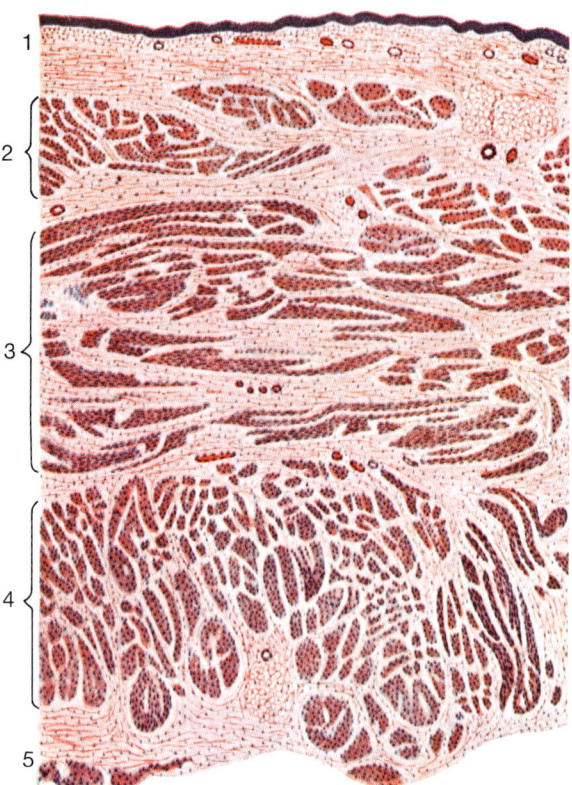

Abb. 512a. Schnittbild der Harnblasenwand (Vergrößerung 18fach). [so]

1 Tunica mucosa mit Epithelium transitionale
2-4 Tunica muscularis [M. detrusor vesicae]
2 Stratum longitudinale internum
3 Stratum circulare
4 Stratum longitudinale externum
5 Tunica adventitia

Abb. 512b. Schema der Anordnung der Harnblasenmuskulatur. [bg2]

1 Apex vesicae
2-4 Tunica muscularis [M. detrusor vesicae]
2 Stratum longitudinale externum
3 Stratum circulare
4 Stratum longitudinale internum
5 Prostata
6 M. sphincter urethrae externus
7 Urethra masculina
8 Bulbus penis

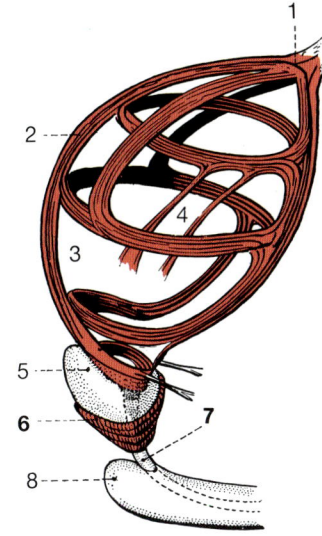

■ **Verschluß von Harnblase und Harnröhre**: Der Harnweg wird in 2 Stockwerken verschlossen:

❶ *Innerer (oberer, glatter) Sphinkter* am Harnblasenausgang: Der Verschluß erfolgt durch:
• glatte Muskelschlingen, die am Schambein und am Rectum entspringen (*M. pubovesicalis, M. rectovesicalis*), das Ostium urethrae internum haarnadelförmig umrunden und, weil sie gegenläufig ziehen, zwischen sich zuklemmen.
• elastische Netze.
• Erschlaffen des Entleerungsmechanismus.
• Ringzüge in der glatten Muskelwand der oberen Harnröhre (*M. sphincter urethrae internus*), beim Mann oberhalb der Prostata (präprostatischer Sphinkter).

❷ *Äußerer (unterer, quergestreifter) Sphinkter* um die Pars intermedia der Harnröhre: Der *M. sphincter urethrae externus* (#284) liegt der Membrana perinei an. Er muß sich anspannen, wenn sich der innere Sphinkter mit zunehmender Füllung der Harnblase öffnet (#516), die Harnblase aber noch nicht entleert werden soll.

■ **Harnblasendivertikel**: Muskelschwache Wandstellen werden durch den Innendruck nach außen gestülpt.
• Bei der Harnentleerung bleibt der in der Aussackung befindliche Harn zurück, weil sich die muskelschwache Wand des Divertikels nicht gleichermaßen kräftig zusammenziehen kann wie der Hauptteil der Harnblase. Nach dem Erschlaffen des M. detrusor vesicae fließt der Harn aus dem Divertikel in die Haupthöhle der Harnblase zurück. Der Patient spürt also rasch wieder Harndrang.
• Wegen der unvollständigen Entleerung (Restharn!) halten sich Infektionen in der Harnblase länger. Deswegen ist das Abtragen des Divertikels zweckmäßig. Notfalls kann man den Hals des Divertikels einschneiden, damit eine weite Verbindung zur Haupthöhle der Harnblase entsteht.

#513 Schleimhautrelief

■ **Trigonum vesicae** (Harnblasendreieck): Die Schleimhaut der vollen Harnblase ist glatt, die der leeren in Falten gelegt. Immer glatt bleibt ein dreieckiges Feld am Fundus vesicae. Seine Eckpunkte sind:
• vorn das *Ostium urethrae internum* (innerer Harnröhrenmund).

• hinten die beiden schlitzförmigen *Ostia ureterum* (Harnleitermündungen). Diese sind durch eine Schleimhautfalte (*Plica interureterica*) verbunden. Dahinter bildet sich manchmal eine Mulde, die nur schwer zu entleeren ist. In das Ostium urethrae internum springt von hinten die *Uvula vesicae* (Harnblasenzäpfchen) vor.

Das Trigonum vesicae unterscheidet sich von der übrigen Wand durch:
• Entwicklung aus dem Urnierengang, während die übrige Harnblase aus dem Sinus urogenitalis hervorgeht (#532).
• Fehlen der elastischen Netze der submukösen Schicht.
• Feine quer verlaufende Muskelzüge anstelle großer grober Muskelschlingen.

■ **Harnleitermündungen** (Ostia ureterum): Die Harnleiter durchsetzen die Wand der Harnblase nicht rechtwinklig, sondern schräg. Damit wird auf einfache Weise ein Rückfluß von Harn in den Ureter verhindert: Durch den Innendruck der Harnblase wird der in der Harnblasenwand gelegene Teil des Harnleiters zusammengepreßt. Der Harn wird durch diese Enge jeweils durch eine peristaltische Welle des Harnleiters hindurchgespritzt. Der Harn fließt daher nicht kontinuierlich, sondern tropfenweise in die Harnblase ein.

■ **Zystoskopie** (Harnblasenspiegelung): Die Harnblasenschleimhaut ist beim lebenden Menschen gut zu besichtigen, wenn man ein Zystoskop (gr. kýstis = Harnblase, skopeín = betrachten) durch die Urethra in die Blase einführt.
• Spritzt man einen geeigneten Farbstoff in die Blutbahn ein, der von den Nieren in den Harn ausgeschieden wird, so kann man mit dem Zystoskop beobachten, wie der gefärbte Harn tropfenweise aus den Harnleiteröffnungen austritt. Durch Vergleich der beiden Harnleitermündungen kann man dabei Schlüsse auf eine etwaige unterschiedliche Leistungsfähigkeit der beiden Nieren oder auf ein Passagehindernis in einem der Harnleiter ziehen.
• Man kann durch die Uretermündung auch feine Katheter bis in die Nierenkelche vorschieben und ein Röntgenkontrastmittel einspritzen („retrograde Pyelographie", #487).

■ **Vesikoureteraler Reflux**: Eine Schwäche des Verschlusses der Harnleitermündung führt zum Rückstrom von Harn aus der Harnblase in den Harnleiter. Dies begünstigt die Infektion des Harnleiters und des Nierenbeckens.

■ **Harnweginfektion**: Die vollständige Entleerung der Harnblase ist ihr bester Schutz vor Infektion. Über die Urethra in die Harnblase eingedrungene Krankheitserreger werden mit dem Harn wieder ausgespült.
• Bleibt jedoch ein Teil des Harns in der Harnblase zurück („Restharn"), so können mit ihm auch Bakterien in der Harnblase verweilen. Behinderung des Harnabflusses, z.B. durch eine vergrößerte Prostata, narbige Verengungen der Urethra, Geschwülste, Harnblasensteine usw., begünstigt daher die Infektion.
• Aus der infizierten Harnblase steigen Keime über die Harnleiter in die Nierenbecken auf. Die Entzündung des Nierenbeckens kann auf die Niere übergreifen. Diese Pyelonephritis ist hartnäckig und gefährdet die Funktion der Niere. Harnblaseninfektionen sind daher nicht leicht zu nehmen.
• Wichtigste Maßnahme ist die häufige Entleerung der Harnblase, um die Krankheitserreger immer wieder auszuspülen. Die Natur unterstützt diese Behandlung, indem Harnblasenentzündungen (Zystitiden) immer mit vermehrtem Harndrang verbunden sind. Durch reichliches Trinken kann man das Durchspülen der Harnblase fördern.

■ **Harnblasenkrebs**: Der Krebs der Harnblase gehört zu den mittelhäufigen Krebsarten (in der Bundesrepublik Deutschland etwa 5000 Todesfälle pro Jahr). Er geht von der Schleimhaut aus, dringt allmählich in die Muskelwand ein und greift dann auf die

Nachbarorgane über. Je nach Stadium und Größe besteht die Behandlung im Abtragen der Geschwulst mit dem Elektromesser oder Laser bei der Harnblasenspiegelung oder der vollständigen Entfernung der Harnblase (Zystektomie).

■ **Harnblasenersatz**: Nach der Entfernung der Harnblase muß den Harnleitern unbedingt eine neue Mündung an einer inneren oder äußeren Oberfläche des Körpers verschafft werden, damit der Harn abfließen kann. Befriedigende Lebensqualität läßt sich durch verschiedene Harnableitungsverfahren erzielen:
• *Ileumneoblase*: Aus einem Ileumsegment wird eine Blase gestaltet und mit der Urethra verbunden. Die Harnleiter werden eingepflanzt. In etwa 80 % ist volle Harnkontinenz gegeben. Nachteil: Ein Teil des Harns wird von einer „Darmblase" wieder in den Kreislauf aufgenommen.
• Einnähen der Harnleiter direkt in die Haut (*Ureterokutaneostomie*) oder über eine ausgeschaltete Dünn- oder Dickdarmschlinge (Ileum-Conduit, Colon-Conduit): Nachteil: Ein Auffangbeutel muß vor der Bauchwand getragen werden.
• *Mastdarmblase*: Die Harnleiter werden in das Rectum eingenäht. Dieser wird vom übrigen Darm getrennt und dient nur noch als Harnweg. Nachteil: Der Stuhl muß über einen Kunstafter (Anus praeternaturalis) aus dem Darm entleert werden.
• Einpflanzen der Harnleiter in das Colon sigmoideum (*Ureterosigmoideostomie*): Nachteil: Früher oder später steigen Bakterien aus dem Darm in das Nierenbecken auf.

#514 Gefäße und Nerven

Alle Versorgungsstraßen treten von unten seitlich an den Fundus vesicae heran, weil Körper und Scheitel der Harnblase bei der Füllung sich frei entfalten können müssen.

■ **Arterien**: Sie gehören zum Versorgungsgebiet der A. iliaca interna:
• *Aa. vesicales superiores* (obere Harnblasenarterien): Sie sind Äste der Nabelarterie (A. umbilicalis). Distal des Abgangs der Harnblasenarterien veröden die Nabelarterie nach der Geburt zum medialen Nabelband (Chorda arteriae umbilicalis).
• *A. vesicalis inferior* (untere Harnblasenarterie): Sie ist ein direkter Ast der A. iliaca interna.

■ **Venen**: Um den Fundus vesicae bildet sich ein dichtes Venengeflecht (*Plexus venosus vesicalis*), aus dem das Blut über die Harnblasenvenen (*Vv. vesicales*) zur V. iliaca interna abfließt (#593, Abb. 514).

■ **Regionäre Lymphknoten**: In unmittelbarer Umgebung der Harnblase liegen:
• Nodi lymphoidei prevesicales.
• Nodi lymphoidei vesicales laterales.
• Nodi lymphoidei retrovesicales [postvesicales].

■ **Nerven**:
• Die autonomen Nerven ziehen vom *Plexus hypogastricus inferior* (#596) zur Harnblase. Die sympathischen Anteile entstammen den Segmenten T12-L2, die parasympathischen den Segmenten S2-S4 („sakrales Miktionszentrum"). Der M. detrusor vesicae (Entleerungsmuskel) wird vom Parasympathikus aktiviert und vom Sympathikus (schwach) gehemmt.
• Der Schließmuskel der Harnröhre (M. sphincter urethrae externus, #284) untersteht dem Willkürnervensystem (*N. pudendus*). Für die willentliche Steuerung der Entleerung der Harnblase durch das Stirnhirn ist ein „pontines Miktionszentrum" im Hirnstamm wichtig.

Innervationsstörungen: Die autonomen Nerven können bei Operationen an den inneren Geschlechtsorganen oder am Rectum geschädigt werden. Am häufigsten beruhen jedoch motorische Harnblasenstörungen auf Querschnittverletzungen oder Erkrankungen des Rückenmarks:
• *Hypotone Harnblase* (Überlaufblase): bei Ausfall der parasympathischen Nerven. Nach einem völlig schlaffen Stadium kehrt ein gewisser Tonus über autonome Ganglienzellen in der Harnblasenwand (intramurales Nervensystem, #187) zurück. Die Harnblase entleert sich dann automatisch bei Erreichen einer bestimmten Harnblasenfüllung, jedoch meist nicht vollständig (→ Restharn → Infektion).
• *Hypertone Harnblase* (Reflexblase): bei Läsion des Rückenmarks oberhalb von T12: Es fällt die Willkürinnervation aus. Die Reflexe laufen ungehemmt ab. Durch Hautreizung am Oberschenkel kann manchmal ein Entleerungsreflex ausgelöst werden, was manche Querschnittgelähmte sinnvoll einsetzen.

#515 Lage

Die Harnblase ist das vorderste Organ im kleinen Becken. Sie liegt vorn der Symphysis pubica, unten der zwischen den Schambeinästen ausgespannten Membrana perinei (#282) an (beim Mann schiebt sich die Prostata dazwischen). Mit zunehmender Füllung steigt sie an der vorderen Bauchwand in Richtung Nabel hoch.

■ **Nabelfalten**: Aus dem Becken steigen eine unpaare und 2 paarige Nabelfalten zum Nabel auf (ausführlich #265):
• *Plica umbilicalis mediana* (mediane Nabelfalte): von der Harnblase zum Nabel mit dem Rest des Urachus. Der Urachus (Ductus allantoicus) ist der embryonale Verbindungsgang zum Urharnsack (Allantois).
• *Plica umbilicalis medialis* (mediale Nabelfalte): von der Beckenwand zum Nabel mit der veröden Nabelarterie.

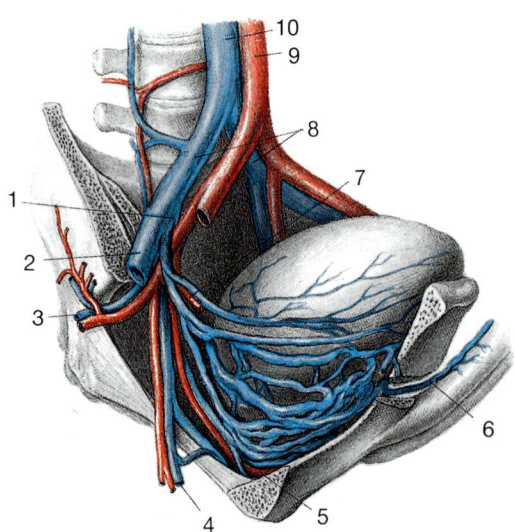

Abb. 514. Venengeflecht der Harnblase. [he3]

1 V. iliaca interna	V. pudenda interna bzw.
2 V. iliaca externa	Vv. pudendae externae
3 V. glutea superior	7 A. umbilicalis
4 V. glutea inferior	8 V. iliaca communis
5 A. vesicalis inferior	9 Pars abdominalis aortae
6 Verbindung zwischen dem	[Aorta abdominalis]
Plexus venosus vesicalis	10 V. cava inferior
und Ästen der	

5 Beckeneingeweide, 5.1 Harnblase

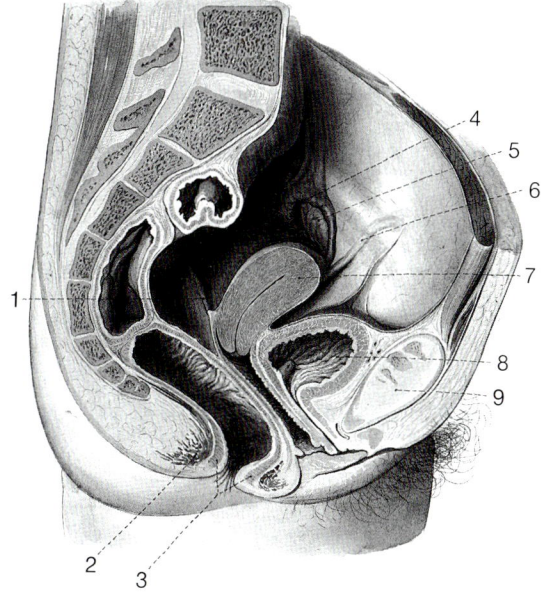
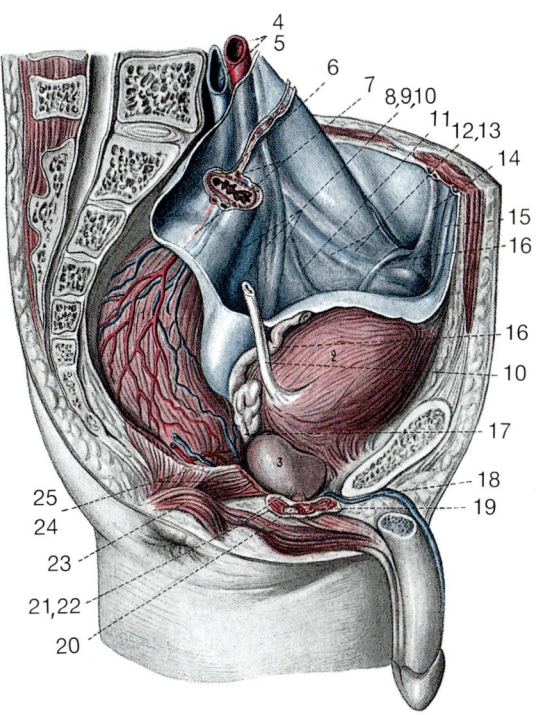

Abb. 515a. Medianschnitt durch ein weibliches Becken. Mit zunehmender Füllung der Harnblase wird der Uterus aufgerichtet und die Excavatio vesicouterina entfaltet. *[we1]*

1 Plica rectouterina
2 M. sphincter ani externus
3 M. sphincter ani internus
4 Tuba uterina [Salpinx]
5 Ovarium
6 Lig. teres uteri
7 Uterus
8 Vesica urinaria
9 Symphysis pubica

- *Plica umbilicalis lateralis [Plica epigastrica]* (laterale Nabelfalte): von der Mitte des Leistenbandes bis zur Rektusscheide mit A. + V. epigastrica inferior.

■ **Spatium retropubicum** (oft Retzius-Raum genannt, von Anders Adolf Retzius, Anatom in Stockholm, 1849 beschrieben): Hinter der Symphysis pubica erstreckt sich ein Spaltraum mit lockerem Bindegewebe. Er erleichtert die Bewegungen der Harnblase beim Füllen und Entleeren (und den Zugang für den Chirurgen).

■ **Ekstrophie** (Harnblasenspalte, gr. ekstréphein = umkehren, das Innerste nach außen kehren): Es fehlt die Vorderseite der Harnblase mit der davor liegenden Bauchwand. Die Hinterwand der Harnblase ist sichtbar. Diese schwere Mißbildung kommt bei etwa 0,01 % aller Neugeborenen vor. Der operative Verschluß der Harnblasenspalte ist „mangels Masse" nur selten zu erreichen. Meist werden dann die Harnleiter in das Colon sigmoideum umgepflanzt und der Harnblasenrest vollständig entfernt.

■ **Nachbarschaft**:

❶ bei der Frau (Abb. 515a):
- Vagina: Die Hinterfläche der Harnblase ist von der vorderen Scheidenwand durch eine bindegewebige Scheidewand getrennt.
- Uterus: Die intraperitoneale Gebärmutter legt sich der geleerten Harnblase an. Das Corpus uteri bleibt durch die Excavatio vesicouterina der Peritonealhöhle von der Harnblase getrennt. Mit zunehmender Füllung der Harnblase wird der Uterus aufgerichtet. Durch die schwangere Gebärmutter wird die Entfaltung der Harnblase behindert (häufiger Harndrang der Schwangeren).
- Membrana perinei: Der Fundus vesicae liegt ihr an.

Abb. 515b. Männliche Beckenorgane nach Entfernen der rechten Beckenhälfte. Peritoneum bläulich. Man achte auf die tiefe Einsenkung des Peritoneum zwischen Rectum und Harnblase (Excavatio rectovesicalis). *[bl]*

1 Rectum
2 Vesica urinaria
3 Prostata
4 A. iliaca communis
5 V. iliaca communis
6 Mesocolon sigmoideum
7 A. rectalis superior
8 V. iliaca interna
9 A. iliaca interna
10 Ureter
11 A. umbilicalis
12 V. iliaca externa
13 A. iliaca externa
14 A. epigastrica inferior
15 Chorda arteriae umbilicalis
16 Ductus deferens
17 Glandula vesiculosa [Glandula seminalis] [Vesicula seminalis]
18 V. dorsalis profunda penis
19 M. sphincter urethrae externus
20 Glandula bulbourethralis
21 Fascia inferior diaphragmatis pelvis
22 Fascia superior diaphragmatis pelvis
23 M. sphincter ani externus
24 M. levator ani
25 M. ischiococcygeus [coccygeus]

❷ beim Mann (Abb. 515b):
- Prostata: Sie trägt den Fundus vesicae.
- Bläschendrüse (Samenblase): Sie liegt dem Fundus vesicae zwischen Ductus deferens und Prostata hinten seitlich an.
- Ductus deferens: Er legt sich der Harnblase seitlich oberhalb der Bläschendrüse an und steigt auf der Hinterfläche zur Prostata ab.
- Rectum: Es wird durch die *Excavatio rectovesicalis* von der Hinterfläche der Harnblase getrennt.

❸ bei Frau und Mann:
- Dünndarm oder Colon sigmoideum: liegen je nach Füllungszustand in wechselndem Ausmaß der Bauchfellfläche der Harnblase an.
- Beckenwand: vorn lockeres Verschiebegewebe (*Spatium retropubicum*), seitlich Versorgungsstraßen.
- Bauchwand: Die an der vorderen Bauchwand hochsteigende Harnblase hebt die Nabelfalten des Peritoneum an.

#516 Harnentleerung (Miktion)

Bei der Miktion (lat. mingere = harnen) spielen 2 Mechanismen zusammen:
- Anspannen des glatten *M. detrusor vesicae*: Er setzt den Harnblaseninhalt unter Druck und öffnet den inneren Sphinkter.
- Erschlaffen des quergestreiften äußeren Sphinkters (*M. sphincter urethrae externus*). Der Weg durch die Urethra wird freigegeben.

Der innere Sphinkter öffnet sich automatisch, wenn ein bestimmter Druck erreicht ist. Harndrang macht sich bemerkbar. Der Harn fließt ab, wenn die Urethra nicht durch ihren äußeren Schließmuskel versperrt wird. Je stärker der Harndrang, desto größer wird die willentliche Anstrengung zur Zurückhaltung. Wird der Harn dann nicht willentlich entleert, so wird schließlich die Kraft des M. sphincter urethrae externus überschritten, und der Harn fließt ungewollt ab. Lähmung des M. sphincter urethrae externus hat auch bei intakter Innervation der Harnblasenmuskulatur Harninkontinenz (Incontinentia urinae) zur Folge.

Die *Bauchpresse* dürfte normalerweise bei der Miktion nur eine geringe Rolle spielen, da
- der Detrusor meist einen höheren Druck in der Harnblase erzeugen kann.
- bei Lähmung des Detrusors (z.B. bei Querschnittlähmung, #228) erfahrungsgemäß die Bauchpresse wenig nützt und die Harnblase sich erst bei maximaler Füllung entleert, wenn offenbar der Verschlußmechanismus passiv gedehnt wird. Die Miktion wird dann auch vorzeitig beendet, wenn die Dehnung nachläßt.
- bei Abflußhindernissen in der Urethra, z.B. bei der Prostatahyperplasie des älteren Mannes, Pressen nicht hilft. Vielmehr verstärkt sich die Muskelschicht der Blasenwand. Die groben Muskelbündel wölben die Schleimhaut vor („Balkenblase").

■ **Bettnässen**: Das Erlernen der Dauerinnervation des Harnröhrenschließmuskels ist eines der großen Probleme der Kindheit. Der Konflikt zwischen sozialem Zwang und individueller Lust geht mit in die Charakterbildung ein. Wiederauftreten des Bettnässens ohne ersichtliche körperliche Ursache kann ein Zeichen des Protestes gegen die Umwelt oder der Flucht zurück in die Kindheit sein. Typisch ist sein Auftreten bei Geburt eines Geschwisters, das nun die ganze Aufmerksamkeit der Mutter auf sich zieht. Das vorher schon „trockene" ältere Kind sinkt nun symbolisch in die Stufe des jüngeren zurück, um mehr Zuwendung von der Mutter zu erlangen.

■ **Unwillkürlicher Harnabgang bei Erwachsenen**: Ungewollt kann Harn tröpfchenweise (Harnträufeln) oder in großem Schwall (Einnässen, Bettnässen, Enuresis) abgehen. Er kann ständig oder nur in bestimmten Situationen fließen. Entsprechend dem vielschichtigen Verschlußmechanismus und der nicht minder komplizierten Steuerung (#514) ist eine Vielzahl von Ursachen möglich. Sie werden meist zu folgenden Gruppen zusammengefaßt:
❶ Harnträufeln bei Anstrengung (Streßinkontinenz).
❷ unwiderstehlicher Harndrang (Dranginkontinenz).
❸ Reflexblase (hypertone Harnblase, #514).
❹ Überlaufblase (hypotone Harnblase, #514).
❺ Harnfluß außerhalb der Urethra (dystope Uretermündung, #489).

❶ **Streßinkontinenz**: 3 Schweregrade:
- Grad 1: Harn geht nur dann ungewollt ab, wenn der Druck im Bauchraum stark ansteigt, z.B. beim Husten, Niesen, heftigen Lachen und schwerer körperlicher Arbeit.
- Grad 2: Harn geht schon bei leichterer körperlicher Belastung ungewollt ab, z.B. beim Treppensteigen, Laufen, Tragen der gefüllten Einkaufstasche usw.
- Grad 3: Harn geht sogar in körperlicher Ruhe, z.B. im Liegen, ungewollt ab.

Zugrunde liegt eine Schwäche des Verschlußmechanismus (deshalb auch Verschlußinkontinenz genannt), die verschiedene Ursachen haben kann:
- Häufigste Ursache bei der Frau ist eine Senkung des Uterus und der Vagina. Vor allem Frauen, die mehrfach geboren haben, sind gefährdet. Beim Durchtritt des Kindes durch die Vagina wird der Beckenboden gewaltig gedehnt. Es ist erstaunlich, daß er dies so gut übersteht. Kleinere oder größere Schäden bleiben zurück. Nach mehreren Geburten kann dann der Uterus seinen Halt verlieren, in die Vagina fallen, die Scheidenwand umstülpen und, im schwersten Fall, sogar aus der Scheidenöffnung hervortreten (Gebärmuttervorfall, #546). Da Harnröhrenwand und Scheidenwand miteinander verwachsen sind, bleibt der Harnweg nicht unbeeinflußt. Die Harnblase sinkt nach hinten unten. Die vom Schambein kommende Muskelschlinge wird überdehnt.
- Häufigste Ursache beim Mann ist eine Operation an der Prostata (z.B. bei Prostatahyperplasie).

Weitere Ursachen können sein:
- erhöhter Druck im Bauchraum: z.B. bei Fettsucht und Senkung der Baucheingeweide.
- nachlassender Flüssigkeitsdruck (Turgor) der Harnröhrenschleimhaut: Nach den Wechseljahren nimmt bei der Frau der Turgor nicht nur der Schleimhäute der Geschlechtsorgane, sondern auch der Urethra ab. Dadurch wird die Feinabdichtung der Urethra auch bei intaktem Schließmuskel schlechter.
- Verletzungen des Beckenbodens (z.B. durch Operationen), vor allem wenn dabei der Schließmuskel der Urethra betroffen ist. Bei Zerreißung oder Lähmung dieses Schließmuskels fließt der Harn ungehemmt (Grad 3).

❷ **Dranginkontinenz** (Urgeinkontinenz): Sie ist gekennzeichnet durch einen fast ständigen Harndrang. Die Patienten müssen häufig Wasser lassen (Pollakisurie), auch nachts (Nykturie). Suchen die Patienten nicht schon bei leisem Harndrang sogleich die Toilette auf, geht es in die Hose. 2 Ursachengruppen können diesem Zustand zugrunde liegen:
- *„Sensorische" Form*: Die Harnblasenschleimhaut ist gereizt und sendet vermehrt „Meldungen" zum Gehirn (Reizblase). Der Reizzustand kann ausgelöst werden durch Entzündungen, Geschwülste, Harnsteine, Fremdkörper oder Druck von Nachbarorganen. Der letztgenannte Fall kommt z.B. in der Schwangerschaft vor: Bei der Hochschwangeren drückt die schwere Gebärmutter auf die Harnblase. Besonders lästig können dann die Kindsbewegungen im Uterus werden. Manche Frauen können den Harn nicht halten, wenn der Fetus gegen die Harnblase strampelt.
- *„Motorische" Form*: Die Muskeln der Harnblasenwand sind stärker angespannt. Das pontine Miktionszentrum ist überempfindlich. Es deutet schon „normale" Meldungen als Überfüllung der Harnblase und gibt den Weg zum Wasserlassen frei. Jeder Mensch kann bei starker Aufregung, z.B. in Todesangst, in diese Situation kommen. Das pontine Zentrum wird eben nicht nur vom Willen, sondern auch von vielen unbewußten seelischen Reaktionen beeinflußt. Das nächtliche Bettnässen der Kinder gehört in diese Gruppe. Es ist nur selten körperlich bedingt. Meist ist es Ausdruck eines seelischen Konflikts.

5.2 Mastdarm (Rectum) und Afterkanal (Canalis analis)

#521 Aufgaben, Form, Gliederung, Querfalten
#522 Afterverschluß, *Hämorrhoiden*
#523 Stuhlentleerung, Stuhl, *Anus praeternaturalis*
#524 Mukokutane Übergangszone, *rektale Untersuchung*
#525 Arterien, Venen, regionäre Lymphknoten
#526 Lage, Peritonealüberzug, *Rektumkarzinom*
⇒ #281-287 Beckenboden
⇒ #441-449 Dickdarm

#521 Äußere Form und Gliederung

■ **Aufgaben**: Der Mastdarm (*Rectum*) hat ähnlich wie der Magen Speicheraufgaben. Er verwahrt den Kot, damit dieser nicht wiederholt in kleinen Mengen, sondern im allgemeinen nur einmal täglich abgesetzt werden muß. Mit dem Magen hat das Rectum die häufige Erkrankung an Krebs gemeinsam. Dies könnte mit der Speicheraufgabe in Zusammenhang stehen: Krebserregende Stoffe in der Nahrung können so viel länger auf die Schleimhaut einwirken als in den Darmabschnitten mit rascher Passage.

■ **Biegungen**: Das Rectum ist der an das Colon sigmoideum aboral anschließende Abschnitt des Dickdarms. Auch das Rectum ist s-förmig gebogen:
• *Flexura sacralis* (Kreuzbeinbiegung): Sein oberer Teil schmiegt sich in die konkave Krümmung des Kreuzbeins und wendet sich dann nach vorn.
• *Flexura anorectalis [perinealis]* (Dammbiegung): Sein unterer Teil biegt durch den Beckenboden nach hinten unten zum Canalis analis ab.
• *Flexurae laterales:* seitliche Ausbiegungen.

■ **Gliederung**: Nach der Funktion kann man den Mastdarm-After-Kanal in 3 Abschnitte gliedern:
• *Ampulla recti* (Abb. 521): Der dem Kreuzbein anliegende Hauptteil des Rectum ist stark erweiterungsfähig. Er ist das eigentliche Speicherorgan.
• Zwischen Kreuzbein- und Dammbiegung bleibt ein nicht eigens bezeichneter Teil des Rectum ungefüllt. Die Flexura sacralis ist im Gegensatz zu den meisten Abbildungen in anatomischen Atlanten im Röntgenbild keine sanfte Krümmung, sondern ein etwa rechtwinkliger Knick zwischen Speicherteil und Passagezone (Abb. 522a). Die Sonderstellung dieses Abschnitts wird durch einige hohe Querfalten unterstrichen (s.u.).
• *Canalis analis* (Afterkanal = Analkanal, lat. anus = Ring, After): Der zwischen *Flexura anorectalis [perinealis]* und Öffnung an der Haut = After (*Anus*) liegende, etwa 3-4 cm lange Endabschnitt des Verdauungskanals wird im Gegenstandskatalog als Teil des Rectum, in der internationalen Nomenklatur als selbständiger Darmabschnitt behandelt. Er dient dem gasdichten Verschluß und unterscheidet sich im Feinbau grundlegend vom übrigen Rectum (#524).

■ **Plicae transversae recti** (Querfalten): Etwa 7-8 cm vom After entfernt springen in die Lichtung eine hohe Falte von rechts („Kohlrausch-Falte", nach Otto Ludwig Bernhard Kohlrausch, Arzt in Hannover, 1854) und 1-2 Falten von links vor. Diese Falten kommen im Gegensatz zu den wechselnd lokalisierten halbmondförmigen Falten des Colon nicht durch Muskelkontraktion zustande, sondern bleiben als echte

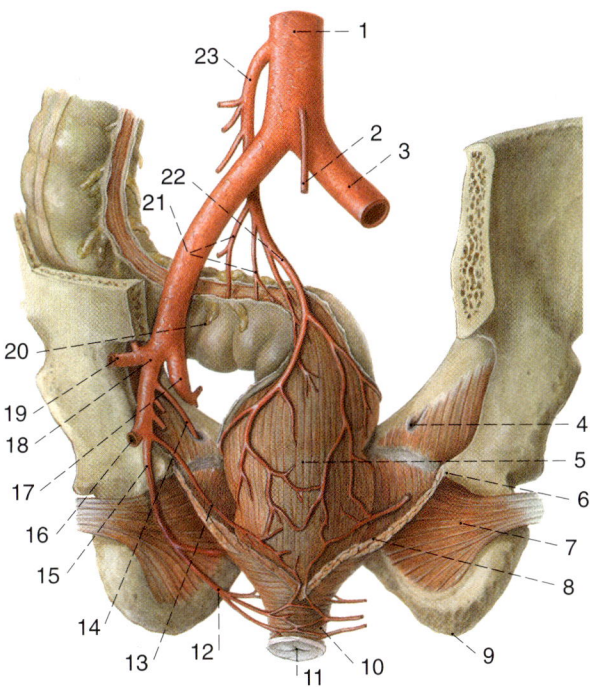

Abb. 521. Rectum mit Arterien. Dorsalansicht. Der M. levator ani ist aufgeschnitten, um seinen trichterförmigen Verlauf zu verdeutlichen. Man beachte die Hauptgefäßversorgung aus der A. mesenterica inferior.[pp2]

 1 Pars abdominalis aortae [Aorta abdominalis]
 2 A. sacralis mediana
 3 A. iliaca communis
 4 Foramen obturatum
 5 Rectum
 6 Spina ischiadica
 7 M. obturatorius internus
 8 M. levator ani
 9 Tuber ischiadicum
10 M. sphincter ani externus
11 Anus
12 A. rectalis inferior
13 A. rectalis media
14 A. obturatoria
15 A. pudenda interna
16 A. glutea inferior
17 A. iliaca externa
18 A. iliaca interna
19 A. glutea superior
20 Colon sigmoideum
21 Aa. sigmoideae
22 A. rectalis superior
23 A. mesenterica inferior

Schleimhautfalten an Ort und Stelle. Die Querfalten sind beim Einführen starrer Instrumente (Irrigator, Rektoskop) vorsichtig zu umgehen, damit sich das Instrument nicht in einer Falte verfängt und beim weiteren Vordringen der Darm zerrissen wird.

■ **Terminologie**:
• Der Name *Rectum* (lat. rectus = gerade) legt nahe, daß es sich um einen geraden Darmabschnitt handelt. Dies trifft bei den meisten vierfüßigen Säugetieren, nicht aber beim Menschen zu. Der Begriff wurde aus der Tieranatomie übernommen.
• Das deutsche Wort *Mastdarm* hat sich aus dem althochdeutschen arsdarm („Arschdarm") über das spätmittelhochdeutsche masdarm (maz = Speise) entwickelt. Die althochdeutschen Wörter ars und aftero bedeuten beide hinten. In der gegenwärtigen Umgangssprache sehr beliebte, in der Hochsprache jedoch tabuierte Wort „Arsch" bezieht sich, sofern in anatomischem Sinne gebraucht, auf After- und Gesäßgegend, also das „Hinterteil" (= „Hintern").
• Die meisten klinischen Begriffe leiten sich vom griechischen proktós = Steiß, After, Mastdarm ab: Proktitis = Mastdarmentzündung, Proktologie = Lehre von den Erkrankungen des Mastdarms usw.

#522 Afterverschluß

Am Verschluß des Afters sind 3 Faktoren beteiligt:

❶ **S-Form des Rectum**: Die Kotsäule lastet nicht auf dem Analkanal, sondern auf dem Beckenboden. Erst bei der Stuhlentleerung werden die beiden Mastdarmbiegungen ausgeglichen und die Kotsäule über den Analkanal gehoben (Abb. 522a).

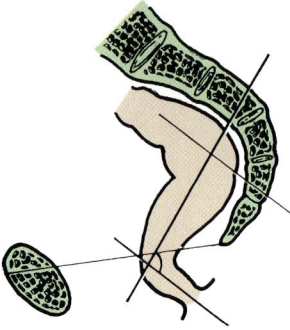

Abb. 522a. Krümmungen des Rectum in einem schematischen Medianschnitt durch das Becken. Das Rectum ist im Ruhezustand oberhalb des Canalis analis rechtwinklig nach hinten abgebogen. Dies ist für den sicheren Afterverschluß wichtig. *[wd]*

❷ **Muskeln**:
- *M. sphincter ani internus* (innerer Afterschließmuskel): Das verdickte untere Ende der Ringmuskelschicht des Darms besteht aus glatten Muskelzellen und wird vom Sympathikus innerviert.
- *M. sphincter ani externus* (äußerer Afterschließmuskel, Abb. 522b): Der quergestreifte Muskel (Innervation: N. pudendus) ist willentlich beeinflußbar. Die 3 Teile (*Pars subcutanea + superficialis + profunda*) sind vorn im Corpus perineale [Centrum perinei] (Dammzentrum, #284), dorsal über das Corpus [Lig.] anococcygeum (After-Steißbein-Band) am Steißbein verankert.
- *M. levator ani* (Afterheber): Der Hauptmuskel des Beckenbodens (#282) wird von direkten Muskelästen des Plexus sacralis innerviert. Sein vorderer Teil (*M. puborectalis*) entspringt am Schambein und umfaßt das Rectum mit einer großen Schlinge. Er zieht den Analkanal nach vorn und bedingt die S-Form des Rectum wesentlich mit. Diese ist aber ein entscheidender Faktor der Stuhlkontinenz. Durch den Zug der Levatorschlinge wird der Analkanal zu einem quergestellten Spalt verengt, dem sich darunter der Längsspalt durch den M. sphincter ani externus anschließt. Der Analkanal wird mithin „kreuzweise" verschlossen.

Die 3 am Verschluß des Analkanals beteiligten Muskeln bedeuten eine dreifache Sicherung nicht zuletzt auch deshalb, weil sie von verschiedenen Nerven innerviert werden.

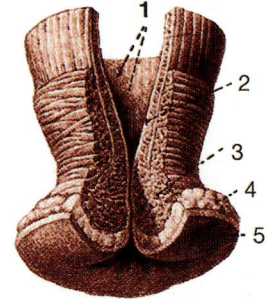

Abb. 522b. Afterschließmuskeln. *[sb1]]*

1. Rectum, Tunica mucosa
2. M. sphincter ani internus
3. M. sphincter ani externus
4. Panniculus adiposus
5. Cutis

Der Verlust des sicheren Verschlusses (Incontinentia alvi, lat. continentia = Beherrschung, Zurückhaltung, alvus = Unterleib, Darmtrakt) ist zwar biologisch weitgehend belanglos, sozial aber eine Katastrophe.

❸ **Schwellkörper**: Im oberen Stockwerk des Analkanals bildet die Schleimhaut 8-10 Längsfalten = *Columnae anales* (Aftersäulen), zwischen denen die *Sinus anales* (Afterbuchten) einsinken. Die Columnae anales enthalten Gefäßgeflechte. Die abfließenden Venen durchbohren z.T. die Schließmuskeln. Sind die Schließmuskeln kontrahiert, so ist der Blutabfluß behindert, und die Schleimhautpolster schwellen an. Die Columnae anales legen sich aneinander und verschließen damit den Kanal auch gasdicht. Die Gefäßgeflechte sind mit arteriellem Blut gefüllt: Bei Blutungen aus erweiterten Gefäßgeflechten (Hämorrhoiden, gr. haíma = Blut, rhéin = fließen) ist das Blut hellrot!

■ **Hämorrhoiden** sind knotige Vergrößerungen einzelner Abschnitte des Schwellkörpers. Meist wölben 3 Knoten die Schleimhaut vor. Sie befinden sich in Rückenlage des Patienten bei 3, 7 und 11 Uhr (wenn man den After mit dem Zifferblatt einer Uhr vergleicht). An diesen Stellen treten normalerweise die Arterienäste in den Schwellkörper ein. Manchmal findet man Nebenknoten bei 8 und 5 Uhr.

❶ Die *Entstehung* wird begünstigt durch
- ständige Verstopfung.
- überwiegend sitzende Tätigkeit.
- zu starke Anspannung des inneren Afterschließmuskels.
- angeborene Bindegewebsschwäche.
- Schwangerschaft.
- Alkohol.

❷ Man unterscheidet 4 *Schweregrade*:
- *1. Grad*: Die kleinen Knoten sind von außen nicht sichtbar. Manchmal blutet es beim Stuhlgang (hellrotes Blut!). Es bestehen keine Schmerzen, da die Afterschleimhaut schmerzunempfindlich ist.
- *2. Grad*: Die Knoten sind größer und werden beim Stuhlgang unter Schmerzen vor die Afteröffnung gepreßt. Nach dem Stuhlgang ziehen sich die Knoten von selbst wieder nach oben zurück. Sie sind nur während des Pressens vor dem After sichtbar. Der Schmerz geht von der stark schmerzempfindlichen Afterhaut aus.
- *3. Grad*: Die Knoten bleiben nach dem Stuhlgang vor dem After liegen, können jedoch mit dem Finger wieder durch den After nach oben geschoben werden. Der Patient leidet an Schmerzen, Juckreiz und Blutungen.
- *4. Grad*: Die Knoten liegen dauernd vor dem After und können nicht mehr hochgeschoben werden.

❸ *Komplikationen*:
- Massive *Blutung*: Sie ist schon beim 1. Grad möglich.
- *Einklemmung* eines Knotens: Sie verursacht heftige Schmerzen. Wird der Knoten nicht entlastet, z.B. durch Hochschieben mit dem Finger, so droht die Durchblutungsstörung. Gewebe kann absterben und das Abstoßen des Knotens auslösen.
- Verschluß der abführenden Vene durch ein Blutgerinnsel (*Hämorrhoidalvenenthrombose*): Die Beschwerden sind ähnlich wie bei der Einklemmung des Knotens.
- *Entzündung* eines Knotens: An dem vor dem After liegenden Knoten reibt beim Gehen die Haut. Er wird dadurch leicht wund. Es entstehen nässende Ekzeme oder Geschwüre (*Analfissuren*).
- *Infektion*: Stuhl enthält reichlich Bakterien. Ein entzündeter oder verletzter Knoten ist daher ständig von Infektionen bedroht. Sie greifen leicht auf die Afterdrüsen über. Dann entstehen schnell *Abszesse*, oder es bilden sich allmählich tiefe, ständig entzündete Gänge (*Analfisteln*) aus, die zur Haut, zum Rectum oder in das Beckenbindegewebe durchbrechen können.
- Aftervorfall (*Analprolaps*): Mit den Knoten stülpt sich auch Schleimhaut des Analkanals aus dem After heraus. Durch die

Schleimabsonderung wird die Unterwäsche verschmutzt. Die ständige Feuchtigkeit begünstigt juckende Hautausschläge.
• **Mastdarmvorfall** (*Rektumprolaps*): Wird das Gefüge der Aftergegend durch den Aftervorfall stark gelockert, so kann auch das Rectum allmählich nachrutschen und sich bis zu 20 cm vor den After stülpen. Dann drohen Verletzungen und Durchblutungsstörungen des Rectum mit ernsten Folgen.
• **Schließmuskelschwäche** (*Inkontinenz*): Bei After- und Mastdarmvorfall ist der Verschluß des Afters nicht mehr sicher. Es kommt zum unwillkürlichen Abgang von Winden (Darmgasen) und Stuhl (Einkoten).

❹ *Gefahr der Fehldiagnose*: Eine Blutung beim Stuhlgang wird allzu schnell auf Hämorrhoiden zurückgeführt. Dabei kann gelegentlich eine oberhalb der Hämorrhoiden liegende Blutungsquelle unbeachtet bleiben. So manches Rektumkarzinom wird auf diese Weise in den Anfangsstadien übersehen. Man sollte daher bei jeder vermeintlichen Hämorrhoidenblutung das Rectum untersuchen (austasten, evtl. rektoskopieren, koloskopieren).

#523 Stuhlentleerung (Defäkation)

■ **Stuhldrang** wird empfunden, wenn durch eine große Dickdarmbewegung die Ampulle des Rectum (und anschließende Teile des Colon sigmoideum) gefüllt werden. Der innere Schließmuskel scheint dann vorübergehend zu erschlaffen. Eine kleine Menge Stuhl tritt in den Analkanal ein. Dort wird sie als Gas, Flüssigkeit oder fester Stoff identifiziert. Durch willentliche kräftige Kontraktion des äußeren Schließmuskels wird sie in die Ampulle zurückbefördert, wenn der Zeitpunkt für die Stuhlentleerung unzweckmäßig erscheint.
• Bei sehr starkem Stuhldrang werden auch die großen Gesäßmuskeln zur Sicherung des Verschlusses eingesetzt: Zusammenpressen der Gesäßbacken.
• Die Sensibilität der Schleimhaut ist für die Stuhlkontinenz ebenso wichtig wie die Motorik: Wird der Stuhldrang nicht empfunden, so kann nicht willentlich gesteuert werden.

■ **Defäkation** (lat. defaecare = von der Hefe, vom Bodensatz reinigen, faex, faecis = Hefe, faeces = Stuhl, Kot): Bei der Stuhlentleerung müssen die
• **Verschlußmechanismen** nachgeben: Die Schließmuskeln erschlaffen, dadurch wird auch der venöse Abfluß aus den Schwellkörpern freigegeben.
• **Auspreßmechanismen** aktiviert werden: Peristaltische Wellen der Dickdarmmuskeln („große Dickdarmbewegung") werden durch die Bauchpresse unterstützt.

M. levator ani bei der Defäkation: Die Rolle des „Afterhebers" ist umstritten. Zweifellos müssen die den Analkanal umgreifenden Schlingen erschlaffen. Hingegen könnten die von der seitlichen Beckenwand trichterförmig zum After absteigenden Fasern einen Gegenhalt zu den abwärts drängenden Kräften bieten und den After festhalten, damit er nicht nach unten ausgestülpt wird. Die frühere Auffassung, daß der M. levator ani den After aktiv erweitere oder über die Stuhlsäule nach oben ziehe, ist verlassen worden.

■ **Stuhl** (Fäzes) besteht aus:
• nicht resorbierten Nahrungsresten, z.B. Cellulose.
• abgeschilferten Darmepithelien und, vor allem bei Reizzuständen der Dickdarmschleimhaut, Schleim.
• von der Leber in die Galle ausgeschiedenen Stoffen, z.B. Gallenfarbstoffe, auf denen die braune Farbe des Stuhls beruht (lehmfarbener Stuhl bei Gallengangverschluß).

• **Bakterien**: Sie machen etwa 10-20 % der Stuhlmasse aus. Es überwiegen anaerobe Bakterien (#441). Hingegen entfallen auf die nach dem Colon benannten Kolibakterien (Escherichia coli) meist weniger als 10 %. Trotzdem sind sie ärztlich sehr wichtig, weil sie im Darm harmlos sind, aber in anderen Organen gefährliche Entzündungen auslösen können. Die Reinigung der Afterspalte nach der Stuhlentleerung soll daher so vorgenommen werden, daß Stuhlreste nicht auf die äußeren Geschlechtsorgane übertragen werden.
• **Wasser**.

Die Menge des Stuhls schwankt mit der Zusammensetzung der Nahrung. „Schlackenreiche" Kost (mit viel Cellulose, die der Mensch nicht verdauen kann) gibt viel Stuhl. Dementsprechend variiert auch die Häufigkeit des Stuhlgangs: zwischen einmal wöchentlich und dreimal täglich gilt als normal. Wer für regelmäßigen Stuhlgang sorgen und zugleich das Dickdarmkrebsrisiko senken will, sollte sich genügend „Ballaststoffe" (Cellulose) zuführen (Gemüse, Weizenkleie, Obst usw.). Auch ohne Nahrungsaufnahme wird Stuhl gebildet (mit etwa 4 g Trockensubstanz pro Tag).

■ **Anus praeternaturalis** (Bauchafter, Stoma): Ist der natürliche After bei einer radikalen Operation, z.B. beim Rektumkarzinom, nicht zu erhalten, so muß das Darmende irgendwo anders in die Haut eingepflanzt werden. Ohne Öffnung für den Stuhlabgang geht es nicht. Um die Pflege zu erleichtern, sollte die betreffende Hautstelle gut zugänglich sein und im Blickfeld des Patienten liegen. Die Haut sollte möglichst eben sein (z.B. keine Operationsnarben), um einen Beutel zum Auffangen des Stuhls geruchsdicht befestigen zu können. Auch bei erhaltenem natürlichen After kann es zweckmäßig sein, vorübergehend einen Kunstafter anzulegen. Der erkrankte Dickdarm wird dadurch entlastet und somit die Heilung gefördert.

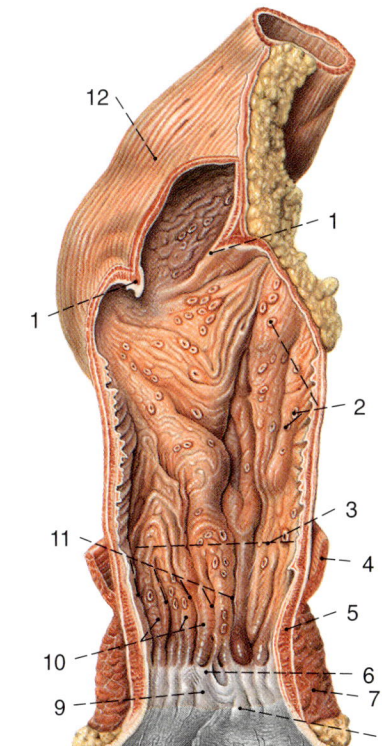

1 Plica transversa recti
2 Noduli lymphoidei solitarii
3 Junctio anorectalis
4 M. levator ani
5 M. sphincter ani internus
6 Linea pectinata
7 M. sphincter ani externus
8 Linea anocutanea
9 Zona transitionalis analis
10 Columnae anales
11 Sinus anales
12 Tunica muscularis, Stratum longitudinale

Abb. 524. Frontalschnitt durch Mastdarm und Afterkanal. Man achte auf die 3 Zonen des Canalis analis. [fs2]

❶ *Spielarten*:
• *Endständiger Bauchafter*: Bei endgültigem Verschluß des natürlichen Afters wird das Ende des verbleibenden Darms in die Bauchwand eingenäht. Je nach Ausmaß der Dickdarmentfernung kann es das Ende des Dickdarms (Kolostoma) oder des Dünndarms (Ileostoma) sein.
• *Doppelläufiger Bauchafter*: Wird ein Kunstafter nur vorübergehend zur Entlastung des Dickdarms benötigt, so näht man eine Darmschlinge derartig in die Bauchwand ein, daß sich beide Schenkel entleeren können. Aus dem in Richtung Magen gelegenen Ende tritt dann Stuhl aus, aus dem in Richtung Rectum gelegenen kommt nur Schleim.

❷ *Probleme* des Bauchafters:
• *Nicht steuerbarer Stuhlabgang*: Dem Bauchafter fehlen die Schließmuskeln, die beim natürlichen After die Stuhlentleerung unserem Willen unterwerfen. Der Stuhl tritt dann nach dem Rhythmus der Verdauungstätigkeit in Schüben unwillkürlich aus. Der Stuhl wird in einem Beutel aufgefangen. Selbstklebende Einmalbeutel bieten einen weitgehend geruchsdichten Verschluß.
• *Hautreizung*: Die normale Haut verträgt ständige Feuchtigkeit schlecht (der Körper hat für stets feuchte Stellen die Schleimhaut). Die Haut um den Bauchafter wird von austretendem Stuhl andauernd befeuchtet. Beim Kolostoma kommen Bakterien, beim Ileostoma Verdauungssäfte hinzu, welche hartnäckige Entzündungen begünstigen. Auch der Klebstoff der Klebebeutel kann die Haut reizen. Regelmäßige Hautpflege ist daher sehr wichtig.
• *Ausstülpen des Darms*: Jedes Loch in der Bauchwand, auch der Bauchafter, kann zur Bruchpforte werden. Um diese Gefahr zu vermindern, näht man das Darmende nicht in den Hauptoperationsschnitt ein, sondern macht dafür einen 2-3 cm langen Schnitt in einem intakten Bereich der Bauchwand, der nicht durch den großen Operationsschnitt geschädigt ist.
• *Fisteln* in der Umgebung des Bauchafters: Sie bilden sich in der Folge von Entzündungen der Haut und Schleimhaut, die durch die Befestigung des Beutels bedingt sind.
• *Nierensteine*: Ihr Entstehen wird durch den gesteigerten Wasserverlust und eine Störung des Kalkstoffwechsels begünstigt.

#524 Mukokutane Übergangszone

■ **Zonen**: Im Analkanal geht die Schleimhaut (Mukosa) des Darms in die äußere Haut (Kutis) der Dammgegend über. Dabei kann man nach dem Epithel und der Farbe ähnlich wie an den Lippen 3 Zonen abgrenzen (Abb. 524):

❶ **Pecten analis** („Afterkamm"): Die Schleimhaut ist charakterisiert durch 8-10 Längsfalten und dazwischen liegende Buchten, die an die Zähne eines Kamms erinnern:
• *Columnae anales* (Aftersäulen): Die Längsfalten enthalten Gefäßnetze, die eine Art Schwellkörper zum gasdichten Verschluß des Analkanals bilden und die bläulich-violette Farbe dieser Zone bedingen. Die Aftersäulen tragen wegen der hohen mechanischen Beanspruchung mehrschichtiges Plattenepithel.
• *Sinus anales*: In die „Afterbuchten" mit einschichtigem Säulenepithel münden die *Glandulae anales* (Afterdrüsen).

❷ **Zona transitionalis analis** (Zwischenzone) mit unverhorntem mehrschichtigen Plattenepithel: Sie ist etwa 1 cm breit und entspricht dem inneren Afterschließmuskel. Sie ist etwa dem Lippenrot zu vergleichen, aber erscheint im Gegensatz zu diesem eher weißlich.

❸ **Hautzone** mit verhorntem mehrschichtigen Plattenepithel: Die Haut ist stark pigmentiert (also bräunlich). Sie enthält mero- und apokrine Schweißdrüsen sowie Talgdrüsen mit kleinen Haaren.

■ **Grenzlinien**: Die 3 Zonen sind durch 3 Grenzlinien getrennt (Tab. 524):
• *Junctio anorectalis*: an der Grenze zwischen Rectum und Analkanal. Sie ist makroskopisch am Beginn des Pecten analis mit den alternierenden Columnae und Sinus anales zu erkennen.
• *Linea pectinata*: die Grenze zwischen der Zone des Pecten analis und der Zwischenzone.
• *Linea anocutanea*: zwischen unverhorntem und verhorntem Plattenepithel.

Tab. 524. Analkanal: Zonen und Grenzlinien
Rektumschleimhaut (rosa)
.... *Junctio anorectalis*............................
Pecten analis (violett)
.... *Linea pectinata*.................................
Zona transitionalis analis (weiß)
.... *Linea anocutanea*.............................
Hautzone (braun)

■ **Rektale Tastuntersuchung**: Mit dem durch den After in das Rectum eingeführten Finger kann man die untere Hälfte des Rectum austasten und dabei auch Geschwülste oder Geschwüre in der Mastdarmwand (Rektumkarzinom!) erkennen. Beim Mann werden auch der Prostata und die Bläschendrüsen zugänglich.
• Bei der Frau kann die rektale anstelle der vaginalen Untersuchung nötig sein, z.B. bei der Jungfrau oder zur Vermeidung der Keimeinschleppung im letzten Schwangerschaftsmonat. In Sonderfällen untersucht man auch kombiniert rektovaginal: ein Finger in der Vagina, der zweite im After. Bei rektaler oder vaginaler Untersuchung kann man auch einen großen Teil der Wand des kleinen Beckens beurteilen.
• Die Frau wird gewöhnlich in Rückenlage im gynäkologischen Stuhl rektal untersucht, der Mann hingegen im Stehen. Er neigt sich entspannt nach vorn. Der mit einem Gummifingerling oder Gummihandschuh geschützte Zeigefinger wird zunächst mit etwas Öl oder ähnlichem gleitfähig gemacht und dann unter leicht drehenden Bewegungen in den After eingeführt und vorgeschoben.

■ **Rektoskopie** (Mastdarmspiegelung): Die Mastdarmschleimhaut wird gewöhnlich durch ein starres, in den After eingeführtes Rohr (Rektoskop) besichtigt. Die Untersuchung wird in Knie-Ellenbogen-Lage oder in Seitenlage des Patienten vorgenommen. Vor der Untersuchung wird das Rectum durch einen Einlauf gereinigt. Auf die Querfalten des Rectum ist beim Einführen des Rektoskops zu achten!

#525 Gefäße

■ **Arterien**: Das Rectum versorgen 5 Arterien:
• *A. rectalis superior* (obere Mastdarmarterie): Der unpaare Endast der A. mesenterica inferior ist stärker als die übrigen 4 Arterien zusammen. Er überkreuzt die linke A. + V. iliaca communis und erreicht das Rectum von hinten über das Mesocolon sigmoideum. Er teilt sich meist in 2 Äste, die sich an der Vorder- und Hinterseite der Ampulle verzweigen.
• *A. rectalis media* (mittlere Mastdarmarterie): Die paarigen Äste der A. iliaca interna ziehen oberhalb des M. levator ani zum mittleren Abschnitt des Rectum.
• *A. rectalis inferior* (untere Mastdarmarterie): Die paarigen Äste der A. pudenda interna gelangen unterhalb des M. levator ani in der Fossa ischioanalis (#287) zum Analkanal. Die 5 Mastdarmarterien anastomosieren miteinander. Der Ausfall der A. rectalis superior kann jedoch von den anderen nicht kompensiert werden.

5 Beckeneingeweide, 5.2 Mastdarm und Afterkanal

■ **Venen**: Die Venen des Rectum bilden ein Geflecht (*Plexus venosus rectalis*) unter der Schleimhaut und um das Organ. Aus diesem fließt das Blut über Venen ab, die den eben genannten Arterien entsprechen:
• *V. rectalis superior* (obere Mastdarmvene): über die V. mesenterica inferior zur V. portae hepatis.
• *Vv. rectales mediae + inferiores* (mittlere und untere Mastdarmvenen): über die V. iliaca interna zur V. cava inferior.

Zwischen den Abflußgebieten zur V. mesenterica inferior und zur V. iliaca interna bestehen zahlreiche Verbindungen. Sie bilden wichtige portokavale Anastomosen (Übersicht #494).

■ **Regionäre Lymphknoten**: Entsprechend der Gefäßversorgung in 3 Stockwerken fließt auch die Lymphe ab:
• *Nodi lymphoidei rectales superiores*: Sie liegen entlang der A. + V. rectalis superior und gehören zur Gruppe der *Nodi lymphoidei mesenterici inferiores*.
• *Nodi lymphoidei pararectales*: Lymphknoten seitlich vom Rectum entsenden die Lymphe zu den *Nodi lymphoidei iliaci interni*.
• *Nodi lymphoidei inguinales superficiales*: Die Lymphe der Haut der Aftergegend gelangt zur Leistengegend.

#526 Lage

■ **Grenze zum Colon sigmoideum**: Hierüber bestehen unterschiedliche Meinungen. Der Grenzziehung kann man zugrunde legen:
• die Mesenterialverhältnisse: Das freie hintere Gekröse reicht bis zum 3. Kreuzbeinwirbel. Die internationale Nomenklatur kennt nur ein *Mesocolon sigmoideum*, nicht aber ein Mesorectum (außer in der vorgeburtlichen Entwicklung). Da der Dickdarmabschnitt von S1-S3 aber ein freies Gekröse hat, muß er noch zum Colon sigmoideum gerechnet werden. Nach dieser Auffassung beginnt das Rectum auf Höhe von S3.
• die Beckeneingangsebene: Danach rechnet man den gesamten im kleinen Becken liegenden Dickdarmabschnitt zum Rectum. Die Grenze liegt dann auf Höhe von S1.
• Je nach Definition ist das Rectum 12-25 cm lang.

■ **Peritonealverhältnisse**: Legt man die Grenze zwischen Colon sigmoideum und Rectum mit dem Ende des freien Gekröses fest, so liegt das Rectum retroperitoneal. Folgt man der anderen Definition, so ist das Anfangsstück intraperitoneal. Das Peritoneum hebt sich am 3. Kreuzbeinwirbel vom Kreuzbein ab, bedeckt Teile der Seitenwand des Rectum und schlägt sich von der Vorderseite des Rectum auf den Uterus bzw. die Harnblase um. Dabei entstehen Bauchfelltaschen (*Excavatio rectouterina* bzw. *rectovesicalis*).

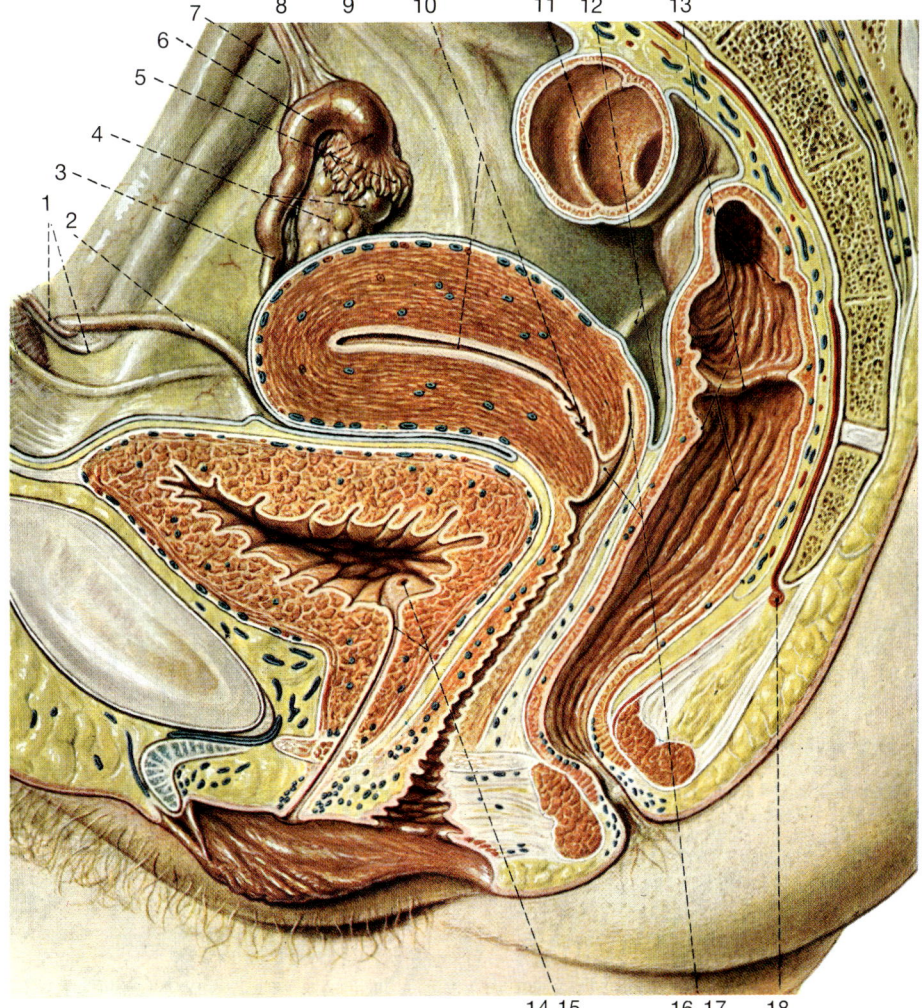

Abb. 526. Mediansschnitt durch das weibliche Becken.
[sb2]

1 A. + V. epigastrica inferior
2 Lig. teres uteri
3 Isthmus tubae uterinae
4 Ovarium
5 Infundibulum tubae uterinae
6 Ampulla tubae uterinae
7 V. iliaca externa
8 Lig. suspensorium ovarii
9 Ureter
10 Cavitas uteri
11 Colon sigmoideum
12 Excavatio rectouterina
13 Ampulla recti mit Plicae transversae recti
14 Ostium urethrae internum
15 Ostium ureteris
16 Ostium uteri
17 Fornix vaginae, Pars posterior
18 Glomus coccygeum

Die Vorderfläche des Rectum ist etwa zur Hälfte (Abb. 526), die Seitenflächen sind zu etwa ¼ von Peritoneum bedeckt. Die Dorsalseite des Rectum und der Analkanal sind frei von Peritoneum.

■ **Nachbarschaft**
- Dorsal: Kreuzbein, Steißbein.
- Kaudal: Beckenboden.
- Lateral: Leitungsbahnen: Äste der A. + V. iliaca interna, Lymphknoten, Plexus sacralis (Kreuzbeinnervengeflecht, #595), autonome Nerven (Beckenteil des Grenzstrangs, parasympathische Nn. splanchnici pelvici), evtl. Harnleiter, Eierstöcke und Eileiter.
- Ventral: bei der Frau Vagina und Uterus, beim Mann Prostata, Bläschendrüsen und Harnblase. Das Rectum wird von ihnen durch eine Bindegewebeplatte (*Fascia rectovaginalis [Septum rectovaginale]* bzw. *Fascia rectoprostatica [Septum rectovesicale]* als Teile der *Fascia pelvis visceralis*, #284) getrennt.

■ **Kolon- und Rektumkarzinom**: Obwohl das Rectum zum Dickdarm gehört, hebt man in der Medizin gewöhnlich den Mastdarmkrebs (Rektumkarzinom) vom Krebs des übrigen Dickdarms (Kolonkarzinom) ab. Dafür spricht:
- Viele Rektumkarzinome sitzen so nahe am After, daß sie mit dem Finger getastet werden können. Sie sind daher durch eine einfache Vorsorgeuntersuchung zu erfassen.
- Während beim Kolonkarzinom der natürliche After meist erhalten werden kann, muß beim Rektumkarzinom der After häufig entfernt und ein Kunstafter in der Bauchwand angelegt werden.

❶ *Häufigkeit*: Dickdarm- einschließlich Rektumkarzinom machen etwa 12 % aller Krebsfälle aus. In der Rangreihe der Krebstodesfälle stehen sie bei Frau und Mann an zweiter Stelle: bei der Frau hinter dem Mammakarzinom, beim Mann hinter dem Bronchialkarzinom.

❷ *Diagnose*: Am häufigsten führt Blut auf dem Stuhl den Patienten zum Arzt. Leider wird von Patienten mit Hämorrhoiden Blut auf dem Stuhl meist nicht ernst genommen. Jenseits des 50. Lebensjahres sollten auch vermeintliche Hämorrhoidenblutungen Anlaß zu einer eingehenden ärztlichen Untersuchung sein. Da auch die anderen Beschwerden nicht sehr kennzeichnend sind, wird die Diagnose im Durchschnitt um 9 Monate verschleppt.

❸ *Gefahren*: Unbehandelt führt der Dickdarmkrebs in etwa einem Jahr zum Tod. Im einzelnen drohen:
- Darmverschluß (*Ileus*): Eine große Geschwulst kann die Lichtung des Darms zunehmend einengen. Demgemäß setzt der Verschluß nicht plötzlich, sondern allmählich mit langen Vorboten ein.
- Darmdurchbruch (*Perforation*): Das Krebsgewebe im Dickdarm hat eine große Neigung zum geschwürigen Zerfall. Beim freien Durchbruch droht die kotige Bauchfellentzündung.
- Starke *Blutung*: Das Krebsgeschwür kann stärkere Blutgefäße annagen.
- *Übergreifen* auf die Nachbarorgane: Der Krebs kann in die Harnblase und in die Vagina einbrechen. Cystitis und Stuhlabgang über die Vagina können darauf hinweisen. Der Krebs kann die Harnleiter ummauern und zum Ausfall der Nieren führen. Wächst der Krebs nach dorsal in die Nervengeflechte vor dem Kreuzbein ein, so sind heftige Schmerzen ähnlich wie bei Ischias zu erwarten.
- Tochtergeschwülste (*Metastasen*): Sie wachsen bevorzugt in der Leber und in der Lunge heran.

❹ Nur die *Operation* bietet Aussicht auf Heilung:
- Teilentfernung des Mastdarms (*Rektumresektion*): Liegt die Geschwulst mindestens 6-10 cm oberhalb des Afters, so kann man den natürlichen After erhalten (*Kontinenzresektion*).
- vollständige Entfernung des Mastdarms (*Rektumexstirpation, Proktektomie*): Reicht die Geschwulst näher als 6-10 cm an den After heran, so muß aus Sicherheitsgründen der After einschließlich seiner Schließmuskeln mit entfernt und ein Bauchafter angelegt werden. Dieser Eingriff wird von 2 Seiten (durch die Bauchwand und vom Afterbereich her) ausgeführt. Dabei können unter Umständen 2 Chirurgen gleichzeitig arbeiten.

5.3 Weibliche Geschlechtsorgane I: Entwicklung, Eierstock, Eileiter

#531	Gemeinsamer Bauplan der weiblichen und männlichen Geschlechtsorgane
#532	Entwicklung der Geschlechtsorgane, *Mißbildungen*
#533	Eierstock: Form, Lage, Gliederung, *Geschwülste*
#534	Ovarialfollikel, Ovulation, Gelbkörper
#535	Geschlechtszyklus, *Ovulationshemmer*
#536	Eileiter: Form und Gliederung, *Adnexitis*
#537	Eileiter: Feinbau, Eitransport, *Extrauteringravidität*
#538	Eileiter: Lage, *Tubensterilisation*
#539	Gefäße von Ovarium und Eileiter
⇒ #123	Reifeteilungen

#531 Vergleich der weiblichen und männlichen Geschlechtsorgane

Frau und Mann sind nicht 2 verschiedene Arten von Lebewesen, sondern nur geringfügig unterschiedliche Ausgestaltungen des einen Bauplans Mensch. Selbst bei den Geschlechtsorganen überwiegt das Gemeinsame. Dies macht besonders die Entwicklungsgeschichte deutlich. Deshalb ist in den speziellen Kapiteln über weibliche und männliche Geschlechtsorgane ein gemeinsamer Abschnitt über ihre Entwicklung vorangestellt (#532).

■ **Innere und äußere Geschlechtsorgane**: Diese gängige Einteilung (siehe Basiswortschatz in Tab. 113) ist so problematisch wie der Begriff „inneres Organ" (#111). Die zunächst naheliegende Definition:
- äußere Geschlechtsorgane: außerhalb der Körperhöhle gelegen.
- innere Geschlechtsorgane: innerhalb der Körperhöhle gelegen.

trifft nicht zu, weil man Hoden, Nebenhoden und Ductus deferens als Analoga von Ovarium und Eileiter traditionell zu den inneren Geschlechtsorganen rechnet. Andererseits bezieht man die Harnröhre der Frau, die nicht als Geschlechtsweg dient, gewöhnlich in die Besprechung der äußeren Geschlechtsorgane ein.

■ **Gemeinsamer Bauplan** (Tab. 531):
- Die Clitoris der Frau entspricht weitgehend dem Penis des Mannes. Bei bestimmten Störungen der Hormonproduktion und bei manchen Zwitterformen kann die Clitoris so stark vergrößert sein, daß sie dem Penis ähnlich wird und auch eine Art Geschlechtsverkehr mit ihr ausgeübt werden kann (#557). Die Kitzlereichel wird ähnlich wie die Peniseichel mit einer Vorhaut bedeckt (bei einigen Stämmen wird auch eine rituelle „Beschneidung" der Frau vorgenommen, wobei allerdings meist die Clitoris mit entfernt wird). Die Clitoris besitzt Schwellkörper wie der Penis, nur sind sie entsprechend kleiner. Die Clitoris kann damit auch erigiert werden.
- Beim Mann verschmelzen gewissermaßen die kleinen Schamlippen der Frau zur Pars spongiosa der Harnröhre.

5 Beckeneingeweide, 5.3 Weibliche Geschlechtsorgane I: Entwicklung, Ovarium und Eileiter 369

- Die großen Schamlippen entsprechen dem Hodensack, nur bleiben sie leer. Jedoch wird bei der Frau wie beim Mann ein Leistenkanal angelegt, der dann freilich nicht für den Durchtritt des Hodens benützt wird. Beim Mann wird der Hoden durch ein Leitband durch den Leistenkanal gezogen (der Hoden hat keine Eigenbeweglichkeit). Ein entsprechendes Band wird auch bei der Frau angelegt: Es ist das Lig. teres uteri, das vom Uterus durch den Leistenkanal zu den großen Schamlippen zieht.
- Die große Scheidenvorhofdrüse (Bartholin-Drüse) entspricht der Cowper-Drüse des Mannes.

Am einfachsten wird der Vergleich zwischen weiblichem und männlichem äußeren Genitale, wenn man sich die männliche Harnröhre hinten aufgeschlitzt denkt und den Penis zusammenschrumpfen läßt. Mündung der Harnröhre ähnlich wie bei der Frau kommt beim Mann als Mißbildung (Hypospadie) vor.

Tab. 531. Es entsprechen sich bei Frau und Mann (vereinfachtes Schema)

Embryonal	Frau	Mann
Keimleiste	• Ovarium	• Hoden
Müller-Gang	• Eileiter • Uterus • Vagina (teilweise)	• Utriculus prostaticus? • Appendix testis
Urnierenkanälchen	• Epoophoron • Paroophoron	• Ductuli efferentes
Urnierengang (Wolff-Gang)	• Epoophorongang • Gartner-Gang • Trigonum vesicae	• Nebenhoden • Ductus deferens • Bläschendrüse • Spritzkanal • Trigonum vesicae
Sinus urogenitalis	• Harnblase ohne Trigonum vesicae • Urethra feminina • Vagina (teilweise) • Scheidenvorhof • Paraurethraldrüsen	• Harnblase ohne Trigonum vesicae • Urethra masculina • Prostata
Genitalhöcker	• Clitoris	• Eichel + Gliedschwellkörper
Urogenitalfalten	• Kleine Schamlippen	• Schwellkörper der Harnröhre
Genitalwülste	• Große Schamlippen	• Hodensack
Kaudales Keimdrüsenband	• Lig. ovarii proprium [Lig. uteroovaricum] • Lig. teres uteri	• Leitband des Hodens (Gubernaculum testis)

#532 Entwicklung der Geschlechtsorgane

■ **Indifferentes Stadium**: In der 4. Entwicklungswoche verdickt sich medial der Urniere die Keimleiste (*Crista gonadalis*, gr. goné = Erzeugung, Nachkommenschaft, Geschlecht: Gonaden = Keimdrüsen). Epithel wächst in die Tiefe und bildet in der Keimleiste Keimstränge (*Chordae sexuales*). In der 6. Entwicklungswoche wandern mittels amöboider Bewegungen die in der Dottersackwand entstandenen Urkeimzellen in die Keimstränge ein. Je nach dem Geschlecht der Urkeimzellen erfolgt die weitere Entwicklung verschieden.

■ **Eierstock** (*Ovarium*): Die Keimstränge im Mark lösen sich auf. In den Rindensträngen teilen sich die Urkeimzellen lebhaft. In der Fetalzeit entstehen einige Millionen Eizellen, von denen laufend viele absterben, so daß bei Eintritt der Monatsblutungen (Menarche) noch etwa 200 000-400 000 in jedem Ovarium vorhanden sind. Nach der Geburt vermehren sich die weiblichen Keimzellen nicht mehr.

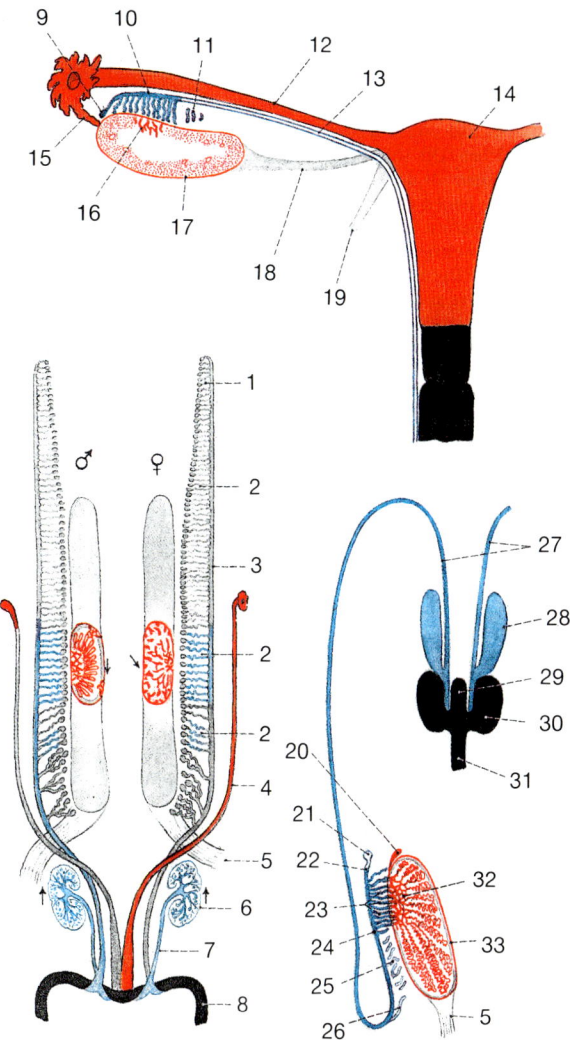

Abb. 532a–c. Entwicklung der Geschlechtsorgane aus dem Urnierengang und dem Geschlechtsgang. Links unten indifferentes Stadium, rechts oben Frau, rechts unten Mann. [pa3]

 1 Pronephros
 2 Mesonephros mit Tubuli mesonephrici
 3 Ductus mesonephricus (Wolff-Gang)
 4 Ductus paramesonephricus (Müller-Gang)
 5 Gubernaculum testis/ovarii
 6 Metanephros
 7 Ureter
 8 Sinus urogenitalis
 9 Appendix vesiculosa
10 Epoophoron
11 Paroophoron
12 Tuba uterina [Salpinx]
13 Ductus longitudinalis (Gartner-Gang)
14 Uterus
15 Fimbria ovarica
16 Medulla ovarii
17 Cortex ovarii
18 Lig. ovarii proprium [Lig. uteroovaricum]
19 Lig. teres uteri
20 Appendix testis
21 Appendix epididymidis
22 Ductulus aberrans superior
23 Ductuli efferentes testis
24 Ductus epididymidis
25 Paradidymis
26 Ductulus aberrans inferior
27 Ductus deferens
28 Glandula vesiculosa [Vesicula seminalis]
29 Utriculus prostaticus
30 Prostata
31 Urethra masculina
32 Rete testis
33 Tubuli seminiferi

- Die Zellen der Keimstränge werden zu Follikelzellen.
- Das Mesenchym verdichtet sich zur bindegewebigen Hülle um das Ovarium.
- Das Epithel der Keimleiste wird zum Peritonealüberzug.

- Schon vor der Geburt beginnt die erste Reifeteilung der Eizellen. Sie wird jedoch unterbrochen und erst bei der geschlechtsreifen Frau fortgesetzt.

■ **Hoden** (*Testis*): Die Keimstränge mit den Urkeimzellen wachsen weiter und bilden u-förmige Schleifen, die Vorläufer der Hodenkanälchen. Die soliden Stränge (Lichtungen erst im 4. Lebensjahr) bestehen aus den Vorstufen der Stützzellen und den Ursamenzellen. Die Enden der Hodenstränge fließen zum Hodennetz (*Rete testis*) zusammen, das sich an 5-12 erhaltene Urnierenkanälchen anschließt, welche zu den Ausführungsgängen (*Ductuli efferentes*) werden. Im Gegensatz zu den Eizellen beginnt die Bildung der Samenzellen erst in der Pubertät, geht dann aber bis in das Alter weiter. Das Mesenchym differenziert sich zu:
- bindegewebiger Hülle (*Tunica albuginea*).
- Trennwänden zwischen den Hodenläppchen (*Septula testis*).
- Hodenzwischenzellen: Diese erzeugen schon im 4. Entwicklungsmonat das männliche Geschlechtshormon Testosteron. Dieses veranlaßt die Differenzierung der äußeren Geschlechtsorgane.

■ **Abstieg des Hodens** (*Descensus testis*): Die Keimleiste reicht ursprünglich vom Zwerchfell bis zur Leistengegend, wird aber mit der Rückbildung der Urniere auf den Bereich von L3/L4 reduziert. Das Mesenchym der Keimleiste wird dabei zu 2 Bändern verdichtet. Das obere bildet sich beim Mann zurück, das untere wird zum Leitband des Hodens (*Gubernaculum testis*, lat. gubernaculum = Steuerruder). Es verbindet den Hoden mit der Anlage des Scrotum.

Durch das Leitband ist der Hoden am späteren Hodensack verankert. Das Leitband wächst langsamer als der übrige Keim, so daß der Hoden dadurch kaudal gezogen wird:
- Im 3. Entwicklungsmonat liegt er bereits in der Beckenhöhle, behält aber seine Blutgefäße aus der Lendengegend.
- Im 4. Entwicklungsmonat wird das Peritoneum in Richtung Hodensack ausgestülpt (*Saccus vaginalis*). Dadurch entsteht der Leistenkanal.
- Im 7. und 8. Entwicklungsmonat „wandert" der Hoden entlang der Wand des Bauchfellsacks durch den Leistenkanal und findet kurz vor der Geburt seinen endgültigen Platz im Hodensack (wichtiges „Reifezeichen" beim männlichen Neugeborenen). Man beachte: Der Hoden gleitet nicht im Bauchfellsack, sondern außerhalb an seiner Wand entlang durch den Leistenkanal. In der Peritonealhöhle i. e. S. liegen keine Organe, also auch nicht der Hoden!
- Nach dem Abstieg des Hodens bildet sich der Bauchfellsack bis auf die Hodenhülle zurück. Tut er dies nicht, so entstehen die angeborenen Leistenhernien (#267).

■ **Abstieg des Ovars**: Er führt nur bis ins kleine Becken. Das den Abstieg bewirkende Leitband differenziert sich zum
- *Lig. ovarii proprium* [*Lig. uteroovaricum*]: zwischen Ovarium und Uterus.
- *Lig. teres uteri* (rundes Mutterband): vom Uterus durch den Leistenkanal in die großen Schamlippen.

■ **Abkömmlinge des Urnierengangs** (*Ductus mesonephricus*, Wolff-Gang, #489): Der Urnierengang nimmt ursprünglich die Urnierenkanälchen auf. Von diesen bleiben beim Mann nur einige als *Ductuli efferentes* des Hodens erhalten. Sie leiten die Samenzellen in den Urnierengang, der so zum Samenleiter wird. Im einzelnen gehen aus dem Urnierengang hervor (Abb. 532a-c):
- *Ductus epididymidis* (Nebenhodengang).
- *Appendix epididymidis* (Nebenhodenanhang).
- *Ductus deferens* (Samenleiter).
- *Glandula vesiculosa* [*Glandula seminalis*] [*Vesicula seminalis*] (Bläschendrüse = Samenblase): als Aussprossung.
- *Ductus ejaculatorius* (Spritzkanal).
- *Trigonum vesicae* (Harnblasendreieck).

Bei der Frau bildet sich der Urnierengang zurück bis auf
- Trigonum vesicae.
- einige Bläschen zwischen Ovarium und Eileiter (Epoophorongang) sowie neben der Cervix uteri (Gartner-Gang). Sie können sich gelegentlich zu größeren Zysten erweitern.

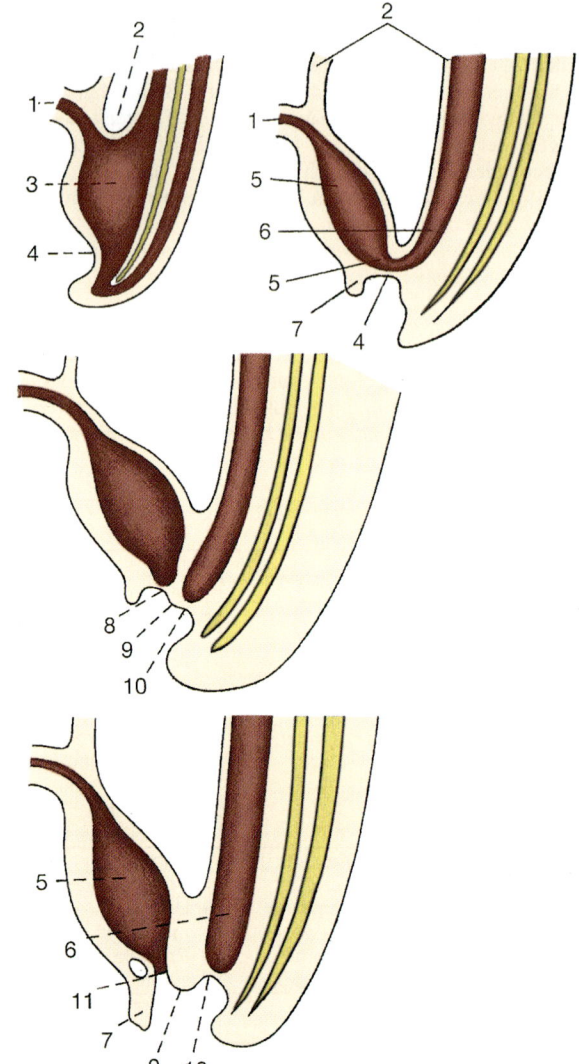

Abb. 532d-g. Trennung von Enddarm und Harnweg in der 4.-7. Entwicklungswoche. *[re1]*

1 Allantois	6 Rectum
2 Septum urorectale	7 Tuberculum genitale
3 Cloaca	8 Membrana urogenitalis
4 Membrana cloacalis [proctodealis]	9 Prominentia perinealis
5 Sinus urogenitalis	10 Membrana analis
	11 Ostium urogenitale

■ **Abkömmlinge des Müller-Gangs** (*Ductus paramesonephricus*, Geschlechtsgang, Johannes Müller, 1801-1858, deutscher Anatom und Physiologe): Der Kanal neben dem Urnierengang mit Öffnung in die Zölomhöhle entwickelt sich bei der Frau weiter:
- Der kraniale Abschnitt wird zur *Tuba uterina* (Eileiter). Die Öffnung in die Bauchhöhle wird zum Fimbrientrichter ausgestaltet.
- Die kaudalen Abschnitte der beiden Müller-Gänge verschmelzen zum Uterovaginalkanal, aus dem der Uterus und Teile der Vagina hervorgehen.
- Durch die quer verlaufenden Teile der Müller-Gänge wird eine Bauchfellfalte aufgeworfen, das spätere *Lig. latum uteri* (breites Mutterband).

Der Müller-Gang bildet sich beim Mann nahezu vollständig zurück. Der Blindsack in der Prostata (*Utriculus prostaticus*) und der Hodenanhang (*Appendix testis*) sind mögliche Reste.

■ **Aufteilung der Kloake**: Das Ende des Hinterdarms (*Metenteron*) mit der Mündung des Urharnsacks (*Allantois*) nennt man Kloake (lat. cloaca = Abwasserkanal). In der 4.-7. Entwicklungswoche wächst eine Scheidewand (*Septum urorectale*) in die Kloake ein (Abb. 532d-g) und trennt dadurch
- *Sinus urogenitalis* (Harn- und Geschlechtsbucht).
- *Rectum + Proctodeum* (Mastdarm-After-Kanal).

Die Verschlußmembran der Kloake (*Membrana cloacalis*) wird dementsprechend zerlegt in:
- *Membrana urogenitalis* (Urogenitalmembran).
- *Membrana analis* (Aftermembran).

■ **Sinus urogenitalis**: Die Harn- und Geschlechtsbucht läßt sich in 3 Abschnitte gliedern:
- *Pars vesicalis* (Harnblasenteil): Aus ihm geht die Harnblase hervor, ausgenommen das Trigonum vesicae, das mesodermalen Ursprungs ist (Urnierengang!). Die Verbindung zum Nabel (*Urachus = Ductus allantoicus*) verödet zum medianen Nabelband (*Lig. umbilicale medianum*).
- *Pars pelvica* (Beckenteil): Bei der Frau entsteht daraus die gesamte Harnröhre. Ferner wächst die Vaginalplatte den vereinigten Müller-Gängen entgegen. Im 5. Entwicklungsmonat bildet sich eine Höhlung, die durch das Jungfernhäutchen (*Hymen*) verschlossen bleibt. Beim Mann werden daraus das Anfangsstück der Harnröhre und die Prostata. Der Prostata entsprechen die Paraurethraldrüsen der Frau.
- *Pars phallica* (Gliedteil): Abkömmlinge sind bei der Frau der Scheidenvorhof (*Vestibulum vaginae*), beim Mann der im Schwellkörper liegende Teil der Harnröhre (*Pars spongiosa urethrae*).

■ Die **Urogenitalmembran** umgeben (Abb. 532p-r):
- vorn der Genitalhöcker (*Tuberculum genitale*): Aus ihm entstehen bei der Frau die Clitoris, beim Mann die Eichel und die Gliedschwellkörper.
- unmittelbar lateral die Urogenitalfalten (*Plicae urogenitales*): Sie entwickeln sich zu den kleinen Schamlippen bzw. zum Schwellkörper der Harnröhre weiter.
- lateral davon die Genitalwülste (*Tubera labioscrotalia*): Aus ihnen gehen bei der Frau die großen Schamlippen, beim Mann der Hodensack hervor.

> ■ **Entwicklungsstörungen**:
> ❶ **Zweiteilungen des Uterus**: Die paarig angelegten Müller-Gänge vereinigen sich normalerweise median zum Uterus und zum oberen Teil der Vagina. Verschmelzen die Gänge nicht oder nur teilweise, so kommen die verschiedenen Formen der Verdoppelung zustande:

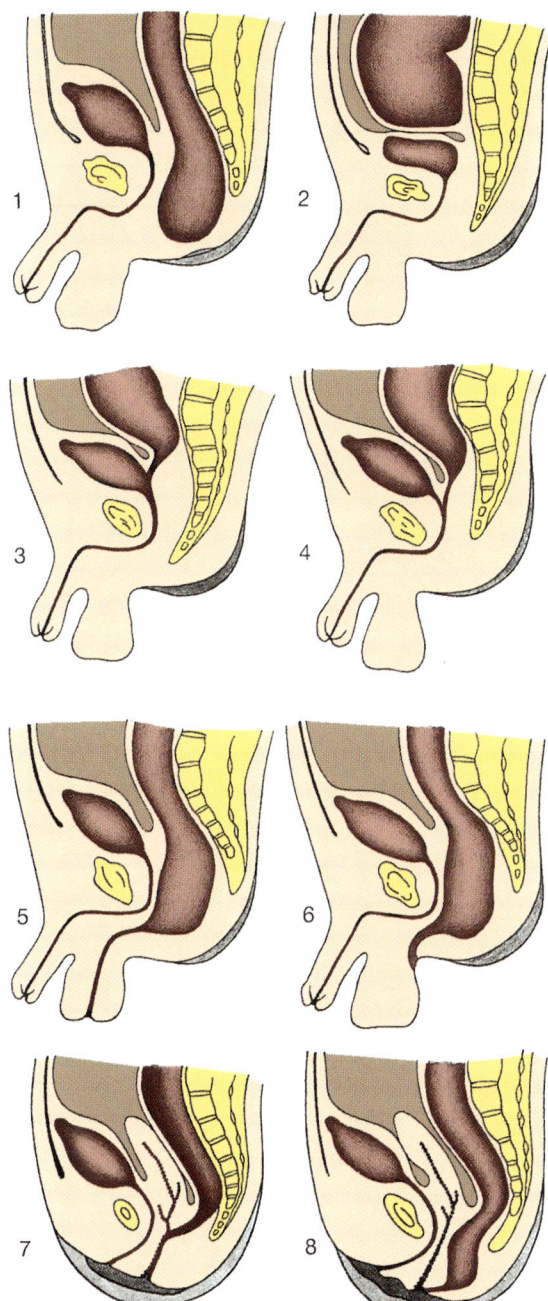

Abb. 532h-o. Entwicklungsstörungen der Kloake. [re1]

1 Atresia ani
2 Atresia recti
3 Fistula rectovesicalis
4 Fistula rectourethralis
5 Fistula rectoscrotalis
6 Fistula rectoperinealis
7 Fistula rectovaginalis
8 Fistula rectovestibularis

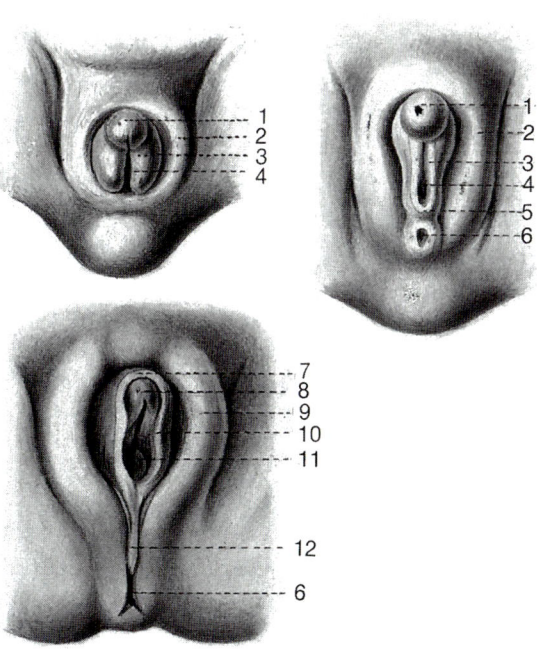

Abb. 532p-r. Entwicklung der äußeren weiblichen Geschlechtsorgane aus dem indifferenten Stadium. [eu2]

1 Tuberculum genitale
2 Tubera labioscrotalia
3 Plicae urogenitales
4 Sulcus urogenitalis
5 Prominentia perinealis
6 Anus
7 Preputium clitoridis
8 Glans clitoridis
9 Labium majus pudendi
10 Labium minus pudendi
11 Vestibulum vaginae
12 Commissura labiorum posterior

- *Uterus duplex* (doppelte Gebärmutter): vollständige Zweiteilung.
- *Uterus bicornis* (2 Gebärmutterhörner): Corpus uteri geteilt.
- *Uterus unicornis* (nur ein Gebärmutterhorn): asymmetrische Bildung bei Fehlen des Müller-Gangs auf einer Seite.
- *Uterus septatus* (Gebärmutter mit durchgehender Scheidewand).
- Uterus mit teilweiser Scheidewand.

❷ **Zweiteilung der Vagina**: Auch der aus dem Sinus urogenitalis hervorgehende Teil der Vagina wird aus 2 miteinander zur Vaginalplatte verschmelzenden Knospen angelegt. Bleibt die Vereinigung der Knospen aus, so kann auch der kaudale Bereich der Vagina verdoppelt sein. Unterbleibt die Bildung der Vaginalplatte, so fehlt die Vagina.

❸ **Atresien**: Die Öffnungen des Sinus urogenitalis und des Afters sind embryonal durch Membranen verschlossen, die normalerweise schon früh einreißen (die Analmembran in der 8. Entwicklungswoche). Bleiben die Membranen bestehen, so sind die Hohlräume verschlossen (*Atresie*, gr. a = verneinende Vorsilbe, trésis = Loch) und müssen nach der Geburt operativ eröffnet werden. Bei vollständigem Verschluß der Vagina durch ein Jungfernhäutchen ohne Loch ist die ärztliche Eröffnung nach der ersten Menstruation nötig, damit das Menstruationsblut abfließen kann (*Hämatokolpos* = Füllung der Vagina mit Blut).

❹ **Fisteln** (Abb. 532h-o):
- *Nabelfistel*: Bei einer durchgängigen Verbindung von der Harnblase zum Nabel (persistierender Urachus) fließt Harn durch den Nabel ab.
- *Harnblasen-Scheiden-Fistel* und *Harnröhren-Scheiden-Fistel*: bei atypischer Entwicklung des Sinus urogenitalis.
- *Harnblasen-Mastdarm-Fistel* und *Scheiden-Mastdarm-Fistel*: bei unvollständigem Septum urorectale.

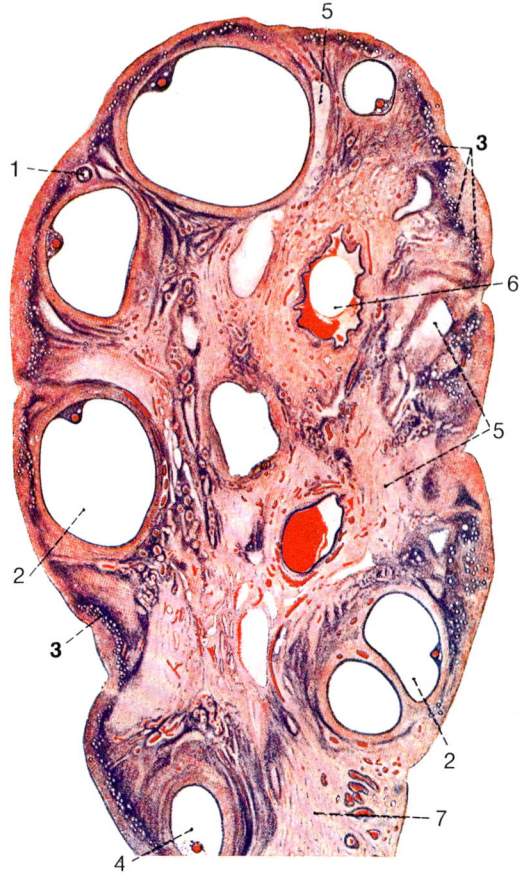

Abb. 533. Ovarium (Lupenpräparat, Vergrößerung 5fach). [so]
1 Folliculus ovaricus secundarius
2 Folliculus ovaricus tertiarius [vesiculosus]
3 Folliculus ovaricus primarius
4 Folliculus atreticus
5 Corpus albicans
6 Vena
7 Stroma ovarii

#533 Eierstock (Ovarium): Form, Lage und Gliederung

■ **Form und Größe**: Das *Ovarium* (lat. ovum = Ei) ist die weibliche Keimdrüse. Sie hat etwa die Form einer großen Dörrpflaume. Bei der geschlechtsreifen Frau mißt sie etwa 4 × 2 × 1 cm. Sie bildet sich nach den „Wechseljahren" (*Klimakterium*, gr. klimaktér = Stufenleiter, kritischer Zeitpunkt im menschlichen Leben) mit dem Ende der Eireifungen (*Menopause*, gr. mén, menós = Monat, paúein = beendigen) zurück. Bei der alten Frau ist sie oft nur noch mandelgroß.

■ **Lage**: Das Ovarium schmiegt sich in der *Fossa ovarica* (Eierstockgrube) der Seitenwand des kleinen Beckens an. Die Fossa ovarica sinkt im Zwickel der Aufzweigung der A. + V. iliaca communis in die A. + V. iliaca externa und interna ein.

■ **Peritonealverhältnisse und Nachbarschaft** (Abb. 538): Das Ovarium liegt intraperitoneal im hinteren Blatt des breiten Mutterbandes (*Lig. latum uteri*, #546).
- *Extremitas tubaria*: Der hintere = obere Pol wird vom Fransentrichter der Tuba uterina bedeckt.
- *Extremitas uterina*: Der vordere = untere Pol weist auf den Uterus.
- *Facies medialis*: Der medialen Fläche liegen wechselnde Dünndarm- oder Dickdarmschlingen an.
- *Facies lateralis*: Die laterale Fläche grenzt im Boden der Fossa ovarica an die A. + V. obturatoria und an den N. obturatorius. Bei Entzündung des Ovars (*Oophoritis*, gr. oón = Ei, phérein = tragen) können Reizzustände des N. obturatorius, z.B. Schmerzen an der Innenseite des Oberschenkels, auftreten.
- *Lig. suspensorium ovarii*: Das Aufhängeband des Eierstocks (lat. suspendere = aufhängen, Suspensorium mammarum = Büstenhalter) zieht vom hinteren Pol zur Beckenwand. Es enthält die A. + V. ovarica, Lymphbahnen, Nerven.
- *Lig. ovarii proprium [Lig. uteroovaricum]*: Das Gebärmutter-Eierstock-Band (lat. proprius = eigen) verbindet den vorderen Pol mit dem Corpus uteri. Es ist etwa 3-4 cm lang und enthält elastische Fasern, glatte Muskeln und den R. ovaricus der A. uterina.
- *Mesovarium* (Eierstockgekröse): Das Ovarium stülpt das hintere Blatt des Lig. latum uteri aus. Sein oberer Rand bleibt durch eine Peritonealduplikatur mit dem Lig. latum uteri verbunden, ähnlich wie das Colon transversum durch das Mesocolon transversum mit der hinteren Bauchwand. Das Mesovarium ist jedoch nur wenige Millimeter breit. Es gibt dem Ovarium eine begrenzte Beweglichkeit, wobei dieses über die glatten Muskeln im Lig. ovarii proprium [Lig. uteroovaricum] auch aktiv seine Lage verändern kann.

5 Beckeneingeweide, 5.3 Weibliche Geschlechtsorgane I: Entwicklung, Ovarium und Eileiter

■ **Schichten**: Das Ovarium ist mikroskopisch in 4 Schichten zu gliedern (Abb. 533):
- Peritonealüberzug = Keimepithel: Die Zellen sind höher (bis kubisch) als sonst beim Peritoneum. Der alte Name Keimepithel stammt von der irrtümlichen Annahme, seine Zellen seien die weiblichen Urgeschlechtszellen (#532).
- *Tunica albuginea* (bindegewebige Kapsel, lat. albus = weiß, albugineus = weißlich): Sie setzt sich in das Bindegewebe in der Tiefe des Ovars (*Stroma ovarii*) fort.
- *Cortex ovarii* (Eierstockrinde): mit Ovarialfollikeln.
- *Medulla ovarii* (Eierstockmark): lockeres Bindegewebe, Blut- und Lymphgefäße, Nerven.

■ **Ovarialtumoren** (Eierstockgeschwülste):

❶ *Arten*: In keinem anderen Organ kommen soviel Geschwulsttypen vor wie im Ovarium: Über ein halbes Hundert verschiedenartiger Geschwülste hat man bereits gefunden. Die meisten von ihnen sind einfache oder gekammerte Hohlräume (*Ovarialzysten*), die mit klarer Flüssigkeit oder Schleim gefüllt sind. Die Mehrzahl ist gutartig: Bei Frauen unter 20 Jahren sind weniger als 5 %, bei Frauen zwischen 20 und 50 Jahren etwa 10 %, bei Frauen über 50 Jahren etwa 30 % aller Eierstockgeschwülste bösartig.
- Im vereinten Deutschland sterben jährlich etwa 6300 Frauen am *Ovarialkarzinom* (Eierstockkrebs). Das sind kaum weniger als am Gebärmutterkrebs. Da die Zahl der Todesfälle an Gebärmutterkrebs wegen der Vorsorgeuntersuchungen ständig rückläufig ist, wird das *Ovarialkarzinom* bald die erste Stelle unter den Krebsen der weiblichen Geschlechtsorgane einnehmen.

❷ *Symptome*: Es gibt keine für Ovarialtumoren kennzeichnenden Beschwerden. Häufig werden jene mehr oder weniger zufällig bei einer sorgfältigen ärztlichen Untersuchung entdeckt. Am häufigsten fallen der Frau selbst auf:
- *Zunahme des Leibesumfangs*: Gutartige Ovarialzysten können zu Größen heranwachsen, die andere Geschwülste nie erreichen. Fußballgroße Zysten sind nicht ungewöhnlich. In Ländern mit schlechter ärztlicher Versorgung werden gelegentlich Ovarialzysten beobachtet, die so groß sind, daß der Bauch bis zu den Füßen herunterhängt. Bei Fettsucht der Frau kann allerdings auch bei uns eine große Ovarialzyste lange verborgen bleiben. Gelegentlich wird sie sogar mit einer Schwangerschaft verwechselt. Auch große Eierstockgeschwülste können schmerzfrei sein, wenn sie sich in den Bauchraum hinein entwickeln und den Darm zur Seite drängen (ähnlich wie die schwangere Gebärmutter).
- *Druck auf Nachbarorgane*: Verkeilt sich der Ovarialtumor im kleinen Becken, so machen sich Harndrang und Schwierigkeiten bei der Stuhlentleerung bald bemerkbar. Beim Druck auf Nerven können ischiasartige Schmerzen bis zu den Füßen ausstrahlen. Druck auf Venen kann zu Krampfadern und Schwellungen führen.
- *Blutung aus der Vagina*: Manche Eierstockgeschwülste bilden weibliche Geschlechtshormone und können dadurch Blutungen der Gebärmutterschleimhaut ähnlich einer Monatsblutung auslösen. Die Blutung kann aber auch aus einem Eierstockkrebs erfolgen, der auf den Uterus oder die Vagina übergegriffen hat.

❸ Eine besondere Gefahr auch gutartiger Ovarialzysten ist die *Stieldrehung*: Große Ovarialzysten sind häufig kugelige Gebilde, die an einem Stiel hängen. Im Stiel verlaufen die Blutgefäße. Die Geschwulst muß wie jedes Körpergewebe mit Sauerstoff und Nährstoffen versorgt werden. Dreht sich die Zyste im Körper, so können dabei der Stiel und mit ihm die Blutgefäße zugedreht werden. Werden die Venen abgedrückt, so kann das Blut aus der Geschwulst nicht abfließen. Die Folge ist meist eine Blutung in den Hohlraum der Zyste. Werden auch die Arterien abgeklemmt, so stirbt die Geschwulst ab. Dies ist keineswegs eine Selbstheilungsmaßnahme. Der Körper kann dabei ähnlich wie bei einem Blinddarmdurchbruch oder einem Darmverschluß in einen schweren Schock geraten, der die sofortige Operation erfordert.

#534 Ovarialfollikel, Ovulation und Corpus luteum (Gelbkörper)

■ **Eizellen (Ovozyten)**: Bei Erreichen der Geschlechtsreife sind in jedem Ovarium noch etwa 200 000-400 000 Eizellen vorhanden (#532). Davon gelangen maximal 400-500 bis zum Eisprung.
- Zur Reifung wird der doppelte Chromosomensatz wie bei der Samenzelle auf den einfachen Satz reduziert, damit nach

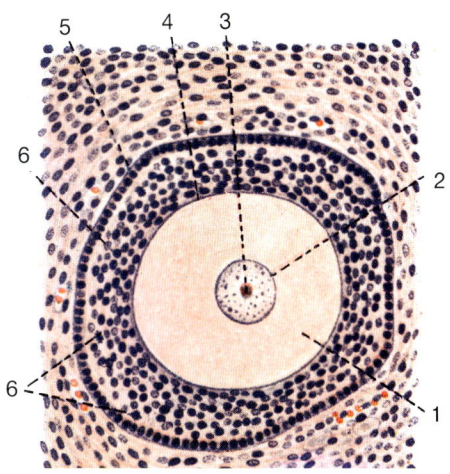

Abb. 534a. Sekundärfollikel (Vergrößerung 225fach). *[so]*

1 Eizelle
2 Zellkern (der Eizelle)
3 Nucleolus
4 Zona pellucida
5 Membrana basalis
6 Epithelium folliculare [Stratum granulosum]

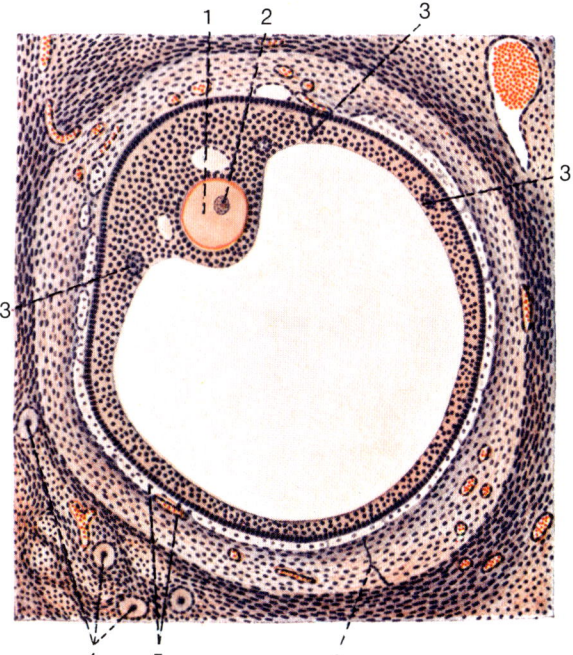

Abb. 534b. Tertiärfollikel = Bläschenfollikel (Vergrößerung 80fach). *[so]*

1 Eizelle
2 Zellkern (der Eizelle)
3 Epithelium folliculare [Stratum granulosum]
4 Folliculus ovaricus primarius
5 Theca interna
6 Theca externa

der Befruchtung wieder der normale Chromosomenbestand hergestellt ist (Reifeteilungen, #123). Während aus einem primären Spermatozyten 4 gleichwertige Samenzellen entstehen, schnürt ein primärer Ovozyt seine überschüssigen Chromosomen als kleine Polzellen ab: Es entsteht nur eine reife Eizelle (*Ovocytus secundarius*), die dafür den gesamten Bestand an Zellplasma erhalten hat.
• Die Reifeteilungen werden noch vor der Geburt begonnen, aber erst bei der geschlechtsreifen Frau während der Befruchtung vollendet.

■ **Follikelreifung**: Die Eizellen liegen nicht isoliert in der Eierstockrinde. Sie sind von „Follikelzellen" umhüllt. Eizelle + Follikelzellen bilden zusammen den Ovarialfollikel. Auch die Follikelzellen verändern sich während der Eizellreifung. Nach der Definition der *Nomina histologica* (in der Fassung von 1989) sind dies 4 Stadien:
• Primordialfollikel (*Folliculus ovaricus primordialis*): Die Eizelle ist mit einer Schicht flacher Follikelzellen umgeben.
• Primärfollikel (*Folliculus ovaricus primarius*): mit einer Schicht kubischer Follikelzellen.
• Sekundärfollikel (*Folliculus ovaricus secundarius*): mit mehreren Schichten Follikelzellen (Abb. 534a).
• Tertiärfollikel = Bläschenfollikel (*Folliculus ovaricus tertiarius [vesiculosus]*): Der Follikel weitet sich zu einem flüssigkeitsgefüllten Hohlraum (lat. follis = Lederschlauch, folliculus = Schläuchlein, Bläschen) von 3-5 mm Durchmesser. Den sprungreifen Follikel nennt man auch Graaf-Follikel (Regnier de Graaf, 1672, hielt die Follikel für die menschlichen Eier).

■ **Bau des reifen Ovarialfollikels** (Abb. 534b):
❶ *Cumulus oophorus* (Eihügel, lat. cumulus = Hügel, cumulare = anhäufen): Die Eizelle liegt nicht in der Mitte des Follikels, sondern am Rand der Follikelhöhle (*Antrum folliculare*, gr. ántron = Höhle) in einer Vorwölbung. Diese hat 3 Schichten:
• *Ovozyt* (Eizelle): Durchmesser 100-130 µm, eine der größten Zellen des Körpers.
• *Zona pellucida* (klare Schicht = innere Glashaut, lat. pellucidus = durchsichtig, lux = Licht): homogene Glycoproteidschicht um die Eizelle.
• *Corona radiata* (Strahlenkranz): Follikelzellen um die Eizelle.

❷ Follikelepithel (*Epithelium folliculare*) = Körnerschicht (*Stratum granulosum*): die zellkernreiche (daher „körnige") Umgrenzung der Follikelhöhle durch die Follikelzellen = Granulosazellen.

❸ *Theca* (bindegewebige Hülle, gr. théke = Abstellplatz, Behältnis, Kasten):
• *Theca interna*: Die Innenschicht ist zell- und gefäßreich. Sie wird von der Körnerschicht durch eine Basalmembran = äußere „Glashaut" getrennt. Sie ernährt den Follikel, der einwärts der Basalmembran keine Gefäße enthält.
• *Theca externa*: Die Außenschicht besteht aus faserreichem, mechanisch beanspruchtem Hüllgewebe.

■ **Ovulation** (Eisprung): Der reife Follikel erreicht einen Durchmesser von 1-2 cm. Er buchtet die Oberfläche des Ovars vor. Die Sekretion von Follikelflüssigkeit (*Liquor follicularis*) nimmt zu. Der Druck in der Follikelhöhle steigt. Die Eizelle löst sich mit ihren Hüllzellen von der Follikelwand ab. Die Follikelwand reißt an der Oberfläche des Ovars ein. Eizelle und Hüllzellen werden mit der Follikelflüssigkeit in die Peritonealhöhle ausgespült, wo sie

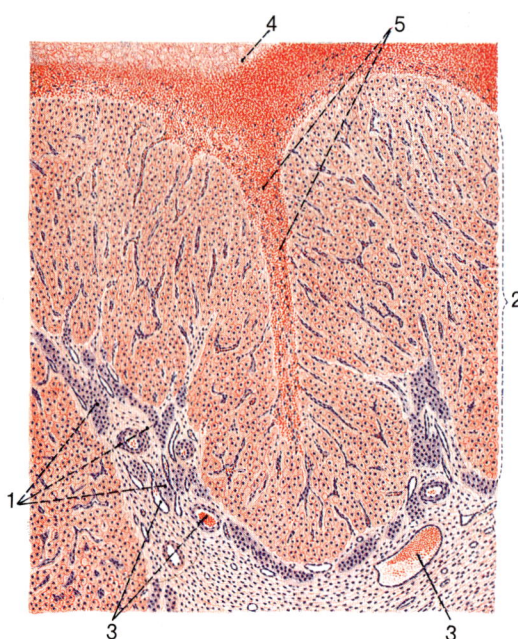

Abb. 534c. Corpus luteum (Gelbkörper, Vergrößerung 50fach). [so]

1 + 2 Luteozyten (hormonbildende Gelbkörperzellen)	3 Blutgefäße
1 Thekaluteinzelle	4 Fibrin
2 Granulosaluteinzelle	5 Hämatom

normalerweise vom Fransentrichter der Tuba uterina aufgenommen werden.

■ **Corpus luteum** (Gelbkörper): Der entleerte Follikel wird vom Nachbargewebe zusammengepreßt. Der Rest der Follikelhöhle füllt sich mit einem Blutgerinnsel. Körnerschicht und Theca interna vergrößern sich. Kapillaren sprossen ein. Die Zellen verfärben sich allmählich gelblich infolge Speicherung von Lipoiden. Die *Luteinzellen* (lat. luteus = gelb) enthalten reichlich ungranuliertes endoplasmatisches Retikulum und Mitochondrien vom Tubulustyp, die Kennzeichen steroidproduzierender Zellen. Entsprechend der Herkunft unterscheiden wir 2 Formen der Luteinzellen:
• *Granulosaluteinzelle* (Abb. 534c).
• *Thekaluteinzelle*.

Das Schicksal des Gelbkörpers entscheidet sich innerhalb von 2 Wochen:
• Wird die Eizelle befruchtet, so vergrößert sich der Zyklusgelbkörper (*Corpus luteum cyclicum*) zum Schwangerschaftsgelbkörper (*Corpus luteum graviditatis*, lat. gravis = schwer, graviditas = Schwangerschaft), der etwa 3 Monate weibliche Keimdrüsenhormone produziert.
• Wird die Eizelle nicht befruchtet, so bildet sich der Zyklusgelbkörper nach 2 Wochen zum funktionslosen Weißkörper (*Corpus albicans*, lat. albus = weiß, albicare = weißlich schimmern) zurück. Im Ovarium der älteren Frau findet man zahlreiche Corpora albicantia als Zeichen früherer Menstruationszyklen. Von ihnen sind die atretischen Follikel (*Folliculi atretici*, lat. atreticus = ohne Lichtung, gr. tretós = durchbohrt) zu unterscheiden. Es sind Reste von Follikeln, die sich in verschiedenen Stadien der Entwicklung zurückgebildet haben.

#535 Steuerung des Ovarialzyklus

■ **Hormonbildende Zellen**: Das Ovarium ist nicht nur Vermehrungs- und Reifungsorgan der Eizellen, sondern auch endokrine Drüse:
• Nach der 2-Zellen-Hypothese der Östrogenproduktion sezernieren die *Thekazellen* Androgene, die von den *Granulosazellen* unter dem Einfluß des Follitropin der Adenohypophyse in Östrogene („Follikelhormon", vor allem Östradiol) umgebaut werden. Um eine ausreichende Hormonmenge in der ersten Zyklushälfte zu garantieren, wachsen jeweils etwa 20 Follikel bis zum Tertiärfollikel an. Normalerweise gelangt nur einer („dominanter Follikel") zum Eisprung, die anderen bilden sich zurück.
• Nach dem Eisprung wandeln sich die Thekazellen in *Thekaluteinzellen* um. Sie vermehren sich, so daß ein Gelbkörper für die Androgenproduktion ausreicht. Aus den Granulosazellen entstehen die *Granulosaluteinzellen*. Sie bauen die Androgene der Thekaluteinzellen in der zweiten Zyklushälfte zu Östrogenen und Gestagenen („Gelbkörperhormon" = Progesteron) um.

■ **Ovarialzyklus**: Östrogene und Gestagene bedingen die zyklischen Abläufe am Endometrium (#544), der Vagina (#552) und anderen Organen, z.B. der Brustdrüse. Das Ovarium selbst wird wieder von der Hypophyse (#657), und zwar von den gonadotropen Hormonen (gonadotrop = auf die Keimdrüsen = Gonaden gerichtet) des Hypophysenvorderlappens gesteuert:
• Das follikelstimulierende Hormon (FSH, *Follitropin*) veranlaßt das Wachstum und Reifen der Follikel und die Synthese von Östrogenen.
• Das Luteinisierungshormon (LH, *Lutropin*) löst den Eisprung, den Aufbau des Gelbkörpers und die Synthese von Gestagenen aus.
• Die Hypophyse selbst unterliegt wieder einer Überwachung durch das Zwischenhirn, von welchem Releasinghormone gebildet werden, welche die Hormonproduktion der Hypophyse in Gang setzen.

■ **Regelkreis**: Das Regulationssystem des Geschlechtszyklus steuert sich selbst: Die Blutspiegel der Ovarialhormone und weiterer Faktoren (Activin, Inhibin) werden im Zwischenhirn und in der Hypophyse registriert. Je nach deren Höhe gibt das Zwischenhirn GnRH (Gonadotropin-Releasinghormon, Gonadoliberin) und die Adenohypophyse Gonadotropine ab. Diese beeinflussen wieder die Produktion der Ovarialhormone.
• Wird der Gelbkörper nicht stimuliert, stellt er nach etwa 12 Tagen die Hormonproduktion ein. Im Uterus löst dies die Menstruation aus. Die Blutspiegel der Östrogene und Gestagene fallen stark ab. Das Zwischenhirn wirft daraufhin GnRH aus. Dies setzt in der Hypophyse follikelstimulierendes Hormon (FSH, Follitropin) frei. Dieses regt das Reifen neuer Follikel an. Der Blutspiegel an Östrogenen und später auch an Gestagenen steigt.
• *Schwangerschaft*: Wird die Eizelle befruchtet, so nehmen die Eihäute nach einer Woche die Produktion von *Choriongonadotropin* (HCG) auf. Dieses stimuliert den Gelbkörper → er sezerniert weiter Östrogene und Gestagene → die Menstruation unterbleibt. Im zweiten Schwangerschaftsdrittel geht die gesamte Hormonproduktion auf die Plazenta über. Das Zwischenhirn registriert andauernd hohe Hormonspiegel und bildet kein GnRH. Deswegen fehlt für die Hypophyse der Anstoß zur Abgabe von follikelstimulierendem Hormon, so daß während der Schwangerschaft kein Follikel heranreift und daher auch keine weitere Eizelle befruchtet werden kann.

■ **Ovulationshemmer**: Die Hypophyse kann man täuschen: Führt man dem Körper künstlich Ovarialhormone zu, so reagieren Zwischenhirn und Hypophyse, als ob eine Schwangerschaft vorläge, und veranlassen keine Follikelreifung. Wo kein Follikel reift, kann nichts befruchtet werden. Dies ist das Prinzip der „Ovulationshemmer" (der „Pille"). Da die Hypophyse auf ein Absinken des Blutspiegels der (künstlich zugeführten) Ovarialhormone sofort mit der Ausschüttung von gonadotropen Hormonen reagiert und damit eine Follikelreifung auslöst, ist ein gleichmäßig hoher Hormonspiegel und damit die regelmäßige Einnahme der Pille Grundvoraussetzung für die Sicherheit der empfängnisverhütenden Wirkung.

#536 Eileiter (Tuba uterina [Salpinx]): Form und Gliederung

Die *Tuba uterina [Salpinx]* (Eileiter, „Gebärmuttertrompete", gr. sálpinx, sálpingos = Trompete, „Fallopio-Röhre" nach Gabriele Fallopio, 1523-1562, Anatom in Padua) fängt die beim Eisprung aus dem Ovarium austretende Eizelle und ihre Hüllzellen auf und transportiert sie zum Uterus.

Die Kurzform „Tube" ist doppeldeutig: Der Frauenarzt versteht darunter den Eileiter (Tuba uterina), der Ohrenarzt die Ohrtrompete (Tuba auditoria).

■ **Form und Länge**: Die Tuba uterina ist ein etwa 10-15 cm langer Schlauch, der sich an seinem freien Ende trichterartig erweitert und insofern an ein Blechblasinstrument erinnert. Der Rand des Trichters ist mit Fransen (*Fimbriae tubae*, lat. fimbria = Faden, Franse) besetzt.

■ **Hysterosalpingographie** (Röntgenuntersuchung der Gebärmutterhöhle und der Eileiterlichtung, gr. hystéra = Gebärmutter, Abb. 536a): Hierbei wird ein Röntgenkontrastmittel in die Gebärmutterhöhle eingespritzt. Es läuft durch die Eileiter weiter und tropft schließlich aus deren offenen Enden in die Peritonealhöhle. Auf diese Weise kann man die Durchgängigkeit der Eileiter prüfen, z.B. zur Klärung der Ursache von Unfruchtbarkeit.

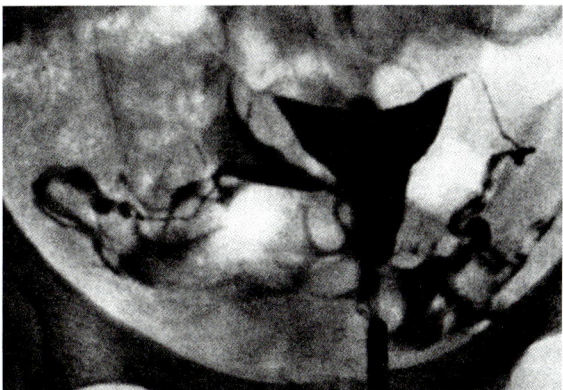

Abb. 536a. Röntgenbild der Gebärmutterhöhle und der Eileiterlichtung (Hysterosalpingogramm). Das Kontrastmittel ist über die Eileiter in die Peritonealhöhle ausgeflossen. [ko]

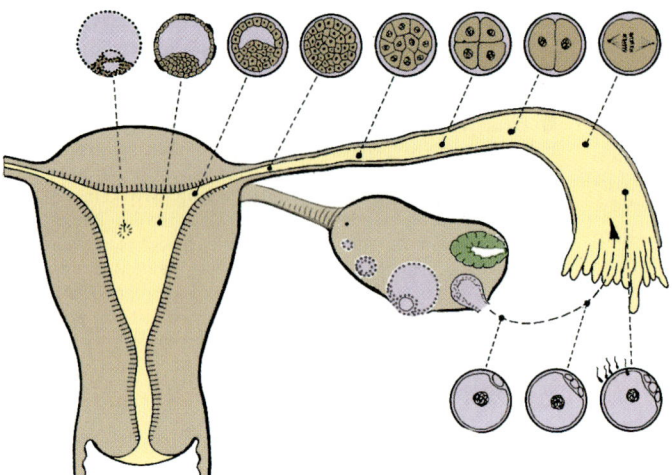

Abb. 536b. Eileiter mit Ovarium und Uterus. Das Schema zeigt die Entwicklungsschritte der befruchteten Eizelle, die bei Befruchtung der Eizelle im Fimbrientrichter bestimmten Wegstrecken im Eileiter und im Uterus entsprechen. Nach neuerer Auffassung werden die meisten Eizellen jedoch erst am Übergang vom weiten zum engen Teil der Tuba uterina befruchtet. [go]

■ **Adnexitis**: Adnexum (lat. annectere = anknüpfen) bedeutet wörtlich Anhängsel. Der Frauenarzt versteht unter Adnexe die dem Uterus anhängenden Organe, nämlich Eileiter und Ovarium. Er leitet davon den Begriff Adnexitis („Anhängselentzündung") für die Entzündung von Ovarium (Oophoritis) und Eileiter (Salpingitis) ab. Dieser Sprachgebrauch ist aus der gynäkologischen Untersuchung zu verstehen. Als größtes inneres Geschlechtsorgan ist der Uterus bimanuell (mit 2 Händen) gut zu tasten (#553). Vom Uterus ausgehend kann man auch die Tuba uterina und das Ovarium mehr oder weniger gut fühlen. Bei Schwellungen sind die beiden manchmal nicht klar zu trennen. Will man sich dann nicht festlegen, ob der Entzündungsherd am Eileiter oder am Ovarium sitzt, kommt der unbestimmte Begriff Adnexitis sehr gelegen.

■ **Gliederung**: 4 Abschnitte (Abb. 536b):
- *Pars uterina* (Gebärmutterteil): Sie liegt vollständig innerhalb der Muskelwand des Uterus. Medial endet die Tuba uterina mit ihrem *Ostium uterinum tubae uterinae* an der Gebärmutterhöhle.
- *Isthmus tubae uterinae* (enger Teil): Er schließt an den Uterus an und ist gestreckt etwa 3-4 cm lang.
- *Ampulla tubae uterinae* (weiter Teil): Nach lateral erweitert sich die Tuba uterina allmählich und legt sich bogenförmig um das Ovarium.
- *Infundibulum tubae uterinae* (Trichter, lat. infundibulum = Trichter, infundere = eingießen, vgl. Infusion): Das abdominale Ende legt sich von oben dem Ovarium lose an. Der Eileiterhohlraum geht am *Ostium abdominale tubae uterinae* ohne Verschluß in den Spaltraum der Peritonealhöhle über. Dies ist die einzige Stelle im Körper, in der eine seröse Höhle mit der Umwelt kommuniziert.

#537 Eileiter (Tuba uterina [Salpinx]): Feinbau

■ **4 Wandschichten** (Abb. 537a):
- *Tunica mucosa* (Schleimhaut).
- *Tunica muscularis* (Muskelwand).
- *Tela subserosa* (subseröse Verschiebeschicht).
- *Tunica serosa* (Peritoneum).

■ **Tunica mucosa** (Schleimhaut): Ein Irrgarten verzweigter Schleimhautfalten (*Plicae tubariae*) füllt die Lichtung der Tuba uterina. Im hohen Epithel findet man 2 Zellarten:
- *Flimmerzellen*: vorherrschender Zelltyp. Der Wimpernschlag ist zum Uterus gerichtet.
- *Drüsenzellen*: Ihr Sekret erleichtert das Gleiten der Eizelle und ernährt diese.

Das Zahlenverhältnis zwischen bewimperten und wimperlosen Zellen wechselt abhängig vom Zyklus. Die Drüsenzellen sind in der Mitte des Zyklus am reichlichsten vorhanden.

Die Schleimhautfalten werden durch Bindegewebe mit freien Zellen und reichlich Kapillaren versteift. Höhe und Verzweigung nehmen in Richtung Uterus ab. Im Gebärmutterteil sind die Falten nahezu verschwunden. Eine Muskelschicht der Schleimhaut und eine submuköse Verschiebeschicht fehlen.

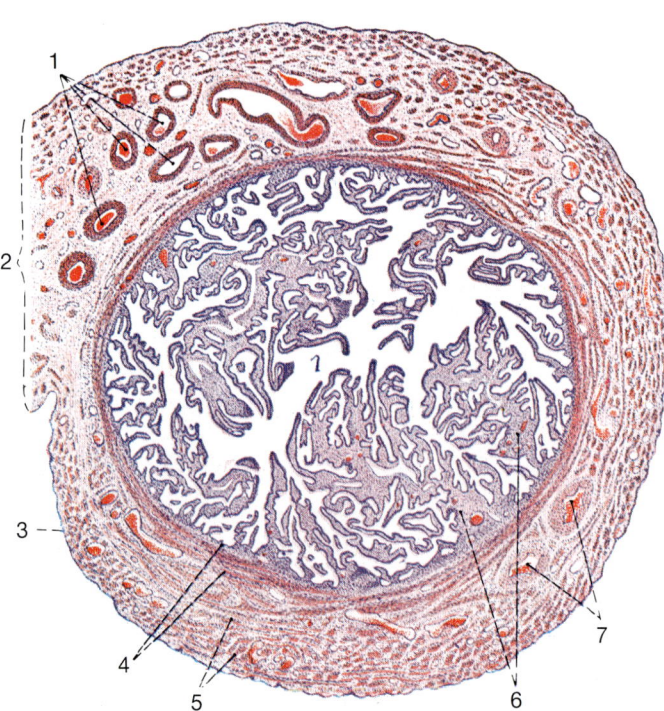

Abb. 537a. Querschnitt durch den weiten Teil der Tuba uterina (Vergrößerung etwa 20fach). [so]

1 Arteriae
2 Mesosalpinx
3 Tunica serosa
4 + 5 Tunica muscularis
4 Stratum circulare
5 Stratum longitudinale
6 Plicae tubariae
7 Venae

■ **Eitransport**: Die *Tunica muscularis* der Tuba uterina besteht wie die des Oesophagus oder des Darms aus
• *Stratum circulare* (innere Ringschicht).
• *Stratum longitudinale* (äußere Längsschicht).
Damit sind die Voraussetzungen für peristaltische Wellen (#373) geschaffen.

Wieviel die Kinozilien der Wimpernzellen zum Transport beitragen, ist umstritten:
• Sie sind bestenfalls 10 µm lang, der Komplex der Eizelle mit ihren Hüllzellen dürfte auf einen Durchmesser von 200 µm kommen. Die Lichtung der Tuba uterina ist am abdominalen Ende etwa 2000, am uterinen Ende 500 µm weit. Sie wird in der Ampulle durch Schleimhautfalten stark eingeengt.
• Die Eizelle durch Flimmerschlag zu transportieren, ist zu vergleichen mit dem Bemühen, mit etwa 1 cm langen Pinselchen einen Fußball (Durchmesser 22 cm) 150 m weit durch einen Schlauch zu bewegen.
• Allerdings wird durch den Wimpernschlag eine Schleimstraße in Richtung Uterus in Bewegung gehalten, auf der die Eizelle wie auf einem Fließband gleiten könnte. Die Spermien finden vermutlich den Weg zur Eizelle, indem sie „gegen den Strom schwimmen" (positive Rheotaxis, gr. rhéos = Strom, táxis = Ordnung).

■ **Extrauteringravidität** (Schwangerschaft außerhalb des Uterus, in der Klinik oft „EU" abgekürzt):

❶ *Tubargravidität* (Eileiterschwangerschaft): Der Transport der Eizelle durch die Tuba uterina dauert normalerweise etwa 4 Tage. Er kann durch Verkleben der Schleimhautfalten als Folge einer Eileiterentzündung (Salpingitis) verzögert oder auch verhindert werden (Sterilität, z.B. als Folge eines Trippers). Die sehr viel kleineren Samenzellen finden leichter den Weg durch zu enge Falten. So kann die Eizelle nach dem Eisprung irgendwo im Eileiter hängen bleiben und dann dort befruchtet werden.
• Für die ersten Entwicklungsabschnitte bietet die reich durchblutete Schleimhaut ausreichende Ernährungsbedingungen. Die Wand der Tuba uterina ist jedoch als Fruchthalter viel zu dünn. Sofern die Frucht nicht in den Uterus oder in die Peritonealhöhle ausgestoßen wird (Tubarabort) endet die Eileiterschwangerschaft mit dem Platzen der Tuba uterina (Abb. 537b). Die lebensbedrohende Blutung erfordert die sofortige Operation.
• Bei der geschlechtsreifen Frau muß man beim „akuten Abdomen" immer auch an die Eileiterschwangerschaft (etwa 1 % aller Schwangerschaften!) denken!

❷ *Bauchhöhlenschwangerschaft*: Gelegentlich wird eine Eizelle vom Eileiter nicht aufgefangen und fällt dann in die Bauchhöhle, wo eine Befruchtung möglich ist. Eine solche „Bauchhöhlenschwangerschaft" kann wegen ungünstiger Ernährungsbedingungen für die Frucht meist nicht ausgetragen werden und erfordert einen operativen Eingriff.

#538 Eileiter (Tuba uterina [Salpinx]): Lage

■ **Peritonealverhältnisse**: Die Tuba uterina liegt intraperitoneal im oberen, freien Rand des *Lig. latum uteri*. Sie wirft die mittlere von 3 Bauchfellfalten auf: Vor ihr zieht das Lig. teres uteri zum Leistenkanal, hinter ihr das Lig. ovarii proprium [Lig. uteroovaricum] auf geradem Weg zum Ovarium. Der kürzeste Abstand zwischen Uterus und Ovarium (= Lig. ovarii proprium [Lig. uteroovaricum]) beträgt nur etwa 3-4 cm. Die Tuba uterina ist etwa 4mal so lang, weil sie im Bogen von oben-dorsal zum Ovarium gelangt.

■ **Mesosalpinx**: Als Eileitergekröse bezeichnet man den an die Tuba uterina angrenzenden Teil des Lig. latum uteri, der

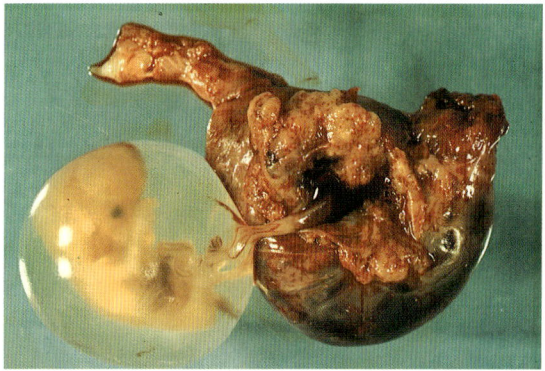

Abb. 537b. Geplatzter Eileiter mit ausgetretener Fruchtblase bei Eileiterschwangerschaft (rupturierte Tubargravidität). [pa2]

der Tuba uterina eine gewisse Beweglichkeit ermöglicht. Die Beweglichkeit ist gering beim Isthmus, hingegen gut bei der Ampulle.

■ **Nachbarschaft** (Abb. 538):
• *Harnblase*: Sie berührt bei Anteversion des Uterus (#545) den Isthmus. Eine Eileiterentzündung (Salpingitis) kann zur Reizung der Harnblasenwand führen (Harndrang).
• *Appendix vermiformis*: Sie kann bis an den rechten Eileiter heranreichen (Entzündungen können übergreifen, die Differentialdiagnose zwischen Adnexitis und Appendicitis ist oft schwierig).
• *Dünn- und Dickdarm*: wechselnde Kontakte.
• *Ovarium*: Die Tuba uterina zieht zunächst vorn am Ovarium vorbei und stülpt ihren Trichter von oben-hinten über das Ovarium. Dabei soll sich der Fransentrichter an die Stelle des Ovars legen, aus der die Eizelle austreten wird. Sowohl die Tuba uterina (Muskelwand) als auch das Ovarium (glatte Muskelzellen in den Bändern) können sich etwas bewegen.

■ **Tubensterilisation** (Unterbrechen der Eileiterlichtungen): Der natürliche Weg der Eizelle vom Ovarium zum Uterus führt durch die Tuba uterina. Unterbricht man diesen Weg, so kann die Eizelle nicht mehr zum Uterus gelangen, aber auch die Samenzellen können nicht mehr die Eizelle erreichen. Bei korrekter Ausführung des Eingriffs wird nicht nur das Einnisten der Eizelle, sondern schon ihre Befruchtung verhindert. Gängige Methoden sind:

❶ *Elektrokoagulation*: Der Eingriff wird bei einer Bauchhöhlenspiegelung (Laparoskopie) vorgenommen. Es sind 2 Einschnitte (etwa 1 cm) in die Bauchwand nötig: einer für das Laparoskop, mit dem die Peritonealhöhle besichtigt wird, der zweite für die Tubenfaßzange. Unter ständiger Sicht im Laparoskop wird mit der Tubenfaßzange das mittlere Drittel der Tuba uterina gefaßt. Ein Stromstoß zwischen den beiden Armen der Faßzange verkocht die Schleimhaut.

❷ *Zuklemmen* der Eileiter mit Kunststoff- oder Metallklammern (Clips): Die Klammern werden ebenfalls bei einer Laparoskopie, evtl. auch durch einen kleinen Einschnitt im hinteren Scheidengewölbe (Kolpotomie) angelegt.
• Die Klammern kann man auf gleichem Weg auch wieder entfernen. Dann kehrt bei einem Teil der Frauen die Fruchtbarkeit zurück (aber auch wenn die Klammern ungewollt aufgehen).
• Anstelle einer Klammer kann auch ein Ring über eine Eileiterschlinge gestreift werden.

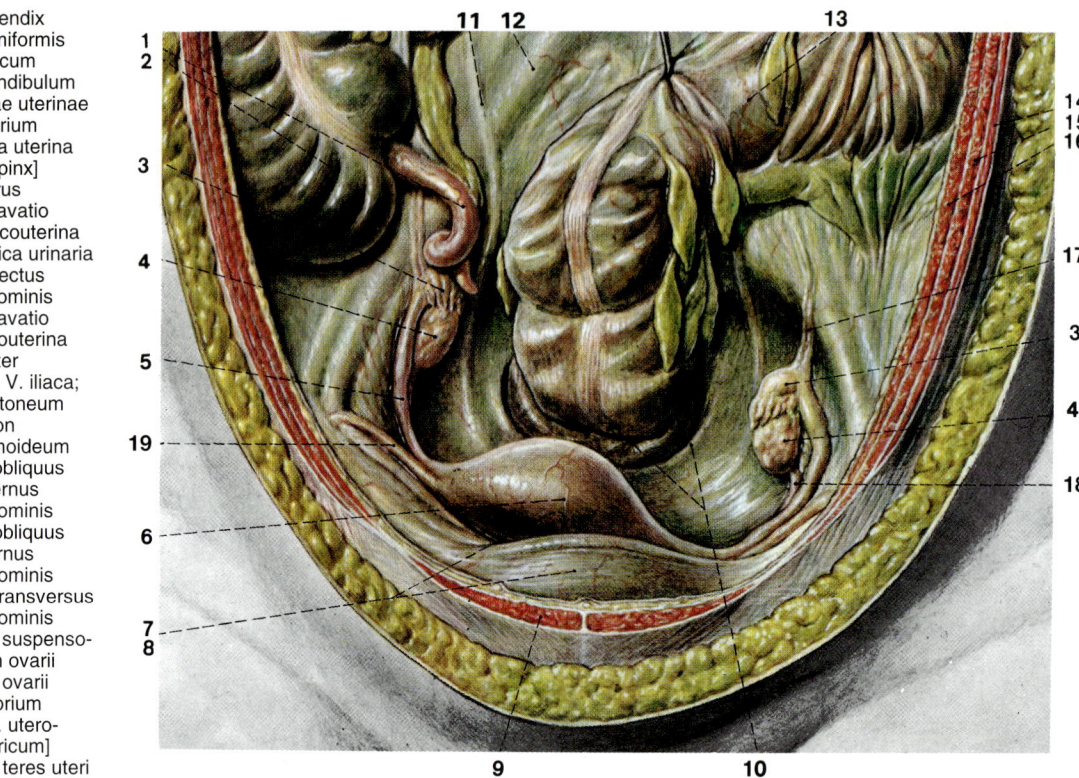

1 Appendix vermiformis
2 Caecum
3 Infundibulum tubae uterinae
4 Ovarium
5 Tuba uterina [Salpinx]
6 Uterus
7 Excavatio vesicouterina
8 Vesica urinaria
9 M. rectus abdominis
10 Excavatio rectouterina
11 Ureter
12 A. + V. iliaca; Peritoneum
13 Colon sigmoideum
14 M. obliquus externus abdominis
15 M. obliquus internus abdominis
16 M. transversus abdominis
17 Lig. suspensorium ovarii
18 Lig. ovarii proprium [Lig. uteroovaricum]
19 Lig. teres uteri

Abb. 538. Weibliches Becken von vorn nach Entfernen der Bauchwand. Der Uterus ist bei diesem Präparat etwas nach rechts verlagert (Dextroposition). Dadurch wird das linke Ovarium nach vorn gezogen. [sb2]

❸ *Unterbinden* und Durchtrennen der Eileiter: Besonders geeignet sind die ersten Tage nach einer Entbindung. Dann ist kein zusätzlicher Krankenhausaufenthalt nötig, und die Wunden heilen im Rahmen des Wochenbetts aus.
• Der Zugang zu den Tubae uterinae wird gewöhnlich durch einen „Minibauchschnitt" (Minilaparotomie) erzielt. Dazu wird der Nabel unten bogenförmig umschnitten und die Rektusscheide etwa 4 cm lang genau median längs aufgeschnitten. Die nach der Geburt noch schlaffe Bauchdecke kann gut nach rechts und links verschoben werden, so daß der kleine Hautschnitt über beide Eileiter gebracht werden kann. Am Eileiter wird eine Schlinge angehoben und abgebunden. Etwa 2 mm neben dem Faden wird das abgebundene Eileiterstück herausgeschnitten.
• Diese Art des Eingriffs kann natürlich auch unabhängig von einer Entbindung vorgenommen werden. Bei strafferer Bauchdecke ist allerdings ein größerer Hautschnitt nötig. In diesem Fall ist der Zugang durch die Vagina vorzuziehen (vaginale Sterilisation).

❹ *Subseröse Tubenresektion*: Wird aus einem anderen Grund die Peritonealhöhle eröffnet (z.B. bei einem Kaiserschnitt), so kann man bei dieser Gelegenheit bei gutem Überblick und viel Platz am Eileiter operieren. Man entfernt dann den Peritonealüberzug von einem Teil der Tuba uterina und schneidet anschließend ein etwa 2 cm langes Stück heraus. Die beiden verbleibenden Stümpfe der Tuba uterina muß man nicht abbinden, sondern kann sie einfach unter das Peritoneum zurückschlüpfen lassen. Bei dieser Operation lassen sich die neben der Tuba uterina verlaufenden Blutgefäße besonders gut schonen. Der Eingriff kann auch durch die Vagina hindurch vorgenommen werden.
• Will man sich die Möglichkeit der Wiederherstellung der Fruchtbarkeit offen lassen, so wird man kein Stück der Tuba uterina entfernen, sondern die Tuba uterina nur durchtrennen und die Stümpfe getrennt unter dem Peritoneum (den gebärmutterseitigen evtl. in die Gebärmutterwand) versenken. Dann kann man bei erneutem Kinderwunsch in einer zweiten Operation (Refertilisation) die Stümpfe wieder zusammennähen. Jedoch nur bei äußerst exakter Arbeit unter dem Mikroskop (Mikrochirurgie) ist mit Erfolg zu rechnen.

#539 Gefäße von Ovarium und Tuba uterina

■ **Arterien** (Abb. 547a):
• *A. ovarica* (Eierstockarterie): Sie entspringt meist etwas unterhalb der Nierenarterien auf Höhe von L_2 vom vorderen Umfang der Bauchaorta (#491) und steigt auf der Vorderfläche des M. psoas major und anschließend im Lig. suspensorium ovarii zum Ovarium ab. Als Varietät kann die linke A. ovarica aus der A. renalis entspringen. Der A. ovarica entspricht beim Mann die A. testicularis.
• *R. ovaricus* (Eierstockast) der *A. uterina*: Er verläuft im Lig. ovarii proprium [Lig. uteroovaricum] vom Uterus zum Ovarium.
• *R. tubarius* (Eileiterast) der *A. uterina*: Er zieht am Eileiter entlang.

Die beiden Äste der A. uterina verbinden sich mit den beiden Endästen der A. ovarica zu 2 Gefäßbögen, aus denen zahlreiche kleine Arterien in das Ovarium eindringen. Die Eintrittsstelle der Gefäße in das Ovarium über das Mesovarium nennt man wie bei anderen Organen Hilum (*Hilum ovarii*).

Arterien bei der Tubensterilisation: Bei der Unterbindung der Tuba uterina zur operativen Kontrazeption der Frau (#538) sollte man darauf achten, die am Eileiter entlang laufenden Arterien nicht mit zu unterbinden. Ein gelegentlich beobachtetes Nachlassen der Hormonproduktion der Eierstöcke nach der Eileiterunterbindung dürfte auf eine Minderdurchblutung zurückzuführen sein. Die A. ovarica reicht offenbar allein nicht immer für die volle Funktion aus.

■ **Venen**:
- Ovarium: Die aus dem Hilum austretenden Venen bilden im Lig. suspensorium ovarii ein Venengeflecht (*Plexus pampiniformis*, lat. pampinus = Weinranke, pampiniformis = rankenförmig), aus dem die eigentlichen Eierstockvenen hervorgehen. Die rechte V. ovarica mündet direkt in die V. cava inferior, die linke in die linke V. renalis.
- Tuba uterina: Das venöse Blut kann entweder zum *Plexus pampiniformis* oder zum *Plexus venosus uterinus* abfließen. Aus dem Gebärmuttervenengeflecht gelangen die Vv. uterinae zur V. iliaca interna. Da die Venengeflechte des kleinen Beckens (#593) untereinander verbunden sind, kann man sich zahlreiche Nebenabflußwege denken.

■ **Regionäre Lymphknoten**: Die Lymphbahnen von Ovarium und Eileiter begleiten die Venen:
- Der Hauptstrom geht über das Lig. suspensorium ovarii zu den seitlichen Lendenlymphknoten (*Nodi lymphoidei lumbales dextri + sinistri*, #496).
- Nebenwege folgen den Lymphbahnen des Corpus uteri zu den Lymphknoten neben dem Uterus (*Nodi lymphoidei parauterini*), im Verzweigungsgebiet der A. iliaca interna (*Nodi lymphoidei iliaci interni*) und über das Lig. teres uteri zu den oberflächlichen Leistenlymphknoten (*Nodi lymphoidei inguinales superficiales*).

5.4 Weibliche Geschlechtsorgane II: Gebärmutter (Uterus)

#541 Form, Größe, Gliederung, Gebärmutterhöhle
#542 Endo-, Myo- und Perimetrium, *Myome*
#543 Schleimhaut, *Jodprobe*, zervikaler Schleimpfropf
#544 Menstruationszyklus, *Ausschabung, Zeitwahlmethode, Basaltemperaturmessung, Endometriose*
#545 Lage, Bauchfelltaschen, Retroversio, *Pelviskopie*
#546 Mutterbänder, parametraner Halteapparat, *Prolaps*
#547 Gefäße, *Gefährdung des Harnleiters bei Operationen*
#548 *Gebärmutterkrebs, Portioabstrich, Konisation*
#549 *Vaginale und abdominale Hysterektomie*
⇒ #564 Eihäute und Plazenta
⇒ #566-568 Geburt und Wochenbett

#541 Äußere Form und Gliederung

■ **Terminologie**: Die Gebärmutter (*Uterus*, lat. uterus = Leib, Mutterleib, Gebärmutter, uter, utris = Schlauch, gr. métra = Gebärmutter, Metritis = Gebärmutterentzündung) wird nach ihrer Hauptaufgabe vom Frauenarzt manchmal auch „Fruchthalter" genannt, der während der Schwangerschaft die „Leibesfrucht" (*Embryo, Fetus*) beherbergt.

■ **Form und Größe**: Die nichtschwangere Gebärmutter hat die Form einer etwas abgeflachten Birne. Sie ist etwa 7-10 cm lang, 4-5 cm breit, 2-3 cm dick und wiegt etwa 50 g. Bei der Frau, die mehrfach geboren hat (*Multipara*, lat. parere = gebären), ist sie etwas größer als bei der Frau, die noch nicht geboren hat (*Nullipara*).

- In der Schwangerschaft kann sich der Uterus gewaltig vergrößern: Das Gewicht am Ende der Schwangerschaft beträgt etwa 6 kg (davon Gebärmutterwand etwa 1 kg, Frucht 3-3,5 kg, Plazenta 0,5 kg, Fruchtwasser 1 kg).
- Nach der Menopause verkleinert sich der Uterus. Bei der Greisin ist vom Uterus häufig nur noch ein flacher Restkörper übrig.

■ **Gliederung**: Der Uterus hat 2 Hauptabschnitte:
- *Corpus uteri* (Gebärmutterkörper): der breitere, abgeplattete, obere Teil (Abb. 542).
- *Cervix uteri* (Gebärmutterhals, in der Klinik oft „Kollum" genannt): der walzenförmige untere Teil.

Unterabschnitte:
- *Fundus uteri* (Gebärmuttergrund oder -kuppe): das obere Ende.
- *Isthmus uteri* (Gebärmutterenge): zwischen Körper und Hals. Der Geburtshelfer nennt die Stelle „unteres Uterinsegment". Sie wird erst im 3. Schwangerschaftsmonat mit in die Fruchthöhle einbezogen (die Cervix uteri bleibt mit dem „äußeren" Muttermund bis zum Beginn der Geburt verschlossen).
- *Portio supravaginalis cervicis* (Halsteil oberhalb der Vagina): zwischen Gebärmutterenge und Ansatz der Scheidenwand.
- *Portio vaginalis cervicis* (Scheidenabschnitt des Gebärmutterhalses, in der Klinik meist kurz „Portio" genannt): der in die Scheidenlichtung ragende Teil.

■ **Cavitas uteri** (Gebärmutterhöhle): Der mit Schleimhaut ausgekleidete Hohlraum im Uterus hat entsprechend der äußeren Gliederung 2 Abschnitte:
- Die Gebärmutterkörperhöhle ist in der Seitenansicht ein Spalt, von vorn aber ein Dreieck. Seine Eckpunkte sind oben die Mündungen der Eileiter, unten im Isthmus der innere Muttermund.
- Der enge, etwa 2-3 cm lange *Canalis cervicis uteri* (Gebärmutterhalskanal) mündet an der *Portio vaginalis cervicis* in die Vagina. Die Öffnung = *Ostium uteri* (äußerer Muttermund) ist bei der Nullipara rund, bei der Multipara ein querer Spalt, der von einer vorderen und hinteren Lippe (*Labium anterius + posterius*) begrenzt wird.

#542 Wandschichten

■ Der Bau des Uterus als Fruchthalter wird von 3 **Erfordernissen** bestimmt: Sie muß
- die Frucht ernähren.
- Raum für die heranwachsende Frucht bereitstellen.
- am Ende der Tragzeit die Frucht austreiben.

■ Diesen Aufgaben entspricht ein Bau in 3 **Schichten**:

❶ *Tunica mucosa [Endometrium]*: Die Gebärmutterschleimhaut ist gefäß- und drüsenreich (#543). In sie bettet sich das im Eileiter befruchtete Ei ein.

❷ *Tunica muscularis [Myometrium]*: Der Austreibung der Frucht dient die Muskelwand. Während der Schwangerschaft wächst die Muskulatur mit dem Kind. Die Muskulatur ist in Spiralzügen angeordnet, so daß nach vollendeter Geburt des Kindes die beim Abstoßen der Plazenta („Nachgeburt") aufgerissenen Blutgefäße abgeklemmt werden können und sich der Uterus rasch verkleinern kann.

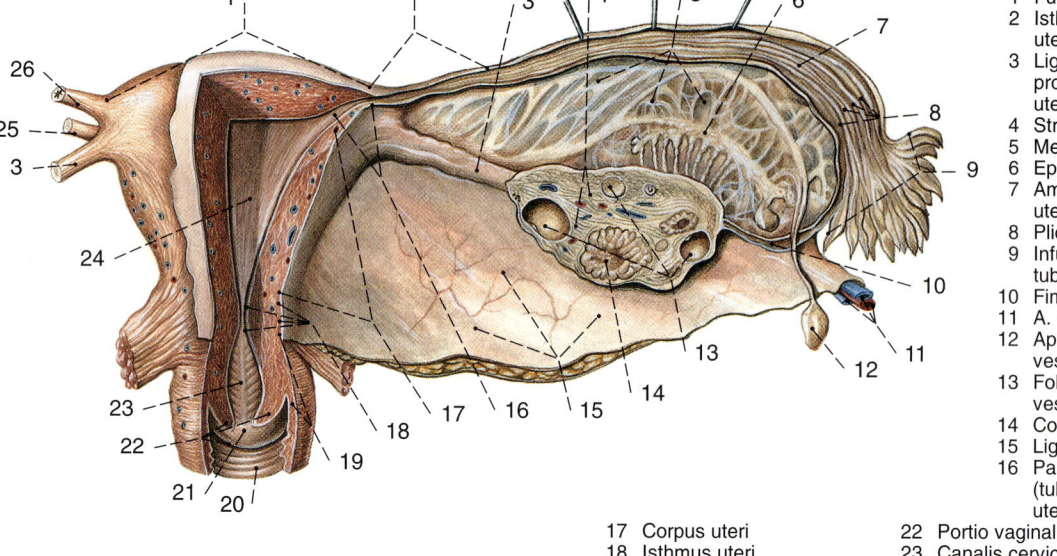

Abb. 542. Überblick über die inneren weiblichen Geschlechtsorgane. Ovarium, Eileiter, Uterus und Vagina sind aufgeschnitten. Dorsalansicht. *[fs2]*

1 Fundus uteri
2 Isthmus tubae uterinae
3 Lig. ovarii proprium [Lig. uteroovaricum]
4 Stroma ovarii
5 Mesosalpinx
6 Epoophoron
7 Ampulla tubae uterinae
8 Plicae tubariae
9 Infundibulum tubae uterinae
10 Fimbria ovarica
11 A. + V. ovarica
12 Appendix vesiculosa
13 Folliculi ovarici vesiculosi
14 Corpus luteum
15 Lig. latum uteri
16 Pars uterina (tubae uterinae)
17 Corpus uteri
18 Isthmus uteri
19 Portio supravaginalis cervicis
20 Rugae vaginales
21 Ostium uteri
22 Portio vaginalis cervicis
23 Canalis cervicis uteri, Plicae palmatae
24 Cavitas uteri
25 Lig. teres uteri
26 Tuba uterina [Salpinx]

- Das Myometrium besteht aus glatten Muskelzellen. Diese können sich während der Schwangerschaft bis auf das 20fache verlängern. Nach der Entbindung verkleinern sie sich wieder. Daneben vermehren sich die Zellen auch durch Zellteilung.
- Die kräftigen Muskelkontraktionen bei der Entbindung („Wehen") werden durch ein Hormon des Hypophysenhinterlappens (Oxytocin) ausgelöst.
- Das Myometrium ist reich an Blutgefäßen. Die Venen bilden ein dichtes Geflecht etwa in der Mitte der Muskelschicht (*Stratum vasculosum*).

❸ *Tunica serosa [Perimetrium]*: Der freien Entfaltung des Uterus dient der Peritonealüberzug. Der Uterus kann sich damit den gesamten Bauchraum zunutze machen, indem er die anderen intraperitonealen Bauchorgane zur Seite drängt.
- Zwischen Myometrium und Peritoneum liegt die subseröse Verschiebeschicht (*Tela subserosa*). Eine entsprechende Verschiebeschicht (Submukosa) zwischen Endometrium und Myometrium fehlt.

Terminologie: Bei der Gebärmutter werden ähnlich wie beim Herzen (Endo-, Myo-, Perikard) die einzelnen Schichten üblicherweise mit den aus dem Griechischen stammenden Kurzwörtern Endo-, Myo- und Perimetrium bezeichnet. Man kann von diesen dann sehr einfach die klinischen Begriffe ableiten, z.B. die Entzündungen Endometritis, Myometritis, Perimetritis.

■ **Myome**: Die Gebärmuttermuskulatur neigt zur Bildung gutartiger Geschwülste. Sie sind wie die Entfaltung der Muskulatur in der Schwangerschaft abhängig von Östrogenen und treten daher nur im geschlechtsreifen Alter auf. Man operiert sie nur, wenn sie Beschwerden verursachen, z.B. verstärkte Blutungen.

#543 Endometrium (Schleimhaut)

■ Die **Schleimhaut des Corpus uteri** wird in jedem Zyklus auf die Aufnahme einer befruchteten Eizelle vorbereitet. Nistet sich die Eizelle nicht ein, so wird der nun nicht benötigte Teil der Schleimhaut abgestoßen (Menstruation). Man danach 2 Schichten unterscheiden (Abb. 543a + b):

❶ Basalschicht (*Stratum basale endometriale*): Sie liegt dem Myometrium an, ist etwa 1 mm dick und bleibt bei der Menstruation erhalten.

❷ Funktionsschicht (*Stratum functionale endometriale*): Sie wird bei der Menstruation abgestoßen. Nach der Dichte des Bindegewebes wird sie in 2 Unterschichten gegliedert:
- kompakte Schicht (*Stratum compactum endometriale*): oberflächennah.
- spongiöse Schicht (*Stratum spongiosum endometriale*): lockere Mittelschicht.

Das einschichtige säulenförmige (hochprismatische) Epithel ist wie im Eileiter aus 2 Zellarten zusammengesetzt:
- Flimmerzellen.
- wimperlose Drüsenzellen.
Die schlauchförmigen *Glandulae uterinae* (Gebärmutterdrüsen) reichen bis in die Basalschicht. Sie können nach der Menstruation von dort aus regenerieren.

Aus dem Myometrium dringen 2 Arterientypen in das Endometrium ein:
- *Aa. basales* (Basalarterien): Sie bilden ein Netz in der Basalschicht.
- *Aa. spirales* (Spiralarterien): Sie dringen bis an die Oberfläche vor und geben zahlreiche Äste zu den Gebärmutterdrüsen ab.

■ Die **Schleimhaut des Gebärmutterhalskanals** wird bei der Menstruation nicht mit abgestoßen, unterliegt aber trotzdem zyklischen Schwankungen. Im Gegensatz zur glatten Schleimhaut des Corpus uteri ist sie gefaltet (*Plicae palmatae*, lat. palma = Palme, palmatus = fächerförmig, in Abb. 542 zu sehen).
- Das hochprismatische Epithel reicht bis an den äußeren Muttermund. Dort beginnt ohne Übergang das mehrschich-

tige Plattenepithel, das auch die Vagina auskleidet. Die Grenze zwischen den beiden Epithelarten ist alters- und hormonabhängig verschieden. Bei der geschlechtsreifen Frau dringt das Säulenepithel häufig noch ein Stück auf die Oberfläche der Portio vaginalis cervicis vor.

Jodprobe: Das mehrschichtige Plattenepithel („Portioepithel") ist glycogenreich. Es färbt sich beim Betupfen mit Lugol-Lösung (Jod + Kaliumjodid in wäßriger Lösung) braun an. Das glycogenarme Säulenepithel („Zervixepithel"), aber auch Krebsgewebe, bleiben bei dieser „Jodprobe" ungefärbt. Die Jodprobe dient als Routineuntersuchungsmethode bei der Kolposkopie (gr. kólpos = Busen, Scheide, skopeín = betrachten) zum Fahnden nach Frühformen des Krebses.

■ **Zervikaler Schleimpfropf**: Die verzweigten Drüsen der Cervix uteri (*Glandulae cervicales*) sezernieren Schleim, der den Gebärmutterhalskanal ausfüllt. Der „Kristeller-Schleimpfropf" (Samuel Kristeller, Berliner Gynäkologe, 1820-1900) dichtet die Gebärmutterhöhle gegen das Einwandern von Bakterien ab. Auch für Samenzellen scheint er nur einige Tage vor dem Eisprung durchlässig zu sein. Er wird dann dünnflüssig und fadenziehend (dieses Zeichen kann bei der Beobachtung des Zyklus zur Kontrazeption berücksichtigt werden).

Minipille: Bei regelmäßiger Einnahme von Gestagenen bleibt die Verflüssigung des Schleimpfropfs aus. Wenn es trotz Einnahme der „Pille" gelegentlich zu einem Eisprung kommt, so verhindert der undurchlässige Schleimpfropf die Befruchtung. Bei der „Minipille" wird nur dieses Prinzip genützt und ein Eisprung bewußt in Kauf genommen. Die Minipille ist jedoch nicht ganz so sicher.

#544 Menstruationszyklus

■ Die befruchtete Eizelle (Zygote) macht auf dem Weg durch die Tuba uterina die ersten Entwicklungsschritte durch. Um den 5.-6. Tag nach der Befruchtung dringt sie im Bläschenstadium in das Endometrium ein und baut dort ihr Ernährungsorgan, die Plazenta, auf. Bis dieses funktionsfähig ist, muß das Endometrium die Frucht durch reichliche Sekretion ernähren. Das Endometrium wird daher durch die Ovarialhormone zyklisch so verändert, daß es zum Zeitpunkt des Eintreffens der Zygote optimale Bedingungen für die Einnistung bieten kann. Das zyklische Geschehen wird in **4 Phasen** eingeteilt (Abb. 544a + b):

❶ **Proliferationsphase** (*Phasis follicularis*, Wachstumsphase, lat. proliferare = aussprossen): Nach der Menstruation wird die Schleimhaut von der Basalschicht aus neu aufgebaut. Die Stromazellen teilen sich lebhaft. Drüsen sprossen aus den in der Basalschicht erhaltenen Resten aus und bedecken die Oberfläche mit neuem Epithel. Die Drüsen sind in der frühen Proliferationsphase gestreckt und in der späten Proliferationsphase leicht geschlängelt.

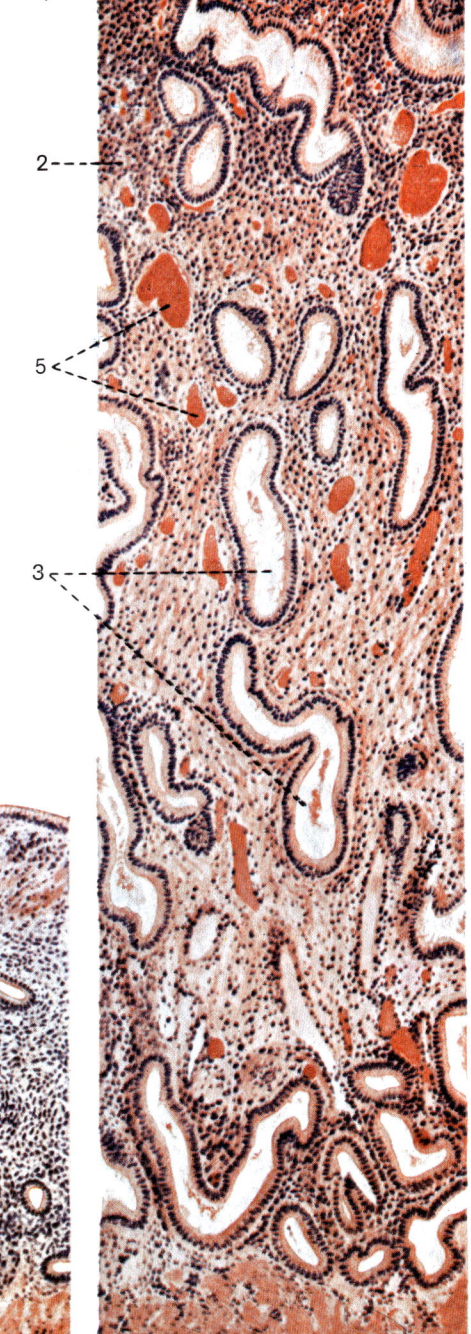

Abb. 543a + b. Endometrium (Gebärmutterschleimhaut, Vergrößerung etwa 60fach). [wa]
• Links: Proliferationsphase.
• Rechts: Sekretionsphase.

1 Epithelium
2 Lamina propria mucosae [Stroma endometriale]
3 Glandulae uterinae
4 Tunica muscularis [Myometrium]
5 Aa. spirales

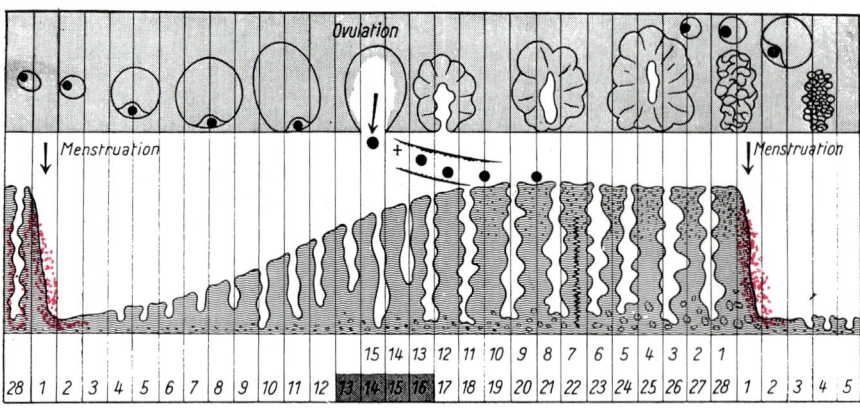

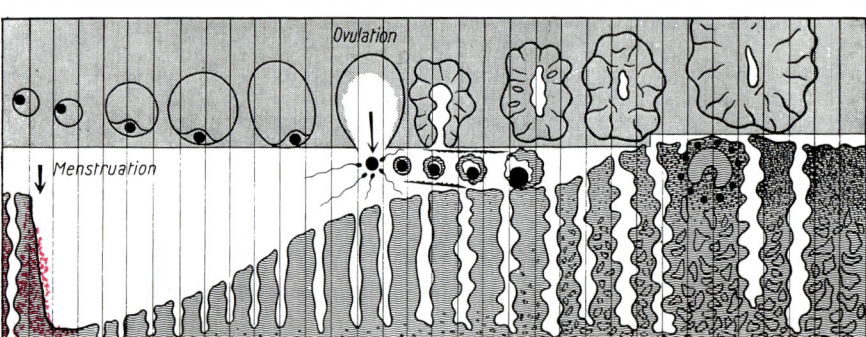

Abb. 544a + b. Schema des weiblichen Geschlechtszyklus. *[bg2]*
• Oben: ohne Befruchtung der Eizelle.
• Unten: mit Befruchtung der Eizelle.

• Die Proliferationsphase wird durch die Östrogene der heranreifenden Follikel in Gang gehalten. Sie dauert etwa vom 5.-14. Zyklustag.

❷ **Sekretionsphase** (*Phasis lutealis*, Absonderungsphase): Nach dem Eisprung sezerniert der Gelbkörper auch Gestagene (#535). Unter deren Einfluß erweitern sich die Drüsen und schlängeln sich so stark, daß sie im Schnittbild „ziehharmonikaartig" oder „sägeblattartig" gefaltet erscheinen. In den Drüsenzellen sieht man in der frühen Sekretionsphase basale Vakuolen (Glycogen). Die Zellkerne stehen in der Zellenmitte.
• Um den 5. Tag nach dem Eisprung, dem wahrscheinlichen Ankunftstermin der Zygote in der Gebärmutterhöhle, beginnen die Drüsen Schleim und Glycogen zu sezernieren. Deswegen verschwinden die basalen Vakuolen, die Zellkerne treten wieder an die Basis. Zellteilungen sind kaum noch zu sehen.
• Die Sekretionsphase dauert meist 12 Tage.

❸ **Ischämiephase** (*Phasis ischaemica*): Wird die Eizelle nicht befruchtet, so kann sie sich nicht in das Endometrium einnisten. Die Eihüllen sezernieren kein Choriongonadotropin. Der Gelbkörper stellt die Hormonproduktion ein. In den Wandmuskeln der Spiralarterien treten Krämpfe auf. Leukozyten wandern aus den Blutgefäßen in das Schleimhautbindegewebe aus und geben proteolytische Enzyme ab.
• Die Ischämiephase dauert etwa 2 Tage.

❹ **Menstruationsphase** (*Phasis menstrualis*): Durch die Minderdurchblutung und die Leukozytenenzyme ist die Funktionsschicht geschädigt. Blut strömt in das Stroma aus und löst die Funktionsschicht von der Basalschicht, deren Gefäße unverändert bleiben. Das „Menstruationsblut" ist demnach ein Gemisch von Schleimhautresten und Blut. Das „Blut" gerinnt nicht, da ihm gerinnungshemmende Stoffe beigegeben werden.
• Die Menstruation dauert durchschnittlich 4 Tage.

■ **Ausschabung**: Ähnlich wie die Natur die Funktionsschicht in der Menstruation abstößt, kann der Arzt die Funktionsschicht ohne größeren Schaden entfernen, z.B. nach einer Fehlgeburt (Abortus), nach anhaltenden Blutungen usw. Die „Ausschabung" (Abrasio) wird, nach Erweitern des Gebärmutterhalskanals, mit einem Kürette (fr. curette) genanntem „scharfen Löffel" vorgenommen („Kürettage"). Das dabei ausgekratzte Gewebe wird in der Regel mikroskopisch untersucht, um z.B. nach einer bösartigen Geschwulst zu fahnden.

■ **Zyklusdiagnose**: Auch aus Gewebebröckeln kann man den Zeitpunkt innerhalb des Zyklus ermitteln, wenn man auf Drüsen und Zellkerne achtet:
• frühe Proliferationsphase: Drüsen gestreckt, zahlreiche Zellteilungen.
• späte Proliferationsphase: Drüsen leicht geschlängelt, Zellteilungen, keine basalen Vakuolen.
• frühe Sekretionsphase: Drüsen stärker geschlängelt, basale Vakuolen, Zellkerne mittelständig.
• späte Sekretionsphase: Drüsen ziehharmonikaartig, keine basalen Vakuolen, Zellkerne basal, keine Zellteilungen.

■ **Zyklusdauer**: Nach dem biologischen Ablauf ist die Menstruation das Ende eines Zyklus. Der Beginn der Menstruation ist jedoch der einzige Zeitpunkt, der einfach festzulegen ist. Deshalb geht man beim Zählen der Zyklustage immer vom 1. Tag der Menstruation aus, obwohl dies, biologisch gesehen, nicht korrekt ist. Entsprechend rechnet man die Schwangerschaft meist vom 1. Tag der letzten Menstruation und nicht von der Befruchtung an (#561).
• Der Organismus braucht nach dem Eisprung meist 12 Tage für die Entscheidung zur Menstruation. Nach dem Eisprung und der Befruchtung benötigt die Frucht einige Ta-

ge, bis sie ausreichende Mengen von Choriongonadotropin sezernieren kann. Diese Rückmeldefrist muß das Ovarium abwarten, bevor der Gelbkörper seine Hormonproduktion einstellen darf. Erst wenn der Hormonspiegel im Blut abgesunken ist, treten die Gefäßkrämpfe in der Funktionsschicht auf. Dann vergehen nochmals 2 Tage, bis die Funktionsschicht abgestoßen wird.
• Die Variabilität der Zyklusdauer beruht demnach überwiegend auf der unterschiedlichen Zeitspanne, welche die Follikelreifung benötigt (Tab. 544). Beim 28-Tage-Zyklus erfolgt der Eisprung normalerweise am 15. Zyklustag, beim 21-Tage-Zyklus am 8. Tag. Es gibt allerdings auch Frauen, bei denen die Sekretionsphase kürzer oder länger als der „Standard" von 12 Tagen ist.

Tab. 544. Wahrscheinliche Dauer (Tage) der Phasen des Menstruationszyklus bei unterschiedlicher Zyklusdauer			
Zyklusdauer	21	28	35
Proliferationsphase	3	10	17
Sekretionsphase	12	12	12
Ischämiephase	2	2	2
Menstruationsphase	4	4	4

■ **Zeitwahlmethode der Empfängnisverhütung**: Die Eizelle ist nur wenige Stunden, die Samenzellen sind etwa 1-2 Tage befruchtungsfähig. Damit engt sich die möglicherweise fruchtbare Zeitspanne bei regelmäßigem Zyklus auf wenige Tage ein. Beim Absetzen der „Pille" („Pillenpause") tritt der erste Eisprung meist einige Tage verspätet auf. Es kommt dann besonders leicht zur Befruchtung, wenn man zur Methode der Zeitwahl unter Annahme der normalen Zyklusdauer übergeht.

■ **Basaltemperaturmessung**: Die Körpertemperatur steigt nach dem Follikelsprung um etwa ein halbes Grad Celsius an. Man kann durch Messen der „Basaltemperatur" (morgens nüchtern in Bettruhe) den Eisprung bestimmen. Diese Methode wird auch für die Empfängnisverhütung genützt, hat aber 2 erhebliche Nachteile:
• Der Temperaturanstieg zeigt den erfolgten Eisprung an, nicht den bevorstehenden. Der Temperaturanstieg ist somit kein Warnsignal vor der fruchtbaren Phase, sondern eine Art „Entwarnung".
• Ein Temperaturanstieg kann auch einmal durch eine Erkältung usw. bedingt sein und dann als „Entwarnung" fehlgedeutet werden.
Die Basaltemperaturmessung ist eigentlich nur bei regelmäßigem Zyklus einwandfrei zu interpretieren, dann aber ist sie nur vorübergehend nötig, bis man sich von der konstanten Dauer der Sekretionsphase überzeugt hat. Wichtig ist der Bezug zur folgenden, nicht zur vorhergehenden Blutung.

■ **Schwangerschaft**: Angeregt durch das Choriongonadotropin sezerniert der Schwangerschaftsgelbkörper kräftig Östrogene und Gestagene. Unter ihrem Einfluß verdickt sich die Schleimhaut des Corpus uteri weiter. Man nennt sie jetzt Siebhaut (*Decidua*, lat. decidere = abfallen). Sie wird nach der Geburt mit der „Nachgeburt" ausgestoßen.

■ **Endometriose**: Bei etwa 15 % der Frauen findet man Herde von Endometrium auch außerhalb der Gebärmutterhöhle, z.B. innerhalb des Myometrium, im Eileiter, im Ovarium, in der Vagina, am Peritoneum, ja sogar an Darm, Harnblase und Hautnarben.
• Das Gewebe kann bei der Menstruation oder bei einer Operation, z.B. einem Kaiserschnitt, verschleppt worden oder an Ort und Stelle aufgrund eines Entwicklungsfehlers entstanden sein.
• Das Besondere an dieser versprengten Gebärmutterschleimhaut ist, daß sie wie das richtig in der Gebärmutterhöhle liegende Endometrium den Menstruationszyklus mit vollzieht. Während der Monatsblutung blutet sie häufig mit. Das Blut kann an den falschen Stellen nicht abfließen. Es bilden sich kleine blutgefüllte Hohlräume. Das Blut wird vom Körper abgebaut, es bleiben braune Rückstände (wegen der Farbe oft „Schokoladenzysten" genannt).

#545 Lage

■ **Lagebegriffe**: Der Uterus liegt im kleinen Becken zwischen Harnblase und Rectum. Sein Hals ragt in das obere Ende der Vagina. Die schwangere Gebärmutter bleibt bis zum 3. Schwangerschaftsmonat hinter der Symphysis pubica, erreicht im 6. Monat den Nabel, im 9. Monat den Rippenbogen und sinkt im 10. Monat („Mondmonate" zu 28 Tagen vom Beginn der letzten Menstruation an) wieder etwas ab. Bei der Beschreibung der Lage des Uterus sind 3 Begriffe zu unterscheiden (Abb. 545):
• **Flexio**: der Knick zwischen Corpus uteri und Cervix uteri. Normal ist die Anteflexio = nach vorn geknickt, abnorm die Retroflexio = nach hinten geknickt.
• **Versio**: der Winkel zwischen Uterus und Vagina. Normal ist die Anteversio. Bei leerer Harnblase ist der Uterus etwa in einem rechten Winkel zur Vagina nach vorn abgewinkelt. Mit zunehmender Füllung der Harnblase wird der Winkel zwischen Gebärmutterlängsachse und Scheidenlängsachse größer. Die *Portio vaginalis cervicis* liegt bei der Anteversio der hinteren Scheidenwand an, bei der Retroversio der vorderen.
• **Positio**: die Stellung des Uterus im Beckenkanal, z.B. Dextropositio = Rechtslage, Sinistropositio = Linkslage.

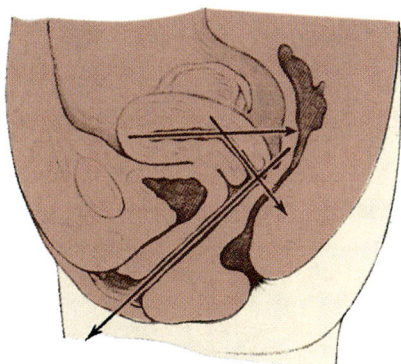

Abb. 545. Winkel am Uterus. Meist ist der Uterus nach vorn geknickt (Anteflexion) und stark nach vorn gewendet (Anteversion). Eine rückwärtsgewandte Gebärmutter (Retroversion) kann sich bei einer Schwangerschaft schlechter aufrichten. [dö]

Retroversio uteri als Empfängnishindernis: Die Retroversio behindert beim Beischlaf in Rückenlage der Frau die Empfängnis, weil der Muttermund nicht in den „Samensee" im hinteren Scheidengewölbe eintaucht. Früher hat man in diesem Fall die runden Mutterbänder verkürzt, um den Uterus in Anteversio zu zwingen. Heute empfiehlt man der Frau meist einen Wechsel der Position beim oder nach dem Beischlaf.

■ **Bauchfelltaschen**: Der Uterus liegt intraperitoneal in einer queren Falte des Peritoneum. Vor und hinter dem Uterus bilden sich Bauchfelltaschen (#418, Abb. 538):

❶ *Excavatio vesicouterina*: zwischen Harnblase und Vorderseite (*Facies vesicalis*) des Uterus. Das Peritoneum schlägt sich etwa auf der Höhe des *Isthmus uteri* vom Uterus auf die Harnblase um.

❷ *Excavatio rectouterina*: zwischen Rectum und Hinterseite (*Facies intestinalis*) des Uterus. In der Klinik nennt man diese Tasche gewöhnlich Douglas-Raum (von James Douglas in London 1730 beschrieben). Das Peritoneum reicht hier bis zum hinteren Scheidengewölbe hinab. Bei aufgerichtetem Körper ist dies der tiefste Punkt der Peritonealhöhle. Daher sammeln sich hier Blut, Eiter usw. bei Erkrankungen im Bauchraum an. Der Douglas-Raum wird umgeben:

- vorn von der Cervix uteri und dem hinteren Scheidengewölbe.
- seitlich von der *Plica rectouterina* des Peritoneum.
- hinten vom Rectum.

■ **Douglas-Punktion**: Die *Excavatio rectouterina* wird vorn unten nur durch das Peritoneum und die Scheidenwand von der Lichtung der Vagina getrennt. Dies ist die dünnste Wandstelle der Peritonealhöhle. Die Punktion ist hier daher einfach. Man kann hier auch ein Endoskop einführen und damit den Uterus, die Eileiter, die Eierstöcke und die Mastdarmvorderseite besichtigen (Pelviskopie, auch Douglasskopie genannt).

#546 Halteapparat

■ **Mutterbänder**: Der Uterus wird außer durch die Harnblase und die Vagina auch durch eine Reihe von Bändern in seiner Lage gehalten:

❶ *Lig. teres uteri* (rundes Mutterband): Es zieht vom seitlichen oberen Rand des Uterus („Gebärmutterhorn") im großen Bogen zur seitlichen Beckenwand und durch den Leistenkanal zu den großen Schamlippen (Abb. 538, 546a). Das Lig. teres uteri entspricht im Verlauf dem Ductus deferens beim Mann.

❷ *Lig. latum uteri* (breites Mutterband): Die quere Bauchfellfalte vom Uterus zur seitlichen Beckenwand enthält:
- im vorderen oberen Rand das Lig. teres uteri.
- im hinteren oberen Rand den Eileiter (*Tuba uterina*).
- etwas unterhalb der Tuba uterina das *Lig. ovarii proprium [Lig. uteroovaricum]* und das Ovarium.
- in der Tiefe den parametranen Halteapparat und die Gebärmuttergefäße.

Im Lig. latum uteri kann man 3 Organgekröse abgrenzen:
- *Mesosalpinx* (Eileitergekröse).
- *Mesovarium* (Eierstockgekröse).
- *Mesometrium* (Gebärmuttergekröse): Der Bindegeweberaum (*Parametrium*) zwischen den Bauchfellfalten enthält außer den Blut- und Lymphgefäßen sowie Nerven des Uterus auch Teile des „parametranen" Halteapparats.

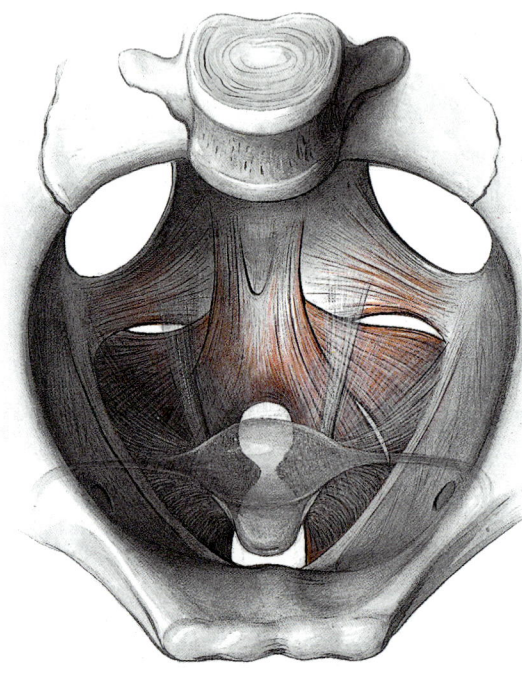

Abb. 546a. Aufhängung des Uterus und Beckenboden. [we1]

■ **Parametraner Halteapparat**: Von der Cervix uteri strahlen Züge straffen Bindegewebes und glatter Muskelzellen fächerförmig zur Beckenwand (Abb. 546b):
- *Lig. pubocervicale*: nach vorn an der Harnblase vorbei zum Schambein.
- *Lig. rectouterinum*: nach hinten am Rectum vorbei zum Kreuzbein. Es wirft eine Bauchfellfalte (*Plica rectouterina*) auf, welche die Excavatio rectouterina seitlich begrenzt.
- *Lig. cardinale [Lig. transversum cervicis]*: zur seitlichen Beckenwand der stärkste Anteil.

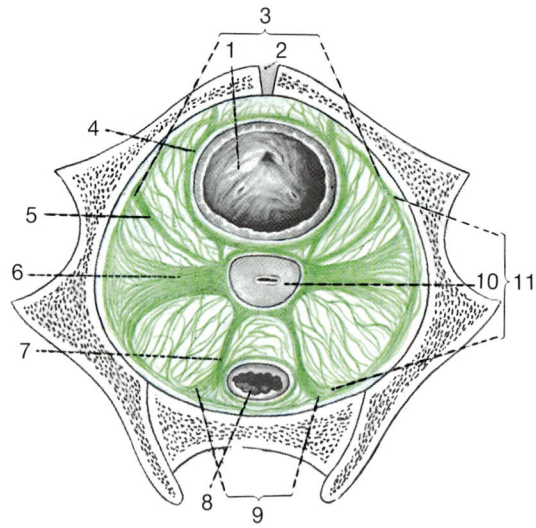

Abb. 546b. Befestigung des Uterus an der Beckenwand. [bl]

1 Vesica urinaria
2 Symphysis pubica
3 <Paracystium>
4 Lig. pubocervicale
5 Lig. teres uteri
6 Lig. cardinale
7 Lig. rectouterinum
8 Rectum
9 <Paraproctium>
10 Cervix uteri
11 Parametrium + Paracervix

■ **Prolapsus uteri** (Gebärmuttervorfall): Bei jeder Schwangerschaft wird der Halteapparat gedehnt. Besonders bei der Multipara (Vielgebärende) kann er so schlaff werden, daß der Uterus seinen Halt verliert und tiefer sinkt. Beim vollendeten Gebärmuttervorfall hat dieser die Scheidenwand umgekrempelt und kommt zwischen den Schamlippen nach außen. Dies führt nicht nur zur Reizung der Schleimhaut und zu Infektionen, sondern beeinträchtigt auch den Verschlußapparat der Harnblase (→ Harninkontinenz, #516).

Abb. 547a. Arterien der inneren weiblichen Geschlechtsorgane (Anblick von hinten). [sb3]

1 A. ovarica
2 Infundibulum tubae uterinae
3 Ovarium
4 R. ovaricus
5 Lig. ovarii proprium [Lig. uteroovaricum]
6 R. tubarius
7 Fundus uteri
8 Corpus uteri
9 Cervix uteri
10 A. uterina
11 Rr. vaginales
12 Vagina
13 A. vaginalis →

Abb. 547b. Überkreuzung des Harnleiters durch die A. uterina. Harnleiter gelb, Peritoneum blau. [we1] ↓

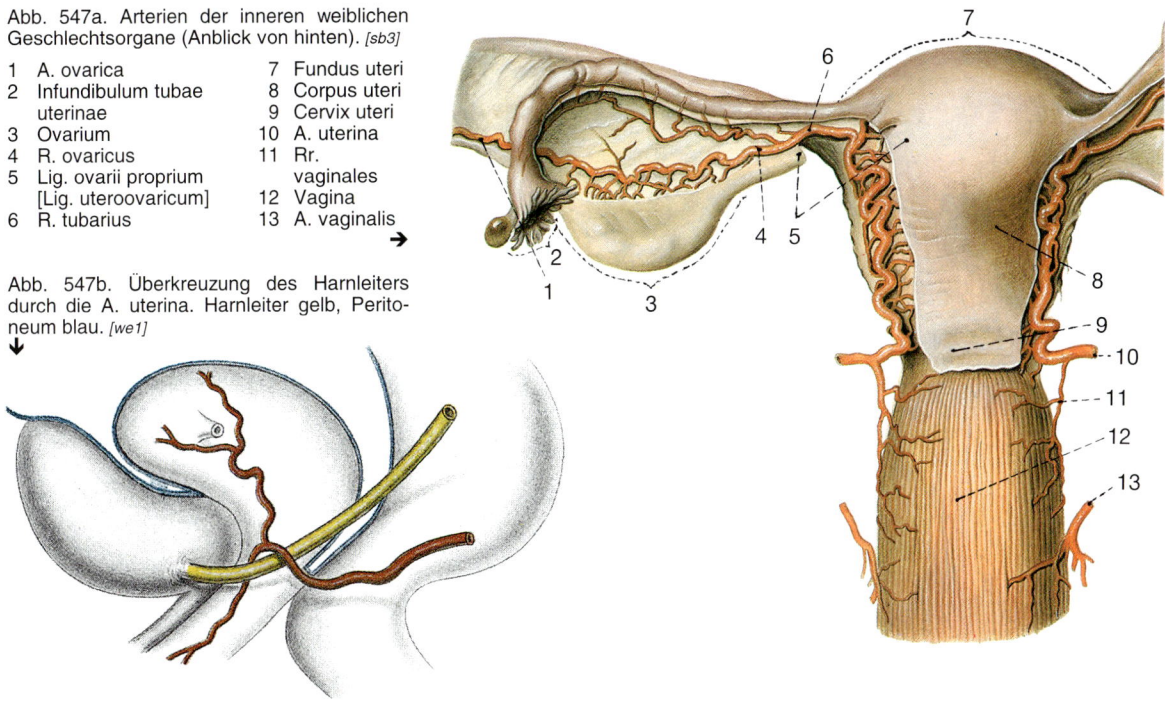

#547 Gefäße

■ **A. uterina** (Gebärmutterarterie): Sie ist ein „viszeraler" Ast der A. iliaca interna. Sie kommt von der seitlichen Beckenwand und gibt häufig vor dem Erreichen des Uterus die Scheidenarterie (A. vaginalis) ab. Sie legt sich dem Isthmus uteri an und steigt dann an der Seitenfläche des Uterus zum Gebärmutterhorn auf. Dort teilt sie sich in ihre beiden Endäste (Abb. 547a):
• *R. ovaricus* (Eierstockast): im Lig. ovarii proprium [Lig. uteroovaricum] zum Ovarium.
• *R. tubarius* (Eileiterast): in der Mesosalpinx am Eileiter entlang.
Die beiden Endäste anastomosieren mit Ästen der A. ovarica (#539). Die A. uterina ist stark geschlängelt (Reservelängen für die Schwangerschaft, sie muß aber trotzdem noch mitwachsen).

Lagebeziehung zum Harnleiter: Auf dem Weg von der seitlichen Beckenwand zur Cervix uteri überkreuzt die A. uterina den Harnleiter. Die Schleife des Harnleiters liegt kaudal der A. uterina. Die Kreuzungsstelle findet man etwa 2 cm seitlich der Cervix uteri, 1-2 cm vom Scheidengewölbe entfernt (Abb. 547b). Auf die Gefährdung des Harnleiters bei Gebärmutteroperationen ist bereits in #488 hingewiesen worden.

■ **Vv. uterinae** (Gebärmuttervenen): Der Uterus wird in der Tiefe des Lig. latum uteri von einem Venengeflecht (*Plexus venosus uterinus*) umgeben. Aus ihm fließt das venöse Blut über die Vv. uterinae zur inneren Beckenvene ab. Der Plexus venosus uterinus ist mit den anderen Venengeflechten des kleinen Beckens (#593) verbunden, so daß sich verschiedene Nebenabflußwege ergeben.

■ **Regionäre Lymphknoten**:
❶ Cervix uteri:
• Lymphknoten neben dem Uterus in der Tiefe des Lig. latum uteri (*Nodi lymphoidei parauterini*).
• Lymphknoten neben den Nachbarorganen (*Nodi lymphoidei paravesicales + paravaginales + pararectales*).
• weitere Stationen: Lymphknoten entlang der großen Beckengefäße (*Nodi lymphoidei iliaci externi + interni + obturatorii*, Abb. 548).

❷ Corpus uteri: Zu den schon genannten Lymphknoten kommen hinzu:
• oberflächliche Leistenlymphknoten (*Nodi lymphoidei inguinales superficiales*): Die Lymphgefäße verlaufen im *Lig. teres uteri* (rundes Mutterband).

#548 Uteruskarzinom (Gebärmutterkrebs)

■ **Epidemiologie**: Im vereinten Deutschland sterben jährlich etwa 5800 Frauen am Uteruskarzinom. Es liegt damit in der Rangreihe der Krebstodesfälle der Frau an vierter Stelle nach Brust-, Dickdarm- und Magenkrebs. 1930 stand der Gebärmutterkrebs noch an erster Stelle. Dank regelmäßiger Vorsorgeuntersuchungen wird der Gebärmutterkrebs jetzt meist schon in Vor- oder Frühstadien entdeckt, so daß die Heilungsaussichten sehr gut sind. Die Zahl der Todesfälle an Uteruskarzinom ist daher in den letzten Jahren ständig zurückgegangen.

■ **Arten**: Sieht man von selteneren bösartigen Geschwülsten des Uterus ab (Uterussarkom, Chorionkarzinom), so gibt es 2 nach Hauptsitz, Verlauf, Erkrankungsalter und Zellform sehr verschiedene Arten des Gebärmutterkrebses:
• Gebärmutterhalskrebs (*Zervixkarzinom = Kollumkarzinom*).
• Gebärmutterkörperkrebs (*Korpuskarzinom = Endometriumkarzinom*).

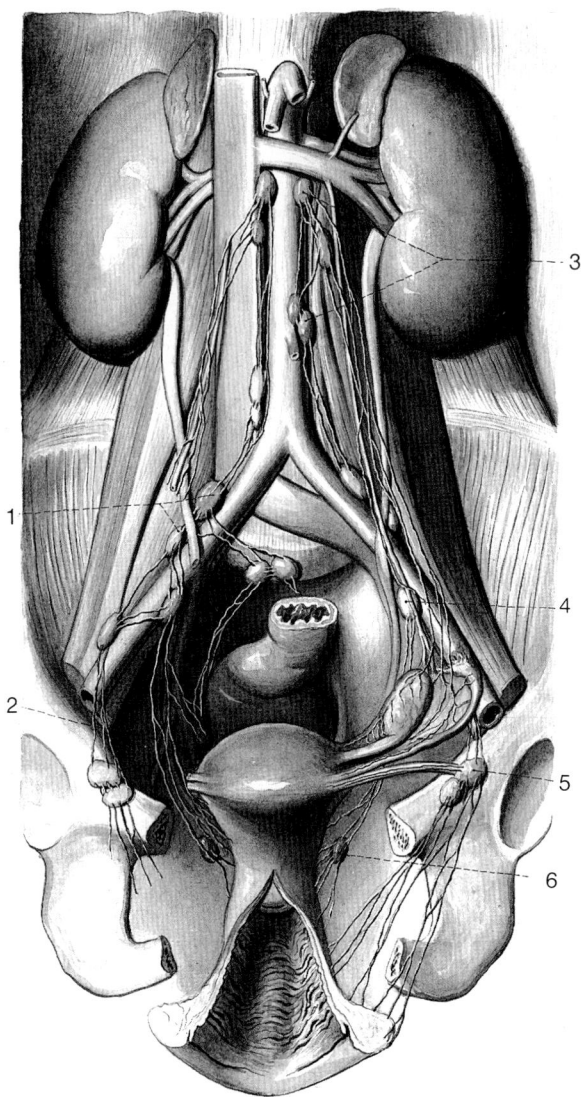

Abb. 548. Lymphabflußwege der weiblichen Geschlechtsorgane.
[we1]

1 Nodi lymphoidei iliaci communes
2 Nodi lymphoidei pararectales [anorectales]
3 Nodi lymphoidei aortici laterales/preaortici
4 Nodi lymphoidei iliaci interni/externi
5 Nodi lymphoidei inguinales
6 Nodi lymphoidei parauterini

■ **Entstehung**: Über die eigentlichen Ursachen des Uteruskarzinoms weiß man so wenig, wie über die anderer Krebse auch. Dennoch gibt es einige interessante Ergebnisse statistischer Untersuchungen:

❶ Danach ist der *Zervixkarzinom* häufiger bei Frauen
• mit Kindern.
• die frühzeitig regelmäßigen Geschlechtsverkehr hatten.
• mit häufig wechselnden Partnern, z.B. Prostituierten.
• aus Gesellschaftsschichten mit mangelhafter Hygiene der Geschlechtsorgane.
Man vermutet daher, daß der Mann bei der Entstehung des Zervixkarzinoms eine Rolle spielt. Es könnten mit dem Sperma Karzinogene (krebserzeugende Stoffe oder Krankheitserreger) an die Portio vaginalis cervicis gelangen. Diskutiert wird über

• bestimmte Eiweißbausteine, z.B. Histone oder Protamine.
• Viren, vor allem das menschliche Papillomavirus (HPV = human papilloma virus). Dieses Virus ist schuld an Warzen aller Art, z.B. auch Feigwarzen (spitze Kondylome) an den Geschlechtsorganen. Das Zervixkarzinom wird dadurch zu einer Art Geschlechtskrankheit. Die Infektion erfolgt offenbar als Teenager, solange noch Endometrium die Portio bedeckt. Die Krebserkrankung bricht erst Jahrzehnte später aus, wenn das Endometrium an der Portio durch Scheidenschleimhaut ersetzt ist. Bei Frauen ohne Geschlechtsverkehr, z.B. Nonnen, ist das Zervixkarzinom sehr selten. Es soll auch seltener bei Frauen sein, deren Männer beschnitten sind.

❷ Das *Korpuskarzinom* befällt häufiger unverheiratete, kinderlose Frauen nach dem Klimakterium. Verdächtig sind Blutungen nach dem Ende der regelmäßigen Monatsblutungen (Menopause).

■ **Stadien** des Zervixkarzinoms:
• Stadium 0: Carcinoma in situ.
• Stadium I: Der Krebs ist auf die Cervix uteri beschränkt oder hat sich höchstens auf das Corpus uteri ausgedehnt.
• Stadium II: Der Krebs hat die Grenze der Cervix uteri überschritten, aber noch nicht das untere Drittel der Vagina oder die Beckenwand erreicht.
• Stadium III: Der Krebs hat das untere Drittel der Vagina oder die Beckenwand oder Lymphknoten befallen.
• Stadium IV: Der Krebs hat auf die Harnblase oder das Rectum übergegriffen, die Grenzen des kleinen Beckens überschritten oder Metastasen in anderen Organen abgesiedelt.

■ **Vorstufen**: Das Zervixkarzinom befällt vor allem die Oberfläche der *Portio vaginalis cervicis*. Der eigentlichen Krebserkrankung gehen Veränderungen am Deckgewebe der Portio meist schon viele Jahre voraus. Man faßt sie unter dem Begriff zervikale intraepitheliale Neoplasie (CIN) zusammen. Sie können bei der Besichtigung der Portio (Scheidenspiegelung) und bei der Zelluntersuchung des Portioabstrichs (#552) erkannt und dann rechtzeitig behandelt werden:
• CIN Grad 1: leichte Dysplasie (gr. dys = fehlerhaft, plássein = bilden). Anstelle des gesunden Deckgewebes findet man Bereiche mit abnormen Zellen.
• CIN Grad 2: mäßige Dysplasie.
• CIN Grad 3: schwere Dysplasie und Carcinoma in situ (CIS = „Krebs an der Stelle": krebsartiges Gewebe, das jedoch noch nicht in Nachbargewebe eingedrungen ist).

Die Veränderungen schreiten sehr langsam fort. Es dauert im Durchschnitt etwa 7 Jahre, bis aus einem Grad 1 ein Grad 3 geworden ist. In etwa der Hälfte der Fälle heilt eine leichte Dysplasie auch ohne Behandlung aus. Der Grad 1 wird am häufigsten bei Frauen in den späten Zwanzigerjahren, der Grad 3 in der Mitte der Dreißigerjahre angetroffen. Deshalb sind regelmäßige jährliche Abstrichuntersuchungen ab dem 25. Lebensjahr zweckmäßig. Damit kann ein Zervixkarzinom noch im Vorstadium erfaßt und ohne größeren Aufwand sicher geheilt werden.

■ **Portioabstrich**: Die Befunde werden meist zu einer Formel „Pap I" bis „Pap V" zusammengefaßt. Pap ist die Abkürzung für *Papanicolaou*, dem Namen eines New Yorker Arztes, der in der ersten Hälfte des zwanzigsten Jahrhunderts die Zelluntersuchung besonders gefördert hat. Es bedeuten (nach den Empfehlungen der Deutschen Gesellschaft für Zytologie):
• Pap I: normales Zellbild. Nächster Abstrich in einem Jahr.
• Pap II: leichte entzündliche oder degenerative Veränderungen. Der Abstrich sollte nach 3-6 Monaten wiederholt werden.
• Pap III: schwere entzündliche oder degenerative Veränderungen oder schlecht erhaltene Zellen. Der Abstrich ist nach Behandlung kurzfristig zu wiederholen.
• Pap IIID: leichte bis mäßige Dysplasie. Bei der Dysplasie treten Veränderungen an den Zellen auf, die eine Entwicklung in Richtung Krebs möglich erscheinen lassen. Je nach dem Befund bei der Scheidenspiegelung darf man zunächst abwarten oder sollte man ein Stück aus der Portio vaginalis cervicis zur eingehenden

mikroskopischen Gewebeuntersuchung herausschneiden (Konisation, s.u.).
- Pap IVa: schwere Dysplasie. Das veränderte Gewebe sollte unbedingt entfernt werden.
- Pap IVb: Carcinoma in situ (CIS), Verdacht auf invasives Wachstum. Außer der Konisation ist auch noch eine Ausschabung des Uterus vorzunehmen.
- Pap V: invasives Karzinom. Sofortige Entnahme von Gewebe (Probeexzision) für die mikroskopischen Untersuchung zur endgültigen Klärung ist nötig.
- Pap 0: Der Abstrich ist wegen technischer Fehler unbrauchbar und muß sofort wiederholt werden.

Die Beurteilung des Abstrichs hängt sehr von der Erfahrung und Sorgfalt des Untersuchers ab. In etwa 2-3 % wird eine Frau durch einen fälschlich geäußerten Krebsverdacht unnötig beunruhigt („falsch-positive" Fälle). In etwa 5 % (bei unerfahrenen Ärzten bis zu 25 %) werden vorhandene Zellveränderungen übersehen („falsch-negative" Fälle).
- Häufigster Grund für das Nichterkennen einer Krebsvorstufe ist die falsche Abstrichtechnik. Zellen müssen nicht nur von der Oberfläche der Portio vaginalis cervicis, sondern auch aus der Tiefe des Muttermundes gewonnen werden. Bei nur oberflächlichem Abtupfen bleibt ein Krebs im Gebärmutterhalskanal unentdeckt.

■ **Konisation** (Gewebeentnahme aus der Cervix uteri): Das Zervixkarzinom entwickelt sich meist an der Grenze zwischen der drüsenhaltigen Schleimhaut des Gebärmutterhalskanals und dem drüsenfreien Deckgewebe der Scheidenhöhle. Die Grenze verläuft je nach Alter oberflächlich auf der Portio vaginalis cervicis oder weiter innen im Muttermund.
- Will man den ganzen Grenzbereich sicher erfassen, muß man sowohl etwa 2 cm vom Gebärmutterhalskanal als auch ein entsprechend großes Stück der Oberfläche der Portio um den Muttermund herum herausnehmen. Deshalb schneidet man einen Kegel (Konus) heraus, dessen Spitze etwa 2 cm in der Tiefe und dessen Grundplatte an der Oberfläche der Portio liegt. Der Schnitt wird am einfachsten mit einem Messer mit abgewinkelter Schneide ausgeführt.
- Aus dem Gewebekegel werden im Labor nach einem bestimmten Schema 100-200 Schnitte entnommen. Diese werden lückenlos im Mikroskop betrachtet, damit keine Gewebeveränderung übersehen wird. Auf diesem Weg ist die Frage „beginnender Krebs oder nicht" fast immer eindeutig zu entscheiden.
- In vielen Fällen dient die Konisation nicht nur der Erkennung, sondern gleichzeitig auch der Behandlung: Wenn das gesamte veränderte Stück der Cervix uteri entnommen wird, ist damit auch die Erkrankung endgültig geheilt.

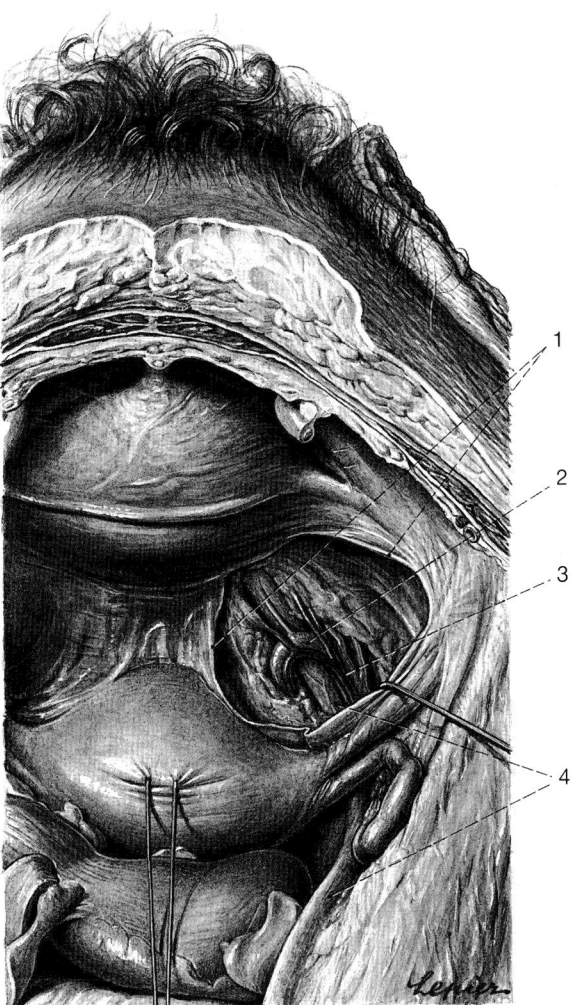

Abb. 549a. Bei der Hysterektomie (Gebärmutterentfernung) ist bei der Unterbindung der A. uterina auf die Nähe des Harnleiters zu achten. Er darf auf keinen Fall mit abgebunden werden. *[sa]*

| 1 Peritoneum der Excavatio vesicouterina | 3 A. uterina |
| 2 Vv. uterinae | 4 Ureter |

#549 Operationen am Uterus

■ **Hysterektomie** = Uterusexstirpation (Entfernen der Gebärmutter): Wichtigste Gründe für die Entfernung des Uterus sind: Gebärmutterkrebs, Gebärmuttervorfall, Myome und ständig wiederkehrende starke Blutungen. Der Uterus kann auf 2 Wegen entfernt werden:
- durch die Scheide (*vaginale Hysterektomie*).
- durch die Bauchwand (*abdominale Hysterektomie*).

Vorzüge des Wegs durch die Vagina sind:
- Keine Hautwunde, folglich geringere Infektionsgefahr und keine sichtbare Narbe.
- Das hochempfindliche Peritoneum an der Bauchwand muß nicht durchgetrennt werden. Die Narkose braucht daher nicht so tief zu sein. Der Operationsschock ist geringer.
- Der berührungsempfindliche Darm muß nicht nach oben geschoben werden. Deshalb arbeitet der Darm nach der Operation besser.
- Die Schmerzen nach der Operation sind geringer.
- Die Patientin erholt sich rascher.

Vorteile des Wegs durch die Bauchwand sind:
- Der Überblick über die Beckenorgane ist besser (Harnleiter!).
- Der Eingriff ist leichter auf andere Organe zu erweitern, z.B. auf die Eierstöcke oder auf die Lymphknoten der Beckenwand.
- Der Uterus kann beliebig groß sein.

❶ Vaginale Hysterektomie:
- Narkose, eingehende Tastuntersuchung des Uterus und der übrigen Beckenorgane (sie ist in Narkose gründlicher möglich als vorher), Desinfektion der Vagina.
- Herabziehen des Uterus in die Vagina zunächst mit der Kugelzange, dann mit Zwirnzügeln.
- Kreisförmiger Schnitt um die Portio vaginalis cervicis und Längsschnitt in der vorderen oberen Scheidenwand. Ablösen der Cervix uteri von der Hinterwand der Harnblase, Durchtrennen des Bauchfellumschlags von der Harnblase zum Uterus.
- Der Uterus wird nach vorn gezogen und der Bauchfellumschlag vom Rectum zur Vagina und zum Uterus eingeschnitten. Dadurch ist der Uterus vorn und hinten bereits von der Umgebung gelöst, hängt aber noch seitlich fest. Die Außenseite des Uterus und die übrigen Beckenorgane können jetzt mit dem in die Peritonealhöhle eingeführten Finger gut abgetastet werden.

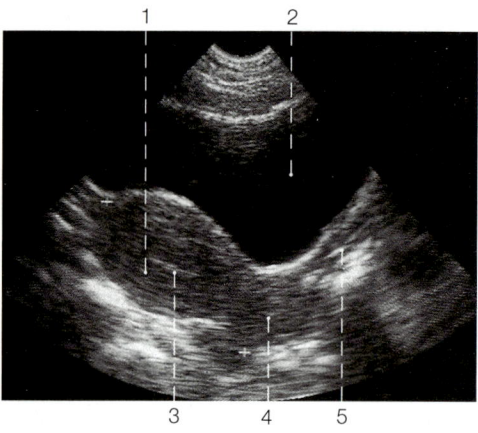

Abb. 549b. Uterus und Vagina im Ultraschallbild (Längsschnitt, 18jährige Frau, 5. Zyklustag). [sk]

1 Corpus uteri
2 Vesica urinaria
3 Endometrium
4 Cervix uteri
5 Vagina

5.5 Weibliche Geschlechtsorgane III: Scheide (Vagina) und Vulva

#551 Vagina: Form, Scheidengewölbe, Jungfernhäutchen
#552 Bau der Scheidenwand, zyklische Veränderungen, *Scheidenabstrich*, Schwangerschaft, Gefäße
#553 Nachbarschaft der Vagina, *Vaginismus, Beckenboden bei der Entbindung, gynäkologische Untersuchung*
#554 Schamlippen, Scheidenvorhof, Bartholin-Drüse
#555 Clitoris und Schwellkörper
#556 Weibliche Harnröhre
#557 *Zwitter, Scheinzwitter, Virilisierung*
⇒ #531 Vergleich mit männlichen Geschlechtsorganen
⇒ #532 Entwicklung
⇒ #544 Menstruationszyklus

- Durchtrennen des Lig. cardinale [transversum cervicis] und der A. uterina, nach Herunterziehen des Uterus Lig. teres uteri und Lig. ovarii proprium [uteroovaricum]. Alle Blutgefäße müssen sorgfältig abgebunden werden. Der Uterus ist nun rundherum abgelöst und kann herausgenommen werden.
- Evtl. zusätzliche Entfernung der Eierstöcke.
- Verschluß des Peritoneum, Zusammennähen der seitlich verbliebenen Stümpfe der Gebärmutterbänder in der Mitte, Verschluß des Lochs am oberen Ende der Vagina. Dabei wird eine kleine Lücke gelassen, in die man einen Gummischlauch zum Ableiten der Wundabsonderungen einlegt.
- Bei Hysterektomie wegen Gebärmuttervorfalls werden zusätzlich die hintere Scheidenwand und die seitlich liegenden Beckenbodenmuskeln (M. levator ani) gerafft (Kolpoperineoplastik mit Levatorenraffung).
- Vaginaltamponade (Ausstopfen der Scheide) für einen Tag.

❷ **Abdominale Hysterektomie**:
- Hautschnitt: Querschnitt im Schamhaar oberhalb der Symphysis pubica (Pfannenstiel-Schnitt) oder medianer Unterbauch-Längsschnitt. Überprüfen aller Bauch- und Beckenorgane, soweit sie zugänglich sind.
- Abklemmen der seitlichen Verbindungen des Corpus uteri, Abtrennen des Lig. teres uteri, der Tuba uterina und des Lig. ovarii proprium [uteroovaricum].
- Durchtrennen des Peritoneum zwischen Uterus und Harnblase.
- Freilegen, Unterbinden und Durchtrennen der A. uterina (auf den Harnleiter achten! Abb. 549a).
- Das weitere Vorgehen richtet sich nach der Größe des Eingriffs. Bei der Operation gutartiger Geschwülste (Myome) schont man das Hüllgewebe der Cervix uteri (intrafasziale Operation). Dadurch bleibt die Vagina besser aufgehängt und muß auch nicht verkürzt werden. Bei der Operation bösartiger Geschwülste werden das Hüllgewebe der Cervix uteri sowie etwa 2 cm vom oberen Scheidenende mit weggenommen (extrafasziale Operation).

■ **Erweiterte abdominale Hysterektomie**: Beim Gebärmutterkrebs nimmt man zusätzlich zum Uterus selbst auch noch die Eileiter und Eierstöcke, die parametranen Bindegeweberäume und die Lymphknoten an der Beckenwand mit heraus. Das Vorgehen entspricht im übrigen der extrafaszialen Hysterektomie. Die Operation wird gewöhnlich „Wertheim-Operation" genannt (nach Ernst Wertheim, 1864-1920, Wiener Frauenarzt).
Im Vergleich zu diesem häufig ausgeführten Eingriff wird die *erweiterte vaginale Hysterektomie* („Schauta-Operation", Friedrich Schauta, 1848-1919, Wien) seltener vorgenommen, da man durch die Vagina die Lymphknoten schlechter ausräumen kann.

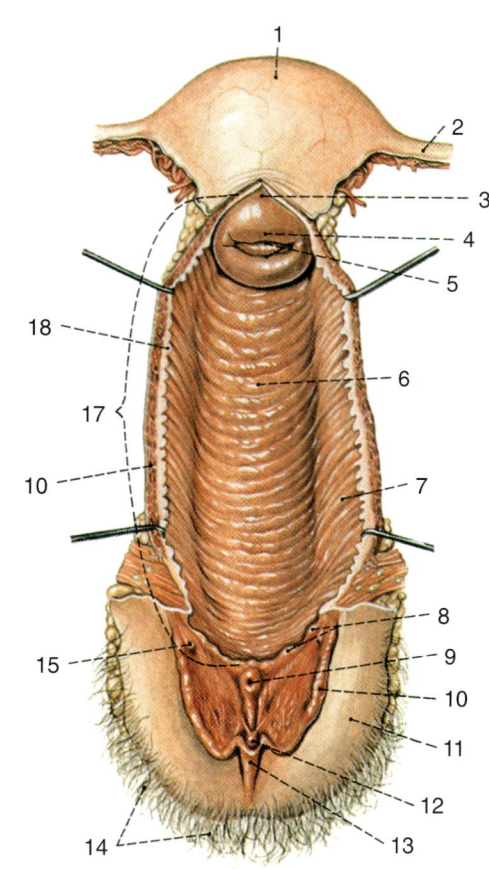

Abb. 551a. Uterus und Vagina. Die Hinterwand der Vagina ist der Länge nach aufgeschnitten und mit vier Haken auseinander gezogen. [sb2]

1 Corpus uteri
2 Tuba uterina [Salpinx]
3 Cervix uteri
4 Portio vaginalis cervicis
5 Ostium uteri (mit Schleimpfropf)
6 Columna rugarum anterior
7 Columna rugarum posterior
8 Carunculae hymenales
9 Ostium urethrae externum
10 Labium minus pudendi
11 Labium majus pudendi
12 Clitoris
13 Preputium clitoridis
14 Pubes
15 Mündung des Ausführungsgangs der Glandula vestibularis major
16 Tunica muscularis (vaginae)
17 Vagina
18 Tunica mucosa (vaginae)

#551 Scheide (Vagina): Form und Gliederung

Die Vagina ist ein elastischer Schlauch. Im leeren Zustand ist er etwa 10 cm lang. Er wird von den Nachbarorganen zu einem queren Spalt zusammengepreßt. Man unterscheidet daher eine (Abb. 551a)
- Vorderwand (*Paries anterior*, lat. paries, parietis = Wand).
- Hinterwand (*Paries posterior*).

Die Längsachse der Vagina läuft etwa der Beckeneingangsebene parallel, d.h. von hinten oben nach vorn unten.

■ **Fornix vaginae** (Scheidengewölbe): In das obere Ende der Vagina ist von vorn die Portio vaginalis cervicis der Cervix uteri eingestülpt. Nach der Lage zur Portio vaginalis cervicis kann man 3 Abschnitte des Scheidengewölbes unterscheiden:
- *Pars anterior* (vorderer Teil) = vor der Portio vaginalis cervicis, gewöhnlich vorderes Scheidengewölbe genannt.
- *Pars lateralis* (seitlicher Teil) = lateral der Portio vaginalis cervicis.
- *Pars posterior* (hinterer Teil) = hinter der Portio vaginalis cervicis, gewöhnlich hinteres Scheidengewölbe genannt. Da der Uterus meist von vorn (Anteversio, #545) in das Scheidengewölbe ragt, ist der hintere Teil höher als der vordere (Abb. 551b). Er grenzt an den Douglas-Raum (Excavatio rectouterina, #545) der Peritonealhöhle, während die vordere Scheidenwand keinen Kontakt mit dem Peritoneum hat.

■ **Schleimhautfalten**: Die entspannte Schleimhaut ist in quere Falten (*Rugae vaginales*, lat. ruga = Runzel) gelegt. Sie treten an Vorder- und Hinterwand säulenförmig hervor:
- *Columna rugarum anterior* (vordere Faltensäule): bedingt durch die der vorderen Scheidenwand angelagerten Längsmuskelzüge. Das untere Ende springt als *Carina urethralis vaginae* (Harnröhrenkiel, lat. carina = Schiffskiel) stärker vor.
- *Columna rugarum posterior* (hintere Faltensäule): bedingt durch ein Venengeflecht.

Die Falten verschwinden nach mehreren Geburten und im Alter.

■ **Hymen** (Jungfernhäutchen, gr. hymén, hyménos = Haut): Die Mündung der Vagina in den Scheidenvorhof (*Ostium vaginae*) ist bei der Jungfrau durch eine dünne Schleimhautfalte eingeengt (Abb. 551c-h). Der (nach Duden auch das) Hymen liegt, entwicklungsgeschichtlich gesehen (#532), an der Verschmelzungsstelle der Müller-Gänge mit dem Sinus urogenitalis.
- **Defloration** (lat. deflorare = die Blüten abpflücken): Beim ersten Geschlechtsverkehr reißt gewöhnlich der Hymen ein. Seine Reste (*Carunculae hymenales*, lat. caruncula = ein kleines Stück Fleisch, caro, carnis = Fleisch) verschwinden meist nach einigen Geburten. Auch das unversehrte Jungfernhäutchen (Hymen intactus) muß eine Öffnung haben, damit das Blut der Monatsblutung abfließen kann. Fehlt ausnahmsweise diese Öffnung (Hymen imperforatus), so staut sich nach Eintritt der Geschlechtsreife das Blut (Hämatokolpos). Der Hymen muß dann vom Arzt eröffnet werden.
- **Aufgaben des Hymen**: Besonderes Interesse nicht nur der Philosophen und Moraltheologen fand schon immer die Tatsache, daß die Jungfräulichkeit der Frau durch ein Jungfernhäutchen auch körperlich sichtbar ist, ein entsprechender Nachweis beim Mann aber fehlt. Betrachtet man dieses Problem nüchtern biologisch, so stellt der Hymen einen zusätzlichen Schutz gegen das Einwandern von Bakterien dar. Er bleibt wirksam, solange die Vagina noch nicht als Begattungsorgan dient. Beim Mann hingegen ist das Begattungsorgan Penis ein Mehrzweckorgan, das schon in der Fetalzeit als Teil des Harnwegs genutzt wird.

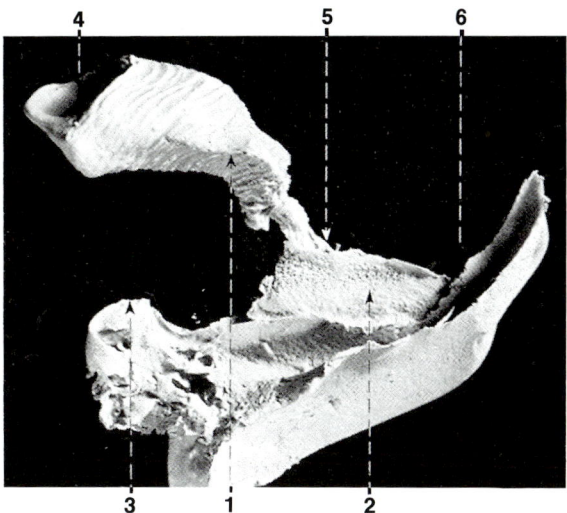

Abb. 551b. Kunststoffabdruck der Vagina und des Scheidenvorhofs einer jungen Frau. Die Vagina ist im oberen Teil weit, im unteren Teil eng. [ri]

1 Vagina
2 Vestibulum vaginae
3 Anus
4 Portio vaginalis cervicis
5 Ostium vaginae
6 Clitoris

■ **Terminologie**: Die *Scheide* umgibt beim Geschlechtsverkehr den Penis wie die Schwertscheide (lat. vagina) das Schwert. „Scheide" leitet sich von Scheit = gespaltenes Holzstück (Schwertscheide = Hülle aus 2 Holzplatten) ab. Ähnlich wurde im Lateinischen *vagina* von der Schwerthülle auf das Organ übertragen. Vagina (betont ist die 2. Silbe!) wird in der Anatomie nicht nur für das Geschlechtsorgan, sondern allgemein im Sinne von Hülle gebraucht, z.B. Vagina synovialis (Sehnenscheide, #138), Vagina musculi recti abdominis (Rektusscheide, #263), Vagina carotica (Karotisscheide, #792). Die meisten klinischen Begriffe leiten sich vom griechischen Wort für Scheide (*kólpos* = Busen, Vertiefung, Mutterschoß) ab: Kolpitis = Scheidenentzündung, Kolposkop = Scheidenspiegel usw.

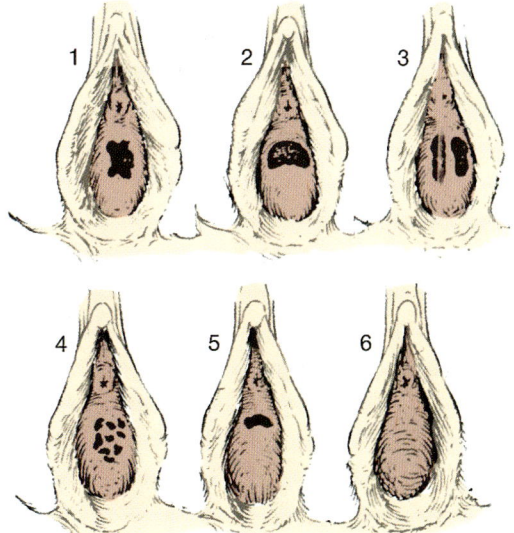

Abb. 551c-h. Spielarten des Hymen. [hu]

1 „Normalfall": Hymen mit zentraler Öffnung
2 Halbmondförmige Öffnung
3 Die Öffnung ist durch eine Gewebebrücke zweigeteilt
4 Siebförmiger Hymen
5 Hymen mit sehr kleiner Öffnung
6 Fehlende Öffnung: ärztlicher Eingriff nötig

#552 Scheide (Vagina): Wandbau

■ Der Bau der Vagina ist von ihren Aufgaben als Begattungsorgan und Gebärschlauch bestimmt:
• Als Begattungsorgan benötigt sie eine glatte, feuchte Oberfläche, also eine Schleimhaut. Lange Zeit war umstritten, wie die Vagina bei sexueller Erregung befeuchtet wird, denn merkwürdigerweise ist die Scheidenschleimhaut frei von Drüsen. Man nahm an, daß die Benetzung von den Drüsen des Uterus her oder durch die große Scheidenvorhofdrüse erfolge. Nach Lebendbeobachtungen bilden sich bei sexueller Erregung kleine Tröpfchen auf der Scheidenschleimhaut, ähnlich wie Schweiß. Nachdem sie nicht aus Drüsen stammen können, müssen sie direkt aus dem reichen Blutgefäßnetz der Vagina als „Transsudat" durch die Schleimhautoberfläche gepreßt werden.
• Als Teil des Gebärkanals muß sie sich bei der Entbindung außerordentlich erweitern können, praktisch bis an den Rand des Beckenkanals, denn der Kopf des Kindes füllt bei der Geburt nahezu das gesamte kleine Becken seiner Mutter aus. Sie soll aber nach der Entbindung nicht so weit bleiben, deshalb muß sie eine Muskelwand besitzen.

❶ **Tunica mucosa** (Schleimhaut, Abb. 552a):
• Mehrschichtiges Plattenepithel ohne Drüsen: Die Epithelzellen enthalten reichlich Glycogen. Aus abgeschilferten Zellen wird dieses durch Milchsäurebakterien (Lactobacillus acidophilus = Döderlein-Scheidenflora) zu Milchsäure abgebaut. Dadurch herrscht in der Vagina ein kräftig saures Milieu (pH um 4). Dieses wirkt der Ansiedlung anderer Bakterien entgegen. Die gesunde Scheidenflora ist der wichtigste Schutz gegen Infektionen der inneren Geschlechtsorgane. Deshalb sind Scheidenspülungen als Reinigungsmaßnahme, z.B. nach Geschlechtsverkehr, unzweckmäßig.
• *Lamina propria mucosae* (Bindegewebeschicht): Sie ist reich an elastischen Fasern und Blutgefäßen, evtl. Lymphknötchen.

❷ **Tunica muscularis** (Muskelwand): Bei den von reichlich Bindegewebe durchsetzten Spiralen glatter Muskelzellen überwiegen innen Ringzüge, außen Längszüge. Die Scheidenmuskulatur kann die beim Geschlechtsverkehr oder in extremer Weise bei der Entbindung erweiterte Vagina wieder aktiv verengen. Nach dem Verkehr können die Ringzüge vielleicht auch das Sperma in Nähe des Muttermundes halten.

❸ **Tunica adventitia** (bindegewebige Hüllschicht): Sie enthält reichlich elastische Fasern, Venengeflechte und Nerven und ist mit den bindegewebigen Hüllen von Beckenboden, Harnblase und Urethra sowie mit der Fascia rectovaginalis [Septum rectovaginale] (#553) verbunden.

■ **Zyklische Veränderungen**: Die Scheidenschleimhaut wird durch Östrogene verdickt. Sie ist daher in der Zyklusmitte am stärksten entfaltet und wird zur Menstruation hin wieder flacher. Im gleichen Sinn wird der Glycogengehalt beeinflußt: Er ist in der Zyklusmitte am höchsten. Damit fällt auch für die Scheidenflora am meisten Substrat an. Deswegen ist die Vagina in der Zyklusmitte am sauersten. Gegen die Mitte des Zyklus neigen die Oberflächenzellen zum Verhornen. Man kann danach den Scheidenzyklus (*Cyclus vaginalis*) auch einteilen in:
• unverhornte Phase.
• verhornte Phase.
• Abschuppungsphase (Desquamationsphase, lat. desquamare = abschuppen).

■ **Scheidenabstrich** (Vaginalsmear): Abtupfen der Hinterwand der Vagina im oberen Drittel, Ausstreichen auf Objektträger und Färben. Aus der Zellform kann man die Zyklusphase diagnostizieren (Abb. 552b-d):
• *Proliferationsphase*: große, einzeln liegende Epithelzellen, Kern erst bläschenförmig, später klein und dicht, Cytoplasma acidophil.
• *Sekretionsphase*: Zellen liegen in dichten Ballen, sind zum Teil eingerollt, Zellkern wieder bläschenförmig, Cytoplasma basophil. Die Mehrzahl der zytologischen Untersuchungen wird jedoch nicht zur Zyklusdiagnose, sondern im Rahmen der Vorsorgeuntersuchung zur Früherkennung des Zervixkarzinoms vorgenommen (#548).

■ **Scheidenschleimhaut in der Schwangerschaft**: Sie ist infolge des hohen Östrogenspiegels besonders dick und aufgelockert. Dies hat einen nachteiligen Nebeneffekt. Das nährstoffreiche Milieu schafft auch für einige Parasiten verbesserte Lebensbedingungen. So gedeihen Einzeller (z.B. Trichomonaden) und Pilze (z.B. Soor) prächtig. Die hormonelle Situation bei Einnahme von Ovulationshemmern ähnelt etwas der Schwangerschaft. Auch durch die „Pille" werden Infektionen begünstigt.

■ **Blut- und Lymphwege**:
• *Blutzufluß*: Den Hauptteil der Vagina erreichen Äste der A. uterina (oder der A. iliaca interna direkt). Der Bereich um die Scheidenöffnung wird von Ästen der A. pudenda interna versorgt.

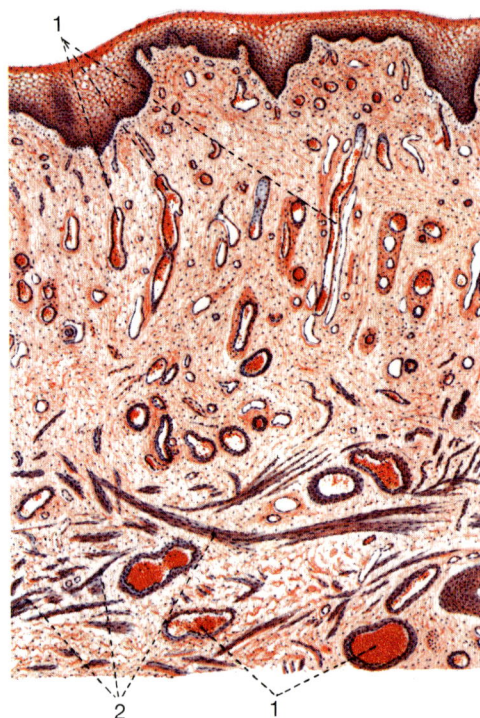

Abb. 552a. Schnittbild der Scheidenwand bei 25facher Vergrößerung. Das mikroskopische Bild der Vagina ist gekennzeichnet durch das mehrschichtige unverhornte platte Deckgewebe, die reichlichen Blutgefäße, die glatte Muskulatur und das Fehlen von Drüsen. [so]

1 Blutgefäße   2 Glatte Muskelzellen

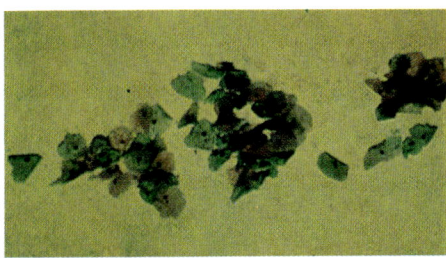
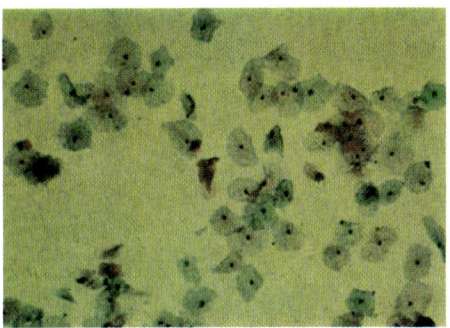
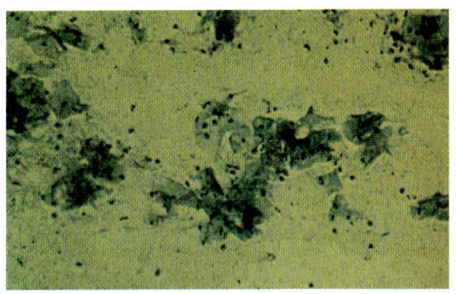

Abb. 552b-d. Zellbilder von Scheidenabstrichen. An den vorherrschenden Zellformen im Abstrichpräparat kann man die Phase des Geschlechtszyklus erkennen. *[ts]*

1 Erste Zyklushälfte
2 Mitte des Zyklus
3 Zweite Zyklushälfte

• *Blutabfluß*: Der Hauptstrom geht vom Plexus venosus vaginalis zur V. iliaca interna. Da die Venengeflechte der Beckenorgane miteinander verbunden sind, bestehen zahlreiche Nebenwege.
• *Regionäre Lymphknoten*: Sie liegen für den Hauptteil der Vagina an der seitlichen Beckenwand. Von der Scheidenöffnung fließt die Lymphe zu den oberflächlichen Leistenlymphknoten.

#553 Scheide (Vagina): Nachbarschaft

• Die Vorderwand der Vagina ist mit der Urethra fest verwachsen. In das obere Ende ragt die Portio vaginalis cervicis des Uterus.
• Die Hinterwand wird vom Rectum durch eine bindegewebige Scheidewand (*Fascia rectovaginalis [Septum rectovaginale]*) getrennt. Sie ist im oberen Bereich locker, im Bereich des Beckenbodens straff.
• Der *Harnleiter* zieht am seitlichen Teil des Scheidengewölbes vorbei. Ein Harnleiterkatheter kann von der Vagina aus getastet werden.

• Die oberen ¾ grenzen seitlich an den Bindegeweberaum in der Tiefe des Lig. latum uteri mit zahlreichen Versorgungsstraßen. Die Wand ist beim Tasten weich.
• Das untere ¼ wird vom *Diaphragma pelvis* („Levatortor" der Schambeinursprünge des M. levator ani, #282) und von den Muskeln der Regio urogenitalis umschlossen. Beim Tasten fühlt man den Widerstand der Muskeln.

■ **Vagina und Beckenboden**: Die Vagina durchsetzt das *Diaphragma pelvis* und die *Membrana perinei*. Sie kann (außer durch ihre eigene Muskelwand) durch beide eingeengt werden.
• Der M. levator ani zieht mit der Hauptmasse der vom Schambein entspringenden Muskelfasern (*M. pubococcygeus*) seitlich an der Vagina vorbei. Die „Levatorschenkel" kann man im unteren Viertel der Vagina an der Seitenwand tasten. Sie können das Levatortor straffen und damit die seitliche Ausdehnung der Vagina begrenzen.
• Im *oberflächlichen Dammraum* wird die Vagina kreuzweise eingeengt: durch den *M. transversus perinei superficialis* mit transversalen, durch den *M. bulbospongiosus* mit longitudinalen Fasern (#284, 555).

■ **Vagina bei sexueller Erregung**: Der Erektion beim Mann entspricht bei der Frau die Befeuchtung (Lubrikation, lat. lubricus = glatt) der Vagina. Die Vagina weitet sich gleichzeitig aktiv aus, besonders in ihren oberen Abschnitten. In der „Plateauphase" vor dem Orgasmus verengt sich der untere Abschnitt der Vagina durch starke Venenfüllung („orgastische Manschette"). Während des Orgasmus kontrahiert sich dann, ähnlich wie bei der Ejakulation des Mannes, die Beckenbodenmuskulatur rhythmisch.

Willkürliche Betätigung der Beckenbodenmuskeln: Die Frau kann erlernen, die unteren Scheidenpartien willentlich zu verengen, um z.B. beim Geschlechtsverkehr den Kontakt mit dem Penis zu verstärken. Freilich reicht dabei die willkürlich einsetzbare Kraft der Muskeln nicht aus, den Penis festzuhalten.

■ **Vaginismus**: Als unbewußter Abwehrmechanismus kann durch einen schmerzhaften Krampf der Schwellkörper- und Beckenbodenmuskeln, oft auch der Adduktoren des Oberschenkels das Eindringen des Penis oder das Einführen von Instrumenten in die Vagina verhindert werden. Tritt der Vaginalspasmus erst nach dem Einführen des Penis auf, so wird dieser krampfhaft umschlossen und festgehalten („Penis captivus"), was auch für den Mann sehr schmerzhaft ist.

■ **Gynäkologische Untersuchung**:
❶ **Inspektion** (Besichtigen): Scheidenschleimhaut und Portio vaginalis cervicis kann man direkt besichtigen, wenn man mit einem „Spekulum" (lat. speculum = Spiegel) die Vagina spreizt. Das Spekulum ist nicht, wie der Name nahelegt, ein Spiegel, sondern ein zweiblättriges Metallinstrument, dessen beide Blätter in die Vagina eingeführt und dann auseinander gezogen werden, so daß der Einblick frei wird. Mit dem Kolposkop (binokulare Lupe) oder dem Kolpomikroskop kann man Einzelheiten besser erkennen.

❷ **Palpation** (Betasten): Über die Vagina sind die meisten Beckenorgane gut abzutasten. Die Untersuchung wird gewöhnlich in Rückenlage der Frau mit angewinkelten Oberschenkeln (am bequemsten im gynäkologischen Untersuchungsstuhl mit Beinstützen) vorgenommen. Der rechtshändige Arzt spreizt mit Daumen und Zeigefinger der linken Hand die Scham auseinander und führt dann zunächst den Zeigefinger, bei genügender Weite zusätzlich den Mittelfinger der rechten Hand in die Vagina ein (Gummihandschuhe als Infektionsschutz!).

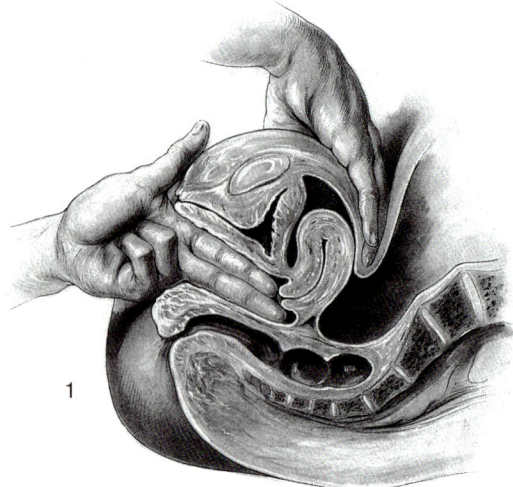

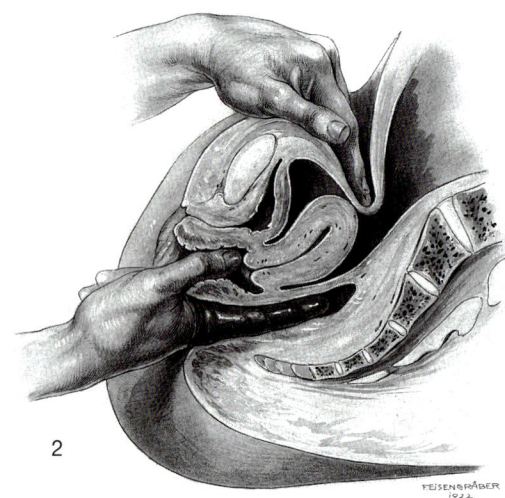

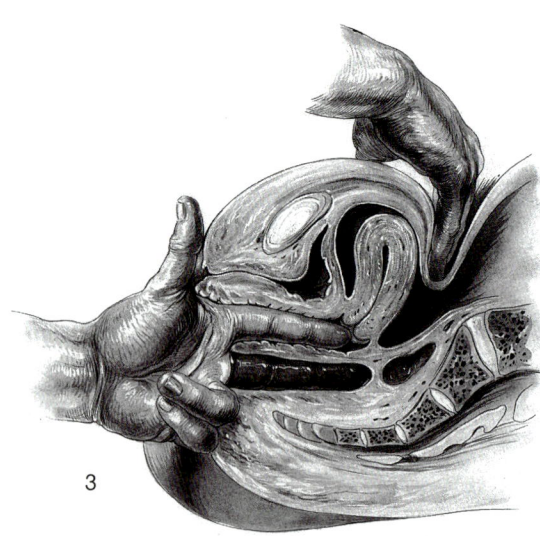

Abb. 553a-c. Bimanuelles Betasten des Uterus: 1 vaginal, 2 rektal, 3 kombiniert rektovaginal. Diese schon über 70 Jahre alte Abbildung wurde wegen ihrer künstlerischen und didaktischen Qualität aufgenommen. Inzwischen ist das Tragen von Gummihandschuhen bei der vaginalen (nicht nur der rektalen) Untersuchung selbstverständlich. *[po]*

Durch die seitliche Scheidenwand tastet man im unteren Viertel die Ränder des M. levator ani (*Levatortor*). Geht man an der Vorderwand weiter nach oben, so gelangt man an die *Portio vaginalis cervicis*. Sie ragt zapfenartig in die Vagina. Im Gegensatz zur nachgiebigen Scheidenwand ist sie derb. Den *Muttermund* fühlt man als Eindellung. An der Portio vaginalis cervicis vorbei kann man das hintere Scheidengewölbe entfalten und bei tiefem Eindrücken der untersuchenden Hand bis an das *Promontorium* gelangen (z.B. zum Beurteilen der Conjugata vera, #274).

Den **Uterus** tastet man am besten bimanuell: Die in die Vagina eingeführten Finger drücken die Portio vaginalis cervicis gegen die Bauchdecke, die andere Hand durch die Bauchdecke dagegen (Abb. 553a-c). Der Uterus wird so zangenartig gefaßt. Man beurteilt:
• Größe: Die nichtschwangere Gebärmutter entspricht etwa einem Hühnerei.
• Form: birnenförmig, Anteflexio.
• Lage: normal Anteversio, median der Harnblase anliegend.
• Gewebebeschaffenheit: Die nichtschwangere Gebärmutter ist derb, die schwangere aufgelockert (eines der frühesten Schwangerschaftszeichen).
• Beweglichkeit: Die gesunde Gebärmutter ist in allen Richtungen schmerzlos zu verschieben. Schmerzen und Bewegungseinschränkungen weisen auf Erkrankungen der Beckenorgane hin.

Anschließend an den Uterus tastet man die **Adnexe** (#536) vom seitlichen Scheidengewölbe aus an der seitlichen Beckenwand (Abb. 553d):
• Die Tuba uterina ist nur ausnahmsweise als regenwurmartiger glatter Strang zu fühlen.
• Das Ovarium weicht leicht aus. Man muß versuchen, mit der äußeren Hand von hinten oben einen Fixpunkt zu schaffen, gegen den er gedrückt werden kann. Die Oberfläche ist glatt oder höckerig (Follikel). Auch das gesunde Ovarium schmerzt (ähnlich wie der Hoden) beim Zusammendrücken.

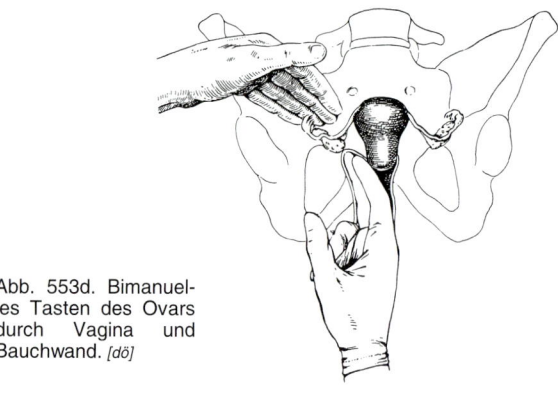

Abb. 553d. Bimanuelles Tasten des Ovars durch Vagina und Bauchwand. *[dö]*

#554 Schamlippen und Scheidenvorhof

■ **Gliederung**: Die äußeren weiblichen Geschlechtsorgane (*Organa genitalia feminina externa*) liegen in der Schamgegend (*Regio urogenitalis*, #285) und umfassen:
• *Pudendum femininum = Vulva* (weibliche Scham).

Terminologie: mhd. scham = Schande, erst später auf die äußeren Geschlechtsorgane übertragen:, lat. pudere = sich schämen, lat. volva = Gebärmutter. Von *Vulva* werden auch die entsprechenden Krankheitsbezeichnungen abgeleitet: Vulvitis = Entzündung der äußeren weiblichen Geschlechtsorgane, Vulvovaginitis = Entzündung der Vulva und der Scheide usw.

• *Urethra feminina* (weibliche Harnröhre, gr. úron = Harn, uréin = Harn lassen).

■ **Labia majora pudendi** (große Schamlippen): Flache breite Hautwülste gehen vorn vom Schamberg (*Mons pubis*) aus und laufen hinten in der Aftergegend aus (Abb. 554a). Sie umschließen die Schamspalte (*Rima pudendi*) und sind mehr oder weniger dicht mit Schamhaaren (*Pubes*) besetzt. Sie vereinigen sich
- vor der Clitoris in der *Commissura labiorum anterior* (vordere Schamlippenverbindung).
- vor dem After in der *Commissura labiorum posterior* (hintere Schamlippenverbindung).

■ **Labia minora pudendi** (kleine Schamlippen): Sie sind dünne, fettfreie, unbehaarte, gerunzelte Hautfalten. Das mehrschichtige Plattenepithel ist außen stark pigmentiert und wenig verhornt, auf der Innenseite unverhornt, schleimhautartig, aber mit Talgdrüsen besetzt. Je nach Länge liegen die kleinen Schamlippen in der Schamspalte verborgen oder ragen nach außen. Spreizt man die Vulva auseinander, so sieht man, wie die kleinen Schamlippen vorn in je 2 Falten auslaufen:
- *Preputium clitoridis*: Die vordere Falte vereinigt sich mit der der Gegenseite zur Kitzlervorhaut.
- *Frenulum clitoridis*: Die hintere Falte endet als Kitzlerzügel (lat. frenum = Zügel, frenulum = kleiner Zügel) an der Clitoris (Abb. 554b).

Die kleinen Schamlippen vereinigen sich hinter dem Scheidenvorhof im *Frenulum labiorum pudendi* (Schamlippenzügel).

■ **Vestibulum vaginae** (Scheidenvorhof): Der von den kleinen Schamlippen umgrenzte Raum ist bei geschlossenen Schenkeln zu einem längs gerichteten Spalt verengt. Bei der Geburt des Kindes kann er zu einem Oval von etwa 10 x 12 cm (mittlere Durchmesser des kindlichen Kopfes) erweitert werden. Der Scheidenvorhof ist mit unverhorntem mehrschichtigen Plattenepithel ausgekleidet. In der Tiefe münden:
- Urethra mit dem *Ostium urethrae externum* (äußerer Harnröhrenmund).
- Vagina mit dem *Ostium vaginae* (Scheidenmund).
- *Glandulae vestibulares majores + minores* (große + kleine Scheidenvorhofdrüsen).
- *Ductus paraurethrales* (Paraurethralgänge = Skene-Gänge, nach Alexander Johnston Chalmers Skene, Frauenarzt in Brooklyn, 1880, benannt): 2 etwa 2 cm lange Blindsäcke entsprechen der Prostata des Mannes. Sie haben keine Funktion, bieten aber einen Schlupfwinkel für Bakterien. Bei Entzündungen sind ihre Mündungen als kleine rote Punkte neben dem äußeren Harnröhrenmund zu sehen.

■ **Glandula vestibularis major** (große Scheidenvorhofdrüse = Bartholin-Drüse): paarige, etwa erbsgroße tubuloalveoläre Drüse, deren schleimiges Sekret den Scheidenvorhof befeuchtet. Sie liegt am Hinterrand des Vorhofschwellkörpers und mündet an der Innenseite der kleinen Schamlippe in der Nähe des Ostium vaginae aus. Die Mündungsstelle ist meist nur bei Entzündungen als roter Punkt sichtbar. Bei Entzündung kann die Drüse mit dem umgebenden Gewebe stark anschwellen und die große Schamlippe vorwölben.

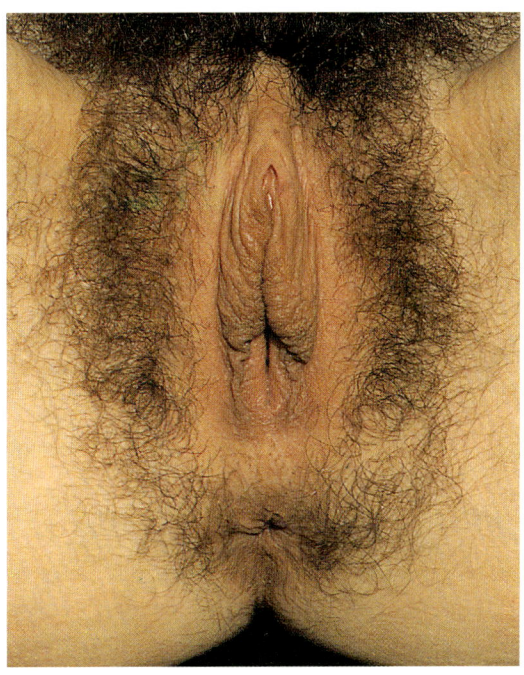

Abb. 554a. Schamgegend (Vulva) einer jungen Frau. Die kleinen Schamlippen liegen normalerweise auch beim Spreizen der Beine aneinander und verschließen den Eingang in den Scheidenvorhof. [li6]

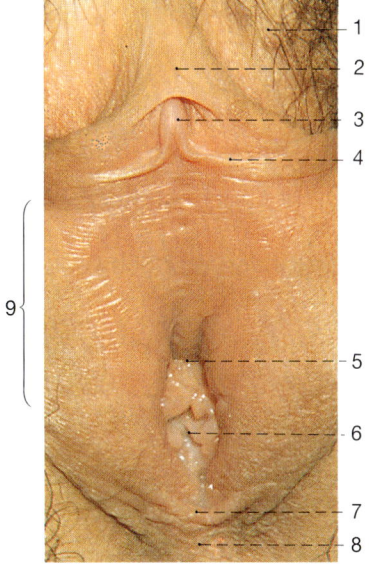

Abb. 554b. Vulva einer jungen Frau. Clitoris und Kitzlerzügel werden sichtbar, wenn man die Kitzlervorhaut nach oben und die kleinen Schamlippen stark auseinander zieht. [li6]

1 Labium majus pudendi
2 Preputium clitoridis
3 Clitoris
4 Frenulum clitoridis
5 Ostium urethrae externum
6 Ostium vaginae
7 Frenulum labiorum pudendi
8 Commissura labiorum posterior
9 Vestibulum vaginae

Terminologie: Caspar Bartholin jun., 1655-1738, entstammte einer berühmten dänischen Gelehrtenfamilie. Sein Großvater Caspar war Rektor der Universität Kopenhagen. Sein Vater Thomas entdeckte den Ductus thoracicus beim Menschen und verfaßte ein grundlegendes Werk über die Lymphbahnen. Caspar jun. war schon mit 19 Jahren Professor der Philosophie. Mit 22 Jahren (1677) entdeckte er die nach ihm benannte Drüse, die häufig fälschlich nach dem lateinischen Genitiv Bartholinische Drüse genannt wird. Man bildet sogar klinische Begriffe mit dem Eigennamen als Wortstamm: Bartholinitis = Entzündung der großen Scheidenvorhofdrüse.

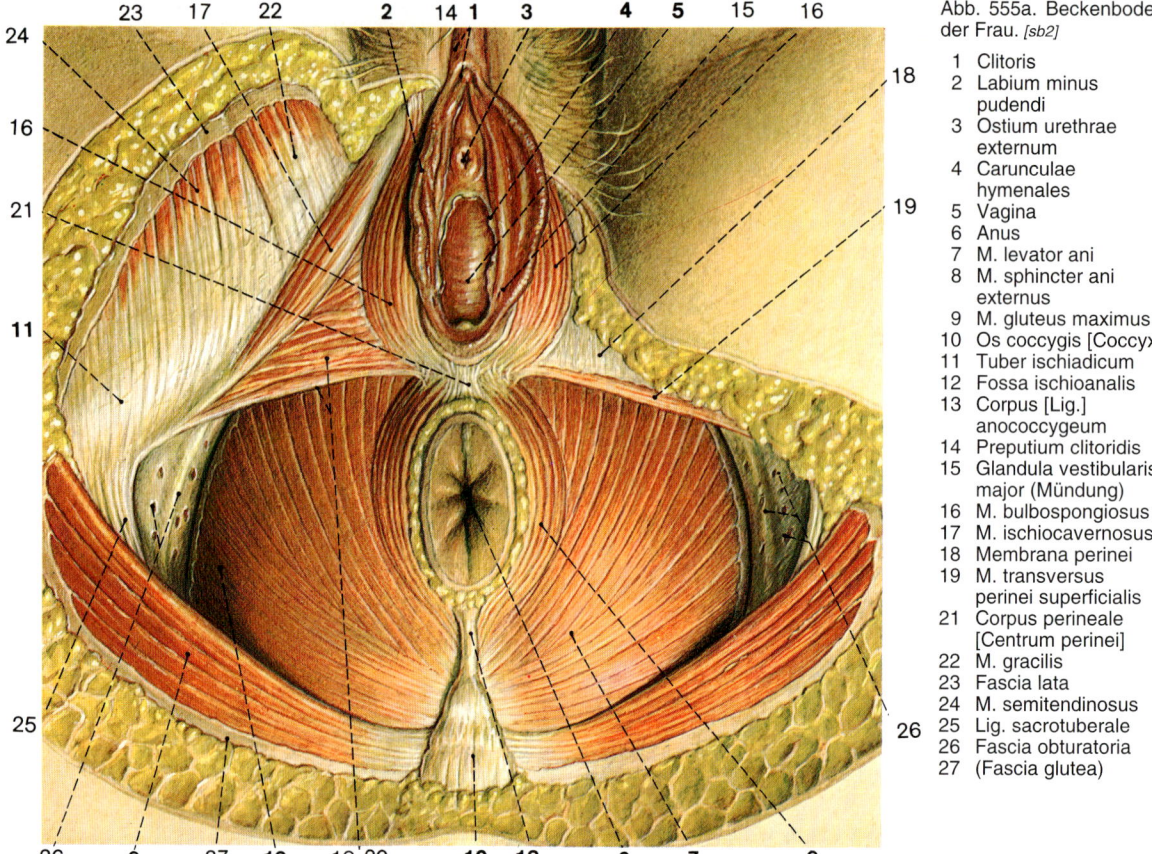

Abb. 555a. Beckenboden der Frau. [sb2]

1 Clitoris
2 Labium minus pudendi
3 Ostium urethrae externum
4 Carunculae hymenales
5 Vagina
6 Anus
7 M. levator ani
8 M. sphincter ani externus
9 M. gluteus maximus
10 Os coccygis [Coccyx]
11 Tuber ischiadicum
12 Fossa ischioanalis
13 Corpus [Lig.] anococcygeum
14 Preputium clitoridis
15 Glandula vestibularis major (Mündung)
16 M. bulbospongiosus
17 M. ischiocavernosus
18 Membrana perinei
19 M. transversus perinei superficialis
21 Corpus perineale [Centrum perinei]
22 M. gracilis
23 Fascia lata
24 M. semitendinosus
25 Lig. sacrotuberale
26 Fascia obturatoria
27 (Fascia glutea)

#555 Clitoris (Kitzler) und Schwellkörper

■ Die **Clitoris** (gr. kleitorís, kleitorídos = kleiner Hügel) ist entsprechend der gemeinsamen Entwicklung aus dem Tuberculum genitale (#532) ähnlich wie der Penis gebaut, lediglich sehr viel kleiner:
• *Corpora cavernosa clitoridis*: Die beiden kavernösen Schwellkörper entspringen als *Crura clitoridis* (Kitzlerschenkel) am Schambein und vereinigen sich zum *Corpus clitoridis* (Kitzlerschaft). Die Schwellkörper enthalten wie beim Mann Hohlräume und Balken und sind von einer straffen bindegewebigen Hülle umgeben. Die Clitoris kann damit wie der Penis etwas aufgerichtet werden.
• *Bulbi vestibuli*: Die beiden Vorhofschwellkörper liegen in der Seitenwand des Scheidenvorhofs in der Tiefe der Schamlippen. Ihre hinteren Enden sind keulenförmig verdickt, vorn vereinigen sie sich (*Commissura bulborum*) und bilden oberflächlich die *Glans clitoridis* (Kitzlereichel, lat. glans, glandis = Eichel). Die Vorhofschwellkörper der Frau sind ähnlich wie der Harnröhrenschwellkörper des Mannes (#586) gebaut und nur zu einer weichen Schwellung befähigt (Venenpolster um den Scheideneingang).
• Die kleinen Schamlippen laufen in das *Preputium clitoridis* (Kitzlervorhaut) und das *Frenulum clitoridis* (Kitzlerzügel) aus (Abb. 555b).

• Die Clitoris kann als Folge von Hormonstörungen während der Entwicklung penisartig vergrößert sein (Scheinzwitter, #557).

Die Clitoris ist der Bereich stärkster sexueller Erregbarkeit der Frau. Es wird sogar diskutiert, daß die Sensibilität der Vagina beim Geschlechtsverkehr eine geringe Rolle spiele und die Erregung über die Verformung der äußeren Geschlechtsorgane von der Clitoris ausgehe. Bei der gynäkologischen Untersuchung muß man die hohe Berührungsempfindlichkeit der Clitoris beachten, die zudem wegen der Verankerung an der Symphysis pubica schlecht dem Druck ausweichen kann.

■ **Muskeln der Schwellkörper** (Abb. 555a):
• *M. ischiocavernosus* (Sitzbein-Schwellkörper-Muskel): vom Sitzbeinast zum kavernösen Schwellkörper der Clitoris bzw. des Penis. Er verstärkt die Erektion.
• *M. bulbospongiosus* (Vorhof-Schwellkörper-Muskel bei der Frau bzw. Harnröhren-Schwellkörper-Muskel beim Mann): umgibt die weichen Schwellkörper. Er preßt beim Samenerguß die Urethra aus.

Die Schwellkörpermuskeln liegen im oberflächlichen Dammraum (#287). Sie werden wie alle Muskeln der Regio urogenitalis vom N. pudendus innerviert.

1 Lig. suspensorium clitoridis
2 Lig. inguinale
3 Corpus cavernosum clitoridis
4 Preputium clitoridis
5 Frenulum clitoridis
6 Ostium urethrae externum
7 Carunculae hymenales
8 M. ischiocavernosus
9 M. bulbospongiosus
10 Membrana perinei
11 Tuber ischiadicum
12 Vestibulum vaginae + Frenulum labiorum pudendi
13 M. sphincter ani externus
14 Anus
15 Corpus [Lig.] anococcygeum
16 M. transversus perinei superficialis
17 Saccus profundus perinei [Spatium profundum perinei]
18 Glandula vestibularis major (Mündung des Ausführungsgangs)
19 Bulbus vestibuli
20 Ostium vaginae
21 Labium minus pudendi
22 Glans clitoridis
23 Tuberculum pubicum
24 Symphysis pubica

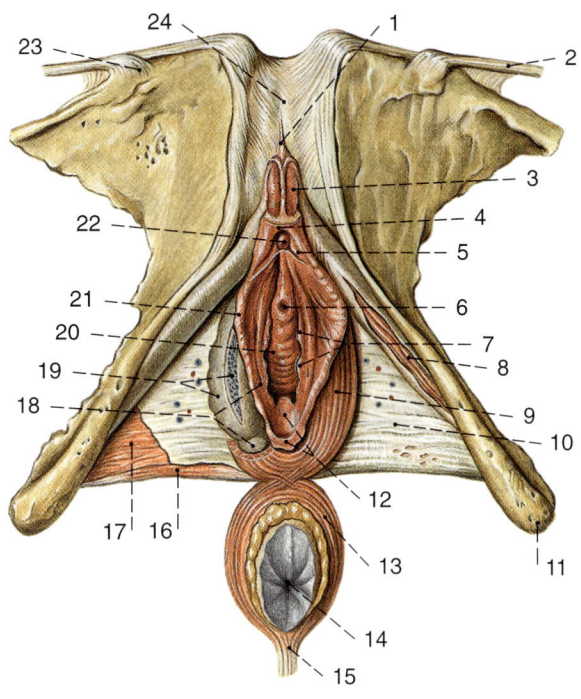

Abb. 555b. Äußere weibliche Geschlechtsorgane mit Membrana perinei und Skelett: *[fs2]*

#556 Weibliche Harnröhre (Urethra feminina)

Die weibliche Harnröhre verbindet die Harnblase (*Ostium urethrae internum* = innerer Harnröhrenmund) mit dem Scheidenvorhof (*Ostium urethrae externum* = äußerer Harnröhrenmund). Die weibliche Harnröhre ist nur 3–5 cm lang. Dies hat gegenüber der sehr viel längeren männlichen Harnröhre (25–30 cm):
• Vorteile: kaum je Harnverhaltung, Katheterisieren (Abb. 556a-c) und Zystoskopie sind einfach.
• Nachteile: kurzer Weg auch für Bakterien, daher sind bei der Frau Entzündungen der Harnblase (Cystitis) und des Nierenbeckens (Pyelitis) häufiger.

Die Urethra ist in die Bindegewebeplatte vor der Vagina unverschieblich eingebaut. Sie wölbt in der vorderen Scheidenwand die *Carina urethralis vaginae* (Harnröhrenkiel, #551) vor.

■ Die **Wand** der Urethra besteht aus 3 Schichten:
• *Tunica mucosa* (Schleimhaut): Das Epithel wechselt vom Übergangsepithel der Harnblase über ein mehrreihiges Säulenepithel zum mehrschichtigen Plattenepithel des Scheidenvorhofs. Es münden schleimsezernierende *Glandulae urethrales* (Harnröhrendrüsen) und Blindsäcke (*Lacunae urethrales*).
• *Tunica spongiosa* (Schwellgewebe): Venengeflechte.
• *Tunica muscularis* (Muskelwand): mit teils längs und teils zirkulär angeordneten glatten Muskelzellen.

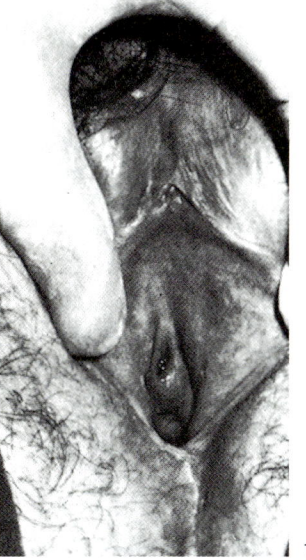

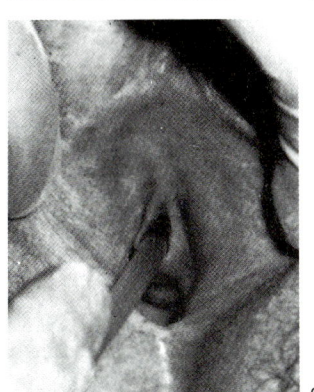

#557 Hermaphroditen (Zwitter)

Das Geschlecht eines Menschen wird in 4 Stufen festgelegt:

❶ **Genetisches = chromosomales Geschlecht**: definiert nach der Konstellation der Geschlechtschromosomen: Samenzellen mit X-Chromosom erzeugen bei der Befruchtung weibliche, solche mit Y-Chromosom männliche Keime.

Abb. 556a-c. Katheterisieren der Frau. *[kl]*
1 Spreizen der Schamlippen
2 Desinfizieren
3 Einführen des Katheters

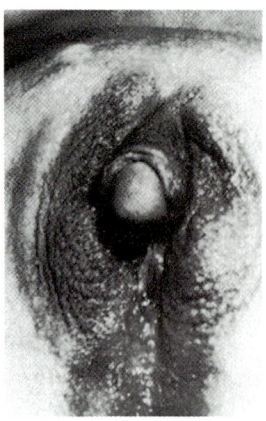

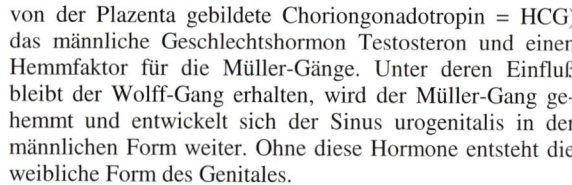

Abb. 557a + b. Pseudohermaphroditen:
- Links: Äußere Geschlechtsorgane bei einem 8jährigen Mädchen mit adrenogenitalem Syndrom. Es war ursprünglich als Knabe angesehen und entsprechend erzogen worden. *[hk]*
- Rechts: 1 Y- + 2 X-Chromosomen bedingen das Klinefelter-Syndrom (XXY). *[wt]*

❷ **Gonadales Geschlecht**: definiert nach der Art der Keimdrüse. Aus dem indifferenten Stadium der Keimdrüsen entwickeln sich bei Keimen mit Y-Chromosomen Hoden, ohne Y-Chromosomen Eierstöcke.

❸ **Somatisches Geschlecht**: definiert nach Körperform und äußeren Geschlechtsorganen. Die Differenzierung ist abhängig vom Vorhandensein von Hoden. Diese produzieren bereits im 4. Entwicklungsmonat (veranlaßt durch das von der Plazenta gebildete Choriongonadotropin = HCG) das männliche Geschlechtshormon Testosteron und einen Hemmfaktor für die Müller-Gänge. Unter deren Einfluß bleibt der Wolff-Gang erhalten, wird der Müller-Gang gehemmt und entwickelt sich der Sinus urogenitalis in der männlichen Form weiter. Ohne diese Hormone entsteht die weibliche Form des Genitales.

❹ **Psychisches Geschlecht**: definiert nach dem Gefühl, Frau oder Mann zu sein. Das psychische Geschlecht wird durch die Erziehung stark geprägt.

■ **Echtes Zwittertum** (*Hermaphroditismus*, gr. Hermaphróditos = zwittriger Sohn von Hermes und Aphrodite): Hoden und Eierstöcke sind in einem Individuum extrem selten gleichzeitig anzutreffen. Es kommen auch gemischte Keimdrüsen (*Ovotestis*) mit Hoden- und Eierstockanteilen in einem Organ vor. Ursache: Defekt am Y-Chromosom.

■ **Scheinzwittertum** (*Pseudohermaphroditismus* = „falsches" Zwittertum): Die Keimdrüsen des einen Geschlechts sind jeweils mit den übrigen Organen des anderen Geschlechts kombiniert:
- *Männliche Pseudohermaphroditen*: Hoden + sonst weibliche Organe. Ursache: Der fetale Hoden sezerniert kein oder ein atypisches Testosteron. Dadurch gehen die Wolff-Gänge zugrunde, und die Müller-Gänge bleiben erhalten. Das äußere Erscheinungsbild wird weiblich. Andere Ursache: Der Hoden sezerniert normal, die Körperzellen reagieren jedoch nicht auf das Testosteron, weil das Rezeptorprotein für männliche Geschlechtshormone (Androgene) fehlt. Der Hemmfaktor für den Müller-Gang wird jedoch wirksam. Das Ergebnis besteht in Hoden + weiblichen Körperformen + äußeren weiblichen Geschlechtsorganen, jedoch fehlen Uterus und Eileiter. Die Vagina ist kurz. Das Syndrom nennt man „testikuläre Feminisierung".
- *Weibliche Pseudohermaphroditen*: Eierstöcke + sonst männliches Erscheinungsbild. Außer den Hoden produziert auch die Nebennierenrinde bei beiden Geschlechtern Androgene. Beim fetalen „adrenogenitalen Syndrom" sezerniert die Nebenniere vermehrt Androgene und induziert damit die Entwicklung der Körperform im männlichen Sinn. Die Clitoris wächst penisartig aus (Abb. 557a + b), der Scheidenvorhof ist verengt, die großen Schamlippen wölben sich hodensackartig vor. Da der Hemmfaktor für die Müller-Gänge fehlt, bilden sich Eileiter und Uterus aus.
- *Scheinzwittertum bei abweichender Zahl der Geschlechtschromosomen*: Turner-Syndrom (X0), Klinefelter-Syndrom (XXY, Abb. 557a).

■ **Virilisierung** = Maskulinisierung (Vermännlichung der Frau, lat. vir = Mann, masculinus = männlich): Bei der Frau überwiegt normalerweise die Wirkung der von den Eierstöcken sezernierten weiblichen Geschlechtshormone (Östrogene und Gestagene) über die der Androgene der Nebennierenrinde. Dieses Übergewicht kann in zweifacher Weise gestört werden:
❶ Die Nebennierenrinde bildet infolge einer Überfunktion oder einer Geschwulst vermehrt männliche Geschlechtshormone (*adrenogenitales Syndrom*). Symptome (Abb. 557c + d):
- eine mehr männliche Körperform.
- Verkleinerung der Brüste.
- männlicher Typ der Schambehaarung (bei der Frau ist die Schambehaarung nach oben hin horizontal begrenzt, beim Mann reicht sie, allmählich dünner werdend, bis zum Nabel hinauf).
- stärkere Ausbildung der Körperbehaarung, besonders auf der Brust und an den Beinen (*Hirsutismus*, #195).

❷ Ab den Wechseljahren werden weniger weibliche Geschlechtshormone abgegeben. Dadurch werden die Androgene relativ stärker wirksam. Männliche Körperbaumerkmale treten hervor, z.B. stärkere Behaarung im Gesicht.

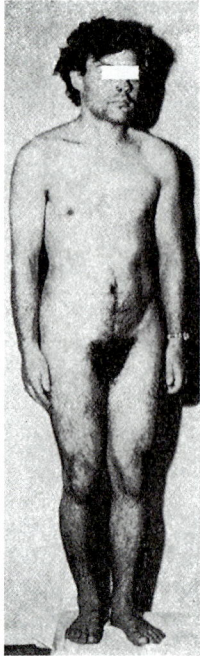

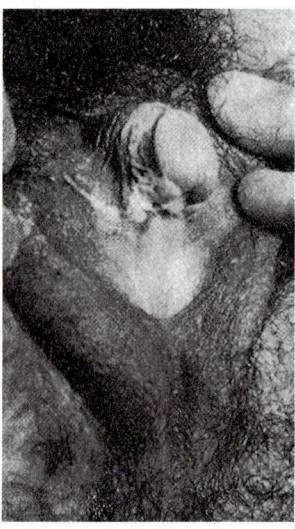

Abb. 557c + d. 22jährige Patientin mit angeborener Überfunktion der Nebennierenrinde. Die Clitoris ist penisartig vergrößert. Urethra und Vagina münden gemeinsam. *[ha]*

5.6 Schwangerschaft (Graviditas) und Entwicklung

#561 Beginn und Dauer der Schwangerschaft
#562 Präembryonalperiode: 1.-3. Entwicklungswoche
#563 Embryonal- und Fetalperiode
#564 Eihäute, Plazenta, Nabelschnur, Plazentahormone, *Blutgruppenunverträglichkeit*
#565 Gefahren für den Embryo, Grundgesetze der Teratologie, *Schwangerschaftsabbruch*
#566 Geburt: Vorzeichen, Phasen, Dauer
#567 *Abdominale Schnittentbindung (Sectio)*
#568 Wochenbett (Puerperium)
#569 Neugeborenes: Reifezeichen, *Apgar-Schema*
⇒ #253 Entwicklung der Brustdrüse
⇒ #274 Drehungen des Kindes bei der Normalgeburt
⇒ #336 Entwicklung der Lunge
⇒ #363-365 Entwicklung des Herzens, Herzfehler
⇒ #393-394 Entwicklung der großen Arterien
⇒ #414 Entwicklung der Peritonealhöhle
⇒ #415 Entwicklung von Magen und Darm
⇒ #453 Entwicklung von Leber und Gallenwegen
⇒ #474 Entwicklung des Pancreas
⇒ #489 Entwicklung von Niere und Harnleitern
⇒ #532 Entwicklung der Geschlechtsorgane
⇒ #534 Eizelle und Ovarialfollikel
⇒ #557 Zwitter
⇒ #573 Samenzellbildung
⇒ #612-613 Entwicklung des Schädels
⇒ #614-617 Entwicklung des Zentralnervensystems
⇒ #671 Entwicklung des Hör- und Gleichgewichtsorgans
⇒ #682 Entwicklung des Auges
⇒ #745 Entwicklung von Rachen und Abkömmlingen

zu bestimmen ist. Von ihr ausgehend könnte man den Zeitpunkt der Befruchtung in etwa berechnen. Man verzichtet meist darauf und bezieht stattdessen alle Zeitangaben während der Schwangerschaft auf den Beginn der letzten Monatsblutung (*Menstruationsalter*). Man rechnet in Schwangerschaftswochen oder Schwangerschaftsmonaten (Mondmonate = Lunarmonate zu 28 Tagen).

• Erwartete, aber ausgefallene Menstruation: Obwohl die Frucht bereits 2 Entwicklungswochen hinter sich hat, beginnt für die Frau psychologisch erst jetzt die Schwangerschaft. Dies sieht auch der Jurist so: Eingriffe vor diesem Zeitpunkt („Nidationshemmer", „Pille danach") gelten nicht als Abtreibung.

■ **Dauer der Schwangerschaft**: Die Geburt erfolgt im Mittel 282 Tage (etwa 40 Wochen oder 10 Mondmonate) nach dem Beginn der letzten Monatsblutung (post menstruationem, Menstruationsalter) bzw. 268 Tage nach der Befruchtung (post conceptionem, Entwicklungsalter). Den wahrscheinlichen Geburtstermin berechnet man überschlägig nach der *Naegele-Regel*, indem man zum Tag des Beginns der letzten Monatsblutung 7 Tage hinzuzählt und dann 3 Monate abzieht. Beispiel: Beginn der letzten Monatsblutung am 9. Dezember, wahrscheinlicher Geburtstermin 16. September (9 + 7 = 16, 12 - 3 = 9). Diese Berechnung gibt nur einen groben Anhalt. Die Tragzeit unterliegt ebenso einer Schwankung wie Körperlänge und Körpergewicht. Man muß also einen Spielraum von ± 2 Wochen einkalkulieren (268-296 Tage).

■ **Terminologie**: Bis zur achten Entwicklungswoche bezeichnet man die Frucht als *Embryo* (gr. émbryon = ungeborene Leibesfrucht, brýein = sprossen, wachsen), danach als *Fetus* (lat. fetus = das Gezeugte, fecundus = fruchtbar). Für die ersten 3 Entwicklungswochen („Präembryonalperiode") sind möglichst die jeweiligen Stadienbezeichnungen (Zygote, Blastozyste, Keimscheibe usw., #562) anstelle von Embryo zu gebrauchen. Ein für die gesamte intrauterine Entwicklungszeit korrekter Begriff ist das deutsche „Leibesfrucht" (kurz „Frucht").

#561 Beginn und Dauer

■ **Beginn der Schwangerschaft**: Der genaue Zeitpunkt des Beginns einer Schwangerschaft (*Gravidität*, lat. gravidus = beschwert) ist theoretisch einfach, praktisch aber kaum genau festzulegen. Dabei sind folgende Begriffe auseinander zu halten:

• *Befruchtung* (*Konzeption*, Imprägnation, Konjugation, lat. concipere = in sich aufnehmen): die Vereinigung einer Eizelle und einer Samenzelle. Mütterliche und väterliche Erbanlagen bestimmen von diesem Augenblick an die Individualität des neuen Menschen. Alle Zellen des Körpers (mit Ausnahme der Keimzellen) werden zeitlebens die bei der Befruchtung festgelegte Kombination der Erbanlagen aufweisen. Die Eizelle ist nach dem Eisprung vermutlich nur einige Stunden befruchtungsfähig. Der Beginn des neuen Lebens liegt damit in einer Zeitspanne von etwa einem Tag nach dem Eisprung. Der Eisprung erfolgt normalerweise 14 Tage vor der Monatsblutung. Allerdings fällt bei der Befruchtung die Monatsblutung und damit die Berechnungsgrundlage aus. Bei regelmäßigem Zyklus kann man jedoch den Eisprung nach vorhergehenden Monatsblutungen einigermaßen sicher berechnen. Die Begriffe *Ovulationsalter* und *Entwicklungsalter* sind wegen der geringen Zeitdifferenz praktisch identisch.

• *Implantation* (Einnistung, Nidation, lat. planta = Gewächs, nidus = Nest): Etwa 6 Tage nach der Befruchtung beginnt die Frucht (im Entwicklungsstadium der Blastozyste) in das Endometrium einzudringen. Für den Uterus beginnt damit die Schwangerschaft. Auch dieser Zeitpunkt ist nicht ganz sicher zu bestimmen.

• *Kohabitation* (Beischlaf, Koitus): Der Beischlaf geht zwar üblicherweise der Befruchtung voraus (sofern nicht künstlich befruchtet wird), doch läßt sich daraus kein sicherer Zeitpunkt berechnen. Samenzellen sind 1-2 Tage befruchtungsfähig. Bei häufigem Beischlaf ist zudem schwer zu sagen, welcher Beischlaf zur Befruchtung geführt hat.

• Beginn der letzten *Menstruation* (Monatsblutung): Im Grunde hat die letzte Monatsblutung mit einer Schwangerschaft gar nichts zu tun. Aber sie ist der einzige Zeitpunkt, der im allgemeinen exakt

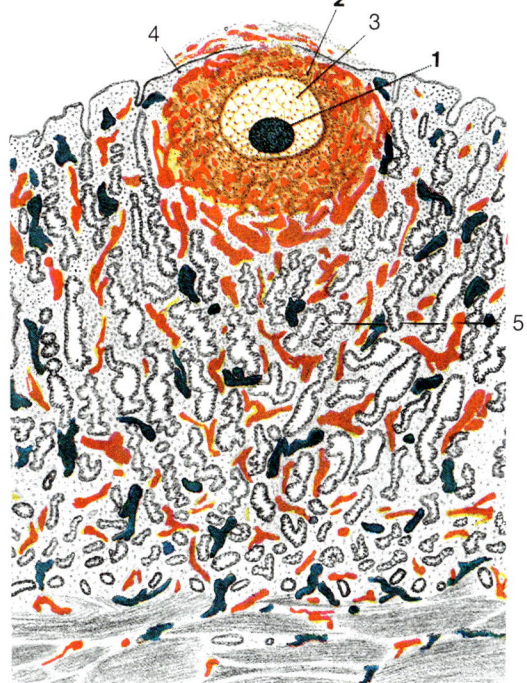

Abb. 562a. Endometrium mit frisch implantierter Frucht. *[pa3]*

1 Embryoblast	(Chorionhöhle) mit extraembryonalem Mesoderm
2 Trophoblast	
3 Cavitas chorionica [Coeloma extraembryonicum]	4 Decidua capsularis
	5 Decidua basalis

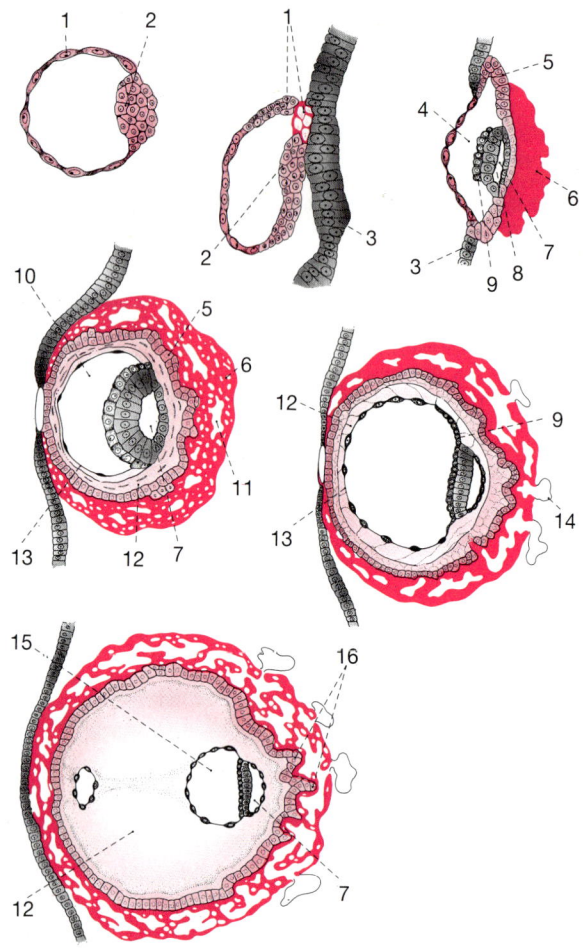

Abb. 562b-g. Implantation der Blastozyste in das Endometrium. [di]
- Oben links : freie Blastozyste (Carnegie-Stadium 3, 5. Entwicklungstag).
- Oben Mitte: angeheftete Blastozyste (Stadium 4, 6. Entwicklungstag).
- Oben rechts: Der Trophoblast dringt in das Endometrium ein (frühes Stadium 5, 7. Entwicklungstag).
- Mitte links: Der Keim liegt innerhalb des Endometrium. Der Epitheldefekt ist durch ein Blutgerinnsel verschlossen. Es bilden sich 3 Hohlräume: Chorionhöhle, Amnionhöhle und Dottersack. Im Trophoblasten treten Lakunen auf (mittleres Stadium 4, 9. Entwicklungstag).
- Mitte rechts: Endometriumkapillaren erweitern sich zu Sinusoiden (spätes Stadium 4, 12. Entwicklungstag).
- Unten: Das Endometrium ist über der Frucht geschlossen. Am Zytotrophoblasten sprossen primäre Chorionzotten aus. Bildung des sekundären Dottersacks (beginnendes Stadium 5, 13. Entwicklungstag).

1 Trophoblast
2 Embryoblast
3 Endometrium
4 Blastozysthöhle
5 Zytotrophoblast
6 Synzytiotrophoblast
7 Cavitas amniotica (Amnionhöhle)
8 Ektoderm
9 Endoderm
10 Saccus vitellinus primarius (primärer Dottersack)
11 Trophoblastlakunen
12 Cavitas chorionica [Coeloma extraembryonicum] (Chorionhöhle) mit extraembryonalem Mesoderm
13 Dottersackwand (Heuser-Membran)
14 Sinusoide (mütterliche Gefäße!)
15 Saccus vitellinus secundarius (sekundärer Dottersack)
16 primäre Chorionzotten

#562 Präembryonalperiode

Die ersten 3 Wochen der vorgeburtlichen (intrauterinen) Entwicklung werden gewöhnlich unter dem Begriff Präembryonalperiode zusammengefaßt. Die im folgenden verwendete Stadieneinteilung folgt dem Carnegie-Stadien-System, das die Präembryonal- und Embryonalperiode in 23 Stadien gliedert.

■ 1. Entwicklungswoche: Präimplantationsstadien:

❶ **Stadium 1: Zygote** (befruchtete Eizelle, gr. zygón = Zweigespann, Joch):
- Die beim Eisprung (Ovulation) aus dem Ovarium ausgetretene Eizelle wird vom Fimbrientrichter der Tuba uterina aufgefangen. Sie passiert nach neuerer Auffassung relativ rasch den weiten Teil der Tuba uterina und verweilt dann am Übergang zum engen Eileiterteil bis zu 3 Tage. Meist wird sie dort erst befruchtet.
- Die der Eizelle entgegen schwimmenden Samenzellen machen im Uterus noch eine Membranreifung durch („Capacitation"). Treffen sie auf die Follikelzellen, so läuft die „Akrosomenreaktion" ab: Die Membran der Kopfkappe wird aufgelöst und die Akrosomenenzyme werden frei. Mit deren Hilfe durchdringt die Samenzelle die Glashaut (Zona pellucida) der Eizelle.
- Sobald sich die Zellmembranen eines Samenzellkopfes und der Eizelle vereinigt haben, erfolgt der „Polyspermieblock", der das Eindringen weiterer Samenzellen verhindert. Erst jetzt vollendet die Eizelle die bereits vor der Geburt begonnene 2. Reifeteilung. Die Zellkerne der Eizelle und der Samenzelle verschmelzen nicht, sondern verdoppeln als „Vorkerne" noch ihre Chromosomen (Chromosomenreduplikation). Dann werden die Kernmembranen aufgelöst. Es bildet sich eine gemeinsame Teilungsspindel für die erste Furchungsteilung. Erst im 2-Zellen-Stadium vereinigen sich mütterliches und väterliches Erbgut in einem gemeinsamen Zellkern.
- Entwicklungsstörung: Dringen 2 Samenzellen in die Eizelle ein, geht meist ein Vorkern zugrunde oder die nun triploide Frucht stirbt in der Präembryonalperiode.

❷ **Stadium 2: Morula** (Maulbeerstadium, lat. morum = Maulbeere): Auf dem Weg vom Eileiter zur Gebärmutterhöhle durchläuft die Zygote das 2-, 4-, 8-, 16-, 32-Zellen-Stadium usw. Bei diesen „Furchungsteilungen" erfolgt noch kein Wachstum. Die Zellen werden folglich immer kleiner. Im Laufe des 2. und 3. Entwicklungstags entsteht ein Zellhaufen. Bis zum 4-Zellen-Stadium besteht Totipotenz der Zellen (Blastomeren), d.h., aus jeder isolierten Zelle kann noch ein vollständiger Embryo hervorgehen. Dann vollzieht sich die erste Spezialisierung in:
- *Embryoblast*: Aus den im Innern der Morula gelegenen Zellen wird der *Embryo*, also der spätere Mensch, hervorgehen.
- *Trophoblast* (gr. trophé = Ernähren): Aus den äußeren Zellen entstehen die Eihäute und die Plazenta.

❸ **Stadium 3: freie Blastozyste** (Blasenkeim, gr. blastós = Sproß, kýstis = Blase): Am 4. und 5. Entwicklungstag erweitern sich die Zwischenzellräume im Innern der Morula und fließen zur gemeinsamen *Blastozysthöhle* zusammen. Am Embryoblasten lassen sich 2 Zellschichten erkennen:
- *primäres Endoderm* (inneres Keimblatt, gr. éndon = innen): umgrenzt die Blastozysthöhle.
- *primäres Ektoderm* (äußeres Keimblatt, gr. ektós = außen): zwischen Endoderm und Trophoblast.
Der Trophoblast beginnt mit der Sekretion von humanem Choriongonadotropin (HCG), um im Ovarium den Gelbkörper zu erhalten.

❹ **Stadium 4 = angeheftete Blastozyste**: Etwa am 6. Entwicklungstag beginnt sich die Glashaut (Zona pellucida) der Eizelle aufzulösen. Dadurch erlangen die Trophoblastzellen Kontakt mit der Gebärmutterschleimhaut (Endometrium). Sie entsenden Ausläufer zwischen die Endometriumzellen.
- Entwicklungsstörung: Unterbleibt die Auflösung der Glashaut, so kann sich der Keim nicht an das Endometrium anheften und geht durch die Vagina ab. Damit unterbleibt die weitere Sekretion von HCG. Die Menstruation läuft normal ab. Die Frau erfährt nicht von der erfolgten Befruchtung.

2. Entwicklungswoche: Implantationsstadien:

❺ Stadium 5 = Trophoblast dringt in Endometrium ein (7.-12. Entwicklungstag, Abb. 562a + b-g):

- Der Trophoblast wird zweischichtig: In der dem Embryoblasten zugewandten Schicht (*Zytotrophoblast*) laufen lebhafte Zellteilungen ab. Die dem Endometrium anliegende Schicht zeigt keine Zellgrenzen (*Synzytiotrophoblast*) und dringt immer tiefer in das Endometrium vor.
- Der Synzytiotrophoblast arrodiert (lat. arrodere = benagen) mütterliche Blutgefäße. Blut strömt in die in Trophoblasten entstehenden Hohlräume („Lakunen") aus. Die Lakunen vereinigen sich und werden von mütterlichem Blut durchspült. Der Epitheldefekt im Endometrium über dem eingedrungenen Keim wird zunächst durch ein Blutgerinnsel geschlossen und später von Endometriumzellen überwachsen, so daß der Keim völlig innerhalb der Gebärmutterschleimhaut liegt.
- Im Keim bilden sich 3 Hohlräume: Chorionhöhle, Amnionhöhle und Dottersack. Die zweiblättrige Keimscheibe (Ektoderm + Endoderm) liegt zwischen *Amnionhöhle* (Amnion = Schafshaut, gr. amníon = Opferschale, amnós = Lamm) und *Dottersack*. Um alle 3 herum füllt die *Chorionhöhle* (gr. chórion = Fell) den Raum bis zum Trophoblasten (der durch Zottenbildung zur Zottenhaut = Chorion umgestaltet wird), ausgenommen am Haftstiel (dem Vorläufer der Nabelschnur). Mit Hilfe dreier Luftballons kann man sich die Situation veranschaulichen: 2 kleine Luftballons (Amnionhöhle + Dottersack) sind miteinander verklebt (Verklebungsstelle = Keimscheibe). Sie befinden sich innerhalb eines größeren Luftballons (Chorionhöhle), an dessen Innenwand sie mit dem Haftstiel aufgehängt sind.
- *Entwicklungsstörungen*: Man vermutet, daß mehr als die Hälfte der eindringenden Keime zugrunde geht. Hauptursachen dürften Chromosomenanomalien des Keims oder unzureichende Ernährung (ungenügende Eindringtiefe, mangelnder mütterlicher Blutstrom durch die Lakunen) sein.

❻ Stadium 6 = Beginn der Gastrulation (Bildung des mittleren Keimblatts = Mesoderm, 13.-15. Entwicklungstag):

- Im Ektoderm wächst eine Verdickung (*Primitivstreifen*) von kaudal nach kranial. Das kraniale Ende nennt man *Primitivknoten*. Die ursprünglich runde Keimscheibe streckt sich und wird sandalenförmig (kranial breit, kaudal schmal). Im Primitivstreifen sinkt eine mediane Vertiefung ein, die *Primitivrinne*. Sie endet am Primitivknoten mit der *Primitivgrube*.
- Von der Primitivgrube ausgehend wandern Zellen zwischen Ektoderm und Endoderm kranial und seitwärts aus (*Invagination*), das spätere Mesoderm (Abb. 562h + i).
- Die Grenzfläche (= Austauschfläche für Atemgase und Nährstoffe) zwischen mütterlichem und kindlichem Gewebe wird durch Bildung *primärer Chorionzotten* (Wand aus Synzytiotrophoblast und Zytotrophoblast) vergrößert.
- Da der Embryoblast kaum gewachsen ist, beträgt der Durchmesser der Keimscheibe immer noch etwa 0,2 mm. Der Gesamtdurchmesser des Chorion ist jedoch schon auf einige Millimeter angestiegen.

3. Entwicklungswoche: dreiblättrige Keimscheibe:

❼ Stadium 7 = Bildung des Chordafortsatzes (16. + 17. Entwicklungstag):

- In dem von der Primitivgrube kranial vorgewachsenen Mesoderm nimmt die Zelldichte in einem medianen Strang (*Chordafortsatz*) mit zentraler Lichtung (*Chordakanal*) zu (Chorda dorsalis = Rückensaite, der Verläufer der Wirbelsäule, gr. chordé = Darm, Darmsaite).
- Am kraniolateralen Rand der Keimscheibe verdichtet sich das Mesoderm zur *Area cardiogenica*, der Anlage des Herzens.
- Die Chorionhöhle weitet sich stark aus und wird von einem lockeren Maschenwerk des „*extraembryonalen" Mesoderms* gefüllt. Es ist im Bereich des Haftstiels dichter.
- *Sekundäre Chorionzotten*: Als dritte Schicht wandert extraembryonales Mesenchym in die Tiefe der Zotten ein.

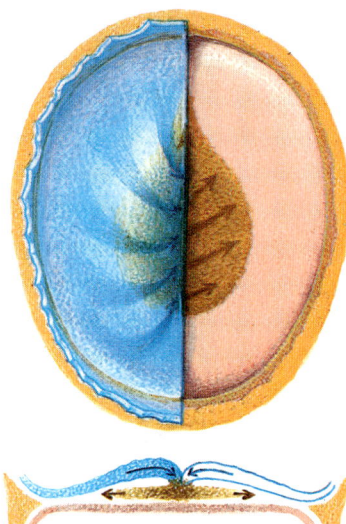

Abb. 562h + i. Gastrulation (Einstülpen des mittleren Keimblatts). Ektoderm blau, Mesoderm braun, Endoderm rosa. *[pa3]*
- Oben: Blick aus der Amnionhöhle auf die Primitivrinne.
- Unten: Querschnitt.

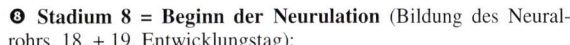

❽ Stadium 8 = Beginn der Neurulation (Bildung des Neuralrohrs, 18. + 19. Entwicklungstag):

- Durch den Chordafortsatz induziert verdickt sich das Ektoderm median zur *Neuralplatte*. Die in der Neuralplatte lateral gelegenen Zellen teilen sich rascher als die medialen. Dadurch entstehen seitliche Wülste, zwischen denen die *Neuralrinne* (Abb. 562j-l, 614a) einsinkt.
- Das lateral des Chordafortsatzes gelegene Mesoderm gliedert sich in das *paraxiale Mesoderm* (aus dem die Ursegmente hervor-

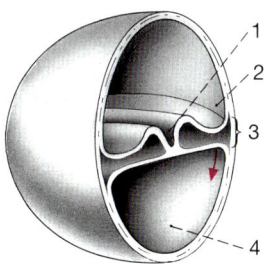 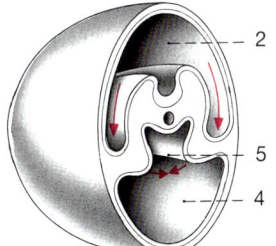

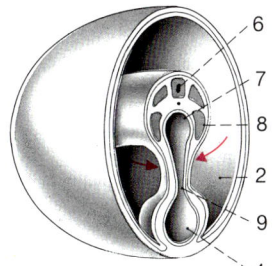

1 Neuralrinne
2 Cavitas amniotica (Amnionhöhle)
3 Keimscheibe
4 Saccus vitellinus (Dottersack)
5 Darmbucht
6 Neuralrohr
7 Primitives Darmrohr
8 Intraembryonales Zölom
9 Ductus vitellinus (Dottergang)

Abb. 562j-l. Neurulation und Abfaltung des Embryos. *[rr2]*
- Oben links: Beginn der Neurulation: Die Neuralrinne sinkt ein (Carnegie-Stadium 8, 16. Entwicklungstag).
- Oben rechts: Beginn der Abfaltung. Starkes Wachstum des Keims. Der Dottersack bleibt im Wachstum zurück. Die Amnionhöhle wächst seitlich am Embryo vorbei. Dadurch hebt sich der Keim aus dem ursprünglichen Niveau der Keimscheibe heraus. Das Neuralrohr schließt sich (Stadium 10, Beginn der 4. Entwicklungswoche).
- Unten: Die Abfaltung ist vollzogen. Neuralrohr und Darmrohr sind geschlossen. Der Mitteldarm (Mesenteron) bleibt durch den Dottergang (Ductus vitellinus) mit dem Dottersack verbunden (Stadium 11, Mitte der 4. Entwicklungswoche).

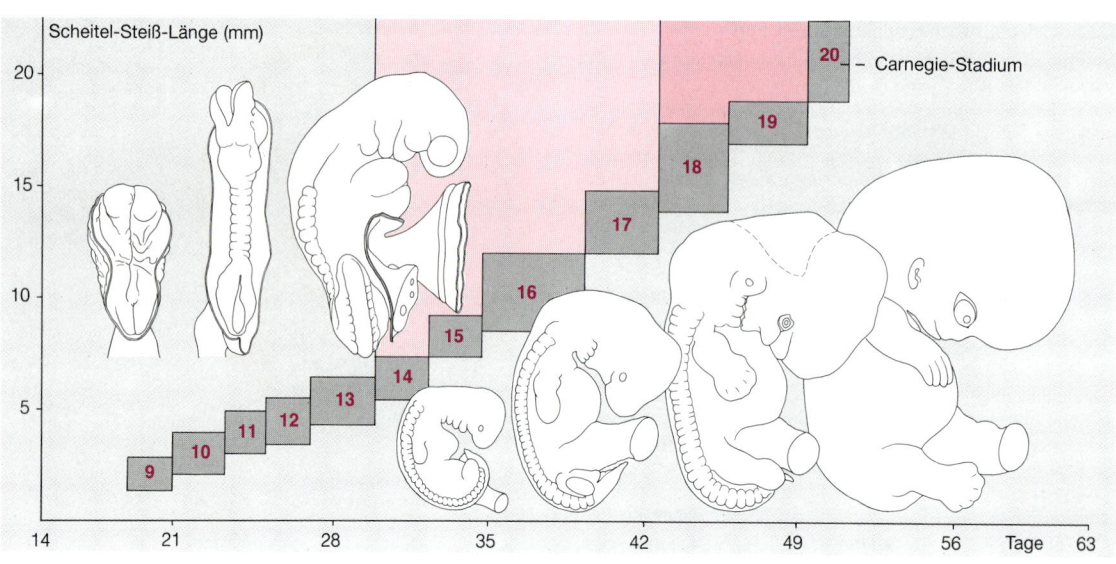

Abb. 563a. Wachstum und äußere Form der Frucht in der Embryonalperiode (3.-8. Entwicklungswoche). [dr2]

gehen), das *intermediäre Mesoderm* (das zum nephrogenen Blastem wird) und die *Seitenplatten* (aus denen die serösen Häute entstehen).
• *Tertiäre Chorionzotten*: Im mesodermalen Kern der Chorionzotten treten Kapillaren auf.
• Die Keimscheibe beginnt zu wachsen.

❾ **Stadium 9 = Beginn der Ursegmentbildung** (20.-21. Entwicklungstag):
• Im paraxialen Mesoderm beginnt (im späteren Hinterhauptbereich) die metamere Gliederung (metamer = in hintereinander gelegene Abschnitte unterteilt, gr. metá = nach, hinter, méros = Teil). Es entstehen die ersten 3 Ursegmente (*Somiten*). Bis zum Ende der 5. Entwicklungswoche werden dann etwa 44 Ursegmente angelegt. Die Zahl der Ursegmente ist ein wichtiges Kriterium bei der Stadienzuordnung von Embryonen in der 4. und 5. Entwicklungswoche.
• Im kardiogenen Mesoderm entsteht aus zusammenfließenden Bläschen ein durchgehender *Herzschlauch*.
• Am Ende der 3. Woche ist die Keimscheibe etwa 2 mm lang.

#563 Embryonal- und Fetalperiode

■ **Zeitliche Gliederung der Entwicklung**: Die vorgeburtliche (intrauterine) Entwicklung wird gewöhnlich in 3 Phasen gegliedert:
• *Präembryonalperiode*: von der Befruchtung bis zur dreiblättrigen Keimscheibe (1.-3. Entwicklungswoche, #562).
• *Embryonalperiode*:: In ihr laufen alle wesentlichen Organentwicklungen ab (4.-8. Entwicklungswoche). Die Vorgänge werden in diesem Buch bei den einzelnen Organen eingehend beschrieben. Deshalb wird hier nur ein zeitlicher Überblick in Tab. 563a gegeben (Abb. 563a).
• *Fetalperiode*: Sie ist überwiegend durch Wachstumsvorgänge gekennzeichnet (9.-38. Entwicklungswoche, Tab. 563b, Abb. 563b).

■ **Länge der Leibesfrucht**: Für die Scheitel-Fersen-Länge gilt als sehr grobe, aber einfach zu merkende Faustregel:
• In den ersten 5 Monaten entspricht die Länge in cm dem Quadrat der Monatszahl: 1 – 4 – 9 – 16 – 25 cm am Ende des 1., 2., 3., 4. und 5. Schwangerschaftsmonats.
• In den folgenden 5 Monaten kommen je 5 cm hinzu: 30 – 35 – 40 – 45 – 50 cm am Ende des 6., 7., 8. 9. und 10. Schwangerschaftsmonats (zu 28 Tagen).

Für die erste Schwangerschaftshälfte liefert diese Regel zu hohe Werte, wie der Vergleich mit Tab. 563b erkennen läßt.

Tab. 563a. Überblick über die Embryonalperiode. EW = Entwicklungswoche (post conceptionem). Stadien nach dem Carnegie-Stadien-System.	
4. EW (Stadien 10-12)	• Abfaltung des Embryos (Ausdehnung der Amnionhöhle) → Descensus cordis • 3 Schlundbogen + 29 Ursegmente (Somiten) • Armknospe • Neuralrohr (Vorder-, Mittel-, Rautenhirnbläschen, Mittelhirn- + Nackenbeuge), Neuralleiste • Augenbläschen + Ohrgrube • Herzschleife + Septum primum • Laryngotrachealrinne + Lungenknospen • Septum transversum + Leberwulst • Vorniere + Urniere • Am Ende der 4. Woche etwa 4 mm lang
5. EW (Stadien 13-15)	• Medialer und lateraler Nasenwulst • 44 Ursegmente, Handplatte, Beinknospe • Paarige Endhirnbläschen + Brückenbeuge • Augenbecher, Linsenbläschen, Ohrbläschen • regelmäßige Herzkontraktionen, Foramen secundum, große Aortenäste, wirksamer Kreislauf • Nabelschleife, Rathke-Tasche, Leberzellbalken, Pancreas dorsale + ventrale, Teilung der Kloake • Metanephrogenes Blastem + Ureterknospe • Am Ende der 5. Woche etwa 8 mm lang
6. EW (Stadien 16-17)	• Knorpelige Wirbelsäule • Arm dreigliedrig, Fußplatte • Augenbecherspalte geschlossen, Ohrhöcker • Schluß des Foramen primum, Vorwachsen des Septum secundum, Membrana pleuropericardialis trennt Perikard und Pleurahöhle • Am Ende der 6. Woche etwa 12 mm lang
7. EW (Stadien 18-19)	• Gesichtswülste verschmelzen, durchgehende knorpelige Schädelbasis • Fingerknospen, Bein dreigliedrig • Beginn der Ossifikation • Großhirnhemisphären überdecken Zwischenhirn • Beginn des physiologischen Nabelbruchs • Septum aorticopulmonale trennt Aorta ascendens und Truncus pulmonalis • Äußeres Genitale indifferent, aber Ovarium und Hoden schon zu unterscheiden • Am Ende der 7. Woche etwa 18 mm lang

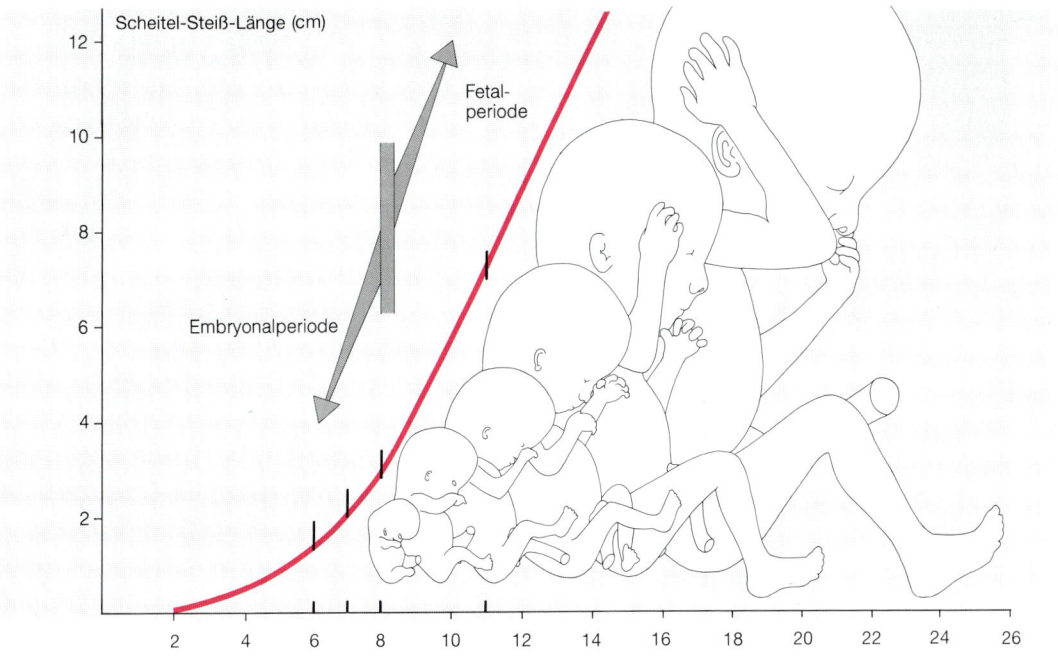

Abb. 563b. Wachstum und äußere Form der Frucht in der frühen Fetalperiode (Zeitskala in Entwicklungswochen). [dr2]

Fortsetzung von Tab. 563a. Einzelheiten der Organentwicklung siehe spezielle Organkapitel
8. EW (Stadien 20-23) • Nase, Lider, äußeres Ohr deutlich, keilförmiges Spitzgesicht, Beginn des Gaumenschlusses • Finger und Zehen getrennt • noch physiologischer Nabelbruch • Analmembran eröffnet • Schluß des Foramen interventriculare, damit Herzseptierung beendet • Glomeruli in Nachnieren • Äußeres Genitale noch indifferent • Am Ende der 8. Woche etwa 29 mm lang

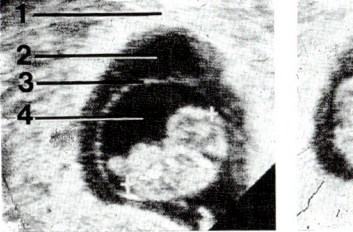 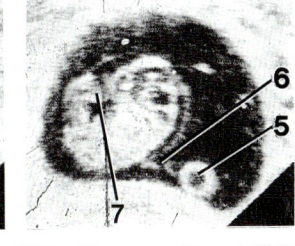

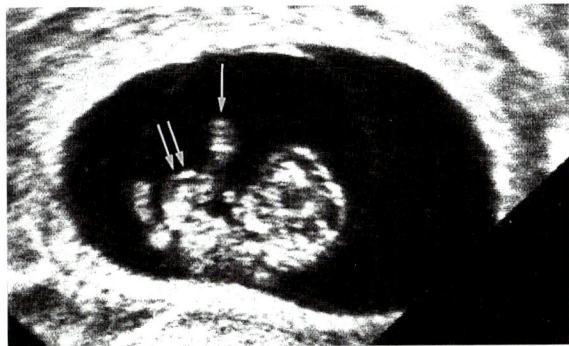

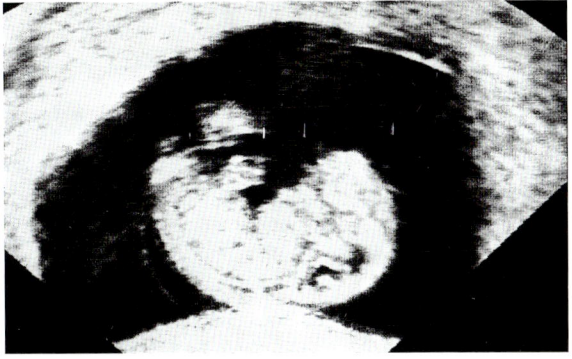

Abb. 563c-f. Die Frühschwangerschaft im Ultraschallbild. [sc2]
• Oben: 45. Entwicklungstag (8½ Wochen nach Beginn der letzten Menstruation).
• Mitte: 50. Entwicklungstag (9 Wochen nach Beginn der letzten Menstruation).
• Unten: 57. Entwicklungstag (10 Wochen nach Beginn der letzten Menstruation).

1 Chorion
2 Cavitas chorionica [Coeloma extraembryonicum] (Chorionhöhle)
3 Amnion
4 Cavitas amniotica (Amnionhöhle)
5 Saccus vitellinus (Dottersack)
6 Ductus vitellinus (Dottergang)
7 + ↓ Funiculus umbilicalis (Nabelschnur)
↓↓ Physiologischer Nabelbruch

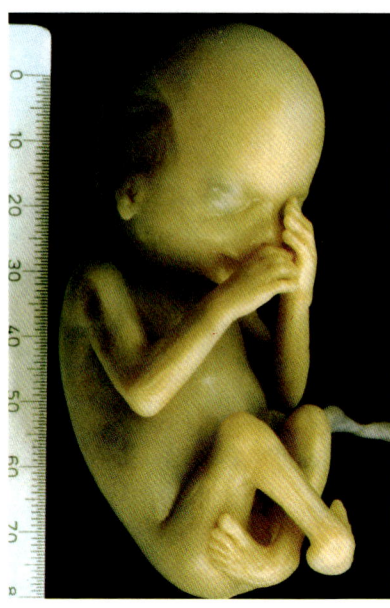

Abb. 563g. Fetus am Ende der 14. Entwicklungswoche (Ende des 4. Schwangerschaftsmonats). [li5]

Tab. 563b. Überblick über die Fetalperiode. EW = Entwicklungswoche (post conceptionem).	
9.-12. EW (*frühe Fetalzeit*)	• Organbildung weitgehend abgeschlossen • Darm in Bauchraum zurückverlagert • Blutbildung in Leber und Milz • Nachnieren scheiden Harn aus • Hormone in Hypophyse und Pancreas • Geschlecht äußerlich zu erkennen • Augenlider verkleben • Zahnglocken der Milchzähne • Am Ende der 12. Woche etwa 56 mm Scheitel-Steiß-Länge und 30 g • Schwangerschaftsabbruch aus psychosozialer Indikation legal
13.-25. EW (*mittlere Fetalzeit*)	• Überwiegend Wachstum und feinere Differenzierung, z.B. Fingernägel, erste Großhirnfurchen, Herzklappen, Lungenkapillaren, Anlagen der bleibenden Zähne • Kindsbewegungen erstmals in etwa 18. EW von Mutter wahrgenommen • Am Ende der 25. Woche etwa 21 cm Scheitel-Steiß-Länge und 900 g • Schwangerschaftsabbruch nur noch aus somatischen Indikationen legal
26.-38. EW (*späte Fetalzeit*)	• Überwiegend Wachstum • Reifung der Organe zu Funktionsfähigkeit • Bestimmte Reflexe auslösbar • Speicherung von Fett in Unterhaut • Überlebenschance bei Frühgeburt

#564 Eihäute und Plazenta

Nach der Einnistung (Nidation) der befruchteten Eizelle (Zygote) in das Endometrium muß die junge Frucht die Voraussetzungen für ihre weitere Entwicklung sichern. Sie muß:
• verhindern, daß sie vorzeitig aus dem Körper der Mutter ausgestoßen wird.
• für reichliche Zufuhr von Sauerstoff und Nährstoffen sorgen.
• den Abtransport von Stoffwechselschlacken gewährleisten.

Da die Frucht keinen direkten Zugang zum Luftsauerstoff hat und sich auch nicht Nahrungsmittel aus der Umwelt verschaffen kann, ist sie auf die Versorgung durch die Mutter angewiesen. Sie muß sich also den Körper der Mutter nutzbar machen. Dies geschieht mit Hilfe der Plazenta.

■ **Entwicklung der Plazenta**: Nach der Implantation wuchert die Zottenhaut (Chorion) im Endometrium weiter. Sie reißt Blutgefäße der Mutter auf. Dadurch werden die Zotten der Zottenhaut von mütterlichem Blut umspült (Abb. 564a). Solange die Frucht sehr klein ist dringen die Nährstoffe aus dem Blut der Mutter durch die Eihäute bis zur Frucht ein. Mit zunehmender Größe benötigt auch die Frucht einen Blutkreislauf als Transportsystem. Als erstes Organsystem der Frucht müssen daher die Kreislauforgane in Betrieb genommen werden.
• Bereits in der 4. Entwicklungswoche beginnt das Herz der Frucht zu schlagen. In der 5. Entwicklungswoche besteht schon ein wirksamer Kreislauf: Das mit Nährstoffen und Sauerstoff beladene Blut wird aus den Zotten der Zottenhaut zum Körper der Frucht gepumpt. Umgekehrt werden Abfallstoffe zu den Zotten zurückgebracht, um sie dort an das mütterliche Blut zur Ausscheidung weiterzugeben.
• Aus der der Gebärmutterwand zugewandten Seite der Zottenhaut entsteht schließlich die Plazenta (Mutterkuchen, lat. placenta = Kuchen, gr. plakús = Kuchen), die über die Nabelschnur mit der Frucht verbunden ist.

■ **Bauprinzip der menschlichen Plazenta**: Sie ist eine *Placenta deciduata haemochorialis discoidea villosa*. Die einzelnen Teilbegriffe bedeuten:
• *deciduata*: Bei der sog. Vollplazenta wird das Endometrium zur Decidua (Siebhaut, lat. deciduus = abfallend) umgebaut, die bei der Geburt z.T. abgestoßen wird. Bei der Halbplazenta der Beuteltiere hingegen bleibt das Endometrium unversehrt.

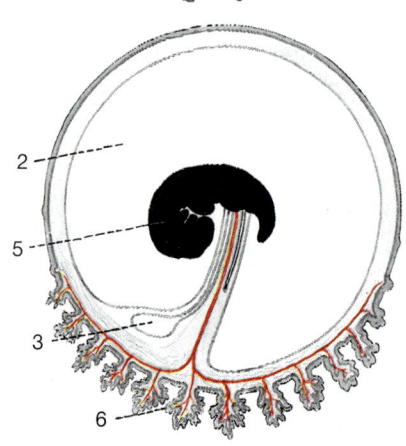

Abb. 564a + b. Entwicklung der Eihäute und der Nabelschnur. Oben früheres, unten späteres Stadium. [we1]

1 Keimscheibe im Stadium der Abfaltung
2 Cavitas amniotica (Amnionhöhle)
3 Saccus vitellinus (Dottersack)
4 Chorion
5 Embryo
6 Placenta

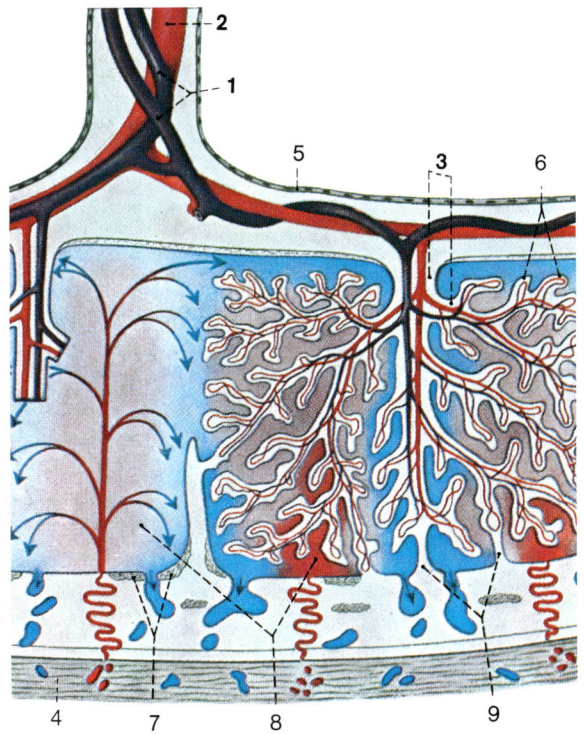

Zweige bis zu den Endzotten (Villi terminales), die im intervillösen Raum frei enden. Mit „Haftzotten" (Villi ancorales) ist der Zottenbaum auch an der Basalplatte verankert. Die *maternofetale Diffusionsbarriere* (zwischen mütterlichem und kindlichen Blut) besteht aus 5-6 Schichten:
- *Synzytiotrophoblast*: An der Zottenoberfläche liegt ein schlauchförmiges Syncytium (ohne Zellgrenzen) mit zahlreichen Zellorganellen.
- *Zytotrophoblast*: Hier finden die Zellteilungen statt, durch die der Synzytiotrophoblast laufend ergänzt wird. Der Zytotrophoblast bedeckt am Ende der Schwangerschaft nur noch etwa ¼ des Synzytiotrophoblasts.
- *Basalmembran* (wie immer zwischen einem Epithel und Bindegewebe).
- *Zottenbindegewebe* mit Makrophagen (Hofbauer-Zellen).
- *Basalmembran*.
- *Endothel* der (fetalen) Kapillaren.

❸ **Basalplatte**: Sie ist aus fetalem und mütterlichem Gewebe zusammengesetzt:
- *Fetal*: Trophoblastschale mit Synzytiotrophoblast, Zytotrophoblast und Fibrinoidablagerungen.
- *Maternal*: Decidua basalis (Siebhaut = Schleimhaut der schwangeren Gebärmutter) mit weiten gewundenen Blutgefäßen, die in den intervillösen Raum münden.

Die Plazentascheibe ist bei Normalgeburt 2-3 cm dick, hat einen Durchmesser von 16-20 cm und wiegt 500-600 g.

Abb. 564c. Schema vom Bau der Plazenta. *[wa]*

1	Aa. umbilicales	5	Amnion
2	V. umbilicalis	6	Villi liberi
3	Chorion	7	Substantia fibrinoidea
4	Tunica muscularis [Myometrium]	8	Spatium intervillosum
		9	Villi ancorales

- *haemochorialis*: Die Chorionzotten werden direkt vom mütterlichen Blut umspült (wie bei den Hasen, Nagetieren und Elefanten). Bei anderen Säugetieren grenzen die Chorionzotten an das Epithel der Decidua (epitheliochorialis, z.B. Rind, Pferd und Wale), das Bindegewebe der Decidua (syndesmochorialis, z.B. Schaf und Ziege) oder an das Endothel der Deziduagefäße (endotheliochorialis, z.B. Raubtiere). Die unterschiedliche Dicke der Diffusionsbarriere zwischen mütterlichem und kindlichen Blut scheint die Wirksamkeit des Stoffaustausches nicht nennenswert zu beeinflussen, wie das Vorkommen sehr großer Tiere in allen genannten Gruppen beweist.
- *discoidea*: Die menschliche Plazenta besteht wie die des Bären aus einer Scheibe. Bei vielen Affen liegen 2 Scheiben einander gegenüber. Bei Hund und Katze läuft ein Gürtel um die Fruchtblase. Beim Rind sind 50-100 Plazentabezirke („Plazentome") über das Chorion verstreut. Beim Schwein hat die gesamte Chorionoberfläche Plazentawirkung (Placenta diffusa).
- *villosa*: mit Zotten (Villi) besetzt.

■ **Bau der reifen Plazenta**: Die Plazentascheibe ist in 3 Stockwerke zu gliedern (Abb. 564c):

❶ **Chorionplatte**: In ihrem Bindegewebe verzweigen sich die Blutgefäße der Nabelschnur. Die Grenze zum Fruchtwasserraum (Amnionhöhle) bildet das *Amnionepithel*. Das gegenüberliegende *Chorionepithel* grenzt an den intervillösen Raum (von mütterlichem Blut durchspülter Raum zwischen den Zotten) und ist durch die Abgänge der Zotten unterbrochen.

❷ **Zottenbäume im intervillösen Raum**: Jeder Zottenbaum (Cotyledo) geht von der Chorionplatte aus, ist 1-2 mm dick und enthält eine Arterie und eine Vene. Er verzweigt sich in immer feinere

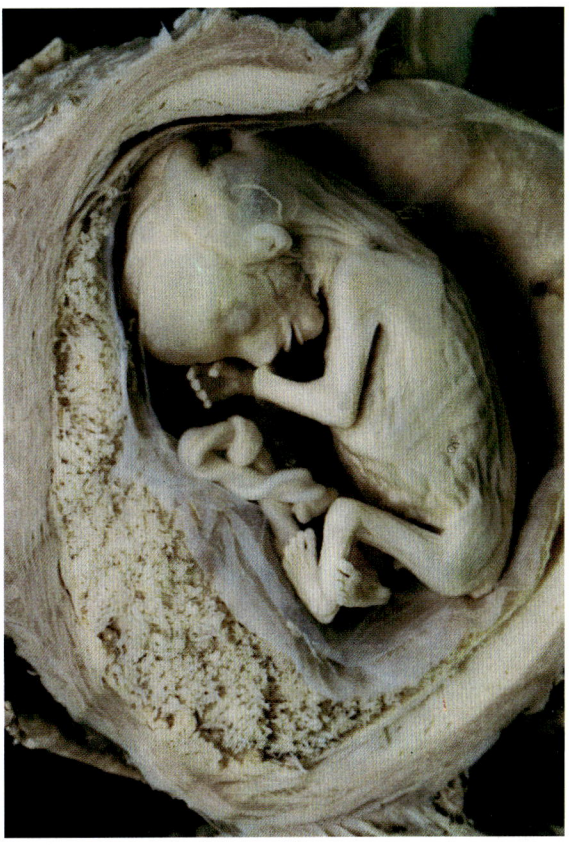

Abb. 564d. Operationspräparat einer Hysterektomie bei einer schwangeren Frau. Man sieht den Fetus (in typischer gebeugter Stellung mit gekreuzten Armen und Beinen) sowie die Eihäute und die Zotten der Plazenta. Das Präparat ist durch die Konservierung verfärbt. *[li5]*

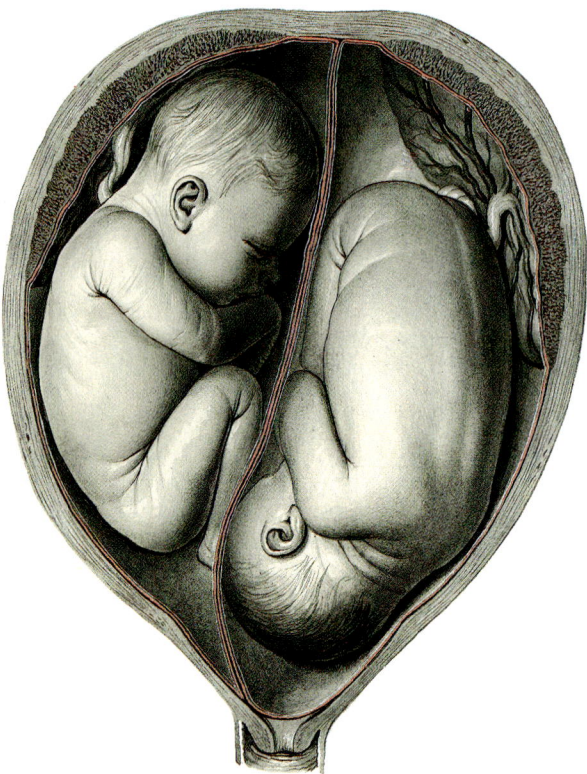
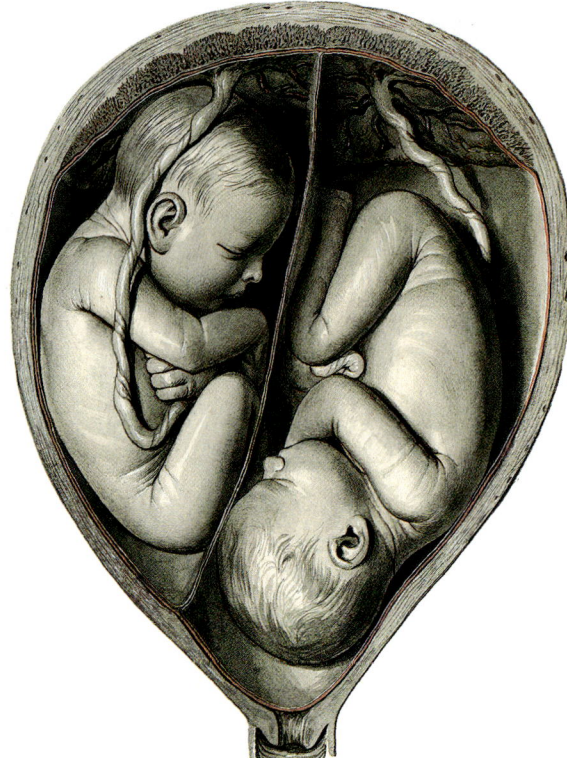

Abb. 564e + f. Eihäute bei Zwillingsschwangerschaften. *[we1]*
• Links: Zweieiige Zwillinge haben in der Regel getrennte Plazenten und getrennte Fruchtwasserräume (Placenta duplex dichorialis diamnialis). Die beiden Plazenten können jedoch gelegentlich sekundär miteinander verwachsen.
• Rechts: Bei eineiigen Zwillingen hängt es vom Zeitpunkt der Trennung des Entwicklungswegs ab, ob Plazenta, Fruchtwasserraum und Nabelschnur gemeinsam oder getrennt sind. Das Bild stellt den Fall einer Placenta monochorialis diamnialis dar. Beim monamnialen Fall würde die dünne Trennwand zwischen den Fruchtwasserräumen fehlen. Beim monofunikulären Fall entspringt aus der Plazenta nur eine Nabelschnur, die sich dann zu den beiden Früchten aufzweigt.

■ **Nabelschnur** (Funiculus umbilicalis):
• *Aufgaben*: Die Nabelschnur verbindet den Fetus mit seinem Ernährungsorgan. Sie ermöglicht die freie Bewegung im Fruchtwasser und die rasche Trennung von der Plazenta nach der Geburt.
• *Maße*: Die Nabelschnur ist etwa so lang wie der Fetus, also am Ende der Schwangerschaft etwa 50 cm. Sie ist dann etwa 1 cm dick.
• *Inhalt*: Neben den stark umeinander gewundenen Nabelgefäßen (2 Aa. umbilicales + 1 V. umbilicalis) findet man das Allantoisdivertikel (verbindet die Harnblase mit dem Urharnsack = Allantois) und den Dottergang (der sich bis zur Geburt meist zurückbildet).
• *Feinbau*: Das Amnionepithel an der Oberfläche wird von Bindegewebe, speziell Gallertgewebe (Wharton-Sulze, Thomas Wharton, London 1656), unterlagert. Die Tunica media der Nabelarterien ist reich an glatten Muskelzellen und elastischen Fasern. Sie klemmen die Arterien nach dem Durchtrennen der Nabelschnur ab.

■ **Plazenta als Hormondrüse**: Der Trophoblast bzw. die aus ihm hervorgehende Plazenta ist das Organ, mit dem die Leibesfrucht den Körper der Mutter beherrscht. Sie tut dies mit Hilfe von Hormonen.
• Schon vor der Einnistung bildet der Trophoblast *humanes Choriongonadotropin* (HCG). Es veranlaßt das Ovarium zur Weiterproduktion von Gelbkörperhormon, damit keine Monatsblutung eintritt. Erst durch das HCG erfährt der Körper der Mutter von der Befruchtung der Eizelle. Er kann sich nun auf die Schwangerschaft einstellen. Beginnt die Sekretion von HCG zu spät, so wird die Monatsblutung ausgelöst. Diese spült die Frucht mit der Funktionsschicht der Gebärmutterschleimhaut fort.
• Ab der vierten Entwicklungswoche fördert die Frucht mit dem *Chorionsomatotropin* (HCS) ihr eigenes Wachstum. Dieses Hormon vereinigt die Wirkungen der von der Adenohypophyse sezernierten Hormone Somatotropin (Wachstumshormon) und Prolactin.
• Die Plazenta übernimmt zunehmend die Endsynthese weiblicher Geschlechtshormone (*Östrogene + Progesteron*) aus von den Nebennierenrinden gebildeten Vorstufen, so daß ab dem 3. Schwangerschaftsmonat die Eierstöcke stillgelegt werden. Die Frucht verläßt sich nicht auf die Mutter, sondern produziert selbst den gesamten Bedarf an Geschlechtshormonen, um das Endometrium vollsaftig zu erhalten.

Schwangerschaftstest: Die Zottenhaut erzeugt bald soviel HCG, daß man dieses schon 9 Tage nach der Befruchtung im Serum und nach etwa 14 Tagen im Harn der Mutter nachweisen kann.

■ **Getrennte Kreisläufe von Mutter und Kind**: Kindlicher und mütterlicher Körper sind immer scharf abgegrenzt (Abb. 564c). Zu keinem Zeitpunkt durchströmt Blut der Mutter den Körper des Kindes. Mütterlicher und kindlicher Kreislauf sind durch die Deckschicht der Zotten der Plazenta getrennt. Die Leibesfrucht ist im Grunde nie ein Teil des Körpers der Mutter, sie wohnt vielmehr als Gast in ihm.

■ **Blutgruppenunverträglichkeit**: Die scharfe Trennung von Mutter und Kind ist bei Lebewesen mit Blutgruppen nötig. Im Blutserum der Wirbeltiere findet man Antikörper gegen Erythrozyten anderer Tiere der gleichen Art. Sie richten sich gegen bestimmte vererbte Blutgruppenmerkmale, von denen es beim Menschen über 100 verschiedene gibt. Die wichtigsten davon sind das AB0- und das Rhesussystem. Wird bei einer Blutübertragung die Blutgruppe nicht berücksichtigt, so kann es zu einer Verklumpung der Erythrozyten und damit zu einem lebensbedrohenden Zustand kommen.

- Die Blutgruppenmerkmale werden nach den Mendel-Regeln vererbt. Das Blutgruppenspektrum des Kindes ergibt sich aus der Kombination mütterlicher und väterlicher Blutgruppen (was man zum Ausschluß der Vaterschaft nutzt). Mutter und Kind haben daher nur ausnahmsweise die völlig gleiche Zusammenstellung der Blutgruppenmerkmale. Zur Vermeidung von Störungen müssen daher die beiden Kreisläufe getrennt sein.
- Trotzdem treten manchmal noch Pannen auf: In der Spätschwangerschaft werden die Zotten der Plazenta sehr dünn und reißen gelegentlich ein. Dann werden meist einige Erythrozyten des Kindes in die Blutbahn der Mutter eingeschwemmt. Dort werden sie als Eindringlinge identifiziert, und die Mutter bildet Antikörper gegen die ihr fremden Blutgruppenmerkmale. Gelangen diese Antikörper durch die Plazenta in den kindlichen Kreislauf, so können sie schwere Störungen bis zum Tod des Kindes herbeiführen.
- Glücklicherweise sind nur wenige Konstellationen der Blutgruppen von Mutter und Kind in dieser Hinsicht gefährdet, z.B. die sog. Rh-Inkompatibilität (rhesuspositiver Fetus bei rhesusnegativer Mutter) führt zur Sensibilisierung der Mutter, was allerdings meist erst bei der nächsten Schwangerschaft Probleme schafft.

#565 Gefahren für den Embryo

■ **Gefährdungsmöglichkeiten**: In der Phase der Organbildung ist der Embryo besonders anfällig gegen Störungen von außen. Unglücklicherweise liegt diese besonders empfindliche Phase der Entwicklung in einem so frühen Zeitpunkt (die ersten Wochen nach dem Termin der fälligen Menstruation), an dem die Frau sich über den Eintritt der Schwangerschaft oft noch nicht sicher ist. Da die Menstruation bei der nichtschwangeren Frau auch einmal einige Tage später einsetzen kann, stellen sich zu diesem Zeitpunkt viele Frauen noch nicht auf eine Schwangerschaft ein. Dabei erfordert gerade die Frühschwangerschaft besondere Rücksicht der Mutter auf das Kind.
- *Viruserkrankungen* der Mutter können auf die Frucht übergreifen. Während die Röteln (Rubeolen) bei der Mutter harmlos verlaufen, richten sie schwerste Schäden beim Embryo an (*Rubeolenembryopathie*: grauer Star, Innenohrschwerhörigkeit, Ventrikelseptumdefekt usw.). Herpes, Toxoplasmose und Zytomegalie verursachen bevorzugt Schäden am Zentralnervensystem. Jede Frau, die nicht an Röteln erkrankt war, sollte daher schon vor der Möglichkeit einer Schwangerschaft gegen Röteln geimpft worden sein.
- *Arzneimittel und andere chemische Stoffe* können durch die Plazenta in den Embryo gelangen und dort verheerende Wirkungen entfalten. Sicher teratogen sind die Zellteilung hemmende Stoffe (Zytostatika), Androgene (beim Doping verwandte, den männlichen Geschlechtshormonen nahestehende Stoffe lösen Zwitterbildungen aus!) und das in Deutschland nicht mehr im Handel befindliche Thalidomid, das in Entwicklungsländern zur Leprabehandlung eingesetzt wird. Die meisten Fruchtschäden verursacht der Ethylalkohol (*Alkoholembryopathie*: Minderwuchs, zu kleines Gehirn, Herzfehler usw.). Er ist der gefährlichste Schadstoff in unserer Zivilisation, weil er von vielen Menschen als harmloses Genußmittel betrachtet und eher der Abstinente als Sonderling angesehen wird. Die werdende Mutter sollte daher ein ersten Schwangerschaftsdrittel möglichst überhaupt keine Medikamente einnehmen, nicht rauchen und keinen Alkohol trinken. Ausgenommen ist z.B. die Insulinbehandlung der schwangeren Diabetikerin, bei der im Interesse der Frucht auf einen besonders ausgeglichenen Blutzuckerspiegel zu achten ist. Ebenso ist bei der herzkranken Mutter dafür zu sorgen, daß die Frucht nicht unter Sauerstoffmangel leidet.
- *Röntgenstrahlen* (und andere kurzwellige Strahlen) schädigen vor allem rasch wachsende Gewebe, was man z.B. zur Krebsbehandlung nutzt, was aber auch dem rasch wachsenden Embryo gefährlich werden kann. Röntgenuntersuchungen sollten daher, wenn irgend möglich, bis nach dem 3. Schwangerschaftsmonat verschoben werden.
- *Fehlernährung* der werdenden Mutter kann die Frucht schädigen. So sind z.B. Augenmmißbildungen bei Vitamin-A-Mangel beschrieben worden. Die Ernährung sollte daher hochwertig und vitaminreich sein. Dabei ist zu berücksichtigen, daß während der Schwangerschaft der Vitaminbedarf erhöht ist! Allerdings ist auch eine Übererernährung zu vermeiden.

Sorgfältige Vermeidung der genannten Gefahren mindert die Wahrscheinlichkeit von Mißbildungen, kann sie aber nicht völlig verhindern. Eine nicht unbeträchtliche Zahl der Mißbildungen ist genetisch bedingt (Schäden an Chromosomen). Bei bekannter Gefährdung, z.B. Erbkrankheiten in der Familie oder höheres Alter der Mutter, wird man gezielte Untersuchungen empfehlen, z.B. Fruchtwasserpunktion, um der Mutter die Entscheidung für oder gegen einen Schwangerschaftsabbruch zu erleichtern.

■ **Grundgesetze der Teratologie** (Mißbildungslehre, gr. téras = Wunderzeichen, Mißgeburt):

❶ *Je früher eine Schädigung die Frucht trifft, desto schwerwiegender sind die Folgen*:
- In der *Präembryonalperiode* ist die häufigste Folge einer Fruchtschädigung der Tod der Frucht. Trifft der Schaden jedoch nur einen Teil der Zellen, so ist eine typische Folge eine „asymmetrische" eineiige Zwillingsbildung: Ein Zwilling ist normal (*Autosit*, gr. autós = selbst, siteúein = füttern), der andere jedoch

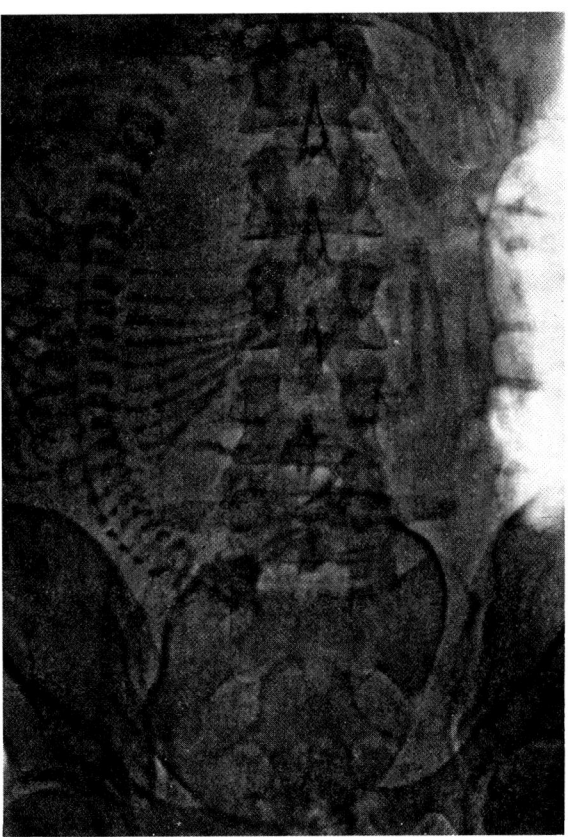

Abb. 565a. Röntgenbild des Fetus am Ende der Schwangerschaft. Der Fetus „steht Kopf", denn der große Kopf muß bei der Geburt wie ein Eisbrecher die Weichteile des Beckens der Mutter auseinander drängen. Auf der linken Bildseite erkennt man die Wirbelsäule, auf der rechten die Gliedmaßen des Fetus. Röntgenaufnahmen des Fetus dürfen wegen der Gefahr des Strahlenschadens nur bei zwingender Notwendigkeit vorgenommen werden. Die Ultraschalluntersuchung hat Röntgenaufnahmen von Feten weitgehend entbehrlich gemacht. [mö]

klein und schwer mißgestaltet (*Parasit*, gr. pará = neben, parásitos = Schmarotzer). Der Parasit kann dem Autositen äußerlich anhängen oder in dessen Inneren verborgen sein. Oft wird ein solcher innerer Parasit erst erkannt, wenn der Verdacht auf eine Geschwulst aufkommt. Im Grunde weiß keiner von uns, ob er nicht irgendwo im Körper versteckt einen kleinen Parasiten in sich trägt. Ein besonders interessanter Fall ist die *Akardie*: Der Parasit hat kein oder ein rudimentäres Herz. Sein Kreislauf wird über die Plazenta vom Herz des Autositen in Gang gehalten.

• In der *Embryonalperiode* werden die Organe angelegt und ausgestaltet. Eine frühe Schädigung kann noch die Anlage eines Organs völlig verhindern, eine späte Schädigung nur seine feinere Ausgestaltung. Bei einer *Amelie* (Fehlen einer Extremität, gr. mélos = Glied) muß die Schädigung zur Zeit der Bildung der Arm- oder Beinknospe (4. bzw. 5. Entwicklungswoche) erfolgt sein. Ist der Arm erst einmal da, kann er nicht wieder verschwinden. Eine Schädigung in der 8. Entwicklungswoche kann nur noch zur *Syndaktylie* (mangelnde Trennung der Finger oder Zehen, gr. sýn = zugleich, zusammen, dáktylos = Finger, Zehe) führen.

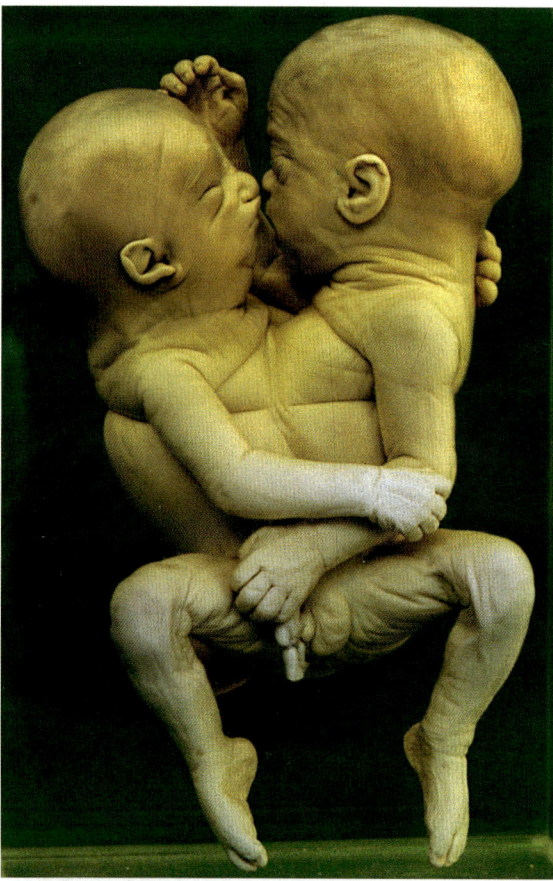

Abb. 565b. Doppelmißbildung (Gemini conjuncti) als Beispiel für eine extreme Mißbildung: Die Körper von eineiigen Zwillingen haben sich in einem sehr frühen Entwicklungsstadium nicht völlig von einander getrennt oder sind nachträglich wieder verschmolzen. Auf etwa 50 000 Geburten entfällt eine Doppelmißbildung. Da Zwillinge etwa bei jeder 80. Geburt zur Welt kommen, führt etwa jede 600. Zwillingsschwangerschaft zu einer Doppelmißbildung. Die Formenvielfalt ist groß. Am häufigsten sind die Kinder im Brustbereich verwachsen (Thorakopagus). Der volkstümliche Name „siamesische Zwillinge" geht auf das in Siam 1811 geborene Geschwisterpaar Chang und Eng Bunkes zurück, die 63 Jahre ungetrennt lebten. Sie waren mit einem Schwesternpaar verheiratet und hatten 22 Kinder. Heute bemüht man sich, Doppelmißbildungen im frühen Kindesalter zu trennen, um ihnen eine normale gesellschaftliche Entwicklung zu ermöglichen. Die Medien berichten meist ausführlich darüber. [li5] [qh]

• In der *Fetalperiode* sind nahezu alle Organe ausgebildet, folglich können kaum noch Mißbildungen entstehen. Möglich sind jedoch Fehlbildungen der Zähne (die Milchzähne werden im 3., die bleibenden Zähne im 5. Entwicklungsmonat angelegt), des Gehirns (Balkenbildung zu Beginn des 4. Entwicklungsmonats), *Kryptophthalmie* (der Augapfel ist nicht sichtbar, weil die Lidspalte fehlt, d.h., die Verklebung der beiden Lider hat sich im 7. Entwicklungsmonat nicht gelöst, gr. kryptós = verborgen, ophthalmós = Auge), *Kryptorchismus* (mangelnder Abstieg des Hodens, sonst im 8. Entwicklungsmonat, gr. órchis = Hoden) u.a.

❷ *Die Art der Mißbildung wird stärker durch den Zeitpunkt des Einwirkens als durch die Art der Noxe bestimmt*: Manche Noxen haben zwar bestimmte primäre Angriffspunkte, doch hängt die Schädigungsmöglichkeit nach dem oben Ausgeführten von den zur Zeit des Einwirkens ablaufenden Entwicklungsvorgängen ab. Es gibt nur wenige eindeutige Beziehungen zwischen einer bestimmten Mißbildung und einer bestimmten Noxe. Ein historisches Beispiel sind die Extremitätenmißbildungen (Dysmelien), die in den Jahren von 1957-1962 nach Einnahme des Schmerzmittels Thalidomid durch Schwangere auftraten (Thalidomid-Embryopathie, Abb. 872). Die Mehrzahl der Noxen wirkt nicht sehr spezifisch, weil sie

• den kleinen Embryo als Ganzes treffen (z.B. zellteilungshemmende Noxen wie z.B. ionisierende Strahlen) oder
• über längere Zeit einwirken, z.B. Alkoholismus oder Arzneimitteleinnahme der Mutter.

■ **Schwangerschaftsabbruch**:
❶ **Rechtslage**: In den meisten hochindustrialisierten Ländern ist nach dem zweiten Weltkrieg ein Abbruch der Schwangerschaft (Interruptio, artifizieller Abort) rechtlich zulässig geworden, wenn durch das Austragen der Schwangerschaft die körperliche oder seelische Gesundheit oder die soziale Lage der Frau ernsthaft gefährdet würden. Der Abbruch einer Schwangerschaft wird umso risikoreicher, je weiter die Schwangerschaft fortgeschritten ist. Deshalb ist in den meisten Staaten der Abbruch nur innerhalb der ersten 3 Monate der Schwangerschaft gestattet. Frau und Arzt werden dadurch gezwungen, sich rasch zu entscheiden.

❷ **Methoden**: Für den Schwangerschaftsabbruch durch den Arzt kommen mehrere Methoden infrage. Am Beginn jeder von ihnen steht die eingehende Untersuchung der inneren Geschlechtsorgane (Abtasten, Scheidenspiegelung, Ultraschall), wobei im besonderen die Größe des Embryos und der Sitz der Plazenta bestimmt werden müssen.

• *Intrauterine Prostaglandinapplikation*: Die Prostaglandine $F_{2\alpha}$ und E_2 regen die Wehentätigkeit des Uterus stark an. Man spritzt sie direkt in die Gebärmutterhöhle ein. Dabei kann man entweder eine lange Nadel durch die Bauchwand bis in das Fruchtwasser einstechen (transabdominal intraamnial) oder einen Katheter durch die Vagina und den Muttermund hinter oder in die Fruchtwasserhöhle einführen (transzervikal retro- oder intraamnial). Die Leibesfrucht wird dann gewöhnlich innerhalb von 24 Stunden ausgestoßen.

• *Absaugverfahren* (Vakuumaspiration, Vakuumkürettage): Die Saugausschabung entspricht der in #544 beschriebenen Ausschabung mit dem Metallschaber (Kürette). Schleimhaut und kleinere kindliche Teile werden abgesaugt. Größere Teile des Embryos werden mit der Abortzange (lat. abortus = Fehlgeburt) herausgezogen.

• *Vaginale oder abdominale Hysterotomie*: Sie ist nötig bei Eingriffen nach der 12. Woche, wenn die Prostaglandinmethode nicht möglich ist oder wenn im Anschluß an die Entleerung des Uterus die Eileiter unterbrochen werden sollen.

• *Vaginale Hysterektomie*: wenn mit dem Abbruch der Schwangerschaft die Frau gleichzeitig sicher vor weiteren Schwangerschaften und Gebärmutterkrebs geschützt oder der Uterus sowieso entfernt werden soll (z.B. wegen Gebärmuttervorfalls). Diese Operation ist nur bis zur 16. Schwangerschaftswoche möglich (Abb. 564d). Später ist der Uterus für den vaginalen Weg zu groß. Dann muß sie durch die Bauchwand entfernt werden.

#566 Geburt (Partus)

■ **Zeichen der bevorstehenden Geburt**: Das Ende der Schwangerschaft kündigt sich an durch:
• *Vorwehen*: Die Gebärmuttermuskeln spannen sich für einige Sekunden an. Die Schwangere verspürt dabei ein Ziehen im Bauchraum.
• *Erleichtertes Atmen*: Die Vorwehen drängen die Frucht in den Beckeneingang. Dadurch senkt sich der Uterus. Dies schafft Platz im Oberbauch. Die Schwangere fühlt sich im Oberkörper erleichtert und kann besser durchatmen.
• *Abgang eines Schleimpfropfs*: Den Gebärmutterhalskanal verschließt ein Schleimpfropf. Mit dem Weiterwerden des Kanals verliert er den Halt und wird ausgestoßen. Oft ist er mit etwas Blut bedeckt.
• *Plötzliche Gewichtsabnahme*: Wegen der veränderten Hormonspiegel scheidet die Niere vermehrt Wasser aus. Die Schwangere muß häufig Wasser lassen. Sie verliert dadurch etwa 1-2 kg an Gewicht.

Unmittelbar vor Beginn der Geburt werden die Wehen häufiger. Die Abstände zwischen den einzelnen Wehen betragen anfangs etwa eine Viertelstunde und werden allmählich kürzer. Die einzelne Wehe dauert zunächst etwa 20 Sekunden, wird aber immer länger. Den Beginn der Geburt rechnet man von dem Zeitpunkt an, an dem die Wehen regelmäßig etwa alle 5 Minuten kommen und jeweils etwa eine Minute anhalten.

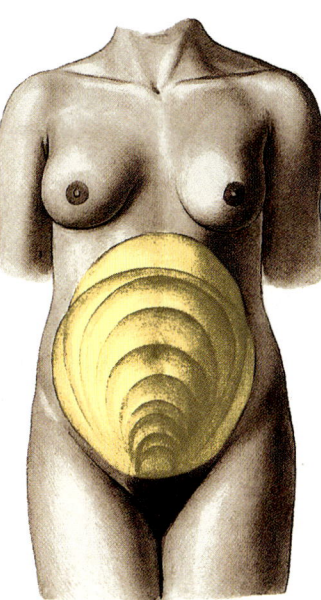

Abb. 566a. Vergrößerung des Uterus während der Schwangerschaft:
• Am Ende des 6. Schwangerschaftsmonats erreicht die Gebärmutterkuppe den Nabel,
• am Ende des 9. Monats den Rippenbogen.
• Im 10. Monat senkt sie sich etwas. Der Uterus wird dabei breiter. [we1]

■ **Geburtsvorgang**: Er ist in 3 Abschnitte zu gliedern:

❶ **Eröffnungsphase**: Brutraum für die Leibesfrucht ist das Corpus uteri. Es wächst mit der Leibesfrucht. Die Cervix uteri hingegen bleibt eng. Sie verschließt die Gebärmutterhöhle und verhindert das Eindringen von Krankheitserregern aus der Vagina in den Brutraum. Der erste (und längste) Abschnitt der Geburt dient dazu, den Gebärmutterhalskanal so weit zu machen (zu eröffnen), daß die Frucht hindurchtreten kann (Abb. 566b + c):
• Bei jeder Wehe wird die Frucht gegen die Cervix uteri gepreßt und so die Öffnung gedehnt. Gleichzeitig werden durch den Zug im Uteruswand von oben die spiralig angeordneten Muskelzüge der Cervix uteri abgewickelt.
• Je weiter die Öffnung, desto größer wird der bei den Wehen auf die Fruchtblase wirkende Druck. Die Fruchtblase (aus den Eihäuten) umgibt das Fruchtwasser, in dem die Frucht gegen Stöße geschützt liegt. Am Schluß der Eröffnungszeit platzt die Fruchtblase, und das Fruchtwasser läuft aus (allerdings kann die Fruchtblase auch schon früher platzen = vorzeitiger oder frühzeitiger Blasensprung).

❷ **Austreibungsphase**: Ist der Gebärmutterhalskanal völlig eröffnet, kann der Fetus hindurchgepreßt werden:
• Bei etwa 96 % aller Geburten geht der Kopf des Kindes voran. Der Kopf ist der größte und stabilste Teil der Frucht. Er ist besonders geeignet, den Geburtsweg vollends zu erweitern. Der Kopf ist im Querschnitt ein Oval von etwa 9 mal 12 cm Durchmesser. Auch Beckeneingang und Beckenausgang der Frau sind annähernd oval. Der Beckeneingang ist in der Querrichtung weiter, der Beckenausgang in der Längsrichtung. Die Frucht muß sich also auf dem Weg durch das Becken drehen, so daß der längere Durchmesser des kindlichen Kopfes jeweils im längeren Durchmesser des Beckens steht.
• Der Kopf des Kindes drückt auf Ganglien im Becken der Mutter. Dies löst die „Preßwehen" aus. Der ganze Körper der Frau wird in den Preßvorgang einbezogen. Sie hält den Atem an, spannt die Bauchmuskeln an und krümmt den Körper zusammen. Hilfreich ist es dann, wenn sie die Füße irgendwo anstemmen und sich mit den Händen festhalten kann.
• Während sich die Vagina mühelos entfaltet, bietet der Scheidenausgang eine nur schwer aufzudehnende Barriere (Abb. 566d-i). Bei der ärztlich geleiteten Entbindung kann ein Dammschnitt den Durchtritt erleichtern. Ist erst einmal der Kopf geboren, folgt der Rest des Körpers sekundenschnell nach.

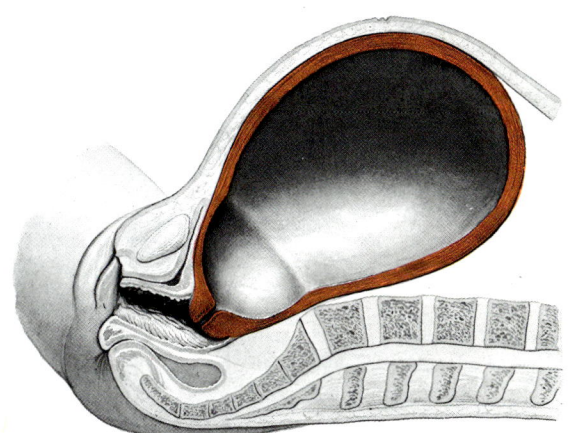

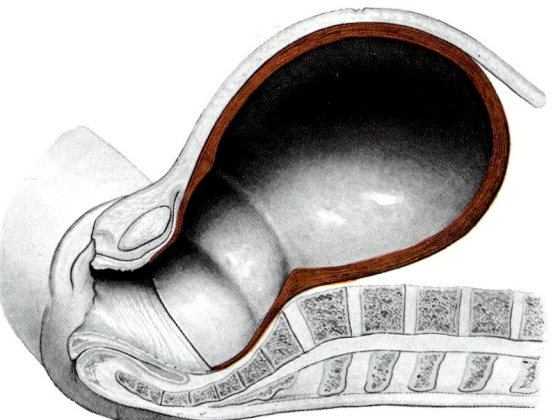

Abb. 566b + c. Öffnen der Cervix uteri während der Eröffnungsphase. Das Fortschreiten der Geburt erkennt man am Weiterwerden des Muttermunds. [we1]

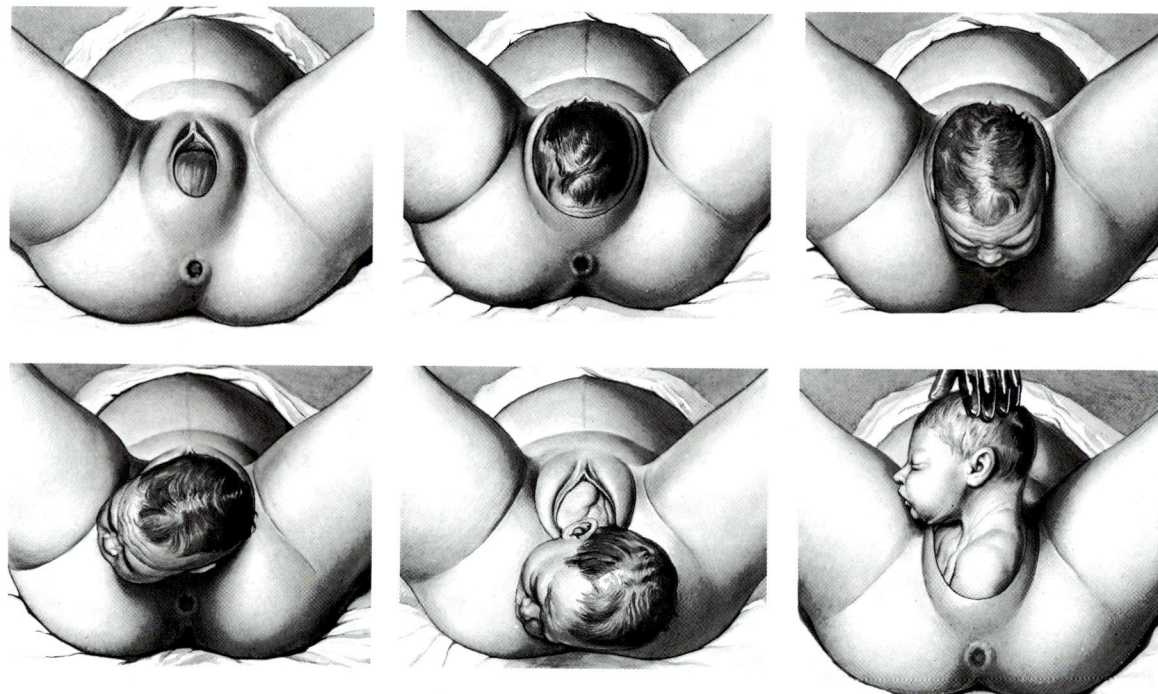

❸ **Nachgeburtsphase**: Nach der Geburt des Kindes finden die Anspannungen der Gebärmutterwand kein Widerlager mehr. Infolgedessen verkleinert sich der Uterus rasch. Der Wand des Uterus haftet zunächst noch die Plazenta an. Sie ist weich und viel kleiner als das Kind. Da sie sich nicht mit dem Uterus verkleinern kann, reißt ihre Befestigung an der Gebärmutterwand mit jeder Nachgeburtswehe weiter ab (Abb. 566j + k). Nach etwa 20-30 Minuten wird dann die Plazenta als „Nachgeburt" meist mühelos durch den noch weiten Geburtsweg ausgestoßen (Abb. 566l).

■ **Dauer der Geburt**: Die gesamte Geburt vom Beginn regelmäßiger Wehentätigkeit bis zum Ausstoßen der Plazenta dauert bei der Primipara (Erstgebärenden) etwa 16 Stunden. Davon entfallen etwa 14 Stunden auf die Eröffnungsphase, 1½ Stunden auf die Austreibungsphase und eine halbe Stunde auf die Nachgeburtsphase. Bei den folgenden Geburten geht es schneller. Die Multipara (Mehrfachgebärende) schafft es in der halben Zeit: Gesamtdauer etwa 8 Stunden, davon etwa 7 Stunden für die Eröffnungsphase. Im einzelnen Fall kann die Geburt jedoch sehr viel schneller oder langsamer ablaufen.

Abb. 566d-i. Durchtritt des Kindes durch den Beckenboden. Beim Rumpf des Kindes ist umgekehrt wie beim Kopf der Querdurchmesser etwas größer als der Sagittaldurchmesser. Der Rumpf des Kindes dreht sich daher ähnlich wie dies für den Kopf in Abb. 274 beschrieben worden war:
• Nach dem Durchtritt des Kopfes in sagittaler Richtung, wendet sich der Körper des Kindes in die Querrichtung.
• Die beiden Schultern kommen nacheinander zum Vorschein.
• Ist der Brustkorb geboren, gleiten Becken und Beine ohne Schwierigkeiten nach außen. [we1]

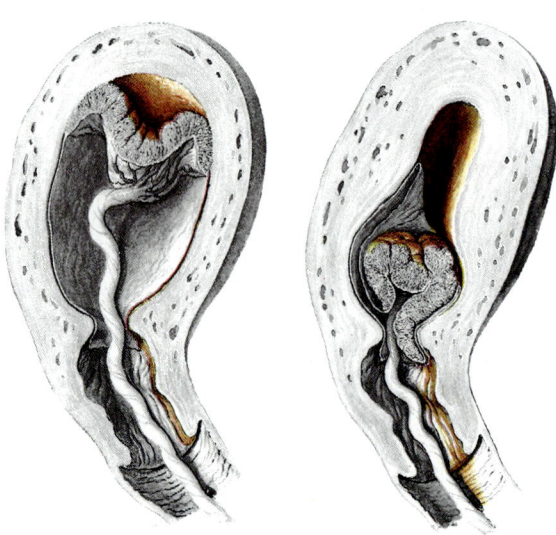

Abb. 566j + k. Ausstoßen der Plazenta als Nachgeburt. [we1]

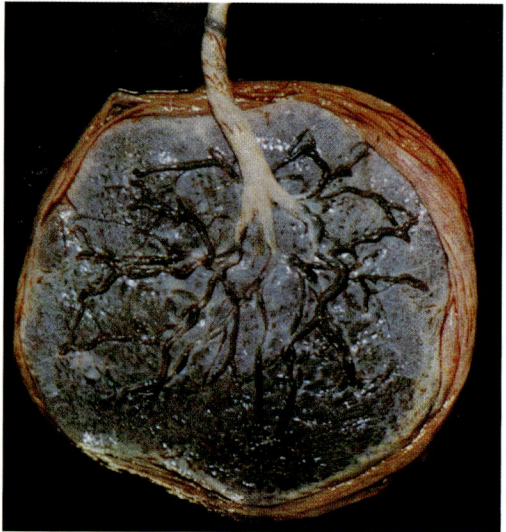

Abb. 566l. Plazenta mit Nabelschnur. Am Ende der Geburt ist die Plazenta sorgfältig auf Vollständigkeit zu prüfen: Im Uterus zurückgebliebene Teile können die Wandkontraktion behindern und damit lang anhaltende Blutungen verursachen. [sb2]

#567 Abdominale Schnittentbindung (Sectio)

■ **Grundsätzliches**:
- Das reife Kind muß auf jeden Fall den Körper der Mutter verlassen, wenn beide überleben sollen.
- Ist der natürliche Weg durch den Beckenkanal nicht möglich, so muß man den Bauch aufschneiden und das Kind aus dem Uterus herausnehmen („Kaiserschnitt", Sectio).
- Die Geburt auf natürlichem Weg dauert viele Stunden, die durch Kaiserschnitt wenige Minuten.
- Der Kaiserschnitt, als Operation im modernen Operationssaal ausgeführt, hat seinen früheren Schrecken verloren. In der Bundesrepublik Deutschland werden etwa 10-12 % aller Kinder durch Kaiserschnitt zur Welt gebracht.
- Der Kaiserschnitt ist eine der ältesten Operationen überhaupt. Schon 700 Jahre vor Christus gab es in Rom ein Gesetz, wonach eine verstorbene Schwangere nicht begraben werden durfte, ehe nicht das Kind durch einen Bauchschnitt entbunden wurde. Auch bei lebenden Frauen wurde im alten Rom der Eingriff vorgenommen. Wir wissen nicht, wie viele dabei starben. Zumindest überlebten einige den Eingriff, wie aus historischen Beispielen zu belegen ist.

■ **Arten**: Je nach dem Zeitpunkt des Entschlusses zur Schnittentbindung kann man diese einteilen in:

❶ **Primäre Schnittentbindung**: Schon vor Beginn der Geburt steht fest, daß nicht durch die Vagina entbunden werden kann oder soll. Gründe hierfür können z.B. sein:
- Mißverhältnis zwischen der Beckenweite der Mutter (Abb. 567a) und der Größe des Kindes: besonders enges Becken oder übergroßer Kopf des Kindes (z.B. Riesenkind bei zuckerkranker Mutter).
- tiefe Lage der Plazenta (*Placenta praevia*, lat. praevius = voran, via = Weg): Hat sich die Eizelle sehr nahe der Cervix uteri in das Endometrium eingenistet, so kann die Plazenta den Ausgang aus dem Uterus verschließen. Während der Eröffnungsphase wird der äußere Muttermund allmählich geöffnet. Die dort liegende Plazenta reißt dann von der Gebärmutterwand ab. Die Mutter droht dabei zu verbluten, das Kind zu ersticken (weil es nicht mehr Sauerstoff aus dem mütterlichen Blut entnehmen kann). Da dem Kind der natürliche Ausweg aus dem Uterus durch die Plazenta verschlossen ist, kann man es nur durch die Schnittentbindung retten.
- Querlage: Das Kind geht nur längs, aber nicht quer durch das Becken der Mutter. Liegt es quer im Uterus, so muß man es entweder in die Längsrichtung drehen oder herausschneiden. Die Drehung ist risikoreicher als die Schnittentbindung.

❷ **Sekundäre Schnittentbindung**: Die Geburt beginnt in der Hoffnung auf den natürlichen Weg durch die Vagina. Im Verlauf treten jedoch Gefährdungen für Mutter oder Kind auf, die eine Beendigung der Geburt als Schnittentbindung zweckmäßig erscheinen lassen, z.B.:
- Atemnot des Kindes im Uterus (*intrauterine Asphyxie*, gr. sphygmós = Puls): Sie wird am sichersten durch die dauernde Überwachung der kindlichen Herztöne rechtzeitig erkannt (Kardiotokographie: gleichzeitige Aufzeichnung der Herztöne des Kindes und der Wehen der Mutter).
- *verzögerter Verlauf der Geburt*: An der Weite des Muttermundes kann der Geburtshelfer das Voranschreiten der Eröffnungsperiode verfolgen und die weitere Dauer der Geburt abschätzen. Eine Schnittentbindung ist zu erwägen, wenn eine Beendigung der Geburt durch die Vagina 12 Stunden nach Beginn bei der Erstgebärenden (8 Stunden bei der Mehrfachgebärenden) noch nicht abzusehen ist.
- Riß der Gebärmutter (*Uterusruptur*): Besonders gefährdet sind Frauen mit Narben am Uterus (frühere Schnittentbindung, Ausschälen von gutartigen Geschwülsten usw.).
- Nabelschnurvorfall: Liegt die Nabelschnur tiefer als der Kopf des Kindes, dann wird sie beim Durchtritt des Kopfes durch das enge Becken abgeklemmt. Das Kind wird von der Sauerstoffversorgung abgeschnitten und kommt um.

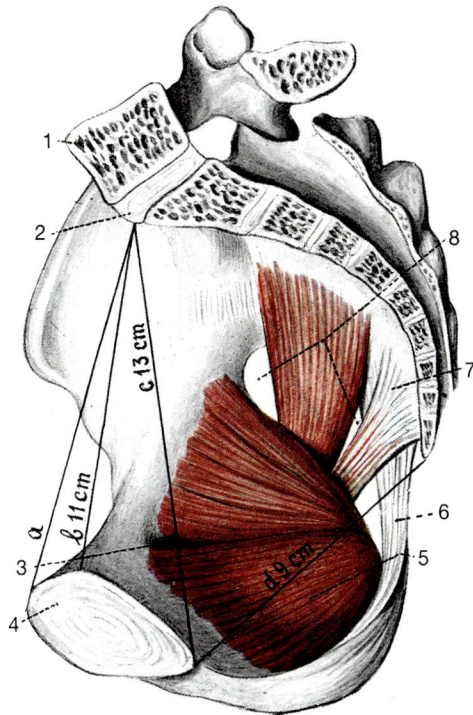

Abb. 567a. Medianschnitt durch das Becken mit den für den Geburtshelfer wichtigen Maßen. *[bl]*

1 Vertebra lumbalis V
2 Promontorium
3 Canalis obturatorius
4 Symphysis pubica
5 M. obturatorius internus
6 Lig. sacrotuberale
7 Lig. sacrospinale
8 Foramen ischiadicum majus
a (Conjugata anatomica)
b (Conjugata vera)
c (Conjugata diagonalis)

❸ **Schnittentbindung bei der toten Schwangeren**: Das Kind hat Überlebensaussicht, wenn die Schwangerschaft wenigstens 7 Monate gedauert hat und es innerhalb von 15 Minuten nach dem Tod der Mutter aus dem Uterus entnommen wird. Es wurden sogar noch nach 35 Minuten lebende Kinder zur Welt gebracht.
- Die mögliche Überlebenszeit des Kindes hängt von der Todesart der Mutter ab. Sie ist lang bei plötzlichem Tod, kurz bei langer Agonie der Mutter, in der alle Sauerstoffreserven aufgebraucht wurden. Dann stirbt manchmal sogar das Kind zuerst.
- Das aus der toten Mutter entbundene Kind ist häufig durch Sauerstoffmangel oder durch die schwere Krankheit der Mutter geschädigt. Etwa ⅓ der nach dem Tod der Mutter lebend geborenen Kinder stirbt in den ersten Tagen nach der Geburt.

■ **Vorgehen**:
- Abrasieren der Schamhaare.
- Vollnarkose oder Epiduralanästhesie.
- *Hautschnitt*: meist quer im Schamhaarbereich (Pfannenstiel-Schnitt), bei großer Eile ist der Unterbauch-Längsschnitt vorzuziehen (der allerdings häufiger eine Schwachstelle in der Bauchwand zurückläßt).
- *Durchtrennen des Peritoneum* an der Umschlagstelle von der Harnblase zum Uterus: Bei Infektion der Gebärmutterhöhle verzichtet man nach Möglichkeit auf das Eröffnen der Peritonealhöhle und löst das Peritoneum stumpf von der Harnblase und der Gebärmuttervorderseite ab (extraperitoneale Schnittentbindung). Dies dauert allerdings wesentlich länger.
- *Öffnen des Uterus*: In der Regel wird der Uterus (Abb. 567b) im sog. „unteren Uterinsegment" (etwas oberhalb der Cervix uteri) quer aufgeschnitten. Der früher übliche Längsschnitt hinterläßt eine Narbe, die stärker durch Platzen bei der nächsten Entbin-

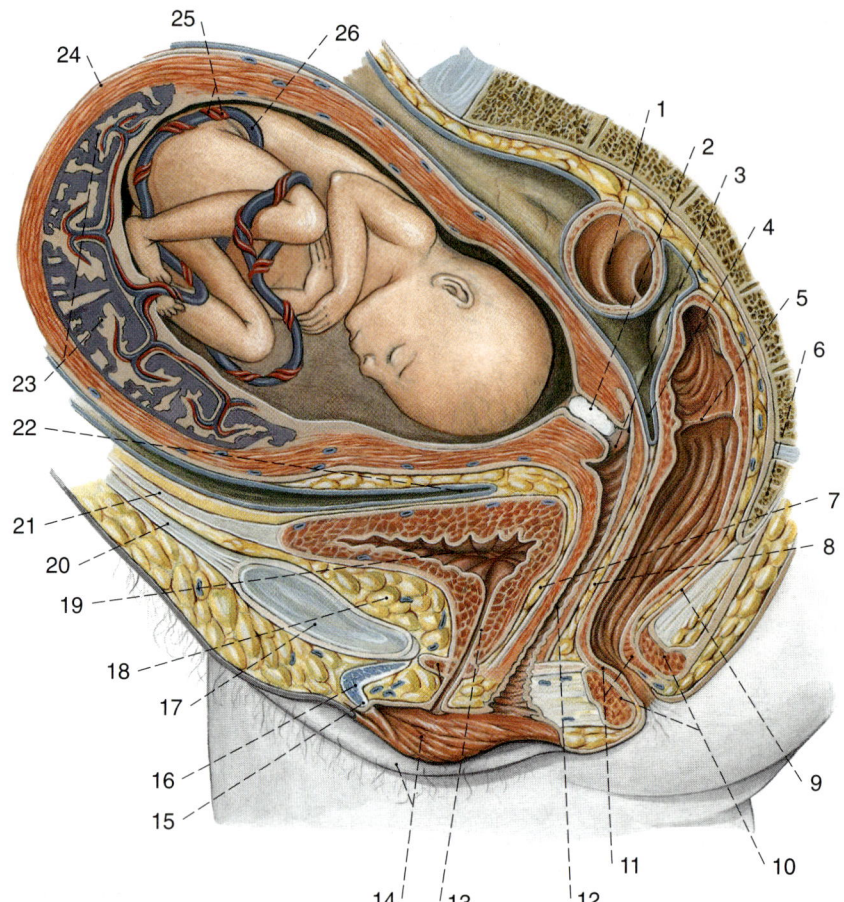

Abb. 567b. Der schwangere Uterus liegt der vorderen Bauchwand an. [fs2]

1 Colon sigmoideum
2 Canalis cervicis uteri mit Schleimpfropf
3 Ostium uteri + Portio vaginalis cervicis
4 Excavatio rectouterina
5 Plica transversa recti
6 Os coccygis [Coccyx]
7 <Fascia vesicovaginalis (Septum vesicovaginale)>
8 Fascia rectovaginalis [Septum rectovaginale]
9 Corpus [Lig.] anococcygeum
10 M. sphincter ani externus
11 M. sphincter ani internus
12 Vagina
13 Urethra feminina
14 Labium majus pudendi + Labium minus pudendi
15 Glans clitoridis
16 Corpus cavernosum clitoridis
17 Symphysis pubica
18 Spatium retropubicum
19 Vesica urinaria
20 Linea alba
21 Lig. umbilicale medianum
22 Excavatio vesicouterina
23 Placenta
24 Fundus uteri
25 Aa. umbilicales
26 V. umbilicalis

dung gefährdet ist. Er wird heute nur noch ausnahmsweise bei Placenta praevia, bei Querlagen und Zwillingen vorgenommen oder wenn der Uterus nach der Entbindung entfernt oder die Frau zumindest unfruchtbar gemacht werden soll.
• *Herausziehen des Kindes*: Je kleiner der Schnitt im Uterus ist, desto geringer ist die Gefahr des Platzens bei der nächsten Geburt, desto schwerer ist aber auch das Kind herauszuholen. Der Geburtshelfer versucht, den Kopf des Kindes in die aufgeschnittene Gebärmutterstelle zu drehen. Ist der Kopf mit der Hand schlecht zu fassen, so nimmt man die Saugglocke oder eine besondere Kaiserschnittzange zur Hilfe. Wehen stören dabei. Der Uterus sollte möglichst entspannt sein. Ist das Kind jedoch entnommen, dann soll sich der Uterus kontrahieren, damit sich die Nachgeburt löst und die blutenden Gefäße abgeklemmt werden.
• *Entnahme der Plazenta*: Man kann sie an der Nabelschnur herausziehen oder mit der Hand lösen. Bleiben Reste der Eihäute an des Uteruswand haften, so muß die Gebärmutterhöhle ausgeschabt werden (Kürettage), weil sich sonst die Gebärmuttermuskeln nicht optimal kontrahieren und damit die Gefäße nicht ausreichend abklemmen können (Blutung!).
• *Naht des Uteruswunde*: In Abständen von etwa 1,5 cm wird die Muskelwand des Uterus mit einzelnen Knopfnähten zusammengezogen. Darüber wird das Peritoneum vernäht.
• *Verschluß des Hautschnitts*: Solange die Peritonealhöhle geöffnet ist, sollten zumindest noch Eileiter und Eierstöcke, evtl. auch andere Bauchorgane überprüft werden. Sie sind nicht so schnell wieder so einfach zu besichtigen.

■ **Erweiterungen**:
• Entfernen des Wurmfortsatzes (*Appendektomie*): In den USA wird häufig im Anschluß an die Schnittentbindung auch gleich noch die (gesunde) Appendix vermiformis herausgenommen, um evtl. spätere Probleme mit einer Appendicitis zu ersparen.
• *Entfernen des Uterus*: Dies kann gelegentlich nötig sein, wenn sich der Uterus trotz Gabe von Wehenmitteln nach der Lösung der Nachgeburt nicht kontrahiert und es unentwegt blutet. Der Blutverlust aus der großen Wundfläche kann dann erheblich sein. Andere Gründe für eine Hysterektomie können gutartige Geschwülste oder ein Krebs des Uterus oder der Wunsch nach Schutz vor weiterer Schwangerschaft sein. In diesen Fällen muß man abwägen, ob der Uterus nicht erst nach dem Wochenbett entfernt wird. Das Risiko des Kaiserschnitts wird beim unmittelbaren Anschluß der Hysterektomie deutlich erhöht. Der Blutverlust steigt meist auf 1-1½ Liter an.
• *Sterilisation* durch Unterbrechen der Eileiter: Dieser kleine Eingriff erhöht das Risiko nicht nennenswert.

#568 Wochenbett (Puerperium)

■ **Definition**: Als Wochenbett bezeichnet man die Zeitspanne im Anschluß an die Entbindung, die der Körper der Mutter zur Rückbildung aller schwangerschaftsbedingten Veränderungen braucht:
• *Frühwochenbett*: In den ersten beiden Wochen erfolgt die Hauptumstellung.
• *Spätwochenbett*: Die darauf folgenden 4-6 Wochen werden zum (fast) völligen Ausgleich benötigt.

■ Die wichtigsten **Teilvorgänge** im Wochenbett sind:
❶ *Verkleinerung des Uterus*: Am Ende der Schwangerschaft hat der Uterus ein Gesamtgewicht von etwa 6 kg. Davon entfallen etwa

3-3½ kg auf den Fetus, ½ kg auf die Plazenta, 1 kg auf das Fruchtwasser und 1 kg auf die Gebärmutterwand. Die während der Schwangerschaft bis auf das 20fache ihrer jungfräulichen Länge ausgewachsenen Muskelfasern schrumpfen wieder zusammen. Eine Woche nach der Entbindung wiegt der Uterus nur noch die Hälfte (etwa 500 g), nach 2 Wochen ein Drittel (etwa 350 g), nach 6 Wochen nur noch 50-70 g.

❷ *Abheilen der Gebärmutterwunde*: Am Ende der Geburt ist die Gebärmutterhöhle eine riesige Wundfläche (Größe etwa 1-2 Handflächen), der große Mengen an Wundabsonderungen entströmen („Wochenfluß" = Lochien, gr. locheía = Reinigung der Wöchnerin nach der Geburt). Sie sind zuerst stark bluthaltig (*Lochia rubra*).
• Nach dem Ausstoßen der Nachgeburt gerät der Uterus normalerweise in einen Zustand der Dauerspannung aller Muskelfasern. Dadurch werden die Blutgefäße abgeklemmt, und die Blutung aus der Gebärmutterhöhle hört allmählich auf.
• Es besteht die Gefahr der Infektion der Wundhöhle. Der Körper mobilisiert die weißen Blutkörperchen. Sie besetzen in großer Zahl die Wundhöhle. Nach 3 Tagen wird der Ausfluß daher eiterähnlich (*Lochia flava*), nach einer Woche dünnflüssig (*Lochia alba*).
• Der Körper wirkt der Einwanderung von Bakterien entgegen, indem er den Eingang in die Gebärmutterhöhle möglichst schnell verschließt. Der Gebärmutterhalskanal, der während der Geburt für den kindlichen Kopf auf 10-12 cm Durchmesser aufgeweitet wurde, ist nach 3-4 Tagen nur noch für einen Finger durchgängig.

❸ *Festigen des Beckenbodens*: Der gewaltig gedehnte Muskel- und Bandapparat des Beckenbodens nimmt allmählich wieder die normalen Maße an. Er kann die Beckenorgane wieder stützen. Häufig bleiben aber kleine Schäden zurück, die nach mehreren Geburten eine Senkung des Uterus (#546) begünstigen.

❹ *Entwässerung*:
• Die Gewichtszunahme der Schwangeren beruht nicht nur auf dem Gewicht der Frucht und des Fruchtwassers. Es wird auch vermehrt Wasser in den Geweben zurückgehalten.
• Die rasche Gewichtsabnahme im Wochenbett beruht auf der Abgabe dieses überflüssigen Wassers. Dabei können 2-3 Liter Harn pro Tag ausgeschieden werden („Harnflut").

❺ *Stillen*: In den ersten Tagen nach der Geburt wird eine eiweißreiche, fettarme „Vormilch" (Kolostrum) erzeugt, die reichlich weiße Blutkörperchen enthält. Nach etwa 4 Tagen nimmt die Milchsekretion stark zu (die Milch „schießt" ein). Erst nach 1-2 Wochen „Übergangsmilch" wird die „reife Frauenmilch" gebildet. Sie wird dann solange sezerniert, wie an der Brustwarze gesaugt wird. Nerven und Hormone wirken bei diesem reflexartigen Geschehen zusammen (#253). Nach dem „Abstillen" erlischt die Milchproduktion.

#569 Neugeborenes (Neonatus)

■ Als „Reifezeichen" des Neugeborenen gelten:
• Das Gewicht beträgt mindestens 2500 g, die Scheitel-Fersen-Länge mindestens 48 cm.
• Die Haut ist rosig. Das Unterhautfettpolster ist gut entwickelt. Lanugobehaarung findet man nur auf Schultern und Oberarmen. Die Haut der gesamten Fußsohle einschließlich Ferse ist gefältelt.
• Die Fingernägel überragen die Fingerkuppen.
• Die kleinen Schamlippen werden von den großen verdeckt bzw. beide Hoden sind im Hodensack angelangt.
• In der distalen Femurepiphyse und in der proximalen Tibiaepiphyse sind Knochenkerne angelegt.

■ **Apgar-Schema**: Der Zustand des Neugeborenen wird gewöhnlich eine, 5 und 10 Minuten nach der Geburt mit Hilfe der von der amerikanischen Anästhesistin Virginia Apgar (1909-1974) angegebenen Kriterien (Tab. 569) beurteilt. Die Summe der Punkte wird folgendermaßen bewertet: 7-10: "lebensfrisch", 4-6: leichte bis mäßige Beeinträchtigung, 0-3: schwere Beeinträchtigung. Ein niedriger Einminutenwert bedeutet eine hohe Gefährdung des Neugeborenen. Der Fünfminutenwert läßt Schlüsse auf die weitere Entwicklung zu. Man beachte, daß die Anfangsbuchstaben der Kriterien mit dem Namen der Verfasserin übereinstimmen.

Tab. 569. Apgar-Wert (Apgar-Score) zur Beurteilung des Neugeborenen			
	2 Punkte	1 Punkt	0 Punkte
Atembewegungen	regelmäßig (Kind schreit)	schwach oder unregelmäßig	keine
Puls	über 100	unter 100	nicht wahrnehmbar
Grundtonus	Kind bewegt sich aktiv	schwache Muskelanspannung	schlaffe Muskeln
Aussehen	rosig	Rumpf rosa, Gliedmaßen bläulich	blau, blaß
Reflexe	lebhaft (Kind schreit)	vermindert (verzieht nur Gesicht)	keine Reaktion

5.7/8 Männliche Geschlechtsorgane

#571 Hoden (Testis): Lage, Form, Größe, Serosa, *Maldescensus, Kryptorchismus, Hodenektopie, Hydrozele*
#572 Hodenkanälchen, Hodennetz, Zwischenzellen
#573 Samenzellbildung, Sertoli-Zellen, *Hodenkrebs*
#574 Nebenhoden: Gliederung, Feinbau, *Punktion*
#575 Gefäße und Nerven von Hoden und Nebenhoden
#576 Ductus deferens (Samenleiter), Samenzelltransport
#577 Funiculus spermaticus (Samenstrang), Hodenhüllen, M. cremaster
#578 Hodensack (Scrotum)
#581 Bläschendrüse = Samenblase (Glandula vesiculosa [Glandula seminalis] [Vesicula seminalis])
#582 Prostata (Vorsteherdrüse), *Prostatapunktion*
#583 *Prostataadenom und -karzinom, Prostatektomie*
#584 Cowper-Drüse (Glandula bulbourethralis)
#585 Männliche Harnröhre, *Katheterisieren, Fehlmündung*
#586 Penis, Schwellkörper
#587 Penishüllen, Vorhaut, *Smegma, Phimose, Paraphimose, Beschneidung, Peniskarzinom*
#588 Erektion des Penis, *Potenz, Impotenz, Priapismus*
#589 Ejakulation, Sperma
⇒ #532 Entwicklung der Geschlechtsorgane

#571 Hoden (Testis): äußere Form und Lage

■ **Lage**: Die Hoden (*Testes*) liegen im Hodensack (*Scrotum*, #578). Sie werden jedoch im Bauchraum angelegt und steigen erst gegen Ende der Fetalzeit durch den Leistenkanal (#265) in den Hodensack ab (*Descensus testis*, lat. descendere = absteigen, Abb. 571a-d). Im Bauchraum ist die Temperatur für die Samenzellbildung zu hoch. Deshalb werden die Hoden in den Hodensack verlagert, in welchem die Temperatur besser zu regulieren ist. Die beiden Hoden stehen meist ungleich hoch, sie haben so zwischen den Oberschenkeln besser Platz.

■ **Maldescensus testis** (lat. malus = schlecht): Bisweilen gelangt der Hoden beim Descensus nicht bis in den Hodensack, sondern bleibt in der Bauchhöhle (*Kryptorchismus*, gr. kryptós = versteckt, verborgen, órchis = Hoden) oder im Leistenkanal (*Leistenhoden*) liegen.
• Da der Abstieg normalerweise erst im 9.-10. Entwicklungsmonat vollendet wird, ist der Kryptorchismus beim Frühgeborenen

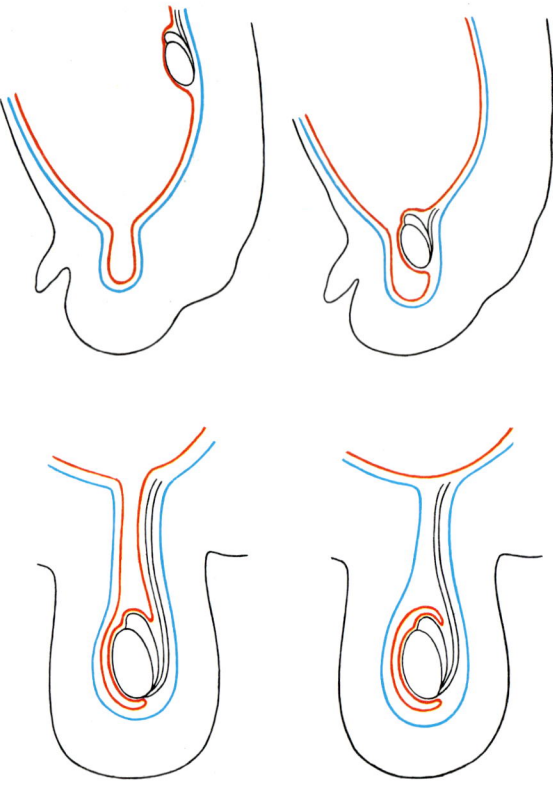

Abb. 571a-d. Abstieg des Hodens während der Fetalzeit und Entstehung der Tunica vaginalis testis. Peritoneum rot. Bauchwandfaszie und Abkömmlinge blau. Vgl. Abb. 267a. [le2]

sehr häufig (etwa ¼ der Frühgeburten). Der Hoden deszendiert dann meist nach der Geburt.
• Bei etwa 1 % der Knaben liegt auch nach dem ersten Lebensjahr ein Hoden noch nicht im Hodensack. Man versucht gewöhnlich im 2. Lebensjahr, durch Gabe von HCG (Choriongonadotropin) oder Luliberin den Abstieg zu erreichen. Ein Leistenhoden produziert zwar Hormone, aber keine Samenzellen. Zweck der Verlagerung in den Hodensack ist schließlich die für die Samenzellbildung nötige niedrigere Temperatur.

■ **Hodenektopie** (falsche Lage des Hodens, gr. ex, vor Konsonanten ek = aus, heraus, tópos = Ort): Der Hoden steigt nicht in den Hodensack, sondern in den Oberschenkel, die Bauchhaut oder die Dammgegend ab.

■ **Form, Größe:** Die Hoden sind etwa eiförmig (sie werden daher in der derben Umgangssprache auch „Eier" genannt). Ihre Größe liegt zwischen der einer Walnuß und der eines kleinen Hühnereies. Man unterscheidet 2 Pole und, da die Hoden etwas abgeplattet sind, 2 Ränder und 2 Flächen:
• *Extremitas superior* (oberer Pol).
• *Extremitas inferior* (unterer Pol).
• *Margo anterior* (vorderer Rand).
• *Margo posterior* (hinterer Rand).
• *Facies lateralis* (Außenfläche).
• *Facies medialis* (Innenfläche).

Orchimetrie: Das Volumen eines Hodens beträgt beim erwachsenen Mann etwa 30 ml. Die Bestimmung der Hodengröße kann bei der Beurteilung der körperlichen Entwicklung eines Knaben oder eines hormonal gestörten Mannes wichtig sein. Man vergleicht dann am einfachsten mit einem Satz eiförmiger Kunststoffkörper definierten Volumens („Orchidometer").

■ **Serosaverhältnisse:** Der Hoden gleitet an einem Bauchfellfortsatz (*Saccus vaginalis*) entlang durch den Leistenkanal. Von ihm bleibt ein Rest als seröse Hodenhülle (*Tunica vaginalis testis*) erhalten. Wie bei Pleura, Perikard und Peritoneum unterscheidet man 2 Blätter:
• *Lamina visceralis* (viszerales Blatt, früher Epiorchium genannt): dem Hoden anliegend.
• *Lamina parietalis* (parietales Blatt, früher Periorchium genannt): vom Hoden durch einen Spaltraum getrennt.

Der Hoden ist nahezu völlig von der spiegelnd glatten *Tunica vaginalis testis* bedeckt. Lediglich die Anlagerungsfläche des Nebenhodens am hinteren Rand und am oberen Pol bleibt frei. Dort treten die Gefäße und Nerven ein und verlassen die Ausführungsgänge den Hoden. Dieses *Mediastinum testis* (Hodengekröse, in der Mitte zwischen Hoden und Nebenhoden) ist etwa dem Lungenhilum vergleichbar.

■ **Hydrozele** (Wasserbruch): Der Spaltraum zwischen den beiden Blättern der Hodenhülle ist normalerweise wie die anderen serösen Höhlen nur mit etwas Flüssigkeit benetzt. Es kann sich in ihm jedoch auch eine größere Flüssigkeitsmenge zu einer prallen Geschwulst ansammeln. Der Wasserbruch ist mit Taschenlampe und Stethoskop von der Leistenhernie zu unterscheiden (#267): Der mit klarer Flüssigkeit gefüllte Wasserbruch leuchtet vor der Taschenlampe rot auf im Gegensatz zur undurchsichtigen Leistenhernie. In dieser kann man gluckernde Geräusche hören, sofern sie Darm enthält.

■ **Nachbarschaft** (Abb. 571e): Dem Hoden ist nur ein Organ benachbart, der Nebenhoden (*Epididymis*). Der Neben-

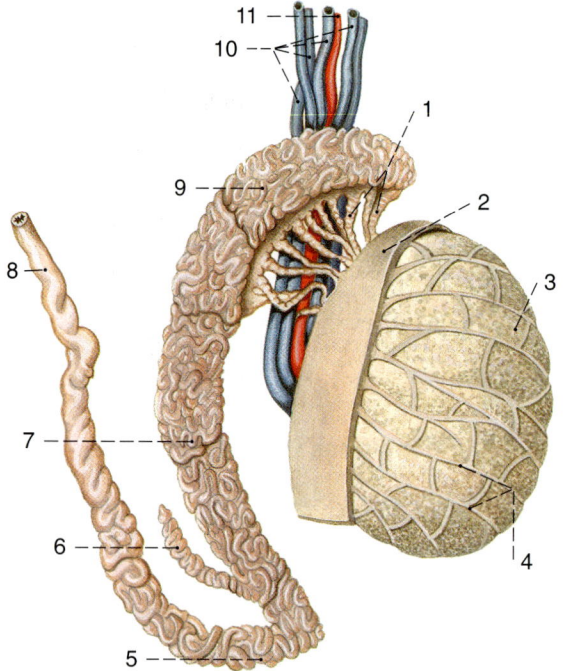

Abb. 571e. Hoden und Nebenhoden. Die derbe bindegewebige Hülle des Hodens ist größtenteils entfernt. In den Nebenhodenläppchen wurden die Ausführungsgänge des Hodens freigelegt. [fs2]

1 Ductuli efferentes testis
2 Tunica albuginea
3 Lobuli testis
4 Septula testis
5 Cauda epididymidis
6 Ductulus aberrans inferior
7 Corpus epididymidis
8 Ductus deferens
9 Caput epididymidis
10 Plexus pampiniformis
11 A. testicularis

hodenkopf liegt dem oberen Pol des Hodens an, der Nebenhodenkörper dem hinteren Rand. Der Nebenhodenschwanz biegt am unteren Pol in den Ductus deferens um. Der Nebenhoden wird ebenfalls von der serösen Hodenhülle bedeckt. Zwischen Nebenhodenkörper und Hinterrand des Hodens schiebt sich von lateral eine Serosatasche, der *Sinus epididymidis* (Nebenhodenbucht).

> ■ **Terminologie:**
> • Das Wort *Hoden* leitet sich wie Haut von der indogermanischen Wurzel skeu = bedecken, einhüllen ab, von der auch Hütte und Scheune kommen. Der Hoden ist demnach „das Bedeckte".
> • Ganz anders ist die Ableitung des lateinischen *testis* = der Zeugende in der Doppelsinnigkeit von erzeugen und bezeugen. Im Alten Testament fordert Abraham einen Knecht auf, beim Schwören die Hand an seine Hoden zu legen (Genesis 24, 2) und ebenso Jakob seinen Sohn Joseph (Genesis 47, 29). Es wurde also bezeugt unter Bezug auf die Nachkommen. Man beachte die Ähnlichkeit von Testis, Testat, Test, Testament. Thomas Mann verwendet testis in der ursprünglichen Bedeutung im Doktor Faustus (Kap. 34): „Man nehme den testis, den Zeugen und Erzähler des grausamen Geschehens ...".
> • Die meisten klinischen Begriffe leiten sich vom griechischen *órchis, órchios* = Hoden ab, z.B. Orchitis = Hodenentzündung. Man vergleiche in der Botanik Orchideen = Knabenkräuter.

#572 Hoden (Testis): Feinbau

■ **Läppchengliederung**: Der Hoden ist von einer straffen bindegewebigen Kapsel (*Tunica albuginea*) umhüllt. Von dieser ziehen unscharf begrenzte bindegewebige Scheidewände (*Septula testis*) zum Hodengekröse. Sie teilen den Hoden in 250-400 Läppchen (*Lobuli testis*) auf. Jedes Läppchen enthält 2-4 Hodenkanälchen (*Tubuli seminiferi*, Abb. 572).

■ **Hodenkanälchen** (Samenkanälchen): An ihnen unterscheidet man 2 Abschnitte:
• *Tubuli seminiferi contorti* (gewundene Hodenkanälchen): Hauptteile.
• *Tubuli seminiferi recti* (gestreckte Hodenkanälchen): kurze Endteile.
Ein Hodenkanälchen ist 30-70 cm lang, aber auf 2-3 cm aufgeknäuelt. Die Gesamtlänge der etwa 600 Hodenkanälchen beträgt demnach etwa 300 m. Die Wand des Hodenkanälchens besteht aus:
• *Lamina limitans* (Grenzmembran): der bindegewebigen Hülle, die auch kontraktile Zellen enthält.
• *Epithelium spermatogenicum* (Samenepithel): dem samenzellbildenden Gewebe (#573).

■ **Rete testis** (Hodennetz): Die Hodenkanälchen münden in ein Kanälchengeflecht. Es ist mit einem einschichtigen kubischen Epithel ausgekleidet. Manche Zellen tragen Geißeln, vermutlich um die noch unbeweglichen Samenzellen weiterzubefördern.

■ **Ductuli efferentes testis** (abführende Hodenkanälchen): Aus dem Hodennetz ziehen etwa 10 Kanälchen zum Nebenhoden und bilden dort den Nebenhodenkopf. Das mehrreihige Epithel mit niedrigen Zellen ohne Geißeln und höheren Zellen mit Geißeln ist von glatten Muskelzellen umgeben.

■ **Hodenzwischenzellen** (Leydig-Zwischenzellen, Franz von Leydig, 1850, aber schon ein Jahrhundert länger bekannt): Das Zwischengewebe zwischen den Hodenkanälchen (*Interstitium testis*) enthält neben retikulärem Bindegewebe und Kapillaren eine eigene Zellform. Sie zeigt im Elektronenmikroskop die Kennzeichen steroidsezernierender Zellen. Die Hodenzwischenzellen sind durch kristallartige Zelleinschlüsse charakterisiert, deren Funktion noch unbekannt ist. Die Zwischenzellen liegen in Grüppchen beisammen. Sie machen insgesamt etwa 1/8 des Hodengewebes aus.

■ **Testosteron**: Aktiviert durch das Luteinisierungshormon (LH) des Hypophysenvorderlappens (beim Mann manchmal Interstitielle-Zellen-stimulierendes-Hormon = ICSH genannt) sezernieren die Zwischenzellen das Androgen Testosteron. Die Hormonproduktion beginnt schon während der frühen Fetalzeit im 4. Entwicklungsmonat unter dem Einfluß des von der Plazenta gebildeten Choriongonadotropins (HCG), das funktionell dem Luteinisierungshormon (LH) entspricht (#536). Testosteron steuert die Differenzierung der Geschlechtsorgane zur typisch männlichen Form und bleibt dann zeitlebens für männliche Körperbaumerkmale (Behaarung, Stimme usw.) verantwortlich. Bei manchen Haustieren entfernt man die Hoden (Kastration), um die Testosteronwirkung auf das Verhalten auszuschalten: Aus dem wilden Stier wird der zahme Ochse.

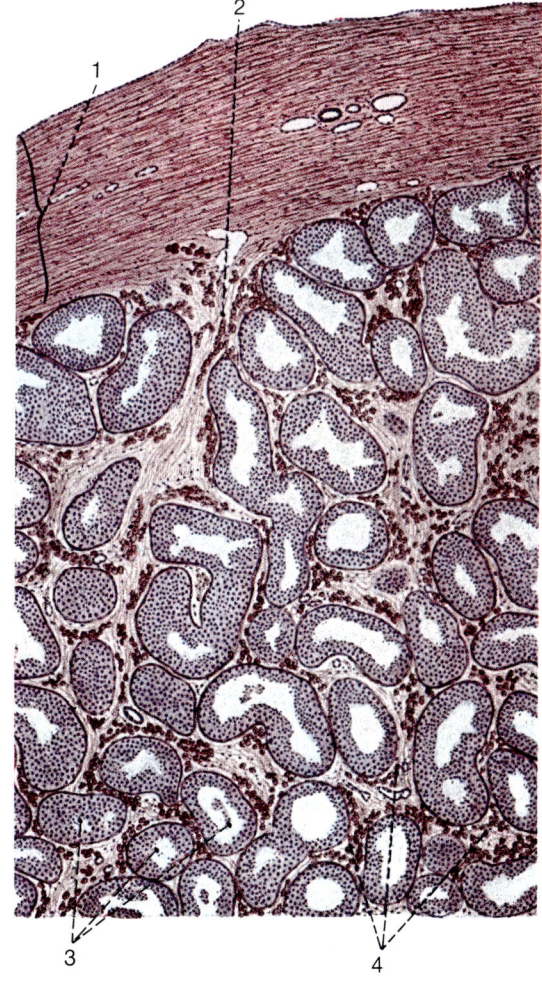

Abb. 572. Schnittbild des Hodens (Vergrößerung 40fach). Im Hoden sind ähnlich wie in dem Pancreas zwei Organe vereinigt:
• Die Hodenkanälchen erzeugen die Samenzellen,
• das Zwischengewebe männliche Geschlechtshormone. [so]

| 1 | Tunica albuginea | 3 | Tubuli seminiferi |
| 2 | Septula testis | 4 | Hodenzwischenzellen (Leydig-Zellen) |

#573 Samenzellbildung

■ Unter **Spermatogenese** versteht man die Entwicklung der Samenzellen aus den Urgeschlechtszellen bzw. den aus diesen hervorgehenden Stammzellen. Sie vollzieht sich in mehreren Stufen, wobei auch die Reifeteilungen ablaufen (Abb. 573a):
• Samenstammzelle (*Spermatogonium*): am Rand des Hodenkanälchens. Sie teilt sich mitotisch. Dabei entsteht jeweils eine Stammzelle A (*Spermatogonium A*), die sich weiterteilt und dabei den Bestand an Stammzellen erhält, und eine Stammzelle B (*Spermatogonium B*), die sich zu Samenzellen weiterentwickelt.
• Primärer Spermatozyt (*Spermatocytus primarius*): Die größte Zelle im Hodenkanälchen entsteht durch Wachstum einer Stammzelle B. In den primären Spermatozyten läuft innerhalb von etwa 3 Wochen die 1. Reifeteilung ab, die zu 2 sekundären Spermatozyten führt.
• Sekundärer Spermatozyt (*Spermatocytus secundarius*): Diese kleinere Zelle teilt sich rasch (2. Reifeteilung) zu 2 Spermatiden. Deswegen sind nur wenige sekundäre Spermatozyten im Präparat zu sehen.
• Spermatid (*Spermatidium*): Diese ungeschwänzte Zelle macht eine lange Metamorphose zur geschwänzten reifen Samenzelle durch.

Aus jeder Samenstammzelle B entstehen 4 reife Samenzellen (aus einer Stammeizelle jedoch nur eine reife Eizelle + 3 Polzellen). Den Schritten der Spermatogenese entspricht die Schichtenfolge im Samenepithel: Die Stammzellen liegen außen, die Spermatozyten in der mittleren Schicht, die Spermatiden und reifen Samenzellen nahe der Lichtung des Hodenkanälchens. Die aus den einzelnen Teilungsschritten hervorgehenden Zellen bleiben durch Zytoplasmabrücken verbunden, die erst bei der Lösung der Samenzellen aus dem Samenepithel brechen.

Dauer: In Präparaten des Hodens sieht man meist im Querschnitt eines Kanälchens einen Zelltyp bevorzugt. Man nimmt daher an, daß die Spermatogenese synchron in Wellen über ein Hodenkanälchen abläuft. Die Gesamtdauer der Spermatogenese beträgt etwa 2-3 Monate.

> **Terminologie**: Die Namen für die einzelnen Stadien der Spermatogenese wurden hier nach der internationalen Nomenklatur gewählt. Bei Vergleich verschiedener Lehrbücher wird man eine Vielfalt von Bezeichnungen finden:
> • Viele Autoren bevorzugen weibliche Zellnamen: „die" Spermatogonie, Spermatozyte, Spermatide. Die lateinische Form legt jedoch männliche und sächliche Endungen nahe: der Spermatozyt, das Spermatid.
> • Statt primär und sekundär wird häufig „1. Ordnung" und „2. Ordnung" gebraucht.
> • Die sekundären Spermatozyten werden auch Präspermatiden genannt.
> • Selbst innerhalb der internationalen Nomenklatur bestehen noch Unstimmigkeiten: Die Nomina embryologica grenzen innerhalb der Spermatogenese (*Cyclus spermatogenicus*) die Entwicklung vom Spermatidium zum Spermium als Spermiogenesis ab, die Nomina histologica hingegen nennen die gesamte Spermatogenese Spermiogenesis.

■ **Samenzelle** = Samenfaden (*Spermatozoon* = *Spermium*): Sie ist in Kopf und Geißel zu gliedern (Abb. 573b):

❶ Der etwa 4 µm lange und 2-3 µm dicke **Kopf** (*Caput*) besteht im wesentlichen aus dem Zellkern mit dem haploiden Chromosomensatz. Die vorderen ⅔ sind von der Kopfkappe (*Acrosoma*) bedeckt. Sie enthält hydrolytische Enzyme, mit deren Hilfe die Samenzelle in die Eizelle eindringt.

❷ An der **Geißel** (*Flagellum*) unterscheidet man nach dem Bau 4 Abschnitte:
• *Hals* (Verbindungsstück): mit den Zentriolen.
• *Mittelstück*: Der Achsenfaden (*Axonema*) mit einer 9+2-Struktur (2 zentrale + 9 periphere Mikrotubuli) ist von 9 Außenfibrillen und einer Mitochondrienscheide umhüllt. Die Mitochondrien stellen die Energie (aerob!) für die Fortbewegung bereit.
• *Hauptstück*: An die Stelle der Mitochondrien tritt eine Ringfaserscheide.
• *Endstück*: Es bleibt nur noch der Achsenfaden.

■ **Sertoli-Zellen**: Das Samenepithel enthält außer den Zellen der Spermatogenese auch noch Stützzellen. Sie werden häufig nach ihrem Erstbeschreiber (Enrico Sertoli, Mailand 1865) Sertoli-Fußzellen genannt. Diese langgestreckten Zellen reichen von der Basalmembran durch die ganze Höhe des Samenepithels bis zur Lichtung des Hodenkanälchens. Ihre Aufgaben sind vielfältig:
• mechanische *Stützfunktion*.
• *Blut-Hoden-Schranke*: Wenigstens ein Teil der im Blut enthaltenen Schadstoffe wird dadurch vom empfindlichen samenzellbildenden Gewebe ferngehalten (vielleicht auch Immunbarriere).

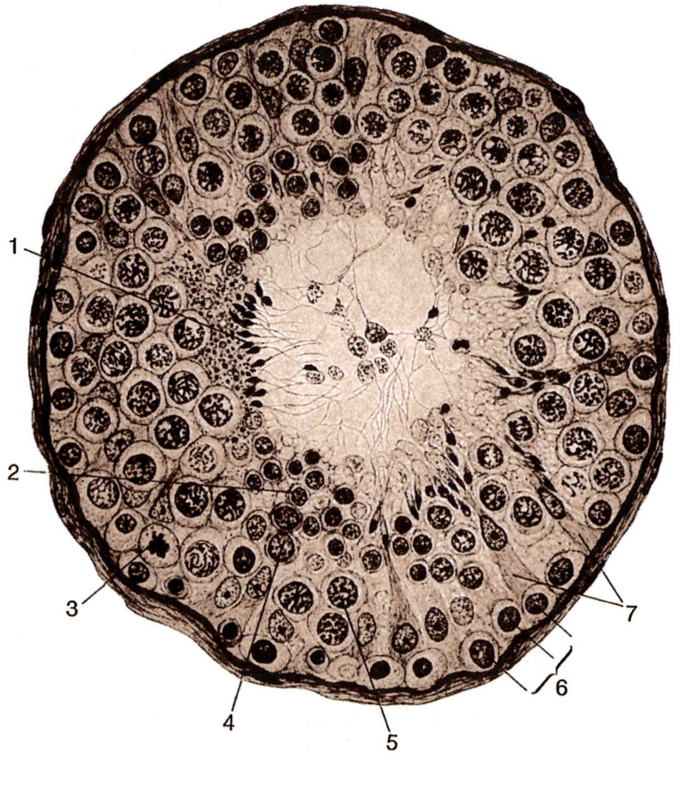

Abb. 573a. Querschnitt durch ein Hodenkanälchen. [bg2]

1 Spermatozoon [Spermium]
2 Spermatidium
3 Stammsamenzelle (Spermatogonie) in Teilung
4 Spermatozyt II. Ordnung
5 Spermatozyt I. Ordnung
6 Stammsamenzelle (Spermatogonie)
7 Sertoli-Zelle (Stützzelle)

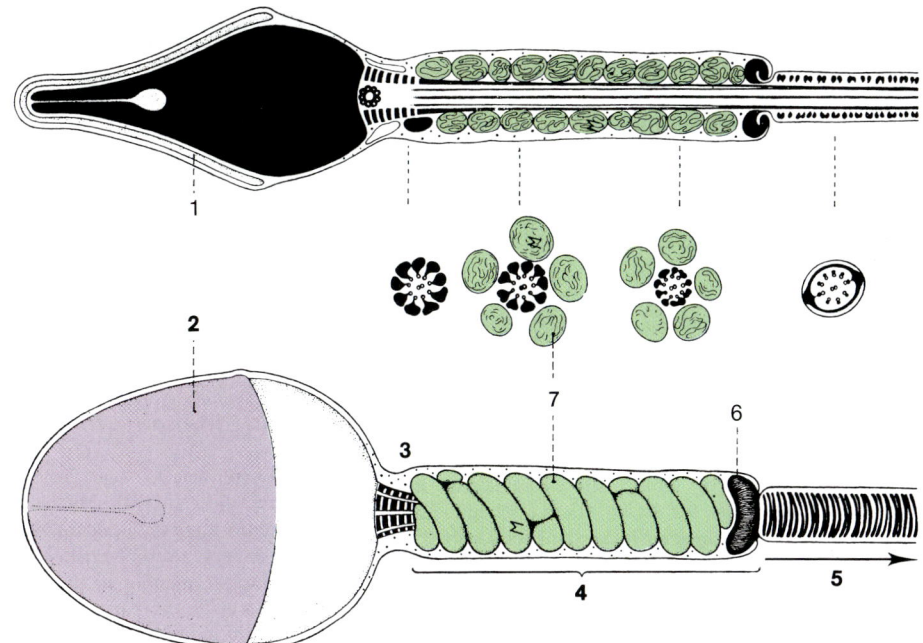

Abb. 573b. Vorderer Abschnitt der Samenzelle (Spermatozoon = Spermium), schematisch nach elektronenmikroskopischen Befunden (Vergrößerung 10 000fach).
[bg2]

1 Kopfkappe (Acrosoma)
2 Kopf
3 Hals
3-5 Geißel
4 Mittelstück
5 Hauptstück + Endstück
6 Schlußring
7 Spiralfaden (= Mitochondrien)

- *Stoffwechsel*, z.B. Vermittlung des Stoffaustausches zwischen den um das Hodenkanälchen gelegenen Kapillaren und den Zellen der Spermatogenese. Die Samenzellen erscheinen manchmal vom Cytoplasma der Stützzellen umschlossen („Ammenzellen").
- *Phagozytose*: Die Sertoli-Zellen nehmen von den Spermatiden abgestoßenes Zytoplasma auf. Vor dem Übergang der Hodenkanälchen in das Rete testis wird ein Teil der fehlgebildeten Samenzellen von den Sertoli-Zellen abgefangen.
- *Sekretion*: Vermutlich synthetisieren sie ein androgenbindendes Protein, das die für die Spermatogenese nötigen Androgene im Hodenkanälchen festhält. Die Sekretion des Bindungsproteins soll vom follikelstimulierenden Hormon des Hypophysenvorderlappens aktiviert werden.

■ **Hodenkrebs**: Er gehört zu den selteneren Krebsarten. Pro Jahr sterben in der Bundesrepublik Deutschland etwa 400 Männer daran. Das Außergewöhnliche am Hodenkrebs ist, daß er überwiegend jüngere Männer befällt (15-45 Jahre). Er ist am häufigsten in der Zeit höchster sexueller Aktivität, in der besonders viele Samenzellen erzeugt werden. Die Stammsamenzellen müssen sich dann besonders häufig teilen. Rasche Zellteilungen sind der Ausgangspunkt für krebsige Entartung. Die meisten Geschwülste des Hodens leiten sich von den Keimgeweben ab (Seminom, Teratom, Chorionepitheliom usw.).
- Erstes Zeichen der Geschwulst ist die schmerzlose Schwellung des Hodens. Mit zunehmender Größe kommen Schweregefühl und ziehende Schmerzen hinzu. Häufig wird die Schwellung als Hoden- oder Nebenhodenentzündung verkannt. Eine erste Orientierung ermöglicht die Durchleuchtung mit der Taschenlampe (Diaphanoskopie): Flüssigkeitsgefüllte Hohlräume (Hydrozele, #571) leuchten rot auf, festes Gewebe (z.B. Krebs) bleibt dunkel.
- Hodenkrebs wächst besonders rasch und bildet frühzeitig Metastasen. Dies ist nicht unbedingt ein Nachteil für den Patienten, weil rasch wachsende Krebse besonders gut auf eine Behandlung mit Strahlen oder Zytostatika ansprechen.

Die typische Behandlung vollzieht sich in 2 Schritten:
- Entfernen des krebskranken Hodens einschließlich Nebenhoden und einem Teil des Samenstrangs (hohe Semikastration).
- Je nach Art der Geschwulst und dem Nachweis von Metastasen: operatives Ausräumen der Lymphknoten an der Hinterwand des Bauchraums, Bestrahlung oder Zytostatika.
- Die Operation am gut zugänglichen Hoden ist risikoarm. Am häufigsten ist eine Nachblutung zu erwarten. Lange anhaltende Schmerzen in der Leistengegend und im Hodensack beruhen meist auf einer Einklemmung des *N. ilioinguinalis* durch eine Unterbindung oder Naht im Bereich des Leistenkanals. Dann muß in einer kleinen zweiten Operation der Nerv aus seiner Beengung befreit werden.

#574 Nebenhoden (Epididymis)

Die Epididymis ist im wesentlichen ein 4-5 m langer Schlauch, der auf etwa 5 cm Länge zusammengeknäuelt ist. Er liegt keulenförmig dem Hinterrand und dem oberen Pol des Hodens an. Er ist durch den Hodensack hindurch leicht zu tasten und fühlt sich weicher an als der prall-elastische Hoden. Der Nebenhoden ist der wichtigste Samenspeicher. In ihm reifen die Samenzellen völlig aus.

Das Wort *Epididymis* (gr. epí = auf, dídymos = zweifach, dídymoi = Zwillinge, im übertragenen Sinn die Hoden) ist erfahrungsgemäß für den Anfänger nicht leicht auszusprechen und sollte daher geübt werden. Das gilt besonders für den lateinischen Genitiv *epididymidis*, den Plural *Epididymiden*, die Entzündung *Epididymitis* und deren Plural *Epididymitiden*.

■ **Nebenhodenpunktion**: Als Samenspeicher enthält der Nebenhoden massenhaft Samenzellen. Bei Unfruchtbarkeit infolge Unwegsamkeit des Samenleiters kann man Samenzellen aus dem Nebenhoden für eine künstliche Befruchtung gewinnen. Dabei sollte man den samenleiternahen Teil des Nebenhodens punktieren, weil in ihm die Samenzellen am weitesten ausgereift sind und damit die Wahrscheinlichkeit für eine Befruchtung am größten sind. Auch wenn keine natürliche Entleerung der Samenzellen möglich ist, geht die Spermatogenese im Hoden weiter. Die nicht mehr verwertbaren Samenzellen werden im Nebenhoden abgebaut.

■ **Gliederung**: Der Nebenhoden wird ohne scharfe Grenzen in 3 Abschnitte gegliedert:

- *Caput epididymidis* (Nebenhodenkopf): dem oberen Pol des Hodens anliegend, mit den aufgeknäuelten abführenden Hodenkanälchen (Ductuli efferentes testis).
- *Corpus epididymidis* (Nebenhodenkörper): langgestreckt am hinteren Rand des Hodens, mit dem aufgeknäuelten Nebenhodengang.
- *Cauda epididymidis* (Nebenhodenschwanz): der untere Teil des Nebenhodens, der am unteren Hodenpol haarnadelförmig in den Ductus deferens übergeht.

Der Nebenhoden liegt dem Hoden eng an. Er wird mit von der *Tunica vaginalis testis* (seröse Hodenhülle) überzogen. Die Blutgefäße und Nerven treten dorsal vom Nebenhodenkopf an Hoden und Nebenhoden heran.

■ **Feinbau**: Die etwa 10 abführenden *Ductuli efferentes testis* (Hodenkanälchen) treten in den Nebenhodenkopf ein und knäueln sich dort zu je einem *Lobulus epididymidis* (Nebenhodenläppchen) auf. Alle Kanälchen münden schließlich in den *Ductus epididymidis* (Nebenhodengang), einen epithelausgekleideten Muskelschlauch (Abb. 574):
- Im mehrreihigen Epithel findet man niedrige Basalzellen und hohe Saumzellen mit langen Mikrovilli (Stereozilien). Diese dienen vermutlich der Resorption von Flüssigkeit, die aus dem Hoden mit den Samenzellen in den Nebenhoden gelangt. Der Nebenhodengang sezerniert vermutlich auch Nährstoffe für die in ihm gespeicherten Samenzellen.
- Die glatte Muskelwand (*Tunica fibromuscularis*) besteht im Nebenhodenkopf vorwiegend aus zirkulären Lagen. Im Nebenhodenkörper gesellen sich ihnen innere und äußere Längsschichten wie im Ductus deferens hinzu. Die Muskelwand wird in Richtung Ductus deferens immer stärker.
- Makrophagen durchsetzen die Wand des Nebenhodengangs und phagozytieren in der Lichtung.
- Da der Nebenhodengang stark geschlängelt ist, trifft man im mikroskopischen Präparat immer zahlreiche Anschnitte nebeneinander an.

■ **Fehlbildung**: Die Verbindung von Hoden und Nebenhoden kann fehlen. Die abführenden Hodenkanälchen enden blind. Der Nebenhoden kann dann auch deutlich getrennt vom Hoden liegen, z.B. kann der Nebenhoden normal abgestiegen sein, während der Hoden im Leistenkanal zurückblieb. Fehlt die Verbindung beidseits, so ist der Betroffene natürlich unfruchtbar.

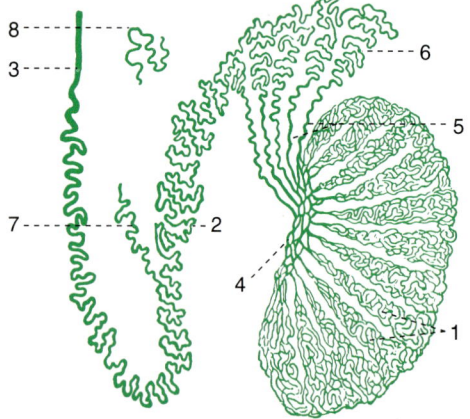

Abb. 574. Schema der Samenwege. [bg2]

1 Tubuli seminiferi	5 Ductuli efferentes testis
2 Ductus epididymidis	6 Lobulus epididymidis
3 Ductus deferens	7 Ductulus aberrans
4 Rete testis	8 Paradidymis

#575 Hoden und Nebenhoden: Gefäße und Nerven

■ **Arterien**: Der Hoden nimmt seine Blutgefäße beim Abstieg mit. Die *A. testicularis* (Hodenarterie) entspringt aus der Bauchaorta (als Varietät manchmal aus der A. renalis) etwas unterhalb des Abgangs der Nierenarterien (#492). Sie überkreuzt den Harnleiter etwa in Nabelhöhe und zieht dann auf der A. + V. iliaca externa zum inneren Leistenring. Entsprechend dem Abstiegsweg des Hodens gelangt sie durch den Leistenkanal im Funiculus spermaticus (Samenstrang) zum Hoden.

Die A. testicularis anastomosiert am Nebenhodenkopf mit der *A. ductus deferentis* (Samenleiterarterie) aus der *A. umbilicalis* (Nabelarterie, #592).

■ **Venen**: Ähnlich wie die Eierstockvenen (#539) bilden die im Hodengekröse den Hoden verlassenden Venen ein „rankenförmiges" Geflecht (*Plexus pampiniformis*), aus welchem erst am inneren Leistenring die V. testicularis hervorgeht. Sie mündet rechts direkt in die V. cava inferior, links normalerweise in die linke V. renalis (Abb. 575).

Varikozele (lat. varix = Krampfader, gr. kéle = Geschwulst, Bruch): Der Plexus pampiniformis wird krampfaderartig erweitert. Dieser „Krampfaderbruch" tritt meist schon im jungen Erwachsenenalter und überwiegend links auf (ungünstigerer Abfluß über die linke V. renalis).

Hodentorsion (Stieldrehung): Alle Blutgefäße gelangen im Funiculus spermaticus (Samenstrang, #577) zum Hoden. Drehen sich Hoden und Nebenhoden mehrfach um ihre Längsachse, wird der Funiculus spermaticus wie ein Wäschestück ausgewrungen. Dabei werden die Blutgefäße abgeklemmt, und zwar zuerst die Venen. Hoden und Nebenhoden schwellen wegen der venösen Stauung stark an. Wenn das Blut nicht abfließen kann, wird auch der Blutzufluß immer schwächer, bis die Aufnahmefähigkeit der Gefäße erschöpft ist. Das Gewebe erhält keinen Sauerstoff mehr und droht abzusterben. Die Gangrän kann nur durch sofortige Rückdrehung des Hodens abgewendet werden. Heftigste Schmerzen führen den Patienten meist rechtzeitig zum Arzt.

■ **Regionäre Lymphknoten**:

❶ Der Hauptweg der Lymphbahnen führt mit dem Plexus pampiniformis durch den Leistenkanal. Nach dem Austritt aus dem inneren Leistenring schlagen sie 2 Wege ein:
- mit den Hodengefäßen zu den seitlichen Lendenlymphknoten (*Nodi lymphoidei lumbales dextri + sinistri*).
- mit dem Ductus deferens zu Lymphknoten entlang der A. iliaca externa (*Nodi lymphoidei iliaci externi*).

❷ Ein Nebenweg führt mit den Venen des Hodensacks zu den oberflächlichen Leistenlymphknoten (*Nodi lymphoidei inguinales superficiales*).

■ **Nerven**: Der *Plexus testicularis* ist eine Abzweigung des Plexus aorticus abdominalis (#498). Er umspinnt die A. testicularis. Afferente Nervenfasern haben ihre Zellkörper im Spinalganglion T10. Der Hoden ist sehr schmerzempfindlich, besonders auf Druck.

Nach einem Schlag auf die Hoden krümmt sich der Mann vor Schmerz zusammen. Die von einem Manne zu sehr bedrängte Frau kann durch Hochreißen eines Knies in die Schamgegend des Mannes diesen vorübergehend „außer Gefecht setzen" und die gewonnene Zeitspanne evtl. zur Flucht nutzen.

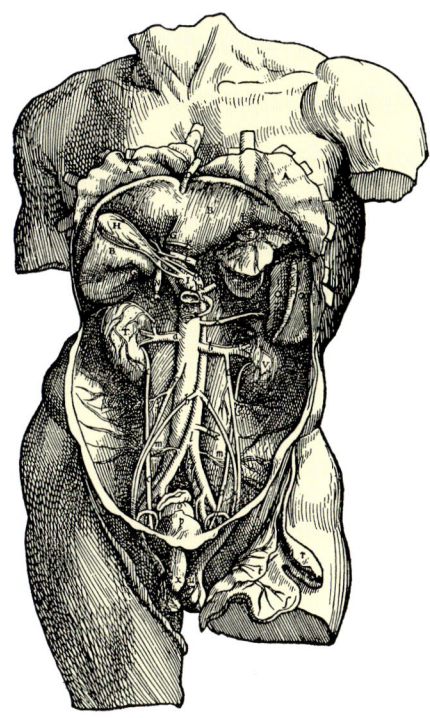

Abb. 575. Ein Bild aus Vesals „Vom Bau des menschlichen Körpers" (1543) zeigt den hohen Stand der makroskopischen Anatomie im 16. Jahrhundert: Vesal bemerkte z.B. schon die seitenverschiedene Mündung der Hodenvenen: rechts in die V. cava inferior, links in die V. renalis. *[ve]*

kubische bis säulenförmige Epithel reich gefaltet wie in der Bläschendrüse. Die Zellen enthalten Sekretkörnchen.

❷ *Tunica muscularis* (Muskelwand): Die im Verhältnis zur Lichtung sehr mächtige Muskelwand ist das besondere Kennzeichen des Samenleiters. An ihr sind mühelos 3 Verlaufsrichtungen der glatten Muskelfasern zu unterscheiden:
- *Stratum longitudinale internum* (innere Längsschicht).
- *Stratum circulare* (Ringschicht): dickster Anteil.
- *Stratum longitudinale externum* (äußere Längsschicht).

❸ *Tunica adventitia* (bindegewebige Hülle).

■ **Samenzelltransport**: Der Ductus deferens spritzt die Samenzellen beim Samenerguß in die Urethra. Zwanglos ist dies durch eine peristaltische Welle zu erklären. Dabei kann der Ductus deferens nur auswerfen, was sich schon in ihm befindet.

• Nach einer älteren Ansicht soll der Ductus deferens nach dem Prinzip der Saug- und Druckpumpe arbeiten: zuerst ansaugen, dann auspressen. Man bedenke, daß der Ductus deferens einen halben Meter lang ist und der Durchmesser der Lichtung nur etwa 0,2 mm beträgt. Bei der Ejakulation, die etwa 5 Sekunden dauert, werden als 1. Fraktion Prostatasekret, als 2. Fraktion die Samenzellen, als 3. Fraktion die Sekrete der Bläschendrüse ausgeschleudert. Für die Leerung des Samenleiters bleiben demnach etwa 2 Sekunden. In dieser kurzen Zeitspanne kann er sich zwar entleeren, nicht aber auch noch aus einem dünnen Nebenhodengang in den dünnen Kanal des Samenleiters ansaugen. Vermutlich wird der Ductus deferens vor der Ejakulation allmählich gefüllt (während der Phase sexueller Erregung oder auch schon vorher). Gegen eine Saugwirkung sprechen auch Berechnungen aufgrund der Faseranordnung in der Muskelwand.

#576 Samenleiter (Ductus deferens)

Der Ductus deferens ist ein etwa stricknadeldicker, 35-40 (gestreckt 50-60) cm langer muskelkräftiger Gang, der den Nebenhoden mit der Harnröhre verbindet.

> Der *Ductus deferens* („abführender Gang") wurde früher Vas deferens genannt. Davon leitet sich noch der Begriff Vasektomie für die operative Entfernung eines Stücks des Samenleiters ab.

■ **Gliederung** (Abb. 576a):
• Transportteil: Der größte Teil des Samenleiters hat im wesentlichen nur Transportaufgaben: Es sind dies die Abschnitte im Funiculus spermaticus, im Leistenkanal und im kleinen Becken neben der Harnblase.
• Drüsenteil: Der oberhalb der Bläschendrüse an der Hinterseite der Harnblase verlaufende Abschnitt ist erweitert (*Ampulla ductus deferentis*). Die Wand nimmt Drüsencharakter an.
• *Ductus ejaculatorius* (Spritzkanal): Das gemeinsame Endstück von Bläschendrüse und Ductus deferens liegt innerhalb der Prostata. Die Wand ist wesentlich dünner als in den freien Abschnitten des Samenleiters, weil die Muskeln der Prostata die Aufgaben der Wandmuskeln des Samenleiters übernehmen. Der Spritzkanal ist etwa 2 cm lang.

■ **3 Wandschichten** (Abb. 576b):
❶ *Tunica mucosa* (Schleimhaut): Im Transportteil ähneln die niedrigen Falten und das zweireihige Epithel denen im Nebenhodengang. Die langen Mikrovilli verschwinden allmählich. In der Ampulle wird das nunmehr einschichtige

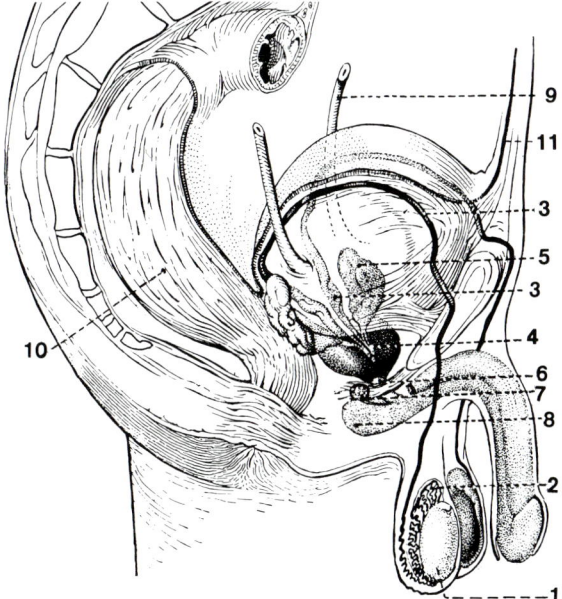

Abb. 576a. Verlauf des Samenleiters. *[bg2]*

1 Testis [Orchis]
2 Epididymis
3 Ductus deferens
4 Prostata
5 Glandula vesiculosa
 [Glandula seminalis]
 [Vesicula seminalis]
6 Urethra masculina, Pars intermedia [membranacea]
7 Glandula bulbourethralis
8 Bulbus penis
9 Ureter
10 Rectum
11 Peritoneum

Abb. 576b. Mikroskopisches Schnittbild des Samenleiters (Vergrößerung 10fach). [pl]

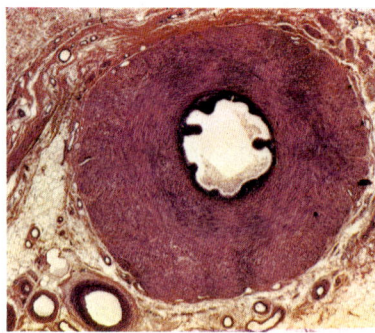

■ **Innervation**: Der Ductus deferens wird von einem dichten Geflecht vegetativer Nerven begleitet. Die geringe Erfolgsquote von Wiedervereinigungsoperationen nach Samenleiterunterbindung beruht vermutlich darauf, daß bei der Erstoperation mit dem Ductus deferens die Nerven durchgetrennt wurden. Man kann zwar die beiden Samenleiterstümpfe wieder zusammennähen, aber es fehlt die aktive Beweglichkeit des nebenhodenseitigen Stumpfes. Die Muskeln des Samenleiters werden von sympathischen Nervenfasern aktiviert.

■ **Nachbarschaft**:
• Das Anfangsstück des Samenleiters schmiegt sich dorsomedial vom Nebenhodenkörper dem Hoden an.
• Zwischen Nebenhodenkopf und äußerem Leistenring liegt der Ductus deferens mit den Gefäßen und Nerven des Hodens im Funiculus spermaticus, von den Hodenhüllen umgeben (#577).
• Im Leistenkanal (#265) wird er außer von den Hodengefäßen und -nerven auch noch von Nerven zum M. cremaster (*R. genitalis* des *N. genitofemoralis*) und zur Haut des Unterbauchs und des Hodensacks (*N. ilioinguinalis*) begleitet.
• Nach dem Austritt aus dem inneren Leistenring überkreuzt der Ductus deferens die A. + V. iliaca externa und steigt ins kleine Becken ab. Er bleibt oberhalb der A. + V. obturatoria, des N. obturatorius, der Nabelarterie und des Harnleiters. Nach der Überquerung des Harnleiters biegt er medial zur Hinterwand der Harnblase ab. Vor dem Eintritt in die Prostata nähern sich die beiden Samenleiter bis zur Berührung einander an. Die Bläschendrüsen liegen den Ampullen der Samenleiter unten an.
• Am hinteren oberen Rand der Prostata vereinigt sich der Ductus deferens mit dem Ausführungsgang der Bläschendrüse zum Spritzkanal. Die beiden Spritzkanäle durchsetzen das Drüsengewebe der Prostata schräg nach unten und münden getrennt in die Urethra an deren Hinterwand aus.

■ **Peritonealverhältnisse**: Vom inneren Leistenring bis zum Beginn der Ampulle ist der Ductus deferens vom Peritoneum bedeckt und wirft eine kleine Bauchfellfalte auf. Er kommt dadurch in Kontakt mit intraperitonealen Bauchorganen (Ileum, Colon sigmoideum, Appendix vermiformis). An der Hinterseite der Harnblase wird er nur durch die beiden Bauchfellblätter der Excavatio rectovesicalis (#418) vom Rectum getrennt.

#577 Samenstrang (Funiculus spermaticus) und Hodenhüllen

■ Als **Samenstrang** (*Funiculus spermaticus*, lat. funiculus = dünnes Seil, funis = Seil) bezeichnet man den kleinfingerdicken, etwa 10 cm langen Strang zwischen dem oberen Hodenpol und dem Leistenkanal. Er besteht aus:

❶ Ductus deferens (#576).

❷ Gefäßen und Nerven des Hodens (#575). Man beachte, daß der Funiculus spermaticus 3 Arterien aus 3 verschiedenen Stromgebieten führt:
• die *A. testicularis* direkt aus der Pars abdominalis aortae [Aorta abdominalis].
• die *A. ductus deferentis* als Ast der A. umbilicalis aus der A. iliaca interna.
• die *A. cremasterica* als Ast der A. epigastrica inferior aus der A. iliaca externa.
Zwischen den 3 Gefäßen bestehen meist gute Kollateralen. Nach vollständigem Durchtrennen des Samenstrangs atrophiert der Hoden.

Tab. 577. Die Hüllen des Samenstrangs und des Hodens als Abkömmlinge der Bauchwand	
„Hodenhülle":	entspricht in Bauchwand:
Tunica vaginalis testis (seröse Hodenhülle, #571)	Peritoneum (Bauchfell)
Fascia spermatica interna (innere Samenfaszie)	Fascia transversalis (innere Bauchwandfaszie)
M. cremaster (Hodenheber)	M. obliquus internus + M. transversus abdominis
Fascia cremasterica (Faszie des Hodenhebers)	Sehnenplatte des M. obliquus externus abdominis
Fascia spermatica externa (äußere Samenfaszie)	Oberflächliche Bauchwandfaszie

❸ Hüllen des Samenstrangs und des Hodens: Vor dem Abstieg des Hodens stülpt der Bauchfellsack alle Schichten der Bauchwand in den Hodensack aus. Sie bleiben in veränderter Form als sog. **Hodenhüllen** erhalten (Abb. 577, Tab. 577).
• Die *Fascia spermatica interna* ist eine gemeinsame Hülle um Hoden, Nebenhoden und Funiculus spermaticus.
• Die *Fascia cremasterica* enthält Sehnenzüge vom äußeren Leistenring zum Funiculus spermaticus, im Hodenbereich Bindegewebe zwischen den einzelnen Muskelfasern des M. cremaster. Bei Leistenbrüchen ist die Fascia cremasterica oft zu einer derben Hülle verstärkt.
• Die *Fascia spermatica externa* ist ein Teil der oberflächlichen Körperfaszie. Sie bildet die Grenze zu dem am Hodensack nahezu fehlenden Unterhautfettgewebe.

■ **M. cremaster** (Hodenheber, gr. kremánnynai = aufhängen): Seine Muskelfasern zweigen von dem queren und dem inneren schrägen Bauchmuskel ab, steigen mit dem Hoden in den Hodensack ab und bedecken den Funiculus spermaticus. Bei ihrer Kontraktion verkürzen sie den Samenstrang und ziehen damit den Hoden zur Bauchwand nach oben.
• Der M. cremaster dient der *Temperaturregulation*: Sinkt die Temperatur im Hoden, so nähert der M. cremaster den Hoden der warmen Bauchhöhle an. Steigt die Temperatur im Hoden, so erschlafft der M. cremaster, der Hoden sinkt herab. Über die nun größere Oberfläche des Hodensacks wird mehr Wärme an die Umgebung abgegeben. Die Temperaturregulation durch den M. cremaster kann man ganz

einfach beim Wechsel zwischen einem kalten und einem warmen Bad (oder Sonnenbad) beobachten.
- Der M. cremaster hat auch Schutzaufgaben: Er rafft den schlaff herunterhängenden Hoden nach oben, wo er nicht so leicht eingeklemmt werden kann. In diesem Sinn ist der *Kremasterreflex* zu verstehen: Streicht man über die Haut der Innenseite des Oberschenkels unterhalb des Hodensacks, so steigt der Hoden auf (Segment L1/L2).
- Der M. cremaster wird vom *R. genitalis* des *N. genitofemoralis* innerviert.

■ **Palpation des Samenstrangs**: Der Funiculus spermaticus ist in ganzer Länge gut durch die dünne Haut des Hodensacks zu tasten. Den Ductus deferens kann man wegen seiner derben Muskelwand als härtestes Gebilde im Funiculus spermaticus gut von den Gefäßen und Nerven unterscheiden. Die von den Hodenhüllen umschlossenen Leitungsbahnen sind gegeneinander gut verschieblich. Man kann den Ductus deferens im Samenstrang hin- und herbewegen und auch an den Rand unter die Haut drängen.

■ **Vasektomie** (Samenleiterunterbindung): Man tastet den Ductus deferens, fixiert ihn mit 2 Fingern und schneidet dann die Haut des Hodensacks unmittelbar über dem Ductus deferens auf. Der Ductus deferens wird aus dem Plexus pampiniformis gelöst und meist ein Stück herausgeschnitten, um die Wiedervereinigung der Stümpfe und die Rekanalisation zu erschweren. Außer zur definitiven Kontrazeption wird der Ductus deferens auch bei chronischen Infektionen der Harnblase unterbunden, um das Einwandern von Bakterien in den Nebenhoden-Hoden-Bereich zu verhindern.

#578 Hodensack (Scrotum)

Das Scrotum (lat. scrautum = Sack) ist eine Hauttasche, in welcher Hoden, Nebenhoden und Ductus deferens mit den Hodenhüllen (i.e.S.) liegen. Man könnte ihn auch zu den Hodenhüllen im weiteren Sinn rechnen. Die dünne, stark pigmentierte Haut ist fast fettfrei.
- *Tunica dartos* (Fleischhaut, gr. dartós = Rock, Gewand) mit dem *Musculus dartos*: Eine kontinuierliche Lage glatter Muskelzellen runzelt die Hodensackhaut zusammen, wenn der Hoden vom M. cremaster hochgezogen wird. Ähnliche glatte Muskeln findet man im Warzenhof der Brust (Erektion der Brustwarze).
- Bei erschlaffter Tunica dartos hängt der Hodensack weit herab. Während der Erektion ist der Hodensack verkürzt, weil ein Teil der Hodensackhaut auf den sich vergrößernden Penis gezogen wird.

An die paarige Anlage (Genitalwülste, #532) erinnern:
- eine bindegewebige Scheidewand (*Septum scroti*): Die Hoden liegen in getrennten Kammern.
- eine Hautnaht (*Raphe scroti*): in der Mittellinie.

Innervation:
- Vorderseite: *Nn. scrotales anteriores* aus dem N. ilioinguinalis und *R. genitalis* des N. genitofemoralis (beide aus dem Plexus lumbalis). Die Nerven ziehen durch den Leistenkanal und können durch eine Leistenhernie gereizt oder durch eine Narbe nach Leistenbruchoperation gereizt werden (die Schmerzen strahlen in den Hodensack aus).
- Dorsalseite: *Nn. scrotales posteriores* aus dem N. pudendus (aus dem Plexus sacralis).

#581 Bläschendrüse (Glandula vesiculosa) = Samenblase (Glandula seminalis [Vesicula seminalis])

■ **Aufgaben**: Die Samenblase = Bläschendrüse (*Glandula vesiculosa [Glandula seminalis] [Vesicula seminalis]*) ist kein Samenspeicher, wie man früher annahm, sondern eine Drüse. Ihr Sekret bildet den Hauptanteil (50–70 %) der beim Samenerguß ausgeworfenen Samenflüssigkeit. Es enthält vor allem Fructose, welche den Samenzellen als Energiequelle dient.

■ **Bau und Lage**: Die Bläschendrüsen hängen als etwa 5 cm lange und 1–2 cm dicke Blindsäcke mit höckeriger Oberfläche den Samenleitern kurz vor deren Eintritt in die Prostata an. Sie bestehen wie der Nebenhoden aus einem einzigen, allerdings viel kürzeren (15 cm) und dafür weiteren, unverzweigten Gang. Er ist gewunden und wird daher im mikroskopischen Schnitt mehrfach getroffen. Er wird

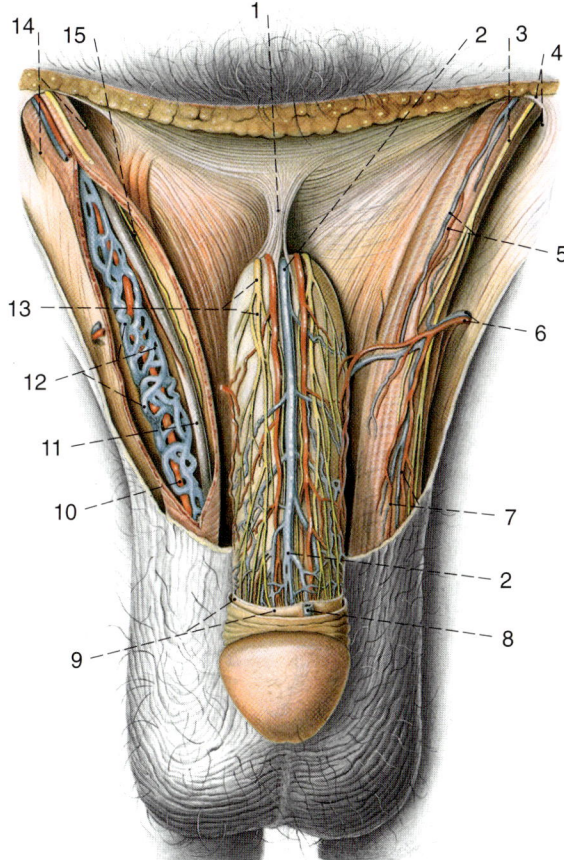

Abb. 577. Äußere männliche Geschlechtsorgane mit Blutgefäßen und Nerven. Die Hodenhüllen sind eröffnet, auf der rechten Seite des Präparats (linke Bildhälfte) auch der Funiculus spermaticus. *[fs2]*

1 Lig. fundiforme penis
2 V. dorsalis profunda penis
3 N. ilioinguinalis
4 Anulus inguinalis superficialis
5 A. + V. cremasterica
6 A. + V. pudenda externa
7 Rr. scrotales anteriores
8 V. dorsalis superficialis penis
9 Fascia penis
10 A. testicularis
11 Ductus deferens
12 Plexus pampiniformis
13 N. dorsalis penis
14 Funiculus spermaticus
15 N. genitofemoralis, R. genitalis
16 A. dorsalis penis

durch eine bindegewebige Kapsel (*Tunica adventitia*) zum Organ Bläschendrüse zusammengeschlossen.

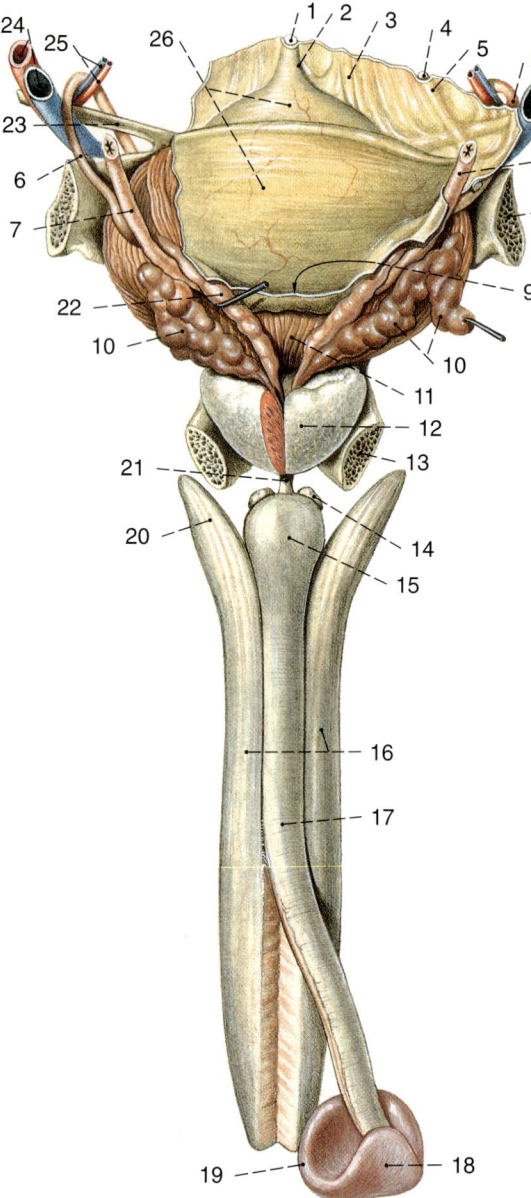

Abb. 581. Männliche Harnröhre mit Fundus vesicae und Drüsen von dorsal. Aus der Prostata ist ein Segment herausgeschnitten, um den Spritzkanal darzustellen. *[fs2]*

1 Lig. umbilicale medianum	14 Glandula bulbourethralis
2 Plica umbilicalis mediana	15 Bulbus penis
3 Peritoneum parietale	16 Corpora cavernosa penis
4 Chorda arteriae umbilicalis	17 Corpus spongiosum penis
5 Plica umbilicalis medialis	18 Glans penis
6 Ductus deferens	19 Corona glandis
7 Ureter	20 Crus penis
8 Ramus superior ossis pubis	21 Urethra masculina, Pars intermedia [membranacea]
9 Excavatio rectovesicalis	22 Ampulla ductus deferentis
10 Glandula vesiculosa [Glandula seminalis] [Vesicula seminalis]	23 Lig. inguinale
	24 A. + V. iliaca interna
11 Fundus vesicae	25 A. + V. epigastrica inferior
12 Prostata	26 Vesica urinaria
13 Ramus inferior ossis pubis	

• Der kurze gestreckte Ausführungsgang (*Ductus excretorius*) am unteren Ende der Drüse vereinigt sich mit dem Ductus deferens zum Ductus ejaculatorius (Spritzkanal).
• In den Bläschendrüsen findet man regelmäßig Samenzellen. Diese gelangen wohl mehr zufällig aus dem Ductus deferens über den Ausführungsgang in die Bläschendrüsen.

■ **Wandbau**:
• Die *Tunica mucosa* (Schleimhaut) ist reich gefaltet (*Plicae mucosae*). Ähnlich wie bei der Gallenblasenschleimhaut (#458) sieht man im Schnittbild oft Epithelbrücken. Das hochprismatische (säulenförmige) Epithel ist meist mehrreihig. Die Drüsenzellen sezernieren eine zähe, gelbliche, alkalische Flüssigkeit. Sie enthält Fructose, Fibrinogen, Vitamin C u.a.
• Die *Tunica muscularis* (Muskelwand) ähnelt in ihrem Bau der des Samenleiters. Bei der Ejakulation preßt sie die Bläschendrüsen aus (Sympathikus!). Dabei wird das Bläschendrüsensekret als 3. (letzte) Fraktion der Samenflüssigkeit ausgeworfen (#589).

■ **Peritonealverhältnisse**: Die Excavatio rectovesicalis (#418) erreicht meist nur die Kuppen der Bläschendrüsen. Sie kann ausnahmsweise bis zur Prostata nach unten vordringen. Dann können auch die Hinterseiten der Bläschendrüsen vom Peritoneum bedeckt sein.

■ **Nachbarschaft** (Abb. 581):
• Vorn: Fundus vesicae: Die Bläschendrüsen schmiegen sich ihm von medial unten vorn nach lateral oben hinten an.
• Oben: Ductus deferens (Ampulle).
• Unten: Prostata (oberer, hinterer Rand).
• Hinten: Rectum. Bei der rektalen Untersuchung kann man die Bläschendrüsen abtasten und Sekret aus ihnen ausmassieren. Ähnlich können bei der Stuhlentleerung die Bläschendrüsen durch die Mastdarmkontraktionen und/oder die Bauchpresse zusammengedrückt werden (Sekrettropfen an der Harnröhrenöffnung nach dem Stuhlgang).
• Seitlich: Leitungsbahnen der seitlichen Beckenwand, vor allem Venengeflechte (#593).

#582 Prostata (Vorsteherdrüse)

■ **Lage, Form und Größe**: Die Prostata (gr. prostátes = Vorsteher, Vordermann, prosténai = sich voranstellen) hat etwa die Form und Größe einer Kastanie. Sie „steht vor" der Harnblase, wenn man vom Damm zur Harnblase vordringt, d.h. sie umgibt die Urethra und füllt dabei den Raum zwischen Membrana perinei und Harnblase.
• *Basis prostatae*: Die der Harnblase zugewandte breite Fläche umgreift schüsselförmig den Abgang der Urethra.
• *Apex prostatae*: Das der Membrana perinei zugewandte Ende ist stumpf kegelförmig.
• Die Prostata paßt sich dorsal der Rundung des Rectum an und ist daher etwas eingedellt (Abb. 582a + b).
• Die gesunde Prostata wiegt etwa 20-25 g. Im Alter steigt das Gewicht meist an und kann bei der benignen Prostatahyperplasie (#583) bis zu 300 g erreichen.

■ **Gliederung**:
❶ **Anatomie**: Die Terminologia Anatomica unterscheidet:
• *Isthmus [Commissura] prostatae*: vor der Urethra, weitgehend frei von Drüsengewebe.
• *Lobus prostatae dexter*: rechts der Urethra.

- *Lobus prostatae sinister*: links der Urethra.
- *Lobus medius*: zwischen den beiden Spritzkanälen und der Urethra.

❷ **Klinik**: In der klinischen Urologie ist die Gliederung in 3 konzentrische Zonen üblich, weil sie den Erkrankungen der Prostata besser gerecht wird:
- *urethrale Zone*: unmittelbar um die Harnröhre.
- *Transitionalzone* (Übergangszone): breite Zwischenzone. Sie vergrößert sich bei der benignen Prostatahyperplasie.
- *periphere Zone*: an die anatomische Kapsel angrenzend. In ihr entstehen die meisten Krebse.

Früher hat man die beiden inneren Zonen als „Innendrüse" der peripheren Zone als „Außendrüse" gegenübergestellt.

■ **Feinbau**: Die Prostata besteht aus 30-50 verzweigten tubuloalveolären Einzeldrüsen, die mit 15-25 Ausführungsgängen (*Ductuli prostatici*) in die Urethra ausmünden.
- *Parenchyma* (Drüsengewebe): Das Drüsenepithel ist kubisch bis säulenförmig, je nach Stärke der Androgenwirkung. Das Sekret wird in den weiten Buchten der Drüsen bis zur Ejakulation gespeichert. Es kann sich zu amorphen Massen, oft Stärkekörper genannt, eindicken und evtl. sogar verkalken. Diese „Prostatasteine" erreichen Durchmesser von 0,5-2 mm. Man findet sie gelegentlich auch in der Samenflüssigkeit. (Es gibt nicht nur Gallen- und Harnsteine, sondern in allen Drüsen können sich Steine aus den Drüsenabsonderungen bilden.) Das Sekret der Prostata enthält u.a. Citronensäure und hydrolytische Enzyme. Auf ihm beruht der typische Geruch der Samenflüssigkeit. Die Aktivität einer prostataspezifischen sauren Phosphatase im Serum ist beim Prostatakrebs meist stark erhöht.
- *Stroma myoelasticum* (Gerüst aus glatten Muskeln und Bindegewebe): Beim Samenerguß wird der Inhalt der Prostata als 1. Fraktion der Samenflüssigkeit ausgeschleudert. Dieser raschen Entleerung dienen die glatten Muskelzellen im Stützgewebe, wie man sie so reichlich bei keiner anderen Drüse findet (mikroskopische Diagnose!). Verglichen mit den sonst meist recht weichen Drüsen, wird die Prostata dadurch relativ derb. Die Muskeln werden wie diejenigen des Samenleiters und der Bläschendrüsen vom Sympathikus innerviert.

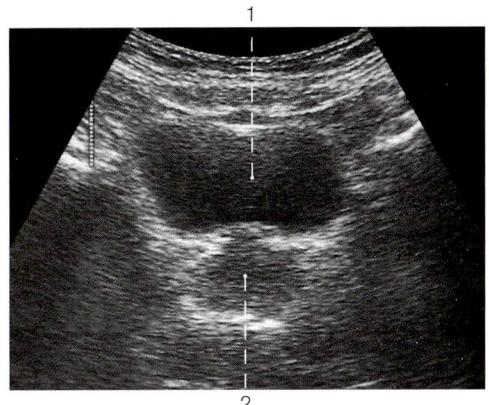

Abb. 582b. Prostata und Harnblase im Ultraschallbild (Querschnitt, 28jähriger Mann). [do]

| 1 Vesica urinaria | 2 Prostata |

- *Capsula prostatica* (Kapsel): Sie besteht aus straffem Bindegewebe und glatten Muskeln. Die „anatomische" Kapsel als bindegewebige Organkapsel, wie sie die meisten parenchymatösen Organe haben, sollte man nicht verwechseln mit der vom Urologen oft als „Kapsel" bezeichneten atrophierten peripheren Zone bei der benignen Prostatahyperplasie (#583).

■ **Nachbarschaft**:
- *Harnblase*: s.o.
- *Urethra*: Die Prostata umschließt die *Pars prostatica* der Harnröhre (#585).
- *Rectum*: Der Hinterseite der Prostata liegt der Vorderwand des Rectum an. Die Prostata ist daher vom Rectum aus gut abzutasten (Abb. 582c). Die gesunde Prostata fühlt sich prall-elastisch an. Einzelne harte Knoten in ihr sind immer krebsverdächtig. Genau genommen werden Prostata und Rectum durch eine Bindegewebeplatte getrennt, die sich von der *Excavatio rectovesicalis* bis zum Corpus peri-

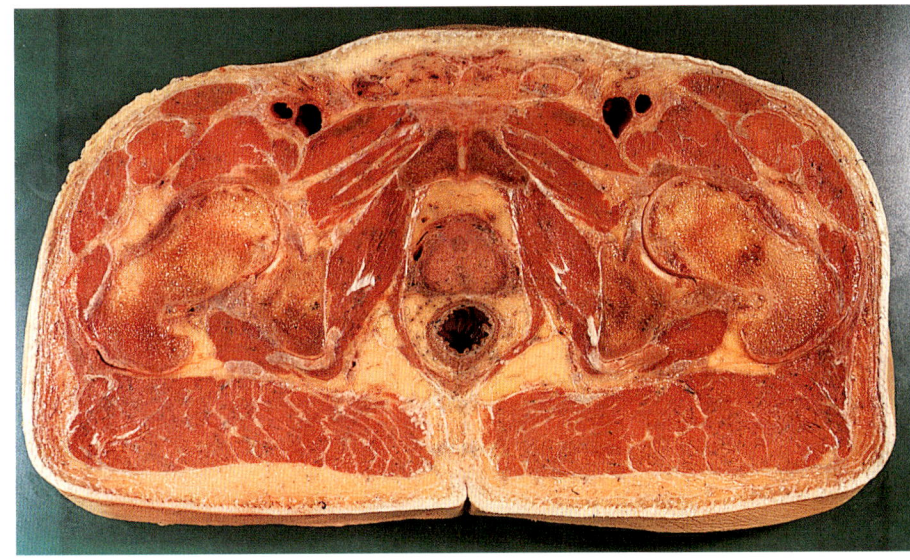

Abb. 582a. Horizontalschnitt durch den Rumpf auf Höhe der Prostata. Bevor ein Prostatakrebs die Muskelmassen der Umgebung erreicht, verursacht er meist schon schwere Störungen durch die Beengung von Urethra und/oder Rectum. [li5]

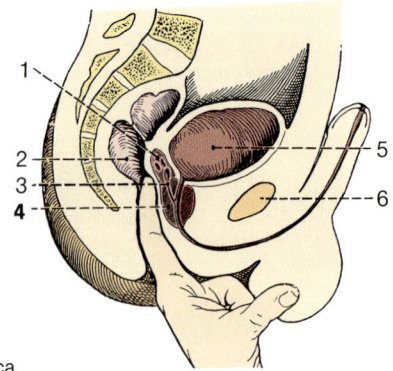

Abb. 582c. Untersuchung der Prostata vom Rectum aus. [bg2]

1 Glandula vesiculosa [Glandula seminalis] [Vesicula seminalis]
2 Rectum
3 Ductus ejaculatorius
4 Prostata
5 Vesica urinaria
6 Symphysis pubica

neale [Centrum perinei] (#284) der Dammgegend erstreckt (*Fascia rectoprostatica [Septum rectovesicale]*).
• *Beckenbindegewebe:* Um die Organkapsel aus derbem Bindegewebe (*Capsula prostatica*) liegt ein Venengeflecht (*Plexus venosus prostaticus*), das von Ausläufern der viszeralen Beckenfaszie (*Fascia prostatae*) umhüllt wird.

■ **Prostatapunktion**: Aus der Prostata kann auf 2 Wegen eine Gewebeprobe ausgestanzt werden:
• durch das Rectum hindurch (*transrektale Feinnadelbiopsie*): Die Prostata wird mit dem Finger im Rectum getastet. Dann werden unter Führung dieses Fingers eine sehr dünne Kanüle (etwa 0,7 mm Durchmesser) eingestochen und Zellen angesaugt. Eine Betäubung ist nicht nötig.
• durch die Dammgegend (*transperineale Saugbiopsie*): Nach örtlicher Betäubung wird die etwas dickere Nadel durch die Haut zwischen After und Hodensack eingestochen, wobei ebenfalls ein Finger im Rectum die Richtung kontrolliert.

#583 Prostataadenom und Prostatakarzinom

■ **Benigne Prostatahyperplasie** (BPH): Sie ist die häufigste Erkrankung des älteren Mannes. Etwa ¾ aller Männer werden von ihr befallen.

❶ **Entstehung**: Jenseits des 40. Lebensjahres beginnt eine allmähliche Umstrukturierung der Prostata: Teile der Transitionalzone verdicken sich. Die periphere Zone hingegen bildet sich eher zurück. Die Vergrößerung der Transitionalzone kann den Charakter einer Geschwulst (Fibroadenomyomatose der Prostata, kurz *Prostataadenom* genannt) annehmen. Die periphere Zone wird von ihr immer stärker zusammengepreßt, bis schließlich ihr Rest wie eine Schale (chirurgische „Prostatakapsel") die vergrößerte Transitionalzone überzieht.
• Es kann viele Jahre (bis Jahrzehnte) dauern, bis die ersten Beschwerden auftreten. Sie hängen weniger von der Größe der Geschwulst als von ihrer Wachstumsrichtung ab. Auch eine noch sehr kleine Geschwulst kann Beschwerden verursachen, wenn sie die Urethra einengt.
• Man vermutet, daß eine Anreicherung von Testosteron-Umbauprodukten infolge einer gesteigerten Aktivität des Enzyms 5α-Reductase der Auslöser des Wachstums ist.

❷ **Gefahren**: Das Prostataadenom ist nach seinen Wachstumseigenschaften eine gutartige Geschwulst, d.h., es siedelt keine Metastasen ab und wächst nicht in andere Organe ein. Trotzdem können ernste Gefahren von ihm ausgehen:
• Die sich vergrößernde Prostata preßt die Urethra zusammen und behindert so den Harnabfluß.
• Die Harnblase kann nicht mehr vollständig entleert werden. In den „Restharn" wandern Bakterien ein.

• Die Harnblaseninfektion (Cystitis) heilt nicht aus, weil die Spülwirkung des Harnstroms fehlt.
• Die Infektion steigt über die Harnleiter in das Nierenbecken auf. Die Folge ist die Pyelonephritis (#487).
• Folgegefahren der Pyelonephritis sind einmal die Nierenvereiterung und die allgemeine Blutvergiftung (Sepsis), zum anderen die Schrumpfniere, der Bluthochdruck und das Nierenversagen.

❸ **Verlauf**: Entsprechend dem Fortschreiten der Erkrankung unterscheidet man 3 Stadien:
• Stadium 1 = **Reizstadium**: Der Harnabfluß ist behindert, jedoch kann die Harnblase noch vollständig entleert werden (kein Restharn). Der Harnstrahl ist nicht mehr so kräftig wie früher. Der Patient verspürt häufig den Drang, Wasser zu lassen (*Pollakisurie*), und muß auch nachts deswegen aufstehen (*Nykturie*). Nach dem Wasserlassen träufelt manchmal noch ein wenig Harn nach (*Streßinkontinenz*, #516).
• Stadium 2 = **kompensierte Harnretention**: Die Harnblase kann nicht mehr vollständig entleert werden. Es bleibt Harn in der Harnblase zurück („Restharn"). Bereits kurz nach dem Wasserlassen verspürt der Patient erneut den Drang, die Harnblase zu entleeren. Die Abstände zwischen den Entleerungen werden immer kürzer. Dabei wird bei jedem einzelnen Wasserlassen eine immer kleinere Harnmenge zutage gefördert. Dies hat 2 Gründe: Die Restharnmenge wächst. Die Fassungskraft der Harnblase hingegen wird kleiner, weil sich die Wand verdickt. Die Muskeln müssen sich verstärken, um den Harn durch die enger werdende Urethra hindurchpressen zu können. Einzelne Muskelzüge springen dann balkenartig in die Lichtung vor (*Balkenblase*). Dazwischen bilden sich Buchten (*Pseudodivertikel*), die sich schlecht entleeren lassen und in denen deshalb Infektionen gedeihen und Harnsteine entstehen. Bis zu einer Restharnmenge von etwa 150 ml ist der Rückstau insofern noch ausgeglichen, als er sich auf die Harnblase beschränkt, während der Abfluß des Harns aus den Nieren nicht beeinträchtigt ist.
• Stadium 3 = **dekompensierte Harnretention**: Steigt die Restharnmenge über 150 ml an, so wird die Harnblase überfordert. Eine geordnete Funktion ist nicht mehr möglich. Einerseits kann immer weniger Harn willkürlich entleert werden, andererseits träufelt Harn dauernd aus der Urethra (*Ischuria paradoxa*, „Überlaufblase"). Vor allem nachts kommt es zum Einnässen, wenn sich der Patient z.B. im Bett umdreht und dabei kurzfristig ein erhöhter Druck im Bauchraum auf die Harnblase wirkt. Die zum Überlaufen gefüllte Harnblase kann häufig den neu ankommenden Harn nicht aufnehmen. Er staut sich in den Harnleitern bis zu den Nierenbecken zurück. Vermehrter Durst, Gewichtsabnahme, Durchfälle, Übelkeit, Erbrechen, Benommenheit sind Zeichen der zunehmenden Nierenschädigung.

In jedem Stadium kann die **plötzliche Harnverhaltung** eintreten: Wurde versäumt, rechtzeitig Wasser zu lassen, so kann die Harnblase überhaupt nicht mehr entleert werden. Begünstigt wird dieser Zustand durch reichlichen Genuß alkoholhaltiger Getränke, da die alkoholbedingte Weitstellung der Gefäße die Blutfülle der Prostata steigert. Man muß dann entweder katheterisieren (#585) oder die Harnblase punktieren (#511).

❹ **Prostatektomie**: Man löst das Geschwulstgewebe der Transitionalzone aus der „Kapsel" der peripheren Zone heraus. Folgende Zugangswege kann man wählen:
• durch die Harnröhre (*transurethrale Resektion* = TUR): Ähnlich wie bei der Harnblasenspiegelung (#513) führt man das Instrument durch die Urethra bis zur Prostata ein und trägt die Geschwulst Span für Span mit der elektrischen Schlinge ab. Vorteile dieser Methode sind der kurze Krankenhausaufenthalt, die rasche Genesung, geringe Schmerzen nach der Operation und keine Hautwunde. Nachteilig ist der schlechtere Überblick über die Geschwulst. Deshalb muß u.U. nachoperiert und können nur kleine bis mittelgroße Geschwülste auf diesem Weg entfernt werden. Etwa ¾ aller Fälle werden durch die Urethra operiert.
• durch die Haut: Bei größeren Geschwülsten ist ein Zugang nötig, der einen klaren Überblick über die Ausdehnung der Ge-

schwulst ermöglicht. Die Haut wird entweder am Unterbauch oberhalb der Symphysis pubica (*suprapubisch*) oder in der Dammgegend (*perineal*) aufgeschnitten. Beim Zugang durch die Bauchhaut kann man den weiteren Weg zwischen Symphysis pubica und Harnblase (*retropubisch*) oder direkt durch die Harnblase hindurch (*transvesikal*) wählen.

■ **Prostatakarzinom**: Im Gegensatz zum Prostataadenom geht der Krebs der Vorsteherdrüse meist von der peripheren Zone aus und ist androgenabhängig.

❶ **Häufigkeit**: Im vereinten Deutschland sterben jährlich etwa 10 000 Männer am Prostatakarzinom. Etwa ⅔ von ihnen sind über 75 Jahre alt geworden. Vor dem 50. Lebensjahr sind es nur vereinzelte Fälle. Es handelt sich um einen typischen Alterskrebs. Während er in der Gesamtrechnung der vierten Platz (hinter Lungen-, Dickdarm- und Magenkrebs) aller Krebstodesfälle beim Mann einnimmt, rückt er nach dem 85. Lebensjahr an die erste Stelle. Bei der Leichenöffnung läßt sich bei etwa ¼ der alten Männer Krebsgewebe in der Prostata nachweisen, ohne daß diese je über Beschwerden klagten. Ähnlich findet man Krebsgewebe bei etwa 10 % der Operationspräparate des Prostataadenoms, ohne daß vorher ein Anhalt für Krebs bestanden hätte.
• Das Prostatakarzinom des alten Mannes wächst sehr langsam und ist meist recht friedlich („Haustierkrebs"). Er kann jedoch, wie beim jüngeren Mann, bösartig werden und dann das Leben bedrohen („Raubtierkrebs").

❷ **Beschwerden**: Sie treten häufig erst sehr spät auf:
• Behinderung des Wasserlassens: infolge Einengung der Urethra ähnlich wie beim Prostataadenom.
• Knochenschmerzen („rheumatische" Beschwerden): meist schon Zeichen von Metastasen in den Knochen des Beckens und der Wirbelsäule.

❸ **Therapie**: Sind erst einmal Beschwerden vorhanden, so ist der günstigste Zeitpunkt für die Behandlung häufig schon verstrichen. Der Krebs ist dann so ausgedehnt, daß er nicht mehr durch eine Operation vollständig beseitigt werden kann:
• Ist der Krebsknoten klein und liegt er vollständig innerhalb der Prostata, so ermöglicht die *radikale Prostatektomie* die Dauerheilung. Die Operation geht weiter als das für das Prostataadenom beschriebene Verfahren. Es werden zusätzlich die „Kapsel" der peripheren Zone und die Bläschendrüsen herausgenommen.
• Ist die Krebsgeschwulst groß oder hat sie die Grenzen der Prostata zu den Nachbarorganen überschritten oder hat sie Metastasen in Knochen usw. abgesiedelt, so kommen die Hochvoltbestrahlung, die Radionuklidimplantation, Zytostatika und die *Hormonbehandlung* infrage: Männliche Geschlechtshormone fördern das Wachstum des Prostatakarzinoms. Man mindert daher den Wachstumsanreiz durch Kastration oder medikamentös (Antiandrogene, Östrogene).

❹ **Vorsorgeuntersuchung**: Die Prostata kann man bei der rektalen Untersuchung gut abtasten. Ist die hintere mediane Eindel-

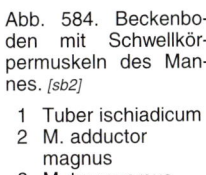

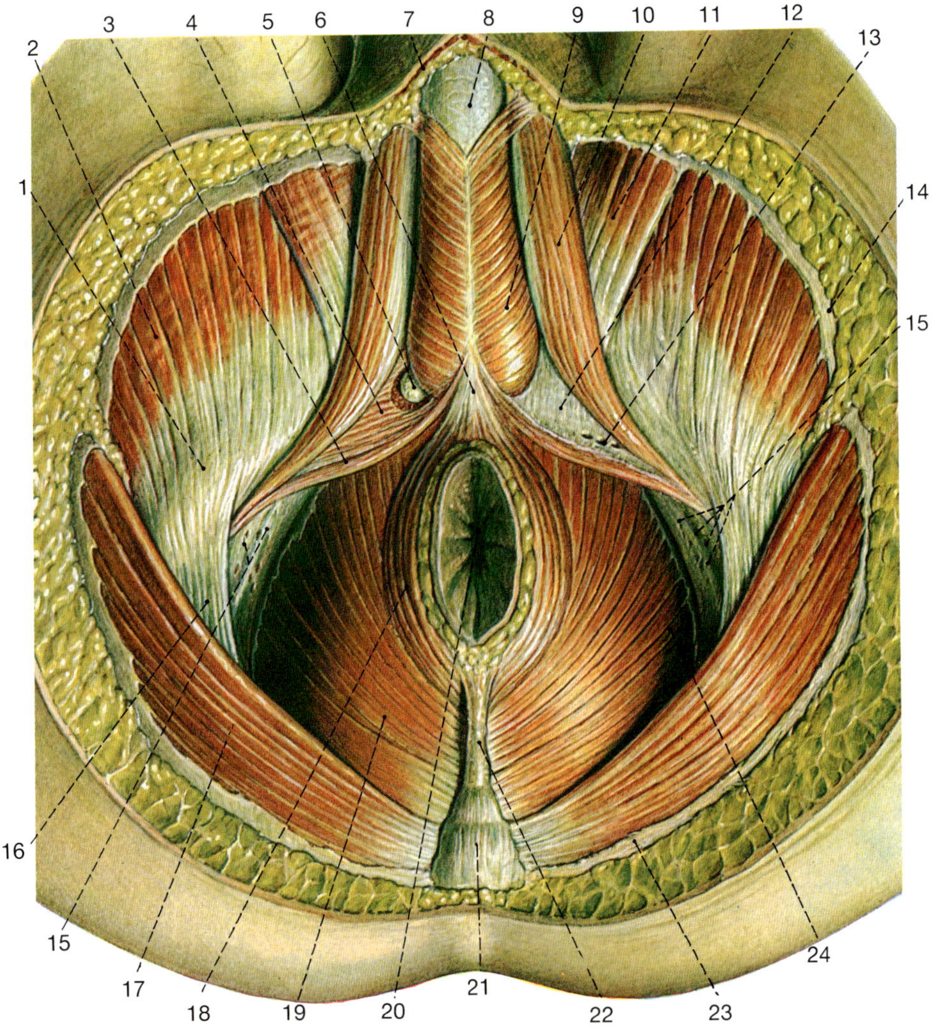

Abb. 584. Beckenboden mit Schwellkörpermuskeln des Mannes. *[sb2]*

1 Tuber ischiadicum
2 M. adductor magnus
3 M. transversus perinei superficialis
4 M. transversus perinei profundus
5 Glandula bulbourethralis
6 Corpus perineale [Centrum perinei]
7 Tunica dartos
8 Corpus spongiosum penis
9 M. bulbospongiosus
10 M. ischiocavernosus
11 M. gracilis
12 Membrana perinei
13 Durchtrittsstellen für Gefäße und Nerven
14 Fascia lata
15 Fascia obturatoria
16 Lig. sacrotuberale
17 M. gluteus maximus
18 M. sphincter ani externus
19 M. levator ani
20 Anus
21 Os coccygis [Coccyx]
22 Corpus [Lig.] anococcygeum
23 Faszie auf dem M. gluteus maximus
24 Fossa ischioanalis

lung der Prostata nicht zu fühlen, so spricht dies für eine Vergrößerung der Drüse. Ein harter Krebsknoten ist meist vom Rectum aus zu tasten, da der Krebs in etwa 90 % an der dem Rectum zugewandten Seite der Prostata entsteht. Nicht jeder harte Knoten ist jedoch ein Krebs. So können z.B. Prostatasteine beim Tasten vom Rectum aus irrtümlich als Krebsknoten gedeutet werden.
• Zur Sicherung der Diagnose wird man eine Gewebeprobe entnehmen (Prostatapunktion, #582). Diagnostisch wichtig ist auch der Nachweis eines erhöhten Blutspiegels des prostataspezifischen Antigens (PSA).

#584 Bulbourethraldrüse (Cowper-Drüse)

Die beiden *Glandulae bulbourethrales* des Mannes entsprechen den großen Scheidenvorhofdrüsen der Frau. Da eine passende deutsche Bezeichnung fehlt, werden sie meist nach einem ihrer ersten Beschreiber Cowper-Drüsen (William Cowper, London, 1702) genannt.
• Lage: Sie sind der Membrana perinei im Bereich des M. sphincter urethrae externus neben dem verdickten hinteren Endes des Harnröhrenschwellkörpers eingelagert.
• Größe: etwa erbsengroß (Abb. 584).
• Mündung: Sie münden in den hinteren erweiterten Teil des Schwellkörperteils der Urethra mit 3-6 cm langen Ausführungsgängen.
• Feinbau: Die Drüsenzellen der verzweigten schlauchförmigen Drüse ähneln denen der kleinen Harnröhrendrüsen (*Glandulae urethrales*, #585).
• Funktion: Sie befeuchten Urethra und Eichel mit Schleim.

Akzessorische Geschlechtsdrüsen (*Glandulae genitales accessoriae*): Unter diesem Begriff fassen die Nomina histologica die Bläschendrüsen, die Prostata und die Cowper-Drüsen zusammen.

#585 Männliche Harnröhre (Urethra masculina)

■ **Gliederung**: Man unterscheidet 4 Abschnitte:
❶ **Pars intramuralis [preprostatica]**: der kurze, in der Wand der Harnblase gelegene Teil mit dem *Ostium urethrae internum* (innerer Harnröhrenmund, Abb. 585c).

❷ **Pars prostatica** (Prostatateil): Die Urethra durchzieht beim Mann in einer Länge von etwa 3 cm die Prostata. Dieser Abschnitt ist etwas erweitert und leicht nach vorn konkav gekrümmt. Der Querschnitt ist nicht rund, sondern hufeisenförmig, weil an der Hinterwand eine Längsfalte (*Crista urethralis*) von der Uvula vesicae (#513) bis in die Peniswurzel verläuft: In der Prostata ist die Crista urethralis zum *Colliculus seminalis* (Samenhügel) verdickt. An ihm sieht man 3 feine Öffnungen, die Mündungen:
• der beiden *Ductus ejaculatorii* (Spritzkanäle).
• des *Utriculus prostaticus*, eines unpaaren einige Millimeter langen Blindsack (entwicklungsgeschichtlicher Rest der Müller-Gänge, #532). Er hat keine nützliche Funktion. In ihm können sich jedoch Bakterien bei einer Urethritis (Harnröhrenentzündung) festsetzen.

Die Ausführungsgänge der Einzeldrüsen der Prostata münden nicht auf dem Samenhügel, sondern in der Bucht (*Sinus prostaticus*) links und rechts neben dem Samenhügel.

❸ **Pars intermedia [membranacea]** (membranöser Teil): Zwischen dem Austritt aus der Prostata und dem Eintritt in den Harnröhren-Schwellkörper liegt die Urethra in der *Membrana perinei*. Sie wird dort vom quergestreiften *M. sphincter urethrae externus* umgeben.

❹ **Pars spongiosa** (Schwellkörperteil): im *Corpus spongiosum penis* (Harnröhren-Schwellkörper). Die Urethra mündet an der Eichel (*Glans penis*) mit dem *Ostium urethrae externum*. Kurz vorher ist sie zur kahnförmigen Grube (*Fossa navicularis urethrae*, lat. navis = Schiff) erweitert.

■ **Krümmungen**: Die Urethra tritt nicht von hinten, sondern von oben in den Schwellkörper ein und biegt dann sogleich nach vorn um (*fixe Krümmung*). Am Übergang zum beweglichen Teil des Penis muß die Urethra der Richtung des Penis folgen (*bewegliche Krümmung*).

■ **Engstellen**: Die Urethra hat deren 3:
• die *Pars intramuralis [preprostatica]* mit dem *Ostium urethrae internum* (innerer Harnröhrenmund).
• die *Pars intermedia [membranacea]* im Bereich der Membrana perinei, wo sie vom Schließmuskel umgeben ist.
• das *Ostium urethrae externum* (äußerer Harnröhrenmund) beim Austritt an der Eichel.

■ **Weite Stellen** der Urethra sind:
• die Pars prostatica.
• die „Ampulle" nach dem Eintritt in den Schwellkörper.
• die Fossa navicularis urethrae in der Eichel.

■ **Feinbau**: Es folgen nacheinander 3 Epithelarten:
• Übergangsepithel (wie in der Harnblase) in der Pars prostatica.
• mehrreihiges Säulenepithel in der Pars intermedia [membranacea] und im proximalen Teil der Pars spongiosa.
• unverhorntes mehrschichtiges Plattenepithel von der Fossa navicularis urethrae bis zur Mündung.

In Nähe des Ostium urethrae externum münden zahlreiche muköse *Glandulae urethrales* (Harnröhrendrüsen, früher Littré-Drüsen genannt, Alexis Littré, Paris, 1700) meist in Buchten (*Lacunae urethrales*), einige größere über feine

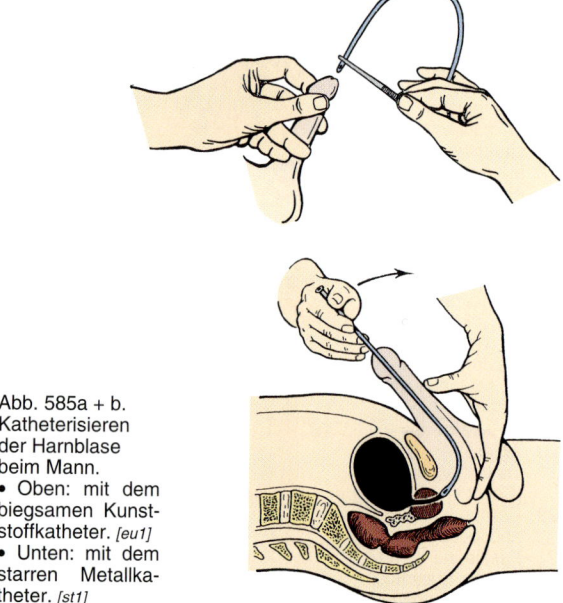

Abb. 585a + b. Katheterisieren der Harnblase beim Mann.
• Oben: mit dem biegsamen Kunststoffkatheter. [eu1]
• Unten: mit dem starren Metallkatheter. [st1]

5 Beckeneingeweide, 5.7/8 Männliche Geschlechtsorgane

1 Mesenterium
2 Ostium urethrae internum
3 N. sacralis I (Radix)
4 Filum terminale, Pars pialis
5 Spatium epidurale [peridurale]
6 Filum terminale, Pars duralis
7 Colon sigmoideum
8 Ostium ureteris
9 Plica transversa recti
10 Excavatio rectovesicalis
11 Articulatio sacrococcygea
12 Prostata
13 Ampulla recti
14 Corpus [Lig.] anococcygeum
15 M. sphincter ani internus
16 M. sphincter ani externus
17 Linea pectinata
18 Zona transitionalis analis
19 M. transversus perinei profundus + Corpus perineale [Centrum perinei]
20 Urethra masculina, Pars intermedia [membranacea]
21 Bulbus penis
22 Ductuli efferentes testis
23 Mediastinum testis
24 Cauda epididymidis
25 Scrotum
26 M. cremaster + Fascia cremasterica
27 Preputium penis
28 Fossa navicularis urethrae
29 Glans penis
30 Corona glandis
31 Corpus spongiosum penis
32 Corpus cavernosum penis
33 Tunica albuginea corporum cavernosorum
34 Caput epididymidis
35 Urethra masculina, Pars spongiosa
36 V. dorsalis superficialis penis
37 V. dorsalis profunda penis
38 Symphysis pubica
39 Lig. fundiforme penis
40 Linea alba
41 Spatium retropubicum
42 Lig. umbilicale medianum
43 Omentum majus
44 Apex vesicae
45 Intestinum tenue

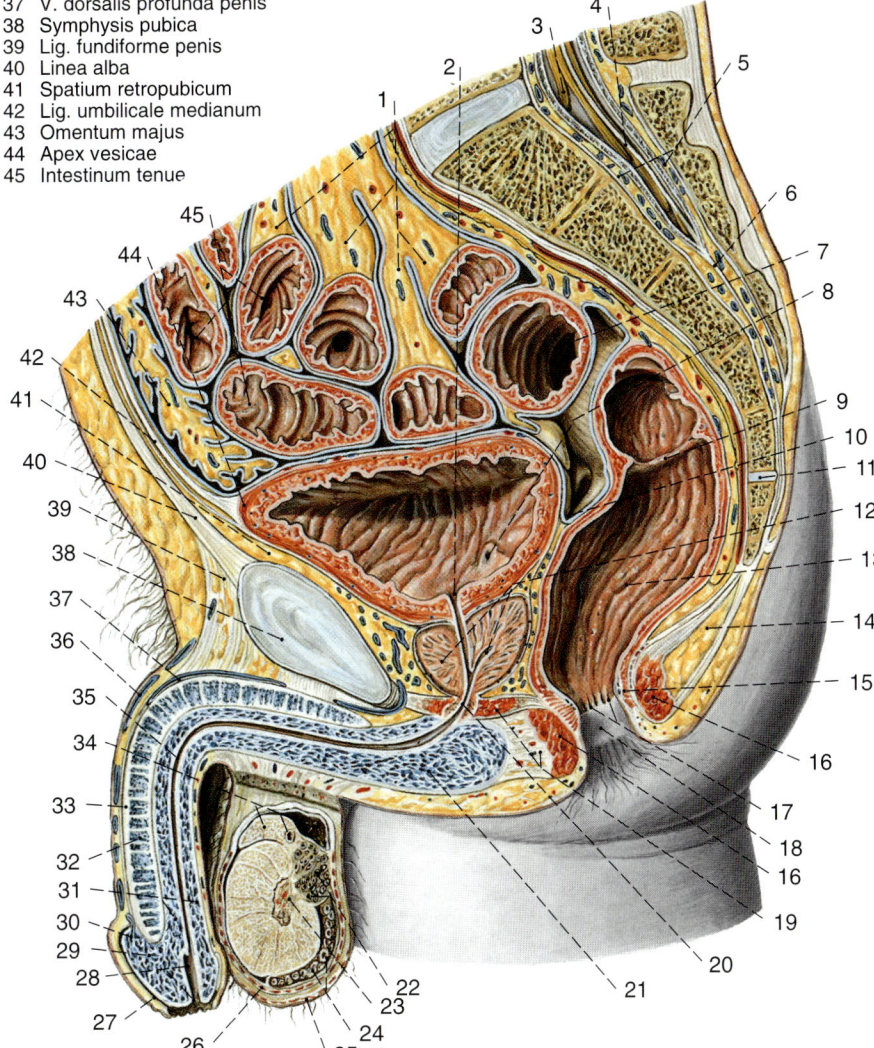

Abb. 585c. Medianschnitt durch das männliche Becken mit halb gefüllter Harnblase. *[fs2]*

längere Gänge (*Ductus paraurethrales*) in die Urethra. In ihnen können sich Bakterien, z.B. Gonokokken, festsetzen und langwierige Entzündungen unterhalten.

■ **Fehlmündungen der Urethra**:
• *Hypospadie* (untere Harnröhrenspalte, gr. hypó = unterhalb, spadón = Riß, Spalte): Die Urethra mündet beim Mann nicht an der Eichel, sondern irgendwo auf der Unterseite des Penis oder gar in der Dammgegend ähnlich wie bei der Frau. Ursache: Die Urogenitalfalten (#532) sind nicht ausreichend verwachsen.
• *Epispadie* (obere Harnröhrenspalte): Die Urethra mündet am Penisrücken. Ursache: Der Genitalhöcker (#532) wird nicht vor, sondern seitlich oder hinter der Öffnung des Sinus urogenitalis angelegt. Bei Spaltung des Genitalhöckers kann auch der Penis zweigeteilt sein.

■ **Katheterisieren** (Abb. 585a + b): Einführen eines Katheters durch die Urethra in die Harnblase.
• Die Dicken von Kathetern werden oft noch in Charrière (= ⅓ mm) angegeben. Katheter von 18-22 Ch = 6-7 mm Durchmesser können meist ohne Schwierigkeit eingeschoben werden.
• Katheter sollten unter möglichst sterilen Bedingungen eingeführt werden, um die Infektion der Harnblase zu verhüten. Am besten verwendet man biegsame sterile Einmalkatheter. Muß ein Katheter über mehrere Tage in der Harnblase verweilen („Dauerkatheter"), so läßt sich allerdings eine Infektion der Harnblase kaum verhindern.
• Beim Einführen starrer Instrumente (z.B. Zystoskop) sind die Krümmungen der Urethra beachten. Man kann die s-förmige Krümmung in eine einfache, nach oben konkave Krümmung verwandeln, wenn man den Penis an die Bauchwand anlegt. In dieser Stellung werden gebogene Metallkatheter eingeschoben. Besondere Vorsicht muß man walten lassen, wenn die Katheterspitze den membranösen Teil erreicht hat. Dann darf man keinesfalls den Katheter mit Gewalt vorschieben, weil die Harnröhrenwand zu leicht durchstoßen wird. Bei guter Technik gleitet der Katheter wie von selbst in die Harnblase, wenn man in der Schlußphase den Penis von der Bauchwand abhebt und leicht senkt.
• Am proximalen Ende der Schiffergrube springt von der Dorsalseite (= den Gliedschwellkörpern zugewandten Seite) eine niedrige Querfalte vor (*Valvula fossae navicularis*). Ist sie stärker ausgebildet, kann sich ein Katheter in ihr verfangen. Dann ist sie durch Zurückziehen und erneutes Vorschieben des Katheters in steilerer Haltung zu unterlaufen.

#586 Penis (männliches Glied)

■ **Kulturgeschichte**: In nahezu allen Epochen reichen künstlerischen Schaffens interessierte man sich für den unbekleideten Menschen. Namentlich in den frühen Hochkulturen wurde das männliche Glied besonders beachtet. Man denke nur an die Phalluskulte des Dionysos, der Demeter, des Osiris, der Astarte. Die Griechen errichteten an Wegkreuzungen, Hauseingängen und Gräbern die sog. Hermen, vierkantige Säulen, die ursprünglich (6. Jahrhundert vor Christus) nur am oberen Ende mit einem Hermeskopf und in mittlerer Höhe mit einem nach oben ragenden Phallus verziert waren. Auf etruskischen und attischen Tongefäßen findet man häufig auch erigierte Glieder dargestellt. Den Höhepunkt bildet der Linga-Kult des Schiwa in Indien, in welchem Säulen mit Penisform als Symbole der Fruchtbarkeit und Schöpfungskraft verehrt werden. In der christlichen Kunst wird der Penis häufig etwas zu klein dargestellt.

■ **Gliederung**:

❶ Äußerlich gliedert man den Penis in 3 Abschnitte:
* *Glans penis* (Eichel).
* *Corpus penis* (Schaft): der bewegliche Teil ohne Eichel.
* *Radix penis* (Wurzel): der an den Schambeinen und an der Membrana perinei verankerte Teil.

Die Vorderseite des herabhängenden Penis nennt man *Dorsum penis* (Gliedrücken), die Hinterseite nach dem Verlauf der Urethra *Facies urethralis* (Harnröhrenseite).

❷ Im Innern besteht der Penis aus 3 langgestreckten Schwellkörpern (Abb. 586a + b):
* den beiden *Corpora cavernosa penis* (kavernöse Gliedschwellkörper) mit der Fähigkeit zu harter Versteifung.
* dem unpaaren *Corpus spongiosum penis* (spongiöser Harnröhrenschwellkörper), der die Urethra umschließt und nur zu weichem Anschwellen fähig ist. Dieser reicht weiter nach vorn. Er erweitert sich zur *Glans penis* (Eichel, lat. glans, glandis = Eichel), die als weicher Stoßdämpfer kappenartig die distalen Enden der Corpora cavernosa penis abdeckt. Den hinteren Rand der Eichel nennt man *Corona glandis* (Eichelkranz). Hinter ihm sinkt das *Collum glandis* (Eichelkranzfurche) ein. An der Eichelspitze mündet die Urethra mit einem longitudinalen Schlitz, dem *Ostium urethrae externum* (äußerer Harnröhrenmund).

Als *Crura penis* (Gliedschenkel, lat. crus, cruris = Schenkel) bezeichnet man die in der Peniswurzel divergierenden Teile der Gliedschwellkörper. Sie heften sich unverschieblich an den unteren Schambeinästen an. Sie werden vom M. ischiocavernosus (Sitzbein-Schwellkörper-Muskel) umhüllt und verankern den erigierten Penis am knöchernen Becken.

■ **Corpora cavernosa penis** (Gliedschwellkörper): Sie bestehen aus (Abb. 586a):
* *Cavernae corporum cavernosorum*: einem Labyrinth endothelausgekleideter Hohlräume.
* *Trabeculae corporum cavernosorum*: einem die Kavernen durchziehenden Balkenwerk zugfester und elastischer Bindegewebefasern und glatter Muskelzellen.
* *Tunica albuginea corporum cavernosorum*: einer straffen, 1-2 mm dicken, bindegewebigen Hülle.

Die beiden Corpora cavernosa penis sind im Penisschaft in der Mittelebene miteinander verwachsen: Das *Septum penis* (Gliedscheidewand) trennt sie jedoch nicht vollständig, sondern enthält zahlreiche Schlitze.

Blutgefäße der Corpora cavernosa penis:
* In der Nähe des Verschmelzungsbeginns treten von hinten die beiden *Aa. profundae penis* (tiefe Penisarterien) ein. Sie laufen jeweils in der Mitte der Schwellkörper nach vorn. Sie geben zahlreiche Äste in die Schwellkörperkavernen ab. Diese *Aa. helicinae* (Rankenarterien, lat. helicinus = gewunden, helix = Windung) sind bei Erektion gestreckt, bei Erschlaffen des Penis gewunden. In Ruhe sind sie durch sog. Intimapolster (#148) verschlossen.

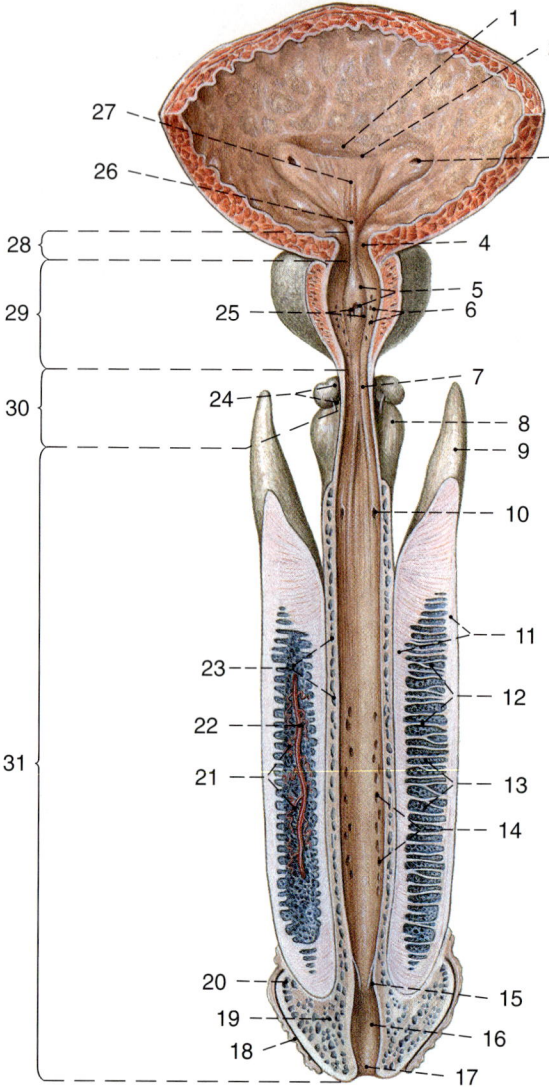

Abb. 586a. Männliche Harnröhre, von vorn her eröffnet. [fs2]

1 Fundus vesicae
2 Plica interureterica
3 Ostium ureteris
4 Ostium urethrae internum
5 Colliculus seminalis mit Utriculus prostaticus
6 Ductuli prostatici
7 Crista urethralis
8 Bulbus penis
9 Crus penis
10 Ductus glandulae bulbourethralis
11 Tunica albuginea corporum cavernosorum
12 Trabeculae corporum cavernosorum
13 Cavernae corporum cavernosorum
14 Lacunae urethrales
15 Valvula fossae navicularis
16 Fossa navicularis urethrae
17 Ostium urethrae externum
18 Preputium penis
19 Glans penis
20 Corona glandis
21 Aa. helicinae
22 A. profunda penis
23 Corpus spongiosum penis
24 Glandula bulbourethralis
25 Ductus ejaculatorii
26 Uvula vesicae
27 Trigonum vesicae
28-31 Urethra masculina
28 Pars intramuralis [preprostatica]
29 Pars prostatica
30 Pars intermedia [membranacea]
31 Pars spongiosa

5 Beckeneingeweide, 5.7/8 Männliche Geschlechtsorgane 427

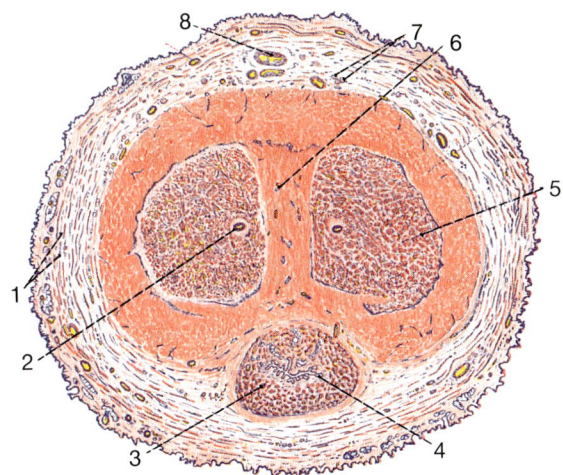

Abb. 586b. Querschnitt durch das männliche Glied. [so]

1 Fascia penis
2 A. profunda penis
3 Corpus spongiosum penis
4 Urethra masculina, Pars spongiosa
5 Corpus cavernosum penis
6 Septum penis
7 N. dorsalis penis
8 V. dorsalis profunda penis

• Das Blut fließt aus den Kavernen über die *Vv. cavernosae* hauptsächlich zu einer unpaaren klappenreichen Vene am Penisrücken ab (*V. dorsalis profunda penis*).

■ **Corpus spongiosum penis** (Harnröhrenschwellkörper): Es besteht ähnlich wie die kavernösen Schwellkörper aus
• *Cavernae corporis spongiosi*,
• *Trabeculae corporis spongiosi*,
• *Tunica albuginea corporis spongiosi*,

doch handelt es sich im Unterschied zu den kavernösen Schwellkörpern um ein Netzwerk miteinander verschmolzener Venenwände ähnlich wie in den Schwellkörpern der Nase. Trabekel und bindegewebige Hülle sind im Corpus spongiosum penis dünner. Es kann nur weich anschwellen, damit die in seiner Mitte verlaufende Urethra nicht zugedrückt wird. Das hintere Ende des Harnröhrenschwellkörpers ist kolbig verdickt (*Bulbus penis*, lat. bulbus = Zwiebel). Es ähnelt im Bau den kavernösen Schwellkörpern, da die Urethra erst weiter vorn eintritt.

■ **Terminologie**: Das lateinische penis bedeutet ursprünglich Schwanz. Damit wird die in der derben deutschen Umgangssprache beliebte Bezeichnung für den Penis, wenn auch nicht anatomisch, so doch etymologisch gerechtfertigt. Die, anatomisch betrachtet, schwer verständliche Tabuierung der Geschlechtsorgane unterdrückte sogar die Entwicklung eines deutschen Wortes für *Penis*. „Männliches Glied" ist eine Flucht in das Unbestimmte. Um so üppiger blühen im Volke von Gegenständen des Alltags übertragene Bezeichnungen. Ein Lexikon zählt an die 400 auf. Damit dürfte das männliche Glied das synonymreichste Organ des menschlichen Körpers sein. Der psychoanalytisch interessierte Arzt, aber auch der Arzt, der mit dem Patienten in dessen Sprache reden will, wird sich damit auseinander setzen müssen.

#587 **Penishüllen**

■ **Faszien und Bänder**:
• *Fascia penis* (Buck-Faszie): Diese straffe Bindegewebehülle faßt die 3 Schwellkörper mit den rückseitigen Penisgefäßen und -nerven zu einer Einheit zusammen.

• *Tela subcutanea penis* (Colles-Faszie): Sie liegt unmittelbar an der Grenze zur Haut. Sie enthält wie die Fleischhaut des Hodensacks glatte Muskelzellen, welche die Haut an den nach der Erektion sich wieder verkleinernden Penis anpassen.
• *Lig. fundiforme penis* (Schlingenband des Glieds, lat. fundiformis = schleuderförmig, funda = Schleuder): die Peniswurzel umgreifend.
• *Lig. suspensorium penis* (Halteband des Glieds): vom vorderen Blatt der Rektusscheide (#263) und von der Symphysis pubica in die Penisfaszie einstrahlend.

■ **Haut**: Die Schafthaut ist zart und dünn und nur in Nähe der Peniswurzel behaart. Das Unterhautgewebe ist locker, fettfrei und gut verschieblich. Auf der Harnröhrenseite erinnert die meist stärker pigmentierte *Raphe penis* (Gliednaht) an die embryonale Verwachsung. Bei der Erektion wird Haut vom Hodensack auf den sich vergrößernden Penis gezogen.

Preputium penis (Vorhaut): Dieses die Eichel bedeckendes Doppelblatt der Haut kann auf den Penisschaft zurückgezogen werden. Dabei wird das Doppelblatt entfaltet. Die Vorhaut ist mit dem *Frenulum preputii* (Vorhautbändchen) auf der Unterseite der Eichel befestigt.
• Eichel und Innenseite der Vorhaut sehen rosig schleimhautartig aus, sind aber von äußerer Haut (mit Talgdrüsen) überzogen (die allerdings bei Unbeschnittenen meist nur gering verhornt ist).
• Beim Säugling sind Vorhaut und Eichel miteinander verklebt. Diese Verklebung löst sich meist bis zum vierten Lebensjahr.

■ **Smegma** (Vorhautschmiere, gr. smégma = Salbe, Schmiere): In der Tasche zwischen Eichel und Vorhaut bilden bei mangelnder Reinigung Sekrete (Talg) der *Glandulae preputiales* (Vorhautdrüsen), abgeschilferte Epithelien und Schmutz die Vorhautschmiere. Sie wird durch Bakterien zersetzt und verbreitet dann üblen Geruch. Dabei kann die Haut gereizt werden:
• *Balanitis* (gr. bálanos = Eichel): Eichelentzündung,
• *Posthitis* (gr. pósthion = Vorhaut): Vorhautentzündung.
• *Balanoposthitis*: die Kombination beider (häufigster Fall).

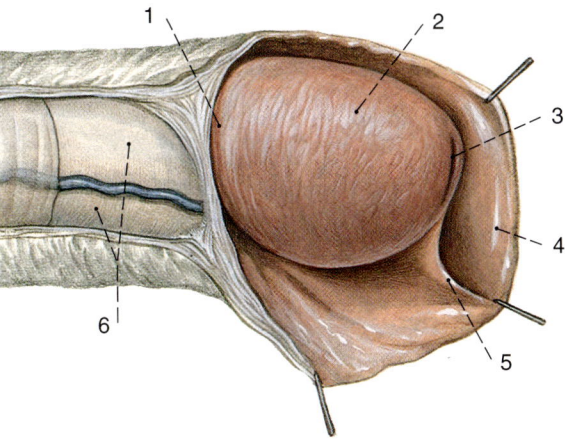

Abb. 587a. Distales Ende des Penis. Auf der rechten Penisseite wurde ein Teil der Haut abgetragen. [fs2]

1 Corona glandis
2 Glans penis
3 Ostium urethrae externum
4 Preputium penis
5 Frenulum preputii
6 Fascia penis

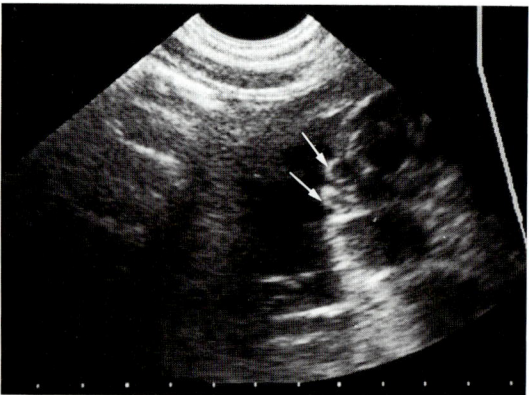

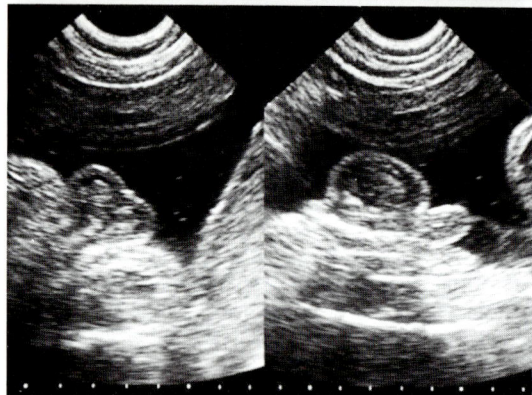

Abb. 587b-d. Geschlechtsdiagnose vor der Geburt im Ultraschallbild. *[sc2]*
- Oben: große Schamlippen (→) zwischen den Gesäßbacken (30. Entwicklungswoche).
- Unten links: Hodensack zwischen den Gesäßbacken.
- Unten rechts: Hodensack und Penis längs getroffen (34. Entwicklungswoche).

■ **Phimose**: Eine häufige Entwicklungsstörung ist die zu enge Vorhaut (gr. phímosis = das Verschließen). Die Vorhaut kann nicht über die Eichel zurückgezogen werden. Dies behindert das Reinigen des Vorhautsacks, so daß zersetzte Vorhautschmiere ständige Entzündungen unterhält. Dabei entstehen im Smegma auch krebserregende Stoffe. Bei der unbehandelten Phimose kommt es häufiger zum Peniskrebs. Eine Phimose sollte daher beseitigt werden: allmähliche Dehnungen im warmen Bad, notfalls Beschneidung.

■ **Paraphimose** („spanischer Kragen"): Wird eine verengte Vorhaut gewaltsam zurückgezogen, so kann sie unter Umständen nicht mehr über den Eichelkranz zurückgestreift werden. Der einschnürende Vorhautring behindert dann den Blutabfluß aus der Eichel, so daß diese maximal anschwillt: Es droht die Durchblutungsstörung und Nekrose der Eichel. Deshalb ist rasches ärztliches Eingreifen geboten (vorsichtiges Auspressen der Eichel und Versuch der Reposition der Vorhaut, notfalls Inzision).

■ **Beschneidung** (Zirkumzision, lat. circumcidere = ringsumschneiden): Bei den Juden und Moslems wird die Vorhaut einige Tage nach der Geburt oder im Kindesalter abgeschnitten. Die „Beschneidung" wurde im Alten Testament (Genesis 17, 11) als Zeichen des Bundes zwischen Gott und Abraham eingesetzt (Et circumcidetis carnem praeputii vestri, ut sit insignum foederis inter me et vos). Bei vielen Naturvölkern wird die Beschneidung erst im Jünglingsalter bei den Initiationsriten vorgenommen. Die Vorhaut wird z.B. der Fruchtbarkeitsgöttin geopfert.

Neuerdings sieht man vor allem hygienische Aspekte in der Beschneidung: Ohne Vorhaut kann sich keine Vorhautschmiere bilden. Damit sinkt nicht nur das Risiko für den Peniskrebs, sondern auch für den Gebärmutterhalskrebs der Partnerin. In wasserarmen heißen Gegenden, wie etwa dem Vorderen Orient, hat die Beschneidung große Vorzüge. Tägliches gründliches Waschen des Vorhautsacks erspart die Nachteile der Beschneidung:
- stärkere Verhornung der Eichelhaut mit geringerer Sensibilität.
- größere Verletzbarkeit, wenn die schützende Hülle fehlt.
- mögliche Komplikationen des an sich kleinen Eingriffs.

■ **Peniskarzinom**:
- Der Peniskrebs befällt vor allem die Eichel und die Vorhaut. Er kommt gehäuft bei Phimose vor (s.o.). Entsprechend der besseren Körperhygiene ist er in hochindustrialisierten Ländern selten. In der Bundesrepublik Deutschland sterben pro Jahr etwa 100 Männer an ihm.
- Die Behandlung besteht in der Penisteilamputation. Dabei wird der vom Krebs befallene vordere Teil des Penis mit einem Sicherheitsabstand von mindestens 3 Zentimeter von der Geschwulst weggeschnitten. Bei ausgedehntem oder ungünstig sitzendem Krebs muß notfalls der gesamte Penis weggenommen werden. Dann wird die Harnröhrenöffnung in die Dammgegend eingenäht (die Urethra endet dann ähnlich wie bei der Frau). Der Patient ist durch den Verlust des sexuellen Lustzentrums an der Eichel psychisch beeinträchtigt.
- Bei sehr kleinem Krebs genügt manchmal die örtliche Entfernung, z.B. mit Laser, ohne Wegnahme größerer Teile des Penis.
- Hat der Peniskrebs Metastasen in den Leistenlymphknoten abgesiedelt, so müssen diese herausgenommen oder bestrahlt werden.

#588 Erektion des Penis

■ Bei der Versteifung und Aufrichtung (**Erektion**, lat. erigere = aufrichten) des Penis füllen sich die Hohlräume der Schwellkörper mit Blut. Dieser vom Parasympathikus gesteuerte Vorgang umfaßt 4 Teilprozesse:
- Öffnen der Aa. helicinae: Die Rankenarterien sind in Ruhe durch die Intimapolster aktiv verschlossen. Erschlaffen die glatten Muskelzellen in den Intimapolstern, so flachen sich diese ab, und Blut schießt aus den Arterien ohne Zwischenschaltung von Kapillaren in die Schwellkörperkavernen ein.
- Schließen arteriovenöser Anastomosen: In Ruhe wird ein Teil des Blutes durch Direktverbindungen zwischen Arterien und Venen um die Schwellkörper herumgeleitet.
- Erschlaffen der glatten Muskeln in den Trabekeln: Dadurch werden die Hohlräume geöffnet.
- Abklemmen der Trabekelvenen: Diese Venen durchsetzen schräg die straffe bindegewebige Hülle der Schwellkörper. Beim Spannen der Hülle werden sie abgeklemmt. Zum Teil haben die Venen auch aktive Drosselvorrichtungen.

Man beachte:
- Die Erektion der Corpora cavernosa penis ist ein arterieller Stauungsvorgang. Die Kavernen stehen unter arteriellem Blutdruck, der zusätzlich noch durch Kontraktion der Schwellkörpermuskeln erhöht wird. Nur so ist eine knorpelharte Schwellung möglich.
- Das Corpus spongiosum penis wird lediglich venös gestaut und bleibt daher weich.
- Die Erektion ist in erster Linie ein Entspannungs- und kein Anspannungsvorgang. Die Sperrvorrichtungen müssen erschlaffen und den Weg für den Blutstrom freigeben. Besondere willentliche Anstrengung stört daher eher als sie

nützt. Willentlich beeinflußbar ist nur der *M. ischiocavernosus*, der die Penisschenkel zusammenpreßt und dabei den Druck in den Corpora cavernosa penis erhöht.
• Die Erektion ist nicht streng an sexuelle Handlungen oder Vorstellungen gebunden. Während des Schlafs wird der Penis in den Traumphasen (REM-Phasen, nach den raschen Augenbewegungen = „rapid eye movements" benannt) aufgerichtet.

■ **Innervation**:
• Der Parasympathikus erweitert an einigen Stellen des Körpers die Blutgefäße. Dies trifft vermutlich auch auf die Arterien der Schwellkörper zu. Durch parasympathische hemmende Impulse aus dem Sakralmark (Erektionszentrum in S3) über die *Nn. splanchnici pelvici* (#497) schwellen die Intimapolster ab und erschlaffen die glatten Muskeln in den Schwellkörpern. Die sakralen parasympathischen Nerven wurden daher auch *Nn. erigentes* genannt, obwohl ihr Aufgabenbereich weitaus größer ist. Sie beteiligen sich an der Bildung des *Plexus hypogastricus inferior*, aus welchem die *Nn. cavernosi penis* (Schwellkörpernerven des Penis) bzw. *Nn. cavernosi clitoridis* (Schwellkörpernerven der Clitoris) hervorgehen.
• Sensorisch wird der Penis durch den *N. dorsalis penis* (Ast des N. pudendus) innerviert.

■ **Potenz**: Die Fähigkeit zur Erektion wird in der Umgangssprache häufig als „Potenz" bezeichnet. Als Arzt sollte man 3 Begriffe trennen:
• *Potentia coeundi* (lat. coire = zusammengehen): die Fähigkeit beizuschlafen, d.h. zur Erektion.
• *Potentia generandi* (lat. generare = zeugen): die Fähigkeit zu zeugen, sie setzt Ejakulation und ausreichend Samenzellen im Ejakulat voraus.
• *Potentia concipiendi* (lat. concipere = empfangen): die Fähigkeit der Frau zu empfangen.

■ **Impotenz**: Entsprechend den 3 Formen der Potenz unterscheidet man 3 Formen der Impotentia. In der Umgangssprache versteht man unter Impotenz gewöhnlich die Impotentia coeundi. Sie kann psychisch oder somatisch bedingt sein:
• Für eine psychische Ursache spricht die erhaltene Erektionsfähigkeit im Schlaf.
• Unter den somatischen Ursachen sind neben örtlichen Störungen der Blutgefäße auch Erkrankungen des Rückenmarks (mit Befall des Erektionszentrums im Sakralmark) oder Verletzungen der Nn. erigentes, z.B. bei Prostataoperationen, zu nennen.

■ **Priapismus** (nach dem griechischen Fruchtbarkeitsgott Priapos): Die krankhafte Dauererektion (z.B. bei Rückenmarkläsionen oder Thrombosen der Schwellkörper) ist sehr schmerzhaft und muß meist operativ beseitigt werden.

■ **Phallographie** (gr. phallós = Glied, gráphein = schreiben, aufzeichnen): Die Stärke der sexuellen Erregung läßt sich quantifizieren: Man zeichnet den Füllungszustand des mit einer Meßmanschette umgebenen Penis auf.

#589 Samenerguß (Ejakulation)

Bei der Ejakulation (lat. ejaculare = hinauswerfen) spritzen nacheinander die Prostata, die Samenleiter und die Bläschendrüsen ihren Inhalt in die Urethra. Von dort wird er durch rhythmische Kontraktionen der Beckenbodenmuskeln, vor allem des *M. bulbospongiosus* durch die Urethra nach außen geschleudert.

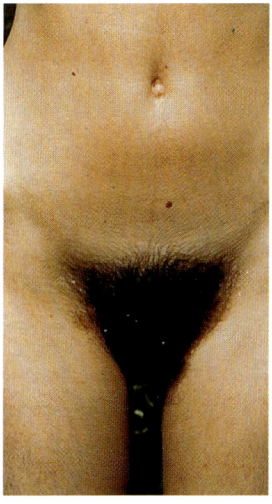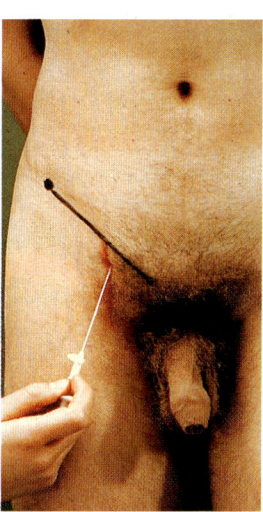

Abb. 588a + b. Unterschiedliche Begrenzung der Schambehaarung nach oben bei Frau und Mann: [li1]
• Bei der Frau endet normalerweise das Schamhaar horizontal und ziemlich scharf begrenzt kurz oberhalb der Symphysis pubica.
• Beim Mann hingegen zieht es sich dreieckig bis zum Nabel hinauf, wobei es allmählich dünner wird. Die Kanüle im Bild weist auf die Stelle, an der man den Puls der Oberschenkelarterie tasten kann.

■ **Innervation**:
❶ Die glatten Muskeln von Prostata, Ductus deferens und Bläschendrüsen werden vom Sympathikus innerviert. Das Kerngebiet liegt im oberen Lendenmark (Ejakulationszentrum in L2/L3). Die Nervenfasern werden in den Lenden- und Kreuzbeinganglien des Sympathikus umgeschaltet und gelangen dann über den *Plexus hypogastricus inferior* zu den vegetativen Organgeflechten:
• *Plexus prostaticus* (Prostatageflecht).
• *Plexus deferentialis* (Samenleitergeflecht).

❷ An der Ejakulation sind auch animalische Nerven beteiligt: Die Muskeln der Regio urogenitalis werden vom *N. pudendus* innerviert.

■ **Retrograde Ejakulation**: Nach Operationen der Prostata oder bei Innervationsstörungen nimmt die Samenflüssigkeit bisweilen den falschen Weg: Sie wird in der Urethra nicht nach unten, sondern nach oben weiterbewegt. Sie gelangt somit nicht nach außen, sondern in die Harnblase. Beim nächsten Wasserlassen wird die Samenflüssigkeit mit ausgespült. Der Patient ist dann meist zeugungsunfähig, weil die Samenzellen nicht mehr die Vagina der Frau erreichen. Dieses Problem sollte der Arzt mit dem Patienten schon vor einer geplanten Prostataoperation besprechen.

■ **Sperma** (Samenflüssigkeit, *Semen*, lat. semen, seminis = Samen): Die beim Samenerguß ausgeworfene Gallerte ist milchig weiß. Sie verflüssigt sich innerhalb von 5-30 Minuten. Ihr Geruch erinnert an blühende Edelkastanien (Prostatasekret). Sie besteht aus
• Samenzellen.
• Sekreten der akzessorischen Geschlechtsdrüsen: Von den biochemischen Bestandteilen ist die Fructose hervorzuheben (1-4 g/l). Sie dient den Samenzellen als Energiequelle. Das pH liegt bei 7,2-7,8.
• Zufallsbestandteilen: abgeschilferte Zellen, Blutkörperchen, Zelltrümmer usw.

■ **Untersuchung des Sperma:**
❶ **Volumen:**
• Normalbereich 2-4 ml: Das Volumen hängt vor allem von den Sekreten der akzessorischen Geschlechtsdrüsen ab.
• Parvisemie (lat. parvus = klein): unter 1,5 ml, z.B. bei Androgenmangel.
• Multisemie: über 8 ml, z.B. bei Reizzuständen akzessorischer Geschlechtsdrüsen.

❷ **Zahl der Spermien** (bestimmt nach Verdünnung in einer Blutkörperchenzählkammer):
• Normalbereich: ....60-120 Millionen/ml.
• Hypospermie: ....20-40 Millionen/ml.
• Oligospermie: ....1-20 Millionen/ml.
• Kryptospermie: ....unter 1 Million/ml.
• Polyspermie: ....über 300 Millionen/ml.
• Azoospermie: keine reifen Samenzellen, aber andere Zellen der Spermiogenese.
• Aspermie: weder reife Samenzellen, noch Vorstufen, z.B. bei Verschluß der Samenwege.

❸ **Abnorme Samenzellen:** Im gesunden Ejakulat sind etwa 10-30 % enthalten. Ein Anstieg über 40 % wird Teratospermie (gr. téras, tératos = Wunderzeichen, Mißbildung) genannt, 2-3 % der Zellen sind Vorstufen der reifen Samenzellen, z.B. Spermatiden.

❹ **Tote Samenzellen:** Ihren Anteil (normal sind 5-10 %) man durch Anfärben mit Eosin: Tote Zellen färben sich an, lebende nicht (1 Tropfen Samenflüssigkeit + 1 Tropfen 1%ige Eosinlösung auf Objektträger mischen, ausstreichen, an der Luft trocknen lassen und mit Ölimmersion im Mikroskop betrachten).

❺ **Beweglichkeit:** Eine Samenzelle kann pro Minute 1-4 mm zurücklegen. Die Wegstrecke wird in geeichten Glaskapillaren gemessen. Der Anteil der beweglichen Samenzellen sinkt nach einer Stunde ständig ab. Nach 24 Stunden sollen noch 10 % der Samenzellen beweglich sein.

❻ **Rechtsmedizinischer Nachweis:** Das Sekret der Bläschendrüsen enthält Flavine, die im ultravioletten Licht fluoreszieren. Spermaflecken in Wäsche, z.B. nach einer Vergewaltigung, sind damit rasch zu erkennen.

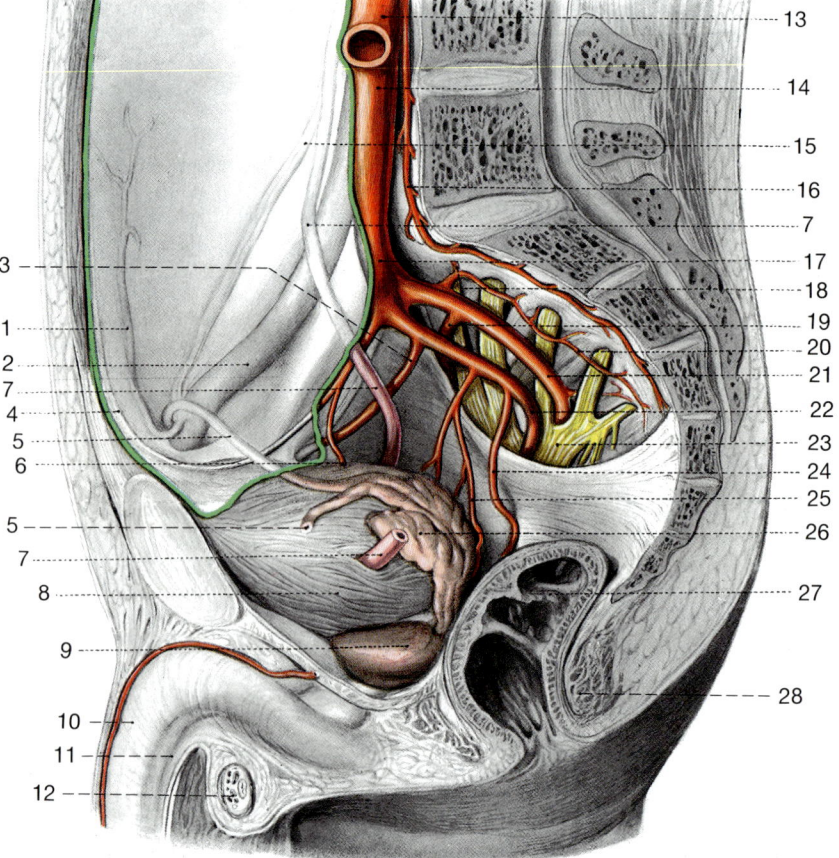

Abb. 591. Beckenarterien. *[bg2]*

1 A. epigastrica inferior
2 A. iliaca externa
3 A. obturatoria
4 A. umbilicalis bzw. Chorda arteriae umbilicalis
5 Ductus deferens
6 A. vesicalis superior
7 Ureter
8 Vesica urinaria
9 Prostata
10 Corpus cavernosum penis
11 Corpus spongiosum penis
12 Funiculus spermaticus
13 Bifurcatio aortae
14 A. iliaca communis
15 A. circumflexa ilium profunda
16 A. sacralis mediana
17 A. iliaca interna
18 A. iliolumbalis
19 A. glutea superior
20 A. sacralis lateralis
21 A. glutea inferior
22 A. pudenda interna
23 Plexus sacralis
24 A. rectalis media
25 A. vesicalis inferior
26 Glandula vesiculosa [Glandula seminalis] [Vesicula seminalis]
27 Rectum
28 M. sphincter ani externus

5.9 Leitungsbahnen

#591 A. iliaca communis + A. iliaca externa
#592 A. iliaca interna, Kollateralkreisläufe, Variabilität
#593 Beckenvenen
#594 Beckenlymphknoten
#595 Kreuzbeinnervengeflecht (Plexus sacralis)
#596 Beckenteil des autonomen Nervensystems
#597 Leitungsbahnen der Dammgegend

#591 A. iliaca communis + A. iliaca externa

Als *A. iliaca communis* (gemeinsame Beckenarterie) bezeichnet man den nur wenige Zentimeter langen Abschnitt der Hauptarterie der unteren Extremität zwischen Gabelung der Aorta (*Bifurcatio aortae*) und der Aufzweigung in
• *A. iliaca interna* (innere Beckenarterie) und
• *A. iliaca externa* (äußere Beckenarterie).

■ Die **A. iliaca communis** beginnt etwa vor der Zwischenwirbelscheibe L4/L5 und verläuft dann in leichtem lateralkonvexen Bogen in Richtung auf die Mitte des Leistenbandes. Ohne vorher Äste abzugeben, teilt sie sich etwa vor dem Iliosakralgelenk in die A. iliaca interna und externa. Sie liegt dabei etwas kranial der Beckeneingangsebene am medialen Rand des M. psoas major.
• Die A. iliaca communis verläuft lateral der gleichnamigen Vene. Da die Bauchaorta links der V. cava inferior liegt, muß die rechte A. iliaca communis beide Vv. iliacae communes oder deren Zusammenfluß zur V. cava inferior überkreuzen, um auf die Lateralseite rechts zu gelangen.
• Die linke A. iliaca communis wird von der A. + V. rectalis superior aus der A. bzw. V. mesenterica inferior sowie von der Wurzel des Mesocolon sigmoideum überkreuzt.
• Die Aa. + Vv. iliacae communes liegen unmittelbar unter dem Peritoneum und umgrenzen den oberen Teil des Eingangs in das kleine Becken (Abb. 592a).

■ Die **A. iliaca externa** setzt die Verlaufsrichtung der A. iliaca communis fort. Ihr Puls ist etwa im Bereich der Mitte des Leistenbandes zu tasten. Sie liegt immer lateral der gleichnamigen Vene. Sie wird medial vom Harnleiter, lateral von den Eierstock- bzw. Hodengefäßen überkreuzt. Die A. iliaca externa ändert im Gefäßfach unter dem Leistenband (Lacuna vasorum) ihren Namen in Oberschenkelarterie (*A. femoralis*, #923). Sie gibt erst kurz kranial des Leistenbandes 2 Äste ab:
• *A. epigastrica inferior* (untere Bauchwandarterie): Sie tritt in die Rektusscheide ein und anastomosiert hinter dem M. rectus abdominis mit der A. epigastrica superior aus der A. thoracica interna. Damit entsteht eine Längsverbindung in der vorderen Leibeswand zwischen Hals- und Beinarterien. Die A. epigastrica inferior wirft die laterale Nabelfalte des Peritoneum (Plica umbilicalis lateralis [Plica epigastrica]) auf. Sie trennt dadurch die beiden Leistengruben (Fossa inguinalis medialis + lateralis). Dementsprechend liegt sie lateral der direkten, aber medial der indirekten Leistenhernien, was bei Bruchoperationen zu beachten ist (#267). Die A. epigastrica inferior versorgt große Teile der unteren Bauchwand sowie den Funiculus spermaticus (*A. cremasterica*).
• *A. circumflexa ilium profunda* (tiefe umbiegende Darmbeinarterie): Sie steigt zum Darmbeinkamm auf und versorgt Teile der Bauchwand und des Darmbeinmuskels.

#592 A. iliaca interna

Die innere Beckenarterie (*A. iliaca interna*) biegt am Iliosakralgelenk ins kleine Becken ab und teilt sich an der seitlichen Beckenwand meist zunächst in 2 unbenannte Hauptäste, aus denen die zahlreichen Seitenäste abgehen. Diese durchflechten sich mit den Ästen des Plexus sacralis. In die Grube zwischen A. iliaca interna und externa (*Fossa ovarica*) ist bei der Frau das Ovarium eingebettet. Der Hauptstamm der A. iliaca interna wird unmittelbar vom Peritoneum bedeckt. Die zahlreichen Äste der A. iliaca interna werden der besseren Übersicht wegen gewöhnlich in viszerale und parietale Äste gegliedert (Abb. 592a):

■ **Parietale Äste**:
• *A. iliolumbalis* (Darmbein-Lenden-Arterie): hinter den gemeinsamen Beckengefäßen zum M. iliacus.
• *A. sacralis lateralis* (seitliche Kreuzbeinarterie): zum Kreuzbeinkanal.
• *A. glutea superior* (obere Gesäßarterie): durch die suprapiriforme Abteilung des großen Sitzbeinlochs mit dem gleichnamigen Nerv zu den Gesäßmuskeln.
• *A. glutea inferior* (untere Gesäßarterie): durch die infrapiriforme Abteilung hauptsächlich zum M. gluteus maximus.
• *A. obturatoria* (Hüftlocharterie): mit dem gleichnamigen Nerv durch das Foramen obturatum zu den Adduktoren, den tiefen Hüftmuskeln und zum Hüftgelenk (über das Lig. capitis femoris).
• *A. pudenda interna* (innere Schamarterie): durch die infrapiriforme Abteilung zur After- und Schamgegend.

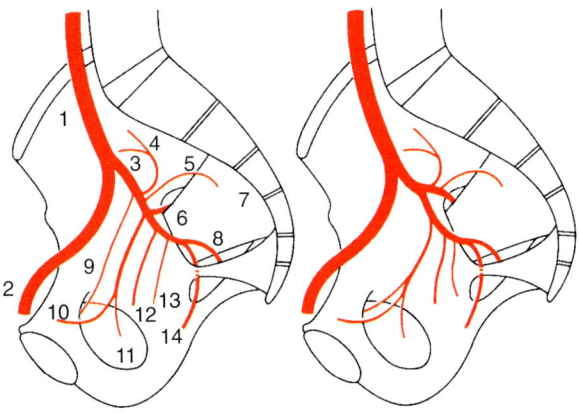

Abb. 592a + b. Beispiele für häufige Verzweigungsmuster der A. iliaca interna. Sie bildet 1-4 Stämme, aus denen die einzelnen Äste hervorgehen. [li2]

1 A. iliaca communis	8 A. glutea inferior
2 A. iliaca externa	9 A. obturatoria
3 A. iliaca interna	10 A. umbilicalis
4 A. iliolumbalis	11 A. vesicalis inferior
5 A. sacralis lateralis	12 A. uterina
6 A. glutea superior	13 A. rectalis media
7 M. piriformis	14 A. pudenda interna

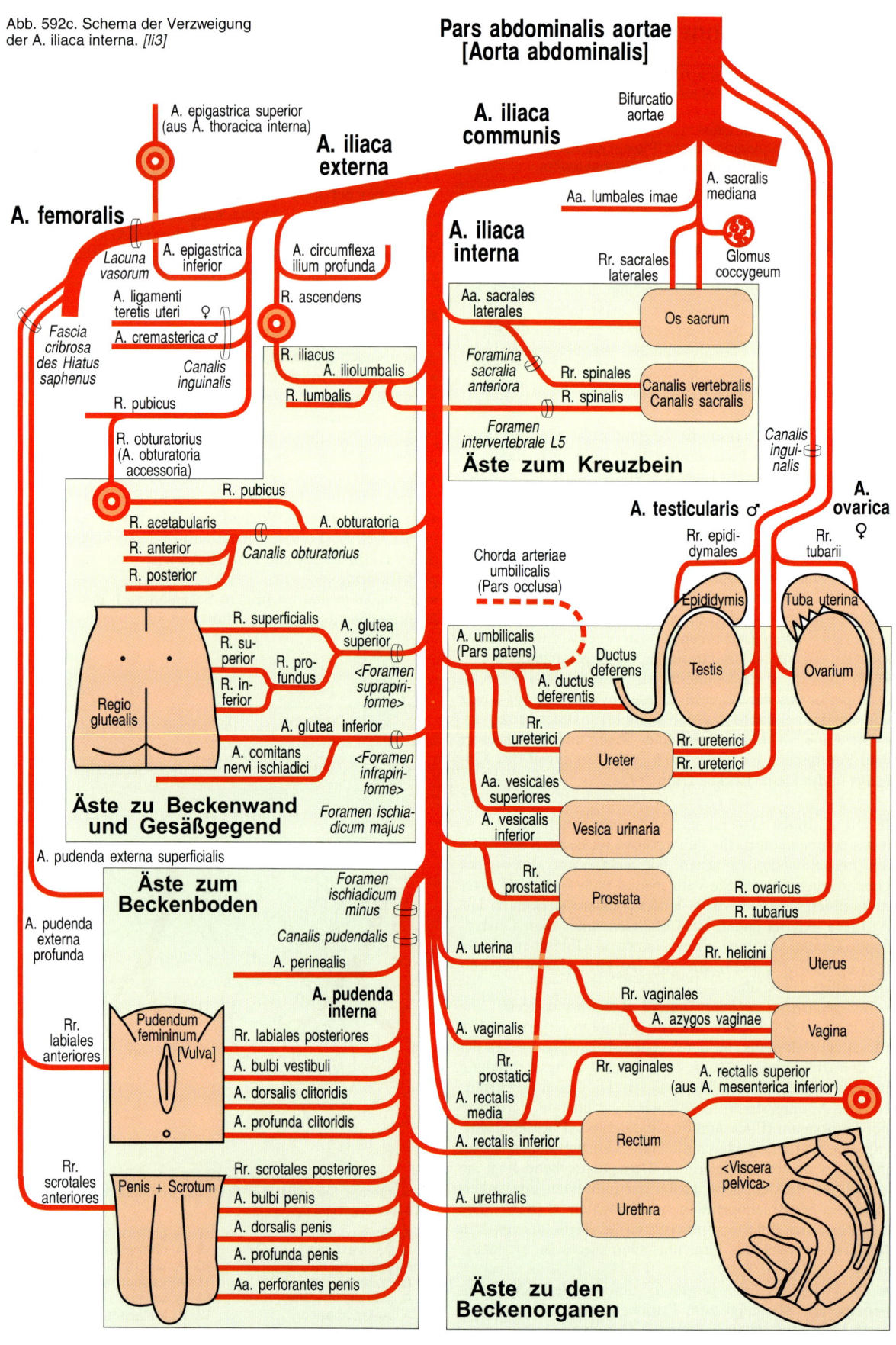

Abb. 592c. Schema der Verzweigung der A. iliaca interna. [li3]

■ **Viszerale Äste** (ausführliche Besprechung bei den betreffenden Organen):
• *A. umbilicalis* (Nabelarterie): Ihre Verlaufsstrecke in der Bauchwand verödet nach der Geburt zum medialen Nabelband (*Chorda arteriae umbilicalis*). Durchgängig bleiben die Äste zur Harnblase (*Aa. vesicales superiores*) und zum Samenleiter (*A. ductus deferentis*).
• *A. vesicalis inferior* (untere Harnblasenarterie): zum Blasengrund.
• *A. uterina* (Gebärmutterarterie): Der Hauptstamm überkreuzt den Harnleiter und teilt sich etwa auf Höhe der Cervix uteri in einen absteigenden Ast zur Vagina (*A. vaginalis*) und einen aufsteigenden Ast zum Corpus uteri, von dem noch Zweige zum Eileiter und zum Ovarium abgehen. Dort anastomosieren sie mit Ästen der *A. ovarica*.
• *A. rectalis media* (mittlere Mastdarmarterie): Sie ist wesentlich schwächer als die unpaare *A. rectalis superior* aus der *A. mesenterica inferior*.

■ **Kollateralkreisläufe**:
• Bei Verschluß der *A. iliaca communis* tritt in der Regel eine schwere Durchblutungsstörung des Beins ein. Die Verbindung über die *A. epigastrica inferior* → *superior* zu den Halsarterien oder über die Mastdarmarterien zur Bauchaorta reichen nicht aus. In etwa der Hälfte der Fälle muß das Bein amputiert werden. Deshalb wird man sich bemühen, die Gefäßbahn wiederherzustellen (evtl. durch Einsetzen eines Kunststoffschlauchs).
• Bei Verschluß der *A. iliaca externa* oder *interna* sind die Aussichten etwas besser, weil zahlreiche Verbindungen zwischen Becken- und Oberschenkelgefäßen bestehen.

■ **Variabilität**:
• Die *A. iliaca interna* bildet 1-4 Hauptäste, aus denen die einzelnen Äste hervorgehen.
• Eine starke Verbindung zwischen *A. epigastrica inferior* und *A. obturatoria* (Abb. 592d + e) wurde früher als Corona mortis bezeichnet, da sie am Rand der Bruchpforte für die Schenkelhernien verläuft, bei hohem Abgang auch am unteren Rand von direkten Leistenbrüchen liegt und bei Bruchoperationen gelegentlich verletzt wird. Bei den mangelhaften Möglichkeiten zur Stillung arterieller Blutungen in früheren Jahrhunderten konnte die Anomalie dem Patienten wirklich zur „Totenkrone" verhelfen. Eine schwache Verbindung zwischen Ästen der beiden Arterien ist regelmäßig vorhanden. Sie kann als Kollateralkreislauf Bedeutung gewinnen.
• Die *A. glutea inferior* stellt, entwicklungsgeschichtlich betrachtet, den Rest der *A. ischiadica* dar, die bei der Mehrzahl der Wirbeltiere das Hauptgefäß für die Beine bildet, bei den meisten Säugetieren jedoch von der *A. femoralis* abgelöst wird. Sehr selten ist auch beim Menschen eine *A. ischiadica* erhalten.

#593 Beckenvenen

■ Zur **V. iliaca communis** (gemeinsamen Beckenvene) vereinigen sich:
• *V. iliaca interna* (innere Beckenvene): Einzugsgebiet Beckenwand einschließlich Gesäßgegend und Beckeneingeweide.
• *V. iliaca externa* (äußere Beckenvene): Einzugsgebiet gesamtes Bein sowie Teile der Bauchwand (untere Hälfte der Rektusloge) und der Beckenschaufel.

Die rechte und die linke *V. iliaca communis* verschmelzen zur unteren Hohlvene (*V. cava inferior*, #493).

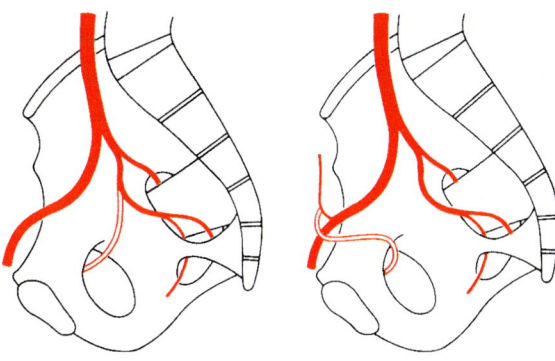

Abb. 592d + e. Die A. obturatoria entspringt in etwa ¾ der Fälle (linkes Bild) aus der A. iliaca interna, in ¼ (rechtes Bild) aus der A. iliaca externa. Bei Leistenbruchoperationen kann die starke Arterie bei Ursprung aus der A. epigastrica inferior im Operationsfeld liegen. [li2]

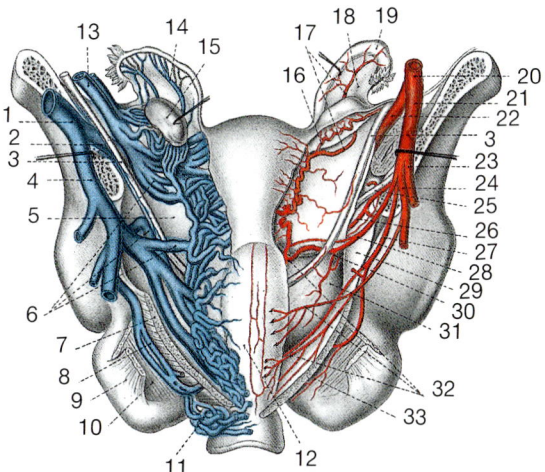

Abb. 593a. Venengeflechte und Arterien der weiblichen Geschlechtsorgane von hinten. [we1]

1	V. iliaca communis	18	Mesosalpinx
2	V. iliaca externa	19	Tuba uterina [Salpinx]
3	Ureter	20	A. iliaca communis
4	V. iliaca interna	21	A. iliaca interna
5	Lig. latum uteri	22	A. iliaca externa
6	Vv. uterinae	23	A. glutea superior
7	M. levator ani	24	A. glutea inferior
8	V. pudenda interna	25	A. umbilicalis
9	Lig. sacrotuberale	26	A. obturatoria
10	M. obturatorius internus	27	A. pudenda interna
11	Plexus venosus vaginalis	28	A. uterina
12	Vagina	29	Fascia obturatoria
13	V. ovarica	30	A. vesicalis inferior
14	(R. tubarius)	31	Vesica urinaria
15	Ovarium	32	A. vaginalis +
16	R. ovaricus		Rr. vaginales
17	R. tubarius	33	A. rectalis inferior

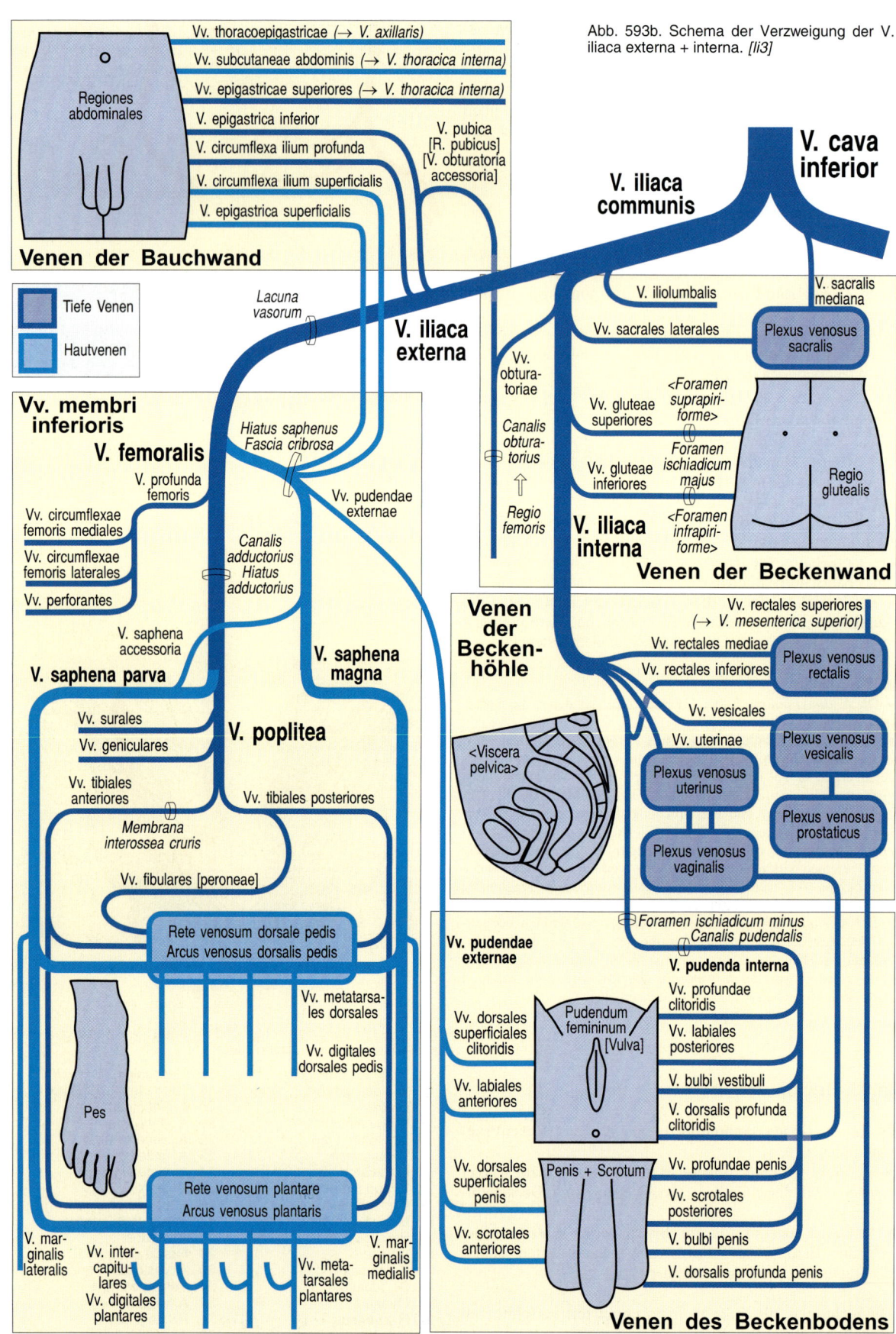

Abb. 593b. Schema der Verzweigung der V. iliaca externa + interna. [li3]

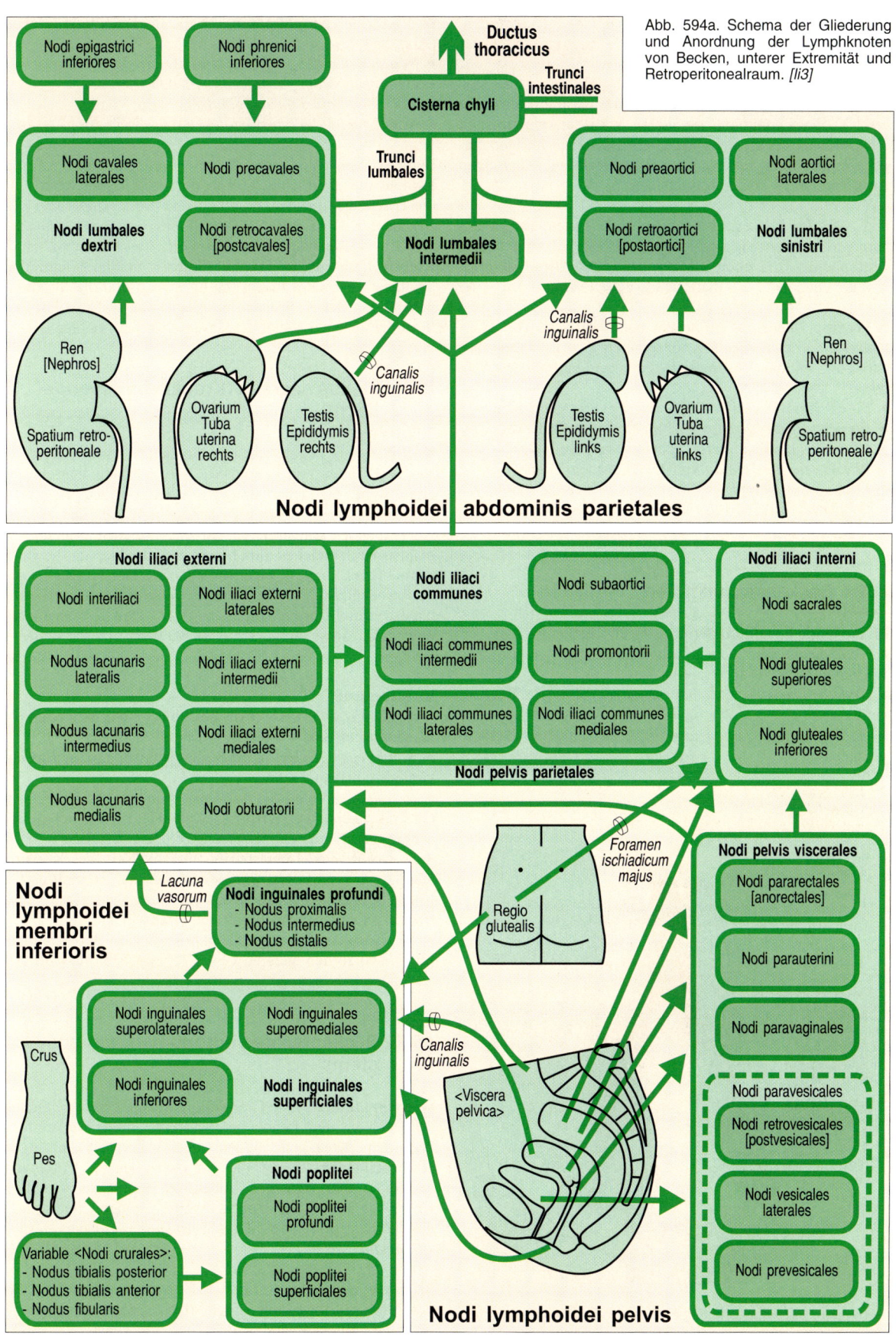

Abb. 594a. Schema der Gliederung und Anordnung der Lymphknoten von Becken, unterer Extremität und Retroperitonealraum. [li3]

Die 3 Beckenvenen begleiten die gleichnamigen Arterien. Dabei liegen die V. iliaca communis + externa medial der Arterien.

Vor der Vereinigung zur V. cava inferior unterkreuzt die linke V. iliaca communis die rechte A. iliaca communis, da die Hohlvene rechts der Bauchaorta liegt. Die übrigen Lagebeziehungen ergeben sich aus dem für die gleichnamigen Arterien in #591-592 Beschriebenen.

Die Äste der Beckenvenen entsprechen denen der gleichnamigen Arterien. Sie sind lediglich als Begleitvenen häufig verdoppelt, z.B. 2 obere Gesäßvenen (*Vv. gluteae superiores*) um eine obere Gesäßarterie (*A. glutea superior*).

■ **Venöse Plexus**: Die Beckeneingeweide sind von klappenarmen Venengeflechten umsponnen. Sie sind untereinander und mit den Venen der Beckenwand verbunden (Abb. 593a):
- *Plexus venosus vesicalis* (Harnblasenvenengeflecht).
- *Plexus venosus uterinus* (Gebärmuttervenengeflecht).
- *Plexus venosus vaginalis* (Scheidenvenengeflecht).
- *Plexus venosus prostaticus* (Prostatavenengeflecht).
- *Plexus venosus rectalis* (Mastdarmvenengeflecht).
- *Plexus venosus sacralis* (Kreuzbeinvenengeflecht).

#594 Beckenlymphknoten

■ **Parietale Lymphknoten** entlang der Beckengefäße:
- *Nodi lymphoidei iliaci communes*: an den gemeinsamen Beckengefäßen (Abb. 594a + b).
- *Nodi lymphoidei iliaci interni*: an den inneren Beckengefäßen.
- *Nodi lymphoidei iliaci externi*: an den äußeren Beckengefäßen.

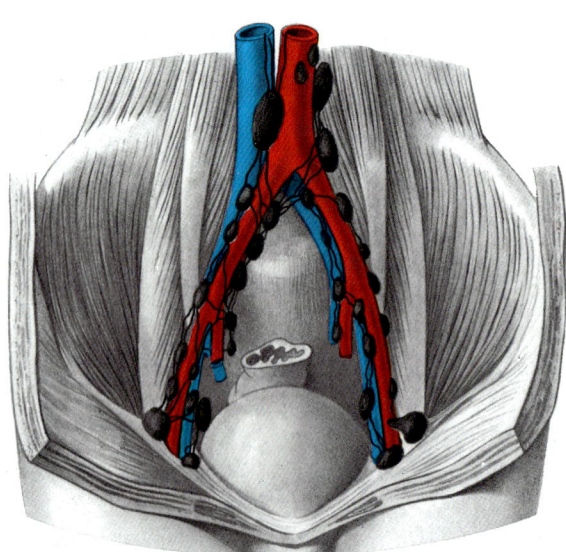

Abb. 594b. Der Hauptstrang der Beckenlymphknoten ordnet sich entlang der großen Arterien an. *[le3]*

■ **Viszerale Lymphknoten**, um die Beckenorgane gelegen (Abb. 594a):
- *Nodi lymphoidei paravesicales*: um die Harnblase.
- *Nodi lymphoidei parauterini*: um den Uterus.
- *Nodi lymphoidei paravaginales*: um die Vagina.
- *Nodi lymphoidei pararectales*: um das Rectum.

Lymphknoten sind in Ketten hintereinander in die Lymphbahn eingeschaltet. Von der Prostata aus kann z.B. die Lymphe folgenden Weg nehmen: *Nodi lymphoidei paravesicales* → *iliaci interni* → *iliaci communes* → *lumbales*. Ein Nebenweg führt über die Leistenlymphknoten. Krebsmetastasen können in all diesen Lymphknotengruppen heranwachsen. Dies macht die Operation und die Strahlenbehandlung des Krebses so problematisch und mindert den Wert der genauen Kenntnis der regionären Lymphknoten.

#595 Plexus sacralis (Kreuzbeinnervengeflecht)

■ Der Plexus sacralis entsteht aus den Segmentnerven L_5-S_3 sowie Teilen von L_4 und S_4 (Abb. 595). Er liegt an der Hinterwand des kleinen Beckens lateral der beckenseitigen Kreuzbeinlöcher (Foramina sacralia pelvica). Die breiten Nervenbänder konvergieren auf das Foramen ischiadicum majus, durch welches die Hauptmasse der Nerven die Beckenhöhle mit dem M. piriformis verläßt. Der N. gluteus superior benützt die suprapiriforme, die übrigen Nerven wählen die infrapiriforme Abteilung (#921). Das Nervengeflecht liegt dabei dorsolateral der A. + V. iliaca interna und des Rectum.

■ **Hauptäste**:
- *N. gluteus superior* (oberer Gesäßnerv): nur motorisch, zu M. gluteus medius + minimus + M. tensor fasciae latae.
- *N. gluteus inferior* (unterer Gesäßnerv): nur motorisch, zum M. gluteus maximus.
- *N. cutaneus femoris posterior* (hinterer Hautnerv des Oberschenkels): nur sensorisch, zur Haut der unteren Gesäßgegend und der Dorsalseite des Oberschenkels.
- *N. ischiadicus* (Ischiasnerv): stärkster Nerv des Körpers, Hauptnerv des Beins, motorisch zu den ischiokruralen Muskeln und zu allen Muskeln distal des Kniegelenks, sensorisch zu Unterschenkel und Fuß ohne Medialseite.
- *N. pudendus* (Schamnerv): motorisch zum Beckenboden, sensorisch zu den äußeren Geschlechtsorganen und zur Aftergegend.

#596 Beckenteil des autonomen Nervensystems

■ **Sympathikus**: Der Grenzstrang (*Truncus sympathicus*) setzt sich aus dem Lendenbereich in das kleine Becken fort. Auf dem Kreuzbein liegen medial der beckenseitigen Kreuzbeinlöcher meist 4 Kreuzbeinganglien (*Ganglia sacralia*). Den Abschluß bildet ein unpaariges Ganglion (*Ganglion impar*) auf dem Steißbein. Aus den Grenzstrangganglien entspringen die Kreuzbein-Eingeweidenerven (*Nn. splanchnici sacrales*).

■ **Parasympathikus**: Die Zellkörper des ersten Neurons der Becken-Eingeweidenerven (*Nn. splanchnici pelvici*) liegen im Rückenmark in der *Zona intermedia* von S_2-S_5

(Abb. 596). Sie verlassen das Rückenmark mit der vorderen Wurzel. Da sie unter anderem auch die Gefäße des Beckenbodens erweitern und damit die Erektion von Clitoris und Penis auslösen, wurden sie auch *Nn. erigentes* genannt. Die Erektion ist jedoch nur ein kleiner Teil in ihrem großen Aufgabenbereich.

■ **Plexus hypogastricus inferior** (unteres Beckennervengeflecht): Der Plexus aorticus abdominalis (#498) setzt sich kaudal der Aortengabelung in den *Plexus hypogastricus superior* fort. Dieser liegt vor dem Promontorium. Mit ihm endet das unpaare Geflecht vor der Wirbelsäule. Je ein Strang (*N. hypogastricus*) läuft rechts und links am Rectum vorbei. Seitlich von Rectum und Harnblase bildet sich dann ein neues dichtes Nervengeflecht (*Plexus hypogastricus inferior*). Wie das Bauchaortengeflecht ist es aus sympathischen und parasympathischen Fasern zusammengeflochten und gliedert sich zu den einzelnen Organen auf (Abb. 596a):

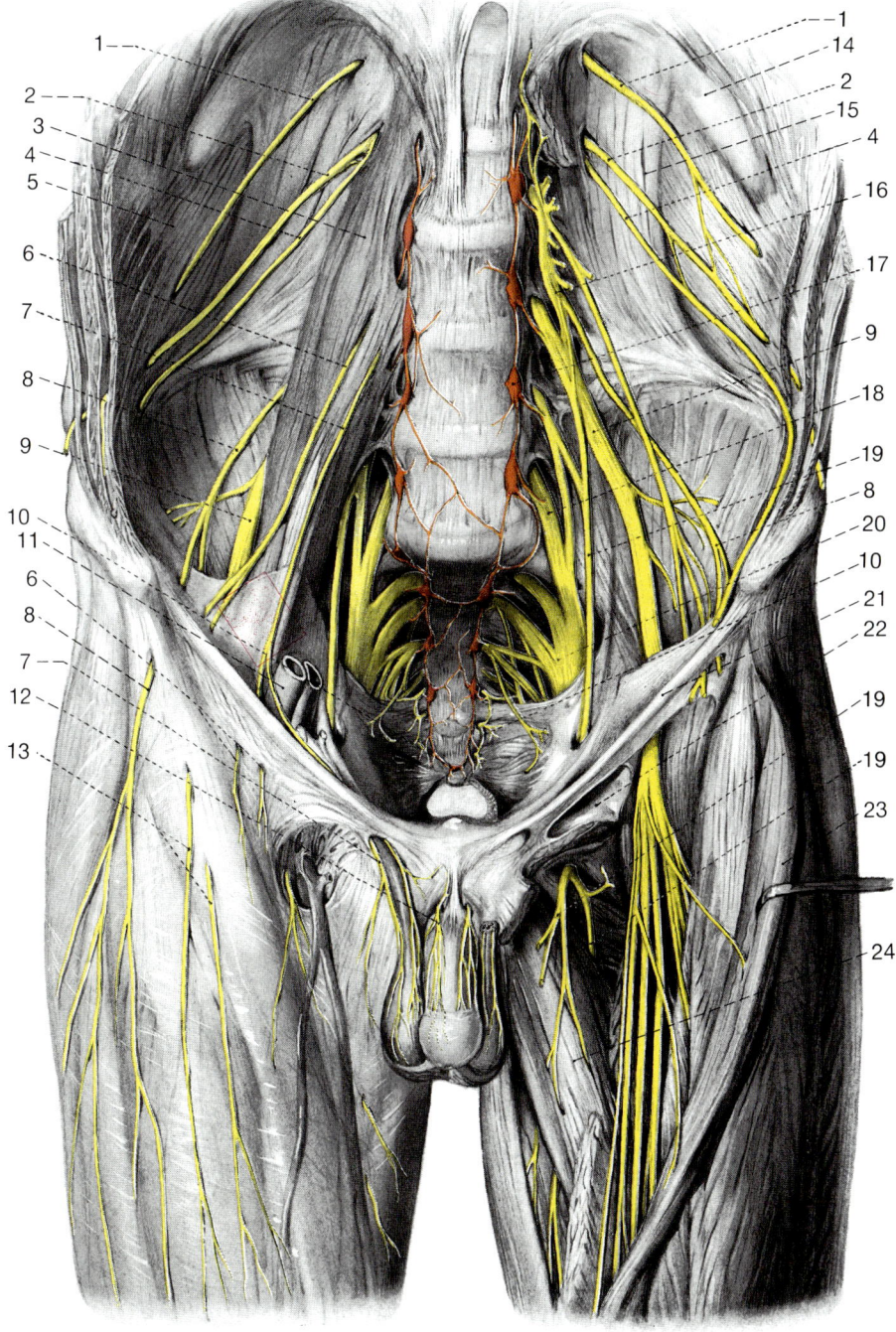

Abb. 595. Plexus lumbosacralis (Lenden- und Kreuzbeinnervengeflecht). Vordere Bauchwand, Baucheingeweide sowie am linken Oberschenkel Teile des M. pectineus und des M. adductor longus wurden entfernt. [bg5]
- Gelb: animalische Nerven.
- Orange: Grenzstrang des Sympathikus.

1 N. subcostalis
2 N. iliohypogastricus [iliopubicus]
3 M. psoas major
4 N. ilioinguinalis
5 M. transversus abdominis
6 N. genitofemoralis, R. femoralis
7 N. genitofemoralis, R. genitalis
8 N. cutaneus femoris lateralis
9 N. femoralis
10 Plexus coccygeus
11 A. iliaca externa
12 N. dorsalis penis
13 Rr. cutanei anteriores (des N. femoralis)
14 Costa XII
15 M. quadratus lumborum
16 Teil des Plexus lumbalis
17 Truncus sympathicus
18 N. lumbalis V
19 N. obturatorius
20 Plexus sacralis
21 Lig. inguinale [Arcus inguinalis]
22 Lacuna vasorum
23 M. sartorius
24 M. adductor brevis

- *Plexus rectalis medius* (mittleres Mastdarmgeflecht).
- *Plexus rectalis inferior* (unteres Mastdarmgeflecht).
- *Plexus prostaticus* (Prostatageflecht).
- *Plexus deferentialis* (Samenleitergeflecht).
- *Plexus vesicalis* (Harnblasengeflecht).
- *Plexus uterovaginalis* (Gebärmutter-Scheiden-Geflecht, in der Klinik oft Frankenhäuser-Plexus genannt, nach dem Frauenarzt Ferdinand Frankenhäuser, 1867).

Aus dem unteren Beckennervengeflecht entspringen die Schwellkörpernerven (*Nn. cavernosi clitoridis* bzw. *penis*). Sie gelangen durch die bzw. vor der Membrana perinei zu den Schwellkörpern der Clitoris bzw. Penis.

Verwechslungsmöglichkeiten: Die Beckenorgane werden von Nervengeflechten (*Plexus*) und Venengeflechten (*Plexus venosi*, #593) umsponnen. Plexus ohne Zusatz bedeutet Nervengeflecht. Will man Mißverständnisse ausschließen, müßte man von *Plexus autonomici* sprechen. Meist ergibt sich jedoch aus dem Zusammenhang, was gemeint ist.

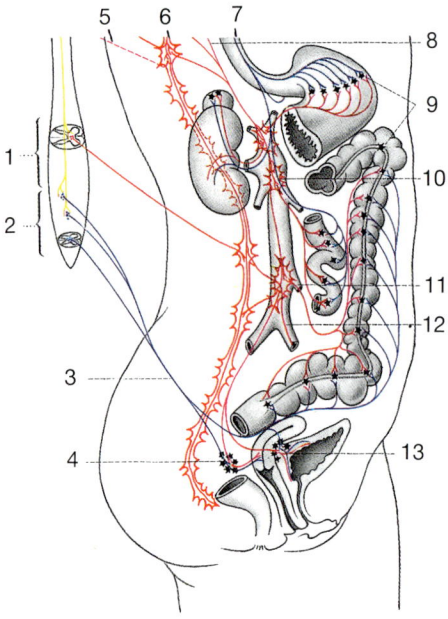

Abb. 596b. Vereinfachtes Schema der vegetativen Innervation der Bauch- und Beckenorgane:
- Sympathikus rot,
- Parasympathikus blau,
- autonome Bahnen des Rückenmarks gelb. [no2]

1 Medulla spinalis, Pars lumbalis
2 Medulla spinalis, Pars sacralis
3 Nn. splanchnici pelvici
4 Plexus uterovaginalis
5 Rr. communicantes
6 Truncus sympathicus
7 N. vagus
8 N. splanchnicus major + N. splanchnicus minor
9 Plexus myentericus
10 Plexus coeliacus
11 Plexus mesentericus inferior
12 Plexus iliacus
13 Plexus vesicalis

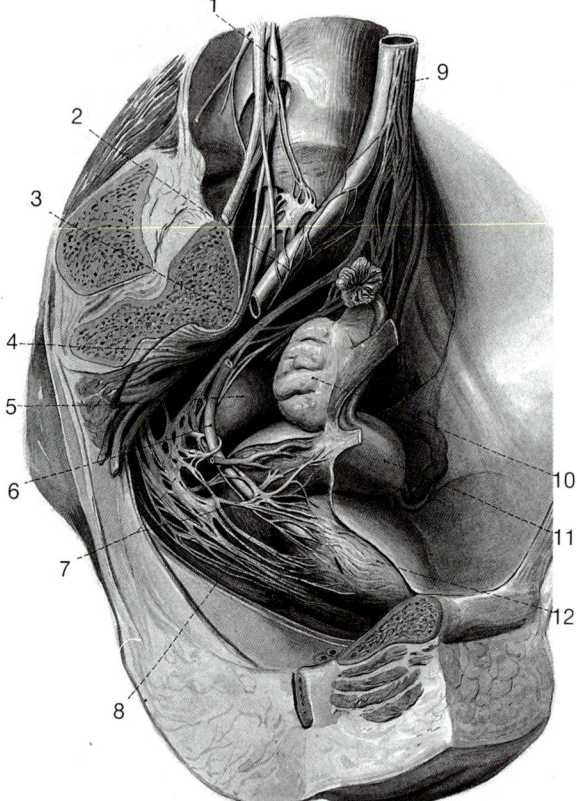

Abb. 596a. Vegetative Nervengeflechte des kleinen Beckens. [we1]

1 Truncus sympathicus
2 Plexus iliacus
3 N. hypogastricus dexter
4 Plexus sacralis
5 Rectum
6 Ureter
7 Plexus uterovaginalis
8 Vagina
9 Plexus aorticus abdominalis
10 Ovarium
11 Uterus
12 Vesica urinaria

#597 **Leitungsbahnen der Dammgegend**

■ **Arterien**:

❶ *A. pudenda interna* (innere Schamarterie): Sie entspringt aus der A. iliaca interna und verläßt den subperitonealen Beckenraum durch die infrapiriforme Abteilung des Foramen ischiadicum majus (#273). Sie biegt um den Sitzbeinstachel in das Foramen ischiadicum minus und verläuft dann in der Seitenwand der Fossa ischioanalis im Canalis pudendalis zur Regio urogenitalis (Abb. 597b). Die A. pudenda interna gibt aus dem Canalis pudendalis 2 starke Äste zur Dammgegend ab:
- *A. rectalis inferior* (untere Mastdarmarterie).
- *A. perinealis* (Dammarterie).

Aus der Verlaufsstrecke in der Regio urogenitalis ziehen Äste
- zur Urethra: *A. urethralis*.
- zu den äußeren weiblichen Geschlechtsorganen: *A. profunda clitoridis*, *A. dorsalis clitoridis* und *A. bulbi vestibuli*.
- zu den äußeren männlichen Geschlechtsorganen: *A. profunda penis*, *A. dorsalis penis* und *A. bulbi penis*.

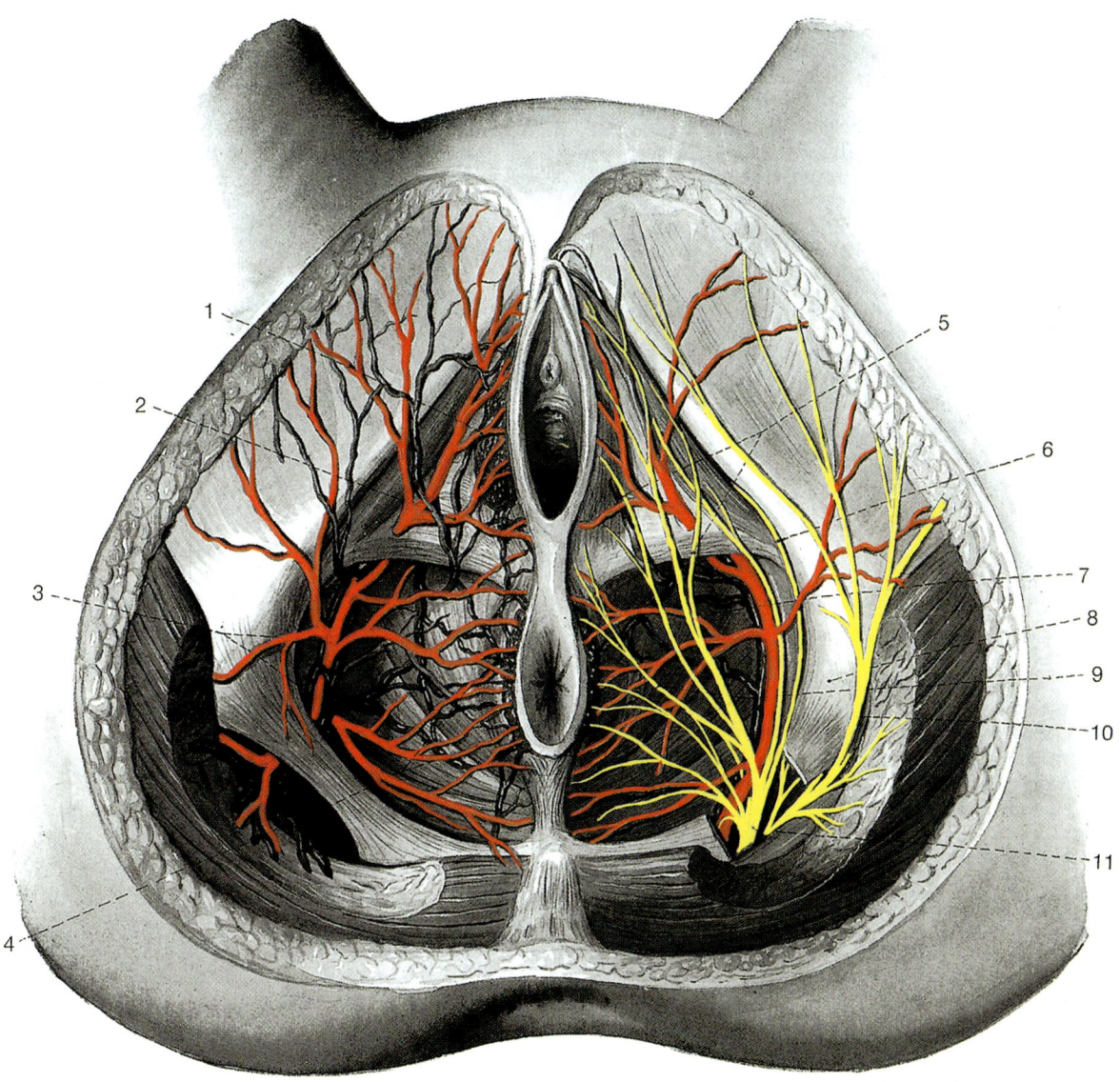

Abb. 597a. Blutgefäße und Nerven des Beckenbodens und der äußeren Geschlechtsorgane der Frau. Auf der linken Seite des Präparats (rechte Bildhälfte) ist ein Stück aus dem Lig. sacrotuberale herausgeschnitten, um den Eintritt der Gefäße und Nerven in den Canalis pudendalis (Alcock-Kanal) zu zeigen. [we1]

1 A. bulbi vestibuli
2 A. perinealis
3 A. pudenda interna
4 A. rectalis inferior
5 Nn. labiales posteriores
6 N. dorsalis clitoridis
7 M. levator ani
8 Tuber ischiadicum
9 Nn. anales [rectales] inferiores
10 N. cutaneus femoris posterior
11 N. pudendus

❷ *Aa. pudendae externae* (äußere Schamarterien): Sie entspringen als kleine Äste aus der A. femoralis unmittelbar kaudal des Leistenbandes. Sie versorgen Teile der Leistengegend und der Vorderseite der großen Schamlippen bzw. des Hodensacks.

■ **Venen**:
❶ *V. pudenda interna* (innere Schamvene): Sie mündet in die V. iliaca interna. Die Venenäste entsprechen den Arterien, doch kommen Nebenabflußwege über die Venengeflechte des Beckens, z.B. zum Plexus venosus prostaticus bzw. Plexus venosus vaginalis in Betracht.

❷ *Vv. pudendae externae* (äußere Schamvenen): Sie entsprechen den gleichnamigen Arterien. Sie münden im Bereich des Hiatus saphenus (#924) entweder direkt in die V. femoralis oder über die V. saphena magna.

■ **Regionäre Lymphknoten**: Die Lymphe fließt aus der Schamgegend überwiegend zu den oberflächlichen Leistenlymphknoten (*Nodi lymphoidei inguinales superficiales*) ab. Nebenabflußwege folgen den Lymphbahnen der angrenzenden Organe (Urethra, Vagina, Rectum) ins kleine Becken.

■ **Nerven**:

❶ *N. pudendus* (Schamnerv): Er entstammt den Segmenten S$_2$-S$_4$ des Plexus sacralis. Er begleitet die A. + V. pudenda interna durch die infrapiriforme Abteilung des Foramen ischiadicum majus um den Sitzbeinstachel herum in das Foramen ischiadicum minus und weiter in den Canalis pudendalis. Seine Äste entsprechen etwa den Gefäßästen:
- *Nn. rectales inferiores*: zum M. sphincter ani externus.
- *Nn. perineales*: zur Haut der Dammgegend und zu den Muskeln der Regio urogenitalis.
- *N. dorsalis clitoridis* bzw. *penis*: zur Haut der Clitoris bzw. des Penis.

❷ Sensorische Innervation der Dammgegend:
- Aus dem *Plexus lumbalis*: *N. ilioinguinalis* und *R. genitalis* des *N. genitofemoralis* versorgen den Schamberg und die vorderen Enden der großen Schamlippen bzw. die Vorderseite des Hodensacks.
- Aus dem *Plexus sacralis*: Der *N. pudendus* innerviert Clitoris, Scheidenvorhof und die hintere Hälfte der großen Schamlippen bzw. Penis und Hinterfläche des Hodensacks (Abb. 597a). Zum lateralen Teil der Aftergegend kommen auch *Rr. perineales* des *N. cutaneus femoris posterior*.

■ **Canalis pudendalis** (Schamkanal, Alcock-Kanal, Benjamin Alcock, 1836): So bezeichnet man die Gefäß-Nerven-Straße in der Seitenwand der Fossa ischioanalis. Sie beginnt am Foramen ischiadicum minus und verläuft dann eingeschlossen in die Faszie des M. obturatorius internus (Fascia obturatoria) zum Hinterrand der Membrana perinei. Der Canalis pudendalis enthält die A. + V. pudenda interna und den N. pudendus.

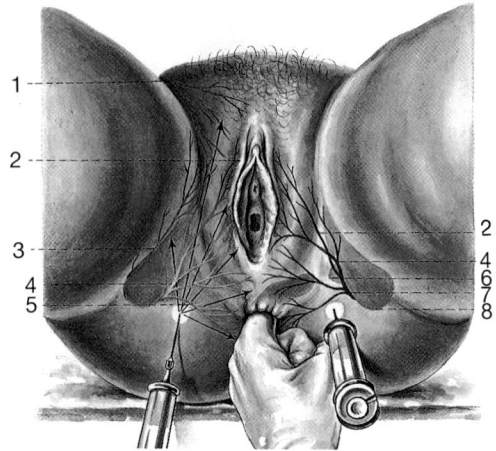

Abb. 597b. Betäubung des N. pudendus („Pudendusanästhesie"). Im Bild sind links die oberflächlichen, rechts die tieferen Nerven dargestellt. *[us]*

1 Nn. labiales anteriores (aus N. ilioinguinalis)
2 Nn. labiales posteriores
3 N. cutaneus femoris posterior, Rr. perineales
4 Nn. perineales
5 Nn. anales [rectales] inferiores
6 Spina ischiadica
7 N. pudendus
8 Tuber ischiadicum

6 Kopf I

6.1 Gliederung und Entwicklung

#611 Hirnschädel und Gesichtsschädel, Proportionen
#612 Entwicklung des Schädels, Deckknochen und Ersatzknochen
#613 Abhängigkeit der Schädelentwicklung von der Hirnentwicklung, *Anencephalus*, *Hydrocephalus*
#614 Frühentwicklung des Zentralnervensystems: Neuralrohr, Hirnbläschen, Hirnbeugen, Neuralleiste
#615 Weiterentwicklung des Rückenmarks
#616 Weiterentwicklung von Rauten- und Mittelhirn
#617 Weiterentwicklung des Vorderhirns
#618 Überblick über die Hirnnerven
⇒ 1.8 Allgemeine Anatomie des Nervensystems
⇒ 6.2 Schädel
⇒ 6.3 Hirnhäute und Liquorräume
⇒ 6.4-6.6 Gehirn
⇒ #783 Hirnnerven I-IV, VI, VIII
⇒ #784 Hirnnerv V (N. trigeminus)
⇒ #785 Hirnnerv VII (N. facialis)
⇒ #786 Hirnnerven IX-XII

#611 Hirnschädel und Gesichtsschädel

• *Caput* (Kopf) = der kranial des Halses liegende Teil des Körpers (Tab. 611).
• *Cranium* (Schädel) = der knöcherne Teil des Kopfes.
• Grenze zwischen Kopf und Hals: dorsal Unterfläche der Schädelbasis, vorn Unterrand des Unterkiefers. Strittig ist die Zuordnung des Mundbodens zum Kopf oder zum Hals.

Tab. 611. Gliederung des Kopfes	
Gehirnteil (Neurocranium = Gehirnschädel)	• Schädeldach (*Calvaria*) • Schädelbasis (*Basis cranii*) • Schädelhöhle (*Cavitas cranii*)
Gesichtsteil (Viscerocranium = Gesichtsschädel)	• Augenzone (*Orbita* = Augenhöhle) • Nasenzone (*Cavitas nasi* = Nasenhöhle) • Mundzone (*Cavitas oris* = Mundhöhle)

■ **Größenverhältnisse beim Neugeborenen**:
• Beim Neugeborenen macht der Kopf etwa ¼ der Gesamtlänge des Körpers aus, beim Erwachsenen nur etwa 1/8. Als Ursache wurde in #114 die vorauseilende Hirnentwicklung beschrieben. Das Kleinkind benötigt ein voll funktionsfähiges Gehirn, um lernen zu können. Die Größe des kindlichen Kopfes beruht daher auf der Größe des Hirnschädels.
• Beim Neugeborenen ist der Schädel im Frontalschnitt etwa rund, in der Seitenansicht elliptisch und dadurch dem Geburtsweg besonders gut angepaßt. Von unten ist an die Ellipse das kleine Gesicht angefügt, dessen zahnloser Mund nur wenig Platz benötigt. Das Neugeborene nimmt nur flüssige Nahrung zu sich. Der Kauapparat ist daher in der fetalen Entwicklung zurückgestellt worden. Der Gesichtsschädel ist nicht nur relativ zum Hirnschädel, sondern auch zum Gesamtkörper klein. Es fehlen auch noch weitgehend die Nebenhöhlen der Nase.

■ **Proportionsänderungen** während der Entwicklung zum Erwachsenen:
• Der Hirnschädel wächst nur noch langsam, der Gesichtsschädel hingegen schnell. Dadurch nimmt der Gesichtsschädel einen immer größeren Anteil am Kopf ein (Abb. 611a + b). Das Volumen des Hirnschädels ist beim Neugeborenen etwa 30mal, beim Erwachsenen nur noch 3mal größer als das des Gesichtsschädels.
• Die Augen stehen beim Neugeborenen auf Höhe des unteren Drittelpunktes der Gesamthöhe des Kopfes, beim Erwachsenen in der Mitte.
• Der Kopf wird relativ schmäler: Aus dem Kreisquerschnitt wird ein Längsoval.
Im Greisenalter ändern sich noch einmal die Proportionen, wenn nach dem Ausfall der Zähne die Alveolarfortsätze der Kiefer atrophieren: Das Gesicht wird wieder kleiner. Durch ein künstliches Gebiß wird diese Proportionsänderung verdeckt.

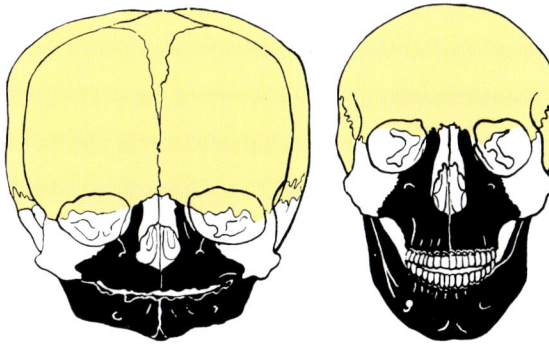

Abb. 611a + b. Vergleich der Proportionen des Schädels des Neugeborenen (links) mit denen des Erwachsenen (rechts). Kieferknochen schwarz. [bg1]

■ **Kindchenschema**: Die Proportionen des Schädels bestimmen unser instinktives Verhalten mit. Ein großer rundlicher Kopf mit hoher Stirn löst Hilfsbereitschaft und Zuwendung aus. Dieses „Kindchenschema" (Konrad Lorenz) beeinflußt sogar unser Verhalten gegenüber Tieren. Der Pflegetrieb wird auch von Tieren mit folgenden Schlüsselreizen ausgelöst: rundlich, mollig, hohe Stirn, großes Auge, Pausbacken, tapsig, kurzfingrige Patschhand.

■ **Terminologie**:
• *Kopf* ist eigentlich ein Fremdwort. Es geht auf das spätlateinische cuppa = Becher, Trinkschale (engl. cup) zurück. Erst im mhd. Kopf wird die Bedeutung von Hirnschale auf Kopf übertragen. Die gemeingermanische Körperteilbezeichnung Haupt (ahd. houbit, niederl. hoofd, engl. head, schwed. huond) ist mit dem lat. caput, capitis = Kopf verwandt. Dieses ist der Ausgangspunkt für zahlreiche Fremdwörter in der deutschen Sprache: Kapital, Kapitel, Kapitell, Kapitän, Kap, kapitulieren usw. Die romanischen Sprachen leiten ihre Wörter für Kopf z.T. vom lat. caput (span. cabeza, port. cabeça), z.T. vom lat. testa = Topf, Schale, Deckel (ital. testa, frz. tête) ab.
• *Caput* ist in die Terminologia Anatomica nicht nur für Kopf im engeren, sondern auch im übertragenen Sinn eingegangen, für rundliche Knochenenden (*Caput femoris*, *Caput humeri* usw.), für die verdickten Enden langgestreckter Organe (*Caput pancreatis*, *Caput epididymidis*) und für Muskelbäuche (*Caput obliquum*, *Caput transversum* des M. adductor hallucis usw.). Auch in klinischen Begriffen kommt es vor, z.B. in Caput succedaneum = Geburtsgeschwulst (an der Körperstelle des Kindes, die zuerst aus dem Beckenboden der Mutter austritt).
• Die Mehrzahl der medizinischen Begriffe, die den Kopf betreffen, wird mit dem gr. *kephalé* gebildet: Zephalalgie = Kopfschmerz, Zephalometrie = Schädelmessung, Zephalhämatom = Kopfgeschwulst (Blutung über dem Schädeldach bei der Geburt) usw. Statt Zephal-

kann man auch Kephal- schreiben. Wichtigste Ableitung ist *Encephalon* (Enkephalon) = Gehirn (das, was im Kopf ist), zu der eine Fülle von Tochterbegriffen gehören: *Telencephalon* = Endhirn, *Diencephalon* = Zwischenhirn, *Mesencephalon* = Mittelhirn, *Rhombencephalon* = Rautenhirn, Enzephalitis = Hirnentzündung, Enzephalomyelitis = Entzündung von Gehirn und Rückenmark, Enzephalographie = Röntgendarstellung der Hirnkammern, Enzephalomalazie = Gehirnerweichung, Enzephalopathie = Gehirnerkrankung usw.

• Kopf ist der am fünfthäufigsten in der Allgemeinsprache gebrauchte anatomische Begriff. Die Vielzahl metaphorischer Bedeutungen wird in Redewendungen sichtbar, wie jemandem den Kopf verdrehen, mit dem Kopf durch die Wand wollen, den Kopf verlieren, den Kopf in den Sand stecken, jemandem den Kopf waschen, jemandem raucht der Kopf, Kopf und Kragen riskieren, wissen, wo einem der Kopf steht, sich an den Kopf fassen, jemandem etwas an den Kopf werfen, etwas auf den Kopf stellen, nicht auf den Kopf gefallen sein, jemanden vor den Kopf stoßen usw.

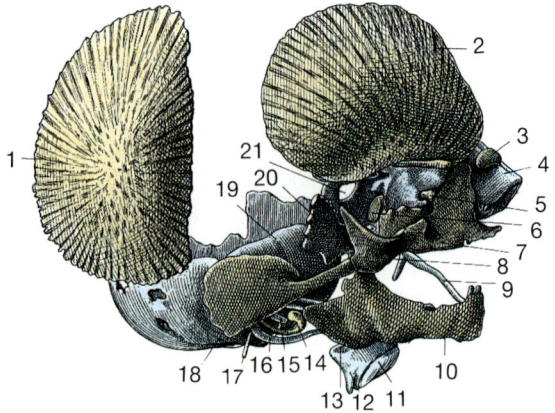

#612 Entwicklung des Schädels

Das Studium der Entwicklungsgeschichte des Urogenitalsystems oder des Magen-Darm-Kanals ist für den Arzt nahezu unabdingbar, weil er nur so die zahlreichen ärztlich wichtigen Spielarten und Mißbildungen dieser Organe verstehen kann. Genaue Kenntnisse der zum Teil recht komplizierten Entwicklung der Schädelknochen liefern hingegen nur wenig für den Allgemeinarzt verwertbare Einsichten. Daher werden hier nur einige Stichworte gegeben.

■ **Entwicklungsstadien**: Der Schädel entwickelt sich wie das übrige Skelett grundsätzlich in 3 Stufen: Mesenchym, Knorpel, Knochen, doch durchlaufen nicht alle Schädelknochen das Knorpelstadium (Abb. 612a + b):

• *Desmocranium*: In der 5. Entwicklungswoche verdichtet sich das Mesenchym um das Neuralrohr zur primitiven Hirnhaut (*Meninx primitiva*, #631). Aus der Innenschicht gehen die weiche Hirnhaut und die Spinnwebenhaut, aus der Außenschicht die harte Hirnhaut und die meisten Schädelknochen hervor. Die Schädelbasis eilt in der Entwicklung voraus. Eine einheitliche Mesenchymplatte reicht vom Hinterhauptbereich bis zu den Augenanlagen. Sie steht ventral mit den ersten beiden Kiemenbogen in Verbindung.

• *Chondrocranium*: Knorpelanlagen treffen wir vor allem im Hinterhauptbein, um die Hypophyse, im Dach der Augenhöhle und als Nasen- und Ohrenkapsel an. Im 1. Schlundbogen entsteht der „Meckel-Knorpel" im Bereich des Unterkiefers. Im Schädeldach finden wir keinen Knorpel.

• *Osteocranium*: In der 7. Entwicklungswoche treten in den Knochen der Schädelbasis Knochenkerne auf. Sie liegen vor allem in der Umgebung des primitiven Achsenskeletts des Körpers, der Rückensaite (*Notochorda*, gr. nótos = Rücken), dem Vorläufer der Wirbelsäule. Das vordere Ende der Rückensaite wird in die Schädelbasis einbezogen (etwa 3-5 Wirbeln entsprechend). Gelegentlich entstehen aus Resten des Chordagewebes Geschwülste, die Chordome. Sie liegen meist in der Nähe des Rachendachs.

■ **Art der Verknöcherung**: Die Schädelknochen entstehen entweder durch membranöse (desmale) oder chondrale Ossifikation:

❶ **Deckknochen** (Bindegewebeknochen, #133) sind:
• die Knochen des Schädeldachs (Stirnbein, Scheitelbein und die zum Schädeldach gehörenden Abschnitte von Keilbein, Schläfenbein und Hinterhauptbein).
• die Kieferknochen (der Meckel-Knorpel bildet sich weitgehend zurück).

❷ **Ersatzknochen** (Knorpelknochen) sind alle übrigen, also vor allem die Knochen der Schädelbasis.

■ **Suturen**: Die Knochen des Schädeldachs bleiben zunächst durch bindegewebige Nähte verbunden, welche die dachziegelartige Verschiebung und damit eine ausgedehnte Verformung des Schädels bei der Geburt zulassen.

■ **Gesichtslähmung als Geburtsschaden**: Größtenteils erst nach der Geburt entstehen die Nebenhöhlen der Nase und der

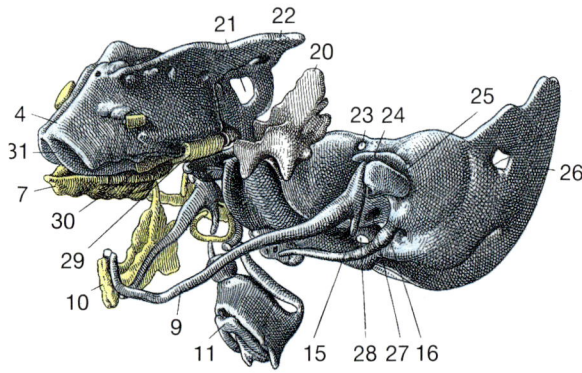

Abb. 612a + b. Rekonstruktion der Schädelknochen eines menschlichen Embryos von 6 Wochen Entwicklungsalter. Deckknochen gelb, Ersatzknochen blau. Auf der linken Seite sind die Deckknochen entfernt (unteres Bild). [us]

1 Os parietale	17 N. facialis
2 Os frontale	18 Pars squamosa
3 Os nasale	(ossis temporalis)
4 Capsula nasalis	19 Capsula otica
5 Os lacrimale	20 Ala major
6 Processus pterygoideus	21 Canalis opticus
7 Maxilla	22 Ala minor
8 Os zygomaticum	23 Canalis nervi facialis
9 Meckel-Knorpel	24 Tegmen tympani
10 Mandibula	25 Incus
11 Cartilago cricoidea	26 Cartilago occipitalis
12 Cartilago thyroidea	27 Fenestra cochleae
13 Cornu majus	28 Canalis nervi hypoglossi
14 Pars tympanica	29 Os palatinum
(ossis temporalis)	30 Vomer
15 Malleus	31 Cartilago septi nasi
16 Processus styloideus	

Warzenfortsatz. Der *N. facialis* (VII) liegt daher bei der Geburt an seiner Austrittsstelle aus der Schädelbasis recht ungeschützt. Er kann bei geburtshilflichen Eingriffen (z.B. Zangengeburt) geschädigt werden.

#613 Abhängigkeit der Schädelentwicklung von der Hirnentwicklung

Das Skelett entwickelt sich um das Zentralnervensystem herum. Die Induktion geht in 2 Stufen vor sich:

• In seinen klassischen Amphibienversuchen induzierte der Zoologe Hans Spemann (Nobelpreis 1935) die Bildung des Neuralrohrs durch Chordamesoderm an verschiedenen Stellen des Körpers.

- Das Neuralrohr (#614) wiederum induziert die Entwicklung seiner knöchernen Schutzkapsel.
Es wächst also nicht das Gehirn in eine vorher geschaffene Schädelhöhle hinein, sondern der Schädel wächst um das Gehirn herum (entsprechend verhalten sich Rückenmark und Wirbelkanal).

In der Fetalzeit wird die Entwicklung des Hirnschädels (*Neurocranium*) in erster Linie vom Gehirn bestimmt. Nach der Geburt gewinnt der Kauapparat an Einfluß: Der Zug der Kaumuskeln und der Druck der Kiefer übertragen sich auf den Hirnschädel und lösen dort die Bildung der „Strebepfeiler" aus. Bei den Menschenaffen wachsen am Hirnschädel Knochenkämme für den mächtigen Schläfenmuskel aus. Bei den meisten Tieren wird die Kopfform im Erwachsenenstadium im wesentlichen vom Kauapparat geprägt. Die spezifisch menschliche Kopfform besteht gerade darin, relativ wenig vom Kauapparat bestimmt zu sein.

Die Köpfe neugeborener Säugetiere sehen viel „menschenähnlicher" als die erwachsener Tiere aus. Die Kopfform eines Affenfetus und eines Menschenfetus unterscheiden sich gar nicht so sehr (dies veranlaßte die scherzhafte Formulierung, der Mensch sei ein geschlechtsreif gewordener Affenfetus). Geht man in noch frühere Entwicklungsstadien zurück, so ähneln menschliche Embryonen nicht nur denen anderer Säugetiere, sondern anderer Wirbeltiere ganz allgemein (Gesetz der Embryonenähnlichkeit von Karl Ernst von Baer 1828, das 1866 von Ernst Haeckel zum umstrittenen biogenetischen Grundgesetz verallgemeinert wurde).

■ **Mißbildungen**: Wenn primär das Gehirn da ist und sich der Schädel sekundär um dieses entwickelt, müssen Anomalien des Gehirns auch zu Anomalien des Schädels führen. Beispiele:

❶ **Anencephalus** (Froschkopf): Beim angeborenen Fehlen des Gehirns (*Anenzephalie*, gr. enképhalos = was im Kopf ist = Gehirn) wird auch der Hirnschädel nicht ausgebildet (*Akranie*). Der Kopf hört über den Augen auf, was an den Kopf des Frosches erinnert (Abb. 613a + b). Meist ist die Anenzephalie mit Spaltbildungen der Wirbelsäule verbunden (*Rachischisis*, #212). Die Anenzephalie gehört zu den häufigen Mißbildungen (früher etwa 0,1 % aller Geburten!).
- Mit dem Gehirn fehlt beim Anencephalus auch die Anregung der Hypophyse durch die Releasinghormone des Zwischenhirns. Deswegen kann die Hypophyse auch die Nebennierenrinde nicht stimulieren. Diese bildet normalerweise im letzten Schwangerschaftsdrittel erhebliche Mengen einer Vorstufe des von der Plazenta sezernierten und von den mütterlichen Nieren dann ausgeschiedenen Hormons Östriol. Fehlt Östriol im Harn der Schwangeren, so liegt der Verdacht auf eine Anenzephalie nahe. Die Diagnose kann durch Ultraschalluntersuchung gesichert werden.

❷ **Hydrocephalus** (Wasserkopf, Abb. 613c + d): Beim Hydrocephalus ist der Liquorabfluß behindert (#638). Beim „inneren" Wasserkopf wachsen die Hirnkammern stark und drängen die Hirnsubstanz nach außen. Das Gehirn wird im Extremfall zu einem ballonartigen Gebilde aufgeblasen, um das sich der Hirnschädel nicht schließen kann. Die Schädelknochen sind zum Teil papierdünn. Die Nähte klaffen. Die Fontanellen stehen weit offen. Diese Schädelform nennt man auch „Ballonschädel".

#614 Frühentwicklung des Zentralnervensystems

■ **Hinweise zum Studium**:
- Vor dem Durcharbeiten der Abschnitte über das Zentralnervensystem sollte man unbedingt den Abschnitt 1.8 „Allgemeine Anatomie des Nervensystems" wiederholen. Ein paralleles Studium der Physiologie wird das tiefere Verständnis erleichtern.
- Anatomen neigen dazu, die Bedeutung von Detailwissen über das Zentralnervensystem für den praktischen Arzt zu überschätzen. Dementsprechend sind die betreffenden Abschnitte in den Lehrbüchern meist mit Einzelheiten überladen. Die folgende Darstellung orientiert sich an dem Wissen, das klinische Lehrbücher der Neurologie voraussetzen. Dabei wurde jedoch der Gegenstandskatalogs beachtet.

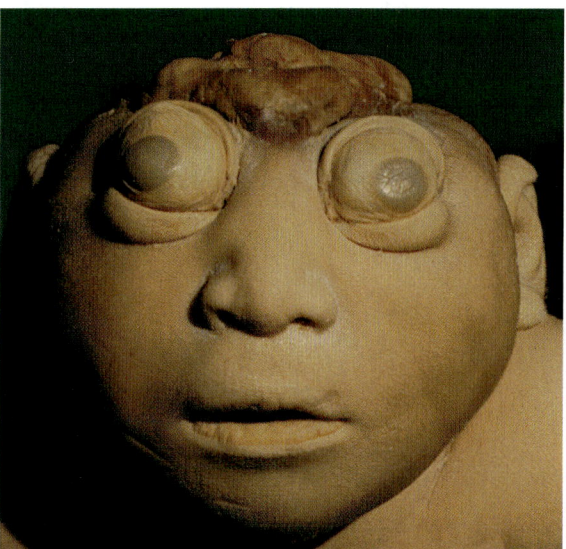

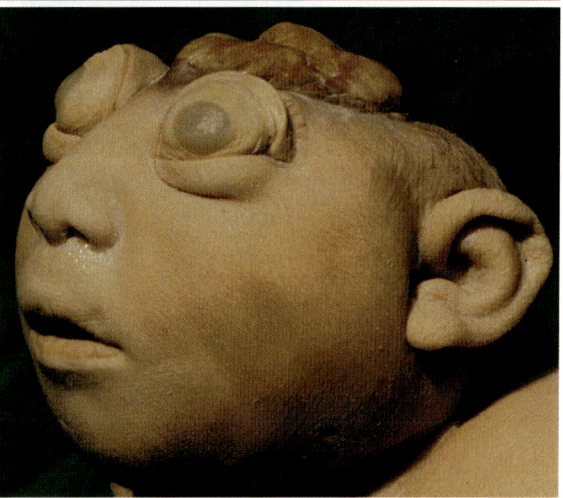

Abb. 613a + b. Anencephalus („Froschkopf"). Bei gestörter Entwicklung des Großhirns hört der Kopf gewissermaßen über den Augen auf. Die Hornhäute der Augen sind durch die Konservierung des Präparats getrübt. [Ii5]

■ **Neuralrohrbildung**: Die Frühentwicklung des Zentralnervensystems vollzieht sich in 3 Stufen:
- *Neuralplatte*: In der 3. Entwicklungswoche verdickt sich im Rückenektoderm eine mediane Platte.
- *Neuralrinne*: Infolge starken Wachstums werden die Ränder der Neuralplatte zu den Neuralwülsten dorsal angehoben, zwischen denen eine mediane Rinne einsinkt (Abb. 614b, 562d).
- *Neuralrohr*: Am Anfang der 4. Entwicklungswoche wachsen die dorsalen Ränder der Neuralwülste aufeinander zu und verschmelzen. Aus der Platte ist damit ein Rohr geworden. Die beiden Enden des Rohrs (*Neuroporus cranialis* und *caudalis*) schließen sich noch im Lauf der 4. Entwicklungswoche. Dorsal vom Neuralrohr vereinigt sich das Oberflächenektoderm wieder. Die Neuralrohrbildung bezeichnet man auch als Neurulation.

■ **Wandschichten des Neuralkanals**: Das Neuralrohr besteht zunächst aus einem mehrreihigen Epithel und dem von ihm umschlossenen Neuralkanal. Im Neuralrohrepithel teilen sich die Zellen lebhaft. Bald kann man 3 Schichten unterscheiden:
- *Ependymschicht* (gr. epéndyma = Oberkleid, endýein = bekleiden): die unmittelbare innere Wand des Neuralkanals.

- *Mantelschicht* (Pallialschicht, lat. pallium = Mantel): die spätere graue Substanz mit den Zellkörpern der Neuroblasten.

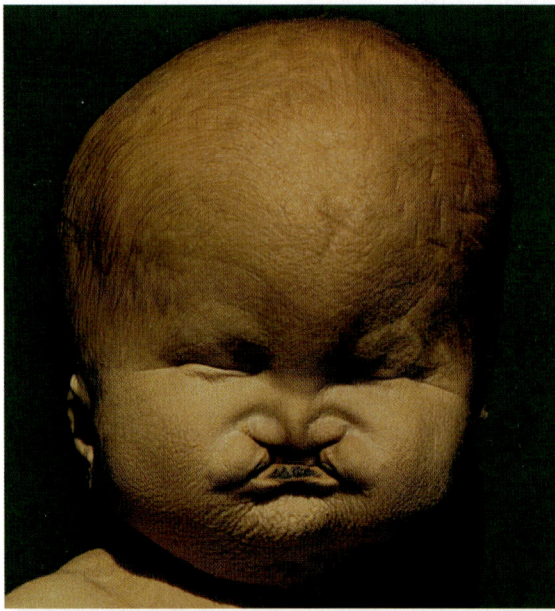

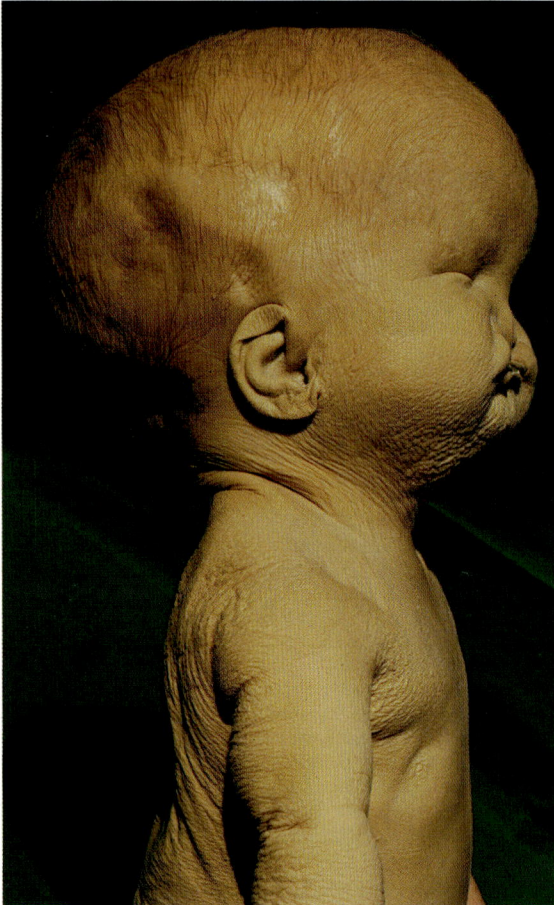

Abb. 613c + d. Hydrocephalus („Wasserkopf"). Bei gestörtem Abfluß des Hirnwassers wird der Hirnschädel ballonartig vergrößert. Das Kind hat außerdem eine doppelseitige Lippen-Kiefer-Spalte. [li5]

- *Randschicht* (Marginalschicht, lat. margo, marginis = Rand): mit den Zellfortsätzen der Neuroblasten, der späteren weißen Substanz. Hauptproliferationszone (lat. proles = Sprößling) ist die Ependymschicht. Von ihr wandern laufend Zellen in die Mantelschicht aus. Als Hauptregel der Neurogenese gilt, daß Nervenzellen nicht an ihrem Bestimmungsort entstehen, sondern zu ihm hinwandern (manchmal einige Zentimeter).

■ **Histogenese**: Aus dem Neuralrohrepithel entstehen 3 Zellarten:
- *Neuroblasten:* die Stammzellen der Nervenzellen.
- *Glioblasten:* die Stammzellen der Gliazellen (ohne Mikroglia, die zu den Makrophagen gehört).
- *Ependymoblasten:* die Stammzellen der die inneren Liquorräume auskleidenden Ependymzellen.

■ **Hirnbläschen**:

❶ *Primäre Hirnbläschen*: Der kraniale Teil des Neuralrohrs läßt in der 4. Entwicklungswoche 3 erweiterte Bereiche erkennen:
- Vorderhirnbläschen.
- Mittelhirnbläschen.
- Rautenhirnbläschen.

❷ *Hirnbeugen*: Im Zuge der kraniokaudalen Krümmung des Embryos wird das Gehirn an 2 Stellen etwa rechtwinklig nach ventral abgebogen (Abb. 614a):
- Mittelhirnbiegung = Scheitelbeuge: im Mittelhirn.
- Halsbiegung = Nackenbeuge: zwischen Gehirn und Rückenmark.
- Der starke Wachstumsdruck zwingt das Gehirn zu einer Gegenkrümmung dorsal: Brückenbeuge: im Rautenhirn.

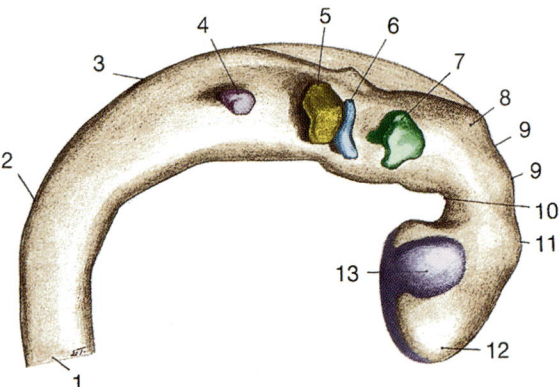

Abb. 614a. Gehirnanlage eines menschlichen Embryos von 4,2 mm SSL (Scheitel-Steiß-Länge). [pa3]

1 Medulla spinalis	7 N. trigeminus
2 Nackenbeuge (Flexura cervicalis)	8 Metencephalon
3 Myelencephalon [Medulla oblongata] [Bulbus]	9 Mesencephalon
	10 Scheitelbeuge (Flexura cephalica)
4 N. vagus	11 Diencephalon
5 Labyrinthbläschen (Vesicula otica)	12 Telencephalon
	13 Augenbläschen (Vesicula optica)
6 N. vestibulocochlearis	

❸ *Sekundäre Hirnbläschen*: In der 5. und 6. Entwicklungswoche differenzieren sich die Hirnbläschen weiter (Tab. 614):
- Aus dem Vorderhirnbläschen wachsen seitlich die Endhirnbläschen aus. Der Rest wird zum Zwischenhirn.
- Durch die Brückenbeuge wird das Rautenhirnbläschen in 2 Teile zerlegt: vor der Brückenbeuge das Hinterhirnbläschen, hinter der Brückenbeuge das Markhirnbläschen.

Das Großhirn (*Telencephalon [Cerebrum]*) geht aus dem Endhirnbläschen, das Kleinhirn (*Cerebellum*, Verkleinerungsform von cerebrum) aus einem Teil des Hinterhirnbläschens hervor. In der Mitte des 2. Entwicklungsmonats ist bereits die endgültige Gliederung des Zentralnervensystems am Neuralrohr zu erkennen.

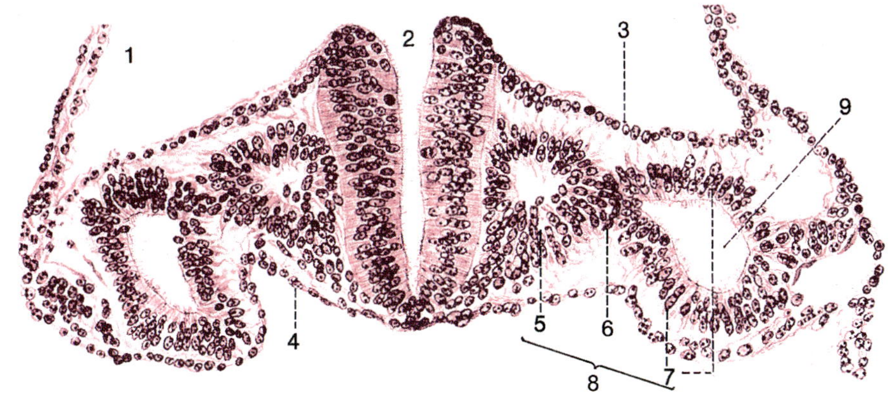

1 Amnion
2 Sulcus neuralis
3 Ectoderma embryonicum
4 Endoderma embryonicum
5 Ursegment (Somit)
6 Mesoderma intermedium
7 Mesoderma laminae lateralis
8 Mesoderma intraembryonicum
9 Coeloma intraembryonicum

Abb. 614b. Querschnitt durch einen menschlichen Embryo am Beginn der 4. Woche nach der Befruchtung. In der 4.-8. Entwicklungswoche entstehen die Organanlagen. Als erste Organe werden das Zentralnervensystem und das Herz angelegt. Das äußere Keimblatt faltet sich zur Neuralrinne ein. Sie schließt sich in den nächsten Tagen zum Neuralrohr. [pa3]

Tab. 614. Gliederung des Neuralrohrs	
Prosencephalon (Vorderhirn)	• *Telencephalon* (Endhirn)
	• *Diencephalon* (Zwischenhirn)
Mesencephalon (Mittelhirn)	
Rhombencephalon (Rautenhirn)	• *Metencephalon* (Hinterhirn)
	• *Myelencephalon* (Markhirn)
Medulla spinalis (Rückenmark)	

■ **Neuralleiste**: Der gekröseartige Ektodermbereich zwischen dem sich schließenden Neuralrohr und dem verbleibenden Rückenektoderm löst sich von beiden ab und bildet zunächst eine Zwischenschicht zwischen dem wieder geschlossenen Rückenektoderm und dem Neuralrohr. Man nennt ihn Neuralleiste. Die Zellen der Neuralleiste sind besonders wanderfreudig. Ab der 5. Entwicklungswoche verteilen sie sich mit amöboiden Bewegungen im ganzen Körper. Aus der Neuralleiste gehen hervor:
• *Neuroblasten der Spinalganglien* und der ihnen entsprechenden Ganglien der Hirnnerven (Ganglia craniospinalia sensoria): segmental gegliedert seitlich des Neuralrohrs vom Mittelhirnbläschen bis zum unteren Ende des Rückenmarks. Die Neuroblasten sind die Vorläufer der reifen Nervenzellen (Neurozyten).
• Neuroblasten der Ganglien des sympathischen (*Sympathikoblasten*) und parasympathischen Nervensystems: Eng verwandt sind damit die *Chromaffinoblasten* des Nebennierenmarks und der sympathischen Paraganglien.
• *Periphere Glia*: Die Glioblasten differenzieren sich zu den Mantelzellen der Ganglienzellen, die Neurolemmoblasten zu den die Markscheiden der peripheren Nerven bildenden Schwann-Zellen (#185).
• *Arachnoidea mater* und *Pia mater*: die „weichen" Hirn- und Rückenmarkhäute.
• *Melanoblasten*: die Vorläufer der pigmentbildenden Zellen (Melanozyten) der Oberhaut.
• *Mesektoderm*: Im Kopfbereich fehlt das mittlere Keimblatt (keine Ursegmente). Es wird durch Neuralleistenzellen ersetzt. Das Ektoderm übernimmt im Kopfbereich also Aufgaben, die sonst vom Mesoderm wahrgenommen werden: Schädelknochen, Muskeln, harte Hirnhaut, Zahnbein.

#615 Weiterentwicklung des Rückenmarks

Die 3 Wandschichten des Neuralkanals entwickeln sich beim Rückenmark nicht gleichmäßig um den späteren Zentralkanal (*Canalis centralis*). Die Mantelschicht wächst vor allem nach ventrolateral und dorsolateral aus. Danach kann man auf einem Querschnitt 6 Platten (2 paarige, 2 unpaare) unterscheiden:
• Deckplatte (*Lamina dorsalis*): dünn, vor allem Ependym.
• Flügelplatte (*Lamina dorsolateralis [alaris]*): der spätere sensorische Bereich, paarig.
• Grundplatte (*Lamina ventrolateralis [basalis]*): der spätere motorische Bereich, paarig.
• Bodenplatte (*Lamina ventralis*): dünn, vor allem Ependym.

An der Grenze von Grund- und Flügelplatte sinkt die Wand des Zentralkanals zu einer seichten Rinne ein: Diese Grenzfurche (*Sulcus limitans*) reicht bis in das Mittelhirn nach oben. Die beiden Grundplatten wachsen an der Bodenplatte (und der ihr anliegenden vorderen Rückenmarkarterie) vorbei nach vorn. Dadurch entsteht die vordere mediane Spalte (*Fissura mediana anterior*) des Rückenmarks. Die Flügelplatten legen sich dorsal der Deckplatten aneinander und werden lediglich durch die hintere mediane Scheidewand (*Septum medianum dorsale*) getrennt.

■ **Vordere und hintere Wurzel**: Aus der Grundplatte, dem späteren Vorderhorn, entsenden die Neuroblasten (motorische) Fortsätze zu den Muskeln. Aus der Neuralleiste (Spinalganglion) legen sich ihnen entsprechend lange (sensorische) Nervenzellfortsätze an. So wachsen die peripheren Nerven aus dem Rückenmark und den Spinalganglien der Peripherie entgegen. Ab dem 4. Entwicklungsmonat wickeln aus der Neuralleiste ausgewanderte Neurolemmoblasten die Markscheiden um die Nervenfasern. Ein zweiter Fortsatz der Spinalganglienzelle wächst in die Flügelplatte (späteres Hinterhorn) ein. Damit ist jeder periphere (gemischte) Nerv mit 2 Wurzeln (*Radix anterior [motoria]* + *Radix posterior [sensoria]*) an das Rückenmark angeschlossen.

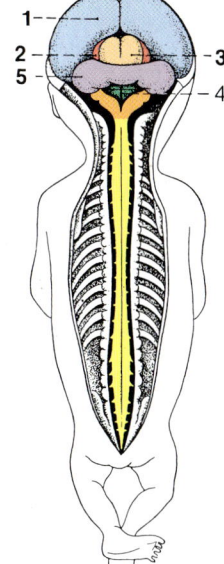

Abb. 615. Zentralnervensystem eines Fetus im dritten Entwicklungsmonat. Am Gehirn ist die Gliederung in die 5 Hauptabschnitte (End-, Zwischen-, Mittel-, Hinterhirn und verlängertes Mark) deutlich. Die Wirbel entwickeln sich um das Rückenmark herum. Das Rückenmark füllt noch den ganzen Wirbelkanal aus. [bg3]

1 Telencephalon [Cerebrum]
2 Diencephalon
3 Mesencephalon
4 Fossa rhomboidea
5 Cerebellum

#616 Weiterentwicklung von Rauten- und Mittelhirn

■ Das **Rhombencephalon** (Rautenhirn) wird durch die Brückenbeuge in das *Myelencephalon* und das *Metencephalon* geteilt. Aus dem Metencephalon entstehen Brücke und Kleinhirn. (Abb. 616):

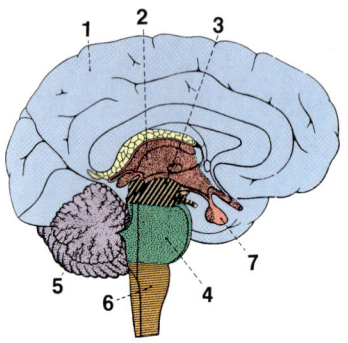

Abb. 616. Hauptabschnitte des Gehirns (vgl. Tab. 614). *[bg3]*

1 Telencephalon [Cerebrum]
2 Diencephalon
3 Mesencephalon
4 Pons
4 + 5 Metencephalon
4 + 5 + 6 Rhombencephalon
5 Cerebellum
6 Myelencephalon [Medulla oblongata] [Bulbus]
7 Hypophysis [Glandula pituitaria]

❶ **Myelencephalon [Medulla oblongata] [Bulbus]** (verlängertes Mark): Wie schon der Name vermuten läßt, handelt es sich um einen in das Schädelinnere einbezogenen Teil des Rückenmarks. Der Grundbauplan des Rückenmarks bleibt erhalten. Es wird lediglich die Seitenwand des Neuralrohrs buchartig aufgeklappt, wobei die Bodenplatte den Buchrücken bildet. Die dünne Deckplatte wird entsprechend in die Breite gezogen. Durch das Aufklappen stehen Grund- und Flügelplatten nicht mehr hintereinander, sondern nebeneinander. Daher liegen im verlängerten Mark die motorischen Kerngebiete medial, die sensorischen lateral.

❷ Im **Pons** (Brücke) liegen Grund- und Flügelplatten schräg hintereinander. Vor der Grundplatte entwickelt sich die Randschicht mit den Bahnen vom Großhirn zu Kleinhirn und Rückenmark sehr mächtig und gibt diesem Hirnteil den Namen.

❸ **Cerebellum** (Kleinhirn): Die Hinterenden der Flügelplatten wachsen als Rautenhirnlippen stark aus. Sie bilden die Anlage des Kleinhirns. Die beiden Lippen wachsen aufeinander zu und vereinigen sich. Am Ende des 3. Entwicklungsmonats ist das Kleinhirn bereits gegliedert:
• *Vermis cerebelli* (Kleinhirnwurm): der unpaare mittlere Teil.
• *Hemispheria cerebelli* (Kleinhirnhälften, gr. hémisys = halb, sphaíra = Kugel): die paarigen Seitenteile.
Mit der weiteren Vergrößerung geht eine zunehmende Furchung der Oberfläche einher:
• *Fissurae cerebelli* (Kleinhirnfurchen).
• *Folia cerebelli* („Kleinhirnblätter" = Kleinhirnwindungen).

❹ **Ventriculus quartus** (vierter Ventrikel): Der Neuralkanal im Rautenhirn wird zur 4. Hirnkammer. Deren Boden ist rautenförmig, wonach der ganze Hirnteil benannt ist.

■ Das **Mesencephalon** (Mittelhirn) hält am Grundbauplan des Neuralrohrs, wie er beim Rückenmark beschrieben wurde, fest.
• *Aqueductus mesencephali [cerebri]*: Der Neuralkanal ist zum „Wasserleiter des Mittelhirns" verengt.
• *Tectum mesencephali* („Mittelhirndach", lat. tectum = Dach): Die sensorischen Flügelplatten bilden hinten seitlich die „Vierhügel".
• *Tegmentum mesencephali* („Mittelhirnhaube", lat. tegmentum = Bedeckung): Die motorischen Grundplatten liegen dem Aquädukt vorn seitlich (im Querschnitt etwa in der Mitte) an.
• *Pedunculi cerebri* (lat. pedunculus = Füßlein, Stiel, pes = Fuß) : Die Randschicht vor der Grundplatte ist durch zahlreiche das Großhirn mit dem Kleinhirn, dem verlängerten Mark und dem Rückenmark verbindende Bahnen zu den beiden Großhirnstielen verdickt.

■ **Begriff Hirnstamm**: Die internationale anatomische Nomenklatur definiert Hirnstamm (*Truncus encephali*) als verlängertes Mark + Brücke + Mittelhirn, also Gehirn ohne Großhirn, Zwischenhirn und Kleinhirn. Manche Kliniker beziehen davon abweichend in den Hirnstamm auch noch das Zwischenhirn und evtl. sogar noch die Basalganglien des Großhirns mit ein. Der Begriff Hirnstamm ist also nicht ganz eindeutig.

#617 Weiterentwicklung des Vorderhirns

Aus dem *Prosencephalon* gehen das Zwischenhirn (mit Hinterlappen der Hypophyse) und das Endhirn hervor:

■ Das **Diencephalon** (Zwischenhirn) entwickelt sich aus dem mittleren Teil des Vorderhirns. Es legt nur eine Deck- und 2 Flügelplatten an. Aus der Deckplatte entstehen u.a. das Dach der 3. Hirnkammer und die Epiphyse. Die Flügelplatte wird durch eine Rinne in der Wand des 3. Ventrikels in 2 Teile geteilt:
• *Thalamus* (gr. thálamos = Schlafgemach): wichtige Schaltstelle sensorischer Bahnen, die deutsche Bezeichnung „Sehhügel" ist recht einseitig.
• *Hypothalamus* („Unterschlafgemach"): vegetative Zentren.

■ **Hypophyse** (Hirnanhangsdrüse = *Hypophysis [Glandula pituitaria]*, lat. pituita = Schleim): Sie entsteht ähnlich wie die Nebenniere aus 2 getrennten Anlagen:
• *Lobus anterior [Adenohypophysis]* (Vorderlappen): Aus dem Mundhöhlendach (Ektoderm des Stomatodeum, #729 + 745) stülpt sich die Rathke-Tasche (*Saccus hypophysialis*, Martin Heinrich Rathke, 1834) in Richtung Zwischenhirn aus. Die Verbindung zum Verdauungskanal verödet im 6. Entwicklungsmonat. Reste können als Rachendachhypophyse bestehen bleiben.

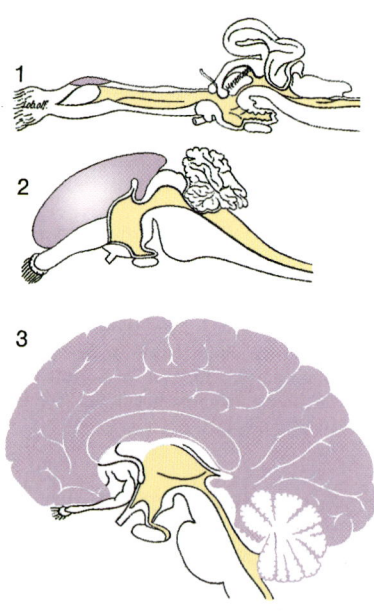

Abb. 617a-c. Vergleichende Anatomie des Gehirns dreier Wirbeltiere: Hai (1), Kaninchen (2), Mensch (3). Das Großhirn ist schwarz, die Hirnkammern sind dunkelgrau gezeichnet. *[le5]*

- *Lobus posterior [Neurohypophysis]* (Hinterlappen): wächst aus dem Boden der 3. Hirnkammer im Zwischenhirn aus und legt sich an die Rathke-Tasche an.
- Die Sekretion beginnt um die 9. Entwicklungswoche.

■ **Telencephalon** (Endhirn): Aus dem vorderen Ende des Neuralrohrs und den beiden seitlichen Ausstülpungen des Vorderhirns (Endhirnbläschen) geht das Großhirn hervor. Die Seitenteile werden zu den Großhirnhälften (*Hemispheria cerebralia*), der unpaare Teil zu Verbindungen (*Commissurae*) zwischen den beiden und zur Lamina terminalis (der Vorderwand des dritten Ventrikels).

❶ In der Wand der seitlichen Hirnkammern entstehen die Basalganglien (*Nuclei basales*), motorische Zentren.

❷ Darüber wölbt sich die Großhirnrinde (*Cortex cerebri*, lat. cortex, corticis = Rinde). Diese wächst beim Menschen so stark (Abb. 617a-d), daß sie im 3. Entwicklungsmonat schon das Zwischenhirn, im 6. das Mittelhirn, im 8. das Hinterhirn bedeckt.
- Die einzelnen Abschnitte der Großhirnrinde vergrößern sich ungleich schnell. Der den Basalganglien anliegende Teil bleibt dabei zurück und sinkt als Insel (*Lobus insularis*) scheinbar ein. Über ihm schließen sich die rascher wachsenden Stirn-, Scheitel- und Schläfenlappen bis auf die seitliche Hirnfurche (*Sulcus lateralis*).
- In der Großhirnrinde (und im Kleinhirn) wandern die Neuroblasten aus der Ependymschicht bis an den äußeren Rand des Neuralrohrs. Damit liegt bei diesen Teilen des Zentralnervensystems umgekehrt wie im Rückenmark die graue Substanz außen und die weiße innen. Von der ausgedehnten Großhirnrinde wachsen zahlreiche Fortsätze zu den übrigen Teilen des Zentralnervensystems aus. Sie durchbrechen das Gebiet der Basalganglien in der sog. inneren Kapsel (*Capsula interna*).

❸ Die große Masse der weißen Substanz des Großhirns enthält 3 Arten von Nervenfasern:
- Assoziationsfasern (*Fibrae associationis telencephali*): verbinden verschiedene Abschnitte einer Großhirnhälfte.
- Kommissurenfasern (*Fibrae commissurales telencephali*): von einer Großhirnhälfte zur anderen.
- Projektionsfasern (*Fibrae projectionis*): von der Großhirnrinde zu anderen Teilen des Zentralnervensystems.

■ **Ventrikel** (Hirnkammern): Der Neuralkanal im Neuralrohr folgt der Gliederung desselben in einzelne Abschnitte, die jedoch miteinander offen verbunden bleiben:
- *Canalis centralis* (Zentralkanal): im Rückenmark, enger, beim Erwachsenen stellenweise verödeter Kanal.
- *Ventriculus quartus* (4. Ventrikel): im Rautenhirn, Erweiterung mit rautenförmigem Boden.
- *Aqueductus mesencephali [cerebri]* (Aquädukt = Wasserleiter): im Mittelhirn, enger Kanal.
- *Ventriculus tertius* (3. Ventrikel): im Zwischenhirn, medianer Spaltraum, öffnet sich seitlich in
- *Ventriculi laterales* (Seitenventrikel): in den Großhirnhemisphären, weite, u-förmig gebogene Räume.

#618 Überblick über die Hirnnerven

Als Hirnnerven oder Kopfnerven (*Nn. craniales*) bezeichnet man die aus dem Gehirn austretenden Nerven. Sie ziehen durch Lücken im Hirnschädel zu ihren Innervationsgebieten. Der Mensch hat 12 Hirnnervenpaare (Abb. 618), die nach der Reihenfolge ihres Austritts aus dem Gehirn durchnumeriert werden (I-XII). Entwicklungsgeschichtlich gesehen sind die ersten beiden Hirnnerven eigentlich Hirnteile.

> Die Kenntnis der Hirnnerven in der richtigen Reihenfolge gehört zum Basiswissen der Anatomie. Hier wird zunächst nur ein Überblick zum besseren Verständnis der folgenden Kapitel gegeben. Ausführlichere Darstellung ⇒ #783-786.

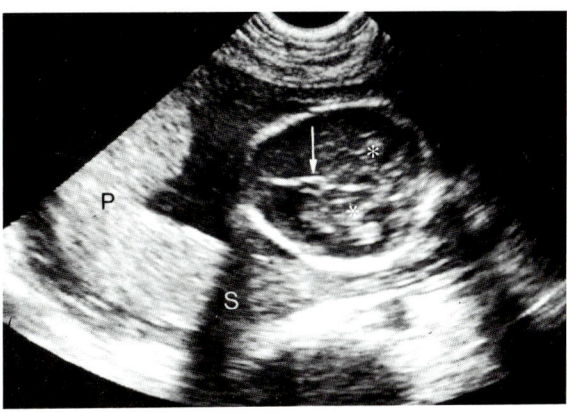

Abb. 617d. Kopf eines Fetus in der 17. Entwicklungswoche im Ultraschallbild (Querschnitt). [sc2]

* Plexus choroideus S Schallschatten hinter dem
↓ Cavum septi pellucidi   Stirnbein des Fetus
P Placenta

- 1. Hirnnerv = *N. olfactorius* (Riechnerv, lat. olfacere = riechen): von der Riechschleimhaut der Nase zum Großhirn.
- 2. Hirnnerv = *N. opticus* (Sehnerv, gr. optikós = das Sehen betreffend): von der Netzhaut zum Zwischenhirn.
- 3. Hirnnerv = *N. oculomotorius* (Augenbewegungsnerv, lat. oculus = Auge): versorgt alle äußeren Augenmuskeln mit Ausnahme des oberen schrägen und des seitlichen geraden Augenmuskels sowie (mit parasympathischen Fasern) 2 innere Augenmuskeln (M. sphincter pupillae, M. ciliaris).
- 4. Hirnnerv = *N. trochlearis* (Augenrollnerv, gr. trochilía = Walze, Winde): Der von ihm innervierte obere schräge Augenmuskel (M. obliquus superior) wird an einer Trochlea (ein am Stirnbein befestigter Faserknorpelring) umgelenkt.
- 5. Hirnnerv = *N. trigeminus* (Drillingsnerv, lat. trigeminus = dreifach): stärkster Hirnnerv mit 3 getrennt durch den Schädel austretenden Hauptästen: Augenhöhlennerv (*N. ophthalmicus*), Oberkiefernerv (*N. maxillaris*), Unterkiefernerv (*N. mandibularis*). Der N. trigeminus versorgt sensorisch Gesichtshaut, Nasen- und Mundhöhle, motorisch die Kaumuskeln.
- 6. Hirnnerv = *N. abducens* (Augenabziehnerv, lat. abducere = wegführen): Der von ihm innervierte äußere gerade Augenmuskel (M. rectus lateralis) zieht das Auge zur Seite.
- 7. Hirnnerv = *N. facialis* (Gesichtsnerv, lat. facies = Gesicht): motorisch zu den mimischen Muskeln. Der *N. intermedius* führt sekretorische Fasern für die meisten Drüsen des Gesichtsbereichs (Tränen-, Nasen-, Gaumen- und Speicheldrüsen ohne Glandula parotidea) und Geschmacksfasern für die vorderen ⅔ der Zunge.
- 8. Hirnnerv = *N. vestibulocochlearis* (Hör- und Gleichgewichtsnerv = Vorhof-Schnecken-Nerv): mit Anteilen für den Gleichgewichtsapparat (Vestibulum, lat. vestibulum = Vorhof) und das Hörorgan (Cochlea, lat. cochlea = Schnecke): *N. vestibularis* und *N. cochlearis*.
- 9. Hirnnerv = *N. glossopharyngeus* (Zungen-Rachen-Nerv, gr. glóssa = Zunge, phárynx = Rachen): versorgt sensorisch den Rachen (z.T. gemeinsam mit dem 10. Hirnnerv), motorisch den M. stylopharyngeus sowie sekretorisch die Glandula parotidea und die Drüsen des Zungengrundes. Er führt Geschmacksfasern vom hinteren Zungendrittel.

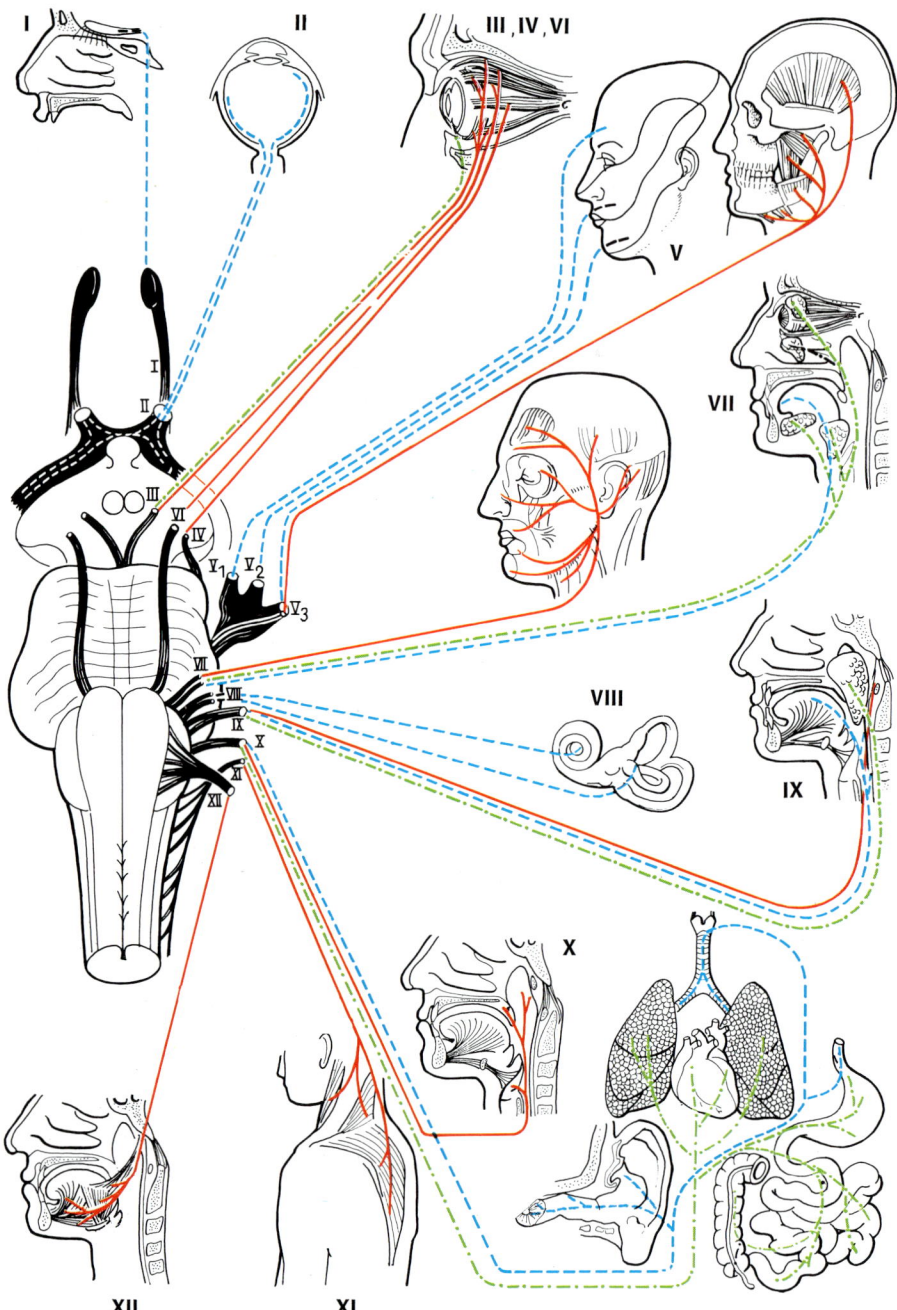

Abb. 618. Überblick über die Hirnnerven: [br4]
• motorische Nerven rot,
• sensorische blau,
• parasympathische grün.

• 10. Hirnnerv = *N. vagus* (Vagus, wörtlich „umherschweifender" Nerv, lat. vagari = umherschweifen): Der Name bezieht sich auf das ausgedehnte Versorgungsgebiet: Er führt parasympathische Fasern für viele innere Organe (einschließlich Herz, Lunge, Großteil des Magen-Darm-Kanals usw.). Er ist ferner der sensorische und motorische Nerv des Kehlkopfs und des unteren Rachenbereichs.

• 11. Hirnnerv = *N. accessorius* (Beinerv, lat. accedere = hinzukommen): motorisch zu M. sternocleidomastoideus und M. trapezius sowie über seinen sich dem N. vagus anlegenden R. internus auch zu einem Teil der Gaumen- und Rachenmuskeln.
• 12. Hirnnerv = *N. hypoglossus* (Unterzungennerv): zur Zungenmuskulatur.

6.2 Schädel (Cranium)

#621 Schädeldach: Knochen, Nähte, Fontanellen
#622 Diploe, Diploevenen, Emissarienvenen
#623 Kopfschwarte, Galea aponeurotica, *subaponeurotisches und subperiostales Hämatom*
#624 Knochen der Schädelbasis
#625 Außenrelief des Hirnschädels
#626 Innenrelief des Hirnschädels, Durchtrittsstellen für Hirnnerven und große Blutgefäße
#627 Knochen des Gesichtsschädels
#628 Relief des Gesichtsschädels, Fossa pterygopalatina
#629 Festigkeit, *Schädelbasisbrüche, Oberkieferbrüche*
⇒ #611 Proportionsänderungen während des Wachstums
⇒ #612 Entwicklung des Schädels
⇒ #674 Paukenhöhle
⇒ #675 Gehörknöchelchen
⇒ #677 Knöchernes Labyrinth
⇒ #691 Augenhöhle (Orbita)
⇒ #716 Kiefergelenk
⇒ #731 Nasenskelett
⇒ #733-734 Nasennebenhöhlen

#621 Schädeldach (Calvaria)

■ **Knochen** (Abb. 621a + c):
- *Os parietale* (Scheitelbein, lat. paries, parietis = Wand): Es ist der einzige Knochen, der ausschließlich zum Schädeldach gehört.

Von den übrigen Knochen beteiligen sich nur die „Schuppen" an der Bildung des Schädeldachs:
- *Squama frontalis* (Stirnschuppe, lat. squama = Schuppe).
- *Pars squamosa (ossis temporalis)* (Schläfenschuppe).
- *Squama occipitalis* (Hinterhauptschuppe).
- *Ala major* (großer Keilbeinflügel).

■ **Schädelnähte**: Die Knochen des Schädeldachs werden nicht durch synoviale Gelenke, sondern durch Nähte (#135) verbunden. Die wichtigsten Nähte sind:
- *Sutura coronalis* (Kranznaht): zwischen Stirnbein und Scheitelbeinen.
- *Sutura sagittalis* (Pfeilnaht): zwischen den beiden Scheitelbeinen.
- *Sutura lambdoidea* (Lambdanaht): zwischen den Scheitelbeinen und dem Hinterhauptbein.
- *Sutura frontalis* (Stirnnaht): in der Mitte der Stirnschuppe zwischen den beiden paarig angelegten Stirnbeinen. Die Stirnnaht verknöchert meist schon in den ersten Lebensjahren, so daß die Stirnschuppe als ein unpaariger Knochen erscheint.
- *Sutura squamosa* (Schuppennaht): zwischen Scheitelbein und Schläfenbein.

> **Terminologie**:
> - Die Namen für die 28 übrigen Schädelnähte werden meist systematisch aus den Namen der Knochen gebildet, z.B. *Sutura sphenoparietalis* = Naht zwischen Keilbein und Scheitelbein usw. Die Namen im einzelnen zu lernen, erscheint mir unsinnig. Man kann sie bei Bedarf im Atlas nachschlagen.
> - Kalotte (frz. calotte = Käppchen) ist eine veraltete Bezeichnung für Schädeldach (*Calvaria*, lat. calvus = kahl, calva = Schädel; Kalvarienberg = Schädelstätte).

■ **Fontanellen** (*Fonticuli*, lat. fons, fontis = Quelle, fonticulus = kleine Quelle, frz. fontanelle = kleine Quelle): So bezeichnet man größere Lücken zwischen den Schädelknochen des Neugeborenen, die nur durch Bindegewebe verschlossen sind. Die

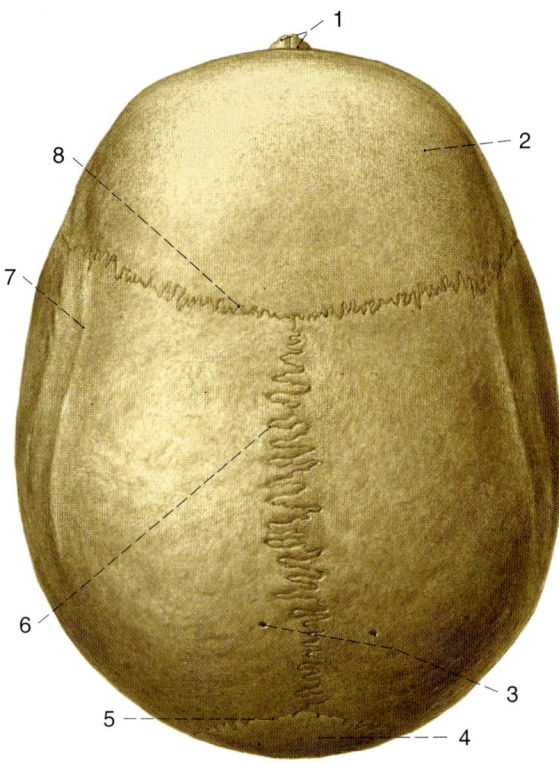

Abb. 621a. Schädel des Erwachsenen von oben. [fs1]

1 Os nasale
2 Os frontale
3 Foramen parietale
4 Os occipitale
5 Sutura lambdoidea
6 Sutura sagittalis
7 Os parietale
8 Sutura coronalis

Pulsationen der Arterien führen zu rhythmischen Druckänderungen im Schädelinneren, die wiederum die Fontanellen rhythmisch vorwölben. Die pulsierenden Bewegungen der Fontanellen legten offenbar den Vergleich mit einer Quelle nahe. Durch das rasche Wachstum der angrenzenden Knochen werden die Fontanellen bald zur Breite der Schädelnähte verkleinert. Gelegentlich bilden sich isolierte Kno-

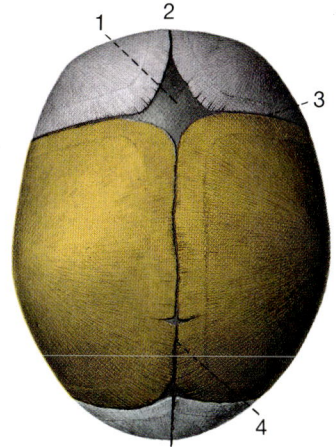

Abb. 621b. Schädel des Neugeborenen von oben. [sb1]

1 Fonticulus anterior
2 Sutura frontalis [metopica]
3 Sutura coronalis
4 Sutura sagittalis
5 Fonticulus posterior

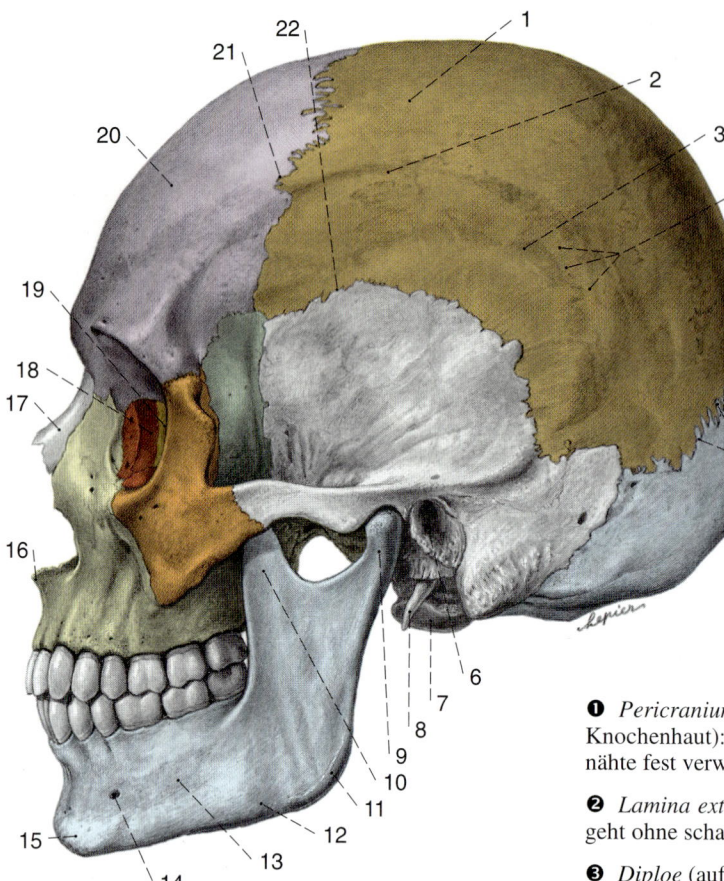

Abb. 621c. Schädel des Erwachsenen von links. Die Gliederung in Hirnschädel und Gesichtsschädel ist hierbei besonders gut zu erkennen. [sb1]

1 Os parietale
2 Linea temporalis superior
3 Linea temporalis inferior
4 Tuber parietale
5 Sutura lambdoidea
6 Meatus acusticus externus
7 Condylus occipitalis
8 Processus styloideus
9 Processus condylaris (mandibulae)
10 Processus coronoideus (mandibulae)
11 Angulus mandibulae
12 Basis mandibulae
13 Corpus mandibulae
14 Foramen mentale
15 Protuberantia mentalis
16 Spina nasalis anterior
17 Os nasale
18 Os lacrimale
19 Os ethmoidale
20 Os frontale
21 Sutura coronalis
22 Sutura squamosa

chenkerne in ihnen, sogenannte Schaltknochen (*Ossa suturalia*). Das menschliche Neugeborene hat 6 Fontanellen, 2 unpaare und 2 paarige (Abb. 621b + d):
• Vordere (große) Fontanelle (*Fonticulus anterior*): an der Vereinigung von Kranznaht, Pfeilnaht und Stirnnaht (rautenförmig).
• Hintere (kleine) Fontanelle (*Fonticulus posterior*): an der Vereinigung von Pfeilnaht und Lambdanaht (dreieckig).
• Vordere Seitenfontanelle (*Fonticulus anterolateralis [sphenoidalis]*): zwischen Stirnbein, Scheitelbein und großem Keilbeinflügel.
• Hintere Seitenfontanelle (*Fonticulus posterolateralis [mastoideus]*): zwischen Scheitelbein, Hinterhauptbein und Warzenfortsatz.

#622 Diploe

■ **Schichten des Schädeldachs**: Die Schädelknochen bestehen wie die Extremitätenknochen nicht massiv aus Knochensubstanz, sondern enthalten Hohlräume zur Gewichtsersparnis und zur Aufnahme der Blutgefäße. Wie die Röhrenknochen haben auch die platten Schädelknochen eine kompakte Rindenschicht, unter welcher die aufgelockerte Schicht liegt. Während aber beim Röhrenknochen die Hohlräume der Spongiosa zum Teil ohne scharfe Grenze in die Markhöhle übergehen, ist beim Schädel die Hohlraumschicht durch eine kompakte Innenschicht gegen die Schädelhöhle abgegrenzt. Das Schädeldach hat mithin 5 Schichten:

❶ *Pericranium [Periosteum externum cranii]* (äußere Knochenhaut): Sie ist mit dem Bindegewebe der Schädelnähte fest verwachsen, vom Knochen jedoch leicht zu lösen.

❷ *Lamina externa* (äußere kompakte Knochenschicht): Sie geht ohne scharfe Grenze über in die

❸ *Diploe* (aufgelockerte Knochenschicht, gr. díploe = Doppelschicht): Sie entspricht zwar der spongiösen Schicht der Röhrenknochen, doch ihr Bau ist wesentlich verschieden: Die Hohlräume sind klein, die Knochenbälkchen sind recht massiv (Abb. 622). Es handelt sich mehr um ein Kanalsystem in kompaktem Knochen. Die *Diploe* enthält kein Fettgewebe, sondern Venen. Neben der Gewichtsersparnis dürfte bei ihr die Aufgabe einer Klimaanlage für das Gehirn im Vordergrund stehen: Die starke Durchströmung mit Blut gleicht die Temperaturunterschiede in der Kopfschwarte bis zum Gehirn aus. Über das Blut erfolgt Wärmezufuhr bei

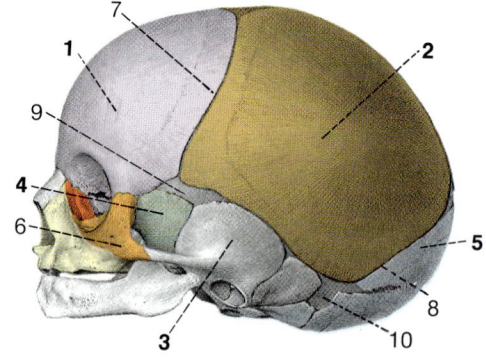

Abb. 621d. Schädel des Neugeborenen von links. [sb1]

1 Os frontale
2 Os parietale
3 Os temporale
4 Os sphenoidale, Ala major
5 Os occipitale
6 Os zygomaticum
7 Sutura coronalis
8 Sutura lambdoidea
9 Fonticulus sphenoidalis [anterolateralis]
10 Fonticulus mastoideus [posterolateralis]

kaltem Wetter, Wärmeabtransport bei direkter Sonnenbestrahlung. Beim „Sonnenstich" wird die Leistungsfähigkeit der „Klimaanlage" überschritten.

❹ *Lamina interna* (innere kompakte Knochenschicht): In ihrer Oberfläche prägen die Blutgefäße der harten Hirnhaut tiefe Rinnen ein.

❺ *Dura mater cranialis* (harte Hirnhaut): Sie hat zugleich die Aufgaben des inneren Periosts (#632).

■ **Diploevenen** (*Vv. diploicae*): Ein Venennetz mit beiderseits je 4 größeren Stämmen durchzieht die Diploe. Es steht durch Löcher in den beiden kompakten Schichten des Schädeldachs mit den Venen der Kopfhaut und den Blutleitern des Gehirns in Verbindung. Bei Verschluß der Hauptabflußwege des Gehirnblutes (vom Sinus sigmoideus in die V. jugularis interna) können die Diploevenen als Kollateralkreislauf dienen. Umgekehrt können Infektionen der Kopfschwarte über die Diploevenen auf die harte Hirnhaut übergreifen.

■ **Emissarienvenen** (*Vv. emissariae*, lat. emissarium = Abzugskanal, emittere = herauslaufen lassen): So nennt man die Abflüsse aus dem Kanalsystem der Diploevenen in die Kopfhaut. Am mazerierten Schädel sieht man die Löcher für die größeren Emissarienvenen:
• *Foramen parietale*: am Scheitelbein neben der Pfeilnaht.
• *Foramen mastoideum*: am Warzenfortsatz.
• *Canalis condylaris*: hinter den Gelenkfortsätzen des Hinterhauptbeins.

Abflüsse aus den Diploevenen sind außerdem
• *Plexus venosus canalis nervi hypoglossi*: im Kanal des 12. Hirnnervs.
• *Plexus venosus foraminis ovalis*: im ovalen Loch.
• *Plexus venosus caroticus internus*: im Karotiskanal.

#623 Kopfschwarte

Ähnlich wie die Haut der Hohlhand an der Palmaraponeurose ist die Haut über dem Schädeldach an einer Sehnenplatte unverschieblich befestigt. Die funktionelle Einheit von Haut, Unterhaut und Sehnenhaube nennt man Kopfschwarte.

■ **Galea aponeurotica** [*Aponeurosis epicranialis*] (Sehnenhaube, lat. galea = Helm, Haube): Sie ist mit dem Centrum tendineum des Zwerchfells zu vergleichen. Rundherum strahlen Muskeln in die Sehnenplatte ein.
• Insgesamt bezeichnet man die Sehnenhaubenmuskeln als *M. epicranius*. Wir können mit ihm die Kopfschwarte willkürlich hin- und herbewegen (zumindest, wenn man es ein wenig übt).
• Der Stirnteil dieses Muskelsystems (*Venter frontalis* des *M. occipitofrontalis*) ist für die Mimik wichtig („Stirnrunzler", #767). Innervation: *N. facialis* (VII).

■ **Subaponeurotisches Bindegewebe**: Die Sehnenhaube ist durch lockeres Bindegewebe mit dem Periost der Schädelknochen verbunden. Es gibt die Bewegungen der Kopfschwarte frei.

Präparation: Da auch das Periost des Schädeldachs nicht sehr fest am Knochen verankert ist, kann man die Kopfhaut mit Sehnenhau-

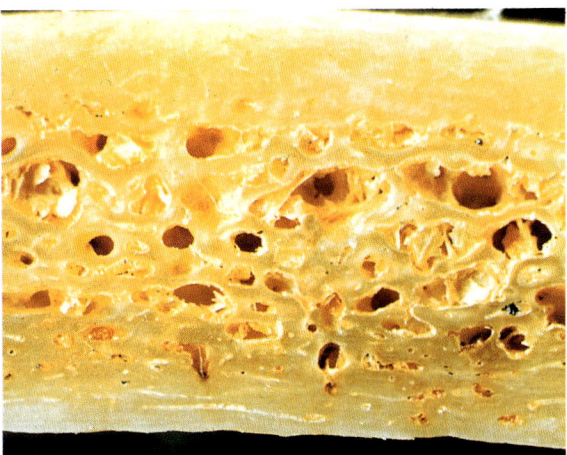

Abb. 622. Lupenfoto eines Schnitts durch das Schädeldach (Vergrößerung 8fach). Zwischen den dichten Rindenschichten liegt eine Schicht aufgelockerten Knochens (Diploe). [li1]

be und Periost leicht vom Schädeldach abschieben. Diese Technik des „Skalpierens" wird auch in der Pathologie angewendet. Bei der Leichenöffnung wird im Hinterhauptbereich die Kopfhaut durchgetrennt und dann bis zur Stirn vorgeschoben. Nach Aufsägen des Schädeldachs wird das Gehirn zur weiteren Untersuchung herausgenommen. Dann stülpt man die Haut wieder über das Schädeldach zurück und vernäht den Hautschnitt, der bei der Aufbahrung der Leiche verdeckt bleibt.

■ **Behaarung**: Im Bereich der Kopfschwarte sind die Terminalhaare besonders lang und kräftig: Das Haupthaar (*Capilli*) reicht mit seinen Haarwurzeln tief in die Unterhaut. Je nachdem, ob die Haarbälge gestreckt oder gekrümmt sind (Rassenunterschiede!) ist das Haupthaar glatt oder gekräuselt. Bei hohen Testosteron-Blutspiegeln dehnt sich der unbehaarte Bereich von der Stirn bis weit über die Scheitelbeine aus („Glatze"). Über Haare im Allgemeinen ⇒ #195.

■ **Sensorische Innervation**: Die Hautinnervation im Bereich der Kopfschwarte teilen sich im wesentlichen der *N. trigeminus* (V) und der *N. occipitalis major* (C_2). Die Grenze läuft etwa von der Scheitelhöhe zum Ohr.
• *N. frontalis* (Stirnnerv): Er stammt aus dem 1. Hauptast (*N. ophthalmicus*) des N. trigeminus und innerviert die Haut vom Oberrand der Augenhöhle über die Stirn bis zur Scheitelhöhe.
• *N. auriculotemporalis* (Ohren-Schläfen-Nerv): Er geht aus dem 3. Hauptast (*N. mandibularis*) des N. trigeminus hervor und versorgt die vordere Schläfengegend.
• *N. occipitalis major* (großer Hinterhauptnerv): Der dorsale Ast des Segments C_2 gelangt durch den Ansatz des M. trapezius am Hinterhauptbein zur Haut des Hinterkopfes bis zur Scheitelhöhe. Er ist etwa 2 Fingerbreit lateral der Protuberantia occipitalis externa zu tasten (Druckschmerz bei kräftigem Eindrücken).
• *N. occipitalis minor* (kleiner Hinterhauptnerv): Er kommt aus dem *Plexus cervicalis* und hat ein kleines Innervationsgebiet hinter dem Ohr.

■ **Arterien**: Sie sind Äste der *A. carotis externa*:
• *A. temporalis superficialis* (oberflächliche Schläfenarterie): Sie zieht mit 2 starken Ästen zur Stirn und zur Scheitelgegend. Im Alter tritt die dann meist stark geschlängelte

Stirnast oft gut sichtbar unter der dünnen Haut der vorderen Schläfengegend hervor.
- *A. occipitalis* (Hinterhauptarterie): Sie verläuft bedeckt vom M. sternocleidomastoideus zur Nackengegend und verzweigt sich mit dem N. occipitalis major.

■ **Venen**: Das venöse Blut fließt letztlich (wie nahezu das gesamte Blut des Kopfes) über die Vv. jugulares zum Venenwinkel ab, und zwar
- *Vv. temporales superficiales* (oberflächliche Schläfenvenen) und *V. retromandibularis* über die V. jugularis interna.
- *V. auricularis posterior* (hintere Ohrvene) über die V. jugularis externa.

> ■ **Blutungen unter der Kopfschwarte** können oberhalb oder unterhalb des Periosts liegen:
> - **Subaponeurotisches Hämatom**: Blut oder zumindest Flüssigkeitsansammlungen im lockeren Gleitgewebe zwischen Sehnenhaube und Periost entstehen leicht bei der Geburt an der Stelle des Kopfes, die zuerst aus dem Geburtsweg austritt („Kopfgeschwulst" des Neugeborenen). Während der noch im Körper befindliche Teil des Kindes unter dem hohen Druck der Preßwehen steht, ist der aus der Mutter schon herausragende Teil druckentlastet. Da der venöse Rückstrom aus diesem Teil behindert ist, sammelt sich Flüssigkeit im lockeren Bindegewebe an. Nach dem Druckausgleich verschwindet die Kopfgeschwulst meist innerhalb weniger Stunden.
> - **Subperiostales Hämatom**: Da auch das äußere Periost nur recht lose am Knochen befestigt ist, kann sie durch eine Blutung vom Knochen abgehoben werden. Im Gegensatz zum subaponeurotischen Hämatom ist das subperiostale Hämatom immer streng auf den Bereich eines Knochens beschränkt, denn das Periost ist mit dem Bindegewebe der Nähte fest verwachsen. Eine subperiostale Blutung kommt auch beim Neugeborenen vor. Anders als die „Kopfgeschwulst" entwickelt sie sich langsam im Laufe der ersten Lebenstage und bleibt dann wochenlang bestehen, bis das Blut wieder resorbiert ist.

#624 Knochen der Schädelbasis

Die Schädelbasis ist aus 4 unpaaren (Stirnbein, Siebbein, Keilbein, Hinterhauptbein) und einem paarigen Knochen (Schläfenbein) zusammengesetzt (Abb. 624):

■ Das **Os frontale** (Stirnbein, lat. frons, frontis = Stirn) ist paarig angelegt, die Stirnnaht (*Sutura frontalis*) verknöchert jedoch schon im 2. Lebensjahr. Ausnahmsweise bleibt die Naht offen (*Sutura frontalis persistens [Sutura metopica]*), so daß auch der Erwachsene 2 Stirnbeine haben kann (Metopismus = Kreuzschädel).
- *Squama frontalis* (Stirnbeinschuppe): der die Stirn bildende Teil.
- *Facies temporalis* (Schläfenfläche): mit dem Jochfortsatz (*Processus zygomaticus*).
- *Facies interna* (Innenfläche): mit dem blinden Loch (*Foramen caecum*).
- *Pars orbitalis* (Dach der Augenhöhle): #691.
- *Sinus frontalis* (Stirnhöhle): #734.

■ Das **Os ethmoidale** (Siebbein *Os ethmoidale*, gr. ethmós = Sieb) ist nach der Siebplatte (*Lamina cribrosa*, lat. cribrum = Sieb) benannt, die sich zwischen die beiden Augenhöhlendächer des Stirnbeins einschiebt. Die Siebplatte hat auf jeder Seite etwa 20 Löcher für den Durchtritt der Riechnerven und von Blutgefäßen.

- *Crista galli* (Hahnenkamm, lat. gallus = Hahn): Knochenkamm zur Anheftung der Falx cerebri (Hirnsichel, #632).
- *Lamina perpendicularis* (mediane Platte, lat. perpendiculum = Lot): Teil der knöchernen Nasenscheidewand.
- *Labyrinthus ethmoidalis* (Siebbeinlabyrinth): mit den Siebbeinzellen und den beiden oberen Nasenmuschelknochen (#732).

■ Das **Os sphenoidale** (Keilbein *Os sphenoidale*) ist, aus dem Zusammenhang gelöst, der wohl am seltsamsten aussehende Knochen des Schädels. Er ist in einen unpaaren und 3 paarige Abschnitte zu gliedern:
- *Corpus* (Körper): Türkensattel (*Sella turcica*) mit der Hypophysengrube (*Fossa hypophysialis*) und der Sattellehne (*Dorsum sellae*), darunter die Keilbeinhöhle (*Sinus sphenoidalis*) mit Scheidewand (*Septum sinuum sphenoidalium*), da paarig!
- *Ala minor* (kleiner Flügel, lat. ala = Flügel) mit dem Sehnervkanal (*Canalis opticus*).
- *Ala major* (großer Flügel) mit rundem, ovalem und dornförmigem Loch (*Foramen rotundum + ovale + spinosum*). Der große Keilbeinflügel beteiligt sich auch an der Wand der Schläfengegend zwischen Stirnschuppe und Schläfenschuppe. Großer und kleiner Flügel werden durch die obere Augenhöhlenspalte (*Fissura orbitalis superior*, #691) getrennt.
- *Processus pterygoideus* (Flügelfortsatz, gr. ptéryx, ptérygos = Feder, Flügel): mit der nach hinten offenen Flügelgrube (*Fossa pterygoidea*). Der Flügelfortsatz dient dem Ursprung der Mm. pterygoidei (⇒ Kaumuskeln, #718).

> ● **Etymologie**: Seit Jahrhunderten rätselt man, ob sphenoidale (gr. sphén = Keil) nicht vielleicht aus einem Schreibfehler statt sphecoidale (gr. sphéx = Wespe) zustande kam, da der Knochen mit seinen 4 Flügeln doch eher an eine Wespe als an einen Keil erinnere. Deshalb nannten manche Anatomen schon im 18. Jahrhundert den Knochen „Wespenbein". Das gr. sphekoeidés = wespenähnlich wurde schon in der Antike auf Menschen mit besonders schlanker Taille angewandt („Wespentaille").

■ In das **Os occipitale** (Hinterhauptbein, lat. caput = Kopf, occiput = Hinterkopf) sind 3-5 Wirbelanlagen aufgenommen worden:
- *Foramen magnum* (großes Loch): Wie der Wirbel das Wirbelloch, so umschließt das Hinterhauptbein das „große Loch" des Schädels. Durch dieses stehen Gehirn und Rückenmark in Verbindung.
- *Condylus occipitalis*: Gelenkfortsatz für das Atlantookzipitalgelenk (#217) mit dem *Canalis nervi hypoglossi* (Kanal des Unterzungennervs).
- *Sulcus sinus sigmoidei*: Rinne für den gleichnamigen Blutleiter.
- *Sulcus sinus transversi*: Rinne für den queren Blutleiter.
- *Protuberantia occipitalis externa*: äußerer Vorsprung mit dem Meßpunkt *Inion* (gr. iníon = Nacken).
- *Squama occipitalis* (Hinterhauptschuppe).

■ Das **Os temporale** (Schläfenbein *Os temporale*, lat. tempus, temporis = Zeit, tempora = Schläfen, deren Ergrauen das Alter anzeigt) ist der an Einzelheiten reichste Knochen des menschlichen Körpers. Die internationale Nomenklatur zählt weit über hundert Bezeichnungen auf, von denen der größte Teil nur für den Spezialisten bedeutsam ist. Es besteht aus 3 Teilen:
❶ *Pars squamosa* (Schläfenschuppe): mit dem *Processus zygomaticus* (Jochfortsatz) und der *Fossa mandibularis* (Gelenkpfanne für das Kiefergelenk).

6 Kopf I, 6.2 Schädel

Abb. 624. Schädelbasis von oben. [sb1]

1 Os frontale, Crista frontalis
2 Foramen caecum
3 Os ethmoidale, Lamina cribrosa
4 Os sphenoidale, Corpus
5 Canalis opticus
6 Sella turcica, Fossa hypophysialis
7 Processus clinoideus anterior
8 Sulcus caroticus
9 Meatus acusticus internus
10 Margo superior partis petrosae
11 Foramen jugulare
12 Os parietale
13 Sulcus sinus sigmoidei
14 Clivus
15 Foramen magnum
16 Os occipitale
17 Protuberantia occipitalis interna
18 Os temporale, Pars petrosa
19 Foramen mastoideum
20 Sulcus nervi petrosi majoris
21 Sulcus nervi petrosi minoris
22 Os temporale, Pars squamosa
23 Foramen spinosum
24 Foramen ovale
25 Foramen lacerum
26 Foramen rotundum
27 Os sphenoidale, Ala minor
28 Fissura orbitalis superior
29 Processus clinoideus posterior
30 Dorsum sellae

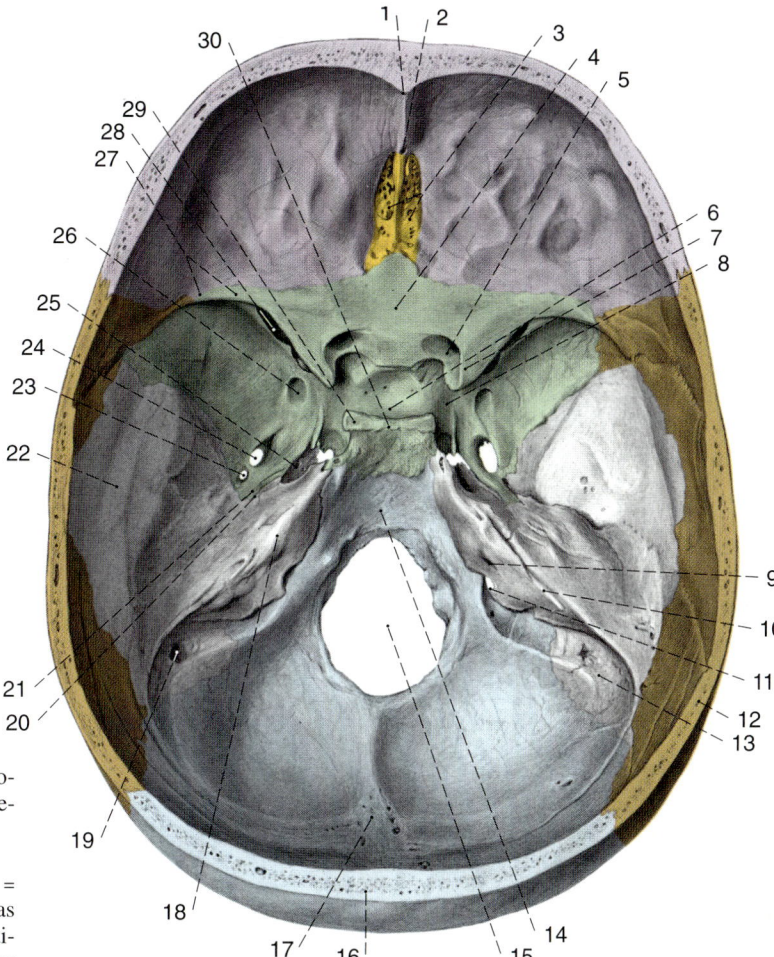

❷ *Pars tympanica* (Gehörgangsknochen): knöcherne Wand des äußeren Gehörgangs.

❸ *Pars petrosa* (Felsenbein, gr. pétros = Fels): besonders harter Knochen, der das Hör- und Gleichgewichtsorgan („häutiges Labyrinth") im *Labyrinthus osseus* („knöchernes Labyrinth") sowie die Gehörknöchelchen in der *Cavitas tympani* (Paukenhöhle) beherbergt. Labyrinth und Mittelohr werden in #674-679 ausführlich abgehandelt. Hier bleiben als Teile des Felsenbeins zu erwähnen:
• *Processus mastoideus* (Warzenfortsatz, gr. mastós = Brust) mit Luftkammern (*Cellulae mastoideae*).
• *Canalis musculotubarius* (Kanal der Ohrtrompete).
• *Canalis caroticus* (Kanal der inneren Kopfarterie).
• *Canalis nervi facialis* (Kanal des Gesichtsnervs).
• *Meatus acusticus internus* (innerer Gehörgang).
• *Processus styloideus* (Griffelfortsatz).

#625 Außenrelief des Hirnschädels

Am mazerierten Schädel ist der vordere Bereich der Schädelbasis ohne Abtragen der Gesichtsknochen nur unvollständig sichtbar. Er wird von Oberkiefer, Gaumenbein und Pflugscharbein verdeckt (Abb. 625a + b):
• *Fissura orbitalis inferior* (untere Augenhöhlenspalte): zwischen Oberkiefer und großem Keilbeinflügel.
• *Processus pterygoideus* (Flügelfortsatz) mit der von medialer und lateraler Platte (*Lamina medialis + lateralis*) umgrenzten *Fossa pterygoidea* (Flügelgrube).
• *Foramen lacerum* (zerrissenes Loch): nur am mazerierten Knochen, es wird von einer Knorpelplatte verschlossen.
• *Processus zygomaticus* (Jochfortsatz) des Schläfenbeins, dahinter die *Fossa mandibularis* (Gelenkpfanne des Kiefergelenks).

• *Foramen ovale* (ovales Loch): hinter dem Flügelfortsatz.
• *Foramen spinosum* (Dornloch): hinter dem ovalen Loch.
• *Processus styloideus* (Griffelfortsatz): spitz herausragend, medial davon 2 große Löcher: der *Canalis caroticus* und das *Foramen jugulare*.
• *Foramen stylomastoideum* (äußere Öffnung des Fazialiskanals): zwischen Griffel- und Warzenfortsatz.
• *Processus mastoideus* (Warzenfortsatz).
• *Meatus acusticus externus* (äußerer Gehörgang).
• *Foramen magnum* (großes Loch).
• *Condylus occipitalis* (Gelenkkörper des Hinterhauptbeins) mit dem Kanal des Unterzungennervs (*Canalis nervi hypoglossi*) durch den Gelenkkörper und einem Venenloch hinter dem Gelenkkörper (*Canalis condylaris*) für eine Emissarienvene.
• *Protuberantia occipitalis externa* (Hinterhaupthöcker) mit dem Meßpunkt *Inion*.

■ **Tastbare Knochenpunkte**: Das Schädeldach ist in ganzer Ausdehnung gut abzutasten. Der Weichteilmantel ist in fast allen Bereichen annähernd gleich dick, lediglich in der Schläfengrube wird er durch den M. temporalis etwas dicker. Am Schädel des Kleinkinds kann man die Schädelnähte und evtl. die Fontanellen tasten. Beim Erwachsenenschädel lassen sich gelegentlich noch flache Rinnen an den ehemaligen Nähten fühlen. An der Grenze zur Schädelbasis bzw. zu den Gesichtsknochen gibt es eine Reihe markanter Punkte:
• *Nasion*: Einsenkung in der Medianebene an der Grenze zwischen Stirn und Nase.
• *Margo supraorbitalis* (Oberrand der Augenhöhle): Teil des Stirnbeins mit 2 Einschnitten: medial *Incisura frontalis*, lateral

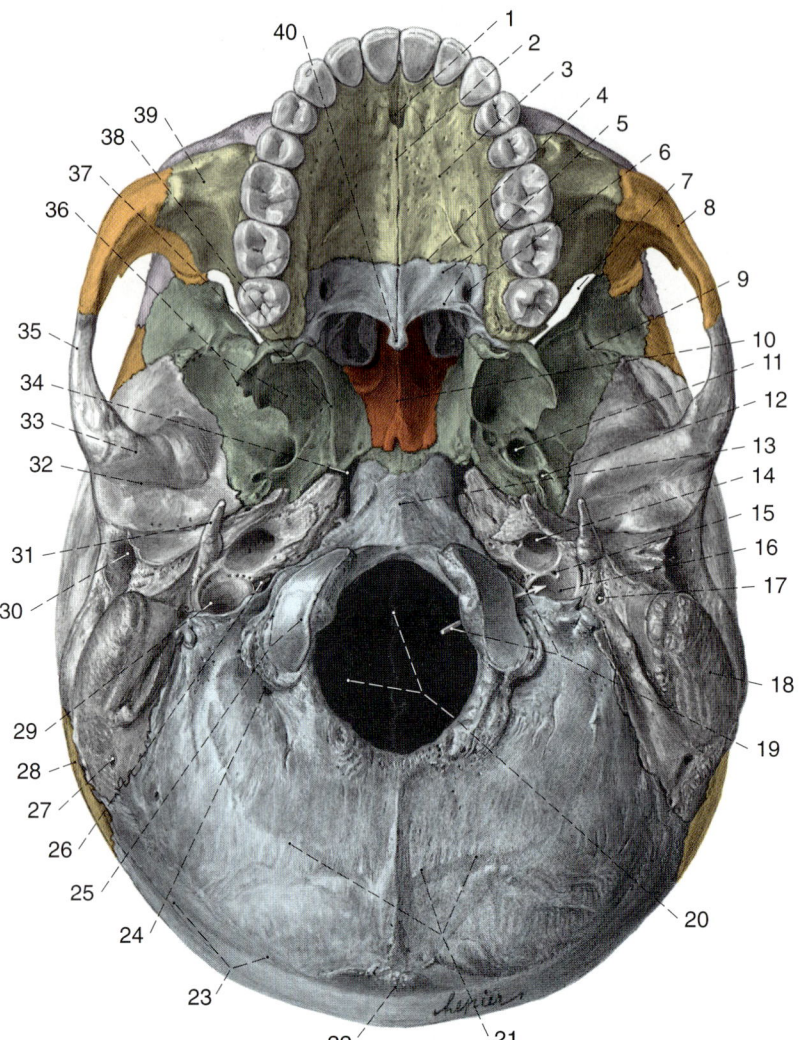

Abb. 625a. Schädelbasis von unten. [sb1]

1 Foramen incisivum
2 Sutura palatina mediana
3 Maxilla, Processus palatinus
4 Sutura palatina transversa
5 Os palatinum, Lamina horizontalis
6 Foramen palatinum majus
7 Fissura orbitalis inferior
8 Arcus zygomaticus
9 Os sphenoidale, Ala major
10 Vomer
11 Foramen ovale
12 Foramen spinosum
13 Tuberculum pharyngeum
14 Canalis caroticus
15 Canaliculus mastoideus
16 Fossa jugularis
17 Foramen stylomastoideum
18 Processus mastoideus
19 Canalis nervi hypoglossi
20 Foramen magnum
21 Linea nuchalis inferior
22 Protuberantia occipitalis externa
23 Linea nuchalis superior
24 Canalis condylaris
25 Condylus occipitalis
26 Fossula petrosa
27 Foramen mastoideum
28 Os parietale
29 Foramen jugulare
30 Meatus acusticus externus
31 Processus styloideus
32 Fossa mandibularis
33 Tuberculum articulare
34 Foramen lacerum
35 Os temporale, Processus zygomaticus
36 Processus pterygoideus, Lamina lateralis
37 Hamulus pterygoideus
38 Processus pterygoideus, Lamina medialis
39 Maxilla, Processus zygomaticus
40 Spina nasalis posterior

Incisura supraorbitalis, durch welche 2 Äste des N. supraorbitalis (aus N. frontalis, V₁) begleitet von 2 Ästen der A. ophthalmica zur Stirnhaut ziehen. Manchmal sind die Einschnitte zu knöchernen Kanälen geschlossen und dann nicht zu tasten. Oberhalb des Orbitarandes wölbt sich der Knochen als *Arcus superciliaris* (Augenbrauenwulst) vor. Dieser Wulst entsteht erst nach der Geburt. Zwischen den beiden Augenbrauenwülsten sinkt der Knochen zur *Glabella* (Stirnglatze, lat. glaber = glatt) ein.
• *Processus zygomaticus* (Jochfortsatz des Schläfenbeins): dorsaler Teil des Jochbogens. An seinem Unterrand liegt hinten das Kiefergelenk (der Gelenkspalt ist unmittelbar vor dem äußeren Ohr bei Kieferbewegungen leicht zu tasten).
• *Processus mastoideus* (Warzenfortsatz): hinter dem Ohr, Teil des Schläfenbeins. Wächst erst nach der Geburt aus (#671).
• *Protuberantia occipitalis externa* (Hinterhaupthöcker): vorspringender Bereich des Hinterhauptbeins an der Grenze zum Nacken. Den am stärksten hervortretenden Punkt in der Medianlinie nennt man *Inion*.

#626 Innenrelief des Hirnschädels

■ **Schädelgruben**: Blickt man in einen aufgesägten Schädel, so fällt als erstes eine Dreiteilung der Schädelbasis auf:
• Der vordere Bereich ist flach: vordere Schädelgrube (*Fossa cranii anterior*).

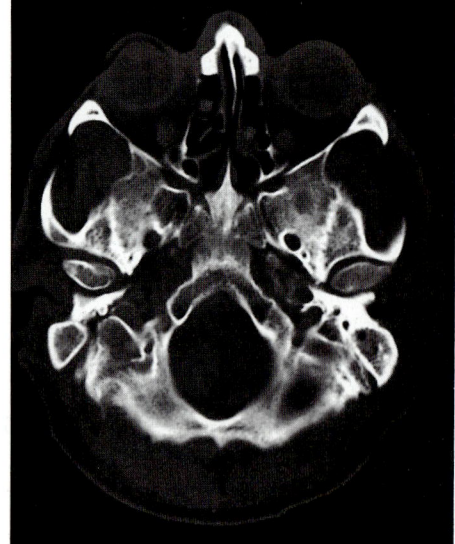

Abb. 625b. Computertomogramm der Schädelbasis. Man vergleiche mit den Abb. 624 und 625a. [be1]

Tab. 626. Durchtrittsstellen * für Hirnnerven und große Blutgefäße		
Vordere Schädelgrube (*Fossa cranii anterior*)	*Lamina cribrosa* (Siebplatte)	• N. olfactorius (I) • A. ethmoidalis anterior (aus A. ophthalmica)
	Canalis opticus (Sehnervkanal)	• N. opticus (II) • A. ophthalmica
Mittlere Schädelgrube (*Fossa cranii media*)	*Fissura orbitalis superior* (obere Augenhöhlenspalte)	• 3 Augenmuskelnerven: N. oculomotorius (III) N. trochlearis (IV) N. abducens (VI) • N. ophthalmicus (V1) • V. ophthalmica superior
	Foramen rotundum (rundes Loch)	• N. maxillaris (V2)
	Foramen ovale (ovales Loch)	• N. mandibularis (V3) • Plexus venosus foraminis ovalis
	Foramen spinosum (Dornloch)	• A. meningea media (aus A. maxillaris) • R. meningeus des N. mandibularis (V3)
	Canalis caroticus (Karotiskanal)	• A. carotis interna • Plexus caroticus internus (sympathisch) • Plexus venosus caroticus internus
Hintere Schädelgrube (*Fossa cranii posterior*)	*Meatus acusticus internus* (innerer Gehörgang)	• N. facialis (VII) • N. vestibulocochlearis (VIII) • A. labyrinthi (aus A. basilaris)
	Foramen jugulare (Drosselloch)	• N. glossopharyngeus (IX) • N. vagus (X) • N. accessorius (XI) • Sinus sigmoideus setzt sich fort als V. jugularis interna • A. meningea posterior (aus A. pharyngea ascendens, kann auch anderen Kanal benutzen)
	Canalis nervi hypoglossi (Kanal des Unterzungennervs)	• N. hypoglossus (XII) • Plexus venosus canalis nervi hypoglossi
	Foramen magnum (großes Loch)	• Übergang vom Rückenmark in verlängertes Mark • Radices spinales des N. accessorius (XI) • Aa. vertebrales • A. spinalis anterior (unpaar) • Aa. spinales posteriores • Venengeflecht • offene Verbindung der Subarachnoidealräume von Gehirn und Rückenmark

* Knochenkanäle zur Augenhöhle ⇒ Tab. 691b

• Der mittlere Bereich ist in der Mitte sanduhrförmig eingezogen und damit nahezu zweigeteilt: mittlere Schädelgrube (*Fossa cranii media*).
• Der hintere Bereich umgibt beckenförmig das große Loch: hintere Schädelgrube (*Fossa cranii posterior*).

Die Schädelgruben sind zugleich Stockwerke: Bringt man den Schädel in Normalposition (Unterrand der Augenhöhle und Oberrand der Öffnung des äußeren Gehörgangs liegen dann in der Horizontalebene), so steigen die 3 Schädelgruben von der vorderen zur hinteren treppenartig ab.

■ Die **Grenzen** zwischen den 3 Schädelgruben sind scharf zu ziehen:
• Die Hinterkanten der rechten und linken *Ala minor* (kleiner Keilbeinflügel) und deren Verbindungslinie trennen vordere und mittlere Schädelgrube.
• Das *Dorsum sellae* (Sattellehne des Türkensattels) und der rechte und linke *Margo superior partis petrosae* (Oberkante des Felsenbeins) trennen mittlere und hintere Schädelgrube.

■ Man suche am Schädel die in Tab. 626 genannten **Durchtrittsstellen für Hirnnerven und Blutgefäße** sowie folgende Einzelheiten auf (Abb. 624-627):
• *Impressiones gyrorum [digitatae]* = *Juga cerebralia* (Abdrücke der Hirnwindungen).
• *Fossa hypophysialis* (Hypophysengrube).
• *Clivus* (Abhang): zwischen Hinterwand des Türkensattels und großem Loch.
• *Sulcus sinus sigmoidei* (Rinne des s-förmigen Blutleiters).
• *Sulcus sinus transversi* (Rinne des queren Blutleiters).

■ **Inhalt der Schädelgruben**:
• vordere Schädelgrube: Stirnlappen des Großhirns.
• mittlere Schädelgrube: seitlich Schläfenlappen des Großhirns, in der Hypophysengrube die Hypophyse.
• hintere Schädelgrube: Hirnstamm und Kleinhirn.

#627 Knochen des Gesichtsschädels

Der Gesichtsschädel besteht aus (Abb. 627):
• 2 großen Knochen: Ober- und Unterkiefer,
• 6 kleineren Knochen: Jochbein, Tränenbein, Nasenbein, Pflugscharbein, Gaumenbein und unterer Nasenmuschelknochen
und verbindet sich eng mit 3 Knochen der Schädelbasis (#624): Stirnbein, Siebbein und Keilbein. Im Bild und am Schädel sehe man sich folgende Einzelheiten an:

■ **Maxilla** (Oberkiefer *Maxilla*, lat. maxilla = Kiefer):
• *Corpus maxillae* (Oberkieferkörper): mit dem *Sinus maxillaris* (Kieferhöhle), dessen Öffnung zur Nase hin (*Hiatus maxillaris*) und dem *Foramen infraorbitale* (Unteraugenhöhlenloch).
• *Processus frontalis* (Stirnfortsatz): Richtung Stirnbein.
• *Processus zygomaticus* (Jochfortsatz): dem Jochbein entgegen.
• *Processus palatinus* (Gaumenfortsatz): vorderer Teil des knöchernen Gaumens.
• *Processus alveolaris* (Alveolarfortsatz): der zahntragende Teil mit den *Alveoli dentales* (Zahnfächern, lat. alveus = Höhlung, alveolus = kleine Höhlung) und *Juga alveolaria* (Vorwölbungen vor den Zahnfächern, lat. jugum = Joch, Leiste).

■ **Mandibula** (Unterkiefer, lat. mandere = kauen): Beim winkelförmig gebauten Unterkiefer bezeichnet man den horizontalen Teil mit den Zähnen als „Körper" (*Corpus mandibulae*), den zum Kiefergelenk aufsteigenden Teil als „Ast" (*Ramus mandibulae*).
• *Protuberantia mentalis* (Kinnvorsprung): mit dem Meßpunkt *Gnathion* (gr. gnáthos = Kiefer) median am Unterrand.

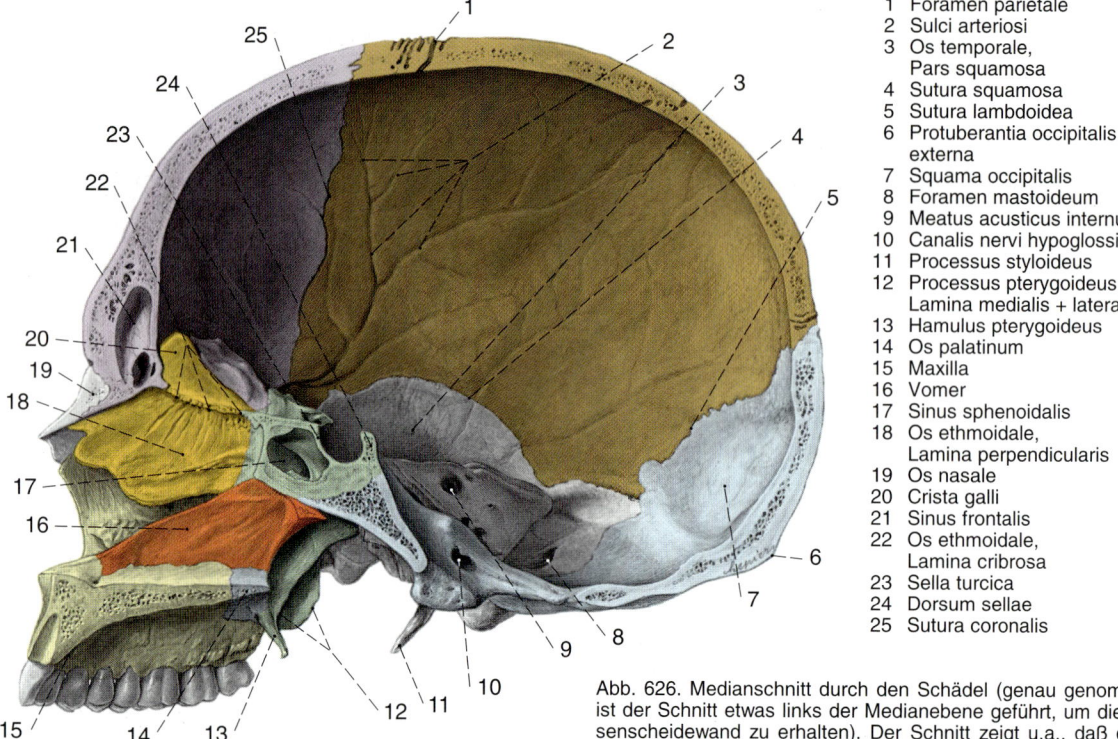

1 Foramen parietale
2 Sulci arteriosi
3 Os temporale, Pars squamosa
4 Sutura squamosa
5 Sutura lambdoidea
6 Protuberantia occipitalis externa
7 Squama occipitalis
8 Foramen mastoideum
9 Meatus acusticus internus
10 Canalis nervi hypoglossi
11 Processus styloideus
12 Processus pterygoideus, Lamina medialis + lateralis
13 Hamulus pterygoideus
14 Os palatinum
15 Maxilla
16 Vomer
17 Sinus sphenoidalis
18 Os ethmoidale, Lamina perpendicularis
19 Os nasale
20 Crista galli
21 Sinus frontalis
22 Os ethmoidale, Lamina cribrosa
23 Sella turcica
24 Dorsum sellae
25 Sutura coronalis

Abb. 626. Medianschnitt durch den Schädel (genau genommen ist der Schnitt etwas links der Medianebene geführt, um die Nasenscheidewand zu erhalten). Der Schnitt zeigt u.a., daß die 3 Schädelgruben von vorn nach hinten absteigen. *[sb1]*

- *Foramen mentale* (Kinnloch): Austrittsstelle des *N. mentalis* (Kinn-Nerv, aus V3).
- *Pars alveolaris* (Alveolarteil): mit den Zahnfächern (*Alveoli dentales*).
- *Angulus mandibulae* (Kieferwinkel): mit dem Meßpunkt *Gonion* (gr. góny = Knie).
- *Foramen mandibulae* (Unterkieferloch): Eintrittsstelle von N. + A. alveolaris inferior in den Unterkiefer.
- *Canalis mandibulae* (Unterkieferkanal): Knochenkanal zwischen Unterkieferloch und Kinnloch für A. + N. alveolaris inferior.
- *Processus coronoideus* (Kronenfortsatz): für den Ansatz des Schläfenmuskels.
- *Incisura mandibulae* (Einschnitt des Unterkiefers): zwischen Kronen- und Gelenkfortsatz.
- *Processus condylaris* (Gelenkfortsatz): für das Kiefergelenk.
- *Caput mandibulae* (Unterkieferkopf): Gelenkkopf am kranialen Ende des Gelenkfortsatzes.

■ **Os palatinum** (Gaumenbein):
- *Lamina horizontalis* (horizontale Platte): hinterer Teil des knöchernen Gaumens (*Palatum osseum*) mit dem großen Gaumenloch (*Foramen palatinum majus*) und mehreren kleinen Gaumenlöchern (*Foramina palatina minora*) für die gleichnamigen Nerven (aus V2).
- *Lamina perpendicularis* (vertikale Platte): ein Teil der seitlichen Nasenhöhlenwand (= Medialwand der Kieferhöhle) und ein kleines Stück vom Boden der Augenhöhle. Zusammen mit dem Processus pterygoideus des Keilbeins und dem Oberkiefer bildet sie die Wand der *Fossa pterygopalatina* (Flügelgaumengrube), in welcher das gleichnamige Ganglion liegt. Durch das *Foramen sphenopalatinum* ist die Flügelgaumengrube mit der Nasenhöhle verbunden (#799).

■ Weitere Knochen:
- **Os zygomaticum** (Jochbein, gr. zygón = Joch): Es bildet den vorderen Abschnitt der Seitenwand der Augenhöhle. Es bestimmt entscheidend die seitliche Kontur des Gesichts.
- **Os nasale** (Nasenbein): Knochen des Nasenrückens.
- **Os lacrimale** (Tränenbein, lat. lacrima = Träne): in der Medialwand der Augenhöhle zwischen Oberkiefer und Siebbein.
- **Concha nasi inferior** (gr. kónche = Muschel): Der Knochen der unteren Nasenmuschel ist anders als die mittlere und obere Muschel ein selbständiger Knochen.
- **Vomer** (Pflugscharbein, lat. vomer, vomeris = Pflugschar): hinterer Teil der Nasenscheidewand.

#628 Relief des Gesichtsschädels

■ Die **Oberfläche** wird geprägt von:
- *Aditus orbitalis* (Eingang der Augenhöhle), umgeben vom Rand der Augenhöhle (*Margo orbitalis*).
- *Apertura piriformis* („birnförmige Öffnung") Eingang der Nasenhöhle, an deren unteren Rand der vordere Nasenstachel (*Spina nasalis anterior*) hervortritt. Die Nase sieht beim mazerierten Schädel wie abgeschnitten aus, weil das Skelett der Nasenspitze aus Knorpel besteht und daher bei der Verwesung der Weichteile zerstört wird.
- *Os zygomaticum* (Jochbein), das sich mit den Jochfortsätzen (*Processus zygomatici*) des Oberkiefers, Stirnbeins und Schläfenbeins vereinigt. Der Jochbogen (*Arcus zygomaticus*) gehört größtenteils zum Schläfenbein. Er verdeckt die Spitze des *Processus coronoideus* des Unterkiefers.
- *Facies anterior* (Vorderfläche) des Oberkiefers mit dem *Foramen infraorbitale* (Unteraugenhöhlenloch) und den *Juga alveolaria*.

Abb. 627. Schädel von vorn. [sb1]

1 Squama frontalis
2 Foramen supraorbitale
3 Os parietale
4 Os temporale
5 Os lacrimale
6 Foramen infraorbitale
7 Concha nasi media + Concha nasi inferior
8 Ramus mandibulae
9 Corpus mandibulae
10 Foramen mentale
11 Spina nasalis anterior
12 Maxilla, Processus alveolaris
13 Vomer
14 Os ethmoidale, Lamina perpendicularis
15 Margo infraorbitalis
16 Fissura orbitalis inferior
17 Os zygomaticum
18 Os sphenoidale, Ala major
19 Os sphenoidale, Ala minor
20 Fissura orbitalis superior
21 Os frontale, Processus zygomaticus
22 Os frontale, Pars orbitalis
23 Sutura coronalis
24 Margo supraorbitalis
25 Maxilla, Processus frontalis
26 Os nasale

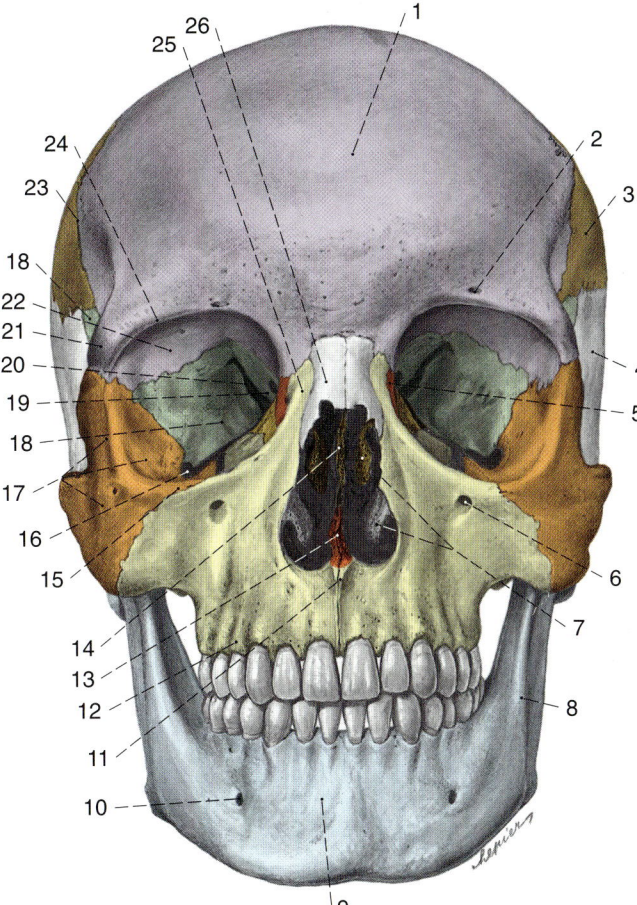

- *Arcus dentalis superior + inferior* (oberer und unterer Zahnbogen).
- *Corpus mandibulae* (Unterkieferkörper) mit dem Kinnvorsprung (*Protuberantia mentalis*) und dem Kinnloch (*Foramen mentale*).
- *Ramus mandibulae* (Unterkieferast) mit Kieferwinkel (*Angulus mandibulae*), Kronenfortsatz (*Processus coronoideus*) und Gelenkfortsatz (*Processus condylaris*).
- Schon zum Hirnschädel gehören: Stirn (*Frons*), Schläfengrube (*Fossa temporalis*), Unterschläfengrube (*Fossa infratemporalis*). Sie stehen jedoch durch Muskeln, Gefäße und Nerven in engster Beziehung zum Gesicht und werden wohl vom Laien auch als ein Teil des Gesichts betrachtet.

■ **Tastbare Knochenbereiche**: Praktisch die gesamte Außenfläche des Gesichtsschädels ist abzutasten. Etwas schlechter zu beurteilen sind lediglich die vom kräftigen M. masseter bedeckten Teile des Ramus mandibulae. Bei geschlossenem Mund wird der Processus coronoideus des Unterkiefers vom Jochbogen verdeckt. Bei weitem Öffnen der Kiefer wird er unter den Jochbogen geschwenkt.
- Zusätzlich zur Außenfläche des Schädels sind noch große Teile der Innenseite des Unterkiefers teils von unten, teils durch den Mund zugänglich. Ebenfalls durch den Mund erreicht man die gesamte Unterseite des harten Gaumens und die palatinale Seite des Alveolarfortsatzes des Oberkiefers.
- Bei Tastübungen sollte man möglichst einen Schädel zur Hand haben, um ständig vergleichen zu können.

■ **Fossa pterygopalatina** (Flügelgaumengrube): Die von außen schwer zugängliche Höhlung liegt in der Tiefe des am Schädel von außen sichtbaren Spalts zwischen Processus pterygoideus und Oberkiefer (*Fissura pterygomaxillaris*). Sie wird begrenzt (Abb. 799):
- vorn vom Oberkiefer (Hinterwand der Kieferhöhle).
- hinten vom Processus pterygoideus (Flügelfortsatz des Schläfenbeins).
- medial vom Gaumenbein (vertikale Platte).

Die Fossa pterygopalatina wird üblicherweise mit einem Verkehrsknotenpunkt verglichen, weil sie durch mehrere Kanäle mit den großen Höhlungen des Schädels verbunden ist (Tab. 628). Die Fossa pterygopalatina ist vor allem eine Verteilstation (genauer #799) des zweiten Hauptastes des N. trigeminus (*N. maxillaris*, V2) und der Endäste der *A. maxillaris*.

Tab. 628. Verbindungen der *Fossa pterygopalatina* (Flügelgaumengrube)

Nach	zu	Verbindung
medial	*Cavitas nasi* (Nasenhöhle)	*Foramen sphenopalatinum* (Keilbein-Gaumen-Loch)
lateral	*Fossa infratemporalis* (Unterschläfengrube)	*Fissura pterygomaxillaris* (Flügelfortsatz-Oberkiefer-Spalte)
kranial	*Orbita* (Augenhöhle)	*Fissura orbitalis inferior* (untere Augenhöhlenspalte)
kranial-ventral	Augenhöhle und weiter zum Gesicht	*Sulcus + Canalis infraorbitalis* (Unteraugenhöhlenrinne + -kanal)
kranial-dorsal	*Fossa cranii media* (mittlere Schädelgrube)	*Foramen rotundum* (rundes Loch)
dorsal	Unterseite der Schädelbasis	*Canalis pterygoideus* (Flügelfortsatzkanal) in der Basis des Flügelfortsatzes
kaudal	*Cavitas oris propria* (Mundhöhle)	*Canalis palatinus major* (großer Gaumenkanal)
kaudal-ventral	Zahnfächer des Oberkiefers	*Canales alveolares* (Zahnnervenkanäle)

In der Fossa pterygopalatina liegt das parasympathische *Ganglion pterygopalatinum* mit den Zellkörpern des zweiten Neurons der sekretorischen Fasern des N. facialis (VII) für die Tränendrüse sowie die Nasen- und Gaumendrüsen.

- **Kulturgeschichtliches**: Im Lauf der Geschichte wurde immer wieder versucht, aus der Form des Gesichts oder des Kopfes auf den Charakter zu schließen. Die beiden kulturgeschichtlich interessantesten Richtungen sind:
  - die „**Physiognomik**": Sie wollte die Ausprägung des menschlichen Wesens in der Gestalt des Gesichts erfassen. Hauptvertreter war der Pfarrer Johann Caspar Lavater (1741-1801), für den sich auch Goethe sehr interessierte.
  - die „**Phrenologie**": Sie ging von der Hypothese aus, daß die geistigen und seelischen Anlagen des Menschen in bestimmten Hirnbezirken lokalisiert sind. Je nach der Größe dieser Hirnbereiche (und des darüberliegenden Schädels) sollte die betreffende Eigenschaft stärker oder schwächer ausgeprägt sein. Begründer war der Hirnanatom Franz Joseph Gall (1758-1828). Die Phrenologie fand zu Beginn des 19. Jahrhunderts viele Anhänger und wurde auch zu einer Art Gesellschaftsspiel, bei dem man sich gegenseitig die Köpfe betastete, um mehr über sich selbst und die anderen zu erfahren.

Die heutige Auffassung geht dahin, daß sich aus der statischen Kopfform nicht auf bestimmte seelische oder geistige Eigenschaften schließen läßt (ausgenommen bei bestimmten Mißbildungen, die mit Schwachsinn verbunden sind). Hingegen drückt sich die Leib-Seele-Einheit sehr lebhaft in allen Muskelbewegungen aus (Mimik, Gestik usw., #766).

#629 Festigkeit

- **Dreistufiger Schutz des Gehirns**: Das Gehirn ist das wohl schutzbedürftigste Organ des Körpers. Es ist dem Insassen im Kraftfahrzeug zu vergleichen, für den die moderne Technik einen dreistufigen Schutz anbietet: Knautschzone – stabile Fahrgastzelle – Sicherheitsgurt bzw. Airbag. Diese 3 Stufen sind auch in der Konstruktion der Umhüllungen des Gehirns zu erkennen:
  - *verformbare Zone*: Kopfschwarte (#623).
  - *stabile Zone*: Schädel.
  - *Verzögerungszone*: Liquorraum um das Gehirn (#635).

Die Konstruktion ist optimal an die wichtigste biologische Gefahr, den stumpfen Aufprall beim Sturz, angepaßt. Sie versagt gegenüber spitzen oder scharfkantigen Gegenständen, die Menschen seit Jahrtausenden benützen, um sich gegenseitig die Köpfe einzuschlagen.

- **Leichtbauprinzip**: Der Bau des Hirnschädels folgt den Überlegungen über das Leichtbauprinzip in #132. Beim stumpfen Aufprall wird die Rundung des Schädels an der Aufprallstelle abgeflacht. Das Schädeldach wird mithin auf Biegung beansprucht. Greifen wir als Modell einen Knochenbalken aus dem Schädeldach heraus: Beim Aufprall treten auf der Innenseite Zugspannungen, auf der Außenseite Druckspannungen auf. In der Mitte liegt die mechanisch neutrale Nullinie. Die höchsten Spannungen finden sich jeweils am Rand.
  - Ähnlich wie wir für den Röhrenknochen in #132 nachgewiesen haben, daß Wegnahme von Material um die Nullinie die Biegesteifigkeit nur wenig mindert, kann man dies für die „Sandwichkonstruktion" des Schädeldachs nachvollziehen (Sandwichkonstruktion = 2 stabile Schichten sind durch einen lockerer gebauten Abstandshalter verbunden).

Das Schädeldach ist nicht an allen Stellen gleich fest. Die Biegefestigkeit ist geringer im Bereich von
  - verknöcherten Schädelnähten (noch offene Nähte lassen Bewegungen zu und vermindern damit die Bruchgefahr).
  - Blutgefäßrinnen (Sulci venosi + arteriosi).

- **Strebepfeiler**: Obwohl man auch vom Schädeldach „Landkarten" über dickere und dünnere Stellen anlegen kann, so sind doch die Unterschiede schon wegen des Dreischichtenbaus relativ gering. Anders ist es bei der Schädelbasis. Bei ihr wechseln „Strebepfeiler" mit dünnen Bereichen ab. Die Strebepfeiler lassen sich (stark vereinfachend) zu 3 „Balken" zusammenfassen:
  - *Vorderer Querbalken*: an der Grenze zwischen vorderer und mittlerer Schädelgrube, seitlich in den „Jochbeinpfeiler" auslaufend.
  - *Hinterer Querbalken* (eigentlich Schrägbalken): an der Grenze zwischen mittlerer und hinterer Schädelgrube (Felsenbein).
  - *Längsbalken*: von der Hinterwand des Türkensattels, das große Loch umrandend, über den Hinterhauptvorsprung (Inion) zur Pfeilnaht aufsteigend, im Stirnpfeiler endend.

- **Innere Verspannung**: Die sehr zugfeste harte Hirnhaut (*Dura mater cranialis*, #632) wirkt mit ihren die Schädelhöhle gliedernden Scheidewänden zu starken Verformungen des Schädels entgegen:
  - *Falx cerebri* (Großhirnsichel).
  - *Tentorium cerebelli* (Kleinhirnzelt).

- **Schwache Stellen der Schädelbasis**:
  - Vordere Schädelgrube: Die Wand zur Stirnhöhle bzw. zur Augenhöhle ist oft papierdünn. Auch die Grenze zur Nasenhöhle (Siebplatte des Siebbeins) ist wegen der zahlreichen Löcher wenig stabil.
  - Mittlere Schädelgrube: Die seitlichen Teile sind durch die Gefäß- und Nervendurchtrittsstellen aufgelockert, der Mittelbereich durch die Hypophysengrube und die Keilbeinhöhle geschwächt.
  - Seitliche Bereiche der hinteren Schädelgrube: Die hintere Schädelgrube ist die stabilste der 3 Gruben, da sie in der Mitte vom Längsbalken durchzogen wird.

- **Frakturlinien**: Bei breitflächigem Aufprall des Schädels kommt es zum „Berstungsbruch" wenn die Verformung den tolerablen Bereich von 3-4 mm überschreitet. Die Bruchlinien folgen dann den schwachen Stellen:
  - beim *Aufschlag auf die Stirn*: Längsfraktur durch die Siebplatte oder das Augenhöhlendach, dabei können die Riechnerven und der Sehnerv verletzt werden.
  - beim *seitlichen Aufprall*: Querbrüche durch die mittlere Schädelgrube, von den Nervenaustrittsstellen der einen Seite durch die Hypophysengrube zur anderen Seite durchlaufend. Dabei werden häufig Augenmuskelnerven geschädigt, besonders der N. abducens.
  - beim *Schlag gegen das Kinn*: Das Caput mandibulae kann durch die Kiefergelenkpfanne in die mittlere Schädelgrube eingetrieben werden.
  - bei *axialer Belastung*: Die Wirbelsäule kann mit dem Rand des Foramen magnum (Längsbalken!) in die hintere Schädelgrube einbrechen.

Bei Schädelbasisbrüchen mit Zertrümmerung des Dachs der Nasenhöhle kann Liquor durch die Nasenhöhle abfließen (Rhinoliquorrhö).

- **Oberkieferfrakturen** sind häufig symmetrisch. Sie lassen sich gewöhnlich einem der 3 Typen zuordnen, die nach dem französischen Chirurgen René le Fort (1869-1951) benannt sind (Abb. 629a-c):
  - Le Fort I = tiefe Querfraktur: Der zahntragende Teil ist mit dem Boden der Kieferhöhle abgesprengt.
  - Le Fort II = Pyramidenfraktur: Der Bruch steigt zu den Augenhöhlen auf und läuft dann quer durch die Nase.
  - Le Fort III = Abriß des Gesichtsschädels von der Schädelbasis: Der Bruch zieht quer durch die Nasenwurzel und die Augenhöhlen. Mitbetroffen sind die Jochbeine, das Siebbein, oft auch die Stirnhöhlen und die Keilbeinhöhlen.

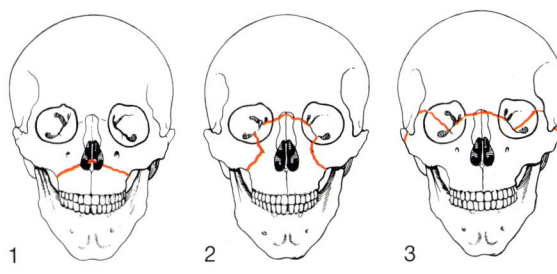

Abb. 629a-c. Oberkieferfrakturen. [us]
1 Le Fort I   2 Le Fort II   3 Le Fort III

■ **Contrecoup**: Beim stumpfen Aufprall wird naturgemäß die Aufprallstelle am stärksten verformt und damit verletzt. Interessanterweise findet man häufig auch schwere Verletzungen an der gegenüberliegenden Schädelseite (frz. contrecoup = Gegenstoß). Die beim Aufprall entstehenden Schwingungen haben bei Hohlkugeln dort ein zweites Maximum.

■ **Trepanation** (gr. trypán = durchbohren): Für Eingriffe am Gehirn muß man sich einen Weg durch das Schädeldach bahnen:
• Bei den sog. stereotaktischen Operationen mit Zielgerät genügt ein kleines Bohrloch. Über dieses wird eine Elektrosonde zu den vorher aus Computertomogrammen berechneten Koordinaten des Zielpunkts vorgeschoben und z.B. eine kleine Geschwulst koaguliert.
• Meist benötigt man jedoch einen größeren Zugang. Dann muß gewissermaßen ein Fenster des Schädeldachs geöffnet werden. Man umschneidet einen rechteckigen Hautlappen auf 3 Seiten. Die vierte Seite läßt man unversehrt, um die Blutgefäße zum Hautlappen zu erhalten. An den 4 Eckpunkten des Hautlappens bohrt man Löcher in das Schädeldach, die man durch Sägeschnitte mit der Drahtsäge verbindet. Dann wird der gesamte Lappen aus Haut, Muskel, Periost und Knochen aufgeklappt. Ähnlich wird ein Lappen der harten Hirnhaut umschnitten und aufgeschlagen. Nach der eigentlichen Hirnoperation wird dann der Lappen der harten Hirnhaut wieder eingenäht und der Haut-Knochen-Lappen wieder zurückgeschlagen und befestigt. Der Knochenlappen wächst dann wie bei einer Fraktur wieder ein.
• Trepanationen wurden schon in prähistorischen Kulturen vorgenommen. Zugrunde lag diesen Eingriffen vermutlich die Vorstellung, daß man „Besessene" heilen könne, wenn man den bösen Geistern das Ausfahren aus dem Kopfe erleichtere. Erstaunlicherweise wurden diese ohne Kenntnis moderner Aseptik und mit primitiven Werkzeugen ausgeführten Operationen zumindest von einigen „Patienten" überlebt: Dies beweisen Schädelfunde mit verheilten Knochenrändern der Trepanationsstellen.

■ **Schädel-Hirn-Trauma**: Bei Schädelbrüchen und anderen Schädeltraumen ist das Ausmaß der Mitschädigung des Gehirns oft erst nach Wochen sicher zu beurteilen. Rückblickend kann man dann 3 Schweregrade unterscheiden:
• 1. Grad = „Hirnerschütterung" (*Commotio cerebri*): Die Beschwerden dauern längstens 3 Tage. Nach einer kurzen Bewußtlosigkeit (höchstens eine Viertelstunde) ist der Patient für etwa eine Stunde stark benommen (Dämmerzustand). Heftige Kopfschmerzen schließen sich an. Der Patient kann sich an den Unfall und die vorhergehenden Minuten nicht mehr erinnern (retrograde Amnesie), was die Aufklärung des Unfallhergangs erschwert.
• 2. Grad = leichte Hirnprellung (*leichte Contusio cerebri*): Die Beschwerden dauern längstens 3 Wochen.
• 3. Grad = schwere Hirnprellung (*schwere Contusio cerebri*): Die Beschwerden dauern länger als 3 Wochen. Teile des Gehirns gehen zugrunde. Je nach deren Aufgaben sind die Folgeerscheinungen („Herdbeschwerden") verschieden: Krämpfe, Lähmungen, Sprach- und Sehstörungen usw.

6.3 Hirnhäute und Liquorräume

#631 Gliederung, Entwicklung, Innervation, *subdurale, epidurale und subarachnoidale Blutungen, Meningitis*
#632 Harte Hirnhaut (Dura mater), *Hirndruck*
#633 Blutgefäße der harten Hirnhaut
#634 Weiche Hirnhaut, Zisternen, *Subokzipitalpunktion*
#635 Liquor cerebrospinalis, *Schädel-Hirn-Trauma, Blut-Liquor-Schranke, Liquorpunktion*
#636 Seitenventrikel, Plexus choroideus
#637 Dritter Ventrikel, Aqueductus cerebri
#638 Vierter Ventrikel, Rautengrube, *Hydrocephalus, Ableitungsoperationen*, zirkumventrikuläre Organe
#639 Arterien des Gehirns
⇒ #218 Rückenmarkhäute, Kompartimente des Wirbelkanals, *Lumbalpunktion*
⇒ #689 Hüllen des Sehnervs

#631 Gliederung

■ **Entwicklung der Hirn- und Rückenmarkhäute**: Das Neuralrohr wird zunächst von 2 Hüllen umgeben, die sich in je 2 Schichten gliedern:

❶ Die äußere Schicht = *Meninx primitiva* (primitive Hirnhaut, gr. méninx, méningos = Haut, Hirnhaut) entstammt im Rückenmarkbereich dem mittleren Keimblatt (Mesoderm), im Kopfbereich dem Mesektoderm (⇒ #614). Sie entwickelt sich zur straff gefaserten *Pachymeninx* (gr. pachýs = dick) = harte Hirnhaut im weiteren Sinn und teilt sich in die
• *Lamina interna periostealis:* inneres Periost des Schädels bzw. des Wirbelkanals.
• *Dura mater:* harte Hirnhaut im engeren Sinn (lat. durus = hart, mater = Mutter) (Abb. 631b).
Zwischen den beiden Blättern der *Ectomeninx* liegt im Wirbelkanal der Epiduralraum (*Spatium epidurale [peridurale]*, #218). In der Schädelhöhle verschmelzen die beiden Blätter bis auf die Blutleiter des Gehirns (*Sinus durae matris*, #633).

❷ Die lockere innere Schicht = *Leptomeninx* (gr. leptós = dünn, zart) = weiche Hirnhaut im weiteren Sinn stammt aus Zellen der Neuralleiste. Sie besteht aus der
• *Arachnoidea mater* (Spinnwebenhaut, gr. aráchne = Spinne).
• *Pia mater* (weiche Hirnhaut im engeren Sinn, lat. pius = fromm, zart).
Zwischen den beiden Blättern der *Leptomeninx* liegt das *Spatium subarachnoideum [leptomeningeum]* (Subarachnoidealraum) = Liquorraum (#635).

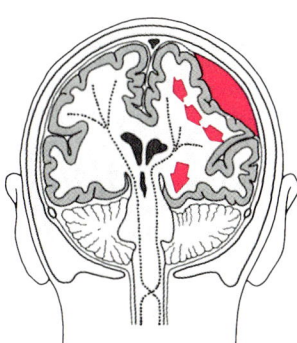

Abb. 631a. Bluterguß zwischen Schädeldach und harter Hirnhaut (epidurales Hämatom). [bh1]

■ **Blutungen im Bereich der Hirnhäute** können sich in 3 Räume ergießen:
• **Epiduralraum**: zwischen harter Hirnhaut und Knochen. Meist zerreißt die *A. meningea media* in der Schläfengend. Nach ei-

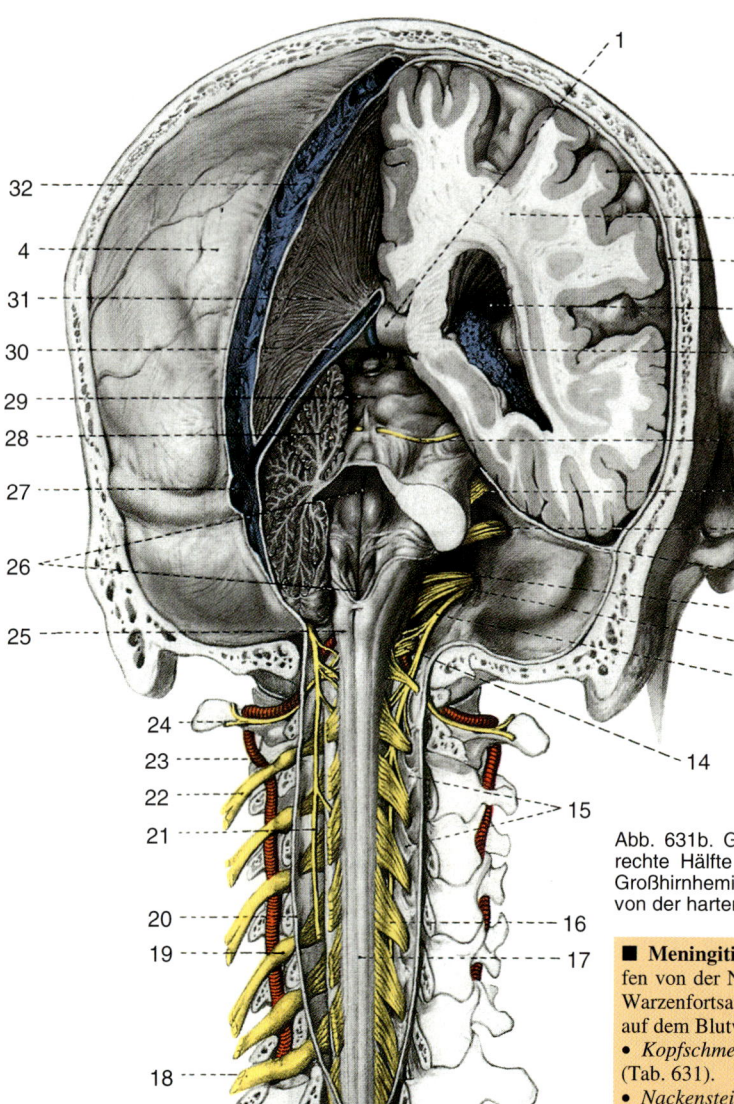

1 Corpus callosum
2 Cortex cerebri
3 Substantia alba
4 Dura mater cranialis [encephali]
5 Ventriculus lateralis
6 Plexus choroideus
7 N. trochlearis (IV)
8 N. trigeminus (V)
9 N. facialis (VII) + N. vestibulocochlearis (VIII)
10 Tentorium cerebelli
11 N. glossopharyngeus (IX)
12 N. vagus (X)
13 N. accessorius (XI)
14 N. hypoglossus (XII)
15 Lig. denticulatum
16 Radix posterior [sensoria]
17 Medulla spinalis
18 N. cervicalis VII
19 Ganglion sensorium nervi spinalis
20 Dura mater spinalis
21 N. accessorius (XI), Radix [Pars] spinalis
22 N. cervicalis II
23 A. vertebralis
24 N. cervicalis I
25 Myelencephalon [Medulla oblongata] [Bulbus]
26 Fossa rhomboidea
27 Confluens sinuum
28 Vermis cerebelli
29 Lamina tecti [quadrigemina]
30 Sinus rectus
31 Falx cerebri
32 Sinus sagittalis superior

Abb. 631b. Gehirn und Rückenmark von dorsal freigelegt. Die rechte Hälfte des Kleinhirns und der hintere Teil der rechten Großhirnhemisphäre wurden entfernt. Links ist das Gehirn noch von der harten Hirnhaut umschlossen. [ze]

ner Kopfverletzung, z.B. bei einem Sturz, klart (nach kurzer Bewußtlosigkeit infolge der Hirnerschütterung) zunächst das Bewußtsein auf, dann wird das Bewußtsein nach einigen Stunden wieder getrübt. Es stellen sich Zeichen des „Hirndrucks" (#635) ein: Das Gehirn wird durch den allmählich größer werdenden Bluterguß zusammengepreßt (Abb. 631a). Er hebt die harte Hirnhaut immer weiter vom Schädelknochen ab.
• **Subduralraum**: zwischen Dura mater und Arachnoidea mater. Die subdurale Blutung entsteht meist durch Abriß kleiner Venen der Großhirnoberfläche („Brückenvenen") von der Mündung in den Sinus sagittalis superior. Die venöse Sickerblutung wächst meist sehr langsam an. Zwischen Unfall und Hirndrucksymptomen vergehen einige Tage, manchmal sogar mehrere Wochen.
• **Subarachnoidealraum**: zwischen *Arachnoidea mater* und *Pia mater*. Meist platzt ein Aneurysma (Erweiterung) der Arterien des *Circulus arteriosus*. Das Blut reizt offenbar die stark schmerzempfindliche weiche Hirnhaut, so daß schwerste Kopfschmerzen auftreten. Im Unterschied zu epi- und subduraler Blutung ist die subarachnoidale Blutung durch die Liquorpunktion nachzuweisen. Der sonst wasserklare Liquor ist dann gelblich oder rötlich verfärbt. Durch Zentrifugieren kann man die Erythrozyten auch bei kleinen Blutungen auffinden.

■ **Meningitis**: Eine Hirnhautentzündung kann durch Übergreifen von der Nachbarschaft (z.B. Durchbruch von Eiterungen des Warzenfortsatzes oder der Stirnhöhlen in das Schädelinnere) oder auf dem Blutweg (hämatogen) entstehen. Wichtige Symptome:
• *Kopfschmerz*: Harte und weiche Hirnhaut sind reich innerviert (Tab. 631).
• *Nackensteifigkeit*: Bewegungen des Kopfes führen zu Zug an den Hirn- und Rückenmarkhäuten, wodurch der Schmerz verstärkt wird.
• *Typische Körperhaltung*: Zur Entspannung der Hirn- und Rückenmarkhäute werden der Kopf nach hinten geneigt und die Wirbelsäule gestreckt (*Opisthotonus*, gr. ópisthen = hinten).
• *Zellvermehrung im Liquor* (Pleozytose, gr. pléon = mehr): Der normale Liquor enthält nur bis zu 4 Zellen pro μl. Leukozyten weisen auf eine Infektion des Liquorraums hin.
Hirnhautentzündungen können als Begleiterscheinung verschiedener Infektionskrankheiten, z.B. der Tuberkulose, oder als eigenständige Erkrankung, z.B. Meningokokken-Meningitis, auftreten.

Tab. 631. Innervation der Hirn- und Rückenmarkhäute	
❶ *Dura mater cranialis*:	
• vordere Schädelgrube	R. meningeus aus V₂
• mittlere Schädelgrube	R. meningeus aus V₃
• hintere Schädelgrube	R. meningeus aus N. vagus (X)
• Tentorium cerebelli	R. meningeus aus V₁
❷ *Pia mater cranialis*	Sympathisches Nervengeflecht aus Plexus caroticus internus (aus Ganglion cervicale superius) begleitet Arterien
❸ *Dura mater spinalis* + *Pia mater spinalis*	Rr. meningei der Nn. spinales
❹ *Arachnoidea mater*	- (keine Innervation)

#632 Harte Hirnhaut (Dura mater)

Die *Dura mater* umhüllt das ganze Zentralnervensystem. Entsprechend dessen beiden Hauptabschnitten unterscheidet man:
- *Dura mater cranialis [encephali]* (harte Hirnhaut).
- *Dura mater spinalis* (harte Rückenmarkhaut, #218).

Die harte Hirnhaut aus zugfestem geflechtartigen kollagenen Bindegewebe ist zugleich straffe Hülle des Gehirns und inneres Periost der Schädelknochen. Als Periost bedeckt sie die gesamte Innenfläche der Schädelhöhle. Darüber hinaus bildet sie in die Schädelhöhle frei hineinragende Scheidewände aus straffem kollagenen Bindegewebe (Abb. 632). Sie verspannen die knöcherne Wand der Schädelhöhle im Innern und wirken übermäßigen Verformungen entgegen. Sie mindern damit die Wahrscheinlichkeit von Berstungsbrüchen.

❶ Die **Falx cerebri** (Großhirnsichel, lat. falx, falcis = Sichel) ist eine mediane Scheidewand der Schädelhöhle. Sie trennt die beiden Großhirnhemisphären. Die Scheidewand zieht jedoch nicht durch die ganze Schädelhöhle, sondern ist in der Mitte und hinten unten ausgeschnitten, so daß ein sichelförmiger Streifen übrig bleibt. Er entspringt in der vorderen Schädelgrube an der Crista galli des Siebbeins, befestigt sich median an der Stirnschuppe, an der Sutura sagittalis und an der Hinterhauptschuppe und strahlt schließlich in das Tentorium cerebelli ein. An den Rändern der Großhirnsichel liegen große Blutleiter:
- Sinus sagittalis superior.
- Sinus sagittalis inferior.
- Sinus rectus.

❷ Das **Tentorium cerebelli** (Kleinhirnzelt, lat. tentorium = Zelt) trennt Großhirn und Kleinhirn. Von den Oberkanten der Felsenbeine und vom Sulcus sinus transversi am Hinterhauptbein steigen die beiden straffen Bindegewebeplatten zeltartig an. Ihr First verschmilzt mit dem hinteren unteren Ende der Falx cerebri, im Frontalschnitt ein kopfstehendes Y bildend (Abb. 644). In der Mitte des Y liegt der Sinus rectus. Das Tentorium cerebelli ist nach vorn bogenförmig für den Hirnstamm ausgeschnitten („Tentoriumschlitz"), d.h., das Kleinhirnzelt umgreift u-förmig den Hirnstamm.

❸ Die **Falx cerebelli** (Kleinhirnsichel) ist weitaus schmäler als die Falx cerebri. Sie setzt den Verlauf der Großhirnsichel in der hinteren Schädelgrube bis zum großen Loch fort. In ihr liegt der Sinus occipitalis (Hinterhaupt-Blutleiter).

❹ Das **Diaphragma sellae** (Türkensatteldach, „Sattelzwerchfell") spannt sich von den Rändern des Türkensattels über die Hypophysengrube aus (Abb. 633b). Durch eine zentrale Öffnung zieht der Hypophysenstiel. Seitlich geht das Diaphragma sellae in die Wand der beiden Sinus cavernosi über.

❺ Das große Ganglion trigeminale (⇒ #784) liegt in einer Duratasche = *Cavum trigeminale*.

■ **Tentoriumschlitz bei Hirndruck**: Die starre Wand der Schädelhöhle schützt zwar das Gehirn bestens vor direkter Gewalteinwirkung, hat aber auch Nachteile. Bei raumfordernden Prozessen in der Schädelhöhle, z.B. Blutung oder Hirnödem, kann das Gehirn nicht ausweichen und wird zusammengepreßt. Die intrakranielle Druckerhöhung behindert den Blutzufluß. Dies führt zur Minderdurchblutung des Gehirns und zu Funktionsausfällen.

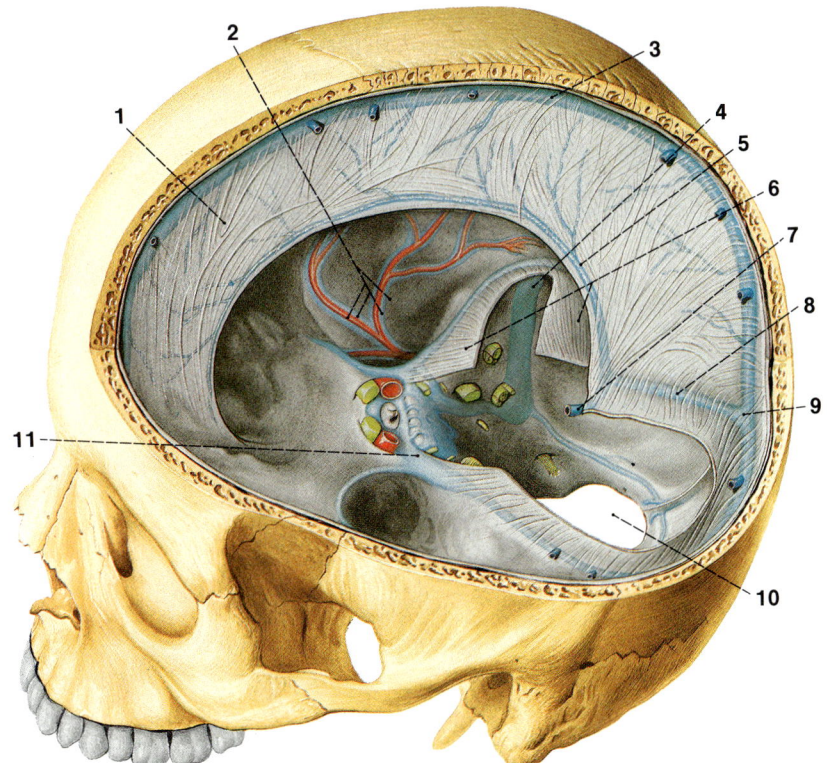

Abb. 632. Schädelhöhle mit harter Hirnhaut und Blutleitern. Auf beiden Seiten ist ein Teil des Kleinhirnzeltes (Tentorium cerebelli) entfernt, um den Blick in die hintere Schädelgrube freizugeben. Der Sinus sagittalis inferior geht (anders als in diesem Bild) meist ohne Knick in den Sinus rectus über. [sb3]

1 Falx cerebri
2 A. + V. meningea media
3 Sinus sagittalis superior
4 Sinus sigmoideus
5 Sinus sagittalis inferior
6 Tentorium cerebelli
7 V. magna cerebri
8 Sinus rectus
9 Confluens sinuum
10 Foramen magnum
11 Sinus cavernosus

- *Untere Hirnstammeinklemmung*: Das einzige größere Loch in der starren Wand für den Druckausgleich ist das große Hinterhauptloch. Das Gehirn wird also in das große Loch gepreßt. Dabei wird der Hirnstamm zusammengequetscht und seine Funktionen werden stark beeinträchtigt.
- *Obere Hirnstammeinklemmung*: Eine ähnliche Engstelle ist der Tentoriumschlitz. Die harte Hirnhaut ist sehr zugfest, und die scharfen Kanten des Tentoriumschlitzes wirken ähnlich wie der Randknochen des großen Lochs.

Bei raschem Druckanstieg werden 3 Stadien der Bewußtseinsänderung durchlaufen:
- *Somnolenz* (Schläfrigkeit): Der Patient ist ansprechbar, aber reagiert verlangsamt.
- *Sopor* (starke Benommenheit): Der Patient ist nicht mehr ansprechbar, aber reagiert auf Schmerzreize mit ungezielten Bewegungen.
- *Koma* (tiefe Bewußtlosigkeit): keine Reaktion auf Umweltreize.

#633 Blutgefäße der harten Hirnhaut

■ **Arterien**:

❶ Hauptarterie der Dura ist die *A. meningea media*. Sie ist ein Ast der A. maxillaris (aus der A. carotis externa) und gelangt über das Foramen spinosum in die Schädelhöhle. Ihre beiden Hauptäste (*R. frontalis* + *R. parietalis*) prägen tiefe, am mazerierten Schädel gut sichtbare Rinnen in die Innenseite des Schädeldachs ein. Epidurale Blutungen erfolgen überwiegend aus dieser Arterie.

❷ Weitere Duraarterien:
- aus der *A. carotis externa*: Äste der A. pharyngea ascendens und der A. occipitalis zur Dura der hinteren Schädelgrube.
- aus der *A. carotis interna*: Äste zur Dura der vorderen und mittleren Schädelgrube und zum Tentorium cerebelli.
- aus der *A. vertebralis*: zur Dura um das Foramen magnum.

■ **Sinus durae matris** (Blutleiter der harten Hirnhaut, über den vieldeutigen Begriff Sinus ⇒ #146): In die harte Hirnhaut sind Hohlräume eingeschlossen, die von venösem Blut durchspült werden. Sie sind praktisch die Venen der harten Hirnhaut, in denen auch die Hauptmenge des Blutes des Gehirns abfließt (Abb. 633a).

- Die Entstehung der Blutleiter kann man sich am einfachsten durch Vergleich mit dem Wirbelkanal veranschaulichen: Die harte Rückenmarkhaut ist vom Periost der Wirbel durch den Epiduralraum getrennt. In ihm befindet sich ein dichtes Venennetz (*Plexus venosus vertebralis internus*, #219) in lockerem Fett- und Bindegewebe. Läßt man nun das Zwischengewebe bis auf die Venen schrumpfen und Periost und Dura miteinander verschmelzen, so kommt man zu den Verhältnissen bei den Blutleitern des Gehirns.
- Durch den Einbau in die harte Hirnhaut ist die Lichtung der Blutleiter ständig gleichmäßig offen. Sie können sich nicht verengen. Venenklappen fehlen. Deshalb ist der Blutabfluß bei Kopftieflagerung erschwert.

Tab. 633. Wichtige Sinus durae matris (Blutleiter der harten Hirnhaut)	
Sinus sagittalis superior (oberer sagittaler Blutleiter)	an der Oberkante der Falx cerebri
Sinus sagittalis inferior (unterer sagittaler Blutleiter)	an der freien Innenkante der Falx cerebri
Sinus rectus (gerader Blutleiter)	wo Falx cerebri und Tentorium cerebelli zusammentreffen
Sinus occipitalis (Hinterhaupt-Blutleiter)	in der Falx cerebelli
Sinus transversus (querer Blutleiter)	an der Hinterkante des Tentorium cerebelli
Sinus sigmoideus (s-förmiger Blutleiter)	zwischen Sinus transversus und Foramen jugulare
Sinus cavernosus (kavernöser Blutleiter)	neben der Hypophyse
Sinus petrosus superior + inferior (oberer + unterer Felsenbein-Blutleiter)	zwischen Sinus cavernosus und Sinus sigmoideus am Felsenbein

Abb. 633a. Schematisierter Frontalschnitt durch Schädeldach und Hirnhäute am Ansatz der Falx cerebri. In die weiten Blutleiter (blau) ragen die Zotten der Spinnwebenhaut. Über diese fließt ein Teil des Liquors in das Venenblut ab. Dura mater dunkelgrau, Arachnoidea mater grün. [ss1]

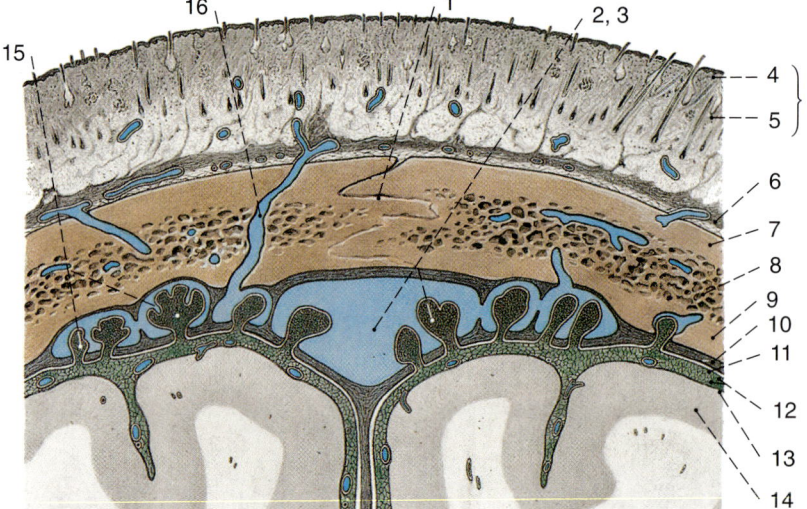

1 Sutura sagittalis
2 Sinus sagittalis superior
3 Granulationes arachnoideae
4 Epidermis
5 Dermis [Corium]
6 Galea aponeurotica [Aponeurosis epicranialis]
7-9 Calvaria
7 Lamina externa
8 Diploe
9 Lamina interna
10 Dura mater cranialis [encephali]
11 Arachnoidea mater cranialis [encephali]
12 Spatium subarachnoideum [leptomeningeum]
13 Pia mater cranialis [encephali]
14 Cortex cerebri [Pallium]
15 Granulationes arachnoideae
16 V. emissaria

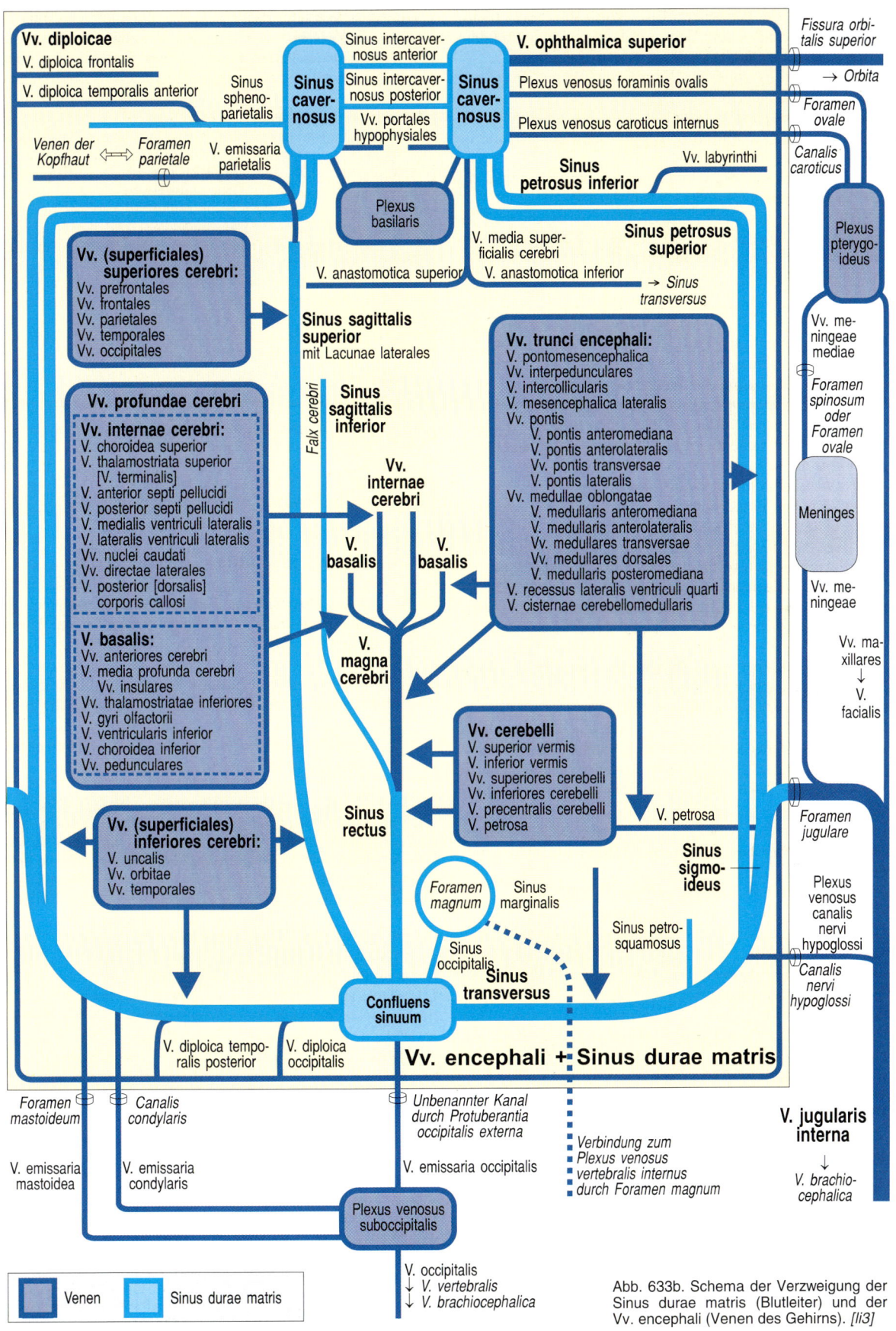

Abb. 633b. Schema der Verzweigung der Sinus durae matris (Blutleiter) und der Vv. encephali (Venen des Gehirns). [li3]

■ **Zuflüsse**: Die Blutleiter (Tab. 633, Abb. 632, 633b) nehmen das Blut aus dem Gehirn, der Augenhöhle und dem Innenohr auf. Es münden auf:
• *Sinus sagittalis superior*: Venen der oberen Großhirnoberfläche (*Vv. superiores cerebri*).
• *Sinus transversus*: Venen der hinteren unteren Großhirnoberfläche (*Vv. inferiores cerebri*) und des Kleinhirns (*Vv. cerebelli*).
• *Sinus cavernosus*: die *V. ophthalmica superior* sowie Venen der mittleren und hinteren Schädelgrube.
• *Sinus rectus*: die Venen des Großhirnmarks, die sich im mächtigen Stamm der *V. magna cerebri* (große Großhirnvene, auch Galen-Vene genannt, Galenos, 130-200, Leibarzt Marc Aurels), sammeln.

■ **Abflußwege**:
❶ Nahezu das gesamte Blut der Schädelhöhle gelangt über den Sinus sigmoideus durch das *Foramen jugulare* in die *V. jugularis interna*. Eine Art Verkehrsknotenpunkt ist dabei der *Confluens sinuum* („Zusammenfluß der Blutleiter", lat. confluere = zusammenfließen) auf der Innenseite des Hinterhauptbeins entsprechend der Protuberantia occipitalis externa. Dort treffen zusammen:
• von oben: der Sinus sagittalis superior.
• von vorn: der Sinus rectus.
• von unten: der Sinus occipitalis.

Das Blut fließt nach rechts und links in den Sinus transversus und weiter in den Sinus sigmoideus ab. Die beiden Sinus transversi sind häufig nicht gleich stark, so daß eine Abflußrichtung (meist nach rechts) bevorzugt wird.

❷ Nebenwege über die Emissarienvenen (#622) können gelegentlich praktisch wichtig werden.
• Besonders stark ist die *V. emissaria mastoidea*, die den Sinus sigmoideus mit den Diploevenen und den Venen der Kopfhaut verbindet. Ihr Durchmesser kann bis zu 5 mm betragen.
• Wichtig ist auch der Venenplexus im Karotiskanal (#622).

■ **Wichtige Nachbarschaftsbeziehungen**:
❶ *Sinus cavernosus*: Der kavernöse Blutleiter weicht in seinem inneren Bau von den anderen Blutleitern ab. Zahlreiche Bindegewebebalken durchziehen die Lichtung und gliedern sie in „Kavernen". Im Kavernensystem verlaufen:
• *N. abducens* (VI).
• *A. carotis interna* (obere Hälfte des „Karotissiphons") mit dem begleitenden autonomen Nervengeflecht (*Plexus caroticus internus*).
In der Lateralwand des *Sinus cavernosus* liegen (von oben nach unten):
• *N. oculomotorius* (III).
• *N. trochlearis* (IV).
• *N. ophthalmicus* (V₁).

❷ *Sinus sigmoideus*: Er geht im Foramen jugulare in die V. jugularis interna über. Dieses Loch benützen auch der 9.-11. Hirnnerv zum Austritt aus dem Schädel. Die Nerven gehen durch den vorderen, das venöse Blut durch den hinteren Teil des Foramen jugulare. Ferner gelangt durch dieses Loch häufig die hintere Hirnhautarterie (A. meningea posterior) in die Schädelhöhle (Abb. 633c).
• Der Sinus sigmoideus prägt eine tiefe Rinne in die Schädelhöhlenseite des Warzenfortsatzes. Bei starker Pneumatisation des Warzenfortsatzes kann dann die knöcherne Trennwand zwischen den lufthaltigen Zellen des Warzenfortsatzes und der harten Hirnhaut sehr dünn werden oder gar fehlen.

■ **Infektion der Blutleiter**:
• Bei Mittelohreiterungen werden regelmäßig die Zellen des Warzenfortsatzes mitbefallen. Eiterungen in den engen Kammern des Warzenfortsatzes sind langwierig und müssen oft operativ ausgeräumt werden (#674). Ohne chirurgischen Eingriff suchen sich die Eitermassen selbst einen Abfluß zu verschaffen. Ein möglicher Ausbruch in den *Sinus sigmoideus* wird durch eine nur dünne oder gar fehlende Trennwand erleichtert. Der Durchbruch führt zur Thrombose des Sinus sigmoideus. Anschließend breitet sich die Infektion im System der Blutleiter aus und bedroht damit das Leben des Patienten: Zunächst ist der Blutabfluß aus dem Gehirn gestört, dann greift die Infektion auf das Gehirn über.
• Die Verbindung des *Sinus cavernosus* mit der Augenhöhle ist ein wichtiger Infektionsweg für das Schädelinnere: Infektionen des Gesichts können über die Venen der Augenhöhle zum Sinus cavernosus fortschreiten.

■ **Sinus-cavernosus-Syndrom**: Ein Aneurysma (gr. aneúrysma = Erweiterung) der A. carotis interna im Sinus cavernosus führt zu Druck auf die ebenfalls hindurchziehenden Hirnnerven. Die Folgen sind Lähmungen der Augenmuskelnerven (III, IV, VI, Doppelbilder!) und Sensibilitätsstörungen im Stirnbereich (V₁).

#634 Weiche Hirnhäute (Leptomeninx)

■ Als weiche Hirnhaut im weiteren Sinn (Leptomeninx) faßt man die beiden locker gebauten Schichten der Hirnhäute (#631) zusammen:

❶ **Arachnoidea mater cranialis [encephali]**: Die Spinnwebenhaut ist eine „spinnwebenartige" durchsichtige bindegewebige Haut. Sie liegt der harten Hirnhaut mit einer endothelartigen Oberfläche an. Zur Pia mater ziehen lockere Bindegewebebälkchen (*Trabeculae arachnoideae*).

Meningiome: Von Arachnoideazellen gehen gutartige, scharf begrenzte Geschwülste aus (10-20 % aller Hirntumoren). Die wachsen sehr langsam (über Jahre) heran. Sie verursachen durch Druck auf das benachbarte Hirngewebe Symptome, die von der Lage der Geschwulst abhängen. Bedrohlich können Meningiome im Bereich des Tentoriumschlitzes werden.

❷ **Pia mater cranialis [encephali]**: Die weiche Hirnhaut im engeren Sinn liegt der Oberfläche des Gehirns (Membrana limitans glialis superficialis, #635) unmittelbar an. Sie folgt dabei auch den Furchen zwischen den Hirnwindungen. Sie unterscheidet sich dadurch wesentlich von der Spinnwebenhaut, die sich wie die harte Hirnhaut über alle Unebenheiten der Hirnoberfläche hinweg ausspannt. Auch die Pia mater besteht aus lockerem Bindegewebe. Sie läßt sich mit den Blutgefäßen der Gehirnoberfläche leicht mit der Pinzette vom Gehirn abziehen.

■ Als **Subarachnoid(e)alraum** (*Spatium subarachnoideum [leptomeningeum]*) bezeichnet man den Raum zwischen Arachnoidea mater und Pia mater. Er wird vom *Liquor cerebrospinalis* (kurz Liquor oder Hirnwasser genannt) ausgefüllt. Der Subarachnoidealraum umgibt mantelartig das ganze Gehirn (und auch das Rückenmark, #218, Abb. 634b). Damit „schwimmen" das Gehirn und das Rückenmark im Liquor. Die Blutgefäße der Großhirnoberfläche liegen im Subarachnoidealraum.

6 Kopf I, 6.3 Hirnhäute und Liquorräume

1 Falx cerebri
2 A. ethmoidalis anterior
3 Sinus intercavernosus anterior
4 N. opticus (II)
5 A. carotis interna
6 N. ophthalmicus (V1)
7 N. trochlearis (IV)
8 N. oculomotorius (III)
9 N. maxillaris (V2)
10 Ganglion trigeminale
11 A. meningea media
12 N. petrosus major
13 N. petrosus minor
14 N. trigeminus (V)
15 N. facialis (VII)
16 N. vestibulocochlearis (VIII)
17 Sinus petrosus superior
18 Sinus sigmoideus
19 A. labyrinthi
20 Foramen jugulare
21 N. abducens (VI)
22 N. accessorius (XI)
23 Myelencephalon [Medulla oblongata] [Bulbus]
24 Sinus sagittalis superior
25 Sinus rectus
26 Sinus sagittalis inferior
27 V. magna cerebri
28 A. vertebralis
29 N. hypoglossus (XII)
30 N. vagus (X)
31 Sinus transversus
32 Tentorium cerebelli
33 N. glossopharyngeus (IX)
34 Plexus basilaris
35 Sinus intercavernosus posterior
36 Hypophysis [Glandula pituitaria]
37 Sinus cavernosus
38 Sinus sphenoparietalis
39 V. ophthalmica superior
40 Bulbus oculi
41 M. levator palpebrae superioris
42 M. rectus superior
43 A. ophthalmica
44 Dura mater cranialis [encephali]

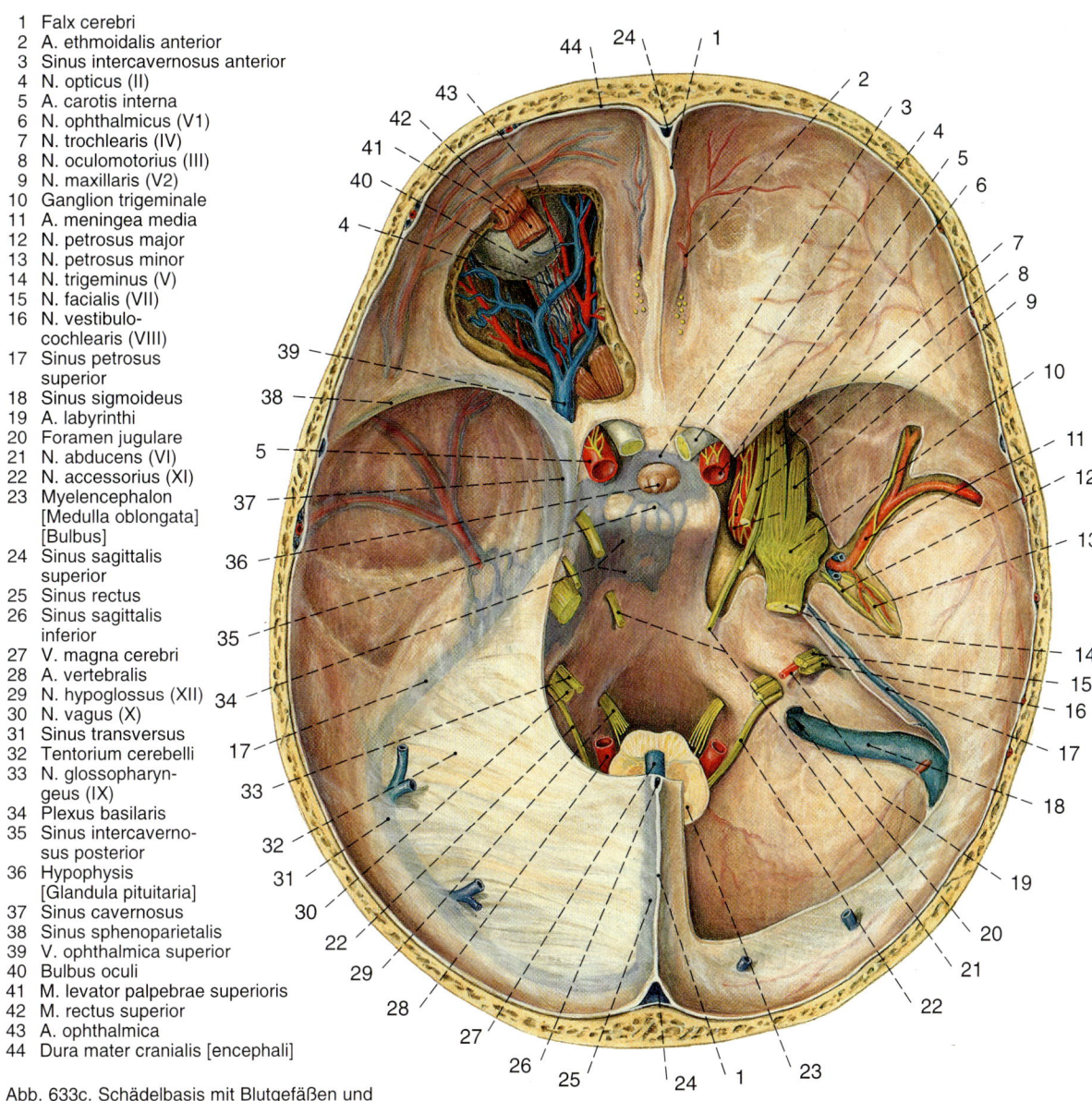

Abb. 633c. Schädelbasis mit Blutgefäßen und Nerven nach Entnahme des Gehirns und Entfernung der Falx cerebri, des Tentorium cerebelli (rechts) und des Dachs der Orbita (links). An der mittleren und hinteren Schädelgrube ist z.T. die Dura mater über Blutgefäßen und Nerven abgetragen. [ss1]

■ **Zisternen**: Die Pia mater encephali folgt allen Unebenheiten der Gehirnoberfläche, die Arachnoidea mater encephali spannt sich in großen Bogen darüber hinweg. Der Subarachnoidealraum ist daher sehr verschieden weit. Auf der Höhe der Hirnwindungen liegen die beiden weichen Hirnhäute nahe beisammen. An Einschnitten, Furchen und Spalten klaffen sie weit auseinander. Die weiten Stellen des Subarachnoidealraums nennt man Zisternen (lat. cisterna = Wasserbehälter unter der Erde). Besonders benannt sind z.B.:
• *Cisterna cerebellomedullaris posterior [Cisterna magna]* (Kleinhirnzisterne): zwischen Unterseite des Kleinhirns und Hinterseite des verlängerten Marks, Tiefe etwa 2 cm.
• *Cisterna chiasmatica* (Sehnervenkreuzungszisterne): im Bereich der Sehnervenkreuzung.
• *Cisterna interpeduncularis* (Großhirnstielzisterne): vor den Großhirnstielen, enthält den N. oculomotorius.
• *Cisterna fossae lateralis cerebri* (Seitenspaltenzisterne): im Bereich der seitlichen Hirnspalte mit der A. cerebri media.

■ **Subokzipitalpunktion**: Der Liquorraum des Gehirns kann ohne Anbohren des Schädeldachs durch das Foramen magnum des Hinterhauptbeins punktiert werden:
• Die *Cisterna cerebellomedullaris posterior [Cisterna magna]* liegt unmittelbar oberhalb des Foramen magnum zwischen Kleinhirnunterseite, Dorsalseite des verlängerten Marks und Hinterhauptbein. Da sie etwa 2 cm tief ist, kann man eine Kanüle durch das Foramen magnum schräg nach oben ohne Gefahr für das Gehirn einführen, wenn man sie nicht zu weit vorschiebt.
• Man sticht zwischen den beiden Nackenwülsten (M. semispinalis capitis, #216) genau median ein und lenkt die Punktionsnadel zunächst gegen den Knochen des Hinterhauptbeins. Dann tastet man sich am Knochen nach vorn, bis die Nadel in das Fora-

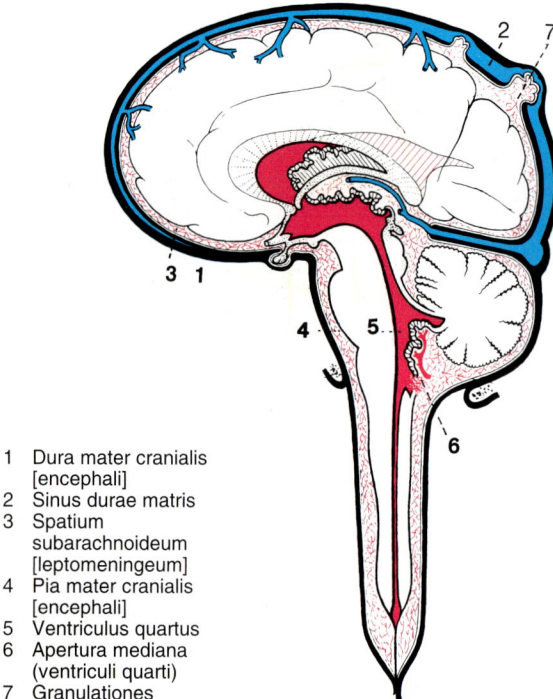

1 Dura mater cranialis [encephali]
2 Sinus durae matris
3 Spatium subarachnoideum [leptomeningeum]
4 Pia mater cranialis [encephali]
5 Ventriculus quartus
6 Apertura mediana (ventriculi quarti)
7 Granulationes arachnoideae

Abb. 634. Schema der Hirnhäute und Liquorräume:
• Die Dura mater (harte Hirnhaut, dicke schwarze Linie) liegt der Innenseite der Knochen der Schädelhöhle an. Sie ist aus straffem Bindegewebe aufgebaut.
• Arachnoidea mater (Spinnwebenhaut) und harte Hirnhaut trennt nur ein schmaler Spalt (Subduralraum).
• Die Pia mater (weiche Hirnhaut) schmiegt sich unmittelbar der Hirnrinde an und dringt in alle Furchen ein.
• Zwischen weicher Hirnhaut und Spinnwebenhaut erstreckt sich der mit Liquor gefüllte Subarachnoidealraum (im Bild rotes Maschenwerk).
• Die weiten Venen in der harten Hirnhaut bezeichnet man als „Blutleiter" (blau).
• „Innere" Liquorräume (Hirnkammern) rot. [bg3]

Die Zusammensetzung des Liquors ist nicht in allen Teilen des Liquorraums gleich. Sie ändert sich etwas
• mit den verschiedenen Bildungsstätten.
• durch kontinuierlichen Austausch mit dem Extrazellulärraum des Zentralnervensystems.

Liquorveränderungen bei Erkrankungen:
• Reichlich Erythrozyten bei subarachnoidalen Blutungen.
• Reichlich Leukozyten bei eitriger Meningitis.
• Protein vermehrt bei Hirntumoren und Hirnabszessen.
• Glucose vermindert bei Meningitiden.
• Druck erhöht bei Hirnabszeß und akuter Meningitis.

■ **Aufgaben**:
• Der Liquor dürfte in erster Linie mechanische Bedeutung besitzen: Alle Bewegungen des Gehirns werden durch ihn verzögert. Beim stumpfen Aufprall des Schädels bei einem Sturz wird aufgrund der Massenträgheit das Gehirn in Richtung Aufprallstelle bewegt. Es muß aber erst den Liquor zur Seite drängen, bevor es an der harten Hirnhaut anschlägt. Dadurch wird die Bewegung abgebremst, so daß es nur selten zum harten Anprall kommt.
• Der Liquor dient darüber hinaus auch dem Temperaturausgleich (wenn die „Klimaanlage" der Diploevenen nicht mehr ausreicht, #622) und in beschränktem Maß auch der Ernährung von Nervengeweben.

■ **Liquorräume** (Abb. 634):
• Als *innere Liquorräume* (Volumen etwa 30 ml) faßt man die vom Gehirn umschlossenen 4 Hirnkammern (2 Seitenventrikel, 3. + 4. Ventrikel) und den Aquädukt des Mittelhirns zusammen.
• Ihnen stehen als *äußere Liquorräume* die um das Zentralnervensystem gelegenen Subarachnoidealräume des Gehirns und des Rückenmarks gegenüber.

■ **Bildung**: Liquorproduzenten sind:
• die *Plexus choroidei* (Adergeflechte) in den Hirnkammern.
• die übrigen Wände des Liquorraums, wobei vor allem die Gefäße der weichen Hirnhaut eine Rolle spielen dürften.

■ **Plexus choroideus** (Adergeflecht, Gefäßzottenwulst, gr. chórion = Haut, Fell): auf ihn entfallen etwa 60 % der Liquorproduktion. Vermutlich wird als aktive Leistung der Ependymzellen über eine „Natriumpumpe" Natrium in den Liquorraum gepumpt, dem dann Wasser passiv nachfolgt. Der Plexus choroideus (Abb. 635) besteht aus:

men magnum gleitet. Man muß dabei die *Membrana atlantooccipitalis posterior* (Bindegewebeplatte zwischen Atlas und dem Rand des Foramen magnum) durchstechen.
• Bei der Subokzipitalpunktion gewinnt man Liquor zur Untersuchung. Man kann auch den *Liquordruck* im Gehirn messen (z.B. zum Vergleich mit dem Druck im Wirbelkanal bei Lumbalpunktion). Drückt man die V. jugularis interna am Hals ab, so steigt der Druck im Liquorraum an (*Queckenstedt-Versuch*). Der Druck ist auch abhängig vom Blutdruck, der Atemphase, der Körperhaltung usw.

#635 Liquor cerebrospinalis (Hirnwasser)

■ **Zusammensetzung**: Der Liquor cerebrospinalis ist eine wasserklare Flüssigkeit. Sie enthält:
• Elektrolyte.
• Glucose (60 % des Serumnüchternwerts).
• etwas Eiweiß (0,2 g/l).
• bis zu 4 Zellen/µl.
• Die relative Dichte beträgt 1,006-1,008 (zum Vergleich Harn 1,001-1,030, Blutserum 1,024-1,028, Vollblut 1,055-1,060, jeweils Normalwerte).

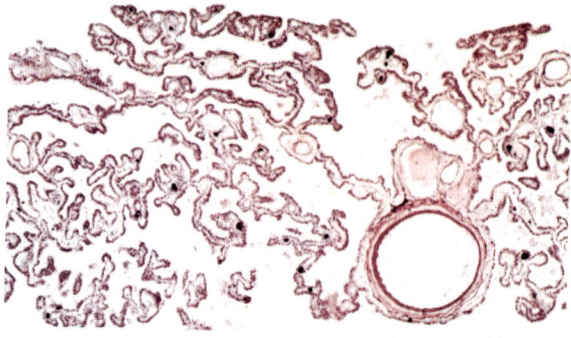

Abb. 635. Schnittbild des Plexus choroideus (Vergrößerung 30fach). Das Bild erinnert an das der Plazenta. [li1]

- einschichtigem kubischen Epithel, dessen Zellen zu den Ependymzellen gehören.
- Basalmembran.
- Kapillargeflecht mit gefenstertem Endothel.

■ **Resorption**: Pro Tag werden etwa 650 ml Liquor gebildet. Da die Liquormenge in den Liquorräumen mit 100-200 ml annähernd konstant bleibt, müssen täglich 650 ml resorbiert werden. Die Liquorströmung geht von den inneren in die äußeren Liquorräume. Daher müssen dort die Resorptionsstellen oder Abflußwege liegen:
- *Granulationes arachnoideae* (Zotten der Spinnwebenhaut, lat. granulum = Körnchen, früher Pacchioni-Granulationen genannt, 1705 von Antonio Pacchioni beschrieben): Die warzenartigen gefäßfreien Wucherungen der Arachnoidea mater wachsen in Blutleiter und in Knochen ein. Sie verursachen 1-2 mm breite Aushöhlungen an der Innenseite des Schädeldachs im Bereich des Sinus sagittalis superior und des Sinus transversus.
- Fortsetzungen des Subarachnoidealraums entlang der Blutgefäße des Gehirns: Mit der Pia mater folgt auch der Liquorraum den Arterien in das Innere des Gehirns in Form der *Virchow-Robin-Räume* (von Charles Philippe Robin 1854 und von Rudolf Virchow 1856 beschrieben).
- Fortsetzungen des Subarachnoidealraums in die Hüllgewebe der peripheren Nerven.
- Die weichen Hirnhäute mit ihren Blutgefäßen ganz allgemein.

Die Liquorresorption ist noch nicht völlig geklärt. Als Hauptresorptionsorte werden im allgemeinen die Arachnoideagranulationen angesehen.

■ **Blut-Liquor-Schranke**: Liquor und Blutserum sind verschieden zusammengesetzt. Es muß deshalb eine Barriere zwischen Blut und Liquor geben:
- Die Hirnkapillarendothelzellen sind durch geschlossene Kontakte verbunden.
- Basalmembran.
- Die Astrozyten bilden mit ihren Ausläufern eine Grenzmembran um die Basalmembran der Kapillaren (*Membrana limitans glialis perivascularis*).

■ **Blut-Hirn-Schranke**: Die Blut-Liquor-Schranke ist zugleich eine Blut-Hirn-Schranke. Dies hat eminente Bedeutung: Nicht alles, was im Blut ist, gelangt auch an die Zellen des Gehirns:
- Vorteil: Das Zentralnervensystem wird dadurch von manchen Giften abgeschirmt.
- Nachteil: Manche Heilmittel erreichen im Gehirn nur niedrige Konzentrationen.

■ **Liquorpunktion**: Zur Laboruntersuchung gewinnt man Liquor durch
- Lumbalpunktion (#218).
- Subokzipitalpunktion (#634).
- Ventrikelpunktion: Beim Säugling mit noch offenen Fontanellen (#621) ist sie ohne Schwierigkeit möglich. Später muß man dazu erst ein Loch in das Schädeldach fräsen (Trepanation, gr. trypán = durchbohren, #629).

Vor jeder Liquorpunktion muß man sich überzeugen, daß der Druck im Schädelinneren nicht erhöht ist („Hirndruck"). Bei sinkendem Druck im Wirbelkanal könnte sonst durch den hohen Druck im Schädelinneren das Rautenhirn in das Foramen magnum oder das Mittelhirn in den Tentoriumschlitz gepreßt werden (#632). Lebensbedrohliche vegetative Störungen wären die Folge. Einen „Hirndruck" kann man beim Besichtigen des Augenhintergrundes (Stauungspapille, #689) erkennen.

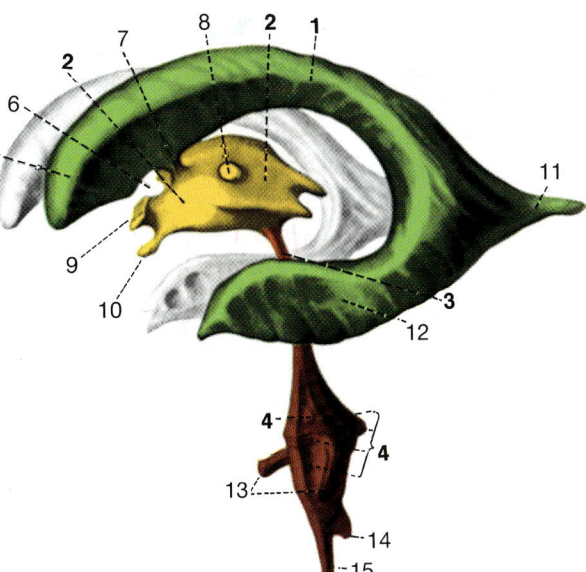

Abb. 636a. Ausguß der flüssigkeitsgefüllten Räume im Gehirn (Hirnkammern = Ventrikel). Ansicht von links. Etwa natürliche Größe. [sb3]

1 Ventriculus lateralis
2 Ventriculus tertius
3 Aqueductus mesencephali [cerebri]
4 Ventriculus quartus
5 Cornu frontale [anterius]
6 Commissura anterior
7 Foramen interventriculare
8 Adhesio interthalamica
9 Recessus opticus
10 Recessus infundibuli
11 Cornu occipitale [posterius]
12 Cornu temporale [inferius]
13 Recessus lateralis (ventriculi quarti)
14 Apertura mediana (ventriculi quarti)
15 Canalis centralis

#636 Seitenventrikel (Ventriculi laterales)

■ **Lage**: Die seitlichen Hirnkammern liegen in den Großhirnhemisphären, werden aber vom Thalamus des Zwischenhirns stellenweise nur durch eine Lage von Ependymzellen getrennt. Die Gestalt der Seitenventrikel wird gern mit einem Widderhorn verglichen. Sie entspricht den Hauptwachstumsrichtungen des Großhirns: nach vorn, hinten und unten (Abb. 636a-d). 4 Abschnitte, je 3-4 cm lang:
- *Pars centralis* (Zentralteil): im Scheitellappen, dem Zwischenhirn benachbart.
- *Cornu frontale [anterius]* (Vorderhorn): im Stirnlappen.
- *Cornu occipitale [posterius]* (Hinterhorn): im Hinterhauptlappen.
- *Cornu temporale [inferius]* (Unterhorn): im Schläfenlappen.
- Die Verzweigungsstelle vom Zentralteil zu Hinter- und Unterhorn wird in der Klinik gewöhnlich Trigonum genannt.

■ **Wandbildende Hirnteile**:
- Als Boden liegt unter dem Zentralteil der *Thalamus* (von dünner *Lamina affixa* bedeckt), unter dem Unterhorn der *Hippocampus*.
- Als mediale Wände dienen beim Vorderhorn das *Septum pellucidum* („durchscheinende Scheidewand", lat. pellucidus = durchscheinend) und der *Fornix* (Hirngewölbe), beim Hinterhorn der *Calcar avis* (Vogelsporn, lat. calcar = Sporn, avis = Vogel) = Vorwölbung durch die Kalkarinafurche (*Sulcus calcarinus*) des Hinterhauptlappens.

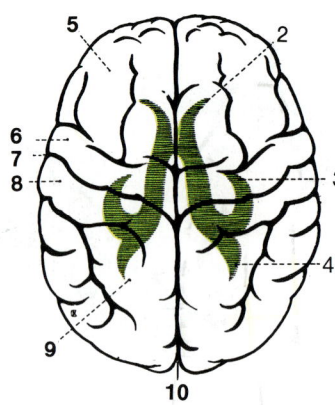

Abb. 636b. Projektion der Seitenventrikel auf die Oberfläche des Großhirns. [bg3]

1 = 2 + 3 + 4 Ventriculus lateralis
2 Cornu frontale [anterius]
3 Cornu temporale [inferius]
4 Cornu occipitale [posterius]
5 Lobus frontalis
6 Gyrus precentralis
7 Sulcus centralis
8 Gyrus postcentralis
9 Lobus parietalis
10 Fissura longitudinalis cerebri

- Die Seitenwand bildet beim Vorderhorn und beim Zentralteil der *Nucleus caudatus*.
- Als Dach wölbt sich die Balkenstrahlung (*Radiatio corporis callosi*) über die seitliche Hirnkammer.

■ Der **Plexus choroideus** reicht vom Zentralteil bis in das Unterhorn. Hinterhorn und Vorderhorn sind frei von Plexus choroideus. Durch das Zwischenkammerloch setzt sich der Plexus choroideus des Seitenventrikels in den des dritten Ventrikels fort.

■ Das **Foramen interventriculare** (Zwischenkammerloch, früher Foramen Monroi genannt, nach Alexander Monro, Edinburgh, 1783) verbindet auf jeder Seite den Seitenventrikel mit dem unpaaren dritten Ventrikel. Es wird begrenzt
- vorn und oben: vom *Fornix*.
- hinten: vom *Thalamus*.
- unten: vom *Hypothalamus*.

#637 Dritter Ventrikel (Ventriculus tertius)

■ **Lage**: Die dritte Hirnkammer ist ein schmaler, aber hoher Spalt, der das Zwischenhirn in 2 symmetrische Hälften teilt. Sie ist verbunden (Abb. 638):
- durch die Foramina interventricularia mit den Seitenventrikeln.
- durch den Aqueductus mesencephali [cerebri] mit dem vierten Ventrikel.

■ **Wandbildende Hirnteile**:
- Seitenwand: obere Hälfte Thalamus, untere Hälfte Hypothalamus. Die beiden werden durch eine seichte Rinne (Sulcus hypothalamicus) getrennt. Etwa bei der Hälfte der Menschen verschmelzen die beiden Thalami in einem kleinen Bereich zur *Adhesio interthalamica*.
- Decke: Plexus choroideus. Die paarigen Längswülste des Plexus choroideus gehen durch die Zwischenkammerlöcher in die Seitenventrikel über.
- Hinterwand: Zirbeldrüse und hintere Querverbindung (Commissura posterior [epithalamica]).
- Boden: Großhirnstiele, Mammillarkörper, Tuber cinereum, Sehnervenkreuzung.
- Vorderwand: Endplatte (Lamina terminalis) des Großhirns, vordere Querverbindung (Commissura anterior), Fornix.

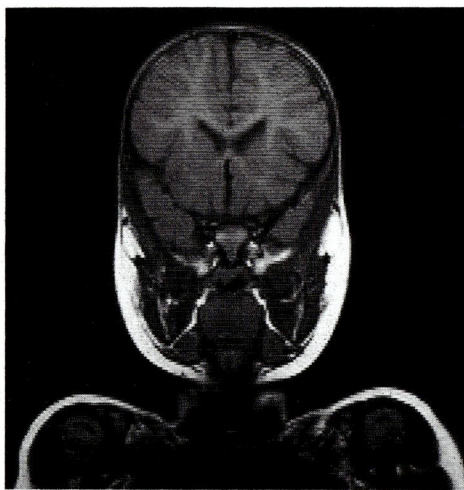

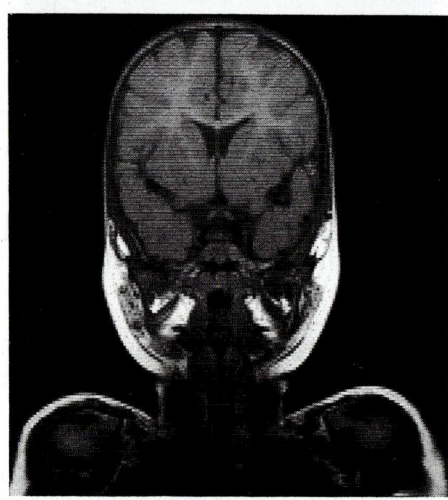

Abb. 636c + d. Frontale Kernspintomogramme (MRT) durch den Kopf. Die Seitenventrikel sind deutlich zu sehen. [he2]

■ **Untersuchung**: Den dritten Ventrikel kann man im Magnetschichtbild (MRT) und im Computertomogramm (CT) sehen. Dann sind die vordere und die hintere Querverbindung als charakteristische Vorsprünge zu erkennen. Die Verbindungslinie der beiden (Ca-Cp-Linie, Commissura-anterior-Commissura-posterior-Linie) ist eine wichtige Bezugslinie bei stereotaktischen Gehirnoperationen.

■ **Recessus**: Die dritte Hirnkammer hat 4 Aussackungen:
- *Recessus opticus*: oberhalb der Sehnervenkreuzung. Erhöhter Druck im dritten Ventrikel kann daher zu Sehstörungen führen.
- *Recessus infundibuli*: in den Hypophysenstiel (daher der Name „Trichter").
- *Recessus pinealis*: zur Zirbeldrüse.
- *Recessus suprapinealis*: oberhalb der Zirbeldrüse.

1 Corpus callosum
2 Sulcus parietooccipitalis
3 Sulcus calcarinus
4 Velum medullare superius
5 Cerebellum
6 Ventriculus quartus
7 Canalis centralis
8 Myelencephalon [Medulla oblongata] [Bulbus]
9 Pons
10 Lamina tecti [quadrigemina]
11 Aqueductus mesencephali [cerebri]
12 Corpus pineale [Glandula pinealis]
13 Hypophysis [Glandula pituitaria]
14 N. opticus
15 Infundibulum
16 Chiasma opticum
17 Bulbus olfactorius
18 Corpus mammillare
19 Commissura anterior
20 Ventriculus tertius
21 Foramen interventriculare
22 Adhesio interthalamica
23 Sulcus cinguli
24 Septum pellucidum

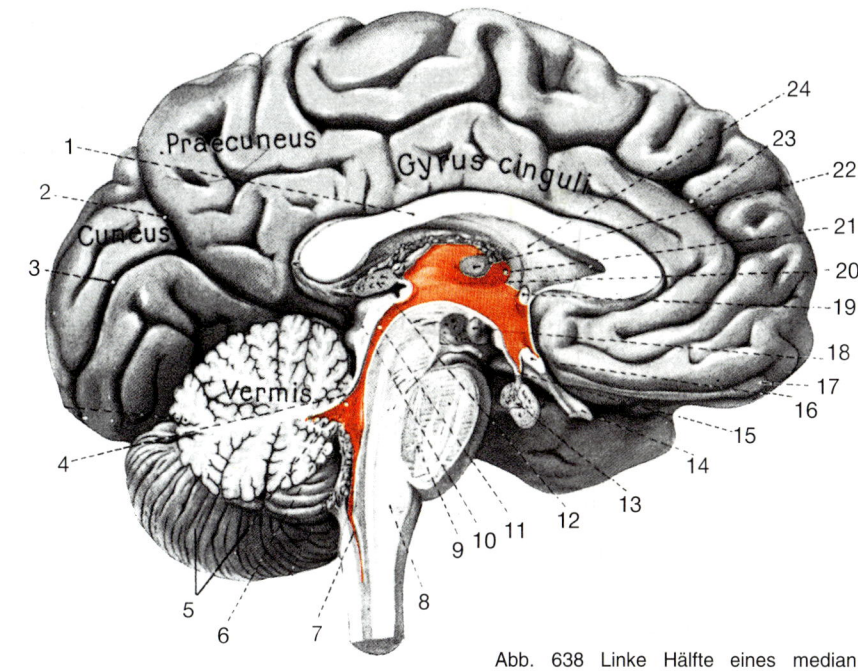

Abb. 638 Linke Hälfte eines median durchgeschnittenen Gehirns. Hirnkammern rot. *[bg3]*

■ **Aquädukt**: Zwischen drittem und viertem Ventrikel ist der Neuralkanal zum etwa 15 mm langen *Aqueductus mesencephali [cerebri]* („Wasserleiter des Mittelhirns") eingeengt (Abb. 638).

Im Bereich des Aquädukts kann die Lichtung, z.B. durch Geschwülste oder Entzündungen, leicht verlegt werden. Dann staut sich der in den Adergeflechten weiter abgesonderte Liquor an. Dritter und Seitenventrikel dehnen sich aus (innerer Wasserkopf, *Hydrocephalus internus*, #613 + 638). Erweiterte Liquorräume sind im Computertomogramm leicht zu diagnostizieren.

#638 Vierter Ventrikel (Ventriculus quartus)

■ **Lage**: Die vierte Hirnkammer ist ein erweiterter Teil des Neuralkanals zwischen dem engen Wasserleiter des Mittelhirns und dem engen Zentralkanal des Rückenmarks. Der vierte Ventrikel liegt im Rautenhirn. Seine rautenförmige Vorderwand hat zum Namen dieses Hirnteils geführt. Die Form wird gewöhnlich mit einem Spitzzelt verglichen, dessen Spitze zum Kleinhirn weist.

■ **Wandbildende Hirnteile**:
❶ Boden: *Fossa rhomboidea* (Rautengrube): Der obere Teil wird von der Brückenhaube (*Tegmentum pontis*), der untere Teil vom verlängerten Mark gebildet. Die Rautengrube ist nicht eben, sondern eine Landschaft mit Hügeln und Tälern (Abb. 641a), z.B.
• *Sulcus medianus* (Mittelrinne): Fortsetzung der hinteren Mittelrinne des Rückenmarks bzw. des verlängerten Marks.
• *Colliculus facialis* (Fazialishügel): vom inneren Fazialisknie um den Abduzenskern aufgeworfen.
• *Trigonum nervi hypoglossi* (Hypoglossusdreieck): vom Kern des Unterzungennervs vorgewölbt.

• *Striae medullares* (Markstreifen): quere Fasern zum unteren Kleinhirnstiel.

❷ *Tegmen ventriculi quarti* (Dach des vierten Ventrikels):
• Den oberen Teil des Dachs bilden die oberen Kleinhirnstiele (*Pedunculi cerebellares superiores*, #646) und zwischen ihnen das obere Marksegel (*Velum medullare superius*).
• Den mittleren Teil bedecken die mittleren und unteren Kleinhirnstiele (*Pedunculi cerebellares medii* und *inferiores*).
• Am unteren Teil des Dachs beteiligen sich der Kleinhirnwurm (*Vermis cerebelli*) und das untere Marksegel (*Velum medullare inferius*).

❸ *Recessus lateralis* (Seitenfortsatz): An den seitlichen Eckpunkten der Rautengrube stülpt sich der vierte Ventrikel noch fingerförmig zu seinem Seitenfortsatz aus. Er endet in der Nähe des Austritts des N. facialis (VII) aus dem Hirnstamm. Im Boden des Seitenfortsatzes liegen die Endkerne des Hör- und Gleichgewichtsnervs (VIII).

■ **Plexus choroideus**: Das paarige Adergeflecht des vierten Ventrikels verbindet v-förmig auf beiden Seiten die Seitenöffnungen mit der Mittelöffnung des vierten Ventrikels.

■ **Öffnungen**: Der vierte Ventrikel öffnet sich an 3 Stellen in den Subarachnoidealraum (= äußerer Liquorraum):
• *Apertura mediana* (mediane Öffnung, Magendie-Loch, Francois Magendie, Paris, 1828): im unteren Dach.
• *Apertura lateralis* (laterale Öffnung, Luschka-Loch, Hubert von Luschka, Anatom in Tübingen, 1855): paarig, an den Enden der Seitenfortsätze.
Nur diese 3 Öffnungen verbinden innere und äußere Liquorräume. Sie sind für die Liquorzirkulation sehr wichtig.

■ **Hydrocephalus** (Wasserkopf, #613 + 637): Ein erhöhtes Liquorvolumen beruht auf einem Mißverhältnis von Sekretion und Resorption. Beim Kind kann der Schädel dem zunehmenden Druck im Inneren nachgeben. Der Hirnschädel wird größer. Beim Erwachsenen bleibt der Schädel starr. Dann steigt der Druck im Schädelinnern stark an („Hirndruck"!). 2 Fälle sind zu unterscheiden:
• *Hydrocephalus externus = communicans* (äußerer Wasserkopf): Die Liquorresorption ist vermindert, z.B. infolge einer Hirnhautentzündung. Der Druck ist im inneren und im äußeren Liquorraum gleich hoch.
• *Hydrocephalus internus = occlusus* (innerer Wasserkopf): Der Liquor kann aus dem inneren Liquorraum nicht in den äußeren Liquorraum abfließen. Die 3 Öffnungen des vierten Ventrikels oder der Aquädukt des Mittelhirns sind verschlossen. Der Druck im Inneren des Gehirns ist höher als außerhalb. Das Gehirn wird dadurch gegen den Hirnschädel gepreßt.

■ **Liquorableitungsoperationen**: Der Druck im inneren Liquorraum ist auf folgenden Wegen herabzusetzen:
• *vordere Ventrikulostomie*: Der Boden des dritten Ventrikels wird durchstoßen. Der Liquor fließt dann direkt in den Subarachnoidealraum unter dem Zwischenhirn ab.
• *Ventrikulozisternostomie*: In das Schädeldach wird ein Loch gebohrt und ein Plastikschlauch in das Hinterhorn eines Seitenventrikels vorgeschoben. Das andere Ende des Schlauchs wird unter Zwischenschaltung eines Ventils zwischen Kopfschwarte und Schädeldach zum Nacken geführt und durch das Hinterhauptbein in die Cisterna cerebellomedullaris posterior [Cisterna magna] eingelegt.
• *ventrikuloatrialer Shunt*: Der Plastikschlauch endet nicht in der Kleinhirnzisterne, sondern wird in einer Halsvene bis zum rechten Vorhof vorgeschoben. Der Liquor fließt dann direkt in das Herz ab.
• *ventrikuloperitonealer Shunt*: Der Schlauch endet in der Peritonealhöhle.

Gefahren der Ableitungsoperationen:
• Verletzungen durch das untere Schlauchende: Bei Kopfbewegungen steigt die Schlauchspitze im Rumpf mehrere Zentimeter auf und ab. Sie kann sich in den Herzmuskel bzw. in den Darm einspießen. Das gehirnseitige Ende des Schlauchs hingegen bereitet kaum Probleme.
• Infektion des Liquorraums über den Schlauch.

■ **Zirkumventrikuläre Organe** (Ependymorgane): Unter diesem Begriff faßt man eine Reihe von Organen zusammen, die an die inneren und/oder äußeren Liquorräume angrenzen und in oder nahe der Medianebene liegen. Sie haben meist keine Blut-Liquor-Schranke und sezernieren. Zu ihnen zählen u.a.:

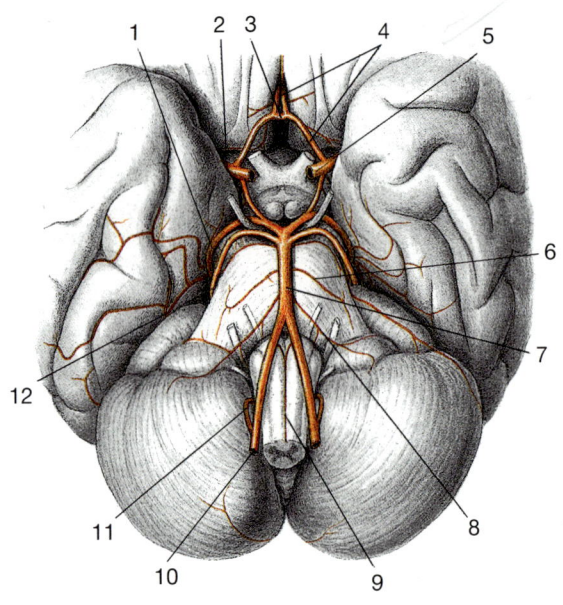

Abb. 639b. Arterien des Gehirns (stark schematisiert). [he3]

1	A. cerebri posterior	7	A. basilaris
2	A. cerebri media	8	A. inferior anterior cerebelli
3	A. communicans anterior	9	A. spinalis anterior
4	A. cerebri anterior	10	A. vertebralis
5	A. carotis interna	11	A. inferior posterior cerebelli
6	Aa. pontis	12	A. superior cerebelli

• Neurohypophyse + Infundibulum (⇒ #657).
• Corpus pineale (Zirbeldrüse, ⇒ #659).
• Plexus choroidei (⇒ #635).
• Subkommissuralorgan: zwischen Corpus pineale und Commissura posterior [epithalamica].
• Subfornikalorgan: zwischen Foramen interventriculare und Fornix.

#639 Arterien des Gehirns

Das Gehirn wird von 4 Arterien versorgt: den beiden Aa. carotides internae und den beiden Aa. vertebrales, die sich um den Hypophysenstiel zu einem Arterienring (*Circulus arteriosus cerebri*) zusammenschließen (Abb. 639a + b).

■ **A. carotis interna** (innere Kopfarterie): Man unterscheidet an ihr 4 Abschnitte:
• *Pars cervicalis [colli]* (Halsteil): zwischen Teilung der A. carotis communis (Bifurcatio carotidis) und Beginn des Karotiskanals, keine Seitenäste.
• *Pars petrosa* (Felsenbeinteil): im Karotiskanal.
• *Pars cavernosa* (kavernöser Teil): im *Sinus cavernosus*, kleine Äste zu den Hirnhäuten und zur Hypophyse. Der s-förmig gewundene Verlauf erinnert im Arteriogramm an einen Weinheber und wird daher von den Radiologen gewöhnlich Karotissiphon (*Siphon caroticum*, frz. siphon, gr. siphón = Weinheber) genannt.
• *Pars cerebralis* (Hirnteil): zwischen Austritt aus dem Sinus cavernosus und Anschluß an den Arterienring. In dieser Strecke gibt sie die *A. ophthalmica* ab. Diese versorgt nicht nur das Auge (#695), sondern auch Teile der Nase und der Hirnhäute in der vorderen Schädelgrube.

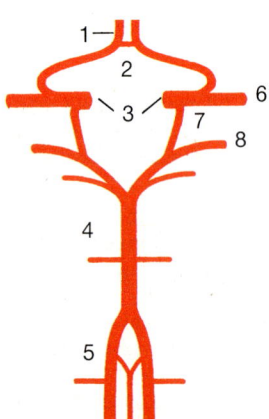

Abb. 639a. Arterienring des Gehirns (Circulus arteriosus cerebri, Schema). [li2]

1 A. cerebri anterior
2 A. communicans anterior
3 A. carotis interna
4 A. basilaris
5 A. vertebralis
6 A. cerebri media
7 A. communicans posterior
8 A. cerebri posterior

■ **A. vertebralis** (Wirbelarterie): Auch an ihr kann man 4 Verlaufsstrecken abgrenzen:
- *Pars prevertebralis*: vor dem Eintritt in die Wirbelsäule.
- *Pars transversaria*: in den Querfortsätzen der Halswirbel, meist ab dem 6. Halswirbel (#219).
- *Pars atlantica*: im Atlasbereich.
- *Pars intracranialis*: in der Schädelhöhle.

Die beiden Wirbelarterien vereinigen sich auf dem Clivus zur *A. basilaris* („Basisarterie"), die sich dem Arterienring anschließt. Stärkere Äste der A. vertebralis in der Schädelhöhle sind:
- *A. spinalis anterior* (vordere Rückenmarkarterie): Dieses unpaare Gefäß mit 2 Wurzeln aus der rechten und linken A. vertebralis zieht durch das Foramen magnum zurück in den Wirbelkanal.
- *A. inferior posterior cerebelli* (hintere untere Kleinhirnarterie).

Stärkere Äste der *A. basilaris* sind:
- *A. inferior anterior cerebelli* (vordere untere Kleinhirnarterie), mit Ast zum Innenohr (*A. labyrinthi*).
- *A. superior cerebelli* (obere Kleinhirnarterie).

■ **Circulus arteriosus cerebri** (Arterienring des Gehirns): Die beiden Aa. carotides internae und die A. basilaris werden durch „Verbindungsarterien" zu einem Arterienring zusammengeschlossen (früher auch Circulus Willisi genannt, 1664 von Thomas Willis, Leibarzt von James II, in London beschrieben).

An dem Ring beteiligen sich 3 Paare von Großhirnarterien (Abb. 639a + b):
- *A. cerebri anterior* (vordere Großhirnarterie): Sie wendet sich zunächst nach vorn und dann auf der Medialseite der Großhirnhemisphäre über dem Balken nach dorsal. Versorgungsgebiet: mediale Flächen von Stirn- und Scheitellappen und die oberen Abschnitte deren Seitenflächen.
- *A. cerebri media* (mittlere Großhirnarterie): Sie ist die stärkste der 3 Großhirnarterien und setzt die Richtung der inneren Kopfarterie fort. Deswegen gelangen Blutgerinnsel aus dem allgemeinen Kreislauf häufiger in die mittlere als in die beiden anderen Großhirnarterien. Sie begibt sich in die seitliche Großhirnfurche und zweigt sich dort in zahlreiche Äste zur Seitenfläche von Stirn-, Scheitel- und Schläfenlappen des Großhirns auf (Abb. 639d).
- *A. cerebri posterior* (hintere Großhirnarterie): Sie umrundet das Mittelhirn und verzweigt sich dann an der Unterfläche des Schläfenlappens und am gesamten Hinterhauptlappen.

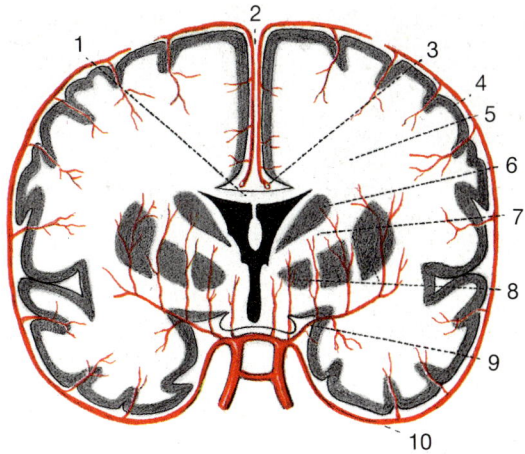

Abb. 639c. Frontalschnitt durch das Gehirn. Die Arterien der Großhirnrinde treten von der Oberfläche in das Gehirn ein. *[bl]*

1	Corpus callosum	7	Capsula interna
2	Fissura longitudinalis cerebri	8	Nucleus lentiformis
3	A. cerebri anterior	9	Aa. centrales
4	Cortex cerebri [Pallium]	10	A. cerebri media, Pars terminalis [corticalis]
5	Substantia alba		
6	Thalamus		

Die großen Arterien verlaufen im Subarachnoidealraum und dringen von der Oberfläche her in die Großhirnrinde ein. Daneben gelangen auch Gefäße in den Bereich der Basalganglien (*Aa. centrales*, Abb. 639c).

■ **Hirnblutung**: Den Aa. centrales kommt besondere Bedeutung zu, da sie auch die innere Kapsel versorgen. Im höheren Alter platzen sie leicht. Durch die Blutung wird ein Teil der motorischen und sensorischen Bahnen der inneren Kapsel geschädigt (häufig Halbseitenlähmung). Mit der Resorption der Blutung kann sich ein Teil der Störungen zurückbilden. Der Hirnschlag (Apoplexie) kann statt durch eine Blutung auch durch eine Durchblutungsminderung, z.B. infolge eines Gefäßkrampfs, einer Thrombose oder einer Embolie, zustande kommen.

■ **Durchblutungsstörungen**: Bei Verengung oder Verschluß einer der zum Gehirn ziehenden Arterien treten Beschwerden in unterschiedlichen Schweregraden auf:
- Stadium 1: *asymptomatische Stenose*: Trotz einer im Röntgenbild sichtbaren Engstelle oder einer mit der Doppler-Sonographie meßbaren Durchblutungsminderung klagt der Patient über keine Beschwerden. Der Arterienring ist offenbar gut ausgebildet. Die 3 anderen Arterien können die Durchblutungsminderung voll ausgleichen.
- Stadium 2: kurzdauernde Hirnstörungen (*transitorische ischämische Attacken* = TIA): Muskelschwächen, Empfindungsstörungen, Sprach- und Schluckstörungen, Schwindelanfälle, unsichere Bewegungen, Sehstörungen oder Bewußtlosigkeit bestehen für einige Minuten bis höchstens 24 Stunden.
- Stadium 3: frischer Schlaganfall (*Hirninfarkt*, Apoplexia cerebri, gr. apoplexía = Schlagfluß): Die beim Stadium 2 genannten Beschwerden halten länger als 24 Stunden an, verschwinden jedoch im Laufe der nächsten Wochen. Ist der Patient schon innerhalb einer Woche wieder erholt, so spricht man von PRIND (prolongiertes reversibles ischämisches neurologisches Defizit).
- Stadium 4: Endzustand nach Schlaganfall (*postapoplektisches Syndrom*): bleibende Ausfälle. Nach einigen Monaten ist die Aussicht auf Besserung gering.

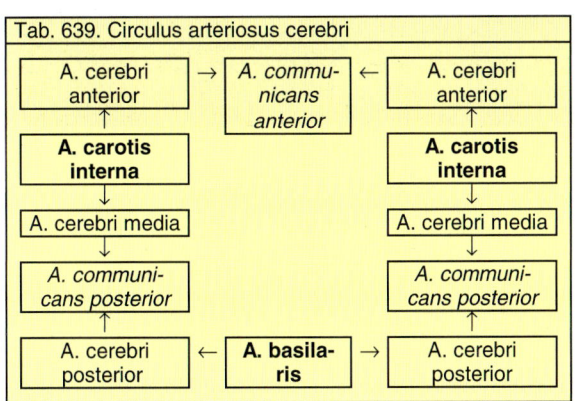

Tab. 639. Circulus arteriosus cerebri

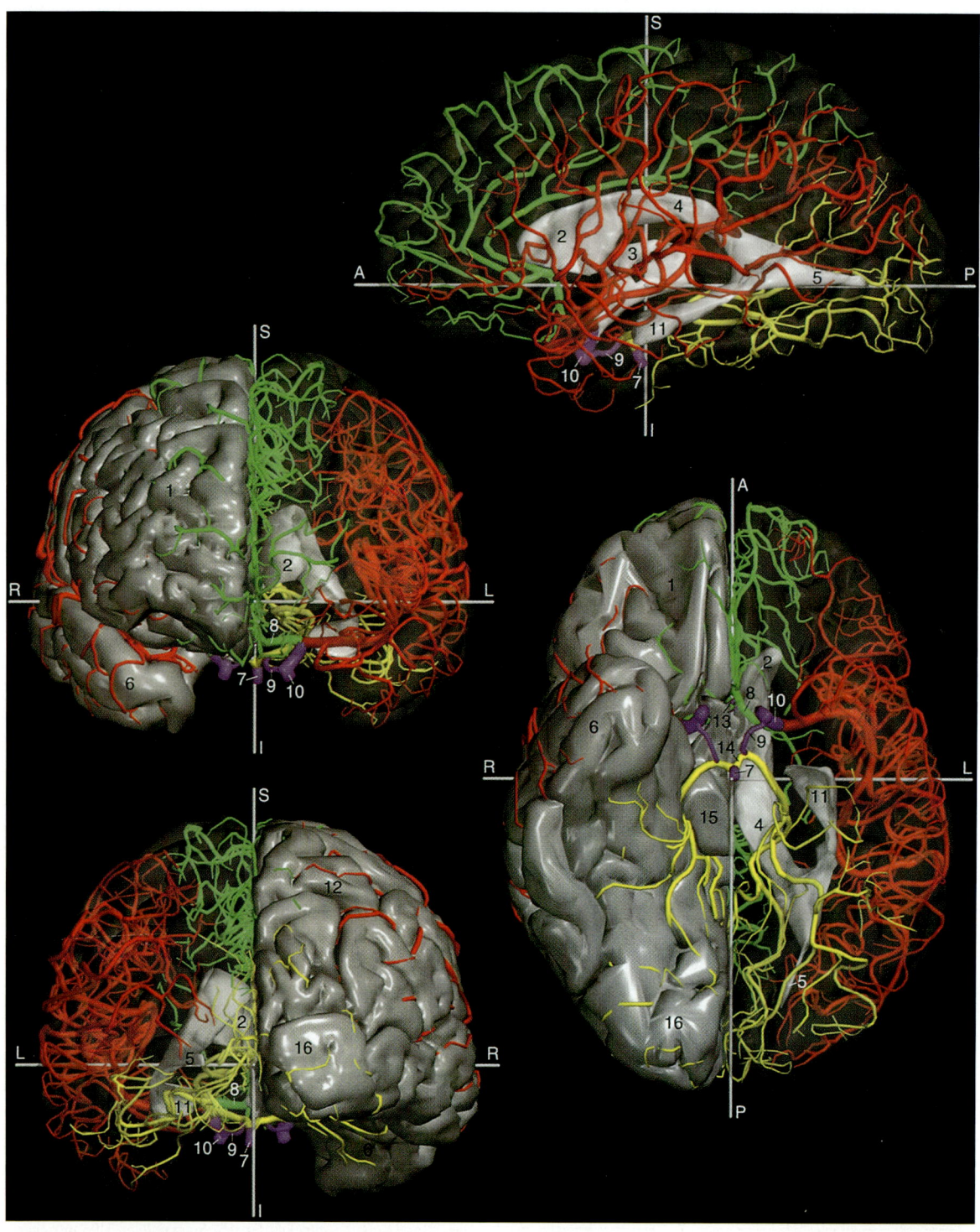

Abb. 639d-g. Großhirnarterien: Die linke Großhirnhemisphäre ist transparent, der dritte Ventrikel und die rechte Großhirnhemisphäre sind nichttransparent dargestellt. Computergraphische Bilder, aus Serienschnitten durch das in natürlicher Lage fixierte Gehirn berechnet. Der Nullpunkt des Achsenkreuzes (A = anterior, P = posterior, S = superior, I = inferior, R = rechts, L = links) liegt im Mittelpunkt der Bikommissuralebene (#661). [kr2]
- grün: A. cerebri anterior,
- rot: A. cerebri media,
- gelb: A. cerebri posterior,
- violett: A. carotis interna, A. basilaris und A. communicans posterior.

1 Lobus frontalis
2 Ventriculus lateralis, Cornu frontale [anterius]
3 Ventriculus tertius
4 Ventriculus lateralis, Pars centralis
5 Ventriculus lateralis, Cornu occipitale [posterius]
6 Lobus temporalis
7 A. basilaris
8 A. cerebri anterior, Pars precommunicalis
9 A. communicans posterior
10 A. carotis interna
11 Ventriculus lateralis, Cornu temporale [inferius]
12 Lobus parietalis
13 A. communicans anterior
14 A. cerebri posterior, Pars precommunicalis
15 Mesencephalon
16 Lobus occipitalis

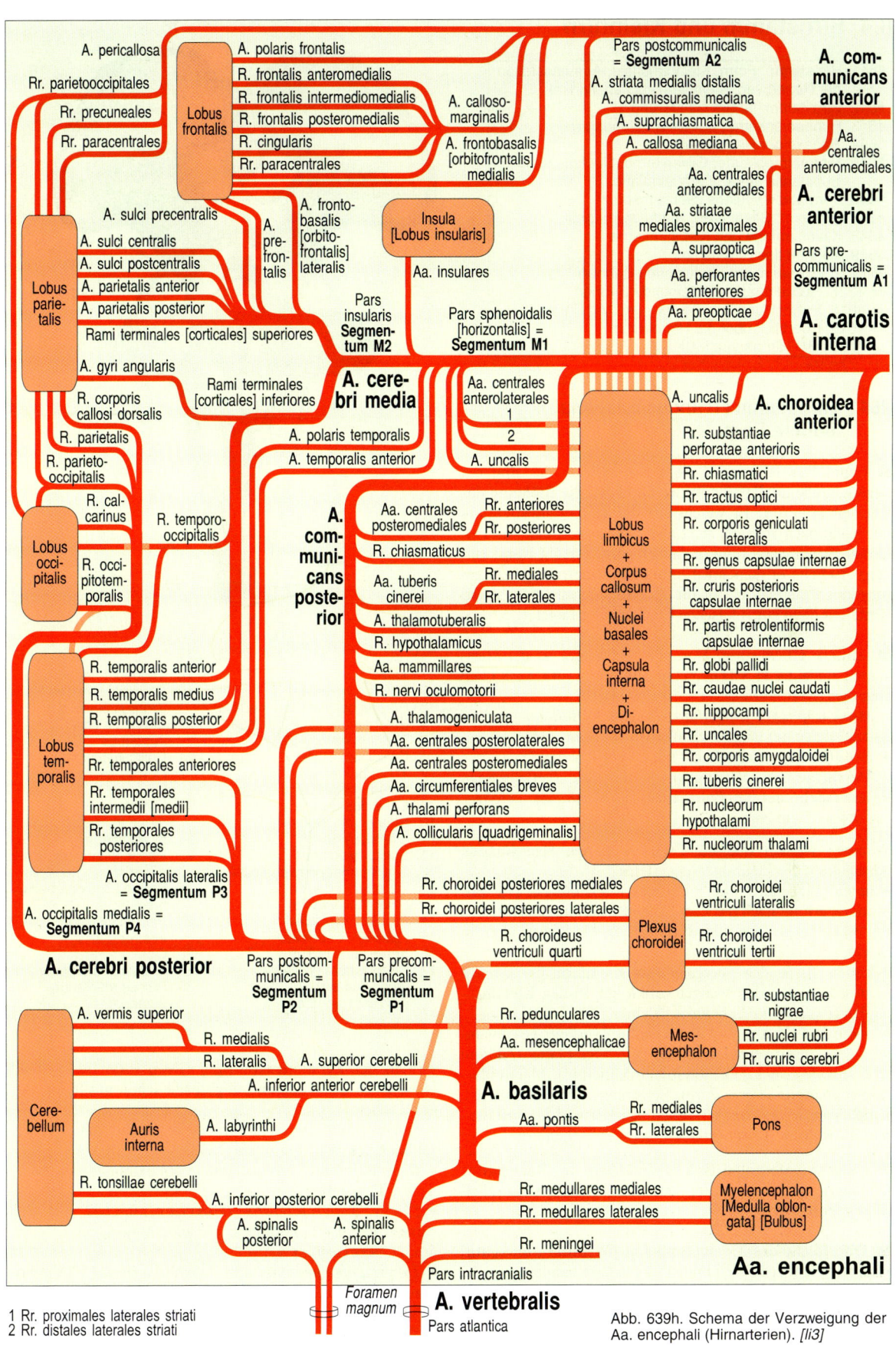

Abb. 639h. Schema der Verzweigung der Aa. encephali (Hirnarterien). *[li3]*

6.4 Hirnstamm und Kleinhirn

#641 Hirnstamm: Form, Kleinhirnstiele, Austrittsstellen der Hirnnerven, Kleinhirn-Brücken-Winkel
#642 Hirnstamm: innere Gliederung
#643 Hirnnervenkerne, *nukleare Lähmungen*
#644 *Reflexe der Hirnnerven*
#645 Hinterstrangkerne, Olivenkerne, Nucleus ruber, Substantia nigra, Vierhügelplatte
#646 Formatio reticularis (Netzsubstanz)
#647 Kleinhirn: Gliederung, *Ausfallsymptome*
#648 Kleinhirnrinde und Kleinhirnkerne
#649 Bahnen des Hirnstamms
⇒ #226 Rückenmark: absteigende Bahnen
⇒ #227 Rückenmark: aufsteigende Bahnen
⇒ #616 Entwicklung von Rauten- und Mittelhirn
⇒ #618 Überblick über die Hirnnerven
⇒ #783-786 Hirnnerven I-XII

#641 Hirnstamm (Truncus encephali): äußere Form

■ **Lage**: Der Hirnstamm liegt dem *Clivus* der hinteren Schädelgrube an. Er setzt im wesentlichen die Richtung des Rückenmarks fort: Er weicht aus der Körperlängsrichtung nur leicht nach vorn ab, steht also nahezu vertikal. Am isolierten Hirnpräparat (und in danach gezeichneten Abbildungen) erscheint er manchmal infolge unzweckmäßiger Lagerung des Präparats bis in die Horizontale abgebogen und vermittelt dann einen falschen Eindruck der Lage.

■ **Äußere Gliederung**: Von vorn betrachtet ist der Hirnstamm eindeutig in 3 Teile gegliedert. Von unten nach oben sind dies (Abb. 641a-c):
- *Myelencephalon [Medulla oblongata] [Bulbus]* (verlängertes Mark): mit längs verlaufenden Wülsten und Furchen.
- *Pons* (Brücke): vorstehend, mit querer Rillung.
- *Mesencephalon* (Mittelhirn): mit den längs verlaufenden Faserbündeln der Großhirnschenkel (*Pedunculi cerebri*), nur etwa 1,5 cm lang.

Weniger deutlich sind die Grenzen zu den benachbarten Abschnitten des Zentralnervensystems:
- unten: fließender Übergang zum Rückenmark. Die Zuordnung erfolgt nach der Lage: Zum Rückenmark zählt, was im Wirbelkanal liegt, zum verlängerten Mark, was sich im Schädel befindet.
- hinten: fließender Übergang zum Kleinhirn. Die Grenze kann man mehr oder weniger willkürlich in den Kleinhirnstielen (*Pedunculi cerebellares*) ziehen.
- oben: Die Grenze zum Zwischenhirn verläuft geschwungen: Großhirnschenkel und die Vierhügelplatte (*Lamina tecti [quadrigemina]*) gehören zum Mittelhirn, Mammillarkörper (*Corpus mammillare*), Sehstrang (*Tractus opticus*), Kniehöcker (*Corpus geniculatum mediale* und *laterale*) sowie Zirbeldrüse (*Corpus pineale*) zum Zwischenhirn.

Verlängertes Mark und Brücke sind Teile des Rautenhirns (*Rhombencephalon*), zu dem auch das Kleinhirn (*Cerebellum*) gehört (#616).

■ **Oberfläche des Myelencephalon [Medulla oblongata] [Bulbus]**: von vorn nach hinten folgen aufeinander:
- *Fissura mediana anterior* (vordere Längsspalte).
- *Pyramis* (Pyramide): Längswulst der Pyramidenbahn. Am Übergang in das Rückenmark kreuzt der Hauptteil der Fasern in der Pyramidenkreuzung (*Decussatio pyramidum*). Diese ist in der vorderen Längsspalte schon mit freiem Auge zu sehen.
- *Sulcus anterolateralis* (Vorderseitenfurche) mit den Wurzelfäden des *N. hypoglossus* (XII).
- *Oliva* (Olive): Der Wulst enthält ein extrapyramidalmotorisches Kerngebiet.
- *Sulcus posterolateralis* (Hinterseitenfurche) mit dem Austritt des 9.-11. Hirnnervs (*N. glossopharyngeus, N. vagus, N. accessorius*).
- *Tuberculum cuneatum* und *Tuberculum gracile* (Vorwölbungen der Hinterstrangkerne): mit den Zellkörpern des 2. Neurons der Hinterstrangbahnen.
- *Sulcus medianus posterior* (hintere Längsfurche).

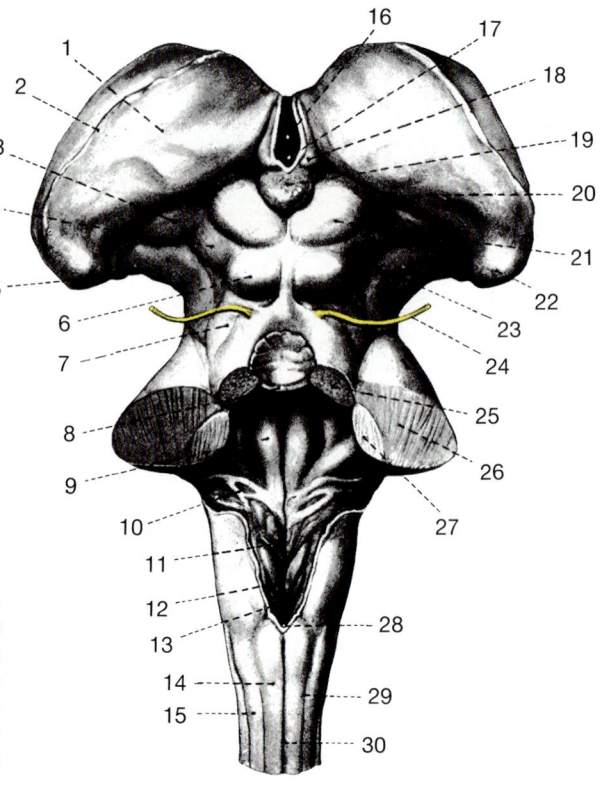

Abb. 641a. Hirnstamm von hinten. *[bg3]*

1 Thalamus
2 Taenia choroidea
3 Corpus geniculatum mediale
4 Brachium colliculi inferioris
5 Pedunculus cerebri
6 Colliculus inferior
7 Trigonum lemnisci
8 Velum medullare superius
9 Colliculus facialis
10 Striae medullares (ventriculi quarti)
11 Sulcus medianus
12 Trigonum nervi hypoglossi
13 Trigonum nervi vagi [Trigonum vagale]
14 Fasciculus gracilis
15 Fasciculus cuneatus
16 Ventriculus tertius
17 Commissura posterior [epithalamica] (schlecht sichtbar)
18 Trigonum habenulare
19 Glandula pinealis [Corpus pineale]
20 Brachium colliculi superioris
21 Colliculus superior
22 Corpus geniculatum laterale
23 Lamina tecti [quadrigemina]
24 N. trochlearis
25 Pedunculus cerebellaris superior
26 Pedunculus cerebellaris medius
27 Pedunculus cerebellaris inferior
28 Obex
29 Sulcus posterolateralis
30 Sulcus medianus posterior

1 Bulbus olfactorius
2 Tractus olfactorius
3 Striae olfactoriae
4 Fossa interpeduncularis
5 Fossa lateralis cerebri
6 Substantia perforata anterior [rostralis]
7 Plexus choroideus (ventriculi lateralis)
8 Ventriculus lateralis, Cornu temporale [inferius]
9 Hippocampus
10 N. trochlearis (IV)
11 N. trigeminus (V)
12 N. facialis (VII)
13 N. intermedius
14 N. vestibulocochlearis (VIII)
15 Flocculus
16 Plexus choroideus (ventriculi quarti)
17 N. glossopharyngeus (IX)
18 N. vagus (X)
19 N. hypoglossus (XII)
20 N. accessorius (XI)
21 Myelencephalon [Medulla oblongata] [Bulbus]
22 Medulla spinalis
23 Decussatio pyramidum
24 Pyramis medullae oblongatae [Pyramis bulbi]
25 Oliva
26 Sulcus basilaris
27 Pons
28 Pedunculus cerebellaris medius
29 Substantia perforata posterior
30 Pedunculus cerebri
31 Tractus opticus
32 Corpus mammillare
33 Tuber cinereum
34 Infundibulum
35 Trigonum olfactorium
36 Chiasma opticum
37 Lamina terminalis
38 Sulcus olfactorius
39 Fissura longitudinalis cerebri

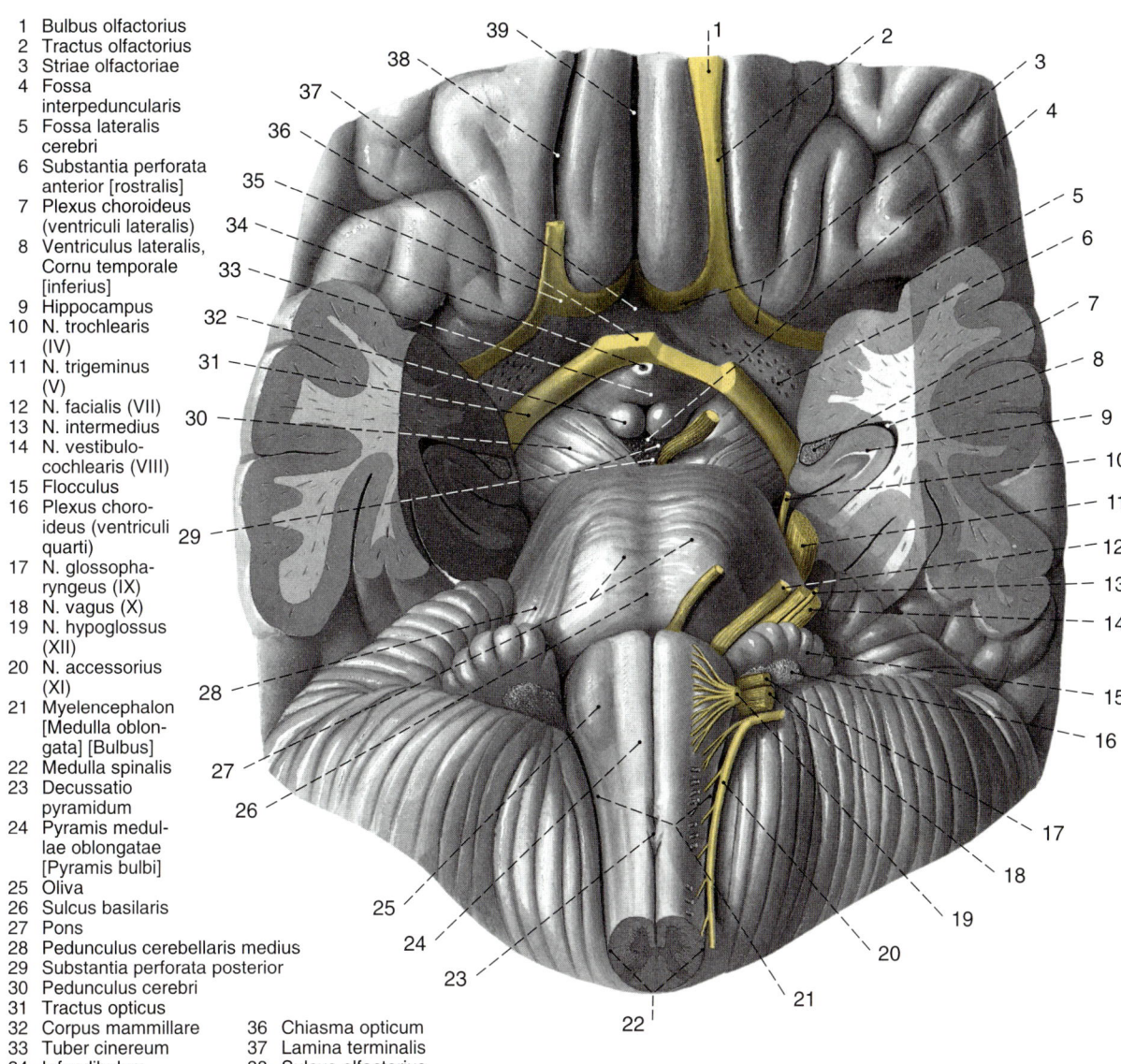

Abb. 641b. Hirnstamm von vorn. [ss1]

■ **Oberfläche der Brücke** (*Pons*, lat. pons, pontis = Brücke, pons ist männlich, also der Pons!): Zwischen den längs verlaufenden Pyramiden des verlängerten Marks und den Großhirnschenkeln des Mittelhirns scheint dem Hirnstamm ein querer Faserzug gewissermaßen vorn angelagert. Er geht seitlich in den mittleren Kleinhirnstiel über. Die quer verlaufenden Fasern der Brücke verbinden Großhirn und Kleinhirn. In der Tiefe der Brücke ziehen die langen Axone motorischer und sensorischer Bahnen zwischen Großhirn und Rückenmark durch.

■ **Oberfläche des Mittelhirns**: Sie wird vorn durch die beiden Großhirnstiele, hinten durch die Vierhügelplatte geprägt.

❶ *Pedunculi cerebri* (Großhirnstiele): Die vorderen Teile werden auch Großhirnschenkel (*Crura cerebri*, lat. crus, cruris = Schenkel) genannt. Zwischen den Großhirnstielen sinkt die *Fossa interpeduncularis* ein.

❷ *Lamina tecti [quadrigemina]* („Vierhügelplatte", Abb. 638 + 644): Sie wird vom Großhirn überdeckt und ist nur nach dessen Wegnahme sichtbar: 2 obere (*Colliculi superiores*), und 2 untere Hügel (*Colliculi inferiores*). Von jedem der Hügel geht ein „Arm" aus:
• *Brachium colliculi superioris* (oberer Hügelarm): zum seitlichen Kniehöcker des Thalamus (*Corpus geniculatum laterale*).
• *Brachium colliculi inferioris* (unterer Hügelarm): zum medialen Kniehöcker (*Corpus geniculatum mediale*).
• Aus dem Dach des Mittelhirns entspringen kaudal die oberen Kleinhirnstiele (*Pedunculi cerebellares superiores*).

■ **Kleinhirnstiele**: Das Kleinhirn ist durch 3 (eng beisammen liegende) „Stiele" mit dem Hirnstamm verbunden:
• *Pedunculus cerebellaris superior* (oberer Kleinhirnstiel): zum Mittelhirn.
• *Pedunculus cerebellaris medius* (mittlerer Kleinhirnstiel): zur Brücke.

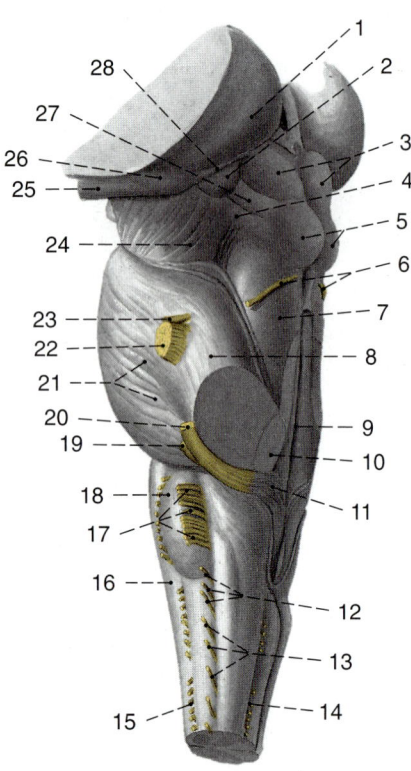

Abb. 641c. Hirnstamm von links hinten. [ss1]

1 Pulvinar thalami
2 Corpus geniculatum mediale
3 Colliculus superior
4 Trigonum lemnisci lateralis
5 Colliculus inferior
6 N. trochlearis (IV)
7 Pedunculus cerebellaris superior
8 Pedunculus cerebellaris medius
9 Fossa rhomboidea
10 Pedunculus cerebellaris inferior
11 Striae medullares ventriculi quarti
12 N. accessorius (XI), Radix cranialis [Pars vagalis]
13 N. accessorius (XI), Radix [Pars] spinalis
14 Sulcus posterolateralis
15 Sulcus anterolateralis
16 Pyramis bulbi
17 N. glossopharyngeus (IX) + N. vagus (X)
18 Oliva
19 N. vestibulocochlearis (VIII)
20 N. facialis (VII)
21 Pons
22 N. trigeminus (V), Radix sensoria
23 N. trigeminus (V), Radix motoria
24 Pedunculus cerebri
25 Tractus opticus
26 Corpus geniculatum laterale
27 Brachium colliculi inferioris
28 Brachium colliculi superioris

- *Pedunculus cerebellaris inferior* (unterer Kleinhirnstiel): zum verlängerten Mark.

Die Kleinhirnstiele führen Bahnen vom und zum Kleinhirn. Durchtrennt man die Kleinhirnstiele, so kann man das Kleinhirn wegnehmen. Es liegt dann der rautenförmige Boden der 4. Hirnkammer frei (*Fossa rhomboidea*, Einzelheiten in #638).

■ **Austrittsstellen der Hirnnerven III–XII**: Die Hirnnerven bilden sich im Gegensatz zu den Spinalnerven nicht aus einer motorischen und einer sensorischen Wurzel. Sie kommen entweder mit 1-2 Stämmen (III–VIII) oder mit vielen Einzelwurzeln (IX–XII) aus dem Hirnstamm:
- Mittelhirn: Der *N. oculomotorius* (III) verläßt den Hirnstamm in der Fossa interpeduncularis nahe der Mittellinie. Der *N. trochlearis* (IV) ist der einzige Hirnnerv, der auf der Dorsalseite des Hirnstamms (kaudal der unteren Hügel aus dem oberen Marksegel) austritt. Wegen seines langen Verlaufs um den Hirnstamm wird er am Präparat häufig abgerissen.
- Rautenhirn: Die rein motorischen Nerven (VI + XII) entspringen auf der Vorderseite am Rand der Pyramiden im *Sulcus anterolateralis*, die sensorischen und gemischten weiter lateral im *Sulcus posterolateralis* (IX–XI), im Kleinhirn-Brücken-Winkel (VII + VIII) oder durch den mittleren Kleinhirnstiel (V).

■ **Kleinhirn-Brücken-Winkel** (*Angulus pontocerebellaris*): Die quer verlaufende Furche zwischen verlängertem Mark und Brücke endet seitlich in einer tiefen Einsenkung zwischen Kleinhirn, Brücke und verlängertem Mark. Dort verlassen der 6.-8. Hirnnerv (*N. abducens, N. facialis, N. vestibulocochlearis*) den Hirnstamm. Nicht weit darüber tritt der *N. trigeminus* (V) aus dem mittleren Kleinhirnstiel aus.

> **Kleinhirn-Brücken-Winkel-Tumoren**: Im Kleinhirn-Brücken-Winkel entstehen nicht selten „gutartige" Geschwülste, die jedoch durch Druck auf die hier beisammen liegenden Hirnnerven schwere Schäden verursachen können: Schwindel, Taubheit, Fazialislähmung, Abduzenslähmung, Trigeminusschmerzen usw.

#642 Hirnstamm: innere Gliederung

■ **Rautenhirn** (*Rhombencephalon*): Querschnitte durch die Brücke zeigen 2 Abschnitte:
- *Pars anterior pontis* (ventraler Teil): Er ist im wesentlichen durch Faserzüge bestimmt, die das Großhirn mit dem Rautenhirn und dem Rückenmark verbinden.
- Dorsaler Teil = *Tegmentum pontis* (Brückenhaube, lat. tegmen, tegminis und tegmentum = Decke, Bedeckung, tegere = bedecken): mit den Abkömmlingen der Grund- und Flügelplatte (#615), also vor allem den Kernen der Hirnnerven.

Sinngemäß kann man auch im Myelencephalon [Medulla oblongata] [Bulbus] den Bereich dorsal des Olivenkerns zur Haubenregion rechnen.

■ **Mittelhirn** (*Mesencephalon*) Auf einem Querschnitt kann man 3 Zonen abgrenzen:

❶ **Crura cerebri** (Großhirnschenkel): Die vorn vorspringenden Teile der Großhirnstiele (*Pedunculi cerebri*) sind während der Neuhirnentwicklung angelagerte Bahnen. Sie enthalten die Fasermassen der Großhirn-Kleinhirn-Verbindungen und der Pyramidenbahnen.

❷ **Tegmentum mesencephali** (Mittelhirnhaube): zwischen den Basen der Großhirnstiele und dem Aquädukt. Es enthält als Abkömmling der Grundplatte motorische Kerne (Augenmuskelnerven III, IV und extrapyramidalmotorische Zentren) sowie durchlaufende Bahnen und Formatio reticularis. Zur Oberfläche des Hirnstamms trägt sie nur seitlich mit dem Schleifendreieck (*Trigonum lemnisci lateralis*) über der äußeren Schleife (*Lemniscus lateralis*) bei, die am unteren Hügel endet.

❸ **Tectum mesencephali** (Mittelhirndach): dorsal des *Aqueductus mesencephali* (Teil der Liquorräume, #637), entspricht entwicklungsgeschichtlich der Flügelplatte (#615). Die Oberfläche ist geprägt durch die „Vierhügelplatte" (*Lamina tecti [quadrigemina]*, #641).
- *Colliculus superior* (oberer Hügel): paarig, optisches Reflexzentrum.
- *Colliculus inferior* (unterer Hügel): paarig, akustisches Reflexzentrum.

#643 Hirnstamm: Hirnnervenkerne

■ **Gliederung der Hirnnervenkerne** (Abb. 643a-c):

III: Der **N. oculomotorius** hat 2 Kerngebiete im Tegmentum mesencephali in der Nähe des Aquädukts auf Höhe der oberen Hügel:
- *Nucleus nervi oculomotorii* (Hauptkern): für alle äußeren Augenmuskeln, ausgenommen den oberen schrägen und äußeren geraden Augenmuskel.
- *Nuclei accessorii nervi oculomotorii* (Nebenkerne, häufig auch Edinger-Westphal-Kern genannt, Ludwig Edinger, Neuroanatom in Frankfurt/Main, 1885, Karl Friedrich Otto Westphal, Neurologe in Berlin, 1887): parasympathische Kerne für 2 der 3 inneren Augenmuskeln (M. sphincter pupillae, M. ciliaris). Der Nebenkern liegt medial vom Hauptkern so nahe der Mittellinie, daß die Kerne der beiden Seiten teilweise verschmelzen.

IV: Der **N. trochlearis** führt nur motorische Fasern für den oberen schrägen Augenmuskel. Sie kreuzen vor ihrem Austritt aus dem Mittelhirndach zur Gegenseite (Decussatio fibrarum nervorum trochlearium). Sie entspringen aus dem
- *Nucleus nervi trochlearis* (Trochleariskern): auf Höhe der unteren Hügel in der Mittelhirnhaube.

V: Entsprechend der Dicke des **N. trigeminus** ist auch das Kerngebiet sehr ausgedehnt: vom oberen Halsmark bis zum Mittelhirn. Es umfaßt 3 Endkerne und einen Ursprungskern:
- *Nucleus spinalis nervi trigemini* (spinaler Trigeminuskern): im verlängerten Mark abwärts bis C$_2$, sensorisch (protopathische Sensibilität, vor allem Schmerz- und Temperaturempfindung). Dabei enden die Nervenfasern des 1. Hauptastes überwiegend im unteren, die des 2. + 3. Hauptastes überwiegend im oberen Teil des Kerns.
- *Nucleus principalis nervi trigemini* (Hauptkern des Trigeminus): in der Brücke, sensorisch (epikritische Sensibilität).
- *Nucleus mesencephalicus nervi trigemini* (Mittelhirnkern des Trigeminus): sensorisch (propriozeptive Sensibilität von Muskelspindeln der Kaumuskeln).
- *Nucleus motorius nervi trigemini* (motorischer Trigeminuskern): für Kaumuskeln, Mundboden usw.

VI: Der **N. abducens** führt nur motorische Fasern für den äußeren geraden Augenmuskel. Sie entspringen aus dem
- *Nucleus nervi abducentis* (Abduzenskern).

VII: Der **N. facialis** führt motorische, sekretorische und sensorische Fasern, muß also 3 Kerngebiete im Hirnstamm haben:
- *Nucleus nervi facialis* (Fazialiskern): motorisch.
- *Nucleus salivatorius superior* (oberer Speichelkern): parasympathisch, für Tränen-, Nasen-, Gaumen-, Unterzungen- und Unterkieferdrüsen.
- *Nuclei tractus solitarii* (lat. solitarius = alleinstehend): sensorisch, gemeinsame Kerne der Nerven VII, IX und X für deren Geschmacksfasern und für Fasern der Eingeweidesensibilität.

VIII: Das ausgedehnte Kerngebiet des **N. vestibulocochlearis** ist nach Hör- und Gleichgewichtsapparat getrennt:
- *Nucleus cochlearis anterior + posterior* (Kochleariskerne = Schneckenkerne).
- *Nucleus vestibularis superior + medialis + inferior* (Vestibulariskerne = Vorhofkerne).

- Der *Nucleus vestibularis lateralis*, auch Deiters-Kern genannt (Otto Friedrich Deiters, Anatom in Bonn, 1865) gehört zu den großzelligen Kernen der Formatio reticularis (#646). Er empfängt nur wenig Anteile des N. vestibularis. Der Hauptanteil kommt von den Purkinje-Zellen des Kleinhirns.

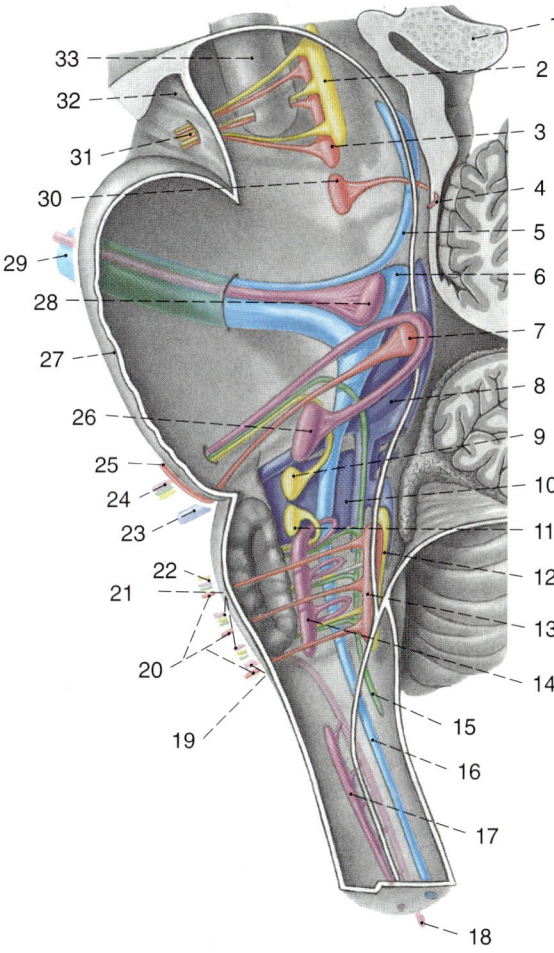

Abb. 643a. Hirnstamm mit plastischer Darstellung der Kerngebiete des 3.-12. Hirnnervs:
- motorische Kerne und Wurzeln rot,
- sensorische blau,
- parasympathische gelb,
- extrapyramidalmotorische Kerne grau (Nucleus ruber und Olivenkern). [ss1 nach br2]

1 Glandula pinealis [Corpus pineale]
2 Nuclei accessorii nervi oculomotorii
3 Nucleus nervi oculomotorii
4 N. trochlearis (IV)
5 Nucleus mesencephalicus nervi trigemini
6 Nucleus principalis nervi trigemini
7 Nucleus nervi abducentis
8 Nuclei vestibulares
9 Nucleus salivatorius superior
10 Nuclei cochleares
11 Nucleus salivatorius inferior
12 Nucleus posterior [dorsalis] nervi vagi
13 Nucleus nervi hypoglossi
14 Nucleus ambiguus
15 Nuclei tractus solitarii
16 Nucleus spinalis nervi trigemini
17 Nucleus nervi accessorii
18 N. accessorius (XI), Radix [Pars] spinalis
19 N. accessorius (XI)
20 N. hypoglossus (XII)
21 N. vagus (X)
22 N. glossopharyngeus (IX)
23 N. vestibulocochlearis (VIII)
24 N. facialis (VII)
25 N. abducens (VI)
26 Nucleus nervi facialis
27 Pons
28 Nucleus motorius nervi trigemini
29 N. trigeminus (V)
30 N. trochlearis (IV)
31 N. oculomotorius (III)
32 Crus cerebri
33 Nucleus ruber

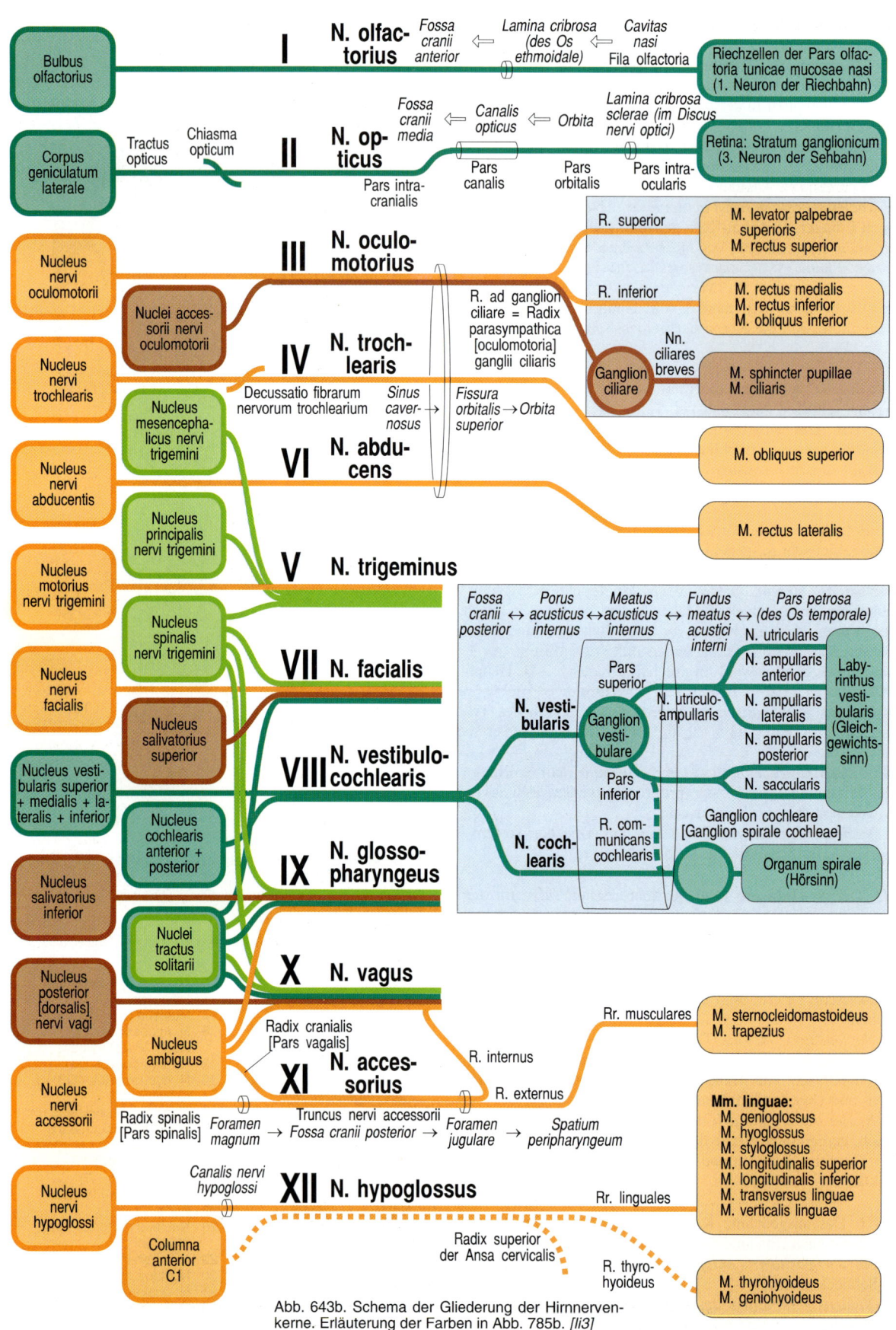

Abb. 643b. Schema der Gliederung der Hirnnervenkerne. Erläuterung der Farben in Abb. 785b. [li3]

Er ist weniger ein Endkern als ein Koordinationskern. Über ihn verlaufen die Verbindungen vom Gleichgewichtsapparat zu den Hals- und Rumpfmuskeln (z.B. Bahnung von Streckreflexen, daher Streckkrämpfe bei „Enthirnungsstarre").

IX: Der **N. glossopharyngeus** hat nur für seine sekretorischen Fasern einen selbständigen Kern:
- *Nucleus salivatorius inferior* (unterer Speichelkern): für die Glandula parotidea.
- Die Geschmacksfasern enden in den Nuclei tractus solitarii, die Fasern der Schleimhautsensibilität vermutlich im spinalen Trigeminuskern. Die motorischen Fasern kommen gemeinsam mit denen des N. vagus und N. accessorius aus dem
- *Nucleus ambiguus* (motorischer Doppelkern, lat. ambiguus = nach 2 Seiten neigend): für quergestreifte Muskeln.

X: Die sensorischen Fasern des **N. vagus** enden vermutlich z.T. im spinalen Trigeminuskern, z.T. mit den Geschmacksfasern in den Nuclei tractus solitarii. Die motorischen Fasern für die quergestreiften Muskeln von Kehlkopf und Rachen entspringen aus dem Nucleus ambiguus mit dem N. glossopharyngeus. Hinzu kommt als eigener Kern:
- *Nucleus posterior [dorsalis] nervi vagi* (dorsaler Vaguskern): parasympathischer Ursprungskern für die Brust- und Baucheingeweide.

XI: Die Fasern des Hirnteils des **N. accessorius** kommen aus dem Nucleus ambiguus, die Fasern des Rückenmarkteils aus dem
- *Nucleus nervi accessorii* (Akzessoriuskern): in der Columna anterior des Rückenmark bis C5 absteigend.

XII: Der **N. hypoglossus** führt nur motorische Fasern für die Zunge. Sie kommen aus dem
- *Nucleus nervi hypoglossi* (Hypoglossuskern).

■ **Anordnung der motorischen und sensorischen Kerne**: Entsprechend der Herkunft aus Grund- und Flügelplatte (#615) sind die Hirnnervenkerne im Hirnstamm einigermaßen nach efferent (medial) und afferent (lateral) geordnet:

❶ **Animalische motorische Kerne**:
- Am weitesten medial findet man die Ursprungskerne der Augenmuskelnerven und den Hypoglossuskern. Die Kerne der beiden Seiten berühren sich in der Mittelebene.
- Die zweite Reihe bilden der motorische Trigeminuskern, der Fazialiskern, der motorische Doppelkern (IX, X) und der Akzessoriuskern. Die vom Fazialiskern ausgehenden Axone umrunden schleifenartig den Abduzenskern („inneres Fazialisknie" im Gegensatz zum „äußeren" im Felsenbein).

Ein- und doppelseitige Hirnnervenlähmungen:
- *Nukleare Lähmungen* (der Erkrankungsherd liegt im Kerngebiet): Durch Tumoren und andere Schäden können nur dann die Kerne beider Seiten gleichzeitig betroffen werden, wenn sie nahe nebeneinander liegen. Doppelseitige Lähmungen kommen daher fast nur bei den Augenmuskelnerven und beim motorischen Zungennerv vor. Bei den übrigen Nerven müßte der Schädigungsherd sehr viel größer sein. Er führt dann in der Regel schon zu lebensbedrohenden vegetativen Störungen, bevor der Kern der anderen Seite befallen wird.
- *Supranukleäre Lähmungen* (der Erkrankungsherd liegt oberhalb des Kerngebiets): Die motorischen Hirnnervenkerne III, V, X erhalten Impulse von beiden Großhirnhälften. Bei Schlaganfällen mit meist einseitiger Schädigung des Großhirns bleiben daher

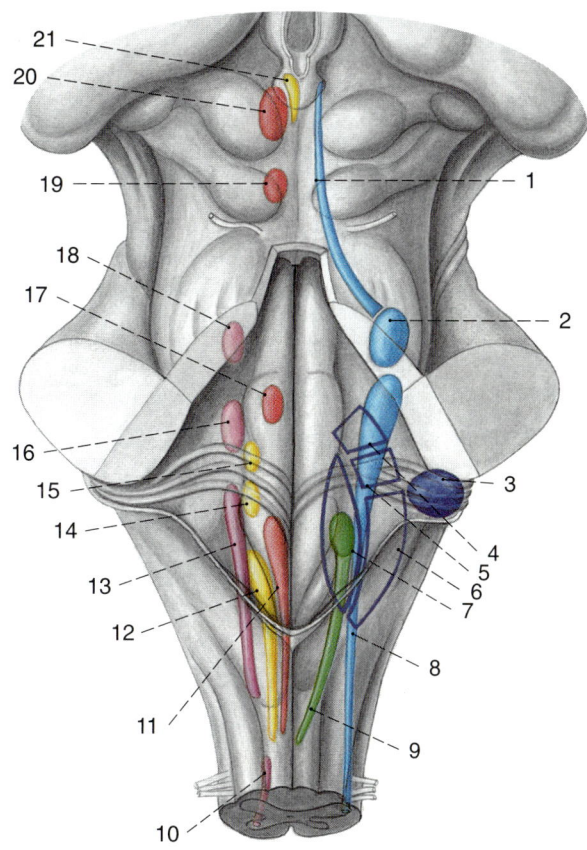

Abb. 643c. Hirnstamm mit plastischer Darstellung der Kerngebiete des 3.-12. Hirnnervs von dorsal. Motorische Kerne rot, sensorische blau, parasympathische gelb. [ss1]

1 Nucleus mesencephalicus nervi trigemini
2 Nucleus principalis nervi trigemini
3 Nucleus cochlearis posterior
4 Nucleus vestibularis superior
5 Nucleus vestibularis lateralis
6 Nucleus vestibularis inferior
7 Nucleus vestibularis medialis
8 Nucleus spinalis nervi trigemini
9 Nuclei tractus solitarii
10 Nucleus nervi accessorii
11 Nucleus nervi hypoglossi
12 Nucleus posterior [dorsalis] nervi vagi
13 Nucleus ambiguus
14 Nucleus salivatorius inferior
15 Nucleus salivatorius superior
16 Nucleus nervi facialis
17 Nucleus nervi abducentis
18 Nucleus motorius nervi trigemini
19 Nucleus nervi trochlearis
20 Nucleus nervi oculomotorii
21 Nuclei accessorii nervi oculomotorii

diese Hirnnerven gewöhnlich intakt. Einen Sonderfall bildet der N. facialis: Stirn und Augenlider sind von zentral doppelseitig, der untere Gesichtsteil nur einseitig versorgt. Man kann daran die supranukleäre Fazialislähmung (Stirn und Augenlider intakt) von der nukleären und peripheren Fazialislähmung (ganze Gesichtshälfte schlaff) unterscheiden (#785).
- Symptome bei Lähmung einzelner Nerven ⇒ #783-786.

❷ **Autonome Kerne** (motorisch bzw. sekretorisch): In der Reihe der parasympathischen Kerne folgen von kranial nach kaudal:
- *Nuclei accessorii nervi oculomotorii* (Okulomotorius-Nebenkern).
- *Nucleus salivatorius superior* (oberer Speichelkern).
- *Nucleus salivatorius inferior* (unterer Speichelkern).

- *Nucleus posterior [dorsalis] nervi vagi* (dorsaler Vaguskern).

❸ **Sensorische Kerne**: Die afferenten Kerne sind in 3 Gruppen angeordnet:
- Die *Nuclei tractus solitarii* liegen, wie der Name besagt, ziemlich isoliert und am weitesten medial von den Endkernen.
- Die Endkerne der Oberflächen- und Tiefensensibilität werden durch die lange Kette der Trigeminuskern repräsentiert, in welcher vermutlich auch die sensorischen Fasern vom Rachen und vom Kehlkopf (IX, X) enden.
- Eine Gruppe für sich bilden die 4 Kerne des Gleichgewichtsnervs und die 2 Kerne des Hörnervs. Sie liegen dorsolateral der übrigen Kerne unter dem Boden des Seitenfortsatzes der Rautengrube.

Die motorischen Kerne der Hirnnerven entsprechen den Vordersäulen des Rückenmarkgraus (1. motorisches Neuron). Sie erreichen mit ihren Axonen die Peripherie. Die sensorischen Kerne hingegen beherbergen bereits das 2. Neurone der sensorischen Bahn. Wie bei den Spinalnerven liegen auch bei den Hirnnerven die Zellkörper des 1. sensorischen Neurons in vorgeschalteten Ganglien, z.B. *Ganglion trigeminale*.

#644 Hirnstamm: Reflexe der Hirnnerven

Eine eingehende neurologische Untersuchung erstreckt sich auf:

■ **Pupillenreflex**: auf Lichteinfall wird die Pupille verengt (#684). In die Neuronenkette von den Stäbchen und Zapfen über den Sehnerv (II) bis zum Nebenkern des N. oculomotorius (III) sind die Nuclei pretectales im Epithalamus, an die oberen Hügel anschließend (prätektal = vor dem Tectum mesencephali), eingeschaltet. Man prüft mehrere Komponenten:
- *Direkte Lichtreaktion*: Man deckt beide Augen ab, damit die Pupillen im Dunkeln weit werden. Dann deckt man ein Auge auf: Die Pupille wird eng. Erfolgt die Untersuchung in einem dunklen Raum, so leuchtet man mit einer Taschenlampe von der Seite in das Auge. Es muß sorgfältig vermieden werden, daß Licht auch in das andere Auge fällt.
- *Konsensuelle Lichtreaktion*: Die beiden Augen reagieren gemeinsam, d.h. Lichteinfall in ein Auge verengt die Pupillen in beiden Augen gleich stark. Man beschattet ein Auge derart, daß man noch die Pupille beobachten kann, und leuchtet dann in das andere. Beim blinden Auge ist die direkte Lichtreaktion erloschen, die konsensuelle Lichtreaktion kann jedoch erhalten sein.
- *Naheinstellungsreaktion*: Akkomodation der Linse und Konvergenz der Augäpfel sind miteinander gekoppelt (weswegen Formfehler des Auges auch zum Schielen führen, #694). Außerdem wird auch noch die Pupille verengt (um die Tiefenschärfe zu vergrößern). An der Naheinstellungsreaktion ist vermutlich eine Bahn von der Sehrinde zum Okulomotorius-Nebenkern beteiligt.
- Nicht über den Hirnstamm läuft die Erweiterung der Pupille bei Aufregung oder starken Schmerzen. Sie ist Ausdruck des gesteigerten Sympathikustonus (#684).

■ **Blickreflexe**: Komplizierte Steuerungsvorgänge liegen den Kopf- und Augenbewegungen zugrunde, die unwillkürlich auf optische und akustische Reize sowie Lageänderungen erfolgen (z.B. optokinetischer Reflex, vestibulookulärer Reflex). Außer dem Hirnstamm (pontines und mesenzephales Blickzentrum) sind auch Großhirnbereiche (optomotorisches und akustisches Blickzentrum) beteiligt. Die Koordination der Augenmuskelkerne mit den übrigen Hirnnervenkernen erfolgt über das innere Längsbündel (Fasciculus longitudinalis medialis).

■ **Masseterreflex**: Schlägt man bei leicht geöffnetem Mund von oben auf das Kinn, so wird der Unterkiefer gehoben. Dies ist der einzige Muskeleigenreflex, der üblicherweise im Hirnnervenbereich geprüft wird. Die traditionelle Bezeichnung „Masseterreflex" ist eigentlich zu eng, weil auch der M. pterygoideus medialis und der M. temporalis beteiligt sind. Korrekter wäre etwa „Kieferschlußreflex". Afferenter und efferenter Schenkel des Reflexes laufen im N. mandibularis (3. Hauptast des N. trigeminus).

■ **Lidschlußreflexe (Blinzelreflexe)**: Die Lider werden geschlossen, wenn dem Auge eine Gefahr droht. Dieser Schutzreflex ist auf verschiedenen Wegen auszulösen:
- Berühren der Hornhaut (Kornealreflex) oder der Bindehaut des Auges (Konjunktivalreflex), z.B. mit der Spitze eines Papiertaschentuchs. Der afferente Schenkel der „trigeminofazialen Reflexe" läuft im N. ophthalmicus (1. Hauptast des N. trigeminus), der efferente im N. facialis (zum M. orbicularis oculi).
- grelle Beleuchtung („optikofazialer Reflex": N. opticus → N. facialis).
- überraschende starke Geräusche („akustikofazialer Reflex": N. cochlearis → N. facialis).

■ **Würgreflex**: Berühren des Zungengrundes, des Gaumenzäpfchens, der Gaumenbogen oder der Rachenwand (mit einem Spatel oder Wattetupfer) löst Kontraktionen der Rachenmuskeln und Brechreiz aus. Afferenter und efferenter Schenkel des Reflexes laufen im N. glossopharyngeus und N. vagus. Ein „Brechzentrum" liegt in der Formatio reticularis des Hirnstamms. Schon in der Antike hat man auf diesem Weg (mit einer Vogelfeder) willkürlich Erbrechen ausgelöst. Auch heute noch versuchen manche Menschen so ihre „schlanke Linie" mit Freßorgien in Einklang zu bringen (Bulimie, gr. bulimia = Ochsenhunger).

#645 Hirnstamm: andere Kerngebiete

■ **Hinterstrangkerne**: Das 2. Neuron der Hinterstrangbahnen beginnt im verlängerten Mark im
- *Nucleus gracilis* (Goll-Kern): verdicktes kraniales Ende des Fasciculus gracilis.
- *Nucleus cuneatus* (Burdach-Kern): verdicktes kraniales Ende des Fasciculus cuneatus.

Die Hinterstrangbahnen wurden bereits in #227-228 beschrieben.

■ **Olivenkerne**:
❶ Die unteren Olivenkerne (im Myelencephalon [Medulla oblongata] [Bulbus]) sind ein Koordinationszentrum, das pyramidale und extrapyramidalmotorische Bahnen mit dem Kleinhirn verbindet:

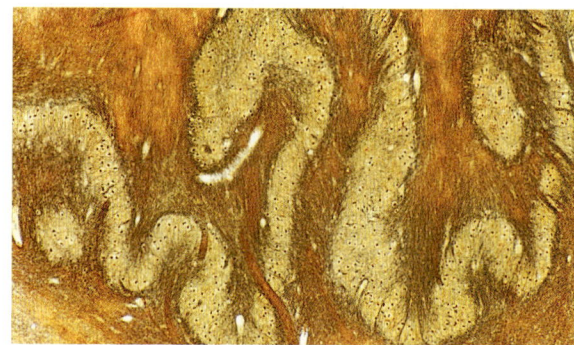

Abb. 645. Mikroskopisches Bild eines Teils des unteren Olivenkerns (Vergrößerung 30fach). Die Markscheiden sind angefärbt, dadurch erscheint die „weiße" Hirnsubstanz dunkel, die „graue" hell! [li1]

- *Complexus olivaris inferior [Nuclei olivares inferiores]* (unterer Olivenkern): im verlängerten Mark. Er ist der größte der Olivenkerne und in Querschnitten des verlängerten Marks an seiner gewellten U-Form leicht zu erkennen (Abb. 645).
- *Nucleus olivaris accessorius medialis + posterior* (Olivennebenkerne).

❷ Der obere Olivenkern (*Nucleus olivaris superior*) in der Brücke ist ein Teil der Hörbahn (#667). Von diesem Kern laufen auch Nervenfasern zum Hörorgan zurück (Tractus olivocochlearis) und steuern dessen Empfindlichkeit.

■ **Brückenkerne** (*Nuclei pontis*): So bezeichnet man die im Vorderteil der Brücke verstreuten Ansammlungen von Nervenzellkörpern. Sie sind in die Bahn vom Großhirn zum Kleinhirn eingeschaltet (*Tractus corticopontinus → Fibrae pontocerebellares*).

■ **Nucleus ruber** (roter Kern): Ein walzenförmiger, im Querschnitt runder Kern beginnt an den oberen Hügeln und reicht bis in das Zwischenhirn. Die rötliche Farbe beruht auf einem eisenhaltigen Pigment. Der Nucleus ruber empfängt Informationen von Großhirn und Kleinhirn und gibt Impulse an Rückenmark, Hirnnerven und zurück an das Kleinhirn ab. Er fördert z.B. das Zusammenspiel der Beuger und der Strecker beim Gehen. 2 Teile:
- *Pars magnocellularis*: großzelliger, phylogenetisch alter Teil (Palaeorubrum).
- *Pars parvocellularis*: kleinzelliger, phylogenetisch junger Teil (Neorubrum).

Störungen des Nucleus ruber: Typische Symptome sind:
- *Ataxie* (gr. ataxía = Unordnung): ungeordnete Bewegungen.
- *Asynergie* (gr. synergeín = mit jemandem zusammenarbeiten): Störung des Zusammenspiels der Muskeln.
- *Intentionstremor*: Mit der Annäherung an das Ziel zittert der Finger beim Finger-Nasen-Versuch usw. immer stärker.
- *Dysdiadochokinese* (gr. diádochos = abwechselnd, kínesis = Bewegung): Schwierigkeiten bei raschen Bewegungsfolgen, z.B. beim Klavierspielen, Schreiben auf der Computertastatur usw.
- *Okulomotoriuslähmung*: weil die Fasern des 3. Hirnnervs den Nucleus ruber durchsetzen.

■ **Substantia nigra** (schwarzer Kern): Die ausgedehnte Nervenzellplatte liegt an der Grenze zwischen dem Tegmentum mesencephali und den Crura cerebri. Sie ist in 2 auch funktionell verschiedene Bereiche zu gliedern:
- *Pars compacta* (schwarze Zone): dorsaler Bereich. Die dunkle Farbe beruht auf ihrem Melaningehalt. Die schwarze Zone produziert Dopamin, das in den Basalganglien als Überträgerstoff benötigt wird. Das Dopamin (chemisch dem Noradrenalin nahe verwandt) gelangt durch axonalen Transport von der Substantia nigra zum Streifenkörper (#662).
- *Pars reticularis* (rote Zone): eisenhaltiger ventraler Bereich.

Parkinson-Krankheit: Störung der Dopaminsynthese führt zum *hypokinetisch-hypertonischen Syndrom* (Paralysis agitans, „Schüttellähmung", James Parkinson, 1755-1824):
- *Hypokinesie*: Bewegungsarmut wegen hohen Muskeltonus. Die natürlichen Mitbewegungen fallen aus. So wird z.B. das Gesicht zum „Maskengesicht", weil das spontane Mienenspiel eingeschränkt ist. Das Gehen ist stark behindert.
- *Rigor* (lat. rigere = starr sein) = Muskelsteife. Der Patient kann die Muskeln nicht entspannen. Bewegt man ein Glied passiv, so gibt die Muskulatur immer nur kleine Wege frei, wie wenn man eine Handbremse über ein Zahnrad anzieht („Zahnradphänomen"). Die Schrift ist klein und zittrig, die Sprache monoton.
- *Ruhetremor* (lat. tremor, tremoris = Zittern): Zittern der Hände mit meist charakteristischen Bewegungen der Finger II-V gegen den Daumen („Geldzählen" oder „Pillendrehen").
- *vermehrte Speichel-, Tränen-, Schweiß- und Talgsekretion* („Salbengesicht").
- Die Patienten sind auch psychisch verlangsamt und affektlabil. Die Parkinson-Krankheit ist autosomal dominant erblich und tritt meist um das 50. Lebensjahr herum auf. Etwa 1 % der über 60jährigen ist befallen. Parkinsonähnliche Erkrankungen kommen nach Hirnentzündungen (Enzephalitis), Vergiftungen, langfristiger Einnahme von Psychopharmaka usw. vor.

■ **Kerngebiete der Vierhügelplatte**: Entsprechend der Herkunft aus der Flügelplatte enthält das Mittelhirndach sensorische Kerngebiete:
- *Colliculi superiores* (obere Hügel): 7schichtige Rindensubstanz. Beim Menschen koordinieren sie Reaktionen auf Lichtreize. Bei Zerstörung werden vom Patienten meist keine Ausfallserscheinungen bemerkt.
- *Colliculi inferiores* (untere Hügel): mit dem unteren Hügelkern (*Nucleus colliculi inferioris*): Teil der Hörbahn und akustisches Reflexzentrum.

#646 Hirnstamm: Formatio reticularis

■ **Begriff**: Unter *Formatio reticularis* (Netzsubstanz = Netzformation, lat. formare = bilden) faßt man die zwischen den größeren Kernen und Bahnen verstreuten Nervenzellgruppen und kurzen Faserzüge zusammen. Es handelt sich überwiegend um kleinere Zellgruppen.

■ **Ausdehnung**: Die Formatio reticularis füllt im Hirnstamm große Teile der Haubenregion (Tegmentum) vom verlängerten Mark bis zum Mittelhirn. Sie erstreckt sich auch in das Rückenmark, wo sie der Seitensäule der grauen Substanz anliegt. Sie hat enge Beziehungen zum Zwischenhirn.

■ **Gliederung**: Während die morphologische Abgrenzung einer Vielzahl kleiner Kerne schon weit fortgeschritten ist, ist deren funktionelle Bedeutung im einzelnen noch mangelhaft erforscht. Es dürfte daher genügen, 3 Kerngruppen herauszugreifen:
- großzellige Kerne: vorwiegend medial gelegen.
- kleinzellige Kerne: vorwiegend lateral gelegen.
- Raphekerne (*Nuclei raphes*): median.

■ **Aufgaben**:
❶ **Koordination der Hirnnerven** untereinander und mit anderen Teilen des Zentralnervensystems: Diese Koordination ist bei den Hirnnerven in besonderem Maße nötig, weil afferente und efferente Fasern nicht wie bei den Spinalnerven durch einen einfachen Reflexbogen innerhalb eines Segments zusammengeschlossen sind. Sie verlaufen in verschiedenen Nerven mit zum Teil weit auseinander liegenden Kerngebieten. Die Formatio reticularis kann man daher weitgehend mit dem Assoziationsapparat des Hirnstamms gleichsetzen, z.B.:
- Ein „pontines Blickzentrum" in den Raphekernen koordiniert die Bewegungen der Augenmuskeln.

❷ **Vegetative Zentren**: Durch Reizung bestimmter Teile der Formatio reticularis des Hirnstamms kann man bei Versuchstieren vegetative Funktionen beeinflussen, so daß der Physiologe von Atem-, Kreislauf-, Schluck- und Brechzentrum usw. spricht. Der Anatom kann hierfür kein umschriebenes Kerngebiet, wie etwa bei den Hirnnervenkernen, zuordnen. Die vegetativen Zentren erstrecken sich vielmehr über größere Bereiche der Formatio reticularis, weil meist auch größere periphere Gebiete koordiniert werden müssen. Bei der Katze reicht z.B. das „Atemzentrum" über den gesamten Querschnitt der Formatio reticularis am kaudalen Ende der 4. Hirnkammer. Beim Menschen ist die Zuordnung bestimmter Hirnstammgebiete zu den einzelnen vegetativen Zentren noch nicht sehr weit vorangeschritten. Die Mehrzahl unserer Informationen über die Funktion des Hirnstamms wurde nicht am Menschen, sondern am Versuchstier (vor allem der Katze) gewonnen.

- *Atemzentrum* (im verlängerten Mark): Bei Reizung kleinzelliger Anteile wird ausgeatmet, bei Reizung großzelliger Anteile wird eingeatmet. Man kann danach schon ein Ex- und ein Inspirationszentrum unterscheiden.
- *Kreislaufzentren*: Ein Pressorzentrum erhöht den Blutdruck, ein Depressorzentrum senkt ihn.
- Weitere Zentren für Schlucken, Erbrechen, Nahrungsaufnahme usw.

❸ **Mitsteuerung der Sensomotorik**: Die Formatio reticularis beeinflußt:
- die afferenten Systeme, z.B. die Schmerzschwelle.
- die efferenten Systeme, z.B. den Muskeltonus.

❹ **Beeinflussung des Bewußtseins und des Gefühls**:
- Das aufsteigende retikuläre Wachsystem, oft abgekürzt ARAS (ascending reticular activating system) hat wesentlichen Anteil an der Steuerung des Wachbewußtseins.
- Die serotoninergen *Raphekerne* gehören zum limbischen System (#668).

#647 Kleinhirn: Aufgaben und Gliederung

■ **Aufgaben**:
- Regeln des Muskeltonus über einen Regelkreis durch Bahnen vom Rückenmark zum Kleinhirn und umgekehrt. „Sinnesorgane" sind dabei die Muskelspindeln.
- Erhalten des Gleichgewichts, daher bestehen enge Beziehungen zum Gleichgewichtsorgan („Stützmotorik").
- Zeitliche Koordination der Bewegungen: Regelkreis Großhirn – Kleinhirn („Zielmotorik").

Ausfallserscheinungen: Die Aufgaben des Kleinhirns werden am deutlichsten bei Kleinhirnstörungen sichtbar. Die Symptome kann man in 2 Gruppen gliedern:

❶ **Koordinationsstörungen**:
- *Ataxie*: Störung des geordneten Bewegungsablaufs infolge mangelnder Koordination der einzelnen Muskeln: Schwanken beim Stehen mit geschlossenen Augen (Standataxie), Torkeln beim Gehen (Gangataxie) vor allem bei Erkrankungen des Kleinhirnwurms. Bei Schäden der Kleinhirnhemisphären sind überwiegend die Gliedmaßen betroffen: z.B. ausfahrende Bewegungen, ungleichmäßige Schrittlänge.
- *Rebound-Phänomen*: begonnene Bewegungen können nicht planmäßig beendet werden, sondern schießen über das Ziel hinaus.
- *Richtungsabweichen*: Beim Gehen mit geschlossenen Augen wird das Ziel nicht erreicht. Die beiden Zeigefinger können ohne Kontrolle des Auges nicht in großem Bogen zusammengeführt werden (Finger-Finger-Versuch). Ebenso verfehlen die Finger die Nasenspitze im Zeigefinger-Nasen-Versuch und die Ferse das Knie im Knie-Hacken-Versuch bei geschlossenen Augen. Das Richtungsabweichen beruht auf der mangelnden Korrektur der Bewegungsentwürfe des Großhirns durch das Kleinhirn.
- *Dysdiadochokinese*: Störung rascher Bewegungsfolgen, z.B. beim Klavierspielen und Maschine Schreiben.
- *Intentionstremor*: Das Zittern der Hände wird stärker bei Bewegungen (im Gegensatz zum Ruhetremor beim Parkinson-Syndrom, #645).
- *Nystagmus* (gr. nystázein = nicken): ruckartige Augenbewegungen zur Herdseite (diese können jedoch viele Ursachen haben).
- *Skandierende Sprache*: Die Patienten sprechen stockend, abgehackt.

❷ **Verminderter Muskeltonus**:
- Läßt man den Patienten im Blindstand beide Arme waagrecht nach vorn strecken, so sinkt der Arm auf der Herdseite allmählich ab, entsprechend auch das hochgehaltene Bein in Rückenlage.
- Ein Gewicht wird in der Hand der kranken Kleinhirnseite schwerer empfunden als in der gesunden.
- Die kranke Körperhälfte ist rascher ermüdbar.

■ **Größe**: Das Kleinhirn füllt den hinter dem Hirnstamm verbleibenden Raum der hinteren Schädelgrube aus (Abb. 647a). Seine kraniale Fläche schmiegt sich dem *Tentorium cerebelli* (Kleinhirnzelt) der harten Hirnhaut an und ist entsprechend dachfirstartig geknickt. Seitenränder und Unterfläche sind gerundet. Rückwärts schneidet die *Falx cerebelli* (Kleinhirnsichel, #632), vorn der Hirnstamm ein. Die Größe wird gewöhnlich mit der eines Gänseeies verglichen (größter Durchmesser etwa 10 cm). Das Kleinhirn wiegt 130–140 g (also etwa 1/10 des Hirngewichts).

■ **Gliederung**: Das Kleinhirn ist nicht nur insgesamt gesehen kleiner als das Großhirn. Auch seine Oberflächengliederung ist feiner. Die überwiegend parallel verlaufenden Furchen liegen nahe beisammen, so daß anstelle von „Windungen" (beim Großhirn) nur „Blätter" (*Folia cerebelli*) der Kleinhirnrinde (*Cortex cerebelli*) dazwischen Platz finden (Abb. 647b).

❶ **Lappen**: Durch 2 tiefer einschneidende Furchen wird das Kleinhirn in 3 Lappen zerlegt:
- *Lobus cerebelli anterior* (Vorderlappen).
- *Lobus cerebelli posterior* (Hinterlappen).
- *Lobus flocculonodularis* („Flöckchen-Knötchen-Lappen").

Die Lappen sind in Läppchen (*Lobuli*) untergliedert, mit zum Teil hübschen Namen: Flöckchen (*Flocculus*), Knötchen (*Nodulus*), Züngelchen (*Lingula cerebelli*), Gipfel (*Culmen*), Abhang (*Declive*) usw. Deren Kenntnis trägt nicht zum Verständnis der Funktion bei und ist deswegen auch nur für Spezialisten nötig.

❷ Deutlicher sichtbar als die Gliederung in Lappen ist die „klassische" Einteilung in
- *Hemispheria cerebelli* (Kleinhirnhemisphären): die paarigen seitlich ausladenden „Kleinhirnhälften".
- *Vermis cerebelli* (Kleinhirnwurm): der unpaare, eingezogene Mittelteil.

Die Trennung von „Wurm" und „Hemisphäre" ist rein äußerlich. Ihr entspricht nicht eine funktionelle Gliederung.

❸ **Phylogenetische Gliederung**:
- *Archicerebellum* (Urkleinhirn, gr. arché = Anfang, archeín = der Erste sein): Lobus flocculonodularis mit der Verbindung zu den Kernen des N. vestibularis (VIII), daher auch „Ve-

Abb. 647. Hirnbasis mit den zwölf Hirnnerven (I-XII):
• Großhirn rosa,
• Kleinhirn gelb,
• Hirnstamm und Hirnnerven weiß. [sb3]

1 Bulbus olfactorius
2 N. opticus
3 N. oculomotorius
4 N. trochlearis
5 N. trigeminus
6 N. abducens
7 N. facialis
8 N. vestibulocochlearis
9 N. glossopharyngeus
10 N. vagus
11 N. accessorius
12 N. hypoglossus
13 Lobus frontalis
14 Lobus temporalis
15 Pons
16 Cerebellum
17 Myelencephalon [Medulla oblongata] [Bulbus]
18 Lobus occipitalis
19 Chiasma opticum
20 Hypophysis [Glandula pituitaria]
21 Diencephalon
22 Ganglion trigeminale
23 Medulla spinalis

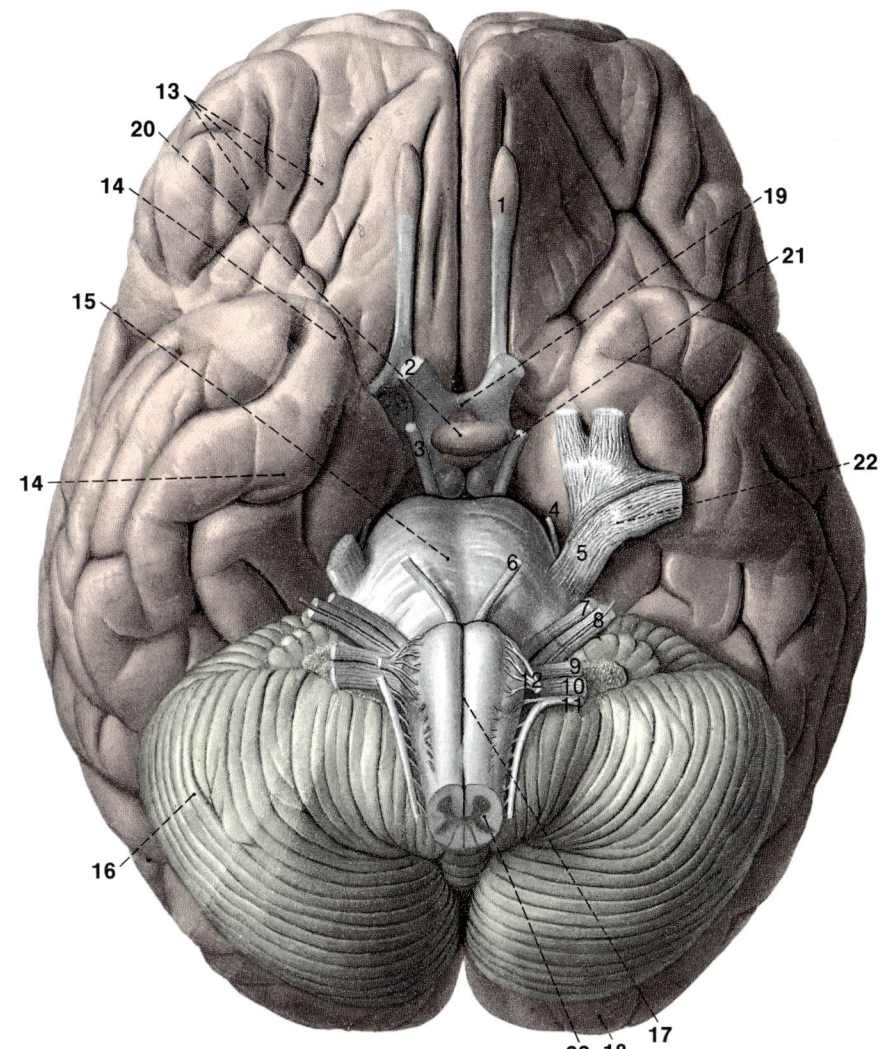

stibulocerebellum" genannt. Es dient dem Erhalt des Gleichgewichts.
• *Paleocerebellum* (Altkleinhirn, gr. palaiós = alt): hauptsächlich Vorderlappen mit der Verbindung zum Rückenmark („Spinocerebellum"). Es koordiniert Bewegungen, an denen beide Körperseiten beteiligt sind.
• *Neocerebellum* (Neukleinhirn, gr. néos = neu): überwiegend Hinterlappen mit der Verbindung über die Brücke zum Großhirn („Pontocerebellum"). Es steuert gleichseitige Extremitätenbewegungen.

■ **Kleinhirnstiele**: Das Kleinhirn ist gewissermaßen im Nebenschluß den übrigen Teilen des Zentralnervensystems angegliedert. Durch 3 Paare von „Stielen" ist es mit ihnen verbunden:
• *Pedunculus cerebellaris superior* (oberer Kleinhirnstiel, lat. pedunculus = Stiel, Verkleinerungsform von pedum = Stab): vom Dach des Mittelhirns, überwiegend efferente Fasern (ausgenommen Tractus spinocerebellaris anterior).
• *Pedunculus cerebellaris medius* (mittlerer Kleinhirnstiel), auch „Brückenarm" genannt: von der Brücke, afferente Bahnen (vom Großhirn).
• *Pedunculus cerebellaris inferior* (unterer Kleinhirnstiel): vom verlängerten Mark, überwiegend afferent.

#648 Kleinhirn: Feinbau

■ **Gliederung**: Auf Schnitten durch das Kleinhirn (Abb. 648a) sieht man, daß
• die graue Substanz die Kleinhirnrinde (*Cortex cerebelli*) und eine Reihe von Kernen (*Nuclei cerebelli*).
• die weiße Substanz den Markkörper (*Corpus medullare cerebelli*) bildet.
Die Kleinhirnblätter um den verzweigten Markkörper verleihen dem Schnittbild ein baumartiges Aussehen, weshalb man seit langem vom „Lebensbaum" (*Arbor vitae cerebelli*, lat. arbor, arboris = Baum) spricht.

■ **Kleinhirnrinde** (*Cortex cerebelli*): Sie ist viel stärker gefaltet als die Großhirnrinde. Obwohl das Kleinhirn nur etwa 1/10 des Volumens des Großhirns hat, erreicht die Kleinhirnrinde etwa ¾ der Oberfläche des Großhirns.

❶ **Schichten der Kleinhirnrinde**:
• *Stratum moleculare* (Außenschicht, lat. molecularis = feinteilig, moles = Masse): vorwiegend Nervenfasern, wenig Nervenzellkörper: Sternzellen, Korbzellen.
• *Stratum purkinjense* (Schicht der Purkinje-Zellen): schmale Zwischenschicht mit den großen Zellkörpern der

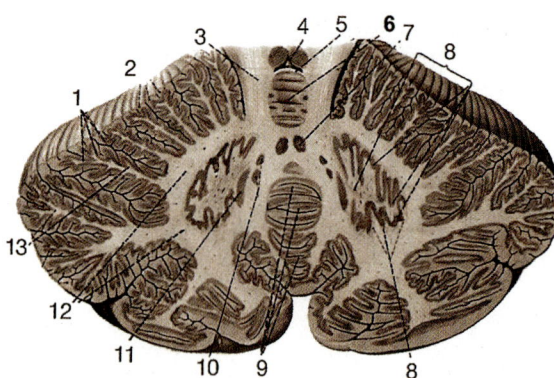

Abb. 648a. Horizontalschnitt durch das Kleinhirn. *[bg3]*

1 Cortex cerebelli
2 Folia cerebelli
3 Pedunculus cerebellaris superior
4 Ventriculus quartus
5 Velum medullare superius
6 Lingula cerebelli
7 Nucleus fastigii [medialis cerebelli]
8 Nucleus dentatus [lateralis cerebelli]
9 Vermis cerebelli
10 Nucleus interpositus posterior [Nucleus globosus]
11 Nucleus interpositus anterior [Nucleus emboliformis]
12 Corpus medullare cerebelli
13 Laminae albae

Purkinje-Zellen (von Jan Evangelista Purkyne, Physiologe in Breslau und Prag, 1837 beschrieben). Die „birnförmigen" (lat. pirum = Birne) Zellkörper haben einen Durchmesser von etwa 30-70 µm und liegen in einer Schicht nebeneinander. Ihre Dendriten verzweigen sich spalierobstartig in der Außenschicht, rechtwinklig zu den Furchen.
• *Stratum granulosum* (Körnerschicht): dichte Lage kleiner Körnerzellen und einzelner großer Golgi-Zellen (Camillo Golgi, Anatom in Pavia und Siena, Nobelpreis 1906).
Außer den Nervenzellen findet man in der Kleinhirnrinde auch verschiedene Formen von Gliazellen.

❷ **Efferente Fasern** der Kleinhirnrinde sind einzig die Axone der Purkinje-Zellen. Sie ziehen größtenteils zu den Kleinhirnkernen, einige auch zu den Vestibulariskernen. Von den Axonen abzweigende Kollateralen bilden Synapsen mit benachbarten Golgi- und Korbzellen sowie mit dem eigenen Zellkörper.

❸ **Afferente Fasern** der Kleinhirnbahnen enden entweder direkt an den Dendriten der Purkinje-Zellen oder unter Zwischenschaltung der Körner-, Korb- und Sternzellen:
• Die *„Kletterfasern"* ranken sich wie Schlingpflanzen an den Dendriten der Purkinje-Zellen empor, und bilden mit diesen zahlreiche Synapsen. Es handelt sich vorwiegend um Fasern von den Olivenkernen.
• Als *„Moosfasern"* verzweigen sich die afferenten Bahnen von der Brücke, den Vestibulariskernen und dem Rückenmark in der Körnerschicht. Jede Moosfaser endet mit etwa 20-30 „Rosetten". Jede dieser Rosetten ist mit 300-400 Synapsen von Körnerzelldendriten besetzt.
• Die *„Parallelfasern"* sind die Axone der Körnerzellen, die zunächst in der Außenschicht aufsteigen, und sich dort T-förmig aufspalten. Sie verlaufen dann parallel zu den Furchen und damit rechtwinklig zu den Dendriten der Purkinje-Zellen. Sie können deswegen zahlreiche Purkinje-Zellen verbinden. Über die Parallelfasern werden die aus den Moosfasern kommenden Informationen auf die Purkinje-Zellen übertragen.

❹ Die **Purkinje-Zellen** sind die zentralen Zellen der Kleinhirnrinde (Abb. 648b). Ihre Gesamtzahl wird auf 15 Millionen geschätzt. Eine Purkinje-Zelle bildet mit
• einer einzigen Kletterfaser (erregend),
• je 20-30 Korb- und Sternzellen (hemmend),
• aber mit etwa 180 000 Parallelfasern (erregend) Synapsen. Auf eine Purkinje-Zelle entfallen etwa 1000 Körnerzellen.

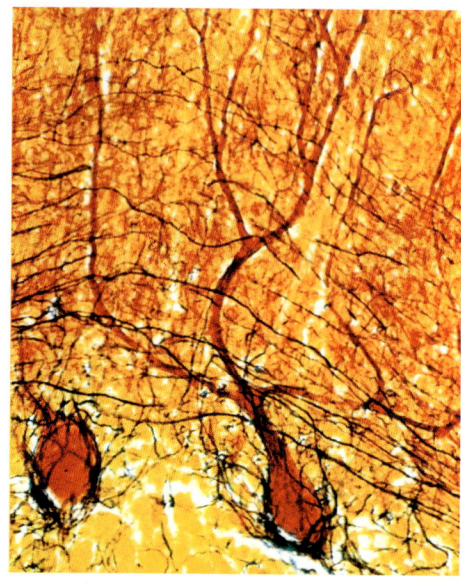

Abb. 648b. Purkinje-Zellen aus dem Kleinhirn. *[li1]*

■ **Kleinhirnkerne**: Im Markkörper des Kleinhirns liegen auf jeder Seite 4 Kerne:
• *Nucleus dentatus [lateralis cerebelli]* (Zahnkern, lat. dens, dentis = Zahn): in der Form ähnlich dem unteren Olivenkern, nur größer (etwa 2 cm Durchmesser).
• *Nucleus interpositus anterior [Nucleus emboliformis]* (Pfropfkern, lat. embolus = Pfropf): etwa 1,5 cm lang.
• *Nucleus interpositus posterior [Nucleus globosus]* (Kugelkern, lat. globus = kugelrunde Masse): etwa 5 mm Durchmesser.
• *Nucleus fastigii [medialis cerebelli]* (Dachkern, lat. fastigium = Giebel): im Dach der 4. Hirnkammer, eiförmig, etwa 1 cm lang.
An den Kleinhirnkernen endet die weitaus überwiegende Mehrzahl der Axone der Purkinje-Zellen. Von den Kleinhirnkernen gehen die efferenten Bahnen des Kleinhirns aus (#649).

#649 Bahnen des Hirnstamms

Vorbemerkung: Der Hirnstamm enthält eine Fülle kürzerer und längerer Bahnen, die man nach vielen Gesichtspunkten gliedern kann. Die Gliederung in Tab. 649 ist ein didaktischer Kompromiß, der nur die wichtigsten Bahnen berücksichtigt.

■ **Durchlaufende Bahnen**:
❶ Absteigend ohne Schaltung:
• *Fibrae corticospinales* der Pyramidenbahn (*Tractus pyramidalis*): von der vorderen Zentralwindung der Großhirnrinde zu den Vordersäulen des Rückenmarks (#226). Die Fasern der Willkürmotorik nehmen den mittleren Bereich

der Großhirnschenkel ein. Dabei sind die Axone somatotopisch geordnet: Die Fasern für die Hirnnervenkerne (Fibrae corticonucleares, s.u.) liegen medial, die für die Vorderhornzellen des Rückenmarks lateral.

❷ Aufsteigend ohne Schaltung (im *Lemniscus spinalis [Tractus anterolaterales]*):
• *Tractus spinothalamicus anterior*: protopathische Sensibilität (Druck).
• *Tractus spinothalamicus lateralis*: protopathische Sensibilität (Schmerz, Temperatur).

❸ Aufsteigend mit Schaltung:
• *Lemniscus medialis* (innere Schleife, gr. lémnos = Schlinge): Fortsetzung der Hinterstrangbahn (epikritische Sensibilität) vom Nucleus gracilis und Nucleus cuneatus zum Thalamus, systematische Bezeichnung wäre Tractus bulbothalamicus (Bulbus, in der Terminologia Anatomica von 1998 offizielle Alternative für Myelencephalon und Medulla oblongata, wird vor allem in den Namen von Bahnen und in klinischen Begriffen, z.B. Bulbärparalyse, verwendet): Die Fasern kreuzen oberhalb der Kerne die Mittellinie (Schleifenkreuzung = *Decussatio lemnisci medialis*) und steigen dann gemeinsam mit Fasern von den Trigeminus-Endkernen (*Lemniscus trigeminalis*) auf.

Tab. 649. Wichtige Bahnen des Hirnstamms		
Durchlaufende Bahnen	Absteigend ohne Schaltung	• Fibrae corticospinales der Pyramidenbahn
	Aufsteigend ohne Schaltung	• Tractus spinothalamicus anterior + lateralis
	Aufsteigend mit Schaltung	• Lemniscus medialis
Bahnen zum Kleinhirn	Vom Rückenmark	• Tractus spinocerebellaris anterior + posterior
	Von Kernen des Hirnstamms	• Tractus olivocerebellaris • Fibrae arcuatae externae anteriores + posteriores • von Formatio reticularis • von Vestibulariskernen
	Vom Großhirn	• Tractus corticopontinus → • Fibrae pontocerebellares
Bahnen vom Kleinhirn	Im Pedunculus cerebellaris superior	• vom Nucleus dentatus [lateralis cerebelli] zu Thalamus und Nucleus ruber
	Im Pedunculus cerebellaris inferior	• von Nucleus fastigii [medialis cerebelli] + Kleinhirnrinde zu Hirnstammkernen
Bahnen, die im Hirnstamm enden oder beginnen	Absteigend	• Fibrae corticonucleares der Pyramidenbahn • Von Tractus opticus und Corpus geniculatum laterale zu Nuclei pretectales und Colliculi superiores
	Aufsteigend	• Lemniscus trigeminalis • Lemniscus lateralis • Von Formatio reticularis zur Großhirnrinde
	Auf- und absteigend	• Fasciculus longitudinalis medialis • Fasciculus longitudinalis posterior [dorsalis] • Von Nucleus ruber und Substantia nigra zu Basalganglien und Olivensystem • Tractus mesencephalicus nervi trigemini

■ **Bahnen zum Kleinhirn**:
❶ Vom Rückenmark (#227) ohne Schaltung:
• *Tractus spinocerebellaris anterior* (vordere Kleinhirn-Seitenstrang-Bahn): zum oberen Kleinhirnstiel, Tiefensensibilität.
• *Tractus spinocerebellaris posterior* (hintere Kleinhirn-Seitenstrang-Bahn): zum unteren Kleinhirnstiel, Tiefensensibilität.

❷ Von Kernen des Hirnstamms:
• *Tractus olivocerebellaris* (Oliven-Kleinhirn-Bahn): aus dem unteren Olivenkern zum unteren Kleinhirnstiel. Der untere Olivenkern sammelt Informationen aus verschiedenen Abschnitten des Zentralnervensystems und führt sie dann dem Kleinhirn zu.
• *Fibrae arcuatae externae anteriores + posteriores* (vordere + hintere äußere Bogenfasern): aus dem Kerngebiet der Hinterstrangbahnen vom *Nucleus cuneatus accessorius* zum unteren Kleinhirnstiel, Tiefensensibilität.
• von der Formatio reticularis: Informationen aus dem Bereich der vegetativen Zentren und der Hirnnervenkerne, über den unteren Kleinhirnstiel.
• vom Gleichgewichtsorgan: von den Vestibulariskernen im Boden des Seitenfortsatzes des 4. Ventrikels über den unteren Kleinhirnstiel zum Urkleinhirn mit Moosfasern.

❸ Vom Großhirn:
• Großhirn-Brücken-Kleinhirn-Bahn (*Tractus corticopontinus* → *Nuclei pontis* → *Fibrae pontocerebellares*): vom Großhirn zur Brücke und von dort zum Kleinhirn. Die Fasern liegen im Großhirnschenkel medial und lateral der Pyramidenbahn. Nach der Umschaltung in den Brückenkernen bildet die Fasermasse den mittleren Kleinhirnstiel. Sie endet als Moosfasern an den Körnerzellen. Dem Kleinhirn werden auf diesem Weg von den Assoziationszentren des Großhirns Bewegungsentwürfe zur Koordination mitgeteilt.

■ **Bahnen vom Kleinhirn**:
• Kleinhirn-Thalamus-Bahn: vom Nucleus dentatus [lateralis cerebelli] des Kleinhirns durch den oberen Kleinhirnstiel zum Thalamus. Von dort geht die Bahn weiter zur vorderen Zentralwindung der Großhirnrinde und beeinflußt damit den Ausgangspunkt der Pyramidenbahn.
• Vom Nucleus dentatus [lateralis cerebelli] zum Nucleus ruber: Teile des basalen motorischen Systems.
• zu Hirnstammkernen: vom Nucleus fastigii [medialis cerebelli] sowie von der Kleinhirnrinde direkt zu den Vestibulariskernen und zur Formatio reticularis. Von dort werden Informationen an das Rückenmark weitergegeben.

■ **Im Hirnstamm beginnende oder endende Bahnen**
❶ Absteigende Bahnen:
• *Fibrae corticonucleares* der Pyramidenbahn (*Tractus pyramidalis*): gekreuzte und ungekreuzte Fasern von der vorderen Zentralwindung der Großhirnrinde zu den motorischen Hirnnervenkernen, ausschließlich gekreuzt nur für den N. abducens (VI), für den unteren Gesichtsbereich des N. facialis (VII) und für den N. hypoglossus (XII). Willkürmotorik.
• Verbindungen der zentralen Sehbahn zu den Kernen der Augenmuskelnerven: Vom *Tractus opticus* bzw. vom *Corpus geniculatum laterale* zweigen Fasern zu den oberen Hügeln und den prätektalen Kernen ab. Über diese werden die Bewegungen der äußeren und inneren Augenmuskeln optisch gesteuert.

❷ Aufsteigende Bahnen:
- *Lemniscus trigeminalis*: von Trigeminus-Endkernen zum Thalamus, schließt sich Lemniscus medialis an.
- *Lemniscus lateralis* (äußere Schleife): Teil der Hörbahn (#667) zwischen Trapezkörper (*Corpus trapezoideum*) und unterem Hügel (*Colliculus inferior*). Der Trapezkörper ist eine charakteristische Achterfigur von Fasern, die vom vorderen Kochleariskern zur Gegenseite kreuzen und dabei 2 Kerne umkreisen: den Kern des Trapezkörpers und den oberen Olivenkern.
- Verbindungen der Formatio reticularis über den Thalamus zur Großhirnrinde: Die in der Formatio reticularis enthaltenen vegetativen Zentren, z.B. für Atmung, Nahrungsaufnahme, Raumorientierung usw. beeinflussen durch aufsteigende Bahnen die Ursprungsbereiche der Pyramidenbahn in der Großhirnrinde und andere Großhirnzentren.

❸ Auf- und absteigende Bahnen:
- *Fasciculus longitudinalis medialis* (inneres Längsbündel): Es verbindet die Augenmuskelkerne mit den Vestibularis- und Kochleariskernen (VIII) und weiteren Hirnnervenkernen. Es gehört zum Assoziationsapparat der Formatio reticularis (#646). Über das innere Längsbündel werden reflektorische Augenbewegungen auf Schallreize, Lageänderungen usw. gesteuert. Einbezogen sind die mit den Augenbewegungen verbundenen Kopf- und Rumpfbewegungen, z.B. Drehen des Kopfes bei Blick zur Seite usw.
- *Fasciculus longitudinalis posterior [dorsalis]* (hinteres Längsbündel, auch Schütz-Bündel genannt): Ein Faserzug im „zentralen Höhlengrau" (Substantia grisea centralis) um den Aqueductus mesencephali verbindet den Hypothalamus des Zwischenhirns mit den vegetativen Hirnnervenkernen: Okulomotorius-Nebenkern, Speichelkerne, dorsaler Vaguskern usw.
- Von Nucleus ruber und Substantia nigra zu Basalganglien und Olivensystem.
- *Tractus mesencephalicus nervi trigemini*: Er führt afferente Fasern von den Muskelspindeln der Kaumuskeln zum Nucleus mesencephalicus nervi trigemini und efferente Fasern von diesem Kern zum Nucleus motorius nervi trigemini (Kaumuskelreflexe).

Hemiplegia-alternans-Syndrome: Eine örtlich begrenzte Läsion des Hirnstamms, z.B. durch eine Geschwulst oder eine Durchblutungsstörung, führt meist zur Schädigung von Hirnnervenkernen und von Bahnen. Die zu den Hirnnervenkernen gehörenden Innervationsgebiete liegen (ausgenommen von N. trochlearis) auf der gleichen Seite. Die Bahnen hingegen kreuzen überwiegend erst kaudal vom Hirnstamm zur Gegenseite. Typisch für Hirnstammsyndrome ist daher die Kombination von
- schlaffen Lähmungen auf der Herdseite.
- spastischen Muskelschwächen und Sensibilitätsstörungen (oft von dissoziiertem Charakter, #228) auf der Gegenseite.

Verwechslungsmöglichkeiten: Die meisten Bahnen des Zentralnervensystems enthalten in ihren Namen Angaben über Ziel oder Lage, so daß sie gut zuzuordnen sind. Es gibt jedoch einige wichtige Bahnen, aus deren Namen man wenig entnehmen kann und die daher vom Anfänger oft verwechselt werden:

❶ Lemnisci („Schleifen"): im Hirnstamm liegen nahe beisammen:
- *Lemniscus medialis*: die Fortsetzung der Hinterstrangbahnen des Rückenmarks (epikritische Sensibilität).
- *Lemniscus lateralis*: Teil der Hörbahn.
- *Lemniscus spinalis [Tractus anterolaterales]*: Tractus spinothalamici (protopathische Sensibilität).
- *Lemniscus trigeminalis*: sensorische Bahn des N. trigeminus.

❷ Fasciculi longitudinales („Längsbündel"):
- *Fasciculus longitudinalis medialis*: zwischen Hirnnervenkernen für reflektorische Augenbewegungen.
- *Fasciculus longitudinalis posterior [dorsalis]*: vom Hypothalamus bis zum Rückenmark, Koordination vegetativer Funktionen.
- *Fasciculus longitudinalis superior [Fasciculus arcuatus]* + *inferior*: Assoziationsbahnen im Großhirnmark.

6.5 Zwischenhirn (Diencephalon)

#651 Gliederung: Epithalamus, Thalamus, Subthalamus, *Hemiballismus*, Hypothalamus
#652 Thalamus: Kerngebiete, *Thalamussyndrom*
#653 Thalamus: subkortikale + kortikale Verbindungen
#654 Hypothalamus: Kerngebiete, Steuerhormone
#655 Hypothalamus: Bedeutung
#656 Hypothalamus: Verbindungen
#657 Hypophyse: Lage, Gliederung, Hormone
#658 Hypophyse: Feinbau, *Geschwülste*
#659 Corpus pineale (Zirbeldrüse)
⇒ #535 Steuerung des Geschlechtszyklus
⇒ #617 Entwicklung von Zwischenhirn und Hypophyse
⇒ 6.4 Hirnstamm und Kleinhirn
⇒ 6.6 Großhirn

#651 Gliederung

Das Zwischenhirn ist weitgehend vom Großhirn umgeben. Lediglich an der Hirnbasis wird ein Teil des Zwischenhirns an der Hirnoberfläche sichtbar. Die Grenzen des Zwischenhirns zu den benachbarten Hirnteilen sind fließend. Es ist daher einfacher zu definieren, was zum Zwischenhirn gehört, als wo die Grenzen liegen. Das Zwischenhirn umschließt den medianen Spaltraum des dritten Ventrikels (#637) und wird durch diesen in 2 symmetrische Hälften zerlegt (Abb. 651a + b). Es ist in 4 Abschnitte zu gliedern:
- *Thalamus* (gr. thálamos = Schlafgemach): wichtigste zentrale Schaltstelle aller zum Großhirn aufsteigenden Bahnen, u.a. auch der Sehbahn (daher früher Thalamus opticus genannt, der deutsche Name „Sehhügel" greift einseitig diese Funktion heraus).
- *Hypothalamus* („Unterschlafgemach", ohne gängige deutsche Bezeichnung): vom Thalamus durch den *Sulcus hypothalamicus*, eine Längsfurche in der Wand des dritten Ventrikels, getrennt. Der Hypothalamus beherbergt übergeordnete vegetative Zentren, neurosekretorische Kerne und Teile der Sehbahn.
- *Epithalamus* („Oberschlafgemach"): liegt dem Thalamus oben an. Zu ihm gehört u.a. die Zirbeldrüse.
- *Subthalamus* (auch ein „Unterschlafgemach": lat. sub = gr. hypó = unter, unterhalb): mit basalen motorischen Zentren.

■ **Epithalamus**: Der oberhalb und dorsal des Thalamus gelegene kleine Teil des Zwischenhirns umfaßt im wesentlichen 4 Abschnitte:

❶ *Corpus pineale* (Zirbeldrüse): ⇒ #659.

❷ *Habenula* (Zügel, lat. habenula = Zügel): die hinteren Enden zweier wie Zügel auf die Zirbeldrüse zulaufender Markstreifen (*Striae medullares*), deren vordere Teile auch der Befestigung des Plexus choroideus des dritten Ventrikels dienen.
- Die *Nuclei habenulares* (Zügelkerne) verknüpfen vermutlich Geruchsempfindungen mit vegetativen Funktionen,

z.B. Speichelsekretion beim Riechen von Speisen, und koordinieren basales motorisches und limbisches System.
• Die beiden Habenulae sind durch die *Commissura habenularum* verbunden.
• Wichtige efferente Bahn ist der *Tractus habenulointerpeduncularis [Fasciculus retroflexus]* (Meynert-Bündel) zum Nucleus interpeduncularis im Mittelhirn.

❸ *Nuclei pretectales* (prätektale Kerne): Ihre Bedeutung für den Pupillenreflex war bereits erwähnt worden (#645).

❹ *Commissura posterior [epithalamica]* (hintere Querverbindung): Kommissurenbahnen, z.B. für optische Reflexe, wie den konsensuellen Pupillenreflex (auf Belichtung eines Auges werden die Pupillen in beiden Augen enger).

■ **Thalamus**: Darunter faßt man einen eiförmigen Komplex zahlreicher Einzelkerne zusammen, der den oberen Teil der Seitenwand des dritten Ventrikels bildet. Vom Zentralteil des Seitenventrikels wird er nur durch eine Schicht von Ependymzellen getrennt.
• Die beiden Thalami verschmelzen oft in einem kleinen Bereich der Mittelebene (*Adhesio interthalamica*).
• Das verbreiterte hintere Ende wird *Pulvinar* (lat. pulvinar, pulvinaris = Kissen) genannt.
• An dessen Unterseite wölbt sich der *Metathalamus* mit den beiden Kniehöckern vor: *Corpus geniculatum mediale* + *laterale*, Teile der Hörbahn bzw. der Sehbahn.

■ **Subthalamus**: Er setzt gewissermaßen das Tegmentum mesencephali in das Zwischenhirn fort. Auch in ihm liegen wichtige Teile des basalen motorischen Systems:
• *Globus pallidus*: Er schließt sich den Basalganglien des Großhirns an und wird deshalb traditionsgemäß bei diesen abgehandelt (#662).
• *Nucleus subthalamicus* (Luys-Körper, Jules Luys, Neurologe in Paris, 1828-1897): Er tritt erst bei den Säugetieren auf und ist bei den Primaten am stärksten entfaltet. Er erregt den Globus pallidus und hemmt damit die Motorik der gegenüberliegenden Körperhälfte.

Hemiballismus (gr. hémisys = halb, ballismós = das Tanzen): Für den Ausfall des Nucleus subthalamicus sind spontan einsetzende Schleuderbewegungen der Arme und Beine der gegenüberliegenden Körperseite charakteristisch.

■ **Hypothalamus**: Er bildet den unteren Teil der Seitenwand und den Boden der dritten Hirnkammer. Er ist der einzige am Hirnpräparat ohne Wegnahme des Großhirns sichtbare Teil des Zwischenhirns.
• *Corpus mammillare* („Brustwarzenkörper"): paarige Vorwölbungen zwischen den zum Mittelhirn konvergierenden Großhirnstielen, Teile des limbischen Systems (#668).
• *Tuber cinereum* („grauer Höcker", lat. cinereus = aschgrau, cinis, cineris = Asche): unpaare Vorwölbung zwischen den Mammillarkörpern und Infundibulum.
• *Infundibulum* (Hypophysenstiel, lat. Trichter): vom höchsten Punkt des *Tuber cinereum* durch das den Türkensattel bedeckende Blatt der harten Hirnhaut (*Diaphragma sellae*) zur Hypophyse.
• *Neurohypophysis* (Hinterlappen der Hypophyse): gehört entwicklungsgeschichtlich und funktionell zum Zwischenhirn. Am Präparat ist die Hypophyse meist abgerissen, weil sie vom Diaphragma sellae festgehalten wird, wenn das Gehirn aus der Schädelhöhle entnommen wird.

• *Chiasma opticum* (Sehnervenkreuzung): Vor dem Hypophysenstiel kreuzen die von den nasalen Netzhauthälften kommenden Axone des Sehnervs, während die von den temporalen ungekreuzt weiterziehen.
• *Tractus opticus* (Sehstrang): Von der Sehnervenkreuzung an heißt der Sehnerv Sehstrang. Dieser umrundet die Großhirnstiele und endet im äußeren Kniehöcker (*Corpus geniculatum laterale*) des Thalamus.

• Bei Zerstörung der Sehnervenkreuzung, z.B. durch Hypophysentumoren (#658), kommt es zur bitemporalen Hemianopsie, weil die temporalen Gesichtsfeldhälften ausfallen („Scheuklappenblindheit").
• Bei Zerstörung des Sehstrangs fallen die gleichseitigen Netzhauthälften und damit die gegenüberliegende Gesichtsfeldhälfte aus (kontralaterale homonyme Hemianopsie).

#652 **Thalamus: Kerngebiete**

Im Thalamus werden bereits über 100 Kerne unterschieden, von denen über 30 auch schon in die internationale Nomenklatur aufgenommen wurden. Die Einzelkenntnis ist nur für den Neurochirurgen interessant. Es genügt daher, sich die funktionelle Gliederung klarzumachen und beispielhaft einige Kerne zu erwähnen. Die Nomenklatur der Thalamuskerne ist auf den ersten Blick etwas verwirrend:
• Die Bezeichnungen der Terminologia Anatomica stimmen mit den in der Physiologie gebräuchlichen nicht völlig überein.
• Die Richtungsbegriffe ventralis und dorsalis werden hier im Sinne von unten und oben (wie bei den Labortieren, an denen die Erkenntnisse gewonnen wurden) gebraucht. Sie sind nicht identisch mit anterior und posterior. Deswegen sind zunächst widersprüchlich erscheinende Bezeichnungen wie Nuclei ventrales posteriores möglich.

■ **Gliederung der Thalamuskerne** (Tab. 652):
❶ **Spezifische Schaltkerne**:
• *Spezifische sensorische Schaltkerne* (Projektionskerne = Relaiskerne): In ihnen werden alle von der Peripherie zum Großhirn verlaufenden Informationen auf ein neues Neuron umgeschaltet. Jeder Zelle im Thalamus entspricht ein bestimmter Bereich der Großhirnrinde („Punkt-für-Punkt-Projektion").

Gruppe:	Kern:	Aufgabe:
Spezifische sensorische Schaltkerne	Nucleus ventralis posterolateralis	Sensibilität aus Spinalnerven
	Nucleus ventralis posteromedialis	Sensibilität Kopf + Geschmack
	Nucleus corporis geniculati medialis	Teil der Hörbahn
	Nucleus corporis geniculati lateralis	Teil der Sehbahn
Spezifische motorische Schaltkerne	Nucleus ventralis anterior + intermedius	Koordination von Kleinhirn + basalem motorischen System
Unspezifische Schaltkerne	Nuclei intralaminares thalami (centromedianus, parafascicularis)	Teile des retikulären Systems
	Nuclei anteriores (anterodorsalis, anteromedialis, anteroventralis)	Teile des limbischen Systems
Assoziationskerne	Nucleus dorsalis anterior + posterior, Nuclei pulvinares	Integration der verschiedenen Sinnesempfindungen
	Nuclei mediales	Enge Beziehung zur präfrontalen Hirnrinde („Persönlichkeit")

Tab. 652. Thalamuskerne (Auswahl)

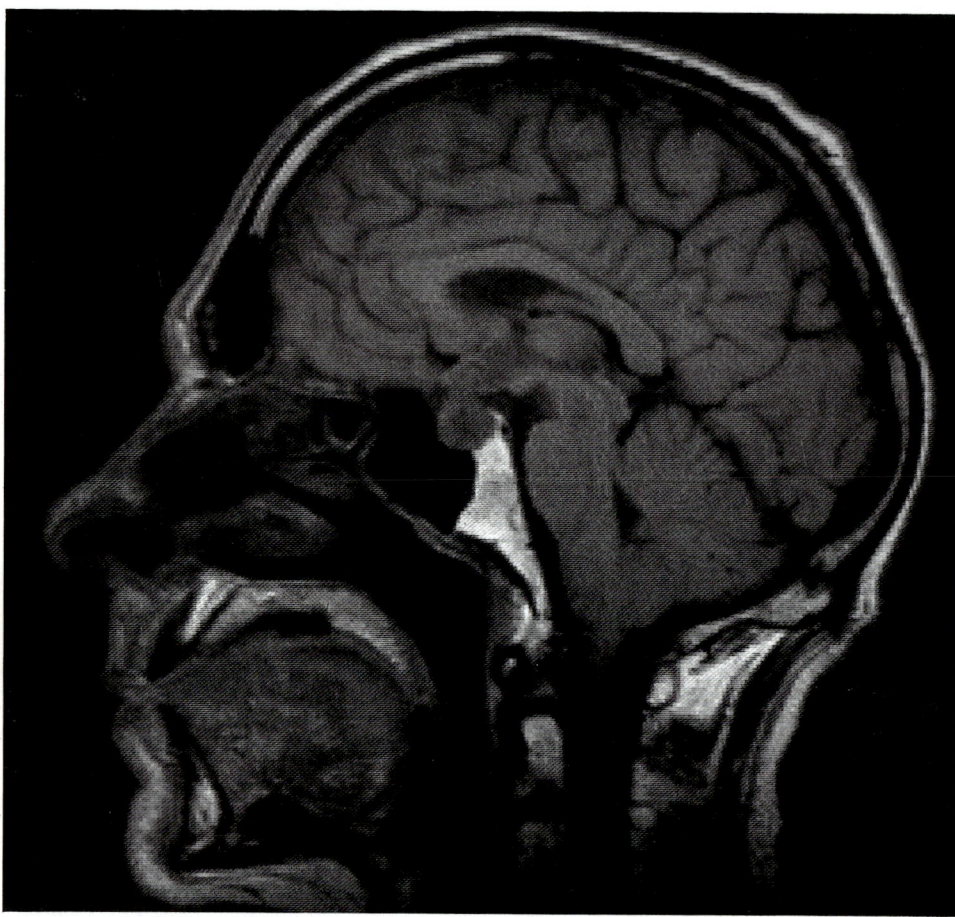

Abb. 651a. Paramedianes Kernspintomogramm (MRT) durch den Kopf etwas seitlich der Medianebene. Die Großhirnwindungen und –furchen sind deutlich zu erkennen. Man vergleiche die Abb. 637, 651b und 661b. Die Hypophyse scheint etwas vergrößert zu sein (Tumor?). [he2]

• *Spezifische motorische Schaltkerne*: Kerngebiete zur Koordination der Bewegungen für Informationen aus anderen Hirnteilen (Kleinhirn, motorische Zentren im Hirnstamm und in den Basalganglien).
• Zwischen der Großhirnrinde und den spezifischen Schaltkernen bestehen enge wechselseitige Beziehungen durch rückläufige kortikothalamische Bahnen. Sie steuern vermutlich die Empfindlichkeit der Thalamuskerne. Werden Teile der Großhirnrinde zerstört, so gehen („Punkt für Punkt") auch die entsprechenden Zellen des Thalamus zugrunde, nicht jedoch umgekehrt.

❷ **Unspezifische Schaltkerne**: Kleine Kerngebiete des Thalamus empfangen Informationen vorwiegend aus der Formatio reticularis (Netzsubstanz) des Hirnstamms und geben diese diffus an größere Rindenbereiche des Großhirns weiter. Die Leitung dauert sehr lange. Man nimmt daher die Zwischenschaltung weiterer Neurone an. Ein möglicher Weg geht zunächst zu den Basalganglien, von dort zurück zu den spezifischen Thalamuskernen und von da zur Großhirnrinde.

❸ **Assoziationskerne**: Den größten Teil des Thalamus nehmen Kerngebiete ein, die keine direkten Informationen aus der Peripherie beziehen, sondern „Wechselgespräche" mit der Großhirnrinde führen.

■ **Thalamussyndrom**: Bei Erkrankungen des Thalamus treten folgende Symptome in der gegenüberliegenden Körperhälfte auf:
• Störung der Bewegungs- und Lageempfindung.

• Verlust der Oberflächensensibilität für einzelne oder alle Qualitäten.
• Durch Schmerzmittel nicht beeinflußbare Dauerschmerzen, die sich bei Erregung verstärken.
• Lang anhaltende Schmerzen nach Hautreizen.
• Weitere Störungen je nach Sitz des Schadens, z.B. Schwerhörigkeit, Gesichtsfeldausfälle usw.

#653 Thalamus: Verbindungen

Der Thalamus ist verbunden mit
• Kerngebieten des Hirnstamms, des Kleinhirns und des Rückenmarks. Diese überwiegend afferenten Bahnen zu den Projektionskernen des Thalamus sind bereits beschrieben worden (#649).
• Basalganglien und Hypothalamus („subkortikale Verbindungen").
• Großhirnrinde („kortikale Verbindungen").
Hinzu kommen Fasern zwischen den einzelnen Kernen des Thalamus (*Fibrae intrathalamicae*).

■ **Subkortikale Verbindungen**:
• *Fasciculus mammillothalamicus*: vom Nucleus mammillaris medialis zu den zum limbischen System (#668) gehörenden Kernen des Thalamus und von dort weiter zum *Gyrus cinguli* (Gürtelwindung).
• Verbindungen mit den Basalganglien: Zwischen dem Thalamus und den Basalganglien gibt es intensive Wechselbeziehungen, u.a. durch die *Ansa lenticularis* (Linsen-

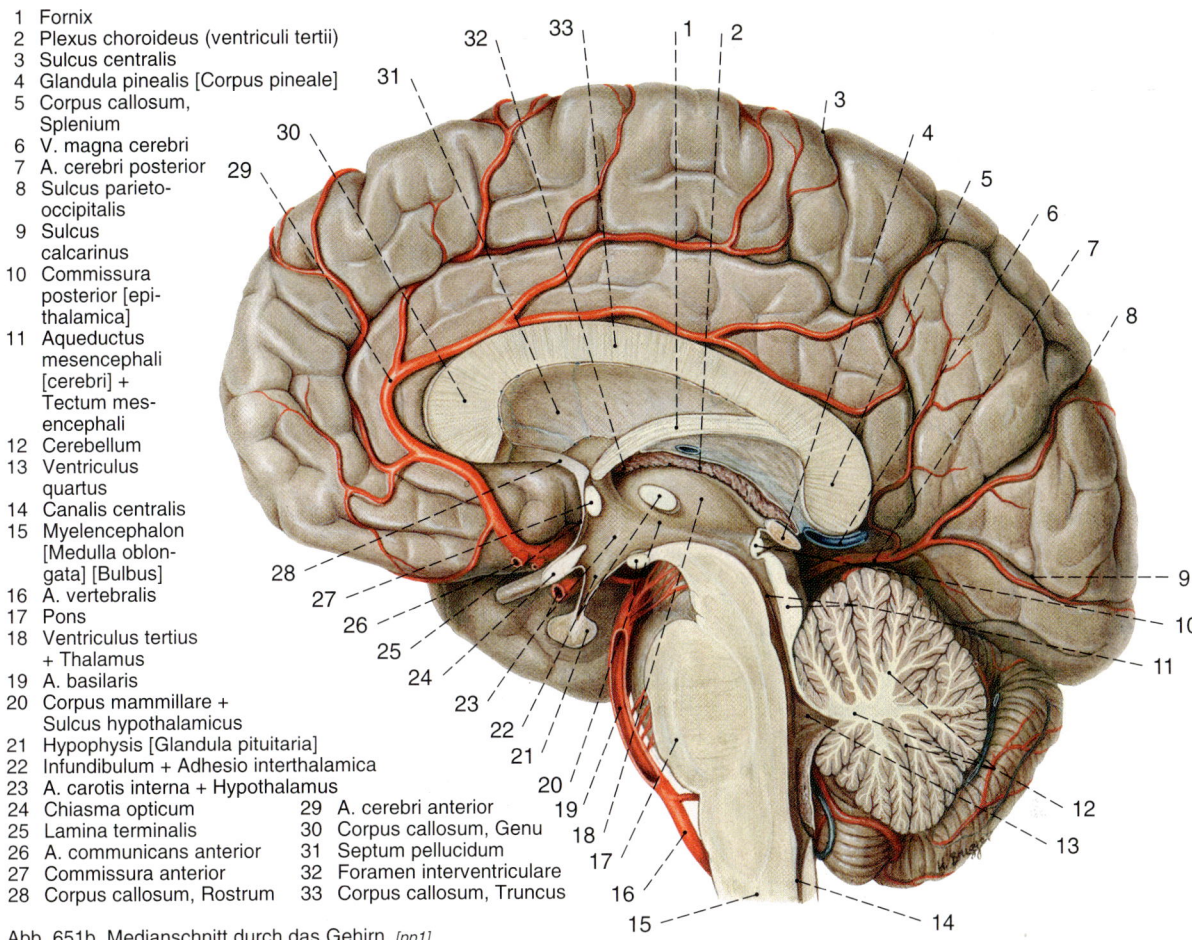

1 Fornix
2 Plexus choroideus (ventriculi tertii)
3 Sulcus centralis
4 Glandula pinealis [Corpus pineale]
5 Corpus callosum, Splenium
6 V. magna cerebri
7 A. cerebri posterior
8 Sulcus parietooccipitalis
9 Sulcus calcarinus
10 Commissura posterior [epithalamica]
11 Aqueductus mesencephali [cerebri] + Tectum mesencephali
12 Cerebellum
13 Ventriculus quartus
14 Canalis centralis
15 Myelencephalon [Medulla oblongata] [Bulbus]
16 A. vertebralis
17 Pons
18 Ventriculus tertius + Thalamus
19 A. basilaris
20 Corpus mammillare + Sulcus hypothalamicus
21 Hypophysis [Glandula pituitaria]
22 Infundibulum + Adhesio interthalamica
23 A. carotis interna + Hypothalamus
24 Chiasma opticum
25 Lamina terminalis
26 A. communicans anterior
27 Commissura anterior
28 Corpus callosum, Rostrum
29 A. cerebri anterior
30 Corpus callosum, Genu
31 Septum pellucidum
32 Foramen interventriculare
33 Corpus callosum, Truncus

Abb. 651b. Medianschnitt durch das Gehirn. *[pp1]*

schleife): Die Axone von Zellkörpern im Linsenkern (*Nucleus lentiformis*) ziehen in großem Bogen um das Vorderende der inneren Kapsel (#669).

■ **Kortikale Verbindungen**:
❶ **Thalamusstrahlung**: Unter diesem Begriff faßt man die Fasermassen zusammen, die vom Thalamus zur Hirnrinde aufsteigen oder von der Hirnrinde zum Thalamus absteigen. Die Thalamusstrahlung macht einen wesentlichen Teil der inneren Kapsel (*Capsula interna*) aus. Die innere Kapsel ist eine V-förmig geknickte dicke Platte von Projektionsfasern von und zur Großhirnrinde zwischen Thalamus, Schwanzkern und Linsenkern. Wegen der eng gepackten Lage wichtiger sensorischer und motorischer Bahnen verursachen schon kleine Schäden der inneren Kapsel (z.B. bei einer Hirnblutung) große periphere Ausfälle (Näheres #669).
• *Radiatio anterior thalami* (vordere Thalamusstrahlung): zum Stirnhirn.
• *Radiatio centralis thalami* (zentrale Thalamusstrahlung): zu den Zentralwindungen.
• *Radiatio posterior thalami* (hintere Thalamusstrahlung): zu Schläfen- und Hinterhauptlappen und zur Insel.

❷ **Sehstrahlung** (*Radiatio optica [Fibrae geniculocalcarinae]*): vom Corpus geniculatum laterale zur „Kalkarinarinde" (um den Sulcus calcarinus) im Hinterhauptlappen. Die Sehstrahlung verläuft in Fasern der inneren Kapsel, die unter dem Linsenkern durchziehen.

❸ **Hörstrahlung** (*Radiatio acustica [Fibrae geniculotemporales]*): vom Corpus geniculatum mediale unter dem Linsenkern zu den Querwindungen des Schläfenlappens (Gyri temporales transversi).

#654 **Hypothalamus: Kerngebiete**

Die Kerngebiete des Hypothalamus kann man nach ihren Verbindungen in 2 Gruppen einteilen:
• hypophysäre Kerne: wirken über die Hypophyse.
• nichthypophysäre Kerne: alle übrigen.

■ **Hypophysäre Kerne**: Diese kann man nach Zellart und Zielorgan in 2 Gruppen untergliedern:

❶ **Großzellige Kerne** mit Beziehung zur Neurohypophyse: In ihnen werden die Hormone des Hypophysenhinterlappens (#657) synthetisiert, dann in den Axonen zum Hypophysenhinterlappen transportiert und erst dort auf nervale Reize hin in die Kapillaren abgegeben („Hypothalamus synthetisiert, Neurohypophyse sezerniert"):
• im *Nucleus supraopticus* (unmittelbar über der Sehnervenkreuzung gelegen) Adiuretin (ADH = antidiuretisches Hormon, auch Vasopressin genannt).
• im *Nucleus paraventricularis hypothalami* (in der Wand des dritten Ventrikels) Oxytocin.

❷ **Kleinzellige Kerne** mit Beziehung zur Adenohypophyse: Sie liegen in der medianen Erhebung des Tuber cinereum (*Nuclei tuberales*) und im lateralen Teil des Hypothalamus (*Nucleus arcuatus [semilunaris] [infundibularis]* u.a.). Sie synthetisieren Hormone (Tab. 654), welche die Sekretion der Hormone des Hypophysenvorderlappens fördern (Releasinghormone = RH) oder hemmen (Inhibitinghormone = IH).

• Diese Hormone werden nicht von den Zellkörpern in das Blut abgegeben, sondern zunächst in den Axonen zum Hypophysenstiel transportiert. Dort zweigt sich die obere Hypophysenarterie zu einem dichten Kapillarnetz auf, das die Enden der Axone umspinnt und deren Hormone aufnimmt. Aus diesem primären Kapillarnetz (*Rete capillare primarium*) ziehen portale Gefäße (*Vas longum portale hypophysiale* = „Hypophysenpfortader") zur Adenohypophyse und zweigen sich dort in ein zweites Kapillarnetz auf. Auf diese Weise werden die Hormone des Zwischenhirns unter Umgehung des allgemeinen Kreislaufs in hoher Konzentration dem Hypophysenvorderlappen zugeführt.

• Die Abgabe der Hypothalamushormone wird über Chemorezeptoren gesteuert, welche die Blutspiegel der peripheren Hormondrüsen kontrollieren (Regelkreise, #171).

• TRH kann man bereits künstlich herstellen. Es wird in der Diagnostik von Schilddrüsenerkrankungen angewandt.

• Es braucht nicht zu verwundern, daß Nervenzellen Hormone synthetisieren. Schließlich muß jede Nervenzelle die Neurotransmitter an den Synapsen bereitstellen. Die Neurosekrete Adiuretin und Oxytocin könnte man daher als eine Art Überträgerstoffe ansehen, die an einer Synapse (*Synapsis axovascularis*) von einem Axon in ein Blutgefäß abgegeben werden.

Tab. 654. Steuerhormone des Hypothalamus mit Wirkung auf den Hypophysenvorderlappen	
Releasinghormone („Liberine")	• Thyroliberin = Thyrotropin-Releasinghormon (TRH) • Corticoliberin = Corticotropin-Releasinghormon (CRH = ACTH-RH) • Gonadoliberin = Releasinghormon der gonadotropen Hormone (GnRH) • Somatoliberin = Somatotropin-Releasinghormon (SRH) = Wachstumshormon-Releasinghormon • Prolactoliberin = Prolactin-Releasinghormon (PRH) • Melanoliberin = Melanotropin-Releasinghormon (MRH)
Inhibitinghormone („Statine")	• Somatostatin = Somatotropin-Inhibitinghormon (SIH) • Prolactostatin = Prolactin-Inhibitinghormon (PIH) • Melanostatin = Melanotropin-Inhibitinghormon (MIH)

■ **Nichthypophysäre Kerne**:
❶ **Markreiche Kerne**: Zum limbischen System (#668) gehören die Kerne des Mammillarkörpers (*Nuclei corporis mammillaris*). Sie sind ein wichtiger Bestandteil des Papez-Circuit (#668).

❷ **Markarme Kerne**: sympathische und parasympathische Kerngebiete. Der Hypothalamus ist die höchste Instanz aller vegetativen Funktionen. Dies kann man aus vielen Tierversuchen und klinischen Beobachtungen schließen. Die Zuordnung der einzelnen Aufgaben zu bestimmten Zellgruppen ist beim Menschen noch umstritten (ähnlich wie in der Formatio reticularis, #646). Ganz grob kann man lokalisieren:
• parasympathische Funktionen mehr im vorderen Hypothalamus (*Nucleus anterior hypothalami*).
• sympathische Funktionen mehr im hinteren Hypothalamus (*Nucleus posterior hypothalami*).

#655 Hypothalamus: Bedeutung

■ Die **Aufgaben** des Hypothalamus kann man 3 Problemkreisen zuordnen:
• Erhalten des inneren Gleichgewichts (Homöostase, gr. homoíos = gleichartig, stásis = Stehen).
• Selbsterhaltung.
• Arterhaltung.
Wichtige vom Hypothalamus gesteuerte vegetative Funktionen sind:

❶ **Nahrungsaufnahme**:
• Das „Eßzentrum" („Hungerzentrum") im lateralen Hypothalamus wird durch Geruch, Anblick oder Vorstellung von Speisen stimuliert. Der Hypothalamus wirkt nicht nur über Appetit und Hunger, also über Triebe und Affekte, auf das Verhalten, er koordiniert auch rein somatische Reaktionen hierzu, z.B. Magensaftproduktion schon beim Anblick von Speisen.

• Das Eßzentrum wird durch eine medial benachbarte Zellgruppe gehemmt. Diese spricht auf Magenfüllung, erhöhten Blutzuckerspiegel (Chemorezeptoren im Hypothalamus), erhöhte Körpertemperatur usw. an.

> • Bei Zerstörung des Eßzentrums, z.B. durch eine Geschwulst, erlischt das Bedürfnis nach Nahrungsaufnahme (*Anorexie*, gr. anorexía = Mangel an Eßlust). Die *Aphagie* (gr. phageín = essen) kann zum Hungertod führen.
> • Wird das Hemmzentrum gestört, so führt übermäßige Eßlust (*Hyperphagie*, *Bulimie*, gr. bulimía = Heißhunger) zur Fettsucht.

❷ **Wasseraufnahme**:
• Auch hierfür wird ein laterales „Trinkzentrum" („Durstzentrum") und ein mediales Hemmzentrum angenommen.
• Die Wasseraufnahme wird indirekt auch vom *Nucleus supraopticus* beeinflußt. Das Hormon *Adiuretin* fördert die Wasserrückresorption in der Niere (#484).

> *Diabetes insipidus* (Wasserharnruhr): Bei Mangel an Adiuretin geht in der Niere viel Wasser verloren (#484), das durch Trinken ersetzt werden muß (*Polydipsie*, gr. dípse = Durst).

❸ **Körpertemperatur**:
• Ein „Abkühlungszentrum" im vorderen Hypothalamus und ein „Erwärmungszentrum" im hinteren Hypothalamus werden von einer Zellgruppe mit Thermorezeptoren gesteuert. Steigt die Bluttemperatur, so wird Noradrenalin freigesetzt, welches das Abkühlungszentrum aktiviert. Fällt die Körpertemperatur so wird über Serotonin das Erwärmungszentrum erregt.
• Der Hypothalamus regelt die Temperatur teils rein somatisch: Erweiterung der Hautgefäße bzw. Muskelaktivität (Zittern beim „Schüttelfrost"), teils über Handlungsantriebe: Bedürfnis, wärmende Kleidung anzulegen usw.

> **Maligne Hyperthermie**: Sie ist ein glücklicherweise seltener Zwischenfall bei Narkosen (etwa 1 : 50 000). Die Körpertemperatur steigt über 40° C. Es droht das Nieren- und Kreislaufversa-

gen. Die Narkose muß sofort abgebrochen werden. Etwa 60 % der Patienten sterben. Deswegen muß bei jeder Narkose die Körpertemperatur überwacht werden, um einen Temperaturanstieg frühzeitig zu erkennen.

❹ **Kreislauf**: Außer dem Kreislaufzentrum im verlängerten Mark hat auch der Hypothalamus regulierende Aufgaben für den Kreislauf. Es geht vor allem um die Anpassung des Kreislaufs an das Verhalten, z.B.:
• Erweiterung der Muskelgefäße schon am Beginn von Bewegungen, noch bevor örtliche Faktoren wirksam werden können.
• Erweiterung der Darmgefäße beim Essen usw.
Bei Störung des Hypothalamus ermüdet man rascher bei körperlicher Arbeit, weil der Kreislauf nicht optimal angepaßt wird.

❺ **Sexualität** im weitesten Sinn: z.B. Steuerung des Ovarialzyklus über Releasinghormone der *Nuclei tuberales*, Auslösung der Wehentätigkeit des Uterus durch Oxytocin des *Nucleus paraventricularis hypothalami*.

❻ **Schlaf**: Das früher angenommene „Schlafzentrum" scheint beim Menschen nicht zu bestehen. Vielmehr wird der Schlaf durch das Zusammenwirken mehrerer Systeme des Hirnstamms, des Zwischenhirns und des limbischen Systems gesteuert.

■ Die Steuerung vegetativer Funktionen durch den Hypothalamus unterscheidet sich in einem Punkt wesentlich von ähnlichen Aufgaben in Zentren des Hirnstamms: durch den Einsatz von **Trieben** und **Gestimmtheiten**. Sie motivieren uns zu einem den somatischen Bedürfnissen entsprechenden Verhalten.
• Die Kreislauf- und Atemzentren im verlängerten Mark können rein somatisch regulieren, ohne daß uns dies bewußt wird. Wassermangel kann jedoch nicht innerhalb des Körpers allein behoben werden. Es bedarf dazu eines Verhaltens in der Umwelt, das zur Wasseraufnahme führt. Der Hypothalamus produziert den Affekt Durst, der so heftig werden kann, daß die gesamte Kapazität des Großhirns eingesetzt wird, um den Wassermangel zu beseitigen.
• Wenn der Hypothalamus weiter oben als höchste Instanz der vegetativen Funktionen charakterisiert wurde, so darf dies nicht dahingehend mißverstanden werden, daß er allein entscheidet. Er ist der Regierung eines demokratischen Landes zu vergleichen, die durch das Parlament und das Verfassungsgericht kontrolliert wird.
• Eine wichtige Kontrollfunktion über den Hypothalamus übt das limbische System (#668) aus. Die relativ starren elementaren Programme des Hypothalamus werden durch das limbische System artspezifisch modifiziert und an die Umwelt und die emotionale Innenwelt angepaßt.

■ **Geschwülste** im Zwischenhirn:
• Sie führen häufig zu Reizung oder Schädigung der vegetativen Zentren und zu entsprechenden Beschwerden, z.B. unstillbarem Durst, starker Erhöhung der Körpertemperatur (Hyperthermie) u.a. vegetativen Störungen.
• Druck auf die Sehnervenkreuzung kann das Gesichtsfeld einengen (#666 und #689).
• Ausfall von Zwischenhirnhormonen verändert die Tätigkeit der Hypophyse und über deren glandotrope Hormone die von ihr gesteuerten Hormondrüsen. Die damit verbundenen Beschwerden können z.B. sein: abnorme Milchabsonderung, Ausbleiben der Monatsblutung, Nachlassen des Geschlechtstriebs, vermehrte Harnausscheidung, Müdigkeit.

#656 Hypothalamus: Verbindungen

■ **Vorwiegend afferente Bahnen**:
• Aus dem *Hippocampus*: Das Kerngebiet des limbischen Systems (#668) im Boden des Unterhorns des Seitenventrikels (#636) entsendet Axone zu den Mammillarkörpern über den *Fornix* (lat. fornix, fornicis = Wölbung, Bogen). Der Hippocampus ist an Gedächtnisfunktionen beteiligt (Übernahme vom Kurzzeitgedächtnis in das Langzeitgedächtnis). Die Verhaltensprogramme des Hypothalamus werden vermutlich über den Hippocampus durch „Erfahrungen" modifiziert.
• Aus dem *Corpus amygdaloideum*: Der Mandelkörper (gr. amygdále = Mandel, lat. amygdala = Mandel) ist ebenfalls ein Teil des limbischen Systems. Er liegt vor der Spitze des Unterhorns des Seitenventrikels und ist über einen Markstreifen im Boden des Seitenventrikels (*Stria terminalis*) mit dem medialen Hypothalamus verbunden.
• Aus *Thalamus* und *Striatum*: Über den Thalamus empfängt der Hypothalamus auch Informationen aus dem Großhirn. Bahnen aus dem Corpus striatum sind umstritten.
• Aus dem *Lemniscus medialis*: Die mediale Schleife (#648) ist ein Teil der „Körperfühlbahn". Aus ihr abzweigende Fasern führen dem Hypothalamus Informationen aus der Oberflächen- und Tiefensensibilität zu.

■ **Afferente und efferente Verbindungen**:
• Mit dem limbischen Cortex: vor allem im *Fasciculus medialis telencephali* (basales Vorderhirnbündel) zum lateralen Hypothalamus.
• Mit Mittelhirn, Rautenhirn, Rückenmark: vor allem im *Fasciculus longitudinalis posterior* (hinteres Längsbündel = Schütz-Bündel, #648).

■ **Vorwiegend efferente Bahnen**:
• Zum vorderen Thalamus (*Fasciculus mammillothalamicus*): ein Teil des Papez-Circuit (⇒ #668).
• Zur Formatio reticularis (Netzsubstanz) des Mittelhirns: vom Mammillarkörper zu den Haubenkernen im *Fasciculus mammillotegmentalis*. Weitere Bahnen verlaufen im basalen Vorderhirnbündel.
• Zur Neurohypophyse (*Tractus hypothalamohypophysialis* mit *Fibrae supraopticohypophysiales* + *Fibrae paraventriculohypophysiales*): Axone aus den Nuclei supraopticus + paraventriculares mit Neurosekrettransport von Hormonen des Hypophysenhinterlappens.
• Zum Portalvenensystem der Adenohypophyse: Axone aus dem Nucleus arcuatus [semilunaris] [infundibularis] und den Nuclei tuberales mit Neurosekrettransport von Releasing- und Inhibitinghormonen für den Hypophysenvorderlappen.

#657 Hypophyse: Lage und Gliederung

■ **Größe**: Die Hirnanhangsdrüse = *Hypophysis [Glandula pituitaria]* (gr. hypó = unten, phýesthai = entstehen, lat. pituita = Schleim) ist ein walzenförmiger Körper von etwa Bohnengröße und etwa 0,7 g Gewicht.

■ **Lage**: Die Hypophyse liegt in der Hypophysengrube (*Fossa hypophysialis*) im Türkensattel (*Sella turcica*, #626) des Keilbeins. Sie ist durch den Hypophysenstiel = Trichter (*Infundibulum*, lat. infundere = eingießen) mit dem Hypothalamus verbunden.

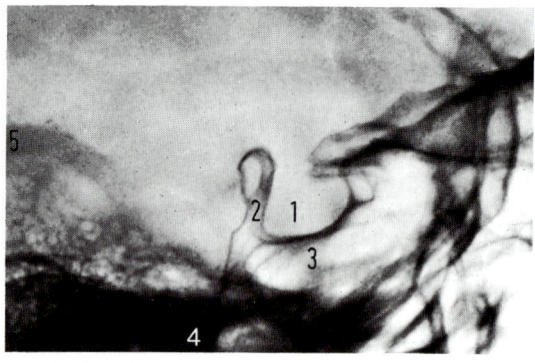

Abb. 657a. Röntgenbild des Türkensattels (Sella turcica). Die Hypophyse ist im Röntgenbild nicht zu sehen. Da sie aber den Türkensattel praktisch völlig ausfüllt, kann man von der Größe des Türkensattels auf die Größe der Hypophyse schließen. Bei Hypophysentumoren wird der Türkensattel erweitert. Im Computertomogramm und im Kernspinresonanztomogramm ist die Hypophyse direkt zu beurteilen. [bi2]

1 Sella turcica
2 Dorsum sellae
3 Sinus sphenoidalis
4 Pars petrosa

• Der Türkensattel ist oben durch eine Platte der harten Hirnhaut (*Diaphragma sellae*, „Zwerchfell des Türkensattels") abgedeckt. Sie enthält ein Loch für den Hypophysenstiel. Bei der Entnahme des Gehirns aus der Schädelhöhle reißt der weiche Hypophysenstiel meist ab, weil die Hypophyse von der harten Hirnhaut festgehalten wird.

■ **Zugangswege**: Bei Operationen kann man die Hypophyse auf 2 Wegen erreichen:
• *subfrontal*: Man dringt am Boden der vorderen Schädelgrube zum Türkensattel vor und drängt dabei den Stirnlappen des Großhirns in Richtung Schädeldach ab.
• *transnasal-transsphenoidal*: Man stößt durch Nasenhöhle, Siebbeinzellen und Keilbeinhöhle zum Türkensattel vor. Vorteil: Man muß den Schädel nicht breit eröffnen. Nachteil: Der Überblick ist schlechter. Dieser Weg kommt nur bei kleineren Geschwülsten infrage, die noch vollständig innerhalb des Türkensattels liegen.

■ **Nebenverletzungen**: Bei Hypophysenoperationen drohen:
• starke Blutung bei Verletzung des Sinus cavernosus.

• Gesichtsfeldausfälle bei Verletzung der Sehnerven oder der Sehnervenkreuzung.
• Überhitzung (Hyperthermie) bei Verletzung des Zwischenhirns.
• Riechstörung bei Verletzung der Riechnerven beim subfrontalen Zugang.
• Liquorfistel (Abfluß von Liquor durch die Nase) bei mangelhafter Abdichtung des Liquorraums am Ende der Operation beim transsphenoidalen Zugang.
• Verletzung der Nasenscheidewand oder der Nasenmuscheln beim transsphenoidalen Zugang.

■ **Gliederung**: Die Hypophyse besteht aus 2 funktionell und entwicklungsgeschichtlich verschiedenen Anteilen:
• Der Vorderlappen bildet sich aus der Rachenwand.
• der Hinterlappen ist ein Teil des Zwischenhirns (#617).

Tab. 657. Gliederung der Hypophyse	
Lobus anterior [Adenohypophysis] (Vorderlappen)	• *Pars tuberalis* (Stielteil = Trichterlappen): dem zum Hinterlappen gehörenden Hypophysenstiel angelagert • *Pars intermedia* (Zwischenlappen): dünne Gewebezone an der Grenze zum Hinterlappen • *Pars distalis* (Hauptteil): weitaus überwiegender Teil, vom Gehirn aus gesehen distal
Lobus posterior [Neurohypophysis] (Hinterlappen)	• *Infundibulum* (Hypophysenstiel = Trichter) • *Lobus nervosus* (Hauptteil)

❶ **Hormone des Vorderlappens**: Wichtigste Aufgabe ist die Steuerung anderer Hormondrüsen, und zwar
• Schilddrüse: *Thyrotropin* = thyr(e)otropes Hormon (international übliche Abkürzung TSH = thyroid-stimulating hormone).

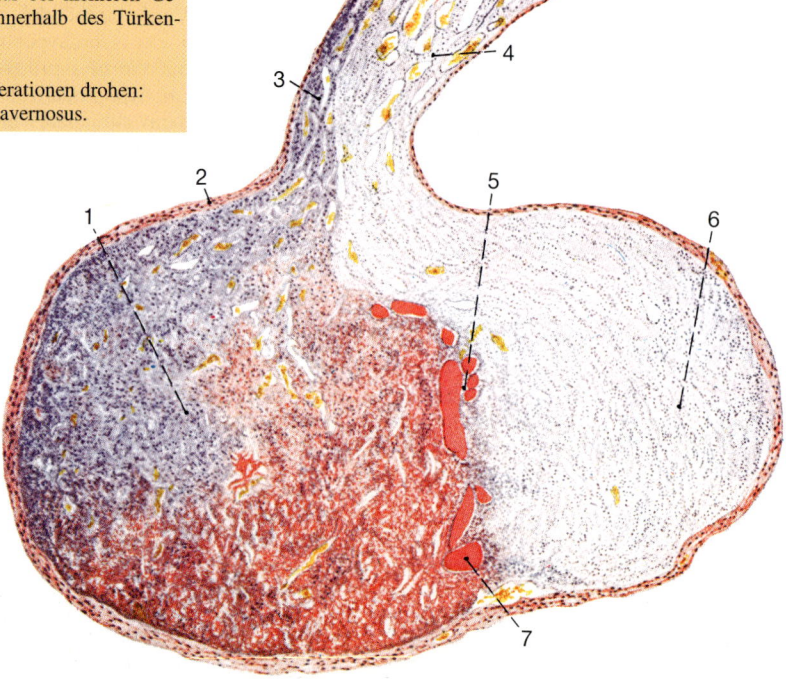

Abb. 657b. Lupenbild eines Medianschnitts der Hypophyse (Vergrößerung 10fach). [wa]

1 Adenohypophysis [Lobus anterior]
2 Capsula glandularis
3 Pars tuberalis
4 Infundibulum
5 Pars intermedia
6 Neurohypophysis [Lobus posterior]
7 Reste der Rachenwand

- Nebennierenrinde: *Corticotropin* = adrenocorticotropes Hormon (ACTH).
- Keimdrüsen: 2 *Gonadotropine*: *Follitropin* = follikelstimulierendes Hormon (FSH) und *Lutropin* = Luteinisierungshormon (LH bzw. ICSH, #572).

Daneben bildet der Vorderlappen auch noch
- *Somatotropin* = Wachstumshormon = somatotropes Hormon (STH) = growth hormone (GH): Es veranlaßt die Leber zur Bildung von Wachstumsfaktoren (Somatomedine), welche das Gewebewachstum, vor allem der Epiphysenfugen, anregen.
- *Prolactin* (PRL): ein Hormon, das die Milchproduktion der Brustdrüse in Gang setzt.
- *β-Lipotropin* (β-LPH): vermehrt den Fetttransport zur Leber, ist verwandt mit β-Endorphin.
- *Melanotropin* (melanozytenstimulierendes Hormon = MSH): ein auf die pigmentbildenden Zellen der Haut (Melanozyten, #193) wirkendes Hormon.

Der Vorderlappen wird selbst wieder durch Releasing- und Inhibitinghormone des Zwischenhirns gesteuert, die über das hypophysäre Portalsystem (#654) in die Hypophyse gelangen.

❷ **Hormone des Hinterlappens**: Er bildet seine Hormone nicht selbst. Sie entstehen im Zwischenhirn und werden durch den Hypophysenstiel in den Hinterlappen transportiert, dort gestapelt ("Herring-Körper") und bei Bedarf an das Blut abgegeben (#654):
- *Oxytocin* regt die glatte Muskulatur an, z.B. die Kontraktion des Uterus bei der Entbindung und der Korbzellen der Milchdrüsen in der Stillzeit.
- *Adiuretin* (antidiuretisches Hormon = ADH) ist für das Konzentrieren des Harns in der Niere wichtig: Es fördert die Wasserrückresorption in den Sammelrohren (#484).

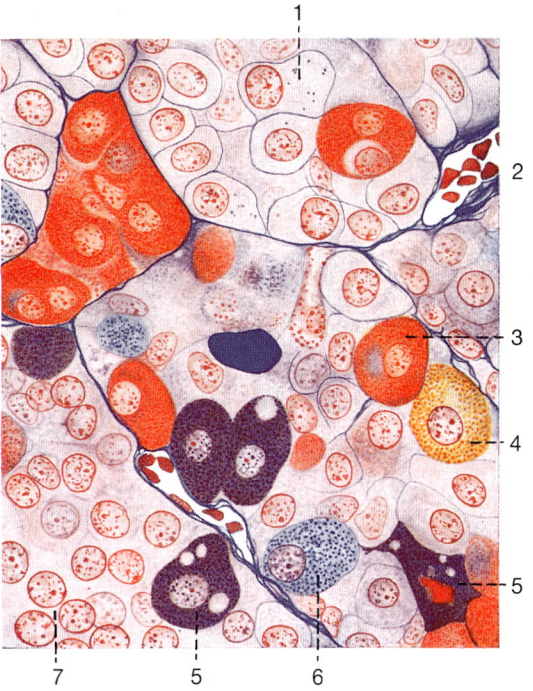

Abb. 658. Schnittbild der Adenohypophyse (schematisiert, Kresazanfärbung, Vergrößerung etwa 800fach). [wa]

1 Chromophobe Zelle (Gammazelle)
2 Kapillare
3-6 Chromophile Zellen
3 + 4 Acidophile Zellen
3 Alphazelle (Wachstumshormonzelle)
4 Epsilonzelle (Prolactinzelle)
5 + 6 Basophile Zellen
5 Betazelle (TSH- und ACTH-Zelle)
6 Deltazelle (Gonadotropinzelle)
7 Stammzellen

#658 Hypophyse: Feinbau

■ **Vorderlappen**: Er ist typisch wie eine Hormondrüse gebaut: In dem Grundgewebe (*Stroma*) aus retikulärem Bindegewebe und zahlreichen Sinusoiden verzweigen sich Stränge von Drüsenzellen. Die Sinusoide (*Vasa sinusoidea*) erhalten ihr Blut aus einem Pfortadersystem, über das die vom *Hypothalamus* sezernierten Releasing- und Inhibitinghormone direkt zur Adenohypophyse gelangen (#654). Nach ihren Färbeeigenschaften teilt man die Vorderlappenzellen ein (Abb. 658):

❶ Chromophobe Zellen (*Endocrinocyti chromophobi*) auch Hauptzellen oder Gammazellen genannt: Sie färben sich nur schwach an.

❷ Chromophile Zellen (*Endocrinocyti chromophili*): Sie färben sich kräftig an. Dabei kann man nach dem pH der Farbstoffe 2 Typen unterscheiden:
- Acidophile Zellen (*Endocrinocyti acidophili*) = Alphazellen färben sich mit sauren Farbstoffen, z.B. Eosin, an.
- Basophile Zellen (*Endocrinocyti basophili*) = Betazellen färben sich mit basischen Farbstoffen, z.B. Hämatoxylin, an.

Mit speziellen Färbungen kann man weitere Zelltypen (Deltazellen, Epsilonzellen) abgrenzen (Tab. 658).

■ **Hypophysentumoren**:
❶ *Eosinophiles Adenom*: Zu den häufigeren "gutartigen" Geschwülsten zählt die Wucherung der Alphazellen. Diese produzieren Somatotropin im Überschuß. Dieses regt das Knochenwachstum an. Beim Erwachsenen ist jedoch ein nennenswertes Längenwachstum nicht mehr möglich, weil die knorpeligen Wachstumszonen (Epiphysenfugen) in den langen Röhrenknochen schon verknöchert sind. Das Breitenwachstum der Knochen (Knochenanbau durch das Periost) geht jedoch zeitlebens weiter.
- Übermäßiges Breitenwachstum wird vor allem am Kopf, an den Händen und an den Füßen bemerkbar (*Akromegalie*, #133): Schuhe, die früher gut gepaßt hatten, beginnen zu drücken. Die Handschuhe werden zu eng. Der Hut wird zu klein. Die Gesichtszüge werden gröber, so daß die langsam fortschreitende Erkrankung auch den Bekannten auffällt.
- Wegen der Nähe der Hypophyse zur Sehnervenkreuzung (*Chiasma opticum*) gefährden Hypophysentumoren das Sehvermögen. Es droht die *bitemporale Hemianopsie* bei Zerstörung der kreuzenden Fasern (#666 und #689).

Tab. 658. Vermutete Funktionsverteilung der Zellen des Hypophysenvorderlappens	
Acidophile Zellen	• α-Zelle: Somatotropin (STH) • ε-Zelle: Prolactin (PRL)
Basophile Zellen	• β₁-Zelle:: Corticotropin (ACTH), β-Lipotropin (β-LPH), im Zwischenlappen Melanotropin (MSH) • β₂-Zelle: Thyrotropin (TSH) • δ-Zelle: Gonadotropine (FSH, LH)
Chromophobe Zellen	• γ-Zelle: möglicherweise chromophile Zelle nach Hormonabgabe

❷ *Basophiles Adenom*: Vermehrte Sekretion von ACTH führt zumr Cushing-Syndrom (#479).

❸ *Nichthormbildende Geschwülste* der Hypophyse: Bei ihnen stehen Ausfalls- und Verdrängungserscheinungen im Vordergrund: Die Geschwulst drückt die Hypophyse selbst und ihre Umgebung zusammen. Die Beschwerden sind ähnlich wie bei Geschwülsten des Zwischenhirns (#655).

■ **Hypophysärer Zwergwuchs**: Mangel an Wachstumshormon im Kindesalter führt zu vermindertem Längenwachstum. Im Gegensatz zu chondrodystrophen Zwergen (normal großer Rumpf mit verkürzten Extremitäten) sind hypophysäre Zwerge normal proportioniert (#133).

■ **Hinterlappen**: Er weicht vom gewohnten Bild der Hormondrüse erheblich ab. In ihm enden die marklosen Axone neurosekretorischer Zellen. Deren Zellkörper liegen im Hypothalamus. Sie sind von besonderen Gliazellen (*Pituizyten*) umgeben. Die Hormone des Hinterlappens werden von Nervenzellen des Hypothalamus synthetisiert:
• *Nucleus supraopticus*: Adiuretin (ADH).
• *Nucleus paraventricularis hypothalami*: Oxytocin.

Die Neurosekrete wandern von den Zellkörpern im Zwischenhirn in den Axonen im *Tractus hypothalamohypophysialis* (Fibrae supraopticohypophysiales + paraventriculohypophysiales) zur Neurohypophyse und werden dort auf nervöse Reize hin in das Blut abgegeben. Der Sekrettransport in den Axonen war bewiesen, als nach Unterbindung des Hypophysenstiels typische Symptome des Adiuretinmangels beim Versuchstier auftraten: übermäßige Harnausscheidung und entsprechend vieles Trinken (Diabetes insipidus, #484).

#659 Zirbeldrüse (Glandula pinealis)

■ **Lage und Bau**: Zirbeldrüse (*Glandula pinealis [Corpus pineale]*, lat. pinea = Fichtenzapfen, pinus = Fichte, althochdeutsch zirbens = Fichtenzapfen, zerben = im Kreise drehen) wird auch Epiphyse (*Epiphysis cerebri*) genannt (man hüte sich vor der Verwechslung mit der Epiphyse = Gelenkkörper des Röhrenknochens).
• Das unpaare, etwa 0,1-0,2 g schwere, flach zapfenförmige Organ springt aus der Hinterwand des dritten Ventrikels nach hinten vor. Es liegt deswegen den oberen Hügeln des Mittelhirns an. Es gehört zu den zirkumventrikulären Organen (#638).
• Der Bau erinnert an eine Hormondrüse: Stützgerüst aus Bindegewebe und Glia, darin Drüsengewebe mit großen Zirbelzellen (Pinealozyten) und Gliazellen (Astrozyten). Ein reiches Geflecht postganglionärer sympathischer Nervenfasern aus dem Ganglion cervicale superius steuert vermutlich die Hormonsekretion.

■ **Aufgaben**: Die Funktion der Zirbeldrüse ist auch heute noch umstritten. Bei niederen Wirbeltieren ist die Zirbeldrüse ein Lichtsinnesorgan. Auf den Reiz hellen Lichtes hin synthetisieren die Pinealozyten das Hormon *Melatonin* aus Serotonin. Dieses veranlaßt das Zusammenballen der Hautpigmente, wodurch die Haut heller wird. Melatonin ist in gewisser Hinsicht ein Gegenspieler des Melanotropins (MSH) des Hypophysenvorderlappens (#657). Als Aufgaben beim Menschen werden diskutiert:
• Hemmen der Keimdrüsen vor der Pubertät: vermutlich auf dem Weg über den Hypophysenvorderlappen (Unterdrücken der Sekretion gonadotroper Hormone). Nach der Pubertät bildet sich die Zirbeldrüse teilweise zurück. Es treten dann Kalkherde auf („Hirnsand").
• Koordinieren zirkadianer Rhythmen (Tag-Nacht-Rhythmen) als Rest der ursprünglichen Aufgabe als Lichtsinnesorgan: Bei den höheren Wirbeltieren wurde die Zirbeldrüse durch das mächtig wachsende Großhirn von der Körperoberfläche verdrängt und kann nur noch indirekt auf Licht reagieren.

■ **Klinik**:
• Wegen der Kalkherde ist die Zirbeldrüse beim Erwachsenen oft im Röntgenbild sichtbar und eine wertvolle Orientierungshilfe beim Zuordnen von Befunden in der Schädelhöhle.
• Gutartige Geschwülste der Zirbeldrüse (Pinealome) verursachen wegen der Lage auf der Vierhügelplatte vor allem Mittelhirnstörungen. Dabei kann es wegen der Kompression des Aquädukts frühzeitig zur Drucksteigerung in den inneren Liquorräumen kommen (Hydrocephalus occlusus).
• Bei Pinealomen im Kindesalter tritt oft die Geschlechtsreife vorzeitig ein (*Pubertas praecox*, lat. praecox = vorzeitig).

■ **Kulturgeschichtliches**:
• Die Epiphyse hat vor Jahrhunderten nicht nur die Anatomen, sondern auch die Philosophen beschäftigt. Der große französische Philosoph René Descartes (1596-1650, berühmter Satz: „Cogito ergo sum") sah in der Zirbeldrüse den Sitz der Seele, die Stelle, an der sich Körper und Seele wechselseitig beeinflussen (Wechselwirkungstheorie).
• Christian Morgenstern (1871-1914) hat dies in seinem Gedicht „Die Zirbelkiefer" (aus „Palma Kunkel") aufgegriffen:
„Die Zirbelkiefer sieht sich an
auf ihre Zirbeldrüse hin;
sie las in einem Buche jüngst,
die Seele säße dort darin."
• Im sinnenfreudigen Barock nannte man die Zirbeldrüse auch „Penis cerebri" und die darunter liegenden Vierhügel auch Nates (Gesäßbacken) und Testiculi (Hoden). Aus dieser Gedankenwelt haben sich *Corpus mammillare* („Brustwarzenkörper") und *Thalamus* („Schlafgemach") erhalten.

6.6 Großhirn (Telencephalon)

#661 Gestalt, Gliederung, Bahnen des Großhirnmarks
#662 Basalganglien, *Ausfallserscheinungen*
#663 Großhirnrinde: Feinbau, Isocortex, Allocortex
#664 Motorische Bereiche der Großhirnrinde, *frontales Konvexitätssyndrom, Orbitalhirnsyndrom*
#665 Sensorische Bereiche der Großhirnrinde, *Agnosien*
#666 Optischer Bereich der Großhirnrinde, Sehbahn
#667 Akustischer Bereich der Großhirnrinde, Hörbahn
#668 Riechhirn und limbisches System
#669 Innere Kapsel, *Schlaganfall*
⇒ #617 Entwicklung des Vorderhirns
⇒ #632-634 Hirnhäute
⇒ #636 Seitenventrikel
⇒ #639 Arterien des Gehirns, *Hirnblutung*

#661 Gestalt und Gliederung

■ **Begriff**: Großhirn = *Cerebrum* ist praktisch gleichbedeutend mit Endhirn = *Telencephalon*. Endhirn betont den phylogenetischen und ontogenetischen Aspekt, Großhirn die Entfaltung bei den Säugetieren und besonders beim Menschen. Bei den Fischen ist das Endhirn nur ein kleiner Bezirk, den man nicht gut Großhirn nennen kann.

■ **Lage**: Das Großhirn (*Telencephalon [Cerebrum]*) liegt dem Schädeldach an und füllt die vordere Schädelgrube, die

Abb. 661a. Linke Großhirnhälfte, von außen betrachtet. Die Lappen des Großhirns sind durch verschiedene Farben gekennzeichnet:
- Stirnlappen violett,
- Scheitellappen blau,
- Schläfenlappen gelb,
- Hinterhauptlappen grün. [bg3]

1 Gyrus frontalis medius
2 Gyrus frontalis superior
3 Gyrus frontalis inferior
4 Pars opercularis [Operculum frontale]
5 Sulcus precentralis
6 Gyrus precentralis
7 Sulcus centralis
8 Gyrus postcentralis
9 Sulcus postcentralis
10 Gyrus supramarginalis
11 Sulcus intraparietalis
12 Gyrus angularis
13 Lobulus parietalis inferior
14 Lobus occipitalis
15 Sulcus temporalis superior
16 Sulcus lateralis, R. posterior
17 Gyrus temporalis inferior
18 Sulcus temporalis inferior
19 Gyrus temporalis medius
20 Gyrus temporalis superior
21 Sulcus lateralis
22 Sulcus lateralis, R. ascendens
23 Sulcus lateralis, R. anterior

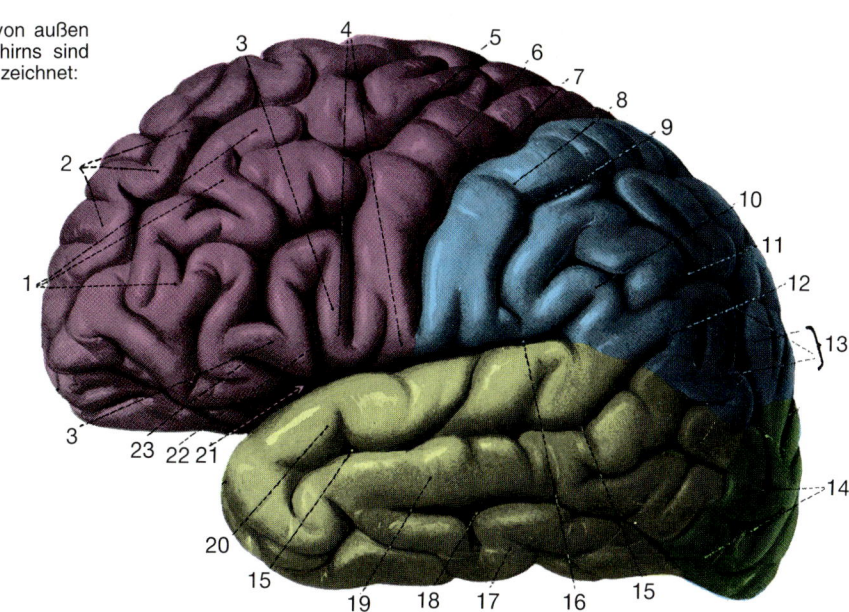

seitlichen Teile der mittleren Schädelgrube und den Raum über dem Tentorium cerebelli (Kleinhirnzelt).

■ **Innere Gliederung**:
- Großhirnrinde (*Pallium* = *Cortex cerebri*, lat. pallium = Oberkleid, Mantel, cortex, corticis = Rinde, cortex ist maskulin, also der Cortex cerebri!): die graue Substanz an der Oberfläche.
- Basalganglien (*Nuclei basales*, #662): die graue Substanz in der Tiefe.
- Großhirnmark: die weiße Substanz (Nervenbahnen).

■ **Äußere Gliederung**:
❶ **Hemisphären**: Durch den Interhemisphärenspalt (*Fissura longitudinalis cerebri*) wird das Großhirn bis auf wenige Verbindungszüge (Kommissuren) in 2 symmetrische Hälften zerlegt. Die Großhirnhemisphäre (*Hemispherium cerebri*, gr. hemisphaírion = Halbkugel) ähnelt jedoch nicht, wie der Name nahelegt, einer Halbkugel, sondern einer Viertelkugel, weil das ganze Großhirn etwa die Form einer Halbkugel hat. Im Interhemisphärenspalt liegt die Falx cerebri (Großhirnsichel) der harten Hirnhaut.

❷ **Flächen**: Jede Hemisphäre hat als Viertelkugel 3 Hauptflächen:
- Medialfläche (*Facies medialis hemispherii cerebri*): der Großhirnsichel (Falx cerebri) anliegend (Abb. 661b).
- Unterfläche (*Facies inferior hemispherii cerebri*): der vorderen und mittleren Schädelgrube (Fossa cranii anterior + media) sowie dem Kleinhirnzelt (Tentorium cerebelli) anliegend.
- Seitenfläche (*Facies superolateralis hemispherii cerebri*): konvex, dem Schädeldach anliegend.

❸ **Ränder**: Die 3 Flächen werden durch 3 Ränder getrennt:
- Margo superior (obere Mantelkante): zwischen Medial- und Seitenfläche.
- Margo inferior (untere Mantelkante): zwischen Seiten- und Unterfläche.
- Margo medialis (innere Mantelkante): zwischen Unter- und Medialfläche.

❹ **Furchen und Windungen**: Die Oberfläche des Großhirns ist durch Furchen (*Sulci cerebri*) und die zwischen ihnen liegenden Windungen (*Gyri cerebri*, gr. gýros = Kreis, gebogen) vergrößert. Durch einige markante Furchen werden die Lappen abgegrenzt.

❺ **Lappen**: Die Großhirnrinde wird (je nach Definition) in 4–6 Lappen gegliedert (Tab. 661, Abb. 661a).

| Tab. 661. Lappen der Großhirnrinde, davon ❶-❹ „klassische" Lappen, ❶-❻ in Terminologia Anatomica ||||
Lappen:	Lage:	Hauptaufgaben:
❶ *Lobus frontalis* (Stirnlappen)	füllt die vordere Schädelgrube	Motorik (#664), „Persönlichkeit"
❷ *Lobus parietalis* (Scheitellappen)	dem Scheitelbein anliegend	Sensibilität (#665)
❸ *Lobus occipitalis* (Hinterhauptlappen)	liegt Hinterhauptschuppe und Kleinhirnzelt an	Sehen (#666)
❹ *Lobus temporalis* (Schläfenlappen)	füllt die mittlere Schädelgrube	Hören (#667)
❺ *Lobus insularis* (Insellappen)	Tiefe des Sulcus lateralis	Geschmack
❻ *Lobus limbicus* (limbischer Lappen)	an Medialseite der Hemisphäre	Emotionen, Kurzzeitgedächtnis

❻ **Lappengrenzen**: Wichtige Grenzlinien zwischen den Lappen sind:
- *Sulcus lateralis* (Seitenfurche, auch Sylvius-Spalte genannt, François de le Boe, latinisiert Sylvius, in Hanau geboren, Professor in Leyden, 1641, frz. bois = lat. silva = Wald): zwischen Stirn-, Scheitel- und Schläfenlappen.
- *Sulcus centralis* (Zentralfurche, Rolando-Spalte, Luigi Rolando, Turin, 1809): zwischen Stirn- und Scheitellappen.
- *Sulcus parietooccipitalis* (Scheitel-Hinterhaupt-Furche): zwischen Scheitel- und Hinterhauptlappen.

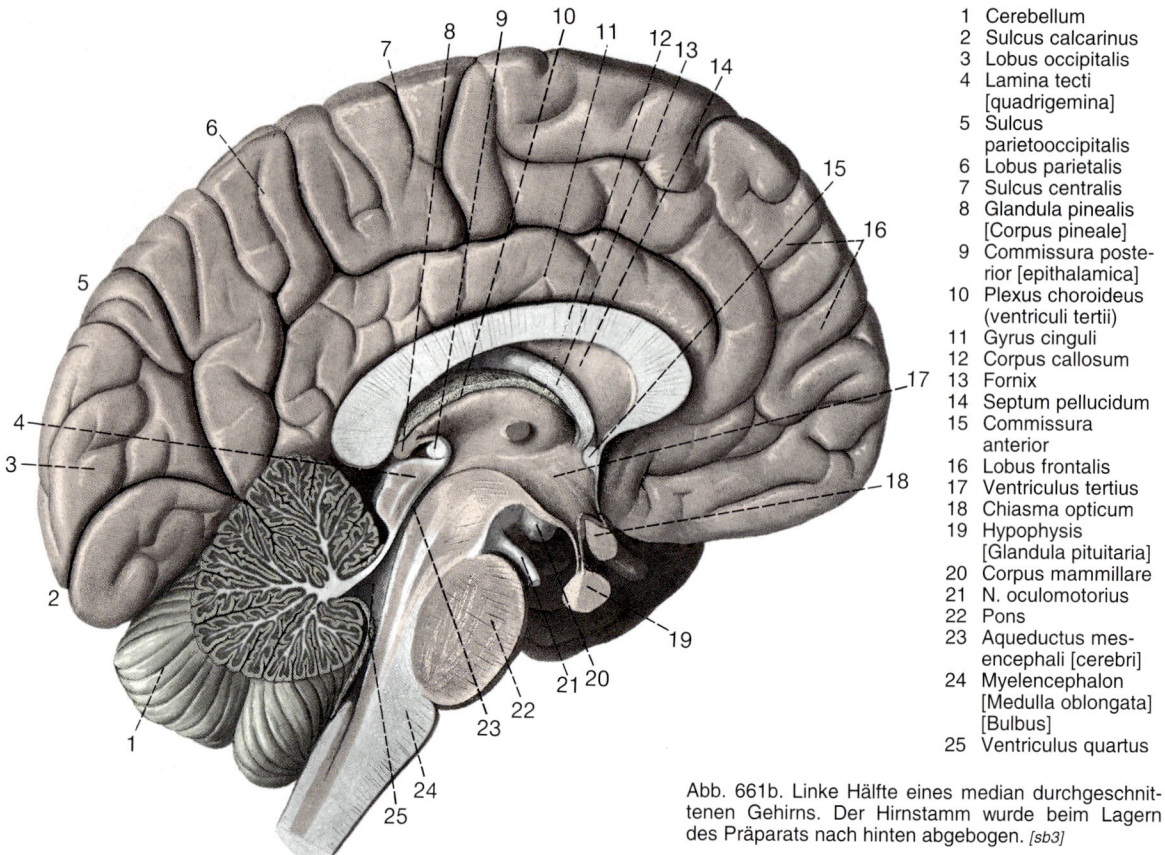

1	Cerebellum
2	Sulcus calcarinus
3	Lobus occipitalis
4	Lamina tecti [quadrigemina]
5	Sulcus parietooccipitalis
6	Lobus parietalis
7	Sulcus centralis
8	Glandula pinealis [Corpus pineale]
9	Commissura posterior [epithalamica]
10	Plexus choroideus (ventriculi tertii)
11	Gyrus cinguli
12	Corpus callosum
13	Fornix
14	Septum pellucidum
15	Commissura anterior
16	Lobus frontalis
17	Ventriculus tertius
18	Chiasma opticum
19	Hypophysis [Glandula pituitaria]
20	Corpus mammillare
21	N. oculomotorius
22	Pons
23	Aqueductus mesencephali [cerebri]
24	Myelencephalon [Medulla oblongata] [Bulbus]
25	Ventriculus quartus

Abb. 661b. Linke Hälfte eines median durchgeschnittenen Gehirns. Der Hirnstamm wurde beim Lagern des Präparats nach hinten abgebogen. [sb3]

Die Lappengrenzen sind nicht durchgehend durch Furchen gezogen, teilweise gehen die Lappen ohne scharfe Grenze ineinander über, z.B. der Schläfenlappen in den Hinterhauptlappen.

❼ **Pole**: Jede Großhirnhälfte hat 3 aus der Rundung vorspringende Enden:
• *Polus frontalis* (Stirnpol): das vordere Ende des Stirnlappens.
• *Polus occipitalis* (Hinterhauptpol): das hintere Ende des Hinterhauptlappens.
• *Polus temporalis* (Schläfenpol): das vordere Ende des Schläfenlappens.

❽ **Insel**: Als Insel (*Insula*) oder Insellappen (*Lobus insularis*) bezeichnet man den an die Basalganglien angrenzenden Teil der Großhirnrinde. Er ist im Wachstum gegenüber den anderen Lappen zurückgeblieben. Stirn-, Scheitel- und Schläfenlappen wachsen so rasch, daß sie sich mit ihren *Opercula* (lat. operculum = Deckel) über der Inselrinde aneinander legen und so den Insellappen scheinbar in die Tiefe drängen. Der Insellappen ist nur zu sehen, wenn man in der Seitenfurche die oberflächlichen Lappen auseinander zieht.

❾ **Riechhirn und limbisches System**: Nicht so recht in der klassischen Lappengliederung unterzubringen sind 2 Bereiche des Großhirns mit Anteilen an der Großhirnrinde:
• *Rhinencephalon* (Riechhirn, gr. rhís, rhinós = Nase): der zum 1. Hirnnerv (*N. olfactorius*) gehörende Bereich.
• *Limbisches System*: ein bis in den Hirnstamm reichendes System mit z.T. am Rand (lat. limbus = Saum) des Großhirns zum Zwischenhirn gelegenen Bereichen, das für Gestimmtheiten, Gefühle und Triebe maßgebend ist (#668). In der Terminologia Anatomica werden die zum Großhirn gehörenden Teile als selbständiger limbischer Lappen (Lobus limbicus) behandelt.

■ **Bahnen des Großhirnmarks**:
❶ **Assoziationsbahnen** (*Fibrae associationis telencephali*): Verbindungen innerhalb einer Großhirnhälfte („Längsverbindungen"): Kurze Züge (*Fibrae arcuatae* = Bogenfasern) verbinden benachbarte Großhirnwindungen. Lange Züge verbinden Lappen.
• *Fasciculus longitudinalis superior [Fasciculus arcuatus]* (oberes Längsbündel): zwischen Frontal- und Okzipitallappen durch Parietallappen.
• *Fasciculus longitudinalis inferior* (unteres Längsbündel): zwischen Temporal- und Okzipitallappen.
• *Fasciculus uncinatus* (Hakenbündel): zwischen Frontal- und Temporallappen.
• *Cingulum* (Gürtel, lat. cingulum = Gürtel): in der Tiefe des Gyrus cinguli (Gürtelwindung), Teil des Papez-Circuit des limbischen Systems (#668).

❷ **Kommissurenbahnen** (*Fibrae commissurales telencephali*): verbinden die beiden Großhirnhälften untereinander („Querverbindungen"):
• *Corpus callosum* (Balken, lat. callosus = dickhäutig, callum = Schwiele): Der Balken ist eine mächtige Platte von Kommissurenbahnen in der Tiefe des Interhemisphärenspalts (Abb. 661b). Bricht man am konservierten und gehärteten Gehirn vorsichtig die Windungen an der Medialseite des Großhirns heraus, so kann man sehr schön die „Balkenstrahlung" (*Radiatio corporis callosi*) in die einzelnen Großhirnlappen

1 Sinus sagittalis superior
2 Falx cerebri
3 A. cerebri anterior (Äste)
4 Corpus callosum
5 Ventriculus lateralis, Pars centralis
6 Fornix
7 Plexus choroideus (ventriculi lateralis)
8 Capsula interna
9 Capsula externa
10 Capsula extrema
11 A. cerebri media (Äste)
12 Corpus amygdaloideum
13 Ventriculus lateralis, Cornu temporale [inferius]
14 A. cerebri media, Pars sphenoidalis [horizontalis] = Segmentum M1
15 A. cerebri posterior
16 Cisterna pontocerebellaris
17 Pons
18 A. basilaris
19 Plexus basilaris
20 V. basalis
21 Hippocampus
22 Ventriculus tertius
23 Claustrum
24 Insula [Lobus insularis]
25 Globus pallidus medialis + lateralis
26 Putamen
25 + 26 Nucleus lentiformis
27 Thalamus
28 V. interna cerebri
29 Nucleus caudatus, Caput
30 Sinus sagittalis inferior

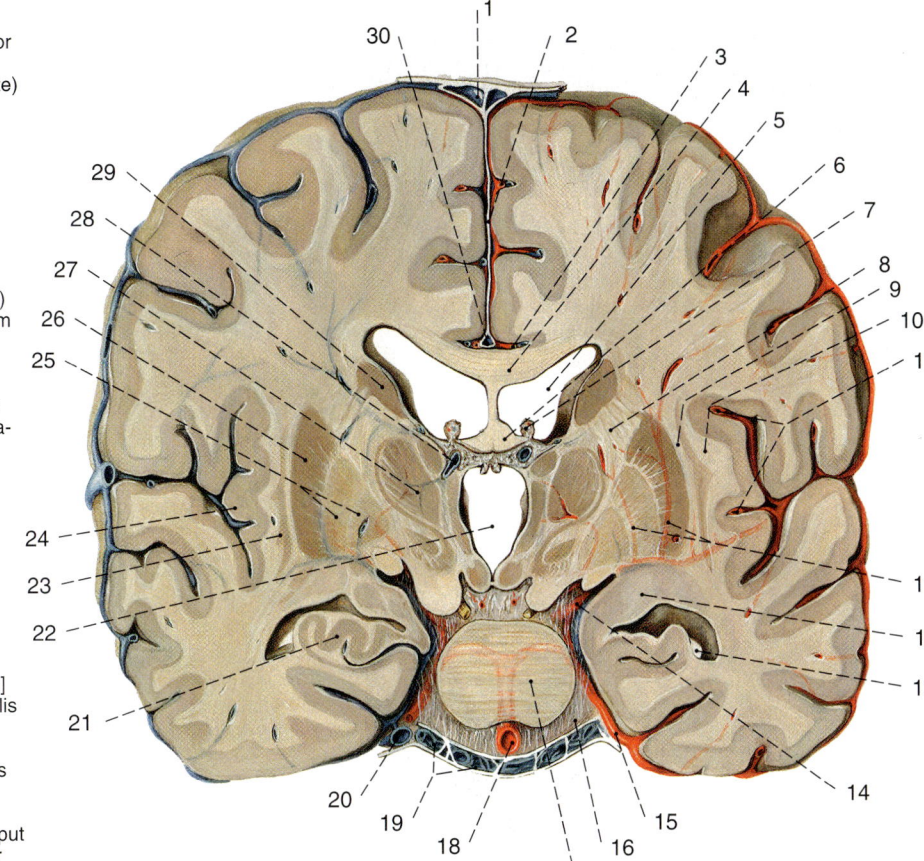

Abb. 662a. Frontalschnitt durch das Gehirn. Auf der rechten Bildseite sind die Arterien, auf der linken die Venen eingezeichnet. [pp1]

verfolgen. Der Balken ist gewölbeartig nach oben konvex gebogen. Er endet dorsal mit einem runden „Wulst" (*Splenium*, gr. splénion = Wundverband, Pflaster), vorn biegt er in einem „Knie" (*Genu*, lat. genu = Knie) nach unten um und läuft mit dem „Schnabel" (*Rostrum*, lat. rostrum = Schnabel) aus.

• *Commissura anterior* (vordere Querverbindung): in der Vorderwand der dritten Hirnkammer. Ihr vorderer Teil verbindet Riechhirnbereiche, ihr hinterer Teil die Temporallappen.

• *Commissura fornicis*: In ihr kreuzen Bahnen des limbischen Systems, vor allem des Hippocampus die Mittellinie (#668).

• Weitere Querverbindungen gehören zum Zwischenhirn, z.B. die *Commissura posterior [epithalamica]* für konsensuelle Lichtreflexe (#651).

Die großen Querverbindungen sind im Magnetresonanzbild und im Computertomogramm gut zu sehen. Die Verbindungslinie von vorderer und hinterer Kommissur steht beim Lebenden etwa horizontal. Eine durch sie gelegte Horizontalebene (*Bikommissuralebene*, Ca-Cp-Ebene) dient in der Neurochirurgie als Bezugsebene für stereotaktische Operationen. Man nimmt den Mittelpunkt der Bikommissurallinie als Mittelpunkt eines Koordinatensystems und kann dann die Lage, z.B. einer Geschwulst, in Koordinaten angeben. Die Bikommissuralebene weicht nur um wenige Grad von der auch als Bezugsebene benutzten *Kanthomeatalebene* (durch äußeren Lidwinkel und Mittelpunkt des äußeren Gehörgangs) ab (gr. kanthós = Augenwinkel).

Balkensyndrom: Nach Zerstörung des Corpus callosum ist die Zusammenarbeit der beiden Großhirnhemisphären schwer beeinträchtigt („split brain"). Da die höheren Zentren, vor allem die Sprachzentren, meist nur auf einer Seite ausgebildet werden (#664), kann der Patient z.B. nur über Sachen berichten, die in der Hemisphäre mit den Sprachzentren (dominante Hemisphäre, in der Regel die linke) verarbeitet werden. Er kann mündlich erteilte Befehle (wegen der Kreuzung der Bahnen) nur mit der rechten Hand ausführen. Auf einer Seite erworbene Bewegungsmuster können nicht auf die andere übertragen werden usw. Leichtere Formen der Vernachlässigung einer Körperhälfte (*Hemineglect*, engl. neglect = vernachlässigen) sind nach Schlaganfällen mit Zerstörung eines Teils der Balkenstrahlung häufig.

❸ **Projektionsbahnen** (*Fibrae projectionis*): Verbindungen des Großhirns mit anderen Teilen des Zentralnervensystems. Wichtigste Ansammlung von Projektionsbahnen ist die innere Kapsel (*Capsula interna*, #669).

#662 Basalganglien (Nuclei basales)

■ Die nicht zur Rinde gehörenden Teile der grauen Substanz des Großhirns faßt man unter dem Begriff **subkortikale Kerne** (subkortikal = unter dem Cortex cerebri gelegen) oder basale Kerne (*Nuclei basales* = Basalganglien) zusammen. Sie liegen dem Zwischenhirn an. Von manchen Autoren werden sie mit zum Hirnstamm gerechnet (#616) und daher auch Stammganglien genannt. Zu ihnen gehören:

❶ **Nucleus caudatus** (Schweifkern = Schwanzkern): Der langgezogene Kern wird gern mit einem Komet verglichen. Er umrundet den Thalamus in einer ¾-Ellipse lateral und bildet einen Wandteil des Seitenventrikels. 3 Abschnitte:

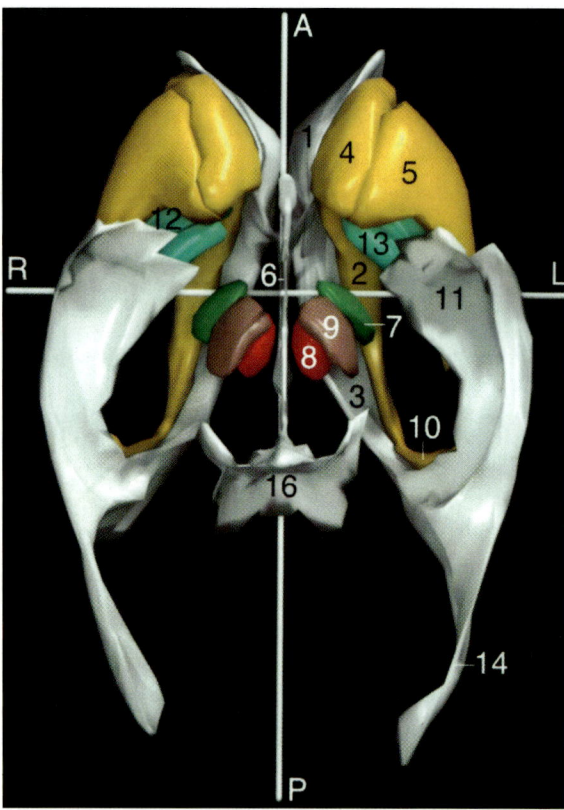

Abb. 662b. Basales motorisches System und Ventrikelsystem. Computergraphisches Bild, aus Serienschnitten durch das in natürlicher Lage fixierte Gehirn berechnet. Der Nullpunkt des Achsenkreuzes (A = anterior, P = posterior, R = rechts, L = links) liegt im Mittelpunkt der Bikommissuralebene (#661). Ventrikelsystem grau, basales motorisches System farbig: Striatum gelb, Pallidum türkis, Subthalamus grün, Substantia nigra braun, Nucleus ruber rot. Wiedergabe in 85 % der natürlichen Größe. [kr2]

1	Ventriculus lateralis, Cornu frontale [anterius]
2	Nucleus caudatus, Corpus
3	Ventriculus lateralis, Pars centralis
4	Nucleus caudatus, Caput
5	Putamen
6	Ventriculus tertius
7	Nucleus subthalamicus
8	Nucleus ruber
9	Substantia nigra
10	Nucleus caudatus, Cauda
11	Ventriculus lateralis, Cornu temporale [inferius]
12	Globus pallidus lateralis
13	Globus pallidus medialis
14	Ventriculus lateralis, Cornu occipitale [posterius]
16	Ventriculus quartus

• **Caput** (Kopf): das dicke Vorderende am Vorderhorn des Seitenventrikels.
• **Corpus** (Körper): der Mittelteil an der Pars centralis des Seitenventrikels.
• **Cauda** (Schwanz): Das schmale Endstück im Dach des Unterhorns des Seitenventrikels endet am Corpus amygdaloideum (Mandelkörper).

❷ **Putamen** (Schale, lat. putamen, putaminis = Hülse, Schale): ein im Frontalschnitt (Abb. 662a) dunkel erscheinender Bereich. Er wird durch die Capsula externa, das Claustrum (Vormauer, lat. claustrum = Verschluß, Riegel, eine schmale Platte grauer Substanz von noch unklarer Funktion) und durch die Capsula extrema von der Rinde des Insellappens getrennt.

❸ **Globus pallidus** (bleicher Kern, lat. pallidus = bleich): heller als das Putamen, aber dunkler als das Großhirnmark. Er wird durch einen schmalen Markstreifen (*Lamina medullaris medialis [interna]*) in 2 Teile gegliedert:
• *Globus pallidus lateralis*.
• *Globus pallidus medialis*.

❷ + ❸ **Nucleus lentiformis** (Linsenkern, lat. lens, lentis = Linse): Der Globus pallidus ist durch eine schmale Markschicht (*Lamina medullaris lateralis [externa]*) vom Putamen getrennt. Sie ist schmäler als die Capsula interna, so daß die beiden Kerne zusammengehörig erscheinen (obwohl sie es funktionell nicht sind). Sie ragen wie ein stumpfer Keil in das V der Capsula interna und werden wegen der bikonvexen Form zum Linsenkern zusammengefaßt. Er liegt lateral vom Thalamus.

❶ + ❷ **Striatum**: Nucleus caudatus und Putamen werden durch die Capsula interna (#669) getrennt. Sie sind jedoch durch Züge grauer Substanz miteinander verbunden. Die beiden Kerne werden von schmalen Faserbündeln durchzogen, die ihnen ein streifiges Aussehen geben. Deshalb werden die beiden entwicklungsgeschichtlich und funktionell zusammengehörenden Kerne unter dem Begriff Striatum zusammengefaßt. Die großen Fasermassen der Capsula interna sind durch das ursprünglich einheitliche Kerngebiet durchgebrochen und haben es getrennt.

❶ + ❷ + ❸ **Corpus striatum** (Streifenkörper): erscheint in der Terminologia Anatomica als Oberbegriff über Striatum und Pallidum.

■ **Terminologie**: Die Terminologia Anatomica zählt unter *Nuclei basales* nur die 3 genannten Kerngebiete auf. Andere Autoren fassen den Begriff sehr weit und setzen Basalganglien etwa gleich „extrapyramidalmotorische" Kerne, wozu dann auch der *Nucleus subthalamicus* (#651), die *Substantia nigra* (#645) und evtl. der *Nucleus ruber* und das untere Olivensystem gehören. Man sollte daher bei Texten über die Basalganglien immer aus dem Zusammenhang erschließen, was jeweils gemeint ist.

■ **Bedeutung**: Die Basalganglien sind ein Hauptteil des basalen motorischen Systems (Tab. 662, Abb. 662b). Es wirkt an der Steuerung der Motorik entscheidend mit. Obwohl es vermutlich keinen direkten Einfluß auf die einzelnen Muskeln ausübt, ist es wichtig für die Erstellung und Auswahl von Bewegungsprogrammen. Die Basalganglien nehmen eine Vermittlerstellung zwischen Großhirnrinde und Hirnstamm ein.

Tab. 662. Hauptkerne des basalen motorischen Systems		
Großhirn	Striatum	• Nucleus caudatus • Putamen
	Pallidum	• Globus pallidus lateralis • Globus pallidus medialis
Zwischenhirn	Thalamus	• Nucleus ventralis anterior • Nucleus ventralis intermedius • Nuclei ventrales laterales • Nucleus centromedianus
	Subthalamus	• Nucleus subthalamicus
Mittelhirn	Substantia nigra	• Pars compacta • Pars reticularis

• Wesentliche Erkenntnisse über die Zusammenarbeit der basalen Kerne brachte in den letzten Jahren die Erforschung der Neurotransmitter Gammaaminobuttersäure (GABA), Dopamin und Glutamat und deren Cotransmitter (Substanz

P, Enkephalin usw.). Die entsprechenden Funktionskreise werden in aktuellen Lehrbüchern der Physiologie eingehend dargestellt, so daß sich hier eine Erörterung erübrigt.
• Stark vereinfachend kann man sagen, daß in diesen Schaltkreisen Striatum und Pallidum überwiegend hemmend, Subthalamus und Thalamus überwiegend erregend wirken.

■ **Ausfallserscheinungen**: Innerhalb des basalen motorischen Systems besteht ein kompliziertes Gleichgewicht von hemmenden und erregenden Impulsen. Je nach Lage der Störung innerhalb der Funktionskreise sind die Symptome verschieden. Es zeichnen sich jedoch 2 Hauptsyndrome ab:

❶ *Hypokinetisch-hypertonisches Syndrom* (Parkinson-Krankheit): Bewegungsarmut (Hypokinese, gr. kínesis = Bewegung), Muskelsteife (Rigor), Zittern in Ruhe (Ruhetremor). Die wichtigsten Symptome sind bereits bei der Substantia nigra (#645) näher erläutert worden.
• Erklärungsmodell: Ausfall der Substantia nigra → Enthemmung des Striatum → verstärkte Hemmung des Pallidum laterale → Enthemmung des Subthalamus → verstärkte Erregung des Pallidum mediale → verstärkte Hemmung des Thalamus → verminderte Erregung der Großhirnrinde.

❷ *Hyperkinetisch-hypotonische Syndrome*:
• *Choreatische Syndrome* (gr. choreía = Reigentanz): mit schnellen Bewegungen, Muskelzuckungen, unwillkürlichem Grimassenschneiden („Grimassieren") usw.
Chorea minor Sydenham (Veitstanz, Thomas Sydenham, London, 1624-1689): durch Streptokokken ausgelöste, vor der Antibiotikaära häufige rheumatische Erkrankung überwiegend des Kindesalters mit Spontanheilung nach einigen Wochen.
Chorea Huntington (George Sumner Huntington, New York, 1851-1916) = Erbkrankheit mit Manifestation zwischen dem 25. und 55. Lebensjahr mit progredientem Verlauf.
• *Athetotische Syndrome* (gr. áthetos = ohne feste Stellung) mit langsamen, wurmartigen, bizarren Bewegungen, vor allem der Hände und der Füße.
• *Dystone Syndrome*: mit zähflüssigen Drehbewegungen des Kopfes (Torticollis spasticus) und des Rumpfes (Torsionsdystonie).
• Erklärungsmodell: Ausfall des Striatum → Enthemmung des Pallidum laterale → verstärkte Hemmung des Subthalamus → verminderte Erregung des Pallidum mediale → Enthemmung des Thalamus → verstärkte Erregung der Großhirnrinde.

Kulturgeschichte: Als *Choreomanie* = Tanzwut (Chorea major) bezeichnet man ein massenpsychologisches Phänomen, bei dem Menschengruppen von ekstatischem Bewegungszwang befallen wurden. Die Choreomanie trat geradezu epidemisch nach den großen Pestepidemien des Spätmittelalters (um 1350) in Form der Flagellantenumzüge mit Selbstgeißelungen auf. Der hl. Vitus wurde als einer der 14 Nothelfer um Hilfe bei der Tanzwut angerufen, so daß im Volke der Name Veitstanz zunächst für die Chorea major aufkam, der später auf die Chorea minor übertragen wurde. Der Legende nach wurde Vitus um 313 in siedendes Öl geworfen. Sein Märtyrertod ist auf vielen Bildern des Spätmittelalters dargestellt. Er erfreute sich in deutschen Landen großer Verehrung, so z.B. in der Benediktinerabtei Corvey, im Mittelalter eines der bedeutendsten Kulturzentren Mitteleuropas, wo seit 836 seine Gebeine als Reliquien ruhten. Auch sei an den Veitsdom in Prag erinnert.
Von Thomas *Sydenham*, der 1686 die Chorea minor beschrieb, wird die Anekdote überliefert, er habe auf die Frage, welches medizinische Lehrbuch er empfehle, geantwortet: Lesen Sie den Don Quijote! – Nach meiner Ansicht muß es nicht ständig El ingenioso hidalgo Don Quixote de la Mancha des Miguel de Cervantes Saavedra (1547-1616) sein, aber Weltliteratur sollte zur täglichen Lektüre des angehenden Arztes gehören, weil sie besser als jedes Lehrbuch den Patienten als soziales und geistiges Wesen verstehen lehrt und den Leser selbst über die Mühen der Anatomie und anderer Fächer tröstet. So sollte man zum Stichwort Pest unbedingt von Giovanni Boccaccio den Eingangstext zum ersten Tag des „Decamerone" kennen, der unmittelbar nach der Pestepidemie in Florenz entstand (1349-1353).

Einen Flagellantenzug beschreibt der große dänische Dichter Jens Peter Jacobsen 1882 unter Benutzung alter Quellen in seiner Novelle „Die Pest in Bergamo" (Pesten i Bergamo).

#663 Großhirnrinde (Cortex cerebri): Feinbau

Die Großhirnrinde des Menschen ist 1,5-4 mm dick, hat eine Oberfläche von etwa 0,2 m² und enthält etwa 10^{10} (10 Milliarden) Neurone.

■ **Gliederung** (Tab. 663): In der Reihenfolge Paleo-, Archi-, Neocortex nimmt die Differenzierung zu. Neocortex ist weitgehend identisch mit Isocortex. Archi- und Paleocortex gehören zum Allocortex.

Tab. 663. Gliederung der Großhirnrinde	
Nach phylogenetischem Alter	• *Paleocortex* = Altrinde (gr. palaiós = alt): Teile des Riechhirns • *Archicortex* = Urrinde (gr. arché = Anfang), z.B. Hippocampus u.a. Teile des limbischen Systems • *Neocortex* = Neurinde (gr. néos = neu): der größte Teil (etwa 90 %) der menschlichen Großhirnrinde
Nach Baueigentümlichkeiten	• *Isocortex*: typischer Bau in 6 Zellschichten (gr. ísos = gleich) • *Allocortex*: atypischer Bau der Großhirnrinde (gr. állos = anders)

■ **Isocortex**: Der größte Teil der Großhirnrinde (*Neocortex*) ist in 6 Zellschichten zu gliedern (Abb. 663). Von der Oberfläche zur Tiefe sind dies (nach der Terminologia Anatomica, die Nomina histologica verwenden *Stratum* statt *Lamina*):

❶ Molekularschicht (*Lamina molecularis [Lamina I]*): spärliche Nervenzellen mit horizontalen Fortsätzen. Astrozyten bilden an der Grenze zur weichen Hirnhaut die äußere Grenzmembran (*Membrana limitans glialis superficialis*).

❷ Äußere Körnerschicht (*Lamina granularis externa [Lamina II]*): zahlreiche rundliche Zellkörper sehr kleiner „Körnerzellen" (Durchmesser nur 4-8 μm).

❸ Äußere Pyramidenzellschicht (*Lamina pyramidalis externa [Lamina III]*): kleine und mittlere pyramidenförmige Zellen (Längsdurchmesser 10-40 μm).

❹ Innere Körnerschicht (*Lamina granularis interna [Lamina IV]*): Körnerzellen.

❺ Innere Pyramidenzellschicht (*Lamina pyramidalis interna [Lamina V]*): mittelgroße, stellenweise auch sehr große Pyramidenzellen (Längsdurchmesser bis 100 μm) = Betz-Riesenpyramidenzellen (Wladimir Alexejewitsch Bec, Kiew, 1874).

❻ Polymorphe Schicht (*Lamina multiformis [Lamina VI]*): vielgestaltige, häufig spindelförmige Zellen.

Funktionelle Differenzierung: Afferente Bahnen enden überwiegend in den Schichten 1-4. Efferente Bahnen entspringen in den Schichten 5 und 6. Dementsprechend sind die einzelnen Schichten je nach Aufgaben des Rindenbereichs verschieden breit:
• *motorische Regionen*: Die Körnerschichten 2 und 4 sind schwach, die inneren Schichten 5 und 6 stark ausgebildet („agranulärer Rindentyp").

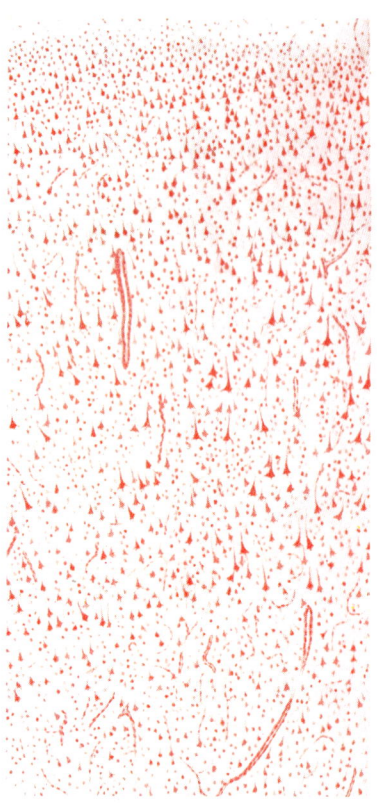

Abb. 663. Schnittbild der Großhirnrinde (Vergrößerung 20fach). Charakteristisch sind die großen pyramidenförmigen Nervenzellen. Entsprechend den unterschiedlichen Aufgaben der einzelnen Rindengebiete sind Zahl, Form und Anordnung der Nervenzellen verschieden. [so]

- *sensorische Regionen*: Die Körnerschichten 2 und 4 sind stark, die Pyramidenschichten 3 und 5 schwach entwickelt („granulärer Rindentyp").

■ **Allocortex**: Beim *Archi-* und *Paleocortex* sind meist nur 3 Schichten ausgebildet:
- Molekularschicht (entsprechend Schicht 1 des Isocortex).
- Pyramidenschicht (entsprechend den Schichten 2-5).
- polymorphe Schicht (entsprechend Schicht 6).

■ **Zellsäulen**: Nach dem „Modulkonzept" sind die 6 Zellschichten des Neocortex nicht unabhängig voneinander.
- Die Dendriten der Pyramidenzellen steigen in die oberflächlicheren Schichten auf und verzweigen sich hier. Auf diese Weise entstehen „Minisäulen" von etwa 0,03-0,1 mm Durchmesser aus 100-300 zusammenarbeitenden Zellen.
- Einige hundert Minisäulen sind zu funktionellen „Makrosäulen" von etwa 1 mm Durchmesser verbunden. Diese reagieren im physiologischen Reizversuch gemeinsam und gleichartig. Eine solche motorische Säule repräsentiert z.B. nicht einen bestimmten Muskel, sondern eine bestimmte Bewegung. Die Großhirnrinde enthält etwa 1 Million solcher Makrosäulen.

Morphologische Abgrenzung von Rindenregionen: Im 1. Viertel des 20. Jahrhunderts erforschte man den Bau jedes einzelnen Rindenbereichs und legte Landkarten einer „Zytoarchitektonik" an.
- Korbinian *Brodmann* unterschied 1909 bereits 52 Rindenfelder (Area 1 bis Area 52). Seine Bezifferung wird heute noch verwendet, obwohl sie völlig unsystematisch ist: Brodmann bezifferte die Felder in der Reihenfolge, in der er sie untersuchte. Im Folgenden werden bei einigen Rindenbereichen die Brodmann-Areae angegeben, weil sich Lehrbücher der Physiologie oft auf diese beziehen.
- Das Ehepaar *Vogt* ging von den Fasern aus und grenzte 200 „myeloarchitektonische" Regionen ab.

- Man hoffte damals, durch Erforschen des Feinbaus des Gehirns grundlegende Aufschlüsse über seine Funktion zu gewinnen. Der anfängliche Optimismus ist verflogen. Das Studium der Feldergliederung des Gehirns wurde zu einer Spezialwissenschaft, deren Ergebnisse vorerst sehr wenig Bezug zur praktischen Medizin haben. Das Bedürfnis nach medizinischer Allgemeinbildung dürfte befriedigt sein, wenn man die wichtigsten Forschungsrichtungen auf diesem Gebiet kennt:
- *Zytoarchitektonik*: Anordnung und Formen der Nervenzellkörper.
- *Gliaarchitektonik*: Anordnung und Formen der Gliazellen.
- *Myeloarchitektonik*: Anordnung der markhaltigen Nervenfasern.
- *Angioarchitektonik*: Gefäßverteilung.
- *Chemoarchitektonik*: Verteilung der Enzyme und Transmitter.
- *Pigmentarchitektonik*: Verteilung von Neuropigmenten.

Der Physiologe hat darüber hinaus die Möglichkeit, elektrische Phänomene der einzelnen Rindenbereiche zu vergleichen, z.B. Elektrokortikogramm, Elektroenzephalogramm usw.

■ **Altern des Gehirns**: Etwa ab dem 60. Lebensjahr nimmt die Zahl der Nervenzellen und der Synapsen ab. Neurofibrillen degenerieren, Alterspigment (Lipofuscin) wird in die Zellen eingelagert. Dadurch werden die Großhirnwindungen schmäler und die Furchen breiter. Das Hirngewicht nimmt bis zum 90. Lebensjahr um etwa 100-200 g ab. Die Liquorräume dehnen sich entsprechend aus (was man im Computertomogramm messen kann).

■ **Alzheimer-Krankheit** (Alois Alzheimer, Neurologe in München und Breslau, 1864-1915): Ursprünglich als präsenile Hirnatrophie mit Beginn vor dem 60. Lebensjahr beschrieben, faßt man heute unter diesem Begriff meist präsenile und senile Demenz (Verblödung, lat. dementia = Nichtbeisinnensein, mens, mentis = Denkvermögen) zusammen. Bei ihr schreiten die im vorhergehenden Absatz genannten Altersveränderungen des Gehirns rasch fort und führen zu vorzeitigen psychischen Veränderungen:
- zunehmende Beeinträchtigung der geistigen Leistungen bis zum Schwachsinn: mit Verlust des Kurzzeitgedächtnisses sowie der Orientierung über Ort, Zeit und die eigene Person, Perseverationsneigung (Haften an Wörtern und Gedanken, lat. perseverare = verharren), erschwerte Umstellung auf neue Aufgaben.
- in fortgeschrittenen Stadien Reizbarkeit, Enthemmung, sinnlose Bewegungsabläufe, Logoklonien („Wortkrämpfe" = sinnlose Wiederholung einzelner Silben), Sprachstörungen (Aphasien, #664), Apraxien (Unvermögen zu zweckentsprechenden Bewegungen).
- Das Endstadium mit weitgehendem Verlust des Kontaktes zur Umwelt ist nach 5-7 Jahren erreicht.
- Von der Erkrankung sind etwa 2 % der 70jährigen und 15 % der über 85jährigen befallen. Über die Ursachen bestehen viele Hypothesen, z.B. Enzymdefekt, Slow-virus-Infektion, aber wenig Gesichertes.

■ **Multiinfarktdemenz**: Zum geistigen Abbau kommt es auch nach wiederholten Schlaganfällen mit zunehmenden Verlusten funktionsfähigen Hirngewebes. Im Vordergrund des Krankheitsbildes stehen die körperlichen Ausfälle (Halbseitenlähmung, Sprachstörung).

#664 Motorische Bereiche der Großhirnrinde

■ **Sensomotorische Regionen**: Die primären Rindenfelder der Motorik und Sensibilität liegen beidseits der Zentralfurche (*Sulcus centralis*):
- *Gyrus precentralis* (vordere Zentralwindung): Ausgangspunkt der Pyramidenbahn (Area 4 bei Brodmann).
- *Gyrus postcentralis* (hintere Zentralwindung): Endpunkt der Körperfühlbahn (Areae 1-3 bei Brodmann).
- Sie setzen sich über die Mantelkante auf der Medialseite der Hemisphäre im *Lobulus paracentralis* fort.

Wenn Sie jetzt diese Zeilen lesen, so mußten die Muskeln des Halses den Kopf so drehen, daß das Gesicht über dem Buch steht. Die Augenmuskeln mußten die Möglichkeit erhalten, die Augen so einzustellen, daß genau das Bild des Wortes an der Macula lutea der Netzhaut abgebildet wird, das Sie jeweils lesen. Der unmittelbare Impuls kam von den Vorderhornzellen im Halsbereich des Rückenmarks, von denen die Axone zu den entsprechenden Muskelzellen laufen. Die Vorderhornzellen bekamen aber ihren Auftrag aus dem Gyrus precentralis auf dem Weg der Pyramidenbahn.

Der Gyrus precentralis kann zweckmäßige Befehle nur erteilen, wenn
- er laufend über den Erfolg informiert wird. Es müssen also Rückmeldungen aus der „Sensorik" kommen, im gegebenen Beispiel aus den optischen Regionen des Großhirns.
- er auf Bewegungsprogramme zurückgreifen kann. Im Fall des Lesens wurde diese Fähigkeit in der Kindheit trainiert. Sie wurde in das Bewegungsgedächtnis im Gyrus frontalis superior + medius übernommen. Aus diesem kann das Programm abgefordert werden. Es wird dann mit Hilfe der Basalganglien und des Kleinhirns an die konkrete Situation (verschiedene Körperhaltungen usw.) angepaßt.
- er durch übergeordnete Zentren dazu veranlaßt wird. Sie lesen diese Zeilen nicht, weil der Gyrus precentralis dies will, sondern weil Sie es wollen. Dabei sind wieder mindestens 2 Komponenten zu unterscheiden: Die Grundmotivation nach Existenzsicherung (Selbst- und Arterhaltung) wirkt vermutlich über das Zwischenhirn und das limbische System, die Sekundärmotivation (Ausbildung zum Arzt) und die Tertiärmotivation (Bestehen der Prüfung) über das verstandesnahe Stirnhirn.

Wegen der engen Koppelung motorischer und sensorischer Aufgaben spricht man von „Sensomotorik".

■ **Primäre und sekundäre motorische Zentren**:
- In der primären somatomotorischen Großhirnrinde (Gyrus precentralis und Lobulus paracentralis) werden die konkreten Befehle an die Peripherie gegeben. Von hier ziehen die Projektionsbahnen zu den motorischen Kernen der Hirnnerven und zu den Vordersäulen des Rückenmarks. Das primäre Zentrum nennt man daher auch *Projektionszentrum*.
- In der sekundären somatomotorischen Großhirnrinde entstehen die Handlungsantriebe und Bewegungsentwürfe in Zusammenarbeit mit anderen Bereichen. Die sekundären Zentren werden daher auch *Assoziationszentren* genannt.

■ **Somatische Repräsentation**: In der primären somatomotorischen und somatosensorischen Großhirnrinde sind die Neurone somatotop gegliedert. Einer bestimmten Bewegung oder der Empfindung an einer bestimmten Körperstelle entspricht ein umschriebener Rindenbezirk.
- Inzwischen hat man ziemlich genaue Karten dieser Repräsentation angelegt. Im Gyrus precentralis liegt unten der Kopf, in der Mitte die Hand, nahe der Mantelkante (*Margo superior*) der Rumpf und auf der Medialseite oben das Bein (Abb. 664).
- Das Bild des Körpers ist zwar in diesem „Homunkulus" („Menschlein", lat. homo = Mensch) zu erkennen, doch sind die Proportionen stark verschoben. Die Zahl der Vorderhornzellen des Rückenmarks entspricht in etwa der Größe der Muskeln und der Feinheit ihrer Innervation. In der Großhirnrinde hingegen ist die biologische Wertigkeit maßgebend: Hand und Mund nehmen zusammen mehr als die Hälfte der gesamten motorischen Repräsentation ein. Sie

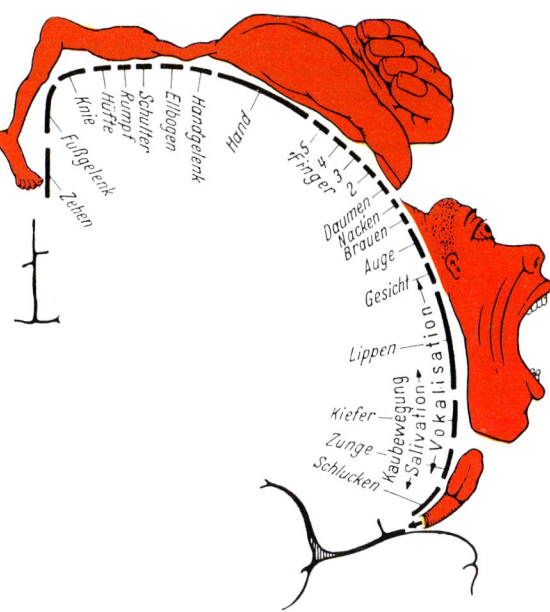

Abb. 664. Repräsentation des Körpers in der vorderen Zentralwindung. *[lr]*

bedürfen auch der sorgfältigsten Abstimmung ihrer Bewegungen. Mit ihnen verglichen ist das Bewegungsspiel des Rumpfes unbedeutend.
- Der Gyrus precentralis enthält also ein Bild des Körpers, das nur auf den ersten Blick so verzerrt erscheint. Berücksichtigt man die Funktion, so stimmen die Proportionen.

■ **Lokale Schädigungen der Großhirnrinde**:
- Wird bei einer eng umschriebenen Verletzung (z.B. einer Schußverletzung) im Bereich des Gyrus precentralis ein Defekt gesetzt, so erhält der zugehörige Rückenmarkbereich über die Pyramidenbahnen keine Impulse mehr. Die zugehörige Muskelgruppe erscheint gelähmt. Nehmen wir an, der Defekt läge an der oberen Kante der linken Großhirnhemisphäre, wo das Bein repräsentiert ist. Da fast alle Bahnen vom Großhirn zur Peripherie die Mittellinie kreuzen, ist mithin das rechte Bein gelähmt. Fordert man den Patienten auf, das Bein zu heben, so kann er dies nicht. Schlägt man aber mit dem Reflexhammer auf das Kniescheibenband, so zuckt das Bein, als ob es gesund wäre. Der Patient kann z.B. auch einen Krampf im Bein bekommen, wenn der intakte motorische Bereich des Rückenmarks (gemeinsame Endstrecke der motorischen Bahnen, #182) auf anderem Weg (über „extrapyramidale" Bahnen) erregt wird.
- Bei Zerstörung eines Teils des Gyrus postcentralis besteht für den repräsentierten Körperabschnitt eine Empfindungsstörung. Eine Verbrennung z.B. wird nicht bemerkt, hingegen kann der Patient unter Umständen auf eine Berührung reflexartig zusammenzucken, denn der sensorische Apparat des Rückenmarks ist nicht unmittelbar betroffen.
- Eine derartige Empfindungsstörung kann Bewegungsstörungen nach sich ziehen. Bleiben die sensorischen Rückmeldungen an die motorische Hirnrinde über das erreichte Bewegungsausmaß aus, so können die Bewegungen nicht optimal gesteuert werden („Sensomotorik").
- Die vielen Schußverletzungen im 1. Weltkrieg haben die Erforschung der funktionellen Gliederung der Großhirnrinde ungemein gefördert: Man konnte den durch Einschuß- und Ausschußstelle am Schädel auch am Gehirn ziemlich genau zu lokalisierenden Schaden dem peripheren Ausfall zuordnen.
- Bei abnormer Erregungsbildung in umschriebenen motorischen Rindenbereichen treten Krampfzustände der zugehörigen Mus-

keln auf. Greift die Erregung auf benachbarte Bereiche über, so können Halbseitenanfälle, bei Überspringen auf die andere Großhirnhälfte auch doppelseitige Anfälle auftreten (*Epilepsie*, gr. *epilepsía* = Anfall, Fallsucht, *lambáno* = fassen, nehmen).

■ Sekundäre somatomotorische Großhirnrinde:

❶ Die motorischen Assoziationsfelder liegen im Stirnhirn vor dem Gyrus precentralis im Gyrus frontalis superior + medius. Dort werden die Handlungen entworfen und erarbeitete Bewegungsmuster gespeichert (Bewegungsgedächtnis). Man unterscheidet 2 Bereiche:
• *Prämotorische Großhirnrinde* (Area 6 lateral): mit enger Beziehung zum Kleinhirn. Aufgabe: Orientierung des Körpers am Ziel.
• *Supplementärmotorische Großhirnrinde* (Area 6 medial): mit enger Beziehung zu den Basalganglien. Aufgabe: Programmierung komplexer Bewegungen.

Frontales Konvexitätssyndrom: Werden die motorischen Assoziationszentren zerstört, so entsteht keine Lähmung, sondern:
• *Apraxie* (gr. *práxis* = Tätigkeit, *apraxía* = Untätigkeit): Unvermögen, zweckentsprechende Handlungen auszuführen.
• *Echosymptome*: zwanghaftes Nachahmen von Bewegungen (Echopraxie, gr. *echó* = Widerhall), Nachsprechen von Wörtern (Echolalie, gr. *lalein* = schwatzen).
• *Greifautomatismen*, vor allem im Mund- und Handbereich: Ähnlich wie der Säugling alles Greifbare in den Mund schiebt, suchen manche Stirnhirngeschädigte sich alles Umliegende einzuverleiben. Bei leichteren Formen laufen lediglich zwanghafte Mundbewegungen (Aufsperren, Schnappen usw.) und Greifbewegungen der Hände ab.
• Symptome ähnlich wie bei Kleinhirnstörungen, wenn die Stirnhirn-Brücken-Bahn geschädigt ist: Unfähigkeit zu gehen (Abasie, gr. *básis* = Tritt), zu stehen (Astasie, gr. *stásis* = Stehen), zu sitzen (Akathisie, gr. *káthisis* = Sitzen), zu geordneten Bewegungen (Ataxie, #647).
• Allgemeine Antriebsschwäche, auch auf geistigem Gebiet, schränkt den Kontakt zur Umwelt ein. Mit fortschreitender Krankheit wird der Patient zu einem „Reflexwesen".

❷ *Motorische Sprachregion*: Im Gyrus frontalis inferior (Area 44) wird z.B. die Bildung von Lauten so koordiniert, daß daraus Worte und Sätze entstehen. Man nennt diesen Bereich das *motorische (expressive) Sprachzentrum*. Es wurde 1861 von Paul Broca in Paris beschrieben und wird deshalb häufig Broca-Sprachzentrum genannt.

Motorische Aphasie: Wird das motorische Sprachzentrum isoliert zerstört, so ist die Mund- und Kehlkopfmuskulatur nicht gelähmt. Der Patient kann ungestört essen, pfeifen und eine Melodie summen. Aber er kann nicht mehr sprechen. Er versteht, was man mit ihm spricht, kann aber vorgesprochene Wörter nicht nachsprechen.

■ Präfrontale Großhirnrinde:
Der vor der prämotorischen Rinde gelegene Teil des Stirnhirns (Areae 9-12, 46, 47) ist der für die spezifisch menschlichen Fähigkeiten des Denkens und Wollens zuständige Hirnbereich. Er ist wie kein anderer Hirnteil das somatische Korrelat der „Persönlichkeit". Die Zuordnung einzelner Leistungen zu eng begrenzten Hirnbereichen, wie in den Zentralwindungen, ist im größeren Teil des Stirnhirns nicht möglich.

Orbitalhirnsyndrom:
• *Verarmung des Gemüts* mit Abbau der „Wertwelt", Verlust des Interesses an der Zukunft. Die Kranken leben dem Augenblick und dem Befriedigen ihrer Triebe.
• Ist gleichzeitig der Antrieb gemindert, so vernachlässigen sich die Patienten.
• Ist der Antrieb gesteigert, so wird das Benehmen oft anstößig. Alles dient der Belustigung: *Witzelsucht* (Moria, gr. *moría* = Torheit).
• Die intellektuelle Leistungsfähigkeit ist anfangs noch erhalten, schwindet aber mit fortschreitender Krankheit. Endstadium ist die *affektive Demenz* (Schwachsinn mit Gefühlsveröderung).

■ Dominante und untergeordnete Hemisphäre:
• Die motorischen Assoziationsfelder werden meist nur in einer Großhirnhälfte ausgebildet. Es hätte auch keinen Zweck, wenn die beiden Großhirnhemisphären gleichberechtigt und unabhängig voneinander koordinieren wollten. Eine Hälfte übernimmt also die Führung. Beim Rechtshänder ist es (wegen der Kreuzung der Bahnen) die linke Hemisphäre, beim Linkshänder manchmal die rechte.
• Für den Rechtshänder ist mithin eine Verletzung der linken Großhirnhälfte sehr viel folgenschwerer als eine Verletzung der rechten. Allerdings kann die bislang untergeordnete Hemisphäre bei Ausfall von Zentren in der übergeordneten im Laufe der Zeit einen Teil der Funktionen übernehmen. Die Festlegung im Bereich der Assoziationsfelder ist nicht gleichermaßen scharf wie bei den primären Projektionsfeldern.
• Die Lehre von der Dominanz und Unterordnung der beiden Hemisphären wurde am Beispiel des motorischen Sprachzentrums (s.o.) entwickelt. Es ist nur auf der dominanten Seite ausgebildet, also links (bei Linkshändern gelegentlich auch rechts). Patienten mit Bewegungsstörungen nach einem Schlaganfall auf der rechten Körperhälfte haben meist auch Sprachstörungen, Patienten mit linksseitiger Hemiplegie nicht.
• Der Organismus ist ein sehr ökonomisch arbeitendes Funktionsgefüge, in welchem z.B. im Lauf der Phylogenese überflüssig werdende Organe verschwinden oder neue Aufgaben erhalten. Es ist, biologisch gesehen, sehr unwahrscheinlich, daß die Rindenbereiche mit führenden Funktionen der dominanten Hemisphäre bei der untergeordneten Hemisphäre funktionslos sein sollten. Deshalb hat man sich in der letzten Zeit vermehrt dem Studium der untergeordneten Hemisphäre zugewandt und dabei ihre Bedeutung für das nonverbale Denken erkannt (Tab. 664).

Tab. 664. Seitenbetonung kognitiver Vorgänge im Stirnhirn	
Dominante Hemisphäre:	Untergeordnete Hemisphäre:
• sprachorientiert • analytisch • abstraktes Denken • stärkere Beziehung zum Bewußtsein	• nonverbal • synthetisch, ganzheitlich • anschauliches, räumliches Denken • stärkere Beziehung zum Unbewußten

#665 Somatosensorische Großhirnrinde

Die Zentralfurche bildet eine (allerdings sehr durchlässige) Grenze zwischen dem „motorischen" und dem „sensorischen" Bereich der Großhirnrinde: Die gegenseitige Beeinflussung ist groß. Im Gyrus postcentralis liegt das Projektionsfeld für die Oberflächen- und Tiefensensibilität. Die höheren Sinne haben eigene Projektionsfelder: das Sehen im Hinterhauptlappen (#666), das Hören in der oberen Schläfenwindung (#667).

■ Primäre somatosensorische Großhirnrinde (S1):
Im Gyrus postcentralis enden die Bahnen der Tast-, Schmerz- und Temperaturempfindung. Ähnlich wie beim „primären

Projektionsfeld" der Motorik ist auch im „primären Projektionsfeld" der Sensibilität der ganze Körper repräsentiert, jedoch mit etwas anderen Gewichten (Abb. 665). Die Submodalitäten liegen in getrennten Bereichen:
- Oberflächensensibilität (Area 1 + 3b).
- Tiefensensibilität von Gelenken (Area 2).
- Tiefensensibilität von Muskeln (Area 3a).

■ **Körperfühlbahn:**
❶ **Tastempfindung und Tiefensensibilität** (genauer #227).
- 1. Neuron: Zellkörper im Spinalganglion: Die Axone treten in das Rückenmark in der hinteren Wurzel ein und steigen als Hinterstrangbahnen auf.
- 2. Neuron: Zellkörper im *Nucleus gracilis* und *Nucleus cuneatus* des verlängerten Marks. Die Fasern kreuzen zur Gegenseite und steigen in der inneren Schleife (*Lemniscus medialis*) weiter auf.
- 3. Neuron: Zellkörper im *Thalamus*: Die Axone laufen in der zentralen Thalamusstrahlung zum Gyrus postcentralis.

❷ **Temperatur- und Schmerzempfindung:**
- 1. Neuron: Zellkörper im Spinalganglion. Eintritt in das Rückenmark in der hinteren Wurzel.
- 2. Neuron: Zellkörper in der Hintersäule des Rückenmarks. Die Axone kreuzen vor dem Zentralkanal und steigen auf der Gegenseite als *Tractus spinothalamicus* auf. Im Hirnstamm legen sie sich als *Lemniscus spinalis [Tractus anterolaterales]* der inneren Schleife an.
- 3. Neuron: wie bei ❶.

❸ Sensibilität im Kopfbereich:
- 1. Neuron: Zellkörper in den Kopfganglien, vor allem *Ganglion trigeminale*. Die Axone treten als Teile der Hirnnerven in den Hirnstamm ein.
- 2. Neuron: Zellkörper in den Trigeminuskernen. Die Axone legen sich als *Lemniscus trigeminalis* der inneren Schleife an.
- 3. Neuron: wie bei ❶.

■ **Sensorische Assoziationszentren**: Die Verarbeitung von Sinnesempfindungen zu Wahrnehmungen und zum Einfügen in Bedeutungszusammenhänge geht in mehreren Stufen vor sich:
- *Sekundäre somatosensorische Großhirnrinde* (S2): unmittelbar benachbart zu S1, bilaterale somatotope Repräsentation des Körpers.
- *Posteriore parietale Großhirnrinde* (S3): Im hinteren Teil des Scheitellappens (Area 5 + 7) werden die Submodalitäten des Tastsinns zusammengeführt.
- *Parietookzipitotemporale assoziative Großhirnrinde*: An der Grenze von Scheitel-, Hinterhaupt- und Schläfenlappen werden taktile, visuelle und auditorische Informationen zu komplexen Wahrnehmungen zusammengefügt.

■ **Agnosien**: Im sensorischen Bereich entspricht die Gruppe der Erkennungsstörungen („Agnosien") der Gruppe der Handlungsunfähigkeiten („Apraxien") im motorischen Bereich. Gibt man einem Patienten einen Schlüssel in die Hand, so fühlt er mit geschlossenen Augen zwar die Kühle des Metalls, die Zacken des Bartes usw., erkennt den Schlüssel aber erst beim Öffnen der Augen oder wenn man mit dem Schlüsselbund klappert. Empfindungsstörungen wirken sich häufig sekundär auf die Motorik aus, weil die Rückkoppelung wegfällt. Agnosien ziehen häufig Apraxien nach sich:
- *Agnosie* (gr. gnósis = Erkennen): Unvermögen, Sinnesempfindungen in Bedeutsamkeitsgefüge einzuordnen.

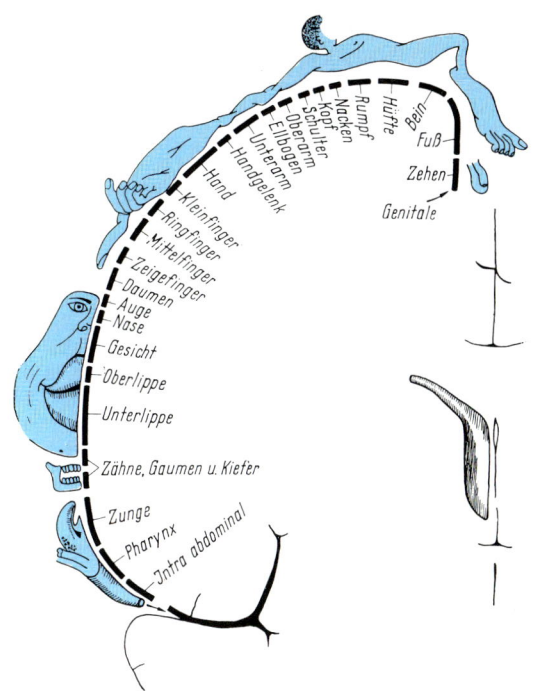

Abb. 665. Repräsentation des Körpers in der hinteren Zentralwindung. [lr]

- *Aphasie* (gr. phásis = Sprechen): Störung des Sprechvermögens (motorische Aphasie) oder des Sprachverständnisses (sensorische Aphasie, #667).
- *Asomatognosie*: Das Gefühl für den eigenen Körper geht verloren. Dies führt zu Schwierigkeiten, z.B. beim Ankleiden.

■ **Gerstmann-Syndrom** (Angularis-Syndrom, Josef Gerstmann, Neurologe in Wien und New York, 1924): Bei Störung des unteren Scheitellappens, vor allem des Gyrus angularis, kommt es zu
- Differenzierungsstörung für rechts und links.
- Fingeragnosie.
- Agraphie: Unvermögen zu schreiben.
- Akalkulie: Rechenstörung.

#666 Optischer Bereich der Großhirnrinde

■ **Primäre visuelle Großhirnrinde = Sehzentrum:**
- Die Kalkarinafurche (*Sulcus calcarinus*, lat. calcar = Sporn) läuft an der medialen Seite des Hinterhauptlappens zur unteren Kante (*Margo inferior*) parallel. Sie begrenzt zusammen mit dem Sulcus parietooccipitalis den Cuneus („Keil", lat. cuneus = Keil) genannten Teil des Hinterhauptlappens. Die Großhirnrinde in der Umgebung der Kalkarinafurche enthält in der inneren Körnerschicht viele markhaltige tangentiale Nervenfasern. Sie erscheinen als weißes Band innerhalb des Rindengraus. Nach seinen Entdeckern wird der Markstreifen (*Stria laminae granularis interna*) gewöhnlich Gennari- oder Vicq-d'Azyr-Streifen genannt (Francesco Gennari, Anatom in Parma, 1782, Félix Vicq d'Azyr, Leibarzt der Königin Marie-Antoinette, 1786).
- Wegen des Markstreifens wird die *Kalkarinarinde* auch als Area striata bezeichnet (Area 17). In ihr liegt das „Sehzentrum" (V1). Es ist viel ausgedehnter und reicht vor allem viel weiter nach vorn, als üblicherweise in Abbildungen angegeben wird.

- In jedem Sehzentrum ist jeweils die kontralaterale Gesichtsfeldhälfte repräsentiert: im linken Sehzentrum die rechte Gesichtsfeldhälfte, im rechten die linke. Von der Macula lutea gelangen wahrscheinlich Fasern zu beiden Sehzentren. In den Sehzentren sind die Gesichtsfelder mosaikartig vertreten: Jedem Punkt des Gesichtsfeldes entspricht ein Zellverband der Area striata. Die Dichte des Rasters ist jedoch je nach Wichtigkeit verschieden: Das Rindenfeld der Macula lutea ist mindestens so groß wie das der gesamten übrigen Netzhaut.
- Die Neurone scheinen funktionell in mehrere Gruppen (einfache, komplexe und hyperkomplexe Zellen) mit spezifischen Analyseleistungen (Orientierungs-, Richtungs- und Längenspezifität) gegliedert zu sein. Die Trennung in parvo- und makrozelluläres System (#687) wird fortgeführt. Die Informationen werden in übereinander gelegenen Zellverbänden (kortikale Säulen) getrennt nach Submodalitäten verarbeitet:
- *Farbe*: in cytochromoxidasereichen Säulen („blobs") des parvozellulären Systems.
- *Form*: in cytochromoxidasearmen Bereichen („interblobs") des parvozellulären Systems.
- *Bewegung*: im magnozellulären System.

> **Zerstörung eines Sehzentrums**: Es fällt die kontralaterale Gesichtsfeldhälfte aus. Die beiden Sehzentren werden nur durch die Großhirnsichel der harten Hirnhaut und die weichen Hirnhäute getrennt. Tumoren, Schußverletzungen usw. können rechte und linke Kalkarinarinde treffen. Dann ist der Patient blind, obwohl die Lichtreflexe intakt sind („Rindenblindheit").

■ **Sekundäre visuelle Großhirnrinde** (V2): Sie liegt benachbart zu V1 (Area 18). Die Submodalitäten sind hier in Streifen angeordnet:
- Form: cytochromoxidasearme Streifen.
- Farbe: schmale cytochromoxidasereiche Streifen.
- Bewegung: breite cytochromoxidasereiche Streifen.

■ **Höhere visuelle Großhirnrindenbereiche**: Sie liegen im lateralen und oberen Teil des Lobus occipitalis (Area 18 + 19). In ihnen werden die Submodalitäten zusammengefaßt:
- V4: Farbensehen.
- V5: Stereo- und Bewegungssehen.

Die Verknüpfung mit anderen Sinnesmodalitäten und motorischen Konsequenzen erfolgt
- in der *parietookzipitotemporalen assoziativen Großhirnrinde*: An der Grenze von Scheitel-, Hinterhaupt- und Schläfenlappen werden taktile, visuelle und auditorische Informationen zu komplexen Wahrnehmungen zusammengefügt.
- im *frontalem Augenfeld*: Im Lobus frontalis (Area 8), werden die Augenbewegungen gesteuert.

> ■ **Lesestörungen** (*Dyslexien*, gr. léxis = Sprechen, Rede): Im Sehzentrum kann z.B. ein schwarzer Kreis auf einem weißen Untergrund gesehen werden. Die Deutung als Buchstabe O hingegen findet erst im „Lesezentrum" statt.
> - *Alexie* („Buchstabenblindheit"). Beim Ausfall des Lesezentrums werden die Buchstaben zwar gesehen, nicht hingegen in ihrer Bedeutung erkannt.
> - *Agraphie* (gr. gráphein = schreiben): Werden die Zeichen nicht mehr verstanden, so ist auch das Schreiben gestört.
> - Eine Lesestörung kann aber auch auf einer Koordinationsstörung der Augenmuskeln beruhen, einer Apraxie der Blickbewegungen, wenn z.B. die Augen nicht den Zeilen entsprechend von Wort zu Wort wandern können.

> ■ Die Alexie gehört zu den **optischen Agnosien** („Seelenblindheit"). Diese weisen mannigfache Formen und Ausprägungen auf:
> - Bei der „*Simultanagnosie*" werden zwar Einzelheiten richtig erkannt, die Zusammenschau gelingt jedoch nicht.
> - Eine leichtere Form der Alexie ist die *Wortblindheit*. Bei ihr werden zwar die Buchstaben erkannt, können jedoch nicht zu Wörtern zusammengefügt werden.
> - Verwandt ist die *Asymbolie* bei der ganz allgemein der Symbolgehalt von Zeichen nicht erfaßt werden kann.
> - Bei der *Farbenagnosie* können das Benennen von Farben, aber auch das Farbgedächtnis gestört sein (*Farbamnesie*).
> - Häufig sind auch das optische Vorstellungsvermögen und das optische Gedächtnis beeinträchtigt.
> - In anderen Fällen geht die räumliche Orientierung verloren.

■ **Sehbahn** (Abb. 666):
- 1. Neuron: Stäbchen- und Zapfenzellen (primäre Sinneszellen).
- 2. Neuron: Zellen der inneren Körnerschicht der Netzhaut.
- 3. Neuron: Zellkörper in der Ganglienzellschicht der Netzhaut. Die Axone gelangen im Sehnerv (*N. opticus*) und weiter im Sehstrang (*Tractus opticus*) zum Corpus geniculatum laterale. Dabei kreuzen in der Sehnervenkreuzung (*Chiasma opticum*) die Fasern von den nasalen Netzhauthälften. Dadurch enthält jeder Sehstrang die Fasern aus den gleichseitigen Netzhauthälften bzw. für das gegenseitige Gesichtsfeld.
- 4. Neuron: Zellkörper im *Corpus geniculatum laterale* (seitlicher Kniehöcker) des Thalamus. Die Axone verlaufen im sublentikulären Teil der inneren Kapsel als Sehstrahlung (*Radiatio optica [Fibrae geniculocalcarinae]*) zum Sehzentrum in der Kalkarinarinde.
- Die Submodalitäten Form und Farbe werden ab dem 3. Neuron im parvozellulären System, Bewegung im makrozellulären System verarbeitet (#687).

Über zum Mittelhirn abzweigende Fasern ⇒ #645.

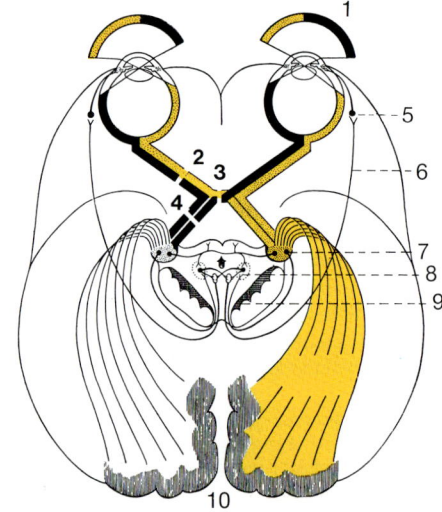

Abb. 666. Schema der Sehbahn. [bg3]

1 Gesichtsfeld	7 Corpus geniculatum laterale
2 N. opticus	8 Nucleus nervi oculomotorii
3 Chiasma opticum	[Nucleus oculomotorius]
4 Tractus opticus	9 Substantia nigra
5 Ganglion ciliare	10 Lobus occipitalis
6 N. oculomotorius	

#667 Akustischer Bereich der Großhirnrinde

■ **Primäre auditorische Großhirnrinde = Hörzentrum** (A1) (Area 41): Die Seitenfurche (*Sulcus lateralis*) trennt den Schläfenlappen von Stirn- und Scheitellappen und damit von der sensomotorischen Region. In der oberen Schläfenwindung (*Gyrus temporalis superior*) und den anliegenden *Gyri temporales transversi* (Heschl-Querwindungen, Richard Heschl, 1855), liegt das „Hörzentrum".
• Dem primären Hörzentrum obliegen bereits kritischere Aufgaben, wie die Analyse von Tonkombinationen usw. Die Analyse von Tonhöhen, Lautstärken und Harmonieempfindungen erfolgt bereits im Corpus geniculatum mediale oder darunter.
• Beide Innenohren senden Impulse zu beiden Schläfenlappen. Daher treten bei einseitiger Störung des Hörzentrums noch keine Ausfälle auf.

■ **Höhere auditorische Großhirnrindenbereiche**:
• *Sekundäre auditorische Großhirnrinde* (A2): im Gyrus temporalis superior (Area 42 + 22). Dort wird mit dem akustischen Gedächtnis verglichen und erfolgen Melodie- und Wortwahrnehmungen.
• *Sensorisches (rezeptives) Sprachzentrum* (Wernicke-Zentrum, von Karl Wernicke 1874 beschrieben, Area 22): Es liegt wie das motorische Sprachzentrum meist in der linken Großhirnhälfte. Es ist dem Hörzentrum benachbart.

Die Verknüpfung mit anderen Sinnesmodalitäten und motorischen Konsequenzen erfolgt
• in der *parietookzipitotemporalen assoziativen Großhirnrinde*: An der Grenze von Scheitel-, Hinterhaupt- und Schläfenlappen werden taktile, visuelle und auditorische Informationen zu komplexen Wahrnehmungen zusammengefügt.
• im *motorischen Sprachzentrum* (Broca-Sprachzentrum): Im Lobus frontalis (Area 44), werden die Sprechwerkzeuge gesteuert (#664).

> Bei Ausfall des sensorischen Sprachzentrums hört der Patient zwar die Worte, versteht sie aber nicht (*sensorische Aphasie*). Ist das Sprachverständnis gestört, so leidet auch das Sprechvermögen, weil man nicht mehr versteht, was man spricht. Da Sprache ein sehr komplexes Phänomen ist, sind viele Hirnregionen mit „Sprache" beschäftigt. Entsprechend vielgestaltig ist die Gruppe der Aphasien.

■ **Hörbahn**:
• 1. Neuron: Zellkörper im Schneckenganglion (*Ganglion cochleare*): Die Axone treten im N. vestibulocochlearis in das Rautenhirn ein.
• 2. Neuron: Zellkörper in den Kochleariskernen (*Nucleus cochlearis anterior + posterior*) im Boden der Rautengrube. Die Axone steigen in der äußeren Schleife (*Lemniscus lateralis*) zu den unteren Hügeln auf. Dabei kreuzt ein Teil der Fasern zur Gegenseite.
• 3. Neuron: Zellkörper im oberen Olivenkern (*Nucleus olivaris superior*), in den Kernen des Trapezkörpers (*Nuclei corporis trapezoidei*) oder der äußeren Schleife (*Nuclei lemnisci lateralis*).
• 4. Neuron: Zellkörper im *Colliculus inferior* (unterer Hügel). Die Axone gelangen im unteren Hügelarm (*Brachium colliculi inferioris*) zum unteren Kniehöcker.
• 5. Neuron: Zellkörper im *Corpus geniculatum mediale* (innerer Kniehöcker) des Thalamus. Von hier führt die Hörstrahlung (*Radiatio acustica [Fibrae geniculotemporales]*) im sublentikulären Teil der inneren Kapsel zum Hörzentrum in der oberen Schläfenwindung.

#668 Riechhirn und limbisches System

> ■ **Rhinencephalon und limbisches System**:
> • Der Begriff „limbisches System" wurde schon vor über hundert Jahren von Broca geprägt, hat aber erst in den letzten Jahren große Bedeutung erlangt, vor allem mit der stürmischen Entwicklung der Psychopharmaka.
> • Der funktionelle Begriff limbisches System ist eng verwandt mit dem anatomischen Begriff Riechhirn (*Rhinencephalon*). Dieses stellt bei niederen Säugetieren den Hauptanteil des Großhirns. Für viele Säugetiere ist die „Riechwelt" wichtiger als die „Sehwelt". Der gute Jagdhund folgt der Riechspur und läßt sich nicht von optischen oder akustischen Reizen ablenken. Beim Menschen spielt der Geruchssinn eine weitaus geringere Rolle als das Seh- und Hörvermögen. Deshalb rätselte man schon seit langem über die Aufgaben der auch beim Menschen noch recht stattlichen Anteile des Riechhirns am Großhirn. Das Konzept des limbischen Systems scheint eine brauchbare Lösung anzubieten.

■ **Riechbahn**: Der 1. Hirnnerv ist der einzige zum Endhirn gehörende Nerv. Im Grunde handelt es sich nicht um einen peripheren Nerv, sondern um einen Großhirnteil. Die Riechbahn läuft als einzige sensorische Bahn nicht über den Thalamus!
• 1. Neuron: Die Riechzellen in der Riechschleimhaut der Nase sind primäre Sinneszellen. Ihre Dendriten tragen die Chemorezeptoren, ihre Axone ziehen als N. olfactorius (Riechnerv) durch die Siebplatte des Siebbeins in die vordere Schädelgrube.
• 2. Neuron: Mitralzellen im *Bulbus olfactorius* (Riechkolben) des Großhirns, dem primären olfaktorischen Zentrum. Der Bulbus olfactorius liegt beim mikrosmatischen (wenig riechenden, gr. osmé = Geruch) Menschen als schmaler, keulenförmiger Fortsatz des Stirnhirns auf der Siebplatte. Bei makrosmatischen Tieren ist er mächtig entfaltet. Die verschmälerte kaudale Fortsetzung nennt man Riechstrang (*Tractus olfactorius*). In ihm verlaufen die Axone der Mitralzellen und zentrifugale Bahnen, welche die Empfindlichkeit der Mitralzellen steuern.
• Als sekundäre olfaktorische Zentren gelten das *Trigonum olfactorium* (Riechdreieck) neben der Sehnervenkreuzung und die *Substantia perforata anterior [rostralis]* (vordere durchlöcherte Substanz, die Löcher sind Kanäle für zahlreiche kleine Blutgefäße). Vom Trigonum olfactorium gehen die *Stria olfactoria medialis + lateralis* aus.
• Höhere olfaktorische Zentren liegen in der Inselrinde sowie in Teilen des Corpus amygdaloideum (Mandelkörper) und des Hippocampus.

■ **Bestandteile des limbischen Systems**: Im limbischen System wirken Teile von Großhirn, Zwischenhirn und Hirnstamm zusammen. Der den limbischen Lappen des Großhirns bildende Archicortex (Tab. 663) lag ursprünglich beisammen. Im Zuge der Höherentwicklung des Großhirns brachen durch ihn die mächtigen Kommissurenbahnen des Neocortex (Balken) hindurch und drängten den Archicortex ringförmig auseinander. Als limbischen Cortex beschreibt man gewöhnlich 2 Ringe (Abb. 668):

❶ **Innerer Ring** (archikortikaler Teil):
• vorn-unten: *Gyrus paraterminalis* vor der Endplatte der dritten Hirnkammer unter dem Balkenschnabel (Rostrum).
• oben: *Indusium griseum* („grauer Schleier", lat. indusium = Schleier, induere = bedecken), eine dünne Schicht grauer Sub-

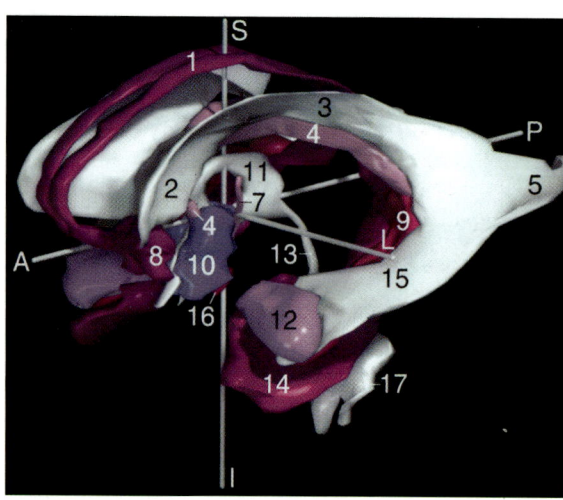

Abb. 668. Limbisches System und Ventrikelsystem. Computergraphisches Bild, aus Serienschnitten durch das in natürlicher Lage fixierte Gehirn berechnet. Der Nullpunkt des Achsenkreuzes (A = anterior, P = posterior, S = superior, I = inferior, L = links) liegt im Mittelpunkt der Bikommissuralebene (#661). Ventrikelsystem grau, limbisches System violett. Schrägansicht von links vorn. Wiedergabe in 75 % der natürlichen Größe. *[kr2]*

1 Indusium griseum mit Stria medullaris medialis + lateralis	8 Gyrus paraterminalis
	9 Gyrus fasciolaris + Gyrus dentatus
2 Ventriculus lateralis, Cornu frontale [anterius]	10 Hypothalamus
	11 Ventriculus tertius
3 Ventriculus lateralis, Pars centralis	12 Corpus amygdaloideum
	13 Aqueductus mesencephali [cerebri]
4 Fornix	14 Hippocampus + Gyrus parahippocampalis
5 Ventriculus lateralis, Cornu occipitale [posterius]	15 Ventriculus lateralis, Cornu temporale [inferius]
7 Fasciculus mammillothalamicus	16 Corpus mammillare
	17 Ventriculus quartus

stanz mit beidseits 2 längs verlaufenden Markstreifen (*Stria medullaris medialis + lateralis*) auf der Oberseite des Balkens.
• hinten-unten: *Gyrus fasciolaris* (lat. fasciola = Bändchen) hinter und unter dem Splenium (corporis callosi) sowie *Gyrus dentatus* („gezähnte Windung"), eine in der Tiefe versteckte schmale Windung mit gekerbtem Rand.
• unten: *Hippocampus* (gr. hippócampos = Seepferdchen), eine unverkennbare Struktur im Boden des Unterhorns des Seitenventrikels mit einem tatzenartigen Vorderende (*Pes*).

> Betrachtet man ein Hirnpräparat, bei dem große Teile des Großhirns abgetragen und im wesentlichen die beiden Hippocampi mit dem Zwischenhirn und dem Hirnstamm erhalten sind, so kann man an einen Widderkopf erinnert werden. Man kann dann phantasiebegabte Anatomen des 18. Jahrhunderts verstehen, die den nach außen gewundenen Hippocampus mit einem Widderhorn verglichen. Da der ägyptische Sonnengott Amun-Re (gr. Ammon) in der Spätzeit gewöhnlich in Form eines Widderkopfes verehrt wurde, lag damit die Bezeichnung Ammonshorn (Cornu ammonis) für den Hippocampus nahe, die auch heute noch häufig zu lesen ist. In der Paläontologie sind die Ammoniten eine ausgestorbene Untergruppe der Kopffüßer (Tintenfische) mit meist spiralig gewundenem Gehäuse.

❷ **Äußerer Ring** (periarchikortikaler Teil):
• vorn-unten: *Area subcallosa* unter dem Vorderende des Corpus callosum (Balken).

• oben: *Gyrus cinguli*: Die Gürtelwindung (lat. cingulum = Gürtel) liegt zwischen Balken und Gürtelfurche (*Sulcus cinguli*). Ihr vorderer Teil gehört zum Stirnlappen, der hintere zum Schläfenlappen. Zum limbischen System gehört nur der balkennahe Anteil.
• hinten-unten: *Gyrus parahippocampalis*: Die Ammonshornwindung ist der medialste Teil des Schläfenlappens unmittelbar neben dem Zwischenhirn. Sie liegt dem in der Tiefe verborgenen Hippocampus unten an der Oberfläche des Großhirns an. Der *Gyrus hippocampi* wird medial vom *Sulcus hippocampalis* (Ammonshornrinne), lateral vom Sulcus rhinalis begrenzt.

> Hippocampus + Gyrus parahippocampalis + Gyrus dentatus + einige anliegende Großhirnbereiche werden auch unter dem Begriff Hippocampusformation zusammengefaßt.

❸ Außer den beiden Ringen der Großhirnrinde werden gewöhnlich noch folgende Großhirnteile zum limbischen System gerechnet:
• *Corpus amygdaloideum* (Mandelkörper, gr. amygdále = Mandel): etwa kirschgroßer Kern vor dem Unterhorn des Seitenventrikels nahe dem Schläfenpol.
• *Area septalis* mit dem Kerngebiet des *Septum pellucidum* (vor dem dritten Ventrikel).
• *Nucleus accumbens* (auch Striatum ventrale oder limbisches Striatum genannt, lat. accumbere = sich lagern): der gemeinsame basale Teil von Nucleus caudatus und Putamen, der nicht von der Capsula interna durchbrochen wird.
• Manche Autoren beziehen sogar große Teile des Stirnhirns als „neolimbischen Kortex" in das limbische System ein.

❹ Im Zwischenhirn gehören zum limbischen System:
• *Corpus mammillare* (Mammillarkörper, #651).
• *Nuclei habenulares* (Zügelkerne, #651).
• Teile des Thalamus: *Nuclei anteriores + mediani + mediales* (#652).

❺ Im Hirnstamm zählen zum limbischen System: u.a. Teile der Formatio reticularis, z.B. die serotoninergen Raphekerne (#646).

■ **Aufgaben des limbischen Systems**:
❶ Limbisches System als Ganzes: Es setzt Gefühle, Stimmungen, Affekte, Triebe, Strebungen usw., also das, was man in der Psychologie auch den „endothymen Grund" nennt, in Verhaltensmuster um. Ihm kommt in besonderem Maß eine Kontrolle des Hypothalamus zu. Es wird daher auch als „viszerales Gehirn" (visceral brain) bezeichnet.

> **Klüver-Bucy-Syndrom** (Heinrich Klüver, Neurologe in New York, Paul Clancy Bucy, Neurologe in Chicago, 1937): Bei Rhesusaffen beobachtete man nach Entfernung beider Temporallappen auffallende Verhaltensänderungen:
> • Ungewöhnliche Zahmheit und Furchtlosigkeit.
> • Hypersexualität: exzessive Masturbation und wahllose Suche nach gleich- und gegengeschlechtlichen Sexualpartnern.
> • Starke Gewichtszunahme, offenbar aufgrund eines gestörten Sättigungsgefühls, verbunden mit dem Bedürfnis, Gegenstände in den Mund zu nehmen.

❷ *Hippocampus*: Obwohl selbst kein Gedächtnisspeicher, scheint der Hippocampus für komplizierte Lernvorgänge sehr wichtig zu sein. Er entscheidet offenbar über die Aufnahme von Inhalten des Kurzzeitgedächtnisses in das Langzeitgedächtnis. Damit wird er auch für die zeitliche Einordnung von Wahrnehmungen und Erlebnissen wichtig.

- Nach doppelseitiger *Zerstörung des Hippocampus* kommt es zu einer anterograden Gedächtnisstörung: Ereignisse vor der Erkrankung werden erinnert, alles Neue wird innerhalb einer Minute vergessen. Die Intelligenz ist nicht direkt betroffen, kompliziertere Aufgaben können jedoch wegen des sofortigen Vergessens nicht mehr bewältigt werden.
- *Hippocampus-Epilepsie*: Reizzustände im Hippocampusbereich führen zu etwa 2 Minuten dauernden Anfällen mit fremdartigen, schwer beschreibbaren Gefühlen, verbunden mit Déjà-vu-Erlebnissen (frz. déjà = schon, vu = gesehen, voir = sehen): unbekannte Personen, Gegenstände, Situationen werden als bekannt erlebt. Zusätzlich sind orale Automatismen, wie Schleck-, Beiß- und Schmatzbewegungen, zu beobachten.

❸ *Corpus amygdaloideum* (Mandelkörper): Es verarbeitet bei niederen Wirbeltieren vor allem Riechreize zum Aufsuchen von Nahrung, des Geschlechtspartners usw. Bei höher entwickelten Säugetieren und beim Menschen gehört nur der kleinere vordere Teil zum Riechhirn, der größere Teil zum limbischen System. Bei Affen und Katzen erzielte man bei elektrischer Reizung des Mandelkörpers Aggressionen, durch Entfernung besondere Zahmheit (Verlust von Furcht- und Wutreaktionen).

Amygdala-Epilepsie: Den kurz dauernden Anfällen von Geruchs- und Geschmackshalluzinationen und Angst geht eine „epigastrische Aura" (lat. aura = gr. aúra = Hauch) von Übelkeit und vegetativen Störungen mit Schwerpunkt in der Magengegend voraus.

❹ *Area septalis*: Durch Elektrostimulation ließen sich auch bei Menschen angenehme Gefühle bis zum Orgasmus auslösen. Bei Versuchstieren mit implantierten Elektroden und der Möglichkeit zur Selbststimulation konnte man aus der Häufigkeit oder der Vermeidung der Reizung auf die Gefühlsqualität schließen.

❺ *Nucleus accumbens*: Nach Tierversuchen mit Autostimulation scheint dieser Kern eine bedeutende Rolle in der Entwicklung von Suchtverhalten zu spielen.

■ **Verbindungen**:
❶ Fornix („Hirngewölbe", wegen des an ein romanisches Gewölbe erinnernden Verlaufs, lat. fornix, fornicis = Wölbung, Bogen): Er tritt als markanter Faserzug auf der Medialseite der Hemisphäre unterhalb des noch massiveren Gewölbes des Balkens (Corpus callosum) hervor und ist auch im Magnetschichtbild (Abb. 651a) gut zu sehen. Er führt etwa 1 Million Axone.
- *Crus fornicis* (Schenkel): Es liegt zunächst der Oberseite des Hippocampus an, hebt sich dann nach oben ab und legt sich der Unterseite des Corpus callosum an. Es tauscht Fasern mit der Gegenseite in der *Commissura fornicis* aus (entwicklungsgeschichtlich die Commissura hippocampalis).
- *Corpus fornicis* (Körper): Die beiden Crura fornicis vereinigen sich für einige Millimeter in der Medianebene.
- *Columna fornicis* (Säule, aber eine sehr krumme): Die Faserzüge der beiden Seiten trennen sich wieder, lösen sich vom Balken ab und schlagen unterhalb des Septum pellucidum die Richtung auf die Commissura anterior ein. Diese umgehen sie in 2 Zügen:
- Der schwächere *präkommissurale Teil* endet im Gyrus paraterminalis.
- Der *postkommissurale Hauptteil* endet im Corpus mammillare.

❷ Andere wichtige Verbindungen:
- *Cingulum* (Gürtel): Längszüge in der Tiefe des Gyrus cinguli (Gürtelwindung) über dem Balken. Die balkennahen Teile gehören zum limbischen System.
- *Fasciculus medialis telencephali* (mediales Vorderhirnbündel): verbindet limbische Bereiche vom Großhirn bis zum Mittelhirn mit dem Hypothalamus.
- *Stria diagonalis* (diagonales Band von Broca): verbindet die Area septalis mit dem Corpus amygdaloideum
- *Stria terminalis* (Grenzstreifen): vom Corpus amygdaloideum zum Hypothalamus.
- *Fasciculus mammillothalamicus* (Vicq-d'Azyr-Bündel, Félix Vicq-d'Azyr, Leibarzt der Königin Marie-Antoinette, 1786): vom Corpus mammillare zu den Nuclei anteriores des Thalamus.
- *Fasciculus mammillotegmentalis* (Gudden-Bündel, Johann Bernhard Aloys von Gudden, 1824-1886, seit 1873 Professor der Psychiatrie in München, betreute den prominentesten psychiatrischen Patienten seiner Zeit, den „Märchenkönig" Ludwig II, und ertrank mit ihm am 13. 6. 1886 im Starnberger See): vom Corpus mammillare zum Tegmentum mesencephali.
- *Tractus habenulointerpeduncularis [Fasciculus retroflexus]*: von den Nuclei habenulares des Epithalamus zum Nucleus interpeduncularis im Mittelhirn.

❸ Als ein Funktionskreis innerhalb des limbischen Systems wurde bereits 1937 von Papez (gesprochen päips) ein Weg vom Hippocampus zum Thalamus (Tab. 668) beschrieben. Er mißt dem Corpus mammillare wohl ein zu großes Gewicht bei (wie schon der Größenvergleich der 3 Kerngebiete zeigt). Dem Papez-Circuit kommt damit eher historische Bedeutung zu.

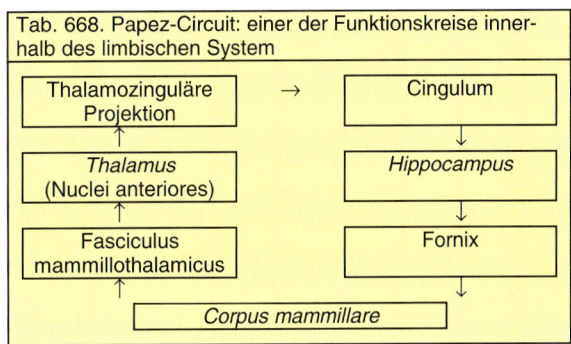

Tab. 668. Papez-Circuit: einer der Funktionskreise innerhalb des limbischen System

#669 Innere Kapsel (Capsula interna)

Die Capsula interna ist die wichtigste Ansammlung von Projektionsfasern (sie ist gewissermaßen der „Balken" der Projektionsbahnen).

■ **Lage**: Das Großhirn entwickelt sich vom Zwischenhirn ausgehend zur Seite. Alle Bahnen von der Großhirnrinde zu anderen Hirnteilen (oder umgekehrt) müssen das Zwischenhirn passieren. Alle Projektionsbahnen konvergieren daher von der Großhirnrinde zum Zwischenhirn. Sie vereinigen sich oberhalb und seitlich der Basalganglien, um mit der Hauptmasse der Fasern zwischen Thalamus und Nucleus lentiformis das Basalgangliengebiet zu durchbrechen. Die Fasern der inneren Kapsel werden gewöhnlich mit einem Fächer verglichen. Griff des Fächers ist der Großhirnstiel (*Pedunculus cerebri*).

■ **Begrenzung**:
- medial vorn: Nucleus caudatus.
- medial hinten: Thalamus.
- lateral: Nucleus lentiformis.

■ **Gliederung**: Entsprechend der Keilform des Nucleus lentiformis ist die innere Kapsel V-förmig geknickt:
- *Crus anterius capsulae internae* (vorderer Schenkel): zwischen Nucleus caudatus und Nucleus lentiformis.
- *Genu capsulae internae* (Knie).
- *Crus posterius capsulae internae* (hinterer Schenkel): zwischen Thalamus und Nucleus lentiformis.
- Ein Teil der Fasern zieht unter (*Pars sublentiformis*) oder hinter dem Nucleus lentiformis (*Pars retrolentiformis*) durch.

■ **Bahnen**: Durch die innere Kapsel ziehen afferente (Thalamusstrahlung, z.B. Körperfühlbahn) und efferente Bahnen (Pyramidenbahn, Großhirn-Kleinhirn-Bahnen, Abb. 669). Sie sind in Tab. 669 aufgelistet.

Tab. 669. Anordnung der Bahnen in der inneren Kapsel

Vorderer Schenkel	• *Tractus frontopontinus* (Stirnhirn-Brücken-Bahn) • *Radiatio anterior thalami* (vordere Thalamusstrahlung)
Knie	• *Fibrae corticonucleares* (Pyramidenbahn zu den motorischen Hirnnervenkernen)
Hinterer Schenkel	• *Fibrae corticospinales* (Pyramidenbahn zum Rückenmark) • Bahnen vom Großhirn zum Nucleus ruber, zur Formatio reticularis und zum Thalamus • *Radiatio centralis thalami* (zentrale Thalamusstrahlung)
Sublentikulärer Teil	• Schläfenhirn-Brücken-Bahn • Bahnen vom Großhirn zum Mittelhirndach • *Radiatio optica [Fibrae geniculocalcarinae]* (Sehstrahlung) • *Radiatio acustica [Fibrae geniculotemporales]* (Hörstrahlung)
Retrolentikulärer Teil	• *Fibrae parietopontinae* (hinterer Teil der Großhirn-Brücken-Bahnen) • *Radiatio posterior thalami* (hintere Thalamusstrahlung)

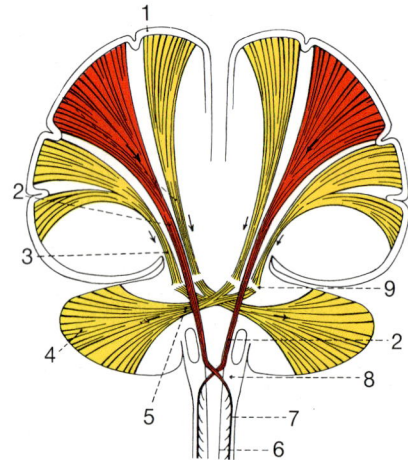

Abb. 669. Schema der Pyramidenbahn und der Großhirn-Kleinhirn-Bahnen. [bg3]

1 Cortex cerebri [Pallium]
2 Fibrae corticospinales
3 Tractus corticopontinus
4 Cerebellum
5 Pedunculus cerebellaris medius
6 Tractus corticospinalis anterior
7 Tractus corticospinalis lateralis
8 Decussatio pyramidum
9 Nuclei pontis

■ **Blutgefäße**: Die innere Kapsel wird aus 2 Bereichen versorgt (Abb. 639h):
- *Aa. centrales anterolaterales* aus der A. cerebri media.
- *Rr. capsulae internae* aus der A. choroidea anterior, einem Ast der A. carotis interna vor Bildung des Circulus arteriosus cerebri.

■ **Schädigungen der inneren Kapsel** gehen meist von den Blutgefäßen aus:
• Minderdurchblutung aufgrund von Gefäßkrämpfen, Thrombosen oder Embolien.
• „Massenblutung" nach Zerreißen eines Blutgefäßes: Die *Aa. Centrales anterolaterales* scheinen besonders anfällig zu sein. Etwa 4/5 aller Massenblutungen des Gehirns liegen im Bereich der inneren Kapsel.
Das Symptombild des „Schlaganfalls" (Apoplexie) wechselt etwas je nach dem Sitz der Durchblutungsstörung (A. carotis interna – A. cerebri media – A. choroidea anterior). Gemeinsam ist fast immer:
• kontralaterale Hemiplegie (**Halbseitenlähmung**): bei Schädigung der Pyramidenbahnen.
• kontralaterale Empfindungsstörungen: bei Schädigung der Thalamusstrahlung (keine Dissoziation von Temperatur- und Tastempfindung wie bei Querschnittverletzungen des Rückenmarks).
• Hemianopsie: Ausfall der kontralateralen Gesichtsfeldhälfte bei Schädigung der Sehstrahlung.

Beim linksseitigen Schlaganfall (also rechtsseitiger Lähmung) ist häufig auch das motorische Sprachzentrum mitbetroffen: motorische Aphasie.

6.7 Ohr (Auris)

#671 Gliederung und Entwicklung, *Mißbildungen*
#672 Äußeres Ohr: Ohrmuschel, äußerer Gehörgang
#673 Trommelfell, *Ohrenspiegelung (Otoskopie)*
#674 Paukenhöhle: Wände, Schleimhaut, *Otitis media*, Warzenfortsatzzellen, *Mastoiditis*, Leitungsbahnen
#675 Gehörknöchelchen, *Schallleitungsschwerhörigkeit*
#676 Ohrtrompete, *Funktionsprüfung, Tubenkatarrh*
#677 Knöchernes Labyrinth, Peri- und Endolymphräume, innerer Gehörgang, N. vestibulocochlearis
#678 Gleichgewichtsorgan: Vorhofsäckchen, Bogengänge, Endolymphgang, *Ménière-Krankheit*
#679 Hörorgan: Ductus cochlearis, Scala vestibuli + Scala tympani, Spiralorgan (Corti-Organ)
⇒ #643 Kerne des N. vestibulocochlearis im Hirnstamm
⇒ #647 Bedeutung des Kleinhirns für das Gleichgewicht
⇒ #667 Akustischer Bereich der Großhirnrinde, Hörbahn
⇒ #783 N. vestibulocochlearis

#671 Gliederung und Entwicklung

■ **Gliederung**: Das Ohr im weiteren Sinne (*Auris*) besteht aus 3 Teilen:
• Schalltrichter = äußeres Ohr (*Auris externa*, lat. auris = Ohr): Ohrmuschel und äußerer Gehörgang.

- *Verstärker = Mittelohr* (*Auris media*): Paukenhöhle mit Trommelfell und Gehörknöchelchen, Hohlraumsystem des Warzenfortsatzes und Ohrtrompete (Abb. 671).
- *Analysator = Innenohr* (*Auris interna*): das eigentliche Hör- und Gleichgewichtsorgan (*Organum vestibulocochleare*) aus Vorhoflabyrinth und Schneckenlabyrinth.

Äußeres Ohr und Mittelohr werden manchmal als „schallleitender Apparat" dem Innenohr als Hörorgan im engeren Sinn („Schallempfindungsapparat") gegenübergestellt.

Die internationale lateinische Nomenklatur benennt das Hör- und Gleichgewichtsorgan nicht nach der Funktion, sondern nach einem Hohlraumsystem im Felsenbein, in welchem die beiden Hauptteile des Innenohrs liegen: *Organum vestibulocochleare* = Vorhof-Schnecken-Organ:
- *Vestibulum* (Vorhof) für das Gleichgewichtsorgan.
- *Cochlea* (Schnecke) für das Hörorgan im engeren Sinn (den Teil des Hörorgans, der die Sinneszellen enthält).

Die Zusammenfassung des Hörsinns und des Gleichgewichtssinns zu einem gemeinsamen Sinnesorgan sollte nicht zu sehr überraschen. Beide Sinne werden mechanisch erregt. Lage-, Bewegungs- und Schallempfindung sind in etwa den 3 Komponenten des Tastsinns (Druck-, Berührungs- und Vibrationsempfindung, #192) zu vergleichen.

■ **Phylogenese**: Über einfache Hörorgane verfügen schon die Gliederfüßer (Arthopoden: Spinnen, Krebse, Insekten). Sie liegen durchaus nicht immer im Kopf, sondern z.B. bei den Heuschrecken in den Beinen oder im Unterleib. Das Hörorgan des Menschen hat sich aus dem Gleichgewichtsorgan der Fische entwickelt. Von den Lurchen an wird ein lufthaltiges Mittelohr durch ein Trommelfell nach außen abgegrenzt. Aus ursprünglich einem Gehörknöchelchen werden bei den Säugern 3.

■ **Ontogenese**: An der Bildung des Hör- und Gleichgewichtsorgans beteiligen sich alle 3 Keimblätter:
- *Ektoderm*: häutiges Labyrinth, Epithel des äußeren Gehörgangs und der Ohrmuschel.
- *Mesoderm* (bzw. Mesektoderm): Gehörknöchelchen sowie Knochen, Knorpel und Bindegewebe des Gesamtorgans.
- *Endoderm*: Schleimhaut der Paukenhöhle, der Warzenfortsatzzellen und der Ohrtrompete.

■ **Entwicklung des Innenohrs**:
❶ *Ohranlage*: Das Oberflächenektoderm beidseits des Rautenhirns verdickt sich am Ende der 3. Entwicklungswoche (Ohrplakode, gr. plakús, plakúntos = Kuchen, also „Ohrkuchen") und sinkt zur Ohrgrube (*Fovea otica*) ein. Am Ende der 4. Entwicklungswoche schnürt sich die Ohrgrube als Ohrbläschen (*Vesicula otica*) ab. Dieses differenziert sich zu den 4 Abschnitten des häutigen Labyrinths:
- *Vorhofsack*: In der 6. Entwicklungswoche wachsen die Bogengänge als 3 flache Taschen aus, in deren Mitte das Gewebe resorbiert wird.
- *Schneckensack*: In der 7. Entwicklungswoche beginnt sich der Schneckengang (*Ductus cochlearis*) spiralig aufzurollen. Im letzten Schwangerschaftsdrittel hat er 2,5 Windungen erreicht.
- *Ductus reuniens*: Verbindungsgang von Schnecken- und Vorhofanlage.
- *Endolymphgang*: Druckausgleichsgang unter die harte Hirnhaut.

❷ *Ohrkapsel*: Das Mesenchym um das Ohrbläschen verdichtet sich zunächst zu einer knorpeligen Hülle. Sie verknöchert ab der 17. Entwicklungswoche von etwa 14 Knochenkernen aus. Zum mesodermalen Bereich gehört auch der Perilymphraum.

■ **Entwicklung des Mittelohrs**:
- *Beziehung zum Schlunddarm*: Aus dem Vorderdarm (Preenteron) wächst die erste Schlundtasche auf die erste Schlundfurche zu (#745). Wo die beiden aufeinandertreffen, bildet sich das Trommelfell. Dessen äußeres Epithel entstammt dem Ektoderm (Haut), dessen inneres Epithel dem Endoderm (Darm). Aus der ersten Schlundtasche gehen hervor: die Schleimhaut der Paukenhöhle und der Warzenfortsatz-Hohlräume sowie die Ohrtrompete. Durch die Ohrtrompete bleibt das Hörorgan immer mit dem Verdauungskanal verbunden.
- *Gehörknöchelchen*: Die Schlundtaschen bzw. Schlundfurchen sinken zwischen den Schlundbogen (*Arcus pharyngeales [branchiales]*, gr. bránchia = Kiemen) ein. Die erste Schlundtasche ist daher vorn vom ersten und zweiten Schlundbogen umgeben. Aus dem Mesenchym des ersten Schlundbogens gehen Hammer und Amboß, aus dem zweiten Schlundbogen der Steigbügel hervor. Das Loch im Steigbügel ist durch die hindurchziehende A. stapedia bedingt. Das Mesenchym um die Gehörknöchelchen löst sich erst im 8. Entwicklungsmonat auf. Dann wächst die Schleimhaut der ersten Schlundtasche ein und überzieht auch die Gehörknöchelchen.
- *Muskeln*: Der Trommelfellspanner gehört zum ersten, der Steigbügelmuskel zum zweiten Schlundbogen. Nerv des ersten Schlundbogens ist der *N. trigeminus* (V), der des zweiten der *N. facialis* (VII). Entsprechend werden die beiden Muskeln innerviert.

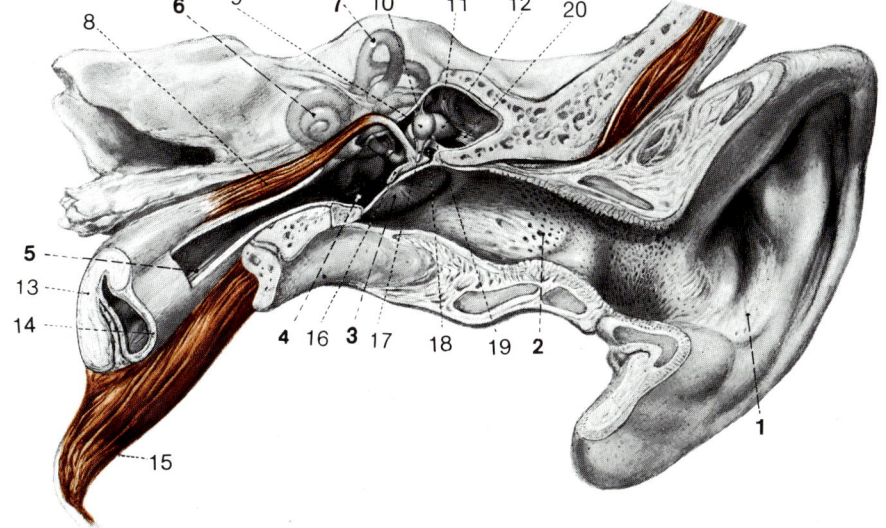

Abb. 671. Überblick über das linke Hör- und Gleichgewichtsorgan. *[bg3]*

1 Auricula
2 Meatus acusticus externus
3 Membrana tympanica
4 Cavitas tympani
5 Tuba auditiva [auditoria]
6 Cochlea
7 Canalis semicircularis
8 M. tensor tympani
9 Malleus
10 Lig. mallei superius
11 Recessus epitympanicus
12 Incus
13 Cartilago tubae auditivae [auditoriae]
14 Lamina membranacea
15 M. levator veli palatini
16 Manubrium mallei
17 Processus anterior (mallei)
18 Processus lateralis (mallei)
19 Lig. mallei laterale
20 Lig. incudis posterius

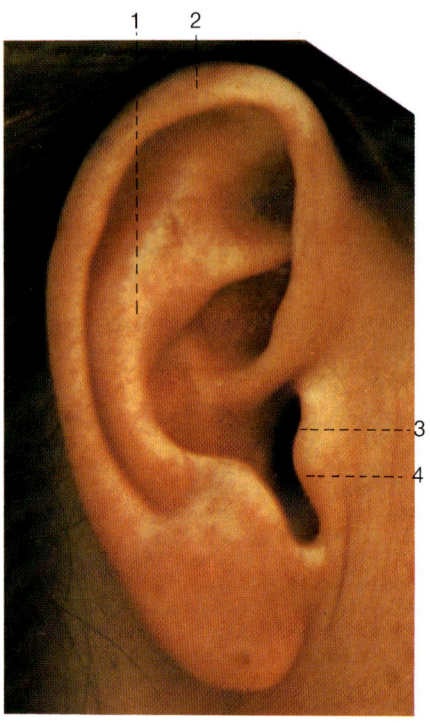

Abb. 672a. Rechte Ohrmuschel (Auricula). [li1]
1 Antihelix
2 Helix
3 Meatus acusticus externus
4 Tragus

- *Hohlräume des Warzenfortsatzes*: Das *Antrum mastoideum* entsteht am Beginn des letzten Schwangerschaftsdrittels, die Warzenfortsatzzellen überwiegend erst im ersten Lebensjahr, da der Warzenfortsatz erst nach der Geburt stärker auswächst.

■ **Entwicklung des äußeren Ohrs**:
- *Äußerer Gehörgang*: Die erste Schlundfurche bildet den Gehörgang, dessen Ende zunächst noch durch eine dichte Epithelplatte verschlossen bleibt. Die „Gehörgangsplatte" wird erst im 5. Entwicklungsmonat kanalisiert.
- *Ohrmuschel*: Im Bereich des ersten und zweiten Schlundbogens bilden sich um den Gehörgang 6 Ohrhöckerchen, die zur Ohrmuschel verschmelzen.

■ **Mißbildungen**:
- *Angeborene Taubheit*: Eine Mißbildung der Schnecke oder die Nichtanlage des Hörnervs kann genetisch oder durch eine Rötelnerkrankung der Mutter in der Frühschwangerschaft bedingt sein. Die angeborene Taubheit stört die Sprachentwicklung bis zur Taubstummheit.
- *Angeborene Stapesankylose*: Die Steigbügelplatte ist im ovalen Fenster nicht beweglich (#675).
- *Gehörgangsatresie*: Die Gehörgangsplatte löste sich nicht auf.
- *Mißgestaltete Ohrmuscheln*: Angesichts der Entstehung aus 6 Ohrhügelchen ist der Formenreichtum nicht verwunderlich.
- *Anotie*: Fehlen der Ohrmuschel.
- *Mikrotie*: Eine zu kleine Ohrmuschel ist oft mit Gehörgangsstenose verbunden.
- *Makrotie*: Eine zu große Ohrmuschel ist an sich biologisch belanglos. Sie wird, des besseren Aussehens wegen, gewöhnlich durch eine Keilexzision operativ verkleinert.
- *Synotie*: Entwicklungsstörung der Kiemenbogen. Bei fehlendem Unterkiefer vereinigen sich die beiden Ohranlagen unter dem Gesicht. Bei leichten Formen sitzt die Ohrmuschel lediglich etwas tiefer im Unterkieferbereich („Ohrmuschel-Tiefstand").

■ **Terminologie**:
- *Ohr* (ahd. ora, niederl. oor, schwed. öra, engl. ear) geht auf die indogermanische Wurzel ous = Ohr zurück, die den Wörtern für Ohr in den meisten europäischen Sprachen zugrunde liegt: lat. auris, ital. orecchio, span. oreja, port. orelha, frz. oreille, russ., tschech. ucho.
- Das lat. *auris* ist für Ohr in die Terminologia Anatomica eingegangen, z.B. in Auris media = Mittelohr. Die Verkleinerungsform Auricula wird auf die Ohrmuschel, aber auch auf die Herzohren (#352) angewandt. Verwechslungsmöglichkeit: Aurotherapie ist keine Ohrbehandlung, sondern eine Goldbehandlung (lat. aurum = Gold).
- Die meisten, das Ohr betreffenden Fachbegriffe leiten sich vom gr. *ús, otós* = Ohr ab: Otologie = Lehre vom Ohr und seinen Erkrankungen, Otorhinolaryngologie = Hals-Nasen-Ohren-Heilkunde (HNO), Otologe = Ohrenarzt, Otitis = Ohrenentzündung (Otitis media = Mittelohrentzündung), Otoskopie = Ohrenspiegelung, Otomykose = Pilzerkrankung des äußeren Gehörgangs, Otorrhö = Ohrenfluß (Ohrenlaufen), Othämatom = Bluterguß der Ohrmuschel, Otosklerose = „Ohrverhärtung" (verbreitete zu Schwerhörigkeit führende Erkrankung, #675).
- Ohr kommt in vielen *Redewendungen* vor: über beide Ohren verliebt sein, jemandem sein Ohr leihen, sich etwas hinter die Ohren schreiben, noch nicht trocken hinter den Ohren sein, es faustdick hinter den Ohren haben, bis über die Ohren in Schulden stecken, seinen Ohren nicht trauen, die Ohren steif halten, die Ohren aufsperren, tauben Ohren predigen usw.

#672 Äußeres Ohr (Auris externa)

■ **Ohrmuschel** (*Auricula*): Sie ist beim Menschen im Grunde ein überflüssiges Organ. Deshalb sind auch die 8 Stellmuskeln, die bei vielen Tieren die Ohrmuschel in der Richtung verstellen können, beim Menschen weitgehend zurückgebildet.
- Da die Form der Ohrmuschel beim Menschen zu keinem Selektionsvorteil führt, treffen wir eine große Formenvielfalt an. Sie wird durch Umwelteinflüsse kaum modifiziert, ist also in erster Linie genetisch bedingt. Damit wird die Ohrmuschel bei der Abstammungsbegutachtung interessant (anthropologisches Gutachten, wenn Blutgruppen- und HLA-Konstellation nicht ausreichen).
- Die Ohrmuschel hat ein Skelett aus elastischem Knorpel, das von Gesichtshaut faltenlos überzogen ist. Lediglich das Ohrläppchen ist frei von Knorpel. An den Furchen und Windungen der Ohrmuschel werden über 40 Einzelheiten mit Namen unterschieden (Abb. 672a). Sie sind nur für den Spezialisten interessant und sollen daher hier nicht erörtert werden.

- Das Ohrläppchen ist ein geeigneter Punktionsort, um einen Blutstropfen für die Untersuchung zu gewinnen.
- **Abstehende Ohren**: Infolge ihres Stützgerüstes aus elastischem Knorpel ist die Ohrmuschel in allen Richtungen biegsam und kehrt doch immer wieder zu ihrer angeborenen Form zurück. Abstehende Ohren mit Verbänden zu behandeln, ist vergebliche Mühe. Nach Abnahme des Verbandes stehen die Ohren wieder ab. Hier hilft nur die chirurgische Korrektur mit Herausschneiden eines Keils aus dem elastischen Knorpel.
- **Othämatom**: Starkes Verformen der Ohrmuschel, z.B. bei einem Ringkampf, kann die Knorpelhaut vom elastischen Knorpel abscheren. Den zwischen beiden entstehenden Bluterguß sollte man absaugen, da sonst bleibende Verunstaltung („Ringerohr", „Boxerohr", „Blumenkohlohr") droht.

■ **Äußerer Gehörgang** (*Meatus acusticus externus*): Ein mit äußerer Haut ausgekleidetes Rohr, dessen Wand durch Knorpel und Knochen versteift ist, verbindet die Ohrmuschel mit dem Trommelfell:
- *Knorpeliger Teil*: Etwa die äußeren ⅔ erhalten ihre Form durch den Gehörgangsknorpel (*Cartilago meatus acustici*). Dieser besteht wie die Knorpel der Ohrmuschel aus elasti-

schem Knorpel und kann daher als eine Fortsetzung der Ohrmuschelknorpel betrachtet werden. Er ist im Querschnitt u-förmig und wird durch eine Bindegewebeplatte zu einem Rohr geschlossen.
• *Knöcherner Teil*: Das Schläfenbein bildet die Wand des inneren Gehörgangdrittels, und zwar die Schläfenschuppe (*Pars squamosa*) das Dach, der Gehörgangsknochen (*Pars tympanica*) die übrigen Abschnitte. Der größte Teil der Knochenwand entsteht erst nach der Geburt.
• *Länge*: Der äußere Gehörgang ist etwa 3-4 cm lang. Da das Trommelfell von außen-oben-hinten nach innen-unten-vorn geneigt steht, sind die obere und die hintere Wand kürzer als die vordere und untere (Differenz etwa 5-7 mm).
• *Weite*: Der äußere Gehörgang ist etwa 5-10 mm weit. Die engste Stelle liegt am Übergang von der Knorpelwand zur Knochenwand.
• *Knick*: Der äußere Gehörgang verläuft annähernd transversal. Knorpeliger und knöcherner Teil sind jedoch etwas gegeneinander abgeknickt, so daß ein nach unten offener Winkel entsteht. Will man das Trommelfell mit dem Otoskop besichtigen, so muß man die Ohrmuschel kräftig nach hinten oben ziehen, um den Knick auszugleichen.
• *Haut*: Die Oberfläche bedeckt ein mehrschichtiges verhorntes Plattenepithel. Die Lederhaut ist unverschieblich mit dem Knorpel bzw. Knochen verbunden. Die Unterhaut fehlt (Abb. 672b). Der Eingang in den Gehörgang ist durch kräftige Terminalhaare (*Tragi*) gegen das Eindringen von Insekten gesichert.
• *Sensorische Innervation*: Der *N. auriculotemporalis* (aus V3) versorgt die Vorder- und Oberwand des Gehörgangs sowie die Außenseite des Trommelfells, der *N. vagus* (X) die Unter- und Hinterwand des Gehörgangs.

Gehörgangsfurunkel: Er ist meist Folge einer Verletzung bei unzweckmäßiger Reinigung des äußeren Gehörgangs mit harten Gegenständen. Wegen der straff am Knochen und Knorpel befestigten Haut ohne Unterhaut führen schon kleine Schwellungen zu erheblichen Spannungen und sind daher sehr schmerzhaft.

■ **Nachbarschaft des äußeren Gehörgangs**:
• *Vorn*: Kiefergelenk und Fossa infratemporalis. Führt man den kleinen Finger in den Gehörgang ein, so spürt man deutlich die Bewegungen des Caput mandibulae beim Kauen.
• *Oben*: mittlere Schädelgrube.
• *Hinten*: Warzenfortsatz.
• *Unten*: Glandula parotidea, N. facialis.
• *Medial*: Paukenhöhle.

■ **Ohrschmalz** (Cerumen):
• Das Ohrschmalz ist im wesentlichen ein Produkt der Talgdrüsen des Gehörgangs. Hinzu kommen abgeschilferte Hornteile der Epithelzellen und in den Gehörgang eingedrungener Staub.
• *Ohrschmalzdrüsen* (*Glandulae ceruminosae*, lat. cera = Wachs): Die apokrinen, geknäuelten, tubulösen Drüsen liefern ein hellgelbes Sekret. Der Name ist irreführend, weil ihr Sekret nur einen kleinen Anteil am Ohrschmalz hat.

Größere **Ohrschmalzpfröpfe** können die Schalleitung beeinträchtigen (Schalleitungsschwerhörigkeit, #675). Wegen der Gefahr der Verletzung der zarten Gehörgangshaut oder gar des Trommelfells sollte man sie nicht mit einem Ohrschmalzlöffel auskratzen, sondern mit körperwarmem Wasser vorsichtig ausspülen (sofern das Trommelfell intakt ist). Spülen mit kaltem Wasser kann Gleichgewichtsstörungen auslösen (über Endolymphströmungen, die durch das Temperaturgefälle entstehen).

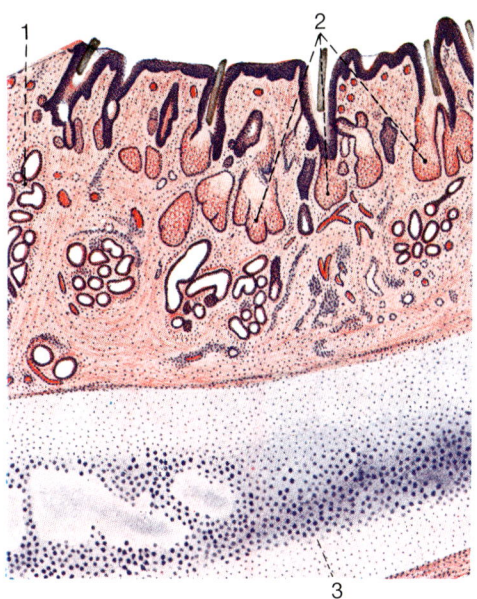

Abb. 672b. Ausschnitt aus einem Schnittbild des äußeren Gehörgangs (Vergrößerung 16fach). [so]

1 Glandula ceruminosa 3 Cartilago meatus acustici
2 Glandulae sebaceae

#673 Trommelfell (Membrana tympanica)

■ **Lage**:
• Das Trommelfell (*Membrana tympanica*, gr. týmpanon = Handtrommel) verschließt den äußeren Gehörgang gegen die Paukenhöhle (*Cavitas tympani*, Abb. 673b).
• Es ist nicht eben, sondern wird durch den angelagerten Hammergriff leicht trichterförmig nach innen eingezogen. Die in der Mitte gelegene Spitze des Trichters nennt man den Trommelfellnabel (*Umbo membranae tympanicae*, lat. umbo, umbonis = Schildbuckel).

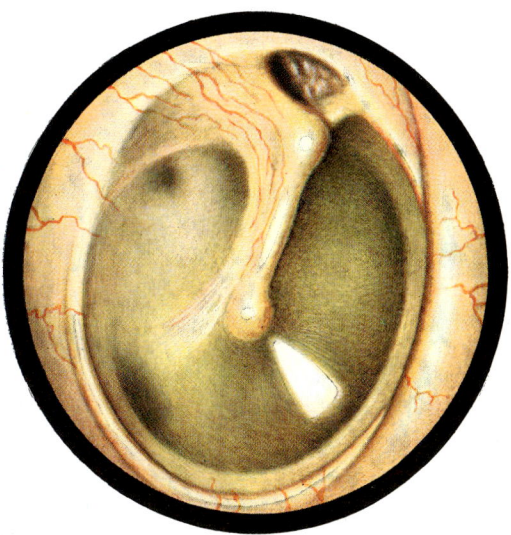

Abb. 673a. Trommelfell von außen (6fache Vergrößerung). Teile der Gehörknöchelchen, vor allem der Hammergriff, scheinen durch. [sb3]

- Es ist von außen-oben-hinten nach innen-unten-vorn um je etwa einen halben rechten Winkel (45°) geneigt.

■ **Bau**: Die etwa 0,1 mm dicke, annähernd ovale bis kreisförmige bindegewebige Membran von etwa 8-10 mm Durchmesser ist auf der Gehörgangseite mit äußerer Haut, auf der Paukenhöhlenseite mit Schleimhaut überzogen. Die Membran ist über einen Faserknorpelring im Knochen verankert. Nach der Art des Bindegewebes unterscheidet man 2 Abschnitte:
- *Pars tensa* (straffer Teil, lat. tensus = gespannt): Hauptteil des Trommelfells aus straffem Bindegewebe mit innen vorwiegend zirkulären, außen vorwiegend radiären Fasern.
- *Pars flaccida* (schlaffer Teil, lat. flaccidus = schlaff, Shrapnell-Membran, nach dem Erstbeschreiber Henry Jones Shrapnell, 1832): kleiner Teil des Trommelfells oberhalb der beiden Hammerfalten (*Plica mallearis anterior + posterior*) aus lockerem Bindegewebe. Die Hammerfalten sind 2 zarte Schleimhautfalten, die sich am Hammergriff befestigen. Die *Pars flaccida* wird als dünnster Teil des Trommelfells je nach Druckgefälle ein- oder ausgedellt. Eiterungen brechen meist an dieser Stelle spontan durch, so daß Eiter aus dem Mittelohr in den äußeren Gehörgang abfließen kann.

■ **Sensorische Innervation**:
- Gehörgangseite: N. auriculotemporalis (aus V3).
- Paukenhöhlenseite: Plexus tympanicus des N. glossopharyngeus.

■ **Ohrenspiegelung** (*Otoskopie*):
- Der Ohrenspiegel (Otoskop, gr. ús, otós = Ohr, skopeín = betrachten) ist eine Art Trichter, den man in den äußeren Gehörgang einführt, um die Haare zur Seite zu drängen und die Krümmungen auszugleichen (Ohrmuschel nach hinten oben ziehen!). Durch eine in den Trichter eingebaute Beleuchtung oder mit Hilfe des Stirnspiegels kann man dann das Trommelfell beleuchten.
- Das gesunde Trommelfell läßt Teile der Gehörknöchelchen durchscheinen (Abb. 673a). Besonders deutlich tritt der ihm anliegende Hammergriff als heller Streifen (*Stria mallearis*, lat. stria = Riefe, Streifen, malleus = Hammer) hervor (von oben zur Mitte). Von ihm ausgehend kann man das Trommelfell in 4 Quadranten einteilen. Im hinteren oberen Quadranten schimmern Amboß und Steigbügel durch. Das Trommelfell ist nicht genau kreisförmig, sondern im hinteren oberen Quadranten nach oben ausgebuchtet.

- Das gesunde Trommelfell ist rauchgrau. Man sieht einzelne scharf begrenzte Blutgefäße. Das entzündete Trommelfell ist meist diffus gerötet. Blauviolette Verfärbung spricht für einen Bluterguß in der Paukenhöhle (Hämatotympanon). Bei einem serösen Exsudat erscheint das Trommelfell gelb. Ein weißliches Trommelfell ist als Folge einer Entzündung verdickt.
- Das gesunde Trommelfell hat keine Öffnung. Bei der Otoskopie sichtbare Löcher sind meist Folge einer Mittelohreiterung. Bei sehr intensiver Schalleinwirkung, z.B. Explosion oder Schlag auf den Gehörgang, kann das Trommelfell reißen (Überdruckruptur). Auch ein kräftiger Kuß auf die Gehörgangsöffnung kann bewirken, daß man liebevoll geflüsterte Worte nicht mehr hört.

#674 Paukenhöhle (Cavitas tympani)

■ **Wände**: Die Paukenhöhle (*Cavitas tympani*) ist mit einem schmalen Zimmer (3-6 mm breit, Volumen etwa 0,8 ml) zu vergleichen, das von den 3 Gehörknöchelchen bewohnt wird (Abb. 674a). Ein Zimmer hat normalerweise 6 begrenzende Flächen (die 4 Wände, den Fußboden und die Decke). Entsprechend definiert man 6 Wände bei der Paukenhöhle:

❶ *Paries tegmentalis* (Dach, lat. paries, parietis (maskulin!) = Wand, tegmen, tegminis = Decke): Eine dünne Knochenlamelle trennt die Paukenhöhle von der mittleren Schädelgrube. Sie kann gelegentlich fehlen (z.B. durch Knochenabbau im Alter). Dann liegen Paukenhöhlenschleimhaut und harte Hirnhaut unmittelbar aufeinander. In diesem Fall können Mittelohreiterungen (Otitis media) besonders leicht auf die Hirnhäute (Meningitis) übergreifen.

❷ *Paries jugularis* (Boden): Er grenzt an den erweiterten Anfangsabschnitt der V. jugularis interna und wird deshalb nach ihr benannt. Der Boden liegt tiefer als der Abgang der Ohrtrompete. Eiter sammelt sich daher bei aufrechter Kopfhaltung am Boden an. Entlang kleiner Venen können Infektionen die trennende Knochenwand durchsetzen und von der Paukenhöhle auf die V. jugularis interna übergreifen.

❸ *Paries labyrinthicus* (mediale Wand): Er trennt die Paukenhöhle vom Innenohr (Labyrinth). In die Wand sind 2 Fenster eingelassen:

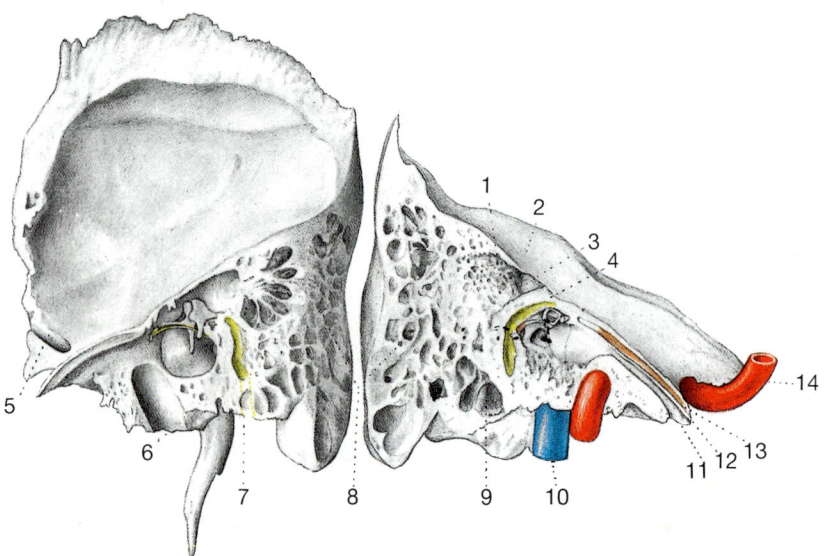

Abb. 673b. Rechtes Schläfenbein nach einem Schnitt parallel zur Oberkante des Felsenbeins auseinander geklappt. [bl]

1 Antrum mastoideum
2 Tegmen tympani
3 Aditus ad antrum
4 Prominentia canalis semicircularis lateralis, darunter Canalis nervi facialis
5 Sulcus arteriosus (von A. meningea media)
6 Canalis caroticus
7 Canalis nervi facialis
8 Cellulae mastoideae
9 Sinus sigmoideus (durchscheinend)
10 V. jugularis interna
11 Semicanalis tubae auditivae [auditoriae]
12 Septum canalis musculotubarii
13 M. tensor tympani
14 A. carotis interna

6 Kopf I, 6.7 Hör- und Gleichgewichtsorgan

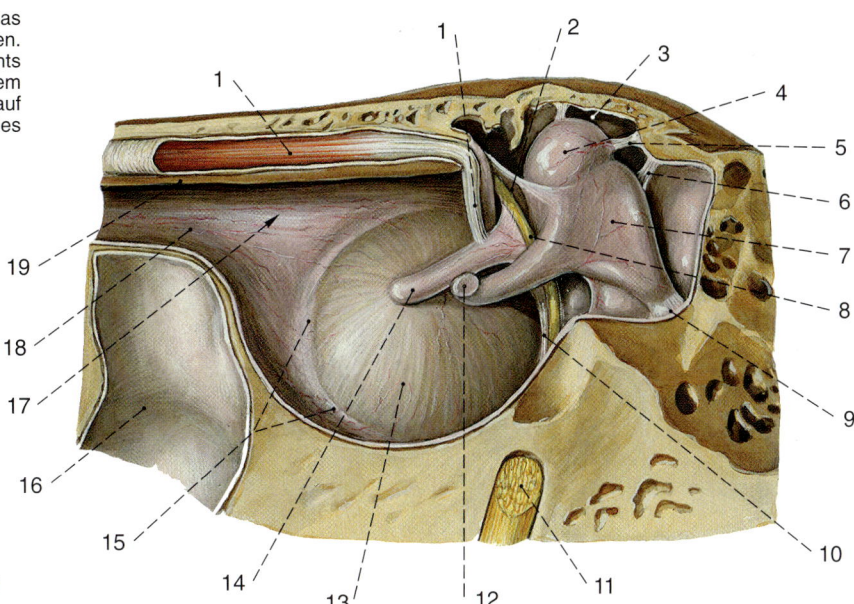

Abb. 674a. Paukenhöhle (Cavitas tympani) vom Innenohr aus gesehen. Der Steigbügel ist entfernt. Rechts blickt man in das Hohlraumsystem des Warzenfortsatzes. Man achte auf die Nähe des Karotiskanals und des Fazialiskanals. [fs1]

1 M. tensor tympani
2 Plica mallearis anterior
3 Recessus epitympanicus
4 Caput mallei
5 Lig. mallei superius
6 Lig. incudis superius
7 Incus
8 Chorda tympani
9 Lig. incudis posterius
10 Plica mallearis posterior
11 N. facialis
12 Articulatio incudostapedialis
13 Membrana tympanica
14 Manubrium mallei
15 Anulus fibrocartilagineus
16 Canalis caroticus
17 Ostium tympanicum tubae auditivae [auditoriae]
18 Tuba auditiva [auditoria]
19 Septum canalis musculotubarii

- Das ovale Fenster = Vorhoffenster (*Fenestra vestibuli*) ist durch die Steigbügelplatte (*Basis stapedis*) verschlossen.
- Im runden Fenster = Schneckenfenster (*Fenestra cochleae*) ist das „zweite Trommelfell" (*Membrana tympanica secundaria*) ausgespannt.
- Der untere Schneckengang wölbt die Wand als *Promontorium* vor (lat. mons, montis = Berg, promontorium = Vorgebirge, der Begriff Promontorium wird außerdem noch auf den Knick zwischen Lendenwirbelsäule und Kreuzbein angewandt).

❹ *Paries membranaceus* (laterale Wand): Er wird vom Trommelfell (*Membrana tympanica*) gebildet.

❺ *Paries caroticus* (Vorderwand): Sein unterer Teil grenzt an den Kanal der A. carotis interna (*Canalis caroticus*). Darüber liegt der Abgang der Ohrtrompete (*Ostium tympanicum tubae auditivae [auditoriae]*).

❻ *Paries mastoideus* (Hinterwand): In ihm liegt der Zugang zu den Nebenräumen im Warzenfortsatz.

■ **Etagen**: Die Paukenhöhle kann man in 3 Stockwerke gliedern:
- „Paukenkeller" (Hypotympanon): unterhalb von Trommelfell und Abgang der Ohrtrompete.
- „Hauptraum" (Mesotympanon): auf Höhe des Trommelfells.
- „Kuppelraum" (*Recessus epitympanicus*, Epitympanon): oberhalb des Trommelfells.

■ **Schleimhaut**: Die dünne, drüsenfreie Paukenhöhlenschleimhaut besteht aus einem einschichtigen platten bis kubischen Epithel und einer zarten Bindegewebeschicht, die sich unmittelbar dem Periost anlegt. Diese Schleimhaut kleidet die Paukenhöhle, die Nebenräume im Warzenfortsatz und den knöchernen Teil der Ohrtrompete aus und bedeckt auch die Gehörknöchelchen. Von den Gehörknöchelchen ziehen manchmal mesoartige Schleimhautblätter durch den Kuppelraum und unterteilen diesen.

■ **Otitis media acuta** (akute Mittelohrentzündung):
- Die Infektion steigt meist vom Rachen über die Ohrtrompete auf. Das Trommelfell rötet sich. Der steigende Druck in der Paukenhöhle verursacht zunehmende Schmerzen. Er wölbt den schlaffen Teil des Trommelfells im hinteren oberen Quadranten in den äußeren Gehörgang vor. Meist bricht hier der Eiter am 2. oder 3. Tag der Erkrankung durch. Mit der Druckentlastung läßt auch der Schmerz schlagartig nach.
- *Parazentese* (gr. parakenteín = daneben durchstechen): Bleibt die Spontanperforation aus, kann man das Trommelfell im unteren Bereich (um die Gehörknöchelchen nicht zu gefährden) einschneiden.
- Beim Säugling kommt es besonders leicht zur Mittelohrentzündung, weil bei ihm die Ohrtrompete kurz und relativ weit ist, was den Aufstieg von Bakterien aus dem Rachen begünstigt.

■ **Nebenräume** der Paukenhöhle **im Warzenfortsatz**:
- *Antrum mastoideum* (Vorhof der Warzenfortsatzzellen): Fortsetzung des Recessus epitympanicus nach hinten, durch eine Engstelle (*Aditus ad antrum*) von ihm abgegrenzt.
- *Cellulae mastoideae* (Warzenfortsatzzellen): lufthaltige, mit Schleimhaut ausgekleidete Hohlräume ähnlich den Nasennebenhöhlen (Abb. 674b). Die Warzenfortsatzzellen entwickeln sich größtenteils erst nach der Geburt, indem Paukenhöhlenschleimhaut aus dem *Antrum mastoideum* in den ebenfalls im wesentlichen erst nach der Geburt entstehenden Warzenfortsatz einwächst. Der Pneumatisationsprozeß dauert bis in das Erwachsenenalter und geht unterschiedlich weit (geringe oder starke Pneumatisation). Entsprechend ihrer Entstehung bleiben alle Warzenfortsatzzellen über den Vorhof mit der Paukenhöhle verbunden.

■ **Mastoiditis** („Warzenfortsatzentzündung"): Entzündungen der Paukenhöhlenschleimhaut (Otitis media) greifen gewöhnlich über das Antrum auf die Schleimhaut der Warzenfortsatzzellen über. Da der Aditus ad antrum höher liegt als die Räume des Warzenfortsatzes, können Sekrete schlecht abfließen. Die geschwollene Schleimhaut kann zudem den Aditus ad antrum verschließen. Warzenfortsatzeiterungen sind daher häufig langwierig und müssen operativ ausgeräumt werden (Abb. 674c).
- Bei der Operation (*Mastoidektomie*) ist die Obergrenze der lufthaltigen Nebenräume (etwa der Fortsetzung des Oberrandes des Jochbogens entsprechend) zu beachten, damit nicht die mittlere Schädelgrube eröffnet wird. Auch das Labyrinth, der Sinus sigmoideus und der Fazialiskanal können verletzt werden.

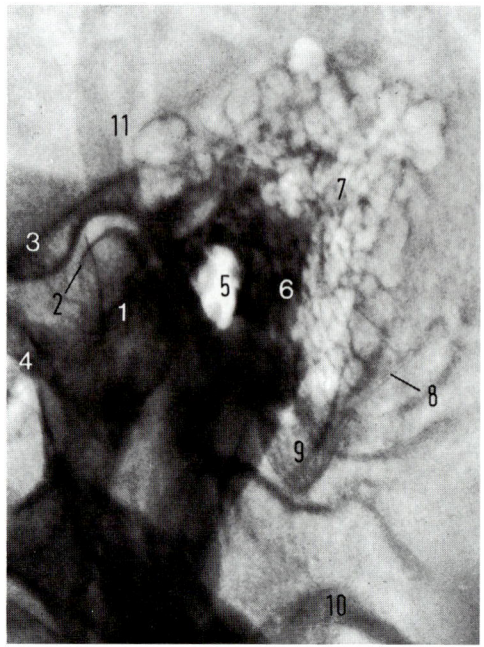

Abb. 674b. Röntgenaufnahme von Warzenfortsatz und Kiefergelenk. [bi2]

1 Processus condylaris (mandibulae)
2 Articulatio temporomandibularis
3 Tuberculum articulare
4 Sinus sphenoidalis
5 Meatus acusticus internus
6 Labyrinthus
7 + 8 Cellulae mastoideae
9 Processus mastoideus
10 Os occipitale
11 Auricula

■ **Durchbruchswege von Warzenfortsatzeiterungen**: Eiter ruht nicht, sondern sucht sich einen Weg ins Freie zu bahnen. Dabei schlägt er manchmal einen falschen Weg ein:
• in den *äußeren Gehörgang*.
• zur *Haut*: Die Haut hinter dem Ohr schwillt an und schmerzt. Die Ohrmuschel steht ab. Es bildet sich ein Abszeß.
• in den *M. sternocleidomastoideus*: Dieser setzt am Warzenfortsatz an. Bricht Eiter in den Muskel ein, schwellen die seitlichen Halsweichteile an. Der Kopf wird schief gehalten.
• in den *Jochbogen*: Die Haut vor dem Ohr schwillt an und schmerzt. Die Schwellung kann auf die Augenlider übergreifen.
• in das *Felsenbein*: Das Innenohr entzündet sich (Labyrinthitis). Dem Patienten wird schwindlig. Er erbricht. Es droht das Ertauben des erkrankten Ohrs. Schreitet die Entzündung zur Felsenbeinspitze weiter, können verschiedene Hirnnerven erkranken. Bewegungsstörungen des Auges (Doppelbilder!) und heftige Gesichtsschmerzen (Trigeminusneuralgie) zeigen dies an.
• in den *Sinus sigmoideus*: Das Blut aus dem Gehirn verläßt das Schädelinnere hauptsächlich über den s-förmigen Blutleiter. Bricht der Eiter in diesen ein, kommt es sofort zur allgemeinen Blutvergiftung (Sepsis). Hohes und stark schwankendes Fieber, Schüttelfrost, schlechtes Allgemeinbefinden weisen auf die bedrohliche Lage hin.
• in die *Hirnhäute* und das *Gehirn*: Das Dach der Paukenhöhle und des Warzenfortsatzes grenzt an das Schädelinnere. Oft trennt nur eine dünne Knochenschicht das Mittelohr von der harten Hirnhaut. Dem Durchbruch folgt ein epiduraler Abszeß. Wird auch die harte Hirnhaut überwunden, so greift die Eiterung auf die weichen Hirnhäute (Hirnhautentzündung = Meningitis) und das Gehirn über. Es folgt ein Hirnabszeß im Schläfenlappen des Großhirns oder im Kleinhirn.
• in den *Fazialiskanal*: Dieser grenzt an die Innenseite des Warzenfortsatzes. Dringt die Entzündung in den Kanal ein, so folgt die Lähmung der entsprechenden Gesichtshälfte. Diese verun-

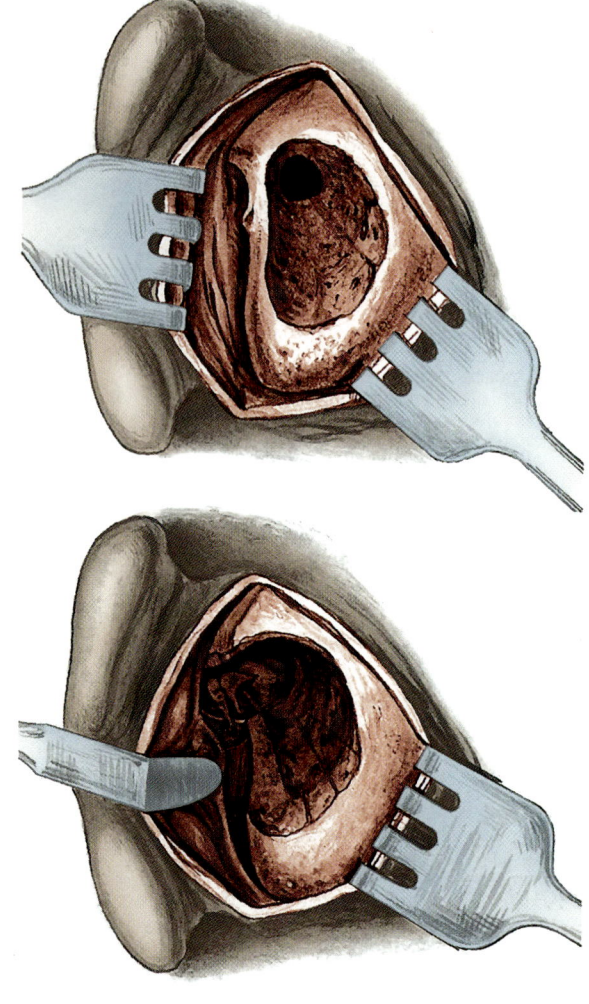

Abb. 674c + d. Ausräumen der Warzenfortsatzzellen. Vorn oben gelangt man in die Paukenhöhle. [ur]

staltet den Patienten, da ihm die Krankheit für jeden sichtbar „ins Gesicht geschrieben" ist. Sie behindert ihn beim Essen (wegen der Lähmung der Wange) und gefährdet das Auge (weil die Lider nicht mehr schützend geschlossen werden können).

■ **Blutgefäße**:
• *Aa. tympanicae* entspringen aus mehreren Ästen der A. carotis externa (A. maxillaris, A. auricularis posterior, A. pharyngea ascendens) und aus der Pars petrosa der A. carotis interna.
• Die *Vv. tympanicae* münden in die V. retromandibularis.

■ **Regionäre Lymphknoten**: Lymphknoten in der Glandula parotidea (*Nodi lymphoidei parotidei superficiales + profundi*) und am Warzenfortsatz (*Nodi lymphoidei mastoidei*).

■ **Sensorische Innervation**: *Plexus tympanicus* (Paukenhöhlengeflecht) des *N. glossopharyngeus* (IX). Aus ihm löst sich der *N. petrosus minor* („kleiner Felsenbeinnerv") mit den sekretorischen Fasern für die Glandula parotidea. Die Zellkörper des 2. Neurons liegen im *Ganglion oticum*. Der komplizierte Weg der Fasern wird in #723 beschrieben.

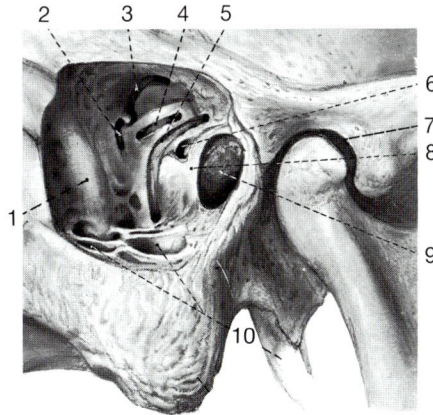

Abb. 674e. Darstellung des Fazialiskanals nach Aufmeißeln des Warzenfortsatzes, Entfernen der Gehörknöchelchen und des Trommelfells sowie Eröffnen der Kanäle des Innenohrs. *[bg3]*

1 Sinus sigmoideus
2 Canalis semicircularis posterior
3 Canalis semicircularis anterior
4 Canalis semicircularis lateralis
5 Canalis nervi facialis
6 Fenestra vestibuli
7 Articulatio temporomandibularis
8 Promontorium
9 Tuba auditiva [auditoria]
10 Cellulae mastoideae

■ **N. facialis** (VII): Er tritt zusammen mit dem N. vestibulocochlearis (VIII) in den inneren Gehörgang ein, trennt sich dann von diesem und verläßt den Schädel über den Fazialiskanal (*Canalis nervi facialis*). Dieser knickt am Fazialisknie (*Geniculum nervi facialis*) nach hinten ab. Der Fazialiskanal verläuft dann horizontal in der medialen Wand der Paukenhöhle oberhalb des ovalen Fensters. Er bildet die untere Begrenzung des *Aditus ad antrum* und geht in einem flachen Bogen in seine vertikale Verlaufsstrecke zum *Foramen stylomastoideum* über (Abb. 674e). Der N. facialis gibt im Felsenbein 3 Äste ab:

• *N. petrosus major*: Der „große Felsenbeinnerv" geht vom Fazialisknie ab. Er führt die sekretorischen Fasern für die Tränendrüse. Deren 2. Neuron beginnt im *Ganglion pterygopalatinum*.

• *N. stapedius*: Der „Steigbügelnerv" innerviert den Steigbügelmuskel (M. stapedius, Tab. 675).

• *Chorda tympani*: Die „Paukensaite" geht vom N. facialis (VII) aus dem vertikalen Teil des Fazialiskanals ab und tritt in einem eigenen Knochenkanal in die Paukenhöhle ein. Ihr Name bezieht sich auf die dichte Lage zum Trommelfell. Sie verläßt die Paukenhöhle nach neueren Untersuchungen meist durch die Fissura sphenopetrosa. In der Fossa infratemporalis legt sie sich dem N. lingualis (aus V3) an. Die Chorda tympani führt Geschmacksfasern für die vorderen ⅔

der Zunge (Zellkörper im *Ganglion geniculi*) und parasympathische sekretorische Fasern für die Glandula submandibularis + sublingualis (das 2. Neuron beginnt im *Ganglion submandibulare*). Einseitige Störungen bei Mittelohrerkrankungen werden vom Patienten meist nicht bemerkt.

Chirurgie des Fazialiskanals: Der N. facialis kann durch den Warzenfortsatz hindurch operativ freigelegt werden, um z.B. den entzündlich geschwollenen Nerv vom Druck des umgebenden Knochenpanzers zu befreien. Wegen der engen Nachbarschaft ist eine periphere Fazialislähmung häufig Folge einer Mittelohrerkrankung.

#675 Gehörknöchelchen

■ **Knochen**: Die Gehörknöchelchen (*Ossicula auditus [auditoria]*) dienen dem Übertragen und gleichzeitigem Verstärken der Schallwellen vom Trommelfell auf den Endolymphraum des Innenohrs. Der Mensch hat 3 Gehörknöchelchen (Abb. 675a + d):

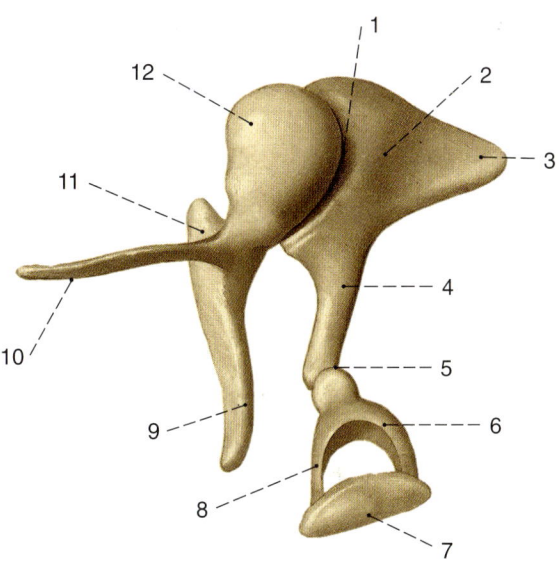

Abb. 675a. Gehörknöchelchen (Ossicula auditus [auditoria]. Ansicht von oben medial (Vergrößerung 7fach). *[fs1]*

1 Articulatio incudomallearis
2 Corpus incudis
3 Incus, Crus breve
4 Incus, Crus longum
5 Articulatio incudostapedialis
6 Stapes, Crus posterius
7 Basis stapedis
8 Stapes, Crus anterius
9 Manubrium mallei
10 Malleus, Processus anterior
11 Malleus, Processus lateralis
12 Caput mallei

Tab. 675. Mm. ossiculorum auditus (Muskeln der Gehörknöchelchen)					
Muskel	**Ursprung**	**Ansatz**	**Nerv**	**Funktion**	**Anmerkungen**
M. tensor tympani (Trommelfellspanner)	• Cartilago tubae auditivae [auditoriae] • Wand des Semicanalis musculi tensoris tympani (Sehne biegt bei Austritt aus Kanal nahezu rechtwinklig ab)	Manubrium mallei	N. trigeminus (V3): N. musculi tensoris tympani	Zieht Hammergriff nach innen und spannt so Trommelfell	*Canalis musculotubarius* durch Septum canalis musculotubarii geteilt in: • Semicanalis musculi tensoris tympani für den Trommelfellspanner • Semicanalis tubae auditivae [auditoria] für die Ohrtrompete
M. stapedius (Steigbügelmuskel)	In vom Canalis nervi facialis abzweigenden Knochenkanal, Austritt an Eminentia pyramidalis	Caput stapedis	N. facialis (VII): R. stapedius	Verkantet Steigbügel im ovalen Fenster und dämpft so Schwingungen	*Hyperakusis* (überlautes Hören) bei Fazialislähmung: wichtiges Symptom für Lokalisierung der Läsion

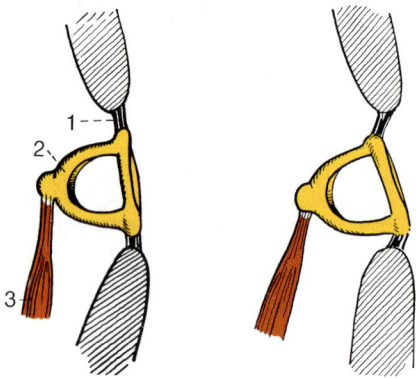

Abb. 675b + c. Wirkung des Steigbügelmuskels (M. stapedius): Bei Anspannen des Muskels wird die Steigbügelplatte im ovalen Fenster verkantet und dadurch weniger beweglich. Auf diese Weise werden laute Geräusche gedämpft. [bg3]

1 Syndesmosis tympanostapedialis
2 Stapes
3 M. stapedius

- **Hammer** (*Malleus*): mit Kopf, Handgriff und Fortsätzen. Der Hammergriff = Hammerstiel (*Manubrium mallei*) ist mit der Innenseite des Trommelfells verwachsen und zieht dessen „Nabel" ein. Im otoskopischen Bild scheint er als Hammerstreifen (*Stria mallearis*) durch das Trommelfell durch. Der Hammerkopf (*Caput mallei*) bildet das Gelenk mit dem Amboß.
- **Amboß** (*Incus*, lat. incus, incudis = Amboß, cudere = schlagen): mit langem und kurzem Schenkel.

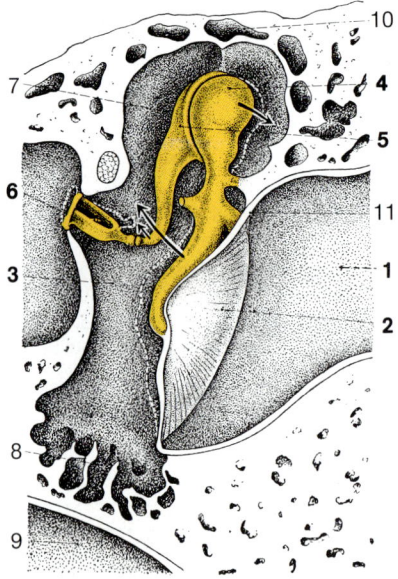

Abb. 675d. Frontalschnitt durch das Mittelohr (Vergrößerung 3fach). Die Pfeile geben die Hauptbewegungsrichtung der Gehörknöchelchen bei Schalleinwirkung wieder. [bg3]

1 Meatus acusticus externus
2 Membrana tympanica
3 Cavitas tympani
4 Malleus
5 Incus
6 Stapes
7 Recessus epitympanicus
8 Paries jugularis
9 V. jugularis interna
10 Pars petrosa, Tegmen tympani
11 Membrana tympanica, Pars flaccida

- **Steigbügel** (*Stapes*, neulat. stapes, stapedis = Steigbügel, von stare = stehen, pes = Fuß): Die Steigbügelplatte (*Basis stapedis*) ist mit dem Ringband (*Lig. anulare stapediale*) beweglich im ovalen Fenster aufgehängt (*Syndesmosis tympanostapedialis*).

■ **Gelenke**: Die 3 Gehörknöchelchen sind durch 2 Gelenke miteinander verbunden:
- *Articulatio incudomallearis* (Hammer-Amboß-Gelenk),
- *Articulatio incudostapedialis* (Amboß-Steigbügel-Gelenk). Meist sind es Knorpelfugen ohne Gelenkspalt.

■ **Schalleitung im Mittelohr**: Das Trommelfell und die Gehörknöchelchen dienen der Schallverstärkung. Sie wirken als Impedanzwandler: Schallwellen werden in Druckwellen umgesetzt.
- Das Trommelfell (8–10 mm Durchmesser) ist weitaus größer als das ovale Fenster (etwa 2 × 4 mm), ferner sind die Gehörknöchelchen so aufgehängt, daß die längeren Hebel in Richtung Trommelfell, die kürzeren in Richtung ovales Fenster liegen. Die Gesamtverstärkung hierdurch beträgt etwa das 22fache. Diese Verstärkung ist nötig, weil die Luft einen sehr viel kleineren Wellenwiderstand als Wasser hat. Beim Übergang der Schallwellen von der Luft im äußeren Gehörgang auf die Flüssigkeit im Innenohr werden dank des Mittelohrs nur etwa 40 % reflektiert. Bei Zerstörung des Mittelohrs tritt keine völlige Taubheit, sondern Schwerhörigkeit (mit Verlust von etwa 26 dB) ein.
- Die Verstärkerwirkung ist abhängig von der Tonhöhe. Die beste Verstärkung erfolgt im Bereich der Eigenschwingungszahl des Trommelfells zwischen 1000 und 2000 Hz, also im Bereich der menschlichen Sprache.
- Die Gehörknöchelchen sind so geschickt aufgehängt, daß Erschütterungen durch das Gehen usw. nicht zum Mitschwingen und dadurch zu Geräuschempfindungen führen.

■ **Schwerhörigkeit**: Nach dem Sitz des Schadens kann man 2 Gruppen von Schwerhörigkeit abgrenzen:
- *Schalleitungsschwerhörigkeit*: Das Hindernis liegt im äußeren Gehörgang oder im Mittelohr.
- *Schallempfindungsschwerhörigkeit*: Betroffen ist die Schnecke oder der Hörnerv.

Nichts mit dem Ohr zu tun haben Störungen des Sprachverständnisses (sensorische Aphasie, #667) bei Erkrankungen des Schläfenlappens des Großhirns. Der Patient hört die Wörter normal laut, versteht sie aber nicht. Das Gehirn kann dabei die vom Ohr kommenden Meldungen nicht verarbeiten.

■ Häufige Ursachen einer **Schalleitungsschwerhörigkeit** sind:
❶ *Verstopfung des äußeren Gehörgangs*: Jedem ist geläufig, daß man sich mit Wattepfropfen im Gehörgang (begrenzt) vor Lärmbelästigung schützen kann. Umgekehrt kann es ungewollt zur Schwerhörigkeit kommen, wenn Ohrschmalzpfröpfe den äußeren Gehörgang verlegen. Ausspülen der Pfröpfe wirkt dann „Wunder".
- Der Gehörgang darf bei Löchern im Trommelfell nicht gespült werden. Es besteht sonst die Gefahr, daß Fremdkörper aus dem Gehörgang in die Paukenhöhle verschleppt werden. Von dort sind sie wesentlich schwieriger zu entfernen als aus dem Gehörgang.

❷ *Unterdruck in der Paukenhöhle*: Ist die Ohrtrompete verschlossen, so kann keine Luft aus dem Rachen in die Paukenhöhle gelangen. Abgekammerte Luft wird vom Körper aufgesaugt. Folglich sinkt der Luftdruck in der Paukenhöhle und wird niedriger als im äußeren Gehörgang. Aufgrund des Druckunterschieds wird das Trommelfell in die Paukenhöhle gepreßt und kann nicht frei schwingen. Durchblasen der Ohrtrompete kann schlagartig das normale Hörvermögen wiederherstellen (#676).

❸ *Cholesteatom* (Perlgeschwulst): Es handelt sich um eine zwiebelschalenartig geschichtete Wucherung von Epithelgewebe des äußeren Gehörgangs, die in das Mittelohr einwächst und die Gehörknöchelchen zerstören kann. Ähnlich wie bei der Mittelohreiterung (#674) droht der Einbruch in das Innenohr, das Schädelinnere, in den Kanal des Gesichtsnervs usw. Die Behandlung besteht in der operativen Entfernung der Perlgeschwulst und evtl. anschließender Wiederherstellung des Schallleitungsapparats im Mittelohr (Tympanoplastik, s.u.). Berühmter Cholesteatompatient war der Archäologe Heinrich Schliemann. Er starb 1890 auf dem Weg nach Griechenland an einer cholesteatombedingten Meningitis.

❹ *Otosklerose* („Ohrverhärtung"): Etwa 10 % aller Bundesbürger werden davon befallen, jedoch nur bei etwa 1 % tritt eine deutliche Schwerhörigkeit ein.
• Die Erkrankung beginnt meist zwischen dem 20. und 40. Lebensjahr und schreitet allmählich fort. Frauen erkranken häufiger als Männer. In jeder Schwangerschaft verschlechtert sich das Hörvermögen. Vererbung scheint eine Rolle zu spielen.
• Beschwerden sind die zunehmende Schwerhörigkeit und ein tiefes Ohrensausen. Interessanterweise hören die Patienten (im Gegensatz zum Altersschwerhörigen) in lärmender Umgebung besser (weil dann die Gesprächspartner lauter sprechen).
• Ursache der Schwerhörigkeit sind Umbauvorgänge im Felsenbein, bei denen die Steigbügelplatte im ovalen Fenster unbeweglich wird (*Stapesankylose*) und mithin die Schwingungen nicht mehr vom Mittelohr auf das Innenohr übertragen kann.
• Die einzige wirksame Behandlung ist die Operation. Im Laufe der letzten Jahrzehnte wurden verschiedene Verfahren erprobt: Fensterung des horizontalen Bogengangs, Wiederbeweglichmachen der Steigbügelplatte, Entfernen der Steigbügelplatte usw. Als bestes Verfahren gilt zur Zeit die vollständige Entfernung des Steigbügels (Stapedektomie). Sie gibt etwa 90 % der Patienten ein gutes Hörvermögen zurück. Das Ohrensausen verschwindet bei mehr als der Hälfte der Patienten.

■ **Stapedektomie** (Entfernen des Steigbügels):
• Man geht gewöhnlich durch den äußeren Gehörgang, löst das Trommelfell an seinem hinteren Rand vom Knochen ab und klappt es nach vorn. Dann wird der Knochen soweit weggefräst, bis man einen klaren Überblick über den Steigbügel gewonnen hat. Der Steigbügel wird vom Amboß getrennt, die Sehne des Steigbügelmuskels durchgeschnitten und die Schleimhaut von der Steigbügelplatte zurück geklappt. Die festsitzende Steigbügelplatte (Größe etwa 1,5 x 3 mm) wird vom darüber wuchernden Gewebe befreit und ganz vorsichtig herausgenommen, damit keine Bruchstücke in die Hohlräume des Innenohrs fallen.
• Als Ersatz für den natürlichen Steigbügel wird ein „Drahtsteigbügel" aus Tantal oder Stahl mit einem Haken um den Amboß gelegt. In das andere Ende wird Bindegewebe (oder auch Kunststoff) eingeknotet und an die ehemalige Stelle der Steigbügelplatte im ovalen Fenster eingelegt. Zuletzt wird der Schleimhautlappen über das Ersatzmaterial zurückgeschlagen und dann das Trommelfell wieder befestigt.
• Häufige Komplikation ist eine Geschmacksstörung (etwa 15 %): Die *Chorda tympani* (#674) liegt dem Trommelfell innen an und kann beim Vorklappen des Trommelfells überdehnt oder zerrissen werden. Die Chorda tympani enthält die Nerven von den Geschmacksknospen der vorderen ⅔ der Zunge. Bei nur einseitigem Ausfall ist der Patient nicht sehr beeinträchtigt, da er mit der gesunden Zungenhälfte noch schmecken kann.

■ **Tympanoplastik** (Wiederherstellen des Schallleitungsapparats im Mittelohr): Bei Schäden am schallleitenden Apparat (Trommelfell, Gehörknöchelchen) kann manchmal das Hörvermögen durch eine Operation entscheidend verbessert werden. Voraussetzungen dafür sind, daß die Ohrtrompete durchgängig und das Innenohr funktionstüchtig sind. Es kommen infrage:
• Abdecken eines Lochs im Trommelfell (Myringoplastik).
• Einpflanzen von Gehörknöchelchen Verstorbener.
• Einsetzen eines Kunststoffteils zwischen Trommelfell und Steigbügel bzw. Steigbügelplatte.
• Fensterung des horizontalen Bogengangs.

#676 Ohrtrompete (Tuba auditiva [auditoria])

Die Ohrtrompete (*Tuba auditiva [auditoria]*) wird nach ihrem Entdecker auch Eustachi-Röhre genannt (Bartolomeo Eustachi, päpstlicher Leibarzt, 1562).

■ **Verlauf**: Der etwa 4 cm lange Kanal verbindet die Paukenhöhle mit dem Nasenrachenraum (Abb. 671). Er verläuft von außen-hinten-oben nach innen-vorn-unten (wie die Neigung des Trommelfells), wobei er etwa 2 cm absteigt:
• *Ostium tympanicum tubae auditivae [auditoriae]* (Paukenhöhlenöffnung) in der Vorderwand (Paries caroticus) der Paukenhöhle.
• *Ostium pharyngeum tubae auditivae [auditoriae]* (Rachenöffnung) an der Seitenwand des Nasenrachenraums (#741).

■ **Wandbau**:
• *Pars ossea* (knöcherner Teil): Der paukenhöhlennahe Teil der Ohrtrompete ist zusammen mit dem M. tensor tympani in einen Knochenkanal des Felsenbeins (*Canalis musculotubarius*) eingeschlossen.
• *Pars cartilaginea* (knorpeliger Teil): Der rachennahe Teil ist durch einen hakenförmigen elastischen Knorpel (*Cartilago tubae auditivae [auditoriae]*) versteift (Abb. 676a). Er wird durch eine Bindegewebemembran (*Lamina membranacea*) zu einem Rohr ergänzt.

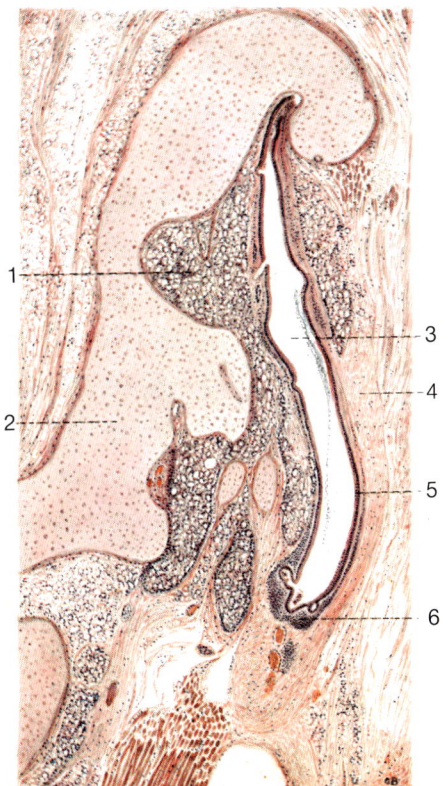

Abb. 676a. Schnittbild der Ohrtrompete (Vergrößerung 10fach). [ur]

1 Glandulae tubariae	4 Lamina membranacea
2 Cartilago tubae auditivae [auditoriae]	5 Tunica mucosa
3 (Lumen)	6 Tonsilla tubaria

• Die Schleimhaut entspricht im knöchernen Teil etwa der Paukenhöhlenschleimhaut. Im knorpeligen Teil nimmt die Schleimhaut allmählich den Charakter der Rachenschleimhaut (respiratorisches Epithel) an.

■ **Aufgaben**: Die Ohrtrompete dient dem Druckausgleich für die Paukenhöhle. Das Trommelfell kann nur dann optimal schwingen, wenn im äußeren Gehörgang und in der Paukenhöhle der gleiche Luftdruck herrscht.
• Bei raschem Überwinden größerer Höhen- und damit Druckunterschiede, z.B. Bergbahn oder Flugzeug ohne Druckkabine, wird das Trommelfell entsprechend dem Druckgefälle in die Paukenhöhle oder den Gehörgang gepreßt. Dies bedingt „Druck auf dem Ohr" und Schwerhörigkeit, bis der Druckausgleich erfolgt.
• Zum Druckausgleich braucht man normalerweise nur zu schlucken. Beim Schlucken spannen sich der Gaumensegelspanner und der Gaumensegelheber (M. tensor + levator veli palatini) an: Diese entspringen von der membranösen bzw. knorpeligen Wand der Ohrtrompete und ziehen bei ihrer Kontraktion die Lichtung auseinander.

■ **Funktionsprüfung**: Den Druckausgleich über die Ohrtrompete kann man direkt beobachten:
• bei der Otoskopie: Der Patient hält bei geschlossenem Mund die Nase zu und atmet kräftig in die Nase aus. Man sieht die Bewegung des Trommelfells (Valsalva-Versuch, Antonio Maria Valsalva, Anatom und Chirurg in Bologna, hat 1704 ein grundlegendes Werk über das menschliche Ohr veröffentlicht: Tractatus de aure humana).
• mit dem Stethoskop auf der Gehörgangsöffnung: Der Patient hält die Nase zu und schluckt. Man hört ein knackendes Geräusch (Toynbee-Versuch, Joseph Toynbee, Otologe in London, 1815-1866).

■ **Schwerhörigkeit beim „Tubenkatarrh"**: Eine Rachenentzündung (Pharyngitis) greift gewöhnlich auf die Schleimhaut der Ohrtrompete über. Dann funktioniert der Druckausgleichsmechanismus nicht mehr, weil die geschwollene Schleimhaut die Lichtung verschließt. Aus der Paukenhöhle wird Luft resorbiert, die über die Ohrtrompete dann nicht ersetzt werden kann. Die Schwerhörigkeit beim Tubenkatarrh ist Folge der Druckdifferenz.
• Die Ohrtrompete kann man von einem Nasenloch aus durchblasen, wenn man das andere Nasenloch zudrückt und den Nasenrachenraum gegen den Mund hin abdichtet. Bei der *Politzer-Luftdusche* (Adam Politzer, Ohrenarzt in Wien, 1835-1920) läßt man den Patienten „Kuckuck" sagen oder schlucken und preßt in diesem Augenblick Luft aus einem Gummiballon in die Nase (Abb. 676c). Bei Rachenerkrankungen besteht dabei jedoch die Gefahr, daß Bakterien in die Paukenhöhle geblasen werden.
• Bei Kindern kann eine stark vergrößerte Rachendachmandel (adenoide Vegetationen, #744) den Eingang in die Ohrtrompete beengen und dadurch den Druckausgleich behindern.

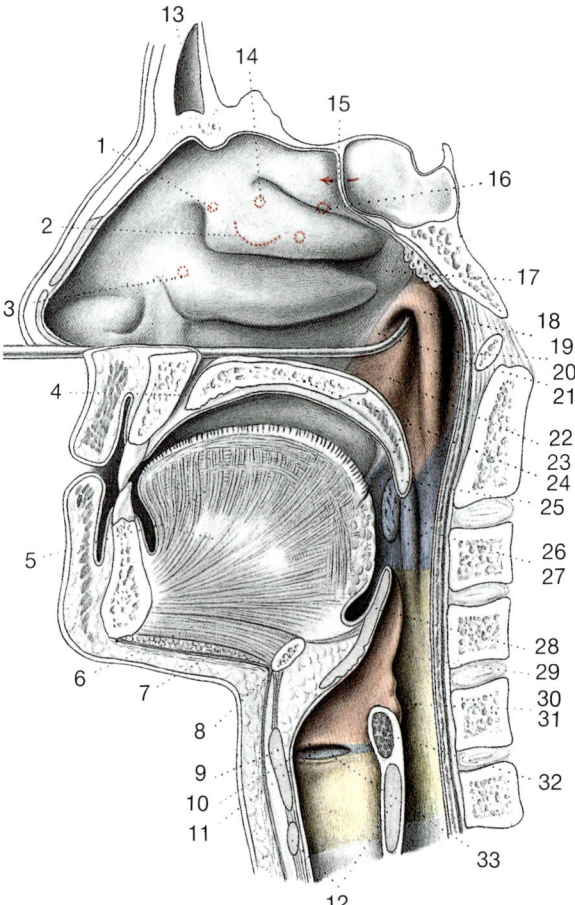

Abb. 676b. Einführen einer Hohlsonde in die Rachenmündung der Ohrtrompete. Die 3 Stockwerke des Rachens und des Kehlkopfs sind durch unterschiedliche Farben gekennzeichnet. [bl]

1 Mündung des Sinus frontalis
2 Mündung des Sinus maxillaris im Hiatus semilunaris
3 Mündung des Ductus nasolacrimalis
4 Canalis incisivus
5 Lingua
6 M. geniohyoideus
7 M. mylohyoideus
8 Os hyoideum
9 Cartilago thyroidea
10 Plica vestibularis
11 Ventriculus laryngis
12 Cartilago cricoidea
13 Sinus frontalis
14 Mündung der Cellulae ethmoidales anteriores + medii
15 Vorderwand des Sinus sphenoidalis
16 Mündung der Cellulae ethmoidales posteriores
17 Meatus nasopharyngeus
18 Torus tubarius
19 Recessus pharyngeus
20 Plica salpingopalatina
21 Plica salpingopharyngea
22 Torus levatorius
23 Palatum durum
24 Palatum molle [Velum palatinum]
25 Uvula palatina
26 Arcus palatoglossus [Plica anterior faucium]
27 Arcus palatopharyngeus [Plica posterior faucium]
28 Epiglottis
29 Plica aryepiglottica
30 Tuberculum cuneiforme
31 Tuberculum corniculatum
32 M. arytenoideus transversus
33 Plica vocalis

#677 Innenohr (Auris interna)

■ **Gliederung**: Das Innenohr wird wegen seines komplizierten Kanalsystems auch „Labyrinth" genannt. Es ist als ganzes in das Felsenbein, einen Teil des Schläfenbeins, eingelassen. Entsprechend der Doppelaufgabe als Hör- und Gleichgewichtsorgan gliedert man das Labyrinth in 2 Hauptabschnitte (Abb. 677b):
• *Labyrinthus cochlearis* (Schneckenlabyrinth): Hörorgan (#679).
• *Labyrinthus vestibularis* (Vorhoflabyrinth): Gleichgewichtsorgan (#678). Das Vorhoflabyrinth liegt seitlich hinter (dorsolateral) dem Schneckenlabyrinth.

Das Innenohr ist vollständig von Knochen umschlossen. Der Knochen umgibt das Innenohr wie eine Gußform die Plastik. Das Hohlraumsystem im Knochen entspricht in der Form etwa dem Weichgewebe des Sinnesorgans. Demnach unterscheidet man:

- *Labyrinthus membranaceus* (häutiges Labyrinth): das Sinnesorgan.
- *Labyrinthus osseus* (knöchernes Labyrinth): die Hohlräume für das Sinnesorgan im Knochen. Der Knochenmantel besteht aus kompaktem Knochen und ist deshalb besonders hart. Er gibt dem ganzen Knochenteil damit den Namen „Felsenbein" (*Pars petrosa*).

■ Das **knöcherne Labyrinth** wird in 4 Abschnitte gegliedert (Abb. 677a):
- *Cochlea* (Schnecke): Um die knöcherne Achse = Schneckenspindel (*Modiolus cochleae*, lat. modiolus = Radnabe) ist der knöcherne Schneckenkanal (*Canalis spiralis cochleae*) in 2,5 Windungen spiralig aufgerollt. Von der Schneckenachse springt das knöcherne Spiralblatt (*Lamina spiralis ossea*) ähnlich den Windungen einer konischen Holzschraube in den Schneckenkanal vor. An ihr befestigt sich die Basilarmembran des Hörorgans. Der Durchmesser der Schnecke beträgt an der Basis etwa 9 mm, die Höhe 5 mm.
- *Vestibulum* (Vorhof): ein Hohlraum von etwa 5 mm Durchmesser. In ihm liegen die beiden Vorhofsäckchen (*Sacculus, Utriculus*).
- *Canales semicirculares ossei* (Knochenkanäle der Bogengänge): vorderer, hinterer und lateraler für die gleichnamigen häutigen Bogengänge. Der Durchmesser der Kanäle liegt bei 1 mm, die Länge bei 20 mm.
- *Meatus acusticus internus* (innerer Gehörgang).

■ **Peri- und Endolymphräume**: Das häutige Labyrinth liegt dem knöchernen nicht unmittelbar an, sondern wird von ihm (ähnlich wie das Gehirn vom Schädel) durch ein Flüssigkeitspolster getrennt. Damit haben wir 2 Flüssigkeitssysteme im knöchernen Labyrinth:
- *Perilymphe*: zwischen Knochenwand und häutigem Labyrinth. Die Zusammensetzung entspricht etwa dem Liquor cerebrospinalis, doch ist der Proteingehalt wesentlich höher.
- *Endolymphe*: innerhalb des häutigen Labyrinths. Sie ist kaliumreich und natriumarm.

Das Volumen des Perilymphraums übersteigt das Volumen des Endolymphraums um ein Vielfaches.

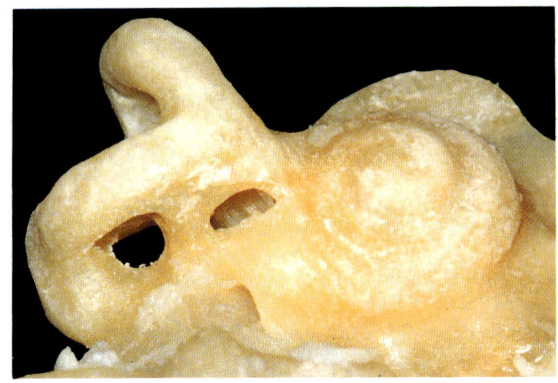

Abb. 677a. Das knöcherne Labyrinth aus dem Felsenbein herausgefräst (Vergrößerung etwa 3fach). [re2]

■ **Lage zum Mittelohr**: Die mediale Wand der Paukenhöhle ist zugleich laterale Wand des Labyrinths. Die Bogengänge grenzen an den Kuppelraum und an das Antrum mastoideum. Die Schnecke wölbt die mediale Wand der Paukenhöhle als *Promontorium* vor. Ovales und rundes Loch sind in der Knochenwand ausgespart, beide sind jedoch verschlossen (Steigbügelplatte bzw. Membrana tympanica secundaria). Trotzdem können Erkrankungen des Mittelohrs durch den Paries labyrinthicus auf das Innenohr übergreifen und Taubheit verursachen.

■ **Meatus acusticus internus** (innerer Gehörgang): Der Eingang (*Porus acusticus internus*, gr. póros = Durchgang, Öffnung) liegt etwa in der Mitte der Hinterseite des Felsenbeins oberhalb des Foramen jugulare (Abb. 678c). Der anschließende innere Gehörgang ist knapp 1 cm lang und verläuft annähernd transversal. Er endet lateral an einer durchlöcherten Knochenplatte. Als Ausstülpung der hinteren Schädelgrube ist er mit den Hirnhäuten ausgekleidet. Durch den inneren Gehörgang ziehen:

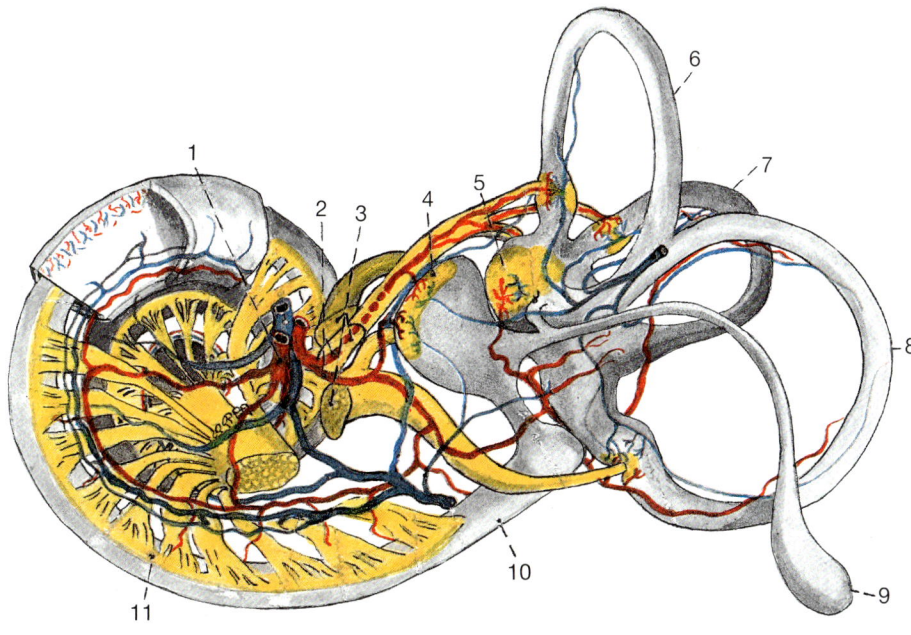

Abb. 677b. Übersicht über die Weichteile des Innenohrs („häutiges Labyrinth", Vergrößerung etwa 6fach). [pa3]

1 A. labyrinthi, R. cochlearis
2 A. labyrinthi, R. vestibularis
3 N. vestibularis
4 Sacculus
5 Utriculus
6 Ductus semicircularis anterior
7 Ductus semicircularis lateralis
8 Ductus semicircularis posterior
9 Saccus endolymphaticus
10 Ductus cochlearis
11 N. cochlearis (Äste)

- *N. vestibulocochlearis* (VIII, Hör- und Gleichgewichtsnerv) mit dem *Ganglion vestibulare* (Vorhofganglion).
- *N. facialis* (VII) einschließlich N. intermedius.
- *A. labyrinthi* (Innenohrarterie) aus der A. basilaris.
- ein Teil der *Vv. labyrinthi* (Innenohrvenen): Sie münden in den Sinus petrosus inferior.

Durchblutungsstörungen der A. labyrinthi sind eine häufige Ursache eines plötzlichen Hörverlusts („Hörsturz").

■ **Ganglien des N. vestibulocochlearis**: Die Zellkörper des 1. Neurons der sensorischen Bahn des Vorhof-Schnecken-Nervs (VIII) liegen entsprechend den beiden Hauptteilen des Nervs getrennt in
- *Ganglion vestibulare* (Vorhofganglion): Die Nervenfasern von den beiden Vorhofsäckchen und den 3 Bogengängen vereinigen sich erst im inneren Gehörgang zum Vorhofteil (N. vestibularis) des Vorhof-Schnecken-Nervs. Im Vorhofganglion am lateralen Ende des inneren Gehörgangs schwillt der Vorhofnerv spindelförmig an.
- *Ganglion cochleare [Ganglion spirale cochleae]* (Spiralganglion = Schneckenganglion, man verwechsle nicht Spiralganglion mit Spinalganglion!): Die von den Sinneszellen kommenden Dendriten treten in das knöcherne Spiralblatt ein und schwellen an dessen Übergang zur Schneckenspindel zu den Zellkörpern an. Die Axone verlassen die Schnecke im Achsenkanal der Schneckenspindel und treten in den inneren Gehörgang über. Im Spiralganglion liegen die Zellkörper nicht wie in den meisten anderen Ganglien in einem Haufen beisammen, sondern sind spiralig um die Schneckenspindel angeordnet.

#678 Gleichgewichtsorgan

■ **Gliederung**: Das Gleichgewichtsorgan besteht aus:
- den beiden Vorhofsäckchen (*Sacculus* und *Utriculus*) mit den Sinnesfeldern (*Maculae*) zum Registrieren geradliniger Beschleunigungen.
- den 3 Bogengängen (*Ductus semicircularis anterior + posterior + lateralis*) zum Registrieren von Winkelbeschleunigungen (Abb. 678a).
- einem Druckausgleichsgang (*Ductus endolymphaticus*, Abb. 678c).

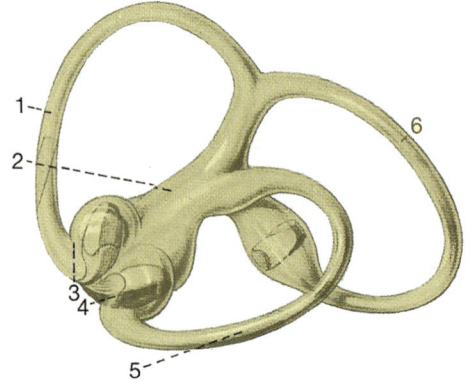

Abb. 678a. Gleichgewichtsorgan. [bg3]
1 Ductus semicircularis anterior
2 Utriculus + Sacculus
3 Ampulla membranacea
4 Crista ampullaris
5 Ductus semicircularis lateralis
6 Ductus semicircularis posterior

■ **Vorhofsäckchen**: Die Sinneshaare der Gleichgewichtszellen sind in eine Gallertschicht eingebettet. Darauf liegen Kalkkörnchen. Diese biegen entsprechend der Schwerkraft die Sinneshaare seitlich ab und erregen so die Sinneszellen. Von den beiden Sinnesfeldern der Vorhofsäckchen jeder Körperseite steht das eine horizontal, das andere vertikal. Bei jeder Lageänderung des Kopfes werden die Sinneshaare andersartig beansprucht.
- *Sacculus* (lat. sacculus = Säckchen, von saccus = Sack): vorderes Vorhofsäckchen, zwischen Utriculus und Schnecke, mit dem Utriculus durch den *Ductus utriculosaccularis*, mit der Schnecke durch den *Ductus reuniens* verbunden. Die *Macula sacculi* steht annähernd vertikal.
- *Utriculus* (lat. utriculus = Schläuchlein, von uter, utris = Schlauch): hinteres Vorhofsäckchen, von dem die 3 Bogengänge abzweigen. Die *Macula utriculi* steht annähernd horizontal.

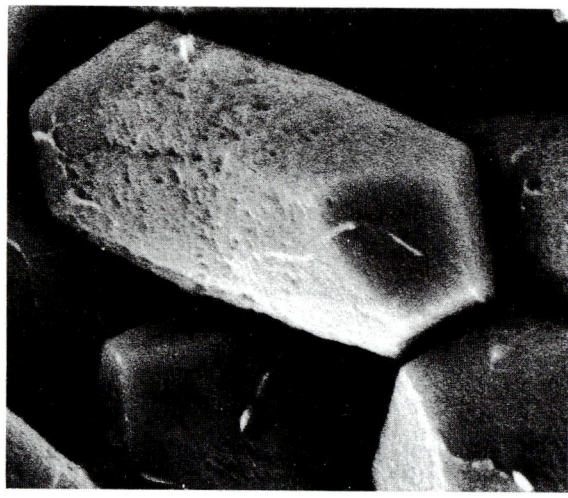

Abb. 678b. Kalkkörnchen aus der Gallertschicht eines Vorhofsäckchens im rasterelektronenmikroskopischen Bild (Vergrößerung 9800fach). [re2]

Feinbau der Vorhofsäckchen: Die Durchmesser der ovalen Sinnesfelder (*Maculae*) betragen etwa 2-3 mm. Die Sinnesfelder sind aus 2 Schichten aufgebaut:
- *Epithel mit Sinneszellen*: Die (sekundären) Sinneszellen werden auch Haarzellen genannt, weil ihre Oberfläche mit Sinneshaaren (40-100 Stereozilien und jeweils eine Kinozilie) besetzt ist. Die Haarzellen werden von einem Nervenfaserkorb umsponnen (Typ I) oder tragen basale Synapsen (Typ II).
- *Statokonienmembran* (gr. konía = Staub): eine Gallertschicht, in welche kleine Kalksteinchen von höherem spezifischem Gewicht eingelagert sind (Abb. 678b). Die „Steinchen" (Durchmesser 2-5 μm) sind etwas kleiner als Erythrozyten.

■ **Bogengänge** (*Ductus semicirculares*, lat. semicircularis = halbkreisförmig):
- Die Bogengänge sind mit Endolymphe gefüllt. Flüssigkeiten bleiben aufgrund ihrer Trägheit bei Bewegungen eines Gefäßes zunächst in der Bewegung zurück. Wenn man eine gefüllte Kaffeetasse ruckartig zur Seite schiebt, so fließt der Kaffee auf der der Bewegung abgewandten Seite der Tasse über, weil er nicht so schnell „mitkommt". Ähn-

Abb. 678c. Lage des Innenohrs (Auris interna) mit dem Organum vestibulocochleare (Hör- und Gleichgewichtsorgan) im Felsenbein (Pars petrosa). Links ist auch der zugehörige Nerv (N. vestibulocochlearis, VIII) eingezeichnet. [ss1]

1 Cochlea
2 Ductus semicircularis anterior
3 Ductus semicircularis lateralis
4 Ductus semicircularis posterior
5 Porus acusticus internus
6 N. vestibulocochlearis (VIII)
7 N. vestibularis
8 N. cochlearis

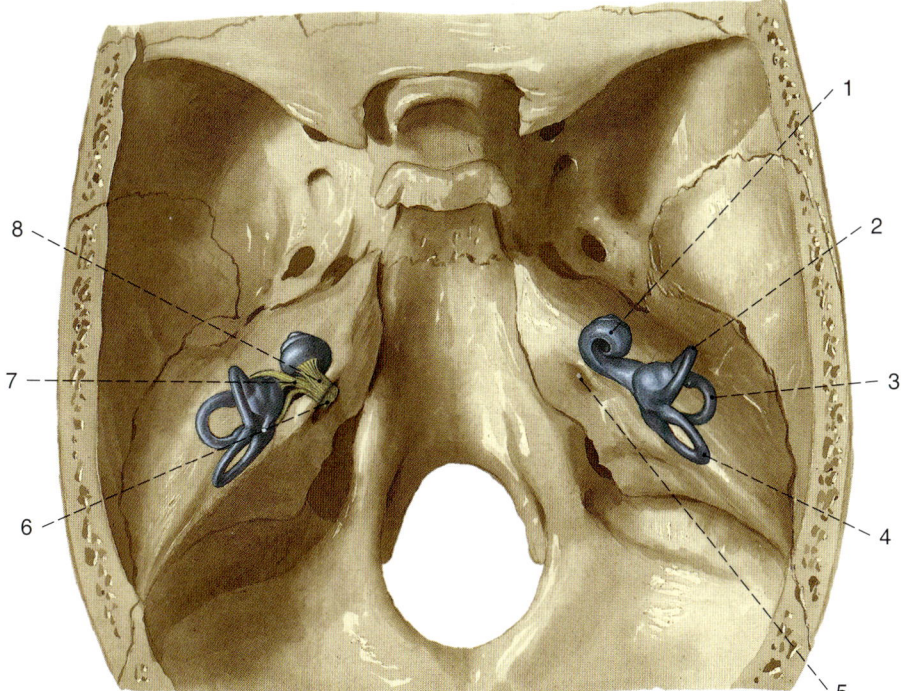

lich ist es in den Bogengängen: Bei Bewegungen des Kopfes läuft die Endolymphe zwar nicht über, weil das System geschlossen ist, aber sie drückt gegen eine Gallertkuppel in einem erweiterten Abschnitt (*Ampulla membranacea*) des Bogengangs. Die Gallertkuppel wird dabei im Gegensinn der Bewegung des Kopfes abgelenkt. Mit der Gallertkuppel wird der Sinneskamm bewegt, auf dem sie ruht.

• Das Sinnesorgan spricht nicht auf Bewegung als solche, sondern nur auf Änderungen der Geschwindigkeit (Beschleunigung oder Verzögerung) an. Bei sehr langsamem Anfahren eines Zuges kann die Reizschwelle nicht erreicht werden. Wir glauben dann, der Zug am Nachbargleis führe. Das Ausmaß der Ablenkung der Gallertkuppel entspricht der Stärke der Beschleunigung. Die Richtung der Bewegung wird aus der Kombination der erregten Sinneskämme in den insgesamt 6 Bogengängen des Menschen ermittelt.

• Die 3 Bogengänge entspringen mit je 2 Schenkeln aus dem *Utriculus*. Jeweils ein Schenkel ist zur Ampulle mit den Sinneszellen erweitert. Vorderer und hinterer Bogengang haben einen gemeinsamen Schenkel, so daß nur 5 Schenkel aus dem *Utriculus* abgehen (Abb. 678a).

• Die Bogengänge stehen rechtwinklig zueinander, entsprechend den 3 Dimensionen des Raums. Allerdings sind sie im Körper nicht in den 3 Hauptebenen (Frontal-, Sagittal- und Transversalebene), sondern um je etwa einen halben rechten Winkel verdreht angeordnet. Vorderer und hinterer Bogengang bilden einen nach lateral offenen Winkel. Der laterale Bogengang zwischen ihnen fällt nach hinten lateral ab (etwa 30°). Er würde besser „unterer" als „lateraler" Bogengang heißen.

Feinbau der Ampullen der Bogengänge:

• Das Sinnesepithel mit Haarzellen ähnlich denen der Vorhofsäckchen ruht auf einem bindegewebigen Hügel. Zusammen bilden sie den Sinneskamm (*Crista ampullaris*).

• Anstelle der Statokonienmembran schwebt über dem Sinneskamm die Gallertkuppel (*Cupula ampullaris*) ohne an-

organische Kristalle. Die Gallertkuppel liegt dem Sinneskamm nicht direkt an. Sie ist durch einen Spalt von ihm getrennt. Durch den Spalt ziehen die Sinneshaare der Haarzellen in die Gallertkuppel. Die Gallertkuppel hat etwa die gleiche Dichte wie die Endolymphe. Sie übt also keinen Schwerereiz auf die Sinneszellen aus, weil sie in der Endolymphe schwebt.

■ **Endolymphgang** (*Ductus endolymphaticus*): Er verbindet den Ductus utriculosaccularis mit einem erweiterten Blindsack (*Saccus endolymphaticus*) unter der harten Hirnhaut der Hinterfläche des Felsenbeins. Der Endolymphgang ist in einem eigenen Knochenkanal des Felsenbeins (*Aqueductus vestibuli*, lat. aquae ductus = Wasserleitung) eingeschlossen. Der Begriff Aquädukt betont, daß es sich bei der Endolymphe um eine wasserklare Flüssigkeit und nicht um Blut handelt.

Ménière-Krankheit (Prosper Ménière, Arzt in Paris, 1862): Eine Vermehrung der Flüssigkeit (Hydrops, gr. hýdrops = Wassersucht) im Endolymphraum aufgrund vermehrter Sekretion, verminderter Resorption oder gestörtem Abfluß führt zu einer charakteristischen Symptomtrias:
• Anfälle von Drehschwindel mit Übelkeit und Erbrechen von Minuten bis Stunden.
• Einseitiges Ohrensausen (Tinnitus, lat. tinnire = klingen).
• Einseitige Innenohrschwerhörigkeit, oft mit Diplakusis (gr. diplóos = doppelt, akúein = hören): Im erkrankten Ohr werden die Töne höher gehört.
• Merkhilfe: SOS = Schwindel + Ohrensausen + Schwerhörigkeit.

Berühmte Ménière-Patienten: Martin Luther litt seit 1527 an Anfällen von Drehschwindel, in denen er glaubte sterben zu müssen und die er für Satanswerk hielt. Er starb erst 19 Jahre später an einem Herzinfarkt.- Friedrich Smetana bemerkte 1874 als erstes Symptom, daß er Töne in den beiden Ohren in unterschiedlicher Höhe höre. Dann begannen seine Ohren zu summen, als ob er bei einem Wasserfall stände.

■ **Abweichungsreaktionen** als einfache Funktionsprüfung des Gleichgewichtsorgans: Da Kleinhirn und Gleichgewichtsapparat eng zusammenarbeiten, wird mit den in #647 aufgeführten Tests (Blindstand, Blindgang, Finger-Finger-Versuch usw.) auch das Gleichgewichtsorgan geprüft. Die Richtungsabweichung geht immer nach der kranken Seite.

#679 Hörorgan (Organum spirale)

■ Das eigentliche Hörorgan = Spiralorgan (*Organum spirale*) wird gewöhnlich *Corti-Organ* genannt (Alfonso Marchese Corti, 1822-1888, war in Wien, Würzburg, Utrecht und Turin tätig und hat in der Mitte des 19. Jahrhunderts das Spiralorgan eingehend beschrieben). Es ist ein Teil des mit Endolymphe gefüllten häutigen Schneckengangs (*Ductus cochlearis*). Dieser ist im knöchernen Spiralkanal zwischen 2 Perilymphräume (*Scala vestibuli* und *Scala tympani*) eingeschoben.

■ **Dreiteilung des knöchernen Schneckenkanals**: Vom knöchernen Spiralblatt ziehen 2 Membranen zur gegenüberliegenden Wand des knöchernen Spiralkanals:
• *Membrana spiralis* (Spiralmembran, Abb. 679b).
• *Membrana vestibularis* (Vestibularmembran = Reissner-Membran).

Durch die 2 Membranen wird der knöcherne Spiralkanal in 3 Gänge zerlegt (Abb. 679a):
• *Ductus cochlearis* (Schneckengang): in der Mitte, mit Endolymphe gefüllt (s.u.).
• *Scala vestibuli* (Vorhoftreppe): kuppelwärts vom Schneckengang. Querschnitte durch die Schnecke werden meist so abgebildet, daß die Schneckenkuppel (*Cupula cochleae*) oben liegt. In diesem Fall liegt die Vorhoftreppe oberhalb des Schneckengangs. Im Körper ist die Schneckenspindel nach vorn außen gerichtet. Die Vorhoftreppe liegt damit vor dem Schneckengang. Die Vorhoftreppe führt ihren Namen, weil sie aus dem Vorhof zur Schneckenkuppel aufsteigt.
• *Scala tympani* (Paukentreppe): hinter bzw. unter dem Schneckengang. Die Paukentreppe endet mit einer Druckausgleichsmembran im runden Fenster der Medialwand der

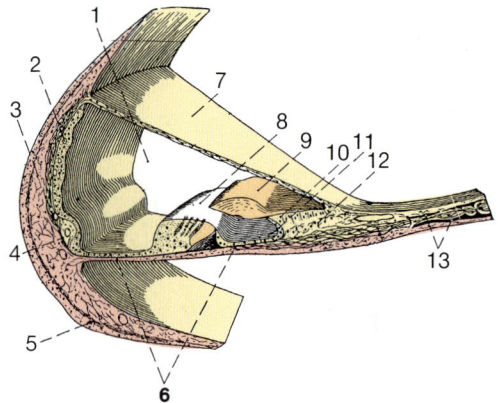

Abb. 679b. Bau des häutigen Schneckengangs mit dem eigentlichen Hörorgan = Corti-Organ (Vergrößerung 60fach). [bg3]

1 Ductus cochlearis
2 Stria vascularis
3 Lig. spirale
4 Crista basilaris [spiralis]
5 Periosteum
6 Lamina basilaris
7 Paries vestibularis ductus cochlearis [Membrana vestibularis]
8 Organum spirale
9 Membrana tectoria [gelatinosa]
10 Labium limbi vestibulare
11 Sulcus spiralis internus
12 Limbus spiralis
13 Lamina spiralis ossea

Paukenhöhle (*Cavitas tympani*), daher der Name. Da die Spiralmembran den knöchernen Spiralkanal etwa halbiert, ist der Querschnitt der Paukentreppe etwa gleich groß wie jener von Schneckengang und Vorhoftreppe zusammen. Paukentreppe und Vorhoftreppe sind in der Schneckenkuppel durch das Schneckenloch (*Helicotrema*, gr. hélix, hélikos = Windung, tréma, trématos = Loch) verbunden.

Kulturgeschichtliches: Blickt man auf die Schneckenkuppel des Menschen, so ist der rechte Spiralkanal eine Rechtsspirale, der linke eine Linksspirale. Beim Weichtier Schnecke hingegen sind fast alle Gehäuse Rechtsspiralen. Es dürfte daher kaum überraschen, daß links gewundene Schnecken in der Mythologie eine Rolle spielen. So wird z.B. der vierarmige indische Gott Wischnu gewöhnlich mit der links gewundenen heiligen Schnecke Sankha in einer Hand dargestellt.

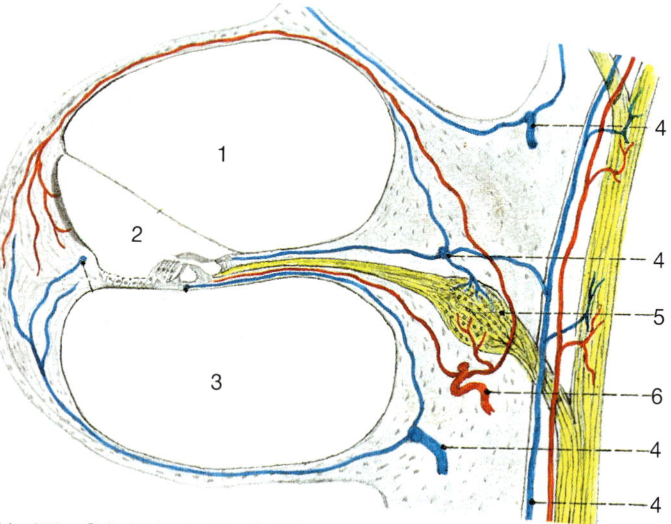

■ **Fenster zur Paukenhöhle**: Der Perilymphraum der Schnecke grenzt mit 2 (verschlossenen) Löchern an die Paukenhöhle:
• *Fenestra vestibuli* (ovales Fenster = Vorhoffenster): durch die Steigbügelplatte verschlossen. Über das ovale Fenster werden die Schwingungen des Trommelfells und der Gehörknöchelchen auf die Perilymphe des Vorhofs übertragen. Die Wellen pflanzen sich in der Vorhoftreppe fort und kehren über die Paukentreppe zurück.
• *Fenestra cochleae* (rundes Fenster = Schneckenfenster): Ende der Paukentreppe, durch das „zweite Trommelfell" (*Membrana tympanica secundaria*) verschlossen. Das runde Fenster dient dem Druckausgleich: Ohne den membranösen Verschluß des runden Fensters könnte die Steigbügelplatte im ovalen Fenster nicht schwingen.

■ **Ductus cochlearis** (Schneckengang): Er liegt im knöchernen Spiralkanal zwischen Vorhof- und Paukentreppe und ist am knöchernen Spiralblatt befestigt. Dieses wird von der Schneckenbasis zur Schneckenkup-

Abb. 679a. Schnitt durch einen knöchernen Schneckengang (Vergrößerung 30fach). [pa3]

1 Scala vestibuli
2 Ductus cochlearis
3 Scala tympani
4 Äste der Vv. labyrinthi
5 Ganglion cochleare [spirale cochleae]
6 Äste des R. cochlearis der A. labyrinthi

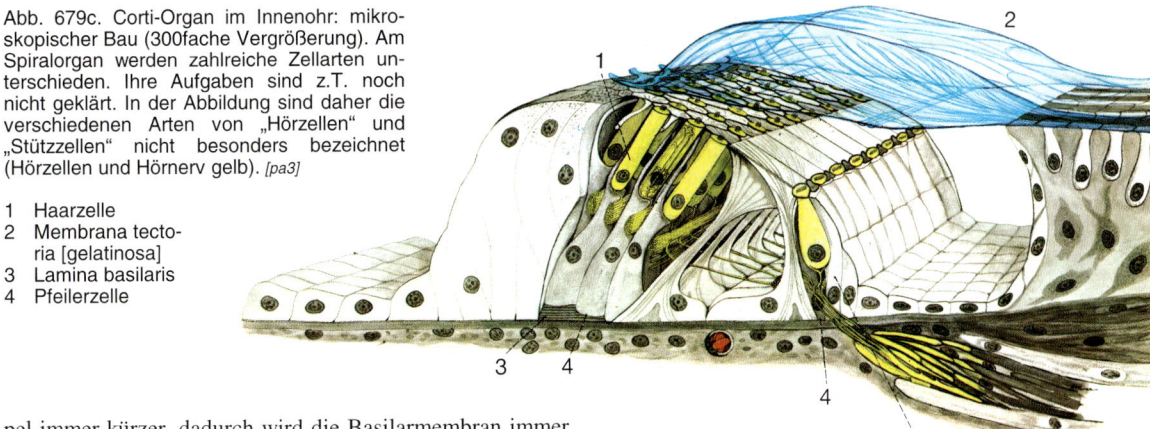

Abb. 679c. Corti-Organ im Innenohr: mikroskopischer Bau (300fache Vergrößerung). Am Spiralorgan werden zahlreiche Zellarten unterschieden. Ihre Aufgaben sind z.T. noch nicht geklärt. In der Abbildung sind daher die verschiedenen Arten von „Hörzellen" und „Stützzellen" nicht besonders bezeichnet (Hörzellen und Hörnerv gelb). *[pa3]*

1 Haarzelle
2 Membrana tectoria [gelatinosa]
3 Lamina basilaris
4 Pfeilerzelle

pel immer kürzer, dadurch wird die Basilarmembran immer breiter und der Querschnitt des Schneckengangs immer größer. Während Vorhof- und Paukentreppe im Schneckenloch ineinander übergehen, endet der Schneckengang in der Schneckenkuppel und in der Schneckenbasis blind. Er ist lediglich in der Nähe des basalen Endes durch den *Ductus reuniens* (Wiedervereinigungsgang) mit dem Sacculus verbunden. Dieser Gang ist beim Erwachsenen oft verschlossen. Der Schneckengang ist im Querschnitt etwa dreieckig. Seine 3 (4) Wände sind:

• *Membrana spiralis* (Spiralmembran): Wand gegen die Paukentreppe. Zwischen dem knöchernen Spiralblatt und dem Bindegewebe an der Außenwand der Schnecke = Spiralband (*Lig. spirale*) sind radiäre Bindegewebefasern = Basilarmembran (= *Lamina basilaris*) ausgespannt, auf denen im Schneckengang das Corti-Organ ruht. Die Basilarmembran ist etwa 3-3,5 cm lang und in der Schneckenbasis etwa 50 μm, in der Schneckenkuppel etwa 500 μm breit.

• *Membrana vestibularis* (Reissner-Membran, Ernst Reissner, Anatom in Dorpat, 1851): Wand gegen die Vorhoftreppe, eine Basalmembran zwischen 2 einschichtigen Plattenepithelien.

• *Lig. spirale* („Spiralband"): Außenwand. Es handelt sich um kein straffes Band wie beim Bewegungsapparat, sondern um ein flüssigkeitsgefülltes Maschenwerk, das eher einem Spinnennetz zu vergleichen ist. Die Oberfläche ist mit einem ein- bis mehrschichtigen Epithel bedeckt, welches von einem Kapillargeflecht durchzogen ist (eine Ausnahme zur Regel, daß Epithelien frei von Blutgefäßen sind). Hier entsteht vermutlich die Endolymphe.

• Innenwand: Obwohl ein Dreieck eigentlich nur 3 Seiten hat, wird in der mikroskopischen Anatomie das abgeschrägte innere Eck als Innenwand beschrieben. Aus ihr treten die Nervenfasern zum Spiralorgan aus, und an ihr befestigt sich die Deckmembran.

■ **Feinbau des Corti-Organs**: Das Spiralorgan (*Organum spirale*) ist ein auf der Basilarmembran ruhender Epithelhügel mit den Sinneszellen, über dessen inneren Teil sich die gallertige Deckmembran (*Membrana tectoria*) wölbt. Im Epithelhügel findet man (Abb. 679c):

• *Sinneszellen*: Innere und äußere Haarzellen ragen mit haarförmigen Fortsätzen (Stereozilien) in die Deckmembran. Von den inneren Haarzellen ist überwiegend jede einzeln mit einer Nervenfaser verbunden, während die äußeren Haarzellen gruppenweise mit einer Nervenfaser Synapsen bilden. Daraus schließt man, daß die inneren Haarzellen besonders gut Frequenzunterschiede erfassen, während die äußeren Haarzellen besonders gut auf geringe Lautstärken reagieren. Ein Spiralorgan enthält nur etwa 20 000 Sinneszellen (zum Vergleich ein Auge etwa 100 Millionen!).

• *Stützzellen*: Es werden mehrere Zellarten unterschieden (Phalangenzellen, Pfeilerzellen, z.T. nach Autoren benannt: Hensen-, Claudius-, Deiters-Zellen usw.), über deren Aufgaben jedoch wenig bekannt ist. Eine detaillierte Beschreibung dürfte daher überflüssig sein.

• *Hohlräume*: innerer, mittlerer und äußerer Tunnel, mit Perilymphe (!) gefüllt.

• *Nervenfasern*.

■ **Erregung des Corti-Organs**:

• Durch die Bewegungen der Steigbügelplatte wird die Perilymphe im Vorhof in Schwingungen versetzt. Diese Schwingungen übertragen sich über Vorhof- und Paukentreppe auf die Basilarmembran (und weiter auf die Endolymphe im Schneckengang).

• Nur im Bereich des Schwingungsmaximums reicht die Amplitude aus, um die Haarzellen so stark zu bewegen, daß ihre Sinneshaare an der Deckmembran abgeschert werden. Die dadurch ausgelöste Erregung der Sinneszellen wird über den *N. cochlearis* zum Gehirn geleitet (Hörbahn, #667).

• Ursprünglich hatte man angenommen, daß die Basilarmembran aus einzelnen Saiten verschiedener Länge und Dicke aufgebaut ist, die jeweils bei einem ganz bestimmten Ton mitschwingen. Diese Resonanztheorie ist inzwischen verlassen worden. Aus der Untersuchung der Schnecken von Gehörgestörten weiß man, daß die hohen Töne in der

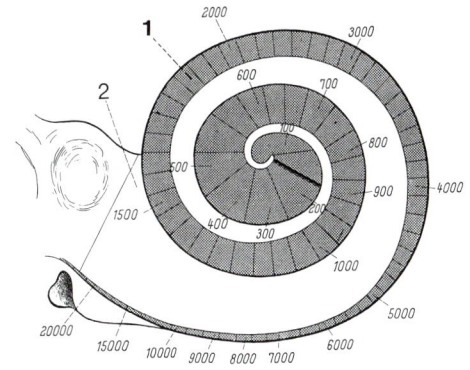

Abb. 679d. Schema der Basilarmembran in der Schnecke mit Angabe der zugehörigen Tonhöhen (in Hertz). *[bg3]*

1 Lamina basilaris   2 Lamina spiralis ossea

Basis der Schnecke, nahe dem ovalen Fenster, gehört werden und die tiefen Töne in der Schneckenkuppel (Frequenzdispersion, Abb. 679d). Ein Aufbau der Basilarmembran aus einzelnen Saiten konnte jedoch nicht nachgewiesen werden.

• Nach der heute gültigen *Wanderwellentheorie* laufen die Schallwellen nach Art von Schlauchwellen durch die Schnecke. Es kommt zu einer Art Brandung der Welle in Abhängigkeit von der Tonhöhe an einer kennzeichnenden Stelle. Auch die Wanderwellentheorie ist eine Einortstheorie, d.h., einer bestimmten Tonhöhe entspricht ein ganz bestimmtes Schwingungsmaximum.

■ **Lärmschwerhörigkeit**: Lautstärken über 85 dB schädigen das Hörorgan (Untergang von Haarzellen) und führen zur Schallempfindungsschwerhörigkeit. Solche Schalldruckpegel werden z.B. in unmittelbarer Nähe von Verbrennungsmotoren, Kettensägen usw. erreicht. Da die Schmerzgrenze erst bei 120 dB liegt, gibt es Menschen, die sich freiwillig einem Schalldruckpegel von 85-120 aussetzen und z.B. eine Diskothek aufsuchen. Der Hörverlust betrifft zunächst den Bereich um 4 kHz und greift allmählich auf tiefere Bereiche über (Sprache 0,3-3 kHz).

■ **Altersschwerhörigkeit** (Prebyakusis, gr. présbys = alt, akúein = hören): „Abnützungserscheinungen" des Spiralorgans (Verhärtung der Basilarmembran, Untergang von Haar- und Ganglienzellen), verstärkt durch Lärmtraumen, Durchblutungsstörungen, Diabetes mellitus usw., führen ab dem 50.-60. Lebensjahr zu:
• doppelseitiger Schallempfindungsschwerhörigkeit: zuerst für hohe, dann auch für mittelhohe Töne (4-8 kHz).
• *Diskriminanzschwäche*: Die Unterscheidungsmöglichkeit von Tönen nimmt ab. Dadurch wird das Sprachverständnis bei lauten Nebengeräuschen oder wenn mehrere Menschen gleichzeitig reden (Party!) erheblich eingeschränkt. Im Unterschied dazu verstehen Patienten mit Schallleitungsschwerhörigkeit Gespräche in lauter Umgebung besser, weil die Gesprächspartner dann lauter sprechen!

6.8 Augapfel (Bulbus oculi)

#681 Gliederung, Wandschichten, Terminologie
#682 Entwicklung: Augenbecher, Augenbecherspalte, Linsenbläschen, Pupillenmembran, *Mißbildungen*
#683 Lederhaut, Hornhaut, Hornhauttransplantation
#684 Aderhaut, Strahlenkörper, Iris, *Pupillenreflex*
#685 Augenlinse, grauer Star, Glaskörper, Akkomodation, *Alterssichtigkeit, Brechungsfehler*
#686 Augenkammern, Augeninnendruck, *Glaukom*
#687 Retina: Schichten, Rezeptorzellen, *Netzhautablösung*
#688 Augenhintergrund: Sehnervpapille, Macula lutea, Blutgefäße, *Augenspiegelung*
#689 Sehnerv, Chiasma opticum, Hüllen, *Ausfall*
⇒ #644 Pupillenreflex
⇒ #666 Optischer Bereich der Großhirnrinde, Sehbahn

#681 Gliederung

Das Auge wird oft mit einem Fotoapparat verglichen (Tab. 681). Ein Fotoapparat muß selten zur Wartung. Biologisches Material hingegen bedarf der ständigen Versorgung zur Gewährleistung seines Stoffwechsels. Deshalb haben wir am Auge Einrichtungen, für die wir bei der Kamera Vergleichbares vermissen:

• Blutgefäße, die besonders reichlich in der „Aderhaut" liegen. Am ehesten könnte man sie mit der Stromzufuhr zu einer Fernsehkamera vergleichen.

• Das Auge hat mit dieser auch noch gemeinsam, daß man den Bildträger nicht erst entwickeln muß, sondern daß er gewissermaßen „online" an einen Bildschirm im Großhirn angeschlossen ist. Der Sehnerv ist dabei das Videokabel.

Tab. 681. Vergleich von Kamera und Auge

Kamera	Auge
Gehäuse	• Lederhaut (Sclera) • im weiteren Sinne auch die von Knochen umgebene Augenhöhle (Orbita)
Verschluß	Lider (Palpebrae) wie eine Objektivkappe
Blende	Regenbogenhaut (Iris) mit Pupille
Linsensystem (Objektiv)	• starre Frontlinse: Hornhaut (Cornea) • verstellbare Linse: Augenlinse (Lens)
Entfernungseinstellung	Strahlenkörper (Corpus ciliare)
Bildträger (Film)	Netzhaut (Retina)

■ **Wandschichten**: Das Auge ist, entwicklungsgeschichtlich gesehen, ein Hirnteil. Das Gehirn wird von den Hirnhäuten umhüllt. An der Oberfläche des Großhirns können wir 3 Schichten abgrenzen:
❶ die straff gefaserte harte Hirnhaut (*Dura mater*).
❷ die gefäßführende weiche Hirnhaut i. w. S. (*Arachnoidea + Pia mater*).
❸ die Hirnrinde aus Nervengewebe (*Cortex cerebri*).
Auch beim Auge sind diese 3 Schichten zu unterscheiden. Im Gegensatz zum Gehirn liegen sie jedoch nicht lose aufeinander, sondern sind zu einem Organ, dem Augapfel (*Bulbus oculi*), fest verbunden:

❶ **Äußere = fibröse Augenhaut** (*Tunica fibrosa bulbi*): Sie verleiht dem Auge die konstante Form, die Voraussetzung für ein unverzerrtes Bild der Wirklichkeit. Diese derbe Wand besitzt gegenüber einem starren Skelett den Vorteil der Unzerbrechlichkeit, allerdings können Stiche sie durchsetzen, so daß Flüssigkeit (Kammerwasser und Glaskörper) austritt: Das Auge „läuft aus".
• Der mittlere und hintere Teil ist undurchsichtig weiß: Lederhaut (*Sclera*).
• Das vordere Sechstel ist durchsichtig und dient als Frontlinse: Hornhaut (*Cornea*) (Abb. 681).

❷ **Mittlere = gefäßführende Augenhaut** (*Tunica vasculosa bulbi*): Sie ist nicht nur die Hauptgefäßschicht, sondern regelt auch den Lichteinfall. Dazu ist sie in 3 Abschnitte gegliedert:
• Dem größten Teil der Lederhaut liegt die Aderhaut (*Choroidea*) an.
• Auf Höhe der Linse ist die gefäßführende Augenhaut zum Strahlenkörper (*Corpus ciliare*), dem Aufhängeapparat der Augenlinse, verdickt.
• Das vordere Ende bildet die Regenbogenhaut (*Iris*). Sie hat sich von der äußeren Augenhaut abgelöst und umgibt als Ringblende das Sehloch (*Pupilla*).

❸ **Innere = sensorische Augenhaut** (*Tunica interna [sensoria] bulbi*): Die Netzhaut (*Retina*) enthält die lichtempfindlichen primären Sinneszellen.

■ **Terminologie**:
• *Auge* (ahd. ouga, niederl. oog, schwed. öger, engl. eye) geht auf die indogermanische Wurzel oku = sehen, Auge zurück, die dem Wort für Auge in den meisten europäischen Sprachen zugrunde liegt: lat. oculus, ital. occhio, span. ojo, port. olho, frz. oeil, russ., tschech. oko.
• Das lat. *oculus* hat in der medizinischen Fachsprache nur geringe Bedeutung. Abgeleitet davon sind oculomotorius = augenbewegend in N. oculomotorius (3. Hirnnerv), Okular beim Mikroskop und Bul-

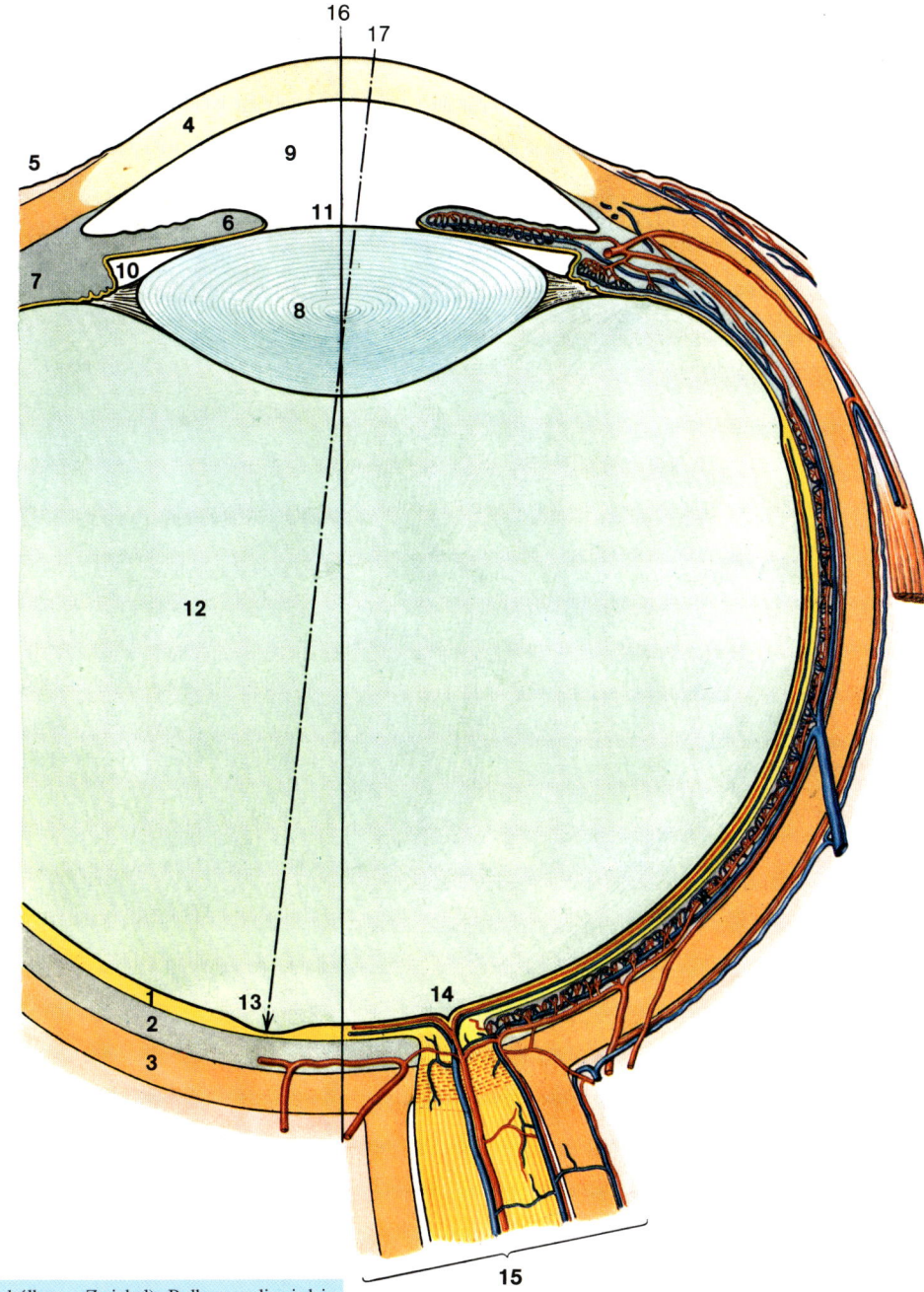

Abb. 681. Horizontalschnitt durch den linken Augapfel; untere Hälfte. [pa3]

1 Retina
2 Choroidea
3 Sclera
4 Cornea
5 Tunica conjunctiva
6 Iris
7 Corpus ciliare
8 Lens
9 Camera anterior
10 Camera posterior
11 Pupilla
12 Corpus vitreum
13 Macula lutea
14 Discus nervi optici
15 N. opticus
16 Axis bulbi
17 Axis opticus

bus oculi = Augapfel (gr. bólbos = Zwiebel). Bulbus oculi wird in Zusammensetzungen häufig verkürzt zu Bulbus, z.B. Tunica fibrosa bulbi = äußere Augenhaut (wörtlich „faserige Zwiebelhülle").
• Die Mehrzahl der mit Auge zusammengesetzten Fachbegriffe wird mit dem gr. *ophthalmós* = Auge gebildet: Ophthalmologie = Lehre vom Auge und seinen Erkrankungen, Ophthalmologe = Augenarzt, Ophthalmoskopie = Augenspiegelung, Ophthalmometer = Gerät zur Bestimmung der Hornhautkrümmung, Ophthalmoplegie = Lähmung der Augenmuskeln, Exophthalmus = Hervortreten der Augäpfel („Glotzaugen"), Enophthalmus = Einsinken der Augäpfel.
• Auge ist nach Herz der am zweithäufigsten in der Allgemeinsprache gebrauchte anatomische Begriff. Die Fülle der metaphorischen Bedeutungen wird in vielen Redewendungen sichtbar: jemandem schöne Augen machen, ein Auge auf jemanden werfen, jemandem zu tief ins Auge gesehen haben, jemandem am liebsten die Augen auskratzen mögen, beide Augen zudrücken, sich die Augen aus dem Kopf weinen, jemandem die Augen öffnen, jemanden aus den Augen verlieren, jemandem nicht unter die Augen treten können, das sticht in die Augen, vor Anatomiestreß nicht mehr aus den Augen sehen können usw.

#682 Entwicklung

■ Das **Baumaterial** des Auges entstammt 3 Quellen:
• Neuralrohr: innere Augenhaut.
• Oberflächenektoderm: vorderes Korneaepithel und Linse.
• Mesenchym zwischen Neuralrohr und Oberflächenektoderm: äußere und mittlere Augenhaut, Glaskörper.

■ **Entwicklung des Augenbechers**:
• *Augengrube*: Noch vor dem Schluß des Neuralrohrs verdickt sich das Ektoderm auf beiden Seiten des späteren Zwischenhirns (Ende der 3. Entwicklungswoche) und sinkt zu einer Grube ein.
• *Augenbläschen*: In der 4. Entwicklungswoche buchten sich die verdickten Teile zu einem Bläschen aus, das über den Augenstiel mit dem Zwischenhirn verbunden bleibt.

- *Augenbecher*: In der 5. Entwicklungswoche stülpt sich das Augenbläschen zum doppelwandigen Augenbecher ein. Der Hohlraum des Bläschens wird dabei zum Spalt zwischen Außen- und Innenwand des Bechers.

■ **Entwicklung der Netzhaut**: Sie geht aus dem doppelwandigen Augenbecher hervor:
- Das äußere Blatt des Augenbechers wird zum Pigmentepithel und den beiden Muskeln der Iris.
- Das innere Blatt des Augenbechers bildet den nervösen Teil (*Pars nervosa*) der Netzhaut. Deren Schichten differenzieren sich ähnlich wie die Schichten der Hirnrinde.
- Der Spalt zwischen den beiden Blättern (*Spatium intraretinale*) verschwindet. Er kann jedoch im späteren Leben bei der sog. Netzhautablösung (Ablatio retinae) wieder auftreten.
- Im Augenstiel wachsen Axone der Netzhaut zum Zwischenhirn zurück. Er wird so zum Sehnerv.

■ **Augenbecherspalte**: Die Wand des Augenbechers läuft zunächst nicht rundherum wie bei einem Trinkgefäß, sondern bleibt auf einer Seite eingeschnitten. Über diese Augenbecherspalte dringt Mesenchym in den Hohlraum des Augenbechers ein und bildet den Glaskörper.
- Die Glaskörperarterie (*A. hyaloidea*, gr. hýalos = durchsichtig, Glas) versorgt die sich entwickelnde Linse. Ihr frei durch den Glaskörper ziehender Teil bildet sich im 6. Entwicklungsmonat zurück. Der verbleibende Rest wird zur zentralen Netzhautarterie (*A. centralis retinae*).
- Die Ränder der Augenbecherspalte verschmelzen in der 7. Entwicklungswoche. Der Augenbecher hat dann nur noch eine Öffnung nach vorn, die Pupille. Auch am Sehnerv schließt sich die Rinne. Dadurch kommt die Glaskörperarterie (die spätere A. centralis retinae) in das Innere des Sehnervs zu liegen.

■ **Entwicklung der Linse**:
- *Linsenplakode*: Das Augenbläschen induziert im angrenzenden Oberflächenektoderm eine Zellverdichtung.
- *Linsengrube*: Parallel zum Einstülpen des Augenbechers sinkt die Linsenanlage zu einer Grube ein.
- *Linsenbläschen*: In der 5. Entwicklungswoche schnürt sich die Linse als Bläschen vom Oberflächenektoderm ab und wird vom Rand des Augenbechers umschlossen.
- *Linsenfasern (Fibrae lentis)*: Die Zellen der Hinterwand des Linsenbläschens wachsen in die Länge und füllen allmählich die Lichtung des Linsenbläschens. Am Äquator der Linse entstehen bis etwa zum 20. Lebensjahr neue Linsenfasern.
- *Induktion der Hornhaut*: Die abgeschnürte Linse induziert im wieder geschlossenen Oberflächenektoderm die Bildung des vorderen Hornhautepithels.

■ **Abkömmlinge des Mesenchyms**: Äußere und mittlere Augenhaut entstehen (analog zu den Hirnhäuten) aus dem das Augenbläschen umgebenden Mesenchym:
- Im Kontakt mit den vorderen Abschnitten des Augenbechers bilden sich die bindegewebigen Anteile der Iris und des Ziliarkörpers einschließlich des Ziliarmuskels. Die Pupille wird zunächst durch die *Membrana pupillaris* verschlossen. Sie löst sich gegen Ende der Fetalentwicklung auf.
- Unter dem vorderen Hornhautepithel verdichtet sich das Mesenchym zur Faserschicht der Hornhaut.
- Zwischen Hornhautmesenchym und Pupillenmembran tritt ein Spalt auf, der sich zur vorderen Augenkammer erweitert. Im 7. Entwicklungsmonat dehnt er sich hinter die Iris als hintere Augenkammer aus.
- Lider: Vor dem Hornhautepithel wachsen 2 mesenchymhaltige Ektodermfalten aufeinander zu und verschmelzen im 4. Entwicklungsmonat. Die Lider trennen sich wieder im 7. Entwicklungsmonat. Die Bindehaut entsteht aus dem inneren Epithel der Lidfalten.

> ■ **Mißbildungen**:
> - *Anophthalmie* (gr. ophthalmós = Auge): Fehlen des Augapfels.
> - *Mikrophthalmie*: zu kleiner Augapfel.
> - *Makrophthalmie = Buphthalmie* (gr. bús = Rind): zu großer Augapfel.
> - *Kryptophthalmie* (gr. kryptós = versteckt, verborgen): fehlende Lidspalte.
> - *Aplasia lentis = Aphakie* (gr. phakós = Linse): Fehlen der Linse.
> - *Ectopia lentis* (gr. tópos = Ort): atypische Lage der Linse.
> - *Zyklopie* (Zyklopenauge, gr. zýklops, zýklopos = rundäugig, Einäugiger): nur ein medianes Auge, meist mit Mißbildung der Nase verbunden (Rüsselnase über dem Auge).
> - *Kolobom* (Augenspalte, gr. kolobún = verstümmeln): Schließt sich die Augenbecherspalte nicht vollständig, so bleibt der Rand des Augenbechers eingekerbt. Es zieht sich dann eine Spalte von der Pupille nach innen unten durch die Iris und evtl. auch noch weiter durch die Netzhaut. Die mildeste Form ist das Iriskolobom.
> - *Persistenz der Pupillenmembran*: meist nur dünner Schleier.
> - *Persistenz der A. hyaloidea*: meist nur in Form einzelner Bindegewebestreifen im Glaskörper.

#683 Äußere Augenhaut (Sclera + Cornea)

■ **Sclera** (Lederhaut, gr. sklerós = trocken, spröde, hart):

❶ **Feinbau**: Es lassen sich 3 Schichten erkennen:
- *Lamina episcleralis*: lockeres Hüllgewebe liegt außen an, durchzieht auch den Episkleralraum (#692).
- *Substantia propria*: Hauptschicht aus straffem Bindegewebe.
- *Lamina fusca sclerae* (lat. fuscus = dunkelbraun): Pigmentschicht an der Grenze zur Aderhaut.

❷ **Farbe**: Die weiße Farbe der Lederhaut beruht auf der dichten Lage zugfester Fasern. Bei Kindern und bei Erwachsenen mit abnorm dünner oder besonders durchsichtiger Lederhaut schimmern die Pigmentschicht der Lederhaut und die Aderhaut bläulich durch.

> **Blaue Skleren** sind häufig mit anderen Entwicklungsstörungen verbunden, z.B. mit besonders langen und grazilen Gliedmaßen („Spinnengliedrigkeit" = Arachnodaktylie) beim Marfan-Syndrom.

❸ **Mechanische Beanspruchung**:
- von innen: durch den Augeninnendruck von etwa 2 kPa (15 mm Hg).
- von außen: durch den Zug der Augenmuskeln.

❹ **Grenzbereiche**:
- Die Lederhaut ist durch eine seichte Furche (*Sulcus sclerae*) gegen die stärker gekrümmte Hornhaut abgesetzt. In der Nähe des Randes liegt der Schlemm-Kanal (*Sinus venosus sclerae*). Er dient dem Abfluß des Kammerwassers.
- Am Austritt des Sehnervs sind die inneren Anteile der Lederhaut siebartig für den Durchtritt der Sehnervenfasern durchbrochen: Siebplatte (*Lamina cribrosa sclerae*, der Name Siebplatte wird auch für die Knochenplatte des Siebbeins verwendet, durch welche die Riechnerven ziehen). Die äußeren Anteile der Lederhaut setzen sich in die äußere Hülle des Sehnervs (#689) fort.

■ **Cornea** (Hornhaut, lat. cornu = Horn):

❶ **Durchsichtigkeit**: Sie beruht auf der besonderen Zusammensetzung der Grundsubstanz, die den gleichen Brechungsindex wie die Fasern und das Kammerwasser hat. Dadurch wird das Licht zwischen Vorderseite der Hornhaut und Vorderseite der Linse nicht abgelenkt.

- Hingegen wird das Licht beim Übergang von der Luft zur Hornhaut stark gebrochen. Von der gesamten Brechkraft des Auges von rund 65 Dioptrien entfallen etwa ⅔ auf die Hornhaut.
- Die Durchsichtigkeit hängt vom normalen Quellungszustand der gefäßlosen Hornhaut ab. Vorn wird die Hornhaut durch die Tränenflüssigkeit, hinten durch das Kammerwasser befeuchtet.

Hornhauttrübung: Trocknet die Hornhaut aus (z.B. wenn der Lidschlag bei Fazialislähmung ausfällt und damit die Tränenflüssigkeit nicht mehr über die Augenvorderfläche verteilt wird) oder quillt sie übermäßig (z.B. bei Verletzung des inneren Epithels und vermehrtem Eindringen von Kammerwasser), so wird sie trüb. Sie trübt sich auch einige Stunden nach dem Tod. Besonders gefährdet ist die Hornhaut in Narkose, wenn der natürliche Lidschluß ausbleibt. Sie kann dann ebenfalls austrocknen oder durch die Atemmaske, Tücher, Instrumente usw. direkt verletzt werden. Deshalb klebt man während der Narkose die Lider bisweilen vorsorglich mit Heftpflaster zu.

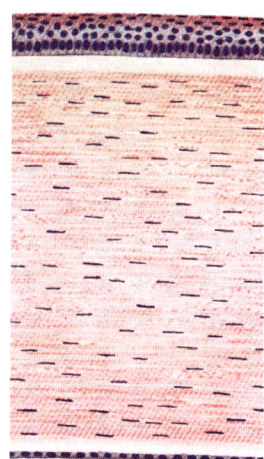

Abb. 683. Schnittbild der Hornhaut: Das vordere, der Außenwelt zugewandte Deckgewebe ist ein mehrschichtiges Plattenepithel. Es ist unverhornt, da die Hornhaut von der Tränenflüssigkeit befeuchtet wird und die Lider schützend vor ihr geschlossen werden können. Das hintere Epithel dient nur der Abgrenzung der vorderen Augenkammer. Es ist einschichtig und flach. [so]

❷ **Krümmung**: Die Hornhaut ist stärker gekrümmt als die Lederhaut. Sie wölbt sich daher vor die Kugel des Augapfels etwas vor. In der Mitte ist die Hornhaut etwa 0,8 mm, am Rand 1,1 mm dick. Die Hinterfläche ist also stärker gekrümmt als die Vorderfläche. Die Hornhautoberfläche ist nicht so glatt wie eine optische Linse. Die kleinen Unebenheiten werden durch die Tränenflüssigkeit ausgeglichen.

❸ **Feinbau**: Die Hornhaut besteht aus 5 Schichten:
- *Epithelium anterius* (vorderes Epithel): unverhorntes, geschichtetes Plattenepithel von etwa 5 Zelldicken.
- *Lamina limitans anterior* (vordere Grenzmembran, Bowman-Membran, nach dem Erstbeschreiber William Bowman, 1849): Basalmembran + Filz feinster Fibrillen + Kittsubstanz, etwa 10 µm dick.
- *Substantia propria* (Hauptschicht): dichtes kollagenes Bindegewebe mit abgeplatteten Zellen (Abb. 683).
- *Lamina limitans posterior* (hintere Grenzmembran, Descemet-Membran, nach dem Erstbeschreiber Jean Descemet, 1758): dünner als die vordere Grenzmembran.
- *Epithelium posterius* (hinteres Epithel, auch Hornhautendothel genannt): einschichtiges Plattenepithel.

❹ **Gefäße**: Die gesunde Hornhaut ist gefäßfrei.

■ **Keratitis** (gr. kéras = Horn): Bei Entzündungen und Verletzungen können Gefäße in die Hornhaut einsprießen und die Sicht behindern. Narben führen zu verzerrten Bildern auf der Netzhaut.

■ **Keratoplastik**: Durch Hornhauttransplantation von der Leiche kann man bei geschädigter Hornhaut häufig die volle Sehschärfe wiederherstellen. Die Hornhaut macht weniger immunologische Probleme als andere transplantierte Organe, weil sie gefäßfrei ist. 85-90 % der übertragenen Hornhäute heilen ein und bleiben durchsichtig. Bereits 1905 wurde erstmals eine Hornhaut erfolgreich verpflanzt. Operationsverfahren:
- *Penetrierende Keratoplastik*: Mit einem rohrförmigen Messer (Trepan) wird eine kreisrunde Scheibe von meist 7 mm Durchmesser aus der Hornhaut des Leichenauges ausgefräst. Mit dem gleichen Instrument wird eine genau gleich große Scheibe aus der Patientenhornhaut entnommen und dafür die Leichenhornhaut eingesetzt. Unter dem Operationsmikroskop wird diese Scheibe mit einem hauchdünnen Nylonfaden (0,025 mm dick) angenäht. Die Fäden werden meist erst nach einem Jahr gezogen.
- *Lamelläre Keratoplastik*: Im Gegensatz zur penetrierenden Methode wird hierbei nicht die Hornhaut in ihrer ganzen Dicke verpflanzt, sondern nur eine oberflächliche Schicht. Die vordere Augenkammer wird dabei nicht eröffnet. Schwierig ist dabei das Zuschneiden des zu verpflanzenden Stücks und der aufnehmenden Grube. Das lamelläre Verfahren hat natürlich nur Zweck bei lediglich oberflächlichen Hornhautveränderungen.
- *Keratoalloplastik*: Mit einer Kunststoffprothese wird nur selten das normale Sehvermögen wiedererlangt. Schwierig ist die sichere Verankerung, ohne daß Kammerwasser ausläuft. Häufig wird nach einiger Zeit die Prothese unwirksam, weil sie vom Körpergewebe überwuchert wird.

#684 Mittlere Augenhaut

■ **Choroidea** (ältere Schreibweise Chorioidea, Aderhaut, gr. chórion = Haut, Fell): Die gefäßreiche Schicht füllt den Raum zwischen Netzhaut und Lederhaut, die sie zum Teil auch ernährt. Man kann an ihr 4 Teilschichten abgrenzen:
- *Spatium perichoroideale*: pigmentreiche verschiebbare Grenzschicht zur Lederhaut mit Spalträumen.
- *Lamina vasculosa*: Hauptschicht mit großen Blutgefäßen.
- *Lamina choroidocapillaris* (Kapillarschicht): Aus ihr werden die Lichtsinneszellen der Netzhaut durch Diffusion ernährt.
- *Lamina basalis* (Grenzmembran, Bruch-Membran, nach Karl Wilhelm Ludwig Bruch, 1884): Sie liegt dem Pigmentepithel der Netzhaut fest an.

■ **Corpus ciliare** (Strahlenkörper, lat. cilium = Lid, Wimpern, also eigentlich „Wimpernkörper" wegen der wimpernartig radiär um die Linse angeordneten Strahlenfortsätze): Seine Aufgaben sind die Akkommodation der Augenlinse und die Sekretion des Kammerwassers. Der Strahlenkörper ist im Längsschnitt etwa dreieckig. Man kann 3 Schichten unterscheiden:
- Muskelschicht: meridionale, radiäre und zirkuläre Fasern des Ziliarmuskels (*M. ciliaris*) für die Akkommodation der Linse (#685).
- Gefäßschicht (*Stratum vasculosum*): kapillarreich für die Sekretion.
- Epithel: zweischichtiges Epithel. Die Außenschicht ist stark pigmentiert. Sie gehört zum Pigmentepithel der Netzhaut. Die Innenschicht ist pigmentfrei. Sie setzt die *Pars nervosa* der Netzhaut fort.

Der Oberflächenvergrößerung dienen etwa 70 radiär auf die Linse orientierte Falten = Strahlenfortsätze (*Processus ciliares*). Die Augenlinse ist über die Strahlenzone (*Zonula ciliaris*) am Strahlenkörper aufgehängt.

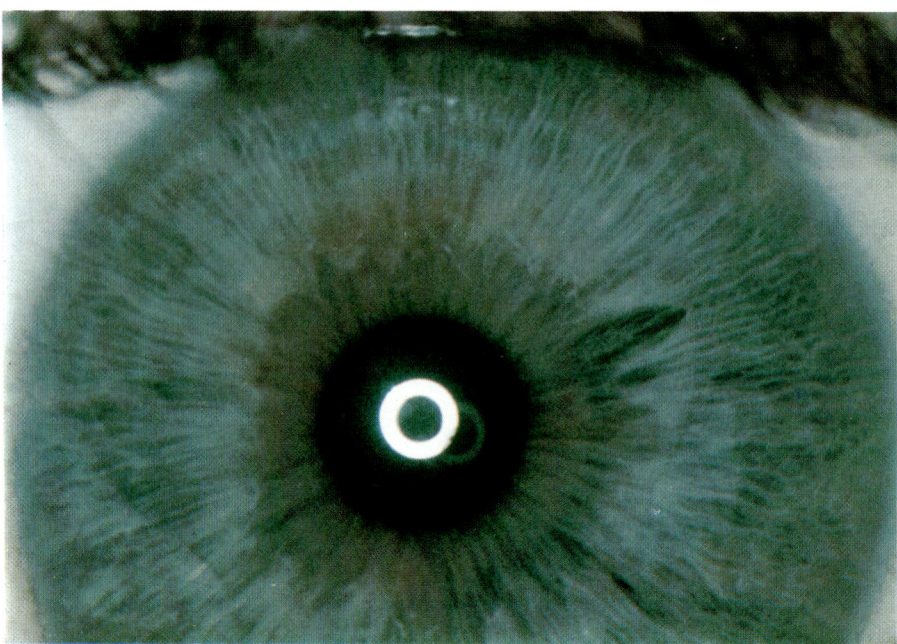

Abb. 684. Regenbogenhaut (Iris) mit Pupille (Foto, Vergrößerung 10fach). Die weißen Ringe in der Pupille sind die Reflexe des Ringblitzes von Hornhaut und Augenlinse. [li1]

■ **Iris** (Regenbogenhaut, gr. íris, írídos = Regenbogen): Sie ist zur Regelung des Lichtdurchtritts vor die Linse geschaltet und übernimmt damit die Aufgaben einer Blende. Sie kann die Pupille aktiv enger und weiter stellen.

❶ **Muskeln**:
- *M. sphincter pupillae* (Schließmuskel der Pupille).
- *M. dilatator pupillae* (Erweiterer der Pupille).

Der Schließmuskel verläuft annähernd kreisförmig nahe dem Rand der Pupille, der Erweiterer radspeichenartig. Beide Muskeln sind ektodermaler Herkunft und unterstehen dem autonomen Nervensystem: der Schließmuskel dem Parasympathikus, der Erweiterer dem Sympathikus.
- Bei Aufregung (Erregung des Sympathikus) werden die Pupillen weit.
- Durch Einträufeln eines Parasympathikolytikums (den Parasympathikus hemmenden Mittels, z.B. Atropin) in den Bindehautsack kann man die Pupille erweitern, z.B. zur Augenspiegelung (Ophthalmoskopie).
- Pupillenreflex (ausführlich ⇒ #644): Auf Lichteinfall verengt sich die Pupille. Den afferenten Schenkel des Reflexbogens bildet der *N. opticus* (II), den efferenten bilden die parasympathischen Fasern des *N. oculomotorius* (III), deren 2. Neuron im *Ganglion ciliare* beginnt.

Terminologie: Miosis (gr. meíosis = Verringern) = enge Pupille, Mydriasis (gr. mydríasis = Pupillenkrankheit) = weite Pupille. Davon abgeleitet Miotikum = pupillenverengendes Mittel, Mydriatikum = pupillenerweiterndes Mittel.

❷ **Farbe**: Eine Blende ist nur dann wirksam, wenn das Licht nur durch das Loch in der Mitte, nicht aber durch den Blendenkörper selbst hindurch kann. Die Iris ist daher an ihrer Dorsalseite mit einem stark pigmentierten Epithel (Teil der Netzhaut) überzogen. Dieses schimmert bläulich durch die Iris durch und bedingt die Farbe der „blauen Augen". Beim „braunen" Auge ist zusätzlich noch Pigment in das Stroma eingelagert.

❸ **Struktur**: Das Stroma der Iris aus lockerem, gefäßreichem Bindegewebe ist sehr unregelmäßig gebaut und gefärbt (Abb. 684). Das Strukturbild ist genetisch fixiert und bei den beiden Augen meist spiegelbildlich gleich. Eineiige Zwillinge haben identische Irisstrukturen.

Irisdiagnostik: Die große Mannigfaltigkeit des Bildes der Iris ist wohl der Grund dafür, daß manche Heilpraktiker an der Iris innere Erkrankungen erkennen wollen. Danach sollen bestimmten Bereichen der Iris bestimmte innere Organe zugeordnet sein. Diese Behauptung wurde nie mit modernen naturwissenschaftlichen Methoden bewiesen.

#685 Augenlinse und Glaskörper

■ **Augenlinse** (*Lens*, lat. lens, lentis = Linse):

❶ **Form**: Die Augenlinse ist ein bikonvexer glasklarer Körper von etwa 9 mm Durchmesser und 4 mm Dicke. Die Hinterfläche ist stärker gekrümmt als die Vorderfläche. Den Rand der Linse nennt man auch Äquator (*Equator lentis*).

❷ **Lage**: Die Linse liegt hinter der Iris. Sie bildet die Hinterwand der hinteren Augenkammer. Die Vorderfläche der Linse wird von Kammerwasser umspült. Die Hinterfläche liegt dem Glaskörper an.

❸ **Befestigung**: Die Linse ist durch einen Aufhängeapparat feinster Fasern (*Fibrae zonulares*) am Strahlenkörper befestigt (Abb. 685a). Die Zonulafasern strahlen an der Vorder- und Hinterseite der Linse in die Linsenkapsel ein.

❹ **Feinbau**: Die Linse entsteht aus einem Epithelbläschen:
- An der Vorderseite bleibt das einschichtige kubische Epithel (*Epithelium lentis*) erhalten.
- Die hinteren Epithelzellen wachsen zu 7-10 mm langen Fasern (*Fibrae lentis*) aus, die den ursprünglichen Hohlraum füllen. Die Enden der Fasern bilden vorn und hinten beim Neugeborenen je einen dreistrahligen Stern. Die beiden Linsensterne sind gegeneinander um 60° verdreht. Die später entstandenen Schichten sind mehrstrahlig. Der Schalenbau der Linse ist mit der Spaltlampe auch beim Lebenden zu studieren. Die Zellkerne der Linsenfasern gehen zu-

grunde. Lediglich am Äquator bleiben meist einige Zellkerne erhalten.
- Die **Linsenkapsel** (*Capsula lentis*) ist eine kutikulare Abscheidung der Epithelzellen. Sie ist vorn dicker als hinten, weil vorn die Zellen länger aktiv bleiben.
- Die Linse ist frei von Gefäßen und Nerven.

> ■ **Grauer Star**: Trübung der Augenlinse (ahd. staraplint = starblind, vgl. starren) = Katarakt (*Cataracta*, gr. katarráktes = der Herabstürzende, Wasserfall) ist eine häufige Alterserscheinung, kommt aber auch angeboren vor (z.B. bei Rötelnerkrankung der Mutter in der 5.-8. Schwangerschaftswoche). Stadien:
> - *Kranzstar*: 25 % der 20-30jährigen und 95 % der über 65jährigen haben Trübungen am Rand der Augenlinse. Das Sehen ist dadurch meist nicht behindert.
> - Beim *unreifen Star* enthält die Augenlinse trübe und klare Bereiche nebeneinander. Das Sehen wird zunehmend beeinträchtigt, weil das Bild unscharf wird. Ist der Kern der Augenlinse betroffen, so kann seine Lichtbrechung zunehmen, während der Rand die alte Brechkraft beibehält. Auf der Netzhaut entstehen dann 2 Bilder unterschiedlicher Größe und Schärfe (monokulares Doppeltsehen im Gegensatz zum binokularen beim Schielen und bei Augenmuskellähmungen).
> - Beim *reifen Star* ist die Augenlinse durchgehend trüb. Das Auge ist jedoch nicht völlig blind: Man erkennt noch die Richtung, aus der ein Lichtstrahl kommt.
> - *Überreifer Star*: Die Augenlinse schrumpft zusammen und verkalkt. Sie kann sich auch verflüssigen. Bisweilen reißt die Augenlinse dann aus ihrer Aufhängung aus und sinkt zum Boden des Auges. Dadurch wird die Pupille frei, und der Patient sieht schlagartig wieder besser (manchmal vom Patienten als „Wunderheilung" gedeutet).
>
> ■ **Staroperation**:
> - Schon im Mittelalter wurde der graue Star operiert: Beim „Starstich" wurde die Linse mit einer Starnadel auf den Boden des Glaskörpers gestoßen. Im 18. Jahrhundert wurde dann die Linse aus der Linsenkapsel herausgezogen. Da sich in der Kapsel häufig ein „Nachstar" bildet, wurde bis in die Mitte der achtziger Jahre des 20. Jahrhunderts beim Altersstar die Kapsel meist mit entfernt (*intrakapsuläre Extraktion*).
> - Beim jungen Menschen ist die hintere Linsenkapsel so fest mit dem Glaskörper verbunden, daß sie kaum ohne Verletzung des Glaskörpers herauszunehmen ist. Deshalb muß man bei ihm die Augenlinse extrakapsulär extrahieren und eine Nachstaroperation in Kauf nehmen. Beim Kind ist die Augenlinse meist noch so flüssig, daß man die trübe Masse absaugen kann.
> - Neuerdings setzt man bei der Staroperation gleich eine Kunststofflinse als Ersatz für die entnommene Augenlinse ein. Diese Ersatzlinse wird am einfachsten in die vorhandene Linsenkapsel eingebracht. Deshalb ist jetzt die *extrakapsuläre Extraktion* wieder führend.

■ **Glaskörper** (*Corpus vitreum*, lat. vitrum = Glas): Den Raum zwischen Linse und Netzhaut (*Camera vitrea*) füllt eine zellfreie Gallerte mit fast 99 % Wasseranteil. Sie enthält vor allem Mucopolysaccharide. Die Oberfläche ist etwas dichter und an der inneren Grenzmembran der Netzhaut befestigt. Im Glaskörper schwimmen manchmal Cholesterinkristalle. Sie erscheinen vor hellem Hintergrund als dunkle, sich bewegende Schlieren (Mückensehen = Mouches volantes, frz. = fliegende Mücken).

■ **Akkommodationsapparat**:
❶ **Entfernungseinstellung**: Das Bild wird auf der Netzhaut mit Hilfe der Linse scharf eingestellt. Wenn diese sich stärker krümmt, so wird der Brennpunkt nach vorn verlagert (Naheinstellung), bei schwächerer Krümmung nach dorsal (Weiteinstellung).

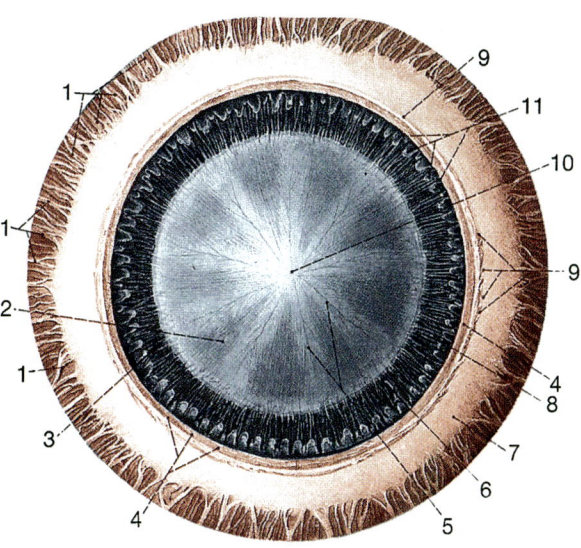

Abb. 685a. Aufhängeapparat der Augenlinse (Vergrößerung 5fach). Hornhaut und Lederhaut sind entfernt. Die Iris ist an ihrem Strahlenkörperrand abgeschnitten. [sb3]

1	Aa. ciliares + Nn. ciliares breves	6	Zonula ciliaris
2	Facies anterior (lentis)	7	Corpus ciliare
3	Camera anterior	8	Fibrae zonulares
4	Margo ciliaris (iridis)	9	Angulus iridocornealis
5	Radii (lentis)	10	Polus anterior (lentis)
		11	Processus ciliares

- Die jugendliche Linse hat aufgrund ihrer natürlichen Elastizität eine Neigung sich abzurunden. Sie ist daher im Strahlenkörper so aufgehängt, daß sie durch ihn gestreckt wird (Einstellung auf Unendlich).
- Beim Blick in die Nähe muß die Brechkraft erhöht werden. Der Strahlenkörper entspannt sich. Dann kugelt sich die Augenlinse aufgrund ihrer eigenen Elastizität ab (sie wird nicht etwa durch einen Muskel zusammengepreßt).

❷ **Linsenmuskel**: Das Entspannen des Strahlenkörpers ist Aufgabe des *M. ciliaris* (Ziliarmuskel = Strahlenkörpermuskel = Linsenmuskel). Seine Fasern sind in mehreren Richtungen angeordnet (meridional, zirkulär, radiär):
- Die **meridionalen Fasern** (Brücke-Muskel, nach dem deutschen Anatomen Ernst Wilhelm Brücke, 1847). Sie setzen an der Bruch-Membran der verschieblichen Aderhaut an und ziehen diese nach vorn. Dabei stauchen sie den Strahlenkörper zusammen, wölben ihn gegen die Linse vor und entspannen dadurch den Aufhängeapparat.
- Die **zirkulären Fasern** (Müller-Muskel, nach dem Würzburger Anatomen Heinrich Müller, 1857), laufen ringförmig um den Aufhängeapparat. Sie verengen bei ihrer Kontraktion den Ring und gestatten so der Linse, sich abzukugeln.
- **Innervation**: Der Ziliarmuskel wird von parasympathischen Fasern des *N. oculomotorius* (III) versorgt. Die Zellkörper des 2. Neurons liegen im *Ganglion ciliare*.

❸ **Alterssichtigkeit** (Presbyopie, gr. présbys = alt, óps, opós = Auge): Ab dem 45. Lebensjahr beginnt die Elastizität der Linse deutlich abzunehmen. Sie ist um das 60. Lebensjahr praktisch erloschen. Bei Entspannung des Strahlenkörpers durch den Linsenmuskel kann sich die Linse dann nicht mehr abrunden. Durch Vorsetzen einer Linse von +3 Dioptrien (Leseabstand 33 cm, dpt = 1/m) vor das Auge (Lese-

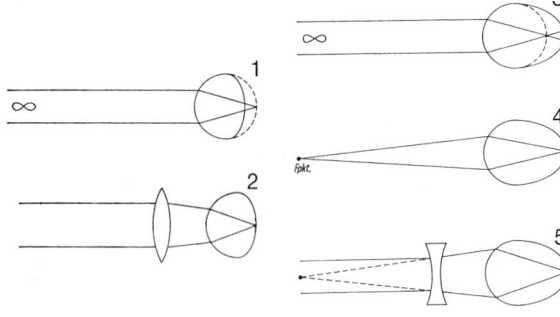

Abb. 685b-f. **Brechungsfehler des Auges.** Das Bild von nahe vor dem Auge befindlichen Gegenständen liegt bei Ferneinstellung hinter der Netzhaut. Durch die stärkere Abkugelung der Linse (oder im Alter durch die Lesebrille) wird es nach vorn auf die Netzhaut gezogen. Der Augapfel kann jedoch so unglückliche Maße aufweisen, daß trotz Nah- und Ferneinstellung das Bild nicht immer auf die Netzhaut geworfen wird:
• Bei der Weitsichtigkeit (Hyperopie) ist das Auge zu kurz (1 + 2).
• Bei der Kurzsichtigkeit (Myopie) ist das Auge zu lang (3-5).
• Dem Weitsichtigen kann durch Vorsetzen einer Sammellinse geholfen werden, die das Bild nach vorn zieht (2).
• Dem Kurzsichtigen nützt eine Streulinse. Das Bild wird dadurch nach hinten verlagert (5). *[sr]*

brille) kann der sonst Normalsichtige den Nahbereich wieder scharf sehen. Kurz- oder Weitsichtige benötigen für die Lesebrille Gläser, die um +3 dpt von den Gläsern der Fernbrille verschieden sind.

■ **Form des Augapfels und Brechungsfehler:** Scharfe Bilder bekommt man beim Fotografieren nur dann, wenn das Bild genau auf den Film geworfen wird. Ebenso muß beim Auge das Bild exakt auf der Netzhaut liegen und darf auch nicht verzerrt sein. Dies setzt voraus, daß Größe und Form des Augapfels genau auf die Brechkraft des optischen Systems abgestimmt sind.

❶ Das Bild von nahe vor dem Auge befindlichen Gegenständen liegt weiter dorsal. Durch die stärkere Abkugelung der Linse (oder im Alter durch die Lesebrille) wird es auf die Netzhaut nach vorn gezogen. Der Augapfel kann jedoch so unglückliche Maße aufweisen, daß trotz Einsatzes der Nah- und Weiteinstellung das Bild nicht immer auf die Netzhaut geworfen werden kann:
• **Kurzsichtigkeit** (Myopie, gr. mýops = kurzsichtig): Das Auge ist zu lang. Durch Vorsetzen einer Streulinse kann das Bild nach dorsal verlagert und damit dem Kurzsichtigen geholfen werden.
• **Weitsichtigkeit** (Hyperopie = Hypermetropie, gr. métron = Maß): Das Auge ist zu kurz. Dem Weitsichtigen nützt eine Sammellinse, welche das Bild nach vorn zieht (Abb. 685b-f).
• Das Augenwachstum wird vermutlich durch die Bildqualität der Netzhaut gesteuert: Kurzsichtigkeit, die erst während der Schulzeit entsteht, könnte als Anpassung an die Naharbeit gedeutet werden.

❷ Verzerrungen können z.B. dann entstehen, wenn die Hornhaut nicht gleichmäßig gekrümmt ist. Ist diese z.B. in der Horizontalen anders gekrümmt als in der Vertikalen, so entsteht die **Stabsichtigkeit** (Astigmatismus). Diese kann durch Vorsetzen von Zylindergläsern ausgeglichen werden.
• Ein geringer Astigmatismus (bis zu 0,5 dpt) ist normal: Durch den Druck der Augenlider wird die Hornhaut in der Vertikalen stärker gekrümmt als in der Horizontalen.
• Die Stabsichtigkeit kann mit Kurz- oder Weitsichtigkeit verbunden sein.
• Auch Hornhautnarben bedingen Verzerrungen des Bildes, die dann meist nicht durch eine Brille auszugleichen sind. In solchen Fällen helfen manchmal Kontaktlinsen. In schweren Fällen ist eine Hornhautverpflanzung nötig.

#686 Augenkammern (Camerae bulbi)

■ **Gliederung**:
• *Camera anterior* (vordere Augenkammer): zwischen Hornhaut und Iris.
• *Camera posterior* (hintere Augenkammer): zwischen Iris, Strahlenkörper und Linse.
Die beiden Augenkammern sind mit Kammerwasser gefüllt. Sie sind durch die Pupille verbunden.

■ **Kammerwasser** (*Humor aquosus*, lat. humor = Flüssigkeit, aqua = Wasser): Die zellfreie wasserklare Flüssigkeit ähnelt dem Hirnwasser (Liquor):

❶ **Sekretion**: vom Strahlenkörper und evtl. auch der Iris. Als Teile der mittleren Augenhaut sind diese besonders gefäßreich. Die Oberfläche des Strahlenkörpers ist durch die Strahlenfortsätze vergrößert. Dieser Bereich ähnelt im Bau etwas den Adergeflechten (Plexus choroidei) des Gehirns. Die Sekretionsmechanismen für Liquor und Kammerwasser dürften ähnlich sein. Schließlich ist das Auge, seiner Entwicklung nach, ein Teil des Gehirns.

❷ **Resorption**: Am Abfluß des Kammerwassers sind alle Wände der Augenkammern beteiligt. So diffundiert Kammerwasser laufend durch die Hornhaut: An der Oberfläche verdunstet Wasser, wodurch der Flüssigkeitsstrom in Gang gehalten wird. Hauptabflußweg ist jedoch der
• *Angulus iridocornealis* (Kammerwinkel = Regenbogenhaut-Hornhaut-Winkel) der vorderen Augenkammer. In ihm bildet das
• *Reticulum trabeculare* ein netzartiges Bälkchenwerk (lat. rete = Netz, trabs = Balken), dessen Zwischenräume als
• **Fontana-Raum** (*Spatia anguli iridocornealis*, nach dem Florentiner Anatomen Abbada Felice Fontana, 1765) bezeichnet werden. Aus ihm fließt das Kammerwasser zum
• *Sinus venosus sclerae* (Schlemm-Kanal, nach dem Berliner Anatomen Friedrich Schlemm, 1830), einem venenähnlichen ringförmigen Gefäß im Vorderende der Lederhaut. Von hier wird es in die vorderen Ziliarvenen abgesaugt.

■ **Augeninnendruck**: Durch ausgeglichene Sekretion und Resorption wird der Druck im Auge bei etwa 2 kPa (15 mmHg) konstant gehalten. Der Augeninnendruck gilt als erhöht, wenn er über 2,8 kPa (21 mmHg) ansteigt.

■ **Glaukom** (gr. glaukós = graublau): Das Krankheitsbild des erhöhten Augeninnendrucks bezeichnet man als grünen Star wegen des grünlichen Schimmers in der Pupille im akuten Anfall. Durch den erhöhten Druck wird die Netzhaut zusammengepreßt. Ursache ist meist eine Abflußstörung im Kammerwinkel. Davon sind etwa 1-2 % der über 40jährigen betroffen.
• Das Leiden verursacht in den ersten Jahren keine Beschwerden und wird nur bei einer augenärztlichen Untersuchung (z.B. wegen einer Lesebrille) entdeckt, wenn auch eine Tonometrie (Druckmessung) vorgenommen wird.
• Dann treten unbestimmte Beschwerden auf: Kopfschmerzen, Brennen der Augen, verschwommenes Sehen („Nebelsehen"), nachts Farbringe um Lichter. Der Patient vermeidet helles Licht.
• Beim *Glaukomanfall* strahlen heftigste Schmerzen vom Auge in die Stirn und bis in die Zähne aus. Es droht das Erblinden des Auges. Das Glaukom ist in Mitteleuropa die häufigste Ursache (15-20 %) von Blindheit.
• Die Behandlung richtet sich darauf, den Abfluß des Kammerwassers zu verbessern, z.B. durch Erweitern des Kammerwinkels. Dies erreicht man, wenn man die Iris von ihm wegzieht, indem man die Pupille verengt (durch den Parasympathikus anregende

Stoffe = Parasympathikomimetika). Ein Kunstfehler ist es, im Glaukomanfall die Pupille zum Augenspiegeln zu erweitern!
• Kommt man mit Augentropfen nicht zurecht, ist die Operation nötig. Manchmal genügt die basale Iridektomie (Ausschneiden eines Fensters aus dem äußeren Rand der Iris, wodurch die Produktionsstätte des Kammerwassers in der hinteren Augenkammer direkt mit dem Abfluß im Kammerwinkel verbunden wird). Andere Verfahren sind die Fisteloperation (künstlicher Abfluß durch die Lederhaut nach außen), die Zyklodialyse (Ableiten des Kammerwassers zur Aderhaut), die Trabekulotomie (Zerreißen des Reusenwerks im Kammerwinkel), die Goniotomie (Einschneiden des Kammerwinkels) und die Zyklodiathermiekoagulation (Verkochen oder Vereisen des Strahlenkörpers).

#687 Netzhaut (Retina)

■ **Gliederung**: Die *Retina* (lat. rete = Netz) entwickelt sich aus dem doppelwandigen Augenbecher:

❶ *Pars pigmentosa*: Die äußere Wand des Augenbechers wird zum Pigmentepithel.

❷ *Pars nervosa*: Die innere Wand des Augenbechers differenziert sich zu den 9 übrigen Schichten der Netzhaut, darunter 3 Schichten von Nervenzellkörpern. Zu den Nervenzellen gehören auch die Lichtsinneszellen (primäre Sinneszellen).
• *Pars optica retinae*: „sehender" (lichtempfindlicher) Teil der Netzhaut = größter Teil mit zehnschichtigem Bau.
• *Pars caeca retinae* (lat. caecus = blind): „blinder" (nicht lichtempfindlicher) Teil der Netzhaut = zweischichtiger Bau

an der Oberfläche des Strahlenkörpers (*Pars ciliaris retinae*) und an der Hinterseite der Iris (*Pars iridica retinae*).
• *Ora serrata* (lat. ora = Rand, serrare = sägen): gezackter Rand zwischen sehendem und blindem Teil der Netzhaut.

■ **Schichten**: Das mikroskopische Präparat der Netzhaut ist wegen der charakteristischen Folge von 10 Schichten eines der am leichtesten zu erkennenden Präparate überhaupt (Tab.687, Abb. 687a + b).

■ **Neuronale Gliederung**: In der Netzhaut liegen 3 Neurone der Sehbahn (Abb. 687b):
• 1. Neuron: lichtempfindliche Zellen = Stäbchen- und Zapfenzellen (primäre Sinneszellen, Schicht 4).
• 2. Neuron: bipolare Nervenzellen, Horizontalzellen und amakrine Zellen (Schicht 6).
• 3. Neuron: multipolare Ganglienzellen (Schicht 8).

■ **Feinbau der Rezeptorzellen**: Die Lichtsinneszellen sind bipolare Nervenzellen, deren Dendriten zu Photorezeptoren umgestaltet sind. Das menschliche Auge enthält 2 Arten von Rezeptorzellen:

❶ **Stäbchenzelle**: nur helligkeitsempfindlich. Der lichtempfindliche Sehpurpur (Rhodopsin) wird durch Licht beliebiger Wellenlänge in seiner chemischen Konfiguration verändert (der vom Vitamin A abgeleitete Aldehyd 11-cis-Retinal wird zu 11-trans-Retinal umgelagert) und dabei ein Aktionspotential freigesetzt. Im elektronenmikroskopischen Bild besteht die Stäbchenzelle aus 4 Teilen:

Tab. 687. Die 10 Schichten der Netzhaut (von außen nach innen, dem Weg der Erregung entsprechend)	
❶ *Stratum pigmentosum* (Pigmentepithel)	einschichtiges kubisches Epithel, stark pigmentiert, liegt der Aderhaut fest an
❷ *Stratum neuroepitheliale [photosensorium]* (Schicht der Stäbchen und Zapfen)	die eigentlichen Photorezeptoren
❸ *Stratum limitans externum* (äußere Grenzmembran)	siebartige Platte aus Gliafortsätzen, durchbrochen von den Stäbchen und Zapfen
❹ *Stratum nucleare externum* (äußere Körnerschicht)	Zellkörper der Stäbchen- und Zapfenzellen (1. Neuron)
❺ *Stratum plexiforme externum* (äußere Netzschicht)	Synapsen zwischen den Axonen des 1. und den Dendriten des 2. Neurons
❻ *Stratum nucleare internum* (innere Körnerschicht)	Körner = Zellkerne: • 2. Neuron (bipolare Nervenzellen, Horizontalzellen, amakrine Zellen) • Stützzellen (Gliozyten = Müller-Zellen)
❼ *Stratum plexiforme internum* (innere Netzschicht)	Synapsen zwischen den Axonen des 2. und den Dendriten des 3. Neurons
❽ *Stratum ganglionicum* (Ganglienzellschicht)	Zellkörper der multipolaren Ganglienzellen des 3. Neurons
❾ *Stratum neurofibrarum* (Nervenfaserschicht)	Axone des 3. Neurons (ziehen im Sehnerv zum *Corpus geniculatum laterale* im Zwischenhirn)
❿ *Stratum limitans internum* (innere Grenzmembran)	Fasern der Gliazellen, Grenzschicht gegen den Glaskörper

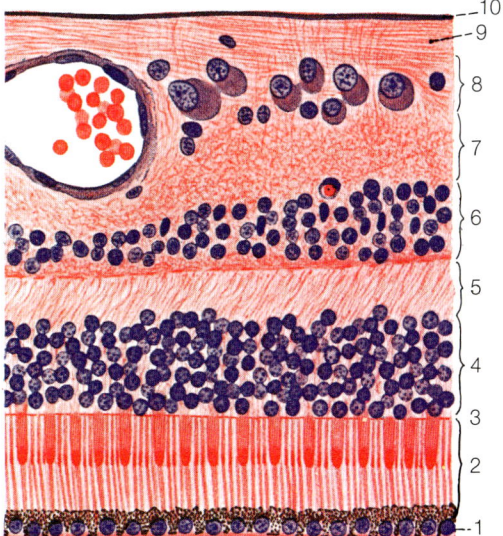

Abb. 687a. Schnittbild der Netzhaut (Vergrößerung 400fach). Das Licht erreicht erst nach drei Schichten von Zellkernen die lichtempfindlichen Stäbchen und Zapfen. Lebendes Gewebe ist jedoch durchsichtig, sofern nicht Farbstoffe usw. eingelagert sind. Die Bezifferung der Schichten folgt nicht dem Gang des Lichts, sondern dem Lauf der Erregung. [so]

1 Stratum pigmentosum
2 Stratum neuroepitheliale [photosensorium]
3 Stratum limitans externum
4 Stratum nucleare externum
5 Stratum plexiforme externum
6 Stratum nucleare internum
7 Stratum plexiforme internum
8 Stratum ganglionicum
9 Stratum neurofibrarum
10 Stratum limitans internum

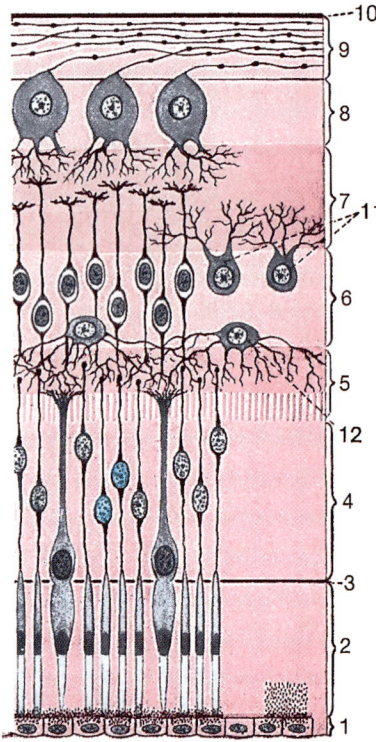

Abb. 687b. Zellschema der Netzhaut. *[wa]*

1 Stratum pigmentosum
2 Stratum neuroepitheliale [photosensorium]
3 Stratum limitans externum
4 Stratum nucleare externum
5 Stratum plexiforme externum
6 Stratum nucleare internum
7 Stratum plexiforme internum
8 Stratum ganglionicum
9 Stratum neurofibrarum
10 Stratum limitans internum
11 Amakrine Zelle
12 Horizontalzelle

• *Außenglied*: Es enthält den lichtempfindlichen Sehpurpur in übereinander gestapelten Doppelmembran-Scheibchen. An der Spitze des Stäbchens werden verbrauchte Scheibchen abgestoßen und von den Zellen des Pigmentepithels phagozytiert.
• *Innenglied*: In ihm wird der Sehpurpur synthetisiert. Es ist daher reich an Mitochondrien, Golgi-Apparat und anderen Zellorganellen. Ein dünner Verbindungsstrang zwischen Innen- und Außenglied ist ähnlich wie ein Flimmerhaar (*Cilium*) gebaut: 9 Mikrotubuluspaare, es fehlt jedoch das innere Mikrotubuluspaar.
• *Kernbereich*: verdickt.
• *Endkolben*: trägt die Synapsen mit dem 2. Neuron.

❷ **Zapfenzelle**: farbempfindlich. Vermutlich werden aus 3 verschiedenen Pigmenten (Rot-, Grün- und Blauzapfen) für die 3 Grundfarben ähnlich wie beim Fernsehen die verschiedenen Farbempfindungen kombiniert. Im menschlichen Auge liegen etwa 6-7 Millionen Zapfenzellen und etwa 20mal soviel Stäbchenzellen. Die Zapfen sind kürzer und dicker als die Stäbchen. Im Gegensatz zum zylindrischen Außenglied der Stäbchen ist das Außenglied der Zapfen konisch.

Man beachte: Beim Auge heißt es Zapfen und nicht Zäpfchen (= Uvula bzw. Suppositorium)!

■ **Zellen des 2. und 3. Neurons der Sehbahn**: Die Verarbeitung der an den Stäbchen und Zapfen entstehender Erregungen findet nicht erst in der Sehrinde statt, sondern beginnt schon am 2. und 3. Neuron innerhalb der Netzhaut durch die Verschaltung der Stäbchen- und Zapfenzellen. Dabei wird auch der Kontrast durch ein Nebeneinander von Zellen, die durch Licht erregt werden (On-Zellen), und Zellen, die durch Licht gehemmt werden (Off-Zellen), verstärkt. Neben chemischen Synapsen kommen auch elektrische (gap junctions) und reziproke vor.

❶ *Ganglienzellen*: Die Zellen des 3. Neurons sind nach ihrer Größe 2 Systemen zuzuordnen:
• Das an Zellzahl weit überwiegende *parvozelluläre* (kleinzellige) System leitet langsam, ist mit den farbcodierenden Zapfen verbunden und beherrscht entsprechend deren Verteilung die zentralen Netzhautpartien: W- und X-Ganglienzellen. Es dient der Farb- und Formwahrnehmung.
• Das *makrozelluläre* (großzellige) System leitet rasch, ist vorwiegend mit den helligkeitscodierenden Stäbchen verbunden und entsprechend deren Verteilung vor allem in den peripheren Netzhautgebieten stark vertreten: Y-Ganglienzellen. Es dient der Wahrnehmung rascher Bewegungen.

❷-❹ Zellen der inneren Körnerschicht:
❷ *Bipolare Zellen*: 2. Neuron, vertikal orientiert, 3 Untertypen:
• Invaginierende Bipolarzellen verbinden jeweils eine Zapfenzelle mit einer Ganglienzelle des kleinzelligen Systems.
• Flache Bipolarzellen verbinden mehrere Zapfenzellen mit einer Ganglienzelle des großzelligen Systems.
• Stäbchenförmige Bipolarzellen verbinden mehrere Stäbchen mit einer Ganglienzelle des großzelligen Systems.

❸ *Horizontalzellen* vernetzen zahlreiche Stäbchen- und Zapfenzellen.

❹ *Amakrine Zellen* (gr. a = Verneinung, mákros = groß, ís, inós = Faser, amakrin = ohne große Fasern): Sie haben zahlreiche Dendriten, aber kein Axon, und vernetzen die Ganglienzellen. Die Dendriten tragen z.T. reziproke Synapsen.

■ **Weg des Lichts**: In eine Kamera legt man den Film so ein, daß die lichtempfindliche Schicht dem Licht zugewandt ist. Beim menschlichen Auge ist es gerade umgekehrt. Das Licht muß erst 8 Schichten der Netzhaut durchqueren, bis es auf die lichtempfindliche Schicht der Stäbchen und Zapfen trifft. Dies hat einen einfachen Grund. Im Fotoapparat kann man den Film wechseln: Für Urlaubsfotos am hellen Strand nimmt man einen Normalfilm, für Aufnahmen im Museum oder im Theater einen hochempfindlichen Film usw. Die Netzhaut muß ihre Lichtempfindlichkeit selbst regulieren, indem sie die lichtempfindlichen Stäbchen und Zapfen verschieden weit von einem dunklen Pigment einhüllen läßt.
• Die Stäbchen und Zapfen müssen also der Pigmentschicht gegenüberstehen, damit sich diese nach Bedarf zwischen die Stäbchen und Zapfen schieben kann. Da man die dunkle Schicht natürlich nicht vor das Licht stellen kann, ist das hochentwickelte Wirbeltierauge als „inverses Auge" umgebaut. Der zunächst naheliegende Bau, die lichtempfindlichen Zellen dem Licht zuzuwenden, kommt nur bei niederen Tieren vor.
• Das Licht muß durch 3 Schichten von Zellkernen treten, bis es an die lichtempfindlichen Stäbchen und Zapfen ge-

langt. Lebendes Gewebe ist jedoch durchsichtig, sofern nicht Farbstoffe usw. eingelagert sind.

■ **Netzhautablösung** (Ablatio oder Amotio retinae):
❶ *Entstehung*: Das Pigmentepithel und die Schicht der Stäbchen und Zapfen liegen lose aneinander (#682). Sie sind lediglich im blinden Teil der Netzhaut und am Sehnervaustritt fest miteinander verbunden. Der Augeninnendruck preßt über den Glaskörper das innere Netzhautblatt gegen das äußere.
• Sinkt der Augeninnendruck stark ab, so können sich die beiden Netzhautblätter trennen. Das gleiche kann geschehen, wenn mit zunehmendem Alter der Glaskörper schrumpft. An Stellen, an denen er mit der Netzhaut durch Faserzüge verbunden ist, kann er das innere Blatt der Netzhaut mit sich ziehen. Da die bindegewebefreie Netzhaut nicht sehr zugfest ist, reißt sie dabei leicht ein. Ist erst einmal ein Riß in der Netzhaut, so dringt Flüssigkeit zwischen die beiden Netzhautblätter ein und hebt sie voneinander ab.
• Etwa 0,1 % aller Menschen machen eine Netzhautablösung durch. Besonders gefährdet sind Staroperierte, bei denen die Wahrscheinlichkeit auf etwa 2 % steigt.

❷ *Beschwerden*: Der Riß der Netzhaut wird vom Patienten als Lichtblitz erlebt. Es folgt ein Schwarm von schwarzen „Mücken" im Gesichtsfeld. Die „Mücken" sind kleine Blutungen. Als nächstes steigt häufig eine dunkle „Mauer" auf oder fällt ein „Vorhang" herab. Dies ist die abgelöste Netzhaut, die sich in das Augeninnere vorgebläht hat. Ist auch die Macula lutea von der Ablösung betroffen oder legt sich die abgelöste Netzhaut vor diese, so ist das Sehvermögen des Auges praktisch erloschen.

❸ *Behandlung*: Die beiden voneinander gelösten Blätter der Netzhaut müssen wieder aneinander gelegt werden. Die typische Operation vollzieht sich in 3 Schritten:
• 1. *Eindellen*: Da man nicht in das Auge greifen und von innen her das abgelöste Netzhautblatt an die Wand streichen kann, muß man umgekehrt die Wand der abgelösten Tapete anlegen. Deshalb wird die Lederhaut von außen an der Rißstelle eingedellt, bis die beiden Netzhautblätter wieder aufeinander liegen.
• 2. *Anschweißen*: Damit sich die beiden Netzhautblätter nicht wieder voneinander trennen, muß man sie miteinander verkleben. Dies geschieht am einfachsten, indem man um die Rißstelle künstlich kleine Entzündungsherde erzeugt. Dies kann man durch starkes Abkühlen (Kryotherapie: man setzt einen auf -70° C abgekühlten Metallstab auf die Lederhaut) oder Erhitzen (Lichtkoagulation, z.B. mit einem Laserstrahl) erreichen.
• 3. *Absaugen*: Flüssigkeit zwischen den beiden Netzhautblättern saugt man, wenn nötig, mit einer feinen Injektionsnadel ab.

#688 Augenhintergrund

■ **Augenspiegelung** (*Ophthalmoskopie*): Die Netzhaut kann man auch beim lebenden Menschen direkt mit Hilfe des sog. Augenspiegels (Ophthalmoskop, gr. ophthalmós = Auge, skopeín = betrachten) beobachten. Das Prinzip ist einfach: Man stellt die Pupille weit und leuchtet dann mit einem hellen Licht so in das Auge, daß man mit dem Lichtstrahl blickt. Das Licht wird über einen Spiegel in das Auge geworfen. In der Mitte des Spiegels ist ein Loch, durch das der Betrachter bzw. die Kamera sieht.

■ **Sehnervpapille** (*Discus nervi optici*): Wegen der Blutgefäße leuchtet die Netzhaut bei der Augenspiegelung rot auf. Die größeren Blutgefäße laufen alle auf eine helle Scheibe zu (Abb. 688a). Das ist die Sehnervpapille, an der die Nervenfasern des 3. Neurons der Netzhaut das Auge verlassen, um als Sehnerv zum Zwischenhirn zu ziehen. An dieser Stelle treten auch die Blutgefäße in das Augeninnere ein.
• Da hier praktisch ein Loch in der Netzhaut ist, kann man an dieser Stelle nicht sehen. Es handelt sich um den sog.

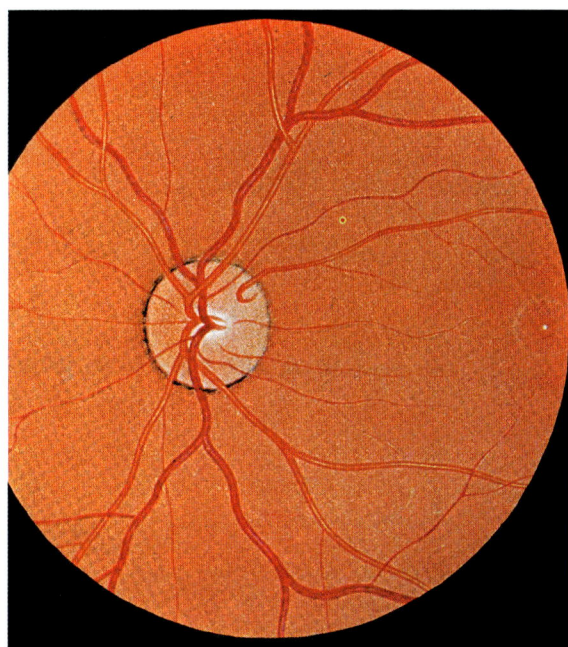

Abb. 688a. Foto des Augenhintergrundes. [ms]

„blinden Fleck". Normalerweise bemerkt man diesen Gesichtsfeldausfall nicht, da man mit 2 Augen sieht und die blinden Flecke nicht zusammenfallen. Außerdem „ergänzt" (glücklicherweise) auch beim einäugigen Sehen das Großhirn den Ausfall (ein schwarzes Loch im Gesichtsfeld wäre sehr störend).

Man kann sich leicht vom Vorhandensein des blinden Flecks überzeugen: Man nehme 2 kleine Papierstücke, male sich auf das eine ein Kreuz, auf das andere einen farbigen Punkt von etwa 1 cm Durchmesser und lege sie vor sich auf den Tisch. Nun fixiere man mit dem rechten Auge das Kreuz und bewege den farbigen Punkt langsam nach rechts. Im Abstand von 10-12 cm vom Kreuz verschwindet er plötzlich aus dem Gesichtsfeld und kehrt bei weiterer Seitwärtsbewegung ebenso plötzlich wieder in das Gesichtsfeld zurück. Voraussetzung für das Gelingen dieses Versuchs ist das sorgfältige Fixieren des Kreuzes, d.h. das Auge darf nicht bewegt werden.

■ **Blutgefäße der Netzhaut**: Die Netzhaut wird von 2 Seiten ernährt:
• *A. centralis retinae* (zentrale Netzhautarterie): Sie tritt an der Sehnervpapille in das Auge ein und verzweigt sich an der inneren Oberfläche der Netzhaut. Kapillaren dringen bis zur inneren Körnerschicht vor (Schichten 1-5, #687).
• Die äußeren Schichten (6-10) der Netzhaut sind kapillarfrei. Sie werden durch Diffusion hauptsächlich von der Aderhaut ernährt.

■ **Macula lutea**: Wenn man das Auge auf einen Punkt fixiert, so wird dessen Bild an der Stelle des schärfsten Sehens in der Netzhaut abgebildet. Diese Stelle sieht im Augenhintergrundbild leicht gelblich aus und wird daher „gelber Fleck" (lat. macula = Fleck) genannt. Hier ist die Netzhaut so gebaut, daß das Bild möglichst wenig verfälscht wird. Diese Stelle ist frei von Blutgefäßen. Die inneren Schichten der Netzhaut weichen etwas zur Seite. Dadurch sinkt eine Grube (*Fovea centralis*) ein (Abb. 688b).

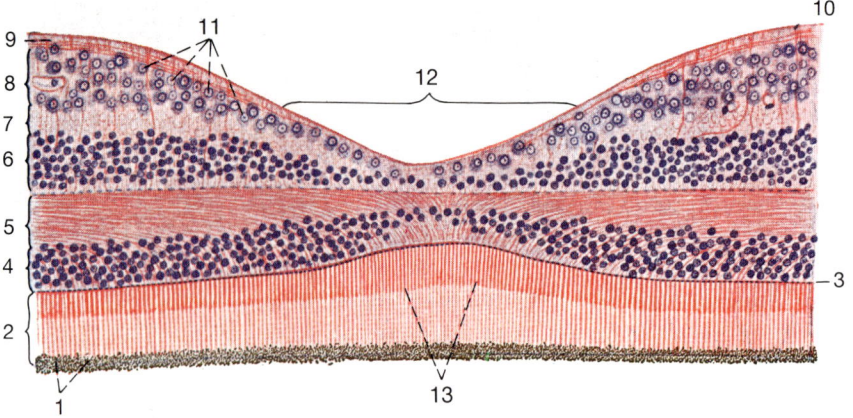

Abb. 688b. Bau der Macula lutea (gelber Fleck), der Stelle des schärfsten Sehens in der Netzhaut:. Vergrößerung 175fach. [so]

1 Stratum pigmentosum
2 Stratum neuroepitheliale [photosensorium]
3 Stratum limitans externum
4 Stratum nucleare externum
5 Stratum plexiforme externum
6 Stratum nucleare internum
7 Stratum plexiforme internum
8 Stratum ganglionicum
9 Stratum neurofibrarum
10 Stratum limitans internum
11 Neura multipolaria
12 Macula lutea
13 Zapfen

• An der Macula lutea gibt es fast nur tageslichtempfindliche Zapfen. Wegen des Fehlens der helligkeitsempfindlichen Stäbchen, die für das Nachtsehen wichtig sind, kann man im Dunkeln nicht scharf sehen (man erkennt im Dunkeln einen Gegenstand besser, wenn man ein wenig an ihm vorbeisieht, so daß sein Bild auf der Netzhaut neben der Macula lutea liegt!).

Senile Makuladegeneration: Viele alte Menschen (etwa 20 % der 60jährigen und 50 % der 80jährigen) leiden unter Verlust der Sehschärfe, die auf dem Untergang von Zapfenzellen, vor allem in der Macula lutea, beruht. Im Gegensatz zur „Alterssichtigkeit" (Presbyopie, #685) kann diese Störung des Sehvermögens nicht durch eine Brille behoben werden. In leichteren Fällen kann größere Schrift noch gelesen werden (der Buchhandel bietet Bücher in Großschrift an). Eine Lupe oder ein Vergrößerungslineal lassen manchmal auch noch die Zeitung lesen (wenn auch mühsam, weil das rasche Überfliegen von Texten nicht mehr möglich ist).

■ **Bedeutung der Untersuchung des Augenhintergrundes**: Sie ist vor allem für 3 Fachgebiete der Medizin wichtig:
• *Augenheilkunde*: Nahezu alle Erkrankungen der Netzhaut und zum Teil auch der Aderhaut sind im Augenspiegelbild zu diagnostizieren: Entzündungen, Blutungen, Geschwülste, degenerative Erkrankungen, Netzhautablösung usw.
• *Innere Medizin*: An keiner anderen Stelle des Körpers kann man ohne größere Belästigung des Patienten so starke Blutgefäße unmittelbar beobachten. Das Aussehen der Gefäße läßt nicht nur bestimmte Gefäßerkrankungen erkennen, sondern zum Teil auch Erkrankungen innerer Organe, die sekundär zu Gefäßveränderungen führen, z.B. Nierenerkrankungen, Zuckerkrankheit usw.
• *Nervenheilkunde*: Hier interessiert die Sehnervpapille. Erhöhter Druck im Schädelinneren setzt sich auf den Sehnerven fort und behindert den venösen Abfluß aus den Netzhautgefäßen. Die Sehnervpapille wölbt sich in das Augeninnere vor („Stauungspapille", #689). Bei Untergang von Nervenfasern wird die Sehnervpapille heller („Abblassen" der Papille bei Optikusatrophie).

#689 Sehnerv (N. opticus)

■ Der Sehnerv (*N. opticus*) ist der 2. Hirnnerv (#618). In ihm ziehen die Axone des 3. Neurons der Sehbahn von den Ganglienzellen der Netzhaut zum äußeren Kniehöcker (Corpus geniculatum laterale) im Zwischenhirn. Da die Augen, entwicklungsgeschichtlich gesehen, Teile des Zwischenhirns sind, ist auch der Sehnerv eigentlich kein peripherer Nerv, sondern ein Hirnteil. Er unterscheidet sich vor allem durch seine Hüllgewebe von den peripheren Nerven.

■ **Verlauf**: Den Sehnerv gliedert man in 4 Abschnitte:
❶ *Pars intraocularis*: in der Augenwand. Die Nervenfasern verlassen in der Sehnervpapille (*Discus nervi optici*) die Netzhaut. Da dort kein Platz für Lichtsinneszellen ist, wird die Stelle auch als „blinder Fleck" bezeichnet (#688). Sie liegt etwa 3 mm medial vom hinteren Augenpol.
• Die Lederhaut ist an der Austrittsstelle siebartig durchbrochen (Lamina cribrosa sclerae). Die Sehnervenfasern durchsetzen die Löcher des Siebs in einzelnen Bündeln.
• An der Sehnervpapille beginnen die Markscheiden. Deswegen nimmt die Papille einen gelblichen Farbton an. In der Netzhaut selbst sind die Nervenfasern marklos und durchsichtig (Abb. 689a).

❷ *Pars orbitalis*: in der Augenhöhle. Der Sehnerv (Durchmesser etwa 4 mm) liegt innerhalb des Kegels der geraden Augenmuskeln in Fettgewebe eingebettet. Er läuft nicht gestreckt, sondern leicht geschwungen, so daß genügend Reservelängen für die Augenbewegungen bleiben.
• Etwa 1 cm vom Augapfel entfernt treten die A. + V. centralis retinae von unten her in den Sehnerv ein und gelangen dann in seiner Mitte in das Augeninnere.
• Am hinteren Ende der Augenhöhle wird der Sehnerv von einem Sehnenring umschlossen (Anulus tendineus communis), der den geraden Augenmuskeln zum Ursprung dient.

❸ *Pars intracanalicularis*: im Canalis opticus des Keilbeins. Der Sehnerv wird von der A. ophthalmica, nicht jedoch von Venen begleitet (die V. ophthalmica superior zieht durch die obere Augenhöhlenspalte).

❹ *Pars intracranialis*: in der Schädelhöhle. Die beiden Sehnerven laufen im Subarachnoidealraum unter dem Zwischenhirn aufeinander zu und vereinigen sich vor dem Hypophysenstiel in der Sehnervenkreuzung.

■ **Chiasma opticum** (Sehnervenkreuzung, gr. chíasma = Gestalt des griechischen Buchstaben „Chi" = c): von hier ab heißt die Sehbahn nicht mehr Sehnerv (*N. opticus*), sondern Sehstrang (*Tractus opticus*). In der Sehnervenkreuzung kreuzen beim Menschen jeweils nur die Nervenfasern, die zu den inneren Netzhauthälften gehören. Auf diese Weise finden sich im linken Sehstrang die Nerven von der rechten, im rechten die der linken Gesichtsfeldhälfte.

Der weitere Verlauf der Sehbahn ist in #666, die Verbindung zu den Augenmuskelkernen in #645 beschrieben.

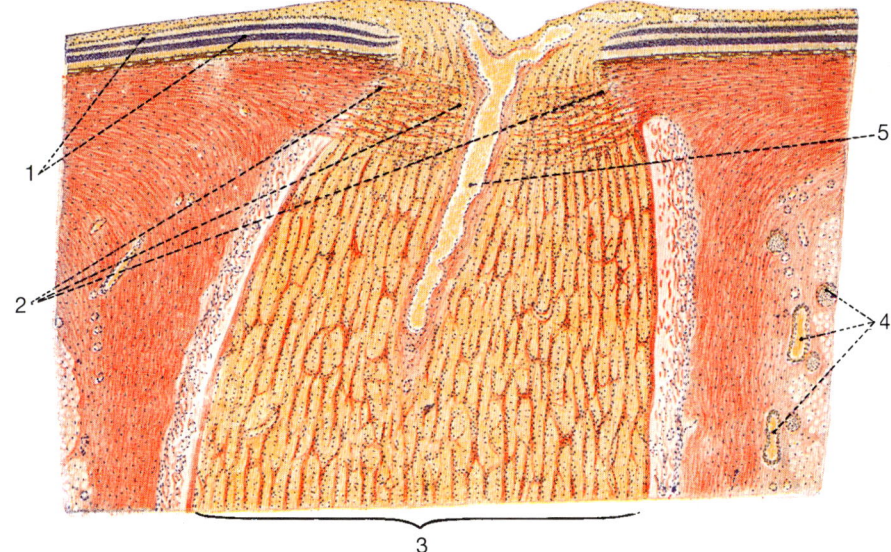

Abb. 689a. Schnittbild des Discus nervi optici (Sehnervpapille, blinder Fleck). Vergrößerung 20fach. [so]

1 Retina
2 Lamina cribrosa sclerae
3 N. opticus
4 Vasa + Nervi
5 A. centralis retinae

■ **Hüllen**: Der Sehnerv ist ein Hirnteil und wird von den Hirnhäuten (#631-634) eingehüllt:
• *Vagina externa* (äußere Hülle): Sie gehört zur harten Hirnhaut. Als derbe Röhre schützt sie nicht nur den Sehnerv, sondern bietet auch ein federndes Widerlager für den Augapfel, der sonst von den geraden Augenmuskeln nach hinten gezogen würde. Die äußere Hülle ist dorsal mit dem Periost des Canalis opticus verschmolzen. Vorn geht sie in die Lederhaut des Augapfels über.
• *Vagina interna* (innere Hülle): Ihre beiden Blätter entsprechen der Arachnoidea und der Pia mater des Gehirns. Das innere Blatt liegt dem Sehnerv unmittelbar an. Von ihm ziehen Bindegewebeplatten zwischen die Nervenfaserbündel. Dem Subarachnoidealraum entspricht das flüssigkeitsgefüllte *Spatium intervaginale subarachnoidale [Spatium leptomeningeum]*. Die innere Hülle des Sehnervs setzt sich in die Aderhaut des Augapfels fort.

Stauungspapille (Abb. 689b): Bei erhöhtem Druck im Liquorraum (Hirndruck) wölbt sich die Sehnervpapille pilzartig in das Augeninnere vor und erscheint unscharf begrenzt. Dieses auch für den wenig Geübten bei der direkten Augenspiegelung meist leicht zu bestimmende Zeichen sollte vor jeder Liquorpunktion ausgeschlossen werden (#635). Die Entstehung ist umstritten:
• Hängt das Spatium intervaginale subarachnoidale mit dem Liquorraum direkt zusammen, ist der Rückstau leicht verständlich.
• Andere Hypothesen gehen von einer Lymphstauung oder einer venösen Stauung aus.

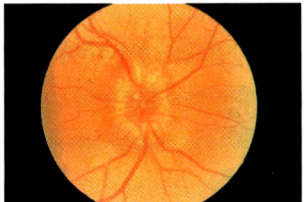

Abb. 689b. Stauungspapille. [bö]

■ **Feinbau**: Der Sehnerv unterscheidet sich als Hirnteil im Feinbau vor allem durch die Hüllgewebe von den peripheren Nerven:
• Es fehlt das Endoneurium.
• Der Querschnitt ist durch Bindegewebe eckig gefeldert, das von der inneren Hülle zwischen die Nervenfasern eindringt. In peripheren Nerven hingegen werden eher rundliche Nervenfaserbündel von Bindegewebe umschlossen.

• Die äußere Hülle ist etwa 0,5 mm dick und im Präparat meist durch einen Spalt vom Nervengewebe abgesetzt. Beim peripheren Nerv hingegen geht das äußere Hüllgewebe (*Epineurium*) kontinuierlich in das Bindegewebe zwischen den größeren Bündeln über.

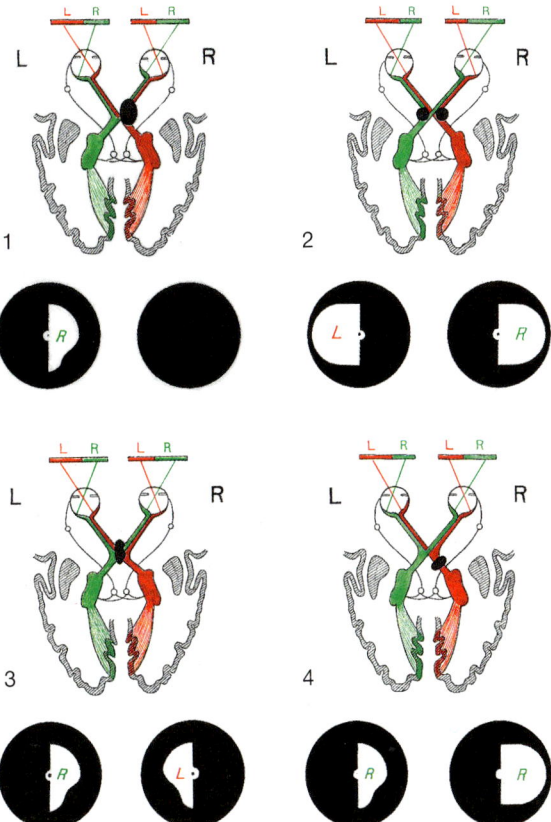

Abb. 689c. Ausfallserscheinungen im Gesichtsfeld bei Störungen der Sehbahn. [bi1]

1 Zerstörung der rechten Hälfte des Chiasma opticum
2 Zerstörung der Ränder des Chiasma opticum
3 Zerstörung der Mitte des Chiasma opticum
4 Zerstörung des rechten Tractus opticus

■ **Ausfallserscheinungen** (Abb. 689c):
• Bei Zerstörung eines *Sehnervs* ist das betreffende Auge blind.
• Bei Zerstörung des Mittelteils der *Sehnervenkreuzung* ist das Gesichtsfeld auf den zentralen Bereich geschrumpft (so als ob man Scheuklappen trüge): heteronyme Hemianopsie mit Ausfall der temporalen Gesichtsfeldanteile. Hemianopsie = Halbseitenblindheit mit Ausfall der Hälfte des Gesichtsfelds (gr. hémisys = halb, an = Verneinung, ópsis = Sehen, héteros = der andere von beiden, ónyma = Name).
• Bei Zerstörung eines *Sehstrangs* (Tractus opticus) fällt die gegenüberliegende Gesichtsfeldhälfte aus: kontralaterale homonyme Hemianopsie (gr. homós = gleich).

6.9 Augenhöhle (Orbita)

#691 Wände, Knochenkanäle, *Blow-out-Fraktur*
#692 Retrobulbäres Bindegewebe, *Ex- und Enophthalmus*, Vagina bulbi, Episkleralraum, Septum orbitale
#693 Gerade und schräge Augenmuskeln, *Lähmungen*
#694 *Schielen (Strabismus)*, Schieloperationen
#695 Gefäße und Nerven, Ziliarganglion
#696 Augenlider: Aufgaben, Bau, *Schwellungen*
#697 Lidmuskeln, Lidschlußreflexe, Liddrüsen, *Hagelkorn, Gerstenkorn*
#698 Bindehaut, *Besichtigen des Bindehautsacks*
#699 Tränendrüse und Tränenwege
⇒ #624–628 Schädel
⇒ #689 N. opticus (Sehnerv)
⇒ #783 Augenmuskelnerven
⇒ #784 N. trigeminus

#691 Wände

■ Die **Orbita** (Augenhöhle, lat. orbita = Kreisbahn, Wagengeleise, orbis = Kreis) ist ein pyramidenförmiger Hohlraum mit der etwa quadratischen Basis der Pyramide als Öffnung nach vorn. Im Gegensatz zu den meisten Säugetieren hat der Mensch auch eine knöcherne Seitenwand der Augenhöhle (Tab. 691a + b, Abb. 692a).

■ **Aditus orbitalis** (Augenhöhleneingang, lat. aditus = Zugang, ire = gehen): Er wird vom knöchernen Augenhöhlenrand (*Margo orbitalis*) umgrenzt und von 3 Knochen gebildet:
• *Margo supraorbitalis* (oberer Augenhöhlenrand): Stirnbein.
• *Margo infraorbitalis* (unterer Augenhöhlenrand): Oberkiefer und Jochbein.
Der Eingang in die Augenhöhle wird durch eine bindegewebige Scheidewand (*Septum orbitale*) und 2 Weichteilfalten, die Augenlider, geschlossen (#696).

■ **Periorbita** (Knochenhaut der Augenhöhle, gr. perí = um – herum): Sie bildet einen straffen Bindegewebesack, der den Inhalt der Augenhöhle umschließt. Sie ist von den Knochen ähnlich wie die harte Hirnhaut leicht abzulösen. Lediglich an den Augenhöhlenspalten und am Canalis opticus ist sie straffer fixiert.
• Im Canalis opticus vereinigt sie sich mit der äußeren Hülle des Sehnervs (dessen Durascheide).
• Vorn geht sie in das Septum orbitale über.
• Im Bereich der Fissura orbitalis inferior sind glatte Muskelzellen eingelagert (*M. orbitalis*). Sie sind der Rest einer ausgedehnten Muskelplatte, die anstelle von Knochen bei vielen Tieren die Augenhöhle seitlich abschließt.

■ **Nachbarschaft**: Überwiegend dünne Knochenplatten trennen die Orbita von Nachbarräumen. Es grenzen an:
• oben: vordere Schädelgrube mit Stirnlappen des Großhirns.
• oben vorn medial: Stirnhöhle.
• medial: Siebbeinzellen.
• unten medial: Kieferhöhle.
• unten lateral hinten: Fossa infratemporalis (mit ihr ist die Augenhöhle durch die Fissura orbitalis inferior verbunden).
• lateral: Schläfengrube mit M. temporalis.
• hinten: mittlere Schädelgrube (mit ihr steht die Augenhöhle durch die Fissura orbitalis superior und den Canalis opticus in Verbindung).

■ **Blow-out-Fraktur**: Beim Schlag gegen das Auge kann dieses so heftig gegen den dünnen Boden der Augenhöhle gedrückt werden, daß dieser in die Kieferhöhle einbricht. Der Bruch heilt zwar auch ohne Behandlung schnell, doch drohen Bewegungsstörungen des Auges mit Doppelbildern und der Verlust der Symmetrie des Gesichts: Das „eingeschlagene" Auge liegt tiefer als das gesunde. Deshalb empfiehlt sich die operative Aufrichtung des Augenhöhlenbodens von der Kieferhöhle aus.

#692 Bindegeweberäume

■ **Retrobulbäres Bindegewebe**: Der enge Raum um und hinter dem Augapfel enthält dicht gedrängt eine Fülle von Muskeln und Leitungsbahnen (Abb. 692a + b):
• 6 (äußere) Augenmuskeln + Lidheber.
• N. opticus.

Tab. 691a. Wände der Augenhöhle	
Paries superior (Dach)	Stirnbein + kleiner Keilbeinflügel
Paries inferior (Boden)	Oberkiefer + Jochbein + Gaumenbein
Paries lateralis (Lateralwand)	Jochbein + großer Keilbeinflügel
Paries medialis (Medialwand)	Oberkiefer (Stirnfortsatz) + Tränenbein + Siebbein

Tab. 691b. Knochenkanäle von und zur Augenhöhle		
Kanal	Lage	Für
Canalis opticus (Sehnervkanal)	im Keilbein	• N. opticus (II) • A. ophthalmica
Fissura orbitalis superior (obere Augenhöhlenspalte)	zwischen Ala major und minor	• Augenmuskelnerven: N. oculomotorius (III), N. trochlearis (IV), N. abducens (VI) • N. ophthalmicus (V₁) • V. ophthalmica superior
Fissura orbitalis inferior (untere Augenhöhlenspalte)	zwischen Oberkiefer und Ala major	• V. ophthalmica inferior • N. zygomaticus, N. infraorbitalis (aus V₂)
Canalis nasolacrimalis (Tränen-Nasen-Kanal)	im Oberkiefer	• Ductus nasolacrimalis
Foramen ethmoidale anterius (vorderes Siebbeinloch)	zwischen Stirnbein und Siebbein	• A. ethmoidalis anterior (aus A. ophthalmica) • N. ethmoidalis anterior (aus V₁)
Foramen ethmoidale posterius (hinteres Siebbeinloch)	zwischen Stirnbein und Siebbein	• A. ethmoidalis posterior (aus A. ophthalmica) • N. ethmoidalis posterior (aus V₁)

Abb. 692a. Lage der Augäpfel, der äußeren Augenmuskeln und der Sehnerven in den Augenhöhlen. Die Schädelknochen sind von oben her abgemeißelt. [fs1]

1 Trochlea (musculi obliqui superioris)
2 Bulbus oculi
3 M. levator palpebrae superioris
4 M. obliquus superior
5 M. rectus medialis
6 M. rectus lateralis
7 M. rectus superior
8 N. opticus
9 Chiasma opticum
10 Anulus tendineus communis
11 Corpus adiposum orbitae
12 Glandula lacrimalis

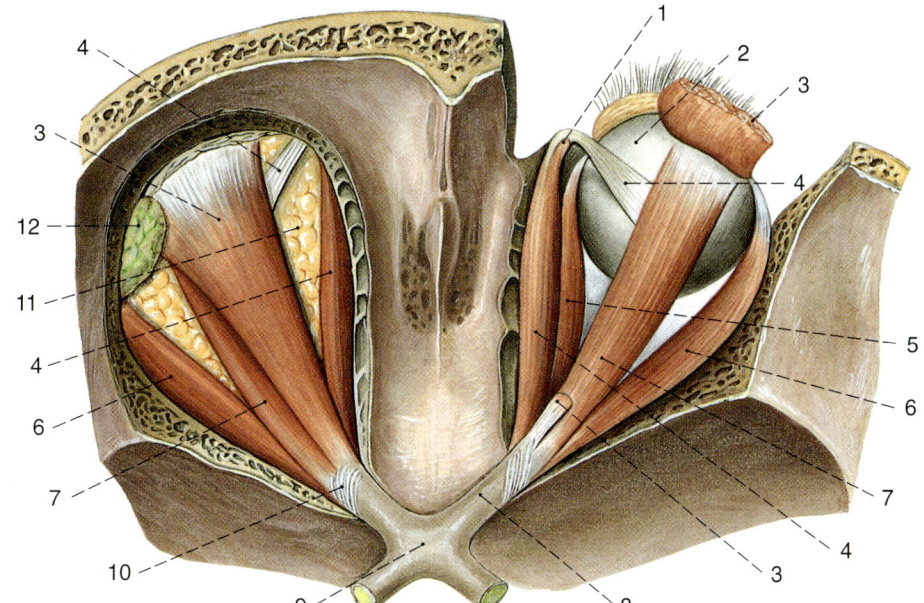

- Augenmuskelnerven (III, IV, VI).
- N. ophthalmicus (V1).
- Ganglion ciliare.
- A. ophthalmica, V. ophthalmica superior + inferior.

Die Zwischenräume werden von Binde- und Fettgewebe ausgefüllt. Der Fettkörper der Augenhöhle (*Corpus adiposum orbitae*) ist zum Teil von einer Art Faszie umhüllt (ähnlich wie beim Wangenfettpfropf), die sich in der Umgebung des Augapfels zur *Vagina bulbi* verdichtet. Der Augenhöhlen-Fettkörper bildet zusammen mit der steifen äußeren Hülle des Sehnervs ein Widerlager für den Augapfel, das seine Stellung in der Augenhöhle bestimmt.

■ **Abnorme Stellungen des Augapfels** beruhen vermutlich auf Veränderungen des retrobulbären Bindegewebes oder Schwellungen der äußeren Augenmuskeln:

❶ *Exophthalmus*: Hervortreten des Augapfels („Glotzauge"):
- Bei endokrinen Störungen, z.B. bei bestimmten Formen der Schilddrüsenüberfunktion (Basedow-Krankheit).
- Bei raumfordernden Prozessen in der Augenhöhle, z.B. Geschwülsten oder bei venösem Stau infolge von Sinus-cavernosus-Thrombose.
- Eine leichte Protrusion (lat. protrudere = hinausschieben) kommt auch bei starker Kurzsichtigkeit (langes Auge, #685) vor.
- Bei extremem Exophthalmus droht das Austrocknen des von den Lidern unzureichend bedeckten vorderen Augenabschnitts mit Hornhautgeschwüren und eitriger Einschmelzung des Auges.

❷ *Enophthalmus*: Zurücksinken des Augapfels:
- Bei Schwund des retrobulbären Fettkörpers.
- Bei Sympathikuslähmung am Hals (Horner-Syndrom, #787) ist der Enophthalmus kombiniert mit Miosis (enge Pupille) und Ptosis (enge Lidspalte).
- Bei Blow-out-Fraktur (#691).

■ **Vagina bulbi** (Augapfelscheide, lat. vagina = Scheide, Hülle): Die Bewegungsmöglichkeiten des Augapfels sind mit denen eines Kugelgelenks zu vergleichen. Der Augapfel entspricht dem Gelenkkopf. Es fehlt lediglich noch eine Gelenkpfanne. Diese glauben manche Autoren in der Vagina bulbi gefunden zu haben. Es handelt sich um den an den Augapfel grenzenden Teil der Faszie, die den Fettkörper der Augenhöhle (*Corpus adiposum orbitae*) einhüllt. Zwischen der Vagina bulbi und dem größten Teil der Oberfläche des Augapfels liegt nur lockeres Bindegewebe. Der Vergleich mit einer Gelenkkapsel hinkt jedoch:
- Die Vagina bulbi ist an der Lederhaut sowohl vorn unweit der Grenze zur Hornhaut als auch dorsal am Austritt des Sehnervs fest angewachsen.
- Alle äußeren Augenmuskeln treten mit Sehnen durch die Vagina bulbi durch. Auch ihre Faszien bzw. die Hüllgewebe der Sehnen sind mit der Vagina bulbi verbunden.

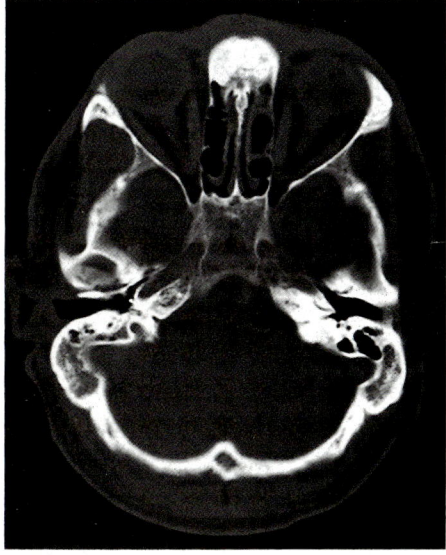

Abb. 692b. Horizontales Computertomogramm durch die Schädelbasis. In den Augenhöhlen sieht man die Augäpfel, die Sehnerven sowie die inneren und äußeren geraden Augenmuskeln. Man vergleiche die Abb. 691, 692a und 734c. [be1]

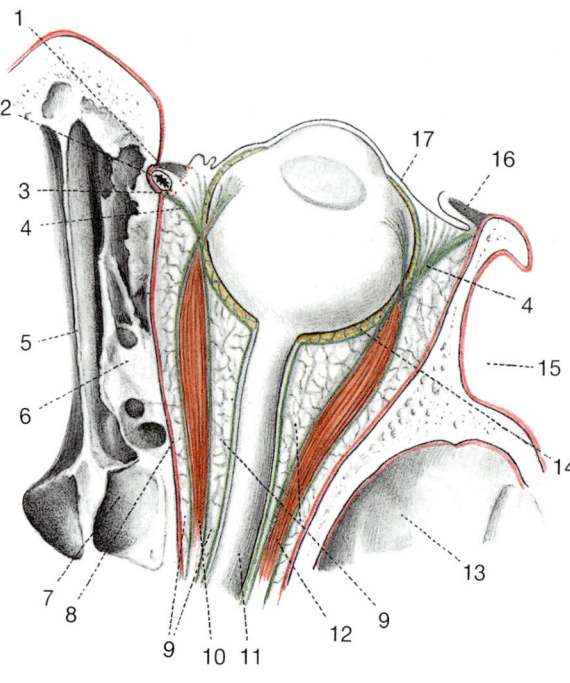

Abb. 692c. Horizontalschnitt durch die rechte Augenhöhle. [bl]

1 Crista lacrimalis anterior
2 Ductus nasolacrimalis
3 Crista lacrimalis posterior
4 Befestigung der Vagina bulbi an der Periorbita
5 Os ethmoidale, Lamina perpendicularis
6 Cellulae ethmoidales
7 Sinus sphenoidalis
8 Periorbita
9 Corpus adiposum orbitae
10 M. rectus medialis
11 N. opticus
12 M. rectus lateralis
13 Fossa cranii media
14 Spatium episclerale
15 Fossa temporalis
16 Lig. palpebrale laterale
17 Tunica conjunctiva

- Die Vagina bulbi ist mithin keine ruhende Gelenkpfanne, in welcher sich der Augapfel dreht. Sie muß vielmehr größeren Bewegungen des Augapfels folgen. Trotzdem sind sicher kleinere Bewegungen zwischen Augapfel und Vagina bulbi möglich, indem die Vagina bulbi in einzelnen Bereichen gedehnt, in anderen gestaucht wird. Es bietet sich daher eher der Vergleich mit einer Sehnenscheide an.

■ **Episkleralraum** (*Spatium episclerale*, gr. epí = auf, Tenon-Raum): Zwischen Sclera und Vagina bulbi liegt ein mit lockerem Bindegewebe gefüllter Verschieberaum.

> **Chirurgische Bedeutung des Episkleralraums** (Abb. 692c):
> • Die Augenmuskelsehnen verlaufen relativ frei durch ihn. Man kann den Episkleralraum durch das Bindehautgewölbe freilegen und z.B. bei Schieloperationen die Muskelsehnen umschlingen usw.
> • **Enukleation:** Ist das Auge wegen schwerer Verletzungen oder wegen eines Tumors nicht mehr zu retten, wird es im Episkleralraum enukleiert (lat. enucleare = entkernen, nucleus = Kern). Dabei wird der Augapfel wie der Kern aus der Frucht aus der Vagina bulbi ausgeschält. Es bleibt eine glatte bindegewebige Grenzschicht ähnlich einer Gelenkhöhle übrig. Es ist kein Zufall, daß die Vagina bulbi von einem Augenchirurgen (Jacques René Tenon, 1806) erstmals beschrieben wurde. Sie wird häufig nach ihm Tenon-Kapsel genannt.

■ **Septum orbitale** (Augenhöhlen-Scheidewand): Vom Vorderrand der Orbita entspringt eine Platte aus zartem Bindegewebe, die den Bindegeweberaum nach vorn begrenzt. Sie ragt oben bzw. unten noch ein Stück in die Augenlider bis zu den Lidplatten (Tarsi). Vor ihr liegt der M. orbicularis oculi (Schließmuskel des Auges).

#693 Augenmuskeln (Mm. externi bulbi oculi)

■ **Übersicht:** Das Auge wird von 6 Muskeln bewegt, 4 „geraden" und 2 „schrägen" (Tab. 693a + b, Abb. 692a, 693a + b). Zu den äußeren Augenmuskeln rechnet man wegen gemeinsamen Ursprungs, Verlaufs und Innervation auch den Lidheber (*M. levator palpebrae superioris*).

■ **Ursprung:** Die geraden Augenmuskeln und der obere schräge Augenmuskel entspringen von einem gemeinsamen Sehnenring (*Anulus tendineus communis*) an der Öffnung des Canalis opticus in die Augenhöhle. Durch den Sehnenring ziehen:
- N. opticus (II),
- N. oculomotorius (III),
- N. abducens (VI),
- N. nasociliaris (aus V_1),
- A. ophthalmica.

Der untere schräge Augenmuskel entspringt an der medialen Wand der Augenhöhle in Nähe des Ductus nasolacrimalis.

■ **Ansatz:** Die äußeren Augenmuskeln setzen mit kurzen platten Sehnen an der Lederhaut des Augapfels an:
• vor dem Äquator: die geraden Augenmuskeln entsprechend ihrem Namen oben, unten, medial und lateral (etwa 6-8 mm vom Rand der Hornhaut entfernt).

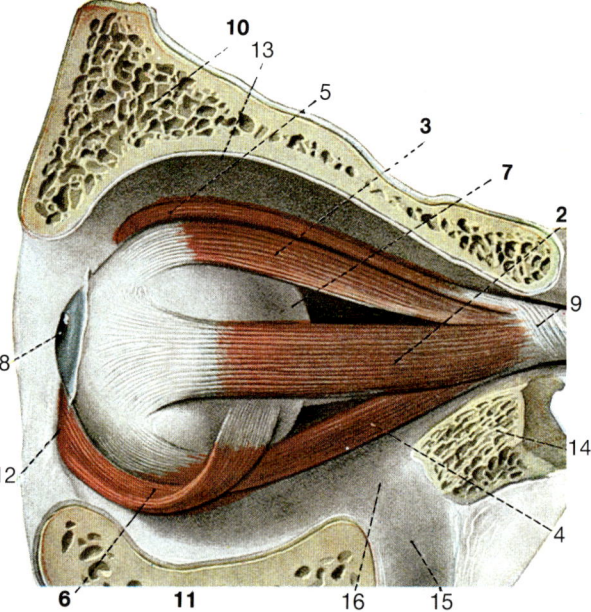

Abb. 693a. Muskeln des linken Auges von lateral. Der obere schräge Augenmuskel ist durch den oberen geraden Augenmuskel verdeckt. [sb3]

2 M. rectus lateralis
3 M. rectus superior
4 M. rectus inferior
5 M. levator palpebrae superioris
6 M. obliquus inferior
7 Bulbus oculi
8 Cornea
9 Anulus tendineus communis
10 Os frontale
11 Maxilla
12 Margo infraorbitalis
13 Periosteum
14 Os sphenoidale
15 Fossa infratemporalis
16 Fissura orbitalis inferior

- hinter dem Äquator: die schrägen Augenmuskeln oben bzw. unten.

■ **Verlauf**:
- Die 4 geraden Augenmuskeln sind kegelförmig um den Augapfel angeordnet. Die Spitze des Kegels bildet der gemeinsame Sehnenring, die Basis der Augapfel. Der Lidheber liegt diesem Muskelkegel oben, der obere schräge Augenmuskel medial an.
- Der obere schräge Augenmuskel gelangt nicht direkt vom Sehnenring zum Augapfel, sondern wird durch eine Halteschlaufe aus Bindegewebe oder Faserknorpel (*Trochlea*, gr. trochalía = Walze) am Stirnbein abgelenkt (Abb. 692a). Der Muskel zieht zunächst nahezu bis zum medialen Augenhöhlenrand nach vorn und biegt dort nach dorsal um, so daß die Sehne von vorn an den Augapfel herantritt.
- Ähnlich wie die Sehne des oberen schrägen Augenmuskels oben, verläuft der untere schräge Augenmuskel unten.

■ **Funktion**: Für das Verständnis der Bewegungsrichtungen der einzelnen Augenmuskeln ist entscheidend:
- Die geraden Augenmuskeln kommen von dorsal an den Augapfel und drehen die Pupille entsprechend ihrem Namen nach oben, unten, medial oder lateral.

Tab. 693a. Mm. externi bulbi oculi (äußere Augenmuskeln)					
Muskel	*Ursprung*	*Ansatz*	*Nerv*	*Funktion*	*Anmerkungen*
M. rectus superior (oberer gerader Augenmuskel)	Anulus tendineus communis	Sclera: oben vor Äquator des Bulbus oculi	N. oculomotorius (III): R. superior	Dreht den Augapfel nach oben und etwas nach innen	Stärkste Blickhebung bei leichter Abduktion, daher bei Funktionsprüfung Blick des Patienten nach oben-außen
M. levator palpebrae superioris (Oberlidheber)	Ala minor oberhalb des Anulus tendineus communis	Sehne gespalten: • Lamina superficialis zur Dermis des Oberlids • Lamina profunda zum Tarsus superior		• Hebt das Oberlid • Antagonist des M orbicularis oculi	• *Ptosis*: Schwäche oder Lähmung des M. levator palpebrae superioris, das Auge kann nicht (oder nicht voll) geöffnet werden • die breite flache Ansatzsehne teilt die Tränendrüse in Pars orbitalis und Pars palpebralis
M. rectus inferior (unterer gerader Augenmuskel)	Anulus tendineus communis	Sclera: unten vor Äquator des Bulbus oculi	N. oculomotorius (III): R. inferior	Dreht den Augapfel nach unten und etwas nach innen	Stärkste Blicksenkung bei leichter Abduktion, daher bei Funktionsprüfung Blick des Patienten nach unten-außen
M. rectus medialis (innerer gerader Augenmuskel)	Anulus tendineus communis	Sclera: medial vor Äquator des Bulbus oculi		Dreht den Augapfel rein nach innen	• Bei der Schieloperation werden die Ansatzsehnen des inneren und äußeren geraden Muskels am Auge neu befestigt • Fissura-orbitalis-superior-Syndrom: Augenmuskellähmungen bei Läsion der Augenmuskelnerven, z.B. bei Schädelbasisfrakturen oder Tumoren der Schädelhöhle
M. obliquus inferior (unterer schräger Augenmuskel)	Vorn an unterer Medialwand der Orbita lateral des Sulcus lacrimalis	Sclera: unten lateral hinter Äquator des Bulbus oculi		Dreht den Augapfel nach oben und etwas nach außen, rotiert ihn nach außen	• Er umfaßt den Augapfel von unten wie die Hand des Keglers die Kugel • stärkste Blickhebung bei leichter Adduktion, daher bei Funktionsprüfung Blick des Patienten nach oben-innen
M. obliquus superior (oberer schräger Augenmuskel)	Kranialmedial des Anulus tendineus communis	Sclera: oben lateral hinter Äquator des Bulbus oculi	N. trochlearis (IV)	Dreht den Augapfel nach unten und etwas nach außen, rotiert ihn nach innen	• Ansatzsehne wird durch faserknorpelige Trochlea abgelenkt, durch Sehnenscheide (Vagina tendinis musculi obliqui superioris) gegen Reibung geschützt • stärkste Blicksenkung bei leichter Adduktion, daher bei Funktionsprüfung Blick des Patienten nach unten-innen • bei Trochlearislähmung höhenverschobene schräge Doppelbilder
M. rectus lateralis (äußerer gerader Augenmuskel)	• Anulus tendineus communis • Lacertus musculi recti lateralis von Ala major	Sclera: lateral vor Äquator des Bulbus oculi	N. abducens (VI)	Dreht den Augapfel rein nach außen	• *Abduzenslähmung* ist die häufigste Hirnnervenlähmung bei Schädelbasisfrakturen, daher ist die Abduktionsschwäche die häufigste Bewegungsstörung des Auges • bei Lähmung Doppelbilder (ohne Höhenverschiebung!) beim Blick nach lateral
M. orbitalis (Augenhöhlenmuskel, Müller-Muskel)	Ränder der Fissura orbitalis inferior	Ränder der Fissura orbitalis inferior	Sympathicus	Verschließt Fissura orbitalis inferior	• Beim Menschen rudimentär (bei vielen Säugetieren, denen knöcherne Seitenwand der Orbita fehlt, ausgedehnte Muskelplatte) • glatter Muskel, daher autonom innerviert

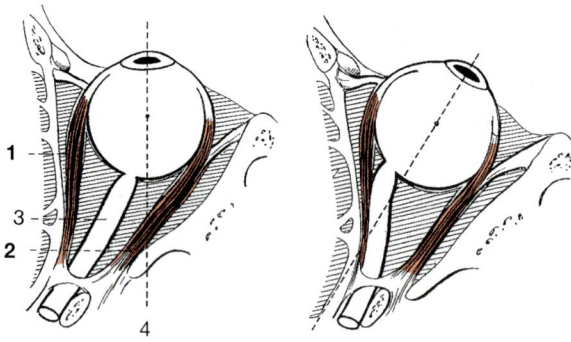

Abb. 693b + c. Stellung von Auge und Sehnerv beim Blick geradeaus und zur Seite. [bg3]

1 M. rectus medialis
2 M rectus lateralis
3 N. opticus
4 Axis opticus

- Die schrägen Augenmuskeln kommen von vorn an den Augapfel. Der obere schräge dreht daher den hinteren Augenpol nach oben, der untere schräge entsprechend nach unten. Wir benennen die Augenbewegungen jedoch nicht nach dem hinteren Pol, sondern entsprechend der Blickrichtung nach der Pupille. Vorderer und hinterer Augenpol werden jedoch immer entgegengesetzt gedreht. Folglich dreht der obere schräge Augenmuskel den Augapfel nach unten, der untere schräge nach oben. Die schrägen Augenmuskeln bewegen also umgekehrt wie ihr Name nahelegt.
- Der Sehnerv verläßt die Augenhöhle nicht genau sagittal hinter dem Augapfel, sondern medial davon. Die geraden Augenmuskeln entspringen aber vom gemeinsamen Sehnenring um den Sehnerv. Sie treten daher nicht genau von hinten, sondern leicht schräg von medial an den Augapfel heran (Abb. 693b + c). Die Achse der Augenhöhle weicht um etwa 20° von der Sagittalen ab. Der obere und der untere gerade Augenmuskel drehen das Auge daher nur bei leichter Abduktion genau nach oben und unten, sonst auch noch ein wenig nach medial.
- Die schrägen Augenmuskeln kommen schräg von vorn medial zum Augapfel. Sie drehen daher den hinteren Augenpol nach medial bzw. das Auge nach lateral.
- Der Augapfel ist annähernd eine Kugel. Kugelgelenke haben 3 Freiheitsgrade der Bewegung mit 6 Hauptbewegungsrichtungen (Tab. 693b). Außer den 4 bisher erörterten Hauptbewegungen sind also noch Rollbewegungen der Augen zu diskutieren. Muskeln, die von oben medial zum Augapfel gelangen (oberer gerader und oberer schräger Augenmuskel), rollen das Auge nach innen (Oberrand nasenwärts). Entsprechend rollen die von unten medial zum Augapfel ziehenden Muskeln (unterer gerader und unterer schräger Augenmuskel) das Auge nach außen.
- Der Augapfel hat im Gegensatz zu einem Kugelgelenk keine feststehende Pfanne. Er kann daher nicht nur gedreht, sondern auch insgesamt verlagert werden. Die geraden Augenmuskeln ziehen ihn nach dorsal, die schrägen Augenmuskeln nach vorn. Tiefliegende (Enophthalmus) oder hervortretende Augen (Exophthalmus, Abb. 647a) beruhen jedoch meist nicht auf Muskelzug, sondern auf Veränderungen im retrobulbären Bindegeweberaum oder auf abnormer Augengröße.

■ **Ausfallserscheinungen bei Lähmungen:** Charakteristisches Symptom von Augenmuskellähmungen sind *Doppelbilder*. Ist die Bewegung eines Augapfels behindert, so können die beiden Netzhäute nicht mehr auf den gleichen Punkt orientiert werden. Die beiden Netzhautbilder können dann im Gehirn nicht mehr zur Deckung gebracht werden. Meist treten Doppelbilder nur in bestimmten Blickrichtungen auf.
- *Abduzenslähmung:* häufigste Augenmuskellähmung (vor allem bei Schädelbasisbrüchen). Gelähmt ist nur der äußere gerade Augenmuskel. Dieser ist der stärkste Abduktor des Auges. Die abduzierenden Komponenten der schrägen Augenmuskeln reichen zwar aus, um die adduzierenden Komponenten des oberen und des unteren geraden Augenmuskels zu kompensieren. Sie reichen nicht, um das Auge zur Seite zu drehen. Bei rechtsseitiger Abduzenslähmung kann das rechte Auge nicht mehr über die Geradeausstellung nach rechts gedreht werden. Blickt der Patient nach rechts, so bleibt das rechte Auge gegenüber dem linken zurück. Doppelbilder bestehen also nur beim Blick nach der gelähmten Seite.
- *Trochlearislähmung:* Gelähmt ist nur der obere schräge Augenmuskel. Dieser dreht den Augapfel am stärksten nach unten beim Blick zur Nase. Bei rechtsseitiger Trochlearislähmung sind die Doppelbilder daher am deutlichsten beim Blick nach links unten. Im Gegensatz zu den höhengleichen Doppelbildern bei Abduzenslähmung sind die Doppelbilder bei Trochlearislähmung höhenverschoben und etwas verdreht.
- *Okulomotoriuslähmung:* Das klinische Bild ist je nach dem Umfang der Lähmung verschieden. Bei totaler Okulomotoriuslähmung fallen nicht nur 3 gerade und ein schräger Augenmuskel, sondern auch der Lidheber und 2 der inneren Augenmuskeln aus. Am auffallendsten sind das herabhängende Oberlid (*Ptosis*) und die weite Pupille (*Mydriasis*). Seiten- und höhenverschobene Doppelbilder treten nahezu in allen Blickrichtungen auf.

#694 Schielen

■ **Begriff:** Beim Blick in die Ferne stehen normalerweise die beiden Augen parallel. Beim Schielen weichen sie nach innen (Einwärtsschielen = Strabismus convergens, gr. strabízein = schielen) oder außen (Auswärtsschielen = Strabismus divergens) ab.

■ **Psychologische Aspekte:**
- Ein leichtes *Auswärtsschielen* gibt einen eher verklärten Gesichtsausdruck (und wurde daher von den großen Malern und Bildhauern, vor allem der Renaissance, bei Heiligendarstellungen gern verwandt).
- Das *Einwärtsschielen* hingegen wird von der Umwelt weniger freundlich aufgenommen. Es verursacht einen eher einfältigen Gesichtsausdruck. Solche Kinder werden daher von ihren Spielkameraden gehänselt und geraten leicht in eine Außenseiterstellung.
- Auch unter Erwachsenen sind Begegnungen mit Schielenden leicht verwirrend. Man weiß gewöhnlich nicht so recht, wohin der Schielende sieht (sofern nicht bekannt ist, welches Auge das führende ist).

■ **Entstehung:** Die wichtigsten Ursachen sind:
- Weitsichtigkeit (*Hypermetropie*) oder Kurzsichtigkeit (*Myopie*): Die Anpassung der Augenlinse an die Entfernung (*Akkommodation*) ist beim zweiäugigen Sehen gekoppelt mit Bewegungen der Augen (*Konvergenz*): Beim Blick in die Ferne stehen die Augen parallel. Je näher ein Gegenstand kommt, desto stärker werden die Augen nach innen gedreht. Das Einwärtsschielen

Tab. 693b. Muskeln der Blickbewegungen	
Bewegung:	*Augenmuskeln:*
Heben:	oberer gerader + unterer schräger
Senken:	unterer gerader + oberer schräger
Abduktion:	äußerer gerader + schräge
Adduktion:	innerer, oberer und unterer gerader
Innenrollen:	oberer gerader + oberer schräger
Außenrollen:	unterer gerader + unterer schräger

kann man deshalb gut nachahmen, wenn man auf die eigene Nasenspitze sieht. Diese für das normalsichtige Auge praktische Koppelung von Blickrichtung und Linsenkrümmung wird unzweckmäßig bei Formfehlern des Auges, die Kurz- oder Weitsichtigkeit bedingen. Ist jemand z.B. 2 Dioptrien weitsichtig, so muß er zum scharfen Sehen in der Ferne ohne Brille seine Augenlinse so stark krümmen wie ein Normalsichtiger beim Blick auf einen Gegenstand in 0,5 m Entfernung (dpt = 1/m). Dementsprechend wird das Auge unwillkürlich so weit nach innen gedreht, als ob es einen Gegenstand von einem halben Meter Entfernung ansehen wollte. Der Weitsichtige schielt ohne Brille nach innen, der Kurzsichtige nach außen.

• *Schwäche des zweiäugigen Sehen*: In jedem Auge entsteht ein Bild. Die beiden Bilder müssen vom Gehirn zur Deckung (Fusion) gebracht werden. Dazu werden die Blickrichtungen der Augen möglichst genau aufeinander abgestimmt. Kleine Abweichungen (bis etwa 10°) werden vom Gehirn ausgeglichen, bei größeren Abweichungen bleiben die Bilder getrennt (Doppeltsehen). Bei *Fusionsschwäche* werden die Augenbewegungen nicht mehr so sorgfältig aufeinander abgestimmt. Die Augenachsen stehen bei vielen Menschen in Ruhe nicht genau parallel (*Heterophorie*) und werden nur durch das Bedürfnis nach Verschmelzung der Bilder aufeinander ausgerichtet. Bei Fusionsschwäche tritt dann Schielen auf. In leichteren Fällen wird dieses erst bei starker Ermüdung oder Vergiftungen (z.B. Alkoholrausch) sichtbar.

• *Ungleiche Brechkraft der Augen (Anisometropie)*: Ist ein Auge kurzsichtig und ein Auge weitsichtig, so muß man zum Ausgleich vor das kurzsichtige eine Zerstreuungslinse, vor das weitsichtige eine Sammellinse setzen. Die eine verkleinert, die andere vergrößert. Dadurch sind die in den beiden Augen entstehenden Bilder nicht mehr gleich groß. Beträgt der Unterschied mehr als 4 Dioptrien, so können die Bilder nicht mehr verschmolzen werden. Damit fällt der Anreiz für die Abstimmung der Blickrichtung weg. Auch wenn beide Augen kurz- oder weitsichtig sind, das eine Auge aber viel stärker als das andere, besteht das Problem der ungleich großen Bilder beim Tragen einer Brille.

• *Schwäche einzelner Augenmuskeln*: Ist einer der 6 Muskeln geschwächt oder gelähmt, so bleibt das Auge bei bestimmten Bewegungen zurück. Dieses Lähmungsschielen (*Strabismus paralyticus*) tritt jeweils nur in bestimmten, kennzeichnenden Blickrichtungen auf.

■ **Doppeltsehen** (*Diplopie*) als Folge des Schielens: Können die in den beiden Augen entstehenden Bilder nicht verschmolzen, so sieht der Patient doppelt. Dies ist sehr verwirrend. Es bieten sich 2 Vermeidenswege an:

• *Schwachsichtigkeit (Amblyopie)*: Der Patient „schaltet" ein Bild ab. Das Gehirn nimmt nur eines der beiden Bilder an. Dabei wird gewöhnlich nicht abwechselnd einmal das eine und dann wieder das andere berücksichtigt (abwechselndes Schielen), sondern ein Auge wird zum führenden. Das andere Auge begleitet lediglich die Bewegungen des führenden Auges (*Begleitschielen*), ohne daß das Bild wahrgenommen wird. Dieser Mechanismus gelingt dem Kleinkind am leichtesten. Das Auge erwirbt die volle Sehschärfe erst mit etwa 4 Jahren. Beim halbjährigen Kind beträgt sie nur etwa 5 % der des Erwachsenen, beim einjährigen 10-20 %, beim dreijährigen etwa 40 %, mit 4 Jahren 60-80 %. Das Auge mit dem unterdrückten Bild wird nicht geübt und bleibt in der bei Beginn des Schielens erreichten Sehschärfe stehen. Abgesehen vom Verlust des räumlichen Sehens ist dies zunächst nicht so schlimm, wenn das führende Auge voll sehtüchtig ist. Erkrankt jedoch das führende Auge im Laufe des Lebens, so vermag das Begleitauge nun nicht einzuspringen. Was in der Kindheit an Sehschärfe nicht erworben wurde, kann im Erwachsenenleben nicht mehr nachgeholt werden.

• *Fehlprogrammieren der Netzhaut*: Die Netzhaut ist nicht an allen Stellen gleich licht- und farbempfindlich. Die Macula lutea (#688) ist vom Bau her für das schärfste Sehen eingerichtet. Das Kind erlernt in den ersten Lebensjahren die Augen so zu bewegen, daß der Teil des Bildes, den es ganz scharf sehen will, auf die Macula lutea fällt. Das Kind kann nun das Doppelbildpro-

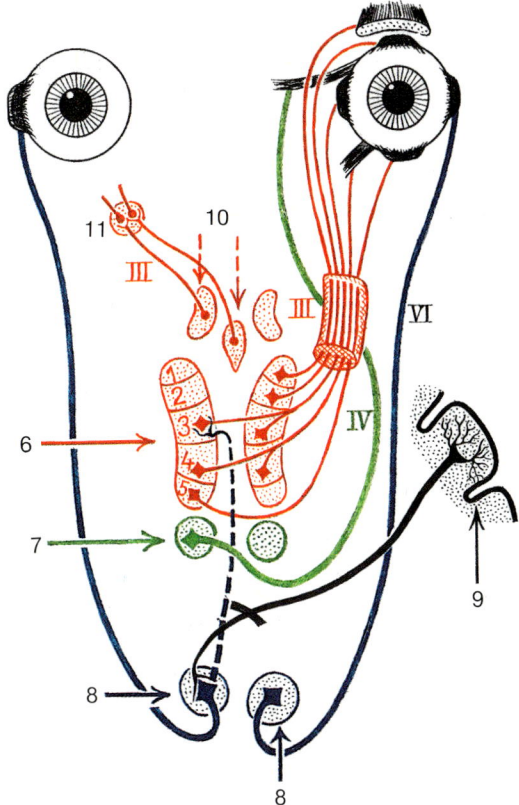

Abb. 693d. Innervation der Augenmuskeln und Kerngebiete der Augenmuskelnerven im Hirnstamm. Die Kerne für die einzelnen Augenmuskeln liegen z.T. auf der gleichen, z.T. auf der Gegenseite. Ein Teil der Augenmuskeln wird doppelseitig innerviert. Entsprechend vielgestaltig sind die Ausfallserscheinungen bei Mittelhirnerkrankungen. [bi1]

III	N. oculomotorius	8	Nucleus nervi abducentis
IV	N. trochlearis	9	Gyrus precentralis
VI	N. abducens	10	Nuclei accessorii nervi oculomotorii
6	= 1-5 Nucleus nervi oculomotorii	11	Ganglion ciliare
7	Nucleus nervi trochlearis		

blem auch lösen, indem es das Begleitauge anders programmiert. Es stellt es eben nicht auf die vom Bau her vorgesehene Stelle des schärfsten Sehens ein, sondern auf eine andere, die zwar vom Bau her ungeeignet ist, aber dafür dem führenden Auge entspricht (*exzentrische Fixation*). Dadurch geht viel an Sehschärfe verloren. Die übrigen Bereiche der Netzhaut werden dann im Gehirn so programmiert, daß sie sich dem führenden Auge anpassen (*anomale Korrespondenz*). Diese Fehlprogrammierung ist nur vor dem 5. Lebensjahr möglich. Sie ist eine Art Selbstheilungsversuch des Körpers, um einigermaßen räumlich zu sehen. Der Nachteil ist, daß eine derartige Fehlprogrammierung beim älteren Kind oder gar beim Erwachsenen nicht mehr zu berichtigen ist. Dies wird aktuell, wenn man, z.B. wegen des besseren Aussehens, das Schielen durch eine Operation beseitigen will. Dann treten Doppelbilder auf, wenn die Augen nunmehr korrekt stehen.

■ **Behandlung beim Kind**:

• *Brille*: Beruht das Schielen ausschließlich auf Weit- oder Kurzsichtigkeit, so verschwindet es, wenn man die richtige Brille bzw. Kontaktlinsen (Haftschalen) trägt.

• *Abdecken des führenden Auges (Okklusion)*: Nächster Schritt ist die Kräftigung des bisher unterdrückten Auges. Dies erreicht man, indem man es zum Sehen zwingt. Dazu wird das führende Auge durch einen Verband verschlossen, damit das Kind mit dem schwachen Auge sehen muß. Würde man nun einfach das bisher führende Auge für einige Monate verschließen, so würde dieses zum unterdrückten Auge und von Schwachsichtigkeit bedroht. Deshalb wird abwechselnd (über Monate) zugebunden, bis auf beiden Augen die gleiche Sehschärfe erreicht ist.

• *Berichtigen einer falschen Netzhautprogrammierung*: War beim benachteiligten Auge die Netzhaut falsch programmiert worden, so muß vor der Kräftigungsbehandlung das falsch programmierte Auge für einige Monate verschlossen werden, um die Fehlprogrammierung zu verlernen.

• *Operation*: Ziel der bisher genannten Methoden ist es, beide Augen gleich sehtüchtig zu machen und somit das Begleitschielen in ein abwechselndes Schielen überzuführen. Ist dies gelungen, so kann man durch eine Operation die Fehlstellung der Augen berichtigen. Beim angeborenen Schielen kann man auch schon beim halbjährigen Kind operieren, damit sich anschließend beide Augen gleich gut weiterentwickeln.

• Üben des beidäugigen Sehens (*Orthoptik*): Im Alter von 4-7 Jahren sollte das operierte Kind eine „Sehschule" besuchen, an der eine Orthoptistin am Synoptophor mit dem Kind das beidäugige Sehen übt.

■ **Schieloperation**: Das Auge hängt an den geraden Augenmuskeln wie der Adventskranz an den Haltefäden. Hängt der Adventskranz schief, so muß man den Faden auf der Seite, wo der Kranz herunterhängt, verkürzen und den Faden auf der gegenüberliegenden Seite verlängern. Ähnlich geht man beim Auge vor. Zum Verkürzen eines Muskels näht man eine Falte in seine Sehne ein. Zum Verlängern trennt man die Sehne an ihrer Befestigung am Auge ab und näht sie einige Millimeter weiter dorsal am Auge wieder an (Rücklagerung). Durch eine sinnvolle Kombination von Verkürzungen und Rücklagerungen lassen sich Schielstellungen nicht nur in der Horizontalen, sondern auch in der Vertikalen (ungleiche Höhe der Blickrichtung) beheben. Allerdings wird dieser Ausgleich nur selten auf 1° genau erfolgen können: Verschieben des Ansatzes eines Muskels um 1 mm verändert die Blickrichtung bereits um 5°. Durch die Operation wird die Fehlhaltung also nur grob behoben. Die genaue Feineinstellung wird durch eine anschließende Übungsbehandlung erreicht.

#695 Gefäße und Nerven

■ **A. ophthalmica** (Augenarterie): Dieser Ast der *A. carotis interna* gelangt durch den Canalis opticus und den Sehnenring der geraden Augenmuskeln in die Augenhöhle und verzweigt sich dort:

❶ Äste zum Auge und seinen Anhangsorganen:
• *A. centralis retinae* (zentrale Netzhautarterie): Sie tritt etwa 1 cm vom Augapfel entfernt in den Sehnerv ein und gelangt in diesem in das Augeninnere. Sie verzweigt sich an der Innenseite der Netzhaut. Die Äste der Netzhautarterie kann man mit dem Augenspiegel beim Lebenden direkt beobachten.
• *Aa. ciliares*: Zahlreiche Äste zur mittleren Augenhaut durchsetzen die Lederhaut (Abb. 695a + b).
• Weitere Äste zur Tränendrüse (*A. lacrimalis*), zu den Lidern (*Aa. palpebrales*), zur Bindehaut (*Aa. conjunctivales*), zu den Augenmuskeln (*Aa. musculares*) usw.

❷ Versorgungsgebiete außerhalb der Augenhöhle:
• *Aa. ethmoidales*: Siebbeinzellen und von dort zur harten Hirnhaut der vorderen Schädelgrube (*R. meningeus anterior*), zur Stirnhöhle und zum oberen Teil der Nasenhöhle.
• *A. dorsalis nasi*: Nasenrücken.
• *A. supratrochlearis*: Stirn.

❸ Anastomosen mit Ästen der *A. carotis externa*:
• mit *A. facialis*: am inneren Augenwinkel.
• mit *A. temporalis superficialis*: an der Stirn.
• mit *A. maxillaris*: an der harten Hirnhaut (zwischen R. anastomoticus der A. lacrimalis und A. meningea media).

■ **N. ophthalmicus** (Augenhöhlennerv): Dieser 1. Hauptast des *N. trigeminus* (V) gibt noch im Bereich des kavernösen Blutleiters einen rückläufigen Ast zum Kleinhirnzelt ab und tritt dann durch die obere Augenhöhlenspalte in die Augenhöhle ein. Dort teilt er sich in seine 3 Endäste:
• *N. frontalis* (Stirnnerv): Versorgungsgebiet: Stirn bis Scheitelhöhe, medialer Teil des Oberlids. Eröffnet man die Augenhöhle von oben, so liegt unter der Periorbita der Stirnnerv noch oberhalb des Lidhebers. 2 stärkere Äste biegen meist um den oberen Augenhöhlenrand aus der Augenhöhle in die Stirn ab. An diesen Stellen ist häufig der Knochen etwas eingekerbt, so daß man die oberen „Trigeminusdruckpunkte" (#784) leicht finden kann.

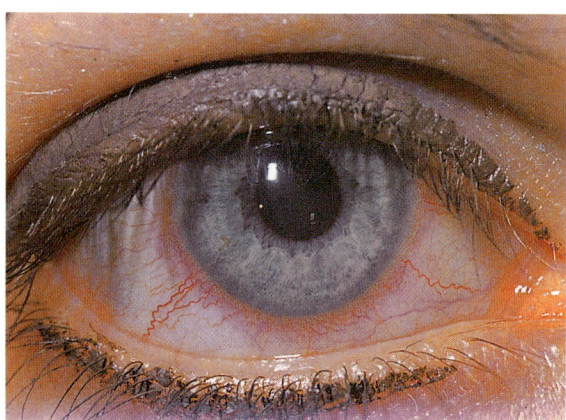

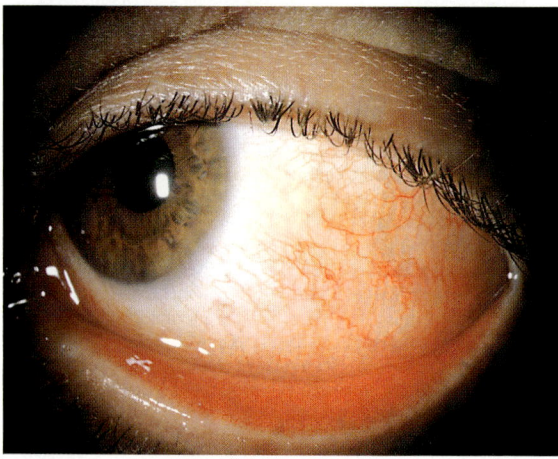

Abb. 695a + b. Vermehrte Durchblutung äußerlich sichtbarer Blutgefäße am Auge bei Entzündungen:
• Oben: Erweiterung der ziliaren Gefäße um den Rand der Iris (durch die Lederhaut bläulich durchscheinend) bei akuter Iritis (Regenbogenhautentzündung), traditionell „ziliare Injektion" genannt (hier wird „Injektion" nicht im Sinne von Einspritzung, sondern im Sinne von verstärkter Durchblutung gebraucht!).
• Unten: Erweiterung der Bindehautgefäße („konjunktivale Injektion") bei Konjunktivitis (Bindehautentzündung). Die konjunktivalen Gefäße sind im Gegensatz zu den ziliaren auf der Oberfläche des Augapfels verschieblich! [bu2]

- *N. lacrimalis* (Tränennerv): durch die Tränendrüse zum lateralen Augenwinkel und seiner Umgebung. In der Augenhöhle legt sich ihm ein Verbindungsast des Jochbeinnervs (aus V2) an. Er führt ihm die sekretorischen (parasympathischen) Fasern für die Tränendrüse zu. Diese entstammen letztlich dem Intermediusanteil des *N. facialis* (VII). Der Gesamtverlauf dieser sekretorischen Fasern ist in #699 beschrieben.

- *N. nasociliaris* (Nasen-Lid-Nerv): Versorgungsgebiet: Hornhaut, medialer Teil des Unterlids, Siebbeinzellen, Stirnhöhle, Keilbeinhöhle, vorderer Teil der Nasenhöhle, Nasenrücken. Die Äste zum Auge (*Nn. ciliares*) durchsetzen zum Teil das *Ganglion ciliare*, ohne dort umgeschaltet zu werden. Die Äste zur Nase gelangen durch die Siebbeinzellen (*Nn. ethmoidales*) mit den gleichnamigen Arterien zur Nase.

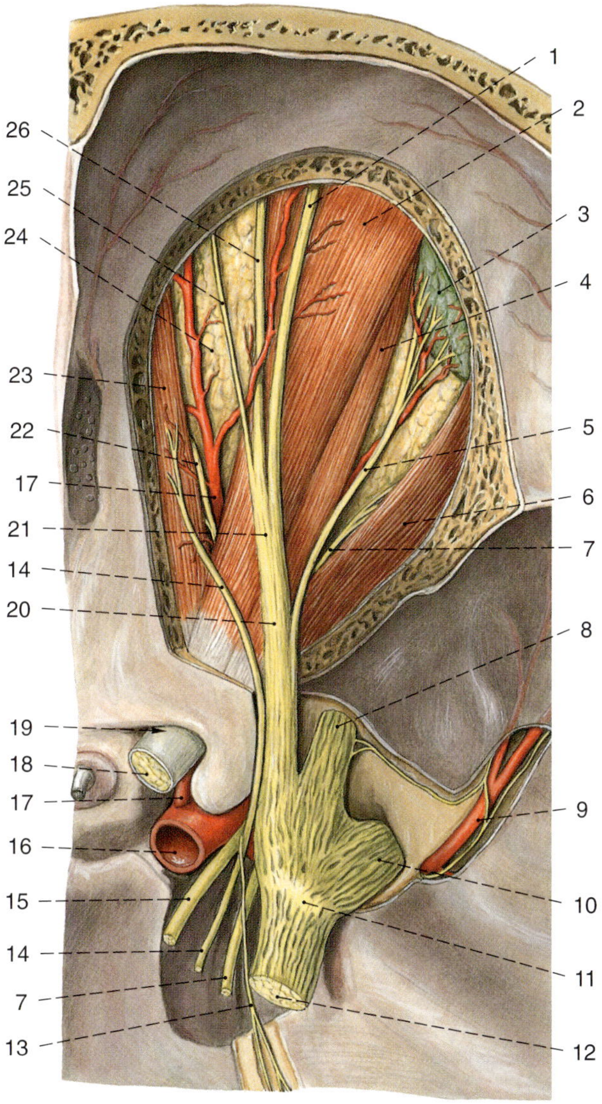

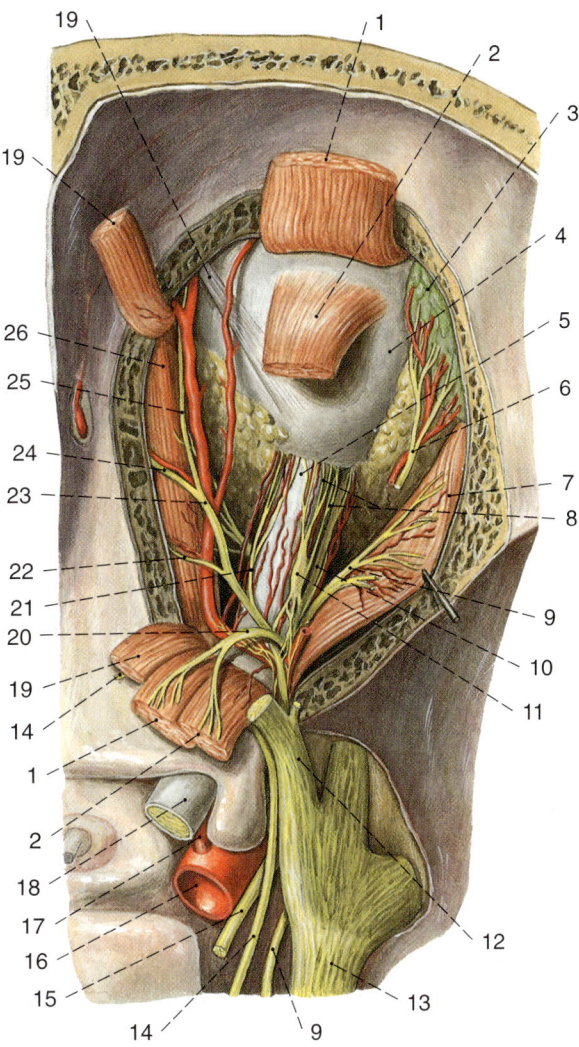

Abb. 695c. Muskeln, Arterien und Nerven der Augenhöhle nach Entfernen des Augenhöhlendachs und eines Teils der Dura mater der mittleren Schädelgrube. Kraniale Schicht. [fs1]

Abb. 695d. Muskeln, Arterien und Nerven der Augenhöhle nach Entfernen des Augenhöhlendachs und eines Teils der Dura mater der mittleren Schädelgrube. Die 3 oberen Augenmuskeln sind z.T. entfernt, um den Blick auf die mittlere Schicht der Augenhöhle freizugeben. [fs1]

1 N. supraorbitalis, R. lateralis
2 M. levator palpebrae superioris
3 Glandula lacrimalis
4 M. rectus superior
5 N. lacrimalis
6 M. rectus lateralis
7 N. abducens (VI)
8 N. maxillaris (V2)
9 A. meningea media
10 N. mandibularis (V3)
11 Ganglion trigeminale
12 N. trigeminus (V)
13 R. meningeus
14 N. trochlearis (IV)
15 N. oculomotorius (III)
16 A. carotis interna
17 A. ophthalmica
18 N. opticus (II)
19 Canalis opticus
20 N. ophthalmicus (V1)
21 N. frontalis
22 N. nasociliaris
23 M. obliquus superior
24 Corpus adiposum orbitae
25 N. supratrochlearis
26 N. supraorbitalis, R. medialis

1 M. levator palpebrae superioris
2 M. rectus superior
3 Glandula lacrimalis
4 Bulbus oculi
5 N. opticus (II)
6 N. lacrimalis
7 M. rectus lateralis
8 Nn. ciliares breves
9 N. abducens (VI)
10 N. oculomotorius (III), R. inferior
11 Ganglion ciliare
12 N. ophthalmicus (V1)
13 N. trigeminus (V)
14 N. trochlearis (IV)
15 N. oculomotorius (III)
16 A. carotis interna
17 A. ophthalmica
18 N. opticus (II)
19 M. obliquus superior
20 N. oculomotorius (III), R. superior
21 N. ciliaris longus
22 N. ethmoidalis posterior
23 N. nasociliaris
24 N. ethmoidalis anterior
25 N. infratrochlearis
26 M. rectus medialis

■ **Augenmuskelnerven**: Alle Augenmuskelnerven gelangen aus der Wand des Sinus cavernosus durch die obere Augenhöhlenspalte in die Augenhöhle.
• *N. oculomotorius* (Augenbewegungsnerv, III): Er teilt sich gleich nach dem Eintritt in die Augenhöhle in 2 Äste: Der obere Ast (*R. superior*) innerviert den Lidheber und den oberen geraden Augenmuskel, der stärkere untere Ast (*R. inferior*) den medialen und unteren geraden sowie den unteren schrägen Augenmuskel. Die parasympathischen Fasern zweigen vom unteren Ast zum *Ganglion ciliare* ab.
• *N. trochlearis* (Augenrollnerv, IV): Er kommt als einziger Hirnnerv von der Dorsalseite des Gehirns. Er ist außerdem der schwächste Hirnnerv. In der Augenhöhle zieht er medial vom Stirnnerv zum oberen schrägen Augenmuskel.
• *N. abducens* (Augenabziehnerv, VI): Er legt sich in der Augenhöhle gleich dem lateralen geraden Augenmuskel an, den er auch innerviert. Bei Schädelbasisbrüchen wird er häufig verletzt.

■ **Ganglion ciliare** (Ziliarganglion): Es ist eines der 4 parasympathischen Ganglien im Kopfbereich, in denen die Zellkörper des 2. Neurons liegen. In den 3 anderen Ganglien (*Ganglion pterygopalatinum + submandibulare + oticum*) werden sekretorische Fasern für die Kopfdrüsen umgeschaltet, im Ziliarganglion jedoch motorische Fasern für 2 der 3 Binnenmuskeln des Auges. Das Ziliarganglion liegt lateral vom Sehnerv weit dorsal in der Augenhöhle (Abb. 695d). Es hat 3 Wurzeln:
• *Radix parasympathica [oculomotoria]* = *R. nervi oculomotorii ad ganglion ciliare*: vom N. oculomotorius.
• *Radix sympathica*: vom sympathischen Geflecht um die A. carotis interna (Plexus caroticus internus).
• *Radix sensoria [nasociliaris]* = *R. communicans nervi nasociliaris cum ganglio ciliare*: vom N. nasociliaris (aus V_1).
Von den 3 Wurzeln werden nur die parasympathischen Fasern des *N. oculomotorius* im Ziliarganglion auf ein zweites Neuron umgeschaltet. Die Fasern der beiden anderen Wurzeln ziehen lediglich durch das Ganglion hindurch. Aus dem Ganglion treten die *Nn. ciliares breves* aus. Sie durchbohren die Sclera in der Umgebung des Sehnervaustritts und gelangen in der Aderhaut nach vorn. Versorgungsbereiche:
• parasympathische Fasern: Strahlenkörpermuskel und Schließmuskel der Pupille.
• sympathische Fasern: Erweiterer der Pupille.
• sensorische Fasern: Hornhaut und Bindehaut.

#696 Augenlider (Palpebrae)

■ **Aufgaben**:
• *Lichtschutz*: lichtdichter Verschluß des Auges (Vergleich mit der Kamera #681). Wie schön wäre es, wenn wir angesichts unserer geräuschreichen „zivilisierten" Welt einen entsprechenden Schallschutz für das Hörorgan hätten!
• *Blendschutz*: zusätzliche Blende vor der Iris: Zusammenkneifen der Augen bei hellem Licht.
• *Schutz vor Austrocknung*: Mit jedem Lidschlag wird die Tränenflüssigkeit über die Hornhaut verteilt. Kann bei peripherer Fazialislähmung das Auge nicht mehr fest geschlossen werden, so trocknen Teile der Hornhaut aus und werden trüb. Bakterien dringen ein. Die Hornhautgeschwüre führen zum Verlust des Auges. Bei Lähmung des Lids muß man vor das Auge einen „Uhrglasverband" als Schutz vor dem Austrocknen anlegen. Auch bei Narkose ist das Auge angemessen zu schützen!
• *Mechanischer Schutz*: Das Lid wird bei Annähern einer Gefahr für das Auge reflektorisch geschlossen (Lidschlußreflexe, #697).

■ **Gliederung**: Der Mensch hat 2 Augenlider vor jedem Auge:
• Oberlid (*Palpebra superior*, lat. palpebra = Lid, palpitare = zucken, Palpitatio cordis = Herzklopfen).
• Unterlid (*Palpebra inferior*).
Reptilien und Vögel haben dazu noch ein „drittes" Augenlid = Nickhaut, eine weißliche Bindehautfalte, die vor den Augapfel gezogen werden kann.

Über dem Oberlid wölbt sich, vor allem bei Kindern, eine Hautfalte vor, die Deckfalte. Sie reicht bei den Mongoliden (gelbe Rasse) bis an die Nase heran = Mongolenfalte (*Plica palpebronasalis*) und bedingt deren „Schlitzäugigkeit". Bei Weißen ist die Mongolenfalte bei der Trisomie 21 (Down-Syndrom) zu finden (#766).

Die beiden Augenlider verbinden sich medial und lateral (*Commissura medialis + lateralis palpebrarum*) und umgrenzen damit die beiden Enden der Lidspalte (*Rima palpebrarum*):
• *Angulus oculi medialis* (innerer Augenwinkel).
• *Angulus oculi lateralis* (äußerer Augenwinkel).

■ **Bau**: Die Augenlider sind mit Epithel bedeckte Bindegewebe-Muskel-Platten:
• *Facies anterior palpebrae* (Vorderfläche): mehrschichtiges verhorntes Plattenepithel der äußeren Haut. Sie ist am Lid besonders zart, fettarm und verschieblich (ähnlich der Penishaut).
• *Facies posterior palpebrae* (Hinterfläche): unverhorntes mehrschichtiges Plattenepithel der Bindehaut.
• **Lidkanten**: Die Lidränder sind messerrückenartig mit etwa rechteckigem Querschnitt gestaltet. Deshalb hat jeder Lidrand eine vordere (*Limbus anterior palpebrae*) und eine hintere Lidkante (*Limbus posterior palpebrae*, lat. limbus = Saum).
• **Wimpern** (*Cilia*, lat. cilium = Lid, Wimper): 3-4 Reihen kräftiger kurzer Terminalhaare entspringen vom Lidrand zwischen vorderer und hinterer Lidkante. Sie legen sich wie Rechen schützend vor die Lidspalte und halten kleine Fremdkörper, besonders Insekten, vom Auge ab. Die Wimpern haben wie die Augenbrauen und die Nasenhaare keine Aufrichtemuskeln.
• *Tarsus* (Lidplatte, gr. tarsós = breite Platte, Fußsohle; auch Bezeichnung für die Fußwurzel): Das „Skelett" des Lids ist nicht Knochen oder Knorpel, sondern eine Platte aus dicht verfilztem kollagenen Bindegewebe. Die Lidplatte des Oberlids (*Tarsus superior*) ist etwa 10 mm, die des Unterlids (*Tarsus inferior*) etwa 5 mm hoch. Die Krümmung der Lidplatte entspricht der Wölbung des Auges. Die Lidplatte liegt nahe der Hinterfläche des Lids und endet in der hinteren Lidkante. Die ältere Bezeichnung „Lidknorpel" beruhte auf der irrigen Auffassung, daß es sich um Knorpel handle.
• Muskeln und Drüsen: s. #697.
• *Lig. palpebrale mediale + laterale* (Lidbänder): Die beiden Lidplatten sind mit den beiden Lidbändern am medialen und lateralen Umfang des Eingangs in die Augenhöhle federnd aufgehängt. Das mediale Lidband umgreift mit 2 Schenkeln den Tränensack.

■ **Lidschwellungen**: Die Unterhaut der Lider ist sehr locker gebaut. Bei Entzündungen (Blepharitis, gr. blépharon = Lid), Blutungen („blaues Auge") oder Flüssigkeitsrückstau (Lidödem) können die Lider so stark anschwellen, daß die Lidspalte nicht mehr geöffnet werden kann.

■ **Stellung der Lidränder**: Die Lidränder liegen normalerweise mit den hinteren Lidkanten dem Augapfel an. Abnorme Stellungen sind:
• *Entropion* (gr. entrépein = umstülpen, umwenden): Einrollen des Lidrandes, die Wimpern scheuern an der Hornhaut.
• *Ektropion* (gr. ektrépein = nach außen wenden): Abstehen des Lidrandes vom Auge, z.B. als Ectropium paralyticum bei Fazialislähmung. Das Umstülpen der Lider zum Besichtigen des Bindehautsacks nennt man „ektropionieren".

#697 Lidmuskeln und Liddrüsen

■ **Quergestreifte Muskeln**:
• *M. orbicularis oculi* (Augenschließmuskel = Augenringmuskel): Ringförmig die Lidspalte umgebende Muskelzüge greifen über das Lid auch auf den Rand der Augenhöhle über. Der Schließmuskel liegt vor der Lidplatte und dem Septum orbitale. Innervation: *N. facialis* (wie alle mimischen Muskeln, Tab. 766).
• *M. levator palpebrae superioris* (Lidheber, Tab. 693a): Er kommt aus der Tiefe der Augenhöhle. Er entspringt am kleinen Keilbeinflügel neben dem gemeinsamen Sehnenring der geraden Augenmuskeln. Er läuft zwischen oberem geraden Augenmuskel und Dach der Augenhöhle nach vorn. Die Sehne fächert sich breit in 2 Schichten auf. Die tiefe Schicht setzt an der oberen Lidplatte an. Die oberflächlichen Züge treten zwischen den Muskelbündeln des Schließmuskels zur vorderen Lidhaut. Innervation: *N. oculomotorius*.

■ **Glatte Muskeln**:
• *M. tarsalis superior* (oberer Lidplattenmuskel): Er zieht von der Faszie des Lidhebers und der Vagina bulbi zum Oberrand der Lidplatte. Er hebt das Lid etwas an und stellt die Weite der Lidspalte mit ein. Er kann jedoch den Ausfall des Lidhebers bei Okulomotoriuslähmung nicht kompensieren. Innervation: sympathische Fasern vom oberen Halsganglion. Bei Sympathikuslähmung im Halsbereich ist die Lidspalte eng (Horner-Syndrom, #692 + 787).
• *M. tarsalis inferior* (unterer Lidplattenmuskel): Er entspricht sinngemäß dem oberen, jedoch verlaufen die Muskelzellen eher horizontal. Das Unterlid wird nicht gesenkt, sondern leicht gehoben. Innervation wie beim oberen.

■ **Lidschlußreflexe**: Droht dem Auge Gefahr, so werden die Lider reflektorisch geschlossen. Diese Reflexe (Einzelheiten ⇒ #644) sind auszulösen durch
• Berühren der Hornhaut (*Kornealreflex*).
• Berühren der Bindehaut (*Konjunktivalreflex*).
• Grelles Licht oder Annähern eines größeren Fremdkörpers in Richtung Auge (*optikofazialer Reflex*).
• Überraschende starke Geräusche (*akustikofazialer Reflex*).

■ **Liddrüsen**: In den Lidern findet man 3 Arten von Drüsen (Abb. 697):
• *Glandulae tarsales* (Lidplattendrüsen, gewöhnlich Meibom-Drüsen genannt, Heinrich Meibom war im 17. Jahrhundert Professor der Medizin, Geschichte und Dichtkunst an der 1810 geschlossenen Universität Helmstedt, er hat die Drüsen 1666 eingehend beschrieben, sie waren jedoch schon Galen bekannt): Langgestreckte holokrine Drüsen sind wie Spalierobst nebeneinander in die Lidplatten eingebaut (im Oberlid 30-40, im Unterlid 20-30). Sie münden in Nähe der hinteren Lidkante aus. Sie bilden ein talgähnliches Sekret, mit welchem der Lidrand eingefettet wird. Diese Fettschicht ist wasserabweisend und verhindert damit ein Überlaufen der Tränenflüssigkeit. Beim Weinen wird soviel Tränenflüssigkeit gebildet, daß sie über die Lidkante läuft.
• *Glandulae ciliares* (Wimperndrüsen, meist Moll-Drüsen genannt, nach dem holländischen Augenarzt Jakob Anton Moll, 1857): apokrine Schweißdrüsen.
• *Glandulae sebaceae* (Talgdrüsen, Zeis-Drüsen, Eduard Zeis, Chirurg in Marburg, 1835): Sie fetten, wie auch sonst, Haare ein, an den Lidern die Wimpern.

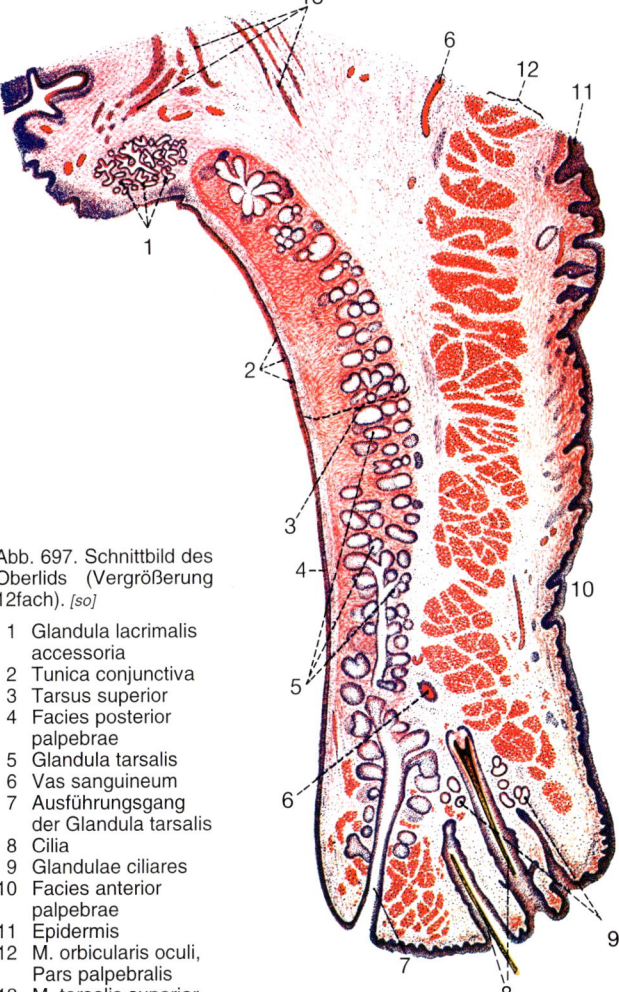

Abb. 697. Schnittbild des Oberlids (Vergrößerung 12fach). [so]

1 Glandula lacrimalis accessoria
2 Tunica conjunctiva
3 Tarsus superior
4 Facies posterior palpebrae
5 Glandula tarsalis
6 Vas sanguineum
7 Ausführungsgang der Glandula tarsalis
8 Cilia
9 Glandulae ciliares
10 Facies anterior palpebrae
11 Epidermis
12 M. orbicularis oculi, Pars palpebralis
13 M. tarsalis superior

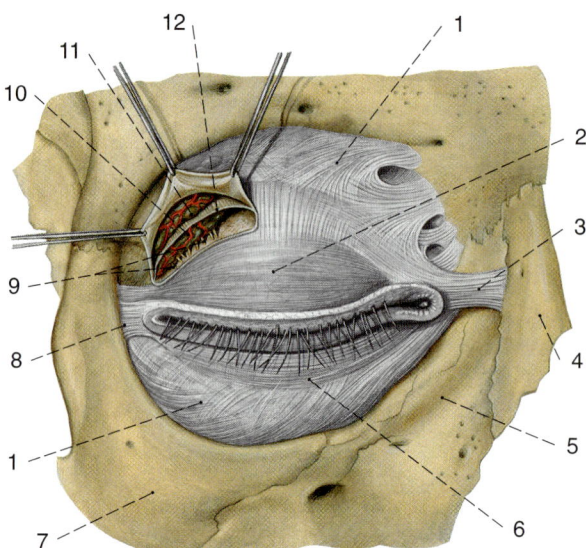

Abb. 699a. Augenlider und Tränendrüse des rechten Auges nach Entfernen der Haut und des Augenschließmuskels (M. orbicularis oculi). [fs1]

1 Septum orbitale
2 Tarsus superior
3 Lig. palpebrale mediale
4 Os nasale
5 Maxilla
6 Tarsus inferior
7 Os zygomaticum
8 Lig. palpebrale laterale
9 Ductuli excretorii (glandulae lacrimalis)
10 Glandula lacrimalis, Pars palpebralis
11 Glandula lacrimalis, Pars orbitalis
12 M. levator palpebrae superioris (Sehne)

Typische Erkrankungen der Liddrüsen:
• *Chalazion* (Hagelkorn, gr. chalázion = kleines Hagelkorn): Bei Verlegung des Ausführungsgangs einer Lidplattendrüse staut sich das Sekret an. Es bildet sich ein schmerzloser kleiner Knoten im Lid.
• *Hordeolum* (Gerstenkorn, lat. hordeum = Gerste) Eine Eiterung der Liddrüsen ist im Gegensatz zum Hagelkorn sehr schmerzhaft. Hordeolum externum = Entzündung einer Wimperndrüse. Hordeolum internum = Entzündung einer Lidplattendrüse.

#698 Bindehaut (Tunica conjunctiva)

■ **Gliederung**: Die Bindehaut bedeckt als
• *Tunica conjunctiva bulbi* (Bindehaut des Augapfels) die Vorderfläche der Lederhaut bis zum Hornhautrand (das „Weiße" des Auges).
• *Tunica conjunctiva palpebrarum* (Bindehaut des Augenlids) die Hinterfläche der Lider.
• *Saccus conjunctivalis* (Bindehautsack): Die Bindehaut schlägt sich im *Fornix conjunctivae superior* bzw. *inferior* (lat. fornix, fornicis = Gewölbe) vom Auge auf das Lid um, so daß 2 Bindehauttaschen entstehen, die man zusammen als Bindehautsack = Konjunktivalsack bezeichnet.

■ **Feinbau**: Die Bindehaut ist eine zweischichtige Schleimhaut:
• Epithel: am Lid und am Auge mehrschichtiges unverhorntes Plattenepithel, das sich im Bereich der Umschlagstelle zu einem mehrschichtigen Säulenepithel mit Becherzellen erhöht.

• Bindegewebeschicht (*Tela subconjunctivalis*): straff, faltenlos, unverschieblich an den Lidplatten befestigt, hingegen locker am Augapfel. Sie enthält reichlich Lymphozyten. Die Bindehaut ist durchsichtig. Mit der Lupe kann man die Blutgefäße gut beobachten.

■ **Resorption**: Wie alle Schleimhäute kann die Bindehaut resorbieren. Viele Arzneimittel für das Auge träufelt man in Form von „Augentropfen" in den Bindehautsack ein (Unterlid etwas abziehen). Dies hat 2 Vorteile gegenüber der Einnahme als Tabletten:
• Man kommt mit sehr kleinen Arzneimittelmengen aus, weil der Verteilungsraum entsprechend klein ist.
• Die Suggestivwirkung auf den Patienten ist besonders groß, wenn man das Medikament direkt am Sitz der Krankheit anwendet.
Die Bindehaut ist leider auch Eintrittspforte für Krankheitserreger, z.B. für die Viren von „Erkältungskrankheiten".

■ **Sensorische Innervation**: Die Bindehaut ist reich innerviert. Es handelt sich um Zweige der Lidäste des *N. frontalis, N. lacrimalis, N. nasociliaris* und *N. infraorbitalis* sowie in der Umgebung der Hornhaut um Zweige der *Nn. ciliares*. Alle sensorischen Nerven der Bindehaut gehören zum 1. oder 2. Hauptast des *N. trigeminus*.

■ **Besichtigen des Bindehautsacks**: Jedem Leser ist schon einmal ein kleines Insekt, ein Staubkorn usw. „ins Auge" geflogen und im Bindehautsack hängen geblieben. Da die Oberfläche des Auges sehr berührungsempfindlich ist, hat man das lebhafte Bedürfnis, den Fremdkörper zu entfernen. Das Unterlid kann man leicht nach unten vom Auge abziehen, so daß man einen guten Überblick über den unteren Bindehautsack bekommt. Anders ist es beim Oberlid. Der Laie bemüht sich meist vergeblich, es abzuheben. Dies liegt an der bindegewebigen Lidplatte, die das Oberlid versteift. Will man den oberen Bindehautsack besichtigen, so muß man das ganze Oberlid mit der Lidplatte umstülpen (ektropionieren, #696):
• Man läßt den Patienten nach unten sehen,
• zieht dann das Oberlid an den Wimpern nach unten,
• tastet mit dem Daumen der anderen Hand den Oberrand der Lidplatte und drückt die Lidplatte nach unten,
• zieht gleichzeitig das Oberlid vom Auge ab nach oben.
Nach vollendetem Umstülpen liegt die Bindehaut des Oberlids oberflächlich. Der Fremdkörper kann nun leicht entfernt werden. Statt mit dem Daumen kann man die Lidplatte auch mit einem Glasstäbchen, einem Spatel usw. nach unten drücken.

■ **Konjunktivitis** (Bindehautentzündung):
• Ursachen: allergische Reaktionen (Heuschnupfen), Fremdkörper, Verätzung, UV-Licht (Schneeblindheit), Viren (z.B. Viren der Erkältungskrankheiten), Chlamydien (die Erreger der harmlosen Schwimmbadkonjunktivitis und des zur Erblindung führenden Trachoms = ägyptische Körnerkrankheit), Bakterien.
• Klinisches Bild: Rötung, Schwellung, Tränenfluß, Lichtscheu, Lidkrämpfe (Blepharospasmus), Erweiterung der Bindehautgefäße (gewöhnlich „konjunktivale Injektion" genannt). Die meisten Fälle sind harmlos. Sekundäre Infektion durch Bakterien kann zum Übergreifen auf die Hornhaut mit Narbenbildung, in schweren Fällen zur Vereiterung und Verlust des Auges führen.
• *Credé-Prophylaxe* (Karl Credé, Gynäkologe in Leipzig, 1884): Besonders gefährlich für das Auge ist die Infektion mit Gonokokken (den Erregern des Trippers). Deshalb wird bei allen Neugeborenen Silbernitratlösung in die Bindehautsäcke eingeträufelt, um das Angehen einer evtl. während der Geburt bei der Passage durch das mütterliche Genitale erworbenen Infektion zu verhindern. Der Tripper (Gonorrhö) verläuft bei der Frau (im Gegensatz zum Mann) oft symptomlos, so daß eine sich gesund fühlende Schwangere durchaus Gonokokkenträgerin sein kann.

#699 Tränendrüse und Tränenwege

■ **Tränendrüse** (*Glandula lacrimalis*, lat. lacrima = Träne):

❶ **Bau**:
• Die rein seröse, zusammengesetzte tubulöse Drüse ähnelt der Glandula parotidea und den exokrinen Anteilen des Pancreas (Unterschiede im Feinbau der 3 Drüsen ⇒ Tab. 723).
• *Ausführungsgänge*: Der Tränendrüse fehlen Schaltstücke und Streifenstücke (#173). Die verzweigten Drüsenschläuche münden in intralobuläre Gänge mit niedrigem Epithel, die sich in 10-12 Ausführungsgänge mit zweireihigem Säulenepithel fortsetzen. Diese münden lateral oben in den Bindehautsack.

❷ **Lage**: Die Tränendrüse liegt im vorderen Teil der Augenhöhle seitlich oberhalb des Augapfels. Sie wird durch die Sehne des M. levator palpebrae superioris (Lidheber) in 2 Teile zerlegt (Abb. 699a):
• *Pars orbitalis* (Augenhöhlenteil): zwischen Lidheber und Augenhöhlendach.
• *Pars palpebralis* (Lidteil): zwischen Lidheber und Bindehautsack.

❸ **Nebentränendrüsen** (*Glandulae lacrimales accessoriae*): Kleine Drüsen sind über die Bindehaut des Oberlids verstreut.

❹ **Sekret**: Die farblose Tränenflüssigkeit enthält etwa 1 % Kochsalz („bittere Tränen" schmecken salzig). Pro Tag wird etwa 0,5 Liter Tränenflüssigkeit abgesondert. Während des Schlafs versiegt die Sekretion. Die Tränenflüssigkeit dient:
• dem Reinigen des Bindehautsacks von kleinen Fremdkörpern usw.
• dem Ausgleich kleiner Unebenheiten der Hornhaut, damit auf der Netzhaut ein unverzerrtes Bild entsteht.
• dem Befeuchten der Hornhaut, damit in dieser ein gleichmäßiger Quellungszustand erhalten bleibt.

❺ **Sekretorische Innervation**: Die Tränensekretion wird durch parasympathische Nerven angeregt, die zunächst mit dem *N. facialis* verlaufen, dann im *Ganglion pterygopalatinum* die Zellkörper ihres 2. Neurons haben und mit Ästen des *N. trigeminus* zur Drüse gelangen. Der Weg der Nervenfasern ist im einzelnen:
• *Nucleus salivatorius superior* (oberer Speichelkern) im Brückenbereich mit den Zellkörpern des 1. Neurons →
• Intermediusanteil des *N. facialis* (VII) →
• *N. petrosus major* (großer Felsenbeinnerv) →
• Beginn des 2. Neurons im *Ganglion pterygopalatinum* (Flügelgaumenganglion), vereinigt mit sympathischen Fasern vom Halsgrenzstrang →
• *N. zygomaticus* (Jochbeinnerv, aus V2), über Verbindungsast zu →
• *N. lacrimalis* (Tränennerv): Dieser durchsetzt die Drüse. Die parasympathischen Fasern enden in der Drüse, die sensorischen gehen weiter zur Lidhaut und zur Bindehaut.

❻ **Auspressen und Verteilen der Tränenflüssigkeit**: Die Tränenflüssigkeit wird durch 3 Mechanismen befördert:
• *Korbzellen*: Die Drüsenendstücke enthalten neben den Drüsenzellen (Lakrimozyten) auch kontraktile Zellen, die das Sekret auspressen.
• *Lidheber*: Bei jedem Heben des Oberlids werden durch das Anspannen der Sehne des M. levator palpebrae superioris zumindest Teile der Drüse komprimiert. Auch das dabei

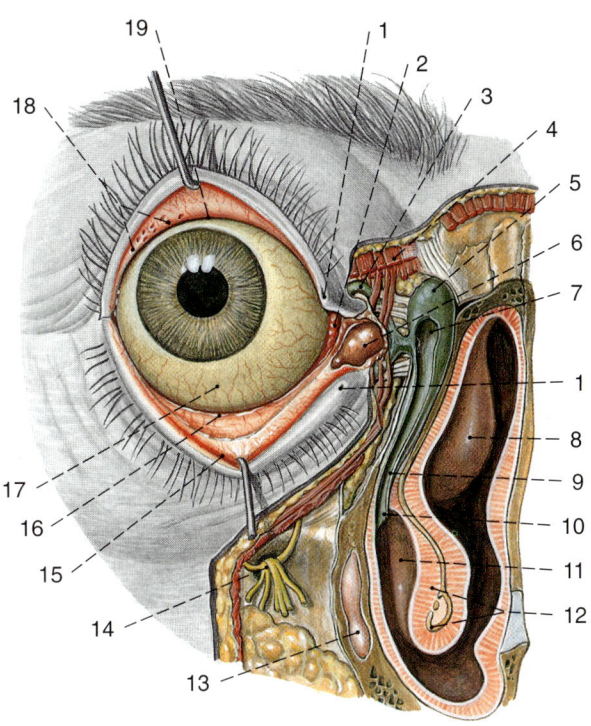

Abb. 699b. Ableitende Tränenwege des rechten Auges. [fs1]

1 Punctum lacrimale + Papilla lacrimalis
2 Plica semilunaris
3 Canaliculus lacrimalis
4 M. orbicularis oculi
5 Fornix sacci lacrimalis
6 Caruncula lacrimalis
7 Saccus lacrimalis
8 Concha nasi media
9 Ductus nasolacrimalis
10 Plica lacrimalis
11 Meatus nasi inferior
12 Concha nasi inferior
13 Sinus maxillaris
14 N. infraorbitalis
15 Tunica conjunctiva palpebrarum
16 Fornix conjunctivae inferior
17 Tunica conjunctiva bulbi
18 Ductuli excretorii (glandulae lacrimalis)
19 Fornix conjunctivae superior
16 + 19 Saccus conjunctivalis

erfolgende Zusammenstauchen der oberen Lidteile dürfte die Drüse zusammenpressen.
• Mit jedem Lidschlag wird die Tränenflüssigkeit aus dem oberen lateralen Ende des Bindehautsacks über die gesamte Vorderseite des Auges verteilt.

Einfaches Prüfen der Tränensekretion: Prinzip: Feuchtigkeit breitet sich in Filterpapier je nach Flüssigkeitsmenge verschieden weit aus. Man knickt einen 5 mm breiten Filterpapierstreifen kurz vor einem Ende um und hängt ihn mit dem Knick über der Unterlidkante in den unteren Tränensack ein, so daß das lange Ende frei über der Wange liegt. Nach 5 Minuten liest man ab, wie weit der Filterpapierstreifen ab der Lidkante befeuchtet wurde. Normal sind etwa 15 mm.

Kulturgeschichte: Der Dichter Georg Büchner (Dantons Tod, Lenz, Leonce und Lena, Woyzeck) strebte als Brotberuf eine Laufbahn als Anatom an. Er wurde 1836 Privatdozent für vergleichende Anatomie an der Universität Zürich, starb aber wenige Monate später nur 23jährig an Typhus. In seiner Antrittsvorlesung „Über Schädelnerven" veranschaulicht er das Problem der Sinnfrage im Körperbau anhand der Tränendrüse: „Die teleologische Methode ... sagt zum Beispiel: soll das Auge seine Funktion versehen, so muß die Hornhaut feucht gehalten werden, und somit ist eine Tränendrüse nötig. Diese ist also vorhanden, damit das Auge feucht erhalten werde, ... die ent-

> gegengesetzte Ansicht sagt dagegen: die Tränendrüse ist nicht da, damit das Auge feucht werde, sondern das Auge wird feucht, weil eine Tränendrüse da ist ..."

■ **Tränenableitendes System**: Die überschüssige Tränenflüssigkeit wird in die Nasenhöhle abgeleitet, wo sie noch dem Anfeuchten der Atemluft dient.

❶ *Canaliculi lacrimales* (Tränenröhrchen): Die Tränenflüssigkeit sammelt sich im inneren Augenwinkel im *Lacus lacrimalis* (Tränensee, lat. lacus = See). In den Tränensee tauchen die Enden der beiden hakenförmig gebogenen, etwa 9 mm langen Tränenröhrchen ein (Abb. 699b). Diese Enden sind als *Puncta lacrimalia* (Tränenpunkte) mit freiem Auge sichtbar, wenn man die Lider ein wenig abhebt, so daß die medialen Enden der Lidränder dem Betrachter zugewandt werden. Die Tränenröhrchen münden in den

❷ *Saccus lacrimalis* (Tränensack): Er liegt in einer von Oberkiefer und Tränenbein gebildeten Grube der medialen Knochenwand der Augenhöhle zwischen den beiden Schenkeln des medialen Lidbandes. Der Tränensack ist etwa 12 mm lang und setzt sich unmittelbar in den Ductus nasolacrimalis fort.

❸ *Ductus nasolacrimalis* (Tränen-Nasen-Gang): Der etwa 15 mm lange Gang gelangt im knöchernen *Canalis nasolacrimalis* (Tränen-Nasen-Kanal) von der Augenhöhle in die Nasenhöhle. Die Wände des Kanals werden vom Oberkiefer, dem Tränenbein und dem Knochen der unteren Nasenmuschel gebildet. Im Kanal ist der Ductus nasolacrimalis von einem Venengeflecht umsponnen.
• Der Ductus nasolacrimalis mündet in den unteren Nasengang an dessen lateraler Wand aus. Die Öffnung ist von einer Schleimhautfalte (*Plica lacrimalis*, Hasner-Klappe, Joseph Hasner Ritter von Artha, Augenarzt in Prag, 1850) abgedeckt.

Dakryozystitis (Entzündung des Tränensacks und des Tränen-Nasen-Gangs, gr. dákryon = Träne, kýstis = Sack): Sie kommt z.B. bei Neugeborenen vor, wenn als Entwicklungsstörung die Mündung des Ductus nasolacrimalis in die Nasenhöhle verschlossen oder verengt ist (*Dakryostenose*). Der Blindsack (wie Blindsäcke im Körper ganz allgemein) bietet ideale Lebensbedingungen für Bakterien. Dann ist die Durchgängigkeit herzustellen (*Dakryozystorhinostomie*), um die natürliche Spülung der Tränenwege zu ermöglichen.

7 Kopf II und Hals

7.1 Gebiß und Kiefergelenk

#711 Bau des Zahns, Zahnhartgewebe, Richtungsbegriffe
#712 Zahnformen, Zahnformel, Bezifferung
#713 Zahnhalteapparat, *Periodontitis, Parodontose*, Kieferorthopädie, Zahnextraktion, Zahnfleisch, *Karies*
#714 Gefäße und Nerven der Zähne, *Leitungsanästhesie*
#715 Zahnentwicklung, Zahndurchbruch, Zahnwechsel
#716 Kiefergelenk: Bau, Bewegungen, *Verrenkung*
#717 Okklusion, Artikulation, *Kiefergelenksarthrose*
#718 Kaumuskeln
#719 Kauakt, Aufbereitung des Bissens
⇒ #627 Ober- und Unterkiefer
⇒ #724 Zahnstein

#711 Bau des Zahns (Dens)

■ Die Zähne dienen dem Zerkleinern der Nahrung. Daher müssen ihre mechanisch beanspruchten Teile härter als die Nahrung sein. Baumaterial der Zähne sind die **3 Zahnhartgewebe** (Abb. 711):

• **Zahnbein** (*Dentinum*, lat. dens, dentis = Zahn): In eine organische Grundsubstanz mit kollagenen Fasern sind (wie beim Knochen) anorganische Kristalle (Hydroxylapatit) zur Härtung eingelagert. Der Anteil an anorganischer Substanz (etwa 70 %) ist beim Zahnbein höher als beim Knochen. Deswegen ist das Zahnbein härter. Beim Knochengewebe mauern sich die knochenbildenden Zellen (Osteoblasten) in den Knochen ein. Beim Zahnbein hingegen bleiben die zahnbeinbildenden Zellen (Dentinoblasten = Odontoblasten, gr. blástein = bilden) am Rand des Zahnbeins liegen. Sie entsenden nur Fortsätze („Tomes-Fasern", 1850 von John Tomes in London beschrieben) in die Zahnbeinröhrchen (Durchmesser 1-3 μm). Der größte Teil des Zahns besteht aus Zahnbein.

• **Zahnschmelz** (*Enamelum*, engl. enamel = Emaille): Da sich das Zahnbein beim Kauen zu stark abnützen würde, trägt es einen Überzug aus einer besonders harten Substanz. Der Zahnschmelz ist das härteste Gewebe des menschlichen Körpers. Wie bei Knochen und Zahnbein werden Hydroxylapatitkristalle in eine organische Grundsubstanz eingelagert. Deren Anteil am reifen Zahnschmelz beträgt jedoch weniger als 1 %. Der Zahnschmelz ist frei von Zellen: Die schmelzbildenden Zellen (Enameloblasten) liegen dem Zahnschmelz außen auf und werden nach dem Zahndurchbruch rasch abgekaut. Der Zahnschmelz kann daher nicht regenerieren. Ist bei der Zahnkaries (lat. caries = Fäulnis) der Zahnschmelz durch säurebildende Bakterien aufgelöst, so kann der Organismus das Loch nicht verschließen.

• **Zement** (*Cementum*, lat. cementum = Bruchstein): Die in die Kieferknochen eingebetteten Teile der Zähne benötigen keinen Schmelzüberzug. Dafür ist hier das „Zement" aufgelagert. Man kann es als grobfaserigen Knochen mit wenig Zellen charakterisieren. Von ihm ziehen kräftige Bandzüge zum Kieferknochen. Sie verankern den Zahn in der Zahnhöhle.

Fluorprophylaxe: Fluoridionen können anstelle von OH-Gruppen in den Zahnschmelz eingebaut werden. Fluorapatit ist härter als Hydroxylapatit und widerstandsfähiger gegen Karies.

Fluorpräparate werden vom 5. Entwicklungsmonat (über die Schwangere) bis zum 10. Lebensjahr als Tabletten verabreicht. Später kommt die örtliche Anwendung fluoridhaltiger Zahnpasten usw. infrage.

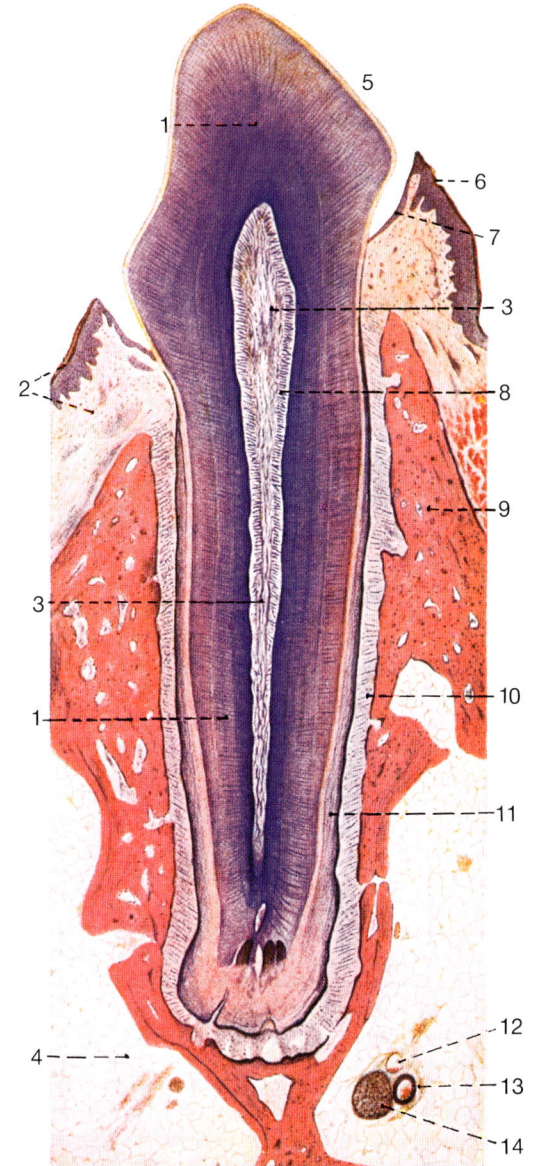

Abb. 711. Schnittbild von Zahn und Zahnhalteapparat (Vergrößerung 10fach). *[wa]*

1 Dentinum
2 Gingiva
3 Cavitas dentis [pulparis] + Pulpa dentis
4 Medulla ossium
5 Enamelum
6 Margo gingivalis
7 Sulcus gingivalis
8 Dentinoblasti [Odontoblasti]
9 Processus alveolaris
10 Periodontium
11 Cementum
12 Vena
13 Arteria
14 Nervus

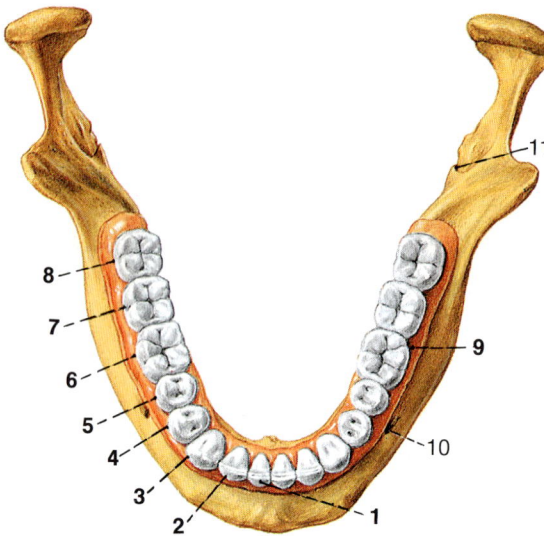

Abb. 712a. Unterkiefer mit Zähnen von oben. [sb2]

1 Dens incisivus I
2 Dens incisivus II
3 Dens caninus
4 Dens premolaris I
5 Dens premolaris II
6 Dens molaris I
7 Dens molaris II
8 Dens molaris III
9 Gingiva
10 Foramen mentale
11 Foramen mandibulae

■ Der Zahn besteht nicht nur aus Hartsubstanzen. Zahnbein und Zement sind lebende Gewebe, die ernährt werden müssen. In der Zahnhöhle ist Platz für Blutgefäße und Nerven gelassen. Am Zahn kann man daher folgende **Hauptteile** unterscheiden:
• *Corona dentis* (Zahnkrone): von Zahnschmelz überzogener Teil.
• *Radix dentis* (Zahnwurzel): von Zement überzogen.
• *Cervix dentis* (Zahnhals): Grenze zwischen Zahnschmelz und Zement.
• *Cavitas dentis [pulparis]* (Zahnhöhle): durch die Zahnwurzel bis in die Zahnkrone aufsteigend.
• *Pulpa dentis* (Zahnmark): die in der Zahnhöhle liegenden Gewebe (Blut- und Lymphgefäße, Nerven, lockeres Bindegewebe, zahnbeinbildende Zellen).

Klinische Zahnkrone und Zahnwurzel: Abweichend von der anatomischen Definition bezeichnet der Zahnarzt als
• *Corona clinica* (klinische Zahnkrone): den aus dem Zahnfleisch ragenden Teil des Zahns.
• *Radix clinica* (klinische Zahnwurzel): den im Zahnfleisch und im Kieferknochen steckenden Teil des Zahns.
Beim Kind und beim jungen Erwachsenen stimmen anatomische und klinische Zahnkrone überein. Im Laufe des Lebens werden Zahnfleisch und zahntragende Knochen niedriger, dadurch „wächst" die klinische Zahnkrone.

Akute Pulpitis (Zahnmarkentzündung): Schwellungen in der engen Zahnhöhle führen rasch zu erheblichem Druckanstieg mit entsprechender Reizung des Zahnnervs. Die sehr heftigen Schmerzen hören schlagartig auf, wenn der Zahnarzt zur Druckentlastung die Zahnhöhle eröffnet („trepaniert", gr. trypán = durchbohren).

■ **Richtungsbegriffe**: An jeder Zahnkrone kann man 5 Flächen unterscheiden:
• okklusal: Kaufläche.
• lingual bzw. palatinal: Zungen- bzw. Gaumenseite.
• vestibulär (labial bzw. bukkal): Seite zum Vorhof der Mundhöhle (Lippen- bzw. Wangenseite).
• mesial: dem vorderen Nachbarzahn zugewandt.
• distal: dem hinteren Nachbarzahn zugewandt.
Die 8 Richtungsbegriffe verwendet man in der Zahnheilkunde, um Befunde an Zähnen zu beschreiben.

■ **Terminologie**: Die Mehrzahl der klinischen, die Zähne betreffenden Begriffe wird mit dem Wortstamm odont nicht odont (vom gr. odús, odóntos = Zahn) gebildet: z.B. Odontologie = Zahnheilkunde, Odontologe = Zahnarzt, Odontalgie = Zahnschmerz, Periodontitis = Wurzelhautentzündung, Parodontose = Zahnfleischschwund. Steht odont nicht am Wortanfang, so fällt der Bindevokal -o- vor odont aus. Dies ist bei der korrekten Aussprache zu beachten: par-odontose und nicht parodontose, entsprechend peri-odontitis, psalid-odontie, labid-odontie, steg-odontie (#717)!

#712 Zahnformen

■ Das bleibende Gebiß besteht aus 32 Zähnen, je 8 in einer Ober- bzw. Unterkieferhälfte. Diese 8 Zähne unterscheiden sich in der Form entsprechend ihrer unterschiedlichen Aufgabe (Abb. 712a + b):
• Mit den vorderen Zähnen beißt man ab (Prinzip der Schere). Die Kontaktflächen sind daher schneidenähnlich ausgebildet: **Schneidezähne** (*Dentes incisivi*, lat. incidere = einschneiden).
• Die hinteren Zähne zerquetschen die Nahrung wie Mühlsteine: **Mahlzähne** (*Dentes molares*, lat. mola = Mühle, meist kurz Molaren genannt).
• Dazwischen liegen die **Eckzähne** (*Dentes canini*, lat. canis = Hund). Sie sind bei den Raubtieren besonders kräftig und dienen dem Halten der Beute.
• Zwischen Eckzähne und Mahlzähne schieben sich die **vorderen Backenzähne** (*Dentes premolares*, meist kurz Prämolaren genannt) als Übergangsformen ein.

Die okklusalen Flächen sind bei den Schneidezähnen scharfkantig, bei den Mahlzähnen breitflächig höckerig, bei den Eckzähnen und den Prämolaren geht die Kantenform allmählich in die breitflächige Form über.

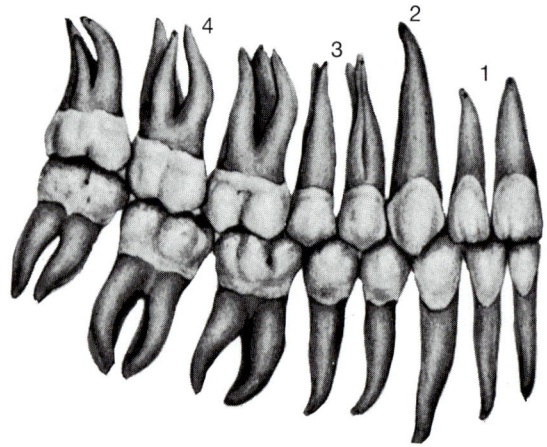

Abb. 712b. Rechte Gebißhälfte eines Erwachsenen. Man beachte, daß die Zahnreihen etwas gegeneinander versetzt sind, so daß jedem Zahn zwei Zähne gegenüberstehen (ausgenommen dem ersten unteren Schneidezahn und dem oberen Weisheitszahn, #717). [jo]

1 Dentes incisivi
2 Dens caninus
3 Dentes premolares
4 Dentes molares

7 Kopf II und Hals, 7.1 Gebiß und Kiefergelenk

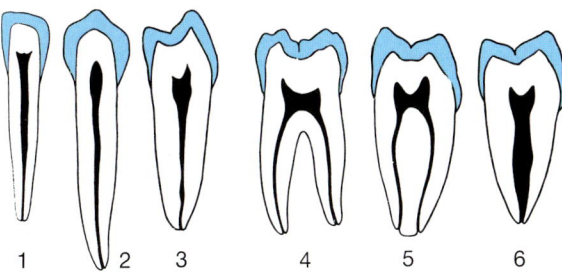

Abb. 712c. Form des Zahnmarks („Pulpa") in Schnitten durch verschiedene Zähne des Unterkiefers. [me1]

1 Schneidezahn
2 Eckzahn
3 Zweiter vorderer Backenzahn
4-6 Erster Mahlzahn in verschiedenen Schnittrichtungen:
4 in Richtung des Zahnbogens
5 durch die vordere (mesiale) Wurzel
6 durch die hintere (distale) Wurzel

■ **Zahl der Wurzeln** (Abb. 712b + c):
• einwurzelig: die Zähne 1-5.
• zweiwurzelig: im Unterkiefer die Zähne 6-8.
• dreiwurzelig: im Oberkiefer die Zähne 6-8.
Die Zahl der Wurzeln ist variabel, so ist z.B. der erste Prämolar (4) im Oberkiefer in etwa der Hälfte der Fälle zweiwurzelig. Auch gibt es zahlreiche Übergangsformen, z.B. 2 oder 3 Wurzelkanäle in einer ungeteilten Wurzel usw. Die Wurzel des Eckzahns ist besonders lang.

■ **Zahnformel**: Der Begriff wird in 2 unterschiedlichen Bedeutungen gebraucht:

❶ **vergleichend anatomisch**: Die Zahl der Schneidezähne, Eckzähne, vorderen Backenzähne und Mahlzähne ist für eine Tierart charakteristisch. Der Mensch hat die Zahnformel 2-1-2-3, d.h. in jeder Kieferhälfte:
• 2 Schneidezähne („Inzisivi").
• 1 Eckzahn („Caninus").
• 2 vordere Backenzähne („Prämolaren").
• 3 Mahlzähne („Molaren").

❷ **Bezifferung von Zähnen**: Um Befunde an den Zähnen zu notieren, sind Formulierungen wie „2. vorderer Backenzahn rechts oben" zu umständlich. Einfacher ist es, jedem Zahn eine Nummer zu geben. Nach der jetzt üblichen *internationalen Zahnformel* werden die Zähne zunächst einmal von der Mitte ausgehend mit 1-8 numeriert. Danach sind 1 und 2 Schneidezähne, 3 der Eckzahn, 4 und 5 vordere Backenzähne und 6-8 Mahlzähne. Jetzt muß noch nach Ober- und Unterkiefer sowie nach rechts und links unterschieden werden. Dazu setzt man vor die Zahnnummer 1-8 jeweils eine 1 für die rechte Oberkieferhälfte, eine 2 für die linke Oberkieferhälfte, eine 3 für die linke Unterkieferhälfte und eine 4 für die rechte Unterkieferhälfte. Die komplette Zahnformel lautet daher:

18 17 16 15 14 13 12 11	21 22 23 24 25 26 27 28
48 47 46 45 44 43 42 41	31 32 33 34 35 36 37 38

Beispiel: 46 (gesprochen 4-6) bedeutet 1. Mahlzahn im Unterkiefer rechts. Die Notierung erfolgt so, wie der Zahnarzt das Gebiß des Patienten sieht: 11-18 und 41-48 bilden mithin die rechte Gebißhälfte, 21-28 und 31-38 die linke.

Für die Milchzähne verwendet man sinngemäß die Ziffern von 51-85:

55 54 53 52 51	61 62 63 64 65
85 84 83 82 81	71 72 73 74 75

Will man Befunde an den eigenen Zähnen nach diesem System festlegen, so beachte man, daß man das eigene Bild im Spiegel spiegelverkehrt sieht. Das, was wie die rechte Gesichtshälfte eines Patienten aussieht, ist beim eigenen Gesicht im Spiegel die linke!

#713 Zahnhalteapparat und Zahnfleisch

■ **Zahnhalteapparat**: Die Zähne sind nicht starr in die Kieferknochen eingebaut, sondern federnd aufgehängt, um Schädigungen durch harte Nahrungsbestandteile zu vermeiden. Zugfeste Fasern (Wurzelhaut = *Periodontium*, gr. perí = um – herum) sind im Periost der knöchernen Wand der Zahnfächer der Kieferknochen und in der Zementschicht der Zähne verankert. Zement, Wurzelhaut und Alveolarknochen bilden somit den „Zahnhalteapparat" (Abb. 713a). Die Fasern des Periodontium verlaufen teils horizontal, teils schräg, teils vertikal (von der Wurzelspitze), so daß bei jeder Art der mechanischen Beanspruchung des Zahns Fasern gespannt werden.

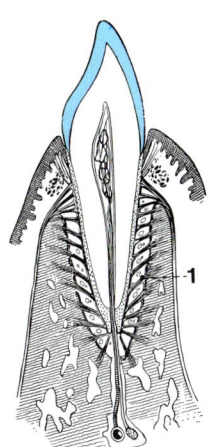

Abb. 713a. Schema des Zahnhalteapparats. [bg2]

1 Periodontium

Periodontitis (Wurzelhautentzündung): Löst sich das Zahnfleisch vom Zahn, so können über die dabei entstehenden „Taschen" Bakterien in den Spaltraum zwischen Zahn und Kieferknochen eindringen. Sie rufen langwierige Entzündungen hervor, die schließlich zu schweren Schäden des Zahnhalteapparats bis zum Ausfall des Zahns führen.

Parodontose (Zahnfleischschwund): In der Jugend ist der Zahn zu mehr als der Hälfte seiner Länge in den Kieferknochen verankert, das Zahnfleisch umschließt den Zahnhals. Der Drehpunkt des Zahnes für Federbewegungen liegt am unteren Drittelpunkt. Beim sog. Zahnfleischschwund schwindet weniger das Zahnfleisch selbst als der von ihm bedeckte zahntragende Knochen. Die Zähne werden im Laufe des Lebens scheinbar länger, weil sie immer weniger vom Kiefer verdeckt werden. Dadurch wird der Zahn schlechter verankert. Sein Drehpunkt tritt tiefer. Er beginnt zu wackeln und fällt schließlich aus.

■ **Kieferorthopädie**: An den Verankerungsstellen der Wurzelhaut im Alveolarknochen gehen ständig Umbauprozesse vor sich, um den Knochen der wechselnden Beanspruchung anzupassen. Auf diese Weise können Zähne auch „wandern": Nach Verlust eines Zahnes bewegen sich die Nachbarzähne in die Lücke. Diese Anpassungsmöglichkeit an äußere Kräfte nutzt man in der Kieferorthopädie, um falsch stehende Zähne zurechtzurücken.

■ **Zahnextraktion** („Zahnziehen"): Man faßt den Zahn mit der Zahnzange derartig, daß das Zangenmaul den Zahnhals umschließt. Dann beginnt man mit hebelnden Bewegungen das Zahnfach zu dehnen und die Fasern der Wurzelhaut zu zerreißen.
• Dabei ist es weitgehend belanglos, wenn ein kleines Knochenstück aus der Wand des Zahnfachs ausbricht. Nach der Zahnextraktion werden die Wände des Zahnfachs zusammengedrückt und heilen dann in wenigen Tagen aus.
• Nicht gleichgültig hingegen ist es, wenn beim Ziehen eines seitlichen Oberkieferzahns die Kieferhöhle eröffnet wird. Bei großer Kieferhöhle ragen die Wurzeln der Backen- und Mahlzähne oft nahezu frei in die Kieferhöhle. Beim Herausziehen des Zahns kann dann eine offene Verbindung zwischen Mund- und Kieferhöhle entstehen. Durch diesen künstlichen Kanal wandern Bakterien aus der Mundhöhle in die Kieferhöhle ein. Dann kommt es rasch zur Kieferhöhlenentzündung.
• Nach dem Ziehen oberer Zähne muß man sich daher überzeugen, daß keine Verbindung zur Kieferhöhle geschaffen wurde. Dies geht ganz einfach mit dem „Nasenblasversuch": Der Patient hält mit der Hand die Nase zu und bläst kräftig Ausatmungsluft in die Nasenhöhle. Im Falle einer offenen Verbindung tritt Luft aus dem Zahnfach aus. Dann muß das Loch möglichst sofort verschlossen werden (z.B. Einschwenken eines Schleimhautlappens). Wurde eine abgebrochene Zahnwurzel in die Kieferhöhle gestoßen, so muß sie daraus entfernt werden. Dazu wird die Kieferhöhle meist vom Vorhof der Mundhöhle aus eröffnet (#734).

■ **Zahnfleisch** (*Gingiva*, lat. gingiva = Zahnfleisch): So bezeichnet man den drüsenfreien Teil der Mundschleimhaut, der die Alveolarfortsätze der Kieferknochen bedeckt. Über den am Knochen befestigten Teil (*Pars fixa*) ragt das freie Zahnfleisch (*Pars libera*) manschettenartig um die Zahnkrone empor.
• Das Zahnfleisch ist auf der vom Zahn abgewandten Seite mit dem hohen geschichteten Plattenepithel der Mundschleimhaut bedeckt (äußeres Saumepithel). Auf der dem Zahn zugewandten Seite wird dieses zunehmend niedriger (inneres Saumepithel). Es heftet sich am Zahnhals an und dichtet somit die Wurzelhauttasche gegen die Mundhöhle hin ab. Löst sich das Zahnfleisch vom Zahnhals ab, so können Bakterien in die Wurzelhaut eindringen (s.o.).
• Das faserreiche Bindegewebe unter dem Epithel verankert das Zahnfleisch unverschieblich am Knochen (es fehlt die Submukosa!). Das Zahnfleisch wird beim Kauen häufig verletzt. Bakterien rufen dann rasch Entzündungen hervor (Gingivitis). Im Bindegewebe des Zahnfleisches findet man daher reichlich Abwehrzellen, vor allem Lymphozyten.
• Zwischen die Zähne schiebt sich das Zahnfleisch mit den Zahnfleischpapillen (*Papilla gingivalis [interdentalis]*) und verhindert damit, daß sich Speisereste zwischen den Zähnen festsetzen (Abb. 713b).

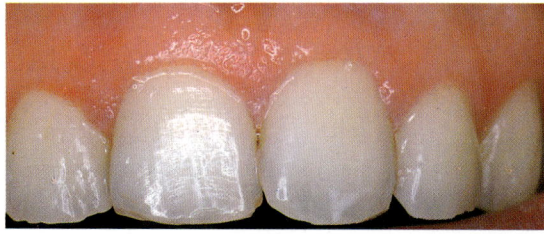

Abb. 713b. Gesundes Zahnfleisch. Die Zwischenräume zwischen den Zähnen werden vom Zahnfleisch vollständig ausgefüllt. [ke2]

■ **Karies** („Zahnfäule", lat. caries = Fäulnis): „Wandern" nach dem Verlust eines Zahnes die Nachbarzähne in Richtung Zahnlücke, so wird der Zwischenraum zwischen 2 Zähnen breiter, und die Zahnfleischpapille reicht nicht mehr zum Abdichten des Zahnzwischenraums aus. Dann bleiben Speisereste hängen, die durch Bakterien zersetzt werden. Dabei wird Säure frei, die den Zahnschmelz auflöst. Rascher Zahnersatz nach Zahnverlust ist daher nicht nur eine kosmetische Frage, sondern dient auch der Gesundheit der übrigen Zähne. Regelmäßiges Zähneputzen verhindert die Säurebildung an den Zähnen und fördert die Durchblutung des Zahnfleisches.

#714 Gefäße und Nerven der Zähne

Die gesunden Zähne sind lebende Organe und daher mit Nerven und Gefäßen versorgt. Diese treten an den Spitzen der Zahnwurzeln in die Zahnhöhlen ein. Aus dem Zahnmark gelangen feine Nervenfasern auch in das Zahnbein.

■ **Tote Zähne**: Ist das Zahnmark verödet, z.B. aufgrund einer „Wurzelbehandlung", so ist der Zahn tot. Dann setzen sich leicht Bakterien in ihm fest, die als „Herd" mit ihren Toxinen den gesamten Organismus gefährden können (z.B. durch sog. „rheumatische" Erkrankungen). Tote Zähne sollte man daher entfernen, oder man muß die Zahnhöhle (mit allen Seitenkanälen) sorgfältig mit Füllstoffen ausfüllen, damit für Bakterien kein Platz bleibt.

■ Alle **Zahnarterien** sind Äste der *A. maxillaris*, einem Endast der A. carotis externa:
• *Aa. alveolares superiores anteriores* (obere vordere Zahnfacharterien): aus der *A. infraorbitalis* zu den vorderen Oberkieferzähnen.
• *A. alveolaris superior posterior* (obere hintere Zahnfacharterie): zu den hinteren Oberkieferzähnen.
• *A. alveolaris inferior* (untere Zahnfacharterie): Sie verläuft im Canalis mandibulae. Zu den einzelnen Zahnfächern gehen die *Rr. dentales* ab.

■ **Regionäre Lymphknoten** liegen für alle Zähne im Mundboden am Unterrand des Unterkiefers: *Nodi lymphoidei submentales + submandibulares*.

■ Alle **Zahnnerven** gehören zum *N. trigeminus* (V):
• Alle Zahnnerven des Oberkiefers gehören zum 2. Hauptast des N. trigeminus, dem *N. maxillaris*.
• Alle Zahnnerven des Unterkiefers gehören zum 3. Hauptast, dem *N. mandibularis* (Abb. 714a + b).

Der Verlauf der Nerven entspricht dem der Arterien:
• *Nn. alveolares superiores* (obere Alveolarnerven): in mehreren Knochenkanälen von den Zähnen des Oberkiefers zur Flügelgaumengrube (Fossa pterygopalatina).
• *N. alveolaris inferior* (unterer Alveolarnerv): mit der gleichnamigen Arterie im Canalis mandibulae.

Man beachte: Das Zahnfleisch wird nicht von den Zahnnerven, sondern von Nerven zu den benachbarten Bereichen der Mundschleimhaut versorgt: Gaumennerven (Nn. palatini major + minores), Zungennerv (N. lingualis), Wangennerv (N. buccalis) usw.

■ **Leitungsanästhesie**: Zur schmerzfreien Zahnbehandlung wird die Schmerzleitung in der Nervenbahn vorübergehend unterbrochen. Dazu spritzt der Zahnarzt ein Lokalanästhetikum um die Zahnwurzeln oder größerer Nervenstämme.
• Wird z.B. der ganze Alveolarnerv des Unterkiefers ausgeschaltet, so sind nicht nur alle unteren Zähne der betreffenden

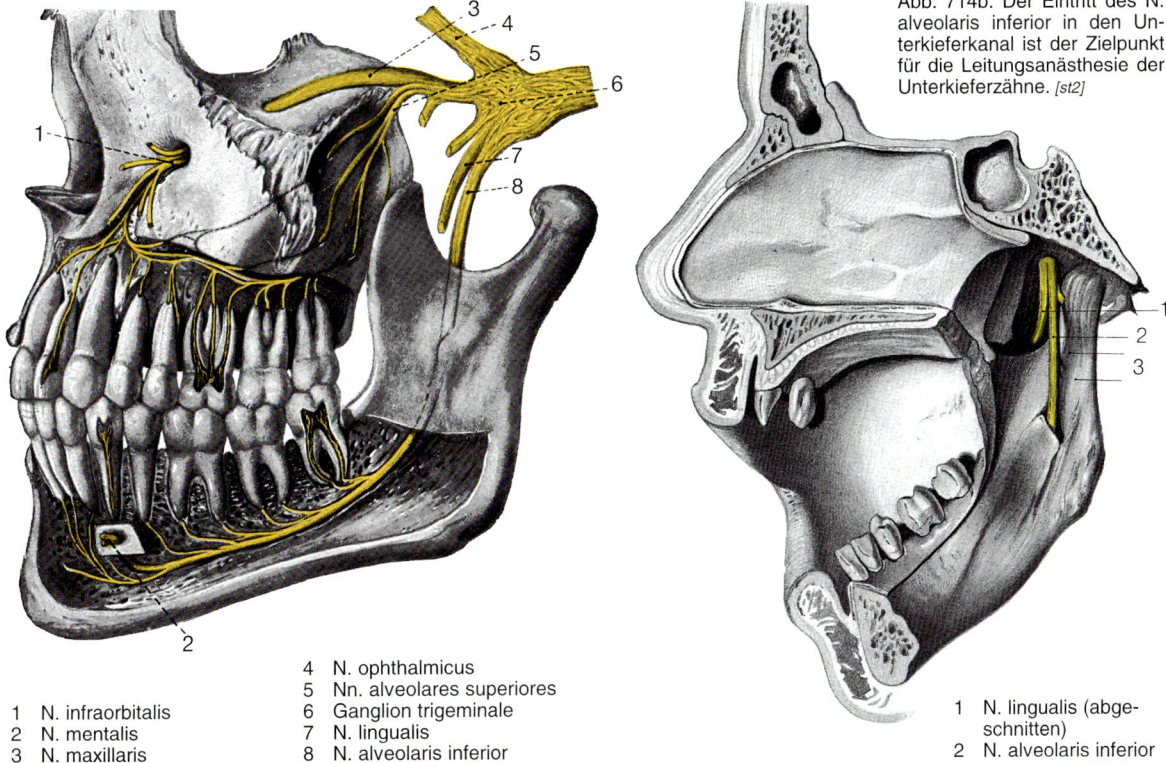

Abb. 714b. Der Eintritt des N. alveolaris inferior in den Unterkieferkanal ist der Zielpunkt für die Leitungsanästhesie der Unterkieferzähne. [st2]

1 N. infraorbitalis
2 N. mentalis
3 N. maxillaris
4 N. ophthalmicus
5 Nn. alveolares superiores
6 Ganglion trigeminale
7 N. lingualis
8 N. alveolaris inferior

Abb. 714a. Nervenversorgung des Gebisses. [bg2]

1 N. lingualis (abgeschnitten)
2 N. alveolaris inferior
3 Ramus mandibulae

Seite gefühllos, es stellt sich auch ein „pelziges" Gefühl über dem Kinn ein, weil von diesem Nerv auch die Haut über dem Kinn versorgt wird. Treten trotz richtiger Leitungsanästhesie noch Schmerzen bei einer Zahnextraktion auf, so rühren diese meist vom Zahnfleisch her.
• Technik der Leitungsanästhesie des *N. alveolaris inferior*: Man sticht die Hohlnadel etwas oberhalb des Weisheitszahns horizontal in die Mundschleimhaut ein und dringt medial des aufsteigenden Unterkieferastes etwa 2 cm in die Tiefe. Da die beiden Unterkieferhälften nach dorsal auseinander weichen, wird die Nadel nicht sagittal, sondern schräg vom gegenüberliegenden Mundwinkel aus zum Zielpunkt geführt. Man gelangt so mit der Nadelspitze in den Bereich der Eintrittsstelle des Alveolarnervs in den Unterkieferkanal (Abb. 714b). Spritzt man dort das Anästhetikum ein, so schaltet man außer dem N. alveolaris inferior auch den nahebei liegenden N. lingualis (sensorischer Zungennerv) aus. Dies ist erwünscht, weil sich der N. lingualis an der Innervation des Zahnfleisches beteiligt. Vor der Einspritzung muß man, wie bei jeder Injektion, mit der Spritze ansaugen („aspirieren"), um sich zu vergewissern, daß die Nadelspitze nicht in einem Blutgefäß liegt!.
• Da die Zähne des Oberkiefers nicht wie die des Unterkiefers von einem Nerv allein versorgt werden, kann man mit einer Spritze nicht alle Zähne einer Oberkieferhälfte gleichzeitig anästhesieren. Meist begnügt man sich mit dem Umspritzen der Zahnwurzel(n) des zu behandelnden Zahnes.

#715 Zahnentwicklung

■ **Schmelzorgan und Zahnpapille**: In der 7. Entwicklungswoche wächst Mundhöhlenektoderm als Zahnleiste den Anlagen des Kieferknochens entgegen. Aus den Zahnleisten des Ober- und Unterkiefers grenzen sich je 10 Zahnknospen ab, die in der 10. Entwicklungswoche durch Mesenchym glockenartig eingestülpt werden. Die Zahnanlage besteht in diesem Stadium aus

• dem glockenförmigen epithelialen Schmelzorgan.
• der mesenchymalen Zahnpapille.

Im 5. Entwicklungsmonat liegen an der Grenze von Schmelzorgan und Zahnpapille 2 einschichtige Zellverbände aneinander:
• die schmelzbildenden Enameloblasten des Schmelzorgans (inneres Schmelzepithel).
• die zahnbeinbildenden Odontoblasten der Zahnpapille.

Beide Zellarten beginnen im 5. Entwicklungsmonat mit der Arbeit: Die Odontoblasten lagern an der Grenze Prädentin, die Enameloblasten Schmelzprismen ab und entfernen sich dadurch immer weiter voneinander. Das Prädentin verkalkt zu Dentin. Die Bildung der Zahnhartsubstanzen beginnt also an der Schmelz-Dentin-Grenze und schreitet von dort gleichzeitig in Richtung zur Zahnhöhle (Zahnbein) und in Richtung zur späteren Kronenoberfläche (Schmelz) fort. Durch die Form der Zahnglocke wird die spätere Zahnform festgelegt.

Tetracyclinschäden: Antibiotika aus der Gruppe der Tetracycline werden, an Calcium gebunden, in die Zahnhartsubstanzen während der Zahnentwicklung irreversibel eingebaut. Der Zahnschmelz wird dadurch bräunlich verfärbt, was die Schönheit erheblich beeinträchtigt. Er wird außerdem anfälliger gegen Karies. Da eine nachträgliche Korrektur nicht möglich ist, sollte man streng darauf achten, daß Schwangere und Kinder nicht mit Tetracyclinen behandelt werden.

■ **Wurzelwachstum**: Die Zahnwurzel wächst erst nach Vollendung der Zahnkrone beim Zahndurchbruch aus. Das Mesenchym um die Wurzel, das sog. Zahnsäckchen, differenziert sich zu den 3 Schichten des Zahnhalteapparats:
• zementbildende Schicht.
• wurzelhautbildende Schicht.
• alveolarknochenbildende Schicht.

Durch das Wachstum der Wurzel wird der Zahn in Richtung Mundhöhle vorgeschoben, bis er durch die Schleimhaut bricht.

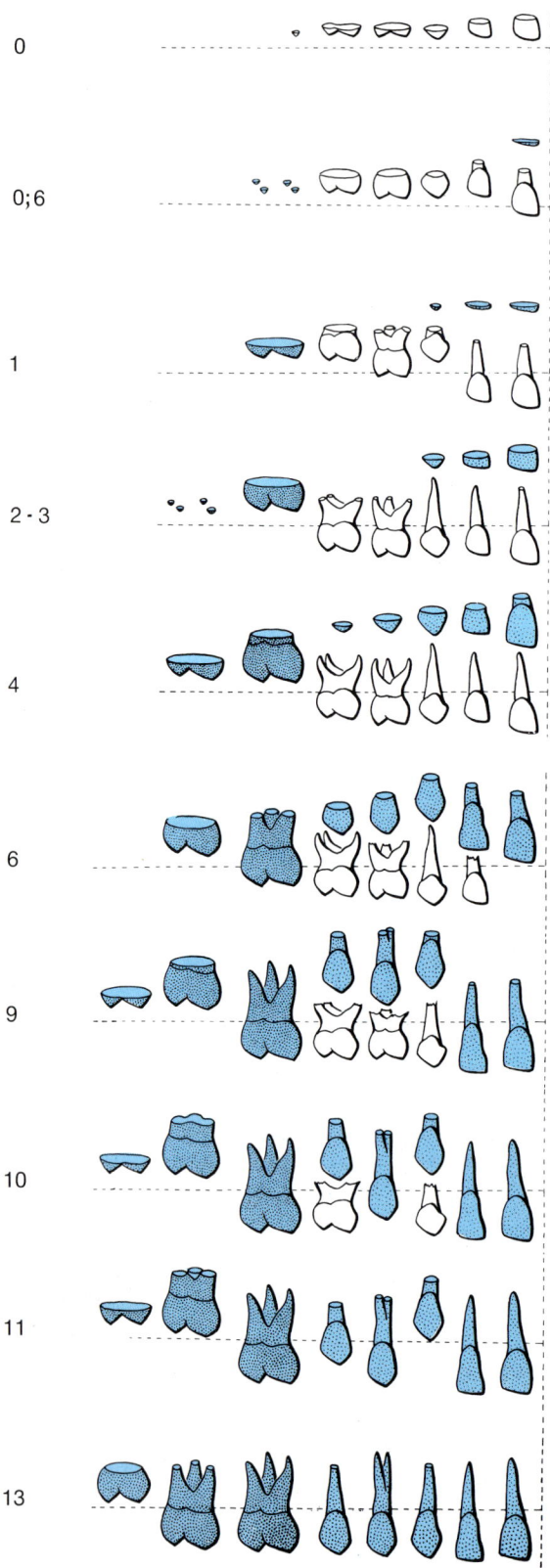

Abb. 715a. Entwicklung des Gebisses am Beispiel der Zähne einer Oberkieferhälfte. Milchgebiß weiß, bleibende Zähne blau. Die unterbrochene Linie gibt die Zahnfleischgrenze an. Die Ziffern bedeuten das Alter in Jahren (0 = Neugeborenes, 0;6 = Säugling von 6 Monaten). *[me2]*

Der Durchbruch der ersten Zähne ist offenbar mit erheblichen Schmerzen verbunden: Der Säugling schreit viel, nimmt weniger Nahrung auf und verliert oft an Gewicht.

Neben den Schmelzorganen der Milchzähne werden von der Zahnleiste auch schon die bleibenden Zähne vorbereitet. In den Kieferknochen des Kleinkindes entwickeln sich lingual bzw. palatinal neben dem durchgebrochenen Milchgebiß die Zähne des bleibenden Gebisses (Abb. 715a + b).

■ **Keine Regeneration**:
• Die Zahnbeinbildung könnte rein theoretisch lebenslang fortschreiten, da an der Grenze des Zahnmarks arbeitsfähige Odontoblasten verbleiben. Praktisch hat dies nur Bedeutung, wenn ein Defekt bis in die Nähe der Zahnhöhle vordringt und die Odontoblasten dann von innen her die Wand abzudichten versuchen. Eine natürliche Grenze hat die Zahnbeinbildung in der Größe der Zahnhöhle. Würde die Zahnbeinbildung nicht beendet, so würde die ganze Zahnhöhle mit Zahnbein ausgefüllt.
• Die Schmelzbildung endet mit der Fertigstellung der Zahnkrone. Beim Durchbruch des Zahns wird die an der Oberfläche des Zahnschmelzes sitzende Enameloblastenschicht („Schmelzoberhäutchen") zerstört. Damit ist die Fähigkeit zur Schmelzbildung erloschen.

■ **Zahndurchbruch und Zahnwechsel**: Die Kiefer des Kindes sind kleiner als die des Erwachsenen. Das komplette Gebiß kann noch nicht untergebracht werden. Es brechen jeweils soviel Zähne durch, wie der Kiefer fassen kann. Beim Kleinkind sind dies 20, beim Schulkind 24, in der Pubertät 28, beim Erwachsenen 32. Die ersten 20 Zähne sind in der Größe dem kindlichen Kiefer angepaßt. Da durchgebrochene Zähne nicht mehr wachsen können, werden die 20 „Milchzähne" durch größere „bleibende" Zähne ersetzt.
• Beim Neugeborenen sind von allen 20 Milchzähnen bereits Teile der Zahnkronen angelegt. Die Zähne liegen jedoch normalerweise noch völlig innerhalb des Knochens. Der Zahndurchbruch beginnt im Alter von etwa 6 Monaten mit dem ersten Milchschneidezahn. Numeriert man die Milchzähne einer Kieferhälfte von der Mitte ausgehend mit 1-5, so erfolgt der Durchbruch in der Reihenfolge 1-2-4-3-5 (Tab. 715).

Tab. 715. Durchbruchzeiten der Milchzähne	
Erster Milchschneidezahn:	6.-9. Monat
Zweiter Milchschneidezahn:	8.-12. Monat
Milcheckzahn:	16.-20. Monat
Erster Milchmahlzahn:	12.-16. Monat
Zweiter Milchmahlzahn	20.-30. Monat

Vom bleibenden Gebiß bricht als erster der 6. Zahn (der Reihe 1-8) im Alter von 6 Jahren durch („Sechsjahresmolar"). Dann werden die Milchzähne meist in der Reihenfolge 1-2-4-5-3 im Oberkiefer und 1-2-3-4-5 im Unterkiefer durch die entsprechenden (größeren) bleibenden Zähne bis zum Beginn der Pubertät ausgetauscht. Der 7. Zahn folgt in der Pubertät, der 8. Zahn („Weisheitszahn") im Erwachsenenalter oder nie.

• **Fehlerhafter Zahndurchbruch**: Bewegende Kraft des Zahndurchbruchs ist das Wurzelwachstum, durch das die schon fertige Zahnkrone zur Oberfläche geschoben wird. Bei zu engen oder zu weiten Lücken kann sich ein Zahn verkeilen oder schräg durchbrechen.
• **Bedeutung der Milchzähne als Platzhalter** für die bleibenden Zähne. Besonders wichtig ist die Gruppe des 3.-5.- Milchzahns, damit der Sechsjahresmolar und die bleibenden Schneidezähne den richtigen Platz finden. Vorzeitiger Verlust von Milchzähnen führt zu Stellungsanomalien der bleibenden Zähne

7 Kopf II und Hals, 7.1 Gebiß und Kiefergelenk

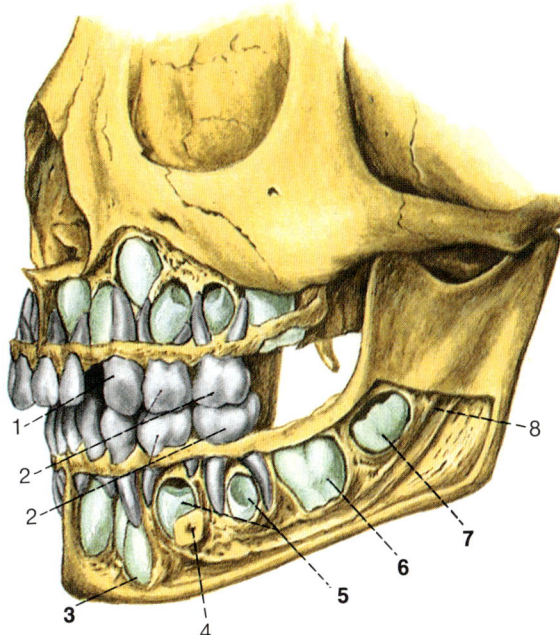

Abb. 715b. Milchgebiß (blau) und Anlagen des bleibenden Gebisses (grün) in den Kieferknochen. Der erste bleibende Zahn (erster Mahlzahn) beginnt im Oberkiefer schon durchzubrechen (6jähriges Kind). *[sb2]*

1 Dens caninus deciduus	5 Dens premolaris I + II
2 Dentes molares decidui	6 Dens molaris I
3 Dens caninus	7 Dens molaris II
4 Foramen mentale	8 Canalis mandibulae

(Engstand), zu Hemmung des Kieferwachstums und zu abnormer Stellung der Kiefer zueinander, wenn nicht rechtzeitig kieferorthopädische Maßnahmen (#713) ergriffen werden.
• **Durchbruch der Weisheitszähne**: Er bereitet oft erhebliche Probleme, besonders wenn der Unterkiefer zu kurz ist. Die Weisheitszähne brechen dann schräg durch oder werden eingekeilt (Abb. 715c). Dann muß unter Umständen ein sonst gesunder Weisheitszahn kieferchirurgisch entfernt werden.

#716 Kiefergelenk (Articulatio temporomandibularis)

■ **Bauelemente**: Das Kiefergelenk ist nicht ein Gelenk zwischen Ober- und Unterkiefer, sondern, wie der lateinische Name besagt, zwischen Schläfenbein und Unterkiefer. Die gelenkbildenden Strukturen sind:

❶ Pfanne des Kiefergelenks: *Fossa mandibularis* (Unterkiefergrube) der Schläfenbeinschuppe (Pars squamosa des Os temporale), eine flache Höhlung am hinteren Ende des Jochfortsatzes. Vor ihr springt das Gelenkhöckerchen (*Tuberculum articulare*) nach unten vor. Nur der vordere Teil der Höhlung ist mit Faserknorpel überzogen und dient dem Gelenk.

❷ Gelenkkopf des Kiefergelenks: *Caput mandibulae* (Unterkieferkopf) am Gelenkfortsatz des Unterkiefers (Processus condylaris), eine querstehende Rolle mit viel kleinerem Krümmungsradius als der der Pfanne.

❸ Gelenkscheibe (*Discus articularis*): aus Faserknorpel. Sie befestigt sich an der Kapsel derartig, daß die Gelenkhöhle in 2 Kammern zerlegt wird (Abb. 716a + b).

❹ Gelenkkapsel (*Capsula articularis*): Sie bezieht vorn noch das Gelenkhöckerchen mit ein. Rückwärts reicht sie bis zur Spalte zwischen Felsenbein und Gehörgangsknochen (Fissura petrotympanica). Die Kapsel ist weit und reich an elastischen Fasern. Die schlaffe Kapsel wird medial und lateral durch straffe Bindegewebezüge (*Lig. mediale + laterale*) verstärkt.

❺ Kapselunabhängige Bänder: Für das Verständnis der Bewegungen des Kiefergelenks sind 2 Bänder wichtig:
• *Lig. stylomandibulare* (Griffelfortsatz-Unterkiefer-Band) zum Kieferwinkel.
• *Lig. sphenomandibulare* (Keilbein-Unterkiefer-Band) zum „Zünglein" des Unterkiefers (Lingula mandibulae) an der inneren Öffnung des Unterkieferkanals.

■ **Probleme**: Das Kiefergelenk ist das wohl am schwierigsten zu verstehende Gelenk des menschlichen Körpers. Dies liegt daran, daß

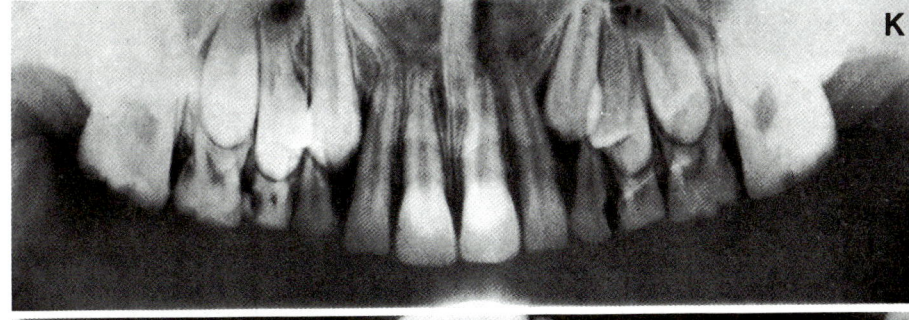

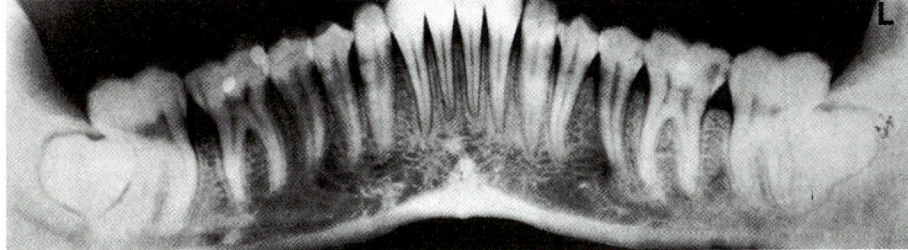

Abb. 715c + d. Sog. „Panoramaaufnahmen" geben einen Überblick über den gesamten Zahnbestand eines Kiefers. *[bi2]*
• Oben: Oberkiefer eines 9jährigen Kindes.
• Unten: Unterkiefer eines bleibenden Gebisses, bei dem die Weisheitszähne noch nicht durchgebrochen sind.

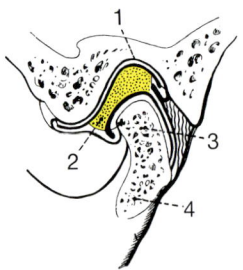
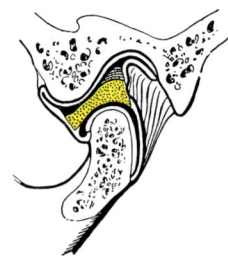

Abb. 716a + b. Schnitt durch das Kiefergelenk:
• oben bei geschlossenem Mund,
• unten bei Mahlbewegung zur Gegenseite. *[bg1]*

1 Fossa mandibularis
2 Discus articularis
3 Caput mandibulae
4 Processus condylaris

• der Kieferkopf sich nicht nur scharnierartig dreht, sondern zugleich an der Gelenkscheibe entlang gleitet und somit keinen festen Drehpunkt besitzt.
• die beiden Kiefergelenke immer zusammenwirken müssen, weil wir nur einen Unterkiefer in 2 Kiefergelenken haben.
• die Kieferknochen im Lauf des Lebens ihre Form ändern (Aufrichtung des Unterkieferastes während des Wachstums, Abbau der Alveolarfortsätze nach Verlust der Zähne).
• die Kauflächen der Zähne manche Bewegungen mitbestimmen.

■ **Bewegungsmöglichkeiten**: Aus ihrer Vielfalt kann man 3 Hauptbewegungen abstrahieren:
• *Scharnierbewegung*: Öffnen und Schließen des Mundes: Die Kieferköpfe drehen sich dabei um eine transversale Achse, die jedoch nicht festliegt, sondern sich beim Öffnen vorwärts und beim Schließen rückwärts bewegt. Die Kieferköpfe gleiten beim Öffnen nach vorn, beim Schließen nach hinten. Dies könnte u.a. darauf beruhen, daß der Unterkiefer durch das Keilbein-Unterkiefer-Band festgehalten wird. Der Drehpunkt des Unterkiefers liegt deswegen in der Mitte des Unterkieferastes, etwa dort wo Alveolararterie und Alveolarnerv in den Unterkieferkanal eintreten.
• *Schlittenbewegung*: Vor- und Zurückschieben des Unterkiefers. Gelenkscheiben und Unterkieferkopf können vor- und zurückgleiten, ohne daß dabei der Mund geöffnet wird. Der Spielraum beträgt etwa 15 mm.
• *Mahlbewegung*: Drehen des Unterkiefers um eine vertikale Achse: Jeweils ein Kieferkopf gleitet nach vorn, der andere dreht sich lediglich um die durch ihn gehende vertikale Achse. Die beiden Kiefergelenke wechseln laufend mit der Gleit- und Drehbewegung ab.

Im menschlichen Kiefergelenk sind alle 3 Bewegungsarten mit vielen Übergängen auszuführen. Viele Tiere sind auf eine der 3 Bewegungen mehr oder weniger festgelegt:
• Scharnierbewegung: Raubtiere.
• Schlittenbewegung: Nagetiere.
• Mahlbewegung: Wiederkäuer.

■ **Tasten der Bewegungen des Kieferkopfs**: Von der Vor- und Rückbewegung des Kieferkopfs beim Öffnen und Schließen des Mundes kann man sich ganz einfach überzeugen, wenn man 3 Finger an den Hinterrand des Unterkieferastes legt. Bei der Öffnungsbewegung bleibt der mittlere Finger in Ruhe, der obere wird vor-, der untere zurückgeschoben. Man kann auch einen Finger direkt auf die Haut über dem Gelenk legen oder in den äußeren Gehörgang einführen, um die Bewegungen des Unterkieferkopfes zu tasten.

■ **Luxation** (Verrenkung): Wird der Mund sehr weit geöffnet, so kann der Unterkieferkopf bis vor das Gelenkhöckerchen gleiten und sich dort verhaken. Der Mund kann dann nicht mehr geschlossen werden. Eine derbe Behandlungsmethode besteht darin, dem Patienten eine kräftige Ohrfeige zu versetzen. Der Mund schnappt dann meist wieder zu. In der kultivierten Praxis geht man von der Überlegung aus, daß man den Unterkieferkopf nach unten drücken müsse, damit er unter dem Gelenkhöckerchen nach hinten gleiten kann. Man legt dazu die beiden Daumen auf die Zahnreihe des Unterkiefers und drückt kräftig nach unten. Man sollte dabei nicht vergessen, die Daumen durch Umwickeln mit Mull (oder Einlegen eines Gummikeils) zu schützen, da beim Einrenken die Kiefer kräftig zusammenschlagen und dabei Kräfte in der Größenordnung von 500 N (entsprechend der Gewichtskraft von 50 kg) wirksam werden können!

#717 Okklusion

■ **Okklusion** (lat. occludere = verschließen) hat 2 unterschiedliche Bedeutungen:

❶ vergleichend anatomisch: die geschlossene Zahnreihe, wie sie der Mensch hat, im Gegensatz zum Diastema (gr. diástema = Zwischenraum) der meisten Säugetiere: größere Lücken vor oder hinter den Eckzähnen.

❷ als Stellung des Kiefergelenks: die *Schlußbißstellung* = geschlossener Mund bei kontrahierten Kaumuskeln. Die beiden Zahnreihen ruhen fest aufeinander (im Gegensatz zur Ruhestellung, in welcher der Kontakt lose ist). In der Schlußbißstellung können die oberen Schneidezähne vor, auf oder hinter den unteren Schneidezähnen stehen:
• *Psalidodontie* (Überbiß = Vorbiß = Scherenbiß, gesprochen psalid-odontie, #711, gr. psalís, psalídos = Schere): Die oberen Schneidezähne gleiten hierbei scherenartig vor die unteren. Dies ist in Deutschland die verbreitetste Bißform.
• *Labidodontie* (Kopfbiß = Zangenbiß, gr. labís, labídos = Zange, labídion = Pinzette, erstmals bei Hippokrates): Die Schneidezähne treffen zangenartig aufeinander, in Deutschland selten.
• *Progenie* (gr. géneion = Kinn): Der Unterkiefer steht besonders weit vorn, dadurch gelangen die unteren Schneidezähne vor die oberen.
• *Stegodontie* (dachförmiger Überbiß, gr. stége = Dach): Die oberen Schneidezähne stehen schräg nach vorn: bei Chinesen und Japanern häufig (deshalb auch in Karikaturen gern verwandt).

Die Zähne des Oberkiefers überragen die Zähne des Unterkiefers auch seitlich ein wenig: Dies ist nötig, damit beim Schlußbiß die Wange nicht so leicht zwischen die Kauflächen gelangt.

Exakt definiert ist die **Bißlage** nach der Stellung der Sechsjahresmolaren zueinander:
• *Neutralbiß*: Der vordere Höcker des oberen „Sechsers" ruht in der Querrinne des unteren.
• *Rückbiß (Distalbiß)*: Der hintere Höcker des oberen „Sechsers" ruht in der Querrinne des unteren.
• *Vorbiß (Mesialbiß)*: Der obere „Sechser" hat keinen Kontakt zum unteren, sondern steht dem 7. Zahn (2. Molar) gegenüber.

Dysgnathien: Abnorme Bißlagen sind außer Rück- und Vorbiß:
• *offener Biß*: Obere und untere Zähne haben nicht überall Kontakt miteinander, vor allem im Bereich der Schneidezähne.
• *Kreuzbiß*: Auf der einen Seite sind die oberen, auf der anderen die unteren Zähne vorn.
Daumenlutschen fördert den Rückbiß: Der Unterkiefer wird zurückgedrückt!

■ **Funktionelle Okklusion**: So bezeichnet man in der Zahnheilkunde die Bewegungen der Kauflächen der Zähne aneinander.
• Mit Ausnahme der oberen Weisheitszähne und der ersten unteren Schneidezähne steht jeder Zahn 2 Zähnen gegenüber (Abb. 718a). Der erste obere Schneidezahn ist etwas breiter als der entsprechende untere Schneidezahn. Deswegen sind die folgenden Oberkieferzähne etwas distal verschoben. Die Krone des 4. oberen Zahns z.B. greift zwischen die Krone des 4. und 5. unteren Zahns. Jeder Zahn hat damit einen Haupt- und einen Nebenantagonisten.
• Bei guter funktioneller Okklusion haben die Kauflächen der gegenüberstehenden Zähne reichlich Kontakt. Man kann dann einen Papierstreifen mit den Zähnen festhalten. Bei Zahnersatz müssen die Kauflächen der Ersatzzähne aufeinander bzw. auf noch erhaltene Zähne abgestimmt werden.

■ **Okklusionsflächen markieren**: Die Okklusionsflächen der Zähne bestimmt man am einfachsten mit einem Farbe abgebenden Papier, das man vor dem Schlußbiß zwischen die Zahnreihen schiebt: Die sich berührenden Flächen färben sich dann beim Zubeißen an. Nach jeder Zahnfüllung orientiert sich der Zahnarzt auf diese Weise über die Kontaktstellen mit den gegenüberstehenden Zähnen. Er schleift dann die Füllung zur optimalen funktionellen Okklusion zurecht.

■ **Kiefergelenkarthrose**: Bei schlechter funktioneller Okklusion, z.B. bei zu hohen Zahnfüllungen, schlecht sitzenden Teilprothesen oder falscher Berechnung der Bißebene bei Vollprothesen, werden die Kiefergelenke überlastet. Es kommt zu rascherem Verschleiß und zu Schmerzen.

#718 Kaumuskeln (Mm. masticatorii)

Der Mensch hat auf jeder Seite 4 Kaumuskeln (im engeren Sinn, Tab. 718a + b). Sie werden alle vom 5. Hirnnerv (*N.*

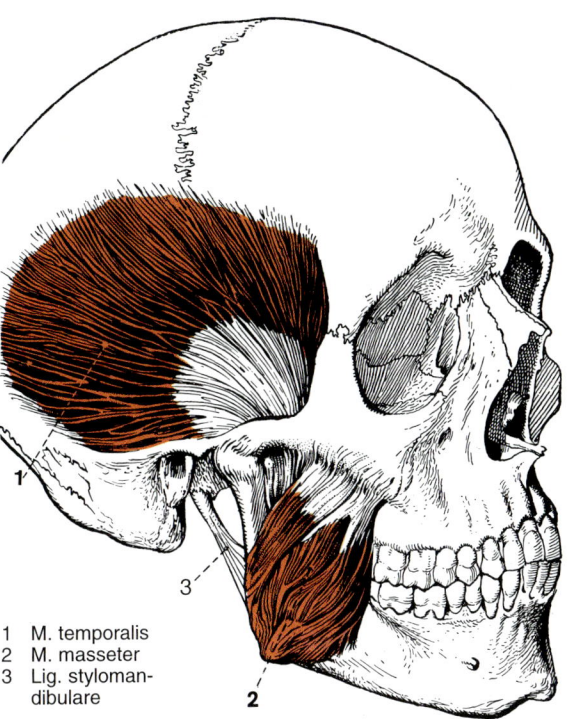

1 M. temporalis
2 M. masseter
3 Lig. stylomandibulare

Abb. 718a. Kaumuskeln, oberflächliche Schicht (Schläfenmuskel und Masseter). *[bg1]*

trigeminus) innerviert, dessen motorischer Anteil in seinem dritten Hauptast, dem *N. mandibularis*, verläuft.

❶ **M. masseter**: Der Masseter hat ein kompliziertes inneres Fiederungssystem. Man unterscheidet einen oberflächlichen und einen tiefen Teil des Muskels mit leicht differierender Zugrichtung (Abb. 718a + b).

Tab. 718a. Mm. masticatorii (Kaumuskeln)					
Muskel	**Ursprung**	**Ansatz**	**Nerv**	**Funktion**	**Anmerkungen**
M. masseter (Masseter, „Kaumuskel")	Arcus zygomaticus: • *Pars superficialis*: Unterrand • *Pars profunda*: Innenfläche	• Angulus mandibulae (Außenseite) • Tuberositas masseterica	N. massetericus (aus V3)	• Kieferschließer (Kaudruck) • Pars superficialis zieht Mandibula etwas nach vorn	• Bedeckt von Fascia masseterica (diese geht über in Fascia parotidea + Fascia temporalis) • Massetereflex: wichtigster Muskeleigenreflex im Kopfbereich (#644)
M. temporalis (Schläfenmuskel)	Planum temporale (kaudal der Linea temporalis inferior) an Os zygomaticum + frontale + sphenoidale + parietale + temporale	• Processus coronoideus • Crista temporalis (mandibulae)	Nn. temporales profundi (aus V3)	• Stärkster Kaumuskel • Kieferschließer • zieht Mandibula nach hinten (bei Mahlbewegung) • Antagonist des M. pterygoideus lateralis	Bedeckt von Lamina profunda der Fascia temporalis (Fettpolster zwischen Lamina superficialis und profunda)
M. pterygoideus medialis (innerer Flügelmuskel)	Fossa pterygoidea	• Angulus mandibulae (Innenseite) • Tuberositas pterygoidea	N. pterygoideus medialis (aus V3)	Kieferschließer	M. pterygoideus medialis (innen) und M. masseter (außen) umfassen Angulus mandibulae schlaufenartig
M. pterygoideus lateralis (äußerer Flügelmuskel)	• Processus pterygoideus (Lamina lateralis) • Ala major (Unterseite)	• Processus condylaris (mandibulae), Fovea pterygoidea • Discus articularis	N. pterygoideus lateralis (aus V3)	• Kieferöffner • zieht Mandibula nach vorn und zur Gegenseite (Mahlbewegung) • spannt den Discus articularis, drückt dabei Kieferkopf aus der Pfanne und erleichtert sein Aufgleiten auf Tuberculum articulare • Antagonist des M. temporalis	Durch die dreieckige Lücke zwischen M. pterygoideus medialis + lateralis treten • N. lingualis (V3) • N. alveolaris inferior (V3)

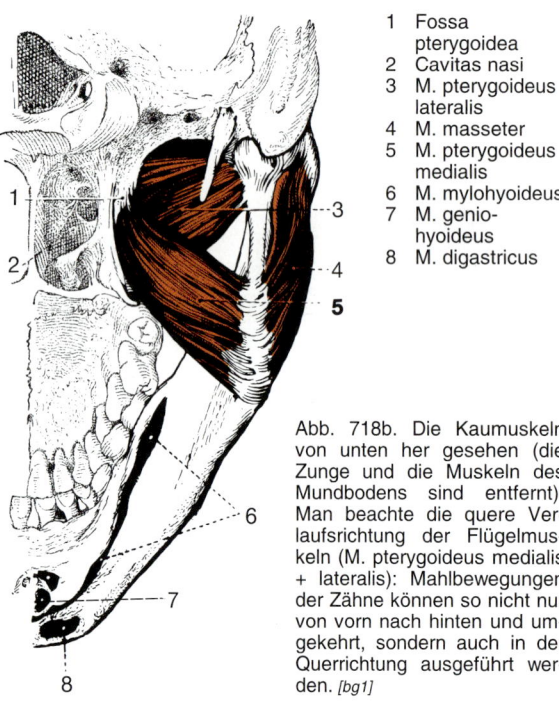

1 Fossa pterygoidea
2 Cavitas nasi
3 M. pterygoideus lateralis
4 M. masseter
5 M. pterygoideus medialis
6 M. mylohyoideus
7 M. geniohyoideus
8 M. digastricus

Abb. 718b. Die Kaumuskeln von unten her gesehen (die Zunge und die Muskeln des Mundbodens sind entfernt). Man beachte die quere Verlaufsrichtung der Flügelmuskeln (M. pterygoideus medialis + lateralis): Mahlbewegungen der Zähne können so nicht nur von vorn nach hinten und umgekehrt, sondern auch in der Querrichtung ausgeführt werden. [bg1]

Tab. 718b. Muskeln der Kieferbewegungen	
Kieferschließer	• M. masseter • M. temporalis • M. pterygoideus medialis
Kieferöffner	• M. pterygoideus lateralis • obere und untere Zungenbeinmuskeln (ziehen den Unterkiefer herab) • Nackenmuskeln (heben den Oberkiefer) • Schwerkraft
Schlitten- und Mahlbewegung	Wechselspiel von • M. pterygoideus lateralis (zieht vorwärts) • M. temporalis (zieht rückwärts)

Terminologie: Schon von Hippokrates (460-356 v. Chr.) wurde der M. masseter massetér (gr. mássesthai = kauen) genannt, was man ins Deutsche mit „Kauender" oder Kaumuskel übersetzen könnte. Da es noch 3 andere Kaumuskeln gibt, ist es üblich, hier nicht zu übersetzen, sondern von „Masseter" zu sprechen.

❷ **M. temporalis**: Die vorderen Randfasern laufen nahezu vertikal, die hinteren nahezu horizontal. Der Muskel greift über die Schläfenbeinschuppe auf die Nachbarknochen über. Bei Raubtieren bedeckt er das ganze Schädeldach und entspringt auch noch von zusätzlichen Knochenkämmen. Wegen der großen Kraft des Schläfenmuskels können Raubtiere unter Umständen sogar Beutetiere im Maul wegschleppen, deren Gewicht ihr eigenes Gewicht überschreitet.

❸ + ❹ **M. pterygoideus medialis + lateralis**: Die Ursprünge des äußeren und des inneren Flügelmuskels grenzen aneinander. Die Ansätze klaffen weit auseinander, da der äußere Flügelmuskel horizontal nach hinten, der innere Flügelmuskel aber schräg nach unten verläuft. Dadurch entsteht eine dreieckige Lücke. Durch sie treten große Blutgefäße (A. maxillaris) und Nerven (N. alveolaris inferior, N. lingualis) hindurch (#798).

#719 Kauakt

■ Der Kauakt beginnt meist mit dem **Abbeißen**. Dazu wird der Mund mit Hilfe der Kieferöffnungsmechanismen geöffnet. Je nach Größe der Speise genügt es, den Unterkiefer zu senken, oder es muß auch der Oberkiefer mit den Nackenmuskeln gehoben werden. Das Abbeißen erfolgt hauptsächlich als Scherenbewegung der Schneidezähne. Dazu müssen sich die 3 Kieferschließmuskeln kontrahieren.

• Die Kaukraft beträgt im Schneidezahnbereich etwa 200 N (einem Gewicht von etwa 20 kg entsprechend). Da diese Kraft sich auf die kleinen Oberflächen der okklusalen Seiten der Schneidezähne verteilt, kommt ein hoher Druck (Kraft durch Fläche) zustande. Wie alle Muskeln lassen sich auch die Kaumuskeln trainieren, so daß sie größere Kräfte entfalten können.

■ Beim anschließenden **Aufbereiten des Bissens**, um ihn schluckfähig zu machen, wirken mehrere Mechanismen zusammen:

• *Mahlbewegungen der Kiefer*: Durch das Wechselspiel von äußerem Flügelmuskel und Schläfenmuskel werden die Kiefer hin- und herbewegt. Dabei wird die Nahrung zwischen den Mahlzähnen zerrieben. Die Kräfte im Mahlzahnbereich betragen um 700 N, da der Hebelarm kürzer ist als bei den Schneidezähnen. Der Druck ist jedoch kleiner, weil sich die Kraft auf die großen Oberflächen der Mahlzähne verteilt. Weiche Speisen können auch ohne Hilfe der Zähne zwischen Zunge und Gaumen zerdrückt werden.

• *Wechselspiel von Zunge und Wangen*: Die Mahlzähne können nur die Anteile des Bissens zerreiben, die sich zwischen ihnen befinden. Zunge und Wangen müssen den Bissen jeweils wieder zwischen die Zahnreihe schieben.

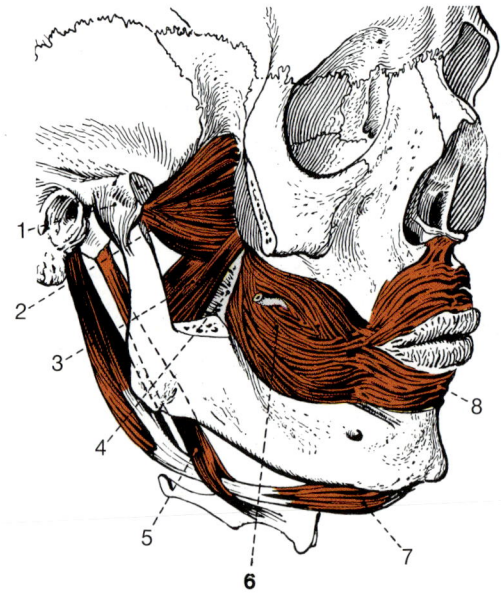

Abb. 719. Tiefere Kaumuskeln und Hilfsmuskeln. An diesem Präparat sind der Masseter und der Schläfenmuskel abgetragen sowie der Jochbogen und der Kronenfortsatz des Unterkiefers abgesägt. Man sieht so die Mm. pterygoidei. [bg1]

1 Articulatio temporomandibularis
2 M. pterygoideus lateralis
3 M. pterygoideus medialis
4 Raphe pterygomandibularis
5 M. stylohyoideus
6 M. buccinator
7 M. digastricus
8 M. orbicularis oris

- *Durchspeicheln*: In der Mundhöhle wird bei den Kaubewegungen gleichzeitig Speichel dem Bissen beigemischt, so daß er besser gleitet. Die Bewegungen der Zunge massieren die Unterzungendrüse und pressen Speichel aus. Ähnlich wird die Glandula parotidea bei der Kieferöffnungsbewegung durch den zurückschwenkenden Unterkieferwinkel komprimiert. Für das Durchmischen mit Speichel ist der Lippenschluß nötig, damit der Speichel nicht aus dem Mund läuft.
- *Chemische Überprüfung des Bissens*: Vor dem Schlucken wird auch der Geschmack des Bissens geprüft, ein allerdings nicht sehr wirksamer Schutz vor unbekömmlichen Speisen.

Tab. 719. An der Aufbereitung des Bissens in der Mundhöhle beteiligte Nerven

Nerv	Aufgaben
N. trigeminus (V)	• motorisch: Kaumuskeln, Mundboden • sensorisch: Lippen, Zunge, Gaumen, Zähne
N. facialis (VII)	• motorisch: Lippen- und Wangenmuskeln, M. stylohyoideus, hinterer Bauch des M. digastricus • Geschmacksempfindung: vordere Zweidrittel der Zunge • sekretorisch: Glandula submandibularis + sublingualis, kleine Drüsen der Mundhöhle
N. glossopharyngeus (IX)	• Geschmacksempfindung: hinteres Zungendrittel • sekretorisch: Glandula parotidea
N. hypoglossus (XII)	• motorischer Zungennerv
Plexus cervicalis	• motorisch: M. geniohyoideus, untere Zungenbeinmuskeln (Mundöffner)
Dorsale Halsnerven	• motorisch: Nackenmuskeln (Mundöffner)

Bei einer Lähmung des N. facialis (VII) ist der Wangenmuskel (Abb. 719) gelähmt. Er schiebt dann den Bissen nicht mehr zwischen die Zahnreihen zurück. Die Speise sammelt sich zwischen Zähnen und Wange an, und der Patient muß mit dem Finger die „Vorhoftasche" wieder freimachen.

7.2 Mundhöhle (Cavitas oris)

#721 Gliederung, Mundschleimhaut, Speichel, große und kleine Speicheldrüsen
#722 Lippen, Lippendrüsen tasten, *Zyanose*, Wangen
#723 Glandula parotidea, *Erkrankungen der Speicheldrüsen*
#724 Glandula submandibularis und sublingualis
#725 Zunge: Aufgaben, Besichtigen, Zungenpapillen, Geschmacksorgan, Zungendrüsen, Terminologie
#726 Zunge: Muskeln, Nerven, *Hypoglossuslähmung*
#727 Harter und weicher Gaumen, *Schnarchen*
#728 Schlundenge, Gaumenbogen, *Angina*
#729 Entwicklung von Gesicht und Gaumen, *Mißbildungen*
⇒ #171-174 Allgemeine Anatomie der Drüsen
⇒ #175 Schleimhaut

#721 Allgemeines

■ **Gliederung**: Die Mundhöhle im weiteren Sinn (*Cavitas oris*) ist zu gliedern in (Abb. 721):

❶ *Cavitas oris propria* (eigentliche Mundhöhle): innerhalb der Zahnbogen.

❷ *Vestibulum oris* (Vorhof der Mundhöhle): außerhalb der Zahnbogen, wird begrenzt:
- vorn: von den Lippen (*Labia oris*) mit der Mundspalte (*Rima oris*).
- seitlich: von den Wangen (*Buccae*).
- hinten bzw. medial: von den mit Zahnfleisch (*Gingiva*) bedeckten Alveolarfortsätzen der Kiefer (*Processus alveolaris* des Oberkiefers und *Pars alveolaris* des Unterkiefers) und den beiden Zahnbogen (*Arcus dentalis superior + inferior*).

■ **Mundschleimhaut** (*Tunica mucosa oris*): Mit Ausnahme der Zähne ist die gesamte Mundhöhle mit Schleimhaut ausgekleidet. Sie besteht aus 3 Schichten:
- Epithel: unverhorntes mehrschichtiges Plattenepithel. An mechanisch besonders beanspruchten Stellen (Zungenrücken, Zahnfleisch, harter Gaumen) ist es auch leicht verhornt.
- *Lamina propria*: bindegewebige Schicht. Sie ist mit dem Epithel verzahnt und enthält die feineren Blutgefäße und auch Lymphozyten. Eine Muskelschicht der Schleimhaut fehlt. Die *Lamina propria* geht ohne scharfe Grenze über in die
- *Tela submucosa*: Sie ist meist locker. Nur wo die Schleimhaut dem Knochen aufliegt, ist sie mit straffen Fasern an ihm befestigt (Zahnfleisch, harter Gaumen). Die Submukosa enthält reichlich Drüsen.

■ **Speichel**: Der Mensch erzeugt pro Tag etwa 1-1,5 l Speichel (das Rind 40-60 l). Er dient dem Verflüssigen des Bissens, der Selbstreinigung der Mundhöhle und dem Anfeuchten des Lippenrots. Dieses hypotone wäßrige Sekret enthält
- Enzyme: Amylase (stärkespaltend), Lysozym (antibakteriell) u.a.
- Schleim.
- Abwehrzellen: „Speichelkörperchen" = weiße Blutzellen, vor allem Lymphozyten aus den Mandeln.
- abgeschilferte Zellen der Mundschleimhaut (Plattenepithelzellen).
- Bakterien, Pilze und Viren. Der Speichel des gesunden Menschen enthält etwa 10^9 Keime/ml.

Durch Speichel verunreinigte Wunden, z.B. Bißwunden, gelten als infiziert und sind entsprechend zu behandeln. Durch Speichel können z.B. die Erreger übertragen werden von Wundstarrkrampf (Tetanus), Tollwut, Pest, Rattenbißkrankheit und AIDS (die Infektionsgefahr durch HIV-haltigen Speichel auf unverletzter Haut ist jedoch gering).

■ Der Speichel wird von den **Speicheldrüsen** abgesondert:

❶ **Große Speicheldrüsen** (*Glandulae salivariae majores*, lat. saliva = Speichel, #723 + 724):
- *Glandula parotidea* (Ohrspeicheldrüse, gr. pará = neben, ús, otós = Ohr), meist kurz Parotis genannt.
- *Glandula submandibularis* (Unterkieferspeicheldrüse).
- *Glandula sublingualis* (Unterzungenspeicheldrüse).

❷ **Kleine Speicheldrüsen** (*Glandulae salivariae minores*): So bezeichnet man die in der Submukosa der Mundschleimhaut gelegenen Drüsen. Die größeren von ihnen ragen bis in die Muskelschicht.
- *Glandulae labiales* (Lippendrüsen).

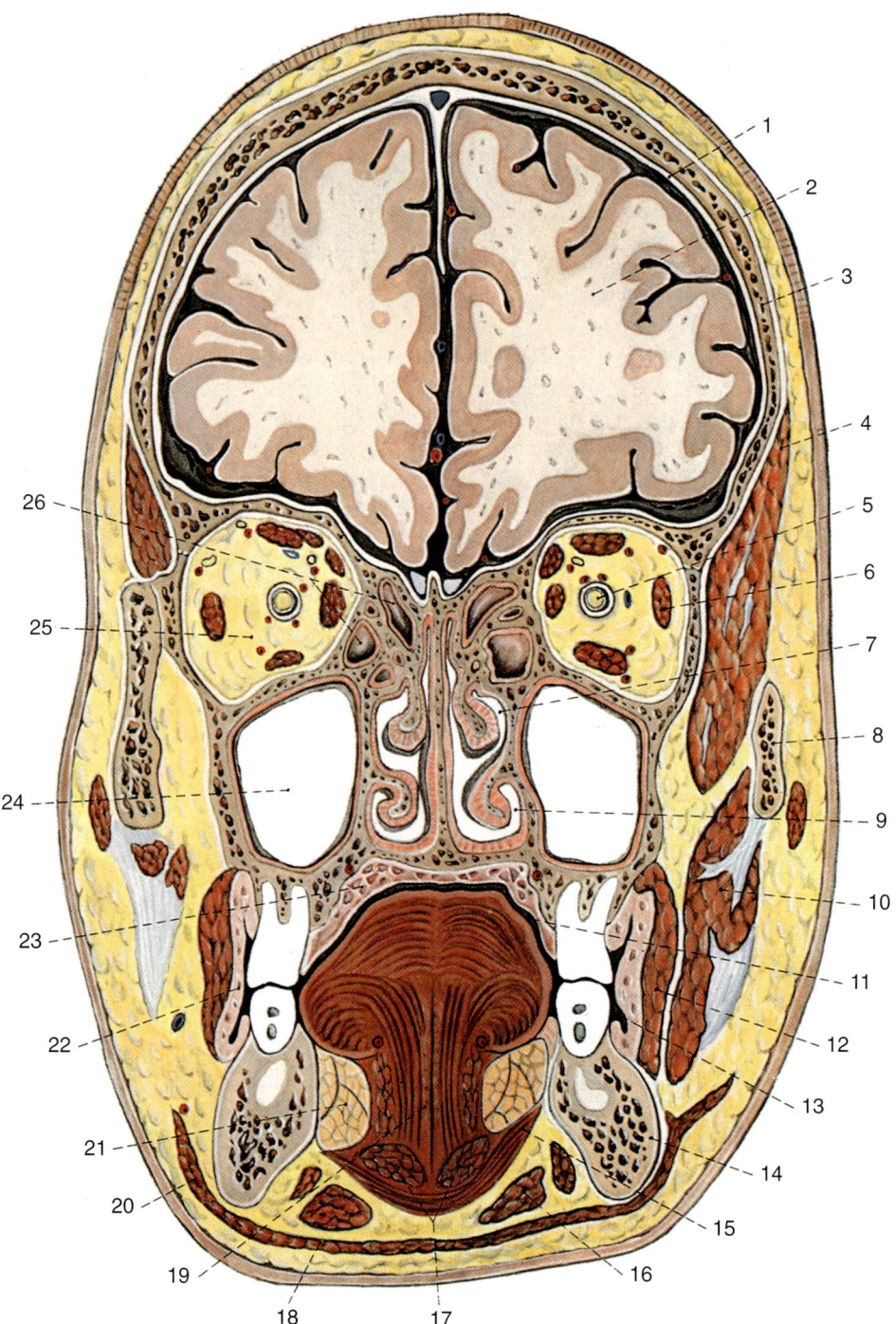

1 Dura mater cranialis [encephali]
2 Lobus frontalis
3 Os parietale
4 M. temporalis
5 N. opticus (II)
6 M. rectus lateralis
7 Meatus nasi medius
8 Os zygomaticum
9 Meatus nasi inferior
10 M. masseter
11 Cavitas oris propria
12 M. buccinator
13 Vestibulum oris
14 Mandibula
15 M. mylohyoideus
16 M. digastricus
17 M. geniohyoideus
18 Platysma
19 M. genioglossus
20 Platysma
21 Glandula sublingualis
22 Tunica mucosa oris (an Bucca)
23 Tunica mucosa oris (an Palatum durum)
24 Sinus maxillaris
25 Corpus adiposum orbitae
26 Cellulae ethmoidales

Abb. 721. Frontalschnitt durch den Kopf. Die Zunge füllt bei geschlossenem Mund nahezu die gesamte Mundhöhle aus. [fs1]

- *Glandulae palatinae* (Gaumendrüsen).
- *Glandulae buccales* (Wangendrüsen), 4-5 größere Wangendrüsen im Bereich der Mahlzähne werden *Glandulae molares* genannt.
- *Glandulae linguales* (Zungendrüsen): Eine Gruppe vorderer Zungendrüsen lagert sich meist zur Zungenspitzendrüse (*Glandula lingualis anterior*) zusammen.

Die meisten kleinen Speicheldrüsen sind gemischt, haben also seröse und muköse Anteile. Lediglich die Gaumendrüsen und die hinteren Zungendrüsen sind rein mukös.

#722 Lippen (Labia) und Wangen (Buccae)

■ **Bau der Lippen**: Die Lippen sind eigenbewegliche Weichteilfalten, die dem gas- und flüssigkeitsdichten Verschluß der Kieferspalte dienen. Sie bestehen aus (Abb. 722):

❶ einem Gerüst aus quergestreiften Muskeln: *M. orbicularis oris* als Schließmuskel, *M. levator labii superioris* und *M. depressor labii inferioris* als Öffner der Mundspalte, verstärkt durch weitere mimische Muskeln (#766).

❷ einem Überzug aus mehrschichtigem Plattenepithel und Bindegewebe. Man unterscheidet an diesem 3 Abschnitte:
- *Pars cutanea*: Die Außenseite ist mit behaarter Haut bedeckt.
- *Pars intermedia*: Das unbehaarte Lippenrot bildet den freien Rand der Lippe. Durch das nur leicht verhornte unpigmentierte Epithel schimmert die gefäßreiche Lederhaut rötlich durch. Das Lippenrot ist frei von Schweißdrüsen und enthält nur kleine freie Talgdrüsen. Es wird immer wieder mit Speichel befeuchtet, damit es nicht austrocknet und rissig wird. Das Lippenrot ist reich innerviert. Es gehört mit der Zunge und den Augenlidern zu den berührungsempfindlichsten Teilen des menschlichen Körpers.
- *Pars mucosa*: Die Innenseite ist mit Mundschleimhaut überzogen. Unter dem unverhornten hohen mehrschichtigen Plattenepithel liegen die bis zu linsengroßen seromukösen Lippendrüsen (*Glandulae labiales*).

> **Lippendrüsen tasten**: Man fühlt sie als etwa hirse- bis linsengroße Vorwölbungen auf der Mundhöhlenseite der Lippen, wenn man die Lippe zangenartig zwischen 2 Fingern faßt.

■ **Lippenbändchen**: Median sind die Lippen durch eine Schleimhautfalte mit dem Zahnfleisch verbunden:
- *Frenulum labii superioris* (Oberlippenbändchen, lat. frenum = Zügel).
- *Frenulum labii inferioris* (Unterlippenbändchen).

Diese Bändchen haben keine Haltefunktion. Man kann die Lippen ohne Schwierigkeiten umklappen und weit verschieben und z.B. Operationen an den Kieferhöhlen vom Vorhof der Mundhöhle aus vornehmen.

■ **Leitungsbahnen der Lippen**:
- Arterien: aus der *A. facialis*.
- motorische Nerven: vom *N. facialis* (VII).
- sensorische Nerven: Oberlippe vom *N. maxillaris* (V$_2$), Unterlippe vom *N. mandibularis* (V$_3$).

> **Zyanose** (Blausucht, gr. kyáneos = dunkelblau): Bei vermindertem Sauerstoffgehalt des Kapillarbluts, z.B. bei bestimmten Herzfehlern, ist die Haut bläulich verfärbt. Besonders auffallend ist der bläuliche Farbton im Bereich des Lippenrots, weil er hier nicht vom Hautpigment verdeckt wird.

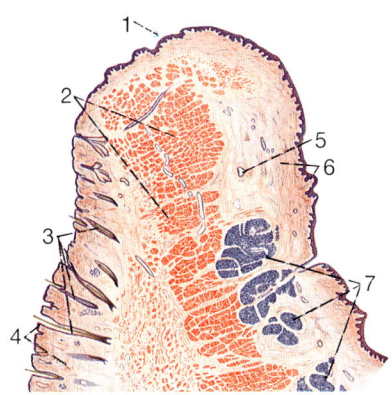

Abb. 722. Schnittbild der Unterlippe (Vergrößerung 4fach). [wa]

1	Labium, Pars intermedia	5	Arteria
2	M. orbicularis oris	6	Labium, Pars mucosa
3	Pili	7	Glandulae labiales
4	Labium, Pars cutanea		

■ **Wangen**: Ihr Bau entspricht grundsätzlich dem der Lippen, wenn man vom Lippenrot absieht:
- Außenschicht: behaarte Haut, darunter Wangenfettpfropf (#796).
- Mittelschicht: Wangenmuskel (*M. buccinator*).
- Innenschicht: Mundschleimhaut mit Wangendrüsen.

#723 Ohrspeicheldrüse (Glandula parotidea)

■ **Form und Lage**: Die Ohrspeicheldrüse (*Glandula parotidea*, meist kurz Parotis genannt) hat im Grunde keine Eigenform. Das 20-30 g schwere Organ füllt den tiefen Raum zwischen Unterkiefer und Warzenfortsatz bis zu den Griffelfortsatzmuskeln (Tab. 723a, Abb. 723). Es breitet sich auch noch flach auf dem hinteren Abschnitt des M. masseter aus. Es umgreift also hakenförmig den Unterkieferast. Durch den Plexus intraparotideus des N. facialis, die V. retromandibularis und diese begleitendes Bindegewebe wird die Glandula parotidea in 2 voneinander jedoch nicht scharf getrennte Bereiche zerlegt:
- oberflächlicher Teil (*Pars superficialis*).
- tiefer Teil (*Pars profunda*).

Die Glandula parotidea wird von der *Fascia parotidea* eingehüllt, welche die „Parotisloge" (#797) umgrenzt.

Tab. 723a. Nachbarschaft der Glandula parotidea	
Vorn:	Unterkieferast (Ramus mandibulae) mit M. masseter und M. pterygoideus medialis
Hinten:	äußerer Gehörgang, Warzenfortsatz, M. sternocleidomastoideus, M. digastricus
Medial:	Griffelfortsatzmuskeln, V. jugularis interna
Lateral:	Haut vor dem Ohr
Oben:	Jochbogen

■ **Ductus parotideus** (Ohrspeichelgang): Der etwa 4 cm lange und stricknadeldicke Ausführungsgang verläuft etwa fingerbreit unter dem Jochbogen, parallel zu diesem über die Oberfläche des Masseters. Er biegt um dessen Vorderrand nach medial um, durchbohrt den Wangenmuskel und mündet in den Vorhof der Mundhöhle gegenüber dem zweiten oberen Mahlzahn (*Papilla ductus parotidei*). Hierhin legt der Zahnarzt beim Patienten während der Behandlung ein Watteröllchen, um die Sekretion aufzusaugen.

> Der Däne Niels *Stensen* entdeckte mit 23 Jahren 1661 den Ductus parotideus, der ihm zu Ehren auch Ductus Stenonianus genannt wird. Stensen ist eine der interessantesten Persönlichkeiten seiner Zeit. Er fand den Weg von der Geologie und Anatomie zur Theologie und brachte es bis zum Weihbischof von Münster und zum Apostolischen Vikar für Dänemark, Norwegen und große Teile Norddeutschlands. Noch als Bischof soll er seziert haben, und Anatomie und Gläubigkeit waren für ihn kein Widerspruch: „Das ist der wahre Zweck der Anatomie, die Zuschauer durch das staunenswerte Kunstwerk des Körpers zur Würde der Seele zu erheben und schließlich durch die Wunder beider zur Kenntnis und Liebe des Schöpfers." Häufig zitiert wird: „Schön ist, was wir sehen, schöner, was wir wissen. aber weitaus am schönsten, was uns nicht bekannt ist" (pulchra quae videntur, pulchriora quae scientur, longe pulcherrima quae ignorantur). In der Prüfungssituation sollte man diesen tiefsinnigen Satz nicht zu vordergründig sehen!

> **Ductus parotideus tasten**: Als Projektionslinie auf die Haut dient die Verbindungslinie vom Unterrand des Gehörgangs zur Mitte der Höhe der Oberlippe. Man braucht dies sich eigentlich nicht einzuprägen, weil man den Ductus parotideus gut tasten kann. Man muß lediglich den Masseter anspannen (Zähne fest aufeinander beißen) und kann dann vor allem auf der harten Vorderkante des Muskels den Gang leicht fühlen.

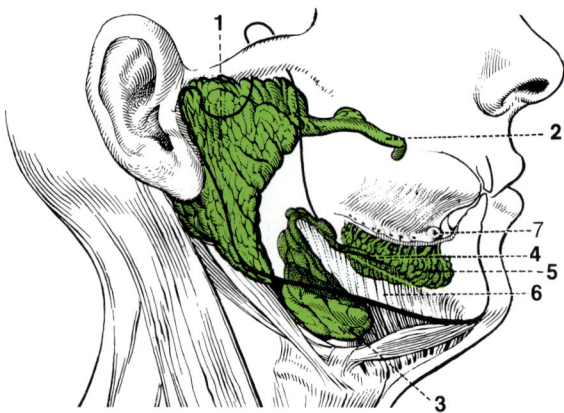

Abb. 723. Speicheldrüsen (grün). *[bg2]*

1 Glandula parotidea
2 Ductus parotideus
3 Glandula submandibularis
4 Ductus submandibularis
5 Glandula sublingualis
6 M. mylohyoideus
7 Caruncula sublingualis

Sialographie (gr. síalon = Speichel): Das Gangsystem der Speicheldrüsen ist im Röntgenbild sichtbar zu machen, wenn man ein Röntgenkontrastmittel in den Ausführungsgang einspritzt. Dabei ist sehr langsam zu injizieren, da durch zu hohen Druck ein Gang platzen könnte.

■ **Feinbau**: Die Glandula parotidea ist eine rein seröse, zusammengesetzte azinöse Drüse (Definition: #172). Im Ausführungsgangsystem sind Schaltstücke und Streifenstücke (= Sekretrohre) gut ausgebildet (Beschreibung der einzelnen Abschnitte des Ausführungsgangsystems: #173). Oft liegt ein Drüsenläppchen gesondert von der Hauptdrüse dem Ductus parotideus an (*Glandula parotidea accessoria*).

Der Mensch hat 3 große rein seröse Drüsen. Man kann sie im Präparat an den in Tab. 723b angegebenen Kriterien unterscheiden.

Tab. 723b. Unterscheidungsmerkmale großer seröser Drüsen im mikroskopischen Präparat			
	Schaltstücke	Streifenstücke	Besonderes
Glandula parotidea	+	+	reichlich Fettzellen
Pancreas	+	-	zentroazinäre Zellen, Inseln
Glandula lacrimalis	-	-	weites Lumen der Endstücke

■ **Sekretorische Innervation**: Die Speichelbildung der Glandula parotidea wird durch parasympathische Fasern des *N. glossopharyngeus* (IX) angeregt. Die Zellkörper des 1. Neurons liegen im unteren Speichelkern (*Nucleus salivatorius inferior*) des verlängerten Marks, die des 2. Neurons im *Ganglion oticum*.

Die sekretorischen Fasern gelangen auf einem seltsamen Weg in die Glandula parotidea. Eine Teilstrecke davon wird gewöhnlich „Jacobson-Anastomose" genannt (1818 vom dänischen Militärarzt Ludwig Levin Jacobson beschrieben). Dieser Weg sei hier als Kuriosum angeführt. Es lohnt sich nicht, ihn sich einzuprägen, da sich nur selten allgemeinärztliche Aspekte daraus ergeben:
• Unterer Speichelkern (*Nucleus salivatorius inferior*) →
• Stamm des *N. glossopharyngeus (IX)*: verläßt durch das Foramen jugulare die Schädelhöhle →

• *N. tympanicus*: durch einen Kanal im Felsenbein (Canaliculus tympanicus) zur Paukenhöhle →
• Paukenhöhlenplexus (*Plexus tympanicus*): in der Schleimhaut der Paukenhöhle →
• *N. petrosus minor*: durch das Foramen lacerum →
• *Ganglion oticum*: am Stamm des N. mandibularis unter dem ovalen Loch →
• *N. auriculotemporalis*: zur Parotisloge →
• *Plexus parotideus*: mit dem *N. facialis* verzweigen sich die sekretorischen Fasern in der Glandula parotidea.

■ **Erkrankungen der Speicheldrüsen**:

❶ *Parotitis* = Entzündung der Ohrspeicheldrüse, vor allem als Parotitis epidemica (**Mumps** = Ziegenpeter). Die meist Schulkinder befallende Virusinfektion beginnt nach 18-21 Tagen Inkubationszeit zunächst mit Symptomen einer Erkältung. Nach 1-2 Tagen schwillt die Glandula parotidea zunächst einer Seite, 1-3 Tage später häufig auch der anderen Seite stark an. Durch die Schwellung wird das Ohrläppchen abgehoben. Die Mündungsstelle des Ohrspeichelgangs in den Vorhof der Mundhöhle ist stark gerötet.
• Als Komplikation können auch die übrigen Speicheldrüsen, die beiden anderen großen serösen Drüsen (Pancreas, Tränendrüse) sowie nach der Pubertät auch die Eierstöcke bzw. der Hoden miterkranken. Lebensbedrohend kann ein Befall des Zentralnervensystems werden (Mumps-Meningoenzephalitis).
• Mumps hinterläßt lebenslange Immunität.

❷ Speicheldrüsenentzündungen treten gehäuft *nach Operationen* aller Art auf. Durch die Operation werden die Abwehrkräfte des Körpers geschwächt. Außerdem führt die fehlende oder verminderte Nahrungsaufnahme durch den Mund zu vermindertem Speichelfluß. Normalerweise friedliche Bakterien dringen aus der Mundhöhle in die Ausführungsgänge der Speicheldrüsen ein und lösen akute Entzündungen aus. Besonders gefährdet sind alte Menschen und Patienten in schlechtem Allgemeinzustand. In den Tagen um die Operation ist daher auf sorgfältige Mundpflege besonders zu achten.

❸ Durch *Geschwülste* der Glandula parotidea kann der Plexus intraparotideus des N. facialis (VII) in der Drüse geschädigt werden (periphere Fazialislähmung, Abb. 785b).

#724 Glandula sublingualis und Glandula submandibularis

Die Speicheldrüsen haben keine funktionsbedingte Eigenform. Sie füllen einen nicht anderweitig genutzten Raum zwischen Knochen, Muskeln und Faszien aus.

■ **Glandula sublingualis** (Unterzungenspeicheldrüse): Die etwa 5 g wiegende Drüse erstreckt sich in der Rinne zwischen Unterkiefer und Zungenmuskeln auf dem *M. mylohyoideus* bis etwa zu dessen dorsalem Ende. Sie ist keine einheitliche Drüse, sondern aus einer großen und 5-12 kleinen Einzeldrüsen mit gesonderten Ausführungsgängen zusammengesetzt:
• *Ductus sublingualis major* (großer Unterzungenspeichelgang): Er mündet meist gemeinsam mit dem Unterkieferspeichelgang auf der *Caruncula sublingualis*.
• *Ductus sublinguales minores* (kleine Unterzungenspeichelgänge): Sie öffnen sich in einer Reihe auf der Unterzungenfalte (*Plica sublingualis*) in die Mundhöhle. Die Unterzungenfalte schließt sich an die Unterzungenkarunkel dorsal an. Sie wird in der Rinne zwischen Zunge und Unterkiefer von der Glandula sublingualis aufgeworfen. Der Ductus submandibularis und der N. lingualis liegen der Unterzungendrüse medial an (Abb. 724b).

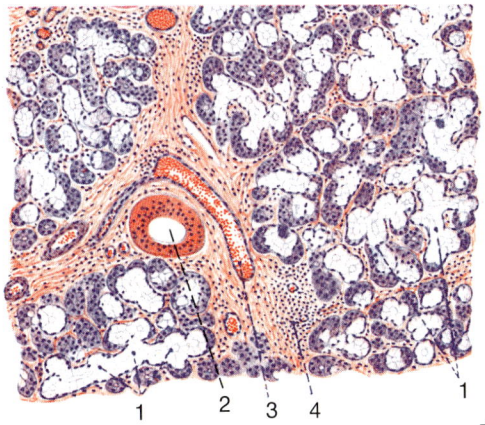

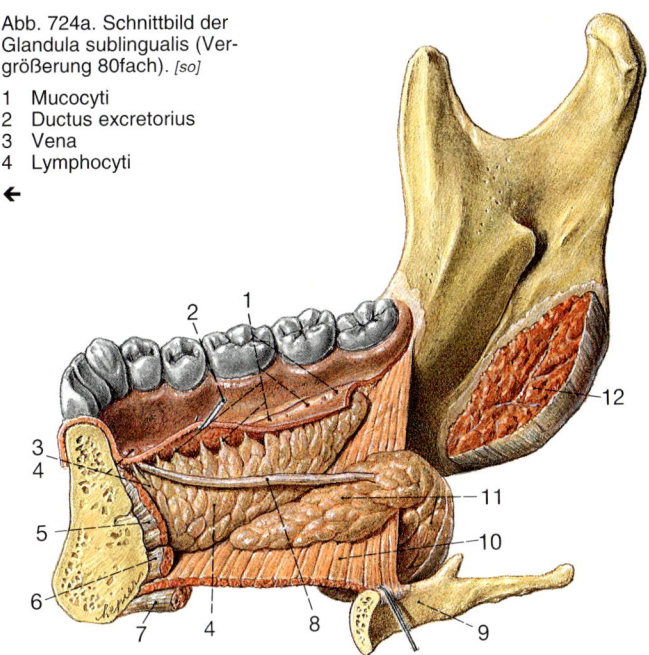

Abb. 724a. Schnittbild der Glandula sublingualis (Vergrößerung 80fach). [so]
1 Mucocyti
2 Ductus excretorius
3 Vena
4 Lymphocyti

Abb. 724b. Innenseite (linguale Seite) des rechten Unterkiefers. Die Zunge ist weggenommen. Dadurch wird der Blick auf die Glandula sublingualis und submandibularis sowie auf den Ductus submandibularis frei. [sb2]

1 Ductus sublinguales minores
2 Tunica mucosa oris [oralis]
3 Caruncula sublingualis
4 Glandula sublingualis
5 M. genioglossus
6 M. geniohyoideus
7 M. digastricus
8 Ductus submandibularis
9 Os hyoideum
10 M. mylohyoideus
11 Glandula submandibularis
12 M. pterygoideus medialis

■ **Glandula submandibularis** (Unterkieferspeicheldrüse): Die etwa 10-15 g schwere Drüse (wörtlich übersetzt müßte sie Unter-Unterkiefer-Drüse heißen) füllt eine vom oberflächlichen Blatt der Halsfaszie gebildete Faszienloge im Trigonum submandibulare zwischen Unterkieferkörper, M. digastricus und M. mylohyoideus. Ein Teil der Drüse schlägt sich mit dem Ductus submandibularis um den Hinterrand des M. mylohyoideus hakenförmig in das obere Stockwerk des Mundbodens um.

Tasten der Glandula submandibularis: Man kann den Drüsenkörper gut tasten, wenn man mit den Fingern der einen Hand die Haut des Trigonum submandibulare eindrückt und einen Finger der anderen Hand in die Rinne zwischen Zunge und Unterkiefer in Richtung auf den Kieferwinkel einführt.

Der Hauptstamm der *A. facialis* zieht durch die Faszienloge der Glandula submandibularis. Er kann tief in das Drüsengewebe eingebettet sein. Medial der Drüse liegt der *N. hypoglossus* (XII) dem *M. hyoglossus* an (man beachte den Unterschied hypoglossus – hyoglossus!). Die *A. lingualis* wird durch den M. hyoglossus von der Drüse getrennt.

Ductus submandibularis (Unterkieferspeichelgang): Er beginnt in der Unterkieferdrüse kaudal des *M. mylohyoideus*, biegt um dessen Hinterrand haarnadelförmig nach vorn um und läuft dann kranial des M. mylohyoideus medial der Unterzungendrüse noch etwa 5-6 cm zur Caruncula sublingualis. Dort mündet er meist gemeinsam mit dem Ductus sublingualis major aus. Hierhin legt der Zahnarzt ein Watteröllchen, wenn er den Speichel im Unterkieferbereich aufsaugen will.

■ **Caruncula sublingualis** (lat. caruncula = kleines Stück Fleisch, Verkleinerungsform von caro, carnis = Fleisch): Sie bildet das vordere Ende der Unterzungenfalte unmittelbar neben dem Zungenbändchen (*Frenulum linguae*). An der warzenförmigen Erhebung sieht man die nadelstichgroße meist gemeinsame Mündung von Ductus submandibularis und Ductus sublingualis.

■ **Zahnstein** ist ein Speichelsediment. Es setzt sich besonders an den unteren Zähnen an. Gewöhnlich wird dies damit erklärt, daß die Mundboden-Speicheldrüsen gegenüber den Unterkieferzähnen ausmünden. Sedimente setzen sich jedoch immer ab. Wenn eine Beziehung zur Drüsenmündung bestünde, müßte sich Zahnstein auch in starkem Maße gegenüber der Mündung der Glandula parotidea an der Außenseite der oberen Mahlzähne ansetzen.

■ **Feinbau**: Beide Mundboden-Speicheldrüsen sind gemischte, zusammengesetzte tubuloazinöse Drüsen (Definition: #172). Bei der Glandula submandibularis überwiegen die serösen Anteile, bei der Glandula sublingualis die mukösen Anteile (Abb. 724a). Die kleineren Unterzungendrüsen sind fast rein mukös. Schalt- und Streifenstücke sind in der Glandula submandibularis gut ausgebildet, in der Glandula sublingualis hingegen selten (Tab. 724).

Tab. 724. Unterscheidungsmerkmale der 3 großen Speicheldrüsen im mikroskopischen Präparat			
	Schaltstücke	*Streifenstücke*	Besonderes
Glandula sublingualis	selten	selten	vorwiegend mukös, auch rein muköse Anteile
Glandula submandibularis	+	+	vorwiegend serös, auch rein seröse Anteile
Glandula parotidea	++	++	rein serös, reichlich Fettzellen

■ **Sekretorische Innervation**: Die Speichelbildung der Glandula sublingualis und submandibularis wird durch parasympathische Fasern des *N. facialis* (VII) angeregt.

Sie gelangen auf folgendem Weg in die Drüse:
- Zellkörper des 1. Neurons liegen im *Nucleus salivatorius superior* (oberer Speichelkern) der Brücke.
- Die Axone verlassen zusammen mit den Geschmacksfasern den Hauptstamm des N. facialis im Fazialiskanal des Felsenbeins als *Chorda tympani*.
- Die Chorda tympani zieht am Trommelfell entlang und gelangt durch die Fissura sphenopetrosa in die Fossa infratemporalis, wo sie sich dem *N. lingualis* (aus V3) anlagert.
- Die sekretorischen Fasern verlassen den N. lingualis etwa auf Höhe des Hinterrandes des M. mylohyoideus und schwellen zum *Ganglion submandibulare* und *Ganglion sublinguale* an. In ihnen liegen die Zellkörper des 2. Neurons. Die postganglionären Fasern ziehen direkt zur Glandula submandibularis und Glandula sublingualis.

#725 Zunge (Lingua): Oberfläche

■ **Aufgaben**: Die Zunge ist ein „Mehrzweckorgan". Sie ist Muskel, Sinnes- und Abwehrorgan:
- *Saugorgan*: Sie ermöglicht, Flüssigkeiten zu saugen, und ist damit entscheidend wichtig für neugeborene Säugetiere.
- *Mahlorgan*: Sie schiebt im Wechselspiel mit dem Wangenmuskel den Bissen zwischen die Zahnreihe.
- *Schluckorgan*: Sie drückt den Bissen in die Schlundenge und leitet damit den Schluckakt ein.
- *Sprechorgan*: Die Zungenform spielt bei der Bildung der Vokale und Konsonanten eine wesentliche Rolle.
- *Greiforgan*: Sie hilft pflanzenfressenden Tieren beim Abrupfen der Nahrung und fleischfressenden beim Abraspeln der Knochen.
- *Geschmacksorgan*: Zur Überprüfung der Speisen enthält die Zungenschleimhaut Geschmacksrezeptoren.

- *Tastorgan*: Die Zungenspitze ist der berührungsempfindlichste Teil des menschlichen Körpers: Kleine Steinchen oder Knochensplitter werden viel größer empfunden als sie wirklich sind.
- *Abwehrorgan*: Der Zungengrund ist reichlich mit lymphatischem Gewebe besiedelt.

■ **Besichtigen der Zunge** gehört zu den ältesten ärztlichen Untersuchungsmaßnahmen, hat allerdings angesichts moderner diagnostischer Möglichkeiten an Bedeutung verloren. Zur Orientierung über die makroskopische Anatomie betrachte man die eigene Zunge im Spiegel:
- *Facies inferior linguae* (Zungenunterseite): glänzend, beiderseits schimmert gewöhnlich eine starke Vene durch die Schleimhaut. Median springt das Zungenbändchen (*Frenulum linguae*) vor (Abb. 725a). Es endet zwischen den beiden *Carunculae sublinguales* (#724).
- *Dorsum linguae* (Zungenrücken): matt, meist leicht weißlich verfärbt, vorn mit der Zungenspitze (*Apex linguae*), seitlich mit dem Zungenrand (*Margo linguae*) endend. Median sinkt der Zungenrücken zur seichten Zungenrinne (*Sulcus medianus linguae*) ein. Streckt man die Zunge weit heraus, so kann man ganz hinten am Zungenrücken noch 7-12 V-förmig angeordnete Vorwölbungen sehen, die Wallpapillen (*Papillae vallatae*, Abb. 725b). Will man die dahinter anschließende Zungenwurzel = Zungengrund (*Radix linguae*) besichtigen, muß man einen Kehlkopfspiegel zu Hilfe nehmen. Hinter den Wallpapillen liegt eine ebenfalls V-förmige Rinne (*Sulcus terminalis linguae*), an deren Spitze ein blind endendes Loch einsinkt (*Foramen caecum linguae*). Von dieser Stelle ging die Entwicklung der Schilddrüse aus. Gelegentlich bleiben Teile des *Ductus thyroglossalis* (Schilddrüsen-Zungen-Gang) erhalten.

Veränderungen des Zungenrückens:
- *Belegte Zunge*: Der grauweiße Belag besteht aus abgeschilferten Epithelien, Speiseresten und evtl. Pilzen.
- *Haarzunge*: Die schwärzliche Verfärbung beruht auf starker Verhornung der Fadenpapillen, z.B. bei eifrigem Gebrauch von desinfizierenden Mundwässern.
- *Glossitis* (Zungenentzündung): leuchtende Röte und „Zungenbrennen", z.B. mechanisch bedingt durch scharfe Zahnkanten, Prothesen usw., aber auch bei Vitamin-B12-Mangel (Moeller-Hunter-Glossitis bei perniziöser Anämie).
- *Lingua plicata*: stark gefurchte Zunge, belanglose angeborene Anomalie.

■ **Zungenpapillen** (*Papillae linguales*): Die Zungenschleimhaut ist am Zungenrücken unverschieblich mit einer straffen Bindegewebeplatte (*Aponeurosis linguae*) verbunden, unter der die Muskeln liegen. Die Schleimhautoberfläche ist durch die Zungenpapillen vergrößert (Abb. 725c):
- *Papillae filiformes* (Fadenpapillen): häufigste Form, über den ganzen Zungenrücken verteilt. Sie haben nur mechanische Funktion. Meist entspringen mehrere Fäden von einem gemeinsamen Sockel. An den Fadenpapillen findet man reichlich Rezeptoren für die Berührungsempfindung.
- *Papillae fungiformes* (Pilzpapillen): vor allem an der Zungenspitze und am Zungenrand.
- *Papillae foliatae* (Blattpapillen): am Zungenrand. Die „Blätter" werden durch tiefe Gräben getrennt (Abb. 725d).
- *Papillae vallatae* (Wallpapillen): größte Papillenform, von einem runden Graben umgeben.

■ **Geschmacksorgan**:
❶ *Lage*: Die Chemorezeptoren des Geschmackssinns liegen auf den Microvilli der Geschmackszellen in den Geschmacksknospen (*Caliculi gustatorii [Gemmae gustatoriae]*, lat. calix = Kelch, caliculus = kleiner Kelch, Knospe, gustus = Geschmack). Sie sind vor allem in der Wand der Ringgräben

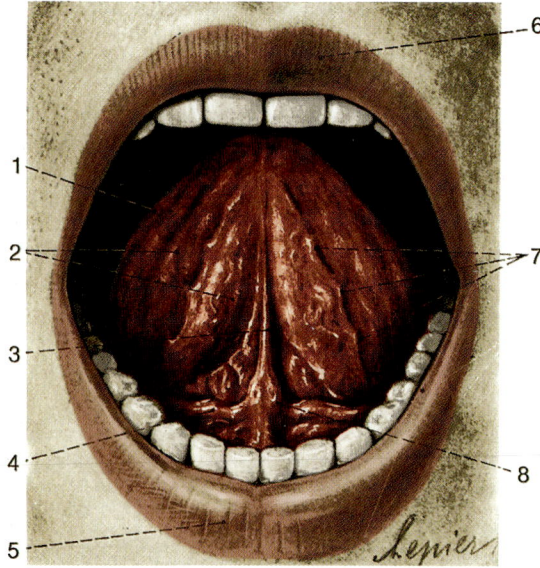

Abb. 725a. Geöffneter Mund mit Unterseite der Zunge. [sb2]

1	Margo linguae	5	Labium inferius
2	Facies inferior linguae	6	Labium superius
3	Frenulum linguae	7	Plica fimbriata
4	Plica sublingualis	8	Caruncula sublingualis

7 *Kopf II und Hals,* 7.2 *Mundhöhle* 565

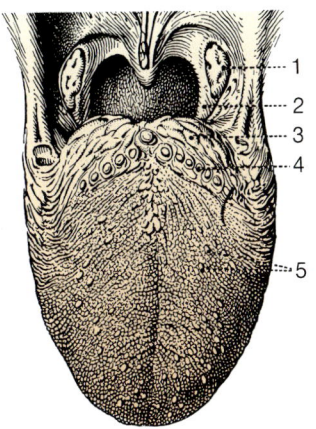

Abb. 725b. Zungenrücken mit dem „V" der Wallpapillen. [bg2]

1 Tonsilla palatina
2 Arcus palatopharyngeus [Plica posterior faucium]
3 Tonsilla lingualis
4 Papillae vallatae
5 Papillae fungiformes

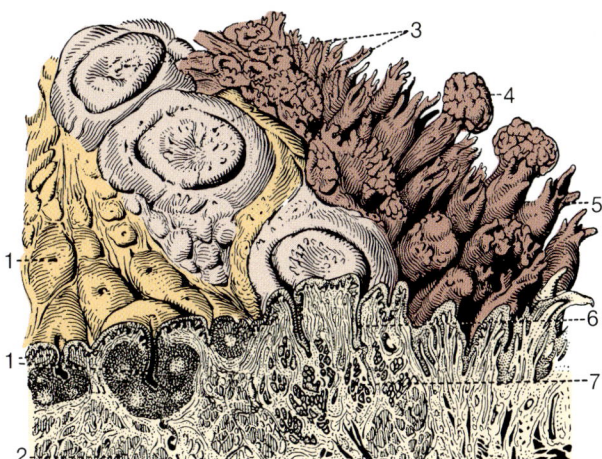

Abb. 725c. Zungenoberfläche. [bg2]

1 Tonsilla lingualis
2 Glandulae mucosae
3 Papillae vallatae
4 Papilla fungiformis
5 Papilla filiformis
6 Vallum papillae
7 Glandulae serosae

der Wallpapillen, aber auch auf den pilzförmigen und den Blattpapillen angesiedelt. Lediglich die Fadenpapillen sind frei von Geschmacksknospen. Gelegentlich findet man Geschmacksknospen auch in anderen Bereichen der Mundhöhle oder des Rachens. In der Ringgrabenwand einer Wallpapille liegen etwa 100-200 Geschmacksknospen.

❷ Zellarten der Geschmacksknospe:
• *Geschmackszellen*: helle, sekundäre Sinneszellen, kurzlebig (etwa 2 Wochen).
• *Stützzellen* und *Basalzellen* sind vermutlich Vorläufer der Geschmackszellen.
Eine Geschmacksknospe umfaßt etwa 20-30 Zellen, die sich zu einem „tulpenknospenähnlichen" Organ zusammenlagern. Dessen Öffnung = Geschmacksporus (*Porus gustatorius*) liegt an der Schleimhautoberfläche. In den Geschmacksporus ragen Mikrovilli der Geschmacks- und Stützzellen. An den Geschmackszellen enden Nervenfasern mit Synapsen.

❸ *Glandulae gustatoriae*: Die Funktion der rein serösen Geschmacksdrüsen am Boden des Ringgrabens wird unterschiedlich gedeutet. Das Sekret soll
• als Lösungsmittel für Geschmacksstoffe dienen.
• Geschmacksstoffe aus dem Graben entfernen („Spüldrüsen").
Möglicherweise handelt es sich nicht um Alternativen, sondern um 2 Phasen einer Aufgabe.

❹ Die einzelnen Geschmacksknospen sind vermutlich auf eine *Geschmacksqualität* spezialisiert, da die 4 Geschmacksqualitäten jeweils nur in bestimmten Zungenbereichen empfunden werden können:
• süß: Zungenspitze.
• sauer: Zungenrand.
• salzig: Zungenspitze und Zungenrand.
• bitter: Bereich der Wallpapillen.

Geschmacksprüfung: Man trägt mit einer Pipette einzelne Tropfen gelöster Geschmacksstoffe auf bestimmte Bereiche des Zungenrückens auf und läßt vor der nächsten Probe den Mund spülen. Als Teststoffe verwendet man für
• süß: Zuckerlösung.
• sauer: Zitronensäurelösung.
• bitter: Chininlösung.
• salzig: Kochsalzlösung.
Ein vermindertes Geschmacksvermögen nennt man *Hypogeusie*, ein aufgehobenes *Ageusie* (gr. geúsis = Geschmack).

■ **Zungendrüsen** (*Glandulae linguales*):
• rein serös: Geschmacksdrüsen der Wallpapillen.
• rein mukös: hintere Zungendrüsen an der Zungenwurzel.
• gemischt: vordere Zungendrüsen. Eine Gruppe vorderer Zungendrüsen ist gewöhnlich zur „Zungenspitzendrüse" (*Glandula lingualis anterior*) vereinigt.

■ **Zungenmandel** (*Tonsilla lingualis*): An der Zungenwurzel findet man reichlich lymphatisches Gewebe. Man nennt es insgesamt Zungenmandel. Es ist ein Teil des lymphatischen Rachenrings, der in #744 zusammenfassend behandelt wird.

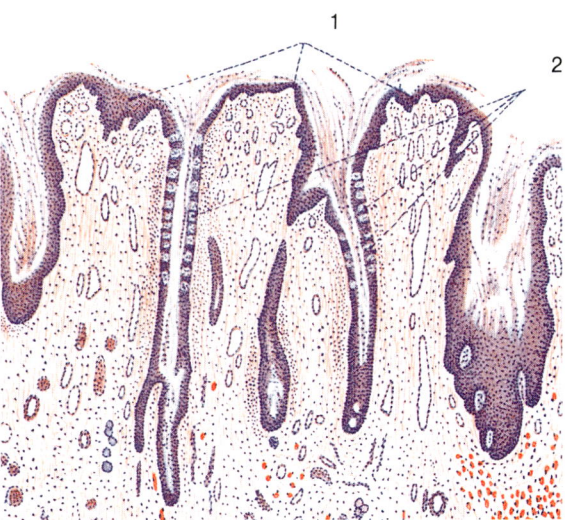

Abb. 725d. Schnittbild der Blattpapillen der Zunge (Vergrößerung 20fach). Die Organe der Geschmacksempfindung, die „Geschmacksknospen", liegen in den Gräben zwischen den Papillen. [so]

1 Papillae foliatae
2 Caliculus gustatorius [Gemma gustatoria]

Abb. 726a. Einbau der Zunge in den Muskelapparat des Hals-Kopf-Bereichs. [sb2]

1 Mandibula
2 Os hyoideum
3 Cartilago thyroidea
4 Trachea
5 Apex linguae
6 Tonsilla palatina
7 M. constrictor pharyngis medius
8 M. constrictor pharyngis inferior
9 Oesophagus
10 Lig. cricotracheale
11 A. + V. laryngea superior
12 N. laryngeus superior
13 M. genioglossus
14 M. geniohyoideus
15 M. hyoglossus
16 Cornu minus
17 Membrana thyrohyoidea
18 M. thyrohyoideus
19 M. cricothyroideus
20 M. longitudinalis inferior
21 Tunica mucosa oris
22 M. styloglossus
23 M. palatoglossus
24 Processus styloideus
25 Lig. stylohyoideum
26 M. stylopharyngeus
27 M. constrictor pharyngis superior
28 M. sternothyroideus (Ansatz)

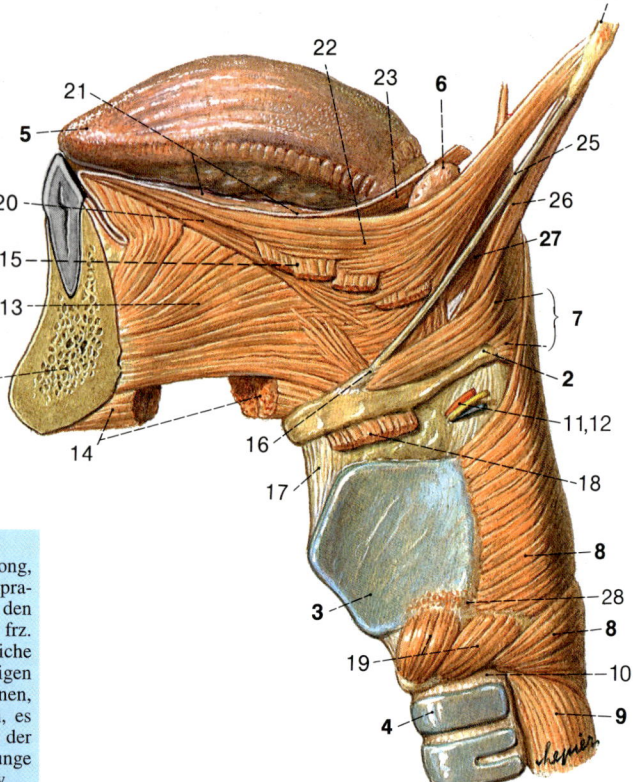

■ **Terminologie**:
• *Zunge* ist ein gemeingermanisches Wort (ahd. zunga, niederl. tong, engl. tongue, schwed. tunga), das mit dem lat. lingua = Zunge, Sprache verwandt ist. Von diesem leiten sich die Wörter für Zunge in den romanischen Sprachen ab: ital. lingua, span. lengua, port. lingua, frz. langue. Wie im Lateinischen dient in vielen Sprachen das gleiche Wort für Zunge und Sprache. Im Deutschen klingt dies in einigen Redensarten an: eine lose Zunge haben, sich die Zunge verbrennen, sich auf die Zunge beißen müssen, jemandem die Zunge lösen, es brennt (liegt) mir etwas auf der Zunge, es geht ihm schwer von der Zunge, mit glatter Zunge reden (schmeicheln), mit falscher Zunge (lügen), doppelzüngig (unaufrichtig), mit Engelszungen reden usw.
• *Lingua* und *lingualis* werden in den Terminologia Anatomica bevorzugt gebraucht, z.B. Dorsum linguae, Papillae linguales. Daneben gibt es einige anatomische Begriffe, die auf das gr. glóssa = Zunge zurückgehen, z.B. Musculus hyoglossus = Zungenbein-Zungen-Muskel, Arcus palatoglossus [Plica anterior faucium] = vorderer Gaumenbogen, Nervus glossopharyngeus = Zungen-Rachen-Nerv (9. Hirnnerv). Bei klinischen Begriffen ist es umgekehrt. Zwar werden einige mit lingua gebildet, z.B. Lingua plicata = Faltenzunge (angeborene Anomalie mit Furchen in der Zungenoberfläche), Lingua nigra = schwarze Haarzunge (zottige Verlängerung der Fadenpapillen, z.B. als Nebenwirkung von Antibiotikabehandlung). Die Mehrzahl wird vom gr. glóssa = Zunge abgeleitet, z.B. Glossitis = Zungenentzündung (z.B. bei Vitamin-B$_{12}$-Mangel, perniziöse Anämie), Glossodynie = Zungenschmerz (gr. odýne = Schmerz).
• *Sublingual* = „unter der Zunge", z.B. sublinguale Applikation von Medikamenten. Die Mundschleimhaut ist wie alle Schleimhäute in begrenztem Maß zur Resorption befähigt. Manche Arzneimittel kommen sehr rasch zur Wirkung, wenn man die Tablette oder Flüssigkeit unter die Zunge bringt, aber nicht schluckt. Klassisches Beispiel ist Nitroglycerin beim Angina-pectoris-Anfall. Dabei beteiligt sich natürlich die gesamte Mundschleimhaut an der Resorption und nicht nur die Schleimhaut der Zungenunterseite. Deshalb sprüht man heute Nitroglycerin meist mit einer Sprayflasche in die Mundhöhle. Bei der sublingualen Anwendung von Arzneimitteln entfällt ähnlich wie bei der intravenösen Injektion (#836) auch der sog. „First-pass-Effekt" durch die Leber (im Darm resorbierte Arzneimittel gelangen zuerst in die Leber und werden dort z.T. bereits in erheblichem Maße abgebaut, bevor sie den allgemeinen Kreislauf erreichen).

#726 Zunge: Muskeln, Gefäße, Nerven

■ **Muskeln** (Tab. 726): Als Muskel hat die Zunge einen im Körper einmaligen Bau. Muskelfasern ziehen in ihr in den 3 Hauptdimensionen des Raums: von vorn nach hinten, vom Rand zur Mitte, von oben nach unten. Durch diese dreidimensionale Anordnung der Muskelfasern erhält die Zunge eine ungewöhnliche Beweglichkeit. Sie ist der einzige quergestreifte Muskel, der sich aktiv verlängern kann: Wenn sich nämlich die vertikalen und die queren Muskelfasern kontrahieren, wird die Zunge schmaler und damit verlängert. Man kann so „die Zunge herausstrecken".
• Die Eigenbeweglichkeit der Zunge wird ergänzt von Muskeln, die von vorn (vom Unterkiefer), von hinten unten (vom Zungenbein), und von hinten oben (von der Schädelbasis) in die Zunge einstrahlen (Abb. 726a).
• Beim Säugling hat die Zunge besondere Bedeutung für den Saugakt: Sie ist der Kolben im Zylinder der Mundhöhle, der den Unterdruck erzeugt. Der Erwachsene kann Wasser in einem Rohr 1-2 m hoch saugen. Dies entspricht einem Unterdruck in der Mundhöhle von 10-20 kPa (75-150 mmHg).

Die Zungenmuskeln gliedert man in:
• *Binnenmuskeln:* M. longitudinalis + transversus + verticalis linguae
• *Außenmuskeln:* M. genioglossus + M. hyoglossus + M. styloglossus.

Die enorme Beweglichkeit der Zunge steht beim Tier fast ausschließlich im Dienst der Nahrungsaufnahme. Beim Menschen werden der Zunge durch Hände und Werkzeuge viele Aufgaben abgenommen, dafür wird ihr Bewegungsreichtum für das Sprechen genutzt.

■ **Arterien**: Die *A. lingualis* (Zungenarterie) geht auf Höhe des Zungenbeins als direkter Ast von der A. carotis externa ab. Sie zieht dann medial vom M. hyoglossus zur Zunge (der N. hypoglossus verläuft lateral des Muskels!). Hauptäste:
• *A. sublingualis* (Unterzungenarterie): zum oberen Stockwerk des Mundbodens.
• *Rr. dorsales linguae*: Äste für den Zungenrücken.
• *A. profunda linguae* (tiefe Zungenarterie): in der Tiefe der Zunge bis zur Zungenspitze.

7 Kopf II und Hals, 7.2 Mundhöhle

1 M. stylopharyngeus
2 M. styloglossus
3 N. facialis
4 V. jugularis interna
5 N. glossopharyngeus
6 N. hypoglossus
7 N. vagus
8 A. carotis interna
9 Truncus sympathicus
10 A. carotis externa
11 A. lingualis
12 A. carotis communis
13 A. thyroidea superior
14 N. alveolaris inferior
15 N. lingualis
16 Lingua
17 M. genioglossus
18 M. mylohyoideus
19 M. digastricus
20 M. hyoglossus
21 Os hyoideum
22 M. stylohyoideus
23 A. laryngea superior
24 N. laryngeus superior

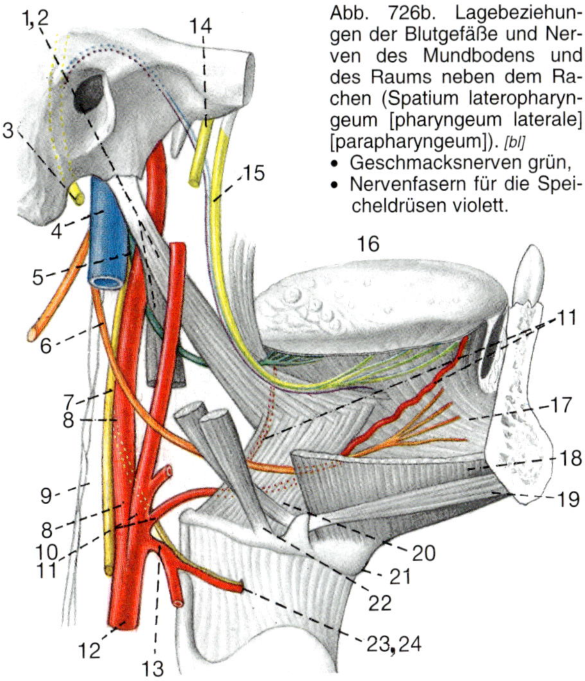

Abb. 726b. Lagebeziehungen der Blutgefäße und Nerven des Mundbodens und des Raums neben dem Rachen (Spatium lateropharyngeum [pharyngeum laterale] [parapharyngeum]). [bl]
- Geschmacksnerven grün,
- Nervenfasern für die Speicheldrüsen violett.

Die Zungenarterien anastomosieren miteinander sowie mit Ästen der A. facialis und der A. pharyngea ascendens.

■ **Venen**: Das Blut fließt aus der Zunge über die Zungenvene (*V. lingualis*) zur V. jugularis interna ab.

■ **Regionäre Lymphknoten**:
- *Nodi lymphoidei submentales* (Unterkinnlymphknoten): für die Zungenspitze.
- *Nodi lymphoidei submandibulares* (Unterkieferlymphknoten): für den mittleren Zungenbereich, vor allem den Zungenrand.
- *Nodi lymphoidei cervicales [colli] laterales profundi* (tiefe seitliche Halslymphknoten): für die Zungenwurzel.

Die Lymphgefäßnetze der beiden Zungenseiten sind eng verbunden. Es kommt vor, daß beim Zungenkrebs die ersten Metastasen in den Lymphknoten der „gesunden" Seite heranwachsen.

Tab. 726. Mm. linguae (Zungenmuskeln)					
Muskel	**Ursprung**	**Ansatz**	**Nerv**	**Funktion**	**Anmerkungen**
M. genioglossus (Kinn-Zungen-Muskel)	Mandibula (Spina mentalis [geni] superior)	• Aponeurosis linguae • Nebenansätze an Os hyoideum und Epiglottis	N. hypoglossus (XII)	• Zieht Zunge nach vorn unten • zieht Epiglottis (schwach) nach vorn	Alle Zungenmuskeln wirken zusammen beim • Kauen: Zunge hält im Wechselspiel mit Wange den Bissen zwischen den Zahnreihen • Durchspeicheln: Mischbewegungen • Schlucken: Zunge schiebt wie ein Kolben den Speisebrei in den Rachen • Sprechen: bilden der Zungenlaute (Linguale) • Saugen: erzeugen Unterdruck in Mundhöhle
M. hyoglossus (Zungenbein-Zungen-Muskel)	• Corpus ossis hyoidei • Cornu majus	Aponeurosis linguae		Zieht Zunge nach hinten unten	Variable Abspaltung vom Cornu minus des Os hyoideum wird **M. chondroglossus** genannt
M. styloglossus (Griffelfortsatz-Zungen-Muskel)	Processus styloideus des Os temporale	Seitenrand der Zunge		Zieht Zunge nach hinten oben	A. lingualis läuft medial, N. lingualis und N. hypoglossus laufen lateral vom M. hyoglossus
M. longitudinalis superior (oberer Längsmuskel der Zunge)	Aponeurosis linguae	Aponeurosis linguae		• Verkürzt die Zunge und verbreitert sie • hebt die Zungenspitze	Bei einseitiger Hypoglossuslähmung weicht die Zungenspitze beim Herausstrecken zur erkrankten Seite ab
M. longitudinalis inferior (unterer Längsmuskel der Zunge)	Corpus linguae	Corpus linguae		• Verkürzt die Zunge und verbreitert sie • senkt die Zungenspitze	
M. transversus linguae (querer Zungenmuskel)	Aponeurosis linguae	Aponeurosis linguae		Verschmälert und verlängert die Zunge	Median durch bindegewebiges Septum linguae geteilt, einzelne Muskelfasern des queren Zungenmuskels laufen jedoch durch die Scheidewand hindurch
M. verticalis linguae (vertikaler Zungenmuskel)	• Aponeurosis linguae • Facies inferior linguae	• Aponeurosis linguae • Facies inferior linguae		Flacht die Zunge ab und verlängert sie	Streckt zusammen mit M. transversus linguae die Zungenspitze aus dem Mund (Beispiel für aktive Verlängerung eines Muskels)

■ **Nerven** (Abb. 726b):
❶ Berührungsempfindung:
• Zungenrücken bis vor den Wallpapillen und Zungenunterseite: *N. lingualis* (aus V3).
• Wallpapillen und Großteil der Zungenwurzel: *N. glossopharyngeus* (IX).
• kehldeckelnahe Bereiche: *N. vagus* (X).

❷ Geschmacksempfindung:
• Pilz- und Blattpapillen: *Chorda tympani* (aus VII). Die Zellkörper liegen im *Ganglion geniculi* am Anfang des Fazialiskanals im Felsenbein.
• Wallpapillen: *N. glossopharyngeus* (IX). Die Zellkörper liegen im *Ganglion superius + inferius* in Nähe des Foramen jugulare.
Die Geschmacksfasern enden in den *Nuclei tractus solitarii* des verlängerten Marks. Vermutlich gelangen dorthin auch einzelne Geschmacksfasern über den *N. trigeminus*, z.B. vom Gaumen.

❸ Motorik: Alle Binnenmuskeln der Zunge werden vom 12. Hirnnerv (*N. hypoglossus*) innerviert.

■ **Hypoglossuslähmung**: Bei einseitiger Lähmung weicht die herausgestreckte Zunge zur gelähmten Seite ab, weil diese Seite der Zunge sich nicht mehr aktiv verlängern kann und daher gegenüber der gesunden Seite zurückbleibt. Bei doppelseitiger Lähmung kann die Zunge nicht mehr herausgestreckt werden. In beiden Fällen sind Sprechen, Kauen und Schlucken erheblich behindert.

#727 **Gaumen (Palatum)**

■ **Gliederung**: Das Dach der Mundhöhle nennt man Gaumen (*Palatum*, lat. palatum = Gaumen). 2 Abschnitte:

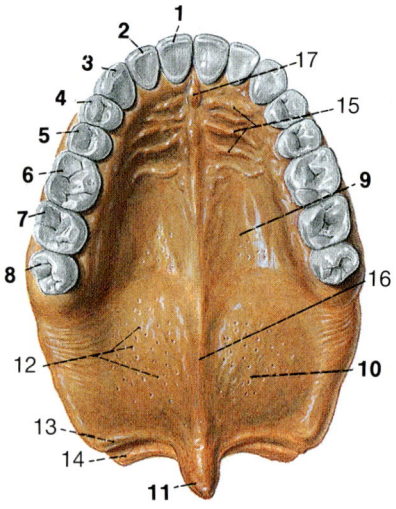

Abb. 727a. Gaumen und Zahnbogen des Oberkiefers von unten gesehen. [sb2]

1-8 Dentes permanentes
1 + 2 Dens incisivus I + II
3 Dens caninus
4 + 5 Dens premolaris I + II
6 + 7 Dens molaris I + II
8 Dens molaris tertius [Dens serotinus]
9 Palatum durum
10 Palatum molle [Velum palatinum]
11 Uvula palatina
12 Glandulae palatinae
13 Arcus palatoglossus [Plica anterior faucium]
14 Arcus palatopharyngeus [Plica posterior faucium]
15 Plicae palatinae transversae [Rugae palatinae]
16 Raphe palati
17 Papilla incisiva

❶ **Harter Gaumen** (*Palatum durum*): versteift durch Knochen. Die Knochenplatte nennt man den knöchernen Gaumen (*Palatum osseum*). Sie ist vorn etwa 1 cm, dorsal 0,5 cm dick und besteht beiderseits aus 2 Teilen:

Tab. 727. Mm. palati mollis et faucium (Gaumenmuskeln)					
Muskel	**Ursprung**	**Ansatz**	**Nerv**	**Funktion**	**Anmerkungen**
M. tensor veli palatini (Gaumensegelspanner)	• Processus pterygoideus (Lamina medialis) • Ala major • Lamina membranacea der Tuba auditoria	Aponeurosis palatina	N. trigeminus (V3)	• Spannt Gaumensegel, z.B. beim Schlucken und Sprechen • öffnet Ohrtrompete (Druckausgleich für die Paukenhöhle) • verändert Länge des schwingenden Teils des Gaumensegels bei der Lautbildung	• Zieht um Hamulus pterygoideus (als Hypomochlion) • ermöglicht Gaumensegellaute (Velare, Gutturale): k, g, ch
M. levator veli palatini (Gaumensegelheber)	• Facies inferior der Pars petrosa • Cartilago tubae auditivae [auditoriae]	Aponeurosis palatina	R. pharyngeus des N. vagus (X)	• Hebt und spannt Gaumensegel • öffnet Ohrtrompete (Druckausgleich für die Paukenhöhle) • schließt zusammen mit M. constrictor pharyngis superior (Passavant-Ringwulst) den Nasenrachenraum beim Schlucken	Wölbt Torus levatorius (Levatorwulst) der Rachenwand vor (bei Rhinoscopia posterior sichtbar)
M. uvulae (Zäpfchenmuskel)	Aponeurosis palatina	Schleimhaut an Spitze der Uvula palatina	N. accessorius (XI), Radix cranialis [Pars vagalis], über R. pharyngeus des N. vagus (X) und (?) N. glossopharyngeus (IX)	Verkürzt das Gaumenzäpfchen	
M. palatoglossus (Gaumen-Zungen-Muskel)	Abspaltung aus M. transversus linguae	Aponeurosis palatina		• Senkt das Gaumensegel • schließt die Schlundenge (schneidet vor dem Schlucken Bissen vom in der Mundhöhle verbleibenden Rest ab)	• Muskel des vorderen Gaumenbogens • zwischen beiden Gaumenbogen liegt Fossa [Sinus] tonsillaris mit Gaumenmandel
M. palatopharyngeus (Gaumen-Rachen-Muskel)	• Dorsale Pharynxwand • Cartilago thyroidea	Aponeurosis palatina		• Senkt das Gaumensegel • hebt den Rachen	Muskel des hinteren Gaumenbogens

Abb. 727b. Blick in die Mundhöhle. Bei dem dargestellten Präparat sind die Wangen eingeschnitten, um den Mund weiter öffnen zu können. [sb2]

 1 Uvula palatina
 2 Palatum molle [Velum palatinum]
 3 Fossa [Sinus] tonsillaris
 4 Pharynx
 5 Isthmus faucium
 6 Dorsum linguae
 7 Gingiva
 8 Vestibulum oris
 9 Frenulum labii superioris
10 Palatum durum
11 Arcus palatopharyngeus [Plica posterior faucium]
12 Arcus palatoglossus [Plica anterior faucium]
13 Bucca
14 Tonsilla palatina
15 Frenulum labii inferioris

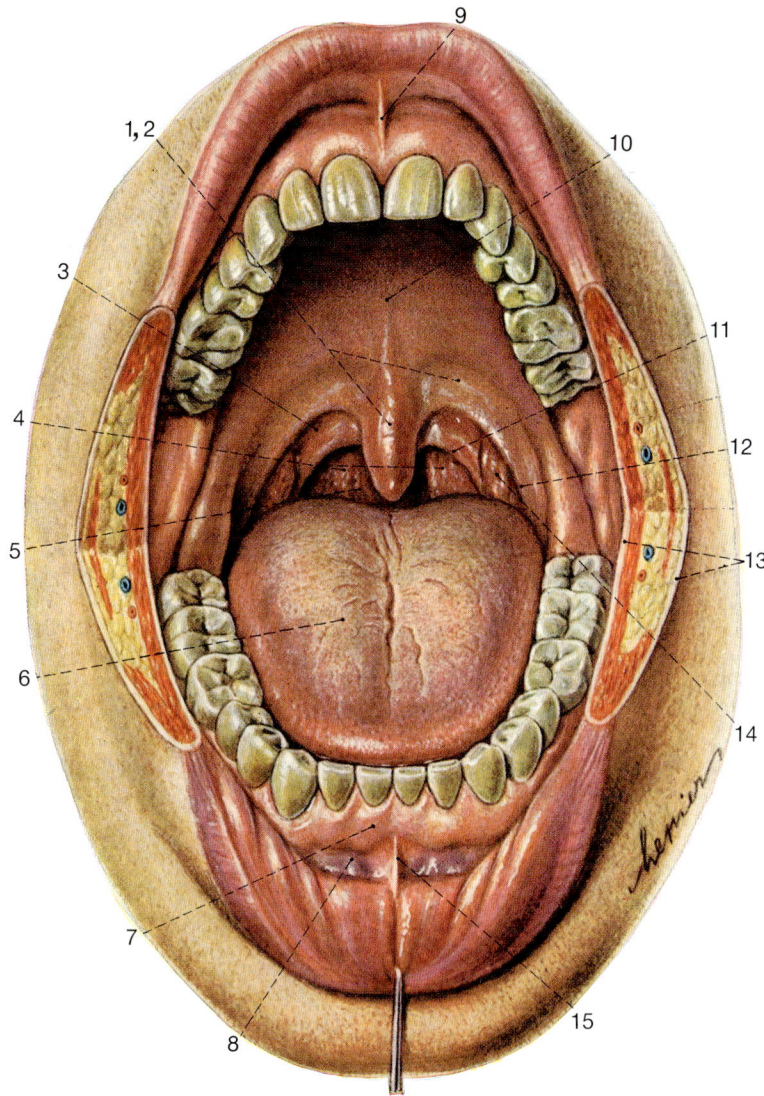

- *Processus palatinus*: Gaumenfortsatz des Oberkiefers.
- *Lamina horizontalis*: horizontale Platte des Gaumenbeins.

Die 4 Quadranten des knöchernen Gaumens (Abb. 727) sind ungleich groß: Der Hauptanteil entfällt auf den Oberkiefer (von vorn bis zum 7. Zahn), nur der dem Weisheitszahn entsprechende Teil wird vom Gaumenbein gestellt. Die 4 Quadranten werden durch 2 rechtwinklig aufeinander treffende Knochennähte vereinigt:

- *Sutura palatina mediana* (mediane Gaumennaht).
- *Sutura palatina transversa* (quere Gaumennaht).

❷ **Weicher Gaumen** (*Palatum molle*) = Gaumensegel (*Velum palatinum*): Als „Skelett" dient eine Bindegewebeplatte (*Aponeurosis palatina*), in welche 2 paarige und ein unpaariger Muskel einstrahlen (Tab. 727).

Pfählungsverletzung des Gaumens: Spitze Gegenstände können in den Gaumen gestoßen werden, z.B. wenn Kinder mit einem Kugelschreiber oder Farbstiften im Mund herumlaufen und dabei stürzen.

■ **Aufgaben des Gaumensegels**:
- Abdichten des Nasenrachenraums beim Schlucken, damit nicht Nahrungsbrei in die Nasenhöhle gelangt.
- Verlängerung des Resonanzbodens des harten Gaumens beim Sprechen.
- Druckausgleich für das Mittelohr: Der *M. tensor veli palatini* entspringt von der weichen Wand der Ohrtrompete. Bei seiner Kontraktion wird die Ohrtrompete auseinander gezogen und damit die Verbindung zwischen Rachen und Mittelohr geöffnet. Beim raschen Überwinden großer Höhen- und damit Druckdifferenzen (z.B. Bergbahn) hat man das Bedürfnis zu schlucken, um den „Druck auf dem Ohr" zu mindern.

Der *M. tensor veli palatini* verspannt das Gaumensegel etwa horizontal. Er kann das schlaff herabhängende Segel heben, das über die Horizontale gehobene Segel senken. Der *M. levator veli palatini* hebt das Segel auch über die Horizontale. Aktiv gesenkt wird das Segel durch die Gaumenbogenmuskeln (#728).

■ **Schnarchen**: Im Tiefschlaf und bei Bewußtlosigkeit erschlaffen die Gaumenmuskeln. Das Gaumensegel flottiert dann bei geöffnetem Mund im Atemstrom, vor allem in Rückenlage.

■ **Gaumenschleimhaut**: Sie ist ein Teil der Mundschleimhaut (#721):

❶ Am harten Gaumen ist sie unverschieblich fixiert. Im vorderen Bereich sind in die Submukosa Fettläppchen eingelagert. Im mittleren und hinteren Bereich überwiegen die mukösen Gaumendrüsen. Die Randbereiche sind besonders straff am Knochen fixiert. Beim Kind ist die Schleimhaut durch Querfalten (*Plicae palatinae transversae [Rugae palatinae]*) strukturiert, die meist im Laufe des Lebens verstreichen.

❷ Am weichen Gaumen ist die Schleimhaut verschieblich und kann daher stark anschwellen:

- Unterseite (*Facies oropharyngea*): mehrschichtiges Plattenepithel, muköse Gaumendrüsen, reichlich Lymphozyten.
- Oberseite (*Facies nasopharyngea*): mehrreihiges Flimmerepithel der Atemwege, gemischte Rachendrüsen. Das respiratorische Epithel ist scharf gegen das mehrschichtige Plattenepithel der Mundhöhle abgesetzt. Dieses greift jedoch an den Rändern auch auf die Rachenseite über.

■ **Sensorische Nerven** kommen sämtlich vom 2. Hauptast des N. trigeminus, dem *N. maxillaris,* aus der Flügelgaumengrube (Fossa pterygopalatina):
- *N. nasopalatinus* (Nasen-Gaumen-Nerv): von der Nasenscheidewand durch den Canalis incisivus zum vordersten Abschnitt des Gaumens.
- *N. palatinus major* (großer Gaumennerv): durch den Canalis palatinus major zum Hauptteil des harten Gaumens.
- *Nn. palatini minores* (kleine Gaumennerven): meist 2, durch die Canales palatini minores zum weichen Gaumen.

#728 Schlundenge (Isthmus faucium)

■ **Begriff**: Der Schlund (*Fauces,* lat. faux, faucis = Schlund) ist in der Terminologia Anatomica ein eigener Bereich zwischen Mundhöhle (Cavitas oris) und Rachen (Pharynx). In den Nomina histologica wird der Schlund zum Rachen, in der Klinik gewöhnlich zur Mundhöhle gerechnet. Als Schlundenge (*Isthmus faucium,* gr. isthmós = schmaler Zugang) bezeichnet man die Engstelle zwischen Mundhöhle und Rachen.

■ **Wände**: Der Schlund wird begrenzt (Abb. 727b):
- oben: vom Gaumensegel mit dem Gaumenzäpfchen (#727).
- seitlich: von den beiden Gaumenbogenpaaren mit der Gaumenmandel (#744).
- unten: von der Zungenwurzel.

■ **Gaumenbogen**: Blickt man in den weit geöffneten Mund und drückt man mit einem Spatel die Zunge herab, so sieht man von der Basis des Gaumenzäpfchens je 2 durch die beiden Gaumenbogenmuskeln (Tab. 727) aufgeworfene Schleimhautfalten bogenartig nach seitlich unten verlaufen, zwischen denen eine Grube einsinkt:
- *Arcus palatoglossus [Plica anterior faucium]* (vorderer Gaumenbogen = Gaumen-Zungen-Bogen).
- *Arcus palatopharyngeus [Plica posterior faucium]* (hinterer Gaumenbogen = Gaumen-Rachen-Bogen).
- *Fossa [Sinus] tonsillaris* (Mandelgrube, lat. tonsilla = Mandel): In ihr liegt die Gaumenmandel (*Tonsilla palatina,* #744).
- *Fossa supratonsillaris* (Obermandelgrube): der oberhalb der Gaumenmandel gelegene Teil der Grube zwischen den Gaumenbogen.

■ **Angina**: Die Gaumenbogen sind von verschieblicher Mundschleimhaut bedeckt und können bei Entzündungen stark anschwellen. Sie engen dann die Schlundenge ein und bereiten erhebliche Schluckbeschwerden. Entzündliche Schwellungen im Bereich der Schlundenge nennt man Angina (gr. anchóne = Erhängen, Erdrosseln, anchonē = Strick, lat. angere = beengen), z.B. Angina catarrhalis als sog. Erkältungskrankheit. Unter Angina versteht man jedoch auch somatisch bedingte Angstzustände, z.B. Angina pectoris („Brustenge") bei Durchblutungsstörungen der Herzkranzgefäße.

#729 Entwicklung von Gesicht und Gaumen

■ **Gesicht**: Beim 4–5 Wochen alten Embryo umgeben 5 Wülste die ektodermale Mundbucht (*Stomatodeum,* Abb. 429a–d):
- der unpaare breite Stirn-Nasen-Wulst.
- die beiden Oberkieferwülste.
- die beiden Unterkieferwülste.

Im Stirn-Nasen-Wulst sinken beiderseits seitlich die Nasenanlagen zu den Nasengruben ein. Sie teilen den Stirn-Nasen-Wulst in die beiden medialen und lateralen Nasenwülste. Die medialen Nasenwülste verschmelzen mit den Oberkieferwülsten zur Oberlippe. Aus den lateralen Nasenwülsten gehen die Nasenflügel hervor. In der Oberlippe entspricht den medialen Nasenwülsten die Einbuchtung in der Mitte = Philtrum (gr. phíltron = Liebeszauber).

■ **Zwischenkiefersegment**: In der Tiefe der medialen Nasenwülste verdichtet sich das Gewebe zum Zwischenkiefersegment des Oberkiefers (der Teil mit den Schneidezähnen). Dieser bildet den vorderen, dreieckigen, unpaarigen Abschnitt des Gaumens.

Ein selbständiger Zwischenkieferknochen ist bei Säugetieren verbreitet. Gelegentlich kommt er auch beim Menschen vor. Goethe hat 1784 zufällig einen derartigen Schädel gefunden. Die Entdeckung dieses Zwischenkieferknochens beim Menschen erfüllte ihn mit „unsäglicher Freude".

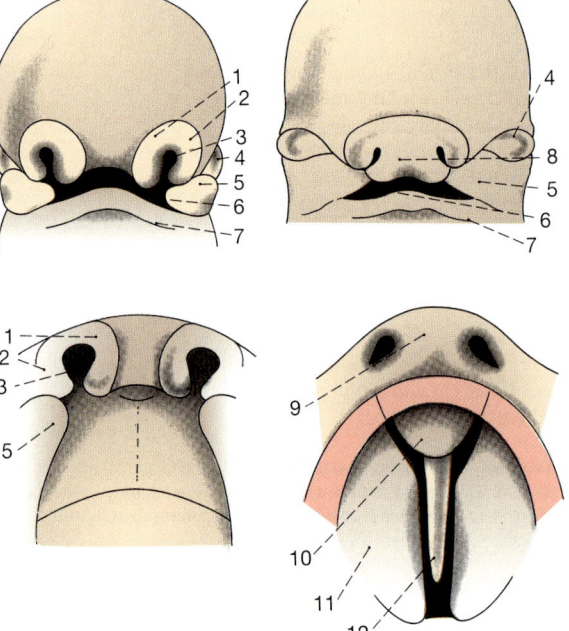

Abb. 729a–d. Entwicklung von Gesicht und Gaumen. [rr1]
- Links: 5. Entwicklungswoche.
- Rechts: 7. Entwicklungswoche.

1 Prominentia nasalis medialis (medialer Nasenwulst)
2 Prominentia nasalis lateralis (lateraler Nasenwulst)
3 Fovea nasalis (Riechgrube)
4 Oculus
5 Prominentia maxillaris (Oberkieferwulst)
6 Stomatodeum [Stomodeum]
7 Prominentia mandibularis (Unterkieferwulst)
8 Philtrum + Premaxilla (Zwischenkiefer)
9 Processus nasalis medianus
10 Processus palatinus medianus
11 Processus palatinus lateralis
12 Septum nasi

- **Gaumen**: Der primäre Gaumen (*Palatum primarium*) wird vom Zwischenkiefersegment der medialen Nasenwülste gebildet. An dieses schließt sich an der Grenze zwischen den Nasengruben und der Mundhöhle die Mund-Nasen-Membran (*Membrana oronasalis*) an. Diese reißt jedoch bald ein, so daß in diesem Stadium Mund und Nasenhöhle breit verbunden sind.
- Der sekundäre Gaumen trennt dann Mund- und Nasenhöhle endgültig. Dazu wachsen von den beiden Oberkieferwülsten die lateralen Gaumenfortsätze aufeinander zu und verschmelzen mit dem dreieckigen primären Gaumen. Der primäre Gaumen macht im endgültigen Gaumen nur einen kleinen Bereich, etwa bis zu den Foramina incisiva, aus.

- **Mißbildungen**:
  ❶ Lippen-, Kiefer- und Gesichtsspalten: Nasenwülste und Oberkieferwulst werden normalerweise durch Furchen abgegrenzt, hängen aber zusammen. Die Furchen werden aufgefüllt und sind später nicht mehr zu erkennen. Bei etwa jedem tausendsten Fetus wird jedoch stattdessen Gewebe abgebaut, so daß aus den Furchen bleibende Spalten entstehen:
  • Mediane Lippenspalte: zwischen den medialen Nasenwülsten (selten).
  • Laterale Lippenspalte = Hasenscharte (*Cheiloschisis* = Schistocheilie, gr. cheílos = Lippe, schízein = spalten): zwischen medialem Nasenwulst und Oberkieferwulst, also am Rand des Philtrum. Sie kann verschieden stark ausgeprägt sein: von einer leichten Einkerbung der Oberlippe bis zu einer in das Nasenloch hinaufreichenden Spalte.
  • Kieferspalte (*Gnathoschisis* = Schistognathia, gr. gnáthos = Kinnbacke): im Oberkiefer zwischen Schneidezähnen und Eckzahn, also am Rand des Zwischenkiefersegments. Die hintere Grenze liegt meist am Foramen incisivum.
  • Lippen-Kiefer-Spalte (*Cheilognathoschisis*): Kombination von Hasenscharte und Kieferspalte („vollständige Hasenscharte", Abb. 729e).
  • Schräge Gesichtsspalte (*Fissura facialis obliqua*): zwischen lateralem Nasenwulst und Oberkieferwulst.
  • Quere Gesichtsspalte (*Fissura facialis transversa*): zwischen Oberkiefer- und Unterkieferwulst. In der milden Form als abnorm große Mundspalte (*Makrostomie*), im Extremfall bis zum Ohr reichend.

  ❷ Gaumenspalte (*Palatum fissum = Palatoschisis = Uranoschisis*, gr. uranós = Himmelsgewölbe, Gaumen): Sie liegt immer median und beruht auf der fehlenden oder unvollständigen Vereinigung der lateralen Gaumenfortsätze. Diese verschmelzen normalerweise in der 7. Entwicklungswoche, also eine Woche nach der Bildung der Oberlippe.
  • Hasenscharte und Gaumenspalte entstehen somit zu verschiedenen Zeitpunkten und werden daher als voneinander unabhängig betrachtet. Sie können jedoch auch gemeinsam vorkommen: Lippen-Kiefer-Gaumen-Spalte (*Cheilognathopalatoschisis*) = Wolfsrachen (wenn Hasenscharte beidseitig).
  • Der Schluß des sekundären Gaumens erfolgt reißverschlußartig von vorn nach hinten. Dementsprechend gibt es verschieden weit reichende Gaumenspalten: zweigeteiltes Zäpfchen (*Uvula bifida*), gespaltenes Gaumensegel usw. Die komplette Gaumenspalte behindert das Schlucken erheblich und muß sogleich nach der Geburt geschlossen werden (Uranoplastik).

  Die Spaltbildungen sind zum Teil genetisch bedingt (familiäre Häufung). Im Tierversuch lassen sich Spaltbildungen durch Gabe von Cortison und Vitamin A sowie Mangel an Folsäure erzeugen. Wie weit eine Behandlung der Frau mit Nebennierenrindenhormonen in der 6. Entwicklungswoche eine Rolle spielen könnte, ist umstritten.

7.3 Nasenhöhle (Cavitas nasi)

#731 Nasenhöhle: Aufgaben, Knochen, Knorpel, Schleimhaut, Blutgefäße
#732 Nasenvorhof, -septum, -muscheln, -gänge, Choanen, *vordere und hintere Rhinoskopie, Tamponade*
#733 Nasennebenhöhlen: Aufgaben, Entstehung, Nachbarschaft, *Sinusitis, Diaphanoskopie*
#734 Kieferhöhle, *Spülung, Radikaloperation*, Stirnhöhle, Siebbeinzellen, Keilbeinhöhle
⇒ #624 Stirnbein, Siebbein, Keilbein
⇒ #627 Oberkiefer

#731 Nasenhöhle: Allgemeines

■ **Aufgabe** der Nasenhöhle ist es, die Atemluft für die unteren Luftwege vorzubereiten. Dazu gehört, die Luft
• *anzuwärmen*: Der Organismus läßt daher die Atemluft durch einen „Warmwasserheizkörper" strömen: Die Rippen des „Heizkörpers" sind die Nasenmuscheln, das „Warmwasser" ist das Blut.
• *anzufeuchten*: Die Nasenmuscheln sind mit gefäßreicher Schleimhaut bedeckt. Sie wird ständig feucht gehalten und reichert die Atemluft mit Wasserdampf an.
• *von Staubteilchen und Bakterien zu reinigen*: Die Deckzellen der Schleimhaut sind mit feinen Flimmerhärchen besetzt. Diese bewegen auf der feuchten Schleimhaut niedergeschlagene Staubteilchen in Richtung Rachen. Der Rachen ist reich mit lymphatischem Gewebe zur Bakterienabwehr ausgerüstet.
• *auf ihre chemische Beschaffenheit zu prüfen*: Geruchssinn. Viele schädliche Gase werden als übelriechend empfunden und ihre Einatmung deswegen gemieden.
Eine Nebenaufgabe der Nase ist die Mitwirkung bei der Lautbildung (Nasenlaute = Nasale).

Behinderte Nasenatmung: Der Wert der Nase für die unteren Atemwege wird deutlich, wenn die Nasenatmung behindert ist (z.B. durch Schleimhautpolypen oder Wucherung der Rachenmandel) und durch den Mund geatmet werden muß. Die Anfälligkeit für Erkältungskrankheiten nimmt zu. Bei Kindern ist dann häufig sogar die Gesamtentwicklung beeinträchtigt.

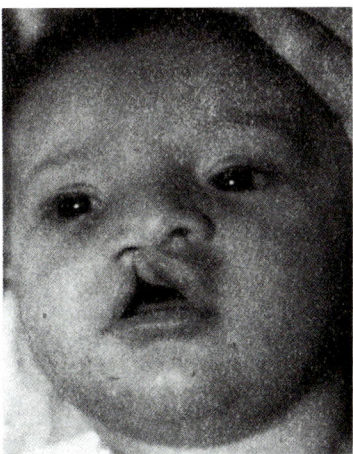

Abb. 729e. Lippen-Kiefer-Spalte bei einem 4 Wochen alten Säugling. *[bh2]*

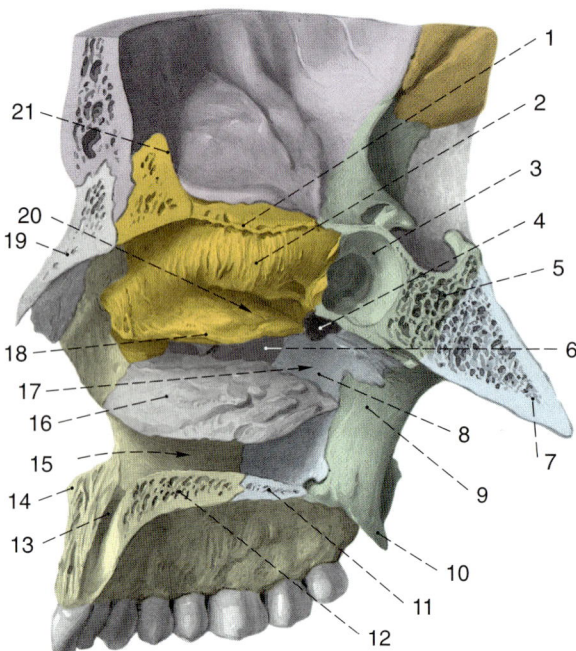

Abb. 731a. Seitliche knöcherne Wand der rechten Nasenhöhle. Der Schnitt ist unmittelbar rechts der Medianebene geführt. *[fs1]*

1 Lamina cribrosa
2 Concha nasi superior
3 Sinus sphenoidalis
4 Foramen sphenopalatinum
5 Os sphenoidale, Corpus
6 Hiatus maxillaris
7 Os occipitale
8 Os palatinum, Lamina perpendicularis
9 Processus pterygoideus, Lamina medialis
10 Hamulus pterygoideus
11 Os palatinum, Lamina horizontalis
12 Maxilla, Processus palatinus
13 Canalis incisivus
14 Spina nasalis anterior
15 Meatus nasi inferior
16 Concha nasi inferior
17 Meatus nasi medius
18 Concha nasi media
19 Os nasale
20 Meatus nasi superior
21 Crista galli

■ **Form** der Nasenhöhle: Sie ähnelt im Frontalschnitt einem spitzwinkeligen Dreieck, dessen Boden mit 12–15 mm Breite der Gaumen, dessen „Spitze" die nur 2–3 mm breite Siebplatte bildet. Die Dreiecksfläche ist jedoch nicht frei: Von lateral ragen die 3 Nasenmuscheln in die Lichtung.

■ **Knochen**: Das Nasenskelett umgibt die Cavitas nasi:
• *Septum nasi osseum* (knöcherne Nasenscheidewand): vertikale Platte (*Lamina perpendicularis*) des Siebbeins und Pflugscharbein (*Vomer*).
• Dach der Nasenhöhle: Siebplatte (*Lamina cribrosa*) des Siebbeins.
• Boden der Nasenhöhle = knöcherner Gaumen (*Palatum osseum*): Gaumenfortsatz des Oberkiefers + horizontale Platte des Gaumenbeins.
• Seitenwand (Abb. 731a): Oberkiefer, vertikale Platte (Lamina perpendicularis) des Gaumenbeins, Siebbeinzellen. Oberflächenvergrößerung durch 3 Nasenmuscheln: Die oberen beiden sind Teile des Siebbeins, die untere ein selbständiger Knochen.
• Vorderwand: Nasenbein.
• Nach hinten ist die Nasenhöhle offen: Choane (#732).
• Zum Nasenskelett im weiteren Sinn zählen die Knochen mit Nasennebenhöhlen (#733–734): Stirnbein, Oberkiefer, Keilbein, Siebbein.

■ **Nasenknorpel** (*Cartilagines nasi*): Das knöcherne Nasenskelett wird im vorderen Bereich der äußeren Nase (*Nasus externus*) durch die Nasenknorpel ergänzt. Durch das Knorpelskelett wird die Bruchgefahr wesentlich verringert.
• *Cartilago septi nasi* (Knorpel der Nasenscheidewand) mit Fortsatz zum Nasenrücken (*Processus lateralis*).
• *Cartilago alaris major*: Der große Nasenflügelknorpel umgrenzt die äußere Nasenöffnung (Abb. 731b).
• *Cartilagines alares minores*: kleine Nasenflügelknorpel in den Nasenflügeln.

> **Anatomie für Kinder**: Ein altes Kinderrätsel bezieht sich auf die Hauptteile der äußeren Nase:
> „Es hat eine Wurzel (*Radix nasi*) und kann doch nicht stehen.
> Es hat 2 Beine (*Ossa nasalia*) und kann doch nicht gehen.
> Es hat einen Rücken (*Dorsum nasi*) und kann doch nicht liegen.
> Es hat 2 Flügel (*Alae nasi*) und kann doch nicht fliegen".

■ **Schleimhaut**: Man unterscheidet 2 Bereiche:

❶ **Respiratorische Schleimhaut** (*Tunica mucosa, Pars respiratoria*, lat. respirare = atmen): Sie nimmt den größten Teil der Nasenhöhle ein und ist charakterisiert durch:
• mehrreihiges Flimmerepithel mit Becherzellen und deutlicher Basalmembran.
• verzweigte gemischte *Glandulae nasales*.
• straffe Befestigung am Knochen.
• Venengeflechte (*Plexus cavernosus conchae*) = Schwellkörper, besonders auf der unteren und mittleren Nasenmuschel und an einer Stelle der Nasenscheidewand.
• Innervation durch den *N. trigeminus* (Abb. 731c):
• Äste des *N. ophthalmicus* (V_1) versorgen den vorderen Teil der Nasenhöhle.
• Äste des *N. maxillaris* (V_2) gelangen aus der Flügelgaumengrube zum mittleren und hinteren Teil der Nase.

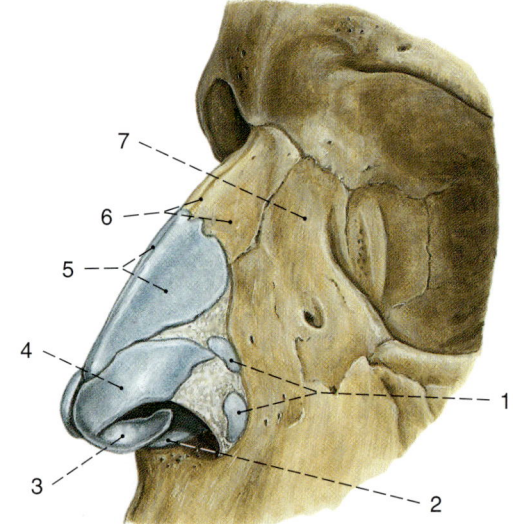

Abb. 731b. Knorpel der äußeren Nase. *[sb2]*

1 Cartilagines alares minores
2 Cartilago septi nasi
3 Cartilago alaris major, Crus mediale
4 Cartilago alaris major, Crus laterale
5 Processus lateralis (cartilaginis septi nasi)
6 Os nasale
7 Maxilla, Processus frontalis

Heuschnupfen (Rhinitis allergica): Neben dem virusbedingten Schnupfen ist die allergische Reaktion auf Blütenstaub, Hausstaubmilben, Tierhaare und andere Allergene die häufigste Erkrankung der Nase. Die Nasenmuscheln sind verdickt und mit wäßrigem Schleim bedeckt. Dadurch wird die Nasenatmung manchmal erheblich behindert. Die gleichzeitig bestehende Bindehautentzündung (Conjunctivitis) trübt den klaren Blick. Für Studierende ist es oft schwierig, dem Allergen zu entgehen, da z.B. der empfohlene Urlaub auf einer vegetationsarmen Insel während der Zeit der Gräserblüte in das Sommersemester fällt.

❷ **Riechschleimhaut** (*Tunica mucosa, Pars olfactoria*, lat. olfacere = riechen): etwa 2,5 cm^2 im Recessus sphenoethmoidalis. Die Riechschleimhaut ist durch ein extrem hohes (60 μm) mehrreihiges Epithel mit 3 Zelltypen gekennzeichnet:
• *Riechzelle* (primäre Sinneszelle, #183): Der Dendrit endet an der Oberfläche des Epithels mit einer kolbigen Anschwellung, aus der etwa 6-10 Riechhaare (unbeweglich, im Gegensatz zu den echten Zilien) entspringen. Am gegenüberliegenden Zellpol geht ein markloses *Axon* ab. Die Axone der Riechzellen gelangen durch die Siebplatte zum *Bulbus olfactorius*, wo das 2. Neuron der sensorischen Bahn beginnt. Die Lebensdauer der Riechzellen beträgt nur etwa 60 Tage. Dann werden sie durch neue ersetzt. Dies ist bemerkenswert, weil die Riechzellen Nervenzellen sind. Dennoch nimmt ihre Zahl im Lauf des Lebens ab.
• *Stützzelle*: Sie erstreckt sich über die ganze Höhe des Epithels.
• *Basalzelle*: Kleine kugelförmige Zellen dienen vermutlich dem Ersatz der Riech- und Stützzellen.

Für die Riechschleimhaut sind ferner seröse Riechdrüsen (*Glandulae olfactoriae*) charakteristisch. Im wäßrigen Sekret dieser Drüsen können vermutlich Geruchstoffe gelöst und wieder weggespült werden. Ihre Aufgabe ähnelt den Geschmacksdrüsen der Wallpapillen (#725).

Die vorübergehende Minderung des Riechvermögens (*Hyposmie*) beim Schnupfen beruht nicht auf einer Schädigung der Riechnerven, sondern Geruchstoffe können wegen der Schleimhautschwellung nicht mehr bis zur Riechschleimhaut gelangen.

■ **Blut- und Lymphgefäße**:
• Arterien: vorn oben Äste der *A. ophthalmica* aus der A. carotis interna, hinten unten Äste der *A. maxillaris* aus der A. carotis externa.
• Venen: Hauptabfluß zu den *Vv. maxillares*, kleiner Teil über die *V. ophthalmica superior* zum *Sinus cavernosus*. Weitere Abflußwege gehen über die *V. facialis*. Wegen der Venenverbindung zu den Blutleitern des Gehirns sind Nasenfurunkel sehr ernst zu nehmen. Man sollte nicht leichtfertig daran herumquetschen!
• Regionäre Lymphknoten: Ein kleiner Teil der Lymphe gelangt zu den submandibulären Lymphknoten, der größere Teil zu tiefen Halslymphknoten, besonders hinter dem Rachen (*Nodi lymphoidei retropharyngei*).

■ **Terminologie und Kulturgeschichte**:
• Nase (ahd. nasa) geht wie das lat. nasus auf den indogermanischen Stamm nas zurück, der ursprünglich wohl Nasenloch bedeutete (vgl. engl. nose, schwed. näsa, russ. nos, ital. naso, span. nariz, frz. nez). Es wird im Deutschen bisweilen wegen des Gleichklangs mit dem lateinischen nasus irrtümlich als Fremdwort empfunden. Der von Puristen vorgeschlagene Ersatz „Gesichtserker" erregt eher Heiterkeit. Als auch im wörtlichen Sinne prominenter Körperteil kommt es in zahlreichen Redewendungen der Umgangssprache vor, z.B. die Nase rümpfen, hoch tragen, von etwas voll haben, in etwas stecken, zu tief ins Glas stecken; jemandem auf der Nase herumtanzen, etwas an der Nase ansehen, auf die Nase binden, unter die Nase reiben, vor der

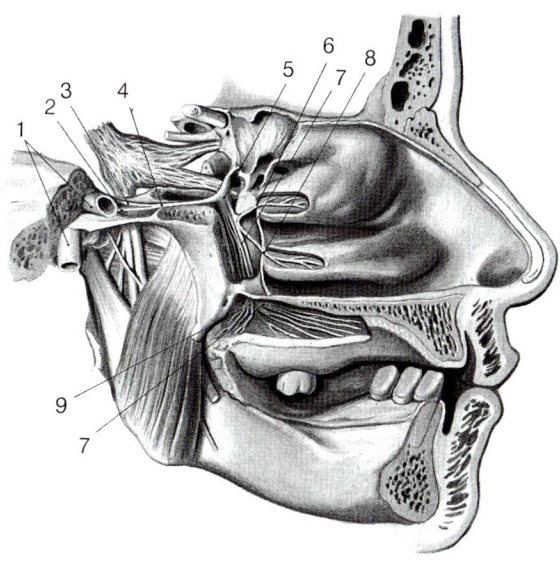

Abb. 731c. Flügelgaumengrube (Fossa pterygopalatina) und Nerven der Nasenmuscheln und des Gaumens. [st2]

1	A. carotis interna	6	Rr. nasales posteriores superiores laterales
2	N. petrosus profundus		
3	N. petrosus major	7	N. palatinus major
4	N. canalis pterygoidei (Radix facialis)	8	Rr. nasales posteriores inferiores
5	Ganglion pterygopalatinum	9	Nn. palatini minores

Nase wegschnappen. Bei manchen Völkern (Eskimos, Lappen, Polynesien) gehört das Aneinanderreiben der Nasen zu den Grußgebärden („Nasengruß", „Nasenkuß"). Nikolaj Gogols 1836 vollendete Groteske „Nos" (aus den Petersburger Novellen), der seine für die Karriere unentbehrliche Nase verloren hat (Oper von Schostakowitsch 1928), nimmt Elemente von Kafkas Verwandlung voraus.
• Die meisten klinischen Begriffe leiten sich vom gr. rhís, rhinós = Nase ab: Rhinitis = Schnupfen (Nasenentzündung), Rhinolalie (gr. laleín = reden) = näselnde Sprache, Rhinologie = Lehre von den Nasenkrankheiten, Rhinologe = Nasenarzt, Otorhinolaryngologe = Hals-Nasen-Ohren-Arzt, Rhinoskop = „Nasenspiegel" = zangenartiges Instrument zum Spreizen der Nasenlöcher. Man vgl. auch Rhinozeros = Nashorn (gr. kéras = Horn).
• Das Prüfende des Geruchsinn drückt sich in vielen Redensarten mit Bezug zu gefühlsmäßiger oder moralischer Wertung aus, z.B. jemanden nicht riechen können, einen guten Riecher für etwas entwickeln, im Geruch der Heiligkeit stehen, ein Verbrechen wird ruchbar oder stinkt zum Himmel, Stinkstiefel, stinkfaul, stinklangweilig usw. Rilke schreibt über die Gasse des Hôpital militaire: „Es roch ... nach Jodoform, nach dem Fett von pommes frites, nach Angst." (Aus: Die Aufzeichnungen des Malte Laurids Brigge).

#732 Nasenhöhle: Gliederung

■ **Nasenvorhof** (*Vestibulum nasi*): Die unmittelbar an die Nasenlöcher (*Nares*) angrenzenden Teile der Nasenhöhle (*Cavitas nasi*) sind mit äußerer Haut ausgekleidet: verhorntes mehrschichtiges Plattenepithel. Kräftige Terminalhaare (*Vibrissae*) verhindern das Eindringen von Insekten. Auf eine haarlose Übergangszone folgt dann das respiratorische Epithel (mehrreihiges Flimmerepithel der Atemwege).

Vordere Nasenspiegelung (*Rhinoscopia anterior*): Das Nasenspekulum ist nicht, wie der Name nahelegt, ein Spiegel, sondern ein zangenartiges Instrument. Es wird in ein Nasenloch eingeführt und gespreizt, um den Einblick zu verbessern.

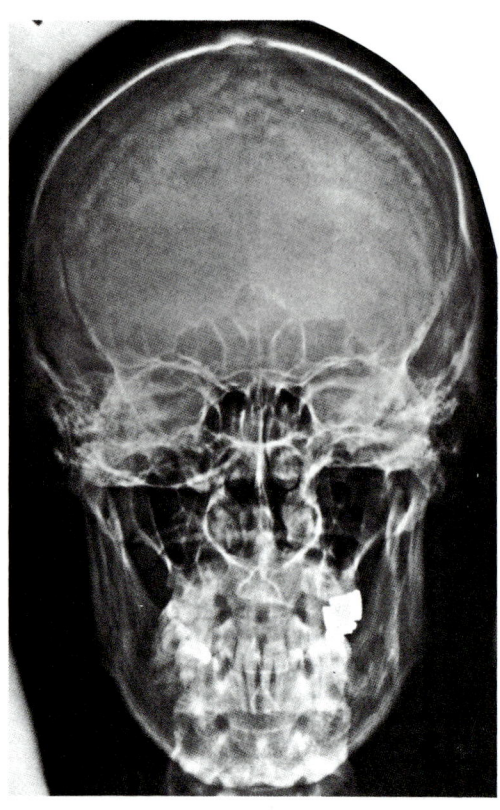

Abb. 732a. Röntgenbild des Schädels (posteroanteriore Aufnahme). Man vergleiche mit Abb. 732b, 733a und 721. *[be3]*

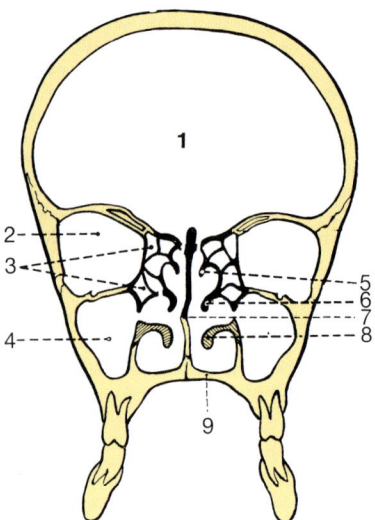

Abb. 732b. Frontalschnitt durch den Gesichtsschädel. Der von außen so kompakt wirkende Schädel enthält im Innern ein kompliziertes Hohlraumsystem. *[bg1]*

1 Cavitas cranii
2 Orbita, Cavitas orbitalis
3 Cellulae ethmoidales
4 Sinus maxillaris
5 Concha nasi superior
6 Concha nasi media
7 Septum nasi
8 Concha nasi inferior
9 Palatum osseum

■ **Nasenscheidewand** (*Septum nasi*): Die mediane, mit Schleimhaut überzogene Trennwand der beiden Nasenhöhlen ist teils durch Knochen, teils durch Knorpel versteift (Abb. 732a + b):
• *Pars ossea*: Der hintere Teil enthält die knöcherne Nasenscheidewand (*Septum nasi osseum*).
• *Pars cartilaginea*: Das „Skelett" des vorderen Teils besteht aus Knorpel (*Cartilago septi nasi*) und straffem Bindegewebe.
Die Nasenscheidewand steht meist nicht genau median, sondern ist nach einer Seite verbogen (Septumdeviation). Auf Höhe des Bereichs vor der mittleren Nasenmuschel ist die Nasenscheidewand durch einen Schwellkörper ähnlich wie an den Muscheln verdickt.

• Eine stärkere *Septumdeviation* kann die Atmung behindern und muß dann operativ korrigiert werden.
• Die Mehrzahl der Fälle von *Nasenbluten* geht vom Schwellkörper des Nasenseptums aus. Die Stelle wird auch „Kiesselbach-Ort" genannt (1884 von dem deutschen HNO-Arzt Wilhelm Kiesselbach beschrieben). Auslösendes Trauma ist häufig das Nasenbohren.

■ **Nasenmuscheln** (*Conchae nasi [nasales]*): Sie dienen der Oberflächenvergrößerung und sind besonders reich ausgestaltet bei Tieren mit gutem Geruchsvermögen. Beim „mikrosmatischen" Menschen (gr. osmé = Geruch) sind sie vergleichsweise einfach gebaut: Dünne hakenförmige Knochenplatten von unregelmäßig ausgebuchteter Oberfläche ragen von der lateralen Nasenwand in die Lichtung herein. Sie sind mit Nasenschleimhaut überzogen, die besonders reich an Venengeflechten ist = Schwellkörper der Nasenmu-

scheln (*Plexus cavernosus conchae*). Der Mensch hat auf beiden Seiten meist 3 Nasenmuscheln:
• *Concha nasi inferior* (untere Nasenmuschel, gr. kónche = Muschel): längste der Nasenmuscheln. Sie beginnt hinter dem Nasenvorhof und endet am *Meatus nasopharyngeus*.
• *Concha nasi media* (mittlere Nasenmuschel): Sie beginnt etwa 1,5 cm hinter dem Vorderende der unteren Nasenmuschel.
• *Concha nasi superior* (obere Nasenmuschel): kürzeste der Nasenmuscheln. Sie beginnt etwa 1,5 cm hinter dem Vorderende der mittleren Muschel.
• Nebenmuscheln kommen gelegentlich vor.

Die Knochen der oberen und mittleren Nasenmuschel sind Teile des Siebbeins. Die untere Nasenmuschel wird durch einen selbständigen Knochen versteift.

■ **Nasengänge**: Zwischen den Nasenmuscheln bleiben Kanäle für den Luftstrom frei:
• *Meatus nasi inferior* (unterer Nasengang): zwischen Gaumen und unterer Nasenmuschel.
• *Meatus nasi medius* (mittlerer Nasengang): zwischen mittlerer und unterer Nasenmuschel.
• *Meatus nasi superior* (oberer Nasengang): zwischen oberer und mittlerer Nasenmuschel.
Der Raum oberhalb der oberen Muschel wird nicht als Nasengang bezeichnet, weil er nicht durchgängig ist, sondern dorsal durch das Keilbein verschlossen wird: *Recessus sphenoethmoidalis* (Siebbein-Keilbein-Bucht).

■ **Meatus nasopharyngeus**: Die 3 Nasenmuscheln enden dorsal etwa auf Höhe der Vorderwand der Keilbeinhöhle. Dahinter vereinigen sich die 3 Nasengänge zum kurzen gemeinsamen *Meatus nasopharyngeus* (Nasen-Rachen-Gang), bevor die Nasenhöhle an den Choanen in den Rachen übergeht.

■ **Choanen**: Die Grenze zwischen Nasenhöhle und Nasenrachenraum bezeichnet man als Choane (*Choana [Apertura nasalis posterior]*, gr. chóanos = Trichter). Die beiden dicht nebeneinander liegenden Choanen sind je etwa 3 cm hoch und 1,2 cm breit.

Abb. 733a. Frontalschnitt durch den Schädel. Er zeigt die enge Beziehung der Nasenhöhle und der Nasennebenhöhlen zur Augenhöhle und zur Schädelhöhle. *[fs1]*

1 Os sphenoidale, Ala major
2 Sinus frontalis
3 Cellulae ethmoidales
4 Crista galli
5 Os ethmoidale, Lamina perpendicularis
6 Os frontale, Pars orbitalis
7 Fissura orbitalis superior
8 Os temporale, Pars squamosa
9 Fissura orbitalis inferior
10 Os zygomaticum
11 Canalis infraorbitalis
12 Concha nasi media
13 Cavitas nasi, Meatus nasi inferior
14 Vomer
15 Maxilla, Processus palatinus
16 Dens molaris
17 Maxilla, Processus alveolaris
18 Concha nasi inferior
19 Sinus maxillaris

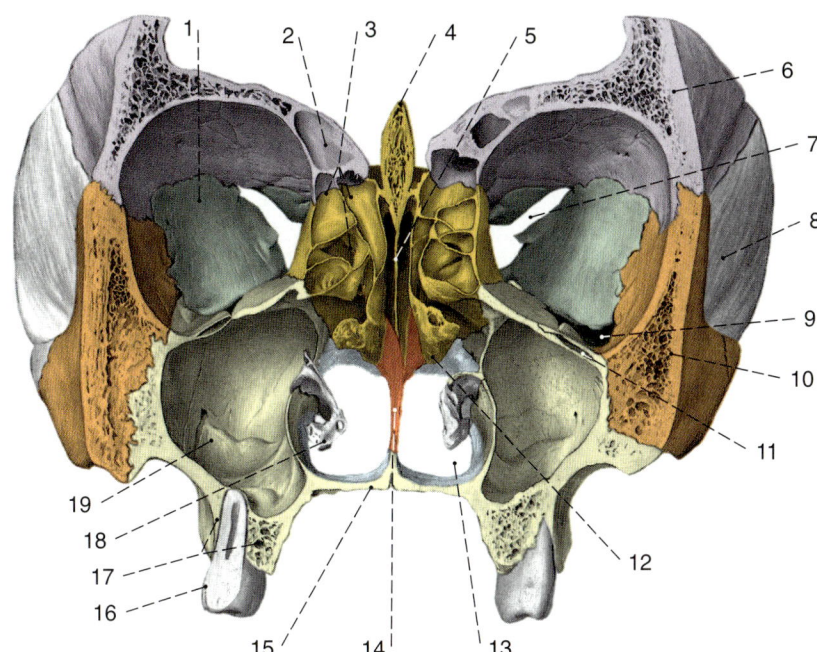

Tamponade: Bei heftigem Nasenbluten (*Epistaxis*) muß man nicht nur das Nasenloch, sondern evtl. auch die zugehörige Choane mit einem Tampon verschließen. Für die Wahl eines Tampons geeigneter Größe ist die Kenntnis des ungefähren Maßes einer Choane wichtig.
• Man führt zunächst ein Röhrchen oder einen Gummischlauch durch das Nasenloch bis in den Rachen ein. Durch das Röhrchen schiebt man einen Faden, den man im Rachen mit einer Pinzette faßt und durch die Mundhöhle nach vorn zieht, so daß ein Ende des Fadens aus dem Nasenloch, das andere aus dem Mund hängt. In das mundseitige Ende bindet man den Tampon ein, den man dann mit Hilfe des aus dem Nasenloch hängenden Fadens durch Mundhöhle und Rachen in die Choane zieht.
• Zuletzt bindet man auch in das aus der Nase hängende Ende des Fadens einen Tampon ein, so daß die Nasenhöhle von beiden Seiten verschlossen ist (Bellocq-Tamponade, nach Jean Jaques Bellocq, 1730-1807, Chirurg in Paris).

Hintere Nasenspiegelung (*Rhinoscopia posterior*, gr. rhís, rhinós = Nase): Die Choanen sind mit Hilfe eines in den Rachen eingeführten abgewinkelten Spiegels zu besichtigen. Die Technik ist ähnlich wie bei der Kehlkopfspiegelung (#754), man benutzt jedoch einen etwas kleineren Spiegel.

■ **Mündungen des Ductus nasolacrimalis und der Nasennebenhöhlen**: Es münden in den
• unteren Nasengang: der Tränen-Nasen-Gang.
• mittleren Nasengang: Kieferhöhle, Stirnhöhle und vordere Siebbeinzellen meist gemeinsam im *Hiatus semilunaris* (halbmondförmige Spalte).
• oberen Nasengang: hintere Siebbeinzellen.
• Recessus sphenoethmoidalis: Keilbeinhöhle.

■ **Nachbarschaft der Nasenhöhle zur vorderen Schädelgrube**: Der *Recessus sphenoethmoidalis* der Nasenhöhle ist nur durch die *Lamina cribrosa* (Siebplatte) des Siebbeins von der vorderen Schädelgrube getrennt. Die Siebplatte wird beiderseits von etwa 20 Riechnerven durchsetzt. Der Siebplatte liegt oben der *Bulbus olfactorius* auf, darüber folgt der Stirnlappen des Großhirns. Der Liquorraum scheint entlang der Hüllgewebe der Riechnerven mit dem Lymphgefäßnetz der Nase in Verbindung zu stehen. Bei Schädelbasisbrüchen durch die Siebplatte kommt es häufig zum Liquorabfluß durch die Nase.

#733 Nasennebenhöhlen: Allgemeines

Als Nasennebenhöhlen (*Sinus paranasales*) bezeichnet man die luftgefüllten Hohlräume in Nachbarknochen der Nasenhöhle (Abb. 732a + b, 733a). Sie werden von Nasenhöhlenschleimhaut ausgekleidet, die lediglich, der geringeren Beanspruchung wegen, niedriger als in der Nasenhöhle ist.

■ **Aufgaben**: Die Nasennebenhöhlen dienen
• der Gewichtsersparnis (Leichtbauprinzip, #132).
• der Oberflächenvergrößerung der Nasenschleimhaut (sie sind gewissermaßen in den Knochen eingestülpte Nasenmuscheln).
• als Resonanzräume für die Stimme.

■ **Entstehung**: Die Nasennebenhöhlen sind nicht vorgegebene Räume, um die der Knochen herumwächst, sondern umgekehrt wächst die Höhle in den massiven Knochen hinein. Das Neugeborene hat nur angedeutete Nebenhöhlen. Der Knochenabbau beginnt in der späten Fetalzeit und endet erst beim jungen Erwachsenen. Die endgültige Größe der Nebenhöhlen wird um das 25. Lebensjahr erreicht.

■ **Variable Pneumatisation**: Der Knochen wird unterschiedlich schnell und in unterschiedlichem Ausmaß abgebaut. Form und Größe der Nasennebenhöhlen variieren daher wie kaum eine andere anatomische Einzelheit des Körpers. Bei starker „Pneumatisation" (gr. pneúma, pneúmatos = Luft) bleiben manchmal nur dünne Knochenlamellen um die Nebenhöhlen bestehen. Die Knochengrenzen sind dabei keine Barriere für die Höhlenbildung. So kann sich die Kieferhöhle in das Gaumenbein vorarbeiten usw.

■ **Asymmetrie**: Alle Nebenhöhlen sind entsprechend dem Ausgangspunkt aus einer Nasenhöhle paarig. Da sich die beiden Seiten unabhängig voneinander entwickeln, sind die Nebenhöhlen häufig nicht symmetrisch. Dies wird besonders im Stirnbein deutlich, wo die beiden nebeneinander

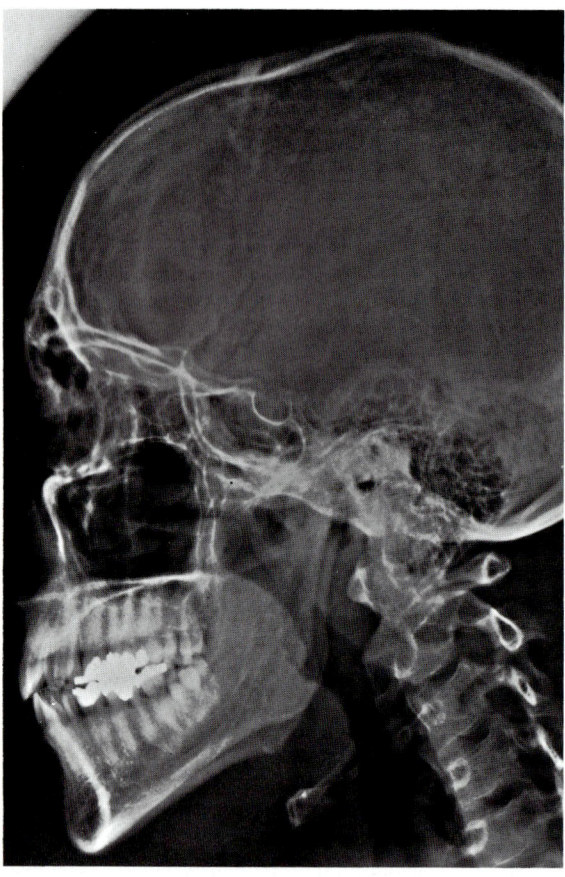

Abb. 733b. Seitliches Röntgenbild des Schädels. Man vergleiche mit Abb. 626a. *[be3]*

liegenden Stirnhöhlen sehr ungleich groß sein können. Häufig steht auch die Scheidewand nicht median, sondern ist nach einer Seite verschoben.

■ **Nachbarschaft** (Abb. 733a + b):
• *Augenhöhle*: Die Augenhöhle wird auf 3 Seiten von Nasennebenhöhlen umgriffen: unten von der Kieferhöhle, medial von den Siebbeinzellen, oben von der Stirnhöhle. Nebenhöhleneiterungen können daher in die Augenhöhle einbrechen.
• *Vordere Schädelgrube*: Stirnhöhle und Siebbeinzellen stellen einen wesentlichen Anteil des Bodens der vorderen Schädelgrube. Sie sind damit dem Stirnlappen des Großhirns benachbart.
• *Mittlere Schädelgrube*: Die Keilbeinhöhle im Boden des Türkensattels grenzt nicht nur an die Hypophyse, sondern auch an den *Sinus cavernosus* an, was für die mögliche Ausbreitung von Entzündungen wichtig ist.
• *Rachen*: Der Boden der Keilbeinhöhle ist zugleich knöchernes Dach über dem Nasenrachenraum.
• *Fossa pterygopalatina*: Die Vorderwand der Flügelgaumengrube wird von der Hinterwand der Kieferhöhle gebildet.
• *Zähne*: Die oberen Zahnwurzeln ragen häufig mehr oder weniger frei in die Kieferhöhle. Bei einer Zahnextraktion kann so eine offene Verbindung zwischen Kieferhöhle und Mundhöhle entstehen (#713).

■ **Sinusitis** (Nebenhöhlenentzündung): Die Nebenhöhlen erkranken bei Entzündungen der Nasenschleimhaut (Rhinitis) regelmäßig mit. Oft schwelt dann in ihnen die Entzündung noch weiter, wenn die Nasenhöhle schon wieder gesundet ist (Stirnhöhleneiterung nach einem Schnupfen). Die Heilung wird durch die zum Teil recht engen Verbindungsgänge der Nebenhöhlen mit der Nasenhöhle erschwert.
• Bei Schwellung der Schleimhaut wird sehr schnell der Luftaustausch mit der Nasenhöhle unterbrochen. Schleimhäute resorbieren Luft (dadurch heilt z.B. ein Pneumothorax von selbst). In einer nicht belüfteten Nebenhöhle entsteht deswegen ein Unterdruck, der den venösen Rückstrom behindert. Als Folge sammelt sich Flüssigkeit in der Höhle an, die wiederum das Wachstum von Bakterien begünstigt.
• Bei langwierigen Eiterungen spült man die Nebenhöhlen wiederholt durch. Wenn dies nicht zum Ziel führt, muß man die geschädigte Schleimhaut operativ entfernen und einen breiten Abfluß zur Nasenhöhle schaffen.

■ **Hauptgefahren der Nebenhöhleneiterungen**: Sie ergeben sich aus den eben genannten Lagebeziehungen:
• Durchbruch in die Augenhöhle bedroht über die Entzündung des Retrobulbärraums (Orbitalphlegmone) und des Sehnervs (Neuritis optica) das Sehvermögen.
• Durchbruch in die Schädelhöhle führt zur Hirnhautentzündung (Meningitis) und zum Hirnabszeß mit immer noch hoher Sterblichkeit.
• Bei Einbruch der Eiterung in das Gefäßsystem kann der gesamte Körper mit Bakterien überschwemmt werden (Sepsis = „Blutvergiftung").

■ **Diaphanoskopie** (Ausleuchtung, gr. diaphanés = durchscheinend): Über Stirn- und Kieferhöhlen kann man sich einfach orientieren, wenn man in einem dunklen Raum ein Lämpchen (Taschenlampe)
• in die Mundhöhle nimmt und die Lippen schließt. Bei gesunden Kieferhöhlen leuchten diese unter den Pupillen, Halbmonde unter den Augen und die Wangen auf. Bleibt eine Seite dunkel („verschattet"), so spricht dies für die Ansammlung einer trüben Flüssigkeit in der betreffenden Kieferhöhle.
• an den Oberrand der Augenhöhle ansetzt. Die gesunde Stirnhöhle leuchtet rot auf. Ein Seitenunterschied weist auf eine Entzündung oder eine starke Asymmetrie der Stirnhöhlen hin.

#734 Die einzelnen Nasennebenhöhlen

■ **Kieferhöhle** (*Sinus maxillaris*):
• Die größte Nebenhöhle höhlt den ganzen Oberkieferkörper aus und ragt manchmal auch noch in den Alveolarfortsatz oder den Gaumenfortsatz hinein.
• Die Kieferhöhle mündet in einen Spaltraum, das *Infundibulum ethmoidale* (Siebbeintrichter, lat. infundere = eingießen), das sich mit dem *Hiatus semilunaris* (lat. hiare = klaffen) in den mittleren Nasengang öffnet. Der Eingang in die Kieferhöhle (*Hiatus maxillaris*) liegt damit an ihrem oberen Ende. Dies ist bei aufrecht gehaltenem Kopf für den Sekretabfluß ungünstig. Lediglich in Seitenlage des Kopfes kann Flüssigkeit aus der jeweils gegenüberliegenden Kieferhöhle abfließen. Eine Kieferhöhleneiterung (Sinusitis maxillaris) ist daher oft sehr hartnäckig.

❶ **Beziehung zu den Zahnwurzeln** (#713): Die Kieferhöhle kann so weit in den Alveolarfortsatz hineinwachsen, daß die Zahnwurzeln nur noch von einer dünnen Knochenlamelle bedeckt werden. Eine Zahnwurzeleiterung kann dann leicht in die Kieferhöhle einbrechen. Umgekehrt schmerzen bei Schnupfen mit Kieferhöhlenbeteiligung manchmal die hinteren oberen Zähne, wenn die Zahnnerven nicht in geschlossenen Kanälen verlaufen, sondern ungeschützt unter der Kieferhöhlenschleimhaut liegen.

❷ **Spülung**: Um die Kieferhöhle zu spülen, sticht man die Hohlnadel durch die dünne Knochenlamelle der seitlichen Nasenwand direkt in die Kieferhöhle ein und benützt die schwerer zugängliche natürliche Öffnung für den Abfluß der Spülflüssigkeit. Heilt die Kieferhöhlenentzündung unter der Spülbehandlung nicht aus, so muß die kranke Schleimhaut entfernt werden.

❸ **Radikaloperation** (nach Caldwell und Luc): Dabei wird die Kieferhöhle vom Vorhof der Mundhöhle aus eröffnet, um Hautnarben zu vermeiden. Dazu wird die Oberlippe hochgezogen und die Schleimhaut am Umschlag von der Lippe zum Oberkiefer eingeschnitten (Abb. 734a). Dann wird die Vorderwand der Kieferhöhle freigelegt und aufgeklappt. Nun hat man einen guten Überblick über die Kieferhöhle und kann die kranke Schleimhaut auskratzen. Die Wand der Kieferhöhle zur Nasenhöhle wird so weit wie möglich weggenommen, um eine breite Verbindung zur Nasenhöhle zu schaffen, die nicht mehr zuschwellen kann. Aus dem unteren Nasengang wird ein Schleimhautlappen in die ausgeräumte Kieferhöhle eingeschlagen. Von ihm und den anderen Wundrändern zur Nasenhöhle wächst Epithel aus und bedeckt bald wieder die gesamte Wand der Kieferhöhle.

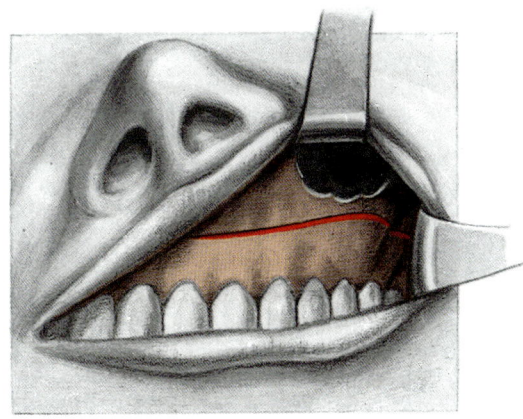

Abb. 734a. Eröffnen der Kieferhöhle vom Vorhof der Mundhöhle aus. [be5]

■ **Stirnhöhle** (*Sinus frontalis*):
• Sie wächst aus dem mittleren Nasengang in die Stirnschuppe nach oben und dehnt sich manchmal auch in das Augenhöhlendach bis zum kleinen Keilbeinflügel nach hinten aus.
• Der Stirnhöhlengang mündet meist wie die Kieferhöhle über das Infundibulum ethmoidale und den Hiatus semilunaris in den mittleren Nasengang (Abb. 734b). Der Stirnhöhlengang verläuft an sich für den Sekretabfluß günstig. Trotzdem ist auch eine Stirnhöhleneiterung (Sinusitis frontalis) sehr hartnäckig, weil durch eine Schleimhautschwellung der enge Gang verschlossen wird und dann auch die günstige Verlaufsrichtung nichts mehr nützt.

Stirnhöhlenoperation: Die Haut wird meist im Bereich der Augenbraue durchgetrennt, damit die spätere Narbe durch die Haare verdeckt wird. Dann wird die Vorderwand der Stirnhöhle aufgemeißelt oder aufgesägt. Wie bei der Kieferhöhlenoperation (s.o.) wird die kranke Schleimhaut ausgekratzt, ein breiter Durchgang zur Nasenhöhle geschaffen und ein Lappen der Nasenschleimhaut eingeschlagen. Bei anderen Operationsverfahren sucht man den Hohlraum der Stirnhöhle völlig zu beseitigen, indem man die Höhle mit Fett füllt oder die Stirnhaut in die Höhle einsinken läßt. Bei der Stirnhöhlenoperation ist der an das Operationsgebiet angrenzende Tränen-Nasen-Gang gefährdet. Wird er eingeengt, so ist der Tränenabfluß in die Nasenhöhle behindert. Die Tränen perlen dann wie beim Weinen über die Wangen.

■ **Siebbeinzellen** (*Cellulae ethmoidales*):
• Sie höhlen das Siebbein zwischen Nasenhöhle und Augenhöhle meist so stark aus, daß nur eine papierdünne Knochenplatte als Grenze zur Augenhöhle übrig bleibt. Es handelt sich um viele kleine Höhlen, die man zusammen auch als Siebbeinlabyrinth (*Labyrinthus ethmoidalis*) bezeichnet (Abb. 733b).
• Die vordere und mittlere Gruppe der Siebbeinzellen (*Cellulae ethmoidales anteriores + mediae*) mündet meist über den Hiatus semilunaris in den mittleren Nasengang, eine hintere Gruppe (*Cellulae ethmoidales posteriores*) in den oberen Nasengang.

Vereiterung der Siebbeinzellen (Sinusitis ethmoidalis): Die Siebbeinzellen erkranken häufig gemeinsam mit der Kieferhöhle und werden im Zuge der Radikaloperation der Kieferhöhle mit ausgeräumt. Dabei ist auf die dünnen Trennwände zur Schädel- und Augenhöhle besonders zu achten!

■ **Keilbeinhöhle** (*Sinus sphenoidalis*):
• Sie schließt unmittelbar an die Siebbeinzellen an. Sie ist paarig, obwohl sie in einem unpaaren Knochen, dem Keilbeinkörper, liegt. Die beiden Höhlen werden durch eine Scheidewand getrennt. Sie füllen den Raum unter dem Türkensattel und können sich auch in angrenzende Knochenabschnitte ausdehnen. So kann der Canalis opticus von Ausläufern der Keilbeinhöhle umgriffen werden. Die Keilbeinhöhle kann dann an Stirn- und Kieferhöhle angrenzen.
• Die Keilbeinhöhle mündet in den Recessus sphenoethmoidalis.
• Die Keilbeinhöhlen erkranken am seltensten von allen Nasennebenhöhlen.

Hypophysenoperation durch die Keilbeinhöhle: Die Keilbeinhöhle wird nur durch den Boden des Türkensattels von der Hypophyse getrennt. Will man die Eröffnung der Schädelhöhle vermeiden, so kann man zur Hypophyse durch die Keilbeinhöhle vordringen.

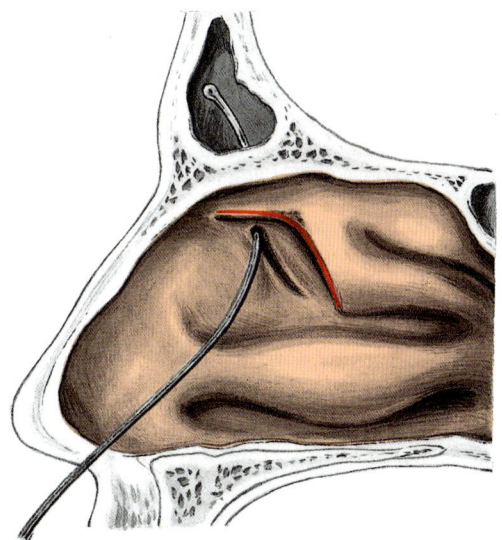

Abb. 734b. Sondieren des Ausführungsgangs der Stirnhöhle (vgl. Abb. 731a). [be5]

7.4 Rachen und Abkömmlinge

#741 Nasen-, Mund- und Unterrachenraum
#742 Schleimhaut und Muskelwand des Rachens, Innervation, *Pharyngitis*, Speiseröhrenmund
#743 Schluckakt, Schluckreflex
#744 Lymphatischer Rachenring, Aufgaben, Feinbau, Gaumenmandel, *adenoide Vegetationen*
#745 Schlundbogen + Schlundtaschen und deren Abkömmlinge: Rachen, Thymus, Nebenschilddrüsen und Schilddrüse, *Halszysten, Halsfisteln*
#746 Schilddrüse: Bau, Drüsenzellen, Doppelkapsel
#747 Schilddrüse: Hormone, Hormonsynthese, *Unter- und Überfunktion, Kropf*
#748 Schilddrüse: Gefäße, Lagebeziehungen, *Kropfwachstum*, Beziehung zum N. laryngeus recurrens
#749 Nebenschilddrüsen, *Hypo- und Hyperparathyreoidismus*, Lagevariabilität
⇒ #161-162 Lymphatische Organe
⇒ #373 *Hypopharynxdivertikel*
⇒ #381-382 Thymus
⇒ #728 Schlundenge, *Angina*

#741 Rachen (Pharynx): Gliederung

■ **Öffnungen**: Der Rachen (*Pharynx*, gr. phárynx, pháryngos = Rachen) gehört gleichermaßen zu den Verdauungsorganen und zu den Atmungsorganen. In ihm überkreuzen sich Luft- und Speiseweg. Er hat daher 4 weite Öffnungen:
• in die Nasenhöhlen (paarig): die Choanen (#732).
• in die Mundhöhle: die Schlundenge (*Isthmus faucium*, #728).
• in den Kehlkopf: den „Kehlkopfeingang" (*Aditus laryngis*, s.u.).
• in die Speiseröhre: den „Ösophagusmund" (#371).

■ **Stockwerke**: Der Rachen wird ohne scharfe Grenzen in 3 Stockwerke gegliedert (Abb. 741a + b):
❶ *Pars nasalis pharyngis* (Nasenrachenraum): auf Höhe der Nasenhöhle.
❷ *Pars oralis pharyngis* (Mundrachenraum): auf Höhe der Mundhöhle.
❸ *Pars laryngea pharyngis* (Unterrachenraum = „Kellerrachen"): auf Höhe des Kehlkopfs.

Ältere Bezeichnungen: Die 3 Stockwerke werden in der Klinik häufig noch Epipharynx, Mesopharynx und Hypopharynx genannt.

Die Grenzen zwischen den 3 Stockwerken sind nur vorn markiert: das Gaumensegel und der Oberrand des Kehldeckels. Seitlich und hinten läuft die Rachenwand ohne Gliederung durch. Die Hinterwand des Rachens wird durch lockeres Bindegewebe (*Spatium retropharyngeum*) von der Halswirbelsäule bzw. den prävertebralen Muskeln getrennt. Auch seitlich wird der Rachen von einem Bindegeweberaum umgeben: Das *Spatium lateropharyngeum [pharyngeum laterale] [parapharyngeum]* (#798) enthält den Gefäß-Nerven-Strang und weitere wichtige Leitungsbahnen.

❶ **Nasenrachenraum** (*Pars nasalis pharyngis*): Er grenzt oben an den Boden der Keilbeinhöhle, hinten an die vom Türkensattel zum großen Loch absteigende Vorderwand (Clivus, lat. clivus = Abhang) und an den hinteren Bogen des Atlas. Nach vorn öffnet sich der Nasenrachenraum unverschließbar in die beiden Choanen. Das Innenrelief wird durch folgende Strukturen bestimmt:

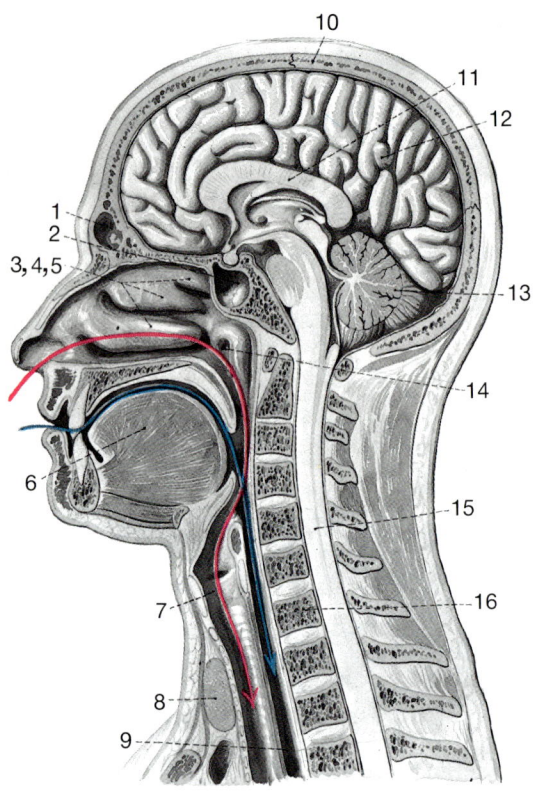

Abb. 741a. Medianschnitt durch Kopf und Hals. Die farbigen Pfeile zeigen die Überkreuzung von Luft- und Speiseweg. Der blaue Pfeil entspricht dem Weg einer Magensonde, der rote Pfeil dem eines Nasotrachealtubus. Im Bild fehlen die Rückenmarkhäute, deshalb erscheint das Rückenmark zu breit. [ta]

1	Sinus frontalis	9	Oesophagus
2	Sinus sphenoidalis	10	Calvaria
3	Concha nasi superior	11	Corpus callosum
4	Concha nasi media	12	Telencephalon [Cerebrum]
5	Concha nasi inferior	13	Cerebellum
6	Lingua	14	Tuba auditiva [auditoria]
7	Larynx	15	Medulla spinalis
8	Isthmus glandulae thyroideae	16	Corpus vertebrae

• *Tonsilla pharyngea [pharyngealis]* (Rachendachmandel, gr. adén, adénos = Drüse): Als ein Teil des lymphatischen Rachenrings (#744) liegt sie am Rachendach der Schädelbasis an.
• *Ostium pharyngeum tubae auditivae [auditoriae]* (Rachenmündung der Ohrtrompete, lat. tuba = Röhre, Trompete): an der Seitenwand, etwa 1 cm hinter dem Hinterende der unteren Nasenmuschel. Da die Ohrtrompete (#676) vom Rachen nach hinten-oben-außen zur Paukenhöhle verläuft, läßt sich über die Nasenhöhle eine leicht gebogene Sonde bequem in die Ohrtrompete einführen. Im Bereich der Mündung findet man reichlich lymphatisches Gewebe, das man zusammen Tubenmandel (*Tonsilla tubaria*) nennt. Es ist ein Teil des lymphatischen Rachenrings.
• *Torus tubarius* (Tubenwulst, lat. torus = Wulst): Er umgibt wie ein romanischer Rundbogen die Mündung der Ohrtrompete. Die Vorwölbung ist teils durch das freie Ende des Knorpels der Ohrtrompete, teils durch Muskeln bedingt. Hinter dem Wulst sinkt vor der Hinterwand des Rachens nochmals eine Grube ein (*Recessus pharyngeus*). Dies ist beim Sondieren der Ohrtrompete zu beachten: Nicht die

hinterste Einbuchtung, sondern die vorletzte führt in die Ohrtrompete. Man schiebt daher die Sonde zunächst nach ganz hinten und zieht sie dann um den Tubenwulst wieder nach vorn.
• *Plica salpingopharyngea* (Tuben-Rachen-Falte, gr. sálpinx, sálpingos = Trompete): vom hinteren Teil des Tubenwulstes nach unten. Sie wird durch den *M. salpingopharyngeus* aufgeworfen und verstreicht allmählich im Mundabschnitt des Rachens. In ihrer Umgebung, aber auch dorsal und unterhalb von ihr findet sich in der Schleimhaut reichlich lymphatisches Gewebe, das man gewöhnlich „Seitenstrang" nennt. Bei Erkältungskrankheiten sieht man bei weit geöffnetem Mund häufig an der Hinterwand des Rachens die beiden Seitenstränge gerötet („Seitenstrangangina").

> **Verwechslungsmöglichkeit:** Als „Seitenstränge" bezeichnet man auch die seitlich der grauen Substanz gelegenen Bahnen im Rückenmark (*Funiculi laterales*, #222).

❷ **Mundrachenraum** (*Pars oralis pharyngis*): Er liegt hinter der Schlundenge (Isthmus faucium) auf Höhe des 2. Halswirbels (Axis). Die Zungenwurzel übernimmt Aufgaben der fehlenden vorderen Rachenwand. Von ihr ziehen 3 Falten zum Kehldeckel:
• die *Plica glossoepiglottica mediana* (mediane Zungen-Kehldeckel-Falte).
• beidseits die *Plica glossoepiglottica lateralis* (laterale Zungen-Kehldeckel-Falte).
Zwischen den 3 Falten sinken 2 Gruben ein, die *Valleculae epiglotticae* (Kehldeckelgruben, lat. vallecula = kleines Tal, von vallis = Tal, vgl. Wallis = Schweizer Kanton mit dem langgestreckten Rhonetal).

❸ **Unterrachenraum** (*Pars laryngea pharyngis*): Er liegt seitlich und hinter dem Kehlkopf auf Höhe des 3.-6. Halswirbels. Der Kehldeckel ragt wie ein Wellenbrecher in den Speiseweg und leitet den Speisebrei rechts und links am Kehlkopf vorbei in den Oesophagus:
• *Recessus piriformis* („birnförmige" Tasche, lat. pirum = Birne): der Teil des Kellerrachens neben dem Kehlkopf. Er dient als Hauptspeiseweg („Schluckrinne").
• *Aditus laryngis* (Kehlkopfeingang, lat. adire = hinzugehen): Die Öffnung des Unterrachenraums in den Kehlkopf wird oben vom Kehldeckel, seitlich und unten von der Stellknorpel-Kehldeckel-Falte (*Plica aryepiglottica*) begrenzt.

> **Globusgefühl:** Ein Enge- und Fremdkörpergefühl im Kellerrachen, als ob ein „Kloß im Halse" (lat. globus = Kugel) stecken würde, tritt bei manchen Menschen bei Aufregung, z.B. bei „Lampenfieber" vor Reden, bei Depressionen, aber auch als Begleitsymptom von organischen Rachenerkrankungen auf.

#742 Rachen (Pharynx): Wandbau

■ **Schleimhaut**: Sie wird im oberen Stockwerk des Rachens nur vom Luftstrom berührt, im mittleren und im unteren Stockwerk auch vom Speisebrei. Der unterschiedlichen Beanspruchung entspricht ein unterschiedlicher Bau:
• Epithel: im Nasenrachenraum teilweise respiratorisches Epithel (mehrreihiges Flimmerepithel mit Becherzellen), sonst unverhorntes mehrschichtiges Plattenepithel wie in der Mundhöhle und im Oesophagus.
• Drüsen (*Glandulae pharyngeales*): im Nasenrachenraum seromukös, in den übrigen Abschnitten rein mukös.
• Lymphatisches Gewebe: vor allem in der Hinterwand.

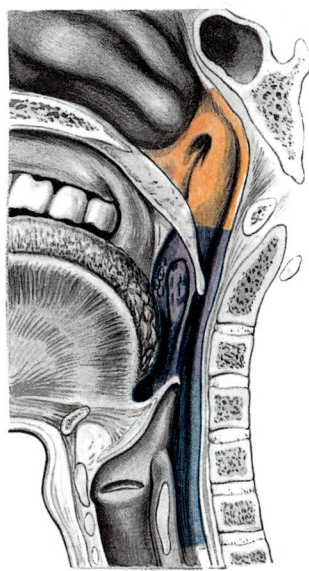

Abb. 741b. Stockwerke des Pharynx:
• rot: *Pars nasalis pharyngis* (Nasenrachenraum),
• violett: *Pars oralis pharyngis* (Mundrachenraum),
• blau: *Pars laryngea pharyngis* (Unterrachenraum, Kellerrachen). [br6]

• Muskelschicht der Schleimhaut: fehlt, dafür elastische Grenzschicht zwischen Schleimhaut und Submukosa.
• Tela submucosa: Das Bindegewebe unter der Schleimhaut ist im muskelfreien Teil der Rachenwand oberhalb des oberen Schlundschnürers zur *Fascia pharyngobasilaris* verstärkt. Im Unterrachenraum enthält es ein dichtes Venengeflecht (*Plexus pharyngeus*).

> **Pharyngitis** (Rachenentzündung):
> • *Akute Pharyngitis*: Sie tritt meist bei Virusinfektionen auf, nicht nur bei den „banalen" Erkältungskrankheiten, sondern auch bei ernsteren Virusinfektionen als „Vorkrankheit" vor Ausbruch der Hauptkrankheit, zu der es dann nicht unbedingt kommen muß: Die Mehrzahl der Infektionen mit dem Poliovirus läuft als „Erkältung" ohne Lähmungen ab, führt aber zur Immunität („stille Feiung").
> • *Chronische Pharyngitis*: Sie ist häufig bei Rauchern und Trinkern (wenn hochprozentige Schnäpse genossen werden) sowie bei Aufenthalt in staubiger oder trockener Luft.

■ **Muskelwand**: An ihr kann man 2 quergestreifte Muskelsysteme unterscheiden (Tab. 742, Abb. 742a):

❶ **Schlundschnürer**: eine geschlossene Lage eher ringförmig angeordneter Muskeln, die den Rachen bei ihrer Kontraktion verengen:
• Die Ringe sind nicht geschlossen, sondern vorn offen: Der Muskel entspringt paarig vom Schädel, vom Zungenbein und von den Kehlkopfknorpeln.
• Die Fasern laufen hinten nicht quer durch, sondern enden median in der Rachennaht (*Raphe pharyngis*, gr. hráptein = zusammennähen, hraphé = Naht). Dies ist ein längs verlaufender Sehnenstreifen, über den der Rachen an der Schädelbasis aufgehängt ist.
• Die Ringe liegen nicht horizontal, sondern von den Ursprüngen fächern die Fasern nach hinten auf. In der hinteren Rachenwand durchflechten sich daher ansteigende, horizontale und absteigende Fasern. Die aufsteigenden Fasern liegen eher außen. Deshalb überlappen sich die einzelnen Abschnitte von unten nach oben dachziegelartig.
• Wegen des Divergierens der Fasern ist der Schlundschnürer kein reiner „Schnürer", sondern kann jeweils mit einem Teil der Fasern auch heben und senken.

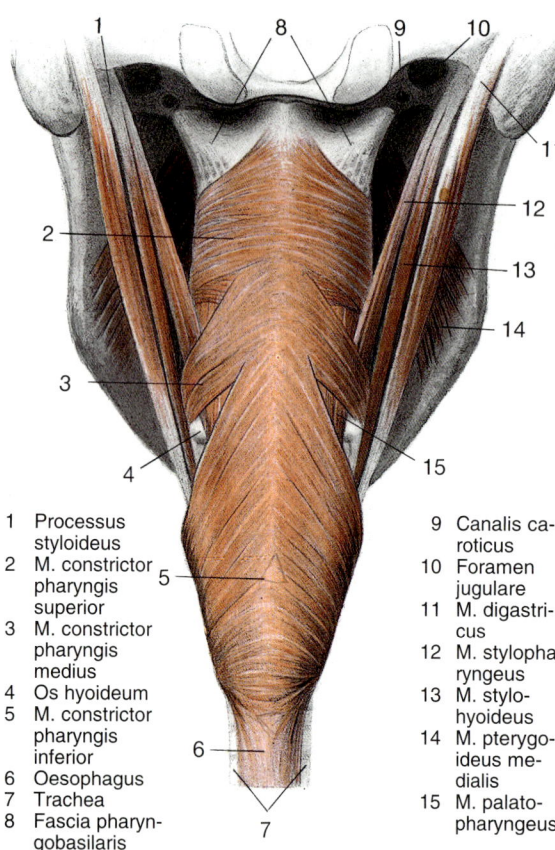

1 Processus styloideus
2 M. constrictor pharyngis superior
3 M. constrictor pharyngis medius
4 Os hyoideum
5 M. constrictor pharyngis inferior
6 Oesophagus
7 Trachea
8 Fascia pharyngobasilaris
9 Canalis caroticus
10 Foramen jugulare
11 M. digastricus
12 M. stylopharyngeus
13 M. stylohyoideus
14 M. pterygoideus medialis
15 M. palatopharyngeus

Abb. 742a. Rachenmuskeln von hinten. [he3]

- Die oberen Randfasern des Schlundschnürers reichen nicht bis an das Rachendach heran. Der oberste Abschnitt der Rachenwand (etwa 1 cm breit) ist muskelfrei. Bindegewebe der Tela submucosa und der Tunica adventitia ist hier zur derben *Fascia pharyngobasilaris* verstärkt.
- Nach den Ursprüngen am Skelett kann man den Schlundschnürer in 3 Hauptabschnitte (*M. constrictor pharyngis superior + medius + inferior*) und 8 Unterabschnitte (Tab. 742) gliedern.

❷ **Schlundheber**: von der Schädelbasis und vom weichen Gaumen in der Längsrichtung in die Rachenwand innen und außen einstrahlende Muskelzüge, die den Rachen anheben können: *M. stylopharyngeus + M. salpingopharyngeus* (Tab. 742), *M. palatopharyngeus* (Tab. 727).

> Schlundschnürer und Schlundheber sind zwar übliche, aber nicht ganz korrekte Bezeichnungen: Unter Schlund i.e.S. (Fauces) versteht man den Übergang zwischen Mund und Rachen im Bereich des weichen Gaumens mit der Gaumenmandel. Im weiteren Sinn wird jedoch auch der Rachen als Schlund bezeichnet.

■ **Innervation** (Abb. 742b):

❶ Motorisch: Die Rachenmuskeln werden nach neueren Erkenntnissen überwiegend von Fasern der Radix cranialis [Pars vagalis] des *N. accessorius (XI)* innerviert, die den Rachen über den R. pharyngeus des *N. vagus (X)* erreichen. Ausgenommen ist der M. stylopharyngeus, der vom *N. glossopharyngeus (IX)* versorgt wird.

❷ Sensorisch: Die Innervation der Rachenschleimhaut teilen sich, wie aus der Entwicklung (#745) verständlich, 3 „Kiemenbogennerven":

Tab. 742. Mm. pharyngis [Tunica muscularis pharyngis] (Muskeln der Rachenwand)

Muskel	Ursprung	Ansatz	Nerv	Funktion	Anmerkungen
M. constrictor pharyngis superior (oberer Schlundschnürer)	• *Pars pterygopharyngea:* Processus pterygoideus • *Pars buccopharyngea:* Raphe pterygomandibularis • *Pars mylopharyngea:* Mandibula • *Pars glossopharyngea:* M. transversus linguae	Raphe pharyngis	N. accessorius (XI), Radix cranialis [Pars vagalis], über R. pharyngeus des N. vagus (X)	• Verengt die Pars nasalis pharyngis (Nasenrachenraum) • wölbt beim Schlucken die Rachenwand (Passavant-Ringwulst) dem Gaumensegel entgegen, verwehrt damit dem Speisebrei den Weg in die Nasenhöhle	• Außen von Fascia buccopharyngealis bedeckt • bei Lähmung fließt beim Schlucken Speisebrei durch den Nasenrachenraum in die Nasenhöhle
M. constrictor pharyngis medius (mittlerer Schlundschnürer)	• *Pars chondropharyngea:* Cornu minus des Os hyoideum • *Pars ceratopharyngea:* Cornu majus des Os hyoideum	Raphe pharyngis		• Verengt die Pars oralis pharyngis (Mundrachenraum) • schiebt beim Schlucken den Bissen in Richtung Speiseröhre	Bei Lähmung (z.B. bei Erkrankungen des Myelencephalon [Medulla oblongata] [Bulbus]) Schluckstörung
M. constrictor pharyngis inferior (unterer Schlundschnürer)	• *Pars thyropharyngea [M. thyropharyngeus]:* Cartilago thyroidea • *Pars cricopharyngea [M. cricopharyngeus]:* Cartilago cricoidea	Raphe pharyngis		• Verengt die Pars laryngea pharyngis (Unterrachenraum) • schiebt beim Schlucken den Bissen in Richtung Speiseröhre	
M. salpingopharyngeus (Ohrtrompeten-Rachen-Muskel)	Cartilago tubae auditivae [auditoriae] (in der hinteren Lippe des Torus tubarius)	Laterale Pharynxwand		Hebt den Rachen	Wirft die Plica salpingopharyngea der lateralen Pharynxwand auf
M. stylopharyngeus (Griffelfortsatz-Rachen-Muskel)	Processus styloideus des Os temporale	Laterale Pharynxwand zwischen M. constrictor pharyngis superior und medius	N. glossopharyngeus (IX)	Hebt und erweitert Rachen und Schlundenge	Vereinigt sich mit den Längszügen des M. palatopharyngeus

Abb. 742b. Rachen von hinten. Die Hinterwand ist median durchgetrennt und auseinander geklappt. Auf der rechten Seite ist die Rachenschleimhaut abgetragen, um die Rachenmuskeln zu zeigen. *[sb3]*

1 Septum nasi
2 Concha nasi superior + media + inferior
3 Tonsilla pharyngea [pharyngealis]
4 Tuba auditiva [auditoria]
5 Tonsilla palatina
6 Arcus palatopharyngeus [Plica posterior faucium]
7 Radix linguae
8 Epiglottis
9 Oesophagus
10 Glandula thyroidea
11 Glandula parathyroidea
12 Trachea
13 Arcus aortae
14 Truncus brachiocephalicus
15 A. subclavia
16 A. carotis communis
17 A. carotis interna
18 V. cava superior
19 V. brachiocephalica
20 V. subclavia
21 V. jugularis interna
22 Sinus sigmoideus
23 N. vagus (X)
24 N. laryngeus recurrens
25 Truncus sympathicus
26 Ganglion cervicale superius
27 Ganglion cervicale medium
28 Ganglion cervicothoracicum [stellatum]
29 N. accessorius (XI)
30 N. hypoglossus (XII)
31 M. digastricus
32 A. thyroidea inferior
33 N. glossopharyngeus (IX)
34 A. occipitalis
35 M. constrictor pharyngis superior
36 M. palatopharyngeus
37 M. uvulae
38 A. + V. laryngea superior
39 N. laryngeus superior
23 + 29 + 30 + 33 Nn. craniales

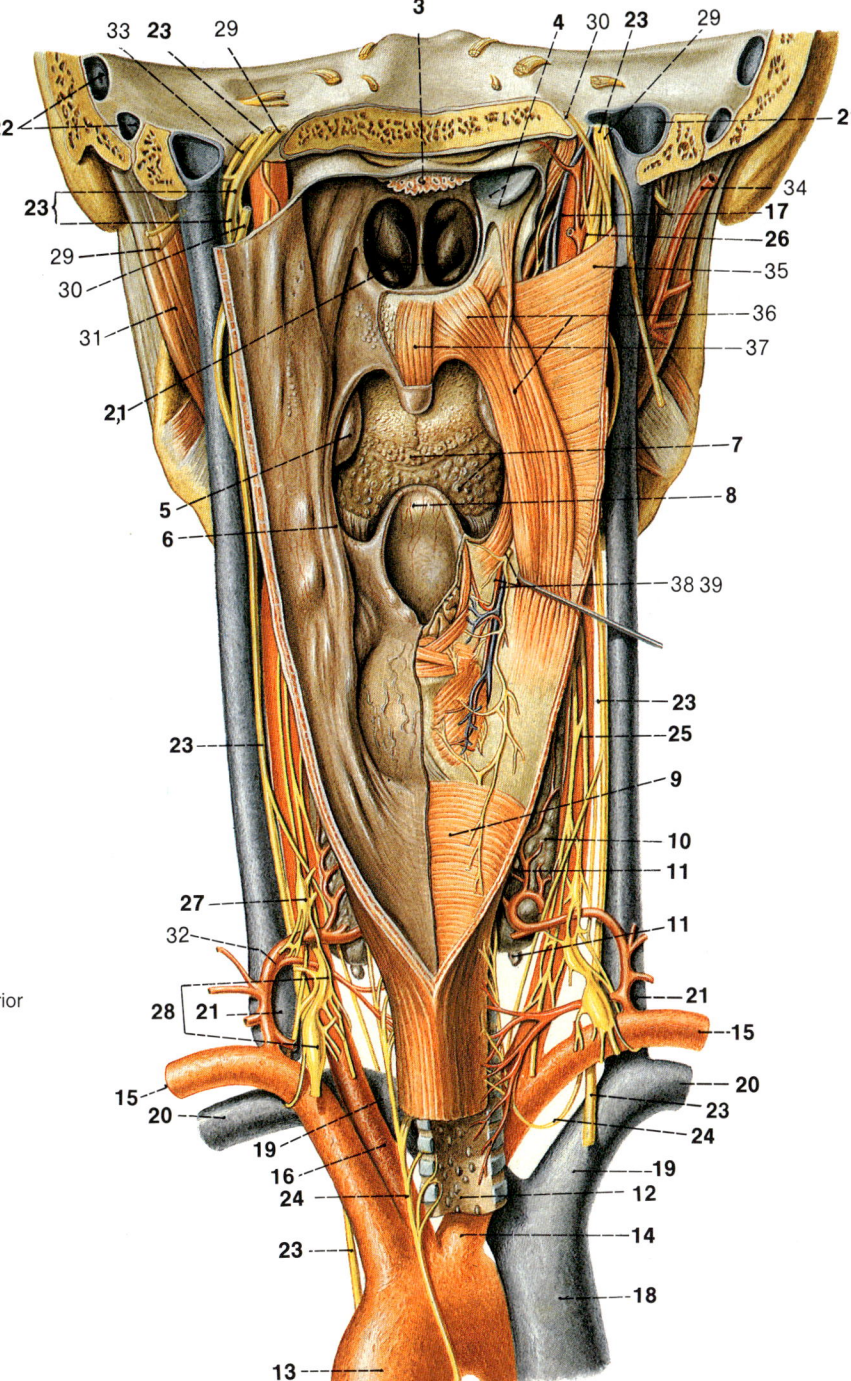

- *N. maxillaris* (2. Hauptast des *N. trigeminus*, V): Rachendach und Umgebung der Mündung der Ohrtrompete.
- *N. glossopharyngeus* (IX, „Zungen-Rachen-Nerv"): Zungenwurzel, Gaumenmandel, unterer Teil des Nasenrachenraums, Mundrachenraum.
- *N. vagus* (X): Kehldeckelgrube, Unterrachenraum, evtl. auch Teile des Mundrachenraums.

■ **Venen**: Die Rachenvenen (*Vv. pharyngeae*) bilden im Unterrachenraum ein Venengeflecht (*Plexus pharyngeus*) innerhalb und außerhalb der Muskelwand.

- Das innere Venengeflecht wölbt die Schleimhaut in der Nähe des Speiseröhreneingangs in Längsfalten vor. Sie können die Lichtung „tabaksbeutelartig" gasdicht verschließen. Eine ähnliche Konstruktion finden wir am After (Schwellkörper der Columnae anales).
- Auf Höhe des Kehlkopfs liegen der seitlichen Rachenwand auch die *V. laryngea superior*, die *V. thyroidea superior* und evtl. die *V. lingualis* an. Sie können vor ihrer Mündung in die *V. jugularis interna* einen gemeinsamen Stamm bilden.

■ **Speiseröhreneingang**: Der Oesophagus beginnt auf der Höhe des Ringknorpels (etwa 6. Halswirbel) mit dem „Ösophagusmund". Die Muskulatur wird hier umgeordnet:
• Im Unterrachenraum ist die Längsschicht innen, die Ringschicht außen.
• Im Oesophagus ist die Ringschicht innen und die Längsschicht außen (wie im Darm).
Ab hier wird die Schleimhaut des Verdauungskanals durch eine dünne *Lamina muscularis mucosae* (längs gerichtete Muskeln) von der Submukosa getrennt.

> ■ **Hypopharynxdivertikel**: Wegen der „Umordnung" der Muskelfasern unmittelbar oberhalb des Ösophagusmundes gibt es leicht „Unordnung" mit muskelschwachen Stellen an der Hinterwand. Diese können dem Innendruck nachgeben, so daß sich hier bevorzugt Divertikel ausstülpen (#373).

#743 Schluckakt

■ **Teilvorgänge**: Beim Schlucken laufen 3 Mechanismen gleichzeitig ab:
• Transport des Bissens aus der Mundhöhle durch den Rachen in den Oesophagus.
• Verschluß des Nasenrachenraums.
• Verschluß des Kehlkopfeingangs. Die beiden Verschlüsse sind nötig, damit nicht Speisebrei in den Luftweg gerät.

■ **Phasen**: Der Schluckakt läuft in mehreren Abschnitten ab:
• Anspannen der Mundbodenmuskeln hebt das Zungenbein und bewegt es nach vorn. Dadurch wird die Zunge gegen den knöchernen Gaumen gepreßt. Dem Speisebrei bleibt nur der Weg nach hinten frei.
• Der M. thyrohyoideus zieht den Kehlkopf an das Zungenbein. Dadurch wird der Fettkörper (Corpus adiposum preepiglotticum) hinter der Membrana thyrohyoidea zusammengestaucht. Er weicht nach hinten aus und klappt dabei den Kehldeckel über den Kehlkopfeingang (Abb. 743a + b). Die Stimmritze schließt sich.
• Das Gaumensegel wird durch den M. levator veli palatini und den M. tensor veli palatini angehoben und horizontal eingestellt. Gleichzeitig wölbt der M. constrictor pharyngis superior den sog. Passavant-Ringwulst (von Philipp Gustav Passavant, Chirurg in Frankfurt/Main, 1869 beschrieben) der Rachenwand dem Gaumensegel entgegen. Dadurch wird der Nasenrachenraum verschlossen.
• Die Zunge wird von M. hyoglossus und M. styloglossus kolbenartig nach hinten gezogen. Der Speisebrei wird dabei durch die Schlundenge in den Rachen befördert. Droht der Bissen zu groß zu werden, so kontrahiert sich der Muskelring von M. palatoglossus (im vorderen Gaumenbogen) und M. transversus linguae und schließt die Schlundenge.
• Nach dem Passieren der Schlundenge gleitet der Speisebrei sehr rasch links und rechts am Wellenbrecher des Kehldeckels vorbei durch die „Schluckrinne" der beiden Recessus piriformes und den Ösophagusmund in den Oesophagus.
• Im Oesophagus läuft eine peristaltische Welle in Richtung Magen und befördert den Bissen weiter. Dünnflüssige Nahrung wird jedoch praktisch in einem Schwung von der Schlundenge bis zum Mageneingang gespritzt.

> Das Heben des Kehlkopfs beim Schlucken kann man bei sich selbst sehr gut vor dem Spiegel beobachten. Die Kraft der Bewegung wird deutlich, wenn man den Schildknorpel mit der Hand festzuhalten versucht (Vorsicht: nicht zu fest drücken!).

■ **Schluckreflex**: Hat der Bissen erst einmal die Rachenwand berührt, so ist der Schluckakt nicht mehr aufzuhalten. Er läuft als Reflex ab.
• Die afferente Bahn des Schluckreflexes zieht im *N. glossopharyngeus (IX)* und im *N. vagus (X)* zum Schluckzentrum im verlängerten Mark.
• An der efferenten Bahn sind außer den genannten Nerven auch der *N. trigeminus (V)* (Mundbodenmuskeln), der *N. accessorius (XI)* (Gaumen- und Rachenmuskeln), der *N. hypoglossus (XII)* (Zungenmuskeln) und der *Plexus cervicalis* (Unterzungenbeinmuskeln) beteiligt.
• Schluckstörungen sind ein führendes Symptom bei Erkrankungen des Myelencephalon [Medulla oblongata] [Bulbus] (Bulbärparalyse).

#744 Lymphatischer Rachenring

■ **Gliederung**: Als lymphatischer Rachenring (oder Waldeyer-Rachenring, 1886 vom Anatomen Heinrich Wilhelm von

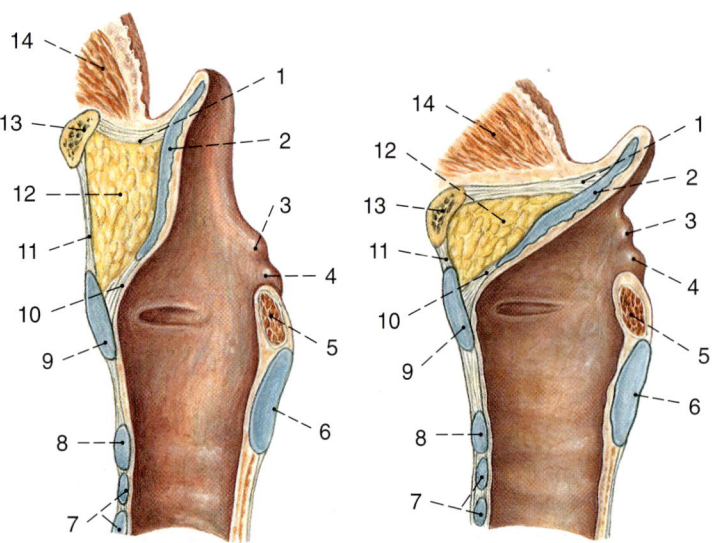

Abb. 743a + b. Medianschnitte durch Zungenbein und Kehlkopf. Links Stellung des Kehldeckels beim Atmen, rechts beim Schlucken. Beim Heben des Kehlkopfs wird das Corpus adiposum preepiglotticum zusammengepreßt und drückt seinerseits die Epiglottis nach unten. *[fs1]*

1 Lig. hyoepiglotticum
2 Cartilago epiglottica
3 Tuberculum cuneiforme
4 Tuberculum corniculatum
5 M. arytenoideus obliquus + transversus
6 Lamina cartilaginis cricoideae
7 Cartilagines tracheales
8 Arcus cartilaginis cricoideae
9 Cartilago thyroidea
10 Lig. thyroepiglotticum
11 Lig. thyrohyoideum medianum
12 Corpus adiposum preepiglotticum
13 Os hyoideum
14 Radix linguae

7 Kopf II und Hals, 7.4 Rachen und Abkömmlinge

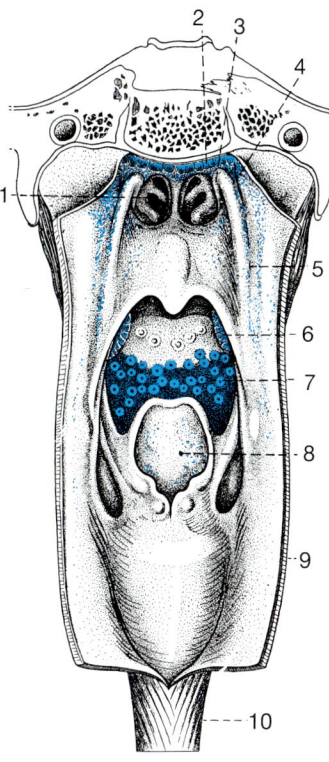

Abb. 744a. Lymphatischer Rachenring. [bg2]

1 Choana [Apertura nasalis posterior]
2 Tonsilla pharyngea [pharyngealis]
3 Ostium pharyngeum tubae auditivae [auditoriae]
4 Recessus pharyngeus
5 Plica salpingopharyngea
6 Tonsilla palatina
7 Tonsilla lingualis
8 Epiglottis
9 Pharynx
10 Oesophagus

Waldeyer-Hartz beschrieben) faßt man in der deutschsprachigen Anatomie die „Mandeln" im Rachenbereich zusammen:
- *Tonsilla palatina* (Gaumenmandel, Abb. 744a + b).
- *Tonsilla pharyngea [pharyngealis]* (Rachendachmandel).
- *Tonsilla tubaria* (Tubenmandel).
- *Tonsilla lingualis* (Zungenmandel).
- weitere, nicht benannte lymphoepitheliale Organe, z.B. in den sog. „Seitensträngen" der hinteren Rachenwand.

■ **Aufgaben**: Alle lymphatischen Organe dienen der Abwehr. Nach der Lage der Mandeln ist anzunehmen, daß sie der Abwehr von Infektionen dienen, die über Mund oder Nase in den Körper eindringen.
- Früher hatte man die Mandeln als direkte Kampfstätten angesehen. Vom Feind erstürmte Festungen vernichtet man, damit sie nicht ein Bollwerk des Feindes werden können. Entsprechend hat man vereiterte Mandeln entfernt (Tonsillektomie). Da praktisch jeder Mensch schon eine Mandeleiterung in der Kindheit durchmacht, gab es bei uns vor einiger Zeit nur noch wenige Erwachsene mit Gaumenmandeln.
- Die neueren Erkenntnisse über die Funktion der Lymphozyten lassen die Mandeln nicht mehr als direkte Kampfstätten, sondern als Informationsorgane sehen: In ihnen werden vermutlich eindringende Bakterien usw. identifiziert und Abwehrmaßnahmen des Gesamtkörpers ausgelöst (Bildung spezifischer Antikörper usw.). „Grenzkontrollen" sind zwar lästig, aber für die Sicherheit des Organismus nötig. Man sollte daher die Mandeln nicht leichtfertig entfernen.

■ **„Adenoide Vegetationen"**: Die Mandeln (wie alle lymphatischen Organe) erfahren ihre höchste Entfaltung in der Kindheit. Dies ist wegen ihrer Aufgabe als Abwehrorgane verständlich. Das Kind muß erst all die Infektionen durchmachen, gegen die der Erwachsene dann immun ist. Die Vergrößerung der Rachendachmandel kann beim Kind so weit gehen, daß die hinteren Nasenöffnungen eingeengt werden und das Kind durch den Mund atmet.

- Das Kind sieht wegen des offenstehenden Mundes schwachsinnig aus und ist anfälliger gegen Infektionen (wegen des Ausfalls des Nasenfilters). Außerdem ist es wegen der gestörten Belüftung der Paukenhöhle oft schwerhörig (infolge der zugedrückten Ohrtrompete).
- In solchen Fällen werden die Rachendachmandeln operativ verkleinert (*Adenotomie*). Bei dem nur wenige Sekunden dauernden Eingriff wird in Narkose oder örtlicher Betäubung ein Ringmesser (Adenotom) über die Rachendachmandel geschoben und die Mandel gekappt.

■ **Gaumenmandel** (*Tonsilla palatina*): Das etwa mandelgroße und mandelförmige Organ liegt in der Mandelgrube (*Fossa [Sinus] tonsillaris*) zwischen den beiden Gaumenbogen. Die Größe wechselt vor allem beim Kind sehr stark. Bei Entzündungen kann die stark vergrößerte Gaumenmandel das Schlucken behindern.
- Die Oberfläche ist zerklüftet. 10-15 Mandelgrübchen (*Fossulae tonsillae*) sinken zu Mandelkrypten (*Cryptae tonsillae*, gr. *kryptós* = versteckt, verborgen) bis nahe an den Grund der Mandel ein.
- Gegen den M. constrictor pharyngis superior, der den Boden der Mandelgrube bildet, ist die Gaumenmandel durch eine Bindegewebeschicht (*Capsula tonsillae*) abgegrenzt. Aus dieser Kapsel wird die Mandel bei der Tonsillektomie ausgeschält.

Die Gaumenmandel ist reichlich mit Blutgefäßen versorgt. Arterielle *Rr. tonsillares* kommen von der
- *A. facialis*: meist über die *A. palatina ascendens*.
- *A. maxillaris*: Äste der *A. palatina descendens*.
- *A. pharyngea ascendens*.

Blutungen bei der Tonsillektomie: Ist eine Blutung in der Mandelgrube nicht zu stillen, so ist notfalls der Hauptstamm der *A. facialis* oder der *A. carotis externa* zu unterbinden. Tod durch

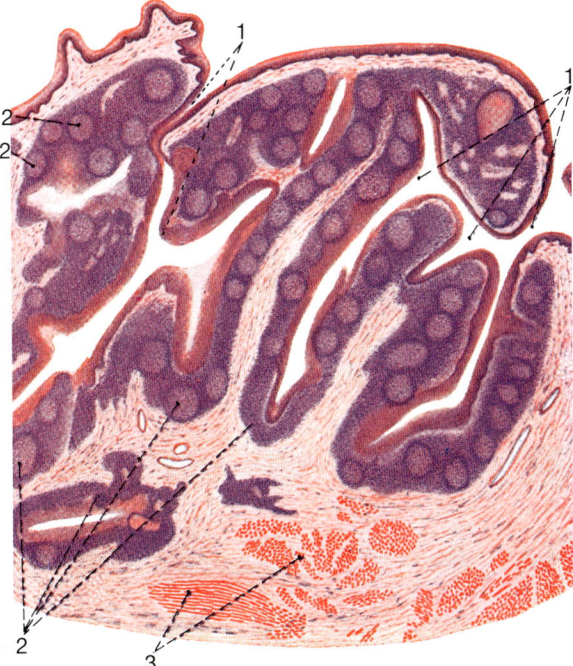

Abb. 744b. Schnittbild der Gaumenmandel (Vergrößerung 8fach). [so]

1 Crypta tonsillaris   2 Nodulus lymphoideus   3 Muskelfasern

Verbluten bei einer Mandelentfernung müßte bei ausreichenden Anatomiekenntnissen des Operateurs zu vermeiden sein (kommt gelegentlich aber doch vor!).

Der regionäre Lymphknoten der Gaumenmandel *(Nodus lymphoideus jugulodigastricus)* liegt unter dem Kieferwinkel etwa an der Kreuzung des M. digastricus über die V. jugularis interna. Er ist bei Entzündung der Gaumenmandel (Tonsillitis) regelmäßig angeschwollen und dann leicht zu tasten.

Sensorische Innervation der Gaumenmandel: *N. glossopharyngeus.*

■ **Feinbau**: Die Mandeln gehören zu den lymphatischen Organen, deren allgemeiner Bau bereits in #162 beschrieben wurde. Die Oberfläche der Gaumenmandel ist vom mehrschichtigen Plattenepithel der Mundhöhle bedeckt. Es senkt sich auch bis in die Tiefe der Mandelkrypten ein. Unter dem Epithel liegt lymphoretikuläres Gewebe mit Primär- und Sekundärknötchen *(Noduli lymphoidei,* Abb. 744b). Aus der Tiefe wandern massenhaft Lymphozyten in das Epithel ein, so daß es oft schwer gegen das lymphoretikuläre Gewebe abzugrenzen ist. Die Gaumenmandel hat nur wegführende, keine zuführenden Lymphgefäße.

Die übrigen Mandeln haben grundsätzlich den gleichen Bau, lediglich das Epithel wechselt mit dem Standort: Auf der Rachendachmandel finden wir mehrreihiges Flimmerepithel wie im umgebenden Nasenrachenraum.

#745 **Rachen: Entwicklung**

■ **Primitiver Rachen** *(Pharynx primitivus)*: Er bildet das vordere Ende des inneren Keimblatts (Endoderm). Er wird von der aus dem äußeren Keimblatt (Ektoderm) hervorgehenden primitiven Mundhöhle *(Stomatodeum)* durch die Rachenmembran (Membrana oropharyngealis) getrennt. Diese reißt am Ende der 3. Entwicklungswoche ein. Damit hat der Vorderdarm Anschluß an die Mundhöhle gefunden.

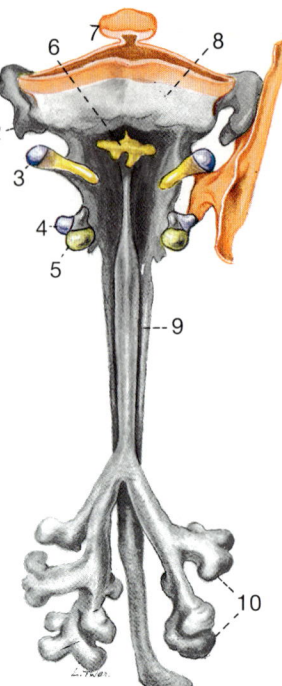

1-5 Saccus primus - quintus (1.-5. Schlundtasche)
6 Diverticulum thyroideum
7 Saccus hypophysialis
8 Pharynx primitivus
9 Oesophagus primitivus
10 Gemmae bronchopulmonariae

Abb. 745. Entwicklung wichtiger Hormondrüsen aus dem Rachenbereich beim Embryo in der 5. Entwicklungswoche:
- Der Hypophysenvorderlappen entsteht aus dem Rachendach,
- die Schilddrüse (gelb, Mitte) aus dem Zungengrund.
- Nebenschilddrüsen (blau), Thymus (gelb, seitlich oben) und ultimobranchialer Körper (gelb, seitlich unten) gehen aus „Schlundtaschen" hervor, aus denen auch das Mittelohr und die Gaumenmandeln gebildet werden.
[pa3]

■ **Schlundtaschen und Schlundfurchen**: In der 4. und 5. Entwicklungswoche werden auf jeder Seite des primitiven Rachens (Teil des Vorderdarms = Preenteron, daher auch Schlunddarm oder „Kiemendarm" genannt) 5 „Schlundtaschen" ausgestülpt. Ihnen wachsen von der Oberfläche des Embryos 5 Schlundfurchen („Kiemenfurchen") entgegen. Das zwischen ihnen liegende Mesenchym wird in den Zwischenräumen zwischen den Schlundtaschen bzw. Schlundfurchen zu den Schlundbogen zusammengedrängt:
- Schlundfurchen *(Sulci pharyngeales)*: ektodermal.
- Schlundbogen = Kiemenbogen *(Arcus pharyngeales [branchiales])*: mesodermal.
- Schlundtaschen *(Sacci pharyngeales)*: endodermal.

■ **Schlunddarmderivate**: Ein Teil der Kopf- und Halseingeweide geht aus dem Schlunddarm hervor (Abb. 745, Tab. 745), und zwar

Tab. 745. Abkömmlinge der Schlundbogen und Schlundtaschen (vereinfachtes Schema)				
	Skelett	*Muskeln*	*Eingeweide*	*Gefäße + Nerven*
I	• Oberkiefer + kleine Nachbarknochen • Teile des Unterkiefers • Hammer • Amboß	• Kaumuskeln • Mundbodenmuskeln (ohne M. geniohyoideus) • M. tensor tympani • M. tensor veli palatini	• Ohrtrompete • Paukenhöhle • Warzenfortsatzzellen	• N. mandibularis (V₃)
II	• Griffelfortsatz • Lig. stylohyoideum • kleines Horn + Oberteil des Zungenbeinkörpers • Steigbügel	• Mimische Muskeln • Platysma • M. stylohyoideus • M. stapedius	• Gaumenmandelbucht • epitheliale Anteile der Gaumenmandel	• N. facialis (VII)
III	• Unterteil des Zungenbeinkörpers und großes Horn	• M. constrictor pharyngis superior + medius • M. stylopharyngeus	• Thymus • untere Nebenschilddrüsen	• Teil der A. carotis interna • N. glossopharyngeus (IX)
IV	• Schildknorpel • Kehldeckelknorpel	• M. constrictor pharyngis inferior • Gaumenmuskeln • M. cricothyroideus	• Obere Nebenschilddrüsen	• Links Aortenbogen • rechts Anfangsteil der A. subclavia • N. laryngeus superior (aus X) • N. accessorius (XI), Pars vagalis
V + VI	• Ringknorpel • Aryknorpel	• Innere Kehlkopfmuskeln • M. sternocleidomastoideus • M. trapezius (Teile)	• (Ultimobranchialer Körper)	• Lungenarterien • Ductus arteriosus • N. laryngeus recurrens (aus X) • N. accessorius (XI), Pars spinalis

- aus den Schlundtaschen: Paukenhöhle, Gaumenmandel, Thymus, Nebenschilddrüsen.
- aus dem Schlundboden (Vorderwand des primitiven Rachens): Zungenschleimhaut, Speicheldrüsen, Schilddrüse.

■ **Thymus**: Die Thymusanlage wächst von der 3. Schlundtasche kaudal und vereinigt sich am Ende des 2. Entwicklungsmonats mit der Anlage der Gegenseite vor dem Perikard. In dieser Zeit beginnt auch die Einwanderung von Lymphozyten. Hassall-Körperchen sind ab dem 3. Entwicklungsmonat zu beobachten. Wie weit sich die 4. Schlundtasche an der Thymusbildung beteiligt, ist umstritten.

■ **Nebenschilddrüsen**: Die oberen Nebenschilddrüsen gehen aus der 4. Schlundtasche, die unteren aus der 3. hervor. Die Nebenschilddrüsen der 3. Schlundtasche werden beim Abstieg des Thymus mit nach unten gezogen und geraten so unter die der 4. Schlundtasche. Wegen des Abstiegs ist die Lage der unteren Nebenschilddrüsen sehr variabel. Sie können auch innerhalb des Brustkorbs in Nähe des Thymus ihren endgültigen Platz finden.

■ **Schilddrüse**: Ihre Entwicklung geht vom Schlundboden aus. In der 4. Entwicklungswoche wächst aus dem Bereich des späteren blinden Lochs des Zungengrunds (*Foramen caecum*) die unpaare Schilddrüsenanlage kaudal. Sie nimmt ihren Weg vor dem Zungenbein und den Kehlkopfknorpeln und findet ihren endgültigen Platz vor dem 3. Luftröhrenknorpel. Nach beiden Seiten sprossen die Schilddrüsenlappen aus, der unpaare Teil wird zum Isthmus. Bereits in der 11. Entwicklungswoche nimmt die Schilddrüse ihre Tätigkeit auf.
- Vom Schilddrüsen-Zungen-Gang (*Ductus thyroglossalis*) können Teile erhalten bleiben. Meist handelt es sich um den *Lobus pyramidalis*, der sich vom Isthmus als dünner Strang von Schilddrüsengewebe ein Stück zungenwärts erstreckt. Reicht er weiter nach oben, so liegt er vor Ringknorpel, Schildknorpel und Zungenbein. Anstelle eines kontinuierlichen Lobus pyramidalis können sich auch einzelne Inseln von Schilddrüsengewebe („akzessorische" Schilddrüsen) erhalten.

■ **Ultimobranchialer Körper** (*Corpus ultimobranchiale*): Er entsteht aus der 5. Schlundtasche. Er wird am Ende des 2. Entwicklungsmonats in die Schilddrüse einbezogen und liefert vermutlich deren parafollikuläre Zellen (C-Zellen, Calcitoninbildner, #746).

■ **Halszysten und Halsfisteln**: Eine *Halszyste* ist ein im Hals gelegener, abgeschlossener, flüssigkeitsgefüllter, atypischer Hohlraum. Eine *Halsfistel* ist ein blind beginnender oder von einer Halszyste ausgehender Gang, der an der Haut des Halses oder im Rachen mündet. Man unterscheidet 3 Formen:
- *laterale branchiogene Halsfisteln und -zysten*: am Vorderrand des M. sternocleidomastoideus. Sie sind Reste der Schlundfurchen.
- *mediane Halsfisteln und -zysten*: von Resten des Schilddrüsen-Zungen-Gangs, meist in der Nähe des Zungenbeins.
- *innere branchiogene Halsfisteln*: Sie brechen statt zur Haut zum Rachen durch, sind Reste der Schlundtaschen und münden meist in der Gaumenmandelgrube. Im Grunde ist die Ohrtrompete eine regelmäßig vorkommende innere Halsfistel der 1. Schlundtasche, die Paukenhöhle die zugehörige Zyste.

#746 Schilddrüse (Glandula thyroidea): Bau

■ **Form**: Die Schilddrüse (*Glandula thyroidea*, gr. thyrós = viereckiger Schild, thýra = Tür, in der Klinik ist noch die ältere Schreibweise thyreoidea üblich) hat die Form eines H: 2 in der Körperlängsrichtung ausgestreckte Lappen (*Lobus dexter + sinister*) werden durch einen etwa fingerdicken querliegenden Isthmus (*Isthmus glandulae thyroideae*) verbunden. Ein Lappen ist etwa 6 cm hoch, 4 cm breit und 2 cm dick. Die gesunde Drüse wiegt maximal 20-25 g (mit Ultraschall beim Lebenden leicht zu schätzen).

■ **Lage**: Die Schilddrüse füllt den sich nach unten wegen der Lordose der Halswirbelsäule erweiternden Eingeweideraum des Halses.
- Sie liegt hinter dem mittleren Blatt (*Lamina pretrachealis*) der Halsfaszie vor und neben der Trachea.
- Der Isthmus kreuzt die Trachea etwa auf Höhe des 2.-3. Luftröhrenknorpels.
- Die oberen Enden der Lappen legen sich dem unteren Teil des Kehlkopfs seitlich an.
- Unten endet die Schilddrüse normalerweise oberhalb der oberen Brustkorböffnung.

■ **Varietäten**:
- Bei etwa der Hälfte der Menschen zieht vom Isthmus ein Strang von Schilddrüsengewebe vor dem Schildknorpel nach oben. Dieser *Lobus pyramidalis* ist ein Rest des Schilddrüsen-Zungen-Gangs (*Ductus thyroglossalis*), dem entlang sich die Schilddrüse vom Schlundboden aus entwickelt hat.
- Bei etwa 10 % fehlt der Isthmus.
- Die beiden Lappen sind bisweilen recht unterschiedlich groß.
- Inseln von versprengtem Schilddrüsengewebe (#745) sollte man akzessorische Schilddrüsen (*Glandulae thyroideae accessoriae*), keinesfalls aber Nebenschilddrüsen nennen, da diese Bezeichnung bereits für die Epithelkörperchen (#749) vergeben ist.

■ **Feinbau**: Wie bei den meisten Drüsen kann man im Inneren der Schilddrüse 2 Gewebeanteile unterscheiden:
- das bindegewebige Stützgerüst (*Stroma*, gr. stróma = Streu, Lager, Decke) mit reichlich Blutgefäßen (Abb. 746a).

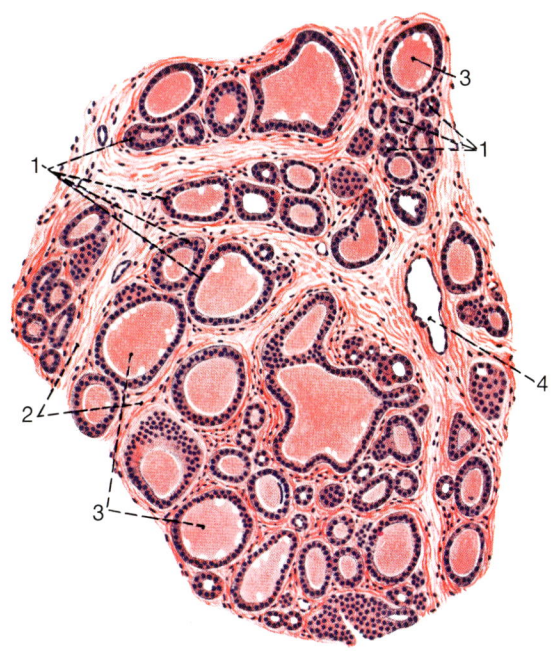

Abb. 746a. Schnittbild der Schilddrüse (Vergrößerung 120fach). Die Größe der Follikel im mikroskopischen Präparat hängt von der Aktivität der Schilddrüse ab. Bei hohem Hormonbedarf sind die Follikel klein, dafür die Zellen hoch, und man findet zahlreiche Resorptionsvakuolen im Kolloid. Ruhende Follikel sind groß mit niedrigen Zellen. [so]

1 Folliculi (glandulae thyroideae)
2 Bindegewebe zwischen den Follikeln
3 Kolloid
4 Vene

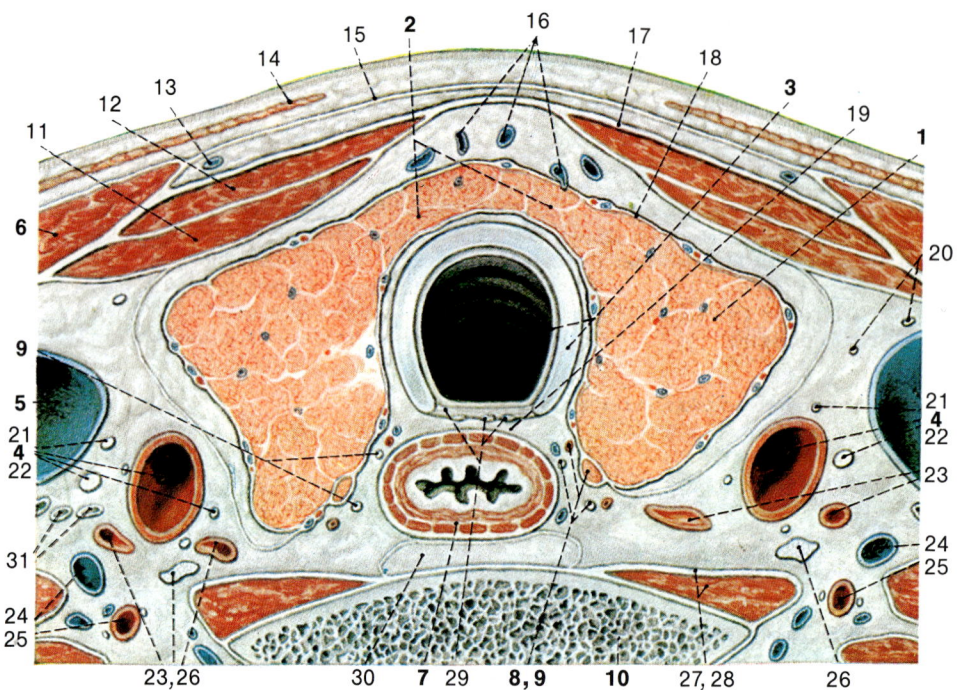

- das eigentliche Drüsengewebe (*Parenchyma*, gr. pará = neben, enchéein = hineingießen: „das in das Stroma Hineingegossene"). Das Parenchym ist in Form der Schilddrüsenfollikel (*Folliculi*, lat. follis = Lederschlauch) angeordnet. Dies sind mit einem einschichtigen kubischen Epithel ausgekleidete Hohlräume von 0,05-0,5 mm Durchmesser. Sie werden außen von einer Basalmembran umgeben.

■ **Drüsenzellen**: Die Schilddrüse enthält 2 Arten von Drüsenzellen:
- *Follikelzellen*: Die weitaus überwiegende Menge der Wandzellen der Follikel sezerniert die jodhaltigen Hormone Tri- und Tetrajodthyronin.
- *Parafollikuläre Zellen*: Sie färben sich schwächer an als die Follikelzellen und werden daher auch C-Zellen („clear cells") genannt. Sie entstammen nicht der Hauptanlage der Schilddrüse, sondern vermutlich auf dem Weg über den „ultimobranchialen Körper" (#745), der bei manchen Tieren noch ein selbständiges Organ bildet. Sie sind einzeln zwischen die Follikelzellen und die Basallamina eingestreut und sezernieren das Polypeptidhormon Calcitonin. Sie gehören zu den APUD-Zellen (#434).

■ **Bindegewebige Doppelkapsel**: Dringt man bei Operationen von vorn zum Drüsengewebe vor, so muß man 2 „Kapseln" durchtrennen (Abb. 746b):
- Die **äußere Kapsel** („chirurgische" Kapsel) ist ein Teil des mittleren Blatts (*Lamina pretrachealis*) der Halsfaszie, von dem die Schilddrüse durch den präviszeralen Verschiebespalt getrennt ist. Das mittlere Blatt hängt seitlich mit der Scheide des Gefäß-Nerven-Strangs (*Vagina carotica*) zusammen, so daß die Schilddrüse wirklich eingekapselt erscheint. Manche Autoren sehen allerdings die äußere Kapsel als eine vom mittleren Blatt der Halsfaszie unabhängige Hülle an. Wegen des lockeren Bindegewebes im Verschiebespalt ist die Schilddrüse leicht aus der äußeren „Kapsel" auszuschälen. Es blutet dabei auch nicht sehr, weil die größeren Blutgefäße von hinten an die Drüse herantreten.

1 Glandula thyroidea
2 Isthmus glandulae thyroideae
3 Trachea
4 A. carotis communis
5 V. jugularis interna
6 M. sternocleidomastoideus
7 Oesophagus
8 Glandula parathyroidea
9 N. laryngeus recurrens
10 Vertebra cervicalis VII
11 M. sternothyroideus
12 M. sternohyoideus
13 V. jugularis anterior
14 Platysma
15 Fascia cervicalis, Lamina superficialis
16 V. thyroidea inferior
17 Fascia cervicalis, Lamina pretrachealis
18 Capsula fibrosa
19 Tracheoösophageale Verschiebeschicht
20 Ansa cervicalis
21 N. cardiacus cervicalis superior
22 N. vagus
23 A. thyroidea inferior
24 V. vertebralis
25 A. vertebralis
26 Ganglion cervicothoracicum [stellatum]
27 Fascia cervicalis, Lamina prevertebralis
28 M. longus colli [cervicis]
29 Paries membranaceus
30 Retroösophageale Verschiebeschicht
31 Truncus jugularis

Abb. 746b. Horizontalschnitt durch den vorderen Halsbereich auf Höhe des Isthmus der Schilddrüse. [sb2]

- Die **innere Kapsel** ist die eigentliche bindegewebige Organkapsel (*Capsula fibrosa*), wie wir sie bei allen inneren Organen antreffen. Von ihr ziehen Bindegewebestränge zwischen die Drüsenzellen. Sie ist also nicht einfach abzuziehen. Die Nebenschilddrüsen und der N. laryngeus recurrens liegen außerhalb dieser inneren Kapsel.

#747 Schilddrüse: Hormone

■ **Aufgaben**: Die Schilddrüse ist eine endokrine Drüse. Ihre Hormone:
- *Thyroxin* (Tetrajodthyronin, T_4) und *Trijodthyronin* (T_3) steuern die Intensität der Stoffwechselvorgänge.
- *Calcitonin* greift in den Calciumstoffwechsel ein.

■ **Unter- und Überfunktion**: Tetra- und Trijodthyronin steigern den Energieumsatz („Grundumsatz") in den Körperzellen. Dadurch entsteht mehr Wärme, die Körpertemperatur steigt. Patienten mit Überfunktion der Schilddrüse (*Hyperthyreose*) ist es meist zu warm, während Patienten mit Unterfunktion der Schilddrüse (*Hypothyreose*) häufig frösteln. Der erhöhte Energieverbrauch beim Hyperthyreotiker bedingt einen erhöhten Nahrungsbedarf: Er ißt und ißt und wird dabei nicht dick. Der Hypothyreotiker hingegen hat wenig Appetit und setzt doch Fett an.
- Die Überfunktion der Schilddrüse (Abb. 747a) kommt zwar der „schlanken Linie" entgegen, ist aber trotzdem nicht erstre-

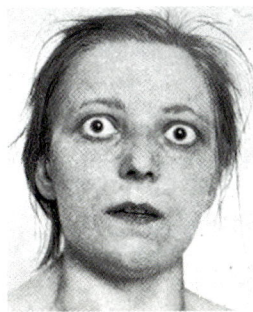

Abb. 747a. Basedow-Krankheit mit den 3 Hauptsymptomen: Kropf (Struma), Glotzauge (Exophthalmus) und rascher Herzschlag (Tachykardie). Die 3 Symptome werden auch „Merseburger Trias" genannt (Karl Adolf von Basedow, 1799-1854, war Arzt in Merseburg). [sr]

benswert: Der gesteigerte Grundumsatz belastet den Kreislauf (das Herz muß schneller schlagen) und führt zu Nervosität. Die körperliche Leistungsfähigkeit läßt nach, weil der „auf Hochtouren laufende" Organismus bei Bedarf keine Reserven einsetzen kann.
• Im „Schongang" der Unterfunktion wiederum ist man nicht nur körperlich nicht sehr attraktiv: Auch die geistigen Vorgänge sind verlangsamt und der Antrieb vermindert. Nur „in der Mitten liegt holdes Bescheiden" (Mörike).
• Die Schilddrüsenfunktion wird daher möglichst genau auf die Bedürfnisse des Organismus eingestellt. Hierzu dient ein „Regelkreis" aus Zwischenhirn, Hypophysenvorderlappen und Schilddrüse. Enthält das Blut zu wenig Schilddrüsenhormon, so bildet das Zwischenhirn ein „Releasinghormon" (TRH, Thyroliberin), das den Hypophysenvorderlappen zur Ausschüttung von schilddrüsenstimulierendem Hormon (TSH, Thyrotropin) veranlaßt. TSH bewirkt normalerweise in der Schilddrüse vermehrte Hormonbildung. Diese wird im Zwischenhirn registriert und daraufhin kein weiteres Releasinghormon abgegeben.

■ **Kropf** (Struma): Jede Vergrößerung von Teilen oder der gesamten Schilddrüse nennt man unabhängig von ihrer Ursache Struma. Nach der Einteilung der WHO unterscheidet man 3 Stadien:
• Stadium I: Die Vergrößerung ist tastbar, aber noch nicht (Stadium Ia) oder nur bei zurückgeneigtem Kopf (Stadium Ib) sichtbar.
• Stadium II: Die Vergrößerung ist bei normaler Kopfhaltung sichtbar.
• Stadium III: Die große Struma bewirkt lokale Stauungs- und Kompressionszeichen.

Ein Kropf kann mit verschiedenen Funktionszuständen der Schilddrüse verbunden sein:
• *Hypothyreote Struma*: Häufigste Ursache der Schilddrüsenunterfunktion ist in Deutschland ein Jodmangel. Die Schilddrüsenhormone enthalten Jod. Dieses wird besonders mit dem Trinkwasser dem Körper zugeführt. In manchen Gegenden Deutschlands ist das Wasser jodarm. Deswegen kann die Schilddrüse nicht genügend Hormon bilden. Der Körper läßt die Schilddrüse wachsen, um gewissermaßen durch eine größere Drüse den Hormonbedarf sicherzustellen (was bei Jodmangel nichts nützt, so daß der Kropf immer größer wird).
• *Euthyreote Struma*: bei ausgeglichenem Hormonhaushalt.
• *Hyperthyreote Struma*: bei Überfunktion der Schilddrüse, besonders wenn sich einzelne Bereiche der Steuerung durch die Adenohypophyse entziehen („heiße Knoten" = autonome Adenome).

■ **Kretinismus**: Bei angeborener Unterfunktion oder Fehlen der Schilddrüse sind die körperliche und die geistige Entwicklung stark beeinträchtigt. Das Wachstum ist stark verzögert: Zwergwuchs (*Nanus cretinus*, lat. nanus = Zwerg, frz. crétin = Schwachsinniger). Durch rechtzeitige Zufuhr von Schilddrüsenhormon läßt sich der Kretinismus verhindern (Abb. 747b).

■ **Versprengtes Schilddrüsengewebe** unterliegt meist den gleichen Steuerungsmechanismen wie die Hauptschilddrüse. Es wird von Unter- und Überfunktion mitbetroffen und kann kropfartig wuchern. Da Schilddrüsengewebe Jod speichert, kann man nach Einnahme von radioaktivem Jod versprengtes Schilddrüsengewebe mit Hilfe von Strahlenmeßgeräten leicht auffinden und mittels Szintigraphie aufzeichnen. Interessanterweise findet man dystopisches Schilddrüsengewebe gelegentlich nicht nur entlang dem Schilddrüsen-Zungen-Gang (#745), sondern irgendwo im Körper, besonders häufig im Ovarium (Struma ovarii). Es handelt sich dann um Geschwülste (Teratome), die aus embryonalen Zellen hervorgehen. Auch solche Geschwülste entziehen sich manchmal der Steuerung und bilden autonom Hormone. Sie können dann Ursache einer Schilddrüsenüberfunktion sein.

■ **Hormonsynthese**: Die Schilddrüse ist die einzige Hormondrüse, die größere Mengen der synthetisierten Hormone außerhalb der Zellen speichert. Es handelt sich um das Kolloid (*Colloidum*, gr. kólla = Leim, eidés = ähnlich), das als amorphe Substanz die Follikelhohlräume füllt. In den Follikelzellen laufen 2 auf die Synthese der jodhaltigen Hormone gerichtete Vorgänge ab:
• Der Proteinanteil des Glycoproteids Thyr(e)oglobulin wird im granulierten endoplasmatischen Retikulum synthetisiert. Im Golgi-Apparat wird der Kohlenhydratanteil hinzugefügt und das fertige Glycoproteid in Membranen verpackt. Das Bläschen wird durch Exozytose in die Follikellichtung ausgeschleust.
• Jodid wird aus dem Blutplasma mit Hilfe einer „Jodidpumpe" der Zellmembran in die Follikelzelle aufgenommen, in der Zelle mit Hilfe einer Peroxidase zu Jod oxidiert und dann an das Kolloid abgegeben. Im Kolloid erst lagert sich das Jod an die Thyroningruppen des Thyroglobulins zu den Hormonen Tri- und Tetrajodthyronin an, die jedoch noch an das Protein gebunden bleiben.

Auf den Anreiz des schilddrüsenstimulierenden Hormons (TSH) der Hypophyse hin wird der Thyroglobulin-Hormon-Komplex in Zytoplasmavakuolen in die Follikelzelle aufgenommen. Die Vakuolen verschmelzen mit Lysosomen. Durch hydrolytische Lysosomenenzyme werden die Hor-

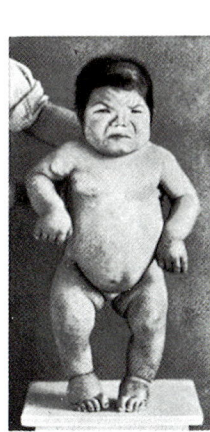
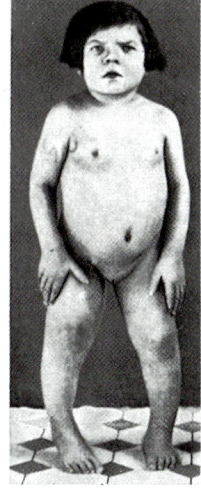

Abb. 747b + c. Links: Kretinismus bei einem 17jährigen Mädchen mit schwerer Unterfunktion der Schilddrüse. Rechts: das Mädchen nach 13monatiger Behandlung mit Schilddrüsenhormon. Die schwere geistige Behinderung war durch diese verspätete Behandlung nicht mehr zu beheben. Historisches Beispiel. Solche Fälle sollten in hochindustrialisierten Ländern nicht mehr vorkommen! [sr]

mone vom Thyroglobulin abgespalten. Über das den Kapillaren anliegende basale Zytoplasma diffundieren die Hormone in die Blutbahn.

#748 Schilddrüse: Gefäße, Lagebeziehungen

■ **Arterien**: Die Schilddrüse wird auf jeder Seite von 2 Arterien erreicht:
- *A. thyroidea superior* (obere Schilddrüsenarterie): aus der A. carotis externa.
- *A. thyroidea inferior* (untere Schilddrüsenarterie): aus dem *Truncus thyrocervicalis* der A. subclavia.

Da die Schilddrüse den Bewegungen des Kehlkopfs und der Trachea beim Schlucken folgen muß, sind entsprechende Reservelängen bei den Schilddrüsenarterien vorgesehen: Die A. thyroidea superior geht etwa auf Höhe des Zungenbeins von der A. carotis externa ab und verläuft dann in Ruhehaltung einigermaßen gestreckt zum oberen Pol des Schilddrüsenlappens. Beim Schlucken wird sie zusammengestaucht und angehoben. Die A. thyroidea inferior erreicht den unteren und mittleren Bereich eines Lappens in einer großen Schleife. Diese wird beim Schlucken gestreckt.

Die A. thyroidea superior verzweigt sich hauptsächlich an der Vorderseite, die *A. thyroidea inferior* an der Dorsalseite der Drüse. Die 4 Schilddrüsenarterien sind auf und in der Drüse geradezu netzartig verbunden, so daß keine Durchblutungsstörungen beim Ausfall von Gefäßen entstehen können. Auf dem Weg zur Schilddrüse geben die 4 Schilddrüsenarterien zahlreiche Äste zu Nachbarorganen (Kehlkopf, Rachen, Trachea, Oesophagus, M. sternocleidomastoideus) ab.

> Die Kollateralkreisläufe zu Arterien der Umgebung der Schilddrüse sind so ausgezeichnet, daß man bei einer Kropfoperation alle 4 Schilddrüsenarterien in Nähe der Drüse unterbinden kann und der verbleibende Rest der Schilddrüse mit den Nebenschilddrüsen immer noch ausreichend versorgt ist. Bei Überfunktion der Schilddrüse kann man manchmal Strömungsgeräusche aus den Schilddrüsenarterien an der Halsoberfläche hören.

■ **Venen**: Das venöse Blut fließt aus der Schilddrüse in 3 Stockwerken ab (Abb. 748a):
- *V. thyroidea superior* (obere Schilddrüsenvene): etwa der A. thyroidea superior entsprechend, vom oberen Lappenpol zur V. jugularis interna.
- *Vv. thyroideae mediae* (mittlere Schilddrüsenvenen): etwa der A. thyroidea inferior entsprechend, von der Seite des Lappens zur V. jugularis interna.
- *V. thyroidea inferior* (untere Schilddrüsenvene): aus dem *Plexus thyroideus impar* im Bereich des Isthmus zur linken V. brachiocephalica. Die unteren Schilddrüsenvenen liegen nahe beisammen oder zu einem Stamm vereint der Trachea an und sind bei der unteren Tracheotomie auf beiden Schnittseiten sorgfältig zu unterbinden.

A. thyroidea ima: Der unteren Schilddrüsenvene entspricht normalerweise keine Arterie. Als Varietät kann jedoch eine *A. thyroidea ima* aus dem *Truncus brachiocephalicus* oder aus dem Aortenbogen zum Isthmus der Schilddrüse ziehen (bei etwa 6 %).

> **Luftemboliegefahr**: Der Unterdruck des Brustraums wirkt sich bis zur Schilddrüse aus. Die Schilddrüsenvenen saugen nach dem Eröffnen Luft an. Bei Operationen sollte man daher zum Vermeiden von Luftembolien auch die proximalen Stümpfe größerer Venen unterbinden.

■ **Beziehungen zu Trachea und Oesophagus**: Die engsten Beziehungen hat die Schilddrüse zu Luft- und Speiseröhre. Die Lappen der Schilddrüse schmiegen sich den beiden seitlich an und buchten sich in die seitlichen Rinnen zwischen den beiden vor. Rückwärts berührt die Schilddrüse das tiefe Blatt (Lamina prevertebralis) der Halsfaszie, seitlich den Gefäß-Nerven-Strang. Die A. carotis communis kann eine Rinne in die Schilddrüse eindellen.

> ■ **Kropfwachstum**:
> - Die Schilddrüse kann sich wegen der Wirbelsäule nicht nach dorsal, sondern hauptsächlich vor- und seitwärts ausdehnen. Die Unterzungenbeinmuskeln leisten wenig Widerstand, und auch der M. sternocleidomastoideus wird zur Seite gedrängt. Der Halsumfang wächst. Das Erscheinungsbild ist kaum zu verwechseln. Lediglich Geschwülste der tiefen Halslymphknoten können einen Kropf vortäuschen. Im Gegensatz zum Kropf bewegen sich geschwollene Halslymphknoten beim Schlucken kaum.
> - Durch den Druck der sich vergrößernden Schilddrüse werden Trachea und Oesophagus beengt. Zuerst treten *Schluckbeschwerden* auf, wenn sich der Oesophagus bei der Passage des Bissens nicht ungehindert erweitern kann. Die Trachea leistet wegen ihres Knorpelskeletts zunächst noch Widerstand. Dem ständigen Querdruck sind die u-förmigen Knorpel jedoch nicht gewachsen. Sie

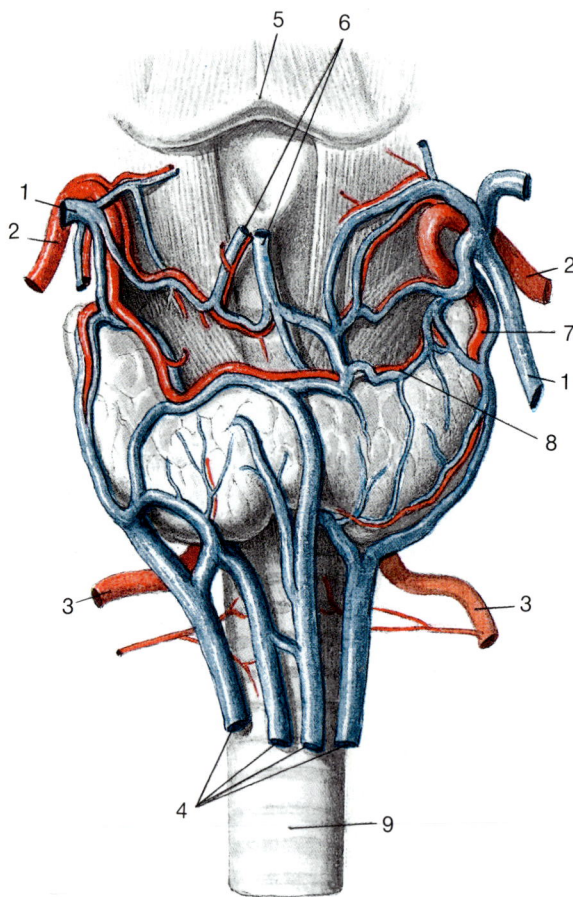

Abb. 748a. Venengeflecht der Schilddrüse. [he3]

1 V. thyroidea superior
2 A. thyroidea superior
3 A. thyroidea inferior
4 Plexus thyroideus impar
5 Os hyoideum
6 Verbindungen zur V. facialis und zur V. lingualis
7 R. glandularis posterior
8 R. glandularis anterior
9 Trachea

verlieren ihre natürliche Elastizität (*Tracheomalazie*) und können die Trachea nicht mehr gleichmäßig geöffnet halten. Bei der Einatmung wird die Trachea dann durch den Unterdruck im Brustkorb verengt, bei der Ausatmung erweitert (was man bei der Röntgenuntersuchung direkt beobachten kann). In diesem Stadium ist höchste Zeit für die Kropfoperation, da sonst die Trachea vom Kropf zusammengepreßt wird (zur „Säbelscheidentrachea").
• Gelegentlich wächst ein Kropf verstärkt nach unten und gelangt so in den Brustkorb (*retrosternale Struma*). Wegen der Enge der oberen Brustkorböffnung werden schon frühzeitig die Halsvenen gestaut, und es treten Schluck- und Atembeschwerden auf.

■ **Beziehung zum N. laryngeus recurrens**: Von den Nachbarschaftsbeziehungen zu Leitungsbahnen ist die zum rückläufigen Kehlkopfnerv (#757) am wichtigsten. Er liegt meist den Schilddrüsenlappen hinten an und ist bei Operationen sorgfältig zu beachten. Gelegentlich wird er von einem Kropf umwachsen und, vor allem bei bösartigen Geschwülsten (Struma maligna = Schilddrüsenkrebs), auch geschädigt. Bei der Schilddrüsenoperation findet man den „Rekurrens" häufig zwischen den Ästen der A. thyroidea inferior (Abb. 748b). Weiter lateral umfaßt auch der Halssympathikus oft mit einer Schlinge die Arterie.

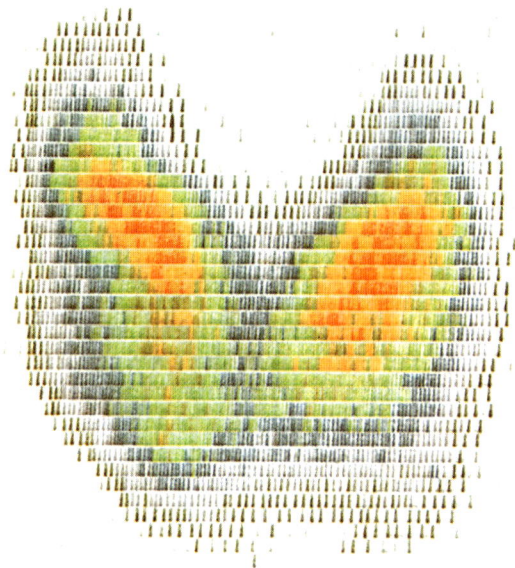

Abb. 748c. Szintigramm der Schilddrüse. [th]

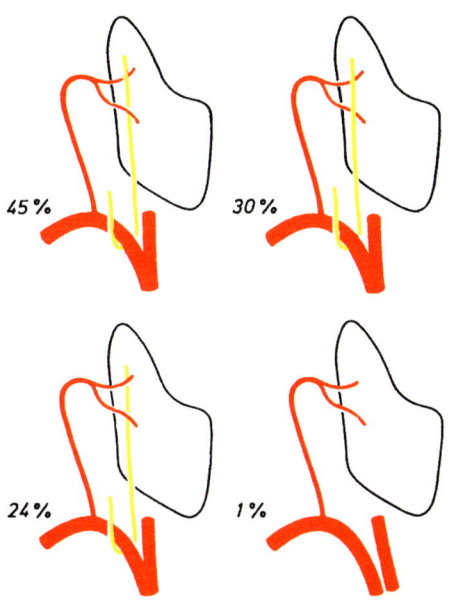

Abb. 748b. Lagebeziehung des rückläufigen Kehlkopfnervs zur unteren Schilddrüsenarterie. Bei Schilddrüsenoperationen findet man den N. laryngeus recurrens etwa gleich häufig vor, zwischen oder hinter den Ästen der A. thyroidea inferior. In etwa 1% fehlt auf der rechten Seite der N. laryngeus recurrens. Wenn die rechte A. subclavia als vierter Ast aus dem Aortenbogen entspringt (vgl. Abb. 393b) verlaufen die Vagusäste ohne Rekurrensschlinge direkt zu Kehlkopf, Trachea und Oesophagus. [li2]

■ **Tasten der Schilddrüse**: Nur der Isthmus ist direkt zugänglich. Man geht am besten vom Kehlkopf aus. Zunächst tastet man die Ringknorpelspange und dann unterhalb von dieser die Trachea. Läßt man nun den Patienten schlucken, so fühlt man, wie ein weicher, etwa fingerdicker quer liegender Strang unter dem tastenden Finger nach oben und wieder zurück gleitet. Dies ist der Isthmus der Schilddrüse, dessen Dicke man auf diese Weise gut beurteilen kann. Die Lappen der Schilddrüse werden vom M. sternocleidomastoideus bedeckt und sind unter diesem kräftigen Muskel nicht zu tasten. Vergrößerte Lappen erkennt man leichter bei der Inspektion (Konturänderung des Halses) als bei der Palpation.

■ **Szintigraphie**: Den besten Überblick über die Größe der Schilddrüse gewinnt man im Szintigramm (lat. scintillare = Funken sprühen): Die Schilddrüse speichert dem Körper zugeführtes Jod. Sie benötigt es zum Aufbau der jodhaltigen Hormone Tri- und Tetrajodthyronin. Gibt man dem Patienten radioaktives Jod (mit sehr kurzer Halbwertzeit), so kann man dann mit Hilfe der von diesem ausgesandten Strahlen ein genaues Bild der Schilddrüse (und evtl. auch akzessorischer Schilddrüsen) aufzeichnen (Abb. 748c).

#749 Nebenschilddrüsen (Glandulae parathyroideae)

■ Die 4 etwa linsengroßen Nebenschilddrüsen liegen den Schilddrüsenlappen dorsal an (Abb. 749a), und zwar rechts und links je eine obere und eine untere Nebenschilddrüse (*Glandula parathyroidea superior + inferior*).

■ **Namen**: Diese Organe bestehen etwa je zur Hälfte aus dicht zusammengelagerten Drüsenzellen und aus Fettgewebe. Wegen des deckgewebeartigen Aussehens der drüsigen Anteile nennt man die Nebenschilddrüsen auch *Epithelkörperchen*. Welche Bezeichnung des Organs vorzuziehen ist, ist umstritten. Die Anhänger von „Epithelkörperchen" weisen darauf hin, daß man unter Nebenschilddrüsen auch die akzessorischen Schilddrüsen verstehen könnte. Für „Nebenschilddrüsen" spricht jedoch die internationale lateinische Nomenklatur (Para-Thyroidea = Neben-Schilddrüse).

■ **Entdeckungsgeschichte**: Die Nebenschilddrüsen wurden erst in den achtziger Jahren des 19. Jahrhunderts als selbständige Organe erkannt. Damals war die chirurgische Entfernung der Schilddrüse zur Behandlung des Kropfleidens aufgekommen. Wurde die Schilddrüse komplett entfernt, so traten bald nach der Operation Muskelkrämpfe auf (Tetanie), die auf einer Senkung des Blutcalciumspiegels beruhen. Diese Krämpfe blieben aus, wenn man bei der Operation die rückwärtigen Teile der Schilddrüse nicht mit entfernte. In mikroskopischen Schnitten hat man dann bald den andersartigen Bau der Nebenschilddrüsen bemerkt und ihren Einfluß auf den Calciumstoffwechsel erforscht.

■ **Aufgaben**: Die Nebenschilddrüsen bilden das *Parathormon*. Dieses fördert die Resorption von Calcium aus der Nahrung und den Calciumabbau aus dem Skelett. Es reguliert den Calciumspiegel im Blut und die Calciumausscheidung im Harn (im Verhältnis zu Phosphat). Calcium ist für viele Lebensvorgänge, u.a. für die Herztätigkeit, nötig. Der Körper des Erwachsenen besteht zu etwa 2 % aus Calcium (also 1-2 kg). Der weitaus überwiegende Teil des Calciums liegt im Skelett, dessen wasserfreie Substanz etwa zu ⅓ von Calcium gebildet wird. Überschüssiges Calcium wird im Skelett gestapelt und bei Bedarf mobilisiert.

Außer dem Parathormon der Nebenschilddrüsen sind auch das Calcitonin aus den C-Zellen der Schilddrüse und das D-Hormon (1,25-Dihydroxy-Cholecalciferol) an der Steuerung des Calciumstoffwechsels beteiligt. D-Hormon entsteht aus Vitamin D, das teils mit der Nahrung aufgenommen, teils in der Haut unter Einwirkung von UV-Strahlen synthetisiert wird. Bei Mangel an Vitamin D ist die „Verkalkung" des Skeletts gestört, die Knochen sind weich und verbiegen sich (Rachitis).

■ **Hypoparathyreoidismus** (Unterfunktion der Nebenschilddrüsen): Bilden die Nebenschilddrüsen zu wenig Parathormon, so fällt der Calciumspiegel im Blut (Normalwert etwa 2,5 mmol/l = 10 mg/dl). Eine *Hypocalcämie* bedingt eine besondere Erregbarkeit der Nerven. Es kommt zu

• Muskelzuckungen und Muskelkrämpfen (Tetanie): Kennzeichnend ist dabei die „Pfötchenstellung" der Hände und der „Karpfenmund".
• Reizbarkeit, raschen Gemütsumschwüngen, depressiver Stimmung und Kopfschmerzen.

■ **Hyperparathyreoidismus** (Überfunktion der Nebenschilddrüsen): Bilden die Nebenschilddrüsen zu viel Parathormon, so steigt der Calciumspiegel im Blut. Eine *Hypercalcämie* führt zu
• Nierensteinen (Nephrolithiasis).
• Verkalkung der Nieren (Nephrocalcinose, mit zunehmender Funktionseinschränkung bis zum Nierenversagen).
• Entkalkung des Skeletts (Osteodystrophie, mit Neigung zu Spontanfrakturen).
• Störungen der Verdauungsorgane (Appetitlosigkeit, Übelkeit, Gewichtsverlust usw.).
• seelischen Veränderungen (Antriebsschwäche, Reizbarkeit, in schweren Fällen bis zur Psychose).
• Überfunktionskrise (extreme Müdigkeit, Kreislaufzusammenbruch, Herzstillstand).

■ **Nebenschilddrüsenadenom**: Häufige Ursache des Hyperparathyreoidismus ist eine gutartige Geschwulst (Adenom) einer Nebenschilddrüse, die Parathormon im Überschuß erzeugt. Die wirksamste Behandlung besteht im Beseitigen der Geschwulst. Dies ist manchmal leichter gesagt als getan, wenn bei atypischer Lage der kranken Nebenschilddrüse diese nicht gefunden werden kann. Entfernt man zuviel Nebenschilddrüsengewebe, so droht die Unterfunktion. Deshalb verpflanzt man häufig sicherheitshalber 1-2 Nebenschilddrüsen in den Unterarm, wo man leicht weiteres Gewebe entnehmen kann, falls die Überfunktion nach der Operation weiterbestehen sollte.

■ **Form und Größe**: Die Nebenschilddrüsen sind rundlich oder oval, schwanken im Durchmesser zwischen 3 und 9 mm und sind etwa 2 mm dick. Das Gesamtgewicht beträgt 0,1-0,2 g. Durch ihre braune Farbe heben sie sich beim Lebenden von der blauroten Schilddrüse ab. An der konservierten Leiche ist der Farbunterschied gering.

■ **Lagevariabilität**:
• Die oberen Nebenschilddrüsen liegen meist auf Höhe des Ringknorpels den Schilddrüsenlappen hinten medial gegenüber der Rachenwand an.
• Die unteren Nebenschilddrüsen werden oberhalb der oberen angelegt, steigen dann aber mit dem Thymus ab. Je nachdem wie weit sie dem Thymus folgen, können sie ihren endgültigen Platz weiter oben oder weiter unten finden. Meist liegen sie in der Nähe der unteren Pole der Schilddrüsenlappen. Sie können jedoch mit dem Thymus bis in die Brusthöhle gelangen.

Die Nebenschilddrüsen sind von der Schilddrüse durch deren Capsula fibrosa getrennt, liegen aber meist in dem von der äußeren Kapsel umschlossenen Raum. Bei Schilddrüsenoperationen (Thyreoidektomie, Strumektomie) läßt man daher möglichst die dorsalen Teile der Schilddrüsenlappen stehen, um die Nebenschilddrüsen nicht zu gefährden. Will der Chirurg die Nebenschilddrüsen aufsuchen, so folgt er am besten zunächst der A. thyroidea inferior. Von der Mitte des Bereichs, in dem deren Hauptäste auf die Schilddrüse auftreffen, geht er je etwa 1,5 cm nach oben und nach unten. Bei typischer Lage findet er dann beide Nebenschilddrüsen. Andernfalls muß der gesamte Bereich vom Zungenbein bis hinab ins Mediastinum abgesucht werden.

■ **Feinbau**: In den Nebenschilddrüsen findet man 2 Typen von Zellen (Parathyrozyten, Abb. 749b):
• *Hauptzellen*: Diese weitaus überwiegenden kleinen Zellen synthetisieren das Parathormon (PTH).

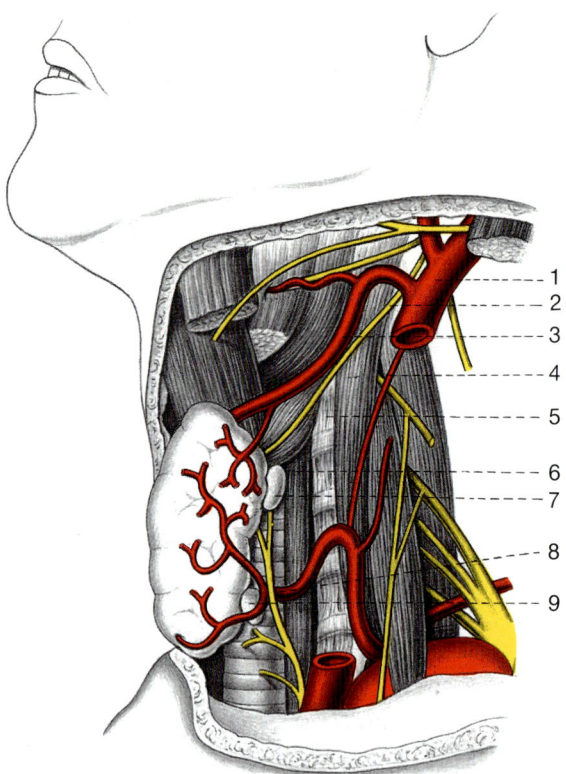

Abb. 749a. Lage der Nebenschilddrüsen. Der Gefäß-Nerven-Strang des Halses und der Grenzstrang wurden größtenteils entfernt. [br3]

1 A. carotis externa
2 N. laryngeus superior, R. externus
3 A. thyroidea superior
4 A. cervicalis ascendens
5 Columna vertebralis
6 Oesophagus
7 Glandula parathyroidea superior
8 A. thyroidea inferior + N. laryngeus recurrens
9 Glandula parathyroidea inferior

- *Oxyphile Zellen*: große Zellen in kleinen Grüppchen mit noch unklarer Aufgabe. Es handelt sich jedoch nicht um Degenerationsformen, wie aus den zahlreichen Zellorganellen zu schließen ist.

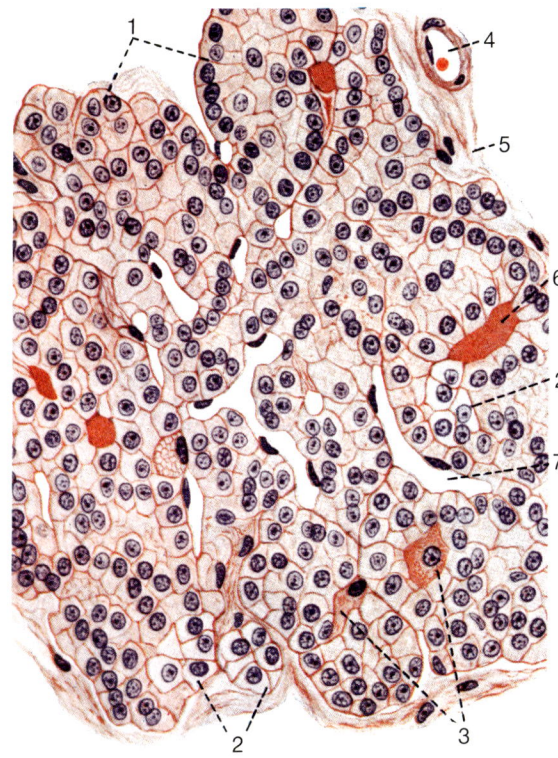

Abb. 749b. Schnittbild einer Nebenschilddrüse (Vergrößerung 400fach). [wa]

1 Dunkle Hauptzelle	5 Bindegewebe
2 Helle Hauptzelle	6 Kolloid
3 Acidophile Zelle	7 Kapillare
4 Arteriola	

7.5 Kehlkopf (Larynx)

#751 Aufgaben, Wandschichten, Stockwerke
#752 Schild-, Ring-, Stellknorpel, Kehldeckel
#753 Bänder und fibroelastische Membranen, Stimmritze
#754 Schleimhaut, *Kehlkopfspiegelung, Laryngitis, Glottisödem, Larynxkarzinom*
#755 Äußere + innere Kehlkopfmuskeln, Stellmuskeln, Spannmuskeln
#756 Blut- und Lymphgefäße
#757 Nerven, *Rekurrenslähmung*
#758 Lage, *Intubation, operative Zugänge*
⇒ #321-322 Trachea

#751 Aufgaben und Gliederung

■ **Aufgaben**: Der Kehlkopf (*Larynx*, gr. lárynx, láryngos = Kehle, larýnein = gurren) dient primär dem Verschluß des Luftwegs. Dieser Verschluß ist nötig
- beim *Schlucken* (#743).

- beim *Husten*: Die Stimmritze wird geschlossen, gleichzeitig jedoch eine Ausatmungsbewegung begonnen. Dadurch steigt der Druck in den unteren Luftwegen stark an. Wird dann die Stimmritze freigegeben, so strömt die Luft mit hoher Geschwindigkeit heraus, reißt dabei Fremdkörper, Schleim usw. mit und reinigt so die Luftwege.
- zur *Erzeugung von Lauten*: 2 Lippen verschließen die Stimmritze. In ihren Rändern liegen die Stimmbänder, die von Muskeln unterpolstert sind. Die Stimmlippen geraten durch den Luftstrom in Schwingungen, wobei ähnlich wie bei einem Blasinstrument Töne entstehen. Der Ton ist um so höher, je höher die Spannung und je dünner und kürzer die schwingende Lippe ist. Der Stimmbruch des männlichen Jugendlichen beruht auf einem starken Wachstum des Kehlkopfs in der Pubertät. Dabei werden die Stimmlippen länger, und die Tonhöhe sinkt. Bei der Frau und beim Kastraten fehlt dieser durch Hodenhormone gesteuerte Wachstumsschub, und die Stimme bleibt hoch.

Die Klangfarbe der Stimme wird nicht nur vom Kehlkopf, sondern vor allem vom „Ansatzrohr" in Rachen, Nase und Mund bestimmt. Der Kehlkopf gibt nur die Stimme, die Vokale und Konsonanten werden durch Zunge, Gaumen, Lippen und Zähne gebildet.

■ **Heiserkeit**: Bei Entzündungen der Stimmlippen, Belag mit Schleim usw. wird die Stimme heiser. Dies gilt auch für Geschwülste, die deshalb so früh wie an kaum einer anderen Stelle Beschwerden verursachen und häufig rechtzeitig operiert werden können.

■ **Folgen der Kehlkopfentfernung** (Laryngektomie): Die Aufgaben des Kehlkopfs werden am einfachsten klar, wenn man sich die Folgen der vollständigen Entfernung des Kehlkopfs, z.B. wegen Kehlkopfkrebses, beim Patienten ansieht. Es fehlen nicht nur die Stimmbänder, sondern auch der Luftstrom durch Nase und Mund zur und von der Lunge bleibt aus (das obere Luftröhrenende wird in die Haut des Halses eingenäht).
- Es verbleibt nur noch eine sehr leise, tonlose Flüstersprache. Die Mehrzahl der Patienten erlernt jedoch sehr schnell die „Speiseröhrensprache" (#372).
- Der Patient kann nicht mehr husten, niesen, schneuzen und schlürfen. Das Geruchsvermögen ist stark eingeschränkt.

■ **Gliederung nach Wandschichten**:
- Kehlkopfknorpel (*Cartilagines laryngis*): Der Kehlkopf benötigt wie alle luftleitenden Räume eine druckstabile Wand. Sein Skelett muß jedoch beweglich sein. Es besteht daher aus einzelnen gegeneinander verschieblichen Elementen (#752).
- Kehlkopfmuskeln (*Mm. laryngis*): Die aktive Beweglichkeit der Kehlkopfknorpel erfordert Muskeln (#755).
- Schleimhaut (*Tunica mucosa*): Sie setzt das von der Nasenschleimhaut begonnene Anfeuchten, Anwärmen und Reinigen der Atemluft fort (#754).

■ **Gliederung nach Stockwerken**:
❶ In die Lichtung des Kehlkopfs springen beidseits 2 Falten vor (Abb. 751a + b):
- *Plica vestibularis* (Taschenfalte, eigentlich „Vorhoffalte"): oben.
- *Plica vocalis* (Stimmlippe, eigentlich „Stimmfalte"): unten.

❷ Zwischen den Falten liegen Engstellen des Luftwegs:
- *Rima vestibuli* (Vorhofspalte, lat. rima = Spalt, Ritze): zwischen den beiden Taschenfalten.

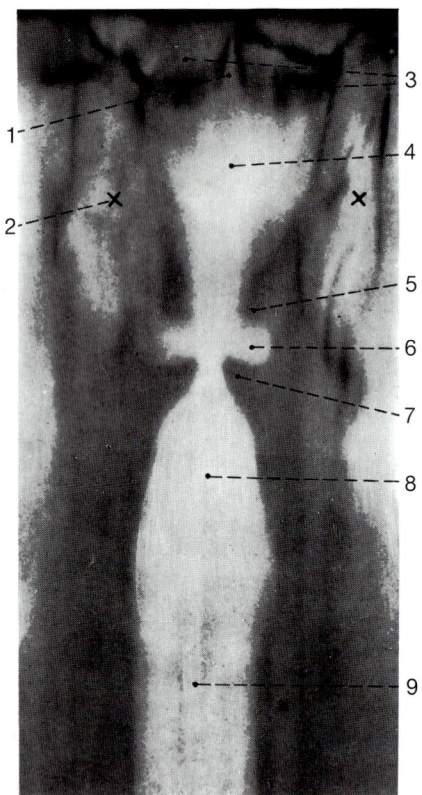

Abb. 751a. Lufträume des Kehlkopfs im Röntgenbild (Schichtaufnahme). [bg2]

1 Plica glossoepiglottica mediana
2 Recessus piriformis
3 Valleculae epiglotticae
4 Vestibulum laryngis
5 Plica vestibularis
6 Ventriculus laryngis
7 Plica vocalis
8 Cavitas infraglottica
9 Trachea

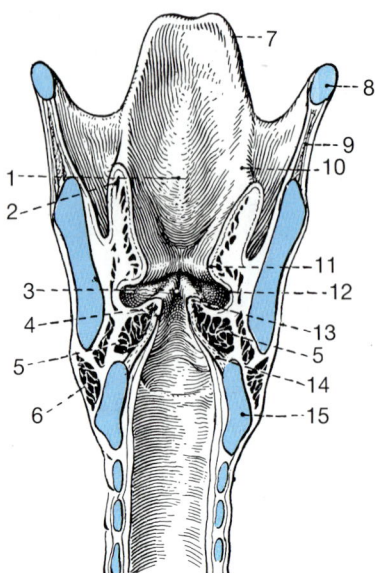

Abb. 751b. Frontalschnitt durch den Kehlkopf. Blick von hinten auf die vordere Hälfte. Knorpel und Knochen (Zungenbein) blau. [bg2]

1 Vestibulum laryngis
2 Pars aryepiglottica
3 Rima glottidis [vocalis]
4 Lig. vocale
5 M. vocalis
6 M. cricothyroideus
7 Epiglottis
8 Os hyoideum
9 Membrana thyrohyoidea
10 Plica aryepiglottica
11 Plica vestibularis
12 Ventriculus laryngis
13 Plica vocalis
14 Conus elasticus
15 Cartilago cricoidea

- *Rima glottidis [vocalis]* (Stimmritze, gr. glottís, glottídos = Mundstück der Flöte): zwischen den beiden Stimmlippen.

❸ Durch die beiden Engstellen wird die Kehlkopfhöhle (*Cavitas laryngis*) in 3 Stockwerke gegliedert:
- *Vestibulum laryngis* (Vorhof des Kehlkopfs): zwischen Kehlkopfeingang (*Aditus laryngis*) und Vorhofspalte.
- *Cavitas laryngis intermedia* (oft vereinfachend *Glottis* genannt): Zwischenstockwerk zwischen Vorhofspalte und Stimmritze. Seitlich ist dieser Raum zur Kehlkopftasche (Morgagni-Tasche, *Ventriculus laryngis*) erweitert (Giovanni Battista Morgagni war einer der großen Anatomen des 18. Jahrhunderts).
- *Cavitas infraglottica* (subglottischer Raum): unterhalb der Stimmritze bis zum Beginn der Trachea.

■ Terminologie: In der Anatomie gliedert man die Luftwege üblicherweise in:
• obere Luftwege: Nase, Rachen.
• untere Luftwege: Kehlkopf, Trachea, Bronchen.
Diese Einteilung ist nicht selbstverständlich. In der Klinik werden vielfach der Kehlkopf und evtl. sogar die Trachea zu den „oberen" Luftwegen gerechnet und die unteren Luftwege dem Bronchialbaum gleichgesetzt.

#752 Knorpel

■ In Abb. 752 (und möglichst auch an einem Präparat) sehe man sich folgende Kehlkopfknorpel und deren Einzelheiten an:

❶ **Schildknorpel** (*Cartilago thyroidea*, gr. thyrós = viereckiges Schild, thýra = Tür, ältere Schreibweise thyreoidea):
- *Lamina dextra + sinistra* (rechte und linke Schildknorpelplatte), median schiffsbugähnlich miteinander verbunden (Winkel bei der Frau etwa 120°, beim Mann etwa 90°).
- *Cornu superius + inferius* (oberes und unteres Horn).
- *Incisura superior* (oberer Einschnitt).
- *Prominentia laryngea* (Adamsapfel).

❷ **Ringknorpel** (*Cartilago cricoidea*, gr. kríkos = Kreis, Ring): siegelringförmig:
- *Arcus cartilaginis cricoideae* (Ringknorpelspange): vorn.
- *Lamina cartilaginis cricoideae* (Ringknorpelplatte): hinten, etwa 3mal so hoch wie der Arcus.

❸ **Stellknorpel** = Gießbeckenknorpel = Aryknorpel (*Cartilago arytenoidea*, gr. arýtaina = Gießkanne): etwa einer 4seitigen Pyramide (Tetraeder) zu vergleichen. Die Basis bildet die Gelenkfläche für die Articulatio cricoarytenoidea. Die 4 Ecken sind:
- *Apex cartilaginis arytenoideae* (Spitze des Stellknorpels): oben. Ihm liegt die Cartilago corniculata an.
- *Processus vocalis* (Stimmfortsatz): unten vorn. Ansatz des Stimmbandes.

- *Processus muscularis* (Muskelfortsatz): unten lateral. Ansatz von M. thyroarytenoideus, M. cricoarytenoideus lateralis und M. cricoarytenoideus posterior.
- Das unbenannte mediale „Eck" ist abgeschrägt. An ihm setzt das elastische Lig. cricoarytenoideum an.

❹ **Kehldeckel** (*Epiglottis*, gr. epí = auf, glóttis = Mundstück der Flöte): Die Form erinnert an einen Fahrradsattel.
- *Petiolus epiglottidis* (Stiel des Kehldeckels, lat. petiolus = Füßchen, Stiel): vorn-unten.

❺ **Kleine Kehlkopfknorpel**:
- *Cartilago corniculata* (Spitzenknorpel, lat. cornu = Horn): auf der Spitze des Stellknorpels, in der Klinik oft noch Santorini-Knorpel genannt (von Giovanni Domenico Santorini, Anatom in Venedig, 1724 beschrieben).
- *Cartilago cuneiformis* (Kegelknorpel = Keilknorpel, lat. cuneus = Keil): neben dem Spitzenknorpel, in der Klinik oft noch Wrisberg-Knorpel genannt (von Heinrich August Wrisberg, Anatom in Göttingen, 1786 beschrieben).
- *Cartilago triticea* (Weizenkornknorpel, lat. triticum = Weizen): im seitlichen Schildknorpel-Zungenbein-Band.
- *Cartilagines sesamoideae* (Sesamknorpel): variable kleine Knorpel an verschiedenen Stellen.

> **Tasten der Kehlkopfknorpel**: Gut zugänglich sind:
> - Schildknorpelplatten: die vorderen Anteile und die oberen Ränder mit dem oberen Einschnitt, der beim Mann die Haut als Adamsapfel (Prominentia laryngea) vorwölbt.
> - Ringknorpelspange.
> - Einsenkung zwischen Schild- und Ringknorpel: wichtig für die Koniotomie (#758).

■ **Feinbau**: Alle Kehlkopfknorpel bestehen ursprünglich aus hyalinem Knorpel:
- *Hyaline Knorpel* bleiben der Schildknorpel, der Ringknorpel und große Teile der Stellknorpel. Wie viele hyaline Knorpel verknöchern aber auch sie ab dem 20. Lebensjahr mehr oder weniger ausgedehnt.
- Zu *elastischen Knorpeln* werden der Kehldeckel, die Stimmfortsätze der Stellknorpel und die meisten kleinen Knorpel.

■ **Gelenke**:
- *Articulatio cricothyroidea* (Ringknorpel-Schildknorpel-Gelenk): zwischen unterem Horn des Schildknorpels und Seitenfläche des Ringknorpels, reine Scharnierbewegung.
- *Articulatio cricoarytenoidea* (Ringknorpel-Stellknorpel-Gelenk): zwischen der Basis des Stellknorpels und dem Oberrand der Ringknorpelplatte. Die Gelenkflächen sind zylindrisch: am Ringknorpel konvex, am Stellknorpel konkav. Damit sind Roll- und Gleitbewegungen möglich. Die Gelenkkapsel ist schlaff, nur ein elastisches Band (*Lig. cricoarytenoideum*) fixiert die beiden Knorpel aneinander. Um dieses Band sind auch Schwenkbewegungen möglich, wobei sich die Gelenkflächen voneinander abheben.

#753 Bänder und Membranen

❶ **Stimmband** (*Lig. vocale*): von der Innenfläche des Schildknorpels zum Stimmfortsatz des Stellknorpels, im Querschnitt hakenförmig (entsprechend der Form der Stimmlippe ist das obere Ende nach lateral umgeschlagen), etwa 3 mm hoch und 2 mm breit (Abb. 753). Das Stimmband besteht überwiegend aus elastischen Fasern. Es ist von

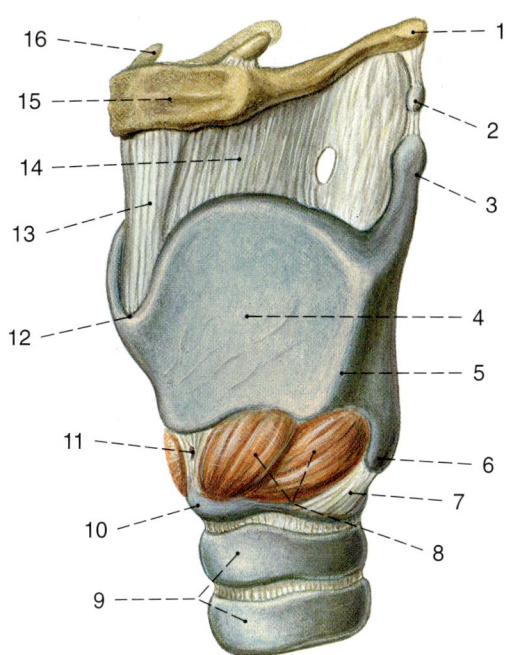

Abb. 752. Kehlkopf von links vorn. *[fs1]*

1	Os hyoideum, Cornu majus
2	Cartilago triticea
3	Cartilago thyroidea, Cornu superius
4	Cartilago thyroidea, Lamina sinistra
5	Linea obliqua
6	Cartilago thyroidea, Cornu inferius
7	Capsula articularis cricothyroidea
8	M. cricothyroideus
9	Cartilagines tracheales
10	Cartilago cricoidea
11	Lig. cricothyroideum medianum
12	Incisura thyroidea superior
13	Lig. thyrohyoideum medianum
14	Membrana thyrohyoidea
15	Corpus ossis hyoidei
16	Os hyoideum, Cornu minus

Kehlkopfschleimhaut bedeckt und bildet so die Stimmlippe (*Plica vocalis*). In der ärztlichen Umgangssprache wird manchmal auch die Stimmlippe einfach „Stimmband" genannt.

❷ **Membrana fibroelastica laryngis**: Das Stimmband ist Bestandteil einer teils aus kollagenen, teils aus elastischen Fasern zusammengesetzten („fibroelastischen") Membran, die unter der Kehlkopfschleimhaut liegt. Sie setzt die elastischen Ringbänder zwischen den Luftröhrenknorpeln nach oben fort und besteht aus 2 Teilen:
- *Conus elasticus*: als „elastischer Konus" von der Innenseite des Ringknorpels zu den Stimmbändern aufsteigend. Die Stimmbänder sind sein verstärktes oberes Ende. Die Form des Konus ändert sich mit der Stellung der Stimmbänder. Bei geschlossener Stimmritze verjüngt er sich nach oben stark, bei weit geöffneter Stimmritze ist er nahezu zylinderförmig. Der *Conus elasticus* wird bei der Koniotomie quer durchgetrennt (#758).
- *Membrana quadrangularis*: Die „viereckige Membran" liegt in der Vorhofwand ähnlich wie der elastische Konus in der Wand des subglottischen Raums. Sie befestigt sich oben am Kehldeckel und endet unten mit den Taschenbändern (*Ligg. vestibularia*).

❸ *Membrana thyrohyoidea* (Schildknorpel-Zungenbein-Membran): s. #761.

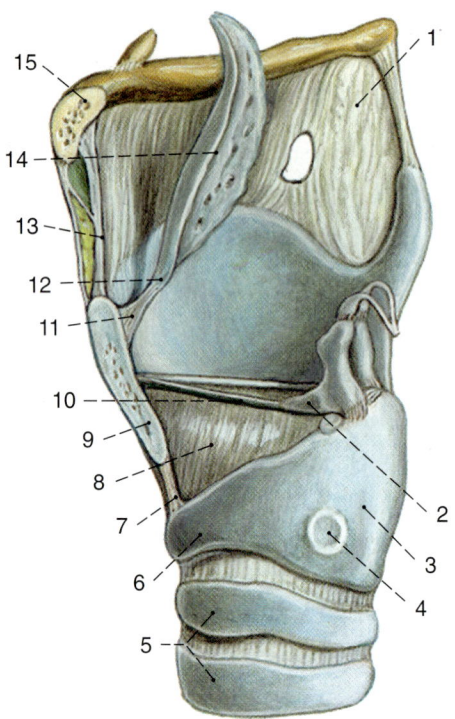

1 Membrana thyrohyoidea
2 Cartilago arytenoidea, Processus vocalis
3 Lamina cartilaginis cricoideae
4 Facies articularis thyroidea
5 Cartilagines tracheales
6 Arcus cartilaginis cricoideae
7 Lig. cricothyroideum medianum
8 Conus elasticus
9 Cartilago thyroidea
10 Lig. vocale
11 Lig. thyroepiglotticum
12 Petiolus epiglottidis
13 Lig. thyrohyoideum medianum
14 Cartilago epiglottica
15 Corpus ossis hyoidei

Abb. 753. Kehlkopfknorpel von links. Die linke Hälfte des Zungenbeins und des Schildknorpels sind entfernt. *[fs1]*

■ **Stimmritze** (*Rima glottidis [vocalis]*):
❶ **Abschnitte**: Das Stimmband begrenzt nicht die ganze Länge der Stimmritze. Auch zwischen den Stimmfortsätzen der beiden Stellknorpel bleibt noch ein Spalt für den Luftdurchtritt frei. Damit kann man 2 Abschnitte der Stimmritze unterscheiden:
• *Pars intermembranacea* (Stimmbandteil).
• *Pars intercartilaginea* (Stellknorpelteil).

❷ **Form**: Der Stellknorpel ist zwischen 2 Bändern aufgehängt: vorn dem elastischen Stimmband (*Lig. vocale*), hinten dem überwiegend kollagenen *Lig. cricoarytenoideum* (Ringknorpel-Stellknorpel-Band). Sind keine Muskeln angespannt, wird die Weite der Stimmritze durch den Bandapparat festgelegt. Die Stimmbänder entspringen vorn dicht beisammen am Schildknorpel, hingegen klaffen die Ursprünge der Ligg. cricoarytenoidea einige Millimeter auseinander (Abb. 755b).
• *Intermediärstellung*: In Ruhe drehen die elastischen Stimmbänder die Stellknorpel so, daß die Stimmbänder mit den hinteren Bändern eine Gerade bilden. Die Stimmritze ist dabei zu einem dreieckigen Spalt geöffnet. Diese Stellung nimmt die Stimmritze auch an der Leiche ein. Man nennt sie daher seit alters etwas makaber auch „Kadaverstellung". Durch aktive Muskelleistung kann die Form der Stimmritze verändert werden:

• *Respirationsstellung*: Die Stimmfortsätze der Stellknorpel werden nach außen geschwenkt. Die Stimmritze ist weit.
• *Phonationsstellung*: Die Stimmfortsätze werden nach innen geschwenkt. Die Stimmritze ist geschlossen.

#754 Schleimhaut

■ **Kehlkopfspiegelung** (Laryngoskopie, gr. skopeín = betrachten): Das Kehlkopfinnere kann man auf 2 Wegen besichtigen:
• *Indirekte Laryngoskopie*: Besichtigung des Kehlkopfinneren über einen in den Rachen eingeführten kleinen Spiegel (Abb. 754a). Das Licht wird über den durchlöcherten Stirnspiegel oder eine Stirnlampe in das Körperinnere geworfen. Durch Zug an der Zunge wird der Kehldeckel aufgerichtet und der Blick in die Kehlkopfhöhle frei. Läßt man den Patienten „hi" sagen, so legen sich die Stimmlippen aneinander. Die erste Selbstspiegelung gelang dem in London lebenden spanischen Gesangslehrer García 1855. Wenig später (1857/58) wurde das Prinzip von Türck und Czermak in die Medizin eingeführt.
• *Direkte Laryngoskopie*: Man kann direkt in den Kehlkopf blicken, wenn man den Kopf des Patienten stark zurückneigt und die Zunge mit dem Leuchtspatel (Laryngoskop) nach unten und vorn drückt (wie bei der Intubation). Auch kleinere Eingriffe, z.B. Entnahme von Gewebe zur histologischen Untersuchung bei Krebsverdacht, lassen sich so ausführen.

■ **Kehlkopfspiegelbild**: Blickt man über den Kehlkopfspiegel in den Kehlkopf (Abb. 754b + c), so sieht man am Spiegel oben den Kehldeckel und von seinen Rändern ausgehend auf beiden Seiten eine den Kehlkopfeingang umgrenzende Schleimhautfalte. Diese *Plica aryepiglottica* (Stellknorpel-Kehldeckel-Falte) ist lediglich hinten (im Bild unten) zwischen den beiden Stellknorpeln ausgeschnitten (*Incisura interarytenoidea*). Auf dieser Falte springen 2 Hügelchen vor:
• *Tuberculum corniculatum*: Schleimhauthöcker über dem Spitzenknorpel.
• *Tuberculum cuneiforme*: Schleimhauthöcker über dem Kegelknorpel (Wrisberg-Knorpel).

Das Spiegelbild des Kehlkopfs verführt zu falschen Lagevorstellungen. Die Plica aryepiglottica steht nicht horizontal, sondern fast vertikal! Die beiden weiteren scheinbar vom Kehldeckel zu den Aryknorpeln nahe der Mitte verlaufenden Falten kommen in Wirklichkeit vom Schildknorpel. Es handelt sich außerdem nicht um 1 Faltenpaar, sondern um 2 Faltenpaare:

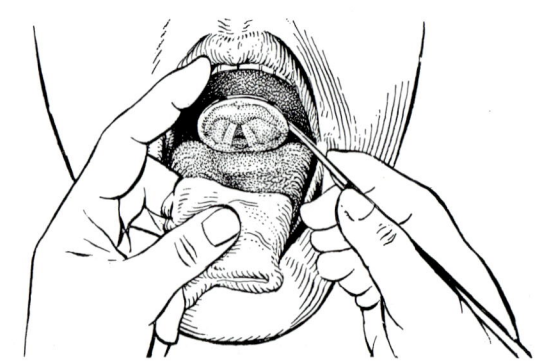

Abb. 754a. Kehlkopfspiegelung (indirekte Laryngoskopie). *[bg2]*

- *Plicae vestibulares* (Taschenfalten): oben und lateral.
- *Plicae vocales* (Stimmlippen), unter ihnen und etwas medial, an ihrer weißlichen Farbe gut zu erkennen. Über den Kehlkopfspiegel kann man die Bewegungen der Stimmlippen beobachten. Läßt man den Patienten „hi" sagen, legen sich die Stimmlippen aneinander.

Laryngitis (Kehlkopfentzündung): Die Schwellung der Stimmlippen führt zu Heiserkeit und Hustenreiz. Sie wird meist durch eine aus dem Rachen absteigende Virusinfektion oder eine Überbeanspruchung der Stimme verursacht.

Stimmlippenknötchen: Wiederholte Überlastung der Stimmlippen durch lautes Schreien löst eine Epithelverdickung an der Stelle der höchsten Schwingungsamplitude (etwa am vorderen Drittelpunkt der Stimmlippe) aus. Die „Sängerknötchen" oder „Schreiknötchen" werden scherzhaft auch „Hühneraugen der Stimmbänder" genannt.

■ **Kehlkopftasche** (Morgagni-Tasche, *Ventriculus laryngis*) zwischen Taschenfalte und Stimmlippe: Ihr Eingang ist eng. Sie erweitert sich nach lateral oben. Sie enthält in der Wand reichlich gemischte Drüsen, welche die Stimmlippen befeuchten. Sie ist nicht über den Kehlkopfspiegel zu besichtigen.

Laryngozele: Bei besonderer Belastung, z.B. bei Glasbläsern, können sich die Kehlkopftaschen sackartig erweitern und die Taschenfalten vorwölben. Dies führt zu Heiserkeit und Atemnot.

■ **Feinbau**: Die Kehlkopfschleimhaut ist mit zweierlei Epithel bedeckt:
- mehrschichtiges Plattenepithel: am Kehlkopfeingang und auf den mechanisch stark beanspruchten Stimmlippen.
- mehrreihiges Flimmerepithel = respiratorisches Epithel: alle übrigen Bereiche.
- Die Kehlkopfschleimhaut enthält wie die Rachenschleimhaut lymphatisches Gewebe, das sich in kleinen Knötchen anordnet. Sie sind besonders reichlich in der Kehlkopftasche („Kehlkopfmandel").
- Überwiegend muköse *Glandulae laryngeales* befeuchten die Schleimhaut.
- Die elastischen Fasern verdichten sich an der Grenze zwischen Schleimhaut und Submukosa zur schon beschriebenen fibroelastischen Kehlkopfmembran.
- Submukosa, Drüsen und lymphatisches Gewebe fehlen an den Stimmlippen.

Glottisödem: Die Kehlkopfschleimhaut ist vor allem im Vorhofbereich sehr locker gebaut und kann so stark anschwellen, daß der Luftweg verlegt wird. Die Bezeichnung ist eigentlich inkorrekt, denn es schwellen nicht die Stimmlippen, sondern die Vorhofwand an (Epiglottitis).

Larynxkarzinom: Die Plattenepithelkrebse des Kehlkopfs gehen vorwiegend von den Stimmlippen aus. Erstes Symptom ist eine anhaltende Heiserkeit ohne Erkältung oder Überbeanspruchung der Stimme. Jede Heiserkeit, die länger als 3 Wochen anhält, ist verdächtig. Historisches Beispiel: Kaiser Friedrich III. Der nicht rechtzeitig erkannte Kehlkopfkrebs führte rasch zum Tod und machte nach nur 99 Tagen Regierungszeit 1888 die Bahn frei für Wilhelm II. Eine Fehldiagnose von historischer Tragweite!

■ **Mikroskopische Diagnose**: Präparate des Kehlkopfs sind meist schon mit freiem Auge an den typischen Konturen zu erkennen. Man achte bei der Stimmlippe auf den Wechsel von Plattenepithel und Flimmerepithel, die quergestreifte Muskulatur und die hyalinen Knorpel. Der Kehldeckelknorpel ist elastisch.

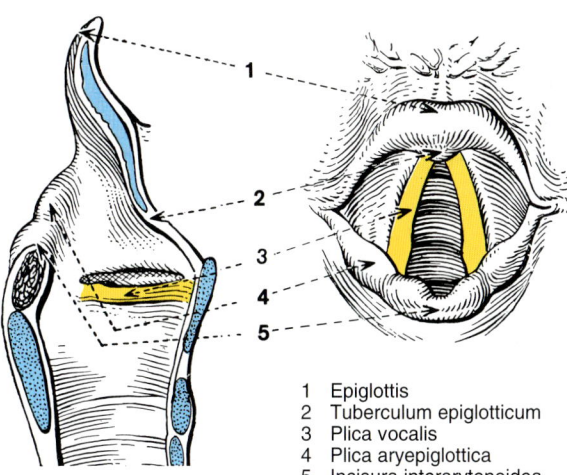

1 Epiglottis
2 Tuberculum epiglotticum
3 Plica vocalis
4 Plica aryepiglottica
5 Incisura interarytenoidea

Abb. 754b + c. Bild des Kehlkopfes, wie es sich bei der Kehlkopfspiegelung bietet (rechts). Die Projektion der im Kehlkopfspiegelbild sichtbaren Teile des Kehlkopfs auf einen Medianschnitt (links) zeigt die unterschiedliche Höhenlage. *[bg2]*

#755 Muskeln

■ **Verlauf**: Die 4 um die Stimmritze gelagerten großen Kehlkopfknorpel (Schild-, Ring-, 2 Stellknorpel) sind nach dem Prinzip „jeder mit jedem" durch Muskeln verknüpft. Nach der Kombinatorik ergeben sich die Verbindungen crico-thyro, crico-ary, thyro-ary, ary-ary (Tab. 755).

■ **Genetische Muskelgruppen**: Nach Lage und Innervation kann man die Kehlkopfmuskeln in 2 Gruppen gliedern:
- äußerer Kehlkopfmuskel: *M. cricothyroideus* („Externus", Abb. 752).
- innere Kehlkopfmuskeln: alle übrigen (Abb. 755e).

Die äußeren Kehlkopfmuskeln sind Teil eines Schließmuskelsystems, das Kehlkopf und Rachen gemeinsam umkreist. Beim Menschen sind davon der M. constrictor pharyngis inferior (unterer Schlundschnürer) und der M. cricothyroideus (Ringknorpel-Schildknorpel-Muskel) erhalten. Die Gemeinsamkeit drückt sich in der Innervation aus: Beide werden vom N. laryngeus superior versorgt, die inneren Kehlkopfmuskeln hingegen vom N. laryngeus recurrens (#757). Die Kehlkopfmuskeln gehören mit den Augenmuskeln zu den am dichtesten innervierten Muskeln.

■ **Funktion**: Die Kehlkopfmuskeln dienen 2 Aufgabengruppen:
- Verändern der Weite der Stimmritze über die Stellung der Stellknorpel („Stellmuskeln").
- Verändern von Länge, Spannung und Dicke der schwingenden Saite („Spannmuskeln").

❶ **Stellmuskeln** (Abb. 755a-d):
- Der *M. cricoarytenoideus lateralis* („Lateralis") zieht den Muskelfortsatz des Stellknorpels nach vorn und schwenkt dadurch den Stimmfortsatz nach innen. Die Stimmlippen legen sich aneinander. Die Pars intermembranacea der Stimmritze wird geschlossen. Es bleibt hinten der dreieckige Spalt der Pars intercartilaginea zwischen den beiden Stellknorpeln offen.

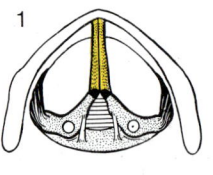
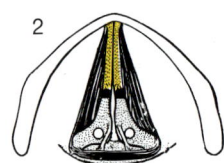
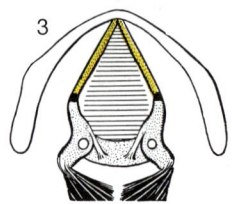
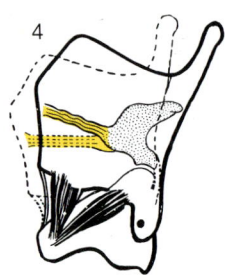

Abb. 755a-d. Mögliche Stellungen der Stimmbänder durch Einsatz der Kehlkopfmuskeln. [bg2]

1. Stimmritze bei Flüstersprache („Phonationsstellung"). Die Stimmbänder sind aneinander gelegt. Die Luft streicht zwischen den Stellknorpeln hindurch. Wirkung der Mm. cricoarytenoidei laterales („Lateralis").
2. Totaler Verschluß der Stimmritze, z.B. vor dem Husten. Auch die Stellknorpel sind aneinander gelegt. Zusammenwirken von M. thyroarytenoideus und M. arytenoideus transversus + obliquus.
3. Weiteste Öffnung der Stimmritze beim tiefen Einatmen („Respirationsstellung"). Wirkung des M. cricoarytenoideus posterior („Postikus").
4. Spannen der Stimmbänder durch Kippen des Schildknorpels gegen den Ringknorpel bei festgestellten Stellknorpeln. Wirkung des M. cricothyroideus („Externus").

• M. arytenoideus transversus + obliquus ziehen die Stellknorpel aneinander und schließen damit auch den hinteren Teil der Stimmritze. Sie werden durch die beiden Mm. thyroarytenoidei unterstützt, die die Stimmfortsätze der Stellknorpel nach vorn ziehen und deren Aneinanderlegen begünstigen.

• Der *M. cricoarytenoideus posterior* („Postikus") zieht den Muskelfortsatz des Stellknorpels nach hinten und schwenkt dadurch den Stimmfortsatz nach außen. Der „Postikus" ist der einzige Erweiterer der Stimmritze. Der „Postikus" ist Antagonist des „Lateralis".

❷ **Spannmuskeln:**

• *M. vocalis* (Stimmbandmuskel): Je nachdem wieviel Fasern sich anspannen, wird die schwingende Saite dicker oder dünner sein. In die Spannung können kleinere oder

Tab. 755. Mm. laryngis (Kehlkopfmuskeln)

Muskel	Ursprung	Ansatz	Nerv	Funktion	Anmerkungen
M. cricothyroideus (Ringknorpel-Schildknorpel-Muskel)	Arcus cartilaginis cricoideae	Cartilago thyroidea (Unterrand, Cornu inferius), manchmal zweigeteilt in: • Pars recta • Pars obliqua	N. laryngeus superior	Kippt den Schildknorpel über dem Ringknorpel nach vorn, spannt dabei das Stimmband (daher auch äußerer Stimmbandspanner genannt)	• Einziger nicht vom N. laryngeus recurrens innervierter Kehlkopfmuskel (wichtig bei Rekurrenslähmung!) • in der Klinik meist kurz „*Externus*" genannt
M. cricoarytenoideus posterior (hinterer Ringknorpel-Stellknorpel-Muskel)	Lamina cartilaginis cricoideae	Processus muscularis der Cartilago arytenoidea	N. laryngeus recurrens (aus N. vagus, X)	Öffnet Pars intermembranacea der Rima glottidis [vocalis]	• In der Klinik meist kurz „*Postikus*" genannt • einziger Erweiterer des Hauptteils der Stimmritze
M. cricoarytenoideus lateralis (seitlicher Ringknorpel-Stellknorpel-Muskel)	Arcus cartilaginis cricoideae	Processus muscularis der Cartilago arytenoidea		Schließt Pars intermembranacea der Rima glottidis [vocalis]	In der Klinik meist kurz „*Lateralis*" genannt
M. vocalis (Stimm-Muskel)	Innenseite der Cartilago thyroidea	Processus vocalis der Cartilago arytenoidea		Verändert Dicke und Spannung der Stimmlippe	• In der Klinik meist kurz „*Vokalis*" genannt • medialer (stimmbandnaher) Teil des M. thyroarytenoideus
M. thyroarytenoideus (Schildknorpel-Stellknorpel-Muskel)	Innenseite der Cartilago thyroidea	Processus muscularis der Cartilago arytenoidea		Zieht Cartilago arytenoidea nach vorn, verkürzt dadurch Stimmlippe	• Antagonist des M. cricothyroideus • sehr variabel
Pars thyroepiglottica		Cartilago epiglottica		Erweitert Aditus laryngis	Kraniale Randfasern des M. thyroarytenoideus
M. arytenoideus obliquus (schräger Stellknorpelmuskel)	Processus muscularis der Cartilago arytenoidea	Apex cartilaginis arytenoideae der Gegenseite		Schließt Pars intercartilaginea der Rima glottidis [vocalis]	2 wie ein Andreaskreuz auf dem M. arytenoideus transversus liegende schräge Muskelfaserzüge
Pars aryepiglottica		Cartilago epiglottica		Spannt Plica aryepiglottica und verengt damit Aditus laryngis	• Kraniale Randfasern des M. arytenoideus obliquus • wohl zu schwach, um Aditus laryngis zu schließen
M. arytenoideus transversus (querer Stellknorpelmuskel)	Facies posterior der Cartilago arytenoidea	Facies posterior der Cartilago arytenoidea der Gegenseite		Schließt Pars intercartilaginea der Rima glottidis [vocalis]	

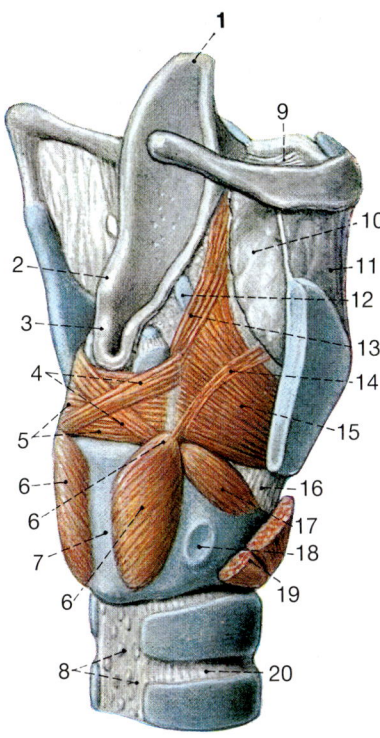

Abb. 755e. Kehlkopfmuskeln von rechts hinten. *[sb2]*

1 Epiglottis
2 Tuberculum cuneiforme
3 Tuberculum corniculatum
4 M. arytenoideus obliquus
5 M. arytenoideus transversus
6 M. cricoarytenoideus posterior
7 Cartilago cricoidea
8 Paries membranaceus
9 Lig. hyoepiglotticum
10 Corpus adiposum preepiglotticum
11 Membrana thyrohyoidea
12 Cartilago cuneiformis
13 Pars aryepiglottica (des M. arytenoideus obliquus)
14 (Atypisch verlaufende Muskelfasern)
15 M. thyroarytenoideus
16 Lig. cricothyroideum medianum
17 M. cricoarytenoideus lateralis
18 Facies articularis thyroidea
19 M. cricothyroideus
20 Lig. anulare [tracheale]

werden durch 4 unterschiedlich dicke Saiten 4 Tonhöhenbereiche festgelegt, die durch Drehen an den Wirbeln → Verändern der elastischen Spannung (Spannkraft durch Querschnitt) im Vergleich mit einem genormten Tonerzeuger, z.B. Stimmgabel, gestimmt werden. Die einzelnen Tonhöhen werden dann durch Wahl der Saite und Verändern der Länge des schwingenden Anteils (Greifen auf dem Griffbrett) erzielt. Der menschliche Kehlkopf muß mit 2 gleichgestimmten Saiten auskommen, die zudem immer in ganzer Länge schwingen, wobei begrenzte Längenänderungen gewissermaßen durch Verändern des Abstands von Sattel und Steg der Geige möglich sind. Der Frequenzbereich der menschlichen Stimme geht über durchschnittlich 2½ Oktaven. Wollte man diesen Frequenzbereich allein über die Länge (bei der Frau etwa 15-20, beim Mann 20-25 mm) abdecken, so müßte die Länge 1 : 6 variabel sein. Mit Muskeln sind Längenänderungen aber nur von maximal 1 : 2 möglich. Folglich werden unterschiedliche Tonhöhen hauptsächlich durch Verändern der elastischen Spannung erzeugt (unterschiedliche Muskelkraft und/oder unterschiedlicher Querschnitt durch wechselnden Anteil des M. vocalis am M. thyroarytenoideus).

> **Selbstversuch**: Die Wirkung der Stellung von Ringknorpel und Schildknorpel auf das Stimmband kann man sich einfach veranschaulichen, wenn man das Ringknorpel-Schildknorpel-Gelenk mit der Hand betätigt: Man legt den Zeigefinger auf den oberen Einschnitt des Schildknorpels, den Daumen auf den Unterrand der Ringknorpelspange (faßt also den Kehlkopf zangenartig zwischen Daumen und Zeigefinger). Man summt nun möglichst zwanglos einen Ton und drückt dabei wiederholt Daumen und Zeigefinger leicht zusammen. Dabei wird der Ton (je nach Vorspannung) tiefer (Stimmband länger) oder höher (Stimmband stärker gespannt) und kehrt beim Loslassen wieder zur Ausgangshöhe zurück.

#756 Blut- und Lymphgefäße

■ Der Kehlkopf versorgen hauptsächlich 2 **Arterien**:
• *A. laryngea superior* (obere Kehlkopfarterie): ein Ast der A. thyroidea superior. Diese geht etwa auf Höhe der Schildknorpel-Zungenbein-Membran als erster Ast der A. carotis externa ab und steigt an der Seitenwand des Kehlkopfs zur Spitze des Schilddrüsenlappens ab. Die obere Kehlkopfarterie tritt meist durch ein Loch in der Schildknorpel-Zungenbein-Membran (oder durch ein Loch im Schildknorpel) in den Kehlkopf ein. Ein weiterer Ast der A. thyroidea superior (*R. cricothyroideus*) gelangt zwischen Schildknorpel und Ringknorpel in den Kehlkopf.
• *A. laryngea inferior* (untere Kehlkopfarterie): Sie entspringt aus der A. thyroidea inferior (ein Ast des Truncus thyrocervicalis der A. subclavia). Sie versorgt hauptsächlich die Hinterwand des Kehlkopfs = Vorderwand des Unterrachenraums.

■ **Venen**: Sie folgen den Arterien. Sie bilden außerdem auf der Hinterwand des Kehlkopfs ein dichtes Geflecht entsprechend dem *Plexus pharyngeus* der Wand des Unterrachenraums.

■ **Regionäre Lymphknoten**: Die Lymphe fließt streng getrennt nach 2 Richtungen ab:
• oberer Kehlkopfbereich: tiefe Halslymphknoten unterhalb des Zungenbeins in der Umgebung der V. jugularis interna (*Nodi lymphoidei jugulares anteriores*, #777).
• unterer Kehlkopfbereich: tiefe Halslymphknoten vor dem Kehlkopf und vor der Trachea (*Nodi lymphoidei prelaryngei + pretracheales*, #777).

größere Abschnitte des die Stimmlippe unterpolsternden M. thyroarytenoideus einbezogen werden. Der M. vocalis ist im Grunde nur ein je nach Inanspruchnahme wechselnd großer Teil des M. thyroarytenoideus.
• M. cricothyroideus („Externus", „äußerer Stimmbandspanner"): Er verändert die Lage von Ringknorpel und Schildknorpel im Ringknorpel-Schildknorpel-Gelenk (Articulatio cricothyroidea) derartig, daß die Ringknorpelspange angehoben und deswegen die Ringknorpelplatte gesenkt wird. Mit der Ringknorpelplatte werden die auf ihr ruhenden Stellknorpel nach hinten unten geschwenkt und dadurch der Abstand zwischen Schildknorpel und Stellknorpel vergrößert (Abb. 755d). Das Stimmband wird gedehnt und damit die Spannung der elastischen Fasern erhöht. M. cricothyroideus und M. thyroarytenoideus sind zugleich Antagonisten und Synergisten: Der erste verlängert das Stimmband, der zweite verkürzt es. Spannen sich beide gleichzeitig an, so steigt die Spannung stark an.

Die Tonhöhe einer schwingenden Saite hängt von Länge, Querschnitt, Materialdichte und spannender Kraft ab. Bei der Geige

#757 Nerven

■ Der Kehlkopf wird vom *N. vagus* (X) innerviert (Tab. 757a). Den Ästen des N. vagus lagern sich sympathische Fasern aus dem Halssympathikus an.

❶ *N. laryngeus superior* (oberer Kehlkopfnerv): Er löst sich im unteren Ganglion vom Hauptstamm des N. vagus und steigt zunächst mit dem Gefäß-Nerven-Strang ab. Im Karotisdreieck (Trigonum caroticum) teilt er sich in seine beiden Endäste:
• Der äußere Ast (*R. externus*) läuft auf der Seitenwand des unteren Schlundschnürers abwärts, innerviert diesen und biegt dann zum Ringknorpel-Schildknorpel-Muskel nach vorn um.
• Der innere Ast (*R. internus*) durchbohrt mit der oberen Kehlkopfarterie die Schildknorpel-Zungenbein-Membran und gelangt zunächst in den Recessus piriformis. Dort wirft er eine Schleimhautfalte auf (*Plica nervi laryngei superioris*) und zweigt sich dann am Kehlkopf auf. Sein Endast vereinigt sich mit dem N. laryngeus recurrens. Er führt diesem vermutlich sensorische Fasern zu.

❷ *N. laryngeus recurrens* (rückläufiger Kehlkopfnerv): Nach Abgang des N. laryngeus superior gibt der N. vagus am Hals keine Äste ab bis in Nähe der oberen Brustkorböffnung. Dort schlingt sich der „Rekurrens" rechts um die A. subclavia, links um den Aortenbogen (Abb. 757) und steigt in der Rinne zwischen Trachea und Oesophagus zum Kehlkopf auf. Der Endast tritt zwischen Ringknorpel und Schildknorpel in den Kehlkopf ein und verzweigt sich in diesem.

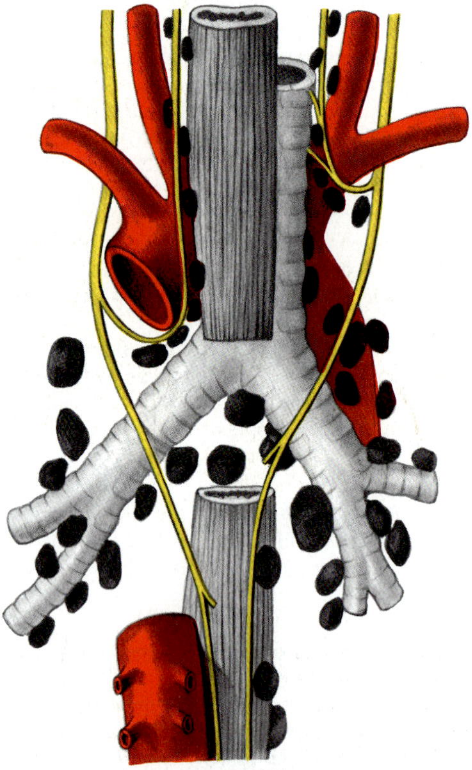

Tab. 757a. Astfolge der Kehlkopfnerven aus dem *N. vagus*	
N. laryngeus superior (oberer Kehlkopfnerv)	• *R. externus* (äußerer Ast) • *R. internus* (innerer Ast) • *R. communicans*: Verbindungsast zum rückläufigen Kehlkopfnerv, auch Galen-Anastomose genannt
N. laryngeus recurrens (rückläufiger Kehlkopfnerv, „Rekurrens")	• *Rr. tracheales*: Äste zur Trachea • *Rr. oesophagei*: Äste zum Oesophagus • *Rr. pharyngei*: Äste zum Rachen

Tab. 757b. Innervation des Kehlkopfs		
	Motorisch:	Sensorisch:
N. laryngeus superior	M. cricothyroideus	Oberer Kehlkopfbereich bis zur Stimmritze
N. laryngeus recurrens	Alle übrigen Muskeln	Subglottischer Raum

Rekurrenslähmung: Der rückläufige Kehlkopfnerv liegt der Schilddrüse rückseitig an. Er ist bei Schilddrüsenoperationen besonders gefährdet. Er kann aber auch durch einen rasch wachsenden Kropf geschädigt werden. Bei vollständiger „Rekurrenslähmung" fallen alle Kehlkopfmuskeln mit Ausnahme des *M. cricothyroideus* aus. Die Stimmlippe steht dann in „Intermediärstellung" (#753), kann jedoch über den äußeren Stimmbandspanner (*M. cricothyroideus*) gedehnt und damit etwas gespannt werden. Leitsymptome:
• anhaltende Heiserkeit wegen mangelnder Spannung des Stimm-Muskels.
• Atemnot bei Anstrengung, weil die Stimmritze nicht erweitert werden kann.

■ **Entwicklung**: Der seltsame Verlauf des N. laryngeus recurrens ist Folge des „Abstiegs" des Herzens. In der Frühentwicklung entstehen auf beiden Seiten des Halses 6 Aortenbogen (Schlundbogenarterien, #393), von denen sich der 1., 2. und 5. wieder zurückbilden, der 3. zum Anfangsstück der A. carotis interna, der 4. linke zum endgültigen Aortenbogen, der 4. rechte zum Anfangsstück der A. subclavia werden. Das Herz nimmt beim Abstieg in den Brustkorb die Aortenbogen vom vierten an mit nach unten. Die Nerven müssen dem Abstieg folgen:
• Der *N. laryngeus superior* erreicht den Kehlkopf unter dem 3. Aortenbogen. Da dieser nicht absteigt, behält auch der Nerv die ursprüngliche Lage.
• Der *N. laryngeus recurrens* zieht unter dem 6. Aortenbogen zum Kehlkopf. Der 6. Aortenbogen wird links zum Ductus arteriosus. Der linke N. laryngeus recurrens schlingt sich also um den endgültigen Aortenbogen distal des Restes des Botallo-Arteriengangs (Lig. arteriosum). Auf der rechten Seite bilden sich das entsprechende Stück des 6. Aortenbogens und der 5. Aortenbogen zurück, so daß sich der Nerv um die A. subclavia als Rest des 4. Aortenbogens zum Kehlkopf zurückbegibt.

Varietät: Für diese Hypothese spricht ein Experiment, das die Natur selbst vollführt: Bildet sich der 4. Aortenbogen rechts zurück (die rechte A. subclavia wird dann zum letzten Ast des endgültigen Aortenbogens, #393), dann fehlt auch die Ursache für den rückläufigen Verlauf des N. laryngeus recurrens. Dieser zieht dann direkt zum Kehlkopf, und lediglich die Äste zur Speiseröhre und zur Trachea steigen am Hals weiter ab. Diese Varietät kommt bei etwa 1 % der Menschen vor.

Abb. 757. Der rückläufige Kehlkopfnerv (N. laryngeus recurrens) schlingt sich rechts um die A. subclavia, links um den Aortenbogen (Ansicht von hinten). [le3]

1 Os nasale
2 Cartilagines nasi
3 Vestibulum nasi
4 Septum nasi
5 Ostium pharyngeum tubae auditivae [auditoriae]
6 Sinus sphenoidalis
7 Tonsilla pharyngea [pharyngealis] + Recessus pharyngeus
8 Maxilla
9 Pars nasalis pharyngis
10 Palatum molle [Velum palatinum]
11 Mandibula
12 Tonsilla palatina
13 Os hyoideum
14 Epiglottis
15 Cartilago thyroidea
16 Plica vestibularis
17 Plica vocalis
18 Cartilago cricoidea
19 Isthmus glandulae thyroideae
21 Trachea
22 Oesophagus
23 Atlas
24 Articulatio atlantoaxialis mediana
25 Pars oralis pharyngis
26 Dura mater spinalis
27 Caruncula sublingualis
28 M. genioglossus
29 M. geniohyoideus
30 M. mylohyoideus
31 Foramen caecum linguae
32 Lig. thyrohyoideum medianum
33 Corpus adiposum preepiglotticum
34 Lig. thyroepiglotticum
35 Ventriculus laryngis
36 Lig. cricothyroideum medianum
37 Fascia cervicalis, Lamina superficialis
38 Fascia cervicalis, Lamina pretrachealis
39 Nodus lymphoideus
40 V. thyroidea inferior
41 Arcus venosus jugularis
44 Vomer
45 Os sphenoidale
46 Fascia pharyngobasilaris
47 Membrana atlantooccipitalis anterior
48 Lig. apicis dentis
49 Löcher in der Dura mater für Nerven
50 Arcus palatopharyngeus [Plica posterior faucium]
51 Lig. transversum atlantis
52 Lig. cruciforme atlantis
53 Tuberculum cuneiforme
54 Tuberculum corniculatum
55 Lig. longitudinale posterius
56 M. arytenoideus transversus
57 Lig. longitudinale anterius
58 Spatium epidurale [peridurale]
59 Fascia cervicalis, Lamina prevertebralis
60 Verschiebeschicht zwischen Oesophagus und Wirbelsäule

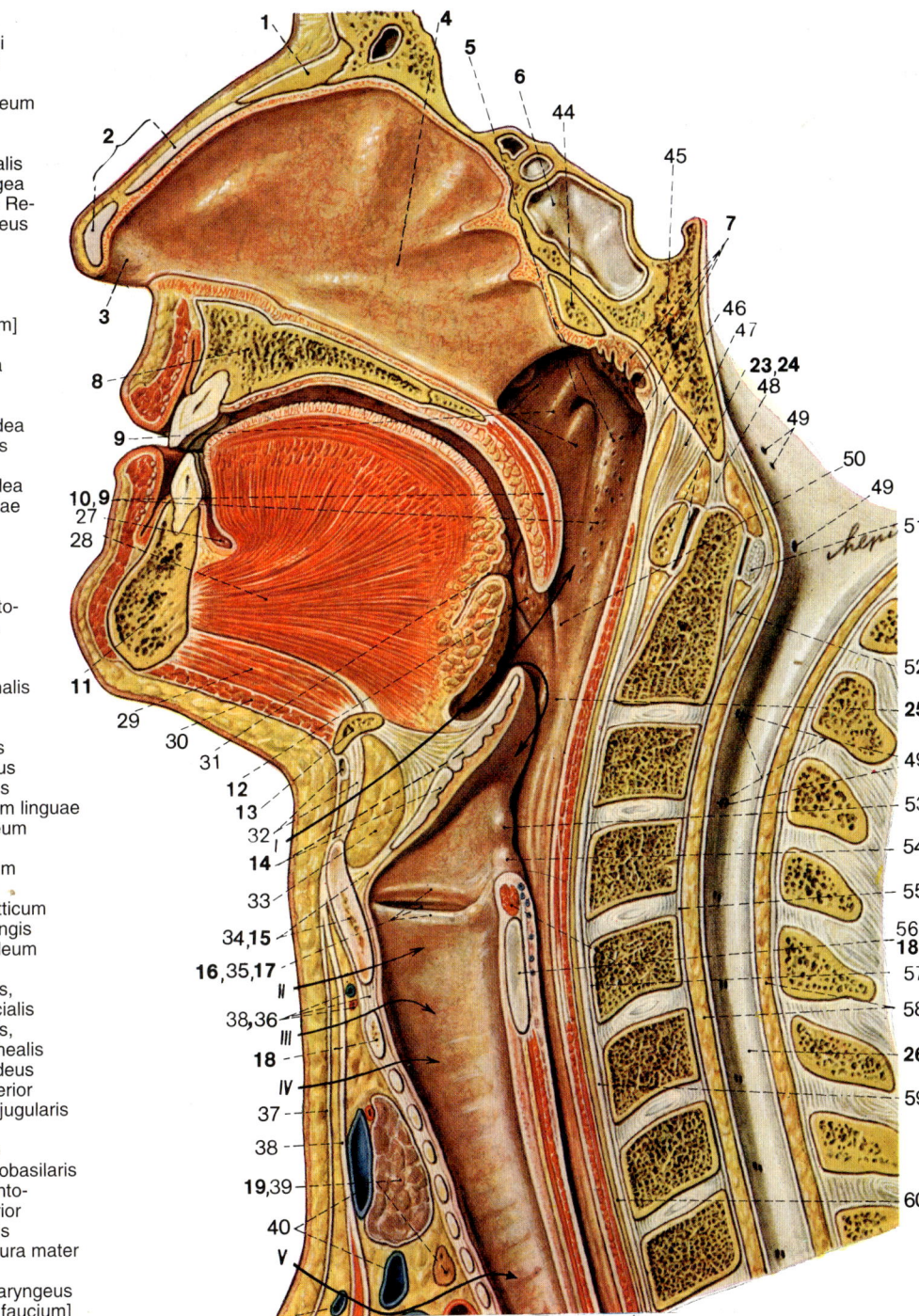

Abb. 758. Schnitt etwas links der Mittelebene durch Kopf und Hals. Blick auf die rechte Hälfte. Im Halsbereich sind die wichtigsten operativen Zugangswege mit Pfeilen angegeben. [sb2]

I Zugang zum Rachen zwischen Zungenbein und Kehlkopf
II Mediane Laryngotomie: Spaltung des Kehlkopfs
III Koniotomie: Öffnung des Luftwegs zwischen Schildknorpel und Ringknorpel als Noteingriff bei Erstickungsgefahr
IV Obere Tracheotomie (oberer Luftröhrenschnitt)
V Untere Tracheotomie (unterhalb des Isthmus der Schilddrüse)

#758 Lage

Der Kehlkopf liegt unter dem Zungenbein hinter dem mittleren Blatt (*Lamina pretrachealis*) der Halsfaszie nahe der Körperoberfläche. Der Schildknorpel bestimmt die vordere Halskontur mit, besonders beim Mann als „Adamsapfel". Mit dem Unterrachenraum ist der Kehlkopf durch die Ursprünge des unteren Schlundschnürers eng zusammengeschlossen.

■ **Projektion auf die Wirbelsäule**: Sie ist abhängig von Lebensalter und Geschlecht:
• Beim Neugeborenen steht der Kehlkopf etwa vor dem 3. und 4. Halswirbel.
• Beim erwachsenen Mann projiziert sich der Kehlkopf auf den 5. und 6. Halswirbel, bei der Frau um etwa einen halben Wirbel höher.
• Beim Greis sinkt der Kehlkopf erneut ab (Laryngoptose, gr. ptósis = Fallen).

■ **Nachbarschaft**:
• Vorn und vorn seitlich: Unterzungenbeinmuskeln, evtl. ein Lobus pyramidalis der Schilddrüse als Rest des Ductus thyroglossalis (#745).
• Seitlich: Die oberen Enden des rechten und linken Schilddrüsenlappens schmiegen sich dem Ringknorpel und, je nach Größe, evtl. noch den unteren Abschnitten des Schildknorpels an. Die A. thyroidea superior steigt an der seitlichen Kehlkopfwand zu den Spitzen der Schilddrüsenlappen ab.
• Hinten und hinten seitlich: Unterrachenraum: Die Hinterwand des Kehlkopfs ist zugleich Vorderwand des „Kehlkopfabschnitts" des Rachens (Pars laryngea pharyngis). Die beiden Recessus piriformes liegen dem Kehlkopf seitlich an. Etwas weiter lateral findet man den Gefäß-Nerven-Strang, davon am nächsten die A. carotis communis. Sie teilt sich etwa auf Höhe des Oberrandes des Schildknorpels in ihre beiden Endäste (A. carotis externa und interna).

■ **Intubation**: Soll der Zugang zu den unteren Atemwegen sicher offen bleiben, z.B. bei Vollnarkose mit Muskelerschlaffung, so führt man am besten einen Atemschlauch (Endotrachealtubus) durch Mund oder Nase in die Trachea ein. Wie bei der direkten Laryngoskopie wird der Kopf des Patienten überstreckt („Schnüffelstellung") und die Zunge mit dem Leuchtspatel herab- und zur Seite gedrückt. In direkter Sicht kann dann der Tubus über die Kehlkopflichtung in die Trachea eingeführt werden. Dabei ist darauf zu achten daß der Tubus nicht zu weit vorgeschoben wird und in einen Hauptbronchus (meist den rechten) gerät (dann würde eine Lunge nicht beatmet!). Der Tubus (genauer die Manschette) drückt auf die Kehlkopfschleimhaut und kann diese bei längerem Verweilen schädigen (Geschwüre!). Eine leichte Kehlkopfentzündung (Laryngitis) tritt bei etwa der Hälfte der Patienten nach Intubation auf. Die Heiserkeit und evtl. Schluckstörungen klingen meist nach 2-3 Tagen ab. Soll der Zugang zu den unteren Luftwegen für längere Zeit gesichert werden, so ist die Tracheotomie vorzuziehen.

■ **Operative Zugänge zum Luftweg** (Abb. 758):
❶ **Endolaryngealer Zugang**: Kleine Eingriffe an den Stimmlippen sind bei der direkten Kehlkopfspiegelung möglich.
❷ **Laryngotomie** (gr. témnein = schneiden): Der Schildknorpel wird median gespalten. Aufklappen des Kehlkopfs wie ein Buch schafft den optimalen Überblick über das Innere, z.B. bei Operation des Kehlkopfkrebses.

❸ **Koniotomie**: Der Conus elasticus wird zwischen Schildknorpel und Ringknorpel quer durchgetrennt. An dieser Stelle ist der untere Luftweg besonders gut zugänglich. Bei einem Erstickungsanfall wegen starker Schwellung der Rachen- und Kehlkopfschleimhaut („Glottisödem") kann man hier dem Patienten rasch Luft verschaffen. Ursachen der Schwellung können z.B. ein Wespenstich in den Rachen, ein retropharyngealer Abszeß, eine Bestrahlungsreaktion usw. sein. Man tastet Schild- und Ringknorpel und schneidet dann parallel zur Spange des Ringknorpels zwischen beiden durch. Die Koniotomie ist ein Noteingriff bei Lebensgefahr. Sie hinterläßt Schäden am Kehlkopf. Wenn noch Zeit ist, wird man ein Abschwellen der Schleimhaut mit Medikamenten (Corticosteroide) zu erreichen versuchen. Führen Arzneimittel nicht zum Ziel, so wird man bei Verfügbarkeit eines Operationssaals die Tracheotomie der Koniotomie vorziehen.

❹ **Tracheotomie** (Luftröhrenschnitt): Der Längsschnitt durch Haut und Trachea wird in 3 Varianten ausgeführt:
• *Obere Tracheotomie*: zwischen Ringknorpel und Isthmus der Schilddrüse.
• *Mittlere Tracheotomie*: nach Durchtrennen des Isthmus der Schilddrüse.
• *Untere Tracheotomie*: unterhalb des Isthmus der Schilddrüse. Da die Trachea etwa parallel zur Wirbelsäule läuft, entfernt sie sich kaudal immer weiter von der Haut. Daher ist bei der unteren Tracheotomie der Weg vom Hautschnitt bis zur Trachea weiter. Erschwerend kommt hinzu, daß vom Isthmus der Schilddrüse starke Venen in die obere Brustkorböffnung absteigen, die bei der unteren Tracheotomie durchgetrennt und sorgfältig unterbunden werden müssen. Trotzdem hat die untere Tracheotomie auch Vorteile. In das Tracheostoma (gr. stóma = Mund) setzt man ein gebogenes Silberrohr ein, um den Luftstrom offenzuhalten. Dieses Rohr liegt auf einem längeren Gewebepolster besser als auf einem kurzen. Soll ein Tracheostoma längere Zeit offen bleiben, z. B. während einiger Wochen bei der Krebsbestrahlung, so ist die untere Tracheotomie zu erwägen.

Nach dem Abheilen von Tracheotomiewunden kann sich die Trachea beim Schrumpfen des Narbengewebes verengen. Der Entschluß zur Tracheotomie ist daher besonders bei Kindern sehr kritisch zu erwägen.

Auf die „klassischen" Anzeigen zur Tracheotomie (Verletzungen, Entzündungen, Geschwülste, Fremdkörper im Kehlkopf) entfallen heute nur noch etwa 20 % aller Luftröhrenschnitte. Die Mehrzahl wird bei Patienten auf Intensivstationen vorgenommen, die maschinell beatmet werden müssen. Das Tracheostoma ermöglicht eine kurze Verbindung zwischen Atemgerät und Lunge. Der „Totraum" (der nicht dem Gasaustausch dienende Teil) der Atemwege und der Atemwegwiderstand werden verkleinert. Die Atemwege können sicher von Schleim, Blut und Eiter freigehalten werden. Gleichzeitig wird das Eindringen von Erbrochenem in die Luftwege verhindert.

Schnittführung bei Koniotomie quer, bei Tracheotomie längs!

7.6 Muskeln

#761 Zungenbein, Bänder, tastbare Skelettelemente im vorderen Halsbereich
#762 Oberflächliche und mittlere Halsmuskeln
#763 Tiefe Halsmuskeln und Muskelspiel
#764-768 Kopfmuskeln: Überblick, obere Zungenbeinmuskeln, mimische Muskeln, Mimik
⇒ #693 Äußere Augenmuskeln
⇒ #718 Kaumuskeln
⇒ #217 Kopfgelenke, subokzipitale Muskeln

#761 Zungenbein (Os hyoideum)

■ **Bau**: Das Zungenbein (oft kurz Hyoid genannt, gr. hyoeidés = schweinsrüsselähnlich, hýs, hýos = Schwein) ist ein hufeisenförmiger Knochen (Abb. 761):
* *Corpus* (Körper): das dickere Mittelstück.
* *Cornu majus* (großes Horn): die dünneren seitlichen Schenkel des U. Die großen Hörner sind beim Kind durch Knorpelfugen vom Zungenbeinkörper getrennt. Diese bleiben auch beim Erwachsenen häufig bestehen.
* *Cornu minus* (kleines Horn): kurzer, nach oben gerichteter Fortsatz am Übergang vom Körper zum großen Horn.

Zungenbeinbrüche treten beim Erhängen und Erwürgen häufig auf, können aber auch Folge von Unfällen usw. sein.

■ **Bänder**: Das Zungenbein ist der einzige Knochen des menschlichen Körpers, der nicht durch synoviale Gelenke oder Nähte mit Nachbarknochen verbunden ist. Das Zungenbein ist lediglich an Bändern und Muskeln aufgehängt:
* *Lig. stylohyoideum* (Griffelfortsatz-Zungenbein-Band): vom Griffelfortsatz (*Processus styloideus*) des Schläfenbeins zum kleinen Zungenbeinhorn. Das Band ist manchmal teilweise verknöchert und dann im Röntgenbild sichtbar.
* *Membrana thyrohyoidea* (Schildknorpel-Zungenbein-Membran): Sie verbindet in ganzer Breite den Oberrand des Schildknorpels (*Cartilago thyroidea*) mit dem Zungenbein (Abb. 761). In der Mitte und am Rand ist sie verstärkt. Im Randzug vom oberen Horn des Schildknorpels zur Spitze des langen Horns des Zungenbeins (*Lig. thyrohyoideum laterale*) liegt die kleine *Cartilago triticea* (Weizenkornknorpel). Die Membran wird vom *N. laryngeus superior* und den oberen Kehlkopfgefäßen durchbohrt.

■ **Tastbare Skeletteile im vorderen Halsbereich**: In der vorderen Medianlinie sind von oben nach unten zu tasten:
* *Protuberantia mentalis* (Kinnvorsprung).
* *Os hyoideum* (Zungenbein): im Knick zwischen Mundboden und Hals im Laiensinn. Der hufeisenförmige Knochen ist in ganzer Ausdehnung zu tasten, besonders wenn man mit Daumen und Zeigefinger den Hals zangenartig umfaßt. Dabei darf man nicht zu fest zupacken. Das große Zungenbeinhorn bricht leicht ab.
* *Cartilago thyroidea* (Schildknorpel), besonders beim Mann vorstehend: „Adamsapfel" (*Prominentia laryngea*). Der Einschnitt (*Incisura thyroidea superior*) zwischen den beiden Schildknorpelplatten ist manchmal schon durch die Haut zu sehen, auf jeden Fall aber zu tasten. Die vorderen Abschnitte der Schildknorpelplatten sind gut zugänglich, die hinteren werden von Muskeln überlagert.
* *Cartilago cricoidea* (Ringknorpel): nur wenig unterhalb des Schildknorpels wölbt sich die Ringknorpelspange (*Arcus cartilaginis cricoideae*) kräftig vor.
* Oberrand des Sternum (*Incisura jugularis* des *Manubrium sterni*) als untere Begrenzung der „Drosselgrube" zwischen den sternalen Enden der beiden Schlüsselbeine.

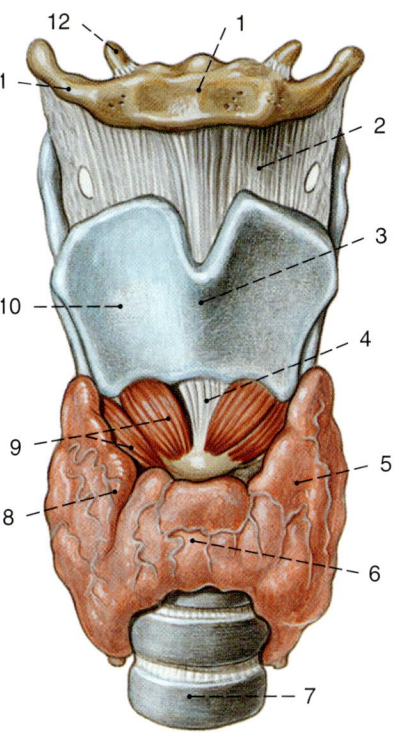

Abb. 761. Zungenbein, Kehlkopf und Schilddrüse. [fs1]

1 Corpus ossis hyoidei
2 Membrana thyrohyoidea
3 Prominentia laryngea
4 Lig. cricothyroideum medianum
5 Glandula thyroidea, Lobus sinister
6 Isthmus glandulae thyroideae
7 Trachea
8 Glandula thyroidea, Lobus dexter
9 M. cricothyroideus
10 Cartilago thyroidea
11 Os hyoideum, Cornu majus
12 Os hyoideum, Cornu minus

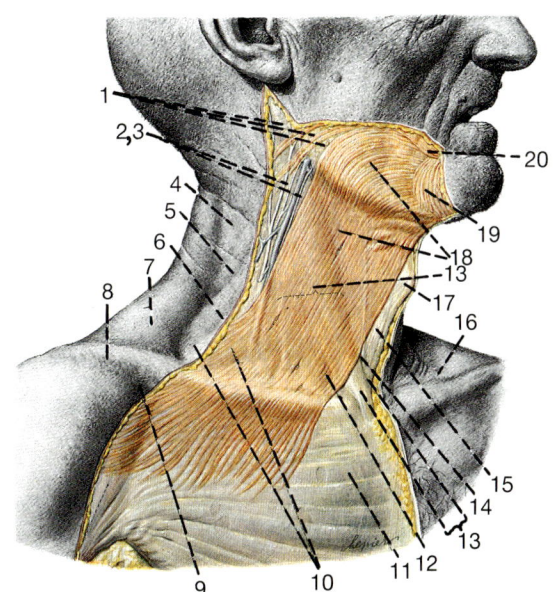

Abb. 762a. Der breite Hautmuskel des Halses (Platysma) reicht vom Mundwinkel bis über die Clavicula. Die Mehrzahl der Beschriftungen bei dieser Abbildung bezieht sich auf Strukturen, die unter der Haut bzw. dem Platysma liegen, aber die Oberflächenkonturen bestimmen. [sb1]

1 Fascia parotidea
2 N. auricularis magnus
3 V. jugularis externa
4 M. splenius capitis
5 M. levator scapulae
6 M. scalenus medius
7 M. trapezius
8 Clavicula
9 Fossa infraclavicularis
10 M. omohyoideus (in der Tiefe)
11 Fascia pectoralis
12 Fossa supraclavicularis minor
13 M. sternocleidomastoideus
14 V. jugularis anterior
15 Fascia cervicalis, Lamina superficialis
16 Fossa supraclavicularis major
17 Prominentia laryngea
18 Platysma
19 M. depressor anguli oris
20 M. risorius

Die in der hinteren Medianlinie tastbaren Dornfortsätze der Halswirbel sind bereits in #213 besprochen worden.

#762-763 Halsmuskeln

■ **M. sternocleidomastoideus** (Kopfwender, wörtlich „Brustbein-Schlüsselbein-Warzenfortsatz-Muskel", Tab. 762a) und **M. trapezius** (Trapezmuskel, Tab. 817) bilden eine genetische Muskelgruppe. Dies drückt sich aus in
• gleicher Innervation: *N. accessorius* (11. Hirnnerv) und Äste des *Plexus cervicalis*.
• gemeinsamer Faszie: Das oberflächliche Blatt (*Lamina superficialis*) der Halsfaszie (*Fascia cervicalis*) umhüllt beide.

• Übergangsformen: Der M. sternocleidomastoideus kann in Richtung M. trapezius oder der M. trapezius in Richtung M. sternocleidomastoideus verbreitert sein. Es können auch isolierte Muskelzüge im hinteren Halsdreieck liegen.

Oberflächenrelief:
❶ **M. sternocleidomastoideus**: Er ist von allen Halsmuskeln am stärksten konturbildend. Sein Wulst wird besonders deutlich, wenn man den Kopf gegen Widerstand zur Gegenseite dreht oder zur gleichen Seite neigt. Er gliedert den Hals (#793) in ein
• vorderes Halsdreieck (*Trigonum cervicale [colli] anterius*): zwischen den beiden Mm. sternocleidomastoidei.
• hinteres = seitliches Halsdreieck (*Trigonum cervicale posterius [Trigonum colli laterale]*): zwischen M. sternocleidomastoideus und M. trapezius.

Tab. 762a. Mm. colli [cervicis] (Halsmuskeln)

Muskel	Ursprung	Ansatz	Nerv	Funktion	Anmerkungen
Platysma (Hautmuskel des Halses)	Mandibula, Hautmuskeln der Unterlippe und Gesichtshaut	Haut von Brust und Schulter	N. facialis (VII): R. colli	• Spannt Haut des Halses (z.B. beim Rasieren) • zieht Mundwinkel herab („zähnefletschen") und Haut der Brustwand hoch	• Sehr variable Ausbildung von einzelnen Muskelfasern bis zur dichten Muskelplatte mit in der Medianen überkreuzenden Fasern • Vorderrand wirft oft Längsfalte der Halshaut auf (vor allem bei älteren Menschen) • Mimik: gesenkte Mundwinkel bei depressiver Stimmung und Ekel
M. sternocleidomastoideus (Kopfwender)	2 Köpfe: • Manubrium sterni • Extremitas sternalis der Clavicula	• Processus mastoideus • Linea nuchalis superior	N. accessorius (XI) + Plexus cervicalis	• HWS + Kopfgelenke: neigt Kopf zur Seite + nach hinten, dreht ihn zur Gegenseite • Sternoklavikulargelenk: hebt die Clavicula • Kostovertebralgelenke: hebt den Thorax (Hilfseinatemmuskel!)	• Der zweiköpfige Muskel bestimmt entscheidend die Halskonturen • die Hautgrube zwischen den beiden Ursprüngen nennt man Fossa supraclavicularis minor • die bisweilen zu lesende deutsche Bezeichnung „Kopfnicker" ist sachlich falsch
M. longus colli [cervicis] (langer Halsmuskel)	• Lig. longitudinale anterius vor unteren Hals- und oberen Brustwirbeln • Tubercula anteriora der Querfortsätze der Halswirbel	• Längsfasern: Lig. longitudinale anterius vor oberen Halswirbeln • Schrägfasern: Tubercula anteriora der Querfortsätze der Halswirbel	Nn. cervicales: Rr. anteriores [ventrales]	• Neigt den Hals zur Seite und nach vorn • Schrägfasern geringe Drehkomponente	Vordere Längsmuskeln der Wirbelsäule gibt es nur im Halsbereich
M. longus capitis (langer Kopfmuskel)	Tubercula anteriora der Querfortsätze der Halswirbel	Os occipitale (lateral des Tuberculum pharyngeum)		• Neigt den Kopf zur Seite und nach vorn • nur geringe Drehkomponente	
M. scalenus anterior (vorderer Treppenmuskel)	Tubercula anteriora der Querfortsätze der mittleren Halswirbel	1. Rippe (Tuberculum musculi scaleni anterioris)		• Hebt 1. Rippe und damit den Thorax (wichtiger Einatemmuskel) • neigt Hals zur Seite und nach vorn	• Spalt zwischen M. scalenus anterior und Clavicula („vordere Skalenuslücke") für V. subclavia • variable Abspaltung zur Cupula pleurae wird M. scalenus minimus genannt, oft durch Band ersetzt
M. scalenus medius (mittlerer Treppenmuskel)	Tubercula anteriora der Querfortsätze aller Halswirbel	1. Rippe (dorsal des Sulcus arteriae subclaviae)		• Hebt 1. Rippe und damit den Thorax (wichtiger Einatemmuskel) • neigt Hals zur Seite	Spalt zwischen M. scalenus anterior und posterior („hintere Skalenuslücke") für • A. subclavia • Plexus brachialis
M. scalenus posterior (hinterer Treppenmuskel)	Tubercula posteriora der Querfortsätze der unteren Halswirbel	2. Rippe		• Hebt 2. Rippe und damit den Thorax (wichtiger Einatemmuskel) • neigt Hals zur Seite	Skalenussyndrom: Einengung der A. subclavia und des Plexus brachialis (Schulter-Arm-Schmerzen, Empfindungsstörungen, Blutdruckabfall)

7 Kopf II und Hals, 7.6 Muskeln

1 Glandula parotidea
2 M. masseter
3 V. jugularis interna
4 M. sternocleidomastoideus
5 M. trapezius
6 Acromion
7 M. deltoideus
8 Clavicula
9 M. pectoralis major
10 Plexus brachialis
11 Glandula thyroidea
12 A. carotis communis
13 Cartilago thyroidea
14 Os hyoideum
15 Glandula submandibularis
16 M. orbicularis oris
17 M. buccinator
18 M. orbicularis oculi
19 Ductus parotideus
20 Glandula parotidea accessoria
21 M. epicranius, M. temporoparietalis
22 M. epicranius, M. occipitofrontalis, Venter occipitalis
23 M. semispinalis capitis
24 Corpus adiposum buccae
25 M. digastricus
26 M. stylohyoideus
27 M. splenius
28 M. levator scapulae
29 M. scalenus medius
30 V. cephalica
31 M. omohyoideus
32 M. scalenus anterior
33 M. sternohyoideus
34 M. sternothyroideus
35 M. constrictor pharyngis inferior
36 M. thyrohyoideus
37 M. mylohyoideus
38 M. depressor labii inferioris
39 M. mentalis
40 M. hyoglossus
41 M. depressor anguli oris
42 M. levator anguli oris
43 M. nasalis
44 M. levator labii superioris alaeque nasi
45 M. levator labii superioris
46 Lig. palpebrale mediale
47 M. zygomaticus minor
48 M. zygomaticus major
49 M. auricularis anterior
50 M. auricularis posterior
51 Lig. interclaviculare

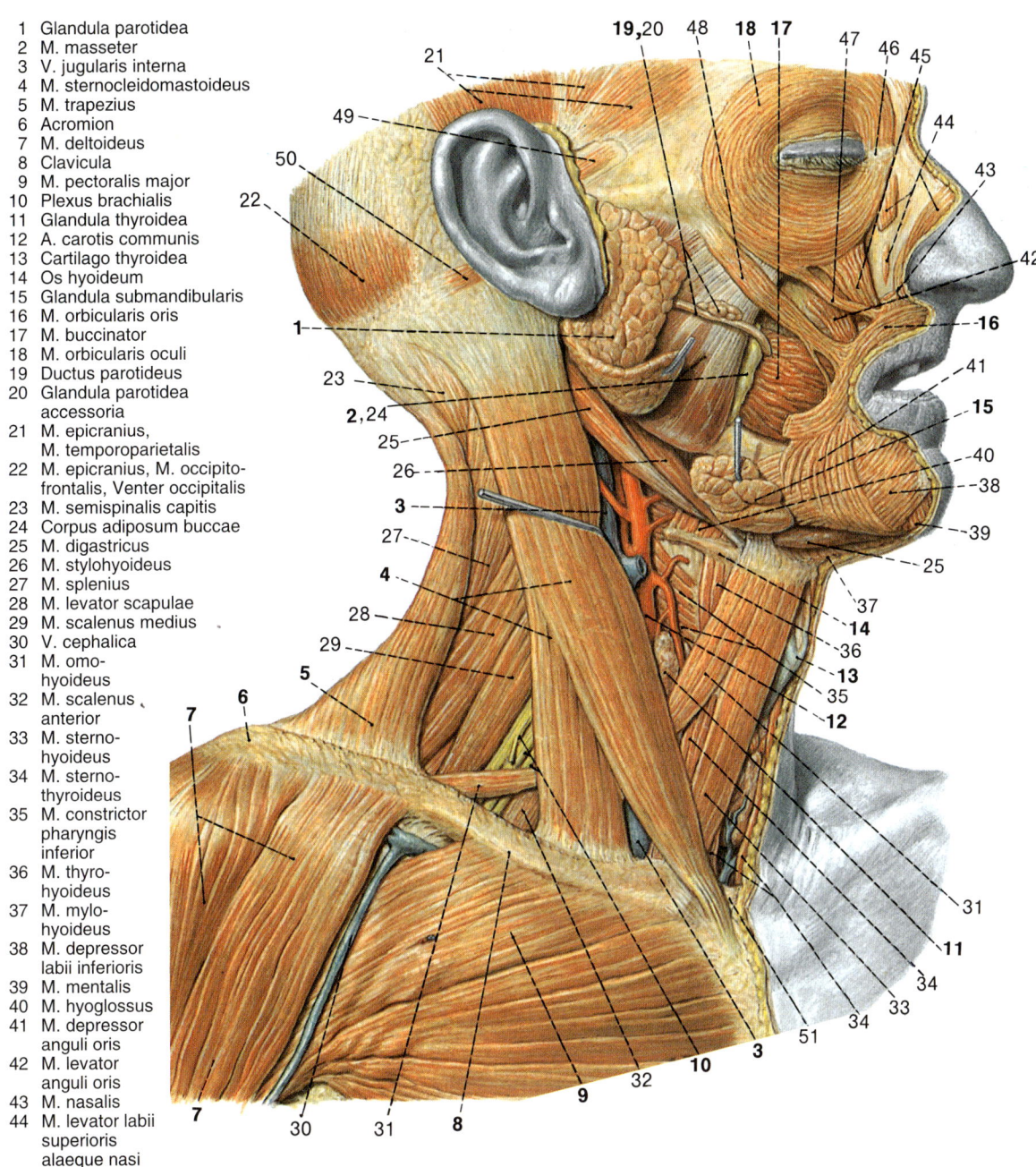

Abb. 762b. Muskeln des Kopfes und des Halses. Das Platysma ist entfernt, um den Blick auf die Skelettmuskeln nicht zu verdecken. [sb1]

Zwischen den beiden Ursprüngen des M. sternocleidomastoideus sinkt bei schlanken Menschen die Haut zur *Fossa supraclavicularis minor* (kleine Oberschlüsselbeingrube) ein.

❷ **M. trapezius**: Der Vorderrand des absteigenden Teils spannt sich beim Heben des Schultergürtels gegen Widerstand (Schulter nach unten drücken) deutlich sichtbar an. Er verbindet etwa den lateralen Drittelpunkt der Clavicula mit dem äußeren Vorsprung des Hinterhauptbeins. Er läuft etwa dem Hinterrand des M. sternocleidomastoideus parallel, manchmal nähern sich auch die Ränder oben einander an. Sie begrenzen die seitliche Halsgegend (*Regio cervicalis lateralis*). Über der Clavicula sinkt sie zur *Fossa supraclavicularis major* (große Oberschlüsselbeingrube) ein.

❸ **M. levator scapulae** (Schulterblattheber, Tab. 817): Er spannt sich beim Heben der Schulter gegen Widerstand etwa x-förmig zum M. trapezius in der seitlichen Halsgegend an. Er tritt am stärksten von allen Muskeln dieser Region hervor. Das Feld oberhalb von ihm gehört den Mm. splenii, unterhalb den Mm. scaleni (Abb. 762b).

Schiefhals: Einseitige Verkürzung des M. sternocleidomastoideus, z.B. als Entwicklungsstörung, führt zum „Schiefhals" (Torticollis = Caput obstipum, lat. torquere = drehen, obstipus = seitwärtsgeneigt) mit der charakteristischen Dauerhaltung des Kopfes. Bei Krämpfen der Halsmuskeln kann der Schiefhals auch anfallsartig auftreten (Torticollis spasticus, gr. spasmós = Krampf).

■ **Mm. scaleni** (Treppenmuskeln): Von den Querfortsätzen der Halswirbel ziehen zu den oberen beiden Rippen 3 Muskeln, die nach Abtragen der oberflächlichen und der mittleren Muskelschicht etwa dreieckig vorspringen (gr. skalenós = schief, dreieckig) (Abb. 246c). Man kann sie deutsch „Dreieckmuskeln", „Treppenmuskeln" (lat. scala = Treppe) oder nach ihrer Funktion „Rippenheber" nennen. Sie heben die beiden oberen Rippen und sind damit nach dem Zwerchfell die wichtigsten Einatemmuskeln bei Ruheatmung.

Skalenuslücke: Zwischen den Ansätzen des M. scalenus anterior + medius klafft ein Spalt, welchen der *Plexus brachialis* und die *A. subclavia* durchsetzen. Die *V. subclavia* begleitet die gleichnamige Arterie nicht durch die Skalenuslücke, sondern verläuft zwischen M. scalenus anterior und Clavicula (als „vordere" Skalenuslücke der „hinteren" = eigentlichen Skalenuslücke gegenübergestellt).

Beziehung zur Pleurakuppel: Die Lungenspitzen überragen die Schlüsselbeine und reichen damit in den Hals. Die Rippen steigen von hinten nach vorn ab. Deswegen wird die Pleurakuppel zwar von dorsal, nicht aber von vorn vom Brustkorb bedeckt. Stich- und Schußverletzungen im unteren Halsbereich können daher auch die Lunge erreichen. Die Pleurakuppel (*Cupula pleurae*) wird von den 3 Mm. scaleni spitzzeltartig bedeckt. Ihre Faszien strahlen in die Pleurakuppel ein. Weitere Bindegewebezüge kommen von den Wirbelkörpern, der 1. Rippe, der Scheide des Plexus brachialis und der Gefäß-Nerven-Scheide (*Vagina carotica*). Manchmal strahlen auch noch die Fasern eines variablen Muskels (*M. scalenus minimus* = „kleinster" Treppenmuskel) vom 7. Halswirbel in die Pleurakuppel ein.

■ **Prävertebrale Halsmuskeln**: Den Wirbelkörpern liegen 2 Muskeln unmittelbar an:
• *M. longus colli [cervicis]* (langer Halsmuskel): in mehreren Zügen von den oberen Brustwirbelkörpern zu den Körpern und Querfortsätzen der Halswirbel.

• *M. longus capitis* (langer Kopfmuskel): von den Querfortsätzen der mittleren Halswirbel zur Schädelbasis (Hinterhauptbein).

■ **Unterzungenbeinmuskeln** (*Mm. infrahyoidei*): Unter diesem Namen faßt man eine Gruppe von Muskeln zusammen, die von Sternum, Clavicula und Scapula entspringt und am Zungenbein ansetzt (Abb. 762b). Bei manchen Tieren bildet sie eine geschlossene Muskelplatte. Beim Menschen ist sie in einzelne Muskeln aufgelöst. Sie ziehen das Zungenbein (schwach) herab bzw. Sternum und Schultergürtel nach oben (Hilfseinatemmuskeln) und spannen das mittlere Blatt (Lamina pretrachealis) der Halsfaszie. Innervation: Ansa cervicalis (#781) aus dem Plexus cervicalis.

Zwischensehnen: Die 3 langen Unterzungenbeinmuskeln sind durch (unterschiedlich deutliche) Zwischensehnen gegliedert. Die Abschnitte werden getrennt von Ästen des *Plexus cervicalis* innerviert. Diese Innervation in 2 Stockwerken ist chirurgisch wichtig: Bei Schilddrüsenoperationen durchtrennt man beim „Kocher-Kragenschnitt" bisweilen den M. sternohyoideus und den M. sternothyroideus, wenn sich diese Muskeln nicht genügend zur Seite ziehen lassen. Wird in der Nähe der Zwischensehnen geschnitten, so bleiben nach der Naht beide Teile funktionsfähig, weil die Nerven nicht verletzt wurden.

■ **Nackenmuskeln**: Man kann sie in 3 Hauptschichten von sehr unterschiedlicher Dicke gliedern:
• *M. trapezius*: Der Halsteil (absteigender Teil) ist oft sehr dünn. Er gehört zu den hinteren Rumpf-Schultergürtel-Muskeln (Tab. 817).
• *Autochthone Rückenmuskeln*: dicke Muskelschicht mit den Hals- und Kopfabschnitten der tiefen Rückenmuskeln (ausführlich in #216):
• *Subokzipitale Muskeln*: rund um die Atlantookzipital- und Atlantoaxialgelenke (ausführlich in #217).

Tab. 762b. Mm. infrahyoidei (untere Zungenbeinmuskeln)					
Muskel	**Ursprung**	**Ansatz**	**Nerv**	**Funktion**	**Anmerkungen**
M. sternohyoideus (Brustbein-Zungenbein-Muskel)	• Manubrium sterni (Dorsalseite) • Kapsel der Articulatio sternoclavicularis	Corpus ossis hyoidei	Ansa cervicalis aus Plexus cervicalis	• Zieht das Zungenbein nach kaudal • Hilfsmuskel beim Schlucken, Sprechen und Singen	Vorderster Muskel der Gruppe
M. omohyoideus (Schulterblatt-Zungenbein-Muskel)	• Margo superior (scapulae) • Lig. transversum scapulae superius	Corpus ossis hyoidei		• Zieht das Zungenbein nach kaudal • hebt die Scapula • spannt die Lamina pretrachealis der Fascia cervicalis [colli] in Querrichtung	• Zweibäuchiger Muskel (Venter superior + inferior) mit Zwischensehne (mit Verbindung zu Vagina carotica) • Randmuskel des mittleren Blatts der Halsfaszie • wölbt beim Schlucken die Haut in der Fossa supraclavicularis major vor
M. sternothyroideus (Brustbein-Schildknorpel-Muskel)	• Manubrium sterni (Dorsalseite) • Rippenknorpel 1	Linea obliqua des Schildknorpels		• Zieht den Kehlkopf nach kaudal • Hilfsmuskel beim Schlucken, Sprechen und Singen	Liegt unter M. sternohyoideus
M. thyrohyoideus (Schildknorpel-Zungenbein-Muskel)	Linea obliqua des Schildknorpels	Corpus ossis hyoidei		Verkürzt den Abstand von Zungenbein und Kehlkopf, dadurch wird Corpus adiposum preepiglotticum gegen Epiglottis gepreßt und Kehlkopfeingang geschlossen (wichtig beim Schlucken)	Wichtiger Muskel zum Verhindern der Aspiration von Speisebrei

Abb. 763. Muskeln und Leitungsbahnen des Halses von vorn. Auf der rechten Bildseite sind die oberflächlichen Muskeln abgetragen. [sb1]

1 Glandula parotidea
2 A. carotis communis
3 M. thyrohyoideus
4 M. sternothyroideus
5 M. sternohyoideus
6 M. scalenus medius
7 Plexus brachialis
8 M. scalenus anterior
9 M. omohyoideus
10 M. trapezius
11 Clavicula
12 M. deltoideus
13 V. cephalica
14 A. axillaris
15 M. pectoralis major
16 M. subclavius
17 Sternum
18 Trachea
19 Fossa supraclavicularis minor
20 Glandula submandibularis
21 Mandibula
22 M. digastricus
23 Os hyoideum
24 M. mylohyoideus
25 M. pterygoideus medialis
26 M. stylohyoideus
27 M. levator scapulae
28 M. hyoglossus
29 Cartilago thyroidea
30 M. cricothyroideus
31 Lig. cricothyroideum medianum
32 Cartilago cricoidea
33 Glandula thyroidea
34 M. sternocleidomastoideus

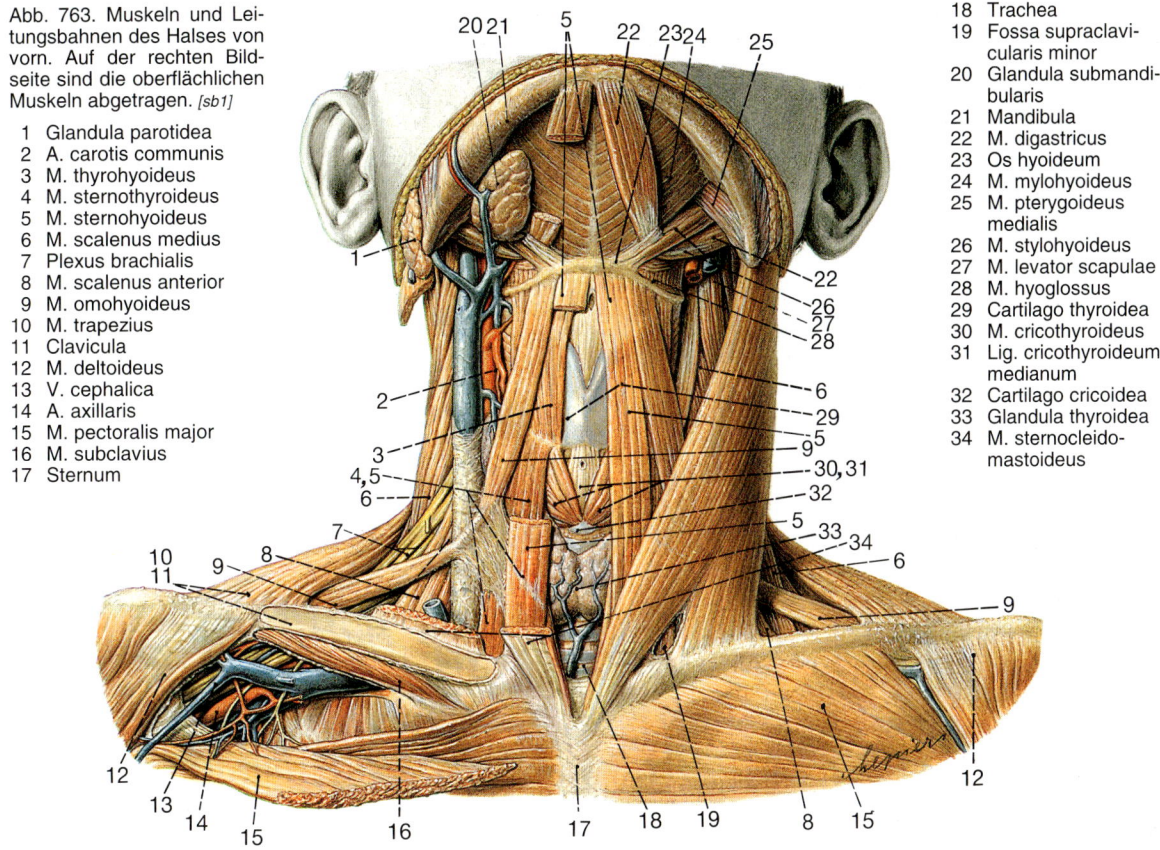

Tab. 763a. Wichtigste Muskeln der Kopfbewegungen	
Vorneigen	• M. longus capitis • Mm. infrahyoidei (zusammen mit den Mm. suprahyoidei) (bei aufrechter Körperhaltung unterstützt durch die Schwerkraft!)
Rückneigen	• M. sternocleidomastoideus • M. trapezius (schwach) • Nackenmuskeln
Seitneigen	• M. sternocleidomastoideus • Mm. scaleni (über die Halswirbelsäule) • schräg verlaufende Nackenmuskeln • M. rectus capitis lateralis
Drehen	• M. sternocleidomastoideus (zur Gegenseite) • M. splenius capitis + cervicis • M. obliquus capitis superior + inferior

Tab. 763b. Wichtigste Muskeln der Halsbewegungen	
Vorneigen	• M. longus colli [cervicis] • Mm. infrahyoidei (über Kopfbewegung)
Rückneigen	• M. sternocleidomastoideus (über Kopfbewegung) • Nackenmuskeln
Seitneigen	• M. sternocleidomastoideus (über Kopfbewegung) • Mm. scaleni • Nackenmuskeln
Drehen	• M. sternocleidomastoideus (über Kopfbewegung) • M. longus capitis und colli • Mm. scaleni (aus starker Rotation zurück zur Mittelstellung) • Nackenmuskeln

■ **Muskelspiel**: Die Halsmuskeln sind beteiligt an:
• *Kopfbewegungen*: Tab. 763a und #217.
• *Kauakt*: Die Unterzungenbeinmuskeln sind Teil einer Muskelschlinge, die beim Mundöffnen mitwirkt (#719).
• *Schluckakt*: Beim Schlucken (#743) werden Zungenbein und Kehlkopf gehoben. Die Unterzungenbeinmuskeln ziehen das Zungenbein in die Ausgangslage zurück (soweit die Schwerkraft nicht ausreicht). Der M. thyrohyoideus nähert beim Schluckakt den Schildknorpel an das Zungenbein an. Dadurch wird die Schildknorpel-Zungenbein-Membran entspannt und der hinter ihr gelegene Fettkörper zusammengepreßt. Dieser wiederum drückt den Kehldeckel nach unten und schützt damit den Eingang in den Kehlkopf.
• *Halsbewegungen*: Tab. 763b.

• *Hautbewegungen*: Das Platysma ist ein Teil der vom N. facialis innervierten mimischen Muskeln. Es wirkt mit beim Senken der Mundwinkel und beim Breitziehen des Mundes, besonders beim Zähnefletschen.
• *Heben und Senken des Kehlkopfs*: Tab. 763c.

Tab. 763c. Wichtigste Muskeln für Heben und Senken des Kehlkopfs	
Heben des Kehlkopfs	• M. thyrohyoideus • über das Zungenbein auch Mm. suprahyoidei
Senken des Kehlkopfs	• M. sternothyroideus • über das Zungenbein auch M. sternohyoideus + M. omohyoideus

#764-768 Kopfmuskeln

■ **Gliederung**: Die Muskeln des Kopfes kann man in mehrere Gruppen einteilen (Tab. 764).

Tab. 764. Muskelgruppen des Kopfes		
Muskelgruppe:	Innervation:	Tab.
Mm. externi bulbi oculi (äußere Augenmuskeln)	Augenmuskelnerven (III, IV, VI)	693
Mm. faciei[1] (mimische Muskeln)	N. facialis (VII)	766 767
Mm. masticatorii (Kaumuskeln)	N. mandibularis (V3)	718
Mm. ossiculorum auditus (Muskeln der Gehörknöchelchen)	N. mandibularis (V3), N. facialis (VII)	675
Mm. linguae (Zungenmuskeln)	N. hypoglossus (XII)	726
Mm. palati (Gaumenmuskeln)	V3, IX, X, XI	727
Mm. suboccipitales (subokzipitale Muskeln)	N. suboccipitalis (C1)	217
Mm. suprahyoidei (obere Zungenbeinmuskeln)	N. mandibularis (V3) + N. facialis (VII)	765

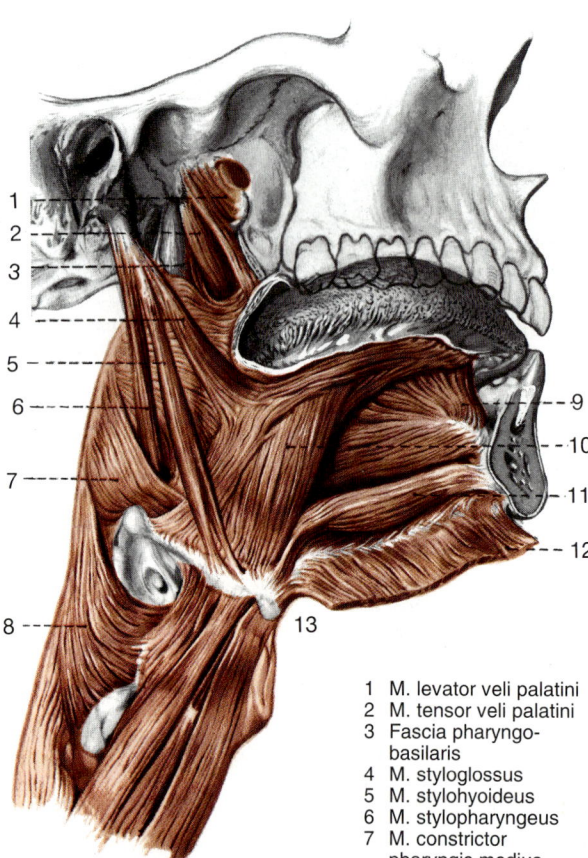

Abb. 765. Griffelfortsatz- und Zungenbeinmuskeln. [bg2]

1 M. levator veli palatini
2 M. tensor veli palatini
3 Fascia pharyngobasilaris
4 M. styloglossus
5 M. stylohyoideus
6 M. stylopharyngeus
7 M. constrictor pharyngis medius
8 M. constrictor pharyngis inferior
9 M. genioglossus
10 M. hyoglossus
11 M. geniohyoideus
12 M. mylohyoideus
13 Os hyoideum

■ **Mimische Muskeln**:
• Sie befestigen sich zumindest an einem Ende in der Haut statt am Knochen.
• Sie haben keine oder nur kurze Sehnen und sind meist frei von zusammenhängenden Faszien.
• Sie ordnen sich um die Körperöffnungen im Kopfbereich an (Mund- und Lidspalte, Nasen- und Ohröffnung) und dienen primär dem Erweitern (Öffnen) oder Verengen (Verschluß) dieser Körperöffnungen. Sekundär sind sie in den Dienst der Mimik getreten, d.h., sie vermitteln den Gesichtsausdruck.
• Sie werden alle vom *N. facialis* (VII) innerviert.

Tab. 765. Mm. suprahyoidei (obere Zungenbeinmuskeln)						
Muskel	Teil	Ursprung	Ansatz	Nerv	Funktion	Anmerkungen
M. digastricus (zweibäuchiger Muskel)	Venter anterior	Corpus mandibulae, Fossa digastrica	Über Schlaufe für Zwischensehne am Os hyoideum	N. mylohyoideus (aus V3)	• Hebt das Zungenbein • Teil einer Muskelschlinge für die Kieferöffnung	Oberflächlichster Muskel des Mundbodens, durch eine Zwischensehne in 2 Bäuche geteilt
	Venter posterior	Incisura mastoidea		N. facialis (VII)		
M. mylohyoideus (Unterkiefer-Zungenbein-Muskel)		Corpus mandibulae, Linea mylohyoidea	• Corpus ossis hyoidei • mediane Raphe zwischen Zungenbein und Kinn	N. mylohyoideus (aus V3)	• Spannt und hebt den Mundboden • zieht das Zungenbein nach vorn • Teil einer Muskelschlinge für die Kieferöffnung	Verbindet zwerchfellartig die beiden Unterkieferhälften, daher auch Diaphragma oris genannt, bildet den Mundboden i.e.S.
M. geniohyoideus (Kinn-Zungenbein-Muskel)		Corpus mandibulae, Spina mentalis [geni] inferior	Corpus ossis hyoidei (kranial vom M. mylohyoideus)	Ansa cervicalis	• Zieht das Zungenbein nach vorn • Teil einer Muskelschlinge für die Kieferöffnung	Setzt die infrahyalen Muskeln kranial fort (Rektussystem des Halses), daher Innervation durch Ansa cervicalis
M. stylohyoideus (Griffelfortsatz-Zungenbein-Muskel)		Processus styloideus des Os temporale	Mit gespaltener Sehne (um Zwischensehne des M. digastricus) zu • Corpus ossis hyoidei • Cornu majus	N. facialis	• Hebt das Zungenbein und damit indirekt den Kehlkopf, passiver Verschluß des Kehlkopfeingangs beim Schlucken • Teil einer Muskelschlinge für die Kieferöffnung	Kann mit dem Venter posterior des M. digastricus verschmelzen (gleiche Innervation!)

Tab. 766. Mm. faciei I: Muskeln der Lidspalte, der Nase und der Wange

Muskel	Ursprung	Ansatz	Nerv	Funktion	Anmerkungen
M. corrugator supercilii (Augenbrauenrunzler)	Os frontale: • Glabella • Margo supraorbitalis	• Haut der Augenbraue • Galea aponeurotica [Aponeurosis epicranialis]	N. facialis (VII): Rr. temporales	• Vorwölben der Augenbraue (gewissermaßen als Sonnenblende, daher Kontraktion bei Blendung) • Vertikalfalten der Stirn	• Verläuft annähernd horizontal im Augenbrauenwulst • Mimik: Vertikalfalten der Stirn als Zeichen starker innerer Spannung (geistig und emotional)
M. orbicularis oculi (Augenringmuskel, Lidschließmuskel, Augenschließmuskel) 3 Teile: • *Pars orbitalis*: vor dem Orbitarand • *Pars palpebralis*: umgibt ringförmig die Lidspalte • *Pars lacrimalis*: Teil der Pars palpebralis, der vom Tränensack entspringt	• Os frontale: Pars nasalis • Maxilla: Processus zygomaticus + Processus frontalis • Os lacrimale • Saccus lacrimalis	• Lig. palpebrale mediale • Lig. palpebrale laterale NB: bei ringförmigen Muskeln kann man verschiedener Meinung über Ursprung und Ansatz sein!	N. facialis (VII): Rr. temporales + Rr. zygomatici	• Lidschluß (beim Oberlid unterstützt durch die Schwerkraft) • Verteilen der Tränenflüssigkeit über Vorderfläche des Auges • beim einfachen Lidschlag nur Pars palpebralis • beim Zukneifen des Auges Stirn- und Wangenhaut durch Pars orbitalis zusätzlich über Lider gezogen • beim Lidöffnen wird Pars palpebralis unter Pars orbitalis geschoben, dadurch entsteht Tarsalfalte	• *Lagophthalmus*: bei Ausfall des Muskels (periphere Fazialislähmung) kann das Lid nicht geschlossen werden, beim Versuch des Lidschlusses wird wegen des Bell-Phänomens die weiße Sclera sichtbar, das ungeschützte Auge ist durch Austrocknen gefährdet (Hornhautgeschwüre, Erblindung) • Mimik: im Wachzustand geschlossenes Auge bei „innerer Schau", Abwenden von der Außenwelt in tiefer Trauer und im Genuß (z.B. Orgasmus)
M. depressor supercilii (Augenbrauensenker)	Os frontale: • Glabella • Margo supraorbitalis	Haut der Augenbraue		Unterstützt Pars orbitalis des M. orbicularis oculi beim Herabziehen der Augenbrauen	Medial-kraniale Abspaltung der Pars orbitalis des M. orbicularis oculi
M. procerus (Nasenwurzelrunzler, Stirnhautherabzieher)	• Os nasale • Sehne des M. nasalis	Haut über Glabella		• Zieht Stirnhaut herab (auch M. depressor glabellae genannt) • erzeugt dabei Querfalten auf Nasenwurzel	Mimik: wirkt oft mit M. corrugator supercilii zusammen: gespannter bis drohender Gesichtsausdruck
M. levator labii superioris alaeque nasi (Oberlippen- und Nasenflügelheber)	Maxilla, Processus frontalis	Haut von Oberlippe und Nasenflügel	N. facialis (VII): Rr. zygomatici	• Hebt Nasenflügel • erweitert Nasenöffnung	Schließt medial an M. levator labii superioris an
M. nasalis (Nasenmuskel)	Maxilla: • Fossa canina • Rand der Apertura piriformis	• *Pars alaris*: Nasenflügel • *Pars transversa*: mit flacher breiter Sehne über Nasenrücken zur Gegenseite	N. facialis (VII): Rr. zygomatici + Rr. buccales	• *Pars alaris*: zieht Nasenflügel nach lateral-unten, verändert dadurch Form der Nasenöffnung, vertieft Nasenflügelfurche • *Pars transversa*: zieht weichen Teil des Nasenrückens zurück, senkt Nasenspitze	• Kontraktion des Muskels ist leicht zu tasten, wenn man mit Daumen und Zeigefinger die Nasenflügel zangenartig umgreift • *Pars transversa* verursacht manchmal feine Fältchen auf dem Nasenrücken
M. depressor septi (Nasenscheidewandsenker)	(M. orbicularis oris)	Haut der Nasenscheidewand		Senkt weichen Teil der Nasenscheidewand und damit Nasenspitze	Aus M. orbicularis oris abschwenkende Muskelfasern
M. buccinator (Wangenmuskel, Trompetermuskel)	• Maxilla: Processus alveolaris • Raphe pterygomandibularis • Mandibula: Processus coronoideus (Innenseite) + Pars alveolaris (außen)	Mundwinkel		• Schmiegt Wange an Zahnreihe an • schiebt beim Kauen Bissen aus der Wangentasche zwischen die Zahnreihen (Gegenspieler der Zunge) • verhindert Einklemmen der Wangen zwischen Zähne beim Kauen • Blasen (wenn vorgedehnt durch Luftfüllung der Wangentasche)	• Hufeisenförmiger Ursprung • bedeckt von Fascia buccopharyngea • bei einseitiger Schwäche (Fazialisparese) geht Luftstrom beim Blasen schräg aus dem Mund, eine gerade vor den Mund gehaltene Flamme kann nicht ausgeblasen werden • bei Schwäche ist auch das Kauen behindert, da Speisebrei immer wieder in die Wangentasche zurück gleitet

Tab. 767a. Mm. faciei II: Muskeln der Mundspalte und der Nasenöffnung

Muskel	Ursprung	Ansatz	Nerv	Funktion	Anmerkungen
M. levator labii superioris (Oberlippenheber)	• Maxilla, Margo infraorbitalis • Os zygomaticum	• Haut der Oberlippe • z.T. in M. orbicularis oris einschwenkend • vereinzelt Haut der Wange	N. facialis (VII): Rr. zygomatici	• Zieht Oberlippe nach oben, vertieft dabei Nasolabialfurche und biegt sie nach oben außen • beim Zusammenwirken mit M. depressor labii inferioris nimmt Mund rechteckige Form an (Heulen kleiner Kinder)	• Wegen seiner breiten Form früher auch M. quadratus labii superioris genannt • z.T. aus M. orbicularis oculi ausscherende Muskelfasern • Mimik: wirkt mit beim Ausdruck des Weinens, der Traurigkeit und Bitterkeit (Oberlippe nach oben, Mundwinkel nach unten gezogen)
M. zygomaticus minor (kleiner Jochbeinmuskel)	Os zygomaticum	Haut der Oberlippe		• Zieht Oberlippe nach lateral-oben, entblößt dabei Eckzahn • staucht Haut über Jochbein („Krähenfüße")	• Bedecken das Corpus adiposum buccae (Bichat-Wangenfettpfropf) • Mimik: Hauptmuskeln des Lachens und der frohen Gestimmtheit
M. zygomaticus major (großer Jochbeinmuskel)	Os zygomaticum	Mundwinkel		• Zieht Mundwinkel nach lateral-oben • Nasolabialfalte wird s-förmig gebogen	
M. levator anguli oris (Mundwinkelheber)	Maxilla, Fossa canina	Haut des Mundwinkels	N. facialis (VII): Rr. zygomatici + buccales	Hebt den Mundwinkel	• Wegen Lage (Eckzahn!) früher M. caninus genannt • bedeckt vom M. levator labii superioris
M. orbicularis oris (Schließmuskel des Mundes, Mundringmuskel)	• Mundwinkel (Übergang zu M. buccinatorius) • Maxilla + Mandibula (im Schneidezahnbereich)	In Ober- und Unterlippe zur Gegenseite: • Pars labialis: in ganzer Höhe der Lippe • Pars marginalis: hakenförmig unter Lippenrot nach vorn umgeschlagen	N. facialis (VII): Rr. buccales	• Lippenschluß • verkürzt Mundspalte • verhindert Auslaufen von Speichel und Speisebrei beim Kauen • bei Kontraktion einzelner Abschnitte schiebt er z.B. Lippen rüsselartig nach vorn (beim Pfeifen und Küssen) oder stülpt sie ein	• Hauptmuskel der Mundspalte, aus dem sich deren übrigen Muskeln ausgliederten • bei Fazialisparese können die Lippen nicht geschlossen werden, Speichel läuft aus • Mimik: halb geöffneter Mund bei körperlicher und seelischer Schlaffheit, Erstaunen • verpreßter Mund bei besonderer Anspannung, „verbissener" Wut usw.
M. depressor anguli oris (Mundwinkelsenker)	Mandibula (Unterrand gegenüber den Ansätzen des Platysma)	• Haut des Mundwinkels • z.T. in M. orbicularis oris der Oberlippe übergehend		• Zieht Mundwinkel nach unten • verlängert dadurch Nasolabialfurche	• Wegen seiner dreieckigen Form früher M. triangularis genannt • Mimik: Muskel der Unfrohheit und Bitterkeit
M. transversus menti (Kinnquermuskel)	Verbindung der medialen Randfasern des M. depressor anguli oris unter dem Kinn über die Mediane hinweg			Bedingt Unterkinnfurche (vertieft führt sie zum „Doppelkinn")	Sehr variabel
M. risorius (Lachmuskel)	Mundwinkel (Muskelknoten)	• Wangenhaut • Fascia masseterica		• Zieht Lachgrübchen in Wange ein • verbreitert Mundspalte	• Abspaltung der oberen (queren) Randfasern des M. depressor anguli oris • fehlt häufig
M. depressor labii inferioris (Unterlippensenker)	Mandibula (Unterrand)	Haut der Unterlippe	N. facialis (VII): R. marginalis mandibulae	• Zieht Unterlippe herab • stülpt sie leicht nach außen, erhöht dadurch Lippenrot	• Setzt Richtung des Platysma zur Unterlippe fort • wegen Form früher M. quadratus labii inferioris genannt
M. mentalis (Kinnmuskel)	Mandibula (Juga alveolaria der Zähne 1–3)	Kinnhaut		• Zieht Kinnhaut nach oben, hilft damit bei der Bildung einer „Schnute" • zieht Kinngrübchen ein	Ursprung vom M. depressor labii inferioris überdeckt

Der *M. buccinator* (Wangenmuskel) ist nicht nur für den Blasinstrumentenspieler wichtig: Er schiebt im Wechselspiel mit der Zunge den Bissen jeweils zum Zerkleinern zwischen die Zähne. Der Wangenmuskel gehört zwar der Innervation nach zu den mimischen Muskeln, steht aber in erster Linie im Dienst des Kauens. Der Wangenmuskel geht vorn in den Mundringmuskel über. Rückwärts schließt sich an ihn der obere Schlundschnürer an. Eine Muskelnaht vom Keilbein zum Unterkiefer (*Raphe pterygomandibularis*) trennt die beiden. Sie werden von einer gemeinsamen Faszie bedeckt (*Fascia buccopharyngea*). Damit ist der Wangenmuskel der einzige mimische Muskel mit Faszie.

Nicht zu den mimischen Muskeln gehört der *M. levator palpebrae superioris* (Oberlidheber). Er kommt wie die übrigen äußeren Augenmuskeln aus der Tiefe der Augenhöhle und wird vom *N. oculomotorius* innerviert.

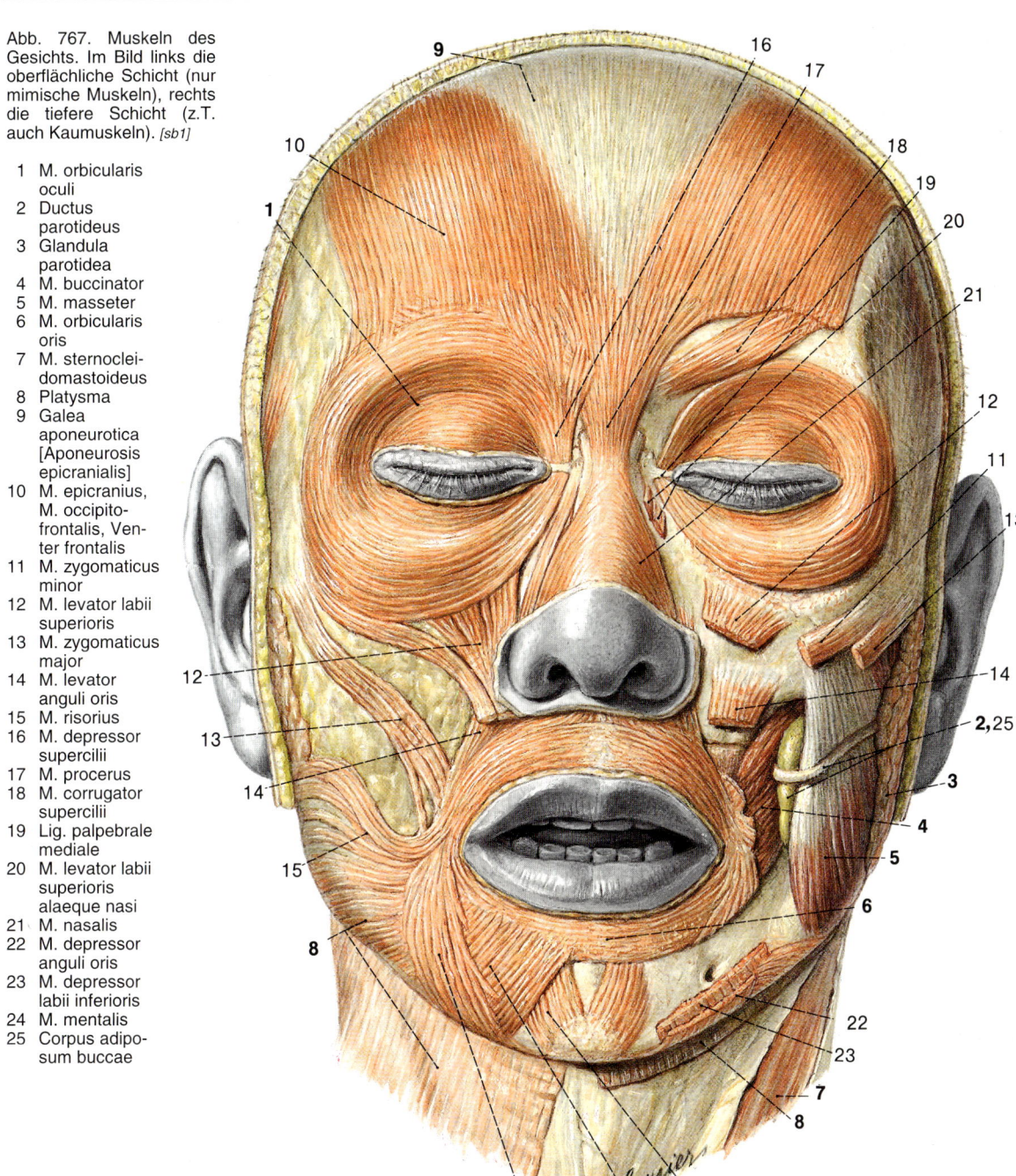

Abb. 767. Muskeln des Gesichts. Im Bild links die oberflächliche Schicht (nur mimische Muskeln), rechts die tiefere Schicht (z.T. auch Kaumuskeln). [sb1]

1. M. orbicularis oculi
2. Ductus parotideus
3. Glandula parotidea
4. M. buccinator
5. M. masseter
6. M. orbicularis oris
7. M. sternocleidomastoideus
8. Platysma
9. Galea aponeurotica [Aponeurosis epicranialis]
10. M. epicranius, M. occipitofrontalis, Venter frontalis
11. M. zygomaticus minor
12. M. levator labii superioris
13. M. zygomaticus major
14. M. levator anguli oris
15. M. risorius
16. M. depressor supercilii
17. M. procerus
18. M. corrugator supercilii
19. Lig. palpebrale mediale
20. M. levator labii superioris alaeque nasi
21. M. nasalis
22. M. depressor anguli oris
23. M. depressor labii inferioris
24. M. mentalis
25. Corpus adiposum buccae

■ **Mimik** Die Einheit von Leib und Seele wird unter anderem dadurch sichtbar, daß sich Gefühle, Stimmungen, Antriebe usw. auch körperlich ausdrücken („**Ausdruck**"), z.B. in
- unwillkürlichen Bewegungen der Gesichtsmuskeln: Mimik.
- Körperbewegungen: Gestik, Handschrift (Graphologie).
- Sprechweise.
- Werkgestaltungen: Hierher gehört auch die Präparation der Leiche im Kursus der makroskopischen Anatomie. So wie der Bildhauer aus einem Steinblock die Statue freilegt, die schon in ihm verborgen war (um einen Gedanken Michelangelos aufzugreifen), so legt (mit einer gewissen Einschränkung) der Anatom die unter der Haut verborgenen Teile des Körpers frei. Wenn hundert Studenten die gleiche Region präparieren, so erhält man nicht nur wegen der individuellen Unterschiede der hundert Leichen hundert verschiedene Präparate. Jedes Präparat ist Ausdruck auch der Persönlichkeit des Präparierenden: Es kann sorgfältig bis pedantisch oder schlampig bis verwahrlost sein, es kann Freude an der Arbeit oder Widerwillen verraten, es kann didaktisch klar oder unübersichtlich erscheinen, es kann den Blick für das Wesentliche oder das Sichverlieren im Unwichtigen erkennen lassen usw. Ein anatomisches Kurspräparat läßt daher (mit Vorsicht) auch einige Schlüsse auf den Charakter des Präparierenden und damit auf manche zukünftige ärztliche Qualitäten zu.

Die **Analyse mimischer Einzelphänomene** ist in erster Linie Aufgabe der Ausdruckspsychologie. Tab. 768 gibt eine Auswahl.

Tab. 768. Mimische Phänomene		
	Phänomen	Ausdrucksbedeutung
Lid-spalte	Voll geöffnetes Auge	Offenheit, Schau, aber auch unkritisches Vertrauens (z.B. beim Kind).
	Aufgerissenes Auge	Entsetzen, Schreck, Angst
	Abgedecktes Auge (aktiv verengte Lidspalte)	kritische Beobachtung, Reserviertheit, gesteigert als „stechender Blick"
	Verhängtes Auge (schlaff herabhängendes Oberlid)	Blasiertheit, Langeweile, Trauer, Rückzug auf sich selbst im Genuß *
Bevorzugte Blickrichtung	Seitlich schräger Blick	heimliche Beobachtung
	Stirnwärts schräger Blick	Demut, Andacht („Aufschauen")
	Kinnwärts schräger Blick	„von oben herab", Überheblichkeit, als Blick nach unten Schüchternheit, Schuldbewußtsein
Stirn-falten	Vertikalfalten	kritisches Betrachten, innere Anspannung
	Horizontalfalten	passive Aufmerksamkeit, Erstaunen. Kombiniert mit Vertikalfalten als Ausdruck der Not (Schmerz, Kummer)
Lippen-schluß	Verpreßter Mund	Bestimmtheit, Zurückhaltung
	Offener Mund	Schlaffheit, Überraschung
Mund-winkel	Hochgezogen	Lachen
	Herabhängend	Unfrohheit, Abwertung

* Im Orgasmus werden die Lider geschlossen, ein echter Gourmet tut dies auch beim Verspeisen eines besonders delikaten Bissens

■ **Nicht alles ist Ausdruck, was wie Ausdruck anmutet:** Die Beispiele in Tab. 766 sollten ein wenig zur anatomischen Analyse der einzelnen Ausdrucksbewegungen anregen. Dabei beachte man, daß vermeintlicher Ausdruck auch rein somatisch bedingt sein kann, z.B.:
• herabhängender Mundwinkel bei der Fazialislähmung.
• offenstehender Mund bei Behinderung der Nasenatmung, z.B. durch Nasenpolypen, Vergrößerung der Rachendachmandel oder übergroße Zunge (bei Trisomie 21 = „Mongolismus").
• Horizontalfalten der Stirn bei Lähmung des Oberlidhebers (wenn der Stirnteil des *M. epicranius* zu kompensieren versucht).
• Blick von unten: wenn bei einem versteiften Rundrücken der Kopf nicht mehr vertikal gehalten werden kann (z.B. bei fortgeschrittener Bechterew-Krankheit).
• aufgerissenes Auge bei der Schilddrüsenüberfunktion (Hervortreten der Augäpfel, Abb. 747a).

7.7 Blutgefäße und Lymphbahnen

#771 A. subclavia: Herkunft, Äste, *Abdrücken*
#772 A. carotis communis, Karotissinus, Glomus caroticum
#773 A. carotis externa, *tastbare Arterienpulse*
#774-776 Venen: V. subclavia, V. jugularis interna, *zentraler Zugang*, Hautvenen, *zentraler Venendruck*
#777 Lymphknoten, *Neck dissection*
⇒ #148 Prognose von Arterien- und Venenverschlüssen
⇒ #363 Pränatal bevorzugte Blutversorgung des Kopfes
⇒ #622 Diploevenen und Emissarienvenen
⇒ #623 Arterien + Venen der Kopfschwarte
⇒ #633 Blutleiter der harten Hirnhaut
⇒ #639 Arterien des Gehirns, *Hirnblutung, Hirninfarkt*
⇒ #695 A. ophthalmica
⇒ #796-798 Blutgefäße der seitlichen Gesichtsgegend

#771 A. subclavia (Schlüsselbeinarterie)

■ **Herkunft:** Der Hals wird auf jeder Seite von 2 großen Arterien durchquert, deren Endziele der Kopf bzw. der Arm sind. Auf ihrem Weg durch den Hals versorgen sie diesen mit. Es handelt sich um die Äste des Aortenbogens: *A. carotis communis* und *A. subclavia*. Links entspringen die beiden getrennt aus dem Aortenbogen, rechts mit einem gemeinsamen Stamm (*Truncus brachiocephalicus*).

■ **Äste** (Abb. 771a + b):
❶ *A. vertebralis* (Wirbelarterie): Sie steigt in den Querfortsätzen der Halswirbel (Abb. 771c) und durch das große Loch in die Schädelhöhle auf und versorgt gemeinsam mit der A. carotis interna das Gehirn (#639).

❷ *A. thoracica interna* (innere Brustwandarterie): Sie steigt seitlich hinter dem Sternum bis zur Bauchwand ab und versorgt die vordere Brustwand, Teile der Oberbauchwand und des Mediastinum, Perikard und Zwerchfell. Verlauf und Äste sind in #237 erörtert.

❸ *Truncus costocervicalis* (Rippen-Hals-Arterienstamm): Aus ihm gehen die beiden obersten hinteren Interkostalarterien und ein Ast zu den tiefen Nackenmuskeln hervor.

❹ *Truncus thyrocervicalis* (Schilddrüsen-Hals-Arterienstamm): Der kurze Stamm teilt sich in mehrere Äste auf, die auch direkt aus der A. subclavia entspringen können:
• *A. thyroidea inferior* (untere Schilddrüsenarterie): Versorgungsgebiete: Schilddrüse, Kehlkopf (*A. laryngea inferior*), Trachea, Oesophagus.

Tab. 767b. M. epicranius (Sehnenhaubenmuskel)					
Muskelteil	Ursprung	Ansatz	Nerv	Funktion	Anmerkungen
M. occipito-frontalis	Venter frontalis: Haut der Augenbraue Venter occipitalis: Linea nuchalis suprema	Galea aponeurotica [Aponeurosis epicranialis] (Sehnenhaube)	N. facialis (VII): Rr. temporales und N. auricularis posterior	• Bewegt die Sehnenhaube und damit die Kopfschwarte vor und zurück sowie zur Seite (diese Fähigkeit wird meist nicht genützt, kann aber trainiert werden) • wichtigster Teil: Venter frontalis (Stirnmuskel), legt die Stirnhaut in Querfalten („Stirnrunzler") und zieht dabei auch das Oberlid ein wenig hoch	• Wie beim Zwerchfell strahlen in eine in der Mitte liegende große Sehnenplatte von allen Seiten Muskeln ein • wie bei der Palmar- und Plantaraponeurose ist die Haut in einer Matratzenkonstruktion fest mit der Sehnenplatte verbunden • Mimik: Horizontalfalten der Stirn („Notfalten") bei Ermüdung und Antriebsschwäche: der Venter frontalis unterstützt den M. levator palpebrae superioris bei der Lidöffnung
M. temporo-parietalis	Fascia temporalis superficialis				

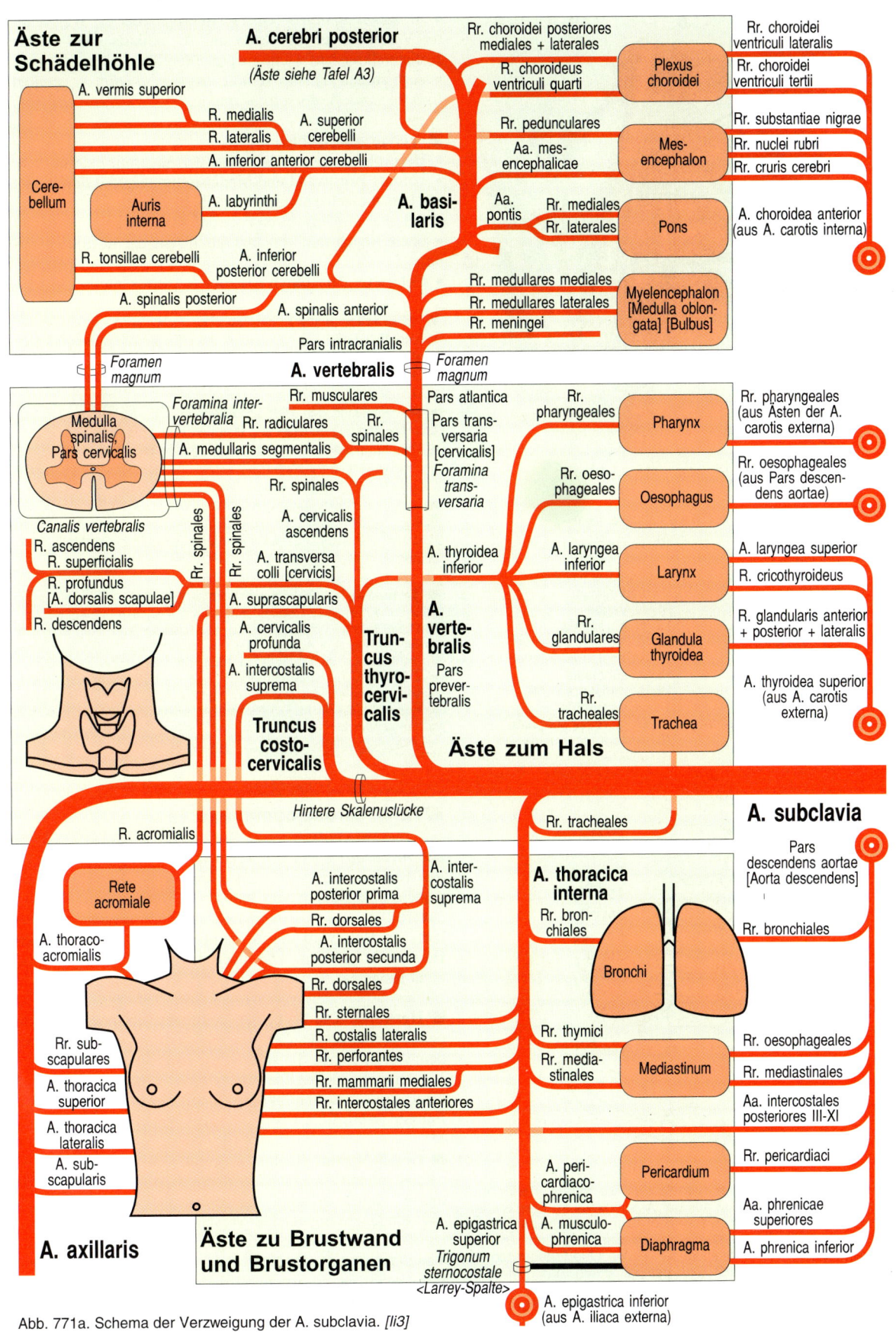

Abb. 771a. Schema der Verzweigung der A. subclavia. [li3]

- *A. suprascapularis* (Oberschulterblattarterie): Wegen ihrer Verbindungen zu Ästen der A. axillaris kann sie als Kollateralkreislauf wichtig werden (#828).
- Äste zu den Halsmuskeln: *A. transversa colli*, *A. cervicalis ascendens*, *A. dorsalis scapulae*.

■ **Versorgungsgebiete**:
- Hals (oben ergänzt durch Äste der A. carotis externa).
- vordere Brustwand und Mediastinum (ergänzt durch Äste der Pars thoracica aortae [Aorta thoracica]).
- Schulter (ergänzt durch Äste der A. axillaris).
- obere Bauchwand (ergänzt durch Äste der A. iliaca externa).
- Gehirn (ergänzt durch Äste der A. carotis interna).

■ **Abdrücken beim Lebenden**: Der Puls der A. subclavia ist unmittelbar kranial der Clavicula etwa fingerbreit lateral des Lateralrandes des M. sternocleidomastoideus zu fühlen. Zur ersten Hilfe kann die Arterie gegen die erste Rippe abgedrückt werden. 2 Methoden:
- Mit der Hand den Hals so umfassen, daß die Finger 2-5 auf dem Nacken liegen, dann den Daumen gegen den Puls pressen.
- Den adduzierten und retrovertierten Arm langsam, aber kräftig nach hinten unten ziehen (dabei wird die A. subclavia zwischen Clavicula und 1. Rippe eingeklemmt).
- In beiden Fällen kann man sich von der Wirksamkeit der Maßnahme leicht überzeugen, indem man mit der freien Hand den Radialispuls tastet und auf sein Verschwinden beim Abdrücken achtet.

■ **Terminologie**: Die „Unter-Schlüsselbein-Arterie" (sub-clavia) führt ihren Namen zu Unrecht. Abgesehen vom Ursprung auf der linken Seite liegt sie völlig kranial der Clavicula. Gerade dann, wenn sie auf ihrem Weg zum Arm die Clavicula unterkreuzt, ihr Name also zu Recht bestünde, ändert sie ihren Namen in Achselarterie (*A. axillaris*). Der Name ist wohl von der liegenden Leiche abgeleitet: Blickt man von oben auf die Leiche, so liegt die Schlüsselbeinarterie „unter" dem Schlüsselbein. Der Richtungsbegriff unter ist hierbei jedoch falsch gebraucht, es müßte „hinter" heißen. Korrekter wäre also „Hinterschlüsselbeinarterie" („A. retroclavicularis").

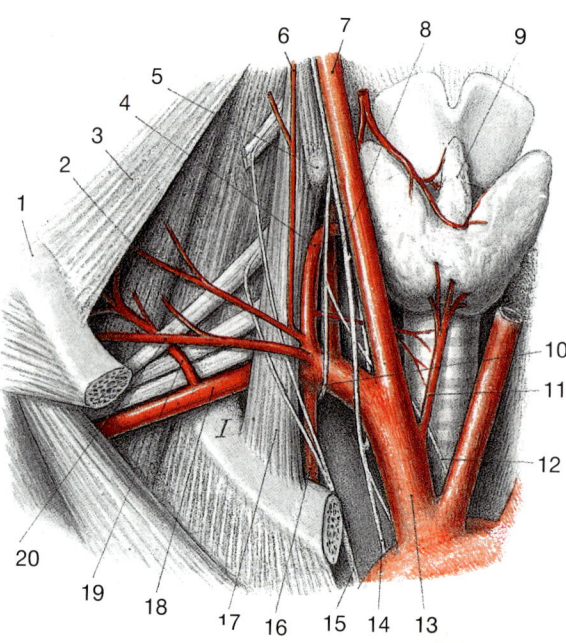

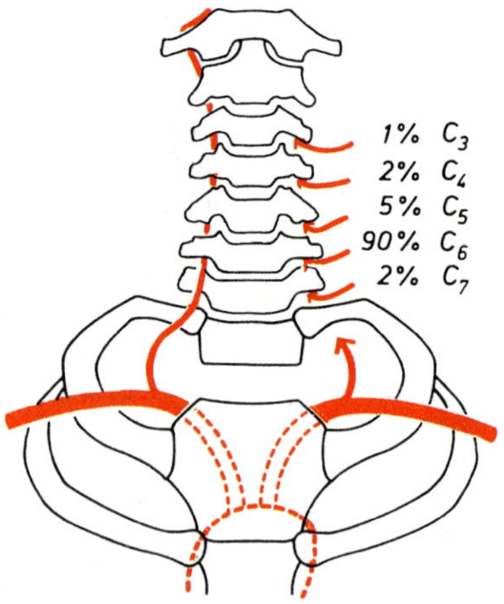

Abb. 771b. A. subclavia und Skalenuslücke. [he3]

1 Clavicula	12 N. cardiacus cervicalis medius
2 A. transversa colli, R. superficialis	13 Truncus brachiocephalicus
3 M. trapezius	14 N. vagus
4 A. thyroidea inferior	15 N. phrenicus
5 Processus transversus	16 A. thoracica interna
6 A. cervicalis ascendens	17 M. scalenus anterior
7 A. carotis communis	18 A. subclavia
8 A. vertebralis	19 A. transversa colli, R. profundus [A. dorsalis scapulae]
9 Lobus pyramidalis	
10 Ansa subclavia	
11 A. thyroidea ima (Varietät)	20 A. suprascapularis

Abb. 771c. Verlauf der A. vertebralis. Die Wirbelarterie entspringt meist als erster Ast aus der A. subclavia im Bereich der oberen Brustkorböffnung. Sie wendet sich zur Wirbelsäule und tritt dann gewöhnlich in das Foramen transversarium des 6. Halswirbels ein. Von dort steigt sie in den Querfortsatzlöchern des 5.-1. Halswirbels auf und gelangt durch das Foramen magnum in die Schädelhöhle. Gelegentlich beginnt die Wirbelarterie statt im 6. Halswirbel in einem anderen Halswirbel ihren Weg in den Querfortsatzlöchern. [li2]

#772 A. carotis communis

Die *A. carotis communis* (gemeinsame Kopfarterie, gr. karotís, karotídos = Kopfarterie, kára = Kopf, karún = betäuben) ist der gemeinsame Stamm von innerer (*A. carotis interna*) und äußerer (*A. carotis externa*) Kopfarterie. Wegen des Verlaufs im Hals wird die A. carotis communis häufig auch Halsarterie genannt. Die deutschen Bezeichnungen sind nicht festgelegt.

■ **Herkunft**: Die A. carotis communis entspringt im Regelfall rechts aus dem *Truncus brachiocephalicus*, links aus dem Aortenbogen. Sie steigt ohne Seitenzweige hinter dem M. sternocleidomastoideus auf und teilt sich auf Höhe des Oberrandes des Schildknorpels (etwa C_4) in ihre beiden Endäste (Abb. 772a + b).

■ **Gefäß-Nerven-Strang**: A. carotis communis (bzw. A. carotis interna im kranialen Bereich), V. jugularis interna und N. vagus verlaufen eng zusammen. Sie werden durch eine bindegewebige Gefäß-Nerven-Scheide (*Vagina carotica*, #792) zusammengehalten. Die Arterie liegt medial, die Vene lateral vorn, der Nerv in der Rinne hinter den beiden. Der Gefäß-Nerven-Strang wird kaudal vom M. sternocleidomastoideus bedeckt, im Trigonum caroticum tritt er vor den Vorderrand des Muskels und ist dort gut zugänglich.

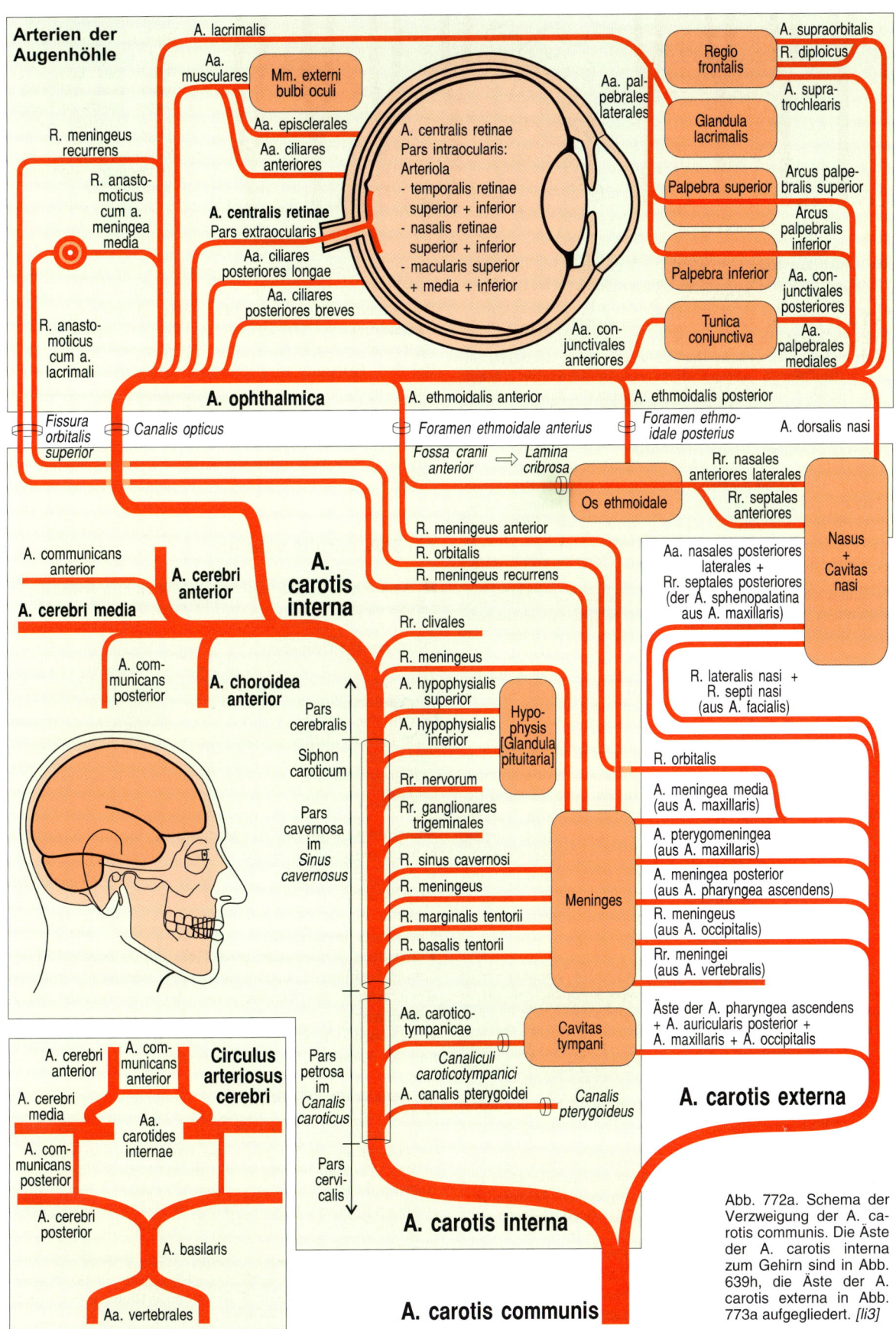

Abb. 772a. Schema der Verzweigung der A. carotis communis. Die Äste der A. carotis interna zum Gehirn sind in Abb. 639h, die Äste der A. carotis externa in Abb. 773a aufgegliedert. [li3]

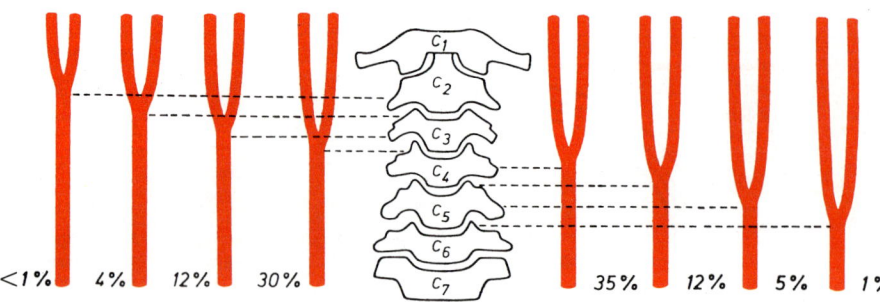

Abb. 772b. Variabilität der Teilungshöhe der A. carotis communis. Da der Kehlkopf sich im Laufe des Lebens um etwa eine Wirbelhöhe senkt, steigt die Karotisgabel scheinbar auf. Die Projektion auf die Wirbelsäule ist jedoch beim Individuum weitgehend konstant. [li2]

■ **Abdrücken beim Lebenden**: Der Karotispuls ist neben dem Kehlkopf am Vorderrand des M. sternocleidomastoideus leicht zu fühlen.
• Zur ersten Hilfe kann die A. carotis communis gegen die Querfortsätze der Halswirbel abgedrückt werden: Mit der Hand den Hals umfassen, so daß der Daumen unterhalb des Kehlkopfs am Vorderrand des M. sternocleidomastoideus, die Finger 2-5 auf dem Nacken liegen, dann den Daumen gegen den Puls pressen.
• Bei doppelseitigem Abdrücken ist die Sauerstoffzufuhr zum Gehirn erheblich beeinträchtigt. Das Bewußtsein schwindet in wenigen Sekunden. Dieser Mechanismus führt auch beim **Erhängen** rasch zu Bewußtlosigkeit. Der Tod tritt erst nach etwa 20 Minuten ein. Wiederbelebungsversuche sind in dieser Zeitspanne aussichtsreich. Allerdings beginnen nach etwa 2 Minuten schon irreversible (nicht mehr rückgängig zu machende) Schäden an den Nervenzellen. „Rettung" kurz vor dem endgültigen Hirntod bedeutet häufig ein Weiterleben mit schwersten geistigen Defekten.
• Ähnlich wie das Erhängen führt das Durchtrennen beider gemeinsamer Kopfarterien, z.B. beim Schlachten von Haustieren („Schächten"), rasch zur Bewußtlosigkeit.

■ **Feinbau**: Die A. carotis communis sowie die kaudalen Abschnitte der A. carotis externa + interna sind Arterien vom elastischen Typ (#144).

■ **Karotissinus** (*Sinus caroticus*): In der Nähe der Teilungsstelle (*Bifurcatio carotidis*) ist die A. carotis communis (oder interna) etwas erweitert. In der Arterienwand liegen hier Pressorezeptoren, d.h. druckempfindliche Nervenendungen, die durch überhöhten Blutdruck erregt werden. Die afferente Bahn läuft über den N. glossopharyngeus (IX) zu den Kreislaufzentren im verlängerten Mark und löst dort blutdrucksenkende Reaktionen aus:
• Parasympathikuserregung verlangsamt den Herzschlag.
• Sympathikushemmung erweitert die Gefäße.

Karotissinus-Druckversuch: Auch durch Druck von außen (mit dem Daumen auf Höhe des Oberrandes des Schildknorpels gegen den Karotispuls drücken) können der Karotissinus erregt und die Kreislaufreaktionen ausgelöst werden. Beim Boxen hat ein Schlag gegen den Karotissinus ein Knockout (K.o.) zur Folge. Der Druck auf den Hals trifft wohl kaum je den Karotissinus isoliert: Gleichzeitig wird der in unmittelbarer Nähe liegende Hauptstamm des N. vagus gedrückt und auch dadurch der Parasympathikus erregt.

Karotissinus-Syndrom: Bei Überempfindlichkeit der Pressorezeptoren können schon leichte Halsbewegungen, ein zu enges Hemd usw. den Blutdruckabfall mit synkopalen Anfällen (gr. synkopé = Zusammenschlagen, plötzliche Ohnmacht) auslösen.

■ **Glomus caroticum**: Im Teilungswinkel der A. carotis communis liegt ein wenige Millimeter langer Körper mit epithelähnlichen Zellen im Bindegewebe eingebettet. Er wird zu den nichtchromaffinen Paraganglien gerechnet und *Glomus caroticum* (lat. glomus, glomeris = Knäuel) genannt. Er enthält Chemorezeptoren, die auf Abfall von Sauerstoff-Partialdruck (pO_2) und pH sowie Anstieg des CO_2-Partialdrucks (pCO_2) ansprechen. Die afferente Bahn verläuft wie vom Karotissinus im *N. glossopharyngeus* (IX). Bei ihrer Erregung wird über das verlängerte Mark die Atmung angeregt.

Irrtumsmöglichkeit: Mit dem *Glomus caroticum* haben die „Glomustumoren" nichts zu tun. Es sind Blutgefäßgeschwülste, die sich von den „Glomuskörpern" (*Anastomosis arteriovenosa glomeriformis*) ableiten.

#773 **A. carotis externa**

■ **Äste**: Das Gesicht wird ausschließlich von Ästen der A. carotis externa versorgt (Tab. 773, Abb. 773a-c).

Tastbare Arterienpulse:
• Der Puls der *A. facialis* ist zu tasten, wo sie um die Unterkante des Unterkiefers vom Hals in die Gesichtsgegend umbiegt (etwa am Vorderrand des M. masseter).
• Den Puls des Hauptstamms der *A. temporalis superficialis* fühlt man unmittelbar vor dem Ohr, wo sie den Jochbogen überquert. Der Stirnast tritt beim älteren Menschen oft stark geschlängelt unter der Haut hervor. Dann sind die Pulsationen sogar sichtbar.

Anastomosen mit der A. ophthalmica: Sie sind Kollateralbahnen zwischen *A. carotis externa* und *interna*:
• zwischen A. angularis (Endast der A. facialis am inneren Augenwinkel) und Arterien des Unterlids und des Nasenrückens aus der A. ophthalmica (A. dorsalis nasi, Arcus palpebralis inferior usw.).
• zwischen A. meningea media (aus der A. maxillaris) und dem R. meningeus anterior (aus der A. ethmoidalis anterior) sowie dem R. anastomoticus (aus der A. lacrimalis) der A. ophthalmica.
• zwischen den Stirnästen der A. temporalis superficialis und der A. ophthalmica (A. supraorbitalis

■ **Kollateralkreisläufe**:
• Die Äste der *A. carotis externa* haben zahlreiche Verbindungen untereinander und zu den Gefäßen der Gegenseite. Durchblutungsstörungen der Gesichtsarterien sind daher sehr selten.
• Bei Verschluß der *A. carotis interna* können Versorgungsschwierigkeiten des Gehirns auftreten, wenn der *Circulus arteriosus cerebri* nicht typisch geschlossen ist. Die eben beschriebenen Anastomosen reichen offenbar als Kollateralbahnen nicht aus.
• Stärke und Richtung des Blutstroms in den Verbindungen zwischen A. facialis und A. ophthalmica lassen sich mit der Doppler-Sonographie messen. Diese liefert wichtige Hinweise bei Durchblutungsstörungen des Gehirns.

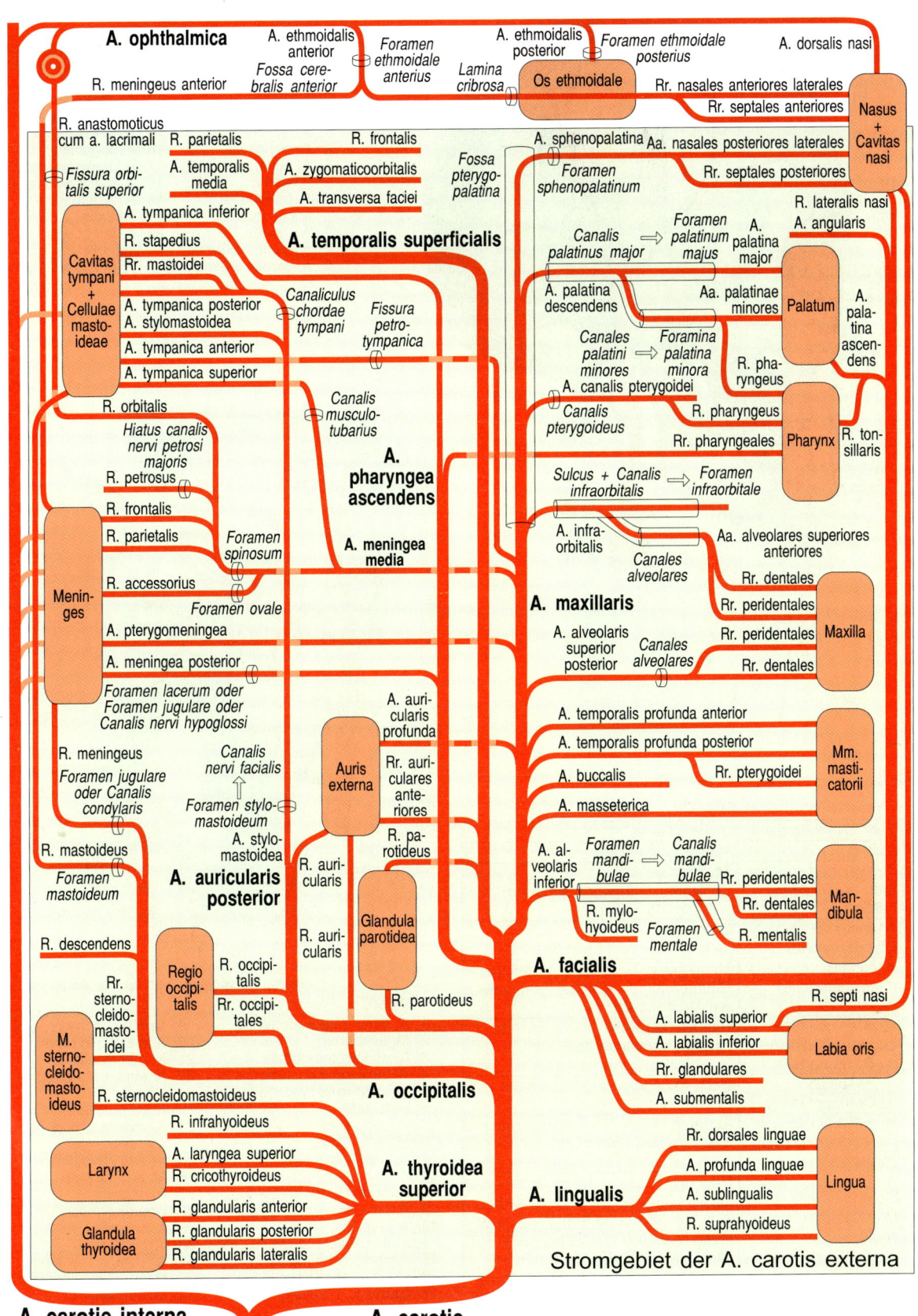

Abb. 773a. Schema der Verzweigung der A. carotis externa. [li3]

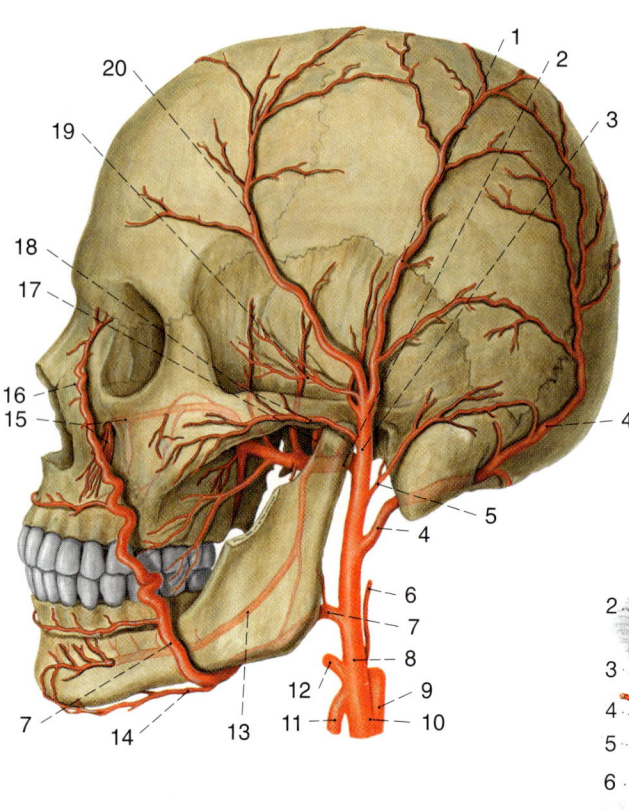

Abb. 773b. A. carotis externa mit Ästen. [ss1]

1 A. temporalis superficialis, R. parietalis
2 A. maxillaris
3 A. temporalis superficialis
4 A. occipitalis
5 A. auricularis posterior
6 A. pharyngea ascendens
7 A. facialis
8 A. carotis externa
9 A. carotis interna
10 Bifurcatio carotidis
11 A. thyroidea superior
12 A. lingualis
13 A. alveolaris inferior
14 A. submentalis
15 A. infraorbitalis
16 A. angularis
17 A. meningea media
18 A. transversa faciei
19 A. zygomatico-orbitalis
20 A. temporalis superficialis, R. frontalis

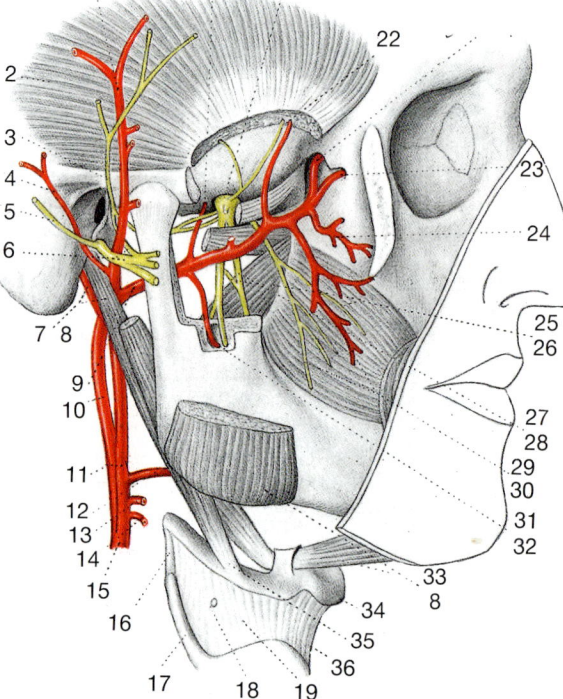

Abb. 773c. A. maxillaris und wichtige Nerven der seitlichen Gesichtsgegend. [bl]

1 A. temporalis superficialis
2 M. temporalis
3 N. auriculotemporalis
4 A. auricularis posterior
5 N. auricularis posterior
6 N. facialis
7 A. occipitalis
8 M. digastricus
9 A. maxillaris
10 A. carotis interna
11 A. carotis externa
12 A. facialis
13 A. lingualis
14 A. thyroidea superior
15 A. carotis communis
16 Lig. thyrohyoideum laterale
17 Cartilago thyroidea, Cornu superius
18 Loch für A. laryngea superior + N. laryngeus superior, R. internus
19 Membrana thyrohyoidea
20 A. meningea media
21 N. mandibularis
22 A. temporalis profunda anterior
23 A. infraorbitalis
24 A. alveolaris superior posterior
25 M. pterygoideus medialis
26 M. buccinator
27 N. lingualis
28 Chorda tympani
29 A. buccalis
30 N. buccalis
31 A. alveolaris inferior
32 N. alveolaris inferior
33 M. masseter
34 Os hyoideum
35 M. stylohyoideus
36 Lig. thyrohyoideum medianum

| Tab. 773. Äste der A. carotis externa * ||
Arterie	Versorgungsgebiet
A. thyroidea superior (obere Schilddrüsenarterie)	Schilddrüse und Kehlkopf (A. laryngea superior)
A. lingualis (Zungenarterie)	Zunge
A. facialis (Gesichtsarterie)	Mundboden, Unterlippe, Oberlippe, Gaumenmandel, Endast zum inneren Augenwinkel
A. pharyngea ascendens (aufsteigende Rachenarterie)	Rachen, Mittelohr und harte Hirnhaut (A. meningea posterior)
A. occipitalis (Hinterhauptarterie)	Haut, Knochen und Muskeln der Hinterhauptgegend
A. auricularis posterior (hintere Ohrmuschelarterie)	Äußeres Ohr, Mittelohr, Haut und Knochen hinter dem Ohr
A. temporalis superficialis (oberflächliche Schläfenarterie)	Haut und Muskeln der seitlichen Gesichtsgegend (A. transversa faciei), der Stirn- und Schläfengegend
A. maxillaris (Oberkieferarterie)	Gesamter tiefer Gesichtsbereich mit allen Zähnen, Gaumen, Kaumuskeln, Mittelohr, Großteil der harten Hirnhaut (A. meningea media), #798

* Als **Merkspruch** für die Anfangsbuchstaben der lateinischen Namen der 8 Äste kann z.B. dienen: „Theo Lingen fabriziert phantastische Ochsenschwanzsuppe aus toten Mäusen".

#774–776 Venen

■ **Gliederung der Halsvenen**: Sie liegen ähnlich wie die Venen der Gliedmaßen in 2 Schichten:

❶ **Tiefe Venen**: Sie entsprechen etwa den Arterien, verlaufen jedoch z.T. getrennt von diesen. Den beiden großen Arterien zu Kopf und Arm sind 2 Venen zu vergleichen:
• *V. subclavia* (Schlüsselbeinvene): Sie stellt wie die gleichnamige Arterie die Verbindung zum Arm her.
• *V. jugularis interna* (innere Drosselvene): Sie verläuft ähnlich wie die A. carotis communis und interna.

❷ **Hautvenen**: unabhängig von Arterien. In das Unterhautfettgewebe des Halses sind gewöhnlich auf jeder Seite 2 stärkere Venen (mit großer Variabilität) eingebettet:
• *V. jugularis externa* (äußere Drosselvene).
• *V. jugularis anterior* (vordere Drosselvene).

■ **V. subclavia** (Schlüsselbeinvene, Abb. 774a-d): Sie weicht in Verlauf und Seitenästen wesentlich von der gleichnamigen Arterie ab:
• Die A. subclavia überquert die 1. Rippe hinter dem M. scalenus anterior in der Skalenuslücke, die V. subclavia hingegen vor dem Muskel („vordere Skalenuslücke").
• Die den Ästen der Arterie entsprechenden Venen münden fast sämtlich in die V. brachiocephalica (*V. vertebralis, Vv. thoracicae internae, V. thyroidea inferior*) oder in die V.

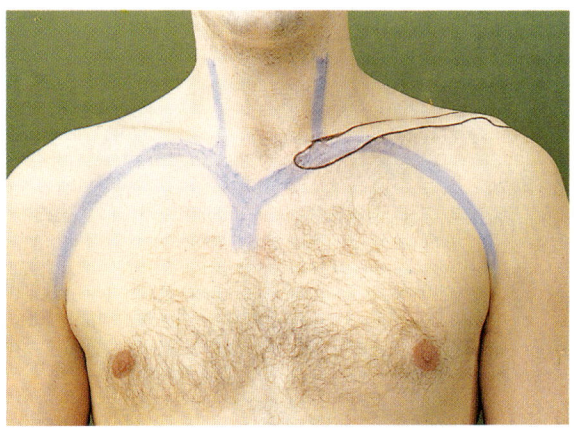

Abb. 774b. Projektion der Vv. subclaviae mit dem Übergang in die Vv. brachiocephalicae und in die V. cava superior. Clavicula schwarz umrandet. *[li1]*

jugularis externa (*V. suprascapularis, Vv. transversae cervicis*). Für den relativ kurzen Stamm der V. subclavia bleiben nur Venen der Brustmuskeln (*Vv. pectorales*) und des Schultergürtels übrig.

Punktion: Man sticht die Punktionsnadel unter der Clavicula in spitzem Winkel zu diesem nach innen oben ein (Abb. 773b). Keinesfalls darf man rechtwinklig zur Brustwand eingehen, weil sonst die Gefahr der Perforation der Brustwand und der Verletzung der Lunge besteht (Pneumothorax).

■ **V. jugularis interna** (innere Drosselvene): Sie ist die Fortsetzung des Sinus sigmoideus (#633) vom Foramen jugulare der Schädelbasis an. Ihr Anfangsstück ist zum *Bulbus superior venae jugularis* erweitert. Sie vereinigt sich mit der V. subclavia zur V. brachiocephalica im Venenwinkel. Die V. jugularis interna gehört zu den stärksten Venen des menschlichen Körpers. An der Leiche ist sie bei älteren Menschen oft 2 cm breit. Wichtigste Einzugsgebiete sind:
• nahezu das gesamte Blutleitersystem des Gehirns: über den Sinus sigmoideus (Abb. 773c).
• oberflächlicher und tiefer Gesichtsbereich: V. facialis, V. lingualis und V. retromandibularis münden in der Nähe des Kieferwinkels in sie ein.
• Eingeweideraum des Halses: obere und mittlere Schilddrüsenvene.

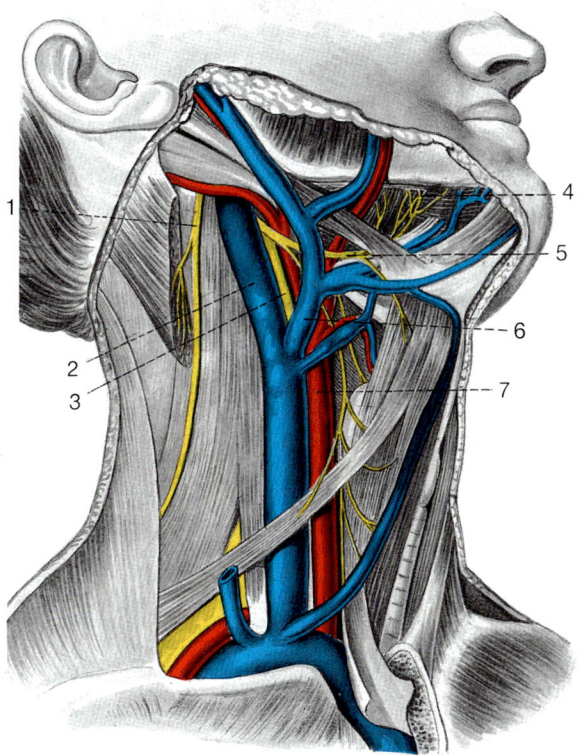

Abb. 774a. Halsvenen. Auf der rechten Seite des Präparats sind das Platysma, Teile des M. sternocleidomastoideus sowie der M. mylohyoideus entfernt, um die Blutgefäße und Nerven der Tiefe zu zeigen. *[ur]*

1 N. accessorius (XI)
2 V. jugularis interna
3 N. vagus (X)
4 Trigonum submandibulare
5 N. hypoglossus (XII)
6 V. facialis
7 Bifurcatio carotidis

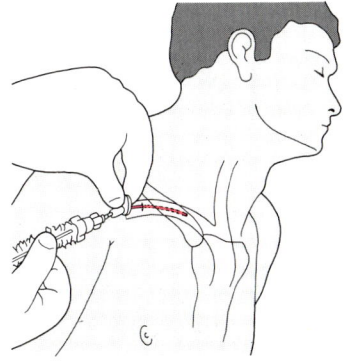

Abb. 774c. Einführen eines Katheters in die V. subclavia („zentraler Zugang"). Die Hohlnadel wird unterhalb der Clavicula eingestochen und hinter die Clavicula in die Vene geschoben. *[bh1]*

■ **V. brachiocephalica** (Arm-Kopf-Vene): Sie entsteht durch Vereinigung der beiden großen tiefen Venen (*V. jugularis interna* + *V. subclavia*) und der Hautvenen des Halses (*V. jugularis externa*) im sog. Venenwinkel („Angulus venosus"). Während bei den Arterien ein gemeinsamer Stamm (Truncus brachiocephalicus) normalerweise nur rechts vorkommt, ist dieser bei den Venen auf beiden Seiten die Regel. Der Venenwinkel liegt hinter dem sternalen Ende der Clavicula vor dem M. scalenus anterior. Die beiden Vv. brachiocephalicae vereinigen sich nicht median, sondern rechts vom Sternum zur V. cava superior (#395). Deshalb ist die linke V. brachiocephalica mit 5 cm etwa dreimal so lang wie die rechte (etwa 1,5 cm) und nimmt auch mehr Äste auf. Die V. brachiocephalica hieß früher V. anonyma und wird in der Klinik häufig noch so genannt. In den Venenwinkel münden auch die großen Lymphgänge (#396):
- links: *Ductus thoracicus* (Milchbrustgang).
- rechts: *Ductus lymphaticus dexter* (rechter Hauptlymphgang).

■ **V. jugularis externa** (äußere Drosselvene, lat. jugulum = Drosselgrube, jugulare = den Hals abschneiden): Sie steigt vom Unterkieferwinkel über die Außenfläche des M. sternocleidomastoideus in die große Oberschlüsselbeingrube ab.
- Sie wird nur vom Platysma bedeckt und ist besonders beim liegenden Menschen gut durch die Haut sichtbar.
- Einzugsgebiet: Die V. jugularis externa entsteht aus dem Zusammenfluß von Venen des Hinterhaupts und einer Abzweigung der *V. retromandibularis* vor ihrer Mündung in die V. jugularis interna. In der seitlichen Halsgegend nimmt sie meist Venen aus den Hals- und Schultermuskeln sowie die vordere Drosselvene auf und mündet dann in den „Venenwinkel".

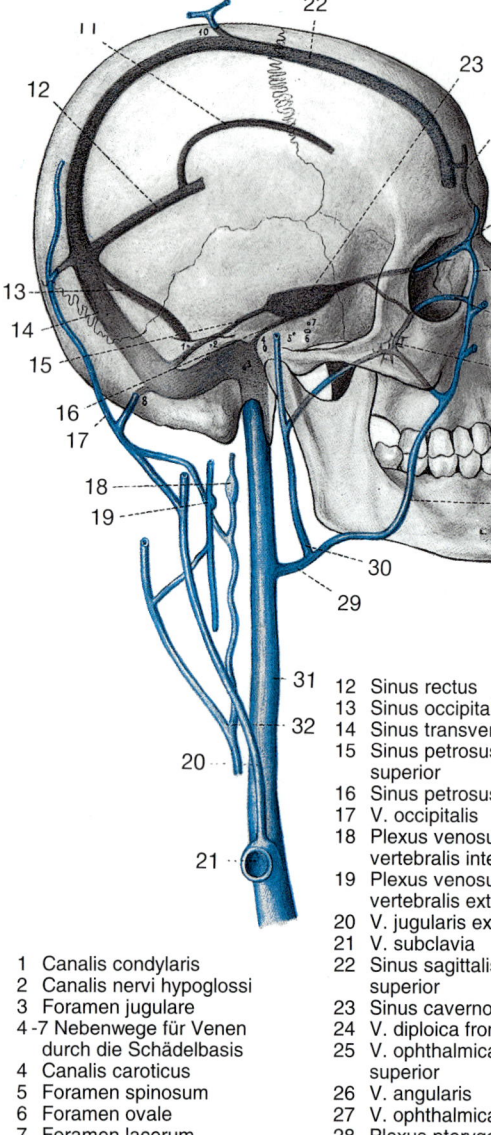

1 Canalis condylaris
2 Canalis nervi hypoglossi
3 Foramen jugulare
4-7 Nebenwege für Venen durch die Schädelbasis
4 Canalis caroticus
5 Foramen spinosum
6 Foramen ovale
7 Foramen lacerum
8 Foramen mastoideum
10 Foramen parietale + V. emissaria parietalis
11 Sinus sagittalis inferior
12 Sinus rectus
13 Sinus occipitalis
14 Sinus transversus
15 Sinus petrosus superior
16 Sinus petrosus inferior
17 V. occipitalis
18 Plexus venosus vertebralis internus
19 Plexus venosus vertebralis externus
20 V. jugularis externa
21 V. subclavia
22 Sinus sagittalis superior
23 Sinus cavernosus
24 V. diploica frontalis
25 V. ophthalmica superior
26 V. angularis
27 V. ophthalmica inferior
28 Plexus pterygoideus
29 V. facialis
30 V. retromandibularis
31 V. jugularis interna
32 V. vertebralis

Abb. 774d. Schema des venösen Abflusses von Kopf und Hals. [bl]

■ **„Zentraler Zugang"**: Die Injektion in die tiefen Halsvenen (*V. subclavia, V. jugularis interna* oder *V. brachiocephalica*) hat mehrere Vorteile:
- kurzer Weg zum Herzen.
- weite Venen mit guter Verdünnung des injizierten Stoffes.
- kaum Strömungshindernisse, wie sie in der Peripherie auftreten können.

Vor Operationen legt man daher gern einen Katheter in eine tiefe Halsvene ein, um während der Operation zu injizierende Medikamente sicher und schnell wirksam werden lassen zu können. Mit Hilfe dieser Methode kann man auch Druckmeßgeräte und Schrittmacher über die V. cava superior in die Hohlräume des Herzens einführen (Rechtsherzkatheterisierung). Bei Punktion der V. jugularis interna ist die Gefahr eines Pneumothorax geringer als bei Punktion der V. subclavia. Kopftieflage mindert die Gefahr einer Luftembolie mindern.

Zentraler Venendruck (oft abgekürzt ZVD): Richtet man den Oberkörper allmählich auf, so verstreicht die Kontur der V. jugularis externa von oben nach unten mit zunehmender Steilstellung des Halses. Der sichtbare Pegel des Rückstaus in die Vene markiert den Druck im rechten Vorhof. Man kann die Höhendifferenz zum rechten Vorhof ausmessen und hat dann den Druck in cm Wassersäule (normal 4–8, zum Umrechnen in mmHg durch 1,36 teilen, in kPa durch 10 teilen). Bei erhöhtem Druck im Brustkorb (Preßversuch: gegen die verschlossene Stimmritze auszuatmen versuchen) steigt der Pegel an.

Intravenöse Injektion: Die V. jugularis externa bietet sich dazu an, wenn die Armvenen nicht zugänglich sind. Um die Vene zu stauen, läßt man den Patienten ein wenig pressen und drückt dann die Vene in der großen Oberschlüsselbeingrube mit dem Daumen der die Haut spannenden Hand ab. Aus psychologischen Gründen sollte man die Injektion am Hals möglichst vermeiden: Sie wird vom Patienten bedrohlicher empfunden als ein Eingriff am Arm. Bei Kindern ist man häufig genötigt, in Hals- oder Kopfvenen zu injizieren, weil die Armvenen kaum aufzufinden sind (Kopf und Hals sind in der Entwicklung dem Arm weit voraus, #114). In diesem Fall erübrigt sich meist das Stauen, weil die Kinder vor Angst schreien, dabei der Druck im Brustkorb steigt und die Venen gut sichtbar werden.

■ **V. jugularis anterior** (vordere Drosselvene): Sie ist meist wesentlich schwächer als die V. jugularis externa. Sie steigt auf dem M. sternothyroideus vom Mundboden in die Drosselgrube ab, biegt knapp über der Clavicula nach lateral um und mündet in die V. jugularis externa oder direkt in den Venenwinkel. Meist sind die beiden vorderen Drosselvenen durch einen Venenbogen (*Arcus venosus jugularis*) miteinander verbunden.

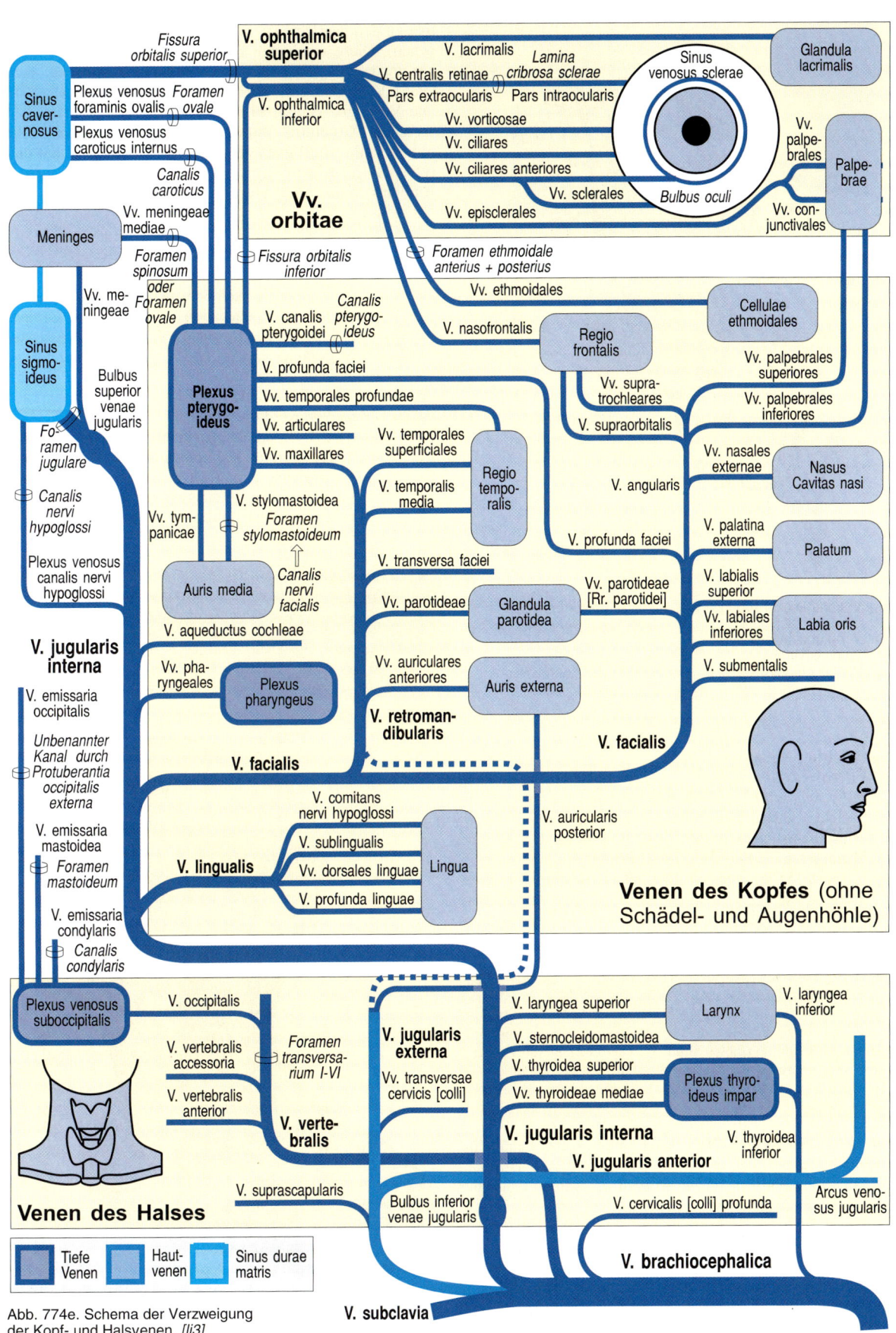

Abb. 774e. Schema der Verzweigung der Kopf- und Halsvenen. [li3]

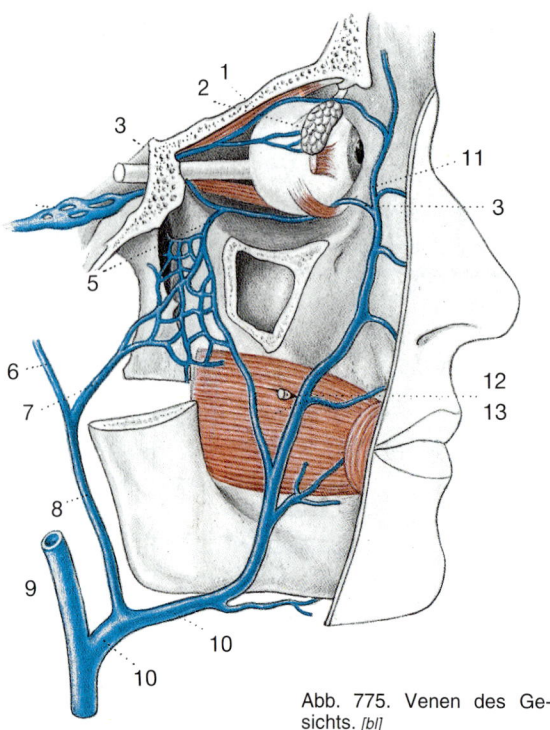

Abb. 775. Venen des Gesichts. *[bl]*

1 V. ophthalmica superior
2 Glandula lacrimalis
3 V. ophthalmica inferior
4 Sinus cavernosus
5 Plexus pterygoideus
6 Vv. temporales superficiales
7 Vv. maxillares
8 V. retromandibularis
9 V. jugularis interna
10 V. facialis
11 V. angularis
12 Ductus parotideus
13 M. buccinator

■ **Wichtige Venen des Gesichts**:
• *V. retromandibularis*: Sie entsteht aus der Vereinigung der *Vv. temporales superficiales* und der *Vv. maxillares*, entspricht also den beiden Endästen der *A. carotis externa*: oberflächliche und tiefe seitliche Gesichtsgegend, Stirn- und Schläfengegend, äußeres Ohr, Mittelohr usw.
• *V. facialis*: Das Einzugsgebiet entspricht etwa dem Ausbreitungsgebiet der *A. facialis* (Mundboden, Lippen, äußere Nase, Gaumen), bezieht jedoch noch Teile der Stirn und des Oberlids mit ein (Abb. 775).

Gefahr der Sinus-cavernosus-Thrombose: Der Endast (*V. angularis*) der V. facialis steht in Verbindung mit der *V. ophthalmica superior*. Auf diesem Wege können z.B. Bakterien aus der Gesichtshaut in das Schädelinnere verschleppt werden und dort eine Entzündung im kavernösen Blutleiter hervorrufen. Alle Eiterungen in der Gesichtshaut sind also sorgfältig zu behandeln, da die Infektion des Blutleitersystems eine lebensbedrohende Komplikation darstellt.

■ **Venen des Gehirns**: Der Blutabfluß aus dem Schädelinneren ist bereits bei den Blutleitern der harten Hirnhaut (#633) eingehend besprochen worden. Es werden daher nur einige Erinnerungshilfen gegeben:
• **Oberflächliche Hirnvenen**: Die *Vv. superiores cerebri* (obere Großhirnvenen) münden in den *Sinus sagittalis superior*. Die *Vv. inferiores cerebri* (untere Großhirnvenen) und die Kleinhirnvenen münden in den *Sinus transversus*.
• **Tiefe Hirnvenen**: Die Venen aus den Basalganglien und dem Großhirnmark sammeln sich im Dach der 3. Hirnkammer zu den paarigen *Vv. internae cerebri* (innere Großhirnvenen). Diese vereinigen sich in der Nähe der Zirbeldrüse zur unpaaren *V. magna cerebri* (große Großhirnvene, auch Galen-Vene genannt, Galenos, Leibarzt Marc Aurels, 130-200). Die V. magna cerebri bildet einen kurzen Stamm median zwischen Großhirn, Mittelhirndach und Kleinhirn. Sie nimmt zahlreiche Venen der umliegenden Hirnteile auf und setzt sich im Kleinhirnzelt der harten Hirnhaut als gerader Blutleiter (*Sinus rectus*) fort.

#777 **Lymphknoten**

Der Hals ist wie die Achselhöhle und die Leistengegend eine wichtige Lymphknotenstation. In ihm treffen Lymphbahnen von Kopf, Hals, Brustwand, Rücken und Arm zusammen. Der gesamte vordere und seitliche Halsbereich ist von Lymphknoten (etwa 300!) durchsetzt (Abb. 777a + b). Nahezu eine kontinuierliche Reihe bilden die Lymphknoten an der Grenze von Kopf und Hals.
Aus den tiefen Halslymphknoten fließt die Lymphe in den Halslymphstamm (*Truncus jugularis*) ab, der sich mit dem *Truncus subclavius* und dem *Truncus bronchomediastinalis* vor der Mündung in den Venenwinkel (rechts über den *Ductus lymphaticus dexter*, links über den *Ductus thoracicus*) vereint (#396).

■ **Virchow-Lymphknoten** (in Frankreich Troisier-Lymphknoten, Rudolf Virchow, Pathologe und Sozialpolitiker in Berlin, Begründer der Zellularpathologie, 1821-1902, Charles Emile Troissier, Arzt in Paris, 1844-1919): So wird in der Klinik ein tastbarer supraklavikulärer Lymphknoten genannt. Er soll links als Metastase eines Magenkrebses, rechts eines Krebses der Brustorgane verdächtig sein.

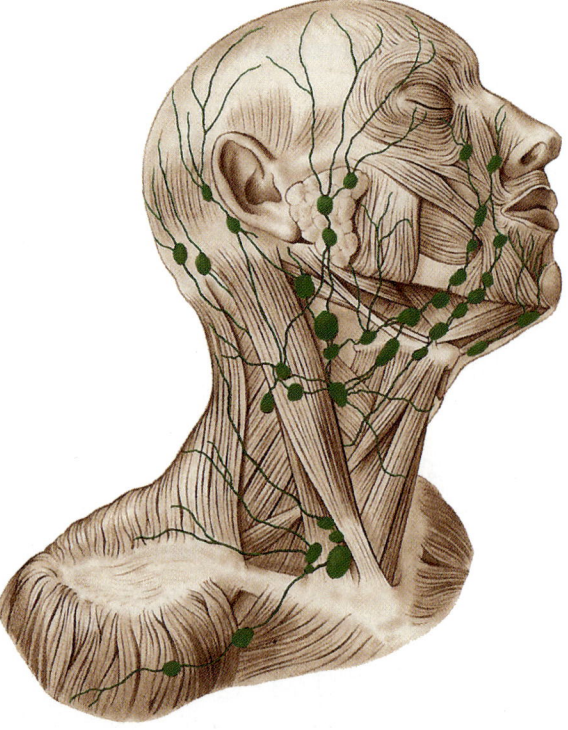

Abb. 777a. Oberflächliche Lymphknoten im Hals- und Kopfbereich. *[le3]*

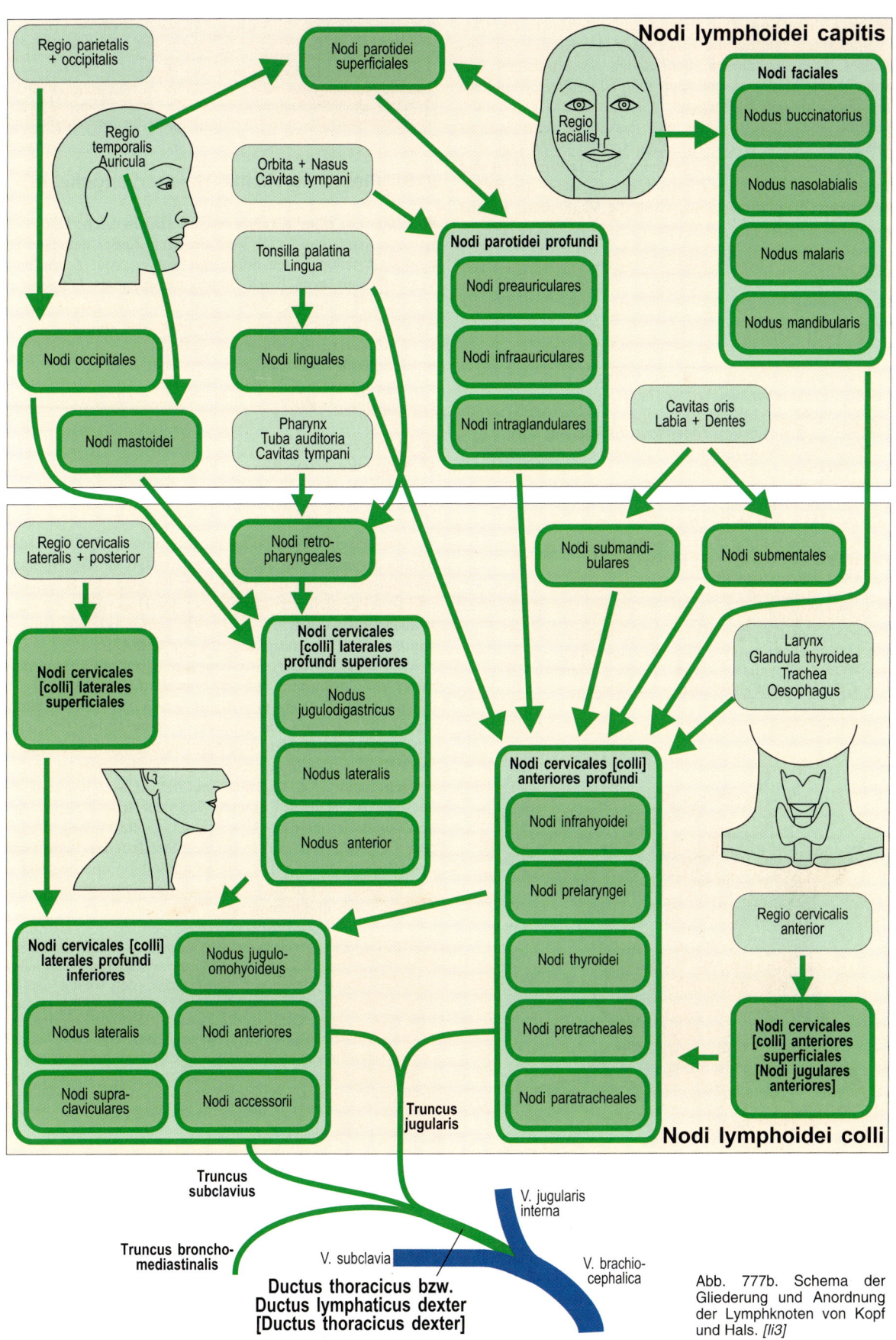

Abb. 777b. Schema der Gliederung und Anordnung der Lymphknoten von Kopf und Hals. *[li3]*

■ **Neck dissection**: Zum Einzugsgebiet der lateralen Halslymphknoten gehören die Eingeweide des Kopfes und des Halses. Diese erkranken nicht selten an bösartigen Geschwülsten. Man versucht dann möglichst alle Lymphknoten der seitlichen Halsgegend in einem Stück („en bloc") herauszuschneiden, um eine evtl. bereits erfolgte Aussaat bösartiger Zellen in die Lymphknoten zu beseitigen. Bei großzügigem Vorgehen wird dabei neben sensorischen und motorischen Nerven des *Plexus cervicalis* auch der *N. accessorius* (XI) und manchmal sogar die V. jugularis interna geopfert.

7.8 Nerven

#781 Plexus cervicalis, *Leitungsanästhesie*
#782 Plexus brachialis, Tasten, *Leitungsanästhesie*
#783 Hirnnerven I-IV, VI, VIII
#784 N. trigeminus (V), *Trigeminusdruckpunkte*
#785 N. facialis (VII), *zentrale/periphere Fazialislähmung*
#786 Hirnnerven IX bis XII
#787 Halssympathikus, *Ausfall, Stellatumblockade*
⇒ #397 N. phrenicus
⇒ #398 N. vagus im Brustraum
⇒ #399 Grenzstrang (Truncus sympathicus)
⇒ #618 Überblick über die Hirnnerven
⇒ #643 Hirnnervenkerne
⇒ #644 Reflexe der Hirnnerven
⇒ #674 Verlauf des N. facialis im Felsenbein
⇒ #677 Ganglien des N. vestibulocochlearis
⇒ #693 *Lähmungen der Augenmuskelnerven*
⇒ #695 Augenmuskelnerven, Ganglion ciliare
⇒ #757 Kehlkopfnerven, *Rekurrenslähmung*

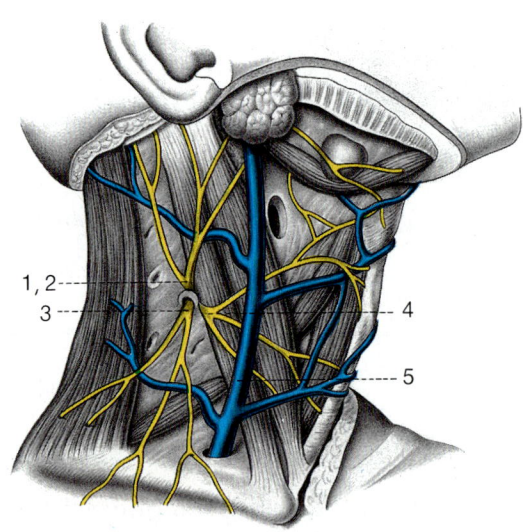

Abb. 781a. Die Äste des Plexus cervicalis treten etwa an der Mitte des Hinterrandes des M. sternocleidomastoideus an die Oberfläche. Anders als an dieser stark schematisierten Zeichnung durchbrechen die Nerven meist nicht an einem Punkt („Punctum nervosum"), sondern über mehrere Zentimeter verteilt die Faszie. Dies ist bei der Leitungsanästhesie zu beachten. [su]

1 N. occipitalis minor
2 N. auricularis magnus
3 Nn. supraclaviculares
4 N. transversus colli [cervicalis]
5 V. jugularis externa

Dieses Lehrbuch ist entsprechend den Bedürfnissen der Chirurgie und des Kursus der makroskopischen Anatomie nach Regionen gegliedert. Schattenseite dieses Vorgehens ist die von Studierenden bisweilen beklagte „Zerstückelung" der Besprechung der Leitungsbahnen. Um dem systematischen Bedürfnis zu entsprechen, wird in diesem Kapitel überwiegend Lehrstoff, der bereits an anderer Stelle ausführlich behandelt wurde, noch einmal kurz zusammengefaßt.

#781 Plexus cervicalis (Halsnervengeflecht)

■ **Übersicht über die Nerven im Halsbereich**: Der Hals ist eine Durchzugs- und Verteilregion. Außer den Nerven zum Hals selbst laufen durch ihn Nerven vom Zentralnervensystem zu Arm, Brust- und Bauchorganen. Umgekehrt steigen sympathische Nerven durch den Hals zu Kopf und Arm auf. Die Nerven kann man 4 Bereichen zuordnen:
• *Plexus cervicalis* (Halsnervengeflecht).
• *Plexus brachialis* (Armnervengeflecht): #782.
• Hirnnerven (IX-XII): #783-786.
• Sympathikus: #787.

■ **Plexus cervicalis**:
❶ Segmente: Zum Plexus cervicalis vereinigen sich die ventralen Äste von C_1 bis C_4 (mit Zuschuß aus C_5 zum N. phrenicus, Abb. 781b).

❷ Sensorische Äste: Die 4 großen sensorischen Äste des Plexus cervicalis durchbrechen am Hinterrand des M. sternocleidomastoideus das oberflächliche Blatt der Halsfaszie und verteilen sich sternförmig über den Hals (Abb. 781a):
• nach hinten oben: *N. occipitalis minor* (kleiner Hinterhauptnerv): Versorgungsgebiet hinter dem Ohr.
• nach oben: *N. auricularis magnus* (großer Ohrmuschelnerv): zur Ohrmuschel und angrenzenden Hautbereichen.
• nach vorn: *N. transversus colli [cervicalis]* (querer Halsnerv): Er innerviert die gesamte vordere Halsgegend einschließlich Mundboden. Ein Verbindungsast vom N. facialis (VII) führt ihm motorische Fasern für das Platysma zu.
• nach unten: *Nn. supraclaviculares* (Überschlüsselbeinnerven): zur Haut des unteren Teils der seitlichen Halsgegend und zur Schulter. Über die Clavicula hinweg versorgen sie einen 2-3 Finger breiten Streifen der Brustwand kaudal der Clavicula. Die das Schlüsselbein überquerenden Fasern kann man tasten, wenn man die Haut auf der Clavicula quer hin- und herbewegt.

■ **Leitungsanästhesie**: Die 4 sensorischen Äste des Plexus cervicalis liegen am Hinterrand des M. sternocleidomastoideus nahe beisammen und können gemeinsam anästhesiert werden (lediglich der *N. occipitalis minor* tritt manchmal erst weiter kranial durch die Faszie). Dann ist die gesamte Haut der betreffenden Halshälfte ausschließlich der Nackengegend schmerzfrei. Man sticht dazu an der Mitte des Hinterrandes des M. sternocleidomastoideus (Punctum nervosum) die Hohlnadel ein und schiebt sie während des Einspritzens noch 1-2 cm nach oben und nach unten. Man kann auf diese Weise z.B. Schilddrüsenoperationen ohne Vollnarkose ausführen.

❸ Motorische Äste:
• *Ansa cervicalis* (Halsnervenschlinge, lat. ansa = Griff, Henkel): Fasern aus C_1 und C_2 legen sich dem N. hypoglossus (XII) an und verlassen ihn wieder als obere Wurzel (*Radix superior*) der Schlinge. Andere Fasern aus C_1-C_3 steigen als untere Wurzel (*Radix inferior*) auf dem M. scalenus anterior ab. Die beiden Wurzeln vereinigen sich zu einer Schlinge oberhalb des M. omohyoideus zwischen Gefäß-Nerven-Strang und M. sternocleidomastoideus.

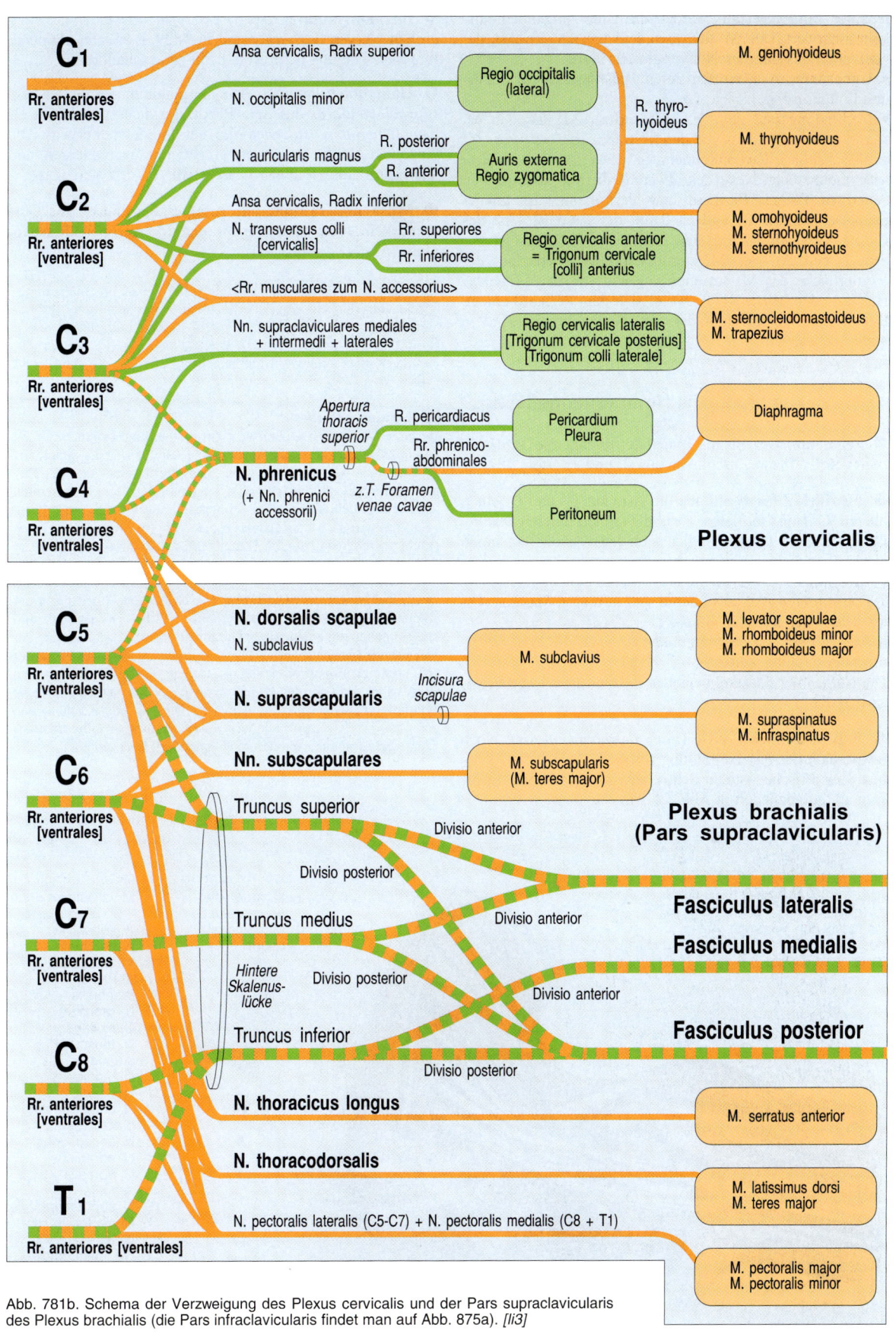

Abb. 781b. Schema der Verzweigung des Plexus cervicalis und der Pars supraclavicularis des Plexus brachialis (die Pars infraclavicularis findet man auf Abb. 875a). [li3]

Aus der Ansa cervicalis werden die Unterzungenbeinmuskeln innerviert. Den M. thyrohyoideus erreicht ein Ast, der noch ein Stück mit dem N. hypoglossus läuft.
- Unbenannte Äste zu den tiefen Halsmuskeln (Skalenus- und Longusgruppe).
- Verbindungsäste zum N. accessorius (XI) für den M. sternocleidomastoideus und den M. trapezius.
- *N. phrenicus* (Zwerchfellnerv, gr. phrén, phrenós = Zwerchfell): motorischer Nerv des Zwerchfells mit sensorischen Ästen zu Pleura, Perikard und Peritoneum. Er kommt hauptsächlich aus C_4 und ist damit der kaudalste Ast des Plexus cervicalis. Er steigt lateral vom Gefäß-Nerven-Strang, bedeckt vom M. sternocleidomastoideus, auf der Vorderfläche des M. scalenus anterior von der Mitte des Halses in den Brustkorb ab, wo er sich dem Perikard anlegt. Der weitere Verlauf und die sog. Nebenphrenizi sind in #397 beschrieben.

#782 Plexus brachialis (Armnervengeflecht)

❶ **Segmente**: Der Plexus brachialis umfaßt die ventralen Äste von C_5-T_1 mit Zuschüssen aus C_4 und T_2 (Abb. 782).

❷ **Faszikel**: Zunächst bilden die Äste aus C_5 und C_6 einen oberen, C_7 einen mittleren, C_8 und T_1 einen unteren Stamm. Die 3 Stämme (*Trunci*) teilen sich jeder wieder in einen vorderen und einen hinteren Ast:
- Alle hinteren Äste vereinigen sich zum dorsalen Faszikel.
- Die vorderen Äste des oberen und mittleren Stamms (C_5-C_7) bilden den lateralen Faszikel.
- Der vordere Ast des unteren Stamms (C_8 + T_1) geht als medialer Faszikel weiter.

Die Namen der Faszikel beziehen sich auf ihre Lage zur A. axillaris.

❸ **Supraklavikuläre Äste** (*Pars supraclavicularis*): Noch im Bereich der Faszikelbildung oberhalb der Clavicula gehen 8 motorische Äste zu Schultergürtel- und Schultermuskeln ab (aufgegliedert in Abb. 781b).

❹ **Infraklavikuläre Äste** (*Pars infraclavicularis*): Die 7 großen Nerven des Arms sind in #829 + 837 beschrieben. Ihre Verzweigung ist in Abb. 875a veranschaulicht.

❺ **Hautgebiet**: gesamter Arm, ausgenommen Schulter (*Nn. supraclaviculares* aus dem Plexus cervicalis) und Achselhaut (*Nn. intercostobrachiales* der Interkostalnerven). Die einzelnen Hautgebiete werden getrennt nach Nerven und nach Dermatomen in #875 dargestellt.

❻ **Muskelinnervation**: alle Armmuskeln und oberen Gürtelmuskeln ohne M. trapezius und M. sternocleidomastoideus (*N. accessorius*, XI).

■ **Tasten**: In der Skalenuslücke liegt der Plexus brachialis unbedeckt von Muskeln recht oberflächlich (wenn auch unter der tiefen Halsfaszie!). Sein oberer Stamm ist hier unmittelbar dorsal vom Puls der A. subclavia (#771) leicht zu tasten (leichter Druckschmerz). Bei fettarmer Unterhaut wölbt er sogar die Haut leicht vor.

■ **Leitungsanästhesie**:
- *Interskalenusblock*: Spritzt man ein Leitungsanästhetikum in die Skalenuslücke, kann man den gesamten Plexus brachialis ausschalten. Meist werden dabei auch die unteren Äste des Plexus cervicalis mit anästhesiert, so daß Eingriffe am gesamten Arm einschließlich Schulter schmerzfrei auszuführen sind. Gelegentlich wird der am tiefsten gelegene untere Stamm des Plexus nicht ausreichend betäubt. Hauptgefahr: Anästhetikum gelangt in den Wirbelkanal und führt zur epiduralen oder spinalen Anästhesie (Atemlähmung!).
- *Supraklavikuläre Plexusblockade*: Nach dem Austritt aus der Skalenuslücke ordnen sich die Stämme in die Faszikel um und liegen dabei eng beisammen. Die Injektionsnadel wird kranial der Mittel der Clavicula, etwa 1,5-2 cm lateral vom Lateralrand des M. sternocleidomastoideus eingestochen. Trifft sie auf den Plexus, so löst dies für den Patienten unangenehme schmerzähnliche Gefühle (Parästhesien) im Arm aus. Dies ist das Zeichen, daß man an der richtigen Stelle ist. Ohne Parästhesien sollte man das Anästhetikum nicht injizieren. Hauptgefahr: Pneumothorax.

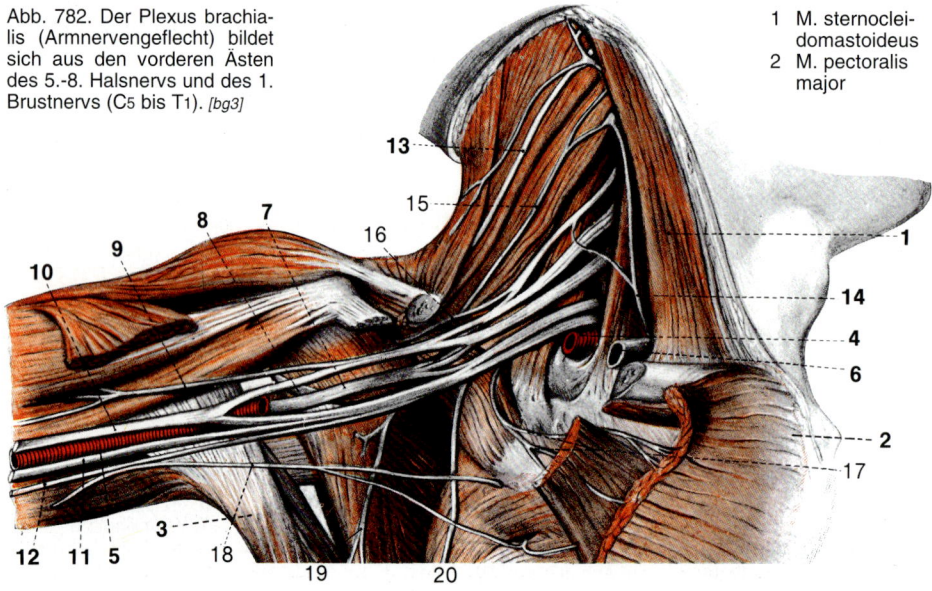

Abb. 782. Der Plexus brachialis (Armnervengeflecht) bildet sich aus den vorderen Ästen des 5.-8. Halsnervs und des 1. Brustnervs (C_5 bis T_1). [bg3]

1 M. sternocleidomastoideus
2 M. pectoralis major
3 M. latissimus dorsi + M. teres major
4 A. subclavia
5 A. brachialis
6 V. subclavia
7-20 Plexus brachialis
7 N. radialis
8 N. axillaris
9 N. musculocutaneus
10 N. medianus
11 N. ulnaris
12 N. cutaneus antebrachii medialis
13 N. accessorius
14 N. phrenicus
15 N. dorsalis scapulae
16 N. suprascapularis
17 N. pectoralis medialis + lateralis
18 Nn. intercostobrachiales
19 N. thoracodorsalis
20 N. thoracicus longus

Abb. 783. Arterienring und Hirnnerven an der Schädelbasis. [bg3]

1-12 Nn. craniales
1 Bulbus olfactorius
2 N. opticus
3 N. oculomotorius
4 N. trochlearis
5 N. trigeminus
6 N. abducens
7 N. facialis
8 N. vestibulocochlearis
9 N. glossopharyngeus
10 N. vagus
11 N. accessorius
12 N. hypoglossus
13 M. obliquus superior
14 N. supratrochlearis
15 N. supraorbitalis
16 N. lacrimalis
17 N. oculomotorius, R. inferior
18 N. ophthalmicus
19 Ganglion trigeminale
20 A. meningea media
21 A. communicans posterior
22 A. basilaris
23 Sinus sigmoideus
24 Foramen jugulare
25 A. vertebralis
26 Sinus transversus
27 Confluens sinuum
28 N. cervicalis I
29 Sinus petrosus inferior
30 Sinus petrosus superior
31 Hypophysis [Glandula pituitaria]
32 Sinus cavernosus
33 A. carotis interna
34 V. ophthalmica superior
35 A. cerebri anterior

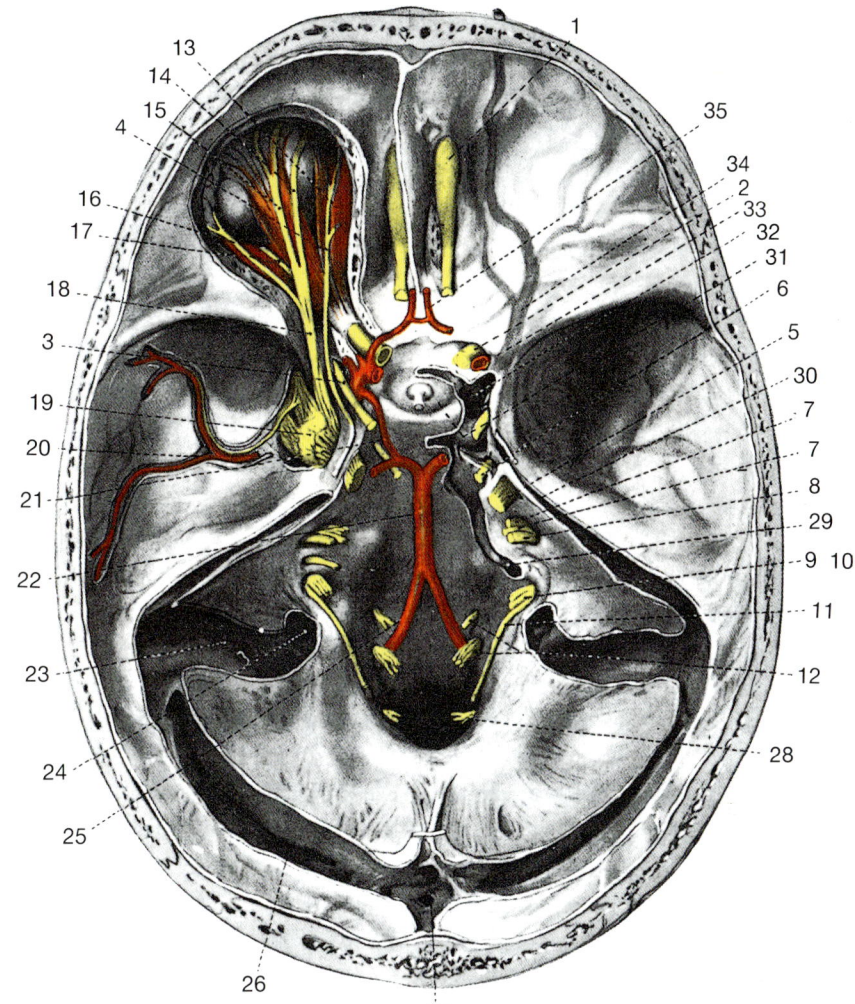

#783 Hirnnerven I-IV, VI, VIII

■ **N. olfactorius [I]** (Riechnerv, #661, #731, Abb. 783):
• *Extrakranieller Verlauf*: Beiderseits kommen etwa 20 feine Nerven von der Riechschleimhaut (Pars olfactoria der Tunica mucosa nasi) am Dach der Nasenhöhle.
• *Eintritt in die Schädelhöhle*: durch die Lamina cribrosa (Siebplatte) des Siebbeins.
• *Intrakranieller Verlauf*: Die Riechnerven treten sogleich in den Bulbus olfactorius (Riechkolben) des Großhirns ein.
• *Riechbahn*: ⇒ #668.

• *Gefährdung*: Bei Schädelbasisbrüchen der vorderen Schädelgrube können Riechnerven abgerissen werden.
• *Ausfallserscheinungen*: Bei der *Anosmie* (gr. osmé = Geruch) ist das Geruchsvermögen für reine Riechstoffe aufgehoben. Stechende Gerüche, z.B. Ammoniak und Formaldehyd, werden weiterhin über die Schleimhautsensibilität (N. trigeminus) registriert.

■ **N. opticus [II]** (Sehnerv, ausführlich #689):
• *Extrakranieller Verlauf*: Er verläßt an der Sehnervpapille (*Discus nervi optici*) die Netzhaut. Er ist in der Orbita von den Augenmuskeln umgeben und durchquert deren Sehnenring (*Anulus tendineus communis*).
• *Eintritt in die Schädelhöhle*: durch den *Canalis opticus*, in welchem ihm die A. ophthalmica entgegenkommt.

• *Intrakranieller Verlauf*: Nach dem Austritt aus dem kleinen Keilbeinflügel kreuzen die von den nasalen Netzhauthälften kommenden Nervenfasern im *Chiasma opticum* vor dem Hypophysenstiel, während die temporalen Fasern ungekreuzt weiterziehen. Von der Sehnervenkreuzung ab heißt der Sehnerv „Sehstrang" (*Tractus opticus*).
• *Sehbahn*: ⇒ #666.

• *Gefährdung*: im Auge durch Durchblutungsstörungen der A. centralis retinae, in der Orbita durch Geschwülste und Traumen (z.B. Ausriß des Sehnervs aus der Sclera), im Canalis opticus durch Schädelbasisbrüche, in und nahe der Sehnervenkreuzung durch Geschwülste der Hypophyse.
• *Ausfallserscheinungen*: bei Teilverletzung Skotome (Gesichtsfeldausfälle, gr. skótos = Finsternis), bei völliger Zerstörung Amaurose (Erblindung, gr. amaurós = dunkel, blind). Halbseitenblindheit ⇒ #689.

■ **N. oculomotorius [III]** (Augenbewegungsnerv):
• *Kerngebiet*: Nucleus nervi oculomotorii (motorisch) und Nuclei accessorii nervi oculomotorii (parasympathisch) im Tegmentum mesencephali. Ausführlicher ⇒ #643.
• *Intrakranieller Verlauf*: Er zieht vom Mittelhirn vor dem Vorderrand der Brücke zum Sinus cavernosus. Neben der Sattellehne des Türkensattels tritt er in die harte Hirnhaut ein und läuft dann in der Lateralwand des Sinus cavernosus.

- *Austritt aus der Schädelhöhle*: durch die Fissura orbitalis superior (obere Augenhöhlenspalte).
- *Extrakranieller Verlauf*: In der Augenhöhle teilt er sich in 2 Äste (R. superior + R. inferior) und verzweigt sich zu 4 Augenmuskeln (M. rectus superior + medialis + inferior + M. obliquus inferior), zum M. levator palpebrae superioris und zum *Ganglion ciliare* (#695).

❶ *Gefährdung*: In der Dura mater durch Hirnhautentzündung (Meningitis), Aneurysmen der A. carotis interna und Schädelbasisbrüche der mittleren Schädelgrube. An der Kante des Tentorium cerebelli durch Tumoren und Hirndruck.

❷ *Ausfallserscheinungen*:
- *Diplopie*: Lähmung von 4 äußeren Augenmuskeln bedingt Bewegungseinschränkung des Augapfels und damit höhenverschobene Doppelbilder.
- *Ptosis*: Das Oberlid hängt wegen Lähmung des M. levator palpebrae superioris herab.
- *Mydriasis*: Der Ausfall des parasympathisch innervierten M. sphincter pupillae führt zu weiter Pupille (Überwiegen des vom Sympathikus innervierten M. dilatator pupillae).
- *Akkomodationsschwäche*: Ausfall des M. ciliaris.

■ **N. trochlearis [IV]** (Augenrollnerv):
- *Kerngebiet*: Nucleus nervi trochlearis im Tegmentum mesencephali. Alle Fasern kreuzen im Tectum mesencephali zur Gegenseite (Decussatio fibrarum nervorum trochlearium). Ausführlicher ⇒ #643 + 695.
- *Intrakranieller Verlauf*: Als einziger Hirnnerv entspringt er an der Dorsalseite des Hirnstamms (kaudal der unteren Hügel). Er zieht in großem Bogen um das Mittelhirn und tritt am Rand des Kleinhirnzelts in die harte Hirnhaut ein. In dieser liegt er lateral vom N. oculomotorius in der Wand des Sinus cavernosus. Am anatomischen Präparat wird der dünne Nerv wegen dieses langen ungeschützten Verlaufs im Subarachnoidealraum leicht abgerissen.
- *Austritt aus der Schädelhöhle*: durch die Fissura orbitalis superior (obere Augenhöhlenspalte).
- *Extrakranieller Verlauf*: In der Augenhöhle legt er sich dem oberen schrägen Augenmuskel an und innerviert ihn.

- *Gefährdung*: wie N. oculomotorius.
- *Ausfallserscheinungen*: Lähmung des M. obliquus superior bedingt Bewegungseinschränkung des Augapfels und damit höhenverschobene Doppelbilder (*Diplopie*). Selten ist jedoch der N. trochlearis allein gelähmt, sondern meist gemeinsam mit dem N. oculomotorius.

■ **N. abducens [VI]** (Augenabziehnerv):
- *Kerngebiet*: Nucleus nervi abducentis im Tegmentum pontis. Alle Fasern bleiben ungekreuzt. Ausführlicher ⇒ #643 + 695.
- *Intrakranieller Verlauf*: Er tritt kaudal des Unterrands aus der Brücke aus. Er zieht zur harten Hirnhaut im Bereich des Clivus und hat dann in ihr einen langen Verlauf. Er liegt, wie die beiden anderen Augenmuskelnerven, in der Lateralwand des Sinus cavernosus.
- *Austritt aus der Schädelhöhle*: durch die Fissura orbitalis superior (obere Augenhöhlenspalte).
- *Extrakranieller Verlauf*: In der Augenhöhle legt er sich dem seitlichen geraden Augenmuskel an und innerviert ihn.

- *Gefährdung*: Wegen des langen intraduralen Verlaufs wird er bei Schädelbasisbrüchen, Hirndruck und Hirnhautentzündungen besonders häufig verletzt.
- *Ausfallserscheinungen*: Doppelbilder (nicht höhenverschoben!) bei Blick zur Seite.

■ **N. vestibulocochlearis [VIII]** (Hör- und Gleichgewichtsnerv = Vorhof-Schnecken-Nerv):
- *Äste*: N. vestibularis vom Gleichgewichtsapparat (Sacculus, Utriculus, 3 Bogengänge), N. cochlearis vom Hörorgan (Cochlea).
- *Ganglien*: Ganglion vestibulare im inneren Gehörgang, Ganglion cochleare [spirale cochleae] in der Schnecke.
- *Extrakranieller Verlauf*: gemeinsam mit dem N. facialis und der A. labyrinthi im inneren Gehörgang (Meatus acusticus internus).
- *Eintritt in die Schädelhöhle*: Porus acusticus internus.
- *Intrakranieller Verlauf*: vom Felsenbein durch den Kleinhirn-Brücken-Winkel zum Hinterrand der Brücke.
- *Kerngebiet*: Nuclei cochleares und Nuclei vestibulares in Myelencephalon [Medulla oblongata] [Bulbus] und Tegmentum pontis (ausführlicher ⇒ #643).

❶ *Gefährdung*: im Felsenbein durch Pyramidenbrüche und Durchblutungsstörungen der A. labyrinthi, in der Schädelhöhle vor allem durch Kleinhirn-Brücken-Winkel-Tumoren.

❷ *Ausfallserscheinungen*:
- Schallempfindungsschwerhörigkeit bis Taubheit.
- Ohrensausen (Tinnitus).
- Ähnlich wie bei Kleinhirnstörungen: Drehschwindel, Stand- und Gangataxie, Nystagmus.

#784 N. trigeminus [V]

■ **Kerngebiet** (ausführlicher #643):
- Sensorische Kerne: Nucleus mesencephalicus nervi trigemini + Nucleus principalis nervi trigemini + Nucleus spinalis nervi trigemini.
- Motorischer Kern: Nucleus motorius nervi trigemini.

■ **Intrakranieller Verlauf**: Der N. trigeminus [V] (Drillingsnerv) verläßt mit einer dicken *Radix sensoria* und einer dünnen *Radix motoria* den mittleren Kleinhirnstiel und tritt schon nach etwa 0,5 cm in eine Tasche der harten Hirnhaut (*Cavum trigeminale*), wo er zum mächtigen *Ganglion trigeminale* (früher Gasser-Ganglion genannt, Johann Lorenz Gasser, Anatom in Wien, 1765) anschwillt. Im Ganglion liegen die Zellkörper der afferenten Fasern. Es entspricht einem Spinalganglion. Die 3 Hauptäste verlassen es getrennt.

Vorstellungshilfe: Das Trigeminusganglion mit seinen Ästen kann man mit einer Schwurhand vergleichen, die man so hält, daß der Daumen abwärts zeigt. Dem Mittelfinger entspricht dann der N. ophthalmicus (V₁), dem Zeigefinger der N. maxillaris (V₂), dem Daumen der N. mandibularis (V₃), der Handfläche das Ganglion trigeminale, dem Unterarm der Hauptstamm des N. trigeminus.

■ **Austritt aus der Schädelhöhle**:
❶ *N. ophthalmicus*: durch die Fissura orbitalis superior.
❷ *N. maxillaris*: durch das Foramen rotundum.
❸ *N. mandibularis*: durch das Foramen ovale.

■ **Extrakranieller Verlauf und Äste**:
❶ **N. ophthalmicus** (sensorisch): durch die Augenhöhle zur Bindehaut des Auges, zur Haut der Stirn und des Nasenrückens sowie zu den Siebbeinzellen.
- *N. frontalis* (Stirnnerv): mit 2 stärkeren Ästen zur Stirn- und Scheitelhaut.
- *N. nasociliaris* (Nasen-Wimpern-Nerv): zu Oberlid, Hornhaut und Bindehaut des Auges, Nasenrücken und den vorderen Teil der Nasenhöhle. Über diesen Nerv läuft die

afferente Bahn des Kornealreflexes (= Lidschlußreflex). Berührt man Hornhaut oder Bindehaut des Auges, so wird reflektorisch die Lidspalte geschlossen. Zusätzlich zuckt der Kopf zurück und wird die Tränensekretion gesteigert.
• *N. lacrimalis* (Tränennerv): sensorisch zum lateralen Teil des Oberlids und der Bindehaut. Im legen sich parasympathische sekretorische Fasern des N. facialis aus dem Ganglion pterygopalatinum für die Tränendrüse an (daher der etwas irreführende Name).

❷ **N. maxillaris** (sensorisch): zur Fossa pterygopalatina (Flügelgaumengrube) und von dort in mehreren Knochenkanälen zum Gaumen, zur Haut zwischen Lidspalte und Mundspalte, zur Nasenhöhle und zu den Zähnen des Oberkiefers (Verzweigung der Äste in Abb. 784c).

❸ **N. mandibularis** (sensorisch + motorisch): zur Fossa infratemporalis. Die *Radix motoria* zweigt sich zu den 4 Kaumuskeln, ferner zu M. tensor tympani, M. tensor veli palatini, M. mylohyoideus und Venter anterior des M. digastricus auf. Von den sensorischen Ästen tritt einer in den Unterkiefer ein und versorgt dessen Zähne (*N. alveolaris inferior*). Das Hautgebiet reicht von der Unterlippe bis zum Kinn und über das Jochbogen zur Schläfengegend.
• *N. lingualis* (Zungennerv): Oberflächensibilität der Zunge. Im legt sich die Chorda tympani mit Geschmacksfasern und parasympathischen sekretorischen Fasern des N. facialis (VII) zum Ganglion submandibulare für die Glandula submandibularis + sublingualis an. (Motorischer Zungennerv ist der N. hypoglossus, XII!)
• *N. buccalis* (Wangennerv): Oberflächensibilität der Wange und Teilen des Zahnfleisches. (Motorischer Wangennerv ist der N. facialis, VII!)
• Aufgliederung und Verzweigung der übrigen Äste in Abb. 784b.

■ **Trigeminusdruckpunkte**: Zur ärztlichen Standarduntersuchung gehört die Prüfung der Druckempfindlichkeit des N. trigeminus. Man prüft sie an Stellen, an denen stärkere Äste aus dem Knochen austreten oder um eine Knochenkante umbiegen:
• *N. frontalis* (aus V1): an der *Incisura frontalis* oder *supraorbitalis* des oberen Augenhöhlenrandes. Die Inzisur kann zu einem *Foramen frontale* geschlossen sein.
• *N. infraorbitalis* (aus V2): am *Foramen infraorbitale* des Oberkiefers.
• *N. mentalis* (aus V3): am *Foramen mentale* des Unterkiefers. Die 3 Druckpunkte liegen etwa in einer Vertikalen, die etwas medial des Mundwinkels verläuft. Diagnostisch interessant ist nur der isolierte Druckschmerz der Nerven ohne Schmerzen der weiteren Umgebung. Er kommt vor bei Erkrankungen der Nasennebenhöhlen, Trigeminusneuralgie, Hirnhautentzündung (Meningitis) und Hirndruck.

■ **Zentrale Innervation**: Von den eben beschriebenen Innervationsgebieten der peripheren Nerven muß man die sog. zentralen Innervationsgebiete nach der Anordnung der sensorischen Kerne im Hirnstamm unterscheiden: Sie verlaufen „zwiebelschalenförmig" an Mund und Nase beginnend zur Scheitel-Ohr-Kinn-Linie. Im Hirnstamm sind die Hautgebiete nicht in der gleichen Form wie im Gesicht repräsentiert. Der Bereich von Nase und Mund liegt am weitesten kranial, es folgen absteigend Ringe von den Augen zur Unterlippe, von der Stirn zum Kinn usw.

Vorstellungshilfe: Bei zentralen Innervationsgebieten der Extremitäten (segmentale Innervation) geht man gewöhnlich von der Vierfüßerstellung aus (#875). Ähnlich kann man beim Kopf verfahren:

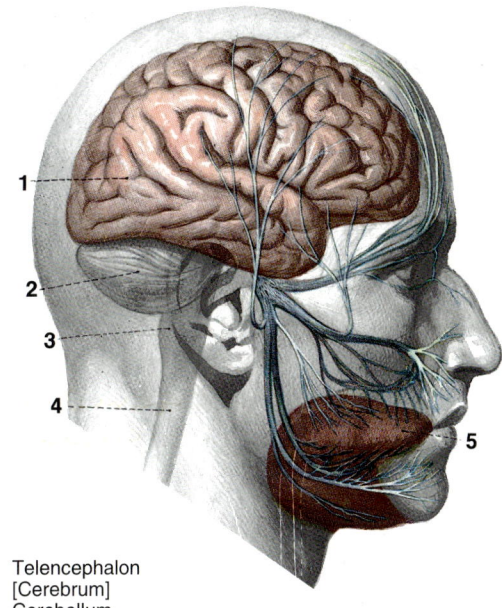

1 Telencephalon [Cerebrum]
2 Cerebellum
3 Myelencephalon [Medulla oblongata] [Bulbus]
4 Medulla spinalis
5 Lingua

Abb. 784a. Aufzweigung des N. trigeminus (V). *[ta]*

Beim Vierfüßer liegen Mund und Nase am weitesten vorn. Die beim Menschen überraschende Anordnung der Innervationsgebiete läßt sich durch Vergleich mit dem Vierfüßer unschwer verstehen.

Bedeutung der zentralen Innervationsgebiete: Sie werden bei Erkrankungen des Hirnstamms wichtig. Je nach Sitz der Läsion im Hirnstamm fällt ein entsprechender Ring aus. Aus der Ausdehnung der Sensibilitätsstörung kann man daher auf die Lokalisation der Läsion im Hirnstamm schließen.

■ **Gefährdung** durch:
• Schädelbrüche: Viele Trigeminusäste liegen in Knochenkanälen und können bei Brüchen dieser Knochen zerrissen oder überdehnt werden. Der Hauptstamm kann bei Schädelbasisbrüchen durch den Türkensattel verletzt werden. Ein Schlag auf das Auge kann zum Bruch des Augenhöhlenbodens führen (Blow-out-Fraktur) und dabei der N. infraorbitalis zerrissen werden.
• Geschwülste im Bereich des Kopfes, Hirnhautentzündung (Meningitis), Vereiterung von Nasennebenhöhlen (besonders Kieferhöhle mit Reizung der Alveolarnerven des Oberkiefers).
• Ärztliche Eingriffe: Operationen an den Nasennebenhöhlen, zahnärztliche Leitungsanästhesie.

■ **Ausfallserscheinungen**:
• Sensibilitätsstörungen: je nach geschädigtem Ast.
• Kauschwäche bei Schädigung motorischer Äste wird vom Patienten oft nur bei doppelseitigem Ausfall bemerkt (dann fehlt auch der Massetterreflex). Bei einseitigem Ausfall weicht das Kinn zur kranken Seite ab (Zug des M. pterygoideus lateralis der gesunden Seite).

■ **Trigeminusneuralgie**: Bei ihr treten schwerste Schmerzen im Trigeminusgebiet auf, die den Patienten bis zum Selbstmord treiben können. Manchmal ist die Ursache ein Druck der A. superior cerebelli auf die Trigeminuswurzel im Kleinhirn-Brücken-Winkel. Dann ist durch eine mikrochirurgische Dekomprimierung Heilung zu erreichen. Andernfalls bleibt bei Versagen der medikamentösen Therapie als letzte Maßnahme zur Linderung der Schmerzen die Zerstörung des Trigeminusganglions durch perkutane Thermokoagulation.

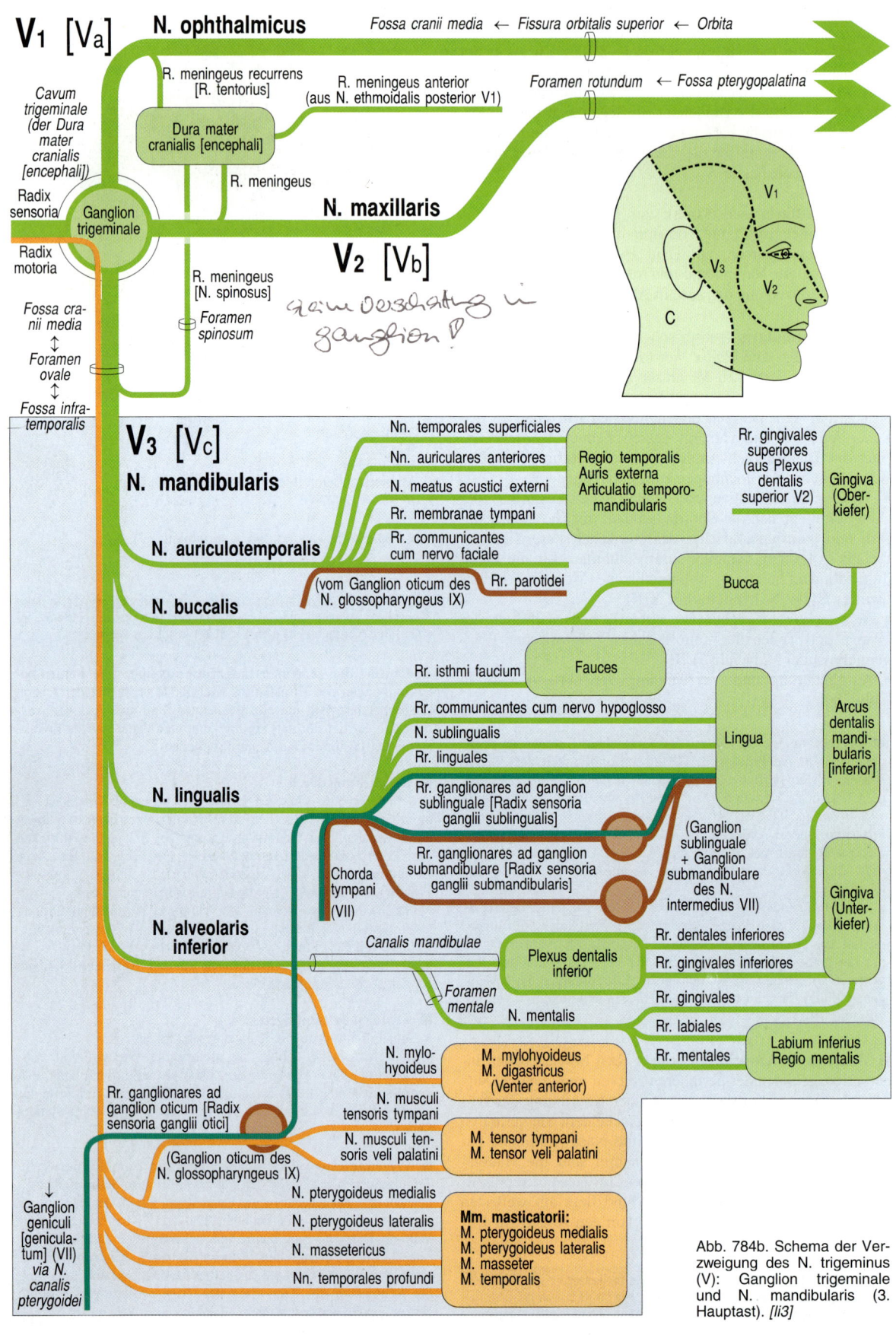

Abb. 784b. Schema der Verzweigung des N. trigeminus (V): Ganglion trigeminale und N. mandibularis (3. Hauptast). [li3]

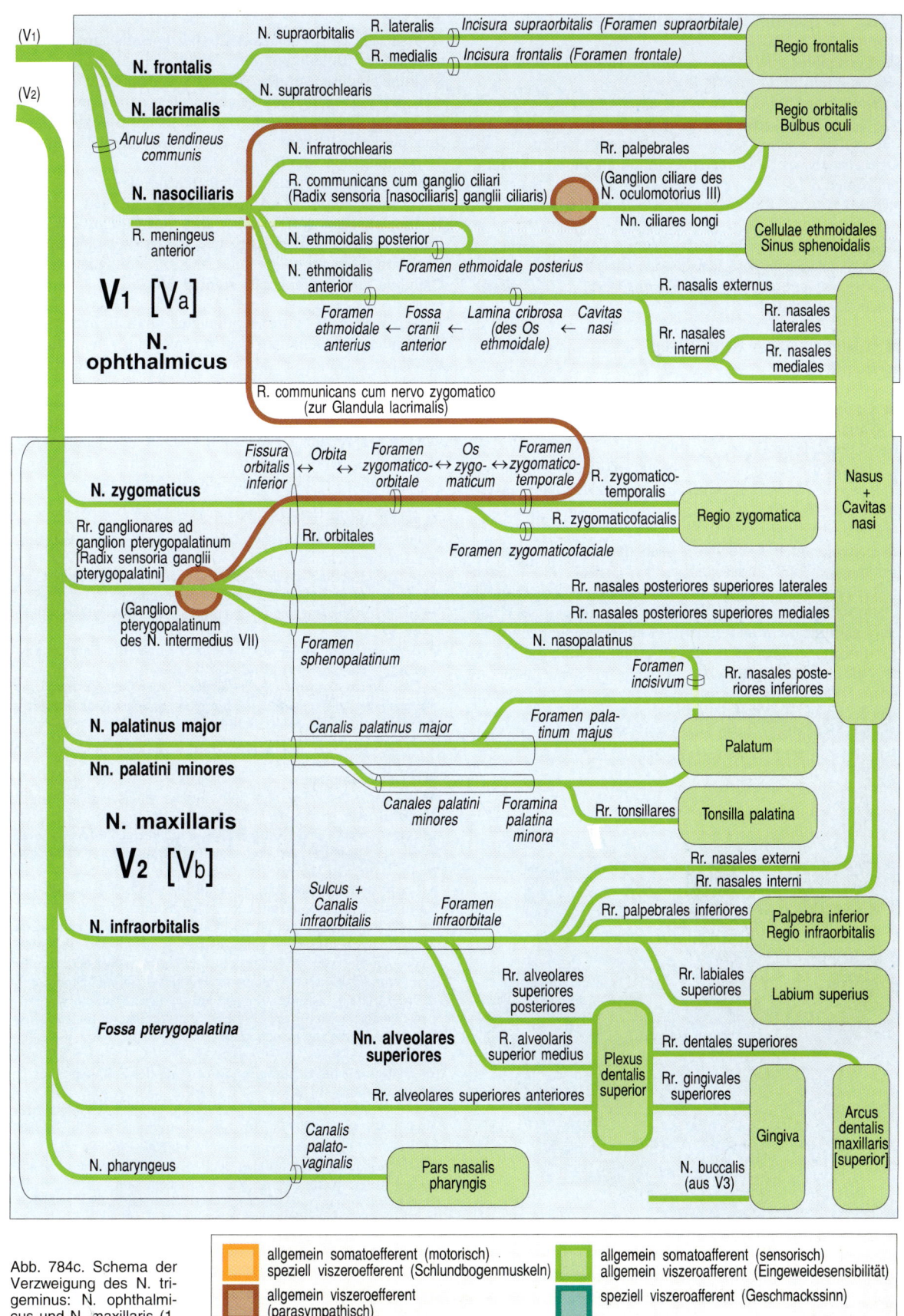

Abb. 784c. Schema der Verzweigung des N. trigeminus: N. ophthalmicus und N. maxillaris (1. und 2. Hauptast). [li3]

#785 N. facialis [VII] (Gesichtsnerv)

■ **Kerngebiet** im Myelencephalon [Medulla oblongata] [Bulbus] (ausführlich ⇒ #643):
• Motorischer Kern: *Nucleus nervi facialis*.
• Sensorischer Kern für Geschmacksfasern: kranialer Teil der *Nuclei tractus solitarii*. Umstrittene Fasern für die Oberflächensensibilität enden vermutlich in den Trigeminuskernen.
• Sekretorischer Kern: *Nucleus salivatorius superior*.

■ **Intrakranieller Verlauf**: Vom Kleinhirn-Brücken-Winkel gelangt er zum Meatus acusticus internus (innerer Gehörgang) und dann in den *Canalis nervi facialis* (Fazialiskanal, ausführlich ⇒ #674).

■ **Austritt aus der Schädelhöhle**: im *Foramen stylomastoideum*.

■ **Ganglien**:
• *Ganglion geniculi*: am Beginn des Fazialiskanals für die Geschmacksfasern.
• *Ganglion pterygopalatinum* (#799), *Ganglion submandibulare* und *Ganglion sublinguale* (#724): für die parasympathischen Fasern.

■ **Extrakranieller Verlauf**: Nach dem Austritt aus dem Foramen stylomastoideum (zwischen Griffel- und Warzenfortsatz) gibt er sogleich den N. auricularis posterior ab. Dann tritt der Hauptstamm in die Ohrspeicheldrüse (Glandula parotidea) ein und bildet dort ein Nervengeflecht (*Plexus intraparotideus*). Aus diesem gehen strahlig die Nerven zu den einzelnen mimischen Muskeln des Gesichts hervor (Abb. 785a). Das Fazialisgeflecht teilt die Glandula parotidea in einen oberflächlichen und einen tiefen Teil. Durch das Nervengeflecht zieht eine starke Vene (V. retromandibularis) von der Schläfengegend zum Hals.

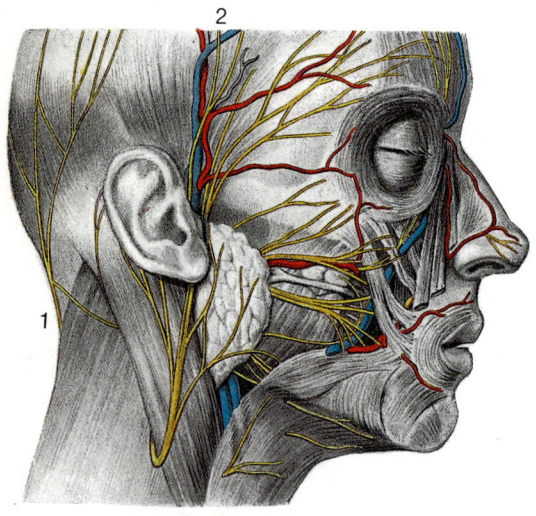

Abb. 785a. Seitliche Gesichtsgegend mit Ästen des N. trigeminus (V), N. facialis (VII) und Halsnerven (Plexus cervicalis). *[br6]*

| 1 N. occipitalis major | 3 N. auricularis magnus |
| 2 N. auriculotemporalis | 4 N. transversus colli [cervicalis] |

■ **Äste**:

❶ Äste aus dem Fazialiskanal (bei Fazialislähmung kann man aus der Beteiligung oder Nichtbeteiligung dieser Äste wichtige Schlüsse auf den Sitz des Schadens ziehen):
• *N. petrosus major*: mit sekretorischen parasympathischen Fasern für Tränen-, Nasen- und Gaumendrüsen zum Ganglion pterygopalatinum. Von dort laufen diese Fasern mit Trigeminusästen zum Erfolgsorgan.
• *N. stapedius*: zum gleichnamigen Muskel.
• *Chorda tympani* (Paukensaite, #674): Sie legt sich dem N. lingualis (aus V₃) an und führt ihm Geschmacksfasern für die vorderen ⅔ der Zunge und sekretorische Fasern zum Ganglion submandibulare und Ganglion sublinguale (für die Glandula submandibularis + sublingualis) zu.

❷ *N. auricularis posterior* (hinterer Ohrmuschelnerv): zu den hinteren Abschnitten des M. epicranius, den Muskeln des äußeren Ohrs, zum M. stylohyoideus und zum hinteren Bauch des M. digastricus.

❸ Die motorischen Gesichtsäste des N. facialis strahlen wie die gespreizten 5 Finger einer Hand auseinander (Aufgliederung in Abb. 785b). Ihnen legen sich z.T. Zweige des N. trigeminus für die Oberflächensensibilität an.

■ **Gefährdung**:
• Im Kleinhirn-Brücken-Winkel: durch Kleinhirn-Brücken-Winkel-Tumoren.
• Im Fazialiskanal: durch Felsenbeinbrüche, Warzenfortsatzeiterung und Entzündungen im Kanal (Raumbeengung!).
• In der Parotisloge durch Geschwülste der Glandula parotidea (Abb. 785c + d).
• Bei der Geburt durch den Druck der Löffel der Entbindungszange (*angeborene Fazialislähmung*).
• Die Chorda tympani ist wegen des freien Verlaufs durch die Paukenhöhle durch Mittelohreiterungen und ärztliche Eingriffe am Mittelohr besonders gefährdet. Bei einer Kiefergelenksverrenkung kann sie überdehnt werden.

■ **Fazialislähmung**:
❶ Je nach dem Sitz der Schädigung unterscheidet man 2 **Hauptformen**:
• Zentrale (*supranukleare*) Fazialislähmung: Die Läsion liegt zwischen Großhirnrinde und dem Fazialiskern im verlängerten Mark.
• Periphere (*nukleare* oder *infranukleare*) Fazialislähmung: Die Läsion liegt im Fazialiskern oder im Verlauf des Nervs.
Bei der kompletten peripheren Lähmung sind alle mimischen Muskeln der betreffenden Seite gelähmt. Je nach Höhe der Läsion sind auch die Äste im Felsenbein mitbetroffen. Bei der einseitigen zentralen Lähmung bleiben die Muskeln der Lidspalte und der Stirn intakt, weil das Kerngebiet für diese Muskeln von beiden Großhirnhälften Impulse erhält, das Kerngebiet für die Muskeln der Mundspalte jedoch nicht.

❷ **Symptome bei Schädigung außerhalb des Schädels**:
• Die Stirn kann nicht gerunzelt werden.
• Die Lidspalte kann nicht geschlossen werden: Es bleibt das Weiße des Auges (Sclera) im Lidspalt sichtbar, weil beim Lidschluß das Auge nach oben gedreht wird (*Bell-Phänomen*).
• Die Wange ist schlaff, daher beißt sich der Patient beim Kauen häufig in die Wange. Beim Essen sammeln sich Speisen in der Backentasche an, weil sie vom Wangenmuskel nicht zwischen die Zähne zurückgeschoben werden.
• Die Nasolabialfalte (von der Nase zum Mundwinkel) ist verstrichen (Abb. 785c + d).
• Der Mundwinkel hängt herab. Speichel tropft heraus, weil der Patient die Lippen nicht mehr fest schließen kann. Er kann auch den Mund nicht mehr spitzen, nicht pfeifen oder ein Blasinstrument blasen.

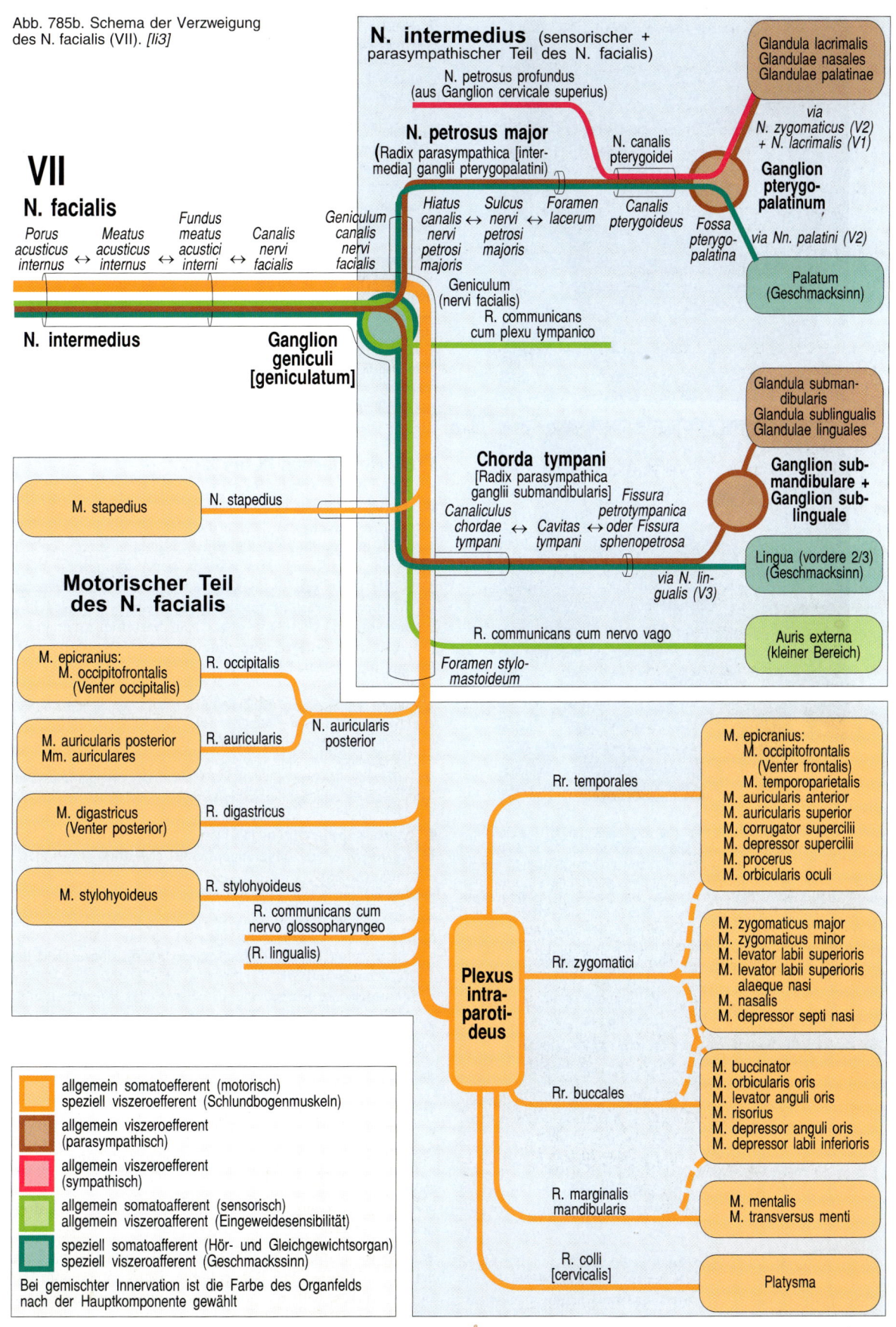

Abb. 785b. Schema der Verzweigung des N. facialis (VII). [li3]

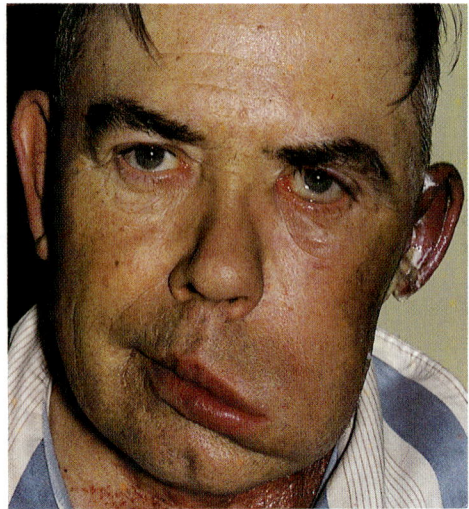

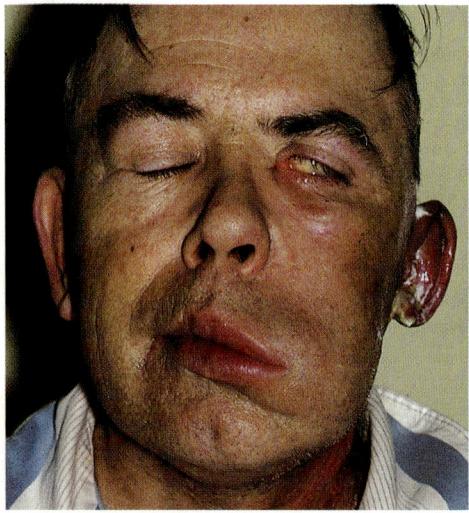

Abb. 785c + d. Lähmung der mimischen Muskeln (Fazialislähmung). Beim abgebildeten Patienten wurde der N. facialis (VII) auf der linken Seite durch eine Geschwulst der Glandula parotidea zerstört. Der Mundwinkel hängt links schlaff herab, das linke Auge kann nicht völlig geschlossen werden. Trotz intakter Kaumuskeln ist der Patient auch beim Essen behindert: Wegen des schlaffen Wangenmuskels sammelt sich der Speisebrei in den Wangentaschen an. Der Patient muß die Hand zur Hilfe nehmen, um den Speisebrei aus den Wangentaschen herauszumassieren. [li4]

❸ **Zusätzliche Symptome bei Läsion im Fazialiskanal**:
• *Geschmacksstörungen* im vorderen Zungenbereich bei Läsion oberhalb des Abgangs der *Chorda tympani*: Sie fallen dem Patienten nur bei doppelseitiger Lähmung auf. Sie können jedoch vom Arzt geprüft und dann für die Lokalisation des Schadens wichtig werden.
• *Hyperakusis*: Geräusche werden störend laut empfunden bei Läsion oberhalb des Abgangs des *N. stapedius*. Der Steigbügelmuskel (M. stapedius) dämpft die Schwingungen der Gehörknöchelchen. Die ungedämpfte Steigbügelplatte spricht schon auf leise Geräusche an.

❹ *Wertung der Ausfallserscheinungen*:
• Einige sind nur störend, z.B. fällt die *fehlende Mimik* einer Seite den Mitmenschen rasch auf und wird häufig voreilig als Zeichen einer geistigen Störung gedeutet.

• Lästiger ist schon die *Lähmung der Wange*, weil durch sie das Essen recht mühsam wird.
• Am ernstesten ist der *Ausfall des Augenschließmuskels*. Durch den Lidschlag wird die Tränenflüssigkeit über die Vorderseite des Augapfels verteilt. Die geschlossene Lidspalte schützt das Auge vor Austrocknung der Hornhaut. Bei Wasserverlust wird die Hornhaut trüb und damit undurchsichtig. Bakterien wandern ein und rufen Geschwüre hervor. Es droht der Verlust des Auges. Bei der peripheren Fazialislähmung ist daher ein „Uhrglasverband" zum Schutz des Auges gegen Austrocknung anzulegen. Glücklicherweise sind bei der zentralen Fazialislähmung die Lidmuskeln nicht mitbetroffen.

❺ **Chirurgische Konsequenzen**: Bei allen Eingriffen im Gesichtsbereich ist sorgfältig auf die Äste des Gesichtsnervs zu achten. Besteht keine Aussicht auf Wiederherstellung der Nervenleitung im gelähmten N. facialis, so wird man wegen der Bedrohung des Auges eine Nerventransplantation erwägen. In erster Linie kommt hierfür der ebenfalls motorische N. accessorius infrage, da man auf Teile von M. sternocleidomastoideus und M. trapezius (zusätzliche Innervation durch Plexus cervicalis!) eher verzichten kann als auf die mimischen Muskeln.

#786 Hirnnerven IX bis XII

■ **Gemeinsamkeit**: N. glossopharyngeus, N. vagus und N. accessorius (IX-XI) verlassen die Schädelhöhle mit der V. jugularis interna durch das Foramen jugulare. Ihnen schließt sich, von dorsal aus dem Canalis nervi hypoglossi kommend, der N. hypoglossus (XII) an. Diese 4 Nerven liegen im *Spatium lateropharyngeum [pharyngeum laterale] [parapharyngeum]* (#798) in enger Nachbarschaft zueinander, zur A. carotis interna und zum oberen Halsganglion des Sympathikus (Abb. 786b).

Die enge Nachbarschaft bedeutet auch häufig gemeinsame Schädigung durch Traumen, Tumoren usw.:
• *Syndrom des Foramen jugulare*: Lähmung der Hirnnerven IX-XI (N. glossopharyngeus + vagus + accessorius).
• *Villaret-Syndrom*: zusätzlich Lähmung des N. hypoglossus und des Halssympathikus (Horner-Syndrom).

■ **N. glossopharyngeus [IX]** (Zungen-Rachen-Nerv):
❶ *Kerngebiet* im Myelencephalon [Medulla oblongata] [Bulbus] (#643):
• Motorischer Kern: oberer Teil des *Nucleus ambiguus*.
• Sensorischer Kern für die Oberflächensensibilität: *Nucleus spinalis nervi trigemini*.
• Sensorischer Kern für Geschmacksfasern: oberer Teil der *Nuclei tractus solitarii*.
• Sekretorischer Kern: *Nucleus salivatorius inferior*.

❷ *Intrakranieller Verlauf*: Er verläßt das verlängerte Mark zwischen Olive und Hintersträngen.

❸ *Austritt aus der Schädelhöhle*: im Foramen jugulare.

❹ *Ganglien*:
• *Ganglion superius* (sensorisch): noch innerhalb des Schädels.
• *Ganglion inferius* (sensorisch + parasympathisch): unmittelbar nach dem Austritt.
• *Ganglion oticum* (parasympathisch): für Glandula parotidea.

❺ *Extrakranieller Verlauf*: Vom Ganglion inferius zieht der *N. tympanicus* zur Paukenhöhle. Der Hauptstamm legt sich dem M. stylopharyngeus an und zweigt sich an der äußeren Rachenwand auf.

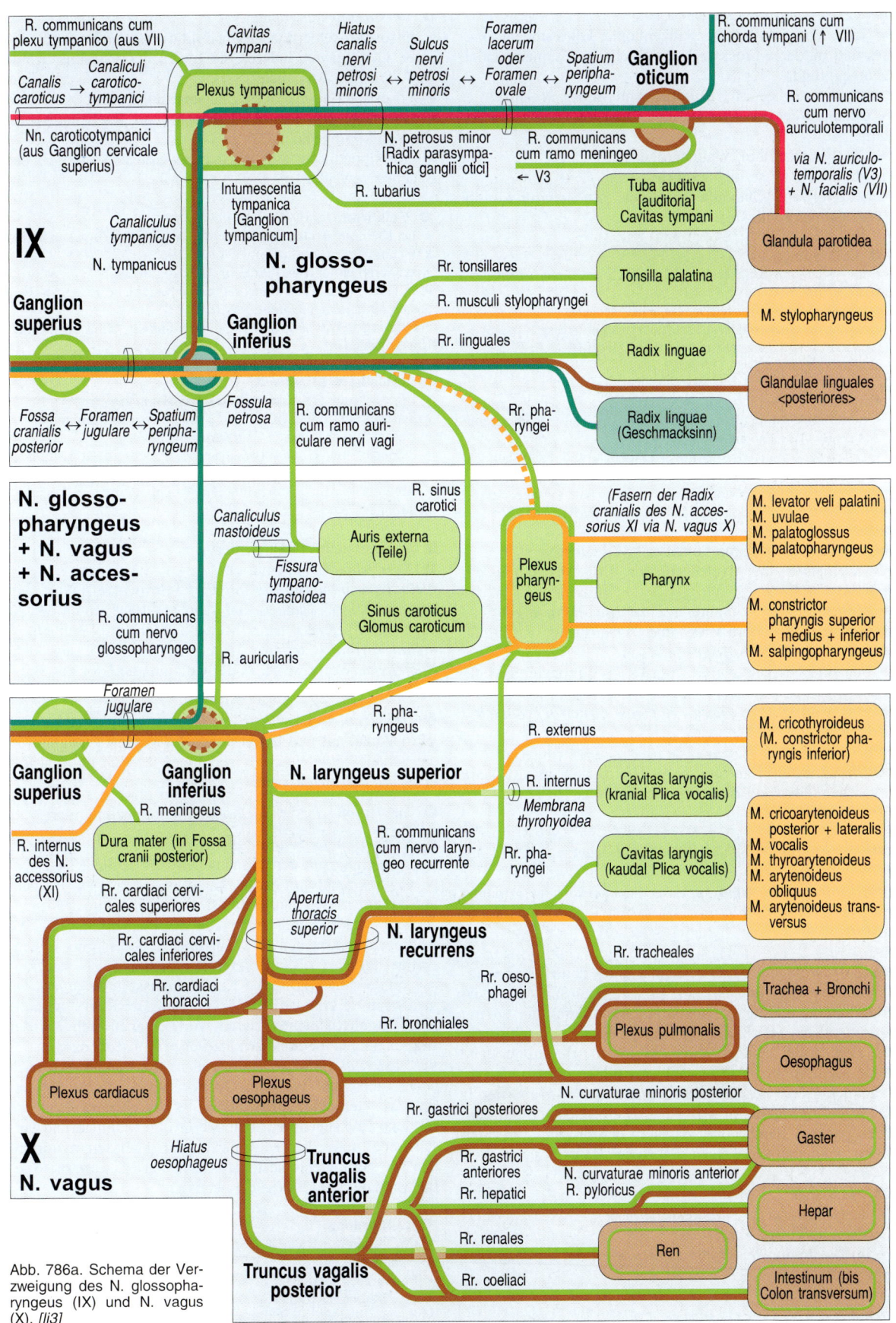

Abb. 786a. Schema der Verzweigung des N. glossopharyngeus (IX) und N. vagus (X). [li3]

❻ *Versorgungsaufgaben der Äste*:
• Schleimhautsensibilität: Paukenhöhle, Ohrtrompete, oberes und mittleres Stockwerk des Rachens, Gaumenmandel, Zungengrund.
• Pressorezeptoren (für Blutdruck) im Sinus caroticus.
• Chemorezeptoren (für O_2 und CO_2) im Glomus caroticum.
• Geschmacksfasern: Wallpapillen.
• Motorisch: M. stylopharyngeus.
• Sekretorisch: Glandula parotidea, Zungengrunddrüsen (über *Ganglion oticum*).

❼ **Gefährdung**:
• Im Kleinhirn-Brücken-Winkel: durch Kleinhirn-Brücken-Winkel-Tumoren.
• Im Foramen jugulare durch Schädelbasisbrüche.
• Im Spatium lateropharyngeum [pharyngeum laterale] [parapharyngeum] durch Tumoren und ärztliche Eingriffe, z.B. Gaumenmandelentfernung.

❽ **Ausfallserscheinungen**:
• Sensibilitätsstörung im Nasenrachenraum, am Zungengrund und an der Gaumenmandel.
• Geschmacksstörung (Ageusie) am Zungengrund, hauptsächlich für bitter.
• Schluckstörung: bei einseitiger Lähmung nur geringe Beeinträchtigung, bei doppelseitiger Lähmung schwerwiegend.

■ **N. vagus [X]** (Vagus, „umherschweifender Nerv"):
❶ *Kerngebiet* im Myelencephalon [Medulla oblongata] [Bulbus] (#643):
• Motorischer Kern: unterer Teil des *Nucleus ambiguus*.
• Sensorischer Kern für die Oberflächensensibilität: *Nucleus spinalis nervi trigemini*.
• Sensorischer Kern für Geschmacksfasern: oberer Teil der *Nuclei tractus solitarii*.
• Parasympathischer Kern: *Nucleus posterior [dorsalis] nervi vagi*.

❷ *Intrakranieller Verlauf*: Er verläßt das verlängerte Mark zwischen Olive und Hintersträngen und liegt neben dem N. glossopharyngeus.

❸ *Austritt aus der Schädelhöhle*: im *Foramen jugulare*.

❹ *Ganglien*: *Ganglion superius* (sensorisch) im Foramen jugulare, *Ganglion inferius* (sensorisch + parasympathisch) darunter.

❺ *Extrakranieller Verlauf*: Er hat unter dem Foramen jugulare sein *Ganglion inferius*. Er wird dann mit der A. carotis interna und der V. jugularis interna durch die *Vagina carotica* zum Gefäß-Nerven-Strang zusammengeschlossen. Er zieht in der hinteren Rinne zwischen Arterie und Vene zum Mediastinum. Am Oesophagus bilden die beiden Nn. vagi den Plexus oesophageus, aus dem der *Truncus vagalis anterior + posterior* hervorgehen. Diese gelangen mit dem Oesophagus durch den Hiatus oesophageus in den Bauchraum und verzweigen sich zu den Bauchorganen.

❻ *Hauptäste*:
• im Halsbereich: *N. laryngeus superior, Rr. cardiaci cervicales superiores + inferiores*.
• im Brustraum: *N. laryngeus recurrens, Rr. cardiaci thoracici, Rr. bronchiales*.
• im Bauchraum: *Rr. gastrici, Rr. hepatici, Rr. coeliaci, Rr. renales*.

❼ *Versorgungsaufgaben*:
• sensorisch (Oberflächensensibilität): Hinterwand des äußeren Gehörgangs, unteres Stockwerk des Rachens, Kehlkopf, Trachea, Bronchen.
• sensorisch (Geschmack): Zungengrund.
• motorisch: ein Teil der Gaumen- und Rachenmuskeln, alle Kehlkopfmuskeln.
• parasympathisch: alle Brusteingeweide und ein Teil der Baucheingeweide.

❽ **Gefährdung**:
• Im Kleinhirn-Brücken-Winkel: durch Kleinhirn-Brücken-Winkel-Tumoren.
• Im Foramen jugulare durch Schädelbasisbrüche.
• In Hals-, Brust- und Bauchraum durch ärztliche Eingriffe (beabsichtigt bei der Vagotomie, #428!).
• Reizung bei Schlag in Bauchraum führt zu Bradykardie bis Herzstillstand.

❾ **Ausfallserscheinungen**:
• Leitsymptom: Heiserkeit bei Rekurrenslähmung.
• Sensibilitätsstörung im mittleren und unteren Rachenraum.
• Nasale Sprache (wegen Gaumensegellähmung).
• Schluckstörung: schwerwiegend bei gleichzeitiger Lähmung des N. glossopharyngeus.
• Atemnot bis Erstickungsanfälle bei doppelseitiger Rekurrenslähmung.

■ **N. accessorius [XI]** (Beinerv):
❶ *Kerngebiet* (Abb. 643a-c):
• *Radix cranialis [Pars vagalis]* (Hirnwurzel): aus dem unteren Teil des *Nucleus ambiguus* anschließend an den N. vagus im Myelencephalon [Medulla oblongata] [Bulbus].
• *Radix [Pars] spinalis* (Rückenmarkwurzel): aus dem *Nucleus nervi accessorii* in der Columna anterior des Halsmarks (bis C_6/C_7).

❷ *Intrakranieller Verlauf*: Die *Radices spinales* steigen im Wirbelkanal auf und treten durch das Foramen magnum in die Schädelhöhle ein. Dort vereinigen sie sich mit den *Radices craniales* zum Truncus nervi accessorii.

❸ *Austritt aus der Schädelhöhle*: im Foramen jugulare.

❹ *Extrakranieller Verlauf und Äste*:
• R. internus (mit den Hirnanteilen): Er schließt sich dem N. vagus kranial von dessen Ganglion inferius an. Er zieht mit diesem zu den Gaumenmuskeln (ausgenommen M. tensor veli palatini) und einem Teil der Rachenmuskeln. Die Abgrenzung zwischen N. vagus und N. accessorius ist umstritten. Es wird z.B. auch eine Beteiligung des N. accessorius an der Innervation der Kehlkopfmuskeln diskutiert. Da man kaum je eine isolierte Erkrankung der Radix cranialis [Pars vagalis] diagnostizieren wird, ergeben sich aus der Abgrenzung keine praktisch ärztlichen Konsequenzen.
• R. externus (mit den Halsanteilen): Er wendet sich nach lateral und zieht vor dem Querfortsatz des Atlas abwärts zum M. sternocleidomastoideus. Er durchquert dann die seitliche Halsgegend auf dem M. levator scapulae und verschwindet unter dem M. trapezius. Er innerviert motorisch den M. sternocleidomastoideus und den M. trapezius (gemeinsam mit dem Plexus cervicalis).

❺ **Gefährdung**:
• Im Kleinhirn-Brücken-Winkel: durch Kleinhirn-Brücken-Winkel-Tumoren.
• Im Foramen jugulare durch Schädelbasisbrüche.
• Im Halsbereich durch ärztliche Eingriffe, z.B. Probeexzision von Lymphknoten, Neck dissection (#777).

1 Concha nasi media
2 Tonsilla pharyngea [pharyngealis]
3 Septum nasi
4 Tuba auditiva [auditoria]
5 Palatum molle [Velum palatinum]
6 Arcus palatopharyngeus [Plica posterior faucium]
7 Arcus palatoglossus [Plica anterior faucium]
8 Uvula palatina
9 Radix linguae
10 Epiglottis
11 Glandula thyroidea
12 Glandula parathyroidea
13 Trachea
14 Arcus aortae
15 A. subclavia
16 A. carotis externa
17 A. carotis interna
18 V. cava superior
19 V. subclavia
20 V. jugularis interna
21 N. vagus
22 Ganglion cervicale superius
23 Ganglion cervicale medium
24 Ganglion cervicothoracicum [stellatum]
25 Torus tubarius
26 N. accessorius
27 N. glossopharyngeus
28 N. hypoglossus
29 A. thyroidea superior
30 Arcus palatopharyngeus [Plica posterior faucium] (Ausläufer)
31 Plica aryepiglottica
32 Incisura interarytenoidea
33 Truncus thyrocervicalis
34 Truncus costocervicalis
35 A. thoracica interna
36 N. laryngeus recurrens
37 A. palatina descendens
38 A. palatina ascendens
39 N. laryngeus superior
40 Recessus piriformis
41 A. thyroidea inferior
42 Ganglion inferius des N. vagus

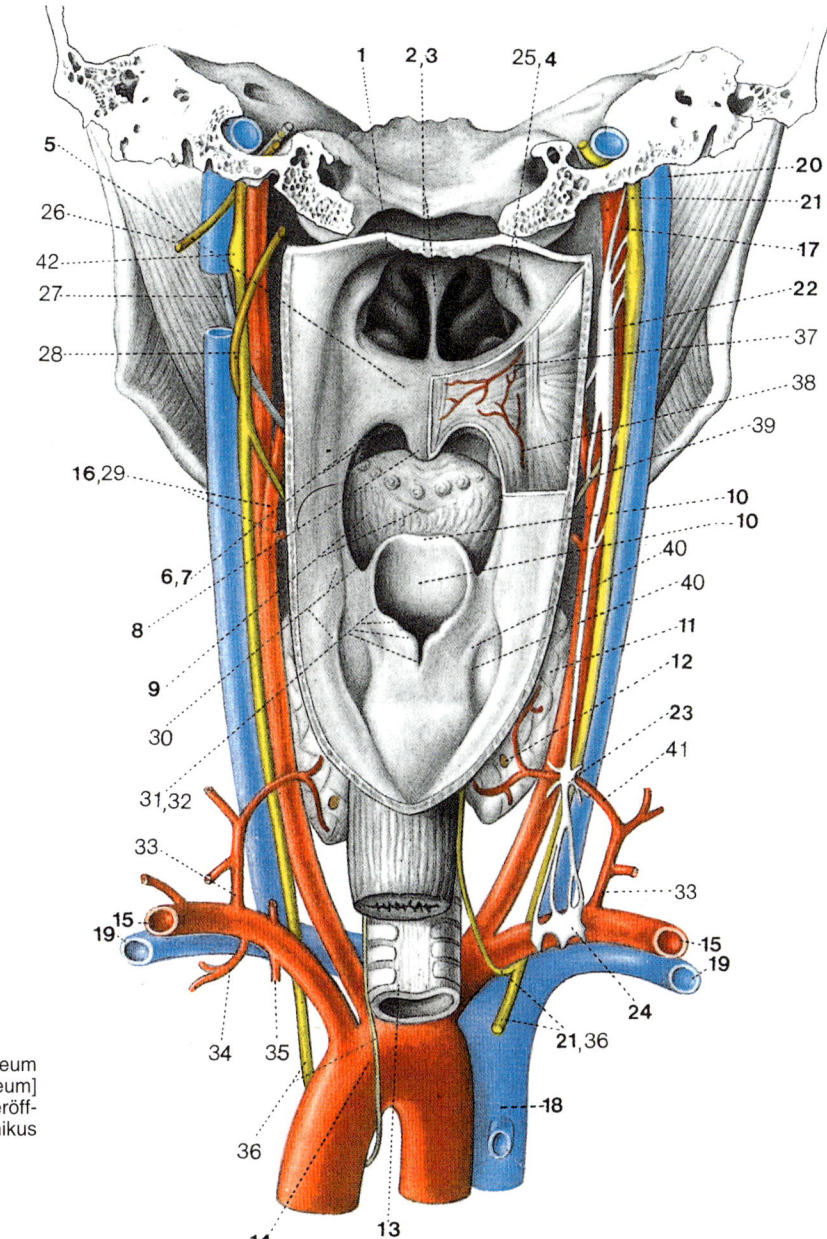

Abb. 786b. Spatium lateropharyngeum [pharyngeum laterale] [parapharyngeum] von hinten. Der Rachen ist median eröffnet. Der Grenzstrang des Sympathikus (weiß) ist nur rechts dargestellt. [bl]

- Seltene in der Fachliteratur beschriebene Verletzungsursachen: Bienenstich und Biß beim Liebesspiel.

⊝ Ausfallserscheinungen:
- Lähmung des M. sternocleidomastoideus: Der Kopf ist zur gesunden Seite geneigt und zur kranken Seite gedreht.
- Lähmung des M. trapezius: Die Schulter hängt herab. Der Arm kann kaum zur Horizontalen gehoben werden.

■ **N. hypoglossus [XII]** (Unterzungennerv):
- *Kerngebiet*: Nucleus nervi hypoglossi im Boden des vierten Ventrikels nahe der Medianebene (#643).
- *Intrakranieller Verlauf*: Zahlreiche Nervenfäden verlassen die Vorderseite des verlängerten Marks zwischen Pyramide und Olive ähnlich wie die motorische Wurzel eines Spinalnervs. Sie vereinigen sich noch innerhalb der hinteren Schädelhöhle zum Unterzungennerv.

- *Austritt aus der Schädelhöhle*: durch den Canalis nervi hypoglossi (einem Zwischenwirbelloch zu vergleichen).
- *Extrakranieller Verlauf*: Er gelangt zwischen A. carotis interna und V. jugularis interna von hinten nach vorn und biegt dann zum Mundboden ab, wo er lateral vom M. hyoglossus liegt. Ihm legen sich Äste aus C1 und C2 an, die ihn als *Radix superior* der *Ansa cervicalis* und als *R. thyrohyoideus* wieder verlassen. Er innerviert die Zunge motorisch.

- *Gefährdung*: Intrakraniell durch Erkrankungen des Myelencephalon [Medulla oblongata] [Bulbus], Geschwülste der hinteren Schädelgrube und Schädelbasisfraktur durch den Condylus occipitalis. Extrakraniell durch Geschwülste der Speicheldrüsen und ärztliche Eingriffe.
- *Ausfallserscheinungen*: Abweichung der Zunge zur kranken Seite. Bei doppelseitiger Lähmung kann die Zunge nicht mehr vorgestreckt werden. Die Sprache ist verwaschen.

#787 Halssympathikus

■ **Lage**: Der Halsteil des Grenzstrangs des Sympathikus (*Truncus sympathicus*) liegt in das tiefe Blatt (Lamina prevertebralis) der Halsfaszie eingeschlossen, den prävertebralen Muskeln (M. longus colli [cervicis] + capitis) an. Die in der Embryonalzeit geschlossene Zellsäule löst sich in der weiteren Entwicklung zu einem Nervengeflecht mit 2-4 eingelagerten Ganglien auf. Der Halsgrenzstrang liegt hinter dem Gefäß-Nerven-Strang. Der Hauptteil kommt hinter der A. subclavia aus der Brusthöhle, ein schwächerer Teil des Geflechts verläuft vor der Arterie und bildet so eine Schlinge (*Ansa subclavia*) um sie.

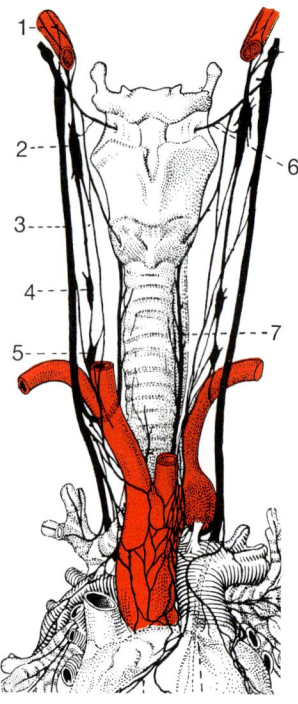

Abb. 787b. Vegetative Nerven des Herzens. Die sympathischen Nerven kommen vom Grenzstrang, die parasympathischen vom N. vagus (X). [bg3]

1. A. carotis interna mit Plexus caroticus internus
2. Ganglion cervicale superius
3. N. vagus
4. Ganglion cervicale medium
5. Ganglion cervicothoracicum [stellatum]
6. N. laryngeus superior
7. N. laryngeus recurrens

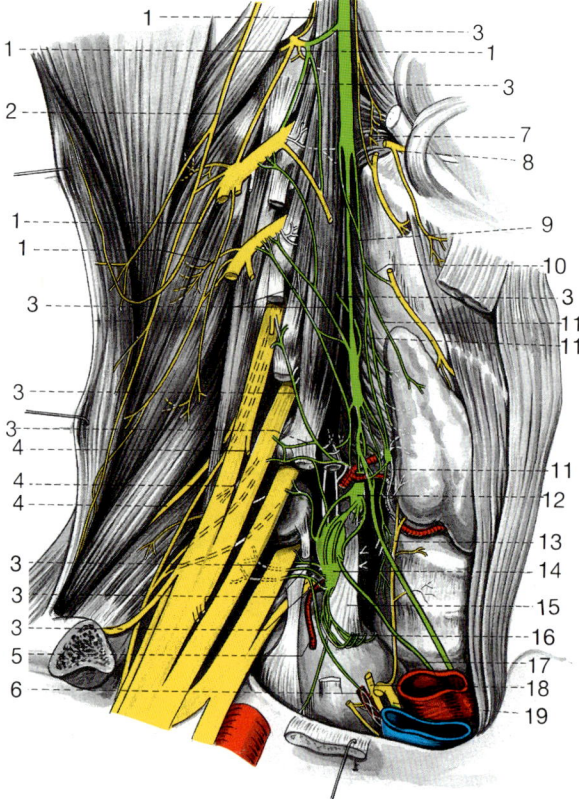

Abb. 787a. Der Halsgrenzstrang des Sympathikus und seine Verbindungen zum animalischen Nervensystem. Grenzstrang und Äste grün, animalische Nerven gelb. M. sternocleidomastoideus, M. omohyoideus, M. scalenus anterior, hinterer Kopf des M. digastricus, M. stylohyoideus und der Gefäß-Nerven-Strang des Halses sind entfernt, um den Grenzstrang zu zeigen. [sc5]

1. Äste des Plexus cervicalis zu Halsmuskeln
2. N. accessorius
3. Rr. communicantes
4. Äste des Plexus brachialis zu Hals- und Gürtelmuskeln
5. Truncus costocervicalis
6. A. thoracica interna
7. R. pharyngeus des N. vagus
8. N. hypoglossus
9. N. cardiacus cervicalis superior
10. R. communicans zum N. laryngeus superior, R. externus
11. Sympathikusäste zur Glandula thyroidea
12. Zusätzliches Halsganglion (häufige Varietät)
13. N. laryngeus recurrens
14. Ganglion cervicothoracicum [stellatum]
15. Bindegewebezug von der Cupula pleurae zur Halswirbelsäule
16. Ansa subclavia
17. N. cardiacus cervicalis inferior
18. N. phrenicus
19. N. vagus

■ **Ganglien**: In den Verlauf des Halssympathikus sind normalerweise 3 Ganglien eingeschaltet:
• *Ganglion cervicale superius* (oberes Halsganglion): auf Höhe des 2.-3. Halswirbels (Abb. 787a).
• *Ganglion cervicale medium* (mittleres Halsganglion): auf Höhe des 6. Halswirbels. Es ist besonders variabel: Es kann fehlen oder verdoppelt sein, z.B. ein zusätzliches *Ganglion vertebrale* vor der A. vertebralis auf Höhe von C7.
• *Ganglion cervicothoracicum [stellatum]*: Das untere Halsganglion ist meist mit dem obersten Brustganglion zum „Sternganglion" (lat. stella = Stern) verschmolzen. Es liegt meist vor dem Kopf der 1. Rippe oberhalb der Pleurakuppel, dorsal der A. subclavia in der Nähe des Abgangs der A. vertebralis.

■ **Äste**: In den Halsganglien liegen die Zellkörper des 2. Neurons für die sympathische Innervation der Kopforgane. Die postganglionären Fasern schließen sich als *Rr. communicantes* den Halsnerven an. Andere legen sich um die Kopfarterien und bilden den
• *Plexus caroticus communis*.
• *Plexus caroticus externus*.
• *Plexus caroticus internus*. Mit der *A. carotis interna* gelangen die sympathischen Fasern auch in das Schädelinnere.

Herznerven (*Nn. cardiaci*): Von den 3 Halsganglien entspringt je ein Nerv zum Herzen (Abb. 787b):
• *N. cardiacus cervicalis superior*.
• *N. cardiacus cervicalis medius*.
• *N. cardiacus cervicalis inferior*.

Die Herznerven steigen zunächst mit dem Geflecht des Halssympathikus in den Brustkorb ab und vereinigen sich mit den Herzästen des *N. vagus* zum *Plexus cardiacus* (Einzelheiten #358).

■ **Aufgaben**: Neben den Schweißdrüsen, den Haarbalgmuskeln und der Blutgefäßmuskulatur werden im Hals- und Kopfbereich vom Sympathikus versorgt:

- *M. dilatator pupillae*: der Erweiterer der Pupille (#684).
- *M. tarsalis superior* + *inferior*: oberer und unterer Lidplattenmuskel (#697).
- Zu Tränendrüse und Speicheldrüsen kommen auch sympathische Fasern, obwohl die Sekretion hauptsächlich vom Parasympathikus angeregt wird. Die sympathischen Fasern laufen durch die parasympathischen Ganglien ohne Schaltung hindurch (*Ganglion ciliare* + *pterygopalatinum* + *submandibulare* + *oticum*).

■ **Ausfallserscheinungen**: Die auffallendsten Symptome bei Schädigung des Halssympathikus sind im sog. *Horner-Syndrom* (Johann Friedrich Horner, 1831-1886, Augenarzt in Zürich, #692) zusammengefaßt:
- *Miosis* (enge Pupille).
- *Ptosis* (enge Lidspalte).
- *Enophthalmus* (tief liegender Augapfel).

■ **Stellatumblockade**: Die große praktische Bedeutung des Ganglion stellatum beruht unter anderem darauf, daß von ihm die Gefäßnerven des Arms ausgehen. Bei versehentlicher intraarterieller Injektion in der Ellenbeuge kann ein Krampf der Gefäßmuskeln der Armarterien eine schwere Durchblutungsstörung auslösen. Führen warme Armbäder und gefäßerschlaffende Arzneimittel nicht zur Lösung des Krampfes, so bleibt nur der Versuch der „Stellatumblockade".
- Hierfür sind verschiedene Methoden entwickelt worden, z.B.: Der Patient liegt auf dem Rücken mit zur Gegenseite gedrehtem Kopf. Die Nadel wird zwischen den beiden Köpfen des M. sternocleidomastoideus 2 Fingerbreit über der Clavicula in Richtung auf den Dornfortsatz des 7. Halswirbels (Vertebra prominens) eingestochen. Man schiebt die Nadel vor, bis sie auf einen Knochen trifft. Dies ist meist der Kopf der 1. Rippe oder der Querfortsatz des 7. Halswirbels. Dann zieht man die Nadel ein wenig zurück und injiziert.
- Die Stellatumblockade wird auch bei schweren Gefäßkopfschmerzen (Migräne, nach Hirnerschütterungen usw.) versucht. Bei gelungener Blockade tritt ein Horner-Syndrom auf, weil die präganglionären Fasern zum oberen Halsganglion im Bereich des Ganglion stellatum mit ausgeschaltet werden.

7.9 Hals- und Kopfregionen

```
#791 Hals: Bauprinzip, Grenzen, Durchgangsregion
#792 Halsfaszien und Verschieberäume
#793 Halsregionen, Zugangswege zu den Halsorganen
#794 Mundboden, Mundbodenphlegmone
#795 Kopfgegenden: Überblick, Hautinnervation
#796 Wangengegend
#797 Parotisloge
#798 Fossa infratemporalis (Unterschläfengrube)
#799 Flügelgaumengrube
⇒ #623 Kopfschwarte, subaponeurotisches und
         subperiostales Hämatom
⇒ #625 Tastbare Punkte des Schädeldachs
⇒ #628 Tastbare Bereiche des Gesichtsschädels
⇒ #672 Äußeres Ohr
⇒ 6.9  Orbita
⇒ 7.2  Mundhöhle
⇒ 7.3  Nasenhöhle
```

#791 Hals: Allgemeines

■ **Bauprinzip**: Der Hals (lat. collum und cervix, cervicis) verbindet Kopf und Rumpf. Er bildet die Grundlage für die relativ freie Beweglichkeit des Kopfes mit seinen wichtigen Sinnesorganen. Die Bedeutung des Halses für die Kopfbewegungen wird besonders deutlich bei Entwicklungsstörungen der Halswirbelsäule (z.B. „Froschhals" beim Klippel-Feil-Syndrom), bei denen der Kopf nahezu direkt auf dem Rumpf sitzt. Der Hals hat damit ähnliche Aufgaben für den Kopf wie Ober- und Unterarm für die Hand (#872). Ähnliche Aufgaben lassen einen ähnlichen Bau erwarten. Tatsächlich ist der Hals im Bau dem Oberarm oder dem Oberschenkel zu vergleichen (Abb. 791):
- annähernd runder Querschnitt (oben längsoval, unten queroval).
- Skelett in der Mitte (jedoch segmental gegliedert, was noch feinere Einstellungen zuläßt).
- Muskelmantel (hinten viel kräftiger als vorn, weil der Kopf vorn schwerer ist).
- Leitungsbahnen (zusätzlich Luft- und Speiseweg).
- Kein Gegenstück bei den Gliedmaßen haben die im Hals gelegenen Hormondrüsen (Schilddrüse und Nebenschilddrüsen).

■ **Grenzen**: Der Hals ist vorn an der Oberfläche durch Knochen scharf abgegrenzt. Rückwärts hingegen ist der Übergang zum Rücken fließend. Deshalb wird der hintere Teil des Halses = Nacken vielfach beim Rücken behandelt.
- Grenze gegen den Kopf: Unterrand des Unterkiefers (*Basis mandibulae*) – Warzenfortsatz (*Processus mastoideus*) – oberes Ende des Ansatzes der Nackenmuskeln bis zum äußeren Vorsprung des Hinterhauptbeins (*Protuberantia occipitalis externa*).
- Grenze gegen den Rumpf: Oberrand des Brustbeins (*Incisura jugularis*) – Schlüsselbein (*Clavicula*) – *Articulatio acromioclavicularis* (Schultereck-Schlüsselbein-Gelenk) – ohne scharfe Grenze zum vorspringenden Dornfortsatz des 7. Halswirbels (*Vertebra prominens*).

Die Grenze zwischen Hals und Kopf wurde nach der internationalen Nomenklatur gezogen. Danach gehört der Mundboden noch zum Hals. Der Laie ist eher geneigt, die Grenze etwa beim Zungenbein anzusetzen.

■ **Hals als Durchgangsregion**: Der Hals ist, wenn man so will, der unselbständigste aller Körperteile. Fast alle seiner Bauelemente haben den Hals übergreifende Aufgaben. Deshalb sind die meisten von ihnen schon in anderem Zusammenhang in diesem Buch besprochen worden:
- *Bewegungsapparat*: Das Achsenskelett des Halses = Halswirbelsäule ist vollständig im Rahmen der Wirbelsäule (#211-215) behandelt worden. Als einziger Knochen bleibt das Zungenbein übrig. Das Platysma und die oberen Zungenbeinmuskeln kann man auch zu den Kopfmuskeln (#764), die Nackenmuskeln zu den tiefen Rückenmuskeln (#216), weitere zu den Gürtelmuskeln (#815-817) oder den Atemmuskeln (#244-246) rechnen.
- *Eingeweide*: Luft- und Speiseröhre wurden eingehend bei den Brustorganen (#321-322 und #371-374) erörtert. Es bleiben noch übrig der Kehlkopf, der Rachen, die Schilddrüse und die Nebenschilddrüsen (#741-758).
- *Leitungsbahnen*: Die Blutbahnen des Halses dienen auch der Versorgung des Kopfes (#775-776) und des Arms (#828) und sind ohne die Verbindung zum Herzen (#391-395) sinnlos. Alle Lymphe des Körpers durchquert den Hals (#396 + 777). Die Nerven gehören zu den Kopfnerven (#786) oder ziehen zum Arm (#829). Das Halsmark ist als ein Teil des Rückenmarks abgehandelt worden (#221-228).

Beim Studium des Halses läßt sich mithin ein eifriges Hinundherblättern im Buch nicht vermeiden, wenn auch manches in diesem Buch bewußt doppelt aufgeführt ist, um den Überblick zu erleichtern.

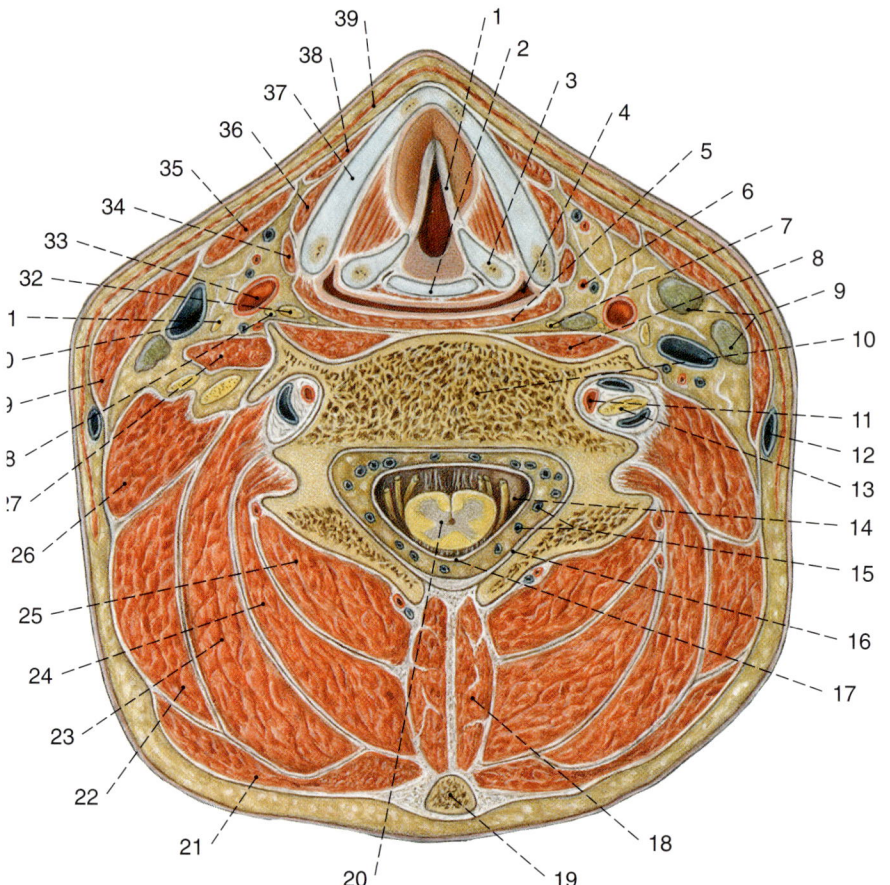

1 Lig. vocale
2 Lamina cartilaginis cricoideae
3 Cartilago arytenoidea
4 Recessus piriformis
5 M. constrictor pharyngis inferior
6 A. thyroidea superior
7 Truncus sympathicus
8 M. longus colli [cervicis]
9 Nodi lymphoidei cervicales [colli] laterales profundi
10 Corpus vertebrae C V
11 A. vertebralis
12 V. jugularis externa
13 N. cervicalis V
14 Spatium subarachnoideum [leptomeningeum]
15 Spatium epidurale [peridurale] mit Plexus venosus vertebralis internus
16 Periosteum
17 Dura mater spinalis
18 M. spinalis
19 Processus spinosus C IV
20 Medulla spinalis
21 M. trapezius
22 M. levator scapulae
23 M. splenius cervicis [colli] + capitis
24 M. semispinalis capitis
25 M. multifidus cervicis [colli]
26 M. scalenus medius
27 M. scalenus anterior
28 N. phrenicus
29 M. sternocleidomastoideus
30 V. jugularis interna
31 N. vagus (X)
32 Ganglion cervicale medium
33 A. carotis communis
34 M. sternothyroideus
35 M. omohyoideus
36 M. thyrohyoideus
37 Cartilago thyroidea
38 M. sternohyoideus
39 Platysma

Abb. 792. Querschnitt durch den Hals in Höhe des Stimmbandes. [pp1]

#792 Halsfaszien und Verschieberäume

■ **Halsfaszie** (*Fascia cervicalis*): Unter diesem Begriff faßt man die Fasziensysteme des Halses zusammen. Man gliedert die Halsfaszie in 4 Abschnitte (Abb. 792):

❶ *Lamina superficialis* (oberflächliches Blatt): Sie ist ein Teil der allgemeinen Körperfaszie und grenzt das Unterhautfettgewebe gegen den Bewegungsapparat ab. Sie umgibt den Hals rundum. Ihr in der hinteren Halsregion gelegener Teil wird auch Nackenfaszie (*Fascia nuchae*) genannt. Um die beiden großen oberflächlichen Muskeln (M. sternocleidomastoideus und M. trapezius) spaltet sich das oberflächliche Blatt derartig, daß beide Muskeln innerhalb der Faszie liegen. Das Platysma hingegen ist als Hautmuskel faszienfrei.

❷ *Lamina pretrachealis* (mittleres Blatt): Sie umscheidet die vor der Trachea gelegenen Unterzungenbeinmuskeln und endet seitlich am M. omohyoideus (Abb. 792). Durch diesen wird sie auch gespannt gehalten. In der Medianlinie ist sie mit dem oberflächlichen Blatt verwachsen. Am Skelett ist sie oben am Zungenbein, unten an der Hinterseite von Clavicula und Sternum befestigt.

• Sie grenzt den Eingeweideraum des Halses nach vorn ab. Da die Halseingeweide anders als die Baucheingeweide nicht durch ein Zwerchfell von den Brusteingeweiden getrennt werden, wirkt sich der Unterdruck im Brustraum bis zu den Halseingeweiden aus. Das mittlere Blatt der Halsfaszie wird damit zur äußeren Barriere des Unterdrucks. Die unter ihm verlaufenden Venen stehen bereits unter Sog und können nach Eröffnen Luft ansaugen. Die theoretisch gegebene Gefahr der Luftembolie ist jedoch erfahrungsgemäß nicht sehr groß.

• In der englischsprachigen Literatur wird z.T. davon abweichend die Faszie der Unterzungenbeinmuskeln als eine selbständige Faszie betrachtet und die Lamina pretrachealis auf die unmittelbare Umgebung der Halseingeweide beschränkt.

❸ *Lamina prevertebralis* (tiefes Blatt): Sie umgibt die tiefen Halsmuskeln: vorn die prävertebralen Muskeln (M. longus colli [cervicis] + capitis), seitlich die Mm. scaleni und den M. levator scapulae, hinten die autochthonen Nackenmuskeln. Sie läuft daher wie das oberflächliche Blatt rund um den Hals. In der Nackengegend ist das oberflächliche Blatt auf der Ventralseite des M. trapezius mit dem tiefen Blatt auf der Dorsalseite der Nackenmuskeln vereint.

❹ *Vagina carotica* (Scheide des Gefäß-Nerven-Strangs): A. carotis communis, V. jugularis interna und N. vagus werden von einer eigenen Faszienhülle umgeben.

■ **Eingeweideraum des Halses**: Er wird vorn vom mittleren Blatt, dorsal vom tiefen Blatt und seitlich vom oberflächlichen Blatt der Halsfaszie und der Gefäß-Nerven-

Scheide begrenzt. Innerhalb dieses Raums sind die Halseingeweide verschieblich. Dies ist nötig, weil z.B. bei jedem Schluckakt der Kehlkopf und mit ihm die Trachea, die Schilddrüse und der Oesophagus hochgezogen werden und dann wieder herabsinken.
- **Präviszeraler Verschiebespalt**: zwischen mittlerem Blatt der Halsfaszie und Trachea mit Schilddrüse. Am Schildknorpel ist die mittlere Halsfaszie mit den Brustbein-Schildknorpel- und dem Schildknorpel-Zungenbein-Muskel befestigt. Vorn ist daher die Verschieblichkeit an Mitbewegungen der Unterzungenbeinmuskeln gebunden.
- **Retroviszeraler Verschiebespalt**: zwischen Rachen + Oesophagus und dem tiefen Blatt der Halsfaszie (*Spatium retropharyngeum*). Hier sind Verschiebungen von der Schädelbasis bis in den oberen Brustraum unbehindert möglich.
- **Parapharyngealer Raum**: Durch den prä- und den postviszeralen Verschiebespalt ziehen kaum Blutgefäße und Nerven. Die Halseingeweide werden hauptsächlich von der Seite her versorgt. Anstelle eines laterovisceralen Verschiebespaltes treffen wir neben den Halseingeweiden einen Versorgungsraum mit zahlreichen Blutgefäßen und Nerven in lockerem Bindegewebe an. Die Leitungsbahnen sind in ihm so verlegt, daß sie allen Bewegungen der Halseingeweide folgen können („Reservestrecken"). Den Raum neben (gr. pará) dem Rachen nennt man Parapharyngealraum oder Lateropharyngealraum (*Spatium lateropharyngeum [pharyngeum laterale] [parapharyngeum]*). Er geht im Kopfbereich in die Unterschläfengrube (*Fossa infratemporalis*) über (#798). Im Halsbereich enthält er die großen Leitungsbahnen, die in #771-787 erörtert wurden. Latero- und Retropharyngealraum kann man unter dem Oberbegriff Peripharyngealraum (*Spatium peripharyngeum*) zusammenfassen.

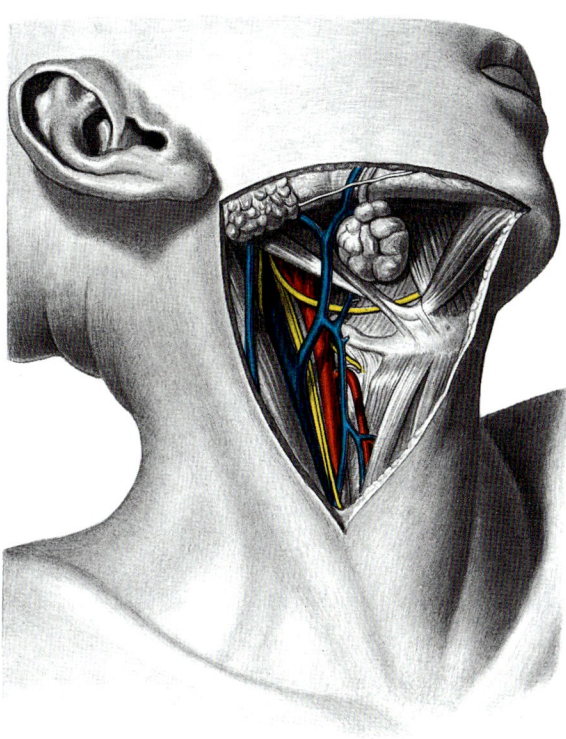

Abb. 793b. Trigonum caroticum (Karotisdreieck) und Mundboden:
- rot: A. carotis externa und A. thyroidea superior,
- blau: V. jugularis externa und interna, V. facialis, Vv. thyroideae superiores,
- gelb: N. accessorius (XI), N. vagus (X) und N. hypoglossus (XII). [pt]

■ **Bindegewebestraßen**:
- *Zur Achselhöhle*: Der Plexus brachialis verläßt den tiefen Halsbereich in der Skalenuslücke und zieht in einer eigenen Faszienscheide zur Achselhöhle und weiter zum Arm. Dadurch kommt eine Bindegewebestraße zustande, in welcher z.B. Eiterungen von der Halswirbelsäule zur Achselhöhle und weiter bis zur Ellenbeuge absteigen können.
- *Zum Mediastinum*: Trachea und Oesophagus ziehen ohne Unterbrechung vom Hals in das Mediastinum weiter. Anders als an der Grenze zwischen Brustraum und Bauchraum wird der Hals nicht durch ein Zwerchfell vom Brustraum getrennt. Das die Halseingeweide umgebende lockere Bindegewebe setzt sich daher kontinuierlich in das Mediastinum fort. Entzündungen können sich ungehindert vom Hals in das Mediastinum (oder umgekehrt) ausbreiten.

#793 Halsregionen

■ **Hauptregionen**: Anhand der tastbaren Skelett- und Weichteile ist der Hals in 4 Haupt- und weitere Teilregionen zu gliedern (Abb. 793a):
- *Regio cervicalis anterior* (vordere Halsgegend): Durch die Vorderränder der beiden Mm. sternocleidomastoidei und den Unterrand des Unterkiefers wird ein dreieckiges gekrümmtes Hautfeld begrenzt, dessen Spitze in der Drosselgrube, dessen seitliche Eckpunkte etwa am Unterkieferwinkel liegen. Wegen der Form nennt man die vordere

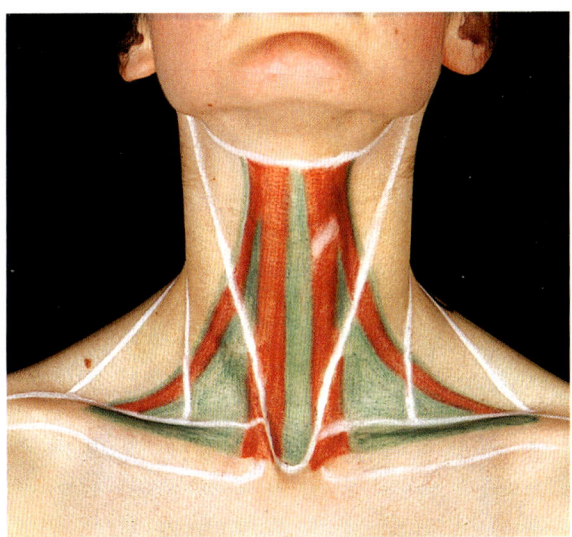

Abb. 793a. Halsregionen. Weiß markiert: Zungenbein, Vorder- und Hinterrand des M. sternocleidomastoideus, Vorderrand des M. trapezius, Schlüsselbeinränder als Grenzlinien der Halsgegenden. Rotbraun: Unterzungenbeinmuskeln, am weitesten lateral davon der M. omohyoideus, der das vordere und das hintere Halsdreieck unterteilt und das mittlere Blatt (Lamina pretrachealis) der Halsfaszie (grün) spannt. [li1]

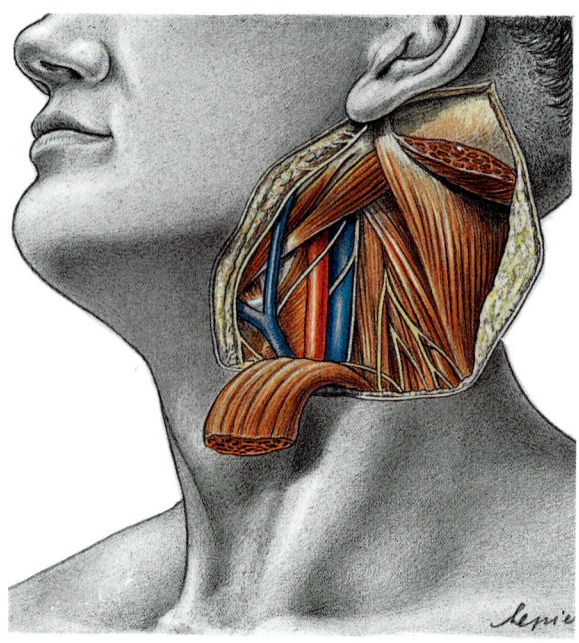

Abb. 793c. Karotisdreieck und obere Regio sternocleidomastoidea. Der M. sternocleidomastoideus ist nach unten geklappt, um den Blick auf die Skalenusmuskeln und den Plexus cervicalis freizugeben. [us]

Halsgegend auch vorderes Halsdreieck (*Trigonum cervicale [colli] anterius*). Die vordere Halsgegend kann man statt als großes unpaariges Dreieck auch als 2 paarige, durch die Medianebene getrennte Teildreiecke (rechte und linke vordere Halsregion) definieren. Praktisch ist dies gleichgültig.
- *Regio sternocleidomastoidea* (Kopfwendergegend): dem gleichnamigen Muskel entsprechend.
- *Regio cervicalis lateralis* (seitliche Halsgegend): zwischen Hinterrand des M. sternocleidomastoideus und Vorderrand des M. trapezius. Wenn sich die beiden Muskelansätze an der Schädelbasis berühren, so bilden die Muskelränder mit der Clavicula ein Dreieck = hinteres = seitliches Halsdreieck (*Trigonum cervicale posterius [Trigonum colli laterale]*).
- *Regio cervicalis [colli] posterior* (hintere Halsgegend = Nackengegend): hinter dem Vorderrand des M. trapezius.

■ **Teilregionen**: Die vordere Halsgegend wird in der internationalen Nomenklatur in 4 Teilregionen gegliedert. Als Grenzlinien bieten sich die Verläufe des M. digastricus und des M. omohyoideus an:
- *Trigonum submandibulare* (Unter-Unterkiefer-Dreieck): zwischen Unterkiefer-Unterrand lateral und dem M. digastricus medial.
- *Trigonum submentale* (Unterkinndreieck): unpaariger Rest des Mundbodens nach Abzug der beiden Trigona submandibularia. Grenzen: Kinn, Vorderbäuche der beiden Mm. digastrici, Zungenbeinkörper.
- *Trigonum caroticum* (Kopfarteriendreieck): zwischen Hinterbauch des M. digastricus, Vorderrand des M. sternocleidomastoideus und M. omohyoideus. In diesem Bereich kann man die Aufzweigung der A. carotis communis in die A. carotis externa und interna sowie eine Reihe starker Äste der A. carotis externa auffinden. Das Karotisdreieck ist daher chirurgisch sehr wichtig (Abb. 793b).

- *Trigonum musculare* (Muskeldreieck): Rest der vorderen Halsregion unterhalb des Karotisdreiecks zwischen M. omohyoideus, Vorderrand des M. sternocleidomastoideus und der Mittellinie. Es entspricht in seiner Ausdehnung den Unterzungenbeinmuskeln. Da in der Mittellinie die Trachea liegt, nennt man das Muskeldreieck auch *Trigonum omotracheale*. Sein unteres Ende bildet die „Drosselgrube".

■ **Schlüsselbeingruben**: Zwischen den beiden Schlüsselbeinen sinkt die Haut zur Drosselgrube ein. Oberhalb der Clavicula liegen 2 Einsenkungen, unterhalb eine:
- *Fossa supraclavicularis minor*: zwischen den beiden Ursprüngen des M. sternocleidomastoideus an Sternum und Clavicula.
- *Fossa supraclavicularis major*: weitgehend gleichbedeutend mit *Trigonum omoclaviculare*, unterer Teil der seitlichen Halsregion (Regio cervicalis lateralis) zwischen M. sternocleidomastoideus und M. trapezius.
- *Fossa infraclavicularis* (Trigonum clavipectorale [deltopectorale], auch Mohrenheim-Grube genannt, Joseph Jakob von Mohrenheim, 1759-1799, Chirurg in Wien und St. Petersburg): zwischen M. pectoralis major und M. deltoideus.

■ **Zugangswege zu den Halsorganen**: Eingriffe an den Halsorganen werden fast ausschließlich durch die vordere Halsgegend vorgenommen (Abb. 793b).
- Der *Kehlkopf* liegt so oberflächlich, daß nur die vereinigten oberflächlichen und mittleren Blätter der Halsfaszie median gespalten zu werden brauchen.
- Die *Schilddrüse* liegt tiefer. Sie ist, wenn an ihr operiert wird, meist beträchtlich vergrößert. Daher ist ein breiter Zugang nötig. Damit die Narbe nicht so sehr stört, wird der Hautschnitt etwa fingerbreit oberhalb der Schlüsselbeine bogenförmig über den Hals geführt (Kragenschnitt nach Kocher). Die beiden Mm. sternocleidomastoidei werden zur Seite gezogen. Dann werden die vorderen Unterzungenbeinmuskeln zur Seite gedrängt oder quer durchgetrennt und aufgeklappt. Der gleiche Weg führt auch zu den Nebenschilddrüsen.
- Zum Halsteil des Oesophagus und zu den unteren Rachenabschnitten gelangt man am Vorderrand des M. sternocleidomastoideus, wenn man diesen nach lateral und den Kehlkopf zur Gegenseite verlagert.

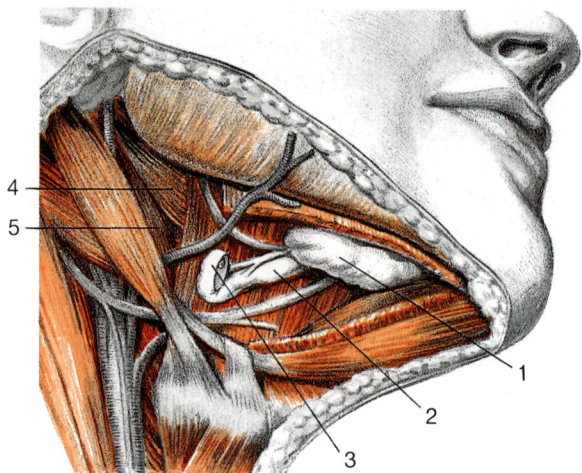

Abb. 793d. Trigonum submandibulare. Der M. mylohyoideus ist gefenstert. [br6]

1 + 2 Glandula sublingualis
3 Ductus submandibularis
4 M. styloglossus
5 M. stylopharyngeus

7 Kopf II und Hals, 7.9 Regionen

1 N. vagus (X)
2 V. jugularis interna
3 A. cervicalis ascendens
4 A. occipitalis
5 N. occipitalis minor
6 N. occipitalis major
7 N. accessorius (XI)
8 N. phrenicus
9 M. scalenus anterior
10 A. transversa colli [cervicis]
11 Plexus brachialis
12 N. suprascapularis
13 A. suprascapularis
14 Clavicula
15 A. axillaris
16 M. deltoideus
17 A. thoracoacromialis, R. acromialis
18 M. pectoralis minor
19 A. thoracoacromialis
20 V. cephalica
21 Fasciculus medialis
22 V. axillaris
23 N. intercostobrachialis
24 N. thoracodorsalis
25 N. thoracicus longus
26 Vv. thoracoepigastricae
27 A. + V. thoracica lateralis
28 N. pectoralis medialis
29 Costa I
30 M. pectoralis major
31 V. jugularis externa
32 V. brachiocephalica
33 V. jugularis interna
34 A. carotis communis
35 V. vertebralis
36 N. cardiacus cervicalis medius
37 V. thyroidea inferior
38 Trachea
39 N. laryngeus recurrens
40 A. thoracica interna
41 A. subclavia
42 Truncus thyrocervicalis
43 Ganglion cervicale medium
44 A. thyroidea inferior
45 V. thyroidea superior
46 M. sternothyroideus
47 N. cardiacus cervicalis superior
48 M. constrictor pharyngis inferior
49 Ansa cervicalis
50 N. vagus, R. cardiacus cervicalis superior
51 M. sternohyoideus
52 A. thyroidea superior
53 M. omohyoideus
54 Ganglion cervicale superius
55 A. carotis interna
56 A. carotis externa
57 A. submentalis
58 N. mylohyoideus
59 A. facialis
60 N. hypoglossus (XII)

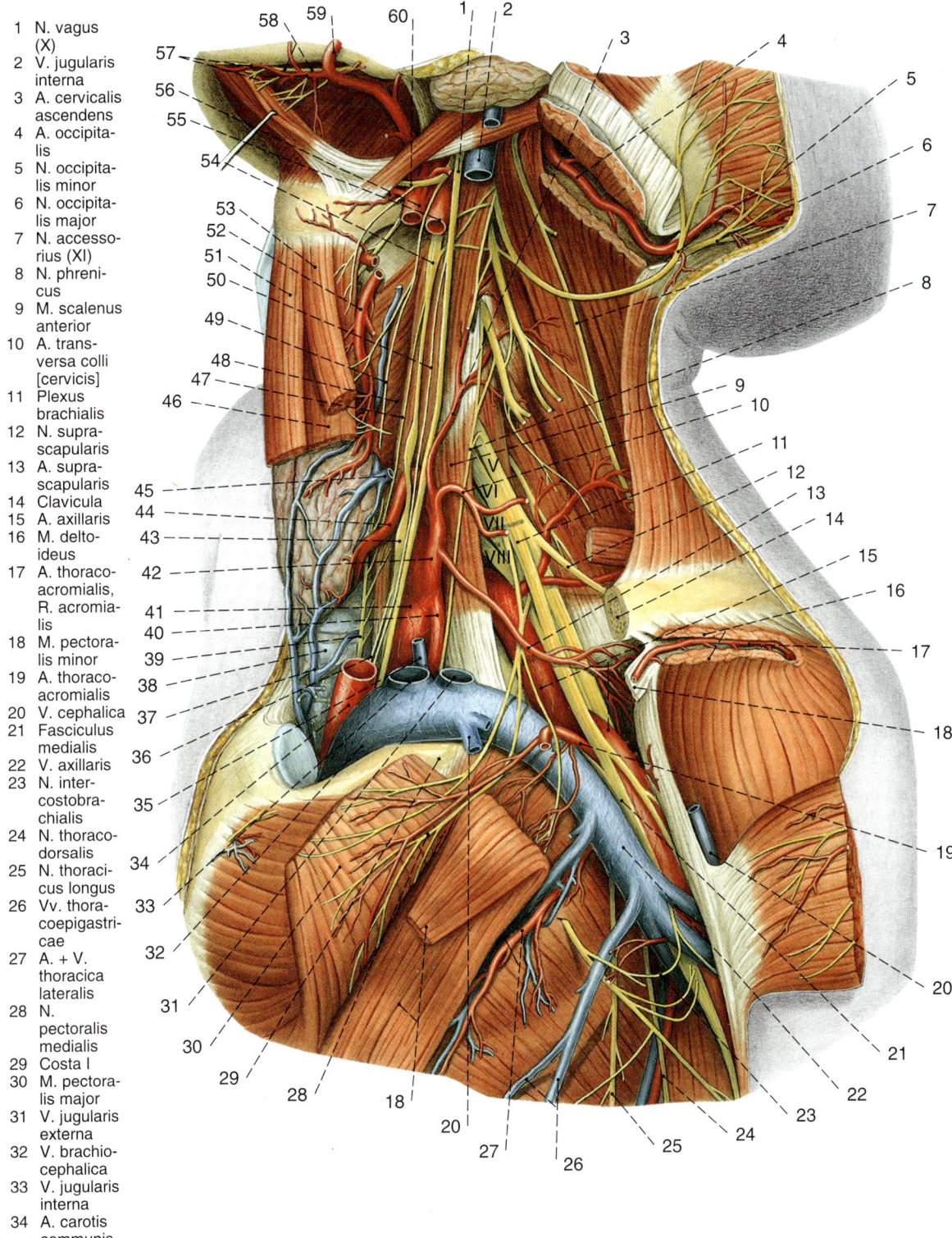

Abb. 793e. Mundboden, seitliche Halsgegend und Achselgegend von links vorn. Die medialen ⅔ der Clavicula, der M. sternocleidomastoideus, die kaudalen Hälften der Mm. infrahyoidei und Teile der Aa. carotides und Vv. jugulares sind entfernt. Der M. pectoralis major ist aufgeklappt. [fs1]

#794 Mundboden

Als Mundboden bezeichnet man in der deutschsprachigen Anatomie sehr anschaulich den Weichteilbereich zwischen dem Unterkieferkörper und dem Zungenbein. Erstaunlicherweise fehlt ein entsprechender Begriff in der internationalen lateinischen Nomenklatur. Der Mundboden wird gewöhnlich zum Hals gerechnet.

■ **Muskeln**: Sie sind teils Zungenmuskeln (#726), teils obere Zungenbeinmuskeln (#765) und in den entsprechenden Abschnitten erörtert. Hier sei nur die Schichtenfolge von oben nach unten wiederholt (Abb. 795):
- *M. genioglossus* (Kinn-Zungen-Muskel).
- *M. geniohyoideus* (Kinn-Zungenbein-Muskel).
- *M. mylohyoideus* (Unterkiefer-Zungenbein-Muskel)
- *M. digastricus* (zweibäuchiger Muskel), vorderer Bauch (*Venter anterior*).

Von den genannten Muskeln ist nur der *M. mylohyoideus* im Bogen des Unterkieferkörpers quer ausgespannt. Die anderen 3 Muskeln verlaufen in der Längsrichtung. In der Unterhaut liegen Teile des sehr variablen Hautmuskels des Halses (*Platysma*, #762).

■ **Faszien**:
- *Oberflächliche Faszie*: Sie bedeckt den vorderen Bauch des M. digastricus und die Glandula submandibularis. Sie ist ein Teil des oberflächlichen Blatts (*Lamina superficialis*) der Halsfaszie (*Fascia cervicalis*).
- *Faszie des M. mylohyoideus*: Diese könnte man als Fortsetzung des mittleren Blatts (*Lamina pretrachealis*) der Halsfaszie betrachten. Lateral vom Zungenbein endet sie mit dem Hinterrand des M. mylohyoideus. Der M. mylohyoideus teilt zwar den Mundboden in 2 Stockwerke. Diese stehen jedoch am Hinterrand des Muskels in breiter Verbindung.

■ Der **Bindegeweberaum** des Mundbodens hängt kontinuierlich zusammen mit den Bindegeweberäumen
- der tiefen seitlichen Gesichtsgegend (*Fossa infratemporalis, Spatium lateropharyngeum [pharyngeum laterale] [parapharyngeum]*, #798).
- des Eingeweideraums des Halses (zwischen mittlerem und tiefem Blatt der Halsfaszie).

Tab. 794. Nerven des Mundbodens		
Motorisch	*N. hypoglossus* (XII)	M. genioglossus (und übrige Zungenmuskeln)
	Plexus cervicalis (C2)	M. geniohyoideus
	N. mylohyoideus (aus V3)	M. mylohyoideus, M. digastricus (vorderer Bauch)
	N. facialis (VII)	Platysma
Sensorisch	*N. lingualis* (aus V3)	Mundhöhlenschleimhaut unter der Zungenspitze und neben der Zunge
	N. transversus colli [cervicalis] (aus Plexus cervicalis)	Haut des Mundbodens

■ **Mundbodenphlegmone**: Eitrige Entzündungen des Mundbodens gehen meist von den Zähnen oder den Lymphknoten aus. Symptome sind: bretthartes Schwellung des Mundbodens, Kiefersperre, Schluckbeschwerden („Ludwig-Angina", Wilhelm Friedrich von Ludwig, 1790-1865, Chirurg in Stuttgart), Sprechbehinderung, hohes Fieber. Entsprechend den eben genannten Bindegewebestraßen kann sich die Mundbodenphlegmone ausbreiten:
- in die tiefe seitliche Gesichtsgegend: Eiterungen neben und hinter dem Rachen (para- und retropharyngeale Abszesse).
- von dort entlang den Leitungsbahnen zur harten Hirnhaut aufsteigen (Meningitis, Sinus-cavernosus-Thrombose) oder
- zum Eingeweideraum des Halses absteigen (Kehlkopfschleimhautödem mit Erstickungsgefahr).
- sogar das Mediastinum erreichen (Mediastinitis).

■ **Trigonum submandibulare**: Das „Unter-Unterkiefer-Dreieck" ist ein Teil der vorderen Halsregion (*Regio cervicalis anterior*). Es wird lateral vom Unterkieferkörper, medial vom M. digastricus und kranial vom M. mylohyoideus begrenzt. Inhalt (Abb. 794c):
- *Glandula submandibularis* (#724).
- *Nodi lymphoidei submandibulares* (#777).
- *A. facialis* (Gesichtsarterie): Sie tritt medial vom M. digastricus in die Region ein, zieht ein Stück durch die Submandibularisloge und biegt am Vorderrand des Masseters um die Unterkante des Unterkiefers in die seitliche Gesichtsgegend um. Sie gibt im Trigonum submandibulare Äste zum Gaumen, zur Gaumenmandel, zur Glandula submandibularis und zum vorderen Mundboden ab.
- *N. hypoglossus* (Unterzungennerv, XII): lateral vom M. hyoglossus zur Zunge.

#795 Kopfregionen: Überblick

■ **Hauptgliederung**: Entsprechend der Gliederung des Schädels zunächst in Hirn- und Gesichtsschädel und dann in die einzelnen Knochen kann man auch die Oberfläche des Kopfes aufteilen (Tab. 795).
- Die Schädeldachgegenden sind bereits mit der Kopfschwarte (#623) hinreichend besprochen worden.
- Der Mittelbereich des Gesichts dient vorwiegend Auge, Nase und Mund und ist bei diesen behandelt.
- Der tiefe Kopfbereich ist eine Verteilstation für Leitungsbahnen. Insofern könnte man ihn mit einer Extremitätenregion vergleichen. Jedoch ist in ihm die Orientierung schwieriger als in allen Extremitätenregionen, weil sich auf engem Raum viele Blutgefäße und Nerven zusammendrängen.
- Der seitliche Gesichtsbereich wird wesentlich vom Bewegungsapparat bestimmt (Kiefer + Kaumuskeln).

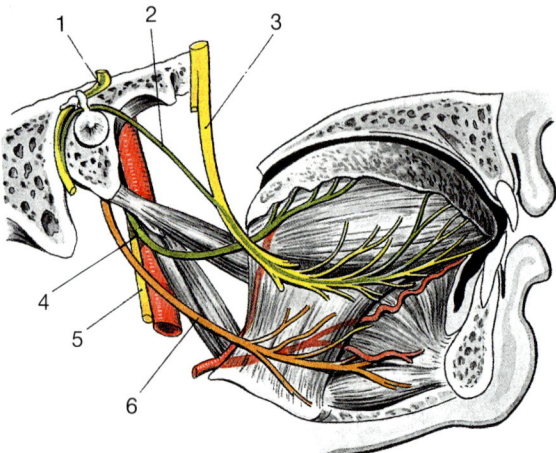

Abb. 794. Oberes Stockwerk des Mundbodens. Geschmacksnerven grün, Unterzungennerv braun. [br6]

1 N. facialis	4 N. glossopharyngeus
2 Chorda tympani	5 N. vagus
3 N. lingualis	6 N. hypoglossus

Abb. 795. Frontalschnitt durch den Gesichtsschädel vor dem Kiefergelenk. Blick auf die hintere Schnittfläche. [si]

1 Processus clinoideus anterior
2 Sinus cavernosus
3 N. oculomotorius
4 N. trochlearis
5 N. abducens
6 N. ophthalmicus
7 N. maxillaris
8 M. pterygoideus lateralis
9 Ductus parotideus
10 N. alveolaris inferior
11 Lig. sphenomandibulare
12 N. lingualis
13 Canalis mandibulae (mit 10)
14 A. facialis
15 Ductus submandibularis
16 N. hypoglossus
17 M. mylohyoideus
18 M. digastricus
19 M. geniohyoideus
20 A. profunda linguae
21 M. masseter
22 M. palatoglossus
23 Cartilago tubae auditivae [auditoriae]
24 Tonsilla pharyngea [pharyngealis]
25 Sinus sphenoidalis
26 A. carotis interna

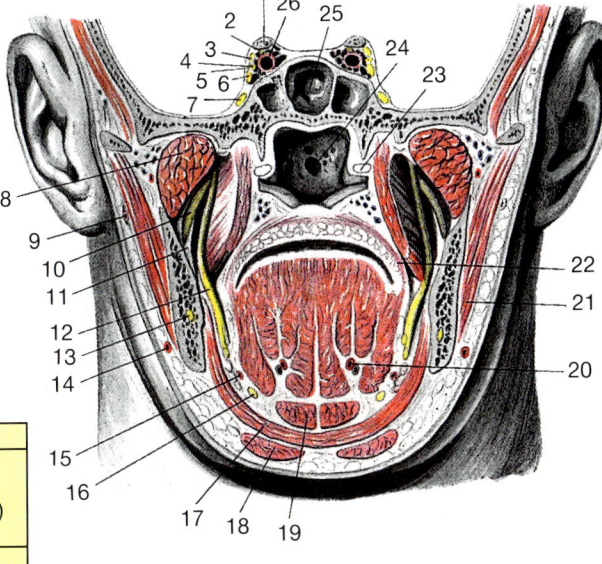

Tab. 795. Gliederung der Kopfgegenden	
Regiones capitis (Schädeldachgegenden)	• Regio frontalis (Stirngegend) • Regio parietalis (Scheitelgegend) • Regio occipitalis (Hinterhauptgegend) • Regio temporalis (Schläfengegend)
Regiones faciales (Gesichtsgegenden)	❶ Vordere Gesichtsgegenden: • Regio orbitalis (Augengegend) • Regio nasalis (Nasengegend) • Regio oralis (Mundgegend) • Regio mentalis (Kinngegend) ❷ Seitliche Gesichtsgegenden: • Regio buccalis (Wangengegend) • Regio parotideomasseterica (Parotisloge)
Tiefe Kopfgegenden	❶ Fossa infratemporalis (Unterschläfengrube) mit Fossa pterygopalatina (Flügelgaumengrube) ❷ Spatium peripharyngeum (Raum um den Rachen), zu teilen in: • Spatium lateropharyngeum [pharyngeum laterale] [parapharyngeum] (Raum seitlich vom Rachen) • Spatium retropharyngeum (Verschieberaum dorsal vom Rachen)

■ **Untergliederung des seitlichen Gesichtsbereichs**: Als natürliche Grenze für 2 Hauptschichten bietet sich der Unterkiefer an. In beiden Schichten kann man einen vorderen und einen hinteren Bereich gesondert behandeln:

❶ Oberflächlicher Bereich: von der Haut bis zum Unterkieferast (Abb. 795):
• Regio buccalis (Wangengegend, #796): vor dem Ramus mandibulae, hier fehlt die tiefe Schicht.
• Regio parotideomasseterica (Parotisloge, #797): gekennzeichnet durch eine gemeinsame Faszie.

❷ Tiefer Bereich: medial vom Unterkieferast (#798).
• Fossa infratemporalis (Unterschläfengrube): mit den beiden Flügelmuskeln. Sie setzt sich in die Tiefe in die Fossa pterygopalatina (Flügelgaumengrube, #799) fort.
• Spatium lateropharyngeum [pharyngeum laterale] [parapharyngeum] (Bindegeweberaum seitlich des Rachens): dorsal an die Fossa infratemporalis anschließend. Da der Rachen schon zu den Halseingeweiden zählt, könnte man die Bindegeweberäume um den Rachen auch zum Hals rechnen. Eine scharfe Grenze zwischen Kopf und Hals ist in diesem Bereich nicht zu ziehen, ebenso nicht zwischen Fossa infratemporalis und Spatium lateropharyngeum [pharyngeum laterale] [parapharyngeum].

■ **Hautinnervationsgebiete**: Die sensorische Innervation der Haut des Kopfes teilen sich der N. trigeminus und die Halsnerven. Die Grenze wird gewöhnlich „Scheitel-Ohr-Kinn-Linie" genannt. Da nur ein kleiner Teil des Gesichts hinter bzw. unter der Scheitel-Ohr-Kinn-Linie liegt, wird das Gesicht fast ausschließlich vom N. trigeminus innerviert (Abb. 784b). Die Grenzen zwischen den 3 Trigeminusästen sind an Lidspalte und Mundspalte einprägsam, laufen jedoch nicht horizontal, sondern schräg weiter:
• *N. ophthalmicus* (V_1): Nasenrücken, Oberlid, Stirn und Scheitelgegend.
• *N. maxillaris* (V_2): zwischen Lidspalte und Mundspalte (ohne Nasenrücken), seitlich etwas über das Jochbein emporsteigend.
• *N. mandibularis* (V_3): Unterlippe bis Kinn, über den Jochbogen zur Schläfengegend ansteigend.
• *Plexus cervicalis* (C_1-C_4): Mundboden (*N. transversus colli [cervicalis]*), Kieferwinkelbereich und Großteil des äußeren Ohrs (*N. auricularis magnus*), hintere Schläfengegend (*N. occipitalis minor*).
• *N. occipitalis major* (dorsaler Ast von C_2): Scheitelgegend dorsal der Scheitel-Ohr-Linie und Hinterhauptgegend.

#796 Regio buccalis (Wangengegend)

■ **Muskeln**: Den Boden der Wangengegend bildet der Wangenmuskel (M. buccinator, Abb. 797b). Er wird von Muskeln des Mundwinkels einschließlich eines wechselnd großen Stücks des Platysma überlagert.

■ **Corpus adiposum buccae** (Wangenfettpfropf, häufig auch Bichat-Fettpfropf genannt, 1801 vom Pariser Anatomen Marie François Xavier Bichat beschrieben): Zwischen Wangenmuskel und Haut schiebt sich ein faszienumgrenzter Fettkörper, der die Wange versteift. Er verhindert beim Säugling, daß die Wange beim Saugen einfällt, und verleiht ihm das „pausbäckige" Aussehen.

■ **Faszien**: Die Faszie des Wangenmuskels geht auf den Rachen weiter (*Fascia buccopharyngea*). Entzündungen können entlang dieser Faszie aus der Wangengegend in die Fossa infratemporalis eindringen. Der Wangenfettpfropf ist ebenfalls von einer Faszie umhüllt. Auch er setzt sich aus der Wangengegend noch ein Stück in die Fossa infratemporalis fort.

■ **Arterien**:
• Die *A. facialis* biegt am Vorderrand des M. masseter um die Basis des Unterkiefers und zieht dann schräg nach oben zum inneren Augenwinkel. Sie gibt stärkere Äste zu Unter- und Oberlippe ab. Sie ist meist stark geschlängelt (Reservestrecken zum Ausgleich der Dehnung bei der Kieferöffnung).
• Parallel zum Jochbogen zieht die *A. transversa faciei* (quere Gesichtsarterie), ein Ast der A. temporalis superficialis, in die Wangengegend.

■ **Venen**:
• Die *V. facialis* liegt meist in deutlichem Abstand dorsal der gleichnamigen Arterie. Sie wird weniger gedehnt und ist daher auch nicht geschlängelt. Sie mündet meist gemeinsam mit der V. retromandibularis auf Höhe des Zungenbeins in die V. jugularis interna.
• Die V. facialis anastomosiert mit der V. ophthalmica superior im Augenwinkelbereich. Bei Strömungsbehinderung in der Gesichtsvene kann Blut über die Augenhöhlenvene zum *Sinus cavernosus* abfließen. Auf diesem Weg können Infektionen aus dem Gesichtsbereich auf das Blutleitersystem des Gehirns übergreifen (#633).

■ **Lymphgefäße**: Die Lymphe fließt zu den *Nodi lymphoidei submandibulares* am Rand des Unterkiefers ab.

■ **Nerven**:
• Aus der Glandula parotidea treten fächerförmig die Äste des *N. facialis* (VII) zu den mimischen Muskeln.
• Aus dem N. mandibularis (V₃) gesellt sich der *N. buccalis* (Wangennerv) zu ihnen. Er ist sensorisch und versorgt Wangenschleimhaut und Zahnfleisch. Oft verbindet er sich mit den motorischen Ästen des N. facialis zum Wangenmuskel und zu den Muskeln des Mundwinkels.

■ **Eingeweide**: Der Ohrspeichelgang (*Ductus parotideus*) biegt um den Vorderrand des M. masseter in die Wangengegend ein und durchbohrt den Wangenmuskel. Er mündet dann in den Vorhof der Mundhöhle etwa auf Höhe des 2. oberen Mahlzahns aus.

#797 **Parotisloge**

■ **Faszien**: Die Ohrspeicheldrüse (*Glandula parotidea*) wird von der *Fascia parotidea* umhüllt.
• Ihr oberflächliches Blatt ist ein Teil der oberflächlichen Körperfaszie. Es heftet sich am Jochbogen und an der Basis mandibulae an und geht oben in die *Lamina superficialis* der *Fascia temporalis*, vorn in die *Fascia masseterica*, unten und hinten in die *Lamina superficialis* der *Fascia cervicalis* über.
• Das tiefe Blatt der Parotisfaszie vereinigt sich mit den Faszien der Griffelfortsatzmuskeln.

■ **Inhalt**: Die wichtigsten Strukturen innerhalb der Parotisloge sind (Abb. 796 + 797):
• *Plexus intraparotideus* (Geflecht des N. facialis): Von ihm strahlen fächerförmig nach vorn die Äste zu den mimischen Muskeln aus. Der Stamm des N. facialis tritt von dorsal (*Foramen stylomastoideum*) in die Parotisloge ein.
• *V. retromandibularis* (Hinterkiefervene): entsteht aus den Oberkiefer- und Schläfenvenen und mündet in die V. jugularis interna.
• *Glandula parotidea* (Ohrspeicheldrüse): Sie wird durch den Plexus intraparotideus, die V. retromandibularis und Bindegewebe in einen oberflächlichen (*Pars superficialis*) und einen tiefen Teil (*Pars profunda*) zerlegt.
• Der *Ductus parotideus* (Ohrspeichelgang) läuft etwa fingerbreit unter dem Jochbogen nach vorn. Er ist besonders bei Anspannen des M. masseter (Zähne zusammenbeißen!) an dessen Vorderrand als etwa kugelschreiberminendicker Strang gut zu tasten. Am Ductus parotideus hängt manchmal ein isoliertes Läppchen der Ohrspeicheldrüse (*Glandula parotidea accessoria*).

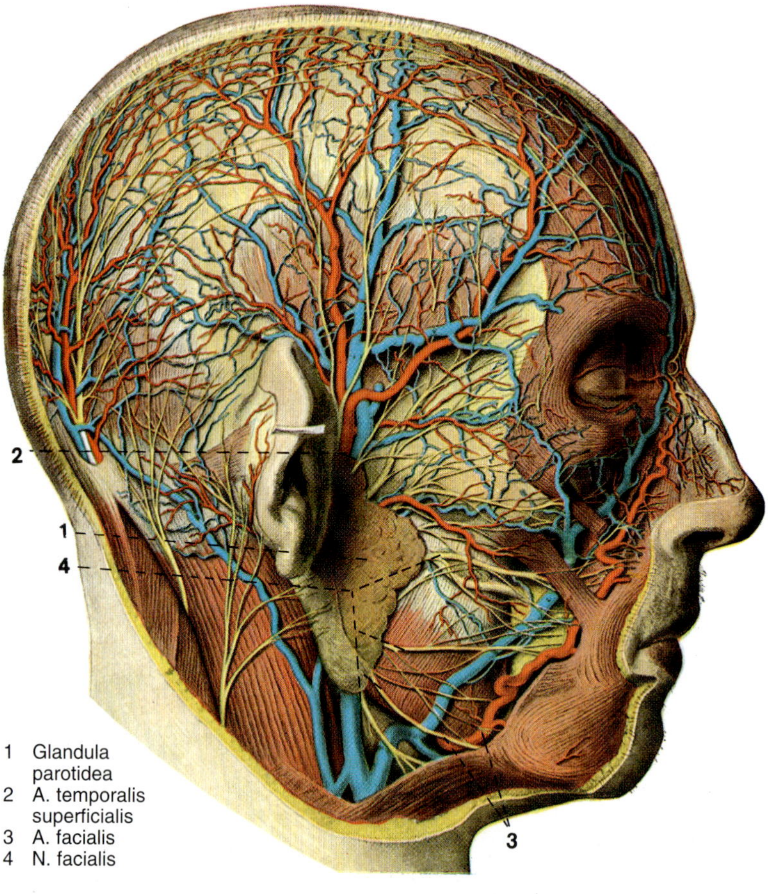

1 Glandula parotidea
2 A. temporalis superficialis
3 A. facialis
4 N. facialis

Abb. 796. Lagebeziehungen der Leitungsbahnen der oberflächlichen Kopfregionen. *[sb3]*

1 A. temporalis superficialis, R. frontalis
2 M. temporalis
3 M. epicranius, M. occipitofrontalis, Venter frontalis
4 N. supraorbitalis, R. lateralis
5 M. orbicularis oculi
6 N. supraorbitalis, R. medialis
7 Os zygomaticum
8 N. supratrochlearis
9 A. angularis
10 N. infratrochlearis
11 A. dorsalis nasi
12 A. facialis
13 N. infraorbitalis
14 N. buccalis
15 M. buccinator
16 A. buccalis
17 M. orbicularis oris
18 V. facialis
19 N. mentalis
20 Plexus dentalis inferior
21 M. digastricus, Venter anterior
22 N. mylohyoideus
23 V. retromandibularis
24 M. pterygoideus medialis
25 M. stylohyoideus
26 A. lingualis
27 M. digastricus, Venter posterior
28 A. carotis externa
29 A. carotis interna
30 N. lingualis
31 A. + N. alveolaris inferior
32 M. masseter
33 Lig. sphenomandibulare
34 A. occipitalis
35 A. maxillaris
36 A. auricularis posterior
37 A. temporalis superficialis
38 N. facialis (VII)
39 V. temporalis superficialis
40 Meatus acusticus externus cartilagineus
41 N. auriculotemporalis
42 V. temporalis media
43 A. temporalis superficialis, R. parietalis
44 Plexus pterygoideus
45 Ramus mandibulae
46 Fascia temporalis, Lamina profunda

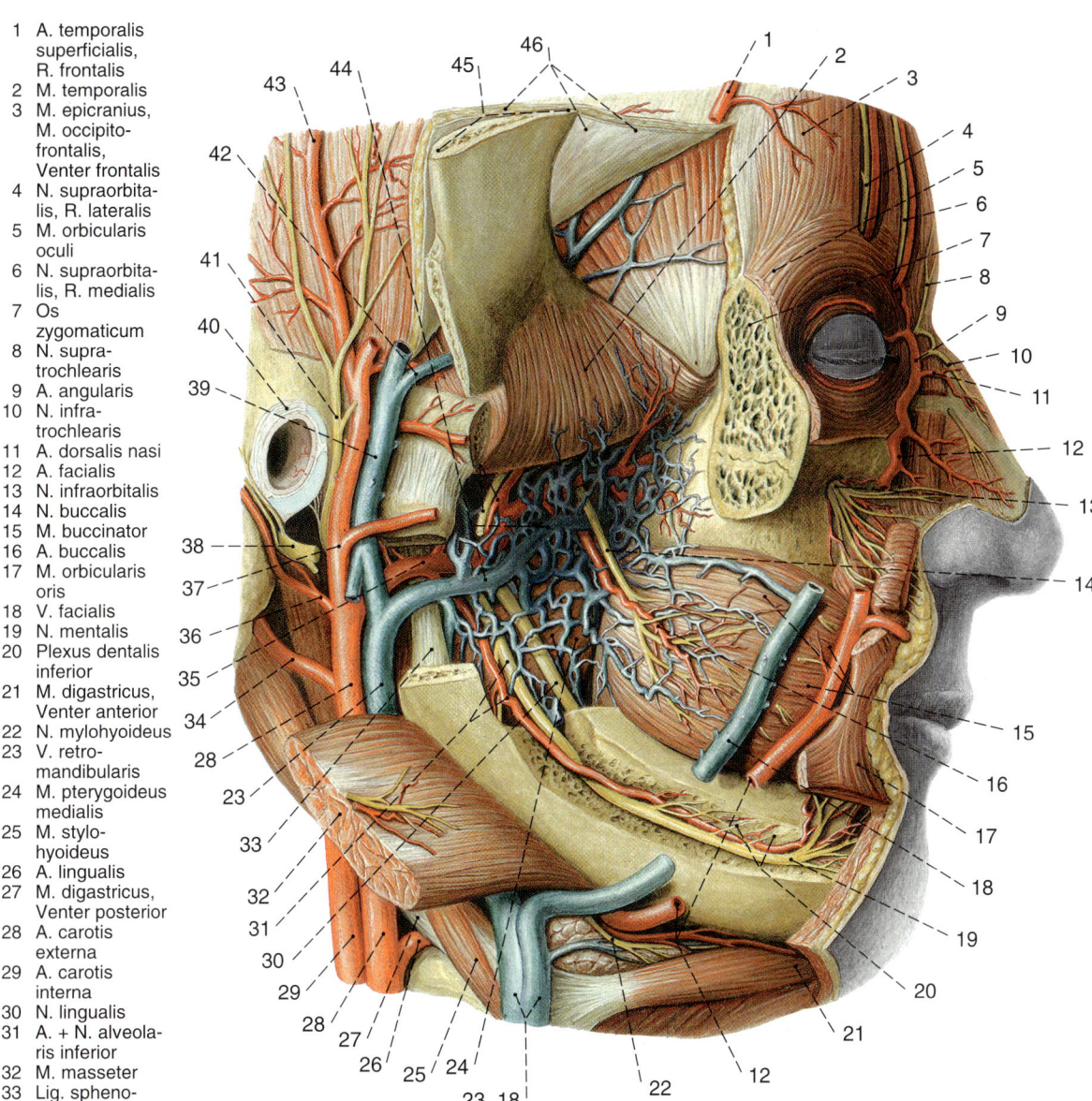

Abb. 797. Tiefe seitliche Gesichtsgegend. Teile von Jochbogen, Jochbein und äußerem Ohr sind entfernt. Der Ramus mandibulae ist z.T. aufgeklappt. Der Canalis mandibulae ist freigelegt. [fs1]

- *N. auriculotemporalis* (Ohren-Schläfen-Nerv, aus V3): Er durchquert den oberen Teil der Parotisloge und biegt in die Schläfengegend ab.
- *A. carotis externa* (äußere Kopfarterie): Im Boden der Parotisloge zweigt sie sich in ihre beiden Endäste auf: *A. maxillaris* und *A. temporalis superficialis*. Der Puls der A. temporalis superficialis ist unmittelbar vor dem äußeren Gehörgang am Oberrand des Jochbogens leicht zu tasten.
- Lymphknoten: Sie ordnen sich in einer oberflächlichen und einer tiefen Gruppe an (*Nodi lymphoidei parotidei superficiales + profundi*). Die tiefen Lymphknoten sind zum Teil vom Drüsengewebe umschlossen.

#798 Fossa infratemporalis (Unterschläfengrube)

Wegen der Schwierigkeit der Abgrenzung wird hier auch der Inhalt des *Spatium lateropharyngeum [pharyngeum laterale] [parapharyngeum]* mit einbezogen (Abb. 797 + 798a-c).

■ **Präparatorischer Zugang zur Fossa infratemporalis**:
❶ Um zur tiefen seitlichen Gesichtsregion vorzustoßen, muß man Teile der oberflächlichen Region entfernen. Bei der Präparation werden meist stufenweise aufgeklappt:

- Glandula parotidea mit Ductus parotideus und evtl. Plexus intraparotideus (nach vorn).
- Jochbogen mit Ursprung des M. masseter (nach unten).
- Processus coronoideus (Kronenfortsatz) des Unterkiefers mit Ansatz des Schläfenmuskels (nach oben).

❷ Den Boden des Präparats bilden jetzt die beiden Flügelmuskeln (M. pterygoideus medialis + lateralis). Im dreieckigen Spalt zwischen den beiden Muskeln sieht man 2 starke Nerven (aus V3, Abb. 798a) und eine starke Arterie mit Seitenästen:
- *N. alveolaris inferior* (zum Unterkieferkanal).
- *N. lingualis* (medial vom Unterkiefer zur Zunge).
- *A. maxillaris* (auf dem Weg zur Flügelgaumengrube).

❸ Um einen umfassenden Überblick über die Fossa infratemporalis zu gewinnen, muß man auch noch den gesamten Unterkieferast und die beiden Flügelmuskeln entfernen. Dann erst liegt das Gefäß- und Nervengewirr der Fossa infratemporalis frei.

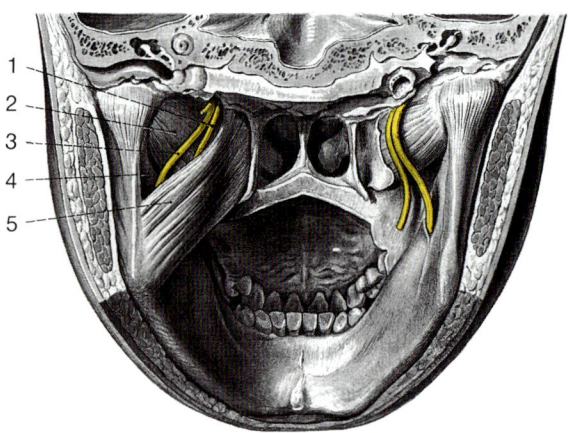

Abb. 798b. Blick auf die Unterschläfengrube (Fossa infratemporalis) mit den Mm. pterygoidei von hinten. Rechts ist der M. pterygoideus medialis entfernt. [ss3]

1 N. lingualis
2 M. pterygoideus lateralis
3 N. alveolaris inferior
4 Ramus mandibulae
5 M. pterygoideus medialis

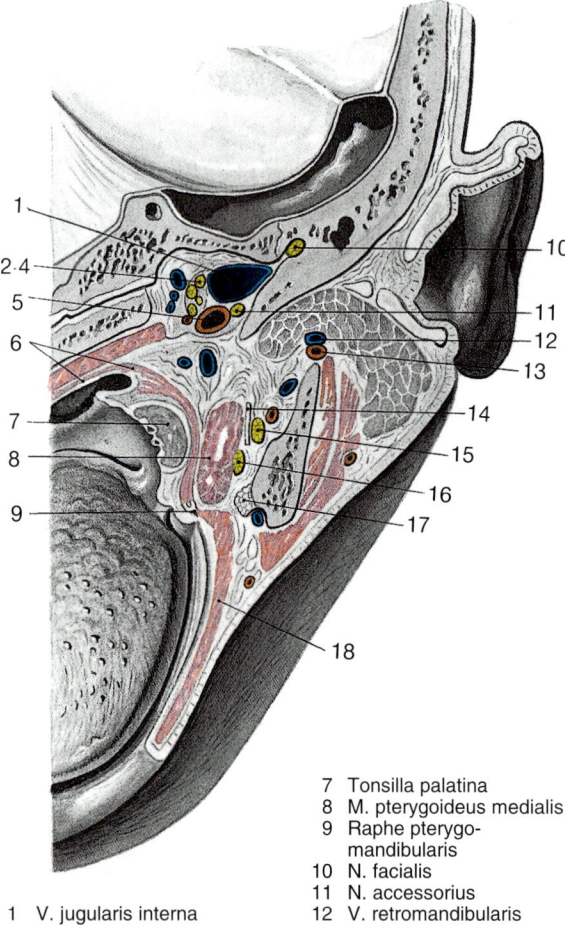

1 V. jugularis interna
2 N. glossopharyngeus
3 N. vagus
4 N. hypoglossus
5 A. carotis interna
6 M. constrictor pharyngis superior
7 Tonsilla palatina
8 M. pterygoideus medialis
9 Raphe pterygomandibularis
10 N. facialis
11 N. accessorius
12 V. retromandibularis
13 A. carotis externa
14 Lig. sphenomandibulare
15 N. alveolaris inferior
16 N. lingualis
17 M. temporalis (Sehne)
18 M. buccinator

Abb. 798a. Schnitt durch den Kopf oberhalb der Zahnreihe des Unterkiefers. Der Schnitt entspricht der Ebene der Injektionsnadel bei der Leitungsanästhesie des N. alveolaris inferior. Aus dem Bild sind unschwer die Komplikationsmöglichkeiten bei falscher Nadelführung abzuleiten. [si]

■ **Muskeln**:
- Oberflächliche Schicht: Flügelmuskeln. Der *M. pterygoideus lateralis* verläuft mehr horizontal, der *M. pterygoideus medialis* mehr vertikal. Der dreieckige Spalt zwischen ihnen dient dem Durchtritt von Gefäßen und Nerven (#797).
- Mittlere Schicht: Griffelfortsatzmuskeln (*M. styloglossus* zur Zunge, *M. stylohyoideus* zum Zungenbein, *M. stylopharyngeus* zum Rachen) und hinterer Bauch des *M. digastricus*. In dieser Schicht liegen auch 2 Bänder zum Unterkiefer (*Lig. stylomandibulare*, *Lig. sphenomandibulare*).
- Tiefe Schicht: Den Boden der Region bildet der obere Schlundschnürer (*M. constrictor pharyngis superior*).

■ **Faszien**:
- *Fascia buccopharyngea* (Wangen-Rachen-Faszie): geht vom Schlundschnürer auf den Wangenmuskel über.
- *Fascia pharyngobasilaris* (Rachen-Schädelbasis-Faszie): vom oberen Schlundschnürer zur Schädelbasis.
- *Lamina prevertebralis* der *Fascia cervicalis* (tiefes Blatt der Halsfaszie): grenzt den Bereich dorsal ab.

■ **Arterien**:
❶ *A. maxillaris* (Oberkieferarterie): Der Hauptstamm der Arterie zieht in etwa ⅔ der Fälle lateral vom unteren Kopf des M. pterygoideus lateralis, in ⅓ medial von ihm zur Flügelgaumengrube. Die internationale Nomenklatur zählt 14 Hauptäste und 15 Unteräste auf (Abb. 773a-c). Die 2 wichtigsten sind:
- *A. meningea media* (mittlere Hirnhautarterie): medial vom äußeren Flügelmuskel zum Dornloch (Foramen spinosum, #624). Sie versorgt den größten Teil der harten Hirnhaut.
- *A. alveolaris inferior* (untere Alveolararterie): zum Unterkieferloch (Foramen mandibulae) und weiter im Unterkieferkanal zu den unteren Zähnen und zum Kinn.
- Weitere Äste der Oberkieferarterie gehen zum Ohr, zu den Kaumuskeln, zu den oberen Zähnen, zum Gaumen und zur Nase.

❷ *A. carotis interna* (innere Kopfarterie): Sie steigt astlos ganz tief im Spatium lateropharyngeum [pharyngeum laterale] [parapharyngeum] zum Karotiskanal des Felsenbeins auf.

■ **Venen**:
• *V. jugularis interna* (innere Drosselvene): vom Foramen jugulare dorsolateral der *A. carotis interna* als mächtiger Stamm (oft über 1 cm Durchmesser) absteigend.
• Das Geflecht der Oberkiefervenen (*Vv. maxillares*) im Bereich der Flügelmuskeln (*Plexus pterygoideus*) steht mit der unteren Augenhöhlenvene (*V. ophthalmica inferior*) in Verbindung (Infektionsweg von der tiefen Gesichtsgegend zum Schädelinnern).

■ **Vordere Nerven**: Äste des *N. mandibularis* (V3): Der kurze Stamm kommt aus dem ovalen Loch und zweigt sich medial der Flügelmuskeln sogleich in seine Hauptäste auf:
• *N. alveolaris inferior* (unterer Alveolarnerv): zwischen M. pterygoideus medialis + lateralis zum Canalis mandibulae und mit der gleichnamigen Arterie zu den unteren Zähnen und zur Haut des Kinns.
• *N. lingualis* (Zungennerv): lateral vom M. pterygoideus medialis und medial vom Unterkiefer zur Zunge. Noch im Bereich der Mm. pterygoidei lagert sich ihm die *Chorda tympani* (aus VII) an, die ihm Geschmacksnerven und sekretorische parasympathische Fasern für die Mundbodendrüsen zuführt.
• *N. auriculotemporalis* (Ohren-Schläfen-Nerv): vom Hauptstamm nach dorsal und lateral durch die Parotisloge zum Ohr und zur Schläfengegend. Der N. auriculotemporalis führt der Glandula parotidea auch die sekretorischen Fasern zu, die ihre Zellkörper im *Ganglion oticum* haben. Das Ganglion liegt dem Hauptstamm des N. mandibularis medial an. Die sekretorischen Fasern stammen vom N. glossopharyngeus und gelangen auf einem etwas umständlichen Weg über die Paukenhöhle zum Ganglion oticum (#723).
• *N. buccalis* (Wangennerv): zwischen den beiden Köpfen des M. pterygoideus lateralis zur Wangengegend.
• Motorische Äste zu den Kaumuskeln.

■ **Hintere Nerven**: Im *Spatium lateropharyngeum [pharyngeum laterale] [parapharyngeum]* liegen der 9.-12. Hirnnerv der V. jugularis interna und der A. carotis interna an (Abb. 798c):
• *N. glossopharyngeus* (Zungen-Rachen-Nerv, IX): mit Ästen zu Mittelohr, Rachen, Mandeln und Zunge.
• *N. vagus* (X): Er verläuft mit den großen Gefäßen zum Brustraum.
• *N. accessorius* (XI): Er biegt unter dem Ohr nach dorsal ab.
• *N. hypoglossus* (Unterzungennerv, XII): Er schwenkt am Kieferwinkel in den Mundboden ein.

#799 Fossa pterygopalatina (Flügelgaumengrube)

Die *Fossa pterygopalatina* ist, wie der Name nahelegt, ein Hohlraum zwischen dem Processus pterygoideus (Flügelfortsatz) und dem Os palatinum (Gaumenbein). An ihrer Vorderwand beteiligt sich auch die Hinterwand der Kieferhöhle. Der Hohlraum ist oben weiter und verengt sich nach unten zu einem Kanal (*Canalis palatinus major*).

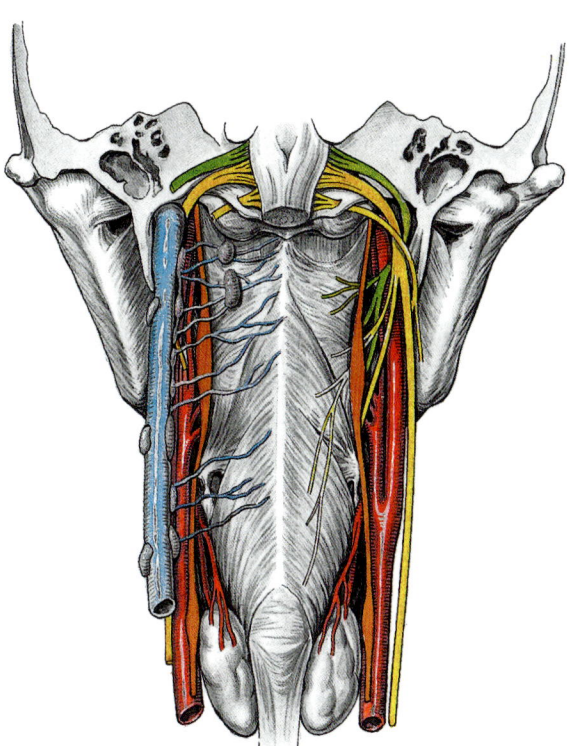

Abb. 798c. Spatium lateropharyngeum [pharyngeum laterale] [parapharyngeum] von hinten:
• grün: N. glossopharyngeus (IX),
• gelb: N. vagus (X) und N. hypoglossus (XII),
• braun: Grenzstrang des Sympathikus. [br6]

Tab. 799. Wege für Blutgefäße und Nerven von und zur Flügelgaumengrube (*Fossa pterygopalatina*)	
Foramen sphenopalatinum	• Rr. nasales posteriores superiores (aus V2) • A. sphenopalatina (aus A. maxillaris)
Fissura pterygomaxillaris	• A. maxillaris (Endast) • Nn. palatini minores (aus V2)
Fissura orbitalis inferior	• V. ophthalmica inferior • N. zygomaticus (aus V2) mit parasympathischem R. communicans zum N. lacrimalis (für die Tränendrüse)
Sulcus und Canalis infraorbitalis	• A. infraorbitalis (aus A. maxillaris) • N. infraorbitalis (aus V2)
Foramen rotundum	• N. maxillaris (V2)
Canalis pterygoideus	• N. canalis pterygoidei entsteht aus N. petrosus major (parasympathisch aus VII) + N. petrosus profundus (sympathisch) • A. canalis pterygoidei (aus A. maxillaris)
Canalis palatinus major	• N. palatinus major (aus V2) • A. palatina descendens (aus A. maxillaris)
Canales alveolares	• Nn. alveolares superiores

Die Fossa pterygopalatina bildet den tiefsten Teil der Fossa infratemporalis an der Grenze zur Nasenhöhle. Sie hat Verbindungen in alle Richtungen (Tab. 628 + 799) und wird daher gern mit einem Verkehrsknotenpunkt verglichen. In der Flügelgaumengrube liegen (Abb. 799)
- das parasympathische *Ganglion pterygopalatinum*.
- die Endverzweigung der A. maxillaris.
- Äste des N. maxillaris (V$_2$).

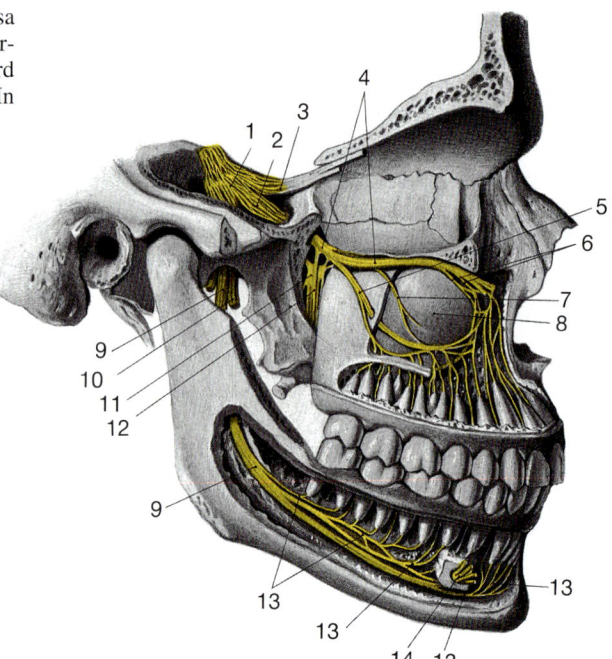

Abb. 799. Flügelgaumengrube (Fossa pterygopalatina) und Zahnnerven des Ober- und Unterkiefers. *[st2]*

1 Ganglion trigeminale
2 N. maxillaris
3 N. ophthalmicus
4 N. infraorbitalis
5-7 Nn. alveolares superiores
5 Rr. alveolares superiores posteriores
6 Rr. alveolares superiores anteriores
7 R. alveolaris superior medius
8 Sinus maxillaris
9 N. alveolaris inferior
10 N. lingualis
11 Ganglion pterygopalatinum in der Fossa pterygopalatina
12 N. palatinus major
13 Plexus dentalis inferior mit Rr. dentales inferiores und Rr. gingivales inferiores
14 N. mentalis im Foramen mentale

8 Arm

8.1 Schultergürtel

#811 Überblick über Knochen, Gelenke, Muskeln
#812 Clavicula, *Schlüsselbeinfraktur*, Scapula
#813 Sternoklavikulargelenk
#814 Akromioklavikulargelenk
#815-817 Vordere und hintere Rumpf-Schultergürtel-Muskeln, Bewegungsspiel der Schultergürtelmuskeln, *Ausfallserscheinungen bei Lähmungen*
⇒ #762 M. sternocleidomastoideus
⇒ #824-826 Muskeln des Schultergelenks

#811 Überblick

■ **Knochen**: Der Schultergürtel des Menschen enthält 2 Knochen (#812): das Schlüsselbein (*Clavicula*) und das Schulterblatt (*Scapula*). Diese haben 3 Aufgaben:
• Befestigen des Arms am Rumpf.
• Erweitern des Bewegungsumfangs des Schultergelenks durch die beiden Schlüsselbeingelenke.
• Ansatz- und Ursprungsflächen für Schultergürtel- und Schultermuskeln.

■ **Gelenke**: Die beiden Knochen des Schultergürtels sind in eine Kette von 3 Gelenken eingeschaltet:
• *Articulatio sternoclavicularis* (Brustbein-Schlüsselbein-Gelenk, #813).
• *Articulatio acromioclavicularis* (Schultereck-Schlüsselbein-Gelenk, #814).
• *Articulatio humeri* (Schultergelenk, #821).
Als Schultergürtelgelenke bezeichnet man üblicherweise nur die beiden Schlüsselbeingelenke. Die 3 Gelenke bilden jedoch eine funktionelle Einheit: An den meisten Bewegungen des Arms sind alle 3 Gelenke beteiligt.

■ **Muskeln**:
❶ *Schultergürtelmuskeln* (#816) sind Muskeln, die den Körperstamm (Rumpf, Hals und Kopf) mit dem Schultergürtel verbinden. Nach der Lage kann man sie einteilen:
• *Vordere Schultergürtelmuskeln* entspringen vorn oder seitlich am Körperstamm.
• *Hintere Schultergürtelmuskeln* entspringen hinten oder seitlich am Körperstamm.
Der oberste Muskel jeder Gruppe hat Ursprünge am Kopf. Diese beiden Muskeln (M. sternocleidomastoideus und M. trapezius) werden auch bei den Halsmuskeln behandelt (#762).
❷ *Schultermuskeln* nennt man Muskeln, die am Schultergürtel entspringen und am Humerus ansetzen. Sie werden beim Schultergelenk behandelt (#824).

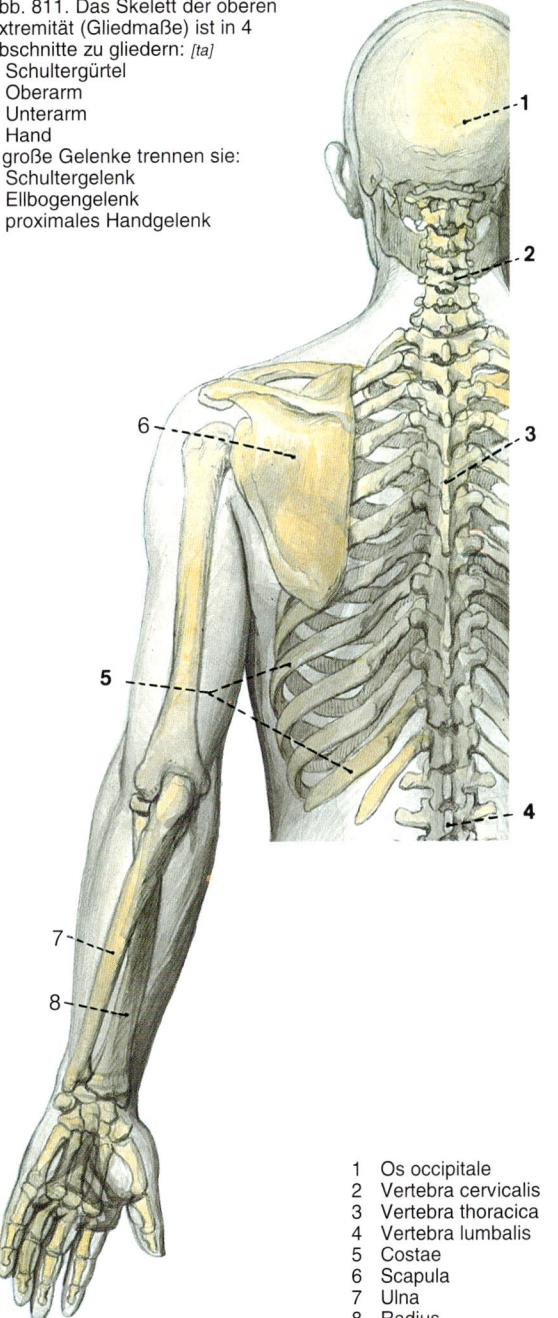

Abb. 811. Das Skelett der oberen Extremität (Gliedmaße) ist in 4 Abschnitte zu gliedern: [ta]
• Schultergürtel
• Oberarm
• Unterarm
• Hand
3 große Gelenke trennen sie:
• Schultergelenk
• Ellbogengelenk
• proximales Handgelenk

1 Os occipitale
2 Vertebra cervicalis
3 Vertebra thoracica
4 Vertebra lumbalis
5 Costae
6 Scapula
7 Ulna
8 Radius

#812 Clavicula und Scapula

■ **Clavicula** (Schlüsselbein, lat. clavis = Schlüssel): Beim Menschen hat die Clavicula eine Sonderstellung durch seine Entwicklung: Sie ist der einzige Extremitätenknochen, der größtenteils nicht knorpelig vorgeformt wird (also membranöse = desmale Ossifikation, Deckknochen, #133). Als wichtigste Bezeichnungen merke man sich:
• *Extremitas sternalis*: mediales Ende.
• *Extremitas acromialis*: laterales Ende.

Tasten: Beim Lebenden ist die Clavicula in ganzer Länge abzutasten, da sie Muskeln nur als Ursprung und Ansatz dient, nicht aber von Muskeln überdeckt wird. Man achte beim Tasten der Clavicula darauf.
- daß sie s-förmig gekrümmt ist.
- daß sie sowohl am inneren als auch am äußeren Ende den Nachbarknochen (Sternum und Acromion) überragt.
- daß sie von Hautnerven (Nn. supraclaviculares) überquert wird. Man kann sich davon überzeugen, wenn man die Haut über der Clavicula in horizontaler Richtung hin- und herschiebt. Man fühlt dann einige Stränge vertikal über die Clavicula hinwegziehen.

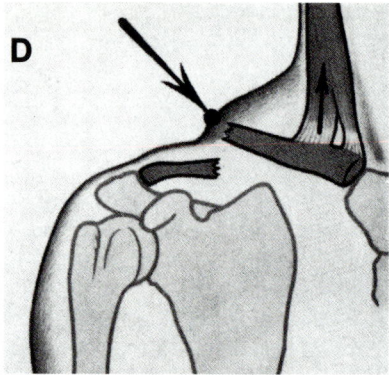

Abb. 812a. Schlüsselbeinfraktur. Durch den Zug des M. sternocleidomastoideus wird das innere Bruchstück nach oben gezogen. Es kann sich dann in die Haut des Halses einspießen. [ah]

Klavikulafraktur (Schlüsselbeinbruch):
- Beim Sturz auf den vorgestreckten Arm treten die größten Spannungen im Radius und in der Clavicula auf. Diese Knochen brechen daher am häufigsten.
- Die Clavicula bricht in etwa 70 % im mittleren Drittel. Die beiden Bruchstücke stehen meist abgeknickt, weil durch den kräftigen M. sternocleidomastoideus das mediale Bruchstück nach oben gezogen wird (Abb. 812a). Durch den Knick wird die Schulterbreite verringert und die Schultergelenkpfanne leicht nach unten gedreht. Bei der üblichen konservativen Behandlung durch einen „Rucksackverband" wird das mediale Bruchstück herabgedrückt. Ein stärkerer Knick (> 25°) oder bajonettartige Verschiebung der Bruchstücke und die dadurch bedingte Verkürzung beeinträchtigen die Funktion des Schultergelenks.

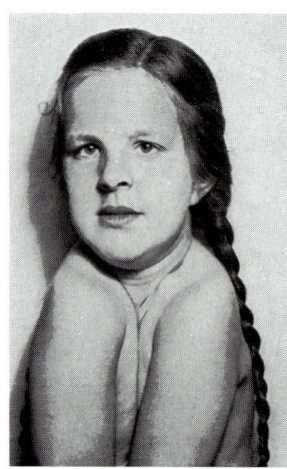

Abb. 812b. Angeborenes Fehlen der Schlüsselbeine (Dysostosis cleidocranialis): Die Schultern lassen sich vor der Brust zusammenklappen. Bei dieser Erbkrankheit treten meist auch Störungen am Schädel, den Zähnen, dem Becken und anderen Knochen auf. [lo]

- Ohne Clavicula könnte der Arm federnd in Muskelschlingen aufgehängt sein, wodurch auch Speichenbrüche seltener wären. Viele Säugetiere, besonders solche, die schnell laufen (z.B. Pferd) oder ihre Beute im Sprung erjagen (z.B. Katze), haben daher keine Clavicula. Beim Menschen ist angeborenes Fehlen der Schlüsselbeine (Abb. 812b) selten.

■ **Scapula** (Schulterblatt, lat. scapula = Schulterblatt, Schulter): Die Form der Scapula ist vor allem durch ihre Aufgabe als Ursprung von Muskeln zu erklären. Um möglichst viel Oberfläche für die Befestigung von Muskeln zu schaffen, ist die Scapula
- zu einer dünnen Knochenplatte ausgewalzt und
- mit 2 Fortsätzen (Spina scapulae und Processus coracoideus) versehen (Tab. 812, Abb. 812c + d).

Tab. 812. Wichtige Einzelheiten an der Scapula	
2 Seiten	❶ *Facies costalis*[1] (Rippenseite) ❷ *Facies posterior* (Hinterseite): durch die *Spina scapulae*[2] (Schulterblattgräte) unterteilt in: • *Fossa supraspinata*[3] (Obergrätengrube) • *Fossa infraspinata* (Untergrätengrube)
3 Ränder	❶ *Margo medialis*[4] (medialer Rand) ❷ *Margo lateralis* (lateraler Rand) ❸ *Margo superior* (oberer Rand) mit einem Einschnitt (*Incisura scapulae*[5])
3 Winkel	❶ *Angulus inferior*[6] (unterer Winkel) ❷ *Angulus superior* (oberer Winkel) ❸ *Cavitas glenoidalis*[7] (Schultergelenkpfanne) am lateralen Winkel
2 vorspringende Muskel- und Bandansätze	❶ *Processus coracoideus*[8] (Rabenschnabelfortsatz) ❷ *Acromion*[9] (Schultereck) = laterales Ende der Spina scapulae

[1] lat. facies = Gesicht, costa = Rippe
[2] lat. spina = Dorn
[3] lat. fossa = Graben
[4] lat. margo, marginis = Rand
[5] lat. incidere = einschneiden
[6] lat. angulus = Ecke, Winkel
[7] lat. cavus = hohl, gr. gléne = Augapfel, eidés = ähnlich
[8] gr. kórax, kórakos = Rabe
[9] gr. ákron = Spitze, äußerstes Ende

Tasten: Beim Lebenden mit dünnem Unterhautfettgewebe zeichnet sich die Form des dreieckigen Knochens gut unter der Haut ab. Den medialen Rand kann man vom oberen bis zum unteren Winkel abtasten, vom lateralen Rand nur die unteren Teile, da weiter oben kräftige Muskeln daran hindern. 2 Abschnitte sind besonders hervorzuheben:
- Spina scapulae mit Acromion: Wie die Clavicula werden sie nicht von Muskeln überquert und sind daher in voller Ausdehnung abzutasten. Von oben betrachtet bedingt die Spina scapulae mit der Clavicula die v-förmige Kontur der Schulter. Die medial schmale Spina scapulae verbreitert sich nach lateral zum Acromion.
- Processus coracoideus (Rabenschnabelfortsatz): Etwa 4 Fingerbreit medial des Schultereckes tastet man etwa 2 Fingerbreit kaudal der Clavicula einen Knochenvorsprung durch den M. deltoideus hindurch. Bei muskelschwachen Individuen bestimmt er die Kontur mit. Beim Zurückbewegen des Arms tritt er deutlicher hervor.

Terminologie: Statt Schultereck ist für Acromion auch die deutsche Bezeichnung Schulterhöhe üblich. Diese ist irreführend: Der höchste Punkt der Schulter ist das akromiale Ende der Clavicula und nicht das Acromion!

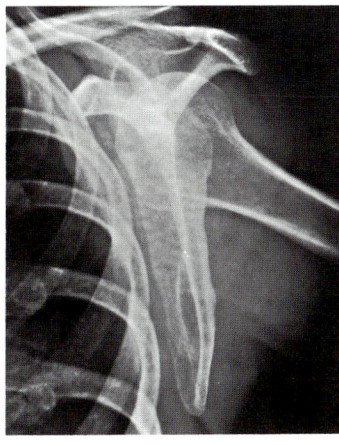

Abb. 812c. Röntgenbild der Scapula „im Profil". Die Krümmung der Vorderfläche der Scapula entspricht der Krümmung des Brustkorbs. Wie die schrägen Balken eines Y ragen nach vorn (im Bild links) der Processus coracoideus, dorsal (im Bild rechts) die Spina scapulae heraus. [be3]

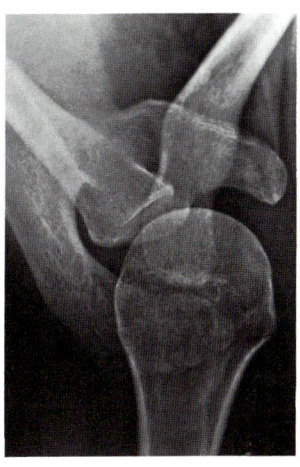

Abb. 812d. Röntgenbild des Schultergelenks bei abgespreiztem Arm („axial"). Die Röntgenröhre steht über der Schulter, der Röntgenfilm liegt der Achselhöhle und der Innenseite des Oberarms an. Processus coracoideus, äußeres Schlüsselbeinende und Acromion sind dabei besonders gut zu beurteilen. [be3]

#813 **Articulatio sternoclavicularis**

Synonyme: Sternoklavikulargelenk, Brustbein-Schlüsselbein-Gelenk, inneres Schlüsselbeingelenk.

■ **Gelenkkörper** (Abb. 813):
• *Incisura clavicularis:* Einschnitt am *Manubrium sterni* (Handgriff des Brustbeins).
• *Extremitas sternalis* der Clavicula.

Die Gelenkpfanne des Sternum ist für das dicke Ende der Clavicula viel zu klein. Die Clavicula überragt daher das Sternum beachtlich. Zwischen den beiden Schlüsselbeinen sinkt die Haut des Halses zur „Drosselgrube" ein.

■ **Bänder**: Wegen der kleinen Gelenkpfanne muß das Sternoklavikulargelenk durch kräftige Bänder gegen Verrenkungen gesichert werden. Diese verbinden die Clavicula mit
• dem Sternum vorn und hinten (*Lig. sternoclaviculare anterius + posterius*).
• der ersten Rippe (*Lig. costoclaviculare*).
• dem anderen Schlüsselbein (*Lig. interclaviculare*).
In beiden Schlüsselbeingelenken findet man einen *Discus articularis* (Gelenkscheibe).

■ **Bewegungen**:
• Beide Schlüsselbeingelenke sind nach der Form der Gelenkkörper Kugelgelenke. Ihre Bewegungen werden jedoch durch Weichteile und straffe Bänder wesentlich eingeschränkt.
• Hauptbewegungen im Sternoklavikulargelenk sind das Heben und Senken der Clavicula („Achselzucken"). Der Schultergürtel kann vom Kind so weit gehoben werden, daß die Schultern den Kopf berühren. Das Senken unter die Horizontale wird durch den Brustkorb behindert. Für den Erwachsenen ergibt sich ein Bewegungsumfang von
Heben – Senken .... 60° – 0° – 10°
in der Schreibweise der Neutralnullmethode (#136).
• Wesentlich geringer ist der Bewegungsumfang in der Horizontalen:
Anteversion – Retroversion .... 20° – 0° – 20°.
Diese Bewegung kann man gut beobachten, wenn man die Arme abwechselnd vor und hinter dem Rumpf verschränkt.
• Kleine Rotationsbewegungen sind mit den Bewegungen um die beiden anderen Hauptachsen gekoppelt. Man kann sie ferner bei Rotation des im Schultergelenk rechtwinklig abgespreizten Armes beobachten. Eine willkürliche isolierte Kreiselbewegung der Clavicula ist nicht möglich. Von der Kreiselbewegung (Rotation) ist die Kreisbewegung (Zirkumduktion) zu unterscheiden, wenn man den Schultergürtel nach vorn zieht, hebt, nach dorsal und unten weiterbewegt und wieder nach vorn hebt.

#814 **Articulatio acromioclavicularis**

Synonyme: Akromioklavikulargelenk, Schultereck-Schlüsselbein-Gelenk, äußeres Schlüsselbeingelenk.

■ **Gelenkkörper** (Abb. 813):
• *Extremitas acromialis* der Clavicula.
• *Acromion* (Schultereck) der Scapula.

Das akromiale Ende der Clavicula ist viel flacher als das sternale Ende. Trotzdem überragt die Clavicula das Acro-

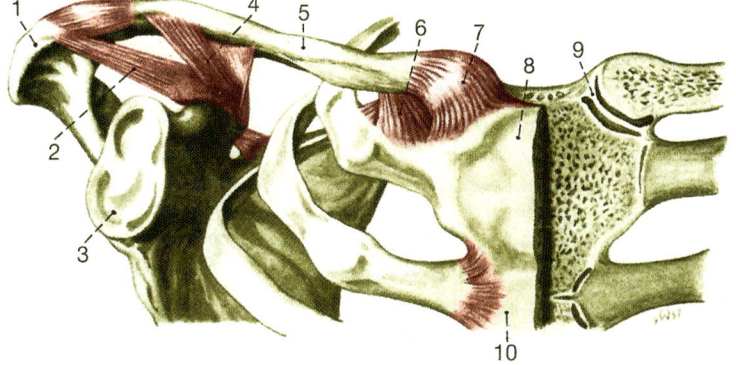

Abb. 813. Schultergürtel. [br1]

1 Acromion
2 Lig. coracoacromiale
3 Cavitas glenoidalis
4 Lig. coracoclaviculare
5 Clavicula
6 Lig. costoclaviculare
7 Articulatio sternoclavicularis
8 Manubrium sterni
9 Discus articularis
10 Corpus sterni

mion um etwa 0,5 cm. Eine Stufe zwischen Clavicula und Acromion ist also ganz normal.

■ **Bänder**: Die Gelenkkapsel wird durch Bandzüge verstärkt, die ihr direkt anliegen (*Lig. acromioclaviculare*). Eine Besonderheit des Akromioklavikulargelenks bildet aber ein Band, das völlig getrennt vom Gelenk verläuft: Es verbindet den Processus coracoideus mit der Unterseite der Clavicula (*Lig. coracoclaviculare*).

■ **Bewegungen**: Die Scapula kann beim Gesunden nicht vom Rumpf abgehoben werden. Es kann lediglich auf der Oberfläche des Brustkorbs entlang gleiten. Ein Teil seiner Bewegungen folgt dabei zwangsweise aus den Bewegungen des Sternoklavikulargelenks: Wenn man die Schultern hebt, so muß im Akromioklavikulargelenk notwendigerweise adduziert werden, um den Kontakt mit dem Rumpf zu erhalten. Beim Senken wird abduziert. Entsprechende Ausgleichsbewegungen erfolgen bei Anteversion und Retroversion der Clavicula.

• Unabhängig von der Stellung der Clavicula kann man im Akromioklavikulargelenk die Scapula „schwenken". Um den Fixpunkt des akromialen Endes der Clavicula kann man den unteren Schulterblattwinkel bis in den Achselbereich nach vorn und bis zu den Dornfortsätzen nach dorsal bewegen. Dies kann man leicht beobachten, wenn man den Arm bis zur Vertikalen hebt, wieder senkt und dann nach dorsal führt. Dabei stellt sich heraus, daß auch diese Bewegung der Scapula keine freie Bewegung ist, sondern mit Armbewegungen gekoppelt ist (sofern man sie nicht besonders trainiert: Es gibt Artisten, die mit den Schulterblättern aneinander klatschen können, Abb. 814).

• Sinn dieser Schwenkung der Scapula ist es, die Ausgangsstellung der Schultergelenkpfanne zu verändern und dadurch den Bewegungsspielraum des Schultergelenks zu erweitern.

■ **Periarthropathie**: Die Bewegung der Scapula am Brustkorb entlang setzt voraus, daß lockeres Bindegewebe ein Gleitlager bildet. Ein Reizzustand dieses Gleitlagers schränkt die Beweglichkeit der Scapula schmerzhaft ein. Sie täuscht beim Unerfahrenen eine Minderung der Beweglichkeit im Schultergelenk vor.

#815-817 Rumpf-Schultergürtel-Muskeln

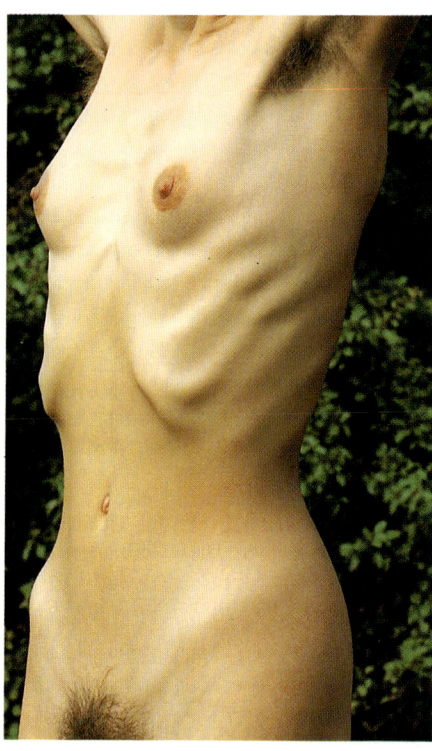

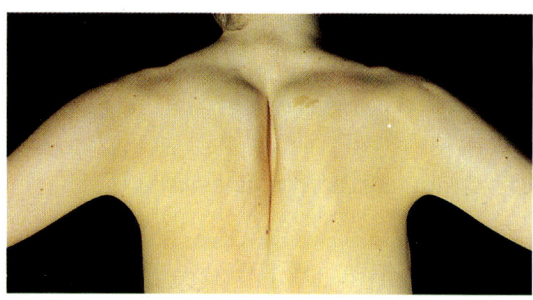

Abb. 814. Gut bewegliche Personen können die Schulterblätter so weit zurückführen, daß sie sich nahezu berühren. Zwischen den beiden Innenrändern werden dabei die Mm. trapezii zusammengestaucht. Sie bilden die Randwülste um die Hautrinne über den Dornfortsätzen. *[li1]*

Abb. 815a. Beim Heben der Arme und Einatmung treten bei schlanken Personen die Muskeln der Brustwand deutlich hervor. Die vordere Achselfalte mit dem M. pectoralis major zieht zur Brustdrüse. Darunter heben sich die Ursprünge des M. serratus anterior von den einzelnen Rippen deutlich voneinander ab. Mit den Ursprüngen des M. obliquus externus abdominis bilden sie eine Zickzacklinie („Sägelinie"). Sie hat dem M. serratus anterior zu seinem Namen verholfen. *[li1]*

Tab. 815. Vordere Rumpf-Schultergürtel-Muskeln					
Muskel	**Ursprung**	**Ansatz**	**Nerv**	**Funktion**	**Anmerkungen**
M. subclavius (Unterschlüsselbeinmuskel)	1. Rippenknorpel	Extremitas acromialis (claviculae)	N. subclavius	• Senkt die Clavicula • stemmt sie im Sternoklavikulargelenk fest	Polstert die A. + V. subclavia und den Plexus brachialis gegen die Clavicula
M. pectoralis minor (kleiner Brustmuskel)	3.-5. Rippe	Processus coracoideus	N. pectoralis medialis/lateralis	• Senkt die Scapula • hebt den Thorax (Hilfseinatemmuskel)	Liegt versteckt dorsal des M. pectoralis major, bedeckt von Fascia clavipectoralis (tiefe Brustfaszie)
M. serratus anterior (vorderer Sägemuskel)	1.-9. Rippe	Scapula: • Angulus superior • Margo medialis • Angulus inferior	N. thoracicus longus	• Zieht Scapula nach vorn • schwenkt Angulus inferior nach lateral (wichtig für Elevation des Arms) • preßt zusammen mit den Mm. rhomboidei die Scapula an den Thorax	• Bildet mit Mm. rhomboidei Muskelschlinge, die Margo medialis (scapulae) vor und zurück schwenkt • schmiegt sich Brustwand eng an = mediale Wand der Achselhöhle • *Linea serrata* (Abb. 815a) • bei Lähmung Scapula alata

8 Arm, 8.1 Schultergürtel

Abb. 815b. Muskeln der vorderen Brustwand: mittlere Schicht. *[bg1]*

1. Processus coracoideus
2. M. serratus anterior (oberer Teil)
3. M. deltoideus
4. M. pectoralis major
5. M. coracobrachialis
6. M. subscapularis
7. M. teres major
8. M. serratus anterior
9. M. latissimus dorsi
10. Mm. intercostales externi
11. Costa XII
12. Clavicula
13. M. subclavius
14. M. pectoralis minor
15. Mm. intercostales interni
16. Vagina musculi recti abdominis

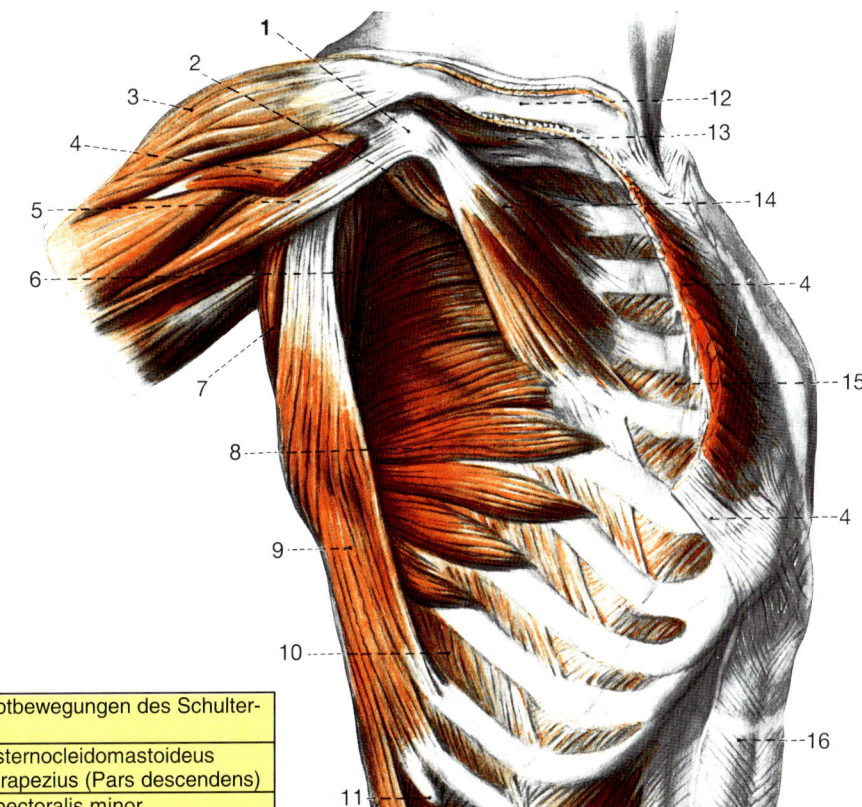

Tab. 816. Muskeln für die Hauptbewegungen des Schultergürtels	
Heben der Clavicula	• M. sternocleidomastoideus • M. trapezius (Pars descendens)
Senken der Clavicula *	• M. pectoralis minor • M. subclavius
Anteversion der Clavicula	• M. serratus anterior • M. pectoralis major
Retroversion der Clavicula	• M. trapezius • M. levator scapulae • M. rhomboideus minor + major • M. latissimus dorsi
Vorwärtsschwenken des Angulus inferior	• M. serratus anterior • M. trapezius (Pars ascendens)
Rückwärtsschwenken des Angulus inferior	• M. levator scapulae • M. rhomboideus minor + major

* Die Muskeln werden in aufrechter Stellung durch das Gewicht des Arms unterstützt!

Die den Schultergürtel gegen den Rumpf bewegenden Muskeln kann man nach der Lage gliedern:
• vordere Rumpf-Schultergürtel-Muskeln (Tab. 815, Abb. 815a + b).
• hintere Rumpf-Schultergürtel-Muskeln (Tab. 817, Abb. 816 + 817).
• Muskeln von Kopf und Hals zum Schultergürtel: M. sternocleidomastoideus und M. omohyoideus. Sie wurden bereits bei den Halsmuskeln behandelt (Tab. 762a + b).

Tab. 817. Hintere Rumpf-Schultergürtel-Muskeln						
Muskel	Teil	Ursprung	Ansatz	Nerv	Funktion	Anmerkungen
M. trapezius (Trapezmuskel)	Pars descendens	• Os occipitale: Linea nuchalis superior + Protuberantia occipitalis externa • Lig. nuchae • Processus spinosi C2-T12	Laterales Drittel der Clavicula	N. accessorius + Plexus cervicalis	• Hebt den Schultergürtel • neigt den Kopf zur Seite	• Oberflächlichster Rückenmuskel, wegen seiner Form früher auch *Kapuzenmuskel* genannt • Ursprungssehnenspiegel im Bereich der Vertebra prominens („*Lindenblattsehne*") und der Vertebra thoracica XII • Ansatzsehnenspiegel am medialen Ende der Spina scapulae
	Pars transversa		Acromion		Zieht die Scapula nach medial	
	Pars ascendens		Spina scapulae		Senkt Scapula, schwenkt Angulus inferior nach vorn (wichtig für Elevation des Arms)	
M. levator scapulae (Schulterblattheber)		Processus transversi C1-C4	Angulus superior (scapulae)	N. dorsalis scapulae	• Hebt Angulus superior (scapulae), schwenkt dabei Angulus inferior nach medial • neigt den Hals zur Seite	Beim Heben der Schulter gegen Widerstand wölbt der Muskel die Haut im Trigonum colli laterale vor
Mm. rhomboidei (Rautenmuskeln)	M. rhomboideus minor	Processus spinosi C6+C7	Gemeinsam am Margo medialis (scapulae)		• Heben die Scapula und ziehen sie nach medial • schwenken dabei den Angulus inferior nach medial • pressen (mit M. serratus anterior) Scapula an Thorax • bei Lähmung Scapula alata	• Die zusammengehörende Muskelplatte wird gewöhnlich durch eine stärkere Vene mit begleitendem Bindegewebe in die beiden Teilmuskeln zerlegt
	M. rhomboideus major	Processus spinosi T1-T4				

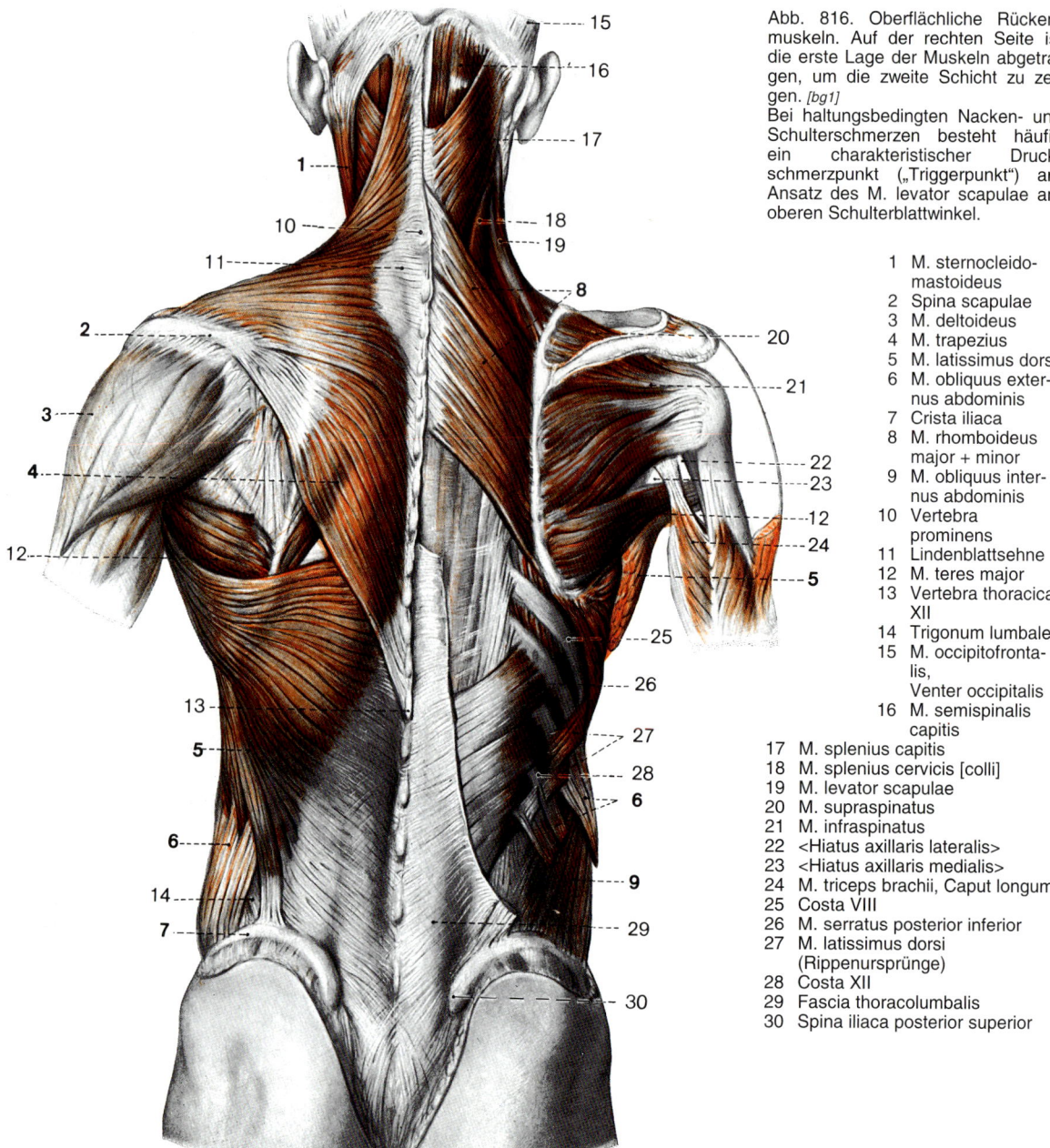

Abb. 816. Oberflächliche Rückenmuskeln. Auf der rechten Seite ist die erste Lage der Muskeln abgetragen, um die zweite Schicht zu zeigen. *[bg1]*
Bei haltungsbedingten Nacken- und Schulterschmerzen besteht häufig ein charakteristischer Druckschmerzpunkt („Triggerpunkt") am Ansatz des M. levator scapulae am oberen Schulterblattwinkel.

1 M. sternocleidomastoideus
2 Spina scapulae
3 M. deltoideus
4 M. trapezius
5 M. latissimus dorsi
6 M. obliquus externus abdominis
7 Crista iliaca
8 M. rhomboideus major + minor
9 M. obliquus internus abdominis
10 Vertebra prominens
11 Lindenblattsehne
12 M. teres major
13 Vertebra thoracica XII
14 Trigonum lumbale
15 M. occipitofrontalis, Venter occipitalis
16 M. semispinalis capitis
17 M. splenius capitis
18 M. splenius cervicis [colli]
19 M. levator scapulae
20 M. supraspinatus
21 M. infraspinatus
22 <Hiatus axillaris lateralis>
23 <Hiatus axillaris medialis>
24 M. triceps brachii, Caput longum
25 Costa VIII
26 M. serratus posterior inferior
27 M. latissimus dorsi (Rippenursprünge)
28 Costa XII
29 Fascia thoracolumbalis
30 Spina iliaca posterior superior

- Muskeln vom Rumpf zum Oberarm, die indirekt auch auf den Schultergürtel wirken: M. pectoralis major und M. latissimus dorsi (Tab. 825).

■ **Ausfallserscheinungen bei Lähmungen**:
- *N. thoracicus longus* (aus Plexus brachialis): Lähmung des M. serratus anterior: Der Arm kann nicht mehr kraftvoll gehoben werden. Im Schultergelenk allein ist eine Abduktion des Arms nur bis etwa 90° möglich. Das Heben des Arms über die Horizontale setzt eine Schwenkbewegung der Scapula mit entsprechender Änderung der Stellung der Schultergelenkpfanne voraus. Wichtigster Muskel hierfür ist nach klinischer Erfahrung der aufsteigende Teil des M. trapezius. Er wird vom vorderen Sägemuskel unterstützt. Weitere Ausfallerscheinung: Scapula alata (s.u.).
- *N. dorsalis scapulae* (aus Plexus brachialis): Lähmung des M. levator scapulae und der Mm. rhomboidei: Die Scapula steht dorsal flügelartig ab („Scapula alata", Abb. 817). Die Muskelschlinge aus Rautenmuskeln und vorderem Sägemuskel preßt den medialen Rand der Scapula an den Rumpf. Ist einer der beiden Anteile der Muskelschlinge gelähmt, hebt sich infolge des Zugs anderer Muskeln der mediale Rand der Scapula vom Rumpf ab. – Da bei Lähmung des N. dorsalis scapulae alle für das Rückwärtsschwenken der Scapula wichtigen Muskeln ausfallen, fehlen die Antagonisten für die Vorwärtsschwenker: Die Scapula kann nicht festgehalten werden. Damit hat auch der hochgehobene Arm keine feste Position!
- *N. accessorius* (11. Hirnnerv): Lähmung des M. sternocleidomastoideus und des absteigenden Teils des M. trapezius (z.B. nach neck dissection, #777): Schultergürtel und Arm können nicht mehr kräftig gehoben werden. Die Schulter hängt nach unten. Dies macht sich vor allem beim Tragen schwerer Lasten bemerkbar. Der einseitige Ausfall des M. sternocleidomastoideus bedingt einen „Schiefhals" (#762).

8.2 Schultergelenk und Achselgegend

#821 Knochen des Schultergelenks
#822 Kapsel, Bänder, Schleimbeutel des Schultergelenks, *Verrenkung*
#823 Bewegungen im Schultergelenk, *Bewegungsprüfung*
#824-826 Schultergürtel-Oberarm-Muskeln, Rumpf-Oberarm-Muskeln, Bewegungsspiel der Schultergelenkmuskeln, Zusammenspiel von Schultergürtel und Schultergelenk, Rotatorenmanschette, *Lähmungen*
#827 Wände der Achselgegend, Achsellücken
#828 Blutgefäße und Lymphknoten der Achselgegend, Kollateralkreisläufe
#829 Lage der Äste des Plexus brachialis in der Achselgegend, Segmentzuordnung
⇒ #782 Plexus brachialis
⇒ #815-817 Rumpf-Schultergürtel- Muskeln

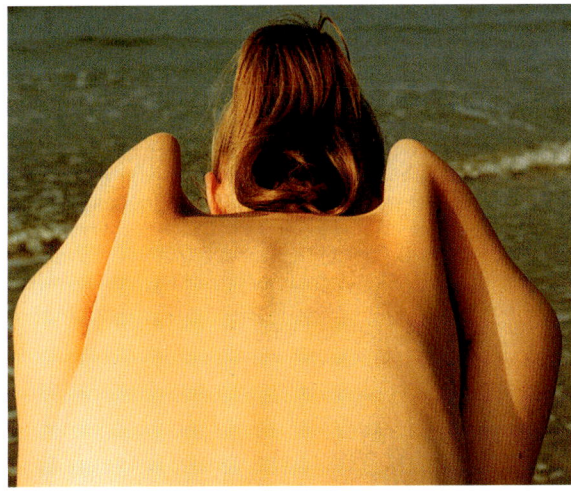

Abb. 817. Flügelartiges Abstehen der Schulterblätter (Scapula alata). In diesem Fall handelt es sich nicht um eine Lähmung der Mm. rhomboidei, sondern um eine familiäre Schlaffheit des Bindegewebes, die ungewöhnliche Bewegungen zuläßt. *[he1]*

#821 Schultergelenk (Articulatio humeri): Knochen

Als Schultergelenk bezeichnet man das Gelenk zwischen Schulterblatt (*Scapula*) und Oberarmbein (*Humerus*).

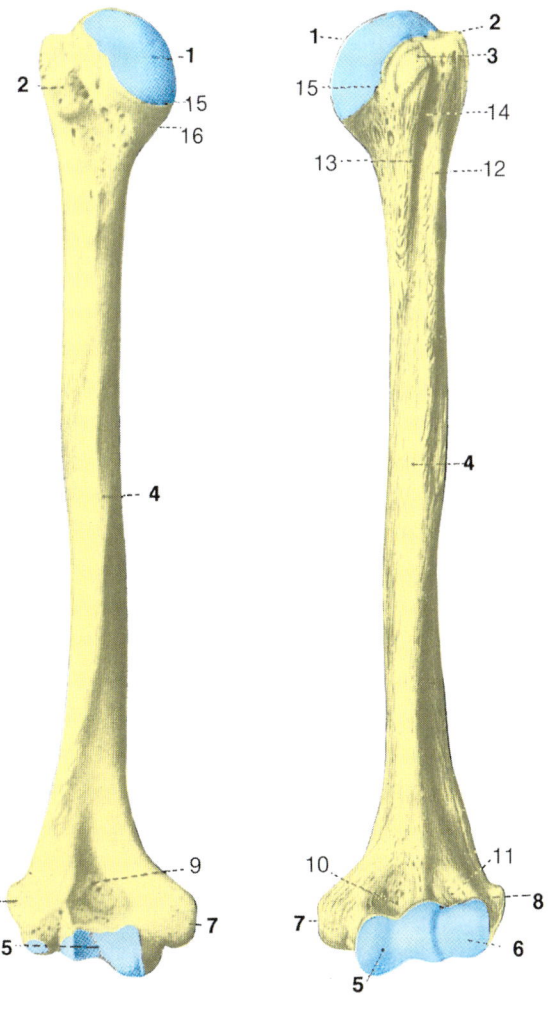

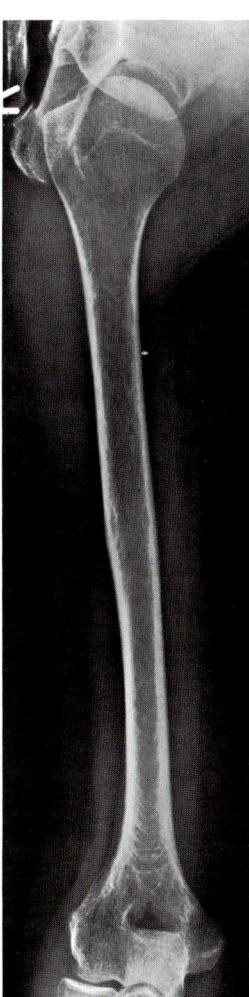

Abb. 821a + b. Linker Humerus von hinten (linkes Bild) und von vorn (Mitte). *[bg1]*

1 Caput humeri
2 Tuberculum majus
3 Tuberculum minus
4 Corpus humeri
5 Trochlea humeri
6 Capitulum humeri
7 Epicondylus medialis (humeri)
8 Epicondylus lateralis (humeri)
9 Fossa olecrani
10 Fossa coronoidea
11 Fossa radialis
12 Crista tuberculi majoris [Labium laterale]
13 Crista tuberculi minoris [Labium mediale]
14 Sulcus intertubercularis
15 Collum anatomicum
16 Collum chirurgicum
←

→
Abb. 821c. Röntgenbild des Humerus (anteroposteriore Aufnahme, der gestreckte Arm ist im Schultergelenk rechtwinklig abgespreizt). Man vergleiche mit den Einzelheiten der Abb. 821b! *[be3]*

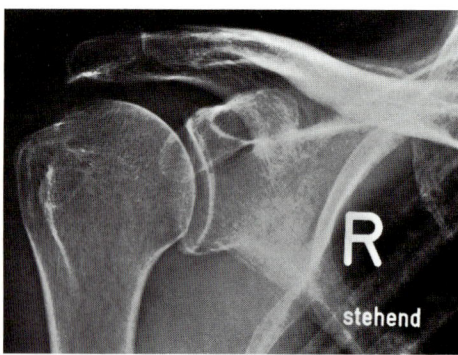

Abb. 821d. Röntgenbild des Schultergelenks bei adduziertem Arm in Mittelstellung (Neutralnullstellung). Anteroposteriore Aufnahme. [be3]

■ **Scapula**: Sie stellt die *Cavitas glenoidalis* (Schultergelenkpfanne), eine flache birnförmige Höhlung, die wesentlich kleiner als der Humeruskopf ist (Abb. 821d). Ihr Rand ist durch eine faserknorpelige Gelenklippe (*Labrum glenoidale*) erhöht. Die übrigen Einzelheiten der Scapula sind bereits in #812 erörtert.

■ **Proximaler Teil des Humerus**: Im Atlas und am Skelett sehe man sich an:
• *Caput humeri* (Oberarmkopf = Schulterkopf): Gelenkkörper für das Schultergelenk (Abb. 821a-c).
• *Collum anatomicum* (anatomischer Hals): schräg stehende Einziehung, unmittelbar lateral vom Humeruskopf.
• *Tuberculum majus* (großer Höcker, lat. tuberculum = Verkleinerungsform von tuber = Höcker): Ansatz der hinteren Schulterblattmuskeln.
• *Tuberculum minus* (kleiner Höcker): Ansatz des M. subscapularis.
• *Collum chirurgicum* (chirurgischer Hals): Einziehung distal der beiden Tubercula. Der anatomische Hals ist nach der Entwicklungsgeschichte (Wachstumszone) definiert. Betrachtet man den Knochen unbelastet von diesem Wissen, so verjüngt er sich erst distal der beiden Tubercula. Hier bricht er auch öfters als am anatomischen Hals. Um dem Konflikt zwischen theoretischem und praktischem Aspekt zu entgehen, hat man 2 „Hälse" definiert.
• *Crista tuberculi majoris [Labium laterale]* (Knochenkamm des großen Höckers): Ansatz des M. pectoralis major.
• *Crista tuberculi minoris [Labium mediale]* (Knochenkamm des kleinen Höckers): Ansatz des M. latissimus dorsi und des M. teres major.

Tasten: Der Humeruskopf mit den anschließenden Muskelansatzhöckern bestimmt die Kontur der Schulter. Am eindrucksvollsten bemerkt man dies bei der Verrenkung des Schultergelenks, wenn unter dem Acromion eine tiefe Grube einsinkt. Der Knochen ist um so besser zu tasten, je schwächer der M. deltoideus ist. Mit etwas Geduld wird man immer den Bereich des Tuberculum majus + minus sowie die Einschnürung des chirurgischen Halses beurteilen können. An den Humeruskopf selbst kommt man nur durch die Achselhöhle heran, wenn man den Arm abspreizt. Das Abtasten ist schmerzhaft, weil in der Achselhöhle große Nerven liegen.

Geht man von der Clavicula aus seitwärts, so tastet man 2 Stufen: Die erste im Akromioklavikulargelenk, die zweite zwischen Acromion und Tuberculum majus. Bei nicht zu kräftigem M. deltoideus kann man sogar die Rinne zwischen großem und kleinem Höcker (Sulcus intertubercularis) fühlen, in welcher die lange Bizepssehne verläuft.

#822 Schultergelenk: Gelenkkapsel, Bänder, Schleimbeutel

■ **Capsula articularis**: Das Schultergelenk hat einen großen Bewegungsspielraum. Die Kontaktfläche der Gelenkkörper ist dazu verhältnismäßig klein. Die Kapsel muß daher sehr weit sein. Bei herabhängendem Arm bildet sich eine Reservefalte am unteren Pfannenrand, bei abgespreiztem Arm am oberen Rand. Die Gelenkkapsel entspringt an der Scapula um die Gelenklippe herum und setzt am anatomischen Hals an. Sie umgreift die Ursprungsstelle des langen Bizepskopfs unmittelbar oberhalb der Schultergelenkpfanne. Deswegen liegt das Anfangsstück der Sehne innerhalb des Gelenkraums (Abb. 822a).

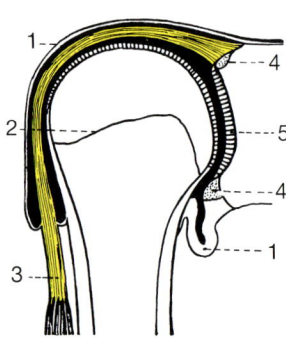

Abb. 822a. Verlauf der Sehne des langen Bizepskopfs im Schultergelenk. Die Sehne entspringt an der Scapula innerhalb des Gelenks und wird dann durch eine Sehnenscheide nach außen geschleust. Die Sehne liegt dabei im Sulcus intertubercularis (Knochenrinne zwischen Tuberculum majus und minus des Humerus). [bg1]

1 Capsula articularis
2 Metaphysis (Epiphysenlinie)
3 M. biceps brachii
4 Labrum glenoidale
5 Cavitas glenoidalis

■ **Bänder**:
• *Ligg. glenohumeralia*: Der Gelenkkapsel liegen vorn einige Verstärkungszüge unmittelbar an.
• *Lig. coracohumerale*: vom Processus coracoideus zu den Muskelhöckern (Abb. 822b).
• Nicht unmittelbar zu den Bändern des Schultergelenks gehört das *Lig. coracoacromiale* zwischen Processus coracoideus und Acromion. Es spannt sich wie ein schützendes Dach über dem Schultergelenk aus.

■ **Schleimbeutel**: In der Nähe des Schultergelenks liegt eine Fülle von Schleimbeuteln zur Minderung der Reibung, z.B. zwischen Muskeln und Knochen. Sie können bei Entzündungen Beschwerden verursachen. 2 Schleimbeutel sind hervorzuheben:
• *Bursa subacromialis*: Acromion, Lig. coracoacromiale und Processus coracoideus wölben sich als Dach über das Schultergelenk, gegen das sich der Humeruskopf, z.B. beim Aufstützen, anstemmen kann. Der Druck des Kopfes wird durch den Schleimbeutel gleichmäßiger auf das Dach verteilt. Ferner wird die Reibung zwischen Dach und Gelenkkapsel vermindert.
• *Bursa subdeltoidea*: zwischen M. deltoideus und Tuberculum majus, oft in Verbindung mit der Bursa subacromialis.

■ **Verrenkung**: Das Schultergelenk hat
• eine relativ kleine Kontaktfläche der Gelenkknorpel.
• eine schlaffe Kapsel.
• unzureichende Bänder.
Es ist daher besonders anfällig gegen Verrenkung (Luxation, lat. luxare = verrenken). Etwa die Hälfte aller Verrenkungen betrifft das Schultergelenk! Als Schutz wirkt nur der mächtige Muskelmantel. Bei Dehnung spannen sich die Muskeln reflektorisch

1 M. deltoideus
2 Lig. acromioclaviculare
3 M. biceps brachii, Caput longum
4 Lig. coracoclaviculare
5 Lig. coracohumerale
6 M. subclavius
7 M. pectoralis major
8 Processus coracoideus
9 M. pectoralis minor
10 Bursa musculi coracobrachialis
11 M. biceps brachii, Caput breve + M. coracobrachialis
12 M. subscapularis
13 M. triceps brachii, Caput longum
14 Labrum glenoidale
15 Cavitas glenoidalis
16 M. teres minor
17 Bursa subtendinea musculi subscapularis
18 Capsula articularis
19 M. infraspinatus
20 Acromion
21 M. supraspinatus
22 Bursa subacromialis
23 Lig. coracoacromiale

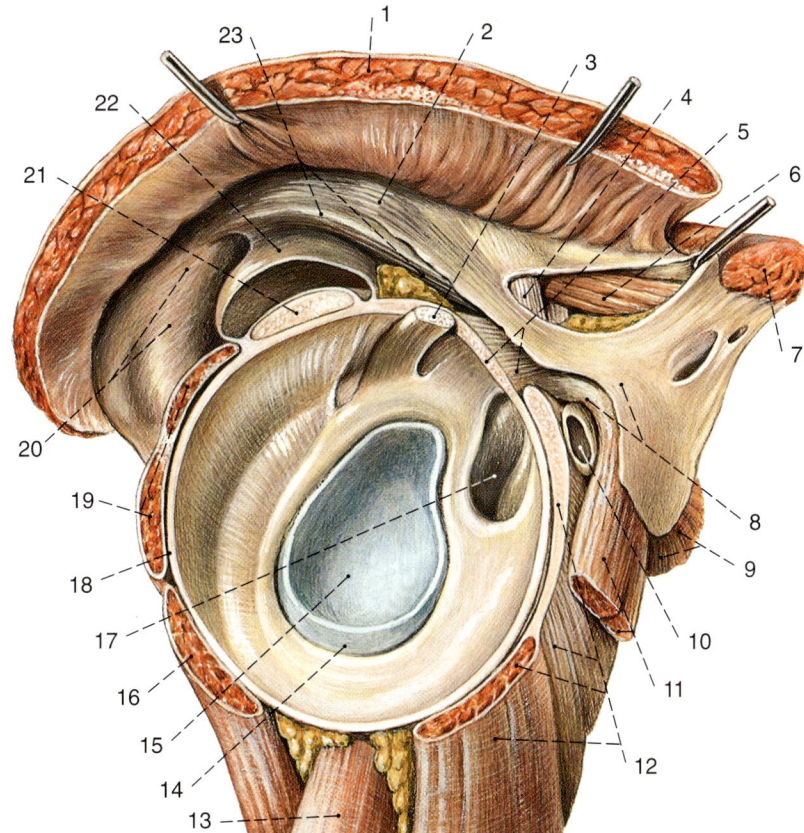

Abb. 822b. Rechtes Schultergelenk mit Rotatorenmanschette von lateral. Die Gelenkkapsel ist sagittal durchgetrennt und der Humeruskopf entfernt. Damit ist der Blick auf die Schultergelenkpfanne frei. [ss1]

schützend an. Sehr rasch einwirkende Kräfte können jedoch das Gelenk schon verrenkt haben, bevor sich die Muskeln kontrahieren konnten. Dies ist z. B. der Fall, wenn beim rasanten Abfahrtslauf der Skistock irgendwo hängen bleibt und der Arm über die Schlaufe nach hinten oben gerissen wird.

Der Humeruskopf tritt meist nach unten vorn (Luxatio subcoracoidea), seltener nach unten hinten (Luxatio infraspinata) aus der Pfanne aus. Eine Luxation nach oben ist so gut wie nicht möglich, weil das kräftige Lig. coracoacromiale den kranialen Durchbruch des Kopfes verhindert. Der luxierte Oberarm verharrt in abgespreizter Zwangshaltung. Die Rundung der Schulter ist verlorengegangen: Unter dem Acromion ist die Haut eingedellt.

■ **Habituelle Luxation**: Bei manchen Menschen ist die Kapsel so schlaff, daß das Schultergelenk sogar willkürlich ausgerenkt werden kann. Der Kopf springt dann allerdings meist auch ebenso leicht wieder in die Pfanne zurück. Die leichte Luxierbarkeit des Schultergelenks ist für Handarbeiter sehr hinderlich bei der Arbeit. Unter wiederholten Verrenkungen leidet zudem der Knochen.

#823 Schultergelenk: Bewegungen

Das Schultergelenk ist ein Kugelgelenk. Wir unterscheiden daher 3 Hauptachsen:
• *sagittale Achse* (Abduktions-Adduktions-Achse) durch den Krümmungsmittelpunkt des Humeruskopfes (Durchmesser etwa 5 cm).
• *transversale Achse* (Anteversions-Retroversions-Achse) durch den Mittelpunkt der Schultergelenkpfanne.
• *Rotationsachse:* Sie entspricht etwa der Humerus-Schaftachse.

Um die 3 Hauptachsen sind 6 Hauptbewegungsrichtungen möglich:
• Abduzieren (Abspreizen) nach lateral.
• Adduzieren (Anziehen) nach medial.
• Antevertieren (Vorführen) nach ventral.
• Retrovertieren (Rückführen) nach dorsal.

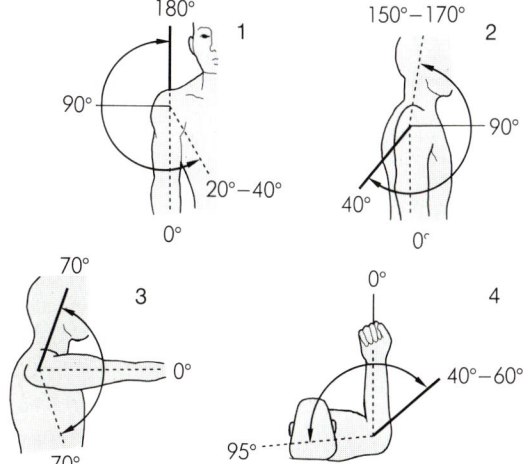

Abb. 823a–d. Bewegungsumfänge des Schultergelenks einschließlich Schlüsselbeingelenke (mittlere Meßwerte von gesunden jungen Erwachsenen nach der Neutralnullmethode). [bh1]

1 Abduktion und Adduktion
2 Retroversion und Anteversion
3 Außen- und Innenrotation bei abduziertem Arm
4 Außen- und Innenrotation bei adduziertem Arm

- Innenrotieren (Einwärtskreiseln, Innenrollen): die Vorderseite des Humerus zur Brustwand drehen.
- Außenrotieren (Auswärtskreiseln, Außenrollen): die Vorderseite des Humerus nach lateral drehen.

■ **Bewegungsprüfung**: Sie wird dadurch erschwert, daß praktisch bei allen Bewegungen des Schultergelenks die Schlüsselbeingelenke mitbeteiligt sind. Isolierte Bewegungen kann man eigentlich nur am anatomischen Präparat ausführen. Man kann beim Lebenden versuchen, den unteren Schulterblattwinkel festzuhalten und dann das Bewegungsausmaß zu bestimmen. In der Schreibweise der Neutralnullmethode beträgt dies:
- Abduktion – Adduktion .... 90° – 0° – 20°,
- Anteversion – Retroversion .... 90° – 0° – 30°,
- Außenrotation – Innenrotation .... 70° – 0° – 70°.

Bezieht man hingegen die Schlüsselbeingelenke mit ein, läßt man also den Arm frei bewegen, so vergrößert sich der Bewegungsumfang beachtlich (Abb. 823a-d):
- Abduktion – Adduktion .... 180° – 0° – 40°,
- Anteversion – Retroversion .... 180° – 0° – 40°,
- Außenrotation – Innenrotation .... 90° – 0° – 90°.

Zum Messen der Rotation läßt man den Arm auf 90° abduzieren, beugt dann im Ellbogengelenk rechtwinklig, so daß die Hand nach vorn weist. Nun kann man den Unterarm als Zeiger benutzen, an dem die Rotation unmittelbar abzulesen ist. Bei der Außenrotation wird die Hand nach oben, bei der Innenrotation nach unten geschwenkt. Legt man dann den Oberarm an, so wird der Spielraum der Rotation kleiner.

■ **Schnelltest**: Geht es nicht um eine quantitative Festlegung, sondern mehr um eine orientierende Untersuchung, so prüft man ob der Patient
- den Arm bis in die Vertikale heben kann, ohne den Rumpf zur Gegenseite zu neigen.
- die Hände am Rücken in Kontakt bringen kann, wenn er den einen Arm über die Schulter („Nackengriff"), den anderen Arm unter der Schulter („Schürzengriff") nach dorsal führt (Abb. 826b).

#824-826 Muskeln des Schultergelenks

Die Schultermuskeln kann man einteilen nach der Lage in dorsale und ventrale Muskeln, nach dem Ursprung in:
- Rumpf-Schultergürtel-Muskeln (indirekte Wirkung auf das Schultergelenk über Drehung der Schultergelenkpfanne, Tab. 815 + 816).
- Schultergürtel-Oberarm-Muskeln (eingelenkig, direkte Wirkung auf das Schultergelenk, Tab. 824).
- Rumpf-Oberarm-Muskeln (mehrgelenkig, Tab. 825).

■ **„Rotatorenmanschette"**: Die unmittelbar der Gelenkkapsel anliegenden Schultergelenkmuskeln werden in der Klinik gewöhnlich unter dem Begriff „Rotatorenmanschette" zusammengefaßt, weil sie wie eine Manschette den Schulterkopf umgreifen.

Schultersteife („frozen shoulder"): Mit zunehmendem Alter werden Schmerzen und Bewegungsbehinderung im Bereich des Schultergelenks häufig. Ursachen können sein:
- *Insertionstend(in)opathien*: Reizzustände der Sehnenansätze der Schultermuskeln, vor allem am Tuberculum majus.
- *Impingement*: Einklemmen der (vorgeschädigten) Supraspinatussehne zwischen Humeruskopf und Acromion und evtl. Einriß oder Durchriß (Ruptur) der degenerierten Sehne.
- *Bursitis subacromialis*: Entzündung des Schleimbeutels zwischen Schultergelenk und „Schulterdach" (Bursa subacromialis).
- Erkrankung der langen Bizepssehne in ihrem osteofibrösen Kanal.

Tab. 824. Schultergürtel-Oberarm-Muskeln

Muskel	Teil	Ursprung	Ansatz	Nerv	Funktion	Anmerkungen
M. deltoideus (Deltamuskel)	Pars clavicularis	Laterales Drittel der Clavicula	Gemeinsam lateral am Corpus humeri (Tuberositas deltoidea)	N. axillaris	• Anteversion • Innenrotation	• Geeignet für intramuskuläre Injektion • unterschiedliche Bewegungen der 3 Teile!
	Pars acromialis	Acromion			Abduktion (Hauptaufgabe!)	• die Rundung der Schulter ist nicht durch den M. deltoideus, sondern durch den Humerus bedingt (Delle bei Schulterluxation!)
	Pars spinalis	Spina scapulae			• Retroversion • Außenrotation	
M. teres minor (kleiner Rundmuskel)		Margo lateralis (scapulae)	Tuberculum majus	N. axillaris	• Außenrotation • Adduktion	M. teres minor und major entspringen nebeneinander an der Scapula, setzen aber getrennt (dorsal bzw. ventral) am Humerus an; durch den dabei entstehenden Spalt zieht das Caput longum des M. triceps brachii und teilt ihn in die mediale + laterale Achsellücke
M. teres major (großer Rundmuskel)		Angulus inferior (scapulae)	Crista tuberculi minoris [Labium mediale]	N. thoracodorsalis + Nn. subscapulares	• Adduktion • Retroversion • Innenrotation	
M. subscapularis (Unterschulterblattmuskel)		Facies costalis (scapulae)	Tuberculum minus	Nn. subscapulares	Innenrotation	Liegt zwischen Scapula und Thorax
M. coracobrachialis (Rabenschnabelfortsatz-Oberarm-Muskel)		Processus coracoideus	Medial am Corpus humeri	N. musculocutaneus	• Anteversion • Adduktion • Innenrotation	• Wölbt bei Abduktion und Retroversion des Arms die Achselhaut vor • Leitmuskel für den Gefäß-Nerven-Strang
M. supraspinatus (Obergrätenmuskel)		Fossa supraspinata	Tuberculum majus	N. suprascapularis	Abduktion	• Bedeckt vom M. trapezius und M. deltoideus • Supraspinatussehne reißt ab dem 50. Lebensjahr häufig „spontan" wegen degenerativer Veränderungen
M. infraspinatus (Untergrätenmuskel)		Fossa infraspinata	Tuberculum majus	N. suprascapularis	Außenrotation	Liegt im Dreieck zwischen M. trapezius, M. deltoideus und M. latissimus dorsi oberflächlich und kann dort getastet werden

8 Arm, 8.2 Schultergelenk und Achselgegend

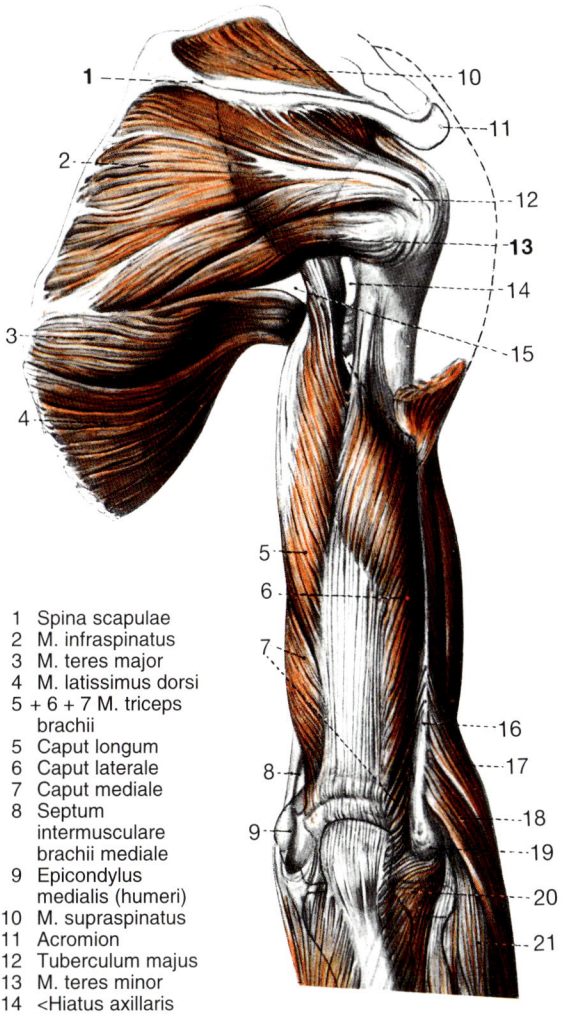

1 Spina scapulae
2 M. infraspinatus
3 M. teres major
4 M. latissimus dorsi
5 + 6 + 7 M. triceps brachii
5 Caput longum
6 Caput laterale
7 Caput mediale
8 Septum intermusculare brachii mediale
9 Epicondylus medialis (humeri)
10 M. supraspinatus
11 Acromion
12 Tuberculum majus
13 M. teres minor
14 <Hiatus axillaris lateralis>
15 <Hiatus axillaris medialis>
16 Septum intermusculare brachii laterale
17 M. brachioradialis
18 M. extensor carpi radialis longus
19 Epicondylus lateralis (humeri)
20 M. anconeus
21 M. extensor carpi radialis brevis

Abb. 824. Muskeln der Dorsalseite der Scapula und des Oberarms. Der M. deltoideus ist abgetragen. [bg1]

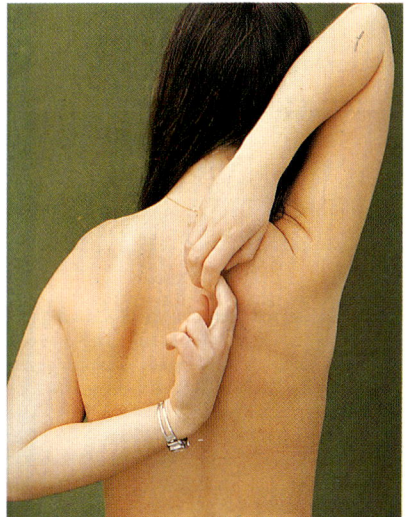

Abb. 825. Beim Aufstützen des Arms am Reck hängt der Körper an der Muskelschlinge des M. pectoralis major und des M. latissimus dorsi, die beide am Humerus ansetzen. [bg1]

Abb. 826a + b. „Nackengriff" und „Schürzengriff". Schultergürtel und Schulter sind bei vielen Menschen nicht seitengleich beweglich. Übungen bei Medizinstudenten zeigen, daß nahezu alle die Hände fassen können, wenn die rechte Hand von oben (Nackengriff) und die linke Hand von unten (Schürzengriff) kommt (oben). Hingegen klafft häufig ein Zwischenraum von etwa 10 cm bei der seitenverkehrten ↓ Übung (unten). [li1]

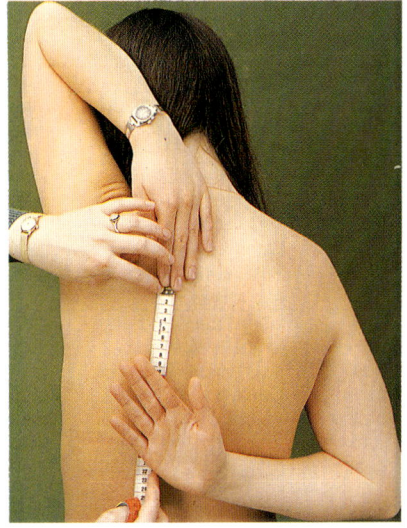

■ **Zusammenwirken von Schultergürtel und Schultergelenk**: Auf die funktionelle Einheit des Schultergelenks mit den Schlüsselbeingelenken ist bereits mehrfach hingewiesen worden. Durch das Zusammenwirken der 3 Gelenke wird der Bewegungsspielraum des Arms beachtlich vergrößert. Bei allen größeren Armbewegungen werden alle 3 Gelenke gleichzeitig bewegt (Tab. 826b, Abb. 826a + b). Bei der Abduktion des Arms werden der Schultergürtel gehoben und die Scapula nach vorn geschwenkt. Dabei wird nicht zuerst im Schultergelenk abgespreizt und erst dann, wenn es im Schultergelenk nicht mehr weitergeht, die Scapula geschwenkt. Vielmehr laufen beide Bewegungen von Anfang an parallel. Auch bei leichter Abduktion schwenkt die Scapula schon mit, wie man sich durch Betasten des unteren Schulterblattwinkels leicht überzeugen kann. Bis zur Horizontalen steht das Schultergelenk im Vordergrund, darüber hinaus übernimmt zuerst das Akromioklavikulargelenk, dann das Sternoklavikulargelenk die Führung.

Tab. 826a. Bevorzugte Koppelung von Bewegungen		
Schultergelenk:	*Akromioklavikulargelenk:*	*Sternoklavikulargelenk:*
Abduktion	Vorwärtsschwenken	Heben
Adduktion	Rückwärtsschwenken	Senken
Anteversion	Vorwärtsschwenken	Anteversion
Retroversion	Rückwärtsschwenken	Retroversion
Innenrotation	Rückwärtsschwenken	-
Außenrotation	Vorwärtsschwenken	-

Schultermuskeln und Schultergürtelmuskeln werden so zu Funktionsketten zusammengeschlossen, z.B. wirken bei der Abduktion des Arms zusammen:
- *M. deltoideus* + *M. supraspinatus* abduzieren im Schultergelenk.
- *M. serratus anterior* + *M. trapezius* (Pars descendens) schwenken die Scapula nach vorn.
- *M. trapezius* (Pars descendens) hebt den Schultergürtel.

Tab. 826b. Wichtigste Muskeln der Hauptbewegungen des Schultergelenks	
Abduktion	M. deltoideus, M. supraspinatus
Adduktion	M. latissimus dorsi, M. pectoralis major, M. teres major, M. teres minor
Anteversion	M. pectoralis major, M. coracobrachialis, M. deltoideus (Pars clavicularis), M. biceps brachii (Caput breve)
Retroversion	M. latissimus dorsi, M. teres major, M. deltoideus (Pars spinalis)
Innenrotation	M. subscapularis, M. pectoralis major, M. latissimus dorsi, M. coracobrachialis, M. deltoideus (Pars clavicularis), M. teres major
Außenrotation	M. infraspinatus, M. teres minor, M. deltoideus (Pars spinalis)

■ **Ausfallserscheinungen bei Lähmungen**: „Eine Kette ist so stark wie ihr schwächstes Glied". Dieses Sprichwort gilt auch für Muskelketten. Ist ein Muskel gelähmt, so ist die Gesamtbewegung gestört. Beispiel: Abduktion des Arms.
- Bei Lähmung des *N. axillaris* fällt der stärkste Abduktor des Schultergelenks, der M. deltoideus, aus. Der M. supraspinatus reicht für eine kräftige Abduktion nicht aus. Die Schwenkbewegung der Scapula durch den M. serratus anterior und den M. trapezius nützt dann nichts.

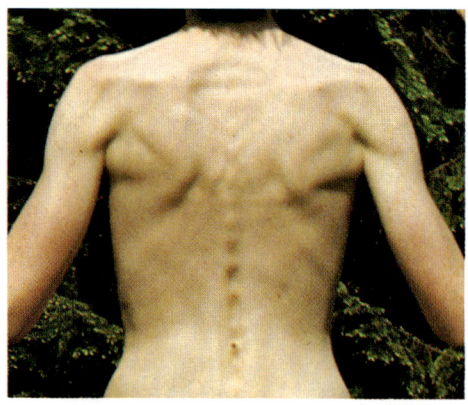

Abb. 826c. Anspannen der Rückenmuskeln beim Seilspringen. Wie bei kaum einer anderen gymnastischen Übung kann man beim Seilspringen das wechselnde Anspannen der hinteren Schultergürtel- und Schultermuskeln beobachten:
- medial (von oben nach unten): M. trapezius, M. rhomboideus major, M. latissimus dorsi,
- seitlich: M. infraspinatus, M. teres major, M. serratus anterior,
- am Arm M. deltoideus und M. triceps brachii. [li6]

- Bei Lähmung des *N. thoracicus longus* oder des *N. accessorius* fällt jeweils einer der beiden Schwenker der Scapula (M. serratus anterior bzw. M. trapezius) aus. Einer der beiden Muskeln allein reicht für ein kräftiges Schwenken nicht aus. Der im Schultergelenk durch den M. deltoideus rechtwinklig abduzierte Arm sinkt immer wieder nach unten, weil die Scapula nach hinten schwenkt.
- Bei Lähmung des *N. thoracodorsalis* (Ausfall von M. latissimus dorsi und M. teres major) kann der Arm nicht mehr kräftig retroversiert werden. Das Kratzen am Gesäß ist behindert.
- Bei Lähmung des *N. subscapularis* fällt der stärkste Innenrotator, der M. subscapularis, aus. Auch dadurch werden erfahrungsgemäß Handbewegungen am Rücken gestört.
- Bei Lähmung des *N. suprascapularis* ist die Außenrotation geschwächt.

■ **Bewegungseinschränkung bei Erkrankung des Schultergelenks**: Im Gegensatz zu den eben beschriebenen Ausfallserscheinungen bei Lähmungen folgen Bewegungseinschränkungen bei Erkrankung des Schultergelenks selbst einem typischen Muster („Kapselmuster"): Zuerst ist die Außenrotation eingeschränkt, dann die Abduktion und schließlich die Innenrotation.

Tab. 825. Rumpf-Oberarm-Muskeln					
Muskel	**Ursprung**	**Ansatz**	**Nerv**	**Funktion**	**Anmerkungen**
M. pectoralis major (großer Brustmuskel)	• *Pars clavicularis*: mediale Hälfte der Clavicula • *Pars sternocostalis*: Sternum + 2.-7. Rippe • *Pars abdominalis*: Lamina anterior der Vagina musculi recti abdominis	Gemeinsam an Crista tuberculi majoris [Labium laterale]	N. pectoralis medialis + lateralis	• *Schultergelenk*: Anteversion, Adduktion, Innenrotation • *Kostovertebralgelenke*: kaudaler Teil der Pars sternocostalis hebt den Thorax bei festgestelltem Arm (Hilfseinatemmuskel)	• Hauptmuskel der vorderen Achselfalte • scheinbare Verdrehung der Muskelfasern: Pars clavicularis setzt weiter distal an als Pars abdominalis (beim Arm Heben abgerollt) • konturbildend an der vorderen Brustwand • „Umarmungsmuskel"
M. latissimus dorsi (breiter Rückenmuskel)	• Über Fascia thoracolumbalis von Processus spinosi T7-L5 • Crista iliaca • 10.-12. Rippe	Crista tuberculi minoris [Labium mediale]	N. thoracodorsalis	• *Schultergelenk*: Retroversion, Adduktion, Innenrotation • *Sternoklavikulargelenk*: senkt den Schultergürtel • *Kostovertebralgelenke*: hebt unterste Rippen (Hilfsausatemmuskel bei ruckartiger Ausatmung, „Hustenmuskel")	• Größtflächiger Muskel des Menschen • bildet mit dem M. teres major die hintere Achselfalte • seitliche Längsverspannung des Rumpfes zwischen Crista iliaca und Oberarm kann beim Seitneigen mit eingesetzt werden • barocker Name: arskratzmäuslein

#827 Achselgegend (Regio axillaris): Wände

■ **Definitionen**:
• Als **Achselhöhle** (*Fossa axillaris*) bezeichnet man die Einbuchtung der Körperoberfläche zwischen Rumpf und Arm.
• Die anatomische Nomenklatur unterscheidet davon die **Achselgegend** (*Regio axillaris*) als den mit Blutgefäßen, Nerven, Lymphknoten usw. gefüllten Raum, der unter der Haut dieser Einbuchtung liegt. Bei abgespreiztem Arm entspricht die Form der Achselgegend einer vierseitigen Pyramide (Tetraeder, Tab. 827).

Tab. 827. Wände der Achselpyramide		
	Muskeln und Knochen	Grenze des Bindegeweberaums
Vorderwand	M. pectoralis major + M. pectoralis minor	Fascia clavipectoralis (tiefe Brustfaszie)
Hinterwand	M. subscapularis + Scapula + M. teres major + M. latissimus dorsi	Faszie des M. subscapularis
Medialwand	M. serratus anterior + Thorax	Fascia thoracica (äußere Brustkorbfaszie)
Lateralwand	(Haut der Achselhöhle)	Fascia axillaris

■ Die **Achselfaszie** (*Fascia axillaris*) liegt unter der Haut der Achselhöhle. Sie ist ein Teil der allgemeinen oberflächlichen Körperfaszie. Sie setzt sich fort
• nach vorn in die oberflächliche Brustfaszie (*Fascia pectoralis*).
• nach lateral in die Oberarmfaszie (*Fascia brachii*).
• nach hinten in die oberflächliche Rückenfaszie.
Die Achselfaszie verbindet sich mit den als Grenzen des Bindegeweberaums der Achselgegend in Tab. 827 genannten tieferen Faszien.

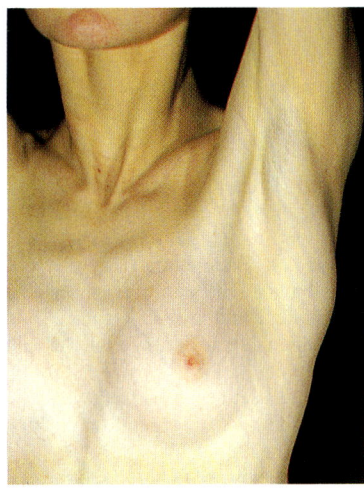

Abb. 827a. Die Achselgrube wird von den beiden Achselfalten begrenzt. Die vordere Achselfalte wird vom M. pectoralis major, die breitere hintere Achselfalte vom M. teres major und vom M. latissimus dorsi aufgeworfen. *[li1]*

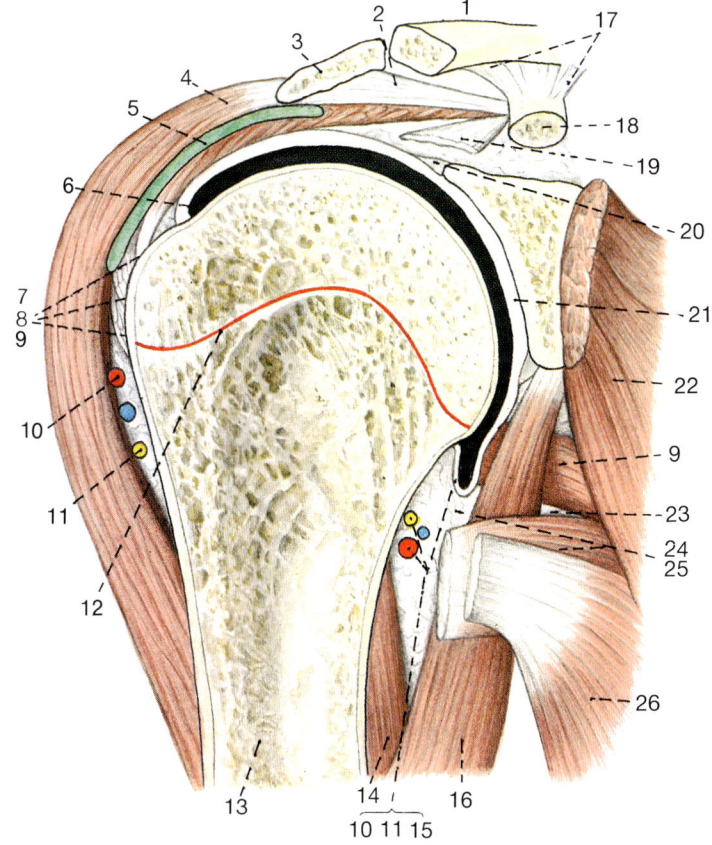

Abb. 827b. Frontalschnitt durch das rechte Schultergelenk mit Muskelmantel. *[bl]*

1 Clavicula
2 Lig. coracoacromiale
3 Acromion
4 M. deltoideus
5 Bursa subdeltoidea
6 Cavitas articularis
7 M. supraspinatus
8 M. infraspinatus
9 M. teres minor
10 A. circumflexa humeri posterior
11 N. axillaris
12 Metaphysis (Epiphysenlinie)
13 Corpus humeri
14 M. triceps brachii, Caput mediale
15 Capsula articularis
16 M. triceps brachii, Caput longum
17 Lig. coracoclaviculare
18 Processus coracoideus
19 Lig. coracohumerale
20 Labrum glenoidale
21 Cavitas glenoidalis
22 M. subscapularis
23 <Hiatus axillaris medialis>
24 <Hiatus axillaris lateralis>
25 M. teres major
26 M. latissimus dorsi

■ **Ausbreitungswege für Entzündungen**: Die Faszien der Achselgegend umschließen einen Bindegewebskörper mit Blutgefäßen, Nerven und Lymphbahnen, der ähnlich wie eine Muskelloge einen Ausbreitungsraum für Entzündungen darstellt. Durch die Gefäß-Nerven-Straßen steht er mit Nachbarräumen in Verbindung:
• zum tiefen Halsbereich über den Plexus brachialis: „Senkungsabszesse" der Halswirbelkörper brechen gewöhnlich nicht durch die Haut des Halses, sondern steigen mit dem Plexus brachialis in die Achselgegend ab.
• zur hinteren Schultergegend über die beiden Achsellücken (s.u.).
• zur Flexorenloge des Oberarms über die A. brachialis und den N. medianus.
• zur Extensorenloge des Oberarms über den N. radialis.

■ **Achsellücken**: M. teres major und M. teres minor entspringen nebeneinander an der Scapula. Der M. teres minor setzt an der Dorsalseite, der M. teres major an der Vorderseite des Humerus an. Dadurch entsteht ein Spalt, der nach lateral breiter wird. Diesen Spalt durchsetzt der lange Kopf des M. triceps brachii und teilt ihn so in 2 Hälften. Diese bezeichnet man als mediale und laterale Achsellücke, weil sie die Hinterwand der Achselpyramide durchbrechen (Abb. 827b). Durch die Achsellücken ziehen wichtige Blutgefäße und Nerven aus der Achselgegend zur Dorsalseite der Schulter:
• laterale Achsellücke: *N. axillaris* + *A. circumflexa humeri posterior*.
• mediale Achsellücke: *A. circumflexa scapulae* (ein Ast der A. subscapularis).

■ **Axillarislähmung bei Humerusfraktur und Schulterluxation**: Die laterale Achsellücke grenzt an das Collum chirurgicum des Humerus. Diese Stelle des Knochens bricht besonders häufig. Dementsprechend ist der N. axillaris bei Oberarmbrüchen gefährdet. Er kann durch Knochenbruchstücke verletzt oder bei der Kallusbildung (#129) geschädigt werden.

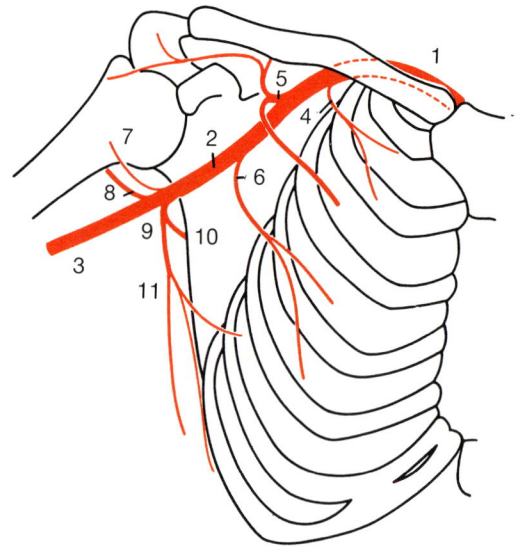

Abb. 828a. Äste der A. axillaris. [li2]

1	A. subclavia	7	A. circumflexa humeri anterior
2	A. axillaris	8	A. circumflexa humeri posterior
3	A. brachialis	9	A. subscapularis
4	A. thoracica superior	10	A. circumflexa scapulae
5	A. thoracoacromialis	11	A. thoracodorsalis
6	A. thoracica lateralis		

#828 Achselgegend: Blut- und Lymphgefäße

■ **A. axillaris** (Achselarterie): Die zum Arm ziehende Arterie wechselt zweimal den Namen: Das Anfangsstück heißt *A. subclavia*, das Mittelstück zwischen Clavicula und hinterer Achselfalte *A. axillaris*, das Endstück *A. brachialis*. Dieses zweigt sich dann in die A. radialis und die A. ulnaris auf. Wichtigste Seitenäste sind (Abb. 828a):
• *A. thoracoacromialis*: zum großen und kleinen Brustmuskel, zum M. deltoideus, zum Processus coracoideus und zur Clavicula.
• *A. thoracica lateralis*: auf dem M. serratus anterior für die seitliche Brustwand und die Brustdrüse.
• *A. subscapularis*: Sie teilt sich in die *A. thoracodorsalis* zu den Muskeln der hinteren Achselfalte und die *A. circumflexa scapulae* zur Schulterblattgegend.
• *A. circumflexa humeri posterior* + *anterior*: Sie bilden einen Arterienring um das Collum chirurgicum des Humerus (Abb. 829b).

■ **Kollateralkreisläufe**: Arterielle Durchblutungsstörungen sind am Arm weitaus seltener als am Bein. Dies liegt (abgesehen vom unterschiedlichen hydrostatischen Druck und dem unterschiedlichen Befall durch Arteriosklerose) auch an den zahlreichen Kollateralkreisläufen. Bei der A. axillaris kommen je nach Höhe des Verschlusses verschiedene Umgehungswege infrage:
• Bei Verschluß des proximalen Abschnitts: von der *A. subclavia* über die *A. suprascapularis* zu den Arteriennetzen des Acromion

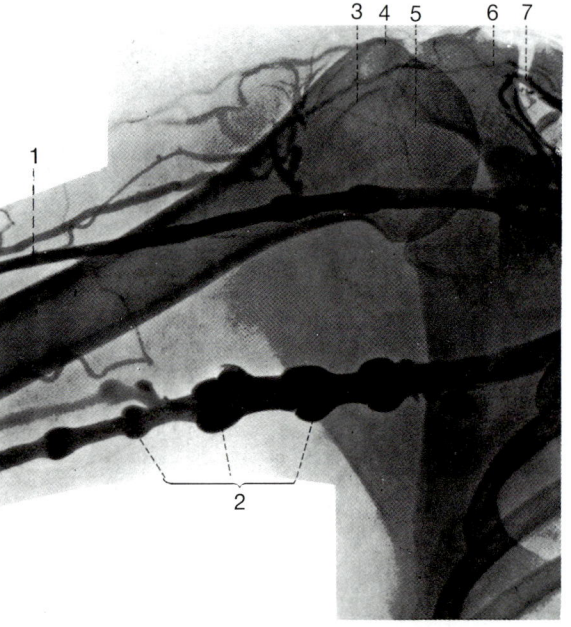

Abb. 828b. Röntgenbild der Venen des Achsel-Schulter-Bereichs. Die auf dem normalen Röntgenbild nicht erkennbaren Venen kann man durch intravenöses Einspritzen eines „Kontrastmittels" sichtbar machen (Phlebographie = Venographie). Die Venenklappen fallen besonders auf. [sb3]

1	V. cephalica	4	Tuberculum minus
2	V. brachialis + V. axillaris mit Valvulae venosae	5	Caput humeri
		6	Acromion
3	Tuberculum majus	7	Articulatio acromioclavicularis

(Rete acromiale) und der Dorsalseite der Scapula und weiter über die *A. circumflexa scapulae* und die *A. thoracoacromialis* zur A. axillaris. Weitere Kollateralbahnen führen von der Aorta über die *Aa. intercostales*: Die Interkostalarterien geben Hautäste zur seitlichen Brustwand ab, die mit den an der Brustwand absteigenden Ästen der A. axillaris anastomosieren: z.B. *A. thoracica lateralis*, *A. thoracodorsalis*.
• Bei Verschluß des mittleren Abschnitts: Verbindungen zwischen proximalen und distalen Ästen der A. axillaris, z.B. zwischen *A. thoracoacromialis* und *A. circumflexa humeri posterior*.
• Bei Verschluß des distalen Abschnitts: Zwischen dem Abgang der *A. circumflexa humeri posterior* aus der A. axillaris und dem Abgang der *A. profunda brachii* aus der A. brachialis liegt der einzige Bereich der Hauptarterie der oberen Extremität ohne ausreichenden Kollateralkreislauf. Die Durchblutung bleibt gesichert, wenn die A. profunda brachii als Varietät nicht aus der A. brachialis, sondern aus der A. circumflexa humeri posterior entspringt (in 5%).

■ **V. axillaris** (Achselvene): In sie münden außer den Begleitvenen der Äste der A. axillaris noch große Hautvenen des Arms und der Rumpfwand ein:
• *V. cephalica* (Abb. 828b).
• *V. basilica* (soweit sie nicht schon in die V. brachialis mündete).

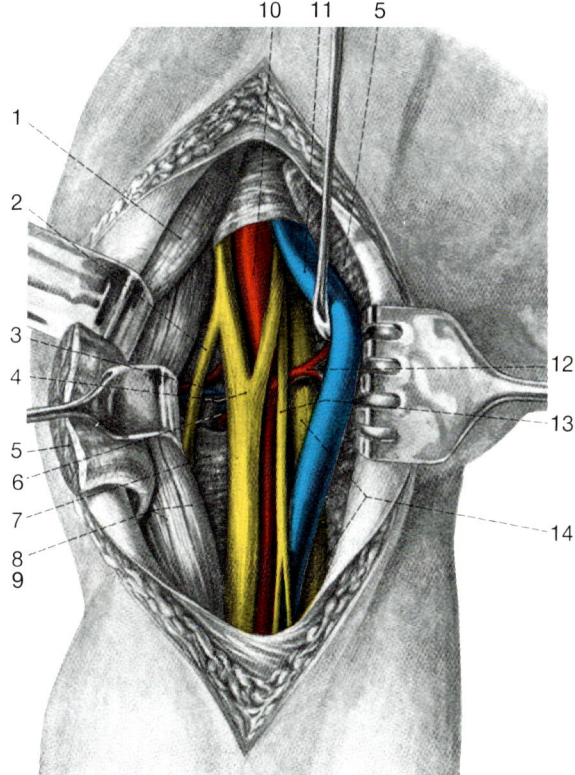

Abb. 829a. Gefäß-Nerven-Strang am Seitenrand der Achselgegend. Der M. pectoralis major ist durchgetrennt. *[ma]*

1 M. deltoideus
2 N. musculocutaneus
3 A. + V. circumflexa humeri anterior
4 N. medianus
5 M. pectoralis major
6 A. + V. circumflexa humeri posterior
7 M. latissimus dorsi
8 M. coracobrachialis
9 M. biceps brachii, Caput breve
10 A. axillaris
11 V. axillaris
12 A. subscapularis
13 N. cutaneus antebrachii medialis
14 N. ulnaris

• *Vv. thoracoepigastricae*: mit Verbindungen zu Venen der unteren Bauchwand („kavokavale Anastomosen", #493), die bei Beckenvenenthrombose für den Blutrückfluß vom Bein wichtig werden können.

■ **Lymphknoten**: Die Achselgegend wird durch zahlreiche Lymphknoten zu einer der wichtigsten Abwehrbastionen des Körpers (⇒ #866 und #254). Nach der Lage kann man 5 Gruppen von Achsellymphknoten unterscheiden:
• Ventrale Gruppe: *Nodi lymphoidei deltopectorales [infraclaviculares], pectorales [anteriores]* und *interpectorales*, auf und zwischen M. pectoralis major + minor. Einzugsgebiet: vordere Brustwand, z.B. Brustdrüse.
• Laterale Gruppe: *Nodi lymphoidei humerales [laterales]*, in Richtung Arm gelegen. Einzugsgebiet Arm. Vorgelagert sind die *Nodi lymphoidei cubitales* in der Ellenbeuge.
• Dorsale Gruppe: *Nodi lymphoidei subscapulares [posteriores]*, unter der Scapula. Einzugsgebiet: Rücken.
• Zentrale Gruppe: *Nodi lymphoidei axillares centrales*. Sie nehmen die Lymphe aus den vorher genannten Gruppen auf.
• Apikale Gruppe: *Nodi lymphoidei axillares apicales*, in der Tiefe der Achselgegend, Sammelstation der Lymphe der vorhergehenden Gruppen. Von hier fließt die Lymphe zu den tiefen Halslymphknoten und zum *Truncus lymphaticus subclavius* weiter.
Die Lymphgefäße bilden in der Achselgegend ein dichtes Geflecht (*Plexus lymphaticus axillaris*).

#829 Achselgegend: Plexus brachialis

■ **Äste**: Die Umordnung der vorderen Äste der Segmente C5 bis T1 über die *Trunci* und *Fasciculi* zu den langen Nerven des Arms ist in den Verzweigungsschemata Abb.781b und 875a veranschaulicht. Die Namen der Faszikel beziehen sich auf die Lage rund um die A. axillaris (#782).

■ **Orientierung im anatomischen Präparat**: Will man in der Achselgegend die einzelnen Äste des Plexus brachialis identifizieren (Abb. 829a), so beginnt man am besten beim
• N. musculocutaneus: Er tritt als einziger Nerv in den M. coracobrachialis ein. Man hebt den kurzen Bizepskopf zusammen mit dem M. coracobrachialis etwas an und findet dann leicht den N. musculocutaneus. Verfolgt man diesen rumpfwärts, so kommt man zum *Fasciculus lateralis*, aus welchem meist nur ein weiterer Nerv distalwärts zieht. Es ist die laterale „Medianuszinke" (*Radix lateralis*), d.h. der Ast des lateralen Faszikels zum
• N. medianus: Die „Medianusgabel" wird im typischen Fall aus je einem Ast des lateralen und medialen Faszikels gebildet. Man kann den N. medianus dann gar nicht verwechseln: Er ist der einzige Nerv in der Achselgegend, der sich in proximaler Richtung aufspaltet, alle anderen teilen sich distal. Verfolgt man jetzt die mediale Medianuszinke (*Radix medialis*) proximal, so gelangt man zum medialen Faszikel. Dieser gibt distal noch 3 Nerven ab. Der stärkste davon ist der
• N. ulnaris. Will man ganz sicher gehen, so verfolge man ihn ein Stück distal: Er durchbricht das Septum intermusculare brachii mediale, weil er dorsal um den Epicondylus medialis herumbiegt. Von den verbleibenden beiden Nerven ist der schwächere der
• N. cutaneus brachii medialis. Ist nur ein Nerv zu sehen, dann geht der mediale Hautnerv des Oberarms weiter proximal ab. Als letzter Ast des medialen Faszikels ist damit der
• N. cutaneus antebrachii medialis zu identifizieren. Er teilt sich am Oberarm in seinen vorderen und hinteren Ast.

Um an den hinteren Faszikel zu gelangen, muß man die A. axillaris + Venen + vordere Faszikel zur Seite ziehen. An der Hinterwand der Achselpyramide sieht man dann noch 2 starke Nerven:

- Der *N. axillaris* verschwindet schon bald in der lateralen Achsellücke.
- Der *N. radialis* hingegen begleitet als stärkster Nerv des Geflechts die A. axillaris noch ein ganzes Stück. Dann wendet er sich zur Dorsalseite des Oberarms.

Außer den langen Armnerven trifft man im Präparat noch weitere Äste des Plexus brachialis an (Abb. 829b + c):

- *N. pectoralis medialis* + *lateralis*: zum M. pectoralis major + minor.
- *N. thoracicus longus*: mit langem Verlauf auf dem M. serratus anterior.
- *N. thoracodorsalis*: mit der gleichnamigen Arterie zu M. teres major und M. latissimus dorsi.
- *N. subscapularis*: zum gleichnamigen Muskel.
- *N. suprascapularis*: durch die Incisura scapulae zu den Muskeln der Dorsalseite der Scapula.

Nicht vom Plexus brachialis kommen die *Nn. intercostobrachiales*. Es sind Äste der Interkostalnerven T2 und T3 zur Haut der hinteren Achselfalte, die den M. serratus anterior durchbohren und in Richtung Arm verlaufen.

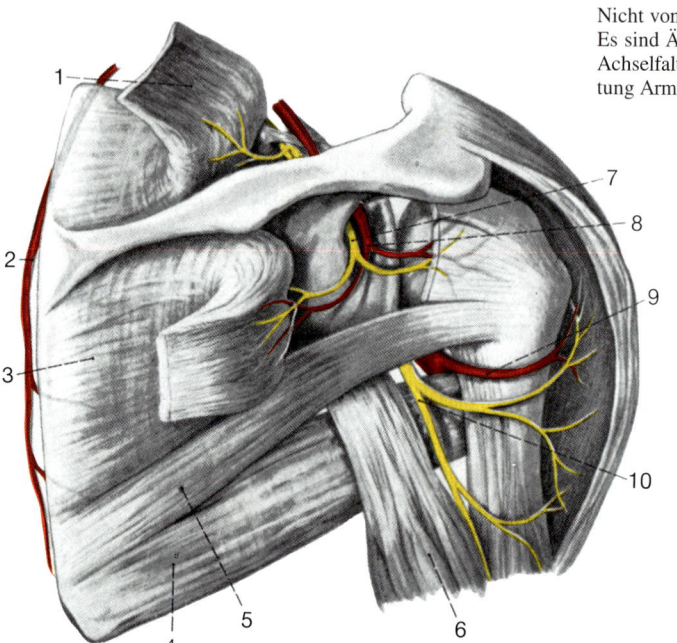

Abb. 829b. Arterien und Nerven der Schulterblattgegend. *[br1]*

1 M. supraspinatus
2 A. transversa colli, R. profundus [A. dorsalis scapulae]
3 M. infraspinatus
4 M. teres major
5 M. teres minor
6 M. triceps brachii, Caput longum
7 N. suprascapularis
8 A. suprascapularis
9 A. circumflexa humeri posterior
10 N. axillaris

Abb. 829c. Blutgefäße und Nerven der seitlichen Halsgegend und der Achselgegend. *[bl]*

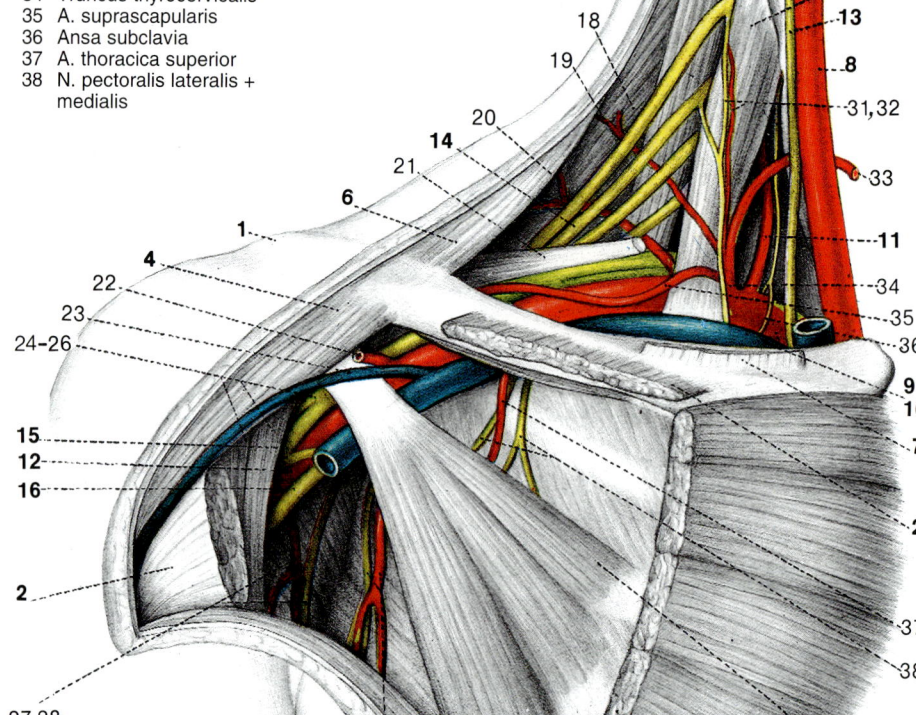

1 Clavicula
2 M. pectoralis major
3 M. pectoralis minor
4 M. deltoideus
5 M. scalenus anterior
6 M. trapezius
7 M. sternocleidomastoideus
8 A. carotis communis
9 A. subclavia
10 V. subclavia
11 A. vertebralis
12 A. axillaris
13 N. vagus
14 Plexus brachialis
15 N. medianus
16 N. ulnaris
17 M. scalenus medius
18 M. scalenus posterior
19 A. cervicalis superficialis
20 A. transversa colli
21 M. omohyoideus
22 A. thoracoacromialis
23 V. cephalica
24 M. biceps brachii
25 M. coracobrachialis
26 N. musculocutaneus
27 A. thoracodorsalis
28 N. thoracodorsalis
29 N. thoracicus longus
30 A. thoracica lateralis
31 N. phrenicus
32 A. cervicalis ascendens
33 A. thyroidea inferior
34 Truncus thyrocervicalis
35 A. suprascapularis
36 Ansa subclavia
37 A. thoracica superior
38 N. pectoralis lateralis + medialis

■ **Segmentzuordnung** der Armnerven: Sie wird am einfachsten aus dem „Schaltschema" des Plexus brachialis klar. Nach diesem Schema kann man grob eingrenzen:
- *N. musculocutaneus* C5-C7.
- *N. cutaneus brachii medialis, N. cutaneus antebrachii medialis, N. ulnaris* C8 + T1.
- *N. axillaris, N. radialis, N. medianus* C5-T1 (der *N. axillaris* ist jedoch auf C5-C7 beschränkt).

8.3 Oberarm und Ellbogenbereich

#831 Knochen des Ellenbogengelenks, *Insertionstendinopathien, Palpation*
#832 Teilgelenke, Gelenkkapsel und Bänder des Ellbogengelenks, *Radiusluxation*
#833 Bewegungen des Ellbogengelenks, *Untersuchung*
#834 Oberarmmuskeln, Oberflächenrelief, Muskellogen
#835 Bewegungsspiel der Muskeln des Ellbogengelenks
#836 Hautvenen des Arms, *intravenöse Injektion*
#837 Gefäß-Nerven-Straßen des Oberarms
#838 Ellenbeuge: Blutgefäße, Nerven, *versehentliche intraarterielle Injektion*
#839 *Gefährdete Nerven: N. radialis, N. ulnaris, Hautnerven, Narkoselähmungen*

#831 Ellbogengelenk (Articulatio cubiti): Knochen

Das Ellbogengelenk (*Articulatio cubiti*, lat. cubitus = Ellbogen) wird von 3 Knochen gebildet:
- *Humerus* (Oberarmbein).
- *Radius* (Speiche).
- *Ulna* (Elle).

Alle 3 sind Röhrenknochen, deren Gelenkenden im Ellbogengelenk allerdings abweichend vom Schema „Kopf und Pfanne" sehr speziell ausgeformt sind.

■ **Mittlerer und distaler Teil des Humerus:**
❶ *Corpus humeri* (Schaft des Oberarmbeins):

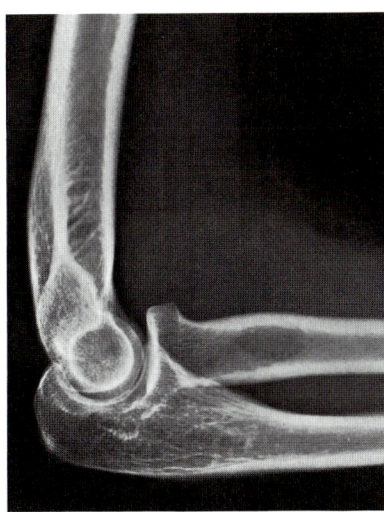

Abb. 831a. Röntgenbild des Ellbogengelenks. Man beachte, wie die Ulna mit Processus coronoideus und Olecranon die Trochlea humeri umgreift. [be3]

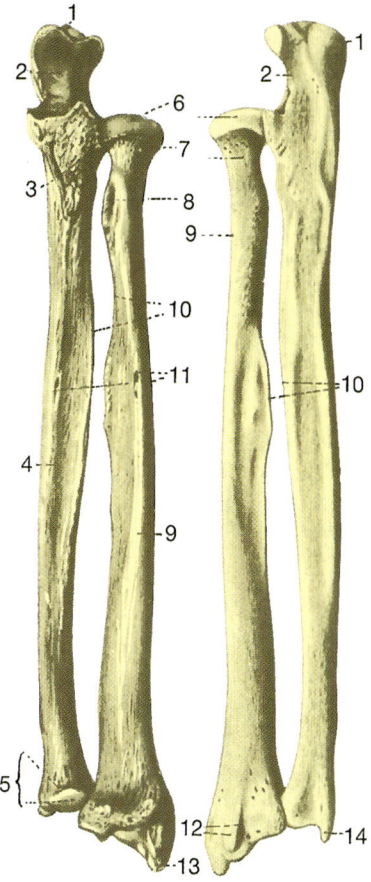

Abb. 831b + c. Linke Elle und Speiche von vorn (linkes Bild) und von hinten (rechtes Bild). [bg1]

1 Olecranon
2 Incisura trochlearis
3 Tuberositas ulnae
4 Corpus ulnae
5 Caput ulnae
6 Caput radii
7 Collum radii
8 Tuberositas radii
9 Corpus radii
10 Margo interosseus
11 Foramina nutrientia
12 Durch die Strecksehnen bedingte Knochenrinnen
13 Processus styloideus radii
14 Processus styloideus ulnae

- *Sulcus nervi radialis* (Rinne des Speichennervs): Der N. radialis liegt dem Humerusschaft eng an und wird daher bei Schaftbrüchen häufig geschädigt.
- *Fossa olecrani* (Grube für den Ellbogen): Das Olecranon umgreift die Trochlea humeri. Der Bewegungsumfang des Ellbogengelenks wird erweitert, wenn das Olecranon nicht so bald an den Humerus anschlägt. Deshalb ist der Humerus gegenüber der Spitze des Olecranons ausgehöhlt. Die Grube kann so tief sein, daß nur noch eine dünne Knochenplatte stehen bleibt oder sogar ein Loch entsteht.
- *Epicondylus medialis* (innerer Obergelenkknorren): oberhalb der Trochlea humeri, Ursprungsstelle einiger Muskeln der „Flexorengruppe".
- *Epicondylus lateralis* (äußerer Obergelenkknorren): oberhalb des Humerusköpfchens: Ursprungsstelle einiger Muskeln der „Extensorengruppe".

❷ *Condylus humeri* (distaler Gelenkkörper, gr. kóndylos = Fingerknöchel, Faust) für das Ellbogengelenk mit 2 Teilen:
- *Capitulum humeri* (Oberarmköpfchen) gegenüber dem Radius (man unterscheidet einen Kopf = Caput und ein Köpfchen = Capitulum!) (Abb. 831a).
- *Trochlea humeri* (Oberarmrolle, gr. trochilía = Walze) gegenüber der Ulna.
- Die distale Wachstumsfuge zwischen Corpus und Condylus zeichnet sich nur im Röntgenbild, nicht jedoch in der Knochenkontur ab.

Insertionstend(in)opathien: Die Muskelursprünge an den Epikondylen werden häufig bei Sportarten überlastet, bei denen die Unterarmmuskeln ruckartige Bewegungen ausführen. Überlastung (beim Krafttraining wächst der Muskelquerschnitt rascher

als der Sehnenquerschnitt), Mikrotraumen (wiederholte Risse mit Einblutung und Verkalkung) sowie Durchblutungsstörungen führen zu Schmerz und Muskelverspannungen:
- *Tennisellbogen* (Epicondylopathia humeri lateralis): Überlastung der Streckerursprünge (nicht nur beim Tennisspielen, häufig auch beim Musizieren, Maschineschreiben usw.!).
- *Werferellbogen* (Epicondylopathia humeri medialis): Überlastung der Beugerursprünge (bevorzugt bei Speerwerfern und Baseballspielern).

■ **Proximaler Teil des Radius**:
- *Caput radii* (Speichenkopf): mit flacher Eindellung für das Humerusköpfchen (Abb. 831b).
- *Collum radii* (Speichenhals).
- *Corpus radii* (Speichenschaft).
- *Tuberositas radii* (Ansatzstelle der Bizepssehne).

■ **Proximaler Teil der Ulna**:
- *Olecranon* (Ellbogen, gr. olékranon = Ellbogen).
- *Processus coronoideus* (Kronenfortsatz, lat. corona = Kranz, Krone).
- *Incisura trochlearis* (Einschnitt für die Trochlea humeri).
- *Incisura radialis* (Einschnitt für den Radiuskopf).
- *Tuberositas ulnae* (Ansatzstelle der Brachialissehne).

■ **Tasten**:
- *Humerusschaft*: Vorn und dorsal verwehren die kräftigen Muskeln des Ellbogengelenks den Zugang. Hingegen kann man medial und vor allem lateral den Humerusschaft einigermaßen beurteilen.
- *Epicondylus lateralis*: Zum distalen Gelenkende hin wird der Humerus flacher und breiter. Die Knochenkante ist gut zu umgreifen. Der Epicondylus bestimmt die laterale Kontur des Ellbogenbereichs.
- *Humerusköpfchen*: in der Einsenkung, die unmittelbar distal dem Epicondylus lateralis folgt.
- *Epicondylus medialis*: Dieser springt noch viel stärker vor als der laterale. Er ist rundherum gut abzutasten. Dorsal zieht er N. ulnaris um den Epicondylus herum. Er ist in seiner Rinne gut hin- und herzurollen, was bei längeren Versuchen meist ein wenig schmerzt. An den Epicondylus medialis stößt man sich besonders leicht an. Der Schmerz kann dann vom Periost oder vom N. ulnaris ausgehen. Wegen dieser besonderen Schmerzempfindlichkeit wird der Epicondylus medialis scherzhaft auch „Musikantenknochen" genannt (entsprechend der Redensart „die Engel im Himmel singen hören" für starke Schmerzen empfinden).
- *Olecranon*: An seiner Spitze setzt der M. triceps brachii an. Bei schlaffem Muskel kann man den gesamten Ellbogen gut tasten. Beim Anspannen des Muskels fühlt man die kräftige Sehne proximal des Olecranon. In Streckstellung liegen das Olecranon und die beiden Epikondylen des Humerus in einer Linie, bei Beugung bilden sie ein gleichschenkliges Dreieck. Diese Regel dient zur groben Orientierung über das Ellbogengelenk. Bei Verrenkungen oder Abbrüchen des Olecranon ist diese Beziehung gestört.
- *Radiuskopf*: Geht man vom Epicondylus lateralis aus, so kommen zuerst das Humerusköpfchen, dann der Gelenkspalt des Ellbogengelenks, anschließend Kopf und Hals des Radius. Bereitet die Abgrenzung von Humerusköpfchen und Radiuskopf Schwierigkeiten, so wende man den Unterarm in den Radioulnargelenken (Pronation – Supination). Man wird dann die Drehung des Radiuskopfes unter dem tastenden Finger fühlen.

#832 Ellbogengelenk (Articulatio cubiti): Teilgelenke und Bänder

■ **Teilgelenke**: Humerus, Speiche und Ulna bilden im Ellbogengelenk 3 Teilgelenke mit unterschiedlichen Bewegungsmöglichkeiten:

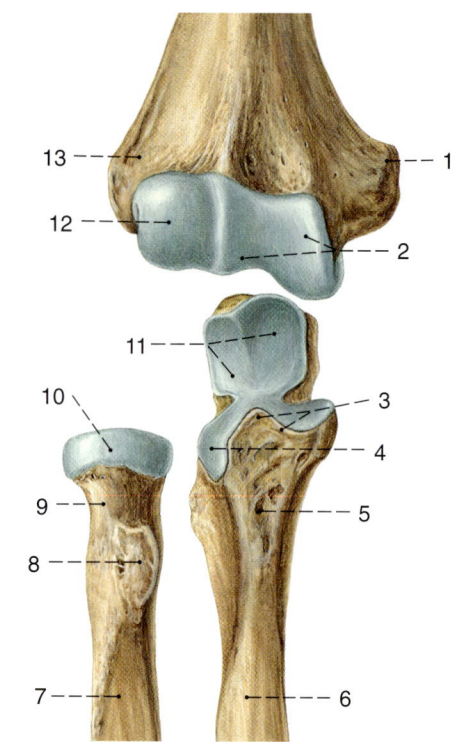

Abb. 832a. Knochen des rechten Ellbogengelenks von vorn. [ss1]

1 Epicondylus medialis (humeri)
2 Trochlea humeri
3 Processus coronoideus (ulnae)
4 Incisura radialis
5 Tuberositas ulnae
6 Corpus ulnae
7 Corpus radii
8 Tuberositas radii
9 Collum radii
10 Caput radii mit Circumferentia articularis
11 Incisura trochlearis
12 Capitulum humeri
13 Epicondylus lateralis (humeri)

- *Articulatio humeroulnaris* (Oberarm-Ellen-Gelenk): Scharniergelenk zwischen der Trochlea humeri und der von Ellbogen und Kronenfortsatz umgebenen Incisura trochlearis der Ulna.
- *Articulatio humeroradialis* (Oberarm-Speichen-Gelenk): Drehscharniergelenk zwischen Humerusköpfchen und Radiuskopf.
- *Articulatio radioulnaris proximalis* (proximales Speichen-Ellen-Gelenk): Radgelenk zwischen Radiuskopf und Incisura radialis der Ulna.

■ **Weitere Radioulnargelenke**: Nicht zum Ellbogengelenk gehören
- *Articulatio radioulnaris distalis* (distales Speichen-Ellen-Gelenk) zwischen Caput ulnae und Incisura ulnaris des Radius.
- *Syndesmosis radioulnaris* (Speichen-Ellen-Bandfuge) durch die *Membrana interossea antebrachii* (Zwischenknochenmembran).

Die 3 Radioulnargelenke bilden eine funktionelle Einheit mit nur einer Bewegungsachse.

■ **Gelenkkapsel**: Die 3 Teilgelenke des Ellbogengelenks sind von einer gemeinsamen Gelenkkapsel umhüllt (Abb. 832b). Der gemeinsame Gelenkraum ist entsprechend ausgedehnt. Entzündungen befallen immer das gesamte Ellbo-

8 Arm, 8.3 Oberarm und Ellbogenbereich

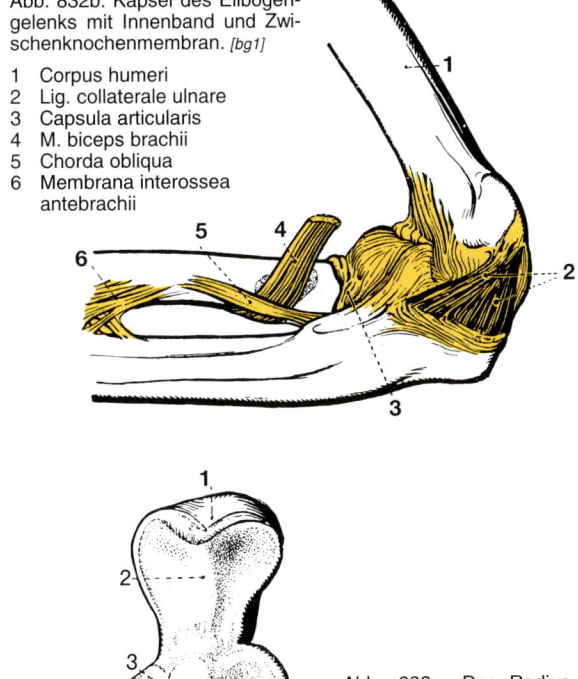

Abb. 832b. Kapsel des Ellbogengelenks mit Innenband und Zwischenknochenmembran. [bg1]
1 Corpus humeri
2 Lig. collaterale ulnare
3 Capsula articularis
4 M. biceps brachii
5 Chorda obliqua
6 Membrana interossea antebrachii

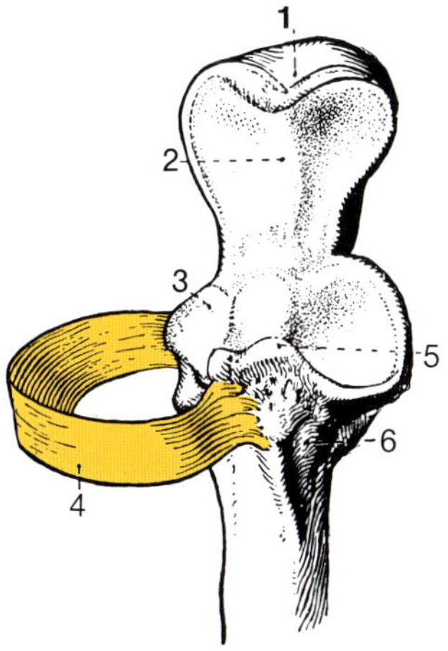

Abb. 832c. Der Radiuskopf wird durch das Ringband an die Ulna gebunden. [bg1]
1 Olecranon
2 Incisura trochlearis
3 Incisura radialis
4 Lig. anulare radii
5 Processus coronoideus (ulnae)
6 Tuberositas ulnae

gengelenk. Punktiert wird das Gelenk am besten von hinten lateral (geringste Gefährdung von Nerven und Blutgefäßen).

■ **Bänder**: Die Kapsel des Ellbogengelenks ist durch 3 Bänder verstärkt:
• *Lig. collaterale ulnare* (Innenband): von der Basis des Epicondylus medialis zur Ulna medial der Incisura trochlearis. Der Ansatz an der Ulna ist viel breiter als der Ursprung am Humerus. Das Band sieht daher dreieckig aus (Abb. 832b).
• *Lig. collaterale radiale* (Außenband): von der Basis des Epicondylus lateralis zum Ringband des Radius. Das Außenband darf nicht am Radius ansetzen, weil es sonst dessen Drehung behindern würde. Es strahlt daher mit 2 Zügen vorn und hinten in das Ringband ein und befestigt sich so an der Ulna. Das Scharniergelenk zwischen Humerus und Ulna wird damit durch 2 Seitenbänder gesichert.
• *Lig. anulare radii* (Ringband): von der Ulna vorn um den Speichenhals zur Ulna hinten (Abb. 832c). Durch das Ringband wird der Radiuskopf in der flachen Incisura radialis der Ulna gehalten. Ist das Ringband zu weit, so kann der Radiuskopf aus der Schlinge distal gleiten. Die proximale Verlagerung verhindert das Capitulum humeri.

■ **Radiusluxation**: Die Verrenkung des Radiuskopfes ist die häufigste Luxation bzw. Subluxation im Kleinkindesalter. Der Radiuskopf besteht beim Kleinkind noch aus Knorpel und ist daher etwas verformbar. Das Wachstum des Ringbandes eilt offenbar manchmal etwas voraus. Bei kräftigem Zug an der Hand gleitet dann der Radiuskopf aus der Schlinge. Typischer Unfallhergang: Ein Erwachsener führt das Kind an der Hand, das Kind stürzt, der Erwachsene versucht, den Sturz durch rasches Hochziehen der Hand des Kindes zu verhindern (im Englischen deshalb „nurse luxation" = „Kindermädchen-Verrenkung" genannt). So leicht wie der Radiuskopf beim Kleinkind aus dem Ringband gleitet, so leicht ist er für den Erfahrenen wieder einzurenken: Einige Drehbewegungen der Hand genügen meist.

#833 Ellbogengelenk: Bewegungen

Achsen: Die 3 Teilgelenke des Ellbogengelenks weisen unterschiedliche Freiheitsgrade auf:
• *Humeroulnargelenk:* nur eine Achse, Scharnierbewegung: Beugen und Strecken.
• *Proximales Radioulnargelenk:* nur eine Achse, Radbewegung: Supination und Pronation.
• *Humeroradialgelenk:* 2 Achsen: Scharnierbewegung + Radbewegung wie in den beiden anderen Teilgelenken zusammen.

■ **Strecken und Beugen**: Das Prüfen der Scharnierbewegung beim Lebenden bietet keine Schwierigkeiten. Die Nullstellung ist die Streckstellung. Der Bewegungsumfang in der Schreibweise der Neutralnullmethode ist (Abb. 833a + b)
Strecken (Extension) – Beugen (Flexion) .... 5° – 0° – 150°.
Das Ausmaß der Beugemöglichkeit hängt im wesentlichen von der Höhe der Weichteile ab Ober- und Unterarm ab. Menschen mit kräftigen Muskeln können weniger weit beugen als muskelschwache. Die Streckmöglichkeit wird durch den Anschlag des Olecranon am Humerus begrenzt. Leichte Überstreckung ist möglich, wenn das Olecranon kurz oder die dem Olecranon gegenüberliegende Höhlung am Humerus tief ist.

■ **Supination und Pronation**: Die Kette der 3 Gelenke zwischen Speiche und Ulna hat nur eine einzige Achse. Sie verbindet die Mittelpunkte der Köpfe von Speiche (proximal) und Ulna (distal). Um diese Achse dreht sich der Radius um die Ulna (Radbewegung). Nullstellung ist der an den Rumpf angelegte Arm mit dem Daumen nach vorn. Die Prüfung ist am sichersten bei rechtwinklig gebeugtem Ellbogengelenk, da man auf diese Weise Drehbewegungen im Schultergelenk ausschaltet, die bei gestrecktem Arm die Messung verfälschen könnten. Die Hand umschließt am besten ein Lineal oder einen ähnlichen Gegenstand, der als Zeiger für die Bewegung dienen kann. In der Nullstellung weist der Zeiger vertikal nach oben. In der Schreibweise der Neutralnullmethode beträgt der Bewegungsumfang:
Supination – Pronation .... 90° – 0° – 90°.
Wiederholt man den Versuch bei gestrecktem Ellbogengelenk, so erhöht sich das Bewegungsausmaß wegen der Mitbeteiligung des Schultergelenks beachtlich.

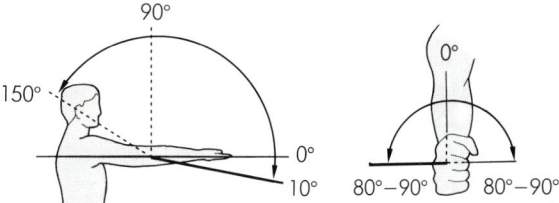

Abb. 833a + b. Bewegungsumfänge des Ellbogengelenks (mittlere Meßwerte von gesunden jungen Erwachsenen nach der Neutralnullmethode):
• Links: Extension und Flexion.
• Rechts: Supination und Pronation. [bh1]

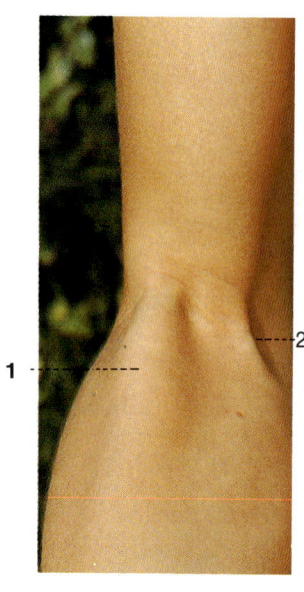

Abb. 834a. Beim Beugen und Supinieren gegen Widerstand treten der M. brachioradialis und die beiden Bizepssehnen deutlich hervor. Der Bizeps ist der stärkste Supinator. [li1]

1 M. brachioradialis
2 Aponeurosis musculi bicipitis brachii [Aponeurosis bicipitalis]

■ **Terminologie**: Pronation von lat. pronare = vorwärts neigen, Supination von lat. supinare, rückwärts neigen. Wer Schwierigkeiten mit den Begriffen Pronation und Supination hat, sollte sich daran erinnern, daß der Suppenlöffel mit supinierter Hand zum Mund geführt, das Brotmesser meist mit pronierter Hand durch das Brot gezogen wird. In der englischsprachigen Medizin wird die Rückenlage des Patienten als „supine position" bezeichnet.

#834 Oberarmmuskeln

■ **Gliederung**: Die Oberarmmuskeln lassen sich nach ihrer Wirkung auf das Ellbogengelenk und nach ihrer Innervation in 2 funktionelle und zugleich genetische Gruppen einteilen (Tab. 834):
• Beuger (Flexoren): *N. musculocutaneus*.
• Strecker (Extensoren): *N. radialis*.

Oberflächenrelief: Der Bizeps bestimmt wie kaum ein anderer Muskel die Oberfläche eines Körperabschnitts. An ihm beurteilt der Laie die Muskelkraft eines Menschen. Zum Imponiergehabe eines Kraftprotzes gehört es, den Bizeps gewaltig anschwellen zu lassen. Mit Ausnahme der Ursprungssehne des langen Kopfes liegt der Bizeps in ganzer Ausdehnung unmittelbar unter der Haut. Auf beiden Seiten des Bizeps sinkt die Haut zu einer Rinne ein:
• mediale Bizepsrinne (*Sulcus bicipitalis medialis*).
• laterale Bizepsrinne (*Sulcus bicipitalis lateralis*).
Unter den Bizepsrinnen verlaufen die großen Blutgefäße und Nerven. Beide Ansatzsehnen des Bizeps sind gut zu tasten. Beim Beugen gegen Widerstand tritt die Hauptsehne in direkter Fortsetzung der Längsachse des Muskels hervor. Den scharfen Rand der Nebensehne zur Faszie des Unterarms fühlt man am besten bei etwa 60° Beugung und Supination, wenn man den tastenden Finger im Sulcus bicipitalis medialis distalwärts führt (Abb. 834b).

■ **Muskelsepten**: Die Muskeln des Oberarms werden von der *Fascia brachii* (Oberarmfaszie) umschlossen. Von ihr zieht medial und lateral eine Bindegewebeplatte zum Humerus, jeweils an der Grenze zwischen Beugern und Streckern:
• *Septum intermusculare brachii mediale* (mediale Muskelscheidewand).
• *Septum intermusculare brachii laterale* (laterale Muskelscheidewand).

■ **Muskellogen**: Durch Humerus, Muskelsepten und Fascia brachii werden 2 Muskelkammern abgegrenzt:
• Flexorenloge (*Compartimentum brachii anterius [flexorum]*).

Tab. 834. Muskeln des Oberarms					
Muskel	**Ursprung**	**Ansatz**	**Nerv**	**Funktion**	**Anmerkungen**
M. biceps brachii (zweiköpfiger Oberarmmuskel, „Bizeps")	• *Caput longum*: Tuberculum supraglenoidale (die Sehne verläuft durch die Cavitas articularis des Schultergelenks) • *Caput breve*: Processus coracoideus	• Hauptsehne: Tuberositas radii • Aponeurosis musculi bicipitis brachii [Aponeurosis bicipitalis] [Lacertus fibrosus]: Fascia antebrachii	N. musculocutaneus	• Ellbogengelenk: Flexion („Schnelligkeitsbeuger") + Supination • Schultergelenk (geringe Wirkung, da kurzer Hebelarm): Anteversion + Abduktion	• Je 2 Ursprung- und Ansatzsehnen • Caput longum mit längerer Ursprungssehne, aber kürzerem Muskelbauch! • Sulcus bicipitalis medialis/ lateralis: flache Hautrinnen medial und lateral des M. biceps brachii • Riß der langen Bizepssehne bei degenerativem Umbau
M. brachialis (Oberarmmuskel)	• Distale Vorderfläche des Corpus humeri • Septum intermusculare brachii mediale/ laterale	Tuberositas ulnae		Ellbogengelenk: Beugen („Kraftbeuger")	Im distalen Oberarm medial und lateral des M. biceps brachii zu tasten
M. triceps brachii (dreiköpfiger Oberarmmuskel)	• *Caput longum*: sehnig vom Tuberculum infraglenoidale • *Caput laterale*: Humerus lateral des Sulcus nervi radialis • *Caput mediale*: Humerus distal des Sulcus nervi radialis	Sehnig am Olecranon	N. radialis	• Ellbogengelenk: Extension • Schultergelenk: geringe Adduktion durch Caput longum	• Einziger, aber sehr kräftiger Muskel der Dorsalseite des Oberarms • Caput laterale auch für intramuskuläre Injektion geeignet (beliebt bei Reihenimpfungen) • alle 3 Köpfe gut zu tasten, sie bestimmen die Konturen der Oberarm-Rückseite
M. anconeus (Knorrenmuskel)	• Epicondylus lateralis des Humerus • Lig. collaterale laterale	Facies posterior (ulnae) (proximales Viertel)		Ellbogengelenk: • Extension • spannt Gelenkkapsel (verhindert Einklemmen beim Strecken)	Dreieckiges Hautfeld zwischen Epicondylus lateralis, Olecranon und Margo posterior der Ulna

- Extensorenloge (*Compartimentum brachii posterius [extensorum]*).

Entzündungen breiten sich bevorzugt innerhalb einer Muskelloge aus, bevor sie auf die Nachbarschaft übergreifen.

#835 Bewegungsspiel der Muskeln des Ellbogengelenks

An den Bewegungen des Ellbogengelenks (Tab. 835) beteiligen sich außer den Oberarmmuskeln auch Muskeln, die nach Lage und Innervation zu den Unterarmmuskeln gerechnet werden, deren Ursprünge jedoch bis auf den Oberarm reichen. Sie werden noch eingehend besprochen (#852-853).

- Teilt man wie in #139 in „Halte-" und „Bewegungsmuskeln" ein, so kann man den Bizeps als „Schnelligkeitsbeuger", M. brachialis und M. brachioradialis als „Kraftbeuger" bezeichnen. Die Beuger sind zusammengenommen etwa um die Hälfte stärker als die Strecker.
- Der M. biceps brachii ist der stärkste Supinator bei rechtwinklig gebeugtem Arm. Der M. supinator ist in seiner Leistung unabhängig von der Beugestellung. Kraftvolle Supinationsbewegungen, z.B. Eindrehen von Schrauben, führt man daher bei gebeugtem Ellbogengelenk aus.
- Die Pronatoren sind insgesamt schwächer als die Supinatoren. Der Drehsinn der Normschrauben entspricht daher der Supinationsbewegung des Rechtshänders („Rechtsgewinde"). Der Linkshänder ist beim Herausdrehen von Schrauben im Vorteil!

Tab. 835. Muskeln der Hauptbewegungen des Ellbogengelenks		
Bewegung	Muskeln	Innervation
Strecken	• M. triceps brachii • M. anconeus	N. radialis
Beugen	• M. biceps brachii • M. brachialis • M. brachioradialis	N. musculocutaneus
	• M. extensor carpi radialis longus	N. radialis
	• M. pronator teres • M. flexor carpi radialis	N. medianus
Supinieren	• M. biceps brachii	N. musculocutaneus
	• M. supinator • M. brachioradialis	N. radialis
Pronieren	• M. pronator teres • M. pronator quadratus • M. flexor carpi radialis	N. medianus

■ **Ausfallserscheinungen bei Lähmungen**:
- *N. radialis*: Das Ellbogengelenk kann nicht aktiv gestreckt werden, da alle Strecker ausgefallen sind. Beugen und Supinieren sind etwas geschwächt.
- *N. musculocutaneus*: Wegen des Ausfalls der beiden stärksten Beuger ist das Beugen im Ellbogengelenk erheblich beeinträchtigt (aber nicht aufgehoben, wenn die von *N. radialis* und *N. medianus* versorgten Unterarmmuskeln intakt bleiben). Die Supinationsbewegung ist stark geschwächt.

#836 Hautvenen des Arms

Die Venen der Extremitäten begleiten gewöhnlich die Arterien in den Gefäß-Nerven-Straßen und sind entsprechend den Arterien benannt. Eine Ausnahme bilden die Hautvenen. Die Hautarterien sind zum Teil sehr dünn. Sie sind

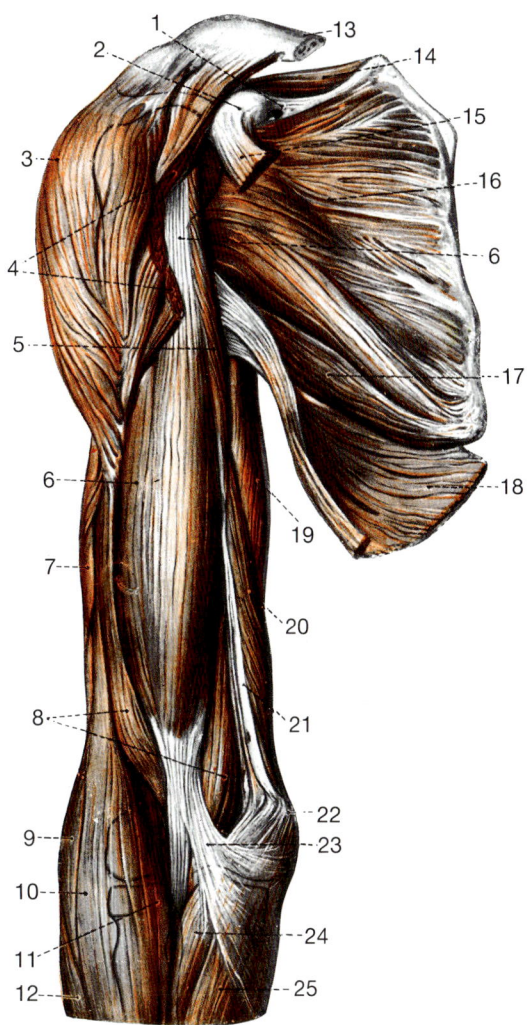

Abb. 834b. Muskeln der Vorderseite der Scapula und des Oberarms. [bg3]

1 Lig. transversum scapulae superius
2 Processus coracoideus
3 M. deltoideus
4 M. pectoralis major
5 M. coracobrachialis
6 M. biceps brachii
7 M. triceps brachii, Caput laterale
8 M. brachialis
9 M. extensor carpi radialis longus
10 M. brachioradialis
11 Caput radii
12 M. extensor carpi radialis brevis
13 Clavicula
14 M. supraspinatus
15 M. pectoralis minor
16 M. subscapularis
17 M. teres major
18 M. latissimus dorsi
19 M. triceps brachii, Caput longum
20 M. triceps brachii, Caput mediale
21 Septum intermusculare brachii mediale
22 Epicondylus medialis (humeri)
23 Aponeurosis musculi bicipitis brachii [Aponeurosis bicipitalis]
24 M. pronator teres
25 M. flexor carpi radialis

meist unbenannte Seitenäste von Muskelarterien. Der Blutrückstrom der Haut erfolgt hingegen in relativ dicken Venen, die man meist gut durch die Haut sieht. Ihre Hauptstämme münden meist erst am proximalen Extremitätenende in die tiefen Venen (Begleitvenen der Arterien) ein. Zwischen oberflächlichem und tiefem Venensystem bestehen jedoch zahlreiche Verbindungen. Die Hautvenen sind zur Förderung des Blutrückstroms reichlich mit Venenklappen versehen.

Die Hautvenen des Arms bilden Netze am Handrücken (*Rete venosum dorsale manus*) und am Unterarm (Abb. 836). Am Oberarm fließt das Blut dann in 2 große Hautvenen ab:
- **V. cephalica**: Sie liegt im *Sulcus bicipitalis lateralis* (der lateralen Rinne zwischen Beugern und Streckern am Oberarm) oder auf dem Bizeps und nimmt das Blut von der lateralen Seite des Unterarms und der Hand auf. Proximal zieht sie zwischen M. deltoideus und M. pectoralis major zur Fossa infraclavicularis und mündet dort in die V. axillaris.
- **V. basilica**: Sie liegt im *Sulcus bicipitalis medialis* oberflächlich zum Gefäß-Nerven-Strang und nimmt das Blut von der medialen Seite des Unterarms und der Hand auf. Sie tritt meist in der Mitte des Oberarms durch die Faszie und mündet in die V. brachialis oder läuft mit ihr parallel.

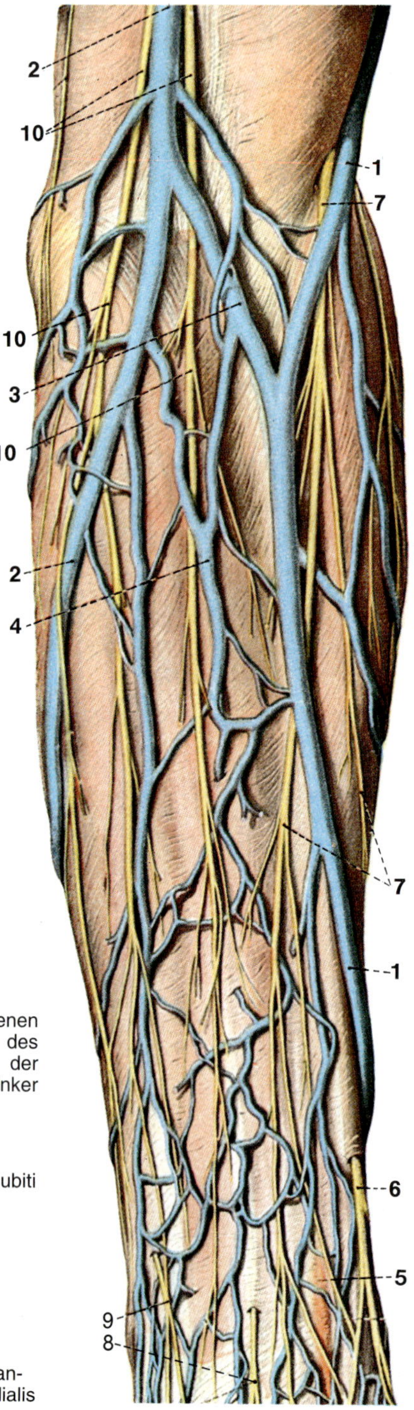

Terminologie: Die Ableitung der Namen der beiden Venen ist noch unbefriedigend gelöst: V. cephalica als die zum Kopf führende Vene (gr. kephalé = Kopf) und V. basilica als die „königliche" Vene (gr. basileús = König) bringt ebensowenig weiter wie der Rückgriff auf die arabischen Wörter al-ki-fal und al-basilik, die aus dem Griechischen in das Arabische übernommene Fremdwörter sein sollen.

■ **„Venen-M"**: In der Ellenbeuge sind die größeren Venen meist in Form eines M angeordnet: Vom Unterarm kommen 3 größere Venen, die sich zu den beiden Hautvenen des Oberarms umordnen. Bei dünnem Fettpolster sieht man die größeren Hautvenen bläulich durch die Haut schimmern. Am Handrücken, am Unterarm und am Fußrücken treten sie (auch ohne daß Krampfadern vorliegen) häufig plastisch durch die Haut hervor (beim Mann deutlicher als bei der Frau, da beim weiblichen Geschlecht im allgemeinen das Fettpolster unter der Haut stärker ausgebildet ist). Die gute Sichtbarkeit der Venen wird vom Arzt zur „intravenösen" Injektion genutzt.

■ **Intravenöse Injektion**:
- Ein Medikament, das man in die Blutbahn einspritzt, ist innerhalb einer Minute im gesamten Körper verteilt. Es ist damit sofortige, aber auch vollständige Wirksamkeit gewährleistet. Bei einem durch den Mund („peroral") eingenommenen Heilmittel hingegen tritt die Wirkung unter Umständen erst nach Stunden ein (z.B. bei vollem Magen) und ist in ihrer Stärke oft nicht genau vorhersehbar, da die Aufnahme durch den Darm in unterschiedlichem Ausmaß erfolgt. Ferner gelangt das gesamte Blut vom Darm zunächst in die Leber, wo häufig schon ein Teil des Medikaments abgebaut wird (First-pass-Effekt), bevor es noch im Körper wirken konnte.
- **Bevorzugte Injektionsorte** sind die Venen des Unterarms und der Ellenbeuge: Die Haut ist zart, der Einstich kaum schmerzhaft. Nur wenn die Injektion hier nicht möglich ist, wird man auf andere Körperstellen ausweichen: Der Einstich am Handrücken ist stärker schmerzhaft, die Haut ist zäher, die Venen sind schlechter verankert und weichen leicht der Kanüle aus. In die äußere Halsvene oder Kopfvenen wird beim Kleinkind injiziert, da die Armvenen beim Kind schlecht sichtbar sind. Die Hautvenen des Beins sollten für die intravenöse Injektion im allgemeinen nicht benutzt werden. Hier ist der schnelle Abfluß des injizierten Mittels nicht gewährleistet, und die Reizung der Venenwand begünstigt die Thrombose.
- Die 3 starken Venen der Ellenbeuge sind für die intravenöse Injektion und für die Blutabnahme besonders geeignet. **Infusionen** hingegen legt man lieber an Venen des Unterarms an: Hier wird die Kanüle bei Bewegungen des Patienten weniger leicht aus der Vene geschoben. Bei der Infusion muß man besonders sorgfältig auf die gute Lage und Fixierung der Kanüle achten, da Infusionen meist nicht ständig vom Arzt überwacht werden und ein Ausfließen der Infusionslösung in das Unterhautfettgewebe statt in die Vene („paravenös") dann nicht rechtzeitig bemerkt wird. Manche Arzneimittel (vor allem Zytostatika) sind außerhalb der Venen nicht verträglich und rufen schmerzhafte Reizzustände bis zum Gewebeuntergang hervor. Die von Venen benachbarten Hautnerven sind dabei besonders gefährdet. Für Infusionen benutzt man am besten lange flexible Plastikverweilkanülen.
- Um die Hautvenen noch stärker hervortreten zu lassen, legt man am Oberarm einen **Stauriemen** an. Diesen darf man nicht zu fest anziehen: Es soll nur der venöse Abstrom unterbrochen, hingegen der arterielle Zustrom nicht behindert werden. Der Druck des Stauriemens sollte daher höher als der diastolische Blutdruck sein. Während einer Blutabnahme bleibt der Stauriemen liegen, bei Injektionen hingegen ist die Stauung nach Einstich der Kanüle zu lösen (typischer Anfängerfehler: den Stauriemen zu vergessen!).
- Nach Einstich der Kanüle muß man sich davon überzeugen, daß sie wirklich in der Vene liegt. Man zieht den Kolben etwas

Abb. 836. Hautvenen und Hautnerven des Unterarms und der Ellenbeuge (linker Arm). [sb3]

1 V. cephalica
2 V. basilica
3 V. mediana cubiti
4 V. mediana antebrachii
5 A. radialis
6 N. radialis
7 N. musculocutaneus
8 N. medianus
9 N. ulnaris
10 N. cutaneus antebrachii medialis

zurück („**aspirieren**"): Es muß dunkelrotes Blut in die Spritze einströmen. Erst dann darf man injizieren. Hellrotes Blut weist auf die Lage der Kanüle in einer Arterie hin. Die Kanüle ist dann sofort zurückzuziehen. Versehentliche intraarterielle Injektion kann für den Patienten schlimme Folgen haben (#838).
• Grundsätzlich ist sehr langsam zu injizieren, damit das Arzneimittel im Blutstrom gut verdünnt und die Venenwand nicht gereizt wird. Nur bestimmte Röntgenkontrastmittel werden rasch eingespritzt, weil sie gerade nicht verdünnt werden sollen.

ne"). Am Unterarm gelangt er wieder auf die Palmarseite. Der N. ulnaris gibt am Oberarm keine Äste ab.
• *N. musculocutaneus*: Er durchbohrt noch in der Achselgegend den M. coracobrachialis, liegt dann am Oberarm zwischen Bizeps und M. brachialis. Wie man dem Namen entnehmen kann, muß er motorisch und sensorisch sein (was allerdings bei den meisten anderen Nerven auch so ist). Die motorischen Äste innervieren die Muskeln der

#837 Gefäß-Nerven-Straßen des Oberarms

Die größeren Gefäße und Nerven folgen einer Hauptstraße und mehreren Nebenwegen:

■ **Hauptversorgungsstraße** im Sulcus bicipitalis medialis:
• *A. brachialis* (Armarterie, Abb. 837a-e): Die Hauptarterie der oberen Extremität führt diesen Namen distal der hinteren Achselfalte. Von der Achselgegend bis zur Ellenbeuge liegt sie unbedeckt von Muskeln unter der Haut. Ihr Puls ist im gesamten Verlauf gut zu tasten. Zur ersten Hilfe ist sie gegen den Humerus ganz einfach abzudrücken.
• *N. medianus*: Der „Mittelarmnerv" folgt der A. brachialis von der Achselgegend bis zur Ellenbeuge. Erst dort löst er sich von ihr und durchbohrt den M. pronator teres. Man kann den N. medianus ohne Schwierigkeiten neben der A. brachialis tasten. Proximal liegt er lateral von ihr. Etwas oberhalb der Ellenbeuge überkreuzt er die Arterie zur Medialseite. Im Bereich der Kreuzung ist er auf der Arterie hin- und herzurollen. Der N. medianus gibt am Oberarm keine Äste ab.
• *V. basilica*: Diese Hautvene tritt meist in der Mitte des Oberarms durch die Fascia brachialis und schließt sich dem Gefäß-Nerven-Strang rumpfwärts an oder mündet schon hier in die Begleitvene der A. brachialis. Die Vene wird von zahlreichen Lymphgefäßen begleitet.
• *N. cutaneus antebrachii medialis*: Er folgt etwa dem Verlauf der V. basilica.

■ **Dorsale Versorgungsstraße**:
• *A. profunda brachii*: Die tiefe Armarterie ist der stärkste Ast der A. brachialis und geht meist unweit der hinteren Achselfalte von ihr ab. Sie folgt dem N. radialis.
• *N. radialis*: Der Speichennerv entspringt aus dem dorsalen Faszikel und liegt in der Achselgegend dorsal der A. axillaris. Distal der Sehne des M. latissimus dorsi löst er sich von der Hauptversorgungsstraße und verläuft in einer Schraubenwindung dorsal um den Humerus (im *Sulcus nervi radialis*). Er trennt dabei die Ursprünge des lateralen und medialen Kopfes des M. triceps brachii. Im distalen Oberarmbereich durchbohrt er das Septum intermusculare brachii laterale und gelangt zwischen M. brachialis und M. brachioradialis in der Ellenbeuge auf die Vorderseite des Arms. Am Oberarm gibt der N. radialis motorische Äste zu den 3 Köpfen des M. triceps brachii sowie 3 Hautäste ab. Der Hauptstamm des Nervs ist etwa handbreit proximal des Epicondylus lateralis in der lateralen Bizepsrinne zu tasten (Druckschmerz).

■ **Nebenstraßen**:
• *N. ulnaris*: Der Ellennerv löst sich in der Mitte des Oberarms von der A. brachialis, durchbohrt das Septum intermusculare brachii mediale und zieht dann dorsal um den Epicondylus medialis im *Sulcus nervi ulnaris* („Ellennervrin-

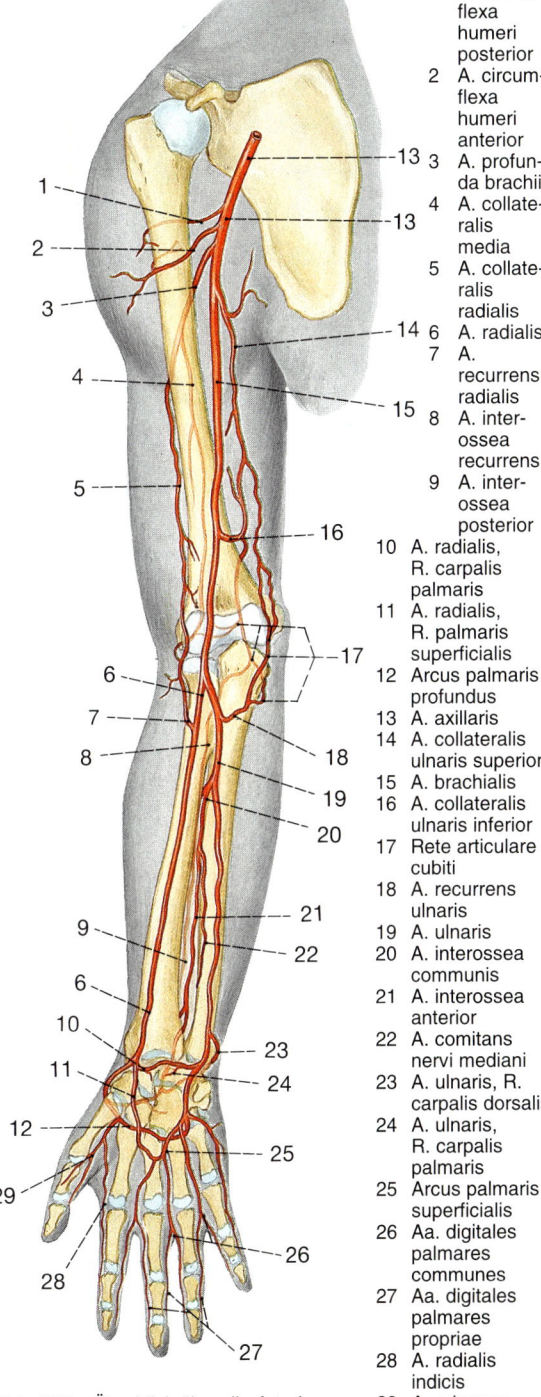

Abb. 837a. Überblick über die Arterien des Arms. [sb4]

1 A. circumflexa humeri posterior
2 A. circumflexa humeri anterior
3 A. profunda brachii
4 A. collateralis media
5 A. collateralis radialis
6 A. radialis
7 A. recurrens radialis
8 A. interossea recurrens
9 A. interossea posterior
10 A. radialis, R. carpalis palmaris
11 A. radialis, R. palmaris superficialis
12 Arcus palmaris profundus
13 A. axillaris
14 A. collateralis ulnaris superior
15 A. brachialis
16 A. collateralis ulnaris inferior
17 Rete articulare cubiti
18 A. recurrens ulnaris
19 A. ulnaris
20 A. interossea communis
21 A. interossea anterior
22 A. comitans nervi mediani
23 A. ulnaris, R. carpalis dorsalis
24 A. ulnaris, R. carpalis palmaris
25 Arcus palmaris superficialis
26 Aa. digitales palmares communes
27 Aa. digitales palmares propriae
28 A. radialis indicis
29 A. princeps pollicis

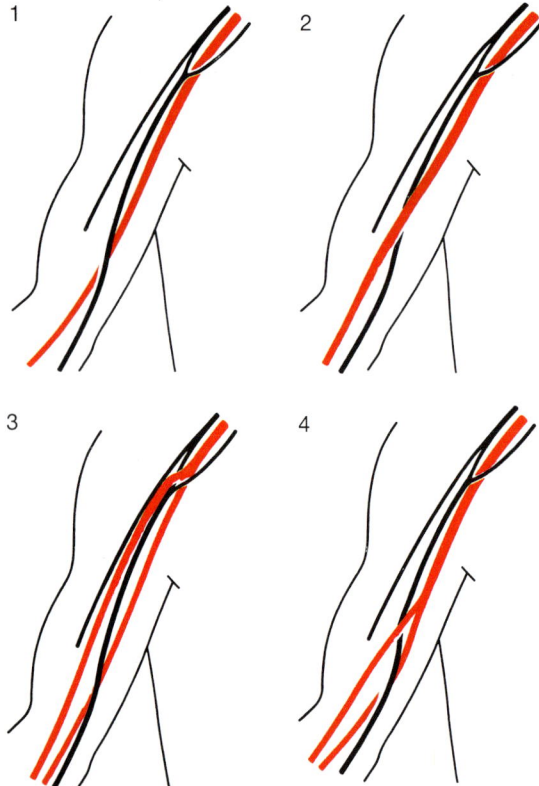

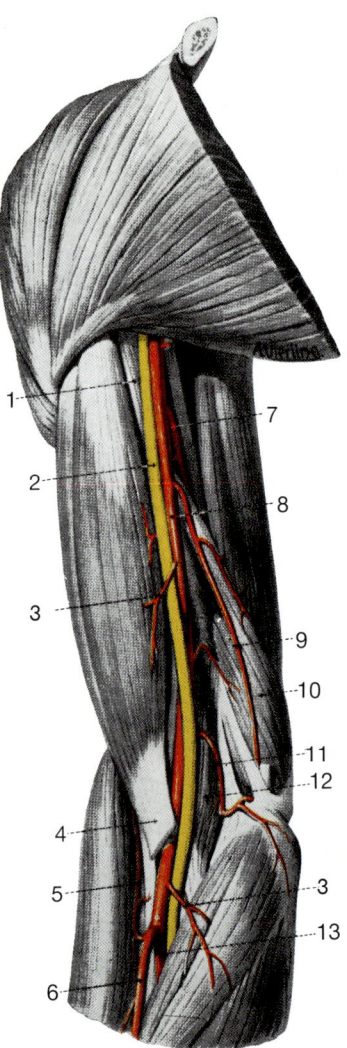

Abb. 838a. Arterien und Nerven des Oberarms. [bg3]

1 M. coracobrachialis
2 N. medianus
3 R. muscularis
4 Aponeurosis musculi bicipitis brachii [Aponeurosis bicipitalis]
5 A. recurrens radialis
6 A. radialis
7 A. profunda brachii
8 A. brachialis
9 A. collateralis ulnaris superior
10 M. triceps brachii, Caput mediale [profundum]
11 A. collateralis ulnaris inferior
12 M. brachialis
13 A. ulnaris

Abb. 837b–e. Varietäten der A. brachialis. Manchmal teilt sich die A. brachialis schon im Bereich des Oberarms („hohe Teilung"). Dann läuft gewöhnlich ein Ast vor, der andere hinter dem *N. medianus.* [li2]

1 Normalfall: Der N. medianus überkreuzt die A. brachialis
2 Der N. medianus unterkreuzt die A. brachialis
3 Hohe Teilung im Achselbereich
4 Hohe Teilung im Oberarmbereich

Flexorengruppe des Oberarms. Sein Hautast (*N. cutaneus antebrachii lateralis*) tritt lateral der Hauptansatzsehne des Bizeps durch die Armfaszie. Er versorgt die Lateralseite des Unterarms.

• *V. cephalica*: Diese Hautvene steigt in der lateralen Bizepsrinne zum Trigonum clavipectorale [deltopectorale] (zwischen Clavicula, M. deltoideus und M. pectoralis major) auf. Sie überkreuzt dabei den Bizeps am Rand des M. deltoideus oder schon weiter distal. Sie wird von zahlreichen Lymphgefäßen begleitet.

#838 Fossa cubitalis (Ellenbeuge)

■ **Muskelrelief**: In Streckstellung des Ellbogengelenks springen 3 Muskelwülste vor: die Flexoren des Oberarms sowie die Flexoren und die Extensoren des Unterarms. Zwischen ihnen sinken Y-förmig 3 Rinnen ein: zum Oberarm hin der *Sulcus bicipitalis medialis + lateralis*, am Unterarm eine flache Kehle zwischen den Flexoren und Extensoren (besser sichtbar beim Anspannen des M. brachioradialis: Beugen im Ellbogengelenk gegen Widerstand).

■ **Grenzen**: Die Fossa cubitalis hat keine scharfen Grenzen. Am ehesten kann man den Bindegeweberaum zwischen den 3 genannten Muskelgruppen etwa 1 Fingerbreit proximal bis 3 Fingerbreit distal der Beugefurche der Haut zur Fossa cubitalis rechnen. Bezüglich der Definition besteht jedoch keine allgemeine Übereinstimmung.

■ **Hautvenen**: Die *V. mediana cubiti* ist ein Teil des „Venen-M" der Ellenbeuge. Die Hautvenen und ihre Bedeutung für die intravenöse Injektion sind bereits in #836 ausführlich erörtert worden.

■ **Arterien**: Die *A. brachialis* tritt unter der Bizepsaponeurose (der Nebensehne des M. biceps brachii zur Faszie der Flexoren des Unterarms) in die Fossa cubitalis ein. Diese Sehnenplatte zwischen V. basilica und A. brachialis bedeutet einen gewissen Schutz bei der intravenösen Injektion: Die Nadel dringt nicht so leicht in die Arterie ein. Trotzdem ist wegen der engen Nachbarschaft größte Vorsicht geboten. In der Tiefe der Ellenbeuge teilt sich die A. brachialis in ihre Endäste (Abb. 838a + b):
• *A. radialis* (Speichenarterie) und
• *A. ulnaris* (Ellenarterie).

Versehentliche intraarterielle Injektion: Sie kann verheerende Folgen haben. Die Arterienwand reagiert auf manche Stoffe mit einem Krampf ihrer Wandmuskeln, der die Durchblutung so stark herabsetzen kann, daß Gewebe abstirbt. Unterarm und Hand werden leichenblaß, der Patient hat starke Schmerzen. Manchmal

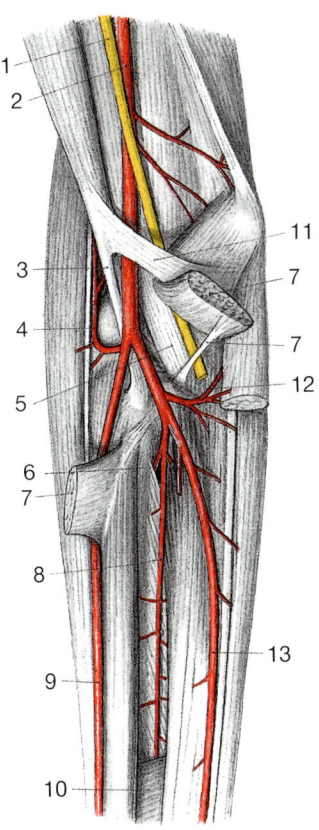

Abb. 838b. Aufzweigung der A. brachialis in der Ellenbeuge. [he3]

1 N. medianus
2 A. brachialis
3 Bizepshauptsehne
4 A. recurrens radialis
5 M. brachialis
6 A. interossea posterior
7 M. pronator teres
8 A. interossea anterior
9 A. radialis
10 M. pronator quadratus
11 Aponeurosis musculi bicipitis brachii [Aponeurosis bicipitalis]
12 A. recurrens ulnaris
13 A. ulnaris

läßt sich der Gefäßkrampf durch ein warmes Handbad lösen. Führt dies nicht zum Erfolg, so schalte man die Gefäßnerven aus (Stellatumblockade, #787). Im schlimmsten Fall muß amputiert werden, um das Leben des Patienten nicht zu gefährden. Es ist deshalb sehr wichtig, darauf zu achten, daß man vor der intravenösen Injektion dunkelrotes Blut in die Spritze ansaugt und das Gefäß nicht pulsiert!

Pulsationen in der Ellenbeuge gehen immer von Arterien aus. Ein pulsierendes Gefäß ist keine Vene und daher auch nicht für die intravenöse Injektion geeignet! Solche Pulsationen beruhen meist auf einer Varietät, dem oberflächlichen Verlauf der A. brachialis. Manchmal teilt sich die A. brachialis schon am Oberarm oder in der Achselgegend in ihre beiden Endäste („hohe Teilung", Abb. 837b-e). Einer der Äste liegt dann manchmal auch oberflächlich zur Bizepsaponeurose (*A. brachialis superficialis*). Vor einer intravenösen Injektion sollte man daher den Arm sorgfältig auf Pulsationen ansehen, noch bevor man den Stauriemen anlegt!

Kollateralkreisläufe zur A. brachialis: Distal des Abgangs der A. profunda brachii bestehen im allgemeinen ausgezeichnete Kollateralkreisläufe. Parallel zum Hauptstamm laufen 4 *Aa. collaterales*, denen vom Unterarm 3 *Aa. recurrentes* entgegenziehen und sich mit diesen vereinigen. Diese Parallelwege folgen zum Teil dem N. radialis, zum Teil dem N. ulnaris.

■ **N. radialis**: Der Speichennerv tritt zwischen M. brachialis und M. brachioradialis in die Ellenbeuge ein und teilt sich hier in seine beiden Endäste:
• *R. profundus*: Der tiefe Ast ist motorisch. Er biegt um den Speichenhals nach dorsal und innerviert die Extensoren.
• *R. superficialis*: Der oberflächliche Ast ist sensorisch. Er zieht mit der A. radialis am medialen Rand des M. brachioradialis zur Hand.

■ **Hautnerven**:
• *N. cutaneus antebrachii medialis*: mit 2 Ästen (R. anterior + posterior) auf der Medialseite.
• *N. cutaneus antebrachii lateralis*: der Endast des *N. musculocutaneus* auf der Lateralseite.

#839 Gefährdete Nerven

■ **Radialisschädigung bei Humerusschaftfraktur**: Der N. radialis liegt in seiner Schraubenwindung um den Humerus dem Periost unmittelbar an. Bei Humerusschaftbrüchen kann der Nerv durch Knochenbruchstücke angerissen oder eingeklemmt werden. Eine Radialislähmung kann aber auch erst 3-4 Wochen später auftreten: Der Nerv wird dann durch die Umbauvorgänge bei der Bruchheilung (#134) beeinträchtigt. Er kann von bindegewebigem Kallus umgeben werden, der anschließend verknöchert. Dabei wird der Nerv geradezu eingemauert. Leitsymptom ist dann die „Fallhand": Der Patient kann das Handgelenk nicht mehr dorsalextendieren, da alle „Strecker" am Unterarm gelähmt sind (#852).

■ **Radialisschädigung bei proximaler Radiusfraktur**: Der *N. radialis* teilt sich in der Ellenbeuge in seine beiden Endäste. Der tiefe (motorische) Ast liegt auf seinem Weg zur Dorsalseite dem Speichenhals an und kann daher (ähnlich wie der Hauptstamm bei Oberarmschaftbrüchen) bei proximalen Speichenbrüchen verletzt werden. Der Radius bricht jedoch meist distal (einige Zentimeter proximal der Handgelenke).

■ **Ulnarisschädigung neben dem Olecranon**: Dorsal des Epicondylus medialis liegt der N. ulnaris im *Sulcus nervi ulnaris* nahezu ungeschützt unter der Haut mit dünnem Unterhautfettgewebe. Man kann ihn dort so gut wie keinen anderen Nerv des menschlichen Körpers tasten und in der Knochenrinne hin- und herrollen. Er läßt sich auch noch etwa 3 Fingerbreit proximal verfolgen. Distal verschwindet er bald unter den Ursprung des M. flexor carpi ulnaris.
• Daß der Nerv an dieser Stelle besonders leicht angeschlagen wird, hat wohl jeder Leser selbst schon am eigenen Leibe schmerzlich erlebt („Musikantenknochen", #831). Darüber hinaus kann der Nerv durch Unterkühlung sowie beim Abbruch des Epicondylus medialis durch die Bruchstücke oder die Kallusbildung geschädigt werden.
• Von der ungeschützten Lage kann aber auch der Arzt Gebrauch machen, wenn er den Nerv vorübergehend ausschalten will. Nach Leitungsanästhesie des N. ulnaris fällt die Sensibilität am gesamten Kleinfinger aus.

■ **Schädigung von Hautnerven bei intravenöser Injektion**: Die beiden Hautnerven der Palmarseite des Unterarms (*N. cutaneus antebrachii medialis* und *lateralis*) liegen in der Ellenbeuge unmittelbar neben den großen Hautvenen. Gleitet bei der intravenösen Injektion die Nadel versehentlich aus der Vene, so kann das nunmehr neben die Vene („paravenös") gespritzte Arzneimittel in hoher Konzentration den Nerv treffen (während es in der Vene sofort vom Blutstrom verdünnt wird). Läsionen der beiden Hautnerven gehören zu den häufigsten iatrogenen (vom Arzt verursachten, gr. iatrós = Arzt) Nervenschäden. Der Patient ist durch die Sensibilitätsstörung („Taubheitsgefühl") am Unterarm nicht nur subjektiv beeinträchtigt: Er zieht sich auch leichter Verletzungen, z.B. Verbrennungen, zu.

■ **Nervenlähmungen bei Narkose**: Wenn wir uns im Wachzustand unbequem gelegt oder gesetzt haben, so veranlaßt uns der Schmerz bald zu einer Lageänderung. Auch im normalen Schlaf wechseln wir mehrfach die Position, wenn ein Arm oder ein Bein „einzuschlafen" drohen. Dieser Schutzmechanismus ist in der Narkose aufgehoben. Die Verantwortung für die bequeme Lage des Patienten übernehmen dann Anästhesist und Operateur.

Besonders gefährdet sind die Arme, wenn sie nicht fest angebunden werden. Hängt z.B. ein Arm über den Rand des Operationstisches nach unten, so können durch den Druck der Kante des Tisches Nerven geschädigt werden. Besonders häufig ist dabei der *N. ulnaris* betroffen. Nach dem Aufwachen bemerkt der Patient ein „pelziges" Gefühl im Kleinfinger und im Ringfinger. Er kann die Faust nicht richtig schließen. Gleich der ganze Plexus brachialis kann überdehnt werden, wenn ein Arm des Patienten stark abgespreizt wird, um Infusionen und Blutübertragungen bequem vornehmen zu können. Dann kann der ganze Arm nach der Narkose kraftlos und gefühlsgestört sein.

8.4 Unterarm (Antebrachium) und Hand: Knochen und Gelenke

#841 Speiche, Ulna, Membrana interossea, *Radiusfraktur*
#842 Knochen der Hand, *Kahnbeinfraktur*
#843 Tasten der Handknochen, *Skelettalter*
#844 Gelenke der Handwurzel, *Punktion*
#845 Bewegungen der Handwurzelgelenke
#846 Fingergelenke, *Bewegungsprüfung*

#841 Distaler Unterarm

■ **Knochen**: Im Atlas, im Röntgenbild und am Skelett suche man auf (Abb. 841):

❶ **Distaler Abschnitt der Speiche** (*Radius*):
- *Processus styloideus radii* (Griffelfortsatz, gr. stýlos = Säule, Schreibgriffel).
- *Incisura ulnaris* (Einschnitt für den Ellenkopf).
- *Facies articularis carpi* (Gelenkfläche für das proximale Handgelenk).

❷ **Distaler Abschnitt der Elle** (*Ulna*):
- *Corpus ulnae* (Ellenschaft).
- *Margo posterior* (hintere Ellenkante).
- *Caput ulnae* (Ellenkopf).
- *Processus styloideus ulnae* (Griffelfortsatz).

Man beachte:
- Der Radius hat den Kopf proximal, die Ulna distal.
- Entsprechend liegt der Einschnitt für den Radiuskopf an der Ulna proximal, der Einschnitt für den Ellenkopf am Radius distal.
- Einen Processus styloideus („Griffelfortsatz") gibt es an Speiche, Ulna und Schläfenbein.
- Die Unterarmknochen setzen nicht genau die Richtung des Humerus fort. Der Unterarm ist zur Speichenseite abgeknickt („Armwinkel").

■ **Tasten**:
- *Ulna*: Ihre dorsale Kante liegt vom Olecranon bis zum Ellenkopf unbedeckt von Muskeln unter der Haut. Wegen dieser ungeschützten Lage kann sie leicht verletzt werden, z.B. wenn man zur Abwehr eines Schlages den Unterarm schützend vor das Gesicht hebt („Parierfraktur" der Ulna). Da die Ulna in ganzer Länge unter der Haut liegt, kann man sie leicht abmessen oder umgekehrt als Maß verwenden. Die „Elle" war bis zur Einführung des Meters (1875) ein gängiges Längenmaß, das allerdings sehr unterschiedlich definiert wurde (zwischen 55 und 83 cm!).
- *Ellenkopf*: Das distale Ende der Ulna ist rundlich verdickt. Es tritt dorsal stark hervor und bezeichnet so die Grenze zwischen Unterarm und Hand. An der dorsoulnaren Kante tastet man den Vorsprung des Griffelfortsatzes.
- *Speichenschaft*: Im Gegensatz zum Ellenschaft kann man nur den distalen Teil tasten. Die übrigen Abschnitte sind von kräftigen Muskeln umhüllt. Das distale Gelenkende ist deutlich verbreitert. Der Griffelfortsatz an der radialen Kante ist gut zu umgreifen.

■ **„Klassische" Radiusfraktur** (Fractura radii loco typico, Colles-Fraktur): Bei Sturz auf die vorgestreckte Hand bricht der Radius meist wenige Zentimeter oberhalb des Handgelenks. Neben der Klavikulafraktur ist dies der häufigste Knochenbruch des Erwachsenen. Oft bricht gleichzeitig der Griffelfortsatz der Ulna ab.

■ **Membrana interossea antebrachii** (Zwischenknochenmembran): Die Schaftabschnitte von Speiche und Ulna sind durch eine straffe Membran verbunden, die zusätzliche Ursprungs- und Ansatzflächen für Muskeln schafft und die Supinationsbewegung begrenzt.
• Die Fasern verlaufen vom Radius hauptsächlich schräg distal zur Ulna, daneben gibt es auch einen gegenläufigen Zug. Diesen Faserverlauf hat man mit der Druckübertragung vom Radius auf die Ulna bei aufgestützter Hand erklärt. Im proximalen Handgelenk hat der Radius die weitaus größere Kontaktzone, im Ellbogengelenk die Ulna. Auf der Ulna ruht das Gewicht des Körpers, über den Radius wirkt der Gegendruck des Bodens. Der Druckausgleich könnte über die Membrana interossea antebrachii erfolgen. Gegen diese Auffassung sprechen Versuche an Bänderpräparaten, bei denen die Durchtrennung der Membrana interossea antebrachii ohne Einfluß auf die Druckübertragung blieb.

■ **„Krukenberg-Arm"** (nach dem deutschen Chirurgen Hermann Krukenberg, 1863-1935): Muß die Hand amputiert werden, so kann der Chirurg aus den Unterarmknochen ein behelfsmäßiges Greifwerkzeug schaffen, wenn er die Membrana interossea antebrachii durchtrennt, den Unterarm spaltet und 2 gegeneinander bewegliche Stümpfe daraus gestaltet. Mit diesem Unterarm kann man dann scherenförmige Bewegungen im proximalen Radioulnargelenk ausführen. Die moderne Prothesentechnik ermöglicht meist auf einfacherem Weg eine funktionsfähige Ersatzhand, so daß diese von funktionellem Denken zeugende Operation nur noch selten ausgeführt wird.

#842 Knochen der Hand

Die Hand (*Manus*) kann man nach dem Skelett zwanglos in 3 Bereiche gliedern (Abb. 842a + b):
- Handwurzel (*Carpus*, gr. karpós = Handwurzel, Tab. 842).
- Mittelhand (*Metacarpus*, gr. metá = inmitten, zwischen, nach).
- Finger (*Digiti manus*, lat. digitus = Finger, Zehe).

Tab. 842. Handwurzelknochen (*Ossa carpi [carpalia]*) von radial nach ulnar	
❶ **Proximale Reihe:**	
Os scaphoideum*	Kahnbein der Hand (gr. skáphe = Trog, Wanne, Kahn)
Os lunatum	Mondbein (lat. luna = Mond)
Os triquetrum	Dreieckbein (lat. triquetrus = dreieckig)
Os pisiforme	Erbsenbein (lat. pisum = Erbse)
❷ **Distale Reihe:**	
Os trapezium	Trapezbein = großes Vieleckbein (gr. trapézios = Tischchen)
Os trapezoideum	Trapezoidbein = kleines Vieleckbein
Os capitatum	Kopfbein (lat. caput = Kopf)
Os hamatum	Hakenbein (lat. hamus = Haken)
* Die ältere Bezeichnung Os naviculare manus sollte nicht mehr verwendet werden; Os naviculare dient jetzt ausschließlich zur Bezeichnung des Kahnbeins des Fußes.	

8 Arm, 8.4 Unterarm und Hand: Knochen und Gelenke

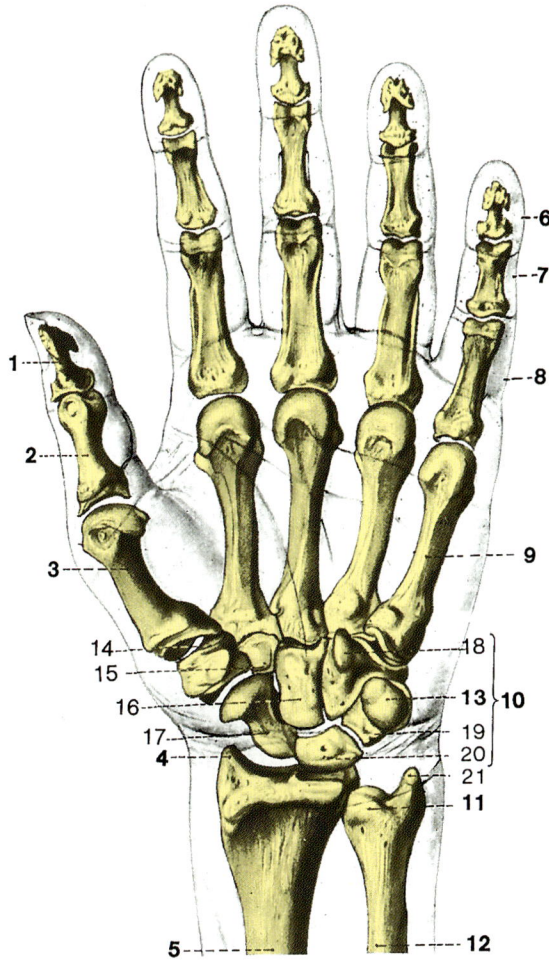

Abb. 841. Skelett der Hand (Palmarseite, links). *[bg1]*

1 Phalanx distalis I
2 Phalanx proximalis I
3 Os metacarpi [metacarpale] I
4 Processus styloideus radii
5 Radius
6-8 Phalanges
6 Phalanx distalis
7 Phalanx media
8 Phalanx proximalis
9 Ossa metacarpi [metacarpalia]
10 Ossa carpi [carpalia]
11 Caput ulnae
12 Ulna
13 Os pisiforme
14 Os trapezium
15 Os trapezoideum
16 Os capitatum
17 Os scaphoideum
18 Hamulus ossis hamati
19 Os triquetrum
20 Os lunatum
21 Processus styloideus ulnae

Merkspruch: Viele Generationen von Medizinstudenten haben sich die Namen der Handwurzelknochen (von radial nach ulnar) mit Hilfe folgender Verse eingeprägt: „Es fuhr ein Kahn im Mondenschein im Dreieck um das Erbsenbein, Vieleckchen groß, Vieleckchen klein, der Kopf, der muß am Haken sein" (es gibt mehrere Varianten).

■ **Überzählige Handwurzelknochen**: Neben den regelmäßig vorhandenen 8 Handwurzelknochen kann man gelegentlich noch weitere beobachten. Es gibt etwa 20 verschiedene Typen. Sie entstehen als funktionell belanglose Varietäten aus akzessorischen Knochenkernen. Im Röntgenbild wird ihretwegen gelegentlich irrtümlich eine Karpalfraktur diagnostiziert und entsprechend behandelt. Davor schützt nur der sorgfältige Vergleich mit typischen Bildreihen.

■ **Skaphoidfraktur** (Kahnbeinbruch): ⅔ aller Brüche der 8 Handwurzelknochen entfallen auf das Kahnbein. Brüche des Kahnbeins ohne Verschiebung der Bruchstücke sind schwer zu

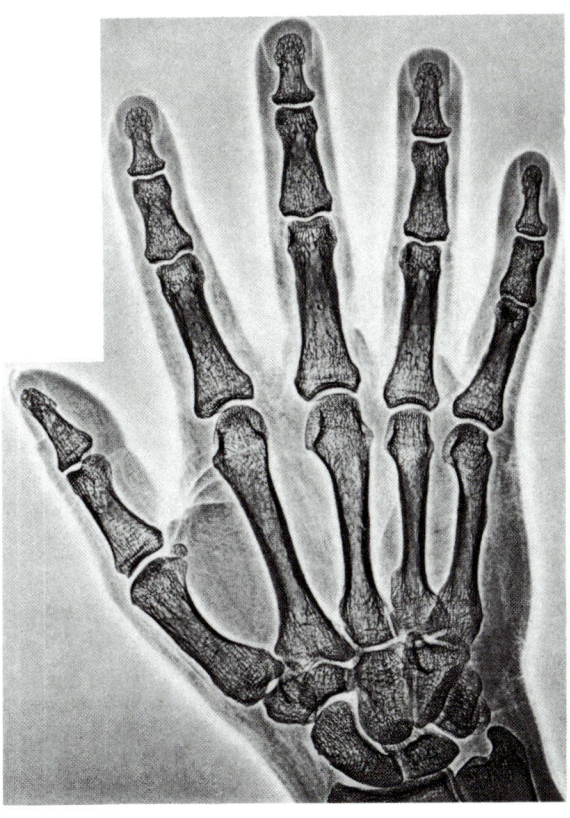

Abb. 842a. Röntgenbild (Xeroradiogramm) der Hand im dorsopalmaren Strahlengang. *[sp]*

erkennen, weil der Bruchspalt im Röntgenbild oft erst in 2 Wochen sichtbar wird. Deshalb wird auch schon bei Verdacht auf einen Bruch ein Gipsverband angelegt und 2 Wochen später erneut geröntgt.
• Bei gesicherter Diagnose wird für weitere 10-12 Wochen im Gipsverband ruhiggestellt. Die Bruchheilung dauert beim Kahnbein wegen der ungünstigen Gefäßversorgung besonders lang. Häufig unterbleibt die Wiedervereinigung der Bruchstücke. Die Pseudarthrose (Falschgelenk) führt zu verstärktem Verschleiß (Arthrose) mit Schmerzen und sollte daher frühzeitig operiert werden.
• Röntgenaufnahmen bei Verdacht auf Kahnbeinfraktur sind stets in Ulnarabduktion des proximalen Handgelenks vorzunehmen. In dieser Stellung werden die Bruchstücke auseinander gezogen, und der Bruchspalt klafft etwas. In Radialabduktion hingegen werden die Bruchstücke zusammengepreßt. Dann ist der Bruchspalt kaum sichtbar.

■ **Lunatummalazie** (Mondbeinnekrose): Die heftigen Erschütterungen der Hand bei der Arbeit mit Preßlufthämmern scheinen Durchblutungsstörungen des Mondbeins zu begünstigen. Es kommt zur isolierten schmerzhaften Deformation dieses Knochens mit Bewegungsbehinderung.

■ **Mittelhandknochen**: Die 5 *Ossa metacarpi [metacarpalia]* sind typische Röhrenknochen. Man unterscheidet an ihnen (von proximal nach distal):
• *Basis ossis metacarpi* (Basis).
• *Corpus ossis metacarpi* (Schaft).
• *Caput ossis metacarpi* (Kopf).

■ **Sesambeine**: Den Köpfen der Mittelhandknochen liegen palmar zum Teil Sesambeine an. Sesambeine sind in Sehnen

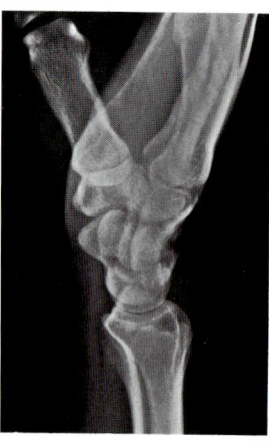

Abb. 842b. Röntgenbild der Handwurzel im ulnoradialen Strahlengang. Die Handwurzelknochen sind übereinander projiziert und nicht ganz leicht gegeneinander abzugrenzen. [be3]

eingeschaltete Knochen (#138). Grundsätzlich können im Bereich jedes Fingergrundgelenks 2 Sesambeine liegen. Regelmäßig vorhanden sind die beiden Sesambeine des Daumens, meist vorhanden das ulnare des Kleinfingers und das radiale des Zeigefingers. Wegen ihrer typischen Lage und Form können sie im Röntgenbild kaum verwechselt werden. Größtes Sesambein der Hand ist das Erbsenbein (*Os pisiforme*) in der Sehne des M. flexor carpi ulnaris.

■ **Finger**: Die 5 Finger bezeichnet man als:
❶ *Pollex* (Daumen, lat. pollex = Daumen).
❷ *Index* (Zeigefinger, lat. indicare = anzeigen).
❸ *Digitus medius* (Mittelfinger).
❹ *Digitus anularis* (Ringfinger, lat. anulus = Ring).
❺ *Digitus minimus* (Kleinfinger).

Die Finger sind in 3 Abschnitte gegliedert:
• *Phalanx proximalis* (Fingergrundglied, gr. phálanx = Schlachtreihe).
• *Phalanx media* (Fingermittelglied): fehlt beim Daumen (wie bei der Großzehe).
• *Phalanx distalis* (Fingerendglied).
Die Fingerknochen (*Ossa digitorum [Phalanges]*) sind Röhrenknochen. Wie an den Mittelhandknochen kann man in ihnen Basis, Schaft und Kopf abgrenzen.

> **Terminologie**:
> • Die lateinische Nomenklatur unterscheidet nicht zwischen Finger- und Zehenknochen. Sie gebraucht einheitlich den Begriff *Ossa digitorum [Phalanges]* dafür. Nur aus dem Zusammenhang ergibt sich, ob Hand oder Fuß gemeint ist.
> • Die Nomenklatur unterscheidet ferner nicht zwischen dem Abschnitt des Fingers (mit Haut, Sehnen, Blutgefäßen und Nerven) und dem Fingerknochen. „Fingerendglied" kann sowohl den distalen Fingerknochen als auch den distalen Abschnitt des Fingers bedeuten.

#843 Knochen der Hand beim Lebenden

■ **Abtasten**: Man beginnt am besten mit den Röhrenknochen und geht danach auf die Handwurzelknochen über.
• *Mittelhandknochen, Fingergrund- und -mittelglieder*: Sie sind in ganzer Länge dorsal zu fühlen. Man beachte, daß die Gelenkspalten der Fingergelenke weder mit den Beugefurchen der Palmarseite noch mit den Querfalten der Dorsalseite übereinstimmen. Man tastet die Gelenkspalten am deutlichsten in Beugestellung. Dabei liegen (als Faustregel, wobei „Faust" hier sogar wörtlich zu nehmen ist) die Spalten der Fingergrundgelenke etwa 1 cm distal der am stärksten vorspringenden Punkte der Köpfe der Mittelhandknochen, die der Fingermittelgelenke etwa ½ cm, die der Fingerendgelenke etwa ¼ cm distal der Köpfe der Finger-

grund- bzw. -mittelglieder. Die Fingerendglieder sind dorsal vom Nagel bedeckt und deshalb nur undeutlich zu tasten.
• *Os pisiforme*: Das Erbsenbein ist im ulnaren Bereich der distalen Handbeugefurche zu finden. Es ist als Sesambein in die Sehne des M. flexor carpi ulnaris eingelagert. Die Verschieblichkeit im Erbsenbeingelenk ist am besten bei Entspannung des Muskels, also bei Palmarflexion, zu prüfen.
• *Os hamatum* (Hakenbein): Vom Erbsenbein ausgehend kann man bei kräftigem Eindrücken der Hohlhand den Hamulus ossis hamati etwa 1½-2 Fingerbreit radial und distal des Erbsenbeins fühlen. Über den Haken zieht häufig ein Ast des N. ulnaris, der dem Druck des in querer Richtung hin- und herbewegten Fingers ausweicht und jeweils deutlich fühlbar zur Seite gleitet (Druckschmerz).
• *Os triquetrum* (Dreieckbein): Die Kontur der ulnaren Handkante wird von 3 Vorwölbungen und 2 Einsenkungen bestimmt. Die Vorwölbungen sind bedingt durch den Ellenkopf, das Dreieckbein und die Basis des fünften Mittelhandknochens. 2 Finger der tastenden Hand fügen sich zwanglos in die beiden Einsenkungen ein. Die proximale Einsenkung entspricht dem proximalen Handgelenk. In der Tiefe der distalen Einsenkung liegt das Hakenbein.
• *Os trapezium* (Trapezbein) und *Os scaphoideum* (Kahnbein): An der radialen Handkante fühlt man den Spalt des Daumensattelgelenks am leichtesten bei Opposition (#845) des Daumens. Proximal liegt dann das Trapezbein. Legt man 2 Finger in die Tabatiere (#854), so drängt sich bei Ulnarabduktion das Kahnbein zwischen diesen an die Oberfläche.
• *Os trapezoideum* (Trapezoidbein), *Os capitatum* (Kopfbein), *Os lunatum* (Mondbein): Um die 3 mittelständigen Handwurzelknochen zu finden, mache man sich klar, daß das Trapezoidbein zum 2. Strahl, das Kopfbein zum 3. Strahl gehört. Man tastet da-

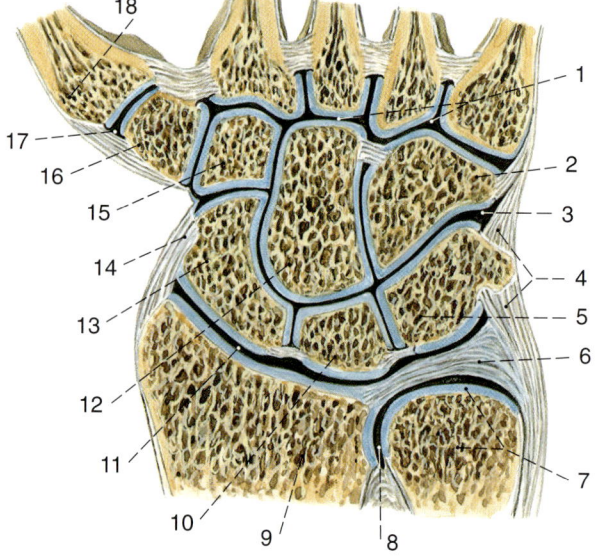

Abb. 844a. Flachschnitt durch die rechte Handwurzel (Dorsalansicht). [ss1]

1 Articulationes carpometacarpales
2 Os hamatum
3 Articulatio mediocarpalis
4 Lig. collaterale carpi ulnare
5 Os triquetrum
6 Discus articularis
7 Caput ulnae
8 Articulatio radioulnaris distalis
9 Radius
10 Os lunatum
11 Articulatio radiocarpalis
12 Os capitatum
13 Os scaphoideum
14 Lig. collaterale carpi radiale
15 Os trapezoideum
16 Os trapezium
17 Articulatio carpometacarpalis pollicis
18 Os metacarpi [metacarpale] I

8 Arm, 8.4 Unterarm und Hand: Knochen und Gelenke

her dorsal am entsprechenden Mittelhandknochen proximalwärts, fühlt die Verbreiterung der Basis und anschließend den entsprechenden Handwurzelknochen. Das Kopfbein ist der größte der Handwurzelknochen. Es ragt weit in die proximale Reihe der Handwurzelknochen hinein und bedingt den s-förmigen Verlauf der Gelenklinie des distalen Handgelenks. Bei starker Palmarflexion wölbt sein Kopf manchmal dorsal die Haut vor. Proximal und etwas ulnar vom Kopf des Kopfbeins ist schließlich noch das Mondbein zu tasten.

■ **Knochenkerne und Wachstumsfugen als Kriterien des Skelettalters**: Wie bereits in #133 beschrieben, treten die Knochenkerne in bestimmten Altersstufen auf. Man kann danach ein „Skelettalter" berechnen. Als erste Handwurzelknochen verknöchern das Kopfbein und das Hakenbein im 1. Lebensjahr, als letztes das Erbsenbein im 8.-10. Lebensjahr. Beim Vergleich mit älteren Ossifikationstabellen kann man das Ausmaß der Akzeleration der Skelettreifung ermessen: Vor 60 Jahren trat der Knochenkern im Erbsenbein noch im 11.-13. Lebensjahr auf.

Auch die Wachstumsfugen der Röhrenknochen kann man als Kriterien der Skelettreifung heranziehen. Sie liegen bei allen Fingergliedern und dem ersten Mittelhandknochen proximal, bei den übrigen Mittelhandknochen distal. Als Varietät kann man auch beim Mittelhandknochen des Daumens eine distale Epiphysenfuge beobachten. Ein Beispiel für die Interpretation des „Skelettalters" findet man in #133.

#844 Gelenke der Handwurzel

■ **Gliederung**: Die Gelenke der Handwurzel sind in 3 Hauptgelenklinien und viele Nebengelenke zu gliedern (Abb. 844a):

- *Articulatio radiocarpalis* (proximales Handgelenk): zwischen Speiche und der proximalen Reihe der Handwurzelknochen. Die Ulna ist durch eine Faserknorpelscheibe (*Discus articularis*) vom Dreieckbein getrennt.
- *Articulatio mediocarpalis* (distales Handgelenk): zwischen proximaler und distaler Reihe der Handwurzelknochen.
- *Articulationes carpometacarpales* (Handwurzel-Mittelhand-Gelenke): zwischen der distalen Reihe der Handwurzelknochen und den Basen der Mittelhandknochen. Unter den 5 Gelenken nimmt eines infolge der Form der Gelenkkörper und seiner Beweglichkeit eine Sonderstellung ein:
- *Articulatio carpometacarpalis pollicis* (Daumensattelgelenk): zwischen Trapezbein und Mittelhandknochen des Daumens.
- Nebengelenke: zwischen jeweils benachbarten Handwurzelknochen (*Articulationes intercarpales*) und Mittelhandknochen (*Articulationes intermetacarpales*).

■ **Gelenkkapseln**: Distales Radioulnargelenk und die beiden Handgelenke haben normalerweise getrennte Gelenkräume, doch kommen gelegentlich Verbindungen vor. Hingegen laufen die Gelenkspalten des distalen Handgelenks zu den Handwurzel-Mittelhand-Gelenken durch. Distales Radioulnargelenk und proximales Handgelenk sind durch eine Faserknorpelscheibe (*Discus articularis*) getrennt, an welcher sich die beiden Gelenkkapseln befestigen. Der Discus ist am Radius festgewachsen und bewegt sich bei der Umwendbewegung mit dem Radius mit.

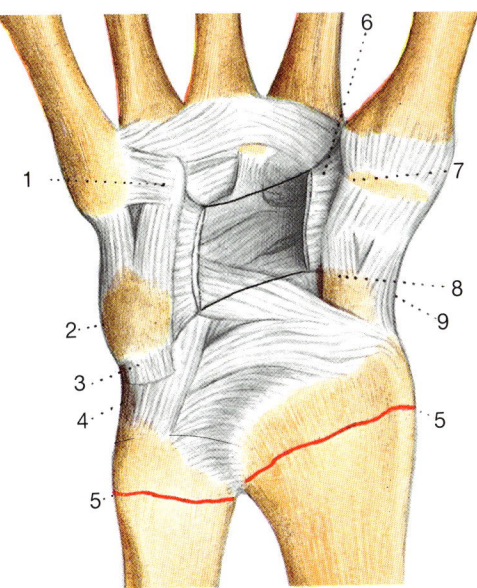

Abb. 844b. Bandapparat der Handwurzel (Hohlhandseite, rechts). Das Halteband der Beugesehnen (Retinaculum musculorum flexorum) ist z.T. herausgeschnitten. *[bl]*

1 Hamulus ossis hamati
2 Os pisiforme
3 M. flexor carpi ulnaris
4 Lig. collaterale carpi ulnare
5 Linea epiphysialis
6 Retinaculum musculorum flexorum
7 Os trapezium
8 Os scaphoideum
9 Lig. collaterale carpi radiale

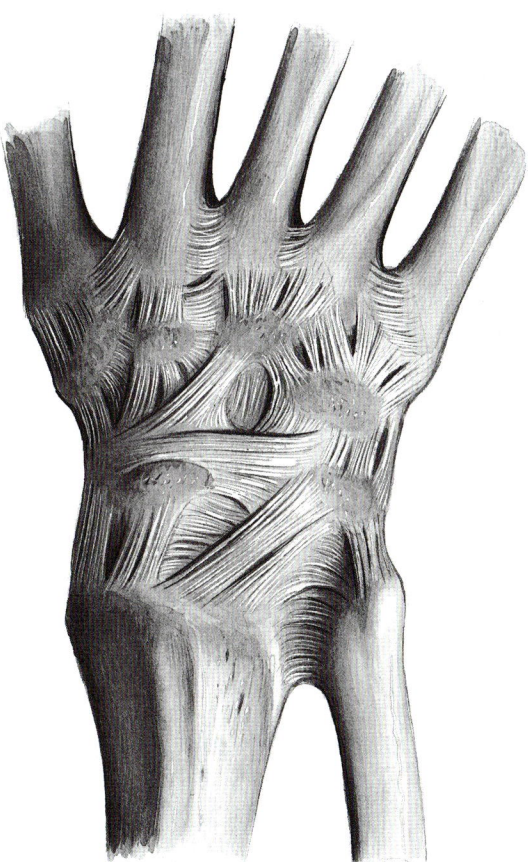

Abb. 844c. Bänder des Handrückens. *[sc4]*

■ **Bänder**: Der Bandapparat der Handwurzel ist entsprechend der Zahl der Knochen kompliziert. Die Namen der einzelnen Bänder sind jedoch sehr systematisch und damit wohl leicht zu merken:
• Bänder vom Radius zu den Handwurzelknochen: *Lig. radiocarpale dorsale + palmare, Lig. collaterale carpi radiale* (Abb. 844b + c).
• Bänder von der Ulna zu den Handwurzelknochen: *Lig. ulnocarpale palmare, Lig. collaterale carpi ulnare.*
• Bänder zwischen den Handwurzelknochen: *Ligg. intercarpalia dorsalia + palmaria, Lig. carpi radiatum* (palmar vom Kopfbein in allen Richtungen ausstrahlend).
• Bänder zwischen Handwurzel- und Mittelhandknochen: *Ligg. carpometacarpalia dorsalia + palmaria.*
• Bänder zwischen den Basen der Mittelhandknochen: *Ligg. metacarpalia dorsalia + palmaria + interossea.*

> ■ **Punktion und Injektion**: In die Handgelenke sticht man am besten von dorsal her ein. Dabei ist an die Sehnenscheiden zu denken, so daß am ehesten der Bereich unmittelbar radial und ulnar der Sehnenscheide des M. extensor digitorum infrage kommt. Vor Injektionen im Bereich der Tabatiere sollte man unbedingt den Verlauf der A. radialis durch Pulstasten von der Radialispulsgrube bis zum ersten Zwischenknochenraum ermitteln.

#845 Gelenke der Handwurzel: Bewegungen

■ **Handgelenke**:

❶ *Proximales Handgelenk*: Das Radiokarpalgelenk ist ein Eigelenk. Es hat 2 Hauptachsen:
• Palmarflexions-Dorsalextensions-Achse: quer durch den Griffelfortsatz des Radius und den Ellenkopf.
• Radial-Ulnarabduktions-Achse: dorsopalmar durch das Kopfbein.

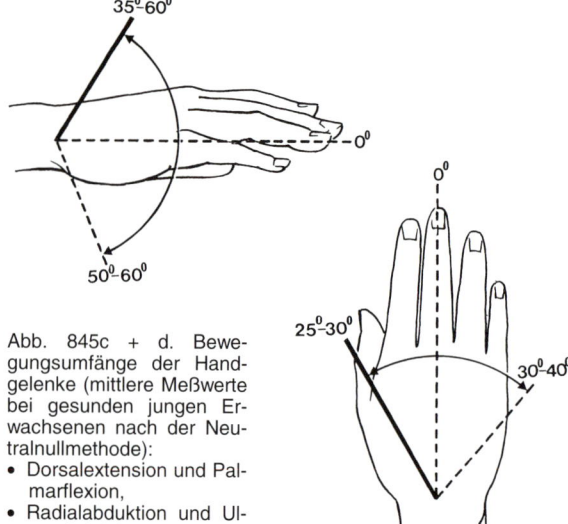

Abb. 845c + d. Bewegungsumfänge der Handgelenke (mittlere Meßwerte bei gesunden jungen Erwachsenen nach der Neutralnullmethode):
• Dorsalextension und Palmarflexion,
• Radialabduktion und Ulnarabduktion. [sc1]

❷ *Distales Handgelenk*: Das Mediokarpalgelenk ist ein kompliziertes Gelenk. Rein theoretisch hat es die Bewegungsmöglichkeiten eines Kugelgelenks, doch sind Kreisel- und Abduktions-Adduktions-Bewegungen gering. Praktisch gesehen steht die Scharnierbewegung (Palmar- bzw. Dorsalextension) völlig im Vordergrund.

Proximales und distales Handgelenk ergänzen ihre Bewegungsspielräume: Im proximalen Handgelenk überwiegt die Palmarflexion, im distalen die Dorsalextension.

> **Bewegungsprüfung**: Man verzichtet in der Regel auf die Abgrenzung der beiden Handgelenke und notiert nur den Gesamtbewegungsspielraum. In der Schreibweise der Neutralnullmethode sind dies (Abb. 845a + b):
> • Dorsalextension – Palmarflexion .... 90° – 0° – 90°,
> • Radialabduktion – Ulnarabduktion .... 20° – 0° – 40°.
>
> Die Anteile der beiden Handgelenke an den Bewegungen kann man röntgenologisch analysieren: Die Spitzen des halbmondförmigen Mondbeins sieht man gut im transversalen Röntgenbild (Abb. 842b). Eine durch sie gelegte Tangente (Lunatumtangente) gibt mit der Schaftachse der Ulna den Winkel der Bewegung des proximalen Handgelenks an.

■ **Handwurzel-Mittelhand-Gelenke**:

❶ Das *Karpometakarpalgelenk I* zwischen Trapezbein und erstem Mittelhandknochen ist nach der Form der Gelenkkörper ein Sattelgelenk. Es wird daher gewöhnlich „**Daumensattelgelenk**" genannt. Sattelgelenke haben 2 rechtwinklig aufeinander stehende Hauptachsen. Beim Daumensattelgelenk sind dies:
• Abduktions-Adduktions-Achse: Sie geht im Winkel von etwa 45° zur Handfläche durch das Trapezbein. Der Daumen wird nicht in der Ebene der übrigen Finger, sondern schräg zur Hohlhand hin abgespreizt.
• Oppositions-Repositions-Achse: Auch diese Achse geht im Winkel von 45° zur Handfläche durch das Trapezbein, aber rechtwinklig zur vorherigen. Die Bewegung wird am einfachsten klar, wenn man abwechselnd Daumen und Kleinfinger sich berühren läßt (Gegenüberstellen = Opposition) und dann wieder maximal auseinander bewegt (Zurückstellen = Reposition).

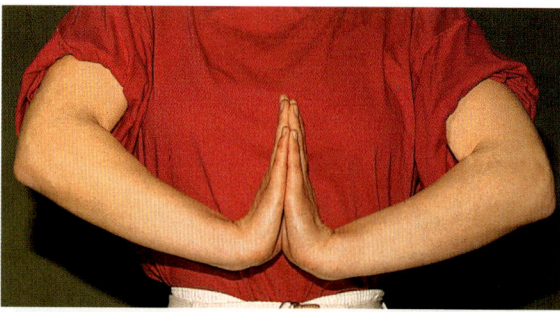

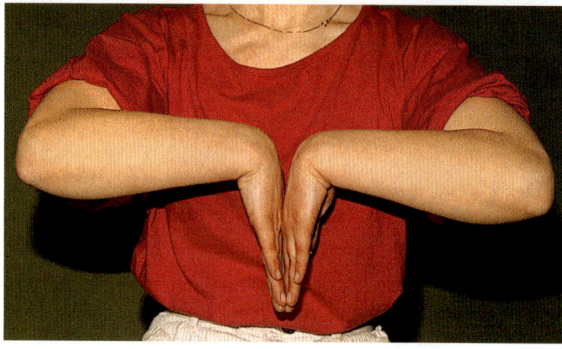

Abb. 845a + b. Schnelltest zur groben Bewegungsprüfung der Handgelenke. Die Beweglichkeit ist nicht eingeschränkt, wenn der Patient bei etwa horizontal gehaltenen Unterarmen die Handflächen (Dorsalextension) bzw. Handrücken (Palmarflexion) aneinander legen kann. [li1]

8 Arm, 8.4 Unterarm und Hand: Knochen und Gelenke   679

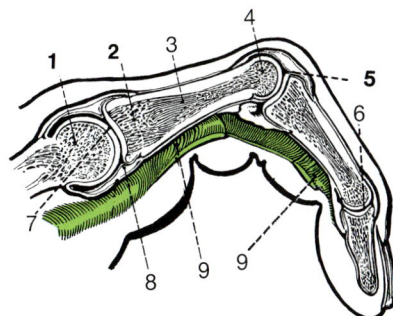

Abb. 846a. Längsschnitt durch einen Finger. *[bg1]*

1 Caput ossis metacarpi
2 Phalanx proximalis, Basis phalangis
3 Phalanx proximalis, Corpus phalangis
4 Phalanx proximalis, Caput phalangis
5 Articulatio interphalangea (proximalis)
6 Articulatio interphalangea (distalis)
7 Articulatio metacarpophalangea
8 Capsula articularis
9 Vagina tendinum digitorum manus

Bewegungsprüfung: Man orientiere sich immer am Mittelhandknochen des Daumens. Die Nullstellung ist der zwanglos (also 45° zu den übrigen Fingern gedreht) angelegte Daumen. Die Opposition wird bei abgespreiztem Daumen geprüft.
• Abduktion – Adduktion .... 60° – 0° – 0°.
• Gegenüberstellen – Rückstellen .... 30° – 0° – 30°.

In der Fachliteratur wird zum Teil die um 45° gedrehte Stellung des Trapezbeins nicht beachtet und dann das Abspreizen (Abduzieren) in der Ebene der übrigen Finger definiert. Es wird dann praktisch identisch mit dem Rückstellen (Reponieren).

❷ *Karpometakarpalgelenke II–V*: Die Handwurzel-Mittelhand-Gelenke 2–5 werden von straffen Bändern verspannt. Das 2. und 3. Gelenk sind nahezu unbeweglich, im 4. und vor allem im 5. sind kleine Oppositionsbewegungen möglich.

#846 Fingergelenke

■ **Gliederung**: Entsprechend den 3 Fingergliedern haben wir 3 Reihen von Fingergelenken (am Daumen fehlt das Mittelgelenk):
• *Articulatio metacarpophalangea* (Fingergrundgelenk): zwischen Kopf des Mittelhandknochens und Basis des Fingergrundglieds (Abb. 846a).
• *Articulatio interphalangea proximalis* (Fingermittelgelenk): zwischen Kopf des Fingergrundglieds und Basis des Fingermittelglieds.
• *Articulatio interphalangea distalis* (Fingerendgelenk): zwischen Kopf des Fingermittelglieds und Basis des Fingerendglieds.

■ **Bänder**: Alle Fingergelenke haben Seitenbänder (*Ligg. collateralia*). Mittel- und Endgelenke werden durch sie zu reinen Scharniergelenken. Bei den Grundgelenken entspringen die Seitenbänder nicht im Drehmittelpunkt, sondern dorsal davon. In Streckstellung sind sie entspannt, bei Palmarflexion werden sie zunehmend gestrafft.

■ **Achsen**: Die Grundgelenke sind nach der Form der Gelenkkörper Kugelgelenke. Damit sind 3 Hauptachsen zu diskutieren:

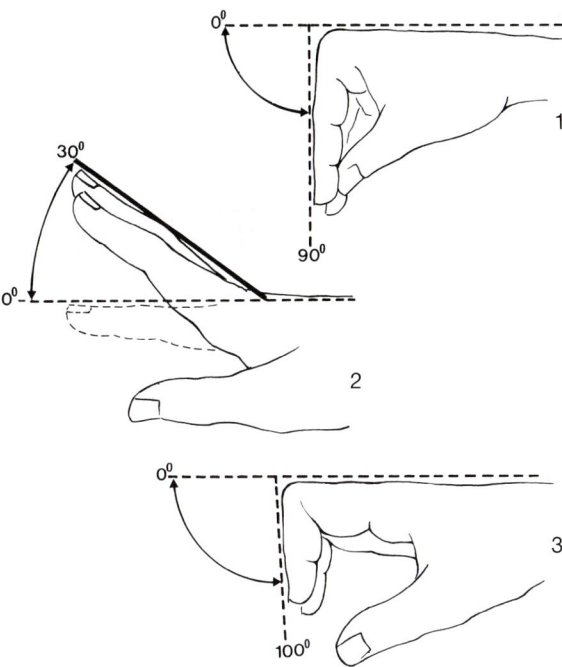

Abb. 846b-d. Bewegungsumfänge der Fingergelenke. *[sc1]*
1 Fingergrundgelenke: Flexion
2 Fingergrundgelenke: Extension
3 Fingermittelgelenke: Flexion

• Palmarflexions-Dorsalextensions-Achse (Beuge-Streck-Achse): bogenförmig quer durch die Köpfe der Mittelhandknochen.
• Abduktions-Adduktions-Achsen (Spreizachsen): dorsopalmar durch die Köpfe der Mittelhandknochen.
• Rotationsachsen (Kreiselachsen): Schaftachsen der Fingergrundglieder.

Tab. 846. Bewegungsumfänge der Fingergelenke* (Mittelwerte von gesunden Erwachsenen nach der Neutralnullmethode)		
MCP 2-5	Strecken – Beugen	30° – 0° – 90°
	Abduktion – Adduktion	20° – 0° – 10°
	Außenrotation – Innenrotation	
	(Zeigefinger)	20° – 0° – 20°
	(Kleinfinger)	30° – 0° – 30°
PIP	Strecken – Beugen	0° – 0° – 100°
DIP 2-5	Strecken – Beugen	0° – 0° – 50°
MCP 1	Strecken – Beugen	0° – 0° – 50°
IP 1	Strecken – Beugen	10° – 0° – 80°

*In der Klinik kürzt man im englischen wie im deutschen Sprachbereich die umständlichen Gelenknamen häufig ab:
• CM = Karpometakarpalgelenk (CM 1 = Daumensattelgelenk).
• MCP = Metakarpophalangealgelenk = Fingergrundgelenk (MCP 1 = Daumengrundgelenk).
• PIP = proximales Interphalangealgelenk = Fingermittelgelenk.
• DIP = distales Interphalangealgelenk = Fingerendgelenk.
• IP 1 = Interphalangealgelenk des Daumens (Daumenendgelenk).

■ **Bewegungsmöglichkeiten**:
• Mit zunehmender Palmarflexion spannen sich die Seitenbänder an und verhindern Nebenbewegungen. Spreizen und Rotieren sind daher nur in Streckstellung bzw. Dorsalextension möglich. Dies dient der Festigkeit des Faustschlusses.
• Rotationsbewegungen der Finger sind nicht isoliert aktiv möglich, weil die entsprechenden Muskeln fehlen, trotzdem

für die normale Gelenkfunktion wichtig. Wir können uns jedoch leicht von den Kreiselmöglichkeiten der Finger überzeugen, wenn wir mit der anderen Hand einen Finger festhalten und dann die Hand um den Finger rotieren.
• Das Daumengrundgelenk ist abweichend von den übrigen Grundgelenken ein reines Scharniergelenk.

■ **Bewegungsumfänge**: Die Nullstellung ist in allen Fingergelenken die Streckstellung mit geschlossenen Fingern. Aus ihr sind beim Erwachsenen die in Tab. 846 und Abb. 846b-d angegebenen Bewegungen möglich. Als Schnelltest kann man den Patienten die Hand zur Faust schließen lassen. Kann er mit den Spitzen der Finger 2-5 den Daumenballen erreichen, so sind die Beugebewegungen in den Fingergelenken meist nicht stärker beeinträchtigt.

Bewegungsumfänge sollte man nicht auswendig lernen. Es genügt, die Lehrbuchangaben einmal mit der eigenen Hand zu vergleichen. Dann kann man sich anhand der Bewegungen der eigenen Hand rasch über Bewegungseinschränkungen beim Patienten orientieren.

8.5 Unterarm und Hand: Muskeln

#851 Gliederung der Muskeln von Unterarm und Hand
#852-854 Unterarmmuskeln: radiale, ulnare und tiefe Strecker, Beuger, Karpaltunnel, Palmaraponeurose, sicht- und tastbare Sehnen
#855 Sehnenscheiden, *Ausbreitungswege von Entzündungen*
#856 Kurze Handmuskeln
#857 Muskelspiel der Hand- und Finger, *Muskelfunktionsprüfung, Ausfallserscheinungen bei Lähmungen*

#851 Gliederung

Unterarm und Hand bilden eine funktionelle Einheit. Dies wurde schon bei den Gelenken sichtbar: Die Drehung der Hand erfolgt nicht in den Handgelenken, sondern in den Radioulnargelenken des Unterarms. Noch viel deutlicher wird die funktionelle Einheit bei den Muskeln. Die Bewegungen der Hand werden weitaus überwiegend von Muskeln bewirkt, die vom Unterarm kommen. Zum Teil liegen die Ursprünge sogar am distalen Oberarm. Die kräftigen Muskeln fänden in der Hand keinen Platz. So liegen die Muskelbäuche am Unterarm, nur ihre schlanken Sehnen erreichen die Hand. Die Hand wird dadurch leicht und fein abgestimmt beweglich.

■ **Unterarmmuskeln**: Sie sind zwanglos in 2 Gruppen zu teilen: die „Strecker" und die „Beuger".
• Die Strecker (Extensoren) liegen radial und dorsal, die Beuger (Flexoren) palmar und ulnar. Dorsal werden die beiden Muskelgruppen durch die Ellenkante scharf getrennt. Palmar schiebt sich lockeres Bindegewebe zwischen den *M. brachioradialis* und den *M. flexor carpi radialis*, die beiden Randmuskeln der Strecker- und der Beugerloge.
• Die Namen Strecker und Beuger rühren von der Wirkung auf die Handgelenke der überwiegenden Zahl der Muskeln der jeweiligen Gruppe her: Dorsalextension bei den Streckern, Palmarflexion bei den Beugern (ein Teil der „Strecker" beugt im Ellbogengelenk!).
• Die beiden Muskelgruppen sind nicht nur funktionelle, sondern auch genetische Muskelgruppen: Alle Strecker werden vom *N. radialis*, die Beuger vom *N. medianus* und vom *N. ulnaris* innerviert.

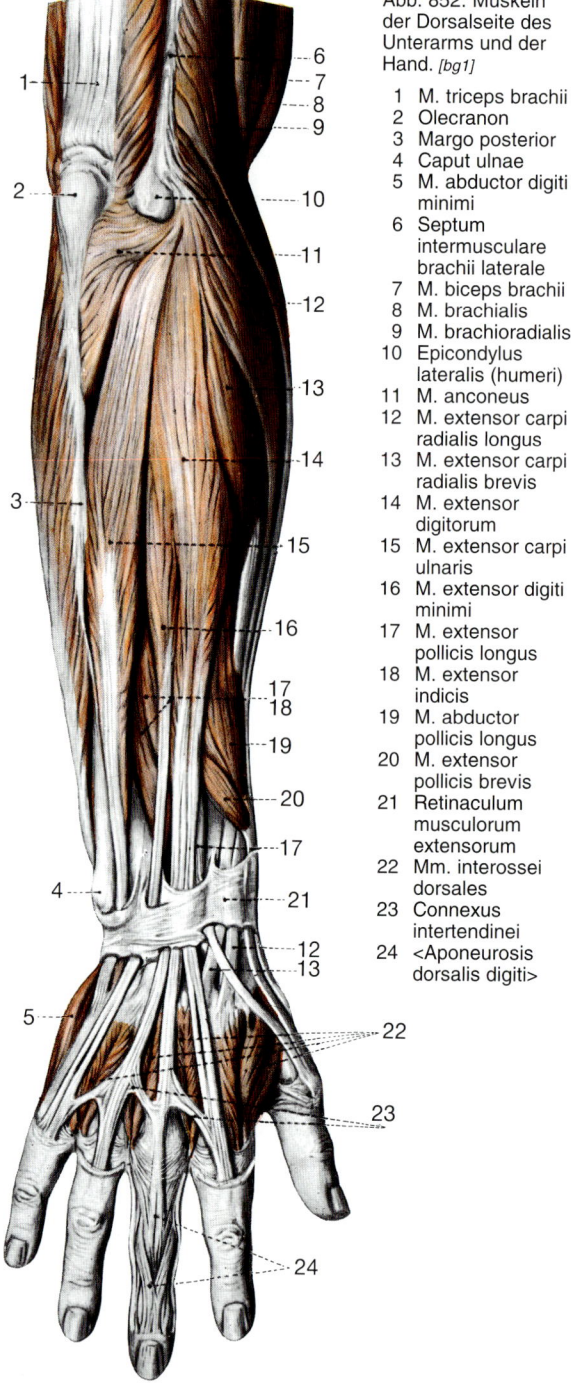

Abb. 852. Muskeln der Dorsalseite des Unterarms und der Hand. [bg1]

1 M. triceps brachii
2 Olecranon
3 Margo posterior
4 Caput ulnae
5 M. abductor digiti minimi
6 Septum intermusculare brachii laterale
7 M. biceps brachii
8 M. brachialis
9 M. brachioradialis
10 Epicondylus lateralis (humeri)
11 M. anconeus
12 M. extensor carpi radialis longus
13 M. extensor carpi radialis brevis
14 M. extensor digitorum
15 M. extensor carpi ulnaris
16 M. extensor digiti minimi
17 M. extensor pollicis longus
18 M. extensor indicis
19 M. abductor pollicis longus
20 M. extensor pollicis brevis
21 Retinaculum musculorum extensorum
22 Mm. interossei dorsales
23 Connexus intertendinei
24 <Aponeurosis dorsalis digiti>

■ **Kurze Handmuskeln**: So bezeichnet man Muskeln, die an der Hand entspringen und ansetzen (im Gegensatz zu den von Unter- oder Oberarm kommenden langen Muskeln). Nach ihrer Lage lassen sich die kurzen Handmuskeln zwanglos in 3 Gruppen einteilen:
• Muskeln der Hohlhand.
• Muskeln des *Thenar* (Daumenballen).
• Muskeln des *Hypothenar* (Kleinfingerballen).
Alle kurzen Handmuskeln werden entweder vom *N. medianus* oder vom *N. ulnaris* innerviert. Sie setzen damit die Beugergruppe des Unterarms fort.

Tab. 852a. Radiale Extensoren (im Compartimentum antebrachii posterius [extensorum], Pars lateralis [radialis])

Muskel	Ursprung	Ansatz	Nerv	Funktion	Anmerkungen
M. brachioradialis (Oberarm-Speichen-Muskel)	• Margo lateralis (humeri) • Septum intermusculare brachii laterale	Proximal des Processus styloideus radii	N. radialis	• Ellbogengelenk: Flexion • Radioulnargelenke: je nach Ausgangsstellung Pro- oder Supination	• Wölbt Haut beim Beugen im Ellbogengelenk gegen Widerstand stark vor • Leitmuskel der A. radialis • gehört nach Innervation zu den Extensoren, aber erreicht die Handgelenke nicht, kann daher nicht strecken
M. extensor carpi radialis longus (langer radialer Handstrecker)	• Margo lateralis (humeri) • Epicondylus lateralis (humeri)	Basis ossis metacarpi II		• Handgelenke: Dorsalextension + Radialabduktion • Ellbogengelenk: schwache Beugung	Ansatzsehne zieht durch das 2. Sehnenscheidenfach unter dem Retinaculum extensorum
M. extensor carpi radialis brevis (kurzer radialer Handstrecker)	Epicondylus lateralis (humeri)	Basis ossis metacarpi III		Handgelenke: • starke Dorsalextension • schwache Radialabduktion	• Ansatzsehne zieht durch das 2. Sehnenscheidenfach unter dem Retinaculum extensorum • sie wölbt beim Faustschluß die Haut stark vor

Tab. 852b. Ulnare Extensoren (im Compartimentum antebrachii posterius [extensorum])

Muskel	Ursprung	Ansatz	Nerv	Funktion	Anmerkungen
M. extensor digitorum (Fingerstrecker)	• Epicondylus lateralis (humeri) • Lig. collaterale laterale • Lig. anulare radii	Dorsalaponeurosen der Finger 2-5	N. radialis	• Fingergrundgelenke 2-5: kräftige Dorsalextension + schwache Ab- oder Adduktion (je nach Ausgangsstellung) • Fingermittel- und -endgelenke 2-5: nur schwache Dorsalextension • Handgelenke: Dorsalextension	• Die 4 Ansatzsehnen ziehen durch das 4. Sehnenscheidenfach • am Dorsum manus Sehnen z.T. durch Connexus intertendinei verbunden, die Sehnenbrücken behindern isoliertes Strecken einzelner Finger, besonders des Ringfingers • sie wölben die Haut vor (besonders bei Dorsalextension in den Metakarpophalangealgelenken)
M. extensor digiti minimi (Kleinfingerstrecker)	Epicondylus lateralis (humeri)	Dorsalaponeurose des Kleinfingers		Dorsalextension im Kleinfinger-Grundgelenk und (schwächer) in den Handgelenken	Im Grunde Teil des M. extensor digitorum, Ansatzsehne benutzt jedoch 5. Sehnenscheidenfach unter dem Retinaculum extensorum
M. extensor carpi ulnaris (ulnarer Handstrecker)	• Epicondylus lateralis (humeri) • Margo posterior (ulnae)	Basis ossis metacarpi V		Handgelenke: • Dorsalextension • Ulnarabduktion	Die Ansatzsehne zieht durch das 6. Sehnenscheidenfach unter dem Retinaculum extensorum

Tab. 852c. Tiefe Extensoren (im Compartimentum antebrachii posterius [extensorum])

Muskel	Ursprung	Ansatz	Nerv	Funktion	Anmerkungen
M. supinator (Auswärtsdreher)	• Epicondylus lateralis (humeri) • Lig. collaterale laterale • Lig. anulare radii • Crista musculi supinatoris	Radius (distal der Tuberositas radii)	N. radialis	Supination	• Wird vom R. profundus des N. radialis durchbohrt • stärkster Supinator in Streckstellung des Ellbogengelenks
M. abductor pollicis longus (langer Daumenabspreizer)	• Facies posterior (ulnae) • Membrana interossea antebrachii (Dorsalseite) • Facies posterior (radii)	Basis ossis metacarpi I		• Daumensattelgelenk: Reposition + Abduktion • Handgelenke: Radialabduktion	• Die Ansatzsehnen der beiden Muskeln ziehen durch das 1. Sehnenscheidenfach unter dem Retinaculum extensorum • sie bilden gemeinsam die radiale Begrenzung der Tabatiere
M. extensor pollicis brevis (kurzer Daumenstrecker)	• Facies posterior (ulnae) • Membrana interossea antebrachii (Dorsalseite) • Facies posterior (radii)	Basis der Phalanx proximalis I		• Daumengrundgelenk: Extension • Daumensattelgelenk: Reposition + Abduktion • Handgelenke: Radialabduktion	
M. extensor pollicis longus (langer Daumenstrecker)	• Facies posterior (ulnae) • Membrana interossea antebrachii (Dorsalseite)	Basis der Phalanx distalis I		• Daumengrund- + -endgelenk: Extension • Daumensattelgelenk: Reposition + Abduktion • Handgelenke: Radialabduktion + Dorsalextension	• Die Ansatzsehne zieht durch das 3. Sehnenscheidenfach unter dem Retinaculum extensorum • sie bildet die ulnare Begrenzung der Tabatiere
M. extensor indicis (Zeigefingerstrecker)	Facies posterior (ulnae)	Dorsalaponeurose des Zeigefingers		Dorsalextension im Zeigefingergrundgelenk und (schwächer) in den Handgelenken	• Tiefer Streckmuskel für den Zeigefinger (Index) • Ansatzsehne zieht durch 4. Sehnenscheidenfach

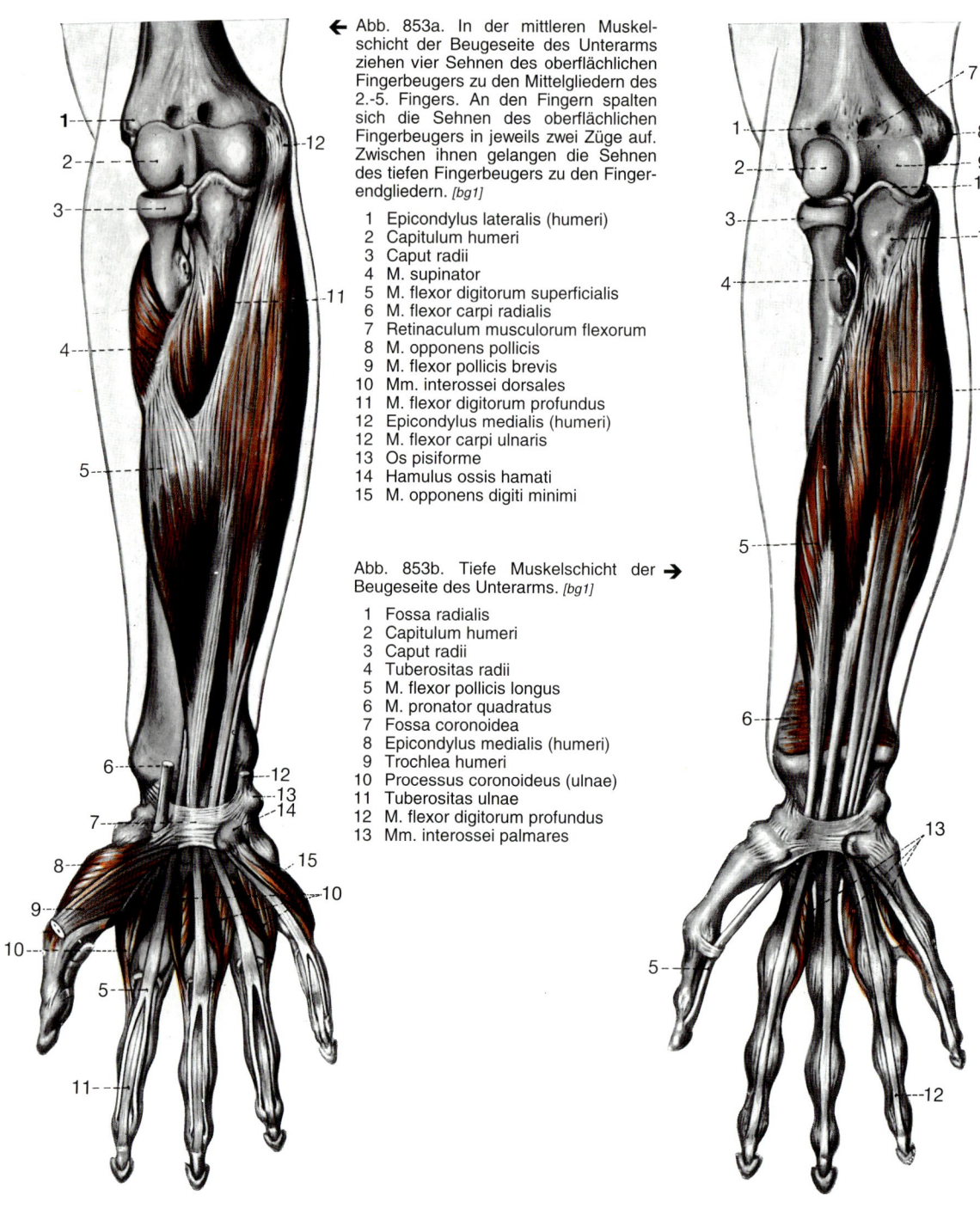

◄ Abb. 853a. In der mittleren Muskelschicht der Beugeseite des Unterarms ziehen vier Sehnen des oberflächlichen Fingerbeugers zu den Mittelgliedern des 2.-5. Fingers. An den Fingern spalten sich die Sehnen des oberflächlichen Fingerbeugers in jeweils zwei Züge auf. Zwischen ihnen gelangen die Sehnen des tiefen Fingerbeugers zu den Fingerendgliedern. *[bg1]*

1 Epicondylus lateralis (humeri)
2 Capitulum humeri
3 Caput radii
4 M. supinator
5 M. flexor digitorum superficialis
6 M. flexor carpi radialis
7 Retinaculum musculorum flexorum
8 M. opponens pollicis
9 M. flexor pollicis brevis
10 Mm. interossei dorsales
11 M. flexor digitorum profundus
12 Epicondylus medialis (humeri)
12 M. flexor carpi ulnaris
13 Os pisiforme
14 Hamulus ossis hamati
15 M. opponens digiti minimi

Abb. 853b. Tiefe Muskelschicht der ➔ Beugeseite des Unterarms. *[bg1]*

1 Fossa radialis
2 Capitulum humeri
3 Caput radii
4 Tuberositas radii
5 M. flexor pollicis longus
6 M. pronator quadratus
7 Fossa coronoidea
8 Epicondylus medialis (humeri)
9 Trochlea humeri
10 Processus coronoideus (ulnae)
11 Tuberositas ulnae
12 M. flexor digitorum profundus
13 Mm. interossei palmares

#852-854 **Unterarmmuskeln**

■ **Hinweis zum Studium**: Angesichts eines halben Hunderts auf die Hand wirkender Muskeln kann es zum Alptraum werden, von all diesen Muskeln Ursprung, Ansatz und Funktion angeben zu müssen. Die Aufgabe wird jedoch dadurch sehr vereinfacht, daß die meisten Muskeln nach ihrer Hauptfunktion benannt sind und die Funktion schließlich unter ärztlichem Aspekt das Wesentliche ist. Ursprung und Ansatz vermitteln lediglich die Voraussetzungen, um sich am Skelett den Verlauf des Muskels und damit die Funktion klarmachen zu können. Muskelfunktionen sollte man niemals auswendig lernen, sondern immer aus der Vorstellung von Ursprung, Ansatz und Verlauf erarbeiten!

Alle Muskeln der Streckergruppe werden vom N. radialis innerviert. Man gliedert sie gewöhnlich in 3 Teilgruppen: radiale, ulnare und tiefe Strecker (Abb. 852, Tab. 852a-c). Die Beuger liegen in 3 Schichten übereinander, von denen die oberflächliche am weitesten proximal, die tiefe am weitesten distal entspringt und ansetzt (Abb. 853a-c, Tab. 853a + b).

■ **Karpaltunnel** (*Canalis carpi*): Die Handwurzelknochen liegen nicht in einer Ebene. Die beiden Reihen sind u-förmig gekrümmt, so daß eine Höhlung auf der Hohlhand-

Tab. 853a. Oberflächliche Schicht der Flexoren (im Compartimentum antebrachii anterius [flexorum], Pars superficialis)

Muskel	Ursprung	Ansatz	Nerv	Funktion	Anmerkungen
M. pronator teres (runder Einwärtsdreher)	• Caput humerale: Epicondylus medialis (humeri) • Caput ulnare: Tuberositas ulnae	Facies lateralis (radii) (Mitte)	N. medianus	• Ellbogengelenk: Flexion • Radioulnargelenke: Pronation	• Radialer Randmuskel der Flexoren • wird vom N. medianus durchbohrt • die A. radialis liegt oberflächlich, die A. ulnaris tief zu ihm
M. flexor carpi radialis (radialer Handbeuger)	Epicondylus medialis (humeri)	Basis ossis metacarpi II		• Ellbogengelenk: Flexion • Radioulnargelenke: Pronation • Handgelenke: Palmarflexion • Radialabduktion	• Lange Ansatzsehne wölbt bei Palmarflexion der Handgelenke die Haut am distalen Unterarm vor • radial von ihr tastet man Puls der A. radialis („Radialispulsgrube") • eigener Sehnenscheidenkanal (getrennt vom Karpaltunnel)
M. palmaris longus (langer Hohlhandsehnenspanner)	Epicondylus medialis (humeri)	Aponeurosis palmaris		• Ellbogengelenk: Flexion • Radioulnargelenke: Pronation • Handgelenke: Palmarflexion • spannt Aponeurosis palmaris	• Die lange Ansatzsehne wölbt bei Opposition des Daumens die Haut am distalen Unterarm stark vor • sie verläuft oberflächlich zum Retinaculum musculorum flexorum • der Muskel fehlt häufig
M. flexor carpi ulnaris (ulnarer Handbeuger)	• Caput humerale: Epicondylus medialis (humeri) • Caput ulnare: Olecranon + Margo posterior (ulnae)	• Os pisiforme (als Sesambein) • über Lig. pisometacarpale zur Basis ossis metacarpi V • über Lig. pisohamatum zum Hamulus ossis hamati	N. ulnaris	Handgelenke: • Palmarflexion • Ulnarabduktion	• Ulnarer Randmuskel der Flexoren • die lange Ansatzsehne ist proximal des Os pisiforme leicht zu tasten, sie zieht nicht durch den Canalis carpi! • Leitmuskel von A. + N. ulnaris

Tab. 853b. Flexoren, mittlere und tiefe Schicht (im Compartimentum antebrachii anterius [flexorum], Pars profunda)

Muskel	Ursprung	Ansatz	Nerv	Funktion	Anmerkungen
M. flexor digitorum superficialis (oberflächlicher Fingerbeuger)	• Caput humeroulnare: Epicondylus medialis (humeri) + Processus coronoideus (ulnae) • Caput radiale: Radius	Phalanges mediae II-V (Mitte)	N. medianus	Palmarflexion in • Mittel- und Grundgelenken der Finger 2-5 • Handgelenken	• Die langen Ansatzsehnen ziehen (in gemeinsamer Sehnenscheide mit den Sehnen des M. flexor digitorum profundus) durch den Canalis carpi auf • sie gabeln sich an den Fingern und lassen die Sehnen des M. flexor digitorum profundus hindurchtreten
M. flexor digitorum profundus (tiefer Fingerbeuger)	• Facies anterior (ulnae) • Membrana interossea antebrachii (Palmarseite)	Phalanges distales II-V (Bases)	• Finger 2 + 3: N. medianus • Finger 4 + 5: N. ulnaris	Palmarflexion in • End-, Mittel- und Grundgelenken der Finger 2-5 • Handgelenken	• Einziger Beuger der Fingerendgelenke 2-5 • die Ansatzsehnen ziehen durch Canalis carpi und die Sehnen des M. flexor digitorum superficialis (s.o.)
M. flexor pollicis longus (langer Daumenbeuger)	• Facies anterior (radii) • Membrana interossea antebrachii (Palmarseite) • Epicondylus medialis (humeri)	Phalanx distalis I (Basis)	N. medianus	• Palmarflexion im End- und Grundgelenk des Daumens • Opposition im Daumensattelgelenk	• Einziger Beuger des Daumenendgelenks • die lange Ansatzsehne wird im Canalis carpi von einer eigenen Sehnenscheide umhüllt
M. pronator quadratus (quadratischer Einwärtsdreher)	Facies anterior (ulnae) (distales Viertel)	Facies anterior (radii) (distales Viertel)	N. medianus (N. interosseus antebrachii anterior)	Pronation in den Radioulnargelenken	In der tiefsten Schicht der Flexoren am Unterarm distal-palmar quer verlaufend

seite entsteht. Kahnbein und Trapezbein springen radial, Erbsenbein und Hamulus ossis hamati ulnar vor. Diese beiden Vorsprünge werden durch das kräftige Halteband der Beugesehnen (*Retinaculum musculorum flexorum*) verbunden und so die Knochenrinne zu einem Kanal geschlossen. Durch diesen ziehen die Beugesehnen. Das quere Band hält die Beugesehnen im Karpaltunnel, damit sie bei Palmarflexion nicht aus dem Kanal treten. Im Karpaltunnel liegen 9 Sehnen und 1 Nerv (Abb. 854c + d):

- 4 Sehnen des M. flexor digitorum superficialis.
- 4 Sehnen des M. flexor digitorum profundus.
- Sehne des M. flexor pollicis longus.
- *N. medianus*: Dieser kann hier bei Schwellungen gequetscht werden (Karpaltunnelsyndrom, #864).

Man beachte: Die Sehne des M. palmaris longus sowie A. + V. + N. ulnaris ziehen oberflächlich zum Retinaculum musculorum flexorum zur Hohlhand.

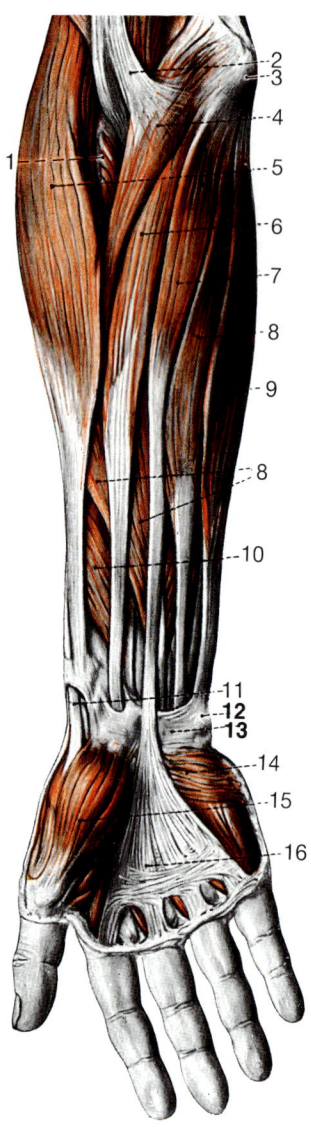

Abb. 853c. Muskeln der Beugeseite des Unterarms und der Hand. *[bg1]*

1 M. supinator
2 Aponeurosis musculi bicipitis brachii [Aponeurosis bicipitalis]
3 Epicondylus medialis (humeri)
4 M. pronator teres
5 M. brachioradialis
6 M. flexor carpi radialis
7 M. palmaris longus
8 M. flexor digitorum superficialis
9 M. flexor carpi ulnaris
10 M. flexor pollicis longus
11 M. abductor pollicis longus
12 Os pisiforme
13 Retinaculum musculorum flexorum
14 M. palmaris brevis
15 M. abductor pollicis brevis
16 Aponeurosis palmaris

struktion"). Beim Faustschluß wird die Hohlhandsehne durch 2 Muskeln gespannt:

• *M. palmaris longus* (langer Hohlhandsehnenspanner): Muskel der oberflächlichen Flexorengruppe, der allerdings relativ häufig fehlt. Seine Sehne wölbt beim Faustschluß oder, noch stärker, bei der Opposition von Daumen und Kleinfinger die Haut im Bereich der Beugefalten der Handgelenke vor.

• *M. palmaris brevis* (kurzer Hohlhandsehnenspanner): von der Haut des Kleinfingerballens quer in die Hohlhandsehne einstrahlend. Beim Faustschluß zieht er die Haut des Kleinfingerballens an der ulnaren Handkante zu einem Grübchen ein.

■ **Palmar in Handgelenknähe sicht- und tastbare Sehnen:**
• Die nicht vom Retinaculum musculorum flexorum fixierte und daher sehnenscheidenfreie Sehne des M. palmaris longus wölbt die Haut bei Opposition des Daumens bei gleichzeitiger Palmarflexion stark vor. Radial neben ihr ist die Sehne des M. flexor carpi radialis im distalen Unterarmbereich gut unter der Haut zu sehen. Tritt bei Palmarflexion nur eine Sehne hervor, so ist dies die des M. flexor carpi radialis. Es fehlt dann der M. palmaris longus.
• Die zum Erbsenbein ziehende Sehne des M. flexor carpi ulnaris ist besser zu tasten als zu sehen.
• Die durch den Karpaltunnel verlaufenden Sehnen der Fingerbeuger sind vor dem Eintritt in den Tunnel nur undeutlich zu tasten. Man fühlt jedoch das Gleiten der Sehnen bei abwechselndem Beugen und Strecken des 2. und 3. Fingers.

■ **Canalis ulnaris** (Guyon-Loge): Oberflächlich zum Retinaculum musculorum flexorum liegt der Sehne des M. flexor carpi ulnaris der Ulnarkanal für die A. ulnaris und den N. ulnaris an. Auch hier kann es zu einem Nervenkompressionssyndrom ähnlich dem Karpaltunnelsyndrom kommen (betroffen ist statt des N. medianus der N. ulnaris).

■ **Aponeurosis palmaris** (Hohlhandsehnenplatte): Die Hohlhandfaszie ist durch straffes Bindegewebe zu einer Sehnenplatte verstärkt. Deren Sehnenzüge sind vor allem in der Längsrichtung angeordnet und strahlen zu den Fingern aus. Quer verlaufende Faserbündel (*Fasciculi transversi*) halten die Längszüge zusammen. Beim Überstrecken (Dorsalextension) der Fingergrundgelenke sinkt die Haut über den zu den Fingern verlaufenden Längszügen ein, während sich die dazwischen liegenden sehnenfreien Bereiche zu 3 Hügelchen („Monticuli") vorwölben.

Die Palmaraponeurose dient dem festen Zugriff. Die Haut ist durch straffes Bindegewebe (*Retinacula cutis*) unverschieblich auf der Hohlhandsehne fixiert („Matratzenkon-

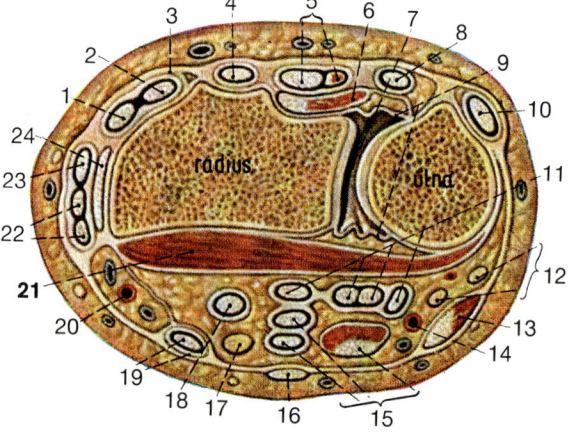

Abb. 853d. Querschnitt durch den Unterarm proximal des Handgelenks. Der Chirurg ist nicht zu beneiden, der bei einer Kreissägenverletzung alle Sehnen, Nerven und Blutgefäße wieder zusammenflicken muß! *[sb1]*

1 M. extensor carpi radialis longus
2 M. extensor carpi radialis brevis
3 Retinaculum musculorum extensorum
4 M. extensor pollicis longus
5 M. extensor digitorum
6 M. extensor indicis
7 Articulatio radioulnaris distalis
8 M. extensor digiti minimi
9 Capsula articularis
10 M. extensor carpi ulnaris
11 M. flexor digitorum profundus
12 N. ulnaris
13 M. flexor carpi ulnaris
14 A. ulnaris
15 M. flexor digitorum superficialis
16 M. palmaris longus
17 N. medianus
18 M. flexor pollicis longus
19 M. flexor carpi radialis
20 A. radialis
21 M. pronator quadratus
22 M. abductor pollicis longus
23 M. extensor pollicis brevis
24 M. brachioradialis

■ **Halteband der Strecksehnen** (*Retinaculum musculorum extensorum*): Die Sehnen der Strecker würden sich bei Dorsalextension der Hand vom Skelett abheben und die Haut vorwölben, würden sie nicht durch ein Halteband daran gehindert. Damit die Sehnen am Halteband nicht wund gerieben werden, sind sie in Sehnenscheiden eingelagert. Das Retinaculum extensorum ist ein durch straffe Querzüge verstärkter Teil der Unterarmfaszie (Fascia antebrachii). Der Raum zwischen Halteband und Skelett ist durch Bindegewebe in 6 Kanäle gegliedert, in welchen jeweils eine Sehnenscheide liegt (Tab. 854, Abb. 854b).

Tab. 854. Dorsale Sehnenfächer (von radial nach ulnar)
❶ M. abductor pollicis longus + M. extensor pollicis brevis
❷ M. extensor carpi radialis longus + brevis
❸ M. extensor pollicis longus
❹ M. extensor digitorum, M. extensor indicis
❺ M. extensor digiti minimi
❻ M. extensor carpi ulnaris

■ **Am Handrücken sichtbare Sehnen** (Abb. 854a):
• Bei Abduktion + Rückstellen des Daumens springen über dem Kahnbein 2 Sehnenstränge stark vor, zwischen denen die Haut zu einer Grube einsinkt. Die Grube nennt man *Tabatiere* (frz. tabatière = Tabakdose; Tabakschnupfer tragen hier eine kleine Prise Schnupftabak zum Schnupfen auf, für größere Tabakmengen benützt man allerdings die größere Grube zwischen der Sehne des langen Daumenstreckers und den Strecksehnen zum Zeigefinger). Die Sehnen des M. abductor pollicis longus und des M. extensor pollicis brevis liegen radial, die des M. extensor pollicis longus ulnar.
• Beim Faustschluß wölbt ulnar neben der Tabatiere die Sehne des M. extensor carpi radialis brevis die Haut vor. Die radial neben ihr liegende Sehne des M. extensor carpi radialis longus wird durch die Sehne des M. extensor pollicis longus überlagert. Sie ist bei Opposition des Daumens zu tasten, weil dann die Sehne des M. extensor pollicis longus nach radial abgleitet.
• Bei Dorsalextension der Fingergrundgelenke treten die 4 Sehnen des M. extensor digitorum stark hervor. In Richtung Zeigefinger und Kleinfinger sind die zusätzlichen Sehnen des M. extensor indicis bzw. M. extensor digiti minimi zu sehen oder zumindest zu tasten. Bei abwechselndem Beugen und Strecken des Ringfingers kann man meist die Sehnenbrücken (*Connexus intertendinei*) zwischen den Strecksehnen hin- und hergleiten sehen oder tasten.
• An der ulnaren Handkante spannt sich distal des Ellenkopfes beim Auseinanderspreizen der Finger die Sehne des M. extensor carpi ulnaris an.

#855 Sehnenscheiden (Vaginae tendinum)

■ „Klassischer" Gleitschutz für die langen Sehnen ist die Sehnenscheide. Nach der Regel „wo Halteband, da Sehnenscheide" können wir die Lage der Sehnenscheiden an der Hand (ebenso am Fuß) geradezu theoretisch voraussagen. Die großen Beugebewegungen der Hand sind:
• die Palmar- und Dorsalextension der Handgelenke.
• die Beugung der 3 Fingergelenke sowie
• die Opposition des Daumens und (mit Einschränkung) des Kleinfingers in deren Karpometakarpalgelenken.
Im Bereich dieser Gelenke werden die Sehnen in Sehnenscheiden geführt. In den Karpometakarpalgelenken 2-4 hingegen ist der Bewegungsspielraum gering. Haltebänder und Sehnenscheiden sind dort nicht nötig. Die Sehnenscheiden des Daumens und des Kleinfingers verlaufen daher in der Regel kontinuierlich von den Handgelenken bis zu den Endgelenken durch, während die Sehnenscheiden der 3

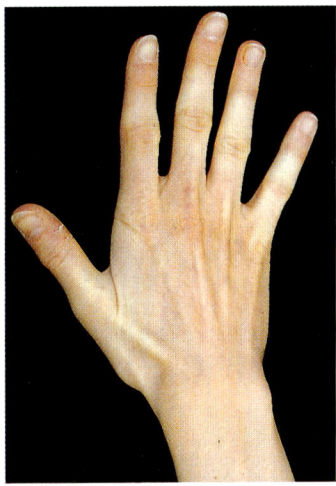

Abb. 854a. Bei maximalem Strecken der Finger wölben die Strecksehnen die Haut vor: Bei Mittel- und Ringfinger ist es je eine Sehne, bei den übrigen Fingern sind es zwei. [li1]

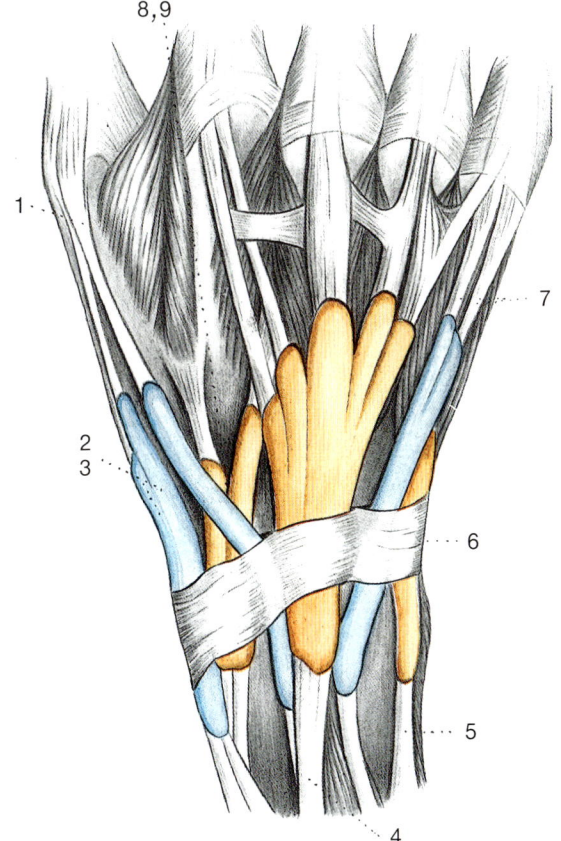

Abb. 854b. Sehnenscheidenfächer unter dem Halteband der Strecksehnen (Retinaculum musculorum extensorum). [bl]

1 M. extensor pollicis longus
2 M. extensor pollicis brevis
3 M. abductor pollicis longus
4 M. extensor digitorum
5 M. extensor carpi ulnaris
6 Retinaculum musculorum extensorum
7 M. extensor digiti minimi
8 M. extensor carpi radialis longus
9 M. extensor carpi radialis brevis

mittleren Finger im Mittelhandbereich unterbrochen sind (Abb. 855a).

■ **Sehnenkanäle der Finger** (*Vaginae fibrosae digitorum manus*): An den Palmarseiten der Finger formen die Haltebänder der Sehnen mit den Fingerknochen osteofibröse Kanäle. Ihre Innenwand wird von den Sehnenscheiden (*Vaginae synoviales digitorum manus*) gebildet. In den Kanälen treten Blutgefäße über die *Vincula tendinum* an die Sehnen heran (Abb. 855b). Diese „Sehnenfesseln" (lat. vinculum = Fessel) führen ihren Namen zu Unrecht. Sie haben keine mechanische Funktion und reißen leicht, z.B. wenn bei Durchtrennung einer Sehne deren proximaler Stumpf durch den Muskel übermäßig nach proximal gezogen wird.

■ **Schnellender Finger**: In den engen Sehnenkanälen können schon kleine Verdickungen der Sehnen das Gleiten behindern. In diesem Fall wird man die Sehnenscheide längs spalten, um der Sehne wieder freie Beweglichkeit zu gestatten.

■ **Ausbreitungswege von Entzündungen**:
• *Oberflächliche Entzündungen der Hohlhand*: Infolge der straff gekammerten Haut (Matratzenkonstruktion) können sie sich schlecht ausbreiten. Eine Schwellung ist nur begrenzt möglich. Größere Ödeme treten meist am Handrücken auf. Eine Schwellung am Handrücken kann also auch von einer Entzündung an der Hohlhand ausgehen.
• *Entzündungen im tieferen Hohlhandbereich*: Sie breiten sich bevorzugt entlang der langen Sehnen zu den Fingern oder rückläufig auf die Palmarseite des Unterarms aus.
• *V-Phlegmone* (gr. phlegmoné = Entzündung): Sehnenscheiden sind ideale Ausbreitungsräume für Entzündungen. Eine Eiterung am Fingerendglied kann in die Sehnenscheide einbrechen und dann rasch bis zum Grundgelenk vordringen. Beim Daumen und beim Kleinfinger laufen die Sehnenscheiden meist bis in den Karpaltunnel durch. Dann breitet sich auch die Entzündung bis dahin aus. Im Karpaltunnel liegen die Sehnenscheide des M. flexor pollicis longus und die gemeinsame Sehnenscheide der Fingerbeuger unmittelbar nebeneinander. Eine Entzündung kann auf die Nachbarsehnenscheide übergreifen und in dieser dann wieder zu den Fingern zurückkehren. Auf diesem Weg kann eine Entzündung vom Daumen auf den Kleinfinger überspringen, während sie die Finger 2-4 ausläßt, da deren Sehnenscheiden nicht bis in den Karpaltunnel reichen.

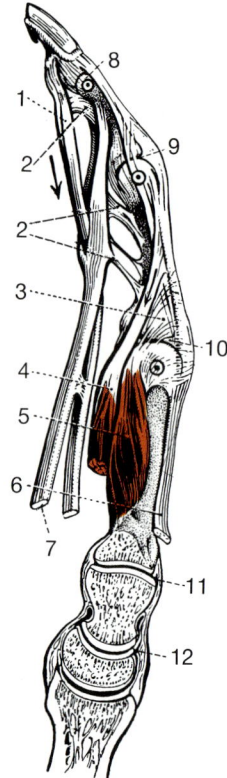

Abb. 855b. Beuge- und Strecksehnen eines Fingers. Die Beuge-Streck-Achsen der Fingergelenke sind durch Kreispunkte markiert. [bg1]

1 M. flexor digitorum profundus
2 Vincula tendinum
3 (Aponeurosis dorsalis digiti)
4 M. lumbricalis
5 M. interosseus
6 M. extensor digitorum
7 M. flexor digitorum superficialis
8 Articulatio interphalangea (distalis)
9 Articulatio interphalangea (proximalis)
10 Articulatio metacarpophalangea
11 Articulatio carpometacarpalis
12 Articulatio mediocarpalis

• *Handrücken*: Im lockeren, fettarmen Unterhautgewebe des Handrückens breiten sich Entzündungen rasch aus. Die Haut kann stark anschwellen. Die Entzündung kann zum Unterarm aufsteigen. Am Handrücken finden sich Sehnenscheiden nur im Bereich der Handgelenke.

#856 **Kurze Handmuskeln**

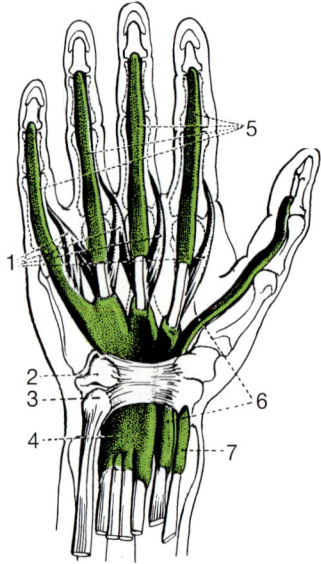

Abb. 855a. Sehnenscheiden der Hand (Palmarseite, rechts). [bg1]

1 Mm. lumbricales
2 Hamulus ossis hamati
3 Os pisiforme
4 Vagina communis musculorum flexorum
5 Vaginae tendinum carpales
6 Vagina tendinis musculi flexoris pollicis longi
7 Vagina tendinis musculi flexoris carpi radialis

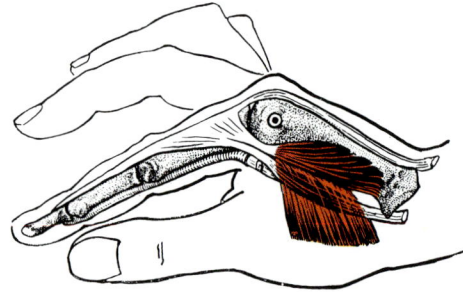

Abb. 856a. Wirkung der Mm. interossei und lumbricales. Deren Sehnen verlaufen zunächst vor den Fingergrundgelenken und strahlen dann in die Strecksehne des Fingerrückens („Dorsalaponeurose") ein. Dadurch beugen sie in den Fingergrundgelenken und strecken in den Fingermittel- und -endgelenken. Ferner führen sie die Ab- und Adduktionsbewegungen aus. Die Beuge-Streck-Achse des Fingergrundgelenks ist durch einen Kreispunkt markiert. [bg1]

Tab. 856a. Kurze Handmuskeln I: tiefe Hohlhandmuskeln					
Muskel	Ursprung	Ansatz	Nerv	Funktion *	Anmerkungen
Mm. lumbricales (Spulmuskeln, Regenwurmmuskeln)	Sehnen des M. flexor digitorum profundus	Radial an den Dorsalaponeurosen der Finger 2-5	• Finger 2 + 3: N. medianus • Finger 4 + 5: N. ulnaris	• MCP II-V: Flexion • PIP + DIP II-V: Extension	4 schlanke Muskeln
Mm. interossei palmares (hohlhandseitige Zwischenknochenmuskeln)	Ossa metacarpi [metacarpalia] II, IV und V	Dorsalaponeurosen der Finger 2, 4 und 5 (ulnar an Zeigefinger, radial an Ring- und Kleinfinger)	N. ulnaris	• MCP II, IV, V: Flexion + Adduktion • PIP + DIP II, IV, V: Extension	Die 3 Muskelbäuche liegen palmar in den Spatia interossea metacarpi
Mm. interossei dorsales (rückseitige Zwischenknochenmuskeln)	Ossa metacarpi [metacarpalia] I-V	Dorsalaponeurosen der Finger 2-4 (radial an Zeigefinger, ulnar an Ringfinger und von beiden Seiten an Mittelfinger)	N. ulnaris	• MCP II-IV: Flexion + Abduktion • PIP + DIP II-IV: Extension	• Die 4 Muskelbäuche liegen dorsal in den Spatia interossea metacarpi • wölbt die Haut am Handrücken vor, wenn man Daumen an Zeigefinger preßt

Tab. 856a. Kurze Handmuskeln II: Muskeln des Thenar (Daumenballen)						
Muskel	Teil	Ursprung	Ansatz	Nerv	Funktion *	Anmerkungen
M. abductor pollicis brevis (kurzer Daumenabspreizer)		• Retinaculum musculorum flexorum • Os scaphoideum	Über radiales Sesambein an Phalanx proximalis I	N. medianus	• CM I: Abduktion (Name!) + Opposition • MCP I: Flexion	Oberflächlichster Muskel des Thenar
M. flexor pollicis brevis (kurzer Daumenbeuger)	Caput superficiale	Retinaculum musculorum flexorum	Über radiales Sesambein an Phalanx proximalis I	N. medianus	• CM I: Adduktion + Opposition • MCP I: Flexion (Name!)	Mittlere Muskelschicht des Thenar
	Caput profundum	• Os trapezium • Os trapezoideum • Os capitatum • Os metacarpi [metacarpale] I		N. ulnaris		
M. opponens pollicis (Daumengegenübersteller)		• Retinaculum musculorum flexorum • Os trapezium	Os metacarpi [metacarpale] I	N. medianus	CM I: • Abduktion • Opposition (Name!)	Tiefster Muskel des Thenar
M. adductor pollicis (Daumenanzieher)	Caput obliquum	• Ossa metacarpi [metacarpalia] II + III • Os capitatum	Über ulnares Sesambein an Phalanx proximalis I	N. ulnaris	• CM I: Adduktion (Name!) + Opposition • MCP I: Flexion	Distaler Rand des Muskels ist in Hautfalte zwischen Daumen und Zeigefinger bei Adduktion gegen Widerstand zu tasten (vor Rand des M. interosseus dorsalis I)
	Caput transversum	Os metacarpi [metacarpale] III				

Tab. 856c. Kurze Handmuskeln III: Muskeln des Hypothenar (Kleinfingerballen)					
Muskel	Ursprung	Ansatz	Nerv	Funktion *	Anmerkungen
M. abductor digiti minimi (Kleinfingerabspreizer)	• Retinaculum musculorum flexorum • Os pisiforme	Phalanx proximalis V (ulnar)	N. ulnaris	MCP V: Abduktion (Name!)	An der ulnaren Handkante gut zu tasten
M. flexor digiti minimi brevis (kurzer Kleinfingerbeuger)	• Retinaculum musculorum flexorum • Hamulus ossis hamati	Phalanx proximalis V (palmar)		MCP V: Palmarflexion	
M. opponens digiti minimi (Kleinfingergegenübersteller)	• Retinaculum musculorum flexorum • Hamulus ossis hamati	Os metacarpi [metacarpale] V		CM V: (geringe) Opposition	
M. palmaris brevis (kurzer Hohlhandsehnenspanner)	• Aponeurosis palmaris • Retinaculum musculorum flexorum	Haut des Hypothenar		Querspannen der Aponeurosis palmaris	Verursacht das Hautgrübchen im Kleinfingerballen beim Faustschluß

* Übliche Abkürzungen für die Gelenknamen: CM = Karpometakarpalgelenk, CM I = Daumensattelgelenk, MCP = Metakarpophalangealgelenk (Fingergrundgelenk), PIP = proximales Interphalangealgelenk (Fingermittelgelenk), DIP = distales Interphalangealgelenk (Fingerendgelenk), IP I Interphalangealgelenk des Daumens (Daumenendgelenk)

#857 Muskelspiel der Hand- und Finger

Tab. 857a. Wichtigste Muskeln der Hauptbewegungen der Hand		
Radio-ulnar-gelenke	Pronation	• M. pronator teres • M. pronator quadratus • M. flexor carpi radialis
	Supination	• M. biceps brachii (bei gebeugtem Ellbogengelenk) • M. supinator • M. brachioradialis (aus Pronation)
Hand-gelenke	Palmar-flexion	Alle Muskeln der Beugergruppe außer M. pronator teres und M. pronator quadratus, die Fingerbeuger nur bei gestreckten Fingern (sonst aktiv insuffizient)
	Dorsal-extension	• Alle Muskeln der radialen + dorsalen Streckergruppe, außer M. brachioradialis, M. supinator • Nur schwach wirken die Randmuskeln: M. abductor pollicis longus, M. extensor pollicis brevis, M. extensor carpi ulnaris
	Radial-abduktion	• M. extensor carpi radialis longus • M. extensor carpi radialis brevis • M. abductor pollicis longus • M. extensor pollicis brevis • M. flexor carpi radialis
	Ulnar-abduktion	• M. extensor carpi ulnaris • M. flexor carpi ulnaris

Tab. 857b. Wichtigste Muskeln der Hauptbewegungen der Fingergelenke		
Finger-grund-gelenke 2-5	Palmar-flexion	• Mm. interossei • Mm. lumbricales • M. flexor digiti minimi brevis • M. flexor digitorum superficialis + profundus (wenn die Handgelenke dorsalextendiert sind)
	Dorsal-extension	• M. extensor digitorum • M. extensor digiti minimi • M. extensor indicis
	Abduktion	• Mm. interossei dorsales • M. abductor digiti minimi
	Adduktion	• Mm. interossei palmares • schwach: M. flexor digitorum superficialis + profundus
Finger-mittel- und -endgelenke 2-5	Flexion	• M. flexor digitorum profundus • M. flexor digitorum superficialis (nur Mittelgelenk)
	Extension	• Mm. interossei • Mm. lumbricales • schwach: M. extensor digitorum
Daumen-sattel-gelenk	Abduktion	• M. abductor pollicis longus • M. abductor pollicis brevis
	Adduktion	• M. adductor pollicis • M. interosseus dorsalis I
	Opposition	Alle Daumenballenmuskeln
	Reposition	• M. extensor pollicis longus • M. extensor pollicis brevis • M. abductor pollicis longus
Daumen-grundge-lenk	Flexion	Alle Daumenballenmuskeln (außer M. opponens pollicis) • M. flexor pollicis longus
	Extension	• M. extensor pollicis longus • M. extensor pollicis brevis
Daumen-endgelenk	Flexion	M. flexor pollicis longus
	Extension	M. extensor pollicis longus

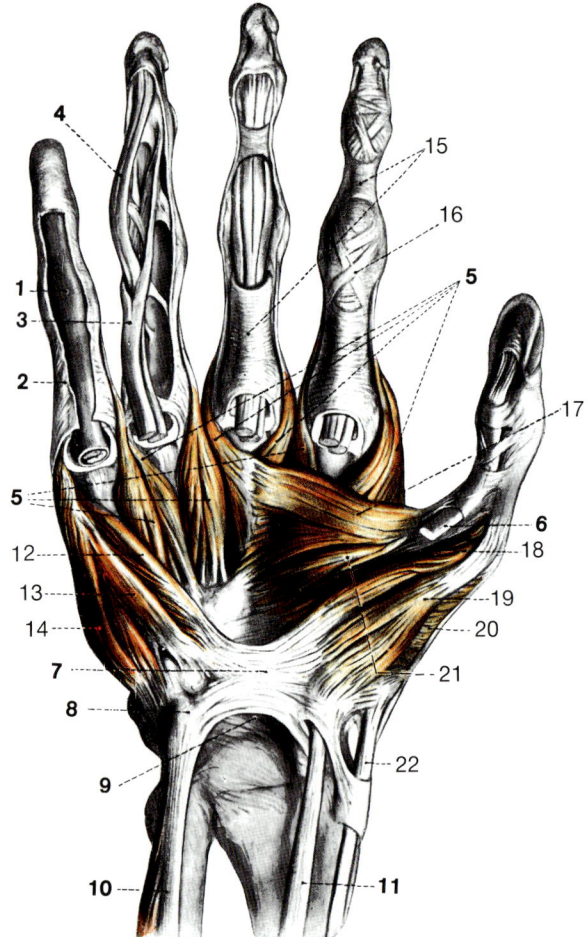

Abb. 856b. Muskeln der rechten Hohlhand. Die Palmaraponeurose ist mit ihren Spannmuskeln entfernt. Die Sehnen der Fingerbeuger sind über den Mittelhandknochen abgeschnitten, die Sehnenscheiden z.T. eröffnet. [bg1]

1 Vaginae tendinum carpales
2 Vaginae fibrosae digitorum manus
3 M. flexor digitorum superficialis
4 M. flexor digitorum profundus
5 Mm. interossei palmares + dorsales
6 M. flexor pollicis longus
7 Retinaculum musculorum flexorum
8 Os pisiforme
9 Canalis carpi
10 M. flexor carpi ulnaris
11 M. flexor carpi radialis
12 M. opponens digiti minimi
13 M. flexor digiti minimi brevis
14 M. abductor digiti minimi
15 Pars anularis vaginae fibrosae
16 Pars cruciformis vaginae fibrosae
17 M. adductor pollicis, Caput transversum
18 M. flexor pollicis brevis
19 M. abductor pollicis brevis
20 M. opponens pollicis
21 M. adductor pollicis, Caput obliquum
22 M. abductor pollicis longus

■ **Muskelfunktionsprüfung**: Die Prüfung der Arbeitsfähigkeit von Muskeln ist einfach, wenn diese eine bestimmte Bewegung als einzige ausführen. Dies ist an der Hand jedoch nur bei wenigen Bewegungen der Fall:
• Die Fingerendgelenke 2-5 haben nur einen Beugemuskel, den *M. flexor digitorum profundus*. Zur Funktionsprüfung muß man das Fingermittelglied festhalten und dann das Endglied beugen lassen (ohne Fixation des Mittelglieds wird im Mittelgelenk mitgebeugt, weil wir keine getrennten Streckmuskeln für Mittel- und Endgelenk haben).

An Zeige- und Mittelfinger prüft man dabei den N. medianus, an Ring- und Kleinfinger den N. ulnaris.
- Am Daumenendgelenk haben wir je einen Muskel zum Beugen und zum Strecken: den *M. flexor pollicis longus* (N. medianus) und den *M. extensor pollicis longus* (N. radialis). Hier müssen wir das proximale Glied nicht festhalten, da dies die Beuge- und Streckmuskeln des Daumengrundgelenks besorgen können.
- Diagnostisch interessant ist noch das Spreizen der Finger durch die *Mm. interossei dorsales* für den N. ulnaris und das Strecken der Fingergrundgelenke durch den *M. extensor digitorum* für den N. radialis.

Will man systematisch einzelne Muskeln überprüfen, z.B. bei Verdacht auf Ausrisse von Ansätzen oder Ursprüngen, so wird man die Bewegungsprüfung mit der Kontrolle der Anspannung des Muskelbauches oder der Sehne kombinieren. Häufig sind dann auch zusammenwirkende Muskeln isoliert zu beurteilen. Oft bedarf es dazu bestimmter Ausgangsstellungen der Gelenke. So kann man z.B. den *M. adductor pollicis* und *M. interosseus dorsalis I* bei Adduktion des Daumens plus Abduktion des Zeigefingers gegen Widerstand gesondert betrachten und noch besser tasten.

Es führte zu weit, all diese Funktionsproben, die in Sonderfällen wichtig sein können, hier systematisch auszuarbeiten. Im Zweifelsfall sollte man mit der eigenen Hand vergleichen. Eine weitere Verfeinerung der Muskelprüfung ist mit Hilfe der Elektromyographie möglich (Ableiten der Aktionsströme aus den Muskeln).

■ **Ausfallserscheinungen bei Lähmungen**:
- „*Fallhand*": Bei Lähmung des *N. radialis* fallen alle Dorsalextensoren der Handgelenke aus. Hält man die Hand mit dem Handrücken nach oben (proniert), so fällt sie schlaff in die Palmarflexion. Bei Lähmung der Strecker ist auch der Faustschluß gestört: Die Fingerbeuger ziehen über die Beugeseite von 3-4 Gelenken. Ihre Verkürzungsgröße reicht nicht aus, um in allen Gelenken kraftvoll zu beugen. Beim Faustschluß wird daher in den Handgelenken dorsalextendiert, um die aktive Insuffizienz der Fingerbeuger zu verhindern. Bei Radialislähmung fällt diese Dorsalextension aus. Um die Hand gebrauchsfähig zu halten, legt man in diesem Fall eine Dorsalextensionsschiene an die Handgelenke an, um sie passiv in Dorsalextension zu bringen.
- „*Krallenhand*": Bei Lähmung des *N. ulnaris* fallen die Mm. interossei und die ulnare Hälfte der Mm. lumbricales aus. Diese Muskeln beugen in den Fingergrundgelenken 2-5 und strecken in den Mittel- und Endgelenken. Bei ihrem Ausfall überwiegt der Tonus der Antagonisten: Die Grundgelenke sind gestreckt, Mittel- und Endgelenke gebeugt. Der Daumen steht abduziert und reponiert.
- „*Schwurhand*": Bei Lähmung des *N. medianus* fallen die Beuger im Mittel- und Endgelenk des Zeigefingers und Mittelfingers sowie im Daumenendgelenk aus. Hingegen können der 4. + 5. Finger durch den N. ulnaris (ulnarer Anteil des M. flexor digitorum profundus) gebeugt werden. Infolge des Überwiegens der Antagonisten werden die ersten 3 Finger in den Mittel- und Endgelenken gestreckt gehalten. Dies erinnert mit etwas Phantasie an die Schwurstellung der Hand. Die Grundgelenke aller Finger können jedoch über die vom N. ulnaris innervierten Mm. interossei und Daumenballenmuskeln gebeugt werden!

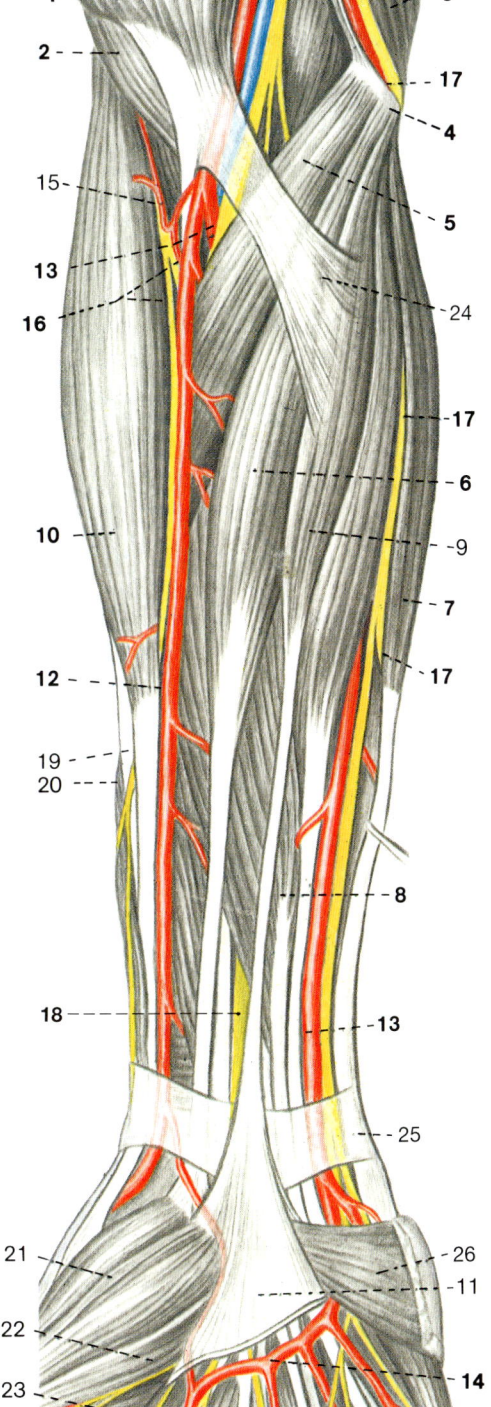

Abb. 861a. Arterien und Nerven der Ellenbeuge und des Unterarms nach dem Entfernen von Haut, Unterhaut und Faszie. Die Palmaraponeurose ist abgeschnitten. *[bl]*

1 M. biceps brachii
2 M. brachialis
3 M. triceps brachii
4 Epicondylus medialis (humeri)
5 M. pronator teres
6 M. flexor carpi radialis
7 M. flexor carpi ulnaris
8 M. flexor digitorum superficialis
9 M. palmaris longus
10 M. brachioradialis
11 Aponeurosis palmaris
12 A. radialis
13 A. ulnaris
14 Arcus palmaris superficialis
15 A. recurrens radialis
16 N. radialis
17 N. ulnaris
18 N. medianus
19 M. abductor pollicis longus
20 M. extensor pollicis brevis
21 M. abductor pollicis brevis
22 M. flexor pollicis brevis
23 M. adductor pollicis
24 Aponeurosis musculi bicipitis brachii [Aponeurosis bicipitalis]
25 Fascia antebrachii
26 M. palmaris brevis

8.6 Unterarm und Hand: Leitungsbahnen

#861 Arterien des Unterarms, *Radialis- und Ulnarispuls*
#862 Nerven des Unterarms, *Leitungsanästhesie*
#863 Blutgefäße der Hand, *Blutentnahme aus und Injektion in Handrückenvenen*
#864 Nerven der Hand, *Karpaltunnelsyndrom*
#865 Blutgefäße und Nerven der Finger
#866 Lymphabfluß von Hand und Unterarm

#861 Arterien des Unterarms

■ **A. radialis** (Speichenarterie): Nach der Teilung der A. brachialis in A. radialis und A. ulnaris behält die A. radialis die relativ oberflächliche Lage der A. brachialis bei. Sie zieht an der Grenze zwischen Beuger- und Streckerloge, meist bedeckt vom ulnaren Rand des M. brachioradialis, handwärts. Den Verlauf kann man sich gut klarmachen, wenn man den M. brachioradialis anspannt (Beugen im Ellbogengelenk gegen Widerstand). Im distalen Unterarmbereich liegt die A. radialis radial neben der Sehne des M. flexor carpi radialis unmittelbar unter der Haut. Sie kann dem tastenden Finger nicht ausweichen, weil unter ihr der Radius liegt. In dieser „Radialispulsgrube" ist der Puls am besten zu fühlen (Abb. 861a + b).

> **Radialispuls**: Die oberflächliche Lage der A. radialis in der Radialispulsgrube hat man schon in der Antike zum Pulstasten genutzt. Vor der Entwicklung der Methoden der Elektrokardiographie und der Blutdruckmessung war das Pulstasten die wichtigste Untersuchungsmethode für den Kreislauf. Auf vielen niederländischen Gemälden des 17. und 18. Jahrhunderts findet man den Puls tastende Ärzte. Am Puls sind leicht zu beurteilen:
> - Frequenz.
> - Regelmäßigkeit (Extrasystolen!).
> - Stärke: Die Stärke des Pulses hängt von der Blutdruckamplitude und nicht von der absoluten Höhe des Blutdrucks ab. Läßt die Elastizität des Arterienrohres nach, z.B. bei der Arteriosklerose, dann wird die Amplitude größer. Der Puls ist daher bei alten Menschen meist leichter zu tasten als bei jungen.
> - Komprimierbarkeit: Der arterielle Mitteldruck gibt sich in der Härte des Arterienrohres kund. Kann man die Arterie leicht zusammendrücken, ist der Mitteldruck niedrig. Bei hohem Mitteldruck und bei Arteriosklerose fühlt sich die Arterie hart an.

■ **A. ulnaris** (Ellenarterie): Nach der Teilung der A. brachialis tritt die A. ulnaris in die Tiefe. Sie zieht bedeckt von der oberflächlichen und mittleren Schicht der Beuger (also zwischen M. flexor digitorum superficialis und profundus) handwärts. Sie erreicht oberflächlich zum Halteband der Beugesehnen die Hohlhand.

> **Ulnarispuls**: Im distalen Unterarmbereich ist der Puls der A. ulnaris radial neben der Sehne des M. flexor carpi ulnaris zu tasten. Die Sehne ist leicht zu finden, wenn man vom Erbsenbein ausgeht, das als Sesambein in ihren Verlauf eingeschaltet ist. Der

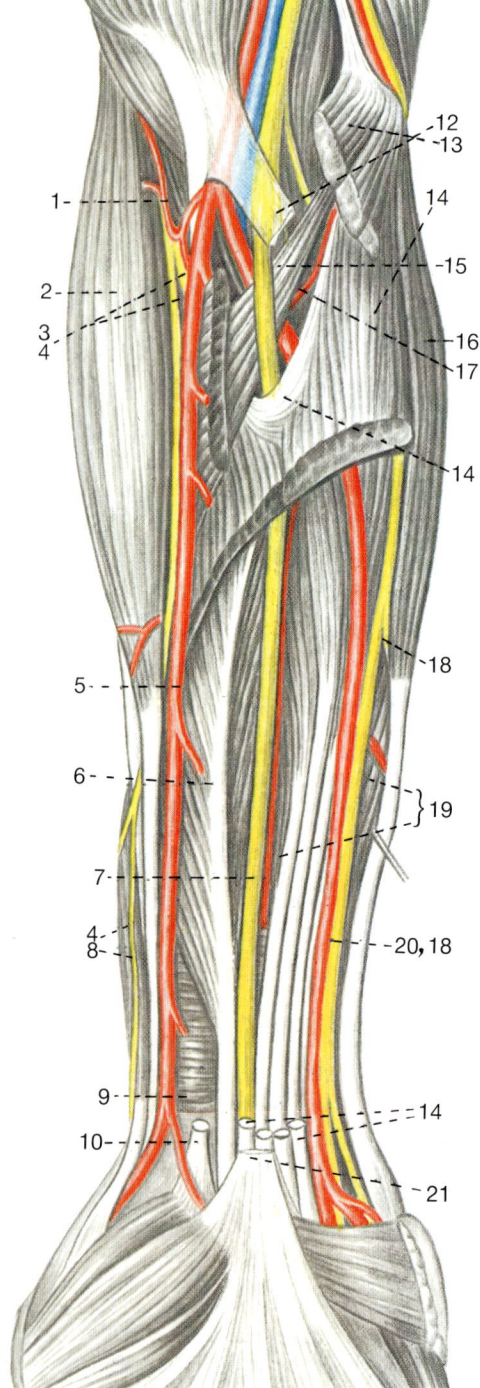

Abb. 861b. Arterien und Nerven der Ellenbeuge und des Unterarms: tiefe Schicht. Die Muskeln der oberflächlichen und mittleren Beugerschicht sind durchgetrennt. *[bl]*

1 A. recurrens radialis
2 M. brachioradialis
3 N. radialis, R. profundus
4 N. radialis, R. superficialis
5 A. radialis
6 M. flexor pollicis longus
7 N. medianus
8 M. extensor pollicis brevis
9 M. pronator quadratus
10 M. flexor carpi radialis
11 A. brachialis
12 Aponeurosis musculi bicipitis brachii [Aponeurosis bicipitalis]
13 M. pronator teres, Caput humerale
14 M. flexor digitorum superficialis
15 M. pronator teres, Caput ulnare
16 M. flexor carpi ulnaris
17 A. recurrens ulnaris
18 N. ulnaris
19 M. flexor digitorum profundus
20 A. ulnaris
21 M. palmaris longus

Puls der A. ulnaris ist nicht so deutlich wie jener der A. radialis zu fühlen, weil die A. ulnaris nicht unmittelbar auf einem Knochen liegt. Beim ersten Tastversuch braucht man etwas Geduld.

■ **A. interossea communis** (Zwischenknochenarterie): Sie geht etwa 3 Fingerbreit distal der Teilung der A. brachialis von der A. ulnaris ab. Der kurze gemeinsame Stamm teilt sich meist sogleich wieder in die *A. interossea posterior* und die *A. interossea anterior*. Die erste läuft dorsal, die zweite palmar der Membrana interossea antebrachii handwärts. Die dorsale ist meist wesentlich stärker. Sie hat die Muskeln auf der Dorsalseite des Unterarms (Streckergruppe) zu versorgen. Ihre Äste schließen sich dann manchmal den Ästen des R. profundus des N. radialis an.

■ **A. mediana**: In etwa 10 % ist eine A. mediana an der Blutversorgung der Hand beteiligt (Abb. 861c-g).
• Sie entspringt meist schon in Nähe der Ellenbeuge aus der A. ulnaris und begleitet dann den N. medianus. Sie gelangt mit ihm durch den Karpaltunnel zur Hand.
• Entspringt sie aus der A. radialis, so verläuft sie am Unterarm meist oberflächlich und zieht über das Retinaculum musculorum flexorum hinweg (A. mediana superficialis).

#862 Nerven des Unterarms

■ **N. radialis**: Der Speichennerv teilt sich in der Ellenbeuge in seinen tiefen (motorischen) und seinen oberflächlichen (sensorischen) Ast.
• Der *R. superficialis* schließt sich der A. radialis an und läuft parallel zu ihr am Rand des M. brachioradialis handwärts. Proximal der Radialispulsgrube trennt er sich von ihr. Er begibt sich oberflächlich zu den Sehnen der Tabatiere auf den Handrücken. Meist verzweigt er sich schon im distalen Unterarmbereich. 2-3 Äste sind meist auf der Sehne des M. extensor pollicis longus ganz leicht zu tasten: Man streicht im Bereich der Tabatiere auf der Sehne mit der Fingerspitze hin und her. Dabei fühlt man, wie die Nervenäste (etwa bleistiftminendick) dem tastenden Finger ausweichen.
• Der *R. profundus* tritt durch den M. supinator auf die Dorsalseite des Unterarms und zweigt sich zu den Muskeln der Streckergruppe auf.

■ **N. medianus**: Der „Mittelarmnerv" hat seinen Namen von der mittelständigen Lage am Unterarm (Abb. 861b). Er trennt sich in der Ellenbeuge von der A. brachialis, durchbohrt den M. pronator teres und zieht dann zwischen M. flexor digitorum superficialis und profundus handwärts. Dabei gibt er Äste zur Mehrzahl der Muskeln der Beugergruppe ab. Im distalen Unterarmbereich liegt er unter der Sehne des M. palmaris longus. Fehlt dieser Muskel, so kann der N. medianus ulnar neben der Sehne des M. flexor carpi radialis oberflächlich liegen und auch getastet werden. Er tritt schließlich mit den Sehnen der Fingerbeuger in den Karpaltunnel ein.

Leitungsanästhesie: Der N. medianus ist ulnar neben der Sehne des M. flexor carpi radialis bzw. unter der Sehne des M. palmaris longus für eine Leitungsanästhesie gut zugänglich. Entsprechend den Autonomgebieten des N. medianus fällt dann die Sensibilität sicher an den Endgliedern des 2. und 3. Fingers, evtl. auch in weiteren Bereichen aus.

Gefährdung beim „Pulsaderaufschneiden": Anatomisch nicht vorgebildete Laien schneiden häufig im Bereich der Beugefalten der Handgelenke quer ein. Dabei wird bisweilen noch vor Erreichen der Arterie außer Sehnen auch der N. medianus wegen seiner oberflächlichen Lage durchgetrennt. Dies schmerzt sehr. Deshalb wird mancher Selbstmordversuch nach Verletzung des N. medianus abgebrochen.

■ **N. ulnaris**: Der Ellennerv erreicht von dorsal her (hinter dem Epicondylus medialis) den Unterarm. Er tritt unter den M. flexor carpi ulnaris und zieht bedeckt von ihm handwärts. In der Mitte des Unterarms gesellt sich ihm die A. ulnaris zu. Die beiden erreichen dann radial neben dem Erb-

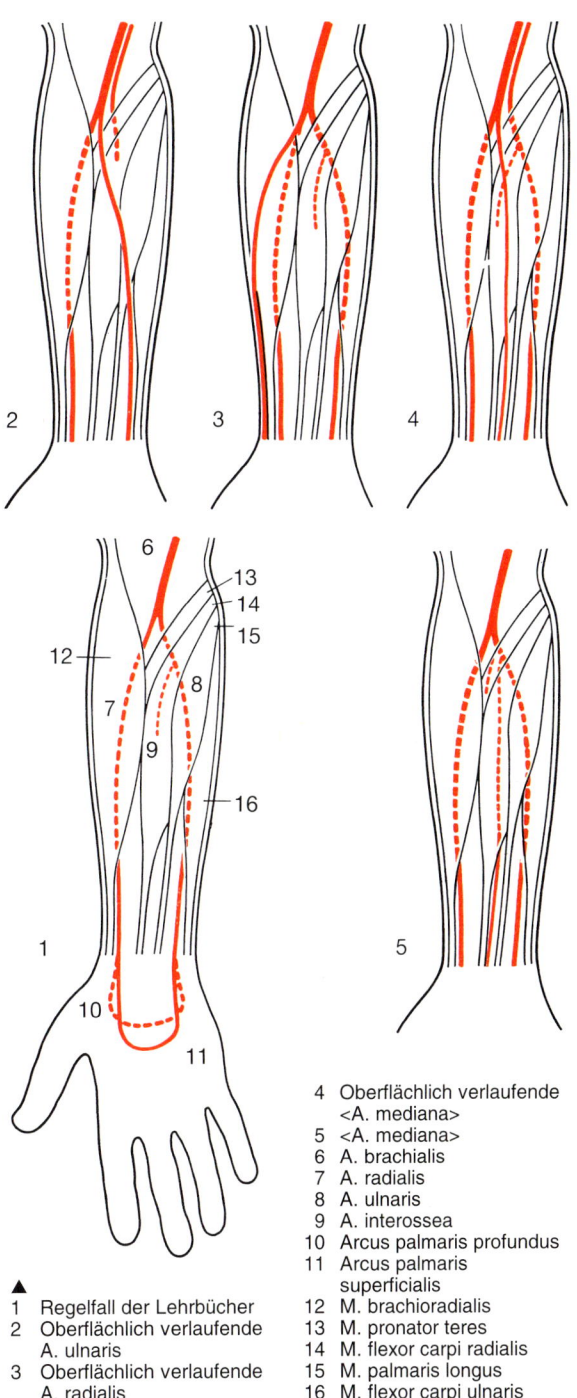

▲
1 Regelfall der Lehrbücher
2 Oberflächlich verlaufende A. ulnaris
3 Oberflächlich verlaufende A. radialis
4 Oberflächlich verlaufende ‹A. mediana›
5 ‹A. mediana›
6 A. brachialis
7 A. radialis
8 A. ulnaris
9 A. interossea
10 Arcus palmaris profundus
11 Arcus palmaris superficialis
12 M. brachioradialis
13 M. pronator teres
14 M. flexor carpi radialis
15 M. palmaris longus
16 M. flexor carpi ulnaris

Abb. 861c-g. Variabilität der Arterien des Unterarms. *[li2]*

senbein oberflächlich zum Retinaculum musculorum flexorum die Hand (Abb. 862). Der N. ulnaris gibt am Unterarm Äste zum M. flexor carpi ulnaris sowie zu den beiden ulnaren Bäuchen des M. flexor digitorum profundus (für Ringfinger und Kleinfinger) ab.

■ **Hautnerven**: Die Hautinnervation des Unterarms teilen sich 3 Nerven:
- *N. cutaneus antebrachii medialis*: ein direkter Ast des medialen Faszikels des Plexus brachialis. Er teilt sich schon am Oberarm in 2 Äste, die das palmar-mediale (*R. anterior*) und dorsal-mediale Viertel (*R. posterior*) des Unterarms versorgen.
- *N. cutaneus antebrachii lateralis*: der Endast des N. musculocutaneus zum palmar-lateralen Viertel des Unterarms.
- *N. cutaneus antebrachii posterior*: ein Ast des N. radialis zum dorsal-lateralen Viertel des Unterarms.

#863 Blutgefäße der Hand

■ **Arterien des Handrückens**:
- Die *A. radialis* wendet sich aus der Radialispulsgrube zum Handrücken und zieht unter den Sehnen der Daumenstrecker (den Randsehnen der Tabatiere) zum Spatium interosseum I. Zwischen dem 1. und 2. Mittelhandknochen biegt sie in die Palmarseite der Hand um (Abb. 863a) und bildet dort den Hauptast des tiefen Hohlhandbogens.
- Die *A. radialis* gibt am Handrücken einen stärkeren Ast ab, den *R. carpalis dorsalis*. Im typischen Fall bildet er zusammen mit dem Endast der *A. interossea posterior* das Arteriennetz des Handrückens (*Rete carpale dorsale*). Aus ihm entspringen die *Aa. metacarpales dorsales*, die den Handrücken und die Dorsalseite der Fingergrundglieder versorgen. Das Arteriennetz liegt unter den Strecksehnen.
- Die *A. ulnaris* kann sich am Arteriennetz des Handrückens mit ihrem *R. carpalis dorsalis* beteiligen.

> **Radialispuls**: Die A. radialis ist in diesem gesamten Verlauf gut zu tasten. Man fühlt ihren Puls in der Tiefe der Tabatiere und an der Grenze des 1. und 2. Strahls. Vor Punktion des Daumensattelgelenks oder der Handgelenke sollte man sich unbedingt den Verlauf der Arterie klarmachen!

■ **Venen des Handrückens**: Auch die Venen bilden ein Netz am Handrücken (*Rete venosum dorsale manus*). Es liegt oberflächlich zu den Strecksehnen. Das Venennetz ist am Handrücken sehr engmaschig, weil das Blut auch von der Palmarseite größtenteils über den Handrücken abfließt (Matratzenkonstruktion!).

> **Blutentnahme aus Handrückenvenen**: Wegen des spärlichen Unterhautfettgewebes tritt das Venennetz des Handrückens meist deutlich hervor. Der Anfänger ist deswegen geneigt, die Handrückenvenen bevorzugt zur Blutentnahme heranzuziehen. Sie ist hier jedoch wegen der größeren Dichte der Schmerzrezeptoren für den Patienten wesentlich unangenehmer als am Unterarm. Auch für den Arzt ist sie mühsamer, weil die Haut zäher ist und die im mangelnden Unterhautfettgewebe schlechter verankerten Venen der Nadel oft ausweichen („Rollvenen").

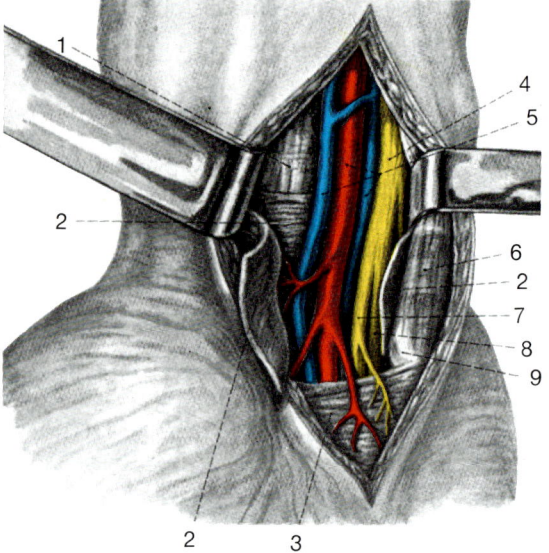

Abb. 862. Oberflächliche Blutgefäße und Nerven auf der Beugeseite der Handgelenke. *[ma]*

1 M. flexor digitorum superficialis	5 A. + V. ulnaris
2 Fascia antebrachii	6 M. flexor carpi ulnaris
3 M. palmaris brevis	7 N. ulnaris, R. superficialis
4 N. ulnaris	8 N. ulnaris, R. profundus
	9 Os pisiforme

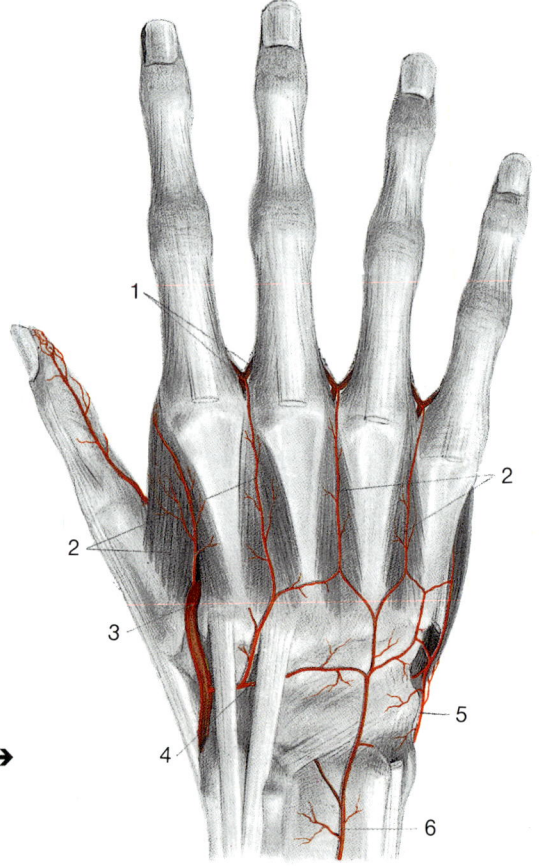

Abb. 863a. Gefäßnetz des Handrückens. Die palmaren Fingerarterien und ihre dorsalen Äste sind nicht eingezeichnet. *[he3]*

1 Aa. digitales dorsales
2 Aa. metacarpales dorsales
3 A. radialis
4 R. carpalis dorsalis (der A. radialis)
5 R. carpalis dorsalis (der A. ulnaris)
6 A. interossea posterior

Injektion in Handrückenvenen: Grundsätzlich gilt das gleiche wie für die Blutentnahme, doch gibt es eine wichtige Ausnahme: Wenn bei wiederholten Injektionen das Thrombosieren von Venen zu erwarten ist, wird man die Injektionsstelle anfangs möglichst weit distal wählen. Eine distal verschlossene Vene kann weiter proximal noch zur Injektion brauchbar sein, aber nicht umgekehrt.

■ **Hohlhandbogen**: A. radialis und A. ulnaris vereinigen sich in der Hohlhand in 2 Arterienbogen, dem oberflächlichen und dem tiefen Hohlhandbogen. Auf diese Weise wird die Blutversorgung der Finger optimal gewährleistet. Ähnliche starke Querverbindungen zwischen Arterien mittleren Kalibers findet man in der Fußsohle und an der Basis des Gehirns.

❶ **Arcus palmaris superficialis** (oberflächlicher Hohlhandbogen, Abb. 863b):
• Die *A. ulnaris* erreicht zusammen mit dem N. ulnaris oberflächlich zum Retinaculum musculorum flexorum die Hohlhand. Ihr Puls ist radial neben dem Erbsenbein zu tasten. Sie gibt den R. palmaris profundus zum tiefen Hohlhandbogen ab und biegt dann etwa auf Höhe der Hautfalte zwischen Daumen und Zeigefinger zum Daumen um. Hier vereinigt sich ihr Endast mit
• dem *R. palmaris superficialis* der *A. radialis*. Dieser geht am distalen Ende der Radialispulsgrube von der A. radialis ab, bevor sich diese zum Handrücken wendet. Er zieht oberflächlich oder durch die Daumenballenmuskeln zum mittleren Hohlhandbereich.
• Aus dem Arcus palmaris superficialis entspringen die *Aa. digitales palmares communes*. Diese ziehen in Richtung der Zwischenräume zwischen 2 Fingern nach distal. Auf Höhe der Fingergrundgelenke teilen sie sich jeweils in 2 *Aa. digitales palmares propriae*, die an der ulnaren bzw. radialen Seite zweier benachbarter Finger bis zu deren Endglied durchlaufen.
• Der oberflächliche Hohlhandbogen und seine Äste liegen oberflächlich zu den Fingerbeugesehnen unter der Palmaraponeurose. Den Arterienbogen begleitet ein Venenbogen (*Arcus venosus palmaris superficialis*).

Variabilität: Der oberflächliche Hohlhandbogen ist nur bei etwa ⅓ der Fälle typisch ausgebildet. In der Mehrzahl der Fälle ist der Bogen nicht geschlossen, und die 4 gemeinsamen Fingerarterien entspringen teils aus der A. ulnaris, teils aus der A. radialis. Auch kann sich eine A. mediana am Bogen beteiligen.

❷ **Arcus palmaris profundus** (tiefer Hohlhandbogen): In ihm vereinigen sich der vom Handrücken zur Hohlhand zurückkehrende Endast der *A. radialis* und der tiefe Ast der *A. ulnaris* etwa auf Höhe des distalen Endes des Karpaltunnels (Abb. 863c). Aus dem Arcus palmaris profundus entspringen die *Aa. metacarpales palmares*, die meist mit den Aa. digitales palmares communes anastomosieren. Dadurch beteiligt sich auch der tiefe Hohlhandbogen an der Blutversorgung der Finger. Der Arcus palmaris profundus liegt unter den Beugesehnen der Finger.

→

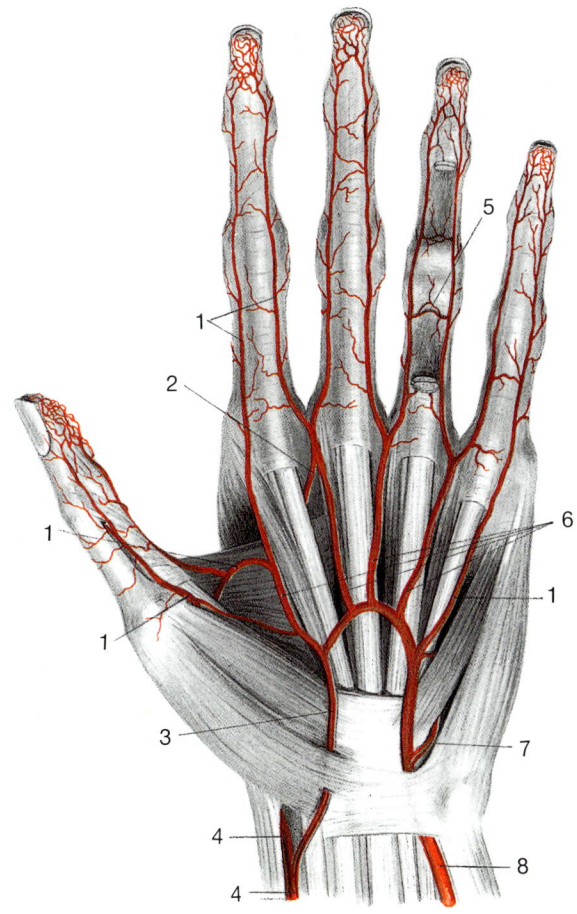

Abb. 863b. Oberflächlicher Hohlhandbogen (linke Hand). [he3]

1 Aa. digitales palmares propriae
2 A. metacarpalis palmaris
3 R. palmaris superficialis
4 A. radialis
5 Anastomose zwischen Aa. digitales palmares propriae
6 Aa. digitales palmares communes
7 R. palmaris profundus
8 A. ulnaris

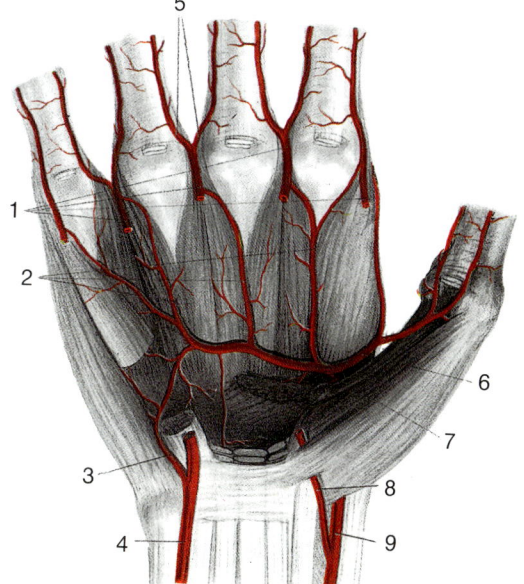

Abb. 863c. Tiefer Hohlhandbogen (rechte Hand). [he3]

1 Aa. digitales palmares communes
2 Aa. metacarpales palmares
3 R. palmaris profundus
4 A. ulnaris
5 Aa. digitales palmares propriae
6 A. princeps pollicis
7 Arcus palmaris profundus
8 R. palmaris superficialis
9 A. radialis

Allen-Test: Abdrücken der A. radialis oder der A. ulnaris verändert beim Gesunden die Hautfarbe der Hand nicht, weil über die Hohlhandbogen ein ausgezeichneter Kollateralkreislauf gegeben ist. Ist dieser gestört, so blaßt die Haut im Versorgungsgebiet der abgedrückten Arterie ab.

#864 Nerven der Hand

■ **N. ulnaris**: Der Ellennerv teilt sich im distalen Unterarmbereich in einen Ast zum Handrücken (R. dorsalis) und einen Ast zur Hohlhand. Der Hohlhandast spaltet sich wieder in einen sensorischen oberflächlichen und einen motorischen tiefen Ast auf (Abb. 864):

❶ Aus dem *R. superficialis* entspringen (ähnlich wie die Fingerarterien aus dem Arcus palmaris superficialis) *Nn. digitales palmares communes*, die sich zu den *Nn. digitales palmares proprii* aufspalten.

❷ Der *R. profundus* versorgt:
- alle Muskeln des Hypothenar (Kleinfingerballen).
- alle Mm. interossei.
- die beiden ulnaren Mm. lumbricales.
- vom Thenar (Daumenballen) den M. adductor pollicis und den tiefen Kopf des M. flexor pollicis brevis.

Die „Krallenhand" als typisches Zeichen der Ulnarislähmung beruht auf Ausfall des tiefen Astes. Er verzweigt sich mit den Ästen des Arcus palmaris profundus.

Palpation: Häufig kann man den N. ulnaris auf dem Hamulus ossis hamati (Haken des Hakenbeins) tasten: Vom Erbsenbein ausgehend findet man den Haken etwa 2 Fingerbreit schräg nach radial und distal. Kreisenden Bewegungen des tastenden Fingers weicht der Nerv jeweils aus (er „springt" unter dem Finger hin und her).

■ **N. medianus**: Der „Mittelarmnerv" zieht durch den Karpaltunnel zur Hand. In der Hohlhand gibt er motorische Äste zu einem Teil der Daumenballenmuskeln und der Mm. lumbricales ab. Sein stärkerer sensorischer Teil zweigt sich wie der N. ulnaris in Nn. digitales palmares communes und proprii auf.

N. medianus und N. ulnaris teilen sich die sensorische Innervation der Palmarseite der Hand asymmetrisch. Vom N. medianus kann man meist die Nerven zu 3½ Fingern, vom N. ulnaris nur zu 1½ Fingern weiterverfolgen. Die Grenze zwischen den beiden Nerven ist jedoch nicht scharf. Über einen Verbindungsast tauschen sie Fasern aus.

■ **Nerven des Handrückens**: Sie kommen vom *N. radialis* (radiale Hälfte) und vom *N. ulnaris* (ulnare Hälfte).

Tab. 864a. Schichtenfolge der Hohlhand
1. Palmaraponeurose
2. Oberflächlicher Hohlhandbogen + Fingernerven
3. Beugesehnen der Finger + Mm. lumbricales
4. Tiefer Hohlhandbogen + motorische Äste des N. ulnaris
5. Mittelhandknochen + Mm. interossei palmares

Tab. 864b. Schichtenfolge des Handrückens
1. Venennetz + Hautnerven
2. Fascia dorsalis manus
3. Strecksehnen
4. Arteriennetz
5. Mittelhandknochen + Mm. interossei dorsales

Karpaltunnelsyndrom: Im engen Canalis carpi ist der *N. medianus* besonders gefährdet. Schwellungen der Sehnenscheiden im Kanal oder andere raumfordernde Prozesse können zur Kompression des Nervs führen. Der Nerv meldet dem Patienten den Druck als Schmerz. Das Karpaltunnelsyndrom gehört zur Gruppe der „Nervenkompressionssyndrome" (andere Beispiele: Kompression der Spinalnerven in den Zwischenwirbellöchern, des Plexus brachialis durch eine Halsrippe, des N. suprascapularis in der Incisura scapulae usw.). Zur Druckentlastung muß u.U. das Retinaculum musculorum flexorum durchgetrennt werden.

#865 Blutgefäße und Nerven der Finger

■ **Fingerarterien**: In den Fingern liegen keine stoffwechselaktiven Organe. Trotzdem sind die Fingerarterien besonders stark. Auf der palmaren Seite kann man ihren Puls meist ohne Schwierigkeit tasten. An der im Verhältnis zum Volumen großen Oberfläche der Finger geht viel Wärme verloren. Sie muß durch die „Warmwasserheizung" des Blutkreislaufs ersetzt werden. Die Fingerarterien sind an der Wärmeregulation des Körpers beteiligt: Bei starker Durchblutung wird viel Wärme abgegeben, bei schwacher wenig. Die Durchblutung wird zum Teil über besonders gestaltete arteriovenöse Anastomosen (Hoyer-Grosser-Organe, #148) geregelt. Zu jedem Finger ziehen 4 Arterien:
- 2 *Aa. digitales palmares propriae* (hohlhandseitige Fingerarterien): aus den Hohlhandbogen (#863).
- 2 *Aa. digitales dorsales* (rückseitige Fingerarterien): aus dem Arteriennetz des Handrückens.

Die palmaren Fingerarterien sind weitaus stärker als die dorsalen. Die dorsalen erschöpfen sich meist schon im Grundglied. Mittel- und Endglied werden in der Regel von den palmaren Gefäßen auch auf der Dorsalseite versorgt. Ähnlich verhalten sich die Nerven. Der Daumen fügt sich nicht immer in dieses Schema ein.

■ **Fingernerven**: Auch bei den Fingernerven kann man palmare und dorsale (*Nn. digitales palmares + dorsales*) unterscheiden. Sie sind Endäste der 3 großen Nerven der Hand (Tab. 865).

Tab. 865. Stark vereinfachtes Schema der Innervation der Finger (von der Daumen- zur Kleinfingerseite)	
Palmar:	3½ Finger N. medianus
	1½ Finger N. ulnaris
Dorsal (nur bis Mittelgelenk):	2½ Finger N. radialis
	2½ Finger N. ulnaris

Die sensorischen Innervationsbereiche der Nerven sind anders als ihre motorischen nicht scharf gegeneinander abgegrenzt, sondern überlappen sich weit. Danach müßte man die Tab. 865 z.B. für die Palmarseite modifizieren: 3 Finger N. medianus, 1 Finger N. medianus + N. ulnaris, 1 Finger N. ulnaris.

Versorgungsgebiete von Nerven:
- Als *Autonomgebiet* bezeichnet man ein Hautareal, das nur von einem Nerv versorgt wird. Bei Ausfall des Nervs ist folglich dieser Bereich gefühllos.
- Das *anatomische Gebiet* eines Nervs ist der an der Leiche zu präparierende Bereich.
- Das *Maximalgebiet* kann man bestimmen, wenn alle Nachbarnerven ausgeschaltet sind. Es ist dann der Bereich, in dem noch Sensibilität besteht.

8 Arm, 8.6 Unterarm und Hand: Leitungsbahnen

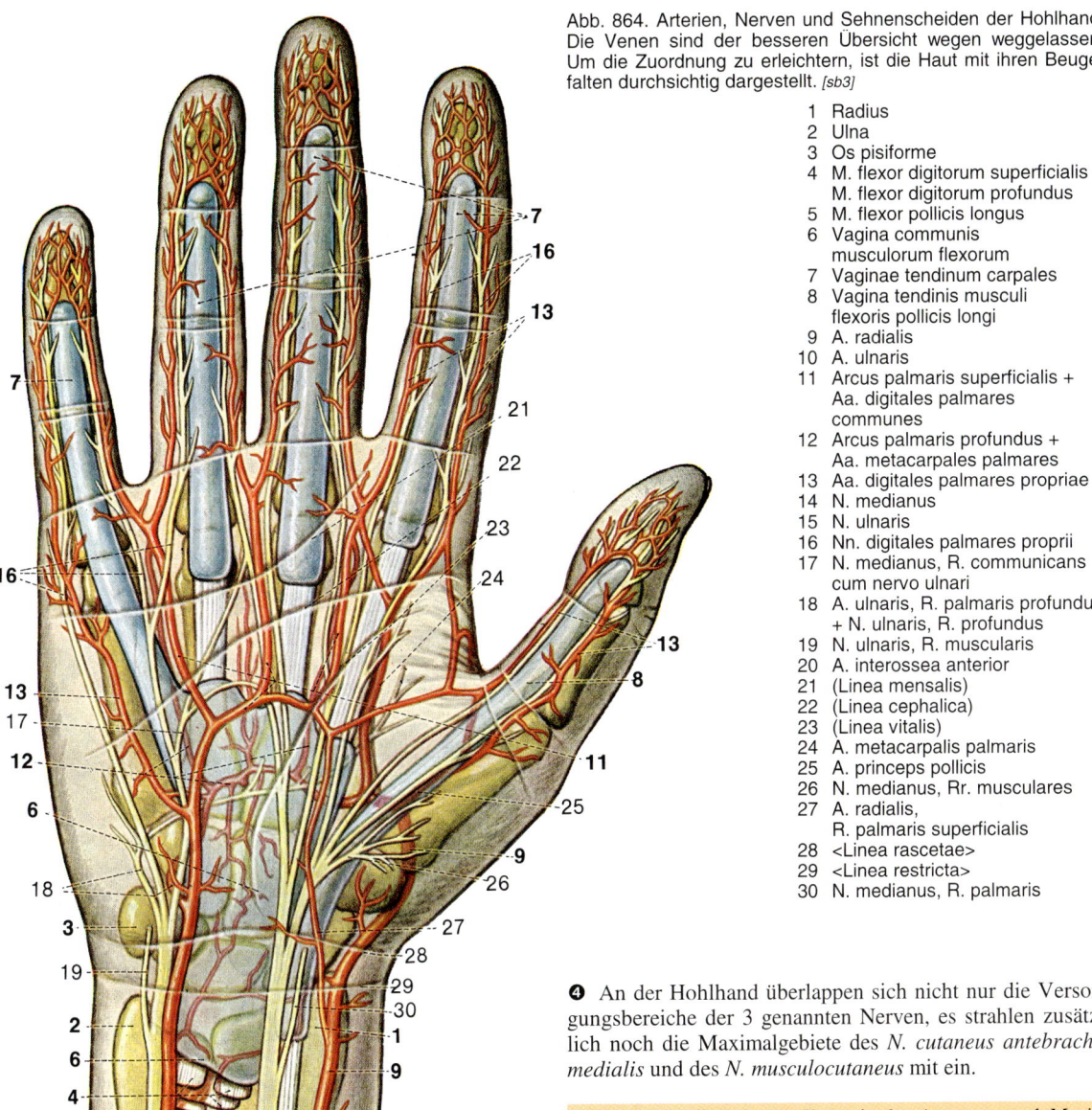

Abb. 864. Arterien, Nerven und Sehnenscheiden der Hohlhand. Die Venen sind der besseren Übersicht wegen weggelassen. Um die Zuordnung zu erleichtern, ist die Haut mit ihren Beugefalten durchsichtig dargestellt. [sb3]

 1 Radius
 2 Ulna
 3 Os pisiforme
 4 M. flexor digitorum superficialis + M. flexor digitorum profundus
 5 M. flexor pollicis longus
 6 Vagina communis musculorum flexorum
 7 Vaginae tendinum carpales
 8 Vagina tendinis musculi flexoris pollicis longi
 9 A. radialis
10 A. ulnaris
11 Arcus palmaris superficialis + Aa. digitales palmares communes
12 Arcus palmaris profundus + Aa. metacarpales palmares
13 Aa. digitales palmares propriae
14 N. medianus
15 N. ulnaris
16 Nn. digitales palmares proprii
17 N. medianus, R. communicans cum nervo ulnari
18 A. ulnaris, R. palmaris profundus + N. ulnaris, R. profundus
19 N. ulnaris, R. muscularis
20 A. interossea anterior
21 (Linea mensalis)
22 (Linea cephalica)
23 (Linea vitalis)
24 A. metacarpalis palmaris
25 A. princeps pollicis
26 N. medianus, Rr. musculares
27 A. radialis, R. palmaris superficialis
28 <Linea rascetae>
29 <Linea restricta>
30 N. medianus, R. palmaris

❹ An der Hohlhand überlappen sich nicht nur die Versorgungsbereiche der 3 genannten Nerven, es strahlen zusätzlich noch die Maximalgebiete des *N. cutaneus antebrachii medialis* und des *N. musculocutaneus* mit ein.

Leitungsanästhesien: Die Kenntnis der Autonom- und Maximalgebiete ermöglicht gezielte Nervenbetäubungen:
• Nach Ausschaltung des *N. ulnaris* kann man ungestört am kleinen Finger operieren.
• Blockade des *N. medianus* gestattet schmerzfreie Eingriffe an den Endgliedern des Zeige- und Mittelfingers.
• Für den Ringfinger hingegen muß man *N. ulnaris* und *N. medianus* ausschalten.

❶ *N. ulnaris*:
• Autonomgebiet ist der kleine Finger.
• Anatomisches Gebiet ist der kleine Finger + Ulnar- und Dorsalseite des Ringfingers + ulnaren Bereiche der Hohlhand und des Handrückens + ulnarer Teil der Dorsalseite des Mittelfingergrundglieds.
• Zum Maximalgebiet gehören der ganze Ringfinger sowie wechselnd große Teile des Mittelfingers und des mittleren Handbereichs.

❷ *N. medianus*: Autonomgebiet sind die Endglieder des Zeige- und Mittelfingers.

❸ *N. radialis*: Ein Autonomgebiet über dem Mittelhandknochen des Daumens ist nicht konstant vorhanden.

■ **Lage der Gefäße und Nerven** (Abb. 865): Denkt man sich den Querschnitt durch ein Fingergrundglied in ein Zifferblatt mit dem Mittelpunkt im Knochen gelegt, so wird der an den Knochen angrenzende Bereich bei 12 Uhr von der Strecksehne, bei 6 Uhr von der Beugesehne eingenommen. Damit ist für Blutgefäße und Nerven in der Mitte kein Platz. Gefäße und Nerven weichen etwa in die 45°-Stellung in jeden der 4 Quadranten aus: Zwischen 1 und 2 Uhr, 4 und 5 Uhr, 7 und 8 Uhr, 10 und 11 Uhr. An jedem Finger ziehen somit 4 Gefäß-Nerven-Straßen nach distal. Die Lage der Gefäße und Nerven ist bei chirurgischen Einschnitten zu beachten: Schnitte sind möglichst genau seitlich, also bei 3 Uhr und 9 Uhr anzulegen, um die Nerven nicht zu verletzen.

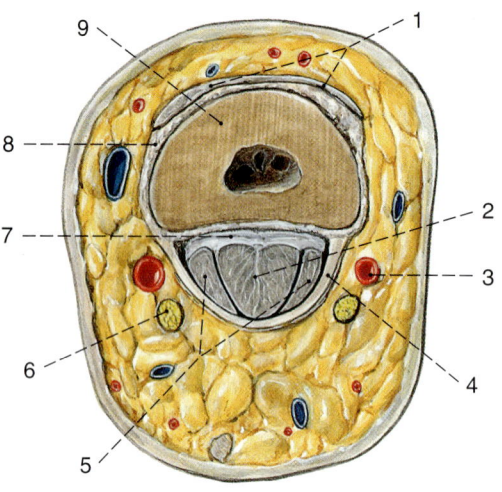

Abb. 865. Querschnitt durch das Grundglied eines Fingers (Vergrößerung 2,5fach). [ss1]

1 Dorsalaponeurose
2 M. flexor digitorum profundus
3 A. digitalis palmaris propria
4 Vagina fibrosa digiti manus
5 M. flexor digitorum superficialis
6 N. digitalis palmaris proprius
7 Mesotendineum
8 Periosteum
9 Phalanx proximalis

#866 Lymphabfluß von Hand und Unterarm

Die Lymphgefäße folgen meist den Hautvenen. Dementsprechend orientieren sich die radialen Lymphbahnen des Arms an der V. cephalica, die ulnaren an der V. basilica.

Erste Filterstation der von der Hand kommenden Lymphe sind einige Lymphknoten in der Ellenbeuge. Der Weg geht dann über die Achsellymphknoten zum Truncus subclavius, der links über den Ductus thoracicus, rechts über den Ductus lymphaticus dexter (oder auch getrennt von diesen) in den „Venenwinkel" der V. brachiocephalica einmündet.

Regionäre Lymphknoten:

❶ *Nodi lymphoidei cubitales*: in der Ellenbeuge.

❷ *Nodi lymphoidei brachiales*: am Oberarm.

❸ *Nodi lymphoidei axillares*: Die Achsellymphknoten sind in mehrere Gruppen gegliedert, die nacheinander durchströmt werden (ausführlich #828):
• *Nodi lymphoidei humerales [axillares laterales]*.
• *Nodi lymphoidei axillares centrales*.
• *Nodi lymphoidei axillares apicales*.

Die Lymphknoten der Ellenbeuge passiert nur ein Teil der Lymphe. Für den Rest sind die Achsellymphknoten erste Filterstation. Die Lymphbahnen entlang der V. cephalica umgehen vermutlich auch die brachiale Gruppe der Achsellymphknoten und erreichen die zentralen Achsellymphknoten als erste Station.

8.7 Hand und Arm als Ganzes

#871 Hand und Sprache
#872 Hand als Greiforgan, Leistenhaut
#873 Händigkeit
#874 Gebrauchswert der Hand, *Gliedertaxe, Versteifungsstellungen von Gelenken*
#875 Periphere und zentrale Hautinnervation
#876 *Entlastungs- und Dehnungsstellungen von Nerven*

#871 Hand und Sprache

Leben von der Qualität „Mensch" ist an die Organisationshöhe bestimmter Abschnitte des Zentralnervensystems gebunden. Das Gehirn bedarf aber zweier weiterer Voraussetzungen, um die Welt zu verändern:
• der besonderen Gestaltung der Atemwege und des oberen Verdauungstraktes zur Entwicklung einer differenzierten Sprache und
• der Hand als Greiforgan. Die überragende Bedeutung der Hand für die Entwicklung des Verstandes wird aus der Wortfolge greifen – begreifen – Begriff deutlich. Auch ärztliches Tun ist als „Behandlung" an die Hand gebunden. Dies trifft im besonderen Maße für den Chirurgen zu, den „Handwerker" (gr. cheír = Hand, érgon = Werk).

> Fragt man Laien nach dem für den Menschen charakteristischen Körperteil oder Organ, so wird häufig die Hand genannt. Dies ist, vergleichend anatomisch gesehen, falsch: Die Hand des Menschen gleicht im Bau im wesentlichen der Hand der Affen (ganz im Gegensatz zum spezifisch menschlich ausgebildeten Fuß). Der Unterschied liegt in der Verfügbarkeit: Die Affen leben überwiegend als „Hangler" in den Bäumen und benötigen die Hände zum Festhalten an Ästen. Dem auf den Erdboden herabgestiegenen Menschen hingegen ist freie *Hand* gelassen aufzubauen oder zu zerstören. Durch das *Erfassen* von Naturgesetzen hat er die Ober*hand* über die anderen Lebewesen gewonnen, glaubt die Welt fest im *Griff* zu haben und ist doch in seiner *Hand*lungsfreiheit sehr eingeschränkt, wenn man z.B. mit der Miß*hand*lung von Geiseln droht. Doch soll dies keine Ab*hand*lung oder gar ein *Hand*buch über die *Hand* in der Sprache werden, es sei lediglich noch an aller*hand* abgeleitete Wörter erinnert: ab*hand*en, vor*hand*en, zu*hand*en, *hand*haben, aus*händ*igen, über*hand*nehmen, ver*hand*eln, *hand*lich, *hand*fest, *hand*greiflich, *Hand*geld, *Hand*streich, *Hand*el, *Händ*ler, *Händ*el, Vor*hand*, Buch*hand*lung usw.

Der Vorrang des Nervensystems vor der Hand wird deutlich, wenn wir die handwerklichen Möglichkeiten von Menschen verschiedener Intelligenz bedenken: Beim höhergradig Schwachsinnigen heben sie sich kaum über das Niveau der Menschenaffen heraus. Andererseits war die frei verfügbare Hand eine unabdingbare Voraussetzung der Menschwerdung: Aus der Verwandtschaft der Delphine hätte sich trotz deren hoch differenzierten Zentralnervensystems kein Lebewesen von der Organisationshöhe des Menschen entwickeln können.

#872 Hand als Greiforgan

■ Die Hand ist die vielseitigste Greifvorrichtung, die bislang auf Erden existiert. Wir haben zwar Maschinen erfunden, die viel schneller, präziser oder kräftiger als die menschliche Hand arbeiten, aber sie sind alle auf wenige Aufgaben beschränkt. Das Besondere der Hand liegt gerade darin, nicht spezialisiert zu sein. Der Verstand kann sie in neuen Situationen mit neuen Aufgaben betrauen.

Die Universalität der Hand beruht auf rund einem Viertelhundert Skelettelementen, die in noch mehr Gelenken gegeneinander beweglich sind. Diese Gelenke sind in 6 Hauptgelenklinien zusammenzufassen. Nahezu ein halbes

Hundert Muskeln – 20 in der Hand selbst gelegen, die übrigen mit langen Sehnen vom Unterarm auf die Hand übergreifend – sorgen für die Bewegungen. Die Hand gewinnt ihre volle Funktionsfähigkeit aber erst dadurch, daß sie am distalen Ende der nochmals in 4 Stufen beweglichen oberen Extremität angebracht ist.

> Diese Binsenwahrheit wird schmerzlich bewußt, wenn etwa bei der **Phokomelie** („Robbengliedrigkeit", Abb. 872) die langen Röhrenknochen des Arms nicht ausgebildet werden und die Hand unmittelbar an den Schultergürtel angrenzt (Thalidomid-Embryopathie bei Fruchtschädigung um den 29.-38. Entwicklungstag).

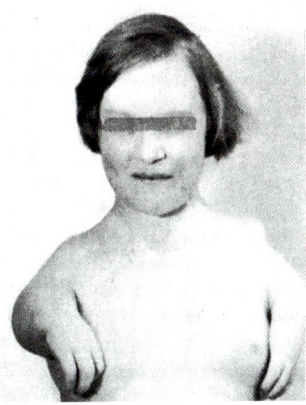

Abb. 872. Robbengliedrigkeit (Phokomelie): Die langen Röhrenknochen der Arme (Humerus, Speiche, Ulna) sind stark verkürzt oder fehlen völlig. Die Hände sitzen mehr oder weniger unmittelbar am Rumpf. Das 12jährige Mädchen auf der Abbildung kann mit der rechten Hand gerade noch den Mund erreichen. Ursache ist eine Erkrankung des Embryos in der 5. Entwicklungswoche, wenn die Gliedmaßen angelegt werden. Um 1960 traten solche Gliedmaßenfehlbildungen (Dysmelien) gehäuft auf. Nachträglich stellte sich dann heraus, daß die Mütter das Schlafmittel Thalidomid (Handelsname Contergan®) in der 7. Schwangerschaftswoche eingenommen hatten. Durch dieses Schlafmittel wird die Entwicklung der Gliedmaßen gehemmt (Thalidomid-Embryopathie, volkstümlich „Contergan-Kind" genannt). [pi]

■ Die Hand wird nicht allein durch den Bewegungsapparat zum vollendeten Greiforgan. Wichtig ist, daß auch die **Haut** auf diese Aufgabe eingestellt ist. Die Haut ist am größten Teil der Körperoberfläche gut verschieblich. Dies ist nötig, um sich den Veränderungen der Körperform bei den Bewegungen anpassen zu können und um die Reibung gegen die Umwelt herabzusetzen. An der Hohlhand wäre eine derartige Verschieblichkeit sehr unzweckmäßig. Um einen Gegenstand fest in der Hand halten zu können, darf keine Gleitschicht zwischen Skelett und Gegenstand liegen. Wir können daher erwarten, daß die Haut der Palmarseite der Hand (ebenso wie diejenige der Fußsohle) vom üblichen Bau der Haut abweicht. Diese sogenannte *Leistenhaut* (#193) ist:
- *straff auf der Unterlage fixiert*: An den Fingern (vor allem am Endglied) ziehen kräftige Bindegewebszüge direkt zu den Knochen. Am Handteller ist dies wegen der Beugesehnen, der kleinen Handmuskeln, der Gefäße und Nerven nicht möglich. Daher liegt eine Sehnenplatte (Palmaraponeurose, #854) unter der Haut, die mit der Lederhaut durch straffes Bindegewebe verbunden ist. Das Fettgewebe der Unterhaut ist dadurch in kleine Kammern gegliedert („Matratzenkonstruktion"). Schwellungen in diesen Kämmerchen bei Eiterungen usw. führen wegen Dehnung der Bindegewebezüge rasch zu heftigen Schmerzen.
- *haarlos*: Haare setzen die Reibung herab (z.B. Achselgrube, Dammgegend) und wären daher unzweckmäßig.
- *mit konstanten Beugefurchen ausgestattet*: Beim Faustschluß wird die palmare Haut zusammengestaucht. Bei einer gleichmäßigen Matratzenkonstruktion müßten starke Kompressionen der Fettkämmerchen zu heftigen Schmerzen führen. Es sind daher Knickbildungen in einem charakteristischen Muster vorgegeben. An diesen Beugefurchen ist das Unterhautfettgewebe besonders spärlich, dafür sind die bindegewebigen Verankerungen besonders kräftig. Das Handlinienmuster ist (wie das Leistenmuster der Fingerbeeren) angeboren und unveränderlich („schicksalhaft" und wird daher in der Chiromantie zur Vorhersage des persönlichen Schicksals gedeutet). Die Beugefurchen sind für den Chirurgen wichtige Orientierungslinien.
- *durch eine dicke Hornschicht geschützt*: An mechanisch besonders beanspruchten Stellen bilden sich Schwielen aus. Diese Schwielen dienen dem Schutz der Haut. Wird nach einer längeren Ruhezeit, z.B. Urlaub, schwere Handarbeit aufgenommen, so sollte man für einige Tage Schutzhandschuhe tragen, bis die Haut wieder verschwielt ist. Sonst wird die dünnere Hornschicht abgeschert, und es sammelt sich Flüssigkeit zwischen ihr und den unverhornten Zellschichten der Oberhaut an („Blasen").
- *reich an sensorischen Endorganen*: Wegen der großen Dichte von Schmerzrezeptoren sind die meisten Erkrankungen der Hand sehr schmerzhaft.

Die hohe Spezialisierung der Haut der Palmarseite läßt leicht einsehen, daß ein vollwertiger Ersatz durch Verpflanzen der Haut von einer anderen Körperstelle nicht möglich ist. Es steht keine Leistenhaut zur Transplantation zur Verfügung!

> ■ **Handschwellung**: Ödeme können sich an der Hand nur am Handrücken ausbilden. Blutungen von Knochenbrüchen sammeln sich dorsal an. Bei Abszessen der palmaren Haut ist der Handrücken geschwollen. Eine dorsale Schwellung muß also nicht von einem dorsalen Prozeß ausgehen!

#873 Händigkeit

Bei den meisten Menschen sind die beiden Hände nicht gleichwertig. Die Rechtshänder überwiegen bei weitem. Etwa 4-5% der erwachsenen Männer und 2-3% der Frauen sind Linkshänder.
- Bei Kleinkindern ist der Anteil der Linkshänder und Beidhänder größer. In der Schule werden dann die weniger ausgeprägt Linkshändigen zur Rechtshändigkeit umgezogen. Eine große Rolle spielt dabei die abendländische Schrift, die mit ihrem Fluß von links nach recht dem Rechtshänder leichter fällt. Nach Beendigung der Schulzeit legen allerdings viele Umerzogene das Joch der Rechtshändigkeit wieder ab und arbeiten dann bevorzugt mit der linken Hand.
- Die zwangsweise Umerziehung von Linkshändern zu Rechtshändern schafft meist erhebliche psychische Probleme. Sie manifestieren sich häufig in Form von Stottern. Dabei könnte eine Rolle spielen, daß das motorische Sprachzentrum einseitig ausgebildet ist.
- Die meisten technischen Geräte sind für den Rechtshänder einfacher zu bedienen, so daß der Linkshänder leicht als „linkisch" zu verlachen ist. Selbst der Drehsinn der Schrauben begünstigt den Rechtshänder: Er kann die Schraube mit einer Supinationsbewegung (Bizeps!) eindrehen, der Linkshänder muß dazu die schwächeren Pronatoren benutzen. In manchen Berufen hat der Beidhän-

der (Ambidexter) Vorteile. So kann z.B. der beidhändige Zahnarzt manche Kavitäten besser präparieren, weil er je nach Bedarf den Bohrer mit der linken oder der rechten Hand führen kann.
• Die manchmal fälschlich als Degenerationszeichen angesehene Linkshändigkeit ist nicht mit verminderter geistiger Leistungsfähigkeit verbunden, wie zahlreiche linkshändige Genies beweisen, z.B. Michelangelo, Goethe, Beethoven, Menzel, Franklin, Chaplin u.a. Ein historisches Beispiel für Linkshändigkeit in äußerster Konsequenz ist Leonardo da Vinci: Er schrieb in Spiegelschrift von rechts nach links, wie die Notizen auf seinen Skizzenblättern beweisen.

■ **Test**: Die Händigkeit wird am besten anhand schwieriger Bewegungen diagnostiziert, die nicht durch Normen unserer Zivilisation festgelegt sind. So läßt man z.B. den Patienten einen Faden in eine Nadel einführen. Der Rechtshänder führt den Faden mit der rechten Hand in die mit der linken Hand schräg gehaltene Nadel. Irrtumsmöglichkeit: Einige Rechtshänder halten den Faden ruhig mit der linken Hand und stülpen die in der rechten Hand gehaltene Nadel über den Faden. Auf jeden Fall ist beim Rechtshänder die rechte Hand die aktive.

#874 Gebrauchswert der Hand

Der Arzt sieht sich manchmal genötigt, den Wert der Hand als Greiforgan zu quantifizieren, wenn er bei Bewegungseinschränkungen oder Verlust von Teilen oder der ganzen Hand als Gutachter dazu Stellung nehmen muß. Dabei sollte man zu starken Schematismus vermeiden und individuelle Belange in den Vordergrund rücken. Für den „Handarbeiter" ist die Hand wichtiger als für den „Kopfarbeiter". Aber auch innerhalb eines Berufsfeldes sind Unterschiede zu beachten: Der Arzt wird als Psychotherapeut die Hand eher entbehren können denn als Chirurg.

■ **„Gliedertaxe"** (= Entschädigungswerte der Unfallversicherung):
• Beim *Verlust einer Hand* wird die Minderung der Erwerbsfähigkeit (MdE) im allgemeinen mit 50 % angesetzt, und zwar unabhängig davon, ob es um die rechte oder die linke Hand geht. Für die meisten Tätigkeiten ist ein Zusammenwirken beider Hände nötig. Beim Einschlagen eines Nagels ist die den Nagel haltende Hand ebenso wichtig wie die den Hammer führende. Die haltende Hand wird bei derartigen Tätigkeiten sogar häufiger verletzt, z.B. wenn der Hammer statt des Nagels die Hand trifft.
• Bei *Verlust beider Hände* 100 % „Erwerbsunfähigkeit".
• Beim *Verlust von Fingern* wird die Leistungsbeeinträchtigung bei der rechten Hand um 5-10 % höher angesetzt als bei der linken. Der Daumen ist etwa doppelt so viel wert wie einer der übrigen Finger. Bei Verlust eines Endglieds wird meist keine Beeinträchtigung der Arbeitsfähigkeit sein. Verlust von 4 Fingern einschließlich Daumen oder aller 5 Finger kommt dem Verlust der gesamten Hand praktisch gleich.
• *Versteifungen von Gelenken* bedingen erhebliche Behinderungen. Versteifung der 3 Daumengelenke wird gleich hoch bewertet wie der Verlust des Daumens im Grundgelenk oder die Instabilität von End- oder Grundgelenken (20 %). Bei einer Handgelenkversteifung mit frei beweglichen Fingern ist der Unterschied zwischen rechts und links erheblich (30 bzw. 20 %).
• Der unterschiedliche Wert von Hand und *Fuß* drückt sich auch in der Begutachtung aus. Bei Verlust eines Fußes wird die Leistungsbeeinträchtigung nur mit 30-40 % bewertet, Verlust aller Zehen eines Fußes sogar nur mit 10-20 %.

■ **Versteifungsstellungen von Gelenken**: Bei manchen Gelenkerkrankungen ist der Patient nur dadurch von seinen Schmerzen zu befreien, daß man das Gelenk auf Dauer unbeweglich macht („versteift"). Läßt die Erkrankung die Wahl der Versteifungsstellung des Gelenks zu, so wählt man die Stellung, in welcher der Patient am wenigsten im Gebrauch der Extremität behindert ist.

Diese Stellungen sollte man auch schon beachten, wenn ein Gelenk nur vorübergehend durch einen **Gipsverband** ruhiggestellt werden muß. Wird ein Gelenk nicht bewegt, so schrumpft die Gelenkkapsel. Nach Entfernung des Gipsverbandes dauert es längere Zeit, bis wieder die volle Beweglichkeit erreicht ist. Daher legt man Gipsverbände grundsätzlich in Versteifungsstellung an:
• *Schultergelenk*: Bewegungen im Schultergelenk werden durch Bewegungen in den Schlüsselbeingelenken ergänzt. Man muß daher das Schultergelenk so versteifen, daß möglichst viel Restbewegung durch die Schultergürtelgelenke verbleibt. Bei mittlerer Abspreizung im Schultergelenk kann der Arm noch an den Rumpf angelegt werden, wenn die Scapula zur Wirbelsäule geschwenkt wird. Er kann aber auch noch rechtwinklig abgespreizt werden, wenn man die Scapula nach vorn schwenkt. Günstig sind eine leichte Anteversion und Innenrotation, um das Schreiben zu erleichtern.
• *Ellbogengelenk*: Ungünstig ist die Streckstellung: Sie behindert das Ankleiden und alle handwerklichen Arbeiten sowie das Schreiben. Günstiger ist die sog. Schreibstellung: rechtwinklige Beugung und leichte Pronation.
• *Handgelenke*: Nur bei mittlerer Dorsalextension ist der sichere Faustschluß möglich. Die in Palmarflexion versteifte Hand ist nahezu gebrauchsunfähig.

#875 Überblick über die Hautinnervation

■ **Periphere Innervation** (= nach einzelnen Nerven): Die Haut der oberen Extremität wird im wesentlichen von den 7 langen Nerven des *Plexus brachialis* versorgt (Tab. 875, Abb. 875). Im Schultergürtelbereich beteiligen sich der *Plexus cervicalis* und Brustnerven.

■ **Zentrale Innervation** (= nach Rückenmarksegmenten): Als Dermatom (gr. dérma = Haut, tomé = Abschnitt) bezeichnet man in der Entwicklungsgeschichte die zu einem Ursegment gehörende Hautplatte. Bei der Auflösung der Ursegmente vermischen sich auch die Hautplatten mit den Nachbarsegmenten. Fast alle Hautbereiche gehören damit zu 2-3 Dermatomen. Trotzdem kann man jede Hautstelle schwerpunktmäßig einem bestimmten Segment zuordnen. In diesem Sinne wird der Begriff Dermatom in der Neurologie gebraucht.

Beim Embryo wachsen die Extremitäten aus den vorderen Anteilen der Leibeswand aus. Sie nehmen deren Dermatome ein. Der Arm gehört zu den Segmenten C_5-T_1. Sie werden aus der vorderen Leibeswand auf den Arm verlagert und fehlen daher an der Brustwand. Unter der Clavicula folgt auf das Segment C_4 oder C_5 das Segment T_1 oder T_2 (etwas variabel). Diesen „Segmentsprung" gibt es nur ventral. Auf der Dorsalseite des Rumpfes folgen neben der Wirbelsäule die Segmente lückenlos aufeinander.

Abb. 875a. Schema der Verzweigung der Pars infraclavicularis des Plexus brachialis. Die Pars supraclavicularis ist in Abb. 781b dargestellt. [li3]

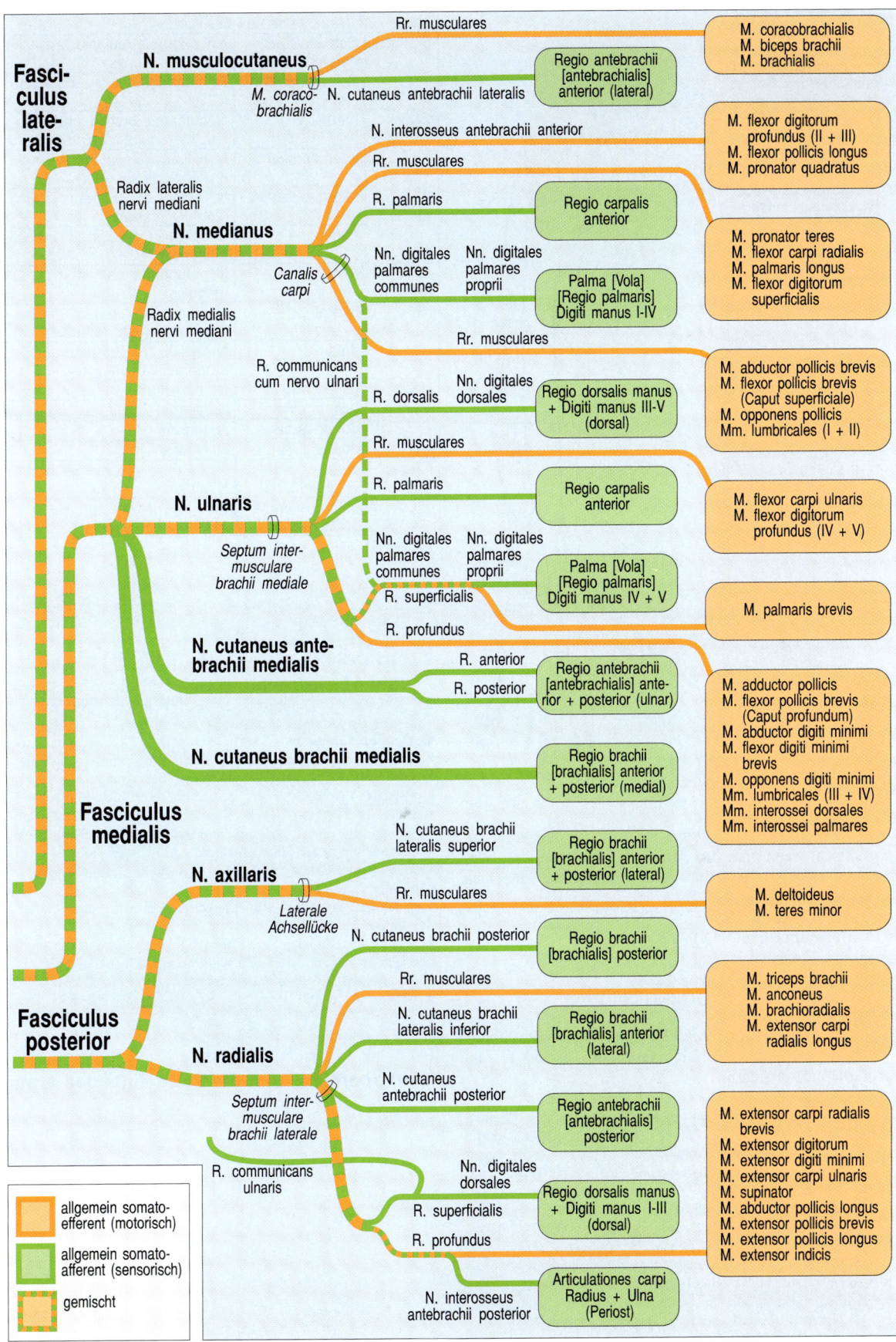

Abb. 875b. Versorgungsgebiete der Armnerven. Dunkelgelb = Autonomgebiet, hellgelb = anatomisches Gebiet.
[bg3]

1 N. axillaris
2 N. cutaneus brachii medialis
3 N. radialis
4 N. musculocutaneus
5 N. cutaneus antebrachii medialis
6 N. medianus
7 N. ulnaris

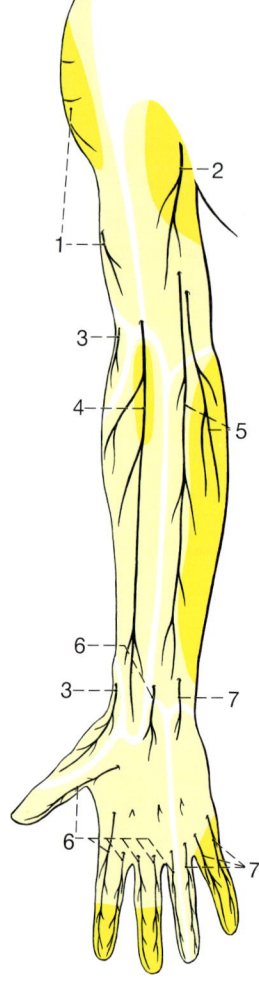

Tab. 875b. Hautinnervation des Arms		
Schulter	Schlüsselbeinbereich	Nn. supraclaviculares (aus Plexus cervicalis)
	Schulterblattbereich	Rr. dorsales der Nn. thoracici
Oberarm	medial	N. cutaneus brachii medialis + Nn. intercostobrachiales
	lateral proximal	N. axillaris (N. cutaneus brachii lateralis superior)
	lateral distal	N. radialis (N. cutaneus brachii lateralis inferior)
	dorsal	N. radialis (N. cutaneus brachii posterior)
Unterarm	medial	N. cutaneus antebrachii medialis
	lateral	N. musculocutaneus (N. cutaneus antebrachii lateralis)
	dorsal	N. radialis (N. cutaneus antebrachii posterior)
Hand	palmar radial	N. medianus
	palmar ulnar	N. ulnaris
	dorsal radial	N. radialis
	dorsal ulnar	N. ulnaris
Finger *	dorsal (bis Mittelgelenk)	Je 2½ Finger N. radialis und N. ulnaris
	palmar + dorsal ab Mittelglied	3½ Finger N. medianus + 1½ Finger N. ulnaris

*nähere Erläuterung in #865

Die Verteilung der Dermatome am Arm versteht man am einfachsten, wenn man den Arm in Vierfüßerstellung hält, also rechtwinklig antevertiert. Dann laufen die einzelnen Dermatome der Reihe nach ab:
- C_5: Oberarm lateral.
- C_6: Unterarm lateral + Daumen.
- C_7: 2.-4. Finger.
- C_8: 5. Finger + Unterarm medial.
- T_1: Unterarm + Oberarm medial.

Über die *Nn. intercostobrachiales* (Äste der Interkostalnerven) gelangen auch noch Nervenfasern aus T_2 und T_3 zum Oberarm und zur Achsel.

■ **Entlastungsstellungen von Armnerven**: Entzündete Nerven schmerzen bei Dehnung. Der Patient nimmt daher möglichst eine Stellung ein, in welcher der erkrankte Nerv entspannt ist. Man kann dann schon aus der charakteristischen Körperhaltung die Erkrankung diagnostizieren:
- *Halswirbelsäule*: Der Kopf ist zur erkrankten Seite geneigt, dadurch werden die Nervenwurzeln der unteren Halssegmente entspannt.
- *Schultergelenk*: Der Arm ist adduziert, weil der Gefäß-Nerven-Strang medial der Abduktions-Adduktions-Achse verläuft.
- *Ellenbogengelenk*: Mit Ausnahme des *N. ulnaris* ziehen alle großen Nerven über die Beugeseite. Das Ellbogengelenk wird daher gebeugt, nur bei Ulnarisreizung gestreckt.

- *Handgelenke*: Bei Medianusreizung wird die Hand palmarflektiert, bei Radialisreizung dorsalextendiert, bei Ulnarisreizung (palmare und dorsale Hautäste) eine Mittelstellung eingenommen.

■ **Dehnungsstellungen von Armnerven**: Will man die Schmerzempfindlichkeit eines Nervs prüfen, so muß man die zur Entlastungsstellung entgegengesetzten Bewegungen ausführen lassen. Meist genügt es schon im Schultergelenk stark abzuspreizen und den Kopf zur Gegenseite zu neigen. Die Differenzierung zwischen den 3 wichtigsten Armnerven erfolgt dann im Ellbogengelenk und in den Handgelenken:
- *N. medianus*: Strecken im Ellbogengelenk + Dorsalextension in den Handgelenken.
- *N. ulnaris*: Beugen im Ellbogengelenk + abwechselnde Palmarflexion und Dorsalextension in den Handgelenken.
- *N. radialis*: Strecken im Ellbogengelenk + Palmarflexion in den Handgelenken. Zusätzlich kann man durch Innenrotation im Schultergelenk die „Schraube" des *N. radialis* um den Humerus anziehen.

#876 **Überblick über die Blutgefäße des Arms**

Abb. 876a + b.

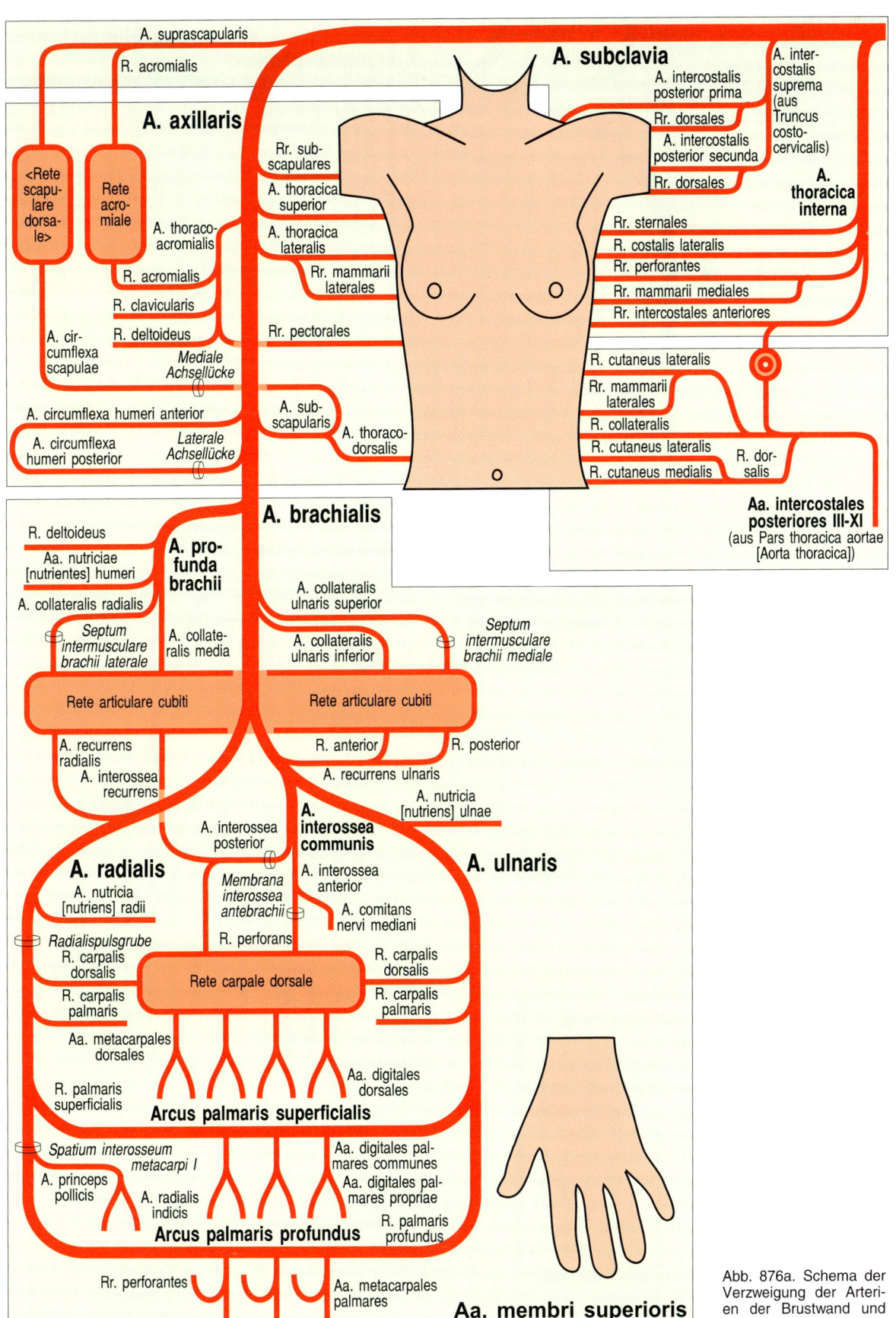

Abb. 876a. Schema der Verzweigung der Arterien der Brustwand und des Arms. [li3]

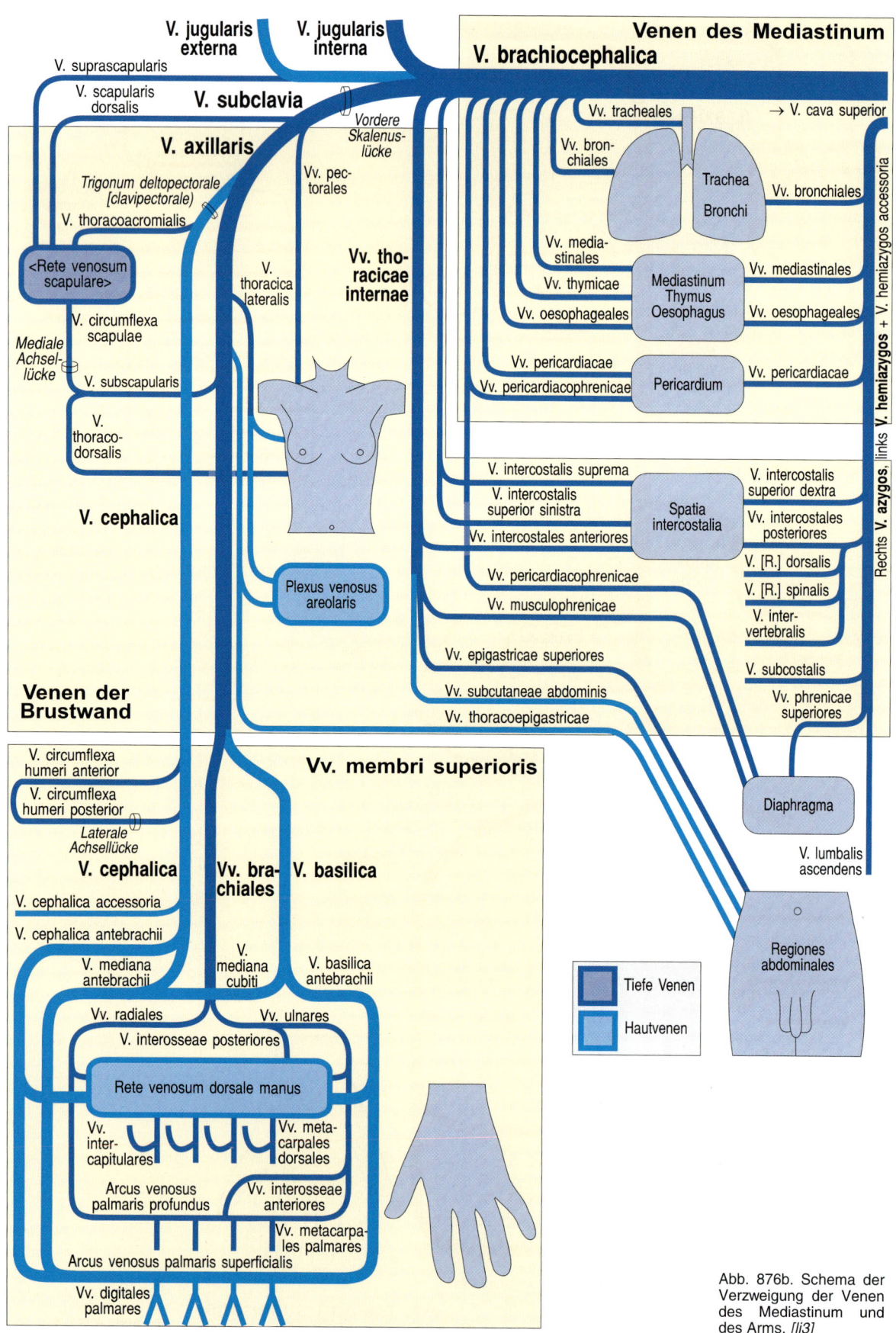

Abb. 876b. Schema der Verzweigung der Venen des Mediastinum und des Arms. [li3]

9 Bein

Das Bein im weiteren Sinne (untere Extremität = untere Gliedmaße) läßt sich zwanglos nach dem Skelett in 4 Abschnitte gliedern (Abb. 911a): Beckengürtel (nach der Lage gehört er zum Rumpf und wurde bereits dort behandelt, #271-274), Oberschenkel, Unterschenkel und Fuß. Diese 4 Abschnitte werden durch 3 große Gelenke miteinander verbunden: Hüftgelenk, Kniegelenk und oberes Sprunggelenk. Die folgenden Abschnitte orientieren sich an dieser natürlichen Gliederung.

9.1 Hüftgelenk (Articulatio coxae)

| #911 Hüftpfanne, Femur, Schenkelhalswinkel, *Coxa vara und valga*, Antetorsionswinkel |
| #912 Bänder, Bewegungen, *Bewegungsprüfung*, Blutversorgung, *Hüftkopfnekrose* |
| #913 Hüftluxation und Schenkelhalsfraktur |
| #914 Hüftmuskeln (Tabellen) |
| #915 Bedeutung der Hüftmuskeln für Fortbewegung und Statik, Tractus iliotibialis |
| #916 Innervation der Hüftmuskeln, *Lähmungen* |
| ⇒ #136 Neutralnullmethode |
| ⇒ #272 Os coxae (Hüftbein) |

#911 Knochen

■ **Acetabulum** (Hüftpfanne, lat. acetum = Essig, acetabulum = Essignäpfchen): In #272 wurde die Rahmenkonstruktion des Os coxae (Hüftbein) mit der Form einer 8 verglichen. Ihre obere Schlinge wird vom *Os ilium* (Darmbein), ihre untere vom *Os ischii* (Sitzbein) und *Os pubis* (Schambein) gebildet. Im Mittelpunkt der 8, der Hüftpfanne, treffen mithin 3 Knochen zusammen: Der kraniale Teil der Hüftpfanne gehört zum Darmbein, der ventrale zum Schambein und der dorsokaudale zum Sitzbein.
• Beim Kind und beim Jugendlichen werden die 3 Teile durch knorpelige Wachstumsfugen getrennt, die (mit etwas Phantasie) die Form eines Y bilden. Diese „Y-Fuge" ist im Röntgenbild gut sichtbar. Beim Erwachsenen sind die 3 Knochen zu einem einzigen, dem Os coxae, verschmolzen.
• Das Acetabulum entspricht der annähernden Kugelform des Hüftkopfs, jedoch umgreift eine „halbmondförmige" Kontaktfläche (*Facies lunata*) für das Femur eine tiefer gelegene Grube (*Fossa acetabuli*), die sich zwischen den beiden Enden des Halbmonds in Richtung Foramen obturatum öffnet. Dieser Einschnitt (*Incisura acetabuli*) wird von einem überknorpelten Querband (*Lig. transversum acetabuli*) überbrückt. Damit wird der Halbmond zu einem Kreis geschlossen.
• Den Rand der Hüftpfanne bildet eine faserknorpelige Gelenkklippe (*Labrum acetabuli*), die sich dem Hüftkopf eng anschmiegt. Die Hüftpfanne umgreift so den Hüftkopf noch etwas über dessen Äquator hinaus. Das Hüftgelenk (*Articulatio coxae [coxofemoralis]*) wird daher auch als Nußgelenk bezeichnet, weil der Hüftkopf von der Hüftpfanne wie die Nuß von der Nußschale umschlossen wird.

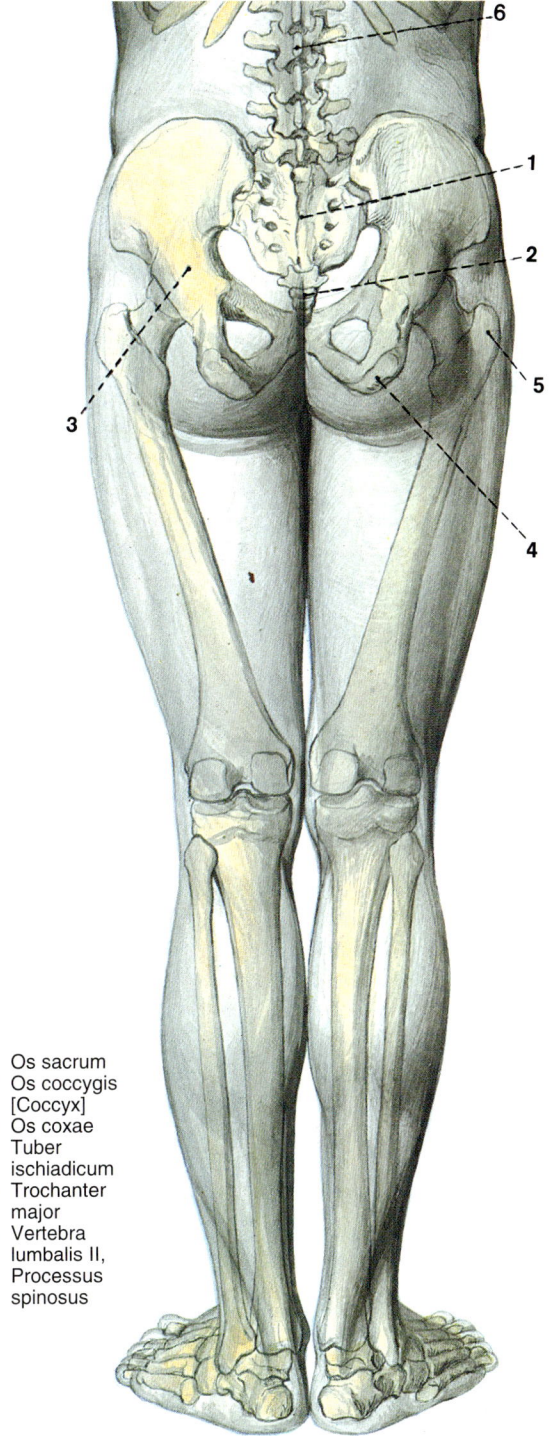

1 Os sacrum
2 Os coccygis [Coccyx]
3 Os coxae
4 Tuber ischiadicum
5 Trochanter major
6 Vertebra lumbalis II, Processus spinosus

Abb. 911a. Skelett der unteren Körperhälfte von dorsal. *[ta]*

■ **Proximaler Teil des Femur [Os femoris]** (Oberschenkelbein, Abb. 911b + c): Wichtige Teile sind:
- *Caput femoris* (Hüftkopf).
- *Fovea capitis* (Hüftkopfgrube).
- *Collum femoris* (Schenkelhals).
- *Trochanter major* (großer Rollhügel).
- *Trochanter minor* (kleiner Rollhügel).
- *Corpus femoris* (Schaft des Oberschenkelbeins).
- *Linea aspera* (rauhe Linie).

■ **Vergleich von Femur und Humerus**:
- Das Femur ist insgesamt größer und kräftiger. Dies entspricht der höheren statischen Belastung.
- Die Muskelansatzhöcker (Trochanter major + minor) treten beim Femur viel stärker hervor als beim Humerus. Dies entspricht den mächtigeren Muskeln, die nicht nur das schwere Bein, sondern häufig sogar den Rumpf gegen das Bein bewegen müssen (z.B. beim Treppensteigen).
- Der Hüftkopf ist durch den langen Schenkelhals vom Schaft abgespreizt, der Humeruskopf hingegen sitzt direkt am Schaft. Der Schenkelhals ermöglicht dem nußartig von der Hüftpfanne umschlossenen Hüftkopf eine größere Beweglichkeit verglichen mit dem Humeruskopf in seiner kleinen Schultergelenkpfanne. Der Bewegungsraum des Schultergelenks wiederum wird durch die beiden Schlüsselbeingelenke stark erweitert. Das Hüftgelenk hingegen wird nur durch die Lendenwirbelsäule ergänzt. Die Federungsbewegungen im Beckengürtel sind zu vernachlässigen. Der größere Bewegungsspielraum durch den Schenkelhals wird mit der größeren Bruchanfälligkeit erkauft.

■ **Schenkelhalswinkel** (Kollum-Diaphysen-Winkel): Der Schenkelhals ist beim Erwachsenen gegen den Schenkelschaft in einem mittleren Winkel von 128° abgespreizt.
- Der Schenkelhalswinkel wird in der Klinik oft CCD-Winkel = Centrum-Collum-Diaphysen-Winkel genannt, weil die Halsachse im Röntgenbild durch das Zentrum des Hüftkopfs gezeichnet wird

> **Coxa vara und Coxa valga**:
> - Ist der Schenkelhalswinkel deutlich kleiner als 128°, so spricht man von einer Coxa vara, ist er deutlich größer, von einer Coxa valga. Das Kleinkind hat eine natürliche Coxa valga. Der Winkel verringert sich während des Wachstums von etwa 150 auf 128°.
> - Zur Coxa vara kommt es bei einem Mißverhältnis von Belastung und Widerstandsfähigkeit des Schenkelhalses. Das Körpergewicht lastet auf dem Schenkelhals und sucht diesen nach unten zu drücken. Ist der Knochen dann abnorm nachgiebig, z.B. bei der Rachitis, so wird allmählich der Schenkelhalswinkel kleiner. Eine Coxa vara kann aber auch angeboren sein oder durch eine Schenkelhalsfraktur entstehen. Folgen: Bewegungseinschränkung, Watschelgang (wenn beidseitig) oder Hinken (wenn einseitig), rascherer Verschleiß, evtl. Folgen an der Wirbelsäule (bei einseitiger Beinverkürzung seitliche Verkrümmung mit Verspannungen der Rückenmuskeln und hartnäckigen Schmerzen).
> - Zur Coxa valga richtet sich der Schenkelhals bei Entlastung auf, z.B. längeres Krankenlager oder Muskellähmungen.
> - Stärkere Abweichungen des Schenkelhalswinkels sollte man zur Vermeidung von Spätschäden operativ korrigieren (subtrochantere Umstellungsosteotomie).

■ **Antetorsionswinkel** (AT-Winkel): In bequemer aufrechter Stellung liegen die medialen Fußränder nicht aneinander, sondern die Fußspitzen divergieren. Die „Torsion" des Beins (#961) beginnt schon beim Femur. In der bequemen Stellung stehen die Schenkelhälse nicht transversal, sondern sind um etwa 10° nach außen rotiert.
- Beim Kleinkind beträgt der AT-Winkel bis 30°. Wenn beim Laufen die Schenkelhälse in die Transversale gedreht werden, konvergieren bei Kleinkindern die Fußspitzen (einer der Gründe, warum Kleinkinder leicht stolpern!).
- Um bei sagittalen Röntgenaufnahmen den Schenkelhals verkürzungsfrei darstellen und den Schenkelhalswinkel korrekt messen zu können, muß der Oberschenkel um den Antetorsionswinkel nach innen rotiert werden.

#912 Bänder und Bewegungen

■ **Capsula articularis**: Entsprechend dem großen Bewegungsumfang muß die Gelenkkapsel des Hüftgelenks relativ weit sein. Sie schließt große Teile des Schenkelhalses mit ein (Abb. 912a).

■ **Blutversorgung**: Schenkelhals und Gelenkkapsel werden durch Äste der *A. circumflexa femoris medialis + lateralis* (beide aus der *A. profunda femoris*) versorgt, welche ventral und dorsal den Schenkelhals umgreifen und im Trochanterbereich ein dichtes Gefäßnetz bilden. Über den Schenkelhals gelangen durch die Wachstumsfugen hindurch auch Arterien an den Hüftkopf. Zusätzliche Blutgefäße (aus der *A. obturatoria*) erreichen ihn über das Hüftkopfband.

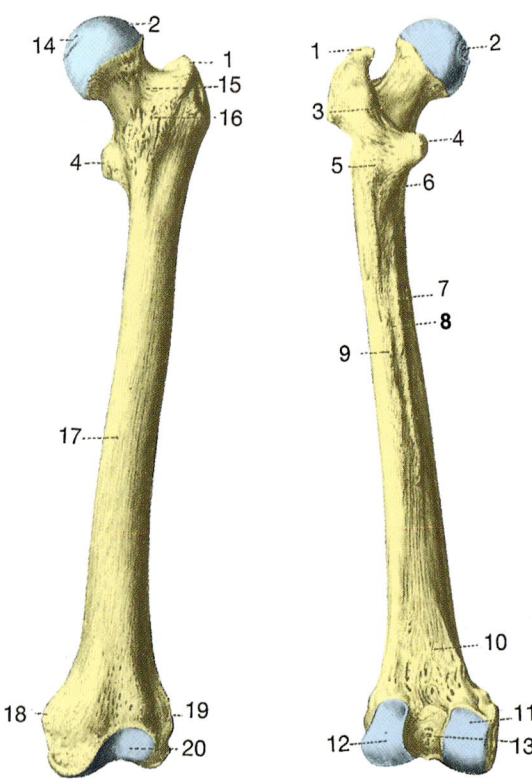

Abb. 911b + c. Linkes Femur von vorn und von hinten. *[bg1]*

1 Trochanter major
2 Caput femoris
3 Crista intertrochanterica
4 Trochanter minor
5 Tuberositas glutea
6 Linea pectinea
7 Linea aspera, Labium mediale
8 Linea aspera
9 Linea aspera, Labium laterale
10 Facies poplitea
11 Condylus medialis (femoris)
12 Condylus lateralis (femoris)
13 Fossa intercondylaris
14 Fovea capitis femoris
15 Collum femoris
16 Linea intertrochanterica
17 Corpus femoris
18 Epicondylus medialis (femoris)
19 Epicondylus lateralis (femoris)
20 Facies patellaris

9 Bein, 9.1 Hüftgelenk

Hüftkopfnekrose: Die Blutversorgung über das Hüftkopfband allein scheint nicht auszureichen. Bei der Hüftkopfepiphysenlösung z.B. wird bei Jugendlichen die Wachstumszone zwischen Hüftkopf und Schenkelhals aufgelockert. Der Hüftkopf rutscht ab. Dann droht die Hüftkopfnekrose, weil die Blutzufuhr über den Schenkelhals ausbleibt. Umgekehrt kann auch ein Riß des Lig. capitis femoris zur Hüftkopfnekrose führen.

■ **Bänder** (Abb. 912b + c):
❶ Die Gelenkkapsel wird durch 4 Bänder verstärkt:
- *Lig. iliofemorale* (Darmbein-Schenkel-Band).
- *Lig. ischiofemorale* (Sitzbein-Schenkel-Band).
- *Lig. pubofemorale* (Schambein-Schenkel-Band).
- *Zona orbicularis* (Ringzone).

Die Ringzone umgreift den Schenkelhals, die übrigen 3 Bänder (von jedem der 3 Teile des Os coxae ein Band) ziehen schräg über die Gelenkkapsel hinweg, und zwar so, daß sie sich bei Beugung entspannen und beim Strecken anspannen. Das Lig. iliofemorale ist das stärkste Band des Körpers.

❷ Keine mechanische Bedeutung hat das *Lig. capitis femoris* (Hüftkopfband). Über dieses ziehen Blutgefäße zum Hüftkopf.

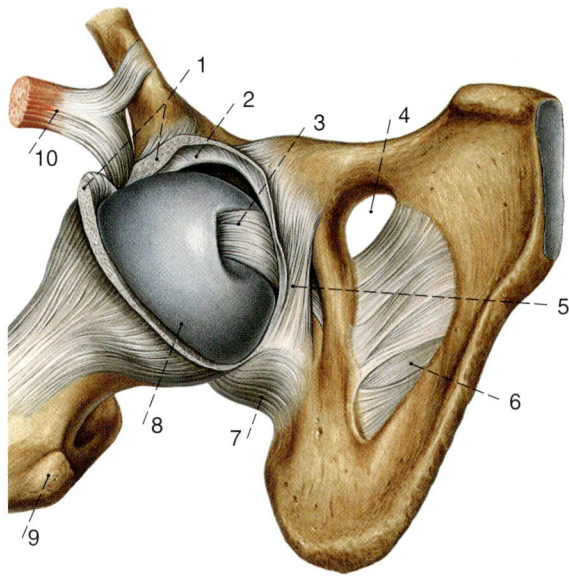

Abb. 912a. Rechtes Hüftgelenk von vorn. Die Gelenkkapsel und das Lig. iliofemorale sind aufgeschnitten, um den Hüftkopf mit dem Lig. capitis femoris zu zeigen. [ss2]

1 Lig. iliofemorale	6 Membrana obturatoria
2 Labrum acetabuli	7 Lig. ischiofemorale
3 Lig. capitis femoris	8 Caput femoris
4 Canalis obturatorius	9 Trochanter minor
5 Lig. pubofemorale	10 M. rectus femoris

- Das *Strecken* beurteilt man am leichtesten in Bauchlage des Patienten. Ein Bein wird mit einer Hand nach dorsal angehoben, während man mit der anderen Hand die Gesäßgegend nach unten drückt, um ein Mitbewegen der Lendenwirbelsäule zu verhindern.
- Man beachte den großen Unterschied im Ausmaß der Beuge- und Streckbewegungen. Durch das „Aufrichten" des Menschen ist das Bein aus der rechtwinkligen Stellung zum Rumpf in eine Streckstellung geraten. Kräftige Bänder verhindern das Überstrecken und mindern damit die Gefahr, nach dorsal umzukippen.
- Das Ausmaß der *Abduktion* ist in Streckstellung geringer als bei leichtem Beugen.
- Die *Rotation* wird getrennt bei gestrecktem und bei gebeugtem Hüftgelenk geprüft. Man beugt das Kniegelenk und benutzt den Unterschenkel als Zeiger, um das Bewegungsmaß abzulesen.

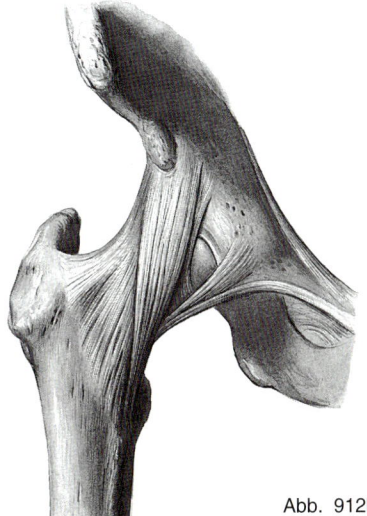

Abb. 912b. Bänder des rechten Hüftgelenks von vorn. [us]

■ **Bewegungen**: Das Hüftgelenk ist ein Kugelgelenk und hat 3 Hauptachsen mit 6 Hauptbewegungsrichtungen:
- Extension (Retroversion, Strecken) – Flexion (Anteversion, Beugen).
- Abduktion (Abspreizen) – Adduktion (Anführen).
- Außenrotation (Außenkreiseln, Außenrollen) – Innenrotation (Innenkreiseln, Innenrollen).

Bewegungsprüfung: Beugen und Strecken können durch Abflachen oder Vertiefen der Lendenlordose ergänzt werden (Abb. 912d-f). Um dieses Mitbewegen des Beckens auszuschalten, muß man das andere Bein in der Gegenbewegung fixieren. Beim Prüfen des Beugens des rechten Beins hält man das linke Bein in Streckstellung fest und umgekehrt (Thomas-Handgriff).
- Das *Beugen* prüft man am besten in Rückenlage des Patienten. Er führt das Knie zur Brust. Der volle Bewegungsumfang kann durch die Muskeln des Hüftgelenks nicht ausgenutzt werden: Unter Zuhilfenahme der Arme kann man das Bein noch etwas näher an den Rumpf bis zum engen Kontakt mit der Leibeswand heranziehen. Bei der Bewegungsprüfung muß dabei das andere Bein immer gestreckt bleiben.

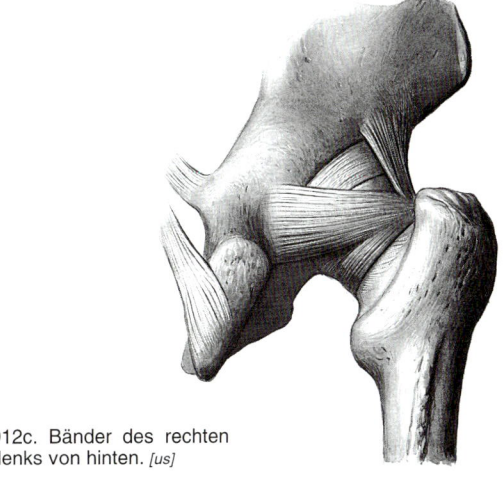

Abb. 912c. Bänder des rechten Hüftgelenks von hinten. [us]

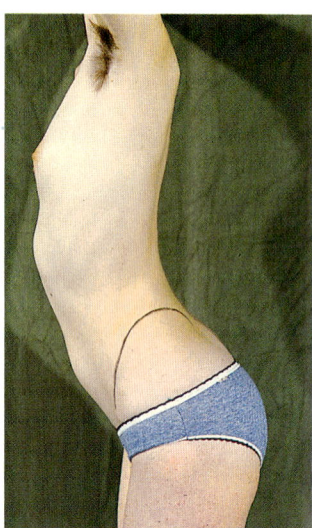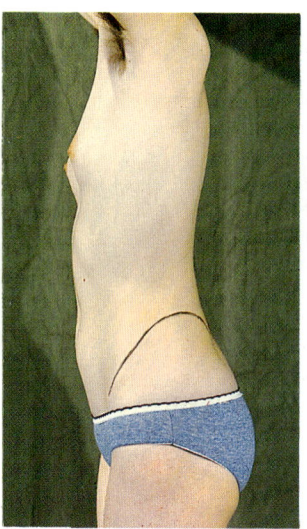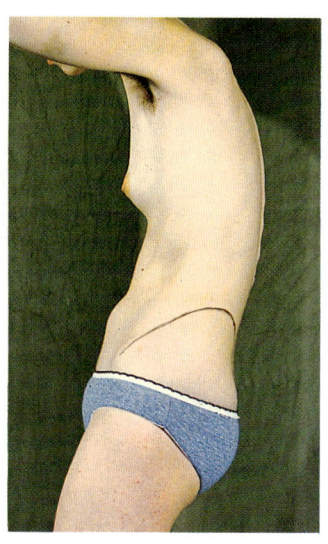

Abb. 912d-f. Hüftgelenke und Wirbelsäule wirken zusammen. Beuge- und Streckbewegungen im Hüftgelenk werden durch Vertiefen und Abflachen der Krümmungen der Wirbelsäule ergänzt. Im Stand kann das Hüftgelenk verschiedene Stellungen einnehmen:
- Mitte: Neutralnullstellung.
- Links: Leichtes Beugen im Hüftgelenk kann man durch Vertiefen der Lendenlordose ausgleichen.
- Rechts: Beim Überstrecken des Hüftgelenks wird die Lendenlordose abgeflacht.

Die Stellung des Beckens (und damit des Hüftgelenks) kann man in den 3 Abbildungen anhand des Oberrandes des Bikiniunterteils sowie am markierten Beckenkamm leicht beurteilen. Mäßige Bewegungsbehinderungen in der Wirbelsäule oder im Hüftgelenk können durch den jeweils anderen Teil der Bewegungskette ausgeglichen werden. Umgekehrt muß man beim Untersuchen Mitbewegungen berücksichtigen. [li6]

Bewegungsumfänge: In der Schreibweise der Neutralnullmethode betragen die Bewegungsumfänge des Hüftgelenks (Abb. 912g-n) beim gesunden Erwachsenen etwa:
- Extension – Flexion .... 10° – 0° – 130°.
- Abduktion – Adduktion .... 40° – 0° – 30°.
- Außenrotation – Innenrotation .... 50° – 0° – 40°.

#913 Hüftluxation und Schenkelhalsfraktur

■ **Erworbene (traumatische) Hüftluxation**: Durch sehr starke, von außen einwirkende Kräfte (z.B. Anprall des Knies am Armaturenbrett beim Frontalzusammenstoß) kann der Kontakt zwischen Hüftkopf und Hüftpfanne gelöst werden. Die Gelenkkapsel und ein Teil des Bandapparats zerreißen. Das *Lig. iliofemorale*, das stärkste Band des Körpers, bleibt dabei fast immer erhalten. Der Hüftkopf kann daher nicht nach ventral kranial, sondern nur nach ventral kaudal oder nach dorsal aus der Pfanne treten. Das Bein steht dann zwangsweise in starker Außen- oder Innenrotation.

■ **Angeborene Hüftluxation**: Bei etwa 4 % der Neugeborenen ist das Pfannendach mangelhaft ausgebildet (*Hüftdysplasie*, häufigste angeborene Skelettanomalie). Der Hüftkopf findet bei ausgeprägter Hüftdysplasie kein rechtes Widerlager und gleitet bei Belastung kranial aus der Hüftpfanne (Hüftluxation, 0,4 %, ♀ : ♂ = 6 : 1, 40 % doppelseitig). An der Darmbeinschaufel kann sich eine Ersatzpfanne ausbilden, die allerdings nicht voll funktionsfähig ist.
- Folgen sind: verspätetes Stehen und Gehen des Kindes, Hinken, Beckenschiefstand und skoliotische Verkrümmung der Wirbelsäule (bei einseitiger Luxation), Watschelgang (bei beidseitiger Luxation). Verschleißerscheinungen (Koxarthrose) treten bereits bei geringen Dysplasien frühzeitig auf.
- Die Früherkennung im Säuglingsalter ist wichtig, um durch einen Spreizverband die Nachreifung des Pfannendachs zu fördern. Deswegen wird im Rahmen der gesetzlich vorgeschriebenen Vorsorgeuntersuchung in der 6. Lebenswoche (U3) bei jedem Säugling eine Ultraschalluntersuchung vorgenommen. Selbstverständlich wird schon bei der klinischen Untersuchung auf die Abspreizhemmung im Hüftgelenk, die Asymmetrie der Hautfalten am Oberschenkel und auf einen Beinlängenunterschied als (unsichere) Verdachtszeichen geachtet. Eine effektive Röntgenuntersuchung ist wegen der späten Knochenkernbildung erst ab etwa dem 6. Lebensmonat möglich und kommt damit viel zu spät (abgesehen davon, daß man die Strahlenbelastung der Keimdrüsen möglichst vermeiden wird).

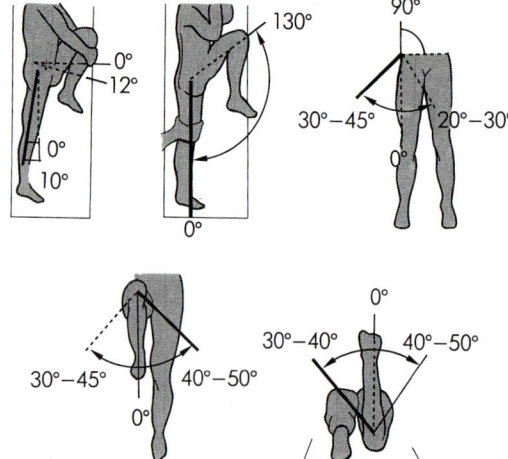

Abb. 912g-k. Bewegungsumfänge des Hüftgelenks. [bh1]

■ **Hilfslinien**: Beim gesunden Hüftgelenk
- geht die Verbindungslinie von *Spina iliaca anterior superior* und *Tuber ischiadicum* über die Spitze des *Trochanter major*. Bei Luxation liegt der Trochanter major höher.
- schneidet die Verlängerung der Verbindungslinie von Trochanterspitze und Spina iliaca anterior superior die Medianlinie oberhalb des Nabels (bei Luxation unterhalb).
- bilden die Horizontale durch die Spina iliaca anterior superior und die Vertikale durch die Trochanterspitze ein gleichschenkliges Dreieck (bei Luxation ist der vertikale Schenkel verkürzt).

■ **Schenkelhalsfraktur**: Im höheren Lebensalter nimmt die Bruchfestigkeit der Knochen infolge Abbaus von Knochensubstanz ab. Schon bei relativ geringen Fehlbelastungen, z.B. Sturz in der Wohnung, kann dann der Schenkelhals brechen.

❶ Lage des Bruchspalts zur Gelenkkapsel:
• *Extrakapsuläre Frakturen* (Brüche außerhalb der Gelenkkapsel): entfernt vom Hüftkopf.
• *Intrakapsuläre Frakturen* (Brüche innerhalb der Gelenkkapsel): nahe am Hüftkopf.
Etwa 4/5 der Blutversorgung des Hüftkopfes kommen über Blutgefäße aus der Gelenkkapsel zustande. Bei den intrakapsulären Brüchen werden die Blutgefäße zerrissen oder durch den Bluterguß zusammengepreßt. Der Hüftkopf wird dann nicht mehr ausreichend ernährt und stirbt im Laufe der nächsten beiden Jahre bei etwa ¼ der Patienten ab (*Hüftkopfnekrose*), auch wenn die Fraktur im Schenkelhals ausheilt. Je nach Größe des abgestorbenen Bereichs kommt es dann zur Entrundung oder gar zum Einbruch des Hüftkopfes. Der Kopf kann auch abgleiten oder sich in einem Falschgelenk (Pseudarthrose) vom Schenkelhals trennen.

❷ Winkel des Bruchspalts zur Horizontalen: Er hängt unter anderem davon ab, ob das Bein beim Bruch ab- oder adduziert war:
• *Abduktionsfraktur* (Pauwels I): Der Bruchspalt verläuft eher horizontal (etwa 30° geneigt). Dadurch wird der Hüftkopf fest auf den Schenkelhals gepreßt, und die Bruchstücke verschieben sich kaum (stabiler Bruch). Die Erfolgsaussicht einer unblutigen Behandlung ist gut.

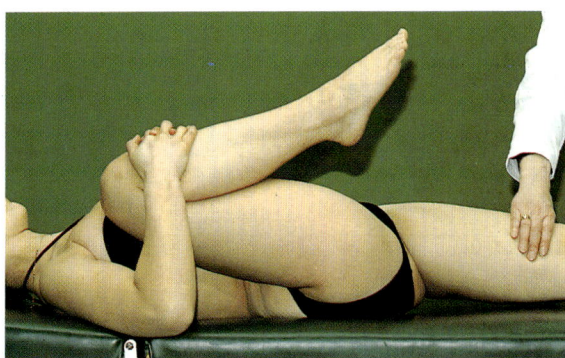

Abb. 912l. Überbeweglichkeit (Hypermobilität) im Hüftgelenk. Es kann bis auf 170° gebeugt werden. *[li1]*

• *Adduktionsfraktur* (Pauwels III): Der Bruchspalt verläuft eher lotrecht (etwa 70° geneigt). Bei Belastung wird der Schenkelschaft am Hüftkopf vorbei nach oben bewegt. Die Bruchstücke werden dadurch stark verschoben. Die Chancen der unblutigen Behandlung sind schlecht.

❸ Die spontane *Bruchheilung* dauert bis zu einem halben Jahr. Ein so langes Krankenlager führt beim alten Menschen zu einem schwerwiegenden Trainingsverlust, besonders der Kreislauforgane, der kaum noch ausgeglichen werden kann. Zusätzlich wird das Leben von Komplikationen bedroht, die durch die fehlende Bewegung verursacht werden, wie Thrombosen und Lungenentzündungen. Deshalb behandelt man meist operativ. Bevorzugt setzt man bei der Schenkelhalsfraktur dem alten Menschen eine Hüftgelenkprothese ein, um das Krankenlager abzukürzen. Bereits nach wenigen Tagen kann der Patient aufstehen und sich bewegen.

■ **Übrige Femurfrakturen (Oberschenkelbrüche)**:
• *Pertrochantere Fraktur* (Bruch durch die Rollhügel): Die Probleme sind ähnlich wie bei der Schenkelhalsfraktur.
• *Subtrochantere Fraktur* (Bruch unterhalb der Rollhügel): Meist sind die Bruchstücke stark verschoben.
• *Femurschaftfraktur*: Der stärkste Röhrenknochen des menschlichen Körpers bricht nur bei großer Gewalteinwirkung (Sturz aus der Höhe, Verkehrsunfall). Der Blutverlust ist meist erheblich (1-2 Liter) und erfordert Blutübertragung. Die großen Nerven und Blutgefäße des Beins können bei schweren Unfällen mit verletzt sein. Die unblutige Zugbehandlung wird fast nur bei Kindern vorgenommen. Beim Erwachsenen ist die Behandlungszeit zu lang. Häufig verschieben sich die Bruchstücke wieder und müssen neu eingerichtet werden. Dadurch wird die Heilung weiter verzögert. Deshalb wird dem Patienten meist die operative Behandlung empfohlen: Querbrüche des mittleren Schaftdrittels werden am besten genagelt (Einschlagen des langen Marknagels vom Trochanter major aus). Brüche im oberen und unteren Drittel sowie lange Schrägbrüche werden verplattet.
• *Suprakondyläre und Kondylenfrakturen* (kniegelenknahe Oberschenkelbrüche): Die Bruchstücke sind oft stark verschoben (der Schaft wird nach vorn, die Kondylen werden nach dorsal gedreht). Dabei können sie Schleimbeutel und die starken Blutgefäße der Kniekehle verletzen. Häufig ist die Gelenkkapsel zerrissen und die Gelenkhöhle mit Blut gefüllt. Als Folge droht das Versteifen des Kniegelenks wegen Vernarbung der Gelenkkapsel und der umgebenden Muskeln. Die Verschiebung der Bruchstücke bedingt Fehlstellungen des Kniegelenks und Stufenbildung an den Kondylen, die zu verstärkter Abnutzung (Arthrose) und Schmerzen bei Bewegungen führen. Nur die operative Behandlung bietet einige Gewähr für ein achsengerechtes Zusammenfügen der Bruchstücke.

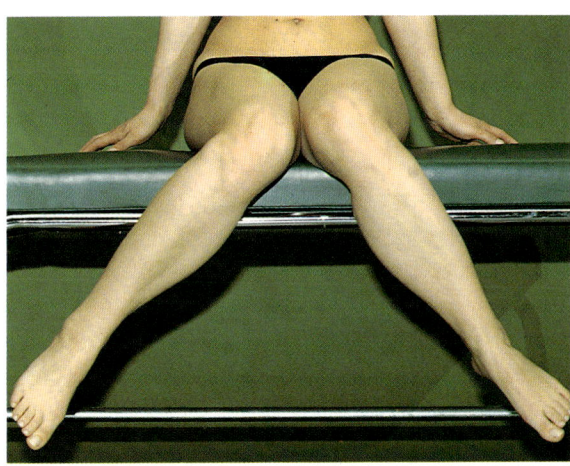

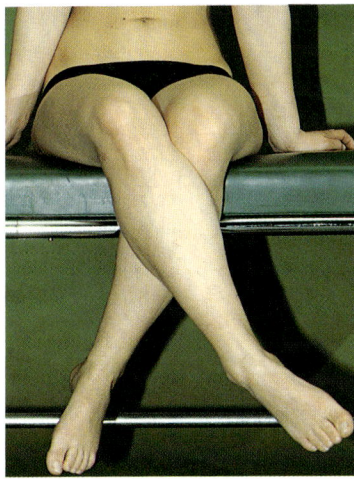

Abb. 912m + n. Innen- und Außenrotation im Hüftgelenk im Sitzen. Man beachte, daß bei der Innenrotation im Hüftgelenk der Unterschenkel nach außen geführt wird! *[li1]*

Tab. 914a. Hüftmuskeln I: Gesäßmuskeln

Muskel	Ursprung	Ansatz	Nerv	Funktion	Anmerkungen
M. gluteus maximus (großer Gesäßmuskel)	• Os ilium dorsal der Linea glutea posterior • Os sacrum • Os coccygis • Lig. sacrotuberale	• Tuberositas glutea • Tractus iliotibialis • Septum intermusculare femoris laterale	N. gluteus inferior	• Hüftgelenk: Extension, Adduktion und Außenrotation • Kniegelenk: Extension (über Tractus iliotibialis)	• Beim Menschen wegen des aufrechten Gangs mächtig entwickelt • stärkster Strecker des Hüftgelenks (entscheidend wichtig z.B. beim Treppensteigen) • grobe Muskelfaserbündel
M. gluteus medius (mittlerer Gesäßmuskel)	Os ilium zwischen Crista iliaca, Linea glutea anterior und posterior	Trochanter major	N. gluteus superior	Hüftgelenk: • Abduktion (Hauptwirkung) • ventrale Teile: Innenrotation und Flexion • dorsale Teile: Außenrotation und Extension	• Wichtigster Muskel für intramuskuläre Injektion • bei doppelseitiger Lähmung Watschelgang
M. gluteus minimus (kleiner Gesäßmuskel)	Os ilium zwischen Linea glutea anterior und inferior				• Bedeckt vom M. gluteus medius • liegt in der Tiefe des „ventroglutealen" Injektionsfeldes
M. tensor fasciae latae (Schenkelbindenspanner)	Spina iliaca anterior superior und anschließende Crista iliaca	• Fascia lata • Tractus iliotibialis		• Hüftgelenk: Flexion, Abduktion und Innenrotation • Kniegelenk: Extension (über Tractus iliotibialis)	• „Sprintermuskel" (wölbt bei Sprintern die Haut kräftig vor) • der Tractus iliotibialis ist am distalen lateralen Oberschenkel leicht zu tasten

Tab. 914b. Hüftmuskeln II: kleine Außenrotatoren (in kraniokaudaler Reihenfolge)

Muskel	Ursprung	Ansatz	Nerv	Funktion	Anmerkungen
M. piriformis (birnförmiger Muskel)	Os sacrum (Facies pelvica)	Trochanter major	N. musculi piriformis	• Außenrotation (in Streckstellung) • Abduktion (in Beugestellung)	Zieht durch Foramen ischiadicum majus, läßt dabei kranial („suprapiriform")und kaudal („infrapiriform") Lücken für den Durchtritt von Gefäßen und Nerven frei
M. gemellus superior (oberer Zwillingsmuskel)	Spina ischiadica	Gemeinsam in Fossa trochanterica	N. musculi obturatorii interni	Außenrotation	Bisweilen mit den beiden folgenden Muskeln als „Rotator triceps" zusammengefaßt
M. obturatorius internus (innerer Hüftlochmuskel)	Innenseite der Membrana obturatoria + angrenzende Teile des Os ilium				• Zieht durch Foramen ischiadicum minus, wird dabei spitzwinklig abgeknickt • die Bursa subtendinea musculi obturatorii interni schützt hier die Ansatzsehne vor Reibung
M. gemellus inferior (unterer Zwillingsmuskel)	Tuber ischiadicum				
M. obturatorius externus (äußerer Hüftlochmuskel)	Außenseite der Membrana obturatoria + angrenzende Teile des Os ilium	Fossa trochanterica	N. obturatorius	Außenrotation	• Gehört nach der Innervation zur Adduktorengruppe • wird seiner Lage nach auch als „verstecktester" Muskel bezeichnet • stützt Caput femoris von unten her ab und wirkt damit einer Luxation entgegen
M. quadratus femoris (quadratischer Oberschenkelmuskel)	Tuber ischiadicum	Crista intertrochanterica	N. musculi quadrati femoris	Außenrotation	Zweitstärkster Außenrotator (nach dem M. gluteus maximus)

Tab. 914c. Hüftmuskeln III: M. iliopsoas (Darmbein-Lenden-Muskel)

Muskel	Ursprung	Ansatz	Nerv	Funktion	Anmerkungen
M. psoas major (großer Lendenmuskel)	• Seitenflächen der Wirbelkörper T12-L4 • Querfortsätze L1-L5	Gemeinsamer Ansatz am Trochanter minor	N. femoralis + direkte Äste des Plexus lumbalis	• Hüftgelenk: Flexion (große Hubhöhe wegen langer Muskelfasern) + Innen- oder Außenrotation (je nach Ausgangsstellung) • Lendenwirbelsäule: Seitneigen und Inklination	• Gemeinsame Faszienloge durch Fascia iliaca • gemeinsam durch die Lacuna musculorum • stärkster Beuger des Hüftgelenks (entscheidend wichtig beim Gehen!)
M. iliacus (Darmbeinmuskel)	• Fossa iliaca • Spina iliaca anterior inferior • Hüftgelenkkapsel			• Flexion im Hüftgelenk (Kraftbeuger) • spannt die Hüftgelenkkapsel	• M. psoas major arm an Sehnen („Filet" beim Rind) • „Psoasschatten" ist im Röntgenbild leicht zu erkennen
M. psoas minor (kleiner Lendenmuskel)	Seitenflächen der Wirbelkörper T12 + L1	• Pecten ossis pubis • Fascia iliaca	Äste des Plexus lumbalis	Mitwirken beim Stabilisieren der funktionellen Einheit von Becken und Lendenwirbelsäule	• Kurzer Muskelbauch am Ursprung • sehr lange Ansatzsehne • nicht immer vorhanden

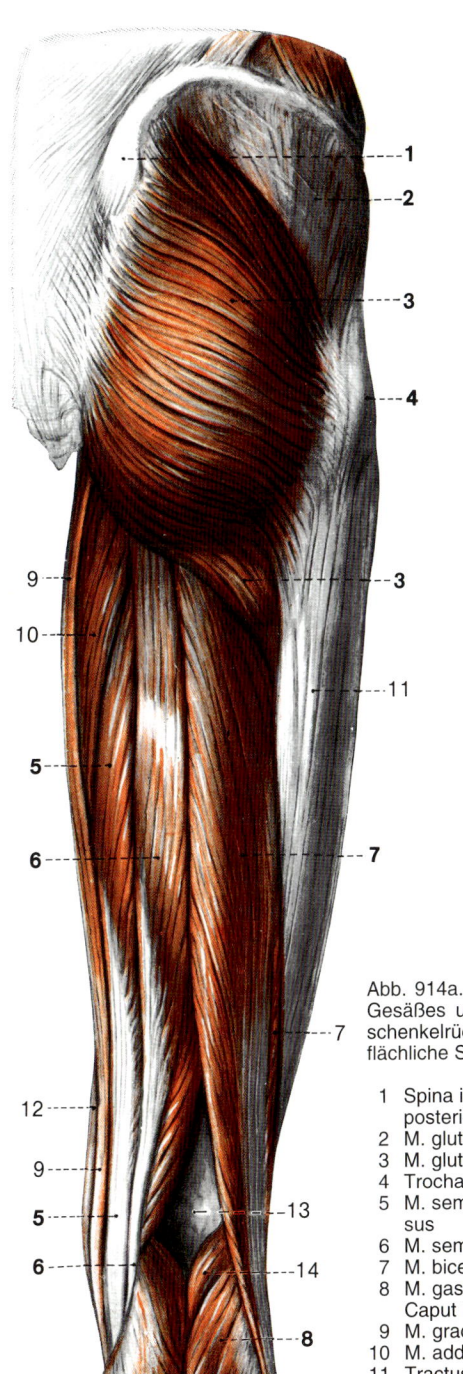
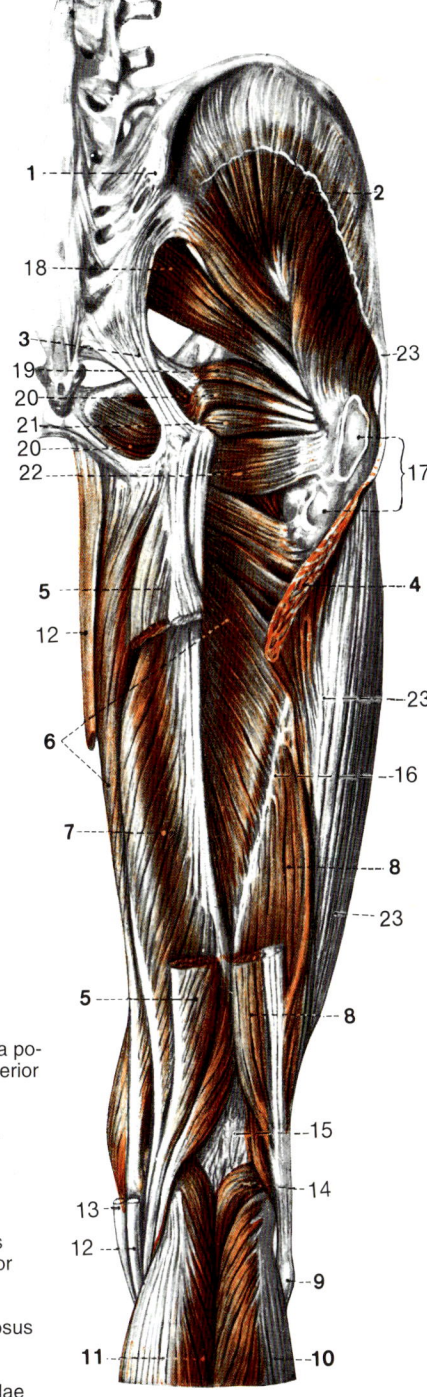

Abb. 914a. Muskeln des Gesäßes und der Oberschenkelrückseite, oberflächliche Schicht. [bg1]

1 Spina iliaca posterior superior
2 M. gluteus medius
3 M. gluteus maximus
4 Trochanter major
5 M. semimembranosus
6 M. semitendinosus
7 M. biceps femoris
8 M. gastrocnemius, Caput laterale
9 M. gracilis
10 M. adductor magnus
11 Tractus iliotibialis
12 M. sartorius
13 Facies poplitea
14 M. plantaris

1 Spina iliaca posterior superior
2 M. gluteus medius
3 Lig. sacrotuberale
4 M. gluteus maximus
5 M. semitendinosus
6 M. adductor magnus
7 M. semimembranosus
8 M. biceps femoris
9 Caput fibulae
10 M. gastrocnemius, Caput laterale
11 M. gastrocnemius, Caput mediale
12 M. gracilis
13 M. sartorius
14 M. plantaris
15 Facies poplitea
16 Linea aspera
17 Bursa trochanterica musculi glutei maximi
18 M. piriformis
19 M. gemellus superior
20 M. obturatorius internus
21 M. gemellus inferior
22 M. quadratus femoris
23 Tractus iliotibialis

Abb. 914b. Muskeln des Gesäßes und der Dorsalseite des Oberschenkels, tiefe Schicht. Der M. gluteus maximus, der M. semitendinosus und der lange Kopf des M. biceps femoris sind größtenteils entfernt. [bg1]

#914 Hüftmuskeln: Überblick

Die Hüftgelenkmuskeln lassen sich in 5 Gruppen gliedern:
- Gesäßmuskeln (Tab. 914a, Abb. 914a+b).
- Kleine Außenroller (Tab. 914b, Abb. 914b).
- Ventrale Muskeln: M. iliopsoas (Tab. 914c, Abb. 935), M. rectus femoris + M. sartorius (Tab. 935).
- Adduktoren (Tab. 914d, Abb. 914b + 935).
- Ischiokrurale Muskeln (Tab. 914e, Abb. 914a+b).

#915 Hüftmuskeln: Aufgaben

Das Hüftgelenk ist ein Gelenk mit 3 Hauptachsen. Folglich müßten bei jedem Muskel 3 Teilkomponenten seiner Wirkung aufgezeigt werden. Meist steht jedoch eine Komponente stark im Vordergrund.

• Beim M. gluteus maximus ist die Hauptaufgabe das Strecken. Daneben adduziert er (vor allem die kaudalen Abschnitte) und rotiert nach außen. Die oberen Randfasern strahlen in den *Tractus iliotibialis* und wirken so zusätzlich stabilisierend auf das Kniegelenk. Sie liegen kranial der Abduktions-Adduktions-Achse, daher abduzieren sie. Mit fortschreitender Abduktion geraten immer mehr Fasern über die Achse, und damit wird die Wirkung stärker. Bei Beugung des Hüftgelenks werden die oberen Abschnitte des M. gluteus maximus vor die Beuge-Streck-Achse verlagert. Dann beugen sie, anstatt zu strecken.

• Auch bei anderen Hüftmuskeln ändern sich die Eigenschaften im Verlauf der Bewegungen. In den Tab. 914a-e werden nur die Hauptbewegungen aus der Nullstellung heraus angegeben, um nicht zu verwirren. Man versuche aber, das Bewegungsspiel zu durchdenken.

■ **Bedeutung für Fortbewegung und Statik**: Das Hüftgelenk ist das am besten mit Muskeln ausgestattete Gelenk des menschlichen Körpers. Mit dem „Aufrichten" des Menschen wurde das Schultergelenk von der Fortbewegungsaufgabe freigestellt, und die beiden Hüftgelenke mußten Aufgaben übernehmen, die beim Vierfüßer auf 4 Gelenke verteilt sind. Der zweibeinige Stand brachte zudem erhebliche Gleichgewichtsprobleme mit sich, die das Hüftgelenk

Tab. 914d. Hüftmuskeln IV: Adduktoren (Anordnung in 3 Schichten)

Muskel	Ursprung	Ansatz	Nerv	Funktion	Anmerkungen
M. pectineus (Kamm-Muskel)	Pecten ossis pubis	• Linea pectinea • Linea aspera	N. femoralis + N. obturatorius	Hüftgelenk: Flexion + Adduktion	Lateraler Muskel der ventralen Adduktorenschicht
M. adductor longus (langer Anzieher)	Corpus ossis pubis	Linea aspera, Labium mediale (mittleres Drittel)	N. obturatorius	Hüftgelenk: Adduktion (und schwächer Flexion + Außenrotation)	• Mittlerer Muskel der ventralen Adduktorenschicht • Ursprungssehne wölbt bei Adduktion gegen Widerstand die Haut deutlich vor
M. gracilis (schlanker Muskel)	Ramus inferior ossis pubis	Über Pes anserinus an Facies medialis (tibiae) (lange Ansatzsehne)		• Hüftgelenk: Adduktion • Kniegelenk: Flexion + Innenrotation	• Medialer Muskel der ventralen Adduktorenschicht • Ursprungssehne tritt bei Adduktion gegen Widerstand deutlich hervor (dorsal der Sehne des M. adductor longus)
M. adductor brevis (kurzer Anzieher)	Os pubis (Vorderfläche)	Linea aspera, Labium mediale (oberes Drittel)		Hüftgelenk: Adduktion (und schwächer Außenrotation)	• Mittlere Adduktorenschicht • liegt zwischen R. anterior und R. posterior des N. obturatorius
M. adductor magnus (großer Anzieher)	• Ramus inferior ossis pubis • Ramus ossis ischii • Tuber ischiadicum	• Linea aspera, Labium mediale • Epicondylus medialis (femoris) (sehnig) • Faszie des M. vastus medialis		Hüftgelenk: Adduktion + Außenrotation (stärkster Adduktor)	• Dorsale Adduktorenschicht • zwischen Ansatzsehne am Epicondylus medialis und Muskelbauch zur Linea aspera klafft *Hiatus adductorius* • Sehnenplatte zum M. vastus medialis bildet Vorderwand des Canalis adductorius (für A. + V. femoralis) • Kranialer Abschnitt wird auch **M. adductor minimus** genannt

Tab. 914e. Ischiokrurale Muskeln

Muskel	Teil	Ursprung	Ansatz	Nerv	Funktion	Anmerkungen
M. semitendinosus (halbsehniger Muskel)		Tuber ischiadicum	Über „Pes anserinus" an Facies medialis (tibiae)	N. tibialis	• Hüftgelenk: Extension • Kniegelenk: Flexion + Innenrotation	Lange, gut tastbare Ansatzsehne gibt dem Muskel den Namen
M. semimembranosus (halbmembranöser Muskel)		Tuber ischiadicum	• Condylus medialis (tibiae) • Faszie des M. popliteus • Lig. popliteum obliquum	N. tibialis	• Hüftgelenk: Extension • Kniegelenk: Flexion + Innenrotation • Lig. popliteum obliquum verhindert Einklemmen der Kniegelenkkapsel bei Flexion	• Lange, flache Ursprungssehne gibt dem Muskel den Namen • die sich dreiteilende Ansatzsehne wird auch „Pes anserinus profundus" genannt)
M. biceps femoris (zweiköpfiger Oberschenkelmuskel)	Caput longum	Tuber ischiadicum	Gemeinsam an: • Caput fibulae • Condylus lateralis (tibiae)	N. tibialis	• Hüftgelenk: Extension • Kniegelenk: Flexion + Außenrotation	• Wichtigster Außenrotator des Kniegelenks • die kräftige Ansatzsehne wölbt die Haut stark vor • zwischen ihr und dem Tractus iliotibialis sinkt die Haut zu einer Grube ein
	Caput breve	Linea aspera (Labium laterale, mittleres Drittel)		N. fibularis [peroneus] communis	Kniegelenk: Flexion + Außenrotation	

zusätzlich belasten. Der mächtige Muskelmantel ist Ausdruck der zentralen Bedeutung des Hüftgelenks für Gehen und Stehen.
• Beim *Gehen* werden die Beuger und Strecker abwechselnd angespannt. Das Durchschwingen des Beins wird erleichtert, wenn das Becken auf der Spielbeinseite etwas angehoben wird, damit der Fuß nicht auf dem Boden schleift. Dieses Anheben kann nicht durch Muskelkontraktion auf der Seite des Spielbeins vor sich gehen. Hier fehlt der Fixpunkt. Es werden vielmehr die Abduktoren (M. gluteus medius + minimus) über dem Standbein eingesetzt.
• Die Abduktion führt zu unterschiedlichen Ergebnissen, je nachdem ob das Bein frei beweglich oder festgestellt ist. Das frei bewegliche Bein wird bei der Abduktion zur Seite gehoben (Fixpunkt Becken). Das festgestellte Standbein hingegen bildet den Fixpunkt, gegen welchen das Becken „abgespreizt" wird, d.h. die Crista iliaca wird gegen das Standbein nach unten gezogen. Dabei muß notwendigerweise die gegenseitige Beckenhälfte angehoben werden.
• Durch Kontraktion des M. gluteus medius + minimus der Standbeinseite wird beim Gehen das Becken auf der Spielbeinseite angehoben. Das Bein kann so besser durchschwingen. Das regelmäßige Anspannen der Abduktoren über dem Standbein beim Gehen erklärt ihre mächtige Entfaltung: Sie müssen schließlich nicht das Bein gegen den Rumpf, sondern das große Gewicht des Rumpfes gegen das Bein bewegen.

■ **Gehen bei Kniegelenkversteifung**: Die freie Abduktion des Beins spielt beim Menschen außer beim Sport eigentlich nur dann eine Rolle, wenn z.B. das Kniegelenk in Streckstellung versteift ist und das Spielbein trotz Anhebens des Beckens nicht frei durchschwingen kann. Dann wird das Bein außen herumgeführt (zirkumduziert). Die Abduktoren kontrahieren sich dabei auf beiden Seiten.

■ **Strecker stärker als Beuger**: Im aufrechten Stand geht die Schwerlinie des Körpers durch das Hüftgelenk. Insofern besteht ein Gleichgewichtszustand, der gleich starke Beuger und Strecker erforderte. Die exzentrische Lage des Achsenskeletts des Rumpfes und des Unterstützungspunktes des Kopfes fördern das Vorneigen bei Ermüdung der Rückenmuskeln. Damit wird die Schwerlinie vor das Hüftgelenk verlagert, wodurch Ausgleichsbewegungen der Streckmuskeln nötig werden.
• Der große Unterschied zwischen Beugern und Streckern ist jedoch nicht durch die Statik, sondern durch die Fortbewegung zu erklären. Beim Bergaufgehen, z.B. beim Treppensteigen, müssen die Beuger das Gewicht des Beins heben. Die Strecker stemmen dann das Gewicht des restlichen Körpers nach oben. Da das Gewicht des Beins etwa ein Sechstel des Körpergewichts ausmacht, sind die Strecker etwa fünfmal so stark wie die Beuger.

■ **Tractus iliotibialis** (Darmbein-Schienbein-Sehne): Das Femur überträgt die Last des Rumpfes vom Hüftgelenk auf das Kniegelenk. Die beiden Gelenke werden aber vom Schenkelschaft nicht geradlinig verbunden. Wegen des Schenkelhalswinkels weichen Knochenachse und Lastachse voneinander ab. Das Femur wird deshalb stark auf Biegung beansprucht.
• Ein Teil der Biegekräfte kann durch eine „Zuggurtung" auf der Außenseite aufgefangen werden. Diese Aufgabe übernimmt der Tractus iliotibialis. Wie der Name sagt, verbindet er das *Os ilium* (und zwar die Crista iliaca) mit der *Tibia* (Anheftung an deren fibularen Seite).

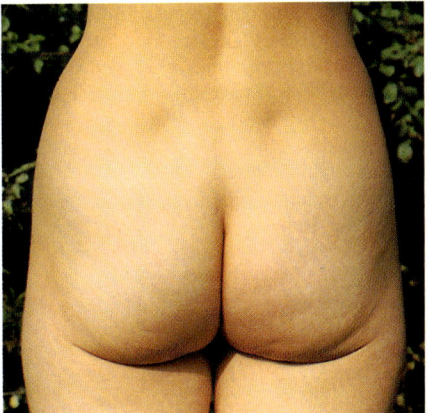

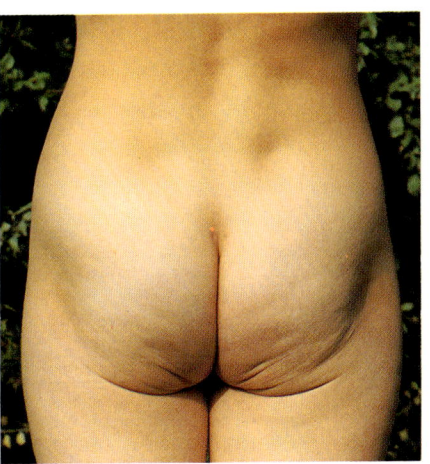

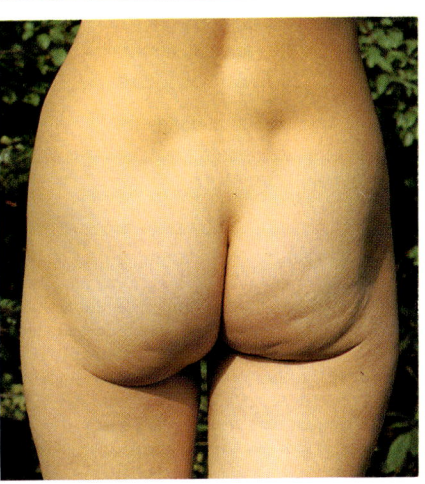

Abb. 915a-c. Lendenraute und Gesäßbacken. [li1]
• Oben: Beim ruhigen Stehen sind die Gesäßbacken gleichmäßig gerundet. Die Gesäßfurche läuft weit zur Seite.
• Mitte: Bei der strammen Haltung (oder um den Abgang heftig drängender Winde zu verhindern) werden die Gesäßbacken zusammengepreßt. Die Gesäßfurchen sind verkürzt.
• Unten: Wird nur das rechte Bein belastet, so ist die rechte Gesäßbacke gespannt und die linke schlaff. Die Gesäßfurche ist links weniger deutlich und steht tiefer. Das Becken sinkt auf der linken Seite ab.

- 2 Muskeln strahlen in den Tractus iliotibialis ein, der M. tensor fasciae latae von vorn, der M. gluteus maximus mit seinen oberen Randfasern von hinten. Die beiden Muskeln schaffen über den Tractus iliotibialis ein Gegengewicht zu den Biegekräften auf der Medialseite des Oberschenkels. Sie unterstützen dabei die Abduktion und wirken auch auf das Kniegelenk stabilisierend.
- *Coxa saltans* (schnappende Hüfte): Bei manchen Menschen springt bei Bewegungen im Hüftgelenk der Tractus iliotibialis schmerzhaft über Trochanter major.

■ **Trigonum femorale** (Schenkeldreieck, Scarpa-Dreieck): Die ventralen Oberschenkelmuskeln wölben sich stark vor, so daß über den Adduktoren am proximalen Oberschenkel die Haut flach einsinkt. Ein etwa dreieckiges Feld wird begrenzt :
- proximal: vom Leistenband bzw. von der Leistenfurche.
- lateral: vom M. sartorius.
- medial: vom M. adductor longus.

#916 Hüftmuskeln: Innervation

Die Hüftmuskeln werden von Ästen des *Plexus lumbosacralis* innerviert (Tab. 916).

Tab. 916. Innervation der Hüftmuskeln	
N. gluteus superior	• M. gluteus medius • M. gluteus minimus • M. tensor fasciae latae
N. gluteus inferior	• M. gluteus maximus
N. ischiadicus	• ischiokrurale Muskeln
Direkte Äste des Plexus sacralis	• M. piriformis • M. obturatorius internus • Mm. gemelli • M. quadratus femoris
N. obturatorius	• Alle Adduktoren (M. pectineus auch N. femoralis) • M. obturatorius externus
N. femoralis	• M. iliopsoas * • M. sartorius • M. rectus femoris

* auch direkte Äste des Plexus lumbalis

■ **Ausfallserscheinungen bei Lähmungen:**
- *N. gluteus superior*: Ausfall von M. gluteus medius + minimus sowie M. tensor fasciae latae. Damit sind die wichtigsten Abduktoren betroffen. Erhalten bleibt die Abduktionsfähigkeit der oberen Randfasern des M. gluteus maximus (zum Tractus iliotibialis) sowie des M. rectus femoris. Bei Lähmung des M. gluteus medius + minimus (oder bei Insuffizienz infolge Coxa vara oder angeborener Luxation) fällt der in #915 beschriebene Abduktionsmechanismus aus. Beim Stehen auf dem kranken Bein kann das Becken nicht im Gleichgewicht gehalten werden. Es sinkt dann auf der gesunden Seite ab (Trendelenburg-Zeichen). Bei einseitiger Lähmung der Abduktoren schleift beim Gehen das gesunde (!) Bein am Boden nach. Bei beidseitiger Lähmung wird die Seitneigung der Wirbelsäule eingesetzt, um den Ausfall der Abspreizer zu kompensieren: Neigt man die Wirbelsäule nach links, so wird das Becken rechts hochgezogen und umgekehrt. Durch abwechselndes Rechts- und Linksneigen der Wirbelsäule kann beim Gehen das jeweilige Spielbein etwas angehoben werden. Man nennt dies „Watschelgang". Zum Watschelgang kommt es nicht nur bei Lähmung, sondern vorübergehend auch bei starker Ermüdung der Abduktoren, z.B. nach einer durchtanzten Nacht. Auch schmerzhafte Hüftgelenkerkrankungen, z.B. Koxarthrose, führen zur Überanstrengung der Hüftgelenkmuskeln (Schonhaltung zur Schmerzvermeidung) und dann zum „Insuffizienzhinken" (auch Duchenne-Hinken genannt).

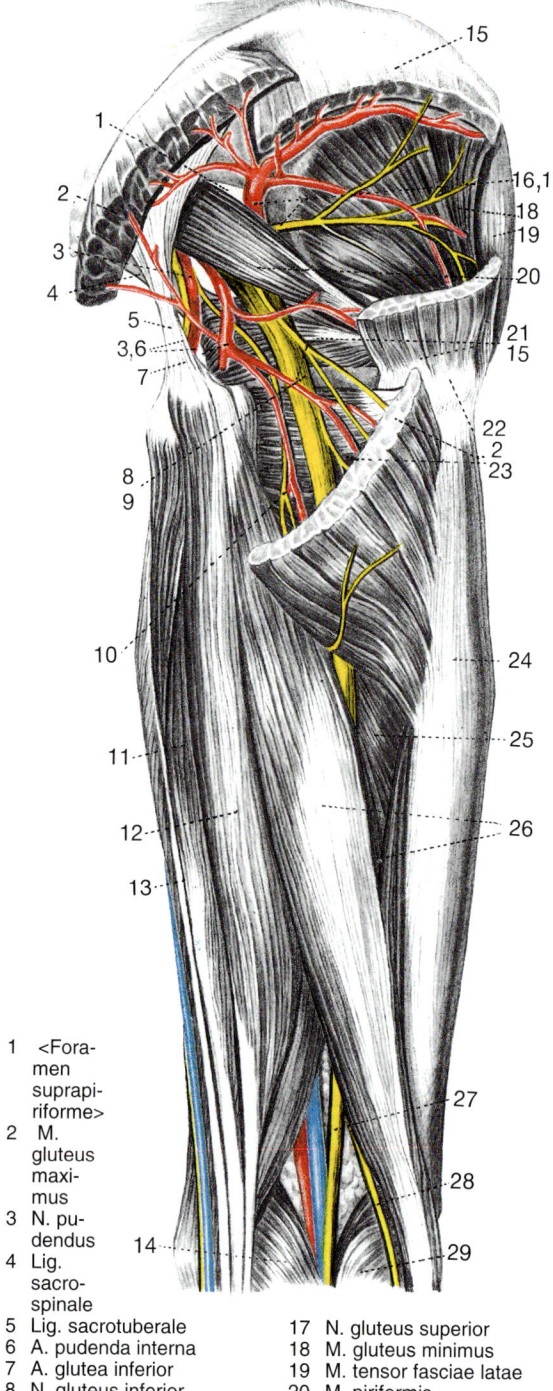

1 <Foramen suprapiriforme>
2 M. gluteus maximus
3 N. pudendus
4 Lig. sacrospinale
5 Lig. sacrotuberale
6 A. pudenda interna
7 A. glutea inferior
8 N. gluteus inferior
9 N. ischiadicus
10 N. cutaneus femoris posterior
11 M. semimembranosus
12 M. semitendinosus
13 M. gracilis
14 M. gastrocnemius, Caput mediale
15 M. gluteus medius
16 A. glutea superior
17 N. gluteus superior
18 M. gluteus minimus
19 M. tensor fasciae latae
20 M. piriformis
21 M. obturatorius internus
22 Trochanter major
23 M. quadratus femoris
24 Tractus iliotibialis
25 M. adductor magnus
26 M. biceps femoris
27 N. tibialis
28 N. fibularis [peroneus] communis
29 M. gastrocnemius, Caput laterale

Abb. 921. Nerven und Arterien der Gesäßgegend und der Dorsalseite des Oberschenkels. Der große und der mittlere Gesäßmuskel sind teilweise entfernt. [bl]

- *N. gluteus inferior*: Ausfall des M. gluteus maximus: Das Strecken ist entscheidend geschwächt, was vor allem das Treppensteigen behindert. Über die ischiokruralen Muskeln, über den dorsalen Anteil des M. gluteus medius sowie über den M. adductor magnus ist jedoch noch Strecken möglich.
- *N. ischiadicus*: Der Ausfall der ischiokruralen Muskeln ist für das Hüftgelenk unbedeutend.
- *N. femoralis*: Ausfall der wesentlichen Beuger: M. iliopsoas, M. rectus femoris und M. sartorius. Es verbleibt eine schwache Beugekraft durch den M. tensor fasciae latae, die vorderen Anteile des M. gluteus minimus und die ventralen Adduktoren.
- *N. obturatorius*: Ausfall der Adduktorengruppe. Erhalten bleibt die Adduktionsfähigkeit der unteren Anteile des M. gluteus maximus sowie der ischiokruralen Muskeln.

9.2 Leitungsbahnen von Gesäßgegend und Oberschenkel

#921 Gesäßgegend, Foramen ischiadicum majus + minus
#922 *Intragluteale Injektion, Gefahren, Injektionsfelder*
#923 Leistenband, Lacuna musculorum + vasorum, Schenkelkanal, *-hernien, Senkungsabszesse*
#924 Oberschenkelvorder-, -innen- und -dorsalseite
#925 Lymphbahnen des Beins, Leistenlymphknoten

#921 Gesäßgegend (Regio glutealis)

■ **Foramen ischiadicum majus**: Das „große Sitzbeinloch" liegt zwischen Kreuzbein und Hüftbein. Es wird kranial vom Iliosakralgelenk, kaudal vom *Lig. sacrospinale* begrenzt. Durch dieses Loch zieht der *M. piriformis* aus dem kleinen Becken (Ursprung an der beckenseitigen Fläche des Kreuzbeins) in die Gesäßgegend (Ansatz am Trochanter major). Der Muskel füllt nicht das gesamte Foramen ischiadicum majus aus: Oberhalb („suprapiriform") und unterhalb („infrapiriform") des Muskels bleiben Lücken für Blutgefäße und Nerven (Abb. 921):

❶ **Suprapiriformer Teil** („Foramen suprapiriforme"): Zwischen M. piriformis und Oberrand des Foramen ischiadicum majus verlassen die A. + V. glutea superior und der N. gluteus superior das kleine Becken.
- Die *A. glutea superior* ist ein parietaler Ast der *A. iliaca interna*. Ein Ast verläuft zwischen M. gluteus medius + minimus nach lateral und versorgt diese Muskeln. Ein anderer Ast verzweigt sich an den oberen Abschnitten des M. gluteus maximus.
- Das Blut aus den *Vv. gluteae superiores* fließt über die *V. iliaca interna* in die V. cava inferior ab.
- Der motorische *N. gluteus superior* innerviert den M. gluteus medius + minimus sowie den M. tensor fasciae latae, also die wichtigsten Abduktoren des Hüftgelenks.

❷ **Infrapiriformer Teil** („Foramen infrapiriforme"): Zwischen M. piriformis und Lig. sacrospinale verlassen die unteren Glutealgefäße und -nerven sowie Blutgefäße und Nerven für das Bein und für die Dammgegend das kleine Becken.
- *A. glutea inferior* und *Vv. gluteae inferiores* versorgen die unteren Abschnitte des M. gluteus maximus sowie anschließende Abschnitte der Dorsalseite des Oberschenkels. Wie die oberen Glutealgefäße entspringen bzw. münden sie in die A. + V. iliaca interna. Gelegentlich begleiten Äste den N. ischiadicus. In sehr seltenen Fällen geht als stammesgeschichtliches Überbleibsel die Hauptarterie des Beins aus der A. glutea inferior hervor („A. ischiadica").
- Der motorische *N. gluteus inferior* innerviert den M. gluteus maximus, den wichtigsten Strecker des Hüftgelenks.
- Der *N. ischiadicus* ist der stärkste Nerv des Körpers. Er innerviert die dorsalen Muskeln des Oberschenkels sowie alle Muskeln unterhalb des Kniegelenks. Sein sensorischer Bereich umfaßt den größten Teil der Haut unterhalb des Knies, ausgenommen einen medialen Streifen, der vom N. saphenus aus dem N. femoralis versorgt wird. Der N. ischiadicus ist in der Gesäßgegend etwa 1 cm breit. Manchmal ist er schon in seine beiden Hauptäste, *N. tibialis* und *N. fibularis [peroneus] communis* geteilt. Häufig durchbohrt dann ein Ast den M. piriformis und teilt diesen in 2 Köpfe.
- Dem N. ischiadicus liegt meist der *N. cutaneus femoris posterior* eng an. Er ist der Hautnerv für die Hinterseite des Oberschenkels bis hinab zur Kniekehle.

■ **Foramen ischiadicum minus**: Das „kleine Sitzbeinloch" wird kranial vom *Lig. sacrospinale* und kaudal vom *Lig. sacrotuberale* begrenzt. Eine Gruppe von Blutgefäßen und Nerven verläßt das kleine Becken durch den infrapiriformen Teil des großen Sitzbeinlochs, biegt mit dem M. obturatorius internus um den Sitzbeinstachel herum, gelangt so in das kleine Sitzbeinloch und verläuft dann in der *Fossa ischioanalis* (#287) zur Regio perinealis (Dammgegend). Es sind dies:
- *A. + V. pudenda interna* (innere Schamgefäße).
- *N. pudendus*: Der „Schamnerv" innerviert den M. sphincter ani externus, die Muskeln der Regio urogenitalis sowie die Haut des mittleren und hinteren Abschnitts der äußeren Geschlechtsorgane einschließlich Penis und Clitoris.

■ **Präparation**: Die A. + V. pudenda interna und der N. pudendus liegen im Präparat ganz weit medial am Rand des Lig. sacrotuberale. Um sie aufzusuchen, muß man den M. gluteus maximus energisch nach medial aufklappen und eventuell seine Ursprünge vom Lig. sacrotuberale ablösen.

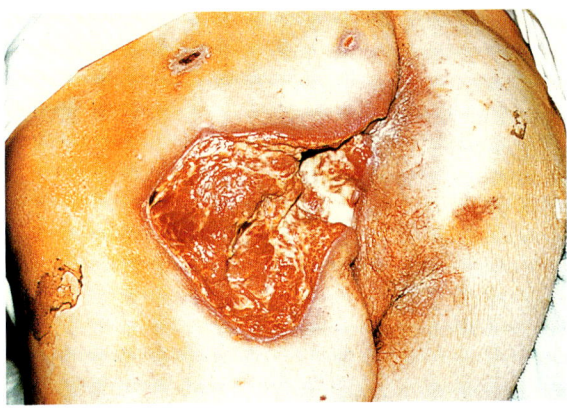

Abb. 922a. Großer Gewebedefekt nach fehlerhafter intramuskulärer Injektion. Der Einstich erfolgte zu weit innen und unten und traf die A. glutea inferior. Das Arzneimittel löste einen Gefäßkrampf aus. Das nicht mehr durchblutete Gewebe starb ab. Es dauerte viele Wochen, bis der tiefe Krater wieder geschlossen war. Eine tief eingezogene Narbe, Schmerzen und Bewegungsbehinderungen blieben zurück. [mv]

#922 Intragluteale Injektion

■ **Intramuskuläre Injektion** von Medikamenten: Sie ist beliebt, weil sie einfacher durchzuführen ist als die intravenöse Injektion, das Arzneimittel aber wegen der starken Durchblutung des Muskels fast ebenso schnell wirkt. Bei der intravenösen Injektion wird der injizierte Stoff sehr rasch im Blut verdünnt. Damit sind örtliche Reizerscheinungen selten. Die intramuskuläre Injektion hingegen verursacht wegen der vorübergehenden hohen Konzentration des injizierten Stoffes im Muskel häufiger Gewebeschäden. In der Muskulatur machen kleine Nekrosen kaum Beschwerden. Anders ist es mit Schäden an Nerven und Arterien. Die Einstichstelle ist daher so zu wählen, daß größere Gefäße und Nerven nicht geschädigt werden können.

■ **Bevorzugte Injektionsorte**:
• in der Gesäßgegend in den *M. gluteus medius*.
• am Oberschenkel in den *M. vastus lateralis*.
• am Oberarm in den *M. deltoideus* oder *M. triceps brachii*.

■ **Gefahren der intraglutealen Injektion**:
• Die Verletzung des *N. ischiadicus* kann verheerende Folgen haben: Das Bein kann vom Knie abwärts gelähmt sein.
• Nicht ganz so schwerwiegend ist die Verletzung des *N. gluteus superior*: Bei Lähmung der wichtigen Abduktoren ist der Patient jedoch beim Gehen erheblich behindert.
• Bei versehentlicher intraarterieller Injektion in die *A. glutea superior* oder *inferior* können große Gewebebereiche absterben (Abb. 922a).

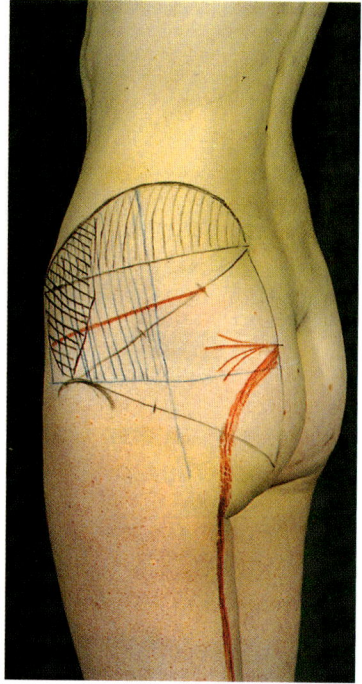

Abb. 922c. Injektionsfelder und Nerven der Gesäßgegend. *[li6]*
• Blau geschrafft der „äußere obere Quadrant".
• Schwarz horizontal markiert das Feld für die Injektion in den vorderen Abschnitt der Gesäßgegend.
• Schwarz vertikal geschrafft ein weiteres Injektionsfeld zwischen der Crista iliaca und der Verbindungslinie zwischen Spina iliaca anterior + posterior superior (nach von Lanz und Wachsmuth). Dieses Feld ist bezüglich Gefäßen und Nerven am sichersten. Es hat den Nachteil, daß die Dicke der Muskeln nicht so einfach abzuschätzen ist. Bei zaghaftem Einstich spritzt man in das Fettgewebe, bei zu forschem Vorgehen trifft man den Knochen.

■ **Empfohlene Injektionsfelder**: Um die genannten Nerven sicher zu schonen, genügt die alte Anweisung „Injektion in den äußeren oberen Quadranten" nicht, da meist die Quadranten nicht genügend genau definiert werden und man zu leicht in den Verlaufsbereich der großen Nerven gelangt. Bessere Definitionen sind (Abb. 922c + d):

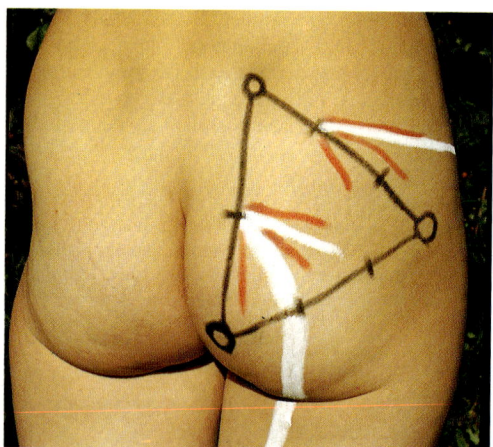

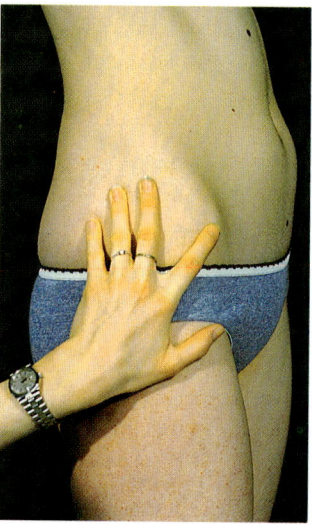

Abb. 922b. Zu einem tieferen Verständnis der intraglutealen Injektion gelangt man, wenn man sich den Verlauf der besonders gefährdeten Nerven und Blutgefäße in der Gesäßgegend klar macht. Dazu zeichnet man ein Dreieck mit den Eckpunkten:
A = *Spina iliaca posterior superior* = seitlicher Eckpunkt der Lendenraute.
B = *Tuber ischiadicum* (Sitzbeinhöcker) und
C = Spitze des *Trochanter major*. Der große Rollhügel ist der am weitesten nach lateral ausladende Punkt des Skeletts der unteren Körperhälfte.
• Die Austrittsstelle des *N. ischiadicus* und der *A. glutea inferior* aus dem kleinen Becken (infrapiriformer Teil des Foramen ischiadicum majus) liegt etwa am Halbierungspunkt der Verbindungslinie AB zwischen Spina iliaca posterior superior und Tuber ischiadicum. Der Nerv wendet sich dann in einem leichten Bogen nach lateral und kaudal, so daß er wieder am medialen Drittelpunkt der Verbindungslinie BC von Tuber ischiadicum und Trochanter major zu finden ist.
• Die Austrittsstelle des *N. gluteus superior* und der *A. glutea superior* (suprapiriformer Teil) liegt unter dem medialen Drittelpunkt der Verbindungslinie AC zwischen Spina iliaca posterior superior und Trochanter major. Der Nerv verläuft von dort etwa in der Horizontalen seitwärts. *[li6]*

Abb. 922d. Intramuskuläre Injektion in den vorderen Bereich der Gesäßgegend (ventrogluteale Injektion nach von Hochstetter):
• Bei Injektion in die rechte Gesäßgegend legt man die Spitze des Zeigefingers der linken Hand auf die rechte Spina iliaca anterior superior des Patienten, spreizt den dritten Finger weit ab und injiziert in das dreieckige Feld zwischen den beiden Fingern und der Crista iliaca. Die Handfläche liegt dabei auf dem Trochanter major.
• Bei Injektion in die linke Gesäßgegend werden die Finger sinngemäß vertauscht. *[li6]*

- *kraniale Injektion* zwischen Crista iliaca (Darmbeinkamm) und einer Verbindungslinie von Spina iliaca anterior und posterior superior (nach von Lanz und Wachsmuth): Vorteil: keine wesentlichen Blutgefäße und Nerven im Injektionsfeld, Nachteil: die Muskelschicht ist nicht sehr dick.
- *ventrogluteale Injektion* (nach von Hochstetter): Abb. 922d. Vorteil: dicke Muskelmassen (M. gluteus medius + minimus). Nachteil: der Ast des N. gluteus superior zum M. tensor fasciae latae kann trotzdem verletzt werden. Die Lähmung dieses Muskels ist jedoch ein akzeptables Risiko (sofern man nicht gerade Sprinter ist).

> Die intragluteale Injektion sollte nicht in den M. gluteus maximus vorgenommen werden. Die Gefahr der Verletzung von Arterien und Nerven ist zu groß.
> Es wird viel zu häufig intramuskulär injiziert. Man sollte die intramuskuläre Injektion auf Medikamente beschränken, die nicht anders verabreicht werden können, z.B. Depotpräparate mit Wirkung über Wochen.

#923 Versorgungsstraße hinter dem Leistenband

■ **Lig. inguinale** (Leistenband): Es ist ein verstärkter Randzug der Sehnenplatte des M. obliquus externus abdominis. Es zieht von der Spina iliaca anterior superior zu einem Höcker neben dem Oberrand der Symphysis pubica (*Tuberculum pubicum*). Der Raum zwischen Leistenband und Beckenknochen wird lateral vom M. iliopsoas, medial von Blut- und Lymphgefäßen durchquert (Abb. 923a). Die Faszie des M. iliopsoas (*Fascia iliaca*) befestigt sich am Leistenband und am Knochen an der Darmbein-Schambein-Grenze. Dieser Faszienstreifen (*Arcus iliopectineus*) trennt die beiden Durchgangsstraßen:
❶ lateral für den Muskel (*Lacuna musculorum*).
❷ medial für die Gefäße (*Lacuna vasorum*).

❶ **Lacuna musculorum**: Das „Muskelfach" wird im wesentlichen vom *M. iliopsoas* ausgefüllt. Es treten jedoch auch 2 Nerven durch:
- der *N. femoralis* medial, nahe der A. femoralis.
- der *N. cutaneus femoris lateralis* näher zur Spina iliaca anterior superior.

❷ **Lacuna vasorum**: Im „Gefäßfach" findet man (von lateral nach medial, Abb. 923c):
- *A. femoralis*: Die Pulsationen der Oberschenkelarterie kann man über der Mitte des Leistenbandes tasten. An dieser Stelle kann die Arterie bei Blutungen am Bein zur ersten Hilfe gegen den Knochen abgedrückt werden. Die Arterie ist hier auch gut zu punktieren (Abb. 923c), z.B. zur Blutgasanalyse oder um einen Linksherzkatheter einzuführen. Von der A. femoralis aus kann man den Katheter in die Aorta nach oben schieben und von den Herzkranzgefäßen an jedes Arteriengebiet des großen Kreislaufs durch eine Kontrastmittelinjektion direkt in das Gefäß darstellen.
- *V. femoralis*: Die Oberschenkelvene kommt (selten) für eine intravenöse Injektion oder Blutabnahme in Betracht, wenn am Arm oder am Hals keine durchgängige Vene mehr zu finden ist. Man sticht dann unmittelbar medial der pulsierenden Arterie ein. Auch zur rechtsmedizinischen Blutalkoholbestimmung bei der Leiche wird das Blut aus der V. femoralis entnommen.
- Lymphbahnen und einen Lymphknoten aus der Gruppe der *Nodi lymphoidei inguinales profundi* (#925).

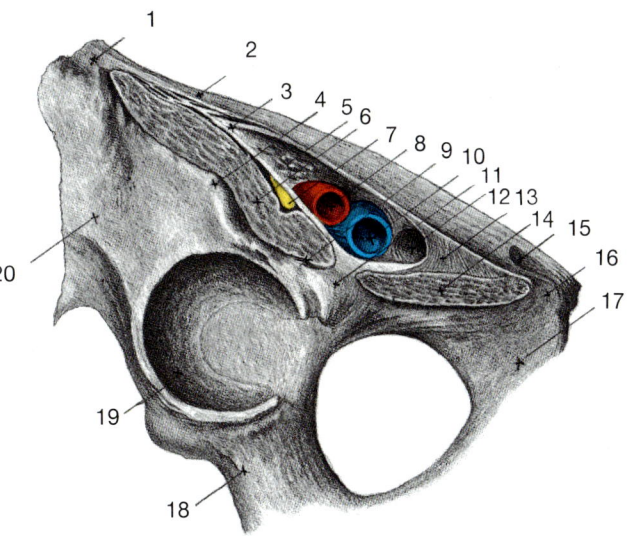

Abb. 923a. Versorgungsstraße unter dem rechten Leistenband. [us]

1	Spina iliaca anterior superior	11	Eminentia iliopubica
2	Lig. inguinale [Arcus inguinalis]	12	Canalis femoralis
3	Arcus iliopectineus	13	Lig. lacunare
4	Spina iliaca anterior inferior	14	M. pectineus
5	Lacuna vasorum	15	Anulus inguinalis superficialis (kranial des Leistenbandes)
6	M. iliopsoas	16	Tuberculum pubicum
7	N. femoralis	17	Os pubis [Pubis]
8	A. femoralis	18	Os ischii [Ischium]
9	Bursa iliopectinea	19	Acetabulum
10	V. femoralis	20	Os ilium [Ilium]

■ **Anulus femoralis und Canalis femoralis**: Der mediale Teil der Lacuna vasorum zwischen V. femoralis, Leistenband und Lig. lacunare wird außer von den Lymphbahnen im wesentlichen von Bindegewebe gefüllt. Dieses bildet eine (stark durchlöcherte) Scheidewand zwischen Becken und Bein. Den Rand der Scheidewand bezeichnet man als *Anulus femoralis* (Schenkelring). Er markiert den Eingang

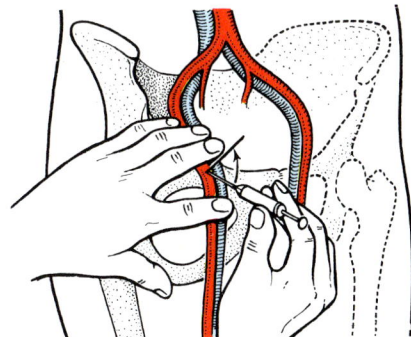

Abb. 923b. Injektion in die A. femoralis. Kaudal des Leistenbandes liegt die Oberschenkelarterie recht oberflächlich. Ihr Puls ist gut zu tasten. Trotzdem erfordert der Einstich große Geschicklichkeit, um die Kanüle in die Arterie zu bringen und nicht deren Hinterwand zu durchstoßen. Über die A. femoralis kann man Katheter in alle großen Arterien (ausgenommen Lungenarterien) und in das linke Herz einführen. [st1]

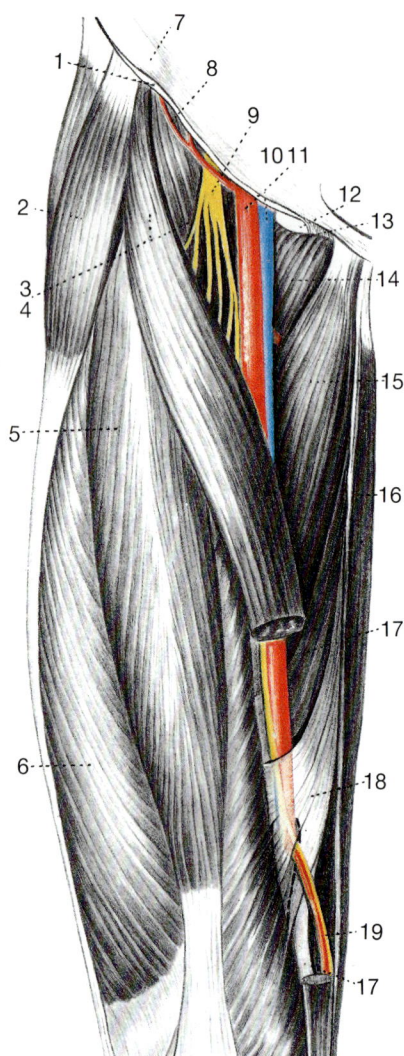

Die Schenkelhernien liegen weiter lateral als die Leistenhernien und steigen unter dem Leistenband in den Oberschenkel ab. Sie sind seltener als Leistenhernien und kommen überwiegend bei Frauen vor (bei Frauen ist wegen des relativ breiteren Beckens auch der Canalis femoralis weiter).

Verwechslungsgefahr: Das Wort „Schenkelbruch" ist doppeldeutig. Es kann den Bruch des Schenkelbeins (Fractura femoris) und den Eingeweidebruch durch den Schenkelkanal (Hernia femoralis) bedeuten. Sofern eine Irrtumsmöglichkeit besteht, sollte man „Bruch" durch die eindeutigen Begriffe „Fraktur" und „Hernie" ersetzen.

■ **Senkungsabszesse innerhalb der Psoasfaszie:** Durch Faszien werden im Körper Räume (Kompartimente) abgegrenzt, die von Abszessen nicht so leicht überschritten werden. Die Faszie des M. iliopsoas umschließt einen Raum, der von der Lendenwirbelsäule und der Innenseite der Ala ossis ilii (Darmbeinschaufel) bis zum Trochanter minor reicht. Bei einer Osteomyelitis (Knochenmarkentzündung) der Lendenwirbelkörper wird Gewebe eingeschmolzen, das in einem Abszeß an die Körperoberfläche geschafft werden muß. Bricht der Wirbelkörper nach lateral auf, so gelangen die Eitermassen in den von der Psoasfaszie umschlossenen Raum. Sie nehmen dann nicht den kürzeren Weg zum Rücken, sondern steigen (entsprechend der Schwerkraft) innerhalb der Faszie zum Trochanter minor ab. Erst an ihrem tiefsten Punkt durchbrechen sie die Faszie (wenn sich genügend Eiter angesammelt hat) und suchen einen Weg zur Oberfläche. Die Kenntnis der Faszienräume ist daher grundlegend für das Verständnis der Ausbreitung von Entzündungen.

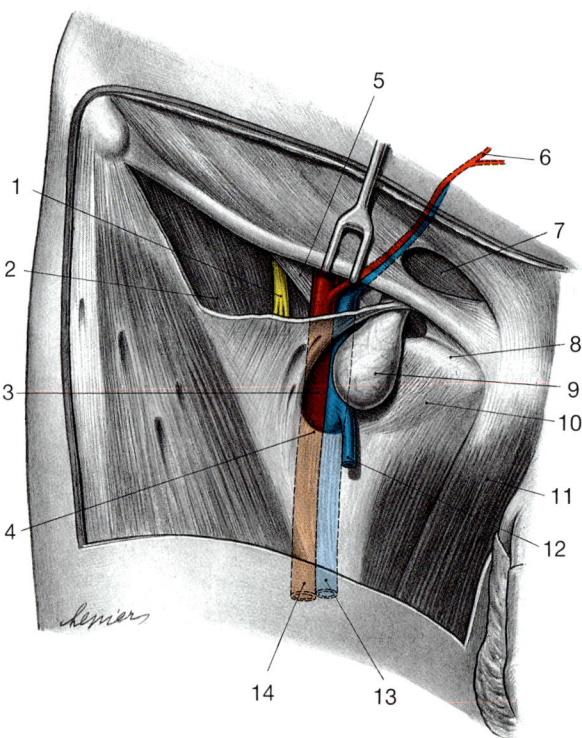

Abb. 923c. Nerven und Blutgefäße der Vorderseite des Oberschenkels. Der M. sartorius ist durchgetrennt. [bl]

1 Lig. inguinale [Arcus inguinalis]
2 M. tensor fasciae latae
3 M. sartorius
4 M. iliopsoas
5 M. rectus femoris
6 M. vastus lateralis
7 Spina iliaca anterior superior
8 A. circumflexa ilium superficialis
9 N. femoralis
10 A. femoralis
11 V. femoralis
12 Canalis femoralis
13 Lig. lacunare
14 M. pectineus
15 M. adductor longus
16 M. gracilis
17 M. adductor magnus
18 Canalis adductorius
19 N. saphenus

in eine Bindegewebestraße, die sich in die Rinne zwischen M. iliopsoas und M. pectineus fortsetzt und am *Hiatus saphenus* endet. Durch Schenkelhernien kann sie zu einem Kanal erweitert werden (*Canalis femoralis* = Schenkelkanal).

■ **Schenkelhernien:** Das den *Anulus femoralis* verschließende Septum kann dem Druck der Baucheingeweide nachgeben. Es entsteht dann ähnlich wie bei den direkten Leistenbrüchen (#267) ein Schenkelbruch (Hernia femoralis), der den Weg durch den *Canalis femoralis* zum *Hiatus saphenus* einschlägt (Abb. 923d).

Abb. 923d. Schenkelbruch (Hernia femoralis) rechts. [kk]

1 N. femoralis
2 M. iliacus
3 Hiatus saphenus
4 Margo falciformis [arcuatus]
5 Arcus iliopectineus
6 A. epigastrica inferior (unter der Sehnenplatte)
7 Anulus inguinalis superficialis
8 Os pubis
9 Hernia femoralis
10 M. pectineus
11 M. adductor longus
12 V. saphena magna
13 V. femoralis
14 A. femoralis

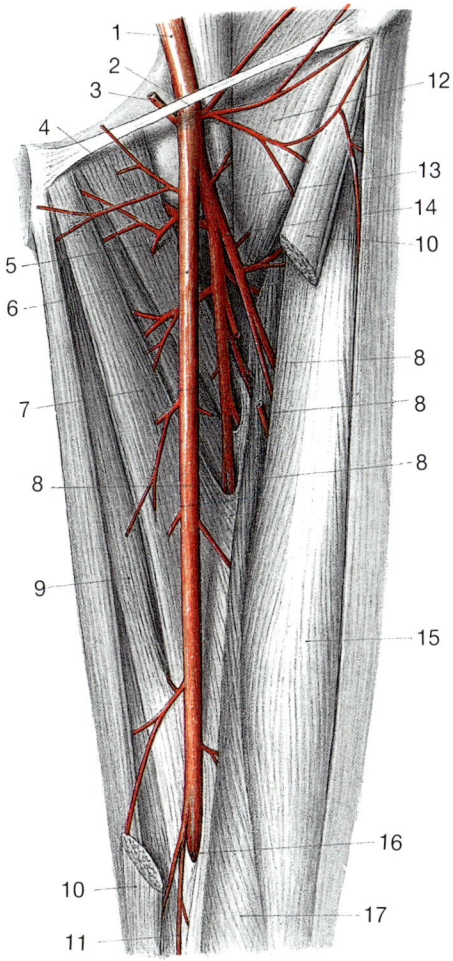

Abb. 924a. Aufzweigung der A. femoralis, linkes Bein. Der M. sartorius ist durchgetrennt. *[he3]*

1 A. iliaca externa
2 A. circumflexa ilium profunda
3 A. epigastrica inferior
4 A. circumflexa femoris medialis
5 M. pectineus
6 A. femoralis
7 M. adductor longus
8 A. perforans
9 M. adductor magnus
10 M. sartorius
11 A. descendens genus
12 M. iliacus
13 A. profunda femoris
14 A. circumflexa femoris lateralis
15 M. rectus femoris
16 Eintritt der A. femoralis in den Canalis adductorius
17 M. vastus medialis

#924 Oberschenkelgegend (Regio femoris)

Vom Becken führen 3 große Versorgungsstraßen zum Oberschenkel:
❶ ventral zwischen Leistenband und Knochen (*Lacuna vasorum + musculorum*, #923).
❷ medial durch das Foramen obturatum (*Canalis obturatorius*).
❸ dorsal durch den infrapiriformen Teil des Foramen ischiadicum majus (#921).

❶ **Regio femoris anterior** (Oberschenkelvorderseite):
• *A. und V. femoralis*: Die Oberschenkelgefäße treten durch die *Lacuna vasorum* in den Oberschenkel auf der Beugeseite des Hüftgelenks und ziehen durch den Adduktorenkanal (#936) dorsal zur Beugeseite des Kniegelenks (Abb.

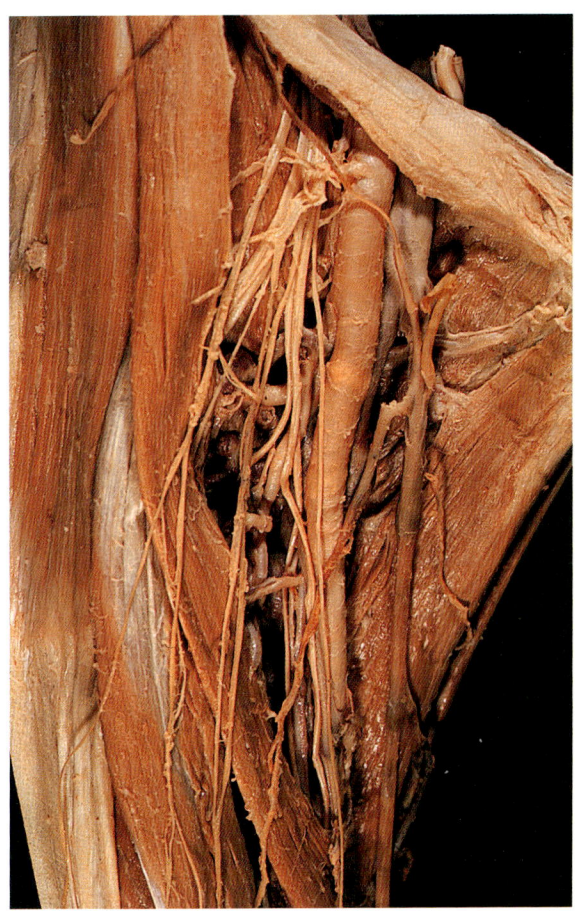

Abb. 924b. Foto eines Präparats des rechten Schenkeldreiecks (Trigonum femorale). *[li5]*

924c). Wenige Zentimeter distal des Leistenbandes trennt sich von der A. femoralis die *A. profunda femoris* (tiefe Oberschenkelarterie, Abb. 924a), die den größten Teil des Oberschenkels versorgt. Diese gibt wiederum 2 Hauptäste ab, die medial und lateral das Femur umgreifen und im Bereich des Trochanter major miteinander anastomosieren (*A. circumflexa femoris medialis* und *lateralis*).
• *N. femoralis*: Der „Oberschenkelnerv" gelangt lateral der A. femoralis durch die *Lacuna musculorum* in den Oberschenkel. Er verzweigt sich rasch in zahlreiche motorische Äste zum M. quadriceps femoris und zum M. sartorius (zum M. pectineus gemeinsam mit dem N. obturatorius) sowie in sensorische Hautäste zur Vorderfläche des Oberschenkels (Abb. 924b). Ein stärkerer Ast begleitet die A. + V. femoralis in den Adduktorenkanal, durchbricht jedoch die Sehnenplatte zwischen M. adductor magnus und M. vastus medialis und schließt sich der V. saphena magna an. Als *N. saphenus* versorgt er einen medialen Hautstreifen am Unterschenkel bis herab zum Fuß.

❷ **Oberschenkelinnenseite**: Die *Membrana obturatoria* (Hüftlochmembran, #273) „verstopft" (lat. obturare = verstopfen) das Foramen obturatum nicht vollständig, sondern läßt am oberen Rand eine Lücke, die mit einer Knochenrinne im Schambein einen Kanal (*Canalis obturatorius*) bildet. Hier treten Gefäße und Nerven aus dem kleinen Becken aus:

- *A. obturatoria*: Die Hüftlocharterie ist ein parietaler Ast der A. iliaca interna. Sie zieht durch das Foramen obturatum zu den Adduktoren des Oberschenkels.
- *N. obturatorius*: Der „Hüftlochnerv" begleitet die A. obturatoria. Er innerviert alle Adduktoren (den M. pectineus gemeinsam mit dem N. femoralis, den M. adductor magnus gemeinsam mit dem N. ischiadicus). Er versorgt auch ein kleines Hautgebiet an der Medialseite des Oberschenkels. Er entspringt aus dem *Plexus lumbalis* (Lendennervengeflecht) und gelangt bei der Frau am Ovarium vorbei in das kleine Becken. Bei Entzündungen des Ovars (Oophoritis) kann er gereizt werden. Dann treten Schmerzen auf der Innenseite des Oberschenkels auf.

Hiatus saphenus: Die *Fascia lata* (Oberschenkelfaszie) wird am Ende des Canalis femoralis von zahlreichen Blut- und Lymphgefäßen sowie Nerven durchbrochen. Sie ziehen sternförmig zum Oberschenkel, zur Hüfte, zur Bauchwand und zu den äußeren Geschlechtsorganen. Dickstes Gebilde davon ist die *V. saphena magna* (große Rosenvene). Nach ihr ist die Durchbruchstelle Hiatus saphenus benannt. Dessen lateraler Rand ist scharf begrenzt. In der Tiefe liegen die großen Blutgefäße des Beins (A. + V. femoralis).

> **Obturatoriushernie**: Der Canalis obturatorius kann (sehr selten) zur Bruchpforte werden. In den engen Kanal kann sich höchstens ein kleines Stück vom großen Netz (Omentum majus) einzwängen, das dann auf den N. obturatorius drückt und so Schmerzen auf der Innenseite des Oberschenkels verursacht.

❸ **Regio femoris posterior** (Oberschenkelrückseite): Der N. ischiadicus verläßt das kleine Becken durch die infrapi-

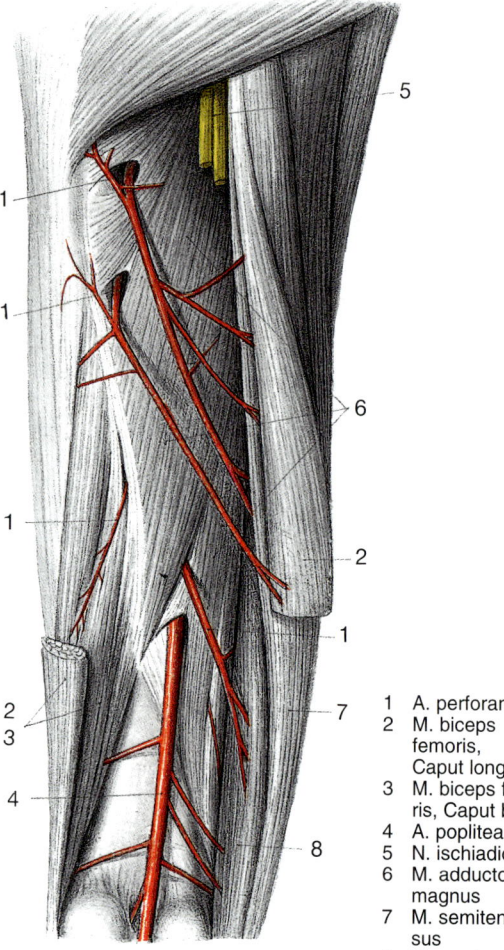

1 A. perforans
2 M. biceps femoris, Caput longum
3 M. biceps femoris, Caput breve
4 A. poplitea
5 N. ischiadicus
6 M. adductor magnus
7 M. semitendinosus
8 M. semimembranosus

Abb. 924d. Arterien der Oberschenkelrückseite, linkes Bein. Der lange Kopf des M. biceps femoris ist durchgetrennt und nach medial geklappt. [he3]

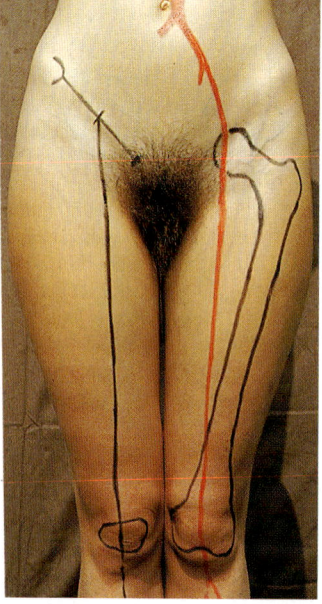

Abb. 924c. A. femoralis und Femur. Auf den rechten Oberschenkel (im Bild links) ist die Projektion der Traglinie des Beins, auf den linken die der A. femoralis und des Femur aufgemalt. [li1]
- Wegen des Schenkelhalses weicht der Schenkelschaft aus der Traglinie nach außen ab. Deswegen kann die Hauptarterie des Beins den kürzesten Weg von der Beugeseite des Hüftgelenks (vorn) zur Beugeseite des Kniegelenks (hinten) entsprechend der Traglinie wählen. Arterien sind nicht beliebig dehnbar. Deshalb verlaufen die großen Arterien immer auf der Beugeseite von Gelenken, um bei extremen Bewegungen nicht zerrissen zu werden.
- Unmittelbar unterhalb des Leistenbandes ist der Puls der A. femoralis etwa in der Mitte zwischen der Spina iliaca anterior superior und dem Oberrand der Symphysis pubica deutlich zu fühlen. Hier kann die Arterie auch zur ersten Hilfe abgedrückt werden. Man sollte das Tasten ihres Pulses daher üben.

riforme Lücke, liegt in der Gesäßgegend unter dem M. gluteus maximus und läuft dann unter dem langen Kopf des M. biceps femoris etwa in der Mittellinie des Beins zur Kniekehle. Dabei gibt er Äste zu den ischiokruralen Muskeln ab und teilt sich in seine beiden Hauptäste:
- *N. tibialis*.
- *N. fibularis [peroneus] communis*.

Oft spaltet sich der N. ischiadicus schon in der Gesäßgegend auf. Die beiden Teilnerven werden dann noch durch Bindegewebe bis zum Oberrand der Kniekehle zusammengehalten. Meist läßt sich dieses Bindegewebe stumpf auseinander drängen, so daß die beiden Hauptäste bis zur Gesäßgegend hinauf zu trennen sind. Den N. ischiadicus begleitet normalerweise keine größere Arterie. Erst in der Kniekehle liegen dann die aus dem Adduktorenkanal kommenden großen Gefäße (A. und V. poplitea) unter dem N. tibialis, der die Richtung des N. ischiadicus fortsetzt.

Die Dorsalseite des Oberschenkels wird hauptsächlich von Ästen (*Aa. perforantes*) der A. profunda femoris versorgt (Abb. 924d).

#925 Lymphbahnen des Beins

Die Lymphbahnen orientieren sich gewöhnlich an den großen Hautvenen. Am Bein sind dies medial die *V. saphena magna* und (nur am Unterschenkel) lateral bzw. dorsal die *V. saphena parva*.

Erste Filterstation der vom Fuß kommenden Lymphe sind einige Lymphknoten in der Kniekehle (*Nodi lymphoidei popliti*). Der Weg geht dann über Leisten-, Becken- und Lendenlymphknoten zum unpaarigen *Ductus thoracicus*, der in den „Venenwinkel" der linken V. brachiocephalica einmündet. Auch vom rechten Bein fließt daher die Lymphe in den linken Venenwinkel ab.

■ **Leistenlymphknoten** (*Nodi lymphoidei inguinales*): Sie sind in 2 Haupt- und 3 Untergruppen gegliedert:
❶ Oberflächliche Leistenlymphknoten (*Nodi lymphoidei inguinales superficiales*): je nach Größe 4-25 Lymphknoten (im Durchschnitt 8):
- *superomediales*: Einzugsgebiet: äußere Geschlechtsorgane, Unterbauch.
- *superolaterales*: Einzugsgebiet: seitlicher Oberschenkel, Gesäßgegend, Unterbauch.
- *inferiores*: Einzugsgebiet: Bein.

❷ Tiefe Leistenlymphknoten (*Nodi lymphoidei inguinales profundi*): meist 2-3, zu ihnen fließt die Lymphe von den oberflächlichen Leistenlymphknoten ab.

Da nicht die gesamte Lymphe von Fuß und Unterschenkel die Kniekehlenlymphknoten passiert, sind die Leistenlymphknoten zum Teil auch für Unterschenkel und Fuß erste Filterstation. Beim Erwachsenen sind praktisch immer einige Leistenlymphknoten zu tasten. Jedes Kind stürzt einmal beim Spiel und schürft sich die Haut auf. Bakterien wandern ein. Wird der Körper mit ihnen im Bereich der Wunde nicht fertig, so gelangen sie über die Lymphbahn zu den regionären Lymphknoten. Dort wird ihnen dann endgültig der Garaus gemacht. Verhärtete Lymphknoten sind Zeugen solcher Abwehrkämpfe.

■ **Distales Ende des Femur** (proximales Ende #911):
- Es weist 3 Gelenkflächen auf: 2 für die Tibia auf dem *Condylus medialis* + *lateralis*, eine für die Kniescheibe (*Facies patellaris*).
- Die beiden walzenförmigen Kondylen sind nicht kreisförmig, sondern spiralig gekrümmt. Der größere Radius liegt vorn, d.h., die Krümmung wird nach hinten-oben zu immer stärker (Abb. 931b).
- Zwischen den beiden Kondylen ist dorsal der Knochen zu einer tiefen Grube (*Fossa intercondylaris*) ausgespart. Sie nimmt die Kreuzbänder auf.
- Etwa im Krümmungsmittelpunkt der Kondylen springen Knochenhöcker vor (*Epicondylus medialis* + *lateralis*), die dem Ursprung der Seitenbänder dienen.

■ **Proximales Ende der Tibia** (Schienbein):
- Den beiden Femurkondylen stehen 2 recht flache Gelenkflächen (*Condylus medialis* + *lateralis*) der Tibia gegenüber.
- Zwischen den beiden Tibiakondylen bleiben Befestigungsstellen für die kräftigen Kreuzbänder („Kreuzbandhöcker") frei von Gelenkknorpel: *Eminentia intercondylaris* mit *Tuberculum intercondylare mediale* und *laterale*.
- Unterhalb der Tibiakondylen tritt auf der Vorderseite die Ansatzstelle des Lig. patellae stark hervor (*Tuberositas tibiae*, Abb. 931e).

■ **Patella** (Kniescheibe): Das größte Sesambein des menschlichen Körpers ist in die Sehne des M. quadriceps femoris eingelagert, die zwischen Patella und Tibia als Kniescheibenband (*Lig. patellae*) bezeichnet wird. Oben ist die Patella rund (*Basis patellae*), unten läuft sie mit angedeuteter Spitze aus (*Apex patellae*). Ihre überknorpelte keilförmige Dorsalseite gleitet in der Führungsrinne des Femur (Abb. 931a + b). Die Patella hat 3 Hauptaufgaben:
- Sie mindert wegen des Knorpelüberzugs die Reibung zwischen Sehne und Knochen.
- Sie führt die Sehne und verhindert (zusammen mit Haltebändern) deren seitliches Abgleiten.
- Sie hebt die Sehne von der Unterlage ab. Dadurch wird das Drehmoment des M. quadriceps femoris erhöht.

9.3 Knie (Genu)

#931 Femur, Tibia, Patella, *O- und X-Beine*
#932 Menisken, *Meniskusverletzungen*
#933 Bänder, Gelenkkapsel, Bursa suprapatellaris, *Kniegelenkergüsse*, Bursa subcutanea prepatellaris
#934 Bewegungen, *Untersuchung, Bandschäden*
#935 Streck- und Beugemuskeln, „Pes anserinus"
#936 Retinacula patellae, Muskellogen, Adduktorenkanal, oberflächliche Sehnen, *Lähmungen*
#937 Kniekehle: Bindegewebskörper, Gefäße, Nerven

#931 Kniegelenk (Articulatio genus): Knochen

Am Kniegelenk (*Articulatio genus*) sind 3 Knochen (Femur, Tibia und Patella) mit 6 Gelenkflächen beteiligt. Während beim Ellbogengelenk beide Unterarmknochen gelenkig mit dem Humerus verbunden sind, ist beim Kniegelenk die Fibula nicht mit einbezogen (Abb. 931c-e).

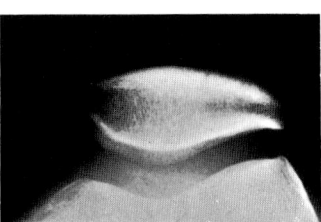
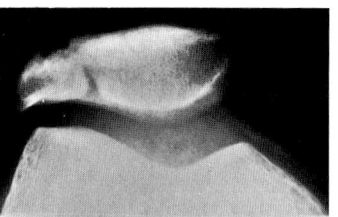

Abb. 931a + b. Röntgenbilder des Femoropatellargelenks (tangentiale Aufnahme). Oben rechtes, unten linkes Kniegelenk. Der Condylus lateralis des Femur ragt stärker vor als der innere. Dazwischen gleitet die Patella in ihrer Führungsrinne. Unten als Zufallsbefund eine zweigeteilte Kniescheibe (Patella bipartita, belanglos, wird jedoch gelegentlich mit einer Patellafraktur verwechselt). *[be3]*

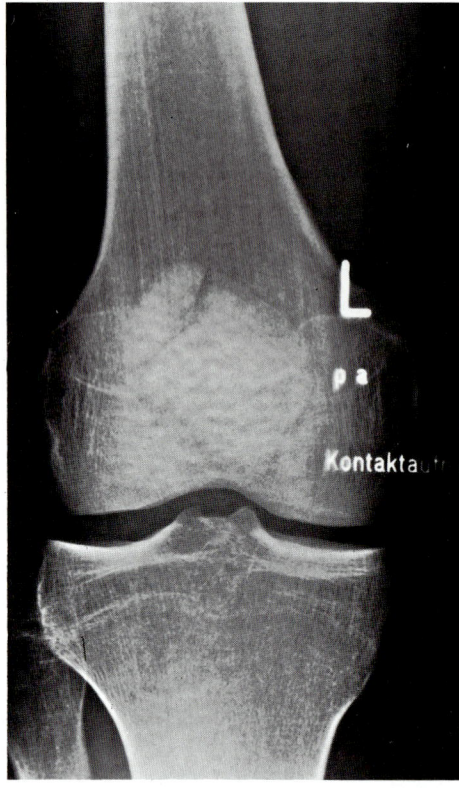

Abb. 931c. Röntgenbild des Kniegelenks im Strahlengang von hinten nach vorn (posteroanteriores Bild). Besonderer Befund: Patella bipartita (zweigeteilte Kniescheibe). *[be3]*

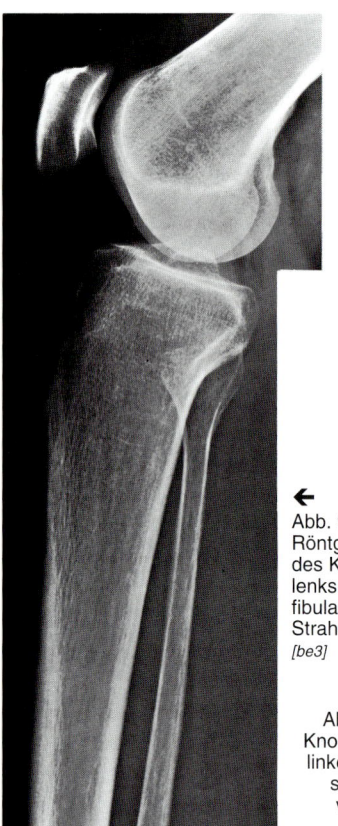

← Abb. 931d. Röntgenbild des Kniegelenks im tibiofibularen Strahlengang. *[be3]*

→ Abb. 931e. Knochen des linken Unterschenkels von vorn. *[bg1]*

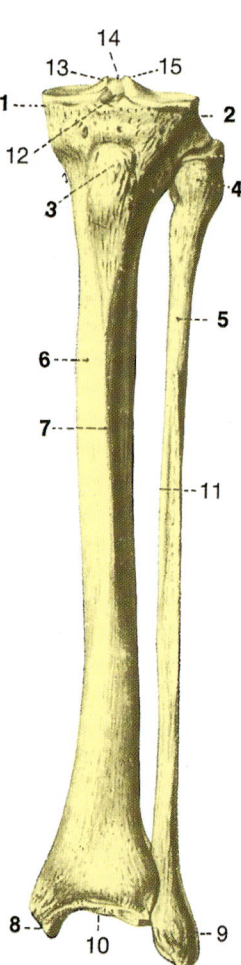

1 Condylus medialis (tibiae)
2 Condylus lateralis (tibiae)
3 Tuberositas tibiae
4 Caput fibulae
5 Corpus fibulae
6 Corpus tibiae
7 Margo anterior
8 Malleolus medialis
9 Malleolus lateralis
10 Facies articularis inferior
11 Margo interosseus
12 Area intercondylaris anterior
13 Tuberculum intercondylare mediale
14 Eminentia intercondylaris
15 Tuberculum intercondylare laterale

■ **Tasten**:
• *Patella* (Kniescheibe): Die gesamte Vorderfläche ist klar zu beurteilen. In Streckstellung des Kniegelenks ist bei entspanntem M. quadriceps femoris die Patella seitlich etwas hin- und herzuschieben. Bei Anspannung des M. quadriceps femoris ist das *Lig. patellae* (Kniescheibenband = Patellarsehne) gut zu tasten. Durch Schlag auf das Lig. patellae mit dem Reflexhammer wird der Patellarsehnenreflex (PSR) ausgelöst.
• *Condylus medialis + lateralis (femoris)*: Beim Beugen des Kniegelenks gleitet die Tibia über die Femurkondylen nach hinten, so daß diese neben der Patella zugänglich werden.
• *Epicondylus medialis + lateralis (femoris)*: die distal am weitesten medial und lateral vorspringenden Punkte des Femur.
• *Condylus medialis + lateralis (tibiae)*: vorn beidseits des Lig. patellae, medial bis zur Überlagerung durch die Sehnen der Beuger und Innenrotatoren, lateral bis an den Fibulakopf tastbar. Der Gelenkspalt ist am besten lateral neben dem Lig. patellae zu fühlen. Man beachte, daß die Patella vollständig proximal des Gelenkspaltes liegt!
• *Tuberositas tibiae*: Die Ansatzstelle des Lig. patellae ist der am stärksten nach vorn vorspringender Knochenpunkt unterhalb der Patella.
• *Margo anterior* (vordere Tibiakante) und *Facies medialis* der Tibia sind von der Tuberositas tibiae bis zum Innenknöchel zu tasten. Ähnlich wie die Ulna liegt damit die Tibia in ganzer Länge wenig geschützt unter der Haut. Schläge auf die Tibiakante sind sehr schmerzhaft (Periostschmerz): Tritt gegen die Tibia zur Selbstverteidigung!
• *Caput fibulae* (Wadenbeinkopf): Im Gegensatz zum Tibiaschaft ist der Fibulaschaft völlig von Muskeln umgeben, so daß nur Kopf und Knöchel zugänglich sind. Man beachte, daß der Fibulakopf nicht genau lateral von der Tibia liegt, sondern etwas nach dorsal verschoben ist. Zwischen Fibulakopf und Epicondylus lateralis (femoris) kann man in Streckstellung vor der Sehne des M. biceps femoris das Außenband des Kniegelenks tasten.

■ **O- und X-Beine**: Beim geraden Bein können sich beim aufrechten Stand gleichzeitig die beiden Knie und die beiden Innenknöchel berühren. Klaffen die Knie auseinander, so spricht man von O-Beinen (Genua vara), können die Innenknöchel nicht in Kontakt gebracht werden, von X-Beinen (Genua valga).
• Beim Säugling stehen die Beine in O-Stellung (physiologische O-Beine). Das Kind beginnt mit einer Fußstellung zu gehen, die an einen Sohlenkantengänger (z.B. Gorilla) erinnert. Es folgt eine überschießende Korrektur in die X-Stellung (beim 2-5jährigen Kind), bis schließlich die Normalstellung erreicht wird.
• Kleinere Fehlstellungen heilen im Laufe des Wachstums meist auch ohne Behandlung aus. Größere Abweichungen (über 20°) sollten rechtzeitig operativ korrigiert werden. Sie führen sonst zu ungleichmäßiger Belastung der beiden Teilgelenke des Kniegelenks und damit zu vorzeitigem Verschleiß. Viele Kniearthrosen älterer Menschen beruhen auf O-Beinen. Eine häufige Ursache für Genua vara und Crura vara war vor Einführung der Vitamin-D-Prophylaxe der frühkindliche Vitamin-D-Mangel (Rachitis).

#932 Menisken

■ **Teilgelenke des Kniegelenks**: Nach den überknorpelten Gelenkflächen kann man das Kniegelenk in 3 Teilgelenke gliedern (Abb. 932a):
• mediales Femorotibialgelenk: Gelenk zwischen den medialen Kondylen von Femur und Tibia.
• laterales Femorotibialgelenk: Gelenk zwischen den lateralen Kondylen von Femur und Tibia.
• Femoropatellargelenk: Gelenk zwischen der Patella und ihrer Führungsrinne im Femur.

Die beiden parallelen Femorotibialgelenke bringen erhebliche Probleme mit sich. Wären die Gelenkflächen der Tibia genau der Krümmung der Femurkondylen angepaßt, so würde zwar die Beuge-Streck-Bewegung dadurch gut geführt werden, ein Rotieren wäre aber nicht möglich. Es müßte sonst bei jedem Rotieren einer der Kondylen aus seiner Pfanne treten.

■ **Menisken als bewegliche Gelenkpfannen**: Um das Rotieren zu ermöglichen, hat sich die Natur auf eine problematische Lösung eingelassen: Sie hat auf die „Tischplatte" der Tibia bewegliche Pfannen gelegt, die den Drehbewegungen folgen können (Abb. 932b). Diese „Gelenkpfannen" bestehen aus Faserknorpel-Halbringen, die mit kräftigen Bändern in der Mitte zwischen den beiden Gelenkflächen verankert und auf der Seite mit der Gelenkkapsel verwachsen sind.
• Die Menisken (lat. meniscus = Halbmond) sind im Querschnitt keilförmig. Die hohe Kante liegt außen, die niedrige

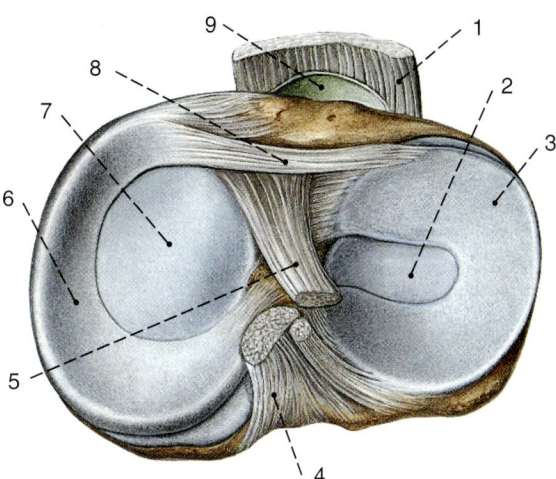

Abb. 932b. Blick auf die Menisken des rechten Kniegelenks von oben. [ss2]

1 Lig. patellae	6 Meniscus medialis
2 Condylus lateralis (tibiae)	7 Condylus medialis (tibiae)
3 Meniscus lateralis	8 Lig. transversum genus
4 Lig. cruciatum posterius	9 Bursa infrapatellaris profunda
5 Lig. cruciatum anterius	

innen. Die Femurkondylen ruhen jeweils in der Mitte direkt auf den Gelenkflächen der Tibia, peripher auf den Menisken. Diese tragen daher einen wesentlichen Teil der Last.
• Beim Bewegen des Kniegelenks schieben die Femurkondylen die Menisken vor sich her:
• Beim Beugen rollen die Kondylen zurück und drängen die Menisken nach hinten. Beim Strecken gelangen sie wieder nach vorn.
• Bei der Außenrotation des Unterschenkels wird der laterale Meniskus auf der Tibia nach vorn geschoben, der mediale Meniskus zurückgezogen, bei der Innenrotation umgekehrt.

■ **Weitere Untergliederung des Kniegelenks**: Durch die Menisken werden das mediale und laterale Femorotibialgelenk noch einmal geteilt:
• *Meniskofemoralgelenke* (mediales + laterales): Drehbewegung der Femurkondylen auf den Menisken.
• *Meniskotibialgelenke* (mediales + laterales): Gleitbewegung der Menisken auf den Tibiakondylen.

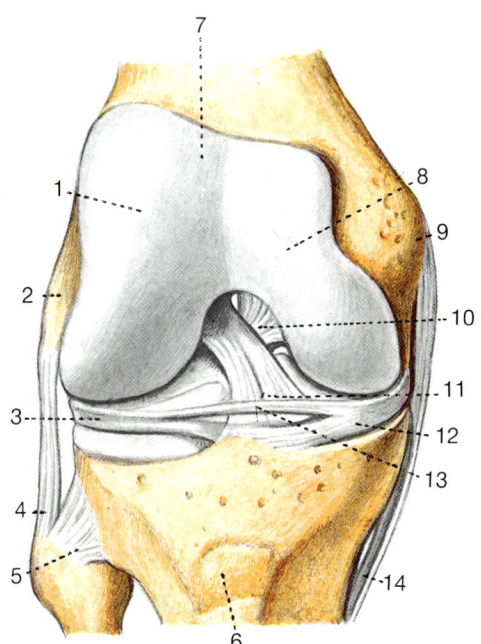

Abb. 932a. Rechtes Kniegelenk von vorn. Die Patella ist mit dem Lig. patellae entfernt. [bl]

1 Condylus lateralis (femoris)	9 Epicondylus medialis (femoris)
2 Epicondylus lateralis (femoris)	10 Lig. cruciatum posterius
3 Meniscus lateralis	11 Lig. cruciatum anterius
4 Lig. collaterale fibulare	12 Meniscus medialis
5 Articulatio tibiofibularis	13 Lig. transversum genus
6 Tuberositas tibiae	14 Lig. collaterale tibiale
7 Facies patellaris	
8 Condylus medialis (femoris)	

■ **Meniskusverletzungen**:
• Beim Beugen und Rotieren werden die Menisken auf der „Tischplatte" der Tibia hin- und hergeschoben. Bei plötzlichem Strecken können mitunter die Menisken der Bewegung nicht schnell genug folgen. Sie werden dann zwischen den Kondylen eingeklemmt. Ein wichtiger Mechanismus ist dabei der „Drehsturz", z.B. wenn man beim Abfahrtskilauf aus der Hocke mit rotierten Unterschenkeln in die Streckstellung stürzt.
• Der mediale Meniskus wird viel häufiger eingeklemmt als der laterale. Er ist weniger gut verschieblich, weil seine Ansatzstellen weiter auseinander liegen als die des lateralen Meniskus. Der c-förmige mediale Meniskus umgreift die Ansätze des mehr o-förmigen lateralen. Er ist außerdem mit dem Lig. collaterale tibiale (Innenband) verwachsen, während der laterale Meniskus keinen Kontakt mit dem Lig. collaterale fibulare (Außenband) hat. Beim medialen Meniskus reißt bei Sturz aus Außenrotation meist der vordere Schenkel, bei Sturz aus Innenrotation der hintere Schenkel ein.

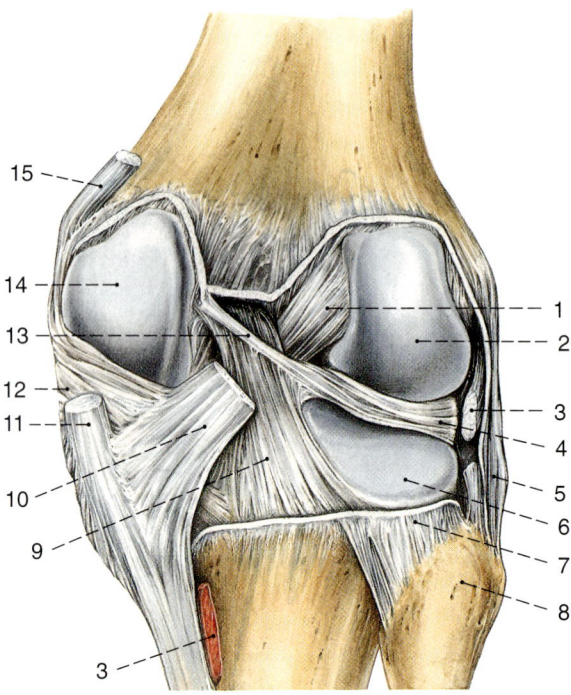

- **Lig. cruciatum anterius** (vorderes Kreuzband): in der Fossa intercondylaris von hinten lateral oben (Abb. 933d) zur Area intercondylaris anterior zwischen den Tibiakondylen.
- **Lig. cruciatum posterius** (hinteres Kreuzband): etwa rechtwinklig zum vorderen Kreuzband von oben vorne medial nach unten hinten lateral zur Area intercondylaris posterior.

Vorstellungshilfen:
- Die Verlaufsrichtung des vorderen Kreuzbandes entspricht etwa jener des Leistenbandes, des äußeren schrägen Bauchmuskels oder der äußeren Interkostalmuskeln, die des hinteren Kreuzbandes etwa der des inneren schrägen Bauchmuskels oder der inneren Interkostalmuskeln.
- Man bringe die eigenen Unterarme in die Stellung der Kreuzbänder eines Kniegelenks. Man versuche dann das Rotieren des Unterschenkels zu imitieren. Dabei wird man merken, daß sich die Kreuzbänder bei der Innenrotation umeinander wickeln, bei der Außenrotation aber abrollen. Die Kreuzbänder hemmen folglich die Innenrotation.

Betrachtet man die beiden Femorotibialgelenke gesondert, so hat jedes ein Paar von „Seitenbändern": das mediale das Innenband und ein Kreuzband, das laterale ein Kreuzband und das Außenband.

■ **Capsula articularis** (Gelenkkapsel): Wenn wiederholt von den Teilgelenken des Kniegelenks die Rede war, so sollte dies nicht bedeuten, daß die Gelenkräume getrennt sind. Das Kniegelenk wird von einer gemeinsamen Gelenkkapsel umhüllt, die wegen der Doppelkonstruktion der Gelenkkörper und des großen Bewegungsumfangs sehr weit ist. Das Kniegelenk wird so zum größten Gelenk des menschlichen Körpers. Die Gelenkkapsel umschließt notwendigerweise alle 6 Gelenkflächen des Kniegelenks (einschließlich Patella).
- Nicht unmittelbar im Gelenkraum liegen die Kreuzbänder. Sie schieben das Synovialblatt der Gelenkkapsel von hinten vor sich her, so daß in einem Querschnitt auf Höhe der Menisken der Gelenkraum hufeisenförmig gestaltet ist. Vor den Kreuzbändern stehen die beiden Teilgelenkräume in Verbindung.

Abb. 933a. Rechtes Kniegelenk von hinten. Die Gelenkkapsel ist breit eröffnet. [pp2]

1 Lig. cruciatum anterius
2 Condylus lateralis (femoris)
3 M. popliteus
4 Meniscus lateralis
5 Lig. collaterale fibulare
6 Condylus lateralis (tibiae)
7 Lig. capitis fibulae posterius
8 Caput fibulae
9 Lig. cruciatum posterius
10 Lig. popliteum obliquum
11 M. semimembranosus
12 Lig. collaterale tibiale
13 Lig. meniscofemorale posterius
14 Condylus medialis (femoris)
15 M. adductor magnus

> • Bei nachhaltiger Schädigung eines Meniskus mit wiederholtem Einklemmen muß dieser operativ teilweise oder vollständig entfernt werden (Meniskektomie). Eine begrenzte teilweise oder vollständige Regeneration ist möglich. Es bildet sich eine Art Ersatzmeniskus. Er ist aber weit weniger funktionstüchtig. Ohne Meniskus treten frühzeitig Verschleißerscheinungen (Gonarthrose) auf, auch schon bei jungen Erwachsenen nach Meniskektomie.

#933 Bänder und Gelenkkapsel

■ Femur und Tibia haben nur kleine Kontaktflächen. Anders als beim Hüftgelenk bieten die Gelenkpfannen keinen Schutz gegen eine Verrenkung. Das Kniegelenk muß daher durch kräftige **Bänder** gesichert werden. Dabei genügen Kollateralbänder an den Seiten des Gelenks nicht, es werden auch noch starke Bänder in den Raum zwischen den beiden Teilgelenken eingebaut (Kreuzbänder):

- **Lig. collaterale tibiale** (inneres Seitenband = Innenband): vom Epicondylus medialis breitflächig zur Medialseite der Tibia, mit der Gelenkkapsel verwachsen (Abb. 933a).
- **Lig. collaterale fibulare** (äußeres Seitenband = Außenband): vom Epicondylus lateralis als runder Strang zum Fibulakopf, unabhängig von der Gelenkkapsel.

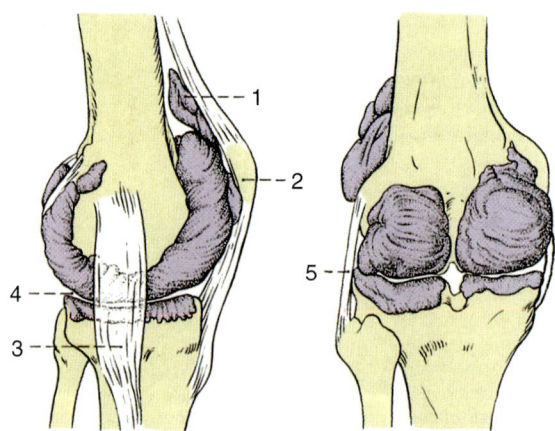

Abb. 933b + c. Gelenkhöhle (maximal gefüllt, lila) des linken Kniegelenks von rechts und von hinten. Seitenbänder gelb. [dr1]

1 Meniscus medialis
2 Lig. collaterale tibiale
3 Bursa suprapatellaris
4 Patella
5 Lig. collaterale fibulare

- Neben dem Lig. patellae ist die Gelenkkapsel mit reichlich Baufett unterpolstert, das gewissermaßen die Gelenkpfannen der Menisken nach vorn ergänzt.

■ **Bursa suprapatellaris**: Die Patella hat wegen des Lig. patellae einen konstanten Abstand von der Tibia. Sie gleitet beim Beugen am Femur entlang. Dabei wird mit zunehmendem Beugen ein immer größerer Teil der proximal der Patella gelegenen Quadrizepssehne an die Gelenkfläche des Femur herangezogen. Zur Minderung der Reibung ist die Hinterseite der Sehne mit der glatten Gelenkinnenhaut überzogen. Der Gelenkraum des Kniegelenks erstreckt sich deshalb bis weit oberhalb der Patella (Abb. 933b + c). Diese Ausbuchtung des Gelenkraums übernimmt die Aufgaben eines Schleimbeutels (Bursa) und wird daher so benannt.

■ **Kniegelenkergüsse**: Sie breiten sich immer auf die Bursa suprapatellaris aus (Schwellung oberhalb der Patella!). Die Patella wird durch größere Ergüsse aus ihrer Führungsrinne gehoben. Sie kann beim Tasten sehr leicht zur Seite bewegt werden und vibriert beim Anstoßen („tanzende Patella"). Die Punktion von Kniegelenkergüssen nimmt man am einfachsten am äußeren oberen Rand der Patella an der Bursa suprapatellaris vor.

■ **Bursa subcutanea prepatellaris**: Im Bereich des Kniegelenks liegt eine ganze Reihe von Schleimbeuteln, die sich bei Entzündungen vergrößern und dann das Oberflächenrelief des Beins mitbestimmen können. Der vor der Patella liegende Schleimbeutel kann nahezu bis auf Faustgröße anschwellen. Im Unterschied zum Gelenkerguß liegt die Schwellung vor der Patella, weil dieser Schleimbeutel nicht mit der Kniegelenkhöhle verbunden ist.

#934 Bewegungen und Untersuchung

■ **Bewegungen**: Das Kniegelenk ist ein Radwinkelgelenk (Kombination von Rad- und Scharniergelenk). Es hat 2 Hauptachsen, um die 4 Hauptbewegungen möglich sind:
• *Extension* (Strecken) – *Flexion* (Beugen): Wie beim Hüftgelenk sind auch beim Kniegelenk die Beuge- und Streckbewegungen stark asymmetrisch: Im aufrechten Stand hat das Kniegelenk bereits den Grenzwert des Streckvermögens erreicht. Ein Überstrecken ist nur bei besonderem Training oder bei Bänderschlaffheit möglich. Beim Strecken werden die Kreuzbänder bereits vor Erreichen der 0°-Stellung angespannt. Durch eine leichte Außenrotation werden die Kreuzbänder etwas entspannt und dadurch das völlige Durchstrecken ermöglicht (sog. „Schlußrotation"). Wie beim Hüftgelenk ist auch beim Kniegelenk die maximale Beugung nicht aktiv zu erreichen. Beim knienden Sitzen können die Unterschenkel bis nahezu 160° an den Oberschenkel herangeführt werden.
• *Außenrotation* (Außenkreiseln) – *Innenrotation* (Innenkreiseln): Rotieren ist bei gestrecktem Kniegelenk nicht möglich, da in dieser Stellung die Kollateralbänder angespannt sind. Beim Beugen rollen die spiralig gekrümmten Femurkondylen so ab, daß deren stärker gekrümmte Anteile der Tibia zugewandt werden. Dadurch entspannen sich die Kollateralbänder, und es kann gekreiselt werden. Die Innenkreiselung wird frühzeitig von den sich aufwickelnden Kreuzbändern gehemmt. Die Kreuzbänder geben die Außenrotation frei. Sie ist so weit möglich, wie die Kollateralbänder dies zulassen. Das Ausmaß der Rotation ist an der Bewegung der Fußspitze (bei unbewegten Sprunggelenken) abzulesen.

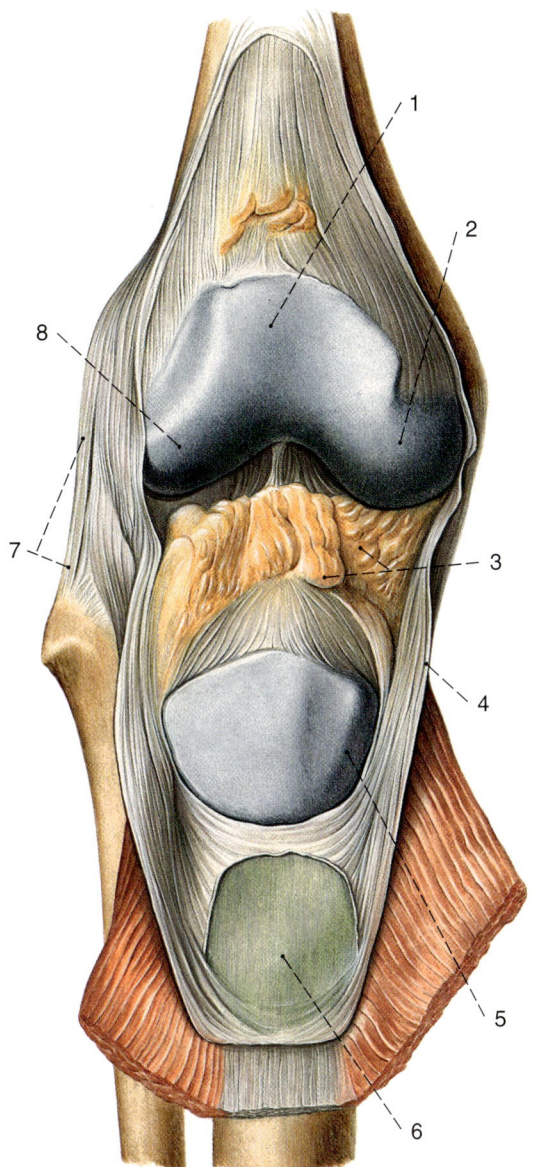

Abb. 933d. Rechtes Kniegelenk von vorn. Die Gelenkkapsel ist u-förmig aufgeschnitten und die Patella nach unten geklappt. Man sieht die Vorderseite der Femurkondylen und die Hinterseite der Patella. [ss2]

1 Facies patellaris	5 Patella, Facies articularis
2 Condylus medialis (femoris)	6 Bursa suprapatellaris
3 Plicae alares	7 Lig. collaterale fibulare
4 Capsula articularis	8 Condylus lateralis (femoris)

Bewegungsumfänge: In der Schreibweise der Neutralnullmethode betragen sie beim gesunden Erwachsenen:
• Extension – Flexion .... 0° – 0° – 150°.
• Außenrotation – Innenrotation (bei rechtwinkliger Beugung) .... 30° – 0° – 10°.

■ **Bänderschädigungen**: Bänder reißen am häufigsten beim Sport, besonders beim Skilaufen. Erste Hinweiszeichen sind Schmerzen und Schwellung. Für die Diagnose ist die abnorme Beweglichkeit entscheidend:
• *Außenbandruptur*: Der Unterschenkel kann bei gestrecktem Knie etwas adduziert (seitlich aufgeklappt) werden, dabei schmerzt es lateral heftig.

- *Innenbandruptur*: Der Unterschenkel kann etwas abduziert werden, der Schmerz liegt medial.
- *Ruptur des vorderen Kreuzbandes*: Der Unterschenkel kann schubladenartig nach vorn gezogen werden (vorderes „Schubladenphänomen").
- *Ruptur des hinteren Kreuzbandes*: Der Unterschenkel kann schubladenartig nach hinten geschoben werden (hinteres Schubladenphänomen). In Rückenlage mit angewinkelten Beinen sinkt das obere Tibiaende spontan zurück (Kontur von der Seite betrachten!). Irrtumsmöglichkeit: Die Bewegung nach vorn ist dann kein vorderes Schubladenphänomen, sondern nur das Zurückführen in die Normalstellung.
- Häufiger sind kombinierte Rupturen mehrerer Bänder und zusätzlich der Gelenkkapsel.

#935 Muskeln: Überblick

Die das Kniegelenk bewegenden Muskeln kann man nach den Hauptbewegungen in Strecker (Extensoren) und Beuger (Flexoren) gliedern (Tab. 935a + b). Ein Teil der Muskeln ist bereits beim Hüftgelenk besprochen worden (#914) oder wird bei den Unterschenkelmuskeln behandelt (#951).

Tab. 935a. Muskeln des Kniegelenks		
	Muskel	Innervation
Strecken	M. quadriceps femoris	N. femoralis
Beugen + Außenrotation	M. biceps femoris	N. ischiadicus
Beugen + Innenrotation	M. semitendinosus	N. ischiadicus
	M. semimembranosus	N. ischiadicus
	M. sartorius	N. femoralis
	M. gracilis	N. obturatorius
	M. popliteus	N. tibialis
Beugen (fast) ohne Rotieren	M. gastrocnemius	N. tibialis
	M. plantaris	N. tibialis

■ **Muskellogen**: Die Streckergruppe wird lateral und medial durch Bindegewebeplatten von den Beugern und den Adduktoren getrennt:
- *Septum intermusculare femoris laterale.*
- *Septum intermusculare femoris mediale.*
- *Septum intermusculare vastoadductorium.*

Die 3 Septen befestigen sich am Femur (*Linea aspera*) und an der Oberschenkelfaszie (*Fascia lata*), so daß 3 Muskellogen abgegrenzt werden:
- *Compartimentum femoris anterius [extensorum]*: Streckerloge = Quadrizepsloge.
- *Compartimentum femoris posterius [flexorum]*: Beugerloge = Loge der ischiokruralen Muskeln.
- *Compartimentum femoris mediale [adductorum]*: Adduktorenloge.

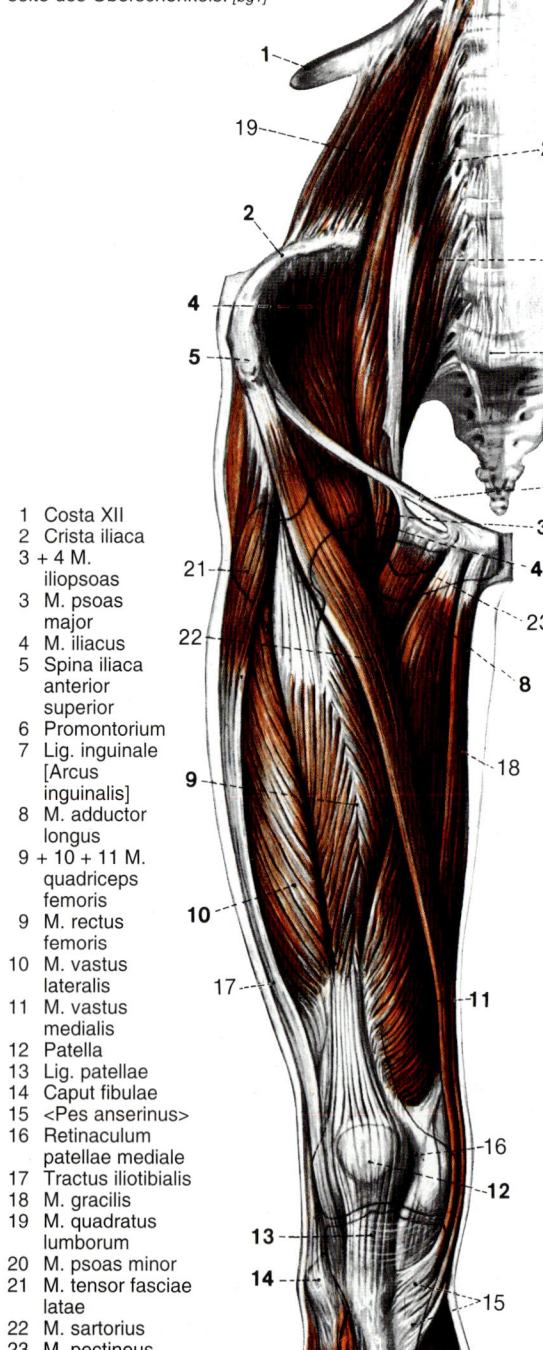

Abb. 935a. Muskeln der Vorderseite des Oberschenkels. [bg1]

1 Costa XII
2 Crista iliaca
3 + 4 M. iliopsoas
3 M. psoas major
4 M. iliacus
5 Spina iliaca anterior superior
6 Promontorium
7 Lig. inguinale [Arcus inguinalis]
8 M. adductor longus
9 + 10 + 11 M. quadriceps femoris
9 M. rectus femoris
10 M. vastus lateralis
11 M. vastus medialis
12 Patella
13 Lig. patellae
14 Caput fibulae
15 <Pes anserinus>
16 Retinaculum patellae mediale
17 Tractus iliotibialis
18 M. gracilis
19 M. quadratus lumborum
20 M. psoas minor
21 M. tensor fasciae latae
22 M. sartorius
23 M. pectineus

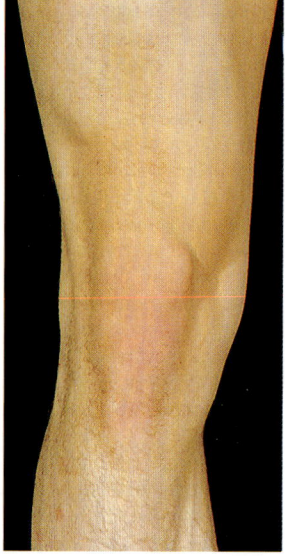

Abb. 935b. Rechtes Knie von vorn bei aktivem Strecken:
- Patella und Lig. patellae treten deutlich hervor.
- Seitlich der Patella (im Bild links) hebt sich der Tractus iliotibialis deutlich ab. Über diese Sehne beteiligen sich der M. gluteus maximus und der M. tensor fasciae latae am Strecken des Kniegelenks.
- Hauptstrecker ist der M. quadriceps femoris. Der Muskelwulst des medialen Kopfes (M. vastus medialis, im Bild rechts) reicht weiter nach distal als der des lateralen (M. vastus lateralis). [li1]

#936 Muskeln: funktionelle Aspekte

■ **Fernwirkungen von Hüftmuskeln**:
• Über den *Tractus iliotibialis* greifen der *M. gluteus maximus* (obere Randfasern) und der *M. tensor fasciae latae* auch am Kniegelenk an. Am bereits gestreckten Knie sichert der Tractus iliotibialis die Streckstellung (Abb. 935b). Beim rechtwinklig gebeugten Knie beugt und rotiert er nach außen.
• Über die Sehnenplatte des Adduktorenkanals kann auch der *M. adductor magnus* eine leichte Streckwirkung am Kniegelenk ausüben.

■ **Retinacula patellae** („Kniescheibenzügel"): Nicht alle Sehnenzüge des *M. quadriceps femoris* setzen an der Patella an. Ein Teil läuft neben der Patella direkt zur Tibia mit Querverbindungen zur Patella (*Retinaculum patellae mediale* und *laterale*). Bei Bruch der Patella fällt deswegen das Strecken nicht völlig aus, solange die Retinacula patellae („Reservestreckapparat") erhalten bleiben.

■ **Pes anserinus**: Die Sehnen von *M. sartorius*, *M. gracilis* und *M. semitendinosus* lagern sich am Ansatz zusammen und beugen und rotieren nach innen im Kniegelenk. Dieses Gebilde aus 3 Sehnen wird mit einem Gänsefuß (Pes anserinus) verglichen. Die 3 Muskeln bilden jedoch keinen dreiköpfigen Muskel, da sie entwicklungsgeschichtlich verschiedenen Muskelgruppen zugehören (verschiedene Nerven!).

■ **Passive und aktive Insuffizienz der ischiokruralen Muskeln**: Die 3 Sitzbeinhöcker-Unterschenkel-Muskeln

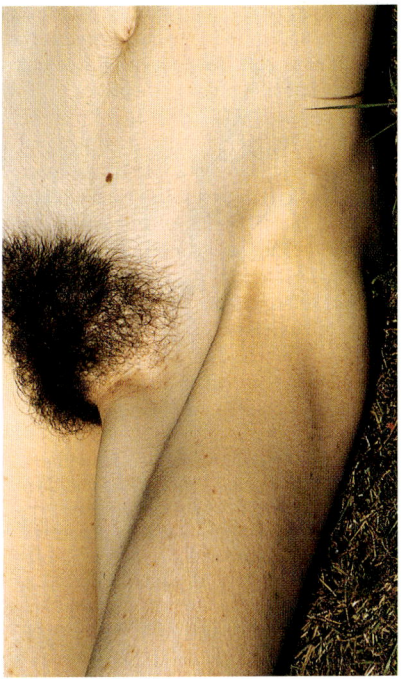

Abb. 936. Beim Heben des Beins gegen Widerstand tritt unterhalb der Spina iliaca anterior superior der M. sartorius vor. Medial von ihm sinkt eine Grube ein („Schenkeldreieck"), die am M. adductor longus endet. Die Rundung des Oberschenkels unterhalb des M. sartorius wird vom M. quadriceps femoris bestimmt. [li1]

Muskel	Teil	Ursprung	Ansatz	Nerv	Funktion	Anmerkungen
M. quadriceps femoris (vierköpfiger Oberschenkelmuskel)	M. rectus femoris	Spina iliaca anterior inferior	Patella	N. femoralis	• Hüftgelenk: Flexion • Kniegelenk: Extension	Beim Heben des Beins gegen Widerstand treten Ursprungssehne und Muskelbauch distal des Leistenbandes deutlich hervor
	M. vastus lateralis	• Trochanter major • Linea intertrochanterica • Tuberositas glutea • Linea aspera (Labium laterale)	• Patella • Retinaculum patellae laterale		Kniegelenk: Extension	Gut geeignet für intramuskuläre Injektionen
	M. vastus intermedius	Corpus femoris (Vorderfläche)	• Patella • Capsula articularis des Kniegelenks		Kniegelenk: Extension + Straffen der Gelenkkapsel	• Fast vollständig von den 3 anderen Köpfen des M. quadriceps femoris bedeckt • an Kniegelenkkapsel ansetzender Teil wird auch **M. articularis genus** genannt
	M. vastus medialis	Linea aspera, Labium mediale	• Patella • Retinaculum patellae mediale		Kniegelenk: Extension	• Muskelbauch reicht weiter distal als der des M. vastus lateralis • an ihm wird Verschmächtigung (Muskelabbau) bei Ruhigstellung des Kniegelenks am frühesten sichtbar
M. sartorius (Schneidermuskel)		Spina iliaca anterior superior	Über „Pes anserinus" an Facies medialis (tibiae)		• Hüftgelenk: Flexion + Abduktion + Außenrotation • Kniegelenk: Flexion + Innenrotation	• Liegt in einem eigenen Faszienkanal der Fascia lata • begrenzt mit M. adductor longus und Leistenfurche das Trigonum femoris [femorale] • Schneidersitz im vorindustriellen Zeitalter
M. popliteus (Kniekehlenmuskel)		• Epicondylus lateralis (femoris) • Kniegelenkkapsel (Lig. popliteum arcuatum)	Tibia (distal des Condylus medialis)	N. tibialis	Kniegelenk: Innenrotation	• Ursprungssehne liegt z.T. intrakapsulär • Schleimbeutel unter dem Muskel steht regelmäßig mit Kniegelenkhöhle in Verbindung (*Recessus subpopliteus*)

Tab. 935b. Muskeln des Kniegelenks

(Tab. 914e) sind zweigelenkige Muskeln, die im Hüftgelenk strecken und im Kniegelenk beugen. Ihre Länge ist darauf abgestimmt, daß Beugen im Hüftgelenk meist mit Beugen im Kniegelenk kombiniert wird.
- *Passive Insuffizienz:* Versucht man bei gestrecktem Kniegelenk im Hüftgelenk stärker zu beugen, so treten beim Untrainierten Schmerzen an der Dorsalseite des Oberschenkels auf, weil die ischiokruralen Muskeln überdehnt werden.
- *Aktive Insuffizienz:* Andererseits kann man bei gestrecktem Hüftgelenk im Kniegelenk aktiv nicht maximal beugen, weil in diesem Fall die Verkürzungsgröße der ischiokruralen Muskeln nicht ausreicht.
- Bei allzuvielem Sitzen ohne entsprechendes Ausgleichstraining können die ischiokruralen Muskeln schrumpfen und dann das Strecken in Hüft- und Kniegelenk hemmen. Besonders gefährdet sind Rollstuhlfahrer.

■ **Ausfallserscheinungen bei Lähmungen**:
- Bei Lähmung des *N. femoralis* und damit des *M. quadriceps femoris* geht die aktive Streckfähigkeit verloren. Der Stand kann noch über den Tractus iliotibialis gesichert werden.
- Bei hoher Lähmung des *N. ischiadicus* fallen alle Beuger außer 2 relativ schwachen (M. sartorius und M. gracilis) aus. Bei Verletzung des N. ischiadicus am Oberschenkel können je nach Höhe der Verletzungsstelle Teile der ischiokruralen Muskeln in Funktion bleiben.

■ **Das Oberflächenrelief mitbestimmende Sehnen** am Oberschenkel und im Kniebereich:
- Ursprungssehne des *M. rectus femoris*: Sie ist etwas medial der Spina iliaca anterior superior beim Heben des Beins sehr deutlich zu sehen.
- Ursprungssehnen des *M. adductor longus* und des *M. gracilis*: Sie treten beim Spreizen der Beine neben dem Genitale stark hervor.
- Ansatzsehne des *M. biceps femoris*: Sie bildet beim Beugen des Knies die proximale laterale Begrenzung der Kniekehlenraute bis zum Fibulakopf (Abb. 937a).
- Ansatzsehne des *M. semitendinosus*: Sie begrenzt die Kniekehlenraute medial. Etwas tiefer tastet man die breitere Sehne des *M. semimembranosus*. Die Sehnen der Mm. *semitendinosus*, *gracilis* und *sartorius* vereinigen sich unterhalb des medialen Tibiakondylus zum Pes anserinus.
- *Lig. patellae* (Patellarsehne): Die Endsehne des *M. quadriceps femoris* zeichnet sich zwischen Patella und Tuberositas tibiae beim Strecken des Knies gegen Widerstand klar ab.

■ **Canalis adductorius** (Adduktorenkanal): Große Arterien ziehen immer über die Beugeseite von Gelenken (bzw. die Seite der Hauptbewegungsrichtung), um nicht überdehnt zu werden. Die A. femoralis muß also von der Ventralseite des Hüftgelenks zur Dorsalseite des Kniegelenks verlaufen. Dabei muß sie die Adduktoren durchqueren.
- Im Ansatz des M. adductor magnus ist dafür eine Lücke ausgespart (*Hiatus adductorius*). Diese Lücke ist das Ende eines etwa 6 cm langen Kanals, dessen Boden von der Rinne zwischen M. vastus medialis und den Adduktoren, dessen vordere Bedeckung von einer Sehnenplatte zwischen M. vastus medialis und M. adductor magnus gebildet wird.
- Diese Sehnenplatte wird vom N. saphenus durchbohrt, einem Hautast des N. femoralis. Er tritt mit der A. + V. femoralis in den Adduktorenkanal ein, verläßt ihn dann aber durch die Vorderwand.

#937 Fossa poplitea (Kniekehle)

■ **Muskelraute**: Die Fossa poplitea hat etwa Rautenform. Proximal wird sie von den ischiokruralen Muskeln (lateral: M. biceps femoris, medial: M. semitendinosus + M. semimembranosus, Abb. 937a), distal von den beiden Köpfen des M. gastrocnemius begrenzt.

■ **Bindegewebskörper**: Die von den Muskeln umgrenzte Grube wird von Binde- und Fettgewebe gefüllt, in welchem die Gefäße und Nerven liegen. Beim Beugen des Kniegelenks wird die Grube vertieft, die Kniekehle sinkt tief ein. Beim Strecken hingegen wird die Grube abgeflacht und der Fettkörper dorsal herausgepreßt: Statt einer „Kehle" sehen wir nun eine Vorwölbung.

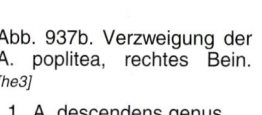

Abb. 937a. Rechte Kniekehle bei leichter Beugung gegen Widerstand. Zwei Sehnen bestimmen das Relief:
- auf der Innenseite (im Bild links) die des M. semitendinosus,
- auf der Außenseite die des M. biceps femoris.
- Unter der Sehne des M. semitendinosus kann man noch die breitere Sehne des M. semimembranosus tasten. [li1]

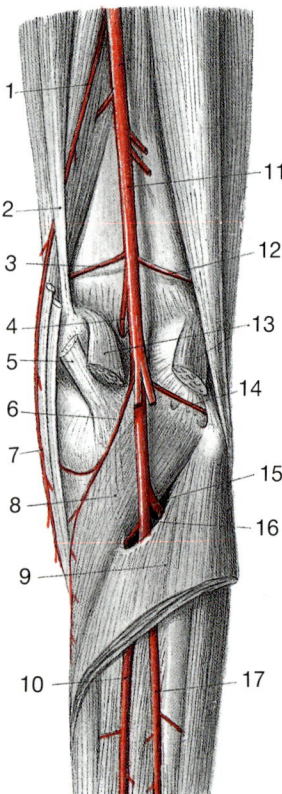

Abb. 937b. Verzweigung der A. poplitea, rechtes Bein. [he3]

1 A. descendens genus
2 M. adductor magnus
3 A. superior medialis genus
4 A. media genus
5 M. semimembranosus
6 A. inferior medialis genus
7 R. saphenus
8 M. popliteus
9 M. soleus
10 A. tibialis posterior
11 A. poplitea
12 A. superior lateralis genus
13 M. gastrocnemius
14 A. inferior lateralis genus
15 A. tibialis anterior
16 Arcus tendineus musculi solei
17 A. fibularis [peronea]

Der Bindegewebskörper des Kniegelenks steht mit folgenden Regionen in Verbindung:
- entlang der A. + V. femoralis durch den Adduktorenkanal mit der Streckerloge des Oberschenkels.
- entlang dem N. ischiadicus mit der Beugerloge des Oberschenkels.
- entlang der A. tibialis posterior und dem N. tibialis mit der Beugerloge des Unterschenkels.
- entlang dem N. fibularis [peroneus] communis mit der Loge der Wadenbeinmuskeln.
- entlang der A. tibialis anterior mit der Streckerloge des Unterschenkels.

Dies bedeutet: Entzündungen der Kniekehle können sich praktisch in alle Richtungen ausbreiten.

■ **Kniekehlenfaszie**: Die *Fascia lata* der Oberschenkelrückseite setzt sich auf die Kniekehle und von dort weiter auf den Unterschenkel (*Fascia cruris*) fort.

■ **Gefäße und Nerven**: Für die Anordnung der großen Leitungsbahnen in der Kniekehle gilt das alte Merkwort „Nivea" (Nerv – Vene – Arterie).
- Am oberflächlichsten liegen die beiden Hauptäste des *N. ischiadicus*: Der *N. fibularis [peroneus] communis* verläuft am Rand des M. biceps femoris um den Fibulakopf herum zu den Wadenbeinmuskeln. Der *N. tibialis* zieht in der Mittellinie des Beins zwischen den beiden Köpfen des M. gastrocnemius distal und tritt dann unter den M. soleus (Abb. 937c).
- In der mittleren Schicht der Kniekehle treffen wir die *V. poplitea* an.
- In der Tiefe liegt die *A. poplitea* der Gelenkkapsel an. Die Kniekehlenarterie ist die Fortsetzung der A. femoralis. Sie heißt A. poplitea vom Austritt aus dem Adduktorenkanal an (man beachte, daß die Hauptarterie des Beins zweimal den Namen ändert: A. iliaca externa bis zum Leistenband, dann A. femoralis bis zum Adduktorenkanal, schließlich A. poplitea bis zur Aufzweigung in die A. tibialis anterior und posterior). Die A. poplitea gibt starke Äste zu den Wadenmuskeln sowie 5 Arterien zum Kniegelenk ab, die ein reiches Kollateralnetz bilden (Abb. 937b). Trotzdem reichen diese Anastomosen nicht aus, wenn die A. poplitea verschlossen ist.
- Oberflächlich zur Fascia poplitea verlaufen 2 stärkere Venen: Dorsal in der Mitte die *V. saphena parva*, am medialen Rand der Kniekehle die *V. saphena magna*. In die zahlreichen Lymphbahnen sind einige *Nodi lymphoidei poplitei* als erste Filterstation für die Lymphe des lateralen Fußbereichs eingeschaltet.

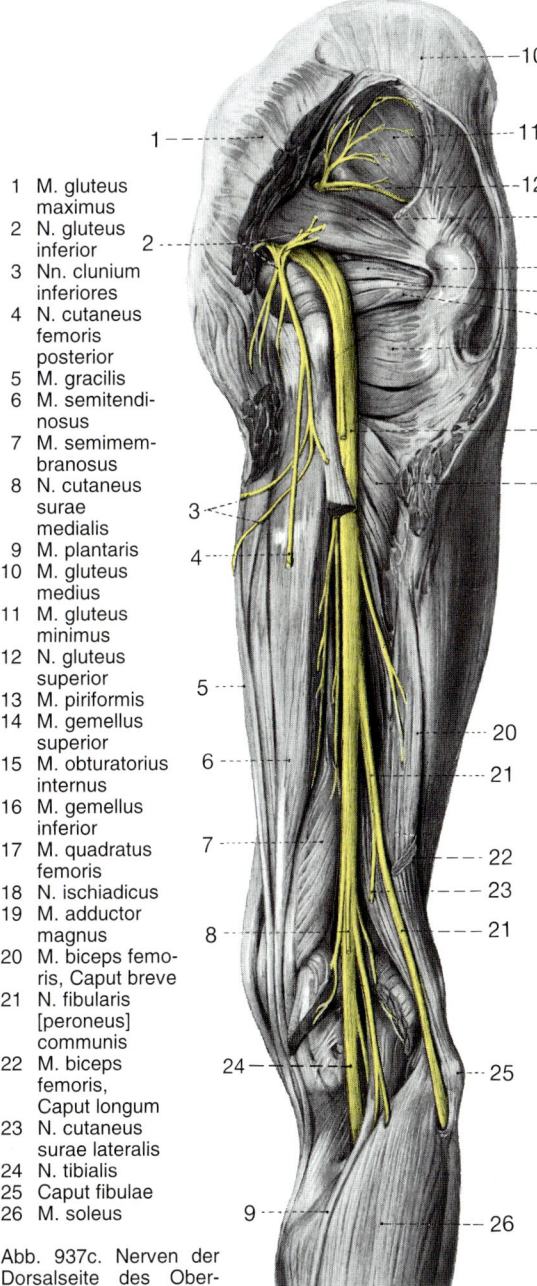

1 M. gluteus maximus
2 N. gluteus inferior
3 Nn. clunium inferiores
4 N. cutaneus femoris posterior
5 M. gracilis
6 M. semitendinosus
7 M. semimembranosus
8 N. cutaneus surae medialis
9 M. plantaris
10 M. gluteus medius
11 M. gluteus minimus
12 N. gluteus superior
13 M. piriformis
14 M. gemellus superior
15 M. obturatorius internus
16 M. gemellus inferior
17 M. quadratus femoris
18 N. ischiadicus
19 M. adductor magnus
20 M. biceps femoris, Caput breve
21 N. fibularis [peroneus] communis
22 M. biceps femoris, Caput longum
23 N. cutaneus surae lateralis
24 N. tibialis
25 Caput fibulae
26 M. soleus

Abb. 937c. Nerven der Dorsalseite des Oberschenkels und der Kniekehle. *[bg5]*

9.4 Unterschenkel (Crus) und Fuß (Pes): Knochen und Gelenke

#941 Besonderheiten des Menschenfußes
#942 Tibia, Fibula, Tarsalia, Metatarsalia, Phalangen, *Knochenbrüche*
#943 Tasten der Knochen beim Lebenden
#944 Schienbein-Wadenbein-Verbindungen, Membrana interossea cruris, Knöchelgabel, *Knöchelbrüche*
#945 Oberes und unteres Sprunggelenk, Bänder
#946 Sprunggelenke: Bewegungen, Achsen, Pronation und Supination, *Bewegungsprüfung*
#947 Übrige Fußgelenke, *Vorfußamputation*, Bänder, Bewegungen, *Bewegungsprüfung*, Fußwölbungen

#941 Besonderheiten des Menschenfußes

■ Soll man die wichtigsten Unterschiede im Körperbau des Menschen gegenüber anderen Säugetieren nennen, so wird man im Bereich des Bewegungsapparates wohl 3 angeben:
- Am Schädel haben sich die Proportionen von Hirn- und Gesichtsschädel zugunsten des Hirnschädels verschoben.
- An Lendenwirbelsäule und Becken macht sich die „Aufrichtung" in Lendenlordose, Promontorium und der großen Beckenbreite bemerkbar.
- Der Fuß ist vom Greiffuß der vorwiegend in Bäumen lebenden Affen zum **Standfuß** umgestaltet.

■ Der Vierfüßer hat 4 Unterstützungspunkte, die sehr klein gehalten werden können (Zehengänger). Der Mensch hingegen kann sich nur kurze Zeit im Zehenstand halten. Auf 2 Stelzen kann man die **Gleichgewichtsprobleme** nur bewältigen, wenn jede Stelze auf relativ großen Flächen oder auf mehreren Unterstützungspunkten ruht. Beim Menschen wird die vom Unterschenkel auf den Fuß übertragene Körperlast in 2 Richtungen weitergegeben: zum Fersenbeinhöcker und zum Großzehenballen (Abb. 941). So wird aus dem Stand auf 2 Stelzen wieder ein Stand mit 4 Unterstützungspunkten, der das Erhalten des Gleichgewichts erleichtert.

■ Infolge der Lastverteilung auf Ferse und Zehenballen mußten sich die **Proportionen** des Fußes gegenüber der Hand entscheidend ändern. Der Fußwurzelbereich wurde stark erweitert, der Zehenbereich reduziert. Der Calcaneus wächst nach hinten aus, um den Hebelarm zu verlängern. Der sog. Zehenballen liegt auf der Höhe der Köpfe der Mittelfußknochen. Distal davon ist die Belastung gering. Deshalb sind die Zehen im Vergleich zu den Fingern stark zurückgebildet.

■ Die Greiffunktion der Zehen ist beim Erwachsenen weitgehend erloschen. Das Frühgeborene hat noch einen **Greifreflex** der Zehen. Infolge mangelnder Übung schwindet die Fähigkeit zu greifen. Durch Training kann diese Fähigkeit jedoch wieder erworben werden, wie manche Armamputierte oder ohne Arme Geborene (Thalidomid-Embryopathie = „Contergankinder") beweisen.

#942 Knochen

■ **Tibia (Schienbein) und Fibula (Wadenbein)**: Während am Unterarm Speiche und Ulna funktionell etwa gleich wichtige Knochen sind, ist am Unterschenkel das Gewicht (auch wörtlich) eindeutig zugunsten der *Tibia* verschoben. Die Tibia überträgt den Hauptteil der Körperlast vom Knie-

gelenk auf das obere Sprunggelenk. Die *Fibula* dient im wesentlichen als Muskelursprung und zur Federung im oberen Sprunggelenk. Zum Kniegelenk hat die Fibula keinen unmittelbaren Bezug. Suchen Sie folgende Knochenpunkte in Abb. 931e und 944b, im Röntgenbild (Abb. 931c + d, 944b) und am Skelett auf:

- *Condylus medialis (tibiae)* (innerer Gelenkknorren).
- *Condylus lateralis (tibiae)* (äußerer Gelenkknorren).
- *Tuberculum intercondylare mediale + laterale* (Kreuzbandhöcker).
- *Tuberositas tibiae* (Ansatzstelle des Lig. patellae).
- *Corpus tibiae* (Schienbeinschaft).
- *Margo anterior* (vordere Schienbeinkante).
- *Malleolus medialis* (Innenknöchel, lat. malleus = Hammer, malleolus = Hämmerchen).
- *Caput fibulae* (Wadenbeinkopf).
- *Corpus fibulae* (Wadenbeinschaft).
- *Malleolus lateralis* (Außenknöchel).

Tab. 942. Fußwurzelknochen (*Ossa tarsi [tarsalia]*)	
Proximale Reihe:	
❶ *Talus*	Sprungbein
• Trochlea tali	Sprungbeinrolle
• Collum tali	Sprungbeinhals
• Caput tali	Sprungbeinkopf
• Facies articularis calcanea anterior, media + posterior	3 Gelenkflächen für den Calcaneus
❷ *Calcaneus*	Fersenbein
• Tuber calcanei	Fersenbeinhöcker
• Sustentaculum tali	Stütze für den Talus
• Facies articularis talaris anterior, media + posterior	3 Gelenkflächen für den Talus
• Facies articularis cuboidea	Gelenkfläche für das Würfelbein
❸ *Os naviculare*	Kahnbein des Fußes
Distale Reihe:	
❹ *Os cuneiforme mediale*	Mediales Keilbein *
❺ *Os cuneiforme intermedium*	Mittleres Keilbein
❻ *Os cuneiforme laterale*	Laterales Keilbein
❼ *Os cuboideum*	Würfelbein

* Verwechslungsmöglichkeit: Auch beim Schädel gibt es ein Keilbein (Os sphenoidale)!

Abb. 941. Skelett des rechten Fußes von medial. [pp2]
- Die 3 inneren Strahlen des „fünfstrahligen" Fußes laufen in den Talus, die 2 äußeren in den Calcaneus aus. Während im Vorfußbereich die 5 Strahlen nebeneinander liegen, sind im Fußwurzelbereich die 2 äußeren Strahlen unter die 3 inneren Strahlen geschoben.
- Die über den Unterschenkel auf den Fuß drückende Körperlast wird vom Talus in 2 Richtungen weitergegeben: nach vorn über das Kahnbein hauptsächlich zum ersten Mittelfußknochen, nach hinten zum Fersenbeinhöcker.

1 Caput tali
2 Collum tali
3 Facies malleolaris medialis
4 Corpus tali
5 Sustentaculum tali
6 Tuber calcanei
7 Os cuboideum
8 Tuberositas ossis metatarsi quinti [V]
9 Ossa sesamoidea
10 Phalanx distalis
11 Phalanx media
12 Phalanx proximalis
13 Ossa metatarsi [metatarsalia]
14 Os cuneiforme mediale
15 Os cuneiforme intermedium
16 Os naviculare

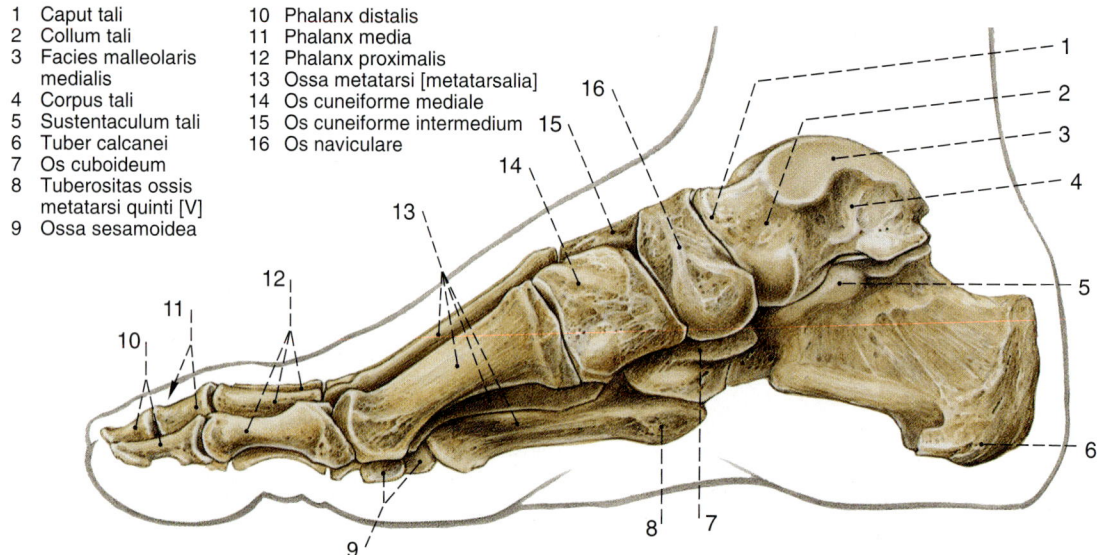

Abb. 942a. Skelett des linken Fußes von oben. [bg1]

1-3 Phalanges
1 Phalanx distalis
2 Phalanx media
3 Phalanx proximalis
4 Os metatarsi [metatarsale]
5 Os naviculare
6 Caput tali
7 Trochlea tali
8 Calcaneus
9 Tuberositas ossis metatarsalis quinti [V]
10 Os cuboideum
11 Talus, Facies malleolaris lateralis
12 Processus posterior tali
13 Os cuneiforme mediale
14 Os cuneiforme intermedium
15 Os cuneiforme laterale
16 Collum tali
17 Sulcus tendinis musculi flexoris hallucis longi

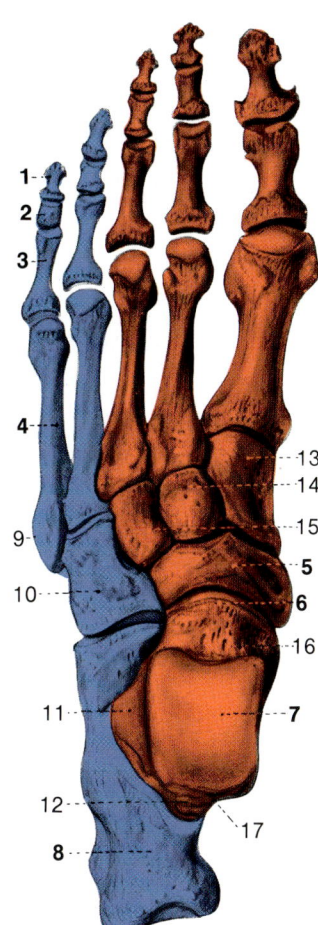

Abb. 942b. Röntgenbild des Fußes im dorsoplantaren Strahlengang (der Fuß ruht in Spitzfußstellung auf der Röntgenfilmkassette, die Röntgenröhre steht über dem Fußrücken):
• Der Fersenbereich wird wegen des störenden Unterschenkels hierbei nicht scharf abgebildet.
• Die beiden bohnenförmigen „Schatten" unter dem Kopf des 1. Mittelfußknochens sind die Sesambeine der Großzehe. [be3]

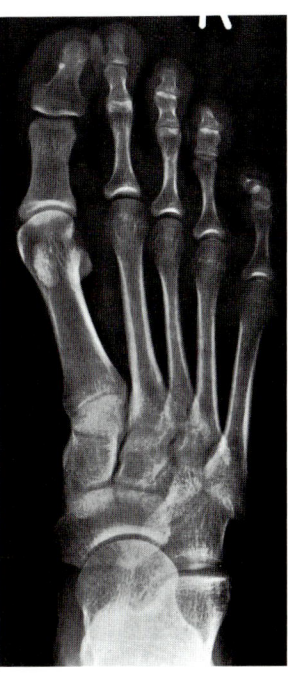

■ **Fußwurzelknochen** (*Ossa tarsi [tarsalia]*): Der Mensch hat davon 7 von ungleicher funktioneller Wertigkeit und Größe. Man kann sie in 2 Reihen gliedern (Tab. 942, Abb. 941, 942a+b).

■ **Mittelfußknochen** (*Ossa metatarsi = Metatarsalia*): Der Mensch hat davon 5, die von medial nach lateral mit 1-5 numeriert werden. An den Mittelfußknochen unterscheidet man wie an den Mittelhandknochen:
• Basis (*Basis ossis metatarsi*).
• Schaft (*Corpus ossis metatarsi*).
• Kopf (*Caput ossis metatarsi*).

■ **Zehenknochen** (*Ossa digitorum = Phalanges*): Die 5 Zehen sind wie die Finger gegliedert. Entsprechend dem Daumen hat die Großzehe (*Hallux*) 2, die übrigen Zehen haben 3 Glieder:
• Grundglied (*Phalanx proximalis*).
• Mittelglied (*Phalanx media*).
• Endglied (*Phalanx distalis*).

■ **Knochenbrüche** an Unterschenkel und Fuß:
• *Tibiakopffraktur*: Er entsteht meist bei Längsstauchung des Beins. Häufig ist die Gelenkfläche eingedrückt und sind die Menisken beschädigt. Gelegentlich ist der Kopf des Wadenbeins mit abgebrochen (*Fibulakopffraktur*) und sind der N. fibularis [peroneus] communis sowie die A. poplitea verletzt. Beim Ausriß von Kreuz- oder Seitenbändern kann das Kniegelenk seinen Halt verlieren.

• *Tibiaschaftfraktur* und *Fibulaschaftfraktur* (Unterschenkelschaftbrüche): Meist brechen beide Knochen gleichzeitig. Typische Unfälle sind der Sturz beim Skilaufen und wenn ein Fußgänger von der Stoßstange eines Autos angefahren wird. Wegen der oberflächlichen Lage der Tibia sind Tibiaschaftfrakturen häufig offene Brüche. Wegen der straffen Faszien droht bei Unterschenkelbrüchen in besonderem Maß die Durchblutungsstörung der Muskeln (*Kompartmentsyndrom*, #952). Bei isolierten Fibulafrakturen ist oft keinerlei Behandlung nötig, weil die Fraktur durch die sehr viel stabilere Tibia „geschient" wird.
• *Pilonfraktur* (Trümmerfraktur des unteren Tibiaendes): hauptsächlich bei Ski- und Straßenunfällen. Das Zusammenfügen der Bruchstücke ist oft sehr schwierig.
• *Malleolarfraktur* (Knöchelbruch): #944.
• *Kalkaneusfraktur* (Fersenbeinbruch): häufiger Bruch bei Sturz auf die Fersen, oft schon aus geringer Höhe, z.B. von der Leiter. Meist handelt es sich um Trümmerbrüche, bei denen keine Aussicht auf ein genaues Zusammenfügen der Bruchstücke besteht.
• *Talusfraktur* (Sprungbeinbruch): Meist bricht der Talushals. Oft löst sich dann die Trochlea tali (Sprungbeinrolle) aus der Knöchelgabel (Verrenkungsbruch = *Luxationsfraktur*). Auch stärker verschobene Bruchstücke lassen sich in Narkose meist gut einrichten. Belasten des Fußes ist jedoch meist erst nach 3 Monaten, gelegentlich sogar erst nach einem Jahr möglich. Dies liegt an der Blutversorgung der Trochlea tali. Die Blutgefäße kommen zu ihr über das Collum tali. Ist dieses gebrochen, so dauert es oft viele Monate, bis die Blutversorgung der Trochlea tali wieder so ausreichend ist, daß man den Talus ohne Gefahr eines Einbruchs belasten kann (Kontrolle durch das Röntgenbild). Bei Luxationsfrakturen stirbt häufig die Sprungbeinrolle ab (*Talusnekrose*).
• *Brüche der übrigen Fußknochen*: Sie entstehen meist durch direkte Gewalteinwirkung, wie Überfahren, Quetschen, Schlag usw. Oft sind Sehnen, Blutgefäße und Nerven mit verletzt. Bei offenen Zehenfrakturen muß dann bisweilen eine Zehe amputiert werden.
• *Ermüdungsbrüche*: Der erste Mittelfußknochen ist weitaus stärker als die übrigen. Er trägt die Hauptlast. Bei ungewohnten langen Märschen führt die Ermüdung der Fußmuskeln zu verminderter Federung. Damit werden wie beim Spreizfuß die schwachen mittleren Knochen relativ stärker belastet. Bei der „Marschfraktur" brechen am häufigsten der 2. und 3. Mittelfußknochen.

#943 Tasten beim Lebenden

■ **Unterschenkel (Crus):**
- *Malleolus medialis:* Der Innenknöchel (Schienbeinknöchel) ist das distale Ende der in ganzer Länge unmittelbar unter der Unterhaut liegenden Medialfläche der Tibia.
- *Malleolus lateralis:* Der Außenknöchel (Wadenbeinknöchel) ist das distale Ende der Fibula. Diese liegt distal etwa handbreit mit ihrem lateralen Rand unter der Haut. Unmittelbar hinter dem Knochen fühlt man die Anspannung der kräftigen Sehnen der Mm. fibulares [peronei]. Der Malleolus lateralis reicht weiter distal als der Malleolus medialis.

■ **Fuß (Pes):** Will man am Fuß systematisch alle Knochen tasten und dabei vom Leichteren zum Schwierigeren übergehen, so beginnt man am besten mit der Großzehe und verfolgt den medialen Fußrand proximal (Abb. 943). Dann geht man auf den lateralen Fußrand über und tastet zuletzt den Fußrücken ab. Das Abtasten der einzelnen Fußknochen ist eine ausgezeichnete Übung in der Palpation, auf die man nicht verzichten sollte, weil man sich dabei selbst gut kontrollieren kann: Am Schluß muß das Muster vollständig sein. Bei Unklarheiten den Atlas zu Hilfe nehmen!
- *Hallux:* Beim Hin- und Herbewegen der Großzehe kann man ganz leicht die Gelenkspalten der beiden Großzehengelenke und die Phalanx distalis und proximalis (Großzehenend- und -grundglied) fühlen. Man beachte, daß die am medialen und lateralen Fußrand stark vorspringende Rundung jeweils der Kopf des Mittelfußknochens und nicht das Zehengrundglied ist (ähnlich wie an der Hand die Köpfe der Mittelhandknochen die dorsale Kontur bestimmen).
- *Os metatarsi [metatarsale] I:* Der 1. Mittelfußknochen ist am medialen Fußrand in ganzer Länge zu tasten. Man beginnt distal beim großen Kopf. Es folgen die Einziehung des Schafts und nach etwa 4 Fingerbreiten eine leichte Verdickung durch die Basis. Der Spalt des Tarsometatarsalgelenks ist meist deutlich zu fühlen.
- *Os cuneiforme mediale:* Das mediale Keilbein schließt an den Mittelfußknochen bis zum nächsten Gelenkspalt an.
- *Os naviculare:* Das Kahnbein bildet den am stärksten hervortretenden Knochenpunkt des medialen Fußrandes zwischen Caput ossis metatarsi und Malleolus medialis. Besonders bei Pronation (Eversion) ist es unverwechselbar.
- *Talus:* Das Sprungbein nimmt den Raum zwischen Kahnbein und Innenknöchel ein. In Pronation bildet der Taluskopf die Kontur, während er bei Supination in der Tiefe verschwindet. An den Taluskopf anschließend lassen sich der Hals und Teile des Taluskörpers unmittelbar distal des Malleolus medialis bzw. zwischen Knöchel und Calcaneus tasten. Bei Plantarflexion des Fußes kann man zwischen der Knöchelgabel auch Teile der Trochlea tali fühlen.

- *Calcaneus:* Alles was nun am medialen Fußrand verbleibt, gehört zum Fersenbein. Das *Tuber calcanei* (Fersenbeinhöcker) schließt an die Achillessehne an. Das *Sustentaculum tali* findet man in der Fortsetzung der Schaftachse der Tibia über den Malleolus medialis hinweg als letzten deutlich hervortretenden Knochenpunkt: Unverwechselbar ist es bei Supination (Varisierung), wenn der Talus zurücktritt.
- *Digiti pedis II-V* (Zehen 2-5): Ausgenommen auf der Plantarseite sind alle Zehenglieder rundherum abzutasten.
- *Os metatarsi [metatarsale] V:* Der 5. Mittelfußknochen ist am lateralen Fußrand in ganzer Länge zu tasten. Er endet proximal mit einer Verbreiterung: Dies ist der am stärksten nach lateral vorspringende Punkt des lateralen Fußrandes.
- *Os cuboideum:* Das Würfelbein ist zwischen 5. Mittelfußknochen und distalem Ende des Calcaneus eingesenkt. Dieses tritt bei Supination stärker hervor.
- *Ossa metatarsi [metatarsalia] II-IV:* Neben den Sehnen der Zehenstrecker sind in der Tiefe die Mittelfußknochen 2-4 zu tasten. Die Gelenklinie der Tarsometatarsalgelenke kann man am leichtesten einzeichnen, wenn man von den am medialen und lateralen Fußrand getasteten Basen des 1. und 5. Mittelfußknochens ausgeht. Dabei ist zu berücksichtigen, daß der 2. Mittelfußknochen meist etwas weiter proximal reicht als die beiden Nachbarknochen. Dafür ist das anschließende Os cuneiforme medium (mittleres Keilbein) etwas kürzer.
- *Os cuneiforme medium und laterale:* Das mittlere und laterale Keilbein reichen in Fortsetzung der Mittelfußknochen 2 und 3 bis zum Kahnbein.

#944 Schienbein-Wadenbein-Verbindungen

■ **Gliederung:** Tibia und Fibula sind verbunden:
- proximal im Bereich des Fibulakopfes durch ein synoviales Gelenk (*Articulatio tibiofibularis*).
- im Schaftbereich durch eine Syndesmose = Zwischenknochenmembran (*Membrana interossea cruris*).
- distal durch eine Syndesmose (*Syndesmosis tibiofibularis*, Abb. 944a) oder ein synoviales Gelenk (wenn sich der Gelenkraum des oberen Sprunggelenks noch zwischen die beiden Unterschenkelknochen fortsetzt).

■ **Membrana interossea cruris:** Die Zwischenknochenmembran des Unterschenkels dient:
- der federnden Verspannung von Tibia und Fibula (scherengitterartig angeordnete straffe Fasern).
- dem Ursprung langer Muskeln des Fußes (aus der Gruppe der Extensoren und der tiefen Flexoren).

■ **Knöchelgabel:** Tibia und Fibula umgreifen den Talus mit den beiden Malleolen (Abb. 944b). Die Trochlea tali (Sprungbeinrolle) kann sich in der Knöchelgabel scharnierartig bewegen. Der Bau der Knöchelgabel aus 2 Knochen hat den Vorteil, daß Federungswege entstehen. Die Knöchelgabel wird durch ein vorderes und ein hinteres Schienbein-Wadenbein-Band (*Lig. tibiofibulare anterius + posterius*, in der Klinik meist Syndesmosenbänder genannt) zusammengehalten. Beim Verkanten des Talus wird die Knöchelgabel gespannt und der Malleolus lateralis seitwärts gedrängt. Der Fibulaschaft federt dann nach innen.

■ **Malleolarfrakturen** (Knöchelbrüche) gehören zu den häufigen Brüchen. Von den beiden Knöcheln ist der Malleolus lateralis für das sichere Gehen und Stehen wichtiger. Er fängt Scherkräfte in der Höhe des halben Körpergewichts auf. Die Syndesmosenbänder sichern die Knöchelgabel. Sind sie gerissen, hat die Knöchelgabel keinen Halt mehr. Die Außenknöchelbrüche teilt man daher je nach Lage des Bruchspalts (nach Weber) ein in:

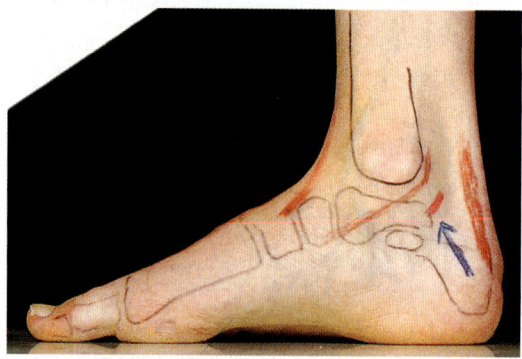

Abb. 943. Abtasten des inneren Fußrandes. Markiert sind die leicht tastbaren Knochen, Sehnen und Arterien. Den Puls der A. tibialis posterior (im Bild mit einem Pfeil bezeichnet) fühlt man am besten zwischen Malleolus medialis und Tuber calcanei. [li1]

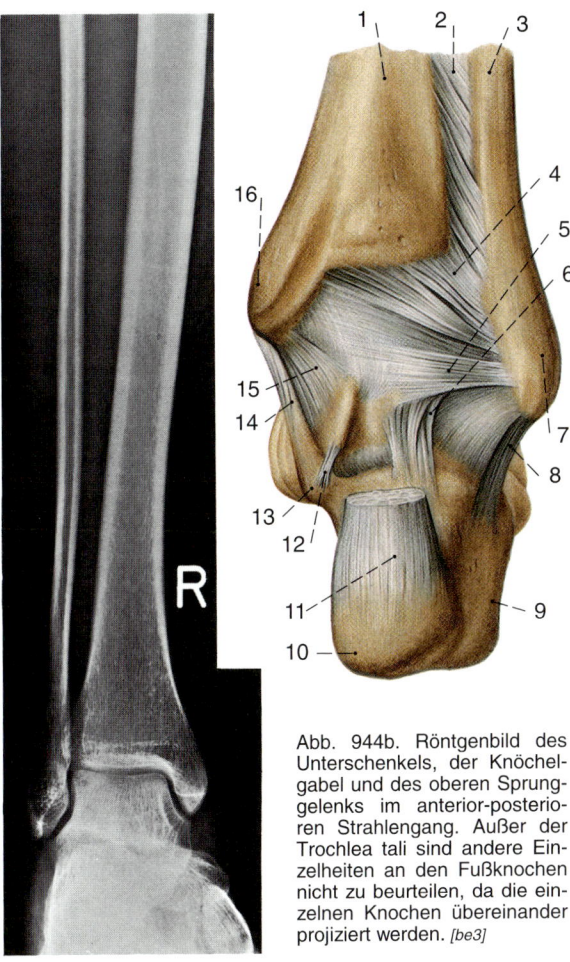

Abb. 944a. Bänder der Sprunggelenke von hinten (rechter Fuß). [ss2]

1 Tibia
2 Membrana interossea cruris
3 Fibula
4 Lig. tibiofibulare posterius
5 Lig. talofibulare posterius
6 Lig. talocalcaneum laterale
7 Malleolus lateralis
8 Lig. calcaneofibulare
9 Calcaneus
10 Tuber calcanei
11 Tendo calcaneus
12 Lig. talocalcaneum mediale
13 Sustentaculum tali
14 Lig. collaterale mediale [Lig. deltoideum], Pars tibiocalcanea
15 Lig. collaterale mediale [Lig. deltoideum], Pars tibiotalaris posterior
16 Malleolus medialis

Abb. 944b. Röntgenbild des Unterschenkels, der Knöchelgabel und des oberen Sprunggelenks im anterior-posterioren Strahlengang. Außer der Trochlea tali sind andere Einzelheiten an den Fußknochen nicht zu beurteilen, da die einzelnen Knochen übereinander projiziert werden. [be3]

Handgelenk: Anstelle von 3 proximalen Handwurzelknochen ist nur ein Fußwurzelknochen beteiligt. Umgekehrt sind anstelle nur eines Unterarmknochens (Speiche) beim proximalen Handgelenk beide Unterschenkelknochen beim oberen Sprunggelenk einbezogen.

■ **Unteres Sprunggelenk** Es wird von Talus, Calcaneus und Kahnbein gebildet. Durch ein starkes Band wird es in 2 Teilgelenke mit getrennten Gelenkkapseln zerlegt (Abb. 945b):

• *Articulatio subtalaris [talocalcanea]*: hinteres Teilgelenk zwischen Talus und Calcaneus. Es liegt zwischen den großen hinteren der insgesamt je 3 Gelenkflächen, die Talus und Calcaneus füreinander haben.
• *Articulatio talocalcaneonavicularis*: vorderes Teilgelenk zwischen Taluskopf und Kahnbein sowie zwischen den vorderen und mittleren Gelenkflächen von Talus und Calcaneus. An der Gelenkpfanne ist das überknorpelte *Lig. calcaneonaviculare plantare* (Pfannenband) wesentlich beteiligt.

■ **Bänder des oberen Sprunggelenks**: Kräftige Seitenbänder zwischen Talus und Fibula bzw. Talus und Tibia sichern die Scharnierbewegung (Tab. 945). Daneben überspringen einige Bandzüge zusätzlich auch noch das untere Sprunggelenk, indem sie von der Knöchelgabel bis zum Calcaneus oder Kahnbein distal ziehen.

• Typ A = Fraktur unterhalb der Syndesmosenbänder.
• Typ B = Fraktur in Höhe der Syndesmosenbänder.
• Typ C = Fraktur oberhalb der Syndesmosenbänder (zusätzlich Ruptur der Membrana interossea cruris).

Häufig ist bei Malleolarfrakturen gleichzeitig das obere Sprunggelenk verrenkt. Die Einrenkung sollte sofort, möglichst noch vor dem Abtransport des Verunglückten erfolgen. Die unblutige Behandlung ist bei allen Frakturen ohne Verschiebung der Bruchstücke sowie bei Frakturen vom Typ A möglich, wenn die Bruchstücke genau einzurichten sind. Bei den Typen B und C ist die Gefahr der Stellungsänderung der Bruchstücke nach dem Einrichten sehr groß. Da aber schon Abweichungen von 2 mm erhebliche Störungen mit verstärktem Verschleiß (Arthrose) bedingen können, empfiehlt sich die operative Behandlung. Dabei können auch evtl. gerissene Bänder genäht werden.

#945 Sprunggelenke: Gliederung und Bänder

Ähnlich wie an Unterarm und Hand sind die großen Bewegungen zwischen Unterschenkel und Fuß auf 2 Gelenkreihen verteilt, die man hier Sprunggelenke nennt.

■ **Oberes Sprunggelenk** (*Articulatio talocruralis*): Es ist das Gelenk zwischen Trochlea tali (Sprungbeinrolle) und Knöchelgabel (Abb. 945a). Es unterscheidet sich wesentlich vom entsprechenden Gelenk des Arms, dem proximalen

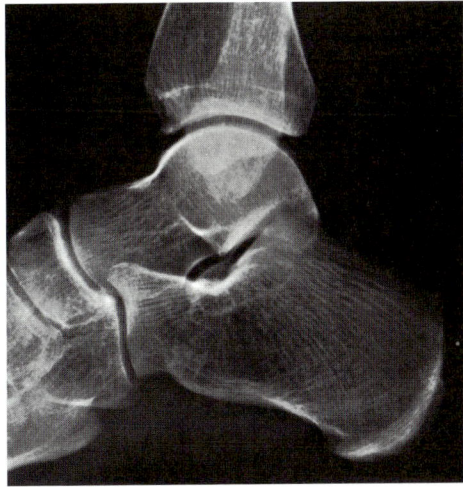

Abb. 945a. Röntgenbild der Sprunggelenke im tibiofibularen Strahlengang. Man beachte in den Knochen die Hauptverlaufsrichtung der Knochenbälkchen. [be3]

Tab. 945. Bänder des oberen Sprunggelenks	
Medial:	**Lateral:**
Lig. collaterale mediale [Lig. deltoideum]: • Pars tibionavicularis* • Pars tibiocalcanea* • Pars tibiotalaris anterior • Pars tibiotalaris posterior	Lig. collaterale laterale: • Lig. talofibulare anterius (das am häufigsten verletzte Band des Körpers) • Lig. talofibulare posterius • Lig. calcaneofibulare*

* Sichern auch das untere Sprunggelenk

■ **Bänder des unteren Sprunggelenks**: Neben den schon erwähnten Bändern müssen 2 hervorgehoben werden:
• Das sehr starke *Lig. talocalcaneum interosseum* trennt die beiden Kammern des unteren Sprunggelenks. An sich ist die Bezeichnung Lig. interosseum (Zwischenknochenband) unsinnig, da nahezu alle Bänder des Skeletts 2 Knochen verbinden. Hier soll jedoch betont werden, daß dieses Band nicht an der Oberfläche des Fußskeletts liegt, sondern in der Tiefe zwischen den Knochen. Das Zwischenknochenband befindet sich nicht innerhalb des Gelenkraums, sondern teilt vielmehr das untere Sprunggelenk in die beiden Teilgelenke mit getrennten Gelenkkapseln.

• Das *Lig. calcaneonaviculare plantare* („Pfannenband") verbindet Calcaneus und Os naviculare, wo am inneren Fußrand in der Längswölbung des Fußskeletts eine Lücke klafft. Es vereinigt die beiden Knochen zu einer Pfanne für den Taluskopf. Als Teil der Pfanne trägt es einen Überzug aus hyalinem Knorpel. Das Pfannenband ist ein schwacher Punkt in der Konstruktion des menschlichen Fußes. Beim Plattfuß gibt es dem Druck des auf ihm lastenden Taluskopfes nach.

Man beachte: Die beiden Sprunggelenke haben zusammen 3 Gelenkräume mit getrennten Gelenkkapseln: einen für das obere, 2 für das untere Sprunggelenk.

#946 Sprunggelenke: Bewegungen

■ **Oberes Sprunggelenk**: Es ist in erster Linie ein Scharniergelenk. Die Achse zieht quer durch Knöchelgabel und Talus. Die Plantarflexion ist etwas weiter möglich als die Dorsalextension.

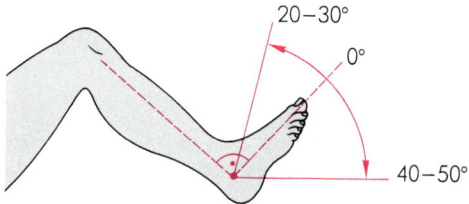

Abb. 946a. Bewegungsumfänge des oberen Sprunggelenks: mittlere Meßwerte von gesunden jungen Erwachsenen nach der Neutralnullmethode. *[bh1]*

■ **Bewegungsumfang**: Beim Protokollieren nach der Neutralnullmethode beachte man, daß der rechtwinklig zum Unterschenkel stehende Fuß die 0°-Stellung ist. Der mediale Fußrand ist durch die Längswölbung angehoben und daher für die Messung wenig geeignet. Man legt den Winkelmesser besser an den lateralen Fußrand an (Abb. 946a):
• Plantarflexion – Dorsalextension .... 50° – 0° – 30°.

Die Extremstellungen findet man am einfachsten, wenn man den Fuß fest auf den Boden aufsetzt und dann den Körper soweit wie möglich nach vorn und dorsal bewegt, ohne Ferse oder Zehen vom Boden abzuheben.

Die Trochlea tali ist hinten schmäler als vorn:
• Bei der Dorsalextension gelangt der breite Teil der Talusrolle zwischen die Knöchelgabel. Er spannt dabei den Bandapparat der Syndesmosis tibiofibularis. Seitbewegungen des Fußes sind nun nicht möglich.
• Bei der Plantarflexion hingegen hat der schmälere hintere Teil der Trochlea tali keinen festen Halt. Kleine Seitbewegungen des Fußes (Abduktion und Adduktion) können ausgeführt werden. Dies ist z.B. beim Bergsteigen bedeutsam: Bergauf hat man einen sicheren Tritt, bergab nicht. Der Fuß wird öfter beim Abstieg als beim Aufstieg verstaucht (wobei allerdings die schlechtere Sicht und die Ermüdung nach dem Aufstieg mitwirken).

■ **Achse des unteren Sprunggelenks**: Mit seinen vielen Gelenkflächen und den beiden getrennten Kammern erscheint es zunächst sehr kompliziert. Im vorderen Abschnitt kann man Taluskopf und Talushals in einer gewissen Ana-

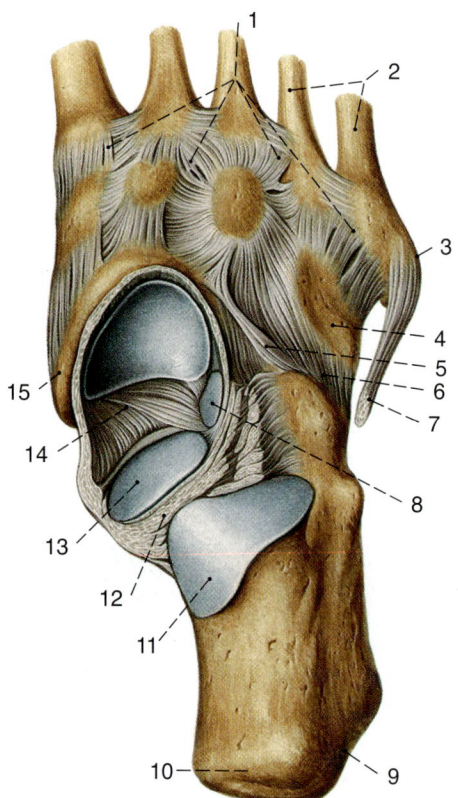

Abb. 945b. Unteres Sprunggelenk des rechten Fußes von oben. Der Talus ist entnommen. *[ss2]*

1 Ligg. tarsometatarsalia dorsalia
2 Ossa metatarsi [metatarsalia]
3 Tuberositas ossis metatarsalis quinti [V]
4 Os cuboideum
5 Lig. calcaneonaviculare
6 Lig. calcaneocuboideum
5 + 6 Lig. bifurcatum
7 M. fibularis [peroneus] brevis
8 Facies articularis talaris anterior
9 Calcaneus
10 Tuber calcanei
11 Facies articularis talaris posterior
12 Lig. talocalcaneum interosseum
13 Facies articularis talaris media
14 Lig. calcaneonaviculare plantare
15 Os naviculare

logie zu Hüftkopf und Schenkelhals im Hüftgelenk sehen. Dies legt nahe, daß es sich um ein Kugelgelenk handelt, dessen Pfanne vom Kahnbein, vom Pfannenband und vom Calcaneus gebildet wird. Als solches müßte es 3 Hauptachsen haben. Die hintere Kammer schränkt jedoch den Bewegungsspielraum auf eine einzige Achse ein. Bewegungen um die beiden anderen Achsen würden zu einem Abheben der Gelenkflächen der hinteren Kammer führen. Ähnliche Verhältnisse haben wir bei den Wirbel-Rippen-Gelenken und den Radioulnargelenken kennengelernt.

• Die verbleibende Achse des unteren Sprunggelenks tritt medial oben in den Talushals ein und an der lateralen Fläche des Tuber calcanei wieder aus. Sie steht damit nicht in der Längsrichtung des Fußes und trotzdem etwa sagittal: In bequemer Stellung werden die Füße nicht parallel, sondern mit den Fußspitzen nach außen gedreht gehalten.

■ **Pronation und Supination**: Die Bewegungen im unteren Sprunggelenk nennt man in der Anatomie wie die Bewegungen in den Radioulnargelenken Pronation und Supination. Da die Achse nicht horizontal steht, sondern zum Calcaneus abfällt und der Vorfuß weit von der Achse entfernt ist, führt der Fuß dabei eine „Maulschellenbewegung" aus. Man kann sich diese an der Hand veranschaulichen, wenn man ulnarabduziert und dann rotiert.

• Pronation ist mit Dorsalextension und Abduktion,
• Supination mit Plantarflexion und Adduktion gekoppelt.

> **Uneinheitliche Bewegungsbegriffe**:
> • In der Anatomie sind die Bezeichnungen *Pronation* (äußeren Fußrand heben) und *Supination* (inneren Fußrand heben) üblich. In der Klinik werden nach englischem Vorbild z.T. *Eversion* und *Inversion* vorgezogen. Manche Kliniker verwenden auch Eversion und Inversion nur für die Bewegungen im unteren Sprunggelenk im engeren Sinn und Pronation und Supination für die Bewegungen im queren Fußgelenk und den Nebengelenken.
> • Als deutsche Bezeichnungen bieten sich Auswärts- und Einwärtsdrehen an. Man orientiert sich dabei an der Bewegung der Fußspitze. Sie wird bei der Pronation nach außen, bei der Supination nach innen geführt. Damit ist am Fuß Pronation = Auswärtsdrehen (Eversion), Supination = Einwärtsdrehen (Inversion). Bei den sich an Hand und Fuß entsprechenden Bewegungen Pronation und Supination sind die deutschen Bezeichnungen leider umgekehrt (bei der Hand Pronation = Einwärtsdrehen, Supination = Auswärtsdrehen)!

> ■ **Bewegungsumfänge**: In die Maulschellenbewegung gehen außer der Bewegung im unteren Sprunggelenk auch Bewegungen in den vielen Nebengelenken zwischen den einzelnen Fußwurzel- und Mittelfußknochen (#947) mit ein. Bei der klinischen Untersuchung prüft man die beiden Anteile getrennt:
> • *Unteres Sprunggelenk*: Man mißt die Schwenkbewegungen des Calcaneus, indem man mit der einen Hand den Unterschenkel festhält und mit der anderen den Calcaneus hin- und herbewegt:
> Pronation – Supination .... 10° – 0° – 20°.

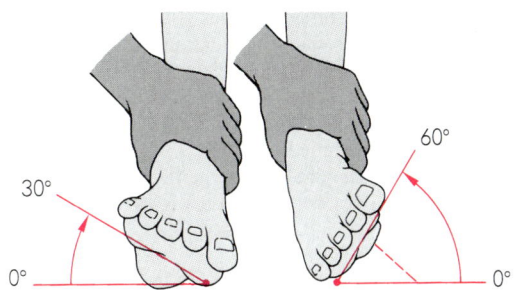

Abb. 946b + c. Bewegungen im unteren Sprunggelenk:
• Links: Heben des äußeren Fußrandes (Pronation, Eversion, Auswärtsdrehen).
• Rechts: Heben des inneren Fußrandes (Supination, Inversion, Einwärtsdrehen). [bh1]

> • *Nebengelenke*: Man hält mit der einen Hand den Calcaneus fest und faßt mit der anderen Hand breitflächig den Vorfuß und dreht ihn hin und her:
> Pronation – Supination .... 20° – 0° – 40°.
> • Daraus kann man einen *Gesamtbewegungsumfang* von
> Pronation – Supination .... 30° – 0° – 60°
> errechnen (Abb. 946b + c). Die exakte Messung kostet viel Zeit, daher begnügt man sich meist mit der qualitativen Prüfung. Den Bewegungsumfang kann man auch ähnlich wie beim oberen Sprunggelenk bestimmen, wenn der Patient den Fuß fest aufstellt und dann den Unterschenkel über dem Fuß in die Extremstellungen von Pronation und Supination bringt, ohne daß sich ein Fußrand vom Boden abheben darf.

#947 Übrige Fußgelenke

■ **Articulatio tarsi transversa** (queres Fußwurzelgelenk): Im 18. Jahrhundert hat der Pariser Chirurg Francois Chopart (1743-1795) die Amputation des Fußes in einer queren Gelenklinie zwischen Talus und Calcaneus proximal und Kahnbein und Würfelbein distal empfohlen. Dieses Gelenk geht von der vorderen Abteilung des unteren Sprunggelenks quer nach lateral. Leider vernachlässigt man häufig die große funktionelle Bedeutung des queren Fußwurzelgelenks. Wie die Bewegungsprüfung im vorangehenden Abschnitt (#946) zeigte, ist der Bewegungsumfang in den sog. Nebengelenken doppelt so groß wie im unteren Sprunggelenk. Man sollte daher das quere Fußwurzelgelenk mit in den Begriff des unteren Sprunggelenks einbeziehen!

■ Abgesehen von den Nebengelenken zwischen den distalen Fußwurzelknochen verbleiben (ähnlich wie an der Hand) am Fuß noch 4 Gelenklinien (Abb. 947a):

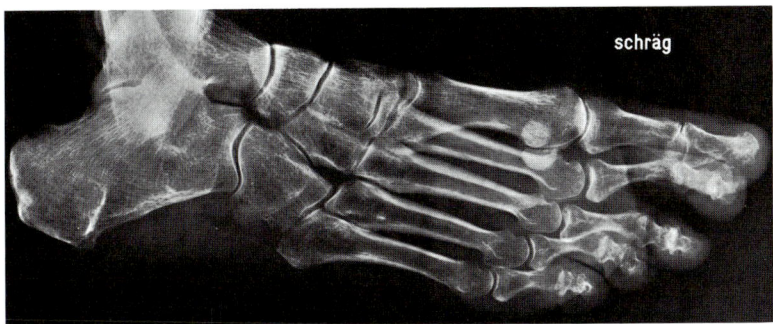

Abb. 947a. Die Schrägaufnahme gibt den besten Überblick über alle Bereiche des Fußes. [be3]

- **Articulationes tarsometatarsales** (Fußwurzel-Mittelfuß-Gelenke): Sie werden auch als Lisfranc-Gelenklinie (nach dem Pariser Chirurgen Jacques Lisfranc 1790-1847) bezeichnet.
- **Articulationes metatarsophalangeae** (**Zehengrundgelenke**): zwischen den Köpfen der Mittelfußknochen und den Basen der Zehengrundglieder.
- **Articulationes interphalangeae pedis** (Zehenmittel- und -endgelenke): An der Großzehe fehlt wie beim Daumen das Mittelgelenk.

■ **Vorfußamputation**: Den Vorfuß in den Fußwurzel-Mittelfuß-Gelenken (*Lisfranc-Amputation*) abzusetzen, erscheint aus funktioneller Sicht unzweckmäßig: Man sollte nach Möglichkeit noch die Basen der Mittelfußknochen mit den an ihnen ansetzenden Muskeln erhalten, um dem Stumpf Beweglichkeit zu geben. Sonst amputiert man besser weiter proximal. Bei Amputationen kommt es nicht darauf an, möglichst viel Gewebe zu retten, sondern möglichst viel Funktion zu erhalten. Weniger an Gewebe ist manchmal günstiger: Ein kürzerer Stumpf ist bisweilen besser durchblutet und leichter mit einer Prothese zu versorgen. Für jeden Gliedabschnitt gibt es daher bei Amputationen wichtige, weniger wichtige und sogar für Prothesen hinderliche Teile. Die Fortschritte der Prothesentechnik erlauben allerdings heute, früher für unzweckmäßig erachtete lange Stümpfe angemessen zu versorgen. Deshalb wird jetzt wieder vermehrt im Gelenkbereich amputiert (z.B. beim Kniegelenk).

■ **Bänder**:
- Gelenke zwischen den Fußwurzelknochen (ohne Sprunggelenke): Alle Knochen sind mit den Nachbarknochen durch Bänder verknüpft (Abb. 947b). Deren Namen ergeben sich systematisch aus den Namen der Knochen und der Lage, z.B. *Lig. cuneocuboideum dorsale*. Diese straffen Bänder lassen nur geringe Bewegungen zu. Trotzdem sind diese für die Feineinstellung des Fußes (Abrollen beim Gehen, Anpassen an Bodenunebenheiten usw.) wichtig.
- Fußwurzel-Mittelfuß-Gelenke: straffe Bänder wie die eben genannten.
- Zehengelenke: Kollateralbänder zum Sichern der Scharnierbewegungen.

■ **Bewegungen der Zehengelenke**: Gegenüber dem Bewegungsspiel der entsprechenden Gelenke der Finger unterscheiden sich die Zehengelenke durch:
- stärkere Dorsalextension.
- schwächere Plantarflexion.
- geringere Abduktion.
- keine Opposition der Großzehe.

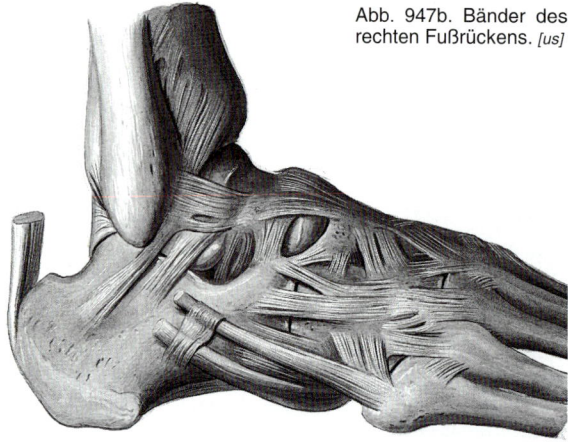

Abb. 947b. Bänder des rechten Fußrückens. [us]

Bewegungsumfänge: Das Neugeborene verfügt noch über einen großen Bewegungsspielraum. Da er jedoch kaum genutzt wird, verkümmern die Zehenbewegungen im Laufe des Lebens. Die klinische Bewegungsprüfung beschränkt sich meist auf die Großzehe:
- Großzehengrundgelenk:
Dorsalextension – Plantarflexion .... 70° – 0° – 20°.
- Großzehenendgelenk:
Dorsalextension – Plantarflexion .... 20° – 0° – 50°.

■ **Akuter Gichtanfall** (Arthritis urica): Die Gicht ist eine Störung des Purinstoffwechsels, bei der Harnsäure vermehrt gebildet und/oder vermindert mit dem Harn ausgeschieden wird. Der Harnsäurespiegel im Blut steigt. Urate kristallisieren in den Geweben aus, vor allem in Gelenkkapseln und Gelenkknorpeln.
- Nach meist vielen Jahren ohne Beschwerden wird die Erkrankung mit einem Anfall heftigster Schmerzen in einem Gelenk (Monarthritis) klinisch manifest. In ¾ der Fälle ist es ein Großzehengrundgelenk (*Podagra*, gr. pús, podós = Fuß, ágra = Fangen, Zange). Ausgelöst wird der (meist nächtliche) Gichtanfall häufig durch Exzesse in Alkohol und Essen. Der Schmerz klingt nach Stunden bis Tagen ab. Es dauert es mehrere Monate bis zum nächsten Gichtanfall. Die Abstände werden allmählich kürzer.
- Das Spätstadium ist durch Dauerbeschwerden und schwere Gelenkdeformitäten gekennzeichnet.
- An der Wohlstandskrankheit Gicht leiden in hochindustrialisierten Ländern etwa 1-2 % der Erwachsenen. Männer erkranken häufiger als Frauen.

■ **Passive Verspannung der Fußwölbungen**: Die Fußwölbungen sind passiv durch Bänder (aktiv durch Muskeln) verspannt:
- tiefe Schicht: Bänder, die auf der Plantarseite jeweils 2 Nachbarknochen miteinander verbinden, z.B. das *Lig. calcaneonaviculare plantare* (Pfannenband).
- mittlere Schicht: *Lig. plantare longum* (langes Sohlenband): von der Plantarseite des Calcaneus bis zu den Basen der Mittelfußknochen.
- oberflächliche Schicht: *Aponeurosis plantaris* (Sehnenplatte der Fußsohle): vom Tuber calcanei bis zu den Zehen.

9.5 Unterschenkel und Fuß: Muskeln, Blutgefäße, Nerven

#951	Unterschenkelmuskeln: Strecker, Fibularisgruppe, oberflächliche und tiefe Beuger
#952	Muskellogen, *Kompartmentsyndrom*, Haltebänder der Sehnen, Sehnenscheiden
#953	Kurze Fußmuskeln, Plantaraponeurose
#954	Muskeln der Sprunggelenkbewegungen, *Nachteile hoher Schuhabsätze*
#955	Muskeln der Zehenbewegungen
#956	Aktive Verspannung der Fußwölbungen, *Muskeltraining gegen Plattfuß*
#957	*Fußfehlformen: Plattfuß, Hohlfuß, Spreizfuß, Knickfuß, Plattknickfuß, Klumpfuß, Spitzfuß, Hackenfuß*
#958	Blutgefäße und Nerven des Unterschenkels, *Gefährdung des N. fibularis [peroneus] communis am Fibulakopf*
#959	Blutgefäße und Nerven des Fußes

#951 Unterschenkelmuskeln

Gliederung: Nach Lage und Innervation lassen sich die Unterschenkelmuskeln zu 4 Gruppen zusammenfassen (Tab. 951a-d).

Tab. 951a. Unterschenkelmuskeln I: Extensoren

Muskel	Ursprung	Ansatz	Nerv	Funktion	Anmerkungen
M. tibialis anterior (vorderer Schienbeinmuskel)	• Condylus lateralis + Facies lateralis (tibiae) (proximale ⅔) • Membrana interossea cruris	• Os cuneiforme mediale • Os metatarsi [metatarsale] I	N. fibularis [peroneus] profundus	Dorsalextension des Fußes	• Die lange Ansatzsehne wird im Sprunggelenkbereich durch das *Retinaculum musculorum extensorum superius* und *inferius* geführt (in Sehnenscheide!) • sie wölbt bei Dorsalextension des Fußes gegen Widerstand die Haut deutlich vor
M. extensor hallucis longus (langer Großzehenstrecker)	• Membrana interossea cruris • Facies medialis (fibulae) (mittlere 2/4)	Phalanx distalis I (hallucis)		• Dorsalextension und Pronation (Eversion) des Fußes • Dorsalextension der Großzehe	• Die lange Ansatzsehne wird im Sprunggelenkbereich durch das *Retinaculum musculorum extensorum superius* und *inferius* geführt (in Sehnenscheide!) • sie wölbt bei Dorsalextension der Großzehe gegen Widerstand die Haut deutlich vor
M. extensor digitorum longus (langer Zehenstrecker)	• Condylus lateralis (tibiae) • Caput fibulae und Margo anterior (fibulae) • Membrana interossea cruris • Septum intermusculare cruris anterius	Dorsalaponeurosen bzw. Dorsalseiten der Zehen 2-5		• Dorsalextension und Pronation (Eversion) des Fußes • Dorsalextension der Zehen 2-5	• Die lange Ansatzsehne wird im Sprunggelenkbereich durch das *Retinaculum musculorum extensorum superius* und *inferius* geführt (in Sehnenscheide!) • sie zweigt sich unter Retinaculum extensorum inferius in Teilsehnen zu den Zehen 2-5 auf • sie wölben bei Dorsalextension der Zehen gegen Widerstand die Haut vor • an den Zehen sind Dorsalaponeurosen meist mangelhaft ausgebildet oder fehlen völlig
M. fibularis [peroneus] tertius (dritter Wadenbeinmuskel)	Wie M. extensor digitorum longus	Sehnig am Os metatarsi V (auf unterschiedlicher Höhe)		Dorsalextension und Pronation (Eversion) des Fußes	• Abspaltung des M. extensor digitorum longus (gemeinsame Sehnenscheide!) von sehr variabler Ausprägung (kann völlig fehlen) • bei Pronation (Eversion) des Fußes gegen *Widerstand* wölbt die Sehne die Haut etwas vor

Tab. 951b. Unterschenkelmuskeln II: Fibularisgruppe (= Peroneusgruppe)

Muskel	Ursprung	Ansatz	Nerv	Funktion	Anmerkungen
M. fibularis [peroneus] longus (langer Wadenbeinmuskel)	• Condylus lateralis (tibiae) • Caput fibulae • Facies lateralis (fibulae) (proximale Hälfte) • Septum intermusculare cruris anterius + posterius	• Os cuneiforme mediale • Tuberositas ossis metatarsi I	N. fibularis [peroneus] superficialis	Palmarflexion und Pronation (Eversion) des Fußes	• Lange Ansatzsehne wird durch das *Retinaculum musculorum peroneorum superius* und *inferius* hinter und unter Malleolus lateralis geführt (in Sehnenscheide!) • sie gelangt in einem osteofibrösen Kanal durch Fußsohle zum medialen Fußrand
M. fibularis [peroneus] brevis (kurzer Wadenbeinmuskel)	Fibula	• Tuberositas ossis metatarsi V • Nebenansatz Digitus V			• Lange Ansatzsehne wird durch das *Retinaculum musculorum peroneorum superius* und *inferius* hinter und unter Malleolus lateralis geführt (in Sehnenscheide!) • sie wölbt kaudal des Malleolus lateralis bei Plantarflexion gegen Widerstand (z.B. Zehenstand) die Haut vor

Tab. 951c. Unterschenkelmuskeln III: oberflächliche Flexoren

Muskel	Teil	Ursprung	Ansatz	Nerv	Funktion	Anmerkungen
M. triceps surae (dreiköpfiger Wadenmuskel)	M. gastrocnemius (Wadenmuskel)	• Mit *Caput mediale* + *laterale* von Facies poplitea des Femur • Nebenursprung an Kniegelenkkapsel	Gemeinsam mit „Achillessehne" (Tendo calcaneus) am Tuber calcanei	N. tibialis	• Plantarflexion + Supination (Inversion) des Fußes • (schwache) Flexion im Kniegelenk	• Größte Kraft in Sprunggelenken bei gestrecktem Knie • „Schnelligkeitsmuskel" • Achillessehne ist die stärkste Sehne des Menschen
	M. soleus (Schollenmuskel)	• Caput fibulae • Facies posterior (fibulae) (proximales Drittel) • Tibia (mittlere 2/4) • Arcus tendineus musculi solei			Plantarflexion + Supination (Inversion) des Fußes	• *Arcus tendineus musculi solei* zwischen Tibia und Fibulakopf für Durchtritt von A. + V. tibialis posterior und N. tibialis • „Haltemuskel" für Dauerleistungen, z.B. beim Stehen
M. plantaris („Sohlenmuskel")		Planum popliteum distal des Caput laterale des M. gastrocnemius	Medial der „Achillessehne" am Tuber calcanei		Plantarflexion + Supination (Inversion) des Fußes	• Unbedeutender Muskel mit sehr langer, dünner Ansatzsehne • sehr variabel

(Tab. 951d folgt auf der drittnächsten Seite)

#952 Muskellogen und Sehnenscheiden

■ **Muskellogen**: Die 4 Muskelgruppen des Unterschenkels werden von sehnigen Septen getrennt:
- *Septum intermusculare cruris anterius*: zwischen Extensoren und Fibularisgruppe.
- *Septum intermusculare cruris posterius*: zwischen Fibularisgruppe und Flexoren.
- *Membrana interossea cruris* zwischen Streckern und tiefen Beugern.

Zusammen mit der derben Fascia cruris begrenzen die Septen am Unterschenkel 4 Muskelkammern (Abb. 952a):
- Extensorenloge (*Compartimentum cruris anterius [extensorum]*).
- Fibularisloge = Peroneusloge (*Compartimentum cruris laterale [fibularium] [peroneorum]*).
- oberflächliche Flexorenloge (*Compartimentum cruris posterius [flexorum], Pars superficialis*).
- tiefe Flexorenloge (*Compartimentum cruris posterius [flexorum], Pars profunda*).

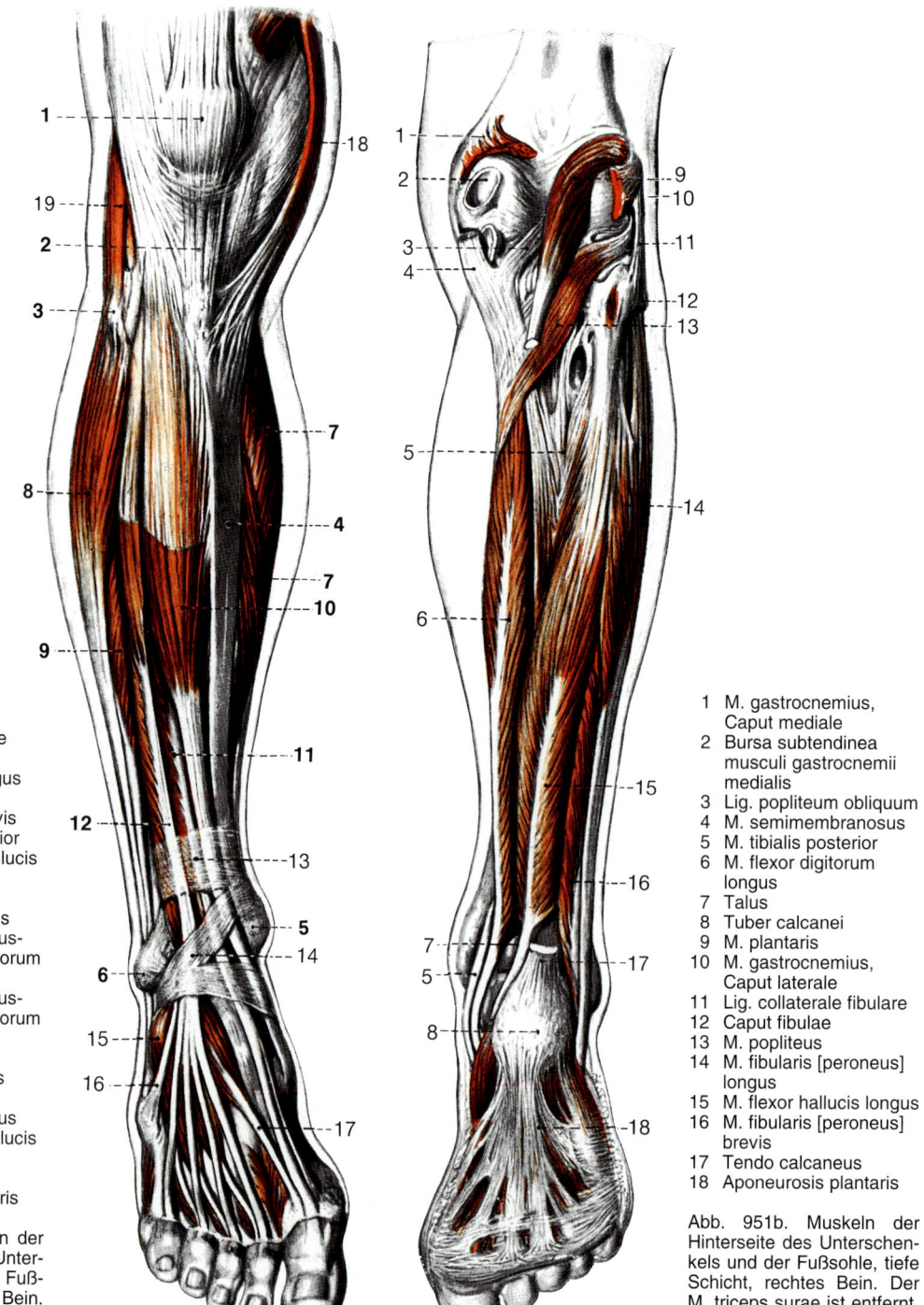

1 Patella
2 Lig. patellae
3 Caput fibulae
4 Tibia
5 Malleolus medialis
6 Malleolus lateralis
7 M. triceps surae
8 M. fibularis [peroneus] longus
9 M. fibularis [peroneus] brevis
10 M. tibialis anterior
11 M. extensor hallucis longus
12 M. extensor digitorum longus
13 Retinaculum musculorum extensorum superius
14 Retinaculum musculorum extensorum inferius
15 M. extensor digitorum brevis
16 M. fibularis [peroneus] tertius
17 M. extensor hallucis brevis
18 M. sartorius
19 M. biceps femoris

Abb. 951a. Muskeln der Vorderseite des Unterschenkels und des Fußrückens, rechtes Bein.
[bg1]

1 M. gastrocnemius, Caput mediale
2 Bursa subtendinea musculi gastrocnemii medialis
3 Lig. popliteum obliquum
4 M. semimembranosus
5 M. tibialis posterior
6 M. flexor digitorum longus
7 Talus
8 Tuber calcanei
9 M. plantaris
10 M. gastrocnemius, Caput laterale
11 Lig. collaterale fibulare
12 Caput fibulae
13 M. popliteus
14 M. fibularis [peroneus] longus
15 M. flexor hallucis longus
16 M. fibularis [peroneus] brevis
17 Tendo calcaneus
18 Aponeurosis plantaris

Abb. 951b. Muskeln der Hinterseite des Unterschenkels und der Fußsohle, tiefe Schicht, rechtes Bein. Der M. triceps surae ist entfernt.
[bg1]

Die Muskellogen sind als Ausbreitungswege für Entzündungen und wegen des Compartmentsyndroms wichtig. Proximal stehen sie mit der Kniekehle in Verbindung. Distal können Entzündungen aus der Extensorenloge auf den Fußrücken, aus der Flexorenloge und der Fibularisloge auf die Fußsohle übergreifen.

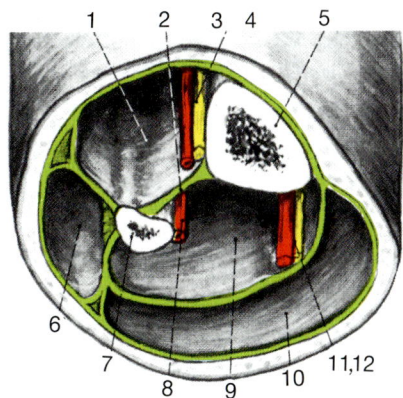

Abb. 952a. Die 4 großen Muskelgruppen des Unterschenkels werden durch straffere Faszien und die Membrana interossea cruris voneinander getrennt. Zusammen mit der äußeren Unterschenkelfaszie entstehen damit 4 Muskelkammern (Kompartments). [bl]

1 Extensorenloge
2 Membrana interossea cruris
3 A. tibialis anterior
4 N. fibularis [peroneus] profundus
5 Tibia
6 Fibularisloge = Peroneusloge
7 Fibula
8 A. fibularis [peronea]
9 Tiefe Flexorenloge
10 Oberflächliche Flexorenloge
11 A. tibialis posterior
12 N. tibialis

■ **Kompartmentsyndrom**: Die Muskeln des Unterschenkels liegen in 4 wenig dehnbaren Muskellogen. Durch einen Bluterguß und die entzündliche Flüssigkeitsansammlung in einer dieser Kammern (z.B. bei einem Knochenbruch) können die Muskeln so stark zusammengepreßt werden, daß nicht mehr genügend Blut in sie gelangt. Dann können sogar Teile der Muskeln absterben. Heftige Schmerzen und Spannungsgefühl sind Vorboten dieses Zustandes. Führt Hochlagern des Beins nicht zur Entspannung, so muß man die Gruppenfaszien durchtrennen, um die Muskeln und Nerven vor Schaden zu bewahren.

■ **Haltebänder der Sehnen**: Die Längsachse des Fußes steht annähernd rechtwinklig zur Längsachse des Unterschenkels. Die vom Unterschenkel kommenden Muskelsehnen werden im Bereich der Knöchel daher stark abgelenkt. Ihr Verlauf wird mit Haltebändern gesichert (Abb. 952b):

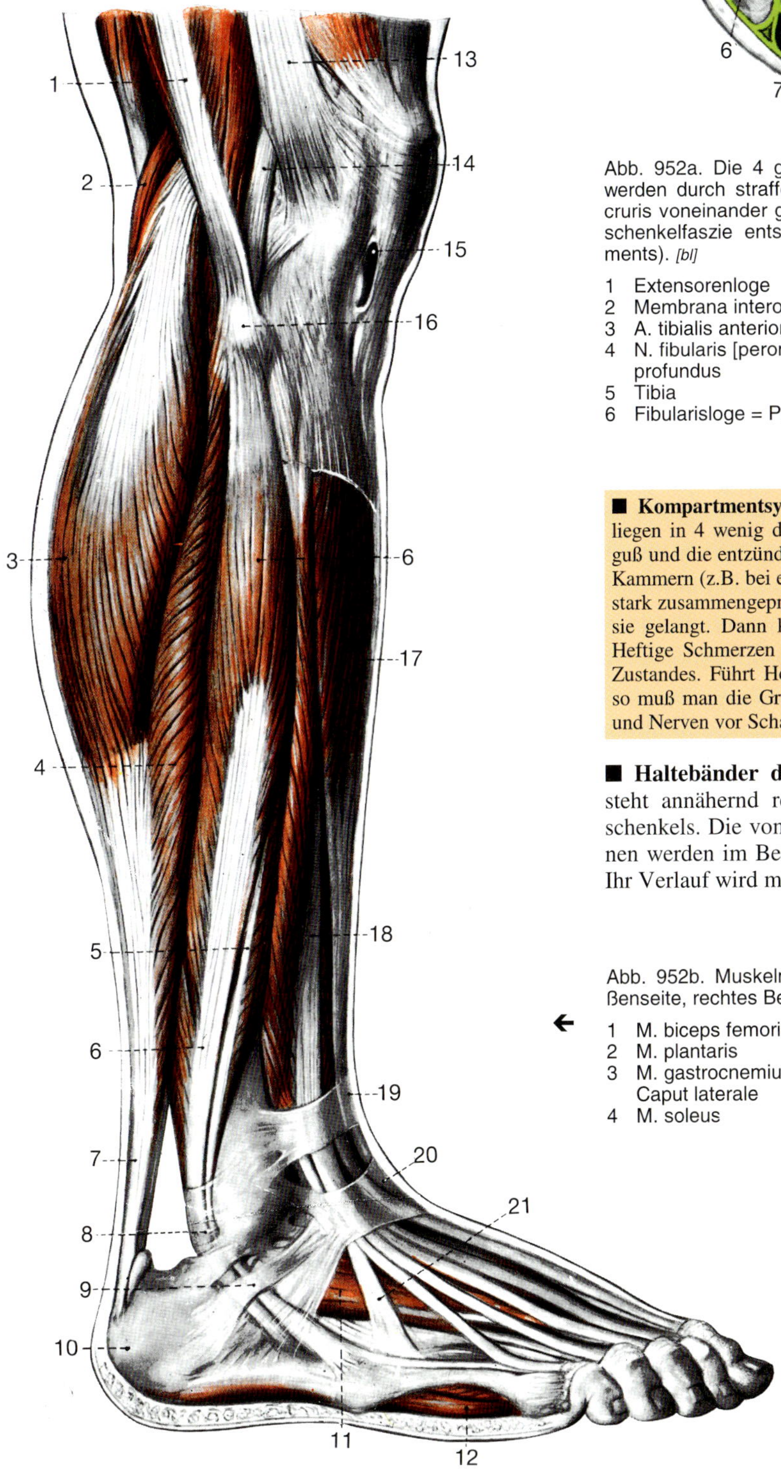

Abb. 952b. Muskeln des Unterschenkels und des Fußes, Außenseite, rechtes Bein. [bg1]

1 M. biceps femoris
2 M. plantaris
3 M. gastrocnemius, Caput laterale
4 M. soleus
5 M. fibularis [peroneus] brevis
6 M. fibularis [peroneus] longus
7 Tendo calcaneus
8 Vagina communis tendinum musculorum fibularium [peroneorum]
9 Retinaculum musculorum fibularium [peroneorum] inferius
10 Tuber calcanei
11 M. extensor digitorum brevis
12 M. abductor digiti minimi
13 Tractus iliotibialis
14 Lig. collaterale fibulare
15 Bursa infrapatellaris profunda
16 Caput fibulae
17 M. tibialis anterior
18 M. extensor digitorum longus
19 Retinaculum musculorum extensorum superius
20 Retinaculum musculorum extensorum inferius
21 M. peroneus tertius

- *Retinacula musculorum extensorum*: Die Sehnen der Extensoren müssen im Knöchelbereich festgehalten werden, da sie sonst bei der Dorsalextension die Haut abheben würden.
- *Retinacula musculorum fibularium [peroneorum]*: Die Sehnen der Wadenbeinmuskeln werden hinter und unter dem Malleolus lateralis festgehalten, damit sie bei der Kontraktion der Muskeln nicht vor den Knöchel gleiten.
- *Retinaculum musculorum flexorum*: Die Sehnen der tiefen Beuger werden hinter dem Malleolus medialis (M. tibialis posterior + M. flexor digitorum longus) bzw. unter dem Sustentaculum tali (M. flexor hallucis longus) festgehalten, damit sie bei der Kontraktion der Muskeln nicht über die Knochenvorsprünge gezogen werden. Unter dem Halteband laufen im sog. *Malleolarkanal* (in der Klinik oft „Tarsaltunnel" genannt) auch die A. + V. tibialis posterior und der meist schon in seine beiden Endäste (N. plantaris medialis + lateralis) geteilte N. tibialis zur Fußsohle.

■ **Sehnenscheiden**: Wie immer im Bereich von Haltebändern (#138) müssen auch im Knöchelbereich alle langen Sehnen (mit Ausnahme der nicht festgehaltenen Achillessehne) in Sehnenscheiden geführt werden. Die Namen ergeben sich jeweils aus Vagina tendinis (tendinum) + Name des Muskels im Genitiv, z.B. *Vagina tendinis musculi tibialis anterioris*, *Vagina tendinum musculi extensoris digitorum longi* usw.

■ **Konturbildende Sehnen**:
- Achillessehne (Sehne des *M. triceps surae*): Sie bestimmt die hintere distale Kontur des Unterschenkels.
- Ansatzsehnen der Extensoren am Fußrücken: Von medial nach lateral folgen: *M. tibialis anterior*, *M. extensor hallucis longus*, *M. extensor digitorum longus* (4 Sehnen), evtl. *M. fibularis [peroneus] tertius* (variabel).
- Ansatzsehne des *M. tibialis posterior*: Sie wölbt distal des Innenknöchels bei Supination gegen Widerstand die Haut vor.
- Ansatzsehnen der Wadenbeinmuskeln: Bei Pronation gegen Widerstand tritt die Sehne des *M. fibularis [peroneus] brevis* als kräftiger Strang zwischen Malleolus lateralis und 5. Mittelfußknochen hervor, dahinter die Sehne des *M. fibularis [peroneus] longus*, die besser proximal des Knöchels zu sehen ist (oberflächlich zur Fibula).

#953 Muskeln der Sprunggelenkbewegungen

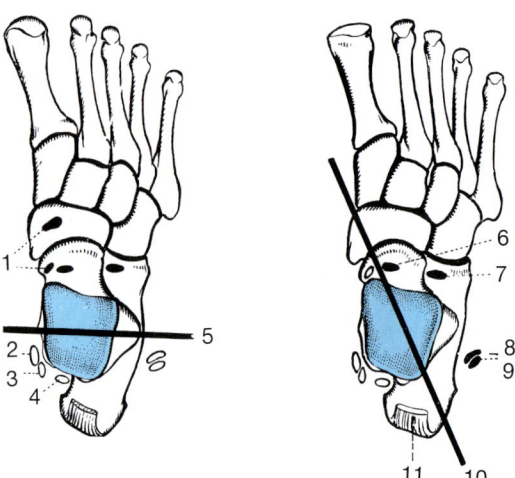

Abb. 953a + b. Lage der Sehnen der Unterschenkelmuskeln zu den Hauptachsen der Sprunggelenke:
- Links: Die Achse des oberen Sprunggelenks läuft etwa durch die Knöchelgabel. Der Vorfuß kann um diese Achse fußrückenwärts (Dorsalextension) und fußsohlenwärts (Plantarflexion) bewegt werden. Nur die Sehnen der Strecker laufen vor der Achse, d.h., alle übrigen Muskeln drehen fußsohlenwärts, sind also Plantarflexoren.
- Rechts: Im unteren Sprunggelenk dreht sich der Fuß um eine schräge Achse. Dabei wird der äußere Fußrand entweder gehoben (Pronation) oder gesenkt (Supination). Die Wadenbeinmuskeln und der größere Anteil der Strecker pronieren, alle übrigen supinieren. [bg1]

1 M. tibialis anterior
2 M. tibialis posterior
3 M. flexor digitorum longus
4 M. flexor hallucis longus
5 Hauptachse der Articulatio talocruralis
6 M. extensor hallucis longus
7 M. extensor digitorum longus
8 M. fibularis [peroneus] brevis
9 M. fibularis [peroneus] longus
10 Hauptachse der Articulatio talocalcaneonavicularis
11 Tendo calcaneus

Tab. 951d. Unterschenkelmuskeln IV: tiefe Flexoren					
Muskel	**Ursprung**	**Ansatz**	**Nerv**	**Funktion**	**Anmerkungen**
M. tibialis posterior (hinterer Schienbeinmuskel)	• Membrana interossea cruris (Hinterfläche) • angrenzende Teile von Tibia und Fibula	• Tuberositas ossis navicularis • Nebenansätze: Ossa cuneiformia + metatarsi	N. tibialis	Plantarflexion + Supination (Inversion) des Fußes	• Lange Ansatzsehne gelangt (in Sehnenscheide) durch Malleolarkanal (= Tarsaltunnel, hinter Malleolus medialis durch *Retinaculum musculorum flexorum* gehalten) zur Fußsohle • sie wölbt bei Plantarflexion gegen Widerstand die Haut deutlich vor
M. flexor digitorum longus (langer Zehenbeuger)	• Facies posterior (tibiae + fibulae) • Sehnenbogen über dem M. tibialis posterior	Phalanges distales II-V (Bases)		• Plantarflexion + Supination (Inversion) des Fußes • Plantarflexion der Zehen 2-5	• Lange Ansatzsehne (in Sehnenscheide) durch Malleolarkanal zur Fußsohle • zweigt sich dort in 4 Teilsehnen zu den Zehen 2-5 auf • überkreuzt proximal des Malleolarkanals Sehne des M. tibialis posterior („Chiasma crurale") und in Fußsohle Sehne des M. flexor hallucis longus („Chiasma plantare")
M. flexor hallucis longus (langer Großzehenbeuger)	• Facies posterior (fibulae) • Membrana interossea cruris • Septum intermusculare cruris posterius	• Phalanx distalis I (Basis) • über Sehnenverbindungen auch Zehen 2-4		• Plantarflexion + Supination (Inversion) des Fußes • Plantarflexion des Hallux + evtl. Nachbarzehen	• Lange Ansatzsehne gelangt (in Sehnenscheide) durch Malleolarkanal unter Sustentaculum tali zur Fußsohle • Sehnenverbindungen zum M. flexor digitorum longus (variabel) • „Antivalgusmuskel": hebt Sustentaculum tali an

Tab. 953. Muskeln der Sprunggelenkbewegungen	
Dorsalextension:	Extensorengruppe
Plantarflexion:	Flexorengruppe + Fibularisgruppe
Pronation:	Fibularisgruppe + Extensorengruppe
Supination:	Flexorengruppe

■ **Dorsalextension**: Vor der Dorsalextensions-Plantarflexions-Achse des oberen Sprunggelenks verlaufen nur die Sehnen der Muskeln der Extensorengruppe (Abb. 954).
• Am stärksten wirksam ist der *M. tibialis anterior*. Man sieht das Vorwölben des Muskelbauchs neben der vorderen Tibiakante beim Anspannen des Muskels.
• Die Dorsalextensoren sind insgesamt viel schwächer als die Plantarflexoren. Sie müssen normalerweise auch nur den Vorfuß anheben, während die Plantarflexoren das Gewicht des übrigen Körpers beim Abrollen des Fußes über den Vorfuß hinweg heben müssen. Bei ungewohnten Märschen ermüden daher zuerst die Dorsalextensoren (Muskelkater auf der Vorderseite des Unterschenkels). Dabei spielt wohl auch ein wenig das (verglichen mit Alltagsschuhen) höhere Gewicht von Wanderschuhen mit.

■ **Plantarflexion**: Hinter der Dorsalextensions-Plantarflexions-Achse liegen die Sehnen aller übrigen Unterschenkelmuskeln. Stärkster Plantarflexor ist der *M. triceps surae* (Achillessehne!). Er hat sowohl den größten physiologischen Muskelquerschnitt als auch den längsten Hebelarm. Er allein ist stärker als alle übrigen Muskeln zusammen.

■ **Nachteile hoher Schuhabsätze**: Der M. triceps surae bestimmt entscheidend die Kontur der Wade. Der Muskelbauch wandert nach oben, wenn er sich anspannt. Der Wadenumfang hängt dadurch von der Fußstellung ab: Bei Plantarflexion sind die Waden oben dick, bei Dorsalextension dünn. Dies sollte man bei der Wahl der Schuhe beachten: Hohe Absätze machen schlanke Fesseln, aber dicke Waden! Mit hohen Absätzen verschenkt man auch einen Teil des Bewegungsspielraums der Plantarflexoren. Der Fuß kann nicht mehr harmonisch abgerollt werden. Er steht in Spitzfußstellung (Pes equinus, der „Pferdefuß" des hohen Absatzes!). Der Vorfuß wird stärker belastet, dies begünstigt das Entstehen von Spreizfuß (#957) und Zehenverformungen. Bei ständigem Tragen von Schuhen mit hohen Absätzen verkürzen sich die Beuger. Dann kann der Fuß nicht mehr flach aufgesetzt werden (bleibende Spitzfußstellung). Die Beugung im Kniegelenk zieht eine vermehrte Beckenkippung nach sich. Das Hohlkreuz führt schließlich zu statischen Wirbelsäulenbeschwerden.

■ **Pronation**: Es pronieren alle Muskeln, deren Sehnen lateral der Pronations-Supinations-Achse verlaufen. Es sind dies die Strecker und die Wadenbeinmuskeln. Die stärksten Pronatoren sind die Mm. fibulares [peronei] (günstiger Hebelarm). Der M. tibialis anterior liegt sehr nahe an der Achse, so daß er kaum proniert.

■ **Supination**: Es supinieren alle Muskeln, deren Sehnen medial der Pronations-Supinations-Achse verlaufen. Es sind dies die Muskeln der Flexorengruppe. Als stärkster Supinator wird gewöhnlich der *M. tibialis posterior* beschrieben, weil er über den günstigsten Hebelarm verfügt. Dabei wird übersehen, daß der *M. triceps surae* sehr viel kräftiger ist. Mit seiner größeren Kraft kompensiert er den Nachteil des Hebelarms leicht.

■ **Ausfallserscheinungen bei Lähmungen**: Das Verständnis der verschiedenen Lähmungen im Unterschenkel- und Fußbereich wird dadurch sehr erleichtert, daß die funktionellen Muskelgruppen zugleich genetische Muskelgruppen (#139) sind. Die zusammenwirkenden Muskeln werden vom gleichen Nerv versorgt: Bei Lähmung eines der 3 großen Nerven ist jeweils eine Bewegung besonders stark betroffen:
• *N. fibularis [peroneus] superficialis*: Ausfall der stärksten Pronatoren führt zum Klumpfuß (#957).
• *N. fibularis [peroneus] profundus*: Ausfall aller Extensoren führt zum Spitzfuß (#957).
• *N. fibularis [peroneus] communis*: Ausfall aller Pronatoren und Extensoren führt zum Spitzklumpfuß (#957).
• *N. tibialis*: Ausfall aller Supinatoren und fast aller Flexoren führt zum Hackenfuß (#957).

#954 Kurze Fußmuskeln

■ **Muskeln der Fußsohle**: Sie sind in der Längswölbung in mehreren Stockwerken übereinander angeordnet (Abb. 954a-c) und lassen sich in 3 Gruppen einteilen:
• Muskeln der Großzehe (Tab. 954a).
• Muskeln des Mittelbereichs (Tab. 954b).
• Muskeln der Kleinzehe (Tab. 954c).
Alle Muskeln der Fußsohle werden von den Endästen des *N. tibialis* innerviert. Die Zuordnung zum *N. plantaris medialis* oder *lateralis* entspricht sinngemäß der Verteilung der Muskeln der Hohlhand auf N. medianus und ulnaris.

■ **Aponeurosis plantaris** (Fußsohlensehnenplatte): Sie ist mit der Aponeurosis palmaris zu vergleichen. Während diese jedoch von 2 Muskeln gespannt wird, hat die Plantaraponeurose den Anschluß an ihren Muskel (M. plantaris) verloren. Sie verspannt die Fußsohle in 3 Richtungen:

Tab. 954a. Muskeln der Fußsohle I, mediales Fach (Muskeln der Großzehe)					
Muskel	**Ursprung**	**Ansatz**	**Innervation**	**Funktion**	**Anmerkungen**
M. abductor hallucis (Großzehenabspreizer)	• Tuber calcanei • Aponeurosis plantaris	Mediales Sesambein + Grundphalanx des Hallux	N. plantaris medialis	• Plantarflexion + Abduktion der Großzehe • verspannt Längswölbung des Fußes	• Stärkster Fußmuskel • Muskelbauch am medialen Fußrand gut zu tasten
M. flexor hallucis brevis (kurzer Großzehenbeuger)	Os cuneiforme mediale (+ Umgebung)	Mediales + laterales Sesambein + Grundphalanx des Hallux	• *Caput mediale*: N. plantaris medialis • *Caput laterale*: N. plantaris lateralis	• Plantarflexion der Großzehe • verspannt Längswölbung des Fußes	Besonders wichtig beim Stand auf den Zehenspitzen (Ballett!)
M. adductor hallucis (Großzehenanzieher)	• *Caput obliquum*: Os cuboideum, Os cuneiforme laterale, Basis ossis metatarsi III-V • *Caput transversum*: Bänder der Zehengrundgelenke 3-5	Laterales Sesambein + Grundphalanx des Hallux	N. plantaris lateralis	• Plantarflexion + Adduktion der Großzehe • verspannt Querwölbung des Fußes	Zweitstärkster Fußmuskel

- Kräftige Längszüge entspringen am Calcaneus und laufen in 5 Zipfeln bis zu den Zehen durch.
- *Fasciculi transversi* (Querfasern) halten die Längszüge zusammen.
- Vertikale Fasern biegen um den M. flexor digitorum brevis herum in die Tiefe und trennen die 3 Muskellogen der Fußsohle (Großzehenballen, Kleinzehenballen und Mittelbereich). Vertikale Fasern (*Retinacula cutis*) verbinden die Plantaraponeurose aber auch mit der Leistenhaut der Fußsohle. Sie verankern diese unverschieblich (Voraussetzung für festen Stand) und kammern das Fettgewebe zu einem Druckpolster („Matratzenkonstruktion").

■ **Muskeln des Fußrückens**: Die beiden Muskeln entspringen aus der vor und unterhalb des Außenknöchels gelegenen Fußbucht (*Sinus tarsi*) vom Calcaneus und ziehen zur Dorsalseite der Zehen (Tab. 954d).

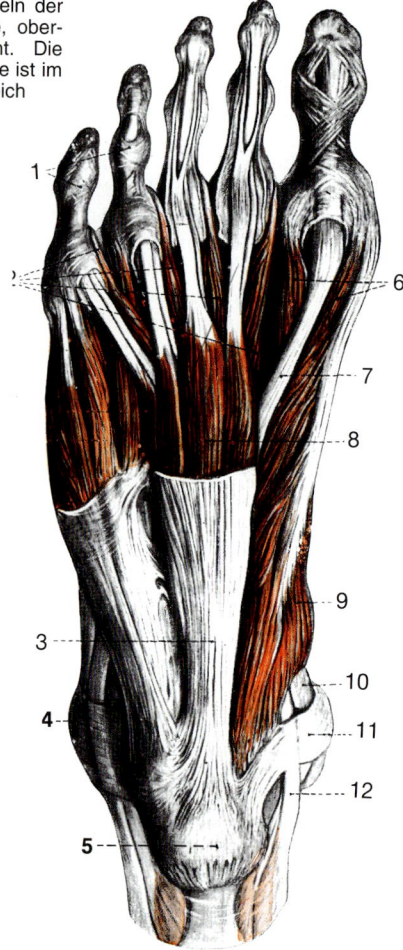

Abb. 954a. Muskeln der rechten Fußsohle, oberflächliche Schicht. Die Plantaraponeurose ist im vorderen Fußbereich entfernt. [bg1]

1. Vaginae fibrosae tendinum digitorum pedis
2. Mm. lumbricales
3. Aponeurosis plantaris
4. Malleolus lateralis
5. Tuber calcanei
6. M. flexor hallucis brevis
7. M. flexor hallucis longus
8. M. flexor digitorum brevis
9. M. abductor hallucis
10. M. tibialis posterior
11. Retinaculum musculorum flexorum
12. M. flexor digitorum longus

#955 Muskeln der Zehenbewegungen

Tab. 955. Muskeln der Zehenbewegungen		
Dorsalextension*	Lange Zehenstrecker	• M. extensor hallucis longus • M. extensor digitorum longus
	Kurze Zehenstrecker	• M. extensor hallucis brevis • M. extensor digitorum brevis
Plantarflexion	Lange Zehenbeuger	• M. flexor hallucis longus • M. flexor digitorum longus • (M. quadratus plantae)
	Kurze Zehenbeuger	• M. flexor hallucis brevis • M. flexor digitorum brevis • M. flexor digiti minimi brevis
	Ferner	• Mm. interossei dorsales • Mm. interossei plantares • Mm. lumbricales
Spreizen der Zehen		• M. abductor hallucis • M. abductor digiti minimi • Mm. interossei dorsales

* An den Zehen 2-5 beschränkt sich die aktive Dorsalextension im wesentlichen auf die Grundgelenke, weil an den Zehen meist keine typischen Dorsalaponeurosen wie an den Fingern ausgebildet werden.

Tab. 954b. Muskeln der Fußsohle II, mittleres Fach					
Muskel	**Ursprung**	**Ansatz**	**Nerv**	**Funktion**	**Anmerkungen**
M. flexor digitorum brevis (kurzer Zehenbeuger)	• Tuber calcanei • Aponeurosis plantaris	Phalanx media II-V	N. plantaris medialis	• Plantarflexion der Zehen 2-5 • verspannt Längswölbung des Fußes	Ansatzsehnen werden von Sehnen des M. flexor digitorum longus durchbohrt
M. quadratus plantae (quadratischer Fußsohlenmuskel)	Calcaneus	Sehnen des M. flexor digitorum longus	N. plantaris lateralis	• Plantarflexion der Zehen 2-5 • verspannt Längswölbung des Fußes	Hilfsmuskel des M. flexor digitorum longus: korrigiert Zugrichtung der Sehnen
Mm. lumbricales (4) (Spulmuskeln, Regenwurmmuskeln)	Sehnen des M. flexor digitorum longus	Phalanx proximalis II-V (medial)	• I (+ II): N. plantaris medialis • (II), III, IV: N. plantaris lateralis	Plantarflexion + Adduktion der Zehen 2-5	Da die Dorsalaponeurosen an den Zehen meist fehlen, können die Spulmuskeln (anders als an der Hand) im Mittel- und Endgelenk kaum dorsalextendieren
Mm. interossei dorsales (4) (rückseitige Zwischenknochenmuskeln)	Zweiköpfig von den einander zugewandten Seiten der Ossa metatarsi I-V	Phalanx proximalis II-IV	N. plantaris lateralis	Plantarflexion + Adduktion der Zehen 2-4	Die Mm. interossei liegen ähnlich wie an der Hand, jedoch ist die Orientierungsachse nicht der 3., sondern der 2. Strahl
Mm. interossei plantares (3) (fußsohlenseitige Zwischenknochenmuskeln	Ossa metatarsi III-V (einköpfig)	Phalanx proximalis III-V (medial)	N. plantaris lateralis	Plantarflexion + Adduktion der Zehen 3-5	Tiefste Schicht der Fußsohlenmuskeln

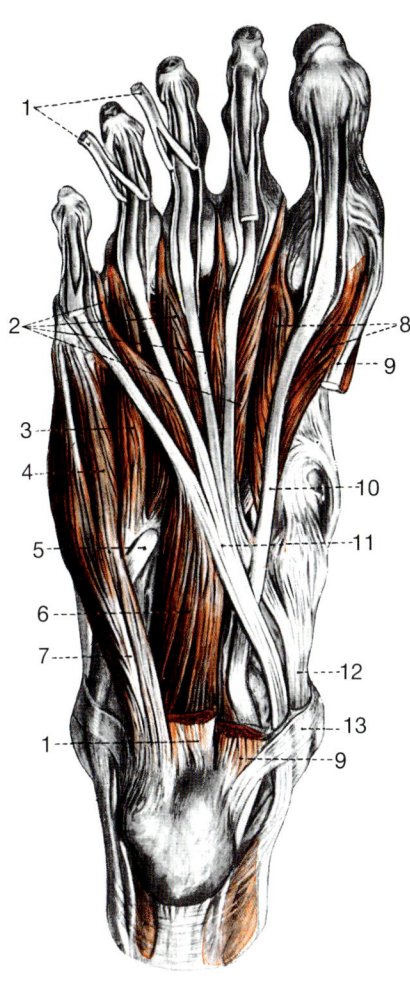

← Abb. 954b. Muskeln der rechten Fußsohle, mittlere Schicht. [bg1]

1. M. flexor digitorum brevis
2. Mm. lumbricales
3. M. interosseus dorsalis
4. M. flexor digiti minimi brevis
5. M. fibularis [peroneus] longus
6. M. quadratus plantae
7. M. abductor digiti minimi
8. M. flexor hallucis brevis
9. M. abductor hallucis
10. M. flexor hallucis longus
11. M. flexor digitorum longus
12. M. tibialis posterior
13. Retinaculum musculorum flexorum

Abb. 954c. Muskeln der rechten Fußsohle, tiefe Schicht. [bg1] →

1. Vaginae fibrosae tendinum digitorum pedis
2 + 14. M. adductor hallucis
2. Caput transversum
3. M. flexor digiti minimi brevis
4. Mm. interossei dorsales
5. Mm. interossei plantares
6. Os metatarsi [Metatarsale] V
7. M. fibularis [peroneus] longus
8. M. fibularis [peroneus] brevis
9. Lig. plantare longum
10. M. flexor digitorum brevis
11. Tuber calcanei
12. M. flexor hallucis brevis
13. M. abductor hallucis
14. Caput obliquum
15. M. tibialis anterior
16. M. tibialis posterior
17. M. flexor digitorum longus
18. M. flexor hallucis longus

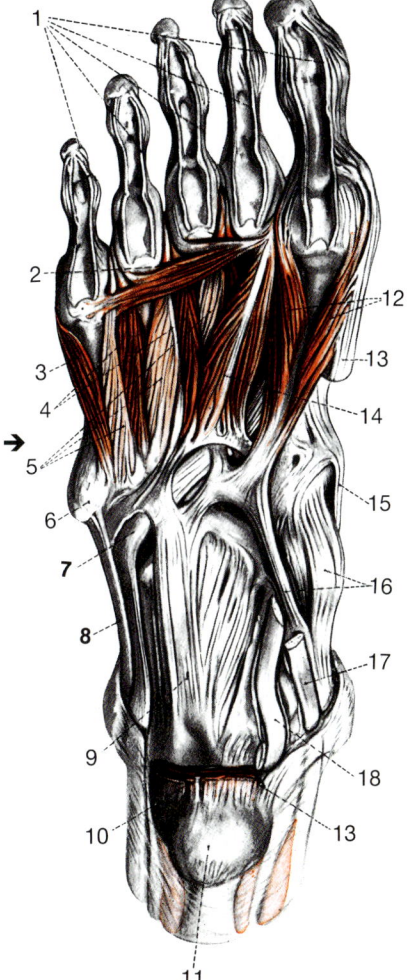

■ **Ausfallserscheinungen bei Lähmungen**: Die kurzen Muskeln des Fußes werden sinngemäß wie die langen innerviert. An den Zehen wirken sich damit Nervenlähmungen folgendermaßen aus:

• *N. fibularis [peroneus] profundus*: Ausfall aller Zehenstrecker: Die Zehen stehen plantarflektiert, der Spitzfuß wird verstärkt.
• *N. tibialis*: Ausfall aller Zehenbeuger. Die Zehen stehen dorsalextendiert: Beim Hackenfuß sind auch noch die Zehen nach oben gebogen.

Tab. 954c. Muskeln der Fußsohle III, laterales Fach (Muskeln der Kleinzehe)

Muskel	Ursprung	Ansatz	Nerv	Funktion	Anmerkungen
M. abductor digiti minimi (Kleinzehenabspreizer)	• Processus lateralis tuberis calcanei • Tuberositas ossis metatarsi V • Aponeurosis plantaris	Phalanx proximalis V	N. plantaris lateralis	• Plantarflexion + Abduktion der Kleinzehe • verspannt Längswölbung des Fußes	• Muskelbauch ist am lateralen Vorfußrand zu tasten • Abduktion der Kleinzehe geht im Laufe des Lebens meist verloren
M. flexor digiti minimi brevis (kurzer Kleinzehenbeuger)	• Basis ossis metatarsi V • Lig. plantare longum	Phalanx proximalis V (Basis)		• Plantarflexion der Kleinzehe • verspannt Längswölbung des Fußes	Oft mit dem M. interosseus plantaris III verschmolzen
M. opponens digiti minimi (Kleinzehen-Gegenübersteller)	Lig. plantare longum	Os metatarsi V		Verspannt Querwölbung des Fußes	• Einziger Opponens am Fuß • schwach

Tab. 954d. Muskeln des Fußrückens

Muskel	Ursprung	Ansatz	Nerv	Funktion	Anmerkungen
M. extensor hallucis brevis (kurzer Großzehenstrecker)	Calcaneus vor dem Sinus tarsi	Dorsalseite des Großzehen-Grundglieds	N. fibularis [peroneus] profundus	Dorsalextension der Großzehe	Liegen unter den Sehnen des M. extensor digitorum longus
M. extensor digitorum brevis (kurzer Zehenstrecker)		Dorsalseite der Zehen 2-4		Dorsalextension der Zehen 2-4	

#956 Aktive Verspannung der Fußwölbungen

■ **Längswölbung**:
- Die Muskeln der Fußsohle verspannen die Längswölbung wie eine Bogensehne, vor allem der *M. flexor digitorum brevis* sowie der *M. flexor digitorum longus* mit seinem zusätzlichen Muskelbauch an der Fußsohle: *M. quadratus plantae*.
- Der Höhepunkt der Fußwölbung wird direkt durch die beiden Schienbeinmuskeln (*M. tibialis anterior + posterior*) angehoben.
- Eine kräftige Antivalguswirkung entfaltet der *M. flexor hallucis longus* dadurch, daß er das *Sustentaculum tali* des Calcaneus anhebt. Da die Valgusstellung des Calcaneus (Knickfuß) das Abflachen der Längswölbung (Plattfuß) begünstigt, sichert der M. flexor hallucis longus so die Längswölbung indirekt. Er wirkt jedoch auch direkt, weil er die Großzehe mit dem Calcaneus wie die Sehne im Bogen der Längswölbung verspannt.

■ **Querwölbung**:
- Da die Spreizbewegungen der Zehen nur in geringem Maße möglich sind, liegt die Aufgabe des kräftigen *M. adductor hallucis* wohl in der Sicherung der Querwölbung. Anders ist der quere (*Caput transversum*) bzw. schräge (*Caput obliquum*) Verlauf seiner beiden Köpfe kaum zu erklären.
- Der *M. fibularis [peroneus] longus* läuft in einem osteofibrösen Kanal vom lateralen Fußrand quer durch die Fußsohle zum medialen Keilbein und der Basis des ersten Mittelfußknochens. Seine Sehne bildet damit die „Sehne" des Bogens der distalen Fußwurzelknochen (Keilbeine und Würfelbein) und verspannt diese. Dabei zieht er notwendigerweise den medialen Fußrand nach unten. Die Längswölbung wird dadurch nicht vermindert, weil sein unmittelbarer Gegenspieler, der M. tibialis anterior, sie wieder anhebt. Man betrachtet deshalb den M. fibularis [peroneus] longus mit dem M. tibialis anterior meist als funktionelle Einheit („Trittschlinge" oder „Steigbügel"). Auf die Querwölbung wirkt jedoch nur der M. fibularis [peroneus] longus.
- Von der Hauptsehne des *M. tibialis posterior* zum Kahnbein zweigen fächerartig Nebensehnen zu den Keilbeinen ab. Ihre queren Anteile wirken in begrenztem Maße auch auf die Querwölbung.

■ **Muskeltraining gegen Plattfuß**: Die Muskeln des Unterschenkels und Fußes tragen wesentlich zur Sicherung der Fußwölbung und damit zur Gebrauchsfähigkeit des Fußes bei. Daher kann man Fehlformen des Fußes durch Muskeltraining vorbeugen. Dem Plattfuß wirken vor allem die Zehenbeuger entgegen. Durch systematische Greifübungen mit den Zehen kann man diese Muskeln stärken.
- Eine sehr einfache Methode ist hierbei das Tragen von *Holzsandalen*, die nur durch einen Querriemen im Vorfußbereich am Fuß gehalten werden. Bei jedem Schritt muß man die Zehen plantarflektieren, um die Sandalen nicht zu verlieren. So werden die Zehenbeuger gekräftigt. Freilich darf man als Arzt die Schattenseiten dieser „Gesundheitssandalen" nicht verschweigen: Man geht in ihnen wesentlich unsicherer als mit normalen Schuhen. Damit steigt die Unfallgefahr. Sie sind nur für die Freizeit „tragbar".
- Ähnlich steht es mit dem an sich für die Fußmuskeln sehr förderlichen *Barfußgehen*. In unseren Breiten sind ihm schon durch das Klima enge Grenzen gesetzt.

#957 Fußfehlformen

Der Fuß ist einer der phylogenetisch jüngsten Bauteile des menschlichen Körpers. Die Konstruktion ist gewissermaßen noch nicht ganz ausgereift und entsprechend anfällig. Die sogenannten Fußdeformitäten (Abb. 957a-e) sind nicht primäre Deformierungen der Knochen, sondern Gefügestörungen infolge Schlaffheit von Bändern, Lähmung von Muskeln, ungünstiger zivilisatorischer Einflüsse (Schuhe) usw. Die meisten Fehlformen des Fußes stehen mit Muskelschwächen in Zusammenhang. Durch ein gezieltes Training der Unterschenkel- und Fußmuskeln ist diesen Fehlformen entgegenzuwirken (#956). Bereits eingetretene Veränderungen im Knochen- und Bandgefüge können damit allerdings kaum noch korrigiert werden. Um so wichtiger ist die frühzeitige Behandlung!

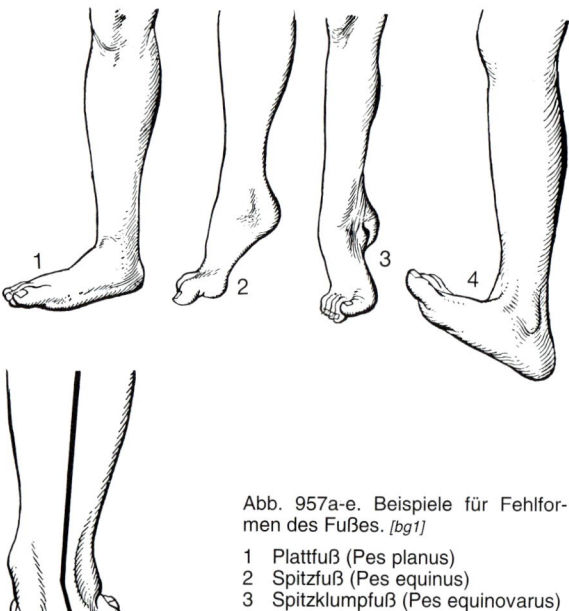

Abb. 957a-e. Beispiele für Fehlformen des Fußes. [bg1]
1 Plattfuß (Pes planus)
2 Spitzfuß (Pes equinus)
3 Spitzklumpfuß (Pes equinovarus)
4 Hackenfuß (Pes calcaneus)
5 Knickfuß (Pes valgus)

❶ **Plattfuß** (Pes planus): abgeflachte Längswölbung des Fußes. Der Taluskopf tritt bei Erschlaffen des Pfannenbandes zwischen Calcaneus und Kahnbein tiefer und dreht sich dabei nach medial und plantar. Der beim gesunden Fuß entlastete mediale Fußrand wird nun belastet. Das federnde Abrollen des Fußes beim Gehen ist gestört. Dem Plattfuß wirken u.a. die Tibialismuskeln entgegen („Antiplanusmuskeln").

❷ **Hohlfuß** (Pes excavatus = Pes cavus): verstärkte Längswölbung des Fußes. Der laterale Fußrand ist hochgezogen. Auch hierbei ist das federnde Abrollen des Fußes gestört: Der Fuß wird mit der Ferse aufgesetzt und klappt dann zu den Zehenballen um, ohne über den lateralen Fußrand abrollen zu können. Beim Hohlfuß ist die Fußlänge verkürzt. Dies galt im alten China als Schönheitsideal. Man band daher in vornehmen Kreisen den Mädchen die Füße so ein, daß Hohlfüße entstanden, und erfreute sich am trippelnden Gang.

❸ **Spreizfuß** (Pes transversus): Abflachung der Querwölbung des Fußes. Beim gesunden Vorfuß ruht die Hauptlast auf dem Kopf des ersten Mittelfußknochens, während die anschließenden Mittelfußknochen entlastet sind. Wenn die Querwölbung einsinkt, so verlagert sich die Hauptlast auf die 2. und 3. Strahl. Dadurch wird der Vorfuß breiter.
- Diese Lastverschiebung kann man an der Haut erkennen: Sie verschwielt unter den Köpfen des 2. und 3. Mittelfußknochens. Diese beiden Knochen sind wesentlich schwächer als der 1. Mit-

telfußknochen und daher weniger gut für die Lastübertragung geeignet. Beschwerden sind die Folge.
• Das Auseinanderspreizen der Mittelfußknochen müßte zu einem erheblichen Auseinanderweichen der Zehen führen. Dies lassen unsere Schuhe nicht zu. Je breiter der Mittelfuß wird, desto stärker pressen die Schuhe die Zehenenden zusammen. Vor allem die Großzehe wird aus der Richtung ihres Mittelfußknochens nach lateral abgelenkt und gerät in eine Valgusstellung (X-Stellung, wenn man die beiden Füße nebeneinandergestellt betrachtet). Bei einem stärkeren *Hallux valgus* ist das Großzehengrundgelenk so weit aus seiner natürlichen Stellung gebracht, daß man es als subluxiert („beinahe verrenkt") bezeichnet. Der Kopf des ersten Mittelfußknochens prägt die Kontur des Fußes. Die Haut darüber wird stark beansprucht, entzündet sich leicht und verschwielt (vom Laien „Frostbeulen" genannt).
• Die abgelenkte Großzehe verdrängt die 2. Zehe nach dorsal. Diese wird im Grundgelenk stark dorsalextendiert, im Mittelgelenk plantarflektiert. Auch an dieser *Hammerzehe* wird die Haut sehr in Mitleidenschaft gezogen. Hallux valgus und Hammerzehen können bei stärkeren Beschwerden operativ korrigiert werden.
• Dem Spreizfuß wirken die quer bzw. schräg verlaufenden Bäuche des *M. adductor hallucis*, aber auch der *M. fibularis [peroneus] longus* entgegen.

❹ **Knickfuß** (Pes valgus): X-Stellung der Unterschenkel und Fersen. Die Mittelfußknochen 1-3 setzen sich über die Keilbeine und das Kahnbein auf den Talus, die Mittelfußknochen 4 und 5 über das Würfelbein auf den Calcaneus fort. Die Wölbungen des Fußes entstehen im wesentlichen dadurch, daß die Strahlen 1-3 auf den Strahlen 4 und 5 ruhen. Während die Handwurzelknochen nebeneinander liegen, sind die proximalen Fußwurzelknochen übereinander getürmt. Dieser Bau birgt die Gefahr in sich, daß die Strahlen 1-3 wieder abrutschen. Dabei wird der Calcaneus in eine X-Stellung umgeknickt.
• Dem Knickfuß wirkt vor allem die Hebewirkung des *M. flexor hallucis longus* am *Sustentaculum tali* entgegen. Bei Schwäche oder Lähmung des „Antivalgusmuskels" kommt es daher leichter zu einem Knickfuß.

❺ **Plattknickfuß** (Pes planovalgus): Kombination von Plattfuß und Knickfuß. Aufgrund des verwandten Entstehungsmechanismus (Abrutschen der medialen Strahlen) sind die beiden Fußfehlformen häufig kombiniert.

❻ **Klumpfuß** (Pes varus): O-Stellung der Unterschenkel und Fersen. Beim Gegenstück zum Knickfuß ist der Calcaneus nach medial umgeknickt. Der Fuß wird auf der lateralen Kante aufgesetzt. Der mediale Fußrand ist angehoben. Die Hauptlast liegt auf dem 5. Strahl. Diese überstarke Supinationsstellung beruht häufig auf einer Schwäche der pronierenden Muskeln (*M. fibularis [peroneus] longus + brevis* bzw. des *N. fibularis [peroneus] superficialis*, ausgenommen der angeborene Klumpfuß.

❼ **Spitzfuß** (Pes equinus = „Pferdefuß"): dauernde Plantarflexion des Fußes. Bei den meisten Vierfüßern wird der Fuß nur mit dem Zehen-Mittelfuß-Bereich aufgesetzt. Beim Menschen ist diese Stellung unphysiologisch: Sie ermöglicht auf 2 Beinen keinen stabilen Stand. Der Fuß kann nicht abgerollt werden. Durch die Plantarflexion wird das Bein länger. Beim einseitigen Spitzfuß wird zum Längenausgleich im Kniegelenk leicht gebeugt. Der Spitzfuß beruht meist auf einer Schwäche der Extensoren bzw. des *N. fibularis [peroneus] profundus*.

❽ **Spitzklumpfuß** (Pes equinovarus): Kombination von Spitzfuß und Klumpfuß. Die Ursache ist meist die Lähmung des *N. fibularis [peroneus] communis* mit Ausfall der Extensoren und der Fibularisgruppe.

❾ **Hackenfuß** (Pes calcaneus): dauernde Dorsalextension des Fußes. Beim Gegenstück zum Spitzfuß wird der Fuß nur mit der Ferse aufgesetzt und kann wegen der starken Dorsalextension nicht auf den Vorfuß abgerollt werden. Der Hackenfuß ist meist Folge einer Lähmung des *M. triceps surae* (Achillessehne!) und evtl. weiterer Beuger (bei Schädigung des N. tibialis).

❿ **Sichelfuß** (*Pes adductus*): Sehr häufige angeborene Fußfehlform mit Adduktion des Vorfußes.

#958 Leitungsbahnen des Unterschenkels

In der Kniekehle teilen sich sowohl die Hauptarterie als auch der Hauptnerv des Beins in 2 Äste, von denen jeweils der eine auf der Hinterseite, der andere auf der Vorderseite des Unterschenkels weiterläuft. Entsprechend den 3 Muskellogen kann man am Unterschenkel auch 3 Versorgungsstraßen mit Blutgefäßen und Nerven unterscheiden:

■ **Versorgungsstraße der Extensorenloge** (Abb. 958a):
• *A. tibialis anterior*: Die vordere Schienbeinarterie durchbricht am Unterrand des M. popliteus die Membrana interossea cruris und zieht dann zwischen M. tibialis anterior und den Zehenstreckern zum Fußrücken. Dort heißt sie *A. dorsalis pedis*.
• *N. fibularis [peroneus] profundus*: Der tiefe Wadenbeinnerv trennt sich in der Fibularisloge vom N. fibularis [peroneus] superficialis, durchbricht das Septum intermusculare cruris anterius und zieht dann unmittelbar neben der A. tibialis anterior zum Fußrücken. Er innerviert alle Muskeln der Extensorengruppe.

■ **Versorgungsstraße der Fibularisloge**:
❶ *N. fibularis [peroneus] communis*: Der gemeinsame Wadenbeinnerv hat sich bereits im distalen Oberschenkelbereich vom N. tibialis gelöst, folgt dann dem Medialrand des M. biceps femoris und gelangt mit diesem zum Fibulakopf. Unterhalb des Muskelansatzes umrundet er den Fibulakopf, tritt in die Fibularisloge ein und teilt sich dort in die beiden Endäste:
• *N. fibularis [peroneus] profundus*: Der tiefe Wadenbeinnerv zieht weiter zu den Extensoren.
• *N. fibularis [peroneus] superficialis*: Der oberflächliche Wadenbeinnerv verbleibt zunächst in der Fibularisloge, innerviert den M. fibularis [peroneus] longus + brevis, durchsetzt mit seinem Hautast die Faszie und verzweigt sich am Fußrücken.

❷ Die Fibularisloge hat keine eigene Hauptarterie. Zu den Mm. fibulares [peronei] gelangen Arterienäste aus der Extensoren- und der Flexorenloge durch das Septum intermusculare cruris anterius + posterius hindurch. Der Hauptstamm der A. fibularis [peronea] bleibt in der Flexorenloge.

■ **Gefährdung des N. fibularis [peroneus] communis am Fibulakopf**: Hier wird der Nerv nicht von Muskeln bedeckt. Man kann ihn leicht unter der Haut tasten, wenn man der Bizepssehne (der starken Sehne, welche die Kniekehlenraute lateral begrenzt) zum Fibulakopf folgt. Der Nerv liegt zuerst medial, dann distal von ihr. Unmittelbar distal des Ansatzes der Bizepssehne biegt der Nerv um die Fibula herum und senkt sich in den M. fibularis [peroneus] longus ein. Am Fibulakopf ist der Nerv besonders gefährdet. Werden Fußgänger beim Überqueren der Straße von Kraftfahrzeugen angefahren, so prallt die Stoßstange des Wagens meist im Bereich des Nervs auf das Bein des Fußgängers auf. Der Nerv kann dabei zwischen Stoßstange und Knochen zerquetscht werden. Der N. fibularis [peroneus] communis wird daher bei Verkehrsunfällen häufig verletzt. Es fallen dann alle Muskeln der Extensoren- und der Fibularisgruppe aus (Spitzklumpfuß, #957).

■ **Versorgungsstraße der Flexorenloge** (Abb. 958b):

• *A. tibialis posterior*: Die hintere Schienbeinarterie setzt die Richtung der A. poplitea fort und tritt unter dem Sehnenbogen des M. soleus in den Bindegeweberaum zwischen oberflächlichen und tiefen Beugern ein. Kurz distal des Sehnenbogens gibt sie einen starken Ast ab, der dann im Abstand von 1-3 cm mit ihr fußwärts läuft, die *A. fibularis [peronea]* (Wadenbeinarterie). Gegen den Knöchelbereich entfernen sich die beiden Gefäße voneinander. Die A. fibularis [peronea] wird zunehmend schwächer und erschöpft sich in der lateralen Knöchelgegend. Die A. tibialis posterior hingegen durchsetzt in der medialen Knöchelgegend den Malleolarkanal (Tarsaltunnel) und versorgt dann mit ihren beiden Endästen (*A. plantaris medialis + lateralis*) die Fuß-

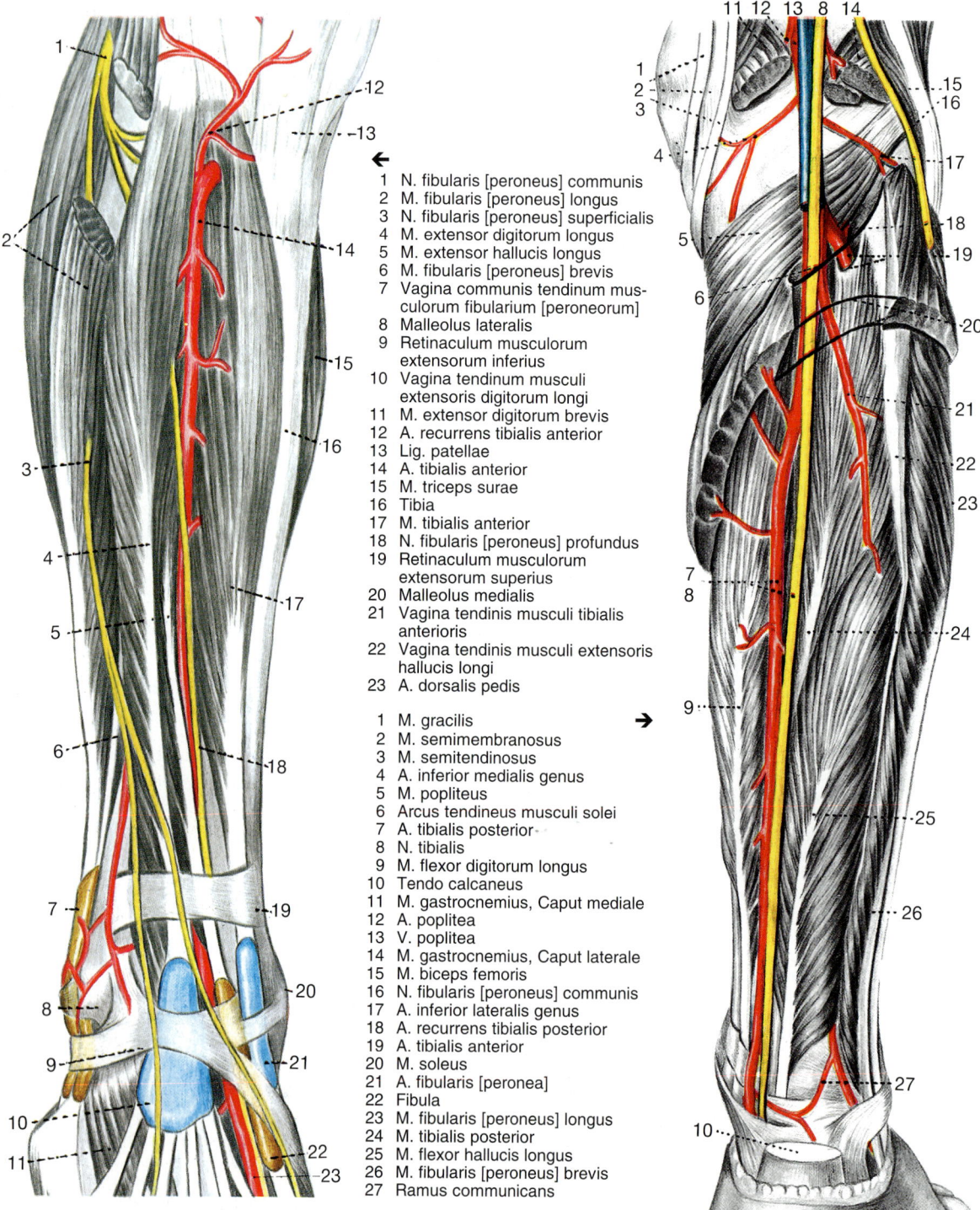

Abb. 958a. Arterien, Nerven und Sehnenscheiden der Vorderseite des Unterschenkels. Der M. fibularis [peroneus] longus ist gefenstert, um die Aufzweigung des N. fibularis [peroneus] communis zu zeigen. Sehnenscheiden blau und hellbraun. *[bl]*

Abb. 958b. Arterien und Nerven der Dorsalseite des Unterschenkels. Die oberflächlichen Beuger (Muskeln der Achillessehne) sind (ausgenommen die Ursprünge und Ansätze) entfernt. *[bl]*

sohle. Der Puls der A. tibialis posterior ist etwa in der Mitte zwischen Malleolus medialis und Tuber calcanei gut zu tasten (Abb. 943).
• *N. tibialis*: Der Schienbeinnerv begleitet die A. tibialis posterior von der Kniekehle zur Fußsohle, innerviert alle Muskeln der Flexorengruppe und teilt sich meist schon im Malleolarkanal in seine Endäste *N. plantaris medialis + lateralis*.

#959 Blutgefäße und Nerven des Fußes

■ **Versorgungsstraße am Fußrücken** (Abb.959a):
• *A. dorsalis pedis* (Fußrückenarterie): Die A. tibialis anterior nimmt nach dem Unterqueren der Retinacula musculorum extensorum den Namen A. dorsalis pedis an. Sie liegt am Fußrücken lateral der Sehne des M. extensor hallucis longus in der Rinne zwischen 1. und 2. Strahl. Dort kann ihr Puls getastet werden. Meist bildet sie mit einem stärkeren Seitenast, der *A. arcuata* (lat. arcus = Bogen), einen Gefäßbogen, aus welchem die dorsalen Zehenarterien entspringen. Zum Arterienbogen der Fußsohle bestehen eine oder mehrere Verbindungen.
• *N. fibularis [peroneus] profundus*: Der tiefe Wadenbeinnerv begleitet die A. dorsalis pedis und gibt motorische Äste zu den kurzen Zehenstreckern und einen Hautast zu den einander anliegenden Seiten von Großzehe und zweiter Zehe ab.

■ **Versorgungsstraße der Fußsohle**: Hauptarterie und Hauptnerv teilen sich im Bereich des Malleolarkanals (Tarsaltunnel) in 2 entsprechend benannte Endäste.
• *A. plantaris medialis*: Die innere Fußsohlenarterie ist meist schwächer als die laterale und zieht lateral vom M. abductor hallucis in Richtung Großzehe.
• *N. plantaris medialis*: Der innere Fußsohlennerv trennt sich bald von der gleichnamigen Arterie und verzweigt sich

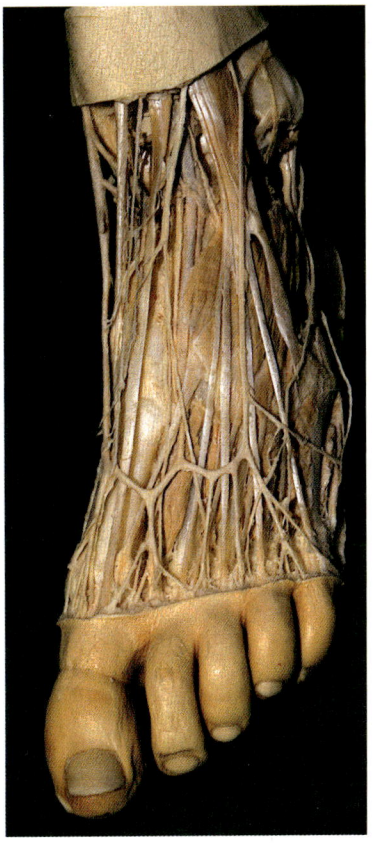

Abb. 959b. Foto eines topographischen Präparats des Fußrückens. Man sieht:
• oberflächlich das Venennetz des Fußrückens,
• darunter die Hautnerven,
• in der nächsten Schicht die Sehnen der langen Strecker,
• in der tiefsten Schicht die kurzen Strecker und die Fußrückenarterie (A. dorsalis pedis).
[li5]

in der Fußsohle. Sein Versorgungsbereich entspricht etwa dem des N. medianus an der Hand (3½ Zehen).
• *A. plantaris lateralis*: Die äußere Fußsohlenarterie gelangt zwischen dem M. flexor digitorum brevis und dem M. quadratus plantae an den medialen Rand des Kleinzehenballens und tritt dann in die Tiefe. Sie endet im Arcus plantaris profundus (Abb. 959b).
• *N. plantaris lateralis*: Der äußere Fußsohlennerv liegt der gleichnamigen Arterie eng an. Sein Versorgungsbereich entspricht etwa dem des N. ulnaris an der Hand (1½ Zehen).
• *Arcus plantaris profundus* (Fußsohlenbogen): Anders als an der Hand wird in der Fußsohle meist nur ein Gefäßbogen ausgebildet. Er entspricht dem tiefen Gefäßbogen der Hand. Der laterale Zufluß kommt von der *A. plantaris lateralis* (entsprechend der A. ulnaris), der mediale von der *A. dorsalis pedis* (entsprechend der A. radialis). Die Verbindung liegt, wie an der Hand, meist zwischen 1. und 2. Strahl. Trotzdem ist die topographische Situation an der Fußsohle ganz anders: Die Großzehe ist nicht abzuspreizen, 1. und 2. Mittelfußknochen liegen eng aneinander. Der durchbrechende Ast erscheint daher tief in die Fußsohle eingebettet. Aus dem Arcus plantaris profundus gehen die plantaren Zehenarterien ab (Abb. 959c). Die Variabilität ist groß. Bei fehlendem Bogenschluß können dorsale Zehenarterien aus der A. plantaris lateralis oder plantare Zehenarterien aus der A. dorsalis pedis entspringen.

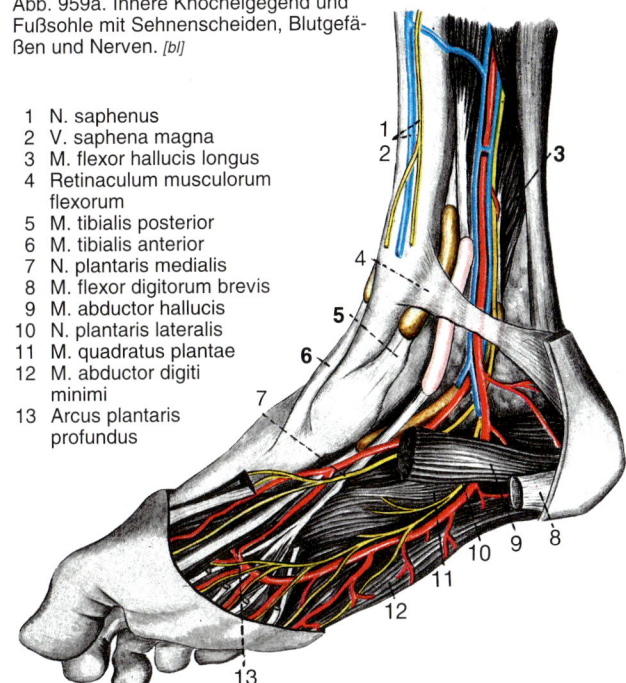

Abb. 959a. Innere Knöchelgegend und Fußsohle mit Sehnenscheiden, Blutgefäßen und Nerven. [bl]

1 N. saphenus
2 V. saphena magna
3 M. flexor hallucis longus
4 Retinaculum musculorum flexorum
5 M. tibialis posterior
6 M. tibialis anterior
7 N. plantaris medialis
8 M. flexor digitorum brevis
9 M. abductor hallucis
10 N. plantaris lateralis
11 M. quadratus plantae
12 M. abductor digiti minimi
13 Arcus plantaris profundus

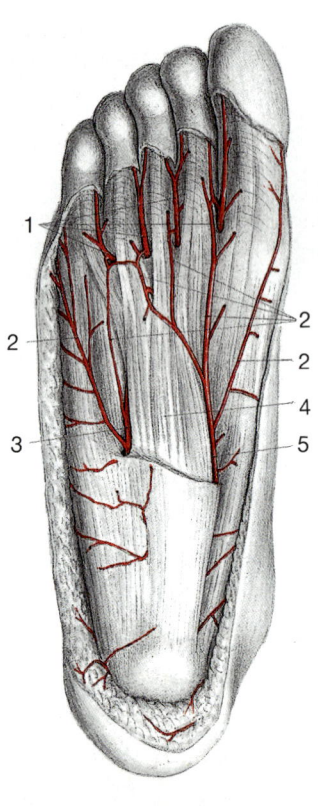

Abb. 959c. Arterien der rechten Fußsohle. Die Plantaraponeurose ist teilweise entfernt. [he3]

1 Aa. digitales plantares communes
2 Oberflächliche Äste der A. plantaris lateralis + medialis
3 A. plantaris lateralis
4 M. flexor digitorum brevis
5 A. plantaris medialis

■ **Gefährdung der Zehen bei Diabetes mellitus**: Die Zehenarterien erkranken bei der Zuckerkrankheit häufig und sind dann verengt (die diabetische Mikroangiopathie befällt bevorzugt auch die Nieren- und die Netzhautgefäße). Bei unzureichender Blutzufuhr stirbt Gewebe ab. Die Zehe verfärbt sich schwärzlich und muß amputiert werden.

9.6 Bein als Ganzes

#961 Stand und Gang
#962 Schwerkraft, Beinigkeit, *Wertigkeit (Gliedertaxe)*
#963 Hautinnervation, segmentale Zuordnung
#964 Hautvenen des Beins, Verbindungsvenen
#965 *Krampfadern*
#966 *Verschlüsse von Beinarterien*
#967 Verzweigungsschemata der Leitungsbahnen
⇒ #147 Venöser Rückstrom

#961 Stand und Gang

■ Fast alle wesentlichen Aspekte von Stand und Gang sind bereits weiter oben erläutert worden:
• Die mächtige Entfaltung des menschlichen Beckens ist hauptsächlich durch den aufgerichteten Stand und Gang begründet: Das Körpergewicht lastet beim Menschen auf 2 anstelle von 4 Beinen. Ferner mußten Ursprungsflächen für die zur Erhaltung des Gleichgewichts nötigen Muskeln geschaffen werden (#272 + 911).
• Die Abduktoren des Hüftgelenks des Standbeins heben das Becken auf der Spielbeinseite und ermöglichen dadurch das freie Durchschwingen des Spielbeins. Bei Lähmung der Abduktoren muß das Bein außen herumgeführt werden (Zirkumduktion, #915).

• Der Menschenfuß ist vom Greiffuß der Affen zum Standfuß umgebildet: Die Zehen sind verkürzt, die Ferse verlängert. Ziel der Umgestaltung ist es, 2 Unterstützungspunkte in einem Fuß zu haben (Großzehenballen und Fersenbeinhöcker), um mit 2 Beinen auf 4 Punkten stehen zu können (#941).
• Die Achse des unteren Sprunggelenks steht nicht in der Längsrichtung des Fußes, trotzdem etwa sagittal, weil die Fußspitze im bequemen Stand nach außen gedreht ist (#946). Diese Drehung der Fußspitze ist nur im Zusammenhang mit den Torsionen der langen Knochen des Beins zu verstehen. Das Femur ist im Hüftgelenk in Ruhe leicht außenrotiert. Der Oberschenkelschaft ist leicht innentorquiert, so daß die Kniegelenksachse transversal steht. Die Tibia ist um den Betrag der Femurtorsion zurücktorquiert, so daß die Fußspitze nach außen weist. Stellt man die Füße parallel, so dreht sich der Schenkelhals in die Transversale (bei Röntgenaufnahmen beachten!). Die Knie stehen dann scheinbar leicht innenrotiert, die Rotation erfolgt jedoch in den Hüftgelenken. Beim schnellen Laufen werden die Füße in die Sagittale gedreht: Aufgrund der Torsion des Beins werden die Unterschenkel am Standbein vorbei nach außen geführt.
• Zur Sicherung des aufrechten Standes sind im Hüftgelenk und im Kniegelenk die Strecker, im oberen Sprunggelenk die Plantarflexoren stärker als ihre Gegenspieler (Muskelkater in den schwächeren Dorsalextensoren auf der Vorderseite des Unterschenkels nach ungewohnten Märschen).

■ **Stand- und Spielbein**: Beim Gehen ruht jeweils ein Bein am Boden (Standbein), während das andere durchschwingt (Spielbein). Beim schnellen Lauf sind die Standbeinphasen kürzer als die Spielbeinphasen. Zwischendurch befinden sich also beide Beine in der Luft („Flugphase"). Der Fuß stößt den Körper nicht nur nach vorn, sondern auch nach oben. Je schneller der Lauf, desto kräftiger der Abstoß, desto stärker wird auch die Vertikalkomponente. Beim Lauf liegt der Schwerpunkt des Körpers deshalb höher über dem Boden als beim ruhigen Gehen.

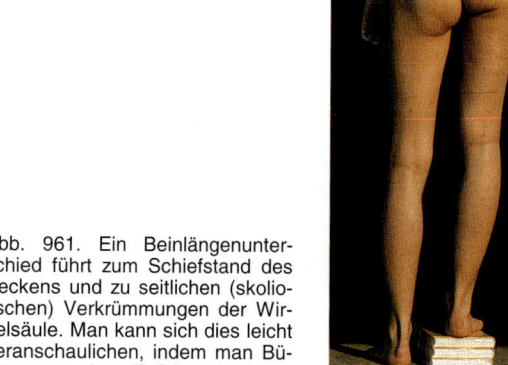

Abb. 961. Ein Beinlängenunterschied führt zum Schiefstand des Beckens und zu seitlichen (skoliotischen) Verkrümmungen der Wirbelsäule. Man kann sich dies leicht veranschaulichen, indem man Bücher unter einen Fuß legt. [li1]

Beim Gehen wird der Fuß von der Ferse über den lateralen Fußrand zum Großzehenballen hin abgerollt. Dieser harmonische Ablauf ist bei den Fußfehlformen (#957) gestört. Beim Spitzfuß wird der Fuß gleich mit dem Zehenballen aufgesetzt. Dadurch geht viel an Federung verloren. Dies führt unter anderem zu stärkeren Druckänderungen in den Zwischenwirbelscheiben. Schuhe mit hohen Absätzen zwingen den Fuß in eine Spitzfußstellung und müssen aus ärztlicher Sicht als Modetorheit bezeichnet werden (#954).

#962 Schwerkraft, Beinigkeit, Wertigkeit

■ **Schwerelot**: Der Schwerpunkt des menschlichen Körpers liegt nicht fest, sondern ändert seine Lage mit der Körperhaltung. Für statische Berechnungen wird er meist als Resultante aus 6 Teilschwerpunkten (Rumpf, Kopf, 4 Extremitäten) ermittelt (Abb. 962). Im aufrechten Stand liegt er unmittelbar vor dem 5. Lendenwirbelkörper. Die Last wird über die Iliosakralgelenke auf beide Beine verteilt.

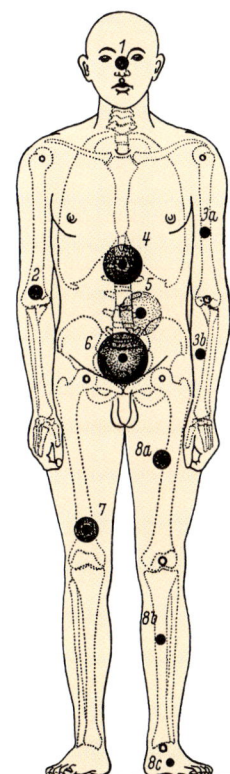

Abb. 962. Die Schwerpunkte des Körpers und seiner Teile (die Zahlen in Klammern bedeuten die (ungefähren, weil individuell verschiedenen) Anteile am Körpergewicht): [ku1]

1 Kopf (7 %)
2 Arm (7 %)
3a Oberarm (3 %)
3b Unterarm (3 %)
4 Rumpf + Kopf + Arme (63 %)
5 Ganzer Körper ohne Standbein beim einbeinigen Stand (81 %)
6 Ganzer Körper (100 %)
7 Bein (19 %)
8a Oberschenkel (12 %)
8b Unterschenkel (5 %)
8c Fuß (2 %)

• Die Traglinie des Beins verbindet Hüftgelenk, Kniegelenk und oberes Sprunggelenk. Man beachte, daß das Femur nicht in der Traglinie liegt. Die sich daraus ergebende Biegebeanspruchung wird zum Teil durch die „Zuggurtung" des Tractus iliotibialis aufgefangen (#915).
• Das Schwerelot trifft bei symmetrischem Stand den Boden zwischen den beiden Füßen. Beim Abheben eines Fußes muß eine Ausgleichsbewegung des Körpers erfolgen, damit man nicht nach der Seite des abgehobenen Fußes umfällt. Der Schwerpunkt muß zur Standbeinseite hin verschoben werden. Diese Ausgleichsbewegung ist um so weniger wichtig, je schneller man geht oder läuft: Das Spielbein wird schon aufgesetzt, bevor noch der Körper umfallen konnte. Die Schwerpunkts wird in erster Linie von den Abduktoren des Hüftgelenks (M. gluteus medius + minimus) verlagert. Sind sie gelähmt, so muß der Oberkörper zur Standbeinseite geneigt werden (Watschelgang, #915).
• Die Gewichtsverlagerung läßt sich sehr schön mit Hilfe der Dynamographie (gr. dýnamis = Kraft, gráphein = einritzen, schreiben) nachweisen: Der beim Gehen aufgesetzte Fuß „schiebt" nach medial. Beim Laufen läßt die Dynamographie 3 Phasen am aufgesetzten Fuß unterscheiden: Beim Aufsetzen sind die Kräfte nach vorn gerichtet (Bremsbewegung). Es folgt eine Phase der Indifferenz. Beim Abstoßen geht die Kraftrichtung nach hinten.

■ **Beinigkeit**: Entsprechend der „Händigkeit" (#873) kann man auch eine „Beinigkeit" beschreiben. Der Rechtsbeiner ist mit dem rechten Fuß geschickter, der Linksbeiner mit dem linken. Rechtshänder sind meist Rechtsbeiner, Linkshänder Linksbeiner. Entsprechend der vorherrschenden Rechtsbeinigkeit sind im Auto die wichtigen Pedale rechts angebracht. Der Rechtsbeiner stößt den Fußball mit dem rechten Fuß an. Charakteristisch ist auch der Sprung: Der Rechtsbeiner stößt sich meist mit dem linken Fuß ab, damit er den geschickteren rechten Fuß für den Aufsprung frei hat.

■ **Wertigkeit** der einzelnen Abschnitte des Beins: Verlust oder Versteifung von Abschnitten eines oder beider Beine beeinträchtigen trotz hochentwickelter Prothesentechnik Stand und Gang und damit auch die Erwerbsfähigkeit eines Menschen. Im Gegensatz zur Hand (#874) spielt die Seite der Behinderung bei der Begutachtung des Beins keine Rolle. Die „Minderung der Erwerbsfähigkeit" (MdE) wird üblicherweise wie folgt angesetzt:
Verlust eines Fußes .... 30-40 %.
Verlust eines Beins im Unterschenkel .... 40-50 %.
Verlust eines Beins im Oberschenkel .... 60-80 %.
Verlust beider Beine im Unterschenkel .... 70-80 %.
Verlust beider Beine im Oberschenkel .... 100 %.
Versteifung eines Knie- oder Hüftgelenks .... 30 %.
Versteifung beider Hüftgelenke .... 60-80 %.
Beinverkürzung 2-4 cm .... 10 %.
Beinverkürzung 4-6 cm .... 20 %.
Beinverkürzung > 6 cm .... 30 %.

#963 Hautinnervation

■ **Segmentale Zuordnung**: Das Bein geht wie der Arm aus der vorderen Leibeswand hervor. Auch hier kann man sich die Segmentzugehörigkeit (Dermatome, #875) am einfachsten aus der Vierfüßerstellung veranschaulichen: den Rumpf in der Horizontalen, Arme und Beine auf dem Boden ruhend. Wie beim Arm sind einige Segmente völlig auf das Bein verlagert und fehlen daher in der Rumpfwand (L_2-S_2). Aus der Vierfüßerstellung wird verständlich, daß die Vorderseite des Beins zu höheren Segmenten gehört als die Dorsalseite (Tab. 963a).

Tab. 963a. Segmentale Hautinnervation am Bein	
L_1:	um die Leistenfurche
L_2:	obere Hälfte der Oberschenkelvorderseite
L_3:	untere Hälfte der Oberschenkelvorderseite
L_4:	Tibiaseite des Unterschenkels
L_5:	Fibularseite des Unterschenkels, Zehen 1 + 2
S_1:	Zehen 3-5, Ferse, dorsolateral am Unterschenkel
S_2:	dorsal an Unter- und Oberschenkel bis in die Gesäßgegend
S_3:	dorsomedial proximal am Oberschenkel bis in die Gesäßgegend
S_4-Co:	medial an Gesäßgegend (konzentrisch auf den After zu)

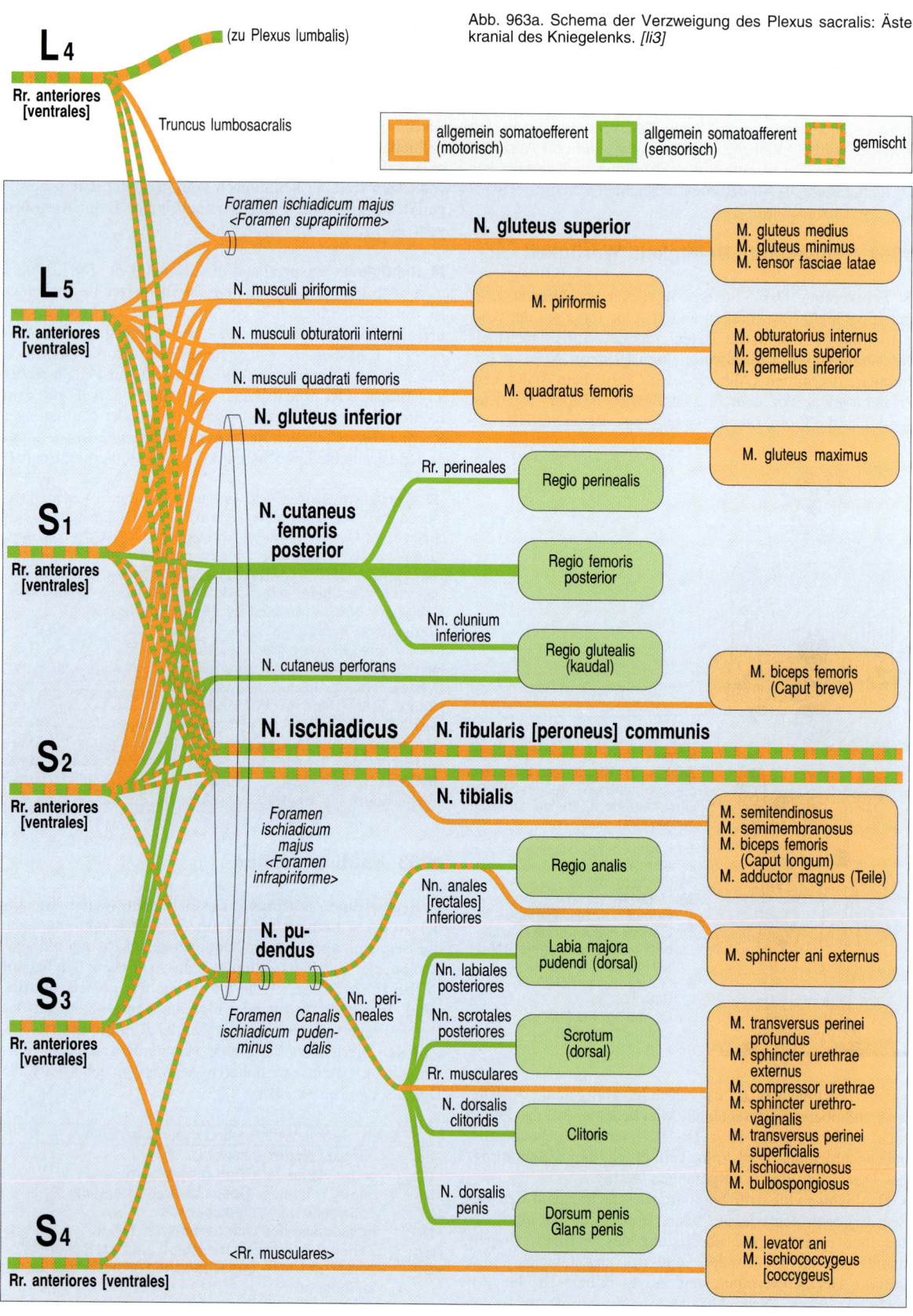

Abb. 963a. Schema der Verzweigung des Plexus sacralis: Äste kranial des Kniegelenks. [li3]

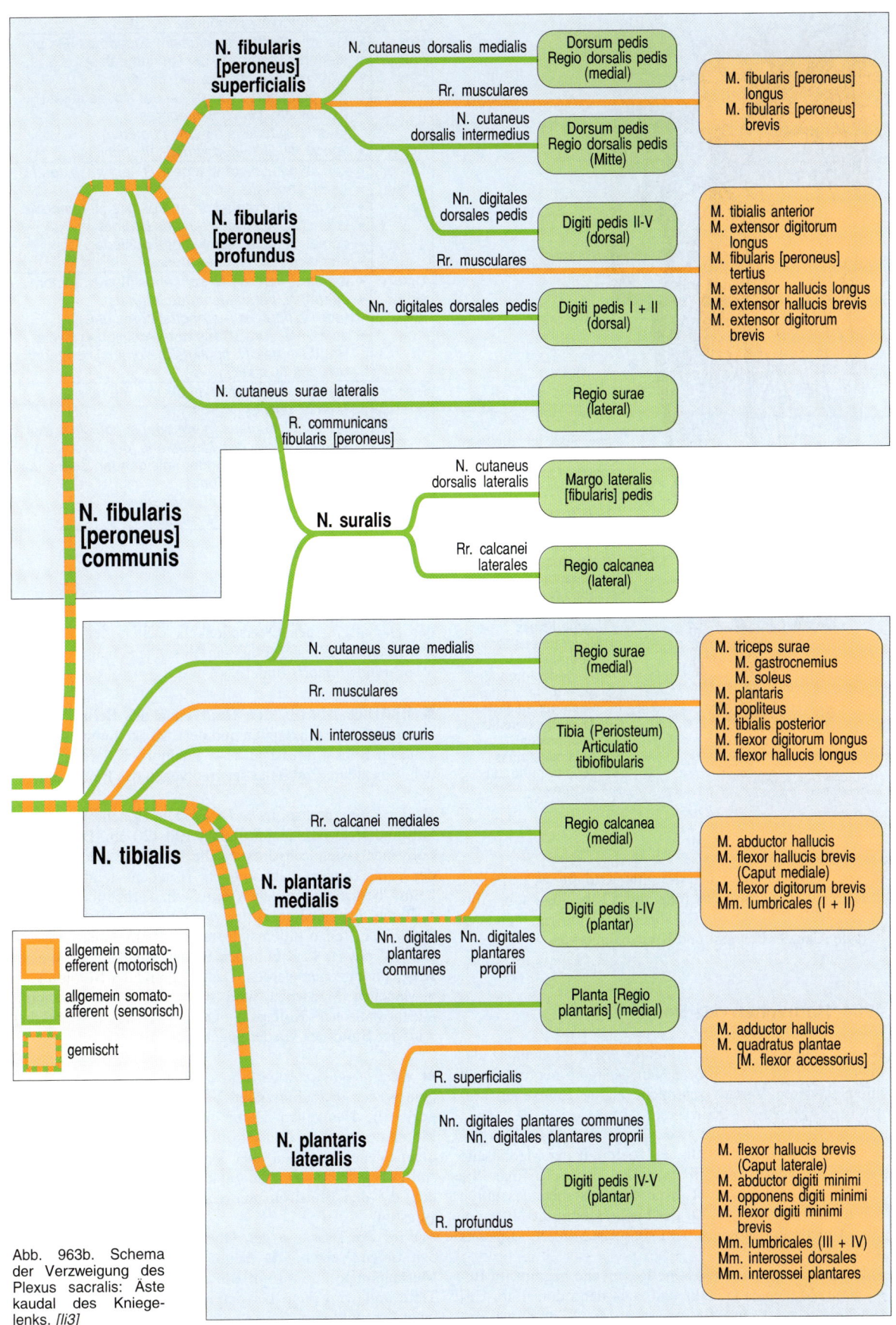

Abb. 963b. Schema der Verzweigung des Plexus sacralis: Äste kaudal des Kniegelenks. *[li3]*

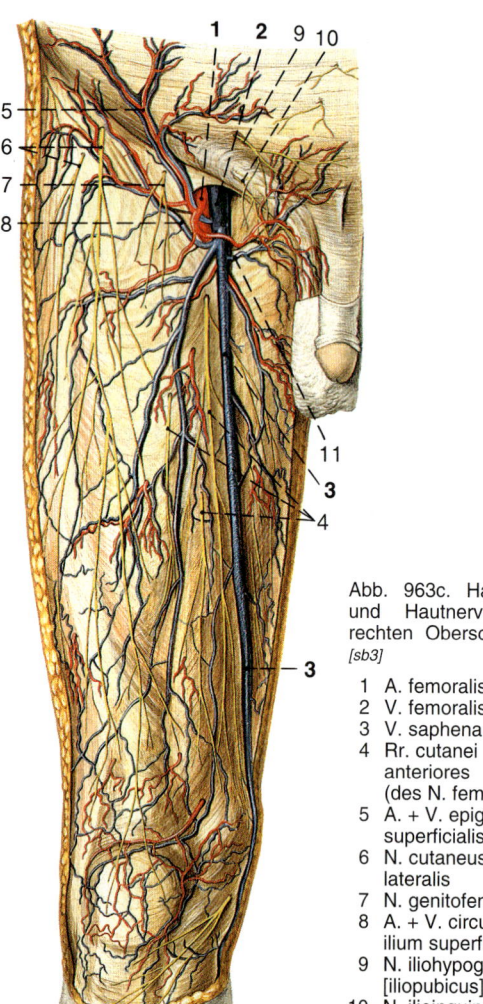

Abb. 963c. Hautvenen und Hautnerven des rechten Oberschenkels. [sb3]

1 A. femoralis
2 V. femoralis
3 V. saphena magna
4 Rr. cutanei anteriores (des N. femoralis)
5 A. + V. epigastrica superficialis
6 N. cutaneus femoris lateralis
7 N. genitofemoralis
8 A. + V. circumflexa ilium superficialis
9 N. iliohypogastricus [iliopubicus]
10 N. ilioinguinalis
11 A. + V. pudenda externa

Tab. 963b. Hautinnervationsgebiete am Bein	
Gesäßgegend	• kranial + Mitte: *Nn. clunium superiores* (Rr. posteriores [dorsales] der *Nn. lumbales*) * • ganz medial: *Nn. clunium medii* (Rr. posteriores [dorsales] der *Nn. sacrales*) • kaudal: *Nn. clunium inferiores* (aus *N. cutaneus femoris posterior*) • lateral: *N. iliohypogastricus [iliopubicus]*
Oberschenkel	• kaudal des Leistenbandes: *R. femoralis* des *N. genitofemoralis* • ventral: *Rr. cutanei anteriores* des *N. femoralis* • lateral: *N. cutaneus femoris lateralis* • dorsal: *N. cutaneus femoris posterior* • medial distal: *N. obturatorius*
Unterschenkel	• medial + ventral: *N. saphenus* (aus *N. femoralis*) • lateral: *N. cutaneus surae lateralis* (aus *N. fibularis [peroneus] communis*) • dorsal: *N. suralis* (aus der Vereinigung zweier Hautäste des *N. fibularis [peroneus] communis* und des *N. tibialis*)
Fuß	• plantar: *N. plantaris medialis + lateralis* (aus *N. tibialis*) • dorsal: *N. fibularis [peroneus] superficialis* (mit kleinem Anteil des *N. fibularis [peroneus] profundus* zu den einander anliegenden Seiten von Großzehe und 2. Zehe) • medialer Fußrand: *N. saphenus* • lateraler Fußrand: *N. suralis*

* lat. clunis = Gesäßbacke

mündet. Häufig verläuft ein Ast (*V. saphena accessoria*) auf der Dorsalseite des Oberschenkels weiter, der dann Anschluß an das Einzugsgebiet der V. saphena magna oder der V. profunda femoris findet.

■ **Blutrückstrom in den Hautvenen des Beins**: Die Bedeutung der Venenklappen und der „Muskelpumpe" für den venösen Rückstrom ist in #147 ausführlich dargelegt worden. Besondere Probleme der Hautvenen des Beins sind:

❶ der *hohe hydrostatische Druck*: Die Höhendifferenz von Fuß und Herz beträgt im Stehen 100-120 cm. Der auf den Fußvenen lastende hydrostatische Druck ist jedoch infolge der Venenklappen nicht so hoch. Trotzdem steigt der Druck beim Übergang vom Liegen zum Stehen erheblich an.
• Durch den höheren Druck werden die Venenwände gedehnt. Die Venen füllen sich stärker. Beim Aufstehen „versickern" etwa 0,4 l Blut in den Beinen, die dem allgemeinen Kreislauf entzogen werden. Dadurch sinkt der Blutdruck.
• Manchen Menschen wird beim Aufstehen schwindlig („orthostatischer Kollaps"). Durch verstärkte Herzarbeit wird der Blutdruck wieder angehoben.

❷ die *fehlende direkte Muskelpumpe*: Durch die Muskelarbeit werden die subfaszialen Venen komprimiert, nicht dagegen die Hautvenen. Damit fehlt ihnen ein wesentlicher Motor des venösen Rückstroms. Zwischen Hautvenen und tiefen Venen bestehen aber Verbindungen (*Vv. communicantes = perforantes*, Abb. 964a). Sie enthalten Venenklappen, die den Blutstrom nur von der Oberfläche zur Tiefe zulassen.
• Wird der Druck in den Oberflächenvenen höher als in den tiefen Venen (z.B. beim jeweiligen Erschlaffen der Muskelpumpe), so strömt Blut von der Oberfläche in die Tiefe und wird dann bei der nächsten Muskelkontraktion herzwärts befördert.

■ Die Haut der unteren Extremität wird im wesentlichen vom *Plexus lumbosacralis* innerviert (Tab. 963a + b, Abb. 963c + 964b + c). An der Gesäßgegend beteiligen sich auch dorsale Äste der Lenden- und Kreuzbeinnerven.

#964 Hautvenen des Beins

■ Aus dem *Rete venosum dorsale pedis* (Venennetz des Fußrückens) gehen 2 größere Venenstämme hervor, die in ihrem weiteren Verlauf zahlreiche kleine Hautvenen aufnehmen (Abb. 963c + 964b + c):
• *V. saphena magna:* Die große Rosenvene entsteht im Bereich des Malleolus medialis und zieht auf der Medialseite von Unterschenkel und Oberschenkel nach proximal. Sie mündet etwa 3 Fingerbreit distal des Leistenbandes durch den *Hiatus saphenus* (#924) der Fascia lata in die V. femoralis. Unterhalb des Knies wird sie meist vom N. saphenus begleitet.
• *V. saphena parva:* Die kleine Rosenvene beginnt im Bereich des Malleolus lateralis und zieht dann dorsal am Unterschenkel zur Kniekehle, wo sie in die V. poplitea ein-

- Der Blutstrom in den oberflächlichen Venen wird außerdem durch das rhythmische Spannen der Haut bei Gelenkbewegungen („Sprunggelenkpumpe", „Kniegelenkpumpe") und das Auspressen der Fußsohle bei jedem Aufsetzen des Fußes („Fußsohlenpumpe") begünstigt. Damit wirkt die Muskelarbeit beim Gehen auch auf die oberflächlichen Venen.

Störungsmöglichkeiten: Die Koppelung der tiefen Venen und der Hautvenen funktioniert beim jungen Menschen meist gut. Mit zunehmendem Alter weiten sich die Venen unter dem hohen hydrostatischen Druck allmählich aus. Die erweiterten, stark geschlängelten Venen treten dann an der Haut hervor („Krampfadern"). Sie widerlegen gewissermaßen die etymologische Ableitung des Namens „saphena" vom Arabischen al safin = die Verborgene. Die Venenklappen können dann funktionsunfähig („insuffizient") werden. Schließen die Klappen der Hautvenen und der Perforansvenen (Abb. 965) jedoch nicht mehr, so nützen auch die Venenklappen der tiefen Venen nichts. Das Blut pendelt lediglich zwischen oberflächlichen und tiefen Venen hin und her. Dies verstärkt die Krampfadern.

#965 Krampfadern

Krampfadern (Varizen) sind erweiterte und geschlängelte Venen (#147). In ihnen fließt das Blut langsamer als in gesunden Venen. Sie bilden sich bevorzugt an den Hautvenen des Beins, können aber auch in anderen Körpergegenden entstehen. Besonders gefährlich sind die Krampfadern der Speiseröhre (Ösophagusvarizen, #372). Der Name kommt wohl daher, daß bei manchen Formen von Krampfadern nächtliche Wadenkrämpfe auftreten. Krampfadern an den Beinen sind bei Frauen etwa dreimal so häufig wie bei Männern.

■ Am Bein unterscheidet man 2 **Arten** von Krampfadern:
- **primäre Krampfadern**: Enthalten die Hautvenen zu wenig funktionstüchtige Klappen, so wird die „Einbahnstraße" Hautvene leicht zu einem Kanal mit wechselnden Stromrichtungen. Das Blut wird dann nicht zügig zum Herzen zurückgeleitet. Besonders ungünstig sind fehlende Klappen an den Einmündungen der Hautvenen in die tiefen Venen. Dann fließt Blut aus den tiefen Venen in die Hautvenen zurück. In diesen staut sich das Blut. Im Laufe der Jahre werden die Hautvenen immer weiter. Dann schließen allmählich auch die noch vorhandenen Klappen nicht mehr.

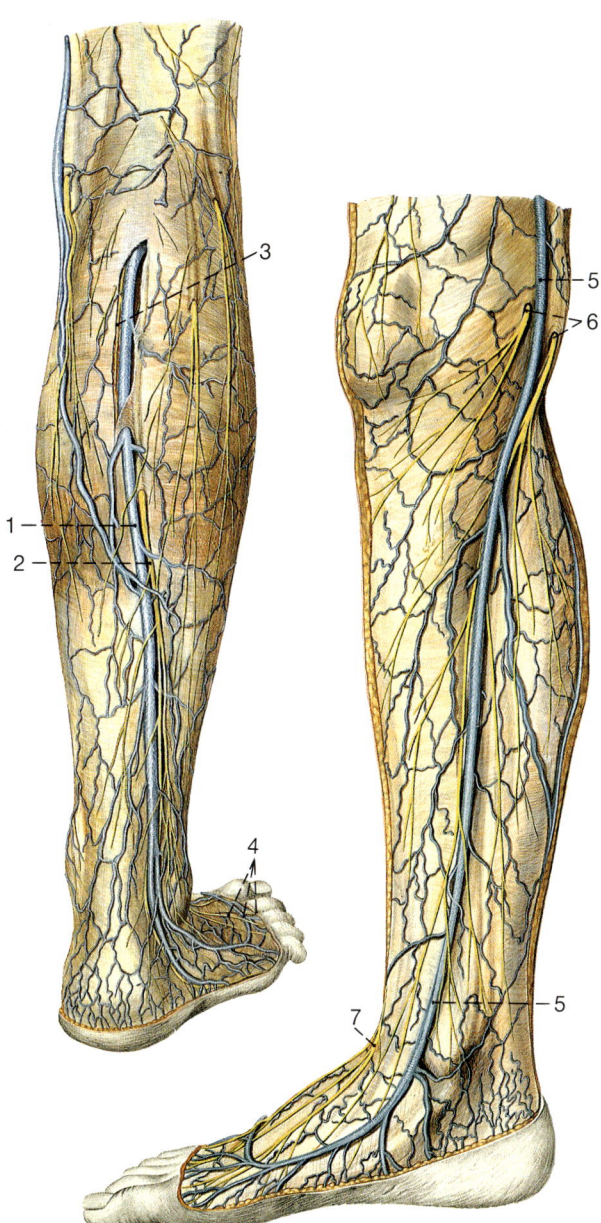

Abb. 964b + c. Hautvenen und Hautnerven des rechten Unterschenkels und Fußes. [sb3]

1	V. saphena parva	5	V. saphena magna
2	N. suralis	6	N. saphenus
3	N. cutaneus femoris posterior	7	N. fibularis [peroneus] superficialis
4	Rete venosum dorsale pedis		

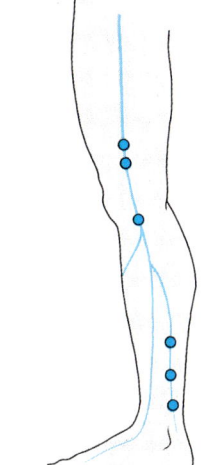

Abb. 964a. Stellen des Beins mit besonders reichlichen Verbindungsvenen (Vv. perforantes). In der Klinik unterscheidet man 3 Hauptgruppen von Perforansvenen:
- Dodd-Venen auf Höhe des Adduktorenkanals.
- Boyd-Venen unterhalb des Kniegelenks.
- Cockett-Venen im distalen Unterschenkel. [bh1]

- **sekundäre Krampfadern**: Wird die Lichtung der tiefen Hauptvene des Beins durch ein Blutgerinnsel verschlossen (Thrombose, #142), so sucht das Blut über Umgehungsstraßen zum Herzen zurück zu gelangen. Dann müssen die Hautvenen weitaus mehr Blut befördern als normal. Sie können dies nur, indem sie sich erweitern. Geschieht dies in überstarkem Maße, dann werden die Klappen undicht, und das Blut staut sich an.

■ **Beschwerden**:
❶ Bei *sekundären Krampfadern* leiden die Patienten unter:
- Schweregefühl im Bein („Elefantenbein").

- nächtlichen Wadenkrämpfen.
- Schwellungen, besonders im Knöchelbereich.
- Hautverfärbungen und Beingeschwüren (nur bei fortgeschrittenen Fällen).

❷ Bei *primären Krampfadern* steht der „Schönheitsfehler" im Vordergrund. Rotviolette „Besenreiser" (kleine erweiterte Hautvenen) verzieren wie chinesische Schriftzeichen die Haut. Bläuliche Krampfaderknoten und geschlängelte dicke Venen wölben die Haut des Beins vor, so daß dieses die harmonische Rundung verliert. Erst wenn die Venenklappen in den Verbindungsvenen zwischen Hautvenen und tiefen Venen undicht werden, treten Beschwerden wie bei den sekundären Krampfadern auf.

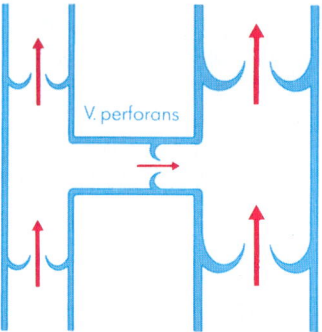

Abb. 965. Die Hautvenen (im Schema links) sind durch eine Art Kurzschlüsse mit den tiefen Venen verbunden. In diesen strömt das Blut wegen der Venenklappen normalerweise nur von außen nach innen. *[bh1]*

■ **Diagnose**: Krampfadern sieht man (zum Leidwesen der Patienten) schon auf Entfernung. Trotzdem bedarf es einer sorgfältigen Untersuchung, um alle befallenen Venen zu erfassen und primäre und sekundäre Krampfadern zu unterscheiden. Dabei kommt es darauf an, die Klappenfunktion der Haut- und Verbindungsvenen sowie die Durchgängigkeit der tiefen Venen zu prüfen. Dies ist für die Behandlung entscheidend.
- **Klopfversuch**: Klopft man oben am Bein auf eine Hautvene, so läuft eine Druckwelle in der Vene nach unten bis zur nächsten schlußfähigen Klappe. Bei gesunden Klappen kommt daher die Druckwelle nicht weit.
- **Trendelenburg-Test**: Der Patient liegt zunächst auf dem Rücken. Man hebt das kranke Bein an, damit das Blut aus den Venen besser abläuft. Zusätzlich streicht man mit der Hand die Hautvenen des Beins in Richtung zum Rumpf aus. Sind die Krampfadern entleert, so legt man am Oberschenkel möglichst weit oben eine Staubinde an. Dann steht der Patient auf. Die Staubinde verhindert den Rückfluß von Blut in die Hautvenen. Sie werden sich nur ganz langsam von unten her füllen. Geht dies schnell vor sich, so sind die Klappen in den Verbindungsvenen undicht. Öffnet man die Staubinde, so darf bei schlußfähiger Mündungsklappe der großen Hautvenen dies die Füllung nicht beschleunigen. Füllen sich dann die Krampfadern jedoch schlagartig, so ist dies ein Zeichen für die defekte Mündungsklappe.
- **Sonographie**: Anhand des Doppler-Effekts kann man Stromrichtung und Strömungsgeschwindigkeit in Blutgefäßen beurteilen. Mit Ultraschall kann man somit Änderungen der Flußrichtung infolge gestörter Venenklappen erkennen.
- **Phlebographie**: Die Röntgenuntersuchung der Venen mit Kontrastmittel gibt den besten Überblick über das gesamte Beinvenensystem und zeigt vor allem die Durchgängigkeit der tiefen Venen.

■ **Gefahren**: Krampfadern sind in den meisten Fällen harmlos. Das Risiko der Bildung von Blutgerinnseln (Thrombose) und der Ausschwemmung eines Blutpfropfs (Embolie) aus den tiefen Beinvenen nach Operationen ist nur gering erhöht. Krampfadern sehen schlimmer aus, als sie sind!
- **Blutung aus Krampfadern**: Mit Hochlagern des Beins und einem Druckverband ist die Blutung meist leicht zu stillen.
- **Krampfaderthrombose**: Sie ist sehr schmerzhaft, jedoch meist harmlos. Die Emboliegefahr ist gering. Das Blutgerinnsel ist durch einen kleinen Einschnitt leicht auszupressen. Dann hören die Schmerzen schlagartig auf.

■ **Behandlung**:
❶ *Kompression* der Krampfadern durch elastische Strümpfe („Gummistrümpfe"): Aussehen und venöser Rückfluß werden verbessert. Bei Schwellungen ist das straffe Umwickeln des Beins mit einer elastischen Binde (vom Fuß nach oben!) noch wirkungsvoller.

❷ *Sklerosierung* (Verödung): Durch Einspritzen eines Verödungsmittels (z.B. hochkonzentrierter Traubenzuckerlösung, ungesättigter Fettsäuren usw.) wird eine Venenentzündung ausgelöst. Die Veneninnenwände verkleben. Die Vene wird dadurch verschlossen. Die Verödung ist vor allem bei erweiterten kleinen Hautvenen („Besenreisern") und Seitenästen der großen Hautvenen angezeigt.
- Bei fehlerhafter Einspritzung neben die Vene können schmerzhafte Entzündungen der Unterhaut zum Absterben des Gewebes und zur Bildung von Geschwüren führen.

❸ *Operation*: Bei Befall der beiden großen Hautvenen des Beins (V. saphena magna, V. saphena parva) ist deren radikale Entfernung die nachhaltigste Behandlung. Schnitte man das ganze Bein von oben bis unten auf, so hätte dies häßliche Narben zur Folge. Man reißt daher die Venen bei geschlossener Haut von kleinen Einschnitten am Fußknöchel, an der Kniekehle und nahe der Leistenfurche aus heraus (*Stripping* = Babcock-Operation). Dazu wird die Vene am Knöchel freigelegt und ein Führungsdraht (Babcock-Sonde) in der Vene bis zum oberen Ende nahe der Leistenfurche bzw. in der Kniekehle nach oben geschoben. Dann wird ein Knopf auf den Führungsdraht aufgesetzt, der etwas größer ist als der Durchmesser der Vene. Zieht man nun den Führungsdraht mit sanfter Gewalt rumpfwärts zurück, so wird die Vene mit dem Draht herausgerissen. Die Vene fädelt sich dabei ziehharmonikaartig auf den Führungsdraht auf. Ein sofortiger Druckverband verhindert ein stärkeres Bluten.
- Größere Seitenäste müssen vor dem Strippen (englisch = ausziehen) der Vene abgebunden werden. Dazu sind evtl. weitere kleine Einschnitte nötig. Wurden vor der Operation undichte Klappen in den Verbindungsvenen zwischen Hautvenen und tiefen Venen festgestellt, so müssen auch diese unterbunden werden.
- Das Herausreißen der großen Hautvenen ist nur gerechtfertigt, wenn die tiefen Strombahnen intakt sind. Ein schwerer Schaden entsteht, wenn z.B. die V. femoralis durch ein Blutgerinnsel verschlossen ist und man die verbleibenden Rückwege des Blutes über die Hautvenen beseitigt. Dann kann das Blut vom Bein nicht mehr zurückfließen. Dann hilft nur noch die Amputation. Die Strippingoperation ist daher nur bei primären Krampfadern zulässig.
- Neben den großen Hautvenen ziehen stärkere Hautnerven zum Fuß (N. saphenus auf der Innenseite, N. suralis auf der Außenseite). Beim Herausreißen der Vene werden sie häufig verletzt. Dann bleibt gewöhnlich eine gefühllose Stelle in der Nähe des Knöchels zurück. Sie wird nach einiger Zeit vom Patienten nicht mehr beachtet.

#966 Verschlüsse von Beinarterien

■ **Lokalisationstypen**: Je nach der Ausdehnung der Gefäßerkrankung nach proximal unterscheidet man 3 Typen:
- *Unterschenkeltyp*: Die Gefäßverschlüsse sind auf die Arterien des Unterschenkels beschränkt. Der Patient verspürt die Schmerzen hauptsächlich im Fuß.
- *Oberschenkeltyp*: Die Gefäßverschlüsse reichen bis in den Oberschenkel. Der Hauptschmerz liegt im Unterschenkel.

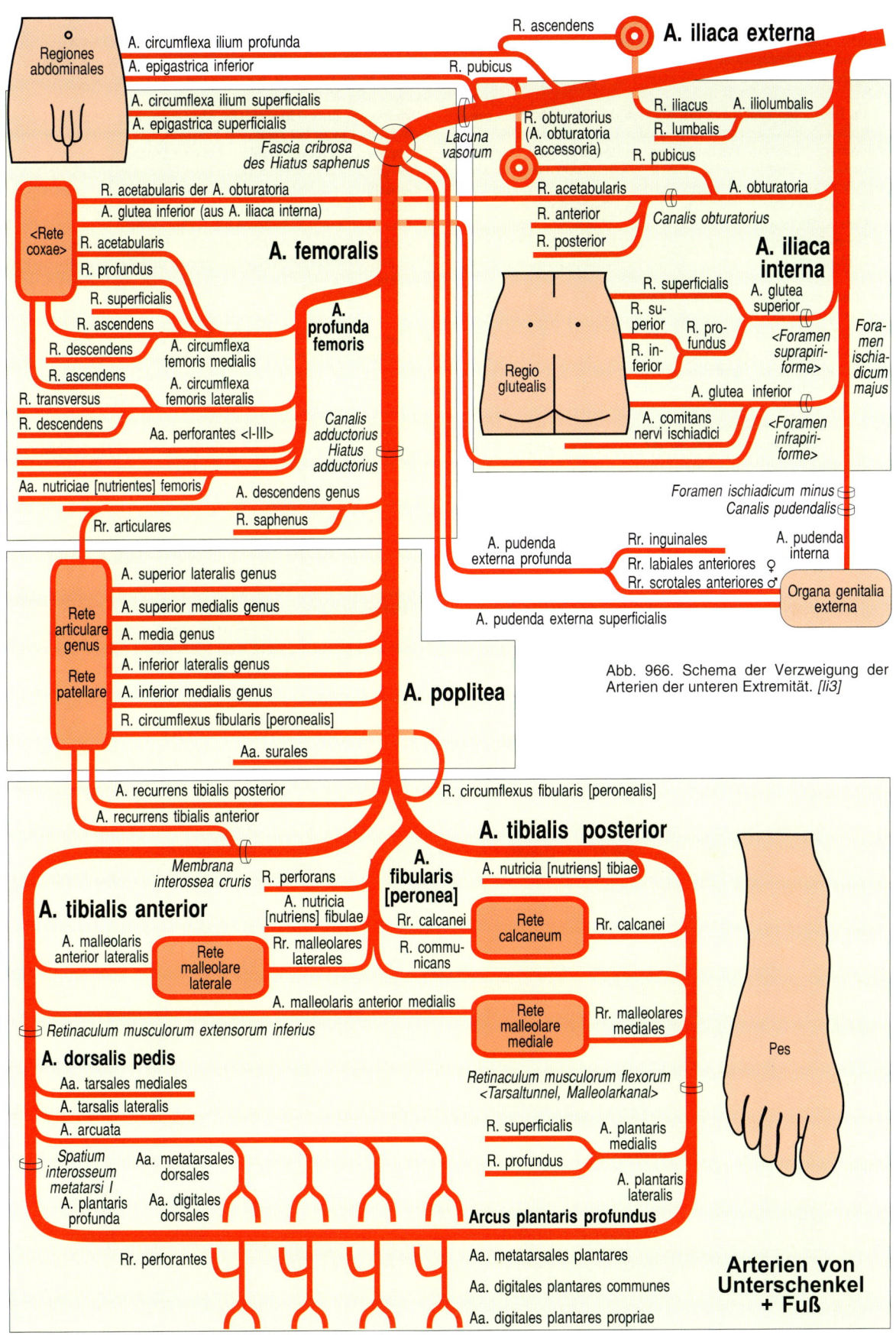

Abb. 966. Schema der Verzweigung der Arterien der unteren Extremität. [li3]

• *Beckentyp*: Die Gefäßverschlüsse reichen bis zu den Beckenarterien und evtl. sogar bis zur Aufzweigung der *Aorta*. Hauptsächliche Schmerzgebiete sind der Oberschenkel und die Gesäßgegend.

Beim Beckentyp sind meist die Arterien des Oberschenkels mitbetroffen, beim Oberschenkeltyp die des Unterschenkels. Für die Zuordnung zu einem Typ ist der am weitesten kranial gelegene Verschluß maßgeblich. Plötzliche (Embolien) und langsam entstehende Verschlüsse (Thrombosen) verteilen sich übereinstimmend auf die 3 Typen wie folgt:
• Unterschenkeltyp: .... etwa 20 %.
• Oberschenkeltyp: .... etwa 50 %.
• Beckentyp: .... etwa 30 %.

■ **Beschwerden**: Nach deren Ausmaß teilt man die Durchblutungsstörungen des Beins gewöhnlich in 4 Schweregrade ein:
• *Stadium 1*: asymptomatische Stenose. Der Patient ist trotz einer im Röntgenbild nachweisbaren Engstelle beschwerdefrei. Der Umgehungskreislauf ist in diesem Fall so gut, daß selbst bei Arbeit keine Minderdurchblutung auftritt. Dies ist häufig der Fall, wenn nur eine der 3 Arterien des Unterschenkels verschlossen ist. Die beiden anderen können dann das Stromgebiet der ausgefallenen Arterie voll übernehmen, da die 3 Arterien durch mehrere starke Äste miteinander verbunden sind.
• *Stadium 2*: Claudicatio intermittens. Zeitweiliges Hinken wegen Schmerzen beim Gehen. Die Blutversorgung reicht in Ruhe aus. Beim Gehen werden mehr Sauerstoff und Energie benötigt. Die zu enge Arterie läßt jedoch nicht genügend Blut durch. Je nach dem Ausmaß der Einengung werden die Schmerzen beim Gehen früher oder später auftreten. Gewöhnlich kann der Patient eine bestimmte Strecke zurücklegen, bis ihn Schmerzen zum Stehenbleiben zwingen. Dann muß er ein wenig verweilen, bis das Bein erholt ist. Anschließend kann er wieder seine Strecke gehen. Bei einem Spaziergang durch die Stadt kann er die nötige Ruhepause zum Besichtigen von Schaufenstern benutzen. Man hat dieses Stadium daher scherzhaft „Schaufensterkrankheit" genannt. Besserung oder Verschlechterung des Leidens kann man direkt an der Gehstrecke „ermessen". Außer den eigentlichen Schmerzen treten auch noch Gefühlsstörungen (Parästhesien), wie Kribbeln, Kältegefühl usw., auf.
• *Stadium 3*: Ruheschmerz. Die Blutversorgung des Beins reicht nicht einmal mehr bei ruhenden Muskeln. Die Beschwerden werden heftiger, wenn die Beine gehoben werden, und bessern sich, wenn sie gesenkt werden (Ratschow-Lagerungsprobe). Je nach Verschlußtyp schmerzen hauptsächlich Fuß, Unter- oder Oberschenkel. Bei Verschlüssen vom Beckentyp kann auch die Fähigkeit zur Peniserektion verlorengehen (Impotenz).
• *Stadium 4*: Absterben kleinerer oder größerer Gewebebereiche (Nekrosen). Gewöhnlich beginnt dies an den Zehen und schreitet allmählich über Fuß und Unterschenkel zum Oberschenkel weiter.

■ **Operationsmethoden**: Bei den plötzlichen Verschlüssen (Embolien) ist die möglichst rasche Entfernung des Blutpfropfs (Embolektomie) anzustreben. Bei den allmählich entstehenden Verschlüssen hängt die Art des Eingriffs hauptsächlich von Sitz und Ausdehnung des Verschlusses ab:
• *Beckentyp*: Bei kurzstreckigen Verschlüssen wird meist die Gefäßinnenhaut mit dem Blutgerinnsel ausgeschält (Thrombendarteriektomie). Bei langstreckigen Verschlüssen und bei Befall der Aortengabel wird die Überbrückung (Bypass) mit einer Kunststoffprothese vorgezogen.
• *Oberschenkeltyp*: Operiert wird meist nur in den Stadien 2b, 3 und 4. Zur Überbrückung verwendet man gewöhnlich die V. saphena magna, die man allerdings verkehrt herum einsetzen muß, damit die Venenklappen den Blutstrom nicht behindern.
• *Unterschenkeltyp*: Meist versucht man, mit der Ausschaltung der Gefäßnerven (Sympathektomie) auszukommen. Sie ist allerdings im Stadium 4 zwecklos. Hier hilft nur die Amputation. In besonderen Fällen versucht man auch eine Überbrückung vom Oberschenkel bis zur Knöchelgegend mit einer Hautvene.

Bildnachweis

Die Abbildungen entstammen den nachstehenden Quellen, wurden jedoch überwiegend geändert. Soweit nichts anderes angegeben ist, sind die Bücher im Verlag Urban & Schwarzenberg, München-Wien-Baltimore bzw. Berlin-Wien, erschienen. Wenn hier auch ältere Werke zitiert werden, so hat dies 2 Gründe:
- Beim systematischen Durcharbeiten aller noch zugänglichen älteren Werke und des Bildarchivs des seit 1867 bestehenden Verlags Urban & Schwarzenberg hat der Verfasser manche Meisterwerke der anatomischen Illustration wieder entdeckt, die zeitlos gültig und wert sind, erhalten zu werden. Etliche von ihnen haben inzwischen auch in andere Verlagswerke Eingang gefunden, z.T. ohne korrekt zitiert zu werden.
- Manche Abbildungen aus aktuellen Werken werden zu ihren Vorbildern zurückverfolgt, damit die eigentlichen Urheber nicht vergessen werden.

[ah] Ahrer, E.: Praktische Diagnostik in der Unfallchirurgie, 2. Aufl. 1962.
[al] Altmann, R.: Klinische Venenpulsregistrierung. In: Klinik der Gegenwart, Bd. 6, S. 167-208. 1958.
[ba1] Bankl, H.: Mißbildungen des arteriellen Herzendes. 1971
[ba2] Bauer, R.: Einführung in die Röntgendiagnostik innerer Organe. 1971.
[be1] Becker, H.: freundlicherweise zur Veröffentlichung überlassene Computertomogramme. Auch abgedruckt in Lippert, H.: Anatomie, Text und Atlas, 6. Aufl. 1995.
[be2] Berens von Rautenfeld, D. : freundlicherweise zur Veröffentlichung überlassene elektronenmikroskopische Aufnahmen. Auch abgedruckt in Lippert, H.: Anatomie, Text und Atlas, 6. Aufl. 1995.
[be3] Bernau, A.: Orthopädische Röntgendiagnostik. Einstelltechnik. 1982.
[be4] Bernhard, F.: Die Chirurgie der Bauchspeicheldrüse. In: Kirschner, M., O. Nordmann (Hrsg.): Die Chirurgie, 2. Aufl., Bd. 7, S. 297. 1942.
[be5] Beyer, H.: Die Chirurgie der Nase und der Nebenhöhlen. In: Kirschner, M., O. Nordmann (Hrsg.): Die Chirurgie, Bd. 4, Tl. 2, S. 953-1036. 1927.
[bg1] Benninghoff, A., K. Goerttler: Lehrbuch der Anatomie des Menschen, Bd. 1, 10. Aufl. 1968.
[bg2] Benninghoff, A., K. Goerttler: Lehrbuch der Anatomie des Menschen, Bd. 2, 8. Aufl. 1967.
[bg3] Benninghoff, A., K. Goerttler: Lehrbuch der Anatomie des Menschen, Bd. 3, 8. Aufl. 1967.
[bg4] Benninghoff/Goerttler: Lehrbuch der Anatomie des Menschen, hrsg. von H. Ferner, J. Staubesand. Bd. 2, 11. Aufl. 1977.
[bg5] Benninghoff/Goerttler: Lehrbuch der Anatomie des Menschen, hrsg. von H. Ferner, J. Staubesand. Bd. 3, 10. Aufl. 1977.
[bh1] Berchtold, R., H. Hamelmann, H.-J. Peiper: Chirurgie. 1987.
[bh2] Berlin-Heimendahl, S. v.: Physiologie und Pathologie des Neugeborenen. In: Schwalm, H., G. Döderlein (Hrsg.): Klinik der Frauenheilkunde und Geburtshilfe, Bd. 1, S. 57-164. 1969.
[bi1] Bing, R.: Kompendium der topischen Gehirn- und Rückenmarksdiagnostik, 11. Aufl. 1940.
[bi2] Birkner, R.: Das typische Röntgenbild des Skeletts. 1977.
[bl] Blumberg, J.: Lehrbuch der topographischen Anatomie mit besonderer Berücksichtigung ihrer Anwendung. 1926
[bö] Böhnke, M., J. Garweg, R. Unsöld, F. Körner: Autoimmune Erkrankungen der Orbita und des Auges. In: Peter, H.-H., W. J. Pichler (Hrsg.): Klinische Immunologie, 2.Aufl., S. 588-605. 1996.
[bo] Boller, R. (Hrsg.): Der Magen und seine Krankheiten. 1954.
[br1] Brandt, G.: Eingriffe an den Extremitäten. In: Breitner, B.: Chirurgische Operationslehre, Bd. 4/2, Tl. 1. 1959.
[br2] Braus, H., C. Elze: Anatomie des Menschen, Bd. 3, 2. Aufl. Springer, Berlin - Göttingen - Heidelberg 1960.
[br3] Breitner, B.: Die Chirurgie der Schilddrüse, der Nebenschilddrüsen und des Thymus. In: Kirschner, M., O. Nordmann (Hrsg.): Die Chirurgie, 2. Aufl., Bd. 4, S. 27-152. 1944.
[br4] Broser, F.: Topische und klinische Diagnostik neurologischer Krankheiten. 1975.
[br5] Brücke, H. von: Die Operationen an der Appendix, Eingriffe bei Peritonitis und bei abgekapselten peritonealen Abszessen. In: Breitner, B.: Chirurgische Operationslehre, Bd. 3, Tl. 7. 1957.
[br6] Brüning, F.: Die Chirurgie der Mundhöhle, der Speicheldrüsen und des Rachens. In: Kirschner, M., O. Nordmann (Hrsg.): Die Chirurgie, Bd. 4, Tl. 2, S. 1-156. 1927.
[bu1] Burckhardt, W.: Atlas und Praktikum der Dermatologie und Venerologie, 10. Aufl. 1972.
[bu2] Busse, H. (Hrsg.): Augenerkrankungen. 1990.
[bw] Banholzer, P., B. Weigold: Gallenwege. In: Kremer, H., W. Dobrinski (Hrsg.): Sonographische Diagnostik, 4. Aufl., S. 95-111. 1994.
[ca] Casper, L.: Lehrbuch der Urologie mit Einschluß der männlichen Sexualerkrankungen. 5. Aufl.1932.
[cl] Clara, M., K. Herschel, H. Ferner: Atlas der normalen mikroskopischen Anatomie des Menschen. 1974.
[de1] Delventhal, S.: freundlicherweise zur Veröffentlichung überlassene Mikrofotos.
[de2] Denck, H.: Eingriffe an der Brustwand. In: Breitner, B.: Chirurgische Operationslehre, Bd. 2, Tl. 6. 1980.
[di] Diedrich, K., H. H. van Ven, L. Wildt, D. Kress: Physiologie der Reproduktion. In: Künzel, W., K.-H. Wulf (Hrsg.): Klinik der Frauenheilkunde und Geburtshilfe, 3. Aufl., Bd. 3, S. 3-68. 1994
[do] Dobrinski, W.: Harnblase und Prostata. In: Kremer, H., W. Dobrinski (Hrsg.): Sonographische Diagnostik, 4. Aufl., S. 261-268. 1994.
[dö] Döderlein, G., G. Mestwerdt, E. Göltner: Gynäkologie und Geburtshilfe. 1973.
[dr1] Drenckhahn, D.: Untere Extremität. In: Drenckhahn, D., W. Zenker (Hrsg.): Benninghoff Anatomie, 15. Aufl., Bd. 1, S. 325-404. 1994.
[dr2] Drews, U.: Geschlechtsspezifische Entwicklung. In: Künzel, W., K.-H. Wulf (Hrsg.): Klinik der Frauenheilkunde und Geburtshilfe, 3. Aufl., Bd. 1, S. 3-24, 1995.
[eu1] Eufinger, H.: Kleine Chirurgie, 5. Aufl. 1974.
[eu2] Eulenburg, A.: Real-Enzyklopädie der gesamten Heilkunde, 4. Aufl. Bd. 15. 1914.
[fa] Fawcett, D. W.: Atlas zur Elektronenmikroskopie der Zelle. Übersetzt und bearbeitet von J. Staubesand. 1973.
[fs1] Ferner, H., J. Staubesand (Hrsg.): Sobotta Atlas der Anatomie des Menschen, 18.Aufl., Bd. 1. 1982.
[fs2] Ferner, H., J. Staubesand (Hrsg.): Sobotta Atlas der Anatomie des Menschen, 18.Aufl., Bd. 2. 1982.
[go] Goecke, C.: Kleine Gynäkologie. 1972.
[gö] Gögler, E.: Erste Versorgung von Verletzten. In: Chirurgie der Gegenwart, Bd. 4, Tl. 3. 1973.
[ha] Hauser, G. A.: Intersexualität. In: Schwalm, H., G. Döderlein (Hrsg.): Klinik der Frauenheilkunde und Geburtshilfe, Bd. 5, S. 613-640. 1966.
[he1] Hegge, H.: freundlicherweise zur Veröffentlichung überlassenes Foto.
[he2] Heintz, P.: freundlicherweise zur Veröffentlichung überlassene Kernspintomogramme. Auch abgedruckt in Lippert, H.: Anatomie, Text und Atlas, 6. Aufl. 1995.
[he3] Heitzmann, C.: Atlas der descriptiven Anatomie des Menschen. 9. Aufl. von E. Zuckerkandl. Braumüller, Wien-Leipzig 1902/1905.
[he4] Heller, E.: Die Chirurgie der Leber und Gallenwege. In: Kirschner, M., O. Nordmann (Hrsg.): Die Chirurgie, 2. Aufl., Bd. 7, S. 109ff. 1942.
[he5] Hesse, I.: freundlicherweise zur Veröffentlichung überlassene rasterelektronenmikroskopische Aufnahmen. Auch abgedruckt in Lippert, H.: Anatomie, Text und Atlas, 6. Aufl. 1995.
[hk] Heni, F., D. Klaus: Innersekretorische Drüsen (ohne Keimdrüsen). In: Schwalm, H., G. Döderlein (Hrsg.): Klinik der Frauenheilkunde und Geburtshilfe, Bd. 7, S. 1-217. 1968.
[hu] Huffmann, J. W.: Gynäkologie des Kindesalters. In: Schwalm, H., G. Döderlein, K. H. Wulf (Hrsg.): Klinik der Frauenheilkunde und Geburtshilfe, Bd. 1, S. 261-314. 1974.
[jo] Jonge, Th. E. de: Anatomie der Zähne. In: Häupl, K., W. Meyer, K. Schuchardt (Hrsg.): Die Zahn-, Mund- und Kieferheilkunde, Bd. 1, S. 169-232. 1958.
[ka] Klinge, O., H.-W. Altmann: Extrahepatische Gallenwege. In: Grundmann, E. (Hrsg.): Spezielle Pathologie. Farbatlas der makroskopischen und mikroskopischen Pathologie, S. 129-134. 1986.
[kb] Kaboth, W., H. Begemann: Blut. In: Gauer, O. H., K. Kramer, R. Jung (Hrsg.): Physiologie des Menschen, Bd. 5. 1971.
[kd] Kremer, H., W. Dobrinski (Hrsg.): Sonographische Diagnostik, 4. Aufl. 1994.
[ke1] Kern, K.: Pankreaschirurgie. In: Chirurgie der Gegenwart, Bd. 2, Tl. 8. 1974.
[ke2] Ketterl, W.: In Horch, H., L. Hupfauf, W. Ketterl, G. Schmuth: Praxis der Zahnheilkunde, 2.Aufl. 1992.
[kh] Kleinschmidt, O., J. Hohlbaum: Die Chirurgie des Darmes. In: Kirschner, M., O. Nordmann (Hrsg.): Die Chirurgie, 2. Aufl., Bd. 6, S. 475-676. 1941.
[kk] Klemperer, G., F. Klemperer: Neue Deutsche Klinik. 1928f.
[kl] Kremling, H., W. Lutzeyer, R. Heintz: Gynäkologische Urologie und Nephrologie, 2.Aufl. 1982.
[ko] Korte, W., H. Döderlein (Hrsg.): Klinik der Frauenheilkunde und Geburtshilfe, Bd. 5, S. 329-480. 1966.
[kr1] Krause, R.: Enzyklopädie der mikroskopischen Technik, 3. Aufl. 1926/1927.
[kr2] Kretschmann, H.-J., W. Weinrich: Dreidimensionale Computergraphik neurofunktioneller Systeme. Grundlagen für die neurologisch-topische Diagnostik und die kranielle Bilddiagnostik (Magnetresonanztomographie und Computertomographie). Thieme, Stuttgart – New York 1996.
[ks] Kremer, H., M. A. Schreiber: Technik und Ablauf der Oberbauchsonographie. In: Kremer, H., W. Dobrinski (Hrsg.): Sonographische Diagnostik, 4. Aufl., S. 53-61. 1994.
[ku1] Kummer, B.: Statik und Dynamik des menschlichen Körpers. In: Lehmann, G. (Hrsg.): Handbuch der gesamten Arbeitsmedizin, Bd. 1, S. 9-65. 1961.
[ku2] Kunz, W.: Die Eingriffe an den Gallenwegen und an der Leber. In: Breitner, B.: Chirurgische Operationslehre, Bd. 3, Tl. 9. 1957.
[la] Lamberg, F.: Leitfaden der ersten Hilfe, 3.Aufl. 1922.
[le1] Lehmann, J. C.: Die Chirurgie der Bauchwand. In: Kirschner, M., O. Nordmann (Hrsg.): Die Chirurgie, 2. Aufl., Bd. 6, S. 1-46. 1941.
[le2] Lehmann, J. C.: Die Chirurgie der Hernien. In: Kirschner, M., O. Nordmann (Hrsg.): Die Chirurgie, 2. Aufl., Bd. 6, S. 47-110. 1941.
[le3] Leiber, B.: Der menschliche Lymphknoten. 1961.
[le4] Lewit, K.: Manuelle Medizin, 2. Aufl. 1977.
[le5] Lewy, F. H.: In: Th. Brugsch, F. H. Lewy: Die Biologie der Person. 1926/1931.
[li1] Lippert, H.: Originalfotos des Verfassers (z.T. unter Mitarbeit von S. Delventhal, G. Filler, U. Harenkamp, N. Klein, P. Köpf-Maier, A. Luhmann, E. Schalber, K. Spätlich und Studenten aus Übungen zur Anatomie am Lebenden an der Medizinischen Hochschule Hannover).

[li2] Lippert, H.: Arterienvarietäten. 60 Beilagetafeln zu Medizinische Klinik, Bd. 62-64. 1967/1969. Auch abgedruckt in: Lippert, H., R. Pabst: Arterial variations in man. Classification and frequency. Bergmann, München 1985.

[li3] Lippert, H.: Tafeln Leitungsbahnen des Menschen, 2. Aufl. 1998.

[li4] Lippert, H.: Anatomie, Text und Atlas, 6. Aufl. 1995.

[li5] Lippert, H., A. Buchhorn, A. Luhmann, U. Thorns: Fotos von Präparaten der Sammlung des Zentrums Anatomie der Medizinischen Hochschule Hannover, z.T. auch abgedruckt in: Lippert, H.: Anatomie, Text und Atlas, 6. Aufl. 1995.

[li6] Lippert, H., S. Delventhal: In: Lippert, H.: Anatomie, Text und Atlas, 6. Aufl. 1995.

[lk] Lemtis, H., P. Köpf-Maier: freundlicherweise zur Veröffentlichung überlassene Fotos. Auch abgedruckt in Lippert, H.: Anatomie, Text und Atlas, 6. Aufl. 1995.

[lo] Leiber, B., G. Olbrich: Die klinischen Syndrome. Bd. 1, 5. Aufl. 1972.

[lr] Landois-Rosemann: Lehrbuch der Physiologie des Menschen. 28. Aufl. Bd. 1, 1960: Bd. 2, 1962.

[ma] Maurer, G.: Eingriffe an den peripheren Nerven. In: Breitner, B.: Chirurgische Operationslehre, Bd. 3, Tl. 8. 1957.

[mb] Meyer-Burg, J., R. Häring, H. Henning, F. Lindlar, G. Palme, U. Ziegler, W. Schlungbaum: Die kranke Gallenblase. 1974.

[me1] Meyer, W.: Histologie der Zähne und des Gebisses. In: Häupl, K., W. Meyer, K. Schuchardt (Hrsg.): Die Zahn-, Mund- und Kieferheilkunde, Bd. 1, S. 253-296. 1958.

[me2] Meyer, W.: Entwicklung der Zähne und des Gebisses. In: Häupl, K., W. Meyer, K. Schuchardt (Hrsg.): Die Zahn-, Mund- und Kieferheilkunde, Bd. 1, S. 307-346. 1958.

[mö] Möbius, W.: Die Anwendung der Röntgen- und Strahlendiagnosik während Schwangerschaft, Geburt und Wochenbett. In: Schwalm, H., G. Döderlein, K. H. Wulf (Hrsg.): Klinik der Frauenheilkunde und Geburtshilfe, Bd. 6, S. 261-393. 1967.

[ms] Marchesani, O., H. Sautter: Atlas des Augenhintergrundes, 4. Aufl. 1959.

[mv] Müller-Vahl, H.: Iatrogene Läsionen an peripheren Nerven und an der Muskulatur. Med. Habil.-Schrift, Hannover 1985.

[ne] Neff, M., H. Kremer: Transösophageale Echokardiographie. In: Kremer, H., W. Dobrinski (Hrsg.): Sonographische Diagnostik, 4. Aufl., S. 373-387. 1994.

[ni] Nissen, R., W. Hess: Operationen am Magen und Duodenum. In: Breitner, B.: Chirurgische Operationslehre, Bd.4, Tl.1. 1970.

[no1] Noltenius, H.: Biologie der Krankheiten. 1974.

[no2] Novak, J.: Beziehungen zwischen Nervensystem und Genitale. In: Halban, J., L. Seitz (Hrsg.): Biologie und Pathologie des Weibes, Bd. 5, Tl. 4, S. 1369-1528. 1928.

[ov] Overzier, C.: Erkrankungen der männlichen Keimdrüsen und die Intersexualität. In: Klinik der Gegenwart, Bd. 9, S. 97-124. 1959.

[pa1] Pabst, R.: Die Milz - ein überflüssiges Organ? Med Klin. 76 (1981), 210-216.

[pa2] Pape, C.: Extrauteringravidität. In: Künzel, W., K.-H. Wulf (Hrsg.): Klinik der Frauenheilkunde und Geburtshilfe, 3. Aufl., Bd. 3, S. 351-376. 1994.

[pa3] Patzelt, V.: Histologie, 3. Aufl. 1948.

[pe] Petermann, J.: Die Chirurgie des Bauchfells und des Netzes. In: Kirschner, M., O. Nordmann (Hrsg.): Die Chirurgie, Bd. 6, S. 111-208. 2. Aufl. 1941.

[pi] Pitzen, P., H. Rössler: Kurzgefaßtes Lehrbuch der Orthopädie, 13. Aufl. 1976.

[pl] Pabst, R., A. Luhmann: freundlicherweise zur Veröffentlichung überlassene Mikrofotos. Auch abgedruckt in Lippert, H.: Anatomie, Text und Atlas, 6. Aufl. 1995.

[po] Polano, O.: Gynäkologische Untersuchungslehre. In: Halban, J., L. Seitz (Hrsg.): Biologie und Pathologie des Weibes, Bd. 2, S. 63-115. 1924.

[pp1] Putz, R., R. Pabst (Hrsg.): Sobotta Atlas der Anatomie des Menschen, 20.Aufl., Bd. 1. 1993.

[pp2] Putz, R., R. Pabst (Hrsg.): Sobotta Atlas der Anatomie des Menschen, 20.Aufl., Bd. 2. 1993.

[pp3] Pichler, W. J., H.-H. Peter, M. G. Hänsch: Prinzipien des Immunsystems. In: Peter, H.-H., W. J. Pichler (Hrsg.): Klinische Immunologie, 2.Aufl., S. 3-54. 1996.

[pr] Primer, G.: Einführung in die Bronchoskopie. 1978.

[pt] Pichler, H., R. Trauner: Mund- und Kieferchirurgie, 3. Aufl. 1948.

[pu] Putz, R.: Rumpf. In: Drenckhahn, D., W. Zenker (Hrsg.): Benninghoff Anatomie, 15. Aufl., Bd. 1, S. 245-324. 1994.

[qh] Quast-Hötte, G., H. Lippert: Doppelmißbildungen ("siamesische Zwillinge"). Med. Klin. 72, 758-762, 1977.

[ra] Rassner, G., U. Steinert: Dermatologie, 4. Aufl. 1992.

[re1] Reichle, R.: Die Chirurgie des Mastdarms und des Afters. In: Kirschner, M., O. Nordmann (Hrsg.): Die Chirurgie, 2. Aufl., Bd. 6, S. 677-808. 1941.

[re2] Reiss, G: freundlicherweise zur Veröffentlichung überlassene Mikrofotos. Auch abgedruckt in Lippert, H.: Anatomie, Text und Atlas, 6. Aufl. 1995.

[ri] Richter, K.: Erkrankungen der Vagina. In: Schwalm, H., G. Döderlein (Hrsg.): Klinik der Frauenheilkunde und Geburtshilfe, Bd. 8, S. 433-587. 1971.

[rk] Rotte, K., M. Kuhnert: Röntgendiagnostik und Kernspintomographie in der Geburtshilfe. In: Künzel, W., K.-H. Wulf (Hrsg.): Klinik der Frauenheilkunde und Geburtshilfe, 3. Aufl., Bd. 4, S. 267-275, 1992.

[rr1] Rehder, H., R. Rauskolb: Normale und pathologische Entwicklung des Respirationstraktes und des Zwerchfells. In: Künzel, W., K.-H. Wulf (Hrsg.): Klinik der Frauenheilkunde und Geburtshilfe, 3. Aufl., Bd. 4, S. 361-369, 1992.

[rr2] Rehder, H., R. Rauskolb: Normale und pathologische Entwicklung des Verdauungstraktes und der Bauchwand. In: Künzel, W., K.-H. Wulf (Hrsg.): Klinik der Frauenheilkunde und Geburtshilfe, 3. Aufl., Bd. 4, S. 389-396. 1992.

[sa] Seitz, L., A. I. Amreich (Hrsg.): Biologie und Pathologie des Weibes, 2. Aufl. Allgemeiner Teil, Bd. 1, S. 83-200. 1953.

[sb1] Sobotta, J., H. Becher: Atlas der Anatomie des Menschen, Bd. 1, 16. Aufl. 1967.

[sb2] Sobotta, J., H. Becher: Atlas der Anatomie des Menschen, Bd. 2, 16. Aufl. 1965.

[sb3] Sobotta, J., H. Becher: Atlas der Anatomie des Menschen, Bd. 3, 16. Aufl. 1962.

[sb4] Sobotta, J., H. Becher: Atlas der Anatomie des Menschen, hrsg. von H. Ferner, J. Staubesand. Bd. 2, 17. Aufl. 1972.

[sc1] Schink, W.: Gelenkmessungen an den Gliedmaßen nach der Neutral-Null-Methode. In: Chirurgie der Gegenwart, Bd. 5, Tl. 16. 1977.

[sc2] Schlensker, K.-H.: Ultraschall-Screening. In: Künzel, W., K.-H. Wulf (Hrsg.): Klinik der Frauenheilkunde und Geburtshilfe, 3. Aufl., Bd. 4, S. 201-232, 1992.

[sc3] Schmidtke, I.: Diagnostik, Beurteilung und Therapie des Lymphödems der unteren Extremitäten. Med. Klin. 71 (1976), 1351-1364.

[sc4] Schneider, E.: Die Chirurgie der Schultern und der Arme. In: Kirschner, M., O. Nordmann (Hrsg.): Die Chirurgie, 2. Aufl., Bd. 4, S. 431-650. 1944.

[sc5] Schönbauer, L.: Die Chirurgie der vegetativen Nerven. In: Kirschner, M., O. Nordmann (Hrsg.): Die Chirurgie, 2. Aufl., Bd. 6, S. 269-330. 1941.

[sc6] Schultze, O.: Atlas und kurzgefaßtes Lehrbuch der topographischen und angewandten Anatomie, 4. Aufl. von W. Lubosch. Lehmann, München 1935.

[sc7] Schuster, H. P.: Notfallmedizin - Intensivmedizin. In: Klinik der Gegenwart, Bd. 11, S. 733. 1978.

[si] Sicher, H.: In: Scheff, J., H. Pichler (Hrsg.): Handbuch der Zahnheilkunde, Bd. 5. 1930.

[sk] Schramm, T., H. Kremer: Aspekte der gynäkologischen Sonographie für den Internisten und Allgemeinarzt. In: Kremer, W. Dobrinski (Hrsg.): Sonographische Diagnostik, 4. Aufl., S. 273-280. 1994.

[so] Sobotta, J.: Atlas und Lehrbuch der Histologie und mikroskopischen Anatomie, 4. Aufl. Lehmann, München 1929.

[sp] Schertel, L. , D. Puppe, E. Schwepper, H. Witt, K. zum Winkel: Atlas der Xeroradiographie. 1976.

[sr] Schütz, E., K. E. Rotschuh: Bau und Funktion des menschlichen Körpers, 10./11. Aufl. 1968.

[ss1] Staubesand, J. (Hrsg.): Sobotta Atlas der Anatomie des Menschen, 19.Aufl., Bd. 1. 1988.

[ss2] Staubesand, J. (Hrsg.): Sobotta Atlas der Anatomie des Menschen, 19.Aufl., Bd. 2. 1988.

[ss3] Spring, K., H. Sicher: Allgemeine und örtliche Betäubung in der Zahnheilkunde, 2. Aufl. 1953.

[st1] Stein, E.: Technik der diagnostischen und therapeutischen Eingriffe in der Inneren Medizin. In: Klinik der Gegenwart, Bd. 5, S. 639-712. 1963.

[st2] Steiner, B.: Praktikum der zahnärztlichen Chirurgie. 1926.

[st3] Struve, C.: Sonographie des Abdomens, 5. Aufl.. 1994.

[su] Sudeck, P.: Die Chirurgie der Drüsen mit innerer Sekretion. In: Kirschner, M., O. Nordmann (Hrsg.): Die Chirurgie, Bd. 3, S. 193-348. 1930.

[ta] Tandler, J.: In: A. Bum (Hrsg.): Handbuch der Krankenpflege, 2. Aufl. 1922.

[th] Toldt, C.: Anatomischer Atlas, hrsg. von J. Krmpotic-Nemanic. Bd.1, 27. Aufl.

[to] Toldt, C.: In: The Urban & Schwarzenberg collection of medical illustrations since 1896. 1977.

[ts] Tscherne: Menstruation und Menstruationsstörungen. In: Schwalm, H., G. Döderlein (Hrsg.): Klinik der Frauenheilkunde und Geburtshilfe, Bd. 6, S. 157-260. 1967.

[ur] Urbantschitsch, V.: Lehrbuch der Ohrenheilkunde, 5. Aufl. 1910.

[us] Urban & Schwarzenberg: Bilder aus dem Verlagsarchiv.

[ve] Vesalius, A.: De humani corporis fabrica libri septem. Basel 1543.

[vo] Vorherr, H.: Physiologie und Pathologie der Laktation. Mastitis. In: Schwalm, H., G. Döderlein (Hrsg.): Klinik der Frauenheilkunde und Geburtshilfe, Bd. 3, S. 155. 1977

[vv] Verschuer, O. v.: Genetik des Menschen. 1959.

[wa] Wallraff, J.: Leitfaden der Histologie des Menschen, 8. Aufl. 1972.

[wb] Weigold, B., P. Banholzer: Retroperitoneale Gefäße. In: Kremer, H., W. Dobrinski (Hrsg.): Sonographische Diagnostik, 4. Aufl., S. 207-220. 1994.

[wd] Widmer, A., F. Deucher: Eingriffe an Kolon, Rektum und Anus. Grundzüge und allgemeine Richtlinien. In: Breitner, B.: Chirurgische Operationslehre, Bd. 6, Tl. 10. 1977.

[we1] Weibel, W.: Lehrbuch der Frauenheilkunde, 7. Aufl. 1944.

[we2] Weissbecker, L.: Wachstumsstörungen und ihre Behandlung. In: Klinik der Gegenwart, Bd. 7, S. 209-233. 1958.

[we3] Westermann, J.: freundlicherweise zur Veröffentlichung überlassene Mikrofotos. Auch abgedruckt in Lippert, H.: Anatomie, Text und Atlas, 6. Aufl. 1995.

[wh] Winter, A. J. Halban: Lehrbuch der operativen Geburtshilfe, 2. Aufl. 1934.

[wi1] Wicke, L.: Atlas der Röntgenanatomie. 1977.

[wi2] Winkelmann, A.: Akromegalie. In: Klinik der Gegenwart, Bd. 7, S. E235-244. 1979.

[wt] Wendt, G. G., U. Theile: Humangenetik und prophylaktische Medizin. In: Klinik der Gegenwart, Bd. 11, S. 283-356. 1974

[ze] Zenker, W.: Hüllen des Zentralnervensystems, Ventrikelauskleidung und Liquor cerebrospinalis. In: Drenckhahn, D., W. Zenker (Hrsg.): Benninghoff Anatomie, 15. Aufl., Bd. 2, S. 339-360. 1994.

[zu] Zukschwerdt, L.: Eingriffe wegen Erkrankungen des Thorax, der Pleura, der Lungen und des Mediastinums. In: Breitner, B.: Chirurgische Operationslehre, Bd. 2, Tl. 6. O.J.

Schlüssel zum Gegenstandskatalog

Es sind nur die Hauptbeziehungen angegeben. Einzelheiten siehe Sachverzeichnis.

1 Allgemeine Entwicklungsgeschichte und Plazentation

1.1 Keimzellen und Keimzellenentwicklung
1.1.1 #532
1.1.2 #534
1.1.3 #573

1.2 Befruchtung, Furchung, Implantation
1.2.1 #561
1.2.2 #562
1.2.3 #562
1.2.4 #562

1.3 Plazentation
1.3.1 #562
1.3.2 #564
1.3.3 #566

1.4 Primitiventwicklung
1.4.1 #562
1.4.2 #562
1.4.3 #562
1.4.4 #562
1.4.5 #614
1.4.6 #414, 415, 563
1.4.7 #562

1.5 Ausbildung der äußeren Körperform
1.5.1 #563
1.5.2 #569

1.6 Mehrlingsbildung, Mehrfachbildung, Mißbildung
1.6.1 #564
1.6.2 #565
1.6.3 #565

2 Allgemeine Anatomie und Histologie

2.1 Allgemeine Anatomie
2.1.1 #114
2.1.2 #113
2.1.3 #114

2.2 Allgemeine Histologie
2.2.1 #121
2.2.2 #122
2.2.3 #124
2.2.4 #125, 126
2.2.5 #127
2.2.6 #127, 131-134
2.2.7 #128, 136, 137, 353
2.2.8 #129, 181-189
2.2.9 #121 u.a.

2.3 Allgemeine Anatomie des Bewegungsapparates
2.3.1 #131
2.3.2 #131
2.3.3 #131
2.3.4 #133, 134
2.3.5 #132, 134
2.3.6 #135, 136
2.3.7 #137-139

2.4 Allgemeine Anatomie des Kreislaufsystems
2.4.1 #141, 142
2.4.2 #143, 148
2.4.3 #144-146
2.4.4 #147
2.4.5 #162

2.5 Blutzellen und Blutzellbildung, lymphatische Organe, Immunsystem
2.5.1 #151-157
2.5.2 #158, 159
2.5.3 #161, 164, 165
2.5.4 #166, 167
2.5.5 #166, 167, 381, 461, 462
2.5.6 #161, 163

2.6 Allgemeine Anatomie der Drüsen
2.6.1 #172
2.6.2 #171
2.6.3 #173, 174

2.7 Allgemeine Anatomie der Schleimhäute und der serösen Höhlen
2.7.1 #175
2.7.2 #176-178

2.8 Allgemeine Anatomie des Nervensystems
2.8.1 #181
2.8.2 #182
2.8.3 #187
2.8.4 #187, 268
2.8.5 #183
2.8.6 #184, 185
2.8.7 #188
2.8.8 #188, 189
2.8.9 #654
2.8.10 #186

2.9 Haut und -anhangsgebilde
2.9.1 #191-194, 197-199
2.9.2 #195
2.9.3 #196
2.9.4 #194

3 Obere Extremität

3.1 Entwicklung #133, 563, 875

3.2 Knochen #812, 821, 831, 842, 843

3.3 Gelenke
3.3.1 #811, 813, 814
3.3.2 #822, 823
3.3.3 #832, 833
3.3.4 #832, 833
3.3.5 #844, 845
3.3.6 #846

3.4 Muskeln
3.4.1 #815-817
3.4.2 #824-826
3.4.3 #834, 835
3.4.4 #851-855, 857, #858
3.4.5 #856, 857

3.5 Nerven
3.5.1 #782, 829
3.5.2 #782, 829
3.5.3 #782, 829

3.6 Arterien - Venen
3.6.1 #771
3.6.2 #828
3.6.3 #837
3.6.4 #861, 863
3.6.5 #861, 863
3.6.6 #836
3.6.7 #828, 837

3.7 Lymphknoten - Lymphgefäße
3.7.1 #828, 866
3.7.2 #777

3.8 Angewandte und topographische Anatomie
3.8.1 #843
3.8.2 #763, 771, 773, 782, 793
3.8.3 #773, 828
3.8.4 #827-829
3.8.5 #829, 839
3.8.6 #834, 836, 837, 839
3.8.7 #838, 839
3.8.8 #852-855, 861, 862
3.8.9 #854, 855, 863, 864
3.8.10 #854, 855, 863, 864
3.8.11 #854, 855, 863, 864
3.8.12 #865
3.8.13 #875
3.8.14 #821, 831, 842

4 Untere Extremität

4.1 Grundkenntnisse über die Entwicklung #133, 563, 963

4.2 Knochen #271-274, 911, 931, 942

4.3 Gelenke
4.3.1 #912, 913
4.3.2 #932-934
4.3.3 #944
4.3.4 #945-947
4.3.5 #947
4.3.6 #947

4.4 Muskeln
4.4.1 #914-916
4.4.2 #935, 936
4.4.3 #951, 952, 954-956
4.4.4 #953, 956

4.5 Nerven
4.5.1 #497, 963
4.5.2 #268, 497, 923, 924
4.5.3 #595, 921, 922, 937, 958, 959

4.6 Arterien - Venen
4.6.1 #923, 924
4.6.2 #937
4.6.3 #958, 959
4.6.4 #958, 959
4.6.5 #958
4.6.6 #964
4.6.7 #924, 937, 958

4.7 Lymphknoten, Lymphgefäße
4.7.1 #925, 937
4.7.2 #925

4.8 Angewandte und topographische Anatomie
4.8.1 #943, 957
4.8.2 #265, 266, 923
4.8.3 #923
4.8.4 #921, 922
4.8.5 #913, 915
4.8.6 #924
4.8.7 #937
4.8.8 #961, 962, 934, 935
4.8.9 #951, 952, 958
4.8.10 #958, 959
4.8.11 #941, 956, 957, 959, 963
4.8.12 #953, 956, 959
4.8.13 #911, 931, 941, 942

5 Kopf und Hals

5.1 Entwicklung und Wachstum
5.1.1 #612
5.1.2 #729, 745, 785
5.1.3 #336, 613, 729

5.2 Cranium
5.2.1 #621, 622
5.2.2 #624-626, 629
5.2.3 #627, 628
5.2.4 #716, 717

5.3 Kopf- und Halsmuskeln, Faszien
5.3.1 #623, 765
5.3.2 #718
5.3.3 #792
5.3.4 #761, 762, 764
5.3.5 #762, 763

5.4 Kopf- und Halseingeweide
5.4.1 #731, 732
5.4.2 #733, 734
5.4.3 #721, 722, 794
5.4.4 #711-715, 717
5.4.5 #725, 726
5.4.6 #723, 724
5.4.7 #727
5.4.8 #728
5.4.9 #741-744
5.4.10 #371-374
5.4.11 #751-758
5.4.12 #321-322
5.4.13 #746-748
5.4.14 #749

5.5 Hirnnerven
5.5.1 #618, 677, 689, 783
5.5.2 #618, 695, 783
5.5.3 #618, 714, 784, 799
5.5.4 #618, 674, 785
5.5.5 #618, 786
5.5.6 #613, 757, 768, 786
5.5.7 #618, 786
5.5.8 #618, 726, 786

5.6 Halsnerven
5.6.1 #223, 781, 795
5.6.2 #781

5.7 Vegetative Innervation
5.7.1 #787
5.7.2 #695, 699, 723, 724, 786

5.8 Arterien und Venen
5.8.1 #771

5.8.2 #772
5.8.3 #639
5.8.4 #773
5.8.5 #773
5.8.6 #774

5.9 Lymphknoten und Lymphgefäße
5.9.1 #777
5.9.2 #777
5.9.3 #162, 777

5.10 Angewandte und topographische Anatomie
5.10.1 #625, 628, 784
5.10.2 #623
5.10.3 #795-797
5.10.4 #691-695, 795, 798, 799
5.10.5 #786, 798
5.10.6 #794
5.10.7 #611, 621, 624-628
5.10.8 #758, 793

6 Leibeswand

6.1 Rücken
6.1.1 #211
6.1.2 #212
6.1.3 #214, 217
6.1.4 #211, 215, 218
6.1.5 #216
6.1.6 #218, 219
6.1.7 #213, 218

6.2 Brustwand
6.2.1 #242, 243
6.2.2 #232-234
6.2.3 #231, 235
6.2.4 # 236, 245, 246
6.2.5 #241-245
6.2.6 #237-239
6.2.7 #251-256

6.3 Bauchwand
6.3.1 #261, 266
6.3.2 #262-266
6.3.3 #268
6.3.4 #244, 266, 267

6.4 Becken, Beckenwände
6.4.1 #272, 273
6.4.2 #265, 271, 274
6.4.3 #914, 915
6.4.4 #281-284
6.4.5 #285-287, 597, 921, 923

7 Brusteingeweide

7.1 Grundzüge der Entwicklung der serösen Höhlen und der Organe
7.1.1 #414
7.1.2 #363-365
7.1.3 #393, 394
7.1.4 #336

7.2 Atmungsorgane
7.2.1 #321, 322
7.2.2 #331-335, 337-339
7.2.3 #341-344

7.3 Ösophagus #371-375

7.4 Thymus #381, 382

7.5 Herz #351-369
7.5.1 #358, 361, 362
7.5.2 #357
7.5.3 #369

7.6 Arterien, Venen und Lymphgefäße des Thorax
7.6.1 #337, 361, 391
7.6.2 #395
7.6.3 #392
7.6.4 #396

7.7 Nerven #397-399

7.8 Angewandte und topographische Anatomie
7.8.1 #231, 235, 238, 239
7.8.2 #338, 341, 366, 367
7.8.3 #311, 338, 341
7.8.4 #245

8 Bauch- und Beckeneingeweide

8.1 Entwicklung der Organe und Entstehung der Situsverhältnisse
8.1.1 #414, 415, 449, 453, 474
8.1.2 #489, 532
8.1.3 #532, 557

8.2 Organe des Magen-Darm-Kanals
8.2.1 #421-428
8.2.2 #431-438
8.2.3 #431-437, 439
8.2.4 #445, 446
8.2.5 #441-444, 447, 448
8.2.6 #521-526

8.3 Leber, Gallenblase, Pankreas
8.3.1 #451, 452, 454-456
8.3.2 #458
8.3.3 #457
8.3.4 #471, 472, 475, 476

8.4 Milz #461-464

8.5 Endokrine Organe
8.5.1 #477-479
8.5.2 #473
8.5.3 #434

8.6 Harnorgane
8.6.1 #481-486
8.6.2 #487
8.6.3 #488
8.6.4 #511-516
8.6.5 #556

8.7 Weibliche Geschlechtsorgane
8.7.1 #533-535, 539
8.7.2 #536-539
8.7.3 #541-549
8.7.4 #551-553
8.7.5 #554, 555

8.8 Männliche Geschlechtsorgane
8.8.1 #571-573, 575
8.8.2 #574, 575
8.8.3 #576
8.8.4 #581
8.8.5 #582, 583
8.8.6 #584-589
8.8.7 #589

8.9 Arterien
8.9.1 #491
8.9.2 #492
8.9.3 #492
8.9.4 #492
8.9.5 #492
8.9.6 #492, 591
8.9.7 #591
8.9.8 #592

8.10 Venen
8.10.1 #493
8.10.2 #593
8.10.3 #493
8.10.4 #494, 495

8.11 Lymphgefäße und Lymphknoten #496, 594

8.12 Vegetative Nerven
8.12.1 #498, 596
8.12.2 #498, 596

8.13 Peritoneum
8.13.1 #411, 416-418

8.14 Angewandte und topographische Anatomie
8.14.1 #261, 265, 268
8.14.2 #426, 438, 445, 447, 456, 458, 464, 475, 486, 515, 526, 563
8.14.3 #423, 447, 457, 458, 487, 488, 545
8.14.4 #413, 416-418, 426, 438, 439, 444, 447, 456, 464, 475, 486, 491-498
8.14.5 #285-287, 418, 515, 526, 533, 538, 545, 546, 591-596
8.14.6 #285, 287, 525-526, 554-555, 577, 588, 591-597
8.14.7 #264, 523
8.14.8 #274, 283, 561-566

9 Zentralnervensystem

9.1 Entwicklung
9.1.1 #562, 563, 614
9.1.2 #615
9.1.3 #616, 617
9.1.4 #613, 615

9.2 Rückenmark
9.2.1 #221
9.2.2 #222
9.2.3 #222, 226, 227
9.2.4 #225-228

9.3 Rhombencephalon
9.3.1 #641
9.3.2 #642-646, 649
9.3.3 #644, 683, 743

9.4 Mesencephalon
9.4.1 #641
9.4.2 #642-646, 649
9.4.3 #644, 684, 685

9.5 Cerebellum
9.5.1 #647
9.5.2 #647, 648
9.5.3 #647-649
9.5.4 #647

9.6 Diencephalon
9.6.1 #651, 657, 659
9.6.2 #651
9.6.3 #652-655
9.6.4 #653, 655, 659

9.7 Telencephalon
9.7.1 #661
9.7.2 #662
9.7.3 #663-669
9.7.4 #661, 669

9.8 Systeme
9.8.1 #227, 649, 664-668
9.8.2 #226, 664
9.8.3 #668
9.8.4 #662, 665-667

9.9 Innere Liquorräume
9.9.1 #636
9.9.2 #637
9.9.3 #638
9.9.4 #635
9.9.5 #635
9.9.6 #218, 613, 638

9.10 Hirn- und Rückenmarkshäute, äußere Liquorräume
9.10.1 #218, 631-633
9.10.2 #218, 634

9.11 Gefäßversorgung
9.11.1 #776
9.11.2 #633, 776
9.11.3 #631

10 Sehorgan

10.1 Orbita
10.1.1 #691
10.1.2 #692, 695

10.2 Bulbus oculi
10.2.1 #682
10.2.2 #681, 683-687
10.2.3 #683-688
10.2.4 #689
10.2.5 #693, 694

10.3 Schutzeinrichtungen
10.3.1 #696, 697
10.3.2 #698
10.3.3 #699
10.3.4 #684, 693, 694

11 Hör- und Gleichgewichtsorgan

11.1 Grundkenntnisse der Entwicklung des Hör- und Gleichgewichtsorgans #671

11.2 Äußeres Ohr
11.2.1 #672, 673

11.3 Mittelohr
11.3.1 #674, 676
11.3.2 #675

11.4 Innenohr
11.4.1 #677
11.4.2 #678
11.4.3 #679

11.5 Angewandte Anatomie #673

Sachverzeichnis

- Gerade Seitenzahlen = Textstellen, fette gerade Seitenzahlen = ausführliche Textstellen, kursive Seitenzahlen = Abbildungen, fette kursive Seitenzahlen = Abbildungen, auf denen die Struktur besonders klar oder groß zu sehen ist. Hinweise auf Abbildungen schließen nicht aus, daß die Struktur auf der gleichen Seite auch im Text behandelt wird. Da in den Abbildungen fast ausschließlich lateinische, im Text jedoch auch deutsche Organbezeichnungen verwendet werden, empfiehlt es sich, bei der Suche nach Abbildungen vom lateinischen, bei der Suche nach Text vom deutschen Namen auszugehen.
- Die alphabetische Ordnung folgt dem Beispiel von Duden und Brockhaus, d.h., die Umlaute ä, ö und ü werden wie a, o und u behandelt (im Gegensatz zu DIN 5007).
- In der deutschsprachigen Anatomie sind traditionell nur wenig mit Eigennamen verbundene Begriffe (Eponyme) gebräuchlich. Unter dem Einfluß der englischsprachigen Medizin werden auch bei uns bedauerlicherweise Eponyme wieder häufiger verwendet. In das Sachverzeichnis sind daher anatomische Eponyme eingearbeitet, auch wenn sie im Buch nicht verwendet werden. Sie werden keineswegs zum Auswendiglernen empfohlen. Das Sachverzeichnis soll lediglich als Nachschlagewerk dienen können, wenn man Eponymen begegnet.

A

A1-Zelle 315
A2-Zelle 315
AB0-Blutgruppen 404
Abasie 502
ABCDE-Regel 98
ABCD-Regel 13
Abduzenskern 477
Abduzenslähmung 540
Abfaltung des Embryos *399*
Abhang 455, 474, 482
Abkühlungszentrum 490
Abkürzungen 4
Ablatio retinae 526, 533
Abrasio 382
Abstammungsbegutachtung 510
Abstillen 150
Abszeß perityphlitischer 286
Abwehr allgemeine 67
– spezifische 68
– unspezifische 67
Abwehrstoffe 67
Abwehrsystem 67
Abwehrzellen 67
Abweichungsreaktionen 522
Accretio pericardii 230
Acervulus cerebri 494
Acetabulum *170*, **703**, **715**
Acetylcholin 42
Achalasie 233
Achillessehne 735, 738
Achillessehnenreflex 128
Achondroplasie 34
Achselarterie **662**
Achselfalte
– hintere *147*, *661*
– vordere *652*, *661*
Achselfaszie **661**
Achselgegend **641**
– Armnervengeflecht *663*
– Ausbreitungswege für Entzündungen *662*
– Blutgefäße *662*, ***664***
– Gefäß-Nerven-Strang *663*
– Lymphknoten *663*
– Nerven ***664***
– Wände *661*

Achselgrube ***661***
Achselhaare 101
Achselhöhle *661*
Achsellinie
– hintere *136*
– mittlere *136*
– vordere *136*
Achsellücke ***662***
– laterale *662*
– mediale *662*
Achsellymphknoten *139*, ***663***
Achselpyramide *661*
Achselvene ***663***
Achsen 4
Achsenfaden 414
Acini pancreatici 315
Acromion *312*, *603*, *650*, ***651***, *657*, *659*, *661*, *662*
Acrosom *414*, ***415***
ACTH 493
ACTH-RH 490
ACTH-Zelle *493*
Actin 28
Activin 375
Adamkiewicz-Arterie *siehe* A. radicularis anterior
Adamsapfel 592, 600
Addison-Ebene *siehe* Planum transpyloricum
Addison-Krankheit 98, 322
Adduktoren 710
Adduktorenkanal 726
Adduktorenreflex 128
Adenohypophyse **492**
– Entwicklung 446
– Schnittbild *493*
– Entwicklung 446
Adenom autonomes 587
– basophiles 494
– eosinophiles 493
Adenosintriphosphat 14
Adenotomie 583
Adergeflecht 466
Aderhaut 527
ADH 493
Adhäsionen 276
Adhäsionsmoleküle 68
Adhesio interthalamica *467*, *469*, *487*, *489*
Adipositas **25**
Aditus
– ad antrum *512*, *513*

– laryngis *579*, *592*
– orbitae *536*
– orbitalis *456*
Adiuretin 330, 489, 490, 493
Adnexa mastoidea *513*
Adnexe 376
Adnexitis 376
Adrenalektomie 320
Adrenalin 320
Adrenozeptor 92
Adventitia 49
Affenfetus *443*
Afterbuchten 364, 366
Afterdrüsen 366
Aftergegend 180
Afterheber ***177***, 364
Afterkamm 366
Afterkanal 366
– Grenzlinien 366
– Schwellkörper 364
– Zonen 366
Afterreflex 128
Aftersäulen 364, 366
Afterschließmuskel
– äußerer ***177***, 364
– innerer 364
Afterschließmuskeln *364*
Afterverschluß 364
Aftervorfall 181, 364
Ageusie 634
Agnosie 503
– optische 504
Agonie 12
Agranulozytose 62
Agraphie 503, 504
AIDS 71
Akalkulie 503
Akardie 99
Akathisie 502
Akkommodation 540
Akkommodationsapparat *529*
Akkomodationsschwäche 626
Akne 99
Akranie 443
Akromegalie *35*, 493
Akromioklavikulargelenk ***651***
– Bänder *652*
– Bewegungen *652*
Akrosomenreaktion 398
Akute-Phase-Proteine 67
Akzeleration 35
Akzessoriuskern 479

Ala major 449, 452, *454*, *457*
– – Embryo *442*
– – Neugeborenes *450*
– minor 452, *453*, *457*
– – Embryo *442*
Alcock-Kanal *439*, **440**
Alderman-Nerv *siehe* R. auricularis (des N. vagus)
Aldosteron 321, 331
Alexie 504
Alkoholembryopathie 405
Allantois *255*, *370*, 404
Allantoisdivertikel 404
Allen-Test 694
Allgöwer-Naht *103*
Allocortex 500
Alpharezeptoren 92
Alphazelle *315*, 493
Alterspigment 500
Altersschwerhörigkeit 517, **524**
Alterssichtigkeit **529**
Altkleinhirn 483
Altrinde 499
Alveolararterien 552
Alveolarepithelzelle 192
Alveolargang 191
Alveolarmakrophagen *192*
Alveolarnerv unterer 552, 627, 647
– oberer 552, 627
Alveolarsäcke 191
Alveoli pulmonis **192**, *195*
Alzheimer-Krankheit **500**
Amaurose 625
Ambidexter 697
Amblyopie 541
Amboß **516**
Amboß-Steigbügel-Gelenk 516
Amelie 406
Aminhormon 76
Amitose 20
Ammenzelle 414
Ammonshorn 506
Ammonshornrinne 506
Ammonshornwindung 506
Amnion *223*, *255*, 399, *403*, *445*
– Ultraschallbild *401*

Amnionepithel 403
Amnionhöhle *398*, *399*, *402*
– Ultraschallbild *401*
Amotio retinae 533
Ampulla 271
– ductus deferentis *180*, *417*, **420**
– hepatopancreatica [biliaropancreatica] 302, ***303***, 313
– membranacea *520*, *521*
– recti 363, ***367***, 425
– tubae uterinae *367*, *376*, **380**
Amputationsneurom 89
Amygdalaepilepsie 507
Amylase 314
anabol 89
Analfissuren 364
Analfisteln 364
Analkanal 363
Analmembran 401
Analprolaps 364
Anämie
– hyperchrome 60
– hypochrome 60
– normochrome 60
– renale 331
Anaphase 21
Anastomose
– arteriovenöse **56**, 96
– – künstliche 56
– biliodigestive 305
– kavokavale 346
– portokavale 346, *347*
Anastomosenstenose 236
Anastomosis arteriovenosa [arteriolovenularis] 299
Anatomie
– Begriff 1
– Geschichte 1
– Gliederung 1
– Nomenklatur 2
– Worterklärung 1
Andersch-Ganglion *siehe* Ganglion inferius des N. glossopharyngeus
Andersch-Nerv *siehe* N. tympanicus
Androgene 321, 375
Anencephalus 443, ***443***

Aneurysma Herzwand 219
Angina **570**
– catarrhalis 570
– pectoris 219
Angioarchitektonik 500
Angioplastie perkutane transluminale koronare 219
Angiotensin 331
Angiotensinogen 331
Angularis-Syndrom 503
Angulus
– costae 133
– inferior scapulae 312
– infrasternalis 134
– iridocornealis 529, **530**
– mandibulae 450, 456
– oculi lateralis 544
– – medialis 544
– sterni 132
– subpubicus 170, 172, 175
– venosus 618
Anisometropie 541
Anisozytose 59
Anophthalmie 526
Anorexie 490
Anosmie 625
Anotie 510
Anpassung funktionelle 36
Ansa
– capillaris 51
– cervicalis 586, 604, **622**, 623, 641
– lenticularis 488
– subclavia **196**, 612, 636, 664
– umbilicalis intestini 256
Ansatz 41
Anspannungsphase 210
Antagonist 45
Anteflexion 383
Antetorsionswinkel **704**
Anteversion 383
Antiatelektasefaktor 192
Antigen-Antikörper-Reaktion 72
Antigene 68
antigenpräsentierende Zelle 68
Antihelix **510**
Antikörper 72
Antiperistaltik 233
Antiplanusmuskeln 742
Antrektomie 269
Antriebsschwäche 502
Antrum mastoideum 512, **513**
– pyloricum 262
Anulospiralendung 42
Anulus (Anuli)
– femoralis **715**
– fibrocartilagineus 513
– fibrosus 109, 110, 209
– inguinalis profundus **156**, **162**
– – superficialis 136, **156**, **159**, **161**, **162**, 419, 715, 716
– lymphaticus cardiae 351
– osseus perichondrialis 32
– tendineus communis 534, 537, **538**
– umbilicalis 158, **160**, 164, 223
Anurie 324

Anus 5, 176, 181, **363**, 394, 395, 423
– Entwicklung 371
– praeternaturalis **365**
Anzieher großer 710
– kurzer 710
– langer 710
Aorta 185, 208, 217, 227, **238**
– abdominalis 49, 231, 239, 292, 312, 314, 317, 334, 337, **340**, 347, 349, **355**, 360, 363
– – Verzweigungsschema 341
– Abschnitte 238
– ascendens 184, 212, 216, 221, **238**, 239, 240
– aufsteigende **238**
– descendens 240, 249
– Dextroposition **244**
– Projektion 138
– reitende 244
– – Häufigkeit 222
– thoracica 184, 231, 234, **239**, **241**, 312, 341
– – Verzweigungsschema 240
– Versorgungsgebiete 241
Aortenaneurysma 342
Aortenbogen 239, 598
– Äste 239
– doppelter 244
– embryonale 241
– Entwicklung 243
– Grenzen 239
– Lage 239
– Nachbarschaft 239
– rechtsläufiger 243
– Varietäten 243
Aortenenge 239
Aortenisthmusstenose **244**
– Häufigkeit 222
– postduktale 244
– präduktale 244
Aortenklappe **209**, 213
– Abhörstelle 211
– Projektion 228
Aortenklappenstenose **225**
Aortenschlitz **141**
Aortogramm **342**
Aortographie direkte 342
– retrograde 340
Apertura
– lateralis 469
– mediana (ventriculi quarti) **467**, 469
– – – – Schema **466**
– piriformis 456
– thoracis inferior 135
– – superior **135**, 183
Apex
– cartilaginis arytenoideae 592
– cordis 190, 205, **206**
– linguae 564, **566**
– prostatae 420
– pulmonis 5, 188, 190, **196**, 237
– vesicae 357, 359
Apgar-Schema 411
Aphagie 490
Aphakie 526
Aphasie motorische 502, 503, 508

– sensorische 503, 505, 516
Aplasia lentis 526
Apnoe 13
Aponeurosis
– bicipitalis **668**, **669**, 672, 673, 684, **689**, 690
– dorsalis digiti 680, 686
– epicranialis 101, **451**, 462, **609**
– linguae 564, 567
– musculi bicipitis brachii **668**, **669**, 672, 673, 684, **689**, 690
– palatina 569
– palmaris **684**, 689
– plantaris 734, 736, **739**, 740
– palpebralis inferior + superior 613
– pharyngeales 584
– plantaris profunda 745, 753
– – superficialis 753
– posterior atlantis 107
– pubicus 172, 175
– superciliaris 454
– tendineus musculi levatoris ani 176, 178
– – – solei 726, 744
– venae azygos 245, 246
– venosus dorsalis pedis 434
– – jugularis 599, 618, 619
– – palmaris profundus 702
– – – superficialis 693, 702
– – plantaris 434
– vertebrae **106**, 109, 249
– zygomaticus 454, 456
Area (Areae) 1-52 500
– 1-3 + 5 + 7 + 17 503
– 6 + 9-12 502
– 8 + 18 + 19 504
– 22 + 41 + 44 505
– 44 + 46-47 502
– cardiogenica 399
– gastricae 263
– intercondylaris anterior **720**
– nuda 254, **260**, 295, 300
– septalis 506
– – Aufgaben 507
– striata 503
– subcallosa 506
Areola mammae 147, **148**, **149**
Arkaden 277
Arbeitsphase 20
Arbor vitae 483
Archaeocerebellum 482
Archicortex 499, 505
Arcus
– anterior atlantis 107
– aortae 183, 190, 196, **206**, 215, 216, 223, 231, 234, **239**, 240, 581, **635**
– – doppelter 243
– – rechtsläufiger 243
– branchiales 584
– cartilaginis cricoideae 582, 592, **594**
– costalis **134**, 142
– dentalis
– – inferior 628
– – mandibularis 628
– – maxillaris 629
– – superior 629
– ductus thoracici 247

– iliopectineus 142, **162**, 715, **716**
– inguinalis 136, 142, 159, **162**, 172
– marginalis coli 343
– palatoglossus 518, 568, **569**, **570**, 635
– palatopharyngeus 518, 565, 568, **569**, **570**, **581**, 599, 635
– palmaris profundus 671, **691**, **693**, **695**, 701
– – superficialis 671, **689**, **691**, **693**, **695**, 701
– palpebralis inferior + superior 613
– pharyngeales 584
– plantaris profundus 745, 753
– – superficialis 753
– posterior atlantis 107
– pubicus 172, 175
– superciliaris 454
– tendineus musculi levatoris ani 176, 178
– – – solei 726, 744
– venae azygos 245, 246
– venosus dorsalis pedis 434
– – jugularis 599, 618, 619
– – palmaris profundus 702
– – – superficialis 693, 702
– – plantaris 434
– vertebrae **106**, 109, 249
– zygomaticus 454, 456
Area (Areae) 1-52 500

Armmuskel **668**
– dreiköpfiger **668**
– zweiköpfiger **668**
Armnervengeflecht **624**
– Achselgegend 663
Arnold-Ganglion siehe Ganglion oticum
Arnold-Nerv siehe N. occipitalis major siehe R. meningeus recurrens [R. tentorius] (des N. ophthalmicus) siehe R. auricularis (des N. vagus)
Arrhythmie 215
Arteria (Arteriae)
– alveolares superiores anteriores 552, **615**
– alveolaris inferior 552, 615, 616, **645**
– – superior posterior 552, 615, 616
– angularis 614, 615, **616**, 645
– appendicularis 277, 288, 343
– arcuata 325, 327, 745, 753
– ascendens 343
– auricularis posterior 615, 616, 645
– – profunda 615
– axillaris 605, 611, **641**, **662**, 663, 664, **671**
– – Äste **662**
– – Kollateralkreisläufe 662
– – Verzweigungsschema 701
– azygos vaginae 432
– basales 380
– basilaris **470**, **471**, 489, 497, 613, **625**
– – Verzweigungsschema 473, 611
– brachialis 624, 662, **671**, **672**, **690**, **691**
– – Aufzweigung 673
– – Kollateralkreisläufe 673
– – superficialis 673
– – Teilung hohe 672
– – Varietäten 672
– – Verzweigungsschema 701
– buccalis 615, **616**, 645
– bulbi penis 432, 438
– – vestibuli 179, 432, 438, **439**
– caecalis anterior 288, 343
– – posterior 288, 343
– callosa mediana 473
– callosomarginalis 473
– canalis pterygoidei 473, 613, 615
– caroticotympanicae 473, 613
– **carotis** communis 49, 146, 190, 196, 206, 231, 234, 239, 240, 567, 581, 586, 603, 605, **612**, 613, 615, 616, 638, 641, 664
– – – Abdrücken 614
– – – Entwicklung 243
– – – Teilungshöhe **614**
– – externa 239, 567, 590, 613, **616**, 635, 639, 641, 645, 646
– – – Äste 614, 616

Sachverzeichnis

Arteria (Arteriae)
– – – Kollateralkreisläufe 614
– – – Verzweigungsschema 615
– – interna 239, 465, **470**, 489, 512, 543, 567, 573, 581, 616, 625, 635, 636, 641, 643, 645, 646
– – – Abschnitte 470
– – – Aneurysma 464
– – – Kollateralkreisläufe 614
– – – Verzweigungsschema 473, 613, 615
– caudae pancreatis 343
– centrales **471**
– – anterolaterales 473, 508
– – anteromediales 473
– – posterolaterales 473
– – posteromediales 473
– centralis retinae 526, **533**, 535, 542, 613
– – – Pars extraocularis 613
– – – – intraocularis 613
– cerebri anterior **470**, **471**, 473, **489**, 497, 613, 625
– – – Versorgungsgebiet 472
– – media **470**, **471**, 613
– – – Pars sphenoidalis [horizontalis] 497
– – – Versorgungsgebiet 472
– – – Verzweigungsschema 473
– – posterior **470**, **471**, 473, 489, 497, 613
– – – Versorgungsgebiet 472
– cervicalis
– – ascendens **590**, 611, **612**, 641, 664
– – profunda 611
– – superficialis 664
– choroidea anterior 473, 613
– ciliares **529**, 542
– – anteriores 613
– – breves 543
– – posteriores breves + longae 613
– circumferentiales breves 473
– **circumflexa** femoris lateralis + medialis 704, **717**, 753
– – humeri anterior 662, 663, 671, 701
– – – posterior 661-663, **664**, 671, 701
– – ilium profunda 341, 430, 431, 717, 753
– – – superficialis 151, 168, 341, 716, **750**, 753
– – scapulae 662, 701
– colica
– – dextra **277**, 288, 343
– – media **277**, 282, 288, 314, 337, 343
– – sinistra 277, 288, **337**, 343
– – collateralis

– – media 671, 701
– – radialis **671**, 701
– – ulnaris inferior **671**, 672, 701
– – – superior **671**, 672, 701
– collicularis 473
– comitans nervi ischiadici 432, 753
– – – mediani 671, 701
– – commissuralis mediana 473
– – communicans anterior **470**, 471, 473, 489, 613
– – posterior **470**, 471, 473, 613, **625**
– conjunctivales 542
– – anteriores 613
– – posteriores 613
– **coronaria** dextra 190, 206, **209**, 217
– – – Varietäten 218
– – – Verzweigungsschema 240
– – sinistra 190, 206, 209, 210, **216**, 217
– – – Varietäten 218
– – – Verzweigungsschema 240
– cremasterica 341, 418, 419
– cystica 296, 304, 343
– descendens genus 717, **726**, 753
– digitales dorsales 694, 701, 753
– – palmares communes 671, **693**, **695**, 701
– – – propriae 671, 692, **693**, 694, **695**, 696, 701
– – plantares communes **746**, 753
– – – propriae 753
– dorsalis clitoridis 179, 432, 438
– – nasi 542, 613, 645
– – pedis 744, 745, 753
– – penis **419**, 432, 438
– – scapulae 611, 612, 664
– ductus deferentis 341, 416, 418, 432
– elastotypica 50
– **epigastrica** 151
– – inferior 142, 151, 156, 168, 341, 361, 367, 430, **431**, 716, 717, 753
– – superficialis 151, 168, 341, **750**, 753
– – superior **138**, 168, 240, 341, 611
– – – Projektion 138
– episclerales 613
– ethmoidales 542
– – ethmoidalis anterior 465, 613
– – – posterior 613
– – facialis 616, 641, 642, 643, **644**, 645
– – Puls 614
– – Verzweigungsschema 615
– femoralis 49, 159, 161, 715, **716**, **717**, 750
– – Aufzweigung 717
– – Injektion **715**
– – Projektion **718**

– – Puls **715**, **718**
– – Verzweigungsschema 753
– fibularis 726, 737, 744, 753
– flexurae dextrae 343
– frontobasalis lateralis + medialis 473
– gastrica dextra 265, 295, 296, 343
– – posterior 265, 343
– – sinistra **262**, 265, 279, 295, 314, 342, 343, 349, 355
– gastricae breves 265, 343
– gastroduodenalis **277**, 295, 343
– gastroomentalis dextra 260, **262**, 265, 295, 343, 349
– – sinistra **262**, 265, 267, 295, 343
– glutea inferior 363, 430, 431, 432, 433, **712**, 753
– – – Projektion 714
– – superior 363, 430, 431, 432, 433, **712**, 753
– – – Projektion 714
– helicinae 426
– hepatica communis 279, 295, 314, 342
– – – Verzweigungsschema 343
– – propria **262**, 279, 293, **296**, 314, 343, 349
– – Varietäten 295
– – Verschluß 344
– hyaloidea 526
– – Persistenz 526
– hypophysialis inferior + superior 473, 613
– ileales **277**, 343
– ileocolica 277, 288, 343
– **iliaca** communis 49, 168, 239, 253, 260, 279, 340, 341, 342, **345**, 361, 363, 430, **431**, 433
– – – Kollateralkreislauf 433
– – – Verzweigungsschema 432
– – externa 159, 180, 239, 361, 363, 430, **431**, 433, 437, 717, 753
– – – Verzweigungsschema 341, 432
– – interna 49, 168, 239, 341, 345, 361, 363, **430**, **431**, 433, 753
– – – Äste parietale 431
– – – – viszerale 433
– – – Variabilität 433
– – – Verzweigungsmuster 431
– – – Verzweigungsschema 432
– iliolumbalis 345, 430, 431, 432, 753
– inferior anterior cerebelli 470, 471, 473, 611
– – lateralis genus 726, 744, 753

– – medialis genus 726, 744, 753
– – posterior cerebelli 470, 471, 473, 611
– – infraorbitalis 615, 616
– insulares 473
– intercostalis **249**
– – posterior **138**, 234, 239, 241
– – – Verzweigungsschema 240
– – – prima 611, 701
– – – secunda 611, 701
– – – suprema 611
– – interlobaris 327, 328
– – interlobularis 294, 297, **299**, 327, 328
– – interossea 691
– – – anterior **671**, **673**, 691, 695, 701
– – – communis **671**, **691**, 701
– – – posterior 673, 691, 692, 701
– – – recurrens 671, 701
– – ischiadica 433
– – jejunales **277**, 343
– – juxtacolica 343
– – labialis inferior 615
– – – superior 615
– – labyrinthi 465, 473, **519**, 522, 611
– – – Durchblutungsstörung 520
– – lacrimalis 542, 613
– – laryngea
– – – inferior **597**, 611
– – – superior 566, 567, 581, **597**, 611
– – lienalis 260, 279, 295, 309, **310**, 314
– – – Verzweigungsschema 343
– – ligamenti teretis uteri 341
– – lingualis **566**, 567, 616, 645
– – – Verzweigungsschema 615
– – lingularis inferior + superior 242
– – lobares inferiores 242
– – – superiores 242
– – lobaris media 242
– – lobi caudati 343
– – lumbales 239, 341, 342, 345
– – – imae 432
– – lymphonoduli 307, 309
– – malleolaris anterior lateralis + medialis 753
– – mammaria interna 220
– – mammillares 473
– – marginalis coli 343
– – masseterica 615
– – maxillaris 616, 645, **646**
– – – Verzweigungsschema 615
– – media genus 726, 753
– – mediana **691**
– – – superficialis 691
– – medullaris segmentalis 240, 341, 611
– – membri superioris 701
– – meningea media 461, **462**, **465**, 543, 613, 615, 616, **625**
– – – Blutung 459
– – – posterior 473, 613, 615

– mesencephalicae 473, 611
– **mesenterica** inferior 239, 246, 260, 288, 337, 344, **345**, 363
– – – Verzweigungsschema 343
– – superior 239, 246, 257, **277**, 279, 288, 313, 314, 317, 318, 342, 345, 349, 355
– – – Entwicklung 256
– – – Ultraschallbild 344, 347
– – – Varietäten 295
– – – Verschluß 277
– – – Verzweigung 289
– – – Verzweigungsschema 343
– – metacarpales dorsales 692, 701
– – palmares **693**, **695**, 701
– – metatarsales dorsales + plantares 753
– – mixtotypica 50
– – musculares 613
– – musculophrenica **138**, 240, 341, 611
– – myotypica 50
– – nasales posteriores laterales 613, 615
– – nutricia [nutriens] 29, 30
– – – femoris 753
– – – fibulae 753
– – – humeri 701
– – – radii 701
– – – tibiae 753
– – – ulnae 701
– – obturatoria 168, 363, **430**, 431, 432, 433, 718, 753
– – – accessoria 432, 753
– – – Ursprung aus Arteria epigastrica inferior 433
– – occipitalis 452, 581, 615, 616, 641, 645
– – – lateralis 473
– – – medialis 473
– – ophthalmica 465, 473, **542**, **543**, 614, 615
– – – Verzweigungsschema 613
– – orbitofrontalis lateralis + medialis 473
– – ovarica 260, 341, 342, **355**, 378, 380, 385
– – palatina
– – – ascendens + descendens 615, 635
– – – major 615
– – – palatinae minores 615
– – palpebrales 542
– – – laterales 613
– – – mediales 613
– – pancreatica dorsalis + inferior + magna 343
– – pancreaticoduodenalis 277
– – – inferior **277**, 343
– – – superior 349
– – – – anterior 314, 343
– – – – posterior 314, 343
– – parietalis anterior 473
– – – posterior 473
– – perforans 717, **718**
– – perforantes 753
– – – anteriores 473
– – penis 432

Arteria (Arteriae)
- pericallosa 473
- pericardiacophrenica 138, 229, 240, 249, 341, 611
- perinealis 181, 432, 438, **439**
- peronea 726, 753
- pharyngea ascendens 616
- - - Verzweigungsschema 615
- phrenica inferior 240, 320, 341, 342, 345, 355
- - superior 240, 241, 341
- plantaris lateralis 745, **746**, 753
- - medialis 745, **746**, 753
- - profunda 753
- - polaris frontalis 473
- - temporalis 473
- pontis 470, 473, 611
- poplitea **718**, **726**, 744
- - Verzweigung **726**
- - Verzweigungsschema 753
- prefrontalis 473
- preopticae 473
- prepancreatica 343
- princeps pollicis 671, **693**, 695, 701
- profunda brachii **671**, 672, 701
- - clitoridis 181, 432, 438
- - femoris 717, 753
- - linguae 566, 615, 643
- - penis **426**, **427**, 432, 438
- pterygomeningea 613, 615
- pudenda externa 419, 439, **750**
- - - profunda 432, 753
- - - superficialis 432, 753
- - interna 180, **181**, 363, 430, 431, 433, **438**, **439**, 712, 753
- - - Verzweigungsschema 432
- **pulmonalis** 188, 189, 217, **241**
- - dextra 206
- - - Verzweigungsschema 242
- - sinistra **190**, **206**
- - - Verzweigungsschema 242
- quadrigeminalis 473
- **radialis** 670, **671**, 672, **673**, 684, **689**, **690**, 692, **693**, **695**
- - indicis 671, 701
- - oberflächliche **691**
- - Puls 690
- - Ramus carpalis dorsalis 692
- - - - palmaris 671
- - - palmaris superficialis 671, **695**
- - Variabilität **691**
- - Verzweigungsschema 701
- radicularis
- - anterior 240
- - magna 120

- - posterior 240
- **rectalis**
- - inferior 181, 343, **363**, 366, 432, 433, 438, **439**
- - media 343, **363**, 366, **430**, 431, 432
- - superior 288, 343, 345, 361, **363**, 366
- - recurrens radialis **671**, 672, 673, 689, **690**, 701
- - tibialis anterior **744**, 753
- - - posterior 744, 753
- - ulnaris **671**, 673, 690, 701
- - renalis 239, 320, 324, 325, 341, 342, 345, 349
- - Röntgenbild 342
- - Varietäten 327
- - retroduodenales 343
- - sacralis lateralis 341, **430**, 431, 432
- - mediana 239, 340, 341, 345, 363, **430**, 432
- - segmentales (Lunge) 242
- - segmenti (Leber) 343
- - (Niere) 341
- - sigmoideae 288, 343, 345, 363
- - sphenopalatina 615
- - spinalis anterior 119, 249, 470, **471**, 473, 611
- - posterior 119, 473, 611
- - spirales 223, 380, **381**
- - splenica 260, 279, 295, 309, **310**, 314, 342, 343, 349
- - Röntgenbild 342
- - striata medialis distalis + proximalis 473
- - stylomastoidea 615
- - **subclavia** 49, 190, 196, 206, 215, 231, 234, 239, 240, 581, 598, **612**, 624, 635, **641**, 662, **664**
- - Abdrücken 612
- - Äste 610
- - Entwicklung 243
- - Terminologie 612
- - Varietäten 243
- - Versorgungsgebiete 612
- - Verzweigungsschema 611, 701
- - subcostalis 138, 240
- - sublingualis 566, 615
- - submentalis 615, **616**, 641
- - subscapularis 611, 662, 663, 701
- - sulci centralis 473
- - postcentralis 473
- - precentralis 473
- - superior cerebelli 470, 471, 473
- - lateralis + medialis genus 726, 753
- - suprachiasmatica 473
- - supraduodenalis 343
- - supraoptica 473
- - supraorbitalis 613
- - suprarenalis inferior 320, 341, 355

- - media 320, 341, 342, 345
- - superior 320, 341
- - suprascapularis 611, 612, 641, 664
- - supratrochlearis 542, 613
- - surales 753
- - tarsales mediales 753
- - tarsalis lateralis 753
- - temporalis
- - anterior 473
- - media 615
- - profunda anterior 615, 616
- - - posterior 615
- - superficialis 451, 616, **644**, 645
- - - Puls 614
- - - Ramus frontalis **616**, 645
- - - - parietalis **616**, 645
- - - Verzweigungsschema 615
- - testicularis 239, 341, 342, **345**, 412, 416, 418, 419
- - thalami perforans 473
- - thalamogeniculata 473
- - thalamotuberalis 473
- - **thoracica**
- - interna **137**, 151, 196, 239, 240, **610**, 612, 635, 641, 701
- - - Projektion 138
- - - Verzweigungsschema 611
- - lateralis 611, 641, 662, 664, 701
- - superior 611, 662, 664, 701
- - thoracoacromialis 611, 641, 662, 664, 701
- - thoracodorsalis 151, 662, 664, 701
- - thyroidea
- - ima **588**, **612**
- - inferior 581, 586, **588**, **589**, **590**, **610**, 612, 635, 641, 664
- - - Verzweigungsschema 611
- - superior 239, 567, **588**, 590, 616, 635, 638, 639, 641
- - - Verzweigungsschema 615
- - tibialis anterior 726, 737, **744**
- - - Verzweigungsschema 753
- - - posterior **726**, 737, 744
- - - Puls **730**, 745
- - - Verzweigungsschema 753
- - trabecularis 307, 309
- - transversa colli [cervicis] 611, 612, 641, 664
- - - Ramus profundus 612, 664
- - - - superficialis **612**
- - - faciei 615, **616**
- - tuberis cinerei 473
- - tympanica 514
- - anterior 615
- - inferior 615
- - posterior 615
- - superior 615

- - ulnaris **671**, 672, **673**, 684, **689**, **690**, **692**, **693**, **695**
- - oberflächliche **691**
- - Puls 690
- - Variabilität **691**
- - Verzweigungsschema 701
- - umbilicalis 57, 163, 164, **223**, 341, 360, 361, 403, 410, 430, 431, 432, 433
- - Entwicklung 344
- - uncalis 473
- - urethralis 432, 438
- - uterina 341, **385**, 431, 432, 433
- - Lage zum Harnleiter 385, 387
- - vaginalis 385, 432, 433
- - vermis superior 473
- - **vertebralis** 120, **196**, 312, 460, 465, **470**, 489, 586, 610, 612, 625, 638, 664
- - Entwicklung 243
- - Variabilität **612**
- - Verlaufsstrecken 471, 611
- - Verzweigungsschema 473, 611
- - vesicalis inferior 360, **430**, 431, 432, 433
- - superior 360, 430, 432
- - zygomaticoorbitalis 615, 616
- **Arterie**
- Bau 50
- Definition: 48
- elastische 50
- Mitteldruck 48
- muskuläre 50
- Verschluß Prognose 55
- Wandbau 53
arteriell 48
Arterienring **627**
- Gehirn **470**, **471**
Arteriola 51
- glomerularis afferens + efferens 327
- macularis inferior + media + superior 613
- nasalis retinae inferior + superior 613
- penicillaris 309
- precapillaris 51
- recta 328
- temporalis retinae inferior + superior 613
Arteriole 48, 50
- Mitteldruck 48
Arteriolosklerose 51
Arteriosklerose **51**
Arthritis urica 734
Arthrologie 28
Articulatio (Articulationes) **38**
- acromioclavicularis 649, **651**, 662
- atlantoaxialis lateralis 116
- - mediana 116, 599
- atlantooccipitalis 116
- capitis costae 133, 249
- carpometacarpalis **676**, **677**, 686
- - pollicis **676**, **677**

- composita 39
- costotransversaria 134
- costovertebrales **133**
- coxae **705**
- cricoarytenoidea 593
- cricothyroidea 593
- cubiti **665**
- ellipsoidea 39
- genus **719**
- humeri 649, **655**
- incudomallearis 515, **516**
- incudostapedialis 513, **515**, **516**
- intercarpales 677
- intermetacarpales 677
- interphalangea distalis 679, **679**, 686
- - proximalis 679, 686
- - pedis 734
- mediocarpalis **676**, **677**, 686
- metacarpophalangea 679, 686
- metatarsophalangeae 734
- plana 39
- radiocarpalis **676**, 677
- radioulnaris distalis 666, **676**, 684
- sacroiliaca 109, **172**
- sellaris 39
- simplex 39
- spheroidea 39
- sternoclavicularis 649, **651**
- sternocostales **133**
- subtalaris [talocalcanea] 731
- talocalcaneonavicularis **731**, **732**, 738
- talocruralis **731**, 738
- tarsi transversa **733**
- tarsometatarsales 734
- temporomandibularis 515, **555**, 558
- - Röntgenbild 514
- tibiofibularis **721**, 730
- trochoidea 39
- zygapophysialis 110, 111
Artikulation **557**
Artikulationsflächen 557
Aryknorpel **592**
Asbestose 195
Aschoff-Tawara-Knoten 213
Ascites 350
Asomatognosie 503
Aspermie 430
Asphyxie intrauterine 409
Aspiration 233
Assoziationsbahnen **496**
Assoziationsfasern 447
Assoziationsfelder motorische 502
Assoziationszentren 501
- sensorische **503**
Astheniker **12**
Asthma 191
Astigmatismus 530
A-Streifen **27**
Astrozyt 28
Asymbolie 504
Asymmetrien 10
Asynergie 481
Ataxie 481, 482, 502
Atelektase 193
Atembewegungen 134
- Beobachten 201

Sachverzeichnis

Atemfläche 192
Atemfrequenz 145, 201
Atemgeräusch
– alveoläres 202
– bronchiales 186, 202
– vesikuläres 202
Atemmechanik **144**
Atemmuskeln **145**
Atemphasen 145
Atemrhythmus 201
Atemspende 13, *14*
Atemstillstand 13
Atemstörungen
– obstruktive 191
– restriktive 193
Atemstoßtest 192
Atemzentrum 482
Athletischer *12*
Atlantoaxialgelenke 116, 117
Atlantookzipitalgelenke 116, 117
Atlas 106, *107*, 116, *599*
Atlasassimilation 107
Atlasfraktur 112
Atmung äußere 144
– innere 144
Atresia ani 371
– duodeni 289
– recti 371
Atrioventrikularbündel 214
Atrioventrikularkanal 220
Atrioventrikularklappen 208
Atrioventrikularknoten **213**
Atrium
– dextrum 185, *204*, **206**, *208*, *212*, *215*, *216*, *217*, *223*, *245*
– – Entwicklung 220, *221*
– – Innenrelief 211
– – Schrägansicht *227*
– primitivum 220
– sinistrum 185, *204*, *206*, **208**, *212*, *215*, *216*, *217*, *223*, *242*
– – Entwicklung 220, *221*
– – Innenrelief 212
– – Schrägansicht *227*
Atropin 76
Attacken transitorische ischämische 471
AT-Winkel 704
Auerbach-Plexus 275
Aufstoßen 143
Augapfel 524
– Enukleation 538
– Horizontalschnitt *525*
– in Augenhöhle *537*
– Protrusion 537
– Zurücksinken 537
Augapfelscheide 537
Auge
– Bewegungen reflektorische 486
– Brechkraft 527
– – ungleiche 541
– Brechungskraft *530*
– eingeschlagenes 536
– Entwicklung 525
– Gliederung 524
– inverses 532
– Mesenchymabkömmlinge 526
– Mimik 610
– Mißbildungen 526
– Muskeln **538**

– Terminologie 524
– Vergleich mit Kamera 524
– Wandschichten 524
Augenziehnerv 447, 544, **626**
Augenbecher 400, 525
Augenbecherspalte 526
Augenbewegungsnerv 447, 544, **625**
Augenbläschen 400, *444*, 525
Augenbrauen 101
Augenbrauenherabzieher 607
Augenbrauenrunzler 607
Augenfeld frontales 504
Augengegend 643
Augengrube 525
Augenhaut
– äußere 524, **526**
– fibröse 524
– gefäßführende 524
– innere 524
– mittlere 524, **527**
– sensorische 524
Augenhintergrund **533**
– Foto *533*
– Untersuchung 534
Augenhöhle 536, 537
– Bindegeweberäume 536
– Blutgefäße *543*
– Computertomogram *537*
– Fettkörper 537
– Horizontalschnitt *538*
– Knochenhaut 536
– Knochenkanäle 536
– Nachbarschaft 536
– Nerven *543*
– Wände 536
Augenhöhlenarterie 542
Augenhöhleneingang 536
Augenhöhlennerv 542
Augenhöhlenrand 536
Augenhöhlen-Scheidewand 538
Augenhöhlenspalte
– obere 536
– untere 453, 457, 536
Augeninnendruck 530
Augenkammer hintere + vordere 530
Augenlid 546
– Aufgaben 544
– Bau 544
– Gliederung 544
– Schnittbild *545*
– Schwellung 545
Augenlinse 528
– Akkommodationsapparat **529**
– Aufhängeapparat 528, **529**
– Entfernungseinstellung **529**
– Entwicklung 526
– Feinbau 528
– Trübung 529
Augenmuskeln gerade + schräge *538*, **539**, 540
– Ausfallserscheinungen 540
Augenmuskelnerven **544**
– Kerngebiete *541*
Augenringmuskel 545, 607
Augenrollnerv 447, 544, **626**

Augenschließmuskel **545**, 607
Augenspalte 526
Augenspiegelung **533**
Augenstiel 526
Augentropfen 546
Augenwinkel 544
Aura epigastrische 507
Auricula **509**, 510, *514*
– dextra 205, **206**, 211, *212*, *215*
– sinistra *190*, 205, 212
Auris externa 508, **510**
– interna 509, **518**
– media 509
Ausatmung 145
Ausdruck 609
– vermeintlicher 610
Ausdruckspsychologie 609
Ausflußbahn 212
Ausführungsgang **77**
Auskultation Lunge 202
Auskultationsbefunde pathologische 202
Ausschwitzung 81
Außenbandruptur 723
Außenglied 532
Außenknöchel 728
Außenknöchelbruch 730
Außenroller kleine 708
Aussprache 3
Austreibungsphase *175*, *210*, 407
Auswärtsdreher 681
Auswärtsschielen 540
Auswurffraktion 205
Automatismen orale 507
Autonomgebiete 694
– Arm *700*
Autosit 405
Autosomen 19
AV-Block 215
AV-Knoten **213**
AV-Knoten-Rhythmus 213
Axillarislähmung 662
Axis 107
– bulbi 525
– opticus *525*, *541*
Axolemm 86
Axon 28, 86, *87*
Axonema 414
Axoplasma 86
A-Zelle 84, *123*, 275
Azoospermie 430
Azurgranula 62

B

Babcock-Operation 752
Babinski-Zeichen 128
Backenzahn 550, *551*
Baer 443
Bahnen extrapyramidalmotorische **129**
BAL 193
Balanitis 427
Balanoposthitis 427
Bälkchensubstanz 31
Balken **496**
Balkenarterie 309
Balkenblase 362
Balkenstrahlung 496
Balkensyndrom **497**
Balkenvene 309
Ballaststoffe 365
Ballondilatation 219
Ballonschädel 443
BALT 68

Band 82
– diagonales Broca 507
– elastisches 24
Bandfuge 37
Bandriß 39
Bandscheibe **109**
Bandscheibenvorfall 109, *110*
Bandstreifen 281
Barba 101
Barfußgehen 742
Barrieren 67
Barr-Körper 19, 62
Barthaare 101
Bartholin-Drüse 393
siehe Glandula vestibularis major
Basalarterien 380
Basalganglien 495, **497**
– Ausfallserscheinungen 499
– Bedeutung 498
– Begriff 498
Basaliom 98
Basallamina 52
Basalmembran **52**
Basalplatte 403
Basalschicht 95
Basaltemperaturmessung 383
Basalzellkrebs 98
Basedow-Krankheit **587**
Basilarmembran 523
– Tonhöhen *523*
Basis
– cordis 205
– cranii 441
– mandibulae *450*
– metatarsalis 729
– ossis metacarpi *675*
– – metatarsi *729*
– – sacri *107*
– phalangis *679*
– prostatae 420
– stapedis 513, **515**, 516
Basislymphozyt 73
Basiswortschatz 6-8
Basophiler 62, 63
Bassini-Operation *167*
Bastonade 97
Bauchafter 366
Bauchaorta 340
– Aneurysma 342
– Äste *341*
– Auskultation 342
– Durchblutungsstörungen 344
– Entwicklung 340
– Lagebeziehungen 340
– Palpation 340
– Puls 340
– Röntgenbild *342*
– Ultraschallbild 342, *344*
– Untersuchung 340
Bauchaortengeflecht 355
Bauchatmung 143, 144
Bauchfell Aufgaben 251
Bauchfelldoppelblatt 82
Bauchfellentzündung gallige 303
Bauchfellfalten *163*
Bauchfellhöhle
– Begriff 252
– Blindsäcke 259
– Entwicklung 253
– Kompartimente 260, *261*
– Stockwerke 252
Bauchfellspiegelung 252

Bauchfelltaschen **259**
Bauchfellwäsche 81
Bauchhautreflexe 128, 160
Bauchhöhle Begriff 252
Bauchhöhlenschwangerschaft 377
Bauchmuskel(n)
– Atembewegungen 161
– Aufgaben 160
– äußerer schräger **157**
– Funktionsprüfung 160
– gerader 158, **158**
– innerer schräger **157**
– Muskelschlingen *160*
– querer **157**
Bauchoperationen Hautschnitte *169*
Bauchorgane autonome Nerven 354, *436*
Bauchpresse 161
Bauchraum
– Hinterwand *159*, **260**, *345*
– Kernspintomogramm *301*
– Lymphknoten *352*
– Mediansschnitt *254*
– Nervengeflechte *355*
Bauchspeicheldrüse 313-319
– Bauchfellverhältnisse 316
– endokriner Teil **315**
– Entwicklung *254*, 316
– Entzündung 315
– Enzyme 314
– exokriner Teil 314
– Gefäßversorgung 314
– Geschwülste 316
– Gliederung 313
– Kennzeichen mikroskopische 315
– Krebs 319
– Lage 316
– Linksresektion **318**
– Lymphknoten 314
– Nachbarschaft 317
– Operationen 317
– Projektion 317
– ringförmige 316
– Schnittbild *315*
– Terminologie 314
– Ultraschallbild *317*, *347*
– Verletzungen 318
– von hinten *318*
– Zugangswege 317
Bauchspeichelgänge Variabilität 313, *313*
Bauchtrauma stumpfes 355
Bauchwand 155, *159*
– Arterien 168
– Atembewegung *144*
– Begriff 155
– Faszien 156
– Gliederung 156
– Hautvenen 139
– Horizontalschnitt *158*
– Lymphknoten 139
– Muskeln *136*, *137*
– Nerven 139
– Neugeborenes *164*
– Regionen 156
– Schichten 156
– Schwachstellen 156
– Venen 139
– Verspannung 160
– von innen *142*, *163*, *168*

Bauchwandfaszie äußere
  + innere 156
Bauchwassersucht 350
Baufett 24
Bauhin-Klappe 282, **284**
Becherzelle 79, 273
Becken 170, *173*
– Bänder *172*
– Durchmesser 174
– Frontalschnitt *180*
– Geschlechts-
  unterschiede 175
– Gliederung 171
– großes 171
– kleines 171
– Form 174
– männliches *170*
– – Medianschnitt **425**
– Nervengeflechte
  vegetative *438*
– Röntgenbild *172*
– Schiefstand veran-
  schaulichen **746**
– Spätschwangerschaft
  Medianschnitt *410*
– Stockwerke 179
– tasten 171
– weibliches *170*, *378*
– – Medianschnitt 361,
  367
Beckenarterien **430**, **431**
Beckenausgang 174
Beckenbindegewebe-
  raum 180
Beckenboden 175, *384*
– bei Entbindung 178
– Blutgefäße *181*
– Durchtritt des Kindes
  408
– Frau *176*, *178*, *181*,
  394
– – Blutgefäße **439**
– – Nerven **439**
– Mann *423*
– Muskeln *176*
– Nerven *178*, *181*
Beckenbrüche 174
Beckeneingang 174
– Kernspintomogramm
  174
Beckeneingangsebene
  171, *176*, 180
Beckeneingeweide 357
Beckeneingeweidefaszie
  180
Beckeneingeweidenerven
  281, 436
Beckenfaszie 180
Beckenhöhle 176
– – Begriff 252
Beckenkammbiopsie 172
Beckenkanal **174**
– Durchmesser 174
– Kernspintomogramm
  174
Beckenlymphknoten **436**
Beckenniere 339
Beckenorgane 253
– Innervation *436*
– männliche *361*
– Schwangerschaft *410*
– Senkung 181
– Verschieberäume 181
Beckenrandbrüche 174
Beckenringbrüche 174
Beckenvene
  gemeinsame 344, **433**
Beckenvenenthrombose
  139
Beckenwandfaszie 180
Beckenweite 175

Beckenzwerchfell 177
Befruchtung 397
Begleitscheide periarte-
  rioläre lymphatische
  307
Begleitschielen 541
Beidhänder 697
Bein 703
– Abschnitte Wertigkeit
  747
– als Ganzes 746
– Arterien Verschlüsse
  752
– Blutrückstrom
  Probleme 750
– Dermatome 747
– Durchblutungs-
  störungen
  Schweregrade 754
– Geschwüre 54, 752
– Hautinnervation 747
– Hautvenen 750
– Längenunterschied 10
– – veranschaulichen
  746
– Lymphbahnen **719**
– Schweregefühl 751
– Torsionen 746
– Verbindungsvenen
  751
– Verkürzung MdE 747
– Verlust MdE 747
Beinerv 448, **634**
Beinigkeit **747**
Beinknospe 400
Beischlaf 397
Belegzellen 264
Bell-Nerv *siehe* N.
  thoracicus longus
Bellocq-Tamponade 575
Bell-Phänomen 630
Benommenheit 462
Bertin-Band *siehe* Lig.
  iliofemorale
Bertin-Säule *siehe*
  Columna renalis
Beschneidung **428**
Besenreiser 752
Betarezeptoren 92
Betazelle 315, 493
Betonung 4
Bettnässen 362
Betz-Riesenpyramiden-
  zelle 499
Beugefalten Hand 695
Bewegungen bizarre 499
Bewegungsapparat **28**
Bewegungsarmut 481,
  499
Bewegungs-
  einschränkung 40
Bewegungsgedächtnis
  502
Bewegungsmuskeln 45
Bewegungssegment
  109, 110
Bewegungssehen 504
Bewegungsstörung 501
Bewegungsumfang
– Altersabhängigkeit 40
– Messen 40
Bewußtlosigkeit 13, 462
Bewußtseinsänderung
  Stadien 462
Bezoar 276
Bifurcatio aortae 340,
  341, *430*
– carotidis 614, *616*,
  617
– tracheae 184, *231*,
  312

– trunci pulmonalis 242
Bigelow-Band *siehe* Lig.
  iliofemorale
Bikommissuralebene
  497, *498*, *506*
Billroth-II-Magenresektion
  269, *269*
Billroth-I-Operation 269
Bindegewebe 22
– elastisches **24**
– embryonales 23
– geflechtartiges 24
– Gliederung 23
– interstitielles 23
– kollagenes **23**
– lockeres 23
– parallelfaseriges 24
– retikuläres **24**
– retrobulbäres 536
– straffes 24
– subaponeurotisches
  451
Bindegewebeknochen
  32
Bindehaut 546
– Entzündung 542, 546
Bindehautsack 546
– Besichtigen 546
Binnenzelle 127
Biomechanik 31
Bipolarzelle flache 532
– invaginierende 532
– stäbchenförmige 532
Biß offener 556
Bißlage 556
Bizeps **668**
– Oberflächenrelief 668
Bizepsaponeurose 668
Bizepshauptsehne **673**
Bizepsreflex 127
Bizepsrinne mediale 668
Bizepssehne 656, **668**
Blalock-Taussig-
  Anastomose 244
Bläschen präsynaptische
  91
Bläschendrüse **419**, 420
Bläschenfollikel **373**
Bläschentransport *18*
Blasenkeim 398
Blasensprung vorzeitiger
  407
Blastem metanephro-
  genes 338, 400
Blastozyste 398
Blastozysthöhle 398
Blattpapillen 564, **565**
Blausucht 223, 244, 561
Blepharitis 545
Blepharospasmus 546
Blick Mimik 610
Blickbewegungen 541
Blickreflexe 480
Blickzentrum pontines
  481
Blinddarm 282, **284**
– Bauchfellverhältnisse
  284
– Entzündung 285
– Lage *282*
– Lymphknoten 351
– Projektion *285*
Blinddarmarterie hintere
  + vordere 288
Blindstand **482**
Blinzelreflexe 480
blobs 504
Block atrioventrikulärer +
  sinuatrialer 215
Blow-out-Fraktur *536*
b-LPH 493

Blumenbach-Clivus
  siehe Clivus
Blumenkohlohr 510
Blut 57
– Dichte 58
– Rückstrom 54
– Terminologie 58
– Transportaufgaben 46
Blutdruck Venen 48
Blütendoldenendung 42
Blutentnahme Hand-
  rückenvenen 692
Bluterbrechen 234
Blutfarbstoff 58
Blutgase 46
Blutgefäße Bau 49
– Hauptarten 48
Blutgerinnsel 48
Blutgerinnung 64
Blut-Gewebe-Schranke
  52
Blutgruppenunverträglich
  keit 404
Blut-Hirn-Schranke 467
Bluthochdruck 47, 331
Blut-Hoden-Schranke
  414
Blutkörperchen weiße 60
Blutkreislauf
– Gliederung 47
– vor Geburt *223*
Blutleiter der harten
  Hirnhaut 462, *462*,
  464, **465**
Blut-Liquor-Schranke
  467
Blutmauserung 58, 308
Blutpfropf 48
Blutplasma 57, 58
Blutplättchen **64**, 65
Blutserum 57
Blutspucken 192
Blut-Thymus-Schranke
  238
Blutübertragung 64
Blutung epidurale 459
– subarachnoideale 459
– subdurale 460
Blutvergiftung 307
Blutvolumen 58
Blutzellbildung 65
– Strahlenempfindlichkeit
  65
Blutzellen 58, *59*
B-Lymphozyt **71**
BMI 25
Bochdalek-Dreieck 142
  siehe Trigonum
  lumbocostale
Bochdalek-Hernie 142
Bocksbeutelform 81
Bodenplatte 445
Body-mass-Index 25
Bogenarterie 327
Bogenfasern 496
– äußere 485
Bogengänge **520**
– Ampullen Feinbau 521
Bogenvene 328
Botallo-Band *siehe* Lig.
  arteriosum
Botallo-Gang 57, *223*,
  244 *siehe* Ductus
  arteriosus
Botallo-Loch *siehe*
  Foramen ovale cordis
Bourgery-Band *siehe*
  Lig. popliteum
  obliquum
Bowman-Kapsel 328

Bowman-Membran 527
Boxermuskel *siehe* M.
  serratus anterior
Boxerohr 510
Boxerstellung 4, *227*
Boyd-Venen *751*
BPH 422
Brachium colliculi
– – inferioris **474**, 475,
  476, *505*
– – superioris **474**, 475,
  476
Bradykardie 215
Bradypnoe 201
Brandblasen *104*
Braun-Fußpunkt-
  anastomose 269
Brechungsfehler **530**
Brechzentrum 480
Breischluck 233
Broca-Formel 25
Broca-Sprachzentrum
  502
Brodmann Area 500
Bronchialarterien 194,
  195
Bronchialbaum **189**, *190*
– Endäste 191
– Gliederung 187
– Röntgenbild *189*
Bronchialkarzinom **197**
Bronchialvenen 194
Bronchiektasen 192
Bronchiolus 191, 195
– respiratorius 191, *195*
– terminalis 191
Bronchographie 188, *189*
Bronchoskopie 188
Bronchus (Bronchi)
  191, 240
– lingularis inferior *189*
– – superior *189*
– lobaris inferior *188*
– – – sinister *190*
– – medius dexter *188*
– – superior *188*
– – – dexter 231, *234*
– – – sinister *190*
– principalis 184, *188*
– – dexter 231, *234*
– – sinister **231**
– segmentales *189*
Bronchusbürstung 188
Bronchusstumpf-
  insuffizienz 203
Bronzehaut 98, 322
Brown-Séquard-Syndrom
  131
Brüche innere 165
Bruchfestigkeit 31
Bruchheilung Dauer 37
Bruch-Membran 527
Bruchpforte 163
Bruchsack 163
Brücke
– Entwicklung 446
– Gliederung 476
– Oberfläche 475
Brücke-Muskel 529
Brückenanastomose 56
Brückenarm 483
Brückenbeuge 400, 444
Brückenhaube 476
Brückenkerne 481
Brückenvenen 460
Brunner-Drüse 273
Brustaorta 241
– Wand 50
Brustbein **131**
– Abtasten 132
– Mißbildungen 131

Brustbein-Rippen-
  Gelenke 133
Brustbein-Schildknorpel-
  Muskel 604
Brustbein-Schlüsselbein-
  Gelenk 651
Brustbeinwinkel 132
Brustbein-Zungenbein-
  Muskel 604
Brustdrüse 147
– Arterien 151
– Bauprinzip 147
– Entfernung 155
– Entwicklung 149, *150*
– Entzündung 150
– Feinbau 148
– Feinnadelpunktion
  153
– Form 148
– Geschwülste **154**
– Infrarotfoto *138*
– Krebs **153**
– – Häufigkeit *155*
– – Metastasen 154
– – Operationen **154**,
  155
– Lage *151*
– Lymphabflußwege
  152
– Lymphknoten 152
– Mann 150
– mikroskopisch *147*
– Neugeborenes 150
– Probeexzision 153
– Röntgenbild *154*
– Schwangerschaft 150
– Seitenunterschied *152*
– Selbstuntersuchung
  153
– Terminologie 149
– überzählige 149
– Variabilität 149
– Vorsorgeuntersuchung
  152
– Wiederaufbau-
  operation 155
– Zyklus 150
Brustfaszie äußere 137
– tiefe 137
Brustfell 198
– Bedeutung für Atmung
  200
– Entwicklung 198
– Gliederung 81
– Reserveräume 198
– Untersuchung 200
Brustfellhöhle 183, **198**
– Lagebeziehungen 198
Brustfellschmerz 198
Brusthöhle 134, 183
Brustkorb 131, **134**
– Altersveränderungen
  135
– Atembewegungen *134*
– Chirurgie offene 202
– Orientierungslinien
  136
– Querschnitt *134*
Brustkorbarterie innere
  137
Brustkorbfaszie äußere +
  innere 137
Brustkorböffnung
– obere 135, 183
– untere 135
Brustmark 120
Brustmuskel
– großer **44**, **660**
– kleiner 652
– querer 135
Brustnerven **139**

Brustsympathikus Äste
  250
Brustumfang
  Atembewegungen *145*
Brustwand
– Atembewegung *144*
– Hautvenen 138
– Horizontalschnitt *149*
– Infrarotfoto *138*
– Lymphknoten 139
– Muskeln *136*, *137*, **653**
– Nerven 139
– Venen *139*
– von innen *142*
Brustwandarterie innere
  610
Brustwandfaszien 137
Brustwarze 147, **148**
– als Orientierungsmarke
  149
– Erektionsreflex 149
– Muskelfasernetz *149*
– Terminologie 149
– überzählige 149
– Variabilität 149
Brustwirbel *106*, 111
Brustwirbelsäule 106,
  249
– Bewegungsmöglich-
  keiten 110
– Medianschnitt *110*
Bucca **569**
Büchner 547
Buchstabenblindheit 504
Buckel 111
Buck-Faszie 427
Buck-Faszie (Penis)
  siehe Fascia penis
Buck-Faszie (Perineum)
  siehe Fascia perinei
  [investiens perinei
  superficialis]
Büffelnacken *25*, 322,
  323
bukkal 550
Bulbärparalyse 582
Bulbourethraldrüse 424
Bulbus 446, 460, 465,
  474, 475, 483, 489,
  496, 627
– aortae 238
– cordis 220, *221*
– Embryo *444*
– inferior venae jugularis
  619
– oculi 524, **537**, *538*,
  543
– olfactorius 469, *475*,
  478, ***483***, 505, **625**
– penis *100*, *357*, *359*,
  417, **420**, ***425***, **426**
– superior venae
  jugularis 617
– vestibuli 394, **395**
Bulimie 480, 490
Bündelzone 322
Büngner-Band 89
Buphthalmie 526
Burdach-Kern 480
Burdach-Strang 129
Burn-Band *siehe* Margo
  falciformis [arcuatus]
Burow-Vene *siehe* V.
  renalis
Bursa
– Fabricii 73
– iliopectinea *715*
– infrapatellaris profunda
  721, *737*
– musculi
  coracobrachialis 657

– omentalis 254, *257*,
  259, **260**, *317*
– – Entwicklung 255,
  258
– subacromialis **656**,
  657
– subcutanea
  prepatellaris **723**
– subdeltoidea **656**, *661*
– subtendinea musculi
  – – – gastrocnemii
    medialis *736*
  – – – subscapularis 657
– suprapatellaris **722**,
  723
– synovialis 43
– trochanterica musculi
  glutei maximi **709**
Bursaäquivalent 73
Bursitis 43
– subacromialis 658
Bürstensaum 18, *80*
BWS 106
Bypass 754
– aortokoronarer 220
B-Zelle 84, 315

C

Ca-Cp-Ebene 497
Ca-Cp-Linie 468
Caecum *3*, *5*, **282**, *312*,
  349, *378*
– altum 284
– mobile 284, **289**
– Peritonealverhältnisse
  284
– Röntgenbild *283*
Calcaneus **728**, *729*,
  731, **732**
– Fraktur 729
Calcitonin 36, **586**, 590
Calcium
– Blutspiegel 36, 590
– Stoffwechsel 36, 590
Caldwell-Luc-Operation
  577
Caliculus gustatorius
  564, 565
Calix renalis **325**, *328*
– – major + minor 335
– – Röntgenbild *335*
Calvaria 441, 449, *462*,
  578
Camera anterior **525**,
  529, **530**
– posterior **525**, **530**
Camper-Faszie 156
Canaliculus
– bilifer *294*, 302
– lacrimalis *547*
– mastoideus 454
– tympanicus 562
Canalis (Canales)
– adductorius **716**, *717*,
  726
– alveolares 457
– analis 363
– atrioventricularis 220,
  221
– caroticus 453, *454*,
  455, *512*, 513, *580*,
  618
– carpi **682**, **688**
– centralis *26*, 30, 36,
  122, *467*, *469*, *489*
– cervicis uteri *223*, *379*,
  380, **410**
– condylaris 451, 453,
  454, *618*

– femoralis *161*, **715**,
  716
– gastricus 263
– incisivus *518*, *572*
– infraorbitalis 457, *575*,
  647
– inguinalis *142*, *159*,
  161
– mandibulae 456, 552,
  555, *643*, **657**
– musculotubarius 453,
  515, 517
– nasolacrimalis 536,
  548
– nervi facialis 453, *512*,
  515
– – Embryo *442*
– – hypoglossi 452, *454*,
  455, **456**, 618
– – Embryo *442*
– nutriens 29
– obturatorius *173*, *176*,
  705, 717
– opticus 452, *453*, 455,
  536, *543*
– – Embryo *442*
– palatinus major 457,
  647
– perforans *27*, 30
– portalis 295
– pterygoideus 457, *647*
– pudendalis 439, **440**
– pyloricus 262
– sacralis 107
– semicirculares **509**,
  515
– – ossei 519
– spiralis cochleae 519
– ulnaris **684**
– vertebralis 106, **117**,
  124, *132*, *134*
Capacitation 398
CAPD 82
Capilli 101, 451
Capitulum humeri **655**,
  665, **666**, **682**
Capsula
– articularis *38*
– – cricothyroidea 593
– externa *497*
– extrema 497, 498
– fibrosa *325*, *328*
– – perivascularis 299
– – Schilddrüse 586
– glandularis 492
– glomerularis **328**
– interna 471, 489, **497**,
  507
– – Bahnen 508
– – Blutgefäße 508
– – Entwicklung 447
– – Gliederung 508
– – Schädigung 508
– lentis 529
– nasalis 442
– otica 442
– prostatica 421
– tonsillaris 583
Caput
– costae *132*, *133*
– epididymidis **412**, 416,
  425
– femoris **704**, **705**
– fibulae 709, **720**, 722,
  724, 736, 737
– humeri *30*, **655**, 656
– – Röntgenbild *662*
– mallei *513*, **515**, **516**
– mandibulae 456, **555**,
  556

– medusae 139
– obstium 602
– ossis metacarpi 675,
  679
– – metatarsi 729
– pancreatis **279**, 313,
  314, **318**, *319*, *349*
– – Ultraschallbild *317*
– phalangis **679**
– radii **665**, **666**, **669**,
  682
– tali **728**, **729**
– ulnae **665**, 674, **675**,
  676, **680**
Carcinoma in situ 386
– ventriculi 270
Cardia 262, *266*, 267
Cardiodilatin 204
Cardionatrin 204
Carina urethralis vaginae
  389, 395
Carnegie-Stadien-System
  398
Carpus 674
Cartilago (Cartilagines)
– alares minores **572**
– alaris major **572**
– articularis 30, 38
– arytenoidea **592**, **638**
– – Processus vocalis
  594
– corniculata **593**
– costalis 132
– cricoidea **518**, **582**,
  592, **593**, **597**, *599*,
  605
– – Embryo *442*
– cuneiformis **593**, **597**
– epiglottica **582**, **594**
– laryngis 591
– meatus acustici 511
– nasi **572**, 599
– occipitalis 442
– septi nasi **572**, **572**,
  574
– – Embryo *442*
– sesamoideae 593
– thyroidea **234**, **518**,
  566, *582*, **592-594**,
  599, **601**, 603, *605*,
  638
– – Cornu inferius **593**
– – – superius **593**, *616*
– – Embryo *442*
– trachealis 185, **185**,
  582, **593**, *594*
– triticea **593**, 601
– tubae auditivae
  [auditoriae] 509,
  517, *643*
Caruncula lacrimalis 547
– sublingualis *562*, *563*,
  564, *599*
Carunculae hymenales
  388, *389*, *394*, *395*
Casserio-Muskel *siehe*
  M. brachialis
Casserio-Nerv *siehe* N.
  musculocutaneus
Catecholamine 320
Cauda epididymidis **412**,
  416, *425*
– equina 118, 121, **124**,
  126
– pancreatis 313, **314**,
  349
– – Ultraschallbild *317*
Cavernae corporis
  spongiosi 427
– corporum
  cavernosorum **426**

Cavitas (Cavitates)
- abdominis
 [abdominalis] 252
- – Basiswortschatz 7
- amniotica 223, 398, 399, 402
- – Ultraschallbild 401
- articularis 38
- chorionica 398
- – Ultraschallbild 401
- cranii 132, 441, **574**
- dentis **549**, 550
- glenoidalis 650, **651**, 656, **657**, 661
- infraglottica **592**
- laryngis 592
- – intermedia 592
- medullaris 30
- – primaria 32
- nasi 558, **571**, 575
- orbitalis siehe Orbita
- oris **559**
- – propria 559, 560
- pelvis 176, 252
- peritonealis 252, 254
- pleuralis 183, **198**
- pulparis **549**, 550
- thoracis 132, 134, 183
- trigeminalis 461
- tympani 453, **509**, **512**, **513**, **516**
- uteri 367, 379, **380**
Cavum
- septi pellucidi Fetus Ultraschallbild 447
- trigeminale 626
CCD-Winkel 704
CD4-Rezeptor 71
CD-System 68
Cellulae
- ethmoidales 538, 560, **574**, **575**, **577**
- – Mündung 518
- mastoideae 453, **512**, **513**, 515
- – Röntgenbild 514
Cementum **549**
Centriolum 16
Centrum
- germinale 72, 307
- perinei 178, **394**, **423**
- tendineum 140, 141, 142, 231
Cerebellum 446, **469**, **483**, **489**, **496**, 508, 578, 627
- Entwicklung 446
- Fetus 445
Cerebrum 446, **494**, 578, 627
- Fetus 445
Cerumen **511**
Cervix
- dentis 550
- uteri 385, **388**
- – Ultraschallbild 388
- vesicae 357
CFU 65
Chalazion 546
Chassaignac-Höcker siehe Tuberculum caroticum
Cheilognathopalatoschisis 571
Cheilognathoschisis 571
Cheiloschisis 571
Chemoarchitektonik 500
Chemorezeptoren 614
Chemotaxis 67
Cheyne-Stokes-Atmung 13, 201

Chiasma opticum 469, 475, 478, 487, 489, 493, **496**, **534**, **537**
- – Schema 504
- – Zerstörung 535
Chiasmabildung 21
Chiromantik 697
Chloasma uterinum 98
Choana 583
Choanen **574**
Cholangiographie 302, 304
Cholangiomanometrie 305
Cholangiopankreatikographie endoskopische retrograde 302
Cholangitis 306
Cholaskos 303
Cholecystokinin-Pancreozymin 275, 303, 314
Choledochojejunostomie 305
Choledocholithiasis 306
Cholera asiatica 288
Cholesteatom **517**
Cholesterin 291
Cholezystektomie **304**
Cholezystitis 306
Cholinozeptoren 93
Chondrocranium 442
Chondrodystrophie 34
Chondroitinsulfat 26
Chopart 733
Chopart-Band siehe Lig. bifurcatum
Chopart-Gelenk siehe Articulatio tarsi transversa
Chorda (Chordae)
- arteriae umbilicalis 341, 420, 432
- dorsalis **255**, 399
- obliqua **666**, 667
- sexuales 369
- splenica 308, 309
- tendineae 209, 213
- tympani 513, **515**, 517, 564, 568, 616, 628, 630, **642**
- – Lähmung 632
- – Verzweigungsschema 631
Chordafortsatz 399
Chordakanal 399
Chordome 442
Chorea Huntington 499
- major 499
- minor Sydenham 499
Choreomanie 499
Chorion 402, 403
- frondosum 223
- laeve 223
- Ultraschallbild 401
Chorionepithel 403
Choriongonadotropin 375, 404
Chorionhöhle 397, 398
- Ultraschallbild 401
Chorionplatte 403
Chorionsomatotropin 404
Chorionzotten
- primäre 398
- sekundäre 399
- tertiäre 400
Choroidea **525**, 527
Chromaffinoblast 320
Chromaffinozyt 321
Chromatinfaden 19

Chromosomen **19**, 20
- Reduplikation 398
- Zahl Anomalien 21
chronotrop 215
Chylomikronen 274
Chylothorax 248
Chylus 70, 274
Chylusgefäß 274
Chymotrypsin 314
Chymotrypsinogen 314
Chymus 274
Cilia 101, 544, **545**
Cimino-Shunt 56
CIN 386
Cingulum 496, 507
Circulus
- arteriosus cerebri **470**, **471**, 473
- – – Verzweigungsschema 613
- Willisi 471
Circumferentia articularis 666
CIS 386
Cisterna
- cerebellomedullaris [magna] 465, 470
- chiasmatica 465
- chyli 70, 247, 351, 352, 355, 435
- fossae lateralis cerebri 465
- interpeduncularis 465
- pontocerebellaris 497
Clara-Zelle 191
Claudicatio intermittens 754
Claudius-Zelle 523
Claustrum **497**
Clavicula 133, **136**, 137, 312, 601, 603, 605, 612, 641, 649, **651**, 653, 661, 664, 669
clear cells 274
Clearance 324
Clitoris 181, 388, **393**, 394, 395
Clivus 453, 455, 474
Cloaca 370
CM 679
Coarctatio aortae 222
Coccyx 105, 172
Cochlea 509, **519**, **521**
Cockett-Venen 751
Coeloma 253
- extraembryonicum 397, 398
- – Ultraschallbild 401
- intraembryonicum 445
Colitis 288
- ulcerosa **289**
Collagen siehe Kollagen
Colles-Faszie (Penis) 427 siehe Tela subcutanea penis
Colles-Faszie (Perineum) siehe Stratum membranosum (der Tela subcutanea perinei)
Colles-Faszie (Scrotum) siehe Tunica dartos
Colles-Fraktur 674
Colliculus (Colliculi)
- facialis 469, **474**
- inferior **474**, **476**, **481**, 486, 505
- seminalis **357**, 424, **426**
- superior **474**, **476**, **481**
Colloidum 587

Collum
- anatomicum **655**, 656
- chirurgicum **655**, 656
- costae 133
- femoris **704**
- glandis 426
- radii **665**, **666**
- tali **728**, **729**
- vesicae biliaris [felleae] **302**, 304
Colon 283
- ascendens 3, 5, 9, 283, 312, **349**
- – Röntgenbild 283
- Bauchfellverhältnisse 284
- descendens 5, 9, 253, 283, 312, 317, **349**
- – Röntgenbild 283
- irritabile 283
- Lage 287
- sigmoideum 3, 5, 9, 283, 312, **349**, 363, 367, 378, 410
- – Röntgenbild 283
- transversum 3, 9, 267, **282**, 283, 317
- – Röntgenbild 283
Columna (Columnae)
- anales 364, **365**, 366
- anterior **122**
- fornicis 507
- posterior **122**
- renalis **325**
- rugarum anterior **388**, 389
- – posterior **388**, 389
- vertebralis **105**, 590
- – Gliederung 106
Coma hepaticum 350
Commissura
- anterior 467, 469, 489, **496**
- fornicis 497, 507
- habenularum 487
- hippocampalis 507
- labiorum anterior 393
- – posterior **393**
- – – Entwicklung 371
- palpebralis lateralis + medialis 544
- posterior [epithalamica] 487, 489, **496**
- prostatae 420
Commissura-anterior-Commissura-posterior-Linie 468
Commotio cerebri 459
Compartimentum
- antebrachii anterius [flexorum] 683
- – posterius [extensorum] 681
- brachii anterius [flexorum] 668
- – posterius [extensorum] 669
- cruris anterius [extensorum] 736
- – laterale [fibularium] [peroneorum] 736
- – posterius [flexorum] 736
- femoris anterius [extensorum] 724
- – mediale [adductorum] 724
- – posterius [flexorum] 724
- superficiale perinei **182**

Complexus
- basalis 527
- golgiensis 16
- juxtaglomerularis 331
- olivaris inferior 481
- stimulans cordis 213
Concha nasi 574
- – inferior 457, 547, 572, **574**, 575, 578, 581
- – media 457, 547, 572, **574**, 575, 578, 581, 635
- – superior **574**, 578, 581
Concretio cordis cum pericardio 230
Condylus
- humeri 665
- lateralis (femoris) **704**, **721**, **722**, **723**
- – (tibiae) **720**, 721, 722
- medialis (femoris) **704**, **721**, **722**, **723**
- – (tibiae) **720**, 721
- occipitalis 450, 452, 453, **454**
Confluens sinuum 460, 461, 463, 465, **625**
Conjugata
- anatomica 409
- diagonalis 409
- vera 170, 174, **409**
Connexus intertendineus **680**, 681
Conn-Syndrom 322
Contergan-Kind **697**
Contrecoup 459
Contusio cerebri 459
Conus arteriosus 190, 206, 212, 220
- elasticus 592, **593**, **594**, 600
- medullaris 122
Converting-Enzym 331
Cooper-Bänder (Brustdrüse) siehe Ligg. suspensoria mammaria [Retinaculum cutis mammae]
Cooper-Faszie siehe Fascia cremasterica
Cor 312 siehe Herz
- bovinum 205
Corium 95
Cornea **525**, **526**, 538
Cornu
- ammonis 506
- anterius **122**, 127
- frontale [anterius] **467**
- inferius 593
- majus **593**, **601**
- – Embryo 442
- minus 566, **593**, **601**
- occipitale [posterius] **467**
- posterius **122**, 127
- superius **593**
- temporale [inferius] **467**
Corona 307
- clinica 550
- dentis 550
- glandis 420, 426, **427**
- mortis 433
- radiata 374
Corpus (Corpora)
- adiposum buccae 603, 609, 643

Corpus (Corpora)
– – fossae ischioanalis 182
– – orbitae *537*, *538*, *543*, *560*
– – pararenale 333
– – preepiglotticum 582, *597*, *599*
– albicans *372*, 374
– amygdaloideum 491, *497*, **506**
– – Aufgaben 507
– anococcygeum **176**, 177, *394*, *395*, *410*, *423*, *425*
– callosum *460*, **469**, *471*, **496**, **497**, *578*
– – Genu *489*, *497*
– – Rostrum *489*, *497*
– – Splenium *489*, *497*
– – Truncus *489*
– cavernosum clitoridis *394*, *395*, *410*
– – penis *420*, *425*, 426, **426**, **427**, *430*
– ciliare **525**, **527**, *529*
– clitoridis *394*
– costae 133
– epididymidis **412**, 416
– femoris *172*, **704**
– fibulae **720**, 728
– fornicis 507
– gastricum *262*, *263*, *267*
– geniculatum laterale **474**, *476*, *478*, *504*
– – mediale **474**, *476*, *505*
– humeri **655**, *661*, **665**, *667*
– incudis **515**
– luteum *380*
– – cyclicum *374*
– – graviditatis *374*
– mammillare *469*, **475**, **487**, *489*, *496*, *506*
– mandibulae *450*, 455, *457*
– maxillae 455
– medullare *483*, **484**
– neurale 83
– ossis hyoidei **593**, *594*, *601*
– – metacarpi 675
– – metatarsi 729
– pancreatis 313, **314**, *318*
– – Ultraschallbild *317*
– paraaortica 239
– penis 426
– perineale *178*, **394**, **423**
– phalangis **679**
– pineale *469*, **474**, **477**, *489*, **494**, *496*
– radii **665**, *666*
– spongiosum penis *357*, **420**, *423*, *425*, 426, **427**, *430*
– sterni 131, *651*
– striatum **498**
– tali **728**
– tibiae **720**, 728
– trapezoideum 486
– ulnae **665**, *666*
– ultimobranchiale 585
– uteri *380*, *385*, *388*
– – Ultraschallbild *388*
– vertebrae *106*, *110*, *249*, *578*, *638*
– vesicae 357

– – biliaris [felleae] ***302***, 304
– vitreum **525**, **529**
Corpusculum (Corpuscula)
– lamellosum 85
– nervosum terminale 85
– renale 325, **328**, *329*
– tactile 85
– thymicum 238
Cortex
– cerebelli *482*, **483**, **484**
– cerebri *460*, *462*, *471*, *495*, *508*
– – Entwicklung 447
– – glandulae suprarenalis *319*, *321*
– limbischer 505
– neolimbischer 506
– ovarii *369*, *373*
– renalis ***325***, *329*
– thymi 238
Corticoliberin 490
Corticotropin 493
Corticotropin-Releasinghormon 490
Corti-Organ *522*, *523*
– Erregung 523
– Feinbau 523
Cortison 321
Costa (Costae) **132**
– I *196*
Cotransmitter 498
Cotyledo 403
Cowper-Drüse **424** siehe Glandula bulbourethralis
Coxa valga **704**
– vara **704**
Cranium 441, **449**
Creatinin 324
Credé-Prophylaxe 546
CRH 490
Crista
– ampullaris *520*, 521
– galli *452*, *456*, *572*, *575*
– gonadalis 369
– iliaca *136*, *137*, *159*, *170*, *172*, *312*, *654*, **724**
– – tasten 171
– intertrochanterica **704**
– lacrimalis anterior *538*
– – posterior *538*
– sacralis intermedia *107*, *172*
– – lateralis *107*
– – mediana *107*
– spiralis *522*
– tuberculi majoris + minoris **655**, 656
– urethralis **357**, *424*, **426**
Crohn-Krankheit **273**
crossing over 21
Crus (Crura)
– anterius capsulae internae 508
– cerebri *475*, **476**, *477*
– clitoridis *394*
– dextrum *212*, *213*, 214
– fornicis 507
– penis *180*, **420**, 426
– posterius capsulae internae 508
– sinistrum *213*, 214
Crypta intestinalis **273**, 281

– tonsillaris **583**
CSF 65
Culmen 482
Cumulus oophorus 374
Cuneus 503
Cupula gelatinosa 521
– pleurae *312*, 604, *636*
Curvatura major **261**, **262**, *263*, *267*
– minor **261**, **262**, *263*, *267*
Cushing-Syndrom 25, **322**, *323*, 494
Cuspides 208, *209*
Cutis *95*, *97*
CX 216
Cyanocobalamin 60
Cyclus
– spermatogenicus 414
– vaginalis 390
Cytocentrum 18
Cytochromoxidase 504
Cytoplasma *16*
C-Zelle 315, *585*, **586**

D

D1-Zelle 275
Dachkern 484
Dakryostenose 548
Dakryozystitis **548**
Dakryozystorhinostomie 548
Damm **179**
Dammarterie 438
Dammbiegung 363
Dammgegend **179**
– Leitungsbahnen 438
– Schichtenfolge 182
Damm-Membran 177
Damm-Muskel oberflächlicher querer 179
– tiefer querer 179
Dammraum hinterer 181
– tiefer 177, **182**
– vorderer 181
Dammriß 178
Dammschnitt 178
Dammschutz 178
Darm
– Bewegungsformen 275
– Drüsen 273
– Einklemmung 165
– embryonaler Gliederung 255
– Entwicklung **255**
– Flora **280**
– Immunsystem 276
– Innervation 275
– Kolik 276, 288
– Motorik 275
– Oberflächenvergrößerung 274
– Resorption 273
– Sekretion 273
– sekundär retroperitonealer 256
– Terminologie 272
Darmbein *171*
Darmbeinarterie tiefe umbiegende 431
Darmbeinkamm
– Knochenmarkbiopsie 172
– tasten 171
Darmbeinmuskel 708
Darmbein-Schenkel-Band 705
Darmbein-Schienbein-Sehne 711

Darmbeinstachel
– hinterer oberer 171
– vorderer oberer 171, *714*
Darmbucht *399*
Darmdrehung **255**, ***256***, 284, **290**
– fehlerhafte *290*
Darmkrypte **273**
Darmlymphstämme 352
Darmrohr primitives *399*
Darmschlinge Blutversorgung 277
Darmverschluß **276**, 306
Darmwandbruch 165
Darmzotte **274**
Darmzotten *272*, **274**
Dauererektion 429
Dauerkatheter 425
Daumen 676
Daumenabspreizer
– kurzer 687
– langer 681
Daumenanzieher 687
Daumenballen Muskeln 687
Daumenbeuger
– kurzer 687
– langer 683
Daumenendgelenk Bewegungsumfänge 679
Daumengegenübersteller 687
Daumenlutschen 556
Daumensattelgelenk **677**, **678**
– Bewegungen Muskeln 688
– Bewegungsumfänge 679
Daumenstrecker kurzer + langer 681
Decidua *223*, 383
– basalis *397*, 403
– capsularis *397*
Deckfalte 544
Deckgewebe Formen 22
Deckknochen 32, 649
– Embryo *442*
Deckmembran 523
Deckplatte 445
Declive 482
Decussatio
– fibrarum nervorum trochlearium *477*, *478*
– lemnisci medialis 485
– pyramidum *474*, *475*, *508*
Defäkation **365**
– Bauchpresse 161
Defizit prolongiertes reversibles ischämisches neurologisches 471
Defloration 389
Dehnungsstellungen Armnerven 700
Deiters-Kern 477
Deiters-Zelle 523
Déjà-vu-Erlebnis 507
Dekubitus 103
Deltamuskel **658**, *660*
Deltazelle 315, 493
Demenz affektive 502
– präsenile **500**
– senile 500
Dendrit 28
– Definition 86
Denervationssyndrom vagales 235
Denonvillier-Band siehe Lig. puboprostaticum

[laterale puboprostaticum]
Denonvillier-Faszie siehe Fascia rectoprostatica [Septum rectovesicale]
Dens (Dentes)
– axis 107, *116*, *312*
– caninus **550**, **555**, *568*
– – deciduus **555**
– incisivus **550**, *568*
– molaris **550**, **555**, *568*, *575*
– – deciduus **555**
– – permanentes *568*
– premolaris **550**, **555**, *568*
– – serotinus *568*
Dentinoblasten 549, *549*
Dentinum **549**
Denver-Klassifikation 20
Dermatome *124*
– Arm 698, 700
– Bein 747
Dermis *95*, *97*, 101
Descemet-Membran 527
Descensus cordis 400
– testis 370, 411
Desmocranium 442
Desmosom *16*, **18**
Desoxyribonucleinsäure 19
Desquamationsphase 390
Dextroposition der Aorta 222
D-Hormon 36, 590
Diabetes
– insipidus 331, 490
– mellitus **316**, 746
Diameter obliqua *170*
– transversa *170*, 174
Diapedese 52
Diaphanoskopie 167, 415, **576**
Diaphragma 9, **140**, *159*, *185*, *231*, *240*, *249*, *267*, **279**, *333*, *345*, *623*
– Bedeutung für Atmung 145
– pelvis **176**, **177**, 179
– sellae *461*, *465*, 492
Diaphyse 29
Diarrhö 288
Diastema 556
Diastole 46
Dichotome Teilung 193
Dickdarm
– Aufgaben 280
– Bakterien 280
– Blutgefäße 288
– Blutversorgung 277
– Divertikulose 289
– Doppelkontrastmethode *287*
– Durchbruch 289
– Entwicklungsstörungen 289
– Entzündung **288**, 289
– Erweiterung 289
– Fisteln 290
– Gefäßverzweigung *288*
– Gliederung 282
– Head-Zone *169*
– Innervation 281
– Kennzeichen
– – makroskopische 281
– – mikroskopische 280
– Krebs **368**
– Länge 280

Dickdarm
- Motorik 281
- Nachbarschaft 287
- Perkussion 287
- Polypen *291*
- Resorption 281
- Röntgenbild *283*, 287, *287*
- Schleimsekretion 281
- Schnittbild *281*
- Verengung 289

Dickdarmbiegung linke + rechte 283
Dickdarmgekröse queres 284
Dickenwachstum 35
Diencephalon *446*, *483*
- Embryo *444*, 445
- Entwicklung 446
- Fetus *445*

Differentialblutbild 63
Diffusionsbarriere maternofetale 403
di-George-Syndrom 236
Digitus anularis 676
- medius 676
- minimus 676

Dihydroxycholciferol 36
Dimorphismus 11
DIP 679
Diplakusis 521
Diploe 450, *451*, *462*
Diploevenen *451*
Diplopie *541*, 626

Discus
- articularis 39, *651*
- – Kiefergelenk 555, **556**
- intercalatus *207*
- intervertebralis **109**, *333*
- nervi optici **525**, **533**, *534*

Diskriminanzschwäche 524
Disse-Raum 299
distal 550
Distalbiß 556
Distorsion 39
Divergenz 91

Diverticulum
- hepaticum *255*, 294
- intestinale ilei 280
- thyroideum *255*, *584*

Divertikulitis 233, 290
Divertikulose **289**
Divisiones anteriores + posteriores *623*
DNA-Doppelhelix 19
DNA-Synthese 20
Dodd-Venen *751*
Döderlein-Scheidenflora 390
Doldenendung 42
Dom 276
Donati-Naht *103*
Dopamin 93, 498
- Synthese Störung 481
Doppelbilder 540
Doppelkern motorischer 479
Doppelkontrastmethode 287
Doppelmißbildung **406**
Doppelniere 339
Doppelsehen **541**
- monokulares 529
Dornfortsatz **106**
- numerieren *108*
Dornloch 453

Dorsalaponeurose *696*
Dorsalextension
- Fuß Muskeln 739
- Hand Muskeln 688
- – Schnelltest **678**

Dorsum
- linguae 564, **569**
- penis 426
- sellae 452, *453*, *456*
- – Röntgenbild *492*

Dottergang 255, *399*, *404*
- Ultraschallbild *401*
Dottergangfistel 280
Dottersack 255, *399*, *402*
- primärer *398*
- sekundärer *398*
- Ultraschallbild *401*
Dottersackvenen 295
Dottersackwand *398*
Dottervenen 295
Douglas-Abszeß 259
Douglas-Falte *siehe* Plica rectouterina
Douglas-Höhle *siehe* Excavatio rectouterina
Douglas-Linie *siehe* Linea arcuata
Douglas-Punktion 384
Douglas-Raum *259*, 384
Douglaskopie 384
Down-Syndrom 21, 544
Dranginkontinenz **362**
Dreher 107
Drehscharniergelenk 39
Drehschwindel 521
Drehsturz 721
Dreieckbein 674
- tasten 676
Dreizipfelklappe 209
Drepanozyt 59
Drepanozytose 309
Drillingsnerv 447, **626**
dromotrop 215
Drosselgrube 601
Drosselvene 56
- äußere 617, **618**
- innere 617
- vordere 617, **618**
Druck
- gefäßonkotischer 52
- hydrostatischer 750
- kolloidosmotischer 52
Druckpolster 24
Drummond-Marginalarterie *siehe* A. [Arcus] marginalis coli [A. juxtacolica]
drumstick *20*, 62

Drüse
- alveoläre 76, *77*
- amphikrine 76
- apokrine *77*
- Arten 76
- Ausführungsgang 77
- azinöse 76, *77*
- ekkrine *77*
- endokrine 76
- gemischte 77
- Grundformen *77*
- holokrine *77*
- merokrine *77*
- muköse 77
- Sekretmenge 75
- seromuköse *77*
- seröse 77
- – Unterscheidungsmerkmale 562
- Steuerung 75
- submuköse 273
- Tagesrhythmus 75

- tubuloalveoläre 77
- tubuloazinöse 77
- tubulöse 76, *77*
Drüsenendstück 77
Drüsenzelle *78*
- Arbeitsphasen 75

Duchenne-Hinken 712
Ductulus (Ductuli)
- aberrans *416*
- – inferior *369*, *412*
- – superior *369*
- bilifer *294*, 302
- – interlobularis *294*, *298*
- efferentes testis *369*, *412*, 413, *416*, *425*
- excretorii (glandulae lacrimalis) *546*, *547*
- interlobularis **299**
- prostatici *421*, *426*

Ductus
- alveolaris 191, *195*
- – lactifer *147*
- arteriosus 57, 222, **223**, 239, *242*
- – patens **244**
- – persistierender Häufigkeit 222
- choledochus [biliaris] *279*, *293*, **302**, *303*, *313*, *314*, *316*, *318*, *349*
- – Varianten *303*, *319*
- – Verdoppelung 303
- cochlearis 509, *519*, **522**
- cysticus *262*, *279*, **302**, *314*, *349*
- – Variabilität 303
- deferens *142*, *162*, *163*, *164*, *168*, *180*, *312*, *361*, *412*, *416*, **417**, *419*, *420*, *430*
- – Entwicklung *369*
- ejaculatorius *357*, *417*, *420*, *422*, *426*, 424
- endolymphaticus **521**
- epididymidis *369*, *416*
- epoophori longitudinalis *369*
- excretorius *78*, *315*
- glandulae bulbourethralis *357*, *426*
- hepaticus *262*, *302*, *349*
- – communis *279*, *293*, **302**, *314*
- – dexter 302
- – sinister 302
- hepatopancreaticus 294, 316
- intercalatus *78*, *315*
- interlobaris *77*
- interlobularis 77
- – bilifer *297*, 302
- lactifer *148*, *149*
- lymphatici 70
- lymphaticus dexter *69*, 70, *247*, **248**, *621*
- mesonephricus 338, *369*
- – Abkömmlinge 370
- nasolacrimalis *538*, **547**
- – Mündung *518*
- omphaloentericus 255
- pancreaticus *303*, **313**, *316*
- – accessorius **313**, *316*
- – Spielarten *313*

- papillaris *325*, **328**, 330
- paramesonephricus *369*
- – Abkömmlinge 370
- paraurethrales *393*, 425
- parotideus **561**, **562**, **603**, **609**, *620*, *643*
- pronephricus 338
- reuniens *509*, *520*, *523*
- semicirculares **519**, **520**, *520*, **521**
- Stenonianus 561
- striatus *78*
- sublinguales minores *562*, **563**
- sublingualis major *562*
- submandibularis **562**, **563**, *640*, *643*
- sudorifer *94*, *95*, *97*, *99*
- thoracicus *69*, 70, **246**, *249*, *351*, 352, *435*, *621*
- – dexter *247*, *621*
- – Mündung 248
- – Verlauf 246
- – Zuflüsse 248
- thyroglossalis *564*, **585**
- utriculosacculus 520
- venosus 57, *223*, 293
- vitellinus *255*, *399*
- – Ultraschallbild *401*

Duftdrüse *99*
Dumping-Syndrom 269
Dünndarm 271
- Abschnitte 271
- Aufgaben 271
- Blutversorgung *277*
- Epithel Zelltypen 273
- Head-Zone *169*
- Innervation 275
- Länge 271
- Resektion **274**
- Teilentfernung **274**
- Wandschichten 272

Dünndarmgekröse Wurzel 257
Dünndarmzotten **274**
Duodenopankreatektomie 318
Duodenum 260, **271**, *282*, *312*, *313*, *349*
- Blutgefäße 277
- Lage 278
- Nachbarschaft 278
- Pars ascendens *318*
- – descendens *262*, *279*, *314*, *318*
- – horizontalis [inferior] *262*, *279*, *314*, *318*
- – superior *262*, *267*, *279*, *314*, *317*, *318*

Dura mater 459
- cranialis [encephali] *451*, **460**, **461**, *462*, **465**, *560*
- – Schema *466*
- – spinalis **117**, *118*, *126*, *249*, *460*, *599*, *638*

Duraarterien 462
Durasack **117**, *126*
- Projektion *121*
Durchbruch freier 286
- gedeckter 286
Durchfall 288

Durchmesser schräger 4
Durchspeicheln 559
Durchwanderungsperitonitis 165
Dürer 310
Durstzentrum 490
Duverney-Drüse *siehe* Glandula vestibularis major
Dynamographie 747
Dysdiadochokinese *481*, 482
Dysgnathien 556
Dyslexien 504
Dysmelie 406
Dysphagia lusoria 243
Dysphagie *143*, *233*, 234
Dyspnoea lusoria 243
Dystopie gekreuzte 339
D-Zelle *123*, 275

E

Ebenen 4
EBV 71
Echinococcus 297
Echokardiographie transösophageale *210*
Echolalie 502
Echopraxie 502
Echosymptome 502
Eckzahn **551**
Ectoderma 255
- embryonicum *445*
Ectomeninx 459
Ectopia lentis 526
EC-Zelle 275
Edinger-Westphal-Kern 477
Effektor 84
Effloreszenzen *96*
Ehlers-Danlos-Syndrom 111
Ehrenritter-Ganglion *siehe* Ganglion superius des N. glossopharyngeus
Eichel 426
- Entzündung 427
Eichelkranz 426
Eichelkranzfurche 426
Eierstock 380
- Abstieg 370
- Aufhängeband 372
- Bauchfellverhältnisse 372
- Entwicklung *369*
- Follikel reifer 374
- Form *372*
- Geschwülste 373
- Größe 372
- Lage 372
- Lupenpräparat *372*
- Lymphknoten 379
- Schichten 373
- tasten *392*
- Zyklus **375**

Eierstockarterie *342*, 378
Eierstockast 385
Eierstockgekröse *372*, 384
Eierstockgrube 372
Eierstockmark 373
Eierstockrinde 373
Eierstockvene *379*, 344
Eigelenk 39
Eigenreflex **127**
Eihäute 402
- Entwicklung *402*
- Zwillinge **404**
Eihügel 374

Eileiter 375, *380*
- Bauchfellverhältnisse 377
- Clips 377
- Eitransport 377
- Elektrokoagulation 377
- geplatzter 377
- Gliederung 376
- Länge 375
- Lichtung Röntgenbild 375
- Lymphknoten 379
- Nachbarschaft 377
- Querschnitt *376*
- Schema *376*
- Schleimhaut 376
- tasten *392*
- Unterbinden 378
- Wandschichten 376

Eileiterast 385
Eileitergekröse 377, 384
Eileiterschwangerschaft 377
Einatmung 145
Eingeweidenerven sympathische 354
Eingeweideschmerz 91
Einheit motorische 45
Einheitsmembran 16
Einnistung 397
Einwärtsdreher runder + viereckiger 683
Einwärtsschielen 540
Einzapfung 37
Einzelknopfnaht *103*
Einzelniere 339
Eisprung **374**, 397
Eiter 62
Eiterbläschen *96*
Eitransport 377
Eizelle *373*, 374
- befruchtete 398
Ejakulation 417, **429**
- retrograde 429
Ejakulationszentrum 429
EKG 214, *214*
Ekstrophie **361**
Ektoderm 398, *399*
- primäres 398
Ektropion 545
ektropionieren 546
Ekzemknötchen *96*
Elefantenbein 751
Elektrokardiogramm 214
- Brustwandableitungen 214
Elektronenmikroskop 16
Elementarmembran 16
Elephantiasis *69*
Ellbogen **665**, 666
Ellbogengelenk 665
- Achsen 667
- Bänder 667
- Beuger 668
- Bewegungen Muskeln 669
- Bewegungsumfänge 667, *667*
- Kapsel 666, **667**
- Knochen 665, **666**
- Röntgenbild **665**
- Ruhigstellung 698
- Strecker 668
- Teilgelenke 666

Ellbogenmuskel 668
Elle **665**, 674
- tasten 674
Ellenarterie **690**
Ellenbeuge 672, *673*
- Arterien 672, **689**, **690**

- Grenzen 672
- Hautnerven **670**, 673
- Hautvenen **670**, 672
- Muskelrelief 672
- Nerven **689**, **690**
- Pulsationen 673
- Venen 670

Ellenkopf 674
- tasten 674
Ellennerv **671**, **691**, **694**
Ellenschaft 674
Elliptozyt 59
Embolie 48
Embolus 48
Embryo
- Abfaltung 399
- Aussehen **400**
- Begriff 397
- Gefährdung 405
- Längsschnitt *256*
- Medianschnitt *255*
- Querschnitt 4. Entwicklungswoche 445
- Wachstum **400**

Embryoblast 397, **398**
Embryonalperiode **400**
Embryonenähnlichkeit 443
Eminentia iliopubica *715*
- intercondylaris **720**
Emissarienvenen **451**
Empfängnisverhütung
- Basaltemperaturmessung 383
- Zeitwahlmethode 383
Empfindungsstörung 501
- dissoziierte *130*
- kontralaterale 508
Enameloblast 549, 553
Enamelum **549**
Endarterie 56, *56*
Endbronchiole 191
Endhirn **494**
- Embryo 445
- Entwicklung 447
Endhirnbläschen **400**, 444
Endocardium 206
Endocrinocyti
- acidophili 493
- basophili 493
- chromophili 493
- chromophobi 493
Endoderm 398, *399*
- primäres 398
Endoderma *255*
- embryonicum 445
Endokard **206**
Endokarditis **224**
Endokardkissen 221
Endolymphe **519**
Endolymphgang 509, **521**
Endomeninx 459, 464
Endometriose 383
Endometrium 379, **380**, *398*
- Karzinom 385
- mit implantierter Frucht 397
- Proliferationsphase **381**
- Sekretionsphase **381**
- Ultraschallbild 388
Endomysium 41
Endoneurium 88
endoplasmatisches Retikulum **17**
Endoprothese 37
Endosteum 35
Endothel

- diskontinuierliches 51
- gefenstertes 51
- ungefenstertes 51
Endothelzelle *51*
Endotrachealtubus 600
Endozytose 17
Endplatte motorische **42**, 92, *128*
Endstrecke motorische 84
Endstrombahn 52
Enkephalin 499
Enophthalmus **537**, 637
Enteritis regionalis 273
Enterocolitis 288
Enteroglucagon 275
Enteroptose 181, 278
Enterotoxine 288
Enterozeptoren 85
Enterozyt **273**
Entfettung 25
Enthirnungsstarre 479
Entlastungsstellungen Armnerven 700
Entmarkungskrankheiten 87
Entropion 545
Entspannungsphase 210
Entwicklungsalter 397
Entwicklungswoche
- 1. 398
- 2. + 3. 399
- 3.-7. 400, *400*
- 8. 401
- 9.-38. 402

Enukleation 538
Enzephalopathie hepatoportale 352
Eosin 62
Eosinophiler 62, 63
Ependymoblast 444
Ependymorgane **470**
Ependymschicht 443
Ependymzelle 28
Epheliden 98
Epicardium 206, 229
Epicondylopathia humeri lateralis + medialis 666
Epicondylus
- lateralis
-- (femoris) **704**, **721**
-- (humeri) **655**, *659*, 665, **666**, 680, **682**
--- tasten 666
- medialis
-- (femoris) **704**, **721**
-- (humeri) **655**, *659*, 665, **666**, 669, 673, **682**, *684*, **689**
--- tasten 666
Epidermis 95, 97, 99, *101*
Epididymis **415**, *417*
Epiduralanästhesie *126*
Epiduralraum **117**, 459
Epiglottis 518, **581**, 583, *592*, **593**, **595**, 597, *599*, *635*
- beim Schlucken **582**
Epiglottitis 595
Epikard **207**, 229
Epilepsie 501
Epimysium *41*
Epinephrozyt 321
Epineurium 88, 89
Epiorchium 412
Epipharynx 578
Epiphyse **29**, 494
Epiphysenfuge 29, *32*
Epiphysis *32*
- cerebri 494

Episiotomie 178
Episkleralraum **538**
Epispadie 425
Epistaxis 575
Epithalamus **486**
Epithel(ium) **21**
- anterius 527
- folliculare **373**, 374
- Formen **22**
- lentis 528
- posterius 527
- spermatogenicum 413
- transitionale *338*
- Vorkommen 22, 79
Epithelkörperchen 589
Epitympanon 513
Eponychium *102*
Epoophoron 369, *380*
Epsilonzelle 493
Epstein-Barr-Virus 71
Equator lentis 528
Erbanlagen 19
Erbrechen 233
- Bauchpresse 161
- bitteres 276
- kotiges 276
- saures 276
Erbsenbein 674
- tasten 676
ERCP 302
Erektion Penis 428
Erektionszentrum 429
Erfordernishochdruck 331
ergotrop 89
Ergußbildung 81
Erhängen 112, 614
Erkältungskrankheiten 579
Erkennungsphase 68
Ermüdungsbruch 729
Eröffnungsphase 407
Erosion *96*
Erosionslakune *27*
Erregungsleitung saltatorische 88
Erregungsleitungssystem 212, 213, **213**
Ersatzknochen 32
Ersatzmeniskus *722*
Erstgebärende 408
Erwärmungszentrum 490
Erwerbsunfähigkeit 698
Erythroblast
- acidophiler 59, 65, 66
- basophiler 59, 66
- polychromatophiler 59, 65, 66
Erythrozyt 59, **65**
- Abbau 58
- Anomalien **309**
- Aufgaben 58
- Durchmesser 59
- Hämoglobinkonzentration 60
- Laborwerte 60
- Lebensdauer 58
- Mauserung 308
- Oberfläche 59
- Verformbarkeit 58
- Volumen 60
- Zahl 60
- Zell-Leistungen 58
Erythrozytopoese 59, 65, **66**
Escherichia coli 67
Esmarch-Handgriff 13
Esterasereaktion *61*
EU 377

Eurysomer *12*
Eustachi-Klappe siehe Valvula venae cavae inferioris
Eustachi-Muskel siehe M. tensor tympani
Eustachi-Röhre 517 siehe Tuba auditiva [auditoria]
Eventeration 289
Eversion **733**
Excavatio rectouterina 254, **259**, 260, **367**, 378, **384**, 410
- rectovesicalis *180*, **259**, 345, 361, 420, **425**
- vesicouterina 254, **259**, 260, 361, 378, 383, **387**, 410
Exophthalmus **537**, **587**
Exozytose 18
Expektoration maulvolle 192
Exspiration *143*, **145**
Exsudat 75
Extensoren (Arm) 681
Extensorenloge (Bein) 736, 743, **737**
Externus 596, 597
Exterozeptoren 85
Extraktion (Augenlinse) 529
extraperitoneale Lage 251
extrapyramidal Begriff *129*
Extrasystolen 215
Extrauteringravidität **377**
Extremitas
- acromialis 649, 651
- sternalis 649
Extremität untere Skelett **703**

F

Facies
- anterior lentis 529
-- palpebralis 544, **545**
- articularis
-- inferior **720**
-- superior *107*
-- talaris anterior **732**
--- media **732**
--- posterior **732**
-- thyroidea 594, 597
- auricularis *107*
- inferior
-- hemispherii 495
-- linguae **564**
-- lunata 703
-- malleolaris medialis 728
- medialis hemispherii 495
- patellaris **704**, **721**, **723**
- poplitea **704**, 709
- posterior palpebralis 544, **545**
- superolateralis hemispherii 495
- urethralis 426
Fadenpapillen 564
Fallhand 673, 689
Fallopio-Band siehe Lig. inguinale [Arcus inguinalis]
Fallopio-Kanal siehe Canalis nervi facialis

Fallopio-Röhre 375
 siehe Tuba uterina
 [Salpinx]
Fallot-Tetralogie 244
Faltensäule hintere 389
– vordere 389
Falx cerebelli 461
– cerebri 460, **461**, 465,
 497
– inguinalis *142*, 159
Farbamnesie 504
Färbeindex 60
Farbensehen 504
Farbgedächtnis 504
Fascia
– abdominis parietalis
 156
– antebrachii 689, *692*
– axillaris 661
– brachii 668
– buccopharyngea 607,
 643, 646
– cervicalis **638**
– – Lamina pretrachealis
 586, *599*, **638**
– – – prevertebralis 586,
 599, **638**
– – – superficialis 586,
 599, 601, **638**
– clavipectoralis 137
– cremasterica 418
– cribrosa **161**
– endoabdominalis 156
– endothoracica **137**,
 249
– glutea *394*
– iliaca *142*
– inferior diaphragmatis
 pelvis 180, *361*
– investiens abdominis
 156
– – perinei superficialis
 179
– lata *136*, *159*, *394*,
 423, 717
– masseterica 644
– nuchae 638
– obturatoria *394*, *423*,
 433
– parietalis thoracis **137**
– parotidea 561, *601*,
 644
– pectoralis 137, *149*,
 601
– pelvis parietalis 180
– – visceralis 180
– penis *419*, *427*
– – superficialis ***427***
– perinei *179*, *181*, *394*
– pharyngobasilaris 579,
 580, *599*, *606*, 646
– prostatae 422
– rectoprostatica *179*,
 180
– rectovaginalis *179*,
 180, *410*
– renalis *332*
– spermatica externa +
 interna *162*, *164*, 418
– superior diaphragmatis
 pelvis 180, *361*
– temporalis Lamina
 profunda *645*
– thoracica **137**
– thoracolumbalis **115**,
 159, **654**, 660
– transversalis *115*, **156**,
 158, *161*, *162*, *163*,
 165, *169*
Fasciculus (Fasciculi)
– arcuatus *496*

– atrioventricularis *209*,
 212, **213**, **214**
– cuneatus *122*, *129*,
 130, *474*
– gracilis *129*, *130*, *474*
– interfascicularis *130*
– lateralis *475*, *623*
– – Verzweigungs-
 schema *699*
– longitudinalis dorsalis
 [posterior] 486, *491*
– – inferior 486, **496**
– – medialis *130*, 480,
 486
– – superior 486, **496**
– mammillotegmentalis
 491, *507*
– mammillothalamicus
 488, *491*, *506*, *507*
– medialis *623*, *641*
– – Verzweigungs-
 schema *699*
– muscularis 42
– parietooccipitopontinus
 508
– posterior *623*
– – Verzweigungs-
 schema *699*
– proprius *127*, *130*
– prosencephalicus
 medialis *491*, *507*
– retroflexus 487
– semilunaris *130*
– septomarginalis *130*
– transversi 684, 740
– uncinatus *496*
– vascularis *328*
Faser
– elastische *24*
– kollagene 23
– postganglionäre 91
– präganglionäre 91
– retikuläre 24
Faserkaliber 88
Faserknorpelfuge 38
Faserring 109, 209
Faszienspanner 708
Fauces 570
Fäulnis 14
Faustschlag präkordialer
 14
Fäzes **365**
Fazialishügel 469
Fazialiskanal *514*, 632
– Chirurgie 515
Fazialiskern 477
Fazialisknie 515
– inneres 479
Fazialislähmung 630,
 632
– Geburtsschaden 442
Fechterstellung *4*, *227*
Fehlhaltungen 111
Feinnadelbiopsie
 transrektale 422
Feiung stille 579
Felderhaut *97*, *99*
Felsenbein **453**, *519*,
 521
– auseinandergeklappt
 512
Felsenbein-Blutleiter
 oberer + unterer *462*
Felsenbeinnerv
– großer 515, 547
– kleiner 514
Feminisierung testikuläre
 396
Femoropatellargelenk
 Röntgenbild ***719***
Femur *31*, **704**, 719

– Frakturtypen 707
– Projektion ***718***
Femurkondylen **723**
Fenestra
– cochleae 513, **522**
– – Embryo *442*
– vestibuli 513, *515*, **522**
Fenster
– ovales 513, **516**, **522**
– rundes 513, **522**
Fersenbein **728**
– Bruch 729
– tasten 730
Fersenbeinhöcker **728**
Fetalperiode **400**, *402*
Fetometrie *174*
Fettanhängsel 281
Fettgewebe *24*, *25*
– braunes 26
– Brennwert 25
Fettkörper
– pararenaler *333*
– retrosternaler 237
Fettmark 30
Fettspeicherung 25
Fettspeicherzelle 299
Fettsucht **25**
Fettverteilung Frau/Mann
 97
Fettzelle 25
Fetus
– Aussehen ***401***
– Begriff 397
– Foto *402*, *403*
– Länge 400
– mit Eihäuten Foto *403*
– Röntgenbild *405*
– Wachstum *401*
Feuermal 98
Fibra (Fibrae)
– arcuatae *496*
– – externae 485
– associationis 447
– commissurales 447
– corticonucleares 485
– corticospinales 484,
 508
– geniculocalcarinae
 489, *504*
– geniculotemporales
 489, *505*
– intercrurales *159*, *161*
– lentis *526*, *528*
– obliquae *263*
– olivospinales *130*
– paraventriculo-
 hypophysiales *491*
– perforans *29*, *30*
– pontocerebellares 485
– projectionis 447
– supraoptico-
 hypophysiales *491*
– tendinea 43
– zonulares *528*, ***529***
Fibrillen kollagene *23*
Fibrin 57, 64
Fibrinogen 57, 64
Fibroblast *23*, 24
Fibrozyt *24*, *51*
Fibula 728, *731*, *737*,
 744
– Frakturen 729
Fibularisloge ***737***, 743
Fiederung *41*
Fila olfactoria *478*
Filet *708*
Filtration 52
Filum terminale *121*
– – Pars duralis *425*
– – – pialis *425*
Fimbria ovarica *369*, *380*

Finger 676
– Arterien 694
– Beugesehnen ***686***
– Hautinnervation 700
– Längsschnitt ***679***
– Nerven 694
– Querschnitt ***696***
– schnellender 686
– Sehnenkanäle 686
– Strecksehnen ***686***
– Verlust 698
– Versteifung 698
Fingeragnosie 503
Fingerarterien 694
Fingerbeere 97
Fingerbeuger ober-
 flächlicher ***682***, 683
– Sehnen ***682***, ***688***
– tiefer ***682***, 683
Finger-Boden-Abstand
 111
Fingerendgelenk 679
Fingerendglied 676
Finger-Finger-Versuch
 482
Fingergelenke *38*, **679**,
 686
– Achsen 679
– Bänder 679
– Bewegungen Muskeln
 688
– Bewegungsumfänge
 679
Fingergrundgelenk 679
Fingergrundglied 676
Fingerknochen *32*
Fingerknospen 400
Fingermittelgelenk 679
Fingermittelglied 676
Fingerrücken Dorsal-
 aponeurose ***686***
Fingerstrecker **681**
First-pass-Effekt 566,
 670
Fissura (Fissurae)
– cerebelli 446
– facialis obliqua *571*
– – transversa *571*
– horizontalis pulmonis
 dextri *188*
– ligamenti teretis *293*
– – venosi ***293***
– longitudinalis cerebri
 468, *471*, *475*, *495*
– mediana anterior *122*,
 445, *474*
– obliqua *188*
– orbitalis inferior 453,
 454, *457*, *536*, *538*,
 575, *647*
– – superior 452, 453,
 455, *457*, *536*, *575*
– pterygomaxillaris *457*,
 647
– synaptica 92
Fistel bronchopleurale
 203
Fistula
– rectoperinealis *371*
– rectoscrotalis *371*
– rectourethralis *371*
– rectovaginalis *371*
– rectovesicalis *371*
– rectovestibularis *371*
Fixateur interne 112
Fixation exzentrische
 541
Fixio centralis *223*
Flachrücken *111*
Flagellum *414*
Flankengegend 156

Flankenschrägschnitt
 333
Flaum 101
Flechsig-Bündel *130*
Fleck blinder 533, *535*
– gelber 533, *534*
Flecken *96*, *98*
Fleischfaser 42
Fleischhaut *419*
Flexio 383
Flexorenloge (Bein) *736*,
 737, 744
Flexura
– anorectalis 363
– cephalica *444*
– cervicalis *444*
– coli dextra [hepatica]
 267, *282*, 283, *312*,
 317, ***349***
– – – Röntgenbild *283*
– – sinistra [splenica]
 283, *312*, ***349***
– – – Röntgenbild *283*
– duodeni superior *318*
– duodenojejunalis 271,
 277, *279*, **280**, *314*,
 316, *317*
– – Entwicklung *256*
– perinealis 363
– sacralis 363
Flimmerhaare *18*, *79*, *80*
Flocculus *475*, 482
Flöckchen 482
Flöckchen-Knötchen-
 Lappen 482
Flood-Band siehe Ligg.
 glenohumeralia
Flügel großer 452
– kleiner 452
Flügelbänder 117
Flügelfortsatz 452, 453
Flügelfortsatzkanal 457
Flügelfortsatz-Oberkiefer-
 Spalte 457
Flügelgaumenganglion
 547
Flügelgaumengrube **457**,
 573, 643, **648**
Flügelgrube 452, 453
Flügelmuskel äußerer +
 innerer **557**
Flügelplatte 445
Flugphase 746
Fluorapatit 549
Fluorprophylaxe 549
Folia cerebelli 446, 482,
 484
Folliculus (Folliculi)
– atreticus *372*, 374
– glandulae thyroideae
 585
– lymphatici aggregati
 273
– ovaricus primarius *372*
– – primordialis 374
– – secundarius *372*,
 374
– – tertiarius [vesiculo-
 sus] *372*, 374, 380
Folli-Fortsatz siehe
 Processus anterior
 mallei
Follikel atretischer 374
– dominanter 375
Follikelepithel 374
Follikelreifung **374**
Follikelzelle 374
Follitropin 375, 493
Fontana-Raum 530
Fontanellen (Fonticuli)
 449, **449**, 450, *450*

Sachverzeichnis

Foramen (Foramina)
- caecum 453, 585
- – linguae 564, *599*
- ethmoidale anterius + posterius 536
- incisivum *454*
- infraorbitale 455, 456
- interatriale
- – primum 220, *221*
- – secundum 221
- interventriculare *221*, 467, 469, 489
- – persistierendes 224
- intervertebrale *105*, 109, *110*, *111*, *124*
- ischiadicum majus *173*, *409*, 713
- – – minus *173*, **713**
- jugulare 453, 454, 455, *465*, 580, *618*, *625*
- lacerum 453, 454, *618*
- magnum **453**, *454*, 455, *461*
- mandibulae 456, *550*
- mastoideum 451, *453*, *454*, *618*
- mentale **450**, *457*, *550*, *555*
- Monroi 468
- nutriens *665*, *666*
- obturatum *170*, 171, *363*
- omentale [epiploicum] 254, **257**, **260**, *267*
- ovale 57, *453*, *454*, 455, *618*
- – – Verschluß 212, 222
- palatinum majus *454*
- parietale **449**, 451, *456*, *618*
- rotundum 453, 455, 457, *647*
- sacralia anteriora + posteriora *107*, 109, *125*
- secundum 400
- sphenopalatinum 457, **572**, *647*
- spinosum *453*, *454*, 455, *618*
- stylomastoideum *454*, 515
- supraorbitale *457*
- suprapiriforme **712**
- transversarium *106*
- venae cavae *141*, *142*, *231*, *296*, 344
- venarum minimarum 212
- vertebrale *106*
Formatio reticularis *122*, **481**, 488
Fornix 489, 491, **496**, **497**, **506**, **507**
- conjunctivae
- – – inferior *547*
- – – superior 546, **547**
- – gastricus 262
- – sacci lacrimalis **547**
- – vaginae **389**
- – – Pars posterior **367**
Fossa
- acetabuli 703
- axillaris 661
- coronoidea **655**, *666*, **682**
- cranii
- – – anterior *454*
- – – media 455, *538*
- – – posterior 455

- cubitalis **672**
- hypophysialis 452, *453*, 455, 491
- infraclavicularis *601*, 640
- infraspinata 650
- infratemporalis *538*, *639*, *643*, **645**, *646*
- inguinalis lateralis + medialis *163*, *163*, *180*
- intercondylaris **704**, 719
- interpeduncularis *475*
- ischioanalis *180*, **181**, **182**, **394**, **423**, 713
- jugularis *454*
- lateralis cerebri *475*
- mandibularis *454*, **555**, **556**
- navicularis urethrae 424, *425*, **426**
- olecrani *30*, **655**, 665
- ovalis 212
- ovarica 372, 431
- paravesicalis 358
- poplitea **726**
- pterygoidea 452, 453, *558*
- pterygopalatina **457**, **573**, *643*, **647**, *648*
- – – Verbindungen 457
- radialis **655**, *666*, **682**
- rhomboidea 460, **469**, *476*
- – – Fetus 445
- supraclavicularis
- – – major *601*, 603, 640
- – – minor *601*, **605**, 640
- supraspinata 650
- supratonsillaris 570
- supravesicalis **163**, *180*
- temporalis 457, *538*
- tonsillaris **569**, 570
- vesicae biliaris [felleae] 293, *300*, 304
Fossula petrosa *454*
Fossulae tonsillares 583
Fovea
- capitis femoris **704**
- centralis 533
- costalis processus transversi *106*, **249**
- – – superior *106*
- nasalis 570
- otica 509
Foveolae gastricae 263, *265*
Fractura 36
- radii loco typico 674
Frankenhäuser-Ganglion siehe Plexus uterovaginalis siehe Plexus prostaticus
Frankenhäuser-Plexus 438
Frauenmilch reife 411
Fremdreflex 85, **127**
Frenulum
- clitoridis **393**, 394, *395*
- labii inferioris 561, **569**
- – – superioris 561, **569**
- labiorum pudendi **393**, *395*
- linguae 563, **564**
- ostii ilealis 284
- preputii 427
Frequenzdissoziation 215
Freßzelle 62, *67*

Fröhlich-Syndrom *25*
Frons 457
Frontalebene 4
Froschkopf *443*
Frostbeulen 742
frozen shoulder 658
Fruchtschädigung 405
Fruchtwasserraum 403
Frühschwangerschaft Ultraschallbild *401*
FSH 375, 493
Fuchsbandwurm 297
Füllungsphase 212
Fundoplikation 143, 264
Fundus
- gastricus **262**, *263*, *267*, 349
- uteri **380**, **385**, *410*
- vesicae 357, *420*, *426*
- – – biliaris [felleae] **302**, 304
Funiculus
- anterior *122*
- lateralis *122*
- posterior *122*
- spermaticus *136*, *156*, *161*, **418**, **419**, *430*
- umbilicalis *57*, **164**, *223*, *256*, *426*
- – – Ultraschallbild *401*
Funktionspool 65
Fusion 541
Fusionsschwäche 541
Fuß
- Außenseite Muskeln **737**
- Auswärtsdrehen 733
- Bänder **734**
- Besonderheiten Mensch 727
- Deformitäten 742
- Einwärtsdrehen 733
- Fehlformen 742
- Hautnerven 750, **751**
- Hautvenen **751**
- Knochen **728**
- – – tasten **730**
- Knochenbrüche 729
- Längswölbung **728**
- Muskeln kurze 739
- Röntgenbild **729**, **731**, **733**
- Schwellung abendliche 52
- Sehnen konturbildende 738
- Sehnenscheiden 738
- Strahlen **728**
- Verlust MdE 747
Fußplatte 400
Fußrand tasten **730**
Fußrücken
- Bänder **734**
- Muskeln **736**, 741
- Präparat Foto **745**
- Sehnen **745**
- Venennetz **745**
- Versorgungsstraße 745
Fußrückenarterie **745**
Fußsohle
- Arterien **746**
- Blutgefäße **745**
- Muskeln **736**, 739, **740**, **741**
- Nerven **745**
- Sehnenscheiden **745**
- Versorgungsstraße 745
Fußsohlenarterie äußere + innere 745

Fußsohlenbogen **745**
Fußsohlenmuskel 735
Fußsohlennerv äußerer + innerer 745
Fußsohlenpumpe 54, 751
Fußsohlenreflex 128
Fußsohlensehnenplatte 739
Fußwölbung Verspannung 734, 742
Fußwurzel **728**
Fußwurzelgelenk queres 733
Fußwurzelknochen 729
Fußwurzel-Mittelfuß-Gelenke 734
Fusus neuromuscularis 42

G

G1-Phase 20
G2-Phase 20
GABA 93, 498
γ-Aktivität 43
Galea aponeurotica *101*, *451*, *462*, **609**
Galen-Anastomose 598
Galen-Vene 464, 620
    siehe V. magna cerebri
Gall 458
Gallaudet-Faszie (Abdomen) siehe Fascia investiens abdominis superficialis
Gallaudet-Faszie (Perineum) siehe Fascia perinei [investiens perinei superficialis]
Galle 291
- Terminologie 292
Gallenblase 303, *305*
- Aufgaben 303
- Bauchfellverhältnisse 304
- Empyem 306
- Entfernung 304
- Feinbau 303
- Form 303
- Head-Zone 169
- Lage 304
- Längsschnitt *302*
- Perforation 306
- Projektion *278*, *301*, 304
- Röntgenuntersuchung 302
- Schnittbild *303*
- Ultraschallbild *306*
- Variabilität 304
Gallenblasenarterie 296, 304
Gallenblasenboden 304
Gallenblasengang 302
- Längsschnitt *302*
- Variabilität 303
Gallenblasengrube 293, 304
Gallenblasenhals 304
Gallenblasenkörper 304
Gallenfarbstoffe 291
Gallengangatresie 295
Gallengänge Variabilität 303
Gallengangentzündung 306
Gallengang-Leberläppchen 297
Gallenkanälchen 302

Gallenkapillaren **298**, 302
Gallenkolik 306
Gallenmilch 306
Gallensäuren 291
Gallensteine 305
- Arten 305
- Litholyse 306
- Röntgenbild *305*
- Stoßwellenlithotripsie 306
- Ultraschallbild *306*
Gallensteinleiden **305**
Gallenwege **302**
- extrahepatische 302
- intrahepatische 302
- Krebs 306
- Revision 304
Gallertgewebe 404
Gallertkern 109, *110*
Gallertkuppel **521**
GALT 68, **276**
Gammaaktivität 127
Gammaaminobuttersäure 93, 498
Gammazelle 493
Gang **746**
Gangataxie 482
Ganglion (Ganglia)
- aorticorenalia 354
- autonomicum 90
- cardiacum 214, **215**
- cervicale medium *90*, **196**, *581*, **635**, 636, *638*, *641*
- – – superius *90*, *581*, **635**, 636, *641*
- cervicothoracicum [stellatum] *90*, **196**, *581*, *586*, **635**, 636
- ciliare *90*, *478*, *504*, *541*, **543**, **544**, *629*
- cochleare *478*, **520**, *522*
- coeliaca *90*, 354
- geniculi [geniculatum] *568*, *630*, **631**
- impar 438
- inferius *632*, *633*, *635*
- lumbalia *90*, 354, *355*
- mesentericum inferius + superius *90*, 354
- oticum *90*, *562*, *628*, *632*, *633*, *647*
- pelvica *90*
- plexuum autonomicorum [visceralium] *90*
- prävertebrale 354
- pterygopalatinum *90*, *457*, *547*, **573**, *629*, *630*, **648**
- renalia 354
- sacralia *90*, 354, 438
- sensorium 84
- – – nervi spinalis *118*, *123*, *126*, *127*, *128*, *129*, **249**, *250*, *460*
- spirale cochleae *478*, **520**, **522**
- stellatum *90*, **196**, *581*, **635**, 636
- sublinguale *628*, **631**
- submandibulare *90*, *564*, *628*, 630, **631**
- superius *632*
- thoracica *90*, **249**, 250
- trigeminale *465*, **483**, **543**, **553**, *625*, 626, **648**
- – – Verzweigungsschema *628*

Ganglion (Ganglia)
- trunci sympathici *124, 250*
- tympanicum *633*
- vestibulare *478,* **520**
Gänsefuß 725
Gänsehaut 100
gap junction 18, 207, 532
Gartner-Gang *369*
Gasaustausch 192
Gasser-Ganglion 626 siehe Ganglion trigeminale
Gaster *3, 9, 292, 333*
Gastrektomie 270
Gastrin 76, 265, 275
Gastrinom 76, 316
gastroenteropankreatisches endokrines System **274**
Gastroenterostomie 318
gastrointestinales endokrines System **274**
Gastrojejunostomie 318
Gastropexie 143
Gastroskopie **264**
Gastrulation 399
Gaumen 568
- Entwicklung *570,* **571**
- Gliederung 568
- harter **568**
- Nerven *570,* **573**
- Pfählungsverletzung 569
- primärer *571*
- Schleimhaut 569
- sekundärer *571*
- weicher **569**
Gaumenbein **456**
Gaumenbogen hinterer + vorderer **570**
Gaumenbogenmuskel
- hinterer **568**
- vorderer **568**
Gaumendrüsen 560
Gaumenkanal großer 457
Gaumenmandel 583
- Schnittbild *583*
Gaumennaht mediane + quere 569
Gaumennerv großer + kleine *570*
Gaumen-Rachen-Muskel 568
Gaumenschluß 401
Gaumensegel **569**, 582
- Aufgaben 569
- gespaltenes *571*
Gaumensegelheber **568**
Gaumensegellähmung 634
Gaumensegelspanner **568**
Gaumenspalte *571*
Gaumen-Zungen-Muskel 568
Gebärmutter *361,* **379,** **380, 388**
- Aufhängung *384*
- Ausschabung 382
- Bauchfelltaschen 383
- Bauchfellüberzug 380
- Befestigung an Beckenwand *384*
- Betasten bimanuelles *392*
- doppelte 372
- Drüsen 380
-- Steuerung 75

- Entfernung 387
- Entwicklungsstörungen 371
- Form 379
- Gliederung 379
- Größe 379
- Halteapparat 384
- Krebs **385**
- Lagebegriffe 383
- Lymphknoten 385
- Operationen 387
- Palpation 392
- Riß 409
- Schleimhaut 379, **381**
- Terminologie 379
- Ultraschallbild **388**
- Verkleinerung nach Entbindung 410
- Wachstum während Schwangerschaft 407
- Wandschichten 379
- Winkel *383*
- Zweiteilung 371
Gebärmutterarterie **385**
Gebärmutter-Eierstock-Band 372
Gebärmutterenge 379
Gebärmuttergekröse 384
Gebärmuttergrund 379
Gebärmutterhals 379
- Eröffnungsphase *407*
- Krebs **385**
Gebärmutterhalskanal 379
- Schleimhaut 380
- Schleimpfropf 407
Gebärmutterhöhle **379**
- Röntgenbild *375*
Gebärmutterkörper 379
- Schleimhaut 380
- Krebs **385**
Gebärmutterkörperhöhle 379
Gebärmutterkuppe 379
Gebärmutter-Scheiden-Geflecht 438
Gebärmuttervenen **385**
Gebärmuttervenengeflecht 436
Gebärmuttervorfall 181, **384**
Gebiet anatomisches 694
Gebiß **549**
- bleibendes **555**
- Entwicklung **554**
- Nerven **553**
- Panoramaaufnahme *555*
Geburt 407
- Abschnitte 407
- bevorstehende 407
- Dauer 408
- Drehungen des Kindes 175
- Eröffnungsphase *407*
- Steißlage 175
Gedächtnisstörung anterograde 507
Gedächtniszelle 72, 73
Gefäßarkaden 277
Gefäßfach 715
Gefäßkrämpfe 50
Gefäß-Nerven-Strang Hals 612
Gefäßzottenwulst 466
Geflechtknochen 27
Gefühlsverödung 502
Gegenspieler 45
Gehen **711, 747**

- Kniegelenkversteifung 711
Gehirn
- Altern 500
- Arterien **470**
- Blutgefäße 470
- Durchblutungsstörungen 471
- Embryo 444
- Fetus 445
- Frontalschnitt *471,* **497,** *513*
- Gewicht 2, 83
- Hai 446
- Hauptabschnitte 446
- Kaninchen 446
- Massenblutung 508
- Medianschnitt *469, 489, 496*
- Neugeborenes 83
- vergleichende Anatomie 83, 446
- viszerales 506
Gehirnschädel 441
Gehörgang äußerer **510**
-- Furunkel 511
-- Schnittbild **511**
-- Spülen 516
-- innerer 519
Gehörgangsatresie 510
Gehörgangsknochen 453, 511
Gehörgangsplatte 510
Gehörknöchelchen 513, 515
- Bewegungen **516**
- Entwicklung 509
- Gelenke 516
- Muskeln 515
- Schallverstärkung 516
Geißel 18, **414, 415**
Gekröse Aufgaben 82
- Begriff 82
- primitives hinteres 254
-- vorderes 254
Gekrösearterie
- obere 342
- untere 344
Gekrösewurzel 280
Gekrösewurzeln **256**
Gelbkörper *374*
Gelbkörperzelle *374*
Gelbsucht 98, **291,** 306
Geldzählen 481
Gelenk
- Einteilung 39
- Hauptachsen 39
- Hauptbewegungen 39
- synoviales **38**
- Terminologie 38
- Verletzungen 39
Gelenkende 29
Gelenkknöckerchen 555
Gelenkkapsel **38**
Gelenkknorpel *23,* **38**
Gelenklippe 39, 656
- Hüftgelenk 703
Gelenkmechanik 39
Gelenkring 39
Gelenkscheibe **39**
Gelenkschmiere **39**
Gelenkspiel 40
Gemini conjuncti *406*
Gemma(e)
- bronchopulmonariae *584*
- caudalis *255*
- gustatoria 564, *565*
- pancreatica dorsalis + ventralis *316*
Gemüt Verarmung 502

Generallamelle 29
Geniculum nervi facialis 515
Genitalhöcker 371
Genitalnervenkörperchen 96
Genitalwülste 371
Gennari-Streifen 503
Genu 497
- capsulae internae 508
Genua valga + vara **720**
Geräusche diastolische + systolische 211
Gerota-Faszie siehe Fascia renalis
Gerstenkorn 546
Gerstmann-Syndrom 503
Gesäßbacken 711
Gesäßfurche 711
Gesäßgegend 713
- Arterien 712
- Hautinnervation 750
- Injektionsfelder *714*
- Nerven 712
-- aufmalen *714*
- Orientierungsdreieck 714
Gesäßmuskeln **708,** *709*
Gesäßnerv oberer 436
- unterer 436
Geschlecht
- chromosomales 395
- genetisches 395
- gonadales 396
- psychisches 396
- somatisches 396
Geschlechtsbestimmung 19
Geschlechtschromatin **19,** 20
Geschlechtschromosomen 19
Geschlechtsdiagnose vor Geburt Ultraschallbild *428*
Geschlechtsdrüsen akzessorische 424
Geschlechtsgang *369*
- Abkömmlinge 370
Geschlechtsorgane
- Entwicklung 369
- Gliederung 368
- Vergleich 369
Geschlechtsunterschiede 11
Geschlechtszyklus
- Regelkreis 375
- Schema **382**
- Steuerung 375
Geschmacksdrüsen 565
Geschmackshalluzinationen 507
Geschmacksknospen **564,** *565*
Geschmacksorgan **564**
Geschmacksporus 565
Geschmacksprüfung 565
Geschmacksqualitäten 565
Geschmackszelle 564
Geschwür *96*
Gesetz der Embryonenähnlichkeit 443
- von Hagen und Poiseuille 51
Gesicht
- Blutgefäße 614
- Entwicklung 570
- Mißbildungen 571
- Muskeln **609**

- Venen **620**
Gesichtsarterie 616, 642
Gesichtsfeld Ausfallserscheinungen **535**
Gesichtsgegenden 643
- seitliche **616, 630**
-- tiefe **645**
Gesichtslähmung als Geburtsschaden 442
Gesichtsnerv 447, **630**
Gesichtsschädel 441, **450**
- Frontalschnitt **574,** *575,* **643**
- Hohlräume **575**
- Knochen 455
- Relief 456
- tastbare Knochenbereiche 457
Gesichtsspalte quere + schräge 571
Gesichtswülste 400
Gestagene 375
Gestalt 10
Gestaltwandel 12
Gestik 609
Gestimmtheit 491
Gesundheitssandalen 742
Gewebe Begriff 21
- blutbildendes 64
- Hauptgruppen 21
Gewebewassersucht 52
Gewebshormon 76
Gewebsmastzelle 63
GH 493
Gibbus 111
Gicht **734**
Gießbeckenknorpel 592
Gimbernat-Band siehe Lig. lacunare
Gingiva **549, 552,** 569
Gingivitis 552
Ginglymus 39
GIP 275
Gipfel 482
Gipsverband 698
Gitterfaser 24
Glabella 454
Glandula (Glandulae)
- anales 366
- areolares *149*
- buccales 559
- bulbourethralis *180, 357, 361,* 417, 420, **423, 424, 426**
- cardiacae 265
- ceruminosa **511**
- cervicales uteri 381
- ciliares **545**
- duodenales 272, 273
- endocrinae Basiswortschatz 7
- gastricae propriae *263,* **264**
- genitales accessoriae 424
- gustatoriae 565
- intestinales 273, 281
- labiales 559, 561
- lacrimalis **537,** *543,* **547,** *620,* **631**
-- accessoria **545,** 547
-- Pars orbitalis 546
--- palpebralis 546
- laryngeales 595
- lingualis 560, **565,** *631,* **633**
-- anterior 560, 565
- mammaria 99, 147
- molares 559

Sachverzeichnis

Glandula (Glandulae)
- nasales 572, *631*
- oesophagea *232*
- olfactoriae 573
- palatinae 560, *631*
- parathyroidea *581*, *586*, **589**, **590**, *635*
- parotidea 561, **562**, *603*, *605*, *609*, *633*, **644**
-- accessoria 562, **603**
- pharyngis 579
- pinealis 469, *474*, *477*, *489*, **494**, *496*
- pituitaria siehe Hypophysis
- preputiales 427
- pyloricae *264*, *265*
- salivariae majores 559
-- minores 559
- sebacea *511*, 545
-- holocrina *99*, *100*, *101*
- seminalis *163*, *180*, *312*, *361*, *417*, **419**, **420**, **430**
-- Entwicklung *369*
- sublingualis 560, **562**, **563**, *631*, 640
- Innervation 564
- Schnittbild **563**
- submandibularis **562**, *563*, *603*, *605*, *631*
- Innervation 564
- sudoriferae
-- apocrinae 99
-- merocrinae *99*, 99, *100*, *102*
- suprarenalis *246*, *260*, **279**, *312*, *314*, **319**, *332*, **345**, **355**
- tarsalis **545**, 545
- thyroidea *3*, *9*, *234*, *237*, *312*, *581*, **585**, **586**, **601**, *603*, *605*, *635*
- tubariae *517*
- urethrales *395*, 424
- uterinae 380, **381**
- vesiculosa *163*, *180*, *312*, *361*, *417*, **419**, **420**, **430**
-- Entwicklung *369*
- vestibularis
-- major *176*, **393**, *395*
--- Mündung *388*, *394*
-- minor *393*
Glans
- clitoridis *394*, *395*, *410*
-- Entwicklung *371*
- penis **420**, *425*, 426, **427**
Glanzstreifen 207
Glaser-Spalte *siehe* Fissura petrotympanica
Glashaut *100*, 398
- äußere + innere *374*
Glaskörper **529**
Glaskörperarterie *526*
Glatze *101*, 451
Glaukom **530**
- Operation 531
Gleichgewichtsnerv Kern *477*
Gleichgewichtsorgan 520
- Funktionsprüfung 522
- Gliederung 520
- Lage **521**
- Phylogenese *509*
- Überblick *509*

Gleitbruch 143
Gliaarchitektonik 500
Gliazelle **28**
Glied männliches **426**
-- Querschnitt *427*
Gliedertaxe 698
Gliederung metamere 400
Gliedmaße untere Skelett **703**
Gliednaht 427
Gliedrücken 426
Gliedschenkel 426
Gliedschwellkörper 426
Glioblast *444*, 445
Glisson-Dreieck *295*
Glisson-Kapsel 299
Globus pallidus *487*, **497**
-- lateralis *497*, **498**
-- medialis *497*, **498**
Globusgefühl 579
Glomerulus *328*, *329*
Glomeruluskapsel 328
Glomus
- aorticum 239
- caroticum **614**, *633*
- coccygeum *341*, *367*, *432*
Glomusanastomose 56
Glomuskörper 96
Glomustumoren 96, 614
Glossitis 564
Glottis 592
Glottisödem **595**, 600
Glotzauge 537
Glucagonozyt 315
Glucocorticoide **321**
Glucosurie 316
Glucuronyltransferase 292
Glutamat 498
Glycosaminoglycane *23*, *39*
Glykokalix 273
Gnathion 455
Gnathoschisis 571
GnRH *375*, 490
Goethe als Anatom *570*
Goldberger-Ableitungen 214
Goldblatt-Mechanismus 331
Golgi-Apparat *16*, *17*
Golgi-Mazzoni-Körperchen **85**
Golgi-Zelle 484
Goll-Kern 480
Goll-Strang 129
Gomphosis *37*
Gonadoliberin *375*, 490
Gonadotropine *493*
Gonadotropin-Releasinghormon *375*
Gonadotropinzelle *493*
Gonarthrose 722
Goniotomie 531
Gonorrhö *594*
Gonosomen 19
Gowers-Bündel *129*
Graaf-Follikel *374*
Granula spezifische *62*
Granulationsgewebe 103
Granulomer *64*
Granulopenie *65*
Granulosaluteinzelle *374*
Granulosazelle *374*, *375*
Granulozyt 60, **62**
- Aufgaben *62*

- basophiler *59*, **63**, *65*
- eosinophiler *59*, **62**, *65*
- neutrophiler *59*, **62**, *65*, *66*
Granulozytopoese *59*, *65*, **66**
Gravidität 397
Greifautomatismen 502
Greifreflex Zehen 728
Grenzfurche 445
Grenzlinie *171*
Grenzmembran 413
- äußere 499, 531
- hintere 527
- innere 531
- vordere 527
Grenzstrang 91, *248*, *249*, *437*, **635**, *636*, **647**
- Äste 250
- Aufgaben 636
- Ausfallserscheinungen 637
- Bauchteil 354
- Halsganglien 636
-- Äste 636
- Halsteil **636**
- Lage 250
Griffelfortsatz 453, 674
- Muskeln **606**
Griffelfortsatz-Rachen-Muskel **580**
Griffelfortsatz-Unterkiefer-Band 555
Griffelfortsatz-Zungenbein-Band 601
Griffelfortsatz-Zungenbein-Muskel 606
Griffelfortsatz-Zungen-Muskel **567**
Grimassenschneiden 499
Grimassieren 499
Grimmdarm 283
Großhirn 483, **494**, **495**
- Entwicklung *447*
- Flächen 495
- Furchen 495
- Gliederung 495
- Lappen **495**
- Lappengrenzen 495
- Medialfläche **496**
- Pole 495
- Ränder 495
- vergleichende Anatomie *446*
- Windungen 495
-- Kernspintomogramm *488*
Großhirnarterien **471**
- Versorgungsgebiete *472*
Großhirn-Brücken-Kleinhirn-Bahn 485
Großhirnhemisphäre 495
- dominante 502
- untergeordnete **502**
Großhirn-Kleinhirn-Bahnen Schema **508**
Großhirnmark 495
- Bahnen 496
Großhirnrinde 495
- agranuläre 499
- akustische 505
- Angioarchitektonik 500
- Arterien **471**
- assoziative parieto-okzipitotemporale *503*, *505*

- auditorische primäre + sekundäre 505
- Chemoarchitektonik 500
- Differenzierung funktionelle 499
- Entwicklung 447
- Feinbau 499
- Gliaarchitektonik 500
- Gliederung 499
- granuläre 500
- Lappen 499
- Myeloarchitektonik 500
- parietale posteriore 503
- Pigmentarchitektonik 500
- präfrontale 502
- prämotorische 502
- Regionen senso-motorische 500
- Schädigung lokale 501
- Schnittbild **500**
- somatomotorische primäre 501
-- sekundäre 502
- somatosensorische primäre 502
-- sekundäre 503
- supplementär-motorische 502
- visuelle höhere 504
-- primäre 503
-- sekundäre 504
- Zellsäulen 500
- Zytoarchitektonik 500
Großhirnschenkel 475, **476**
Großhirnsichel 461
Großhirnstiele 475, 476
- Entwicklung *446*
Großhirnstielzisterne 465
Großhirnvenen 620
Großzehe Muskeln 739
Großzehenabspreizer 739
Großzehenanzieher 739
Großzehenbeuger
- kurzer 739
- langer **738**
Großzehengrundgelenk Gicht 734
Großzehenstrecker
- kurzer 741
- langer **735**
Grundbündel 127
Grundgesetz biogenetisches *241*, 443
Grundplatte 445
Grundsubstanz *23*, *26*
Gruppenfaszie 45
Grynfeldt-Dreieck *siehe* Trigonum lumbale superius
Gubernaculum ovarii *369*
- testis *369*, *370*
Gudden-Bündel 507
Gummigelenke 111
Gummistrümpfe 752
Gürtel *496*, 507
Gürtelfurche 506
Gürtelwindung *496*, 506
Guthrie-Muskel *siehe* M. transversus perinei profundus *siehe* M. sphincter urethrae externus
Guyon-Loge 684
Gyrus (Gyri)

- angularis **495**
- cerebrales 495
- cinguli *496*, 506
- dentatus **506**
- fasciolaris **506**
- frontalis inferior **495**
-- medius **495**
-- superior **495**
- hippocampi **506**
- parahippocampalis **506**
- paraterminalis 505, **506**
- postcentralis *468*, **495**, 500, **502**
-- Repräsentation des Körpers **503**
- precentralis *468*, **495**, 500, *541*
-- Repräsentation des Körpers **501**
- supramarginalis **495**
- temporales transversi 505
- temporalis inferior **495**
-- medius **495**
-- superior **495**, 505
G-Zelle *265*, *275*

H

Haar
- Anhangsorgane 100
- Aufgaben 99
- Bau 100
- Farbe 100
- Hauptarten 101
- Schema *100*
- Terminologie 101
- Wachstum 101
Haaraufrichtemuskel 100
Haarbalg *100*, *101*
Haarbalgdrüse 99
Haarbalgmuskel 100
Haarfollikel *99*, *100*, *101*
Haargefäß 48
Haarkolben 101
Haarkutikula *100*
Haarpapille *100*
Haarrinde *100*
Haarschaft *99-101*
Haarwurzel 100
Haarzelle 520, **523**
- äußere + innere 523
Haarzunge 564
Haarzwiebel 100
Habenula **486**
Hackenfuß **742**, **743**
Haeckel 443
Haemocyti 57
Haferzellkrebs 197
Haftstiel 399
Haftverbindung **18**
Haftzotten 403
Hagelkorn 546
Hahnenkamm 452
Hakenbein 674
- tasten 676
Hakenbündel 496
Hakenmagen 263
Halbseitenanfälle 501
Halbseitenlähmung 508
Haller-Arterie *siehe* A. pancreatica dorsalis
Haller-Bogen *siehe* Lig. arcuatum mediale *siehe* Lig. arcuatum laterale
Haller-Tripus *siehe* Truncus coeliacus
Hallux valgus **742**

773

Hals
- Bauprinzip 637
- Bewegungen Muskeln 605
- Bindegewebestraßen 639
- Eingeweideraum 638
- Eingeweide Zugangswege 599, 640
- Fisteln branchiogene 585
- Grenzen 637
- Hautvenen 617, 618
- Horizontalschnitt *586*, 638
- Leitungsbahnen 605
- Lymphknoten 620, *621*
- Medianschnitt *578*, 599
- Muskeln 603, **605**
- Muskelspiel 605
- Oberflächenrelief 602
- Regionen 639
- tasten 601
- Venen **617, 618**
- – Gliederung 617
- Verschiebespalt
- – präviszeraler 639
- – retroviszeraler 639
- Zysten branchiogene 585

Halsbiegung 444
Halsdreieck hinteres + vorderes 602, **640**
Halsfaszie **638**
- Blatt mittleres 604, **638,** *639*
- – oberflächliches **638**
- – tiefes **638**
Halsganglion
- mittleres 636
- oberes 636
Halsgegend hintere **640**
- seitliche **640**
- – Blutgefäße **664**
- – Nerven **664**
- vordere **639**
Halslymphstamm 620
Halsmark 120
Halsmuskel langer 602
Halsmuskeln *146*, **602**
- prävertebrale **604**
- tiefe **604**
Halsnerv querer 622
Halsnervengeflecht **622**
- Leitungsanästhesie 622
Halsnervenschlinge 622
Halsregionen **639**
Halsrippen 133
Halssympathikus **636**
- Ausfallserscheinungen 637
Halswirbel **106, 107**
Halswirbelsäule 106
- Bewegungsmöglichkeiten 111
- Röntgenbild *112*
Halteapparat parametraner 384
Halteband der Beugesehnen *677*, 683
- – Strecksehnen **685**
- des Glieds 427
Haltemuskeln 45
Haltung 110
- harmonische 111
- stramme **711**
Hämatemesis 234
Hämatokolpos 372, 389

Hämatokrit 57
Hämatom epidurales **459**
- subaponeurotisches 452
- subperiostales 452
Hämatoperikard 230
Hämatothorax 200
Hämatotympanon 512
Hammer **516**
Hammer-Amboß-Gelenk 516
Hammergriff *511*, 516
Hammerkopf 516
Hammerstiel 516
Hammerstreifen 516
Hammerzehe **742**
Hämodialyse 82
Hämoglobin 58, **60**
- fetales 56
Hämoglobingehalt im Blut 60
Hämoptoe 192
Hämoptyse 192
Hämorrhoidalvenenthrombose 364
Hämorrhoiden **364**
Hämozytoblast *65*
Hämozytopoese 65
Hamulus ossis hamati *675*, 677, 682, 686
- pterygoideus *454, 456, 568, 572*
Hand als Greiforgan 696
- Ausbreitungswege von Entzündungen 686
- Beugefalten **695**
- Beugefurchen **697**
- Bewegungen Muskeln 688
- Blutgefäße 692
- Gebrauchswert 698
- Gelenke **678**
- Haut 697
- Hautinnervation 700
- Knochen 674, **675**
- – Abtasten 676
- Leitungsbahnen 690
- Lymphabfluß 696
- Muskeln 680, **684**
- – Funktionsprüfung 688
- – kurze 686
- Nerven 694
- Röntgenbild *33*, **675**
- Schwellung 697
- Sehnenscheiden **686**
- – Fächer **685**
- Sesambeine 675
- Strecksehnen **685**
- und Sprache 696
- Verlust 698
Handbeuger
- ellenseitiger 683
- speichenseitiger 683
Handgelenk(e)
- Bänder **678**
- Bewegungsprüfung 678
- Bewegungsumfänge **678**
- distales **677, 678**
- Gelenkkapseln 677
- proximales **677, 678**
- Punktion 678
- Ruhigstellung 698
- Schnelltest **678**
- Versteifung 698
Händigkeit **697**
- Test 698
Handlinienmuster 697
Handplatte 400

Handrücken
- Arterien 692
- Bänder **677**
- Gefäßnetz **692**
- Nerven 694
- Schichtenfolge 694
- Schwellung 686
- Sehnen sichtbare 685
- Venen 692
- – Blutentnahme 692
- – Injektion 693
Handstrecker
 ellenseitiger + speichenseitige 681
Handwurzel 674
- Bänder **677**
- Blutgefäße **692**
- Gelenke 677
- Nerven **692**
- Röntgenbild *676*
Handwurzelknochen **674**
- Knochenkerne 677
- überzählige 675
Handwurzel-Mittelhand-Gelenke **677, 678**
Hängebrust 148
Hängematte 177
Harn Terminologie 325
Harnabgang unwillkürlicher 362
Harnbereitung
- Prinzip 323
- Schema *329*
Harnblase 357, *361*
- Aufgaben 357
- Bauchfellverhältnisse 357
- Divertikel 359
- Einstich durch Bauchwand 358
- Ersatz 360
- Fassungsvermögen 357
- Feinbau 358
- Form 357
- Gliederung 357
- Head-Zone *169*
- hypertone 360
- hypotone 360
- Innervationsstörungen 360
- Katheterisieren Mann 424
- Krebs **359**
- Lage 360
- Lymphknoten 360
- Medianschnitt *425*
- Muskulatur *359*
- Nachbarschaft 361
- Nerven 360
- Punktion suprapubische 357
- Schleimhaut 358
- Schleimhautrelief 359
- Schnittbild *358*
- Sphinkter innerer 359
- Spiegelung *359*
- Terminologie 358
- Ultraschallbild *421*
- Venengeflecht *360*
- Verschluß 359
- Wandschichten 358
Harnblasenarterien 360
Harnblasendreieck 359
Harnblasengeflecht 438
Harnblasengrund 357, *420*
Harnblasenhals 357
Harnblasenkörper 357
Harnblasen-Mastdarm-Fistel 372

Harnblasen-Scheiden-Fistel 372
Harnblasenscheitel 357
Harnblasenschnitt hoher 358
Harnblasenspalte 361
Harnblasenspitze 357
Harnblasenstein 336
Harnblasenvenen 360
Harnblasenvenengeflecht 436
Harnblasenzäpfchen 359
Harnentleerung 362
Harnfluß übermäßiger + verminderter 324
Harnflut 324
Harninkontinenz 362
Harnleiter 337
- Bauchteil 337
- Beckenteil 337
- doppelter *339*, 340
- Engen 337
- Fehlbildungen 340
- Gefährdung bei Gebärmutteroperationen 337, 385
- Kolik 338
- Mündung 359
- Projektion *336*
- Querschnitt *338*
- Röntgenbild *335*
- Schleimhaut 337
- Terminologie 338
- Überkreuzung durch Arteria uterina 385
- Varietäten *339*
- Wandschichten 337
- zweigeteilter *339*
Harnleiterstein 336
- Entfernen 338
Harnorgane 323
Harnretention 422
Harnröhre
- Drüsen 395, 424
- männliche **357**, *420,* **424, 426**
- – Abschnitte 424
- – Engstellen 424
- – Epithelarten 424
- – Fehlmündungen 425
- – Katheterisieren 424
- – Krümmungen 424
- – Verschluß 359
- weibliche 395
Harnröhrenkiel 389, 395
Harnröhrenmund äußerer 393, 395, 426
- innerer 359, 395
Harnröhren-Scheiden-Fistel 372
Harnröhren-Schließmuskel 179, 424
Harnröhren-Schwellkörper 426, **427**
Harnröhren-Schwellkörper-Muskel 394
Harnröhrenspalte obere + untere 425
Harnsäure 734
Harnsteinleiden **336**
Harnträufeln 362
Harnweginfektion **359**
Harvey-Band *siehe* Lig. arteriosum
Hasenscharte 571
Hasner-Klappe 548
Hassall-Körperchen **238**
Hauptarterie 238
Hauptbauchspeichelgang 313
Hauptbronchus 184

Hauptdrüsen 264
Hauptgallengang **302**
- Steinbefall 306
Haupthaar 451
Haupthistokompatibilitätskomplex 68
Hauptzelle 264, 330, 493
- Nebenschilddrüse 590, **591**
Haustierkrebs 423
Haustra coli 281, *282*
Haut 94, 95, **97**
- Arterien 95
- Aufgaben 93
- Ausschläge *96*
- behaarte *99*
- Bläschen *96*
- Bräunung 94
- Dicke 97
- Drüsen 99
- Elastizität 95
- Farbe 98
- Knötchen *96*
- Krebs 98
- – schwarzer *98*
- Muskeln 97
- Naht *103*
- Narbe 103
- Schichten 95
- Schnitte bei Bauchoperationen 169
- Terminologie 94
- Transplantation 168
- Verfärbungen 98
Hautmuskel Hals **601**
Hautsinnesorgane 85, **96**
- Gliederung 96
Havers-Kanal 29
Havers-System 36
HCG 375, 404
HCS 404
Head-Zonen **168**, *169*
HED 74
Heiserkeit **591**, 634
Helfer-T-Zelle 71
Helicobacter pylori 268
Helicotrema 522
Helix **510**
Hemianopsie 508
- bitemporale 487, 493
- heteronyme 536
- homonyme 487, 536
Hemiballismus 487
Hemihepatektomie 294
Hemilumbalisation 107
Hemineglect 497
Heminephrektomie 333
Hemiplegia-alternans-Syndrome 486
Hemiplegie kontralaterale 508
Hemisakralisation 107, *108*
Hemisphäre dominante 497, **502**
- untergeordnete **502**
Hemispherium cerebelli 446, 482
- cerebri 495
Hemmfaktor für Müller-Gang 396
Henle-Band *siehe* Falx inguinalis [Tendo conjunctivus]
Henle-Schicht *100*
Henle-Schleife 323, 324, *330*
Hensen-Streifen *27*
Hensen-Zelle 523
Hepar 3, 5, 9, 185, 292, *312, 317, 333, 334*

Hepar
– Ultraschallbild *347*
Hepatikojejunostomie 305
Hepatozyt **298**, *298*, *299*
Hermaphroditismus **396**
Hernia (Hernie) **163**
– acquisita 165
– congenita 165
– diaphragmatica 141
– epigastrische 165
– femoralis 167, **716**
– inguinalis 166
– inkarzerierte 276
– innere 165
– ischiadische 165
– lumbale 165
– lumbokostale 142
– obturatoriae 165
– parasternale 165
– perineale 165
– supravesikale 165
– umbilicalis 289
Herophilus-Torcular *siehe* Confluens sinuum
Herring-Körper 493
Herz 203
– Abstieg 222
– als Pumpe 46
– Arbeitsphasen *210*
– Atembewegungen 226
– Aufzeichnen auf Brustwand 227
– Diastole *204*
– Dilatation 205
– Eckpunkte 227
– Elektroschock 228
– Entwicklung *220*
– Erregungsleitungssystem *213*
– Form 205
– Gliederung 203
– Größe 205
– – Kind 205
– Head-Zone *169*
– Hormondrüse 204
– Hypertrophie 205
– Innenrelief 211
– Kernspintomogramm *225*
– Klappen Projektion *211*
– Klappenebene *209*
– Kleinkind 205
– Konturen 226
– Koronargefäße *216, 217*
– Lage 225
– Längsschnitt *208*
– Links-rechts-Shunt 222
– Nachbarschaft 226
– Nerven **636**
– Operationen 228
– Parasympathikus 215
– Perkussion **4**, **226**
– Projektion 226, *228*
– Rechts-links-Shunt 223
– Rhythmusstörungen **215**
– Röntgenbild *227*
– Ruhigstellen 228
– Scheidewand 204
– Schrägansichten *227*
– Schrittmacher **216**
– Septumdefekte 222
– Sympathikus 215
– Systole *204*
– Terminologie 204

– Ultraschalluntersuchung *210*
– Umstellung bei Geburt 222
– Venenkreuz *226*
– Ventilebene **209**
– Vergrößerung 205
– Wand Dickenunterschiede 208
– Wandschichten 206
Herzanlage 220
Herzbasis 205
Herzbeutel 229
– Entzündung 230
– Erguß 81, 230
– Hinterwand **229**
– intraperikardiale Gefäßabschnitte 230
– Lagebeziehungen 230
– Leitungsbahnen 230
– Pforte arterielle 229
– – venöse 229
– Tamponade 81, 230
– Umschlag 229
Herzbeutelhöhle Buchten 230
Herzdämpfung absolute + relative 227
Herzfehler 222
Herzfehlerzellen 193
Herzgeräusche 211
– Abhörstellen 211
Herzinfarkt **218**
– Folgezustand 219
– Risikofaktoren 219
Herzinnenhaut **206**
– Entzündung **224**
Herzinsuffizienz 207
Herzkammern Innenrelief 212, 213
Herzklappen **208**
– Aktionsphasen 210
– Funktionsweise 208
– Lage 209
Herzklappenfehler 224
– Operationen 225
Herzkrankheit koronare 219
Herzkranzarterie(n)
– Bypass 220
– Korrosionspräparat *219*
– linke **216**
– rechte **217**
– Ursprung aus Truncus pulmonalis 217
– Varietäten 217, *218*
– Versorgungsgebiete 217
Herzkranzbucht 212
Herzkranzfurche 205, 216
Herzkranzvenen **218**
Herz-Lungen-Maschine 228
Herzmassage äußere 14, **226**
Herzmuskulatur **207, 207**
Herznerven 214, 636
Herzohr 205
Herzscheidewände Entwicklung *221*
Herzschlauch **220**, 400
Herzschleife **220**, 400
Herzskelett **209**
Herzspitze 205
Herzspitzenstoß 227
Herzstillstand 13, 228
– reflektorischer 226
Herztöne 211
– Abhörstellen 211

Herzvenen 218
Heschl-Querwindungen 505
Hesselbach-Faszie *siehe* Fascia cribrosa
Heterophorie 541
Heuschnupfen 546, **573**
Heuser-Membran **398**
Hexenschuß 110
Hey-Band *siehe* Margo falciformis [arcuatus]
Hiatus
– adductorius 726
– aorticus 141, **159**, 231, 240, 279, 340
– axillaris lateralis + medialis 654, **659**, 661
– maxillaris 455, **572**, 576
– oesophageus 141, 142, 143, 231, *279*
– sacralis *107*, 127
– saphenus *136*, *159*, *161*, 716, **717**, 750
– semilunaris *518*, 576
– urogenitalis 177
Hiatushernie axiale 143
– paraösophageale 143
Highmore-Höhle *siehe* Sinus maxillaris
Hilfsatemmuskeln **146**
Hilum
– lienale 310
– ovarii 378
– pulmonis 187, **190**
– renale Ultraschallbild *326*
– splenicum 310
Hilumlymphknoten 194
Hilusdrüsen 194
Hinken zeitweiliges 754
Hinterbauchraum Kernspintomogramm *322*
Hinterdarm 255, 371
Hinterhauptarterie 452, 616
Hinterhauptbein **452**
Hinterhaupt-Blutleiter 462
Hinterhauptgegend 643
Hinterhauptshöcker 454
Hinterhauptlage 175
Hinterhauptlappen **495**
Hinterhauptnerv
– großer 451
– kleiner 451, 622
Hinterhauptpol 496
Hinterhauptschuppe 449, 452
Hinterhirn Embryo 445
Hinterhirnbläschen 444
Hinterhorn **122**
Hinterseitenfurche 474
Hinterstrang **123**
– Bahnen *129*, **129,** 130
– Kerne 480
Hippocampus 475, 491, 497, **506**
– Aufgaben 506
– Reizzustände 507
– Zerstörung 507
Hippocampus-Epilepsie 507
Hippocampusformation 506
Hirci 101
Hirnanhangsdrüse **491**
– Entwicklung 446
– Lupenbild *492*
Hirnbasis **483**
Hirnbeugen 444

Hirnbläschen primäre + sekundäre 444
Hirnblutung **471**
Hirndruck 460, 467, 470
Hirnembolie 48
Hirnerschütterung 459
Hirngewicht 83
– Neugeborenes 83
Hirngewölbe 507
Hirnhaut (Hirnhäute)
– Entwicklung 459
– Entzündung 460, 514
– harte 451, 459, **461**, 465
– – Blutgefäße 462
– – Schema *466*
– primitive 459
– weiche 459, **464**
– – Schema 465
Hirnhautarterien **465**
Hirninfarkt 471
Hirnkammer(n)
– Ausguß 467
– dritte 468
– Entwicklung 447
Hirnnerven 625
– an Hirnbasis **483**
– Austrittsstellen 476
– Koordination 481
– Lähmungen nukleäre + supranukleäre 479
– Reflexe 480
– Schädelbasis **625**
– Überblick 447, **448**
Hirnnervenkerne 477, **477, 479**
Hirnprellung 459
Hirnsand 494
Hirnschädel 441, **450**
– Außenrelief 453
– Entwicklung 443
– Innenrelief 454
– Leichtbauprinzip 458
– tastbare Knochenpunkte 453
Hirnschlag 471
Hirnstamm 474, **483**
– Bahnen **484**
– Begriff 446
– Einklemmung 462
– Form 474
– Gliederung
– – äußere 474
– – innere 476
– Hirnnervenkerne 477
– – Anordnung 479
– – Kerne autonome 479
– – – motorische 479
– – – sensorische 480
– Lage 474
– Netzsubstanz 481
– Reflexe 480
– von hinten *474*, 476
– – vorn *475*
Hirntod 13
Hirnvenen 620
Hirnwasser 465
Hirnwasserraum 118
Hirschsprung-Krankheit 289
Hirsutismus 101, 396
His-Bündel **214**
Histiozyt 24
HLA 68
Hochdruck 331
Hochdrucksystem 47
Hochstetter 715
Höcker großer 656
– kleiner 656
Hoden 411, *412*
– Abstieg 370, *412*

– Ektopie 412
– Entwicklung 370
– Form 412
– Head-Zone *169*
– Krebs **415**
– Lage 411
– Läppchen 413
– Lymphknoten 416
– Nachbarschaft 412
– Nerven 416
– Schmerz 416
– Schnittbild *413*
– Serosa 412
– Temperaturregulation 418
– Terminologie 413
– Torsion 416
– Volumen 412
– Zwischengewebe *413*
Hodenarterie 342, 416
Hodengekröse 412
Hodenhülle seröse 412
Hodenhüllen 418, **419**
Hodenkanälchen *412*, 413, **413**, 414
Hodennetz 413
Hodensack **419**
– Innervation 419
– Ultraschallbild *428*
Hodenvenen 344, 416
Hodenzwischenzelle *413*
Hofbauer-Zelle 403
Höhle seröse Definition 80
Höhlengrau zentrales 486
Hohlfuß **742**
Hohlhand
– Arterien **695**
– Muskeln **688**
– Nerven **695**
– Schichtenfolge 694
– Sehnenscheiden **695**
Hohlhandbogen
– oberflächlicher **693**
– tiefer **693**
Hohlhandsehnenplatte **684**
Hohlhandsehnenspanner
– kurzer 684
– langer 683, 684
Hohlvene
– obere **246**
– – Nachbarschaft 246
– – Projektion **617**
– – Verlauf 246
– – Umgehungskreisläufe 139
– untere **246**, 344
– – Kernspintomogramm *225*
– – Ultraschallbild *346*
Hohlvenenbucht 211
Hohlvenenloch 142
Hohlwarze 148
Holzsandalen 742
Homunkulus 501
Hör- und Gleichgewichtsnerv 447
Hörbahn 486, **505**
Hordeolum externum + internum 546
Horizontalzelle **532**
Hormon 76
– adrenocorticotropes 493
– antidiuretisches 493
– follikelstimulierendes 375, **493**
– melanozytenstimulierendes 493

Hormon
– somatotropes 493
– thyr(e)otropes 492
Horner-Syndrom 537, 637
Hörnerv Kern 477
Hornhaut 526
– Brechkraft 527
– Durchsichtigkeit 526
– Endothel 527
– Entzündung 527
– Induktion 526
– Krümmung 527
– Narben 530
– Schichten 527
– Schnittbild *527*
– Trübung 527
– Übertragung *527*
Hornschicht 95
– Aufgaben 93
Hörorgan 522
– Gliederung 508
– Lage *521*
– Mißbildungen 510
– Ontogenese 509
– Phylogenese 509
– Überblick *509*
Hörstrahlung 489, 505, 508
Hörsturz 520
Hörzentrum **505**
Houston-Falte *siehe* Plica transversa recti media
Howell-Jolly-Körperchen 309
Hoyer-Grosser-Organ 56
H-Streifen 27
Hufeisenniere 339
Hüftbein **171**
Hüftdysplasie 706
Hüftgelenk 705
– Arterien 704
– Außenrotation **707**
– Bänder *172*, 705
– Bedeutung für Fortbewegung 710
– Bewegungen 705
– Bewegungsprüfung 705
– Bewegungsumfänge 706
– Gelenkkapsel 704, **705**
– Hilfslinien 706
– Innenrotation **707**
– Knochen 703
– Röntgenbild *172*
– Statik 710
– Überbeweglichkeit **707**
– Verrenkung 706
– Versteifung MdE 747
– Zusammenwirken mit Wirbelsäule **706**
Hüftkopf 704, **705**
– Nekrose 705
Hüftkopfband **705**, 706
Hüftkopfgrube 704
Hüftloch 171
Hüftlocharterie 718
Hüftlochkanal 174, 717
Hüftlochmembran **174**, 717
Hüftlochmuskel äußerer + innerer 708
Hüftlochnerv 718
Hüftluxation angeborene 706
Hüftmuskeln **708, 709**
– Aufgaben 710

– Innervation 712
Hüftpfanne *171*, **703**
Hüftpfannenbrüche 174
Hügel obere 475, **481**
– untere 475, **481**
Hügelarm oberer 475
– unterer 475
Hügelkern unterer 481
Hühnerbrust 131
Humerus *30*, *183*, **655**, **656, 665**
– Röntgenbild *655*
– tasten 656, 666
Humerusköpfchen tasten 666
Humerusrolle **665**
Humerusschaftbruch Radialisschädigung 673
Humor aquosus 530
Humphrey-Band *siehe* Lig. meniscofemorale anterius
Hundebandwurm 296
Hungerzentrum 490
Hunter-Band *siehe* Lig. teres uteri
Husten 145, *147*, 591
Hustenmuskel 147
Huxley-Schicht *100*
HWS 106
Hyalomer 64
Hyaluronsäure 39
Hydrocele funiculi *166*
– testis *166*
Hydrocephalus 443, **444**
– communicans 470
– externus 470
– internus 469, 470
– occlusus 470, 494
Hydrocortison 321
Hydronephrose 339
Hydropericard 230
Hydroxylapatit 549
Hydroxytryptamin 64
Hydrozele **412**
Hymen **389**
Hyoid 601
Hyperakusis 515, 632
Hyperaldosteronismus 322
Hypercalcämie 36, 590
Hypercholesterinämie 219
Hypercortisolismus 322
Hyperglykämie 316
Hypermetropie 530, 540
Hypermobilität 111, **707**
Hyperopie *530*
Hyperparathyreoidismus **590**
Hyperphagie 490
Hypertension 47
– portale 349
– pulmonale 223
Hyperthelie 149
Hyperthermie maligne 490
Hyperthyreose 586
Hypertonie arterielle 47
– pulmonale 47
– renovaskuläre **331**
Hypocalcämie 36, 590
Hypochondrium 156
Hypogastrium 156
Hypoglossusdreieck 469
Hypoglossuskern 479
Hypoglossuslähmung 568
Hypokinesie 481, 499
Hypomochlion 43, *175*

Hyponychium *102*
Hypoparathyreoidismus 590
Hypopharynx 578
– Divertikel 233, **582**
Hypophyse (Hypophysis) *446*, *465*, *469*, *483*, *489*, **491**, *496*, *625*
– Entwicklung 446, *584*
– Gliederung 492
– Größe 491
– Hinterlappen Bau 494
– – Hormone 493
– Kernspintomogramm *488*
– Lage 491
– Medianschnitt *492*
– Operationen 492
– Röntgenbild *492*
– Tumoren 493
– Vorderlappen Bau 493
– – Hormone 492
– – Schnittbild *493*
– Zugangswege 492
Hypophysengrube 452, 455, 491
Hypophysenpfortader 490
Hypophysenstiel 487, 491
Hyposmie 573
Hypospadie 425
Hypospermie 430
Hypothalamus 486, **487**, 489, **497**
– Aufgaben 490
– Bahnen afferente 491
– – efferente 491
– Entwicklung 446
– Kerne 489, 490
– Steuerhormone 490
Hypothermie artifizielle 228
Hypothyreose 586
Hypotympanon 513
Hyrtl-Muskel *siehe* M. iliopsoas
Hysterektomie 387, 388, 406
Hysterosalpingogramm *375*
Hysterotomie 406

I

ICSH 413
Idealgewicht 25
IH 490
Ikterus (Icterus) 98, 306
– hämolytischer 308, 310
– intrahepatischer 292
– neonatorum 292
– posthepatischer 292
– prähepatischer 291
Ileitis terminalis 273
Ileum 271, 282, 312, *349*
– Blutgefäße 277
– Kennzeichen mikroskopische 273
– Lage 279
– Nachbarschaft 280
– Pars terminalis **282**
Ileumneoblase 360
Ileus 276, 306
Iliosakralgelenk **172**
– Untersuchung 173
Ilium *siehe* Os ilium
Immunglobuline 68

Immunität 67, 72
Immunoblast 73
Immunperoxidasereaktion 308
Impingement 658
Implantation 397, *398*
Implantationsstadien 399
Impotenz 429
Imprägnation 397
Impressio (-iones)
– cardiaca *188*
– colica *293*, 300
– digitatae 455
– duodenalis 300
– gastrica 300
– gyrorum 455
– oesophagea 300
– renalis 300
– suprarenalis 300
Incisura
– acetabuli 703
– angularis 263
– cardiaca pulmonis sinistri 237
– cardialis 262
– clavicularis 651
– frontalis 453
– interarytenoidea **595**, *635*
– jugularis 601
– mandibulae 456
– pancreatis 314, *318*
– radialis 666, *667*
– scapulae 650
– supraorbitalis 454
– thyroidea superior *593*, 601
– trochlearis **665**, 666, **667**
– vertebralis inferior *106*, 109
– – superior 109
Incontinentia alvi 364
– urinae 362
Incus **509**, 513, **515, 516**
– Crus breve *515*
– – longum *515*
– Embryo *442*
Index 676
Individualtod 13
Indusium griseum 505, *506*
Infarkt 56
infrahepatischer Raum 261
inframesenterischer Raum 261
infrapiriformer Teil 713
Infrarotfoto *138*
Infundibulum 469, 475, **487**, 489, 491, *492*
– ethmoidale 576
– tubae uterinae **367**, 376, 378, **380**, 385
Ingrassia-Fortsatz *siehe* Ala minor ossis sphenoidalis
Inguen 156
Inhibin 375
Inhibitionshormone 490
Inion 452, 453
Injektion
– Handrückenvenen 693
– intraarterielle versehentliche 672
– intragluteale **714**
– – Gefahren 714
– intramuskuläre **714**
– – fehlerhafte **713**
– intraperitoneale 81
– intravenöse 670

– – Hautnervenschädigung 673
– – Vena jugularis externa 618
– konjunktivale **542**
– paravenöse 670
– ventrogluteale **714**, 715
– ziliare **542**
Inkarzeration 165
Inklination 110
Inkret 76
Innenbandruptur 724
Innenglied 532
Innenknöchel 728
– tasten 730
Innenohr 509, **518**
– Entwicklung 509
– Gliederung 518
– Übersicht **519**
Innenohrschwerhörigkeit 521
Innenohrvenen 520
Innervation zentrale 627
inotrop 215
Insellappen 495, 496
Inselorgan **315**
Insertionstend(in)opathie 665, 658
Inspiration *143*, 145
Insuffizienzhinken 712
Insula (Insel) **496**, **497**
– Entwicklung 447
– pancreatica **315**, *315*
– perivascularis mesangii 331
Insulinom 316
Insulinozyt 315
Integumentum commune 97
– – Basiswortschatz 8
Intelligenz 92
Intentionstremor 481, 482
interblobs 504
Interferon 67
Interhemisphärenspalt 495
Interkostalarterie 138
Interkostalnerv 139
Intermediärstellung 594
Intermetakarpalräume 687
Interneuron 127
Internodium 88
Interphalangealgelenk Bewegungsumfänge 679
Intersectio tendinea *136*, 158
Interskalenusblock 624
Interstitielle-Zellenstimulierendes-Hormon 413
Interstitium testis 413
Intestinum crassum 282
– tenue *3*, *9*, **271**
Intima 49
Intimapolster 428
intraperitoneale Lage 251
Intrinsic-Faktor 261
Intubation **600**
Intumescentia
– cervicalis 121
– lumbosacralis 122
– tympanica *633*
Invaginatio cellularis *16*
Invagination 276
– Mesoderm *399*
Inversion **733**

Sachverzeichnis

IP 679
Iris **525**, **528**
Irisdiagnostik 528
Iriskolobom 526
Iritis **542**
Ischämiephase **382**
Ischias 110, 126
Ischiasnerv 436
Ischium *siehe* Os ischii
Ischuria paradoxa 422
ISG 172
Isocortex **499**
isometrisch 45
isotonisch 45
Isotopennephrographie 324
Isthmus
– aortae 239, *240*
– faucium 569, **570**
– glandulae thyroideae *578*, 585, **586**, *599*, **601**
– prostatae 420
– tubae uterinae *367*, 376, **380**
– uteri *223*, 379, **380**
I-Streifen *27*
Ito-Zelle 299
I-Zelle 275

J

Jacobson-Anastomose 562
Jacobson-Kanal *siehe* Canaliculus tympanicus
Jacobson-Nerv *siehe* N. tympanicus
Jacobson-Plexus *siehe* Plexus tympanicus
Jejunum 271, *282*, *337*
– Blutgefäße 277
– Kennzeichen mikroskopische 273
– Lage *279*
– Nachbarschaft 280
– Schleimhaut *271*
– Wand *272*
Jejunuminterposition 270
Jendrassik-Handgriff 128
Jochbein **456**
Jochbeinmuskel großer + kleiner 608
Jochbeinnerv 547, 627
Jochbogen 456
Jochfortsatz 453
Jodidpumpe 587
Jodmangel 587
Jodprobe 381
joint play 40
Jolly-Körperchen *59*
Juga alveolaria 456
– cerebralia 455
Jugendlicher *59*, *63*
Junctio anorectalis *365*, 366
– intercellularis digitiformis *16*
Junctura cartilaginea 38
– fibrosa 38
– synovialis 38
Jungfernhäutchen 372, **389**, *389*
Juxtaglomerulozyt 331

K

Kadaverstellung 594
Kahnbein
– Fuß 728, **728**, 730
– Hand 674-676
Kaiserschnitt 409
Kalkarinafurche 503
Kalkarinarinde **503**
Kallus 36
Kalotte 449
Kambiumschicht 30
Kammerflimmern 215, 228
Kammerscheidewand **204**
– Entwicklung 221
Kammerschenkel **214**
Kammertachykardie 215
Kammerwasser **530**
Kammerwinkel **530**
Kamm-Muskel 710
Kanthomeatalebene 497
Kapillare 48, **51**
– Mitteldruck 48
Kapillarknäuel 328
Kapillarschlinge *51*
Kapsel innere **507**
– – Bahnen 508
Kapselmuster 40, 660
Kapselraum 328
Kardiadrüsen **265**
Kardinalvenen 295
Kardiomegalie 205
Kardioplegie 228
Kardiotokographie 409
Karies 552
Karotisdreieck **639**, *640*
Karotissinus 614
Karotissiphon 470
Karpaltunnel **682**
Karpaltunnelsyndrom **694**
Karpfenmund 590
Karpometakarpalgelenk **678**
Karyogramm *20*
katabol 89
Katarakt **529**
Katheterisieren
– Frau 395
– Mann **424**, *425*
Kauakt 558
Kaumuskeln 557, **558**
Kautschukmensch 111
Kavafilter **347**
Kavakompressionssyndrom **347**
Kavernen 202
Kegelknorpel **593**, 594
Kehldeckel **593**
– beim Schlucken *582*
Kehldeckelgruben 579
Kehlkopf 591, **593**, **594**, **601**
– Altersabstieg 600
– Arterien 597
– Aufgaben 591
– Bänder 593
– Entfernung **591**
– Entzündung 595
– Frontalschnitt *592*
– Gelenke 593
– Heben Muskeln 605
– Knorpel 591, **592**, 593
– Lage 600
– Lymphknoten 597
– Medianschnitt *582*, *595*
– Muskelgruppen genetische 595, 596
– Muskeln 591, **595**, **597**
– Nachbarschaft 600
– Nerven 598
– Projektion 600
– Röntgenbild Schichtaufnahme *592*
– Schleimhaut 591, **594**
– – Epithel 595
– Senken Muskeln 605
– Spannmuskeln 596
– Spiegelung **594**, *594*, *595*
– Stellmuskeln 595, 596
– Stockwerke **518**, 591
– tasten 593
– Vorhof 592
– Wandschichten 591
– Zugänge operative 600
Kehlkopfarterie obere + untere **597**
Kehlkopfeingang 579, 592
Kehlkopfhöhle 592
Kehlkopfmandel 595
Kehlkopfnerv oberer **598**
– rückläufiger **589**, **598**
Kehlkopfrachenraum *579*
Kehlkopftasche 592, **595**
Keilbein **452**
– laterales 728
– mediales 728
– mittleres 728
– tasten 730
Keilbein-Gaumen-Loch 457
Keilbeinhöhle 452, **577**
– Hypophysenoperation 577
Keilbein-Unterkiefer-Band 555
Keilknorpel **593**
Keilwirbel 112
Keimblatt äußeres 398
– inneres 398
– mittleres Einstülpen *399*
Keimepithel 373
Keimleiste 369
Keimscheibe *399*, *402*
– dreiblättrige 399
– zweiblättrige 399
Keimstränge 369
Keimzentrum 72
Keith-Flack-Knoten 213
Kellerrachen 578, **579**
Keratitis 527
Keratoalloplastik 527
Keratoplastik **527**
Kerckring-Falten 274
Kern(e)
– basale 497
– bleicher 498
– prätektale 487
– roter **477**, **481**, *498*
– schwarzer 481, **498**
– subkortikale 497
Kernanhängsel 20
Kerngebiet autonomes motorisches 90
– motorisches 84
Kernhaufenfaser 42
Kernkettenfaser 42
Kernkörperchen 19
Kernmembran 19
Kernplasma 19
Kernpore *16*
Kernreste 309
Kernspintomogramm *119*, *225*
Ketosteroide **321**
Key-Retzius-Öffnung *siehe* Apertura lateralis ventriculi quarti
KHK 219
Kiefergelenk 555
– Arthrose 557
– Bänder 555
– Bewegungsmöglichkeiten 556
– Gelenkkapsel 555
– Gelenkscheibe 555
– Muskeln 558
– Pfanne 555
– Röntgenbild *514*
– Schnitt *556*
– tasten 556
– Verrenkung 556
Kieferhöhle 576
– Beziehung zu Zahnwurzeln 576
– Diaphanoskopie 576
– Eiterung 576
– Eröffnen **576**, *577*
– Radikaloperation 577
– Spülung 577
Kieferöffner 558
Kieferorthopädie 551
Kieferschließer 558
Kieferschlußreflex 480
Kieferspalte 571
Kielbrust 131
Kiemenbogen 584
Kiemenbogenarterien 241
Kiemendarm 584
Kiemenfurchen 584
Kiesselbach-Ort 574
Killerzelle 72
– natürliche 67, 72
Kindchenschema 441
Kindsbewegungen 402
Kinn-Brustbein-Abstand 117
Kinngegend 643
Kinnmuskel 608
Kinn-Nerv 627
Kinnquermuskel 608
Kinnvorsprung 455, 601
Kinn-Zungenbein-Muskel 606
Kinn-Zungen-Muskel **567**
Kirschpolypen 291
Kittlinie *27*
Kitzler 393, 394
– penisartiger 396
– Schwellkörper 394
Kitzlereichel 394
Kitzlerschaft 394
Kitzlerschenkel 394
Kitzlervorhaut **393**, 394
Kitzlerzügel **393**, 394
Klappenatresie 224
Klappeninsuffizienz 224
Klappenmechanik 210
Klappenstenose 224
Klärwert 324
Klavikulafraktur *650*
Kleinfinger 676
Kleinfingerballen 687
Kleinfingerendmuskeln 687
Kleinhirn 482, **483**
– Aufgaben 482
– Ausfallserscheinungen 482
– Bahnen 485
– Entwicklung 446
– Feinbau 483
– Gliederung 482
– – phylogenetische 482
– Größe 482
– Horizontalschnitt *484*
– Kern 484
– Lappen 482
Kleinhirnarterien 471
Kleinhirnblätter 483
Kleinhirn-Brücken-Winkel **476**
– Tumoren **476**
Kleinhirnhemisphären 482
Kleinhirnrinde 482, 483
– Fasern afferente 484
– – efferente 484
– Schichten 483
Kleinhirn-Seitenstrang-Bahn hintere 130, 485
– vordere 129, 485
Kleinhirnsichel 461
Kleinhirnstiel
– mittlerer 475, **483**
– oberer 475, **483**
– unterer 476, **483**
Kleinhirn-Thalamus-Bahn 485
Kleinhirnwurm 482
Kleinhirnzelt *461*
Kleinhirnzisterne 465
Kleinzehenmuskeln 741
Kletterfasern 484
Klimakterium 372
Klinefelter-Syndrom 21, *396*
Kloake Aufteilung 371
– Entwicklungsstörungen *371*
– Teilung 400
Klopfschall 202
Klopfschmerz 286, 333
Klopfversuch 752
Klumpfuß 743
Klüver-Bucy-Syndrom **506**
Knäuelstadium 20
Knäuelzone 322
Knickfuß **742**, **743**
Kniegelenk 719
– Bänder 722
– – Schäden 723
– Beuger 724
– Bewegungen 723
– Bewegungsumfänge 723
– Erguß **723**
– Gelenkhöhle **722**
– Gelenkkapsel **722**, *722*, **723**
– Knochen 719
– Menisken **721**
– Muskeln 724, 725
– Röntgenbild *720*
– Schleimbeutel 723
– Seitenbänder **722**
– Strecker 724
– tasten 720
– Teilgelenke 721
– Versteifung Gehen 711
– – MdE 747
– von hinten *722*
– – vorn 721, *723*, *724*
Kniegelenkpumpe 751
Knie-Hacken-Versuch 482
Kniehöcker innerer 505
– seitlicher 505
Kniekehle 726
– Bindegewebskörper 726
– Faszie 727
– Leitungsbahnen 727
– Nerven **727**
– Sehnen 726, *726*
Kniekehlenmuskel 725
Kniescheibe 719, *723*, **724**
– tasten 720

Kniescheibe
- zweigeteilte **719**
Kniescheibenband 720
Kniescheibenzügel 725
Kniesehnenreflex 128
Knöchelbruch 729, **730**
Knöchelgabel 730
- Röntgenbild **731**
Knöchelgegend innere **745**
Knochen 29
- Blutgefäße 29
- Dichte 31
- Entwicklung **32**
- Lufträume 31
- Regeneration 37
- Terminologie 30
Knochenbälkchen *31, 36*
- Röntgenbild *731*
Knochenbruch 36
Knochenbruchheilung 36
Knochengewebe **26**
Knochenhaut **30**
Knochenhöhlen Wachstum 35
Knocheninnenhaut 35
Knochenkern **32**
Knochenmanschette 36
Knochenmark gelbes 30
- rotes (blutbildendes) 30 *63*, **64**
Knochenmarkbiopsie 172
Knochenmarkriesenzelle 66
Knochentypen 29
Knochenumbau **35**, *36*
Knochenverbindungen 37
Knochenwachstum **32**
Knochenzelle **27**
Knorpel elastischer 26
- hyaliner *26*
Knorpelabbauzone 33
Knorpelfuge 38
Knorpelgewebe **26**
Knorpelhaut *26*, 38
Knorpelknochen 32
Knorpelzelle *17, 19, 26*
Knötchen 482
Kocher-Kragenschnitt 604
Kochleariskerne 477
Kohabitation 397
Kohlrausch-Falte 363
 siehe Plica transversa recti media
Koitus 397
Kokardenphänomen *264*
Kollagen Typ I 23
- - III 24, 52
- - IV 52
Kollagenfibrillen 23
Kollaps orthostatischer 49, 750
Kollateralband 40
Kollateralkreislauf 55
Kolloid **585**, **587**
Kollum 379
Kollum-Diaphysen-Winkel 704
Kollumkarzinom 385
Kolobom 526
Kolon *siehe* Colon
Koloninterposition 235
Kolonkarzinom **368**
Koloskopie **283**
Kolostrum 150, 411
Kolostrumkörperchen 150
Koma 13, 462

Komedonen 99
Kommissurenbahnen **496**
Kommissurenfasern 447
Kompakta 31
Kompartiment inframesokolisches 261
- supramesokolisches 261
Kompartmentsyndrom 729, **737**
Komplementsystem 67
Kompressionsfraktur 112
Kompressionsileus 276
Koniotomie **599**, **600**
Konisation **387**
Konjugation 397
Konjunktivalreflex 480, 545
Konjunktivalsack 546
Konjunktivitis **542**, **546**, 573
Konstitutionstypen *12*
Kontinenzresektion 368
Kontraktion isovolumetrische 210
Kontrastbreipassage *262*
Kontusion 39
Konvergenz 91, 540
Konvexitätssyndrom frontales 502
Konzeption 397
Koordinationsstörungen 482
Kopf
- Bewegungen Muskeln 605
- Fetus Ultraschallbild *447*
- Frontalschnitt **560**
- Gliederung 441
- Hautinnervation 644
- Kernspintomogramm *468, 488*
- Lymphknoten 620, **621**
- Medianschnitt *578, 599*
- Muskeln **603**
- Muskelgruppen 606
- Neugeborenes 441
- Proportionsänderung 441
- Regionen oberflächliche **644**
- - Überblick *642*
- Rückneigen 605
- Seitneigen 605
- Terminologie 441
- Venen **618**
- Vorneigen 605
Kopfarterie
- gemeinsame 612
- innere **470**
Kopfbein 674
Kopfbiß 556
Kopfgegenden 643
Kopfgelenke 17, 116
Kopfgeschwulst 452
Kopfhaar 101
Kopfhaut *100, 101*
Kopfkappe 414, **415**
Kopfmuskel langer 602
Kopfnerven *siehe* Hirnnerven
Kopfschwarte **451**
- Arterien 451
- Blutungen 452
- Innervation 451
- Muskeln 610
- Venen 452

Kopfsprung 112
Kopfwender **602**
Kopfwendergegend **640**
Korbzelle 78, 483
Kornealreflex 480, 545
Körnerkrankheit ägyptische 546
Körnerschicht 95
- äußere 499, 531
- innere 499, 531
Körnerzelle 484
Koronararterien **216**
- Bypass 220
- Korrosionspräparat *219*
- Versorgungsgebiete 217
Koronarographie 218
Koronarostien Varietäten 217
Koronarsklerose 219
Körper ultimobranchialer **584**, **585**
Körperbautypen 11
Körperfühlbahn **503**
Körpergewicht Beurteilung 25
Körperkreislauf 47
Körperlänge Tagesschwankungen 35
Körpermassenindex 25
Körperoberfläche 94, *104*
Körperschema 4
Korpuskarzinom 385
Korrespondenz anomale 541
Kortikalis 31
Kostovertebralgelenke 134
Kotransmitter 93
Kotstein 290
Kraftbeuger 669
Kragen spanischer 428
Krähenfüße 97
Krallenhand 689, 694
Krampfaderbruch 416
Krampfadern **54**, **751**, 752
Kranznaht 449
Kranzstar 529
Krause-Körperchen *85*
Krebszelle 67
Kreislauf
- enterohepatischer 305
- fetaler (pränataler) 56, *57*
- großer + kleiner 47
Kreislauforgane 46
Kreislaufschema *47*
Kreislaufzeit 46
Kreislaufzentren 482, 491
Kremasterreflex 128, **157**, 419
Kretinismus 34, **587**
Kreuzband
- des Atlas 117
- hinteres **722**
- Ruptur 724
- Verlaufsrichtung **722**
- vorderes **722**
Kreuzbandhöcker 719
Kreuzbein **107**, **171**
- Tastuntersuchung 108
Kreuzbeinbasis 107
Kreuzbeinbiegung 363
Kreuzbein-Darmbein-Gelenk **172**
- Untersuchung 173
Kreuzbeinganglien 354, 438

Kreuzbeinkanal 107
Kreuzbeinnervengeflecht **436**, **437**
Kreuzbein-Sitzbein-höcker-Band **173**
- tasten 172
Kreuzbein-Sitzbein-stachel-Band **173**
Kreuzbein-Sitzbein-Syndesmose 173
Kreuzbeinvenengeflecht 436
Kreuzbiß 556
Kreuzestod 146
Kreuzschädel 452
Kristeller-Schleimpfropf 381
Kronenband 300
Kronenfortsatz **665**, 666
Kropf **587**, 588, 589
Krukenberg-Arm 674
Krummdarm 271
Krummdarm-Blinddarm-Klappe 282
Kryptophthalmie 406, 526
Kryptorchismus 406, 411
Kryptospermie 430
Kuchenniere 339
Kugelgelenk 39
Kugelkern 484
Kugelzelle 60
Kugelzellen-Blutarmut 310
Kulissenschnitt 170
Kunstklappen 225
Kuppelraum 513
Kürettage 382
Kurzsichtigkeit **530**, 540
Kurzzeitgedächtnis 506
Kußkrankheit 71
Kyphose 106
K-Zelle 72, 275

L

labial 550
Labidodontie 556
Labium (Labia)
- inferius 564
- limbi vestibulare 522
- majus pudendi *388*, **393**, *393*, 410
- - Entwicklung *371*
- minus pudendi *181*, *388*, *394*, *395*, 410
- - Entwicklung *371*
- Pars cutanea *561*
- intermedia *561*
- - mucosa *561*
- superius 564
Labrum
- acetabuli 703, **705**
- articulare 39
- glenoidale 656, **657**, *661*
Labyrinth(us) **514**, **518**
- cochlearis 518
- ethmoidalis 452, **577**
- Gliederung 518
- häutiges **519**
- knöchernes **519**
- - Fräspräparat *519*
- Lage 519
- membranaceus 519
- osseus 453, 519
- vestibularis 518
Labyrinthbläschen *444*
Lacertus fibrosus 668
Lachen 145
Lachmuskel 608

Lactobacillus acidophilus 67, 390
Lacuna musculorum *162*, **715**
- urethrales 395, 424, *426*
- vasorum *142, 162*, 431, *437*, **715**, 717
Lacus lacrimalis 548
LAD 216
Lähmungsschielen 541
Lakrimozyt 547
Laktation 150
L'Allouette-Pyramide *siehe* Lobus pyramidalis
Lambdanaht 449
Lamellae osteoni [concentricae] *26*
Lamellenknochen *27*
Lamellenkörperchen *85, 96, 97*
Lamina (Laminae)
- I-VI 499
- alaris 445
- alba *484*
- basalis 445, 527
- basilaris **522**, **523**
- - Tonhöhen *523*
- cartilaginis cricoideae *582, 592*, **594**, *638*
- choroidocapillaris 527
- cribrosa 452, *453*, 455, **572**
- - sclerae 526, 534, **535**
- dorsalis 445
- dorsolateralis 445
- episcleralis 526
- fusca sclerae 526
- granularis externa 499
- - interna 499
- horizontalis 456
- interna periostealis 459
- limitans anterior 527
- - posterior 527
- medullaris lateralis+ medialis 498
- membranacea 509, *517*
- moleculars 499
- multiformis 499
- muscularis mucosae 79, *232*, 272
- perpendicularis 452, 456, *572*
- pretrachealis 604, **639**
- propria 81
- - mucosae 79
- pyramidalis externa + interna 499
- quadrigemina 460, 469, 474, 496
- spiralis ossea 519, **522**, **523**
- tecti 460, 469, **474**, 496
- terminalis *475, 489*
- vasculosa 527
- ventralis 445
- ventrolateralis 445
Längenwachstum 33, 34
Langerhans-Zelle 94, 95
Langer-Linien 95
Langmagen *263*
Längsband hinteres 110
- vorderes 110
Längsbündel hinteres 486, 491
- inneres 486

Sachverzeichnis

Längsbündel
- oberes + unteres **496**
Längsmuskelband 281
Längsspalte vordere 474
Längsvene rechte hintere 246
Längswölbung Fuß Verspannung 742
Lanugo 101
Lanz-Punkt **285**, *286*
LAO 4, *170*
Laparoskopie **252**
Laparotomie 169, 252
Lappenbronchus 188
Lärmschwerhörigkeit 524
Larrey-Hernie 142
Larrey-Spalte 142
Laryngektomie **591**
Laryngitis **595**, 600
Laryngoptose 600
Laryngoskopie 594, ***594***
Laryngotomie *599*, **600**
Laryngotrachealrinne 400
Laryngozele 595
Larynx 9, *578*, **591**
Larynxkarzinom **595**
Lateralis 596
Latus 156
Lauf 746
Lavage bronchoalveoläre 193
Lavater 458
LCA 216
Le Fort 458, *459*
Leben intermediäres 13
Lebensbaum 483
Leber 291
- Atemverschieblichkeit 300
- Aufgaben 291
- Bauchfellverhältnisse 299
- Blutgefäße abführende + zuführende 295
- Eingeweideseite 293
- Entwicklung *254*, 294
- Entzündung infektiöse 298
- Form 293
- Gefäßverzweigung *294*
- Gewicht 291
- - Neugeborenes 291
- Head-Zone *169*
- Hundebandwurm 296
- Kernspintomogramm *301*, *322*
- Krebs **296**
- Lage 299
- Lymphgefäßnetz 296
- Nachbarschaft 300
- Palpation 301
- Perkussion 301
- Projektion 300, *301*
- Punktion 301
- Resektion **294**
- Röntgenbild 301
- Schnittbild *298*
- Sonographie 301
- Szintigramm 301
- Teilentfernung 294
- Terminologie 292
- Ultraschallbild *296*, *326*
- Unterfläche *293*
- Zwerchfellseite 294
Leberarterie 295, **296**
- gemeinsame 342
- Hauptvarianten 295
Leberazinus 297
Leberblindpunktion 301

Leberbucht 294
Leberechinokokkus **296**
Lebergallengang
- akzessorischer 303
- gemeinsamer 302
Lebergegend 156
Lebergekröse 295, 299
Lebergrenze 300
Leberkapsel 299
Leberknospe **294**
Leberkoma 299
Leberläppchen 296, 297, *298*
- Bauelemente 298
- Kapillarsystem *297*
- klassisches 297
- Zonengliederung 298
Leberlappen 293, 294
Leberlymphknoten 351
Leberpforte 293
Leberschall 202, 301
Lebersinusoide **296**
Lebertrias 295
Lebervenen **296**, 344
- Kernspintomogramm *225*
- Ultraschallbild *296*
Lebervenenstern *296*
Leberwulst 400
Leberzelle **298**
Leberzellkrebs 296
Leberzirrhose **299**
Leber-Zwölffingerdarm-Band 278, 300
Lederhaut **95**, **526**
- Aufgaben 93
Lederhautpapille *95*, *97*
Leerdarm 271
Leibesfrucht 397
- Gefährdung 405
- Länge 400
Leibeshöhle 2
- Begriff 251
- Form 251
- primitive 253
Leichtbauprinzip 31
Leistenband **156**, *715*
- Versorgungsstraße *715*
Leistenbruch *165*
- direkter 166
- Frau 167
- indirekter 166
- Operation 167
- Säugling 167
- Schema *166*
Leistengegend 156
Leistengrube äußere **163**
- innere **163**
Leistenhaut *95*, *97*, *697*
Leistenhoden 411
Leistenkanal **161**
- Inhalt 162
- Wände 162
Leistenlymphknoten **719**
Leistenmuster *97*
Leistenring äußerer **162**
- innerer **162**
Leitband des Hodens 370
Leitgefäß 69
Leitungsanästhesie
- Nervus alveolaris inferior 553, ***646***
- - medianus 691
- Plexus brachialis 624
- - cervicalis 622
Lemniscus
- lateralis 486, 505

- medialis *129*, 485, 491
- spinalis 129, 485
- trigeminalis 485, 486
Lendenarterien 342
Lendenganglien 354
Lendenlordose **706**
Lendenlymphknoten **71**, 351
Lendenlymphstämme 352
Lendenmark 120
Lendenmuskel
- großer 708
- quadratischer 158
Lendennervengeflecht **352**, *437*
Lendenraute 108, **171**, *711*
Lendenrippen 133
Lendenvenen aufsteigende 344
Lendenwirbel **106**
- Bewegungsmöglichkeiten 111
- Röntgenbild *109*
Lendenwirbelsäule 106
Lens **525**, **528**
Leonardo-Muskelbalken *siehe* Trabecula septomarginalis
Leptomeninx 459, 464
Leptosomer 12
Lesebrille 529
Lesestörungen **504**
Lesshaft-Dreieck *siehe* Trigonum lumbale superius
Leukämie 62
Leukopenie 62
Leukose 62
Leukozyt(en) 60
- Aufenthalt 60
- Aufgaben 60
- myeloischer 61
- polymorphkerniger 62
- Pool marginierter 60
- - zirkulierender 60
- Zahl 61
Leukozytopoese 65
Leukozytose 62
Levatorschenkel 391
Levatortor **177**, *178*
Leydig-Zwischenzelle ***413***, *413*
LH 375, 493
Liberine 490
Lichtmikroskop 15
Lichtreaktion direkte 480
- konsensuelle 480
Lichtsinneszellen 531
Lid *siehe* Augenlid
Lidbänder 544
Liddrüsen **545**
- Erkrankungen 546
Lidheber **545**
Lidkanten 544
Lidknorpel 544
Lidkrämpfe 546
Lidmuskeln **545**
Lidödem 545
Lidplatte 544
Lidplattendrüsen **545**
Lidplattenmuskel 545
Lidschlußreflexe **480**, 545
Lidschwellungen 545
Lidspalte 544
- Mimik 610
- Muskeln 607
Lien 3, *5*, *9*, **260**, *267*, *292*, **307**, *312*, **317**

Lieutaud-Dreieck *siehe* Trigonum vesicae
Liften 97
Ligamentruptur 39
Ligamentum (Ligamenta)
- acromioclaviculare 652, *657*
- alaria 117
- anococcygeum **176**, 177, ***394***, *395*, *410*, ***423***, *425*
- anulare 185, 597
- - radii **667**
- - stapediale 516
- apicis dentis 117, *599*
- arcuatum
- - laterale *141*, **159**
- - mediale *141*, **159**
- - medianum *141*
- - pubis *172*, *179*
- arteriosum 204, **206**, *231*, *234*, 239, **241**, *242*
- bifurcatum *732*
- calcaneocuboideum *732*
- calcaneofibulare **731**
- calcaneonaviculare *732*
- - plantare *732*, *734*
- capitis costae intraarticulare *134*
- - - radiatum *134*
- cardinale 384
- collaterale
- - carpi radiale + ulnare *676*, *677*
- - fibulare **721**, **722**, ***723***, *736*, *737*
- - mediale **731**
- - tibiale **721**, **722**
- - ulnare **667**
- coracoacromiale **651**, *657*, *661*
- coracoclaviculare **651**, *652*, *657*, *661*
- coracohumerale *657*, *661*
- coronarium 300, *349*
- costoclaviculare **651**
- costotransversarium *134*
- cricoarytenoideum 593
- cricothyroideum medianum 593, *594*, *597*, *599*, **601**, *605*
- cricotracheale *566*
- cruciatum anterior + posterior **721**, **722**
- cruciforme atlantis 117, *599*
- deltoideum *731*
- denticulatum *118*, *249*, *460*
- falciforme *163*, *254*, 257, *259*, **267**, 294, 299, *349*
- flavum 110, *126*
- fundiforme penis *136*, *162*, *419*, *427*
- gastrocolicum 258, 284, 317
- gastrophrenicum 258, ***260***, *266*
- gastrosplenicum [gastrolienale] *254*, 258, *260*, 311
- glenohumeralia 656

- hepatoduodenale **257**, *262*, **267**, 278, 300, *304*
- hepatogastricum **257**, *267*
- hyoepiglotticum *582*, *597*
- iliofemorale *172*, **705**
- iliolumbale *172*, 345, 355
- incudis
- - posterius 509, *513*
- - superius *513*
- inguinale *136*, *142*, **156**, *159*, *161*, **162**, *172*, *395*, *420*, *437*, **715**, **716**, *724*
- interclaviculare 603, 651
- interfoveolare *142*, *159*
- interspinale *110*
- intertransversarium 110, *159*
- ischiofemorale *172*, *705*
- lacunare *161*, **715**, *716*
- latum uteri **380**, *384*, *433*
- lienorenale 258, 311, *314*
- longitudinale anterius 110, *249*, *599*
- - posterius 110, *249*, *599*
- mallei laterale *509*
- - superius 509, *513*
- meniscofemorale posterius **722**
- nuchae 110
- ovarii proprium 369, *372*, *378*, 380, **385**
- palpebrale laterale *538*, *544*, **546**
- - mediale *544*, **546**, *603*, *609*
- patellae *720*, *721*, *724*, *736*, *744*
- pectinatum 530
- phrenicocolicum 258
- phrenicosplenicum 258, 311
- plantare longum *734*, ***741***
- popliteum obliquum *722*, *736*
- pubofemorale *172*, *705*
- reflexum *159*
- sacrococcygeum *178*
- - posterius [dorsale] superficiale *172*
- sacroiliaca anteriora [ventralia] + posteriora [dorsalia] *172*
- sacrospinale *172*, *173*, *176*, *178*, **409**, *712*
- sacrotuberale *172*, *173*, *176*, *181*, *394*, **409**, *423*, *433*, *439*, ***709***, *712*
- - tasten *172*
- sphenomandibulare *555*, *643*, *645*, *646*
- spirale **522**, ***523***
- splenorenale 258, 311, *314*
- sternoclaviculare 651
- sternocostalia radiata *133*

Ligamentum (Ligamenta)
- stylohyoideum **566**, 601
- stylomandibulare 555, **557**
- supraspinale 110, *172*
- suspensoria mammaria 148
- suspensorium
- – clitoridis *395*
- – ovarii *367, 372, 378*
- – penis *162*, 427
- talocalcaneum
- – interosseum *732*
- – laterale **731**
- – mediale **731**
- talofibulare posterius **731**
- tarsometatarsalia dorsalia *732*
- teres
- – hepatis *163, 257, 267, 293, 348, 349*
- – uteri *161, 260, 361, 367, 378, 380,* **384**
- – – Entwicklung *369*
- thyroepiglotticum 582, **594**, *599*
- thyrohyoideum
- – laterale 601, *616*
- – medianum *582*, **593**, ***594***, *599*, *616*
- tibiofibulare
- – anterius *730*
- – posterius *730*, **731**
- tracheale *597*
- transversum
- – acetabuli *703*
- – atlantis 116, *599*
- – cervicis *384*
- – genus **721**
- – scapulae superius *669*
- triangulare sinistrum *260, 349*
- umbilicale
- – mediale *151*, 163, 344, *361, 430*
- – medianum 163, *164, 357, 410, 420*
- uteroovaricum *369, 372, 378, 380, 385*
- venae cavae sinistrae *245*
- venosum *348*
- vestibularia **593**
- vocale *592*, **593**, ***594***, *638*
limbischer Lappen 495
limbisches System *siehe* System limbisches
Limbus
- fossae ovalis 212
- laminae spiralis **522**
- palpebralis anterior + posterior 544
Lindenblattsehne **654**
Linea
- alba *136, 159,* **160**, *162, 410*
- anocutanea *365,* 366
- arcuata *142,* **160**, *163, 164*
- aspera **704**, *709*, 710
- axillaris anterior + media + posterior 136
- cementalis 27
- cephalica *695*
- intertrochanterica **704**
- mammillaris 136
- mediana anterior 136
- – posterior 136
- medioclavicularis 136
- mensalis *695*
- nuchalis inferior *454*
- – superior *454*
- obliqua *593*
- parasternalis 136
- paravertebralis 136
- pectinata *365,* 366, *425*
- pectinea **704**
- rascetae *695*
- restricta *695*
- scapularis 136
- semilunaris *142*
- sternalis 136
- temporalis
- – inferior *450*
- – superior *450*
- terminalis *159, 170, 172,* **173**
- transversae *107*
- vitalis *695*
Linga-Kult 426
Lingua *518, 567, 578, 627*
- plicata 564
lingual 550
Lingula *482, 484*
- mandibulae 555
Linkshänder geniale 698
Links-rechts-Shunt 222
Linksverschiebung 66
Linksversorgungstyp 217
Linse *siehe* Augenlinse
Linsenbläschen 400, 526
Linsenfasern 526, 528
Linsengrube 526
Linsenkapsel 529
Linsenkern **498**
Linsenmuskel **529**
Linsenplakode 526
Linsenschleife 488
Lipofuscin 500
Lipotropin 493
Lippen 560
- Bau 560
- Muskeln 608
- Schnittbild **561**
Lippenbändchen 561
Lippendrüsen 559, 561
- tasten 561
Lippen-Kiefer-Gaumen-Spalte 571
Lippen-Kiefer-Spalte *444*, **570**, *571*
Lippenrot 561
Lippenschluß Mimik 610
Lippenspalte laterale 571
- mediane 571
Liquor
- cerebrospinalis **465**
- – Ableitungsoperationen 470
- – Aufgaben **466**
- – Bildung **466**
- – Druck messen 465
- – Punktion **467**
- – Resorption **467**
- – Zusammensetzung **465**
- follicularis 374
Liquorräume 118, 459
- äußere **466**
- innere **466**
- Schema **466**
Lisfranc-Amputation 734
Lisfranc-Gelenk *siehe* Articulationes tarsometatarsales
Lisfranc-Gelenklinie 734

Lisfranc-Höcker *siehe* Tuberculum musculi scaleni anterioris
Lister-Höcker *siehe* Tuberculum dorsale radii
Lithotripsie 337
Littré-Drüse 424
Lobektomie 203
Lobulus (Lobuli)
- epididymidis *412, 416*
- glandulae mammariae 149
- hepaticus 297
- paracentralis 500
- parietalis inferior **495**
- testis *412*, 413
- thymi 238
- thymici accessorii 237
Lobus
- anterior cerebelli 482
- caudatus *293,* 294, *317, 349*
- flocculonodularis 482
- frontalis *468*, **483**, **495**, *496, 560*
- hepatis
- – dexter *267, 282,* **293**, *349*
- – sinister *267,* **293**, *349*
- insularis **495**, *496*, **497**
- limbicus **495**
- medius pulmonis dextri 188
- occipitalis *483*, **495**, **496**, *504*
- parietalis *468*, **495**, *496*
- posterior cerebelli 482
- pyramidalis *585, 612*
- quadratus *267,* **293**, 294, *349*
- renalis 326
- temporalis **483**, **495**
- venae azygos 246
Loch großes *452, 453*
- ovales 57, *453*
- rundes *457*
- zerrissenes *453*
Lochia 411
Longitudinalachse 4
Lordose 106
Losbalgschmerz 286
Louis-Winkel *siehe* Angulus sterni
Lubrikation 391
Ludwig-Angina 642
Ludwig-Winkel *siehe* Angulus sterni
Luftembolie 54, 588
Luftröhre 184, 231, 234
- Arterien 186
- Entwicklungsstörungen 194
- Feinbau 185
- Gabelung 184
- Hauptabschnitte 185
- Lagebeziehungen 186
- Länge 184, 186
- Lichtung *186*
- Nerven 186
- Projektion *186*
- Querschnitt *185*
- Röntgenbild 186
- Terminologie 186
- Weite 184
Luftröhrenschnitt 600
- oberer *599*
Luftwege obere 592
- untere 592

- Zugangswege *599*
Lumbago 110
Lumbalisation 107
Lumbalpunktion *118*
Lumen capsulae 328
Lunatummalazie **675**
Lunatumtangente *678*
Lunge
- Atelektase 193
- Auskultation 202
- – Befunde pathologische 202
- Blutgefäße 189, **190**
- Chirurgie 202
- Embolie 48, **190**
- Emphysem 193
- Entwicklung 193
- – Stadien 194
- fetale *193*, 194
- Form 187
- Geschwülste 198
- Gliederung 187
- Krebs **197**
- Lappen 188
- Lappengrenzen Projektion 197, *199*
- Leiche 187
- Lymphabfluß 194
- mikroskopisch *192*
- Mittelfellseite 196
- Oberfläche 192
- Ödem 193
- Perkussion 201
- – Befunde pathologische 202
- Ränder 196
- – Projektion 197
- Resektion 203
- Rippenseite 195
- Schwimmprobe 187
- Segmente **188**
- – Projektion *201*
- Teilentfernung 203
- Terminologie 187
- Untersuchung 200
- Zwerchfellseite 196
Lungenarterien 241
- Embolie 48
Lungenblähung 193
Lungenbläschen 191, 192
- Atelektase 193
- Durchmesser 192
- Oberfläche 192
- Überblähung 193
- Wandbau 192
- Zellen 192
Lungenfell 198
Lungenhilum **190**
Lungenknospe 193, 400
Lungenkreislauf 47
Lungenläppchen 195
Lungennervengeflecht 195
Lungenrinne 134
Lungenschall 202
Lungensegmente **188**
Lungenspitze **196**, *196*
Lungenspitzenkatarrh 200
Lunula 102
Luschka-Loch 469
Luschka-Mandel *siehe* Tonsilla pharyngea [pharyngealis]
Luschka-Nerv *siehe* R. meningeus [recurrens] (des N. spinalis)
Luschka-Öffnung *siehe* Apertura lateralis ventriculi quarti

Luteinisierungshormon 375, 493
Luteozyt *374*
Luther 521
Lutropin 375, 493
Luxatio infraspinata 657
- subcoracoidea 657
Luxation 39
- habituelle 657
Luxationsfraktur 729
Luys-Körper 487
LWS 106
Lymphfollikel **72**
Lymphgänge 70
Lymphgefäß 53, 69
Lymphgefäßsystem 69
Lymphkapillare 69
Lymphknötchen **72**
Lymphknoten 70
- Aufgaben 69
- Feinbau 73, *74*
- Lage 70
- Lymphozytenregionen 75
- regionäre 70
Lymphkollektoren 69
Lymphoblast *21*
Lymphographie 70, *71*
Lymphozyt 61, 63, **71**, *72, 73*
- Entwicklung 73
- Gesamtmenge 72
- Lebensdauer 71
- Rezirkulation 71, 307
Lymphozytenregionen 74
Lymphozytopoese 65
Lymphstamm 70
Lymphstauung *69*
Lysosom **17**, *66*
Lysozym 67
Lyssa 86

M

Macula
- adherens *16*, **18**
- communicans 18
- densa 331
- lutea **525**, *533*, **534**
- sacculi 520
- utriculi 520
Magen 261, 262
- Arterien 265
- Atonie 354
- Aufgaben 261
- Bauchfellverhältnisse 266
- Blutung 268
- Drüsen **264**
- – Steuerung 76
- Durchbruch 268
- Entfernung 270
- Entwicklung **255**
- Feinbau *263*
- Formen *263*
- Gliederung 262
- Head-Zone 169
- Kontaktflächen mit Nachbarorganen 266
- Krebs **270**
- – Operation 270
- Krümmungen 261
- Lage 266
- Lymphknoten 265, 266
- Motorik 264
- Nachbarschaft 266
- Nerven 266
- Parasympathikus 266

Sachverzeichnis

Magen
– Perforation 268
– Perkussion 267
– Projektion 267, *278*
– Resektion 269
– Röntgenbild *262*
– Ruptur 264
– Schleimhaut 263
– – dystope *232*
– – Oberfläche *263*
– – Pylorusteil *265*
– Stenose 268
– Sympathikus 266
– Teilentfernung 269
– Terminologie 261
– Ultraschallbild *264*
– Venen 265
– Wandschichten 263
Magenarterie linke 342
Magenblase 262, *263*
Magendie-Loch 469
Magendrehung 255
Magenfalten 263
Magenfelder 263
Magengekröse hinteres Teile 258
– vorderes *254*
Magengeschwür **268**
Magengrübchen 263
Magengrube 156
Magenkörper 262
Magenkrümmung große + kleine 261
Magenkuppel 262
Magenlymphknoten 351
Magen-Milz-Band 311
Magenmund oberer 262
– unterer 262
Magenpförtner 262
Magensaft Neugeborenes 265
Magensäure 261
Mahlbewegung 556
Mahlzahn **550**, **551**
Maissiat-Bandelette siehe Tractus iliotibialis
Makeln 96
Makrophage *67, 73*
– Arten 68
Makrophagensystem 62
Makrophthalmie 526
Makrostomie 571
Makrotie 510
Makrozyt 59
Makuladegeneration senile **534**
Mal *96*
Malabsorptionssyndrom 271, **274**
Malaria 310
Malassimilationssyndrome 271
Maldescensus testis 411
Maldigestionssyndrom 271
Malleolarfraktur 729, **730**
Malleolarkanal 738
Malleolus
– lateralis **720**, 728, **731**, 736, 740, 744
– – tasten 730
– medialis **720**, 728, **731**, 736, 744
– – tasten 730
Malleus 509, 513, **515**, **516**
– Embryo *442*
– Processus anterior + lateralis **515**
Malpighi-Milzkörperchen 307

Malrotatio intestini 289
Malrotation *290*
MALT 68
Mamma 147
Mammaaugmentationsplastik 148
Mammakarzinom **153**
Mammareduktionsplastik 149
Mammaria-Bypass 220
Mammillarkörper 506
Mammillarlinie 136, 149
Mammographie 153, *154*
Mandelentfernung 583
Mandelgrübchen 583
Mandelgrube **570**
Mandelkörper 491, **506**
– Aufgaben 507
Mandelkrypten 583
Mandeln Feinbau 584
Mandibula **455**, 456, *560*, *566*, *599*, *605*
– Embryo *442*
– Innenseite **563**
Manschette orgastische 391
Manschettenbildung 143
Mantelkante 495
Mantelschicht 444
Mantelzelle *28*, 84
Manubrium mallei *509*, **513**, **515**, **516**
– sterni 131, **651**
Marfan-Syndrom 526
Marginalschicht 444
Marginalzone 307
Marginalzonenkapillare 309
Margo (Margines)
– anterior **720**
– ciliaris iridis *529*
– falciformis 161, *716*
– gingivalis **549**
– infraorbitalis 457, 536, *538*
– interosseus **665**, **720**
– linguae *564*
– medialis scapulae *312*
– orbitalis 536
– superior partis petrosae *453*
– supraorbitalis 453, *457*, 536
Mark verlängertes **474**
Markhirn Embryo 445
Markhirnbläschen 444
Markkegel 122
Markkörper 483
Markscheide *87*
Markscheidenreifung 87
Markschwammniere 340
Marksegel unteres 469
Marksinus 74
Markstreifen 469, 486, 503
Marschfraktur 729
Marshall-Vene siehe V. obliqua atrii sinistri
Masern 72
Maskengesicht 481
Maskulinisierung **396**
Massa lateralis atlantis *107*
Masseter **557**
Masseterreflex **480**
Mastdarm 361, **363**
– Aufgaben 363
– Bauchfellverhältnisse 367
– Biegungen 363
– Entfernung 368

– Grenze zum Sigmoid 367
– Krebs **368**
– Krümmungen *364*
– Lage 367
– Lymphknoten 367
– Nachbarschaft 368
– Querfalten 363
– Spiegelung **366**
– Teilentfernung 368
– Terminologie 363
Mastdarm-After-Kanal Gliederung 363
Mastdarmarterie
– mittlere 366
– obere 366
– untere 366, 438
Mastdarmblase 360
Mastdarmgeflecht
– mittleres 438
– unteres 438
Mastdarmvenen 367
Mastdarmvenengeflecht 436
Mastdarmvorfall 181, 365
Mastektomie 155
Mastitis 150
Mastoidektomie 513
Mastoiditis 513
Mastopathie 152, **154**
Mastzelle *61*
Matratzenkonstruktion 97, 684, 697, 740
Matrix unguis 102
Matronenfettsucht *25*
Maulbeerstadium 398
Maulschellenbewegung 733
Maxilla **455**, *456*, 538, 546, *599*
– Embryo *442*
– Processus
– – alveolaris 457, *575*
– – frontalis 457, *572*
– – palatinus 454, *572*, *575*
– – zygomaticus *454*
Maximalgebiet 694
McBurney-Punkt 282, **285**, *286*
MCC 60
MCH 60
MCHC 60
MCV 60
MdE 698, **747**
Meatus
– acusticus
– – externus *450*, *454*, *509*, *510*, 516
– – – cartilagineus *645*
– – internus 453, 455, *456*, 514, **519**
– nasi
– – inferior *547*, *560*, *572*, *574*, *575*
– – medius *560*, *572*, *574*
– – superior *572*, *574*
– nasopharyngeus *518*, **574**
Meckel-Divertikel **280**
Meckel-Ganglion siehe Ganglion pterygopalatinum
Meckel-Knorpel *442*
Meckel-Rinne siehe Impressio trigemini
Media 49
Medianlinie hintere 136
– vordere 136

Mediastinalemphysem 184
Mediastinoskopie 184
Mediastinum 183, 184, *240*
– anterius 184
– inferius 183
– medium 184
– posterius 184
– superius 183
– testis 412, *425*
– Verlagerung 199, 200
Mediokarpalgelenk **678**
Medioklavikularlinie 136
Medulla
– glandulae suprarenalis *321*, **319**
– oblongata 446, 460, 465, 469, **474**, *475*, 483, 489, *496*, *627*
– – Embryo **444**
– – Entwicklung 446
– – Oberfläche *474*
– – rubra *30*
– – ovarii 373
– – Entwicklung 369
– renalis **325**, *329*
– spinalis *123*, *124*, *185*, 438, 460, *475*, 483, *627*, *638*
– – Embryo *444*, 445
– – thymi 238
Medusenhaupt 139
Megacolon **289**
Megakaryoblast 59, *65*
Megakaryopoese 65
Megakaryozyt 59, *65*, 66
Megakolon toxisches 289
Megaureter 339, 340
Mehrfachgebärende 408
Meibom-Drüse 545
Meiose 21
Meissner-Plexus 275
Meißner-Tastkörperchen *85*, 96
Melanin *94*
Melaninsynthese 98
Melanoblast 445
Melanoliberin 490
Melanom 98
Melanostatin 490
Melanotropin 98, 493
– Inhibitinghormon 490
– Releasinghormon 490
Melanozyt **97**, 100
Melatonin 494
Membrana (Membran)
– analis 370
– atlantooccipitalis
– – anterior 116, *599*
– – posterior 117, 465
– basalis 52
– buccopharyngealis 255
– cloacalis [proctodealis] 255, 370
– cricovocalis 592, **593**
– elastica
– – externa 50
– – fenestrata 50
– – interna 50
– fibroelastica laryngis **593**
– fibrosa 39
– gelatinosa 522, **523**
– intercostalis externa + interna 136
– interossea antebrachii *666, 667*, **674**

– – cruris 730, *731*, 736, **737**
– limitans glialis perivascularis 467
– – – superficialis 464, *499*
– obturatoria 171, *172*, **174**, *180*, **705**, 717
– oronasalis 571
– oropharyngealis 255
– perinei *176*, *177*, *179*, *180*, *181*, **394**, *395*, *423*
– – Frau *179*
– pleuropericardialis 400
– pleuroperitonealis 140
– postsynaptica *91*, 92
– presynaptica *91*, 92
– proctodealis 255
– pupillaris 526
– quadrangularis **593**
– spiralis *523*
– stomatopharyngealis 584
– synovialis 39
– tectoria 116, 522, **523**
– thyrohyoidea 234, *566*, *592*, **593**, *594*, *597*, **601**, *616*
– tympanica *509*, **511**, 513, **516**
– – Pars flaccida *516*
– – secundaria 513, 522
– urogenitalis *370*
– vestibularis **522**, *523*
Menarche 35
Ménétrier-Krankheit 270
Menghini 301
Ménière-Krankheit **521**
Meningiome 464
Meningitis 460, 514, 576
Meninx primitiva 442, 459
Meniscus articularis 39
– lateralis **721**, *722*
– medialis **721**, *722*
Meniskektomie 722
Menisken Kniegelenk: **721**
Meniskofemoralgelenke 721
Meniskotibialgelenke 721
Mennell 173
Menopause 372
Menschenfuß 727
Menstruation 382
– letzte 397
Menstruationsalter 397
Menstruationsphase **382**
Menstruationszyklus **381**
– Dauer 382
– Phasen Dauer 383
Merkel-Tastscheibe *85*, 96
Merkel-Zelle *96*
Merseburger Trias 587
Mesangium **329**
Mesangiumzelle 329
Mesaxon *87*
Mesektoderm 445
Mesencephalon *446*
– Embryo *444*, 445
– Entwicklung 446
– Fetus *445*
– Gliederung 476
Mesenchym *23*
Mesenterialarterien-Syndrom oberes 279
Mesenterialinfarkt akuter **277**
Mesenteriolum 284

Mesenterium *282, 317*
- Aufgaben 82
- Begriff 82
- dorsale commune Persistenz 289
-- primitivum 254
- ventrale primitivum 254
Mesenteron 255
mesial 550
Mesialbiß 556
Meso 82
Mesoappendix 255, *260, 277, 282, 284*
Mesocolon 255
- ascendens 255
- descendens 255
- sigmoideum 255, *260, 283, 284, 345, 361*
-- Wurzel 257
- transversum *254,* 255, *260, 277, 284, 337*
-- Wurzel 257
Mesoderm(a) 255
- cardiogenicum 220
- extraembryonales *397, 398,* 399
- Gliederung 253
- intermediäres 253, 400
- intermedium 445
- intraembryonicum 445
- Invagination *399*
- laminae lateralis 445
- paraxiales 253, 399
Mesoduodenum
- dorsale 255
- ventrale 255, 257
Mesogastrium
- dorsale 255, 258
- ventrale 255, 257
Mesoileum 255
Mesojejunum 255
Mesometrium 384
Mesonephros 338, *369*
Mesooesophageum
- dorsale 140, 255
- ventrale 255
Mesopharynx 578
Mesorectum 255
Mesosalpinx *376,* 377, ***380,*** 384, *433*
Mesotendineum *696*
Mesothel 80, 208
Mesotympanon 513
Mesovarium 372, 384
Metacarpus 674
Metakarpophalangealgelenk Bewegungsumfänge 679
Metamerie 11
Metamyelozyt *59,* 63, 66
Metanephros 338, *369*
Metaphase *21*
Metaphyse **29** 32
Metarteriole 51
Metathalamus 487
Metencephalon *446*
- Embryo *444,* 445
Metenteron **255**, 371
Metopismus 452
Meynert-Bündel 487
MHC 68
Microvilli *16,* 18, 79
MIH 490
Mikroanalyse 58
Mikrofibrillen 23
Mikroglia 28
Mikrophagen 62, 68
Mikrophthalmie 526
Mikropinozytose 18

Mikropinozytosebläschen *18*
Mikrotie 510
Mikrozirkulation *51,* 52
Mikrozyt 59
Miktion **362**
- Bauchpresse 362
Miktionszentrum pontines + sakrales 360
Milch 147
Milchbrustgang 70, **246**, 352
Milchdrüsen 99
Milcheckzahn 554
Milchgänge 148, *148*
Milchgebiß ***554, 555***
Milchmahlzahn 554
Milchsäckchen 148
Milchsäurebakterien 390
Milchschneidezahn 554
Milchsekretion 150
Milchzähne 554
- Durchbruchzeiten 554
Milz *312*
- Aufgaben 307
- Bauchfellverhältnisse 311
- Begleitscheiden *308*
- Blutabbau 308
- Blutspeicher 308
- Eingeweidefläche *310*
- Entfernung **311**
- Entwicklung *254*
- Erythropoese 308
- Form 310
- Gliederung innere 307
- Größe 310
- Kernspintomogramm *301*
- Lage 311
- Lymphozytenbesiedlung *307*
- Makrophagen *309*
- Marginalzone 308
- Nachbarschaft 311
- Oberflächengliederung 310
- Perkussion 311
- Pole 310
- Projektion 311
- Ränder 310
- Schnittbild *308*
- Szintigramm 311
- Terminologie 308
- Ultraschallbild *311*
- Vergrößerung 310
Milzarterie 309, **310**
Milzbalken 311
Milzhilum 310
Milzkapsel 311
Milzknötchen 307
Milzkreislauf 309
Milzlymphknoten 351
Milz-Nieren-Band 311
Milzsinus 309
Milzstränge 308, 309
Milzvene 309, ***310***
- Ultraschallbild *347*
Mimik **609**
Minderung der Erwerbsfähigkeit 698, **747**
Mineralocorticoide **321**
Minipille 381
Miosis 528, 637
Mischblut 193
Mißbildung 11
Mißbildungslehre
Grundgesetze 405
Mitesser 99
Mitochondrien **16**, *16, 17*
- Cristatyp 207

Mitose 20
Mitralinsuffizienz **225**
Mitralklappe **209**, 213
- Abhörstelle 211
- Projektion 228
- Stenose 224
Mitralstenose **224**
Mittelarmnerv 671, 691
Mitteldarm 255
Mittelfell 81
Mittelfellraum **183**
Mittelfinger 676
Mittelfußknochen ***728***, 729
- Ermüdungsbruch 729
- tasten 730
Mittelhand 674
Mittelhandknochen **675**
- tasten 676
Mittelhirn Embryo 445
- Entwicklung 446
- Gliederung 476
- Oberfläche 475
Mittelhirnbiegung 444
Mittelhirnbläschen 444
Mittelhirndach **476**
- Entwicklung 446
Mittelhirnhaube **476**
- Entwicklung 446
Mittelohr 509, **513**
- Entwicklung 509
- Entzündung akute **513**
- Frontalschnitt ***516***
- Schalleitung 516
Mittelschatten 226
Mittelstreifen *27*
Modiolus 519
Moeller-Hunter-Glossitis 564
Mohrenheim-Grube 640
Molekularschicht **499**
Moll-Liddrüse 99, 545
Monatsblutung letzte 397
Mondbein 674
- Nekrose 675
Möndchen 102
Mongolenfalte 544
Mongolismus 21
Monoblast **65**, 66
Mononucleosis infectiosa 71, 310
Monozyt 61, **62**, 63, *65*
Monozytenangina 71
Monozyten-Makrophagen-System 67
Monozytopoese 65, 66
Monro-Loch siehe Foramen interventriculare
Mons pubis 393
Montgomery-Drüse *149*
Monticuli 684
Moosfasern 484
Morand-Loch siehe Foramen caecum linguae
Morgagni-Hernie 142
Morgagni-Loch siehe Foramen caecum linguae
Morgagni-Säulen siehe Columnae anales
Morgagni-Tasche 592, 595 siehe Ventriculus laryngis
Moria 502
Morula 398
Motilin 275
Mouches volantes 529
MP 679
M-Phase 20

MPS 67
M-Rezeptoren 93
MRH 490
MS 87
MSH 493
M-Streifen *27*
Mückensehen 529
Mucopolysaccharide 23
Mucoproteine 23
Mukoviszidose 77
Mukozele 306
Müller-Gang 369
- Abkömmlinge 370
Müller-Muskel 529 siehe M. tarsalis superior siehe M. orbitalis
Multiinfarktdemenz 500
Multipara 379, 408
Multisemie 430
Mumps **562**
Mumps-Meningoenzephalitis 562
Mund Mimik 610
Mundboden 567, **639**, *641*, **642**
Mundbucht ektodermale 570
Mundgegend 643
Mundhöhle 559, **560**, *569*
- Gliederung 559
Mund-Nasen-Membran 571
Mundrachenraum 578, **579**
Mundringmuskel 608
Mundschleimhaut 559
Mundschließmuskel 608
Mundwinkel Mimik 610
- Muskeln 608
Mundwinkelheber 608
Mundwinkelherabzieher 608
muscarinerg 93
Musculus (Musculi)
- **abductor** digiti minimi 680, **687**, **688**, *699, 737*, **741**, *745, 749*
-- hallucis **739**, ***740, 741***, *745, 749*
-- pollicis brevis 684, **687**, **688**, **689**, 699
--- longus 680, **681**, *684, 685,* **688**, *689,* 699
- **adductor** brevis 353, **437**, **710**
-- hallucis **739**, ***741***, *742, 749*
-- longus 353, **710**, *716, 717, 724*
--- Ursprungssehne *726*
-- magnus 353, *423*, *709*, **710**, *712, 716, 717, 718, 722, 726, 727, 748*
-- minimus 353
-- pollicis **687**, *689*, *699*
--- Caput
---- obliquum **688**
---- transversum **688**
- anconeus *659*, **668**, ***680***, 699
- arrector pili *99*, 100, *101*
- arytenoideus obliquus *582*, **596**, *597, 633*
-- transversus *518, 582*, **596**, *597, 599, 633*

- auriculares *603, 631*
- biceps brachii *664, 667,* **668**, **669**, *680, 689, 699*
--- Caput breve 657, *663*
---- longum 656, *657*
-- femoris **709**, **710**, *712, 718, 736, 737, 744, 748*
--- Ansatzsehne 726
--- Caput breve *727*
---- longum *727*
- brachialis **668**, **669**, *672, 673, 680, 689, 699*
- brachioradialis *659, 668, 669, 680,* **681**, **684, 689, 690, 691**, *699*
- buccinator *558,* 560, *603,* **607**, 608, *609, 616, 620, 631, 645, 646*
- bulbospongiosus *176, 179, 181,* 391, *394, 395, 423,* 429, *748*
- ciliaris 527, **529**
- coccygeus **176, 177**, *178, 361, 748*
- compressor urethrae *748*
- constrictor pharyngis inferior 146, *234,* 566, *580, 603,* **606**, *633, 638, 641*
--- medius *566,* **580, 606**, *633*
--- superior 566, **580, 581**, *633, 646*
- coracobrachialis **137**, *653, 657,* **658**, *663, 664, 669, 672, 699*
- corrugator supercilii *607,* **609**, *631*
- cremaster **137**, *156,* **157**, *161,* **162**, *164, 353, 425*
- cricoarytenoideus lateralis + posterior 596, **597**, *633*
- cricothyroideus 146, *234,* 566, *592,* **593, 596, 597, 601**, *605, 633*
- dartos 419
- deltoideus 136, **137**, *183, 603, 605, 641, 653, 654, 657,* **658**, *661, 663, 664,* **669**, *699*
- depressor
-- anguli oris *601,* **603**, **608**, *609, 631*
-- labii inferioris *603,* **608**, *609, 631*
-- septi **607**
--- nasi *631*
-- supercilii **607, 609**, *631*
- detrusor vesicae 358, *359*
- digastricus *146, 558, 560, 563, 567, 580, 581, 603,* **605**, *606, 616, 628, 643*
-- Venter anterior *645*
--- posterior *631, 645*
- dilatator pupillae 528
- epicranius 451, *603,* **609**, 610, *631, 645*

Musculus (Musculi)
- erector spinae *112,* **113,** *114, 115, 184, 253, 333, 334*
- **extensor** carpi radialis brevis + longus *659, 669, 680,* **681,** *684, 685, 699*
- – – ulnaris *680,* **681,** *684, 685, 699*
- – – digiti minimi *680,* **681,** *684, 685, 699*
- – – digitorum *680,* **681,** *684, 685, 686, 699*
- – – – brevis *736, 737,* **741,** *744, 749*
- – – – longus *735,* **736,** *737, 738, 744, 749*
- – – hallucis brevis *736,* **741,** *749*
- – – – longus *735,* **736,** *738, 744, 749*
- – – indicis *680,* **681,** *684, 699*
- – – pollicis brevis *680,* **681,** *684, 685, 689, 690, 699*
- – – – longus *680,* **681,** *684, 685, 699*
- externi bulbi oculi *538,* **539**
- faciei **607, 608**
- fibularis brevis *732,* **735, 737,** *738, 741, 744, 749*
- – – – Ansatzsehne *738*
- – – longus *735,* **736, 737,** *738, 741, 742, 744, 749*
- – – – Ansatzsehne *738*
- – – tertius *735, 736, 749*
- **flexor**
- – – accessorius *749*
- – – carpi radialis *669, 682,* **683, 684,** *688,* **689,** *690, 691, 699*
- – – – ulnaris *677, 682,* **683, 684,** *688,* **689,** *690, 691, 692, 699*
- – – digiti minimi brevis **687, 688,** *699,* **741,** *749*
- – – digitorum
- – – – brevis **740, 741,** *745, 746, 749*
- – – – longus **736,** *738,* **740, 741,** *744, 749*
- – – – profundus *682,* **683,** *684, 686,* **688,** *690, 695, 696, 699*
- – – – – Funktionsprüfung *688*
- – – – superficialis *682,* **683,** *684, 686,* **688,** *689, 690, 692, 695, 696, 699*
- – – hallucis brevis **739,** *740,* **741,** *749*
- – – – longus **736,** *738, 740, 741, 742, 744, 745, 749*
- – – pollicis brevis *682,* **687, 688,** *689, 699*
- – – – longus *682,* **683,** *684, 688,* **690,** *695, 699*
- – – – Funktionsprüfung *689*
- frontalis *siehe* M. occipitofrontalis Venter frontalis
- gastrocnemius *709, 712, 726,* **735, 736, 737,** *744, 749*
- gemellus inferior + superior *708,* **709,** *727, 748*
- genioglossus *146, 478, 560, 563,* **566,** *567,* **599, 606**
- geniohyoideus *142, 146, 518, 558, 560, 563, 566,* **599, 606,** *623, 643*
- gluteus
- – – maximus *114, 394, 423,* **708, 709,** *712, 727, 748*
- – – medius *160, 253,* **708,** *709, 712, 727, 748*
- – – minimus **708, 712,** *727, 748*
- gracilis *353, 394, 423, 709,* **710,** *712, 716, 724, 727, 744*
- – – Ursprungssehne *726*
- hyoglossus *146, 478, 566,* **567,** *582, 603, 605,* **606**
- iliacus *142, 159, 163, 253, 345, 353,* **708,** *716, 717,* **724**
- iliococcygeus **177,** *178*
- iliocostalis **113,** *114, 125*
- iliopsoas *163, 353,* **708,** *715, 716,* **724**
- infrahyoidei **604**
- infraspinatus *623,* **654,** *657, 658,* **659,** *660, 661,* **664**
- intercostales *345*
- – – externi *114, 115, 125,* **135,** *137, 145, 249, 653*
- – – interni *115, 125,* **135,** *137,* **142,** *145, 249, 653*
- – – intimi *125, 135, 145*
- interossei *686*
- – – dorsales *680,* **682, 687,** *699,* **740, 741,** *749*
- – – – Funktionsprüfung *689*
- – – palmares *682,* **686, 687, 688,** *699*
- – – plantares **740, 741,** *749*
- interspinales *115,* **116,** *125*
- intertransversarii **116,** *115, 125*
- ischiocavernosus *176,* **179, 181,** *394,* **395,** *423, 426, 429, 748*
- ischiococcygeus **176, 177,** *178, 361, 748*
- laryngis *591*
- latissimus dorsi *114, 136, 137, 147, 159, 185, 623, 624, 653,* **654,** *659, 660, 661, 663, 669*
- **levator** anguli oris *603,* **608, 609,** *631*
- – – ani *163, 176,* **177, 178, 180,** *181, 361, 363, 364, 365,* **365, 394, 423,** *433, 439, 748*
- – – labii superioris **603, 608, 609,** *631*
- – – – – alaeque nasi *603,* **607, 609,** *631*
- – – palpebrae superioris **537, 538, 539,** *543,* **545,** *546, 547*
- – – prostatae *177*
- – – scapulae *114, 601, 603, 605, 623, 638,* **653,** *654*
- – – veli palatini *509,* **568,** *582, 606, 633*
- levatores costarum *114, 115, 125,* **135**
- linguae *478,* **567**
- longissimus **113,** *114, 125*
- longitudinalis inferior *478, 566,* **567**
- – – superior *478, 566,* **567**
- longus capitis *125, 146, 196,* **602**
- – – colli [cervicis] *125, 196, 586,* **602,** *638*
- lumbricales *686,* **687,** *699,* **740, 741,** *749*
- – – Wirkung *686*
- masseter *146,* **557,** *558, 560,* **603, 609,** *616, 628, 643, 645*
- masticatorii **557,** *628*
- mentalis *603,* **608, 609,** *631*
- multifidus **113,** *115, 125, 638*
- mylohyoideus *142, 146, 518, 558, 560, 562, 563, 567, 599, 603, 605, 606, 628, 640, 643*
- nasalis *603,* **607, 609,** *631*
- **obliquus** capitis inferior + superior *115,* **117,** *125*
- – – externus abdominis *112, 125,* **136,** *142, 151,* **156, 157,** *158, 159, 160, 161, 162, 163, 164, 378, 652, 654*
- – – inferior **538, 539**
- – – internus abdominis *112, 115, 125,* **137,** *142,* **156, 157,** *158, 159, 160, 161, 162, 163, 164, 345, 378,* **654**
- – – superior *478,* **537, 539, 543,** *625*
- obturatorius
- – – externus *163, 180, 353,* **708**
- – – internus *163, 176, 180, 363,* **409,** *433,* **708,** *709, 712, 727, 748*
- occipitofrontalis *451,* **631**
- – – Venter frontalis **609,** *645*
- – – occipitalis *603,* **654**
- omohyoideus *142, 146, 601, 603,* **604, 605,** *623, 638, 639, 641, 664*
- opponens digiti minimi *682,* **687, 688,** *699,* **741,** *749*
- – – pollicis *682,* **687, 688,** *699*
- orbicularis oculi **545,** *545, 547,* **603,** *607,* **609,** *631, 645*
- – – oris **558,** *561,* **603, 608, 609,** *631, 645*
- orbitalis *536,* **539**
- palati mollis et faucium *568*
- palatoglossus *566,* **568,** *570, 582, 633,* **643**
- palatopharyngeus *568,* **580, 581,** *633*
- palmaris brevis *684,* **687,** *689, 692, 699*
- – – longus **683, 684, 689,** *690, 691, 699*
- papillares **209,** *212, 213*
- pectinati *211, 212*
- pectineus *353,* **710,** *715, 716, 717,* **724**
- pectoralis major **136,** *137, 149, 151, 160, 184, 603, 605, 623, 624, 641, 652, 653, 657,* **659, 660,** *661, 663, 664, 669*
- – – – Einatemmuskel *146*
- – – – Funktion *44*
- – – minor *137, 184, 623, 641,* **652, 653,** *657, 664, 669*
- – – – Einatemmuskel *146*
- peroneus brevis *732,* **735, 736,** *749*
- – – longus **735, 736,** *749*
- – – tertius **735, 736, 737,** *749*
- piriformis **173,** *176, 431,* **708, 709, 712,** *727, 748*
- plantaris *709, 727,* **735, 736, 737,** *749*
- popliteus *722,* **725, 726, 736, 744, 749**
- procerus **607, 609,** *631*
- pronator quadratus *673, 682,* **683,** *684, 690, 699*
- – – teres *669, 673,* **683, 684, 689,** *691, 699*
- – – – Caput humerale *690*
- – – – ulnare **690**
- psoas major **159,** *163, 180,* **253,** *334, 345, 353, 437,* **708, 724**
- – – – Projektion *336*
- – – minor **159,** *345, 724*
- pterygoideus lateralis **557, 558,** *628, 643,* **646**
- – – medialis **557, 558,** *563, 580, 605, 616, 628, 645, 646*
- puboanalis *177*
- pubococcygeus **177,** *178, 391*
- puboprostaticus *177*
- puborectalis *177*
- pubovaginalis *177*
- pyramidalis **125, 136,** *151, 158,* **159,** *164*
- quadratus femoris **708, 709,** *712, 727, 748*
- – – lumborum **125, 126,** *146,* **158, 159,** *345, 352, 437, 724*
- – – plantae **740, 741,** *745, 749*
- quadriceps femoris *353,* **724, 725**
- rectouterinus *384*
- **rectus** abdominis **112, 125, 136, 142,** *151,* **156, 158,** *159, 164, 253, 345, 378*
- – – capitis anterior + lateralis **117,** *125*
- – – – posterior major + minor *115,* **117,** *125*
- – – femoris *353,* **705,** *716, 717,* **724, 725**
- – – – Ursprungssehne *726*
- – – inferior **538, 539**
- – – lateralis *478,* **537, 538, 539,** *540, 543, 560*
- – – medialis **537, 538, 539,** *540, 543*
- – – superior **537, 538, 539,** *543*
- rhomboideus *160*
- – – major *160, 623,* **653, 654,** *660*
- – – minor *623,* **653, 654**
- risorius *601,* **608, 609,** *631*
- rotatores **113,** *115, 125*
- salpingopharyngeus *579,* **580,** *633*
- sartorius **136,** *159, 160, 437, 709, 716, 717,* **724, 725,** *736, 748*
- scaleni *112,* **602,** *604*
- – – Bedeutung für Atmung *146*
- – – Beziehung zur Pleurakuppel *604*
- – – scalenus anterior *125,* **146, 196,** *215,* **602,** *603, 605, 638,* **612,** *641, 664*
- – – medius *125,* **146,** *196, 601,* **602,** *603, 605, 638, 664*
- – – minimus *604*
- – – posterior *125, 146, 196,* **602,** *664*
- semimembranosus *709,* **710,** *712, 718, 722, 726, 727, 736, 744, 748*
- – – Sehne *726*
- semispinalis *125*
- – – capitis **113,** *114, 115, 125, 465, 603, 638, 654*
- – – cervicis [colli] **113,** *114, 115, 125*
- – – thoracis **113,** *114, 115, 125*

Musculus (Musculi)
- semitendinosus 394, **709, 710,** *712, 718, 727, 744, 748*
- – Ansatzsehne 726
- serratus anterior *136, 137, 159, 160,* 623, 652, **653,** 660
- – – posterior inferior *114, 125,* **135,** 146, **654**
- – – – superior *114, 125,* **135,** 146
- soleus *726,* **735,** *737, 744, 749*
- **sphincter**
- – – ampullae 302, **303**
- – – ani externus *176,* **177,** *181, 361,* **363,** *364, 365,* **394,** *395, 410,* **423,** *425, 430, 748*
- – – – internus *361, 364, 365, 410, 425*
- – – ductus choledochi [biliaris] 302
- – – – pancreatici 313
- – – papillae *149*
- – – pupillae 528
- – – pyloricus 264
- – – urethrae externus *179, 359, 361, 424, 748*
- – – urethrovaginalis 748
- spinalis 638
- – – capitis *125*
- – – cervicis [colli] *113, 114, 125*
- – – thoracis *113, 114, 125*
- spiralis 191
- splenius *603*
- – – capitis **113,** *114, 115, 125, 601, 638, 654*
- – – cervicis [colli] **113,** *114, 125, 638, 654*
- – stapedius 515, *631*
- – – Wirkung **516**
- sternocleidomastoideus *136, 142, 146, 478, 586, 601,* **602, 603,** *605,* **609,** *622- 624, 638,* **639,** *650,* **654,** *664*
- – – Einatemmuskel 146
- – – Oberflächenrelief 602
- sternohyoideus *142, 146, 586, 603,* **604, 605,** *623, 638, 641*
- sternothyroideus *146, 566, 586, 603,* **604,** *605, 623, 638, 641*
- styloglossus *146, 478,* **566, 567,** *582,* **606, 640**
- stylohyoideus *146,* **558, 567, 580,** *603, 605,* **606,** *616, 631, 645*
- stylopharyngeus **566, 567, 580, 606,** *633,* **640**
- subclavius *137,* **605,** *623,* **652, 653,** *657*
- subcostales *125,* **135**
- suboccipitales **117**
- subscapularis *137, 653, 657,* **658,** *661,* **669,** *699*

- supinator **681,** *682, 684, 699*
- supraspinatus 623, *654, 657,* **658, 659,** *661, 664, 669*
- – – Sehnenriß 658
- suspensorius duodeni **279**
- tarsalis inferior **545**
- – – superior **545**
- temporalis **557,** *560, 616, 628, 645, 646*
- temporoparietalis *631*
- tensor fasciae latae *136,* **708,** *712, 716, 724, 748*
- – – tympani **509,** *512,* **513, 515,** *628*
- – veli palatini **568,** *582, 606, 628*
- teres major *137, 624, 653,* **654, 658, 659,** *660, 661,* **664,** *669, 699*
- – minor *657,* **658, 659,** *661,* **664,** *699*
- thyroarytenoideus **596, 597,** *633*
- thyrohyoideus *146, 566, 582, 603,* **604,** *605, 623, 638*
- tibialis anterior **735, 736,** *737, 738, 741, 744, 745, 749*
- – posterior **736, 738,** *740, 741, 744, 745, 749*
- – – – Ansatzsehne *738*
- – trachealis 185
- transversospinalis *113*
- **transversus**
- abdominis *115, 125,* **142, 156, 157,** *158, 159, 161, 162, 163, 345, 378, 437*
- – – linguae *478,* 566, **567,** *582*
- – – menti **608,** *631*
- – – perinei profundus *179, 391,* **394,** *423, 748*
- – – – superficialis *179,* **394,** *395,* **423,** *748*
- – – thoracis *125,* **135,** *142, 147*
- trapezius *146, 184, 478, 601,* 603, *604, 605, 612, 623, 638,* **653, 654,** *664*
- – – Oberflächenrelief 603
- triceps
- – – brachii **659,** *660,* **668,** *672, 680, 689, 699*
- – – – Caput laterale *669*
- – – – longum *654, 657, 661, 664, 669*
- – – – mediale *661, 669*
- – surae **735,** *736, 744, 749*
- uvulae 568, **581,** *633*
- vastus
- – – intermedius *353*
- – – lateralis *353,* **716, 724, 725**
- – – medialis *353, 717,* **724, 725**

- verticalis linguae *478,* 566, **567**
- vocalis *592,* **596,** *633*
- zygomaticus major **603, 608, 609,** *631*
- – – minor *603,* **608, 609,** *631*
Musikantenknochen 666, 673
Muskel(n)
- birnförmiger 708
- Erschlaffen 14
- großer runder 658
- halbmembranöser 710
- halbsehniger 710
- ischiokrurale **710**
- kleiner runder 658
- mimische **606, 607, 608, 609**
- – Lähmung **632**
- schlanker 710
- subokzipitale **117,** 604
- Terminologie 42
- zweibäuchiger 606
Muskelansatzhöcker 29
Muskelbauch 41
Muskelbinde 41
Muskeleck *136*
Muskeleigenreflex 85, 128
Muskelfach 715
Muskelfaserbündel *41*
Muskelfaszie 41
Muskelfunktionsprüfung Hand 688
Muskelgewebe **27**
- glattes **28**
- quergestreiftes **28**
Muskelgruppe
- funktionelle 45
- genetische 45
Muskelinsuffizienz aktive + passive 45
Muskelkrämpfe 89
Muskellähmung 89
Muskelmechanik 44
Muskelplexus 275
Muskelpumpe 54, 750
Muskelquerschnitt
- anatomischer 44
- physiologischer 44
Muskelschwäche 89
Muskel-Sehnen-Verbindung 43
Muskelspindel *42,* 128
Muskelstreife 481, 499
Muskeltonus 482
Muskelzuckungen 89, 499
Mutterband breites 384
- rundes **384**
Mutterkuchen 402
Muttermund äußerer 379
- Eröffnungsphase *407*
- Palpation 392
Mutterstern 20
Mütze phrygische 304
Mydriasis *528,* 540, 626
Myelencephalon *446, 460, 465, 474, 475, 483, 489, 496, 627*
- Embryo 444, 445
Myelinisation 87
Myeloarchitektonik 500
Myeloblast *59,* 65, 66
Myelographie 119
Myelotomie 172
Myelozyt *59,* 63, *65,* 66
- basophiler *59*
- eosinophiler *59*
- neutrophiler *59*

Myocardium 206
Myocytus cardiacus 207, *207*
Myoepithelzelle 78
Myofibrillen 27
- quergestreifte *27*
Myofibrillensegment *27*
Myofilamente 27
Myoglobin 45
Myokard 166
Myokardinfarkt **218**
Myologie 28
Myom 380
Myomer 27
Myometrium 379, *381,* 403
Myopie **530,** 540
Myosin 28
Myringoplastik 517
M-Zelle 273, **276**

N

Nabel 160
Nabelarterie 163
- Entwicklung 344
Nabelband medianes 357
Nabelbruch
- Erwachsener 166
- Operation 166
- physiologischer 256, 400
- – Ultraschallbild *401*
- Säugling 166
Nabelfalte
- laterale **163,** 361
- mediale **163,** 360
- mediane **163,** 360
Nabelfistel 372
Nabelgegend 156
Nabelring 160
Nabelschleife **255,** 400
Nabelschnur **404, 408**
- Entwicklung *402*
- Ultraschallbild *401*
- Vorfall 409
Nabelvene 57, 295
Nachgeburt *408*
Nachgeburtsphase 408
Nachniere **338**
Nachstar 529
Nackenband 110
Nackenbeuge 444
Nackenfaszie **638**
Nackengegend **640**
Nackengriff 658, **659**
Nackenmuskeln **604**
Nackensteifigkeit 460
Nacktmaus 236
Naegele-Regel 397
Nagel *102*
Nagelbett *102*
Nagelfalz *102*
Nagelplatte *102*
Nagelwall *102*
Nagelwurzel *102*
Naheinstellungsreaktion 480
Nanus cretinus 34, 587
- pituitarius 34
Narbe 103
Narbenhernien 165
Nares 573
Narkose Nervenlähmungen 673
Nase
- äußere **572**
- Knorpel **572**
- Skelett 572
- Terminologie 573

Nasenatmung behinderte 571
Nasenbein 456
Nasenblasversuch 552
Nasenbluten 574, 575
Nasenflügelheber 607
Nasenflügelknorpel 572
Nasengänge 574
Nasengegend 643
Nasengrube 570
Nasenhaare 101
Nasenhöhle 571
- Aufgaben 571
- Blutgefäße 573
- Gliederung 573
- knöcherne **572**
- Lymphknoten 573
- Nachbarschaft 575
- Schleimhaut 572
- Tamponade 575
Nasenkuß 573
Nasen-Lid-Nerv 543
Nasenmuscheln **574**
- Nerven **573**
Nasenmuskel 607
Nasennebenhöhlen **575,** 576
Nasen-Rachen-Gang 574
Nasenrachenraum 578, **579**
Nasenscheidewand 572, **574**
Nasenspiegelung
- hintere 575
- vordere 573
Nasenstachel vorderer 456
Nasenvorhof **573**
Nasen-Wimpern-Nerv 626
Nasenwulst 400
- lateraler 570
- medialer 570
Nasenwurzelrunzler 607
Nasion 453
Nasus externus **572**
Natrium-Kalium-Pumpe 18
Nebelsehen 530
Nebenbauchspeichelgang 313
Nebenhoden *412,* **415**
- Blutgefäße 416
- Fehlbildung 416
- Feinbau 416
- Gliederung 415
- Punktion 415
Nebenhodenbucht 413
Nebenhodengang 416
Nebenhodenkopf 416
Nebenhodenkörper 416
Nebenhodenläppchen *412,* 416
Nebenhodenschwanz 416
Nebenhöhlen 575, 576
Nebenmilz 311
Nebenniere 319, **319**
- Arterien *320*
- Bauchfellüberzug 320
- Entfernen **320**
- Form 319
- Gliederung 319
- Nachbarschaft 320
- Neugeborenes 320
- Schnittbild *321*
- Schnittfläche *321*
- Venen 320
Nebennierenarterie mittlere 342

Sachverzeichnis

Nebennierenmark 91, 320
- Beziehung zum Sympathikus 321
- Entwicklung 320
- Feinbau 320
- hormonbildende Geschwülste 321
- Hormone 320

Nebennierenrinde 321
- elektronenmikroskopisch 322
- Entwicklung 320
- hormonbildende Geschwülste 322
- Hormone **321**
- Insuffizienz 322
- Überfunktion *396*
- Zonengliederung 322

Nebennierenvenen 344
Nebenphrenizi 624

Nebenschilddrüsen 589
- Adenom 590
- Aufgaben 590
- Entdeckungsgeschichte 589
- Entwicklung *584*, 585
- Feinbau 590, 591
- Größe 590
- Lage **590**
- Lagevariabilität 590
- Schnittbild *591*
- Überfunktion **590**
- Überfunktionskrise 590
- Unterfunktion **590**

Nebenthymi 237
Nebentränendrüsen 547
Nebenzellen 264
Neck dissection **622**
Neocerebellum 483
Neocortex 499
Neonatus 411
Neoplasie zervikale intraepitheliale 386
Neorubrum 481
Nephrektomie 333
Nephrocalcinose 590
Nephrolithiasis 590
Nephron 324, **329**
Nephronschleife **330**
Nephropexie 339
Nephros siehe Niere
Nephrotomie 337

Nerv(en)
- Feinbau 88
- gemischte 88
- Hüllgewebe 88
- motorische 88
- periphere
-- Entwicklung 445
-- Gliederung 88
-- Querschnitt *88*
-- Regeneration 89
-- sensorische 88
-- Versorgungsgebiete 694
- umherschweifender 634

Nervenendkörperchen 85
Nervenendung freie *85*

Nervenfaser
- Hüllgewebe 88
- Klassifizierung nach Durchmesser 88
- Leitungsgeschwindigkeit 88
- markarme 87
- markhaltige 87
- marklose 86, *87*
- markreiche 87
- periphere 86
- postganglionäre 91
- präganglionäre 91
- Regeneration 89
- zentrale 86

Nervenfasergruppen 88
Nervenfaserknoten 87
Nervenfaserschicht 531
Nervengewebe **28**
Nervenkompressionssyndrom 694
Nervenlähmungen in Narkose 673
Nervenleitungsgeschwindigkeit 88
Nervennaht 89
Nervenscheidenzelle *87*

Nervensystem
- animalisches 83
- autonomes 83
-- Beckenteil 436
-- Gliederung 89
- Gliederung 82
- intramurales **91**
- peripheres 83
- somatisches 83
- vegetatives 83
- vergleichende Anatomie 83
- zentrales 83
- zerebrospinales 83

Nerventransplantation 89

Nervenzelle
- afferente 84
- bipolare *28*
- efferente 84
- Länge 84
- multipolare *28*
- pseudounipolare *28*
- unipolare *28*

Nervenzellfortsätze *28*
Nervenzellkörper *28*

Nervus (Nervi)
- abducens 447, 465, 475, 477, 478, 483, 539, *543*, **544**, *625*, **626**, *643*
-- Ausfallserscheinungen 626
-- Gefährdung 626
-- Kern 477, **541**
-- Lähmung 540
- accessorius 448, *460*, 465, 475, 477, 478, 483, 581, **617**, *624*, *625*, *633*, **634**, *635*, *636*, *639*, *641*, 646
-- Ausfallserscheinungen 635, 654
-- Gefährdung 634
-- Kern 479
-- Pars spinalis *460*, *476*
--- vagalis *476*
-- Radix cranialis *476*
--- spinalis *460*, *476*
-- Verlauf 634
- alveolares superiores 552, **553**, *627*, *629*, **648**
- alveolaris inferior 552, **553**, *567*, *616*, *627*, *628*, *643*, *645*, *646*, *647*, **648**
--- Leitungsanästhesie *553*, *646*
-- ampullaris anterior 478
-- lateralis 478
-- posterior 478
- anales inferiores *748*
- anococcygeus *125*
- auriculares anteriores *628*
- auricularis magnus 601, **622**, *623*, **630**
-- posterior *616*, 630, *631*
- auriculotemporalis 451, *616*, *627*, *628*, **630**, *645*, *647*
- axillaris *624*, *661*, **664**
-- Ausfallserscheinungen 660
-- Autonomgebiet **700**
-- Lähmung 662
- buccalis **616**, *627*, *628*, **645**, *647*
- canalis pterygoidei *573*
- cardiacus cervicalis
--- inferior 214, *636*
--- medius 214, *612*, *636*, *641*
--- superior 214, *586*, *636*, *641*
- cavernosi clitoridis 429, 438
-- penis 429, 438
- cervicalis 460, *625*, *638*
- ciliares 543
-- breves *529*, 544
-- longi *543*, *629*
- clunium *140*
- inferiores *181*, *727*, *748*
-- medii *125*
-- superiores *125*
- coccygeus *125*
- cochlearis 478, *519*, **521**
- craniales 475, *476*, *477*, **625**
-- Überblick 447
- curvaturae minoris
--- anterior *633*
--- posterior *633*
- cutaneus antebrachii lateralis *692*, *699*
---- Gefährdung 673
---- medialis *624*, **663**, **670**, *692*, *699*
---- Autonomgebiet **700**
---- Gefährdung 673
---- posterior *692*, *699*
-- brachii lateralis
---- inferior *699*
---- superior *699*
---- medialis *699*
---- Autonomgebiet **700**
--- posterior *699*
--- dorsalis
--- intermedius *749*
--- lateralis *749*
--- medialis *749*
-- femoris lateralis *345*, **352**, *353*, 354, *355*, **437**, *750*
--- posterior 436, *439*, 440, *712*, **727**, *748*, *751*
-- perforans *748*
-- surae lateralis + medialis *727*, *749*
--- digitales dorsales *699*
--- pedis *749*
--- palmares communes *699*
--- proprii **695**, *696*, *699*
-- plantares communes + proprii *749*
- dorsalis
-- clitoridis *179*, *181*, *439*, 440, *748*
-- penis **419**, *427*, 429, *437*, 440, *748*
-- scapulae *623*, *624*, *653*
--- Ausfallserscheinungen 654
- erigentes 429
- ethmoidalis *543*
-- anterior *543*, *629*
-- posterior *543*, *629*
- **facialis** 447, *460*, 465, 475-478, *483*, *513*, *567*, *616*, *625*, **630**, *642*, **644**, *645*, *646*
-- Äste 630
-- Ausfallserscheinungen 632
-- Embryo *442*
-- Ganglion 630
-- Gefährdung 630
-- Gesichtsäste 630
-- im Fazialiskanal 515
-- Kern 477
-- Lähmung 630, **632**
-- Verlauf 630
-- Verzweigungsschema *631*
- **femoralis** *123*, *159*, *345*, **352**, 354, **437**, *715*, **716**, **717**, *750*
-- Ausfallserscheinungen *713*, 726
-- Rami cutanei anteriores *151*
-- Verzweigungsschema *353*
- **fibularis** [peroneus]
-- communis *712*, **727**, *744*, *748*
--- Ausfallserscheinungen 739
--- Gefährdung *743*
--- Verzweigungsschema *749*
-- profundus *735*, *737*, **744**, 745, *749*
--- Ausfallserscheinungen 739
-- superficialis *735*, **744**, *749*, *751*
--- Ausfallserscheinungen 739
- frontalis 451, **542**, *543*, *626*, *629*
-- Druckpunkt 627
- genitofemoralis *162*, *345*, **352**, *353*, 354, *355*, 440, *750*
-- Ramus femoralis *151*, **437**
-- genitalis *419*, **437**
- **glossopharyngeus** 447, *460*, 465, 475-478, *483*, *567*, 568, *581*, *625*, **632**, *635*, *642*, *646*, **647**
-- Ausfallserscheinungen 634
-- Ganglien 632
-- Gefährdung 634
-- Kern 479
-- Verlauf 632
-- Verzweigungsschema *633*
- gluteus inferior 436, **712**, **727**, *748*
--- Ausfallserscheinungen 712
-- superior 436, **712**, **727**, *748*
--- Ausfallserscheinungen 712
--- Projektion *714*
- hypogastricus *438*
- hypoglossus 448, *460*, 465, 475-478, *483*, **567**, 568, *581*, **617**, *625*, *635*, *636*, *639*, *641*, **642**, *643*, *646*, **647**
-- Ausfallserscheinungen 635
-- Gefährdung 635
-- Kern 479
-- Verlauf 635
- iliohypogastricus *139*, *332*, *345*, **352**, *353*, 354, *355*, **437**, *750*
- ilioinguinalis *139*, *151*, *162*, *332*, *345*, **352**, *353*, 354, *355*, *419*, **437**, 440, *750*
-- Einklemmung 415
- iliopubicus *353*
- infraorbitalis *547*, **553**, *627*, *629*, *645*, **648**
-- Druckpunkt 627
- infratrochlearis *543*, *629*, *645*
- intercostales *115*, *125*, *139*, *164*, 249
- intercostobrachialis *125*, **624**, *641*, *664*
- intermedius 447, *475*, *631*
-- Verzweigungsschema *631*
- interosseus antebrachii anterior *699*
--- posterior *699*
-- cruris *699*
- ischiadicus *123*, 436, **712**, **713**, *718*, **727**
-- Projektion *714*
-- Verzweigungsschema *748*, *749*
- labiales anteriores *353*, 440
-- posteriores *181*, *439*, 440, *748*
- lacrimalis *543*, *547*, *625*, *627*, *629*
- **laryngeus** recurrens 215, 239, *581*, *586*, **589**, **590**, *598*, *635*, *636*, *641*
--- Entwicklung 598
--- Verzweigungsschema *633*
-- superior 234, *566*, *567*, *581*, *598*, *635*, *636*
--- Ramus externus **590**, *636*
--- Verzweigungsschema *633*
- lingualis *553*, *567*, 568, *616*, *627*, *628*, **642**, *643*, *645*, *646*, *647*, **648**
- lumbalis *125*, *352*, *437*
- mandibularis *543*, *616*, **627**
-- Verzweigungsschema *628*

Nervus (Nervi)
- massetericus 628
- maxillaris 465, **543**, **553**, 627, 628, 643, **648**
- – Verzweigungsschema 629
- meatus acustici externi 628
- **medianus** 123, **624**, **663**, 664, 670, **671**, **672**, **673**, 684, 689, **690**, 691, 694, **695**
- – Ausfallserscheinungen 689
- – Autonomgebiet 695, **700**
- – Dehnungsstellung 700
- – Entlastungsstellung 700
- – Gefährdung 691
- – Leitungsanästhesie 691
- – Ramus palmaris 695
- – Verzweigungsschema 699
- mentalis **553**, 627, 628, 645, **648**
- – Druckpunkt 627
- musculi
- – obturatorii interni 748
- – piriformis 748
- – quadrati femoris 748
- – tensoris tympani 628
- – – veli palatini 628
- musculocutaneus **624**, **663**, 664, **670**, 671
- – Ausfallserscheinungen 669
- – Autonomgebiet **700**
- – Verzweigungsschema 699
- mylohyoideus 628, 641, 645
- nasociliaris **543**, **626**, 629
- nasopalatinus 570, 629
- obturatorius 168, 352, 353, 354, **437**, **718**
- – accessorius 353
- – Ausfallserscheinungen 713
- occipitalis major 125, 451, **630**, 641
- – minor 451, **622**, 623, 641
- – tertius 125
- **oculomotorius** 447, 465, 475, 477, 483, 496, 504, 539, 543, **544**, **625**, 643
- – Ausfallserscheinungen 626
- – Gefährdung 626
- – Hauptkern 477
- – Kern 477, **541**
- – Lähmung 540
- – Nebenkern 477
- – Ramus inferior 543
- – – superior 543
- olfactorius 447, 478, **625**
- – Ausfallserscheinungen 625
- – Gefährdung 625
- ophthalmicus 465, **542**, **543**, 553, 625, **626**, 628, 643, 648

- – Verzweigungsschema 629
- **opticus** 447, 465, 469, 478, 483, 504, **525**, **534**, **535**, 537, **538**, 541, 543, 560, **625**
- – Ausfallserscheinungen 536, 625
- – Feinbau 535
- – Gefährdung 625
- – Pars intracanalicularis 534
- – – intracranialis 534
- – – intraocularis 534
- – – orbitalis 534
- – Vagina externa 535
- – – interna 535
- – Verlauf 534
- palatini minores 570, **573**, 629
- palatinus major **573**, 629, 648
- pectoralis laterales 623, 624, 664
- – medialis 623, 624, 641, 664
- pelvici splanchnici 429, 438
- perineales 440, 748
- peroneus *siehe* Nervus fibularis
- petrosus major 465, **515**, 547, 573, 630
- – – Verzweigungsschema 631
- – minor 465, 514, 562, 633
- – profundus 573, 631
- pharyngeus 629
- phrenici accessorii 623
- phrenicus 140, **196**, 215, 229, **248**, 249, 612, 623, **624**, 636, 638, 641, 664
- – Gefährdung 248
- – Lähmung 141, 248
- – Verlauf 248
- plantaris lateralis + medialis **745**, 749
- presacralis 337, **355**
- pterygoideus lateralis + medialis 628
- pudendus 178, **181**, 436, **439**, **440**, 712
- – Betäubung 440
- – Verzweigungsschema 748
- **radialis** 123, **624**, 670, **671**, 673, 689
- – Ausfallserscheinungen 669, 689
- – Autonomgebiet 695
- – Dehnungsstellung 700
- – Entlastungsstellung 700
- – Lähmung 673
- – Ramus profundus 690, **691**
- – – superficialis **690**, **691**
- – Verzweigungsschema 699
- rectales inferiores 181, **439**, 440, 748
- sacralis 125, 352
- saphenus 353, 716, 745, **751**
- scrotales
- – anteriores 353

- – posteriores 748
- spinalis 118, **123**, 124, 127
- – Wurzeln 123
- – splanchnici
- – lumbales 354, **355**
- – pelvici 281, 354, 436
- – sacrales 354, 438
- splanchnicus
- – major 249, 250, 354, 438
- – minor 250, 354, 438
- – stapedius **515**, 630, 631
- – Lähmung 632
- – subclavius 623
- – subcostalis 125, 332, 345, 352, **437**
- – sublingualis 628
- – suboccipitalis 125
- – subscapulares 623
- – – Ausfallserscheinungen 660
- – supraclaviculares 139, 151, **622**, 623, 650
- – intermedii 623
- – laterales 623
- – mediales 623
- – supraorbitalis 543, 625, 629
- – Ramus lateralis 645
- – – medialis 645
- – suprascapularis 623, 624, 641, **664**
- – – Ausfallserscheinungen 660
- – supratrochlearis 543, 625, 629, 645
- – suralis 749, **751**
- – temporales profundi 628
- – thoracicus 125, **139**
- – longus 623, 624, 641, 652, 664
- – – Ausfallserscheinungen 654, 660
- – thoracodorsalis 623, 624, 641, 664
- – – Ausfallserscheinungen 660
- – tibialis 712, 735, 737, **744**, 745, 748
- – – Ausfallserscheinungen 739
- – – Verzweigungsschema 749
- – transversus colli [cervicalis] **622**, 623, 630
- – **trigeminus** 447, 460, 465, 475, 477, 478, 483, **543**, **625**, **626**
- – Äste 626
- – Aufzweigung **627**
- – Ausfallserscheinungen 627
- – Druckpunkte 627
- – Embryo 444
- – Gefährdung 627
- – Kern **477**
- – Radix motoria + sensoria 476, 628
- – Verlauf 626
- – Verzweigungsschema 628, 629
- – zentrale Innervation 627
- – **trochlearis** 447, 460, 465, **474**, 475-478, 483, 539, 543, **544**, 625, **626**, 643

- – Ausfallserscheinungen 626
- – Gefährdung 626
- – Kern 477, **541**
- – Lähmung 540
- – tympanicus 562, **633**
- – **ulnaris** 123, **624**, **663**, 664, 670, **671**, 684, **689**, **690**, 691, **692**, **694**, **695**
- – Ausfallserscheinungen 689
- – Autonomgebiet 695, **700**
- – Dehnungsstellung 700
- – Entlastungsstellung 700
- – Gefährdung 673
- – Maximalgebiet 695
- – Ramus profundus 692, **694**, **695**
- – – superficialis **692**, **694**
- – tasten 676, 694
- – Verzweigungsschema 699
- – utriculoampullaris 478
- – **vagus** 215, 229, 249, 355, **438**, 448, 460, 465, 475-478, 483, 567, **581**, 586, 612, 617, 625, **634**, **635**, 636, 638, 639, 641, 642, 646, **647**, 664
- – Aufgaben 634
- – Ausfallserscheinungen 235, 634
- – Embryo 444
- – Gefährdung 634
- – Hauptäste 634
- – Kern 479
- – Verlauf 634
- – Verzweigungsschema 633
- – vestibularis 478, **519**, **521**
- – **vestibulocochlearis** 447, 460, 465, 475-478, 483, **521**, 625, **626**
- – Ausfallserscheinungen 626
- – Embryo 444
- – Ganglion 520
- – Gefährdung 626
- – Kern 477
- – zygomaticus 547, 627, 629
- Netz
- – großes 254, **257**, 258
- – Entwicklung 258
- – kleines **257**, **267**
- Netzbeutel 259
- – Entwicklung 255
- Netzeinklemmung 165
- Netzformation 481
- **Netzbeutel 531**
- – Ablatio 526, **533**
- – Blutgefäße 533
- – Entwicklung 526
- – Fehlprogrammierung 541
- – Gliederung 531
- – neuronale 531
- – Rezeptorzellen 531
- – Schichten 531
- – Schnittbild **531**
- – Zellschema **532**
- Netzhautablösung 526, **533**

Netzhautarterie zentrale 533, 542
Netzschicht äußere 531
- innere 531
Netzsubstanz 481, 486
Netzzone 322
Neugeborenengelbsucht **292**
Neugeborenes **411**
- Kopfdurchmesser 174
- Reifezeichen 411
Neukleinhirn 483
Neunerregel 104
Neuralkanal
Wandschichten 443
Neuralleiste **445**
- Abkömmlinge 445
Neuralplatte 399, 443
Neuralrinne 399, 443, 445
Neuralrohr 399, 442, **443**
- Gliederung 445
- Schichten 443
Neurinde 499
Neurit 28, 86
Neuritis optica 576
Neuroblast 444, 445
Neurocranium 441
- Entwicklung 443
Neurofibra(e)
- associationis 496
- commissurales 496
- myelinata 87
- nonmyelinata 86
- projectionis 497
Neurogenese 444
Neurohypophysis 487, **492**
- Entwicklung 447
Neurolemmoblast 445
Neurolemmozyt 28, 87
Neuromodulatoren 93
Neuron 28, 84
Neuropil 92
Neuroporus caudalis + cranialis 255, 443
Neurosekretion 92
Neurotransmitter 91, **92**
- Pharmakologie 93
Neurulation **399**, 443
Neutralbiß 556
Neutralnullmethode **40**
Neutrophiler 62
Nexus 18, 207
Nichtgranulozyten 60
Nickhaut 544
nicotinerg 93
Nidation 397
Nidationshemmer 397
Niederdrucksystem 47
Niere 312, 323, **324**, **325**, 345
- Agenesie 339
- Anomalien 339
- Aplasie 339
- Atemverschiebung 332
- Aufgaben 323
- Bauchfell 332, 332
- Beweglichkeit 332
- Blutgefäße 326
- Ausgußpräparat **327**
- Capsula adiposa 332
- fibrosa 332
- Degeneration polyzystische 340
- Dystopie 339
- Entfernung 333
- Entwicklung 338
- Faserkapsel 332
- Fettkapsel 332

Niere
- Form 325
- Gliederung 325
- Größe 325
- Head-Zone 169
- Hormondrüse 331
- Hüllen 332
- Hypoplasie 339
- Kernspintomogramm 322, 334
- Kontaktflächen zu Nachbarorganen 332
- Lage 331
- Lappen 326
- Leistung beurteilen 324
- Mark 325
- – Schnittbild 330
- Nachbarschaft 333
- Palpation 333
- Polarterien 327
- Projektion 336
- Rinde 325
- – Schnittbild 330
- Segmentarterien 326
- Segmente 326, 327
- Szintigramm 324
- Teilresektion 333
- Terminologie 325
- Transplantation 335
- Ultraschallbild 311, 326
- Zugangswege 333
- Zysten 339
Nierenarterie 326, 342
- Äste 327
- multiple 326
- Variabilität 326
- Verengung 331
- Verzweigung 328
Nierenbecken 325, 335
- ampullärer Typ 335
- Ausgußpräparat 327
- dendritischer Typ 335
- – – Röntgenbild 335
- Entzündung 335
- Formen 335
- Gliederung 335
- Lage 335
- Röntgenbild 336
- Variabilität 335
Nierenbucht 325, 335
Nierenfaszie 332
Nierenhilum 326
Nierenkanälchen 329
- Schnittbild 330
Nierenkapsel 324
Nierenkelch großer 335
- kleiner 335
Nierenkörperchen 325, 328
- Filter 329
Nierenpapille 335
Nierenstein 336
Nierenvenen 344
Niesen 145
Nissl-Substanz 86
NK-Zelle 67, 72
Noduli lymphoidei 72, 74
- – aggregati 276, 284
- – lienales 307
- – solitarii 276
- – splenici 307
Nodulus 482
Nodus atrioventricularis 212, 213
- neurofibrae 87
- sinuatrialis 213
Nodus lymphoideus (Nodi lymphoidei)
- – abdominis
- – – parietales 435
- – – viscerales 351
- – anorectales 386, 435
- – aortici laterales 386, 435
- – appendiculares 351
- – arcus venae azygos 247
- – axillares 69, 139, 152
- – – anteriores 247
- – – apicales 247, 663
- – – centrales 247, 663
- – – laterales 247
- – – posteriores 247
- – brachiales 247
- – brachiocephalici 247
- – bronchopulmonales 188, 247
- – buccinatorius 621
- – capitis 621
- – cavales laterales 435
- – cervicales [colli] anteriores 621
- – – laterales 139, 621
- – – – profundi 638
- – – – profundi 621
- – – inferiores 621
- – – superiores 621
- – – superficiales 621
- – coeliaci 351
- – colici dextri + medii + sinistri 351
- – cubitales 247, 663
- – cysticus 351
- – deltopectorales 247, 663
- – epigastrici inferiores 435
- – faciales 621
- – fibularis 435
- – foraminalis 351
- – gastrici 265, 355
- – – dextri + sinistri 351
- – gastroomentales dextri + sinistri 351
- – gluteales inferiores + superiores 435
- – hepatici 351
- – humerales 247, 663
- – ileocolici 351
- – iliaci communes 355, 386, 435, 436
- – – externi 180, 386, 435, 436
- – – interni 386, 435, 436
- – infraauriculares 621
- – infraclaviculares 247, 663
- – infrahyoidei 621
- – inguinales 69, 386, 435
- – – inferiores 435
- – – profundi 435, 719
- – – superficiales 139, 435, 719
- – – superolaterales 435
- – – superomediales 435
- – intercostales 247
- – interiliaci 435
- – interpectorales 152, 247, 663
- – intraglandulares 621
- – intrapulmonales 194, 247
- – jugulares anteriores 621
- – jugulodigastricus 621
- – juguloomohyoideus 621
- – juxtaintestinales 351
- – juxtaoesophageales 247
- – lacunaris intermedius + lateralis + medialis 435
- – lienales 351
- – ligamenti arteriosi 247
- – linguales 621
- – lumbales 355, 435
- – malaris 621
- – mandibularis 621
- – mastoidei 621
- – membri
- – – inferioris 435
- – – superioris 247
- – mesenterici inferiores + superiores 351
- – mesocolici 351
- – nasolabialis 621
- – obturatorii 435
- – occipitales 621
- – pancreatici 314, 351
- – pancreaticoduodenales 314, 351
- – paracolici 351
- – paramammarii 152, 247
- – pararectales 367, 386, 435, 436
- – parasternales 139, 152, 247
- – paratracheales 194, 247, 621
- – parauterini 385, 386, 435, 436
- – paravaginales 435, 436
- – paravesicales 435, 436
- – parotidei profundi + superficiales 621
- – pectorales 247, 663
- – pelvis 435
- – pericardiaci laterales 247
- – phrenici
- – – inferiores 435
- – – superiores 247
- – poplitei 435, 719, 727
- – – profundi 435
- – – superficiales 435
- – postaortici 435
- – postcavales 435
- – postvesicales 360, 435
- – preaortici 386, 435
- – preauriculares 621
- – precaecales 351
- – precavales 435
- – prelaryngei 621
- – prepericardiaci 247
- – pretracheales 621
- – prevertebrales 247
- – prevesicales 360, 435
- – promontorii 435
- – pylorici 351
- – rectales superiores 351, 367
- – regionales 70
- – retroaortici 435
- – retrocaecales 351
- – – retrocavales 435
- – – retropharyngei [retropharyngeales] 621
- – – retropylorici 351
- – – retrovesicales 435
- – – sacrales 435
- – – sigmoidei 351
- – – splenici 351
- – – subaortici 435
- – – submandibulares 621
- – – submentales 621
- – – subpylorici 351
- – – subscapulares 247, 663
- – – supraclaviculares 152, 621
- – – suprapyloricus 351
- – – supratrochleares 247
- – – thoracis 247
- – – thyroidei 621
- – – tibialis anterior 435
- – – – posterior 435
- – – tracheobronchiales 190, 194, 247
- – – – inferiores 247
- – – – superiores 247
- – – vesicales laterales 360, 435
Nomenklatur Pariser 2
Nomina anatomica 2
- embryologica 2
- histologica 2
Nonrotation 290
Noradrenalin 320
Norepinephrozyt 321
Norm 1
Normoblast 65
- orthochromatischer 59
Notochorda 255, 442
N-Rezeptoren 93
Nüchternschmerz 268
Nuck-Divertikel 167
Nucleolemma 16, 19
Nucleolus 16, 19
Nucleoplasma 19
Nucleus (Nuclei) 16, 19
- accessorii nervi oculomotorii 477, 477, 478, 479, 541
- accumbens 506, 507
- ambiguus 477, 478, 479
- anterior hypothalami 490
- anteriores 487, 507
- anterodorsalis 487
- anteromedialis 487
- anteroventralis 487
- basales 495, 497
- – Begriff 498
- caudatus 497, 498
- centromedianus 487, 498
- cochlearis 477, 479
- – anterior 478
- – posterior 478
- colliculi inferioris 481
- corporis
- – geniculati lateralis + medialis 487
- – mammillaris 490
- – trapezoidei 505
- cuneatus 480
- – accessorius 485
- dentatus 484
- dorsalis anterior 487
- – nervi vagi 477, 478, 479
- – posterior 487
- emboliformis 484
- fastigii 484
- globosus 484
- gracilis 480
- habenulares 486, 506
- infundibularis 490
- interpositus anterior + posterior 484
- intralaminares 487
- lateralis cerebelli 484
- lemnisci lateralis 505
- lentiformis 471, 497
- mediales 487
- medialis cerebelli 484
- mesencephalicus nervi trigemini 477, 478, 479
- motorius nervi trigemini 477, 478, 479
- nervi abducentis 477, 478, 479, 541
- – accessorii 477, 479
- – facialis 477, 478, 479
- – hypoglossi 477, 478, 479
- – oculomotorii 477, 478, 479, 504, 541
- – trochlearis 477, 477, 478, 479, 541
- olivaris
- – accessorius 481
- – superior 481, 505
- – inferior 481
- parafascicularis 487
- paraventricularis hypothalami 489, 494
- pontis 481, 485, 508
- posterior
- – hypothalami 490
- – nervi vagi 477, 478, 479
- pretectales 487
- principalis nervi trigemini 477, 478, 479
- pulposus 109, 110, 111
- pulvinares 487
- ruber 477, 481, 498
- – Störungen 481
- salivatorius inferior 477, 478, 479, 562
- – superior 477, 478, 479, 547, 564
- spinalis nervi trigemini 477, 478, 479
- subthalamicus 487, 498
- supraopticus 489, 490, 494
- tractus solitarii 477, 478, 479, 568
- tuberales 490
- ventrales laterales 498
- ventralis anterior 487, 498
- – intermedius 487, 498
- – posterolateralis 487
- – posteromedialis 487
- vestibularis 477, 479
- – inferior 478
- – lateralis 477, 478
- – medialis 478
- – superior 478
Nucleus-pulposus-Prolaps 109, 110
Nulldiät 25
Nullinie 31
Nullipara 379
Nullstellung 40

Nullzelle 72
nurse luxation 667
Nußgelenk 703
Nykturie 422
Nystagmus 482

O

O-Beine 720
- physiologische 720
Oberarm
- Arterien *672*
- Gefäß-Nerven-Straßen 671
- Muskellogen 668
- Muskeln *659, 669*
- - Beuger 668
- - Strecker 668
- Muskelscheidewände 668
- Nerven *672*
Oberarmbein 656
Oberarmfaszie 668
Oberarmkopf 656, **657**
Oberarmköpfchen 665
Oberarm-Speichen-Muskel **681**
Oberbauch 261, **267**
- Organe 253, *317*
- - Entwicklung *254*
- - retroperitoneale *279*
Oberbauchschnitt querer 170
Obergelenkknorren äußerer + innerer 665
Obergrätengrube 650
Obergrätenmuskel 658
Oberhaut 95
Oberhautdefekt *96*
Oberkiefer **455**, *555*
- Brüche 458, **459**
Oberkieferarterie 616, **646**
Oberkieferkörper 455
Oberkieferwulst 570
Oberkörper Horizontalschnitt *183, 184, 185*
Oberlid 544
- Schnittbild **545**
Oberlippenbändchen 561
Oberlippenheber 608
Obermandelgrube 570
Oberschenkel
- Bruch 707
- Hautnerven 750, **750**
- Hautvenen **750**
- Innenseite 717
- Muskellogen 724
- Oberflächenrelief 726
- Rückseite 718
- - Arterien **718**
- - Muskeln **709**
- - Nerven **712**, **727**
- Sehnen sichtbare 726
- Vorderseite **716**, 717
- - Muskeln **724**
Oberschenkelarterie Puls *429*
Oberschenkelbein **704**
Oberschenkelfaszie 717
Oberschenkelmuskel
- gerader 725
- viereckiger 708
- vierköpfiger **724**, **725**
- zweiköpfiger 710
Oberschenkelnerv 717
Oberschenkelvene 715
Oberschlüsselbeingrube
- große 603
- kleine 602

Oberschulterblattarterie 612
Obex *474*
Obstruktionsileus 276
Obturatoriushernie **717**
Obturatorzeichen 286
Oddi-Sphinkter 302, **303**
Ödem *52*
Odontoblast 549, *549*, 553
Oesophagus *9, 159, 183*, **230**, *249, 312, 566, 578, 580, 581, 583, 586, 590, 599*
- Diskontinuität *194*
- Entwicklungsstörungen *194*
- Pars abdominalis **231**, *262, 263*
- - cervicalis *231*, **234**
- - thoracica *231*, **234**
- - primitivus *584*
- Röntgenbild *233*
- Wandschichten 232
Ösophagogastrostomie 235
Ösophagokardiomyotomie 233
Ösophagoskopie 231
Ösophagotrachealfistel *194, 194*
Ösophagusdivertikel 233
Ösophagusendoprothese 235
Ösophaguskarzinom 234
Ösophagusmund 231, **582**
Ösophagusresektion 235
- Folgezustände 235
Ösophagusstimme 232
Ösophagusvarizen 232, 350
Off-Zelle 532
Ohr abstehendes 510
- äußeres 508, **510**
- - Entwicklung 510
- - Terminologie 510
Ohranlage 509
Ohrbläschen 400, 509
Ohrensausen 517, 521
Ohren-Schläfen-Nerv *451, 627, 647*
Ohrenspiegelung **512**
Ohrgrube 400, 509
Ohrhöckerchen 400, 510
Ohrkapsel 509
Ohrläppchen 510
Ohrmuschel **510**
- mißgestaltete 510
- Tiefstand 510
Ohrmuschelarterie hintere 616
Ohrmuschelnerv
- großer 622
- hinterer 630
Ohrplakode 509
Ohrschmalz **511**, 516
Ohrschmalzdrüse *99*, **511**
Ohrspeicheldrüse 561, 644
- Entzündung 562
- Faszie 644
- Feinbau 562
- Geschwülste 562
- Innervation 562
- Lage 561
- Nachbarschaft 561
Ohrspeichelgang 561
- tasten 561
Ohrtrompete 517

- durchblasen 518
- Funktionsprüfung 518
- Rachenmündung **518**, *578*
- Schnittbild **517**
- Verlauf 517
- Wandbau 517
Ohrtrompeten-Rachen-Muskel **580**
Ohrvene hintere 452
Ohrverhärtung 517
okklusal 550
Okklusion **556**
Okulomotoriuslähmung *481*, 540
Olecranon **665**, 666, **667**, *666*
- tasten 666
Oligodendrozyt 28, 86
Oligospermie 430
Oligurie 324
Oliva *474, 475*, **476**
Olivenkern *477*, 480
- oberer 481
- unterer **480**
Oliven-Kleinhirn-Bahn 485
Omentum majus 257, **258**, *267, 282*
- - Entwicklung *254*
- minus *254, 257, 260, 267, 299, 317*
On-Zelle 532
Oophoritis **376**, 718
Operculum frontale **495**
Ophthalmoskopie **533**
Opiatanalgesie 126
Opisthotonus 460
Opposition **678**
Opsonierung 67
Ora serrata 531
Orbita **536**, **537**, **574**
Orbitalhirnsyndrom 502
Orbitalphlegmone 576
Orchimetrie 412
Orchis *siehe* Testis
Organ(e)
- harnableitende 323
- harnbereitende 323
- innere Gewicht *2*
- intraperitoneale 251
- lymphatisches 68
- - primäres 236
- lymphoepitheliales 69
- lymphoretikuläres 69
- primär + sekundär retroperitoneale 251
- uropoetische 323
- zirkumventrikuläre **470**
Organum (Organa)
- genitalia feminina externa *7*, 392
- - - interna *7*
- - masculina externa *7*
- - - interna *7*
- sensuum 8, 85
- spirale **522**
- vestibulocochleare 509
Orientierungslinien 136
Orthoptik 542
Os (Ossa)
- capitatum *33*, 674, **675**, *676*
- carpi [carpale] 674, **675**
- coccygis *105*, **107**, *172, 410, 423, 703*
- - Kernspintomogramm *174*
- coxae *171*, *703*

- cuboideum *728*, **729**, *732*
- cuneiforme intermedium + laterale + mediale *728*, **729**
- digitorum 676, 729
- ethmoidale *450*, **452**
- - Lamina cribrosa *453, 456*
- - - perpendicularis *456, 457*, **538**, *575*
- femoris 704
- frontale *449*, **450**, **452**, *453, 538*
- - Embryo 442
- - Neugeborenes *450*
- - Pars orbitalis *457, 575*
- hamatum *33*, 674, 676
- hyoideum *136, 142, 146, 234, 518, 563, 566, 567, 580, 582, 588, 592, 599*, **601**, *603, 605, 606, 616*
- - Cornu majus + minus **593**, **601**
- ilium *171, 253*, 715
- ischii *171, 180*, 715
- lacrimale *450*, 456, *457*
- - Embryo 442
- lunatum *33*, 674, **675**, *676*
- metacarpi [metacarpale] *33*, **675**
- - I 676
- metatarsi [metatarsale] **728**, **729**, *732*, *741*
- nasale *449, 450, 456, 457, 546*, **572**, *599*
- - Embryo 442
- naviculare **728**, **729**, **732**
- occipitale *116*, 449, **452**, **453**, *514, 572, 649*
- - Neugeborenes *450*
- palatinum *456*
- - Embryo 442
- - Lamina horizontalis *454, 572*
- - - perpendicularis **572**
- parietale *449*, **450**, *453, 454, 457, 560*
- - Embryo 442
- - Neugeborenes *450*
- pelvicum *siehe* Os coxae
- pisiforme 674, **675**, *677, 682, 684, 686, 688, 692, 695*
- pubis *171*, 715, *716*
- sacrum *105*, **107**, *703*
- - Kernspintomogramm *174*
- scaphoideum 674, **675**, *676, 677*
- sesamoideum 44, *728*
- sphenoidale **452**, *453, 538, 599*
- - Ala major *454, 457*, *575*
- - - minor *453, 457*
- - Corpus *572*
- - Etymologie 452
- suturalia 450
- tarsi [tarsale] *728*, 729
- temporale **452**, *457*
- - Neugeborenes *450*

- - Pars petrosa **453**
- - - squamosa *453, 456, 575*
- - Processus styloideus *454*
- - - zygomaticus *454*
- - trapezium 674, **675**, *676, 677*
- trapezoideum *33*, 674, **675**, *676*
- triquetrum *33*, 674, **675**, *676*
- zygomaticum *456, 457, 546, 560, 575, 645*
- - Embryo 442
- - Neugeborenes *450*
Ossicula auditus [auditoria] **515**
Ossifikation Beginn 400
- Formen 32
Osteoblast 30
Osteocranium 442
Osteodystrophie 590
Osteoklast 35, *36*
Osteologie 28
Osteon *26*, *29*, 36
Osteonknochen 29
Osteosynthese 37
Osteozyt **27**
Ostium (Ostia)
- abdominale tubae uterinae 376
- aortae 213
- appendicis vermiformis *284*
- atrioventriculare dextrum + sinistrum 213
- bulboventriculare 220, 221
- cardiacum *231*, 262, *263, 266*
- ileale *271, 282, 283, 312*
- pharyngeum tubae auditivae [auditoriae] *517*, **578**, *583, 599*
- pyloricum 262
- sinus coronarii *212, 213*
- trunci pulmonalis 213
- tympanicum tubae auditivae [auditoriae] *513, 517*
- ureteris **357**, 359, *367, 425*, **426**
- urethrae externum *181*, **388**, *393*, **394**, *395, 426, 427*
- - internum 359, **367**, *395, 425*, **426**
- urogenitale 370
- uteri *223*, **367**, 379, **380**, **388**, 410
- uterinum tubae 376
- vaginae 389, **393**, *395*
- venae cavae inferioris *212, 213*, 344
- - - superioris *212, 246*
- venarum pulmonalium *213*
Ostium-primum-Defekt 224
Ostium-secundum-Defekt 224
Östriol 443
Östrogene 321, 375
Östrogenproduktion 2-Zellen-Hypothese 375
Othämatom 510

Sachverzeichnis

Otitis media acuta 513
Otosklerose 517
Otoskopie 512
Ott-Maß 111
Ovarialkarzinom 373
Ovarialzysten 373
Ovarium 260, 361, 367, 378, *380*, 385, 433, 438
– Entwicklung 369
Ovotestis 396
Ovozyt 373, 374
Ovulation 374
Ovulationsalter 397
Ovulationshemmer 375
Oxalsäure 336
Oxytocin 489, 493

P

Pacchioni-Granulationen 467
Pachymeninx 459
Palaeorubrum 481
palatinal 550
Palatoschisis 571
Palatum durum *518*, 560, *568*, 569
– fissum 571
– molle *518*, **568**, **569**, *599*, *635*
– osseum 572, *574*
– primarium 571
Paleocerebellum 483
Paleocortex 499
Pallialschicht 444
Pallidum **498**
Pallium *462*, 495
Palmaraponeurose **684**, 697
Palmarflexion Muskeln 688
– Schnelltest **678**
Palpation
– Adnexe 392
– Bauchaorta 340
– Fuß 730
– Gebärmutter 392
– Leber 301
– Nervus ulnaris 694
– Niere 333
– Samenleiter 419
– Samenstrang 419
Palpebra inferior 544
– superior 544
Pancoast-Tumoren 196
Pancreas *5*, 260, **279**, *312*, **313**, **317**, 333
– anulare 316
– Ausführungsgänge 313
– Bauchfellverhältnisse 316
– endokriner Teil 315
– Entwicklung 254, *316*
– exokriner Teil 314
– Gliederung 313
– Karzinom 319
– Kennzeichen mikroskopische 315
– Lage 316
– Linksresektion 318
– Nachbarschaft 317
– Operationen 317
– Projektion 317
– Revision 319
– Schnittbild *315*
– Terminologie 314
– Ultraschallbild *317*, *347*
– Verletzungen 318

– versprengtes Gewebe 316
– Zugangswege 317
Paneth-Körnerzelle 273
Pankreaslipase 314
Pankreaslymphknoten 351
Pankreatitis akute **315**
– chronische 315
Panniculus adiposus 95, 97, *165*
Panoramaaufnahme **555**
Panzerherz 230
Papanicolaou (Pap) 386
Papeln *96*
Papez-Circuit **507**
Papilla (Papillae)
– dermalis *94*
– ductus parotidei 561
– duodeni major **278**, 302, **303**, **313**
– – minor *278*, **313**
– filiformes 564, **565**
– foliatae 564, **565**
– fungiformes 564, **565**
– gingivalis 552
– ilealis *282*, *284*
– – Projektion 282
– interdentalis 552
– lacrimalis **547**
– linguales 564
– mammaria *147*, **148**, **149**
– renales **325**
– vallatae 564, **565**
Papillarmuskeln *209*, *210*, 213
Papillarschicht *93*
Papillengänge 325, 330
Papillenkrebs 319
Papillotomie 305
Paracervix 384
Paracortex 74
Paracystium 384
Paradidymis 369, *416*
Paraganglien
– nichtchromaffine 614
– sympathische 320
parakolische Rinne 261
Parakolpitis 181
Parakolpium 181
Parakrinie 275
Parallelfasern 484
Paralyse 89
Paralysis agitans 481
Paramedianschnitt 170
Parametritis 181
Parametrium 181, 384
Paraneuron 275
Paraphimose **428**
Paraplegie 130
Paraproktium 181, *384*
pararektale Rinne 261
Pararektalschnitt 170
Parasit 406
Parasternallinie 136
Parästhesien 89
Parasympathikus 89
– Aufgaben 89
– Bauchorgane *436*
– Kerngebiet *90*
– – Hypothalamus 490
– Wirkung auf Bauchorgane 354
Parathormon 36, **590**
Paraurethralgänge 393
Paravertebrallinie 136
Parazentese 513
Parazystitis 181
Parazystium 181

Parenchym 64, 586
Parese 89
Paries
– caroticus 513
– jugularis 512, *516*
– labyrinthicus 512
– mastoideus 513
– membranaceus *185*, 513, *586*, **597**
– tegmentalis 512
– vestibularis ductus cochlearis **522**
Parietalzellen 264
Parkinson-Krankheit **481**, 499
Parodontose 551
Paroophoron 369
Parotis 561
– Entzündung 562
– Faszien 644
– Feinbau 562
– Innervation 562
– Lage 561
– Nachbarschaft 561
Parotisloge 643, **644**
Parotitis **562**
Pars (Partes)
– abdominalis aortae 49, 231, **239**, *292*, *312*, 314, 317, *334*, *337*, **340**, *349*, **355**, *360*, *363*
– – – Ultraschallbild *347*
– – – Verzweigungsschema *341*
– anterior pontis 476
– anularis vaginae fibrosae *688*
– aryepiglottica 592, *596*, **597**
– ascendens aortae *184*, *212*, *216*, **238**, *239*, *240*
– – – Entwicklung *221*
– basalis *242*
– caeca retinae 531
– cardiaca 260, **262**, 267, *279*, *317*, *345*
– ciliaris retinae 531
– compacta 481
– costalis diaphragmatis *140*, *141*, *142*
– cruciformis vaginae fibrosae *688*
– descendens aortae *240*, *249*
– flaccida 512, *516*
– infraclavicularis Verzweigungsschema *699*
– intercartilaginea 594
– intermedia *492*
– – bulborum 394
– intermembranacea 594
– iridica retinae 531
– laryngea pharyngis *578*, **579**
– lumbalis *125*
– – diaphragmatis 140, *141*
– magnocellularis 481
– nasalis pharyngis *578*, *599*
– opercularis *495*
– optica retinae 531
– oralis pharyngis *578*, **579**, *599*
– parvocellularis 481
– petrosa 453, **521**
– posterior pontis 476

– pylorica **262**, **263**, *317*, *318*
– reticularis 481
– retrolentiformis 508
– squamosa 452, *453*
– – ossis temporalis 449
– – – – Embryo *442*
– sternalis diaphragmatis 140, *141*, *142*
– sublentiformis 508
– tensa 512
– thoracica aortae *184*, 231, **234**, **239**, **241**, *312*, *341*
– – – Verzweigungsschema *240*
– thyroepiglottica 596
– tibiocalcanea **731**
– tibiotalaris posterior **731**
– tuberalis *492*
– tympanica 453, 511
– – Embryo *442*
– uterina 376
Parvisemie 430
PAS-Reaktion *61*
Passavant-Ringwulst 582
Patella 719, *722*, **723**, *724*, *736*
– Aufgaben 719
– Facies articularis *723*
– tanzende 723
– tasten 720
Paukenhöhle 453, **512**, *513*, *514*, **515**
– Blutgefäße 514
– Druckausgleich 518
– Innervation 514
– Lymphknoten 514
– Nebenräume 513
– Schleimhaut 513
– Stockwerke 513
– Unterdruck 516
– Wände 512
Paukenhöhlengeflecht 514
Paukenkeller 513
Paukensaite **515**, 517, 564, 630
Paukentreppe **522**
Pauwels 707
PDA 217
Pecquet-Zisterne *siehe* Cisterna chyli
Pecten analis 366
Pectus carinatum 131
– excavatum 131
– gallinaceum 131
Pediculi arcus vertebrae 112
Pedikelschrauben 112
Pedunculus
– cerebellaris inferior 474, 476, **483**
– – medius **474**, 475, **476**, **483**, 508
– – superior **474**, 475, **476**, **483**, 484
– cerebri **474**, **475**, 476, 476
– – Entwicklung 446
Peitschenschlagmechanismus 112
Pelvimetrie *174*
Pelvis major *171*
– minor *171*, *260*
– renalis *312*, **325**, **335**
– – Röntgenbild *335*
Pelviskopie 253, 384
Pendelblut 224, 225

Penis 426
– captivus 391
– Erektion 428
– – Schlaf 429
– Gliederung 426
– Haut 427
– Innervation 429
– Karzinom **428**
– Kulturgeschichte 426
– Querschnitt *162*, *427*
– Schwellkörper 426
– Teilamputation 428
– Terminologie 427
Penisfaszie 427
Penishüllen **427**
Peptid gastroinhibitorisches 275
Peptidhormon 76
Perforansvenen **751**
Periarthropathie 652
Pericarditis 230
Pericardium *3*, *159*, *190*, *196*, *206*, *215*, **229**, *237*, *240*, *249*
– fibrosum 229
– serosum 229
Pericranium 450
Peridivertikulitis 290
Periduralanästhesie **126**
Periduralraum *siehe* Epiduralraum
Perikard Umschlag 229
Perikaryon 28, 83
Perilymphe **519**
Perimetrium *223*, 380
Perimysium *41*
Perineum **179**
Perineurium 89
Periodontitis 551
Periodontium **549**, **551**
Periorbita **536**, *538*
Periorchium 412
Periosteum 27, 29, 30
Perisinusoidealraum **299**
Peristaltik 78
Peritendineum 43
Peritenon 43
Peritonealdialyse 81
Peritonealduplikatur 82
Peritonealhöhle
– Begriff 252
– Blindsäcke 259
– Entwicklung 253
– Kompartimente 260, 261
– Stockwerke 252
Peritoneum *163*, *165*, **251**, *260*
– parietale 251
– viscerale 251, *254*
Peritonitis 252
– biliäre 303
Perityphlitis 285
Perizyt 24, *51*, **52**
Perkussion 201
– Befunde pathologische 202
– Dickdarm 287
– Herz-Lungen-Grenze 227
– Leber 301
– Lunge 201
– Magen 267
– Milz 311
Perlgeschwulst 517
Peroneusloge 736, **737**
Peroxidasereaktion *59*, 61
Peroxisomen 17
Perseverationsneigung 500

Persönlichkeit 502
Pes
– anserinus *724*, 725
– calcaneus *742*, **743**
– cavus **742**
– equinovarus **742**, *743*
– equinus 739, **742**, *743*
– excavatus **742**
– planovalgus **743**
– planus **742**
– transversus **742**
– valgus **742**, *743*
– varus **743**
Petiolus epiglottidis 593, **594**
Petit-Band siehe Lig. rectouterinum
Petit-Dreieck siehe Trigonum lumbale inferius
Peyer-Platten 73, 273, **276**
Pfannenband 732, 734
Pfannendach 706
Pfannenstiel-Schnitt *169*, 170
Pfeiffer-Drüsenfieber 71, 310
Pfeilerzelle **523**
Pfeilnaht 449
Pferdefuß **743**
Pferdeschweif 121, 124
Pfortader 55, 295, **347**
– Druckmessung 350
– Hochdruck 299, **349**
– Ultraschallbild *347*
– Verletzungen 349
Pfortaderkreislauf *47*
Pfortadersystem *49*, **55**
Pförtner Schließmuskel 264
Pförtnerabschnitt 262
Pförtnerkanal 262
Pfötchenstellung 590
Pfropfkern 484
Phagosom 17
Phagozyt 67
Phagozytensystem mononukleäres 67
Phagozytose **18**, 62, *66*
Phalangenzelle 523
Phalanx 676, 729
– distalis *33*, **675**, *728*, **729**
– media *33*, **675**, *728*, **729**
– proximalis *33*, **675**, *679*, *728*, *729*
– Querschnitt **696**
Phallographie 429
Phantomschmerz 126
Pharyngitis 518, **579**
Pharynx *312*, *569*, **578**, *583*
– primitivus *584*
Phasis follicularis 381
– ischaemica 382
– lutealis 382
– menstrualis 382
Phenolrotprobe 324
Philtrum 570
Phimose **428**
Phlebographie 752
– Achsel **662**
Phokomelie **697**
Phonationsstellung 594, **596**
Phonokardiographie 211
Phrenikusexhairese 141
Phrenikuslähmung 248
Phrenikusparese **141**

Phrenologie 458
Physiognomik 458
Pia mater 459
– – cranialis [encephali] *462*, **464**
– – – Innervation 460
– – – Schema *466*
– – spinalis 117, *118*, *122*
Pigmentarchitektonik 500
Pigmentbildung 94
Pigmentepithel 531
Pigmentflecken 98
Pigmentierung 97
Pigmentnävi 98
Pigmentzellkrebs 98
PIH 490
Pille 375
– danach 397
Pillendrehen 481
Pilonfraktur 729
Pilzpapillen 564
Pinealom 494
Pinealozyt 494
Pinselarteriole 309
PIP 679
Pirogoff-Aponeurose siehe M. coracobrachialis
Pituizyt 494
Placenta (Plazenta) **402**, *402*, **408**, *410*
– Ausstoßen *408*
– Bauprinzip 402
– deciduata 402
– discoidea 403
– duplex dichorialis diamnialis *404*
– endotheliochorialis 403
– Entwicklung 402
– epitheliochorialis 403
– haemochorialis 403
– Hormondrüse 404
– Kernspintomogramm *174*
– monochorialis diamnialis *404*
– praevia 409
– reife 403
– Schema *403*
– syndesmochorialis 403
– Ultraschallbild *447*
– villosa 403
– Zotten *403*
Plantaraponeurose **740**
Plantarflexion Muskeln 739
Plantarflexoren **738**
Plasma sanguinis 57
Plasmalemma 16
Plasmazelle *61*, 73
Plattenepithel **22**
– Formen *22*
Plattfuß **742**
– Muskeltraining 742
Plattknickfuß **743**
Platysma *136*, *560*, *586*, **601**, **602**, 608, *609*, *631*, *638*
Platzbauch 164
Plazenta siehe Placenta
Plazentascheibe 403
Plazentome 403
Pleozytose 460
Plessimeter 202
Pleura 198
– Bedeutung für Atmung 200

– Empyem 199
– Erguß **199**
– Gliederung 81
– Grenzen Projektion 198, *199*
– parietalis 81, *196*, **198**, *237*
– Punktion **199**
– visceralis [pulmonalis] 81, **198**
Pleurakuppel 604
Pleuraschwarte 202
Pleuritis 198
Pleuroperikardialmembran 254
Pleuroperitonealmembran 254
Plexus
– aorticus
– – abdominalis 355, *438*
– – thoracicus *249*
– basilaris *463*, *465*, *497*
– brachialis *123*, *125*, *196*, *603*, *605*, **624**, *636*, *641*, **664**
– – Divisiones anteriores + posteriores *623*
– – Faszikel (Fasciculi) *624*, *623*
– – Hautgebiet *624*
– – Leitungsanästhesie *624*
– – Pars infraclavicularis *624*
– – – supraclavicularis *623*, *624*
– – tasten *624*
– – Trunci *623*
– – Verzweigungsschema *623*, *699*
– cardiacus 215
– caroticus communis + externus + internus 636
– cavernosus conchae *572*, *574*
– cervicalis *125*, **622**, *636*
– – Leitungsanästhesie *622*
– – Verzweigungsschema *623*
– choroideus 460
– – Fetus Ultraschallbild *447*
– – Schnittbild *466*
– – ventriculi lateralis *468*, *475*, *497*
– – – quarti *475*
– – – tertii *489*, *496*
– coccygeus *125*, *437*
– coeliacus **355**, *438*
– deferentialis 429, 438
– dentalis inferior *628*, *645*, **648**
– – superior *629*
– gastricus 355, *355*
– hepaticus 355
– hypogastricus
– – inferior 429, 437
– – superior *337*, **355**
– iliaci 355, *438*
– intraparotideus *630*, *631*
– lienalis 355
– lumbalis *125*, **437**, *352*
– – Äste 354
– – Lage 352
– – Nachbarschaft 354
– – Präparation 353

– – Verzweigungsschema *353*
– lumbosacralis *123*, *125*, *352*, **437**
– lymphaticus axillaris *247*, 663
– mesentericus
– – inferior 355, *438*
– – superior **355**
– myentericus 275, *438*
– oesophageus *249*, *633*, 634
– ovaricus 355
– pampiniformis *162*, *245*, 379, *412*, 416, **419**
– pancreaticus 355
– parotideus 561
– pharyngeus 579, 581, 597, *619*, *633*
– prostaticus 429, 438
– pterygoideus *618*, *619*, **620**, 645
– pulmonalis 195, *633*
– rectalis inferior 438
– – medius 438
– – superior 355
– renalis 355
– sacralis *125*, *430*, **436**, **437**, *438*
– – Äste 436
– – Verzweigungsschema *748*, *749*
– solaris **355**
– splenicus 355
– submucosus 275
– suprarenalis 355
– Terminologie 54
– testicularis 355, 416
– thyroideus impar *237*, **588**, *619*
– tympanicus 514, 562, *633*
– uretericus 355
– uterovaginalis *438*
– venosus areolaris 151, *702*
– – canalis nervi hypoglossi *451*, *463*
– – caroticus internus *451*, *463*
– – foraminis ovalis *451*, *463*
– – prostaticus *180*, *422*, *434*, 436
– – rectalis 346, 367, *434*, 436
– – sacralis *434*, 436
– – suboccipitalis *463*, *619*
– – uterus *223*, 385, *434*, 436
– – vaginalis *433*, *434*
– – vertebralis externus 120, *245*, *618*
– – – internus 120, 127, *249*, *618*, *638*
– – – – anterior *245*
– – – – posterior *126*, *245*
– – vesicalis *180*, **360**, *434*, 436
– vesicalis *438*
Plexusblockade supraklavikuläre 624
Plica (Plicae)
– alaris **723**
– anterior faucium *518*, *569*, **570**, *635*
– aryepiglottica *518*, *579*, **592**, *595*, *635*

– circulares 272, *272*, **274**
– duodenalis inferior [duodenomesocolica] *259*, *260*
– – superior [duodenojejunalis] 259
– epigastrica *163*, **180**
– fimbriata **564**
– gastricae 263
– gastropancreatica *260*
– glossoepiglottica
– – lateralis 579
– – mediana 579, *592*
– interureterica 359, *426*
– lacrimalis *547*, 548
– longitudinalis duodeni *313*
– mallearis anterior + posterior 512, *513*
– nervi laryngei 598
– palatinae transversae **568**
– palmatae 380, *380*
– palpebronasalis 544
– posterior faucium *518*, *569*, **570**, **581**, *635*
– rectouterina *361*, 384
– salpingopalatina *518*
– salpingopharyngea *518*, *579*, *583*
– semilunaris 547
– – coli *281*, *282*
– spiralis 302, 304
– sublingualis 562, **564**
– transversa recti *363*, *365*, *367*, *410*, *425*
– tubariae 376, *380*
– umbilicalis lateralis *163*, **180**, *345*, 361
– – medialis *163*, **180**, *345*, 360, *420*
– – mediana *163*, **180**, *345*, 360, *420*
– ureterica **357**
– urogenitales 371
– vesicalis transversa *180*
– vestibularis *518*, **592**, **599**
– vocalis *518*, **592**, *593*, **595**, **599**
Pneumatisation 575
Pneumonektomie 203
Pneumonologie 187
Pneumoperitoneum 301
Pneumothorax **200**
Podagra 734
Podozyt **329**
Polarterie **327**
Politzer-Luftdusche 518
Pollakisurie 362, 422
Pollex 676
Polus anterior lentis 529
– frontalis 496
– occipitalis 496
– temporalis 496
Polydipsie 490
Polyglobulie 60
Polymastie 149
Polyneuropathie 89, 316
Polypen rasenförmige 291
Polypeptid atriales natriuretisches 204
– vasoaktives intestinales 275
Polypose 291
Polyspermie 430
Polyspermieblock 398
Polyurie 324

Sachverzeichnis

Pons *446, 469,* **475,** *476, 477,* **483,** *489, 496, 497*
– Entwicklung 446
– Oberfläche 475
Pontocerebellum 483
Pool marginierter 60
– zirkulierender 60
Porta hepatis 293
Portalkanal 295
Portalvenen-Leberläppchen 297, **299**
Portio 379
– supravaginalis cervicis 379, **380**
– terminalis *78*
– vaginalis cervicis **380,** *386,* **388,** *389, 410*
– – – Inspektion 391
Portioabstrich **386**
Portioepithel 381
Porus (Pori)
– acusticus internus 519, *521*
– gustatorius 565
– nuclearis *16*
– septales 192
Porzellangallenblase 306
Positio 383
post conceptionem 397
– menstruationem 397
Posthitis 427
Postikus 596
Potentia coeundi 429
– concipiendi 429
– generandi 429
Potenz 429
Poupart-Band *siehe* Lig. inguinale [Arcus inguinalis]
PP-Zelle 315
Prä-B-Lymphozyt 73
Prädentin 553
Präembryonalperiode **398**
Präimplantationsstadien **398**
Präinfarktangina 219
Prämitosephase 20
Prä-T-Lymphozyt 73
Prebyakusis 524
Preenteron **255,** 584
Prellung 39
Premaxilla 570
Preputium clitoridis *181,* **388, 393,** *394, 395*
– – Entwicklung *371*
– penis **426, 427**
Presbyopie **529**
Pressorezeptoren 614
Preßwehen 161, 407
PRH 490
Priapismus 429
Primäreinschnitt 19
Primärfollikel **72,** 374
Primärharn 323, 324, 328
Primipara 408
Primitivgrube 399
Primitivknoten 399
Primitivrinne 399
Primitivstreifen 399
Primordialfollikel 374
PRIND 471
PRL 493
Processus
– alveolaris 549
– anterior mallei 509
– articularis inferior **106**
– – superior **106,** *107, 126*
– ciliares *527, 529*
– clinoideus
– – anterior *453, 643*
– – posterior *453*
– condylaris **450,** *514, 555,* **556**
– coracoideus *137,* 650, *653, 657, 661, 669*
– – Röntgenbild **651**
– – tasten 650
– coronoideus
– – mandibulae **450**
– – ulnae *666,* **667, 682**
– costiformis [costalis] *106, 109*
– lateralis cartilaginis septi nasi **572**
– – mallei *509*
– mastoideus *146,* 453, *454*
– – Röntgenbild *514*
– – nasalis medianus *570*
– – palatinus 569
– – lateralis *570*
– – medianus *570*
– – posterior tali *729*
– pterygoideus *452,* 453
– – Embryo *442*
– – Lamina lateralis *454, 456*
– – – medialis *454, 456,* **572**
– spinosus **106,** *107, 109, 110, 638*
– styloideus
– – ossis temporalis *146, 450, 453, 454, 456, 566, 580*
– – Embryo *442*
– – radii *665, 674,* **675**
– – ulnae *665, 674,* **675**
– transversus *106, 107, 249*
– uncinatus *106,* 313, *314*
– vocalis *592,* **594**
– xiphoideus 131
– – abtasten 132
– zygomaticus *454, 457*
Proerythroblast *59, 65, 66*
Progenie 556
Projektion thalamozinguläre 507
Projektionsbahnen **497**
Projektionsfasern 447
Projektionszentrum 501
Proktektomie 368
Prolactin 150, 493
– Inhibitinghormon 490
– Releasinghormon 490
Prolactinzelle **493**
Prolactolibrin 490
Prolactostatin 490
Prolapsus 164
– ani et recti 181
– uteri 181, **384**
Proliferationsphase 381
Proliferationspool 65
Prominentia
– canalis semicircularis lateralis *512*
– laryngea *592,* **601**
– mandibularis *570*
– maxillaris *570*
– nasalis medialis *570*
– perinealis *370, 371*
Promontorium *105, 159, 171, 345, 513, 515, 519,* **724**
Promyelozyt *59, 65,* 66

Pronation
– Ellbogengelenk **667**
– – Bewegungsumfang 667
– – Muskeln 688
– Fuß **733, 738**
– – Muskeln 739
Pronephros 338, *369*
Prophase *21*
Proportionen 12
Propriozeptoren 42, 85
Prosencephalon Embryo 445
Prostaglandine 406
– intrauterine Applikation 406
Prostata *163,* **180,** *312,* **357,** *359, 361, 417, 420, 421, 425, 430*
– Adenom **422**
– Entwicklung 369
– Feinbau 421
– Fibroadenomyomatose 422
– Gliederung 420
– Hyperplasie benigne **422**
– Kapsel 421
– Karzinom **423**
– Nachbarschaft 421
– Punktion 422
– Resektion transurethrale 422
– Steine 421
– Ultraschallbild *421*
– Untersuchung 422
– Vorsorgeuntersuchung 423
– Zonen 421
Prostatageflecht 438
Prostatavenengeflecht 436
Prostatektomie **422**
– radikale 423
Proteoglycane 23
Proteohormon 76
Prothrombin 64
Protonenpumpe 264
Protuberantia mentalis *450, 455,* 601
– occipitalis externa *452, 453, 454, 456*
– – interna *453*
Prüfungsangst 76
Psalidodontie 556
Pseudarthrose 37
Pseudohermaphroditismus **396,** *396*
Psoasfaszie
Psoas-Senkungsabszeß 716
Psoaszeichen 286
PTC 302
PTCA 219
Ptosis 540, 626, 637
Pubertas praecox 323, 494
Pubes 101, *388, 393*
Pubis *171*
Pudendum femininum 392
Pudendusanästhesie 440
Puerperium **410**
Pulmo *3, 5, 9, 184, 190, 196, 237 siehe* Lunge
Pulmonalklappe **209,** 213
– Abhörstelle 211
– Projektion 228
Pulpa
– alba (weiße) *307, 307*

– dentis **549,** 550
– rubra (rote) *307,* **308**
Pulpavene 309
Pulpitis 550
Puls Arteria facialis 614
– – radialis 690
– – temporalis superficialis 614
– – tibialis posterior **730,** 745
– – ulnaris 690
– Bauchaorta 340
Pulsaderaufschneiden 691
Pulsationen epigastrische 145, 226
Pulsionsdivertikel 233
Pulvinar thalami *476*
Pumpmechanismen 18, 54
Punctum lacrimale 547
– nervosum 622
Punkt-für-Punkt-Projektion 487
Pupille **525**
– Erweiterer 528
– Schließmuskel 528
Pupillenmembran Persistenz 526
Pupillenreflex **480,** 528
Purkinje-Fasern 214
Purkinje-Zelle 484
Pusteln 96
Putamen **497, 498**
Pyelitis 335
Pyelographie intravenöse + retrograde 336
Pyelonephritis **335**
Pyelotomie 337
Pykniker *12*
Pyloroplastik 236, 270
Pylorus *262, 266, 267, 318*
– Drüsen *264, 265*
– Stenose 264
Pyonephrose 336
Pyramide 474
Pyramidenbahn **128,** 484, 485, 500, 508
– Schema 128
Pyramidenbruch 458
Pyramidenkreuzung 128, 474
Pyramidenmuskel 158
Pyramiden-Seitenstrang-Bahn 128
Pyramiden-Vorderstrang-Bahn 128
Pyramidenzelle 499
Pyramidenzellschicht äußere + innere 499
Pyramides renales **325**
Pyramis 474
– bulbi *475, 476*
– medullae oblongatae *475*

Q

Quadrant äußerer oberer **714**
Quadrantenresektion 155
Quadriceps **724, 725**
Quadrizepsreflex 128
Quarzstaublungenerkrankung 195
Queckenstedt-Versuch 465
Querfortsatz **106**
Querkolon 283

Querlage 409
Querschnittlähmung 120, **130**
– halbseitige 130, *131*
Querverbindung
– hintere 487
– vordere **497**
Querwölbung Fuß Verspannung 742
Quetelet-Index 25

R

Rabenschnabelfortsatz 650
Rabenschnabelfortsatz-Oberarm-Muskel 658
Rabies 86
Rachen 578, **581, 635**
– Drüsen 579
– Entwicklung 584
– Entzündung 518, 579
– Innervation 580
– Muskelwand 579, **580**
– Öffnungen 578
– primitiver 584
– Schleimhaut 579
– Stockwerke **518,** 578, **579**
– Zugang **599**
Rachenarterie aufsteigende 616
Rachendachhypophyse 446
Rachendachmandel 578, 583
Rachenmembran 584
Rachennaht 579
Rachenring lymphatischer **582, 583**
Rachenvenen 581
Rachischisis 108
Rachitis 590, 720
Radgelenk 39
Radialabduktion Muskeln 688
Radialislähmung 673, 689
Radialispuls **690,** 692
Radiatio
– acustica 489, 505, 508
– anterior thalami 489, 508
– centralis thalami 489, 508
– corporis callosi 496
– optica 489, 504, 508
– posterior thalami 489, 508
Radii lentis **529**
Radiokarpalgelenk **678**
Radius 33, 649, 674, **676, 695**
– Luxation 667
Radiuskopf tasten 666
Radiusperiostreflex 127
Radix (Radices)
– anterior [motoria] *118, 122,* **123,** *124, 127, 249, 250*
– clinica 550
– dentis 550
– facialis *573*
– lateralis nervi mediani *699*
– linguae 564, **581,** *582, 635*
– medialis nervi mediani *699*
– mesenterii *257,* **260,** *279*

Radix (Radices)
- nasociliaris ganglii ciliaris 544, 629
- oculomotoria ganglii ciliaris 478, 544
- parasympathica ganglii ciliaris 478, 544
- – – otici 633
- – – submandibularis 631
- penis 426
- posterior [sensoria] 118, 122, **123**, 124, 127, 249, 250, 460
- sensoria
- – – ganglii ciliaris 629
- – – – otici 628
- – – – pterygopalatini 629
- – – – sublingualis 628
- – – – submandibularis 628
- sympathica ganglii ciliaris 544
Radwinkelgelenk 39, 723
Ramus (Rami)
- acetabularis 432, 753
- acromialis 701
- alveolares superiores 629
- apicalis 242
- apicoposterior 242
- ascendens 753
- atriales 240
- atrioventriculares 240
- auricularis 631
- basalis anterior 242
- bronchiales 194, **195**, 240, 248, 633
- buccales 631
- calcanei 749, 753
- capsulae internae 508
- cardiaci cervicales inferiores + superiores 214, 633
- – – thoracici 214, 248, 633
- carpales 701
- cervicalis 631
- circumflexus 206, **209**, **216**, 218, 240
- – – fibularis 753
- – – peronealis 753
- clavicularis 701
- coeliaci 633
- colicus 343
- collateralis 125
- colli 631
- communicans 249, 636, 744
- – – albus 124, **250**
- – – cum chorda tympani 633
- – – – ganglio ciliari 629
- – – – nervo auriculotemporali 633
- – – – – faciale 628
- – – – – glossopharyngeo 631, 633
- – – – – hypoglosso 628
- – – – – laryngeo recurrente 633
- – – – – ulnari 695
- – – – – vago 631
- – – – – zygomatico 629
- – – – plexu tympanico 631
- – – – ramo auriculare nervi vagi 633
- – – – – meningeo 633
- – – fibularis 749

- – – griseus 124, **250**
- – – peroneus 749
- coni arteriosi 209, 217, 218, 240
- costalis lateralis 701
- cricothyroideus 597
- cutaneus anterior
- – – – abdominalis 125
- – – – pectoralis 125
- – – lateralis abdominalis + pectoralis 125
- – – posterior 125
- deltoideus 701
- dentales 628, 629
- descendens 753
- digastricus 631
- diploicus 613
- dorsales linguae 566
- duodenales 343
- epididymales 341, 432
- externus 633
- ganglionares ad ganglion
- – – – – oticum 628
- – – – – pterygopalatinum 629
- – – – – sublinguale 628
- – – – – submandibulare 628
- gastrici 343, 633
- gingivales 628, 629
- helicini 432
- hepatici 633
- ilealis 343
- iliacus 432, 753
- inferior ossis pubis 420
- – – – tasten 172
- infrapatellaris 353
- inguinales 432, 753
- intercostales anteriores 138, 701
- interganglionares 250
- internus 633
- interventricularis
- – – anterior 190, 206, 209, **216**, 218, 240
- – – posterior 209, 217, 218, 240
- – – septalis 240
- isthmi faucium 628
- labiales 628
- – – anteriores 432, 753
- – – posteriores 181, 432
- – – superiores 629
- lienales 343
- linguales 628, 631, 633
- lingularis 242
- lobi caudati 348
- – – medii 242
- lumbalis 432, 753
- malleolares 753
- mammarii laterales 125, 151, 240, 701
- – – mediales 125, 151, 240, 701
- mandibulae 455, 457, 553, 645, 646
- marginalis dexter 240
- – – mandibularis 631
- – – sinister 240
- mediastinales 240
- membranae tympani 628
- meningeus 124, 249
- – – anterior 542
- – – recurrens 613
- musculi stylopharyngei 633
- nasales 573, 629

- nodi atrioventricularis + sinuatrialis 240
- obturatorius 432, 753
- oesophagei [oesophageales] 234, 240, 343, 633
- omentales 343
- orbitales 629
- ovaricus 378, 385, 432, 433
- palmaris profundus + superficialis **693**, 701
- palpebrales 629
- pancreatici 343
- parotidei 619, 628
- pectorales 701
- perforantes 701
- pericardiaci 240, 623
- perineales 748
- pharyngei 580, 633
- phrenicoabdominales 623
- posterior ventriculi sinistri 240
- posterolateralis dexter 240
- prostatici 432
- pubicus 432, 434, 753
- pyloricus 633
- recurrens 124
- renales 633
- sacrales laterales 432
- saphenus 726, 753
- scrotales
- – – anteriores 419, 432, 753
- – – posteriores 432
- sinus carotici 633
- spinales 119, 240, 432, 701
- splenici 343
- sternales 701
- stylohyoideus 631
- subscapulares 701
- superior ossis pubis 420
- – – – tasten 172
- temporales 631
- – – superficiales 628
- thymici 629
- thyrohyoideus 478, 623
- tonsillares 629, 633
- tracheales 186, 633
- tubarius 341, 378, 385, **385**, 432, 433, 633
- ureterici 341, 432
- vaginales **385**, 432, 433
- ventrales 125
- zygomaticus 631
- zygomaticofacialis 629
- zygomaticotemporalis 629
Randschicht 444
Randsinus 74
Rankenarterien 428
Rankenvenengeflecht 416
Ranvier-Schnürring 87
RAO 4, 170
Raphe
- palati 568
- penis 427
- pharyngis 579
- pterygomandibularis **558**, 607, 646
- scroti 419
Raphekerne 482

Rappaport-Leberläppchen 298
Rasselgeräusche 202
Rathke-Tasche 400, 446
Ratschow-Lagerungsprobe 754
Raubtierkrebs 423
Raucherhusten 193
Rau-Fortsatz siehe Processus anterior mallei
Raum infrahepatischer 261
- inframesenterischer 261
- intervillöser 403
- parapharyngealer 639
- perivaskulärer 18
- subdiaphragmatischer 261
- subglottischer 592
- suprahepatischer 261
- supramesenterischer 261
Raumschwelle 86
Rautengrube 469
Rautenhirn Embryo 445
- Entwicklung 446
Rautenhirnbläschen 444
Rautenmuskel großer + kleiner 653
Raynaud-Syndrom 50
RCA 217
Reabsorption 52
Reaktionsgeschwindigkeit-Temperatur-Regel 228
Reaktionsweg lytischer 67
Reaktionszentrum 72
Reanimation 13
Rebound-Phänomen 482
Recessus
- costodiaphragmaticus 145, 198, 267
- costomediastinalis 198
- duodenalis inferior 259, **260**, 317
- – – superior 259, **260**
- epitympanicus **509**, 513, **516**
- ileocaecalis inferior 260, 282
- – – superior **260**, 282
- infundibuli 467, 468
- intersigmoideus **260**
- lateralis ventriculi quarti 467, 469
- lienalis 311
- opticus 467, 468
- pharyngeus **518**, 578, 583, **599**
- phrenicomediastinalis 198
- pinealis 468
- piriformis 579, 582, 592, 635, 638
- retrocaecalis 260
- sphenoethmoidalis 574
- splenicus 311
- subphrenici 259
- suprapinealis 468
Rechtsgewinde 669
Rechtshänder 697
Rechtsherzinsuffizienz 225
Rechts-links-Shunt 222
Rechtsversorgungstyp 217

Rectum 5, 9, 176, 260, 345, 349, 361, **363**, 384, 417, 422, 430, 438
- Arterien 363
- Entwicklung 370
- Exstirpation 368
- Frontalschnitt 365
- Karzinom **368**
- Prolaps 365
- Resektion 368
- Terminologie 363
- Tunica mucosa 364
Reduktionsteilung 21
Refertilisation 378
Reflex 84
- akustikofazialer 480, 545
- Bahnung 128
- Hirnnerven **480**
- monosynaptischer 85, **127**
- optikofazialer 480, 545
- optokinetischer 480
- polysynaptischer 85, **127**
- Prüfung Standardprogramm 127
- trigeminofazialer 480
- vestibulookulärer 480
Reflexblase 360
Reflexbogen **127**
Reflexerregbarkeit 43
Reflux 143
- vesikoureteraler 359
Refluxösophagitis 143, 236, 264
Regelkreis 75
Regenbogenhaut **528**
- Entzündung **542**
Regenwurmmuskeln 687, 740
Regio (Regiones)
- abdominales 125
- analis 125, 180
- axillaris 125, 661
- buccales 643
- capitis 643
- cervicalis
- – – anterior **639**
- – – lateralis **640**
- – – posterior 125, **640**
- colli posterior 125
- epigastrica 156
- faciales 643
- femoris anterior **717**
- – – posterior **718**
- frontalis 643
- glutealis 125, **713**
- hypochondriaca 156
- inguinalis 156
- lateralis 156
- lumbalis 125
- mammaria 125
- mentalis 643
- nasalis 643
- nuchalis **640**
- occipitalis 125, 643
- oralis 643
- orbitalis 643
- parietalis 643
- parotideomasseterica 643
- pectoralis 125
- perinealis **179**
- pubica 156
- sacralis 125
- sternocleidomastoidea **640**
- temporalis 643
- umbilicalis 156

Regio (Regiones)
- urogenitalis 180, 392
- - Schichtenfolge 182
- vertebralis 125
Regurgitation 233
Reibungsminderung 43
Reifeteilung erste 21
- zweite 21, 398
Reifezeichen 411
Reifungspool 65
Reil-Insel siehe Insula [Lobus insularis]
Reissner-Membran 523
Reithosenanästhesie 127
Reizblase 362
Reizkolon 283
Reklination 110
Rekonstruktionsphase 21
Rektoskopie 366
Rektusscheide 158, *164*
Rekurrenslähmung **598**, 634
Rekurrensschlinge **589**
Relaxatio diaphragmatica 140
Releasinghormone 490
REM-Phase 429
Ren 5, 260, 267, **279**, *311, 312, 314,* **323**, *333, 334, 337,* **345**, **355**
- mobilis 332
Renin 331
Renin-Angiotensin-Aldosteron-System 331
Renshaw-Zelle 127
Reposition 678
Repräsentation somatische 501
RES 62
Reserveknorpelzone 32
Residualkörperchen 17
Resonanztheorie 523
Resorption 81
Resorptionshöhle *36*
Respirationsstellung 594, **596**
Restharn 359, 422
Restmagen 269
Rete
- acromiale 663, *701*
- arteriosum dermale 95
- - subpapillare 96
- articulare
- - cubiti **671**, *701*
- - genus *753*
- - calcaneum *753*
- capillare
- - glomerulare 327
- - peritubulare 328, *329, 330*
- - primarium 490
- carpale dorsale 692, *701*
- elasticum 50
- lymphaticum
- - interlobulare 151
- - intralobulare 151
- malleolare laterale + mediale *753*
- mirabile 55
- patellare *753*
- testis 369, 413, *416*
- venosum
- - dorsale manus 670, 692, *702*
- - - pedis *434*, 750, *751*

- - plantare *434*
Reticulum endoplasmicum granulosum 16
- trabeculare 530
Retikulozyt 59, 66
Retikulum endoplasmatisches glattes (agranuläres) 17
- - rauhes (granuliertes) *16, 17*, 87
Retikulumzelle *61*, 73
Retina **525**, **531**, *535*
- Gliederung 531
- Pars nervosa 531
- - pigmentosa 531
Retinaculum
- cutis 95, 684
- - mammae 148
- musculorum
- - extensorum **680**, *684, 685*, 737
- - - inferius + superius **736, 737**, *744*
- - fibularium [peroneorum] **737**, 738
- - flexorum *677*, **682**, *683, 684,* **688**, 738, *740, 741,* **745**
- - patellae *724*, **725**
- Retinal 531
- retroperitoneale Lage 251
Retroperitonealraum *260*, 345
- Begriff 252
Retroversio uteri 383
Retroversion 383
Retzius-Band siehe Lig. fundiforme penis
Retzius-Raum 361 siehe Spatium retropubicum
Rezeptor 84
- adrenerger 92
- cholinerger 93
- Gliederung 85
Rezeptorprotein für Androgene 396
Rezirkulation 71
RH 490
Rheotaxis 377
Rhesussystem 404
Rhinencephalon 496, **505**
Rhinitis allergica 573
Rh-Inkompatibilität 405
Rhinoscopia anterior 573
- posterior 575
Rhodopsin 531
Rhombencephalon 446
- Embryo 445
- Entwicklung 446
RHS 62
Rhythmen zirkadiane 494
Ribosom 16
Ribosomen 17
Richtungsabweichen 482
Richtungsbegriffe 4
Riechbahn 505
Riechdreieck 505
Riechdrüsen 573
Riechgrube 570
Riechhirn 496, **505**
Riechkolben 505
Riechnerv 447, **625**
Riechschleimhaut 573
Riechstrang 505
Riechzelle 573
Riedel-Lappen 300
Riesenpyramidenzelle 499

Riesenwuchs 34
Rigor 481, 499
Rima glottidis **592, 594**
- palpebrarum 544
- pudendi 393
- vestibuli 591
- vocalis **592**
Rindenblindheit 504
Rindenschicht 31
Rindensinus 74
Ringband 516, **667**
Ringerohr 510
Ringfalten **271, 274**
Ringfinger 676
Ringknorpel **592**
- tasten 601
Ringknorpelplatte 592
Ringknorpel-Schildknorpel-Gelenk 593
Ringknorpel-Schildknorpel-Muskel 596
Ringknorpelspange 592
Ringknorpel-Stellknorpel-Gelenk 593
Ringknorpel-Stellknorpel-Muskel hinterer 596
- seitlicher 596
Ringzone 705
Rinne parakolische 261
- pararektale 261
Riolan-Arkade siehe A. [Arcus] marginalis coli [A. juxtacolica]
Riolan-Muskel siehe M. cremaster
Rippen 132
- Variabilität 133
- zählen 133
Rippenatmung 144
Rippenbogen **134**
Rippenbogengegend 156
Rippenbogen-Randschnitt 169, 170
Rippenbogenwinkel 134
Rippenfell 81, 198
- Entzündung 198
Rippengelenke 133
Rippenhals 133
Rippen-Hals-Arterienstamm 610
Rippenheber **135**
Rippenhöckerchen 133
Rippenhöckerchengelenk 134
Rippenknochen 132
Rippenknorpel 132
Rippenkopf 132
Rippenkopfgelenk 133
Rippenkörper 133
Rippen-Querfortsatz-Band 134
Rippen-Querfortsatz-Gelenk 134
Rippenwinkel 133
Rippen-Wirbel-Gelenke 133
Risikofaktoren 51, 219
RIVA 216
Rivinus-Drüse siehe Glandula sublingualis
Rivinus-Membran siehe Membrana tympanica
RIVP 217
Robbengliedrigkeit **697**
Robert-Band siehe Lig. meniscofemorale posterius
Röhrenknochen **29**
Rolando-Spalte 495
Rollhügel großer 704

- kleiner 704
Rollvenen 692
Röntgenbild
Strahlengang 4
Rosenkranz rachitischer 133
Rosenmüller-Grube siehe Recessus pharyngeus
Rosenmüller-Lymphknoten siehe Nodus lymphoideus inguinalis profundus proximalis
Rosenvene große **750**
- kleine **750**
Rosetten 484
Rostrum 497
Rotatorenmanschette **658**
Röteln 222, 405
Roux-Y-Anastomose 269
Rovsing-Zeichen 286
Rubeolenembryopathie 405
Rückbiß 556
Rücken hohlrunder 111
- Nerven 140
Rückenmark 249
- Anschwellungen 121
- Arterien 119
- Aszensus 121
- Bahnen 128
- - Schema **130**
- Eigenapparat 127
- Entwicklung 445, *445*
- Grundbündel 127
- Kernsäulen 122
- Querschnitt *121*, **122**
- Schema *127*
- Segmente 120
- - Hautbereiche *139*
- - Projektion *121*
- - und Wirbelsäule *121*
- Rückenmarkarterie vordere 471
- Verschluß 120
- Rückenmarkhäute **117**
- Innervation 460
- Rückenmarknerv **123**
- Äste 124
- Plexusbildung 126
- Wurzeln 123
- Rückenmarkspalte vordere mediane 122
- Rückenmuskel breiter **660**
Rückenmuskeln
- autochthone 112, 113, 604
- beim Seilspringen *660*
- Einteilung 114
- oberflächliche 114, **654**
- tiefe **112**
Rückensaite 399, 442
Rückenstrecker *112*, *114*, **117**
Rückkopplung 75
Rucksackverband 650
Rückstichnaht *103*
Rückstrom venöser 54, 750
Ruffini-Körperchen 96
Rugae vaginales **380**
Ruhetremor 481, 499
Ruhr bakterielle 288
Rülpssprache 232
Rumpf
- Kernspintomogramme *356*
- Längsvenen *346*

- Medianschnitt *252*
- Transversalschnitt *253, 268, 292, 300, 333, 334, 421*
Rumpfbewegungen 115, 160
Rumpfdrehen 160
Rumpf-Oberarm-Muskeln 660
Rumpf-Schultergürtel-Muskeln hintere 653
- vordere 652
Rumpfwand Nerven 139
Rundherde 198
Rundrücken 111
Rüsselnase 526
Ruysch-Venen siehe Vv. vorticosae

S

Säbelscheidentrachea 589
SA-Block 215
Sacculi alveolares 191
Sacculus 519, **520**
Saccus (Sacci)
- conjunctivalis **546**, *547*
- endolymphaticus **519**
- hypophysialis 255, 446, *584*
- lacrimalis **547**
- pharyngeales 255, *584*
- profundus perinei **182**, *395*
- subcutaneus perinei 182
- vaginalis 370, 412
- vitellinus 255, *398, 399, 402*
- Ultraschallbild *401*
Sackniere 339
Sägelinie **652**
Sägemuskel hinterer oberer + unterer **135**
- vorderer 652
Sagittalachse 4
Sagittalebene 4
Sakralisation 107
Sakralmark 120
Salbengesicht 481
Salpingitis **376**
Salpinx *260, 361* siehe Tuba uterina
Samenblase **419**, 420
Samenepithel 413
Samenerguß *417*, **429**
Samenfaden 414
Samenfaszie äußere 418
- innere 418
Samenflüssigkeit **429**
- Spermienzahl 430
- Volumen 430
Samenhügel 424
Samenkanälchen 413
Samenleiter 417
- Bauchfellverhältnisse 418
- Gliederung 417
- Innervation 418
- Nachbarschaft 418
- Palpation 419
- Schnittbild *418*
- Unterbindung 419
- Verlauf *417*
- Wandschichten 417
Samenleiterarterie 416
Samenleitergeflecht 438
Samenstammzelle 414

Samenstrang 418, *419*
− Hüllen 418
− Palpation 419
Samenwege Schema *416*
Samenzellen 414, *415*
− abnorme 430
− Beweglichkeit 430
− Bildung **414**
− tote 430
− Transport **417**
Sammellymphknoten 70
Sammelrohr **330**
Sammelvenule 53
Sängerknötchen 595
Santorini-Gang 313
  siehe Ductus pancreaticus accessorius
Santorini-Knorpel 593
  siehe Cartilago corniculata
Santorini-Muskel *siehe* M. risorius *siehe* M. procerus
Santorini-Papille *siehe* Papilla duodeni minor
Sappey-Venen *siehe* Vv. paraumbilicales
Sarkomer **27**
Satellitenzelle 84
Sattelblock 126
Sattelgelenk 39
Sattellehne 452
Sauerbruch 202
Saugbiopsie transperineale 422
Säulenepithel **22**
Saumepithel äußeres + inneres 552
Saumzelle **273**
Säuremantel 94
Scala tympani **522**
− vestibuli **522**
Scapula *133, 184, 649,* **650**
− alata *655*
Scarpa-Dreieck 712
  siehe Trigonum femorale
Scarpa-Faszie 156
  siehe Stratum membranosum (der Tela subcutanea abdominis)
Scarpa-Ganglion *siehe* Ganglion vestibulare
Scarpa-Nerv *siehe* N. nasopalatinus
Schächten 614
Schädel 449, *450, 457*
− Bruchlinien 458
− Deckknochen 442
− Embryo *442*
− Entwicklungsstadien 442
− Ersatzknochen 442
− Festigkeit 458
− Frontalschnitt *575*
− Medianschnitt *456*
− Mißbildungen 443
− Neugeborenes 441, ***449, 450***
− Proportionen Erwachsener 441, *441*
−− Neugeborenes 441, *441*
− Röntgenbild
−− PA-Aufnahme *574*
−− seitliches *576*
− Strebepfeiler 458
− Verspannung 458

− Wachstum 35
Schädelbasis
− Computertomogramm *454, 537*
− Durchtrittsstellen für Hirnnerven 455
− Hirnnerven **625**
− Knochen 452
− Leitungsbahnen **465**
− Schwachstellen 458
− von oben *453*
−− unten *454*
Schädeldach 449
− Frontalschnitt *462*
− Gegenden 643
− Lupenfoto *451*
− Schichten 450
Schädelgruben 454, 455
Schädel-Hirn-Trauma *459*
Schädelhöhle *461*
Schädelnähte 449
Schafshaut 399
Schaft 29
Schale 498
Schallempfindungsapparat 509
Schallempfindungsschwerhörigkeit 516, 524
Schallleitung 516
Schallleitungsschwerhörigkeit 516
Schaltknochen 450
Schaltstück 77, *78*
Schaltzellen 330
Scham weibliche 392
Schamarterie
− äußere 439
− innere **438**
Schambehaarung Frau + Mann 429
Schambein *171*
Schambeinast oberer tasten 172
Schambeinbogen 175
Schambeinfuge **174**
Schambein-Schenkel-Band 705
Schambeinwinkel 175
Schamberg 393
Schamgegend 180, *393*
Schamhaare 101
Schamhaargegend 156
Schamkanal **440**
Schamlippen große **393**
−− Ultraschallbild *428*
− kleine **393**
Schamlippenverbindung hintere + vordere 393
Schamnerv 436, **440**
Schamspalte 393
Schamvene äußere 439
− innere 439
Scharniergelenk 39
Schaufensterkrankheit 754
Schaumorgane 15
Scheide 380, *388*
− Abstrichpräparat **390**, *391*
− Befeuchtung 391
− bei sexueller Erregung 391
− Beziehung zum Beckenboden 391
− Blut- und Lymphwege 390
− Form **389**
− Kunststoffabdruck *389*
− Nachbarschaft 391

− Palpation 391
− Schleimhaut 390
−− Schwangerschaft 390
−− Zyklus 390
− Schleimhautfalten 389
− Schnittbild *390*
− Terminologie 389
− Ultraschallbild *388*
− Wandschichten 390
− Zweiteilung 372
Scheidenarterie 385
Scheidenflora 391
Scheidengewölbe **389**
Scheiden-Mastdarm-Fistel 372
Scheidenvenengeflecht 436
Scheidenvorhof **393**
− Kunststoffabdruck *389*
Scheidenvorhofdrüsen große + kleine 393
Scheidenzyklus 390
Scheinzwittertum **396**
Scheitelbein 449
Scheitelbeuge 444
Scheitelgegend 643
Scheitel-Hinterhaupt-Furche 495
Scheitellappen **495**
Schenkelbindenspanner 708
Schenkelblock 215
Schenkelbruch 167, ***716***
Schenkeldreieck 712, **717, 725**
Schenkelhals 704, **707**
− Bruch (Fraktur) 707
Schenkelhalswinkel **704**
Schenkelhernie **716**
Schenkelkanal **715**
Schenkelring **715**
Schenkelschall 202
Scherenbiß 556
Scheuklappenblindheit 487
Schicht polymorphe 499
− subendokardiale 207
− subepikardiale 207
Schiefhals **602**
Schielen 540
− Behandlung 541
− Operation 542
Schienbein **719**
− Bruch 729
Schienbeinarterie
− hintere 744
− vordere 743
Schienbeinkante **728**
− tasten 720
Schienbeinknöchel tasten 730
Schienbeinkopf Bruch 729
Schienbeinmuskel
− hinterer **738**
− vorderer **735**
Schienbeinnerv 745
Schienbeinschaft 728
Schienbein-Wadenbein-Band 730
Schienbein-Wadenbein-Verbindungen 730
Schilddrüse 585, ***601***
− akzessorische 585
− Drüsenzellen 586
− Entwicklung *584*, 585
− Feinbau 585
− Form 585
− Gewebe versprengtes 587

− Horizontalschnitt *586*
− Hormone 586
− Hormonsynthese 587
− Kapsel äußere 586
−− innere 586
− Lage 585
− Regelkreis 587
− Schnittbild *585*
− Szintigraphie 589, ***589***
− tasten 589
− Überfunktion 586
− Unterfunktion 586
− Varietäten 585
− Venengeflecht **588**
Schilddrüsenarterie
− obere **588**, 616
− untere **588**, *589*, 610
Schilddrüsenfollikel 586
Schilddrüsen-Hals-Arterienstamm 610
Schilddrüsenvenen **588**
Schilddrüsen-Zungen-Gang 585
Schildknorpel **592**
− tasten 601
Schildknorpel-Kehldeckel-Muskel 596
Schildknorpelplatte 592
Schildknorpel-Stellknorpel-Muskel 596
Schildknorpel-Zungenbein-Membran 601
Schildknorpel-Zungenbein-Muskel 604
Schistocheilie 571
Schistognathie 571
Schläfenarterie oberflächliche 451, 616
Schläfenbein 452
Schläfengegend 643
Schläfengrube 457
Schläfenhirn-Brücken-Bahn 508
Schläfenlappen **495**
Schläfenmuskel **557**
Schläfenpol 496
Schläfenschuppe 449, 452
Schläfenvenen oberflächliche 452
Schläfrigkeit 462
Schlafzentrum 491
Schlagader 48
− Verkalkung 51
Schlaganfall 471, 508
Schlagvolumen 205
Schleife äußere 486
− innere 485
Schleifendreieck 476
Schleifenkreuzung 485
Schleimbeutel **43**
− Entzündung 43
Schleimhaut
− Begriff 79
− Bindegewebe 79
− Epithel 79
− Prolaps 289
− respiratorische 572
− Schichten 79
Schleimpfropf zervikaler 381
Schleimzellen 264
Schlemm-Kanal 526, **530**
Schleudertrauma 112
Schließmuskelschwäche 365
Schlingenband des Gliedes 427
Schlittenbewegung 556
Schlitzäugigkeit 544

Schluckakt 232, **582**, 605
− Phasen 582
Schluckauf 141
Schluckbeschwerden 588
Schluckreflex **582**
Schluckrinne 579, 582
Schluckstörung 234, 582, 634
Schlundbogen 400, 584
− Abkömmlinge 584
Schlundbogenarterien 241
Schlunddarm 584
− Derivate 584
Schlundenge 570, 582
Schlundfurchen 509, **584**
Schlundheber 580
Schlundschnürer 579, 580
Schlundtaschen 255, 509, **584**, *584*
− Abkömmlinge 584
Schlußbißstellung 556
Schlüsselbein 649
− Bewegungen Muskeln 653
− Bruch 650
− Fehlen angeborenes *650*
− tasten 650
Schlüsselbeinarterie 612
Schlüsselbeingelenk äußeres + inneres 651
Schlüsselbeingruben 640
Schlüsselbeinvene 617
Schlußring *415*
Schlußrotation 723
Schmelzepithel inneres 553
Schmelzoberhäutchen 554
Schmelzorgan 553
Schmerz
− Bahn afferente 503
− Projektion 126
− somatischer 91
− viszeraler 91
Schmetterlingsfigur 83, 122
Schnarchen 569
Schnecke 509, **519**
− Fenster 522
− Kulturgeschichtliches 522
Schneckenfenster 513, **522**
Schneckengang 509, **522**, *522*
Schneckenganglion **520**
Schneckenkanal 519
− Dreiteilung *522*
Schneckenkerne 477
Schneckenkuppel 522
Schneckenlabyrinth 518
Schneckenloch 522
Schneckensack 509
Schneckenspindel 519
Schneeblindheit 546
Schneidermuskel 725
Schneidezahn **550, 551**
Schnelligkeitsbeuger 669
Schnittentbindung 409
Schnüffelstellung 600
Schnürring *87*
Schober-Maß 111
Schock 104
− spinaler 130
Schocklunge 193

Sachverzeichnis

Schokoladenzyste 383
Schollenmuskel 735
Schonatmung 202
Schreiknötchen 595
Schrittmacher 216
Schrumpfgallenblase 306
Schrumpfniere 336
Schubladenphänomen 724
Schuhabsätze hohe 739
Schuhherz 226
Schulterblatt 650
– Abstehen *655*
– Bewegungen Muskeln 653
– Muskeln *659*, *669*
– Röntgenbild *651*
– schwenken 652
– tasten 650
Schulterblattgegend
– Arterien *664*
– Nerven *664*
Schulterblattgräte 650
Schulterblattheber 603, 653
Schulterblatt-Zungenbein-Muskel 604
Schultereck 650, 651
Schultereck-Schlüsselbein-Gelenk 651
Schultergelenk 655, *657*
– Bänder 657
– Bewegungen 657
– – Muskeln 660
– Bewegungsprüfung 658
– Bewegungsumfänge *657*
– Cavitas articularis *661*
– Frontalschnitt *661*
– Kapsel 656, *657*, *661*
– Kapselmuster 660
– Luxation habituelle 657
– Röntgenbild *651*, *655*, *656*
– Ruhigstellung 698
– Schleimbeutel 656
– Schnelltest 658
– Verrenkung 656
– Zusammenwirken mit Schultergürtel 659
Schultergürtel 649, *651*
– Gelenke 649
– Knochen 649
– Muskeln 649
– – Bewegungsspiel 653
– Zusammenwirken mit Schultergelenk 659
Schultergürtel-Oberarm-Muskeln 658
Schulterkopf 656
Schultermuskeln Innervation 660
Schulterpfanne 656, *657*
Schultersteife 658
Schürzengriff 658, *659*
Schüttellähmung 481
Schütz-Bündel 486, 491
Schutzimpfung 72
Schwachsichtigkeit 541
Schwangerschaft **397**
– Abbruch 406
– Beginn 397
– Dauer 397
– Test 404
Schwangerschaftsgelbkörper 374

Schwangerschaftsmonate 397
Schwann-Zelle 28, 86, 87
Schwanzkern **497**
Schwanzlappen 294
Schweifkern **497**
Schweißdrüse apokrine + merokrine 99
– Abszeß 99
Schweißsekretion Aufgaben 94
Schwellkörper
– Muskeln 394, **423**
– Nerven 429, 438
Schwerelot **747**
Schwerhörigkeit **516**
– beim Tubenkatarrh 518
– Ursachen 516
Schwerpunkte **747**
Schwertfortsatz 131
– tasten 132
Schwielen 93, 697
Schwimmbadkonjunktivitis 546
Schwimmprobe 187
Schwurhand 689
Sclera **525**, **526**
– blaue 526
– Farbe 526
– Schichten 526
Scribner-Shunt 56
Scrotum 419, *425*
SC-Zelle 72
Sechsjahresmolar 554
Second-look-Operation 278
Secretin 275, 314
Sectio alta 358
Seelenblindheit 504
Segelklappen 208
– Entwicklung 221
Segmentbronchen 188, *189*
Segmente Hautbereiche *124*
Segmentkerniger 63
Segmentresektion 203
Segmentsprung 124, 140
Segmentum
– A1 + A2 497
– anterius *201*
– apicale *201*
– basale
– – anterius *201*
– – laterale *201*
– – posterius *201*
– internodale 88
– laterale *201*
– M1 + M2 497
– mediale *201*
– medullae spinalis 120, *121*
– P1-P4 497
– posterius *201*
– superius *201*
Sehbahn 504
– Schema *504*
Sehhügel 486
Sehne 43
– Feinbau 43
– Querschnitt *43*
Sehnenbrücken 681
Sehnenfäden 213
Sehnenfaser *41*, 43
Sehnenhaube 451
Sehnenhaubenmuskeln 451
Sehnenhaut 43

Sehnenkanäle Finger 686
Sehnen-Knochen-Verbindung 43
Sehnenorgan 43
Sehnenplatte Fußsohle 734
Sehnenscheiden 43
– Daumen *686*
– Entzündung 43
– Hand *685*, *686*, *695*
– Kleinfinger *686*
Sehnenzentrum 140
– des Damms 178
Sehnerv 447, 504, **534**, *541*, **625**
– Feinbau 535
– Hüllen 535
– in Augenhöhle *537*
– Verlauf 534
– Zerstörung 536
Sehnervenkreuzung 487, 504, **534**
– Zerstörung 536
Sehnervenkreuzungszisterne 465
Sehnervkanal 452, 536
Sehnervpapille **533**, 534
– Schnittbild **535**
Sehpurpur 531
Sehschärfe 541
Sehstrahlung 489, 504, 508
Sehstrang 487, 504, 534
– Zerstörung 536
Sehzentrum **503**
– Zerstörung 504
Seitenfontanelle hintere + vordere 450
Seitenfurche 495
Seitenhorn **122**
Seitenplatten 400
Seitenplattenmesoderm 253
Seitenspaltenzisterne 465
Seitenstechen 308
Seitenstrang **123**, 579, 583
– Bahnen 130
Seitenstrangangina 579
Seitenunterschiede 10
Seitenventrikel 467
– Kernspintomogramm 468
– Lage 467
– Projektion *468*
– Wände 467
Sekretion **75**
– parakrine 76
– Steuerung 75
Sekretionsphase 382
Sekretkanälchen 77
Sekretmengen großer Drüsen 75
Sekretrohr 77
Sekrettransport 78
Sektio 409
Sekundäreinschnitt 19
Sekundärfollikel 72, **373**
Sekundenpunktion 301
Sella turcica 452, *453*, *456*, 491
– – Röntgenbild *492*
Semen 429
Semicanalis tubae auditivae [auditoriae] 512
Semilunarklappen **209**
Senkknie 332
Senkungsabszeß Lendenwirbelkörper 716

sensibel 84
Sensibilität epikritische 85, *129*, 485
– protopathische 85, *129*, 485
Sepsis 307, 576
Septula testis *412*, *413*
Septum
– aorticopulmonale 221, 400
– – Fehldrehung 244
– atrioventriculare **204**
– canalis musculotubarii *512*, *513*
– interalveolare *191*, *192*
– interatriale *185*, 204
– intermusculare brachii laterale + mediale *659*, *668*, *680*
– – cruris anterius + posterius 736
– – femoris laterale + mediale 724
– interventriculare *185*, **204**
– – Entwicklung 221
– linguae 567
– medianum posterius *122*
– nasi 570, **574**, *581*, **599**, *635*
– – osseum 572
– orbitale 536, **538**, *546*
– pellucidum 469, 489, **496**, 506
– penis **427**
– primum 212, **220**, **221**, 222, 400
– rectovaginale 179, 180, *410*
– rectovesicale 179, 180
– scroti 419
– secundum 212, **221**, 222, 400
– sinuum sphenoidalium 452
– spirale 221
– tracheooesophageale 193, 194
– transversum 140, 254, 295, 400
– urorectale 370
Septumdeviation 574
Serosa 80, *80,* 81
Serosabindegewebe 81
Serosaepithel 81
Serosaspalt 80
Serotonin 64, 93, 275
Sertoli-Zelle *414*
Sesambeine **44**
– Großzehe *729*
– Hand *675*
Sesamknorpel 44, 593
Seufzen 145
Sexchromatin 19
Sexualität Steuerung 491
Sharpey-Faser *29*, 30
Sherrington 85
Shrapnell-Membran 512 *siehe* Pars flaccida
Shunt mesenterikokavaler 350
– splenorenaler 350
– ventrikuloatrialer 470
– ventrikuloperitonealer 470
Shuntoperation portokavale 350
Sialographie 562

Sialorrhö 234
Sichelzelle 59
Sichelzellenanämie 309
Siebbein **452**
Siebbein-Keilbein-Bucht 574
Siebbeinlabyrinth 452, **577**
Siebbeinloch hinteres + vorderes 536
Siebbeintrichter 576
Siebbeinzellen **577**
– Vereiterung 577
Siebhaut 383
Siebplatte 452
– Lederhaut 526
Siegelringform 24
Sigmagekröse 284
Sigmoid 283
SIH 490
Silikose 195
Simultanagnosie 504
Singultus 141
Sinneskamm 521
Sinnesorgane 85
Sinneszelle primäre 85
– sekundäre 85
Sinus
– anales 364, **365**, 366
– aortae 238
– caroticus **614**
– cavernosus 461, 462, *463*, *465*, *618*, *620*, *625*, *643*
– – Nachbarschaftsbeziehungen *464*
– coronarius **209**, 212, 217, *218*, 245
– corticalis 74
– durae matris **462**, *463*, *465*, *466*
– – – Verzweigungsschema *463*
– epididymidis *413*
– ethmoidales *siehe* Cellulae ethmoidales
– frontalis 452, **456**, *518*, *575*, **577**, *578*
– – Mündung *518*
– intercavernosus
– – anterior *463*, *465*
– – posterior *463*, *465*
– lactifer 148, *149*
– lymphatici 73
– marginalis *223*, *463*
– maxillaris 547, **560**, *574*, *575*, *576*, *648*
– – Mündung *518*
– medullaris 74
– obliquus pericardii **229**
– occipitalis 462, *463*, *618*
– paranasales **575**
– petrosquamosus *463*
– petrosus inferior 462, *463*, *618*, *625*
– – superior 462, *463*, *465*, *618*, *625*
– prostaticus 424
– rectus 460, 461, 462, *463*, *465*, *618*
– renalis 325, *326*, 335
– sagittalis inferior **461**, 462, *463*, *465*, *497*, *618*
– – superior 460, **461**, 462, *463*, *465*, *497*, *618*
– sigmoideus 461, 462, *463*, **465**, *512*, *515*, *581*, **625**

Sinus
- – Nachbarschafts-
  beziehungen 464
- sphenoidalis 452, **456**,
  514, 518, 538, **572**,
  577, 578, 599, *643*
- – Röntgenbild *492*
- sphenoparietalis *463*,
  465
- splenicus 309
- subcapsularis *74*
- Terminologie 53
- tonsillaris *569*, **570**
- transversus 462, *463*,
  465, *618*, **625**
- – pericardii **229**
- urogenitalis *369, 370*,
  371
- venarum cavarum 211
- venosus 53, 220, *221*,
  295
- – sclerae **530**, *619*
Sinus-cavernosus-
  Syndrom 464
Sinus-cavernosus-
  Thrombose **620**
Sinushorn 221
Sinusitis **576**
- ethmoidalis 577
- frontalis 577
- maxillaris 576
Sinusknoten **213**
Sinusoid *52*
- Endothel 299
Sinusrhythmus 213
Situs inversus *11*
Sitzbein *171*
Sitzbein-After-Grube 182
Sitzbeinhöcker 171
- tasten 172
Sitzbeinloch großes +
  kleines 173, **713**
Sitzbein-Schenkel-Band
  705
Sitzbein-Schwellkörper-
  Muskel 394
Sitzbeinstachel 172
Sitzbein-Unterschenkel-
  Muskel 710
Skalenuslücken **604**, **612**
Skalpieren 451
Skaphoidfraktur **675**
Skapularlinie 136
Skelettalter 32, 677
Skelettmuskel Bau 41, *41*
Skelettmuskelgewebe **27**
Skene-Gänge 393
Sklerose 51
- multiple 87
Skoliose 106, **111**
skoliotische
  Verkrümmung **746**
Skotom 625
Smegma **427**
Smetana 521
Sodbrennen 143
Sohlenband langes 734
Sohlenmuskel viereckiger
  740
Solitärzyste 339
somatoafferent 88
somatoefferent 88
Somatoliberin 490
Somatomedine 493
Somatostatin 275, 490
Somatotropin 33, 493
- Inhibitinghormon 490
- Releasinghormon 490
Somiten 400, *445*
Sommersprossen 98
Somnolenz 462

Sonnenbrand 103
Sonnengeflecht **355**
Sopor 462
Spalte halbmondförmige
  576
Spaltlinien 95
Spannmuskeln 596
Spannungspneumothorax
  200
Spastik 89
Spätdumping 270
Spatium (Spatia)
- anguli iridocornealis
  530
- epidurale [peridurale]
  117, 118, *126*, **249**,
  425, 459, 599, 638
- episclerale **538**
- intercellulare *16*
- intercostale 134
- interossea metacarpi
  687
- intervaginale 535
- intervillosum *223, 403*
- intraretinale 526
- lateropharyngeum
  567, *578, 632*, **635**,
  639, 643, **647**
- leptomeningeum *118,
  126, 459, 462*, **464**,
  638
- oesophagotracheale
  586
- parapharyngeum **647**
- perichoroideale 527
- peridurale siehe
  Spatium epidurale
- peripharyngeum *639,
  643*
- pharyngeum laterale
  647
- profundum perinei
  182, *395*
- retrooesophageum
  586, 599
- retroperitoneale 252
- retropharyngeum *578,
  643*
- retropubicum *181,
  361, 410, 425*
- subarachnoideum
  118, 126, 459, 462,
  464, *638*
- – Schema *466*
- subdurale 117
- superficiale perinei
  182
Speiche **665**, 674
- Bruch klassischer 674
- – Radialisschädigung
  673
- tasten 674
Speichel 559
Speicheldrüsen 562
- Entzündungen 562
- große + kleine 559
- Steuerung 76
- Unterscheidungs-
  merkmale 563
Speichelfluß vermehrter
  234
Speichelkern
- oberer 477, 547, 564
- unterer 479, 562
Speichenarterie **690**
Speichen-Ellen-Gelenke
  666
Speichenhals 666
Speichenkopf 666
- Verrenkung 667
Speichenschaft 666

Speicherfett 25
Speiseröhre 231, **234**,
  235
- Achalasie 233
- Arterien **235**
- Bauchfellüberzug 235
- Beweglichkeit 235
- Blutversorgung 235
- Einbau in Zwerchfell
  231
- Engen **231**, *231*
- Entwicklungsstörungen
  194
- Feinbau 232
- Gliederung 231
- Head-Zone *169*
- Krampfadern 232
- Krebs 234
- Länge 230
- Leitungsbahnen 234
- Nachbarschaft 232
- Operation 235
- Palliativoperation 234
- Peristaltik 233
- Querschnitt *232*
- Reflux von Magensaft
  143
- Röntgenbild *233*
- Schleimhaut 232
- Teilentfernung 235
- Terminologie 231
- Transportmechanis-
  mus 232
- Übergang in Magen
  232
- Verätzung 232
- Verlauf 230
- Verletzungen 234
- Wandschichten 232
- Zugänglichkeit 235
Speiseröhreneingang
  582
Speiseröhrenschlitz 142
Speiseröhrenstimme
  232, 591
Spekulum 391
Spemann 442
Spence-Schwanz siehe
  Processus axillaris
  [lateralis]
Sperma **429**
Spermaflecken 430
Spermatidium 414
Spermatogenese **414**
Spermatogonie 414, **414**
Spermatozoon 414, **415**
Spermatozyt 414, **414**
Spermium 414, **415**
Sperrarterie 56, *195*
Sphärozyt 60
Sphärozytose 310
S-Phase 20
Sphincter ampullae **303**
- cloacalis 178
- precapillaris 51
Spielbein 711, **746**
Spighel-Hernie 165
Spighel-Lappen siehe
  Lobus caudatus
Spighel-Linie siehe Linea
  semilunaris
Spina
- bifida 108
- iliaca
- – anterior inferior **715**
- – – superior *137, 162,
    170*, **171**, *172,
    715, 716*, **724**
- – posterior superior
    171, 172, **654**, *709*,
    714

- ischiadica 172, *172*,
  363, 440
- nasalis anterior *450,
  456, 457, 572*
- – posterior *454*
- scapulae *312*, 650,
  654, 659
- – Röntgenbild **651**
Spinalanästhesie **126**
Spinalblock 126
Spinalganglion 84, **123**
Spinalnerv 98
Spinalnerv Anzahl 123
- Überblick *123*
- Verzweigungsschema
  124, 125
- Wurzeln 123
Spindel 21
Spinnengliedrigkeit 526
Spinnwebenhaut *126,
  459*, **462**
- des Rückenmarks **117**
- Schema *466*
Spinocerebellum 483
Spiralarterien 380
Spiralband 523
Spiralblatt 519, 522
Spiralfaden *415*
Spiralganglion **520**
Spiralkanal 522
Spiralmembran **523**
Spiralorgan **522**, *523*
Spitzenknorpel *593*, 594
Spitzfuß 739, **742**, *743*
Spitzklumpfuß **742**, *743*
Splen *3, 5, 9*, **260**, *267,
  292*, **307**, *311*, *312,
  314*, **317**, *349*
- accessorius 311
Splenektomie **311**
Splenium 497
Splenomegalie 310
Splenoportographie 310
split brain 497
Spondylodese 112
Spondylolisthesis 108
Spondylolyse 108
Spongiosa *29, 31*
Spongiozyt 322
Spontanpneumothorax
  200
Sportherz 205
Sprache skandierende
  482
Sprachzentrum motori-
  sches (expressives)
  502
- sensorisches
  (rezeptives) **505**
Spreizfuß **742**
Spritzkanal 417, 420,
  424
Sprungbein **728**
- Bruch 729
- tasten 730
Sprungbeinhals 728
Sprungbeinkopf 728
Sprungbeinrolle 728
- Luxationsfraktur 729
- Röntgenbild **731**
Sprunggelenk(e)
- Achsen **738**
- Bänder **731**, 732
- Bewegungen 732
- Muskeln 739
- Gelenkkapseln 732
- oberes **731**
- – Bewegungsumfang
  732
- – Röntgenbild **731**
- unteres **731**, **732**

- – Achse 732
- – Bewegungen **733**
- – Bewegungsumfang
  733
Sprunggelenkpumpe 751
Spulmuskeln **686**, **687**,
  740
Sputumzytologie 197
Squama frontalis 449,
  452, **457**
- occipitalis 449, 452,
  456
SRH 490
Stäbchen **531**
Stäbchenzelle **531**
Stabkerniger *59*, 63, 66
Stabsichtigkeit 530
Stachelzellkrebs 98
Stachelzellschicht 95
Stadium 1-8 398
- 9-19 400
- 20-23 401
Stammfettsucht 25, **322**,
  323
Stammganglien 497
Stammsamenzelle **414**
Stammzelle 65
Stand **746**
Standardmensch
  Gewichtsverteilung 32
Standataxie 482
Standbein 711, **746**
Stapedektomie **517**
Stapes **515**, 516
- Ankylose 510, 517
Star grauer **529**
- grüner **530**
Staroperation 529
Statine 490
Statokonienmembran
  520
Staubzellen 192
Stauungsikterus 292
Stauungspapille **535**
Stechapfelform 58
Stegodontie 556
Steigbügel **516**, 742
- Entfernen 517
Steigbügelmuskel 515
- Wirkung **516**
Steigbügelnerv 515
Steigbügelplatte 513,
  516
- festsitzende 517
Steißbein 107
- Beweglichkeit 174
- Tastuntersuchung 109
Steißlage 175
Steißmark 120
Steißmuskel **177**
Stellatumblockade **637**
Stellknorpel **592**
Stellknorpel-Kehldeckel-
  Falte 579
Stellknorpel-Kehldeckel-
  Muskel 596
Stellknorpelmuskel que-
  rer + schräger 596
Stellmuskeln 595, 596
Stensen 561
Stensen-Gang siehe
  Ductus parotideus
Stensen-Kanal siehe
  Canalis incisivus
Stensen-Loch siehe
  Foramen incisivum
Sterbephasen 12
Stereozilien 18
Sternallinie 136
Sternalpunktion **132**
Sternenhimmelzelle *61*

Sternganglion 636
Sternoklavikulargelenk 651
- Bänder 651
- Bewegungsumfang 651
Sternokostalgelenke 134
Sternum 131, *133*, *142*, *184*, 605
Sternzelle *299*, 483
Steroidhormon 76
Stethoskop 211
STH 493
Stieldrehung Hoden 416
Stierhornmagen 263, *263*
Stillen 150, 411
Stimmband *593*, 594
- Länge 597
- Spannen **596**
- Stellungen **596**
Stimmbandmuskel **596**
Stimmbandspanner äußerer 597
Stimmbruch 591
Stimmfalte 591
Stimmfortsatz 592
Stimmfremitus 201
Stimmlippe 591, *593*, 595
- Knötchen 595
Stimm-Muskel **596**
Stimmritze 592, **594**
- Abschnitte 594
- Flüstersprache **596**
- Form 594
- Phonationsstellung **596**
- Respirationsstellung **596**
- Verschluß **596**
Stirn 457
Stirnbein **452**
Stirnbeinschuppe 452
Stirnfalten Mimik 610
Stirngegend 643
Stirnglatze 454
Stirnhirn Seitenbetonung 502
Stirnhirn-Brücken-Bahn 508
Stirnhöhle 452, **577**
- Ausführungsgang sondieren **577**
- Diaphanoskopie 576
- Eiterung 577
- Operation **577**
Stirnhöhlengang 577
Stirnlappen **495**
Stirnnaht 449, 452
Stirn-Nasen-Wulst 570
Stirnnerv 451, **542**, 626
Stirnpol 496
Stirnschuppe 449
Stoffaufnahme 18
Stoffaustausch 18
Stoma 365
Stom(at)odeum *256*, *570*, *570*, 584
Storchenbiß 98
Stoßwellenlithotripsie extrakorporale 306
Strabismus
- convergens 540
- divergens 540
- paralyticus 541
Strahlenempfindlichkeit 65
Strahlenfortsätze 527
Strahlenkörper **527**
Strahlenkörpermuskel **529**

Strahlenkranz 374
Strahlenschutz 94
Strahlenzone 527
Strangulationsileus 276
Stratum
- adiposum mammae *149*
- basale *94*, 95
- - endometriale 380
- compactum endometriale 380
- corneum *94*, 95
- fibrosum 30, 43
- functionale endometriale 380
- ganglionicum *531*, *532*, *534*
- granulosum *94*, *95*, 484
- limitans externum + internum *531*, *532*, *534*
- lucidum *94*, 95
- membranosum 156
- moleculare 483
- myelini 87
- neuroepitheliale *531*, *532*, *534*
- neurofibrarum *531*, *532*, *534*
- nucleare externum + internum *531*, *532*, *534*
- osteogenicum 30
- papillare 95
- photosensorium *531*, *532*, *534*
- pigmentosum *531*, *532*, *534*
- plexiforme externum + internum *531*, *532*, *534*
- purkinjense 483
- reticulare 95
- spinosum *94*, 95
- spongiosum endometriale 380
- synoviale 43
- vasculosum 527
Strecker radiale 681
- tiefe 681
- ulnare 681
Streifenkörper **498**
Streifenstück 77, *78*
Streßinkontinenz 362, *422*
Stria (Striae)
- diagonalis 507
- laminae granularis interna 503
- mallearis 512, 516
- medullaris 469, 486
- - lateralis *506*
- - medialis *506*
- - ventriculi quarti *476*
- olfactoriae *475*, 505
- terminalis 491, 507
- vascularis *522*
Striatum **498**
- limbisches 506
- ventrale 506
Stripping 752
Stroma 64, 585
- endometriale *381*
- myoelasticum 421
- ovarii *372*, 373, *380*
Struma 587
- retrosternale 589
Studentenfieber 71
Stuhl **365**
Stuhldrang 365

Stuhlentleerung **365**
- Bauchpresse 161
Stützgewebe **26**
Stützmotorik 482
Subarachnoidealraum **118**, 459, **464**
- Schema *465*
subdiaphragmatischer Raum 261
Subduralraum **117**, 460, *465*
Subfornikalorgan 470
Subkommissuralorgan 470
Sublingual 566
Submukosa 79
Subokzipitalpunktion *465*
Substantia
- alba 83, 122, *127*, 460, *471*
- chromatophilica 86
- compacta 29, 30, **31**
- corticalis **31**
- fibrinoidea *403*
- grisea 83, 122, *127*
- - intermedia centralis *122*
- - periaqueductalis 486
- - intercellularis *23*
- nigra *481*, *498*, *504*
- perforata anterior [rostralis] *475*, 505
- - posterior *475*
- spongiosa [trabecularis] *29*, *30*, **31**
Substanz graue 83, 122
- P 275, 498
- weiße 83, 122
Subthalamus **487**, *498*
Sulcus (Sulci)
- anterolateralis 123, *474*, *476*
- arteriae vertebralis *107*
- arteriosi *456*, *512*
- basilaris *475*
- bicipitalis lateralis 668
- - medialis 668
- bulboventricularis *220*
- calcarinus 469, *489*, ***496***, 503
- caroticus 453
- centralis *468*, *489*, ***495***, *496*
- cerebrales 495
- cinguli *469*, 506
- coronarius 205, 216
- gingivalis **549**
- hippocampi 506
- hypothalamicus 486, *489*
- intertubercularis **655**
- interventricularis anterior + posterior 205
- intraparietalis *495*
- laryngotrachealis *255*
- lateralis *495*
- limitans 445
- medianus *474*
- - linguae 564
- - posterior 123, *474*
- mylohyoideus *456*
- nervi petrosi majoris + minoris 453
- radialis 665
- ulnaris 671, *673*
- neuralis 445
- olfactorius *475*
- parietooccipitalis *469*, *489*, 495, ***496***, 503
- pharyngeales 584
- postcentralis *495*

- posterolateralis 123, *474*, *476*
- precentralis ***495***
- pulmonalis 134
- sclerae 526
- sinus sigmoidei 452, *453*, 455
- - transversi 452, 455
- spiralis internus *522*
- temporalis inferior ***495***
- - superior ***495***
- tendinis musculi flexoris hallucis longi *729*
- terminalis 564
- urogenitalis *371*
- venae cavae 293
Superantigene 68
Supercilia 101
Supination
- Ellbogengelenk ***667***
- - Bewegungsumfang ***667***
- - Muskeln 688
- - Fuß ***733***, ***738***
- - Muskeln 739
Suppressor-T-Zelle 71
suprahepatischer Raum 261
supramesenterischer Raum 261
suprapiriformer Teil 713
Surfactant 192
Surfactantmangel 193
Sustentaculum tali **728**, *731*, *742*
Sutura 37
- coronalis *449*, *450*, *456*, *457*
- frontalis 449, 452
- lambdoidea *449*, *450*, *456*
- metopica 449
- palatina mediana + transversa *454*, 569
- sagittalis *449*, *462*
- squamosa 449, *450*, *456*
Sydenham 499
Sylvius-Aquädukt siehe Aqueductus mesencephali [cerebri]
Sylvius-Arterie siehe A. cerebri media
Sylvius-Spalte 495
Sympathektomie 250, 354, 754
Sympathikoblast 445
Sympathikus 89
- Äste 250
- Aufgaben 89, 248
- Bauchorgane 436
- Bauchteil 354
- Gliederung neuronale 248
- Kerngebiet 90, 249
- - Hypothalamus 490
- post- + präganglionäre Fasern 249
- Schaltschema *250*
- Wirkung auf Bauchorgane 354
Symphysis 38
- manubriosternalis 132
- pubica *172*, **174**, *361*, *395*, *400*, *422*, *425*
- xiphosternalis 132
Synapse (Synapsis)
- Arten 92
- axoaxonale 92
- axodendritische 92
- axosomatische 92

- axovascularis 490
- Bau 91
- by distance 92
- elektrische 91, 207, *532*
- interneuronale 92
- neuroepitheliale 92
- neuromuskuläre 92
- reziproke *532*
Synapsenspalt 92
Synchondrosis 38
Syndaktylie 406
Syndesmosenbänder 730, 731
Syndesmosis 37
- radioulnaris 666
- tibiofibularis 730
- tympanostapedialis 516
Syndrom(e)
- adrenogenitales 323, 396
- athetotische 499
- choreatische 499
- der hyalinen Membranen 193
- des Foramen jugulare 632
- dystone 499
- hyperkinetisch-hypotonische 499
- hypokinetisch-hypertonisches *481*, 499
- postapoplektisches *471*
Synergist 45
Synotie 510
Synovia 39
Synovia-A-Zelle 68
Synovialmembran 39
Synthesephase 20
Synzytiotrophoblast *398*, 399, 403
System (Systema)
- basales motorisches **498**
- cardiovasculare 7
- conducens cordis *213*
- diffuses neuroendokrines 275
- digestorium 6
- endokrines
- - gastroenteropankreatisches **274**
- - gastrointestinales **274**
- kleinzelliges *532*
- limbisches 496, **505**, ***506***
- - Aufgaben 506
- - Ring äußerer (periarchikortikaler) *506*
- - innerer (archikortikaler) *505*
- - Verbindungen 507
- lymphatisches 66
- lymphoideum 8
- makrozelluläres *504*, *532*
- nervosum
- - autonomicum 83
- - centrale 8, 83
- - periphericum 8, 83
- parvozelluläres *504*, *532*
- respiratorium 7
- retikuloendotheliales 62
- retikulohistiozytäres 62
- tränenableitendes 548
- urinarium 7, 323

Systole 46
S-Zelle 275

T

Tabatiere **685**
Tachykardie 215
Tachypnoe 201
Taenia *284*
– choroidea *474*
– coli 281
– libera 281, **282**
– mesocolica 281
– omentalis *267*, 281, **282**
Tag-Nacht-Rhythmen 494
Talgdrüsen **99**, 545
Talus *728*, *729*, *731*, *736*
– Fraktur 729
– Nekrose 729
Tanzwut 499
Tarsus inferior 544, *546*
– superior 544, **545**, *546*
Taschenfalte 591, 595
Taschenklappen **209**
– Entwicklung 221
Tastempfindung Bahn afferente **503**
Tastkörperchen **96**
Tastuntersuchung rektale 366
Taubheit angeborene 510
TCR 68
TC-Zelle 71
Tectum mesencephali **476**, *489*
– – Entwicklung 446
Teerstuhl 268
Tegmen
– tympani *512*, *516*
– – Embryo *442*
– ventriculi quarti 469
Tegmentum
– mesencephali 476
– – Entwicklung 446
– pontis 476
Tela
– subconjunctivalis 546
– subcutanea 95, *97*, *101*
– subendocardialis 206, **207**
– subepicardiaca 206, **207**
– submucosa 79, *272*
– subserosa 81
– – vesicae biliaris *303*
Telencephalon *446*, **494**
– Embryo *444*, 445
– Entwicklung 447
– Fetus *445*
Telophase *21*
Temperaturempfindung Bahn afferente **503**
Tendo **43**
– calcaneus *731*, *735*, *736*, **737**, *738*, *744*
– conjunctivus *159*
Tendovaginitis 43
Tennisellbogen 666
Tenon-Kapsel 538
Tenosynovitis 43
Tentorium cerebelli *460*, *461*, *465*
Tentoriumschlitz 461
– Hirndruck 461
Teratologie Grundgesetze 405
Teratospermie 430

Terminalhaar 101
Terminatio neuralis
anulospiralis 42
– – racemosa 42
– neuroglandularis 92
– neuromuscularis 42, 92
Terminologia Anatomica 2
Tertiärfollikel **373**
Testis **411**, *417*
– Entwicklung 370
Testosteron **413**
Tetanie 589, 590
Tetrabromfluorescein-Natrium 62
Tetrajodthyronin **586**
Tetraplegie 130
Thalamus *471*, *474*, 486, **487**, *489*, *497*
– Assoziationskerne 488
– Entwicklung 446
– Schaltkerne
– – spezifische 487
– – unspezifische 488
– Verbindungen 488
Thalamusstrahlung **489**, 508
Thalamussyndrom **488**
Thalidomid 405
– Embryopathie 406, **697**
Thebesius-Klappe siehe Valvula sinus coronarii
Thebesius-Venen siehe Vv. cardiacae [cordis] minimae
Theca externa **373**, 374
– folliculi 374
– interna **373**, 374
Thekaluteinzelle *374*
Thekazelle 375
Thermographie 154
Thiele-Kanal siehe Sinus transversus pericardii
Thiele-Muskel siehe M. transversus perinei superficialis
Thomas-Handgriff 705
thoracic outlet syndrome 135
Thorakopagus *406*
Thorakoplastik 202
Thorax 131
Thoraxapertur obere 134
– untere 134
Thoraxelastizität 147
Thoraxröntgenbild Mittelschatten 226
Thrombendarteriektomie 754
Thrombin 64
Thrombose 48
Thrombosthenin 64
Thrombozyt **64**, *65*
– Adhäsion 64
– Aggregation 64
Thrombozytopoese 65, **66**
Thrombus 48
Thymom 238
Thymosin 236
Thymus 68
– Altersveränderungen 237
– Aplasie 236
– Aufgaben 236
– Entwicklung *584*, 585
– Erwachsener *237*
– Feinbau 238
– Lage 237
– Neugeborenes *236*

– Schnittbild *238*
– Terminologie 237
Thymuskörperchen 238
Thymus-Lymphozyten 236
Thymusrestkörper 237
Thyroglobulin 587
Thyroliberin 490, 587
– Releasinghormon 490
Thyroxin 33, **586**
TH-Zelle 71
TIA 471
Tibia **719**, *728*, *731*, *736*, *737*, *744*
Tibiakopffraktur 729
Tibiaschaftfraktur 729
Tiedemann-Drüse siehe Glandula vestibularis major
Tiefensensibilität 485
Tiefensensiblität Bahn afferente **503**
Tiffeneau 192
tight junction 18
Tinnitus 521
T-Lymphozyt **71**, 236
– Entwicklung 73
– zytotoxischer 71
Tochterchromosom 21
Tod als Grenzsituation 15
Todeszeitpunkt 13
Tollwut 86
Tomes-Fasern 549
Tonhöhe 597
Tonsilla
– lingualis *565*, 583
– palatina *565*, **566**, *569*, *581*, 583, *599*, *646*
– – Schnittbild *583*
– pharyngea [pharyngealis] 578, *581*, 583, **599**, *635*, *643*
– tubaria *517*, 578, 583
Tonsillektomie **583**
Torbogen 177
Torin-Öffnung siehe Hiatus canalis nervi petrosi majoris
Torkeln 482
Torsion Bein 704, 746
Torsionsdystonie 499
Torticollis 602
– spasticus 499, 602
Torus levatorius **518**
– tubarius **518**, 578
Totenflecken 14
Totenstarre 14
Totenstille im Bauchraum 276
Toulouse-Lautrec 34
Toynbee-Versuch 518
Trabecula
– arachnoideae 464
– carneae 212, 213
– corporis spongiosi 427
– corporum cavernosorum **426**
– ossea *32*, *38*
– septomarginalis 212
– splenica *307*, 311
Trabekelvenen 428
Trabekulotomie 531
Trachea *9*, *183*, *190*, *231*, *234*, *566*, *580*, *581*, **586**, *588*, *592*, *599*, *601*, *605*, *635*, *641*
– Feinbau 185

– Länge 184
– Terminologie 186
– Weite 184
Tracheomalazie 589
Tracheostoma 600
Tracheotomie **599**, 600
Trachom 546
Tractus
– bulboreticulospinalis *130*
– corticonuclearis 508
– corticopontinus 485, *508*
– corticospinalis anterior + lateralis 128, *130*, *508*
– frontopontinus 508
– habenulointerpeduncularis 487, 507
– hypothalamohypophysialis 491, 494
– iliotibialis *136*, **709**, **711**, *712*, *724*, *725*, *737*
– mesencephalicus nervi trigemini 486
– olfactorius *475*, 505
– olivocerebellaris 485
– opticus *475*, *476*, *478*, 487, *504*, 534
– – Zerstörung Gesichtsfeld **535**
– pyramidalis 484, 485
– reticulospinalis 129
– rubrospinalis *130*
– spinocerebellaris anterior **129**, *130*, 485
– – posterior **130**, 485
– spinoolivaris *130*
– spinothalamicus anterior + lateralis **129**, *130*, 485
– – Schema *129*
– supraopticohypophysialis 494
– tectospinalis 129, *130*
– vestibulospinalis 129, *130*
Träger 106
Tragi 101, 511
Traglinie Bein **718**
Tragus **510**
Training autogenes 355
Traktionsdivertikel 233
Tränenbein 456
Tränendrüse **546**, **547**
– Innervation 547
– Kulturgeschichte 547
Tränenflüssigkeit 547
Tränen-Nasen-Gang **548**
– Mündung 575
Tränen-Nasen-Kanal 536, 548
Tränennerv 543, 547, 627
Tränenpunkte 548
Tränenröhrchen 548
Tränensack 548
– – Entzündung 548
Tränensee 548
Tränensekretion prüfen 547
Tränenwege **547**, **548**
Translationsbewegung 111
Transmitter siehe Neurotransmitter
Transplantation 37
Transport axoplasmatischer 86
Transportgefäß 69

Transposition der großen Arterien 47, **244**
– – – – Häufigkeit 222
Transsudat 75
Transsudation 81
Transversalachse 4
Transversalebene 4
Transzytose 18
Trapezbein 674
– tasten 676
Trapezkörper 486
Trapezmuskel 603, **639**, *653*, *660*
Trapezoidbein 674
Treitz-Hernie 259
Trendelenburg-Test 752
Trendelenburg-Zeichen 712
Trepanation **459**
Treppenmuskel(n) **602**, 604
– kleinster 604
TRH 490
Trias hepatica 295
Trichter 491
Trichterbrust 131
Triebe 491
Trigeminus **626-629**
– Druckpunkte **627**
– Ganglion 626
– Kerne 477
– Neuralgie **627**
Trigonum 467
– caroticum **639**, 640
– cervicale anterius + posterius 602, **640**
– colli laterale 602, **640**
– cystohepaticum 303
– deltoideopectorale 640
– femorale 712, **717**
– fibrosum dextrum 209, 213
– – sinistrum 209
– habenulare 474
– leminisci lateralis 476
– lemnisci *474*, 476
– lumbale 654
– lumbocostale 142
– musculare 640
– nervi hypoglossi 469, *474*
– – vagi 474
– olfactorium *475*, 505
– omotracheale 640
– pontocerebellare **476**
– sternocostale *141*, *142*
– submandibulare *617*, 640, **642**
– submentale 640
– vagale 474
– vesicae *357*, *359*, **426**
Trijodthyronin 33, **586**
Trikuspidalklappe **209**, 213
– Abhörstelle 211
– Projektion 228
Trinkzentrum 490
Tripper 546
Trisomie 21, 544
Trittschlinge 742
Trizepsreflex 128
Trochanter
– major *172*, *703*, **704**, *709*, *712*, 714
– minor *172*, **704**, *705*
Trochlea 539
– humeri *655*, 665, **666**, **682**
– musculi obliqui superioris 537
– tali 728, **729**, 732

Sachverzeichnis

Trochleariskern 477
Trochlearislähmung 540
Troisier-Lymphknoten 620
Trommelfell 511, *511*, 512
Trommelfellnabel 511
Trommelfellspanner 515
Trophoblast *397*, **398**
Trophoblastlakunen *398*
trophotrop 89
Tropokollagen 23
Truncus (Trunci)
– arteriosus 220
– brachiocephalicus *190*, *196*, *206*, 231, 234, **239**, 240, 581, **612**
– – Entwicklung *243*
– bronchomediastinalis 70, *194*, *247*, *248*, *621*
– coeliacus 231, *239*, *246*, *279*, *314*, *342*, *345*, *349*, 355
– – Ultraschallbild *344*
– – Varietäten *295*
– – Verzweigungsschema *343*
– costocervicalis 610, **635**, *636*
– – Verzweigungsschema *611*
– encephali Begriff 446
– inferior *196*, *623*
– intestinales 70, *351*, *352*, *435*
– jugularis 70, *247*, 248, *586*, *620*, *621*
– lumbalis 70, *352*, 355, *435*
– lumbosacralis *353*, *748*
– lymphatici 70
– medius *196*, *623*
– nervi accessorii *478*
– – spinalis 124
– pulmonalis *184*, *190*, *204*, **206**, *208*, *209*, **212**, *215*, *216*, *223*, *227*, *229*, **241**, *242*
– – Entwicklung *221*
– subclavius 70, *247*, 248, *621*
– superior *196*, *623*
– sympathicus 91, *196*, **248**, **249**, *337*, *437*, *438*, *567*, **581**, **636**, *638*
– – Bauchteil *354*
– – Halsteil **636**
– thyrocervicalis *239*, 610, **635**, *641*, *664*
– – Verzweigungsschema *611*
– vagalis anterior + posterior 248, *354*, *633*, *634*
Trypsin 314
Trypsinogen 314
TSH 492
TS-Zelle 71
Tuba (Tube) 375
– auditiva [auditoria] **509**, *513*, *515*, **517**, *578*, *581*, *635*
– – Rachenmündung *518*
– – Schnittbild *517*
– uterina 260, *361*, *375*, **378**, *380*, *388*, *433*

– – Entwicklung *369*
– – Resektion subseröse 378
– – Sterilisation 377
Tubarabort 377
Tubargravidität **377**
– rupturierte *377*
Tubenkatarrh 518
Tubenmandel 578, 583
Tuben-Rachen-Falte 579
Tubenwulst **578**
Tuber (Tubera)
– calcanei *728*, *731*, **732**, *736*, **737**, *740*, *741*
– cinereum *475*, **487**
– endocardiale *221*
– ischiadicum *172*, *181*, *363*, *394*, *395*, *423*, *439*, *440*, *703*, *714*
– – tasten *172*
– labioscrotalia *371*
– parietale *450*
Tuberculum
– articulare *454*, *514*, 555
– corniculatum *518*, *582*, *597*, **599**
– costae 133
– cuneiforme *518*, *582*, *597*, **599**
– epiglotticum **595**
– genitale *370*, 371
– intercondylare laterale + mediale **720**
– majus **655**, 656, *659*
– – Röntgenbild **662**
– minus **655**, 656
– – Röntgenbild **662**
– pharyngeum *454*
– posterius *107*
– pubicum *395*, *715*
Tuberkulose 202
Tuberositas
– glutea **704**
– ossis metatarsi quinti *728*, **729**, *732*
– radii **665**, *666*, **682**
– sacralis *107*
– tibiae **720**, *721*
– – tasten *720*
– ulnae **665**, *666*, *667*, **682**
Tubulus (Tubuli)
– attenuatus *328*, *329*, 330
– colligens rectus 330
– contortus distalis + proximalis *328*, *329*, **330**
– dentinales *549*
– distalis **330**
– mesonephrici *369*
– proximalis **329**
– rectus distalis + proximalis *328*, *329*, 330
– renalis **329**
– – arcuatus 330
– – colligens *328*, *329*, 330
– seminiferi *413*, *416*
– – contorti + recti 413
– – Entwicklung *369*
Tubuluskonvolut
– distales 330
– proximales **329**
Tubus neuralis *255*
Tunica
– albuginea *373*, **412**, **413**
– corporis spongiosi *427*

– – corporum cavernosorum *425*, **426**
– conjunctiva *525*, *538*, *545*, **546**, *547*
– dartos *164*, *419*, *423*
– externa 49, *50*
– fibromusculocartilaginea 185
– fibrosa bulbi *524*
– intima 49, *50*
– media 49, *50*
– mucosa
– – Begriff 79
– – oris **559**, *560*, *563*, *566*
– – Pars olfactoria *573*
– – – respiratoria *572*
– – respiratoria 185
– – vesicae biliaris *303*
– muscularis *272*
– – vesicae biliaris *303*
– serosa *80*, *81*, *251*
– spongiosa *395*
– vaginalis testis *162*, *164*, *412*, *416*
– vasculosa bulbi *524*
Tunnel 523
TUR 422
Türkensattel 452, 491
– Röntgenbild *492*
Türkensatteldach 461
Turner-Syndrom 21
Tympanoplastik **517**
Typenlehre 11
Typhus abdominalis 288
Tyrrel-Faszie *siehe* Fascia rectoprostatica [Septum rectovesicale]
T-Zelle zytotoxische 71
T-Zell-Rezeptor 68

Ü

Überbiß 556
Überbrückungsoperation 220
Überdornfortsatzband 110
Übergangsepithel *22*, *337*
Übergangsmilch 411
Übergangswirbel *107*
Übergangszone mukokutane 366
Überlaufblase 360, 422
Überschlüsselbeinnerven 622
Überstreckbarkeit 111
Übertragerstoff 91, **92**
Uferzelle 310
Ulcera cruris 54
Ulcus duodeni 268
– ventriculi 268
Ulkus 96
Ulna 33, *649*, *674*, *695*
– Margo posterior *680*
Ulnarabduktion Muskeln 688
Ulnarispuls **690**
Umbilicus *3*, *156*, *162*
Umbo membranae tympanicae 511
Umgehungskreislauf 55
Uncus corporis *106*
Unguis *102*
Unkovertebralgelenke *106*
Unterarm
– Arterien **689**, 690
– – Variabilität **691**
– Beuger 683
– Hautnerven *670*, 692

– Hautvenen *670*
– Leitungsbahnen 690
– Lymphabfluß 696
– Muskeln 680, **682**, **684**
– Nerven **689**, **690**, 691
– Querschnitt **684**
– Sehnen sichtbare 684
Unteraugenhöhlenloch 455, *456*
Unteraugenhöhlennerv *627*
Unteraugenhöhlenrinne *457*
Unterbauch *261*, *337*
Unterbauchorgane 253
Untergrätengrube 650
Untergrätenmuskel 658
Unterhaut 95
Unterhautfettgewebe 95
– Aufgaben 94
Unterkiefer 455, **550**
– Gelenkfortsatz 555
– Innenseite *563*
Unterkieferdrüse *78*
Unterkiefergrube 555
Unterkieferkanal *553*
Unterkieferkopf 555
Unterkieferspeicheldrüse **563**
Unterkieferspeichelgang **563**
Unterkieferwulst 570
Unterkiefer-Zungenbein-Muskel 606
Unterkinndreieck 640
Unterlid 544
Unterlippe Schnittbild *561*
Unterlippenbändchen *561*
Unterlippenherabzieher 608
Unterrachenraum 578, *579*
Unterrippenmuskeln 135
Unterschenkel
– Außenseite Muskeln **737**
– Faszie **737**
– Hautnerven 750, *751*
– Hautvenen *751*
– Hinterseite **744**
– – Arterien **744**
– – Muskeln 736
– – Nerven **744**
– Knochenbrüche 729
– Leitungsbahnen 743
– Muskellogen 736, **737**
– Muskeln 735
– – Extensoren **735**
– – Fibularisgruppe **735**
– – Flexoren *735*, 738
– – Muskelscheidewände 736
– – Röntgenbild **731**
– – Schaftbrüche 729
– – Sehnen **738**
– – Haltebänder **737**
– – Sehnenscheiden **738**
– – Vorderseite
– – – Arterien **744**
– – – Muskeln 736
– – – Nerven **744**
– – – Sehnenscheiden **744**
– – – Zwischenknochenmembran **737**
Unterschläfengrube *643*, *645-647*, **646**
Unterschlüsselbeinmuskel 652

– Unterschulterblattmuskel 658
Untersuchung gynäkologische **391**, *392*
– rektale *366*, *392*
– vaginale *392*
Unter-Unterkiefer-Dreieck 640
Unterzungenarterie *566*
Unterzungenbeinmuskeln **604**, *639*
Unterzungenfalte *562*
Unterzungennerv 448, **635**
Unterzungenspeicheldrüse **562**
Unterzungenspeichelgänge *562*
upside-down-stomach 143
Urachus 163
Uranoplastik 571
Uranoschisis 571
Ureter *5*, *163*, *180*, *260*, *279*, *282*, **324**, *325*, **337**, **345**, 355, *361*, *367*, *378*, *387*, *417*, *420*, *430*, *433*, *438*
– bifurcatio *339*, 340
– duplex *339*, 340
– Entwicklung *369*
– Mündung dystope 340
– Pars abdominalis + pelvica *312*, *337*
– Stumpfempyem 334
– Terminologie 338
Ureterknospe 338, 400
Ureterokutaneostomie 360
Ureterosigmoideostomie 360
Urethra
– feminina *176*, *179*, **395**, *410*
– masculina *359*, **424**
– – Entwicklung *369*
– – Pars intermedia [membranacea] *417*, *420*, 424, *425*, **426**
– – – intramuralis [preprostatica] 424, **426**
– – – prostatica 424, **426**
– – – spongiosa 424, *425*, **426**, *427*
Urgeinkontinenz 362
Urharnsack 371, 404
Urkeimzellen 369
Urkleinhirn 482
Urniere 338, 400
Urnierengang *338*, **369**
– Abkömmlinge 370
Urogenitalfalten 371
Urogenitalmembran 371
Urolithiasis **336**
Urrinde 499
Ursegment 400, 445
Ursegmentbildung 400
Ursprung 41
Uterinsegment unteres 379
Uterus 260, *361*, *378*, **379**, *433*
– Bauchfelltaschen 383
– Betasten bimanuelles *392*
– bicornis 372
– duplex 372
– Entwicklung *369*

Uterus
- Exstirpation **387**
- Karzinom **385**
- Lagebegriffe **383**
- Ruptur **409**
- schwangerer *410*
- septatus *372*
- Spätschwangerschaft *410*
- unicornis *372*

Utriculus *519*, **520**
- prostaticus *357*, *369*, *426*

Uvula bifida *571*
- palatina *518*, **568**, **569**, *635*
- vesicae *357*, *359*, *426*

V

Vagina *176*, *179*, *181*, *380*, *385*, **388**, *394*, *410*, *433*, *438*
- Abstrichpräparat *391*
- bulbi *537*, **538**
- carotica **638**
- communis
- – musculorum flexorum **686**, **695**
- – tendinum musculorum fibularium [peroneorum] *737*, **744**
- fibrosae digitorum manus *686*, *688*, *696*
- – tendinum digitorum pedis *740*
- Form **389**
- Kunststoffabdruck *389*
- musculi recti abdominis *136*, *137*, **156**, **158**, *164*, *653*
- periarterialis lymphatica *307*
- pericapillaris macrophagiosa *307*
- Schleimhaut *390*
- Schnittbild *390*
- synoviales digitorum manus *686*
- tendinis **43**
- – musculi
- – – extensoris hallucis longi **744**
- – – flexoris carpi radialis **686**
- – – – pollicis longi **686**, **695**
- – – tibialis anterioris **744**
- tendinum **685**
- – carpales **686**, *688*, **695**
- – digitorum manus *679*, **686**, *696*
- – musculi extensoris digitorum longi **744**
- Ultraschallbild *388*
- Wandschichten *390*

Vaginalsmear **390**
Vaginismus *391*
Vagotomie **270**
Vagus *448*, **634**
Vaguskern dorsaler *479*
Vakuumaspiration *406*
Vakuumkürettage *406*
Valleculae epiglotticae *579*, *592*
Vallum papillae **565**
Valsalva-Versuch *518*

Valva
- aortae **209**, *212*, *213*, *218*
- mitralis [atrioventricularis sinistra] **208**, **209**, *212*, *213*, *218*
- – Entwicklung *221*
- sinus venosi *221*
- tricuspidalis [atrioventricularis dextra] **209**, *212*, *213*, *218*
- – Entwicklung *221*
- trunci pulmonalis **209**, *212*, *213*, *218*

Valvula (Valvulae)
- foraminis ovalis *212*
- fossae navicularis *425*, **426**
- semilunares **209**, *210*, *218*
- sinus coronarii *209*, *212*
- venae cavae inferioris *212*, *222*, *344*
- venosae Phlebographie *662*

van't-Hoff-Regel *228*
Variabilität *11*
Varietät *11*
Varikozele *167*, *416*
Varizen *54*, **751**
Varolio-Brücke siehe Pons

Vas (Vasa)
- capillaria *48*
- – sinusoidea *52*, *294*, **296**, *299*
- – – adenohypophysialia *493*
- – terminalia *309*
- deferens *417*
- longum portale hypophysiale *490*
- lymphatica *69*, *74*, *74*
- lymphocapillare *69*
- nervorum *88*
- privata *55*, *296*
- publica *55*, *296*
- recta *328*
- sanguineum *94*
- vasorum *50*, *51*

Vasektomie *419*
Vasopressin *489*
Vater-Ampulle siehe Ampulla hepatopancreatica [biliaropancreatica]
Vater-Pacini-Körperchen *85*, *96*, *97*
Vater-Papille *302*, **303** siehe Papilla duodeni major
Vegetationen adenoide **583**
Veitstanz *499*
Vektorkardiogramm *214*
Velum medullare
- – anterius *469*
- – inferius *469*
- – superius **474**, *484*
- – palatinum *518*, **568**, **569**, *599*, *635*

Vena (Venae) *48*
- anastomotica inferior + superior *463*
- angularis *618*, *619*, **620**
- anonyma *618*
- anterior *242*
- – cerebri *463*
- – septi pellucidi *463*

- apicalis *242*
- apicoposterior *242*
- appendicularis *288*, *348*, **349**
- aqueductus cochleae *619*
- arcuata *328*
- articulares *619*
- atriales dextrae *245*
- – sinistrae *245*
- auricularis
- – – anterior *619*
- – – posterior *452*, *619*
- axillaris *641*, *663*
- – Verzweigungsschema *702*
- azygos **246**, *249*, **346**
- – Verzweigungsschema *245*, *702*
- basalis *242*, *463*, *497*
- basilica **670**, *671*
- – antebrachii *702*
- – Verzweigungsschema *702*
- basivertebrales *245*
- brachiales *702*
- – Phlebographie **662**
- brachiocephalica *190*, *196*, *204*, *215*, *237*, *245*, *246*, **246**, *247*, *312*, *346*, **581**, **618**, *621*, *641*
- – Projektion **617**
- – Verzweigungsschema *619*, *702*
- bronchiales *245*, *702*
- bulbi penis *434*
- – vestibuli *434*
- canalis pterygoidei *619*
- capsulares *245*
- cardiaca(e) [cordis]
- – – anteriores *245*
- – – magna **218**, *245*
- – – media *218*, *245*
- – – minimae *212*, **218**, *229*, *245*
- – – parva **218**, *245*
- – – Verzweigungsschema *245*
- cardinales *295*
- **cava**
- – – inferior *49*, *159*, *208*, *217*, *223*, *229*, *249*, *260*, *279*, *293*, *317*, *333*, *334*, **344**, **345**, **346**, *349*, *355*, *360*, *434*
- – – – Abschnitte *344*
- – – – Anomalien *344*
- – – – Äste *344*
- – – – Lagebeziehungen *346*
- – – – Ultraschallbild *296*, *346*
- – – – Verlauf *344*
- – – – Verzweigungsschema *245*
- – – superior *49*, *183*, *184*, *190*, *196*, *204*, *206*, **208**, *212*, *213*, **215**, *216*, *217*, *223*, *227*, *229*, **246**, *247*, **346**, **581**, *635*, *702*
- – – – Verlauf *246*
- – – – Verzweigungsschema *245*
- cavernosae *426*
- centralis *294*, *297*, *298*, **299**, *321*
- retinae *619*

- cephalica *151*, *603*, *605*, *641*, *664*, **670**, *672*
- – accessoria *702*
- – antebrachii *702*
- – Phlebographie **662**
- – Verzweigungsschema *702*
- cerebelli *463*
- cervicalis profunda *619*
- choroidea inferior *463*
- – superior *463*
- ciliares *619*
- – anteriores *619*
- – circumflexa(e) femoris
- – – laterales *434*
- – – mediales *434*
- – humeri anterior *702*
- – – posterior *663*, *702*
- – ilium profunda *346*, *434*
- – – superficialis *139*, *151*, *434*, **750**
- – scapulae *702*
- cisternae cerebellomedullaris *463*
- colica dextra *348*, **349**
- – media *282*, *314*, *348*, **349**
- – sinistra *348*, **349**
- colli profunda *619*
- columnae vertebralis Verzweigungsschema *245*
- comitans nervi hypoglossi *619*
- communicantes *750*
- conjunctivales *619*
- cordis siehe Vena cardiaca
- coronaria dextra *209*, *216*
- – sinistra *209*
- cremasterica *419*
- cystica *348*, **349**
- digitales dorsales pedis *434*
- – palmares *702*
- – plantares *434*
- diploicae frontalis *463*, *618*
- – occipitalis *463*
- – temporalis
- – – anterior *463*
- – – posterior *463*
- diploicae **451**, *463*
- directae laterales *463*
- dorsalis corporis callosi *463*
- – linguae *619*
- – profunda clitoridis *179*, *434*
- – penis *361*, **419**, *426*, *427*, *434*
- – superficialis clitoridis *434*
- – penis **419**, *434*
- emissaria **451**, *462*, *463*
- – mastoidea *463*, *464*
- – occipitalis *463*
- – parietalis *463*, *618*
- epigastrica *151*
- – inferior *151*, *168*, *346*, **581**, *634*
- – superficialis *139*, *151*, *346*, *434*, **750**
- – superior *434*, *702*
- episclerales *619*
- ethmoidales *619*

- facialis **617**, **618**, **620**, *639*, *645*
- – Verzweigungsschema *619*
- femoralis *49*, **161**, *346*, *715*, *716*, **717**, *750*
- – Verzweigungsschema *434*
- fibulares *434*
- frontales *463*
- gastrica
- – – brevis *265*, *348*, *349*
- – – dextra *265*, *348*, *349*
- – – sinistra *265*, *279*, *346*, *348*, *349*
- – gastroomentalis [gastroepiploica]
- – – dextra *265*, *348*, *349*
- – – sinistra *265*, *267*, *348*, *349*
- – geniculares *434*
- – gluteae
- – – inferiores *360*, *434*
- – – superiores *360*, *434*, *713*
- – gyri olfactorii *463*
- – hemiazygos *245*, **246**, *249*, **346**
- – – accessoria *245*, **246**, **346**, *702*
- – – Verzweigungsschema *702*
- – hepaticae *49*, *245*, *246*, *260*, *279*, **296**, *344*, *345*, *346*, *355*
- – – dextra + intermedia + sinistra *245*, **296**
- – – Ultraschallbild *296*, *326*
- – ileales *348*, *349*
- – ileocolica *348*, **349**
- – **iliaca**
- – – communis *246*, *253*, *337*, *344*, *345*, *346*, *360*, *361*, *433*
- – – – Verzweigungsschema *434*
- – – externa *142*, *159*, *168*, *180*, *346*, *360*, *361*, *367*, *433*
- – – – Verzweigungsschema *434*
- – – interna *49*, *345*, *346*, *360*, *361*, *433*
- – – – Verzweigungsschema *434*
- – iliolumbalis *434*
- – inferior vermis *463*
- – inferiores cerebelli *463*
- – – cerebri *463*, *620*
- – insulares *463*
- – intercapitulares *434*, *702*
- – intercollicularis *463*
- – intercostalis *249*
- – – anterior **138**, *702*
- – – posterior **138**, *245*, *246*, *346*, *702*
- – – superior dextra *245*, *702*
- – – sinistra *702*
- – – suprema *702*
- – interlobaris *328*
- – interlobularis *294*, *297*, *298*, **299**, *328*
- – internae cerebri *463*, *497*, *620*
- – interosseae anteriores + posteriores *702*
- – interpedunculares *463*

Sachverzeichnis

Vena (Venae)
- interventricularis anterior *206, 216, 245*
-- posterior *209,* **218,** *245*
- intervertebralis *702*
- jejunales *348, 349*
- **jugularis** anterior *586, 601,* 617, **618,** *619*
-- externa *601,* 617, *618, 619,* **622,** *638, 639, 641*
--- Injektion *618*
-- interna *49, 146, 215, 246, 247, 312, 346, 463, 512, 516, 567,* **581,** *586, 603,* **617, 618,** *620, 621,* **635,** *638, 639, 641, 646, 702*
--- Verzweigungsschema *619*
- labiales anteriores *434*
-- inferiores *619*
-- posteriores *434*
-- superior *619*
- labyrinthi *463,* 520, 522
- lacrimalis *619*
- laryngea inferior *619*
-- superior *566,* **581,** *619*
- lateralis ventriculi lateralis *463*
- lienalis *310, 348*
- lingualis *567, 619*
- lingularis *242*
- lobi medii *242*
- lumbalis *245, 345, 346*
-- ascendens *245,* **246,** *344*
- magna cerebri *461, 463, 464, 465, 489, 620*
- marginalis dextra *245*
-- lateralis *434*
-- medialis *434*
-- sinistra *245*
- maxillares *619,* **620**
- media
-- profunda cerebri *463*
-- superficialis cerebri *463*
- medialis ventriculi lateralis *463*
- mediana antebrachii + cubiti **670,** *702*
- mediastinales *245, 702*
- medullae oblongatae *463*
-- spinalis *245*
- medullares *463*
- membri inferioris *434*
-- superioris Verzweigungsschema *702*
- meningeae *619*
-- mediae *461, 619*
- mesencephalica lateralis *463*
- mesenterica inferior *260, 279, 337, 346, 348,* **349**
-- superior *277, 279, 289, 313, 314, 318, 346,* **349**
--- Verzweigungsschema *348*
- metacarpales dorsales + palmares *702*

- metatarsales dorsales + plantares *434*
- musculophrenicae *702*
- nasales externae *619*
- nasofrontalis *619*
- nuclei caudati *463*
- obliqua atrii sinistri *245*
- obturatoria *346, 434*
-- accessoria *434*
- occipitalis *463,* **618,** *619*
- oesophageales *245, 249, 346, 702*
- ophthalmica
-- inferior *618, 619,* 620
-- superior *463, 465, 618, 619, 620, 625*
- orbitae *463*
-- Verzweigungsschema *463*
- ovarica *344, 379,* **380,** *433*
-- dextra *245, 246,* **355**
-- sinistra *245,* **355**
- palatina externa *619*
- palpebrales *619*
- pancreaticae *348*
- pancreaticoduodenales *348, 349*
- paraumbilicales *139, 151, 346, 348*
- parietales *463*
- parotideae *619*
- pectorales *702*
- pedunculares *463*
- perforantes *434,* 750
- pericardiacae *245, 702*
- pericardiacophrenicae **229,** *702*
- peroneae *434*
- petrosa *463*
- pharyngeae *581, 619*
- phrenicae inferiores *245, 345, 355*
-- superiores *245, 702*
- pontis *463*
- pontomesencephalica *463*
- poplitea *744*
-- Verzweigungsschema *434*
- portae hepatis *49,* 55, *223, 262,* **279,** *293, 295, 314, 318, 346,* **347, 349**
--- Verzweigungsschema *348*
- portales hypophysiales *463*
- posterior
-- corporis callosi *463*
-- septi pellucidi *463*
-- precentralis cerebelli *463*
- prefrontales *463*
- prepylorica *348, 349*
- profundae cerebri *463*
-- clitoridis *434*
-- faciei *619*
-- femoris *434*
-- linguae *619*
-- membri
--- inferioris *434*
--- superioris *702*
-- penis *434*
- pubica *434*
- pudenda externa *346, 419, 434, 439,* **750**

-- interna *180, 346, 433, 434,* 439
- pulmonalis *184,* 188, 190, *190, 208, 217,* 229
-- Verzweigungsschema *242*
- pulpae rubrae *309*
- radialis *49, 702*
- recessus lateralis ventriculi quarti *463*
- rectalis
-- inferior *346,* 367, *434*
-- media *346,* 367, *434*
-- superior *346, 348,* **349,** 367
- renalis *245, 246, 324, 325, 332, 337, 344,* **345,** *349*
- retromandibularis **618,** *620, 645, 646*
-- Verzweigungsschema *619*
- sacralis lateralis *434*
-- mediana *434*
- **saphena**
-- accessoria *434*
-- magna *49, 136, 151, 159, 161, 346, 434, 716, 717, 745,* **750, 751**
-- parva *434,* 727, **750, 751**
- scapularis dorsalis *702*
- sclerales *619*
- scrotales anteriores + posteriores *434*
- sigmoideae *348,* **349**
- spinales *245, 702*
- splenica *279, 309, 310, 318, 346, 348,* **349**
-- Ultraschallbild *347*
- stellata *328*
- sternocleidomastoidea *619*
- stylomastoidea *619*
- subclavia *49, 215, 247, 346, 581,* **617,** *618, 621, 624, 635,* **664**
-- Katheter *617*
-- Projektion *617*
-- Punktion *617*
-- Verzweigungsschema *702*
- subcostalis *245, 702*
- subcutaneae abdominis *434, 702*
- sublingualis *619*
- sublobularis *294*
- submentalis *619*
- subscapularis *702*
- superficiales cerebri *463*
-- membri
--- inferioris *434*
--- superioris *702*
-- superiores cerebelli *463*
-- cerebri *463,* 620
-- vermis *463*
- supraorbitalis *619*
- suprarenales *245, 344, 345*
- suprascapularis *619*
- supratrochleares *619*
- surales *434*
- temporalis *463*

-- media *619,* 645
-- profunda *619*
-- superficialis *452, 619, 620, 645*
-- terminalis *463*
-- testicularis *245, 344,* **345,** 416
-- thalamostriata inferior + superior *463*
- thoracica
-- interna *151, 196,* 346
--- Verzweigungsschema *702*
-- lateralis *139, 702*
-- thoracoacromialis *702*
-- thoracodorsalis *702*
-- thoracoepigastricae *139, 151, 434, 641, 663, 702*
- thymicae *245, 702*
- thyroideae
-- inferiores *586,* **588,** *599, 619, 641*
-- mediae **588,** *619*
-- superiores **588,** *619, 639, 641*
- tibiales anteriores *434*
-- posteriores *434*
- trabecularis *307,* 309
- tracheales *702*
- transversae
-- cervicis [colli] *619*
-- faciei *619*
- trunci encephali *463*
- tympanicae *514, 619*
- ulnaris **692,** *702*
- umbilicalis *57, 164,* **223,** *295, 348, 403, 410*
- uncalis *463*
- uterinae **385,** *387, 433, 434*
- ventricularis
-- dextra *245*
-- inferior *463*
-- sinistra *245*
- ventriculi dextri anteriores *245*
-- sinistri posteriores *245*
- vertebralis *586, 618, 619, 641*
-- accessoria *619*
-- anterior *619*
- vesicales *360, 434*
- vitellinae *295*
- vorticosae *619*
Vene Definition: 48
- Mittendruck 48
- Verschluß Prognose 56
- Wandbau *52, 53*
Venenbruch 167
Venendruck zentraler 618
Venenklappen *53,* 54, 750, **752**
- Insuffizienz 751
Venenkreuz 226, 229
Venen-M 670
Venenwinkel *246,* **618**
Venigkeit 692
Venographie Achsel-Schulter-Bereich **662**
venös 48
Venter anterior 628
Ventilebene **209,** 210, 218
- Mechanismus 210
- Projektion 228

Ventriculus *3,* 9, *333*
- dexter *185, 190, 204,* **206,** *208, 212, 215, 217*
-- Entwicklung *220, 221*
-- Innenrelief 212
-- Schrägansicht 227
- laryngis *518,* **592, 595,** 599
- lateralis *460,* **467**
-- Cornu frontale [anterius] *498,* **506**
--- occipitale [posterius] *498,* **506**
--- temporale [inferius] *475, 497,* **498,** *506*
-- Pars centralis *497, 498,* **506**
- primitivus 220
- quartus *446, 466, 467,* **469,** *484, 489, 496, 498,* 506
- sinister *185, 190, 204,* **206,** *208,* 215, *217*
-- Entwicklung *220, 221*
-- Innenrelief 213
-- Schrägansicht 227
- tertius *467, 468,* 469, *474, 489,* **496,** *497, 498, 506*
Ventrikel Ausguß **467**
- dritter 468
- Entwicklung 447
- vierter **469**
Ventrikelpunktion 467
Ventrikelseptum
- Defekt *222,* **224**
- Entwicklung 221
Ventrikelsystem **498, 506**
Ventrikulostomie 470
Ventrikulozisternostomie 470
Venula (Venule) 48, *51*
- colligens 53
- Mitteldruck 48
- muscularis 53
- postcapillaris *53,* 74
- Wandbau **53**
Verbindung
- kommunizierende 18
- undurchlässige 18
Verbindungsast
- grauer = markscheidenarmer 124
- weißer = markscheidenreicher 124
Verbindungskomplexe 18
Verbindungsstück **330**
Verbrennung *103,* 104
Verbrennungskrankheit 104
Verbrühung 104
Verdauung luminale 273
- membrangebundene 273
Verknöcherungszone 33
Vermis cerebelli *446, 460, 482,* 484
Verner-Morrison-Syndrom 76
Verrenkung 39
- Häufigkeit 39
Verrenkungsbruch 729
Verschlußikterus 306
Verschlußinkontinenz **362**

Verschlußkrankheit arterielle 51
Verschmelzungsniere 339
Versio 383
Vertebra Bau 106
– cervicalis *105*, 106, *649*
– lumbalis *105*, 106, *159*, *649*
– prominens 106, *312*, *654*
– – Tastuntersuchung 108
– thoracica *105*, 106, *649*
Vesal 1, 417
Vesalius-Band *siehe* Lig. inguinale [Arcus inguinalis]
Vesalius-Loch *siehe* Foramen venosum
Vesica
– biliaris [fellea] *267*, **282**, **293**, **303**, *312*, *314*, *317*, *349*
– urinaria *3*, *164*, *180*, *260*, *345*, *357*, *361*, *378*, *384*, *410*, *420*, *422*, **425**, *430*, *433*, *438*
– – Ultraschallbild *388*, *421*
Vesicula
– cytoplasmica *16*
– optica *444*
– otica *444*, 509
– presynaptica 91
– seminalis *163*, *180*, *312*, *361*, *417*, **419**, *420*, *422*, **430**
– – Entwicklung *369*
vestibulär 550
Vestibulariskerne 477
Vestibulocerebellum 483
Vestibulum 509, 519
– laryngis **592**
– nasi *573*, *599*
– oris 559, **560**, *569*
– vaginae *393*
– – Entwicklung *371*
– – Kunststoffabdruck *389*
Vibrissae 101, 573
Vicq-d'Azyr-Bündel 507
Vicq-d'Azyr-Streifen 503
Vidius-Arterie *siehe* A. canalis pterygoidei
Vidius-Kanal *siehe* Canalis pterygoideus
Vidius-Nerv *siehe* N. canalis pterygoidei
Vieleckbein großes 674
– kleines 674
Vierhügelplatte **475**, 476
– Kerngebiete 481
Viersäftelehre 293
Vieussens-Schleife *siehe* Ansa subclavia
Villaret-Syndrom 632
Villi ancorales *403*
– intestinales *272*, **274**
– liberi *223*, *403*
Vincula tendinum *686*
VIP 76, 275
Vipom 76
Virchow-Lymphknoten 266, 620
Virchow-Robin-Räume 467
Virilisierung 396

Virushepatitis akute **298**
visceral brain 506
Viscerocranium 441
viszeroafferent 88
viszeroefferent 88
Vitamin B12 60, 261
– D 36, 590
Vitamin-A-Mangel 405
Volkmann-Kanal *27*, *29*
Vollmondgesicht *25*, *322*, *323*
Volvulus 276, 289
Vomer *454*, **456**, *457*, *572*, *575*, *599*
– Embryo *442*
von-Kupffer-Sternzelle *299*
Vorbiß 556
Vorderdarm 255
Vorderhirn Embryo 445
– Entwicklung 446
Vorderhirnbläschen 444
Vorderhirnbündel
– basales 491
– mediales 507
Vorderhorn 122
Vorderseitenfurche 474
Vorderstrang 123
– Bahnen 130
Vorfuß **728**
– Amputation **734**
Vorhaut 427
– enge 428
Vorhautbändchen 427
Vorhautdrüsen 427
Vorhautentzündung 427
Vorhautschmiere **427**
Vorhof 427
– linker Innenrelief 212
– Mundhöhle 559
– rechter Innenrelief 211
Vorhoffalte 591
Vorhoffenster 513, **522**
Vorhofganglion 520
Vorhof-Kammer-Klappe 209
Vorhofkerne 477
Vorhoflabyrinth 518
Vorhofsack 509
Vorhofsäckchen **520**
– Kalkkörnchen **520**
– Maculae 520
Vorhofscheidewand 204
– Entwicklung 220
Vorhof-Schnecken-Nerv 447, **626**
Vorhof-Schnecken-Organ 509
Vorhof-Schwellkörper-Muskel 394
Vorhofseptum
– Defekt 222, **224**
– Entwicklung 220
Vorhofspalte 591
Vorhoftreppe **522**
Vorkern 398
Vormauer 498
Vormilch 150, 411
Vorniere **338**, 400
Vornierengang 338
Vorsteherdrüse **420**
Vorwehen 407
V-Phlegmone 686
Vulva *393*

W

Wachstumsfuge Bau *32*
– Erkrankungen 34
Wachstumsgeschwindigkeit *35*

Wachstumshormon 33, *493*
– Releasinghormon 490
Wachstumshormonzelle *493*
Wachstumsschub puberaler 35
Wachstumszone *29*
Wachsystem aufsteigendes retikuläres 482
Wadenbein Bruch 729
Wadenbeinarterie 744
Wadenbeinknöchel tasten 730
Wadenbeinkopf tasten 720
Wadenbeinmuskel kurzer + langer **735**
Wadenbeinnerven 743
Wadenbeinschaft 728
Wadenkrämpfe nächtliche 751
Wadenmuskel dreiköpfiger 735
Wadenmuskeln 735
Waldeyer-Rachenring 582
Wallpapillen 564, **565**
Wanderniere 332, 339
Wanderwellentheorie 524
Wange 558, **561**
Wangendrüsen 559
Wangengegend 643
Wangenfettpfropf 643
Wangenmuskel **607**, 608
Wangennerv 627, 647
Wangen-Rachen-Faszie 646
Wärmeisolierung *25*
Wärmeregulation 56
Wärmeschutz 93
Warzenfortsatz 453, **513**
– aufmeißeln **515**
– Eiterung Durchbruchswege 514
– Entzündung **513**
– Entwicklung 510
– Röntgenbild *514*
Warzenfortsatzzellen 513
– ausräumen *514*
Warzenhof 147, **148**, *149*
Warzenhofdrüse 99, 149
Wasserbett 103
Wasserbruch 167, **412**
– Schema *166*
Wasserharnruhr 331, 490
Wasserkopf 443, **444**
– äußerer 470
– innerer 470
Wasserleiter 469
Watschelgang 706, 712
Wechselschnitt 169, 287
Wegwerfzelle 62
Wehen 407
Weichteilbruch **163**
– Behandlung 166
– Bruchpforten 164
– Häufigkeit 164
Weisheitszahn **550**, 554
– Durchbruch 555
Weißkörper 374
Weitsichtigkeit **530**, 540
Weizenkornknorpel 593, 601
Welle peristaltische 233
Werferellbogen 666
Werkgestaltungen 609

Wernicke-Sprachzentrum **505**
Wespenbein 452
W-Ganglienzelle 532
Wharton-Gang *siehe* Ductus submandibularis
Wharton-Sulze 404
Whipple-Operation **318**
Widerstandsmoment 31
Wiederbelebungsmaßnahmen 13
Wiedervereinigungsgang 523
Willis-Nerv *siehe* N. accessorius [XI]
Wimpern 101, 544
Wimperndrüsen 545
Wimperzelle *80*
Windkessel 50
Winslow-Band *siehe* Lig. popliteum obliquum
Winslow-Fortsatz *siehe* Processus uncinatus
Winslow-Loch *siehe* Foramen omentale [epiploicum]
Wirbel Bau 106
– Brüche 111
– Typen 106
Wirbelarterie 120, 471, 610, **612**
Wirbelbogen **106**
– Spaltbildungen 108
Wirbelbogengelenke **110**
Wirbelgleiten 108
Wirbelkanal 106, **117**, **118**, *126*
– Kernspintomogramm *119*
– Kompartimente 117
Wirbelkörper **106**
– Brüche 112
Wirbelloch 106
Wirbel-Rippen-Gelenke *133*
Wirbelsäule *105*
– Aufgaben 105
– Bänder 110
– Bewegungsaufgaben 111
– Bewegungsprüfung 111
– Entlastung durch Bauchpresse 161
– Fetus Röntgenbild *405*
– Gliederung 106
– Kernspintomogramm *119*
– Krümmungen 106
– Lendenlordose **706**
– Muskeln *112*
– Neutralnullstellung **706**
– Tastuntersuchung 108
– Terminologie 108
Wirbelvenen 120
Wirbelvenenplexus 120
Wirsung-Gang 313 *siehe* Ductus pancreaticus
Witzel-Fistel 235
Witzelsucht 502
Wochenbett **410**
Wochenfluß 411
Wolff-Gang 338, *369*
– Abkömmlinge 370
Wollhaar 101
Wortblindheit 504
Wrisberg-Band *siehe* Lig. meniscofemorale posterius

Wrisberg-Knorpel 593, 594
Wrisberg-Nerv *siehe* N. intermedius *siehe* N. cutaneus brachii medialis
Wundbehandlung 103
Wundernetz 55, 347
– arterielles 328
Wundheilung
– primäre 102
– sekundäre *103*
Wundliegen 103
Wundnaht primäre 103
Wundtoilette 103
Würfelbein 728
– tasten 730
Würgreflex 480
Wurmfortsatz 282, *284*
– Anfälligkeit 285
– Bau 284
– Druckschmerzpunkte *286*
– Entzündung **285**
– Lage 284
– Nachbarschaft 285
– Operation 287
– Projektion *285*
– Querschnitt *284*
– Schwangerschaft *285*
Wurmfortsatzarterie 288
Wurzel hintere **123**
– vordere **123**
Wurzelhaut 551, 552
Wurzelhautentzündung 551
Wurzelscheide *100*

X

-Beine **720**
X-Chromosom 20
Xeroradiogramm Hand *675*
X-Ganglienzelle 532
X-Samenzelle 21

Y

-Chromosom 20
Y-Fuge *171*, 703
Y-Ganglienzelle 532
Y-Samenzelle 21

Z

Zahn
– Arterien 552
– Bau 549
– Bezifferung 551
– bleibende *554*, *555*
– Durchbruch 554
– – fehlerhafter 554
– Entwicklung *553*, **554**
– Extraktion **552**
– Formen 550
– Hauptteile 550
– Leitungsanästhesie 553
– Lymphknoten 552
– Nerven 552
– Regeneration 554
– Richtungsbegriffe 550
– Schnittbild **549**
– Terminologie 550
– Tetracyclinschäden 553
– toter 552
– Unterkiefer **550**
– Wurzelwachstum 553
– ziehen **552**

Sachverzeichnis

Zahnbein 549
Zahnbeinröhrchen 549
Zahnbogen *568*
Zahnfäule 552
Zahnfleisch *552*
– Nerven 552
Zahnfleischpapille 552
Zahnfleischschwund 551
Zahnformel 551
Zahnglocke 402, 553
Zahnhals 550
Zahnhalteapparat **551**
– Schema 551
– Schnittbild *549*
Zahnhartgewebe 549
Zahnhöhle 550
Zahnkern 484
Zahnknospe 553
Zahnkrone 550
– klinische 550
Zahnmark 550
– Entzündung 550
– Form *551*
Zahnnerven *648*
Zahnnervenkanäle 457
Zahnpapille 553
Zahnradphänomen 481
Zahnschmelz 549
Zahnstein 563
Zahnwechsel **554**
Zahnwurzel 550
– klinische 550
– Zahl 551
Zangenbiß 556
Zäpfchen zweigeteiltes 571
Zäpfchenmuskel **568**
Zapfen *531*, **534**
Zapfenzelle *532*
Zehen Bewegungen Muskeln 740
– Gefährdung bei Diabetes mellitus 746
– Greifreflex 728
– tasten 730
Zehenbeuger
– kurzer 740
– langer **738**
Zehenendgelenke 734
Zehengelenke Bewegungsumfänge 734
Zehengrundgelenke 734
Zehenknochen 729
Zehenmittelgelenke 734
Zehenstrecker
– kurzer 741
– langer **735**
Zeigefinger 676
Zeigefingerstrecker 681
Zeis-Drüse 545
Zeitwahlmethode 383
Zelle(n)
– acidophile 493
– adrenalinbildende 321
– amakrine ***532***
– antigenpräsentierende 68
– argentaffine 275
– argyrophile 275
– basophile 493
– Begriff 15
– bipolare **532**
– chromaffine 321
– chromophile 493
– chromophobe 493
– dendritische follikuläre + interdigitierende 68

– endokrine gastrointestinale 274
– enterochromaffine 275
– gastrinbildende 265
– Größe 15
– juxtaglomeruläre 331
– noradrenalinbildende 321
– oxyphile 591
– parafollikuläre 586
– spontan zytotoxische 72
– zentroazinäre 315
Zelleinschlüsse 16
Zellfortsätze 18
Zellkern *19*
Zell-Leib 15
Zellmembran *16*
Zellorganellen *16*, *17*
Zellsäulen 500
Zellschema elektronenmikroskopisches *16*
Zellskelett 18
Zellteilung *20*, *21*
Zellteilungszone 32
Zellverbindungen 18
Zellzyklus *20*
Zement 549
Zentralarterie 307, 309
Zentralfurche 495
Zentralkanal *26*, *29*
– Embryo 445
Zentralkörperchen *16*
Zentralnervensystem
– Entwicklung 443
– Fetus *445*
Zentralvene *296*, *297*, *299*
Zentralvenen-Leberläppchen 297
Zentralwindung
– hintere 504
– Repräsentation des Körpers *503*
– vordere **500**
– – Repräsentation des Körpers *501*
Zentren motorische 501
– olfaktorische 505
Zentromer 19
Zerrung 39
Zervixepithel 381
Zervixkarzinom 385
Ziegenpeter 562
Zielmotorik 482
Ziliarganglion **544**
Ziliarmuskel *527*, **529**
Zilien 18
Zinn-Arterie *siehe* A. centralis retinae
Zinn-Sehnenring *siehe* Anulus tendineus communis
Zinn-Zone *siehe* Zonula ciliaris
Zirbeldrüse 494
– Aufgaben 494
– Geschwülste 494
– Kulturgeschichtliches 494
– Lage 494
Zirkulation extrakorporale 228
Zirkumduktion 40
– Schlüsselbein 651
Zirkumzision 428
Zisternen *465*

Zittern 499
Zollinger-Ellison-Syndrom 76, 316
Zölom 251
– Gliederung 253
– intraembryonales *399*
Zona
– fasciculata *321*
– glomerulosa *321*, *322*
– marginalis *307*
– orbicularis *172*, 705
– ossificationis *32*
– pellucida *373*, 374, 398
– reticularis *321*
– thymodependens 74
– transitionalis analis *365*, *366*, *425*
Zone rote 481
– schwarze 481
Zonula ciliaris *527*, **529**
– occludens 18
Zotten der Spinnwebenhaut 467
Zottenbaum 403
Zottenhaut 402
Zottenpolypen 291
Zottenpumpe 274, 275
Z-Streifen *27*
Zuckerkandl-Faszie *siehe* Fascia renalis
Zuckerkrankheit 316
Zugang zentraler **617**, **618**
Zügel 486
Zügelkerne 486, 506
Zuggurtung 711
Zunge 558, *560*, *564*, 582
– Aufgaben 564
– Außenmuskeln 566
– belegte 564
– Besichtigen 564
– Binnenmuskeln 566
– Drüsen *560*, **565**
– Entzündung 564
– Geschmacksempfindung 568
– Lymphknoten 567
– Muskeln 566, ***566***, 567
– Nerven 568
– Oberfläche **565**
– Papillen 564
– Terminologie 566
– Unterseite *564*
Züngelchen 482
Zungenarterie *566*, 616
– tiefe 566
Zungenbändchen 563
Zungenbein **601**
– Bänder 601
– tasten 601
Zungenbeinmuskeln **606**
– obere **606**
Zungenbein-Zungen-Muskel **567**
Zungenbrennen 564
Zungengrund 564
Zungen-Kehldeckel-Falte 579
Zungenmandel **565**, 583
Zungennerv 627, 647
Zungen-Rachen-Nerv 447, **632**
Zungenrinne mediane 564

Zungenrücken *564*, ***565***
– Veränderungen 564
Zungenspitze 564
Zungenspitzendrüse *560*, *565*
Zungenvene 567
Zungenwurzel 564
Zünglein 555
ZVD 618
Zweihöhleneingriff 235
Zweipunktdiskrimination 86
Zwerchfell 140, *141*
– Bedeutung für Atmung 145
– Entwicklung 140
– Fehlen 141
– Gliederung 140
– Head-Zone *169*
– Innervation 140
– Leichenstellung 141
– Lücken 183
– Mißbildungen 141
Zwerchfellarterien
– obere 241
– untere 342
Zwerchfellatmung *143*, **144**
Zwerchfellbruch 141, *143*
Zwerchfellkrümmung paradoxe 145
Zwerchfellkuppeln 141
Zwerchfell-Milz-Band 311
Zwerchfellnerv 215, **248**, **624**
Zwerchfellücken 141
Zwergwuchs 34, 587
– disproportionierter *34*
– hypophysärer 494
Zwillinge
– asymmetrische 405
– Eihäute **404**
– eineiige *399*, **404**
– siamesische **406**
– zweieiige **404**
Zwillingsmuskel 708
Zwillingsschwangerschaft ***404***
Zwischenbogenband 110
Zwischendornfortsatzband 110
Zwischenhirn 486
– Embryo 445
– Entwicklung 446
– Geschwülste 491
– Gliederung 486
Zwischenkammerfurche
– hintere 205
– vordere 205
Zwischenkammerloch 468
Zwischenkammervene hintere 218
Zwischenkiefer *570*
Zwischenkiefersegment 570
Zwischenknochenarterie **691**
Zwischenknochenmembran 666, 674
– Unterschenkel 730
Zwischenknochenmuskeln 740
– hohlhandseitige 687
– rückseitige 687
– Wirkung **686**

Zwischenknotenabschnitt 88
Zwischenläppchenarterie 297, 327
Zwischenläppchen-Gallengang 297
Zwischenläppchengang 77
Zwischenläppchenvene *296*, *297*, ***297***, *299*, 328
Zwischenlappenarterie 327
Zwischenlappengang 77
Zwischenlappenvene 328
Zwischenquerfortsatzband 110
Zwischenrippenarterie
– hintere 138, 241
– vordere 138
Zwischenrippenmembranen 136
Zwischenrippenmuskeln
– äußere **135**
– Bedeutung für Atmung 145
– innere **135**
Zwischenrippennerv **139**
Zwischenrippenraum 134
Zwischenrippenvenen
– hintere 138, 246
– vordere 138
Zwischenstreifen *27*
Zwischenwirbelloch **109**
Zwischenwirbelscheibe **109**, *111*
– Kernspintomogramm *119*
Zwischenzellraum *16*
Zwischenzellsubstanz 23
Zwitter 395
Zwölffingerdarm 262
– Aufhängemuskel 279
– Bauchfellverhältnisse 278
– Drüse 272
– Geschwür **268**
– Kennzeichen mikroskopische 272
– Lage 278
– Nachbarschaft 278
– Projektion *278*
– Variabilität 271
– von hinten *318*
Zwölffingerdarmpapille
– große 278, 302
– kleine 278
Zyanose 223, 244, 561
Zygote 398
Zyklodialyse 531
Zyklodiathermie-Koagulation 531
Zyklopenauge 526
Zyklopie 526
Zyklusdauer 382
Zyklusdiagnose 382
Zyklusgelbkörper 374
Zystektomie 360
Zystenniere 340
Zystoskopie **359**
Zytoarchitektonik 500
Zytopempsis 52
Zytopodien *329*
Zytotrophoblast *398*, 399, 403